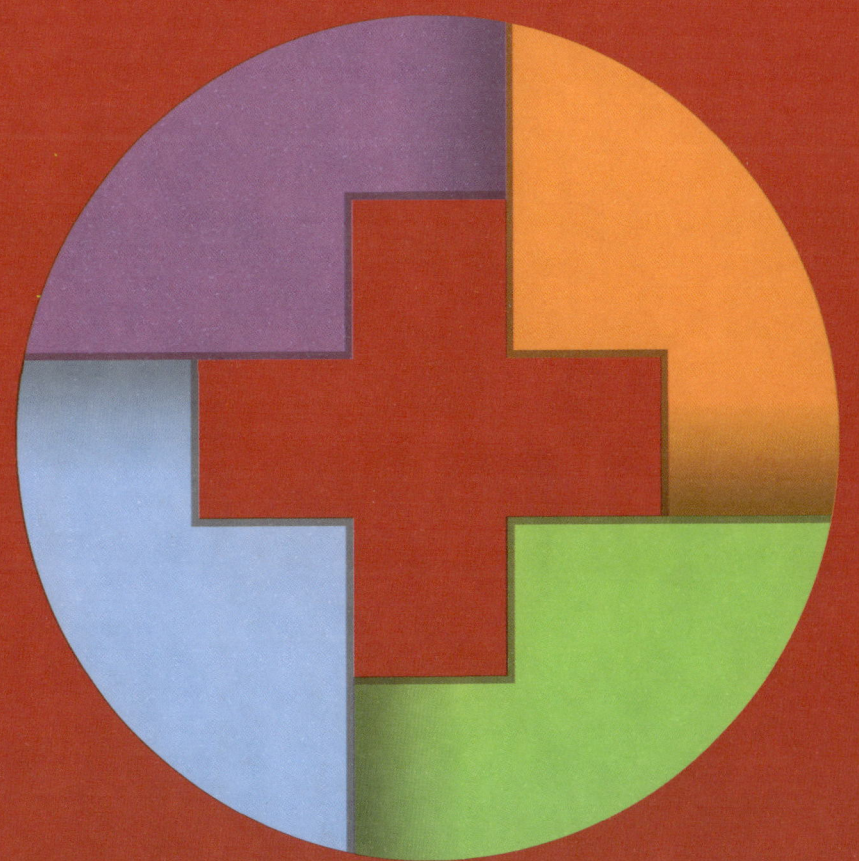

# Enfermagem Médico-Cirúrgica

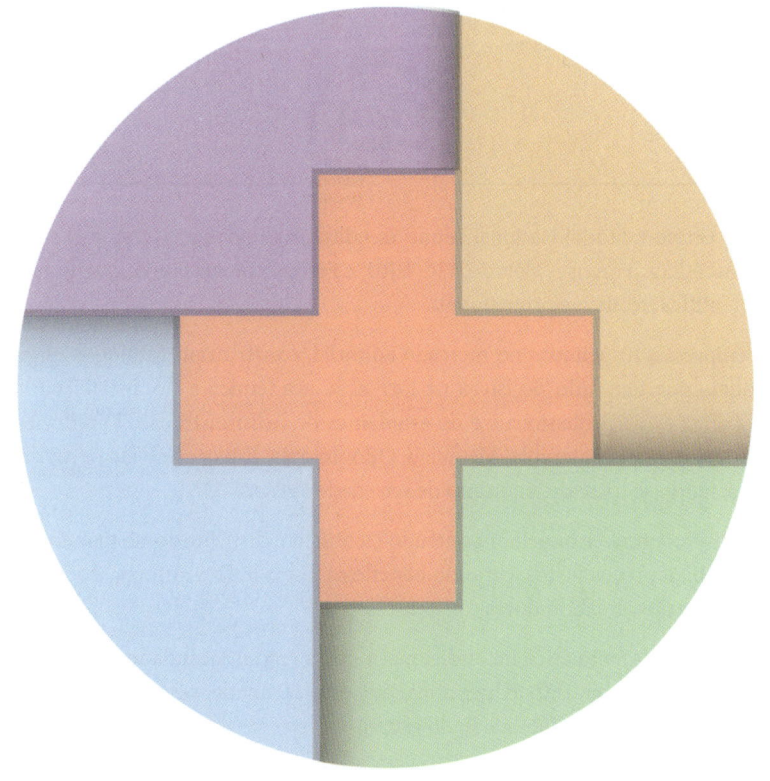

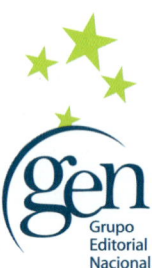

O GEN | Grupo Editorial Nacional reúne as editoras Guanabara Koogan, Santos, Roca, AC Farmacêutica, Forense, Método, LTC, E.P.U. e Forense Universitária, que publicam nas áreas científica, técnica e profissional.

Essas empresas, respeitadas no mercado editorial, construíram catálogos inigualáveis, com obras que têm sido decisivas na formação acadêmica e no aperfeiçoamento de várias gerações de profissionais e de estudantes de Administração, Direito, Enfermagem, Engenharia, Fisioterapia, Medicina, Odontologia, Educação Física e muitas outras ciências, tendo se tornado sinônimo de seriedade e respeito.

Nossa missão é prover o melhor conteúdo científico e distribuí-lo de maneira flexível e conveniente, a preços justos, gerando benefícios e servindo a autores, docentes, livreiros, funcionários, colaboradores e acionistas.

Nosso comportamento ético incondicional e nossa responsabilidade social e ambiental são reforçados pela natureza educacional de nossa atividade, sem comprometer o crescimento contínuo e a rentabilidade do grupo.

# Enfermagem Médico-Cirúrgica

### Linda Honan Pellico, PhD, RN, CNS-BC
Associate Professor
Yale University School of Nursing
New Haven, Connecticut

### Revisão Técnica

**Isabel Cruz**
(Capítulos 41 a 48, 50 a 53, 55, 56, Apêndice, Glossário e Respostas Sugeridas)
Doutora pela Universidade de São Paulo – USP. Professora Titular da Universidade
Federal Fluminense – UFF. Coordenadora do Núcleo de Saúde On-line.

**Sonia Regina de Souza**
(Capítulos 1 a 40, 49 e 54)
Professora Associada do Departamento de Enfermagem Médico-Cirúrgica da Escola de Enfermagem
Alfredo Pinto – EEAP – Universidade Federal do Estado do Rio de Janeiro – UNIRIO. Doutora em Enfermagem
pela Escola de Enfermagem Anna Nery – EEAN – Universidade Federal do Rio de Janeiro – UFRJ.
Mestre em Enfermagem pela UNIRIO. Especialista em Enfermagem Clínica e Cirúrgica pela UNIRIO.

### Tradução

**Ana Cavalcanti Carvalho Botelho**
(Capítulos 11 a 16, 22, 23, 27 a 29, 34, 36, 38, 40, 42, 44, 46, 48 e 50)

**Carlos Henrique de Araújo Cosendey**
(Capítulos 1 a 10, 17 a 21, 24 a 26, 30 a 33, 35, 37, 39, 41, 43, 45, 47, 49; 51 a 56,
Apêndice, Glossário e Respostas Sugeridas)

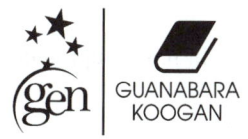

- A autora deste livro e a EDITORA GUANABARA KOOGAN LTDA. empenharam seus melhores esforços para assegurar que as informações e os procedimentos apresentados no texto estejam em acordo com os padrões aceitos à época da publicação, *e todos os dados foram atualizados pela autora até a data da entrega dos originais à editora*. Entretanto, tendo em conta a evolução das ciências da saúde, as mudanças regulamentares governamentais e o constante fluxo de novas informações sobre terapêutica medicamentosa e reações adversas a fármacos, recomendamos enfaticamente que os leitores consultem sempre outras fontes fidedignas, de modo a se certificarem de que as informações contidas neste livro estão corretas e de que não houve alterações nas dosagens recomendadas ou na legislação regulamentadora. *Adicionalmente, os leitores podem buscar por possíveis atualizações da obra em http://gen-io.grupogen.com.br.*

- A autora e a editora envidaram todos os esforços no sentido de se certificarem de que a escolha e a posologia dos medicamentos apresentados neste compêndio estivessem em conformidade com as recomendações atuais e com a prática em vigor na época da publicação. Entretanto, em vista da pesquisa constante, das modificações nas normas governamentais e do fluxo contínuo de informações em relação à terapia e às reações medicamentosas, o leitor é aconselhado a checar a bula de cada fármaco para qualquer alteração nas indicações e posologias, assim como para maiores cuidados e precauções. Isso é particularmente importante quando o agente recomendado é novo ou utilizado com pouca frequência.

- A autora e a editora se empenharam para citar adequadamente e dar o devido crédito a todos os detentores de direitos autorais de qualquer material utilizado neste livro, dispondo-se a possíveis acertos posteriores caso, inadvertida e involuntariamente, a identificação de algum deles tenha sido omitida.

- Traduzido de:
FOCUS ON ADULT HEALTH MEDICAL-SURGICAL NURSING, FIRST EDITION
Copyright © 2013 by Wolters Kluwer Health |Lippincott Williams and Wilkins
All rights reserved.
2001 Market Street
Philadelphia, PA 19103 USA
LWW.com
Published by arrangement with Lippincott Williams & Wilkins, Inc., USA.
Lippincott Williams & Wilkins/Wolters Kluwer Health did not participate in the translation of this title.
ISBN: 978-1-58255-877-6

- Direitos exclusivos para a língua portuguesa
Copyright © 2015 by
**EDITORA GUANABARA KOOGAN LTDA.**
**Uma editora integrante do GEN | Grupo Editorial Nacional**
Travessa do Ouvidor, 11
Rio de Janeiro – RJ – CEP 20040-040
Tels.: (21) 3543-0770/(11) 5080-0770 | Fax: (21) 3543-0896
www.editoraguanabara.com.br | www.grupogen.com.br | editorial.saude@grupogen.com.br

- Reservados todos os direitos. É proibida a duplicação ou reprodução deste volume, no todo ou em parte, em quaisquer formas ou por quaisquer meios (eletrônico, mecânico, gravação, fotocópia, distribuição pela Internet ou outros), sem permissão, por escrito, da EDITORA GUANABARA KOOGAN LTDA.

- Capa: Editora Guanabara Koogan

- Editoração eletrônica: Hera

- Ficha catalográfica

P444e

    Pellico, Linda Honan
        Enfermagem Médico-Cirúrgica / Linda Honan Pellico; [tradução Ana Cavalcanti Carvalho Botelho e Carlos Henrique de Araújo Cosendey]. - 1. ed. - Rio de Janeiro: Guanabara Koogan, 2015.
        il.

    Tradução de: Focus on Adult Health Medical-Surgical Nursing
    ISBN 978-85-277-2514-9

    1. Enfermagem - Manuais, guias, etc. 2. Enfermagem perioperatória. I. Título.

14-15390                       CDD: 610.73677
                              CDU: 616-089-083

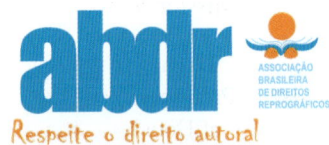

# Colaboradores

**Laura Kierol Andrews, PhD, APRN, ACNP-BC**
Assistant Professor, Yale University School of Nursing, New Haven, Connecticut. Senior Acute Care Nurse Practitioner, Critical Care Medicine, Hospital of Central Connecticut at New Britain General, New Britain, Connecticut.

**Donna M. Avanecean, APRN, CNRN**
Nurse Practitioner, Hartford Hospital, Hartford, Connecticut.

**Lisa M. Barbarotta, RN, APRN-BC, MSN, AOCNS**
Nurse Practitioner, Hematology-Oncology Service, Smilow Cancer Hospital at Yale-New Haven, New Haven, Connecticut.

**Mary E. Bartlett, RN, MSN, FNP-BC, AAHIVS**
Family Nurse Practitioner and HIV Specialist, Fair Haven Community Health Center. Clinical Instructor, Yale University School of Nursing, New Haven, Connecticut.

**Cynthia Bautista, RN, PhD, CNRN**
Neuroscience Clinical Nurse Specialist, Yale-New Haven Hospital, New Haven, Connecticut.

**Dawn K. Beland, RN, MSN, CCRN, CS, CNRN**
Stroke Center Coordinator, Hartford Hospital, Hartford, Connecticut.

**Carolynn Spera Bruno, PhDc, APRN, CNS, FNP-BC**
Lecturer, Adult-Gerontological, Family, and Women's Health NP Specialty, Yale University School of Nursing, New Haven, Connecticut.

**Stephanie L. Calcasola, RN, MSN, BC**
Director of Quality and Medical Management, Division of Healthcare Quality, Baystate Medical Center, Springfield, Massachusetts.

**Patricia Dale Cork, RN, BSN, MS**
Assistant Director, Riverside School of Professional Nursing and Riverside School of Practical Nursing, Newport News, Virginia.

**Sally R. Dalton, RN, MSN**
Assistant Professor, Fairfield University, Veteran's Administration Nursing Academy. VA Nursing Academy Faculty, Veteran's Hospital, West Haven, Connecticut.

**Sharon Druce, RN, MSN, NE-BC, CCRN**
Nurse Manager Progressive Care and Stroke Unit, Mission Hospital, Mission Viejo, California.

**Linda S. Dune, RN, PhD, CCRN, CNL, Dipl ABT**
Assistant Professor, Coordinator Second Degree Program, University of Houston—Victoria, Sugar Land, Texas.

**Christa Palancia Esposito, MS, BSN, CNM**
Certified Nurse Midwife, Women's Obstetrics and Gynecology, Trumbull, Connecticut.

**Geriann B. Gallagher, DNP, APRN, MAOM, Lic.Ac**
Orthopedic Nurse Practitioner, Acupuncturist, Connecticut Orthopedic Associates, Bloomfield, Connecticut. Clinical Instructor, Yale University School of Nursing, New Haven, Connecticut.

**Priscilla K. Gazarian, RN, PhD**
Assistant Professor, Simmons College, Boston, Massachusetts.

**Nicole C. Gora, RN, MSN, FNP**
Adjunct Clinical Faculty, Yale University, New Haven, Connecticut. Nurse Practitioner, MinuteClinic, Hamden, Connecticut. Nurse Practitioner, MedNow, Stratford, Connecticut.

**Kelly S. Grimshaw, RN, MSN, APRN, CCRN, CCTN**
Service Line Educator, Transplant, Yale New Haven Hospital, New Haven, Connecticut. Member, Board of Directors, Medecins Sans Frontieres—USA, New York, New York.

**Margaret Campbell Haggerty, APRN, AE-C**
Pulmonary Nurse Practitioner, Director, Pulmonary Rehabilitation, Norwalk Hospital, Norwalk, Connecticut. Assistant Clinical Professor, Yale University School of Nursing, New Haven, Connecticut.

**Rose A. Harding, RN, MSN**
Instructor, Lamar University, JoAnne Gay Dishman Department of Nursing, Beaumont, Texas.

**Lianne F. Herbruck, RN, MSN, BSN, BA, CNM**
Frances Payne Bolton School of Nursing, Hamilton College, Case Western Reserve University, Chagrin Falls, Ohio.

**Aaron C. Huston, MSN, ACNP**
Nurse Practitioner—Trauma Surgery and Critical Care, Tacoma Trauma Trust, Tacoma, Washington.

**Tara Jennings, MSN, ANP-BC**
Adjunt Faculty, Simmons College. Nurse Practitioner, Department of Neurology, Massachusetts General Hospital, Boston, Massachusetts.

**Julia Merrill Jones, RN, MSN, AOCNP, CMS**
Cancer Care Network Quality Manager, UAB Comprehensive Cancer Center, University of Alabama at Birmingham, Birmingham, Alabama.

**Jill Keller, MSN, FNP-BC, OCN**
Nurse Practitioner—Oncology, Bridgeport Hospital, Bridgeport, Connecticut.

**Zachary R. Krom, RN, MSN, CCRN**
Service Line Educator—Adult Surgery, Yale-New Haven Hospital, New Haven, Connecticut.

**Michelle J. Lajiness, BSN, MS, FNP-BC**
Nurse Practitioner—Urology, Beaumont Hospital Royal Oak, Royal Oak, Michigan.

**James Mark Lazenby, RN, APRN, PhD**
Assistant Professor of Nursing, Divinity Core Faculty, Council on Middle East Studies, Yale University, New Haven, Connecticut.

**Sylvia M. Lempit, MSN, APRN-BC**
Clinical Transplant Nurse Coordinator, Yale New Haven Transplant Center, Department of Surgery, Yale New Haven Hospital, New Haven, Connecticut.

**Andrea Rothman Mann, RN, MSN, CNE**
Instructor and Third Level Chair, Aria Health School of Nursing, Philadelphia, Pennsylvania.

**Philip R. Martinez, Jr., MSN, APRN-BC, CCRN-CMC**
Clinical Faculty/Lecturer, Yale University School of Nursing, New Haven, Connecticut. Advanced Practice Registered Nurse, middlesex Hospital/Critical Care, Middletown, Connecticut.

**Jeanine L. May, MSN, MPH, APRN, ACNP-BC**
Project Director, PULSE Trial, Yale University School of Nursing. Nurse Practitioner, Yale Health Center, New Haven, Connecticut.

**Ruth McCorkle, RN, PhD, FAAN**
Florence Wald Professor of Nursing, Yale University, School of Nursing, New Haven, Connecticut.

**Karin V. Nyström, MSN, APRN**
Clinical Coordinator, Department of Neurology, Yale-New Haven Hospital, New Haven, Connecticut.

**Janet A. Parkosewich, RN, DNSc, FAHA**
Nurse Researcher, Yale-New Haven Hospital, New Haven, Connecticut.

**Havovi D. Patel, MD, MS**
Associate Professor, Oakwood University, Huntsville, Alabama.

**Mary G. Pierson, APRN, MSN, ACNS-BC**
Clinical Manager, Cardiothoracic and Vascular Surgery, Yale-New Haven Hospital, New Haven, Connecticut.

**Linda Alessie Podolak, RN, DNP, ACNS-BC, CNE**
Lecturer, Yale University School of Nursing, New Haven, Connecticut. Associate Director, Bridgeport Hospital School of Nursing, Bridgeport, Connecticut.

**Vanessa Pomarico-Denino, MSN, FNP-BC, APRN**
Nurse Practitioner, Medical Associates of North Haven, LLC, North Haven, Connecticut.

**Jancee Pust-Marcone, RN, MS, CCRN**
Nurse Manager—SICU at Bridgeport Hospital, Adjunct Instructor, Bridgeport Hospital School of Nursing, Bridgeport, Connecticut.

**Susanne A. Quallich, ANP-BC, NP-C, CUNP**
Andrology Nurse Practitioner, Division of Sexual and Reproductive Health, Department of Urology, University of Michigan, Ann Arbor, Michigan.

**Mary Sieggreen, MSN, NP, APRN-BC, CVN**
Nurse Practitioner, Vascular Surgery, Harper Hospital, Detroit Medical Center, Detroit, Michigan.

**Elaine Siow, RN, MSN, ACNP-BC**
Doctoral Student, University of Pennsylvania, School of Nursing, Philadelphia, Pennsylvania.

**Patina S. Walton-Geer, MS, NP-C, RN-BC, CWCN, CFCN**
Advanced Practice Registered Nurse, United States Public Health Service Commissioned Corps. Edgefield, South Carolina. Wound, Ostomy, Continence, and Foot Care Specialist, AnMed Health Medical Center, Anderson, South Carolina.

**Carol Ann Wetmore, RN, MSN, ACM**
Owner, Seniors Helping Seniors, Fairfield, Connecticut. Lecturer, University of Connecticut, Mansfield, Connecticut.

**Ena M. Williams, RN, MSM, MBA**
Nursing Director, Perioperative Services, Yale-New Haven Hospital, New Haven, Connecticut.

**Susan Seiboldt, RN, MSN, CNE**
Assistant Professor of Nursing, Carl Sandburg College, Galesburg, Illinois, Unit Case Studies and Related Answers.

A Mary e Timothy Honan, que me deram mais amor que qualquer filha poderia esperar; a John, Ryan e Katie, que tornam minha vida completa; a todos os que toleraram minhas muitas ausências ao longo dos últimos dois anos; e aos estudantes de graduação da Yale University School of Nursing, que têm me incentivado na prática da enfermagem e do ensino há quase 25 anos e aos quais devo muito.

# Agradecimentos

Durante dois anos, sobrecarreguei quatro amigos com *e-mails*, ligações telefônicas e visitas intermináveis. Preciso agradecer-lhes por sua boa vontade em acompanhar-me nessa jornada aparentemente sem fim. Esses amigos são Walter Zawalich, minha alma gêmea da GEPN, que sempre me auxiliou com respostas às minhas dúvidas de fisiopatologia; Lisa B. Meland, minha *guru* de farmacologia, que respondia perguntas desde doses padronizadas até interações medicamentosas e tudo o mais a esse respeito; e, finalmente, meus sábios de anatomia William Stewart e Shanta Kapadia por seu apoio. Megan Klim Duttera, editora de desenvolvimento de projetos que me cativou, animou e graciosamente editou artisticamente meus processos intelectuais tangenciais. Por fim, meus agradecimentos a todos os colegas clínicos que escreveram capítulos sobre sua especialidade, garantindo que este livro esteja fundamentado na prática cotidiana.

# Prefácio

Como enfermeira e professora, posso afirmar que a prática em ambas as áreas é mais difícil do que aparenta; por essa razão, a ideia de escrever este livro sempre foi atender às necessidades não só de estudantes e profissionais de enfermagem, mas também de professores.

Esta obra não foi elaborada com o objetivo de fornecer todas as respostas relacionadas com os cuidados de clientes de medicina interna e clínica cirúrgica, mas enfatizar o que é essencial. Para tal, foi feita uma análise detalhada das informações importantes que deveriam constituir os fundamentos da enfermagem médico-cirúrgica, conferindo profundidade e amplitude ao conteúdo necessário para a realização de uma prática segura e eficaz.

*Enfermagem Médico-Cirúrgica* conta com a colaboração de especialistas que estão inseridos na prática clínica cotidiana e que têm opiniões seguras quanto ao conhecimento essencial de enfermagem, enriquecendo a obra com sua sabedoria.

Com o objetivo de deixar este livro ainda mais objetivo, informações suplementares, como, por exemplo, bibliografia e leitura sugerida, bem como planos de cuidados de enfermagem e questões de múltipla escolha, foram disponibilizadas *on-line*. Espero que este livro seja muito útil a todos os leitores!

# Material Suplementar

Este livro conta com o seguinte material suplementar:

- Questões de múltipla escolha
- Bibliografia e leitura sugerida
- Planos de cuidados de enfermagem
- Sons cardíacos e respiratórios
- Respostas das *Questões objetivas* enumeradas no final de cada capítulo.

O acesso ao material suplementar é gratuito, mediante cadastro em: http://gen-io.grupogen.com.br e emprego do código existente na etiqueta colada na primeira capa interna deste livro. O material estará disponível a partir de janeiro de 2015.

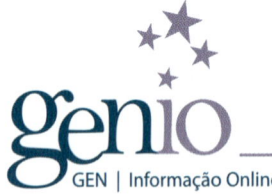

GEN-IO (GEN | Informação Online) é o repositório de materiais suplementares e de serviços relacionados com livros publicados pelo GEN | Grupo Editorial Nacional, maior conglomerado brasileiro de editoras do ramo científico-técnico-profissional, composto por Guanabara Koogan, Santos, Roca, AC Farmacêutica, Forense, Método, LTC, E.P.U. e Forense Universitária. Os materiais suplementares ficam disponíveis para acesso durante a vigência das edições atuais dos livros a que eles correspondem.

# Como Usar este Livro

## Elementos

Nossa equipe desenvolveu alguns elementos especiais que irão ajudar o leitor a entender o conteúdo e o papel da enfermeira no cuidado prestado aos seus clientes.

**Diretrizes para o cuidado de enfermagem** – descreve as etapas e as justificativas dos procedimentos importantes.

**Avaliação inicial direcionada** – boxes que resumem critérios importantes de avaliação e achados significativos relacionados com determinado distúrbio.

**Fatores de risco** – fornece uma lista em tópicos dos fatores de risco de determinado distúrbio, alertando para os fatores que podem comprometer a saúde.

**Orientações ao cliente** – resume as orientações ao cliente, os cuidados domiciliares e o planejamento da alta.

**Promoção da saúde** – revisa pontos importantes que a enfermeira deve discutir com o cliente para evitar que ele desenvolva problemas de saúde comuns.

**Considerações gerontológicas** – realça informações que se referem especificamente ao cuidado dos idosos, que representam o segmento populacional que cresce mais rapidamente em nosso país.

**Exames laboratoriais e complementares** – tabelas com os exames laboratoriais comuns para distúrbios específicos, além de valores normais, achados críticos e implicações de enfermagem.

**Pesquisa em enfermagem | Conexão com a prática baseada em evidências** – demonstra as implicações das pesquisas importantes na área de enfermagem.

**Fisiopatologia em foco** – ressalta e descreve processos fisiopatológicos importantes.

**Alerta nutricional** – enfatiza considerações nutricionais para determinados distúrbios.

**Alerta de enfermagem** – fornece dicas breves ou ressalta alertas importantes para a prática clínica.

**Alerta farmacológico** – realça considerações essenciais de enfermagem e informações sobre segurança dos fármacos.

## Recursos pedagógicos

Os elementos descritos a seguir ajudam a focar sua atenção no conteúdo importante e relacioná-lo com os desafios da enfermagem e do cuidado ao cliente.

**Estudo de caso da unidade** – cada unidade começa com um estudo de caso sucinto e perguntas pertinentes, que ajudam a prepará-lo para o conteúdo a ser apresentado e a estimular suas habilidades de raciocínio crítico. As respostas aparecem ao final do livro, de modo que você possa checar rapidamente seu conhecimento sobre o assunto.

**Objetivos de estudo** – são listados no início de cada capítulo, com o intuito de orientá-lo e focá-lo no conteúdo que será estudado.

**Exercícios de avaliação crítica** – estão ao final de cada capítulo, e têm como base situações específicas para ajudá-lo a aplicar os conhecimentos que adquiriu.

**Questões objetivas** – testam sua compreensão e a aplicação do conteúdo. As respostas a essas questões de revisão estão disponíveis no GEN-io.

**Bibliografia e leitura sugerida** – podem ser encontradas no GEN-io, além de uma ampla gama de recursos que o ajudarão a entender e ampliar seus conhecimentos sobre o assunto em questão.

**Glossário** – está ao final do livro para ajudá-lo a entender a terminologia essencial.

# Sumário

## UNIDADE 1 — Fundamentos da Enfermagem na Saúde do Adulto   1

1. Papel da Enfermeira na Saúde do Adulto   2
2. Saúde | Educação e Promoção   11
3. Doença Crônica e Cuidados na Terminalidade da Vida   24

## UNIDADE 2 — Conceitos e Desafios na Assistência aos Clientes   49

4. Distúrbios Hidreletrolíticos e Acidobásicos   50
5. Enfermagem Perioperatória   96
6. Enfermagem Oncológica   142
7. Manejo da Dor   181

## UNIDADE 3 — Problemas Relacionados com a Troca Gasosa e a Função Respiratória   207

8. Avaliação de Enfermagem | Função Respiratória   208
9. Manejo de Enfermagem | Doenças das Vias Respiratórias Superiores   236
10. Manejo de Enfermagem | Doenças do Tórax e das Vias Respiratórias Inferiores   264
11. Manejo de Enfermagem | Doença Pulmonar Obstrutiva Crônica e Asma   313

## UNIDADE 4 — Problemas Relacionados com as Funções Circulatória e Cardiovascular   337

12. Avaliação de Enfermagem | Funções Circulatória e Cardiovascular   338
13. Manejo de Enfermagem | Hipertensão Arterial   366
14. Manejo de Enfermagem | Distúrbios Coronarianos   378
15. Manejo de Enfermagem | Complicações Decorrentes de Doença Cardíaca   405
16. Manejo de Enfermagem | Doenças Cardíacas Infecciosas, Inflamatórias e Estruturais   420
17. Manejo de Enfermagem | Arritmias e Distúrbios da Condução   440
18. Manejo de Enfermagem | Doenças Vasculares e Distúrbios da Circulação Periférica   467

## UNIDADE 5 — Problemas Relacionados com a Função Hematológica   493

19. Avaliação de Enfermagem | Função Hematológica   494
20. Manejo de Enfermagem | Doenças Hematológicas   506

## UNIDADE 6 — Problemas Relacionados com as Funções Digestiva, Gastrintestinal e Metabólica   551

21. Avaliação de Enfermagem | Funções Digestiva, Gastrintestinal e Metabólica   552
22. Manejo de Enfermagem | Distúrbios Orais e Esofágicos e Clientes com Intubação Gastrintestinal e Nutrição Parenteral e Enteral   582
23. Manejo de Enfermagem | Distúrbios Gástricos e Duodenais   609
24. Manejo de Enfermagem | Distúrbios Intestinais e Retais   629
25. Manejo de Enfermagem | Doenças Hepáticas e Biliares   660

## UNIDADE 7 — Problemas Relacionados com a Função das Vias Urinárias 697

- **26** Avaliação de Enfermagem | Funções dos Rins e das Vias Urinárias  698
- **27** Manejo de Enfermagem | Distúrbios Renais  714
- **28** Manejo de Enfermagem | Distúrbios Urinários  743

## UNIDADE 8 — Problemas Relacionados com a Função Endócrina 773

- **29** Avaliação de Enfermagem | Função Endócrina  774
- **30** Manejo de Enfermagem | Diabetes Melito  785
- **31** Manejo de Enfermagem | Doenças Endócrinas  824

## UNIDADE 9 — Problemas Relacionados com a Função Reprodutiva 855

- **32** Avaliação de Enfermagem | Funções Reprodutivas Feminina e Masculina  856
- **33** Manejo de Enfermagem | Doenças da Mama e do Sistema Reprodutor Feminino  877
- **34** Manejo de Enfermagem | Distúrbios do Sistema Reprodutor Masculino  917
- **35** Manejo de Enfermagem | Doenças Sexualmente Transmissíveis  936

## UNIDADE 10 — Problemas Relacionados com a Função Imunológica 947

- **36** Avaliação de Enfermagem | Função Imunológica  948
- **37** Manejo de Enfermagem | Imunodeficiência, Infecção pelo HIV e AIDS  966
- **38** Manejo de Enfermagem | Distúrbios Alérgicos  992
- **39** Manejo de Enfermagem | Doenças Reumáticas  1008

## UNIDADE 11 — Problemas Relacionados com a Função Musculoesquelética 1033

- **40** Avaliação de Enfermagem | Função Musculoesquelética  1034
- **41** Manejo de Enfermagem | Distúrbios Musculoesqueléticos  1047
- **42** Manejo de Enfermagem | Trauma Musculoesquelético  1069

## UNIDADE 12 — Problemas Relacionados com a Função Neurológica 1105

- **43** Avaliação de Enfermagem | Função Neurológica  1106
- **44** Manejo de Enfermagem | Distúrbios Oncológicos do Cérebro e da Medula Espinal  1130
- **45** Manejo de Enfermagem | Traumatismo Neurológico  1139
- **46** Manejo de Enfermagem | Distúrbios Neurológicos  1166
- **47** Manejo de Enfermagem | Distúrbios Cerebrovasculares  1199

## UNIDADE 13 — Problemas Relacionados com a Função Neurossensorial 1221

- **48** Avaliação de Enfermagem | Função Neurossensorial  1222
- **49** Manejo de Enfermagem | Distúrbios Oculares e Visuais  1237
- **50** Manejo de Enfermagem | Distúrbios da Audição e do Equilíbrio  1265

## UNIDADE 14 — Problemas Relacionados com a Função Tegumentar   1279

- **51** Avaliação de Enfermagem | Função Tegumentar   1280
- **52** Manejo de Enfermagem | Doenças Dermatológicas   1295
- **53** Manejo de Enfermagem | Queimaduras   1325

## UNIDADE 15 — Outros Problemas Agudos   1341

- **54** Manejo de Enfermagem | Choque e Falência de Múltiplos Sistemas   1342
- **55** Manejo de Enfermagem | Cuidados Intensivos   1361
- **56** Manejo de Enfermagem | Emergências e Desastres   1388

Apêndice A: Principais Distúrbios Hidreletrolíticos   1413

Glossário   1417

Respostas Sugeridas aos Estudos de Casos das Unidades   1443

Índice Alfabético   1449

# UNIDADE UM

# Fundamentos da Enfermagem na Saúde do Adulto

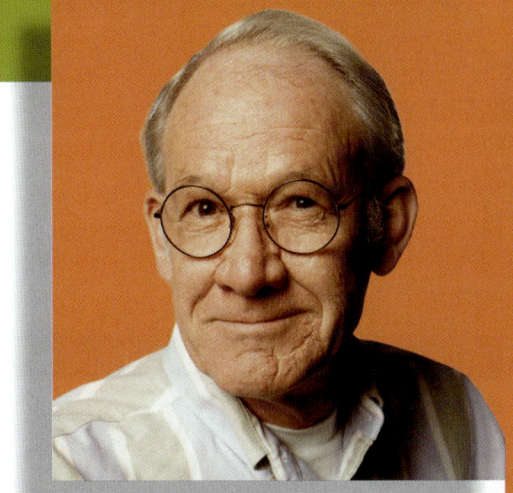

**Um cliente de 70 anos** com diagnóstico de hipertensão arterial é atendido na unidade de saúde. Ao reunir informações sobre ele, a enfermeira identifica um problema bem definido de adesão ao tratamento farmacológico. O cliente diz: "Eu simplesmente me esqueço de tomar o medicamento. Isso não é importante!" Durante a anamnese, a pressão arterial (PA) do cliente foi de 170/90 e a história de saúde pregressa revelou episódios de ataque isquêmico transitório (AIT) e um acidente vascular encefálico. Além disso, o cliente apresentou déficits visuais e auditivos.

➡ Que áreas de educação em saúde seriam importantes enfatizar para esse cliente?
➡ Descreva as variáveis que poderiam afetar sua adesão ao tratamento farmacológico.
➡ Que estratégias de ensino poderiam ser incorporadas ao plano de cuidados desse cliente de 70 anos?

# CAPÍTULO 1

# Papel da Enfermeira na Saúde do Adulto

KELLY S. GRIMSHAW

## Objetivos de estudo

**Após ler este capítulo, você será capaz de:**

1. Definir o que é enfermagem
2. Compreender o papel da enfermagem nas ações de assistência à saúde e na sociedade
3. Descrever as funções da enfermeira como profissional, líder e pesquisadora
4. Descrever os modelos assistenciais de enfermagem
5. Descrever os fatores que influenciam significativamente o sistema de saúde e o seu impacto na área de atenção à saúde e na profissão de enfermagem.

## Enfermagem e modelos de atenção à saúde

Para estabelecer os fundamentos necessários ao entendimento do papel da enfermeira na sociedade e dos modelos assistenciais, é necessário compreender a profissão de enfermagem, os consumidores de serviços de saúde e o sistema de saúde, incluindo suas interações e as forças que agem sobre eles.

### Definição de enfermagem

Desde que Florence Nightingale escreveu, em 1859, que o objetivo da enfermagem era "colocar o cliente nas melhores condições para que a natureza atue sobre ele", as lideranças de enfermagem descrevem esta profissão como arte e ciência. Com o transcorrer do tempo, a definição de enfermagem foi estabelecida. No século 20, Virginia Henderson (1966) definiu enfermagem como a profissão que "[ajuda] o indivíduo, sadio ou enfermo, a desempenhar as atividades que contribuem para sua saúde ou recuperação (ou para uma morte digna), o que ele poderia realizar sem ajuda externa se tivesse a força, a vontade ou o conhecimento necessário". Mais recentemente, em sua Social Policy Statement (de 2003), a American Nurses Association (ANA) definiu enfermagem como diagnóstico e tratamento das respostas humanas à saúde e à doença. Tais definições foram elaboradas à medida que as funções da enfermagem evoluíram e continuarão a fazê-lo.

### Política de atenção à saúde no Brasil

No Brasil, o Ministério da Saúde é o órgão do Poder Executivo Federal responsável pela organização e elaboração de planos e políticas públicas voltadas à promoção, prevenção e assistência à saúde dos brasileiros. É função do ministério dispor de condições para a proteção e a recuperação da saúde dos brasileiros, reduzindo as enfermidades, controlando as doenças endêmicas e parasitárias e melhorando a vigilância à saúde; enfim, oferecendo maior qualidade de vida à população.

Os grupos de pesquisa e desenvolvimento, associações e sociedades profissionais, fabricantes de equipamentos médicos e fármacos, órgãos regulamentadores e empresas de seguro de saúde incluem todos os bens e os serviços destinados a manter e a promover a saúde dos indivíduos e das populações.

### Enfermagem na sociedade brasileira

A equipe profissional que oferece assistência à saúde no Brasil é formada por médicos, enfermeiras, odontólogos, farmacêuticos, biólogos, psicólogos, nutricionistas, fisioterapeutas e terapeutas ocupacionais, além das recentes inserções de engenheiros, biomédicos, economistas, sociólogos, entre outras.

As equipes de enfermagem, lideradas por uma enfermeira, representam o grupo profissional mais numeroso da assistência à saúde, dividindo-se em: 346.968 (18,69%) enfermeiras, 750.205 (40,41%) técnicos de enfermagem e 744.924 (40,12%) auxiliares de enfermagem.

Cada enfermeira encontra-se na posição singular de estar junto ao cliente e sua família em cenários de atenção clínica, como à beira do leito, por exemplo, de modo a atuar como prestadoras de cuidados e manter o contato com outros profissionais de saúde a fim de proporcionar e coordenar os cuidados necessários (Figura 1.1).

## Fundamentos da enfermagem profissional

A enfermagem compreende um componente próprio de conhecimentos científicos e técnicos, construído e reproduzido por um conjunto de práticas sociais, éticas e políticas que se processa pelo ensino, pesquisa e assistência. Realiza-se na prestação de serviços à pessoa, família e coletividade, em cada contexto e circunstância de vida. O Código de Ética dos Profissionais de Enfermagem brasileiro (Boxe 1.1) leva em consideração a necessidade e o direito de assistência em enfermagem da população, os interesses do profissional e de sua organização. Está centrado na pessoa, família e coletividade e pressupõe que os trabalhadores de enfermagem sejam aliados dos usuários na luta por uma assistência sem riscos nem danos e acessível a toda população.

O profissional de enfermagem participa, como integrante da equipe de saúde, das ações que visem satisfazer as necessidades de saúde da população e de defesa dos princípios das políticas públicas de saúde e ambientais, garantindo a universalidade de acesso aos serviços de saúde, a integralidade da assistência, sua resolutividade, a preservação da autonomia das pessoas, a participação da comunidade, a hierarquização e a descentralização político-administrativa dos serviços de saúde. Respeita a vida, a dignidade e os direitos humanos, em todas as suas dimensões.

O profissional de enfermagem exerce suas atividades com competência, sempre em busca da promoção da saúde do ser humano na sua integridade, de acordo com os princípios da ética e da bioética (Conselho Federal de Enfermagem – COFEN).

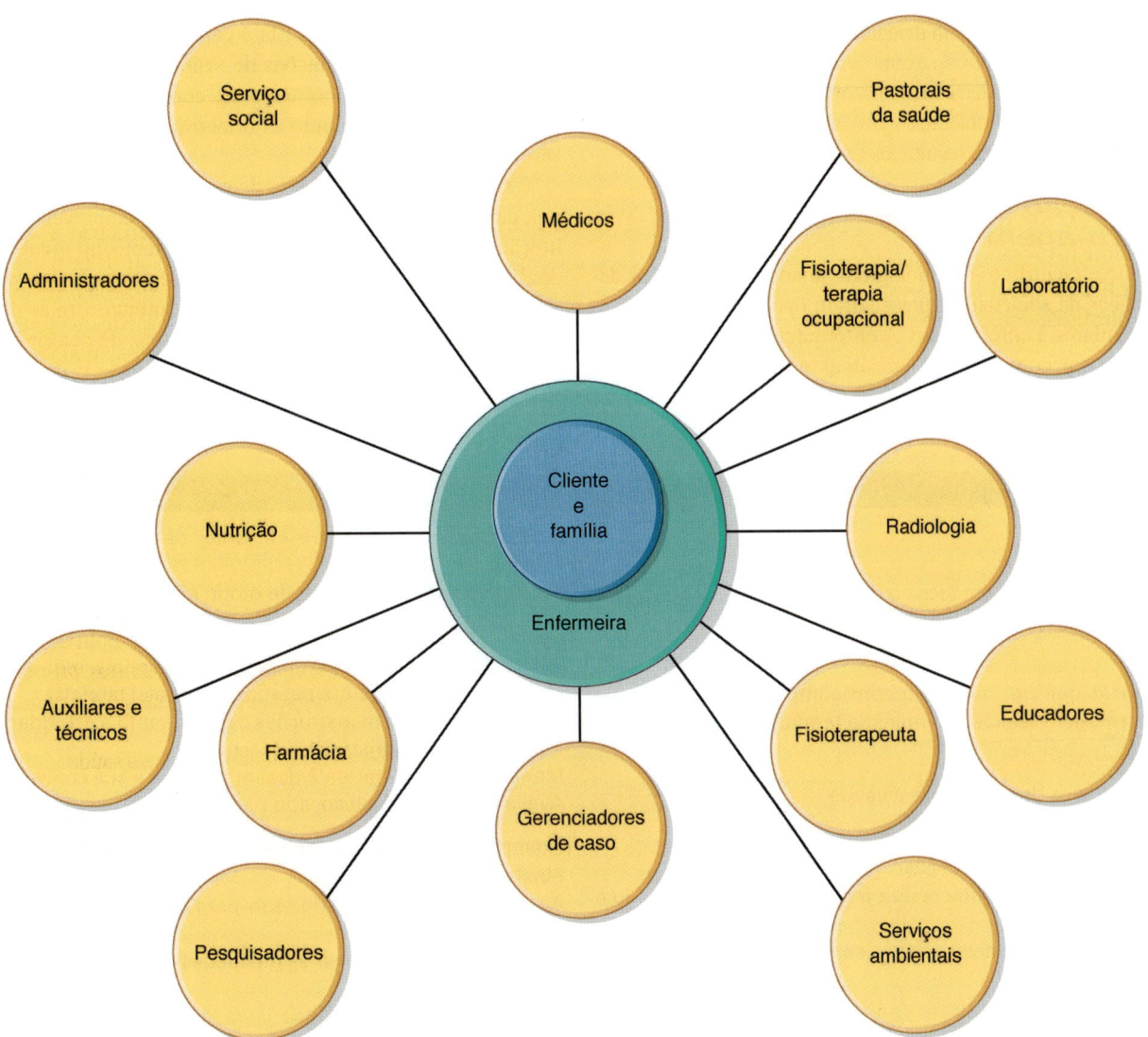

Figura 1.1 A equipe multiprofissional.

> **BOXE 1.1 Código de Ética dos Profissionais de Enfermagem.**
>
> A enfermagem é uma profissão comprometida com a saúde e a qualidade de vida da pessoa, família e coletividade. O profissional de enfermagem atua na promoção, prevenção, recuperação e reabilitação da saúde, com autonomia e em consonância com os preceitos éticos e a legislação.
>
> No Brasil, o Código de Ética dos Profissionais de Enfermagem teve como referência os postulados da Declaração Universal dos Direitos do Homem, promulgado pela Assembleia Geral das Nações Unidas (1948) e adotada pela Convenção de Genebra da Cruz Vermelha (1949), contidos no Código de Ética do Conselho Internacional de Enfermeiros (1953) e no Código de Ética da Associação Brasileira de Enfermagem (1975). Teve como referência, ainda, o Código de Deontologia de Enfermagem do Conselho Federal de Enfermagem (1976), o Código de Ética dos Profissionais de Enfermagem (1993) e as Normas Internacionais e Nacionais sobre Pesquisa em Seres Humanos [Declaração de Helsinque (1964), revista em Tóquio (1975), e a Resolução 196 do Conselho Nacional de Saúde, Ministério da Saúde (1996).

Algumas ações de enfermagem são descritas como *dependentes*, significando que uma ação específica depende de outra, iniciada por um segundo profissional. Um exemplo de ação dependente é a administração de fármacos prescritos, o que requer o conhecimento da indicação, dos efeitos colaterais e dos cuidados de enfermagem específicos.

As ações *independentes* podem ser realizadas pela enfermeira sem a interferência de outros profissionais. A realização das avaliações de enfermagem é um exemplo desse tipo de ação. As enfermeiras também podem delegar tarefas a outros membros da equipe de enfermagem. Um exemplo: a aferição dos sinais vitais pode ser feita por técnicos de enfermagem. Quando a enfermeira delega uma tarefa a outra, ela continua essencialmente responsável pela ação e por seus resultados (Boxe 1.2).

## Ampliação das funções de enfermagem

Os avanços científicos e tecnológicos, aliados as mudanças demográficas da sociedade, apresentaram oportunidades e desafios singulares à enfermagem. A enfermagem generalista também adquiriu competências em áreas especializadas porque muitas enfermeiras fundamentam suas práticas em determinada população ou tipo de doença. A enfermagem profissional também se adaptou com a ampliação de suas funções de forma a atender às demandas e às expectativas crescentes de saúde.

### Atenção à saúde

A enfermeira, com formação generalista, humanista, crítica e reflexiva, é a profissional qualificada para o exercício de enfermagem, com base no rigor científico e intelectual, pautado em princípios éticos. Ela é capaz de conhecer e intervir nos problemas e/ou situações de saúde-doença mais comuns no perfil epidemiológico nacional, com ênfase na sua região de atuação, e identificando as dimensões biopsicosociais dos seus determinantes.

Os profissionais de saúde, dentro de seu âmbito profissional, devem estar aptos a desenvolver ações de prevenção, promoção, proteção e reabilitação da saúde, tanto em nível individual quanto coletivo. Cada um deve assegurar que sua prática seja realizada de maneira integrada e contínua com as demais instâncias do sistema de saúde, sendo capaz de pensar criticamente, de analisar os problemas da sociedade e de procurar

> **BOXE 1.2 Delegação de tarefas de enfermagem.**
>
> **Quem?**
> Enfermeira líder
> A uma enfermeira, um técnico de enfermagem ou outro profissional (p. ex., maqueiro)
>
> **O quê?**
> Autorizar que um indivíduo com competência na área de enfermagem realize determinada tarefa
>
> **Onde?**
> Nas unidades de assistência à saúde
>
> **Quando?**
> Quando a enfermeira solicitar
> Quando o indivíduo que realiza a tarefa tiver sido treinado e considerado apto
> Quando o cliente estiver estável, sem alterações inesperadas de sua condição
>
> **Para quê?**
> Alcançar um resultado desejável ao cliente
> Utilizar, de modo eficaz e eficiente, os recursos pessoais, financeiros e materiais
> Prestar cuidados ao cliente de modo eficaz e eficiente
>
> **Como?**
> Avaliar a(s) necessidade(s) do cliente, a(s) tarefa(s) requerida(s) e a capacidade de outra pessoa realizar a(s) tarefa(s)
> Delegar a tarefa com instruções claras quanto à prioridade, o horário e a comunicação do resultado
> Monitorar como a tarefa é desempenhada e sua conclusão
> Avaliar o resultado alcançado para o cliente
>
> **Exemplos de tarefas que podem ser delegadas**
> Sinais vitais
> Ajudar o cliente a sair do leito para uma cadeira ou ir ao banheiro
> Ajudar o cliente a realizar as atividades da vida diária
> Alimentar o cliente
> Realizar uma punção venosa

soluções para os mesmos. Os profissionais devem realizar seus serviços dentro dos mais altos padrões de qualidade e dos princípios da ética/bioética, tendo em conta que a responsabilidade da atenção à saúde não se encerra com o ato técnico, mas com a resolução do problema de saúde, individual ou coletivo.

### Funções de liderança

No trabalho em equipe multiprofissional, os profissionais de saúde deverão estar aptos a assumir posições de liderança, sempre tendo em vista o bem-estar da comunidade. A liderança envolve compromisso, responsabilidade, empatia, habilidade para tomada de decisões, comunicação e gerenciamento de modo efetivo e eficaz.

A enfermagem tem amplas possibilidades de prática e as funções de liderança são inerentes a todas elas. Essencialmente, liderança é a arte de prover visão, conhecimento e inspiração e realizar alterações no sentido de uma meta em comum, o que em enfermagem é a qualidade dos cuidados prestados ao cliente. A liderança envolve ações que todas as enfermeiras executam ao assumir a responsabilidade por determinar e alcançar as metas estabelecidas para a assistência ao cliente.

Na administração e gerenciamento, os profissionais devem estar aptos a tomar iniciativas, gerenciar e administrar tanto a força de trabalho quanto os recursos físicos, materiais e de informação, além de serem empreendedores, gestores, empregadores ou lideranças na equipe de saúde.

As enfermeiras têm a atribuição de desenvolver a visão ou estratégia de determinada instituição e de assegurar que os processos necessários à obtenção da meta de trabalho sejam adotados. Um exemplo pode ser o estabelecimento de estratégias para atender as metas de segurança do cliente. Outras áreas enfatizadas incluem coordenação de pessoal, responsabilidades financeiras, implementação de normas, desenvolvimento da equipe e monitoramento da qualidade da assistência.

Quanto à educação, os profissionais devem ser capazes de aprender continuamente, em cursos de formação e na prática. Os profissionais de saúde devem aprender a aprender e ter responsabilidade e compromisso com a sua educação e com o treinamento/estágios das futuras gerações de profissionais, proporcionando condições para que haja benefício mútuo entre os profissionais do presente e do futuro, estimulando e desenvolvendo a mobilidade acadêmico/profissional, a formação e a cooperação por meio de redes nacionais e internacionais.

### Enfermeiras pesquisadoras

Assim como ocorre com as outras disciplinas, a enfermagem possui um corpo de conhecimentos de forma a acumular novas informações e avançar a arte e a ciência da profissão. Isso não seria possível sem as enfermeiras pesquisadoras. As pesquisadoras são preparadas em cursos de doutorado e obtêm graus de doutor para trabalhar em instituições acadêmicas ou serviços de pesquisa clínica ou social. O objetivo das enfermeiras pesquisadoras é estabelecer a eficácia das intervenções e dos cuidados de enfermagem e promover a prática baseada em evidências. As evidências são estudadas e avaliadas de modo a formular diretrizes a serem adotadas na prática clínica. Por sua vez, essa evidência é reavaliada pela enfermeira na prática assistencial, que geralmente é a posição mais propícia

à coleta de dados e à facilitação do estudo por sua comunicação com o cliente, a família e outros profissionais de saúde. A enfermeira envolvida diretamente com a assistência aos clientes está em posição ideal para identificar problemas de enfermagem e questões importantes, que podem servir como bases para pesquisa.

## Cliente: consumidor de serviços de saúde e de enfermagem

O personagem central dos serviços de assistência à saúde é o cliente/paciente/usuário. O termo *paciente* origina-se do verbo em latim que significa "sofrer". Tradicionalmente, sempre foi usado para descrever indivíduos que recebiam cuidados de saúde. As necessidades do cliente variam, dependendo dos papéis que desempenha (como membro de uma família ou de uma comunidade específica), das circunstâncias associadas e das experiências pregressas, assim como do(s) problema(s) que o levou(aram) a buscar assistência à saúde. Entre as funções importantes da enfermeira na prestação de cuidados de saúde está a de alcançar o entendimento da condição do cliente e identificar suas necessidades imediatas, para que possam ser atendidas.

Algumas necessidades são básicas a todos os indivíduos. O renomado psicólogo Abraham H. Maslow (1954) desenvolveu uma teoria para descrever as necessidades humanas básicas e como elas são construídas umas sobre as outras para alcançar a saúde e o bem-estar físico, social e espiritual. Atualmente, esse modelo é conhecido como *hierarquia de necessidades* de Maslow (Figura 1.2). Maslow ordenou as necessidades humanas como demandas físicas, de segurança e proteção, de pertencimento e afeição, de autoestima e respeito próprio e de autorrealização. Esse último nível – autorrealização – refere-se à concretização do potencial pessoal e inclui os desejos de conhecer e compreender, assim como necessidades estéticas. Quando uma necessidade básica ou essencial é atendida, os indivíduos geralmente sentem necessidades em níveis mais elevados. Dependendo da condição específica do indivíduo

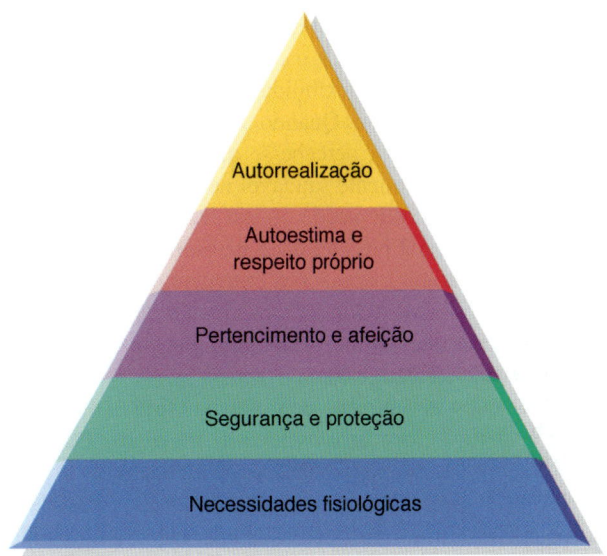

**Figura 1.2** Hierarquia de necessidades de Maslow.

(p. ex., doença ou lesão branda *versus* grave), ele pode oscilar entre esses níveis. As necessidades básicas sempre permanecem, mas a capacidade do indivíduo para alcançar níveis mais altos geralmente indica progresso no sentido de melhores condições de saúde e bem-estar. Essa hierarquia fornece uma estrutura útil, que pode ser aplicada ao cliente durante a avaliação de seus potenciais, limitações e necessidades como consumidor dos serviços de saúde e enfermagem.

O cliente que busca cuidados para um problema de saúde também é um indivíduo, membro de uma família e cidadão da comunidade. O objetivo final da assistência é retornar o cliente às diversas funções que ele desempenha na vida. Como consumidores de serviços de saúde, muitos clientes tornam-se mais conscientes quanto às opções de cuidados de saúde e adotam uma atitude colaborativa com a enfermeira e o sistema de saúde.

Os consumidores de serviços de saúde e enfermagem são muito variados quantitativa e qualitativamente. Existem inúmeras diferenças quanto aos aspectos demográficos, às personalidades e às habilidades que devem ser compreendidas, de modo que o cliente possa participar das decisões relativas à própria saúde. Um princípio básico da enfermagem é determinar as necessidades e os desejos do consumidor, de maneira a orientá-lo ao longo de sua experiência de cuidado com a saúde.

## Saúde, bem-estar e promoção da saúde

No Brasil, o Ministério da Saúde tem dedicado, em suas políticas, ênfase crescente à saúde e à promoção da saúde. Muitas enfermeiras que antes trabalhavam cuidando de clientes em estado agudo hoje se dedicam à promoção da saúde e à prevenção das doenças.

### Saúde

A maneira como a saúde é percebida depende de como ela é definida. No preâmbulo de sua constituição, a Organização Mundial da Saúde (OMS) define saúde como "um estado de completo bem-estar físico, mental e social, não simplesmente como ausência de doença e debilidade" (OMS, 1948). Embora essa definição de saúde não contemple qualquer variação dos graus de bem-estar ou doença, o conceito de um contínuo saúde-doença permite maior flexibilidade à descrição da condição de saúde de um indivíduo. Quando se entende saúde e doença como um *continuum*, percebe-se que determinado indivíduo não está absolutamente saudável nem totalmente doente. Na verdade, o estado de saúde de um indivíduo muda constantemente, e existe a possibilidade de oscilar entre um nível de bem-estar máximo a condições extremamente precárias de saúde e morte iminente. O uso do *continuum* de saúde-doença permite entender que um indivíduo apresenta, simultaneamente, graus de saúde e bem-estar.

As limitações da definição de saúde da OMS são claras no que diz respeito a doenças e estados de invalidez. Os indivíduos portadores de doenças crônicas não atendem aos critérios de saúde estabelecidos pela definição da OMS. Contudo, ao serem considerados na perspectiva de um *continuum* de saúde-doença, os portadores de doenças crônicas ou invalidez podem ser entendidos como indivíduos que têm o potencial de alcançar um nível alto de bem-estar, sempre que consigam concretizar seu potencial de saúde dentro dos limites de sua doença crônica ou invalidez.

### Bem-estar

Tradicionalmente, bem-estar era definido como equivalente à saúde. O termo bem-estar, no entanto, implica um processo proativo no sentido de alcançar uma meta de bem-estar físico, psicológico e espiritual no qual indivíduos de qualquer idade e em vários estágios de saúde sentem o desejo de "trabalhar arduamente" (Kiefer, 2008). Pender definiu teoricamente as cinco dimensões do bem-estar: (1) responsabilidade pessoal, (2) consciência nutricional, (3) condicionamento físico, (4) controle do estresse e (5) sensibilidade aos efeitos do ambiente no bem-estar (Pender, 1982). Com isso em mente, o objetivo dos profissionais de saúde é promover mudanças favoráveis voltadas à saúde e ao bem-estar. O bem-estar tem um componente subjetivo e a enfermeira deve entender a importância de reconhecer e responder à individualidade e à diversidade do cliente no que se refere aos cuidados de saúde.

### Promoção da saúde

Atualmente, é cada vez maior a ênfase em saúde, promoção da saúde, bem-estar e autocuidado. A saúde é entendida como consequência de um estilo de vida orientado ao bem-estar. O resultado tem sido a evolução de uma ampla gama de estratégias de promoção da saúde, o que inclui triagem, testes genéticos, monitoramento da saúde ao longo de toda a vida, programas de saúde mental e ambiental, redução dos riscos e educação em nutrição e saúde.

O interesse crescente pelas habilidades de autocuidado é evidenciado no grande número de publicações relacionadas com saúde, nos *sites* da internet, nas conferências e simpósios voltados ao público leigo. Tais programas são desenvolvidos para promover a educação sobre autocuidado, geralmente enfatizando a promoção da saúde e a prevenção das doenças. À medida que os indivíduos tornam-se cada vez mais conscientes sobre o assunto, costumam demonstrar maior interesse e responsabilidade por sua própria saúde e bem-estar.

Os profissionais de saúde devem empregar esforços especiais no sentido de determinar que organizações, *sites* da internet e outros recursos fornecem informações atualizadas e revisadas por órgãos pertinentes, de maneira a assegurar que as pessoas obtenham informações precisas sobre os comportamentos que promovem a saúde. As informações relacionadas com a saúde e as estratégias de promoção da saúde, sejam originadas de profissionais de saúde, grupos de autoajuda ou publicações, têm como propósito alcançar e motivar os membros de vários grupos culturais e socioeconômicos sobre estilo de vida e práticas saudáveis.

## Modelos de cuidados de enfermagem

A enfermagem tem ampliado sua atuação da assistência hospitalar ou domiciliar de indivíduos doentes para o atendimento a pessoas, comunidades e populações que recebem um *conti-*

*nuum* de cuidados em contextos de prática ambulatorial e hospitalar em constante expansão. Internações hospitalares abreviadas, associadas a restrições financeiras, ao envelhecimento populacional e ao aumento do número de clientes com doenças crônicas, têm exigido mudanças dos modelos de assistência de enfermagem, buscando sistemas mais apropriados às populações ou contextos específicos. Modelos de prática como a enfermagem em equipe, na qual a equipe de enfermagem desempenhava diferentes funções (p. ex., administrar fármacos ou trocar curativos), e a enfermagem primária, na qual a enfermeira realizava todas as avaliações e os cuidados de um indivíduo durante sua visita de saúde, têm sido alterados.

## Cuidados centrados no cliente e na família

O paradigma atual dos cuidados centrados no cliente e na família, definido em 2009 pelo Institute for Family-Centered Care, é um modelo no qual o cliente e a família são cuidados por um grupo interdisciplinar de profissionais de saúde com a participação ativa do cliente e da família e sua colaboração no processo de tomada de decisões:

> Em seus esforços para melhorar a qualidade e a segurança dos cuidados de saúde, as lideranças hospitalares reconhecem cada vez mais a importância de incluir uma perspectiva que há muito faltava na equação de assistência à saúde: a dos clientes e das famílias. A experiência de cuidar, conforme é percebida pelo cliente e pela família, é um fator determinante à qualidade e à segurança dos cuidados de saúde. A inclusão das perspectivas dos clientes e das famílias diretamente no plano de cuidados, na prestação dos serviços e na avaliação da assistência à saúde, levando à melhoria de sua qualidade e segurança, é a proposta dos cuidados centrados no cliente e na família. Estudos demonstraram repetidamente que, quando os administradores de saúde, os profissionais, os clientes e suas famílias trabalham em parceria, a qualidade e a segurança dos cuidados de saúde melhoram, os custos diminuem e a satisfação dos profissionais e dos clientes aumenta.

Tal modelo parece aplicável aos diversos contextos pelos quais um indivíduo passa à medida que recebe cuidados de saúde.

## Prática colaborativa

O modelo centrado no cliente e na família é um modelo colaborativo e deve ser um dos objetivos principais da enfermagem. A profissão de enfermagem reconhece que a prática assistencial requer a necessidade de participação do cliente e da família. Com esse foco ampliado na segurança do cliente e na melhoria dos resultados a um custo menor, a enfermagem também reconhece a importância da interação e da comunicação com outros profissionais, equipes de apoio, clientes e seus familiares em um esforço conhecido como *prática colaborativa*. Enfermeiras, médicos e profissionais de saúde desempenham suas funções específicas, mas compartilham a responsabilidade de tomar decisões clínicas. A importância das sessões interdisciplinares e das decisões colaborativas não pode ser subestimada em razão de sua capacidade de aperfeiçoar os cuidados prestados ao cliente e, ao mesmo tempo, reforçar a coesão da equipe. Trata-se de um empreendimento que promove a participação, o comprometimento e a responsabilidade compartilhada no ambiente de assistência à saúde, e que luta por atender às necessidades de saúde complexas do público.

# Influências na prestação de cuidados de saúde

Os avanços científicos e tecnológicos alcançados no século 20 e nos primeiros anos do nosso século resultaram em mudanças sociais, políticas e econômicas. Foram alterações profundas que obrigaram a indústria de assistência à saúde em geral e a prática de enfermagem em particular a fazer adaptações.

## Demografia populacional

No primeiro plano das várias mudanças significativas estão as alterações da demografia populacional, inclusive o aumento numérico dos indivíduos que compõem a população geral. Segundo o Instituto Brasileiro de Geografia e Estatística estima-se uma população de 190.732.694 pessoas. O crescimento populacional é atribuído em parte à melhoria dos serviços de saúde pública e de nutrição. O século 20 testemunhou migração em massa das áreas rurais para os centros urbanos e, atualmente, uma parcela importante da população vive em regiões urbanas.

### *Imigração*

O Brasil tem uma população cada vez mais diversa sob o ponto de vista cultural, à medida que números crescentes de indivíduos provenientes de várias nações entram no país.

Na medida em que a composição cultural da população muda, torna-se cada vez mais importante levar em conta os aspectos culturais na prestação dos serviços de saúde. Os clientes provenientes de vários grupos socioculturais não apenas trazem diversas crenças, práticas e valores de saúde ao ambiente de assistência à saúde, como também apresentam vários fatores de risco para algumas doenças e reações singulares ao tratamento. Tais fatores afetam expressivamente as respostas de um indivíduo aos problemas de saúde ou às doenças, aos cuidadores e aos próprios cuidados prestados. A menos que esses fatores sejam compreendidos e respeitados pelos profissionais de saúde, a assistência prestada pode ser ineficaz e os resultados alcançados pelos cuidados de saúde, afetados negativamente. Um dos objetivos deve ser estimular e reforçar a educação dos grupos étnicos minoritários nas profissões de assistência à saúde. Se isso for concretizado, algum dia será alcançado um equilíbrio entre a equipe de profissionais de saúde e a população por ela atendida.

O reconhecimento e a adaptação às necessidades culturais dos clientes e de outros personagens significativos são componentes importantes da prática de enfermagem. Além disso, a facilitação do acesso aos cuidados de saúde culturalmente apropriados é fundamental para que a prática de enfermagem seja integral. O cuidado de enfermagem culturalmente competente é um processo dinâmico e requer conhecimentos abrangentes acerca da cultura específica, além de percepção e sensibilidade quanto ao efeito cultural no contexto de assistência. Pensar nas próprias crenças culturais e em como elas poderiam entrar em conflito com as crenças dos clientes é o primeiro passo no sentido de tornar-se culturalmente

> **BOXE 1.3 — Cuidados culturalmente apropriados.**
>
> - Reconheça suas próprias atitudes, valores, crenças e práticas culturais
> - Independentemente das boas intenções, todos temos "bagagens" culturais que, por fim, resultam em etnocentrismo
> - Mantenha uma atitude franca e receptiva. Conte com o inesperado. Desfrute das surpresas
> - Evite enxergar as pessoas como seres indistintos; isto é, evite estereótipos culturais como "todos os chineses gostam de arroz" ou "todos os italianos gostam de espaguete"
> - Tente compreender as razões de qualquer comportamento conversando sobre os pontos em comum e as diferenças
> - Quando o cliente diz ou faz algo que você não entende, peça esclarecimentos. Seja uma ouvinte atenciosa. A maioria das pessoas responde favoravelmente às perguntas que demonstram uma preocupação genuína e interesse a seu respeito
> - Sempre que possível, fale no mesmo idioma do cliente (até mesmo os cumprimentos simples e as cortesias sociais são apreciados). Evite esconder o seu sotaque ou usar palavras que geralmente não fazem parte do seu vocabulário
> - Seja você mesma. Não existe uma forma certa ou errada de aprender sobre diversidade cultural.

competente. Entre as questões específicas a serem consideradas durante a prestação de cuidados de enfermagem estão o espaço e a distância necessários para que os indivíduos sintam-se confortáveis; o contato visual; as atitudes relacionadas com tempo; o uso do toque; a observância dos feriados civis e religiosos; e os significados culturais atribuídos aos alimentos.

Como a interação enfermeira-cliente é o foco principal da enfermagem, as enfermeiras devem considerar sua própria orientação cultural ao avaliar os clientes, suas famílias e amigos. As diretrizes expostas no Boxe 1.3 podem ser úteis às enfermeiras que desejam prestar cuidados culturalmente apropriados. O Boxe 1.4 oferece sugestões para superar os obstáculos do idioma.

## Envelhecimento populacional

No Brasil, os idosos (pessoas com 60 anos ou mais) representam 8,6% da população total do país. O aumento da expectativa de vida ao longo do último século resultou no aumento do número de cidadãos idosos, em sua maioria mulheres. A população idosa aumentou significativamente em todo mundo, e o crescimento continuará nos próximos anos. Indivíduos de 85 anos ou mais representam um dos segmentos populacionais com crescimento mais rápido. As necessidades de cuidados de saúde dos adultos idosos geralmente são crônicas, com exacerbações ou episódios agudos intermitentes. Isso torna sua assistência mais complexa e requer investimentos humanos, materiais e financeiros significativos por parte dos serviços de assistência à saúde.

## Alterações dos padrões das doenças

No século 20, houve uma alteração dramática nos padrões das doenças, o que geralmente é entendido como uma transição do predomínio das doenças infecciosas às enfermidades crônicas. As medidas de saúde pública, inclusive saneamento e imunizações, têm salvado incontáveis vidas. Nesse contexto, doenças

> **BOXE 1.4 — Como superar as barreiras de idioma.**
>
> - Cumprimente o cliente utilizando seu primeiro nome ou seu nome completo. Evite ser muito informal ou íntima. Aponte para si própria e diga o seu nome. Sorria
> - Não demonstre pressa em suas atitudes. Preste atenção a qualquer esforço do cliente ou da família para se comunicar
> - Fale com voz baixa e moderada. Evite conversar em voz alta. Lembre-se de que há uma tendência a aumentar o volume e o tom de voz quando o ouvinte não parece compreender. O ouvinte pode imaginar que você está gritando e/ou raivosa
> - Organize seus pensamentos. Repita e resuma frequentemente. Use recursos audiovisuais quando possível
> - Use frases simples e curtas e fale na voz ativa
> - Use palavras simples, como "dor" em vez de "desconforto". Evite termos médicos, expressões idiomáticas e gírias. Evite usar abreviações de palavras
> - Utilize substantivos repetidamente, em vez de pronomes. Por exemplo: não pergunte "ele toma medicamentos?", mas "João toma medicamentos?"
> - Faça mímica das palavras (usando gestos) e ações simples para expressar-se
> - Dê instruções na sequência apropriada. Por exemplo: não diga: "Antes de enxáguar a mamadeira, esterilize-a." Diga: "Primeiro, lave a mamadeira. Depois, enxágue a mamadeira"
> - Converse sobre um assunto de cada vez e evite passar muitas informações em uma única conversa. Evite as conjunções. Por exemplo, não diga: "Você está resfriado e sente dor?" Diga (fazendo pantomimas/gestos): "Você está resfriado? Sente dor?"
> - Converse diretamente com o cliente, não com o seu acompanhante
> - Confirme se o indivíduo compreendeu pedindo que repita suas instruções, demonstre o procedimento ou explique o significado
> - Use quaisquer palavras que você conheça no idioma do indivíduo. Isso indica que você reconhece e respeita a modalidade principal de comunicação do cliente
> - Tente um terceiro idioma. Muitos indivíduos falam um segundo idioma. Os europeus geralmente dominam três ou quatro idiomas. Tente palavras ou frases em espanhol, caso conheça a língua
> - Leve em consideração as diferenças culturais de gênero e idade, mas também as diferenças socioeconômicas, educacionais e culturais/regionais ao escolher um intérprete
> - Consiga um livro de expressões em outros idiomas, confeccione ou compre cartões de gravuras, entre em contato com outros hospitais para localizar um intérprete apropriado. Embora seja uma solução cara, algumas empresas oferecem serviços de tradução via telecomunicações.

infecciosas como as infecções por rinovírus (resfriado comum) e vírus *influenza* permanecem estáveis, enquanto as incidências da tuberculose e da infecção pelo HIV continuam a aumentar. O *Staphylococcus aureus* resistente à meticilina (MRSA) e o *Enterococcus* resistente à vancomicina (ERV) são apenas dois dos diversos microrganismos emergentes resistentes aos antibióticos na atualidade, complicando o tratamento das doenças infecciosas.

Apesar da incidência das doenças infecciosas, os avanços do conhecimento médico abriram muitas possibilidades diagnósticas e terapêuticas que antes não estavam disponíveis. Isso resultou na cura ou no tratamento eficaz de doenças durante um período longo, contribuindo para aumentar a expectativa de vida. As doenças cardíacas, que antes causavam incapacidade ou morte, hoje são tratadas com fármacos e intervenções radiológicas e cirúrgicas. No entanto, esses avanços levantam uma questão ética, pois a arte e a ciência da medicina e da enfermagem possibilitam que uma parcela da população sobreviva, embora não seja capaz de realizar as atividades diárias de modo independente. A enfermagem, que sempre estimulou os clientes a assumir o controle do seu estado, desempenha um papel importante na ênfase atual voltada ao controle das doenças crônicas e da invalidez.

Dois distúrbios considerados problemas de saúde pública no Brasil são obesidade e diabetes, ambos interdependentes. A Pesquisa de Orçamento Familiar (POF) de 2008-2009, realizada pelo Instituto Brasileiro de Geografia e Estatística (IBGE), indica que metade dos adultos brasileiros apresenta excesso de peso e que 12,4% dos homens e 16,9% das mulheres são obesos. A obesidade relaciona-se com altos níveis de gordura e açúcar no sangue, excesso de colesterol e casos de pré-diabetes, além de estar associada a doenças cardiovasculares, principalmente isquêmicas (infarto, trombose, embolia e arteosclerose), problemas ortopédicos, asma, apneia do sono, alguns tipos de câncer, esteatose hepática e distúrbios psicológicos. A doença é, também, fator de risco para problemas de pele e infertilidade.

## Avanços tecnológicos

Os avanços tecnológicos ocorreram com mais frequência ao longo das últimas décadas, principalmente se comparadas a todos os outros períodos da civilização. Aparelhos sofisticados revolucionaram o modo como as doenças são evitadas, como os clientes são diagnosticados e tratados e até as modalidades de comunicação com e sobre os clientes. A tecnologia avançada permitiu acesso a exames e procedimentos mais rápidos, menos invasivos e menos dolorosos. Na verdade, muitos exames e procedimentos que antes necessitavam internação hospitalar são realizados rotineiramente em nível ambulatorial. Um distúrbio que no passado exigia cirurgia diagnóstica pode, em alguns casos, ser diagnosticado por tomografia computadorizada (TC) ou ressonância magnética (RM). Os computadores também estão modificando significativamente as rotinas de trabalho, na medida em que os prontuários tornam-se totalmente eletrônicos, resultando em comunicação mais eficaz entre os profissionais, documentação mais eficiente e facilitação da investigação e das pesquisas clínicas.

## Sistema Único de Saúde

O Sistema Único de Saúde (SUS) brasileiro é um dos maiores sistemas públicos de saúde do mundo. Ele abrange do atendimento ambulatorial ao transplante de órgãos, garantindo acesso integral, universal e gratuito para toda a população do país. Amparado por um conceito ampliado de saúde, o SUS foi criado em 1988, pela Constituição Federal Brasileira, para ser o sistema de saúde dos mais de 180 milhões de brasileiros. Além de oferecer consultas, exames e internações, o sistema promove campanhas de vacinação e ações de prevenção e de vigilância sanitária – como fiscalização de alimentos e registro de medicamentos –, atendendo a cada um dos brasileiros.

### *Órgãos reguladores*

As agências reguladoras foram criadas para fiscalizar a prestação de serviços públicos praticados pela iniciativa privada. Além de controlar a qualidade na prestação do serviço, estabelecem regras para o setor. Os órgãos responsáveis pela supervisão incluem os descritos a seguir.

#### Agência Nacional de Saúde Suplementar

Criada no ano 2000, a Agência Nacional de Saúde Suplementar (ANS) é vinculada ao Ministério da Saúde. A ANS promove a defesa do interesse público na assistência suplementar à saúde, regula as operadoras setoriais, inclusive quanto às suas relações com prestadores e consumidores, e contribui para o desenvolvimento das ações de saúde no país.

#### Agência Nacional de Vigilância Sanitária

A Agência Nacional de Vigilância Sanitária (Anvisa), criada em 1999, tem independência administrativa e autonomia financeira, e é vinculada ao Ministério da Saúde. A agência protege a saúde da população ao realizar o controle sanitário da produção e da comercialização de produtos e serviços que devem passar por vigilância sanitária, fiscalizando inclusive os ambientes, processos, insumos e tecnologias relacionados com esses produtos e serviços. A Anvisa também controla portos, aeroportos, fronteiras e trata de assuntos internacionais a respeito da vigilância sanitária.

### *Sociedades e associações profissionais*

As associações e as sociedades têm um foco específico. Elas ajudam a assegurar os padrões básicos e também promovem e certificam conhecimento avançado e experiência.

### *Avaliação dos serviços de saúde*

Desde 1998, o Ministério da Saúde desenvolve o Programa Nacional de Avaliação de Serviços Hospitalares (PNASH), que se caracteriza por uma pesquisa de satisfação dos usuários nas unidades de pronto-socorro, ambulatório e internação, além da aplicação de um roteiro técnico de avaliação realizado pelos gestores estaduais e municipais em hospitais públicos e privados vinculados ao SUS, levando em conta a estrutura existente e os processos prioritários. A Certificação das Entidades Beneficentes de Assistência Social na Área de Saúde (CEBAS-SAÚDE), tornou-se competência do Ministério da Saúde a partir publicação da Lei nº 12.101, de 27 de novembro de 2009. As regras vigentes lançam um novo olhar quanto à certificação na área de saúde, com foco no fortalecimento da gestão do SUS e na potencialização das ações de entidades beneficentes para a estruturação das Redes de Atenção à Saúde (RAS), com consequente ampliação e melhoria da qualidade do acesso aos serviços de saúde.

No início da década de 1990, a *melhoria contínua da qualidade* (MCQ) foi reconhecida como um mecanismo mais eficaz para melhorar a qualidade dos serviços de saúde. A MCQ tem como foco os processos adotados para prestar assistência, estabelecendo como meta a melhoria da sua qualidade, e o faz avaliando e aperfeiçoando os processos interdependentes que mais afetem os resultados da assistência prestada e a satisfação dos clientes. A MCQ inclui análise, entendimento e melhoria dos processos clínicos, financeiros e operacionais. Os problemas que ocorrem repetidamente estão sujeitos a exame e todas as questões capazes de afetar os resultados alcançados pelo cliente são analisadas. As enfermeiras envolvidas diretamente com a prestação de serviços de saúde são engajadas na análise dos dados e no refinamento dos processos utilizados na MCQ. Seus conhecimentos sobre os processos e as condições que afetam os serviços oferecidos aos clientes são fundamentais ao planejamento de alterações capazes de melhorar a qualidade dos cuidados prestados e assegurar que atendam ou excedam os padrões estipulados pelo Ministério da Saúde.

### Responsabilidades individuais dos empregados

Cada indivíduo aceita a responsabilidade por sua função. No caso das enfermeiras, isso inclui:

- Manter a vinculação ao Conselho Regional de Enfermagem
- Manter os requisitos de saúde (p. ex., triagem anual para tuberculose)
- Manter as competências anuais (p. ex., as que são estabelecidas por respeito à lei)
- Participar das atividades de educação continuada e certificação
- Participar dos processos de avaliação da qualidade
- Prestar serviços seguros aos clientes e às famílias de acordo com os padrões atuais.

### Aspectos econômicos

O Distrito Federal, os estados e os municípios devem publicar os gastos com saúde no Sistema de Informações sobre Orçamentos Públicos em Saúde (SIOPS). O cidadão poderá verificar se o seu estado ou município cumpre a aplicação mínima de recursos na saúde. De acordo com a Emenda Constitucional 29, a União deve aplicar na saúde o valor empenhado no ano anterior (comprometido em orçamento com projetos e programas) mais a variação nominal do Produto Interno Bruto (PIB). Já os estados e o Distrito Federal devem investir 12% de sua receita, enquanto os municípios devem aplicar no mínimo 15%. Os gestores públicos das três esferas de governo (municipal, estadual e federal) devem declarar no sistema as receitas totais e as despesas com ações e serviços públicos de saúde. O sistema faz o cálculo automático dos recursos públicos mínimos aplicados em ações e serviços de saúde, facilitando o monitoramento do Ministério da Saúde e dos órgãos de controle.

## Revisão do capítulo

### Exercícios de avaliação crítica

1. As funções desempenhadas pelas enfermeiras continuam a ser ampliadas e alteradas. Quais são as oportunidades de educação permanente disponíveis às enfermeiras para que possam se adaptar a essas mudanças de funções?
2. Quais são as responsabilidades pessoais da enfermeira quanto à sua participação no monitoramento e na avaliação da segurança do cliente e da qualidade dos serviços que presta?
3. Que outras influências no sistema de assistência à saúde não foram necessariamente abordadas neste capítulo?

### Questões objetivas

1. A enfermagem evoluiu da assistência domiciliar ou hospitalar de indivíduos enfermos aos cuidados de clientes, comunidades e populações graças ao *continuum* saúde-doença. Qual dos seguintes componentes dos modelos de cuidados de enfermagem precisou ser alterado?
   A. Menos indivíduos com doença crônica.
   B. Aumento da população idosa.
   C. Menos instalações para assistência hospitalar.
2. As enfermeiras devem levar em consideração sua própria formação cultural ao interagir com os clientes. Qual das seguintes opções é uma técnica que pode ser usada para superar uma barreira de idioma durante a interação com um cliente?
   A. Conversar em voz alta, para que o cliente possa entender.
   B. Fornecer uma quantidade expressiva de informações.
   C. Fornecer instruções na sequência apropriada.
   D. Conversar diretamente com o acompanhante do cliente.

## Bibliografia e leitura sugerida

A bibliografia e a leitura sugerida para este capítulo estão disponíveis no GEN-IO: http://gen-io.grupogen.com.br/gen-io/.

# CAPÍTULO 2

# Saúde | Educação e Promoção

CAROL ANN WETMORE

## Objetivos de estudo

**Após ler este capítulo, você será capaz de:**

1. Descrever os objetivos e a importância da educação em saúde
2. Descrever o conceito de adesão a um regime terapêutico
3. Identificar as variáveis que afetam a adesão de um cliente a um regime terapêutico
4. Descrever as estratégias que estimulam a capacidade de aprendizagem dos adultos
5. Descrever a relação entre educação em saúde e processo de enfermagem
6. Elaborar um plano de ensino para um cliente
7. Definir promoção da saúde e descrever o papel da enfermeira neste processo.

O ensino é uma das funções da enfermeira. A **educação em saúde** é uma função independente da prática de enfermagem e uma responsabilidade dos profissionais da área. Todos os cuidados de enfermagem têm como propósito promover, manter e recuperar a saúde, prevenir doenças e ajudar as pessoas a se adaptarem aos efeitos residuais do adoecimento. Muitas dessas atividades de enfermagem são realizadas por meio da educação em saúde ou de orientação do cliente. As enfermeiras têm como desafio focar as necessidades educacionais das comunidades, assim como as necessidades educacionais específicas do cliente e da família. A educação em saúde é importante para a prática da enfermagem porque afeta a capacidade dos indivíduos e da família de realizar atividades importantes de autocuidado.

Todos os contatos da enfermeira com um cliente/paciente/usuário de serviços de saúde, seja um indivíduo saudável ou enfermo, devem ser considerados uma oportunidade de ensinar saúde. Embora as pessoas tenham o direito de decidir aprender ou não, as enfermeiras têm a responsabilidade de apresentar informações que motivem essas pessoas a reconhecer sua necessidade de aprender. Por essa razão, as enfermeiras precisam aproveitar as oportunidades que se apresentam em todos os contextos de atenção à saúde para promover o **bem-estar**. Os ambientes educacionais podem ser lares, hospitais, centros de saúde comunitários, escolas, locais de trabalho, órgãos prestadores de serviços, abrigos e grupos de apoio ou mobilização do consumidor.

## Educação em saúde

### Tendências da educação em saúde

Atualmente, a essência da educação em saúde está focada na ampliação da participação do cliente e na sua responsabilização pelos próprios cuidados e planos de tratamento. Os programas de educação em saúde, que costumam ser elaborados como iniciativas que visam à segurança dos clientes, são implementados para estimular maior comunicação entre os clientes e os prestadores de serviços de saúde. No Brasil, os usuários do Sistema Único de Saúde (SUS) receberam as Cartas SUS, uma ferramenta desenvolvida pelo governo federal para avaliar a satisfação dos brasileiros sobre os serviços públicos de saúde e unidades conveniadas ao SUS. As Cartas, elaboradas com o objetivo de estimular a participação do usuário no controle social e financeiro do SUS, são entregues em parceria com os Correios, responsáveis pela impressão e distribuição das correspondências. A partir das cartas, serão gerados relatórios de avaliação do atendimento oferecido na rede pública de saúde. Além disso, o Ministério da Saúde disponibiliza a avaliação dos serviços de saúde, sem custos, por meio do Disque-Saúde (136). A ligação pode ser feita de telefones fixos, públicos ou celulares, de qualquer local do país. A avaliação também está disponível na internet, no Portal Saúde (www.saude.gov.br).

## Objetivo da educação em saúde

O objetivo da educação do cliente e da sua família é melhorar os resultados alcançados pelo indivíduo. Para efeitos práticos, a família será entendida como uma ou mais pessoas que desempenham um papel significativo na vida do cliente, o que pode incluir indivíduos que, legalmente, não estão relacionados com o cliente (família ampliada). A educação em saúde efetiva estabelece bases sólidas para o bem-estar dos indivíduos e da comunidade. O ensino é um recurso importante que todas as enfermeiras utilizam para ajudar seus clientes e suas famílias a desenvolver comportamentos de saúde favoráveis e alterar os padrões de estilo de vida que predispõem riscos à saúde.

Os indivíduos com doenças e limitações físicas ou mentais crônicas estão entre os que mais necessitam de educação em saúde. À medida que se amplia a expectativa de vida da população, o número de pessoas com essas doenças também aumenta. Os clientes com doenças crônicas necessitam de informações sobre como cuidar da saúde para que possam participar ativamente e assumir a responsabilidade por sua própria manutenção. A educação em saúde pode ajudar a alterar o comportamento de um cliente, ampliar sua capacidade de lidar com a doença, manter sua saúde e melhorar o entendimento das opções, riscos e benefícios da assistência, do tratamento e dos serviços. Tal comportamento pode, também, evitar situações de crise e reduzir o potencial de reinternação hospitalar resultante de informações inadequadas sobre autocuidado. O objetivo da educação em saúde é ensinar as pessoas a viver de modo mais saudável possível – isto é, realizando esforços no sentido de alcançar seu potencial máximo de saúde.

Além do direito e da demanda pela educação em saúde, a educação do cliente é uma estratégia de promoção do autocuidado em residências e comunidades, reduzindo os custos da assistência à saúde, pois se evitam doenças e tratamentos dispendiosos, abreviam-se internações hospitalares e facilita-se a alta precoce.

## Adesão ao regime terapêutico

Um dos objetivos da educação do cliente é estimular os indivíduos a seguir seu **regime terapêutico**. Em geral, a **adesão** ao tratamento requer que o indivíduo faça uma ou mais alterações em seu estilo de vida de modo a realizar atividades específicas que promovam e mantenham sua saúde. Exemplos comuns de comportamentos que promovem a saúde são utilizar os fármacos prescritos, manter uma dieta saudável, ampliar as atividades diárias e os exercícios físicos, fazer automonitoramento para detectar sinais e sintomas de doença, praticar medidas de higiene específicas, buscar avaliações de saúde e exames de triagem recomendados, além de outras medidas terapêuticas e preventivas.

Muitos indivíduos não aderem aos regimes terapêuticos que lhes foram prescritos. Os índices de adesão costumam ser baixos, principalmente quando os regimes terapêuticos são complexos ou de longa duração. A falta de adesão ao tratamento prescrito tem sido tema de muitos estudos, e diversas variáveis parecem influenciar o grau de adesão, inclusive as seguintes:

- Habilidades cognitivas e psicomotoras inadequadas ou barreiras de idioma
- Valores, crenças, conceitos equivocados e atitudes pessoais associadas à ansiedade, à depressão e/ou ao medo
- Desconfiança se o processo de tomada de decisão implicar em perda do controle
- Dificuldade de realizar as mudanças recomendadas
- Apoio social insuficiente ou sabotagem declarada por parte do suporte social
- Autoconceito desfavorável ou baixa eficiência pessoal.

O êxito do trabalho da enfermeira ao promover a adesão pode ser ampliado estabelecendo-se uma relação de colaboração que contemple as prioridades, as circunstâncias e os objetivos do cliente. As enfermeiras tornam-se colaboradoras, oferecendo ajuda, aconselhamento e orientação.

## Conhecimentos sobre saúde e disposição para aprender

Antes de iniciar um programa de ensino-aprendizagem, é importante avaliar a disposição física e emocional do cliente para aprender, bem como sua capacidade de aprender o que será ensinado. Tais informações serão tomadas como base para estabelecer metas que possam motivar o indivíduo. O envolvimento de quem precisa aprender no processo de definição de metas mutuamente aceitáveis tem como objetivo estimular a participação ativa no processo de ensino e a responsabilização compartilhada pela aprendizagem.

O preditor mais seguro do estado de saúde de um indivíduo são suas habilidades de aprendizagem em saúde. A capacidade de aprender significa mais que saber ler, pois "requer um conjunto complexo de habilidades de leitura, escuta, análise e tomada de decisão, além da capacidade de usar tais habilidades em situações pertinentes à saúde" (National Network of Libraries of Medicine [NNLM], 2010). Pense na complexidade dos esquemas de tratamento farmacológico (doses, horários, cálculos), no consentimento informado, na tecnologia (dispositivos para monitoramento do volume expiratório ou da glicemia etc.) e a enfermeira pode ter uma noção do impacto da capacidade de aprender no bem-estar dos clientes. Pessoas com pouca capacidade de aprender têm menos conhecimentos sobre seus problemas de saúde, menos tendência a procurar ajuda nas fases iniciais de evolução da doença, menos conhecimentos sobre orientações de autocuidado, correm risco mais alto de hospitalização e não dispõem de habilidades necessárias para acessar o sistema de assistência à saúde. Nos Estados Unidos, cerca de 90 milhões de pessoas têm dificuldade de compreender e utilizar informações de saúde (Nielsen-Bohlman, Panzer e Kindig, 2004). As populações vulneráveis em consequência da falta de conhecimentos de saúde incluem idosos (dois terços dos adultos americanos de 60 anos ou mais têm habilidades precárias ou insuficientes de aprendizagem), populações minoritárias e imigrantes, indivíduos que vivem em áreas de baixa renda e portadores de

### BOXE 2.1 — Considerações gerontológicas.

Os indivíduos idosos comumente têm uma ou mais doenças crônicas, que são tratadas com diversos fármacos e podem ser complicadas por episódios agudos transitórios. Além disso, os idosos podem ter outros problemas que interferem na sua capacidade de aderir aos regimes terapêuticos, como sensibilidade exacerbada aos fármacos e seus efeitos colaterais, dificuldade de adaptação às mudanças e ao estresse, dificuldades financeiras, déficit de memória, sistemas de apoio inadequados, hábitos adquiridos ao longo da vida de autotratamento com fármacos vendidos sem prescrição, déficits visuais e auditivos e limitações da mobilidade. Um previsor importante da adesão do cliente a um regime terapêutico é a concordância quanto às percepções de sua saúde por parte da equipe de saúde e dele próprio.

As alterações cognitivas associadas ao envelhecimento incluem lentidão das funções mentais, reduções da memória a curto prazo, do raciocínio abstrato e da concentração e tempos de reação mais lentos. Em geral, essas alterações são acentuadas por problemas de saúde que levam o idoso a finalmente buscar cuidados de saúde. As estratégias efetivas de ensino incluem a apresentação em ritmo lento de pequenas quantidades de informações, uma de cada vez, a repetição frequente dessas informações e o uso de técnicas de reforço (como materiais audiovisuais e impressos e sessões repetitivas de prática). Os estímulos que possam distrair o indivíduo devem ser minimizados no ambiente de ensino.

As alterações sensoriais associadas ao envelhecimento também afetam o ensino e a aprendizagem. As estratégias de ensino para compensar a redução da acuidade visual, por exemplo, incluem materiais impressos em papel não reflexivo com letras grandes e de fácil leitura. Para auxiliar a audição, os educadores precisam falar claramente e com intensidade de voz normal ou atenuada, sempre de frente para o indivíduo, para que ele possa fazer leitura labial, caso seja necessário. Os estímulos visuais geralmente ajudam a reforçar as orientações verbais.

Quando possível, os familiares devem participar das sessões de ensino. Eles constituem outra fonte de reforço e podem ajudar o idoso a lembrar das informações mais tarde. Além disso, os membros da família podem fornecer informações valiosas quanto às condições de vida do indivíduo e outras necessidades de aprendizagem.

Quando enfermeiras, familiares e outros profissionais de saúde envolvidos trabalham de maneira colaborativa, facilitando a aprendizagem do idoso, as chances de sucesso são maximizadas. O êxito da aprendizagem do idoso deve resultar em melhoria das habilidades de autocuidado terapêutico e da autoestima, em um aumento da confiança e em disposição para aprender no futuro. Acima de tudo, os profissionais de saúde devem trabalhar em equipe, assegurando cuidados coordenados e ininterruptos. Caso contrário, os esforços de um podem ser anulados pelas ações dos demais profissionais.

---

doenças crônicas (NNLM, 2010). O Boxe 2.1 descreve considerações gerontológicas. Descobertas recentes sugeriram a necessidade de reduzir o nível de leitura necessária ao entendimento dos materiais impressos (Bennett, Chen, Soroui *et al.*, 2009; Walker, Pepa e Gerard, 2010). A enfermeira deve avaliar o nível educacional dos clientes sabendo que o grau escolar alcançado nem sempre equivale ao nível de conhecimentos em saúde. O Rapid Estimate of Adult Literacy in Medicine – Short Form (REALM-SF), um teste de reconhecimento de sete itens, permite que os clínicos efetuem uma avaliação rápida e válida do grau de orientação do cliente (Boxe 2.2). O REALM-SF foi validado e testado na prática em diversos contextos de pesquisa, demonstrando ótima concordância com o questionário REALM de 66 itens no que se refere às atribuições dos níveis de escolaridade. Todos os materiais apresentados aos clientes devem ser de fácil leitura e redigidos em linguagem simples. Os boxes Orientações ao cliente distribuídos ao longo deste livro foram escritos tendo o cliente como foco de atenção e fornecem orientações fáceis de entender.

#### *Processo de enfermagem*

##### *Orientação ao cliente*

As etapas do processo de enfermagem – avaliação, diagnóstico, planejamento, implementação e reavaliação – são seguidas quando se elabora um plano para atender às necessidades de ensino e aprendizagem do cliente (Boxe 2.3).

### Avaliação

No processo de ensino-aprendizagem, a avaliação tem como objetivo a coleta sistemática de dados sobre as necessidades e o estilo de aprendizagem do indivíduo, bem como sua disposição de aprender, além das necessidades de aprendizagem da família. O Boxe 2.4 descreve o modelo Estágios da mudança com relação ao ensino e à alteração comportamental.

#### Disposição para aprender

Um dos fatores mais significativos que influenciam a aprendizagem é a **disposição para aprender** do indivíduo. Eis um elemento crucial do processo de avaliação. Os esforços educativos podem ser infrutíferos se os clientes não estão prontos para aprender, mudar ou alterar seus comportamentos. No caso dos adultos, a disposição de aprender depende da cultura, da atitude, dos valores pessoais, das condições físicas e emocionais e das experiências pregressas de aprendizagem. A disposição experiencial de aprender refere-se às experiências pregressas que podem influenciar a capacidade de um indivíduo aprender. As experiências educacionais anteriores e as experiências de vida em geral são determinantes significativos da abordagem individual à aprendizagem. Indivíduos com pouca ou nenhuma educação formal podem não conseguir compreender os materiais de orientação apresentados. Indivíduos que tiveram dificuldade de aprender no passado podem hesitar em tentar novamente. Muitos comportamentos necessários a que o indivíduo alcance seu potencial máximo de saúde

*(continua)*

> **BOXE 2.2** Estimativa rápida do grau de conhecimento de um adulto sobre medicina – versão abreviada (Rapid Estimate of Adult Literacy in Medicine – Short Form [REALM-SF]).
>
> **Formulário REALM-SF**
> Nome do cliente: _____ Data de nascimento: _____ Nível de leitura: _____
> Data: _____ Examinador: _____ Grau escolar concluído: _____
>
> - Menopausa ☐
> - Antibióticos ☐
> - Exercícios ☐
> - Icterícia ☐
> - Retal ☐
> - Anemia ☐
> - Comportamento ☐
>
> **Orientações para aplicação do REALM-SF**
> 1. Forneça ao cliente uma cópia plastificada do formulário REALM-SF e marque as respostas em uma cópia não plastificada, que deve ser fixada em uma prancheta. Segure a prancheta de modo a evitar que o cliente seja distraído por suas marcações. Diga: "Eu quero ouvir você ler o maior número de palavras que puder dessa lista. Comece com a primeira palavra e leia em voz alta. Quando encontrar uma palavra que não consiga ler, faça o melhor que puder ou diga 'passo', passando para a palavra seguinte."
> 2. Se o cliente demorar mais que cinco segundos em uma palavra, diga "passe" e aponte para a palavra seguinte, caso seja necessário ajudá-lo a seguir em frente. Se o cliente começar a saltar todas as palavras, peça que pronuncie apenas as que são conhecidas.
> 3. Considere como erro qualquer palavra que não tenha sido pronunciada ou que tenha sido pronunciada incorretamente. Marque as respostas assinalando (+) para cada palavra certa, (✓) para cada palavra pronunciada incorretamente e (–) para as palavras que não tiverem sido pronunciadas. Considere como certa qualquer palavra corrigida pelo próprio cliente.
> 4. Conte o número de palavras certas de cada lista e registre os valores no quadro "Pontuação". Some os números e estabeleça a correspondência entre o valor total e o grau de escolaridade equivalente na tabela apresentada a seguir.
>
> **Pontuações e graus escolares equivalentes para o REALM-SF**
>
> | Pontos | Grau de escolaridade equivalente |
> |---|---|
> | 0 | 3º ano do ensino fundamental ou menos. Não conseguirá ler a maioria dos materiais que requeiram pouca instrução, necessitará de orientações verbais repetidas, materiais formados basicamente por ilustrações ou fitas de áudio ou vídeo |
> | 1-3 | 4º ao 6º ano do ensino fundamental. Necessitará de materiais que requeiram pouca instrução. Poderá não ser capaz de ler os rótulos dos fármacos prescritos |
> | 4-6 | 7º ao 9º ano do ensino fundamental. Fará esforço para entender a maioria dos materiais educativos para clientes. Não ficará ofendido com materiais que requeiram nível baixo de instrução |
> | 7 | Ensino médio. Conseguirá ler a maioria dos materiais educativos para clientes |

requerem conhecimento, habilidades físicas e atitudes assertivas. Quando esses elementos estão ausentes, a aprendizagem pode ser muito difícil e lenta. Por exemplo, um indivíduo que não compreende noções básicas de nutrição pode ser incapaz de entender as restrições de uma dieta específica. Um indivíduo que não entende a aprendizagem desejada como particularmente importante para si próprio pode recusar os esforços educativos. Quem não tem expectativas para o futuro pode não conseguir apreciar alguns aspectos do ensino de saúde preventiva. A disposição experiencial está diretamente relacionada com a disposição emocional, pois a motivação tende a ser reforçada pelo reconhecimento da necessidade de aprender e pelas atividades de aprendizagem familiares, interessantes e significativas.

Um método prático de avaliar a disposição à aprendizagem do cliente é perguntar como ele entende o seu problema de saúde e que ações considera possíveis de serem realizadas. Outras perguntas que poderiam ser feitas: "Que modificações você gostaria de fazer agora?" e "Existe algum problema que lhe impeça de aprender neste momento?". As palavras empregadas para expressar essas perguntas podem fazer diferença significativa no êxito de um cliente frente as suas intervenções. Por exemplo, quando se pergunta "Tem alguma coisa a mais que você gostaria de tratar?" em vez de "Isso é tudo o que você gostaria de tratar?", abre-se a possibilidade de novas perguntas e o cliente pode sentir que suas preocupações desatendidas foram melhor abordadas (Heritage, 2007). É importante que a enfermeira tenha claro que seus clientes são indivíduos com autonomia aos lhes passar informações que atendam às suas necessidades e compreenda que eles têm demandas diferentes por informações sobre sua doença e seus tratamentos. Isso influenciará a forma como a saúde será mantida a longo prazo (Duggan e Bates, 2008).

### Como detectar problemas de comunicação

A falta de habilidades para a comunicação é um dos obstáculos mais significativos à educação do cliente. Isso pode incluir as habilidades de leitura e uso de computador. Os clientes que encontram dificuldades com material escrito podem demonstrar desinteresse por aprender, em vez de admitir que não conseguem entender. Observe os olhos do cliente enquanto ele "lê" – devem se movimentar da esquerda para a direita quando examinam uma página impressa. No caso de usuários inexperientes, a utilização de recursos informatizados para reforçar a aprendizagem requer avaliação e planejamento cuidadosos. A educação com base em recursos de informática funciona melhor e permite a utilização mais eficiente do tempo quando é adaptada ao nível de habilidade do cliente.

## BOXE 2.3 | Diretrizes para orientações ao cliente.

### Avaliação

1. Avalie a disposição do indivíduo para receber educação em saúde.
   A. Quais são as crenças e os comportamentos de saúde do cliente?
   B. Quais são as adaptações físicas e psicossociais necessárias ao cliente?
   C. Ele está pronto para aprender?
   D. Ele é capaz de aprender esses comportamentos?
   E. Quais são as outras informações necessárias acerca do indivíduo?
   F. Existem varáveis (p. ex., déficit visual ou auditivo, disfunção cognitiva e grau de instrução) capazes de afetar a escolha da estratégia ou da abordagem de ensino?
   G. Quais são as expectativas do cliente?
   H. O que o cliente quer aprender?
2. Organize, analise, sintetize e resuma os dados coletados.

### Planejamento e metas

1. Especifique as metas de aprendizagem estabelecidas em comum acordo pela enfermeira e pelo cliente
2. Identifique as estratégias de ensino apropriadas ao alcance dessas metas
3. Defina os resultados esperados
4. Elabore um plano de ensino por escrito
   A. Inclua diagnósticos, metas, estratégias de ensino e resultados esperados
   B. Organize as informações a serem transmitidas em sequência lógica
   C. Ressalte os pontos fundamentais
   D. Escolha os recursos auxiliares apropriados ao ensino
   E. Mantenha o plano atualizado e flexível de modo a atender às alterações das necessidades de ensino do cliente
5. Envolva o cliente, a família ou outras pessoas relevantes, os membros da equipe de enfermagem e os demais componentes da equipe de saúde em todos os aspectos do planejamento.

### Implementação

1. Coloque o plano de ensino em ação
2. Use termos que o indivíduo possa compreender
3. Utilize recursos auxiliares apropriados ao ensino e indique recursos na internet (quando cabíveis)
4. Utilize o mesmo equipamento que o cliente usará depois da alta
5. Estimule o cliente a participar ativamente da aprendizagem
6. Documente as respostas do cliente às ações educativas
7. Forneça *feedback* ao cliente.

### Reavaliação

1. Reúna informações objetivas
   a. Observe o cliente
   b. Faça perguntas para determinar se o indivíduo compreendeu
   c. Use escalas de graduação, listas de verificação, notas informais e testes impressos (quando apropriado)
2. Compare as respostas comportamentais do cliente com os resultados esperados. Determine até que ponto as metas foram alcançadas
3. Inclua o cliente, a família ou outras pessoas relevantes, os membros da equipe de enfermagem e os demais profissionais da equipe de saúde no processo de reavaliação
4. Determine as alterações a serem efetuadas no plano de ensino
5. Faça os encaminhamentos aos recursos ou aos órgãos apropriados de modo a reforçar a aprendizagem depois da alta
6. Siga todas as etapas do processo de ensino: avaliação, diagnóstico, planejamento, implementação e reavaliação.

---

Outro obstáculo à comunicação pode ser a falta de entendimento por parte da enfermeira quanto às tradições e costumes específicos da cultura do cliente. A avaliação cultural permite à enfermeira adaptar as informações e o ritmo de sua transmissão às crenças e preferências pessoais do cliente (Boxe 2.5). A cultura de um indivíduo pode afetar de várias maneiras seus pontos de vista, inclusive o significado de um diagnóstico, a expectativa de relatar sintomas, o quanto as informações são desejadas, como a morte e o morrer são encarados, as funções de cada gênero, a participação familiar e o processo de decisão. As formas não verbais específicas de cada cultura também podem desempenhar um papel importante na maneira como as informações são apresentadas. O contato visual, o espaço pessoal, o toque e as funções de cada gênero podem ser muito específicos (Cutilli, 2006). É importante alcançar um equilíbrio para evitar que as crenças culturais específicas sejam supervalorizadas e fazer com que os estereótipos não sejam reforçados.

Quando detectadas, as barreiras de idioma precisam ser solucionadas. Os hospitais têm a obrigação de "respeitar os direitos dos clientes e a sua necessidade de comunicação efetiva" inclusive pela intervenção de um intérprete. Embora complicado para muitas instituições, isso é fundamental ao sucesso da educação do cliente e da sua família. Os intérpretes têm de ser competentes e treinados para atuar na área de saúde. O envolvimento de familiares ou até mesmo de membros não treinados da equipe de apoio como intérpretes cria problemas éticos, de qualidade e possivelmente legais. Os familiares (inclusive crianças) podem incorporar tendenciosidades às suas interpretações e devem ser usados como último recurso. O Boxe 2.6 descreve como utilizar um intérprete de maneira efetiva.

### Diagnóstico

Os diagnósticos relacionados com educação em saúde incluem:

- Controle eficaz do regime terapêutico
- Controle ineficaz do regime terapêutico
- Controle familiar ineficaz do regime terapêutico
- Comportamentos de busca por saúde
- Manutenção ineficaz da saúde

*(continua)*

> **BOXE 2.4 — Estágios da mudança.**
>
> Uma abordagem à educação em saúde é usar o modelo transteórico, que leva em consideração o equilíbrio de decisões (comparar os prós e os contras da modificação comportamental proposta), a autoeficácia (confiança na capacidade pessoal de mudança) e o relacionamento entre o estágio de mudança e o comportamento (Prochasca et al., 1994; Prochaska, 1999, 2008). Esse modelo entende que as intervenções educativas não podem ser padronizadas ("as mesmas para todos"), mas individualizadas, com base no estágio de disposição atual do indivíduo para aprender (ou disposição motivacional). As medidas fundamentadas no modelo transteórico foram desenvolvidas para problemas como tabagismo, etilismo, exposição ao sol e prática de exercícios, entre outros. A enfermeira determina o estágio do cliente ao planejar suas necessidades educativas. Esses estágios são: pré-contemplação (o cliente não contempla qualquer alteração de comportamento para os seis meses seguintes), contemplação (o cliente considera seriamente uma mudança, mas em alguma época futura), preparação (o cliente deu os primeiros passos comportamentais no sentido de uma mudança e pretende fazer alterações nos trinta dias seguintes), ação (atividades concretas que levam à alteração desejada foram realizadas há menos de seis meses) e manutenção (esforços ativos para manter as alterações efetuadas nos últimos seis meses). O modelo não é linear, mas espera-se que o cliente avance ao longo dos diversos estágios até o estabelecimento das alterações comportamentais bem-sucedidas. Por definição, os pré-contempladores discordam das sugestões de uma necessidade de mudança de comportamento, e por isso não se espera que empreendam alterações no comportamento "problemático". Nesse estágio, as enfermeiras fazem sugestões e oferecem materiais para que os clientes considerem a necessidade de alterações comportamentais e sejam estimulados a empreender tais modificações no futuro. Por outro lado, espera-se que indivíduos no estágio de ação corroborem a necessidade de mudança e adotem comportamentos específicos que resultariam em alteração do comportamento "problemático". Nesse estágio, é esperada participação nas atividades educativas.

- Conhecimento deficiente
- Disposição para aprimoramento do conhecimento.

## Planejamento

Coletados os dados da avaliação, o componente de planejamento do processo de ensino-aprendizagem é estabelecido seguindo as etapas do processo de enfermagem:

1. Especifique os objetivos da aprendizagem em curto, médio e longo prazos
2. Determine as estratégias de ensino específicas apropriadas à consecução das metas.
3. Especifique os resultados esperados
4. Documente os objetivos, as estratégias de ensino e os resultados esperados do plano de ensino.

A elaboração do plano e das metas de ensino deve ser um esforço conjunto da enfermeira, do cliente e dos seus familiares. Também é importante levar em conta a urgência das necessidades de aprendizagem do cliente. Necessidades mais prementes devem ter prioridade máxima.

Estabelecidas as prioridades de aprendizagem, é importante definir as metas de curto e longo prazos e as estratégias de ensino apropriadas ao alcance destas metas. O ensino é mais eficaz quando há concordância entre os objetivos do cliente e da enfermeira (Simmons e Baker, 2009). A aprendizagem começa com o estabelecimento de metas apropriadas à situação e realistas em termos de capacidade e desejo do cliente para alcançá-las. O envolvimento do cliente e dos seus familiares na consecução das metas e no planejamento das estratégias de ensino estimula sua cooperação na execução do plano de ensino.

Os resultados esperados das estratégias de ensino podem ser expressos em termos de comportamento dos clientes, das famílias ou ambos. Os resultados devem ser realistas e mensuráveis, e é preciso definir os períodos máximos de tempo para sua consecução. Os resultados desejados e os períodos de tempo para a sua execução servem como base para a reavaliação da eficácia das estratégias de ensino.

Na fase de planejamento, a enfermeira precisa considerar a sequência na qual o assunto é apresentado em cada uma das estratégias de ensino. As informações fundamentais (p. ex., habilidades de sobrevida do cliente diabético) e os materiais que o indivíduo ou a família considerem particularmente importantes são prioridade. Em geral, um esboço ajuda a organizar o assunto e assegurar que todas as informações necessárias sejam incluídas. Nessa etapa, são preparados ou

> **BOXE 2.5 — Componentes da avaliação cultural a serem considerados durante a elaboração de um plano de ensino.**
>
> Na elaboração de um plano de ensino, leve em consideração as crenças do cliente sobre:
> - Dimensões, forma, limites e funções corporais
> - Beleza e força
> - Valor da mente ou do cérebro
> - Composição e função do sangue
> - Dieta e nutrição
> - Comunicação
> - Sexo (masculino ou feminino)
> - Apoio familiar e social
> - Saúde e doença físicas
> - Saúde e doença mentais
> - Alterações associadas ao envelhecimento
> - Dor
> - Medicina, ervas e talismãs
> - Espiritualidade ou religião

## BOXE 2.6 — Como utilizar um intérprete de modo eficaz.

- Providencie para que as pessoas envolvidas sentem-se formando um triângulo (quando possível) ou outra configuração de modo que você olhe diretamente para o cliente. Em condições ideais, o intérprete da linguagem de sinais deve se sentar um pouco atrás de você, de modo que o cliente possa ver a ambos (você e o intérprete). Na linguagem de sinais, as expressões faciais, a leitura labial, os gestos e a expressão corporal são elementos importantes da comunicação, pois ajudam a conferir significado ao que está sendo expresso por sinais, algo muito semelhante aos tons e às inflexões de voz para conferir significado às palavras proferidas
- Use tom de voz suave e linguagem corporal que transmita ao cliente/familiar seu interesse e sua preocupação
- O intérprete deve ser entendido como um participante neutro. Mantenha o contato ocular com o cliente e refira-se a ele na segunda pessoa, como se o intérprete não estivesse presente. Por exemplo, pergunte "Quando você sente dor?" e não "Pergunte à cliente quando ela sente dor"
- Fale lenta e claramente. Assegure-se de que suas frases e perguntas sejam breves e incorporem pausas frequentes, permitindo a sua interpretação. Use um volume de voz normal. Quando envolve um intérprete, a entrevista ou a sessão é mais demorada. Aceite o fato de que, para algumas palavras no idioma do cliente, não existam correspondentes na sua língua, obrigando o intérprete a explicar o que é dito de outra maneira
- Tenha em mente que os intérpretes são treinados para interpretar tudo o que é dito, palavra por palavra ou frase por frase. Por isso, não diga nada que não queira que o cliente ouça
- Aceite as interrupções do intérprete quando necessárias para algum esclarecimento (e não se ofenda!)
- Empregue uma fala simples e objetiva, evitando jargões ou termos técnicos. Algumas vezes, não existem palavras no idioma a ser traduzido que coincidam com determinadas palavras na sua língua. Esteja preparado para repetir o que disse utilizando palavras diferentes e expressões mais simples
- Faça todos os esforços possíveis no sentido de assegurar que o cliente compreenda o que é dito. É recomendável que você resuma frequentemente seus comentários ao longo da entrevista, pedindo ao cliente que explique o que entendeu. O cliente deve ser repetidamente estimulado a fazer perguntas, comentar o que ouve e avisar quando não entende alguma coisa
- Embora seja preferível ter um intérprete durante o exame físico, pergunte ao cliente se ele tem alguma objeção à sua presença
- Ao utilizar um intérprete para um cliente com problema de saúde mental (principalmente psicose), converse com o intérprete, informando-o que o cliente poderá dizer coisas que não fazem qualquer sentido imediato

Disponível em: http://www.calgaryhealthregion.ca/programs/diversity/int_and_trans_services/working_interpreter.pdf

---

selecionados os recursos educativos apropriados a serem usados na implementação das estratégias de ensino.

### Ambiente de aprendizagem

Embora a aprendizagem possa ocorrer sem instrutores, a maioria das pessoas que tentam aprender comportamentos de saúde novos ou alterar seus hábitos é beneficiada pelos serviços de enfermagem. O relacionamento interpessoal entre o cliente e a enfermeira que procura atender às necessidades de aprendizagem do cliente pode ser formal ou informal, dependendo do método e das técnicas de ensino empregadas.

A aprendizagem é otimizada pela minimização de fatores que interferem no processo, como a temperatura ambiente, a iluminação, os níveis de ruído e outras condições ambientais, que devem ser sempre propícias à situação de aprendizagem.

### Ocasião

A ocasião escolhida para ensinar deve ser apropriada às necessidades do indivíduo. Programar uma sessão de ensino para um momento do dia no qual o cliente está cansado, desconfortável ou ansioso quanto a um procedimento diagnóstico ou terapêutico iminente, ou quando há visitas presentes, não facilita a aprendizagem. Entretanto, se a família deseja participar da assistência prestada ao cliente, as sessões devem ser programadas para quando os familiares estejam presentes, de modo que eles possam aprender todas as habilidades ou técnicas necessárias.

### Técnicas de ensino

As técnicas e os métodos de ensino facilitam a aprendizagem quando são apropriados às necessidades do cliente (Tabela 2.1). Existem várias técnicas disponíveis (inclusive aulas, ensino em grupo e demonstrações) e todas podem ser aprimoradas com materiais de ensino especialmente preparados.

Em geral, os clientes retêm as informações com as seguintes porcentagens aproximadas:

- 10% do que leem
- 25% do que ouvem
- 45% do que veem
- 65% do que ouvem e veem
- 70% do que dizem e escrevem
- 90% do que dizem enquanto executam uma tarefa (Bateman, Kramer e Glassman, 1999).

O método de ensino por palestra ou explanação é usado comumente, mas deve ser sempre acompanhado de uma troca de ideias. Esse último componente é importante, pois oferece aos clientes oportunidades de expressar seus sentimentos e suas preocupações, fazer perguntas e receber esclarecimento. O ensino em grupo é apropriado para alguns indivíduos porque lhes permite não apenas receber as informações necessárias, como também se sentirem seguros como parte de um grupo. Os indivíduos com problemas ou necessidades de aprendizagem semelhantes podem se identificar com os demais e receber apoio moral e encorajamento. Os clientes com escolaridade mais baixa conseguem alcançar níveis expressivamente mais elevados de conhecimento quando o ensino é realizado em grupo (Neilson e Ryg, 2008). As visitas em grupos possibilitam interações em um ambiente mais natural e as conversas entre os clientes ajudam a

*(continua)*

**Tabela 2.1** Como ensinar clientes com limitações físicas ou mentais.

| Tipo de limitação | Estratégia de ensino |
|---|---|
| Incapacidade física, emocional ou cognitiva | Adapte as informações de modo a compensar as limitações de cognição, percepção e comportamento do indivíduo<br>Forneça informações tanto verbais como por escrito claras<br>Ressalte as informações importantes para facilitar a consulta subsequente<br>Evite termos técnicos |
| Deficiência auditiva | Fale de forma lenta, dirigida e intencional<br>Use linguagem de sinais ou serviços de intérprete, quando necessários<br>Posicione-se de maneira que o cliente possa ver sua boca para fazer leitura labial<br>Use dispositivos de telecomunicação (TTY ou TDD) quando existir déficit auditivo<br>Use materiais impressos e recursos visuais, inclusive modelos e diagramas<br>Use vídeos, filmes e materiais gerados em computador com legendas<br>Se a surdez for unilateral, posicione-se ao lado da "orelha boa" ao ensinar alguma coisa |
| Deficiência visual | Use dispositivos ópticos, como lentes de aumento<br>Assegure iluminação adequada e contraste suficiente entre as cores dos materiais e dos equipamentos<br>Utilize materiais impressos com letras grandes<br>Utilize materiais impressos em Braille, caso necessário<br>Converta as informações aos formatos auditivos e táteis<br>Consiga gravações de áudio e audiolivros<br>Explique os ruídos associados aos procedimentos, aos equipamentos e aos tratamentos<br>Disponha os materiais em sentido horário |
| **Deficiências de aprendizagem** | |
| *Dificuldade em receber a mensagem* | Se houver distúrbio da percepção visual:<br>• Explique verbalmente a informação; repita e reforce frequentemente<br>• Use gravações de áudio<br>• Estimule o cliente a verbalizar as informações recebidas<br>Se houver distúrbio da percepção auditiva:<br>• Fale lentamente com o menor número possível de palavras; repita e reforce frequentemente<br>• Faça contato visual direto para focar o cliente na tarefa<br>• Demonstre e peça demonstrações de retorno, que podem ser feitas com desenhos, simulações dramatizadas ou experiências práticas<br>• Use recursos visuais, materiais impressos e computadores |
| *Dificuldade em transmitir a mensagem* | Utilize todos os sentidos necessários<br>Use informações impressas, gravações de áudio e computador<br>Revise as informações e ofereça tempo para interação e perguntas<br>Faça gestos e movimentos com as mãos |
| *Atraso do desenvolvimento* | Adapte as informações e o ensino ao estágio de desenvolvimento, não à idade cronológica<br>Use indícios não verbais, gestos, sinais e símbolos conforme a necessidade<br>Forneça explicações simples e exemplos concretos com repetições<br>Estimule a participação ativa<br>Demonstre as informações e peça ao indivíduo que faça demonstrações do que aprendeu |

que se sintam menos isolados e, possivelmente, menos ameaçados. Além disso, quando se utiliza ensino em grupo, a reavaliação e o seguimento são essenciais para assegurar que cada indivíduo alcançou conhecimentos e habilidades suficientes. A demonstração e a prática são elementos essenciais de um programa de ensino, principalmente quando se trata de ensinar habilidades. É melhor demonstrar a habilidade e, em seguida, oferecer ao cliente ampla oportunidade de prática. Quando o uso de equipamento especial for necessário (p. ex., seringas, bolsas de colostomia, equipamentos de diálise, curativos ou aparelho de aspiração), é importante ensinar com o mesmo equipamento que será utilizado na residência do cliente. Aprender a realizar uma atividade com um equipamento e, em seguida, passar a usar outro tipo pode causar confusão, frustração e erros.

Os clientes que têm oportunidade de fornecer antecipadamente aos profissionais de saúde informações por escrito quanto às suas necessidades, preocupações emocionais e estado funcional ficam menos ansiosos ou apresentam melhora do estado funcional (Kinnersley, 2008). Outras medidas ou recursos que podem aumentar o sucesso incluem agendas colaborativas ou estabelecimento de metas, por meio dos quais o cliente e a enfermeira elaboram conjuntamente uma agenda relativa aos itens a serem discutidos. Os clientes, quando envolvidos de modo a priorizar os itens, podem ajudar a assegurar melhor aproveitamento do tempo. Uma técnica de comunicação/demonstração conhecida como *pedir–explicar–perguntar–concluir* pode ajudar a melhorar a comunicação e o entendimento do cliente:

• *Pedir* permissão para fornecer informações sobre um assunto importante para o cliente
• *Explicar*: as explicações e os materiais escritos são mais eficazes quando fornecidos em resposta à agenda estabelecida pelo cliente, adaptados à sua capacidade de compreensão

- *Perguntar* se o cliente entendeu e fornecer informações ou esclarecimentos adicionais, se necessários
- *Concluir*: pedir ao cliente que explique a informação conforme a entendeu.

Os recursos educativos utilizados para facilitar a aprendizagem incluem livros, panfletos, ilustrações, filmes, *slides*, gravações de áudio e vídeo, modelos, instrução programada, CD-ROM e módulos de aprendizagem informatizados. Esses recursos podem ser utilizados na residência do cliente, nas clínicas ou nos hospitais, conforme a necessidade, e permitem revisar e reforçar o conteúdo, além de facilitar a aprendizagem audiovisual. Tais recursos educativos têm valor inestimável quando são utilizados adequadamente e podem economizar tempo significativo de trabalho da equipe e custos relacionados. No entanto, devem ser revisados antes de serem empregados, de modo a assegurar que atendam às necessidades de aprendizagem do cliente. Já foi constatado que o desenvolvimento de instrumentos como parte de um grupo multidisciplinar confere benefícios ao cliente. Os participantes dos grupos que trabalham em conjunto para desenvolver instrumentos – levando em consideração níveis de instrução, teorias comportamentais e demonstração de funções – parecem adquirir conhecimentos significativos com sua participação, resultando em melhor desenvolvimento profissional (Stonecypher, 2009).

Reforço e seguimento são importantes, pois a aprendizagem requer tempo. Oferecer tempo suficiente para aprender e, em seguida, reforçar o que foi aprendido são estratégias de ensino quase indispensáveis. Raramente basta uma única sessão de ensino. As sessões de seguimento são essenciais para promover a confiança do aprendiz em suas capacidades e planejar novas sessões de ensino. No caso de clientes hospitalizados que possam ser incapazes de transferir o que aprenderam no hospital para o ambiente doméstico, o seguimento após a alta é essencial de modo a assegurar o alcance dos benefícios plenos de um programa de ensino.

A fase de planejamento do processo de ensino-aprendizagem termina com a documentação do plano de ensino, que comunica informações a todos os membros da equipe de enfermagem e demais profissionais de saúde. A documentação facilita a continuidade do cuidado do cliente e a comunicação entre os cuidadores. A documentação deve incluir:

- O cliente, a enfermeira e o intérprete (se necessário)
- Coleta de dados sobre as necessidades do cliente
- Os objetivos e as metas de aprendizagem do cliente
- Informações e habilidades ensinadas
- Métodos de ensino utilizados
- Materiais educativos fornecidos ou utilizados
- Respostas do cliente e da família ao ensino
- Reavaliação do que o cliente aprendeu
- Necessidades educativas adicionais
- Metas revistas (quando necessário).

## Implementação

Na fase de implementação do processo de ensino-aprendizagem, o cliente, sua família e outros membros das equipes de enfermagem e saúde executam as atividades delineadas no plano de ensino. A enfermeira coordena as atividades.

Certa flexibilidade na fase de implementação do processo de ensino-aprendizagem e a avaliação contínua das respostas do cliente às estratégias de ensino facilitam a modificação do plano conforme a necessidade. A criatividade é essencial para promover e manter a motivação do cliente. Novas necessidades educativas, que podem surgir após a alta hospitalar ou a conclusão da visita domiciliar, também devem ser levadas em consideração.

O *feedback* sobre o progresso também motiva a aprendizagem. Ele deve ser oferecido na forma de reforço positivo, em caso de êxito do aprendiz, e na forma de sugestões construtivas para melhoria, quando ele não for bem-sucedido.

A fase de implementação termina quando as estratégias de ensino são concluídas e as respostas do cliente às ações são registradas. Tal documentação serve como base para reavaliar até que ponto as metas definidas e os resultados esperados foram alcançados.

## Reavaliação

A reavaliação do processo de ensino-aprendizagem determina a eficácia com que o cliente respondeu ao ensino e até que ponto as metas foram alcançadas. A reavaliação é necessária para determinar o que foi eficaz e o que precisa ser modificado ou reforçado. A enfermeira não deve supor que os clientes aprenderam simplesmente porque algo lhes foi ensinado. A aprendizagem não ocorre automaticamente após o ensino. Um componente importante da fase de reavaliação envolve a pergunta: "O que pode ser feito para melhorar o ensino e facilitar a aprendizagem?" As respostas a essa pergunta determinam as modificações a serem feitas no plano de ensino.

Várias técnicas podem ser usadas para determinar alterações do comportamento do cliente, evidenciando a aprendizagem. Essas técnicas incluem observar diretamente o comportamento; utilizar escalas de graduação, listas de verificação ou notas informais para documentar o comportamento; e avaliar indiretamente os resultados utilizando perguntas verbais e testes escritos. Sempre que possível, todas as avaliações diretas devem ser suplementadas por medidas indiretas. A utilização de mais de uma técnica de avaliação aumenta a confiabilidade dos dados resultantes e reduz as chances de erro com uma estratégia específica.

Em muitos casos, a mensuração do comportamento real é a técnica mais acurada e apropriada. Em geral, as enfermeiras fazem análises comparativas tendo como base os dados registrados no momento da internação do cliente: determinados parâmetros observados quando a enfermeira cuida do cliente e quando o autocuidado é iniciado são comparados a dados iniciais do cliente. Em outros casos, podem ser realizadas mensurações indiretas. Alguns exemplos de mensurações indiretas são as pesquisas de satisfação do cliente, as pesquisas de atitudes e os instrumentos que medem variáveis específicas relativas à condição de saúde.

Entretanto, a mensuração é apenas o início do processo de reavaliação, que tem de ser seguida pela interpretação dos dados e pela atribuição de valores quanto à aprendizagem e ao ensino. Esses componentes da reavaliação devem ser repetidos periodicamente ao longo de todo o programa de ensino-

*(continua)*

aprendizagem, no momento da sua conclusão e a intervalos variáveis após a finalização do ensino.

A reavaliação da aprendizagem após a internação hospitalar é altamente desejável porque a análise dos resultados alcançados com o ensino deve ser ampliada ao contexto domiciliar. Com a abreviação das internações hospitalares (hospital-dia) e a realização de procedimentos cirúrgicos no mesmo dia, com internação breve, a reavaliação de seguimento domiciliar é particularmente importante. A coordenação dos esforços e o compartilhamento das informações entre as equipes de enfermagem hospitalar e comunitária facilitam a orientação pós-alta e a reavaliação do cuidado domiciliar.

A reavaliação não é a última etapa do processo de ensino-aprendizagem, mas o início do processo iterativo de uma nova avaliação do cliente. As informações coletadas durante a reavaliação devem servir para redirecionar as intervenções educativas com o objetivo de melhorar as respostas e os resultados alcançados pelo cliente.

## Promoção da saúde

A educação em saúde e a **promoção da saúde** estão unidas por uma meta em comum: estimular os indivíduos a alcançar o maior nível possível de bem-estar, de modo que possam ter vidas mais saudáveis e prevenir doenças evitáveis. Os clientes são os principais responsáveis por controlar suas condições de saúde. As enfermeiras encontram-se em posição ideal para fornecer o apoio que os clientes necessitam para controlar suas condições. A promoção da saúde passou a ser um componente fundamental da política de saúde, tendo em vista a necessidade de controlar custos e reduzir doenças e mortes evitáveis.

As metas de saúde incluem promoção da qualidade de vida, desenvolvimento e comportamentos saudáveis em todos os estágios da vida, estabelecendo ambientes físicos e sociais que promovam a boa saúde.

### Definição

A promoção da saúde é definida como o processo de capacitar pessoas a aumentar o controle sobre a própria saúde e seus determinantes, melhorando sua saúde (Organização Mundial da Saúde [OMS], 2009). A finalidade da promoção da saúde é focar o potencial individual de bem-estar e estimular as alterações apropriadas dos hábitos pessoais, do estilo de vida e do ambiente de modo a reduzir os riscos e melhorar a saúde e o bem-estar. A promoção da saúde é um processo ativo, ou seja, não pode ser prescrita ou imposta. Todos temos a responsabilidade de decidir empreender as modificações que promovam um nível mais alto de bem-estar. Apenas o indivíduo pode fazer essas escolhas.

Os conceitos de saúde, bem-estar, promoção da saúde e prevenção de doenças têm sido temas de amplas discussões na literatura leiga e na mídia, inclusive em revistas profissionais. Por essa razão, a demanda pública por informações de saúde tem aumentado e os profissionais e os órgãos de saúde têm respondido, fornecendo tais informações. À medida que os empregadores buscam reduzir os custos associados ao absenteísmo, ao seguro de saúde, à internação hospitalar, à incapacidade, à renovação excessiva de pessoal e à morte prematura, o ambiente de trabalho passou a ser uma área importante para os programas de promoção da saúde. O conceito de promoção da saúde evoluiu por conta da alteração da definição de saúde e da percepção de que o bem-estar envolve muitos níveis. A saúde é entendida como uma condição dinâmica e sempre mutável, permitindo que os indivíduos funcionem em seu melhor potencial em determinado momento. O estado de saúde ideal é aquele no qual os indivíduos conseguem alcançar seu potencial pleno, independentemente das limitações que possam apresentar.

Como um reflexo da saúde, o bem-estar envolve uma tentativa consciente e deliberada de aprimorar a saúde individual. O bem-estar não acontece automaticamente; requer planejamento e comprometimento consciente e é o resultado da adoção de comportamentos e estilos de vida com a finalidade de alcançar o potencial máximo de bem-estar pessoal. O bem-estar não é igual para todos. Um indivíduo com doença crônica ou incapacidade também pode alcançar seu nível desejável de bem-estar. O aspecto fundamental do bem-estar é funcionar no seu potencial máximo, ainda que dentro de limitações sobre as quais não exista controle.

### Autorresponsabilidade

Assumir responsabilidade por si próprio é fundamental ao sucesso da promoção da saúde. O conceito de **autorresponsabilidade** baseia-se no entendimento de que o indivíduo controla sua vida. Cada indivíduo tem de fazer as escolhas que determinam quão saudável é o seu estilo de vida. À medida que aumenta o número de pessoas que reconhecem que estilo de vida e comportamento afetam significativamente a saúde, elas podem assumir responsabilidades e evitar comportamentos de alto risco, inclusive tabagismo, uso de álcool e outras substâncias psicoativas, excessos alimentares, dirigir após ter ingerido álcool ou drogas, práticas sexuais não protegidas e demais hábitos insalubres. Além disso, os indivíduos podem assumir responsabilidades por adotar rotinas que tenham comprovado impacto favorável na saúde, como praticar exercícios regularmente, usar cintos de segurança e seguir uma dieta saudável.

Várias técnicas têm sido usadas para estimular as pessoas a assumir responsabilidade por sua saúde, inclusive programas educacionais extensivos e sistemas de gratificação. Nenhuma técnica mostrou-se melhor que as demais. Ao contrário, a responsabilidade pessoal pela promoção da saúde é individual e depende dos desejos e das motivações internas de cada um. Os programas de promoção da saúde são recursos importantes para estimular as pessoas a assumir responsabilidade por sua saúde e desenvolver comportamentos que aprimorem a saúde.

### Promoção da saúde ao longo da vida

A promoção da saúde é um conceito e um processo que se estende ao longo de toda a vida. Alguns estudos demonstram que a saúde de uma criança pode ser afetada positiva ou negativamente pelas práticas de saúde da mãe durante o período pré-natal. Por essa razão, a promoção da saúde começa antes do nascimento e estende-se por toda a infância, adolescência, vida adulta e idade avançada. A promoção da saúde inclui testes e exames de triagem. A Tabela 2.2 descreve as recomendações atuais de exames de saúde e triagens periódicos por sexo e faixa etária.

**Tabela 2.2** Triagem de saúde em clientes adultos.

| Tipo de triagem | Periodicidade recomendada |
| --- | --- |
| Exame de saúde de rotina | Anual |
| Perfil bioquímico do sangue | Inicial aos 20 anos. Em seguida, determinado por consenso do cliente e do médico |
| Hemograma completo | Inicial aos 20 anos. Em seguida, determinado por consenso do cliente e do médico |
| Perfil lipídico | Inicial aos 20 anos. Em seguida, determinado por consenso do cliente e do médico |
| Pesquisa de sangue oculto nas fezes | Anualmente, após os 50 anos |
| Eletrocardiograma | Inicial aos 40 anos. Em seguida, determinado por consenso do cliente e do médico |
| Aferição da pressão arterial | Anualmente, ou determinado por consenso entre cliente e médico |
| PPD | A cada 2 anos, ou determinado por consenso do cliente e do médico |
| Radiografias do tórax | Quando os resultados do PPD são positivos |
| Exame da pele | Anualmente, ou determinado por consenso do cliente e do médico |
| Exame oftalmológico | A cada 2 a 3 anos |
| Pesquisa de glaucoma | Inicial aos 40 anos. Em seguida, a cada 2 a 3 anos até a idade de 70 anos. Depois, anualmente |
| Exame odontológico | A cada 6 meses |
| Triagem auditiva | Conforme a necessidade |
| Avaliação do risco à saúde | Conforme a necessidade |
| Triagem nutricional | Determinado por consenso entre o cliente e o médico |
| Toque retal | Anual |
| Colonoscopia | A cada 3 a 5 anos após os 50 anos, ou determinado por consenso entre o cliente e o médico |
| **Mulheres** | |
| Autoexame das mamas | Mensal |
| Mamografia | Anual para mulheres com mais de 40 anos, ou antes quando há indicação |
| Exame clínico das mamas | Anual |
| Exame ginecológico | Anual |
| Papanicolaou | Anual |
| Densitometria óssea | De acordo com os fatores de risco primários e secundários identificados (antes do início da menopausa, quando há indicação) |
| **Homens** | |
| Exame da próstata | Anual |
| Antígeno prostático específico (PSA) | A cada 1 ou 2 anos, após os 50 anos |
| Exame dos testículos | Mensal |
| **Imunizações dos adultos** | |
| Hepatite B (quando não aplicada na infância) | Série de 3 doses (a primeira, a segunda 1 mês mais tarde, a terceira cinco meses após a segunda) |
| Vacina para *influenza* | Anual |

*Nota*: todos os exames de triagem podem ser realizados com intervalos menores quando considerados necessários pelo cliente ou recomendados pelo profissional de saúde.

## Adultos jovens e de meia-idade

Os adultos jovens e de meia-idade representam uma faixa etária que não apenas demonstra interesse pela saúde e sua promoção, como também responde entusiasticamente às sugestões de como as práticas aplicáveis ao estilo de vida podem melhorar sua saúde. Com frequência, os adultos são levados a modificar seus estilos de vida na tentativa de alcançar o que consideram melhor saúde e bem-estar. Muitos adultos que desejam melhorar sua saúde aderem a programas de promoção da saúde para ajudá-los a realizar as mudanças desejadas em seus estilos de vida. Vários deles têm respondido aos programas que enfatizam tópicos como bem-estar geral, prevenção ou interrupção do tabagismo, prática de exercícios, condicionamento físico, controle do peso, resolução de conflitos e controle do estresse. Em razão da ênfase na saúde durante os anos férteis, os adultos jovens buscam ativamente programas que contemplem saúde pré-natal, parentalidade, planejamento familiar e problemas relacionados com a saúde da mulher.

Os programas que oferecem triagem de saúde, inclusive triagem para câncer, colesterol alto, hipertensão, diabetes, aneurisma abdominal e deficiências visuais e auditivas, são muito populares entre os adultos jovens e de meia-idade. Os programas que envolvem promoção da saúde dos indivíduos com doenças crônicas específicas (p. ex., câncer, diabetes, cardiopatia e doença pulmonar) também são conhecidos. A cada dia, aumentam as evidências de que doenças crônicas e incapacidades não invalidam a saúde e o bem-estar. Na verdade, os hábitos e as práticas de saúde favoráveis podem promover a saúde ideal de quem vive com limitações impostas por doenças crônicas e problemas físicos ou mentais.

Os programas de promoção da saúde podem ser oferecidos em quase todos os contextos comunitários. As áreas contempladas comumente são ambientes de trabalho, clínicas locais, escolas fundamentais e universidades, colégios de bairros, centros recreativos, igrejas e até mesmo residências particulares. As feiras de saúde costumam ser organizadas em centros cívicos e centros comerciais ao ar livre. O conceito ampliado dos programas de promoção da saúde tem conseguido atender às necessidades de muitos adultos que, de outra forma, não seriam beneficiados pelas oportunidades de buscar um estilo de vida mais saudável.

Em geral, os programas realizados nos locais de trabalho incluem triagem de saúde e aconselhamento do empregado, condicionamento físico, conscientização nutricional, segurança do trabalho e controle e redução do estresse. Além disso, também são envidados esforços no sentido de promover ambientes de trabalho seguros e saudáveis. Muitas empresas de grande porte oferecem instalações para prática de exercícios aos seus funcionários e programas de promoção da saúde para seus empregados aposentados. Quando são demonstradas reduções dos custos, os dólares despendidos nesses programas são considerados bem gastos e mais empresas adotam programas de promoção da saúde como um dos benefícios oferecidos aos empregados.

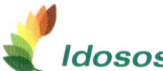

### Idosos

A promoção da saúde é tão importante para os idosos quanto para adultos e crianças. Embora suas doenças crônicas e limitações físicas ou mentais não possam ser revertidas, os idosos podem ser beneficiados por atividades que os ajudem a manter sua independência e alcançar um nível ideal de saúde. Em geral, os idosos descrevem sua saúde cognitiva como "ter uma cabeça boa", viver até uma idade avançada, ter boa saúde física, constituição mental positiva, estar alerta, ter boa memória e ser socialmente participativo (Wilcox e Sharley, 2009). Grupos focados em adultos idosos acreditam que a atividade física pode proteger a saúde cognitiva. Estudos sugerem a necessidade de melhorar a comunicação de informações para promoção da saúde, sobretudo a necessidade de desenvolver mídias culturalmente apropriadas, adaptadas aos diversos idiomas, e consistentes (Friedman et al., 2009). Os materiais de promoção da saúde devem incluir dados sobre atitudes saudáveis, informação nutricional baseada em etnias e dieta saudável e também frequência, duração e intensidade da atividade física e seus efeitos na saúde.

## Implicações de enfermagem

Graças às suas habilidades no cuidado da saúde e a credibilidade há muito tempo estabelecida frente aos clientes, as enfermeiras desempenham um papel fundamental na promoção da saúde. Em muitos casos, as enfermeiras iniciaram programas de promoção e triagem da saúde, ou participaram com outros profissionais de saúde na elaboração e no oferecimento de serviços que perseguem o bem-estar em vários contextos. Como profissionais de saúde, as enfermeiras têm a responsabilidade de promover atividades que elevem o bem-estar, o desenvolvimento de potenciais e a realização pessoal. Toda interação com consumidores de serviços de saúde deve ser entendida como uma oportunidade de promover atitudes e comportamentos positivos de saúde. Os boxes sobre Promoção da Saúde dispersos ao longo deste livro fornecem aos leitores informações que as enfermeiras podem aplicar na assistência prestada aos seus clientes.

## Revisão do capítulo

### Exercícios de avaliação crítica

1. Uma enfermeira precisa elaborar um plano de ensino para uma cliente, uma mulher de 57 anos com história de problemas gastrintestinais. A cliente foi diagnosticada com osteoporose e seu médico recomendou o uso de alendronato de sódio. Descreva as estratégias de promoção da saúde que você poderia desenvolver nesse caso. Determine as variáveis que influenciam sua adesão ao tratamento recomendado.
2. Uma enfermeira especializada em atendimento domiciliar precisa orientar um homem de 55 anos com doença cardiovascular sobre hábitos alimentares saudáveis. O cliente ficou viúvo recentemente e seu cão-guia de quinze anos, morreu no mês passado. Que variáveis fisiológicas e psicossociais seriam relevantes ao entendimento das necessidades desse cliente? Como você elaboraria um plano de ensino para promover a nutrição adequada? Que modificações você faria no plano de ensino ao saber que o cliente tem deficiência visual?
3. Um homem de 72 anos soube, por uma enfermeira, que havia uma feira de saúde ao lado da sua casa. O cliente declina do convite, dizendo: "Sou muito velho e é muito tarde para que eu me interesse por promoção da saúde. Os danos ao meu corpo já estão consumados." Que recursos você usaria para ressaltar a eficácia das atividades de promoção da saúde do idoso? Converse sobre a força das evidências. Identifique os critérios utilizados para avaliar a força das evidências. Em seguida, que informações você incluiria em uma conversa com o cliente sobre a promoção da saúde do idoso?

### Questões objetivas

1. Uma enfermeira precisa fornecer orientações de alta para um cliente idoso que se encontra completamente vestido e assiste televisão enquanto aguarda seus familiares. Ela se senta em uma cadeira colocada de frente para o cliente e lhe mostra um folheto. O cliente mantém os olhos semicerrados enquanto lê e repetidamente olha para a televisão. A enfermeira está prestes a revisar as informações e determinar a compreensão do material pelo cliente quando os familiares entram no quarto. Por conta dos vários obstáculos à aprendizagem, ela determina a necessidade de treinamentos adicionais. Que obstáculos afetaram a capacidade de compreensão da informação pelo cliente? Assinale todas as opções certas.
   A. O cliente assistia à televisão.
   B. O cliente é idoso.
   C. O cliente mantinha os olhos semicerrados enquanto lia.

D. Os familiares do cliente entraram no quarto durante a sessão de orientação.
E. O cliente estava totalmente vestido.

2. Uma enfermeira precisa fornecer orientação para a alta a um cliente recém-diagnosticado com doença arterial coronariana. Em que sequência as seguintes etapas devem ser priorizadas e concluídas?
    A. Executar o plano de ensino.
    B. Coletar e analisar os dados relativos ao conhecimento do cliente sobre doença arterial coronariana.
    C. Determinar os diagnósticos de ensino de enfermagem.
    D. Reavaliar os conhecimentos do cliente, conforme a necessidade.
    E. Elaborar o plano de ensino.
    F. Identificar as necessidades de aprendizagem.
    G. Atualizar e modificar o plano.

3. Uma enfermeira conversa com um cliente de ascendência asiática sobre orientações de alta pós-operatória. O cliente olha para o chão, sorri e, em seguida, acena com a cabeça em sinal de aquiescência. Como a enfermeira deveria interpretar esse comportamento?
    A. Ele aceitou as orientações.
    B. Ele compreendeu o material apresentado.
    C. Trata-se de um reflexo de valores culturais.
    D. Trata-se da capacidade do cliente em seguir as orientações recebidas.

4. Durante a elaboração de um plano de ensino, uma enfermeira segue as etapas do processo de enfermagem. Em que etapa ela determina as estratégias de ensino?
    A. Avaliação
    B. Planejamento
    C. Implementação
    D. Reavaliação

5. Qual das afirmações abaixo é uma descrição acurada da disposição dos adultos à aprendizagem?
    A. A disposição para a aprendizagem depende unicamente das experiências de vida pregressas.
    B. As habilidades físicas desempenham um papel secundário na disposição para aprender.
    C. A disposição experiencial não está relacionada com a disposição emocional.
    D. Depende da cultura, da atitude e dos valores pessoais.

## Bibliografia e leitura sugerida

A bibliografia e a leitura sugerida para este capítulo estão disponíveis no **GEN-IO**: http://gen-io.grupogen.com.br/gen-io/.

# CAPÍTULO 3

# Doença Crônica e Cuidados na Terminalidade da Vida

RUTH McCORKLE
JAMES MARK LAZENBY

## Objetivos de estudo

**Após ler este capítulo, você será capaz de:**

1. Definir "doença crônica"
2. Reconhecer os fatores relacionados com a incidência crescente das doenças crônicas
3. Descrever as características das doenças crônicas e o seu impacto nos clientes
4. Descrever as implicações da assistência prestada aos clientes com doenças crônicas na prática de enfermagem
5. Definir e comparar cuidados paliativos e *hospice*
6. Descrever os princípios e os componentes do *hospice*
7. Reconhecer os obstáculos à melhoria dos cuidados de fim de vida
8. Identificar e descrever as oito atividades essenciais às enfermeiras que cuidam de clientes em fase terminal
9. Utilizar as habilidades de comunicação com clientes em fase terminal e seus familiares.

As doenças crônicas representam sete das dez principais causas de morte nos EUA, inclusive as quatro enfermidades mais frequentes (doença cardíaca, acidente vascular encefálico, câncer e diabetes) resultantes de causas evitáveis (tabagismo, dieta e atividade física inadequadas e ingestão de álcool). As doenças crônicas acometem indivíduos de todas as idades e de todos os grupos étnicos, culturais e raciais, embora algumas sejam mais frequentes em determinados grupos que em outros (Centers for Disease Control and Prevention [CDC], 2009a). Embora as doenças crônicas ocorram em todos os estratos socioeconômicos, os indivíduos que têm baixa renda e níveis educacionais inferiores costumam ter mais problemas de saúde. Fatores como pobreza e acesso precário aos serviços de saúde reduzem a probabilidade de que indivíduos com doenças crônicas recebam cuidados de saúde e façam exames de triagem preventiva, inclusive mamografia, dosagens de colesterol e exames periódicos de rotina (U.S. Department of Health and Human Services [USDHHS], 2005).

Muitos indivíduos com doenças crônicas têm vidas independentes, embora com algumas limitações que pouco interferem em seu cotidiano. Outros requerem monitoramento cuidadoso e frequente, ou internação em unidades de longa permanência. Algumas doenças crônicas exigem tecnologia avançada para a manutenção da vida (p. ex., estágios finais da esclerose lateral amiotrófica ou doença renal terminal) ou cuidados intensivos por períodos de semanas ou meses. Os clientes com esse tipo de doenças são descritos como portadores de doenças crônicas progressivas graves. Algumas doenças crônicas têm pouco impacto na qualidade de vida, mas outras têm efeitos consideráveis, pois podem causar deterioração progressiva. A enfermeira precisa entender que muitos clientes internados em serviços de urgência/emergência têm doenças crônicas preexistentes, e que essas doenças precisam ser tratadas simultaneamente à condição aguda que motivou sua internação.

## Panorama sobre cronicidade

Embora cada doença crônica tenha suas próprias características fisiológicas específicas, as enfermidades crônicas têm alguns elementos em comum. Por exemplo, muitas doenças crônicas causam dor e fadiga como sintomas associados. Algum grau de deterioração física geralmente ocorre com as doenças crônicas graves ou avançadas, dificultando a participação do cliente em muitas atividades. Algumas doenças crônicas requerem regimes terapêuticos que as mantenham sob controle. Ao contrário do termo "agudo", que implica uma doença curável com evolução relativamente curta, o termo "crônico" descreve uma doença com evolução longa e potencialmente incurável. Isso comumente dificulta o manejo dos clientes que precisam viver com doenças crônicas (Larsen e Lubkin, 2008).

Os indivíduos que desenvolvem doenças crônicas podem reagir com surpresa, descrença, depressão, raiva, ressentimento ou outras emoções. Em geral, a maneira como as pessoas reagem e lidam com a doença crônica é semelhante ao modo como reagem a outros eventos de suas vidas, e em parte depende do seu conhecimento sobre a enfermidade e das suas percepções quanto ao provável impacto em suas vidas e nas vidas dos seus familiares. A adaptação à doença crônica é afetada por vários fatores:

- Subtaneidade, extensão e duração das alterações do estilo de vida impostas pela doença
- Recursos pessoais e familiares para lidar com o estresse
- Estágios do ciclo de vida do indivíduo ou da família
- Experiência pregressa com doenças e crises
- Características de personalidade do indivíduo
- Raiva ou culpa não resolvida no passado.

As reações psicológicas, emocionais e cognitivas às doenças crônicas são prováveis no início da enfermidade e tendem a reaparecer quando os sintomas pioram ou ressurgem após um período em remissão. Os sintomas associados às doenças crônicas geralmente são imprevisíveis e podem ser percebidos como episódios de crise pelos clientes e por seus familiares, que precisam enfrentar a incerteza da doença crônica e as alterações que ela acarreta em suas vidas. Tais efeitos potenciais podem orientar a avaliação e as intervenções de enfermagem frente a clientes portadores de doenças crônicas.

## Definição de doença crônica

Em geral, as **doenças crônicas** são definidas como doenças clínicas ou problemas de saúde com sintomas ou limitações físicas que exigem tratamento de longa duração (três meses ou mais). O termo doença crônica refere-se às enfermidades causadas por uma doença irreversível, que se caracterizam por deterioração lenta e progressiva das funções fisiológicas normais, que são irreversíveis e têm pouca probabilidade de cura e que requerem acompanhamento prolongado das condições de saúde, acarretando limitação física ou mental residual (Larsen e Lubkin, 2008). O problema específico pode ser causado por uma doença aguda, fatores genéticos ou acidentes, mas também pode ser consequência de outras enfermidades ou comportamentos insalubres surgidos na infância e nos primeiros anos da vida adulta. O manejo das doenças crônicas inclui aprender a conviver com os sintomas e adaptar-se às alterações dos papéis e da identidade resultantes do fato de viver com uma doença dessa natureza. O manejo também consiste em alterações do estilo de vida e na adoção de medidas destinadas a controlar os sintomas e evitar complicações. Embora alguns indivíduos assumam o que poderia ser descrito como o "papel do doente", a maioria das pessoas com doenças crônicas não se considera doente ou enferma e procura levar uma vida o mais normal possível, classificando a si próprias como doentes ou enfermas apenas quando ocorrem complicações ou quando os sintomas interferem nas atividades da vida diária (Larsen e Lubkin, 2008).

## Prevalência e causas das doenças crônicas

As doenças crônicas afetam indivíduos de todas as faixas etárias, níveis socioeconômicos e culturais. Em 2005, nos Estados Unidos, estimou-se que 133 milhões de pessoas viviam com, no mínimo, uma doença crônica (Tabela 3.1; Odgen, Carroll, McDowell et al., 2007).

No Brasil, as doenças crônicas não transmissíveis (DCNT) são igualmente importantes, sendo responsáveis, em 2007, por 72% do total de mortes, com destaque para as doenças do sistema circulatório (31,3% dos óbitos), neoplasias malignas (16,3%) e diabetes (5,2%) (Schmidt et al., 2011). À medida que aumenta a incidência das doenças crônicas, o mesmo acontece com os custos acarretados por essas enfermidades (custos com internações hospitalares, equipamentos, fármacos e serviços de apoio). Os gastos anuais com serviços de saúde para portadores de doenças crônicas representam uma grande preocupação para o Ministério da Saúde. Estima-se que 63% das mortes no mundo, em 2008, tenham ocorrido por DCNT, um terço delas em pessoas com menos de 60 anos de idade.

Embora certas doenças crônicas causem pouca ou nenhuma limitação, outras são suficientemente graves para acarretar limitações significativas às atividades do cliente. Quando os indivíduos com limitações não conseguem suprir as próprias necessidades de atenção à saúde e serviços pessoais, eles podem ser incapazes de seguir seus regimes terapêuticos ou ter suas prescrições atendidas a tempo, podem faltar consultas e marcações agendadas com os profissionais de saúde que lhes atendem e podem ser incapazes de realizar suas atividades de vida diária.

As doenças crônicas constituem um problema mundial que afeta países ricos e pobres. Com o desenvolvimento e a distribuição de terapias antirretrovirais altamente ativas e outros tratamentos para doenças transmissíveis e, deste modo, com a ampliação da expectativa de vida, a incidência de doenças crônicas está aumentando nos países em desenvolvimento do hemisfério sul, que ao mesmo tempo precisam lidar com doenças infecciosas novas e emergentes. Nos países ocidentais desenvolvidos do hemisfério norte, as doenças crônicas tornaram-se

**Tabela 3.1** Percentuais de adultos com doenças crônicas nos EUA.

| Doenças crônicas | Adultos com a doença (%) |
|---|---|
| Artrite | 27,5 |
| Asma | 8,3 |
| Doenças cardiovasculares | |
|   Hipercolesterolemia | 37,5 |
|   Hipertensão | 27,5 |
|   Infarto do miocárdio (ataque cardíaco) | 4,2 |
|   Angina ou doença arterial coronariana | 4,1 |
| Acidente vascular encefálico | 2,6 |
| Diabetes | 8,1 |
| Problemas físicos, emocionais ou psicológicos que causam limitações às atividades | 18,8 |

Adaptada de Centers for Disease Control and Prevention, 2009b.

as principais causas dos problemas de saúde. As causas responsáveis pelo número crescente de pessoas com doenças crônicas são as seguintes:

- Redução da taxa de mortalidade por causas infecciosas, inclusive varíola, difteria e outras doenças graves
- Ampliação da expectativa de vida em consequência dos avanços nas áreas de tecnologia e farmacologia, melhoria da nutrição, condições de trabalho mais seguras e maior acesso (para alguns indivíduos) aos cuidados de saúde
- Avanços dos procedimentos de diagnóstico e triagem, possibilitando a detecção e o tratamento precoce das doenças
- Tratamento intensivo imediato das doenças crônicas, inclusive infarto do miocárdio e infecções associadas à AIDS
- Tendência a desenvolver doenças crônicas com o envelhecimento
- Fatores relacionados com o estilo de vida, inclusive tabagismo, estresse crônico e hábitos sedentários, que aumentam o risco de desenvolver problemas crônicos de saúde como doença respiratória, hipertensão, distúrbios cardiovasculares e obesidade.

As consequências dos estilos de vida insalubres incluem o aumento alarmante das incidências de diabetes, hipertensão, obesidade e doenças cardiorrespiratórias crônicas. As alterações fisiológicas do corpo costumam surgir antes do aparecimento dos primeiros sintomas da doença crônica. Portanto, a ênfase em estilos de vida saudáveis nos primeiros anos de vida tem como objetivo melhorar as condições gerais de saúde e postergar o desenvolvimento de doenças crônicas.

## Características das doenças crônicas

Algumas vezes, é difícil para as pessoas saudáveis entenderem o efeito comumente devastador das enfermidades crônicas nas vidas dos clientes e seus familiares. É muito comum que os profissionais de saúde preocupem-se com a doença propriamente dita, esquecendo e negligenciando o portador do distúrbio. Seja qual for o caso, mas especialmente no caso de enfermidades crônicas, a doença não pode ser separada do indivíduo. Os clientes com doenças crônicas precisam lidar com o problema diariamente. Para se relacionar com pessoas que precisam lidar com doenças crônicas ou planejar intervenções eficazes, as enfermeiras precisam compreender o que significa ter uma enfermidade crônica. As características das doenças crônicas são as seguintes:

- O controle das doenças crônicas requer mais que o manejo problemas clínicos. Os problemas psicológicos e sociais associados também precisam ser abordados, pois viver por períodos longos com sintomas e limitações impostas pela doença pode colocar em risco a identidade pessoal, acarretar alterações das funções desempenhadas pelo cliente, modificar sua imagem corporal e interferir no seu estilo de vida. Essas alterações exigem adaptação e acomodação contínuas, dependendo da idade e da condição de vida. Cada declínio da capacidade funcional requer adaptações físicas, emocionais e sociais por parte dos clientes e dos seus familiares
- Em geral, as doenças crônicas envolvem muitas fases diferentes da vida do indivíduo. Podem ocorrer períodos agudos, períodos de estabilidade ou instabilidade, exacerbações e remissões. Cada fase traz problemas físicos, psicológicos e sociais peculiares, exigindo regimes e tratamentos próprios. A Tabela 3.2 descreve as fases do modelo progressivo de doença crônica
- O controle das doenças crônicas requer adesão ininterrupta aos regimes terapêuticos. A incapacidade de aderir ou seguir consistentemente um plano de tratamento aumenta os riscos de complicações e pode acelerar a progressão da doença. No entanto, as realidades da vida diária, inclusive o impacto da cultura, dos valores e dos fatores socioeconômicos, determinam até que ponto os indivíduos seguem um regime terapêutico. O tratamento de uma doença crônica demanda tempo, conhecimento e planejamento, além de ser desconfortável e inconveniente. É muito comum que os clientes parem de usar fármacos ou alterem suas doses porque os efeitos colaterais são mais incômodos ou desagradáveis que os próprios sintomas da doença. Muitos também abandonam regimes terapêuticos que consideram excessivamente demorados, cansativos ou dispendiosos
- Uma doença crônica pode levar ao desenvolvimento de outros problemas crônicos. O diabetes, por exemplo, pode resultar em alterações neurológicas e vasculares que, por sua vez, podem acarretar distúrbios visuais, doenças cardíacas e renais e disfunção erétil (CDC, 2009a). A existência de uma doença crônica também pode aumentar o risco de morbimortalidade dos clientes internados em unidades de tratamento intensivo com doenças agudas
- A doença crônica afeta toda a família. A vida da família pode ser alterada drasticamente em consequência das inversões de papéis, das responsabilidades descumpridas, da perda de renda, do tempo exigido para o tratamento da doença, da limitação das atividades de socialização familiar e dos custos do tratamento. O estresse e a fadiga são comuns entre pessoas que cuidam de um doente crônico, e pode ser necessário tratar não apenas o cliente, mas toda a família. Contudo, algumas famílias conseguem dominar o regime terapêutico e contornar as alterações que acompanham as doenças crônicas, bem como incorporar o tratamento como parte da rotina de suas vidas. Além disso, essas famílias conseguem impedir que a doença crônica se torne o foco central da vida familiar
- A responsabilidade pelo manejo da doença no dia a dia cabe principalmente aos indivíduos portadores de doenças crônicas e seus familiares. Por essa razão, o domicílio, em vez do hospital, é o principal centro de cuidados das doenças crônicas. Os hospitais, as clínicas, os consultórios médicos, os asilos, as instituições de cuidados a longo prazo e os órgãos comunitários (serviços de cuidados domiciliares, serviços sociais e associações e sociedades dedicadas às doenças específicas) são considerados componentes coadjuvantes ou complementares ao tratamento domiciliar diário
- O manejo das doenças crônicas é um processo de descoberta. Os indivíduos podem aprender como controlar suas doenças. Contudo, cada cliente precisa descobrir como seu próprio organismo reage em diversas condições – por exemplo, quais são os sinais de hipoglicemia, que atividades tendem a provocar angina e como estas ou outras doenças podem ser prevenidas e tratadas
- O manejo das doenças crônicas tem de ser um processo colaborativo envolvendo vários profissionais de saúde, que

**Tabela 3.2** Fases do modelo de trajetória da doença crônica.

| Fase | Descrição | Foco dos cuidados de enfermagem |
|---|---|---|
| Pré-trajetória | Fatores genéticos ou estilos de vida colocam um indivíduo ou uma comunidade sob risco de desenvolver um problema crônico | Considerar testes e aconselhamento genético quando houver indicação; fornecer informações sobre prevenção dos fatores de risco e comportamentos modificáveis |
| Início da trajetória | Aparecimento ou início de sinais e sintomas detectáveis associados a um distúrbio crônico; inclui o período de investigação diagnóstica e revelação do diagnóstico; pode ser acompanhado de incerteza, à medida que o cliente aguarda por um resultado e começa a descobrir e a lidar com as implicações do diagnóstico | Explicar os exames e os procedimentos e reforçar as informações e as explicações fornecidas pelo médico; oferecer apoio emocional ao cliente e aos seus familiares |
| Estável | A progressão da doença e seus sintomas estão sob controle, na medida em que os sintomas, as limitações resultantes e as atividades da vida diária sejam controlados, apesar das limitações impostas pela doença; o tratamento da doença é mantido na residência do cliente | Reforçar os comportamentos positivos e oferecer monitoramento ininterrupto; fornecer informações e estimular a participação nas atividades de promoção da saúde e rastreamento |
| Instável | Período marcado por exacerbação dos sinais e sintomas da doença, pelo desenvolvimento de complicações ou pela reativação de uma doença em remissão<br>Período de incapacidade de controlar os sinais e sintomas ou de reativação da doença; dificuldade para realizar as atividades da vida diária<br>Podem ser necessários exames complementares adicionais, novos regimes terapêuticos ou a alteração do regime atual; em geral, os cuidados do cliente são realizados em seu domicílio | Fornecer orientação e apoio; reforçar a orientação anterior |
| Aguda | Sinais e sintomas graves e persistentes ou desenvolvimento de complicações que necessitem internação hospitalar, repouso em leito ou interrupção das atividades habituais do indivíduo para assegurar o controle da progressão da doença | Prestar cuidados diretos e oferecer apoio emocional ao cliente e aos familiares |
| Crise | Situação crítica ou potencialmente fatal que requer tratamento ou cuidados de emergência e interrupção das atividades da vida diária, até que a crise tenha regredido | Prestar cuidados diretos em colaboração com outros membros da equipe de saúde para estabilizar a condição do cliente |
| Recuperação | Recuperação gradativa de um período agudo e aprendizagem de como conviver ou superar as limitações e voltar a um estilo de vida aceitável, apesar das limitações impostas pela doença ou incapacidade crônica; inclui cicatrização dos tecidos, limitações da mobilidade por procedimentos de reabilitação, estabilização psicossocial e readaptação biográfica com adaptações das atividades da vida diária | Colaborar com a coordenação dos cuidados prestados; o foco na reabilitação exige a ação de outros profissionais de saúde; fornecer reforço positivo para os objetivos identificados e alcançados |
| Deterioração | Progressão da doença evidenciada por agravo rápido ou gradativo das condições do cliente; declínio físico acompanhado de limitação ou dificuldade progressiva de controlar os sintomas; requer readaptação biográfica e alterações das atividades da vida diária a cada etapa significativa de deterioração | Prestar cuidados domiciliares e outros serviços comunitários de modo a ajudar o cliente e sua família a adaptarem-se às alterações e aceitarem estas mudanças; ajudar o cliente e seus familiares a incorporarem os novos tratamentos e intervenções terapêuticas; estimular a definição das preferências e o planejamento dos cuidados na terminalidade da vida |
| Fase terminal | Últimos dias ou semanas antes da morte; período caracterizado por deterioração rápida ou gradativa dos processos corporais, desengajamento e perda do interesse e suspensão das atividades da vida diária | Prestar cuidados diretos e fornecer apoio aos clientes e seus familiares por meio dos programas de cuidados para clientes terminais (*hospice*) |

Adaptada de Corbin, J.M. (1998). The Corbin and Stauss Chronic Illness Trajectory Model: An update. *Scholarly Inquiry for Nursing Practice, 12*(1), 33-41.

trabalham junto aos clientes e seus familiares de maneira a prestar serviços muitas vezes necessários ao tratamento domiciliar. Os aspectos clínicos, sociais e psicológicos das doenças crônicas costumam ser complexos, principalmente quando se trata de uma enfermidade grave

- O tratamento das doenças crônicas é dispendioso. Muitos dos gastos assumidos por determinado cliente (como custos com internações hospitalares, exames complementares, equipamentos, fármacos e serviços de apoio) podem ser cobertos pelo plano de saúde e por órgãos estaduais e federais. Contudo, o aumento dos gastos afetou a sociedade em geral, na medida em que os valores dos seguros de saúde também subiram para cobrir estes custos. No nível governamental, o aumento dos custos reduz os recursos que poderiam trazer benefícios à sociedade. Além disso, vários gastos não são reembolsáveis. Muitos clientes com doenças crônicas (inclusive idosos e indivíduos que trabalham, mas não têm plano de saúde nem dispõem de serviços adequados) podem ser incapazes de arcar com os altos custos dos serviços geralmente necessários para tratar doenças crônicas. O afastamento do trabalho por doenças crônicas pode ameaçar a estabilidade no emprego e reduzir a renda

- As doenças crônicas suscitam complicadas questões éticas para os clientes, os profissionais de saúde e a sociedade. As questões problemáticas envolvem, por exemplo, como estabelecer medidas para controlar gastos, como alocar recursos escassos (como centros para transplante), o que é qualidade de vida e quando o suporte de vida deve ser suspenso
- Viver com uma doença crônica significa viver na incerteza. Embora os profissionais de saúde conheçam a progressão habitual das enfermidades crônicas (e a doença de Parkinson é um bom exemplo disso), ninguém consegue prever com certeza a evolução da doença de um indivíduo, por conta das variações individuais. Mesmo quando um cliente está em remissão ou assintomático, ele geralmente teme a possibilidade de recidiva da doença.

## Implicações do manejo das doenças crônicas

As doenças crônicas têm implicações na vida cotidiana e na manutenção dos indivíduos e seus familiares, bem como na sociedade em geral. O mais importante é que os esforços individuais devem ser dirigidos à prevenção das doenças crônicas, pois muitas enfermidades ou distúrbios crônicos estão relacionados com estilos de vida ou comportamentos insalubres, inclusive tabagismo, inatividade física e ingestão alimentar excessiva. Por essa razão, as alterações do estilo de vida conseguem evitar algumas doenças crônicas ou, no mínimo, postergar seu início até uma idade mais avançada. Como a maioria das pessoas resiste às mudanças, a incorporação de alterações aos estilos de vida dos clientes é um dos principais desafios enfrentados pelas enfermeiras da atualidade.

Após a ocorrência de uma doença crônica, os focos são tratar sinais e sintomas, evitar complicações (p. ex., complicações oculares de um diabético) e evitar o desenvolvimento de doenças agudas (p. ex., pneumonia de um cliente com doença pulmonar obstrutiva crônica). Outro aspecto importante é a qualidade de vida, que frequentemente não é levada em consideração pelos profissionais de saúde em sua abordagem aos clientes portadores de doenças crônicas. Os comportamentos de promoção da saúde (p. ex., exercícios físicos) são essenciais à qualidade de vida. E isso também vale para os clientes com doenças crônicas, uma vez que a prática regular de exercícios ajuda a manter o estado funcional.

Embora os colegas de trabalho, a família ampliada e os profissionais de saúde sejam afetados pelas doenças crônicas, os problemas ocasionados por conviver com estas mudanças são vivenciados mais agudamente pelos clientes e seus familiares. Esses últimos vivenciam o maior impacto em vista das alterações do estilo de vida, que afetam diretamente sua qualidade de vida. As enfermeiras prestam cuidados diretos, principalmente durante os episódios agudos, mas também fornecem instruções e asseguram recursos e outras medidas de suporte que possibilitam às pessoas integrar as doenças em suas vidas e manter uma qualidade de vida aceitável, apesar da doença. Para entender quais são os cuidados de enfermagem necessários, é importante reconhecer e considerar os problemas que os clientes com doenças crônicas e seus familiares enfrentam e precisam resolver todos os dias. Os desafios de conviver com doenças crônicas incluem as seguintes necessidades:

- Atenuar e controlar os sinais e sintomas
- Adaptar-se física e psicologicamente às limitações físicas ou mentais impostas pela doença
- Evitar e controlar as crises e as complicações
- Seguir os regimes terapêuticos conforme prescritos
- Validar o valor próprio e o funcionamento normal da família
- Controlar as ameaças à identidade pessoal
- Normalizar a vida pessoal e familiar na medida do possível
- Viver, apesar das alterações de tempo, do isolamento social e da solidão
- Estabelecer redes de apoio e recursos que possam melhorar a qualidade de vida
- Recuperar um estilo de vida satisfatório após um episódio debilitante agudo (p. ex., outro infarto do miocárdio ou acidente vascular encefálico) ou da reativação de uma doença crônica
- Morrer com dignidade e conforto.

Muitos clientes com doença crônica precisam enfrentar um desafio adicional: a necessidade de lidar com mais de uma enfermidade crônica ao mesmo tempo. Os sinais e sintomas ou o tratamento da segunda doença crônica podem agravar a enfermidade crônica preexistente. Os clientes precisam estar aptos a lidar separada ou simultaneamente com suas diversas doenças crônicas.

Ainda mais complicado para muitos clientes com doenças crônicas é a necessidade de contratar e supervisionar os cuidadores que entram em suas residências para ajudá-los a realizar as atividades de vida diária (AVD) e as atividades instrumentadas da vida diária (AIVD). As AVD e as AIVD nos permitem viver de forma independente na comunidade, como preparar refeições, fazer compras, usar o telefone e fazer uso dos fármacos corretamente. É difícil para muitos clientes estar em posição de contratar, supervisionar e (em alguns casos) demitir pessoas que possam lhes prestar cuidados físicos íntimos. A necessidade de equilibrar as funções de receptor dos cuidados e supervisor do indivíduo que presta os cuidados pode obscurecer os limites de cada papel.

Os desafios de viver com uma doença crônica e de tratá-la são bem conhecidos e os portadores dessas doenças frequentemente se queixam de que recebem cuidados, informações, serviços e orientações inadequados. Isso oferece às enfermeiras a oportunidade de assumir um papel mais ativo na resolução de alguns dos problemas vivenciados, na coordenação dos cuidados prestados e na atuação como defensoras de clientes que necessitam assistência adicional para controlar suas doenças e, ao mesmo tempo, manter uma qualidade de vida aceitável.

## Fases das doenças crônicas

Como observado na Tabela 3.2, as doenças crônicas podem passar por várias fases. Entretanto, pode ser muito difícil prever essa evolução com algum grau de precisão. A evolução de uma doença pode ser entendida como uma trajetória (até certo ponto) controlada ou direcionada por meio de intervenções terapêuticas apropriadas ao problema. É importante ter em mente que nem todos os clientes passam por todas as fases, que algumas fases podem não ocorrer e outras podem repetir-se. Cada fase caracteriza-se por problemas clínicos e psicossociais diferentes. Por exemplo, as necessidades de um cliente que sofreu um acidente vascular encefálico e apresenta excelentes condições para a reabilitação são muito diferentes das demandas de outro com câncer em fase terminal. Ao considerar os aspectos relacionados com as fases e com clientes específicos em determinadas fases, as enfermeiras podem direcionar melhor os cuidados prestados a cada indivíduo. Nem todas as doenças crônicas são obrigatoriamente fatais e nem todos os clientes passam por cada uma das possíveis fases de uma doença crônica com a mesma sequência e intensidade de manifestações clínicas.

A utilização do modelo de trajetória permite que a enfermeira coloque a situação atual no contexto do que poderia ter acontecido ao cliente no passado – isto é, as condições de vida e os conhecimentos que poderiam ter contribuído para o estado atual da doença. Desse modo, a enfermeira pode abordar com maior facilidade as dificuldades e os problemas coexistentes.

## Cuidados de enfermagem para clientes com doenças crônicas

Os cuidados de enfermagem para clientes com doenças crônicas são variados e podem ser prestados em diversos contextos da atenção à saúde. Os cuidados podem ser diretos ou indiretos. Os *cuidados diretos* podem ser prestados na clínica ou no consultório de um profissional de saúde, no hospital ou na residência do cliente, dependendo da gravidade da doença. Exemplos de cuidados diretos são avaliar o estado físico do cliente, tratar de feridas, controlar e supervisionar regimes de tratamento farmacológico e realizar outros procedimentos técnicos. A disponibilidade desse tipo de cuidados de enfermagem possibilita que o cliente permaneça em seu domicílio e retorne a uma vida mais normal após uma doença aguda. Exemplos de *cuidados de suporte* são o monitoramento contínuo, ensinar, aconselhar, atuar como defensora dos direitos do cliente, realizar encaminhamentos e gerenciar o caso. Prestar cuidados de suporte é tão importante quanto realizar intervenções técnicas. Por exemplo, conduzindo um monitoramento ininterrupto na residência do cliente ou em uma clínica, a enfermeira poderia detectar sinais iniciais de complicações iminentes e fazer um encaminhamento (*i. e.*, contatar o médico ou consultar o protocolo da instituição) para avaliação clínica, impedindo uma internação hospitalar prolongada e dispendiosa.

Assistir a clientes portadores de doenças crônicas requer não apenas que a enfermeira lide com os aspectos clínicos dos seus distúrbios, como também preste assistência completa ao indivíduo: física, emocional e socialmente. Essa abordagem de cuidado holístico exige que as enfermeiras recorram aos seus conhecimentos e suas habilidades, particularmente nas áreas de ciências sociais e psicologia. Embora a qualidade de vida geralmente seja comprometida pelas doenças crônicas, principalmente quando são graves, as percepções do indivíduo quanto ao que é qualidade de vida geralmente determinam seus comportamentos diretivos ou afetam a maneira como recebem as sugestões sobre cuidados de saúde. As enfermeiras e outros profissionais de saúde precisam reconhecer esse fato, ainda que possa ser difícil ver clientes fazendo escolhas e decisões insensatas sobre estilos de vida e manejo das doenças. As pessoas têm o direito de receber cuidados sem temer o ridículo ou a recusa de tratamento, mesmo que seus comportamentos (p. ex., fumar, usar drogas, comer excessivamente e não seguir as recomendações dos profissionais de saúde) possam ter contribuído para sua doença crônica.

## Habilidades necessárias à comunicação com portadores de doenças crônicas

As enfermeiras precisam desenvolver as habilidades e estar familiarizadas com a avaliação das respostas dos clientes e dos seus familiares às doenças crônicas, para que assim possam planejar intervenções que apoiem seus valores e suas escolhas ao longo de todo o *continuum* assistencial. Os clientes e seus familiares necessitam ajuda interrupta: dizer alguma coisa a um cliente uma única vez não é ensinar, ouvir o que o cliente diz não é o mesmo que escutar atentamente. Ao longo de toda a evolução da doença, os clientes e seus familiares enfrentam decisões terapêuticas complexas, recebem más notícias sobre a progressão da enfermidade e têm respostas emocionais recorrentes. Passada a época do diagnóstico inicial, a falta de resposta ao tratamento, as decisões de continuar ou interromper determinadas intervenções e as decisões quanto à utilização dos serviços hospitalares para clientes terminais são exemplos de pontos críticos do *continuum* terapêutico que demandam paciência, empatia e honestidade da parte das enfermeiras. As conversas sobre questões delicadas como doença progressiva, expectativa de sobrevida e temores associados à possibilidade da morte são extremamente necessárias. A arte da comunicação terapêutica pode ser aprendida e, assim como outras habilidades, precisa ser praticada para que se possa obter destreza. Como também ocorre com outras habilidades, a comunicação deve ser praticada em um contexto "seguro", como uma sala de aula ou um laboratório de habilidades clínicas com outros estudantes ou clínicos.

Embora a comunicação com cada cliente e família deva ser adaptada ao nível particular de compreensão deles e às normas pertinentes à revelação de informações, as diretrizes gerais para enfermeiras são as seguintes:

- Fornecer e interpretar as informações técnicas necessárias à tomada de decisões sem lançar mão da complexa terminologia técnica
- Compreender que a melhor ocasião para o cliente conversar pode ser o momento menos conveniente à enfermeira
- Estar plenamente presente em qualquer oportunidade de comunicação é a melhor maneira de se comunicar
- Permitir que o cliente e seus familiares estabeleçam uma agenda relativa ao grau de complexidade das conversas
- Entender que iniciar uma conversa requer outras oportunidades para prossegui-la

## Quando clientes e famílias recebem más notícias

Em todos os casos, a comunicação de um diagnóstico potencialmente fatal ou da deterioração de uma doença é realizada mais apropriadamente pela equipe interdisciplinar: um médico, uma enfermeira e um assistente social devem, sempre que possível, estar presentes para fornecer informações, facilitar a conversa e abordar as preocupações. Acima de tudo, a presença da equipe transmite cuidado e respeito pelo cliente e por sua família. Quando o cliente deseja que um familiar esteja presente durante a conversa, devem ser tomadas providências para que ela ocorra em uma ocasião propícia a todos. O ideal é que se encontre ambiente tranquilo, com o mínimo de interrupções. Todos os profissionais presentes devem desligar seus celulares e outros dispositivos de comunicação enquanto durar a reunião e devem oferecer tempo suficiente para o cliente e seus familiares absorverem e responderem às notícias. Por fim, o espaço físico no qual ocorre o encontro deve ser propício a que todos os participantes sentem-se face a face.

Após a discussão inicial sobre uma doença potencialmente fatal ou sobre a sua progressão, o cliente e seus familiares podem apresentar muitas dúvidas e podem necessitar a reafirmação de informações reais. Lidar com notícias referentes a um diagnóstico grave ou um prognóstico sombrio é um processo dinâmico. A enfermeira deve ser sensível às necessidades contínuas e à conveniência da repetição de informações já transmitidas, ou simplesmente estar presente enquanto o cliente e sua família reagem emocionalmente. Clientes em estado grave e seus familiares necessitam de tempo e apoio para lidar com as mudanças desencadeadas pelas alterações do estado do cliente e pela perspectiva de morte iminente. A enfermeira capaz de manter a calma junto ao sofrimento alheio, repetidas vezes, sem julgar e sem a necessidade de resolver os problemas do cliente e dos seus familiares, realiza uma intervenção que se transforma em cuidado que supera os limites meramente físicos do atendimento médico.

### Mudança de trajetória | Da doença crônica aos cuidados na terminalidade da vida

À medida que a doença de um indivíduo avança, seu estado de saúde oscila entre períodos estáveis e instáveis, eventos agudos e crises. Nos períodos de alteração do estado de saúde, os clientes utilizam os serviços de saúde com maior frequência para readquirir seu equilíbrio e se recuperar. Existem altos e baixos nesse processo, até o momento em que os clientes chegam a um ponto sem retorno: a doença torna-se progressivamente mais grave, as condições se deterioram e o cliente morre. Durante esses períodos, os clientes com doenças crônicas entram em contato com membros da equipe de saúde, que devem reavaliar sua condição para determinar se necessitam de cuidados paliativos e medidas de suporte para facilitar sua assistência, melhorar ou manter sua qualidade de vida.

Prestar cuidados na terminalidade da vida de um cliente com doença crônica é muito diferente de cuidar de alguém que morreu repentinamente em consequência de um acidente, traumatismo, desastre ou homicídio. Quando a morte é súbita, o choque é enorme e os entes queridos parecem não acreditar que o indivíduo morreu. Esse mesmo choque é agravado quando se acredita que a morte poderia ter sido evitada ou quando resulta de um ato temerário de irresponsabilidade (p. ex., acidente por dirigir alcoolizado). Quando um cliente com doença crônica evolui conforme a trajetória esperada, ele e seus familiares têm oportunidades de planejar e participar das decisões quanto às opções de tratamento e recursos para melhorar sua qualidade de vida como indivíduo e como família.

### Contexto sociocultural

Embora cada indivíduo vivencie uma doença terminal ao seu próprio modo, esta doença também é afetada significativamente pelos contextos socioculturais nos quais ela ocorre. No Brasil, as doenças potencialmente fatais, as decisões terapêuticas de manutenção da vida, o processo de morrer e a morte ocorrem em um contexto social onde a enfermidade é entendida basicamente como um inimigo e no qual as batalhas são vencidas ou perdidas (Benoliel, 1993). A dicotomia entre cuidado e cura surgiu nos primórdios da medicina moderna, por isso alguns profissionais de saúde consideram a cura como o objetivo maior e o cuidado como a segunda prioridade aceitável, apenas quando a cura não é possível. Nesse modelo de assistência à saúde, aliviar o sofrimento não é tão valorizado quanto curar a doença. Os clientes que não podem ser curados sentem-se distanciados da equipe de saúde, concluindo que, quando o tratamento falha, eles também falharam. Os clientes e as famílias que internalizaram o conceito socialmente elaborado de cuidado como a segunda melhor opção depois da cura podem temer que qualquer afastamento das metas de cura, dando espaço à assistência centrada no conforto, resulte na falta de cuidado ou no cuidado de menor qualidade. Essas pessoas também podem temer que os médicos nos quais passaram a confiar possam abandoná-los, caso eles próprios desistam da batalha pela cura.

A redução dos clientes às suas doenças é exemplificada pela mensagem comumente expressa no contexto de uma doença terminal: "Nada mais pode ser feito." Essa frase, tão comum, transmite a crença de muitos profissionais de saúde de que não há nada de valor a ser oferecido a clientes que não possam ser curados. Na perspectiva focada no cuidado, a mente, o corpo e o espírito são inseparáveis, e tratar o corpo sem cuidar da mente e do espírito é considerado inadequado para alcançar a verdadeira cura. A noção de cura verdadeira como um processo de cuidado vai além da cura física; significa que a cura mais profunda pode ocorrer ao longo da vida e está além dos limites da medicina contemporânea. De acordo com essa definição ampliada, sempre haverá oportunidades de cura física, espiritual, emocional e social, ainda que os sistemas do corpo comecem a falhar na terminalidadde da vida.

As atitudes dos profissionais de saúde frente às doenças terminais e ao processo de morrer continuam sendo os maiores obstáculos à melhoria dos cuidados prestados na terminalidade da vida. A psiquiatra Elisabeth Kübler-Ross esclareceu os conceitos de doença grave e o processo de morrer em seu livro clássico *On Death and Dying* (original publicado em 1969). Naquela época, era comum que os clientes fossem mantidos desinformados quanto aos diagnósticos potencialmente fatais (principalmente câncer) e que médicos e enfermeiras evitassem falar abertamente sobre a morte com seus clientes. Kübler-Ross ensinou à comunidade de atenção à saúde que manter conversas francas relativas à vida e à morte não trazia danos aos clientes e que, na verdade, eles recebiam bem essa sinceridade. Ela era abertamente contra o que classificava de "uma nova ciência despersonalizada a serviço de prolongar a vida, em vez de atenuar o sofrimento humano" (Kübler-Ross, 1969). Kübler-Ross também ensinou aos profissionais da saúde que a cura não poderia ocorrer em uma conspiração de silêncio e que, à medida que eles quebrassem o silêncio e entrassem no mundo do cliente, também poderiam sair enriquecidos ao compartilhar e apoiar seus clientes. O trabalho de Kübler-Ross revelou que, quando tinham tempo suficiente e recebiam alguma ajuda para vivenciar o processo, os clientes conseguiam alcançar um estágio de aceitação, no qual não sentiam raiva nem impotência frente ao seu destino.

A relutância dos profissionais de saúde em conversar francamente sobre doença e morte com seus clientes origina-se de suas próprias ansiedades acerca da morte, assim como de conceitos equivocados sobre o que e como muitos clientes desejam saber sobre suas doenças. Em um estudo clássico sobre os cuidados de clientes hospitalizados em fase terminal, os sociólogos Glaser e Strauss (1965) observaram que os profissionais de saúde dos hospitais evitavam conversas francas sobre a morte na esperança de que os clientes pudessem descobrir por si próprios. Esses pesquisadores identificaram quatro "contextos de conscientização", contextos que descreviam a conscientização do estado do cliente por parte dos profissionais, dos próprios clientes e dos familiares. Esses contextos eram *conscientização fechada*, na qual o cliente não está consciente do seu estado terminal; *conscientização suspeita*, na qual o cliente suspeita de que outras pessoas saibam e tenta descobrir detalhes sobre sua condição; *fingimento mútuo*, no qual o cliente, a família e os profissionais de saúde estão cientes de que o cliente está morrendo, mas todos fingem o contrário; e *conscientização aberta*, na qual o cliente, a família e os profissionais de saúde estão cientes de que o cliente está morrendo e reconhecem abertamente esta realidade (Glaser e Strauss, 1965). As duas razões principais que eles identificaram para explicar por que os profissionais de saúde evitavam a comunicação direta com os clientes sobre a gravidade da sua doença foram: (1) os clientes já sabiam a verdade, ou poderiam fazer perguntas se quisessem saber; ou (2) os clientes poderiam perder todas as esperanças, desistir ou sofrer danos psicológicos ocasionados pela revelação. As descobertas de Glaser e Strauss foram publicadas há várias décadas, mas suas observações continuam válidas. Embora cada vez mais os profissionais de saúde estejam se familiarizando com a avaliação das necessidades de informações por parte dos clientes e dos familiares e com a revelação de informações honestas sobre a gravidade da doença, muitos ainda evitam o tema da morte na esperança de que os clientes façam perguntas ou descubram por si próprios. Apesar do progresso em muitas áreas de saúde, os profissionais que trabalham com clientes moribundos têm observado a persistência de uma "conspiração de silêncio" em torno da morte.

## Importância dos cuidados paliativos para doenças crônicas

À medida que as condições do cliente se agravam e os tratamentos tornam-se mais complexos, existe um consenso mundial quanto à necessidade de ajudar os clientes a passar pela transição de uma perspectiva de cura para um modelo voltado ao cuidado.

Os cuidados paliativos e os cuidados para clientes em fase terminal foram identificados como elos importantes, em um viés médico voltado para o tratamento curativo e as necessidades de cuidados abrangentes dos clientes em estado terminal e seus familiares, seja nos últimos anos, meses ou semanas de vida. Esses elos foram criados por especialistas da área, que defendem que os cuidados paliativos precisam ser instituídos durante a evolução da doença, começando na época do primeiro diagnóstico, sem limitar-se aos cuidados prestados na terminalidade da vida. O objetivo é a integração ininterrupta dos cuidados paliativos ao diagnóstico e tratamento médicos das principais doenças crônicas (Ferris et al., 2009).

Os cuidados paliativos incluem uma grande variedade de intervenções terapêuticas, que têm como objetivo evitar e minimizar o sofrimento causado pelos muitos problemas que os clientes e seus cuidadores familiares enfrentam em qualquer estágio de uma doença aguda ou crônica. Quando prestam cuidados paliativos integrais ao indivíduo, os profissionais de saúde atentam a todos os domínios da experiência humana de doença potencialmente envolvidos: físico, psicológico, social e espiritual. Alguns modelos de cuidados paliativos descreveram a diferença dessas abordagens ao tratamento. A abordagem ao cuidado de doenças crônicas exclusivamente "orientada à cura" pode ser entendida com base na Figura 3.1. Nesse caso, o tratamento é fragmentado por tipo de doença e suas complicações. Na Figura 3.2, o tratamento curativo de uma doença diminui com o transcorrer do tempo, à medida que se torna menos efetivo. Na Figura 3.3, os cuidados paliativos são instituídos quando o cliente com doença crônica não responde aos tratamentos anteriores e são necessárias outras medidas para controlar os sintomas. A Figura 3.4 ilustra como os cuidados paliativos podem começar no momento do diagnóstico e ser integrados durante toda a evolução de uma doença crônica, para o benefício do cliente e dos seus cuidadores familiares. Em condições ideais, os cuidados paliativos devem começar antes que o médico reconheça a necessidade de recorrer ao *hospice*. Quando os cuidados paliativos coexistem com o tratamento orientado para a doença, os clientes e seus familiares são beneficiados pelo manejo mais abrangente da doença.

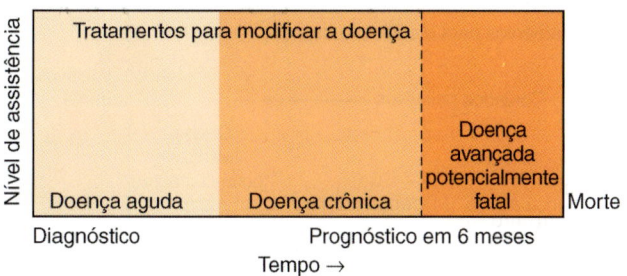

**Figura 3.1** Modelo de cuidado do câncer, no qual apenas os tratamentos dirigidos à doença são considerados parte da assistência tradicional. De Irwin, S.A. & von Guntun, C. F. (2010). The role of palliative care in cancer care transitions. In J. C. Holland, W. S. Bretibart, P. B. Jacobsen, M. S. Lederberg, M. J. Loscalzo, & R. McCorkle (editors). *Psycho-Onchology* (2nd ed., pp. 277-283). New York: Oxford University Press. Reproduzida com autorização da Oxford University Press, Inc.

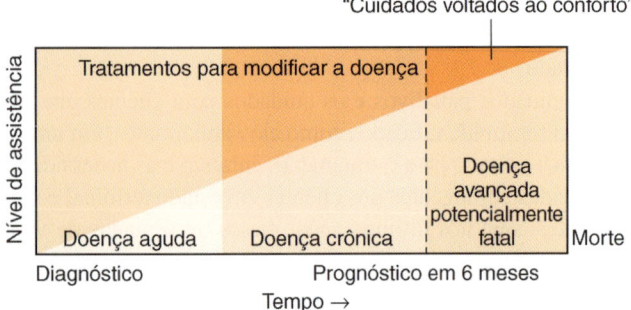

**Figura 3.2** Modelo de cuidado do câncer, segundo o qual o tratamento antineoplásico diminui com o transcorrer do tempo, à medida que se torna cada vez menos efetivo. De Irwin, S.A. e von Guntun, C. F. (2010). The role of palliative care in cancer care transitions. In J. C. Holland, W. S. Bretibart, P. B. Jacobsen, M. S. Lederberg, M. J. Loscalzo & R. McCorkle (editors). *Psycho-Onchology* (2nd ed., pp. 277-283). New York: Oxford University Press. Reproduzida com autorização da Oxford University Press, Inc.

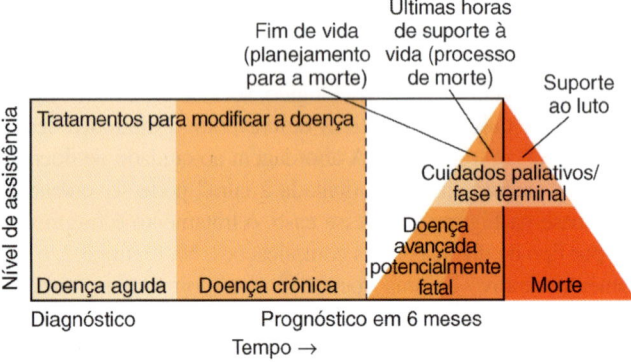

**Figura 3.3** Modelo de cuidado do câncer no qual os cuidados paliativos começam quando os esforços dirigidos à cura da doença são interrompidos. De Irwin, S.A. & von Guntun, C. F. (2010). The role of palliative care in cancer care transitions. In J. C. Holland, W. S. Bretibart, P. B. Jacobsen, M. S. Lederberg, M. J. Loscalzo & R. McCorkle (editors). *Psycho-Onchology* (2nd ed., pp. 277-283). New York: Oxford University Press. Reproduzida com autorização da Oxford University Press, Inc.

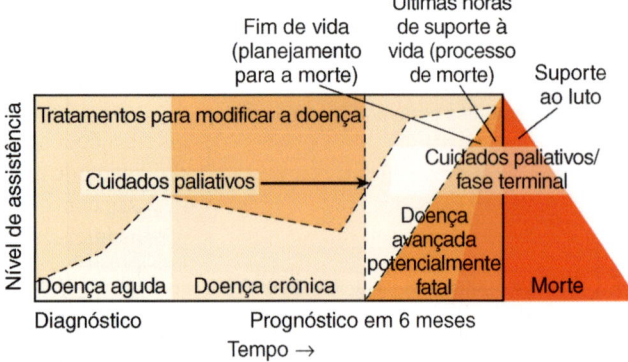

**Figura 3.4** Modelo de cuidado do câncer no qual os cuidados paliativos começam no momento do diagnóstico e são integrados ao longo de todo o tratamento. De Irwin, S.A., & von Guntun, C. F. (2010). The role of palliative care in cancer care transitions. In J. C. Holland, W. S. Bretibart, P. B. Jacobsen, M. S. Lederberg, M. J. Loscalzo & R. McCorkle (editors). *Psycho-Onchology* (2nd ed., pp. 277-283). New York: Oxford University Press. Reproduzida com autorização da Oxford University Press, Inc.

## Estabelecimento de metas dos cuidados paliativos

À medida que as metas do tratamento começam a se afastar das intervenções agressivas focadas na cura da doença, aproximando-se das medidas de conforto, o alívio dos sintomas e a qualidade de vida definida pelo cliente e sua família assumem um papel mais importante no processo de decisão terapêutica. Os clientes, os familiares e os profissionais de saúde podem estar acostumados a uma tendência quase automática de realizar exaustivos exames complementares para localizar e tratar a causa das doenças ou dos sintomas do cliente. Toda decisão de suspender um tratamento ou um exame complementar é extremamente emotiva para o cliente e sua família. Eles podem temer que o apoio dos profissionais de saúde, do qual ainda dependem, seja suspenso junto com o tratamento.

Ao longo da evolução da doença, especialmente à medida que o estado funcional e os sinais e sintomas do cliente indicam que a morte se aproxima, o profissional de saúde deve ajudar o cliente e seus familiares a comparar os benefícios de manter os exames complementares e o tratamento médico focado para a doença com os ônus impostos por tais procedimentos. O cliente e a família podem se demonstrar extremamente relutantes em suspender o monitoramento que se tornou rotineiro ao longo de toda a doença (p. ex., exames sanguíneos, radiografias), mas que trazem pouco conforto. Do mesmo modo, profissionais de saúde de outras áreas podem apresentar dificuldade para interromper esses exames complementares ou tratamento clínico.

No que se refere especificamente à enfermeira, ela deve colaborar com outros membros da equipe interdisciplinar, compartilhando os resultados da avaliação e elaborando um plano de cuidados coordenados (Figura 3.5). Além disso, a enfermeira deve ajudar o cliente e a família a esclarecer suas metas, resultados esperados e valores à medida que analisam as opções de tratamento (Boxe 3.1). A enfermeira deve trabalhar com a equipe interdisciplinar para assegurar que o cliente e sua família sejam referenciados para continuar a receber apoio psicossocial, tratamento sintomático e ajuda para contornar outras dificuldades relacionadas com a assistência prestada (p. ex., providências para conseguir cuidados domiciliares ou *hospice*, encaminhamentos para obter ajuda financeira).

## Cuidados domiciliares para clientes em fase terminal no Brasil

A ampliação do conceito de cuidados paliativos foi, na verdade, uma consequência do desenvolvimento dos cuidados para clientes em fase terminal (*hospice*). Na verdade, *hospice* é cuidado paliativo. A diferença é que *hospice* é o cuidado paliativo na terminalidade da vida e, embora seja focado na qualidade de vida, o *hospice* geralmente inclui a preparação emocional, social, espiritual e financeira para a morte. Os serviços de atenção domiciliar surgiram na década de 1960 e começaram a se multiplicar mais intensamente a partir da década de 1990. No Brasil, a atenção domiciliar foi instituída pela Portaria 2.029, de 24 de agosto de 2011, substituída pela Portaria 2.527, de 27 de outubro de 2011, produto de um importante processo de negociação e pactuação tripartite que contou com vários momentos, nos quais o Ministério da Saúde e os gestores muni-

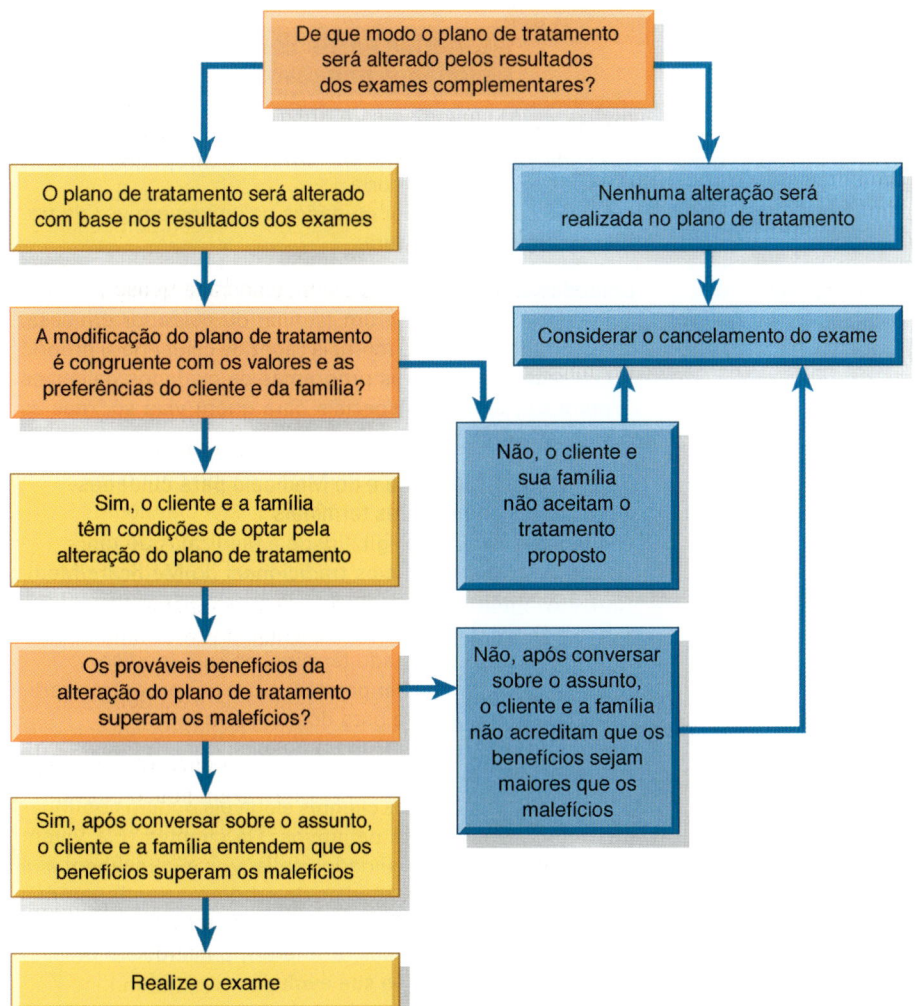

**Figura 3.5** Algoritmo orientativo para as decisões relativas aos exames complementares na terminalidade da vida.

---

**BOXE 3.1 — Como avaliar as perspectivas do cliente e da família ao estabelecer as metas de cuidados paliativos.**

**Cliente e família**
- *Conscientização do diagnóstico, do estágio da doença e do prognóstico*: "Quero que me conte como enxerga a sua doença neste momento"
- *Valores*: "Quero que me diga o que é mais importante quando você pensa sobre as opções terapêuticas disponíveis para você ou para o seu ente querido"
- *Preferências*: "Segundo você, sentir-se confortável e não ter dor são seus objetivos mais importantes neste momento. Onde você gostaria de receber cuidados (em casa, no hospital, em uma instituição de longa permanência, no consultório) e como eu poderia ajudar?"
- *Resultados desejados/esperados*: "Quais são suas esperanças e expectativas quanto a isso (um exame complementar [p. ex., tomografia computadorizada] ou um tratamento)?"
- *Benefícios e malefícios*: "Existe algum ponto a partir do qual você poderia dizer que os exames complementares ou os tratamentos trariam mais malefícios que benefícios para você (p. ex., ser transferido de casa para o hospital; sentir dor, náuseas, fadiga; ou ter problemas que interfiram com outras atividades importantes)?"

---

cipais e estaduais, representados pelo Conselho Nacional de Secretarias Municipais de Saúde (Conasems) e pelo Conselho Nacional de Secretários de Saúde (Conass), consideraram o acúmulo das experiências concretas realizadas pelo Sistema Único de Saúde e pela política direcionada à internação domiciliar vigente antes desta portaria. A atenção domiciliar consiste em uma modalidade de atenção à saúde substitutiva ou complementar às existentes, caracterizada por um conjunto de ações de promoção à saúde, prevenção, tratamento de doenças e reabilitação prestadas em domicílio, com garantia de continuidade de cuidados e integrada às redes de atenção à saúde. As ações a favor do *hospice* baseiam-se na crença de que é possível ter qualidade de vida e que ela pode ser conseguida mais facilmente em domicílio, sem submissão às intervenções tecnológicas que prolongam a morte fisiológica.

O clássico Study to Understand Prognoses and Preferences for Outcomes and Risks of Treatments (SUPPORT Principal Investigators, 1995) documentou falhas preocupantes quanto aos cuidados prestados aos doentes em fase terminal nos hospitais:

- Muitos clientes recebiam cuidados indesejados na terminalidade da vida
- Os profissionais de saúde desconheciam as preferências dos clientes quanto aos tratamentos de suporte à vida, ainda que elas estivessem documentadas no prontuário

- A dor geralmente não era controlada satisfatoriamente na terminalidade da vida
- Os esforços para melhorar a comunicação não eram efetivos.

Apesar dos seus mais de 40 anos de existência nos EUA, os cuidados para clientes em fase terminal continuam sendo uma opção de assistência na terminalidade da vida não plenamente incorporada à prática de saúde predominante. Embora os cuidados do tipo *hospice* estejam disponíveis aos clientes com qualquer distúrbio que limite sua expectativa de vida, esta modalidade de cuidados tem sido usada principalmente por clientes com câncer avançado, no qual o estadiamento e a trajetória da doença possibilitam uma previsão mais confiável do tempo de vida do cliente. Muitas razões foram sugeridas para explicar a relutância dos profissionais de saúde na hora de encaminhar seus clientes em fase terminal para os cuidados paliativos e também para explicar a relutância dos próprios clientes em aceitar este tipo de assistência. Nesse processo estão incluídas as dificuldades de determinar o prognóstico final e os avanços das opções terapêuticas "curativas" para o estágio terminal, bem como os valores e as atitudes dos profissionais de saúde. O resultado é que os clientes em fase terminal, que poderiam ser beneficiados pelo abrangente suporte interdisciplinar oferecido pelos programas de *hospice* frequentemente só utilizam estes programas em seus últimos dias (ou últimas horas) de vida (Boxes 3.2 e 3.3).

## Cuidados de enfermagem para clientes em fase terminal

As enfermeiras podem exercer um impacto significativo e duradouro na maneira como os clientes vivem o processo de sua morte, no tipo de morte e nas memórias dos que sobrevivem a ela. Os conhecimentos dos princípios da assistência na terminalidade da vida e das respostas singulares dos clientes e dos seus familiares à doença são essenciais, pois dessa forma os seus valores e as suas metas individuais poderão ser respeitados (Boxe 3.4). Está aberta uma oportunidade de agrupar pesquisa, esforços educativos e prática com o objetivo de alterar a cultura relativa à morte, incorporando melhorias extremamente necessárias à assistência prestada, e que sejam relevantes a todos os contextos de prática, faixas etárias, formações culturais e doenças.

### Fatores que influenciam a maneira de morrer

Muitos fatores podem afetar, direta ou indiretamente, a maneira como um indivíduo morre, o que acontece com o corpo e com os familiares após a morte. É útil que as enfermeiras reconheçam os fatores que não podem ser alterados pelas ações do indivíduo e os que podem ser influenciados de alguma maneira.

### Fatores não modificáveis

Os fatores não modificáveis são idade, sexo e personalidade do moribundo. As atitudes culturais com relação à morte e ao moribundo também não podem ser influenciadas, mas têm de ser consideradas quando se assiste um cliente em fase terminal. Outros fatores que precisam ser avaliados e que podem afetar a maneira como um indivíduo morre ou a dor da perda são as experiências pregressas com doença e morte; o tipo de doença

### BOXE 3.2 — Critérios de elegibilidade para os cuidados paliativos.*

**Gerais**
- Doença grave progressiva
- Expectativa de vida curta
- Opção consciente por cuidados paliativos em vez de tratamento focado na cura.

**Cuidados específicos para clientes em fase terminal**
- Presença contínua de um familiar ou cuidador em casa, quando o cliente não for mais capaz de cuidar de si próprio em segurança (alguns programas de cuidados paliativos oferecem serviços especiais para quem vive só, mas as condições são muito variáveis).

**Benefícios do Medicare e do Medicaid para cuidados domiciliares aos doentes terminais**
- Medicare Parte A; elegibilidade à Medical Assistance
- Renúncia aos benefícios tradicionais do Medicare/Medicaid para doenças terminais
- Expectativa de vida de 6 meses ou menos
- Comprovação do estado terminal por um médico
- Os serviços têm de ser prestados por um programa certificado pelo Medicare para doentes terminais.

Os regulamentos federais para *hospice* exigem que a elegibilidade seja reavaliada periodicamente. Não há limite de tempo durante o qual os clientes elegíveis podem continuar a receber os cuidados paliativos. Os clientes que vivem mais de 6 meses com cuidados paliativos não recebem alta se o médico e o diretor médico do programa continuarem a certificar que o indivíduo está em fase terminal e tem expectativa de vida de 6 meses ou menos, partindo do pressuposto que a doença siga sua evolução esperada.

*N.R.T.: No Brasil, ainda não há critérios de elegibilidade definidos para o cuidado do tipo *hospice*, embora existam dois projetos de lei tramitando no Senado.

do cliente e sua evolução esperada; e a causa real da morte para os que ficaram. A morte por suicídio ou por negligência afetará negativamente a recuperação e o processo de luto da família, especialmente em contraste com a morte esperada, que oferece oportunidades para que os familiares concluam seus relacionamentos e participem da preservação do conforto do cliente em fase terminal. Certas doenças estão associadas a uma trajetória ou evolução esperada até a morte. Alguns clientes morrem de

### BOXE 3.3 — Composição da equipe multiprofissional de atenção domiciliar no Brasil.

- Dois médicos com carga horária mínima de 20h semanais ou um médico com carga horária de 40h semanais
- Duas enfermeiras com carga horária mínima de 20h semanais ou uma enfermeira com carga horária de 40h semanais
- Um fisioterapeuta com carga horária mínima de 30h semanais ou um assistente social com carga horária mínima de 30h semanais
- Quatro auxiliares/técnicos de enfermagem com carga horária de 40h semanais.

> **BOXE 3.4 Pesquisa em enfermagem.**
>
> ### Conexão com a prática baseada em evidências
>
> Ao longo das últimas duas décadas, foram realizados estudos empíricos significativos descrevendo o treinamento essencial das enfermeiras, de modo que possam prestar serviços de qualidade na terminalidade da vida dos seus clientes. O programa mais conhecido, o End-of-life Nursing Education Consortium (ELNEC), é uma iniciativa educacional que abrange todos os Estados Unidos, liderada pelos doutores Ferrell e Grant, para melhorar os cuidados prestados na terminalidade da vida. Esse projeto oferece cursos para enfermeiras graduadas, professores de educação continuada, educadores para formação de equipes e enfermeiras especializadas em cuidados paliativos nas áreas de pediatria, oncologia, cuidados intensivos e geriatria, de modo que possam transmitir informações essenciais aos estudantes de enfermagem e às enfermeiras que atuem nas áreas clínica e educacional. O projeto, iniciado em fevereiro de 2000, foi em um primeiro momento financiado por uma subvenção expressiva da Robert Wood Johnson Foundation (RWJF). Seu currículo é revisado anualmente com base nas recomendações dos participantes e nos novos avanços efetuados na área. Os treinamentos oferecidos pelo ELNEC são realizados em várias datas ao longo do ano, em diversas regiões dos Estados Unidos. Até hoje, mais de 5.000 enfermeiros, representando todos os 50 estados norte-americanos e mais de 40 países, receberam treinamento e compartilham essa nova habilidade nos contextos de prática clínica e educacional. O programa é desenvolvido em oito módulos, todos com aspectos culturais incorporados:
>
> 1. Cuidados paliativos na assistência prestada na terminalidade da vida
> 2. Tratamento da dor
> 3. Tratamento sintomático
> 4. Comunicação
> 5. Decisões éticas relativas aos cuidados prestados na terminalidadeda vida
> 6. Últimas horas de vida
> 7. Dor da perda e luto
> 8. Qualidade de vida na terminalidade da vida
>
> Ferrell, Virani, Grant *et al.*, 2005; Ferrell, Virani e Malloy, 2005; Malloy, Paice, Virani *et al.*, 2008.

maneira muito repentina, enquanto outros têm muito tempo para participar das decisões relativas à sua própria assistência. A enfermeira precisa compreender a evolução natural das doenças e as alterações que podem ser esperadas em consequência dos regimes terapêuticos. Os entes queridos dos indivíduos que morrem repentinamente ou se suicidam enfrentam mais problemas físicos e emocionais que os sobreviventes de clientes portadores de enfermidades de longa duração.

### Fatores modificáveis

Os fatores modificáveis são os que podem ser influenciados pelas enfermeiras. Tais fatores precisam ser repetidamente reavaliados, pois *estão* sujeitos a mudanças. Entre os fatores modificáveis temos os relacionamentos pregressos e atuais do cliente com os profissionais de saúde, o manejo clínico da doença, os efeitos do tratamento, o prognóstico projetado, o significado que o indivíduo moribundo atribui à experiência e os recursos disponíveis de apoio, inclusive a saúde do cuidador principal e sua disposição para atender o cliente. A grande maioria dos clientes não cansa de repetir que prefere morrer em casa. Se esses fatores forem avaliados, e os desejos do cliente forem levados em consideração, morrer em casa é possível a clientes e familiares que trabalhem juntos para atender aos seus desejos.

## Períodos críticos do cuidado prestado ao cliente em fase terminal

Durante o processo de cuidado do cliente em fase terminal, existem três períodos críticos: antes da morte, a morte propriamente dita e o luto. Em cada período, os princípios diretivos podem orientar os cuidados de enfermagem prestados aos clientes e aos seus entes queridos. Embora o cliente e os seus entes queridos passem sequencialmente pelos três períodos citados, infelizmente a mesma enfermeira não cuida do cliente e da sua família durante as três fases. Portanto, é essencial que haja consenso sobre os aspectos essenciais da assistência prestada, assegurando sua continuidade ao cliente e à família.

### *Período antes da morte*

Em seu estudo clássico sobre a enfermeira e o cliente em fase terminal, Quint-Benoliel (1967) demonstrou que os clientes em condições progressivamente mais críticas precisam de oportunidades para vivenciar três tipos de experiências difíceis de alcançar na sociedade moderna. Esses clientes precisam (1) saber o que está acontecendo com eles e ser capazes de conversar sobre sua realidade com alguém que lhes escute; (2) ter a oportunidade de vivenciar o sofrimento de "sentir-se mal", em vez de ocultar seus sentimentos para proteger outras pessoas da dor acarretada por seus sentimentos; e (3) participar das decisões que afetam a maneira como vivem seus últimos dias e como morrerão (Quint, 1967). No período que antecede à morte, a responsabilidade principal da enfermeira é estabelecer um relacionamento com o cliente em fase terminal. Com base nesse relacionamento, a enfermeira deve compartilhar informações com seu cliente sobre o que está acontecendo, bem como sobre as opções de cuidados disponíveis. É importante estabelecer esse relacionamento enquanto o cliente ainda se sente bem para conversar com a enfermeira sobre seus desejos e suas metas à medida que a morte se aproxima. Basicamente, esse é um período de avaliação, não de ação, no qual a enfermeira reúne dados sobre como o indivíduo e a família enfrentam o que acontece com eles e que opções disponíveis se encaixam no estilo de vida e nas metas futuras do indivíduo. A documentação do estado da doença do cliente, das respostas ao tratamento, das metas pessoais e das alterações das interações familiares é essencial, de modo que possam ser prestados cuidados consistentes ao longo do tempo. À medida que surjam sinais e sintomas ou estes sejam alterados, a enfermeira esclarece o significado da experiência e ajuda o cliente a tomar ciência das alternativas de tratamento. As intervenções específicas são planejadas e avaliadas após conversas sobre as alternativas disponíveis, seus efeitos e consequências a longo prazo para o cliente.

### *Morte*

Muitos indivíduos têm conceitos equivocados sobre como as pessoas morrem e se os clientes moribundos têm consciência do que lhes acontece. A maioria dos profissionais de saúde vê pessoas morrerem apenas em contextos institucionais e com o auxílio de uma tecnologia médica avançada para manter a vida. A maioria desses profissionais não teve a oportunidade de presenciar a morte de um indivíduo sem intervenção médica, no ambiente natural do domicílio ou outro local de sua preferência. Pouco a pouco, à medida que o indivíduo torna-se mais dependente física e socialmente das outras pessoas, o cliente em fase terminal e a família necessitam de mais supervisão dos profissionais de saúde. O propósito principal de estar presente quando a morte torna-se iminente é antecipar-se aos problemas (p. ex., sintomas aflitivos ou rompimentos familiares) antes que eles interfiram nos desejos do cliente. Planos elaborados detalhadamente ao longo de meses ou semanas podem ser facilmente desarticulados por qualquer membro da equipe de saúde ou da família, mesmo que de forma não intencional. Os sintomas aflitivos que requerem internação hospitalar geralmente podem ser evitados quando a enfermeira e o médico trabalham em colaboração direta e a família dispõe de recursos para manter o cliente em domicílio. Alguns clientes preferem a institucionalização, pois não querem ser um peso para os seus familiares.

Sempre que possível, a enfermeira deve estar presente quando o cliente morre (ou tomar providências para que seja chamada logo após a morte), ajudando na preparação do corpo e apoiando a família. Quando o cliente morre no hospital, a família necessita passar tempo suficiente com o ente querido. A enfermeira ajuda a família respondendo suas perguntas, efetuando ligações telefônicas e expressando seu pesar. A enfermeira pode ajudar a família a retirar os objetos do cliente do quarto após a morte. Nenhum objeto deve ser recolhido sem o consentimento da família. Após a morte, a maioria das enfermeiras precisa ter oportunidade de desabafar sobre o fato ocorrido com alguém de sua confiança. É importante que as enfermeiras estabeleçam uma rede de apoio pessoal para compartilhar seus sentimentos e validar os serviços prestados com outros profissionais.

## *Luto*

O terceiro período crítico é o intervalo que começa logo após a morte. A maioria dos familiares necessita de várias oportunidades para reviver os acontecimentos que precederam a morte, e a enfermeira, que fez parte da experiência, encontra-se em posição singular para escutá-los. Muitas vezes, familiares e amigos não querem conversar repetidamente sobre os fatos ocorridos, enviando mensagens de que todos devem seguir com as suas vidas, ainda que estejam de luto pelo acontecimento. Parte do apoio oferecido para atenuar a experiência da morte consiste em reforçar o sentimento da família de que ela fez um bom trabalho ao apoiar os desejos do cliente, reiterando que fizeram tudo o que foi possível. O tempo dedicado por uma enfermeira à família que perdeu um ente querido é variável. Em geral, são necessários no mínimo três meses para ajudá-la a tomar decisões e desfazer-se dos pertences do cliente, bem como para avaliar sua capacidade de enfrentamento da perda. Os familiares devem ser aconselhados a não agir impulsivamente e a pensar com cuidado nas consequências de suas decisões. A enfermeira ajuda a família a conversar sobre as opções disponíveis e a discutir não apenas a principal perda acarretada pela morte, como também as perdas subsequentes. Ao detectar a necessidade de mais ajuda por parte de um familiar, a enfermeira pode encaminhá-lo a um profissional de saúde mental, a um grupo de apoio ou a um médico.

## Comunicação com o cliente em fase terminal

De modo a adquirir experiência e familiaridade para se comunicar com clientes em fase terminal e seus familiares, as enfermeiras e outros profissionais devem, antes de tudo, considerar suas próprias experiências e valores relativos à doença e à morte. Reflexão, leitura e conversas com familiares, amigos e colegas de trabalho podem ajudá-las a avaliar suas crenças sobre a morte e o morrer. Conversar com representantes de diferentes culturas pode ajudar as enfermeiras a entender as perspectivas pessoais e aceitar crenças e práticas de outras culturas quando o assunto é a morte. O diálogo com colegas enfermeiras e profissionais de outras áreas também pode ser útil, pois ajuda a identificar valores compartilhados por muitos profissionais de saúde e a reconhecer a diversidade de valores dos clientes em sua assistência. Os exercícios de esclarecimento de valores e conscientização pessoal da morte podem funcionar como ponto de partida para a autodescoberta e as discussões subsequentes.

## Tomada de decisão ética nos cuidados na terminalidade da vida

As enfermeiras são responsáveis por orientar os clientes quanto às possibilidades e probabilidades intrínsecas às suas doenças e à sua vida com estas enfermidades, além de oferecer-lhes apoio à medida que fazem uma revisão da vida, um esclarecimento de valores e passam por um processo de decisão e pelo encerramento da vida. O único meio de conseguir isso com eficácia é tentar avaliar e entender a doença sob a perspectiva do cliente. Também é importante oferecer aos clientes uma oportunidade de definir suas preferências sobre como tomar decisões na terminalidade da vida, com base em documentos legais reconhecidos nos níveis federal e estadual (Boxe 3.5).

Ao mesmo tempo, as enfermeiras devem ser culturalmente perceptivas e sensíveis em suas abordagens na hora de se comunicar com os clientes e seus familiares sobre a morte. As atitudes relacionadas com uma clara revelação da doença terminal variam muito nas diferentes culturas, e a comunicação direta com o cliente sobre essas questões pode ser considerada deletéria. De modo a prestar cuidados efetivos centrados no cliente e na família na terminalidade da vida, as enfermeiras precisam estar dispostas a colocar de lado suas pressuposições e atitudes, para que possam determinar o tipo e a amplitude das informações que cada cliente e família devem receber de acordo com seus sistemas de crenças pessoais.

## Como prestar cuidados culturalmente competentes na terminalidade da vida

Embora a morte, o pesar e a lamentação sejam aspectos universalmente aceitos da vida, os valores, as expectativas e as práticas pessoais durante uma enfermidade grave, à medida que a morte se aproxima, e também após a morte, são influenciados

> **BOXE 3.5 Métodos para expressar as preferências na terminalidade da vida.**
>
> **Diretivas antecipadas de vontade:** documentos escritos que permitem a um indivíduo lúcido e orientado documentar suas preferências sobre os cuidados na terminalidade da vida, cuidados que deverão ser adotados quando o signatário estiver na fase terminal de uma doença e não conseguir comunicar verbalmente seus desejos. Em geral, esses documentos são preenchidos na ausência de doença grave, mas também podem ser preenchidos após o seu diagnóstico, desde que o signatário ainda esteja lúcido e orientado. Os tipos mais comuns são responsável legal ou curador para o cuidado da saúde e testamento vital.
>
> *Procuração permanente para terceiros*: um documento legal em que signatário designa e autoriza outro indivíduo a tomar decisões em seu lugar, quando ele próprio não consegue mais falar.
>
> **Testamento vital:** um tipo de diretriz antecipada, por meio do qual um indivíduo documenta suas preferências quanto ao tratamento. O documento fornece instruções de cuidados na eventualidade de o signatário ter uma doença e não conseguir comunicar diretamente os seus desejos. Em geral, acompanha-se de uma procuração para terceiros relativa às decisões de saúde.
>
> No Brasil, não há previsão legal, na esfera civil, quanto ao testamento vital.

e expressos culturalmente. Os profissionais de saúde podem compartilhar valores muito semelhantes sobre os cuidados na terminalidade da vida, ou podem descobrir que não estão preparados para avaliar e executar planos de cuidados que contemplem perspectivas culturalmente diversas. A desconfiança em relação ao sistema de saúde e a desigualdade de acesso aos cuidados básicos podem determinar crenças e atitudes de populações etnicamente diversas. Além disso, a baixa escolaridade ou a falta conhecimento sobre as opções de tratamento na terminalidade da vida e as barreiras de idioma afetam as decisões dos grupos socioeconomicamente desprivilegiados.

Nos Estados Unidos, grande parte da estrutura formal relativa às decisões referentes aos cuidados de saúde está baseada nos conceitos ocidentais de autonomia, revelação da verdade e aceitabilidade para suspender ou interromper tratamentos médicos que prolonguem a vida no caso de uma doença terminal. Entretanto, em muitas culturas, a interdependência é mais valorizada que a autonomia, resultando em estilos de comunicação que favoreçam a atribuição das decisões aos membros da família ou às figuras de autoridade aceitas (p. ex., médicos). Além disso, existem variações quanto à preferência acerca do uso dos tratamentos médicos que prolonguem a vida, inclusive reanimação cardiopulmonar, nutrição e hidratação artificiais na terminalidade da vida. Certos grupos são menos propensos a concordar com a abstenção ou a interrupção dessas medidas de suporte para um cliente em fase terminal.

O papel da enfermeira é avaliar os valores, as preferências e as práticas de todos os clientes, independentemente de sua etnia, nível socioeconômico ou formação cultural. A enfermeira pode compartilhar seus conhecimentos sobre as crenças e práticas culturais do cliente e da sua família com outros profissionais da equipe de saúde e facilitar a adaptação do plano de cuidados de modo a contemplar estas práticas. Por exemplo, a enfermeira pode descobrir que um cliente do sexo masculino prefere que seu filho mais velho tome todas as decisões relativas ao seu tratamento. As práticas institucionais e as leis que regulam o consentimento informado também se baseiam na noção ocidental de decisão autônoma e consentimento consciente. Quando um cliente decide transferir as decisões ao filho, a enfermeira pode trabalhar com a equipe com o intuito de negociar um consentimento informado, respeitando o direito do cliente de participar do processo de decisão e aceitando as práticas culturais da família.

A enfermeira deve avaliar e documentar as crenças, preferências e práticas de cada cliente e família sobre os cuidados na terminalidade da vida, a preparação para a morte e os rituais após a morte. A enfermeira deve ter bom senso e prudência para determinar a ocasião e a situação mais propícias à obtenção dessas informações. Alguns clientes desejam que um membro da família fale por eles, outros talvez não consigam fornecer informações por conta do estado avançado da sua doença. A enfermeira deve oferecer ao cliente e à família um contexto para discussão, por exemplo: "É muito importante para nós prestar uma assistência que contemple as suas necessidades e as da sua família. Queremos respeitar e apoiar seus desejos e queremos que se sinta livre para nos dizer como estamos nos saindo e o que poderíamos fazer para atender ainda melhor às suas necessidades. Eu gostaria de fazer algumas perguntas. O que você disser me ajudará a compreender e assegurar o que é mais importante para você neste momento. Caso não se sinta à vontade com algum tema, não responda. Posso fazer algumas perguntas?" É provável que a avaliação das crenças, preferências e práticas na terminalidade da vida seja realizada pouco a pouco, ao longo de períodos breves (p. ex., ao longo de vários dias durante a internação hospitalar, ou ao longo de várias consultas de um cliente que está sendo atendido ambulatorialmente). O desconforto que as enfermeiras inexperientes sentem ao fazer esse tipo de pergunta e conversar sobre um assunto tão delicado pode ser atenuado pela prática prévia em sala de aula ou em um laboratório de treinamento de habilidades clínicas, pela observação de entrevistas realizadas por enfermeiras experientes e pelo estabelecimento de parceria com colegas veteranas durante as primeiras avaliações.

## Manejo dos sinais e sintomas

Muitos clientes sofrem, e de maneira desnecessária, quando não recebem atenção adequada aos sintomas que acompanham uma doença grave. A avaliação cuidadosa do cliente deve incluir não apenas os problemas físicos, mas também as dimensões psicológica, social e espiritual da experiência do cliente e da família com uma doença grave. Essa abordagem contribui para um entendimento mais abrangente de como as vidas do cliente e da sua família foram afetadas pela doença, resultando em cuidados de enfermagem que contemplem as necessidades em todas as dimensões.

A depressão clínica não deve ser aceita como uma consequência inevitável do processo de morrer, nem deve ser confundida com tristeza e pesar antecipado, que são reações normais às perdas inerentes à morte que está por vir. O apoio emocional e espiritual e o controle dos sintomas físicos desagradáveis são intervenções apropriadas à depressão situacional associada à doença terminal. Os clientes com câncer avançado são particularmente suscetíveis a desenvolver *delirium*, depressão, ideação suicida e ansiedade grave. Níveis mais profundos de debilidade preveem graus mais acentuados de dor e sintomas depressivos, e a existência de dor aumenta as chances do desenvolvimento de complicações psiquiátricas significativas da doença. Os clientes e suas famílias devem ter espaço e tempo adequados para vivenciar a tristeza e o pesar, mas os clientes devem ser tratados caso apresentem depressão na terminalidade da vida. Uma efetiva abordagem combinada à depressão clínica inclui atenuar os sintomas físicos, mitigar o sofrimento emocional e espiritual e utilizar fármacos, como os psicoestimulantes, os inibidores seletivos da recaptação de serotonina e os antidepressivos tricíclicos.

Os clientes que se aproximam do final da vida costumam ter sintomas parecidos, seja qual for a doença diagnosticada. Os sintomas da doença em fase terminal podem ser causados pela condição subjacente, seja direta (p. ex., dispneia secundária a doença pulmonar obstrutiva crônica) ou indiretamente (p. ex., náuseas e vômitos causados pela compressão da região gástrica), pelo tratamento da doença ou por um distúrbio coexistente não relacionado com a doença de base. Alguns dos problemas mais difíceis que ocorrem à medida que a morte se aproxima incluem controle da dor, alimentação e hidratação, alterações do nível de consciência (*delirium*), dispneia e secreções (Emanuel, Ferris, von Gunten *et al.*, 2010). No Capítulo 7 são descritos os princípios da avaliação da dor, que incluem o impacto do efeito da dor na vida do cliente, a importância de acreditar na descrição da dor e dos seus efeitos por parte do cliente e a importância da avaliação sistemática da dor. Do mesmo modo, sinais e sintomas como dispneia, náuseas, fraqueza e ansiedade também devem ser avaliados e tratados sistemática e cuidadosamente. O Boxe 3.6 apresenta perguntas que orientam a avaliação desses sintomas.

### BOXE 3.6 Como avaliar os sintomas associados a uma doença em fase terminal.

- De que modo o sintoma afeta a vida do cliente?
- Qual é o significado do sintoma para o cliente? E para a família?
- Como o sintoma afeta as funções físicas, a mobilidade, o conforto, o sono, o estado nutricional, as funções de eliminação, o nível de atividade e o relacionamento com outras pessoas?
- O que alivia o sintoma?
- O que piora?
- O sintoma é aliviado em alguma hora específica do dia?
- Quais são as metas e as expectativas do cliente quanto ao tratamento do sintoma? E as da família?
- Como o cliente lida com o sintoma?
- Qual é o efeito financeiro do sintoma e de seu tratamento?

Adaptado de Jacox A., Carr, D.B. & Payne, R. (1994). *Management of cancer pain*. Rockville, MD: AHCPR.

As metas estabelecidas pelo cliente devem determinar o manejo dos sinais e sintomas. As intervenções clínicas podem ser voltadas ao tratamento das causas subjacentes dos sintomas ou à redução do impacto dos sintomas. Por exemplo, uma intervenção clínica como a toracocentese (procedimento invasivo no qual líquido é drenado do espaço pleural) pode ser realizada para aliviar temporariamente a dispneia de um cliente com derrame pleural secundário ao câncer de pulmão. As intervenções farmacológicas e não farmacológicas para aliviar os sinais e sintomas podem ser realizadas simultaneamente com as intervenções clínicas, modificando as causas fisiopatológicas dos sintomas. Além disso, o tratamento farmacológico com doses baixas de morfina oral é muito efetivo para atenuar a dispneia, e a técnica de relaxamento dirigido pode reduzir a ansiedade associada à sensação de falta de ar. Como também ocorre com a dor, os princípios do tratamento farmacológico sintomático são: utilizar a menor dose do fármaco capaz de alcançar o efeito desejado, evitar polifarmácia, antecipar-se e cuidar dos efeitos colaterais do tratamento e estabelecer um regime terapêutico aceitável para o cliente com base em suas metas de melhorar a qualidade de vida.

As metas do cliente têm preferência sobre as intenções dos profissionais de saúde de aliviar os sintomas a qualquer custo. Embora os médicos possam acreditar que os sintomas têm de ser aliviados completamente sempre que possível, o cliente pode preferir atenuá-los a um nível suportável, em vez de suprimi-los por completo se os efeitos colaterais forem inaceitáveis. Isso geralmente permite que o cliente tenha maior independência, mobilidade e nível de consciência e seja capaz de dedicar atenção aos problemas que considera prioritários e importantes.

A antecipação e o planejamento das intervenções voltadas para sintomas que ainda não ocorreram são fundamentais aos cuidados prestados na terminalidade da vida. Os clientes e os familiares lidam mais efetivamente com sintomas novos e exacerbações dos sintomas preexistentes quando sabem o que esperar e como tratá-los. Em geral, os programas de *hospice* fornecem "*kits* de emergência" contendo doses prontas de vários fármacos úteis para tratar sintomas de uma doença avançada. Por exemplo, um *kit* poderia ter doses pequenas de morfina oral em preparação líquida para dor ou dispneia, um benzodiazepínico para agitação psicomotora e supositório de paracetamol para febre. Os familiares podem ser instruídos a administrar uma dose prescrita do *kit* de emergência, geralmente evitando sofrimento prolongado ao cliente e a reinternação para controlar os sintomas.

### Controle da dor

Vários estudos demonstraram que os clientes com doenças avançadas, principalmente câncer, sentem dor considerável. A dor é um sintoma significativo para muitos clientes com câncer ao longo de toda evolução da doença e seu tratamento; este sintoma pode ser causado pela própria doença e também pelas intervenções terapêuticas realizadas. A dor e o sofrimento estão entre as consequências mais temíveis do câncer. A dor mal controlada afeta o equilíbrio psicológico, emocional, social e financeiro desses clientes.

Clientes que utilizam um esquema estabelecido de analgesia devem continuar a utilizar esses fármacos à medida que se aproximam do final da vida. A incapacidade de dizer que sente dor não deve ser entendida como ausência de dor. Embora a maioria dos casos de dor possa ser tratada efetivamente com fármacos orais, à medida que se aproximam do final da vida os clientes podem ter menos capacidade de deglutir tais medicamentos em consequência da sonolência ou de náuseas. Os clientes tratados com opioides devem continuar a receber doses equianalgésicas por via retal ou sublingual. A solução de morfina concentrada pode ser administrada muito efetivamente por via sublingual, pois o volume pequeno de líquido é bem tolerado, mesmo quando a deglutição não é possível. Enquanto o cliente estiver usando opioides, deve-se utilizar um esquema para evitar constipação intestinal. Se o cliente não consegue deglutir laxantes ou emolientes fecais, podem ser necessários supositórios retais ou enemas.

A enfermeira deve orientar a família a manter as ações para promover conforto à medida que o cliente se aproxima do final da vida, como administrar analgésicos por vias alternativas e aprender a avaliar a dor quando o cliente não consegue relatar verbalmente a intensidade deste sintoma. Como os analgésicos administrados por via oral ou retal têm ação curta (em geral, são prescritos a intervalos de apenas três a quatro horas, ao longo de 24h), existe grande possibilidade de que um cliente próximo ao final da vida morra por volta da hora programada para administrar um analgésico. Quando o cliente está em casa, os familiares que administram os analgésicos devem estar preparados para essa possibilidade. Eles precisam ser tranquilizados de que não "causaram" a morte do cliente por conta da administração do analgésico.

## Nutrição e hidratação na terminalidade da vida

Anorexia e caquexia são problemas comuns em clientes graves. As alterações profundas da aparência do cliente e a falta de interesse pelos rituais socialmente importantes das refeições são particularmente preocupantes para a família. A abordagem a esses problemas depende do estágio da doença, do nível de incapacidade associada à doença e dos desejos do cliente. A síndrome de anorexia-caquexia caracteriza-se por distúrbios do metabolismo de carboidratos, proteínas e lipídios, pela disfunção endócrina e pela anemia. Essa síndrome causa astenia (perda da energia) grave.

Embora as causas de anorexia possam ser controladas por algum tempo, a anorexia progressiva é um componente natural e esperado no processo de morte. A anorexia pode estar relacionada com ou ser agravada por variáveis circunstanciais (p. ex., incapacidade de fazer as refeições com a família *versus* comer sozinho no "quarto do doente", progressão ou tratamento da doença, ou sofrimento psicológico. O cliente e sua família devem ser orientados quanto às intervenções para controlar as variáveis associadas à anorexia (Tabela 3.3).

Alguns fármacos são usados comumente para estimular o apetite dos clientes anoréxicos, com dexametasona, acetato de megestrol e dronabinol. Embora vários desses fármacos possam causar aumento transitório do peso, seu uso não está associado ao aumento da massa corporal magra de clientes em fase terminal. Inicialmente, a dexametasona melhora o apetite e pode causar aumento transitório do peso em algumas pessoas. Contudo, pode ser necessário interromper o tratamento dos clientes com expectativas de vida mais longa, visto que após três ou quatro semanas os corticoides interferem na síntese das proteínas musculares.

O acetato de megestrol causa aumento transitório do peso (principalmente tecido adiposo), com pouco efeito no metabolismo proteico. Em razão do tempo necessário para detectar quaisquer efeitos com esse fármaco, o tratamento não deve ser iniciado quando a expectativa de vida é inferior a 30 dias.

O dronabinol, composto psicoativo encontrado na maconha, pode ser útil para atenuar as náuseas e os vômitos, a perda de apetite, a dor e a ansiedade, facilitando a ingestão de alimentos e líquidos em alguns casos. Contudo, para a maioria dos clientes, o dronabinol não é tão efetivo quanto os outros fármacos estimuladores do apetite.

### Caquexia

O termo caquexia refere-se à atrofia muscular grave e à perda de peso associadas à doença. Embora a anorexia possa agravar a caquexia, não é a sua causa principal. A caquexia está associada às alterações metabólicas, inclusive hipertrigliceridemia, lipólise e *turnover* proteico acelerado, resultando na depleção das reservas de gordura e proteínas. Entretanto, a fisiopatologia da caquexia associada às doenças terminais não está bem definida. Nesses casos, a gravidade da decomposição dos tecidos é maior do que a esperada pela mera redução da ingestão alimentar, e a melhoria do apetite ou da ingestão de alimentos não costuma reverter a caquexia em clientes terminais.

A anorexia e a caquexia diferem da inanição (privação simples de alimentos) sob vários aspectos importantes. Nesse processo, o apetite não é perdido, o corpo entra em catabolismo disfuncional e, na doença avançada, a suplementação por alimentação gástrica (alimentação por sonda) ou nutrição parenteral não repõe a perda de massa corporal magra. No passado, acreditava-se que os clientes com cânceres de crescimento rápido desenvolviam caquexia, pois os tumores causavam demandas nutricionais excessivas, desviando os nutrientes que seriam utilizados pelo resto do corpo. Alguns estudos relacionam as citocinas produzidas pelo organismo afetado por um tumor com a resposta imune inflamatória complexa presente nos clientes com tumores metastáticos, levando a anorexia, perda de peso e distúrbios metabólicos.

### Nutrição e hidratação artificiais

Além da respiração, a ingestão de alimentos e líquidos é essencial à sobrevivência em todas as faixas etárias. No período que antecede a morte, as necessidades nutricionais do organismo são alteradas e o desejo de alimentos e líquidos pode diminuir. Esses indivíduos podem ser incapazes de utilizar, eliminar ou armazenar adequadamente os nutrientes e os líquidos. Para clientes com doenças progressivas, a preparação dos alimentos e os horários das refeições costumam ser uma luta, e os familiares bem intencionados tentam insistir, recomendar e convencê-los a ingerir alimentos. Em geral, os clientes com doenças graves perdem completamente o apetite, apresentam fortes aversões a alimentos dos quais gostavam antes ou desejam intensamente determinado alimento em substituição a todos os outros.

**Tabela 3.3** Manejo da anorexia.

| Intervenções de enfermagem | Orientações ao cliente e à família |
|---|---|
| Instituir medidas para assegurar a ingestão dietética adequada sem acentuar o estresse do cliente nas horas das refeições | Reduzir o foco nas "refeições equilibradas"; oferecer os mesmos alimentos na frequência que o cliente desejar |
| Avaliar o impacto dos fármacos (p. ex., quimioterapia, antirretrovirais) ou de outros tratamentos (radioterapia, diálise) que estejam sendo usados para a doença subjacente | Aumentar o valor nutritivo das refeições. Por exemplo, acrescentar leite em pó ao leite e usar leite enriquecido para preparar sopas cremosas, *milk-shakes* e caldos |
| Administrar e monitorar os efeitos do tratamento prescrito para náuseas, vômitos e esvaziamento gástrico retardado | |
| Estimular o cliente a comer quando os efeitos dos fármacos regredirem | Permitir e estimular o cliente a comer quando estiver com fome, independentemente dos horários das refeições habituais |
| Avaliar e modificar o ambiente para eliminar odores desagradáveis e outros fatores que causam náuseas, vômitos e anorexia | Eliminar ou reduzir odores desagradáveis da preparação dos alimentos, odores de animais ou outros que possam provocar náuseas, vômitos ou anorexia |
| Retirar os itens que possam reduzir o apetite (roupas sujas, comadres, bacias com vômito, ambientes com muitos objetos) | Manter o ambiente do cliente limpo, desimpedido e confortável |
| Avaliar e tratar a ansiedade e a depressão na medida do possível | Tornar as refeições uma experiência compartilhada, sempre que possível longe do quarto |
| | Reduzir o estresse nos horários das refeições |
| | Evitar confrontações quanto à quantidade de alimentos ingeridos |
| | Reduzir ou evitar pesagens rotineiras do cliente |
| Colocar o cliente em uma posição que facilite o esvaziamento gástrico | Estimular o cliente a comer sentado, elevando a cabeceira do leito |
| | Planejar as refeições (alimentos escolhidos e quantidades das porções) que o cliente deseja |
| Avaliar se existe constipação e/ou obstrução intestinal | Oferecer refeições pequenas e frequentes, caso seja mais fácil para o cliente ingeri-las |
| | Assegurar que cliente e familiares compreendam que a prevenção da constipação é primordial, mesmo quando a ingesta de alimentos pelo cliente for mínima |
| Evitar e tratar constipação intestinal ininterruptamente, mesmo quando a ingestão alimentar do cliente é mínima | Estimular a ingestão adequada de líquidos, fibras dietéticas e adotar um programa de condicionamento intestinal para evitar constipação intestinal |
| Realizar cuidados orais frequentes, principalmente após a ingestão de alimentos. | Ajudar o cliente a enxaguar a boca após as refeições. Evitar soluções de limpeza que contenham álcool ou glicerina, que ressecam as mucosas |
| Assegurar que as próteses dentárias estejam bem adaptadas | A perda de peso pode tornar as próteses dentárias frouxas e causar irritação. Retire as próteses para examinar as gengivas e fazer a higiene oral |
| Administrar e monitorar os efeitos dos tratamentos tópicos e sistêmicos para dor orofaríngea | O conforto do cliente pode ser melhorado quando os fármacos necessários ao controle da dor são administrados antes das refeições |

Embora a suplementação nutricional seja um componente importante do plano de tratamento das doenças em fase inicial ou crônica, o emagrecimento e a desidratação involuntária são sequelas esperadas da enfermidade progressiva. À medida que a doença avança, clientes, familiares e profissionais de saúde podem acreditar que, afastados dos métodos artificiais de nutrição e hidratação, os clientes em estado terminal "definharão", causando sofrimento profundo e morte mais rápida. Contudo, a inanição não deve impor o uso de tubos para suplementação nutricional ou hidratação de clientes em estado de deterioração irreversível. Estudos demonstraram que os clientes em fase terminal, quando hidratados, não apresentam melhora dos parâmetros bioquímicos ou do nível de consciência. Do mesmo modo, a sobrevida não aumenta quando clientes em fase terminal e com demência avançada recebem nutrição enteral. Além disso, nos clientes moribundos, a abstenção ou a interrupção da nutrição e da hidratação artificiais produz efeitos benéficos, inclusive redução do débito urinário e atenuação da incontinência, diminuição dos líquidos gástricos e dos vômitos, redução das secreções pulmonares e da angústia respiratória, diminuição do edema e atenuação do desconforto causado pela pressão dos líquidos acumulados nos tecidos (Emanuel, Ferris, von Gunten *et al.*, 2010).

À medida que o cliente se aproxima do final da vida, a família e os profissionais de saúde devem lhe oferecer o que ele prefere e possa tolerar mais facilmente. A enfermeira deve orientar a família sobre como separar a alimentação dos cuidados gerais, demonstrando amor e compartilhando a experiência de estar com o ente querido em outras situações. A preocupação com o apetite, a alimentação e a perda de peso desvia energia e tempo que o cliente e a família poderiam usar em atividades mais importantes. A seguir, veja algumas dicas de como melhorar a nutrição dos clientes em fase terminal:

• Ofereça pequenas porções dos alimentos preferidos
• Não se preocupe exageradamente com uma "dieta balanceada"

- Os alimentos frios podem ser mais bem tolerados que os quentes
- Ofereça queijo, ovos, manteiga de amendoim, leite desnatado e carne de frango ou peru. A carne bovina (principalmente bife) pode ter paladar amargo e desagradável
- Acrescente *milk-shakes*, bebidas instantâneas em pó ou outros suplementos líquidos
- Acrescente leite em pó aos *milk-shakes* e caldos cremosos para aumentar o teor proteico calórico
- Mantenha alimentos nutritivos à beira do leito (sucos de frutas e *milk-shakes* em recipientes plásticos vedados com canudos)
- Programe as refeições quando os familiares possam estar presentes para fazer companhia e estimular o cliente
- Evite discussões nas horas das refeições
- Ajude o cliente a manter um esquema de higiene oral. Enxágue a boca após cada refeição ou lanche. Evite soluções de limpeza bucal que contenham álcool. Use escova dental com cerda macia. Trate as úlceras ou as lesões orais. Verifique se as próteses dentárias estão bem adaptadas
- Trate a dor e outros sintomas
- Ofereça raspas de sucos de frutas congelados
- Permita que o cliente recuse alimentos e líquidos.

### *Alterações da consciência e delirium*

O *delirium* é um problema bastante comum em pessoas com câncer avançado, ocorrendo em 15 a 30% dos clientes internados e em até 85% das pessoas nas últimas semanas de vida. Muitos clientes permanecem alertas, despertáveis e capazes de comunicar-se até pouco antes da morte. Outros dormem por períodos longos e despertam apenas a intervalos intermitentes, permanecendo sonolentos até morrer. O termo *delirium* refere-se aos distúrbios concomitantes do nível de consciência, do comportamento psicomotor, da memória, do raciocínio, da atenção e do ciclo de sono-vigília. Em certos casos, um período de *delirium* agitado precede a morte, fazendo com que algumas famílias fiquem esperançosas de que os clientes subitamente ativos possam estar melhorando. A confusão mental pode estar relacionada com distúrbios coexistentes tratáveis, inclusive efeitos colaterais ou interações farmacológicas, dor ou desconforto, hipoxia ou dispneia, distensão vesical ou impacção fecal. Nos clientes com câncer, a confusão mental pode ser causada pelas metástases cerebrais. O *delirium* também pode estar relacionado com distúrbios metabólicos, infecção e falência de múltiplos órgãos.

Os clientes com *delirium* podem ficar hipoativos ou hiperativos, inquietos, irritáveis e amedrontados. Também pode haver privação de sono e alucinações. Quando o tratamento dos fatores subjacentes que contribuem para esses sintomas não surte efeito, uma combinação de fármacos (neurolépticos ou benzodiazepínicos) pode ser efetivo para reduzir os sintomas angustiantes. O haloperidol pode atenuar as alucinações e a agitação psicomotora. As benzodiazepinas (p. ex., lorazepam) são capazes de reduzir a ansiedade, mas não melhoram o nível de consciência e podem agravar a disfunção cognitiva quando utilizadas isoladamente.

As intervenções de enfermagem têm como objetivos identificar as causas responsáveis pelo *delirium*, reconhecer a angústia dos familiares em razão da sua ocorrência, tranquilizar a família quanto ao que é normal, orientá-la sobre como interagir com o cliente delirante, garantir sua segurança e monitorar os efeitos dos fármacos usados para tratar a agitação grave, a paranoia e o medo. A confusão pode mascarar as necessidades e os medos do cliente quanto à morte. A intervenção espiritual, a musicoterapia, a massagem suave e o toque terapêutico podem proporcionar algum alívio. Outras medidas úteis são a redução de estímulos do ambiente, evitando também as luzes fortes ou a iluminação muito suave (que pode causar sombras assustadoras), mantendo rostos familiares próximos, reorientando e tranquilizando suavemente o afetado.

### *Dispneia*

A dispneia, a percepção desconfortável da respiração ou sensação de falta de ar, é comum em clientes que aproximam do final da vida. Trata-se de um sintoma altamente subjetivo, em geral não associado a sinais perceptíveis de sofrimento como taquipneia, sudorese ou cianose. Os clientes com tumores pulmonares primários, metástases pulmonares, derrame pleural ou doença pulmonar restritiva podem ter dispneia significativa. Embora a causa básica da dispneia possa ser reconhecida e tratada em alguns casos, o ônus imposto por exames complementares e intervenções terapêuticas adicionais voltadas para reverter o transtorno fisiológico podem superar os efeitos benéficos. O tratamento da dispneia varia, pois depende da condição física geral do cliente e da iminência da morte. Por exemplo, uma transfusão de sangue pode proporcionar alívio sintomático temporário a um cliente com anemia nos estágios iniciais da doença. Contudo, à medida que o indivíduo aproxima-se do final da vida, os efeitos benéficos geralmente têm curta duração ou não ocorrem. Assim como ocorre com a avaliação e o controle da dor, as queixas de dispneia devem ser aceitas como reais. Da mesma maneira como a dor física, o que a dispneia representa para um cliente pode acentuar seu sofrimento. Por exemplo, o cliente pode interpretar o agravamento da dispneia como sinal de morte iminente. Em alguns casos, a dispneia pode evocar imagens assustadoras de afogamento ou asfixia, e o ciclo resultante de medo e ansiedade pode agravar a sensação de falta de ar. Por essa razão, a enfermeira deve fazer uma avaliação cuidadosa dos componentes psicossociais e espirituais da dispneia. Os parâmetros da avaliação física são:

- Intensidade do sintoma, angústia e interferência com as atividades (escala de 0 a 10)
- Ausculta pulmonar
- Avaliação do equilíbrio hídrico
- Avaliação do edema postural (circunferência dos membros inferiores)
- Determinação da circunferência abdominal
- Temperatura
- Cor da pele
- Volume e características do escarro
- Tosse.

De modo a determinar a intensidade da dispneia e sua interferência nas atividades da vida diária, a enfermeira pode pedir ao cliente que defina a gravidade da dispneia em uma escala de 0 a 10, em que 0 significa nenhuma dispneia e 10 representa a pior dispneia imaginável. A avaliação inicial do cliente, ainda antes de ser tratado, e as reavaliações subsequentes e periódicas durante as exacerbações do sintoma e o tratamento, principalmente quando o plano de tratamento é alterado, fornecem evidências objetivas ininterruptas para avaliar a eficácia do plano terapêutico. Além disso, os resultados da avaliação física podem ajudar a determinar a causa da dispneia e a selecionar as intervenções de enfermagem capazes de atenuar o sintoma. Os componentes da avaliação mudam à medida que se alteram as condições do cliente. Como também ocorre com outros sintomas encontrados na terminalidade da vida, a dispneia pode ser tratada efetivamente na ausência de avaliação e de dados diagnósticos (i. e., gasometria arterial) utilizados tradicionalmente quando o sintoma ou a doença do indivíduo é reversível.

As intervenções de enfermagem para dispneia na terminalidade da vida consistem em administrar os tratamentos clínicos indicados à doença de base, monitorar a resposta do cliente ao tratamento, ajudar o cliente e sua família a controlar a ansiedade (que agrava a dispneia), alterar a percepção do sintoma e conservar energia (Boxe 3.7). A intervenção farmacológica tem como objetivo modificar a fisiologia respiratória e melhorar a função pulmonar, bem como alterar a percepção do sintoma. Os broncodilatadores e os corticoides são exemplos de fármacos usados para tratar uma doença pulmonar obstrutiva coexistente, melhorando a função pulmonar global. Doses baixas de opioides são muito efetivas para atenuar a dispneia, embora o mecanismo deste efeito benéfico não esteja totalmente esclarecido. Ainda que a dispneia associada a doenças terminais geralmente não esteja associada à redução da saturação de oxigênio do sangue arterial, a administração de oxigênio em volumes baixos costuma proporcionar conforto psicológico aos clientes e seus familiares, principalmente quando o tratamento é realizado em casa.

Como já mencionado, a dispneia pode ser agravada pela ansiedade, desencadeando sintomas de uma crise respiratória capaz de deixar o cliente e sua família em pânico. Quando os clientes são cuidados em domicílio, as orientações fornecidas a eles e aos seus familiares devem incluir a antecipação e a estabilização das crises, além de um plano de emergência claramente definido. O cliente e seus familiares devem ser orientados quanto à administração dos fármacos, às alterações que devem ser relatadas ao médico e à enfermeira e as estratégias para lidar com o decréscimo progressivo das reservas e com o agravamento dos sintomas à medida que a doença avança. O cliente e sua família devem ser tranquilizados, sabendo que o sintoma pode ser controlado efetivamente em domicílio, sem necessidade de ativar os serviços de emergência médica ou recorrer à internação hospitalar, e que a enfermeira estará disponível a qualquer momento por telefone ou visita domiciliar.

### Secreções

Quando os familiares são preparados para o momento da morte, é menos provável que entrem em pânico e mostram-se mais capazes de permanecer com seus entes queridos, assegurando-lhes sua presença significativa. As respirações ruidosas e gorgolejantes ou os gemidos costumam ser mais angustiantes para os familiares. Na maioria dos casos, os sons respiratórios produzidos na terminalidade da vida estão relacionados com o relaxamento orofaríngeo e a depressão do nível de consciência. Os familiares podem apresentar dificuldade em aceitar que o cliente não sente dor ou que sua respiração não melhoraria com a aspiração das secreções. O posicionamento do cliente e a tranquilização da família são as medidas mais valiosas para atenuar esse problema.

Quando a morte é iminente, os clientes se tornam progressivamente sonolentos e incapazes de eliminar escarro ou secreções orais, agravando ainda mais a dificuldade respiratória em consequência da acumulação de secreções ressecadas e espessas. Em geral, os sons e o aspecto das secreções são mais angustiantes para os familiares que para os clientes. A angústia da família quanto às alterações da condição do cliente pode ser atenuada pelos cuidados de enfermagem. A continuidade das intervenções voltadas ao conforto e à tranquilização de que o cliente não está sofrendo pode atenuar expressivamente as preocupações da família. A higiene oral suave, com uma compressa umedecida ou escova dentária muito macia, ajuda a manter a integridade das mucosas do cliente. Além disso, a aspiração oral suave, o posicionamento para melhorar a drenagem das secreções e a administração de anticolinérgicos por via sublingual ou transdérmica são medidas que reduzem a produção de secreções e proporcionam conforto ao cliente e tranquilidade à família (Tabela 3.4). A aspiração mais profunda pode causar descon-

---

**BOXE 3.7 — Intervenções paliativas de enfermagem para dispneia.**

**Diminuir a ansiedade**
- Administrar os ansiolíticos prescritos conforme a necessidade para tratar a ansiedade ou o pânico associado à dispneia
- Ajudar o cliente com técnicas de relaxamento e imaginação dirigida
- Fornecer ao cliente um meio de pedir ajuda (campainha/luz de leito ao seu alcance no hospital ou instituição de longa permanência; campainha portátil ou outro dispositivo para ser usado em casa).

**Tratar a doença básica**
- Administrar broncodilatadores e corticoides conforme a prescrição (doença obstrutiva)
- Administrar hemocomponentes ou eritropoetina conforme a prescrição (em geral, isso não é benéfico quando a doença está avançada)
- Administrar os diuréticos prescritos e monitorar o balanço hídrico.

**Alterar a percepção da dispneia**
- Administrar oxigenoterapia prescrita por cânula nasal, caso seja tolerada (pode ocorrer intolerância às máscaras)
- Administrar opioides em doses baixas conforme a prescrição por via oral (o sulfato de morfina é usado mais comumente)
- Assegurar a circulação do ar no ambiente com um ventilador portátil.

**Reduzir a demanda respiratória**
- Ensinar ao cliente e aos seus familiares como adotar medidas para conservar energia
- Manter equipamentos, suprimentos necessários e alimentos ao alcance do cliente
- No caso de cuidados domiciliares ou *hospice*, ofereça uma cadeira-higiênica ou um leito acionado eletricamente (com cabeceira que possa ser elevada).

**Tabela 3.4** Tratamento farmacológico das secreções orais e respiratórias excessivas quando a morte é iminente

| Fármaco | Dose |
|---|---|
| Solução de sulfato de atropina a 1% | 1 ou 2 gotas da solução VO/sublingual a 1%, a cada 4 a 6h, conforme a necessidade, ou a intervalos regulares, até 12 gotas/dia |
| Atropina injetável | 0,4 a 0,6 mg por via IV/SC/IM a cada 4 a 6h, conforme a necessidade, ou a intervalos regulares (se o tratamento oral não for efetivo) |
| Glicopirrolato | 1 a 2 mg VO/retal/sublingual, 3 vezes/dia, conforme a necessidade, ou a intervalos regulares (dose máxima de 6 mg/dia) |
| Hiosciamina | 0,125 a 0,25 mg VO/sublingual a cada 4 a 6h, conforme a necessidade, ou a intervalos regulares (dose máxima de 1,5 mg/dia) |
| Escopolamina | 1 a 2 comprimidos com um pouco de água, deglutindo-os sem mastigar, 3 a 4 vezes/dia. |

Reproduzida com autorização da ExcelleRx, Inc. (2008). *Hospice pharmacia pharmaceutical care tool kit* (9th ed.). Philadelphia: Author.

forto significativo ao cliente e raramente traz qualquer efeito benéfico, porque as secreções voltam a acumular-se rapidamente.

## Sedação paliativa na terminalidade da vida

O controle efetivo dos sinais e sintomas pode ser obtido na maioria dos casos, mas alguns clientes podem apresentar sintomas angustiantes incontroláveis. Embora a **sedação paliativa** ainda seja controversa, ela é oferecida a certos clientes próximos à morte ou que apresentem sintomas que não melhoram com as abordagens farmacológicas e não farmacológicas tradicionais, resultando em sofrimento persistente. O objetivo da sedação paliativa é atenuar os sintomas, não apressar a morte. A sedação paliativa é usada mais comumente quando o cliente tem dor, dispneia, convulsões ou *delirium* refratário ao tratamento e, em geral, é considerada apropriada apenas às situações mais difíceis. Antes de iniciar a sedação paliativa, a equipe de saúde deve avaliar a existência de causas básicas de sofrimento tratáveis, inclusive depressão ou angústia espiritual. Por fim, o cliente e sua família devem ser plenamente informados quanto à utilização desse tratamento e suas alternativas.

A sedação paliativa é realizada por infusão de um benzodiazepínico ou barbitúrico em doses suficientes para induzir sono e suprimir os sinais físicos de desconforto (McWilliams, Keeley e Waterhouse, 2010; Quill e Byock, 2000). As enfermeiras atuam como membros colaborativos da equipe multiprofissional de saúde, oferecendo apoio emocional aos clientes e seus familiares, facilitando o esclarecimento dos valores e das preferências e prestando cuidados físicos focados no conforto. Quando a sedação é induzida, a enfermeira deve manter o conforto do cliente, monitorar os efeitos físicos da sedação, apoiar a família durante as últimas horas ou dias de vida dos seus entes queridos e assegurar a comunicação no seio da equipe, e também entre a equipe e a família do cliente.

## Cuidados de enfermagem para cientes e famílias nas últimas horas de vida

Uma das experiências mais gratificantes que a enfermeira pode ter é prestar cuidados a clientes terminais e estar presente no momento da morte. Os clientes e seus familiares, compreensivelmente, temem o desconhecido, e a proximidade da morte pode suscitar novas preocupações ou fazer ressurgir medos ou problemas preexistentes. Quem sempre teve dificuldade de comunicação ou faz parte de famílias em que existam antigos ressentimentos e mágoas pode vivenciar dificuldades mais acentuadas à medida que se aproxima a morte dos seus entes queridos. Por outro lado, os últimos momentos de vida também podem oferecer oportunidades para resolver antigas mágoas e aprender novas maneiras de viver em família. Independentemente do contexto, os profissionais habilidosos podem tornar a morte do cliente confortável, possibilitando que seus entes queridos estejam presentes quando quiserem e oferecer aos familiares oportunidades de vivenciar crescimento e cura. Do mesmo modo, em qualquer circunstância, o cliente e sua família podem ficar menos apreensivos quanto ao momento da morte se souberem o que esperar e como responder.

### Alterações fisiológicas esperadas

À medida que a morte se aproxima e os sistemas do organismo começam a entrar em falência, ocorrem alterações corporais detectáveis e esperadas. Os cuidados de enfermagem voltados ao conforto do cliente devem ser mantidos: analgésicos prescritos (administrados por via retal ou sublingual), mudanças de posição, higiene oral e ocular, posicionamento para facilitar a drenagem das secreções e medidas para proteger a pele da exposição à urina ou às fezes (em casos de incontinência). A enfermeira deve consultar o médico quanto à interrupção de medidas que deixem de contribuir ao conforto do cliente, inclusive coleta de amostras de sangue, administração de alimentos por sonda, aspiração (na maioria dos casos) e monitoramento invasivo. A enfermeira deve preparar a família para as alterações normais esperadas, que acompanham o período que antecede imediatamente a morte. Embora não seja possível prever o momento exato da morte, costuma ser possível saber quando o cliente está bem próximo de morrer. Os programas *hospice* frequentemente fornecem informações por escrito às famílias, de modo que elas saibam o que esperar e fazer quando a morte é iminente (Boxe 3.8).

Embora cada morte seja singular, os profissionais de saúde experientes geralmente conseguem perceber que o cliente está próximo de morrer ou "morrendo" e conseguem preparar a família para os últimos dias ou horas de vida do ente querido. À medida que a morte se aproxima, o cliente pode apresentar comportamento retraído, dormir por períodos mais longos ou ficar sonolento. Os familiares devem ser estimulados a permanecer ao lado do cliente, tranquilizando-o, afirmando a sua presença, tocando-o suavemente, acariciando-o ou mesmo deitando-se ao seu lado (inclusive no hospital ou em uma instituição de longa permanência). Isso, claro, deve ser feito quando os familiares se sentem confortáveis com esse grau de proximidade e conseguem fazê-lo sem causar desconforto ao cliente.

## BOXE 3.8 — Sinais de morte iminente.

*O cliente demonstra menos vontade de comer e beber.* Em muitos casos, a recusa dos alimentos é um sinal de que os clientes estão prontos para morrer. A ingestão de líquidos pode ser limitada ao mínimo necessário para não manter a boca muito seca.
- O que você pode fazer: oferecer (mas não forçar a ingestão de) líquidos e fármacos prescritos. Em alguns casos, a dor ou os sinais e sintomas que exigiram o uso de fármacos no passado podem ter desaparecido. Na maioria das vezes, os analgésicos continuam sendo necessários e podem ser administrados em soluções orais concentradas colocadas sob a língua, ou por supositórios retais.

*O débito urinário e a frequência das micções podem diminuir.*
- O que você pode fazer: não é necessário qualquer intervenção, a menos que o cliente diga que quer urinar mas não consegue. Entre em contato com a enfermeira do programa *hospice* e solicite ajuda quando não tiver certeza da condição.

*À medida que o organismo enfraquece, o cliente dorme mais e começa a se desligar do ambiente.* O cliente pode recusar suas tentativas de proporcionar-lhe conforto.
- O que você pode fazer: deixe seu ente querido dormir. Prefira se sentar ao seu lado, colocar uma música suave ou segurar suas mãos. O comportamento retraído do seu ente querido é normal e não significa rejeição do seu amor.

*A confusão mental pode ser evidente à medida que menos oxigênio esteja disponível ao cérebro.* O cliente pode relatar sonhos ou visões estranhas.
- O que você pode fazer: quando o cliente despertar, diga-lhe que dia é hoje e que horas são, onde ele está e quem está presente. Tais informações são transmitidas mais naturalmente em uma conversa casual.

*A visão e a audição podem se tornar, até certo ponto, deficientes e pode ser difícil compreender a fala.*
- O que você pode fazer: fale claramente quando necessário, mas não grite. Mantenha o quarto tão iluminado quanto o cliente quiser, mesmo à noite. Converse como se pudesse ser ouvida, porque a audição pode ser um dos últimos sentidos perdidos pelo cliente
- Muitos clientes conseguem conversar até minutos antes de morrer e se sentem tranquilizados por trocar algumas palavras com um ente querido.

*As secreções podem se acumular na parte posterior da garganta, produzindo sons de estertores ou borbulhas à medida que o cliente respira pela boca.* O cliente pode tentar tossir e sua boca pode ficar seca, coberta de secreções.
- O que você pode fazer: se o cliente tentar tossir para expectorar as secreções e ficar engasgado ou vomitar, use um aspirador portátil
- As secreções podem escorrer da boca se você colocar o cliente deitado de lado e apoiá-lo com travesseiros
- A limpeza da boca com compressas umedecidas ajuda a aliviar o ressecamento que ocorre quando o cliente respira pela boca
- Ofereça água em pequenas quantidades para manter a umidade da boca. Um canudo fechado colocando um dedo na ponta pode ajudar a transferir pequenos volumes de água para a boca do cliente.

*A respiração pode se tornar irregular, com períodos de apneia.* O cliente pode fazer muito esforço para respirar, produzindo sons de gemido a cada respiração. À medida que a morte se aproxima, a respiração torna-se irregular e pode ficar mais superficial e mecânica.
- O que você pode fazer: a elevação da cabeceira do leito pode ajudar o cliente a respirar com mais facilidade. O som de gemido não significa que o cliente tenha dor ou outro tipo de sofrimento. Ele é produzido pela passagem do ar entre cordas vocais muito relaxadas.

*À medida que a oxigenação do cérebro diminui, o cliente se mostra inquieto.* Nessa fase, é comum que o cliente puxe as roupas de cama, tenha alucinações visuais ou até mesmo tente sair do leito.
- O que você pode fazer: tranquilize o cliente e, com tom de voz tranquilo, diga que está presente. Não deixe que o cliente caia da cama. Música suave ou massagens nas costas podem ser tranquilizadoras.

*O cliente pode se sentir quente em um momento e frio no outro, à medida que o corpo perde a capacidade de controlar sua temperatura.* Quando a circulação diminui, os braços e as pernas podem ficar frios e azulados. A parte inferior do corpo pode escurecer. Pode ser difícil sentir o pulso no punho.
- O que você pode fazer: coloque e remova as cobertas conforme a necessidade. Evite usar cobertores elétricos, que podem causar queimaduras, pois o cliente não consegue dizer se está muito quente
- Umedeça a cabeça do cliente com uma compressa úmida, caso lhe proporcione conforto.

*A perda do controle da bexiga e do intestino pode ocorrer pouco antes da morte.*
- O que você pode fazer: proteja as roupas de cama com um lençol impermeável e troque-o conforme a necessidade, assegurando o conforto do cliente.

*À medida que a morte se aproxima, muitos clientes dizem que veem jardins, bibliotecas, familiares ou amigos que já morreram.* Os clientes podem solicitar que arrume suas malas, pegue as passagens ou um passaporte. Em alguns casos, podem insistir e tomar essas providências por si próprios. Podem tentar sair da cama (mesmo que estejam confinados ao leito por longo tempo), de modo que possam "partir".
- O que você pode fazer: tranquilize o cliente, dizendo estar tudo bem, e que ele pode "partir" sem sair da cama. Fique por perto, conte histórias e esteja presente.

Reproduzido com autorização da Family Home Hospice of the Visiting Nurse Association of Greater Philadelphia.

Em certos casos, mesmo com a família e os profissionais de saúde tendo feito todos os esforços possíveis para assegurar que seus entes queridos não morram sozinhos, o cliente pode morrer quando ninguém estiver por perto. Não é realista pensar que os familiares ficarão à beira do leito 24 horas por dia, e em muitos casos os clientes morrem logo após os seus familiares saírem do quarto. Os profissionais com experiência em *hospice* têm observado e relatado que alguns clientes parecem "esperar" os seus familiares saírem de perto para morrer, talvez para poupá-los da dor de estarem presentes no momento da morte. As enfermeiras podem tranquilizar os familiares durante toda a vigília até a morte, estando presentes a intervalos regulares ou continuamente, demonstrando comportamentos esperados (como tocar e conversar com o cliente), elogiando os cuidados prestados pelos familiares, tranquilizando-os quanto às alterações fisiológicas esperadas e estimulando-os a descansar. Nos casos em que o cliente morre enquanto seus familiares não estão presentes à beira do leito, eles podem sentir culpa e mágoa profunda, necessitando apoio emocional.

## Cuidados pós-morte

Em geral, o momento da morte é precedido por um período de redução gradativa das funções corporais, no qual pode haver intervalos crescentes entre as respirações, pulsos fracos e irregulares, diminuição da pressão arterial e alterações da cor ou manchas cutâneas. Para os clientes que receberam tratamento sintomático adequado e para as famílias que tiveram preparação e apoio apropriados, o momento da morte geralmente é sereno e ocorre sem resistência. As enfermeiras podem ou não estar presentes no momento da morte de um cliente. A constatação do óbito é realizada por um exame físico que inclui ausculta para confirmar a ausência de sons cardíacos e respiratórios. Os programas de cuidados domiciliares e de *hospice*, nos quais as enfermeiras realizam a visita por ocasião da morte e constatam o óbito, adotam normas e procedimentos para orientar as ações destes profissionais durante a visita. Imediatamente após a cessação das funções vitais, o corpo começa a alterar-se, ou seja, torna-se opaco e azulado, adquire um aspecto céreo e torna-se frio, o sangue escurece e se acumula nas áreas pendentes do corpo (p. ex., dorso e sacro, se o corpo estiver em decúbito dorsal) e a urina e as fezes podem ser eliminadas.

Imediatamente após a morte, os familiares devem ter oportunidade e ser estimulados a passar algum tempo com o corpo do cliente. As respostas normais dos familiares no momento da morte são muito variáveis e incluem expressões tranquilas de tristeza ou manifestações declaradas, como lamento e prostração. O desejo de privacidade da família com o corpo do cliente deve ser respeitado. Os familiares podem querer cuidar do corpo sozinhos ou receber ajuda. Quando a morte ocorre em uma instituição de longa permanência, as enfermeiras seguem as normas do serviço para preparação do corpo e transporte para o necrotério da instituição. No entanto, as necessidades da família de permanecer com o corpo, de aguardar a chegada de outros familiares antes da sua remoção e de realizar os rituais pós-morte devem ser respeitadas. Quando a morte esperada ocorre no ambiente doméstico, o administrador funerário transporta o corpo diretamente para a funerária ou o necrotério.

## Perda, pesar e luto

São vários os sentimentos e comportamentos normais, de adaptação e saudáveis após a perda de um ente querido. O termo **pesar** refere-se aos sentimentos pessoais que acompanham uma perda esperada ou concreta. O termo **desolação** descreve as expressões individuais, familiares, grupais e culturais de pesar, e seus comportamentos associados. O termo **luto** descreve o período de duração da desolação. As reações de pesar e os comportamentos que expressam o luto se modificam com o tempo, à medida que as pessoas aprendem a viver com a perda.

Embora a dor da perda possa ser atenuada com o decorrer do tempo, trata-se de um processo de desenvolvimento contínuo, e o tempo pode jamais cicatrizar totalmente a dor da privação por morte. Isto é, o sentimento de privação não desaparece por completo após uma perda, nem as pessoas que perderam entes queridos voltam a ser o que eram antes do acontecimento. Pelo contrário, elas desenvolvem um novo sentimento de identidade pessoal, encaixando-se em um mundo que mudou drástica e permanentemente em razão da ausência do ente querido e da perda deste relacionamento.

### *Pesar antecipado e luto*

Negação, tristeza, raiva, medo e ansiedade são reações normais de pesar nos indivíduos com doenças potencialmente fatais e as pessoas que lhe cercam. Kübler-Ross (1969) descreveu cinco reações emocionais comuns à morte, aplicáveis a qualquer perda: negação, raiva, barganha, depressão e aceitação. Segundo ela, nem todos os clientes ou familiares vivenciam todos os estágios. Alguns podem nunca alcançar um estágio de aceitação, e as respostas emocionais dos doentes e seus familiares oscilam praticamente a cada dia. O enfrentamento da morte iminente pelo indivíduo e pela família é complicado por conta das trajetórias variadas e conflitantes que o pesar e o luto podem ter nas famílias. Por exemplo, embora o cliente possa sentir tristeza quando percebe as mudanças de papéis desencadeadas pela doença, o cônjuge ou o companheiro do cliente pode expressar ou vivenciar sentimentos de raiva frente às alterações recentes de papéis e à perda iminente do relacionamento. Outros familiares podem entregar-se à negação (p. ex., "papai ficará bom; ele apenas precisa comer mais"), ao medo ("quem cuidará de nós?" ou "eu também ficarei doente?") ou à tristeza profunda com isolamento social. Embora todos esses comportamentos sejam normais, pode surgir certa tensão quando um ou mais familiares percebe que outros estão menos atenciosos, muito emotivos ou excessivamente afastados.

A enfermeira deve avaliar as características do sistema familiar e intervir, apoiando e aumentando a coesão da unidade familiar. A enfermeira pode estimular os familiares a conversar sobre seus sentimentos e ajudá-los a entender o que lhes está acontecendo no contexto mais amplo do pesar e do luto antecipado. Reconhecer e expressar sentimentos, continuar a interagir com o cliente de maneira significativa e planejar o momento da morte e a privação por perda são comportamentos familiares adaptativos. O apoio profissional oferecido pelos assistentes sociais, seja na comunidade, em um hospital local, em uma instituição de longa permanência ou como parte de um programa de cuidados domiciliares aos clientes em fase terminal pode ajudar o cliente e a família a perceber e reconhecer seus sentimentos, tornando a terminalidade da vida uma experiência mais significativa possível.

### *Pesar e desolação após a morte*

Quando um ente querido morre, os familiares entram em uma fase de pesar e luto à medida que começam a aceitar a perda, a sentir a dor da separação irreparável e a preparar-se para viver sem o cliente. Ainda que o ente querido tenha morrido após uma doença longa, o pesar preparatório vivenciado durante a fase terminal não evita o pesar e o luto que se seguem à morte. Com a morte após uma doença longa ou difícil, os familiares podem vivenciar sentimentos conflitantes de alívio, pois o sofrimento do ente querido terminou, agravados pela culpa e mágoa motivadas por questões não resolvidas ou pelas circunstâncias da morte. A superação do pesar pode ser especialmente difícil quando a morte do cliente foi dolorosa, prolongada, acompanhada de intervenções indesejáveis ou ocorreu sem testemunhas. As famílias que não tiveram preparação ou apoio na iminência da morte podem passar por um período mais difícil até descobrir um lugar para as memórias dolorosas.

Embora alguns familiares apresentem desolação prolongada ou complicada, a maioria das reações de pesar se mantêm em uma faixa "normal". Os sentimentos geralmente são intensos, mas os indivíduos enlutados acabam se reconciliando com a perda e descobrem um meio de retomar suas vidas. O pesar e a desolação são afetados por diversos fatores, inclusive características pessoais (habilidades de enfrentamento e experiências com doença e morte), o tipo de relacionamento com o falecido, fatores que envolveram a doença e a morte, dinâmica familiar, apoio social, expectativas e normas culturais. O pesar e a desolação "normais" caracterizam-se por sentimentos emocionais de tristeza, raiva, culpa e entorpecimento; sensações físicas como vazio no estômago e aperto no peito, fraqueza e falta de energia; pensamentos que incluem preocupação com a perda e sensação de que o falecido ainda está presente; e comportamentos como chorar, visitar locais que lembrem o falecido, retração social e hiperatividade desassossegada.

Os rituais pós-morte, inclusive preparação do corpo, práticas funerais e cremação, são maneiras social e culturalmente significativas por meio das quais os familiares começam a aceitar a realidade e a natureza irrevogável da morte. O planejamento prévio dos funerais é uma prática cada vez mais comum, e os profissionais que prestam cuidados de *hospice* são especialmente úteis para ajudar as famílias a elaborar planos para a morte, geralmente envolvendo o cliente, que pode desejar ter um papel ativo. O planejamento prévio do funeral alivia a família da carga de tomar decisões no período intensamente emocional que se segue à morte.

Em geral, o período de desolação é uma resposta adaptativa à perda, durante o qual indivíduos enlutados conseguem aceitar a perda como real e irreversível, reconhecem e vivenciam emoções dolorosas que acompanham a perda, começam a viver sem o ente querido, contornam as dificuldades de adaptação e encontram um novo modo de viver no mundo. Principalmente pouco após a morte, os indivíduos enlutados começam a reconhecer a realidade e a permanência da perda quando conversam sobre o ente querido, contam e repetem a história da doença e da morte.

Na realidade, a superação do pesar e da desolação leva tempo e evitar passar por este processo após a morte costuma causar dificuldades prolongadas de adaptação. A desolação por uma perda envolve "desfazer" os laços psicossociais que ligavam os indivíduos enlutados ao ente querido, a adaptação pessoal à perda e a aprendizagem de viver no mundo sem o ente querido que partiu. Em seu trabalho clássico, Worden (1991) descreveu as quatro tarefas que fazem parte da desolação:

- Aceitar a realidade da perda
- Superar a dor do pesar
- Adaptar-se ao ambiente no qual o ente querido já não está
- "Afastar-se" emocionalmente do ente querido para dar continuidade à vida.

Embora muitas pessoas concluam o processo de desolação com o apoio informal dos familiares e dos amigos, alguns acreditam que conversar com outras pessoas que passaram por uma experiência semelhante (p. ex., grupos de apoio informal) fortalece os sentimentos e as experiências, fornecendo uma estrutura para a aprendizagem de novas e úteis habilidades para lidar com a perda e iniciar uma vida nova. Os hospitais, os serviços de *hospice*, as organizações religiosas e outras organizações comunitárias geralmente mantêm grupos de apoio para indivíduos que perderam seus entes queridos. Os grupos de pais que perderam um filho, de crianças que perderam um dos genitores, de viúvos e de homossexuais masculinos e femininos que perderam seus companheiros são exemplos de grupos de apoio especializado disponíveis em certas comunidades.

### *Pesar e desolação complicados*

O pesar e a desolação complicados caracterizam-se por sentimentos persistentes de tristeza e desvalia ou desesperança total, que se prolongam por muito tempo após a morte; sintomas prolongados que interferem nas atividades da vida diária (anorexia, insônia, fadiga, pânico); ou comportamentos autodestrutivos como abuso de álcool ou drogas, ideação ou tentativas de suicídio. O pesar e a desolação complicados exigem encaminhamento para avaliação psiquiátrica e reavaliação para determinar se há necessidade de intervenções farmacológicas e outros tratamentos psicológicos.

## Enfrentamento da morte e do morrer | Questões pertinentes aos cuidadores profissionais

Trabalhando em um centro de traumatologia, em uma unidade de tratamento intensivo ou outro serviço de emergência, em atenção domiciliar, em *hospice*, instituições de longa permanência ou vários locais onde clientes e seus familiares recebem serviços ambulatoriais, a enfermeira está diretamente envolvida com as questões complexas e emocionalmente difíceis relacionadas com a perda da vida. Para ser mais efetiva e sentir-se satisfeita com os cuidados que presta, a enfermeira deve estar atenta às suas respostas emocionais às perdas presenciadas no dia a dia. Assim como os familiares, as enfermeiras precisam de oportunidades para conversar e expressar o pesar e a tristeza que sentem após a morte de uma pessoa que não chegou a concretizar seus sonhos, que deixou os filhos prematuramente ou interrompeu seus compromissos pessoais. Bem antes de apresentar sintomas de estresse ou esgotamento, a enfermeira deve reconhecer sua dificuldade de lidar diariamente com a dor alheia, adotando práticas saudáveis que a afastem da exaustão emocional. Na prática de cuidados de *hospice*, na qual a morte, o pesar e a perda são desfechos esperados, a equipe multiprofissional depende do apoio dos colegas, utilizando as ocasiões de reunião para expressar frustração, tristeza, raiva e outras emoções; aprender habilidades de enfrentamento; e conversar sobre o modo como foram afetados pelas vidas dos clientes que morreram desde o último encontro. Em muitos serviços, os membros da equipe organizam ou comparecem às reuniões em memória do cliente para apoiar as famílias e outros cuidadores, que se confortam quando se reúnem para lembrar e celebrar as vidas dos seus entes queridos. Por fim, os hábitos pessoais saudáveis, inclusive dieta, exercícios físicos, atividades para redução do estresse (p. ex., dança, ioga, tai chi, meditação) e sono reparador, ajudam a evitar os efeitos deletérios do estresse.

## Resumo

As enfermidades crônicas, ou seja, que duram mais de três meses, podem ser causadas por acidentes ou doença. Algumas dessas doenças podem ser resultantes de fatores genéticos, enquanto outras podem ser causadas por estilos de vida e comportamentos insalubres adotados nos anos anteriores. Doença crônica não é simplesmente um distúrbio cuja patologia é irreversível, também significa o declínio lento e progressivo das funções normais, o que traz consigo limitações físicas ou mentais e necessidade de vigilância por longo tempo. Em vista de sua prevalência, as enfermeiras cuidam de pessoas que vivem há muitos anos com sintomas ou limitações físicas ou mentais associadas a doenças crônicas. Nesses casos, as enfermeiras cuidam de clientes que vivem na incerteza. As doenças crônicas têm períodos de melhora e piora, e tais oscilações exigem diferentes esquemas de manutenção da saúde e diversos tipos de tratamento, que geralmente acarretam demandas variáveis aos cuidadores da família. As enfermeiras precisam conhecer as fases do modelo de trajetória das doenças crônicas, adaptando os cuidados que prestam às demandas momentâneas dos clientes.

À medida que os clientes com doenças crônicas avançam e retrocedem nas diferentes fases do modelo de trajetória de cuidados de saúde e os tratamentos tornam-se mais complexos, a ênfase é desviada da cura para o cuidado. Internacionalmente, tem sido observado um movimento no sentido de reconhecer a necessidade de ajudar os clientes e seus familiares na transição da cura para o cuidado. O objetivo desse movimento é a integração efetiva dos cuidados paliativos ao plano terapêutico desde o início, ou seja, desde o diagnóstico da doença. Os cuidados paliativos, que incluem diversos tipos de intervenções terapêuticas, buscam evitar e aliviar o sofrimento. Como o sofrimento tem causas múltiplas e variadas, as enfermeiras que prestam cuidados paliativos devem cuidar do cliente de forma integral – isto é, nos domínios físico, psicológico, social e espiritual da experiência humana. À medida que os clientes avançam para a fase de deterioração da doença crônica, eles necessitam de cuidados domiciliares. Os cuidados de *hospice* incluem cuidados paliativos. Porém, ao contrário dos cuidados paliativos, o *hospice* está associado à terminalidade da vida do indivíduo: o objetivo é preparar os clientes e suas famílias para a morte – emocional, social, espiritual e financeiramente. As enfermeiras que prestam cuidados na terminalidade da vida têm oito tarefas: (1) Administram tratamento para minimizar a dor e outros sintomas. (2) Com a habilidade adquirida pela experiência, comunicam-se efetivamente com os clientes em fase terminal e seus familiares. (3) Orientam clientes e familiares sobre o processo de decisão na terminalidade da vida e (4) ajudam outros profissionais a desenvolver um plano coordenado de cuidados que contemple os desejos dos clientes e suas famílias. (5) Cuidam de clientes que estão próximos de morrer e (6) costumam estar presentes no momento da morte. (7) Após a morte, auxiliam as famílias a superar a perda, o pesar e o luto. (8) E, por fim, prestam serviços de qualidade na terminalidade da vida, ofertando serviços culturalmente apropriados ao longo de toda a experiência do cuidado domiciliar de clientes em fase terminal.

Prestar cuidados de enfermagem aos clientes que vivem com doenças crônicas e seus familiares é cuidar da maneira mais plena e profunda – do início da doença na terminalidade da vida – para que a assistência prestada aos portadores de enfermidades crônicas seja centrada no indivíduo, integralmente.

## Revisão do capítulo

### Exercícios de avaliação crítica

1. Uma mulher de 55 anos, casada, mãe de três filhos adultos, foi encaminhada para receber cuidados de *hospice*. Durante a consulta inicial realizada na residência da cliente, você percebeu que ela sente dor intensa nas costelas e na pelve (a cliente graduou a intensidade da dor em 8 em uma escala de 0 a 10). Além disso, ela se queixou de não conseguir dormir. O médico prescrevera morfina para aliviar a dor, mas você concluiu que a cliente usou pouquíssimas doses do fármaco. O marido assumiu desestimular o uso de morfina pela cliente porque este fármaco a deixava muito sonolenta e nauseada no passado. A equipe interdisciplinar se reúne para discutir o plano de tratamento. Que outros dados de avaliação são necessários para determinar os desejos e as expectativas da cliente e do seu marido? Quais são as opções de intervenção para a equipe? Quais são os prós e os contras de cada opção?

2. Uma mulher de 28 anos, com dois filhos menores de três anos, foi recentemente diagnosticada com diabetes melito do tipo 1. A cliente, muito ativa em sua comunidade e igreja, diz não conseguir encaixar em sua vida atarefada as atividades de aprendizagem sobre diabetes, tratamentos e monitoramento da glicose sanguínea. Determine as abordagens possíveis para estabelecer um plano de cuidados para essa cliente. Correlacione suas orientações com a fase inicial da trajetória da doença crônica. Como você poderia alterar seu plano de ensino nas fases aguda e de crise dessa doença crônica?

3. Após uma convulsão no seu escritório de advocacia, uma mulher de 34 anos, casada e mãe de um menino de três anos, foi diagnosticada com câncer cerebral agressivo há dois meses. O crescimento do tumor é muito rápido. Consequentemente, a cliente tem convulsões incontroláveis e suas funções cognitivas declinam. O neuro-oncologista prognosticou sua morte para dentro de poucos meses. Qual é uma das principais responsabilidades da enfermeira nesse período de vida da cliente e da sua família? O que a enfermeira deve documentar na avaliação de enfermagem? Como a enfermeira deve responder à cliente e aos seus familiares no momento em que sintomas como convulsões e deterioração cognitiva ocorrerem e piorarem?

## Questões objetivas

1. Ao instruir clientes sobre doenças crônicas como diabetes, quais das seguintes opções a enfermeira deveria incluir como justificativa para o tratamento eficaz da doença? Assinale todas as opções aplicáveis.
   A. Quando não é tratada, a doença crônica pode causar outros distúrbios crônicos.
   B. Quando um cliente é internado na Unidade de Terapia Intensiva, com doença crônica coexistente, aumentam os riscos de morbidade e mortalidade.
   C. Embora a doença crônica afete todo o sistema familiar, seu tratamento é responsabilidade única do cliente.
   D. Quando trata uma enfermidade crônica nos seus estágios iniciais, o cliente pode conseguir evitar os custos elevados associados às sequelas da doença não tratada.

2. Um cliente está próximo de morrer em consequência de um câncer metastático e recebe cuidados domiciliares de *hospice*. A enfermeira da atenção domiciliar visita o cliente. O cuidador da família do cliente diz que ele não tem se alimentado bem nos últimos dias e raramente ingere líquidos, apenas chupa gelo a intervalos irregulares. O cuidador considera inaceitável permitir que o cliente fique em inanição até morrer, ou morra por desidratação. Qual seria a melhor resposta da enfermeira?
   A. "Eu também. Se fosse minha mãe, não permitiria que morresse dessa maneira."
   B. "E por que você pensa assim?"
   C. "Você está certo, isso pode apressar a morte e aliviar o sofrimento."
   D. "Isso é o que acontece quando as pessoas morrem."

3. Os sons respiratórios nos momentos que precedem a morte podem ser angustiantes para as famílias. Quando a enfermeira ouve esses sons, o que ela deve fazer? Escolha todas as opções aplicáveis.
   A. Reposicionar o cliente na tentativa de mobilizar as secreções para fora da orofaringe.
   B. Explicar à família o que são esses sons e que eles não significam que o cliente esteja sofrendo.
   C. Aspirar o cliente profunda e repetidamente para limpar as secreções orofaríngeas acumuladas.
   D. Sugerir ao médico a necessidade do uso um anticolinérgico (p. ex., glicopirrolato).

4. Quais das seguintes opções caracterizam uma doença crônica? Escolha todas as opções aplicáveis.
   A. Trata-se de uma enfermidade irreversível.
   B. É um declínio lento e progressivo da função fisiológica normal.
   C. Está em decréscimo no país e em todo o mundo.
   D. É uma doença que requer vigilância prolongada.

5. Um cliente em fase terminal apresenta repentinamente confusão mental, oscilações do nível de consciência e desorientação, pensando que está em casa quando se encontra no hospital. A enfermeira considera que isso seja _____ e sabe que o tratamento farmacológico mais apropriado é _____.
   A. Demência, donepezila.
   B. *Delirium*, lorazepam.
   C. *Delirium*, haloperidol.
   D. Demência, haloperidol.

## Bibliografia e leitura sugerida

A bibliografia e a leitura sugerida para este capítulo estão disponíveis no **GEN-IO: http://gen-io.grupogen.com.br/gen-io/**.

# UNIDADE DOIS

# Conceitos e Desafios na Assistência aos Clientes

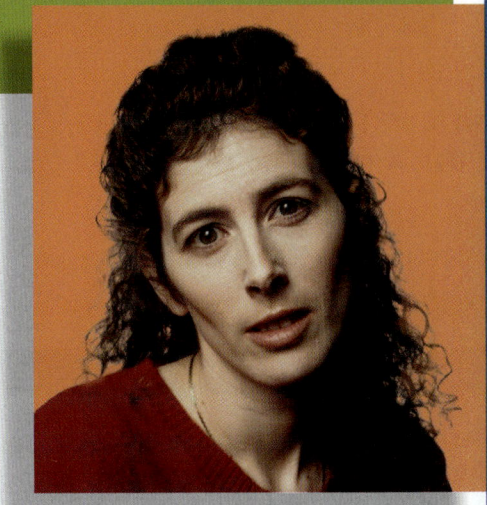

**Uma mulher de 45 anos** recebeu recentemente o diagnóstico de câncer cerebral. A cliente será submetida a uma intervenção cirúrgica seguida de quimioterapia e está muito ansiosa e receosa acerca do seu prognóstico geral.

➡ Que aspectos psicossociais podem ser afetados por esse diagnóstico?
➡ Explique os riscos pós-operatórios que podem ocorrer após a intervenção cirúrgica.
➡ Descreva as especificidades de um cliente submetido à quimioterapia.

# CAPÍTULO 4

# Distúrbios Hidreletrolíticos e Acidobásicos

PHILIP R. MARTINEZ JR.
LINDA HONAN PELLICO

## Objetivos de estudo

**Após ler este capítulo, você será capaz de:**

1. Entender as diferenças entre osmose, difusão, filtração e transporte ativo
2. Descrever as funções dos rins, dos pulmões e das glândulas endócrinas na regulação da composição e do volume dos líquidos corporais
3. Reconhecer os efeitos do envelhecimento na regulação hidreletrolítica
4. Planejar cuidados eficazes ao cliente com os seguintes distúrbios: hipovolemia, hipervolemia, hiponatremia, hipernatremia, hipopotassemia e hiperpotassemia
5. Descrever a causa, as manifestações clínicas, o tratamento e as intervenções de enfermagem para os seguintes distúrbios: hipocalcemia, hipercalcemia, hipomagnesemia, hipermagnesemia, hipofosfatemia, hiperfosfatemia, hipocloremia e hipercloremia
6. Explicar as funções dos pulmões, dos rins e dos tampões químicos na manutenção do equilíbrio acidobásico
7. Comparar as causas, as manifestações clínicas, o diagnóstico e o tratamento da alcalose e da acidose metabólicas
8. Comparar as causas, as manifestações clínicas, o diagnóstico e o tratamento da acidose e alcalose respiratórias
9. Interpretar os resultados da gasometria arterial
10. Descrever as medidas adotadas para evitar complicações secundárias ao tratamento intravenoso (IV).

O equilíbrio hidreletrolítico é um processo dinâmico crucial à vida e à **homeostasia**. Os distúrbios potenciais e reais do equilíbrio hidreletrolítico podem ocorrer em qualquer contexto, em qualquer doença e em várias condições que afetam indivíduos saudáveis e também doentes. O equilíbrio acidobásico do sangue é controlado com precisão, e como os desvios da faixa normal do pH (7,35 a 7,45) podem causar consequências graves nas funções do organismo, a enfermeira precisa interpretar adequadamente a gasometria arterial (GA).

## CONCEITOS FUNDAMENTAIS

### Volume e composição dos líquidos corporais

Cerca de 60% do peso de um adulto mediano consiste em líquido (água e eletrólitos). Os fatores que afetam o volume dos líquido corporal são, por exemplo, idade, sexo e gordura corporal. Em geral, os indivíduos mais jovens têm porcentagens mais altas de líquidos corporais que os idosos, e os homens têm, comparativamente, mais líquidos corporais que as mulheres. Os indivíduos obesos têm menos líquido que os magros, porque as células de gordura contêm pouca água.

Os líquidos corporais localizam-se em dois compartimentos: espaço intracelular (EIC, líquido dentro das células) e espaço extracelular (EEC, líquido fora das células). Cerca de dois terços dos líquidos corporais são representados pelo líquido intracelular (LIC) e localizam-se principalmente na massa muscular esquelética. O terço restante compõe o líquido extracelular (LEC).

O compartimento do LEC é subdividido em espaços intravascular, intersticial e transcelular. O espaço intravascular (líquido nos vasos sanguíneos) contém plasma, que é formado por água, moléculas, eletrólitos e proteínas (exceto as células sanguíneas e as plaquetas do sangue). Cerca de 3,5 litros do volume sanguíneo médio de 6 litros são formados por plasma, que tem coloração amarelada. O volume restante (2,5 litros) é constituído de eritrócitos (hemácias), leucócitos e trombócitos (plaquetas). O espaço intersticial contém o líquido entre as células, tecidos, órgãos e vasos sanguíneos, totalizando cerca de 10 litros nos adultos. A linfa é um líquido intersticial. O espaço transcelular é o menor componente do compartimento do LEC e contém cerca de 1 litro. Exemplos de líquido transcelular são os líquidos cefalorraquidiano, pericárdico, sinovial, intraocular e pleural; suor; e secreções digestivas. A Figura 4.1 ilustra a composição dos compartimentos do corpo.

Normalmente, os líquidos corporais circulam entre os dois compartimentos ou espaços principais (EIC e EEC) com a finalidade de transportar gases,

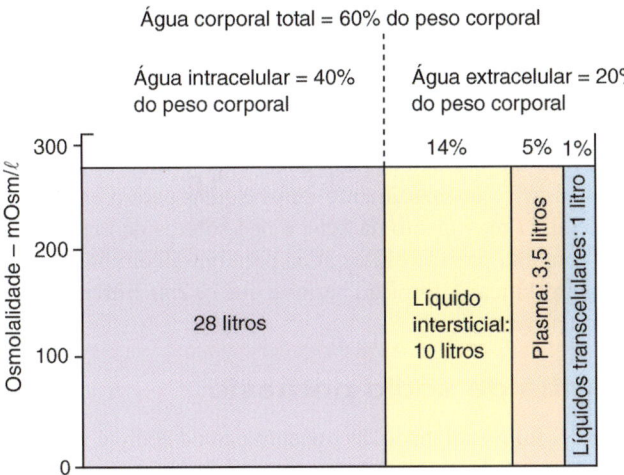

**Figura 4.1** Volumes aproximados dos compartimentos corporais de um homem de 70 kg. Segundo Porth, C.M. & Matfin, G. (2009). Pathophysiology: Concepts of altered health status (8th ed). Philadelphia: Lippincott Williams & Wilkins.

nutrientes e escórias metabólicas e, ao mesmo tempo, manter as funções corporais gerais. A perda de líquidos corporais pode romper esse equilíbrio. Em alguns casos, os líquidos não são eliminados do corpo, mas não ficam disponíveis para compor o LEC ou o LIC. A perda de LEC para um espaço que não contribui para o equilíbrio entre o LIC e o LEC é conhecida como *desvio de líquidos intersticiais* ou *formação do terceiro espaço*.

### Alerta de enfermagem

*O primeiro indício de formação do terceiro espaço é a redução do débito urinário, apesar do aporte adequado de líquido. O débito urinário diminui porque o líquido é transferido para fora do espaço intravascular. Desse modo, os rins recebem menos sangue e tentam compensar a alteração reduzindo o volume urinário. Outros sinais e sintomas de formação do terceiro espaço, que indicam déficit de volume de líquidos intravascular, incluem aceleração da frequência cardíaca (taquicardia), redução da pressão arterial (hipotensão), diminuição da pressão venosa central, edema, aumento do peso corporal e desequilíbrio entre aporte e perdas. Os desvios ao terceiro espaço ocorrem nos casos de ascite, queimaduras, peritonite, obstrução intestinal e hemorragias profusas no interior de uma articulação ou cavidade corporal.*

Os eletrólitos dos líquidos corporais são elementos químicos ativos (cátions com cargas elétricas positivas e ânions com cargas elétricas negativas). Os principais cátions dos líquidos corporais são sódio, potássio ($K^+$), cálcio, magnésio e íons hidrogênio. Os principais ânions são cloreto, bicarbonato, fosfato, sulfato e íons de proteinato.

Esses elementos químicos reúnem-se em diversas combinações. Desse modo, a concentração eletrolítica do corpo é expressa em termos de miliequivalentes (mEq) por litro, uma medida da sua atividade química, e não em miligramas (mg), que é uma unidade de peso. Em termos mais específicos, um miliequivalente equivale à atividade eletroquímica de um miligrama de hidrogênio. Em uma solução, os cátions e os ânions equivalem em miliequivalentes por litro.

Embora todos os líquidos corporais contenham quantidades iguais de cátions e ânions, as concentrações dos eletrólitos do LIC são significativamente diferentes das concentrações do LEC, como se pode observar na Tabela 4.1. No LEC, os íons sódio carregados positivamente são muito mais abundantes que os outros cátions. Como a concentração de sódio afeta a concentração total do LEC, o sódio é importante para a regulação do volume dos líquidos corporais. Cerca de 90% da osmolalidade sérica (descrita adiante) é determinada pela concentração de sódio no soro. A retenção de sódio causa retenção de líquido. Por outro lado, a perda excessiva deste elemento geralmente causa diminuição do volume de líquido corporal.

Como se pode observar na Tabela 4.1, os eletrólitos principais do LIC são potássio e fosfato. O LEC tem concentração baixa de potássio e só tolera alterações mínimas das concentrações deste elemento. Por essa razão, qualquer condição que provoque a liberação das reservas expressivas de potássio intracelular (p. ex., traumatismo das células e dos tecidos) pode ser extremamente perigosa.

O corpo despende muita energia para manter a alta concentração extracelular de sódio e a alta concentração intracelular de potássio. Isso é conseguido por meio das bombas da membrana celular, que permutam íons sódio e potássio.

A transferência normal de líquidos para os tecidos através das paredes capilares depende da **pressão hidrostática** (pressão exercida pelo líquido nas paredes do vaso sanguíneo pelo coração) nos segmentos arterial e venoso do sistema vascular e da pressão osmótica exercida pelas proteínas do plasma (principalmente albumina não difusível). No segmento arterial do capilar, os líquidos são filtrados através de suas paredes por

**Tabela 4.1** Concentrações aproximadas dos principais eletrólitos dos líquidos corporais.

| Eletrólitos | mEq/ℓ |
|---|---|
| **Líquido extracelular (plasma)** | |
| **Cátions** | |
| Sódio (Na) | 142 |
| Potássio (K) | 5 |
| Cálcio ($Ca^{++}$) | 5 |
| Magnésio ($Mg^{++}$) | 2 |
| Cátions totais | 154 |
| **Ânions** | |
| Cloreto ($Cl^-$) | 103 |
| Bicarbonato ($HCO_3^-$) | 26 |
| Fosfato ($HPO_4^-$) | 2 |
| Sulfato ($SO_4^-$) | 1 |
| Ácidos orgânicos | 5 |
| Proteinato | 17 |
| Ânions totais | 154 |
| **Líquido intracelular** | |
| **Cátions** | |
| Potássio ($K^+$) | 150 |
| Magnésio ($Mg^{++}$) | 40 |
| Sódio ($Na^+$) | 10 |
| Cátions totais | 200 |
| **Ânions** | |
| Fosfatos e sulfatos | 150 |
| Bicarbonato ($HCO_3^-$) | 10 |
| Proteinato | 40 |
| Ânions totais | 200 |

uma pressão hidrostática maior que a pressão oncótica exercida pelas proteínas plasmáticas. Deste modo, a água e os eletrólitos deixam a corrente sanguínea para preencher os espaços intersticiais e intracelulares. No segmento venoso dos capilares, a pressão oncótica (exercida principalmente pela albumina) é maior que a pressão hidrostática. Deste modo, os líquidos retornam para dentro do capilar. O sentido do movimento dos líquidos depende das diferenças entre essas duas forças contrárias (pressão hidrostática *versus* pressão osmótica). Qualquer líquido deixado no espaço intersticial pode voltar à corrente sanguínea através dos vasos linfáticos.

Além dos eletrólitos, o LEC transporta outras substâncias como enzimas e hormônios, assim como componentes sanguíneos como hemácias, leucócitos e plaquetas, que conseguem chegar a todas as partes do corpo.

## Regulação dos compartimentos dos líquidos corporais

### Osmose e osmolalidade

Quando duas soluções diferentes estão separadas por uma membrana impermeável às substâncias dissolvidas, o líquido passa pela membrana da região com baixa concentração de solutos à região com alta concentração de solutos, até que as soluções tenham a mesma concentração. O movimento da água produzido por um gradiente de concentrações é conhecido como **osmose** (Figura 4.2A). A magnitude dessa força depende da quantidade de partículas dissolvidas nas soluções, não dos seus pesos. O número de partículas dissolvidas e contidas numa unidade de volume determina a osmolalidade da solução, que influencia o movimento dos líquidos entre os compartimentos separados pela membrana. **Tonicidade** é a capacidade que todos os solutos têm de gerar uma força osmótica atrativa, que causa o movimento da água de um compartimento para outro (Porth, 2011). As soluções intravenosas (IV) são descritas como isotônicas, hipotônicas ou hipertônicas. Quando uma solução é isotônica (p. ex., cloreto de sódio a 0,9%), ela tem a mesma osmolalidade que os líquidos corporais (cerca de 285 miliosmoles [mOsm]). Sódio, manitol, glicose e sorbitol são agentes osmóticos eficientes (capazes de afetar o movimento da água; ver discussão subsequente sobre soluções IV).

> **Alerta de enfermagem**
> *É importante entender a diurese osmótica, que é o aumento do débito urinário causado pela excreção de substâncias como glicose, manitol ou contrastes radiográficos na urina. Tais substâncias exercem uma atração osmótica sobre a água. Por exemplo, como a glicose é um agente osmótico (capaz de afetar o movimento da água), quando está presente ou "extravasa" para a urina, ela atrai a água e causa poliúria e déficit de volume de líquido.*

### Difusão

**Difusão** é a tendência natural de uma substância a passar de uma área com concentração mais alta para outra com concentração mais baixa (Figura 4.2B). Exemplos de difusão são as trocas de oxigênio e dióxido de carbono entre os capilares e os alvéolos pulmonares.

### Filtração

A pressão hidrostática dos capilares tende a filtrar o líquido e transferi-lo do compartimento intravascular para o espaço intersticial. O movimento da água e dos solutos ocorre de uma área com alta pressão hidrostática para outra com baixa pressão hidrostática. A filtração permite que os rins filtrem 180 litros de plasma por dia.

### Bomba de sódio-potássio

Como já foi mencionado, a concentração do sódio é maior no LEC que no LIC e, por esta razão, o sódio tende a entrar nas células por difusão. Essa tendência é contraposta pela bomba de sódio-potássio, que está localizada na membrana celular e transfere ativamente o sódio da célula para o LEC. Por outro lado, a alta concentração intracelular do potássio é mantida por sua transferência para dentro das células pela mesma bomba. Por definição, o **transporte ativo** pressupõe gasto de energia para realizar a transferência contra um gradiente de concentração.

## Mecanismos de ganho e perda

A água e os eletrólitos são acumulados de várias formas. Um indivíduo saudável acumula líquidos bebendo e comendo. Os líquidos também podem ser fornecidos por via parenteral (IV ou subcutânea), ou por meio de tubo para alimentação enteral inserida no estômago ou no intestino.

### Rins

No adulto, o volume urinário diário geralmente é de 1,5 litro. Como regra geral, o débito urinário é de cerca de 0,5 a 1 m$\ell$ de urina por quilograma de peso corporal por hora (0,5 a 1,0 m$\ell$/kg/h) em todas as faixas etárias.

### Pele

O termo transpiração perceptível refere-se às perdas visíveis de água e eletrólitos através da pele (sudorese). Os solutos principais do suor são sódio, cloreto e potássio. As perdas reais por transpiração podem variar de 0 a 1 litro ou mais por hora, dependendo da temperatura ambiente. A perda contínua de água por evaporação (cerca de 600 m$\ell$/dia) ocorre através da pele por transpiração insensível (perda de água que não pode ser percebida visualmente). A febre aumenta expressivamente as perdas insensíveis de água através dos pulmões e da pele, o que também ocorre quando a barreira cutânea natural é destruída (p. ex., queimaduras graves).

### Pulmões

Normalmente, os pulmões eliminam vapor de água (perda insensível) a uma taxa aproximada de 400 m$\ell$ por dia. Essa perda é muito maior quando a frequência ou a profundidade das respirações aumenta, ou em locais de clima seco.

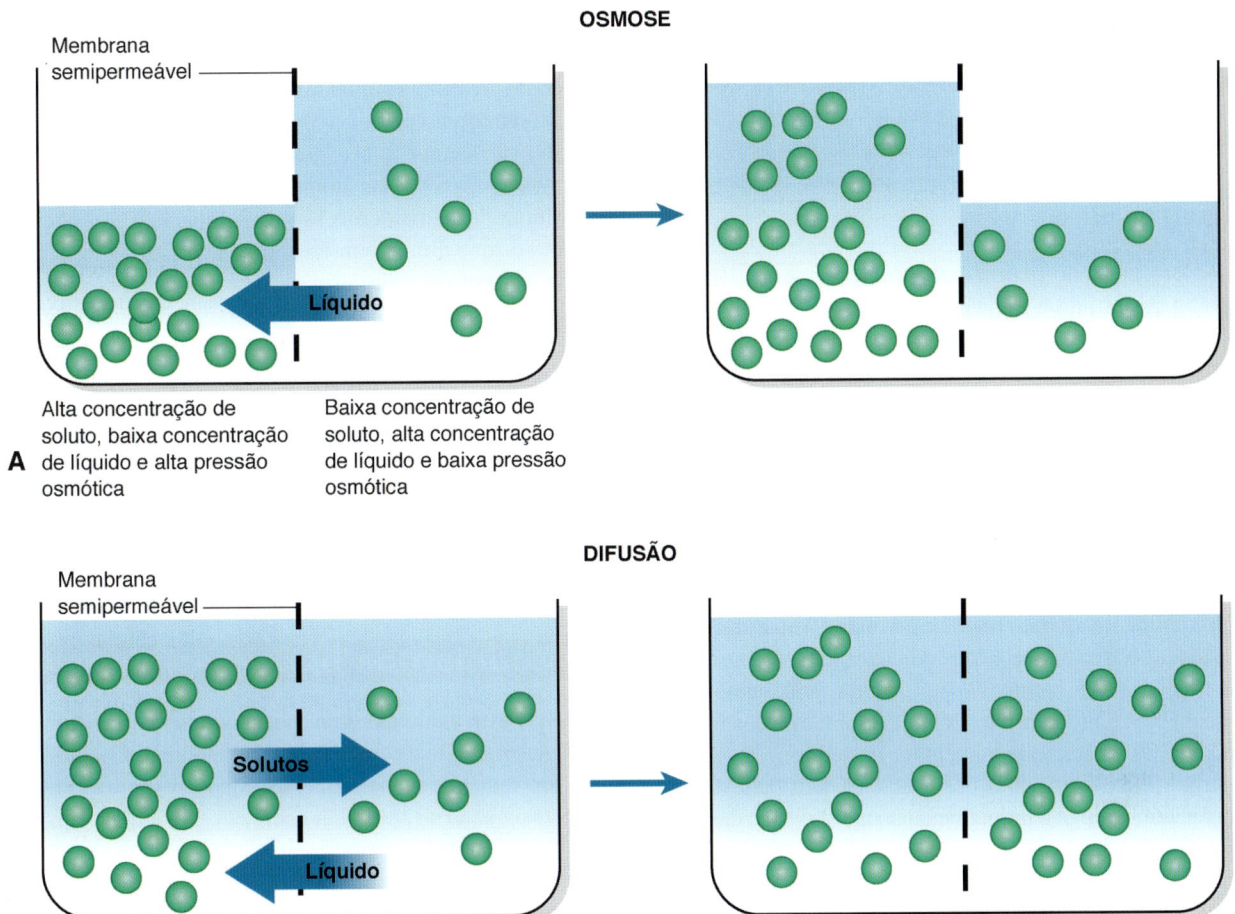

Figura 4.2 **A.** Osmose: movimento do líquido de uma área com concentração menor de solutos para uma área com concentração maior de solutos, resultando na equalização das concentrações do soluto. **B.** Difusão: movimento dos solutos de uma área com concentração maior para outra área com concentração menor, resultando na equalização das concentrações dos solutos.

## Trato gastrintestinal

As perdas habituais pelo trato gastrintestinal (GI) são de apenas 100 m$\ell$ por dia, ainda que cerca de 8 $\ell$ de líquidos circulem pelo sistema GI a cada 24 h (processo conhecido como *circulação gastrintestinal*). Como a maior parte do líquido costuma ser reabsorvida no intestino delgado, a diarreia e as fístulas causam perdas profusas. Nos indivíduos saudáveis, a ingestão e as perdas médias diárias de água são praticamente iguais (Tabela 4.2).

**Tabela 4.2** Ingestão e perdas diárias médias de um adulto.

| Ingestão (m$\ell$) | | Perdas (m$\ell$) | |
|---|---|---|---|
| Líquidos orais | 1.300 | Urina | 1.500 |
| Água dos alimentos | 1.000 | Fezes | 100 |
| Água produzida pelo metabolismo | 300 | Perda insensível | |
| | | Pulmões | 400 |
| | | Pele | 600 |
| Ganho total* | 2.600 | Perda total* | 2.600 |

*Volumes aproximados.

## Exames laboratoriais para avaliar o equilíbrio hídrico

A **osmolalidade** é a concentração do líquido que afeta o movimento da água por osmose entre os compartimentos de líquidos. A osmolalidade mede a concentração de solutos por quilograma de solvente no sangue e na urina. Também é uma medida da capacidade de uma solução gerar pressão osmótica e afetar o movimento da água. A osmolalidade sérica reflete basicamente a concentração de sódio, embora a ureia sanguínea e a glicose também desempenhem uma função importante como suas determinantes (Porth e Matfin, 2009). A osmolalidade urinária é determinada pela ureia, pela creatinina e pelo ácido úrico. Quando determinada junto à osmolalidade sérica, a osmolalidade urinária é o indicador mais confiável da capacidade de concentração dos rins. A osmolalidade é relatada em miliosmoles por quilograma de água (mOsm/kg).

A **osmolaridade** – outro termo que descreve a concentração dos solutos – é medida em miliosmoles por litro (mOsm/$\ell$). O termo *osmolalidade* é usado mais comumente na prática clínica. A osmolalidade sérica normal varia de 275 a 300 mOsm/kg, enquanto a osmolalidade urinária normal oscila entre 250 e 900 mOsm/kg.

A Tabela 4.3 descreve os fatores que aumentam e diminuem as osmolalidades sérica e urinária. A osmolalidade sérica pode ser medida diretamente por exames laboratoriais ou estimada à beira do leito, multiplicando-se por dois a concentração sérica de sódio, ou utilizando a seguinte fórmula:

Osmolalidade plasmática (mOsm/kg) = 2 [sódio sérico] + glicose/18 + ureia/2,8

O valor calculado geralmente fica na faixa de 10 mOsm (acima ou abaixo) da osmolalidade medida.

A densidade urinária mede a capacidade renal de excretar ou conservar água. A densidade urinária é comparada ao peso da água destilada, que tem densidade de 1,000. A faixa normal da densidade urinária é de 1,010 a 1,025. A densidade urinária pode ser medida à beira do leito colocando-se um hidrômetro calibrado ou um urinômetro num cilindro com cerca de 20 m$\ell$ de urina. A densidade urinária também pode ser avaliada por um refratômetro ou uma fita de teste com reagente para esta finalidade. A densidade varia inversamente ao volume urinário. Normalmente, quanto maior é o volume urinário, menor é a densidade. A densidade é um indicador menos confiável da concentração que a osmolalidade urinária, pois aumentos de glicose ou proteínas na urina podem causar elevações falsas da densidade. Os fatores que aumentam ou reduzem a osmolalidade urinária são os mesmos que alteram a densidade da urina.

A ureia sanguínea é o produto final do metabolismo das proteínas (dos músculos e da dieta ingerida) pelo fígado. O nível normal de ureia sanguínea varia de 10 a 20 mg/d$\ell$ (3,6 a 7,2 µmol/$\ell$). A concentração de ureia varia com o débito urinário. Entre os fatores que aumentam a ureia sanguínea estão disfunção renal, sangramento GI, desidratação, alta ingestão proteica, febre e sepse. Os fatores que diminuem a ureia sanguínea são doença hepática terminal, dieta hipoproteica, inanição e qualquer condição que cause expansão do volume de líquidos (p. ex., gravidez).

A creatinina, produto final do metabolismo dos músculos, é um indicador mais fidedigno da função renal que a ureia sanguínea, tendo em vista que a creatinina não varia com a ingestão proteica e o estado metabólico. A concentração sérica normal de creatinina é de cerca de 0,7 a 1,4 mg/d$\ell$ (62 a 124 µmol/$\ell$). Contudo, sua concentração depende da massa corporal magra e varia de um indivíduo para outro. O nível sérico de creatinina aumenta quando a função renal diminui.

O hematócrito mede o volume percentual das hemácias (eritrócitos) no sangue total e, normalmente, varia de 42 a 52% nos homens e 35 a 47% nas mulheres. As condições que aumentam o volume do hematócrito são desidratação e policitemia, enquanto os que diminuem são sobrecarga hídrica e anemia.

Os valores do sódio urinário alteram-se com a ingestão de sódio e o volume de líquidos corporais: à medida que a ingestão de sódio aumenta, o mesmo ocorre com a excreção; à medida que o volume de líquidos circulantes diminui, o sódio é conservado. Os níveis normais do sódio urinário variam de 75 a 200 mEq/24 h (75 a 200 mmol/24 h). Em geral, uma amostra aleatória de urina geralmente contém mais de 40 mEq/$\ell$ de sódio. Os níveis de sódio urinário são usados para avaliar o volume de líquidos e ajudam a diagnosticar hiponatremia e insuficiência renal aguda.

## Mecanismos homeostáticos

O corpo está equipado com mecanismos homeostáticos notáveis, que mantêm a composição e o volume dos líquidos corporais em seus limites normais. Os órgãos responsáveis pela homeostasia são rins, pulmões, coração, glândulas suprarrenais, glândulas parótidas e hipófise.

### Funções dos rins

Vitais à regulação do equilíbrio hidreletrolítico, os rins do adulto normalmente filtram 170 litros de plasma por dia, mas excretam apenas 1,5 litro de urina. Esses órgãos funcionam de forma autônoma e em resposta aos estímulos transportados pelo sangue, inclusive aldosterona e hormônio antidiurético (ADH) (Porth e Matfin, 2009). As funções principais dos rins na regulação do volume de líquidos são as seguintes:

- Regulação do volume e da osmolalidade do LEC por retenção e excreção seletivas dos líquidos corporais

**Tabela 4.3** Fatores que afetam as osmolalidades sérica e urinária.

| Líquido | Fatores que aumentam a osmolalidade | Fatores que diminuem a osmolalidade |
|---|---|---|
| Soro (275 a 300 mOsm/kg de água) | • Desidratação grave<br>• Perda de água livre<br>• Diabetes insípido<br>• Hipernatremia<br>• Hiperglicemia<br>• Acidente vascular encefálico (AVE) ou traumatismo cranioencefálico (TCE)<br>• Necrose tubular renal<br>• Ingestão de metanol ou etilenoglicol (anticongelante) | • Excesso de volume de líquido<br>• Síndrome da secreção inadequada de hormônio antidiurético (SSIADH)<br>• Insuficiência renal<br>• Uso de diurético<br>• Insuficiência suprarrenal<br>• Hiponatremia<br>• Sobrecarga hídrica<br>• Síndrome paraneoplásica associada ao câncer de pulmão |
| Urina (250 a 900 mOsm/kg de água) | • Déficit de volume de líquidos<br>• SSIADH<br>• Insuficiência cardíaca congestiva<br>• Acidose | • Excesso de volume de líquidos<br>• Diabetes insípido<br>• Hiponatremia<br>• Aldosteronismo<br>• Pielonefrite |

- Regulação dos níveis dos eletrólitos do LEC por retenção seletiva das substâncias necessárias e excreção dos compostos desnecessários
- Regulação do pH do LEC por retenção dos íons hidrogênio e/ou bicarbonato ($HCO_3$)
- Excreção das escórias metabólicas e das substâncias tóxicas.

Em vista dessas funções, fica claro que a insuficiência renal causa várias anormalidades hidreletrolíticas. A função renal declina com a idade, assim como a massa muscular e a síntese de creatinina exógena diária. Por essa razão, níveis de creatinina sérica no limite superior ou ligeiramente elevados podem indicar disfunção renal significativa na população idosa.

## Funções do coração e dos vasos sanguíneos

A ação contrátil do coração faz o sangue circular pelos rins com pressão suficiente para permitir a formação da urina. A falência dessa função contrátil interfere na perfusão renal e, portanto, na regulação hidreletrolítica.

## Funções dos pulmões

Os pulmões também são vitais à manutenção da homeostasia. Por meio da expiração, os pulmões de um adulto normal eliminam cerca de 400 m$\ell$ de água por dia. Condições anormais como hiperpneia (respiração anormalmente profunda) ou tosse crônica aumentam a perda. Por outro lado, a ventilação mecânica com umidade excessiva diminui a perda. Os pulmões também desempenham um papel importante na manutenção do equilíbrio acidobásico. O envelhecimento normal diminui a função respiratória e acentua a dificuldade de regular o pH dos adultos idosos com doenças graves ou traumatismo.

## Funções da hipófise

O hipotálamo sintetiza ADH, que é armazenado na neuro-hipófise e liberado conforme a necessidade. O ADH também é conhecido como *hormônio conservador de água*, pois estimula o organismo a reter água. As funções desse hormônio são manter a pressão osmótica das células controlando a retenção ou a excreção de água pelos rins e regulando o volume sanguíneo (Figura 4.3).

## Funções das glândulas suprarrenais

A aldosterona – um mineralocorticoide secretado pela zona glomerulosa (camada mais externa) do córtex suprarrenal – exerce efeitos profundos no equilíbrio dos líquidos. O aumento da secreção de aldosterona causa retenção de sódio (e, consequentemente, de água) e perda de potássio. Por outro lado, a redução da secreção de aldosterona causa perda de água e sódio e retenção de potássio.

O cortisol, outro hormônio secretado pelo córtex suprarrenal, tem apenas parte da potência mineralocorticoide da aldosterona. Contudo, quando é secretado em grandes quantidades (ou administrado como tratamento), também pode causar retenção de sódio e líquido.

## Funções das glândulas paratireoides

As glândulas paratireoides estão imersas na glândula tireoide e regulam a homeostasia do cálcio e do fosfato por meio do hormônio paratireóideo (paratormônio, ou PTH). Esse hormônio afeta a reabsorção óssea (transferência de cálcio dos ossos para o sangue), a absorção de cálcio nos intestinos e a reabsorção de cálcio nos túbulos renais.

## Outros mecanismos

As alterações do volume do compartimento intersticial no LEC podem ocorrer sem afetar as funções do organismo. Contudo, o compartimento vascular não tolera muito bem essas alterações e tem de ser cuidadosamente preservado para assegurar que os tecidos recebam nutrientes adequados.

### *Barorreceptores*

Os barorreceptores são pequenos receptores neurais que detectam alterações da pressão nos vasos sanguíneos e transmitem esta informação ao sistema nervoso central (SNC). Esses receptores são responsáveis por monitorar o volume circulante e regular as atividades neurais simpáticas e parassimpáticas, além de outras atividades endócrinas. Os barorreceptores são subdivididos em receptores de alta ou baixa pressão. Os barorreceptores de baixa pressão estão localizados nos átrios cardíacos, principalmente no átrio esquerdo. Os barorreceptores de alta pressão são terminações nervosas existentes na crossa da aorta e no seio carotídeo, assim como nas arteríolas aferentes do aparelho justaglomerular do néfron.

Com a diminuição da pressão arterial, os barorreceptores transmitem menos impulsos originados dos seios carotídeos e da crossa da aorta ao centro vasomotor. A redução dos impulsos estimula o sistema nervoso simpático e inibe o sistema nervoso parassimpático. Os resultados são aumentos da frequência, da condução e da contratilidade cardíacas e a ampliação do volume sanguíneo circulante. A estimulação simpática contrai as arteríolas renais, o que acelera a secreção de aldosterona, diminui a filtração glomerular e aumenta a reabsorção de sódio e água e a perda de potássio (ver adiante). Por outro lado, quando os barorreceptores de alta pressão são estimulados, os efeitos finais são a redução da frequência cardíaca e da resistência dos vasos sanguíneos.

### *Sistema renina-angiotensina-aldosterona*

A renina é uma enzima que converte o angiotensinogênio – uma substância inativa produzida pelo fígado – em angiotensina (Porth e Matfin, 2009). A renina é secretada pelas células justaglomerulares dos rins em resposta à diminuição da perfusão renal. A enzima conversora da angiotensina (ECA) converte a angiotensina I (AI) em angiotensina II (AII). Com suas propriedades vasoconstritoras, a AII aumenta a pressão de perfusão arterial e também estimula a sede. Quando o sistema nervoso simpático é estimulado, a aldosterona é secretada em resposta ao aumento da secreção de renina. A aldosterona, um regulador do volume, também é secretada quando o potássio sérico aumenta, o sódio sérico diminui ou o hormônio adrenocorticotrófico (ACTH) aumenta. O resultado final da ação da aldosterona é aumentar a reabsorção de sódio, o que estimula a reabsorção de água e, deste modo, aumenta o volume plasmático.

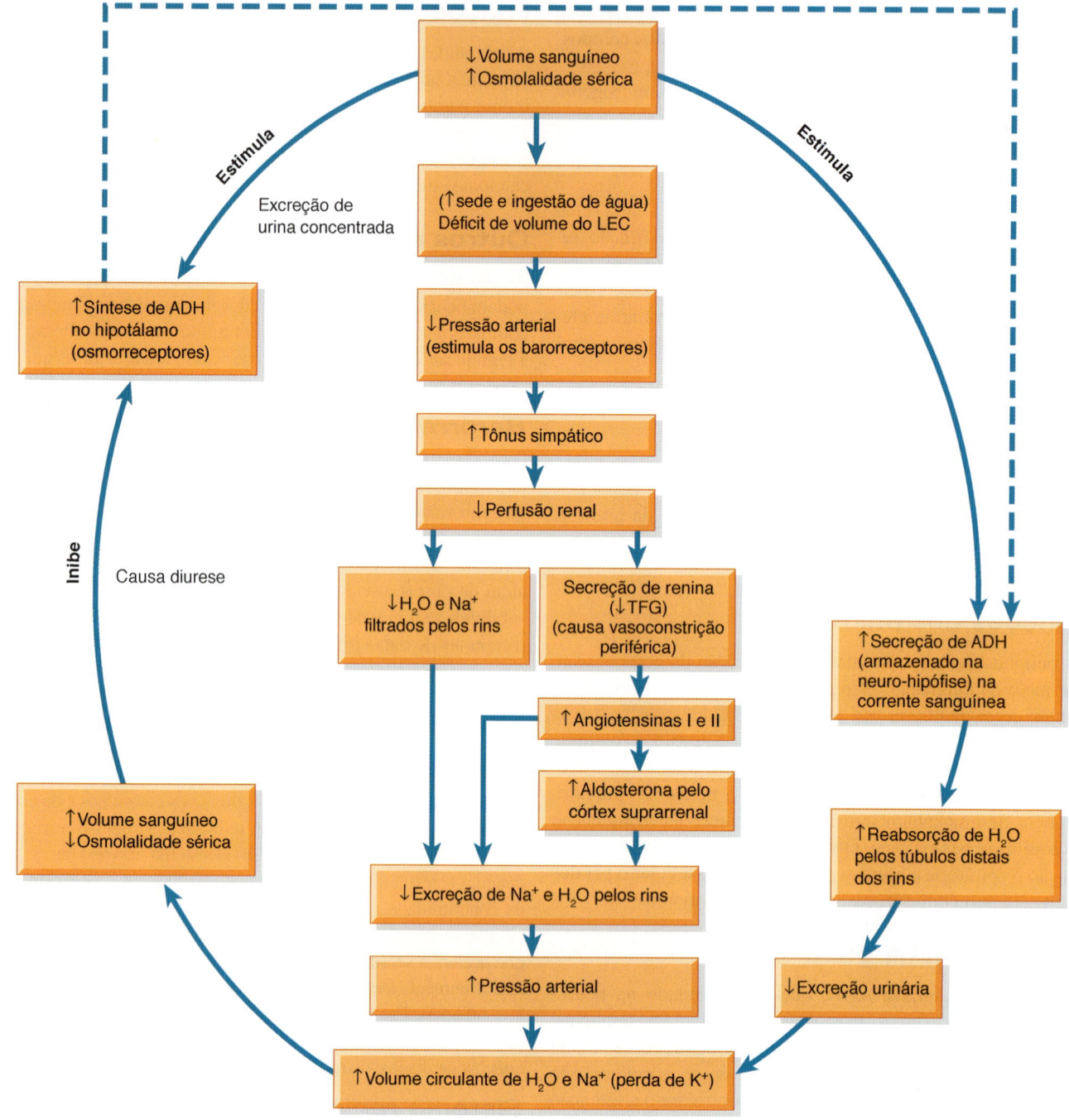

Figura 4.3 Ciclo de regulação dos líquidos.

## Hormônio antidiurético e sede

O ADH e o mecanismo da sede desempenham funções importantes na manutenção da concentração do sódio e da ingestão oral de líquidos. A ingestão oral é controlada pelo centro da sede, que está localizado no hipotálamo (Porth e Matfin, 2009). À medida que a concentração ou a osmolalidade sérica aumenta ou o volume sanguíneo diminui, os neurônios no hipotálamo são estimulados pela desidratação intracelular. Em seguida, o indivíduo sente sede e aumenta a ingestão oral de líquido. Aumentos da osmolalidade de apenas 1 a 2% são suficientes para estimular a sede. Conforme já foi mencionado, a excreção de água é controlada pelo ADH, pela aldosterona e pelos barorreceptores. A presença ou a ausência do ADH é o fator mais significativo para determinar se a urina excretada é concentrada ou diluída.

## Osmorreceptores

Localizados na superfície do hipotálamo, os osmorreceptores detectam alterações da concentração do sódio. À medida que a osmolalidade sérica aumenta, os neurônios ficam desidratados e rapidamente liberam potenciais de ação, aumentando a secreção de ADH pela neuro-hipófise. Em seguida, o ADH é transportado na corrente sanguínea até os rins, onde altera a permeabilidade à água, aumentando a reabsorção de água e diminuindo o débito urinário. A água retida dilui o LEC e normaliza sua concentração. A normalização da osmolalidade sérica é o *feedback* necessário à inibição da secreção adicional de ADH (Figura 4.3).

### Secreção do peptídio natriurético atrial

O peptídio natriurético atrial (PAN), também conhecido como *fator natriurético atrial*, é sintetizado, armazenado e secretado pelas células musculares dos átrios do coração em resposta a vários fatores. Tais fatores incluem elevação da pressão atrial, estimulação pela angiotensina II, endotelina (um peptídio vasoconstritor potente liberado pela célula muscular lisa dos vasos sanguíneos em consequência da lesão das células endoteliais dos rins ou de outros tecidos) e ativação simpática (Porth e Matfin, 2009). Além disso, qualquer condição que acarrete aumento de volume (p. ex., gravidez), hipoxia ou elevação das pressões de enchimento do coração (p. ex., ingestão alta de sódio, insuficiência cardíaca, insuficiência renal crônica, taquicardia atrial ou tratamento com vasoconstritores como epinefrina) aumenta a secreção do PAN. A ação desse mediador é diretamente contrária ao sistema renina-angiotensina-aldosterona. O PAN diminui a pressão e o volume sanguíneos (Figura 4.4). Normalmente, os níveis plasmáticos do PAN oscilam entre 20 e 77 pg/mℓ (20 a 77 ng/ℓ). Esse nível aumenta nos clientes com taquicardia atrial paroxística, hipertireoidismo, hemorragia subaracnóidea e câncer pulmonar de células pequenas. Nos clientes com insuficiência cardíaca congestiva e cirrose com ascite, o PAN aumenta, mas não o suficiente para evitar excesso de volume de líquidos. O peptídio natriurético cerebral, armazenado principalmente no miocárdio ventricular, é secretado quando a pressão diastólica do ventrículo aumenta e tem ações semelhantes às do PAN. Os níveis normais do peptídio natriurético cerebral ficam abaixo de 100 pg/mℓ. Em condições edematosas, há resistência anormal às ações do PAN e do peptídio natriurético cerebral (Braunwald e Loscalzo, 2008).

### Considerações gerontológicas

As alterações fisiológicas normais do envelhecimento, inclusive reduções das funções e reservas cardíacas, renais e respiratórias e alterações da proporção entre líquidos corporais e massa muscular, podem modificar as respostas dos indivíduos idosos às alterações hidreletrolíticas e aos distúrbios acidobásicos. Além disso, o uso frequente de fármacos pelos idosos pode afetar as funções renal e cardíaca e o balanço de líquidos, aumentando a vulnerabilidade aos distúrbios hidreletrolíticos. Procedimentos rotineiros, como a administração de grandes volumes de laxantes antes de radiografias contrastadas do intestino grosso, podem causar grave déficit de volume de líquido, exigindo administração de líquido IV para evitar hipotensão e outros efeitos da hipovolemia.

As variações do equilíbrio hidreletrolítico, que nos adultos jovens e de meia-idade causariam alterações mínimas, podem acarretar anormalidades graves nos idosos, que são acompanhadas de sinais e sintomas com início súbito. Nos clientes idosos, as manifestações clínicas dos distúrbios hidreletrolíti-

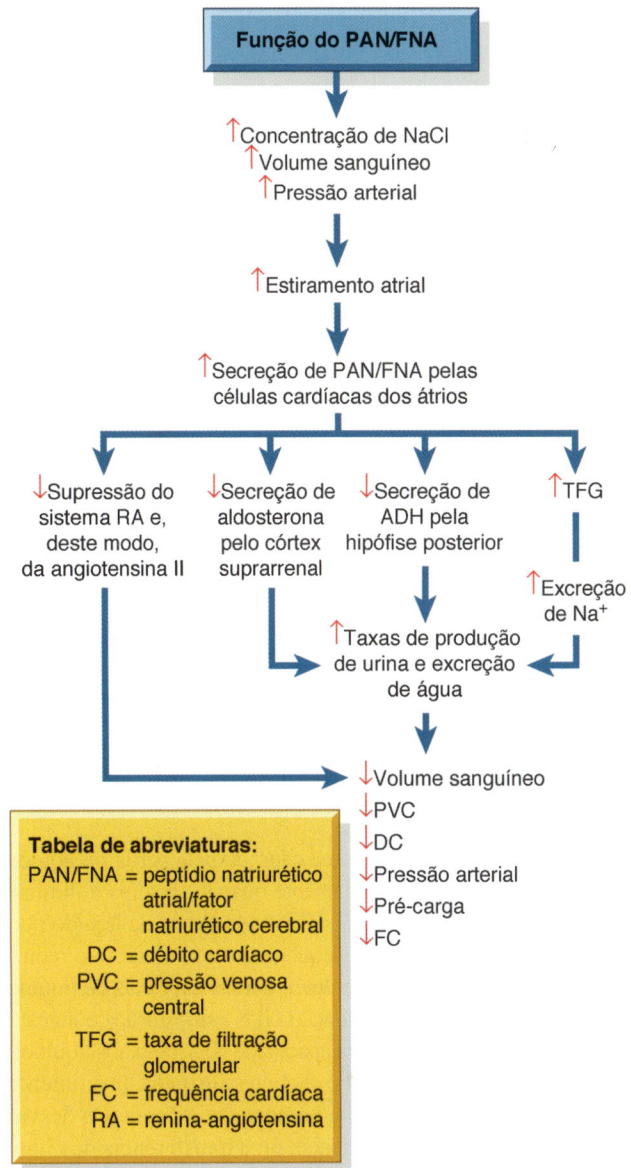

**Figura 4.4** Função do peptídio natriurético atrial (PAN) na manutenção do balanço de líquidos.

cos podem ser sutis ou atípicas. Por exemplo, o déficit de líquido pode causar confusão ou disfunção cognitiva nos idosos, enquanto a sede acentuada geralmente é o primeiro sinal referido pelos indivíduos jovens ou de meia-idade. A infusão rápida de volumes excessivos de líquido IV pode causar sobrecarga de volume e insuficiência cardíaca nos idosos. Essas reações provavelmente ocorrem com mais rapidez e com a infusão de volumes menores que nos adultos jovens e de meia-idade saudáveis, e isso acontece por conta das reservas cardíacas reduzidas e da disfunção renal que acompanham o envelhecimento. Na população idosa, a desidratação é uma consequência comum da redução das reservas renais por conta do envelhecimento, das doenças e do uso de fármacos.

Nos idosos, a sensibilidade exagerada às alterações hidreletrolíticas requer avaliação cuidadosa, com atenção especial à ingestão e às perdas de líquido por outros mecanismos e às alterações do peso diário. Deve ser feito monitoramento cuidadoso dos efeitos colaterais e das interações dos fármacos, além da notificação e do tratamento imediatos dos distúrbios hidreletrolíticos.

## DISTÚRBIOS DO VOLUME DE LÍQUIDO

O Apêndice A resume os principais distúrbios hidreletrolíticos descritos neste capítulo.

### Hipovolemia

O déficit de volume de líquido, ou hipovolemia, ocorre quando a perda de volume do LEC é maior que a ingestão de líquidos. Isso acontece quando há perdas proporcionais de água e eletrólitos presentes nas concentrações normais nos líquidos corporais, de modo que a razão entre eletrólitos séricos e água permaneça inalterada. O déficit de volume de líquido não deve ser confundido com *desidratação*, que é um termo usado para descrever apenas perda de água com elevação dos níveis séricos de sódio. O déficit de volume de líquido pode ocorrer isoladamente ou associado a outros distúrbios. A menos que também ocorram outros distúrbios, as concentrações dos eletrólitos séricos permanecem praticamente inalteradas.

### Fisiopatologia

O déficit de volume de líquido é causado pela perda de líquidos corporais e ocorre mais rapidamente quando se soma à diminuição da ingestão de líquidos. O déficit de volume de líquido pode ser causado pela ingestão inadequada quando a ingestão reduzida é prolongada. As causas incluem perdas anormais de líquidos (p. ex., vômitos, diarreia, aspiração GI e transpiração) e ingestão reduzida (p. ex., náuseas ou incapacidade de acesso aos líquidos).

Outros fatores de risco são diabetes insípido, insuficiência suprarrenal, diurese osmótica, hemorragia e coma. Os desvios de líquidos para o terceiro espaço, ou a transferência dos líquidos do sistema vascular para outros espaços (p. ex., edema associado a queimaduras, ascite causada por disfunção hepática), também causam déficit de volume de líquido.

### Manifestações clínicas e avaliação

O déficit de volume de líquido pode desenvolver-se rapidamente ou ser leve, moderado ou grave, dependendo do grau da perda de líquido. Sinais importantes são perda súbita de peso, diminuição do turgor da pele, oligúria (débito urinário < 400 m$\ell$/dia), urina concentrada com densidade alta, hipotensão postural (redução de 15 mmHg da pressão arterial sistólica, ou diminuição de 10 mmHg da pressão arterial diastólica quando há mudança de posição), batimentos cardíacos rápidos e débeis, veias cervicais colapsadas, queda da pressão venosa central, pele fria e úmida em consequência da vasoconstrição periférica, redução do volume da língua com formação de fissuras longitudinais adicionais, mucosas orais secas, tempo de enchimento capilar prolongado, alterações do sensório e sede. Os exames diagnósticos incluem dosagens da ureia plasmática e sua relação com a concentração sérica de creatinina. Os clientes com depleção de volume têm elevação desproporcional da ureia sanguínea em comparação à creatinina sérica (razão > 20:1). A ureia sanguínea também pode estar elevada em consequência da perfusão e da função renais diminuídas. A causa das anormalidades laboratoriais pode ser determinada com base na anamnese e nos resultados do exame físico.

O nível do hematócrito está acima do normal quando há desidratação, pois as hemácias distribuem-se por um volume plasmático menor, condição também conhecida como *hemoconcentração*.

Também podem ocorrer alterações dos eletrólitos séricos. Os níveis de potássio e sódio podem estar reduzidos (hipopotassemia e hiponatremia) ou elevados (hiperpotassemia e hipernatremia)

- A hipopotassemia ocorre quando há perdas renais e gastrintestinais
- A hiperpotassemia ocorre quando há insuficiência suprarrenal
- A hiponatremia está associada à sede intensa e ao aumento da secreção de ADH
- A hipernatremia é causada por perdas insensíveis aumentadas e por diabetes insípido.

A densidade urinária aumenta porque os rins tentam conservar água, mas diminui quando há diabetes insípido. A osmolalidade urinária fica acima de 450 mOsm/kg porque os rins tentam compensar as perdas conservando água.

### Manejo clínico

Ao planejar a correção do problema do cliente com déficit de volume de líquido, o profissional de saúde considera as necessidades habituais de manutenção e outros fatores (p. ex., febre) que possam alterar o aporte de líquido necessário. Quando o déficit não é grave, a via oral é preferível desde que o cliente possa ingerir líquidos. Entretanto, quando os déficits de líquidos são agudos ou graves, a via IV torna-se necessária. As soluções eletrolíticas isotônicas (p. ex., solução de lactato de Ringer; cloreto de sódio a 0,9%) costumam ser usadas para tratar clientes hipotensos com déficit de volume de líquido porque expandem o volume plasmático. O EIC praticamente não contém sódio e, por esta razão, para cada litro de cloreto de sódio a 0,9% administrado, 1.000 m$\ell$ permanecerão no EEC, dos quais cerca de 250 m$\ell$ ficarão no espaço intravascular e causarão reexpansão do volume plasmático. Como essa solução expande o espaço intravascular, os clientes devem ser avaliados quanto aos sinais e sintomas de excesso de volume de líquido. Quando o cliente estiver normotenso (pressão arterial normal), uma solução eletrolítica hipotônica (p. ex., cloreto de sódio a 0,45%) é usada comumente para fornecer eletrólitos e água para a excreção renal das escórias metabólicas. Essas e outras soluções estão descritas mais adiante neste capítulo.

Avaliações acuradas frequentes do aporte e das perdas, do peso, dos sinais vitais, da pressão venosa central, do nível de consciência, dos sons respiratórios e da coloração da pele devem ser realizadas para determinar o momento da redução da reposição de líquido a fim de evitar a sobrecarga de volume. A velocidade da infusão de líquidos depende da magnitude da perda e da resposta hemodinâmica do cliente ao volume reposto.

Se o cliente com déficit de volume de líquido grave não eliminar urina suficiente e, consequentemente, apresentar oligúria, o profissional de saúde precisa determinar se a depressão da função renal é causada pela diminuição do fluxo sanguíneo renal secundária ao déficit de volume de líquido (azotemia pré-renal ou níveis altos de nitrogênio no sangue) ou, o que é uma condição mais grave, pela necrose tubular aguda causada pelo déficit de volume de líquido prolongado. O teste realizado nessa condição é conhecido como *teste de reposição hídrica*. Durante esse teste, os líquidos são administrados em velocidades e intervalos específicos enquanto a resposta hemodinâmica ao tratamento é monitorada (*i. e.*, sinais vitais, sons respiratórios, sensório, pressão venosa pulmonar, níveis de pressão capilar pulmonar em cunha e débito urinário).

Um exemplo típico de um teste de reposição hídrica consiste em administrar de 100 a 200 mℓ de soro fisiológico em 15 minutos. O objetivo é infundir líquidos em velocidade suficiente para manter a perfusão tecidual adequada sem sobrecarregar o sistema cardiovascular. A resposta do cliente com déficit de volume de líquido e função renal preservada é o aumento do débito urinário, da pressão arterial e da pressão venosa central.

O choque pode ocorrer quando o volume de líquidos perdidos é maior que 25% do volume intravascular, ou quando a perda de líquidos é rápida. Os Capítulos 20 e 54 descrevem detalhadamente o choque, suas causas e seu tratamento.

## Manejo de enfermagem

### Avaliação do volume de líquido

Para avaliar o déficit de volume de líquido, a enfermeira monitora e determina o aporte e as perdas de líquidos no mínimo a cada 8 horas, e em alguns casos a cada hora. O déficit de volume de líquido ocorre quando as perdas de líquidos corporais são maiores que o aporte. Essa perda pode ocorrer como volume urinário excessivo (poliúria), diarreia, vômitos e outras formas. Quando o déficit de volume de líquido está instalado, os rins tentam conservar os líquidos corporais necessários, resultando em débitos urinários menores que 30 mℓ/h nos adultos. Nesses casos, a urina é concentrada e isto constitui uma resposta renal normal. O peso corporal deve ser monitorado diariamente e uma redução súbita de 0,5 kg representa uma perda de cerca de 500 mℓ de líquidos. (Um litro de líquido pesa cerca de 1,0 kg.)

Os sinais vitais também devem ser monitorados cuidadosamente. A enfermeira verifica se os pulsos são rápidos e fracos e se há hipotensão postural (*i. e.*, redução da pressão sistólica em mais de 15 mmHg quando o cliente se senta após um período deitado).

O turgor da pele e da língua deve ser avaliado periodicamente. Nos indivíduos saudáveis, a pele pinçada entre os dedos retorna imediatamente à sua posição normal quando é liberada. A propriedade elástica (também conhecida como *turgor*) depende em parte do volume de líquido intersticial. Nos clientes com déficit de volume de líquido a pele volta à posição mais lentamente após liberada. Quando o déficit de volume de líquido é grave, a prega na pele pode permanecer por alguns segundos. O turgor cutâneo é avaliado mais facilmente pinçando a pele sobre o esterno, sobre as superfícies internas das coxas ou sobre a fronte.

#### ⚠ Alerta de enfermagem
*O turgor cutâneo não é uma técnica de avaliação tão confiável nos indivíduos idosos, pois a pele perde parte de sua elasticidade em consequência da redução das papilas e das fibras de colágeno. Portanto, outros parâmetros de avaliação (p. ex., enchimento capilar lento das extremidades) tornam-se mais úteis para detectar déficit de volume de líquido. Nos idosos, o turgor cutâneo é mais bem avaliado na fronte ou no esterno, pois as alterações da elasticidade cutânea são menos acentuadas nestas áreas.*

O turgor da língua não é afetado pelo envelhecimento. Nos indivíduos normais, a língua tem um sulco longitudinal. Nos clientes com déficit de volume de líquido, aparecem outros sulcos longitudinais e a língua é menor em consequência da perda de líquidos. O grau de umidade da mucosa oral também é avaliado. O ressecamento da boca pode indicar déficit de volume de líquido ou respiração oral.

A concentração da urina é monitorada medindo-se a densidade urinária. No cliente com depleção de volume, a densidade urinária é maior que 1,020, indicando a função preservada de conservação de líquidos pelos rins.

Por fim, em consequência da diminuição da perfusão cerebral, o nível de consciência é alterado pelo déficit de volume de líquido grave. A diminuição da perfusão periférica pode tornar as extremidades frias. Nos clientes com função cardiopulmonar relativamente preservada, pressão venosa central baixa indica hipovolemia. Clientes com descompensação cardiopulmonar aguda requerem monitoramento hemodinâmico mais preciso para determinar as pressões dos dois lados do coração e confirmar se existe hipovolemia.

### Como evitar déficits de volume de líquido

De modo a evitar o déficit de volume de líquido, a enfermeira deve identificar os clientes sob risco e implementar as medidas de redução de perda de líquido. Por exemplo, se o cliente tiver diarreia, devem ser adotadas medidas para controlar a diarreia e administrar líquidos de reposição. Tais medidas podem incluir a administração de antidiarreicos prescritos e volumes pequenos de líquidos orais a intervalos frequentes.

### Correção do déficit de volume de líquido

Ao administrar líquidos orais, a enfermeira deve considerar as preferências e as aversões do cliente. O tipo de líquido perdido pelo cliente também deve ser considerado e tentativas devem ser feitas para selecionar as soluções mais indicadas à reposição dos eletrólitos perdidos. Se o cliente não aceitar a ingestão de líquidos por conta de desconforto oral, a enfermeira deve ajudá-lo a realizar os cuidados orais frequentes e fornecer líquidos que não causem irritação. Se houver náuseas, os antieméticos prescritos devem ser administrados com antes do início da reposição de líquidos orais.

Se o cliente não puder ingerir alimentos e/ou líquidos, pode ser necessário administrar líquidos por uma via alternativa (enteral ou parenteral), até que o volume sanguíneo circulante e a perfusão renal sejam adequados. Líquidos isotônicos são prescritos para aumentar o volume do LEC.

#### ⚠ Alerta de enfermagem
*O balanço hídrico é um importante preditor de equilíbrio hemodinâmico. Todos os tipos de ganho e perda têm de ser registrados e todos os volumes comparados. Os órgãos que podem perder líquidos são rins, pele, pulmões e trato GI.*

## Hipervolemia

O termo excesso de volume de líquido, ou hipervolemia, descreve a expansão isotônica do LEC causada pela retenção anormal de água e sódio em proporções praticamente iguais às que são encontradas no LEC. Tal condição é sempre secundária ao aumento do volume total de sódio do corpo que, por sua vez, aumenta a quantidade de água corporal total. Como há retenção isotônica de substâncias no corpo, a concentração sérica do sódio permanece praticamente inalterada.

### Fisiopatologia

O excesso de volume de líquidos pode estar associado à sobrecarga simples de líquido, ou à depressão da função dos mecanismos homeostáticos responsáveis pela regulação do balanço hídrico. Os fatores contribuintes podem ser insuficiência cardíaca ou renal e cirrose hepática. Outro fator contribuinte é a ingestão excessiva de sal de cozinha ou outros sais que contêm sódio. A administração excessiva de líquidos contendo sódio a um cliente com desregulação dos mecanismos homeostáticos também pode predispor a um excesso significativo de volume de líquidos.

### Manifestações clínicas e avaliação

As manifestações clínicas do excesso de volume de líquido são causadas pela expansão do LEC e incluem edema, distensão das veias cervicais e estertores (sons respiratórios anormais) nos campos pulmonares. Outras anormalidades são taquicardia, aumento da pressão arterial, da pressão do pulso e da pressão venosa central, aumento do peso, aumento do débito urinário, dificuldade de respirar e/ou sibilação.

Os níveis de ureia sanguínea e o hematócrito são parâmetros laboratoriais que ajudam a estabelecer o diagnóstico de excesso de volume de líquidos. Quando há excesso de volume de líquidos, os dois parâmetros podem estar reduzidos em consequência da diluição do plasma, condição conhecida como *hemodiluição*. Outras causas de anormalidades desses parâmetros incluem ingestão proteica reduzida e anemia. A azotemia (níveis altos de nitrogênio no sangue) também pode ocorrer nos clientes com excesso de volume de líquido quando a ureia e a creatinina não são excretadas por conta da perfusão reduzida dos rins e da retenção das escórias metabólicas. Na insuficiência renal crônica, a osmolalidade sérica e o nível de sódio diminuem em consequência da retenção excessiva de água (os rins não conseguem excretar o volume normal de 1,5 $\ell$ por dia). O nível urinário de sódio aumenta se os rins estão tentando excretar o excesso de volume. As radiografias do tórax podem evidenciar congestão pulmonar. A hipervolemia ocorre quando a secreção de aldosterona é cronicamente estimulada (*i. e.*, cirrose, insuficiência cardíaca e síndrome nefrótica). Por essa razão, o nível urinário de sódio não aumenta nessas condições.

### Manejo clínico

O tratamento do excesso de volume de líquido deve ser direcionado às suas causas. Se o excesso de volume de líquido estiver relacionado com o aporte e/ou a administração excessiva de líquidos contendo sódio, a interrupção da infusão pode ser a única medida necessária. O tratamento sintomático consiste em administrar diuréticos e limitar o volume de líquidos e sódio administrado.

### Farmacoterapia

Os diuréticos são prescritos quando a restrição do sódio dietético não é suficiente para reduzir o excesso de volume, pois inibem a reabsorção de sódio e água pelos rins. A escolha do diurético depende da gravidade da hipervolemia, do grau de disfunção renal e da potência do fármaco. Os diuréticos tiazídicos impedem a reabsorção de sódio no túbulo distal, onde apenas 5 a 10% do sódio filtrado são reabsorvidos. Os diuréticos de alça, como a furosemida ou a bumetanida, podem causar perdas mais acentuadas de sódio e água porque bloqueiam a reabsorção de sódio no ramo ascendente da alça de Henle, onde normalmente 20 a 30% do sódio filtrado são reabsorvidos. Em geral, os diuréticos tiazídicos como a hidroclorotiazida ou a metolazona são prescritos para tratar hipervolemia leve a moderada, enquanto os diuréticos de alça são utilizados para tratar hipervolemia grave.

Os efeitos dos diuréticos podem causar distúrbios eletrolíticos. A hipopotassemia pode ocorrer com todos os diuréticos, exceto os que atuam no túbulo distal dos néfrons (p. ex., espironolactona). Suplementos de potássio podem ser prescritos para evitar essa complicação. A hiperpotassemia pode ocorrer com os diuréticos que atuam no túbulo distal, principalmente nos clientes com disfunção renal.

### Hemodiálise

Se a função renal estiver tão comprometida que os fármacos não conseguem atuar eficientemente, outras intervenções são consideradas para remover sódio e líquido do corpo. A hemodiálise ou a diálise peritoneal é realizada para remover escórias nitrogenadas e controlar os níveis de potássio e o equilíbrio acidobásico, além de remover sódio e líquido. A terapia renal substitutiva contínua também pode ser necessária. Veja descrição dessas modalidades terapêuticas no Capítulo 27.

### Tratamento nutricional

Em geral, o tratamento do excesso de volume de líquidos requer restrição dietética de sódio. As dietas sem restrição de sal contêm 6 a 15 g de sal diários, enquanto as dietas hipossódicas podem variar de restrição leve a apenas 250 mg de sódio por dia, dependendo das necessidades do cliente. A dieta com restrição leve de sódio permite apenas à colocação de cerca da metade da quantidade habitual durante a preparação dos alimentos e à mesa, sem qualquer acréscimo de sal aos alimentos preparados comercialmente, que já são condimentados. Evidentemente, os alimentos ricos em sal devem ser evitados. O que mais contribui para o edema é o sal de cozinha (cloreto de sódio), mais que o próprio sódio. Por essa razão, os clientes são orientados a ler cuidadosamente os rótulos dos alimentos para verificar o teor de sal.

Como cerca de metade do sódio ingerido encontra-se na forma de condimentos, seus substitutos podem desempenhar um papel importante na redução da ingestão de sódio. Suco de limão, alho e cebola são aromatizantes substitutos excelentes, embora alguns clientes prefiram substitutos do sal. A maioria dos substitutos do sal contêm potássio e, consequentemente, devem ser utilizados com cautela pelos usuários de diuréticos que poupam potássio (p. ex., espironolactona, triantereno, amilorida). Os substitutos do sal não podem ser utilizados nas condições que causam retenção de potássio, inclusive doença renal avançada. Os substitutos do sal que contêm cloreto de amônio podem ser perigosos para os clientes com doença hepática.

Em certas comunidades, a água potável contêm quantidades excessivas de sódio para uma dieta de restrição desse elemento. Dependendo da sua origem, a água pode conter apenas 1 mg ou mais de 1.500 mg por litro. Alguns clientes podem precisar de água destilada quando o suprimento local de água contém muito sódio. A água engarrafada pode ter teores de sal entre 0 e 1.200 mg/$\ell$. Portanto, quando for necessário restringir a ingestão de sódio, antes que o cliente compre e beba água engarrafada, o rótulo da garrafa deve ser examinado cuidadosamente quanto ao seu teor de sódio. Além disso, os clientes que fazem dietas de restrição de sódio devem ser alertados a evitar *amaciadores de água*, que acrescentam sódio à água em substituição de outros íons (como cálcio).

## Manejo de enfermagem

### Avaliação do cliente

Para avaliar o excesso de volume de líquidos, a enfermeira determina o aporte e a perda a intervalos regulares a fim de detectar a retenção excessiva. O cliente deve ser pesado diariamente e os aumentos súbitos de peso devem ser documentados. O aumento súbito de um quilo equivale a um volume de líquido acumulado de cerca de um litro. A enfermeira também deve avaliar regularmente os sons respiratórios dos clientes sob risco, principalmente quando são administrados líquidos parenterais. A enfermeira monitora a magnitude do edema postural: pés e tornozelos dos acompanhados ambulatorialmente e região sacra dos indivíduos restritos ao leito. Também é importante avaliar o grau de depressão (cacifo) do edema, e a extensão do edema periférico é monitorada medindo-se a circunferência do membro com uma fita calibrada em milímetros. Em geral, o edema está associado à retenção mínima de 2,5 litros de líquido no espaço intersticial, enquanto o edema com cacifo indica ganho de 4,5 litros (LeBlond, Brown e DeGowin, 2008).

### Como prevenir o excesso de volume de líquido

Até certo ponto, as intervenções específicas variam segundo a condição subjacente e a magnitude do excesso de volume de líquidos. Entretanto, a maioria dos clientes deve seguir uma orientação dietética com restrição de sódio e a enfermeira deve estimular a adesão à dieta prescrita. Os clientes são orientados a evitar fármacos da venda livre sem antes consultar um profissional de saúde, pois estas substâncias podem conter sódio. Se, apesar da adesão à dieta prescrita, a retenção de líquidos persistir, devem ser investigadas fontes ocultas de sódio, inclusive suprimento de água ou uso de *amaciadores de água*.

### Correção do excesso de volume de líquido

É importante detectar o excesso de volume de líquido antes que a condição se torne crítica. As intervenções incluem restrição da ingestão de sódio, monitoramento do tratamento com líquidos parenterais e administração dos fármacos apropriados.

A restrição de sódio e líquidos deve ser instituída quando necessária. Como a maioria dos clientes com excesso de volume de líquidos precisa usar diuréticos, é importante monitorar sua resposta a estes fármacos. A velocidade de infusão dos líquidos parenterais e a resposta do cliente a estes líquidos também devem ser monitoradas cuidadosamente. Se houver dispneia ou ortopneia, o cliente é posicionado em semi-Fowler para facilitar a expansão pulmonar. Além disso, o cliente deve ser mudado de posição e reposicionado a intervalos regulares, e a sua pele deve avaliada periodicamente, pois os tecidos edemaciados são frágeis e mais suscetíveis às lesões cutâneas que os tecidos normais. Como as condições que predispõem ao excesso de volume de líquidos são provavelmente crônicas, é importante ensinar aos clientes como avaliar sua resposta ao tratamento monitorando o aporte e a perda de líquidos e documentando diariamente as alterações do peso corporal.

### Instruções aos clientes com edema

Como o edema é uma manifestação comum do excesso de volume de líquidos, os clientes precisam reconhecer seus sintomas e compreender sua importância. O edema pode ser causado pela elevação da pressão do líquido capilar, pela diminuição da pressão oncótica capilar ou pelo aumento da pressão oncótica intersticial, causando expansão do compartimento de líquido intersticial (Porth e Matfin, 2009). O edema pode ser localizado (p. ex., tornozelo dos clientes com artrite reumatoide) ou generalizado (p. ex., insuficiência cardíaca ou renal). O edema generalizado grave é conhecido como *anasarca*.

O edema ocorre quando há alterações da membrana capilar, aumentando a formação de líquido intersticial ou diminuindo sua remoção. A retenção de sódio é uma causa comum de aumento do volume do LEC. Queimaduras e infecções são exemplos de condições associadas ao aumento do volume de líquido intersticial. A obstrução da drenagem linfática, a redução dos níveis plasmáticos de albumina ou a diminuição da pressão oncótica do plasma contribuem para o aumento do volume dos líquido intersticial. Os rins retêm sódio e água quando há redução do volume do LEC, em consequência da diminuição do débito cardíaco secundária à insuficiência cardíaca. A história detalhada dos fármacos usados é necessária para identificar quaisquer fármacos que possam causar edema, inclusive anti-inflamatórios não esteroides (AINE), estrogênios, corticoides e anti-hipertensivos.

A ascite é um tipo de edema no qual o líquido acumulam-se na cavidade peritoneal. As causas de ascite são síndrome nefrótica, cirrose e alguns tumores malignos. O cliente costuma se queixar de dispneia e sensação de pressão causada pela compressão do diafragma.

Em geral, o edema acumula-se nas regiões mais baixas do corpo e pode ser detectado nos tornozelos, na região sacra, na bolsa escrotal ou na região periorbitária da face. O edema com cacifo é assim denominado porque se forma uma depressão quando o dedo é pressionado nos tecidos edemaciados. No edema pulmonar, aumenta o volume de líquido no interstício pulmonar e nos alvéolos. As manifestações clínicas são dispneia, aumento da frequência respiratória, sudorese e estertores e sibilos à ausculta dos pulmões. A redução do hematócrito resultante da hemodiluição e a as reduções do sódio e da osmolalidade séricas em consequência da retenção de líquidos podem ocorrer quando há edema. O objetivo do tratamento é preservar ou normalizar o volume do líquido intravascular circulante. Além de tratar a causa, outras intervenções terapêuticas incluem: administrar diuréticos, limitar a ingestão de líquidos e sódio, elevar os membros, aplicar meias elásticas compressivas prescritas, paracentese, diálise e tratamento renal substitutivo contínuo nos casos de insuficiência renal ou sobrecarga de volume potencialmente fatal.

## DISTÚRBIOS ELETROLÍTICOS

Os distúrbios da homeostasia dos eletrólitos, comuns na prática clínica, devem ser corrigidos de modo a preservar a saúde e a segurança dos clientes.

### Distúrbios do sódio

O sódio é o eletrólito mais abundante no LEC e suas concentrações variam de 135 a 145 mEq/$\ell$ (135 a 145 mmol/$\ell$). Consequentemente, o sódio é o determinante principal da osmolalidade do LEC. Esse elemento desempenha um papel importante no controle da distribuição da água por todo o corpo, pois não atravessa facilmente as membranas celulares e é abundante e altamente concentrado no corpo. O sódio também ajuda a estabelecer o meio eletroquímico necessário à contração muscular e à transmissão dos impulsos neurais. O sódio é regulado pelo ADH, pela sede e pelo sistema renina-angiotensina-aldosterona. Em geral, a perda ou o acúmulo de sódio acompanha-se de perda ou o acúmulo de água.

Os dois distúrbios mais comuns da homeostasia do sódio são déficit e excesso.

### Hiponatremia (déficit de sódio)

O termo hiponatremia descreve níveis séricos de sódio mais baixos que o normal (< 135 mEq/$\ell$ [135 mmol/$\ell$]).

### Fisiopatologia

A concentração plasmática do sódio representa a razão entre sódio corporal total e água corporal total. A redução dessa razão pode ocorrer quando a perda de sal é maior que a perda de água (p. ex., diarreia, uso de diuréticos, drenagem por tubo nasogástrico) ou quando há excesso de água em comparação com o sódio corporal total (p. ex., insuficiência cardíaca congestiva, cirrose hepática, ingestão excessiva de água sem sal, síndrome da secreção inadequada do hormônio antidiurético [SSIADH]). Por essa razão, a hiponatremia pode se sobrepor a um déficit de volume de líquido ou excesso de volume de líquido preexistente.

A perda de sódio pode ocorrer por vômitos, diarreia, fístulas ou transpiração, ou o sódio pode ser perdido em consequência do tratamento com diuréticos, principalmente quando associado a dieta hipossódica. A deficiência de aldosterona (p. ex., com insuficiência suprarrenal) também predispõe à deficiência de sódio.

Na hiponatremia diluicional (intoxicação hídrica), o nível sérico de sódio do cliente é diluído por conta do aumento da razão entre água e sódio. Por isso, a hiponatremia diluicional é causada pelo aumento do volume de LEC com sódio corporal total normal ou aumentado. As condições que predispõem a esse tipo de hiponatremia incluem cirrose, SSIADH, hiperglicemia (que aumenta o volume de água atraída para dentro do espaço intravascular) e sobrecarga hídrica por administração de líquidos parenterais com poucos eletrólitos, enemas ou irrigação de tubo nasogástrico com água em vez de soro fisiológico. A água pode ser acumulada em volumes anormais por administração parenteral excessiva de soluções hipotônicas (p. ex., soluções glicosadas), principalmente durante períodos de estresse. A água também pode ser acumulada por ingestão compulsiva (polidipsia psicogênica).

Os distúrbios fisiológicos básicos da SSIADH são atividade excessiva do ADH com retenção de água e hiponatremia diluicional e excreção urinária inadequada de sódio em presença de hiponatremia. A SSIADH pode ser causada pela secreção persistente de ADH pelo hipotálamo ou pela produção de substâncias semelhantes a este hormônio por um tumor (produção anômala de ADH). As condições associadas à SSIADH são carcinomas pulmonares do tipo pequenas células, traumatismos cranianos, distúrbios endócrinos e pulmonares, estresse físico ou psicológico e vários fármacos (p. ex., vincristina, fenotiazinas, antidepressivos tricíclicos e diuréticos tiazídicos). A síndrome está descrita com mais detalhes no Capítulo 31.

### Manifestações clínicas e avaliação

As manifestações clínicas da hiponatremia dependem da causa, da gravidade e da rapidez com que o déficit ocorre. Os clientes podem apresentar déficit de volume de líquido, euvolemia (SSIADH) ou excesso de volume de líquido. Quando há perda real de sal, as manifestações clínicas são redução do turgor cutâneo, mucosas secas, cefaleia, diminuição da secreção salivar, redução ortostática da pressão arterial, náuseas e cólicas abdominais. Com acumulação de mais água que sódio, as manifestações clínicas são as de excesso de volume de líquido, inclusive edema, estertores, ascite e distensão das veias jugulares. Os sintomas são basicamente neurológicos e estão relacionados com o desvio osmótico, à medida que a água presente no LEC relativamente diluído é atraída para dentro da célula, expandindo o volume do LIC, especificamente com edema das células cerebrais (ou edema cerebral) (Figura 4.5). O crânio limita a capacidade de expansão do cérebro, o que eleva a pressão intracraniana (PIC), um precursor de lesão cerebral. As alterações neurológicas incluem alteração do estado mental, cefaleia, letargia, convulsões, depressão progressiva do nível de consciência e, por fim, coma. Quando a concentração sérica do sódio é menor que 115 mEq/$\ell$ (115 mmol/$\ell$) podem surgir sinais de elevação da pressão intracraniana, inclusive letargia, confusão, abalos musculares, fraqueza focal, hemiparesia, edema das papilas e convulsões. Em geral, os clientes com redução súbita dos níveis séricos de sódio apresentam taxas de edema cerebral e mortalidade mais altas que os clientes que desenvolvem hiponatremia mais lentamente. As reduções agudas do sódio (menos de 48 h) podem causar herniação cerebral e compressão das estruturas do mesencéfalo.

Independentemente da causa da hiponatremia, o nível sérico do sódio é menor que 135 mEq/$\ell$. Na SSIADH, pode ser de apenas 100 mEq/$\ell$ (100 mmol/$\ell$) ou menos. A osmolalidade sérica também diminui, exceto quando há azotemia ou ingestão

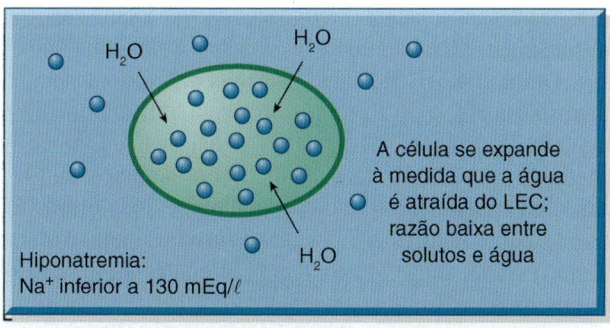
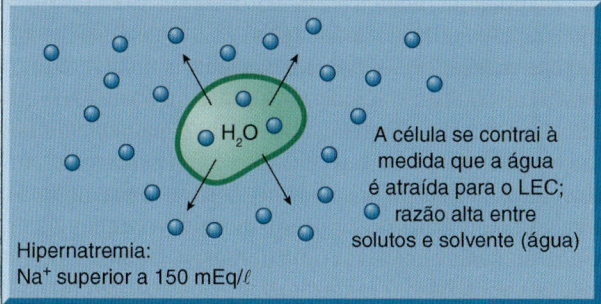

**Figura 4.5** Efeito do nível de sódio extracelular no tamanho da célula.

de toxinas. Quando a hiponatremia é causada principalmente pela perda de sódio, a concentração urinária de sódio é menor que 20 mEq/$\ell$ (20 mmol/$\ell$), sugerindo aumento da reabsorção proximal deste elemento em resposta à depleção do volume do LEC com densidade urinária baixa (1.002 a 1.004). No entanto, quando a hiponatremia é causada pela SSIADH, a concentração urinária de sódio é maior que 20 mEq/$\ell$ e a densidade urinária geralmente é maior que 1,012. Embora o cliente com essa síndrome retenha água anormalmente, e por isso perceba aumento do peso corporal, não há edema periférico. Ao contrário, os líquidos acumulam-se no interior das células.

## Manejo clínico

O tratamento depende da causa da hiponatremia. Se a etiologia estiver relacionada com a perda de sódio e água (em menor quantidade), é necessário repor estes dois elementos. Por outro lado, se a etiologia estiver relacionada com a intoxicação hídrica, recomenda-se reduzir a ingestão de líquido e administrar diuréticos.

### Reposição de sódio

O tratamento óbvio para hiponatremia é administrar sódio cuidadosamente via oral, tubo nasogástrico ou via parenteral. O sódio pode ser reposto facilmente quando o cliente consegue ingerir líquido e alimentos, porque a dieta normal é rica em sódio. Quando o cliente não consegue ingerir sódio, pode-se prescrever solução de lactato de Ringer ou soro fisiológico (cloreto de sódio a 0,9%). O sódio sérico não deve subir mais de 12 mEq/$\ell$ a cada 24 h, de modo a evitar danos neurológicos secundários à desmielinização osmótica. Essa condição pode ocorrer quando a concentração sérica do sódio é corrigida muito rapidamente (acima de 140 mEq/$\ell$) tornando o espaço intracelular relativamente hipotônico em comparação ao espaço extra-

celular. Isso faz com que a água saia do EIC para o EEC, causando o colapso do volume celular. A desmielinização osmótica evidencia-se por paralisia flácida, disartria (fala arrastada, lenta e difícil de articular), disfagia (dificuldade de engolir) e tetraparesia. Nos adultos, a necessidade diária normal de sódio é de cerca de 100 mEq, contanto que não haja perdas anormais. As soluções hidreletrolíticas recomendadas serão descritas ainda neste capítulo.

Na SSIADH, a simples administração de solução salina hipertônica não altera a concentração plasmática do sódio. O excesso de sódio seria excretado rapidamente numa urina altamente concentrada. Com o acréscimo do diurético furosemida a urina não fica concentrada, o cliente elimina urina isotônica e, por fim, consegue recuperar o balanço hídrico. Nos clientes com essa síndrome, graças à dificuldade de se restringir a ingestão de água, o lítio ou a demeclociclina podem antagonizar o efeito osmótico do ADH no túbulo coletor medular.

### Restrição de água

Em clientes com volume de líquido normal ou excessivo, a hiponatremia é tratada restringindo os líquidos a um total de 800 m$\ell$ em 24 h. Isso é muito mais seguro que administrar sódio e costuma ser eficaz. Contudo, quando há sinais e sintomas neurológicos, pode ser necessário administrar volumes pequenos de solução salina hipertônica (p. ex., cloreto de sódio a 3%). O uso inadequado dessas soluções é extremamente perigoso, pois 1 $\ell$ de cloreto de sódio a 3% contém 513 mEq de sódio, com osmolalidade de 1,026. Se o cliente tiver apenas edema, a ingestão de sódio deve ser reduzida, mas quando há edema e hiponatremia, a restrição deve ser de água e sódio.

### Manejo de enfermagem

A enfermeira deve identificar os clientes sob risco de hiponatremia, de modo que possam ser monitorados. O diagnóstico e o tratamento imediatos desse distúrbio são importantes para evitar complicações graves. Nos clientes sob risco, a enfermeira monitora diariamente o balanço hídrico e o peso corporal. Também é necessário anotar perdas anormais de sódio ou acúmulo de água, além de alterações gastrintestinais como anorexia, náuseas, vômitos e cólicas abdominais. A enfermeira precisa estar atenta às alterações do sistema nervoso central como letargia, confusão, abalos musculares e convulsões. Em geral, os sinais neurológicos mais graves estão associados a níveis de sódio muito baixos, que diminuíram rapidamente em consequência da sobrecarga de líquido. O sódio sérico deve ser monitorado cuidadosamente nos clientes sob risco de desenvolver hiponatremia. De acordo com a indicação, também devem ser monitorados o sódio e a densidade urinários.

A hiponatremia é uma causa desconsiderada de confusão mental dos clientes idosos, que correm risco mais alto de hiponatremia secundária às alterações da função renal e à redução subsequente da capacidade de excretar volumes excessivos de água. A administração de fármacos que causam perda de sódio ou retenção de água também predispõe à hiponatremia.

### Como corrigir a hiponatremia

Quando o cliente tem perdas anormais de sódio e consegue ingerir uma dieta normal, a enfermeira deve estimular a ingestão de alimentos e líquidos com altos teores de sódio. Por exemplo, os caldos preparados com um cubo de tempero de carne contêm cerca de 900 mg de sódio. Por sua vez, 240 g de suco de tomate contêm cerca de 700 mg de sódio. A enfermeira também deve estar familiarizada com os teores de sódio dos líquidos parenterais (ver descrição subsequente e Tabela 4.6).

Quando o cliente usa lítio, a enfermeira deve ficar atenta aos seus efeitos tóxicos, principalmente quando há perda de sódio por uma via anormal. Nesses casos, devem ser administrados suplementos de sal e líquido. Como os diuréticos causam perda de sódio, o cliente tratado com lítio deve ser instruído a não utilizar estes fármacos sem supervisão médica cuidadosa. A ingestão adequada de sal deve ser assegurada a todos os clientes tratados com lítio.

Os suplementos excessivos de água devem ser evitados nos clientes que recebem alimentação enteral isotônica ou hipotônica, principalmente quando há perda anormal de sódio ou retenção anormal de água (p. ex., SSIADH). As necessidades reais de líquidos são ditadas pelas determinações do balanço hídrico, da densidade urinária e dos níveis séricos do sódio.

## Hipernatremia (excesso de sódio)

Hipernatremia significa nível sérico de sódio acima do normal (superior a 145 mEq/$\ell$ [145 mmol/$\ell$]).

### Fisiopatologia

A hipernatremia pode ser causada pelo acúmulo de mais sódio que água, ou pela perda de mais água que sódio. Isso pode ocorrer no cliente euvolêmico, com déficit de volume de líquido ou excesso de volume de líquido. Quando há perda de água, o cliente perde mais água que sódio. Consequentemente, a concentração sérica do sódio aumenta e sua concentração mais alta atrai líquidos para fora das células. Isso causa déficit de volume de líquido intracelular e extracelular. Quando há excesso de sódio, o cliente ingere ou retém mais sódio que água.

Uma causa comum de hipernatremia é a privação de líquidos dos clientes inconscientes, que não percebem, respondem ou expressam ter sede (Porth e Matfin, 2009). Os clientes afetados mais comumente são indivíduos muito idosos, crianças muito pequenas e portadores de disfunção cognitiva. A administração de alimentação enteral hipertônica sem suplementos adequados de água causa hipernatremia, como também ocorre com a diarreia líquida e os aumentos acentuados da perda insensível de água (p. ex., hiperventilação, perda da camada protetora da pele em consequência de queimaduras).

O diabetes insípido – deficiência de ADH secretado pela neuro-hipófise – causa hipernatremia quando o cliente não sente ou não consegue responder à sede, ou se a ingestão de líquidos for excessivamente limitada. As causas neurogênicas ou nefrogênicas do diabetes insípido devem ser consideradas na avaliação (ver Capítulo 31).

A administração por via intravenosa de solução salina hipertônica, preparações alimentares hipertônicas ou uso excessivo de bicarbonato de sódio também podem causar hipernatremia.

### Manifestações clínicas e avaliação

As manifestações clínicas da hipernatremia são basicamente neurológicas e atribuídas à elevação da osmolalidade plasmática causada pelo aumento da concentração plasmática do sódio. A água sai do EIC e entra no EEC, causando desidratação celular (ver Figura 4.5). Clinicamente, essas alterações podem ser evidenciadas por agitação e fraqueza, quando há hipernatremia moderada, ou por desorientação, ideias delirantes e alucinações, nos casos de hipernatremia grave. A desidratação frequente (como causa de hipernatremia) passa despercebida como causa primária das alterações comportamentais de clientes idosos. Se a hipernatremia for grave, pode haver lesão cerebral irreversível (principalmente nas crianças). Aparentemente, a lesão cerebral é causada por hemorragias subaracnóideas resultantes da contração do encéfalo. A sede é uma manifestação fundamental de hipernatremia. Trata-se de um mecanismo de defesa tão potente dos níveis do sódio sérico dos indivíduos saudáveis que a hipernatremia nunca ocorre, a menos que o cliente esteja inconsciente ou não tenha acesso à água. Porém, indivíduos enfermos podem ter depressão do mecanismo da sede. Outros sinais são língua seca e edemaciada e mucosas pegajosas. Rubor cutâneo, edema pulmonar e periférico, hipotensão postural e hipertonia muscular com reflexos tendíneos profundos e exacerbados também são sinais e sintomas de hipernatremia. A temperatura corporal pode aumentar ligeiramente, mas retorna à normalidade após a correção da hipernatremia. Na hipernatremia, o nível sérico de sódio é superior a 145 mEq/$\ell$ (145 mmol/$\ell$) e a osmolalidade sérica é maior que 300 mOsm/kg (300 mmol/$\ell$). A densidade e a osmolalidade urinárias aumentam à medida que os rins tentam conservar água (contanto que a perda de água seja causada por outra via, que não os rins).

### Manejo clínico

O tratamento da hipernatremia consiste em reduzir gradativamente o nível sérico do sódio por infusão de uma solução eletrolítica hipotônica ou solução não salina isotônica (p. ex., soro glicosado a 5% [SG5%]). O SG5% está indicado quando é necessário repor água sem sódio. Muitos médicos acreditam que uma solução salina hipotônica seja mais segura que o SG5%, pois permite a redução progressiva do nível sérico de sódio, diminuindo o risco de edema cerebral. É a solução preferida para os casos de hiperglicemia grave com hipernatremia. A redução rápida do nível sérico de sódio diminui temporariamente a osmolalidade plasmática a um valor menor que a osmolalidade do líquido dos tecidos cerebrais, causando edema cerebral perigoso. Diuréticos também podem ser prescritos para tratar retenção de sódio.

Não há consenso quanto à velocidade exata de redução dos níveis séricos do sódio. Como regra geral, a concentração sérica de sódio não deve ser reduzida a uma velocidade maior que 0,5 a 1 mEq/$\ell$/h, de modo a assegurar tempo suficiente para o reajuste por meio da difusão entre os compartimentos de líquidos. O acetato de desmopressina (DDAVP, hormônio antidiurético sintético) pode ser prescrito para tratar diabetes insípido se esta for a causa da hipernatremia (Porth e Matfin, 2009).

### Manejo de enfermagem

Como ocorre com a hiponatremia, as perdas e os líquidos administrados têm de ser cuidadosamente monitorados nos clientes sob risco de hipernatremia. A enfermeira deve avaliar as perdas anormais ou a ingestão reduzida de água, bem como a retenção de grandes quantidades de sódio, que poderiam ocorrer, por exemplo, após o uso de fármacos com alto teor de sódio de venda livre (p. ex., antiácido efervescente). Além disso, a enfermeira deve obter a história dos fármacos usados, pois alguns têm teores altos de sódio. Por fim, a enfermeira deve verificar se o cliente tem sede ou temperatura corporal alta, avaliando estas alterações no contexto de outros sinais clínicos. A enfermeira deve, também, monitorar alterações comportamentais como agitação, desorientação e letargia.

### Como prevenir a hipernatremia

A enfermeira tenta prevenir a hipernatremia oferecendo líquidos a intervalos regulares, principalmente a clientes debilitados ou inconscientes que não conseguem perceber ou responder à sede. Se a ingestão de líquidos continuar insuficiente, a enfermeira deve entrar em contato com o médico para planejar uma via alternativa de administração, seja por alimentação enteral ou parenteral. Se a opção for alimentação enteral, deve-se administrar água suficiente para manter o sódio sérico e a ureia sanguínea dentro dos limites normais. Como regra geral, quanto maior a osmolalidade da alimentação enteral, maior a necessidade de suplementar água.

É importante assegurar a ingestão adequada de líquidos pelos clientes com diabetes insípido. Se o cliente estiver lúcido e tiver conservado o mecanismo de sede, pode ser suficiente assegurar o acesso à água. Se o cliente apresentar depressão do nível de consciência ou alguma limitação que interfira com a ingestão adequada de líquidos, pode ser prescrita reposição de líquidos parenterais. Esse tratamento pode ser previsto para clientes com distúrbios neurológicos, principalmente no período pós-operatório imediato.

## Distúrbios do potássio

O potássio é o principal eletrólito intracelular. Na verdade, 98% do potássio do organismo estão dentro das células. O restante (2%) está no LEC, e esta é a fração importante para a função neuromuscular. A concentração sérica normal do potássio varia de 3,5 a 5,0 mEq/$\ell$ (3,5 a 5 mmol/$\ell$) e mesmo as variações mínimas são significativas.

De modo a manter a homeostasia do potássio, o sistema renal precisa funcionar bem, pois 80% do potássio excretado diariamente deixam o corpo por meio dos rins. Os 20% restantes são eliminados pelo intestino. O líquido intestinal contém cerca de 30 mEq/$\ell$ de potássio. Contudo, os rins são os principais reguladores da homeostasia do potássio. Eles desempenham essa função ajustando a quantidade de potássio excretado na urina. A aldosterona também aumenta a excreção renal de potássio. Como os rins não conservam potássio tão bem quanto retêm sódio, o potássio pode continuar a ser eliminado na urina, embora haja déficit deste elemento. Os distúrbios do potássio costumam ser associados a várias doenças, traumatismos, fármacos (diuréticos, laxantes, antibióticos) e tratamentos especiais (nutrição parenteral e quimioterapia).

## Déficit de potássio (hipopotassemia)

Em geral, a hipopotassemia (concentração sérica de potássio abaixo do normal) indica um déficit real das reservas totais deste elemento. Contudo, essa alteração pode ocorrer nos clientes com reservas normais de potássio, inclusive quando há alcalose, pois este desequilíbrio causa um desvio temporário do potássio sérico para dentro das células (ver tema subsequente).

### Fisiopatologia

A hipopotassemia (potássio < 3,5 mEq/$\ell$) é um distúrbio eletrolítico comum associado às condições que aumentam as perdas de potássio (uso de diuréticos, diarreia, vômitos, aspiração gástrica, ileostomia recente, drenos intestinais, adenoma viloso [um tumor do trato intestinal que se caracteriza pela excreção de muco rico em potássio]); reduzem o aporte de potássio (dieta zero, anorexia, vômitos, alcoolismo, dietas de jejum) ou causam redistribuição do $K^+$ (alcalose metabólica).

A enfermeira deve considerar as condições clínicas que aumentam as perdas. Cerca de 5 a 10 mEq/$\ell$ de $K^+$ são encontrados no líquido do trato GI superior, enquanto 30 a 100 mEq/$\ell$ são perdidos quando há diarreia. Desse modo, quantidades relativamente grandes de potássio são perdidas nos líquidos intestinais.

Os diuréticos que eliminam potássio (p. ex., tiazídicos) podem causar hipopotassemia, principalmente quando administrados em doses altas a clientes que não ingerem quantidades suficientes de potássio. Outros fármacos que podem causar hipopotassemia são corticoides, penicilina sódica, carbenicilina e anfotericina B.

O aumento das perdas também ocorre no hiperaldosteronismo, que causa reabsorção de sódio e excreção renal de $K^+$. O hiperaldosteronismo primário é encontrado nos clientes com adenomas suprarrenais. O hiperaldosteronismo secundário ocorre com os distúrbios que ativam o sistema renina-angiotensina-aldosterona para manter as concentrações séricas do sódio, inclusive cirrose, síndrome nefrótica ou insuficiência cardíaca.

A redução da ingestão ocorre nos clientes que não conseguem ou não querem ingerir uma dieta normal. Isso pode ocorrer nos indivíduos idosos debilitados, nos alcoolistas e nos clientes com anorexia nervosa. Além da ingestão reduzida, os clientes com bulimia costumam ter perdas aumentadas de potássio em consequência dos vômitos autoprovocados e do uso abusivo de laxantes e diuréticos.

A redistribuição está associada a distúrbios acidobásicos ou ao uso de certos fármacos, inclusive insulina. Em geral, a hipopotassemia está associada à alcalose, que por sua vez pode causar hipopotassemia. O mecanismo envolve desvios dos íons hidrogênio e potássio entre o EIC e o LEC. Por exemplo, os íons hidrogênio saem das células nos estados de alcalose para ajudar o corrigir o pH alto, enquanto os íons potássio entram para manter o estrado de neutralidade elétrica (ver tema subsequente do equilíbrio acidobásico).

Como a insulina estimula a entrada de potássio nos músculos esqueléticos e nas células hepáticas, os clientes com secreção excessiva e persistente de insulina podem ter hipopotassemia, que geralmente ocorre nos indivíduos tratados com líquidos parenterais ricos em carboidratos (p. ex., nutrição parenteral total). A enfermeira deve entender que os clientes que necessitam insulina IV correm risco de desenvolver hipopotassemia.

Por fim, a depleção de magnésio pode aumentar as perdas renais de potássio e tem de ser corrigida. Caso contrário, a perda de potássio pela diurese continuará.

## Manifestações clínicas e avaliação

A deficiência de potássio pode causar distúrbios generalizados da função fisiológica. A hipopotassemia grave pode levar ao óbito por parada cardíaca ou respiratória. Os sinais e os sintomas clínicos raramente surgem antes que o nível sérico do potássio caia abaixo de 3 mEq/ℓ (3 mmol/ℓ), a menos que o declínio tenha sido rápido. As manifestações clínicas da hipopotassemia incluem fadiga, anorexia, náuseas, vômitos, fraqueza muscular, cãibras nas pernas, redução da motilidade intestinal, parestesias (dormência e formigamento), arritmias e hipersensibilidade aos digitálicos.

Se for persistente, a hipopotassemia pode resultar na perda da capacidade de concentração renal da urina, resultando na formação de urina diluída (com poliúria e noctúria) e sede excessiva. A depleção de potássio reduz a secreção de insulina e causa intolerância à glicose. Ao exame físico, podem ser detectadas redução da força muscular e diminuição dos reflexos tendinosos.

Nos clientes com hipopotassemia, a concentração sérica do potássio é menor que o limite inferior normal. As alterações no ECG podem incluir ondas T planas, invertidas ou ambas, sugerindo isquemia, e segmentos ST deprimidos (Figura 4.6). A onda U elevada é específica da hipopotassemia. Esse distúrbio eletrolítico aumenta a sensibilidade aos digitálicos e predispõe o cliente à intoxicação digitálica com níveis mais baixos de digitálico.

## Manejo clínico

Se a hipopotassemia não puder ser prevenida por medidas conservadoras como aumento da ingestão de potássio na dieta habitual, o distúrbio deve ser tratado com reposição oral ou IV. O déficit de potássio tem de ser corrigido diariamente. A administração de 40 a 80 mEq/dia é suficiente para os adultos, contanto que não haja perdas anormais de potássio.

Os clientes sob risco de desenvolver hipopotassemia devem ingerir uma dieta que contenha quantidades suficientes de potássio. No adulto mediano, a ingestão diária de potássio varia de 50 a 100 mEq/dia. Os alimentos ricos em potássio são a maioria das frutas e dos vegetais, legumes, grãos integrais, leite e carne.

Se a ingestão dietética não for suficiente por qualquer razão, o médico pode prescrever suplementos de potássio orais ou IV. Alguns substitutos do sal contêm 50 a 60 mEq/de potássio por colher de chá e são suficientes para evitar hipopotassemia.

Se a administração oral de potássio não for possível, a via IV deve ser utilizada. A administração por via intravenosa é obrigatória para clientes com hipopotassemia grave (p. ex., nível sérico < 2 mEq/ℓ). Embora o cloreto de potássio geralmente seja usado para corrigir déficits deste eletrólito, o acetato ou o fosfato de potássio também podem ser prescritos.

## Manejo de enfermagem

Como a hipopotassemia pode ser fatal, a enfermeira precisa monitorar os clientes sob risco para detectá-la imediatamente. Fadiga, anorexia, fraqueza muscular, redução da peristalse in-

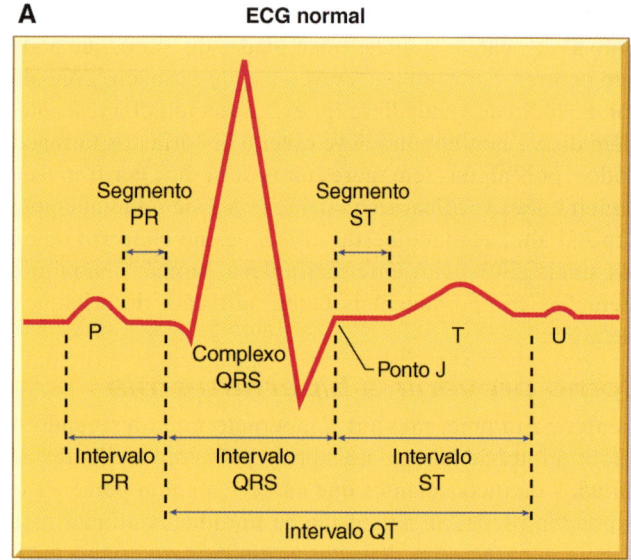
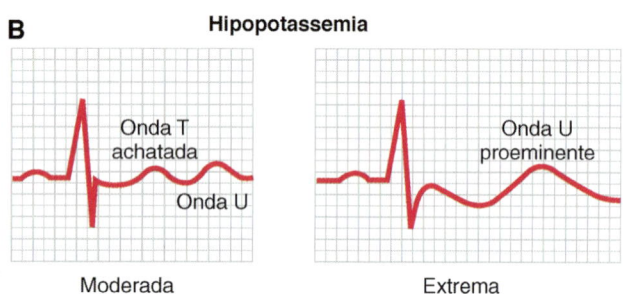
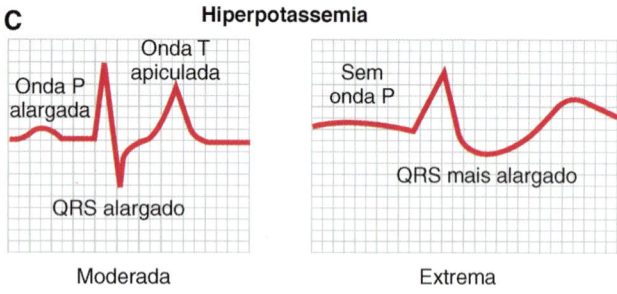

**Figura 4.6** Efeitos do potássio no eletrocardiograma (ECG). (**A**) Traçado normal. (**B**) Hipopotassemia: potássio sérico abaixo do normal. *À esquerda*, achatamento da onda T e formação da onda U. *À direita*, achatamento adicional com onda U proeminente. (**C**) Hiperpotassemia: potássio sérico acima do normal. *À esquerda*: elevação moderada com onda P plana e larga, complexo QRS amplo e onda T apiculada. *À direita*: alterações do ECG com elevação extrema do potássio: alargamento do complexo QRS e ausência de onda P.

testinal, parestesias e arritmias são indícios que justificam a determinação da concentração sérica do potássio. Quando disponível, o ECG fornece informações úteis. Clientes tratados com digitálicos, por exemplo, são suscetíveis à deficiência de potássio e devem ser cuidadosamente monitorados de modo a detectar sinais de intoxicação digitálica, pois a hipopotassemia potencializa a ação dos digitálicos.

### *Como prevenir hipopotassemia*

Quando possível, devem ser implementadas medidas para evitar hipopotassemia. A profilaxia inclui o encorajamento dos clientes sob risco a ingerir alimentos ricos em potássio (quando a dieta permitir). As fontes de potássio incluem frutas e sucos de frutas (bananas, melão e frutas cítricas), vegetais frescos e congelados, carnes frescas, leite e alimentos processados. Se a hipopotassemia for causada pelo uso abusivo de laxantes ou diuréticos, a orientação do cliente ajuda a evitar o problema.

### Correção da hipopotassemia

É importante ter muito cuidado durante a administração de potássio, principalmente para idosos, que têm menos massa corporal magra e níveis corporais totais mais baixos de potássio e, consequentemente, necessitam quantidades menores deste elemento. Além disso, em razão da perda fisiológica da função renal com o envelhecimento, o potássio é retido mais facilmente pelos indivíduos idosos que pelos mais jovens.

#### Alerta de enfermagem
*Os suplementos orais de potássio podem causar lesões do intestino delgado. Portanto, o cliente tem de ser avaliado e alertado quanto à ocorrência de distensão ou dor abdominal, ou sangramento gastrintestinal.*

O potássio só deve ser administrado após o restabelecimento do fluxo urinário adequado. A redução do volume urinário a menos de 20 m$\ell$/h, por duas horas consecutivas, é uma indicação para interromper a infusão de potássio até que a condição seja avaliada. O potássio é excretado principalmente pelos rins. Por isso, quando há oligúria, a administração de potássio pode elevar perigosamente sua concentração sérica. Cada serviço de saúde tem seus protocolos para administração de potássio, que devem ser consultados. Contudo, a concentração máxima de potássio a ser administrada numa unidade para tratamento clínico por acesso IV periférico é de 20 mEq/100 m$\ell$ e a taxa de infusão não deve ser maior que 10 a 20 mEq/h. O potássio em concentrações acima de 20 mEq/100 m$\ell$ deve ser administrado por um cateter venoso central com bomba de infusão e monitoramento do cliente por ECG. É importante ter cuidado e selecionar uma solução pré-misturada apropriada de líquidos IV contendo cloreto de potássio, tendo em vista que suas concentrações variam de 10 a 40 mEq/100 m$\ell$. As bombas de infusão IV devem ser usadas para administrar potássio em todos os casos. A infusão rápida pode causar hiperpotassemia aguda e parada cardíaca.

#### Alerta de enfermagem
*O potássio nunca deve ser administrado por injeção IV ou intramuscular rápida, mas sim por bomba de infusão, de modo a evitar a reposição muito rápida deste elemento.*

Se o cliente receber suplementos de potássio, a função renal deve ser monitorada por dosagens dos níveis de ureia e creatinina e pelo débito urinário, e o médico deve ser comunicado caso haja alterações da função renal para evitar complicações.

#### Alerta de enfermagem
*Os suplementos de potássio são extremamente perigosos para os clientes com função renal reduzida e, consequentemente, menos capacidade de excretar potássio. Ainda mais perigosa é a infusão IV de potássio a esses clientes, pois os níveis séricos podem aumentar muito rapidamente. O sangue armazenado não deve ser administrado aos clientes com função renal deprimida, pois a concentração sérica de potássio do sangue armazenado se eleva à medida que se aumenta o tempo de armazenamento, em consequência da deterioração das hemácias. É possível exceder a tolerância renal de qualquer cliente quando o potássio é administrado rapidamente por via IV ou quando são ingeridas grandes quantidades de suplementos orais de potássio.*

## Hiperpotassemia (excesso de potássio)

A hiperpotassemia (concentração sérica de potássio acima do normal) raramente ocorre nos clientes com função renal preservada.

### Fisiopatologia

Como ocorre com a hipopotassemia, a hiperpotassemia geralmente tem causas iatrogênicas (ou seja, é uma complicação do tratamento). Embora a hiperpotassemia seja menos comum que a hipopotassemia, ela costuma ser mais perigosa porque a parada cardíaca é mais comum quando os níveis séricos do potássio estão elevados.

A pseudo-hiperpotassemia (uma variação da hiperpotassemia) tem várias causas. As mais comuns são a aplicação de um torniquete apertado em torno de um membro em movimento durante a retirada de sangue e hemólise da amostra antes da análise. Outras causas são leucocitose extrema (contagem de leucócitos maior que 200 mil), trombocitose (contagem de plaquetas maior que um milhão), coleta de sangue próximo ao local de acesso para infusão de potássio e pseudo-hiperpotassemia, na qual o potássio sai das hemácias enquanto a amostra de sangue espera para ser analisada. A falha em detectar as causas de pseudo-hiperpotassemia pode levar ao tratamento agressivo para hiperpotassemia inexistente, resultando em redução significativa dos níveis séricos do potássio. Por isso, dosagens acentuadamente elevadas devem ser repetidas.

A hiperpotassemia ($K^+ > 5$ mEq/$\ell$) está associada ao incremento da ingestão (substitutos do sal, suplementos de potássio), à administração de fármacos que aumentam a concentração de potássio (p. ex., penicilinas que contenham $K^+$, diuréticos que conservem $K^+$ [p. ex., espironolactona] e inibidores de ECA), à destruição celular pós-esmagamentos, queimaduras, traumatismo, hemólise intravascular, rabdomiólise (ver Capítulo 42) ou quimioterapia, ao débito urinário reduzido (doença renal [insuficiência renal aguda/crônica, IRA/IRC], hipoaldosteronismo) ou à redistribuição (acidose).

A causa principal de hiperpotassemia é a redução da excreção renal de potássio, que costuma ocorrer nos clientes com insuficiência renal não tratada, principalmente quando os níveis do potássio aumentam em consequência de infecções ou da ingestão excessiva de potássio com alimentos ou fármacos. Além disso, os clientes com hipoaldosteronismo, ou doença de Addison, também se encontram sob risco de hiperpotassemia, pois têm deficiência de aldosterona.

Embora a alta ingestão de potássio possa causar hiperpotassemia grave nos clientes com função renal reduzida, tal distúrbio eletrolítico raramente ocorre nos indivíduos com função renal preservada. Entretanto, o uso inadequado dos suplementos de potássio predispõe todos os clientes à hiperpotassemia, principalmente quando são utilizados substitutos do sal. Nem todos os clientes que usam diuréticos precisam receber suplementos deste elemento, e os indivíduos tratados com diuréticos poupadores de potássio não devem utilizá-los.

Na *acidose*, o potássio é transferido das células para o LEC. Isso ocorre à medida que os íons hidrogênio entram nas células de modo a tamponar o pH do LEC (ver tema subsequente). O nível elevado de potássio no LEC é esperado quando há traumatismo extensivo dos tecidos, inclusive queimaduras, lesões por esmagamento ou infecções graves. Do mesmo modo, isso pode ocorrer quando há lise de células malignas após quimioterapia.

## Manifestações clínicas e avaliação

A consequência mais comum da hiperpotassemia é seu efeito no miocárdio. Os efeitos cardíacos do potássio sérico alto não costumam ser significativos quando a concentração está abaixo de 7 mEq/ℓ (7 mmol/ℓ), mas quase sempre ocorrem quando o nível sérico é de 8 mEq/ℓ (8 mmol/ℓ) ou superior. À medida que a concentração plasmática de potássio aumenta, ocorrem distúrbios da condução cardíaca. As primeiras alterações costumam ocorrer com níveis séricos de potássio acima de 6 mEq/ℓ (6 mmol/ℓ) e incluem ondas T estreitas e apiculadas, depressão do segmento ST e encurtamento do intervalo QT. Se o nível sérico de potássio continuar a aumentar, o intervalo PR é prolongado e, em seguida, as ondas P desaparecem. Por fim, há decomposição e prolongamento do QRS (ver Figura 4.6). Arritmias ventriculares e parada cardíaca podem ocorrer em qualquer fase dessa progressão. A hiperpotassemia grave causa fraqueza da musculatura esquelética e até paralisia relacionada com o bloqueio da despolarização muscular. Do mesmo modo, a condução ventricular é retardada. Embora a hiperpotassemia cause efeitos acentuados no sistema nervoso periférico, os efeitos no sistema nervoso central são pouco significativos. Fraqueza muscular rapidamente ascendente com tetraplegia flácida resultante foram descritas nos clientes com níveis séricos de potássio muito altos. Também pode ocorrer paralisia dos músculos da respiração e da fala. Além disso, os clientes com hiperpotassemia apresentam manifestações GI como náuseas, cólicas intermitentes e diarreia. Os níveis séricos do potássio e as alterações do ECG são fundamentais para diagnosticar a hiperpotassemia, conforme já foi mencionado. A gasometria arterial (GA) pode revelar acidose metabólica. Em muitos casos, a hiperpotassemia ocorre com acidose em consequência das transferências dos íons hidrogênio e potássio entre o LIC e o LEC. Por exemplo, os íons hidrogênio entram nas células nos estados acidóticos para ajudar a corrigir o pH sérico baixo, enquanto o potássio sai das células, resultando em hiperpotassemia.

## Manejo clínico

Em situações não emergenciais, a restrição do potássio na dieta e a interrupção do uso de fármacos que contêm potássio podem ser suficientes. Por exemplo, a interrupção do uso dos substitutos do sal contendo potássio por um cliente que usa um diurético que poupa potássio pode ser a única medida necessária para tratar hiperpotassemia branda.

A prevenção da hiperpotassemia grave por administração (oral ou por enema de retenção) de resinas permutadoras de cátions (p. ex., sulfanato sódico de polistireno) pode ser necessário para os clientes com depressão da função renal. No passado, as resinas permutadoras de cátions eram utilizadas como fármaco principal para remover fisicamente o potássio do corpo. Tais resinas se ligam ao potássio no intestino, que depois é eliminado junto com as fezes. Contudo, pesquisas recentes sugeriram que as resinas permutadoras de cátions aumentam o risco de isquemia intestinal, e até hoje nenhum estudo demonstrou claramente que estas resinas sejam capazes de reduzir de modo efetivo os níveis do potássio. Por essa razão, o tratamento começou a cair em descrédito junto aos profissionais de saúde (Sterns, Rojas, Bernstein *et al.*, 2010).

### *Tratamento farmacológico de emergência*

Se os níveis séricos do potássio estiverem perigosamente altos, pode ser necessário administrar gliconato de cálcio IV. Alguns minutos após a infusão, o cálcio antagoniza os efeitos da hiperpotassemia no coração. A infusão de cálcio não diminui a concentração sérica do potássio, mas antagoniza imediatamente seus efeitos deletérios na condução cardíaca. O cloreto de cálcio e o gliconato de cálcio não são intercambiáveis: o gliconato de cálcio contém 4,5 mEq de cálcio, enquanto o cloreto contém 13,6 mEq. Portanto, é necessário cuidado ao administrar essas preparações.

O monitoramento da pressão arterial é essencial para detectar hipotensão, que pode resultar da rápida infusão IV do gliconato de cálcio. O ECG deve ser monitorado continuamente durante a infusão e a ocorrência de bradicardia é uma indicação para interromper a administração. Os efeitos miocárdicos protetores do cálcio são transitórios e estendem-se por cerca de meia hora. Cuidado ainda maior é necessário se o cliente estiver "digitalizado" (*i. e.*, recebeu doses rápidas de um glicosídio cardíaco digitálico para alcançar rapidamente os níveis séricos desejados), pois a administração parenteral de cálcio sensibiliza o coração aos digitálicos e pode desencadear intoxicação digitálica.

A administração de bicarbonato de sódio por via IV pode ser necessária para alcalinizar o plasma e provocar um desvio transitório do potássio para o interior das células. Além disso, o bicarbonato de sódio fornece sódio para antagonizar os efeitos cardíacos do potássio. Os efeitos desse tratamento começam passados 30 a 60 minutos, e podem persistir por algumas horas, embora também sejam transitórios.

A infusão intravenosa de insulina regular e solução hipertônica de glicose causa transferência temporária do potássio para dentro das células. O início da ação da glicoinsulinoterapia começa em até 30 minutos e persiste por várias horas. Os diuréticos de alça, como a furosemida, aumentam a excreção de água inibindo a reabsorção de sódio, potássio e cloreto no ramo ascendente da alça de Henle e no túbulo renal distal.

Os agonistas beta$_2$ como o salbutamol podem ser eficazes na redução dos níveis de potássio. Contudo, são necessárias doses altas para conseguir a transferência do potássio para dentro das células. A enfermeira deve saber que os agonistas beta$_2$ podem causar taquicardia e deve observar a resposta cardíaca ao tratamento. O médico pode considerar outras opções para os clientes com cardiopatia isquêmica. A administração desses fármacos é uma medida contemporizadora, que protege apenas temporariamente o cliente contra os efeitos da hiperpotassemia. Se a condição que causou a hiperpotassemia não for transitória, é necessário remover efetivamente o potássio do corpo, o que pode ser conseguido por diálise peritoneal, hemodiálise ou outras técnicas de terapia renal substitutiva.

### Manejo de enfermagem

Os clientes sob risco de hiperpotassemia (p. ex., insuficiência renal) devem ser identificados para que possam ser monitorados atentamente possíveis sinais de elevação do potássio sérico. A enfermeira deve ficar atenta aos sinais de fraqueza muscular e às arritmias. Também é importante atentar à ocorrência de parestesias e sintomas GI, como náuseas e cólicas.

Como as determinações dos níveis séricos elevados de potássio podem ser imprecisas, concentrações anormalmente altas sempre devem ser confirmadas por repetição das dosagens. De modo a evitar pseudo-hiperpotassemia, a aplicação prolongada dos torniquetes enquanto são coletadas amostras de sangue deve ser evitada e o cliente deve ser instruído a não realizar esforços físicos com o membro pouco antes de retirar amostras de sangue. A amostra de sangue deve ser enviada ao laboratório no menor tempo possível, pois a hemólise do sangue causa elevações falsas do nível sérico do potássio.

### Como evitar hiperpotassemia

Quando possível, é necessário implementar medidas para evitar hiperpotassemia nos clientes sob risco, estimulando-os a seguir as restrições recomendadas quanto à ingestão de potássio. Os alimentos ricos em potássio que precisam ser evitados incluem muitas frutas e vegetais, legumes, pães de grãos integrais, carne, leite, ovos, café, chá e chocolate. Por outro lado, os alimentos com teores mínimos de potássio são manteiga, margarina, refrigerante à base de gengibre, confeitos de goma ou jujuba, balas, bebida feita de extratos de raízes, açúcar e mel.

### Correção da hiperpotassemia

Como já mencionado, é possível exceder a tolerância ao potássio de qualquer indivíduo se este elemento for administrado rapidamente por via IV. Por isso, deve-se ter muito cuidado ao administrar e monitorar as infusões de potássio, atentando-se à concentração da solução e à velocidade da infusão. Quando o potássio é acrescentado às soluções parenterais, ele deve ser misturado com o líquido, invertendo-se o frasco várias vezes. O cloreto de potássio nunca deve ser acrescentado a um frasco pendurado, pois o potássio poderia ser infundido rapidamente (o cloreto de potássio é pesado e deposita-se na parte inferior do recipiente).

É importante recomendar aos clientes a utilização parcimoniosa dos substitutos do sal quando estejam utilizando outros tipos de suplementos de potássio ou diuréticos que conservam este elemento. Além disso, diuréticos que poupam potássio (p. ex., espironolactona, triantereno e amilorida), suplementos de potássio e substitutos do sal não devem ser administrados aos clientes com disfunção renal. A maioria dos substitutos do sal contém entre 50 e 60 mEq de potássio por colher de chá.

## DISTÚRBIOS DO CÁLCIO

Mais de 99% do cálcio do organismo está localizado no sistema esquelético, onde confere força e estabilidade aos músculos esqueléticos e funciona como fonte de cálcio extracelular (Porth, 2011). Cerca de 0,1 a 0,2% do cálcio (8,5 a 10,5 mg/dℓ) circula no soro: 40% ligado às proteínas plasmáticas (principalmente albumina), 10% em complexos ou quelatos com substâncias como fósforo e sulfato, e cerca de 50% ionizado ou livre para deixar a corrente sanguínea e participar das funções celulares (Porth, 2011). O cálcio desempenha um papel importante na transmissão dos impulsos nervosos e ajuda a regular a contração e o relaxamento musculares, inclusive do músculo cardíaco. Portanto, tal elemento é importante para a condução cardíaca, a atividade neuromuscular e a coagulação sanguínea. O cálcio também é crucial à ativação das enzimas que estimulam muitas reações químicas essenciais do corpo. Como muitos fatores afetam a regulação do cálcio, a hipocalcemia e a hipercalcemia são distúrbios relativamente comuns.

O cálcio é absorvido com os alimentos (leite e laticínios) quando a acidez gástrica é normal e existe vitamina D. O cálcio é excretado nas fezes e na urina. O nível sérico do cálcio é controlado pelo paratormônio (PTH) e pela calcitonina. À medida que diminui a concentração de cálcio ionizado ou livre no soro, as glândulas paratireoides secretam PTH. Isso aumenta a absorção de cálcio no trato GI (mediada pelo aumento da síntese de vitamina D nos rins), aumenta também a reabsorção do cálcio pelos túbulos renais e libera o cálcio armazenado nos ossos. A elevação subsequente da concentração do cálcio iônico suprime a secreção do PTH. Quando o nível do cálcio aumenta excessivamente, a glândula tireoide secreta calcitonina, um antagonista do PTH. Em resumo, a calcitonina inibe a liberação do cálcio armazenado nos ossos, estimula a deposição de sais de cálcio na matriz óssea e reduz a concentração sérica do cálcio. Além disso, os níveis de fosfato sanguíneo (a maior parte do fósforo encontra-se na forma de fosfato) mantêm uma relação recíproca com as concentrações de cálcio. O aumento do fosfato sanguíneo reduz as concentrações do cálcio ionizado. A secreção do PTH é estimulada, reduzindo a excreção renal de cálcio e aumentando a de fosfato. Tais adaptações evitam os efeitos potencialmente deletérios da deposição de cristais de fosfato de cálcio, que poderiam formar-se nos tecidos moles quando há alterações da razão normal entre cálcio e fósforo.

### *Alerta de enfermagem*

*Em condições como insuficiência renal, os rins não conseguem excretar o excesso de fosfato nem ativar a vitamina D, reduzindo a capacidade de absorver cálcio. Esse excesso de fosfato liga-se ao cálcio livre e forma compostos insolúveis que podem depositar-se no coração, nos pulmões, nos olhos, nos rins, na pele e nos tecidos moles. A redução subsequente do cálcio sérico aumenta a secreção de PTH, que libera mais cálcio dos ossos na tentativa de manter seu nível sérico na faixa normal. O efeito final é o desenvolvimento de hiperparatireoidismo, além de vários sinais e sintomas (osteodistrofia renal, dor óssea, fraturas e sangramento) (ver Capítulos 27 e 31).*

### Hipocalcemia

A hipocalcemia (concentração sérica de cálcio abaixo do normal, ou inferior a 8,5 mg/dℓ, com cálcio ionizado inferior a 4,6 mg/dℓ) ocorre em várias condições clínicas (Fischbach e Dunning, 2009).

## Fisiopatologia

Os fatores associados à hipocalcemia são ingestão baixa de cálcio, perdas aumentadas de cálcio, má absorção de cálcio, redução dos níveis das proteínas séricas e aumento da ligação do cálcio. A ingestão insuficiente está associada ao alcoolismo crônico e à desnutrição. As perdas aumentadas de cálcio podem ser causadas por insuficiência pancreática e pancreatite aguda. A inflamação do pâncreas causa decomposição das proteínas e dos lipídios. Aparentemente, os íons cálcio combinam-se com os ácidos graxos liberados por lipólise e formam sabões. Em consequência, o cliente tem hipocalcemia, o que é comum nos casos de pancreatite. Alguns autores também sugerem que a hipocalcemia pode estar relacionada com a secreção excessiva de glucagon pelo pâncreas inflamado, resultando na secreção aumentada de calcitonina (hormônio que diminui o cálcio sérico). A secreção inadequada de PTH pelas glândulas paratireoides causa hipocalcemia e pode estar relacionada ao hipoparatireoidismo ou outros distúrbios das glândulas paratireoides, o uso de alguns fármacos, as cirurgias da glândula tireoide com remoção acidental das paratireoides, a irradiação da glândula tireoide e a dissecção cervical radical. Isso costuma ocorrer nas primeiras 24 a 48 h após o procedimento cirúrgico.

Os fármacos que predispõem à hipocalcemia são antiácidos contendo alumínio, aminoglicosídios, anticonvulsivantes (fenitoína e fenobarbital), corticoides, mitramicina, fosfatos, isoniazida e diuréticos de alça. A má absorção de cálcio pode ocorrer com diarreia profusa, abuso de laxantes, exposição insuficiente à luz solar ou condições que reduzem a síntese de vitamina D, o aumento dos níveis intestinais de fósforo, a redução da acidez gástrica e a insuficiência renal. Além disso, a hipoalbuminemia, a alcalose e as transfusões sanguíneas maciças também causam hipocalcemia. É importante lembrar que cerca de 40% do cálcio está ligado à albumina. Por isso, a redução do nível de albumina sérica diminui o cálcio sérico total, mas não afeta a concentração da fração de cálcio ionizado, que é essencial às funções do organismo (Fischbach e Dunning, 2009). Quando o pH arterial aumenta (alcalose), a fração de cálcio ligado às proteínas aumenta. Consequentemente, a fração ionizada diminui e o cliente pode ter sinais e sintomas de hipocalcemia. A hipocalcemia transitória pode ocorrer após a administração maciça de sangue citratado (adultos com hemorragias profusas e choque), pois o citrato (usado nas transfusões sanguíneas para evitar coagulação do sangue) pode combinar-se com o cálcio ionizado, removendo-o temporariamente da circulação.

## Manifestações clínicas e avaliação

Se o nível de cálcio ionizado for normal, apesar das concentrações baixas de cálcio total, os clientes geralmente não têm sintomas, enquanto alterações profundas dos níveis do cálcio ionizado causam vários sinais e sintomas associados à hiperatividade neuromuscular e aos efeitos cardiovasculares detalhados a seguir. A tetania (sinal mais característico da hipocalcemia) e as convulsões ocorrem quando o nível de cálcio total é inferior a 4,4 mg/dℓ e/ou a concentração de cálcio ionizado é inferior a 2,0 mg/dℓ (Fischbach e Dunning, 2009). O termo *tetania* refere-se a um complexo sintomatológico induzido pela hiperexcitabilidade neuronal. Tais sinais e sintomas são causados pelas despolarizações espontâneas das fibras sensoriais e motoras dos nervos periféricos. O cliente pode referir formigamento nas pontas dos dedos das mãos, ao redor da boca e, menos comumente, nos pés. Também podem ocorrer espasmos dos músculos dos membros e da face. Esses espasmos podem ser dolorosos.

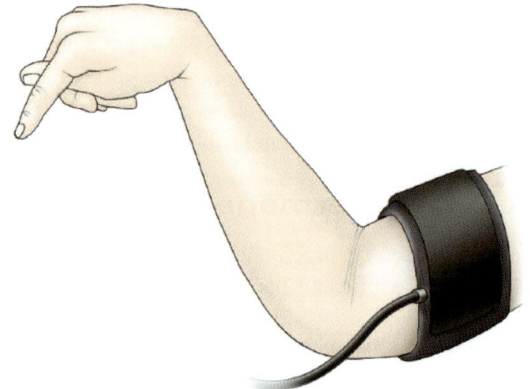

**Figura 4.7** Sinal de Trousseau. O espasmo do carpo induzido pela isquemia pode ocorrer com hipocalcemia ou hipomagnesemia. A compressão por três minutos da artéria braquial pela braçadeira do esfigmomanômetro pode causar espasmo do carpo semelhante ao espasmo causado pela hipocalcemia ou hipomagnesemia.

O *sinal de Trousseau* (Figura 4.7) pode ser detectado inflando-se o esfigmomanômetro no braço até cerca de 20 mmHg acima da pressão sistólica. No intervalo de dois a cinco minutos, ocorre espasmo do carpo (adução do polegar, flexão do punho e das articulações metacarpofalangianas e extensão das articulações interfalangianas com os dedos reunidos) à medida que o nervo ulnar é isquemiado. O *sinal de Chvostek* consiste em abalos dos músculos inervados pelo nervo facial quando este nervo é percutido cerca de 2 cm à frente do lóbulo da orelha, pouco abaixo do arco zigomático.

As convulsões ocorrem porque a hipocalcemia acentua a irritabilidade do sistema nervoso central e também dos nervos periféricos. Outras alterações associadas à hipocalcemia são distúrbios mentais como depressão, déficit de memória, confusão, *delirium* e até alucinações. O ECG revela intervalo QT prolongado em consequência da ampliação do segmento ST, o que predispõe os clientes a um tipo de taquicardia ventricular conhecida como *torsade de pointes* (ver Capítulo 17). Os efeitos respiratórios da hipocalcemia incluem dispneia e laringospasmo (estridor). Os sinais e sintomas da hipocalcemia crônica incluem hiperatividade peristáltica, cabelos e unhas secas e quebradiças e distúrbios da coagulação. Ao avaliar os níveis séricos do cálcio, é importante considerar variáveis como a concentração sérica de albumina e o pH arterial. Como as anormalidades dos níveis séricos de albumina podem afetar a interpretação da concentração sérica do cálcio, pode ser necessário calcular o cálcio sérico corrigido quando o nível sérico da albumina for anormal. Para cada redução da albumina sérica em 1 g/dℓ abaixo de 4 g/dℓ, o nível sérico do cálcio total é subestimado em cerca de 0,8 mg/dℓ. Veja a seguir um método rápido para calcular o nível de cálcio sérico corrigido:

Cálcio corrigido = cálcio dosado + 0,8 (4,0 – albumina sérica dosada)

Um exemplo dos cálculos necessários para obter o nível sérico corrigido de cálcio total é o seguinte: o nível de albumina sérica de um cliente é de 2,5 g/dℓ e seu cálcio sérico é de 10,5 mg/dℓ. Em um primeiro momento, determine o grau de redução do nível sérico de albumina abaixo da faixa normal (*i. e.*, diferença entre a concentração normal de albumina de 4 g/dℓ): 4 g/dℓ – 2,5 g/dℓ = 1,5 g/dℓ. Em seguida, multiplique por 0,8 (1,5) = 1,2.

Por fim, some 1,2 mg/dℓ ao valor de 10,5 mg/dℓ (nível sérico de cálcio relatado) para obter a concentração corrigida de cálcio sérico total: 1,2 mg/dℓ + 10,5 mg/dℓ = 11,7 mg/dℓ.

Em geral, o nível de cálcio ionizado é normal nos clientes com concentrações baixas de cálcio sérico total e hipoalbuminemia concomitante.

Em condições ideais, o nível de cálcio ionizado deve ser determinado no laboratório. Contudo, muitos laboratórios medem apenas o nível de cálcio total. Por isso, a concentração da fração ionizada precisa ser estimada por dosagem simultânea da albumina sérica. Além do mais, os níveis do PTH e as concentrações de magnésio e fósforo precisam ser avaliados para detectar possíveis causas de hipocalcemia.

## Manejo clínico

A hipocalcemia aguda sintomática é potencialmente fatal e requer tratamento imediato com infusão IV de cálcio. Embora o cloreto de cálcio produza níveis de cálcio ionizado significativamente mais altos que o gliconato de cálcio, esta primeira preparação não é usada comumente, pois causa maior irritação e pode provocar destruição dos tecidos se houver extravasamento e infiltração. A administração muito rápida de cálcio por via IV pode causar parada cardíaca precedida por bradicardia. A infusão IV de cálcio é especialmente perigosa nos clientes tratados com digitálicos, pois os íons cálcio produzem um efeito semelhante ao destes fármacos, podendo causar intoxicação digitálica com efeitos cardíacos adversos. O cálcio, portanto, deve ser diluído em soro glicosado a 5% e administrado por infusão IV lenta, utilizando bomba de infusão volumétrica. O local de acesso da infusão IV precisa ser examinado frequentemente para detectar indícios de infiltração, tendo em vista o risco de extravasamento, que poderia resultar em celulite ou necrose. A solução de cloreto de sódio a 0,9% não deve ser misturada com cálcio porque aumenta as perdas renais deste elemento. As soluções contendo fosfatos ou bicarbonato não devem ser misturadas com cálcio, pois precipitam quando se acrescenta cálcio. A enfermeira precisa verificar com o médico que sal de cálcio deve ser administrado, pois o gliconato de cálcio fornece 4,5 mEq de cálcio, enquanto o cloreto de cálcio fornece 13,6 mEq. Como o cálcio pode causar hipotensão postural, o cliente deve ser mantido no leito durante a infusão IV e a pressão arterial deve ser monitorada.

O tratamento com vitamina D pode ser iniciado para aumentar a absorção de cálcio no trato GI. Antiácidos com hidróxido de alumínio, acetato de cálcio ou carbonato de cálcio podem ser prescritos para reduzir os níveis altos de fósforo antes de corrigir a hipocalcemia dos clientes com insuficiência renal crônica. É recomendável aumentar a ingestão dietética de cálcio para no mínimo 1.000 a 1.500 mg/dia nos adultos. Os alimentos que contêm cálcio são: laticínios, vegetais folhosos verdes, salmão enlatado, sardinhas e ostras frescas. A hipomagnesemia também pode causar tetania. Se a tetania não responder à infusão de cálcio IV, deve ser considerada a possibilidade de que a causa seja nível baixo de magnésio.

## Manejo de enfermagem

Nos clientes sob risco, é importante ficar atento à ocorrência de hipocalcemia. As precauções para convulsões devem ser instituídas quando a hipocalcemia é grave. A permeabilidade das vias respiratórias deve ser monitorada atentamente, pois pode haver estridor laríngeo. A bandeja de traqueostomia deve ser mantida à beira do leito e a bolsa de reanimação manual deve estar à disposição, caso seja necessária aos clientes com laringospasmo e estridor audível. As precauções de segurança são adotadas conforme a necessidade quando há confusão mental. Em razão das complicações cardíacas, o monitoramento do ECG deve ser realizado para detectar alterações da frequência e ritmo cardíacos, principalmente quando o cliente toma digoxina.

Os clientes sob risco alto de osteoporose devem ser orientados quanto à necessidade de assegurar a ingestão dietética adequada de cálcio. É importante ensiná-lo quais são os alimentos ricos em cálcio. A enfermeira também deve orientar o cliente a considerar o uso de suplementos de cálcio quando ele não ingere quantidades suficientes em sua dieta. Tais suplementos devem ser administrados em doses fracionadas, junto às refeições. Além disso, é importante enfatizar o valor dos exercícios regulares com sustentação de peso, assim como os efeitos dos fármacos na homeostasia do cálcio. Por exemplo, álcool e cafeína em doses altas inibem a absorção do cálcio e o tabagismo moderado aumenta a excreção urinária de cálcio. Outras orientações referem-se ao uso dos bifosfonatos para reduzir a taxa de perda óssea. A enfermeira também deve ensinar estratégias para reduzir o risco de quedas e o cliente deve ser orientado a evitar o uso excessivo de laxantes e antiácidos que contenham fósforo, pois tais fármacos diminuem a absorção do cálcio.

## Hipercalcemia (excesso de cálcio)

A hipercalcemia (excesso de cálcio no plasma) é um distúrbio perigoso. As crises hipercalcêmicas (elevação súbita do nível de cálcio) têm taxa de mortalidade extremamente alta, geralmente por parada cardíaca, se não forem controladas imediatamente (Porth e Matfin, 2009).

## Fisiopatologia

Noventa por cento dos casos de hipercalcemia estão relacionados com neoplasias malignas ou hiperparatireoidismo (Skugor, 2010). Considerada uma emergência oncológica, a hipercalcemia ocorre em 10 a 20% dos clientes com câncer avançado (Yahalom, 2008). Esse distúrbio está associado à hiperatividade dos osteoclastos, resultando em desmineralização óssea e/ou liberação de fatores produzidos pelo tumor que afetam o *turnover* ósseo e/ou a reabsorção tubular de cálcio. As células tumorais podem secretar uma proteína semelhante ao PTH, que aumenta o cálcio sérico. A secreção excessiva de PTH associada ao hiperparatireoidismo aumenta a liberação de cálcio dos ossos e a absorção renal e intestinal de cálcio. Calcificações dos tecidos moles ocorrem quando o produto cálcio-fósforo (cálcio sérico × fósforo sérico) é superior a 70 mg/dℓ.

A imobilização causa perda de minerais ósseos, o que, em alguns casos, aumenta os níveis de cálcio total (principalmente da fração ionizada) na corrente sanguínea. Hipercalcemia sintomática secundária à imobilização é rara. Quando ocorre, tal distúrbio limita-se praticamente aos clientes com taxas altas de *turnover* do cálcio (p. ex., adolescentes durante o estirão de crescimento). A maioria dos casos de hipercalcemia secundária à imobilidade ocorre após fraturas graves ou múltiplas, ou lesão da medula espinal.

Os diuréticos tiazídicos podem causar elevações discretas dos níveis séricos do cálcio, pois potencializam a ação do PTH nos rins, reduzindo a excreção urinária de cálcio. Um distúrbio raro conhecido como *síndrome leite-álcali* ocorre nos clientes com úlcera péptica tratada por períodos longos com leite e antiácidos alcalinos, principalmente carbonato de cálcio. A intoxicação por vitaminas A e D, assim como o tratamento com lítio, podem causar hipercalcemia.

## Manifestações clínicas e avaliação

Como regra geral, os sinais e sintomas da hipercalcemia são proporcionais ao grau de elevação do cálcio sérico. A hipercalcemia reduz a excitabilidade neuromuscular porque suprime a atividade nas junções neuromusculares. Sinais e sintomas como fraqueza muscular, perda da coordenação motora, anorexia e constipação intestinal são causados pelo tônus reduzido dos músculos lisos e estriados. Os efeitos cardiovasculares incluem hipertensão arterial e encurtamento do intervalo QT, que pode aumentar a sensibilidade aos digitálicos, além da deposição de cálcio nas valvas cardíacas, no miocárdio ou nas artérias coronárias (Skugor, 2010). Quando o nível sérico do cálcio está em torno de 18 mg/dℓ (4,5 mmol/ℓ) pode haver parada cardíaca.

Anorexia, náuseas, vômitos e constipação intestinal são sinais e sintomas comuns da hipercalcemia. Dor abdominal e óssea também pode ocorrer. Distensão abdominal e íleo paralítico podem complicar as crises hipercalcêmicas graves. Alguns clientes apresentam diurese excessiva devida à disfunção dos túbulos renais secundária à hipercalcemia. Na verdade, o diabetes insípido nefrogênico ocorre em 20% dos clientes com esse distúrbio (Skugor, 2010). A sede intensa devida à poliúria causada pela sobrecarga de solutos (cálcio) é um sintoma esperado. Embora não seja comum, os clientes com hipercalcemia crônica podem ter sintomas semelhantes aos dos indivíduos com úlcera péptica, porque a hipercalcemia aumenta a secreção gástrica de ácido e pepsina.

Podem ocorer confusão, déficit de memória, fala arrastada, letargia, comportamento psicótico agudo ou coma. Os sinais e sintomas mais graves tendem a ocorrer quando o cálcio sérico está em torno de 16 mg/dℓ (4 mmol/ℓ) ou mais. Entretanto, alguns clientes apresentam distúrbios graves com níveis séricos do cálcio de apenas 12 mg/dℓ (3 mmol/ℓ). Tais sintomas regridem à medida que os níveis séricos do cálcio voltam ao normal após o tratamento.

O termo crise hipercalcêmica descreve uma elevação súbita do nível sérico de cálcio a 17 mg/dℓ (4,3 mmol/ℓ) ou mais. Sede intensa e poliúria são queixas comuns. Outras manifestações são fraqueza muscular, náuseas incontroláveis, cólicas abdominais, obstipação (constipação intestinal grave) ou diarreia, sintomas de úlcera péptica e dor óssea. Letargia, confusão e coma também podem ocorrer. Essa condição é muito perigosa e pode causar parada cardíaca. A regra mnemônica "ossos (dor óssea), cálculos (rins), gemidos (dor) e sintomas psíquicos (ansiedade e transtornos psiquiátricos)" pode ajudar a memorizar a sequência de sinais e sintomas causados pela hipercalcemia. O nível sérico de cálcio é superior a 10,2 mg/dℓ (2,6 mmol/ℓ). O teste do duplo anticorpo contra PTH pode ser realizado para diferenciar entre hiperparatireoidismo primário e neoplasia maligna como causa da hipercalcemia: os níveis do PTH aumentam com o hiperparatireoidismo primário ou secundário e são suprimidos quando há uma neoplasia maligna. As radiografias revelam osteoporose se o cliente tiver hipercalcemia secundária a um câncer ou à cavitação óssea. O médico pode solicitar dosagem do cálcio na urina de 24h. A hipercalciúria é definida por excreção de cálcio superior a 400 mg/dia.

## Manejo clínico

Os objetivos do tratamento da hipercalcemia são reduzir o nível sérico de cálcio e reverter o processo que causou o distúrbio. O tratamento da causa básica (p. ex., quimioterapia para câncer, paratireoidectomia parcial para hiperparatireoidismo) é essencial.

As medidas gerais incluem administrar líquidos para diluir o cálcio sérico e estimular sua excreção pelos rins, mobilizar o cliente e limitar a ingestão de líquidos e fármacos que contenham cálcio. A administração IV de cloreto de sódio a 0,9% deve ser instituída, pois diminui temporariamente o nível sérico do cálcio e aumenta sua excreção urinária por inibição da reabsorção tubular do cálcio. A furosemida é administrada frequentemente em combinação com uma solução salina. Além de causar diurese, a furosemida aumenta a excreção de cálcio e ajuda a evitar sobrecarga de líquido associada à infusão de solução salina.

A calcitonina pode ser utilizada para reduzir o nível sérico do cálcio e é especialmente útil para clientes com doença cardíaca ou insuficiência renal, que não conseguem tolerar grandes quantidades de sódio. A calcitonina diminui a reabsorção óssea, aumenta a deposição do cálcio e do fósforo nos ossos e aumenta a excreção urinária de cálcio e fosfato. Embora existam várias preparações, a calcitonina de salmão é usada comumente. Antes de administrar esse hormônio, é necessário fazer um teste cutâneo para alergia à calcitonina de salmão. As reações alérgicas sistêmicas são possíveis, pois esse hormônio é uma proteína. A resistência ao hormônio pode ocorrer ao longo do tempo, como consequência da formação de anticorpos. A calcitonina é administrada por via intramuscular, e não subcutânea, pois os clientes com hipercalcemia têm perfusão reduzida dos tecidos subcutâneos.

Para os clientes com câncer, o tratamento tem como objetivo controlar a doença com cirurgia, quimioterapia ou radioterapia. Corticoides podem ser usados para reduzir o *turnover* ósseo e a reabsorção tubular dos clientes com sarcoidose, mielomas, linfomas e leucemia. Os clientes com tumores sólidos não respondem tão bem ao tratamento. Os bifosfonatos inibem a atividade osteoclástica e podem ser utilizados para reduzir o nível sérico de cálcio. O antibiótico citotóxico mitramicina inibe a reabsorção óssea, reduzindo o nível sérico do cálcio. Esse fármaco deve ser usado com cautela, pois causa efeitos colaterais significativos, inclusive trombocitopenia, nefrotoxicidade, hipercalcemia de rebote (quando o tratamento é interrompido) e hepatotoxicidade. Os sais de fosfato inorgânicos podem ser administrados por via oral, tubo nasogástrico, por via retal (enemas de retenção) ou infusão intravenosa. O tratamento com fosfato IV é aplicado com extrema cautela nos clientes com hipercalcemia, pois pode causar calcificação grave dos tecidos, hipotensão, tetania e insuficiência renal aguda. Tipicamente, o fosfato intravenoso é reservado para tratar hipercalcemia refratária aos outros fármacos. Por fim, pode ser considerada a hemodiálise ou a diálise peritoneal com níveis baixos de cálcio no líquido do dialisado, que efetivamente retiram o cálcio da circulação. Além disso, a diálise pode ser considerada para clientes com insuficiência renal e insuficiência cardíaca congestiva, para os quais a infusão de solução salina não é recomendada (Skugor, 2010).

## Manejo de enfermagem

É importante monitorar a ocorrência de hipercalcemia nos clientes suscetíveis. Medidas como ampliar a mobilidade do cliente e estimular a ingestão de líquidos podem ajudar a evitar hipercalcemia ou, no mínimo, reduzir sua gravidade. Líquidos contendo sódio devem ser administrados, a menos que haja contraindicações, pois o sódio facilita a excreção de cálcio. Os clientes devem ser estimulados a ingerir entre três e quatro litros de líquidos por dia. Com o objetivo de atenuar a constipação intestinal, o cliente deve ingerir fibras dietéticas em quantidade suficiente. Quando necessárias, devem ser adotadas precauções de segurança no caso de clientes com sintomas mentais secundários à hipercalcemia. O cliente e sua família devem ser orientados de que as alterações mentais são reversíveis com tratamento. O nível alto de cálcio potencializa os efeitos dos digitálicos e, por esta razão, o cliente deve ser avaliado quanto à existência de sinais e sintomas de toxicidade digitálica. Como podem ocorrer alterações do ECG (extrassístoles ventriculares, taquicardia atrial paroxística e bloqueio atrioventricular), o ritmo e a frequência cardíacas devem ser monitorados para detectar quaisquer anormalidades.

## Distúrbios do magnésio

Depois do potássio, o magnésio é o cátion intracelular mais abundante, atua como ativador de muitos sistemas enzimáticos intracelulares e desempenha um papel importante no metabolismo de carboidratos e proteínas. O nível sérico normal de magnésio é de 1,3 a 2,3 mEq/$\ell$ (1,8 a 3,0 mg/d$\ell$; 0,8 a 1,2 mmol/$\ell$). Cerca de um terço do magnésio sérico está ligado às proteínas e os dois terços restantes são encontrados como cátions livres – a fração ativa ($Mg^{++}$). A homeostasia do magnésio é importante para a função neuromuscular. Como o magnésio atua diretamente na junção mioneural, as variações da concentração sérica afetam a irritabilidade e a contratilidade neuromusculares. O magnésio produz seu efeito sedativo na junção neuromuscular, provavelmente por inibição da liberação do neurotransmissor acetilcolina.

O magnésio exerce seus efeitos no sistema cardiovascular e causa vasodilatação periférica. Acredita-se que exerça efeito direto nas artérias e nas arteríolas periféricas, resultando na redução da resistência periférica sistêmica. O magnésio IV também pode ser útil aos clientes com asma aguda, pois pode causar broncodilatação e aumentar o fluxo ventilatório. O magnésio é encontrado predominantemente nos ossos e nos tecidos moles e é eliminado principalmente pelos rins.

## Hipomagnesemia (déficit de magnésio)

Hipomagnesemia consiste em concentração sérica do magnésio abaixo do normal (1,3 a 2,3 mEq/$\ell$; 1,8 a 3,0 mg/dia; 0,8 a 1,2 mmol/$\ell$). O magnésio é semelhante ao cálcio sob dois aspectos: (1) é a fração ionizada do magnésio que participa principalmente da atividade neuromuscular e de outros processos fisiológicos; e (2) os níveis do magnésio devem ser dosados simultaneamente com a concentração de albumina. Os níveis séricos baixos de albumina diminuem a concentração de magnésio total.

### Fisiopatologia

A hipomagnesemia é um distúrbio comum, embora frequentemente não identificado nos clientes em estado crítico e nos indivíduos com doenças agudas. Ela pode ocorrer durante a abstinência alcoólica e alimentação enteral ou parenteral.

O trato GI é uma via importante de perda de magnésio. A perda de magnésio pelo trato GI pode ocorrer por aspiração nasogástrica, diarreia ou fístulas. Como os líquidos do trato GI baixo têm concentrações mais altas de magnésio (10 a 14 mEq/$\ell$) que os do trato GI alto (1 a 2 mEq/$\ell$), as perdas por diarreia e fístulas intestinais têm maior tendência a causar déficit de magnésio que as perdas por aspiração gástrica. Embora as perdas de magnésio sejam relativamente pequenas por aspiração nasogástrica, a hipomagnesemia ocorre quando as perdas são prolongadas e o magnésio não é reposto por infusão IV. Como o intestino delgado distal é o principal órgão de absorção do magnésio, qualquer distúrbio da função do intestino delgado (p. ex., ressecção ou doença intestinal inflamatória) pode causar hipomagnesemia.

Hoje em dia, o alcoolismo é a causa mais comum de hipomagnesemia sintomática. A hipomagnesemia é particularmente preocupante durante o tratamento da abstinência alcoólica. Por isso, o nível sérico do magnésio deve ser dosado rotineiramente nos clientes em abstinência alcoólica. O nível sérico do magnésio pode estar normal por ocasião da internação, mas pode diminuir em consequência das alterações metabólicas, inclusive desvio intracelular do magnésio após a administração intravenosa de glicose.

Durante a reposição nutricional, os eletrólitos celulares principais saem do soro para as células recém-sintetizadas. Os clientes mantidos com alimentação enteral ou parenteral devem ter seus níveis de magnésio dosados rotineiramente, pois a hipomagnesemia grave pode ocorrer quando são administradas fórmulas com pouco magnésio, principalmente aos clientes que já passaram por um período de inanição. Outras causas de hipomagnesemia são os tratamentos com aminoglicosídios, ciclosporina, cisplatina, diuréticos, digitálicos e anfotericina e a administração rápida de sangue citratado, especialmente aos clientes com doença renal ou hepática. A deficiência de magnésio é comum na cetoacidose diabética em razão do aumento da excreção renal na fase de diurese osmótica e da transferência do magnésio para dentro das células durante o tratamento com insulina. Outras causas contribuintes são sepse, queimaduras e hipotermia.

## Manifestações clínicas e avaliação

As manifestações clínicas da hipomagnesemia ficam praticamente limitadas ao sistema neuromuscular. Alguns dos efeitos são atribuídos diretamente ao nível sérico baixo de magnésio, outros são causados pelas alterações secundárias do metabolismo do potássio e do cálcio. Em geral, os sinais e sintomas não ocorrem antes que o nível sérico do magnésio tenha diminuído a menos de 1 mEq/ℓ (0,5 mmol/ℓ).

Entre as anormalidades neuromusculares está a hiperexcitabilidade evidenciada por fraqueza muscular, tremores e *movimentos atetoides* (abalos e estremecimentos involuntários lentos). Outros sinais são tetania, convulsões tônico-clônicas generalizadas ou focais, estridor laríngeo e sinais de Chvostek e Trousseau positivos (ver descrição nos parágrafos anteriores), o que em parte ocorre porque o cliente também tem hipocalcemia.

A hipomagnesemia pode acompanhar-se de alterações acentuadas do humor. Apatia, depressão, apreensão e agitação extrema são alterações observadas, além de ataxia, tontura, insônia e confusão. Em alguns casos, os clientes apresentam *delirium*, alucinações visuais ou auditivas e psicoses bem definidas.

Os exames laboratoriais revelam nível sérico de magnésio inferior a 1,3 mEq/ℓ ou 1,8 mg/dℓ (0,75 mmol/ℓ). A hipomagnesemia está associada comumente à hipopotassemia e à hipocalcemia. Em torno de 25% do magnésio está ligado às proteínas, principalmente à albumina. Por essa razão, a redução do nível sérico de albumina pode diminuir a concentração de magnésio total determinada. O ECG reflete as alterações do magnésio, do cálcio e do potássio e pode mostrar taquiarritmias, prolongamento dos intervalos PR e QT, alargamento do QRS, depressão do segmento ST, ondas T achatadas e onda U proeminente. *Torsade de pointes* está associada ao nível baixo de magnésio. Extrassístoles ventriculares, taquicardia atrial paroxística e bloqueio atrioventricular também podem ocorrer. A intoxicação digitálica está associada às concentrações séricas baixas de magnésio. Isso é importante porque os clientes tratados com digoxina também tendem a usar diuréticos, que os predispõem à perda renal de magnésio. Os níveis urinários de magnésio podem ajudar a definir as causas da depleção deste elemento e são dosados após a administração de uma dose alta de sulfato de magnésio.

## Manejo clínico

A deficiência leve de magnésio pode ser corrigida apenas com dieta. As fontes dietéticas principais de magnésio, um dos componentes da clorofila, incluem vegetais verdes folhosos, nozes, cereais, legumes, grãos integrais e frutos do mar. O magnésio também é encontrado em grandes quantidades na manteiga de amendoim e no cacau.

Se for necessário, os sais de magnésio podem ser administrados por via oral na forma de óxido ou gliconato para repor as perdas excessivas persistentes. A diarreia é uma complicação comum da ingestão excessiva de magnésio. Os clientes tratados com nutrição parenteral precisam receber magnésio com a solução IV para evitar hipomagnesemia. O sulfato de magnésio precisa ser administrado por via intravenosa usando uma bomba de infusão, tipicamente a uma taxa de 1 a 2 g por hora. Se for administrado muito rapidamente, por via IV, o sulfato de magnésio pode causar alterações da condução cardíaca, resultando em bloqueio atrioventricular ou assistolia. Os sinais vitais têm de ser avaliados frequentemente durante a administração de magnésio para detectar alterações da frequência ou do ritmo cardíaco, hipotensão e angústia respiratória. O monitoramento do débito urinário é essencial antes, durante e após a administração de magnésio. O médico deve ser comunicado se o volume urinário for inferior a 100 mℓ em um intervalo de quatro horas (Lippincott, 2010). O gliconato de cálcio precisa estar prontamente disponível para tratar tetania hipocalcêmica ou hipermagnesemia.

Os sintomas inequívocos de hipomagnesemia são tratados com administração parenteral de magnésio. O sulfato de magnésio é o sal utilizado mais comumente. As dosagens repetidas dos níveis séricos de magnésio podem ser usadas para controlar a dose.

## Manejo de enfermagem

A enfermeira deve saber quais são os clientes suscetíveis à hipomagnesemia e observá-los para detectar os sinais e os sintomas deste distúrbio. Os clientes tratados com digitálicos devem ser monitorados atentamente, pois o déficit de magnésio pode predispor à toxicidade digitálica. Quando a hipomagnesemia é grave, devem ser implementadas precauções para convulsões. Quando necessárias, outras medidas de segurança são instituídas quando o cliente está confuso.

Como os clientes com déficit de magnésio podem ter dificuldade de engolir (disfagia), uma avaliação da deglutição deve ser realizada pela enfermeira antes da administração de fármacos orais ou do oferecimento de alimentos. A disfagia provavelmente está relacionada com movimentos atetoides ou *coreiformes* (abalos rápidos, involuntários e irregulares) associados ao déficit de magnésio. Para detectar irritabilidade neuromuscular, a enfermeira deve avaliar e classificar os reflexos tendíneos profundos (ver Capítulo 43).

As medidas educativas desempenham um papel importante no tratamento do déficit de magnésio, principalmente quando causado pelo uso abusivo de diurético ou laxantes. Nesses casos, a enfermeira orienta o cliente quanto à necessidade de ingerir alimentos ricos em magnésio. Quando a causa da hipomagnesemia é o abuso de álcool, a enfermeira ensina, aconselha, oferece apoio e possivelmente referencia o cliente aos programas de abstinência do álcool ou ao atendimento por outros profissionais.

## Hipermagnesemia (excesso de magnésio)

A hipermagnesemia é um distúrbio eletrolítico raro, pois os rins conseguem excretar magnésio eficientemente. O nível sérico de magnésio pode estar falsamente elevado quando se permite que as amostras de sangue hemolisem, quando são coletadas de um membro no qual foi aplicado um torniquete muito apertado ou quando esse torniquete foi mantido por um período muito longo antes da coleta de sangue.

## Fisiopatologia

A insuficiência renal é certamente a causa mais comum de hipermagnesemia. Na verdade, a maioria dos clientes com insuficiência renal avançada tem, no mínimo, elevações discretas dos níveis séricos de magnésio. Tal condição é agravada quando os clientes são tratados com magnésio para controlar convulsões ou quando ingerem inadvertidamente um dos vários antiácidos contendo sais de magnésio disponíveis comercialmente.

A hipermagnesemia pode ocorrer nos clientes com cetoacidose diabética não tratada quando o catabolismo estimula a liberação do magnésio celular que não pode ser excretado em razão da depleção grave de volume e da oligúria resultante. O excesso de magnésio também pode ser originado das quantidades exageradas de magnésio administrado para tratar hipertensão da gravidez ou corrigir os níveis baixos de hipomagnesemia. A elevação dos níveis séricos do magnésio também pode ocorrer na insuficiência adrenocortical, na doença de Addison ou na hipotermia. O uso excessivo de antiácidos, laxantes e fármacos que diminuem a motilidade gastrintestinal (inclusive opioides e anticolinérgicos) também pode elevar os níveis séricos do magnésio. A diminuição da eliminação de magnésio ou o aumento da sua absorção em consequência da redução da motilidade intestinal por qualquer causa contribui para a hipermagnesemia. Da mesma forma, a intoxicação por lítio também aumenta os níveis séricos do magnésio.

## Manifestações clínicas e avaliação

A elevação aguda do nível sérico de magnésio deprime o sistema nervoso central e também a junção neuromuscular periférica. Com níveis ligeiramente elevados, há uma tendência no sentido da redução da pressão arterial em consequência da vasodilatação periférica. Náuseas, vômitos, fraqueza, calcificações dos tecidos moles, rubor facial e sensação de calor também podem ocorrer. Com concentrações mais altas de magnésio, o cliente pode apresentar letargia, dificuldade de falar (disartria) e sonolência. Os reflexos tendíneos profundos são abolidos e o cliente pode desenvolver fraqueza muscular e paralisia. O centro respiratório é deprimido quando os níveis séricos de magnésio superam 10 mEq/$\ell$ (5 mmol/$\ell$). Coma, bloqueio atrioventricular e parada cardíaca podem ocorrer quando o nível sérico do magnésio está acentuadamente elevado e não é corrigido. Os níveis altos de magnésio também causam agregação plaquetária e diminuição da formação de trombina. Os exames laboratoriais revelam nível sérico de magnésio acima de 2,5 mEq/$\ell$ ou 3,0 mg/d$\ell$ (1,25 mmol/$\ell$). As elevações do potássio e do cálcio acompanham a hipermagnesemia. As anormalidades do ECG incluem intervalo PR prolongado, ondas T altas, QRS alargado e intervalo QT prolongado, além de bloqueio atrioventricular.

## Manejo clínico

A hipermagnesemia pode ser evitada impedindo-se a administração de magnésio aos clientes com insuficiência renal e monitorando-se cuidadosamente os clientes em estado crítico tratados com sais de magnésio. Em casos de hipermagnesemia grave, é necessário interromper a administração de todos os sais de magnésio orais ou parenterais. Em emergências como depressão respiratória ou distúrbios da condução cardíaca, há indicação para suporte ventilatório e gliconato de cálcio IV. Além disso, a hemodiálise com concentrações baixas de magnésio no dialisado pode baixar o magnésio sérico a um nível seguro em poucas horas. A administração dos diuréticos de alça (furosemida) e da solução de cloreto de sódio ou lactato de Ringer aumenta a excreção de magnésio nos clientes com função renal adequada. O gliconato de cálcio IV antagoniza os efeitos cardiovasculares e neuromusculares do magnésio.

## Manejo de enfermagem

É importante identificar e tratar os clientes suscetíveis à hipermagnesemia. A enfermeira monitora os sinais vitais e deve estar atenta à hipotensão, às respirações superficiais ou às anormalidades do ECG. Além disso, a enfermeira observa se os reflexos tendíneos profundos estão deprimidos e se há alterações do nível de consciência. Fármacos que contêm magnésio não devem ser administrados aos clientes com insuficiência ou disfunção renal, e estes indivíduos devem ser instruídos a consultar seus médicos antes de usar fármacos de venda livre. É essencial ter cautela quando se preparam e administram por via parenteral líquidos contendo magnésio, pois as soluções de magnésio parenteral disponíveis (p. ex., ampolas de 2 m$\ell$, frascos com 50 m$\ell$) variam quanto às suas concentrações.

## Distúrbios do fósforo

O fósforo é um elemento fundamental a todos os tecidos do corpo. Ele é essencial à função dos músculos e das hemácias, à formação do trifosfato de adenosina (ATP) e do 2,3-difosfoglicerato (2,3-DPG, que facilita a liberação do oxigênio da hemoglobina) e à manutenção do equilíbrio acidobásico, bem como ao sistema nervoso e ao metabolismo intermediário dos carboidratos, das proteínas e das gorduras. O fósforo confere suporte estrutural aos ossos e dentes na forma de fosfato. Esse elemento é o ânion principal do LIC. Cerca de 85% do fósforo está nos ossos e nos dentes, 14% encontra-se nos tecidos moles e menos de 1% no LEC. O nível sérico normal de fósforo varia de 2,5 a 4,5 mg/d$\ell$ (0,8 a 1,45 mmol/$\ell$).

## Hipofosfatemia (déficit de fósforo)

### Fisiopatologia

Hipofosfatemia consiste em concentração sérica de fósforo inorgânico abaixo do normal, o que pode ocorrer em várias condições nas quais as reservas totais de fósforo do organismo são normais. Por outro lado, a deficiência de fósforo caracteriza-se por níveis anormalmente baixos desse elemento nos tecidos magros, o que pode ocorrer mesmo sem hipofosfatemia. Tal distúrbio pode ser causado pelo desvio intracelular do potássio do soro para dentro das células, pelo aumento da excreção urinária de potássio ou pela redução da absorção intestinal de potássio.

A hipofosfatemia pode ocorrer durante a administração de calorias aos clientes com desnutrição proteico-calórica grave. A probabilidade de que ocorra é mais alta com a ingestão ou a administração excessiva de carboidratos simples. Esta síndrome pode ser induzida em qualquer cliente com desnutrição proteico-calórica grave, inclusive em indivíduos com anorexia nervosa ou alcoolismo ou em idosos debilitados que não conseguem comer. Cerca de 50% dos clientes hospitalizados por alcoolismo crônico apresentam hipofosfatemia.

Hipofosfatemia grave pode ocorrer em clientes desnutridos que recebem nutrição parenteral caso a perda de fósforo não seja adequadamente corrigida. Outras causas de hipofosfatemia são dor, hiperpirexia maligna, hiperventilação intensa prolongada, abstinência de álcool, ingestão dietética insuficiente, cetoacidose diabética, encefalopatia hepática e queimaduras térmicas graves. Níveis baixos de magnésio, concentrações baixas de potássio e hiperparatireoidismo associado a perdas urinárias aumentadas de fósforo contribuem para a hipofosfatemia. A perda de fósforo pelos rins também ocorre quando há expansão aguda de volume, diurese osmótica, tratamento com inibidores da anidrase carbônica e alguns tipos de câncer. A alcalose respiratória pode baixar o nível de fósforo por conta de desvio intracelular deste elemento, que geralmente estimula a glicólise intracelular.

A ligação excessiva de fósforo aos antiácidos que contêm magnésio, cálcio ou albumina reduz a quantidade de fósforo disponível na dieta a um nível menor que o necessário para manter a homeostasia do fósforo sérico. A gravidade da hipofosfatemia depende da quantidade de fósforo da dieta em comparação com a dose do antiácido. A perda de fosfato pode estar associada à diarreia crônica ou à restrição profunda de potássio. A vitamina D regula a absorção intestinal dos íons, e por isso a deficiência desta vitamina pode diminuir os níveis de cálcio e fosfato (fósforo), podendo causar osteomalacia (ossos amolecidos e frágeis).

## Manifestações clínicas e avaliação

Diversos sintomas neurológicos podem ocorrer, inclusive irritabilidade, fadiga, apreensão, fraqueza, dormência, parestesias, disartria, disfagia, diplopia, confusão, convulsões e coma. Os níveis baixos de difosfoglicerato reduzem o aporte de oxigênio aos tecidos periféricos, resultando em anoxia tecidual. Em seguida, a hipoxia aumenta a frequência respiratória, agravando a alcalose respiratória, o que leva à transferência do fósforo para dentro das células e à agravação da hipofosfatemia. A anemia hemolítica pode causar palidez da pele e das conjuntivas. Acredita-se que a hipofosfatemia predispõe o cliente à infecção em consequência da depressão da função dos granulócitos.

À medida que o nível de ATP do tecido muscular diminui pode haver lesão dos músculos. As manifestações clínicas são fraqueza muscular, sutil ou grave, e que pode afetar qualquer grupo de músculos, dor muscular e, em alguns casos, rabdomiólise aguda (desintegração do músculo estriado). A fraqueza dos músculos respiratórios pode comprometer substancialmente na ventilação. A hipofosfatemia também pode predispor o cliente à resistência à insulina e, consequentemente, à hiperglicemia. O déficit crônico de fósforo pode causar equimoses e sangramento por causa da disfunção plaquetária.

Nos adultos, os exames laboratoriais revelam nível sérico de fósforo inferior a 2,5 mg/dℓ (0,80 mmol/ℓ). Ao revisar os resultados dos exames laboratoriais, a enfermeira deve ter conhecimento que a administração de insulina ou glicose causa redução discreta do nível sérico de fósforo. Se a hipofosfatemia estiver associada a hiperparatireoidismo, os níveis séricos do PTH são elevados. Do mesmo modo, se a hipofosfatemia estiver relacionada com o aumento da atividade osteoblástica, os níveis da fosfatase alcalina aumentam. As radiografias podem mostrar anormalidades ósseas compatíveis com osteomalacia ou raquitismo.

## Manejo clínico

O objetivo é a prevenção da hipofosfatemia. Nos clientes sob risco de desenvolver hipofosfatemia, os níveis séricos do fosfato devem ser monitorados cuidadosamente e corrigidos antes que os déficits sejam graves. Quantidades adequadas de fósforo devem ser acrescentadas às soluções parenterais e os níveis de fósforo das soluções para alimentação enteral devem ser controlados.

A hipofosfatemia grave é perigosa e demanda cuidados imediatos. Em geral, a correção imediata dos níveis do fósforo por infusão IV é limitada aos clientes com níveis séricos inferiores a 1 mg/dℓ (0,3 mmol/ℓ) e cuja função do trato gastrintestinal esteja comprometida. Os perigos potenciais da infusão IV de fósforo são tetania secundária à hipocalcemia e calcificações dos tecidos (vasos sanguíneos, coração, pulmões, rins e olhos) secundárias à hiperfosfatemia. As preparações intravenosas de fosfato são oferecidas na forma de fosfato de sódio ou potássio. A taxa de administração do fósforo não deve ser superior a 10 mEq/h e o local de acesso deve ser cuidadosamente monitorado, pois a infiltração da solução pode causar necrose e desprendimento dos tecidos. Nos casos menos agudos, a reposição oral de fósforo costuma ser suficiente.

## Manejo de enfermagem

A enfermeira identifica e monitora os clientes sob risco de desenvolver hipofosfatemia. Como os clientes desnutridos tratados com nutrição parenteral correm risco quando as calorias são administradas em quantidades excessivas, as medidas profiláticas incluem a introdução gradativa das soluções de reposição para evitar desvios rápidos do fósforo para dentro das células.

Nos casos de hipofosfatemia comprovada, a enfermeira deve atentar especialmente à prevenção de infecções, pois este distúrbio pode alterar a função dos granulócitos. Nos clientes que necessitem correção dos déficits de fósforo, a enfermeira monitora frequentemente seus níveis séricos, documenta e relata imediatamente quaisquer sinais de hipofosfatemia (apreensão, confusão, alteração do nível de consciência). Se o cliente tiver hipofosfatemia branda, deve-se estimular a ingestão de alimentos como leite e laticínios, vísceras, nozes, peixes, aves e grãos integrais. Nos casos de hipofosfatemia moderada, podem ser prescritos suplementos como na forma de cápsulas ou enema.

## Hiperfosfatemia (excesso de fósforo)

A hiperfosfatemia consiste em níveis séricos de fósforo acima do normal. Várias condições podem causar esse distúrbio, e a insuficiência renal é a mais comum. Outras causas são ingestão aumentada, perda reduzida ou desvios do espaço intracelular para o extracelular. Também são causas de hiperfosfatemia: quimioterapia para doença neoplásica, hipoparatireoidismo, acidose respiratória ou metabólica, cetoacidose diabética, hemólise aguda, ingestão alta de fosfato, necrose muscular extensiva e absorção aumentada de fósforo. A complicação principal da hiperfosfatemia é a calcificação metastática (tecidos moles, articulações e artérias), que ocorre quando o produto cálcio-magnésio (cálcio × magnésio) é superior a 70 mg/d$\ell$.

## Manifestações clínicas e avaliação

Os níveis séricos altos de fósforo causam poucos sintomas, que geralmente se devem à redução dos níveis de cálcio e às calcificações dos tecidos moles. A curto prazo, a consequência mais importante é tetania. Em vista da relação recíproca entre fósforo e cálcio, o nível sérico alto de fosfato tende a reduzir a concentração sérica do cálcio. A tetania pode ocorrer e causar sensação de formigamento nas pontas dos dedos das mãos e ao redor da boca. As queixas podem ser anorexia, náuseas, vômitos, dor osteoarticular, fraqueza muscular, hiper-reflexia e taquicardia.

A principal complicação a longo prazo é a calcificação dos tecidos moles, que ocorre principalmente nos clientes com taxa de filtração glomerular reduzida. Os níveis séricos altos de fósforo inorgânico estimulam a precipitação do fosfato de cálcio nos tecidos extraósseos e causam redução do débito urinário, déficit visual e palpitações.

Os exames laboratoriais revelam nível sérico de fósforo superior a 4,5 mg/d$\ell$ (1,5 mmol/$\ell$) nos adultos. Normalmente, os níveis séricos de fósforo são mais altos nas crianças, provavelmente por causa da elevada taxa de crescimento ósseo. O nível sérico de cálcio também ajuda a diagnosticar o distúrbio primário e avaliar os efeitos dos tratamentos. As radiografias podem mostrar anormalidades ósseas com desenvolvimento ósseo anormal. Os níveis do PTH são reduzidos no hipoparatireoidismo. As concentrações de ureia e creatinina são usadas para avaliar a função renal. A ultrassonografia renal pode ser indicada como parte da investigação diagnóstica para insuficiência renal. Os exames ósseos e estudos de calcificação coronariana também fornecem informações quanto à cronicidade e ao prognóstico da insuficiência renal.

## Manejo clínico

Quando possível, o tratamento é dirigido ao distúrbio subjacente. Por exemplo, a hiperfosfatemia pode estar relacionada com a depleção de volume ou a acidose respiratória ou metabólica. Nos clientes com insuficiência renal, a secreção aumentada de PTH contribui para a elevação do nível de fósforo e a doença óssea. Nesses casos, as medidas recomendadas para reduzir o nível sérico de fosfato incluem preparações de vitamina D, como calcitriol disponível em preparação oral ou parenteral (paricalcitol). A administração intravenosa do calcitriol não aumenta o cálcio sérico, a menos que a dose seja excessiva, permitindo assim o tratamento mais agressivo da hiperfosfatemia com antiácidos que se ligam ao cálcio (carbonato ou citrato de cálcio), géis ou antiácidos quelantes de fosfato, restrição da ingestão de fosfato, diurese forçada com um diurético de alça, reposição de volume com solução salina e diálise. O tratamento cirúrgico pode ser recomendado para remover depósitos volumosos de fósforo-cálcio.

## Manejo de enfermagem

A enfermeira deve monitorar os clientes sob risco de desenvolver hiperfosfatemia. Se for prescrita uma dieta com restrição de fósforo, o cliente é orientado a evitar alimentos ricos em fósforo, inclusive queijos, creme de leite, nozes, carnes, cereais de grãos integrais, frutas secas, vegetais desidratados, rins, sardinhas, pâncreas de vitela e alimentos preparados com leite. Quando necessário, a enfermeira deve pedir ao cliente que evite substâncias que contenham fosfato, inclusive laxantes e enemas. Por fim, a enfermeira deve ensinar ao cliente como reconhecer os sinais de hipocalcemia iminente e monitorar as alterações do débito urinário.

## Distúrbios do cloreto

O cloreto – principal ânion do LEC – é encontrado em quantidades maiores nos líquidos intersticiais e na linfa. O cloreto também está presente nos sucos gástricos e pancreáticos, no suor, na bile e na saliva. O plexo coroide, onde se forma o líquido cefalorraquidiano (LCR) no cérebro, depende do sódio e do cloreto para atrair água e produzir a porção líquida do LCR. O sódio e o cloreto dissolvidos na água constituem o LEC e ajudam a gerar pressão osmótica. O nível sérico de cloreto reflete as alterações por diluição ou concentração do LEC, que depende diretamente da concentração de sódio. A osmolalidade sérica também é proporcional aos níveis de cloreto. O nível sérico normal de cloreto varia de 97 a 107 mEq/$\ell$ (97 a 107 mmol/$\ell$). Dentro das células, o nível de cloreto é de 4 mEq/$\ell$.

O bicarbonato plasmático estabelece uma relação inversa com o cloreto. Por exemplo, a reação da anidrase carbônica nas hemácias gera hidrogênio e bicarbonato a partir do $CO_2$ produzido pelo metabolismo celular. O hidrogênio facilita a dissociação do oxigênio da hemoglobina. O acúmulo intracelular de bicarbonato é evitado por sua transferência de dentro da celular para o plasma. De modo a manter a neutralidade elétrica, o cloreto entra na hemácia por uma reação conhecida como *desvio de cloreto*. É importante lembrar que, quando o nível de um desses três elementos (sódio, bicarbonato ou cloreto) é alterado, os outros dois também são afetados. O cloreto é importante não apenas para manter o equilíbrio acidobásico, mas também faz a mediação do efeito hiperpolarizante de muitos neurotransmissores no potencial da membrana. O cloreto é obtido principalmente com a ingestão de sal.

### Hipocloremia (déficit de cloreto)

A homeostasia do cloreto depende da ingestão alimentar e da excreção e reabsorção dos seus íons nos rins. O cloreto é produzido no estômago, onde se combina com hidrogênio para formar ácido clorídrico. Uma quantidade pequena de cloreto é perdida nas fezes. Drenagem por tubo GI, vômitos e diarreia graves, uso de laxantes, ileostomia e fístula são fatores de risco para hipocloremia. A administração de fórmulas deficientes em cloreto, a ingestão reduzida de sódio, os níveis séricos baixos de sódio, a alcalose metabólica, o tratamento prolongado com glicose IV (intoxicação hídrica), os diuréticos, as queimaduras e a febre também podem causar hipocloremia. À medida que o nível de cloreto diminui (geralmente em consequência da depleção de volume), os íons sódio e bicarbonato são conservados pelos rins para compensar as perdas. O bicarbonato acumula-se no LEC, aumentando o pH e causando alcalose metabólica hipoclorêmica.

## Manifestações clínicas e avaliação

Como a hipocloremia raramente ocorre sem outras anormalidades, os sinais e os sintomas deste distúrbio eletrolítico estão associados à hiponatremia, à hipopotassemia e à alcalose metabólica. A alcalose metabólica é um distúrbio resultante do pH alto com nível sérico alto de bicarbonato, como ocorre quando há ingestão excessiva de álcalis ou perda de íons hidrogênio. Com a compensação, a pressão parcial do dióxido de carbono do sangue arterial ($Pa_{CO_2}$) aumenta para 50 mmHg. As consequências podem ser hiperexcitabilidade muscular, tetania, reflexos tendíneos profundos exacerbados, fraqueza, abalos e cãibras musculares. A hipopotassemia pode causar hipocloremia e arritmias cardíacas. Além disso, como o nível baixo de cloreto acompanha a concentração reduzida de sódio, pode haver excesso de água. A hiponatremia pode causar convulsões e coma.

Além do nível de cloreto, as concentrações de sódio e potássio também são avaliadas, pois estes eletrólitos são perdidos com o cloreto. A gasometria arterial revela o distúrbio acidobásico, que geralmente é alcalose metabólica. O nível urinário de cloreto, que também deve ser dosado, diminui nos clientes com hipocloremia.

## Manejo clínico

O tratamento consiste em corrigir a causa da hipocloremia e os distúrbios eletrolíticos e acidobásicos contribuintes. Com o objetivo de repor cloreto, deve-se administrar soro fisiológico (cloreto de sódio a 0,9%) ou cloreto de sódio a 0,45% IV. O médico pode reavaliar se o cliente tratado com diurético (de alça, osmótico ou tiazídico) deve suspender o tratamento ou substituí-lo por outro diurético.

Também é importante ingerir alimentos ricos em cloreto, inclusive suco de tomate, bananas, tâmaras, ovos, queijo, leite, caldos salgados, vegetais enlatados e carnes processadas. Indivíduos que ingerem água livre (água sem eletrólitos) ou engarrafada muito cloreto. Consequentemente, eles devem ser orientados a evitar este tipo de água. O cloreto de amônio, um agente acidificante, pode ser prescrito para tratar alcalose metabólica. A sua dose dependerá do peso e do nível sérico de cloreto do cliente. Esse fármaco é metabolizado no fígado e seus efeitos persistem por cerca de três dias. Seu uso deve ser evitado pelos clientes com disfunção renal ou hepática.

## Manejo de enfermagem

A enfermeira deve monitorar a ingestão e a perda, a gasometria e os níveis de eletrólitos do cliente, assim como seu nível de consciência, sua força muscular e seus movimentos. As alterações detectadas devem ser notificadas imediatamente ao médico. Também é necessário monitorar os sinais vitais e realizar avaliações frequentes da função respiratória. A enfermeira deve orientar o cliente, indicando os alimentos com teores altos de cloreto.

# Hipercloremia (excesso de cloreto)

A hipercloremia ocorre quando o nível sérico de cloreto está acima de 107 mEq/ℓ (107 mmol/ℓ).

## Fisiopatologia

Como o cloreto tem muita afinidade pelo sódio e mantém uma relação inversa com o bicarbonato, a hipercloremia está associada à hipernatremia, à perda de bicarbonato e à acidose metabólica. A acidose metabólica hiperclorêmica também é conhecida como *acidose com anion gap normal* (ver descrição adiante). Em geral, esse distúrbio é causado pela perda de íons bicarbonato pelos rins ou pelo trato gastrintestinal, com elevação correspondente dos íons cloreto. Os íons cloreto na forma de sais acidificantes acumulam-se e ocorre acidose com redução dos íons bicarbonato. A hipercloremia é causada pelo aumento da ingestão ou pela infusão excessiva de líquidos hipertônicos IV. Também pode ser causada pelas perdas reduzidas de cloreto, como nos casos de hiperparatireoidismo, hiperaldosteronismo e insuficiência renal.

## Manifestações clínicas e avaliação

Os sinais e os sintomas da hipercloremia são os mesmos da acidose metabólica, da hipervolemia e da hipernatremia: taquipneia, fraqueza e letargia, respirações rápidas e profundas, alteração do nível de consciência e hipertensão. Se não for tratada, a hipercloremia pode reduzir o débito cardíaco e causar arritmias e coma. O nível alto de cloreto frequentemente se acompanha de concentrações baixas de sódio e retenção de líquidos. Os exames laboratoriais revelam nível sérico de cloreto igual ou superior a 108 mEq/ℓ (108 mmol/ℓ), sódio sérico acima de 145 mEq/ℓ (145 mmol/ℓ), pH sérico menor que 7,35 e bicarbonato sérico menor que 22 mEq/ℓ (22 mmol/ℓ).

## Manejo clínico

É essencial corrigir a causa primária da hipercloremia e restaurar o equilíbrio hidreletrolítico e acidobásico. Soluções hipotônicas podem ser administradas por via intravenosa para normalizar a homeostasia. A solução de lactato de Ringer pode ser prescrita para converter lactato em bicarbonato no fígado, aumentando o nível de bicarbonato e corrigindo a acidose. O bicarbonato de sódio pode ser administrado por via intravenosa para aumentar as concentrações de bicarbonato, estimulando a excreção renal de íons cloreto porque o bicarbonato e o cloreto competem por sua ligação com o sódio. Os diuréticos também podem ser administrados para eliminar cloreto. É igualmente importante limitar o aporte de sódio, cloreto e líquido.

## Manejo de enfermagem

O monitoramento dos sinais vitais, da gasometria arterial (GA) e do balanço hídrico do cliente é importante para avaliar suas condições e a efetividade do tratamento. Os resultados da avaliação pertinentes aos sistemas respiratório, neurológico e cardíaco devem ser documentados e as alterações discutidas com o médico. A enfermeira orienta o cliente quanto à dieta a ser seguida para corrigir a hipercloremia e manter a hidratação adequada.

# DISTÚRBIOS ACIDOBÁSICOS

Os distúrbios acidobásicos são encontrados comumente na prática clínica. A detecção do distúrbio acidobásico específico é importante para determinar a causa subjacente do problema e escolher o tratamento apropriado.

O pH plasmático é um indicador da concentração de íons hidrogênio ($H^+$). Os mecanismos homeostáticos mantêm o pH na sua faixa normal (7,35 a 7,45). Esses mecanismos incluem sistemas de tamponamento, os rins e os pulmões. A concentração de $H^+$ é extremamente importante: quanto maior a concentração, maior a acidez da solução e menor o pH. Quanto menor a concentração de $H^+$, mais alcalina é a solução e maior o pH. O processo que causa acidemia (condição na qual o sangue está ácido) é conhecido como acidose respiratória ou metabólica, enquanto o processo que causa alcalemia (condição na qual o sangue está alcalino) é descrito como alcalose respiratória ou metabólica. O pH sanguíneo deve ser mantido dentro de uma faixa estreita, pois os níveis fora da faixa de 6,8 a 7,8 são incompatíveis com a vida.

Os sistemas tamponadores impedem alterações expressivas do pH dos líquidos corporais por meio de remoção ou liberação de íons $H^+$. Tais sistemas atuam rapidamente para evitar as alterações excessivas da concentração de $H^+$. Os íons hidrogênio são neutralizados por tampões intracelulares e extracelulares. O principal sistema tampão extracelular do organismo é o sistema bicarbonato-ácido carbônico, que é avaliado quando se analisa a gasometria do sangue arterial. As fontes de bicarbonato ($HCO_3^-$) são o lúmen intestinal, o pâncreas, os rins e a dieta (em menor proporção). A função dos rins é reabsorver o bicarbonato filtrado (Seifter, 2007) e produzir bicarbonato novo. O íon bicarbonato atua como aceptor de íons hidrogênio e é responsável por tamponar 90% dos íons hidrogênio do sangue. Normalmente, há 20 partes de bicarbonato ($HCO_3^-$) para 1 de ácido carbônico ($H_2CO_3$). Se essa razão for alterada, o pH também se altera. O mais importante para a manutenção do pH é a razão entre $HCO_3^-$ e $H_2CO_3$, não seus valores absolutos. O dióxido de carbono ($CO_2$) é regulado pelos pulmões e, dissolvido em água, forma ácido carbônico ($CO_2 + H_2O = H_2CO_3$). Por isso, quando o $CO_2$ aumenta, a concentração de ácido carbônico também aumenta, e vice-versa. Se o bicarbonato ou o ácido carbônico aumentar ou diminuir, de modo que a razão de 20:1 não possa ser mantida, o resultado é um distúrbio acidobásico. Sistemas de tamponamento menos importantes no LEC são os fosfatos inorgânicos e as proteínas plasmáticas. Os sistemas de tamponamento intracelulares incluem proteínas, fosfatos orgânicos e inorgânicos e hemoglobina (nas hemácias).

Os rins regulam o nível de bicarbonato do LEC e conseguem regenerar os íons bicarbonato e também efetuar sua reabsorção nas células tubulares renais. Na acidose respiratória, os rins respondem aos níveis altos de $CO_2$ (ácido carbônico) e à redução do pH excretando íons hidrogênio e conservando íons bicarbonato para recuperar a homeostasia. Por outro lado, na alcalose respiratória, os rins respondem aos níveis baixos de $CO_2$ (ácido carbônico) e à elevação do pH retendo íons hidrogênio e excretando íons bicarbonato para recuperar o equilíbrio acidobásico. Contudo, a compensação renal dos distúrbios descritos anteriormente é relativamente lenta (durante horas ou dias).

Os pulmões, sob controle da ponte e do bulbo, regulam o nível de $CO_2$ e, consequentemente, a concentração de ácido carbônico do LEC. Isso é conseguido por ajustes da ventilação em resposta à concentração de $CO_2$ presente no sangue. A elevação da pressão parcial de $CO_2$ no sangue arterial ($Pa_{CO_2}$) é um estímulo potente da respiração. É claro que a pressão parcial de oxigênio do sangue arterial ($Pa_{O_2}$) também afeta a respiração. Contudo, o seu efeito não é tão acentuado quanto o produzido pela $Pa_{CO_2}$.

Na acidose metabólica, a frequência respiratória aumenta, facilitando a eliminação de $CO_2$ (para reduzir a carga ácida). Por outro lado, na alcalose metabólica, a frequência respiratória diminui, o que causa retenção de $CO_2$ (para aumentar a carga ácida). Esses dois mecanismos são tentativas de normalizar o pH e a resposta respiratória é instantânea.

Em resumo, o pH normal varia de 7,35 a 7,45 e está associado a três condições: (1) níveis normais de ácido e base; (2) um processo anormal no qual são produzidas bases em excesso (alcalose) e o organismo compensa a sobrecarga permitindo o acúmulo de ácidos (a razão de 20:1 entre base e ácido é mantida); e (3) um processo anormal no qual são formados ácidos em excesso e o organismo compensa permitindo a acumulação de mais bases (a razão de 20:1 entre base e ácido é mantida). A segunda e a terceira condições, consideradas compensações, estão descritas nas seções subsequentes deste capítulo. Quando o pH é maior que 7,45, o estado é de alcalemia (sangue excessivamente alcalino). Se o pH for menor que 7,35, há acidemia (sangue excessivamente ácido).

## Distúrbios do bicarbonato

### Acidoses metabólicas aguda e crônica (déficit de bicarbonato base)

A acidose metabólica é um distúrbio clínico que se caracteriza por pH baixo (concentração alta de $H^+$) e baixa concentração plasmática de bicarbonato ($< 22$ mEq/$\ell$). Esse distúrbio, que pode ser causado por acúmulo de íons hidrogênio ou perda de íons bicarbonato, na prática clínica é subclassificado em dois tipos, dependendo dos valores do *anion gap* sérico: acidose com *anion gap* alto e acidose com *anion gap* normal. O *anion gap* reflete os ânions plasmáticos que não podem ser dosados (fosfatos, sulfatos e proteínas). É importante lembrar que os cátions são íons carregados positivamente ($Na^+$, $K^+$, $H^+$), enquanto os ânions são íons carregados negativamente ($HCO_3^-$, $Cl^-$). Em condições normais, a razão entre cátions e ânions não é proporcional, ou seja: os níveis de $Na^+$ e $K^+$ são mais elevados que as concentrações de $HCO_3^-$ e $Cl^-$. Na verdade, na maioria das circunstâncias, o LEC é eletroneutro e a soma dos cátions é igual à soma dos ânions. Contudo, como nem todos os ânions podem ser dosados, há uma diferença (*anion gap*). Esse hiato aniônico (*anion gap*) pode ser calculado por uma das duas equações seguintes:

$$(Na^+ + K^+) - (HCO_3^- + Cl^-)$$

ou

$$Na^+ - (HCO_3^- + Cl^-)$$

O potássio geralmente é omitido da equação porque seu nível plasmático é baixo. Contudo, a segunda equação é mais usada que a primeira.

Os níveis normais do hiato aniônico (*anion gap*) variam de 8 a 12 mEq/ℓ (8 a 12 mmol/ℓ) sem incluir o potássio na equação. Quando o potássio é incluído, os valores normais do *anion gap* oscilam entre 12 e 16 mEq/ℓ (12 a 16 mmol/ℓ). Desse modo, os ânions que não podem ser dosados no soro (*gap*) normalmente estão em níveis menores que 16 mEq/ℓ. Um *anion* gap superior a 16 mEq/ℓ (16 mmol/ℓ) caracteriza *acidose metabólica com anion gap alto* e é causada pela acumulação excessiva de ácidos fixos. A acidose com *anion gap* alto ocorre na cetoacidose do diabetes descontrolado ou da inanição, na acidose láctica, na fase tardia da intoxicação por salicilatos, na uremia e na intoxicação por metanol ou etilenoglicol. Em todas essas condições, o excesso de hidrogênio é tamponado pelo $HCO_3^-$, causando redução da concentração de bicarbonato. Eis a razão do *anion gap* alto.

A *acidose com hiato aniônico (anion gap) normal* é causada pela perda direta de bicarbonato e pode ocorrer com diarreia, fístulas intestinais distais, ureterostomia, tratamento diurético, fase inicial da insuficiência renal, administração excessiva de cloreto (lembre-se de que a solução de NaCl a 0,9% contém 154 mEq de $Cl^-$/ℓ) e nutrição parenteral total administrada sem bicarbonato ou solutos que possam produzi-lo (p. ex., lactato). Drenos pancreáticos também causam perdas diretas de bicarbonato. Nessas condições, a perda direta de $HCO_3^-$ está associada ao aumento do cloreto plasmático e o *anion gap* é normal. Tal distúrbio também é conhecido como *acidose hiperclorêmica*.

## Manifestações clínicas e avaliação

Os sinais e os sintomas da acidose metabólica variam com a gravidade da acidemia e podem incluir cefaleia, letargia, confusão, entorpecimento, aumento da frequência e da profundidade da respiração, náuseas e vômitos. Quando o pH diminui a menos de 7, o cliente tem vasodilatação periférica e redução do débito cardíaco. Outras anormalidades detectadas no exame físico são hipotensão arterial, pele fria e úmida, arritmias e choque. Em geral, a acidose metabólica crônica está associada à insuficiência renal crônica. O bicarbonato e o pH diminuem lentamente e o cliente permanece assintomático até que o nível de bicarbonato esteja em torno de 15 mEq/ℓ ou menos.

A gasometria arterial revela níveis baixos de bicarbonato (< 22 mEq/ℓ) e pH ácido (< 7,35). Hiperpotassemia pode acompanhar a acidose metabólica como consequência da transferência do potássio para fora das células. Em seguida, a acidose é corrigida, o potássio volta para dentro das células e pode ocorrer hipopotassemia. A hiperventilação diminui a concentração de $CO_2$ por sua ação compensatória. Conforme mencionado antes, o cálculo do hiato aniônico (*anion gap*) ajuda a definir a causa da acidose metabólica. Um ECG detecta arritmias causadas pela elevação concomitante do potássio sérico.

## Manejo clínico e de enfermagem

O tratamento tem como objetivo corrigir o distúrbio metabólico subjacente. Quando o problema é causado pela ingestão excessiva de cloreto, o tratamento visa eliminar a fonte deste íon. Quando necessário, administrar-se bicarbonato se o pH for menor que 7,1 e o nível sérico de bicarbonato inferior a 10 mEq/ℓ. Embora haja hiperpotassemia associada à acidose, a hipopotassemia pode ocorrer com a reversão da acidose e a transferência subsequente do potássio de volta ao interior das células. Por essa razão, o nível sérico do potássio deve ser monitorado cuidadosamente e a hipopotassemia deve ser corrigida à medida que a acidose regride.

Na acidose metabólica crônica, os níveis séricos baixos de cálcio devem ser corrigidos antes de tratar a acidose metabólica crônica, evitando a tetania resultante da elevação do pH e da redução subsequente do cálcio ionizado. Agentes alcalinizantes podem ser administrados se o bicarbonato sérico for menor que 12 mEq/ℓ. Hemodiálise ou diálise peritoneal também são opções terapêuticas.

## Alcaloses metabólicas aguda e crônica

A alcalose metabólica (excesso de bicarbonato) é um distúrbio clínico que se caracteriza por pH alto (concentração baixa de $H^+$) e concentração plasmática alta de bicarbonato. Isso pode ser causado por acúmulo de bicarbonato ou perda de $H^+$.

## Fisiopatologia

Uma causa comum de alcalose metabólica é a depleção de volume causada por vômitos ou drenagem gástrica com perdas de íons hidrogênio e cloreto. Esse distúrbio também ocorre na estenose pilórica, na qual há perdas apenas de líquidos gástricos. O líquido gástrico tem pH ácido (em geral, 1 a 3) e a perda desta secreção altamente ácida aumenta a alcalinidade dos líquidos corporais. Outras condições que predispõem à alcalose metabólica são as que causam perda de potássio, inclusive tratamento com diuréticos que estimulam a secreção deste elemento (p. ex., tiazídicos, furosemida) e excesso de hormônios adrenocorticoides (p. ex., hiperaldosteronismo e síndrome de Cushing).

A hipopotassemia causa alcalose por dois mecanismos: (1) os rins conservam potássio e, consequentemente, a excreção de $H^+$ aumenta; e (2) o potássio celular sai das células para o LEC na tentativa de manter níveis séricos praticamente normais (à medida que os íons potássio saem das células, os íons hidrogênio precisam entrar para manter a eletroneutralidade).

A ingestão excessiva de álcalis na forma de antiácidos que contêm bicarbonato, ou a infusão excessiva de bicarbonato de sódio durante a reanimação cardiopulmonar, também pode causar alcalose metabólica.

A alcalose metabólica crônica pode ocorrer durante o tratamento prolongado com diuréticos (tiazídicos ou furosemida), adenoma viloso (pólipo GI), drenagem externa do líquido gástrico, depleção significativa de potássio, fibrose cística e ingestão a longo prazo de leite e carbonato de cálcio.

## Manifestações clínicas e avaliação

A alcalose é evidenciada principalmente por sinais e sintomas relacionados com a redução da ionização do cálcio, inclusive parestesia nos dedos das mãos e dos pés, tontura e hipertonia muscular. A fração ionizada do cálcio sérico diminui com a alcalose, à medida que quantidades maiores de cálcio combinam-se com as proteínas séricas. Como a fração ionizada do cálcio afeta a atividade neuromuscular, os sintomas da hipocalcemia geralmente são as queixas predominantes dos clientes com alcalose. A frequência respiratória diminui em consequência da ação compensatória dos pulmões. O cliente pode ter taquicardia atrial. À medida que o pH supera 7,6 e a hipopotassemia desenvolve-se, podem ocorrer distúrbios ventriculares. Também pode haver redução da motilidade intestinal e íleo paralítico.

Os sinais e os sintomas da alcalose metabólica crônica são os mesmos da alcalose metabólica aguda e, à medida que o potássio diminui, surgem extrassístoles ventriculares frequentes ou ondas U no ECG.

A GA revela pH acima de 7,45 e concentração de bicarbonato sérico maior que 26 mEq/$\ell$. A $Pa_{CO_2}$ aumenta à medida que os pulmões tentam compensar o excesso de bicarbonato retendo $CO_2$. Essa hipoventilação é mais acentuada nos clientes semiconscientes, inconscientes ou debilitados, que nos indivíduos com nível de consciência preservado. O primeiro grupo pode desenvolver hipoxemia acentuada em consequência da hipoventilação. Hipopotassemia e hipocalcemia são complicações esperadas.

### Manejo clínico e de enfermagem

O tratamento da alcalose metabólica tem como objetivo corrigir o distúrbio acidobásico subjacente. Em razão da depleção de volume causada pelas perdas gastrintestinais, a ingestão e a perda do cliente devem ser cuidadosamente monitoradas.

Quantidades suficientes de cloreto devem ser fornecidas para que os rins absorvam sódio com cloreto (excretando, assim, o excesso de bicarbonato). O tratamento também inclui a normalização do volume de líquido administrando-se soluções de cloreto de sódio (porque a persistência da depleção de volume mantém a alcalose). Nos clientes com hipopotassemia, o potássio é administrado na forma de KCl para repor as perdas de $K^+$ e $Cl^-$. Os inibidores de anidrase carbônica são úteis ao tratamento da alcalose metabólica de clientes que não conseguem tolerar a expansão rápida do volume circulante (p. ex., clientes com insuficiência cardíaca).

## Distúrbios do ácido carbônico

### Acidoses respiratórias (excesso de ácido carbônico) aguda e crônica

A acidose respiratória é uma condição clínica que ocorre quando o pH é inferior a 7,35 e o $PaCO_2$ superior a 45 mmhg. Tal condição tanto pode ser aguda ou crônica.

### Fisiopatologia

A acidose respiratória sempre se deve à eliminação imprópria de $CO_2$ por ventilação inadequada, resultando na elevação das concentrações plasmáticas de $CO_2$ e, consequentemente, no aumento dos níveis do ácido carbônico. Qualquer condição que cause hipoventilação aumenta a $Pa_{CO_2}$ e, em geral, diminui a $Pa_{O_2}$. A acidose respiratória aguda ocorre em situações de emergência como aspiração de corpos estranhos, atelectasia, paralisia diafragmática, superdosagem de sedativos, síndrome de apneia do sono, administração de oxigênio em alto fluxo a um cliente com hipercapnia crônica (excesso de $CO_2$ no sangue), pneumonia grave e síndrome da angústia respiratória aguda. A acidose respiratória também pode ocorrer com doenças que afetam os músculos respiratórios, inclusive distrofia muscular, miastenia *gravis* e síndrome de Guillain-Barré.

A ventilaçnao mecânica se acompanha de hipercapnia se a taxa de ventilação alveolar efetiva não for efetiva (frequência respiratória ou volume corrente muito baixo).

Além disso, certos distúrbios, como edema pulmonar e pneumotórax, podem causar hiperventilação em suas fases iniciais, mas à medida que os músculos respiratórios entram em fadiga, o nível de $CO_2$ aumenta e o cliente entra em acidose. Por essa razão, a enfermeira não pode supor que um distúrbio clínico causará determinada anormalidade prevista, mas deve determinar se o centro respiratório é capaz de continuar a eliminar ácido pela respiração.

### Manifestações clínicas e avaliação

Os sinais e os sintomas clínicos da acidose respiratória aguda ou crônica variam. A hipercapnia ($Pa_{CO_2}$ alta) súbita pode aumentar as frequências das respirações e do pulso e causar obnubilação mental, cefaleia difusa ou fraqueza. A elevação da $Pa_{CO_2}$ causa vasodilatação cerebral e aumenta o fluxo sanguíneo do cérebro, principalmente quando está acima de 60 mmHg. A fibrilação ventricular pode ser o primeiro sinal de acidose respiratória em clientes anestesiados.

Se a acidose respiratória for grave, a pressão intracraniana aumenta, causando edema das papilas e dilatação dos vasos sanguíneos conjuntivais. A hiperpotassemia pode ocorrer à medida que a concentração de hidrogênio supera os mecanismos compensatórios e o $H^+$ é transferido para dentro das células, acarretando a saída do potássio do meio intracelular.

A acidose respiratória crônica ocorre nas doenças pulmonares como enfisema e bronquite crônica, apneia obstrutiva do sono e obesidade. Enquanto a $Pa_{CO_2}$ não excede a capacidade compensatória do organismo, o cliente permanece assintomático. Entretanto, se a $Pa_{CO_2}$ aumentar rapidamente, a vasodilatação cerebral eleva a pressão intracraniana e o cliente tem cianose e taquipneia. Os clientes com doença pulmonar obstrutiva crônica (DPOC), que acumulam $CO_2$ gradativamente durante um longo período (dias ou meses), podem não ter sintomas de hipercapnia, pois houve tempo para as alterações renais compensatórias.

A gasometria arterial revela pH menor que 7,35, $Pa_{CO_2}$ maior que 45 mmHg e variação do nível de bicarbonato, dependendo da duração da acidose respiratória aguda. Quando a compensação (retenção renal de bicarbonato) ocorreu, o pH arterial pode estar dentro dos limites inferiores normais. Dependendo da causa da acidose respiratória, outros exames incluiriam o monitoramento dos níveis séricos dos eletrólitos, radiografias do tórax para detectar doença respiratória e triagem toxicológica quando há suspeita de superdosagem. O ECG pode ser solicitado para detectar quaisquer arritmias cardíacas.

### Manejo clínico e de enfermagem

O tratamento tem como objetivo corrigir a causa da hipoventilação, mas as medidas específicas variam com a causa da ventilação reduzida. Alguns fármacos são usados de acordo com a necessidade. Por exemplo, os broncodilatadores ajudam a reduzir o espasmo brônquico, os antibióticos são usados para tratar infecções respiratórias e os agentes trombolíticos ou anticoagulantes são administrados para dissolver êmbolos pulmonares.

Quando há indicação, as medidas de higiene brônquica são iniciadas para eliminar muco e secreções purulentas das vias respiratórias. A hidratação adequada (2 a 3 litros/dia) está indicada para manter as mucosas úmidas, facilitando a eliminação das secreções, contanto que não haja contraindicações como doença hepática, cardíaca ou renal. Oxigênio suplementar deve ser administrado conforme a necessidade.

### Alerta de enfermagem

*Se a $Pa_{CO_2}$ estiver persistentemente acima de 50 mmHg, o centro respiratório torna-se relativamente insensível ao $CO_2$ como estímulo respiratório e a hipoxemia passa a ser o estímulo principal para a respiração. A administração de oxigênio pode anular o estímulo da hipoxemia e o cliente desenvolve "narcose de dióxido de carbono", a menos que o problema seja corrigido imediatamente. Por essa razão, o oxigênio é administrado com cautela.*

A ventilação mecânica pode ser necessária para melhorar a ventilação pulmonar. A ventilação mecânica inadequada (p. ex., espaço morto ampliado, ajustes inadequados de frequência ou volume, fração de oxigênio inspirado [$FI_{O_2}$] alta com produção excessiva de $CO_2$) tem de ser corrigida por alterações adequadas dos ajustes do respirador. O posicionamento adequado do cliente (em semi-Fowler) facilita a expansão da parede torácica.

## Alcaloses respiratórias (déficit de ácido carbônico) aguda e crônica

A alcalose respiratória é um distúrbio clínico no qual o pH arterial é superior a 7,45 e a $Pa_{CO_2}$ inferior a 35 mmHg. Assim como ocorre na acidose respiratória, a alcalose respiratória pode ser aguda ou crônica.

### Fisiopatologia

A alcalose respiratória sempre é causada por hiperventilação, que gera "exalação" excessiva de $CO_2$, diminuindo a concentração plasmática do ácido carbônico. As causas de alcalose respiratória incluem ansiedade extrema, hipoxemia, fase inicial da intoxicação por salicilatos (porque o bulbo é estimulado diretamente pelo fármaco e a frequência respiratória aumenta), febre alta, bacteremia por gram-negativos ou ajustes inadequados do respirador, que não se adaptam às necessidades do cliente.

A alcalose respiratória crônica é causada por hipercapnia crônica e, consequentemente, os níveis séricos do bicarbonato diminuem. A insuficiência hepática crônica e os tumores cerebrais são fatores predisponentes.

### Manifestações clínicas e avaliação

Os sinais e os sintomas clínicos incluem tontura secundária à vasoconstrição e à diminuição da irrigação sanguínea do cérebro, dificuldade de concentrar-se, paresia e parestesia causadas pelo nível baixo de cálcio ionizado, tinido e, às vezes, perda da consciência. Os efeitos cardíacos da alcalose respiratória são taquicardia e arritmias atriais e ventriculares.

A análise da GA revela pH alto ($> 7,45$), em consequência da $Pa_{CO_2}$ baixa ($< 35$ mmHg), e nível normal de bicarbonato. (Os rins não conseguem alterar rapidamente o nível de bicarbonato.) No estado compensado, os rins tiveram tempo suficiente para reduzir o nível de bicarbonato a uma faixa praticamente normal. As dosagens dos eletrólitos séricos são indicadas para detectar qualquer redução do potássio à medida que o hidrogênio é retirado das células, sendo trocado por potássio; ou então a redução do cálcio, pois com a alcalose grave este elemento liga-se às proteínas. Por isso, a fração ionizada diminui e, consequentemente, surgem sinais como espasmos carpopopedais e tetania. A triagem toxicológica deve ser realizada para excluir a possibilidade de intoxicação por salicilatos.

Clientes com alcalose respiratória crônica geralmente são assintomáticos e a investigação diagnóstica e as intervenções prioritárias são as mesmas recomendadas para alcalose respiratória aguda.

### Manejo clínico e de enfermagem

O tratamento depende da causa subjacente da alcalose respiratória. Se a causa for ansiedade, o cliente é orientado a respirar mais lentamente, de forma a permitir a acumulação de $CO_2$, ou a respirar dentro de um sistema fechado (p. ex., um saco de papel). Pode ser necessário administrar um sedativo para atenuar a hiperventilação dos clientes muito ansiosos. O tratamento das outras causas de alcalose respiratória tem como objetivo corrigir o problema subjacente.

## Distúrbios acidobásicos mistos

Os clientes podem ter simultaneamente dois ou mais distúrbios acidobásicos diferentes. Um pH normal associado a de alterações da $Pa_{CO_2}$ e concentração plasmática de $HCO_3^-$ sugere imediatamente um distúrbio misto. O único distúrbio misto que não pode ocorrer é a acidose e a alcalose respiratória mista, já que não é possível ter hipoventilação e hiperventilação alveolares ao mesmo tempo. Um exemplo de distúrbio misto é a ocorrência simultânea de acidose metabólica e acidose respiratória durante uma parada cardiorrespiratória.

### Compensação

Em geral, os sistemas pulmonar e renal compensam um ao outro de modo a normalizar o pH. Em um distúrbio acidobásico simples, o sistema que não causou o problema tenta compensar normalizando a razão de 20:1 entre bicarbonato e ácido carbônico. Os pulmões compensam os distúrbios metabólicos alterando a eliminação de $CO_2$. Os rins compensam os distúrbios respiratórios alterando a retenção de bicarbonato e a secreção de $H^+$.

Na acidose respiratória, o excesso de hidrogênio é eliminado na urina em troca de íons bicarbonato. Na alcalose respiratória, a excreção renal de bicarbonato aumenta e os íons hidrogênio são conservados. Na acidose metabólica, os mecanismos compensatórios aumentam a frequência respiratória, e na alcalose metabólica o sistema respiratório compensa reduzindo a ventilação para conservar $CO_2$ e aumentar a $Pa_{CO_2}$. Como os

**Tabela 4.4** Distúrbios acidobásicos e sua compensação.

| Distúrbio | Evento inicial | Compensação |
|---|---|---|
| Acidose respiratória | ↓ pH, ↑ $HCO_3^-$ ou normal, ↑ $Pa_{CO_2}$ | ↑ Excreção renal de ácidos e ↑ $HCO_3^-$ sérico |
| Alcalose respiratória | ↑ pH, $HCO_3^-$ ↓ ou normal, ↓ $Pa_{CO_2}$ | ↓ Excreção renal de ácidos e ↓ $HCO_3^-$ sérico |
| Acidose metabólica | ↓ pH, ↓ $HCO_3^-$, $Pa_{CO_2}$ ↓ ou normal | Hiperventilação com ↓ resultante da $Pa_{CO_2}$ |
| Alcalose metabólica | ↑ pH, ↑ $HCO_3^-$, $Pa_{CO_2}$ ↑ ou normal | Hipoventilação com ↑ resultante da $Pa_{CO_2}$ |

pulmões respondem aos distúrbios acidobásicos em minutos, a compensação dos distúrbios metabólicos é mais rápida que a compensação dos distúrbios respiratórios. A Tabela 4.4 resume os efeitos compensatórios.

## Gasometria sanguínea

A análise dos gases sanguíneos é realizada comumente para determinar o distúrbio acidobásico específico e o grau de compensação que ocorreu (ver Boxes 4.1 e 4.2). Em geral, a gasometria é realizada em uma amostra de sangue arterial. Porém, quando não for possível obter uma amostra arterial, pode-se utilizar sangue venoso misto. Os resultados da GA fornecem informações quanto à ventilação alveolar, à oxigenação e ao equilíbrio acidobásico. A história de saúde, o exame físico, os resultados das gasometrias realizadas anteriormente e as dosagens dos eletrólitos séricos devem sempre fazer parte da avaliação realizada para determinar a causa do distúrbio acidobásico (Porth, 2011). Antes de obter uma amostra de sangue da artéria radial para GA, a enfermeira avalia a perviedade da artéria ulnar realizando o teste de Allen (ver Capítulo 12). O tratamento do distúrbio subjacente costuma corrigir a maioria dos distúrbios acidobásicos. A Tabela 4.5 compara as faixas normais dos valores das GA arterial e venosa.

### BOXE 4.1 Avaliação da gasometria arterial.

As etapas recomendadas para avaliar os resultados da gasometria arterial (GA) estão descritas a seguir. Tal avaliação está baseada no suposto de que os valores médios são:

pH = 7,4
$Pa_{CO_2}$ = 40 mmHg
$HCO_3^-$ = 24 mEq/ℓ

1. *Primeiramente, confira o pH*. Pode estar elevado, reduzido ou normal, conforme os níveis seguintes:
   pH > 7,4 (alcalose)
   pH < 7,4 (acidose)
   pH = 7,4 (normal)

Um pH normal pode indicar gasometria absolutamente normal *ou* pode ser um indício de algum distúrbio *compensado*. Um distúrbio compensado ocorre quando o organismo consegue corrigir o pH efetuando alterações respiratórias ou metabólicas (dependendo do problema primário). Por exemplo, um cliente com acidose metabólica primária começa com nível baixo de bicarbonato e concentração normal de $CO_2$. Pouco depois, os pulmões tentam compensar o desequilíbrio exalando grandes quantidades de $CO_2$ (hiperventilação). Outro exemplo: um cliente com acidose respiratória primária começa com nível alto de $CO_2$. Pouco depois, os rins tentam compensar retendo bicarbonato. Se o mecanismo compensatório consegue recuperar a razão de 20:1 entre bicarbonato e ácido carbônico, a compensação plena (e, portanto, o pH normal) é alcançada.

2. A próxima etapa é determinar a causa primária do distúrbio. Isso é conseguido avaliando a $Pa_{CO_2}$ e o nível de $HCO_3^-$ em relação ao pH.

#### Exemplo: pH > 7,4 (alcalose)
a. Se a $Pa_{CO_2}$ for < 40 mmHg, o distúrbio básico é alcalose respiratória. (Isso pode ocorrer quando um cliente hiperventila e "exala" muito $CO_2$. Lembre-se de que o $CO_2$ dissolvido em água transforma-se em ácido carbônico, o componente ácido do "sistema tampão de ácido carbônico-bicarbonato".)
b. Se o $HCO_3^-$ for > 24 mEq/ℓ, o distúrbio básico é alcalose metabólica. (Essa condição ocorre quando o organismo retém muito bicarbonato, que é um composto alcalino. O bicarbonato é o componente básico ou alcalino do "sistema tampão de ácido carbônico-bicarbonato".)

#### Exemplo: pH < 7,4 (acidose)
a. Se a $Pa_{CO_2}$ for > 40 mmHg, o distúrbio primário é acidose respiratória. (Essa condição ocorre quando o indivíduo hipoventila e, consequentemente, retém muito $CO_2$, que é um composto ácido.)
b. Se o $HCO_3^-$ for < 24 mEq/ℓ, o distúrbio primário é acidose metabólica. (Essa condição ocorre quando o nível de bicarbonato do corpo diminui, seja em consequência da perda direta de bicarbonato ou da acumulação de ácidos, inclusive ácido láctico ou cetonas.)

3. A próxima etapa consiste em determinar se houve compensação. Isso é conseguido examinando a pertinência do processo, e não o distúrbio primário. Se o sentido for na mesma direção do distúrbio primário, a compensação ocorre. Considere os seguintes resultados da gasometria:

| pH | $Pa_{CO_2}$ | $HCO_3^-$ |
|---|---|---|
| (1) 7,2 | 60 mmHg | 24 mEq/ℓ |
| (2) 7,4 | 60 mmHg | 37 mEq/ℓ |

O primeiro grupo (1) indica acidose respiratória aguda sem compensação (a $Pa_{CO_2}$ está alta e o $HCO_3^-$ está normal). O segundo grupo (2) indica acidose respiratória crônica. Observe que a compensação ocorreu. Isto é, o $HCO_3^-$ aumentou a um nível apropriado para equilibrar a $Pa_{CO_2}$ alta e produzir pH normal.

4. Dois distúrbios acidobásicos diferentes podem ocorrer simultaneamente. Essa condição pode ser identificada quando o pH não explica uma das alterações.

#### Exemplo: acidose metabólica e respiratória
A. pH           7,2 – ácido reduzido
B. $Pa_{CO_2}$  52 – ácido aumentado
C. $HCO_3$      13 – ácido reduzido

Trata-se de um exemplo de acidose respiratória e metabólica.

## BOXE 4.2 Pesquisa em enfermagem.

### Conexão com a prática baseada em evidências

Aulas *online* sobre análise da gasometria arterial

Schneiderman, J., & Corbridge, S (2009). Demonstrating the effectiveness of an online computer-based learning module for ABC analysis. *Clinical Nurse Specialist*, 23(3), 151-155.

### Objetivo

O objetivo do estudo foi determinar se era possível utilizar a aprendizagem baseada em computador para ensinar enfermeiras a analisar gasometria arterial (GA).

### Delineamento

A teoria de aprendizagem do adulto, conforme proposta por Malcolm Knowles, estabelece que um indivíduo aprende quando está motivado a aprender, enquanto sente "necessidade de conhecer" a informação. As experiências do aprendiz e a aplicabilidade do conhecimento também são fatores importantes.

Além disso, a *Teoria de Estimulação Sensorial* demonstrou que a maior parte da aprendizagem era conseguida pela visão. Portanto, a estimulação dos sentidos é muito importante para reter conhecimentos.

Os autores utilizaram um modelo pré/pós-teste para avaliar a capacidade de as enfermeiras aprenderem as técnicas apropriadas à interpretação da GA. Eles utilizaram um módulo de aprendizagem baseada em computador. O teste consistia em sete cenários clínicos, cada um deles com perguntas de múltipla escolha. Testes idênticos foram aplicados antes e depois do módulo.

### Resultados

O resultado médio do pré-teste foi de 4,62, e o do pós-teste de 5,72, demonstrando um aumento estatisticamente significativo após o módulo de aprendizagem ($p < 0,001$). Não houve diferença nos resultados entre enfermeiras com grau de bacharel e enfermeiras especialistas. Por fim, não houve diferença nos resultados entre enfermeiras de unidades de tratamento intensivo e enfermeiras de enfermarias, sugerindo que o módulo baseado em computador poderia servir a todos da equipe de enfermagem.

### Implicações de enfermagem

O estudo concluiu que um módulo de aprendizagem *online* baseado em computador pode aumentar os conhecimentos da enfermeira quanto à interpretação da GA. Os resultados foram idênticos nas unidades de tratamento intensivo e nas enfermarias dos hospitais. Esse módulo de aprendizagem pode ser utilizado como um modelo educacional e como instrumento de aprendizagem para enfermeiras experientes que desejem ampliar seus conhecidos e pode ser ampliado para outras práticas e procedimentos pertinentes à equipe de enfermagem. Estudos subsequentes deverão determinar se os módulos de aprendizagem *online* baseados em computador são igualmente bem sucedidos para outros temas além da análise da GA.

## REPOSIÇÃO PARENTERAL DE LÍQUIDOS

Quando não há outra via de administração disponível, os líquidos são administrados por via intravenosa nos hospitais, nos serviços de diagnóstico e cirurgia ambulatorial, nas clínicas e nas residências de modo a repor líquidos, administrar fármacos e fornecer nutrientes. As indicações clássicas para infundir líquidos rapidamente incluem hipotensão, débito urinário baixo e débito cardíaco insuficiente para atender às demandas dos tecidos (Magder, 2010).

**Tabela 4.5** Valores normais do sangue arterial e do sangue venoso misto.

| Parâmetro | Sangue arterial | Sangue venoso misto |
|---|---|---|
| pH | 7,35 a 7,45 | 7,33 a 7,41 |
| $Pa_{CO_2}$ | 35 a 45 mmHg | 41 a 51 mmHg |
| $Pa_{O_2}$* | 80 a 100 mmHg | 35 a 40 mmHg |
| $HCO_3^-$ | 22 a 26 mEq/ℓ | 22 a 26 mEq/ℓ |
| Excesso/déficit de base | ± 2 mEq/ℓ | ± 2 mEq/ℓ |
| Saturação de oxigênio | > 94% | 75% |

*Em altitudes iguais ou superiores a 915 m, os valores do oxigênio são mais baixos.

### Objetivo

A escolha de uma solução IV depende da finalidade de sua administração. Em geral, os líquidos IV são administrados para alcançar uma ou mais das seguintes metas:

- Fornecer água, eletrólitos e nutrientes para atender às necessidades diárias
- Repor água e corrigir déficits de eletrólitos
- Administrar fármacos e hemocomponentes.

As soluções IV contêm glicose ou eletrólitos misturados em diferentes proporções com água. A água pura (sem eletrólitos) nunca deve ser administrada por via intravenosa, pois entra rapidamente nas hemácias e provoca sua ruptura.

### Tipos de solução IV

As soluções cristaloides geralmente são classificadas como **isotônicas**, **hipotônicas** ou **hipertônicas**, caso sua osmolalidade total seja igual, menor ou maior que a osmolalidade do sangue (ver descrição anterior de osmolalidade). Em geral, os líquidos cristaloides contêm três componentes básicos: água, eletrólitos e açúcar (Kaplan e Kellum, 2010).

As soluções eletrolíticas são consideradas isotônicas quando a concentração total de eletrólitos (ânions + cátions) fica em torno de 310 mEq/ℓ, hipotônicas quando a concentração total de eletrólitos é inferior a 250 mEq/ℓ; e hipertônicas quando a concentração total de eletrólitos é superior a 375 mEq/ℓ. A enfermeira também deve considerar a osmolalidade da solução, tendo em mente que a osmolalidade plasmática é de cerca de 300 mOsm/ℓ (300 nmol/ℓ). Por exemplo, uma solução de glicose a 10% tem osmolalidade de cerca de 505 mOsm/ℓ.

Ao administrar líquidos parenterais, a enfermeira deve monitorar a resposta do cliente à infusão, considerando o volume de líquidos, a composição da solução e a condição clínica do cliente. Alguns líquidos podem desencadear uma resposta inflamatória no organismo, especialmente quando utilizados em excesso nos clientes em choque hemorrágico (Rhee, 2010). Veja a descrição de várias soluções intravenosas na Tabela 4.6.

**Tabela 4.6** Algumas soluções hidreletrolíticas.

| Solução | Comentários |
|---|---|
| **Soluções isotônicas**<br>NaCl a 0,9% (isotônico, também conhecido como soro fisiológico)<br>$Na^+$: 154 mEq/ℓ<br>$Cl^-$: 154 mEq/ℓ (308 mOsm/ℓ)<br>Também disponível com concentrações variadas de glicose (a mais utilizada é a concentração de glicose a 5%) | • Solução isotônica que expande o volume do LEC; utilizada nos estados hipovolêmicos, nos procedimentos de reanimação, no choque, na cetoacidose diabética, na alcalose metabólica, na hipercalcemia e no déficit brando de $Na^+$<br>• Fornece excesso de $Na^+$ e $Cl^-$; pode causar excesso de volume de líquidos e acidose hiperclorêmica se utilizado em volumes excessivos, principalmente nos clientes com disfunção renal, insuficiência cardíaca ou edema<br>• Não é recomendável como solução de manutenção rotineira, pois fornece apenas $Na^+$ e $Cl^-$ (e em quantidades excessivas)<br>• Quando associada à glicose a 5%, a solução resultante torna-se hipertônica em comparação ao plasma e, além dos eletrólitos citados anteriormente, fornece 170 cal/ℓ<br>• Única solução que pode ser administrada associada a hemocomponentes |
| Solução de lactato de Ringer<br>$Na^+$: 130 mEq/ℓ<br>$K^+$: 4 mEq/ℓ<br>$Ca^{++}$: 2 mEq/ℓ<br>$Cl^-$: 109 mEq/ℓ<br>Lactato (metabolizado em bicarbonato): 28 mEq/ℓ (274 mOsm/ℓ)<br>Também disponível com concentrações variadas de glicose (a mais comum: glicose a 5%) | • Solução isotônica que contém vários eletrólitos praticamente nas mesmas concentrações encontradas no plasma (note que a solução não contém $Mg^{++}$): fornece 9 cal/ℓ<br>• Utilizada para tratar hipovolemia, queimaduras, perdas de líquido por diarreia ou bile e reposição após sangramentos agudos<br>• O lactato é rapidamente metabolizado em $HCO_3^-$ no corpo. A solução de lactato de Ringer não deve ser administrada na acidose láctica, pois este distúrbio evidencia-se por redução da capacidade de converter lactato em $HCO_3^-$<br>• Não deve ser utilizado quando o pH é > 7,5, pois o bicarbonato é produzido à medida que o lactato é decomposto, causando alcalose<br>• Não deve ser utilizado na insuficiência renal, pois contém potássio e pode causar hiperpotassemia<br>• Semelhante ao plasma |
| Soro glicosado a 5% (SG5%)<br>Nenhum eletrólito<br>50g de glicose | • Solução isotônica que fornece 170 cal/ℓ e água livre para facilitar a excreção renal de solutos<br>• Utilizada para tratar hipernatremia, déficits de líquidos e desidratação<br>• Não deve ser utilizada em volumes excessivos no período pós-operatório imediato (quando a secreção do hormônio antidiurético aumenta como reação ao estresse)<br>• Não deve ser utilizada isoladamente para tratar déficit de volume de líquidos, pois dilui as concentrações dos eletrólitos plasmáticos<br>• Contraindicado aos clientes com traumatismo craniano, pois pode aumentar a pressão intracraniana<br>• Não deve ser utilizado na reanimação por reposição, pois pode elevar a pressão intracraniana<br>• Deve ser utilizado com vigilância nos clientes com doença renal ou cardíaca, tendo em vista o risco de causar sobrecarga de volume<br>• As soluções sem eletrólitos podem causar colapso circulatório periférico e anúria nos clientes com deficiência de sódio, além de aumentar as perdas de líquidos corporais<br>• É convertida em solução hipotônica à medida que a glicose é metabolizada pelo corpo. Com o tempo, o SG5% sem NaCl pode causar intoxicação hídrica (excesso de volume de LIC [excesso de volume de líquido]) porque a solução é hipotônica |
| **Soluções hipotônicas**<br>NaCl a 0,45%<br>$Na^+$: 77 mEq/ℓ<br>$Cl^-$: 77 mEq/ℓ (154 mOsm/ℓ)<br>Também disponível com concentrações variadas de glicose (a mais comum: glicose a 5%) | • Fornece $Na^+$, $Cl^-$ e água livre<br>• A água livre é desejável para ajudar os rins a eliminar solutos<br>• Além do $Na^+$ e do $Cl^-$, não contém outros eletrólitos<br>• Quando misturada com glicose a 5%, a solução torna-se ligeiramente hipertônica em comparação com o plasma e, além dos eletrólitos citados antes, fornece 170 cal/ℓ<br>• Usada para tratar desidratação hipertônica, déficits de $Na^+$ e $Cl^-$ e perdas de secreções gástricas<br>• Não é indicada para corrigir desvios do terceiro espaço ou hipertensão intracraniana<br>• Deve ser administrada com vigilância, porque pode causar desvios do sistema vascular para as células, resultando em colapso cardiovascular e hipertensão intracraniana |

*(continua)*

**Tabela 4.6** Algumas soluções hidreletrolíticas. (*continuação*)

| Solução | Comentários |
|---|---|
| **Soluções hipertônicas** | |
| NaCl a 3% (salina hipertônica)<br>Na⁺: 513 mEq/ℓ<br>Cl⁻: 513 mEq/ℓ<br>(1.026 mOsm/ℓ) | • Utilizada para expandir o volume de LEC e reduzir o edema celular<br>• Solução altamente hipertônica, utilizada apenas em situações críticas para tratar hiponatremia<br>• Deve ser administrada lenta e cautelosamente, já que pode causar sobrecarga de volume intravascular e edema pulmonar<br>• Não fornece calorias<br>• Ajuda a remover o excesso de LIC |
| NaCl a 5% (solução hipertônica)<br>Na⁺: 855 mEq/ℓ<br>Cl⁻: 855 mEq/ℓ<br>(1.710 mOsm/ℓ) | • Solução altamente hipertônica utilizada para tratar hiponatremia sintomática<br>• Administrada lenta e cautelosamente, já que pode causar sobrecarga de volume intravascular e edema pulmonar<br>• Não fornece calorias |
| **Soluções coloides** | |
| Dextrana com SF ou SG5%<br>Disponível em preparações de baixo peso molecular (Dextrana 40) e alto peso molecular (Dextrana 70) | • Solução coloide utilizada como expansor de volume/plasma do compartimento intravascular do LEC<br>• Afeta a coagulação, pois recobre as plaquetas e dificulta a formação do coágulo<br>• Permanece no sistema circulatório por até 24 h<br>• Utilizada para tratar hipovolemia do choque em fase inicial porque aumenta a pressão do pulso, o débito cardíaco e a pressão arterial<br>• Melhora a microcirculação, pois reduz a agregação das hemácias<br>• Contraindicada para os clientes com hemorragia, trombocitopenia, doença renal e desidratação grave<br>• Não substitui o sangue ou os hemocomponentes |

### Alerta de enfermagem
*Ao administrar líquidos aos clientes com doença cardiovascular, a enfermeira verifica se há sinais de sobrecarga circulatória (p. ex., tosse, dispneia, congestão ocular, edema postural, aumento do peso em 24 h). Os pulmões devem ser auscultados para detectar estertores. Para a segurança do cliente é necessário extrema vigilância ao administrar soluções salinas altamente hipertônicas (p. ex., cloreto de sódio a 3 ou 5%), pois estes líquidos podem ser letais.*

## Líquidos isotônicos

Os líquidos isotônicos têm osmolalidade total próxima à do LEC e não causam retração ou distensão das hemácias. A composição desses líquidos pode ou não ser semelhante à do LEC. Os líquidos isotônicos expandem o volume do LEC. Um litro de líquido isotônico expande o LEC em um litro. Contudo, esse volume expande o plasma em apenas 250 mℓ pois se trata de uma solução cristaloide que se difunde rapidamente para o compartimento de LEC. Nos clientes hospitalizados em choque, podem ser necessários inicialmente volumes de até 20 mℓ/kg de líquidos isotônicos em infusão rápida para manter a perfusão renal. Contudo, como esses líquidos expandem o espaço intravascular, os clientes com hipertensão e insuficiência cardíaca devem ser cuidadosamente monitorados para detectar sinais de sobrecarga de volume.

### Soro glicosado a 5%

O soro glicosado a 5% (SG5%) tem osmolalidade total de 252 mOsm/ℓ. Quando administrada, a glicose é metabolizada rapidamente e, em seguida, esta solução, inicialmente isotônica, difunde-se como líquido hipotônico (um terço extracelular e dois terços intracelulares). É essencial considerar essa ação do SG5%, principalmente quando o cliente tem risco de hipertensão intracraniana. Durante a reposição de líquidos, essa solução não deve ser utilizada, pois tem pouca capacidade de expandir o volume intravascular. Por isso, o SG5% é utilizado principalmente para suprir água e corrigir a osmolalidade sérica elevada. Cerca de um litro de SG5% fornece menos de 200 kcal, sendo uma fonte pouco expressiva para atender às necessidades calóricas diárias do corpo.

### Soro fisiológico

O soro fisiológico (cloreto de sódio a 0,9%) tem osmolalidade total de 308 mOsm/ℓ. Como a osmolalidade é gerada unicamente por eletrólitos, essa solução permanece no LEC. Por isso, o soro fisiológico é utilizado comumente para corrigir déficit de volume extravascular. Essa solução contém apenas sódio e cloreto e, na verdade, não se assemelha ao LCE. Ela é usada para administrar transfusões de sangue e repor grandes perdas de sódio (p. ex., queimaduras). O soro fisiológico não é utilizado em clientes com insuficiência cardíaca, edema pulmonar, disfunção renal ou retenção de sódio. Essa solução não fornece calorias. No passado, o tratamento inicial dos clientes com traumatismo ou lesões perfurantes consistia em infundir grandes volumes de solução salina isotônica para manter a pressão arterial sistólica acima de 90. Recentemente, estudos sugeriram a manutenção de um estado ligeiramente hipotenso até que a hemostasia seja conseguida. Portanto, a administração rápida de soro fisiológico não é prescrita com tanta frequência quanto no passado (Roppolo, Wigginton e Pepe, 2010). A hemorragia também desencadeia um processo de coagulopatia, acidose e hipotermia corporal, exigindo que o médico tome uma decisão quanto à administração parenteral de líquido em volumes reduzidos ou elevados (Kor e Gajic, 2010).

## Outras soluções isotônicas

Várias outras soluções contêm íons além de sódio e cloreto e, até certo ponto, são semelhantes ao LEC quanto à sua composição. A solução de lactato de Ringer contém potássio e cálcio, além de sódio e cloreto, e pode ser utilizada para corrigir desidratação e deficiência de sódio, ou repor perdas GI. A solução de lactato de Ringer também contém precursores do bicarbonato. Tipicamente, essa solução não é utilizada nos clientes com acidose grave ou doença hepática avançada, que pode dificultar o metabolismo do lactato.

## Soluções hipotônicas

Uma das indicações das soluções hipotônicas é repor líquido celular. Outra é fornecer água livre para a excreção das escórias metabólicas. Em alguns casos, soluções salinas hipotônicas são utilizadas para corrigir hipernatremia e outros distúrbios hiperosmolares. A solução de cloreto de sódio a 0,45% tem osmolalidade de 154 mOsm/$\ell$ e é usada frequentemente. Também existem soluções polieletrolíticas. Infusões excessivas de soluções hipotônicas podem causar depleção do líquido intravascular, causando transferência de líquido dos vasos sanguíneos para as células com redução da pressão arterial, edema celular e lesão das células. Tais soluções exercem menos pressão osmótica que o LEC.

## Soluções hipertônicas

Quando o soro fisiológico ou o lactato de Ringer contém glicose a 5%, a osmolalidade total é maior que a do LEC. Contudo, a glicose é rapidamente metabolizada e apenas a solução isotônica permanece. Portanto, qualquer efeito no compartimento intracelular é temporário.

As concentrações mais altas de glicose (p. ex., solução de glicose a 50%) são administradas para ajudar a repor as necessidades calóricas. Tais soluções são fortemente hipertônicas e têm de ser administradas por acesso central, de forma que possam ser diluídas por um fluxo sanguíneo rápido.

Também existem soluções salinas com concentrações osmolares maiores que a do LEC. Tais soluções atraem água do LIC para o LEC, causando contração do volume celular. Quando administradas rapidamente ou em grande volume, podem causar excesso de volume extracelular e desencadear sobrecarga circulatória. Por essa razão, essas soluções têm de ser administradas com alta vigilância e, em geral, apenas quando a osmolalidade sérica cai até níveis perigosamente baixos. As soluções hipertônicas exercem pressão osmótica maior que a do LEC.

### Alerta de enfermagem
*As soluções salinas altamente hipertônicas (cloreto de sódio a 3 ou 5%) devem ser administradas apenas nas unidades de tratamento intensivo, sob monitoramento rigoroso, pois um pequeno volume é suficiente para aumentar a concentração sérica do sódio. Tais líquidos são administrados lentamente, em volumes pequenos, e o cliente deve ser cuidadosamente monitorado para detectar sobrecarga de volume. O objetivo é atenuar as manifestações agudas do edema cerebral e evitar complicações neurológicas, e não corrigir especificamente a concentração do sódio. Junto com a solução salina, o cliente pode receber um diurético de alça para evitar sobrecarga de volume de LEC e aumentar a excreção de água.*

## Outras soluções intravenosas

Quando o trato gastrintestinal do cliente não consegue tolerar alimentos, as necessidades nutricionais geralmente são atendidas utilizando a via intravenosa (IV). As soluções parenterais podem incluir concentrações altas de glicose, proteínas ou gordura de modo a atender às demandas nutricionais (ver Capítulo 22). A via parenteral também pode ser utilizada para administrar coloides, expansores plasmáticos e hemocomponentes, inclusive concentrado de hemácias, plasma fresco congelado e plaquetas.

Muitos fármacos também são administrados por via intravenosa, seja por infusão ou injeção direta na veia. Como os fármacos IV entram rapidamente na circulação, a administração por esta via é potencialmente muito perigosa. Embora todos os fármacos possam causar reações, os fármacos IV são especialmente perigosos em razão de sua introdução e absorção rápida na corrente sanguínea. A enfermeira deve ter conhecimentos sobre vias de administração e diluições recomendadas para qualquer fármaco administrado.

# Manejo de enfermagem para o cliente em tratamento intravenoso

A capacidade de realizar punções venosas para obter acesso ao sistema venoso a fim de administrar líquidos e fármacos é uma habilidade de enfermagem praticada em muitos contextos de prática. Essa responsabilidade inclui a escolha do local apropriado à punção venosa e do tipo de cateter, e a enfermeira deve ter uma técnica exímia de acesso venoso. Tal habilidade deve ser dominada por todas as enfermeiras assistenciais que trabalham à beira do leito, e cabe a todas elas buscarem oportunidades de aprender e praticar punções venosas.

## Preparação para administrar tratamento intravenoso

Antes de realizar a punção venosa, a enfermeira faz a higiene das mãos, coloca as luvas e informa ao cliente sobre o procedimento. Em seguida, a enfermeira escolhe o local mais apropriado à inserção e o tipo de cateter para determinado cliente. Os fatores que influenciam essas escolhas são o tipo de solução a ser administrada, a duração esperada do tratamento IV, a condição geral do cliente e a disponibilidade de veias. A habilidade do profissional que inicia a infusão também é uma consideração importante. Algumas instituições organizaram equipes especializadas em "tratamento IV", que ajudam a inserir e manusear o acesso IV.

## Seleção do local de acesso intravenoso

As veias dos membros, designadas como acessos periféricos, costumam ser os únicos vasos sanguíneos puncionados pelas enfermeiras. Como o acesso é relativamente seguro e fácil, as veias dos braços são usadas mais comumente (Figura 4.8). As veias metacarpianas, cefálica, basílica, mediana e seus ramos são os vasos recomendados em razão do seu calibre e da sua facilidade de acesso. Os vasos mais distais devem ser

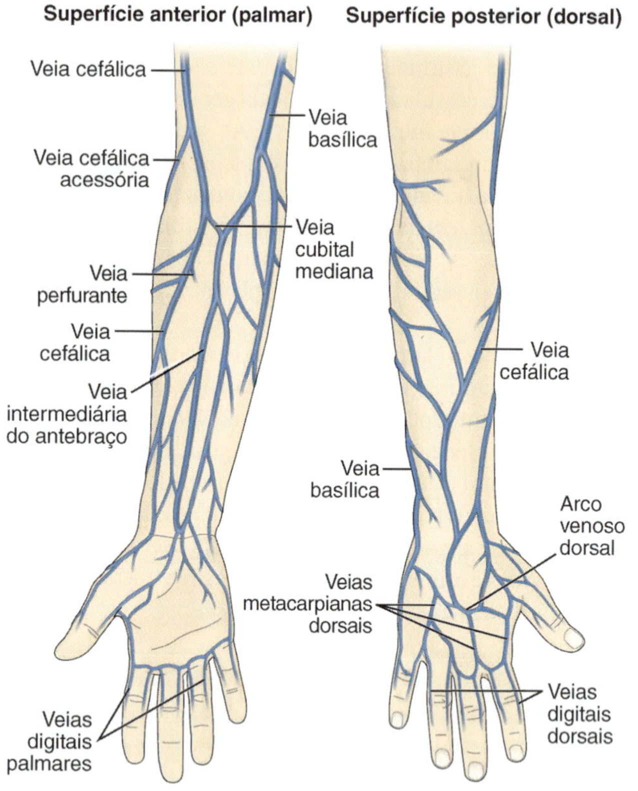

**Figura 4.8** Escolha das veias para cateterização periférica: veias anteriores (palmares) à *esquerda*, veias posteriores (dorsais) à *direita*. Adaptada de Agur, A.M.R., Lee, M.J., & Boileau Grant, M.J. (1999). *Grant's atlas of anatomy* (10th ed.). Philadelphia: Lippincott Williams & Wilkins.

utilizados primeiramente e, em seguida, as veias mais proximais. As veias das pernas não devem ser utilizadas nunca ou quase nunca, pois o risco de tromboembolia é grande. Outros vasos que devem ser evitados são as veias distais a uma área de acesso IV previamente utilizada com infiltração ou flebite, veias esclerosadas ou trombosadas, braço com *shunt* ou fístula arteriovenosa e membro com edema, infecção, trombo ou lesões da pele.

### Alerta de enfermagem
*Por conta da interrupção da circulação linfática das clientes que fizeram mastectomia ou ressecção de linfonodos, as aferições da pressão arterial (manuais ou automáticas) ou o acesso para tratamento venoso não deve ser realizado no mesmo lado. A realização desses procedimentos no braço afetado pode causar refluxo dos líquidos no braço e linfedema (acúmulo de linfa). Tal condição é dolorosa e aumenta o risco de infecção.*

As veias centrais mais puncionadas pelos médicos e por outros profissionais de saúde treinados são as subclávias e jugulares internas. É possível obter acesso (ou cateterizar) esses vasos mais calibrosos mesmo quando as veias periféricas estão colapsadas, e eles permitem a administração de soluções hiperosmolares e fármacos vasoconstritores. Contudo, os riscos potenciais são muito maiores e incluem perfuração acidental de uma artéria ou do espaço pleural, além de risco mais alto de infecção.

Em condições ideais, os dois braços e as duas mãos devem ser examinados cuidadosamente antes de escolher um local específico para punção venosa, um ponto que não interfira com a mobilidade do cliente. Por isso, a fossa do antebraço deve ser evitada, a menos que não haja outra opção. A área mais distal do braço ou a mão costumam ser usadas primeiramente, de modo que os acessos IV subsequentes possam avançar em direção proximal. Os seguintes fatores devem ser levados em conta ao escolher um local para punção venosa:

- Condição da veia
- Tipo de solução ou fármaco a ser infundido
- Duração do tratamento
- Idade e constituição corporal do cliente
- Se o cliente é destro ou canhoto
- A história de saúde e as condições atuais de saúde do cliente
- A habilidade do profissional que realiza a punção venosa.

Após aplicar um torniquete, a enfermeira palpa e inspeciona a veia. O torniquete deve permanecer aplicado por, no máximo, três minutos, antes de liberar a pressão. A veia deve ser firme, elástica, ingurgitada e arredondada – não dura, plana ou encaroçada. Como as artérias localizam-se perto das veias na fossa do antebraço, o vaso deve ser palpado com base nos pulsos arteriais (mesmo com um torniquete aplicado) e deve-se evitar a cateterização dos vasos pulsáteis.

## Utilização de dispositivos para punção venosa

### Cânulas

A maioria dos dispositivos de acesso periférico é de cânulas. As recomendações gerais para a escolha de uma cânula são as seguintes:

- Comprimento: 2 a 3 cm
- Diâmetro: estreito, para ocupar o mínimo espaço dentro da veia
- Calibre: 20 a 22 para a maioria dos líquidos; calibres maiores para soluções cáusticas ou viscosas; calibre 14 a 19 para infusão de sangue e clientes traumatizados e submetidos a alguma intervenção cirúrgica.

As cânulas têm um obturador dentro do tubo, que depois é retirado. "Cateter" e "cânula" são termos usados como sinônimos. Os tipos principais de cateteres disponíveis são os descritos como escalpes (borboleta) com agulha de aço, ou cateteres sobre agulhas com "asas", cânulas de plástico de longa permanência inseridas por sobre uma agulha de aço e cânulas de plástico de longa permanência, que são introduzidas por meio de uma agulha de aço. Os escalpes têm agulhas de aço curtas com asas de plástico. Tais dispositivos são fáceis de introduzir, mas por serem pequenos e rígidos causam infiltrações facilmente. O uso dessas agulhas deve ser reservado à obtenção de amostras de sangue, não para infusão IV de fármacos, pois aumentam o risco de lesão das veias e infiltração.

Os cateteres plásticos introduzidos por uma agulha oca geralmente são conhecidos como *intracateteres*. Tais dispositivos, disponíveis com comprimentos longos, são muito apropriados para a inserção em veias centrais. Como a inserção requer a introdução do cateter em uma veia por uma distância relativamente longa, esses dispositivos podem ser difíceis de inserir. O dispositivo de infusão utilizado mais comumente é o cateter sobre agulha. Um estilete metálico oco é introduzido inicialmente dentro do cateter, e estende-se à sua ponta distal de forma a permitir a punção do vaso na tentativa de guiar o cateter à medida que a punção venosa é realizada. A veia é puncionada e o sangue refluído aparece na câmara fechada do cateter. Quando o sangue reflui, o cateter é introduzido através do estilete para dentro da veia e, em seguida, o estilete é retirado. Todas as instituições devem ter em estoque cateteres sobre agulhas com estiletes retráteis para proteger os profissionais de saúde contra acidentes de perfuração por agulha.

Existem muitos tipos de cânulas para tratamento IV. Algumas das suas variações incluem a espessura da parede (que determina a taxa de fluxo), o bisel das agulhas de inserção (que define a técnica de inserção da agulha), as propriedades maleáveis da cânula (afeta o intervalo durante o qual o cateter pode permanecer no local), os aspectos de segurança (reduzem o risco de lesões de perfuração por agulha e exposição aos patógenos transmitidos pelo sangue) e o número de lumens (determina o número de soluções que podem ser infundidas simultaneamente).

## Sistemas de infusão IV sem agulha

Os sistemas de infusão IV sem agulhas disponíveis no mercado tem como objetivo reduzir os acidentes de perfuração por agulha e as exposições ao HIV, aos vírus da hepatite e a outros patógenos transmitidos pelo sangue. Tais sistemas fornecem um meio seguro de usar e descartar o equipo de infusão IV (que consiste em um tubo, uma área para introdução do tubo dentro do recipiente da solução IV e um extensor para conectar o equipo ao cateter). Várias empresas produzem dispositivos que não necessitam de agulhas. Os extensores de cateteres IV permitem a administração simultânea de fármacos IV e outras infusões medicamentosas intermitentes sem o uso de agulhas. A tecnologia avança a cada dia no sentido de prescindir o uso do estilete tradicional. Muitos exemplos desses dispositivos são encontrados no mercado. Cada instituição deve avaliar os produtos para determinar as necessidades com base nas suas normas e procedimentos.

## Cateter venoso central de inserção periférica

Os clientes que necessitam tratamento parenteral por períodos moderados a longos geralmente usam cateter venoso central de inserção periférica (CCIP, ou PICC em inglês) ou cateter periférico na linha média. Tais cateteres também podem ser utilizados nos clientes com acesso periférico prejudicado, que necessitam antibióticos IV, sangue ou vasopressores. Para que esses dispositivos sejam usados, as veias cefálica mediana, basílica e cefálica devem estar pérvias e preservadas. A introdução desses cateteres é realizada por enfermeiros especializados. Ultrassonografia é usada para visualizar a veia a ser canalizada.

Se essas veias forem lesadas, uma alternativa é o acesso venoso central por veia subclávia ou jugular interna, ou então a inserção cirúrgica de um acesso por cateter implantável (*port*) ou um dispositivo de acesso vascular. A Tabela 4.7 compara os cateteres centrais introduzidos por via periférica e os cateteres periféricos da linha média.

O médico prescreve o cateter e a solução a ser infundida. A inserção desses dois tipos de cateter requer técnica estéril. O diâmetro interno do cateter escolhido depende do tipo de solução, do corpo do cliente e das veias a serem utilizadas. Antes de usar esses cateteres, é necessário obter consentimento do cliente. O uso do braço dominante é recomendado como local para introdução do cateter na veia cava superior de modo a assegurar os movimentos do braço, facilitar o fluxo sanguíneo e reduzir o risco de edema postural ou de formação de êmbolos. As contraindicações ao uso do braço como local de acesso incluem mastectomia, marca-passo, hemiparesia e *shunt* de diálise. A enfermeira deve revisar as normas da instituição relativas ao uso dos acessos CCIP para conhecer outras contraindicações.

**Tabela 4.7** Comparação entre cateter central de inserção periférica e cateter periférico de linha média.

| | Cateter central de inserção periférica | Cateter periférico de linha média |
|---|---|---|
| Indicações | Nutrição parenteral; reposição de líquido IV; administração de quimioterápicos, analgésicos e antibióticos; obtenção de amostras de sangue | Reposição de líquidos IV; administração de analgésicos e antibióticos (nenhuma solução ou fármaco com pH < 5 ou > 9, ou osmolalidade > 500 mOsm/ℓ); obtenção de amostras de sangue |
| Componentes | Cateteres com um ou dois lumens com comprimentos de 40 a 60 cm; calibres variáveis (16 a 24) | Cateteres com um ou dois lumens (calibres 16 a 24) disponíveis com comprimentos de 7,5 a 20 cm. Podem aumentar dois números do diâmetro, em razão de sua flexibilidade |
| Material | Polímero (poliuretano) radiopaco, borracha siliconizada. Flexível | Silicone, poliuretano e seus derivados; disponíveis em tubos impregnados com heparina para ↓ trombogenicidade (radiopaco ou radiotransparente com fita radiopaca) |
| Locais de inserção | Punção venosa realizada acima ou abaixo da fossa do antebraço na veia basílica, cefálica ou axilar do braço dominante. A basílica mediana é a veia preferível para inserção | A punção venosa é realizada 4 cm acima ou abaixo da fossa do antebraço, na veia cefálica, basílica ou cubital mediana |
| Inserção do cateter | A ponta do cateter fica dentro da veia cava superior. O cateter é introduzido pela veia basílica ou cefálica na dobra do antebraço | Entre a região do antebraço e a cabeça clavicular (a ponta fica na região axilar). A ponta termina no segmento proximal do membro, abaixo da axila e proximal às veias centrais, e é avançada em 7,5 a 25 cm |

*(continua)*

**Tabela 4.7** Comparação entre cateter central introduzido por via periférica e cateter periférico de linha média. (*continuação*)

| | Cateter central de inserção periférica | Cateter periférico de linha média |
|---|---|---|
| Método de inserção | Técnica com agulha, com ou sem fio-guia, agulha quebrável com introdutor, ou cânula com introdutor (Um cateter central introduzido por via periférica também pode ser utilizado como cateter da linha média)<br><br>A inserção pode ser realizada à beira do leito, com técnica estéril. O braço a ser usado deve ser posicionado em abdução com ângulo de 90°. É necessário pedir consentimento do cliente<br><br>O cateter pode permanecer por até 12 meses, ou enquanto for necessário, sem causar complicações | Não é necessário fio-guia ou introdutor separado. O cateter rígido é introduzido usando a aba de avanço do cateter<br><br>A inserção pode ser realizada à beira do leito, utilizando técnica estéril. O braço a ser usado deve ser posicionado em abdução, com ângulo de 45°. É necessário pedir o consentimento do cliente.<br><br>O cateter pode permanecer por 2 a 4 semanas |
| Complicações potenciais | Posição inadequada, pneumotórax, hemotórax, hidrotórax, arritmias, lesão de nervos ou tendões, angústia respiratória, embolia do cateter, tromboflebite ou obstrução do cateter. Em comparação com os cateteres introduzidos por veia central, a punção venosa da fossa do antebraço reduz o risco de complicações causadas pela inserção | Trombose, flebite, embolia gasosa, infecção, perfuração vascular, sangramento, transecção do cateter, obstrução |
| Contraindicações | Dermatite, celulite, queimaduras, infusões de grandes volumes de líquido, injeções intravenosas rápidas, hemodiálise e trombose venosa. O clampeamento desse cateter ou a imobilização do braço não são permitidos. Não é permitida aferição da pressão arterial ou aplicação de torniquetes no membro usado para abrigar um cateter central introduzido por via periférica | Dermatite, celulite, queimaduras, infusões de grandes volumes de líquido, injeções intravenosas rápidas, hemodiálise e trombose venosa. Não é permitida aferição da pressão arterial ou aplicação de torniquete no membro utilizado para abrigar um cateter da linha média |
| Manutenção do cateter | Trocas dos curativos estéreis de acordo com as normas e os procedimentos da instituição. Em geral, o curativo é trocado a cada 2 a 3 dias, ou quando está úmido, sujo ou solto. O cateter é irrigado com soro fisiológico e, em seguida, com 3 mℓ de heparina (100 U/mℓ) em cada lúmen. A enfermeira deve seguir as normas da instituição quanto à manutenção do cateter | Trocas dos curativos estéreis de acordo com as normas e os procedimentos da instituição. Em geral, o curativo é trocado a cada 2 a 3 dias, ou quando está úmido, sujo ou solto. O cateter é irrigado após cada infusão, ou a cada plantão, com 5 a 10 mℓ de soro fisiológico e, em seguida, 1 mℓ de heparina (100 U/mℓ). O cateter deve ser firmemente fixado para evitar seu desprendimento. A enfermeira deve seguir as normas da instituição quanto à irrigação do cateter |
| Depois da inserção | É necessário obter radiografias do tórax para confirmar a posição da ponta do cateter | As radiografias para avaliar a posição são obtidas se não for possível irrigar o cateter, se não houver retorno imediato do sangue, se houver dificuldade em avançar o cateter, ou se o fio-guia é difícil de retirar ou dobra durante a remoção |
| Avaliação | Medição diária da circunferência do braço (10 cm acima do local de inserção) e do comprimento do cateter exposto | Medição diária da circunferência do braço (10 cm acima do local de inserção) e do comprimento do cateter exposto |
| Remoção | O cateter deve ser retirado quando seu uso não for mais necessário, se estiver contaminado ou se ocorrerem complicações<br><br>O braço deve ser abduzido durante a remoção. O cliente deve estar em decúbito dorsal, com a cabeceira do leito a zero grau, e deve fazer uma manobra de Valsalva enquanto o cateter é retirado<br><br>Após a remoção, é aplicada pressão com uma compressa estéril e uma pomada antisséptica no local. O curativo deve ser trocado a cada 24 h, até que haja reepitelialização | O cateter deve ser retirado quando seu uso não for mais necessário, quando estiver contaminado ou quando ocorrem complicações.<br><br>O braço é abduzido durante a remoção<br><br><br><br>Após a remoção, é aplicada pressão com uma compressa estéril e uma pomada antisséptica no local. O curativo deve ser trocado a cada 24 h, até que haja reepitelialização |
| Vantagens | Reduz o custo e evita punções venosas repetidas se comparado aos cateteres introduzidos em veia central. Diminui a incidência de infecções associadas ao cateter | Reduz o custo e evita punções venosas repetidas se comparado aos cateteres introduzidos em veia central. Diminui a incidência de infecções associadas ao cateter |

## Orientações ao cliente

Exceto em situações de emergência, o cliente deve ser preparado antecipadamente para uma infusão IV. A punção venosa, a duração esperada da infusão e as limitações da atividade devem ser explicadas. Em seguida, o cliente deve ter oportunidade de fazer perguntas e expressar suas preocupações. Por exemplo, alguns clientes acreditam que vão morrer se pequenas bolhas de ar no equipo entrassem nas veias. Quando detecta esse medo, a enfermeira pode explicar que, em geral, apenas volumes relativamente grandes de ar, administrados rapidamente, são perigosos.

### *Preparação do acesso intravenoso*

Antes de preparar a pele, a enfermeira deve perguntar ao cliente se ele é alérgico ao látex ou ao iodo, produtos usados comumente na preparação para tratamento IV. O excesso de pelos no local escolhido pode ser desbastado para facilitar a visibilidade das veias e a introdução do cateter, assim como aumentar a aderência dos curativos ao local de acesso IV. A tricotomia (raspagem) não deve ser realizada, pois aumenta o risco de infecção.

Como as infecções podem ser uma complicação significativa do tratamento IV, o dispositivo de infusão, a solução, o recipiente e os equipos têm de ser estéreis. O local de inserção é limpo com uma compressa estéril embebida em solução gluconato de clorexedina durante 30 segundos. Os movimentos devem ser circulares, começando no centro da região em direção à sua periferia, permitindo que a região seque após dois minutos. A área não deve ser esfregada com álcool a 70%, pois o álcool anula o efeito da solução desinfetante. (Compressas embebidas em álcool podem ser aplicadas durante 30 segundos, mas apenas quando o cliente for alérgico ao iodo.) A enfermeira deve fazer a higiene das mãos e colocar luvas. As luvas (não estéreis, descartáveis) devem ser utilizadas durante o procedimento de punção venosa por conta da possibilidade de contato com o sangue do cliente.

## Como realizar a punção venosa

A iniciação do tratamento IV é uma habilidade da enfermagem. As normas e os procedimentos da instituição determinam os protocolos das punções venosas. As enfermeiras devem receber capacitação permanente em tratamento IV. A enfermeira deve consultar as diretrizes da instituição sobre punção venosa e as normas específicas necessárias a este procedimento.

## Fatores que afetam o fluxo

O fluxo da infusão IV é regulado pelos mesmos princípios que determinam os movimentos dos líquidos em geral. Ele é diretamente proporcional à altura da solução de infusão. A elevação da bolsa pode aumentar um fluxo lento. O clampe do equipo IV regula o fluxo alterando o diâmetro do tubo. Além disso, o fluxo é mais rápido por cateteres calibrosos que por cateteres finos. Fatores como o comprimento dos equipos IV e a viscosidade do líquido a ser infundido também influenciam a velocidade do fluxo.

## Monitoramento do fluxo

Como muitos fatores afetam o fluxo por gravidade, uma solução nem sempre continua a fluir na mesma velocidade estabelecida inicialmente. Portanto, a enfermeira deve monitorar frequentemente as infusões IV de modo a certificar-se de que a solução esteja fluindo na velocidade pretendida. O recipiente da solução IV pode ser marcado com uma fita para indicar de imediato se o volume certo foi infundido. A velocidade de fluxo deve ser calculada primeiramente quando a solução é iniciada, sendo monitorada no mínimo de hora em hora. Para calcular a velocidade de fluxo, a enfermeira conta o número de gotas administradas por minuto. Esse valor varia conforme o equipamento, mas em geral vem impressa na sua embalagem. Na tentativa de reduzir os erros de administração, adotou-se o padrão de que todas as infusões IV intermitentes sejam administradas por um dispositivo de infusão eletrônico.

Existem vários dispositivos eletrônicos de infusão disponíveis para facilitar a administração de líquidos IV. Esses dispositivos permitem uma administração mais acurada de soluções e fármacos do que seria possível com os sistemas convencionais de infusão por gravidade. A bomba de infusão, um dispositivo de pressão positiva, infunde líquidos sob pressão de 10 psi. Modelos mais modernos utilizam pressão de 5 psi. A pressão exercida pela bomba é maior que a resistência vascular (aumenta com o comprimento do equipo, diminui quando a altura do recipiente é reduzida).

As bombas de infusão volumétricas calculam o volume administrado medindo o volume de um reservatório que faz parte do sistema e é calibrado em mililitros por hora (m$\ell$/h). O controlador é um dispositivo auxiliar de infusão que depende da gravidade para administrar a solução. O volume é calibrado em gotas por minuto. O controlador usa um sensor de gotas para monitorar o fluxo. Os fatores essenciais ao uso seguro da bomba de infusão volumétrica incluem os alarmes para detectar a presença de ar no equipo IV ou obstrução. O padrão de administração acurada de líquido ou fármacos por uma bomba de infusão IV eletrônica é de mais ou menos 5%. As instruções do fabricante têm de ser lidas atentamente antes de usar qualquer bomba ou controlador de infusão, pois existem muitas variações nos modelos disponíveis. O uso desses dispositivos não elimina a necessidade de que a enfermeira monitore frequentemente a infusão e o cliente. Porém, tais dispositivos diminuem o número de erros de cálculos das doses e de administração dos fármacos.

A irrigação de um dispositivo vascular é realizada de forma a assegurar a perviedade e evitar que soluções ou fármacos incompatíveis sejam misturados. Tal procedimento deve ser realizado a intervalos determinados, de acordo com as normas e os procedimentos da instituição de saúde, principalmente quando os cateteres são utilizados intermitentemente. A maioria dos fabricantes e dos pesquisadores recomenda o uso de soro fisiológico como solução para irrigação. O volume da solução deve ser de, no mínimo, duas vezes a capacidade do cateter. O cateter deve ser clampeado antes da seringa ser esvaziada e retirada por completo, de forma a evitar refluxo do sangue para o lúmen, o que poderia causar coagulação no cateter e infiltração.

### *Interrupção da infusão*

A remoção de um cateter IV está associada a dois riscos em potencial: sangramento e embolia do cateter. De modo a evitar sangramento excessivo, deve-se aplicar um curativo compressivo estéril seco no local de onde o cateter for retirado. Compressão firme é aplicada até que haja hemostasia.

Se um cateter IV plástico for cortado, o cliente fica sob risco de embolia do cateter. Para detectar essa complicação, quando o cateter for retirado, a enfermeira deve comparar o comprimento esperado do cateter com o seu comprimento real. Os cateteres plásticos devem ser retirados cuidadosamente e o seu comprimento total deve ser medido para certificar-se de que nenhum fragmento quebrado desprendeu-se dentro da veia.

O uso de tesouras ao redor do curativo não é indicado. Ao identificar que o cateter foi danificado, a enfermeira pode aplicar um torniquete para evitar que o cateter entre na circulação central (até que seja possível retirá-lo cirurgicamente). Entretanto, como sempre, é melhorar evitar um problema potencialmente fatal do que lidar com ele após sua ocorrência. Por sorte, a embolia de cateter pode ser facilmente evitada com essas simples medidas:

- Evite usar tesoura perto do cateter
- Evite a reinserção da agulha enquanto o cateter estiver no vaso
- Siga cuidadosamente as instruções do fabricante (p. ex., cubra a ponta da agulha com o protetor de bisel para evitar que o cateter seja cortado).

## Manejo das complicações sistêmicas

O tratamento IV predispõe o cliente a diversos riscos, inclusive complicações locais e sistêmicas. As complicações sistêmicas são menos frequentes, mas costumam ser mais graves que as locais. Isso inclui sobrecarga circulatória, embolia gasosa, reação febril e infecção.

A sobrecarga do sistema circulatório com soluções IV em excesso aumenta as pressões arterial e venosa central. Os sinais e os sintomas de sobrecarga de volume incluem estertores bolhosos à auscultação dos pulmões, edema, aumento do peso, dispneia e respirações superficiais e mais rápidas. As causas possíveis são infusões rápidas de solução IV ou doença hepática, cardíaca ou renal. O risco de sobrecarga de volume e edema pulmonar subsequente é particularmente alto nos clientes idosos com doença cardíaca. Tal condição é conhecida como *sobrecarga circulatória*.

O tratamento da sobrecarga circulatória consiste em reduzir a velocidade de infusão IV, monitorar frequentemente os sinais vitais, avaliar os sons respiratórios e posicionar o cliente em Fowler elevada. O médico deve ser comunicado imediatamente. Essa complicação pode ser evitada utilizando uma bomba de infusão e monitorando cuidadosamente todas as infusões. As complicações da sobrecarga circulatória incluem insuficiência cardíaca e edema pulmonar.

O risco de embolia gasosa é baixo, mas sempre deve ser considerado. Na maioria dos casos, essa complicação está associada à cateterização de veias centrais. As manifestações clínicas da embolia gasosa são dispneia e cianose, hipotensão, pulsos fracos e rápidos, perda da consciência e dor no tórax, no ombro e na região lombar. O tratamento consiste em fechar imediatamente o cateter e substituir o sistema de infusão aberto ou com vazamento, colocando o cliente em decúbito lateral esquerdo na posição de Trendelenburg, avaliar os sinais vitais e os sons respiratórios e administrar oxigênio. A embolia gasosa pode ser evitada pela utilização de um adaptador Luer-Lock em todos os cateteres, pelo preenchimento completo dos equipos com a solução e pela utilização de um alarme detector de ar na bomba de infusão IV. A embolia gasosa pode resultar em choque e morte. O volume de ar necessário para causar a morte dos seres humanos não é conhecido. Contudo, a velocidade de introdução é provavelmente tão importante quanto o volume efetivo de ar.

Substâncias pirogênicas na solução ou no equipamento de infusão IV podem causar reações febris e septicemia. Os sinais e os sintomas são elevações súbitas da temperatura logo após o início da infusão, dor lombar, cefaleia, aceleração das frequências de pulso e respiratória, náuseas e vômitos, diarreia, calafrios, tremores e mal-estar geral. Na septicemia grave, pode haver colapso vascular e choque séptico. As causas de septicemia incluem contaminação do produto administrado por via IV ou violação da técnica asséptica, principalmente nos clientes imunossuprimidos. O tratamento é sintomático e inclui cultura do cateter IV, do equipo ou da solução nos casos suspeitos e estabelecimento de um novo acesso IV para administração dos líquidos ou fármacos. Veja descrição do choque séptico no Capítulo 54.

A gravidade da infecção é variável, desde acometimento do local de inserção até disseminação sistêmica dos microrganismos por meio da corrente sanguínea, como ocorre com a septicemia. As medidas para evitar infecção são essenciais por ocasião da inserção do acesso IV e durante todo o procedimento de infusão. As medidas profiláticas são as seguintes:

- Faça a higiene cuidadosa das mãos antes de entrar em contato com qualquer parte do sistema de infusão ou com o cliente
- Examine os frascos de solução IV para detectar rachaduras, vazamentos ou opacidades. Tais alterações podem indicar contaminação da solução
- Utilize técnica asséptica rigorosa
- Fixe firmemente o cateter IV para evitar deslocamentos
- Inspecione diariamente o local de acesso IV e substitua os curativos sujos ou úmidos por outros secos e estéreis (recomenda-se o uso de antimicrobianos no local de acesso, como gluconato de clorexedina, usados isoladamente ou em combinação, de acordo com as normas da instituição)
- Realize a assepsia dos locais de injeção/acesso com solução antimicrobiana antes do procedimento
- Remova o cateter IV ao primeiro sinal de inflamação local, contaminação ou complicação
- Substitua o cateter IV periférico a cada 72 h, ou de acordo com o protocolo da instituição
- Substitua o cateter IV introduzido durante os atendimentos de emergência (com assepsia duvidosa) logo que possível
- Utilize um filtro de 0,2 μm para retenção de ar e bactérias/matérias particuladas com soluções não lipídicas que precisem ser filtradas. O filtro pode ser acrescentado ao segmento proximal ou distal do sistema de infusão. Se for acrescentado no segmento proximal do frasco da solução, o filtro assegura a esterilidade e a remoção de partículas presentes no recipiente da solução, além de impedir a infusão acidental de ar. Se for acrescentado no segmento distal do sistema de infusão, ele filtra partículas de ar e contaminantes introduzidos pelos dispositivos acrescentados, pelos sistemas secundários de infusão ou por interrupções do sistema primário
- Substitua o frasco com solução e o equipo de infusão de acordo com as normas e os procedimentos da instituição

- Infunda ou descarte fármacos ou soluções até 24 h após o seu acréscimo ao sistema de infusão
- Troque os equipos de infusão contínua primários ou secundários a cada 96 h, de acordo com as normas da instituição ou imediatamente se houver suspeita de contaminação (Gillies, Wallen, Morrison *et al.*, 2008)
- Troque os equipos de infusão primários contendo soluções de base lipídica a cada 24 h, ou imediatamente se houver suspeita de contaminação (Gillies, Wallen, Morrison *et al.*, 2008).

## Manejo das complicações locais

As complicações locais do tratamento IV incluem infiltração e extravasamento, flebite, tromboflebite, hematoma e obstrução da agulha.

A infiltração consiste na administração acidental de uma solução ou de um fármaco não vesicante nos tecidos circundantes. Isso pode ocorrer quando o cateter IV desprende-se ou perfura a parede da veia. A infiltração caracteriza-se por edema ao redor do local de acesso, extravasamento do líquido IV a partir do local de inserção, desconforto e resfriamento da região infiltrada e diminuição significativa da velocidade de infusão. Quando a solução é especialmente irritativa, pode haver necrose e desprendimento dos tecidos. O monitoramento cuidadoso do local de inserção é necessário para detectar infiltração antes que o problema se torne grave.

Em geral, a infiltração é detectada facilmente se a área de inserção for maior que a mesma região do membro contralateral. Porém, isto nem sempre é tão evidente. Um erro comum é pensar que o fluxo retrógrado do sangue para dentro do tubo comprova que o cateter está adequadamente posicionado dentro da veia. Entretanto, se a ponta do cateter perfurou a parede do vaso, o líquido IV infiltra os tecidos e continua a fluir para dentro da veia. Embora haja retorno de sangue, também ocorreu infiltração. Um método mais confiável para confirmar infiltração é aplicar pressão acima (ou em posição proximal) do local de infusão, a ponto de dificultar o fluxo venoso. Se a infusão continuar a gotejar apesar da obstrução venosa, existe infiltração.

Assim que a enfermeira detectar infiltração, a infusão deve ser interrompida (o tratamento IV é interrompido) e um curativo estéril deve ser aplicado no local depois de examinar cuidadosamente a região para avaliar a extensão da infiltração. A infiltração de qualquer volume de um hemocomponente ou de uma substância irritativa ou vesicante é considerada muito grave.

A infusão IV deve ser iniciada em outro local, ou em posição proximal à infiltração, caso seja necessário utilizar novamente o mesmo membro. A enfermeira pode aplicar uma compressa morna no local quando volumes pequenos de soluções não cáusticas tiverem infiltrado por um período longo, ou quando a solução é isotônica com pH neutro. O membro afetado deve ser elevado para facilitar a absorção do líquido. Se a infiltração for recente e a solução é hipertônica ou tem pH alto, pode-se aplicar uma compressa gelada na região. A infiltração pode ser detectada e tratada imediatamente por inspeção do local de hora em hora para detectar eritema, dor, edema com resfriamento local e extravasamento do líquido IV no ponto de acesso. O uso de cateteres com diâmetro e conformação adequada à veia evita essa complicação.

O extravasamento é semelhante à infiltração, com a administração acidental de uma solução ou de um fármaco vesicante ou irritativo nos tecidos circundantes. Os fármacos como dopamina, soluções de cálcio e quimioterápicos podem causar dor, ardência e eritema no local. Nesses casos, pode haver formação de bolhas, inflamação e necrose dos tecidos. A extensão da lesão tecidual é determinada pela concentração do fármaco, pelo volume extravasado, pela posição do local de acesso da infusão, pela reação dos tecidos e pela duração do extravasamento.

A infusão tem de ser interrompida e o médico deve ser avisado imediatamente. A enfermeira deve iniciar o protocolo de tratamento para extravasamento. Tal protocolo pode recomendar tratamentos específicos, inclusive antídotos especiais para os fármacos extravasados, e definir se o cateter IV deve continuar no local ou ser retirado antes do tratamento. Em geral, o protocolo especifica a infiltração do local de infusão com um antídoto prescrito após a avaliação médica, a remoção do cateter e a aplicação de compressas quentes ou frias, conforme o recomendado para o fármaco. O membro afetado não deve ser utilizado para reintroduzir o cateter. Avaliações neurovasculares cuidadosas do membro afetado devem ser realizadas frequentemente.

A revisão das normas e dos procedimentos da instituição quanto ao tratamento IV e das tabelas de incompatibilidade, bem como a consulta com o farmacêutico antes da administração de qualquer fármaco IV (seja por via periférica ou central), é uma forma prudente de determinar incompatibilidade e potencial vesicante a fim de evitar extravasamento. Uma inspeção cuidadosa e frequente do local de acesso IV, evitar a colocação de dispositivos IV em áreas de flexão, fixar o cateter IV e utilizar o menor cateter possível que se acomode à veia são medidas que ajudam a reduzir a incidência e a gravidade dessa complicação. Além disso, quando os fármacos vesicantes são administrados por injeção IV, devem ser injetados por um acesso lateral do equipo de infusão da solução IV para diluir o fármaco e reduzir a gravidade da lesão tecidual, caso haja extravasamento.

Os sinais de flebite e infiltração podem ser avaliados utilizando, por exemplo, a escala de infiltração da Infusion Nurses Society (INS) (Hawes, 2007). A escala varia de 0 (sem edema) a 4 (edema com cacifo, dor moderada a intensa no local, ou comprometimento circulatório). O extravasamento sempre deve ser classificado como grau 4 da escala de infiltração.

A flebite é definida pela inflamação de uma veia, e pode ser classificada como química, mecânica ou bacteriana. No entanto, é comum a ocorrência de dois ou mais tipos de irritação simultâneas. A flebite química pode ser causada por um fármaco ou solução irritante (pH alto ou osmolalidade alta de uma solução), taxas de infusão rápidas e incompatibilidades entre fármacos. A flebite mecânica é causada por períodos longos de cateterização, cateteres em estruturas flexoras, cateteres mais calibrosos que o lúmen da veia e cateteres mal fixados. A flebite bacteriana pode ser causada pela higiene inadequada das mãos, negligência da técnica asséptica, falha em examinar todos os equipamentos antes de sua utilização e falha em detectar sinais e sintomas precoces de flebite. Outros fatores incluem técnica inadequada de punção venosa, cateter posicionado por um período prolongado e falha em fixar adequadamente o cateter. A flebite caracteriza-se por uma área quente e avermelhada ao redor do local de inserção ou ao longo do trajeto da veia, além de dor espontânea e à palpação no local ou ao longo da veia e edema. A incidência de flebite aumenta com o tempo de permanência do cateter IV, com a composição do líquido ou do fármaco infundido (principalmente pH e tonicidade), com o diâmetro e comprimento do cateter introduzido, com a filtração ineficiente, a fixação inadequada do cateter e a introdução de microrganismos durante a inserção. O tratamento consiste em interromper a infusão IV, reiniciando-a em outro local e aplicando compressas úmidas e quentes na área afetada. A flebite pode ser evitada graças às seguintes medidas: técnica asséptica durante a inserção, utilização de cateteres ou agulhas com diâmetros apropriados à veia, consideração da composição das soluções e dos fármacos antes de escolher o local de acesso, observação do local de hora em hora para detectar complicações, fixação segura do cateter ou da agulha e substituição do local de acesso de acordo com as normas e os procedimentos da instituição.

O termo tromboflebite refere-se à presença de um trombo com inflamação da veia. Tal condição evidencia-se por dor, eritema, calor e edema localizados ao redor do local de inserção ou ao longo do trajeto da veia; imobilização do membro em consequência do desconforto e do edema; redução da velocidade de fluxo da solução; febre, mal-estar e leucocitose.

O tratamento consiste em interromper a infusão IV, aplicar inicialmente compressas geladas para reduzir o fluxo de sangue e aumentar a agregação plaquetária e, em seguida, aplicar compressas quentes, elevar o membro e reposicionar um novo cateter no membro contralateral. Se o cliente tiver sinais e sintomas de tromboflebite, o cateter IV não deve ser irrigado (embora a irrigação possa estar indicada se não houver flebite, de forma a assegurar a perviedade do cateter e evitar a mistura de fármacos e soluções incompatíveis). O cateter tem de ser removido imediatamente. Em alguns casos, a ponta do cateter é enviada ao laboratório para cultura (sendo retirada e colocada em um recipiente estéril antes de ser enviada ao laboratório). A tromboflebite pode ser prevenida evitando traumatismos da veia no momento da inserção do cateter IV, observando o local de hora em hora e verificando as soluções farmacológicas para confirmar sua compatibilidade.

O hematoma resulta do extravasamento do sangue para os tecidos ao redor do local de acesso IV. O extravasamento pode ocorrer se a parede oposta da veia for perfurada durante a punção, quando a agulha desliza para fora da veia ou quando se aplica pressão insuficiente no local após a remoção da agulha ou do cateter. Os sinais de hematoma são equimose, tumefação local imediato e extravasamento de sangue no local da inserção.

O tratamento consiste em remover a agulha ou o cateter e aplicar pressão suave com uma compressa estéril seca, aplicar gelo por 24 h no local para evitar ampliação do hematoma, elevar o membro, avaliar o membro para detectar qualquer sinal de disfunção circulatória, neurológica ou motora e reiniciar a infusão em outro membro, caso necessário. O hematoma pode ser evitado introduzindo-se cuidadosamente a agulha e adotando-se máximo cuidado nos clientes portadores de distúrbios hemorrágicos, que estejam usando anticoagulantes ou que tenham doença hepática avançada.

Os coágulos de sangue (trombos) podem formar-se nos cateteres IV em consequência de dobras do equipo, infusão muito lenta, frasco de solução IV vazio ou falha em irrigar o cateter IV após a administração intermitente de soluções ou fármacos. Os sinais dessa complicação são redução da taxa de infusão e refluxo do sangue para o equipo IV. Quando o sangue coagula no equipo IV, a infusão tem de ser interrompida e reiniciada em outro local, usando cateter e equipo de infusão novos. O equipo não deve ser irrigado ou ordenhado. A taxa de infusão ou o recipiente da solução não deve ser elevado e o trombo não deve ser aspirado do equipo. A coagulação da agulha ou do cateter pode ser evitada quando não se permite que o frasco com a solução fique vazio, esticando-se o tubo para evitar que seja dobrado e preservando sua perviedade, mantendo-se uma taxa de fluxo adequada e irrigando o cateter após a administração intermitente de fármacos ou outras soluções. Em alguns casos, um médico ou uma enfermeira especialmente treinada pode injetar um agente trombolítico.

## Revisão do capítulo

### Exercícios de avaliação crítica

1. Um homem de 28 anos com história de diabetes melito sofreu fratura exposta da tíbia após um acidente automobilístico. No setor de emergência, sua temperatura era de 39,5°C. Os resultados dos exames laboratoriais foram os seguintes: glicose plasmática, 450 mg/d$\ell$; ureia, 35 mg/d$\ell$; sódio, 140 mEq/$\ell$; potássio, 4,1 mEq/$\ell$; pH, 7,1; $P_{CO_2}$, 10 mmHg; e $HCO_3^-$, 12 mEq/$\ell$. As cetonas urinárias eram de 3+. Que distúrbios hidreletrolíticos ou acidobásicos esse cliente apresentava? Que soluções IV podem ser prescritas? Explique as razões da sua indicação. Que tratamentos poderiam corrigir os distúrbios hidreletrolíticos ou acidobásicos desse cliente?

2. Uma mulher de 30 anos chega ao setor de emergência com náuseas, confusão, desidratação e oligúria. Sua mãe diz que ela ficou deprimida após perder o emprego como executiva de um banco. Na lixeira do seu banheiro, foi encontrado um frasco vazio de ácido acetilsalicílico. Os resultados dos exames laboratoriais foram: pH, 7,35; $Pa_{CO_2}$, 16 mmHg; $Pa_{O_2}$, 98 mmHg; e $HCO_3^-$, 15 mEq/$\ell$. Qual é o distúrbio acidobásico dessa cliente? Que tratamentos e ações de enfermagem são indicados ao distúrbio subjacente e ao tratamento?

3. Uma mulher de 58 anos apresenta vômitos de sangue vermelho-vivo e está hipotensa. A frequência do pulso é de 108 bpm e os pulsos são fracos e filiformes. Os resultados da GA foram os seguintes: pH, 7,34; $Pa_{CO_2}$, 35 mmHg; $Pa_{O_2}$, 69 mmHg; e $HCO_3^-$, 20 mEq/$\ell$. A hemoglobina é de 4 g/d$\ell$. Como você interpretaria os resultados da gasometria arterial dessa cliente? Qual seria o tratamento indicado?

### Questões objetivas

1. Uma enfermeira analisa os resultados da GA do seu cliente. Qual das seguintes opções não é compatível com o diagnóstico de acidose respiratória?

A. pH de 7,3
B. $P_{CO_2} = 48$
C. Hiperventilação
D. Hipoventilação

2. Um cliente teve o diagnóstico de SSIADH. Qual dos seguintes distúrbios a enfermeira deve atentar com relação a esse diagnóstico?
   A. Perda excessiva de água
   B. Hiponatremia dilucional
   C. Nível sérico de sódio de 148 mg/dℓ
   D. Osmolalidade urinária reduzida

3. Uma enfermeira que trabalha numa unidade de emergência inicia a infusão de soluções IV em seu cliente. O soro fisiológico é utilizado para tratar qual dos seguintes problemas?
   A. Disfunção renal
   B. Edema pulmonar
   C. Queimaduras
   D. Insuficiência cardíaca

4. Ao entrar no quarto do seu cliente, a enfermeira observa coágulos de sangue no cateter IV. Qual é a intervenção de enfermagem mais apropriada nesta situação?
   A. Ordenhar o equipo
   B. Interromper a infusão
   C. Irrigar o equipo e o cateter
   D. Aspirar o coágulo do tubo

5. Qual das seguintes alterações do ECG uma enfermeira- poderia esperar quando os níveis séricos do potássio superam 6 mEq/ℓ?
   A. Ondas T apiculadas e alargadas
   B. Elevação do segmento ST
   C. Prolongamento do intervalo QT
   D. Depressão do segmento ST

## Bibliografia e leitura sugerida

A bibliografia e a leitura sugerida para este capítulo estão disponíveis no GEN-IO: http://gen-io.grupogen.com.br/gen-io/.

# CAPÍTULO 5

# Enfermagem Perioperatória

ENA M. WILLIAMS
LINDA HONAN PELLICO

## Objetivos de estudo

**Após ler este capítulo, você será capaz de:**

1. Definir as três fases da enfermagem perioperatória
2. Descrever uma avaliação pré-operatória abrangente para detectar fatores de risco cirúrgico
3. Reconhecer os aspectos legais e éticos relacionados com o consentimento informado
4. Descrever a preparação pré-operatória imediata e os cuidados intraoperatórios e pós-operatórios do cliente cirúrgico
5. Entender o papel da enfermeira na segurança do cliente e na adesão às normas da Organização Mundial da Saúde, do Ministério da Saúde e da Agência Nacional de Vigilância Sanitária
6. Descrever os princípios da assepsia cirúrgica
7. Reconhecer os efeitos adversos e as complicações dos procedimentos cirúrgicos e da anestesia
8. Descrever os tipos de anestesia e as implicações para os cuidados de enfermagem no contexto perioperatório
9. Descrever as intervenções perioperatórias de enfermagem que reduzem os riscos de complicações.

Os procedimentos cirúrgicos são complexos e estressantes, e não importa se eletivos ou de emergência. A área de atuação da **enfermagem perioperatória** e perianestésica inclui uma grande variedade de funções associadas às fases pelas quais passa o cliente no período perioperatório.

## Introdução

### Fases

A enfermagem perioperatória e perianestésica aplica-se aos cuidados de enfermagem relevantes às três fases do procedimento cirúrgico: pré-operatória, intraoperatória e pós-operatória. Cada fase começa e termina em determinado ponto da sequência de eventos que constituem a intervenção cirúrgica, e todas incluem uma grande variedade de atividades que a enfermeira realiza com base no processo de enfermagem e nos padrões de prática profissional. No Brasil, a Sociedade Brasileira de Enfermeiros de Centro Cirúrgico, Recuperação Anestésica e Centro de Material e Esterilização colabora com o desenvolvimento técnico-científico e divulga as melhores práticas para atuação da enfermagem no período perioperatório. O Boxe 5.1 descreve as atividades de enfermagem nas três fases de cuidados perioperatórios.

### Contextos cirúrgicos

Atualmente, com os avanços das técnicas cirúrgicas e da instrumentação, bem como da **anestesia**, o número de intervenções cirúrgicas, exames de imagens e testes diagnósticos realizados fora dos hospitais aumenta rapidamente. Tais procedimentos são transferidos principalmente para os centros de **cirurgia ambulatorial**, que oferecem procedimentos cirúrgicos ambulatoriais que não requerem permanência durante a noite; serviços de investigação e exames diagnósticos independentes; e consultórios médicos. As inovações da tecnologia médica e das técnicas cirúrgicas, bem como as preferências de vários órgãos responsáveis pelo custeio dos serviços de saúde, têm motivado essa migração aos serviços extra-hospitalares. As técnicas cirúrgicas menos invasivas e os avanços da anestesia têm possibilitado a ampliação do número de procedimentos realizados em serviços ambulatoriais, quando o período de recuperação é curto. Por isso, muitos clientes chegam aos hospitais na manhã do procedimento cirúrgico e voltam para seus domicílios após receberem alta da unidade pós-anestésica (RPA). Em geral, os clientes cirúrgicos que necessitam de internação hospitalar são os que sofreram traumatismos, têm doenças agudas e/ou serão submetidos a procedimentos cirúrgicos de grande porte.

## BOXE 5.1 Exemplos de atividades de enfermagem nas três fases do cuidado perioperatório.

### Fase pré-operatória

**Condutas pré-admissionais**
1. Avaliação pré-operatória inicial
2. Implementação do processo de ensino apropriado às necessidades do cliente
3. Inclusão da família na entrevista
4. Confirmação dos resultados dos exames pré-operatórios necessários
5. Verificação da compreensão das instruções pré-operatórias específicas do cirurgião (p. ex., preparo intestinal, banho de chuveiro antes do procedimento cirúrgico)
6. Avaliação da necessidade de transporte e cuidados pós-operatórios do cliente

**Internação na unidade ou no centro cirúrgico**
1. Concluir a avaliação pré-operatória
2. Avaliar as condições do cliente, inclusive estado nutricional e nível de dor
3. Avaliar os riscos de complicações pós-operatórias
4. Relatar alterações inesperadas ou quaisquer desvios da normalidade
5. Verificar se o formulário de consentimento informado para a realização da cirurgia e os documentos necessários foram assinados
6. Coordenar o processo de ensino do cliente com outros membros da equipe de enfermagem e reforçar as informações fornecidas previamente
7. Explicar as fases do período perioperatório e o que é esperado. Responder às perguntas do cliente e de seus familiares
8. Elaborar um plano de cuidados
9. Retirar e guardar em segurança próteses, próteses dentárias, óculos e joias
10. Providenciar a presença de um intérprete, caso o cliente necessite
11. Estimular o cliente a urinar pouco antes do procedimento cirúrgico
12. Instalar acesso intravenoso (IV) conforme protocolo do serviço
13. Administrar os fármacos prescritos e relembrar ao cliente a necessidade de permanecer no leito após a pré-medicação
14. Implementar medidas para assegurar o conforto do cliente
15. Oferecer apoio emocional
16. Comunicar e registrar o estado emocional do cliente aos outros membros apropriados da equipe de saúde

### Fase intraoperatória

**Cirurgia segura**
1. Assegurar, junto a outros profissionais envolvidos, um ambiente asséptico e controlado
2. Gerenciar efetivamente os recursos humanos, equipamentos e materiais necessários ao cuidados de cada cliente
3. Transferir o cliente para a mesa cirúrgica
4. Auxiliar a posicionar o cliente:
    a. Colocar o cliente em alinhamento funcional e aplicar as contenções na mesa cirúrgica
    b. Iniciar as medidas para atenuar úlceras de pressão e lesão da pele
    c. Exposição da área do corpo que será operada
5. Aplicar o dispositivo de aterramento ao cliente
6. Assegurar que a contagem de compressas, agulhas e instrumentos esteja correta
7. Assegurar que a verificação final (*time out*) seja realizada e documentada
8. Preencher a documentação intraoperatória (segundo o protocolo da instituição)
9. Manter um ambiente de modo a estabilizar a temperatura corporal do cliente de acordo com o protocolo recomendado para o procedimento

**Apoio emocional (antes da indução e quando o cliente está consciente)**
1. Oferecer apoio emocional ao cliente
2. Manter-se próximo ou tocar no cliente durante os procedimentos e a indução anestésica
3. Continuar a avaliar o estado emocional do cliente

### Fase pós-operatória

**Transferência do cliente para a unidade de recuperação pós-anestésica**
1. Transmitir as informações intraoperatórias:
    a. Identificar o cliente pelo nome
    b. Informar o tipo de operação realizada
    c. Definir o tipo de anestésico utilizado
    d. Relatar a resposta do cliente ao procedimento cirúrgico e à anestesia
    e. Descrever os eventos intraoperatórios (p. ex., colocação de drenos ou cateteres; administração de hemoderivados, analgésicos ou outros fármacos durante a cirurgia; ocorrência de eventos adversos)
    f. Descrever as limitações físicas
    g. Relatar o nível de consciência pré-operatória do cliente
    h. Descrever os equipamentos necessários
    i. Relatar a existência de familiares e/ou outras pessoas significativas

**Avaliação pós-operatória no setor de recuperação**
1. Determinar a resposta imediata do cliente à intervenção cirúrgica
2. Monitorar o estado fisiológico do cliente
3. Avaliar o nível de dor do cliente e administrar as medidas analgésicas apropriadas
4. Preservar a segurança do cliente (vias respiratórias, circulação, prevenção de acidentes)
5. Administrar fármacos, soluções e hemoderivados, quando prescritos
6. Oferecer líquidos orais (quando prescritos) aos clientes submetidos a procedimentos cirúrgicos ambulatoriais
7. Avaliar a possibilidade de transferir o cliente à unidade de internação ou alta domiciliar, conforme as normas da instituição

**Unidade cirúrgica**
1. Manter o monitoramento cuidadoso das respostas fisiológicas e psicológicas do cliente à intervenção cirúrgica
2. Avaliar o nível de dor do cliente e administrar as medidas analgésicas apropriadas
3. Fornecer instruções ao cliente no período de recuperação imediata

*(continua)*

> **BOXE 5.1 Exemplos de atividades de enfermagem nas três fases do cuidado perioperatório. (*continuação*)**
>
> 4. Ajudar o cliente na recuperação e na preparação para a alta domiciliar
> 5. Determinar o estado emocional do cliente
> 6. Ajudar a planejar a alta
>
> **Domicílio ou instituição**
> 1. Realizar os cuidados de acompanhamento durante a consulta na clínica ou no consultório, ou por contato telefônico
>
> 2. Reforçar as instruções fornecidas anteriormente e responder às perguntas do cliente e dos familiares quanto ao procedimento cirúrgico e cuidados subsequentes
> 3. Avaliar as respostas do cliente ao procedimento cirúrgico e à anestesia e seus efeitos na imagem corporal e nas funções fisiológicas
> 4. Determinar a percepção da família quanto ao procedimento cirúrgico e seu resultado

Embora cada contexto (domicílio, consultório, ambulatório ou hospital) ofereça vantagens específicas quanto à prestação de cuidados ao cliente, todos requerem avaliações e intervenções de enfermagem pré-operatórias abrangentes, além de conhecimentos consistentes no que diz respeito a todos os aspectos de enfermagem perioperatória e perianestésica.

## Classificação das intervenções cirúrgicas

Os procedimentos cirúrgicos podem ser realizados por várias razões. Uma intervenção cirúrgica pode ter finalidade diagnóstica (p. ex., biopsia, laparotomia exploradora), curativa (p. ex., ressecção de um tumor ou apêndice inflamado) ou reparadora (p. ex., reparo de feridas múltiplas). A operação pode ser reconstrutora ou estética (p. ex., mamoplastia ou *lifting* facial) ou paliativa (p. ex., para aliviar a dor ou corrigir algum problema–, como a colocação de um tubo de gastrostomia para compensar a incapacidade de deglutir alimentos). O procedimento cirúrgico também pode ser classificado de acordo com o grau de urgência envolvido (Tabela 5.1).

## Cirurgia de emergência

As cirurgias de emergência não são planejadas e há pouco tempo para preparar o cliente ou a equipe perioperatória. A natureza imprevisível do traumatismo e da cirurgia de emergência impõe desafios singulares à enfermeira ao longo de todo o período perioperatório. Todos os fatores que afetam os clientes que se preparam para uma intervenção cirúrgica aplicam-se a esses casos, geralmente com um intervalo de tempo muito exíguo. A única avaliação pré-operatória pode ocorrer ao mesmo tempo que se realiza a reanimação no setor de emergência. No caso de um cliente inconsciente, o consentimento informado e as informações essenciais (p. ex., história patológica pregressa e alergias) devem ser obtidos de um familiar, quando disponível. A inspeção visual rápida do cliente é essencial para identificar todas as áreas lesadas quando o procedimento cirúrgico de emergência for motivado por traumatismo. O cliente, que possivelmente passará por uma experiência muito assustadora, poderá necessitar apoio adicional, inclusive uma explicação da intervenção cirúrgica.

## Populações especiais

### Clientes idosos

Os avanços em nutrição, saúde pública, orientação e serviços sociais causaram alterações expressivas da longevidade humana nos países industrializados. No Brasil, o envelhecimento populacional produz impacto direto nos serviços de saúde, uma vez que os idosos apresentam mais problemas, especialmente de longa duração. Um número expressivo de clientes cirúrgicos tem 65 anos ou mais e, nas próximas duas décadas, espera-se que o percentual aumente (Rooke, 2009). Embora a decisão de operar seja responsabilidade do médico, as enfermei-

**Tabela 5.1** Tipos de intervenção cirúrgica de acordo com o grau de urgência.

| Classificação | Indicações do procedimento | Exemplos |
| --- | --- | --- |
| I. Emergência – o cliente requer cuidados imediatos; o distúrbio pode ser fatal | Imediato | Sangramento profuso<br>Obstrução vesical ou intestinal<br>Fratura do crânio<br>Feridas por arma de fogo ou objetos perfurocortantes<br>Queimaduras extensivas |
| II. Urgente – o cliente requer cuidados imediatos | Entre 24 e 30 h | Infecção aguda da vesícula biliar<br>Cálculos renais ou ureterais |
| III. Necessária – o cliente precisa ser operado | Planejar com algumas semanas ou meses de antecedência | Hiperplasia prostática sem obstrução vesical<br>Doenças da tireoide<br>Catarata |
| IV. Eletiva – o cliente deve ser operado | Se a operação não for realizada, as consequências não são significativas | Reparo de cicatrizes<br>Hérnia simples<br>Reparo vaginal |
| V. Opcional – a decisão cabe ao cliente | Preferência pessoal | Cirurgia estética |

ras perioperatórias devem estar cientes de suas implicações. A intervenção cirúrgica deve ser adaptada aos sinais e sintomas, ao estado funcional, às condições gerais de saúde do cliente e ao benefício esperado com a intervenção. Entre os fatores importantes que precisam ser avaliados estão: (1) evolução da doença *versus* expectativa de vida; (2) nível de independência; (3) motivação pessoal; e (4) fatores de risco cirúrgico *versus* tratamento conservador (Rothrock, 2011).

A avaliação da dor e as orientações pré-operatórias são importantes para os clientes idosos. O idoso submetido a um procedimento cirúrgico pode ter uma associação de doenças crônicas e problemas de saúde, além do distúrbio específico que motivou a intervenção cirúrgica. É comum que indivíduos idosos não verbalizem sintomas, talvez por medo do diagnóstico de uma doença grave, ou por aceitarem tais sintomas como parte do processo de envelhecimento. Indícios sutis devem alertar a enfermeira para problemas coexistentes.

A equipe de saúde deve lembrar que os riscos do procedimento cirúrgico proposto para um indivíduo idoso são proporcionais ao número e à gravidade dos problemas de saúde coexistentes, e também à natureza e à duração da intervenção cirúrgica. O princípio básico que orienta a avaliação pré-operatória, a intervenção cirúrgica e os cuidados pós-operatórios é que os clientes idosos têm menos reserva fisiológica que os indivíduos mais jovens (ou seja, nos idosos, a capacidade de que um órgão volte ao normal após uma perturbação do seu equilíbrio é menor). Veja na Tabela 5.2 as implicações do envelhecimento na evolução operatória. A enfermeira planeja as intervenções com base na história clínica do cliente, na apresentação clínica e no conhecimento do impacto fisiológico do envelhecimento. Por exemplo, a artrite é comum nos indivíduos idosos e pode afetar a mobilidade, dificultando que eles virem de lado ou andem sem desconforto. O cliente idoso tem menos gordura subcutânea, turgor cutâneo diminuído e fragilidade tissular. As alterações do sistema musculoesquelético relacionadas com o envelhecimento acentuam as proeminências ósseas e diminuem a amplitude dos movimentos. Somadas às limitações impostas pela dor crônica, tais alterações tornam o posicionamento um dos aspectos mais importantes para essa população de clientes cirúrgicos. As medidas de proteção incluem acolchoamento adequado das áreas sensíveis, mobilização lenta do cliente e proteção das proeminências ósseas para evitar compressão prolongada. Precauções devem ser adotadas ao movimentar clientes idosos em razão da fragilidade cutânea, e uma manta de algodão leve é uma cobertura apropriada ao transferi-los para dentro e para fora do centro cirúrgico (CC), pois os idosos são mais sensíveis à temperatura.

Além disso, muitos idosos já tiveram doenças e, possivelmente, vivenciaram enfermidades potencialmente fatais de amigos e familiares. Essas experiências podem acarretar temores quanto à intervenção cirúrgica e ao futuro. Quando se oferece oportunidade de expressar esses medos, o cliente obtém algum bem-estar mental.

**Tabela 5.2** Considerações gerontológicas | Alterações relacionadas com o envelhecimento e o impacto na evolução operatória.

| Alteração estrutural ou funcional | Impacto |
|---|---|
| Incidência mais alta de doenças coexistentes | Os idosos correm riscos mais altos com anestesia e intervenção cirúrgica que os adultos mais jovens |
| Envelhecimento do coração e dos vasos sanguíneos | Capacidade reduzida de responder ao estresse |
| Débito cardíaco reduzido e reserva cardíaca limitada | Maior vulnerabilidade às alterações do volume circulatório e dos níveis sanguíneos de oxigênio. Além disso, a administração rápida ou excessiva de soluções intravenosas pode causar sobrecarga circulatória e edema pulmonar |
| Capacidade reduzida de compensar hipoxia | Risco mais alto de isquemia cerebral, trombose, embolia, infarto e anoxia |
| Redução da porcentagem de tecido corporal magro e aumento progressivo do tecido adiposo (entre os 20 e 90 anos) | Anestésicos com afinidade por tecidos adiposos concentram-se na gordura corporal e no cérebro. O cliente idoso necessita de doses menores e menos frequentes de anestésicos para produzir anestesia, além de eliminar o anestésico durante um período mais longo que os indivíduos mais jovens |
| Desnutrição ou níveis baixos de proteínas plasmáticas (hipoalbuminemia) | Com a redução das proteínas plasmáticas, mais anestésicos permanecem na forma livre e o resultado é uma ação mais potente |
| Redução do tamanho do fígado e possível disfunção renal | Reduzem a taxa com que o fígado pode desativar muitos anestésicos, e a função renal reduzida retarda a eliminação das escórias metabólicas e dos anestésicos |
| Capacidade reduzida de aumentar a taxa metabólica e mecanismos termorreguladores deficientes | Maior suscetibilidade à hipotermia |
| Perda óssea (25% nas mulheres, 12% nos homens) | Risco mais alto de complicações musculoesqueléticas após a cirurgia |
| Perdas de colágeno e músculos; adelgaçamento e frouxidão da pele | Risco mais alto de complicações cutâneas |
| Déficit visual ou auditivo e redução da sensibilidade tátil | Maior potencial de problemas de comunicação e de complicações cutâneas |
| Perda de dentes e doença periodôntica; maior incidência de dispositivos dentários (próteses totais, próteses parciais, coroas) | Risco maior de obstrução das vias respiratórias em consequência do deslocamento do dispositivo dentário. |

Como o cliente idoso corre riscos mais altos durante o período perioperatório, os seguintes fatores são cruciais: (1) avaliação e tratamento pré-operatórios habilidosos; (2) anestesia e intervenção cirúrgica habilidosas; e (3) cuidados pós-operatórios e pós-anestésicos meticulosos e competentes. Além disso, ao ensinar os indivíduos idosos sobre como obter alívio mais eficaz da dor pós-operatória, a enfermeira deve oferecer informações sobre o controle da dor e avaliar a capacidade de comunicação do cliente.

### Clientes obesos

Da mesma maneira que o envelhecimento, a obesidade aumenta o risco e a gravidade das complicações cirúrgicas. Durante o procedimento cirúrgico, os tecidos gordurosos são especialmente suscetíveis a infecções. Além disso, a obesidade agrava os problemas técnicos e mecânicos associados à cirurgia. Por essa razão, a deiscência (separação das bordas da ferida) e a infecção das feridas são mais comuns. Além disso, o cuidado prestado ao cliente obeso é mais difícil. O cliente tende a fazer respirações superficiais quando está na posição supina, o que aumenta o risco de hipoventilação e complicações pulmonares pós-operatórias. Já foi estimado que, para cada acréscimo de 15 kg de peso excessivo, são necessários aproximadamente 40 km vasos sanguíneos adicionais, o que aumenta as demandas cardíacas. Por essa razão, os cuidados de enfermagem incluem a avaliação atenta da função cardiopulmonar dos clientes obesos e avaliações cuidadosas da ferida cirúrgica.

### Clientes com limitações físicas ou mentais

As considerações especiais aplicáveis a clientes com limitações físicas ou mentais incluem a necessidade de usar dispositivos auxiliares; certas modificações das instruções pré-operatórias; e ajuda adicional e atenção com o posicionamento e a transferência. Os dispositivos auxiliares incluem aparelhos auditivos, óculos, coletes, próteses e outros dispositivos. Os indivíduos com déficits auditivos podem necessitar um intérprete da linguagem de sinais (Libras) ou algum sistema de comunicação alternativo para o período perioperatório. Se um cliente depender da linguagem de sinais ou da leitura labial e seus óculos ou suas lentes de contato são retirados, ou a equipe de profissionais de saúde usa máscaras cirúrgicas, é necessário recorrer a um método alternativo de comunicação. Essas necessidades devem ser identificadas durante a avaliação pré-operatória e claramente comunicadas aos profissionais envolvidos. As estratégias específicas necessárias para atender às necessidades do cliente devem ser identificadas antecipadamente. É importante garantir a segurança dos dispositivos auxiliares, pois o seu custo é elevado e eles podem ser facilmente perdidos.

A maioria dos clientes precisa ser transferida da maca à mesa do centro cirúrgico, depois novamente à maca. Além de ser incapaz de ver ou ouvir instruções, o cliente com limitações pode não conseguir mover-se sem dispositivos especiais ou apenas com muita ajuda. O cliente com limitação física que afete a posição do corpo (p. ex., paralisia cerebral, síndrome pós-pólio e outros distúrbios neuromusculares) pode necessitar de posicionamento especial durante o procedimento cirúrgico, evitando dor e lesão. Além disso, esses clientes podem ser incapazes de perceber se os seus membros estão posicionados inadequadamente.

Os clientes com problemas respiratórios causados por alguma limitação física (p. ex., esclerose múltipla, distrofia muscular) podem desenvolver complicações pulmonares, a menos que o anestesista conheça os seus problemas e sejam efetuadas as adaptações necessárias. Esses fatores devem ser claramente definidos no período pré-operatório pelos profissionais envolvidos no processo.

## Cuidados pré-operatórios

A **fase pré-operatória** inicia-se quando se toma a decisão de realizar uma intervenção cirúrgica e termina com a transferência do cliente para a mesa cirúrgica. Entre as diversas atividades de enfermagem realizadas no período estão: uma avaliação do cliente antes do procedimento cirúrgico, por meio de uma entrevista pré-operatória (que inclui avaliações das condições físicas e emocionais, histórias patológica e anestésica pregressas e detecção de alergias ou problemas genéticos que possam afetar o desfecho cirúrgico); assegurar que os exames necessários sejam realizados durante a avaliação pré-admissional; providenciar os pareceres; e fornecer instruções quanto à recuperação da anestesia e aos cuidados pós-operatórios.

### Formulário de consentimento informado

Com exceção das emergências extremas, a experiência cirúrgica começa após o cliente consentir com o procedimento cirúrgico recomendado. O formulário de **consentimento informado**, assinado voluntariamente pelo cliente, é necessário para que sejam realizados procedimentos cirúrgicos sem emergência. Um cliente ou seu representante legal deve ter garantido o direito de tomar decisões informadas sobre a sua própria assistência. As diretrizes indicam que, no caso do cliente cirúrgico, um formulário de consentimento informado adequadamente preenchido deve fazer parte do prontuário do cliente antes da intervenção cirúrgica, exceto em situações de emergência. O objetivo principal do processo de consentimento informado antes de procedimentos cirúrgicos é assegurar que o cliente, ou seu representante, receba as informações necessárias para capacitá-lo a avaliar a proposta do procedimento cirúrgico antes de concordar com sua realização (DiGiulio, 2008). O consentimento por escrito protege o cliente de uma intervenção cirúrgica não autorizada e protege o cirurgião das ações judiciais por uma cirurgia realizada sem permissão. Normalmente, o cirurgião que realiza o procedimento tem a responsabilidade de obter o consentimento informado, que consta de quatro elementos básicos:

- O médico documenta que o cliente ou seu representante tem capacidade de tomar uma decisão relacionada à sua saúde
- O cirurgião fornece ao cliente detalhes sobre o diagnóstico e as opções de tratamento, com informações suficientes para que ele faça uma escolha consciente
- O cliente demonstra que compreende as informações recebidas
- O formulário de cliente autoriza voluntariamente um plano de tratamento específico, sem interferência indevida (Hall, Angelos, Dunn *et al.*, 2010).

O formulário de consentimento informado é necessário nas seguintes circunstâncias:

- Procedimentos invasivos como incisão cirúrgica, biopsia, cistoscopia ou paracentese
- Procedimentos que requeiram sedação e/ou anestesia
- Procedimento não cirúrgico (p. ex., arteriografia) que acarrete risco significativo ao cliente
- Procedimentos que utilizem radiação.

Quando o cliente tem dúvida e não teve oportunidade de investigar tratamentos alternativos, ele pode solicitar uma segunda opinião. Nenhum cliente deve ser forçado ou coagido a fornecer consentimento informado. A recusa em submeter-se a um procedimento cirúrgico é um direito legal e um privilégio do indivíduo.

O processo de consentimento pode ser aperfeiçoado quando se fornecem materiais audiovisuais para complementar as informações, quando se assegura que os termos do formulário de consentimento sejam compreensíveis e quando se adotam outras estratégias e recursos necessários para ajudar o cliente a compreender seu consentimento. É necessário ter formulários de consentimento disponíveis em vários idiomas, ou solicitar um intérprete treinado para clientes que não falem o seu idioma. Em muitos casos, é necessário dispor de formulários alternativos de comunicação (p. ex., Braille, letras grandes, intérprete de sinais) para clientes idosos e deficientes.

## Avaliação de saúde pré-operatória

Antes de iniciar qualquer tratamento cirúrgico, a enfermeira deve obter a história de saúde, fazer um exame físico (durante o qual os sinais vitais são aferidos) e estabelecer um conjunto de dados para comparações futuras. Exames de sangue, radiografias e outros exames diagnósticos pré-operatórios devem ser realizados.

No período pré-operatório, o objetivo é que o cliente tenha o maior número possível de fatores favoráveis à saúde. Muitos fatores de risco podem causar complicações (Boxe 5.2). É necessário envidar todos os esforços para estabilizar os distúrbios que possam dificultar a recuperação.

### Condições nutricionais e equilíbrio hídrico

A nutrição ótima é um fator essencial à promoção da cicatrização e à resistência às infecções e outras complicações cirúrgicas. A avaliação do estado nutricional do cliente identifica os fatores que podem afetar sua evolução operatória, inclusive obesidade, subnutrição, emagrecimento, desnutrição, deficiências de nutrientes específicos, distúrbios metabólicos e efeitos dos fármacos na nutrição. As necessidades nutricionais podem ser avaliadas por determinações do índice de massa corporal (IMC) e da circunferência abdominal (U.S. Department of Health and Human Services, 2008). IMC entre 18,5 e 24,9 é normal; abaixo de 18,5 é baixo peso; acima de 25 é sobrepeso; e acima de 30 é obesidade. As medidas de circunferência abdominal superiores a 101 cm nos homens e 88 nas mulheres estão associadas a aumento do risco cardíaco.

Quando possível, todas as deficiências nutricionais (p. ex., desnutrição) devem ser corrigidas antes do procedimento cirúrgico, de modo a fornecer proteínas suficientes à reparação dos tecidos.

### BOXE 5.2 Fatores de risco para complicações cirúrgicas.

- Hipovolemia
- Desidratação ou distúrbio eletrolítico
- Deficiências nutricionais
- Extremos de idade (crianças muito pequenas, indivíduos muito idosos)
- Extremos de peso (caquexia, obesidade)
- Infecção e sepse
- Intoxicações
- Distúrbios imunológicos
- Distúrbios pulmonares
    - Doença obstrutiva
    - Doença restritiva
    - Infecção respiratória
- Doença renal ou das vias urinárias
    - Função renal reduzida
    - Infecção urinária
    - Obstrução
- Gravidez (as reservas fisiológicas maternas são menores)
- Distúrbios cardiovasculares
    - Doença arterial coronariana ou história de infarto do miocárdio
    - Insuficiência cardíaca
    - Arritmias
    - Hipertensão
    - Prótese valvar
    - Tromboembolia
    - Distúrbios hemorrágicos
- Doença vascular cerebral
- Distúrbios endócrinos
    - Diabetes melito
    - Doenças das suprarrenais
    - Distúrbios da tireoide
- Distúrbios hepáticos
    - Cirrose
    - Hepatite
- Limitação física ou mental preexistente

Os nutrientes necessários à cicatrização das feridas estão resumidos na Tabela 5.3. A desidratação, a hipovolemia e os distúrbios eletrolíticos também podem causar problemas significativos aos clientes com comorbidades clínicas ou aos clientes idosos. Em geral, é difícil determinar a gravidade dos distúrbios hidreletrolíticos. Déficits de volume brandos podem ser corrigidos durante o procedimento cirúrgico. No entanto, pode ser necessário mais tempo para corrigir distúrbios hidreletrolíticos graves de maneira a assegurar as melhores condições pré-operatórias possíveis.

### Uso de álcool ou substâncias psicoativas

Quem abusa de álcool ou substâncias psicoativas frequentemente nega ou tenta esconder o fato. Nesses casos, a enfermeira que se ocupa em obter a história de saúde do cliente precisa fazer perguntas de maneira efetiva e com atitude imparcial. Como os indivíduos que se encontram em estado de intoxicação aguda estão sujeitos a complicações, o procedimento cirúrgico, sempre que possível, deve ser postergado. Quando é necessário

**Tabela 5.3** Nutrientes importantes à cicatrização das feridas.

| Nutriente | Razão do aumento da demanda |
| --- | --- |
| Proteína | Permitir a deposição de colágeno e a cicatrização da ferida; síntese de fatores da coagulação; formação e migração dos leucócitos; fagocitose mediada por células; proliferação dos fibroblastos; formação do tecido de granulação; neovascularização |
| Arginina (aminoácido) | Fornecer o substrato necessário à síntese do colágeno e do óxido nítrico (crucial à cicatrização) na ferida<br>Aumentar a resistência da ferida e a deposição de colágeno<br>Estimular a resposta dos linfócitos T<br>Está associada a várias reações essenciais do metabolismo intermediário |
| Carboidratos e gorduras | Fontes principais de energia ao corpo e, consequentemente, ao processo de cicatrização da ferida<br>Atender à demanda de quantidades maiores de ácidos graxos essenciais necessários à função celular após uma lesão<br>Preservar as proteínas<br>A proliferação dos fibroblastos é sensível à deficiência de glicose |
| Água | Manter a homeostasia |
| Vitamina C | Importante para a formação dos capilares, a síntese de tecidos e a cicatrização de feridas por meio da produção de colágeno<br>Necessária à síntese dos anticorpos e à formação dos leucócitos; sua deficiência está associada à formação de tecido cicatricial anormal |
| Vitaminas do complexo B | Função indireta na cicatrização das feridas por sua influência na resistência do hospedeiro |
| Vitamina E | Antioxidante responsável pelo metabolismo das gorduras e pela síntese de colágeno normal |
| Vitamina A | Melhora a resposta inflamatória das feridas; reduz os efeitos anti-inflamatórios dos corticoides na cicatrização das feridas; essencial à proliferação epidérmica, à reepitelialização e à conservação dos epitélios |
| Vitamina K | Importante para a coagulação sanguínea normal<br>A síntese intestinal reduzida está associada ao uso de antibióticos |
| Magnésio | Cofator essencial de muitas enzimas envolvidas nos processos de síntese proteica e reparo de feridas |
| Cobre | Responsável pela formação de ligações cruzadas do colágeno e pela eritropoese |
| Zinco | Cofator na síntese do colágeno; também metaboliza proteínas, libera vitamina A das reservas armazenadas no fígado, interage com as plaquetas na coagulação sanguínea e melhora a função imune |

Fontes: Williams, J., & Barbul, A. (2003). Nutrition and wound healing. *Surgical Clinics of North America 83*(3), 571-596; Posthauer, M., & Thomas, D. (2008). *Wound care essentials: practice principles*. Philadelphia: Lippincott Williams & Wilkins; e Brown, K., & Phillips, T. (2010). Nutrition and wound healing. *Clinics in Dermatology, 28*(4), 432-439.

---

realizar uma intervenção cirúrgica de emergência, a anestesia local ou raquidiana, ou o bloqueio regional, é utilizado para procedimentos cirúrgicos de pequeno porte. Nos demais casos, para evitar vômitos e possível aspiração, deve-se inserir tubo nasogástrico antes de administrar anestesia geral.

O cliente com história de alcoolismo crônico costuma apresentar desnutrição e outros problemas sistêmicos que aumentam o risco operatório. A síndrome de abstinência do álcool (ou *delirium tremens*) pode ser esperada entre 48 e 72 h após a interrupção da ingestão e está associada a taxa de mortalidade significativa quando ocorre no período pós-operatório.

### Função respiratória

A meta desejada para os clientes cirúrgicos é ter uma função respiratória ideal. Como a ventilação adequada está potencialmente comprometida durante todas as fases do tratamento cirúrgico, a operação geralmente é adiada se o indivíduo tiver alguma infecção respiratória. Os clientes com doença respiratória coexistente (p. ex., asma, doença pulmonar obstrutiva crônica) devem ser avaliados criteriosamente quanto aos riscos atuais à sua função pulmonar. Esses indivíduos devem ser avaliados quanto à presença de condições como infecção respiratória e distúrbios neuromusculares (p. ex., doença de Parkinson), pois tais fatores podem comprometer a função respiratória.

O tabagismo é um fator de risco importante, mas que geralmente não pode ser alterado. Mesmo nos fumantes que ainda não têm doença pulmonar crônica, o tabagismo está associado a alterações significativas da função respiratória. Embora se recomende que o indivíduo pare de fumar 2 dias antes do procedimento cirúrgico, um estudo prospectivo realizado por Warner (1984) demonstrou que seria necessária a interrupção do tabagismo por até 8 semanas para reduzir a incidência de complicações pulmonares pós-operatórias. Contudo, ainda não está claro qual é a duração ideal da cessão do tabagismo antes de uma intervenção cirúrgica. O que se sabe é que, nas 12 horas seguintes à interrupção do fumo, os níveis de dióxido de carbono diminuem e o fornecimento de oxigênio melhora (Sweitzer e Smetana, 2009).

### Função cardiovascular

O objetivo da preparação de qualquer cliente para uma intervenção cirúrgica é assegurar que o sistema cardiovascular funcione adequadamente para atender às demandas de oxigênio, líquidos e nutrientes no período perioperatório. Se o cliente apresentar hipertensão descontrolada, o procedimento cirúrgico pode ser postergado até que a pressão arterial seja estabilizada. Em alguns casos, o tratamento cirúrgico pode ser modificado a fim de contemplar a tolerância cardíaca do cliente. Por exemplo, em um indivíduo com obstrução do colo descendente e doença arterial coronariana, pode-se realizar uma colostomia simples temporária, e não uma ressecção mais extensiva do intestino grosso, que exigiria um período longo de anestesia.

## Funções hepática e renal

A meta pré-operatória é assegurar níveis ideais de função hepática e renal, de modo que os fármacos, os anestésicos, as escórias metabólicas do corpo e as toxinas sejam adequadamente processados e eliminados do organismo.

O fígado é importante para a biotransformação dos anestésicos. Por essa razão, qualquer distúrbio hepático interfere no modo como os anestésicos são metabolizados. A disfunção hepática aumenta os riscos perioperatórios e impõem desafios significativos. A morbimortalidade aumenta com os graus variáveis de insuficiência hepática. Portanto, é importante quantificar e classificar o comprometimento hepático pré-operatório com base nas provas de função hepática (Kaufman e Roccaforte, 2009). Como os rins participam da excreção dos anestésicos e seus metabólicos, e como o equilíbrio acidobásico e o metabolismo também são considerações importantes para a administração da anestesia, o procedimento cirúrgico está contraindicado quando o cliente tem nefrite aguda, insuficiência renal aguda (com oligúria ou anúria) ou outras doenças renais agudas. A exceção é a intervenção cirúrgica realizada para salvar a vida do cliente ou a necessária para melhorar sua função renal (p. ex., no caso de uropatia obstrutiva).

## Função endócrina

A diabetes é o distúrbio endócrino mais comum e evidencia-se por manifestações clínicas agudas e crônicas. Em razão desse e de outros fatores, os clientes diabéticos estão mais sujeitos a necessitar de intervenções cirúrgicas. A maioria dos clientes com diabetes tem manifestações da doença em mais de um sistema do organismo e, deste modo, é importante realizar uma avaliação detalhada dos principais distúrbios causados pela doença (cardíacos, renais, vasculares periféricos), de modo que sejam detectados e tratados cuidadosamente no período perioperatório. O cliente diabético submetido a uma intervenção cirúrgica corre risco de hipoglicemia e hiperglicemia. A hipoglicemia pode ocorrer durante a anestesia ou no período pós-operatório, seja em consequência do fornecimento insuficiente de carboidratos ou da administração de insulina em doses excessivas. A hiperglicemia aumenta os riscos de infecção da ferida cirúrgica e distúrbios hidreletrolíticos e pode ser causada pelo estresse da intervenção cirúrgica, pois aumenta a secreção das catecolaminas. Os clientes cirúrgicos com diabetes tipo 1 também correm risco de cetoacidose. Estudos recentes evidenciaram uma tendência no sentido do controle perioperatório mais rigoroso da glicemia. A Sociedade Brasileira de Diabetes (SBD) publicou, em 2011, um posicionamento quanto ao controle da hiperglicemia intra-hospitalar em clientes críticos e não críticos. O tratamento dos clientes diabéticos tem como objetivo evitar extremos de hiperglicemia e hipoglicemia. O Capítulo 30 deste livro apresenta as modalidades disponíveis de tratamento aos clientes diabéticos.

Os clientes tratados com corticoides correm risco de insuficiência suprarrenal. Por essa razão, um tratamento com corticoides feito durante o último ano, por qualquer motivo, tem de ser informado ao anestesiologista e ao cirurgião. O cliente deve ser monitorado quanto aos sinais de insuficiência suprarrenal, que frequentemente se evidencia por hiponatremia, hipoglicemia, hiperpotassemia e queixas de fraqueza e fadiga.

Os clientes com distúrbios da tireoide não tratados correm risco de tireotoxicose (quando têm hipertireoidismo) ou insuficiência respiratória (quando há hipotireoidismo). Por essa razão, é importante averiguar se o cliente tem história desses distúrbios.

## Função imune

A enfermeira deve investigar a existência de alergias. É especialmente importante detectar e documentar qualquer hipersensibilidade a fármacos e reações adversas a estes compostos. A enfermeira deve pedir ao cliente que cite quaisquer substâncias que tenham desencadeado reações alérgicas no passado, inclusive fármacos, hemotransfusão, contrastes, látex e alimentos, descrevendo também os sinais e os sintomas causados por estas substâncias. A Figura 5.1 ilustra um exemplo de questionário para triagem de alergia ao látex.

A imunossupressão é comum durante o tratamento com corticoides; após o transplante renal, radioterapia, quimioterapia; e com doenças que afetem o sistema imune, inclusive AIDS e leucemia. Os sintomas mais brandos ou a mais discreta elevação da temperatura devem ser investigados. Como os clientes imunossuprimidos são muito suscetíveis às infecções, é importante assegurar assepsia rigorosa.

## Uso de fármacos

A história dos fármacos utilizados deve ser obtida de todos os clientes, tendo em vista os efeitos potenciais dos fármacos na sua evolução perioperatória, inclusive a possibilidade de ocorrerem interações farmacológicas. É importante documentar qualquer fármaco que o cliente esteja utilizando ou tenha utilizado, inclusive a sua frequência. Os fármacos potentes alteram as funções fisiológicas, e as interações destes fármacos com os anestésicos podem causar problemas graves, inclusive hipotensão arterial e colapso circulatório.

Os efeitos potenciais do tratamento farmacológico prévio são avaliados pelo anestesiologista que determina o intervalo durante o qual o cliente utilizou os fármacos, a condição física do indivíduo e o tipo de procedimento cirúrgico proposto. A Tabela 5.4 descreve os fármacos de maior risco.

Além disso, muitos clientes utilizam fármacos autoprescritos ou de venda livre. O ácido acetilsalicílico, fármaco de venda livre muito usado, inibe a agregação plaquetária, e por isso, sempre que possível, é recomendável interromper o seu uso por no mínimo 7 a 10 dias antes da intervenção cirúrgica, principalmente quando se trata de cirurgias nas quais um sangramento excessivo poderia causar complicações significativas (p. ex., neurocirurgias). Em razão dos efeitos do ácido acetilsalicílico ou de outros fármacos de venda livre e das interações potenciais com outros fármacos prescritos e anestésicos, é importante perguntar se o cliente utiliza estes primeiros compostos. As informações obtidas devem ser anotadas no prontuário do cliente e transmitidas ao anestesiologista e ao cirurgião.

O uso de fitoterápicos é disseminado entre os clientes. Em vista dos seus efeitos potenciais na coagulação e das interações potencialmente fatais com outros fármacos, a enfermeira deve perguntar especificamente aos clientes cirúrgicos se eles fazem uso de fitoterápicos, documentar a forma como são usados e informar a equipe cirúrgica e o anestesiologista. A equipe cirúrgica deve decidir quanto à interrupção dos fitoterápicos an-

| Faça ao cliente perguntas a seguir. Assinale "Sim" ou "Não". | SIM | NÃO |
|---|---|---|
| 1. Algum médico disse que você era alérgico ao látex? | | |
| 2. Você fica exposto ao látex no seu ambiente de trabalho? | | |
| 3. Você teve problema congênito da medula espinal? | | |
| 4. Você já apresentou alergias, asma, rinite alérgica, eczema ou erupções cutâneas? | | |
| 5. Você já apresentou angústia respiratória, taquicardia ou edema? | | |
| 6. Você já apresentou edema, prurido, urticária ou outros sintomas após entrar em contato com borracha ou balões de aniversário? | | |
| 7. Você já apresentou edema, prurido, urticária ou outros sintomas após um exame ou procedimento dentário? | | |
| 8. Você já apresentou edema, prurido, urticária ou outros sintomas após um exame vaginal ou retal, ou após usar diafragma ou preservativo? | | |
| 9. Você já apresentou edema, prurido, urticária ou outros sintomas durante o uso ou na primeira hora após ter usado luvas de borracha? | | |
| 10. Você já apresentou erupção nas mãos, que persistiu por mais de 1 semana? | | |
| 11. Você já apresentou edema, prurido, urticária, secreção nasal, irritação ocular, sibilos ou asma após entrar em contato com qualquer produto de borracha ou látex? | | |
| 12. Você já apresentou, prurido, urticária ou outros sintomas após ser examinado por alguém que usava luvas de borracha ou látex? | | |
| 13. Você é alérgico a banana, abacate, kiwi ou castanhas? | | |
| 14. Você já apresentou algum episódio de anafilaxia inexplicável? | | |

Assinatura da enfermeira: _____
Nome do cliente: _____
Procedimento: _____
Data/hora programada: _____
Cirurgião: _____

**Figura 5.1** Exemplo de um formulário de avaliação para alergia ao látex. Cortesia de Inova Fairfax Hospital Falls, Church, Virginia.

tes do procedimento cirúrgico. Não há estudos demonstrando interações adversas específicas entre fitoterápicos e anestésicos, mas alguns deles foram implicados em interações farmacocinéticas e farmacodinâmicas (Rosow e Levine, 2009).

### Fatores psicossociais

Todos os clientes têm algum tipo de reação emocional (expressa ou embotada, normal ou anormal) antes de um procedimento cirúrgico. Por exemplo, a ansiedade pré-operatória pode ser uma resposta antecipatória a uma experiência que o cliente considera como ameaça à função que desempenha habitualmente na vida, à sua integridade corporal ou à própria vida. O sofrimento emocional afeta diretamente as funções do organismo. Além de fornecer instruções antecipadas sobre o que o cliente experimentará no período operatório, a enfermeira deve oferecer oportunidades para que ele faça perguntas, de modo que suas preocupações possam ser minimizadas.

A maioria dos clientes submetidos a alguma intervenção cirúrgica sente medo, inclusive medo do desconhecido, da morte, da anestesia, da dor ou de câncer. As preocupações relativas ao afastamento do trabalho, à perda do emprego, ao aumento das responsabilidades ou da carga imposta aos familiares e ao risco de incapacidade permanente também contribuem para o estresse emocional desencadeado por um procedimento cirúrgico iminente. Preocupações menos evidentes podem ser causadas por experiências pregressas com o sistema de saúde e por indivíduos que o cliente conheceu/conviveu com o mesmo problema.

Os indivíduos expressam seus medos de diferentes formas. Por exemplo, alguns clientes podem fazer muitas perguntas repetidas vezes, ainda que as respostas tenham sido fornecidas antes. Outros podem ficar retraídos, evitando deliberadamente qualquer tipo de comunicação, talvez lendo, assistindo TV ou conversando sobre trivialidades. A avaliação da disposição para aprender do cliente e a determinação da melhor abordagem para facilitar a compreensão fornecem as bases do processo de educação pré-operatória. Por essa razão, a enfermeira deve ser empática, escutar atenciosamente e fornecer informações que ajudem a minimizar as preocupações.

Um resultado importante da avaliação psicossocial é o esclarecimento da extensão e da importância da rede de apoio social do cliente. O valor e a confiabilidade de todos os sistemas de apoio devem ser avaliados. Outras informações, como nível de utilização habitual das atividades funcionais e diárias típicas, podem facilitar os cuidados prestados e os planos de reabilitação do cliente.

### Crenças culturais e espirituais

As crenças espirituais desempenham um papel importante na maneira como as pessoas lidam com o medo e a ansiedade. Independentemente da afiliação religiosa do cliente, as crenças espirituais podem ser tão terapêuticas quanto os fármacos. É importante envidar todos os esforços no sentido de ajudar o cliente a obter o apoio espiritual que ele requer. A fé tem grande poder de sustentação. Por isso, as crenças de cada indivíduo devem ser respeitadas e apoiadas. Além disso, a enfermeira deve transmitir e documentar o fato de que o cliente não quer receber transfusões de sangue por motivos religiosos (testemunhas de Jeová), pois tal informação precisa ser claramente identificada no período pré-operatório. Algumas enfermeiras evitam comentar a visita de um clérigo, pensando que isto poderia alarmar o cliente. Uma abordagem acolhedora e não ameaçadora seria perguntar se o orientador espiritual do cliente sabe que ele será submetido a um procedimento cirúrgico.

Demonstrar respeito pelos valores e pelas crenças culturais do cliente facilita o estabelecimento da relação de confiança. Algumas áreas que precisam ser avaliadas incluem saber a que grupo étnico o cliente pertence, seus costumes e crenças sobre as doenças e os profissionais de saúde. Por exemplo, os clientes de alguns grupos culturais não estão acostumados a expres-

**Tabela 5.4** Exemplos de fármacos que podem afetar os procedimentos cirúrgicos.

| Fármaco (nome genérico) | Efeito da interação com anestésicos |
|---|---|
| **Corticoides**<br>Prednisona | Pode haver colapso cardiovascular se o fármaco for interrompido subitamente. Por essa razão, pode-se administrar uma injeção de corticoide IV pouco antes e pouco depois do procedimento cirúrgico |
| **Diuréticos**<br>Hidroclorotiazida | Durante a anestesia, pode causar depressão respiratória excessiva secundária a distúrbio eletrolítico associado |
| **Fenotiazinas**<br>Clorpromazina | Pode acentuar a ação hipotensora dos anestésicos |
| **Tranquilizantes**<br>Diazepam | Pode causar ansiedade, tensão e até convulsões quando interrompido repentinamente |
| **Insulina** | A interação entre anestésicos e insulina deve ser considerada quando um cliente diabético é submetido a algum procedimento cirúrgico. Pode ser necessário administrar insulina IV para manter a glicemia em níveis seguros |
| **Antibióticos**<br>Eritromicina | Quando associada a um relaxante muscular curarizante a transmissão nervosa é interrompida e pode causar apneia por paralisia respiratória |
| **Anticoagulantes**<br>Varfarina | Pode aumentar o risco de sangramento durante os períodos intraoperatório e pós-operatório. Deve ser interrompida antes de um procedimento cirúrgico eletivo. O cirurgião determina quanto tempo antes o cliente deve parar de usar anticoagulante, dependendo do tipo de cirurgia planejada e da condição clínica do cliente |
| **Anticonvulsivantes** | A administração por via intravenosa pode ser necessária para manter o cliente sem convulsões nos períodos intraoperatório e pós-operatório |
| **Inibidores da monoaminaoxidase (IMAO)**<br>Fenelzina, sulfato | Pode acentuar o efeito hipotensor dos anestésicos |
| **Hormônio tireóideo**<br>Levotiroxina sódica | A administração por via intravenosa pode ser necessária no período pós-operatório para manter os níveis do hormônio tireóideo |

sar abertamente seus sentimentos. As enfermeiras precisam levar em consideração esse padrão de comunicação ao avaliar a dor. As enfermeiras devem estar familiarizadas com essas semelhanças e diferenças culturais. Recentemente, a Joint Comission elaborou padrões de competência cultural para profissionais de saúde.

A habilidade de executar uma escuta ativa e sensível deve ser desempenhada principalmente durante a obtenção da história de saúde. Informações e esclarecimentos valiosos podem ser obtidos com base na comunicação eficaz e nas habilidades de entrevista. Uma enfermeira tranquila, compreensiva e atenciosa reforça a confiança por parte do cliente.

### Doenças genéticas

No período pré-operatório, é importante estar atento aos clientes que apresentam vários distúrbios genéticos (relacionados a seguir), pois os resultados operatórios podem ser alterados em razão das complicações anestésicas

- Hipertermia maligna (descrita adiante neste capítulo)
- Doença dos núcleos centrais, um distúrbio genético que se evidencia no período neonatal ou na fase de lactância por fraqueza e hipotonia musculares e fraqueza facial branda. Aumenta o risco de desenvolver hipertermia maligna
- Distrofia muscular de Duchenne e distrofia de Becker são dois tipos de distrofias musculares associadas ao risco de desenvolver hipertermia maligna
- Paralisia periódica hiperpotassêmica é um distúrbio genético, que causa episódios de fraqueza muscular extrema e, ocasionalmente, hiperpotassemia. Também está associada à hipertermia maligna
- Síndrome de King-Denborough, distúrbio genético raro associado a anormalidades musculoesqueléticas. Também está associada à hipertermia maligna.

## Manejo de enfermagem pré-operatório

### Orientações pré-operatórias

As enfermeiras reconhecem a importância das orientações pré-operatórias (Rothrock, 2011). Cada cliente deve ser orientado como indivíduo, levando-se em consideração suas preocupações ou necessidades de aprendizagem singulares. As orientações pré-operatórias devem ser iniciadas logo que seja possível, incluem diferentes modalidades (verbais, por escrito, por meio eletrônico, demonstração do que foi aprendido) e devem ser ajustadas às necessidades e à realidade do cliente. Esse processo deve começar no consultório do cirurgião ou na avaliação pré-operatória, e deve ser mantido até que o indivíduo seja recebido no centro cirúrgico, prolongando-se até a alta hospitalar.

### Cronologia e técnica

O processo de ensino deve ter início quando o cliente e seus familiares estão menos ansiosos e podem fazer as adaptações ou se preparar mais efetivamente para o período pós-operatório. A ocasião ideal da orientação pré-operatória não é o dia da cirurgia, mas a consulta pré-operatória para realização dos exames diagnósticos, quando a enfermeira deve responder às perguntas e fornecer instruções ao cliente. Nessa consulta, o cliente pode fazer perguntas à enfermeira e aos membros da equipe de saúde, ver materiais audiovisuais, receber materiais impressos e obter o número de um telefone para o qual possa ligar se tiver alguma dúvida, à medida que se aproxime o dia do procedimento cirúrgico. Muitas instituições oferecem acesso a *websites*, nas quais os clientes podem ver e revisar instruções por escrito, comunicar-se por meios eletrônicos e fazer perguntas aos profissionais de saúde.

A orientação deve ir além das descrições do procedimento e incluir explicações sobre as sensações que o cliente experimentará. Por exemplo, simplesmente dizer ao cliente que o fármaco pré-operatório causará relaxamento antes da cirurgia não é tão eficaz quanto também salientar que este fármaco poderá causar tontura e sonolência. Quando o cliente sabe o que esperar, ele pode antecipar-se a essas reações, alcançando um nível mais alto de relaxamento. Saber antecipadamente que poderá ser necessário ventilação mecânica, drenos ou outros equipamentos ajuda a atenuar a ansiedade do período pós-operatório. Além disso, a orientação pré-operatória inclui instruções sobre respiração e exercícios ativos dos membros para evitar complicações pós-operatórias, inclusive pneumonia e trombose venosa profunda (TVP). Tais exercícios podem ser realizados no hospital ou em domicílio. A enfermeira deve guiar o cliente ao longo dessa experiência e oferecer tempo suficiente para perguntas. Para algumas pessoas, descrições excessivamente detalhadas aumentam a ansiedade. Em casos assim, a enfermeira deve ser sensível ao problema e fornecer menos detalhes.

### Respiração profunda, tosse e espirometria de incentivo

Um dos objetivos da enfermagem pré-operatória é ensinar o cliente a obter expansão pulmonar máxima, melhorando a oxigenação após a anestesia. O cliente deve ficar na posição sentada para ampliar a expansão pulmonar. Em seguida, a enfermeira demonstra como fazer respirações lentas e profundas e como expirar lentamente. Após praticar várias vezes a respiração profunda, o cliente deve ser instruído a respirar profundamente, expirar pela boca, fazer uma respiração curta e tossir vigorosamente (ver Boxe 5.3). A enfermeira também demonstrará como usar o espirômetro de incentivo, um dispositivo que mede e fornece informações quanto à efetividade das respirações. Além de melhorar a respiração, esses exercícios podem ajudar o cliente a relaxar.

Se for prevista incisão torácica ou abdominal, a enfermeira deve demonstrar como imobilizar a incisão para reduzir a pressão e controlar a dor. O cliente deve aplicar as palmas das mãos juntas, entrelaçando firmemente os dedos. A aplicação das mãos sobre a área da incisão atua como imobilização efetiva ao tossir. Além disso, o cliente deve ser informado quanto aos fármacos disponíveis para atenuar a dor, que devem ser usados regularmente para que os exercícios de respiração profunda e tosse possam ser realizados. O objetivo de estimular a tosse é mobilizar as secreções, para que sejam eliminadas. Respirar profundamente antes de tossir estimula o reflexo da tosse. Se o cliente não tossir efetivamente, podem ocorrer atelectasias (colapso dos alvéolos), pneumonia ou outras complicações pulmonares.

### Promoção da mobilidade

Os objetivos de ampliar a mobilidade após o procedimento cirúrgico são melhorar a circulação, evitar estase venosa e promover a função respiratória máxima. A enfermeira explica a razão das mudanças frequentes de posição no pós-operatório e, em seguida, ensina ao cliente como virar de um lado para outro e como se colocar em decúbito lateral sem provocar dor ou interromper o fluxo de infusão das soluções nos cateteres IV, dos drenos ou de outros equipamentos. A enfermeira deve usar sua mecânica corporal ao mudar o cliente de posição, e o mesmo deve ser ensinado a ele. Sempre que o cliente for reposicionado, seu corpo deve ser adequadamente alinhado.

Além disso, alguns clientes devem receber instruções quanto às posições especiais necessárias após a cirurgia (p. ex., abdução ou elevação de um membro). É importante conversar sobre a importância de manter o maior grau possível de mobilidade, apesar das restrições. É útil revisar esse processo antes do procedimento cirúrgico, porque após o procedimento o cliente pode se sentir muito desconfortável ou sonolento para absorver informações novas.

O exercício dos membros inclui extensão e flexão das articulações dos joelhos e dos quadris (semelhante a andar de bicicleta, em decúbito lateral). O pé deve ser girado como se traçasse o maior círculo possível com o primeiro pododáctilo (ver Boxe 5.3). O cotovelo e o ombro também são mobilizados em toda a sua amplitude. Inicialmente, o cliente recebe ajuda e é avisado que deve realizar esses exercícios. Mais tarde, o cliente deve ser estimulado a realizá-los independentemente. O tônus muscular é mantido de modo a facilitar a deambulação.

### Controle da dor

De acordo com as recomendações da Joint Commission, a enfermeira sabe que "o hospital deve usar métodos para avaliar a dor compatíveis com a idade, as condições e a capacidade de entendimento do cliente" (www.jc.org, 2010). A avaliação da dor deve incluir a diferenciação entre dor aguda e crônica. Uma escala de intensidade da dor deve ser adotada e explicada ao cliente, de modo a tornar mais efetivo o controle pós-operatório da dor.

Quando um cliente responde sim, afirmando que sente dor, a enfermeira deve realizar uma avaliação abrangente da dor e aplicar a escala escolhida para avaliá-la (detalhes no Capítulo 7).

Os clientes devem ser informados de que fármacos serão administrados para aliviar a dor e preservar o conforto, sem comprometer as funções cardiopulmonar e neurológica. Os métodos esperados para administrar analgésicos aos clientes hospitalizados são analgesia controlada pelo paciente (ACP), injeção ou infusão por cateter epidural, ou analgesia epidural controlada pelo paciente (AECP). Quando se espera que o cliente vá para casa, ele provavelmente receberá analgésicos orais. Esses métodos devem ser descritos antes do procedimento cirúrgico e a enfermeira deve avaliar o interesse e a disposição do cliente de utilizá-los.

## BOXE 5.3 — Orientações ao cliente.

### Orientações pré-operatórias para evitar complicações pós-operatórias

#### Respiração diafragmática

O termo respiração diafragmática refere-se a retificação da cúpula diafragmática durante a inspiração, resultando na ampliação da parte superior do abdome à medida que o ar entra. Durante a expiração, os músculos abdominais se contraem.

1. Pratique na mesma posição que você ficaria no leito após a cirurgia: posição de semi-Fowler, apoiado no leito com as costas e os ombros bem recostados em travesseiros
2. Com as mãos levemente posicionadas no abdome, permita que as mãos descansem suavemente sobre a região anterior das costelas inferiores, com as pontas dos dedos sobre a parte inferior do tórax, de modo a sentir os movimentos

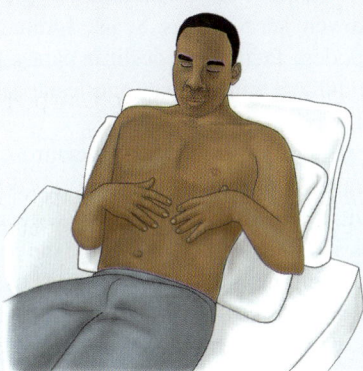

Respiração diafragmática

3. Expire suave e completamente à medida que as costelas descem e "afundam" na direção da linha média
4. Em seguida, faça uma respiração profunda pelo nariz e pela boca, deixando o abdome subir à medida que os pulmões se enchem de ar
5. Prenda a respiração e conte até cinco
6. Expire e deixe *todo* o ar sair pelo nariz e pela boca
7. Repita 15 vezes esse exercício, com um curto intervalo de descanso após cada grupo de cinco repetições
8. Pratique 2 vezes/dia no período pré-operatório.

#### Tosse

1. Incline o corpo ligeiramente para frente na posição sentada no leito. Entrelace os dedos e pouse as mãos sobre a região da incisão, para que funcionem como uma tala imobilizadora ao tossir

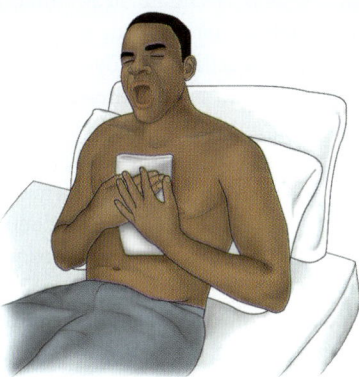

Imobilização do tórax para tossir

2. Faça respirações diafragmáticas conforme descrito em Respiração diafragmática
3. Com a boca ligeiramente aberta, inspire profundamente
4. Tussa vigorosamente para cada três respirações curtas
5. Em seguida, mantendo a boca aberta, faça uma respiração rápida e profunda, logo depois tussa vigorosamente uma ou duas vezes. Isso ajuda a eliminar as secreções acumuladas nos pulmões. Embora possa causar algum desconforto, não traz riscos à sua incisão cirúrgica.

#### Exercícios com as pernas

1. Coloque-se em na posição semi-Fowler e faça os seguintes exercícios simples para melhorar a circulação
2. Dobre o joelho e levante o pé – mantenha-o elevado por alguns segundos, depois estenda a perna e leve-a de volta ao leito

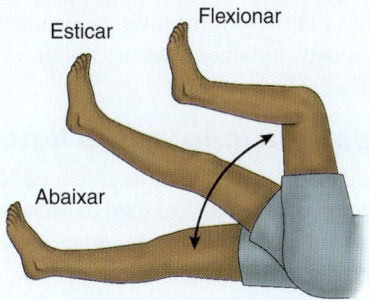

Exercícios com as pernas

3. Repita o exercício cinco vezes com uma perna, depois com a outra
4. Em seguida, trace círculos com os pés, girando-os para baixo, para dentro, para cima e para fora
5. Repita esses movimentos cinco vezes.

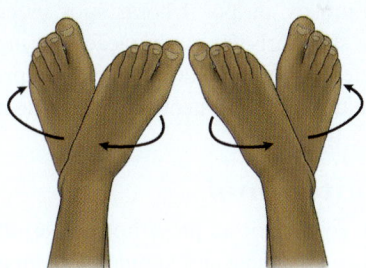

Exercícios com os pés

#### Virar para o lado

1. Vire para o lado com a perna de cima flexionada ao máximo e apoiada em um travesseiro
2. Segure na grade lateral do leito para ajudar a manobra de virar para o lado
3. Pratique a respiração diafragmática e os exercícios de tossir quando estiver deitado de lado.

#### Sair da cama

1. Vire de lado
2. Empurre o corpo para cima com uma das mãos, à medida que coloca suas pernas para fora do leito.

## Instruções aos clientes submetidos a procedimentos cirúrgicos ambulatoriais

As instruções pré-operatórias fornecidas aos clientes que se submetem a procedimentos cirúrgicos ambulatoriais (ou realizados no mesmo dia) incluem todos os tópicos abordados antes, assim como o planejamento colaborativo da alta e dos cuidados domiciliares subsequentes com o cliente e a família. A principal diferença das instruções pré-ambulatoriais é o ambiente onde elas são dadas.

O conteúdo das instruções pré-operatórias pode ser apresentado em grupo, utilizando um filme, por telefone ou em combinação com a entrevista pré-operatória. Além de responder às perguntas e descrever o que esperar, a enfermeira deve dizer ao cliente quando e para onde se encaminhar, o que levar (documentos de identificação, exames realizados, lista de fármacos e alergias), o que deixar em casa (joias, relógio, fármacos, lentes de contato) e o que usar (roupas confortáveis, calçados baixos). Na última conversa telefônica pré-operatória, as orientações são concluídas ou reforçadas, ao mesmo tempo que as instruções finais são fornecidas. O cliente deve ser lembrado de não comer ou beber a partir do horário informado, conforme as orientações.

### Manejo da nutrição e dos líquidos

O objetivo principal de suspender a ingestão de líquidos e alimentos antes do procedimento cirúrgico é evitar aspiração. Até recentemente, os líquidos e os alimentos eram suspensos durante toda a noite anterior ao procedimento cirúrgico, em alguns casos por intervalos mais longos. Entretanto, a American Society of Anesthesiologists reavaliou essa prática e propôs novas recomendações aos clientes submetidos a um procedimento cirúrgico eletivo e que, sob outros aspectos, estejam saudáveis.

As recomendações específicas dependem da idade do cliente e do tipo de alimento ingerido. Por exemplo, os adultos podem ser instruídos a ficar em jejum por 8 horas após ingerir alimentos gordurosos, ou por 4 horas após ingerir laticínios. Muitos clientes saudáveis têm autorização para ingerir líquidos sem resíduos até 2 a 3 horas antes da operação, principalmente quando submetidos a procedimentos de pequeno porte e muito breves (White e Eng, 2009).

### Preparo intestinal

Os enemas não costumam ser prescritos no período pré-operatório, a menos que o cliente seja submetido a uma cirurgia abdominal ou pélvica. Nesses casos, um enema de limpeza ou um laxante pode ser prescrito na noite anterior à cirurgia e repetido na manhã seguinte. Os objetivos são permitir a visualização satisfatória do campo cirúrgico e evitar traumatismo do intestino ou contaminação do peritônio por fezes. A menos que a condição do cliente imponha alguma contraindicação, o vaso sanitário ou a cadeira higiênica colocada à beira do leito (em vez de uma comadre) deve ser usado para evacuar o enema enquanto o cliente estiver hospitalizado. Além disso, antibióticos podem ser prescritos para reduzir a flora intestinal.

### Preparo da pele

O objetivo é reduzir as bactérias sem provocar lesão na pele. Se a cirurgia não for realizada em caráter de emergência, o cliente pode ser orientado a usar um sabonete contendo detergente germicida para limpar a pele durante alguns dias antes ao procedimento cirúrgico, reduzindo as contagens de microrganismos da pele. Este preparo pode ser realizado em domicílio.

Em geral, os pelos não são raspados antes do procedimento cirúrgico, a menos que os pelos existentes na área da incisão ou ao seu redor possam interferir no procedimento cirúrgico. Se for imprescindível a retirada dos pelos, cortadores elétricos são usados para removê-los adequadamente pouco antes da cirurgia.

## Cuidados pré-operatórios imediatos

O cliente veste um roupão apropriado, amarrado frouxamente e aberto nas costas. Os clientes com cabelos longos podem trançá-los, remover os grampos e cobrir a cabeça inteiramente com um gorro descartável.

A cavidade oral deve ser examinada e as próteses dentárias ou as placas devem ser retiradas. Se não forem retirados, esses dispositivos podem facilmente deslizar para a parte posterior da orofaringe durante a indução da anestesia, causando obstrução respiratória.

Joias não podem ser utilizadas no centro cirúrgico (CC). Alianças de casamento e *piercings* corporais devem ser removidos para evitar acidentes. Se o cliente se recusar a tirar um anel, algumas instituições permitem que ele seja firmemente fixado ao dedo com uma fita adesiva. Todos os objetos de valor, inclusive dispositivos auxiliares, próteses dentárias, óculos e próteses, devem ser entregues aos familiares ou rotulados com o nome do cliente de maneira clara, sendo guardados em local seguro, segundo as normas da instituição.

Todos os clientes (com exceção dos que têm problemas urológicos) devem urinar pouco antes de entrar no CC, de modo a promover a continência durante uma cirurgia realizada na região inferior do abdome e facilitar o acesso aos órgãos intra-abdominais. Quando necessária, a cateterização urinária deve ser realizada no CC.

### Manutenção do registro pré-operatório

Os *checklists* (listas de verificação) pré-operatórios contêm elementos cruciais que precisam ser determinados e verificados antes do procedimento cirúrgico (Rothrock, 2011). A enfermeira conclui a avaliação e os planos de cuidados pré-operatórios, assim como a parte do protocolo universal (*checklist* de segurança), que enfatiza a identificação do cliente, os documentos certos e o entendimento por parte do cliente acerca do procedimento cirúrgico. A Organização Mundial da Saúde desenvolveu um modelo de *checklist* de segurança, que deve ser adaptado e utilizado pelas instituições, pois preserva a segurança dos clientes (Figura 5.2). A área a ser operada também deve ser marcada durante essa fase, além de confirmada pela enfermeira encarregada da internação. O prontuário completo (com o *checklist* pré-operatório e o formulário de verificação) acompanha o cliente ao CC com os dados mais recentes da história e do exame físico (realizado nos últimos 30 dias), a avaliação anestésica e o formulário de consentimento cirúrgico afixados, assim como todos os resultados laboratoriais e anotações das enfermeiras. Quaisquer anotações de última hora, que possam ser pertinentes à anestesia ou ao procedimento cirúrgico, devem ser assinaladas visivelmente na capa do prontuário. Muitas instituições documentam eletronicamen-

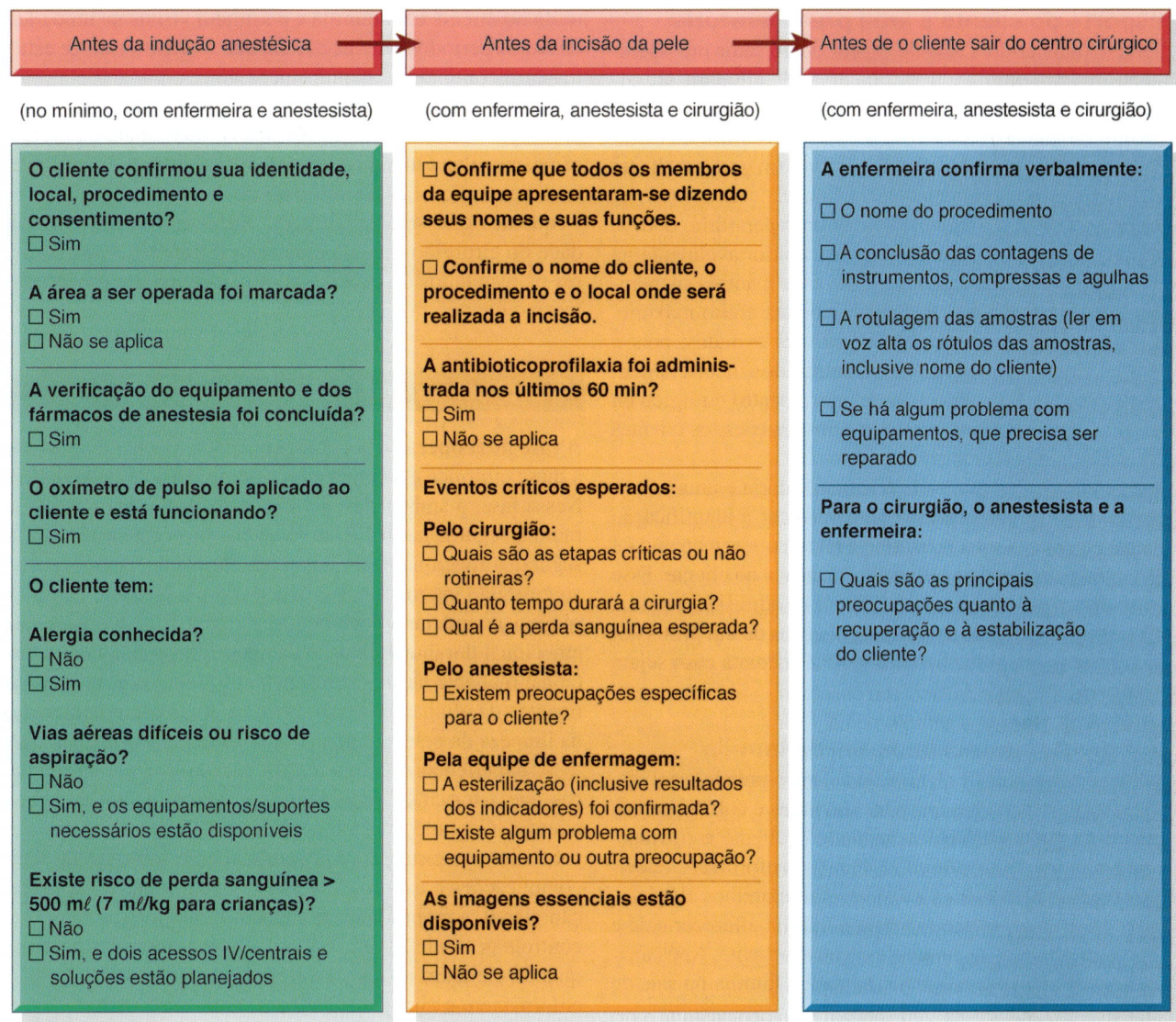

Esse *checklist* não tem a pretensão de ser abrangente. Acréscimos e modificações de modo a contemplar a realidade das práticas da instituição são recomendados.

Figura 5.2 *Checklist* de cirurgia segura. Baseada em WHO Surgical Safety Checklist. *Site*: http://whqlibdoc.who.int/publications/2009/9789241598590_eng_checklist.pdf. Organização Mundial da Saúde (OMS), 2011. Todos os direitos reservados.

te esses procedimentos pré-operatórios. Para facilitar o processo, as instituições estão obrigadas a assegurar um padrão de transmissão das informações fundamentais ao profissional que seguirá com o caso.

## Administração dos fármacos pré-anestésicos

Os fármacos pré-anestésicos são utilizados em doses mínimas antes de procedimentos cirúrgicos ambulatoriais. Quando prescritos, geralmente são administrados na sala de espera pré-operatória. Nesses casos, o cliente deve ser mantido no leito com as grades laterais elevadas, pois pode sentir tontura ou sonolência. Durante esse período, a enfermeira deve observar o cliente para detectar qualquer reação imprevista aos fármacos. O ambiente no qual o cliente se encontra deve ser mantido silencioso de forma a facilitar o relaxamento.

Em muitos casos, o procedimento cirúrgico é adiado ou os horários do CC são alterados, impossibilitando que um fármaco seja administrado em determinado horário. Caso isso aconteça, o fármaco pré-operatório é prescrito "quando o cliente for chamado ao CC". A enfermeira pode ter o fármaco preparado para administrá-lo no momento em que receber o chamado da equipe do CC. Em geral, são necessários entre 15 e 20 min para preparar o cliente para o CC. Se a enfermeira administrar o fármaco antes de passar aos outros detalhes da preparação pré-operatória, o cliente, no mínimo, obterá benefício parcial com o fármaco pré-operatório e terá evolução anestésica e operatória mais tranquila.

### Alerta de enfermagem

*Uma das principais funções da enfermeira na fase perioperatória é proteger o cliente contra lesões. As intervenções de enfermagem específicas para reduzir o risco de queda são: levantar as grades laterais após a administração do fármaco pré-operatório e lembrar ao cliente que as atividades fora do leito não são permitidas por conta dos efeitos colaterais potenciais do fármaco, inclusive tontura.*

### Transporte do cliente à área pré-operatória

O cliente é transferido à sala de espera ou ao setor pré-operatório em um leito ou maca, cerca de 30 a 60 min antes da administração do anestésico. A maca deve ser o mais confortável possível, com número suficiente de cobertores a fim de evitar a sensação de frio no ambiente refrigerado. Em geral, o cliente recebe um travesseiro pequeno para a cabeça.

O cliente é levado à área de espera pré-operatória, onde o seu nome é checado e ele é posicionado confortavelmente na maca ou no leito. A área circundante deve ser mantida silenciosa para que o fármaco pré-operatório produza efeito máximo. Sons desagradáveis ou conversas devem ser evitados, pois o cliente sedado poderia ouvi-los e interpretá-los incorretamente. Os clientes podem ir diretamente para o centro cirúrgico ou passar pela área de espera. Em muitas instituições, os clientes podem seguir caminhando ao CC.

A segurança do cliente na área pré-operatória é uma prioridade. A adoção de um processo para verificar a identificação do cliente, o procedimento cirúrgico e a área a ser operada é fundamental para garantir a máxima segurança do cliente. Esse processo deve ser executado no momento de admissão à unidade pré-operatória e durante todas as passagens de um profissional para outro, possibilitando intervenção imediata caso sejam detectadas discordâncias.

### Atendimento às necessidades da família

A maioria dos hospitais e centros de cirurgia ambulatorial dispõe de salas de espera, nas quais os familiares e outras pessoas significativas podem aguardar enquanto o cliente é operado. Tal sala pode estar equipada com cadeiras confortáveis, televisão, telefones e instalações para recarregar aparelhos elétricos. Voluntários podem permanecer com a família, oferecer café e mantê-los informados quanto à evolução do cliente. Após a cirurgia, o cirurgião pode encontrar-se com a família na sala de espera e conversar sobre os resultados.

A família e outras pessoas significativas para o cliente nunca devem julgar a gravidade de uma operação pelo tempo que o cliente permanecer no CC. O cliente pode permanecer no CC por muito mais tempo do que o efetivamente gasto com a operação, por várias razões:

- Em geral, os clientes são transportados antecipadamente ao CC, algum tempo antes da hora realmente marcada para o procedimento cirúrgico
- O anestesiologista ou anestesista geralmente executa preparações adicionais, que podem demorar 30 a 60 min
- O cirurgião pode demorar mais que o esperado com um cliente anterior, retardando o início do seguinte procedimento cirúrgico.

Após a cirurgia, o cliente é encaminhado à unidade de recuperação pós-anestésica (RPA) de modo a assegurar a recuperação segura da anestesia. Os familiares e outras pessoas significativas que esperam para ver o cliente após o procedimento cirúrgico devem ser informados de que ele pode ter determinados equipamentos ou dispositivos (p. ex., acessos intravenosos, cateter urinário de longa permanência, tubo nasogástrico, cateter de oxigênio, equipamento de monitoramento, cateteres para hemotransfusão) ao sair do centro cirúrgico. Muitos hospitais adotam o modelo de cuidado centrado no cliente e na família e permitem visitas na unidade de RPA por períodos curtos, depois que o cliente estiver estabilizado e confortável. Nos serviços de cirurgia ambulatorial e pediátrica, os familiares são admitidos em uma etapa mais precoce do processo de recuperação e participam da preparação para a alta. Quando o cliente volta ao quarto, a enfermeira fornece explicações acerca das observações pós-operatórias frequentes que serão realizadas. Entretanto, é responsabilidade do cirurgião (não da enfermeira) transmitir aos familiares os resultados do procedimento cirúrgico e o prognóstico, mesmo quando favoráveis.

## Cuidados intraoperatórios

A **fase intraoperatória** começa quando o cliente é transferido à mesa cirúrgica e termina com a admissão à unidade de RPA. Nessa fase, o âmbito das atividades de enfermagem inclui garantir a segurança do cliente, manter o ambiente asséptico, assegurar o funcionamento adequado do equipamento, fornecer ao cirurgião instrumentos e material específicos no campo cirúrgico, completar a documentação apropriada, oferecer apoio emocional durante a indução da anestesia geral, ajudar a posicionar o cliente na mesa cirúrgica utilizando os princípios pertinentes de alinhamento corporal, ou atuar como encarregada da limpeza da pele, circulante ou instrumentadora.

A experiência intraoperatória passou por muitas mudanças que a tornaram mais segura e menos incômoda para os clientes. Contudo, mesmo com esses avanços, a anestesia e o procedimento cirúrgico colocam o cliente sob risco de várias complicações e eventos adversos. A consciência (ou percepção plena), a mobilidade, as funções biológicas protetoras e o controle pessoal são total ou parcialmente retirados do cliente quando ele entra no CC. As equipes dos setores de anestesia, enfermagem e cirurgia trabalham juntas para executar os padrões de cuidados profissionais, controlar riscos iatrogênicos (condição adversa causada pelo tratamento do cliente) e pessoais, evitar complicações e assegurar desfechos de alta qualidade para o cliente.

### Equipe cirúrgica

A equipe cirúrgica inclui o **enfermeira** ou **técnica de enfermagem** (conhecido como **circulante**), o profissional encarregado de preparar a pele do cliente, a instrumentadora, o cirurgião e o **anestesiologista**. A Tabela 5.5 resume as funções de cada componente. De acordo com as exigências da Joint Commission, todos os componentes da equipe de cirurgia devem verificar o nome do cliente, o procedimento e a área a ser operada utilizando documentação e dados objetivos, antes de iniciar o procedimento cirúrgico. Esse processo é conhecido como *time-out* ou pausa final, e deve ser realizado antes da incisão, de preferência com a participação do cliente. Caso a área a ser operada tenha sido marcada, ela deve estar visível.

### Ambiente cirúrgico

O ambiente cirúrgico é conhecido por seu ambiente impecável e por sua temperatura baixa. O centro cirúrgico fica atrás de portas duplas e o acesso é restrito ao pessoal autorizado. Para

**Tabela 5.5** Equipe cirúrgica.

| Componente da equipe | Responsabilidades |
|---|---|
| Enfermeira ou técnica de enfermagem circulante | Verificar e controlar as condições do CC (assegurar a limpeza, a temperatura ideal, a umidade, a iluminação, a função segura dos equipamentos e a disponibilidade de suprimentos e materiais)<br>Avaliar continuamente o cliente para detectar sinais de lesão e realizar as intervenções apropriadas<br>Verificar se o formulário de consentimento informado e a documentação estão corretos<br>Coordenar a equipe<br>Monitorar as práticas de assepsia para evitar violações da técnica e, ao mesmo tempo, coordenar a circulação de outros profissionais (médicos, equipe de radiologia, laboratório)<br>Adotar precauções contra incêndio e realizar todas as contagens cirúrgicas em colaboração com o profissional encarregado da preparação da pele do cliente<br>Assegurar que a segunda verificação do procedimento cirúrgico e da área a ser operada seja realizada e documentada<br>Manejo das amostras |
| A assistente cirurgiã | Realizar a esfregação manual da área a ser operada<br>Montar as mesas estéreis<br>Preparar suturas, ligaduras e equipamentos especiais (p. ex., laparoscópio)<br>Providenciar os instrumentos e suprimentos necessários, inclusive compressas, drenos e outros itens<br>À medida que a incisão cirúrgica é fechada, contar todas as agulhas, compressas e instrumentos com a enfermeira, de modo a garantir que estão presentes e não ficaram no cliente (corpos estranhos) |
| Instrumentador | Manipulação dos campos cirúrgicos<br>Propiciar exposição do campo cirúrgico<br>Sutura<br>Manutenção da hemostase |
| Cirurgião | Realizar o procedimento cirúrgico<br>Liderar a equipe cirúrgica |
| Anestesiologista (médico especialmente treinado na arte e na ciência da anestesiologia) | Avaliar o cliente antes do procedimento cirúrgico<br>Escolher a técnica anestésica e administrá-la<br>Intubar o cliente (se necessário)<br>Corrigir quaisquer problemas técnicos relacionados com a administração do anestésico<br>Monitorar a condição do cliente durante todo o procedimento cirúrgico |

assegurar as melhores condições possíveis para o procedimento cirúrgico, o CC é situado em um local central a todos os serviços de suporte (p. ex., patologia, setor de radiologia, laboratório). O CC tem dispositivos especiais de filtração do ar para reter partículas, poeira e poluentes contaminantes.

## Manutenção do ambiente

Precauções externas são necessárias, inclusive a adesão aos princípios da assepsia operatória e o controle rigoroso do ambiente do CC (incluindo-se as restrições do padrão de circulação). As normas que controlam esse ambiente incluem aspectos como a saúde da equipe, limpeza das salas, esterilidade dos equipamentos e das superfícies, processos de preparação (esfregação) da pele, uso de gorros e luvas e vestuário adequado ao CC.

## Prevenção de incêndio no centro cirúrgico

A maioria das Metas de Segurança do Cliente da Joint Commission, propostas em 2010, referia-se às áreas perioperatórias (Boxe 5.4). Uma das metas que tem relevância direta para o CC é a redução do risco de incêndios cirúrgicos. Os incêndios que ocorrem no CC são tão perigosos quanto eram há 100 anos, tendo em vista o uso crescente de fontes potenciais de ignição, como aparelhos de eletrocauterização, *lasers* e luzes de fibra óptica em um ambiente rico em substâncias inflamáveis (Ehrenwerth e Seifert, 2009). Os campos cirúrgicos oferecem a possibilidade de que o oxigênio fique concentrado, e uma fagulha poderia produzir um incêndio com mais facilidade. Isso ocorre mais comumente nos serviços de cirurgia ambulatorial (Joint Commission, 2010). Com o objetivo de aumentar a segurança, os riscos elétricos, os acessos às saídas de emergência e o armazenamento dos equipamentos e dos gases anestésicos devem ser monitorados periodicamente pelos órgãos oficiais, inclusive o departamento de saúde estadual e a Joint Commission. Todos os profissionais

---

**BOXE 5.4 Principais metas nacionais de segurança do cliente (2011).**

- Identificar os clientes corretamente
- Melhorar a comunicação efetiva
- Melhorar a segurança de medicamentos de alta-vigilância
- Assegurar cirurgias com local de intervenção correto, procedimento correto e cliente correto
- Reduzir o risco de infecções associadas aos cuidados de saúde
- Reduzir o risco de lesões ao cliente, decorrentes de quedas.

Boletim Informativo: Segurança do Paciente e Qualidade em Serviços de Saúde. Agência Nacional de Vigilância Sanitária – Brasília, janeiro/julho de 2011.

que trabalham no centro cirúrgico devem estar familiarizados com e orientados quanto à prevenção de incêndios e como agir quando um incêndio ocorrer no local.

## Utilização de vestuário apropriado

Para ajudar a reduzir microrganismos, a área cirúrgica é dividida em três zonas: **zona irrestrita**, na qual podem ser usadas roupas comuns; **zona semirrestrita**, na qual o vestuário consiste em roupas e gorros de circulação; e **zona restrita**, na qual os profissionais usam roupas de circulação, coberturas para calçados, gorros e máscaras. Durante a cirurgia, cirurgiões e outros membros da equipe de cirurgia usam roupas estéreis adicionais e dispositivos de proteção.

São recomendadas práticas específicas aos profissionais quanto ao uso do vestuário cirúrgico com o objetivo de assegurar um alto nível de limpeza em determinados contextos de prática. O vestuário do CC inclui calças, capotes e aventais bem ajustados. Os punhos das blusas e as barras das calças em tecido de malha impedem que os microrganismos originados do períneo, das pernas e dos braços sejam liberados no ambiente imediato. As blusas e os cordões de amarrar as calças devem ser enfiados dentro das calças para evitar o contato acidental com áreas estéreis e impedir dispersão da pele descamada. As roupas úmidas ou sujas devem ser trocadas.

As máscaras devem ser utilizadas todo o tempo na zona restrita do CC. As máscaras de ultrafiltração reduzem o risco de infecção de feridas pós-operatórias, pois retêm e filtram os microrganismos originados da orofaringe e da nasofaringe. As máscaras devem ser firmemente ajustadas, devem cobrir completamente o nariz e a boca e não devem interferir com a respiração, a fala ou a visão. As máscaras devem ser ajustadas para evitar que o ar escape pelos lados. As máscaras descartáveis têm eficiência de filtração acima de 95%. As máscaras devem ser trocadas antes de cuidar de cada cliente e não devem ser utilizadas fora do centro cirúrgico. A máscara deve ser utilizada ou retirada, ou seja, não devem permanecer penduradas ao redor do pescoço.

O gorro deve cobrir completamente os cabelos (cabeça e linha da nuca, inclusive barba), de forma que mechas de cabelo, grampos de cabelo, clipes e partículas de caspa ou poeira não caiam no campo estéril.

Os calçados devem ser confortáveis e firmes. Coberturas de calçados devem ser utilizadas quando houver possibilidade de derramamentos ou esguichos. Quando utilizadas, as coberturas devem ser trocadas sempre que ficarem úmidas, rasgadas ou sujas (Rothrock, 2011).

Protetores como aventais de esfregação e máscaras não protegem completamente o cliente dos microrganismos. Infecções das vias respiratórias superiores, faringites e infecções cutâneas dos membros da equipe e dos clientes são fontes de patógenos e devem ser relatadas.

Como as unhas artificiais abrigam microrganismos e podem causar infecções hospitalares, a proibição do uso destes itens pelos profissionais do CC foi apoiada pelos Centers for Disease Control and Prevention (CDC). Unhas naturais curtas são recomendadas.

## Utilização de controles ambientais

Além dos protocolos descritos, a assepsia cirúrgica requer limpeza cuidadosa e manutenção do ambiente do CC. Os pisos e as superfícies horizontais devem ser lavados frequentemente com detergente, sabão e água, ou um germicida detergente. O equipamento de esterilização deve ser inspecionado regularmente para assegurar sua operação e seu funcionamento ideais.

Todo equipamento que entra em contato direto com o cliente deve ser estéril. Roupas de cama, campos cirúrgicos e soluções estéreis devem ser utilizados. Os instrumentos são lavados e esterilizados em uma unidade localizada perto do CC. Objetos estéreis embalados individualmente são usados quando outros itens adicionais são necessários.

As bactérias transportadas pelo ar são preocupantes. De forma a reduzir a quantidade de bactérias suspensas no ar, a ventilação padronizada do CC realiza 15 trocas do ar a cada hora, e no mínimo três delas devem fornecer ar fresco (CDC, 2010). Temperatura entre 20 e 24°C, umidade entre 30 e 60% e pressão positiva relativa às áreas adjacentes devem ser mantidas. Os membros da equipe desprendem escamas de pele, resultando em cerca de mil partículas contaminadas por bactérias (ou unidades formadoras de colônias [UFC]) por metro cúbico por minuto. Com as trocas padronizadas do ar, as contagens de bactérias do ar são reduzidas a uma taxa de 50 a 150 UFC por metro cúbico por minuto. Sistemas de filtragem de partículas do ar de alta eficiência (HEPA) são necessários para remover partículas maiores que 0,3 µm (Rothrock, 2011). Movimentos desnecessários do pessoal e dos equipamentos podem ser restringidos para reduzir as contagens de bactérias suspensas no ar e conseguir um índice de infecção do CC inferior a 3 a 5% durante operações não contaminadas sujeitas a infecção.

Alguns CC dispõem de unidades de fluxo laminar. Essas unidades realizam 400 a 500 trocas de ar por hora (CDC, 2011). O objetivo do CC equipado com fluxo laminar é alcançar um índice de infecção menor que 1%. O CC equipado com essa unidade geralmente é usado para artroplastias totais de quadril ou cirurgias de transplantes de órgãos. Uma vigilância constante e uma técnica conscienciosa ao realizar práticas assépticas são medidas necessárias para reduzir o risco de contaminação e infecção.

## *Riscos à saúde associados ao ambiente cirúrgico*

Os riscos à segurança no CC incluem exposição a sangue e líquidos corporais e exposição ao látex e às substâncias adesivas, à radiação, aos compostos tóxicos e aos vapores do *laser*. O monitoramento interno do CC inclui a análise de amostras retiradas das superfícies e amostras de ar para detectar agentes infecciosos e tóxicos. Além disso, existem normas e procedimentos adotados para evitar ao máximo as exposições aos líquidos corporais e reduzir os riscos associados aos *lasers* e à radiação.

Um risco adicional é deixar, acidentalmente, um objeto no interior do corpo do cliente durante um procedimento cirúrgico. O risco de deixar objetos no cliente aumenta nas seguintes situações: quando o procedimento é realizado em caráter de emergência, quando há uma alteração inesperada do procedimento e quando o cliente tem índice de massa corporal (IMC) alto. Muitas complicações podem ser causadas pela retenção de um objeto estranho e o cliente fica sujeito ao risco de submeter-se a um procedimento cirúrgico adicional.

## Exposição ao sangue e aos líquidos corporais

O vestuário do CC mudou desde o advento da epidemia de infecção pelo HIV/AIDS. O uso de luvas sobre luvas é rotineiro em operações de clientes traumatizados e outros tipos de procedimentos cirúrgicos nos quais há exposição de fragmentos ósseos. Óculos de proteção ou um campo envolvido ao redor da face são usados para proteger os profissionais contra esguichos quando a ferida cirúrgica é irrigada ou quando se utiliza uma furadeira óssea. Nos hospitais que realizam artroplastias totais numerosas, pode-se utilizar uma máscara completa do tipo bolha. Essa máscara confere proteção completa contra fragmentos ósseos e esguichos. A ventilação é realizada por um capuz que acompanha o equipamento e dispõe de um sistema independente de filtração do ar.

## Alergia ao látex

Existem normas padronizadas de cuidado para o cliente com alergia ao látex. Essas recomendações incluem a identificação imediata dos indivíduos alérgicos ao látex, a preparação de um carrinho de suprimentos para clientes alérgicos ao látex e a manutenção das precauções para alergia ao látex durante todo o período perioperatório. Em virtude do aumento do número de clientes com tal alergia, atualmente existem muitos produtos que não contêm látex. Por motivos de segurança, os fabricantes e os distribuidores de materiais hospitalares devem se responsabilizar por identificar o teor de látex dos itens usados pelos clientes e pelos profissionais de saúde. O Capítulo 38 apresenta uma descrição adicional sobre alergia ao látex.

## Riscos do laser

As recomendações práticas para garantir a segurança do *laser* devem ser seguidas. Enquanto os *lasers* estiverem em uso, os sinais de atenção devem ser claramente expostos para alertar os profissionais. As precauções de segurança são adotadas para reduzir a possibilidade de expor os olhos e a pele aos feixes de *laser*, evitar inalação do vapor de *laser* (fumaça e matérias particuladas) e proteger o cliente e os profissionais contra incêndios e acidentes elétricos. Existem vários tipos de *laser* para uso clínico. Os profissionais perioperatórios devem estar familiarizados com os aspectos singulares, a operação específica e as medidas de segurança de cada tipo de *laser* utilizado na prática.

As enfermeiras e outros profissionais que atuam no período intraoperatório que trabalham com *lasers* devem passar por um exame ocular antes de participar dos procedimentos que envolvam o uso de *laser*. Todos os profissionais devem usar óculos de proteção especiais e específicos para cada tipo de *laser* utilizado no procedimento (ANSI, 2007).

Ainda existem controvérsias quanto à necessidade de evitar os vapores do *laser* e os efeitos da sua inalação. Os aspiradores de fumaça são usados em alguns procedimentos para remover os vapores do *laser* do campo cirúrgico. Nos últimos anos, essa tecnologia começou a ser usada para proteger a equipe de cirurgia dos riscos potenciais associados aos vapores de fumaça dispersos pelos aparelhos de eletrocauterização convencionais.

## Experiência cirúrgica

Durante o procedimento cirúrgico, o cliente necessita de sedação, anestesia ou alguma combinação destas últimas. Além disso, é importante manter a assepsia cirúrgica rigorosa.

## Anestesia e sedação

A anestesia é muito segura e, embora seja difícil quantificar a morbimortalidade associada ao procedimento anestésico, quando o cliente chega ao CC, o anestesiologista reavalia imediatamente suas condições físicas antes de iniciar a anestesia. Para o cliente, o procedimento anestésico consiste em providenciar um cateter intravenoso (caso não tenha sido inserido antes), receber um agente sedativo antes da indução com um agente anestésico, perder a consciência, ser intubado (quando necessário) e, por fim, receber uma combinação de agentes anestésicos. Em geral, a experiência é agradável e o cliente não guarda lembranças dos fatos. Os tipos principais de anestesia são: geral, regional, sedação moderada, anestesia monitorada e anestesia local.

Durante o procedimento cirúrgico, o anestesiologista monitora a pressão arterial, o pulso e as respirações do cliente, bem como o eletrocardiograma (ECG), o nível de saturação de oxigênio, o volume corrente, a gasometria arterial, o pH sanguíneo, as concentrações dos gases alveolares e a temperatura corporal. Em alguns casos, é necessário monitorar o cliente por eletroencefalograma. Os níveis dos anestésicos no organismo também podem ser determinados. Um espectrômetro de massa pode fornecer leituras instantâneas de concentrações críticas nos terminais do monitor. Essas informações ajudam a equipe a avaliar a capacidade do cliente respirar sem suporte ou a necessidade de respiração artificial, quando a ventilação é precária e o cliente não respira bem independentemente. Mesmo com a disponibilidade do equipamento de monitoramento automática, os anestesiologistas devem permanecer em contato direto com o cliente para detectar de imediato quaisquer alterações fisiológicas significativas.

### Anestesia geral

**Anestesia** é um estado de narcose (depressão do sistema nervoso central [SNC] causada por agentes farmacológicos), analgesia, relaxamento e abolição dos reflexos. Os clientes sob anestesia geral não podem ser despertados e não percebem estímulos dolorosos. Eles perdem a capacidade de manter a função ventilatória e requerem suporte para manter as vias respiratórias pérvias. A função cardiovascular também pode ser deprimida.

> ### Alerta de enfermagem
> *Em 2004, a Joint Commission publicou um alerta sobre o fenômeno dos clientes que permaneciam parcialmente conscientes durante a anestesia geral (condição conhecida como consciência anestésica). Os clientes mais sujeitos à consciência anestésica são os que se submetem a operações cardíacas e obstétricas e as vítimas de traumatismos graves. Toda a equipe de cirurgia deve estar atenta a esse fenômeno e ajudar a evitar ou reverter sua ocorrência.*

A anestesia geral consiste em quatro estágios, cada qual associado a manifestações clínicas específicas (Boxe 5.5) (Rothrock, 2011).

Os agentes anestésicos usados em anestesia geral são inalados ou administrados por via intravenosa (Figura 5.3). Os anestésicos promovem anestesia porque são levados ao cérebro sob pressão parcial alta, o que lhes permite atravessar a barreira

## BOXE 5.5 — Estágios da anestesia geral.

- *Estágio I: Início da anestesia*. Conforme o cliente respira a mistura anestésica, pode sentir calor, tontura e sensação de desprendimento. Além disso, pode ouvir sons de campainha, estrondo ou zumbido e, embora ainda consciente, pode perceber que não consegue movimentar facilmente os membros. Durante esse estágio, os sons do ambiente são exacerbados. Mesmo as vozes baixas ou os sons suaves parecem altos e irreais. Por essa razão, ruídos e movimentos desnecessários devem ser evitados no estágio inicial da anestesia
- *Estágio II: Excitação*. Estágio caracterizado por graus variáveis de agitação, gritos, conversas, gemidos, risos ou choro e, em geral, pode ser evitado quando o anestésico é administrado suave e rapidamente. Em vista da possibilidade de ocorrerem movimentos descontrolados do cliente durante esse estágio, o anestesiologista deve ser sempre auxiliado por alguém preparado a ajudar a conter o cliente, que não deve ser tocado, exceto com a finalidade de ser contido, mas as contenções não devem ser aplicadas na área a ser operada
- *Estágio III: Anestesia cirúrgica*. A anestesia cirúrgica é alcançada com a administração contínua do vapor ou gás anestésico. O cliente fica inconsciente e permanece imóvel na mesa cirúrgica. Com a administração apropriada do anestésico, esse estágio pode ser mantido por horas em vários planos, que variam de superficial (1) a profundo (4), dependendo da profundidade da anestesia necessária
- *Estágio IV: Depressão bulbar*. Tal estágio é alcançado quando se administra anestesia excessiva. O cliente apresenta cianose e, sem intervenção imediata, evolui rapidamente ao óbito. Se esse estágio ocorrer, o anestésico é interrompido imediatamente e o suporte cardiorrespiratório é iniciado para evitar a morte. Embora raramente utilizados, estimulantes podem ser administrados. Os antagonistas dos narcóticos podem ser usados quando a superdosagem é causada por opioides.

Vários estágios deixam de ser observados quando os opioides (narcóticos) e os bloqueadores neuromusculares (relaxantes) são administrados. Durante a administração suave de um anestésico, não há demarcação nítida entre os estágios I, II e III, e o estágio IV não ocorre. O cliente passa gradativamente de um estágio para outro e, por meio da observação cuidadosa dos sinais apresentados, o anestesiologista controla a situação. As respostas das pupilas, a pressão arterial e as frequências cardíaca e respiratória estão entre os parâmetros mais confiáveis para avaliar a condição do cliente.

---

hematencefálica. Quantidades relativamente altas do anestésico devem ser administradas durante a indução e as fases iniciais de manutenção, pois o anestésico é redistribuído e depositado nos tecidos do corpo. À medida que esses locais ficam saturados, quantidades menores do anestésico são necessárias para manter a anestesia, tendo em vista que é alcançado um equilíbrio (ou semiequilíbrio) entre o cérebro, o sangue e outros tecidos.

Qualquer condição que diminua o fluxo sanguíneo periférico (p. ex., vasoconstrição ou choque) pode reduzir a quantidade de anestésico necessária. Por outro lado, quando o fluxo sanguíneo periférico é excepcionalmente alto (p. ex., cliente ansioso ou com músculos hipertrofiados), a indução é mais lenta e quantidades maiores de anestésico são necessárias, pois o cérebro recebe menos anestésico.

### Administração por inalação

Os anestésicos inalatórios são utilizados comumente para produzir **anestesia** geral. Com acréscimo de um anestésico volátil (facilmente vaporizado) ao oxigênio inspirado, pode-se conseguir um estado de anestesia inconsciente. Quando são administrados com outros fármacos (p. ex., opioides/benzodiazepínicos), esses anestésicos podem causar sedação/hipnose adicionais e amnésia. Tais fármacos são considerados fáceis de administrar, têm custo reduzido e são confiáveis no que se refere à possibilidade de monitorar seus efeitos clínicos e as concentrações circulantes (Ebert e Schmid, 2009). Além disso, são importantes quando não é possível estabelecer um acesso venoso e espera-se encontrar dificuldades para estabilizar as vias respiratórias.

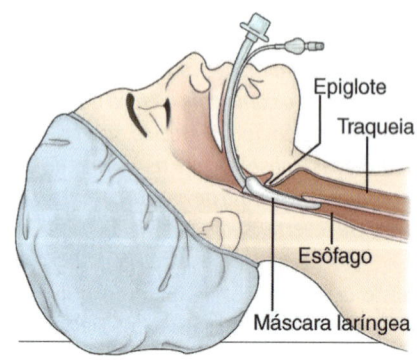 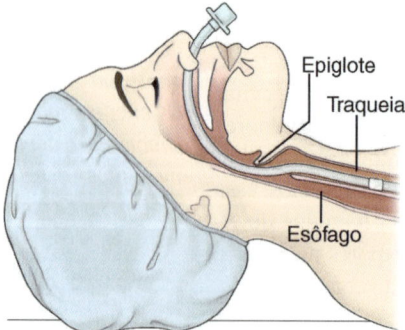 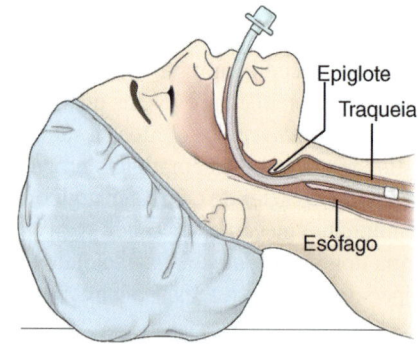

**A.** Máscara laríngea  **B.** Intubação nasotraqueal  **C.** Intubação oral

**Figura 5.3** Métodos de administração dos anestésicos: (**A**) máscara laríngea; (**B**) intubação nasotraqueal (com *cuff* inflado); e (**C**) intubação orotraqueal (tubo posicionado com *cuff* inflado).

**Administração intravenosa.** A anestesia geral pode ser produzida por meio da administração intravenosa (IV) de várias substâncias como barbitúricos, benzodiazepínicos, hipnóticos não barbitúricos, agentes dissociativos e opioides. A Tabela 5.6 relaciona os anestésicos e analgésicos IV utilizados comumente, inclusive fármacos IV administrados como miorrelaxantes no período intraoperatório. Esses fármacos podem ser administrados para induzir (iniciar) ou manter a anestesia. Embora geralmente utilizados em combinação com anestésicos inalatórios, podem ser administrados isoladamente. Também podem ser usados para produzir sedação moderada.

Uma vantagem da anestesia intravenosa é que o início da anestesia é agradável e não há sons de zumbidos, estrondos ou tontura, o que costuma acontecer após a administração de um anestésico inalatório. Por essa razão, a indução da anestesia geralmente começa com um fármaco IV e comumente é preferida pelos clientes que já foram anestesiados com vários métodos. O tempo de ação é curto e o cliente desperta com poucas náuseas ou vômitos.

Os anestésicos IV não são inflamáveis, demandam pouco equipamento e são de fácil manuseio e administração. A incidência baixa de náuseas e vômitos pós-operatórios torna esse método útil para cirurgia ocular, pois nestes casos os vômitos poderiam aumentar a pressão intraocular e comprometer a visão do olho operado. A anestesia IV é útil para procedimentos de curta duração, mas é utilizada menos comumente para cirurgias abdominais mais longas. Tais fármacos não são indicados para crianças com veias finas ou para os clientes que precisam ser intubados, por causa da sensibilidade a obstrução respiratória.

Uma desvantagem dos anestésicos intravenosos, como o tiopental, é o seu efeito depressor respiratório potente. Esses fármacos devem ser administrados por um anestesiologista experiente e apenas quando se dispõe de algum método para administrar oxigênio imediatamente, caso surja alguma dificuldade. Sibilos, tosse e laringospasmo ocorrem ocasionalmente com o uso desses fármacos.

Os bloqueadores neuromusculares (miorrelaxantes) intravenosos bloqueiam a transmissão dos impulsos nervosos à junção neuromuscular dos músculos esqueléticos. Os miorrelaxantes são usados para relaxar os músculos durante cirurgias abdominais e torácicas, para relaxar os músculos oculares durante alguns tipos de cirurgia oftalmológica, facilitar a intubação endotraqueal, tratar laringospasmo e facilitar a ventilação artificial.

**Tabela 5.6** Fármacos intravenosos comumente utilizados.

| Fármaco | Indicações comuns | Vantagens | Desvantagens | Comentários |
|---|---|---|---|---|
| **Analgésicos opioides** | | | | |
| Morfina, sulfato | Dor perioperatória; pré-medicação | Custo baixo; duração de ação de 4 a 5 h; euforia; boa estabilidade cardiovascular | Náuseas e vômitos; liberação de histamina; ↓ da PA postural e da RSV | Administrada por vias intratecal e epidural para aliviar a dor pós-operatória; meia-vida de eliminação de 3 h |
| Alfentanila | Analgesia cirúrgica dos clientes ambulatoriais | Duração de ação de ½ hora; administrada por injeção rápida ou infusão | | Potência: 750 μg = 10 mg de sulfato de morfina; meia-vida de eliminação de 1,6 h |
| Fentanila | Analgesia cirúrgica; infusão epidural para analgesia pós-operatória; acrescentado ao BSA | Boa estabilidade cardiovascular; duração da ação de ½ hora | | Opioide utilizado mais comumente; potência: 100 μg = 10 mg de sulfato de morfina; meia-vida de eliminação de 3,6 h |
| Remifentanila | Infusão IV para analgesia cirúrgica; injeções de doses pequenas para alívio intenso da dor por período curto | Dose facilmente titulável; metabolizado pelas esterases sanguíneas e teciduais; duração muito curta; boa estabilidade cardiovascular | Fármaco novo; custo elevado; precisa ser misturado; pode causar rigidez muscular | Potência: 25 μg = 10 mg de sulfato de morfina; potência 20 a 30 vezes maior que a alfentanila; meia-vida de eliminação de 3 a 10 min |
| Sufentanila | Analgesia cirúrgica | Boa estabilidade cardiovascular; duração da ação de ½ hora; analgesia prolongada | Depressão respiratória prolongada | Potência: 15 μg = 10 mg de sulfato de morfina; meia-vida de eliminação de 2,7 h |
| **Miorrelaxantes não despolarizantes – início de ação e duração intermediários** | | | | |
| Rocurônio | Intubação; manutenção do relaxamento | Início rápido (dose-dependente); eliminação por vias renal e hepática | Vagolítico; pode ↑ FC | Duração semelhante à do atracúrio e do vecurônio |
| Vecurônio | Intubação; manutenção do relaxamento | Nenhum efeito cardiovascular ou cumulativo significativo; não causa liberação de histamina | Precisa ser misturado | Eliminado principalmente na bile, em parte na urina |

*(continua)*

**Tabela 5.6** Fármacos intravenosos comumente utilizados.(*continuação*)

| Fármaco | Indicações comuns | Vantagens | Desvantagens | Comentários |
|---|---|---|---|---|
| **Anestésicos intravenosos** | | | | |
| Etomidato | Indução | Boa estabilidade cardiovascular; indução e recuperação rápidas e suaves | Pode causar dor no local da injeção e movimentos miotônicos | |
| Diazepam | Amnésia; hipnótico; medicação pré-operatória | Sedação adequada | Duração prolongada | Efeitos residuais por 20 a 90 h; o efeito é acentuado por álcool etílico |
| Quetamina | Indução, ocasionalmente manutenção (IV ou IM) | Ação curta; estabilização das vias respiratórias do cliente; bom para crianças e clientes queimados | Doses altas podem causar alucinações e depressão respiratória | Requer ambiente escuro e tranquilo; em geral, administrado em casos de traumatismo |
| Midazolam | Hipnótico; ansiolítico; sedativo; usado comumente como coadjuvante à indução | Amnésia excelente; hidrossolúvel (não causa dor no local da injeção IV); ação curta | Indução mais lenta que o tiopental | Comumente usado para causar amnésia antes da colocação de monitores invasivos ou anestesia regional |
| Propofol | Indução e manutenção; sedação com anestesia geral ou CAM | Início rápido; desperta em 4 a 8 min | Pode causar dor quando injetado | Meia-vida de eliminação curta (34 a 64 min) |
| Metoexital sódico | Indução | Barbitúrico de ação ultracurta | Pode causar soluços | Pode ser administrado por via retal |
| Tiopental sódico | Indução | Indução | Pode causar laringospasmo; pode ser administrado por via retal | Doses altas podem causar apneia e depressão cardiovascular |

PA = pressão arterial; FC = frequência cardíaca; IM = intramuscular; IV = intravenosa; CAM = cuidados anestésicos monitorados; VO = via oral; BSA = bloqueio subaracnóideo; RVS = razão de volume sistólico. De Rothrock, J.C. (2011). Commonly used anesthetic drugs. In J.C. Rothrock (editor), *Alexander's care of the patient in surgery* (13th ed., Table 4-2, pp. 112-113). St. Louis: Mosby.

## Anestesia local

A anestesia local é usada para bloquear os nervos do sistema nervoso central e periférico. Os anestésicos locais causam anestesia e analgesia, pois bloqueiam a transmissão da sensibilidade à dor ao longo das fibras nervosas. O grau de bloqueio depende da concentração e do volume do fármaco (Liu e Lin, 2009). A anestesia local pode ser usada isoladamente ou associada a outros tipos de anestesia. Em geral, essa técnica é administrada pelo cirurgião na área específica do corpo por aplicação tópica ou infiltração local. Na maioria dos casos, o cliente é monitorado pela enfermeira. A enfermeira também deve monitorar a quantidade do fármaco administrado, tendo em vista que as reações tóxicas são dose dependentes (Marek e Bochnlein, 2007).

## Anestesia regional.

A anestesia regional é uma modalidade de anestesia local na qual o anestésico é injetado ao redor dos nervos, de modo que a área inervada por eles seja anestesiada. As técnicas mais comuns são bloqueios espinais, epidurais e dos nervos periféricos. A anestesia regional é uma opção para muitos tipos de procedimentos cirúrgicos e pode permitir o controle excelente da dor pós-operatória de determinados clientes (Townsend JR., Beauchamp, Evers *et al.*, 2008). O efeito depende do tipo de nervo anestesiado. O anestésico local bloqueia os nervos motores com menos eficácia e os nervos simpáticos com maior facilidade. Um anestésico não pode ser considerado ineficaz até que os três sistemas (motor, sensorial e autônomo) deixem de ser afetados.

Os clientes que recebem anestesia regional permanecem conscientes e percebem o ambiente ao redor, a menos que sejam administrados fármacos para causar sedação suave ou minimizar a ansiedade. A enfermeira deve evitar conversas despropositais, ruídos desnecessários e odores desagradáveis, pois tais estímulos podem ser percebidos pelo cliente no CC e contribuir para uma resposta desfavorável ao procedimento cirúrgico. Um ambiente tranquilo tem efeito terapêutico. O diagnóstico não deve ser dito em voz alta, caso seja desconhecido pelo cliente nessa ocasião.

### Anestesia espinal (raquidiana).

A anestesia espinal ou raquidiana é um amplo bloqueio de condução produzido quando o anestésico local é introduzido no espaço subaracnóideo no nível lombar, geralmente entre L4 e L5 (Figura 5.4). Essa técnica produz anestesia dos membros inferiores, do períneo e da região inferior do abdome. Para o procedimento de punção lombar, o cliente geralmente fica em decúbito lateral com os joelhos flexionados contra o tórax. A técnica usada durante a punção lombar deve ser estéril e o fármaco é injetado por uma agulha. Logo após a injeção, o cliente deve ser posicionado em decúbito dorsal. Quando necessário um nível de bloqueio relativamente alto, a cabeça e o ombro devem ser abaixados.

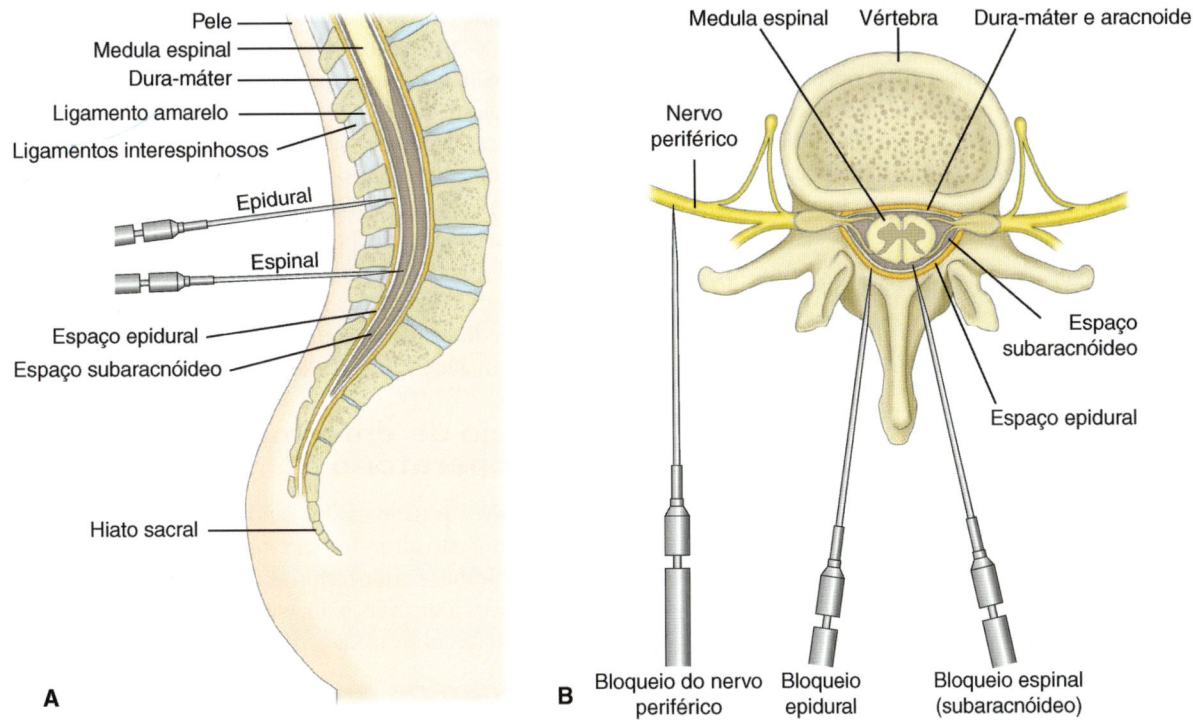

**Figura 5.4** (**A**) Locais das injeções para anestesia espinal e epidural. (**B**) Corte transversal dos locais das injeções para produzir bloqueios nervosos, epidurais e espinais.

Alguns minutos após a injeção do anestésico espinal, a anestesia e a paralisia afetam os dedos dos pés e o períneo, subindo gradativamente para as pernas e o abdome. Se o anestésico chega em concentrações altas à medula espinal torácica alta e cervical, o resultado pode ser paralisia respiratória parcial ou total transitória. A paralisia dos músculos respiratórios é tratada com ventilação artificial até que os efeitos do anestésico nos nervos cranianos e torácicos regridam.

Náuseas, vômitos e dor podem ocorrer durante o procedimento cirúrgico quando se utiliza anestesia espinal. Em geral, essas reações resultam da manipulação de várias estruturas, principalmente as que se localizam no interior da cavidade abdominal. A administração por via intravenosa simultânea de uma solução diluída de tiopental e a inalação de óxido nitroso podem evitar essas reações.

A cefaleia pode ser um efeito tardio da anestesia espinal. Vários fatores estão relacionados com a incidência de cefaleia: calibre da agulha espinal utilizada, extravasamento do líquido do espaço subaracnóideo pelo orifício da punção e estado de hidratação do cliente. As medidas que aumentam a pressão cefalorraquidiana podem ajudar a atenuar a cefaleia. Isso inclui a manutenção de um ambiente tranquilo, a colocação do cliente em posição de decúbito e a manutenção do cliente bem hidratado.

Na anestesia espinal contínua, a ponta de um cateter permanece no espaço subaracnóideo durante o procedimento cirúrgico, de maneira que possa ser injetado mais anestésico, conforme a necessidade. Essa técnica permite um controle mais adequado da dose, mas há maior risco de cefaleia pós-anestésica, pois a agulha utilizada é calibrosa.

***Anestesia epidural.*** A anestesia epidural, técnica de bloqueio da condução utilizada comumente, é obtida injetando-se um anestésico local no espaço epidural que circunda a dura-máter da medula espinal (ver Figura 5.4). Em contraste, a anestesia espinal consiste em injetar através da dura-máter, no interior do espaço subaracnóideo que circunda a medula espinal. A anestesia epidural bloqueia as funções sensoriais, motoras e autonômicas e difere da anestesia espinal quanto ao local da injeção e ao volume de anestésico usado. As doses epidurais são muito maiores, pois o anestésico epidural não entra em contato direto com a medula espinal ou as raízes nervosas.

Se aplicados corretamente, os anestésicos epidurais podem causar menos hipotensão e alterações hemodinâmicas. Entretanto, como a agulha utilizada para produzir anestesia epidural é muito mais calibrosa (calibre 17 ou 18) que a usada para produzir anestesia espinal (calibre 22 a 24), a gravidade da cefaleia causada pela punção acidental da dura-máter é muito maior. Outra desvantagem é a maior dificuldade técnica para introduzir o anestésico no espaço epidural, e não no espaço subaracnóideo. Se houver punção acidental da dura-máter durante a anestesia epidural e o anestésico for distribuído à cabeça, o resultado pode ser uma anestesia espinal alta, podendo causar hipotensão grave, depressão e parada respiratória. O tratamento dessas complicações inclui estabilização das vias respiratórias, soluções IV e administração de vasopressores.

***Bloqueios dos nervos periféricos.*** O bloqueio do plexo braquial, do plexo lombar e dos nervos periféricos específicos é uma técnica eficaz de produzir anestesia cirúrgica e analgesia pós-operatória para muitos procedimentos cirúrgicos que envolvem os membros superiores e inferiores. As vantagens do bloqueio de nervos periféricos (BNP) é o estresse fisiológico menor (se comparado à anestesia epidural ou espinal); a ausência de manipulação das vias respiratórias e de complicações potencialmente associadas à intubação endotraqueal; e a inexistência de efeitos colaterais associados à anestesia geral. Todos os clientes submetidos a BNP devem passar por uma avaliação perioperatória completa, partindo do pressuposto que pode ser utilizada anestesia geral caso o bloqueio não seja eficaz (Sherwood, Williams e Prough, 2009).

Exemplos de bloqueios da condução local utilizados comumente:

- Bloqueio do plexo braquial, que causa anestesia do braço
- Anestesia paravertebral, que provoca anestesia dos nervos que inervam o tórax, a parede abdominal e os membros
- Bloqueio transacral (caudal), que causa anestesia do períneo e, ocasionalmente, da região inferior do abdome.

### Sedação/analgesia moderada e cuidados anestésicos monitorados

É importante diferenciar entre sedação/analgesia moderada e **cuidados anestésicos monitorados**. O termo *sedação/analgesia moderada* é usado para sedação e analgesia levadas a cabo por profissionais que não são anestesiologistas. O termo *cuidados anestésicos monitorados* implica a possibilidade de produzir um nível mais profundo de sedação que o oferecido pela sedação/analgesia, e sempre é administrada por um anestesiologista (Hiller e Mazurek, 2009). A **sedação/analgesia moderada** (antes conhecida como *sedação consciente*) e a anestesia monitorada são técnicas anestésicas que envolvem a administração por via intravenosa de sedativos e/ou analgésicos para minimizar a ansiedade do cliente e controlar a dor durante procedimentos diagnósticos ou terapêuticos. A técnica é utilizada com cada vez maior frequência para procedimentos cirúrgicos de curta duração em hospitais e centros ambulatoriais (Rothrock, 2011). O objetivo é deprimir o nível de consciência do cliente a um grau moderado, a fim de permitir a realização de procedimentos cirúrgicos, diagnósticos ou terapêuticos e, ao mesmo tempo, assegurar o conforto e a colaboração do cliente durante o procedimento. A sedação moderada e a analgesia monitorada permitem que o cliente mantenha as vias respiratórias patentes, conserve os reflexos protetores das vias respiratórias, responda aos estímulos verbais e físicos e recupere-se mais rapidamente após o procedimento.

A sedação moderada pode ser administrada por um anestesiologista ou outro médico habilitado. O cliente submetido à sedação moderada nunca deve ser deixado sozinho e deve ser cuidadosamente monitorado por um médico ou enfermeira com conhecimento e habilidade para detectar arritmias, administrar oxigênio e realizar a reanimação. A avaliação contínua dos sinais vitais, do nível de consciência e da função cardiorrespiratória do cliente é um componente essencial da sedação moderada. Um oxímetro de pulso, um monitor de ECG e avaliações frequentes dos sinais vitais são usados para monitorar o cliente. No Brasil, a Resolução do Conselho Federal de Medicina nº 1.670/2003 estabelece normas para procedimento de sedação profunda, define os níveis de sedação e os equipamentos de emergência e reanimação que devem estar no local.

### *Assepsia cirúrgica*

A assepsia cirúrgica evita a contaminação das feridas cirúrgicas. A flora cutânea natural do cliente ou uma infecção preexistente podem causar infecção da ferida pós-operatória. A adesão rigorosa aos princípios da assepsia cirúrgica pela equipe do CC é essencial à prevenção das infecções cirúrgicas.

Tradicionalmente, o cirurgião, os médicos assistentes e as enfermeiras preparam-se lavando e esfregando as mãos e os braços com sabão antisséptico e água, mas esta prática tradicional foi colocada em dúvida por pesquisas que investigaram a duração ideal do tempo de escovação e a melhor solução a ser utilizada. Recentemente, muitas instituições introduziram um processo de limpeza das mãos sem esfregação, realizado antes dos procedimentos cirúrgicos. O Boxe 5.6 descreve as diretrizes para manutenção da assepsia cirúrgica.

## Manejo de enfermagem intraoperatório

Os objetivos principais dos cuidados de enfermagem durante o procedimento cirúrgico são minimizar a ansiedade do cliente, evitar lesões perioperatórias causadas pelo posicionamento, evitar riscos à segurança, manter a dignidade do cliente e evitar complicações associadas aos eventos operatórios.

### *Redução da ansiedade*

O ambiente do CC pode parecer frio e assustador ao cliente, que pode se sentir isolado e apreensivo. Medidas mais humanizadoras, como apresentações pessoais, chamar o cliente pelo nome, fornecer explicações, estimular perguntas e respondê-las, tudo isso favorece o acolhimento, o que pode ajudar o cliente a se sentir seguro. Ao conversar sobre o que o cliente pode esperar do procedimento cirúrgico, a enfermeira usa as habilidades básicas de comunicação, inclusive toque e contato visual, para minimizar a ansiedade. Os cuidados com o conforto físico (mantas quentes, mudanças de posição) ajudam o cliente a sentir-se mais confortável. Informar ao cliente sobre os outros profissionais envolvidos no procedimento cirúrgico, qual será a duração esperada do procedimento e outros detalhes pode ajudá-lo a se preparar para a experiência e adquirir sensação de controle.

### *Prevenção de lesões por posicionamento intraoperatório*

A posição do cliente na mesa cirúrgica depende do procedimento cirúrgico a ser realizado e também da condição física do cliente (Figura 5.5). Existe a possibilidade de haver desconforto transitório ou lesão irreversível, pois muitas posições são inadequadas. Articulações hiperestendidas, artérias comprimidas ou nervos e proeminências ósseas pressionadas geralmente causam desconforto, o que ocorre simplesmente porque a posição precisa ser sustentada por períodos longos (Rothrock, 2011). Os seguintes fatores devem ser considerados:

- O cliente deve ficar na posição mais confortável possível, e não importa se está consciente ou inconsciente
- O campo cirúrgico precisa estar adequadamente exposto
- Uma posição inadequada, a compressão indevida de uma proeminência óssea, a utilização de estribos de apoio ou tração não deve impedir a irrigação sanguínea
- A respiração não deve ser impedida pela pressão exercida pelos braços contra o tórax ou por um avental apertado que comprima o pescoço ou o tórax

### BOXE 5.6 | Diretrizes básicas para manutenção da assepsia cirúrgica.

Todos os profissionais envolvidos na fase intraoperatória têm a responsabilidade de garantir e manter um ambiente seguro. A adesão à técnica asséptica faz parte dessa responsabilidade. Os princípios básicos da técnica asséptica são os seguintes:

- Todos os materiais que entram em contato com a ferida cirúrgica ou são utilizados dentro do campo cirúrgico devem ser estéreis. As superfícies ou os objetos estéreis podem tocar outras superfícies ou objetos estéreis, permanecendo estéreis; o contato com objetos não estéreis em qualquer momento torna a área estéril contaminada
- As roupas da equipe de cirurgia são consideradas frontalmente estéreis, do tórax até o nível do campo estéril. As mangas também são consideradas estéreis de cinco centímetros acima do cotovelo ao punho de malha
- Os campos cirúrgicos são usados para formar o campo estéril. Apenas a superfície superior da mesa com campos cirúrgicos é considerada estéril. Durante a colocação dos campos cirúrgicos na mesa cirúrgica ou no cliente, o campo estéril é fixado bem acima da superfície a ser coberta e posicionado de frente para trás
- Os itens são dispensados ao campo estéril por métodos que conservem sua esterilidade e a integridade do campo estéril. Após abrir um pacote estéril, as bordas não são mais consideradas estéreis. Os suprimentos estéreis, inclusive as soluções, são liberados no campo estéril ou manuseados por um profissional previamente preparado, de modo que a esterilidade do objeto ou da solução seja preservada
- Os movimentos da equipe de cirurgia são do campo estéril para as áreas estéreis e das áreas não estéreis a outras áreas não estéreis. Os profissionais que fizeram a assepsia e os itens estéreis entram em contato apenas com as áreas estéreis; as enfermeiras circulantes e os itens não estéreis entram em contato apenas com as áreas não estéreis
- Os movimentos em torno de um campo estéril não devem contaminá-lo. As áreas estéreis devem ser mantidas no campo de visão durante os movimentos ao redor da área. Para evitar contaminação acidental, deve-se manter uma distância mínima de 30 centímetros do campo estéril
- Sempre que uma barreira estéril for violada, a área deve ser considerada contaminada. Um rasgo ou uma perfuração do campo cirúrgico, permitindo o acesso a uma superfície não estéril sob ele, torna a área não estéril. Esse campo cirúrgico deve ser substituído
- Todo campo estéril deve ser continuamente monitorado e preservado. Os itens com esterilização duvidosa são considerados não estéreis. Os campos estéreis são preparados no menor tempo possível antes de serem utilizados.

---

- Os nervos devem ser protegidos de pressão indevida. O posicionamento inadequado dos braços, das mãos, das pernas ou dos pés pode causar lesão grave ou paralisia. Os fixadores dos ombros devem estar bem acolchoados para evitar lesão nervosa irreversível, principalmente quando é necessário colocar o cliente em posição de Trendelenburg (de cabeça para baixo). A complicação da síndrome compartimental está associada ao posicionamento intraoperatório (Denholm, 2009; Singisetti, 2009). Veja descrição das manifestações clínicas da síndrome compartimental no Capítulo 42
- É importante adotar precauções para garantir a segurança dos clientes, principalmente quando magros, idosos, obesos ou quando apresentarem alguma deformidade física
- O cliente pode necessitar de contenção suave antes da indução anestésica, caso esteja excitado.

A posição habitual de cirurgia é conhecida como decúbito dorsal (cliente deitado de costas). Um braço é posicionado no lado do leito com a palma da mão para baixo; o outro membro é posicionado cuidadosamente no suporte para braço, facilitando a infusão IV de soluções, sangue ou fármacos. Essa posição é usada para a maioria dos procedimentos cirúrgicos abdominais, exceto para cirurgia da vesícula biliar ou da pelve (Figura 5.5A).

Em geral, a posição de Trendelenburg é usada para realizar cirurgias da região abdominal baixa e da pelve, de modo a assegurar exposição adequada por deslocamento dos intestinos para a região superior do abdome. Nessa posição, a cabeça e a parte superior do corpo são rebaixadas. O cliente é mantido nessa posição por suportes de ombro acolchoados (Figura 5.5B).

A posição de litotomia é usada para realizar quase todos os procedimentos cirúrgicos do períneo, do reto e da vagina (Figura 5.5C). A cliente é posicionada em decúbito dorsal, com as pernas e as coxas flexionadas. Essa posição é mantida apoiando os pés nos estribos.

A posição de Sims ou lateral é usada para operações renais. O cliente é colocado com o lado que não será operado apoiado em um travesseiro de ar de 12,5 a 15 cm de espessura sob a virilha ou em uma mesa cirúrgica com elevador para o rim ou dorso (Figura 5.5D).

Outros procedimentos, como cirurgias abdominotorácicas ou neurocirúrgicas, podem exigir posições singulares e equipamentos adicionais, dependendo da abordagem operatória.

### Proteção do cliente para evitar lesões

Várias atividades são realizadas para contornar os diversos problemas que ameaçam a segurança do cliente no CC. A enfermeira deve proteger o cliente para evitar lesões garantindo-lhe um ambiente seguro. Verificar informações, checar o prontuário para saber se está completo e manter a assepsia cirúrgica e as melhores condições ambientais possíveis são responsabilidades fundamentais da enfermagem. Uma das primeiras funções da enfermeira intraoperatória é verificar se todos os documentos exigidos foram preenchidos. A enfermeira identifica o cliente e verifica o procedimento cirúrgico planejado, o local que será operado e o tipo de anestesia. É importante revisar o prontuário do cliente quanto aos seguintes itens:

- Formulário de consentimento informado apropriado à operação proposta, com assinatura do cliente e/ou responsável

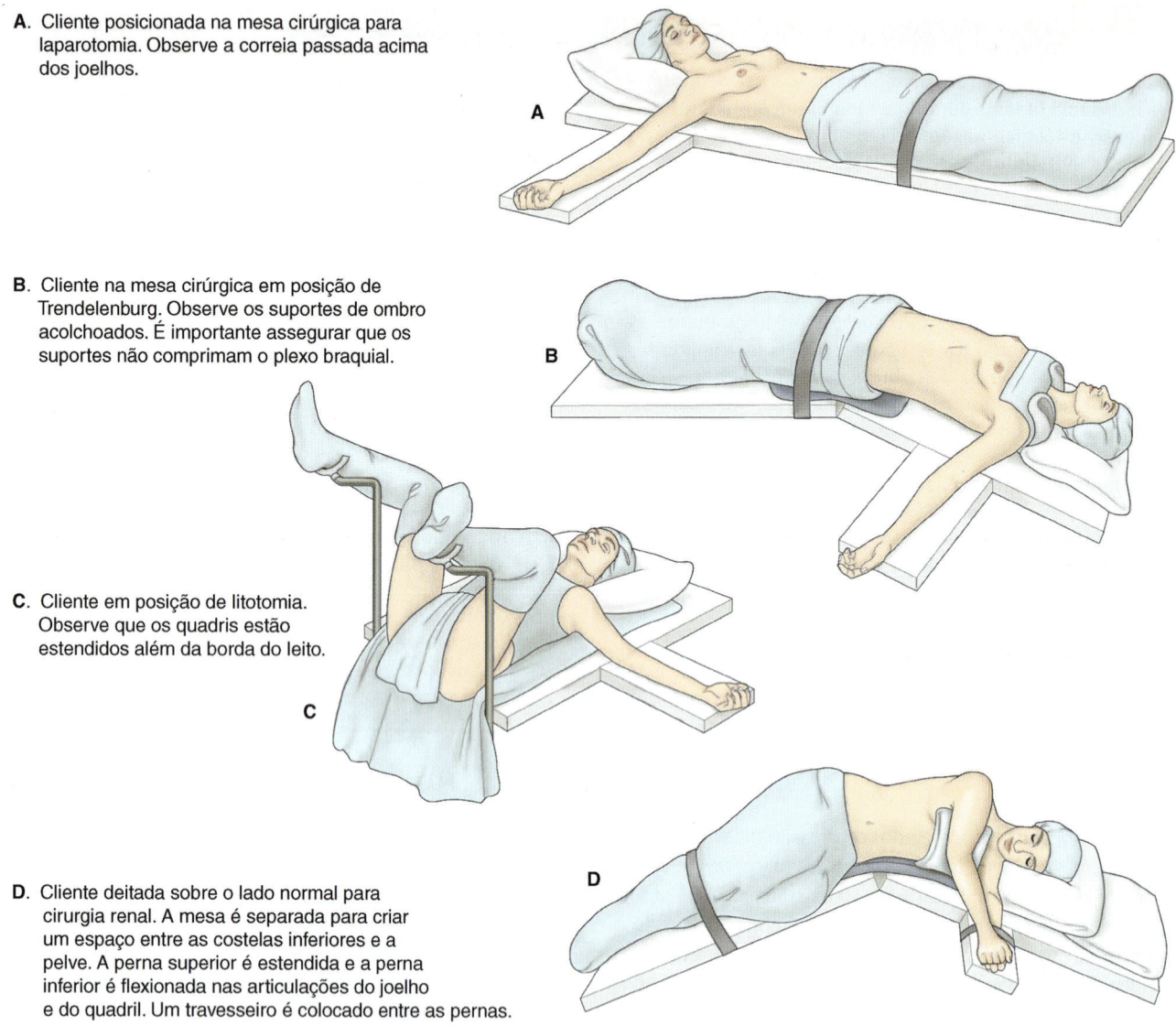

**Figura 5.5** Posições na mesa cirúrgica. As legendas chamam a atenção às medidas de conforto e segurança. Todos os clientes cirúrgicos usam gorros para cobrir completamente os cabelos.

A. Cliente posicionada na mesa cirúrgica para laparotomia. Observe a correia passada acima dos joelhos.

B. Cliente na mesa cirúrgica em posição de Trendelenburg. Observe os suportes de ombro acolchoados. É importante assegurar que os suportes não comprimam o plexo braquial.

C. Cliente em posição de litotomia. Observe que os quadris estão estendidos além da borda do leito.

D. Cliente deitada sobre o lado normal para cirurgia renal. A mesa é separada para criar um espaço entre as costelas inferiores e a pelve. A perna superior é estendida e a perna inferior é flexionada nas articulações do joelho e do quadril. Um travesseiro é colocado entre as pernas.

- Prontuários preenchidos com história de saúde e exame físico
- Resultados dos exames diagnósticos e imagens
- Alergias (inclusive látex).

Além de confirmar que todos os dados necessários do cliente estejam completos, a enfermeira perioperatória reúne o equipamento específico necessário ao procedimento. A seguir, ela checa a necessidade de usar fármacos, hemocomponentes, instrumentos e outros equipamentos e suprimentos não rotineiros, bem como a disponibilidade do quarto ou leito na enfermaria, ou do leito no centro de tratamento intensivo, a conclusão da instalação física e a completude de instrumentos, suturas e curativos. Também é importante detectar quaisquer aspectos do ambiente do CC que possam afetar desfavoravelmente o cliente. Isso inclui aspectos físicos como temperatura e umidade ambientes, riscos elétricos, contaminantes potenciais (poeira, sangue e secreção no piso ou nas superfícies, cabelos expostos, vestuário pessoal incompleto, joias usadas pelos profissionais de saúde) e trânsito desnecessário de pessoas.

A enfermeira circulante também instala e mantém o equipamento de aspiração em funcionamento, liga o equipamento de monitoramento invasivo, checa o acesso vascular e os dispositivos de monitoramento (cateteres arterial, de Swan-Ganz ou venoso central, acessos IV) e inicia as medidas apropriadas de conforto físico do cliente.

A prevenção de lesões físicas inclui o uso de correias de segurança e grades laterais, bem como não deixar o cliente sedado sem supervisão. A transferência do cliente da maca para a mesa cirúrgica requer práticas seguras de transferência. Outras medidas de segurança incluem a colocação do dispositivo de aterramento sob o cliente para evitar queimaduras e choques elétricos; remover o excesso de solução antisséptica da pele do cliente; e colocar os campos cirúrgicos adequados de maneira a cobrir completamente as áreas expostas, sempre após a criação do campo cirúrgico, de modo a reduzir o risco de hipotermia.

Nunca é demais enfatizar as medidas de enfermagem para evitar "eventos adversos" como prevenir a retenção de objetos estranhos, a cirurgia da parte do corpo "errada" e úlceras por

> **BOXE 5.7 — Fatores de risco para retenção de compressas cirúrgicas.**
>
> - Cirurgia de emergência
> - Alterações inesperadas do procedimento
> - Cliente com IMC (índice de massa corporal) alto
> - Muitos cirurgiões envolvidos no mesmo procedimento
> - Muitos procedimentos realizados no mesmo cliente
> - Muitas enfermeiras do centro cirúrgico/membros da equipe de enfermagem envolvidos no procedimento cirúrgico
> - A duração da cirurgia estende-se por mais de um turno de enfermagem
>
> De Chen et al., 2010.

pressão. As instituições de saúde devem adotar diretrizes de modo a evitar a ocorrência desses eventos adversos. Também existem dispositivos tecnológicos que podem facilitar a contagem segura dos instrumentos e suprimentos cirúrgicos para evitar que objetos estranhos fiquem retidos no cliente. O risco de corpos estranhos retidos aumenta em determinadas condições cirúrgicas (Boxe 5.7).

A administração de hemocomponentes pode ser necessária de acordo com o procedimento cirúrgico. Poucos clientes submetidos a um procedimento cirúrgico eletivo precisam de transfusão de sangue, mas os indivíduos submetidos a cirurgias com risco mais alto (p. ex., ortopédicas ou cardíacas) podem necessitar de transfusões intraoperatórias. A enfermeira circulante antecipa-se a essa necessidade, verifica se o sangue foi submetido às provas de compatibilidade e se está reservado e, quando necessário, prepara-se para ajudar o anestesiologista a realizar a transfusão.

## Integralidade da assistência no centro cirúrgico

Como o cliente submetido à anestesia geral ou à sedação moderada apresenta alteração ou perda transitória da sensibilidade/percepção, ele requer mais proteção e amparo. O amparo ao cliente no centro cirúrgico inclui manter seu conforto físico e emocional, sua privacidade, seus direitos e sua dignidade. Independentemente de estarem conscientes ou não, os clientes não devem ser expostos a ruídos em excesso, conversas inadequadas ou, acima de tudo, comentários pejorativos. Embora pareça surpreendente, as brincadeiras no centro cirúrgico incluem ocasionalmente piadas sobre a aparência física, o trabalho, a história pessoal e outros aspectos do cliente. Já foram descritos casos de clientes, aparentemente em anestesia profunda, que se lembravam de toda a experiência cirúrgica, inclusive de comentários pessoais depreciativos por parte dos profissionais do centro cirúrgico. A enfermeira nunca deve participar dessas conversas e deve desencorajar outras pessoas a fazê-lo. Outras atividades de amparo ao cliente incluem minimizar as manifestações clínicas desumanizantes do fato de ele ser um cliente cirúrgico, certificando-se que seja tratado como indivíduo, com respeito aos seus valores culturais e espirituais, privacidade física e manutenção da confidencialidade.

## Monitoramento das complicações potenciais

O cirurgião e o anestesiologista têm a responsabilidade de monitorar e tratar as complicações. A enfermeira, durante o período intraoperatório, também desempenha um papel importante. Entre as funções importantes da enfermeira estão ficar atenta e relatar alterações dos sinais vitais, além de sinais e sintomas como náuseas e vômitos, anafilaxia, hipoxia, hipotermia, hipertermia maligna ou coagulação intravascular disseminada (CID) e colaborar em seu tratamento. Todas essas complicações estão descritas sucintamente a seguir. Todos os membros da equipe de saúde têm a responsabilidade de manter a assepsia.

### Náuseas e vômitos

Náuseas e vômitos, ou refluxo, podem afetar os clientes durante o período intraoperatório. Se houver esforço para vomitar, o cliente é virado de lado, a cabeceira da mesa cirúrgica é abaixada e uma cuba é colocada para recolher o vômito. A aspiração é usada para remover saliva e conteúdo gástrico vomitado. As técnicas anestésicas mais modernas reduziram a incidência desta complicação; contudo, não existe um meio simples de evitar náuseas e vômitos. A melhor conduta é adotar uma abordagem interdisciplinar envolvendo cirurgião, anestesiologista e enfermeira.

Em alguns casos, o anestesiologista administra antieméticos no período pré-operatório ou intraoperatório para evitar a possibilidade de aspiração. Se o cliente aspirar vômito, a aspiração causa um episódio semelhante à asma com broncospasmo grave e sibilos. Em seguida, o cliente pode desenvolver pneumonite e edema pulmonar com hipoxia extrema. Os médicos têm dedicado cada vez maior atenção à regurgitação imperceptível do conteúdo gástrico (não relacionada com os períodos de jejum pré-operatório), que ocorrem com mais frequência do que o esperado. O volume e a acidez do material aspirado determinam a gravidade da lesão dos pulmões. Os clientes podem usar uma solução antiácida não particulada para aumentar o pH do conteúdo gástrico, ou um antagonista do receptor 2 de histamina ($H_2$), como cimetidina, ranitidina ou famotidina, para reduzir a secreção de ácido gástrico (Rothrock, 2011).

### Anafilaxia

Anafilaxia é uma reação alérgica potencialmente fatal a um antígeno ou hapteno específico (uma molécula pequena que pode causar uma reação imune quando se liga a uma proteína), resultando em urticária, prurido ou angioedema (edema dos tecidos subcutâneos, e não nos planos superficiais da pele) e deterioração rápida para colapso vascular, choque e angústia respiratória. Sempre que o cliente entra em contato com uma substância estranha, existe a possibilidade de uma reação anafilática. Como os fármacos são as causas mais frequentes de anafilaxia, as enfermeiras, no período intraoperatório, devem conhecer o tipo e a técnica anestésica utilizada, assim como os fármacos específicos. A reação anafilática pode ocorrer em resposta a muitos fármacos, ao látex ou outras substâncias.

### Hipoxia e outras complicações respiratórias

Ventilação inadequada, obstrução das vias respiratórias, intubação acidental do esôfago e hipoxia são complicações potenciais significativas associadas à anestesia geral. Muitos fatores podem contribuir para a ventilação inadequada. A depressão respiratória causada pelos anestésicos, a aspiração das secreções das vias respiratórias ou do vômito e a posição do cliente na mesa cirúrgica podem comprometer a troca gasosa. Variações anatômicas podem tornar difícil a visualização da traqueia, resultando na introdução da via respiratória artificial no esôfago, em vez de na traqueia. Além desses riscos, pode ocorrer asfixia causada por corpos estranhos na boca, espasmo das pregas vocais, relaxamento da língua ou aspiração de vômito, saliva ou sangue. A lesão cerebral secundária à hipoxia pode desenvolver-se em alguns minutos. Portanto, o monitoramento cuidadoso da oxigenação do cliente é uma das funções primordiais do anestesiologista e do circulante. A perfusão periférica deve ser avaliada frequentemente, bem como os níveis da oximetria de pulso.

## Hipotermia

Durante a anestesia, a temperatura do cliente pode cair. Essa condição é conhecida como *hipotermia* e caracteriza-se por temperatura corporal central menor que o normal (36,6°C ou menos). A hipotermia acidental pode ser consequência da temperatura baixa do centro cirúrgico, da infusão de líquidos frios, da inalação de gases frios, de feridas ou cavidades corporais expostas, da atividade muscular reduzida, da idade avançada ou dos fármacos administrados (p. ex., vasodilatadores, fenotiazinas, anestésicos gerais). A hipotermia também pode ser induzida intencionalmente durante determinados procedimentos cirúrgicos (p. ex., operações cardíacas que requeiram *bypass* cardiopulmonar) para reduzir a taxa metabólica e as demandas de energia do cliente.

Evitar hipotermia acidental é uma meta importante. Quando ocorre hipotermia, o objetivo da intervenção é atenuar ou reverter o processo fisiopatológico. Quando a hipotermia é intencional, o objetivo é normalizar a temperatura corporal sem riscos para o cliente. A temperatura ambiente do CC pode ser ajustada temporariamente entre 25 e 26,6°C. As soluções IV e de irrigação devem ser aquecidas a 37°C. Aventais e campos cirúrgicos úmidos devem ser removidos imediatamente e substituídos por roupas secas, pois roupas de cama úmidas aumentam a perda de calor. Quaisquer que sejam os métodos utilizados, o reaquecimento do cliente deve ser realizado gradativamente e sem pressa. É necessário monitorar a temperatura central, o débito urinário, o eletrocardiograma, a pressão arterial, a gasometria arterial (GA) e os níveis dos eletrólitos séricos.

### Alerta de enfermagem
*A hipotermia está associada a calafrios. A enfermeira deve saber que os calafrios podem aumentar a demanda de oxigênio em 300 a 400%. Por esta razão, deve-se administrar oxigênio suplementar e monitorar continuamente a saturação de oxigênio.*

## Hipertermia maligna

A hipertermia maligna (HM), um raro distúrbio muscular hereditário induzido quimicamente pelos anestésicos (Rothrock, 2011), ocorre em cerca de um para cada 100 mil clientes (Brandon, 2009). Algum tempo atrás, as taxas de mortalidade superavam os 80%. Desde a introdução do dantroleno sódico, em 1979, e com o desenvolvimento de testes genéticos, além do diagnóstico e do tratamento imediatos com protocolos específicos, a mortalidade caiu a cerca de 10% (Noble, 2007). A identificação dos clientes suscetíveis à hipertermia maligna é fundamental. Os clientes suscetíveis têm músculos volumosos e fortes, mutações genéticas familiares previamente descritas, parentes de primeiro grau com diagnóstico ou suspeita de hipertermia maligna e morte inexplicável de um familiar durante algum procedimento cirúrgico seguido de reação febril.

Durante a anestesia, fármacos potentes como os anestésicos inalatórios (halotano, enflurano) e os miorrelaxantes (succinilcolina) podem desencadear os sinais e os sintomas da hipertermia maligna (ver lista de anestésicos na Tabela 5.5). O estresse e alguns fármacos, como aminas simpaticomiméticas (epinefrina), teofilina, aminofilina, anticolinérgicos (atropina) e glicosídios cardíacos (digitálicos), podem induzir ou intensificar essa reação. A fisiopatologia está relacionada com um distúrbio hipermetabólico das células musculares esqueléticas, que incluem distúrbios da função do cálcio nas células. Esse distúrbio do cálcio causa os sinais e os sintomas clínicos do hipermetabolismo que, por sua vez, agrava as contrações musculares (rigidez). A contração muscular persistente causa hipertermia (a febre pode passar de 43,5°C) e lesão subsequente do sistema nervoso central (SNC).

Quando se esgotam suas reservas de energia celular (trifosfato de adenosina [ATP]), as células musculares entram em colapso e liberam seu conteúdo intracelular, inclusive mioglobina (uma proteína liberada pelo músculo lesado), creatinofosfoquinase (CPK) e potássio na circulação sistêmica. A hiperpotassemia resultante tem efeitos dramáticos no coração e causa arritmias ventriculares. O pigmento muscular mioglobina tem afinidade pelos rins e pode causar insuficiência renal (ver detalhes no Boxe 42.7 do Capítulo 42). Se a hipertermia maligna não for tratada, as consequências podem ser parada cardíaca, insuficiência renal, distúrbios da coagulação sanguínea, hemorragia interna, lesão cerebral, insuficiência hepática e morte.

Os primeiros sinais e sintomas da hipertermia maligna estão relacionados com os sistemas cardiovascular e musculoesquelético. Em geral, o primeiro sinal é taquicardia (frequência cardíaca > 150 bpm). Além da taquicardia, a estimulação do sistema nervoso simpático causa arritmia ventricular, hipotensão, redução do débito cardíaco, oligúria e, por fim, parada cardíaca. Em consequência do transporte anormal do cálcio, o cliente tem rigidez ou movimentos tetânicos, geralmente na mandíbula. Na verdade, a elevação da temperatura é um sinal tardio que se instala rapidamente. Nesses casos, a temperatura corporal aumenta 1 a 2°C a cada cinco minutos (Rothrock, 2011). A temperatura corporal central pode atingir ou superar os 42°C em pouquíssimo tempo e deve ser cuidadosamente monitorada e registrada durante o procedimento cirúrgico. Estudos recentes demonstraram a sequência (dos mais frequentes aos menos comuns) dos sinais clínicos de clientes com hipertermia maligna: hipercapnia (92,2%), taquicardia sinusal (72,9%), elevação rápida da temperatura (64,7%), hipertermia (52,2%), rigidez muscular generalizada (40,8%), taquipneia (27,1%), espasmo dos masseteres (26,7%), transpiração (17,6%), hematúria (13,7%), cianose (9,4%), manchas cutâneas (6,3%), taquicardia ventricular (3,5%), sangramento excessivo (2,7%) e fibrilação ventricular (2,4%) (Larach, Gronert, Allen *et al.*, 2010). Toda a equipe de saúde deve estar atenta à ocorrência de qualquer um desses sinais.

O reconhecimento imediato dos sinais e dos sintomas e a interrupção rápida da anestesia são fundamentais. As medidas imediatas consistem em interromper o fármaco que causou a hipertermia maligna e hiperventilar o cliente com oxigênio a 100% e também com infusão rápida de, no mínimo, 2,5 mg/kg de dantroleno sódico por via intravenosa (Brandom, 2009). Doses adicionais mais altas podem ser necessárias até que os sinais da hipertermia maligna estejam controlados. Como o dantroleno está disponível em frascos de 20 mg com várias doses, que precisam ser reconstituídas apenas com 50 m$\ell$ de água estéril, espera-se que, no mínimo, duas enfermeiras fiquem encarregadas de reconstituir o fármaco durante a crise. Quando o cliente tem hipertermia, o resfriamento ativo deve ser iniciado com administração de soro fisiológico gelado; lavagem do estômago, da bexiga, do reto e das cavidades corporais abertas com solução salina gelada (se necessário); colocação de mantas de hipotermia; e aplicação de compressas de gelo. É essencial o monitoramento da temperatura do cliente para avaliar a eficácia do tratamento e evitar hipotermia. Os antiarrítmicos, como a procainamida, podem ser usados para tratar as arritmias ventriculares, assim como glicose e insulina IV, além de cloreto de sódio para reverter a hiperpotassemia. O bicarbonato de sódio pode ser administrado para tratar a acidose metabólica, dependendo dos resultados da GA. Além disso, os diuréticos podem ser usados para facilitar a eliminação da mioglobina filtrada pela urina. O débito urinário e a cor da urina devem ser cuidadosamente monitorados de hora em hora (Nobel, 2007).

Os objetivos do tratamento são reduzir o metabolismo, reverter a acidose metabólica e respiratória, corrigir as arritmias, diminuir a temperatura corporal, fornecer oxigênio e nutrientes aos tecidos e normalizar o distúrbio eletrolítico. No Brasil, o Conselho Federal de Medicina, a Associação Médica Brasileira e a Sociedade Brasileira de Anestesiologia apresentam diretrizes para o tratamento da hipertermia maligna. Embora essa complicação não seja comum, os médicos devem identificar os clientes sob risco, reconhecer os sinais e os sintomas, dispor de fármacos e equipamentos apropriados e ter conhecimentos sobre o protocolo a ser seguido. Essas medidas preventivas podem salvar a vida do cliente.

### Coagulação intravascular disseminada (CID)

A CID é um distúrbio sistêmico que causa hemorragia generalizada e microtromboses com isquemia. Pode ser um efeito colateral da HM ou um precursor desta complicação. A taxa de mortalidade pode ser superar os 80% e as manifestações clínicas podem incluir sangramentos das mucosas, dos locais de punção venosa e dos sistemas digestório e urinário. O sangramento pode ser mínimo (hemorragia interna imperceptível) ou profuso, com hemorragias por todos os orifícios. É importante que todos os médicos estejam atentos aos indícios de CID em desenvolvimento. Veja detalhes sobre o distúrbio no Capítulo 33.

## Cuidados pós-operatórios

A **fase pós-operatória** começa com a admissão do cliente à unidade de recuperação pós-anestésica e termina com a consulta de reavaliação no ambulatório clínico ou em domicílio. O âmbito dos cuidados de enfermagem abrange grande variedade de atividades, inclusive manter as vias respiratórias do cliente, monitorar os sinais vitais, avaliar os efeitos dos anestésicos, detectar complicações e fornecer medidas de conforto e alívio da dor do cliente. As atividades de enfermagem também enfatizam a promoção da recuperação do cliente e a iniciação do processo de ensino, do acompanhamento clínico e dos encaminhamentos para a recuperação e à reabilitação após a alta.

## Manejo de enfermagem no período pós-anestésico

Em alguns hospitais e centros de cirurgia ambulatorial, os cuidados pós-anestésicos são divididos em duas fases. Durante a **fase I na RPA**, que corresponde à fase de recuperação imediata, os cuidados de enfermagem são intensivos. Durante a **fase II na RPA**, o cliente é preparado para assumir seu autocuidado ou receber cuidados em outros setores do hospital, cuidados ampliados em outros serviços ou alta hospitalar. Em muitas unidades da fase II, poltronas reclináveis, em vez de macas ou leitos, é a norma. Os clientes permanecem na RPA por no máximo 4 a 6 horas, dependendo do tipo de cirurgia e de quaisquer distúrbios preexistentes. Nas instituições que não subdividem os cuidados da RPA, o cliente permanece internado nesta unidade e pode receber alta diretamente para o domicílio.

Os objetivos do manejo de enfermagem para o cliente na RPA são prestar-lhe assistência até que se recupere dos efeitos da anestesia (p. ex., até que readquira as funções motoras e sensoriais), esteja orientado ou volte ao seu nível cognitivo basal; apresente sinais vitais estáveis; e não tenha sinais de hemorragia ou outras complicações. Todas as enfermeiras da RPA devem ser capacitadas a realizar as avaliações. A enfermeira da RPA realiza o monitoramento frequente do pulso (a cada 15 min), eletrocardiograma, frequência respiratória, pressão arterial e oximetria de pulso (nível de oxigenação do sangue) do cliente. Em alguns casos, o nível de dióxido de carbono do ar exalado ($ETCO_2$) também é monitorado. A via respiratória do cliente pode ser obstruída em consequência dos efeitos tardios da anestesia recente e a enfermeira da RPA deve estar preparada para auxiliar o médico na reintubação e no tratamento de outras emergências que possam ocorrer. As enfermeiras da RPA também devem implementar atividades de ensino junto aos clientes.

### Admissão do cliente à unidade de recuperação pós-anestésica

A transferência do cliente do CC à RPA é responsabilidade do anestesiologista. Durante o transporte do CC para a RPA, ele permanece na cabeceira da maca (para estabilizar a via respiratória) e um membro da equipe de cirurgia fica na extremidade oposta. O transporte do cliente requer considerações especiais quanto ao local da incisão, às alterações vasculares possíveis e à exposição. A incisão cirúrgica é considerada sempre que o cliente pós-operatório precise ser movimentado. Muitas feridas são fechadas sob tensão significativa e devem ser envidados todos os esforços para evitar tensão adicional na incisão. O cliente deve ser posicionado de modo que não fique deitado sobre os drenos ou os tubos de drenagem, que não devem ser obstruídos. A hipotensão ortostática grave pode ocorrer quando o cliente é movimentado muito rapidamente de uma posição para outra (p. ex., da posição de litotomia para decúbito, ou do decúbito lateral para o dorsal). Por esta razão, o cliente deve ser movimentado lenta e cuidadosamente. Assim que o cliente for colocado na maca ou no leito, o avental sujo é retirado e substituído por outro seco. O cliente é coberto com mantas leves e aquecido. As grades laterais podem ser levantadas para evitar quedas.

### Avaliação do cliente

As avaliações criteriosas frequentes do nível de saturação de oxigênio sanguíneo, da frequência e da regularidade dos pulsos, da profundidade e do padrão da respiração, da coloração da pele, do nível de consciência e da capacidade de responder aos comandos são fundamentais aos cuidados de enfermagem na RPA. A enfermeira realiza uma avaliação inicial e, em seguida, examina a área operada para verificar se há drenagem ou hemorragia. Feito isso, é hora de verificar que todos os drenos cirúrgicos e os cabos de monitoramento estejam conectados e funcionantes. A enfermeira verifica as soluções ou fármacos IV que estão sendo infundidos e confirma sua dose e velocidade de infusão.

Após a avaliação inicial, os sinais vitais e o estado físico geral do cliente devem ser avaliados, no mínimo, a cada 15 min. A pervidade das vias respiratórias e a função pulmonar devem ser avaliadas primeiramente, seguidas das avaliações da função cardiovascular, da condição da área operada e da função neurológica. Todo procedimento cirúrgico pode causar lesões secundárias à perda da integridade neurovascular resultante de um prolongado posicionamento indevido no CC, da manipulação dos tecidos, da lesão acidental dos nervos ou da aplicação de bandagens apertadas. Qualquer operação ortopédica ou procedimento cirúrgico que envolva os membros acarreta risco de lesão dos nervos periféricos. Cirurgias vasculares, como a substituição de segmentos de artérias periféricas lesadas ou a colocação de um enxerto arteriovenoso, colocam o cliente sob risco de trombose no local da cirurgia e isquemia subsequente dos tecidos distais ao trombo. A avaliação da *circulação*, da *sensibilidade* e da *mobilidade* inclui pedir ao cliente que movimente a mão ou o pé distal ao local operado em toda sua amplitude de movimentos, avaliando todas as superfícies para verificar se a sensibilidade está preservada e também os pulsos periféricos (Rothrock, 2011). A enfermeira deve estar atenta a qualquer informação pertinente da história do cliente que possa ser significativa (p. ex., o cliente é surdo ou tem déficit auditivo, tem história de convulsões ou diabetes, é alérgico a determinados fármacos ou ao látex).

### Manutenção das vias respiratórias desobstruídas

No período pós-operatório imediato, o objetivo principal é manter a ventilação pulmonar, evitando hipoxemia (níveis reduzidos de oxigênio no sangue) e hipercapnia (níveis altos de dióxido de carbono no sangue). Esses dois distúrbios podem ocorrer quando as vias respiratórias são obstruídas e a ventilação diminui (hipoventilação). Além de verificar as prescrições médicas e administrar oxigênio suplementar, a enfermeira avalia a frequência e a profundidade das respirações, a facilidade com que o cliente respira, a saturação de oxigênio e os sons respiratórios.

Em geral, os clientes que passaram por anestesia prolongada estão inconscientes com todos os músculos relaxados. Esse relaxamento também inclui os músculos da faringe. Quando o cliente está em decúbito dorsal, a mandíbula e a língua retrocedem e obstruem as vias respiratórias (Figura 5.6). Essa condição é conhecida como *obstrução hipofaríngea*. Os sinais de obstrução incluem sufocação; respirações ruidosas e irregulares; redução da saturação de oxigênio; e, após alguns minutos, pele azulada e opaca (cianose). Como os movimentos do tórax e do diafragma não indicam necessariamente que o cliente esteja respirando, a enfermeira deve colocar a palma da mão à frente do nariz e da boca do cliente para sentir a exalação do ar.

O anestesiologista pode deixar um dispositivo respiratório de plástico ou borracha rígida na boca ou no nariz do cliente para manter suas vias respiratórias desobstruídas. Esse disposi-

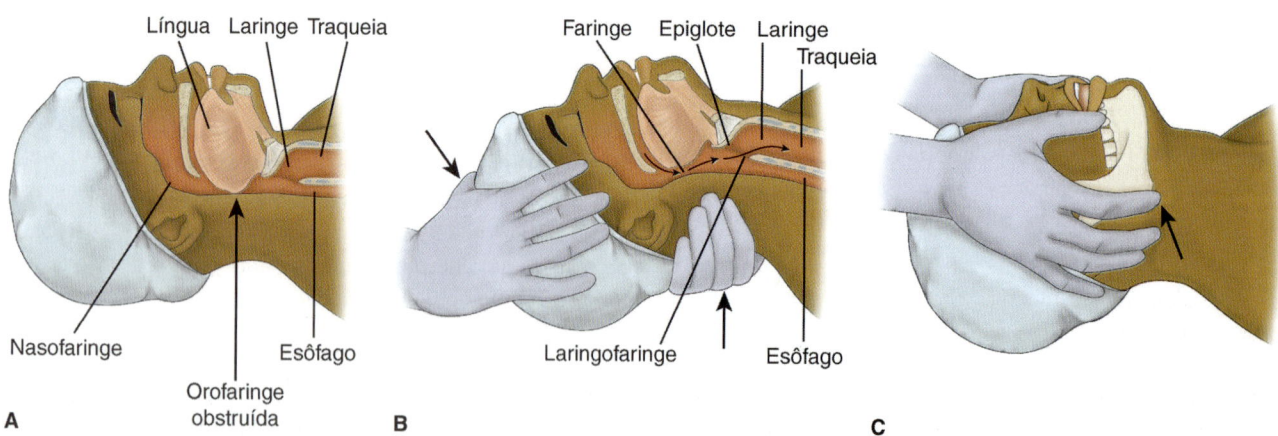

**Figura 5.6** (**A**) A obstrução hipofaríngea ocorre quando a flexão do pescoço permite que o queixo caia na direção do tórax; esta obstrução quase sempre ocorre quando a cabeça está em posição intermediária. (**B**) A inclinação da cabeça para trás, de modo a esticar a parte anterior do pescoço, levanta a base da língua, que está em contato com a parede faríngea posterior. A direção das setas indica a pressão exercida pelas mãos. (**C**) É necessário abrir a boca do cliente para reverter uma obstrução do tipo válvula das vias nasais durante a expiração, que ocorre em cerca de 30% dos clientes inconscientes. Abra a boca do cliente (separe os lábios e os dentes) e puxe a mandíbula para frente, de maneira que os dentes inferiores fiquem à frente dos superiores. A fim de a reposicionar o pescoço em inclinação posterior, levante com as duas mãos os ramos ascendentes da mandíbula.

tivo não deve ser retirado até que surjam sinais (p. ex., esforço para vomitar) indicativos de que a ação reflexa esteja retornando. O cliente admitido à RPA também pode voltar com um tubo endotraqueal e necessitar de respiração artificial contínua. A enfermeira ajuda a iniciar a respiração artificial e colabora com os processos de desmame e extubação. Alguns clientes, principalmente os que passaram por procedimentos cirúrgicos extensivos ou demorados, podem ser transferidos do CC diretamente à unidade de terapia intensiva (UTI), ou da RPA à UTI, ainda intubados e em ventilação mecânica.

A dificuldade respiratória também pode ser causada pelas secreções excessivas de muco ou pela aspiração de vômito. O posicionamento do cliente em decúbito lateral na fase de recuperação permite que os líquidos saiam pela boca. A menos que haja contraindicação, a cabeceira do leito é elevada de 15 a 30° e o cliente deve ser cuidadosamente monitorado para manter a via respiratória e também reduzir o risco de aspiração. Se houver vômito, o cliente deve ser lateralizado de forma a evitar aspiração e o material expelido deve ser recolhido em uma vasilha própria. O muco ou o vômito que obstrui a faringe ou a traqueia deve ser aspirado. É importante ter cuidado ao aspirar a orofaringe do cliente submetido à tonsilectomia ou outra operação da boca ou da laringe, pois existe risco de sangramento e desconforto.

## Manutenção da estabilidade cardiovascular

Com o objetivo de monitorar a estabilidade cardiovascular, a enfermeira deve avaliar o cliente quanto ao estado mental, sinais vitais, ritmo cardíaco, débito urinário, temperatura, cor e umidade da pele. A pressão venosa central, a pressão arterial pulmonar e os acessos arteriais devem ser monitorados quando a condição do cliente exigir tal avaliação. A enfermeira também avalia a perviedade de todos os cateteres intravenosos. As principais complicações cardiovasculares encontradas na RPA são hipotensão e choque, hemorragia, hipertensão e arritmias.

### Hipotensão e choque

A hipotensão pode ser causada por sangramento, hipoventilação, alterações da posição do corpo, acumulação do sangue nos membros ou efeitos colaterais dos fármacos e anestésicos. A causa mais comum é a redução do volume circulante por perda de sangue e plasma. Se o volume de sangue perdido for superior a 500 m$\ell$ (principalmente quando a perda é rápida), costuma haver indicação de reposição.

A perda de líquidos é um problema potencialmente significativo para os clientes cirúrgicos, quando se considera que eles ficam em dieta zero e têm evaporação de líquidos durante o procedimento cirúrgico, além de significativos desvios dos líquidos ricos em sódio do espaço intravascular ao espaço extravascular, em consequência de processo inflamatório, traumatismo ou infecção. Os líquidos removidos da corrente sanguínea ficam retidos nos tecidos ou no "terceiro espaço", o que pode ser evidenciado por edema. É importante que a enfermeira compreenda que, embora o cliente possa ter edema detectável clinicamente (em geral, associado ao excesso de volume de líquidos), também há hipovolemia intravascular, que pode evoluir ao choque caso não sejam administrados líquidos adequados. Além disso, a enfermeira deve levar em consideração a perda de líquidos por evaporação no CC. Por exemplo, durante uma cirurgia com abdome aberto, estima-se que as perdas imperceptíveis de líquidos variem de 500 a 1.000 m$\ell$/h (Kuo e Klingensmith, 2008). Ao avaliar o volume de líquidos do cliente, a enfermeira também deve considerar as perdas de líquidos por tubo nasogástrico, débito urinário, drenos, sangramento estimado e evaporação.

O choque é uma das complicações operatórias mais graves e pode ser causado por hipovolemia e redução do volume intravascular. Os tipos de choque são hipovolêmico, cardiogênico, neurogênico, anafilático e séptico. Veja mais informações sobre choque no Capítulo 54.

### Hemorragia

A hemorragia não é uma complicação frequente dos procedimentos cirúrgicos, mas é grave e pode causar a morte do cliente. As hemorragias podem ter apresentação insidiosa ou aguda em qualquer fase do período pós-operatório imediato, ou até vários dias após a cirurgia (Tabela 5.7). Quando a perda de sangue é extrema, o cliente fica apreensivo, agitado e sedento, com pele fria, úmida e pálida. A frequência do pulso aumenta, a temperatura diminui e as respirações são rápidas e profundas, em geral de tipo arquejante, conhecido como "fome de ar". Quando a hemorragia não é controlada, o débito cardíaco diminui, as pressões sanguíneas arterial e venosa e o nível de hemoglobina caem rapidamente, os lábios e as conjuntivas tornam-se pálidos, o cliente vê vultos à sua frente, ouve sons semelhantes a campainhas e fica progressivamente mais fraco,

**Tabela 5.7** Classificação das hemorragias.

| Classificação | Características definidoras |
|---|---|
| **Quanto ao tempo** | |
| Primária | A hemorragia durante o procedimento cirúrgico |
| Intermediária | A hemorragia ocorre nas primeiras horas após a cirurgia, quando a elevação da pressão arterial ao seu nível normal desloca os coágulos soltos presentes nos vasos que não foram suturados |
| Secundária | A hemorragia pode ocorrer algum tempo após a operação se uma sutura se romper, como consequência de um vaso sanguíneo mal suturado, infectado ou erodido por um tubo de drenagem |
| **Tipo de vaso** | |
| Capilar | A hemorragia é caracteristicamente lenta e generalizada |
| Venoso | Sangue de cor escura borbulha rapidamente |
| Arterial | Sangue vermelho-vivo que esguicha a cada batimento cardíaco |
| **Visibilidade** | |
| Externa | A hemorragia ocorre na superfície e pode ser detectada |
| Interna | A hemorragia ocorre em uma cavidade do corpo e não pode ser detectada |

embora mantenha a consciência até pouco antes da morte (Defazio-Quinn e Schick, 2004).

As medidas terapêuticas iniciais consistem em transfundir sangue ou hemocomponentes e determinar a causa da hemorragia. A área operada e a incisão devem ser sempre examinadas para verificar se há sangramento. Quando há sangramento evidente, uma compressa de gaze estéril e um curativo compressivo podem ser aplicados e, se possível, a área do sangramento deve ser elevada no nível do coração. O cliente é colocado em posição de choque (dorso retificado, pernas elevadas a 20° e joelhos estendidos). Se houver suspeita de hemorragia, mas não for possível visualizar sua causa, o cliente pode ser levado novamente ao CC para exploração da área operada em caráter de emergência.

Além disso, a enfermeira deve levar em consideração quaisquer considerações especiais relativas à reposição do sangue perdido. Alguns clientes podem recusar transfusões de sangue por motivos culturais ou religiosos, especificando esse pedido em suas instruções antecipadas ou medidas de suporte à vida.

### Hipertensão arterial e arritmias

A hipertensão arterial é comum no período pós-operatório imediato e pode ser secundária à estimulação do sistema nervoso simpático por dor, hipoxia ou distensão de bexiga. As arritmias estão associadas aos distúrbios eletrolíticos, à disfunção respiratória, à dor, à hipotermia, ao estresse e aos anestésicos. A hipertensão e as arritmias são controladas tratando-se as causas subjacentes.

### Controle da dor e da ansiedade

Em geral, os analgésicos opioides IV são administrados criteriosamente na RPA. Os opioides IV oferecem alívio imediato da dor e têm ação curta, reduzindo o potencial de interações farmacológicas ou depressão respiratória prolongada enquanto os anestésicos permanecem ativos no organismo. A enfermeira da RPA deve monitorar o estado fisiológico do cliente, tratar a dor e oferecer apoio emocional na tentativa de atenuar os medos e as preocupações do cliente. A enfermeira deve avaliar as informações contidas no prontuário do cliente quanto às necessidades e aos problemas especiais do cliente. Quando a condição do cliente permite, um membro próximo da família pode entrar na RPA. Em geral, isso reduz a ansiedade do cliente e faz com que ele se sinta mais seguro.

### Controle de náuseas e vômitos

Náuseas e vômitos pós-operatórios e pós-alta estão entre as complicações pós-operatórias mais comuns e frequentemente prolongam a permanência pós-operatória e causam internações inesperadas e elevação dos gastos com saúde. A enfermeira deve intervir assim que o cliente referir que sente náuseas, de maneira que consiga controlar o problema em vez de esperar que progrida para vômitos.

Existem vários fármacos para controlar as náuseas e os vômitos sem sedar excessivamente o cliente. Estes fármacos são administrados comumente durante o procedimento cirúrgico e também na RPA. Fármacos como metoclopramida, proclorperazina, prometazina, hidroxizina, difenidramina e escopolamina são prescritos comumente. A ondansetrona também pode ser indicada por ser um antiemético efetivo com poucos efeitos colaterais. As intervenções de enfermagem para lidar com clientes que apresentam estas complicações incluem a identificação dos fatores de risco e dos tratamentos recomendados, que podem variar de medidas profiláticas à administração de várias combinações de antieméticos prescritos e monitoramento de clientes sob risco mais elevado.

### Preparação para a alta da RPA

O cliente permanece na RPA até que tenha se recuperado totalmente da anestesia. Os indicadores de recuperação são: estabilização da pressão arterial, função respiratória adequada, saturação de oxigênio compatível com o nível basal e movimentos espontâneos (ou quando solicitado). Em geral, os seguintes parâmetros são usados para determinar a possibilidade de dar alta ao cliente da RPA (ASPAN, 2010):

- Sinais vitais estáveis
- Orientado quanto ao tempo, espaço, eventos e individualidade
- Função respiratória preservada
- Níveis de oximetria de pulso sugestivos de saturação adequada de oxigênio sanguíneo
- Débito urinário mínimo de 30 m$\ell$/h
- Náuseas e vômitos ausentes ou sob controle
- Dor mínima.

Muitos hospitais utilizam um sistema de graduação (p. ex., escala de Aldrete) para determinar a condição geral do cliente e a possibilidade de ser transferido da unidade de RPA. Ao longo de todo o período de recuperação, os sinais vitais do cliente são aferidos e reavaliados por meio de um sistema de graduação baseado em um conjunto de critérios objetivos (Aldrete e Wright, 1992) que inclui nível de consciência, atividade, respiração e pressão arterial. O cliente é avaliado a intervalos regulares (p. ex., a cada 15 min) e o escore total é calculado e registrado no prontuário de avaliação. Os clientes permanecem na RPA até que suas condições melhorem, que possam ser transferidos sem riscos à UTI ou à enfermaria cirúrgica ou que recebam alta (dependendo do seu escore basal pré-operatório).

O anestesiologista tem a responsabilidade de dar alta ao cliente da fase I da unidade de RPA à UTI, à unidade cirúrgica, à fase II da RPA ou à casa com um familiar responsável. Em alguns hospitais e centros de cirurgia ambulatorial, os clientes recebem alta para a fase II da unidade de RPA, onde são preparados para a alta domiciliar.

### Manejo de enfermagem para alta domiciliar direta

De modo a garantir a segurança e a recuperação do cliente, instruções especiais e planejamento da alta são necessários quando ele é submetido a um procedimento cirúrgico ambulatorial e recebe alta no mesmo dia. Como os anestésicos obscurecem a memória dos eventos concomitantes, instruções verbais e por escrito devem ser fornecidas ao cliente e ao adulto que o acompanhará ao domicílio. Formatos alternativos de instrução (p. ex., letras grandes, Braille) ou a utilização de um intérprete de sinais podem ser necessários para assegurar que o cliente e seus familiares entendam as instruções. Se o cliente e seus familiares não entendem português, pode ser necessário solicitar um tradutor.

O cliente e seu cuidador (p. ex., um familiar ou amigo) devem ser informados quanto aos resultados prováveis e às esperadas alterações pós-operatórias imediatas. Eles também devem receber instruções por escrito quanto aos cuidados com a ferida, às recomendações sobre atividades e dieta, aos fármacos e às consultas de revisão na unidade cirúrgica ambulatorial ou com o cirurgião. Quem for cuidar do cliente na sua residência deve receber instruções verbais e por escrito quanto ao que observar e quanto às medidas que devem ser implementadas no caso de complicações. As prescrições são fornecidas ao cliente. Um contato telefônico é fornecido e o cliente e seu cuidador são encorajados a ligar se tiverem dúvidas e quando for a hora de agendar as consultas de acompanhamento.

Embora o tempo de recuperação varie (dependendo do tipo e da extensão do procedimento cirúrgico e também das condições gerais do cliente), as instruções geralmente incluem limitar as atividades por 24 a 48 h. Durante esse período, o cliente não deve dirigir automóveis, ingerir bebidas alcoólicas ou realizar tarefas que exijam energia ou habilidade. Os líquidos podem ser ingeridos à vontade e, durante as refeições, podem ser consumidas quantidades menores que as habituais. Os clientes devem ser instruídos a não tomar decisões importantes nesse período, pois os fármacos, a anestesia e o procedimento cirúrgico podem afetar sua capacidade de julgamento.

## Manejo de enfermagem para o cliente pós-operatório hospitalizado

Em vista das complexidades do tratamento e dos cuidados prestados ao cliente, da existência de doenças multissistêmicas e das demandas do local de trabalho, é importante que as avaliações de enfermagem sejam abrangentes e detalhadas sobre o seu estado, enfatizando a segurança do cliente (Amato-Vealey, Barba e Vealey, 2008). A comunicação também precisa oferecer a possibilidade de que as perguntas sejam respondidas. O *SRAR* é uma abordagem cada vez mais popular de padronização da comunicação dessa informação crucial. SRAR é o acrônimo mnemônico de: situação (O que está acontecendo neste momento?); retrospecto (Que circunstâncias levaram a essa situação?); avaliação (Qual você acha que é o problema?); e recomendação (O que você deveria fazer para sanar o problema?) (Institute for Healthcare Improvement [IHI], 2010). Qualquer que seja a abordagem adotada pela instituição, é essencial que o método seja utilizado por todos os membros da equipe durante as transferências, ao longo de todas as fases de cuidado ao cliente cirúrgico.

### Recepção do cliente na unidade clínica

A unidade do cliente deve ser preparada reunindo-se os equipamentos e os suprimentos necessários: suporte de infusão IV, coletor de drenagem, equipamento de aspiração, oxigênio, bacia para vômitos, lenços, compressas descartáveis, mantas e formulários para documentação pós-operatória. Quando o telefone toca para que a unidade faça a transferência do cliente da unidade RPA, quaisquer necessidades adicionais devem ser comunicadas. A enfermeira da RPA transmite os dados sobre o cliente à enfermeira que deverá recebê-lo. O relato inclui dados pessoais relevantes, diagnóstico médico, procedimento realizado, comorbidades presentes, alergias, eventos intraoperatórios inesperados, perda sanguínea estimada, tipos e volumes de líquidos recebidos, analgésicos administrados, tipos de soluções ou fármacos infundidos, débito urinário, além de informações que o cliente e seus familiares receberam sobre suas condições. Em geral, o cirurgião conversa com a família após a cirurgia e relata a condição geral do cliente. A enfermeira que recebe o cliente revisa as prescrições pós-operatórias, admite-o na unidade, faz uma avaliação inicial e atende às suas necessidades imediatas.

### Cuidados nas primeiras 24 h após a cirurgia

Nas primeiras 24 h após a cirurgia, os cuidados de enfermagem para o cliente hospitalizado em uma unidade de cirurgia geral consistem em continuar a ajudá-lo a se recuperar da anestesia, avaliar frequentemente seu estado fisiológico, monitorar a ocorrência de complicações, tratar a dor e adotar medidas destinadas a alcançar as metas a longo prazo como independência no autocuidado, controle eficaz do regime terapêutico, alta domiciliar e recuperação plena. Nas primeiras horas após a admissão à unidade clínica, as preocupações principais são ventilação adequada, estabilidade hemodinâmica, função neurológica e micções espontâneas. A frequência do pulso, a pressão arterial e a frequência respiratória devem ser registradas no mínimo a cada 15 min durante a primeira hora e a cada 30 min nas duas horas seguintes. A partir daí, os sinais vitais podem ser aferidos com menos frequência, contanto que estejam estabilizados. A temperatura é monitorada a cada quatro horas nas primeiras 24 h.

Em geral, os clientes têm seu processo de recuperação iniciado horas após o procedimento cirúrgico, ou quando acordam na manhã seguinte. Embora a dor ainda possa ser intensa, muitos clientes sentem-se mais despertos, menos nauseados e menos ansiosos. Eles já começaram seus exercícios respiratórios e dos membros, e muitos já colocaram suas pernas na borda da cama, ficaram de pé e deram alguns passos, ou foram auxiliados a sair da cama para a cadeira no mínimo uma vez. Muitos toleram uma refeição branda e podem prescindir das soluções intravenosas. O foco do cuidado passa do monitoramento fisiológico cuidadoso e do alívio sintomático dos efeitos adversos da anestesia à reaquisição da independência do autocuidado e preparação para a alta (descritos na seção subsequente sobre processo de enfermagem).

---

*Processo de enfermagem*

*Cliente hospitalizado em recuperação pós-operatória*

### Avaliação

A avaliação do cliente pós-operatório hospitalizado inclui monitoramento dos sinais vitais e a conclusão da revisão dos sistemas, além de observar as possíveis complicações pós-operatórias quando o cliente chega à unidade clínica, e a intervalos regulares a partir de então.

A função respiratória é importante, pois as complicações pulmonares estão entre os problemas mais graves e frequentes do cliente cirúrgico. A enfermeira deve verificar a perviedade

*(continua)*

das vias respiratórias observando se há edema da laringe, que é evidenciado por estridor inspiratório. As características da respiração (inclusive profundidade, frequência e sons) devem ser avaliadas regularmente. A ausculta do tórax verifica se os sons respiratórios são normais (ou anormais) bilateralmente, e os resultados devem ser anotados como condição basal para comparações futuras. Em geral, em consequência dos efeitos dos analgésicos e dos anestésicos, as respirações são lentas. Respirações rápidas e superficiais podem ser causadas por dor, curativos apertados, dilatação gástrica, distensão abdominal ou obesidade. Respirações ruidosas podem ser atribuídas à obstrução por secreções ou pela língua.

A enfermeira avalia o nível da dor do cliente utilizando uma escala analógica verbal ou visual e determina as características da dor. O aspecto, o pulso, as respirações, a pressão arterial, a coloração (normal ou cianótica) e a temperatura da pele do cliente (fria e úmida, quente e úmida, ou quente e seca) são indícios da função cardiovascular. Quando o cliente chega à unidade clínica, o local operado deve ser examinado para detectar sangramento, tipo e integridade dos curativos e funcionamento de todos os tubos e drenos.

A enfermeira também deve avaliar o estado mental e o nível de consciência do cliente, a fala e o grau de orientação e comparar seus resultados com a avaliação basal pré-operatória. Embora a alteração do estado mental ou a agitação psicomotora pós-operatória possa estar relacionada com ansiedade, dor ou fármacos administrados, também pode ser um sintoma de hipoxia, hipoglicemia ou hemorragia. Essas causas graves devem ser investigadas e excluídas antes de investigar outras causas.

O desconforto geral resultante de permanecer deitado em uma posição na mesa cirúrgica, o manuseio dos tecidos pelo cirurgião, a reação do organismo à anestesia e a ansiedade também são causas comuns de agitação. Esses desconfortos podem ser atenuados com a administração dos analgésicos prescritos, a mudança frequente da posição do cliente e a avaliação e eliminação da causa da ansiedade. As ataduras encharcadas por drenagem podem causar desconforto. A enfermeira reforça ou troca o curativo por inteiro, conforme a prescrição, promovendo o conforto. A bexiga deve ser examinada para verificar se há distensão, pois a retenção urinária também pode causar agitação.

## Diagnóstico

Os principais diagnósticos de enfermagem são:

- Risco de desobstrução ineficaz das vias respiratórias, relacionado com depressão da função respiratória, dor e repouso ao leito
- Dor aguda relacionada com a incisão cirúrgica
- Débito cardíaco reduzido relacionado com choque ou hemorragia
- Risco de intolerância à atividade, relacionado com fraqueza generalizada causada pelo procedimento cirúrgico
- Integridade da pele prejudicada relacionada com a incisão e os drenos cirúrgicos
- Termorregulação ineficaz relacionada com o ambiente cirúrgico e os anestésicos
- Risco de nutrição desequilibrada: inferior às necessidades corporais, relacionado com a redução da ingestão e o aumento da demanda de nutrientes secundário ao procedimento cirúrgico
- Risco de constipação intestinal relacionada com os efeitos dos fármacos, a cirurgia, a alteração da dieta e a imobilidade
- Eliminação urinária alterada relacionada com a retenção urinária
- Risco de lesão relacionado com o procedimento/posição durante a cirurgia ou aos anestésicos
- Ansiedade relacionada com o procedimento cirúrgico
- Autocontrole ineficaz da saúde, relacionado com os cuidados com a ferida, as restrições dietéticas, as atividades recomendadas, os fármacos, o seguimento médico ou os sinais e sintomas de complicações.

## Planejamento

Os objetivos principais para o cliente são promover a função respiratória adequada, aliviar a dor, manter a função cardiovascular, melhorar a tolerância às atividades, promover a cicatrização das feridas sem intercorrências, manter a temperatura corporal e a conservação do balanço nutricional. Outros objetivos são readquirir o padrão habitual de eliminação urinária e fecal, detectar quaisquer lesões causadas pelo posicionamento durante a operação, adquirir conhecimentos suficientes para realizar o autocuidado após a alta e não apresentar complicações.

## Intervenções de enfermagem

### Recuperação da função respiratória

Idade avançada, tabagismo, doença pulmonar obstrutiva crônica (DPOC), tempo cirúrgico elevado e local da incisão cirúrgica (tórax e região superior do abdome), assim como outras comorbidades (p. ex., insuficiência cardíaca, arritmias, diabetes melito e distúrbios da deglutição), são fatores associados ao aumento do risco de complicações pulmonares pós-operatórias. Os efeitos depressores respiratórios dos analgésicos opioides, a redução da expansão pulmonar em consequência da dor, o posicionamento durante a cirurgia (que pode ter dificultado a função respiratória máxima), a redução da depuração mucociliar das secreções e a limitação da mobilidade somam-se e colocam o cliente sob risco de complicações respiratórias comuns, principalmente atelectasia (colapso alveolar; expansão parcial dos alvéolos), pneumonia e hipoxemia (Rothrock, 2011). A atelectasia sempre é um risco para os clientes que se movimentam ou caminham com dificuldade, que não realizam os exercícios de respiração profunda ou expectoram as secreções retidas, ou que não usam o espirômetro de incentivo. Os sinais e os sintomas de atelectasia são redução dos sons respiratórios sobre a área afetada, estertores e tosse. A pneumonia caracteriza-se por calafrios e febre, taquicardia e taquipneia. A tosse pode ocorrer ou não e pode ser produtiva ou seca. Os fatores de risco para pneumonia pós-operatória são DPOC, depressão do mecanismo da tosse e bronquite aguda ou infecções das vias respiratórias inferiores.

Os tipos de hipoxemia que podem afetar os clientes pós-operatórios são subaguda e transitória. A hipoxemia subaguda caracteriza-se por saturação de oxigênio persistentemente baixa, embora as respirações pareçam normais. A hipoxemia transitória começa repentinamente e o cliente pode desenvolver disfunção cerebral, isquemia miocárdica e parada cardíaca. Há risco de hipoxemia nos clientes submetidos a procedimentos cirúrgicos de grande porte (principalmente operações torácicas ou abdominais), nos clientes obesos ou nos com distúrbios respiratórios preexistentes. A hipoxemia pode ser detectada pela oximetria de pulso, que mede a saturação de oxigênio no sangue. Entre os fatores que podem afetar a precisão da oximetria de pulso estão extremidades frias, tremores, fibrilação atrial e unhas postiças de acrílico. Pesquisas recentes demonstraram que o esmalte de unha não altera os resultados da oximetria de pulso dos clientes em ventilação mecânica em graus clinicamente significativos, bem como não altera os resultados dos clientes saudáveis com hipoxia (Hinkelbein e Genzwuerker, 2008; Yamamoto, Yamamoto, Yamamoto et al., 2008).

As medidas profiláticas e o reconhecimento oportuno dos sinais e dos sintomas ajudam a evitar complicações pulmonares. As estratégias para evitar complicações respiratórias incluem a utilização do espirômetro de incentivo, a realização dos exercícios de respiração profunda e o posicionamento do cliente sentado ereto em uma posição que não cause restrições, permitindo a expansão pulmonar máxima. A mobilização dos clientes é uma intervenção de enfermagem importante, que ajuda a maximizar a expansão pulmonar e a melhorar a circulação, facilitando as trocas gasosas e reduzindo o risco de trombose venosa profunda (Perme e Chandrashekar, 2009). Estertores indicam secreções pulmonares retidas que devem ser mobilizadas por expectoração (tosse) das secreções acumuladas e por exercícios de respiração profunda. Quando um tampão de muco obstrui totalmente um dos brônquios, os tecidos pulmonares situados além do tampão entram em colapso e o resultado é atelectasia extensiva. Portanto, tossir também é recomendado para desalojar os tampões de muco. É importante lembrar que a tosse é uma manobra de expiração forçada e, deste modo, a enfermeira deve estimular o cliente a usar o espirômetro de incentivo ou fazer respirações profundas após tossir para reexpandir os alvéolos. Uma recomendação comum é usar o espirômetro de incentivo fazendo 10 respirações profundas por hora, enquanto o cliente estiver acordado.

Com o objetivo de eliminar as secreções e evitar pneumonia, a enfermeira deve estimular o cliente a mudar de posição frequentemente (a cada 2 horas) e fazer respirações profundas a cada hora. Esses exercícios respiratórios devem começar logo que o cliente chegar à unidade clínica e serão mantidos até sua alta. Ainda que o cliente não esteja totalmente desperto da anestesia, ele pode ser solicitado a fazer várias respirações profundas. Isso ajuda a expelir os anestésicos remanescentes, mobilizar as secreções e evitar colapso dos alvéolos (atelectasia). A imobilização cuidadosa das incisões abdominais ou torácicas ajuda o cliente a superar o medo de que o esforço para tossir abra a incisão. Os analgésicos devem ser administrados para aumentar a efetividade da tosse, e o oxigênio é administrado conforme prescrição para evitar ou atenuar a hipoxia. De modo a estimular a expansão dos pulmões, o cliente deve ser estimulado a bocejar ou fazer inspirações máximas sustentadas para gerar pressão intratorácica negativa e expandir o volume pulmonar à capacidade máxima.

### Alerta de enfermagem
*A tosse estimulada está contraindicada aos clientes que sofreram traumatismo craniano, que foram submetidos a neurocirurgia (em vista do risco de aumentar a pressão intracraniana), bem como aos clientes que fizeram operações oculares (tendo em vista o risco de aumentar a pressão intraocular) ou plásticas (risco de aumentar a tensão dos tecidos delicados).*

### Alívio da dor
A maioria dos clientes sente alguma dor após um procedimento cirúrgico. Muitos fatores (motivacionais, afetivos, cognitivos e emocionais) influenciam a experiência da dor. A intensidade da dor pós-operatória e a tolerância do cliente à dor dependem da localização da incisão, do tipo de procedimento cirúrgico, da extensão do traumatismo operatório, do tipo de anestésico usado e da forma como foi administrado. O indicador mais confiável da existência e da intensidade da dor é o relato pessoal do cliente. Por essa razão, é importante concluir uma avaliação detalhada da dor pré-operatória e estabelecer metas de controle da dor do cliente cirúrgico. Tal preparação, que inclui informações sobre o que esperar, como a dor será controlada, como relatar a dor e tranquilização, pode contribuir para a redução da ansiedade e, possivelmente, da intensidade da dor pós-operatória sentida. Veja detalhes sobre analgesia controlada pelo paciente (ACP) e infusões epidurais no Capítulo 7.

**Anestesia intrapleural.** A anestesia intrapleural consiste em administrar anestésicos locais por um cateter colocado entre as camadas visceral e parietal da pleura. Essa técnica promove anestesia sensorial sem interferir com a função motora dos músculos intercostais. A anestesia intrapleural permite a tosse e as respirações profundas mais efetivas após operações como colecistectomia, cirurgia renal e fraturas de costelas, nas quais a dor localizada na região torácica poderia interferir com a realização destes exercícios. A anestesia intrapleural causa menos efeitos colaterais que a administração sistêmica dos opioides e esteve associada a incidência menor de náuseas, vômitos e prurido quando comparada à analgesia opioide (Richman, Liu, Courpas et al., 2006). Contudo, os resultados de diversos estudos com clientes traumatizados selecionados demonstraram alívio mais acentuado da dor e redução das complicações pulmonares com a infusão epidural torácica, em comparação com os opioides sistêmicos ou a anestesia intrapleural (Fishman, Ballantyne e Rathmell, 2010).

**Outras medidas para aliviar a dor.** Quando a dor é difícil de controlar, pode-se utilizar um sistema de analgesia subcutânea. Essa técnica consiste em um cateter introduzido na área afetada. O cateter é ligado a uma bomba que libera continuamente anestésico local na dose específica determinada e prescrita pelo médico.

A ausência completa de dor na área da incisão cirúrgica pode demorar algumas semanas, dependendo da localização e do tipo de cirurgia, mas a intensidade da dor pós-operatória diminui gradativamente nos dias subsequentes. Entretanto, o controle da dor ainda é uma preocupação importante para o cliente e a enfermeira. O controle efetivo da dor permite que

*(continua)*

o cliente participe do autocuidado, faça os exercícios respiratórios e de mobilização dos membros e tolere as atividades físicas. O controle inadequado da dor contribui para as complicações pós-operatórias e prolonga a internação hospitalar. A enfermeira deve continuar a avaliar a intensidade da dor, a eficácia dos analgésicos e os fatores que afetam a tolerância à dor (p. ex., nível de energia ou estresse, aspectos culturais, significado da dor para o cliente). A enfermeira deve explicar que é mais efetivo usar um analgésico antes que a dor seja intensa, e deve oferecer o fármaco ao cliente a intervalos regulares, em vez de esperar que ele peça outra dose.

As medidas não farmacológicas para aliviar a dor, inclusive imaginação dirigida, música, relaxamento, massagem, aplicação de compressa fria ou quente (se for prescrita) e distração, estão descritas no Capítulo 7.

### Promoção do débito cardíaco

Se houver sinais e sintomas de choque ou hemorragia, o tratamento e os cuidados de enfermagem são realizados conforme a descrição dos cuidados executados na unidade de RPA.

Embora a maioria dos clientes não tenha hemorragia nem entre em choque, as alterações do volume circulante, o estresse da cirurgia e os efeitos dos fármacos e dos preparativos pré-operatórios afetam a função cardiovascular. A reposição de soluções IV é mantida tradicionalmente por até 24 h após a cirurgia, ou até que as condições do cliente estejam estabilizadas e ele tolere líquidos orais. O monitoramento cuidadoso deve ser realizado para detectar e corrigir problemas como déficit de volume de líquidos, perfusão tecidual alterada e redução do débito cardíaco, pois todas estas condições podem aumentar o desconforto do cliente, colocá-lo em risco de complicações e prolongar a internação hospitalar. Certos clientes estão sob risco de excesso de volume de líquidos secundário a doença renal ou cardiovascular preexistente, a idade avançada ou a secreção dos hormônios adrenocorticotrópico e antidiurético em consequência do estresse cirúrgico (O'Brien e Dickinson, 2009). Consequentemente, a reposição de líquido deve ser cuidadosamente controlada e o balanço hídrico precisa ser acurado.

Os cuidados de enfermagem incluem avaliar os acessos IV e assegurar que as soluções prescritas sejam infundidas na velocidade correta. O balanço hídrico, inclusive vômitos e secreções recolhidas pelos sistemas de drenagem das feridas, devem ser registradas separadamente e totalizadas para calcular o balanço hídrico. Se o cliente estiver com um cateter urinário de longa permanência, o débito urinário deve ser monitorado de hora em hora e os valores inferiores a 30 m$\ell$/h, relatados; se o cliente estiver urinando espontaneamente, valores inferiores a 240 m$\ell$ por turno de 8 h também devem ser relatados. Os níveis dos eletrólitos, da hemoglobina e do hematócrito também são monitorados. Níveis decrescentes de hemoglobina e hematócrito podem indicar sangramento ou hemodiluição por soluções IV. É importante lembrar que as alterações dos líquidos associadas ao procedimento cirúrgico podem causar extravasamento de líquido para o interior dos tecidos. Em geral, esse líquido do "terceiro espaço" retorna ao espaço intravascular no segundo ou no terceiro dia de pós-operatório (DPO). Nesse intervalo, a enfermeira deve avaliar se há indícios de excesso de volume de líquidos. Quando a hemodiluição contribui para a redução dos níveis de hemoglobina e hematócrito, a enfermeira deve esperar que os níveis aumentem na medida em que a reação ao estresse regrida e os líquidos sejam mobilizados e excretados.

A estase venosa causada por desidratação, imobilidade e compressão das veias das pernas durante a cirurgia coloca o cliente sob risco de trombose venosa profunda. Os exercícios com os membros e as mudanças frequentes de posição são iniciados imediatamente no período pós-operatório para estimular a circulação. Os clientes devem evitar posições que comprometam o retorno venoso, inclusive colocar um travesseiro sob os joelhos, permanecer sentados por longos períodos e deixar as pernas pendentes para fora do leito com compressão das regiões posteriores dos joelhos. O retorno venoso é estimulado pelas meias de compressão elástica, pelos dispositivos de compressão sequencial (DCS) e pela deambulação precoce. Essa última medida tem efeito significativo na recuperação e na profilaxia das complicações e, em muitos casos, pode começar algumas horas após a cirurgia. As prescrições de atividade pós-operatória devem ser verificadas antes que o cliente seja ajudado a sair do leito. Inicialmente, a única coisa que o cliente submetido a um procedimento cirúrgico de grande porte consegue tolerar é sentar-se na borda da cama por alguns minutos.

### Estímulo à atividade física

A maioria dos clientes cirúrgicos deve ser estimulada a sair do leito assim que possível. A deambulação precoce reduz a incidência de complicações pós-operatórias como atelectasia, pneumonia de estase, desconforto gastrintestinal e problemas circulatórios. A deambulação melhora a ventilação e diminui a estase das secreções brônquicas nos pulmões, além de atenuar a distensão abdominal pós-operatória, pois aumenta o tônus do sistema digestório e das paredes abdominais e estimula a peristalse. A deambulação precoce evita estase do sangue porque aumenta a circulação dos membros. Deste modo, a tromboflebite e a flebotrombose podem ser prevenidas. A dor geralmente é reduzida quando a deambulação precoce é possível e a internação hospitalar é abreviada e menos dispendiosa, o que significa uma vantagem adicional para o cliente e o hospital.

Apesar das vantagens da deambulação precoce, os clientes podem relutar em sair do leito mesmo decorridas horas da cirurgia. Estimular a mobilização precoce para evitar complicações, reforçando as orientações, pode ajudar os clientes a superar seus medos. Quando o cliente sai do leito pela primeira vez, a hipotensão ortostática (também conhecida como hipotensão postural) é um problema. A hipotensão ortostática consiste em redução anormal da pressão arterial, que ocorre à medida que o cliente troca a posição supina pela sentada. Isso é comum no período pós-operatório, tendo em vista as alterações do volume sanguíneo circulante e o repouso no leito. Os sinais e sintomas incluem aceleração da frequência cardíaca com redução da pressão sistólica em 15 mmHg, ou da pressão diastólica em 10 mmHg com a mudança de posição. Os clientes também se queixam de fraqueza, tontura, tremores nas pernas e borramento visual. Os adultos idosos estão mais sujeitos à hipotensão ortostática secundária às alterações do tônus vascular próprias da idade. Veja detalhes sobre a avaliação da hipotensão ortostática no Capítulo 12.

Para ajudar o cliente pós-operatório a sair do leito pela primeira vez após um procedimento cirúrgico, a enfermeira:

- Ajuda o cliente a movimentar-se gradativamente da posição de decúbito para a posição sentada, levantando a cabeceira do leito; em seguida, estimula o cliente a imobilizar a incisão, quando for o caso. Para os clientes pós-operatórios com incisões abdominais, pode ser mais fácil primeiramente rolar para o lado com a cabeceira do leito elevada. Quando estiver de lado, a enfermeira pede ao cliente para mover seus pés para fora do leito e empurrar seu cotovelo até a posição sentada
- Posiciona o cliente totalmente ereto (sentado) e virado, de modo que as duas pernas fiquem pendentes na borda do leito. A enfermeira deixa que o cliente fique sentado por alguns minutos e, quando necessário, avalia se há tontura e alterações dos sinais vitais. Quando o cliente não apresenta sintomas, a enfermeira deve pedir que firme o seu corpo, com os braços apoiados no colchão, e se levante
- Ajuda o cliente a ficar de pé ao lado do leito.

Acostumado à posição ereta, o cliente pode começar a caminhar. A enfermeira deve ficar ao lado do cliente para proporcionar apoio físico e estímulo. É importante ter o cuidado de não cansá-lo. A duração dos primeiros períodos de deambulação varia com o tipo de procedimento cirúrgico, as condições físicas e a idade do cliente.

Independentemente de o cliente conseguir ou não tolerar a deambulação no período pós-operatório, os exercícios realizados no leito devem ser estimulados para melhorar a circulação. A menos que estejam contraindicados pelo tipo de cirurgia, os exercícios no leito consistem em:

- Exercícios com os braços (movimentos em toda a amplitude, com atenção especial para abdução e rotação externa do ombro)
- Exercícios com as mãos e os dedos
- Exercícios com os pés para evitar trombose venosa profunda, queda plantar e deformidades dos pés e ajudar a manter a circulação adequada
- Exercícios de flexão e elevação das pernas, a fim de preparar o cliente para deambular
- Exercícios de contração dos músculos do abdome e glúteos

Em razão das dificuldades impostas pela dor, curativos, acessos intravenosos ou drenos, muitos clientes não conseguem realizar atividades físicas sem ajuda. A inatividade prolongada pode causar úlceras por pressão, trombose venosa profunda, atelectasia, constipação intestinal, anorexia e mal-estar. Uma função importante da enfermeira é ajudar o cliente a aumentar seu nível de atividade no primeiro dia após o procedimento cirúrgico. Uma maneira de aumentar a atividade do cliente é pedir-lhe que faça o autocuidado. Sentar o cliente para tomar banho (se ainda restrito ao leito) ou ajudá-lo a chegar ao banheiro para sentar-se em uma cadeira no boxe não apenas movimenta o cliente, como também recupera sua sensação de autocontrole, preparando-o para a alta.

A fim de garantir a segurança da alta domiciliar, os clientes devem ser capazes de caminhar uma distância funcional (p. ex., extensão da casa ou do apartamento), deitar e sair do leito sem ajuda e ter independência para realizar as atividades de autocuidado. A enfermeira pode pedir ao cliente que faça o máximo que conseguir tolerar e, em seguida, pedir ajuda. O cliente e a enfermeira podem colaborar com um esquema de ampliação progressiva das atividades, que inclui caminhar no quarto e no corredor e sair da cama para a cadeira. Avaliar os sinais vitais e a saturação de oxigênio do cliente, antes, durante e após qualquer atividade programada, ajuda a enfermeira e o cliente a determinar o ritmo de progressão. Ao oferecer apoio físico, a enfermeira garante a segurança do cliente; ao transmitir uma atitude confiante quanto à capacidade do cliente realizar a atividade, promove sua confiança. A enfermeira deve se certificar de que o cliente continua a realizar os exercícios no leito; usa compressão pneumática ou meias elásticas de alta compressão prescrita quando está no leito; e descansa conforme a necessidade. Se o cliente tiver sido submetido a uma cirurgia ortopédica dos membros inferiores ou requerer um dispositivo para facilitar a mobilidade em casa (*i. e.*, andador, muletas), o fisioterapeuta pode estar presente na sua primeira saída do leito, ensinando-lhe a deambular com segurança ou usar corretamente o dispositivo para facilitar a mobilização. Se os clientes tiverem de subir escadas em casa, sua capacidade de realizar esta atividade deve ser avaliada antes da alta.

### Promoção da cicatrização das feridas

A avaliação contínua da área operada consiste em examinar a aproximação das bordas da ferida, a integridade das suturas ou dos grampos, eritema, alterações da cor, aumento da temperatura, edema, hipersensibilidade exagerada ou secreção. A área ao redor da ferida também deve ser examinada de modo a detectar reações à fita adesiva ou traumatismo causado pelas bandagens apertadas.

**Princípios da cicatrização das feridas.** Com as internações hospitalares abreviadas, grande parte do processo de cicatrização das feridas ocorre com o cliente no domicílio, e as enfermeiras que prestam cuidados nos hospitais e nas residências devem conhecer os princípios da cicatrização das feridas. A cicatrização da ferida cirúrgica ocorre em três fases: inflamatória, proliferativa e reparativa (Tabela 5.8). As feridas também cicatrizam por diferentes mecanismos, dependendo da sua condição. Esses mecanismos são cicatrização por primeira, segunda ou terceira intenção (Figura 5.7) (Rothrock, 2011).

*Cicatrização por primeira intenção.* As feridas assépticas com destruição mínima dos tecidos e fechamento cuidadoso cicatrizam em primeira intenção (união primária) com pouca reação tecidual. Quando as feridas cicatrizam por **primeira intenção**, o tecido de granulação não é visível e a formação de cicatrizes é mínima. No período pós-operatório, muitas dessas feridas são cobertas com um curativo estéril seco. Quando se utiliza um adesivo tecidual de cianoacrilato para fechar a incisão sem suturas, os curativos estão contraindicados.

*Cicatrização por segunda intenção.* A **cicatrização por segunda intenção** (granulação) ocorre com as feridas infectadas (abscessos) ou feridas cujas bordas não foram aproximadas. Quando um abscesso é incisado, há colapso parcial, mas as células mortas e em processo de degeneração que compõem suas paredes ainda são eliminadas para dentro da cavi-

*(continua)*

**Tabela 5.8** Fases da cicatrização das feridas.

| Fase | Duração | Etapas |
|---|---|---|
| Inflamatória (também conhecida como fase exsudativa ou úmida) | 1 a 4 dias | Formação do coágulo sanguíneo<br>A ferida torna-se edemaciada<br>Os restos dos tecidos lesados e os coágulos são fagocitados |
| Proliferativa (também conhecida como fase fibroblástica ou de tecido conjuntivo) | 5 a 20 dias | Há produção de colágeno<br>Há formação do tecido de granulação<br>A resistência elástica da ferida aumenta |
| Reparativa (também conhecida como fase de diferenciação, reabsorção, remodelagem ou estabilização) | 21 dias, meses ou até anos | Os fibroblastos deixam a ferida<br>A resistência elástica aumenta<br>As fibras de colágeno se reorganizam e retraem para reduzir as dimensões da ferida |

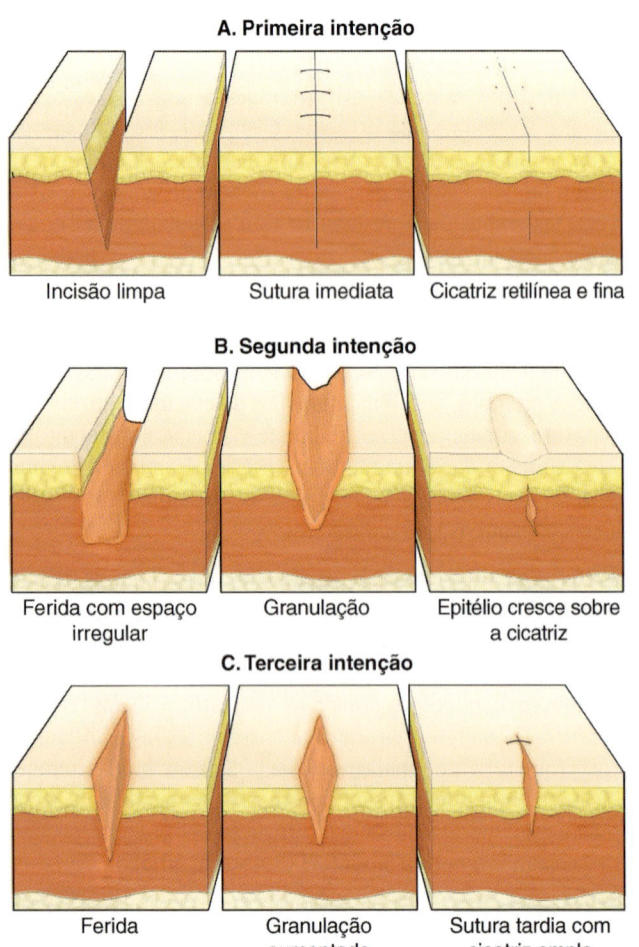

**Figura 5.7** Tipos de cicatrização das feridas: primeira, segunda e terceira intenções.

é concluída quando as células cutâneas (epitélio) proliferam sobre essas granulações. Esse mecanismo de reparação, conhecido como *cicatrização por granulação*, ocorre sempre que se forma pus ou quando há destruição dos tecidos por qualquer razão. Quando se permite que a ferida pós-operatória cicatrize em segunda intenção, a lesão geralmente é protegida com curativos embebidos em solução estéril e coberto por curativos estéreis secos.

*Cicatrização por terceira intenção.* A **cicatrização por terceira intenção** (sutura secundária) é usada para feridas profundas que não foram suturadas imediatamente, ou que abriram e foram suturadas posteriormente, de modo a aproximar as duas superfícies com tecido de granulação. Isso resulta em cicatrizes mais profundas e largas. No pós-operatório, essas feridas também são cobertas com gaze úmida e um curativo estéril seco.

À medida que a ferida cicatriza, muitos fatores (inclusive nutrição adequada, limpeza, repouso e posição) determinam a rapidez com que a cicatrização ocorre. As avaliações e as intervenções de enfermagem específicas que contemplam esses fatores e ajudam a promover a cicatrização das feridas estão relacionadas na Tabela 5.9. O manuseio dos drenos e curativos cirúrgicos está descrito a seguir.

**Manuseio dos drenos.** Os drenos de feridas são tubos que emergem da área peri-incisional, seja para um dispositivo de aspiração portátil (sistema fechado) ou para os curativos (sistema aberto). O princípio básico é permitir a saída do sangue e dos líquidos serosos que, de outra forma, poderiam funcionar como meios de cultura para bactérias. Com o dispositivo de aspiração portátil, a aplicação de sucção suave e constante facilita a drenagem desses líquidos e provoca o colapso dos retalhos de pele contra os tecidos subjacentes, fechando o "espaço morto". Alguns tipos de drenos cirúrgicos são os drenos de Penrose, Hemovac e Jackson-Pratt (Figura 5.8). É importante registrar o volume e o aspecto da drenagem das feridas e qualquer drenagem nova que apareça. O volume de secreção sanguinolenta no curativo cirúrgico deve ser avaliado frequentemente. As manchas formadas pelas secreções nos curativos devem ser circundadas com uma caneta e a data e a hora devem ser registradas no curativo, de modo que seja possível detectar facilmente um aumento da drenagem. Alguma secreção sanguinolenta no sistema de drenagem da ferida ou no curativo é

*(continua)*

dade. Por essa razão, tubos de drenagem ou compressas de gaze são introduzidos na cavidade do abscesso para permitir que a secreção drene facilmente. Aos poucos, o material necrótico desintegra-se e é eliminado e a cavidade do abscesso é preenchida por tecidos moles, avermelhados e sensíveis, que sangram facilmente. Esse tecido é composto de capilares e brotos vasculares diminutos com paredes finas que, mais tarde, formam o tecido conjuntivo. Esses brotos vasculares, também conhecidos com *granulações*, crescem até preencher o espaço deixado pelos tecidos destruídos. A cicatrização

**Tabela 5.9** Fatores que afetam a cicatrização das feridas.

| Fatores | Motivo | Intervenções de enfermagem |
|---|---|---|
| Idade | Quanto mais idoso é o cliente, menos resistentes são os tecidos | Todos os tecidos devem ser manuseados com cuidado |
| Manuseio dos tecidos | O manuseio descuidado causa lesão e retarda a cicatrização | Os tecidos devem ser manuseados com cuidado e suavidade |
| Hemorragia | A acumulação de sangue forma espaços mortos, bem como células mortas que precisam ser removidas. A área funciona como meio de cultura para microrganismos | Monitore os sinais vitais. Observe a área da incisão para detectar sinais de sangramento e infecção |
| Hipovolemia | Volume sanguíneo insuficiente causa vasoconstrição e reduz a oferta de oxigênio e nutrientes necessários à cicatrização da ferida | Monitore o cliente para detectar déficit de volume (comprometimento circulatório). Corrija repondo soluções conforme a prescrição |
| Atividade física excessiva | Impede a aproximação das bordas da lesão. O repouso favorece a cicatrização | Adote meditas para manter as bordas das feridas aproximadas: aplique fitas, bandagens, talas de imobilização. Encoraje o repouso |
| Imunossupressão | O cliente é mais suscetível à invasão por vírus e bactérias; os mecanismos de defesa estão deprimidos | Assegure proteção máxima para evitar infecção. Limite o acesso de visitantes sabidamente portadores de infecções contagiosas; institua higiene obrigatória das mãos de todos os membros da equipe de saúde |
| **Fatores locais** | | |
| Edema | Diminui a irrigação sanguínea, pois aumenta a pressão intersticial aplicada aos vasos | Eleve a região; aplique compressas frias |
| Técnica inadequada do curativo | | |
|   Muito pequeno | Permite invasão bacteriana e contaminação | - |
|   Muito apertado | Diminui a irrigação sanguínea que traz nutrientes e oxigênio | - |
| Déficits nutricionais | Pode ocorrer depleção proteico-calórica. A secreção de insulina pode ser suprimida, causando elevação da glicose sanguínea | Corrija os déficits; a nutrição parenteral pode ser indicada. Monitore os níveis da glicose sanguínea. Administre suplementos de vitaminas conforme a prescrição |
| Corpos estranhos | Corpos estranhos dificultam a cicatrização | Mantenha as feridas isentas de restos de curativos e talco das luvas |
| Déficit de oxigênio (oxigenação tecidual insuficiente) | A deficiência de oxigênio pode ser causada por disfunção pulmonar ou cardiovascular, bem como por vasoconstrição localizada | Estimule o cliente a fazer respirações profundas, virar-se e tossir controladamente; administre oxigênio suplementar conforme a prescrição |
| Acúmulo de secreções | As secreções acumuladas dificultam o processo de cicatrização | Monitore os sistemas de drenagem fechada de modo a assegurar seu funcionamento adequado. Institua medidas de remoção das secreções acumuladas |
| **Fármacos** | | |
| Corticoides | Podem "mascarar" infecções por interferir na resposta inflamatória normal | Esteja ciente da ação e do efeito dos fármacos que o cliente utiliza |
| Anticoagulantes | Podem causar hemorragia | - |
| Antibióticos de espectro amplo e específicos | Efetivos se administrados pouco antes do procedimento cirúrgico para patologias específicas ou contaminação bacteriana. Se administrados após o fechamento da ferida, não são efetivos porque há coagulação intravascular | - |
| **Distúrbios sistêmicos** | | |
| Choque hemorrágico Acidose Hipoxia Insuficiência renal Doença hepática Sepse | Deprimem as funções celulares que afetam diretamente a cicatrização das feridas | Familiarize-se com o tipo de distúrbio específico. Administre o tratamento prescrito. Culturas podem ser indicadas para determinar a antibioticoterapia adequada |
| **Fatores de estresse da ferida** | | |
| Vômitos Manobra de Valsalva Tosse vigorosa Esforço físico | Causam tensão nas feridas, principalmente no tronco | Estimule o cliente a mudar frequentemente de posição, a deambular e administre os antieméticos conforme a prescrição. Ajude o cliente a imobilizar a incisão |

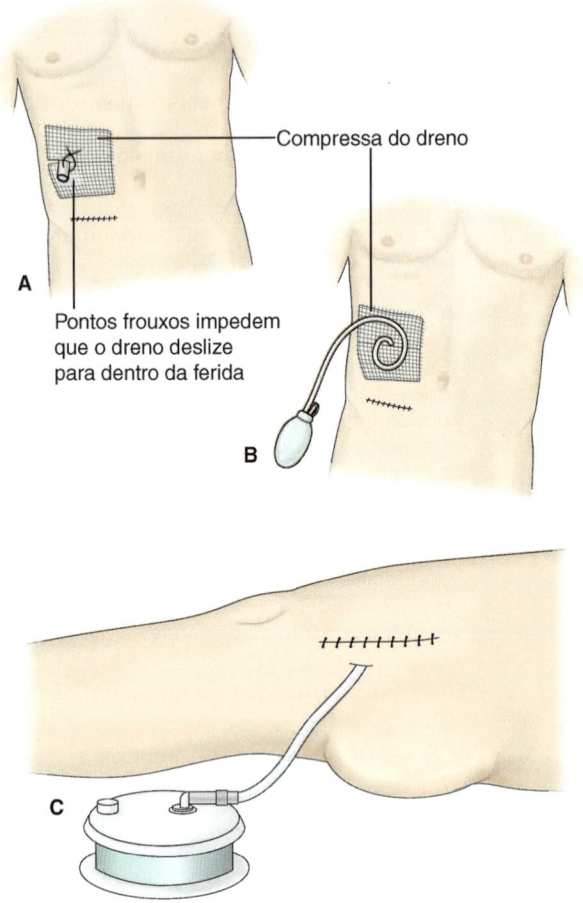

**Figura 5.8** Tipos de drenos cirúrgicos: (**A**) Penrose, (**B**) Jackson-Pratt, (**C**) Hemovac.

esperada, mas volumes excessivos devem ser relatados ao cirurgião responsável. Volume crescente de sangue vivo no curativo deve ser relatado imediatamente. Algumas feridas são irrigadas profusamente antes de serem fechadas no CC e os drenos abertos que emergem da lesão podem ser embebidos nos curativos. Essas feridas podem drenar muito líquido sanguinolento, que encharca o curativo. O curativo pode ser reforçado com bandagens de gaze estéril, mas é importante documentar a hora em que foram reforçados. Se a drenagem persistir, o cirurgião deve ser notificado, a fim de que o curativo possa ser substituído. Quando existem vários drenos semelhantes, estes devem ser numerados ou rotulados de alguma outra forma (p. ex., quadrante inferior esquerdo, quadrante superior esquerdo), de modo que os volumes drenados possam ser registrados confiável e consistentemente.

**Troca do curativo.** Embora o primeiro curativo pós-operatório geralmente seja trocado por um membro da equipe cirúrgica, as trocas subsequentes dos curativos no período pós-operatório imediato comumente são efetuadas pela enfermeira. O curativo é aplicado em uma ferida por uma ou mais das seguintes razões: (1) fornecer condições apropriadas à cicatrização da ferida; (2) absorver secreções; (3) imobilizar ou evitar tensão na ferida; (4) proteger a ferida e os tecidos epiteliais recém-formados, de maneira a evitar danos mecânicos; (5) proteger a ferida contra contaminação bacteriana e exposição às fezes, aos vômitos e à urina; (6) assegurar a hemostasia (p. ex., curativo compressivo); e (7) oferecer conforto físico e emocional ao cliente.

É importante dizer ao cliente que o curativo precisa ser trocado e que a troca é um procedimento simples que causa pouco desconforto. A troca do curativo é realizada em horários apropriados (p. ex., fora dos horários de refeições ou de visitas). A privacidade deve ser assegurada e o cliente não deve ser exposto desnecessariamente. A enfermeira deve evitar referir-se à incisão com o termo cicatriz, pois ele pode ter conotações negativas para o cliente. É importante afirmar que a incisão diminuirá à medida que cicatriza e que o eritema desaparecerá.

A enfermeira deve realizar a higiene das mãos antes e após a troca de curativos e usar luvas descartáveis durante a realização do procedimento de troca. A fita ou a parte aderente do curativo é retirada puxando em paralelo à superfície cutânea e na direção do crescimento dos pelos, não em ângulos retos. Solventes não irritantes ajudam a remover rapidamente os adesivos sem causar dor. O curativo antigo é retirado e, em seguida, depositado em um recipiente destinado ao descarte de lixo especial. De acordo com as normas de precaução, os curativos nunca devem ser tocados com as mãos sem luvas, pois existe o risco de transmissão de microrganismos patogênicos.

Atualmente, não existem evidências quanto à influência do uso de luvas estéreis ou assépticas *versus* limpas na prática clínica. Portanto, a enfermeira deve realizar a troca de curativos segundo as normas da sua instituição (Charrier, Serafini, Chiono *et al.*, 2010; Flores, 2008).

Se o cliente for sensível ao esparadrapo comum, o curativo pode ser mantido no local com fita hipoalergênica. Muitas fitas são porosas de modo a permitir ventilação e evitar maceração da pele. A técnica certa de aplicar a fita é colocá-la no centro do curativo e, em seguida, pressioná-la contra as bordas, aplicando tensão uniforme afastando-se da linha média. A técnica incorreta de aplicação da fita – fixar uma ponta na pele e puxá-la sobre o curativo – geralmente enruga e traciona a pele no processo. A tração intensa e contínua resultante produz um efeito de cisalhamento, causando deslizamento lateral da camada epidérmica e o seu desprendimento dos planos dérmicos mais profundos. Algumas feridas ficam edemaciadas após a aplicação do curativo, causando tensão considerável na fita. Se a fita não for flexível, a bandagem elástica também causa lesão cutânea por cisalhamento. Isso pode resultar em áreas expostas ou bolhas volumosas e deve ser evitado. Uma bandagem elástica adesiva pode ser utilizada para fixar os curativos em áreas com mobilidade, como pescoço ou membros, ou quando é necessário aplicar pressão.

Durante a troca do curativo, a enfermeira tem oportunidade de ensinar ao cliente como cuidar da incisão e trocar os curativos em sua residência. A enfermeira deve observar sinais de que o cliente esteja disposto a aprender, inclusive olhar para a incisão, mostrar interesse ou ajudar a trocar o curativo.

### Manutenção da temperatura corporal normal

No período pós-operatório, o cliente ainda corre risco de hipertermia maligna e hipotermia. A enfermeira deve envidar esforços para detectar e tratar a hipertermia maligna rápida e imediatamente.

Os clientes que foram anestesiados são suscetíveis ao resfriamento e às correntes de ar. Os cuidados para evitar hipotermia começam no período intraoperatório e estendem-se ao período pós-operatório para evitar perdas significativas de nitrogênio e catabolismo. Os sinais de hipotermia devem ser notificados ao médico da equipe cirúrgica. A sala deve ser mantida a uma temperatura confortável e mantas devem ser fornecidas para evitar resfriamento. O tratamento inclui administrar oxigênio, hidratação adequada e nutrição balanceada. O cliente também deve ser monitorado para detectar arritmias cardíacas. O risco de hipovolemia é maior nos idosos e nos clientes que permaneceram no ambiente refrigerado do CC por longos períodos.

### Manejo da função gastrintestinal e da nutrição

O desconforto gastrintestinal (náuseas, vômitos e soluços) e a reintrodução da dieta oral são problemas pertinentes ao cliente e à enfermeira. Náuseas e vômitos são comuns após a anestesia (Rothrock, 2011) e mais frequentes nas mulheres, nos indivíduos obesos (os adipócitos atuam como reservatórios do anestésico), nos clientes suscetíveis à cinetose e nos indivíduos que se submeteram a cirurgias prolongadas. Outras causas de vômito pós-operatório são acumulação de líquidos no estômago, distensão gástrica e ingestão de alimentos e líquidos antes do retorno da peristalse.

Se os vômitos forem prováveis em razão do tipo de cirurgia, um tubo nasogástrico é inserido antes do procedimento cirúrgico, permanecendo no local ao longo de todo o procedimento e no período pós-operatório imediato. O tubo nasogástrico também pode ser inserido antes da cirurgia quando se espera que haja distensão gástrica pós-operatória. Além disso, o tubo nasogástrico pode ser inserido quando o cliente precisa passar por um procedimento cirúrgico de emergência e tem alimento no estômago.

Os soluços são provocados por espasmos intermitentes do diafragma em consequência da irritação do nervo frênico e podem ocorrer no pós-operatório. A irritação pode ser direta (p. ex., estimulação do nervo pelo estômago distendido, abscesso subdiafragmático ou distensão abdominal), indireta (p. ex., toxemia ou uremia, que estimula o nervo) ou reflexa (p. ex., irritação causada por tubo de drenagem ou obstrução intestinal). Em geral, esses soluços são brandos e os episódios transitórios cessam espontaneamente. Se os soluços persistirem, podem causar desconforto considerável e efeitos graves, inclusive vômitos, exaustão e deiscência das feridas. O médico pode prescrever uma fenotiazina (p. ex., clorpromazina) para controlar soluços persistentes (Moretti e Torre, 2010).

Quando a náuseas e os vômitos cessaram e o cliente está plenamente desperto e alerta, a enfermeira deve confirmar que os ruídos peristálticos retornaram. Quanto mais cedo o cliente conseguir tolerar a dieta habitual, mais rapidamente a função gastrintestinal normal será recuperada. A ingestão de alimentos estimula os sucos digestivos e promove a função gástrica e a peristalse intestinal. A reintrodução da dieta normal deve ser progressiva e a um ritmo estabelecido pelo cliente. Evidentemente, o tipo de cirurgia e anestesia afeta diretamente a rapidez com que a atividade gástrica normal retorna. Em geral, os líquidos são as primeiras substâncias desejadas e toleradas pelo cliente pós-operatório. Água, suco e chá podem ser oferecidos em quantidades progressivas. Os líquidos frios são tolerados mais facilmente que os gelados ou quentes. Alimentos pastosos (gelatina, pudim, leite e sopas cremosas) são acrescentados gradativamente depois que o cliente tolerou líquidos claros. Logo que ele tolerar bem os alimentos pastosos, podem ser oferecidos alimentos sólidos.

A avaliação e o manejo da função gastrintestinal são importantes no período pós-operatório, pois o sistema digestório está sujeito a complicações desconfortáveis ou potencialmente fatais. Todo cliente pós-operatório pode ter distensão abdominal resultante da acumulação de gases no intestino. A manipulação dos órgãos abdominais durante a operação pode causar supressão da peristalse normal por 24 a 48 h, dependendo do tipo e da extensão da operação. Ainda que o indivíduo fique em dieta zero, o ar deglutido e as secreções entram no estômago e nos intestinos. Quando não propelidos pela peristalse, eles se acumulam nos intestinos, causam distensão e levam o cliente a queixar-se de sensação de plenitude ou dor abdominal. Na maioria dos casos, os gases se acumulam no intestino grosso. A distensão abdominal é acentuada ainda mais pela imobilidade, pelos anestésicos e pela administração de analgésicos opioides.

Após procedimentos cirúrgicos abdominais de grande porte, a distensão pode ser evitada pedindo-se ao cliente que mude frequentemente de posição, realize exercícios e caminhe tão logo seja possível. Isso também alivia a distensão abdominal causada pelo ar deglutido, comum nos clientes ansiosos. O tubo nasogástrico introduzido antes da cirurgia pode ser mantido até que a atividade peristáltica plena (indicada pela eliminação de flatos) tenha retornado. A enfermeira pode determinar quando os ruídos peristálticos retornaram auscultando o abdome com um estetoscópio. Os sons intestinais devem ser documentados, de modo que a progressão da dieta possa ocorrer.

O íleo paralítico e a obstrução intestinal são complicações pós-operatórias potenciais, que ocorrem mais comumente nos clientes submetidos a cirurgias abdominais ou intestinais.

### Promoção da função intestinal

A constipação intestinal é comum após procedimentos cirúrgicos e pode ser uma complicação branda ou grave. A mobilidade reduzida, a diminuição da ingestão e os analgésicos opioides contribuem para a dificuldade de evacuar. Além disso, a irritação e o traumatismo do intestino durante a cirurgia podem inibir a atividade intestinal por vários dias. O efeito combinado da deambulação imediata, do aumento progressivo da ingestão e dos emolientes fecais (quando prescritos) estimula a eliminação intestinal. Até que o cliente relate a normalização da função intestinal, a enfermeira deve avaliar o abdome para detectar distensão, presença e frequência dos ruídos peristálticos. Quando o abdome não está distendido, os ruídos peristálticos são normais e o cliente não defeca até o segundo ou terceiro dia de pós-operatório, deve ser prescrito um laxante a ser administrado no final do dia.

### Controle da micção

A retenção urinária após um procedimento cirúrgico pode ter várias causas. Anestésicos, anticolinérgicos e opioides interfe-

*(continua)*

rem na percepção da bexiga cheia e na vontade de urinar e inibem a capacidade de iniciar a micção e esvaziar a bexiga por completo. Cirurgias abdominais, pélvicas e do quadril podem aumentar as chances de ocorrer retenção secundária à dor. Além disso, para alguns clientes é difícil usar a comadre ou o urinol na posição de decúbito.

A distensão da bexiga e o desejo de urinar devem ser avaliados quando o cliente chega à unidade, e a intervalos frequentes a partir de então. A enfermeira deve esperar que o cliente urine nas primeiras 8 horas após a cirurgia (isto inclui o tempo que permaneceu na unidade de RPA). Se o cliente sentir vontade de urinar, mas não conseguir, ou se a bexiga estiver distendida e ele não sente vontade de urinar, ou ainda quando o cliente simplesmente não consegue urinar, deve-se usar um equipamento de ultrassonografia portátil para avaliar o grau de distensão e a necessidade potencial de fazer cateterização vesical. Todos os métodos para estimular o cliente a urinar devem ser implementados (p. ex., deixar a água da torneira correr, aplicar calor no períneo). A comadre não deve estar fria, pois causa desconforto e contração involuntária dos músculos (inclusive do esfíncter uretral). Se o cliente não conseguir urinar na comadre, ele pode usar uma cadeira higiênica na tentativa de evitar a cateterização. Os homens geralmente têm permissão para sentar ou ficar de pé ao lado do leito para usar o urinol, mas devem ser adotadas medidas de segurança para evitar que caiam ou desmaiem em consequência da perda da coordenação causada pelos fármacos ou da hipotensão ortostática. Se o cliente não conseguir urinar no intervalo previsto e a ultrassonografia da bexiga demonstrar distensão, ele deve ser cateterizado e o cateter deve ser retirado após a bexiga ser esvaziada. A cateterização intermitente direta é preferível à cateterização de longa duração, pois o risco de infecção aumenta com esta última técnica.

Mesmo que o cliente urine, a bexiga pode não estar necessariamente vazia. A enfermeira deve anotar o volume de urina eliminada e utilizar o equipamento de ultrassonografia para avaliar o volume residual. Quando o exame revela mais de 100 m$\ell$ de urina residual na bexiga, o diagnóstico de retenção urinária é estabelecido. Quando a instituição não dispõe de equipamento de ultrassonografia portátil, a enfermeira pode palpar a região suprapúbica para detectar distensão ou hipersensibilidade após o cliente urinar, de modo a avaliar o volume residual. A cateterização intermitente pode ser prescrita a cada 4 a 6 horas, até que o cliente consiga urinar espontaneamente e o volume residual pós-miccional seja inferior a 100 m$\ell$.

### Manutenção da segurança do ambiente

No período pós-operatório imediato, o cliente que se recupera da anestesia deve ter as três grades laterais do seu leito levantadas, e o leito deve ser mantido em uma posição baixa. A enfermeira avalia o nível de consciência e a orientação do cliente e determina se ele precisa dos seus óculos ou aparelho auditivo, pois o déficit visual, a incapacidade de ouvir as instruções pós-operatórias ou a impossibilidade de comunicar-se verbalmente aumenta o risco de acidente. Todos os objetos de que o cliente possa necessitar devem estar ao seu alcance, principalmente a luz de chamada. Quaisquer prescrições pós-operatórias imediatas relativas ao posicionamento específico, aos equipamentos ou às intervenções devem ser executadas assim que possível. O cliente deve receber instruções para pedir ajuda antes de realizar qualquer atividade. Embora ocasionalmente as contenções sejam necessárias para clientes desorientados, elas devem ser evitadas sempre que possível. As normas da instituição quanto ao uso de contenções devem ser consultadas e seguidas.

### Apoio emocional ao cliente e à família

Embora os clientes e seus familiares certamente se sintam aliviados porque a cirurgia foi realizada, os níveis de ansiedade podem continuar altos no período pós-operatório imediato. Muitos fatores contribuem para essa ansiedade: dor, estar em um ambiente desconhecido, incapacidade de controlar as circunstâncias ou os cuidados pessoais, medo dos efeitos a longo prazo da operação, medo de complicações, fadiga, angústia espiritual, alterações das responsabilidades pessoais, enfrentamento ineficaz e alteração da imagem corporal são reações possíveis à experiência cirúrgica. A enfermeira deve ajudar o cliente e seus familiares a controlar a ansiedade, tranquilizando-os, fornecendo informações e reservando tempo para escutá-los de forma a atenuar suas preocupações. A enfermeira deve descrever as rotinas hospitalares e o que o cliente pode esperar nas horas e dias até a alta, explicando-lhe o propósito das avaliações e das intervenções de enfermagem. Informar aos clientes quando eles poderão ingerir líquidos ou alimentos, quando terão autorização para sair do leito e quando os tubos e os drenos serão retirados ajuda a ter uma sensação de controle e participação na recuperação, além de incluí-los no plano de cuidados. O reconhecimento e a aceitação das preocupações dos familiares e a aceitação e o encorajamento de sua participação no cuidado prestado ao cliente aumentam a sensação de auxílio ao ente querido. A enfermeira pode modificar o ambiente de modo a facilitar o repouso e o relaxamento com as seguintes medidas: assegurar privacidade, reduzir os ruídos, ajustar a iluminação, oferecer cadeiras suficientes para os familiares e promover um clima acolhedor.

### Manejo das complicações potenciais

A enfermeira deve estar atenta ao desenvolvimento de complicações pós-operatórias, inclusive:

**Complicações cardíacas.** A isquemia/infarto do miocárdio (IAM) é uma complicação cardíaca pós-operatória. A taxa de mortalidade dos clientes cirúrgicos que sofrem um IAM após operações não cardíacas varia de 15 a 25% (Kuo e Klingensmith, 2008). A enfermeira deve estar atenta a isso no período pós-operatório, pois as manifestações clínicas costumam ser sutis. Em muitos casos, os IAM perioperatórios são assintomáticos ou podem ser evidenciados por dispneia, hipotensão ou dor atípica. Quando há suspeita, a enfermeira deve avisar à equipe cirúrgica, aferir os sinais vitais e a saturação de oxigênio e realizar avaliações cardíaca, vascular periférica e pulmonar, além de obter um eletrocardiograma.

Em razão da administração excessiva de líquidos IV no período intraoperatório, a enfermeira deve ficar atenta ao desenvolvimento de insuficiência cardíaca congestiva (ICC), que pode ocorrer no período pós-operatório imediato ou no segundo ou terceiro dia de pós-operatório, quando as transferências de líquido aumentam o volume intravascular. O peso diário é um parâmetro importante para avaliar o equilíbrio hídrico. Além disso, a enfermeira deve observar se há distensão das veias jugulares, estertores pulmonares, dispneia, sibilos, tosse e fadiga. Veja detalhes do tratamento dos clientes com IAM e ICC nos Capítulos 14 e 15.

**Trombose venosa profunda (TVP) e embolia pulmonar.** A trombose venosa profunda e outras complicações, inclusive embolia pulmonar (EP), são complicações cirúrgicas potencialmente graves (Boxe 5.8). A resposta ao estresse, desencadeado pelo procedimento cirúrgico, inibe o sistema fibrinolítico e causa hipercoagulabilidade do sangue. A desidratação, o baixo débito cardíaco, o represamento de sangue nos membros e o repouso no leito aumentam o risco de trombose. Embora todos os clientes pós-operatórios corram algum risco, os fatores como história de trombose, neoplasia maligna, traumatismo, obesidade, cateteres venosos de longa permanência e uso de hormônios (p. ex., estrogênios) aumentam este risco. O primeiro sintoma de trombose venosa profunda pode ser dor ou câimbra na panturrilha. A dor e a hipersensibilidade iniciais podem ser seguidas de edema doloroso de todo o membro, geralmente acompanhado de febre, calafrios e sudorese.

O tratamento profilático dos clientes pós-operatórios sob risco é uma prática comum, até que eles possam voltar a andar. Compressão pneumática externa e meias elásticas de alta compressão até o segmento alto da coxa podem ser utilizadas isoladamente ou em combinação com heparina em doses baixas. Devem ser sempre enfatizados os efeitos benéficos da deambulação precoce e dos exercícios de hora em hora com os membros como medidas preventivas para trombose venosa profunda, e tais medidas são recomendadas para todos os clientes, independentemente do seu risco. É importante evitar o uso de mantas ou travesseiros enrolados, bem como de qualquer tipo de elevação capaz de comprimir os vasos sob os joelhos. A própria permanência na posição com os membros pendentes por muito tempo (o cliente fica sentado à beira do leito com as pernas pendentes para fora) pode ser perigosa e não é recomendável aos clientes suscetíveis, pois a pressão exercida na parte posterior dos joelhos pode impedir a circulação. A hidratação adequada também é recomendável e, para evitar desidratação, deve-se oferecer ao cliente água e sucos ao longo de todo o dia.

A embolia pulmonar causada por trombose venosa profunda é um risco pós-operatório para clientes em razão da imobilidade, da estase venosa, do traumatismo das veias e do estado de hipercoagulabilidade. Clinicamente, os sinais e sintomas de embolia pulmonar incluem início súbito de dispneia, taquipneia, taquicardia, febre baixa, dor torácica (do tipo pleurítico) e ansiedade. Os clientes submetidos a cirurgias ortopédicas de grande porte do membro inferior, inclusive artroplastia do quadril ou do joelho, correm alto risco de embolia pulmonar. Algum tipo de tratamento profilático deve ser esperado para os clientes de alto risco, de modo a reduzir o risco de trombose venosa profunda e embolia pulmonar. Veja mais detalhes sobre embolia pulmonar no Capítulo 10.

**Hematoma.** Em alguns casos, há sangramento oculto sob a pele da área operada. Em geral, essa hemorragia cessa espontaneamente, mas resulta na formação de um coágulo (hematoma) no interior da ferida. Se o coágulo for pequeno, ele pode ser absorvido e não precisa ser tratado. Se for grande, a ferida geralmente fica um pouco abaulada e a cicatrização é dificultada, a menos que ele seja retirado. Depois de retiradas várias suturas por um dos membros da equipe cirúrgica, o coágulo é removido e a ferida é comprimida ligeiramente com gaze. Em geral, a cicatrização ocorre por granulação, ou pode ser feito fechamento secundário.

**Infecção (sepse da ferida).** A criação de uma ferida cirúrgica viola a integridade da pele e sua função protetora. A exposição dos tecidos profundos do corpo coloca o cliente sob risco de infecção da área cirúrgica, que é uma complicação potencialmente fatal. A infecção da área cirúrgica aumenta a duração da internação hospitalar, os custos do tratamento, o risco de complicações adicionais e o índice de reinternação hospitalar.

Vários fatores colocam o cliente sob risco de infecção da ferida. Um fator de risco refere-se ao tipo de ferida. As feridas cirúrgicas são classificadas de acordo com o grau de contaminação. A Tabela 5.10 define os termos usados para descrever as feridas cirúrgicas e relaciona os índices esperados de infecção para cada tipo de ferida. Outros fatores de risco incluem fatores relacionados com o cliente e associados ao procedimento cirúrgico. Os fatores relacionados com o procedimento cirúrgico incluem a técnica de preparação pré-operatória da pele, o vestuário da equipe cirúrgica, o método de colocação dos campos estéreis, a duração do procedimento, a profilaxia antibiótica, a técnica asséptica, os fatores relacionados com a técnica cirúrgica, os drenos ou materiais estranhos, a ventilação do CC, a duração da operação e os microrganismos exógenos. Os esforços para evitar infecção da ferida devem ser voltados à redução desses riscos. As diretrizes atuais preconizadas para evitar infecções da ferida cirúrgica sugerem que um antibiótico profilático apropriado e com base na recomendação atual seja administrado dentro de 1 hora antes da incisão cirúrgica (a vancomicina e as fluoroquinolonas podem ser administradas até 2 horas antes) e a interrupção da profilaxia antibiótica nas

*(continua)*

---

**BOXE 5.8 — Fatores de risco para trombose venosa profunda pós-operatória.**

- Clientes ortopédicos submetidos a cirurgias do quadril, reconstrução do joelho e outros procedimentos cirúrgicos do membro inferior
- Clientes urológicos submetidos a prostatectomia transuretral e idosos submetidos a procedimentos urológicos
- Clientes de cirurgia geral com mais de 40 anos de idade, obesos, portadores de neoplasias malignas, indivíduos com história pregressa de trombose venosa profunda ou embolia pulmonar e clientes submetidos a procedimentos cirúrgicos complicados e extensivos
- Clientes ginecológicas (e obstétricas) com mais de 40 anos de idade e outros fatores de risco (veias varicosas, trombose venosa pregressa, infecção, câncer e obesidade)
- Clientes neurocirúrgicos semelhantes aos outros grupos cirúrgicos de alto risco (p. ex., clientes que já tiveram AVE, o risco de trombose venosa profunda no membro inferior imobilizado pode chegar a 75%).

**Tabela 5.10** Classificação das feridas e riscos associados de infecção do local cirúrgico.

| Tipo de cirurgia | Determinantes do grupo | Risco esperado de infecção pós-operatória (%) |
|---|---|---|
| Limpa | Área não traumatizada<br>Área não infectada<br>Ausência de inflamação<br>Nenhuma violação da técnica asséptica<br>Nenhum procedimento invasivo do trato respiratório, gastrintestinal, geniturinário ou orofaríngeo | 1 a 3 |
| Limpa-contaminada | Penetração dos sistemas respiratório, digestório, geniturinário ou da orofaringe sem contaminação excepcional<br>Apendicectomia<br>Violação mínima da técnica asséptica<br>Drenagem mecânica | 3 a 7 |
| Contaminada | Feridas traumáticas abertas e recém-formadas<br>Extravasamento profuso das secreções do sistema digestório<br>Violação grave da técnica asséptica<br>Violação do sistema geniturinário ou biliar quando a urina ou a bile estiver infectada | 7 a 16 |
| Suja | Ferida traumática com reparo tardio, tecidos desvitalizados, corpos estranhos ou contaminação fecal<br>Inflamação aguda e secreção purulenta encontradas durante a cirurgia | 16 a 29 |

24 h após a operação, tendo em vista a relação entre o desenvolvimento de microrganismos resistentes e o uso excessivo dos antibióticos. A interrupção da profilaxia antibiótica é postergada até 48 h no caso das operações cardiotorácicas em adultos (Yokoe, Mermel, Anderson et al., 2008).

A infecção da ferida pode não ser evidenciada antes do quinto dia de pós-operatório. A maioria dos clientes recebe alta antes disso, e mais de 50% das infecções de feridas são diagnosticados após a alta, ressaltando a importância das instruções ao cliente quanto aos cuidados com a ferida. Os fatores de risco para sepse da ferida são contaminação da lesão, corpo estranho, técnica inadequada de sutura, tecidos desvitalizados, hematoma, debilidade, desidratação, desnutrição, anemia, idade avançada, obesidade extrema, choque, duração da internação pré-operatória, duração do procedimento cirúrgico e doenças coexistentes (p. ex., diabetes melito, imunossupressão). Os sinais e sintomas de infecção da ferida são aumento da frequência do pulso e da temperatura, leucocitose, edema, calor, hipersensibilidade ou secreção na ferida e dor na incisão. Os sinais localizados podem estar ausentes quando a infecção é profunda. *Staphylococcus aureus* é responsável por muitos casos de infecção pós-operatória de feridas. As demais infecções podem ser causadas por *Escherichia coli, Proteus vulgaris, Pseudomonas aeruginosa* e outros microrganismos. Embora raras, as infecções por estreptococos beta-hemolíticos ou *Clostridium* podem ser rápidas e fatais. Quando a infecção da ferida é causada por esses dois grupos de microrganismos, são necessárias medidas rigorosas de controle da infecção para evitar que se dissemine para outros clientes. De modo a assegurar a sobrevivência dos clientes, os cuidados intensivos de toda a equipe são essenciais.

Quando a infecção de uma ferida é diagnosticada na incisão cirúrgica, o cirurgião pode retirar uma ou mais suturas ou grampos e, utilizando precauções assépticas, separar as bordas da ferida com tesoura romba ou uma pinça hemostática. Após a abertura da incisão, um dreno é colocado. Se a infecção for profunda, pode ser necessário realizar incisão e drenagem. Além disso, deve-se iniciar o tratamento antimicrobiano e um plano de cuidados com a ferida.

**Deiscência da ferida e evisceração.** A deiscência da ferida (afastamento das bordas da incisão ou da ferida cirúrgica) e a evisceração (protrusão do conteúdo da ferida) são complicações cirúrgicas graves (Figura 5.9). A deiscência e a evisceração são particularmente graves quando envolvem incisões ou feridas abdominais. Essas complicações podem ser causadas por rompimento das suturas, infecção ou, mais comumente, por distensão acentuada ou tosse vigorosa. Também podem estar associadas à idade avançada, ao estado nutricional

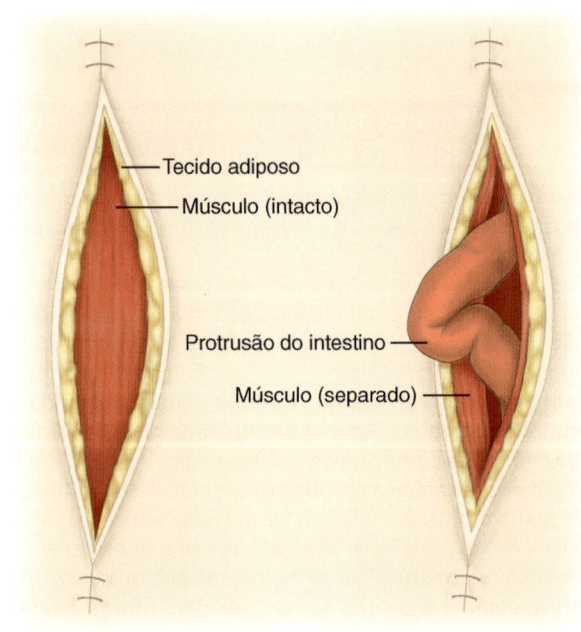

**Figura 5.9** (**A**) Deiscência da ferida; (**B**) Evisceração da ferida.

deficiente (hipoproteinemia), ao uso de corticoides ou às doenças cardiovasculares ou pulmonares dos clientes submetidos a cirurgias abdominais.

Quando as bordas da ferida separam-se lentamente, as alças intestinais podem se projetar gradativamente ou continuar em sua posição normal, e o primeiro sinal pode ser uma golfada de líquido peritoneal sanguinolento (serossanguinolento) eliminado pela ferida. Quando a ferida se rompe repentinamente, alças intestinais podem sair do abdome. O cliente pode referir que "alguma coisa saiu". A evisceração causa dor e o cliente pode vomitar.

Uma faixa abdominal aplicada adequadamente é uma ótima medida profilática para evitar evisceração e, em geral, é utilizada sobre o curativo primário, principalmente nos clientes com paredes abdominais fracas ou pendentes, ou quando há ruptura de uma ferida. Se a evisceração ocorre, a enfermeira cobre assepticamente o conteúdo abdominal com curativos úmidos embebidos em solução estéril para evitar ressecamento do intestino, avisa imediatamente a equipe de cirurgia e avalia os sinais vitais do cliente, inclusive saturação de oxigênio. O cliente deve permanecer no leito com os joelhos flexionados para evitar tensão da musculatura abdominal. O cliente fica em dieta zero e um acesso venoso deve ser conseguido para repor líquidos. Quando o cliente voltar do CC, deve ser reavaliada a imobilização do abdome e esperada a utilização de uma faixa abdominal.

### Instruções para a alta

Os clientes sempre necessitam de instruções detalhadas antes da alta, de modo que sejam capazes de atender às suas necessidades especiais de autocuidado após a cirurgia. Entretanto, com a redução notável da duração das internações ao longo da última década, também aumentaram expressivamente as informações necessárias e o tempo disponível para fornecê-las ao cliente. O Boxe 5.9 descreve as orientações que o cliente deve receber quanto aos cuidados com a ferida.

## Reavaliação

Os resultados esperados para o cliente podem ser os seguintes:

1. Mantém a função respiratória ideal:
    a. Faz exercícios de respiração profunda
    b. Tem ausculta respiratória normal
    c. Usa o espirômetro de incentivo, conforme a prescrição
    d. Imobiliza a área da incisão ao tossir para atenuar a dor

*(continua)*

---

### BOXE 5.9 Orientações ao cliente.

#### Instruções sobre como cuidar das feridas

**Até que as suturas sejam retiradas**

1. Mantenha a ferida seca e limpa
    - Se não houver curativo, pergunte a sua enfermeira ou médico se você pode tomar banho de banheira ou chuveiro
    - Se houver um curativo ou uma tala de imobilização, não o retire a menos que seja molhado ou esteja sujo
    - Se estiver molhado ou sujo, troque você mesmo o curativo caso tenha recebido instruções; caso contrário, ligue para sua enfermeira ou médico para receber instruções
    - Caso tenha recebido instruções, elas poderiam ser as seguintes:
        - Limpe a região *suavemente* com solução estéril 1 ou 2 vezes/dia
        - Cubra com uma compressa absorvente ou gaze estéril com dimensões suficientes para cobrir a ferida
        - Use fita adesiva hipoalergênica. O adesivo não é recomendado porque é difícil de remover sem causar lesão na área da incisão.
2. Relate imediatamente se houver algum desses sinais de infecção
    - Acentuação da vermelhidão, do edema, da hipersensibilidade ou da dor, ou aumento da temperatura local ao redor da ferida
    - Faixas vermelhas na pele ao redor da ferida
    - Pus ou secreção; odor fétido
    - Calafrios ou temperatura superior a 37,7°C.
3. Se a inflamação ou a dor causar desconforto, aplique uma compressa fria e seca (contendo gelo ou água gelada), ou utilize os comprimidos de paracetamol (2) prescritos a cada 4 a 6 horas. Evite usar ácido acetilsalicílico sem prescrição ou instrução, pois este fármaco pode causar sangramento.
4. É comum ocorrer edema após a cirurgia. Para ajudar a reduzir o edema, eleve a região afetada no nível do coração

   - Braço ou mão
     - Enquanto dorme: eleve o braço com um travesseiro colocado ao lado do corpo
     - Quando sentado: apoie o braço em um travesseiro colocado ao lado da cama
     - De pé: apoie a mão afetada no ombro oposto; apoie o cotovelo com a mão normal
   - Perna ou pé
     - Sentado: coloque um travesseiro em uma cadeira posicionada à sua frente; coloque apoio sob o joelho
     - Deitado: coloque um travesseiro sob a perna afetada.

**Após retirar as suturas**

Embora a ferida pareça estar cicatrizada quando as suturas são retiradas, ela ainda é sensível e continua a cicatrizar e a fortalecer ao longo de várias semanas subsequentes.

1. Siga as recomendações do médico ou enfermeira quanto ao tipo de atividade que você pode realizar
2. Mantenha a linha de sutura limpa; não esfregue com força; faça massagens suaves em óleo. As bordas da ferida podem parecer vermelhas e ligeiramente elevadas. Isso é normal
3. Se a ferida continuar vermelha, espessa e dolorosa quando se aplica pressão após 8 semanas, consulte seu médico. (Isso pode ser causado por formação excessiva de colágeno e deve ser reavaliado.)

2. Indica que a intensidade da dor diminuiu
3. Amplia seu nível de atividade, conforme a prescrição:
    a. Alterna períodos de descanso e atividade
    b. Aumenta progressivamente a deambulação
    c. Reinicia as atividades normais no intervalo recomendado
    d. Realiza as atividades necessárias ao autocuidado
4. A ferida cicatriza sem complicação
5. Mantém a temperatura corporal nos limites normais
6. Reinicia a ingestão de líquidos e sólidos:
    a. Relata que não tem náuseas e vômitos
    b. Ingere no mínimo 75% da dieta habitual
    c. Relata que não sente desconforto abdominal nem dor causada por gases
    d. Apresenta ruídos peristálticos normais
7. Relata que normalizou seu padrão habitual de eliminação intestinal
8. Reinicia o padrão miccional habitual
9. Não sofre acidentes
10. Demonstra menos ansiedade
11. Adquire conhecimentos e habilidades necessárias à implementação do regime terapêutico
12. Não tem complicações

## Considerações gerontológicas

Os clientes idosos recuperam-se mais lentamente, têm internações hospitalares mais longas e correm riscos mais altos de complicações pós-operatórias. Alguns dos principais obstáculos à recuperação são pneumonias, declínio da capacidade funcional, agravação de comorbidades, úlceras de pressão, redução da ingestão, distúrbio gastrintestinal e quedas. Os cuidados de enfermagem ajudam os idosos a evitar essas complicações ou atenuar seus efeitos.

O *delirium* pós-operatório, que se caracteriza por confusão mental, déficits de cognição e percepção, alterações do nível de consciência, distúrbios do padrão de sono e anormalidades das funções psicomotoras, é um problema significativo para os idosos. As causas de *delirium* são diversas (ver as causas de *delirium* no Boxe 5.10). As avaliações habilidosas e frequentes do estado mental e de todos os fatores fisiológicos que afetam o estado mental ajudam a enfermeira a planejar os cuidados necessários, pois o *delirium* pode ser o primeiro ou único indicador inicial de infecção, distúrbios hidreletrolíticos ou deterioração da função respiratória ou hemodinâmica do cliente idoso.

O reconhecimento e a detecção do *delirium* pós-operatório e o tratamento das causas subjacentes são metas do cuidado de enfermagem. Em alguns casos, o *delirium* pós-operatório é confundido com demência preexistente ou atribuído à idade. Além de monitorar e tratar as causas detectáveis, a enfermeira adota medidas que apoiem o cliente. Mantê-lo em um quarto bem iluminado e perto do comando de enfermagem pode ajudar a atenuar a privação sensorial. Ao mesmo tempo, deve-se minimizar os ruídos estranhos que possam causar confusão. Como a dor pode contribuir para o *delirium* pós-operatório, o seu controle adequado é essencial. A enfermeira colabora com o médico e o cliente no sentido de conseguir aliviar a dor sem causar sedação excessiva.

O cliente deve ser reorientado tantas vezes quantas forem necessárias e a equipe deve apresentar-se todas as vezes que entrar em contato com ele. O envolvimento do cliente nas conversas e nas atividades de cuidado e a colocação de um relógio e um calendário perto do cliente são medidas que podem ajudar a melhorar a função cognitiva. A atividade física não deve ser negligenciada enquanto o cliente estiver confuso, pois a deterioração física pode agravar o *delirium* e colocá-lo sob maior risco de outras complicações. As contenções devem ser evitadas, pois também podem agravar a confusão. Em vez disso, quando possível, um familiar ou membro da equipe deve ser solicitado a permanecer com o cliente. Os ansiolíticos podem ser administrados durante os episódios de confusão aguda, mas devem ser interrompidos tão logo seja possível para evitar efeitos colaterais.

Outros problemas enfrentados por clientes idosos pós-operatórios (p. ex., pneumonia, distúrbios da função intestinal, trombose venosa profunda, fraqueza e declínio funcional) geralmente podem ser evitados pela deambulação precoce progressiva. No entanto, deambulação significa caminhar, não apenas sair do leito e sentar-se em uma cadeira. Também é importante evitar que o cliente fique sentado por períodos longos, pois esta posição aumenta a estase venosa dos membros inferiores. Pode ser necessário ajudar o cliente a caminhar de modo que ele não se choque contra os objetos e caia. O encaminhamento ao fisioterapeuta pode estar indicado para assegurar que o idoso faça exercícios periódicos e seguros.

A incontinência urinária pode ser evitada assegurando o acesso fácil à campainha de chamada e à cadeira higiênica e estimulando o cliente a urinar. A deambulação precoce e a fa-

---

**BOXE 5.10 — Causas de *delirium* pós-operatório.**

- Distúrbios acidobásicos
- Idade superior a 80 anos
- Distúrbios hidreletrolíticos
- Desidratação
- História de sintomas compatíveis com demência
- Hipoxia
- Hipercapnia
- Infecção (urinária, da ferida ou das vias respiratórias)
- Fármacos (anticolinérgicos, benzodiazepínicos, depressores do sistema nervoso central)
- Dor persistente
- Sangramento
- Redução do débito cardíaco
- Hipoxia cerebral
- Insuficiência cardíaca
- Infarto agudo do miocárdio
- Hipotermia ou hipertermia
- Ambiente pouco familiar e privação sensorial
- Cirurgia de emergência
- Abstinência alcoólica
- Retenção urinária
- Impacção fecal
- Uso simultâneo de vários fármacos (polifarmácia)
- Coexistência de várias doenças
- Déficits sensoriais
- Níveis altos de estresse ou ansiedade

miliaridade com o quarto ajudam o cliente a readquirir sua independência no menor tempo possível.

O estado nutricional ótimo é importante para a cicatrização das feridas, a normalização da função intestinal e a manutenção do equilíbrio hidreletrolítico. A enfermeira e o cliente podem consultar um nutricionista a fim de planejar refeições hiperproteicas que forneçam quantidades suficientes de fibras, calorias e vitaminas. Suplementos nutricionais podem ser prescritos. Suplementos polivitamínicos, ferro e vitamina C facilitam a cicatrização dos tecidos, a formação de novas hemácias e o estado nutricional geral, razão pela qual são prescritos comumente no período pós-operatório.

Além de monitorar e controlar a recuperação fisiológica do cliente idoso, a enfermeira deve detectar e atender às suas necessidades psicossociais. O idoso pode necessitar de muito estímulo e apoio para reiniciar suas atividades, e o seu ritmo pode ser lento. Os déficits sensoriais podem requerer a repetição frequente das instruções e as reservas fisiológicas reduzidas podem impor períodos frequentes de repouso. Os idosos podem necessitar de planejamento detalhado da alta, de maneira a assegurar a colaboração de outros profissionais e dos cuidados domiciliares. A enfermeira, o assistente social ou outro profissional de enfermagem que atue no atendimento domiciliar pode instituir o plano de cuidados continuados.

## Revisão do capítulo

### Exercícios de avaliação crítica

1. Um cliente idoso de 80 anos, com doença de Parkinson, tem uma cirurgia programada de artroplastia do quadril fraturado. Cite as considerações e as responsabilidades atribuídas à enfermeira do CC de modo a assegurar os cuidados intraoperatórios seguros a este cliente.
2. Um cliente tem temperatura de 38°C e apresenta taquicardia durante uma cirurgia abdominal. Cinco minutos depois, sua temperatura aumenta para 42°C. Descreva o protocolo que você seguiria e os fármacos que seriam administrados para tratar esse problema.
3. Um homem tem uma cirurgia de grande porte programada e pergunta quanto tempo antes do procedimento deverá ficar sem ingerir líquidos e alimentos. Quais são os recursos que você usaria para determinar as recomendações atuais quanto ao jejum? Qual é a base de evidências para que o cliente fique em dieta zero após a meia-noite, em vez de apenas duas horas antes da operação? Cite os critérios usados para avaliar a força das evidências dessa última prática.

### Questões objetivas

1. Um cliente idoso de 70 anos foi admitido à unidade pré-operatória para submeter-se à ressecção de uma metástase hepática, que é uma cirurgia programada para durar 6 horas. Qual é um dos princípios básicos que deve orientar a avaliação pré-operatória da enfermeira?
    A. Os clientes idosos não apresentam tanta ansiedade pré-operatória quanto os mais jovens.
    B. O cliente idoso tem menos reserva fisiológica que os indivíduos mais jovens.
    C. Os clientes idosos sentem menos dor.
    D. A avaliação da dor pré-operatória e as instruções do cliente devem ocorrer após a operação, pois o cliente idoso pode não reter as informações.

2. A enfermeira cuida de um cliente no pós-operatório submetido à anestesia espinal. O cliente queixa-se de cefaleia. Qual das seguintes medidas a enfermeira deve adotar?
    A. Abaixar a cabeceira do leito do cliente.
    B. Colocar o cliente em decúbito dorsal, manter o ambiente tranquilo e assegurar a hidratação do cliente.
    C. Estimular o cliente a permanecer em decúbito lateral direito.
    D. Aguardar algumas horas, pois esta é uma resposta normal à anestesia espinal.
3. Qual das seguintes opções descreve a fase pós-operatória?
    A. Começa com a admissão do cliente ao CC.
    B. Começa com a admissão do cliente à unidade de RPA e termina quando ele recebe alta para a enfermaria ou sua residência.
    C. Começa com a admissão do cliente à unidade de RPA e termina com a reavaliação no ambulatório ou em sua residência.
    D. Começa com a admissão à unidade de RPA.
4. A enfermeira cuida de um cliente que está no segundo dia de pós-operatório. O cliente foi submetido a uma cirurgia abdominal alta de grande porte. Enquanto avalia o cliente, no início do seu turno de trabalho, a enfermeira detecta redução dos sons respiratórios, estertores e tosse branda. Qual é a causa mais provável dos sinais e sintomas do cliente?
    A. Atelectasia
    B. Pneumonia
    C. Bronquite aguda
    D. Hipoxemia
5. A cicatrização da ferida cirúrgica ocorre em:
    A. Duas fases: inflamatória e reparadora
    B. Três fases: inflamatória, proliferativa e reparadora
    C. Cicatrização da ferida em primeira, segunda e terceira intenções
    D. Fase proliferativa inicial

## Bibliografia e leitura sugerida

A bibliografia e a leitura sugerida para este capítulo estão disponíveis no GEN-IO: http://gen-io.grupogen.com.br/gen-io/.

# CAPÍTULO 6

# Enfermagem Oncológica

LISA M. BARBAROTTA

## Objetivos de estudo

**Após ler este capítulo, você será capaz de:**

1. Comparar as estruturas e as funções das células normais e cancerosas
2. Diferenciar entre tumores benignos e malignos
3. Reconhecer os agentes e os fatores carcinogênicos
4. Descrever a importância da educação em saúde e dos cuidados preventivos como formas de reduzir a incidência do câncer
5. Diferenciar as indicações dos procedimentos cirúrgicos realizados no tratamento, diagnóstico, profilaxia e paliação cirúrgica do câncer
6. Descrever as indicações para tratamento cirúrgico, radioterapia, quimioterapia, bioterapia e outras modalidades de tratamento do câncer
7. Descrever as necessidades específicas dos clientes em quimioterapia
8. Descrever os diagnósticos de enfermagem comuns e os problemas apresentados pelos clientes com câncer
9. Descrever o conceito de *hospice* para clientes com câncer avançado
10. Compreender as funções da enfermeira na avaliação e no manejo das emergências oncológicas comuns.

O **câncer** não é uma única doença com apenas uma causa. Na verdade, esse termo é usado para designar mais de uma centena de diferentes doenças com etiologias, manifestações clínicas, necessidades terapêuticas e prognósticos distintos. A prática de enfermagem oncológica aplica-se a todas as faixas etárias, engloba todas as especialidades de enfermagem e é realizada em vários contextos de atenção à saúde, inclusive residências, comunidades, serviços de urgência/emergência e centros de reabilitação. O âmbito, as responsabilidades e os objetivos da enfermagem **oncológica** são tão diversos e complexos quanto os de qualquer outra especialidade de enfermagem. As enfermeiras oncológicas devem estar preparadas para apoiar os clientes e familiares ao longo de todas as suas experiências físicas, emocionais, sociais, culturais e espirituais.

## Epidemiologia do câncer

No Brasil, estimou-se para 2012 e 2013 a ocorrência de aproximadamente 518.510 casos novos de câncer, incluindo os casos de pele não melanoma, reforçando a magnitude do problema no país. Excluindo-se os casos de câncer da pele não melanoma, estimou-se um total de 385 mil casos novos. Os tipos mais incidentes devem ser os cânceres de pele não melanoma, próstata, pulmão, estômago e cólon e reto para o sexo masculino; e os cânceres de pele não melanoma, mama, colo do útero, tireoide e cólon e reto para o sexo feminino. Esperou-se um total de 257.870 casos novos para o sexo masculino e de 260.640 para o sexo feminino. Confirma-se a estimativa de que o câncer da pele do tipo não melanoma (134 mil casos novos) será o mais incidente na população brasileira, seguido pelos tumores de próstata (60 mil), mama feminina (53 mil), cólon e reto (30 mil), pulmão (27 mil), estômago (20 mil) e colo do útero (18 mil) (INCA, 2012) (Figura 6.1 e Tabela 6.1).

## Fisiopatologia

O câncer pode ser caracterizado pela ocorrência das seguintes anormalidades:

- Inúmeras alterações genéticas e celulares, resultando na perda dos mecanismos normais de regulação celular; marca característica das neoplasias malignas
- Proliferação ou crescimento celular anormal
- Proliferação local descontrolada e invasão dos tecidos circundantes
- Possibilidade de metastatizar para órgãos distantes.

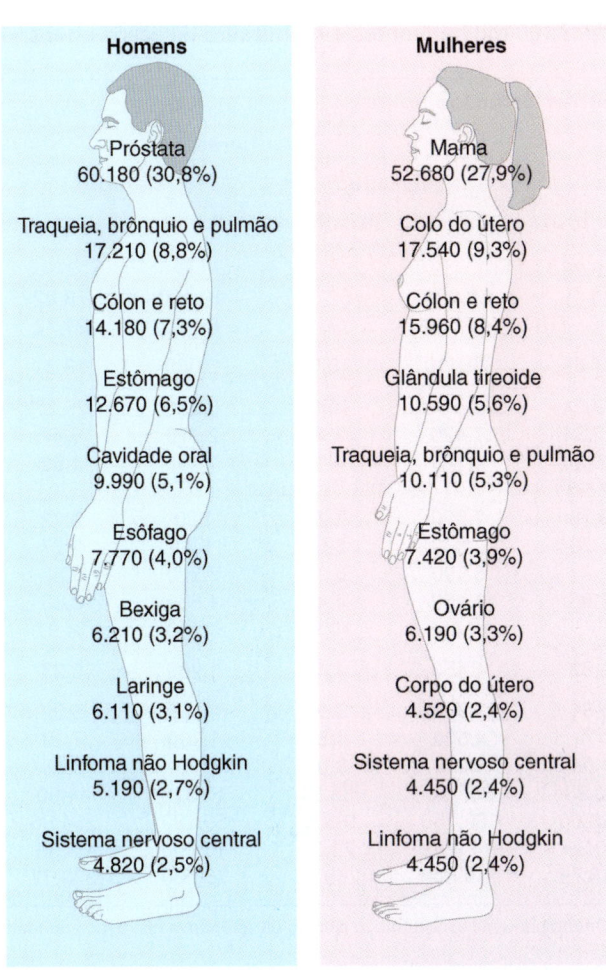

**Figura 6.1** Distribuição proporcional da estimativa dos dez tipos de câncer mais incidentes em 2012 por sexo (exceto pele não melanoma). Números arredondados para 10 ou múltiplos de 10. De Inca, 2013.

## Características das células malignas

A principal diferença entre as células malignas (cancerosas) e benignas é que as primeiras têm regulação anormal do crescimento. As células do câncer continuam a crescer, ainda que à custa do seu hospedeiro. Essas células demonstram crescimento descontrolado sem qualquer demanda fisiológica.

As proliferações de células benignas e malignas são classificadas e descritas de acordo com o tecido de origem. As células benignas e malignas diferem quanto a muitas características celulares, inclusive tipo e taxa de crescimento, capacidade de metastatizar ou se propagar, efeitos sistêmicos, destruição dos tecidos e capacidade de levar à morte. Tais diferenças estão resumidas na Tabela 6.2.

Apesar de suas diferenças individuais, todas as células cancerosas têm em comum algumas características relacionadas com a membrana celular, proteínas especiais, núcleos, anormalidades cromossômicas e taxa de mitose e crescimento. As características das células do câncer são:

- Pleomorfismo: as células variam quanto ao tamanho e ao formato
- Polimorfismo: o núcleo é grande e tem formato variável
- Mutações cromossômicas, inclusive translocações, deleções, amplificação e aneuploidia (número anormal de cromossomos)
- Produção de enzimas de superfície, que facilitam a invasão e a metástase
- Perda dos antígenos que marcam a célula como "própria"
- Produção de novos antígenos associados ao tumor, que marcam a célula como "estranha"
- Taxa aumentada de metabolismo anaeróbio
- Perda da inibição por contato, que normalmente impede a divisão celular quando as células entram em contato uma com a outra
- Falhas de reconhecimento e adesão celulares (as células do câncer não reconhecem e não aderem umas às outras, como o fazem as células normais)
- Proliferação descontrolada
- Índice mitótico aumentado: os tumores têm números maiores de células em mitose
- Sobrevida anormal: as células do câncer tendem a sobreviver por mais tempo que as células normais.

### Processo maligno

As células do câncer são geneticamente instáveis e propensas a mutações, inclusive recombinações, duplicações e deleções cromossômicas. O câncer é um processo patológico que começa quando uma célula anormal é transformada por uma mutação genética do seu DNA. Essa célula anormal forma um clone e começa a proliferar anormalmente, ignorando os sinais de regulação do crescimento do ambiente que a circunda. Isso é conhecido como *origem monoclonal do câncer*. Embora as células malignas inicialmente pareçam semelhantes, com o tempo as diferenças entre elas aumentam em consequência de mutações randômicas repetidas durante a progressão do tumor.

Todas as células (normais e malignas) proliferam por meio do ciclo celular (Figura 6.2). A duração do ciclo celular é o tempo necessário para que uma célula se divida e reproduza em duas células descendentes idênticas. O ciclo celular de qualquer célula tem quatro fases distintas, todas com uma função básica vital:

1. Fase $G_1$: síntese de RNA e proteínas
2. Fase S: síntese de DNA
3. Fase $G_2$: fase pré-mitótica; a síntese do DNA é concluída; forma-se o fuso mitótico
4. Mitose: ocorre divisão celular.

A fase $G_0$ (de repouso ou inatividade das células) pode ocorrer após a mitose e durante a fase $G_1$. Na fase $G_0$ existem células que não estão em divisão ativa, mas têm a possibilidade de iniciar o ciclo celular. A mitose (divisão celular) ocorre mais comumente nas células malignas que nas células normais. À medida que a célula cresce e se divide, são necessárias quantidades maiores de glicose e oxigênio. Se esses nutrientes não estiverem disponíveis, as células malignas utilizam reações metabólicas anaeróbias para produzir energia, tornando-as menos dependentes do suprimento constante de oxigênio.

**Tabela 6.1** Estimativas para 2012 das taxas brutas de incidência por 100 mil habitantes e do número de casos novos* por câncer, segundo sexo e localização primária.

| Localização primária da neoplasia maligna | Homens Estados Casos | Homens Estados Taxa bruta | Homens Capitais Casos | Homens Capitais Taxa bruta | Mulheres Estados Casos | Mulheres Estados Taxa bruta | Mulheres Capitais Casos | Mulheres Capitais Taxa bruta |
|---|---|---|---|---|---|---|---|---|
| Próstata | 60.180 | 62,54 | 15.660 | 75,26 | - | - | - | - |
| Mama feminina | - | - | - | - | 52.680 | 52,50 | 18.160 | 78,02 |
| Colo do útero | - | - | - | - | 17.540 | 17,49 | 5.050 | 21,72 |
| Traqueia, brônquio e pulmão | 17.210 | 17,90 | 4.520 | 21,85 | 10.110 | 10,08 | 3.060 | 13,31 |
| Cólon e reto | 14.180 | 14,75 | 4.860 | 23,24 | 15.960 | 15,94 | 5.850 | 25,27 |
| Estômago | 12.670 | 13,20 | 3.200 | 15,34 | 7.420 | 7,42 | 2.170 | 9,47 |
| Cavidade oral | 9.990 | 10,41 | 2.760 | 13,34 | 4.180 | 4,18 | 1.130 | 4,92 |
| Laringe** | 6.110 | 6,31 | 1.540 | 7,56 | - | - | - | - |
| Bexiga | 6.210 | 6,49 | 1.900 | 9,28 | 2.690 | 2,71 | 880 | 3,72 |
| Esôfago | 7.770 | 8,10 | 1.500 | 7,26 | 2.650 | 2,67 | 520 | 2,27 |
| Ovário | - | - | - | - | 6.190 | 6,17 | 2.220 | 9,53 |
| Linfoma não Hodgkin | 5.190 | 5,40 | 1.560 | 7,66 | 4.450 | 4,44 | 1.560 | 6,85 |
| Glândula tireoide | - | - | - | - | 10.590 | 10,59 | 3.490 | 14,97 |
| Sistema nervoso central | 4.820 | 5,02 | 1.190 | 5,82 | 4.450 | 4,46 | 1.200 | 5,23 |
| Leucemias | 4.570 | 4,76 | 1.180 | 5,81 | 3.940 | 3,94 | 1.180 | 5,02 |
| Corpo do útero | - | - | - | - | 4.520 | 4,53 | 1.700 | 7,39 |
| Pele melanoma | 3.170 | 3,29 | 810 | 4,05 | 3.060 | 3,09 | 790 | 3,46 |
| Outras localizações | 43.120 | 44,80 | 11.100 | 53,33 | 38.720 | 38,61 | 10.320 | 44,50 |
| Subtotal | 195.190 | 202,85 | 51.780 | 248,60 | 189.150 | 188,58 | 59.280 | 254,86 |
| Pele não melanoma | 62.680 | 65,17 | 14.620 | 70,39 | 71.490 | 71,30 | 15.900 | 68,36 |
| Todas as neoplasias | 257.870 | 267,99 | 66.400 | 318,79 | 260.640 | 259,86 | 75.180 | 323,22 |

Números arredondados para 10 ou múltiplos de 10. **A magnitude em mulheres é muito pequena e, portanto, o cálculo da estimativa não é recomendado. De Inca, 2013.

## Oncogenes

Os oncogenes celulares, presentes em todos os sistemas dos mamíferos, são responsáveis por funções celulares vitais como crescimento e diferenciação. Os proto-oncogenes celulares funcionam como "sinais positivos" para o crescimento celular. Quando os proto-oncogenes sofrem mutações, o crescimento e a diferenciação das células são estimulados.

Assim como os proto-oncogenes "ligam" o crescimento celular, os genes supressores tumorais "desligam" ou regulam a proliferação celular desnecessária. Quando os genes supressores tumorais sofrem mutações, recombinações ou amplificações, ou perdem suas capacidades reguladoras, as células malignas podem se reproduzir. O gene p53 (*TP53*) é um supressor tumoral que costuma sofrer mutações em muitos cânceres humanos. Esse gene determina se a célula sobreviverá ou morrerá depois que seu DNA sofrer algum dano. **Apoptose** é o processo celular inato de morte celular programada. As alterações do *TP53* podem reduzir os sinais apoptóticos e, deste modo, diminuir a capacidade do organismo destruir as células que sofreram mutações, oferecendo uma vantagem à sobrevivência das populações de células mutantes. O *TP53* mutante está associado a um prognóstico desfavorável e pode ser usado para avaliar a resposta ao tratamento.

**Tabela 6.2** Características das neoplasias benignas e malignas.

| Características | Neoplasias benignas | Neoplasias malignas |
|---|---|---|
| Características celulares | Células bem diferenciadas, semelhantes às células do tecido de origem | Células indiferenciadas com anaplasia e estrutura atípica, geralmente com pouca semelhança com as células do tecido de origem |
| Tipo de crescimento | Crescimento por expansão, sem invadir os tecidos circundantes; geralmente encapsuladas | Crescimento por invasão, enviando prolongamentos que infiltram os tecidos circundantes |
| Taxa de crescimento | Geralmente lento e progressivo; pode estabilizar ou regredir | Variável e dependente do nível de diferenciação; quanto mais indiferenciadas são as células, mais rápida é a taxa de crescimento |
| Metástase | Não metastatiza | O tumor tem acesso aos vasos sanguíneos e linfáticos e metastatiza para outras áreas do corpo |

De Porth, C. M., & Matfin (2009). *Pathophysiology: Concepts of Altered Health States* (8th ed.). Philadelphia: Lippincott Williams & Wilkins.

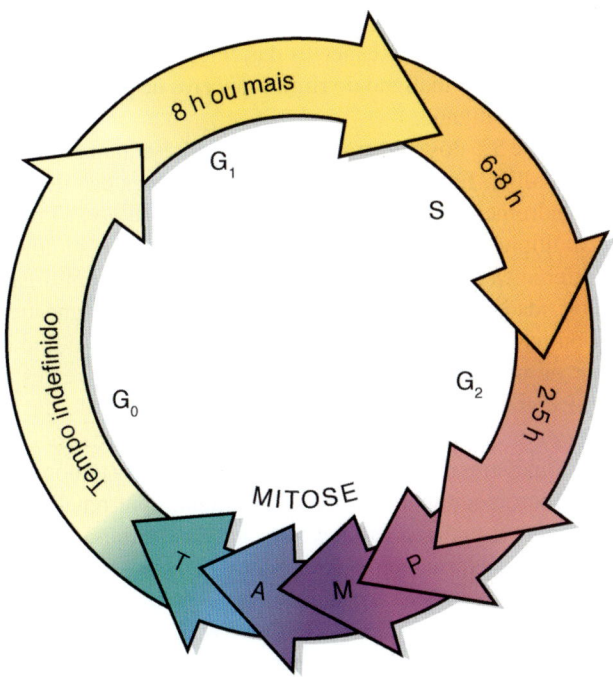

**Figura 6.2** As fases do ciclo celular estendem-se no intervalo entre o ponto médio da mitose e o estágio final subsequente da mitose de uma célula descendente. $G_1$ é a fase pós-mitótica, quando as sínteses de ácido ribonucleico (RNA) e proteínas aumentam e há crescimento da célula. $G_0$ é a fase de repouso ou inatividade do ciclo celular. Na fase S, os ácidos nucleicos são sintetizados e os cromossomos são duplicados em preparação para a mitose celular. Durante a fase $G_2$, há síntese de RNA e proteínas, como também ocorre na fase $G_1$. P = prófase; M = metáfase; A = anáfase; T = telófase. Redesenhada com base em Porth, C. M. (2002). *Pathophysiology: Concepts of altered health states* (6th ed.). Philadelphia: Lippincott Williams & Wilkins.

## Carcinogênese

A **carcinogênese** é o processo que origina o câncer. Antes referida como a teoria dos "dois eventos", atualmente a carcinogênese é entendida como um processo composto por várias etapas, que incluem iniciação, promoção, progressão e metástase. Durante a etapa de *iniciação*, os fatores desencadeantes (carcinógenos, inclusive substâncias químicas, fatores físicos e agentes biológicos) escapam dos mecanismos enzimáticos normais e alteram a estrutura genética do DNA celular. Normalmente, essas alterações são revertidas pelos mecanismos de reparo do DNA ou estimulam a apoptose. Em alguns casos, as células escapam desses mecanismos de proteção e ocorrem mutações genéticas irreversíveis. Em geral, essas mutações não são significativas para as células, a menos que elas sejam novamente expostas aos carcinógenos.

Durante a fase de *promoção*, a exposição repetida aos fatores desencadeantes (cocarcinógenos) causa uma das seguintes alterações: dano reversível ao mecanismo de crescimento celular ou lesão irreversível deste mecanismo, resultando em transformação celular maligna.

Durante a fase de *progressão*, as alterações celulares desenvolvidas durante as fases de iniciação e promoção acentuam o comportamento maligno. As células neoplásicas continuam a se dividir e o tumor aumenta de tamanho, causando aumento de volume, pressão e secreção de enzimas, favorecendo a disseminação local e a invasão dos tecidos circundantes. Durante a progressão, o tumor forma vasos sanguíneos para facilitar o acesso ao oxigênio e aos nutrientes. Esse processo é conhecido como *neovascularização* ou *angiogênese*.

## Metástase

A metástase é a disseminação ou propagação das células malignas do tumor primário para focos distantes, seja por invasão direta das cavidades do corpo pelas células tumorais ou pelas circulações sanguínea e linfática. Os locais mais comuns das metástases são ossos, pulmões, fígado e sistema nervoso central (SNC). A localização da metástase é influenciada pela disponibilidade de irrigação sanguínea, pelos receptores e genes celulares que possam direcionar a célula maligna para locais específicos e pela existência de fatores de crescimento essenciais ao crescimento metastático, que só podem ser produzidos por alguns órgãos.

### Disseminação linfática

O transporte das células tumorais pela circulação linfática é o mecanismo mais comum das metástases. Êmbolos tumorais entram nos vasos linfáticos por meio do líquido intersticial, que se comunica com a circulação linfática. As células malignas também podem entrar nos vasos linfáticos por invasão direta. Após entrar na circulação linfática, as células malignas se alojam nos linfonodos ou passam entre as circulações linfática e venosa. Os tumores que se desenvolvem nas áreas do corpo com circulação linfática rápida e extensiva são mais propensos a produzir metástases por meio dos vasos linfáticos. Os tumores de mama frequentemente metastatizam por esse mecanismo ao invadirem os canais linfáticos axilares, claviculares e torácicos.

### Disseminação hematogênica

A disseminação hematogênica consiste na propagação das células malignas pela corrente sanguínea e está diretamente relacionada com a vascularização do tumor. As células malignas conseguem viajar na corrente sanguínea, ligar-se ao endotélio e atrair fibrina, plaquetas e fatores da coagulação, ficando isoladas do sistema imune. O endotélio sofre retração e permite que as células malignas penetrem na membrana basal e secretem enzimas lisossômicas. Essas enzimas destroem os tecidos corporais adjacentes, favorecendo a implantação.

### Angiogênese

A angiogênese é o processo de desenvolvimento de novos vasos sanguíneos. Quando o tumor alcança 2 $mm^3$, essa irrigação sanguínea torna-se necessária para manter o crescimento. Os vasos sanguíneos recém-formados fornecem nutrição e oxigênio ao tumor e também funcionam como vias de circulação para as metástases. O processo de angiogênese é mediado pela liberação de fatores de crescimento (p. ex., fator de crescimento do endotélio vascular, ou VEGF) e enzimas. Essas proteínas estimulam a formação rápida de novos vasos sanguíneos. Tratamentos que atuam no VEGF ou seus receptores são usados para efetivamente atacar muitos tipos de câncer.

## Etiologia

Entre os agentes ou fatores implicados na carcinogênese estão vírus e bactérias, agentes físicos, substâncias químicas, fatores genéticos ou familiares, fatores dietéticos e hormônios.

### Vírus e bactérias

Os vírus parecem se incorporar à estrutura genética das células, alterando as gerações subsequentes desta população celular – talvez resultando no desenvolvimento de câncer. O exemplo encontrado mais comumente na prática clínica é o papilomavírus humano (HPV), responsável por quase todos os casos de câncer do colo do útero e por 80 a 90% dos cânceres anais (Saslow, Castle, Cox et al., 2007). A infecção pelo HPV-6 também aumenta o risco de desenvolver carcinomas espino-celulares da cavidade oral (Cohan, Popat, Kaplan et al., 2009).

### Agentes físicos

Os agentes físicos associados à carcinogênese incluem exposição à luz solar ou à radiação. A exposição à radiação ionizante pode ocorrer com exames diagnósticos radiográficos repetidos ou com radioterapia. Por sorte, o aperfeiçoamento dos equipamentos permite reduzir satisfatoriamente o risco de exposição extensiva dos tecidos saudáveis à radiação. A radioterapia e a exposição aos materiais radioativos das empresas que fabricam armas nucleares ou das usinas de energia nuclear está associada à incidência mais alta de leucemias, mieloma múltiplo e cânceres de pulmão, ossos, mama, tireoide e outros tecidos. A radiação basal emitida pelos processos de deterioração natural que geram radônio também foi associada ao câncer de pulmão.

### Agentes químicos

Acredita-se que aproximadamente 75% de todos os cânceres estão relacionados com o ambiente. O tabaco, principal causa evitável de doença e morte precoce, é responsável por no mínimo 30% de todas as mortes por câncer (Cokkinides, Bandi, McMahon et al., 2009). O tabagismo está diretamente associado aos cânceres de pulmão, cabeça e pescoço, esôfago, pâncreas, colo do útero e bexiga. O tabaco também pode atuar sinergicamente com outras substâncias (p. ex., álcool etílico, asbesto, urânio) e vírus de forma a promover o desenvolvimento de câncer.

Muitas substâncias químicas presentes no ambiente de trabalho são carcinógenos ou cocarcinógenos comprovados. A lista extensa de substâncias químicas suspeitas continua a aumentar e inclui aminas aromáticas e corantes de anilina; pesticidas e formaldeídos; arsênio, fuligem e alcatrão; asbesto; benzeno; noz de betel e cal; cádmio; compostos à base de cromo; vapores de zinco e níquel; pó de madeira; compostos à base de berílio; e cloreto de polivinila.

### Fatores genéticos e familiares

Observações efetuadas ao longo do tempo demonstraram que os cânceres concentram-se em determinadas famílias. Isso pode ser atribuído a fatores genéticos, ambientais e culturais compartilhados, a fatores associados ao estilo de vida ou podem ser ocorrências aleatórias. Os fatores genéticos desempenham um papel importante no desenvolvimento das células cancerosas. Padrões cromossômicos anormais e câncer foram associados a cromossomos extras, número reduzido de cromossomos ou translocações cromossômicas. Entre os cânceres específicos com anormalidades genéticas subjacentes estão o linfoma de Burkitt, a leucemia mielógena crônica, os meningiomas (tumores que se originam das meninges, membranas que circundam o cérebro e a medula espinal), leucemias agudas (câncer do sangue ou da medula óssea, geralmente envolvendo leucócitos), retinoblastomas (cânceres das células da retina), tumor de Wilms (tumor maligno do rim) e cânceres de pele, inclusive melanoma maligno.

Cerca de 5% dos cânceres dos adultos apresentam predisposição familiar. Entre as características marcantes das famílias com síndromes neoplásicas hereditárias estão tumores primários múltiplos no mesmo órgão; tumores primários múltiplos em diferentes órgãos; tumores primários bilaterais em órgãos duplos; idade inferior à habitual por ocasião do diagnóstico; dois ou mais parentes de primeiro grau com o mesmo tipo de tumor ou um câncer relacionado; e dois ou mais parentes de primeiro grau com tumores de tipos raros (Lindor, McMaster, Lindor et al., 2008). Os cânceres associados à hereditariedade familiar incluem retinoblastomas, nefroblastomas (tumores renais), feocromocitomas (tumores da medula suprarrenal), neurofibromatose maligna (tumores dos tecidos neurais) e cânceres de mama, ovário, colo e reto, estômago, próstata e pulmão.

Na década de 1990, pesquisadores identificaram os genes *BRCA1* e *BRCA2*, que foram relacionados com a síndrome dos cânceres de mama e ovário. As mutações do gene *BRCA1* estão associadas a aumentos de 40 a 80% do risco de desenvolver câncer de mama e de 40% do risco de desenvolver câncer de ovário até a oitava década de vida (Mahoney, Bevers, Linos et al., 2008).

### Fatores dietéticos

Depois do tabaco, os determinantes modificáveis mais importantes do risco de câncer são controle do peso, opções dietéticas e níveis de atividade física. Evidências sugerem que um terço das mortes anuais por câncer nos EUA podem ser atribuídas à dieta inadequada e à falta de atividade física, inclusive obesidade (Kushi, Byers, Doyle et al., 2006).

Entre os componentes dietéticos que parecem aumentar o risco de câncer estão as gorduras, o álcool etílico, as carnes defumadas ou conservadas em sal e os alimentos que contêm nitratos e nitritos. A dieta hipercalórica também está associada ao aumento do risco de câncer. A obesidade foi associada aos cânceres de endométrio e mama (Mahoney et al., 2008).

A ingestão de alimentos ricos em fibras (p. ex., frutas, vegetais e cereais de grãos integrais) e de vegetais crucíferos (como repolho, brócolis, couve-flor, couve-de-bruxelas e couve-rábano) parece reduzir o risco de câncer.

### Hormônios

O crescimento tumoral pode ser estimulado por desequilíbrio hormonal, seja por produção de hormônios pelo próprio organismo (endógena) ou pela administração de hormônios exógenos. Os cânceres de mama, próstata e útero parecem depender dos níveis dos hormônios endógenos para seu crescimento. Há muitos anos, o dietilestilbestrol (DES) foi reconhecido como causa de carcinomas vaginais. Os anticoncepcionais orais e o tratamento de reposição estrogênica prolongada estão associados ao aumento da incidência de cânceres hepatocelular, endometrial e mamário, mas diminuem o risco de desenvolver câncer de ovário (IARC, 2007).

As alterações hormonais associadas à reprodução também estão associadas à incidência de câncer. Números crescentes de gestações e amamentação por períodos longos diminuem as incidências dos cânceres de mama, endométrio e ovário.

## Função do sistema imune

Nos seres humanos, as células malignas podem se desenvolver em qualquer fase da vida. Contudo, algumas evidências indicam que o sistema imune consegue detectar o desenvolvimento das células malignas e destruí-las antes que a proliferação das células seja incontrolável. Quando o sistema imune não consegue identificar e interromper o crescimento das células malignas, o indivíduo desenvolve câncer detectável clinicamente.

Alguns estudos demonstraram que os clientes imunossuprimidos têm incidências mais altas de câncer. Os receptores de transplantes de órgãos, que recebem tratamento imunossupressor para evitar rejeição dos transplantes, têm incidências mais altas de linfoma, sarcoma de Kaposi, carcinoma espinocelular da pele e cânceres de colo do útero e anogenital. Os clientes com doenças que causam imunossupressão, inclusive AIDS, estão mais sujeitos a desenvolver sarcoma de Kaposi, linfoma e cânceres do reto, da cabeça e do pescoço.

Alguns clientes que fizeram quimioterapia com agentes alquilantes para tratar linfoma de Hodgkin têm incidência mais alta de neoplasias malignas secundárias. As doenças autoimunes como artrite reumatoide e síndrome de Sjögren estão associadas ao risco mais alto de desenvolver câncer. Por fim, as alterações associadas ao envelhecimento, inclusive declínio das funções dos órgãos, incidência mais alta de doenças crônicas e depressão da função imune podem contribuir para o aumento da incidência de câncer na população idosa.

### Respostas imunes normais

O sistema imune normal tem a capacidade de combater as células neoplásicas por vários mecanismos. Em geral, o sistema imune reconhece como estranhos determinados antígenos das membranas celulares de muitas células neoplásicas. Esses antígenos, conhecidos como *antígenos associados ao tumor* (também chamados *antígenos da célula tumoral*) estimulam as respostas imunes celulares e humorais.

Junto com os macrófagos, os linfócitos T (agentes da resposta imune celular) são responsáveis por reconhecer os antígenos associados ao tumor. Quando os linfócitos T reconhecem esses antígenos, outros linfócitos T tóxicos para as células tumorais são estimulados. Esses linfócitos proliferam e são liberados na circulação. Além de apresentar propriedades citotóxicas (destruição celular), os linfócitos T estimulam outros componentes do sistema imune de modo a eliminar as células malignas do corpo.

### Falência do sistema imune

Como as células malignas conseguem sobreviver e proliferar, apesar dos mecanismos sofisticados de defesa do sistema imune? Existem várias teorias que sugerem como as células tumorais conseguem escapar do sistema imune aparentemente intacto. Quando o organismo não consegue reconhecer a célula maligna como diferente do que é "próprio" (*i. e.*, estranho ou não próprio), a resposta imune pode não ser estimulada. Quando os tumores não têm antígenos associados ao tumor, que os marcam como células estranhas, a resposta imune não é ativada. A incapacidade de o sistema imune responder imediatamente às células malignas permite que o tumor cresça e alcance dimensões extensas para serem controladas pelos mecanismos imunes.

## Prevenção

Tradicionalmente, enfermeiras e médicos têm se dedicado à atenção terciária, ou seja, prevenção da progressão da doença, bem como cuidados gerais, tratamento e reabilitação dos clientes após o diagnóstico do câncer. Entretanto, nos últimos anos, médicos e pesquisadores do Instituto Nacional do Câncer têm dedicado ênfase crescente à prevenção primária e secundária desta doença. A prevenção primária consiste em reduzir os riscos de câncer nos indivíduos saudáveis. A prevenção secundária envolve a detecção e a triagem para conseguir o diagnóstico precoce e a intervenção imediata para controlar o câncer.

### Prevenção primária

Com a aquisição dos conhecimentos e das habilidades necessários à informação da comunidade sobre o risco de câncer, as enfermeiras que trabalham em todos os contextos desempenham um papel fundamental na prevenção do câncer. Uma forma de reduzir o risco de câncer é ajudar os clientes a evitar os carcinógenos conhecidos. Outra forma consiste em estimulá-los a realizar várias alterações na dieta e no estilo de vida que, segundo estudos epidemiológicos e laboratoriais, afetam o risco de desenvolvimento do câncer. As enfermeiras podem usar suas habilidades de ensino e aconselhamento para estimular os clientes a participar dos programas de prevenção do câncer e a adotar estilos de vida saudáveis. Várias experiências clínicas foram realizadas para identificar os fármacos que podem ajudar a reduzir as incidências de determinados tipos de câncer. Certos estudos, por exemplo, demonstraram que a ingestão diária do fármaco tamoxifeno pode reduzir significativamente o risco de as mulheres de determinadas populações desenvolverem câncer de mama em alguma época da vida (Chen, 2008).

### Prevenção secundária

As enfermeiras devem saber que fatores como raça, formação cultural, acesso aos cuidados de saúde, relação médico-cliente, escolaridade, renda e idade influenciam o nível de conhecimento, atitudes e crenças das pessoas acerca do câncer. Esses fatores também influenciam os comportamentos de promoção da saúde das pessoas.

A conscientização do público quanto aos comportamentos que promovem a saúde pode ser realizada de várias formas, inclusive por meio da educação em saúde e de programas de manutenção da saúde. Embora os programas de prevenção primária possam enfatizar os riscos do tabagismo ou a importância da nutrição, os programas de profilaxia secundária focalizam o diagnóstico precoce. As enfermeiras e os médicos devem estimular seus clientes a aderir aos esforços de detecção, conforme recomendado pela American Cancer Society (Tabela 6.3). Muitas organizações realizam eventos de triagem do câncer, enfatizando neoplasias malignas com taxas de incidência mais altas ou com maiores índices de sobrevida quando diagnosticas precocemente (p. ex., cânceres de mama e próstata). Esses eventos oferecem atividades educativas e exames como mamografia, toque retal e dosagens dos níveis sanguíneos do antígeno prostático específico (PSA) a um custo mínimo ou grátis. Em geral, esses programas são voltados para indivíduos que não têm acesso aos serviços de saúde. Com o desenvolvimen-

**Tabela 6.3** Recomendações da American Cancer Society para detecção precoce do câncer nos indivíduos assintomáticos de risco mediano.

| Órgão | Sexo | Idade (anos) | Exame | Frequência |
|---|---|---|---|---|
| Mama | F | 20 a 39 | Exame clínico das mamas (ECM) | A cada 3 anos |
| | | | Autoexame das mamas (AEM) | Mensal |
| | | ≥ 40 | ECM | Anual |
| | | | AEM | Mensal |
| | | | Mamografia | Anual |
| | | Mulheres com história familiar importante de câncer de mama ou ovário e mulheres tratadas para linfoma de Hodgkin | Ressonância magnética | |
| Cólon/reto | M/F | ≥ 50 | Pesquisa de sangue oculto nas fezes *ou* | Anual |
| | | | Teste imunoquímico fecal *e* | Anual |
| | | | retossigmoidoscopia flexível *ou* | A cada 5 anos |
| | | | colonoscopia *ou* | A cada 10 anos |
| | | | clister opaco *ou* | A cada 5 anos |
| | | | colonoscopia virtual | A cada 5 anos |
| Próstata | M | ≥ 50<br>45 se houver risco elevado:<br>Homens afro-americanos<br>Homens com ≥ 1 parente de primeiro grau com diagnóstico de câncer da próstata em idade precoce | Antígeno prostático específico e toque retal | Não existem recomendações baseadas em evidência; os riscos pessoais do cliente devem ser avaliados e os exames subsequentes devem ser baseados no seu risco geral. Os clientes negros ou com história familiar de câncer da próstata antes dos 65 anos podem realizar os testes de triagem com 45 anos. Os testes de triagem são PSA e toque retal |
| Colo do útero | F | ≥ 21 ou nos 3 anos seguintes ao início da vida sexual | Teste de Papanicolaou (Pap, ou preventivo do câncer de colo)* | Anual quando se utiliza o Pap comum; a cada 2 anos quando se utiliza o Pap líquido |
| Exames médicos específicos para câncer | M/F | ≥ 20 a 39 | Exame pélvico | Anual |
| | | | Exames para cânceres da tireoide, testículos, ovários, linfonodos, cavidade oral e pele, além de aconselhamento quanto às práticas de saúde e fatores de risco | A cada 3 anos |
| | | + 40 | Os mesmos para a faixa etária de 20 a 39 | Anual |

*Nas mulheres com 30 anos ou mais, que tiveram três ou mais exames com resultados normais, o Pap pode ser realizado a cada 2 a 3 anos a critério médico; o teste para papilomavírus humano (HPV) deve ser incluído nessa ocasião. Adaptada de American Cancer Society (2010). American Cancer Society Guidelines for Early Detection of Cancer. Disponível em: www.cancer.org/healthy/findcancerearly/cancerscreeningguidelines/american-cancer-society-guidelines-for-the-early-detection-of-cancer.

to desses programas, as enfermeiras devem adotar estratégias culturalmente competentes para estimular a participação. Um exemplo de intervenção criativa voltada às populações de alto risco foi a Barbershop Initiative® lançada pela The Prostate Net. Esse programa consistia em treinar os barbeiros locais das comunidades minoritárias a atuarem como educadores de saúde leigos, motivando seus clientes a participar da triagem do câncer de próstata (The Prostate Net, 2008).

## Diagnóstico

O diagnóstico do câncer baseia-se na avaliação das alterações fisiológicas e funcionais e nos resultados da investigação diagnóstica.

### Investigação diagnóstica

A investigação diagnóstica é orientada pelas informações obtidas na história clínica e no exame físico detalhados. O reconhecimento de sinais e sintomas suspeitos e do comportamento de determinados tipos de câncer ajuda a determinar quais são os exames diagnósticos mais apropriados. Os clientes sob suspeita de câncer podem fazer numerosos exames para (1) determinar a existência de um tumor e suas dimensões; (2) detectar possíveis focos de disseminação da doença (metástases) ou invasão de outros tecidos do corpo; (3) avaliar a função dos sistemas e órgãos afetados e não envolvidos pela doença; e (4) recolher amostras de tecidos e células para exames de modo a facilitar a determinação do tipo, estágio e grau de diferenciação do tumor.

Os clientes submetidos a uma investigação diagnóstica extensiva geralmente ficam temerosos quanto aos procedimentos e ansiosos quanto aos possíveis resultados. A enfermeira pode ajudar a atenuar os medos e a ansiedade do cliente explicando os exames que precisam ser realizados, as sensações que ele provavelmente apresentará e o papel que lhe cabe nesses procedimentos. A enfermeira deve estimular o cliente e seus familiares a expressar seus medos quanto aos resultados dos exames, apoiar o cliente e a família durante o período de investigação e reforçar e esclarecer as informações fornecidas pelo médico assistente.

## Estadiamento e graduação do tumor

A investigação diagnóstica completa inclui a determinação do estágio e do grau do tumor. É realizada antes do início do tratamento, obtendo-se os dados iniciais para avaliar os resultados do tratamento e manter uma abordagem sistemática e consistente ao diagnóstico e tratamento contínuo. As opções terapêuticas e o prognóstico estão baseados no estágio e no grau do tumor.

### Estadiamento

O **estadiamento** determina o tamanho do tumor e a extensão da doença. Existem vários sistemas de classificação do estágio da doença. O sistema TNM é usado comumente para muitos tipos de tumores sólidos. Nesse sistema, a letra "T" refere-se à extensão do tumor primário, "N" descreve a invasão dos linfonodos e "M" determina a existência de metástases (Boxe 6.1). Vários outros sistemas de estadiamento são usados para descrever a extensão dos cânceres (p. ex., tumores do SNC, cânceres hematológicos e melanoma maligno) que não podem ser bem descritos pelo sistema TNM. Os sistemas de estadiamento também oferecem uma notação resumida e conveniente, que condensa descrições longas em termos utilizáveis para comparações das modalidades de tratamento e dos prognósticos.

### Graduação

O termo **graduação** refere-se à classificação das células do tumor. Os sistemas de graduação buscam definir o tipo de tecido do qual o tumor originou-se e até que ponto as células tumorais conservam as características histológicas e funcionais do tecido original. As amostras de células usadas para determinar o grau de um tumor podem ser obtidas por citologia (exame das células presentes nos raspados de tecidos, nos líquidos corporais, nas secreções ou nos lavados), biopsia ou excisão cirúrgica.

Essa informação ajuda a equipe de saúde a prever o comportamento e o prognóstico de vários tumores. O sistema atribui ao tumor um valor numérico que varia de I a IV (Boxe 6.2). Os tumores do grau I, também conhecidos como *tumores bem diferenciados*, são muito semelhantes aos tecidos originais quanto à estrutura e à função. Os tumores que não se assemelham claramente ao tecido de origem quanto à estrutura ou à função são descritos como *pouco diferenciados* ou *indiferenciados* e recebem grau IV. Esses tumores tendem a ser mais agressivos e menos sensíveis ao tratamento que os tumores bem diferenciados.

## Manejo

As metas terapêuticas possíveis incluem erradicação completa da doença maligna (**cura**); sobrevida prolongada e limitação da proliferação das células neoplásicas (**controle**); ou atenuação dos sinais e sintomas associados à doença (**paliação**).

Alguns fatores são levados em consideração quando se pretende elaborar um plano de tratamento, inclusive o tipo, o estágio e o grau do tumor; o **estado funcional** ou nível de desempenho do cliente; comorbidades; e função do órgão. Depois do tipo de tumor, o estado funcional é o fator mais importante a ser considerado quando se determina o tratamento apropriado (Polovich, Whitford e Olsen, 2009). O nível funcional é usado para quantificar o bem-estar geral do cliente e a sua capacidade de realizar as atividades da vida diária. Em geral, várias

---

**BOXE 6.1 — Sistema de classificação TNM.**

| | |
|---|---|
| T | Extensão do tumor primário |
| N | Ausência ou presença e extensão das metástases dos linfonodos regionais |
| M | Ausência ou presença das metástases à distância |

A utilização de subtipos numéricos dos componentes TNM indica a extensão progressiva da doença maligna.

**Tumor primário (T)**

| | |
|---|---|
| Tx | O tumor primário não pode ser avaliado |
| T0 | Não há evidências de tumor primário |
| Tis | Carcinoma *in situ* |
| T1, T2, T3 e T4 | Dimensão crescente e/ou extensão local do tumor primário |

**Linfonodos regionais (N)**

| | |
|---|---|
| Nx | Os linfonodos regionais não podem ser avaliados |
| N0 | Não há metástases nos linfonodos regionais |
| N1, N2 e N3 | Comprometimento crescente dos linfonodos regionais |

**Metástases a distância (M)**

| | |
|---|---|
| Mx | Não é possível detectar metástases a distância |
| M0 | Não existem metástases a distância |
| M | Há metástases a distância |

De Green, F. et al. (Eds.). (2002). *AJCC cancer staging manual* (6th ed.). New York: Springer-Verlag.

---

**BOXE 6.2 — Graduação.**

| | |
|---|---|
| GX | O grau não pode ser avaliado |
| G1 | Bem diferenciado (semelhante ao tecido de origem) |
| G2 | Moderadamente diferenciado |
| G3 | Pouco diferenciado (pouca semelhança com o tecido de origem) |
| G4 | Indiferenciado (não é possível dizer qual é o tecido de origem) |

De Polovich, M., Whitford, J. M., & Olsen, M. (2009). *Chemotherapy & biotherapy guidelines and recommendations for practice* (3rd ed.). Pittsburgh: Oncology Nursing Society.

modalidades terapêuticas são utilizadas simultaneamente para tratar o câncer. Muitas abordagens, inclusive cirurgia, radioterapia, quimioterapia e terapias direcionadas, podem ser usadas. É importante o entendimento dos princípios de cada modalidade terapêutica e suas inter-relações para a compreensão das indicações e das metas do tratamento.

A equipe de saúde, o cliente e seus familiares devem ter uma compreensão clara das opções e metas do tratamento. Comunicação sincera e apoio são vitais à medida que o cliente e sua família reavaliam periodicamente os planos e as metas do tratamento quando ocorrem complicações do tratamento ou a doença avança.

## Cirurgia

Durante a evolução do câncer, os procedimentos cirúrgicos são realizados por diversas razões e em diferentes momentos. O procedimento cirúrgico pode ser o método primário de tratamento, ou pode ser profilático, paliativo ou reconstrutor. O procedimento cirúrgico diagnóstico é o método definitivo para identificar as características celulares que afetam todas as decisões terapêuticas.

### Procedimento cirúrgico diagnóstico

O procedimento cirúrgico diagnóstico (p. ex., **biopsia**) deve ser realizado de modo a obter uma amostra de tecidos para análise das células supostamente malignas. Na maioria dos casos, a biopsia é obtida do próprio tumor, mas às vezes é necessário biopsiar linfonodos situados nas proximidades do tumor suspeito. Muitos cânceres metastatizam a partir do foco primário para outras áreas do corpo por meio da circulação linfática. Saber se os linfonodos adjacentes contêm células tumorais ajuda os médicos a planejar tratamentos sistêmicos, em substituição ou acréscimo ao tratamento cirúrgico, para combater as células tumorais que disseminaram além do foco do tumor primário.

### Tratamento cirúrgico primário

Quando a cirurgia é a abordagem primária ao tratamento do câncer, a meta é retirar o tumor por inteiro, ou a maior parte possível (procedimento descrito algumas vezes como *citorredução do tumor*), e quaisquer tecidos circundantes afetados, inclusive linfonodos.

As duas abordagens cirúrgicas usadas comumente para tratar tumores primários são excisão local e excisão ampla.

- A *excisão local* é recomendada quando o tumor é pequeno. Isso inclui a retirada do tumor e de uma margem exígua de tecidos normais facilmente acessíveis
- A *excisão ampla* ou *radical* (*dissecções em bloco*) inclui a remoção do tumor primário, dos linfonodos, das estruturas adjacentes afetadas e dos tecidos circundantes que possam estar sob alto risco de invasão tumoral. Essa técnica cirúrgica pode causar desfiguração e problemas funcionais. Contudo, as excisões amplas são contempladas se o tumor puder ser removido por completo e as chances de cura ou controle são boas.

### Procedimento cirúrgico profilático

A cirurgia profilática consiste em remover tecidos ou órgãos não vitais que tendem a desenvolver câncer. Vários fatores são levados em consideração quando os médicos e seus clientes conversam sobre um possível procedimento cirúrgico profilático; isto inclui história familiar e predisposição genética, existência ou inexistência de sinais e sintomas, riscos e benefícios potenciais, capacidade de detectar o câncer em um estágio inicial e aceitação do desfecho pós-operatório pelo cliente.

A colectomia (ressecção cirúrgica do intestino grosso), a mastectomia (remoção da mama) e a ooforectomia (ressecção do[s] ovário[s]) são exemplos de operações profiláticas. Avanços recentes na capacidade de identificar marcadores genéticos indicativos de predisposição a desenvolver alguns tipos de câncer podem desempenhar um papel significativo nas decisões relativas ao tratamento cirúrgico profilático. Vários fatores são considerados quando se decide realizar uma mastectomia profilática, entre eles: história familiar importante de câncer de mama; triagem positiva para *BRCA1* ou *BRCA2*; e anormalidades no exame físico das mamas, inclusive nodularidade progressiva e doença cística; história confirmada de câncer de mama contralateral; resultados anormais da mamografia; e resultados anormais da biopsia.

Como as consequências fisiológicas e psicológicas a longo prazo são desconhecidas, o tratamento cirúrgico profilático é oferecido seletivamente aos clientes e amplamente discutido com eles e com seus familiares. Nesses casos, é necessário fornecer instruções e aconselhamento pré-operatórios e também seguimento a longo prazo.

### Alerta de enfermagem

*Embora apenas 5 a 6% dos cânceres de mama estejam relacionados com mutações genéticas, dois genes foram associados especificamente à maioria dos cânceres de mama hereditários. O BRCA1 e o BRCA2 são marcadores clínicos associados ao desenvolvimento de cânceres hereditários da mama e do ovário. As mulheres portadoras de mutações do BRCA1 (normalmente, um gene supressor tumoral) têm 85% de risco de desenvolver câncer de mama e 45% de desenvolver câncer de ovário até os 85 anos (Fischbach e Dunning, 2009). O BRCA2 também é um gene supressor tumoral e as mutações deste gene estão associadas ao câncer de mama, principalmente carcinoma ductal invasivo, além de outros cânceres de ovário, intestino grosso, próstata, pâncreas, vesícula e ducto biliares, estômago e melanoma em alguns indivíduos acometidos (Brunicardi, Anderson, Billiar et al., 2010).*

### Tratamento cirúrgico paliativo

Quando a cura não é possível, as metas do tratamento são conseguir o maior conforto possível ao cliente e melhorar sua qualidade de vida conforme seus próprios desejos. O tratamento cirúrgico paliativo é realizado na tentativa de atenuar as complicações do câncer, inclusive úlceras, obstruções, sangramento, dor e derrames malignos. A comunicação franca e esclarecedora com o cliente e seus familiares quanto aos riscos, benefícios e objetivos desse tipo de tratamento é essencial.

## Manejo de enfermagem para o cliente submetido à cirurgia oncológica

A abordagem multidisciplinar é essencial durante e após qualquer tipo de procedimento cirúrgico. Os efeitos da cirurgia na imagem corporal, na autoestima e na capacidade funcional do cliente devem ser considerados. Quando necessário, o plano de reabilitação pós-operatória deve ser elaborado antes de realizar a intervenção cirúrgica.

Os clientes submetidos à cirurgia oncológica requerem cuidados gerais de enfermagem perioperatória, conforme descrito no capítulo cinco, além de cuidados específicos determinados pela idade, disfunção de órgãos, déficits nutricionais, distúrbios da coagulação e anormalidades imunes que possam aumentar o risco de complicações pós-operatórias. A associação de outros métodos terapêuticos (como radioterapia e quimioterapia) ao procedimento cirúrgico também contribui para a ocorrência de complicações pós-operatórias como infecção, dificuldade de cicatrização da ferida, distúrbios da função pulmonar ou renal e tromboembolia venosa (TEV), também conhecida como trombose venosa profunda (TVP). Alguns tipos de câncer aumentam os níveis dos procoagulantes circulantes, o que pode aumentar significativamente o risco de TVP.

### Alerta de enfermagem
*Cerca de 50% dos clientes com TVP são assintomáticos. A enfermeira deve perguntar se há desconforto ou dor na panturrilha, agravada quando o indivíduo fica de pé ou anda. Além disso, é importante avaliar a simetria dos membros, pois pode haver edema discreto e também eritema e aumento da temperatura local do membro afetado. Também pode haver distensão venosa do membro afetado, que persiste apesar da sua elevação. Os clientes também podem apresentar febre baixa e taquicardia.*

Para reduzir o risco de complicações, a enfermeira deve concluir uma avaliação pré-operatória detalhada dos fatores que possam afetar os clientes submetidos a um procedimento cirúrgico e direcionar as intervenções para minimizar o risco de complicações.

Os clientes submetidos a procedimentos cirúrgicos diagnósticos ou terapêuticos para câncer geralmente ficam ansiosos quanto a cirurgia, achados possíveis, limitações pós-operatórias, alterações das funções físicas normais e prognóstico. O cliente e seus familiares necessitam de tempo, apoio e ajuda para lidar com as possíveis alterações e desfechos do procedimento cirúrgico.

A enfermeira deve fornecer informações e apoio emocional, avaliando as necessidades do cliente e da sua família e conversando sobre seus temores e mecanismos de enfrentamento. Quando possível, a enfermeira deve estimular o cliente e seus familiares a assumir um papel ativo no processo de decisão. Quando o cliente ou a família faz perguntas quanto aos resultados dos exames diagnósticos e dos procedimentos cirúrgicos, a resposta da enfermeira deve ser baseada nas informações que o médico assistente forneceu ao cliente e aos seus familiares. O cliente e a família também podem pedir à enfermeira que explique e esclareça as informações fornecidas inicialmente pelo médico, mas que eles não conseguiram entender pois estavam muito ansiosos na ocasião. É importante que a enfermeira comunique-se frequentemente com os médicos e os outros membros da equipe de saúde para que a informação fornecida seja congruente.

Após o procedimento cirúrgico, a enfermeira deve avaliar as respostas do cliente e monitorar a ocorrência de complicações possíveis, inclusive infecção, sangramento, tromboflebite, deiscência da ferida, distúrbio hidreletrolítico e disfunção dos órgãos. Além disso, a enfermeira deve adotar medidas para melhorar o conforto do cliente. As instruções pós-operatórias enfocam cuidados com a ferida, atividade, nutrição e informações sobre os fármacos usados.

Os planos de alta, o seguimento e os cuidados domiciliares, além do tratamento devem ser iniciados o mais rapidamente possível de modo a garantir a continuidade dos cuidados prestados no hospital para a residência, ou de um centro de referência de oncologia para o hospital local e sua equipe. Os clientes e seus familiares também devem ser estimulados a procurar os recursos disponíveis na comunidade (p. ex., sociedades de apoio) de modo a obter apoio e informação.

## Radioterapia

A **radioterapia** usa radiação ionizante para interromper a proliferação celular. Mais de 50% dos clientes com câncer recebem algum tipo de irradiação em alguma fase do seu tratamento. A radiação pode ser usada para curar o câncer, inclusive linfoma de Hodgkin, seminomas do testículo, carcinomas da tireoide, cânceres localizados na cabeça e no pescoço e carcinomas do colo do útero. A radioterapia também pode ser aplicada para controlar a doença maligna quando o tumor não pode ser removido cirurgicamente, quando há metástases nos linfonodos regionais, ou pode ser usada profilaticamente para evitar infiltração leucêmica do cérebro ou da medula espinal.

A radioterapia paliativa é usada para atenuar os sinais e sintomas da doença metastática, principalmente quando o câncer espalhou para o cérebro, ossos ou tecidos moles, ou ainda para tratar emergências oncológicas, como síndrome da veia cava superior (SVCS) ou compressão da medula espinal.

Dois tipos de radiação ionizante – raios eletromagnéticos (raios X e gama) e partículas (elétrons [partículas beta], prótons, nêutrons e partículas alfa) – podem causar destruição dos tecidos. A radiação bloqueia a proliferação das células malignas, pois altera a estrutura do DNA. A radiação ionizante rompe as hélices do DNA e provoca morte da célula. A radiação ionizante também pode ionizar os componentes dos líquidos corporais (principalmente água), resultando na formação de radicais livres que lesam irreversivelmente o DNA. Se o DNA não puder ser reparado, a célula morre imediatamente ou inicia o processo de apoptose (Witt, 2005).

As células são mais suscetíveis aos efeitos destrutivos da radiação durante a síntese do DNA e a mitose. Por essa razão, os tecidos corporais que passam por divisões celulares frequentes são mais sensíveis à radioterapia. Esses tecidos são medula óssea, tecido linfático, epitélio do sistema GI, células pilosas e gônadas. Os tecidos de crescimento mais lento e as estruturas que se encontram em repouso são relativamente resistentes à radioterapia (menos sensíveis aos efeitos da radiação). Isso inclui músculos, cartilagens e tecido conjuntivo.

Os tumores radiossensíveis podem ser destruídos por uma dose de radiação que permita a regeneração das células dos tecidos normais. Os tumores bem oxigenados também parecem ser mais sensíveis à radiação. Por essa razão, teoricamente, a radioterapia pode ser potencializada se o fornecimento de oxigênio aos tumores for aumentado. Além disso, quando a radiação é aplicada quando a maioria das células do tumor está em atividade no ciclo celular, o número de células neoplásicas destruídas (efeito citotóxico) é máximo (Witt, 2005). Alguns compostos químicos, inclusive os agentes quimioterápicos, atuam como radiossensibilizantes e sensibilizam os tumores mais hipóxicos (níveis mais baixos de oxigênio) aos efeitos da radioterapia.

## Métodos de irradiação

A radiação é aplicada nos tumores por meios externos ou internos.

### Irradiação externa

Quando se aplica radioterapia externa, pode-se escolher um dentre vários métodos, dependendo da profundidade do tumor. Os dispositivos de radioterapia em quilovoltagem liberam dose máxima de radiação às lesões superficiais (p. ex., tumores da pele e da mama), enquanto os aceleradores lineares e os aparelhos de betatron produzem raios X de energia mais alta e liberam sua energia nas estruturas mais profundas, com menos risco à pele e menos dispersão da radiação nos tecidos do corpo.

### Irradiação interna

A **braquiterapia**, libera uma dose alta de radiação em uma área localizada. O radioisótopo específico a ser implantado é escolhido com base em sua meia-vida, que é o tempo necessário à perda de 50% de sua radioatividade. Essa fonte de radiação interna pode ser implantada por meio de agulhas, microesferas, contas ou cateteres nas cavidades do corpo (p. ex., vagina, abdome, pleura) ou nos compartimentos intersticiais (p. ex., mama). Na radioterapia interna, quanto mais distante estiver o tecido-alvo da fonte de radiação, menor a dose. Isso preserva os tecidos normais da exposição e dos efeitos tóxicos da radiação. A braquiterapia também pode ser administrada por via oral, como é o caso do isótopo iodo-131, utilizado para tratar carcinomas da tireoide.

**Irradiação intracavitária.** Os radioisótopos intracavitários são utilizados frequentemente para tratar cânceres ginecológicos. Nesses casos, os radioisótopos são colocados em aplicadores especialmente posicionados no colo do útero e na vagina, após confirmada sua posição por exame radiográfico. Esses radioisótopos permanecem no local por determinado período e, em seguida, são retirados. A cliente é mantida em repouso, imobilizada, para evitar deslocamento do dispositivo de irradiação intracavitária. A cabeceira do leito não deve ser elevada a mais de 15 graus em vista do risco de o dispositivo perfurar o útero. Um cateter urinário de longa permanência é usado para assegurar que a bexiga permaneça vazia. Isso diminui a exposição da bexiga à radiação. Dietas com pouca fibra e fármacos antidiarreicos (p. ex., difenoxilato) são usados para evitar que o cliente defeque durante o tratamento e impedir o deslocamento dos radioisótopos. O controle da dor também é uma prioridade nesses casos, pois o dispositivo pode provocar dor. A analgesia controlada pelo cliente é um método usado comumente nesses casos.

**Segurança.** Como os clientes submetidos a radioterapia intracavitária emitem radiação enquanto o implante estiver aplicado, os contatos com os profissionais de saúde são controlados por parâmetros como *tempo*, *distância* e *proteção*, de modo a reduzir a exposição destes profissionais à radiação. À medida que aumenta o *tempo* passado com o cliente, o mesmo acontece com a exposição da enfermeira à radiação. O objetivo dos cuidados de enfermagem para essa população é prestar assistência eficiente e segura, de modo a atender às necessidades do cliente no menor tempo possível. Em geral, o tempo não deve ser superior a 30 minutos por turno de trabalho de 8 horas (Swearingen, 2006). O *princípio de distância* significa que, quanto mais perto ficar do cliente, maior é a exposição à radiação. Quando não está prestando assistência direta ao cliente (p. ex., caminhando com o cliente), a enfermeira deve ficar a uma distância de 1,80 m, para reduzir a exposição. Quando possível, deve organizar as atividades fora do quarto (p. ex., preparação das refeições e dos fármacos a serem administrados). O *princípio de proteção* se refere ao uso de um avental de chumbo para bloquear a exposição à radiação. Em geral, os quartos dos clientes têm paredes blindadas com chumbo, além de protetores portáteis ou aventais de chumbo para reduzir a exposição.

Há outras precauções de segurança usadas durante o atendimento do cliente em braquiterapia. Dentre elas, temos: designar um quarto particular para o cliente, afixar avisos apropriados quanto à necessidade das medidas de precaução para radiação, pedir aos membros da equipe para usarem crachás com dosímetros, assegurar que profissionais grávidas não sejam designadas para cuidar do cliente, proibir visitas de crianças ou gestantes e garantir que os visitantes mantenham a distância de 1,80 m da fonte de radiação.

As enfermeiras devem estar preparadas para responder a uma emergência de radiação. Se o implante radioativo se desprender, a primeira prioridade da enfermeira é garantir a segurança do cliente. Pinças de metal e um recipiente revestido com chumbo devem estar disponíveis no quarto. A enfermeira pode usar a pinça para pegar o dispositivo radioativo e colocá-lo dentro do recipiente revestido com chumbo. Quando o dispositivo está protegido, o setor de segurança de radiação deve ser acionado imediatamente. Em seguida, o cliente, a enfermeira e o quarto devem ser monitorados quanto à radioatividade utilizando um contador Geiger. A equipe exposta também deve procurar o departamento de saúde ocupacional para avaliação. As enfermeiras devem consultar as diretrizes do comitê de segurança de radiação da sua instituição quanto às medidas específicas a serem adotadas.

## Dose de radiação

A dose de radiação depende da sensibilidade dos tecidos expostos e das dimensões do tumor. A dose tumoral letal é definida como a dose que erradica 95% do tumor, embora preserve os tecidos normais. Na radioterapia externa, a dose de radiação total é aplicada ao longo de várias semanas de modo a permitir que os tecidos saudáveis sejam reparados e conseguir destruição celular mais ampla por exposição de mais células à radiação, à medida que iniciem o processo de divisão celular ativa. Sessões repetidas de radioterapia (doses fracionadas) também permitem que as áreas periféricas do tumor sejam repetidamente reoxigenadas porque os tumores diminuem de tamanho de fora para dentro. Isso aumenta a radiossensibilidade do tumor, ampliando a morte das células tumorais (Witt, 2005).

## Efeitos tóxicos

Os efeitos tóxicos da radioterapia limitam-se à região irradiada. A toxicidade pode ser acentuada se for administrada quimioterapia simultaneamente. As reações locais agudas ocorrem quando as células normais da área irradiada também são destruídas e a morte celular é superior à regeneração das células. As anormalidades da integridade da pele são comuns e podem incluir **alopecia** (queda de pelos e cabelo), eritema e descamação da pele. A reepitelização ocorre após a conclusão do tratamento.

As alterações da mucosa oral secundárias à radioterapia incluem **estomatite**, **xerostomia** (ressecamento da boca), anormalidades e perda do paladar e redução da salivação. A mucosa de todo o sistema GI pode ser afetada e, consequentemente, o cliente pode ter irritação esofágica com dor torácica e disfagia. Anorexia, náuseas, vômitos e diarreia podem ocorrer quanto o estômago ou o intestino grosso está no campo irradiado. Os sinais e sintomas regridem e o epitélio do sistema GI é recuperado após a finalização do tratamento.

As células da medula óssea proliferam rapidamente, e se áreas que contêm medula óssea (p. ex., crista ilíaca, esterno) forem incluídas no campo irradiado, o cliente pode ter leucopenia (redução dos leucócitos) e **trombocitopenia** (redução das plaquetas). Nesses casos, os clientes são mais vulneráveis a infecções e sangramentos até que as contagens de células sanguíneas voltem aos parâmetros normais. Pode haver anemia crônica, geralmente secundária aos efeitos cumulativos da radiação, possivelmente evidenciada por dispneia, tontura, fadiga, baixa saturação de oxigênio e diminuição da tolerância à atividade (Hinkel, Li e Sherman, 2010).

Alguns efeitos colaterais sistêmicos também são comuns nos clientes submetidos a radioterapia. Essas manifestações são generalizadas e incluem fadiga, mal-estar e anorexia. Tais sintomas podem ser secundários às substâncias liberadas quando as células tumorais são destruídas. Os efeitos são transitórios, mas podem demorar até algumas semanas para regredir após o tratamento.

Os efeitos tardios da radioterapia também podem afetar vários tecidos do corpo. Esses efeitos são crônicos, geralmente causam alterações fibróticas secundárias à redução da irrigação sanguínea e são irreversíveis. Os efeitos tardios podem ser mais graves quando afetam órgãos vitais como pulmões, coração, SNC e bexiga. Os efeitos tóxicos podem aumentar quando a radiação é combinada com outras modalidades de tratamento.

## Manejo de enfermagem durante a radioterapia

### Orientações ao cliente

Os clientes que fazem radioterapia, bem como os seus familiares, costumam ter dúvidas e preocupações quanto à sua segurança. De modo a responder a essas perguntas e atenuar os medos quanto aos efeitos da radiação no tumor, nos tecidos e nos órgãos normais do cliente, a enfermeira deve explicar o procedimento de aplicação da radiação, bem como descrever o equipamento, a duração do tratamento (em geral, apenas alguns minutos por sessão), a necessidade potencial de imobilizar o cliente durante o procedimento e a experiência sensorial (o tratamento é indolor) durante o procedimento.

Quando se utiliza um implante radioativo, a enfermeira deve informar ao cliente e aos seus familiares sobre as restrições impostas aos visitantes e aos profissionais de saúde, além de outras precauções de segurança para radiação. O cliente deve também compreender o que fazer antes, durante e após o procedimento. Os clientes com implantes de grãos podem voltar para casa, pois a exposição das outras pessoas à radiação é mínima. De modo a garantir sua segurança, as informações sobre quaisquer precauções necessárias devem ser fornecidas por escrito ao cliente e aos seus familiares. Veja descrição mais detalhada da radioterapia para cânceres ginecológicos e carcinoma da próstata nos Capítulos 33 e 34, respectivamente.

### Proteção da pele e da mucosa oral

A enfermeira deve avaliar periodicamente a pele, a mucosa oral, o estado nutricional e a sensação de bem-estar geral do cliente. A enfermeira deve ensinar ao cliente como detectar imediatamente quaisquer sinais e sintomas e aplicar as medidas de autocuidado.

A pele do campo irradiado deve ser protegida de irritações e o cliente deve ser instruído a evitar a aplicação de pomadas, loções ou talcos na área tratada. A enfermeira deve instruir o cliente a limpar delicadamente a pele com sabonete suave, usando as pontas dos dedos em vez de um pano para lavar o corpo, e a secar cuidadosamente a área afetada. Caso existam marcas cutâneas temporárias aplicadas para facilitar a radioterapia externa, avise ao cliente para não as remover. Os emolientes como vasilina podem ser usados conforme as recomendações do oncologista para suavizar e umidificar a pele irritada. Contudo, mesmo os emolientes aprovados não devem ser utilizados por até 4 horas antes da hora marcada para o tratamento. As loções e os emolientes podem amplificar os efeitos da radiação na pele. Barbeadores elétricos devem ser usados para raspar os pelos. Os clientes devem ser instruídos a evitar roupas apertadas que possam irritar a pele. Em geral, as roupas largas de algodão são mais confortáveis. Outras instruções são evitar exposição das áreas tratadas ao sol, às lâmpadas ou a compressas de aquecimento e bolsas de gelo – fontes potenciais de lesão térmica.

A higiene oral delicada é essencial para remover restos alimentares, evitar irritação e facilitar a cicatrização (ver instruções detalhadas no Boxe 6.3). Se ocorrerem sintomas sistêmicos como fraqueza e fadiga, o cliente pode necessitar de ajuda para realizar as atividades da vida diária e a higiene pessoal (ver Processo de enfermagem, nas seções subsequentes deste capítulo). Além disso, a enfermeira deve tranquilizar o cliente explicando que esses sintomas são devidos ao tratamento e não indicam deterioração ou progressão da doença.

## Quimioterapia

Na **quimioterapia**, os agentes antineoplásicos são usados na tentativa de destruir as células tumorais interferindo nas funções celulares, inclusive na replicação. A quimioterapia é usada principalmente para a doença sistêmica, e não para lesões localizadas que possam ser tratadas cirurgicamente ou por irradiação. A quimioterapia pode ser combinada a procedimentos cirúrgicos, radioterapia ou ambos, de modo a reduzir as dimensões do tumor antes da cirurgia (quimioterapia neoadjuvante), destruir as células tumorais restantes após a cirurgia (quimioterapia adjuvante) ou para neoplasias malignas hematológicas como linfoma e leucemia. Os objetivos da

### BOXE 6.3 — Orientações ao cliente.

**Cuidados orais para clientes submetidos a radioterapia da cabeça e do pescoço**

- Use uma solução de limpeza bucal (p. ex., solução de bicarbonato de sódio em água ou água com sal) com frequência. Bocheche e gargareje suavemente com essa solução, antes e depois das refeições e na hora de deitar. Você pode usar essa solução com mais frequência, conforme a necessidade, para aliviar o ressecamento ou as feridas na mucosa oral. Como preparar uma solução para limpeza bucal: misture uma colher de chá de bicarbonato de sódio em 500 m$\ell$ de água
- Use diariamente preparações de flúor, conforme as instruções do seu odontólogo. Escove os dentes com uma escova de cerdas macias, 3 a 4 vezes/dia. Passe fio dental diariamente
- As próteses dentárias não devem ser usadas se estiverem causando irritação das gengivas ou estiverem mal adaptadas
- Evite bebidas alcoólicas, fumo, alimentos muito condimentados e soluções de limpeza bucal, que contêm álcool
- Se começar a sentir dor ou hipersensibilidade na boca, evite alimentos e bebidas muito quentes ou muito frias. A temperatura ambiente é melhor. Evite bebidas gaseificadas como soda limonada ou água gaseificada
- Evite frutas e sucos ácidos como tomate, laranja, limão, toronja e abacaxi. Evite alimentos ásperos e crocantes como roscas salgadas, nozes e batatas fritas
- Examine sua boca diariamente e relate quaisquer alterações ao seu médico ou enfermeira
- Se tiver ressecamento da boca, beba 250 m$\ell$ de água ou outra bebida sem cafeína a cada duas a três horas. Mantenha ligado um hidratante de vapor frio, principalmente à noite
- Umedeça os lábios frequentemente com um hidratante de base aquosa

### BOXE 6.4 — Tratamentos antineoplásicos experimentais e estudos clínicos.

A avaliação da efetividade e do potencial tóxico de novas modalidades terapêuticas promissoras para prevenir, diagnosticar e tratar câncer é realizada por meio de experiências clínicas. Antes da aprovação de novos agentes quimioterápicos para uso clínico, estes fármacos são submetidos a estudos rigorosos e demorados de modo a identificar seus efeitos benéficos, reações adversas e segurança

- Os ensaios clínicos da *fase I* determinam as doses ótimas, os intervalos entre as doses, os efeitos tóxicos e a farmacocinética dos fármacos
- Os ensaios clínicos da *fase II* determinam a efetividade com tipos específicos de tumores e definem mais claramente os efeitos tóxicos. Os participantes desses ensaios iniciais geralmente são os clientes que não responderam às modalidades tradicionais de tratamento. Como os ensaios das fases I e II podem ser considerados como último recurso, os clientes e seus familiares devem ser plenamente informados quanto à natureza experimental desses tratamentos. Embora se espere que o tratamento experimental trate efetivamente a doença, o objetivo dos ensaios iniciais é reunir informações concernentes às doses máximas toleradas, aos efeitos adversos e aos efeitos dos agentes antineoplásicos no crescimento do tumor
- Os ensaios clínicos da *fase III* determinam a efetividade dos novos fármacos ou procedimentos, em comparação com as abordagens tradicionais. As enfermeiras podem colaborar com o recrutamento, o consentimento e os procedimentos educativos dos clientes que participam desses estudos. Em muitos casos, as enfermeiras são fundamentais ao monitoramento da adesão, estimulando os clientes a aderir aos parâmetros da pesquisa e documentando os dados que descrevem as respostas dos clientes. As necessidades físicas e emocionais dos clientes que participam de ensaios clínicos devem ser atendidas, exatamente da mesma forma que as dos indivíduos que fazem tratamentos antineoplásicos convencionais
- Os ensaios clínicos da *fase IV* aprofundam os estudos dos fármacos quanto às novas indicações, aos esquemas posológicos e aos efeitos colaterais

---

quimioterapia (cura, controle, paliação) definem os fármacos usados e a agressividade do plano de tratamento. A quimioterapia também pode ser administrada em ensaios clínicos (ver Boxe 6.4).

### Destruição da célula e ciclo celular

Cada vez que um tumor é exposto a um agente quimioterápico, uma parte das células tumorais (20 a 99%, dependendo da dose) é destruída. Doses repetidas dos agentes quimioterápicos são necessárias por um período longo para conseguir a regressão do tumor. A erradicação de 100% do tumor é praticamente impossível. Em vez disso, o objetivo do tratamento é erradicar a maior parte possível do tumor, de modo que as células tumorais restantes possam ser destruídas pelo sistema imune do organismo.

As células em divisão ativa do tumor são as mais sensíveis aos agentes quimioterápicos. As células que não estão em divisão, mas são capazes de proliferar no futuro (células na fase $G_0$, veja Figura 6.2), são menos sensíveis aos agentes antineoplásicos e, consequentemente, são potencialmente perigosas. Entretanto, as células que não estão em processo de divisão também precisam ser destruídas de maneira a erradicar o câncer. À medida que as células em divisão são destruídas pela quimioterapia, as células que não estão em divisão são recrutadas ao ciclo celular para que se dividam, de modo a substituir as células que morreram. Os ciclos repetidos de quimioterapia devem ser realizados para destruir essas novas células em divisão.

Os fármacos quimioterápicos geralmente são administrados em combinações (conhecidas como *protocolo* ou *esquema*). O objetivo da poliquimioterapia é superar a resistência aos fármacos e aproveitar os efeitos sinérgicos de alguns agentes e, ao mesmo tempo, atenuar os efeitos tóxicos. As considerações pertinentes à poliquimioterapia incluem o uso de fármacos com diferentes mecanismos de ação e perfis de efeitos colaterais diversos.

### Classificação dos fármacos quimioterápicos

Os fármacos quimioterápicos podem ser classificados com base em suas ações no ciclo celular. Alguns quimioterápicos que atuam especificamente em determinadas fases do ciclo celular são conhecidos como *agentes específicos do ciclo celular*. Esses fármacos destroem as células em processo ativo de replicação por meio do ciclo celular; a maioria destes quimioterápicos atua na fase S do ciclo celular, interferindo com a síntese de DNA e RNA. Outros fármacos, como os alcaloides da vinca ou outros alcaloides vegetais, são específicos para a fase M, impedindo a formação dos fusos mitóticos. Os quimioterápicos que atuam independentemente das fases do ciclo celular são conhecidos como *ciclo celular-inespecíficos*. Em geral, esses fármacos produzem efeitos prolongados nas células, resultando em danos e morte celulares. Muitos protocolos terapêuticos combinam agentes específicos e inespecíficos para aumentar o número de células tumorais vulneráveis destruídas durante um ciclo de tratamento (Polovich, Whitford e Olsen, 2009).

Os quimioterápicos também são classificados com base em seus grupos químicos, cada qual com mecanismos de ação diferentes. Isso inclui agentes alquilantes, nitrosureias, antimetabólitos, antibióticos antitumorais, alcaloides vegetais, agentes hormonais e fármacos diversos. A Tabela 6.4 descreve a classificação, os mecanismos de ação, os fármacos comuns e os efeitos colaterais de alguns antineoplásicos.

### Administração dos fármacos quimioterápicos

Os quimioterápicos podem ser administrados em hospitais, clínicas ou residências por várias vias, inclusive tópica, oral, intravenosa (IV), intramuscular (IM), subcutânea, arterial, intracavitária e intratecal. A quimioterapia intratecal consiste em administrar fármacos no líquido cefalorraquidiano. Isso pode ser obtido por punção lombar ou introdução de um cateter intravenoso com a ponta posicionada no quarto ventrículo do encéfalo. Essa via de administração é usada para tratar ou evitar metástases do SNC. Em geral, a via de administração depende do tipo de fármaco usado, da dose necessária, do tipo, da localização e da extensão do tumor a ser tratado. A Oncology Nursing Society (ONS) publicou diretrizes sobre administração de quimioterápicos (Polovich, Whitford e Olsen, 2009). O uso dos fármacos orais no tratamento do câncer aumenta progressivamente. Instruções ao cliente e monitoramento contínuo da adesão ao tratamento são essenciais à promoção da segurança quando a quimioterapia é administrada na residência do cliente.

### Dose

As doses dos antineoplásicos são determinadas principalmente pela superfície corporal do cliente, pela resposta anterior à quimioterapia ou à radioterapia, pelas funções dos principais órgãos do corpo e pelo nível funcional do indivíduo.

> **Alerta de enfermagem**
> *Em razão da grande possibilidade de erros de cálculo nas dosagens dos quimioterápicos, convencionalmente se espera que duas enfermeiras verifiquem as doses destes fármacos de modo a confirmar sua acurácia. A equação de Mosteller para calcular a superfície corporal é a fórmula mais utilizada nos EUA: raiz quadrada de (estatura em cm × peso em kg)/3.600*

$$\sqrt{\frac{estatura\ (cm) \times peso\ (kg)}{3.600}}$$

### Eventos relacionados com a infusão

As enfermeiras que administram quimioterapia devem avaliar cuidadosamente seus clientes para detectar eventos relacionados com a infusão, inclusive reações de hipersensibilidade e extravasamento. As avaliações específicas variam de acordo com o fármaco administrado (Tabela 6.4). As reações de hipersensibilidade (RHS) ocorrem em 5 a 15% dos clientes que fazem quimioterapia e usam agentes biológicos. O risco de hipersensibilidade varia com o tipo de fármaco administrado. O reconhecimento imediato dos sinais e sintomas das reações de hipersensibilidade e a intervenção imediata são funções essenciais das enfermeiras oncologistas que administram estes fármacos. Os sinais e sintomas observados comumente nos clientes que desenvolvem reações de hipersensibilidade incluem ruborização, erupção, ansiedade, broncospasmo e colapso hemodinâmico. As medidas de enfermagem em resposta às RHS incluem interromper imediatamente a infusão assim que surgirem sinais e sintomas; monitorar os sinais vitais; manter as vias respiratórias desobstruídas; administrar oxigênio conforme a necessidade; manter um acesso IV pérvio com infusão de soro fisiológico; administrar fármacos de emergência, inclusive anti-histamínicos, epinefrina e corticoides, conforme a prescrição; e oferecer apoio emocional ao cliente. Na maioria dos casos, após a regressão dos sinais e sintomas, o tratamento pode ser reiniciado sem riscos, infundindo-se o quimioterápico mais lentamente (Van Gerpen, 2009; Polovich, Whitford e Olsen, 2009).

**Extravasamento.** A enfermeira deve implementar medidas especiais sempre que administrar agentes vesicantes por via IV. Os **agentes vesicantes** são fármacos que, se depositados nos tecidos subcutâneos (**extravasamento**), podem causar ulceração e necrose dos tecidos e destruição dos tendões, nervos e vasos sanguíneos subjacentes. Embora o mecanismo da destruição tecidual não esteja totalmente esclarecido, sabe-se que o pH de muitos agentes antineoplásicos é responsável pela reação inflamatória grave, assim como a capacidade que alguns destes fármacos (p. ex., antraciclinas) têm de ligar-se ao DNA das células. A destruição dos tecidos e a ulceração podem ser tão graves a ponto de tornar necessário enxerto de pele. Algumas vezes são necessários vários dias para avaliar a extensão plena dos danos aos tecidos. Alguns exemplos de fármacos classificados como vesicantes: dacarbazina, doxorrubicina, mostarda nitrogenada, mitomicina, vincristina e vinorelbina.

Apenas profissionais especialmente treinados devem administrar agentes vesicantes. A escolha cuidadosa das veias periféricas, a punção venosa habilidosa e a administração cuidadosa dos fármacos são essenciais.

> **Alerta de enfermagem**
> *Os indícios de extravasamento durante a administração de fármacos vesicantes são:*
> - *Inexistência de retorno do sangue no cateter IV*
> - *Resistência ao fluxo da solução IV*
> - *Edema, dor ou eritema no local ou, quando a infusão é realizada por um dispositivo de acesso venoso central, dor no braço, região superior do dorso, tórax, pescoço ou mandíbula.*

**Tabela 6.4** Alguns fármacos antineoplásicos.

| Classe farmacológica e exemplos | Mecanismos de ação | Especificidade para o ciclo celular | Efeitos colaterais mais comuns |
|---|---|---|---|
| **Agentes alquilantes**<br>Bussulfano, carboplatina, clorambucila, cisplatina, ciclofosfamida, dacarbazina, ifosfamida, melfalana, mostarda nitrogenada, oxaliplatina, tiotepa | Alteram a estrutura do DNA por erros de leitura do código do DNA, provocando quebras da molécula e ligações cruzadas entre as hélices do DNA | Inespecíficos para o ciclo celular | Supressão da medula óssea, náuseas, vômitos, cistite (ciclofosfamida, ifosfamida), estomatite, alopecia, supressão gonadal, toxicidade renal (cisplatina) |
| **Nitrosureias**<br>Carmustina (BCNU), lomustina (CCNU), semustina (metil-CCNU), estreptozocina | Semelhantes aos dos agentes alquilantes; atravessam a barreira hematencefálica | Inespecíficos para o ciclo celular | Mielossupressão tardia cumulativa, principalmente trombocitopenia; náuseas e vômitos |
| **Inibidores de topoisomerase I**<br>Irinotecana, topotecana | Provocam quebras da hélice do DNA por ligação à enzima topoisomerase I, impedindo a divisão celular | Específicos para o ciclo celular (fase S) | Supressão da medula óssea; diarreia, náuseas, vômitos e hepatotoxicidade |
| **Antimetabólitos**<br>5-Azacitidina, capecitabina, citarabina, fludarabina, 5-fluorouracila (5-FU), floxuridina, gencitabina, hidroxiureia, cladribina, 6-mercaptopurina, metotrexato, pentostatina, 6-tioguanina | Interferem com a biossíntese dos metabólitos ou dos ácidos nucleicos necessários à síntese do DNA e do RNA | Específicos para o ciclo celular (fase S) | Náuseas, vômitos, diarreia, supressão da medula óssea, estomatite, toxicidade renal (metotrexato), hepatotoxicidade |
| **Antibióticos antitumorais**<br>Bleomicina, dactinomicina, daunorrubicina, doxorrubicina, idarrubicina, mitomicina, mitoxantrona, plicamicina | Interferem com a síntese do DNA por ligação ao DNA; impedem a síntese do RNA | Inespecíficos para o ciclo celular | Supressão da medula óssea, náuseas, vômitos, alopecia, anorexia, toxicidade cardíaca (doxorrubicina, daunorrubicina, idarrubicina, mitoxantrona) |
| **Bloqueadores do fuso mitótico**<br>*Alcaloides vegetais*: etoposídeo, teniposídeo, vimblastina, vincristina (VCR), vindesina, vinorelbina | Bloqueiam a metáfase por inibição da formação dos túbulos (fusos) mitóticos; inibem a síntese de DNA e proteínas; | Específicos para o ciclo celular (fase M) | Supressão da medula óssea (branda com a VCR), neuropatias (VCR), estomatite |
| *Taxanos*: paclitaxel, docetaxel | Bloqueiam a metáfase por inibição da despolimerização da tubulina | Específicos para o ciclo celular (fase M) | Bradicardia, reações de hipersensibilidade, supressão da medula óssea, alopecia, neuropatias |
| **Agentes hormonais**<br>Androgênios e antiandrogênicos; estrogênios e antiestrogênicos, progestágenos e antiprogestágenos, inibidores de aromatase, análogos do hormônio de liberação do hormônio luteinizante, corticoides | Ligam-se aos receptores dos hormônios que alteram o crescimento celular; impedem a ligação dos estrogênios aos seus receptores (antiestrogênicos); inibem a síntese de RNA; suprimem a aromatase do sistema P450, que diminui o nível de estrogênio | Inespecíficos para o ciclo celular | Hipercalcemia, aumento do apetite, masculinização, feminização, retenção de sódio e água, náuseas, vômitos, fogachos, ressecamento vaginal |
| **Diversos**<br>Asparaginase, procarbazina | Desconhecidos ou muito complexos para serem classificados | Varia | Anorexia, náuseas, vômitos, supressão da medula óssea, hepatotoxicidade, anafilaxia, hipotensão, distúrbios do metabolismo da glicose |

Se o cliente apresentar um dos sinais descritos, a enfermeira deve suspeitar de extravasamento e a administração do fármaco deve ser interrompida imediatamente. A enfermeira deve tentar aspirar qualquer fármaco residual presente no cateter IV. Se houver indicação de uso de um antídoto, a enfermeira deve administrá-lo imediatamente. A escolha da solução neutralizante ou do antídoto depende do fármaco extravasado. Alguns exemplos de soluções neutralizantes são tiossulfato sódico, hialuronidase e bicarbonato de sódio. Também é necessário aplicar gelo no local (a menos que o agente vesicante extravasado seja um alcaloide da vinca) e o cliente deve ser instruído a evitar traumatismo adicional da região (inclusive por aplicação de calor, roupas apertadas ou exposição ao sol) e a relatar imediatamente ao médico quaisquer alterações da integridade e do aspecto da pele no local do extravasamento. As recomendações e as diretrizes para o manejo do extravasamento de agentes vesicantes são publicadas pelos fabricantes de cada fármaco, pelas indústrias farmacêuticas e pela ONS, mas diferem para cada fármaco.

Se for prevista a administração frequente e prolongada de antineoplásicos vesicantes, podem ser instalados dispositivos de acesso venoso central para garantir a segurança durante a infusão do fármaco e reduzir os problemas de acesso ao sistema circulatório (Figuras. 6.3 e 6.4). As complicações associadas ao uso desses dispositivos são infecções e trombose.

## Risco ocupacional

No Brasil, a Resolução COFEN-210/1998 dispõe sobre a atuação dos profissionais de enfermagem que trabalham com quimioterápicos antineoplásicos. As enfermeiras que manuseiam fármacos quimioterápicos podem ser expostas a doses baixas dos fármacos por contato direto, inalação ou ingestão. Exa-

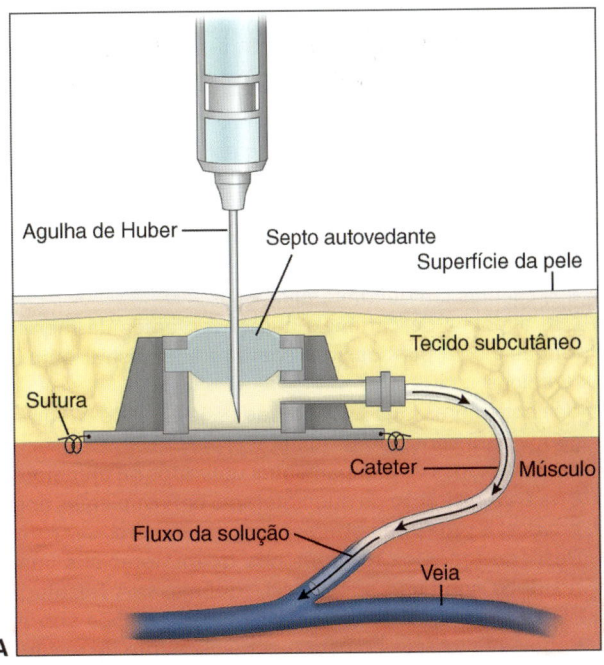

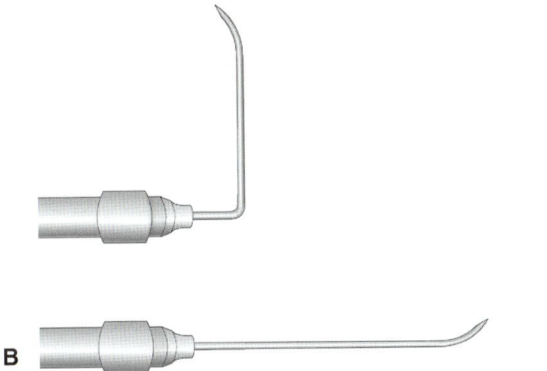

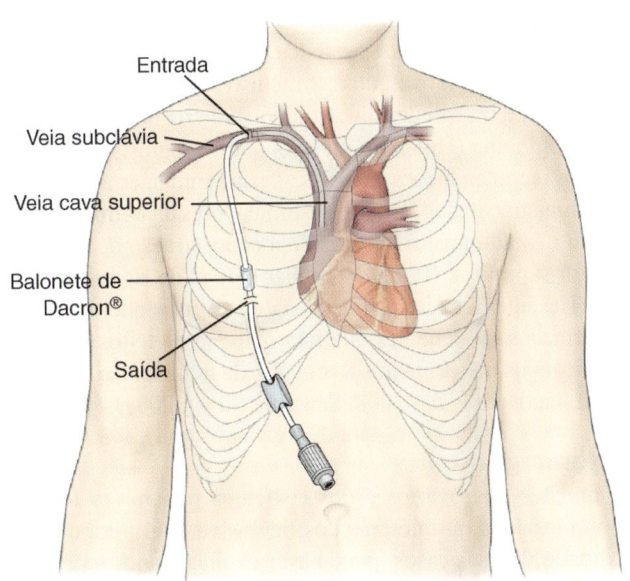

Figura 6.3 Cateter atrial direito. O cateter atrial direito é introduzido pela veia subclávia e avançado até que sua ponta esteja na veia cava superior, pouco acima do átrio direito. Em seguida, a extremidade proximal é fixada no tecido subcutâneo da parede torácica. O balonete (*cuff*) de Dacron® fixa o cateter e funciona como barreira contra infecção.

Figura 6.4 Dispositivo de acesso vascular implantado (*port*). (**A**) Ilustração esquemática de um dispositivo de acesso vascular implantado para administração de fármacos, líquidos, hemocomponentes e nutrição. O septo autovedante permite punções repetidas por agulhas de Huber, sem danos à membrana ou extravasamento. (**B**) Duas agulhas de Huber são usadas para acessar o *port* implantada. A agulha introduzida a 90° é usada para acessar o *port*.

mes de urina dos profissionais expostos repetidamente aos fármacos citotóxicos detectaram esses compostos. Embora não tenham sido realizados estudos de longa duração com enfermeiras que manuseiam quimioterápicos, estes fármacos estão associados ao desenvolvimento de cânceres secundários e anormalidades cromossômicas. Além disso, existem relatos de náuseas, vômitos, tontura, alopecia e ulceração da mucosa nasal dos profissionais de saúde que manuseiam quimioterápicos (Polovich, Whitford e Olsen, 2009). Com o objetivo de reduzir a exposição dos profissionais de saúde às substâncias perigosas, os hospitais e outros órgãos de saúde elaboraram precauções específicas para profissionais de saúde que trabalham na preparação e administração de quimioterapia (Boxe 6.5).

## *Toxicidade*

As células com taxas de divisão celular rápida (p. ex., epitélio, medula óssea, folículos pilosos, espermatozoides) são mais suscetíveis aos efeitos da quimioterapia.

> **BOXE 6.5 — Biossegurança em quimioterapia antineoplásica.**
>
> As recomendações de biossegurança quanto à preparação e manuseio dos fármacos antineoplásicos são as seguintes:
> - Use uma câmara de segurança biológica para preparar todos os fármacos quimioterápicos
> - Use luvas testadas com fármacos quimioterápicos ao manusear antineoplásicos e as excreções/eliminações dos clientes em quimioterapia
> - Use aventais descartáveis não absorventes de mangas longas e com punhos ao preparar e administrar quimioterápicos
> - Use conectores Luer-Lock em todos os equipos IV empregados para administrar quimioterapia
> - Descarte todos os equipamentos utilizados na preparação e na administração da quimioterapia em recipientes apropriados, à prova de perfuração ou vazamento
> - Descarte todos os resíduos dos quimioterápicos como resíduos contendo substâncias químicas. A Resolução RDC nº 306, de 7 de dezembro de 2004, dispõe sobre o Regulamento Técnico para o gerenciamento de resíduos de serviços de saúde.
>
> Quando adotadas, essas precauções reduzem expressivamente o risco de exposição aos fármacos quimioterápicos.

### Sistema gastrintestinal

Náuseas e vômitos são os efeitos colaterais mais comuns da quimioterapia e podem persistir por até 24 a 48 h após a sua administração. Náuseas e vômitos tardios podem persistir por até uma semana após o tratamento. O centro do vômito localizado no cérebro é estimulado pelos seguintes mecanismos:

- Ativação dos receptores presentes na zona de gatilho quimiorreceptora (ZGQ) do bulbo pela serotonina, substância P e outros neurotransmissores (inclusive dopamina)
- Estimulação das vias autonômicas periféricas (sistema GI e faringe)
- Estimulação das vias vestibulares (distúrbios da orelha interna, ativação do sistema labiríntico)
- Estimulação cognitiva (doença do SNC, náuseas e vômitos antecipatórios)
- Uma combinação desses fatores.

Os fármacos que podem atenuar as náuseas e os vômitos são os antagonistas da serotonina, como, por exemplo, ondansetrona, granisetrona, dolasetrona e palonosetrona, que bloqueiam os receptores da serotonina no sistema GI e na ZGQ; e os bloqueadores dopaminérgicos (p. ex., metoclopramida), que bloqueiam os receptores da dopamina na ZGQ. Os fármacos mais novos são antagonistas do receptor de neurocinina-1 (p. ex., aprepitanto), que bloqueiam a atividade da substância P (Lohr, 2008; Tipton, McDaniel e Barbour et al., 2007). As náuseas e os vômitos são desencadeados por vários mecanismos e, por esta razão, os corticoides, as fenotiazinas, os sedativos e os anti-histamínicos são úteis, principalmente quando combinados a bloqueadores da serotonina para conferir maior proteção antiemética. A náuseas e os vômitos tardios, que persistem por mais de 48 a 72 h após a quimioterapia, são incômodos para alguns clientes. De modo a atenuar o desconforto, os antieméticos podem ser necessários durante a primeira semana, quando o cliente retorna ao domicílio, após a sessão de quimioterapia.

### Sistema hematopoético

A maioria dos fármacos quimioterápicos causa **mielossupressão** (depressão da função da medula óssea), resultando na redução da formação das células sanguíneas. A mielossupressão diminui as contagens de leucócitos (leucopenia), hemácias ou eritrócitos (anemia) e plaquetas (trombocitopenia). A depressão das contagens dessas células é uma razão comum para a redução das doses de quimioterápicos. O monitoramento frequente das contagens dessas células é essencial, pois possibilita a adoção de medidas para proteger os clientes contra infecções e outras lesões.

Outros fármacos conhecidos como fatores estimuladores de colônias (fator estimulador de colônias de granulócitos [G-CSF], fator estimulador de colônias de granulócito-macrófagos [GM-CSF] e eritropoetina [EPO]) podem ser administrados durante a quimioterapia. O G-CSF e o GM-CSF estimulam a medula óssea a produzir leucócitos (inclusive neutrófilos) a uma taxa acelerada, reduzindo a duração da **neutropenia**. O G-CSF reduz os episódios de infecção e a necessidade de usar antibióticos, permitindo a antecipação dos ciclos de quimioterapia com menos necessidade de reduzir as doses.

Os fármacos estimuladores da eritropoietina impulsionam a produção de hemácias, atenuando os sintomas da anemia crônica e diminuindo a necessidade de fazer transfusões sanguíneas (Savona e Silver, 2008). Evidências recentes demonstraram que o uso de fármacos estimuladores da eritropoetina nos clientes com determinadas neoplasias malignas (inclusive cânceres de cabeça e pescoço, carcinoma de pulmão de células não pequenas, neoplasias linfoides, cervicais e mamárias) reduziu os índices de sobrevivência. Com base nesses resultados, o uso dos fármacos estimuladores da eritropoetina não é recomendado para doenças incuráveis. Outros estudos demonstraram aumento das complicações cardiovasculares, inclusive acidentes vasculares encefálicos e infarto do miocárdio, quando os níveis almejados de hemoglobina (Hg) eram maiores que 12 mg/d$\ell$. Atualmente, existem recomendações específicas para aumentar a segurança da administração dos fármacos estimuladores da eritropetina, inclusive não administrá-los quando a concentração de hemoglobina for superior a 10 mg/d$\ell$; avaliar o nível de Hg e o hematócrito (Ht) antes de administrar cada dose; e suspender o uso destes fármacos nos clientes que não obtiverem efeitos benéficos significativos nas primeiras 8 semanas de tratamento (Arbuckle, Griffit, Iacovelli et al., 2008; Savona e Silver, 2008).

### Sistema genital

As funções dos ovários e dos testículos podem ser afetadas pelos fármacos quimioterápicos, inclusive com perigo de esterilidade. Nesses casos, pode haver ovulação anormal, menopausa precoce ou esterilidade irreversível. Os homens podem apresentar azoospermia (ausência de espermatozoides) transitória ou irreversível. As células reprodutivas podem ser lesadas durante o tratamento, resultando em anormalidades cromossômicas dos filhos desses clientes. A conservação de espermatozoides é recomendável aos homens em idade fértil, antes de iniciar o tratamento. Os bancos de espermatozoides exigem coletas diárias de esperma durante dois ou três dias, de modo a obter uma amostra suficiente. As mulheres devem ser orientadas quanto às opções de preservação da fertilidade antes de iniciar o tratamento. A criopreservação de embriões é o método mais bem estabelecido para conservar a fecundidade. A criopreservação de oócitos e a criopreservação de tecidos ovarianos são técnicas consideradas experimentais (Lee, Schover, Partridge et al., 2006). As opções de preservação da fertilidade para as mulheres requerem mais tempo (2 a 6 semanas) e podem atrasar o início do tratamento e afetar o prognóstico final (Polovich, Whitford e Olsen, 2009).

Antes de iniciar o tratamento, os clientes e seus cônjuges devem ser informados quanto às alterações potenciais das funções sexual e reprodutiva em consequência da quimioterapia. Também devem ser instruídos a usar métodos anticoncepcionais confiáveis enquanto estiverem em quimioterapia, pois não devem supor que ficaram estéreis.

## Manejo de enfermagem durante a quimioterapia

As enfermeiras desempenham um papel importante na avaliação e no manejo de muitos dos problemas vivenciados pelos clientes que fazem quimioterapia. Os fármacos quimioterápicos produzem efeitos sistêmicos nas células normais e também nas malignas. Isto significa que estes problemas costumam ser generalizados, envolvendo vários sistemas do organismo. As enfermeiras devem reconhecer os efeitos colaterais possíveis com o(s) fármaco(s) que o cliente usa e as avaliações dirigidas com base nestes efeitos esperados. Os efeitos colaterais observados comumente com a quimioterapia são mielossupressão, alopecia, náuseas e vômitos, anorexia e fadiga. Os cuidados de enfermagem específicos para esses efeitos colaterais estão descritos na seção sobre processo de enfermagem.

## Transplante de células-tronco hematopoéticas (TCTH)

Muitas neoplasias malignas demonstram uma resposta dose-dependente à quimioterapia, ou seja, com o aumento da dose dos quimioterápicos, o número de células malignas destruídas também aumenta. A dose da quimioterapia administrada é limitada por seus efeitos tóxicos, principalmente mielossupressão. O uso de medula óssea ou células-tronco do cliente (autólogas) ou de um doador (alogênicas) permite que a medula óssea seja "recuperada" dos efeitos tóxicos da quimioterapia, sendo possível administrar doses mais altas dos fármacos quimioterápicos (Karp, 2008).

O processo de obtenção das células do doador foi aperfeiçoado ao longo dos anos. No passado, as células do doador eram obtidas recolhendo-se grandes quantidades de tecidos da medula óssea no centro cirúrgico, com o cliente sob anestesia geral. Atualmente, um processo conhecido como *transplante de células-tronco do sangue periférico* (TCTSP) tem conquistado aceitação generalizada. Esse método de coleta usa técnicas de aférese para recolher as células-tronco do sangue periférico do doador (CTSP) que, em seguida, são infundidas novamente. Essa técnica de coleta é mais segura e custo-efetiva do que o método tradicional de obtenção de medula óssea.

### Tipos

Os tipos de TCTSP variam com a fonte das células do doador e incluem:

- Autólogo (do cliente)
- Alogênico (de outro doador que não seja o cliente): doador com parentesco (*i. e.*, um familiar) ou doador sem parentesco (Registro Nacional de Doadores de Medula Óssea – REDOME)
- Singênico (de um gêmeo idêntico).

O transplante de células-tronco alogênicas é realizado principalmente para tratar doenças da medula óssea e depende da disponibilidade de um doador compatível para os antígenos leucocitários humanos. Uma vantagem do TCTSP alogênico é que as células transplantadas devem ser imunologicamente intolerantes à neoplasia maligna do cliente. O sistema imune saudável do doador consegue reconhecer o câncer do cliente como estranho e destrói todas as células tumorais restantes. Isso é conhecido como **efeito enxerto versus hospedeiro**. O TCTSP alogênico pode incluir quimioterapia mieloablativa (doses altas) ou não mieloablativa (intensidade reduzida). Com o TCTSP alogênico mieloablativo, o receptor deve receber doses altas de quimioterápicos e, possivelmente, irradiação corporal total para destruir toda a medula óssea e a doença maligna existentes. A medula óssea ou as CTSP recolhidas do doador são infundidas no receptor por via intravenosa (semelhante a uma transfusão sanguínea). As células transfundidas viajam até a medula óssea, onde maturam e proliferam. Quando a nova medula óssea se torna funcional (começa a produzir hemácias, leucócitos e plaquetas), considera-se que a enxertia foi concluída (2 a 4 semanas).

No TCTSP alogênico não mieloablativo, as doses dos quimioterápicos são mais baixas e têm como objetivo suprimir o sistema imune do receptor, de modo a permitir a enxertia da medula óssea ou das CTSP do doador. As doses menores dos quimioterápicos causam menos efeitos tóxicos, e portanto esta técnica pode ser oferecida aos clientes idosos ou que apresentem disfunção coexistente de outros órgãos, para quem a quimioterapia com doses altas seria contraindicada. Quando as células transplantadas do doador começam a proliferar (processo conhecido como enxertia), tem início um efeito enxerto-*versus*-doença, por meio do qual o sistema imune saudável do doador impede que as células cancerosas do receptor proliferem (Storb, 2009).

Antes da enxertia, os clientes correm risco elevado de infecção, sepse e sangramento. Os efeitos colaterais da quimioterapia com doses altas e da irradiação corporal total podem ser agudos e crônicos. Os efeitos colaterais agudos incluem alopecia, cistite hemorrágica (inflamação da bexiga), náuseas, vômitos, diarreia e estomatite grave. Os efeitos colaterais crônicos são esterilidade, disfunção pulmonar ou cardíaca e doença hepática.

De modo a evitar a **doença enxerto *versus* hospedeiro (DEVH)**, os clientes são tratados com imunossupressores como ciclosporina, tacrolimo ou sirolimo. Nos receptores de transplantes alogênicos, a DEVH ocorre quando os linfócitos T, que proliferam a partir da medula óssea ou das CTSP transplantadas do doador, são ativados e desencadeiam uma resposta imune contra os tecidos do receptor (pele, sistema GI, fígado). Os linfócitos T reagem dessa forma porque percebem os tecidos do receptor como "estranhos", ou seja, imunologicamente diferentes do que reconhecem como "próprio" do doador. A DEVH pode ser aguda (primeiros 100 dias) ou crônica (após 100 dias).

Os primeiros 100 dias após o TCTH são cruciais aos clientes, pois o sistema imune e a capacidade de formar células sanguíneas (hematopoese) precisam ser recuperados a ponto de evitar infecções e hemorragia. A maioria dos efeitos colaterais agudos, como náuseas, vômitos e mucosite (inflamação e ulceração das mucosas que revestem o sistema digestório), também regride nos primeiros 100 dias após o transplante. Além da DEVH aguda, esses clientes estão sujeitos à doença obstrutiva venosa hepática ou à síndrome de obstrução dos sinusoides hepáticos (lesão vascular do fígado, causada pela quimioterapia com doses altas) nos primeiros 30 dias após o transplante. A doença obstrutiva venosa pode causar insuficiência hepática aguda e morte (Krimmel e Williams, 2008) e se evidencia por hepatomegalia (fígado aumentado), níveis altos de bilirrubina, ascite e ganho ponderal sem outras causas detectáveis.

O TCTH autólogo é considerado para clientes com doenças da medula óssea que não disponham de um doador compatível para TCTH alogênico e para os clientes com medulas ósseas normais, mas que necessitam de doses mieloablativas dos quimioterápicos para curar um câncer agressivo. As células-tronco são recolhidas do cliente e preservadas para infusão subsequente. Se necessário, as células são tratadas para destruir quaisquer células malignas na medula. Em seguida, o cliente recebe quimioterápicos em doses mielossupressoras e, possivelmente, com irradiação corporal total para erradicar qualquer tumor remanescente. A seguir, as células-tronco são reinfundidas. Até que o ocorra a enxurtia na medula óssea, os riscos de infecção, sepse e sangramento são altos. Os efeitos tóxicos agudos e crônicos causados pela quimioterapia e radioterapia podem ser graves. O risco de doença obstrutiva venosa também existe após o transplante autólogo. Nenhum fármaco imunossupressor precisa ser administrado após o transplante de células-tronco autólogo, pois o cliente não recebe "células estranhas". Uma desvantagem desse tipo de transplante é o risco de que células tumorais viáveis permaneçam na medula óssea, apesar da quimioterapia com doses altas.

Nos transplantes singênicos um gêmeo idêntico é o doador. Os transplantes singênicos estão associados às incidências mais baixas de DEVH e rejeição do enxerto. Contudo, o efeito enxerto *versus* doença para combater o câncer também é menos intenso. Por essa razão, mesmo quando há um gêmeo idêntico disponível para doação de medula, outro irmão compatível ou até mesmo um doador não aparentado pode ser a opção mais apropriada para combater uma neoplasia maligna agressiva.

## Manejo de enfermagem para o transplante de células-tronco hematopoéticas

### Cuidados durante o transplante

Cuidados especializados de enfermagem são necessários na fase de condicionamento do transplante, quando são administradas doses altas de quimioterápicos, com ou sem irradiação corporal total. Os efeitos tóxicos agudos como náuseas, vômitos, diarreia, mucosite e cistite hemorrágica exigem monitoramento cuidadoso e atenção constante da enfermeira.

O manejo de enfermagem durante as infusões de células-tronco hematopoéticas consiste em monitorar os sinais vitais e a saturação de oxigênio do cliente; avaliar os efeitos colaterais como febre, calafrios, dispneia, dor torácica, reações cutâneas (urticária), náuseas, vômitos, hipotensão ou hipertensão, taquicardia, ansiedade e distúrbios da gustação; e oferecer apoio ininterrupto e instruções ao cliente.

Durante todo o período de aplasia (incapacidade de formar novas células) da medula óssea até a enxurtia, o cliente corre risco elevado de morte por sepse e sangramento. O cliente precisa de hemocomponentes e fatores de crescimento hematopoéticos. As infecções podem ser causadas por bactérias, vírus, fungos ou protozoários. As complicações renais podem ser causadas pelos quimioterápicos nefrotóxicos utilizados no esquema de condicionamento ou administrados para tratar infecção (anfotericina B, aminoglicosídios). A síndrome da lise tumoral (Boxe 6.6) e a necrose tubular aguda também podem ocorrer após a fase de condicionamento.

A DEVH requer avaliações específicas e focalizadas da enfermeira para detectar seus primeiros efeitos na pele, no fígado e no sistema GI, inclusive a erupção maculopapulosa encontrada comumente nas palmas das mãos e nas plantas dos pés, as elevações dos níveis das provas de função hepática, aumento do peso, icterícia, dor no quadrante superior direito, dor abdominal difusa, saciedade precoce e diarreia. A diarreia causada pela DEVH pode ser volumosa. Por isso, todas as fezes devem ser pesadas e avaliadas quanto à presença de sangue. A doença obstrutiva venosa causada pelos esquemas de condicionamento usados antes do TCTH pode causar retenção de líquidos, icterícia, dor abdominal, ascite, crescimento doloroso do fígado e encefalopatia. Complicações como edema pulmonar, pneumonia intersticial e outras pneumonias costumam afetar a recuperação após o transplante.

---

### BOXE 6.6 | Fisiopatologia em foco | Síndrome da lise tumoral (SLT).

As células malignas contêm níveis intracelulares mais altos de potássio, fósforo e ácidos nucleicos que as células normais. À medida que as células malignas são destruídas por quimioterapia, tratamento biológico ou corticoides, seu conteúdo é liberado na corrente sanguínea, causando hiperpotassemia, hiperfosfatemia e hiperuricemia. O aumento do nível de fósforo provoca declínio inverso das concentrações do cálcio. A cristalização dos fosfatos e dos sais de ácido úrico nos rins pode causar lesão renal aguda evidenciada por elevação da creatinina sérica e acidemia. O plano de tratamento inclui hidratação vigorosa, alcalinização da urina, administração de fármacos que bloqueiem a acumulação do ácido úrico (p. ex., alopurinol) e que decomponham o ácido úrico em uma substância solúvel que possa ser excretada na urina (Rasburicase®), além do controle dos distúrbios eletrolíticos (Porth, 2007). As intervenções de enfermagem incluem o monitoramento rigoroso do débito urinário e do aporte de líquidos, o monitoramento das alterações do peso e a avaliação dos sinais e sintomas de distúrbios eletrolíticos.

## Cuidados após o transplante

A avaliação contínua da enfermagem durante as consultas de seguimento é essencial à detecção dos efeitos tardios do tratamento administrado após o TCTH, efeitos que ocorrem antes ou depois dos primeiros 100 dias após o procedimento. Os efeitos tardios incluem infecções (p. ex., varicela-zoster), doença pulmonar restritiva e pneumonias repetidas. Os clientes geralmente ficam estéreis. A DEVH crônica afeta a pele, fígado, intestinos, esôfago, olhos, pulmões, articulações e mucosas orais e vaginais. Cataratas também podem se formar após a irradiação corporal total.

As avaliações psicossociais da equipe de enfermagem devem ser ininterruptas. Além dos fatores de estresse que afetam os clientes em cada fase do transplante, os doadores de medula e seus familiares têm demandas psicossociais que precisam ser atendidas.

## Tratamentos direcionados

Avanços recentes nos campos da biologia molecular, bioquímica, imunologia e genética resultaram em entendimento mais claro do desenvolvimento do câncer. As abordagens tradicionais como quimioterapia e radioterapia são inespecíficas e afetam todas as células em proliferação rápida. Por essa razão, as células normais e as células malignas estão sujeitas aos efeitos sistêmicos nocivos do tratamento. Os **tratamentos direcionados** procuram atenuar os efeitos negativos nos tecidos normais bloqueando funções específicas das células neoplásicas, inclusive transformação maligna, mecanismos de comunicação, processo de crescimento e metástases, e também transmissão das informações genéticas.

Os mecanismos de ação dos tratamentos dirigidos incluem a estimulação ou a ampliação das respostas imunes por utilização dos **modificadores da resposta biológica** (MRB); atuação dirigida nos fatores e nas proteínas necessários à proliferação das células cancerosas; promoção da apoptose (morte celular programada); e manipulação genética por meio da terapia gênica (Polovich, Whitford e Olsen, 2009). As Tabelas 6.5 e 6.6 descrevem exemplos de tratamentos dirigidos e MRB.

## Manejo de enfermagem para o tratamento com modificadores da resposta biológica

Os clientes que fazem tratamento com MRB apresentam muitas das mesmas necessidades dos clientes com câncer submetidos às outras modalidades de tratamento. A enfermeira deve estar familiarizada com cada fármaco administrado e seus efeitos potenciais. Os efeitos adversos, inclusive sinais e sintomas gripais como febre, calafrios, mialgia, náuseas e vômitos associados ao tratamento com interferon (IFN), podem não ser fatais. Contudo, a enfermeira deve estar ciente do impacto desses efeitos colaterais na qualidade de vida do cliente. Outros efeitos adversos potencialmente fatais (p. ex., síndrome do

**Tabela 6.5** Alguns anticorpos monoclonais terapêuticos aprovados pela FDA (Food and Drug Administration) dos EUA.

| Anticorpo monoclonal | Indicação | Alvo | Alguns efeitos colaterais |
|---|---|---|---|
| Alentuzumabe | Leucemia linfocítica crônica | Marcador da membrana celular dos linfócitos, monócitos e macrófagos | Reações alérgicas/anafiláticas; febre, calafrios; erupção cutânea, urticária; prurido; reduções das contagens de leucócitos, plaquetas e hemácias |
| Bevacizumabe | Câncer colorretal metastático | Fator de crescimento do endotélio vascular | Tromboses arteriais e venosas, hipertensão, hemorragia, perfuração GI, proteinúria, insuficiência cardíaca congestiva |
| Cetuximabe | Câncer colorretal metastático | Fator de crescimento epidérmico | Reações alérgicas/anafiláticas, calafrios, erupções cutâneas, urticária, prurido, erupção semelhante à acne; inflamação pulmonar; insuficiência renal; diarreia, náuseas, dor abdominal e vômitos |
| Gentuzumabe, ozogamicina | Leucemia aguda | Marcador da membrana celular das células leucêmicas | Reações alérgicas/anafiláticas; febre, calafrios, fraqueza, cefaleia; taquicardia, hemorragia, reações cutâneas localizadas; erupção cutânea, estomatite; reduções das contagens de leucócitos, plaquetas e hemácias |
| Ibritumomabe tiuxetana (para linfócitos "B") | Linfoma não Hodgkin | Marcador da membrana celular dos linfócitos | Reduções das contagens de leucócitos e hemácias; fraqueza, febre e calafrios |
| Rituximabe (para linfócitos "B") | Linfoma não Hodgkin | Marcador da membrana celular dos linfócitos | Reações alérgicas/anafiláticas; febre, calafrio, dor lombar, sudorese noturna, infecção |
| Tositumomabe (para linfócitos "B") | Linfoma não Hodgkin | Marcador da membrana celular dos linfócitos | Reações alérgicas/anafiláticas, febre, calafrios; erupção cutânea, urticária, prurido; anemia, trombocitopenia e redução da contagem de leucócitos (leucopenia) |
| Trastuzumabe | Câncer de mama | Proteína do fator de crescimento da membrana celular | Reações alérgicas/anafiláticas, hipotensão, febre, calafrios; insuficiência cardíaca |

**Tabela 6.6** Alguns efeitos colaterais dos modificadores da resposta biológica aprovados pela Food and Drug Administration (FDA) dos EUA.

| Citocinas | Alguns efeitos colaterais |
|---|---|
| Interferona alfa | Sinais e sintomas gripais (febre, calafrios, fraqueza, dores musculares e articulares, cefaleia); fadiga; anorexia; alterações do estado mental; depressão; irritabilidade; insônia; erupção cutânea, prurido, irritação no local da injeção; reduções das contagens de leucócitos, hemácias e plaquetas; níveis anormais das provas de função hepática |
| Interleucina-2 | Sinais e sintomas gripais (febre, calafrios, fraqueza, dores musculares e articulares, cefaleias); fadiga, anorexia, náuseas, vômitos e diarreia; síndrome de extravasamento capilar; edema e retenção de líquidos; hipotensão, taquicardia; erupção cutânea, eritema e descamação |
| Filgrastim (fator de crescimento dos granulócitos) | Dor óssea, mal-estar, febre, fadiga, cefaleia e erupção cutânea |
| Sargramostim (fator de crescimento do granulócito-macrófago) | Reação alérgica/anafilática com a primeira dose; dor óssea, febre, fadiga, cefaleia; fraqueza, calafrios, erupção cutânea; infecção |
| Alfaepoetina (fator de crescimento do eritrócito) | Febre, fadiga, fraqueza, diarreia, tontura, edema, dispneia |
| Oprelvecina (fator de crescimento da plaqueta) | Edema, febre, cefaleia, erupção cutânea; calafrios, dor óssea, fadiga; náuseas, vômitos, dor abdominal, constipação intestinal; rinite, tosse; arritmia, manchas na pele, sangramento |

extravasamento capilar, edema pulmonar, hipotensão) podem ocorrer durante o tratamento com interleucina-2 (IL-2). A enfermeira deve trabalhar em colaboração direta com os médicos para avaliar e tratar os efeitos tóxicos potenciais do tratamento com MRB. Os cuidados de enfermagem específicos necessários dependem do fármaco utilizado.

A enfermeira deve instruir os clientes quanto às medidas de autocuidado e ajudar a prestar assistência contínua. Alguns MRB como interferon, eritropoetina e fatores estimuladores de colônias podem ser administrados pelo próprio cliente ou por seus familiares nas suas residências. Conforme a necessidade, a enfermeira deve ensinar ao cliente e aos familiares como administrar esses fármacos por injeção subcutânea (manter instruções por escrito). A enfermeira também deve fornecer instruções quanto aos efeitos colaterais e ajudar o cliente e seus familiares a implementar estratégias para controlar alguns dos efeitos colaterais comuns do tratamento com MRB, inclusive fadiga, anorexia e sintomas gripais.

O encaminhamento para atendimento domiciliar pode ser indicado para monitorar as respostas do cliente ao tratamento e continuar a reforçar as instruções transmitidas ao cliente e seus familiares. Durante as visitas domiciliares, a enfermeira avalia a técnica de administração dos fármacos pelo cliente e por seus familiares. Além disso, a enfermeira ressalta junto ao cliente a importância de comparecer às consultas de acompanhamento com os médicos e avalia as necessidades de modificar os cuidados prestados ao cliente.

### *Processo de enfermagem*

*Cliente com câncer*

As enfermeiras desempenham papéis fundamentais como monitorar as alterações que ocorrem ao longo do tratamento; detectar os problemas e alterações da qualidade de vida; e colaborar com os clientes, os familiares e os membros da equipe multiprofissional no sentido de otimizar os cuidados prestados ao cliente. Esta seção descreve as abordagens de enfermagem aos problemas mais comuns do cliente com câncer.

### Avaliação

Os clientes com câncer podem apresentar diversos efeitos colaterais com gravidade variável, dependendo do tipo de neoplasia maligna, do estágio do tumor e das modalidades terapêuticas utilizadas. A seguir, há uma descrição da coleta de dados relativos aos problemas comuns e as intervenções necessárias.

### Diagnóstico

Os diagnósticos de enfermagem relacionados ao cliente com câncer podem incluir:

- Mucosa oral prejudicada
- Integridade da pele prejudicada
- Náuseas
- Dor aguda
- Dor crônica
- Nutrição desequilibrada: inferior às necessidades corporais
- Fadiga
- Intolerância à atividade
- Risco de infecção
- Risco de sangramento
- Distúrbio da imagem corporal

Com base nos dados coletados, as complicações potenciais são as seguintes:

- Infecção e sepse
- Hemorragia
- Síndrome da veia cava superior (SVCS)
- Compressão da medula espinal

- Hipercalcemia
- Derrame pericárdico
- Coagulação intravascular disseminada (CID)
- Síndrome de secreção inadequada do hormônio antidiurético (SSIADH)
- Síndrome de lise tumoral.

Informações adicionais na seção sobre emergências oncológicas.

## Planejamento

As metas principais para o cliente são o manejo da estomatite, manter a integridade dos tecidos e a nutrição, aliviar a dor e a fadiga, melhorar a imagem corporal, enfrentar eficazmente o processo de perda e não desenvolver complicações.

## Intervenções de enfermagem

### Prevenção/atenuação da fadiga

De maneira a realizar uma avaliação precisa, a enfermeira deve diferenciar entre fadiga aguda – que ocorre após atividades que demandem gasto de energia – e fadiga crônica – que geralmente é incontrolável, excessiva e não melhora com repouso. A fadiga aguda tem uma função protetora, enquanto a forma crônica não. A fadiga crônica compromete muito a qualidade de vida. Fadiga é o efeito colateral referido mais comumente pelos clientes que fazem quimioterapia e radioterapia. Trata-se de um sintoma subjetivo, que precisa ser avaliado sistematicamente, como se faz com a dor, confiando na descrição fornecida pelo cliente. A enfermeira deve pedir ao cliente que descreva a gravidade da fadiga. O cliente pode usar uma escala de 0 a 10, na qual 0 expressa nenhuma fadiga e 10 é fadiga grave, ou o cliente pode simplesmente dizer nenhuma, branda, moderada ou grave (Piper, Borneman, Chih-Yi Sun et al., 2008). A enfermeira também deve determinar quando a fadiga começou, bem como fatores que agravam ou atenuam o sintoma, inclusive estresses fisiológicos e psicológicos que possam contribuir para a fadiga (p. ex., dor, náuseas, dispneia, constipação intestinal, medo e ansiedade). A enfermeira deve determinar se há sensação de cansaço, fraqueza, falta de energia, incapacidade de realizar as funções diárias necessárias e valorizadas, falta de motivação e incapacidade de se concentrar. O cliente pode conversar menos e estar pálido, com a musculatura facial relaxada. A enfermeira ajuda o cliente e a família a entender que fadiga é um efeito colateral esperado do câncer e do seu tratamento. A fadiga pode ser agravada pelo estresse de enfrentar o câncer, mas nem sempre significa que a doença esteja avançando ou que o tratamento seja ineficaz.

Estratégias de enfermagem são adotadas para atenuar a fadiga ou ajudar o cliente a lidar com o sintoma existente. As intervenções educativas, inclusive fornecer instruções antecipadas de que a fadiga é um efeito colateral esperado com o tratamento do câncer, comprovadamente reduzem a gravidade da fadiga associada a essa doença (Barsevick, Newhall e Brown, 2008). Quando ajudamos o cliente a reconhecer as causas da fadiga fica mais fácil a escolha das intervenções individualizadas mais apropriadas.

As estratégias de conservação de energia são elaboradas para ajudar o cliente a planejar as atividades diárias. Períodos alternados de descanso e atividade são benéficos. Existem evidências claras de que os exercícios regulares atenuam a fadiga e facilitar o enfrentamento, enquanto a falta de atividade física e "repouso em excesso" podem, na verdade, contribuir para a perda do condicionamento físico e a fadiga associada (Barsevick, Newhall e Brown, 2008). A enfermeira também deve ajudar a instruir o cliente sobre a qualidade do sono, inclusive: não permanecer no leito quando não está dormindo; deitar-se apenas quando estiver com sono, sempre na mesma hora da noite; usar o leito apenas para dormir e ter relações sexuais; evitar cochilos ao longo do dia ou, se forem necessários, limitá-los a 30 minutos; evitar cafeína, nicotina e álcool após o meio-dia; e adotar uma rotina relaxante nas duas horas que precedem o momento de ir para a cama (p. ex., tomar um banho quente de chuveiro ou banheira, ler ou ouvir música (Berger, 2009; Page, Berger e Johnson, 2006).

O cliente deve ser estimulado a manter seu estilo de vida o mais normal possível, conservando as atividades que ele valoriza e aprecia. A priorização das atividades necessárias e valiosas pode ajudar o cliente a planejar cada dia. O cliente e seus familiares devem ser encorajados a planejar a redistribuição das atividades (p. ex., cuidar das crianças, limpar a casa e preparar as refeições). Os clientes que trabalhavam em tempo integral podem precisar diminuir o número de horas de trabalho diário ou semanal. A enfermeira deve ajudar o cliente e sua família a lidar com essas mudanças de papéis e responsabilidades. Além disso, a enfermeira deve controlar os fatores que contribuem para a fadiga, inclusive dor, náuseas e depressão, bem como lançar mão de fármacos prescritos e de estratégias não farmacológicas para atenuar estes sintomas. A enfermeira fornece orientações nutricionais aos clientes que não estejam ingerindo quantidades suficientes de calorias ou proteínas. Refeições leves e frequentes despendem menos energia com a digestão. A enfermeira deve monitorar o cliente para detectar reduções da hemoglobina sérica e do hematócrito e administrar hemocomponentes ou ferro sérico, conforme a prescrição. Além disso, a enfermeira deve monitorar o cliente para detectar alterações da oxigenação e distúrbios eletrolíticos. A fisioterapia e certos dispositivos auxiliares são benéficos aos clientes com limitações de mobilidade. Alguns estudos estão em andamento para avaliar o uso dos psicoestimulantes (como metilfenidato e modafinila) no tratamento da fadiga. Contudo, são necessários mais dados antes que estas intervenções possam ser realizadas sem riscos (Breitbart e Alici, 2008).

### Monitoramento e manejo de infecções e sepse

**Monitoramento para infecção.** Com clientes em diferentes estágios do tratamento do câncer, a enfermeira deve avaliar os fatores de risco para infecção e ficar atenta aos sinais e sintomas clínicos, pois a infecção é a principal causa das mortes dos clientes com câncer. A enfermeira monitora os exames laboratoriais de modo a detectar as primeiras alterações das contagens de leucócitos. Os locais comuns de infecção devem ser avaliados frequentemente, inclusive orofaringe, pele, região perianal, sistemas urinário, GI e respiratório. Os sinais e sistemas típicos de infecção (edema, eritema, secreção e dor) podem não ocorrer nos clientes imunossuprimidos, em razão da atenuação

*(continua)*

da resposta inflamatória local. Febre ou hipersensibilidade localizada podem ser os únicos sinais de infecção. A enfermeira também deve monitorar o cliente para detectar precocemente sinais de sepse, principalmente se estiverem sendo utilizados cateteres ou dispositivos de acesso venoso.

A função leucocitária geralmente está deprimida nos clientes com câncer. Existem dois tipos de leucócitos: granulócitos (neutrófilos, eosinófilos, basófilos) e agranulócitos (linfócitos, monócitos e macrófagos). Os neutrófilos representam 60 a 70% do total de leucócitos do corpo e desempenham um papel importante no combate às infecções, engolfando e destruindo os microrganismos por um processo conhecido como fagocitose. A contagem total de leucócitos e o número absoluto de neutrófilos são importantes para determinar a capacidade de combater a infecção no cliente. A redução dos leucócitos circulantes é conhecida como *leucopenia*, enquanto *granulocitopenia* ou *neutropenia* significa diminuição dos neutrófilos.

A contagem diferencial dos leucócitos determina as contagens relativas destas células e permite tabular a contagem absoluta de neutrófilos (CAN). A CAN inclui o número de neutrófilos polimorfonucleares (neutrófilos maduros, conhecidos como PMN) e as formas imaturas dos neutrófilos (referidos como bastões, metamielócitos e "formas imaturas"). A CAN é calculada pela seguinte fórmula:

Leucócitos totais × (% segmentados + % bastões)

Por exemplo, se a contagem total de leucócitos é de 6.000 células/mm$^3$ com 25% de segmentados e 25% de bastões, a CAN é de 3.000 células/mm$^3$. Isto é, 6.000 × [0,25 + 0,25] = 6.000 × 0,5 = 3.000.

A neutropenia – CAN anormalmente baixa – está associada ao aumento do risco de infecção. O risco de infecção aumenta à medida que a CAN diminui e persiste. Contagens absolutas de neutrófilos inferiores a 500 células/mm$^3$ indicam risco grave de infecção. O termo **nadir** significa a menor CAN após a quimioterapia mielossupressora ou radioterapia. Os tratamentos que suprimem a função da medula óssea são conhecidos como *mielossupressores*. Os tratamentos que suprimem profundamente a função medular são descritos como *mieloablativos*. Em média, o nadir é alcançado entre 7 e 10 dias após a quimioterapia, e são necessários mais 7 a 14 dias para a recuperação da medula. O cliente tem risco mais alto de infecção ao longo de toda a duração da neutropenia.

As bactérias gram-positivas (*Streptococcus* e *Staphylococcus*) e gram-negativas (*Escherichia coli*, *Klebsiella pneumoniae* e *Pseudomonas aeruginosa*) estão entre os patógenos isolados mais comumente como causa das infecções. Fungos, como a *Candida albicans*, também contribuem para a incidência de infecções graves. As infecções virais dos clientes imunossuprimidos são causadas mais comumente por herpes-vírus e vírus respiratórios.

### Alerta de enfermagem
*Nos adultos, as contagens normais de leucócitos variam de 4,5 a 10,5 × 10$^3$ células/mm$^3$, ou 4.500 a 10.500 células/mm$^3$. Para os adultos negros, os níveis normais oscilam entre 3.200 e 10.000 células/mm$^3$. Leucometrias (contagens de leucócitos) inferiores a 500 ou superiores a 30.000 são valores extremos (Fischbach e Dunning, 2009).*

**Manejo dos clientes com neutropenia febril.** Nos clientes com neutropenia, a febre é considerada uma emergência em vista da alta taxa de mortalidade associada à sepse dos indivíduos neutropênicos. Os clientes hospitalizados com neutropenia e febre devem ser avaliados imediatamente para infecção. As culturas de sangue, escarro, urina, fezes, cateter ou feridas devem ser realizadas. Além disso, as radiografias do tórax costumam ser incluídas para investigar infecções pulmonares. Quando o cliente está em sua residência e apresenta febre com neutropenia, ele deve ser instruído a ligar para o médico e buscar atendimento imediato.

### Alerta de enfermagem
*Em muitos casos, a febre é o único sinal de infecção dos clientes imunossuprimidos. Embora a febre possa ser causada por vários distúrbios não infecciosos, inclusive o câncer coexistente, qualquer temperatura igual ou superior a 38°C deve ser notificada ao médico e avaliada imediatamente.*

Logo após a obtenção de amostras para as culturas, os antibióticos são iniciados empiricamente para tratar infecções. O termo *antibioticoterapia empírica* refere-se ao uso de antibióticos de espectro amplo para tratar infecções, antes que o agente etiológico definitivo esteja identificado. Em geral, as colorações pelo Gram são solicitadas junto com as culturas para ajudar os médicos a escolher o antibiótico mais apropriado. Os antibióticos empíricos têm sido usados em razão da alta taxa de mortalidade associada às infecções não tratadas dos clientes neutropênicos. A cobertura antibiótica ou o tratamento empírico de espectro amplo inclui, na maioria dos casos, uma combinação de fármacos para defender o organismo contra os principais microrganismos patogênicos (gram-positivos e gram-negativos). É importante que a enfermeira administre esses antibióticos imediatamente, logo após obter amostras para culturas, de acordo com o esquema prescrito, de modo a obter níveis sanguíneos adequados dos antibióticos.

**Redução do risco de infecção dos clientes neutropênicos.** A assepsia rigorosa é essencial quando se manuseiam acessos, cateteres e outros dispositivos invasivos intravenosos. A exposição do cliente a outros clientes com infecções em atividade e a aglomerações de pessoas deve ser evitada. Os clientes com imunossupressão profunda (inclusive receptores de TCTH) podem precisar ficar em um ambiente protegido, no qual haja filtração do ar (filtros HEPA). A fim de reduzir o risco de doenças transmitidas pelos alimentos, os clientes com neutropenia cíclica são aconselhados a evitar frutas frescas, vegetais e flores durante a neutropenia grave. A higiene das mãos e as medidas higiênicas gerais são essenciais para reduzir a exposição às bactérias potencialmente perigosas e eliminar contaminantes ambientais. Procedimentos invasivos como injeções, toques retais ou vaginais, além de procedimentos cirúrgicos, devem ser evitados. O cliente é estimulado a tossir e realizar frequentes exercícios de respiração profunda para evitar atelectasia e outros problemas respiratórios. O tratamento antimicrobiano profilático pode ser usado nos clientes que provavelmente terão imunossupressão profunda e correm risco de desenvolver determinadas infecções, inclusive clientes submetidos ao transplante de células-tronco autólogo ou alogênico e clientes com linfoma. A enfermeira deve ensinar ao cliente e aos familiares como reconhecer os sinais e os sintomas de infecção que precisam ser relatados, como realizar a higiene eficaz das mãos, como usar antipiréticos prescritos, como manter a integridade da pele e como administrar os fatores de crescimento hematopoéticos, quando necessários.

### Monitoramento e tratamento de sangramentos e hemorragia

A enfermeira deve avaliar o cliente com câncer quanto à existência de fatores que possam contribuir para sangramentos. O sangramento pode ser causado pela redução da quantidade ou atividade das plaquetas, diminuição dos fatores da coagulação, ou coagulação intravascular disseminada. Entre os fatores predisponentes associados ao tratamento está a supressão da medula óssea por radioterapia, quimioterapia e outros fármacos que interferem com a coagulação e a função plaquetária, inclusive ácido acetilsalicílico e outros anti-inflamatórios não esteroides, dipiridamol, heparina ou varfarina.

Em geral, a trombocitopenia é causada pela supressão da medula óssea após determinados tipos de quimio e radioterapia. A infiltração da medula óssea pelo tumor também pode interferir na produção normal das plaquetas. Em alguns casos, a destruição das plaquetas está associada ao crescimento do baço (esplenomegalia) e à função anormal dos anticorpos, que ocorrem na leucemia e no linfoma.

As plaquetas são essenciais à coagulação normal do sangue (hemostasia). A trombocitopenia (redução da contagem de plaquetas circulantes) é a causa mais frequente de sangramento dos clientes com câncer e, em geral, é definida por contagens de plaquetas inferiores a 100.000/mm³ (0,1 $\times$ 10$^{12}$/$\ell$). Quando a contagem de plaquetas diminui a níveis entre 20.000 e 50.000/mm³ (0,02 a 0,05 $\times$ 10$^{12}$/$\ell$), o risco de sangramento aumenta. Contagens de plaquetas inferiores a 20.000/mm³ (0,02 $\times$ 10$^{12}$/$\ell$) estão associadas a risco elevado de sangramento espontâneo. Com a maioria dos clientes, deve-se manter um valor limítrofe de plaquetas de 10.000/mm³. Nos clientes que necessitam de intervenções cirúrgicas de pequeno porte (p. ex., colocação de um dispositivo de acesso vascular), nos clientes com febre e tumores necróticos, tumores vesicais ou tumores altamente vascularizados, que correm risco mais alto de sangramento, o limiar para transfusão de plaquetas deve ser mantido em 20.000/mm³ ou mais. Os clientes que precisam fazer procedimentos cirúrgicos de grande porte devem ter contagem de plaquetas igual ou superior a 50.000/mm³ (Brant, Damron, Friend *et al.*, 2006).

Além de monitorar os resultados laboratoriais, a enfermeira deve avaliar continuamente a ocorrência de sangramentos no cliente. Os locais comuns dos sangramentos são pele (equimose, petéquias) e mucosas (sangramentos durante a higiene oral, epistaxe [sangramento nasal]); sistemas intestinal, urinário e respiratório; e cérebro. Sangramento macroscópico, assim como sangue nas fezes (melena), na urina (hematúria), no escarro (hemoptise) ou no vômito (hematêmese); extravasamento de sangue nos locais das injeções; e alterações do estado mental devem ser monitorados e relatados imediatamente.

A enfermeira deve implementar medidas para evitar traumatismos e reduzir o risco de sangramento recomendando que o cliente use uma escova ou esponja macia para limpar os dentes e um barbeador elétrico. Além disso, a enfermeira deve evitar procedimentos invasivos desnecessários (p. ex., injeções intramusculares, cateterização) e ajudar o cliente e seus familiares a identificar e eliminar riscos ambientais que possam causar quedas ou outros traumatismos. Alimentos pastosos, ingestão liberal de líquidos e emolientes fecais (quando prescritos) podem ser indicados para reduzir o traumatismo do sistema GI. As articulações e os membros devem ser manuseados e movimentados suavemente para reduzir o risco de sangramento espontâneo. Após uma punção venosa, a pressão deve ser mantida por 3 a 5 minutos.

A enfermeira deve administrar transfusões de plaquetas conforme a prescrição e monitorar a ocorrência de sinais de reação transfusional, inclusive febre, calafrios, urticária e dispneia. Em alguns casos, a enfermeira pode administrar IL-11, que foi aprovada pela FDA para evitar trombocitopenia grave e reduzir a necessidade de transfusões de plaquetas após a quimioterapia mielossupressora dos clientes com neoplasias malignas não mieloides (Polovich, Whitford e Olsen, 2009). Em alguns casos, a enfermeira deve instruir o cliente ou seus familiares sobre como administrar IL-11 em sua residência.

Quando um cliente hospitalizado apresenta sangramento, a enfermeira deve monitorar a pressão arterial e as frequências do pulso e da respiração a cada 15 a 30 minutos. A hemoglobina sérica e o hematócrito devem ser monitorados cuidadosamente para detectar alterações sugestivas de sangramento. A enfermeira deve realizar testes para sangue oculto em todas as amostras de urina, fezes e vômito. As avaliações neurológicas são realizadas para detectar alterações do nível de consciência e do comportamento. Cefaleias referidas pelo cliente ou sinais neurológicos anormais devem ser relatados imediatamente ao médico, pois mesmo sinais sutis podem indicar hemorragia intracraniana. A enfermeira deve administrar líquidos e hemocomponentes conforme a prescrição para repor quaisquer perdas.

> **⚠ Alerta de enfermagem**
> *Uma unidade de plaquetas tem cerca de 50 a 70 m$\ell$. Em geral, quatro a oito unidades são reunidas para uma transfusão de plaquetas e infundidas de acordo com a tolerância do cliente. A transfusão de plaquetas provavelmente aumenta a contagem em 5.000 a 10.000/$\mu\ell$ para cada unidade transfundida (Fauci, Kasper, Longo et al., 2008).*

### Avaliação e manejo da estomatite

A mucosite é um efeito colateral comum da radioterapia e de alguns tipos de quimioterapia, e pode causar inflamação e ulceração de qualquer parte do sistema digestório, desde a cavidade oral. Um tipo de mucosite conhecida como estomatite é uma reação inflamatória dos tecidos orais, que se caracteriza por vermelhidão (eritema) discreta e edema ou, nos casos graves, por úlceras dolorosas, sangramento e infecção secundária. Em geral, a estomatite começa de 5 a 14 dias após a administração dos quimioterápicos mielossupressores aos clientes e comumente coincide com o nível

*(continua)*

mais baixo (nadir) da contagem de leucócitos. Cerca de 40% dos clientes que fazem quimioterapia apresentam algum grau de estomatite durante o tratamento. Os clientes que fazem quimioterapia intensiva com doses altas (doses significativamente mais altas que as convencionais), inclusive os que são submetidos a TCTH, são mais suscetíveis a desenvolver estomatite. Essa complicação também pode ocorrer após a radioterapia da cabeça e do pescoço.

Em consequência do desgaste normal do dia a dia, as células epiteliais que revestem a cavidade oral têm *turnover* rápido e se desprendem normalmente. Até recentemente, acreditava-se que a estomatite ocorresse porque a quimioterapia e a radioterapia interferiam com esse processo. Estudos moleculares recentes ampliaram o entendimento do processo envolvido. A quimioterapia e a radioterapia produzem substâncias químicas que causam lesão da microcirculação e do tecido conjuntivo, que é seguida por destruição do epitélio (Sonis, 2007). Isso desencadeia o processo inflamatório que amplia ainda mais a destruição dos tecidos. O resultado final é ulceração e enfraquecimento dos tecidos orais. A flora normal da cavidade oral invade essas úlceras e provoca lesão adicional. A higiene oral precária, doença dentária preexistente, uso de outros fármacos que ressecam a mucosa oral, idade avançada, tabagismo, tratamento antineoplásico anterior, disfunção renal e estado nutricional prejudicado contribuem para a morbidade associada à estomatite. A xerostomia (ressecamento da boca) induzida pela radiação causa redução da função das glândulas salivares e contribui para a ocorrência de estomatite nos clientes expostos à radiação da cabeça e do pescoço.

A mielossupressão (depressão da medula óssea), resultante da doença subjacente ou do seu tratamento, predispõe o cliente a sangramento oral e infecção. A dor intensa associada aos tecidos orais ulcerados pode interferir significativamente na ingestão nutricional, na fala e na disposição de manter a higiene oral. A estomatite grave pode prolongar a internação hospitalar. Além disso, a estomatite pode levar à interrupção da quimioterapia e da radioterapia, ou à redução das doses pretendidas, até que a inflamação regrida. Essa complicação compromete significativamente a qualidade de vida do cliente.

As enfermeiras devem realizar avaliações orais rotineiras dos clientes sob risco de desenvolver estomatite e dos clientes que já desenvolveram esta complicação. Existem recomendações de uma avaliação oral padronizada para facilitar descrições objetivas da mucosa oral (Jaroneski, 2006). A avaliação deve incluir a cor e a umidade dos lábios e da mucosa oral; a existência de úlceras; edema dos lábios, da mucosa oral ou da língua; e volume e características da saliva. Além disso, a enfermeira deve avaliar a intensidade da dor que o cliente sente em consequência da estomatite, as alterações da capacidade de conversar, o padrão de sono e o estado nutricional.

Embora tenham sido publicados vários estudos sobre estomatite, as medidas profiláticas e terapêuticas ideais ainda não foram estabelecidas. Estudos futuros deverão enfatizar a cascata de reações inflamatórias e a liberação de substâncias químicas que causam destruição das células e dos tecidos dos clientes com estomatite. Atualmente, a maioria dos médicos concorda que a higiene oral rotineira satisfatória, inclusive escovação, limpeza com fio dental e enxágue, é necessária para reduzir o risco de complicações orais associadas ao tratamento contra o câncer. Escovas de dente com cerdas macias e cremes dentais não abrasivos evitam ou reduzem o traumatismo da mucosa oral. Os *swabs* orais com aplicadores semelhantes a esponja podem ser realizados em substituição à escovação dentária dos clientes com tecidos orais doloridos. A aplicação de fio dental pode ser realizada, a menos que cause dor ou sangramento. Os bochechos orais com soro fisiológico ou água filtrada após as refeições e na hora de deitar podem ser necessários aos clientes que não conseguem tolerar a escovação dos dentes. Os produtos que irritam os tecidos orais ou interferem com a cicatrização, inclusive soluções de limpeza oral à base de álcool, devem ser evitados. Os alimentos difíceis de mastigar, quentes ou condimentados devem ser evitados para que não haja traumatismo adicional. Os lábios do cliente devem ser lubrificados para evitar que ressequem e fissurem. Anti-inflamatórios e anestésicos tópicos podem ser prescritos para acelerar a cicatrização e reduzir o desconforto. Os produtos que recobrem ou protegem a mucosa oral são usados para melhorar o conforto e evitar traumatismo adicional. Os clientes com dor intensa e desconforto associados à estomatite devem receber analgésicos sistêmicos.

É importante estimular a ingestão adequada de alimentos e líquidos. Em alguns casos, é necessário administrar hidratação e nutrição parenterais. Antibióticos e antifúngicos tópicos ou sistêmicos são prescritos para tratar infecções locais ou sistêmicas.

A palifermina (uma preparação sintética do fator de crescimento dos queratinócitos humanos) é um fármaco intravenoso aprovado em 2005 pela FDA para tratar mucosite dos clientes com neoplasias malignas hematológicas, que são submetidos à quimioterapia em doses altas ou à irradiação corporal total antes do TCTH. A palifermina parece estimular a substituição mais rápida das células da boca e do sistema GI, reduzindo a incidência e a duração da mucosite grave (Harris, Eilers, Harriman *et al.*, 2008; Polovich, Whitford e Olsen, 2009). Esse fármaco ainda não foi testado em outros clientes com câncer. Horários rigorosos de administração e monitoramento são essenciais para assegurar eficácia máxima e detectar efeitos adversos.

### Cuidados para clientes com náuseas e vômitos

A náusea é uma sensação desagradável percebida na parte posterior da orofaringe, no epigástrio ou no estômago, e pode resultar em vômito. Trata-se de um dos efeitos colaterais mais temidos do tratamento antineoplásico. As náuseas têm muitas causas potenciais e as enfermeiras não devem supor que sejam consequência da quimioterapia; todas as causas possíveis devem ser consideradas. As causas de náuseas são tumores primários ou metastáticos do SNC; gastroparesia (esvaziamento gástrico mais lento); obstrução do sistema digestório; infecção; hipercalcemia; disfunção renal ou hepática; hiponatremia; e efeitos colaterais dos fármacos, inclusive quimioterápicos, morfina e antibióticos. Os fatores de risco para a náusea induzida pelo tratamento são idade (pessoas mais jovens), sexo feminino e história de náuseas e vômitos provocados pelo tratamento no passado.

A náusea é um fenômeno subjetivo semelhante à dor. A melhor forma de avaliar esse sintoma é pedir que o cliente descreva o que sente. Os seguintes componentes devem ser avaliados: hora em que a náusea ocorre com relação ao tratamento; significado atribuído pelo cliente à náusea; início, frequência e sinais e sintomas associados; fatores que atenuam e agravam o sintoma; e experiência pregressa de náuseas. A avaliação física deve incluir sinais como transpiração, taquicardia, tontura, palidez, salivação excessiva, fraqueza, distensão gástrica, hipersensibilidade abdominal e avaliação dos ruídos peristálticos. Também é importante monitorar os resultados dos exames laboratoriais, inclusive eletrólitos e provas de função renal.

A profilaxia das náuseas e dos vômitos induzidos pela quimioterapia é uma das prioridades do tratamento. Como já mencionado, o uso de combinações que incluam corticoides e antagonistas do receptor de serotonina é a base da prevenção da náusea. Os clientes com ansiedade associada à quimioterapia podem melhorar com a administração de benzodiazepínicos prescritos (p. ex., lorazepam) uma hora antes do tratamento para atenuar a náusea antecipatória. Quando as náuseas e os vômitos não estão relacionados com a quimioterapia, podem ser administrados fármacos como antagonistas do receptor de serotonina (p. ex., ondansetrona), antagonistas do receptor de dopamina (p. ex., metoclopramida), fenotiazinas (p. ex., proclorperazina), corticoides (p. ex., dexametasona) e canabinoides (p. ex., dronabinol). Os antieméticos devem ser administrados em horários fixos e suplementados em doses adicionais conforme a necessidade. Entre as intervenções não farmacológicas que têm se mostrado eficazes para atenuar a náusea estão relaxamento, imaginação dirigida, acupressão, acupuntura, respiração profunda e eliminação de odores. Os clientes devem ser instruídos a evitar a posição reclinada nos primeiros 30 min após as refeições. As intervenções dietéticas incluem a ingestão de refeições leves e frequentes e o consumo de alimentos pastosos e frios.

### Manutenção da integridade da pele

A enfermeira deve avaliar o cliente com câncer de modo a detectar quaisquer problemas de pele. A manutenção da integridade da pele e dos tecidos é difícil para os clientes com câncer em razão dos efeitos da quimioterapia, da radioterapia e dos procedimentos cirúrgicos e invasivos realizados com finalidades diagnósticas ou terapêuticas. Como parte da avaliação, a enfermeira deve determinar quais desses fatores predisponentes estão presentes e avaliar o cliente de modo a detectar outros fatores de risco, inclusive déficits nutricionais, incontinência urinária ou fecal, imobilidade, imunossupressão, dobras cutâneas acentuadas e alterações associadas ao envelhecimento. A enfermeira deve ficar atenta à existência de lesões, úlceras, erupções ou feridas cutâneas causadas pelo tumor ou em consequência do tratamento.

Além da estomatite, alguns dos problemas de integridade dos tecidos mais comuns são reações da pele e dos tecidos à radioterapia, alopecia e lesões cutâneas metastáticas. Os clientes com reações cutâneas e teciduais à radioterapia requerem cuidados especiais com a pele de modo a evitar irritação adicional, ressecamento e destruição. A pele que recobre a área afetada deve ser manuseada com cuidado. É importante evitar esfregação e exposição à água quente ou gelada, sabonetes, talcos, loções e cosméticos. Os clientes podem evitar danos aos tecidos usando roupas largas de algodão e que não apertem, irritem ou esfreguem a área afetada. Se surgirem bolhas, deve-se ter o cuidado de evitar que se rompam para reduzir o risco de invasão bacteriana. Curativos úmidos e permeáveis à evaporação, inclusive hidrocoloides e hidrogéis, ajudam o processo de cicatrização e reduzem a dor. Os cuidados assépticos com a ferida são necessários para reduzir o risco de infecção e sepse. Os antibióticos tópicos, como o creme de sulfadiazina de prata a 1%, podem ser prescritos para aplicação nas áreas de descamação úmida (pele úmida, vermelha e dolorida).

**Manejo das lesões cutâneas malignas.** As lesões cutâneas podem desenvolver-se em consequência da disseminação localizada do tumor ou da embolização das células tumorais para o epitélio e seus vasos linfáticos e sanguíneos circundantes. A proliferação secundária das células tumorais na pele pode causar eritema (áreas avermelhadas) ou formar feridas com necrose e infecção dos tecidos. As lesões mais extensivas tendem a romper e são purulentas e fétidas. Além disso, essas lesões causam dor e desconforto significativos. Embora esse tipo de lesão esteja associado mais comumente ao câncer de mama e aos cânceres da cabeça e do pescoço, também podem ocorrer com linfoma, leucemia, melanoma e cânceres de pulmão, útero, rim, intestino grosso e bexiga. Em geral, o desenvolvimento de lesões cutâneas graves está associado a um prognóstico desfavorável de sobrevida.

Lesões cutâneas ulceradas geralmente indicam doença amplamente disseminada, que dificilmente poderia ser erradicada. O tratamento dessas lesões torna-se uma das prioridades da enfermagem. Os cuidados de enfermagem incluem avaliar e limpar cuidadosamente a pele, reduzir a população de bactérias superficiais, controlar o sangramento, reduzir o odor, proteger a pele de traumatismo adicional e atenuar a dor. O cliente e seus familiares necessitam de ajuda e instruções sobre como cuidar dessas lesões cutâneas em domicílio. Também é necessário fazer encaminhamento para receber cuidados domiciliares.

**Como ajudar o cliente a lidar com a alopecia.** A enfermeira deve observar a existência de alopecia (queda do cabelo), outro tipo de lesão tecidual comum nos clientes com câncer que fazem radioterapia ou quimioterapia. Além disso, a enfermeira deve avaliar o impacto psicológico desse efeito colateral para o cliente e seus familiares.

Essa rarefação ou perda completa dos cabelos, seja transitória ou irreversível, é um efeito adverso potencial de vários tipos de radioterapia e quimioterapia. A extensão da alopecia depende do tipo, da dose e da duração do tratamento. Esses tratamentos causam alopecia porque destroem as células-tronco e os folículos pilosos. Consequentemente, o cabelo se torna quebradiço e podem se desprender da superfície do couro cabeludo. A perda de outros pelos do corpo é menos comum. Em geral, a queda do cabelo começa 2 a 3 semanas após iniciado o tratamento, e o cabelo volta a crescer 8 sema-

*(continua)*

nas após a última sessão, mas podem ser necessários até 6 meses para que seja recuperado totalmente. Alguns clientes submetidos à radioterapia da cabeça têm alopecia irreversível. Muitos profissionais de saúde consideram a queda do cabelo como um problema pouco significativo se comparado às consequências potencialmente fatais do câncer. Contudo, para muitos clientes, a queda do cabelo é uma agressão à imagem corporal e causa depressão, ansiedade, raiva, rejeição e isolamento. Para os clientes e seus familiares, a alopecia pode funcionar como um lembrete constante das dificuldades que o câncer impõe às suas habilidades de superação, aos relacionamentos interpessoais e à sexualidade.

A enfermeira deve fornecer informações sobre a alopecia e oferecer apoio ao cliente e à família para que possam lidar com as alterações da imagem corporal. O cliente deve ser encorajado a comprar uma peruca ou um aplique de cabelos antes que ocorra alopecia, de modo que o substituto seja semelhante aos seus próprios cabelos. O uso de bonés e chapéus atraentes pode fazer com que o cliente se sinta menos "diferente" dos outros. A enfermeira pode encaminhar o cliente aos programas de apoio que, dentre outras ações, auxiliam na aquisição de perucas. Saber que os cabelos geralmente começam a crescer novamente após a conclusão do tratamento pode trazer conforto a alguns clientes, embora eles devam ser alertados de que a cor e a textura dos cabelos novos podem ser diferentes.

### Melhora do estado nutricional

A avaliação do estado nutricional do cliente é uma atribuição importante da enfermagem. O estado nutricional comprometido contribui à progressão da doença, redução da sobrevida, incompetência do sistema imune, aumento da incidência de infecção, prolongamento do tempo de cicatrização dos tecidos, redução da capacidade funcional, diminuição da capacidade de tolerar o tratamento antineoplásico, prolongamento da internação hospitalar e comprometimento das funções psicossociais. O estado nutricional alterado, a perda de peso e a caquexia (atrofia dos músculos, emagrecimento) são condições complexas e podem ser secundárias a ingestão proteico-calórica reduzida, doença sistêmica, efeitos colaterais do tratamento ou estado emocional do cliente.

A avaliação do estado nutricional pela enfermagem inclui atividades como monitorar cuidadosamente o peso e a ingestão calórica do cliente. Outras informações obtidas pela avaliação são história dietética, quaisquer episódios de anorexia, alterações do apetite, situações e alimentos que agravam ou melhoram a anorexia e fármacos utilizados. Também é importante detectar dificuldade de mastigar ou engolir e a ocorrência de náuseas, vômitos ou diarreia. Por fim, é importante perguntar se o cliente consegue comprar e preparar seus alimentos, a fim de identificar a necessidade de recursos adicionais.

Os dados clínicos e laboratoriais úteis à avaliação do estado nutricional são medidas antropométricas (espessura da dobra cutânea do tríceps e circunferência do terço médio do braço), níveis de proteínas séricas (albumina, pré-albumina e transferrina), eletrólitos séricos, contagem de linfócitos, concentrações de hemoglobina, hematócrito, níveis urinários de creatinina e concentração sérica de ferro.

### Alerta de enfermagem

*Os níveis normais de albumina sérica variam de 3,5 a 5,2 g/dℓ (ou 35 a 52 g/ℓ) e permitem ao médico uma avaliação rápida das reservas de proteínas. Em estudo clássico realizado por Seltzer et al. (1979), os autores observaram taxa de mortalidade 6 vezes maior quando o nível sérico de albumina era inferior a 35 g/ℓ, embora outros estudos tenham associado os níveis séricos de albumina inferiores a 30 g/ℓ a morbimortalidade significativa, independentemente da idade e do diagnóstico dos clientes (Agarwall, Acevedo, Leighton et al., 1988; Gibbs, Cull, Henderson et al., 1999). Contudo, como a albumina é decomposta ao longo de 14 a 21 dias, este parâmetro não é uma medida confiável para avaliar déficits nutricionais recentes. A pré-albumina tem meia-vida de 2 dias, e por isso é uma medida mais confiável da resposta às intervenções dietéticas. As faixas de referência normais da pré-albumina variam de 19 a 37 mg/dℓ nos homens e 17 a 31 mg/dℓ nas mulheres.*

**Causas de desnutrição associada ao câncer.** A maioria dos clientes com câncer tem alguma perda de peso durante a doença. Anorexia, má absorção e caquexia são exemplos de problemas nutricionais encontrados comumente nos clientes com câncer. Portanto, é necessário atenção especial para evitar perda de peso e melhorar a nutrição.

*Anorexia.* A anorexia é definida como perda involuntária do apetite. Essa queixa ocorre em até 50% dos clientes com cânceres recém-diagnosticados (Adams, Cunningham, Caruso et al., 2007). Entre as diversas causas de anorexia dos clientes com câncer estão as alterações da gustação (paladar), que se evidencia por sensações exageradas de paladar salgado, ácido e metálico, além de respostas alteradas a sabores doces e amargos. Essas alterações diminuem o apetite, reduzem a ingestão nutricional e causam desnutrição proteico-calórica. As alterações do paladar podem ser causadas por déficits de minerais (p. ex., zinco), aumento dos níveis circulantes de aminoácidos e metabólitos celulares, ou administração de quimioterápicos. Os clientes submetidos a radioterapia da cabeça e do pescoço podem ter perda da sensação gustativa (MacCarthy-Leventhalm, 1959). As alterações do olfato também alteram a gustação, sendo esta uma queixa comum dos clientes com cânceres da cabeça e do pescoço.

A anorexia pode ocorrer porque os clientes se sentem satisfeitos após ingerir pequenas porções alimentos. Essa condição, conhecida como *saciedade precoce*, é causada pela redução das enzimas digestivas, por anormalidades do metabolismo da glicose e dos triglicerídios e pela estimulação prolongada dos receptores de volume do estômago, que transmitem a sensação de que o órgão está cheio. O sofrimento psicológico (p. ex., medo, dor, depressão e isolamento) vivenciado ao longo de toda a doença também pode ter impacto negativo no apetite. Os clientes podem desenvolver aversão aos alimentos por que sentem náuseas e vômitos após o tratamento.

*Caquexia.* A caquexia é comum nos clientes com câncer, principalmente quando a doença está avançada, afetando cerca de 50% desta população de clientes. A caquexia do câncer está relacionada com a ingestão nutricional inadequada combinada a aumentos da demanda metabólica e gasto de energia devido ao metabolismo anaeróbio do tumor, à redução do metabolismo da glicose, à competição das células tumorais por nutrientes, às alterações do metabolismo dos lipídios e à supressão do apetite. Além disso, a caquexia do câncer pode estar associada a uma resposta inflamatória induzida pelas citocinas, causando anorexia e perda de massa muscular. A caquexia caracteriza-se por perdas de peso, tecido adiposo, proteína visceral e músculo esquelético. Os clientes caquéticos queixam-se de perda do apetite, saciedade precoce e fadiga. Em consequência das perdas de proteínas, esses clientes costumam apresentar anemia e edema periférico. A caquexia pode aumentar a incidência de eventos adversos, reduzir a resposta ao tratamento e aumentar a taxa de mortalidade (Reid, McKenna, Fitzsimons *et al.*, 2009).

**Promoção da nutrição.** Sempre que possível, todos os esforços devem ser envidados para manter a nutrição adequada por via oral. Os alimentos devem ser preparados de maneira que sejam apetitosos. Os odores desagradáveis devem ser evitados. Os familiares são incluídos no plano de cuidados de forma a estimular a ingestão alimentar adequada. As preferências do cliente, além das suas necessidades fisiológicas e metabólicas, devem ser levadas em consideração antes da escolha dos alimentos. Comidas leves e frequentes devem ser oferecidas com suplementos entre as refeições. Em geral, os clientes toleram volumes maiores de alimentos nas primeiras horas do dia, e as refeições podem ser planejadas com isto em mente. A fim de evitar saciedade precoce, o cliente deve evitar a ingestão de líquidos durante as refeições. A higiene oral realizada antes das refeições geralmente as torna mais agradáveis. É importante avaliar e tratar a dor, náusea e outros sintomas que possam dificultar a nutrição. Fármacos como corticoides e progestógenos (p. ex., acetato de megestrol) têm sido usados com sucesso como estimulantes do apetite. Fármacos procinéticos como a metoclopramida são usados para facilitar o esvaziamento gástrico dos clientes com saciedade precoce e retardo do esvaziamento do estômago.

Se não for possível manter a nutrição adequada por ingestão oral, pode ser necessário suporte nutricional por via enteral. A suplementação nutricional a curto prazo pode ser administrada por uma sonda nasogástrica. Contudo, quando se necessita de suporte nutricional mais longo (várias semanas), pode-se introduzir um tubo de gastrostomia ou jejunostomia. O cliente e a família devem aprender a administrar nutrição enteral em domicílio.

Se a má absorção causar problemas, podem ser administrados suplementos de vitaminas e enzimas. Outra estratégia é modificar o esquema de alimentação, oferecer dietas simples e controlar a diarreia. Se a má absorção for grave, pode ser necessária nutrição parenteral. A nutrição parenteral pode ser administrada de várias maneiras: por um dispositivo de acesso venoso de longa permanência (p. ex., cateter atrial direito), por um acesso venoso implantado (*port*) ou por um cateter central introduzido por veia periférica (CCVP) (Figura 6.5). As enfermeiras que prestam cuidados domiciliares podem ajudar a administrar ou supervisionar a administração da nutrição parenteral no domicílio, desde que existam todos os recursos necessários à segurança do procedimento e atuação conjunta da equipe multiprofissional.

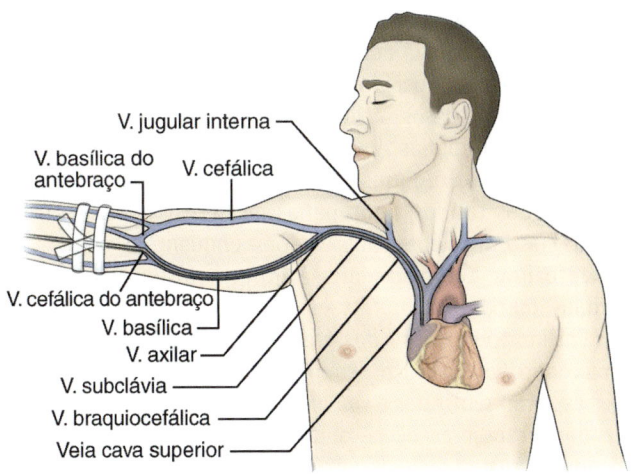

**Figura 6.5** O cateter central introduzido por veia periférica (CCVP) é introduzido pela veia cefálica ou basílica até a veia axilar, subclávia ou braquiocefálica ou veia cava superior.

Em geral, as intervenções usadas para atenuar a caquexia não prolongam a sobrevida nem melhoram significativamente o estado nutricional. É necessário realizar estudos adicionais para avaliar os efeitos da intervenção nutricional na evolução da doença e na qualidade de vida do cliente. Antes de recorrer às estratégias nutricionais invasivas, a enfermeira, em associação ao nutricionista, deve avaliar cuidadosamente o cliente e conversar com ele e seus familiares sobre as opções disponíveis.

### Alívio da dor

A enfermeira deve avaliar o cliente com câncer de modo a determinar a causa e a localização da dor. No cliente com câncer, a dor e o desconforto podem estar relacionados com a doença subjacente, a pressão exercida pelo tumor, os procedimentos diagnósticos ou o tratamento do câncer propriamente dito. Assim como ocorre com qualquer outra condição dolorosa, a dor do câncer é afetada por fatores físicos e psicossociais. A enfermeira deve realizar uma avaliação abrangente da dor, incluindo início, duração, localização, tipo ou características, intensidade, fatores agravantes e atenuantes, sinais e sintomas associados e tratamentos que o cliente utiliza para aliviar a dor.

A enfermeira também deve avaliar os fatores que acentuam a percepção da dor pelo cliente, inclusive medo e apreensão, fadiga, raiva e isolamento social. As escalas de avaliação da dor (ver Capítulo 7) são úteis para analisar a dor do cliente antes de realizar intervenções para atenuar o sintoma, assim como para reavaliar a efetividade destas intervenções.

A dor ocorre em cerca de 50% dos clientes em todos os estágios do câncer e em 75% dos clientes com doença avançada (Goudas, Bloch, Gialeli-Goudas *et al.*, 2005). Na verdade, 85% dos clientes com cânceres avançados queixam-se de dores originadas de mais de uma causa (Dobratz, 2009). Embora a dor possa ter início agudo, na maioria dos casos ela pode ser caracterizada como crônica. Assim como ocorre com outras condições dolorosas, a experiência da dor associada ao câncer é afetada por fatores físicos e psicossociais.

*(continua)*

O câncer pode causar dor por vários mecanismos. A dor pode estar associada aos diversos tratamentos do câncer. A dor aguda está associada ao trauma do procedimento cirúrgico. Em alguns casos, o cliente tem síndromes de dor crônica, inclusive neuropatias pós-operatórias (dor relacionada com lesão de nervos). Alguns fármacos quimioterápicos causam necrose dos tecidos, neuropatias periféricas e estomatite – todas elas fontes potenciais de dor – enquanto a radioterapia pode causar dor secundária à inflamação da pele ou dos órgãos internos.

Em muitos casos, a dor é um sinal de que o tumor está crescendo e que a morte está próxima. À medida que os clientes esperam sentir dor e sua ansiedade aumenta, a percepção da dor é intensificada, causando medo e mais dor. Desse modo, a dor crônica associada ao câncer pode ser melhor descrita como um ciclo que começa com dor, causa ansiedade e medo e acentua a dor.

A tolerância à dor – ponto a partir do qual a dor não pode mais ser tolerada – varia individualmente. Essa tolerância é reduzida por fadiga, ansiedade, medo da morte, raiva, sensação de impotência, isolamento social, alterações dos papéis desempenhados, perda da independência e experiências pregressas. Repouso e sono adequados, diversão, melhoria do humor, empatia e fármacos (inclusive antidepressivos, ansiolíticos e analgésicos) aumentam a tolerância à dor.

Na maioria dos casos, o controle inadequado da dor resulta de conceitos equivocados e conhecimentos insuficientes sobre métodos de avaliação da dor e intervenções farmacológicas por parte dos clientes, dos familiares e dos profissionais de saúde. O controle eficaz da dor associada ao câncer baseia-se em uma avaliação objetiva e detalhada da dor, que leva em consideração os fatores físicos, psicossociais, ambientais e espirituais. A abordagem por uma equipe multiprofissional é essencial para determinar o tratamento mais eficaz da dor do cliente.

A Organização Mundial da Saúde recomenda uma abordagem à dor do câncer em três etapas (Figura 6.6). Os analgésicos são administrados com base no nível de dor do cliente. Os analgésicos não opioides (p. ex., paracetamol) são usados para tratar dor branda; os opioides fracos (p. ex., codeína) para tratar dor moderada; e os opioides potentes (p. ex., morfina) para aliviar dor intensa. Se a intensidade da dor aumentar, a dose do analgésico é aumentada até que o sintoma seja controlado. Os fármacos coadjuvantes também são usados para aumentar a efetividade dos analgésicos e controlar outros sintomas que possam contribuir para a percepção da dor. Exemplos de fármacos coadjuvantes são antieméticos, antidepressivos, ansiolíticos, anticonvulsivantes, estimulantes, anestésicos locais, radiofarmacêuticos (agentes radioativos que podem ser usados para tratar tumores ósseos dolorosos) e corticoides. A Figura 6.7 ilustra um algoritmo para dor associada ao câncer que foi desenvolvido como um conjunto de princípios que norteiam o uso dos analgésicos.

Evitar e atenuar a dor são medidas que ajudam a reduzir a ansiedade e quebrar o ciclo da dor. Isso pode ser obtido mais facilmente com administração de analgésicos em horários predeterminados conforme a prescrição (abordagem preventiva preferida para o controle da dor), com doses adicionais administradas para controlar a dor persistente, conforme a necessidade e a prescrição.

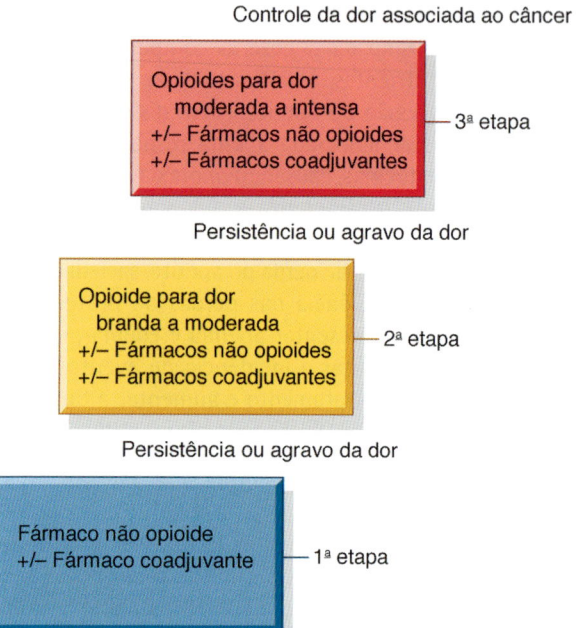

**Figura 6.6** Abordagem escalonada em três etapas para aliviar a dor do câncer, adaptada com base nas recomendações da Organização Mundial da Saúde. Vários fármacos não opioides e opioides (narcóticos) podem ser combinados com outros fármacos para controlar a dor.

Existem várias opções farmacológicas e não farmacológicas para controlar a dor associada ao câncer. As abordagens, mesmo as que possam ser invasivas, não devem ser desprezadas, pois o prognóstico é desfavorável ou a doença é terminal. A enfermeira deve ajudar o cliente e seus familiares a assumirem um papel ativo no controle da dor. A enfermeira fornece instruções e apoio de forma a eliminar medos e conceitos errôneos sobre o uso de opioides. O controle inadequado da dor causa sofrimento, ansiedade, medo, imobilidade, isolamento e depressão. Independentemente do estado em que se encontra a doença do cliente, a meta é melhorar a qualidade de vida e otimizar sua capacidade funcional por meio do controle adequado da dor.

### Melhora da imagem corporal

A enfermeira deve reconhecer os riscos potenciais à imagem corporal do cliente e avaliar sua capacidade de lidar com os diversos tipos de mudanças corporais que precisa enfrentar ao longo da evolução da doença e seu tratamento. Em geral, a entrada no sistema de saúde é acompanhada de despersonalização. As ameaças ao autoconceito são enormes, à medida que o cliente enfrenta e reconhece a doença, a desfiguração, a possibilidade de ficar incapaz e a morte. De modo a acomodar-se aos tratamentos ou em razão da própria doença, muitos clientes com câncer são forçados a alterar seus estilos de vida. As prioridades e os valores mudam quando a imagem corporal está ameaçada. Cirurgias desfigurantes, queda dos cabelos, caquexia, alterações da pele, problemas de comunicação e disfunção sexual são algumas das consequências devastadoras do câncer e seu tratamento, que ameaçam a autoestima e a imagem corporal do indivíduo.

*(continua)*

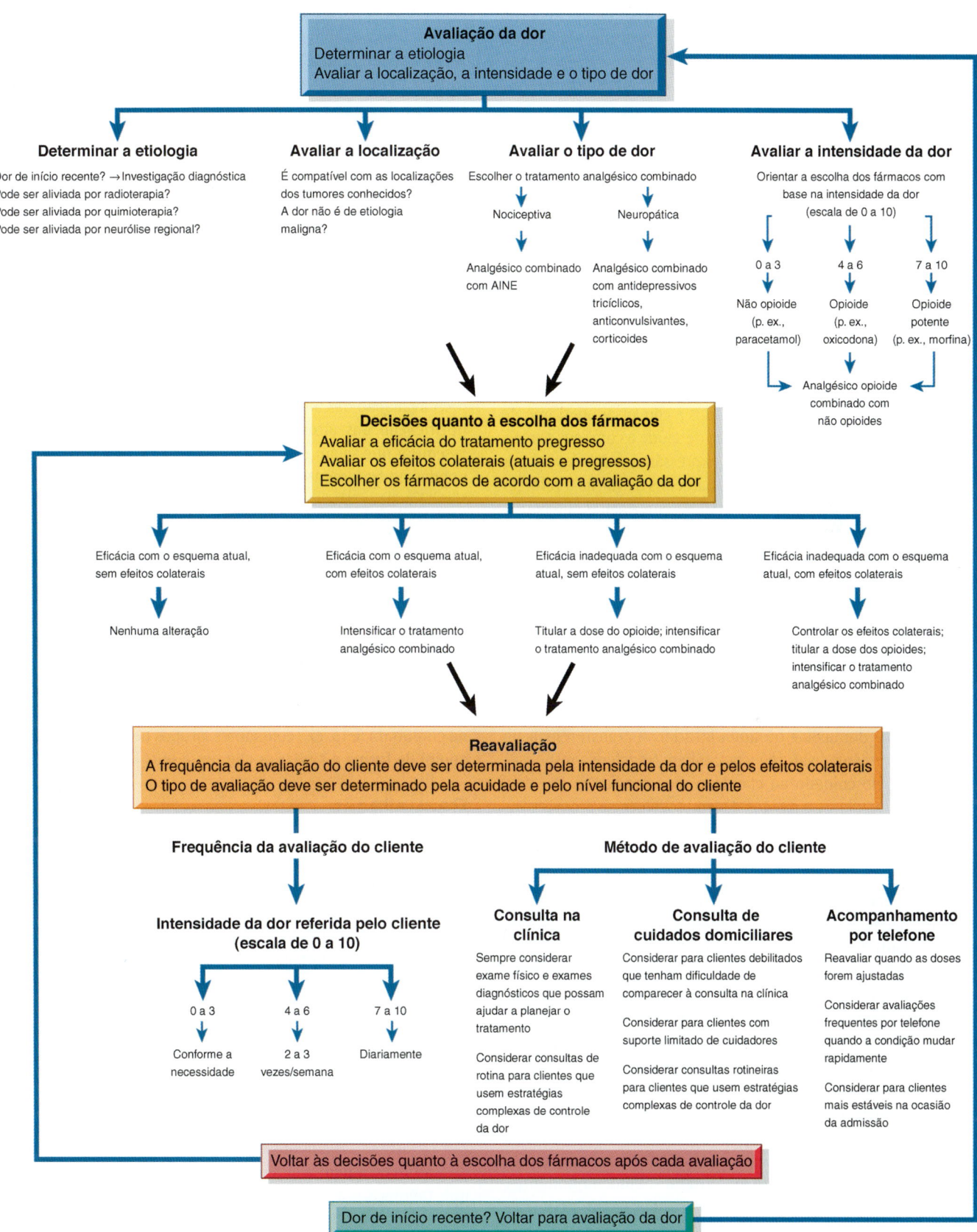

Figura 6.7 O algoritmo para tratamento da dor do câncer (abordagem do nível mais alto), um modelo de árvore de decisão para o tratamento da dor, foi elaborado como interpretação da AHCPR Guideline for Cancer Pain, 1994. Reproduzida, com autorização, de DuPen, A. R., DuPen, S., Hansberry, J. et al. (2000). An educational implementation of a cancer pain algorithm for ambulatory care. *Pain Management Nursing, 1*(4), 118.

Enquanto a enfermeira cuida de clientes com alterações da imagem corporal, é essencial adotar uma abordagem positiva. De modo a ajudar o cliente a preservar o controle, melhorar o enfrentamento e a autoestima, é importante estimular sua independência e participação contínua no autocuidado e no processo de decisão. A enfermeira deve ajudar o cliente a assumir as tarefas e participar das atividades que tenham mais valor para si próprio. É importante identificar e conversar sobre quaisquer sentimentos negativos que o cliente tenha ou ameaças à sua imagem corporal. A enfermeira atua como conselheira junto ao cliente e sua família. O encaminhamento a um grupo de apoio pode fornecer ajuda adicional para que o cliente lide com as alterações resultantes do câncer ou seu tratamento. Em muitos casos, os cosmetologistas podem fornecer atendimento quanto ao estilo do cabelo ou das perucas, maquiagem, uso de gorros e lenços para ajudar a atenuar as alterações da imagem corporal.

Os clientes que apresentam alterações da sexualidade e da função sexual devem ser encorajados a conversar abertamente sobre seus problemas com a equipe de saúde e com seus parceiros. As formas alternativas de expressão sexual devem ser exploradas com os clientes e seus parceiros de forma a reforçar o valor próprio e a aceitação pessoal. As enfermeiras que detectam graves dificuldades fisiológicas, psicológicas ou de comunicação relacionadas com a sexualidade ou a função sexual encontram-se em posição singular para ajudar seus clientes e parceiros a buscar aconselhamento mais especializado, conforme a necessidade.

### Instruções sobre autocuidado do cliente

Muitos clientes com câncer voltam ao domicílio após o atendimento em serviços de urgência/emergência para receber tratamento domiciliar ou ambulatorial. A transferência do serviço de emergência/urgência também transfere a responsabilidade pelo cuidado ao cliente e seus familiares. Por essa razão, os familiares e amigos devem envolver-se progressivamente com o cuidado do cliente e receber instruções escritas específicas para que estejam capacitados a prestar cuidados de qualidade. Inicialmente, as instruções enfatizam as informações necessárias ao cliente e aos familiares para atender às necessidades de cuidados mais imediatos, que provavelmente são encontradas em suas residências.

Os efeitos colaterais do tratamento e as alterações das condições do cliente que precisam ser relatadas devem ser revisados verbalmente e reforçados com instruções por escrito. As medidas para lidar com os efeitos colaterais do tratamento devem ser discutidas com o cliente e sua família. Outras necessidades de ensino são reconhecidas com base nas prioridades estabelecidas pelo cliente e seus familiares, assim como na complexidade dos cuidados prestados na residência.

Avanços tecnológicos permitem a administração domiciliar de quimioterapia, nutrição parenteral, hemocomponentes, antibióticos e analgésicos parenterais, bem como o controle dos sintomas e cuidados necessários com os dispositivos de acesso vascular. Embora as enfermeiras prestem cuidados domiciliares e ofereçam apoio aos clientes que recebem esses cuidados e são dependentes de alta tecnologia, os clientes e seus familiares necessitam de instruções e apoio ininterrupto que lhes permitam sentirem-se confortáveis e eficientes na execução desses procedimentos terapêuticos em sua residência. As visitas de acompanhamento e as ligações telefônicas da enfermeira costumam ser tranquilizadoras e aumentam o conforto e a segurança do cliente e da família para lidar com aspectos novos e complexos de seu cuidado. O contato ininterrupto facilita a avaliação dos progressos do cliente e a determinação das necessidades contínuas do cliente e da família.

### Continuidade do cuidado

Em geral, o encaminhamento do cliente para receber cuidados domiciliares é indicado nos casos de câncer. As responsabilidades da enfermeira que presta cuidados domiciliares incluem: avaliar o ambiente domiciliar e sugerir modificações na residência ou no cuidado, de forma a ajudar o cliente e seus familiares a atender às suas necessidades físicas; prestar cuidados físicos; e avaliar o impacto psicológico e emocional da doença no cliente e na família.

A avaliação das alterações da condição física do cliente e a notificação das alterações relevantes ao médico ajudam a assegurar que sejam efetuadas modificações oportunas e adequadas no tratamento. A enfermeira de cuidados domiciliares também deve avaliar a efetividade do manejo da dor e de outras estratégias a fim de controlar os efeitos colaterais das intervenções terapêuticas.

É necessário avaliar o nível de compreensão do tratamento e das estratégias terapêuticas pelo cliente e por seus familiares, bem como reforçar as instruções que foram transmitidas. A enfermeira comumente facilita a coordenação do cuidado prestado ao cliente mantendo a comunicação direta com todos os profissionais de saúde envolvidos. A enfermeira pode fazer encaminhamentos e coordenar os recursos disponíveis na comunidade (p. ex., cuidadores, grupos de igreja, grupos de apoio) de forma a ajudar os clientes e seus familiares.

## Reavaliação

As enfermeiras desempenham um papel importante na avaliação dos resultados esperados para os clientes com câncer. De modo a maximizar os resultados favoráveis e intervir nas complicações potenciais, devem ser avaliadas as necessidades do cliente e da família, pois o câncer afeta não apenas o cliente, mas também seus familiares. Além disso, com a transferência dos cuidados hospitalares para domiciliares, muitas famílias cuidam de clientes em suas residências e os familiares devem ser considerados membros da equipe de saúde. A enfermeira pode encaminhar o cliente e sua família para vários grupos de apoio ou aos recursos disponíveis na comunidade. Além disso, a enfermeira colabora com vários profissionais (p. ex., fisioterapeuta, terapeuta especializado em ostomias, nutricionistas, farmacêuticos, psicólogos e conselheiros espirituais ou clérigos) a fim de ajudar a determinar as intervenções apropriadas que favoreçam a meta de readquirir o nível funcional mais alto e a maior independência possível ao cliente.

Os resultados esperados:

1. Mantém a integridade das mucosas orais
2. Mantém a integridade tecidual adequada
3. Mantém o estado nutricional adequado
4. Consegue alívio da dor e do desconforto

5. Demonstra mais tolerância à atividade e menos fadiga
6. Apresenta melhoras da autoestima e da imagem corporal
7. Avança ao longo do processo de superação
8. Não tem complicações como infecção ou sepse e nenhum episódio de sangramento ou hemorragia.

## Considerações gerontológicas

Em consequência do aumento da expectativa de vida e do risco de desenvolver câncer à medida que se envelhece, as enfermeiras prestam cuidados específicos a números crescentes de clientes idosos com doenças malignas. Mais de 58% de todos os cânceres ocorrem nos indivíduos com mais de 65 anos e cerca de dois terços de todas as mortes por câncer ocorrem na faixa etária acima de 65 anos. Os cuidados de enfermagem para essa população contemplam necessidades especiais, inclusive problemas físicos, psicossociais e financeiros.

As enfermeiras oncologistas que trabalham com a população geriátrica precisam compreender as alterações fisiológicas normais que ocorrem com o envelhecimento. Essas alterações incluem perda da elasticidade da pele; reduções da massa, da estrutura e da resistência ósseas; disfunção e alterações estruturais dos órgãos; depressão dos mecanismos de defesa imunes; distúrbios das funções neurológicas e sensoriais; e alterações de absorção, distribuição, metabolismo e eliminação dos fármacos. Por fim, essas alterações afetam a capacidade de tolerância dos clientes idosos ao tratamento do câncer. Além disso, muitos clientes idosos têm outras doenças crônicas e os tratamentos necessários podem limitar a tolerância às intervenções antineoplásicas.

Os efeitos tóxicos potenciais associados à quimioterapia, inclusive disfunção renal, mielossupressão, fadiga e miocardiopatia, podem ser mais acentuados em consequência das perdas funcionais e das reservas fisiológicas reduzidas. A recuperação dos tecidos normais após a radioterapia pode ser mais longa e os clientes idosos podem apresentar efeitos adversos mais graves, inclusive mucosite, náuseas e vômitos, além de mielossupressão. Em consequência da capacidade reduzida de cicatrização dos tecidos e dos declínios das funções pulmonar e cardiovascular, os clientes idosos se recuperam mais lentamente dos procedimentos cirúrgicos. Os idosos também estão mais sujeitos às complicações como atelectasia, pneumonia e infecções das feridas.

O acesso dos clientes idosos ao tratamento do câncer pode ser limitado por atitudes discriminativas ou fatalistas dos profissionais de saúde, dos cuidadores e dos próprios clientes. Os problemas como perda gradativa dos recursos de apoio, declínio da saúde ou perda de um cônjuge e inexistência de parentes ou amigos podem limitar o acesso aos cuidados necessários e gerar necessidades desatendidas de assistência para realizar as atividades da vida diária. Além disso, o impacto financeiro dos cuidados de saúde pode ser difícil para os indivíduos que vivem com rendas fixas.

As enfermeiras devem estar conscientes das necessidades especiais da população geriátrica. Os esforços de prevenção, detecção e triagem do câncer são dirigidos aos idosos, bem como às populações mais jovens. As enfermeiras devem monitorar cuidadosamente os clientes idosos que fazem tratamentos para câncer, de maneira a detectar sinais e sintomas de efeitos adversos. Além disso, os clientes idosos devem receber instruções para que relatem todos os sintomas aos seus médicos. É comum que os clientes idosos posterguem o relato de seus sintomas, atribuindo-os à "idade avançada". Muitos idosos não querem relatar que estão doentes por medo de perder sua independência ou estabilidade financeira. As perdas sensoriais (p. ex., déficits visuais e auditivos) e os déficits de memória devem ser considerados antes de planejar as instruções a serem fornecidas ao cliente, já que podem afetar sua capacidade de processar e reter informações. Nesses casos, a enfermeira atua como defensora do cliente, estimulando sua independência e identificando os recursos de apoio, quando necessários.

## Considerações pertinentes na terminalidade da vida

As necessidades dos clientes com doenças em fase terminal são mais bem atendidas por um programa multidisciplinar abrangente que enfatize a qualidade de vida, a paliação dos sinais e sintomas e o fornecimento de apoio espiritual e psicossocial aos clientes e seus familiares, quando a cura e o controle da doença não são mais possíveis. O conceito de *hospice*, surgido na Grã-Bretanha, atende mais facilmente a essas necessidades. O mais importante é que o foco da assistência seja voltado também à família, não apenas ao cliente. Os cuidados do tipo *hospice* para clientes em fase terminal da doença podem ser prestados em vários contextos: serviços independentes, baseados nos hospitais ou baseados na comunidade ou na residência.

Em geral, os cuidados do tipo *hospice* para clientes em fase terminal da doença são ofertados por meio da coordenação dos serviços prestados pelos hospitais e pela comunidade. Embora médicos, assistentes sociais, clérigos, nutricionistas, farmacêuticos, fisioterapeutas e voluntários estejam envolvidos no cuidado ao cliente, nesta fase as enfermeiras atuam mais comumente como coordenadoras das atividades de cuidado domiciliar ao cliente. É essencial que as enfermeiras de cuidados domiciliares e *hospice* tenham habilidades avançadas para avaliar e tratar dor, problemas nutricionais, dispneia, disfunção intestinal e problemas de pele.

Além disso, os programas de hospice facilitam a comunicação clara entre os familiares e os profissionais de saúde. A maioria dos clientes e seus familiares são informados quanto ao prognóstico e devem ser estimulados a participar das decisões relativas à manutenção ou à interrupção do tratamento do câncer. Por meio da colaboração com outras disciplinas complementares, a enfermeira deve ajudar o cliente e seus familiares a lidar com as alterações dos papéis desempenhados e da estrutura familiar, a tristeza e a perda. As enfermeiras que prestam cuidados domiciliares ao cliente em fase terminal envolvem-se ativamente com o aconselhamento para luto e o pesar por morte. Em muitos casos, o apoio aos familiares do cliente estende-se por cerca de um ano.

## Emergências oncológicas

Veja informações sobre emergências oncológicas e cuidados de enfermagem pertinentes na Tabela 6.7.

**Tabela 6.7** Emergências oncológicas: manifestações clínicas e manejo.

| Emergência | Abordagem diagnóstica e manifestações clínicas | Intervenções médicas e de enfermagem |
|---|---|---|
| **Síndrome da veia cava superior (SVCS)**<br>Compressão ou invasão da veia cava superior pelo tumor, pelos linfonodos aumentados ou por um trombo intraluminar que obstrui a circulação ou drenagem venosa da cabeça, do pescoço, dos braços e do tórax. A compressão da VCS impede o retorno venoso e diminui o débito cardíaco. Nos casos típicos, a SVCS está associada ao carcinoma broncogênico, mas também pode estar associada a outros cânceres, inclusive linfoma. A obstrução interna pode desencadear essa síndrome se um cateter posicionado em uma veia central for obstruído. Quando não tratada, a SVCS pode causar anoxia cerebral (porque o volume de sangue que chega ao cérebro não é suficiente), edema da laringe, obstrução brônquica e morte (Kuzin, 2006) | *Abordagem diagnóstica*<br>O diagnóstico é confirmado por:<br>• Manifestações clínicas<br>• Radiografias do tórax<br>• Tomografia computadorizada (TC) do tórax<br>• Ressonância magnética (RM) do tórax<br>A trombose intraluminar pode ser demonstrada por flebografia<br>É importante fazer a biopsia para confirmar o diagnóstico histológico e determinar a causa antes de iniciar o tratamento<br>*Manifestações clínicas*<br>Redução gradativa ou súbita do retorno venoso causando:<br>• Dispneia progressiva, tosse, rouquidão, dor torácica e edema facial, cianose, pletora facial, queixas de dificuldade de abotoar colarinhos<br>• Congestão e distensão das veias jugulares, temporais e braquiais<br>• Dilatação dos vasos torácicos causando padrões venosos proeminentes na parede torácica<br>Pressão arterial elevada nos membros superiores e baixa nos membros inferiores<br>Taquicardia<br>Sinais tardios: elevação da pressão intracraniana, distúrbios visuais associados, cefaleia, tontura, síncope e alterações do estado mental, irritabilidade e letargia (Colen, 2008). | *Intervenções médicas*<br>• O objetivo é controlar ou curar o câncer ou o problema subjacente por:<br>  • Radioterapia para reduzir o volume do tumor e atenuar os sinais e sintomas<br>  • Quimioterapia dos cânceres quimiossensíveis (p. ex., linfoma, carcinoma pulmonar de células pequenas), ou quando o mediastino foi irradiado até a tolerância máxima<br>  • Tratamento anticoagulante ou trombolítico para trombose intraluminar<br>  • Colocação de *stent* para restaurar o fluxo sanguíneo<br>• Medidas de suporte como oxigenoterapia, corticoides, diuréticos e ansiolíticos<br>*Intervenções de enfermagem*<br>• Identificar os clientes sob risco de ter SVCS<br>• Monitorar e relatar as manifestações clínicas da SVCS<br>• Monitorar as funções cardiopulmonar e neurológica<br>• Facilitar a ventilação colocando o cliente em posição apropriada. Ajudar o cliente a manter a posição ereta (elevada a 45°). Isso aumenta o conforto, diminui a ansiedade e reduz a pressão intracraniana<br>• Retirar aneis e roupas apertadas<br>Monitorar o volume de líquido do cliente: determinar peso e balanço hídrico periodicamente<br>Garantir que o cliente evite manobra de Valsalva, que pode agravar os sinais e sintomas, administrando supressores da tosse e emolientes fecais, conforme a prescrição |
| **Compressão da medula espinal**<br>Ocorre quando uma doença maligna ou uma vértebra anormal colapsada comprime ou desloca o saco tecal que contém a medula espinal e causa disfunção neurológica<br>O prognóstico depende da gravidade e da rapidez de evolução. Os sinais e os sintomas iniciais dependem da localização da compressão. Cerca de 60% das compressões ocorrem no nível torácico, 30% no nível lombossacro e 10% na região cervical (Abrahm, 2004).<br>Cânceres metastáticos (mama, pulmões, rins, próstata, mieloma, linfoma) e erosões ósseas coexistentes estão associadas à compressão da medula espinal (Flounders, 2003a) | *Abordagem diagnóstica*<br>• RM, mielografia, radiografias da coluna vertebral, cintigrafia óssea e TC<br>*Manifestações clínicas*<br>Hipersensibilidade à percussão no nível da compressão<br>• Reflexos anormais<br>• Anormalidades sensoriais e motoras<br>• Dor local ou radicular no dorso ou no pescoço, ao longo das áreas dermatomais inervadas pela raiz nervosa afetada (Flounders, 2003) (p. ex., a dor radicular torácica estende-se em faixa ao redor do tórax ou do abdome)<br>• Dor agravada por movimentos, posição de decúbito dorsal, tosse, espirros ou manobra de Valsalva<br>• Disfunção neurológica e déficits sensoriais e motores associados (dormência, formigamento, sensação de frio na área afetada, incapacidade de detectar vibração, perda da propriocepção) | *Intervenções médicas*<br>• Radioterapia para reduzir as dimensões do tumor e impedir sua progressão<br>Tratamento com corticoide para reduzir a inflamação e o edema na área comprimida<br>• Intervenção cirúrgica se houver progressão dos sinais e sintomas, apesar da radioterapia, ou se a fratura de vértebra causar lesão neural adicional; o tratamento cirúrgico também é uma opção quando o tumor não é radiossensível ou está localizado em uma área já irradiada (Flounders, 2003a)<br>• Quimioterapia coadjuvante à radioterapia para clientes com linfoma ou carcinoma pulmonar de células pequenas<br>• *Nota*: apesar do tratamento, é menos provável que os clientes com disfunção neurológica antes do tratamento recuperem as funções sensoriais e motoras plenas; os clientes que desenvolvem paralisia total geralmente não recuperam todas as funções neurológicas (Abrahm, 2004)<br>O controle da dor é uma prioridade |

*(continua)*

**Tabela 6.7** Emergências oncológicas: manifestações clínicas e manejo. (*continuação*)

| Emergência | Abordagem diagnóstica e manifestações clínicas | Intervenções médicas e de enfermagem |
|---|---|---|
| | • Déficit motor variável de fraqueza sutil até paralisia flácida<br>• Disfunção vesical e/ou intestinal, dependendo do nível da compressão (acima de S2, incontinência urinária por hiperfluxo; entre S3 e S5, hipotonia dos esfíncteres e incontinência fecal) | *Intervenções de enfermagem*<br>• Realizar avaliações repetidas da função neurológica para detectar disfunção preexistente e progressiva<br>• Controlar a dor com fármacos e medidas não farmacológicas<br>• Evitar complicações da imobilidade e perda de função (p. ex., lesões da pele, estase urinária, tromboflebite, redução da eliminação das secreções pulmonares)<br>• Manter o tônus muscular ajudando a realizar exercícios de mobilização ativa em colaboração com o fisioterapeuta e o terapeuta ocupacional<br>• Realizar cateterização urinária intermitente e iniciar programas de treinamento intestinal para clientes com disfunção vesical ou intestinal<br>Manter a segurança ajudando o cliente a realizar as atividades de vida diária (AVD) e a deambular |
| **Hipercalcemia**<br>Nos clientes com câncer, a hipercalcemia é uma complicação metabólica potencialmente fatal, que ocorre quando a quantidade de cálcio liberado dos ossos é maior que a capacidade de excreção dos rins ou de reabsorção óssea. Isso pode ser causado por:<br>• Destruição óssea pelas células tumorais e liberação subsequente de cálcio<br>• Produção de prostaglandinas e fatores ativadores dos osteoclastos, que estimulam a decomposição óssea e a liberação de cálcio (Shuey, 2004)<br>• Tumores que produzem substâncias semelhantes ao paratormônio, que estimulam a liberação de cálcio (Kaplan, 2006) | *Abordagem diagnóstica*<br>Nível sérico de cálcio acima de 11 mg/dℓ (2,74 mmol/ℓ)<br>*Manifestações clínicas*<br>Sinais iniciais: fadiga, fraqueza, letargia, irritabilidade, alterações cognitivas, transtornos da personalidade, confusão, depressão do nível de reatividade, hiporreflexia, náuseas e vômitos, constipação intestinal, anorexia, poliúria (micção excessiva), polidipsia (sede excessiva), noctúria e desidratação<br>Sinais tardios: ataxia, estupor, convulsões, coma, arritmias, íleo paralítico, insuficiência renal, bloqueio atrioventricular, parada cardíaca (Kaplan, 2006) | *Intervenções médicas*<br>Veja Capítulos 4 e 31<br>*Intervenções de enfermagem*<br>• Identificar os clientes suscetíveis à hipercalcemia e avaliar se há sinais e sintomas deste distúrbio metabólico<br>• Orientar o cliente e seus familiares sobre medidas profiláticas, inclusive hidratação e deambulação<br>• Ensinar os clientes sob risco a reconhecer e relatar imediatamente sinais e sintomas de hipercalcemia<br>• Assegurar que os clientes recebam (VO ou IV) o total de 3 a 4 litros de líquidos por dia, a menos que haja alguma contraindicação, como doença renal ou cardíaca coexistente<br>Monitorar balanço hídrico<br>• Explicar como usar medidas dietéticas e fármacos, inclusive emolientes fecais e laxantes para constipação intestinal<br>Conversar sobre o uso de antieméticos se houver náuseas e vômitos<br>• Instruir os clientes a manter a ingestão nutricional sem limitar a ingestão normal de cálcio<br>• Adotar medidas de segurança, inclusive precauções para quedas e convulsões (Kaplan, 2006)<br>• Estimular a mobilização ajudando o cliente a deambular, realizando exercícios de resistência ativa com o cliente acamado e enfatizando a importância da mobilidade para evitar desmineralização e fratura dos ossos (Shuey e Brant, 2004) |

(*continua*)

**Tabela 6.7** Emergências oncológicas: manifestações clínicas e manejo. (*continuação*)

| Emergência | Abordagem diagnóstica e manifestações clínicas | Intervenções médicas e de enfermagem |
|---|---|---|
| **Derrame pericárdico e tamponamento cardíaco**<br>Tamponamento cardíaco é a acumulação de líquido no espaço pericárdico. Esse líquido comprime o coração, impedindo a expansão dos ventrículos e limitando o enchimento cardíaco durante a diástole. À medida que o volume ventricular e o débito cardíaco diminuem, a função contrátil do coração é reduzida e o cliente entra em colapso circulatório<br><br>Com o desenvolvimento gradativo, o líquido acumula-se lentamente e a camada externa do espaço pericárdico distende-se para compensar a pressão crescente. Volumes grandes de líquido acumulam-se antes que ocorram sinais e sintomas de insuficiência cardíaca. Com o desenvolvimento repentino, as pressões aumentam muito rapidamente para que o espaço pericárdico possa compensar<br><br>Neoplasias malignas, principalmente tumores torácicos adjacentes (pulmão, câncer de mama, linfoma) e efeitos colaterais do tratamento do câncer são as causas mais comuns de tamponamento cardíaco. A radioterapia da região mediastínica com 4.000 cGy ou mais também foi implicada na etiologia da fibrose pericárdica, da pericardite e do tamponamento cardíaco resultante. O derrame pericárdico e o tamponamento cardíaco não tratados causam colapso circulatório e parada cardíaca (Story, 2006) | *Abordagem diagnóstica*<br>• Eletrocardiograma (ECG)<br>• Com derrame pequeno, as radiografias do tórax mostram volumes pequenos de líquido no espaço pericárdico; com derrames volumosos, as radiografias do tórax mostram "coração em moringa" (apagamento do contorno dos vasos e das câmaras cardíacas)<br>• A TC ajuda a diagnosticar derrames pleurais e avaliar o efeito do tratamento<br><br>*Manifestações clínicas*<br>• Fadiga, dispneia, ortopneia, tosse seca, dor torácica difusa ou incômoda<br>• Distensão das veias do pescoço durante a inspiração (sinal de Kussmaul)<br>• Pulso paradoxal (redução da pressão arterial sistólica em mais de 10 mmHg durante a inspiração; o pulso fica mais forte durante a expiração)<br>• Bulhas cardíacas abafadas, atritos e ritmos de galope, macicez à percussão da área cardíaca<br>• Taquicardia compensatória (batimentos cardíacos mais rápidos para compensar o débito cardíaco reduzido)<br>• Elevações das pressões venosas e vasculares<br>• Redução da pressão do pulso (diferença entre as pressões arteriais sistólica e diastólica)<br>• Dispneia e taquipneia<br>• Fraqueza, dor torácica, ortopneia, ansiedade, sudorese, letargia e alteração do nível de consciência por redução da perfusão cerebral (Story, 2006; Ezzone, 2006) | *Intervenções médicas*<br>• Pericardiocentese (aspiração ou remoção do líquido pericárdico por uma agulha calibrosa introduzida no espaço pericárdico). No caso de derrames malignos, a pericardiocentese oferece apenas alívio transitório; em geral, o líquido volta a acumular-se. Janelas ou aberturas no pericárdio podem ser criadas cirurgicamente como medida paliativa para drenar o líquido para dentro do espaço pleural. Cateteres também podem ser introduzidos no espaço pericárdico e substâncias esclerosantes (como doxiciclina, talco, bleomicina) são injetadas para impedir a reacumulação do líquido (Keefe, 2000)<br>• Radioterapia; fármacos antineoplásicos. Com derrames pequenos, podem ser administrados prednisona e diuréticos<br><br>*Intervenções de enfermagem*<br>• Monitorar frequentemente os sinais vitais, a saturação de oxigênio e as funções cardíaca e respiratória<br>• Verificar se há pulso paradoxal<br>• Monitorar os traçados do ECG<br>• Avaliar os sons cardíacos e respiratórios, o enchimento das veias cervicais, o nível de consciência, a função respiratória, a cor e a temperatura da pele<br>• Monitorar e registrar o balanço hídrico<br>• Revisar os resultados dos exames laboratoriais (p. ex., gasometria arterial e níveis dos eletrólitos)<br>• Elevar a cabeceira do leito do cliente para facilitar a respiração<br>• Reduzir a atividade física do cliente para diminuir as necessidades de oxigênio; administrar oxigênio suplementar conforme a prescrição<br>• Realizar higiene oral frequente<br>• Reposicionar e estimular o cliente a tossir, respirar com os lábios contraídos e fazer respirações profundas<br>Manter a saturação de oxigênio > 92%<br>Administrar analgésicos e ansiolíticos conforme a prescrição<br>Ajudar os clientes a praticar técnicas de relaxamento |
| **Coagulação intravascular disseminada (CID, também conhecida como coagulopatia de consumo)**<br>Distúrbio complexo da coagulação e fibrinólise (destruição dos coágulos), que causa trombose e sangramento. A CID está associada mais comumente aos cânceres hematológicos (leucemia); tumores da próstata, do sistema GI e dos pulmões; quimioterapia (metotrexato, prednisona, L-asparaginase, vincristina e 6-mercaptopurina); e doenças como sepse, insuficiência hepática e anafilaxia | *Abordagem diagnóstica*<br>• Prolongamento do tempo de protrombina (TP ou PT)<br>Aumento do INR<br>• Prolongamento do tempo de tromboplastina parcial (TTP ou PTT)<br>• Prolongamento do tempo de trombina (TT)<br>• Redução do nível de fibrinogênio<br>• Redução da contagem de plaquetas<br>• Redução dos níveis dos fatores da coagulação<br>• Redução da hemoglobina<br>• Redução do hematócrito<br>• Aumento dos produtos de degradação da fibrina (ou produtos de decomposição da fibrina)<br>Níveis altos no teste do dímero D<br>• Teste positivo com sulfato de protamina (teste de ativação da trombina) (Krimmel, 2003) | *Intervenções médicas*<br>É necessário tratar a causa subjacente da CID<br>• Quimioterapia, modificadores da resposta biológica ou procedimento cirúrgico para tratar o câncer subjacente<br>• Tratamento antibiótico para sepse<br>• Anticoagulantes (como heparina ou antitrombina III) para reduzir a ativação das vias da coagulação. Os anticoagulantes devem ser usados com cautela nos clientes que tiveram ou correm risco de sangramento |

*(continua)*

**Tabela 6.7** Emergências oncológicas: manifestações clínicas e manejo. (*continuação*)

| Emergência | Abordagem diagnóstica e manifestações clínicas | Intervenções médicas e de enfermagem |
|---|---|---|
| Os trombos formam-se quando os mecanismos da coagulação normal são ativados. Após ativada, a cascata da coagulação continua a consumir fatores da coagulação e plaquetas em menos tempo que o organismo consegue repor, causando sangramentos. Os trombos depositam-se na microcirculação, colocando o cliente sob grande risco de disfunção circulatória, hipoxia e necrose dos tecidos. Além disso, há fibrinólise, decomposição dos fatores da coagulação e elevação dos níveis circulantes dos fatores anticoagulantes que, desta forma, colocam o cliente sob risco de hemorragia (Ezzone, 2006) | *Manifestações clínicas*<br>*CID crônica:* evidenciada por trombose difusa ou sangramento subagudo (Ezzone, 2006). Pouco ou nenhum sintoma detectável, ou equimoses que se formam facilmente, sangramento prolongado nos locais de punções venosas e injeções, sangramento gengival e hemorragia GI lenta<br>*CID aguda:* hemorragia e infarto potencialmente fatais; os sintomas clínicos dessa síndrome são variados e dependem do órgão afetado pelo trombo e infarto, ou dos episódios de sangramento. Os sangramentos podem ocorrer em qualquer local | • Transfusão de plasma fresco congelado ou crioprecipitado (que contêm fatores da coagulação e fibrinogênio), concentrado de hemácias e plaquetas podem ser usados para evitar ou controlar sangramentos<br>• Embora seja controvertido, pode ser administrado tratamento antifibrinolítico (p. ex., ácido aminocaproico), que está associado ao aumento da formação de trombos<br>*Intervenções de enfermagem*<br>• Monitorar sinais vitais<br>• Medir e documentar o balanço hídrico<br>• Avaliar a cor e a temperatura da pele; os sons respiratórios, cardíacos e intestinais; o nível de consciência, cefaleia, distúrbios visuais, dor torácica, redução do débito urinário e hipersensibilidade anormal<br>• Examinar todos os orifícios do corpo, os locais de inserção de tubos, as incisões e as excreções corporais para detectar sangramento<br>• Revisar os resultados dos exames laboratoriais<br>• Limitar atividade física para diminuir os riscos de acidentes e a demanda de oxigênio<br>• Evitar sangramento; comprimir em todos os locais de punção venosa e evitar procedimentos invasivos que não sejam essenciais; evitar a aplicação de torniquetes; fornecer barbeador elétrico em vez de barbeadores de lâminas retas; evitar aplicar esparadrapo na pele e recomendar a higiene oral suave e adequada com uso de uma escova de dente com cerda macia ou esponja de escovação<br>• Ajudar o cliente a mudar de posição, tossir e fazer respirações profundas a cada duas horas<br>• Reorientar o cliente (se necessário); manter um ambiente seguro e fornecer instruções apropriadas e medidas de suporte apropriadas ao cliente |
| **Síndrome de secreção inadequada de hormônio antidiurético (SSIADH)**<br>A SSIADH é causada por falência do mecanismo de *feedback* negativo, que normalmente regula a secreção do hormônio antidiurético (ADH). Alguns cânceres, como o carcinoma pulmonar de células pequenas, secretam anormalmente hormônio antidiurético (ADH). A secreção excessiva de ADH produzido pelas células tumorais ou pela estimulação anormal do eixo hipotalâmico-hipofisário causa reabsorção descontrolada de água. A maior parte da água reabsorvida acumula-se no espaço intracelular (*versus* intravascular) e causa edema intracelular, hiponatremia e excreção exagerada de sódio na urina (Clancey, 2006). A causa mais comum de SSIADH é câncer, principalmente carcinoma pulmonar de células pequenas | *Abordagem diagnóstica*<br>• Nível baixo de sódio sérico<br>Osmolalidade sérica reduzida<br>• Osmolalidade urinária aumentada<br>• Nível alto de sódio urinário<br>Aumento da densidade urinária<br>• Níveis baixos de ureia sanguínea, creatinina e albumina séricas em consequência da diluição<br>• Resultados anormais com o teste de sobrecarga hídrica<br>*Manifestações clínicas*<br>*SSIADH branda: sódio sérico entre 125 e 134 mEq/ℓ – os sinais e sintomas incluem:* sede excessiva, anorexia, náuseas, fadiga, fraqueza e cefaleia (Clancey, 2006)<br>*SSIADH moderada: sódio sérico < 115 a 124 mEq/ℓ (120 mmol/ℓ) – os sinais e sintomas são:* alterações da personalidade, irritabilidade, náuseas, anorexia, vômitos, aumento do peso, oligúria, fadiga, dor muscular (mialgia), cefaleia, letargia e confusão (Langfeldt e Cooley, 2003) | *Intervenções médicas*<br>A causa responsável pela SSIADH deve ser tratada de modo a reverter efetivamente esta síndrome<br>Interromper o uso do fármaco que desencadeou a SSIADH<br>Limitar a ingestão de líquidos a 500 a 1000 mℓ/dia de modo a aumentar o nível sérico de sódio. Se apenas a restrição da ingestão de água não for suficiente para corrigir ou controlar os níveis séricos do sódio, geralmente é prescrita demeclociclina para inibir a secreção do ADH e estimular a excreção de água<br>Se os sintomas neurológicos forem graves, há indicação para reposição enteral de sódio e tratamento com diurético. Os níveis dos eletrólitos devem ser monitorados cuidadosamente para detectar distúrbios secundários do magnésio, potássio e cálcio.<br>Após controlar os sinais e sintomas da SSIADH, o câncer subjacente deve ser tratado. Se o excesso de água persistir apesar do tratamento, pode ser necessário intervenção farmacológica (ureia e furosemida) (Flounders, 2003a; Casciato, 2004) |

(*continua*)

**Tabela 6.7** Emergências oncológicas: manifestações clínicas e manejo. (*continuação*)

| Emergência | Abordagem diagnóstica e manifestações clínicas | Intervenções médicas e de enfermagem |
|---|---|---|
| Fármacos, inclusive antineoplásicos – vincristina, vimblastina, cisplatina e ciclofosfamida – e morfina também estimulam a secreção de ADH | *SSIADH grave: sódio sérico < 115 mEq/ℓ – os sinais e sintomas são:* convulsão, reflexos anormais, *delirium,* ataxia, papiledema, coma e morte<br>A quantidade e a gravidade dos sintomas dependem da rapidez de progressão. Quanto mais rápido o início da SSIADH, mais sinais e sintomas o cliente apresenta (Clancey, 2006)<br>Os sinais e sintomas de sobrecarga de volume de líquido, inclusive edema, são raros | Pode ser administrada solução salina hipertônica (3%) por um período curto (1 a 3 h) na UTI com monitoramento frequente (a cada 2 h) dos níveis séricos do sódio (Keenan, 2005)<br>O objetivo é aumentar lentamente o nível sérico do sódio. A elevação muito rápida da concentração de sódio pode causar desidratação intracelular, que pode acarretar disfunção neurológica grave<br>***Intervenções de enfermagem***<br>A identificação imediata dos clientes sob risco é essencial para assegurar intervenção precoce<br>• Manter o monitoramento do balanço hídrico; avaliar a densidade urinária<br>• Avaliar o nível de consciência, os sons pulmonares e cardíacos, os sinais vitais e o peso diariamente; verificar também se há náuseas, vômitos, anorexia, edema, fadiga e letargia<br>• Monitorar os resultados dos exames laboratoriais, inclusive níveis séricos dos eletrólitos, osmolalidade, ureia e creatinina e níveis urinários de sódio<br>• Limitar a atividade física do cliente; realizar higiene oral apropriada; manter a segurança do ambiente; e limitar a ingestão de líquido, quando necessário<br>Manter a segurança: adotar precauções para evitar quedas e convulsões quando os níveis de sódio forem < 120 mEq/ℓ |
| **Síndrome de lise tumoral (SLT)**<br>A SLT, emergência oncológica que se desenvolve rapidamente, é causada pela liberação rápida do conteúdo celular em consequência da destruição celular induzida pela radioterapia ou quimioterapia para cânceres de crescimento rápido, inclusive leucemia, linfoma e carcinoma pulmonar de células pequenas (Colen, 2008). As células neoplásicas têm concentrações anormalmente altas de potássio, fosfato e ácidos nucleicos. A liberação desse conteúdo celular das células tumorais causa distúrbios eletrolíticos – hiperpotassemia, hipocalcemia, hiperfosfatemia e hiperuricemia – porque os rins não conseguem mais excretar volumes grandes dos metabólitos intracelulares liberados. Essas anormalidades metabólicas podem causar arritmias potencialmente fatais, convulsões e insuficiência renal | ***Abordagem diagnóstica***<br>Distúrbios eletrolíticos detectados por exames laboratoriais (Coiffier *et al.*, 2008), inclusive:<br>Ácido úrico > 6 mg/dℓ<br>Fósforo > 4,5 mg/dℓ<br>Potássio > 5,5 mEq/ℓ<br>Cálcio < 8,5 mg/dℓ<br>***Manifestações clínicas***<br>As manifestações clínicas dependem das anormalidades metabólicas<br>• Neurológicas: fadiga, fraqueza, perda de memória, alteração do estado mental, cãibras musculares, irritabilidade, parestesias (dormência e formigamento), tetania e convulsões<br>• Cardíacas: hipotensão, ondas T apiculadas, ondas P achatadas, QRS alargados, depressão do ST, arritmias, parada cardíaca<br>• GI: anorexia, náuseas, vômitos, cólicas abdominais, diarreia<br>• Renais: dor no flanco, oligúria, anúria, insuficiência renal, hematúria, pH urinário ácido | ***Intervenções médicas***<br>A prevenção, o diagnóstico imediato e o tratamento rápido são essenciais para reduzir as taxas de morbidade e mortalidade<br>• Para evitar insuficiência renal e normalizar o balanço eletrolítico, a hidratação vigorosa é iniciada 48 h antes de começar o tratamento citotóxico para aumentar o volume urinário e eliminar ácido úrico e eletrólitos. A hidratação e a alcalinização devem ser mantidas durante todo o período de risco<br>A urina é alcalinizada acrescentando-se bicarbonato de sódio às soluções IV para manter o pH urinário ≥ 7. Isso evita insuficiência renal secundária à precipitação do ácido úrico nos rins, aumentando a solubilidade do ácido úrico<br>• Após a hidratação vigorosa, o tratamento diurético pode ser usado para aumentar a excreção dos eletrólitos (potássio e ácido úrico)<br>• A administração de alopurinol deve ser iniciado antes de começar a quimioterapia para inibir a conversão dos ácidos nucleicos em ácido úrico (Cope, 2004)<br>O tratamento com rasburicase pode ser iniciado profilaticamente ou para reduzir a hiperuricemia. Esse fármaco converte o ácido úrico em alantoína, uma substância solúvel na urina<br>• Administrar uma resina permutadora de cátions, inclusive sulfonato de poliestireno sódico, para tratar a hiperpotassemia por ligação e eliminação do potássio no intestino (ver tratamento da hiperpotassemia no Capítulo 4) |

*(continua)*

**Tabela 6.7** Emergências oncológicas: manifestações clínicas e manejo. (*continuação*)

| Emergência | Abordagem diagnóstica e manifestações clínicas | Intervenções médicas e de enfermagem |
|---|---|---|
| | | • Administrar glicose hipertônica e insulina regular por algum tempo desvia o potássio para dentro das células e reduz os níveis séricos do potássio<br>• Administrar um gel que se ligue ao fosfato (p. ex., hidróxido de alumínio) para tratar a hiperfosfatemia, estimulando a excreção de fosfato nas fezes<br>• Hemodiálise, quando os clientes têm elevações persistentes dos eletrólitos séricos e deterioração da função renal, ou para clientes com distúrbios eletrolíticos sintomáticos ou sobrecarga de volume de líquidos após o tratamento da SLT (Coiffier *et al.*, 2008).<br>***Intervenções de enfermagem***<br>• Identificar os clientes sob risco<br>• Instituir medidas profiláticas essenciais, conforme descrito antes<br>• Avaliar o cliente a procura de sinais e sintomas de distúrbios eletrolíticos<br>• Determinar o pH urinário para confirmar a alcalinização da urina. O pH urinário deve ficar entre 7 e 8,5 para facilitar a excreção de fosfato e ácido úrico<br>• Monitorar os níveis séricos dos eletrólitos e do ácido úrico<br>• Verificar se há indícios de sobrecarga de volume de líquidos em consequência da hidratação vigorosa, monitorando o balanço hídrico e o peso diário<br>• Instruir os clientes a relatar sinais e sintomas sugestivos de distúrbios eletrolíticos |

## Revisão do capítulo

### Exercícios de avaliação crítica

1. Sua cliente tem recebido doses altas de quimioterapia para tratar leucemia. Ela relata que deseja parar o tratamento pois apresenta úlceras orais e dor desde que começou a quimioterapia. Qual poderia ser sua resposta a essa cliente? Quais intervenções de enfermagem baseadas em evidências você poderia usar para atenuar as úlceras e a dor? Qual é a evidência a favor das intervenções que você identificou? Qual é a força dessa evidência e quais critérios você usou para avaliá-la?

2. Um homem de 74 anos com câncer de próstata e metástases ósseas começou a receber infusão subcutânea contínua de analgesia por uma bomba de infusão para aliviar sua dor intensa. A esposa do cliente está preocupada, imaginando que ele ficará viciado, e seus filhos adultos dizem que a dor do pai não melhorou. Como enfermeira de cuidados domiciliares, que avaliações poderiam ter maior prioridade durante sua primeira visita a esse cliente? Que intervenções de enfermagem e instruções estariam indicadas nesse caso? Como você poderia modificar suas intervenções se o cliente estivesse utilizando fentanila por adesivo transdérmico e ainda se queixasse de dor intensa?

3. Seu cliente de 68 anos com câncer de pulmão foi internado no setor de radioterapia de emergência com o diagnóstico de SVCS. Descreva a patologia subjacente que pode causar os sinais e os sintomas dessa síndrome. Que monitoramento será essencial durante o tratamento desse cliente? Descreva as intervenções médicas e de enfermagem que serão realizadas com o cliente.

### Questões objetivas

1. Ao avaliar o nível de compreensão das instruções para alta de um cliente com neutropenia, qual das afirmações seguintes indica a necessidade de mais informações?
   A. "Eu devo ficar afastado de aglomerações e pessoas doentes."
   B. "Eu devo lavar cuidadosamente minhas mãos após usar o banheiro e antes de fazer minhas refeições."
   C. "Se eu tiver febre ou calafrios, devo tomar imediatamente paracetamol e aferir novamente minha temperatura após uma hora."
   D. "Minha contagem de leucócitos deve normalizar cerca de 14 dias após concluído o meu tratamento."

2. Você é a enfermeira que está cuidando de uma cliente em braquiterapia para câncer do colo do útero. Qual das seguintes afirmações sobre cuidados de enfermagem dessa cliente é falsa?
   A. A cliente deve ser mantida em repouso no leito.
   B. A cabeceira do leito deve ser elevada a mais de 30° para reduzir o risco de aspiração.
   C. O tratamento da dor é uma prioridade.
   D. Será colocado um cateter urinário de longa permanência na cliente.

3. Você está cuidando de um cliente em radioterapia por feixes externos para câncer da cabeça e do pescoço. O cliente refere dor moderada na língua e na mucosa oral, que está interferindo em sua capacidade de comer, dormir e falar. Qual das seguintes intervenções não estaria recomendada para esse cliente?
   A. Tomar o fármaco prescrito 30 minutos antes das refeições.
   B. Evitar alimentos ácidos, condimentados e ásperos, inclusive batatas fritas.
   C. Retirar as próteses dentárias quando não estiver comendo, de modo a facilitar a cicatrização.
   D. Enxaguar a mucosa oral regularmente com uma solução de base alcoólica.

4. Você foi solicitada a elaborar uma intervenção de atenção básica voltada a adolescentes sob risco de câncer de pele secundário à exposição ao sol e ao bronzeamento artificial. Qual das seguintes opções é um exemplo de prevenção primária?
   A. Providenciar um furgão para levar os alunos às universidades para realizarem avaliações da pele.
   B. Estabelecer uma clínica formada por enfermeiras escolares.
   C. Elaborar uma intervenção educativa para ensinar a autoavaliação da pele.
   D. Desenvolver um comercial a ser veiculado em programas da rede de TV e instruir os adolescentes sobre os riscos da exposição ao sol.

5. Você está cuidando de um cliente recém-diagnosticado com leucemia em sua primeira sessão de quimioterapia. Vinte e quatro horas após a primeira dose, o cliente apresenta redução do débito urinário, frequência cardíaca anormal e letargia. Quais dos seguintes exames laboratoriais ajudariam a reforçar a suspeita de síndrome de lise tumoral?
   A. Cálcio sérico de 13,0 mg/dℓ, potássio de 3,5 mEq/ℓ e magnésio de 2,0 mg/dℓ.
   B. Potássio de 2,0 mEq/ℓ, fósforo de 3,0 mg/dℓ e cálcio de 6,0 mg/dℓ.
   C. Ácido úrico de 4,0 mg/dℓ e creatinina de 3,0 mg/dℓ.
   D. Ácido úrico de 10,0 mg/dℓ, potássio de 4,5 mEq/ℓ e fósforo de 5,0 mg/dℓ.

## Bibliografia e leitura sugerida

As bibliografia e a leitura sugerida para este capítulo estão disponíveis no GEN-IO: http://gen-io.grupogen.com.br/gen-io/.

# CAPÍTULO 7

# Manejo da Dor

LINDA S. DUNE

## Objetivos de estudo

**Após ler este capítulo, você será capaz de:**

1. Comparar as características das dores agudas, crônicas (persistentes) e de câncer
2. Descrever os efeitos das dores agudas e crônicas
3. Descrever a fisiopatologia da dor
4. Descrever os fatores que podem modificar a resposta à dor
5. Demonstrar o uso apropriado dos instrumentos de avaliação da dor
6. Explicar o papel da enfermagem no manejo multidisciplinar da dor
7. Conhecer as intervenções não farmacológicas usadas para aliviar a dor em determinados grupos de clientes
8. Elaborar um plano de cuidados para prevenir e tratar os efeitos adversos dos analgésicos
9. Aplicar o processo de enfermagem como base para cuidar dos clientes com dor.

A **dor** é definida como uma experiência sensorial e emocional desagradável, com lesão tecidual potencial ou real (Merskey e Bogduk, 1994). É também a razão mais comum que leva ao atendimento nos serviços de saúde (Todd, Ducharme, Choiniere *et al.*, 2007). Está associada a muitas doenças, exames complementares e tratamentos. A dor incapacita, traz mais sofrimento às pessoas que qualquer doença específica, tem intensidade amplamente variável e ocorre em todas as faixas etárias. Como as enfermeiras passam mais tempo junto aos clientes com dor que os demais profissionais de saúde, elas precisam compreender a fisiopatologia da dor, as consequências fisiológicas e psicológicas das dores agudas e crônicas (persistentes) e os métodos usados para aliviar a dor. As enfermeiras atendem clientes com dor em vários contextos, inclusive serviços de urgência/emergência, ambulatórios e instituições de longa permanência, bem como nas residências dos seus clientes. Por essa razão, as enfermeiras devem ter conhecimentos e habilidades para avaliar a dor, realizar intervenções paleativas e avaliar a eficácia das estratégias terapêuticas, seja qual for o contexto no qual trabalhem.

## Dor: o quinto sinal vital

A avaliação da dor é conhecida como "quinto sinal vital" para enfatizar sua importância na coleta de dados e ampliar a percepção dos profissionais de saúde quanto à importância da relação entre dor e saúde. A avaliação da dor deve ser automática, assim como ocorre com a temperatura, a pressão arterial, o pulso e a frequência respiratória. Atualmente, a documentação dos resultados da avaliação da dor é tão importante quanto a documentação dos sinais vitais "tradicionais". A Joint Commission (2009) recomenda que a dor seja avaliada e tratada. No Brasil, a Sociedade Brasileira para o Estudo da Dor (SBED) coordena o projeto Controle da Dor no Brasil (Brasil sem dor).

As atribuições dos profissionais de saúde que trabalham com atenção primária são avaliar e aliviar a dor administrando fármacos e outros tratamentos. As enfermeiras colaboram com os demais profissionais de saúde quando realizam a maioria das intervenções prescritas para aliviar a dor, avaliam sua eficácia e discutem novas terapêuticas quando as intervenções implementadas não são efetivas. Além disso, as enfermeiras trabalham como educadoras dos clientes e dos seus familiares, ensinando-lhes a usar o esquema prescrito para aliviar a dor, conforme a necessidade.

A definição de dor divulgada pela International Association for the Study of Pain, e descrita no início deste capítulo, contempla a natureza multidimensional da dor. Uma definição abrangente proposta inicialmente por

McCaffery estabelece que dor "é tudo aquilo que o indivíduo diz sentir, existindo sempre que o indivíduo que a experimenta afirma ter dor" (McCaffery e Pasero, 1999, p. 5). Essa definição enfatiza a natureza altamente subjetiva da dor e do seu manejo. Os clientes são as maiores autoridades quanto à existência de dor. Por essa razão, a validação da experiência de dor baseia-se no relato do cliente que a refere.

Embora seja importante acreditar nos clientes que se queixam de dor, é igualmente importante estar atento aos indivíduos que negam sentir dor quando ela seria esperada. Quando a enfermeira suspeita que um cliente tenha dor, embora a negue, deve conversar com ele sobre as razões que o levam a suspeitar de que há dor, inclusive discutir o fato de que a doença ou o procedimento é doloroso para a maioria dos indivíduos, ou chamar sua atenção para as expressões faciais de dor quando faz algum movimento ou evita se movimentar. Também pode ser útil investigar por que o cliente pode negar que sente dor. Alguns indivíduos negam porque temem o tratamento que pode ser usado se referirem ou admitirem que sentem dor. Outros negam que sentem dor por medo de se tornarem dependentes de **opioides** (antes conhecidos como narcóticos), caso tais fármacos sejam prescritos. A American Pain Foundation desenvolveu uma Pain Care Bill of Rights ("Carta de direitos ao cuidado da dor"), que ressalta a importância do manejo da dor (Boxe 7.1).

## Tipos de dor

A dor é classificada de acordo com a duração, a localização e a etiologia. Em geral, são reconhecidos três tipos gerais de dor: aguda, crônica (não maligna, persistente) e associada ao câncer.

### BOXE 7.1 Carta de direitos ao cuidado da dor.

Embora nem sempre regulamentados por lei, eis os direitos que você deveria esperar e, se necessário, exigir quanto ao tratamento da sua dor.

Como um indivíduo que sente dor, você tem o direito de:
- Ter sua queixa de dor considerada com seriedade e tratada com dignidade e respeito por médicos, enfermeiras, farmacêuticos e outros profissionais de saúde
- Ter sua dor cuidadosamente avaliada e imediatamente tratada
- Ser informado por seu médico quanto ao que poderia ser a causa da dor, os tratamentos possíveis e os riscos e benefícios de cada modalidade terapêutica
- Participar ativamente das decisões relativas ao manejo da sua dor
- Ter sua dor reavaliada regularmente e seu tratamento ajustado se não houver melhora
- Ser referenciado a um especialista em dor, caso o sintoma persista
- Obter imediatamente respostas claras às suas perguntas, ter tempo para tomar decisões e recusar determinado tipo de tratamento conforme sua escolha.

Cortesia da American Pain Foundation, 201 N. Charles Street, Suit 710, Baltimore, Maryland, 21201, *www.painfoundation.org*.

## Dor aguda

Em geral, a dor aguda tem início recente e está associada a algum dano específico, indicando que houve lesão ou destruição dos tecidos. A dor é significativa porque chama a atenção para algum dano e ensina aos indivíduos como evitar situações semelhantes potencialmente dolorosas. A dor aguda é uma sensação e um sinal de alerta. Quando não há lesão persistente ou doença sistêmica, ela geralmente diminui à medida que os tecidos cicatrizam. A dor aguda pode ser um incidente isolado, recidivar a intervalos regulares (p. ex., cólica menstrual) ou esporadicamente (p. ex., angina ou crises de enxaqueca).

## Dor crônica

A dor crônica é constante ou intermitente e persiste após o período esperado para a cicatrização dos tecidos. Esse tipo de dor está associado a vários distúrbios traumáticos ou degenerativos, inclusive artrite e hérnias dos discos intervertebrais, mas geralmente não é possível encontrar uma causa ou lesão específica responsável pela dor crônica. A dor pode ter início mal definido e, em geral, é difícil de ser tratada, pois a causa ou origem pode não estar clara. Embora a dor aguda seja um sinal útil de que alguma coisa está errada, a dor crônica ou persistente passa a ser o problema principal do cliente. As enfermeiras cuidam de clientes com dores crônicas quando eles são internados nos hospitais para tratamento ou quando desenvolvem outros problemas que requerem internação.

## Dor associada ao câncer

A dor associada ao câncer pode ser aguda ou crônica. A dor resultante do câncer é tão difundida que, quando clientes portadores de neoplasias malignas são questionados quanto às consequências mais temidas do câncer, a dor comumente é o que eles mais temem (Bruera e Kim, 2003; Tavoli, Montazeri, Roshan *et al.*, 2008). A dor dos clientes com câncer pode estar diretamente relacionada à doença neoplásica (p. ex., infiltração óssea por células tumorais ou compressão nervosa), com o tratamento do câncer (p. ex., procedimento cirúrgico ou radioterapia) ou podem não ter qualquer relação com a doença de base (p. ex., traumatismo). Entretanto, a maior parte dos casos de dor associada ao câncer é um efeito direto da disseminação do tumor. A dor associada ao câncer está descrita no Capítulo 6.

## Efeitos da dor

Seja qual for o seu tipo, padrão ou causa, a dor tratada inadequadamente causa efeitos deletérios, além do sofrimento que acarreta.

### Efeitos da dor aguda

A dor aguda não aliviada pode afetar os sistemas respiratório, cardiovascular, digestório, endócrino e imune. A resposta ao estresse (reação neuroendócrina ao estresse), que ocorre após os traumatismos, também está associada à dor intensa. As alterações endócrinas, imunes e inflamatórias generalizadas que ocorrem com o estresse podem causar efeitos negativos significativos. Isso é particularmente deletério aos clientes com a saúde comprometida por idade, doença ou lesão.

## BOXE 7.2 — Respostas fisiológicas à dor aguda.

| | |
|---|---|
| Respostas endócrinas e metabólicas | Ativação do sistema nervoso simpático e aumento da secreção de glucagon, causando hiperglicemia, aumento da lipólise (decomposição das gorduras), degradação proteica acelerada e perda de nitrogênio.<br>A resposta ao estresse evidencia-se por hipertensão arterial, taquicardia, arritmias, isquemia miocárdica, catabolismo proteico, imunossupressão e redução da função renal excretora |
| Função pulmonar | Redução da atividade do nervo frênico e disfunção diafragmática, evidenciada por reduções da capacidade residual funcional e do volume corrente |
| Motilidade gastrintestinal | Redução da motilidade gástrica, principalmente do intestino grosso. O estômago e o intestino delgado recuperam-se entre 12 a 24 h após um procedimento cirúrgico abdominal. Contudo, o intestino grosso fica inibido por no mínimo 48 a 72 h |
| Sistema cardiovascular | Aumento do tônus simpático, que eleva a frequência cardíaca e a pressão arterial, além de redistribuição do sangue para os diversos órgãos e mesmo entre as suas partes. A redistribuição predispõe os clientes à isquemia miocárdica, quando há doença arterial coronariana, e pode causar arritmias |
| Sistema imune | Reduções da reatividade aos antígenos, da hipersensibilidade retardada, da atividade das células *natural killer* e da resposta humoral (anticorpos) |

Adaptado de Peeters-Asdourian C & Akhouri V (2004). Acute pain management in the adult. In C. Warfield & Z. Bajwa (eds.), *Principles and practices of pain management* (2nd ed.). New York: McGraw-Hill.

A resposta ao estresse geralmente consiste em aumentos da taxa metabólica e do débito cardíaco, comprometimento da reação insulínica, aumento da produção de cortisol e retenção de líquido. O Boxe 7.2 descreve o impacto da dor aguda na fisiologia. A resposta ao estresse pode aumentar o risco de distúrbios fisiológicos (p. ex., infarto do miocárdio, infecção pulmonar, tromboembolia, íleo paralítico persistente). Os clientes com dor intensa e estresse associado podem ser incapazes de respirar profundamente e relatar fadiga acentuada e limitação da mobilidade. Embora esses efeitos possam ser tolerados pelos indivíduos jovens e saudáveis, eles podem dificultar a recuperação dos clientes idosos, debilitados ou em estado crítico. O alívio efetivo da dor pode acelerar a recuperação e melhorar o prognóstico.

### Efeitos da dor crônica

Como ocorre com a dor aguda, a dor crônica também causa efeitos adversos. A supressão da função imune associada à dor crônica pode facilitar o crescimento de tumores. Além disso, a dor crônica costuma gerar raiva, depressão, fadiga e incapacidade. Os clientes podem ser incapazes de manter as atividades e relacionamentos interpessoais anteriores ao início da dor, gerando um impacto em sua qualidade de vida. As limitações podem variar da redução da participação em atividades físicas à incapacidade de atender às próprias necessidades, como se vestir ou se alimentar. Independentemente da forma como os clientes lidam com a dor persistente, a incapacidade pode ocorrer quando a dor persiste por períodos longos.

As enfermeiras devem compreender os efeitos da dor crônica nos clientes e nas suas famílias e devem estar conhecer as medidas para aliviar a dor e os recursos apropriados para ajudar a controlar eficazmente este sintoma. Embora os médicos possam expressar preocupação quanto às altas doses de opioides necessários para controlar a dor crônica progressiva, a impossibilidade de obter alívio adequado da dor pode ser perigosa em razão das consequências da dor persistente.

## Fisiopatologia da dor

O processamento dos estímulos nocivos e a percepção resultante da dor envolvem os sistemas nervosos central e periférico. Vários mecanismos e estruturas neurais participam da transmissão da dor para o cérebro e deste para os órgãos periféricos, inclusive nociceptores (ou receptores da dor) e mediadores químicos. Os **nociceptores** são terminações nervosas livres existentes na pele. Esses receptores são preferencialmente sensíveis aos estímulos químicos, mecânicos ou térmicos intensos e potencialmente deletérios. Embora a pele tenha a maior densidade quantidades de nociceptores, eles também são encontrados nas articulações, nos músculos esqueléticos, nas fáscias, nos tendões e na córnea, e podem responder aos estímulos dolorosos. Quando estimulados, os nociceptores enviam sinais aos vasos sanguíneos locais, aos mastócitos, aos folículos pilosos e às glândulas sudoríparas e, em geral, acarretam as manifestações clínicas associadas à dor, inclusive efeitos vasomotores, autonômicas e viscerais.

Os órgãos internos (vísceras) grandes têm baixa densidade de nociceptores, que respondem apenas aos estímulos dolorosos (Fauci, Braunwald, Kasper *et al.*, 2008). Em geral, a dor originada desses órgãos resulta da estimulação intensa dos receptores multifuncionais que respondem à inflamação, ao estiramento, à isquemia, à dilatação e ao espasmo dos órgãos internos. A resposta intensa dessas fibras pode causar dor intensa.

### Resposta do sistema nervoso periférico

Algumas substâncias **algiogênicas** (que causam dor), acentuadoras da sensibilidade dos nociceptores, são liberadas nos tecidos extracelulares em resposta à lesão dos tecidos. Histamina, bradicinina, acetilcolina, serotonina e substância P são mediadores que aumentam a transmissão da dor. As **prostaglandinas** são substâncias químicas que aparentemente aumentam a sensibilidade dos receptores da dor intensificando o efeito álgico da bradicinina. É interessante notar que o ácido acetilsalicílico e os outros anti-inflamatórios não esteroides (AINE) bloqueiam a enzima necessária à síntese das prostaglandinas e conseguem controlar a dor. No sistema nervoso periférico, existem dois tipos principais de fibras envolvidas na **nocicepção** (transmissão neural dos estímulos dolorosos). As fibras A delta mielinizadas mais calibrosas transmitem rapidamente a sensação dolorosa inicial a uma taxa de 10 a 30 m/s ao cérebro (dor aguda ou "rápida"). Esse tipo de dor costuma estar associada a estímulos térmicos ou mecânicos. As fibras C não mielinizadas mais finas transmitem impulsos a uma taxa de 0,5 a 2,5 m/s. Isso é conhecido como "dor secundária" ou "de ondas lentas", pois seu início é mais tardio e sua duração mais longa. Esse tipo de dor desencadeia sensações difusas, persistentes ou ardentes, que duram mais tempo que a dor rápida inicial. Acredita-se que dor crônica está associada à estimulação das fibras C.

Se houver estimulação repetida das fibras C, ocorre uma resposta intensificada nos neurônios da medula espinal, levando o indivíduo a sentir mais dor. Por essa razão, é importante tratar os clientes com analgésicos quando começam a sentir dor. Os clientes necessitam de menos fármacos e obtêm alívio mais eficaz da dor quando a analgesia é administrada antes que se sejam sensibilizados à dor.

## Resposta do sistema nervoso central

Os neurônios do sistema ascendente precisam ser ativados para que a dor seja percebida de forma consciente. A ativação ocorre com os estímulos ascendentes gerados pelos nociceptores. Após a lesão dos tecidos, a nocicepção continua e retransmite os impulsos ao corno dorsal da medula espinal. Ao entrar nessa estrutura da medula espinal, o impulso doloroso cruza a medula e sobe ao cérebro pela via anterolateral até chegar ao tálamo. Em seguida, os sinais da dor são transmitidos às outras áreas cerebrais e ao córtex sensorial, onde ocorre a experiência ou a percepção consciente da dor. A Figura 7.1 ilustra a transmissão da dor.

As substâncias químicas que reduzem ou inibem a transmissão ou a percepção da dor são **endorfinas**, **encefalinas** e **dinorfinas** (Porth, 2009). Esses neurotransmissores químicos semelhantes à morfina são endógenos (produzidos pelo corpo) e reduzem a transmissão nociceptiva.

Assim como o sistema ascendente retransmite os sinais ao cérebro para interpretação, o sistema de controle descendente é considerado inibitório. Tal sistema, de alguma maneira sempre ativo, impede a transmissão contínua dos estímulos dolorosos, em parte por ação das endorfinas. Processos cognitivos podem estimular a produção de endorfinas no sistema de controle descendente. A efetividade desse sistema é ilustrada pelos efeitos da distração. A distração proporcionada por visitantes ou um programa de televisão favorito podem aumentar a atividade do sistema de controle descendente. Por essa razão, os clientes que recebem visitas ou se distraem vendo um programa de televisão podem não fazer referência à dor, pois a ativação do sistema de controle descendente resulta na transmissão de menos estímulos nocivos ou dolorosos ao nível consciente. Além disso, a estimulação tátil consegue modular a dor por um processo complexo de informação tátil transmitida por fibras grossas e finas para todo o sistema nervoso central (Porth, 2009).

A teoria neuromatricial da dor oferece uma estrutura conceitual para entender a dor crônica. Tal teoria sugere que, em resposta à lesão, inflamação, doença ou estresse crônico, a neuromatriz corporal do indivíduo ativa respostas sensoriais, homeostáticas e comportamentais. Os sistemas endócrino, autônomo, imune e opioide contribuem para essa interpretação cognitiva interativa da dor (Melzack, 2010). Desse modo, a dor ocorre em resposta a uma rede neural amplamente distribuída no cérebro, em vez de apenas aos estímulos sensoriais gerados por lesão, inflamação ou doença.

## Fatores que afetam a resposta à dor

Vários fatores, inclusive experiências pregressas de dor, ansiedade, cultura, idade, sexo, genética e expectativas quanto ao seu alívio, afetam a experiência de dor de um indivíduo. Esses fatores podem acentuar ou reduzir a percepção da dor, aumentar ou reduzir a tolerância à dor e afetar as respostas à dor.

### Experiências pregressas

A forma como um indivíduo responde à dor é o resultado de muitas experiências pregressas de dor ao longo da vida. Quanto mais experiências dolorosas um indivíduo teve, mais assustadores podem ser os eventos dolorosos subsequentes. O cliente pode ter menos tolerância à dor, que é mais provável se o indivíduo não recebeu tratamento analgésico adequado no passado. Por essa razão, a enfermeira deve estar ciente das experiências dolorosas pregressas do cliente. Quando o alívio da dor é imediato e adequado, o indivíduo pode ficar menos temeroso quanto aos episódios subsequentes de dor e tolerá-la mais facilmente.

### Ansiedade e depressão

Embora comumente se aceite que a ansiedade exacerba a dor, isto não é necessariamente verdadeiro (Boxe 7.3). Contudo, a ansiedade associada à dor pode intensificar a percepção da dor

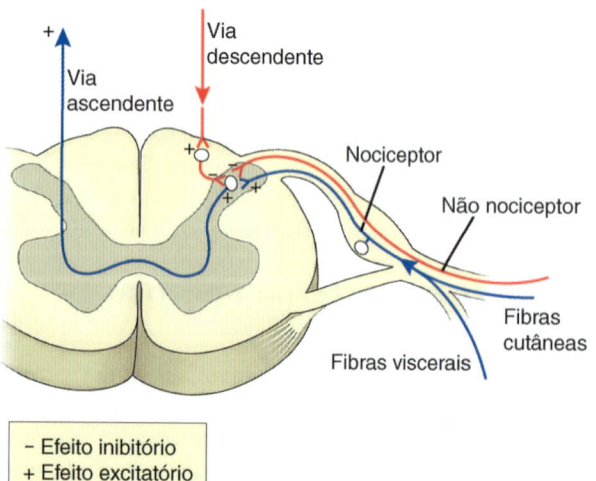

**Figura 7.1** Representação dos componentes do sistema nociceptivo.

> **BOXE 7.3 Pesquisa em enfermagem.**
>
> **Conexão com a prática baseada em evidências**
>
> Dor percebida pelos clientes com ansiedade ou depressão
>
> Oktay C, Eken C, Ozbek K *et al.* (2008). Pain perception of patients predisposed to anxiety and depressive disorders in emergency department. *Pain Management Nursing*, 9(4):150-153.
>
> **Objetivo**
>
> A dor é uma das razões mais comuns dos atendimentos realizados nos serviços de emergência (SE). Para controlá-la efetivamente, a avaliação deve incluir todos os aspectos do fenômeno multidimensional da dor. Esse estudo buscou investigar a relação entre o estado psicológico do cliente e a percepção da dor nos serviços de emergência. Os pesquisadores também analisaram outros fatores que afetam a percepção da dor pelo cliente.
>
> **Delineamento**
>
> Esse estudo prospectivo randomizado incluiu amostragem por conveniência de clientes atendidos no serviço de emergência, que receberam injeção intramuscular de diclofenaco de sódio no músculo glúteo máximo. Os autores usaram uma escala analógica visual para avaliar a intensidade da dor e os clientes preencheram a escala de ansiedade e depressão hospitalar antes do procedimento. As enfermeiras que trabalhavam nos serviços de emergência reuniram os dados relativos ao total de 302 clientes.
>
> **Achados**
>
> Os autores encontraram diferenças significativas ($p = 0,033$) de percepção da dor entre mulheres e homens (maior nas mulheres). Os adultos idosos (> 65 anos) relataram menos percepção da dor ($p = 0,02$). O nível de ansiedade estava relacionado com percepção mais intensa da dor após os ajustes das variáveis que poderiam causar confusão ($p = 0,022$), mas não com a depressão. As comparações dos clientes com ansiedade revelaram resultados compatíveis com sexo ($p = 0,0016$) e idade avançada ($p = 0,32$), semelhantes aos que foram referidos para a percepção da dor.
>
> **Implicações de enfermagem**
>
> Os resultados desse estudo sugerem que os níveis de ansiedade dos clientes atendidos nos serviços de emergência possam aumentar a percepção da dor. Como o controle efetivo da dor deve aumentar a satisfação dos clientes e abreviar o tempo de permanência no SE, os seus níveis de ansiedade devem ser considerados durante a avaliação. Estudos adicionais são necessários para identificar os fatores psicológicos que contribuem para a percepção da dor, de forma que intervenções efetivas para ansiedade possam ser incorporadas aos protocolos de controle da dor no SE.

pelo cliente. Por exemplo, uma cliente que teve câncer de mama há 2 anos, e que agora tem dor no quadril, pode temer que a dor seja um sinal de metástase. Nesse caso, a ansiedade pode agravar a dor. Contudo, a ansiedade não relacionada com a dor (p. ex., ansiedade quanto a quem cuidará dos animais de estimação quando o cliente estiver no hospital) pode distrair o cliente e, na verdade, atenuar a percepção da dor.

Assim como a ansiedade está associada à dor em razão das preocupações e dos temores quanto à doença subjacente, a depressão está associada à dor crônica e à dor neoplásica persistente. Nos clientes com dor crônica, a incidência de depressão é maior (Samwel, Kraaimant, Crul *et al.*, 2009) e, em geral, está associada às alterações significativas do estilo de vida em consequência dos efeitos limitantes da dor persistente.

## Aspectos culturais

As crenças quanto à dor e a forma como se responde à dor variam entre as diferentes culturas. Nos primeiros anos da infância, os indivíduos aprendem com as pessoas que estão à sua volta quais são as respostas aceitáveis ou inaceitáveis à dor. Por exemplo, uma criança pode aprender que uma lesão esportiva não costuma causar tanta dor quanto uma lesão em um acidente automobilístico. A criança também pode aprender que estímulos costumam ser dolorosos e quais são as respostas comportamentais aceitáveis.

Os fatores culturais devem ser levados em consideração de forma a controlar efetivamente a dor. Os fatores que ajudam a explicar as diferenças em determinado grupo cultural incluem idade, sexo, nível educacional e renda. Além disso, o grau com que um indivíduo identifica-se com sua cultura influencia a extensão com que ele adota novos comportamentos de saúde ou retém as crenças e as práticas de saúde tradicionais. Diversos comportamentos podem ser observados em resposta à dor, desde lamentação, queixas e sua descrição como "insuportável", até um comportamento silencioso, em vez de expressar a dor verbalmente. A enfermeira deve responder à percepção da dor pelo cliente e não ao seu comportamento, pois este último pode ser diferente das suas expectativas culturais. A enfermeira que reconhece as diferenças culturais consegue perceber o impacto da dor no cliente e ser mais exato ao avaliá-la e planejar os tratamentos apropriados para o seu alívio.

As questões principais a serem consideradas quando a enfermeira cuida de clientes de outra cultura são:

- O que a doença significa para o cliente?
- Existem estigmas culturalmente determinados com relação à doença ou à dor?
- Qual é o papel da família nas decisões relativas aos cuidados de saúde?
- O cliente faz uso de remédios caseiros para aliviar a dor?
- Qual é o papel do estoicismo (indiferença) na cultura do cliente?
- Existem formas culturalmente determinadas de expressar e comunicar a dor?
- O cliente tem algum medo quanto à dor?
- O cliente foi ou quer ser atendido por uma "rezadeira" ou "curandeiro" tradicional?

A enfermeira deve evitar que o cliente seja culturalmente estereotipado e prestar cuidados individualizados, em vez de supor que um indivíduo de determinada cultura sente mais ou menos dor. De forma a evitar estereótipos, os profissionais de saúde devem individualizar a quantidade de fármacos ou o tratamento com base nas informações prestadas pelo cliente. A enfermeira deve reconhecer que existem estereótipos e mostrar-se sensível à forma como eles afetam negativamente os cuidados prestados. Um estudo realizado com estudantes de enfermagem revelou que, quando se lida com clientes portadores de dor crônica não maligna, existem muitas concepções errôneas definidas como conhecimentos deturpados e atitudes inadequadas (Boxe 7.4; Shaw e Lee, 2009). Esse estudo sugeriu que as oportunidades de examinar as atitudes e os conhecimentos dos estudantes sejam exploradas explicitamente, de modo a atender às necessidades desta população. Além disso, os clientes devem ser instruídos quanto à forma e ao que devem comunicar quanto à sua dor.

## Idade

Há muitos anos, a idade tem sido um dos focos das pesquisas sobre percepção e tolerância à dor, mas os achados são inconsistentes (Gagliese, 2009). Por exemplo, embora alguns pesquisadores tenham observado que os idosos requerem níveis mais intensos de estimulação dolorosa que os adultos mais jovens para se queixarem de dor, outros pesquisadores não encontraram diferenças nas respostas dos adultos jovens e idosos. Especialistas na área de controle da dor concluíram que, quando a percepção da dor é reduzida nos idosos, isto provavelmente se deve a algum processo patológico (p. ex., diabetes), e não ao processo de envelhecimento (Ickowicz, 2009). É necessário realizar mais pesquisas na área do envelhecimento e seus efeitos na percepção da dor para compreender o que os idosos sentem. A dor não aliviada contribui para a ocorrência de problemas de depressão, relacionamentos sociais, atividades da vida diária e controle dos sintomas dos adultos idosos (Carmaciu, Iliffe, Khariacha et al., 2007).

Como também ocorre com os indivíduos mais jovens, os idosos lidam com a dor de acordo com seu estilo de vida, personalidade e formação cultural. Muitos idosos temem ficar dependentes dos fármacos e, por esta razão, não relatam que sentem dor ou não pedem analgésicos. Outros não buscam atendimento porque temem que a dor possa indicar uma doença grave, ou que o alívio da dor significará perda da independência. As enfermeiras devem se lembrar de que a confusão mental dos clientes idosos pode ser causada por dor mal controlada ou persistente. Em alguns casos, a confusão pós-operatória desaparece quando a dor é aliviada. As avaliações quanto à dor e à adequação do tratamento devem ser baseadas no relato do cliente e no alívio da sua dor, não na sua idade. A Tabela 7.1 descreve algumas considerações gerontológicas relacionadas ao controle da dor.

## Sexo

Pesquisadores compararam a intensidade, o desconforto e as emoções associadas à dor (depressão, ansiedade, frustração, medo e raiva) nos homens e nas mulheres, que foram solicitados a avaliar suas experiências com dor crônica. Também nesse caso, os autores encontraram resultados inconsistentes com respeito aos níveis e às respostas à dor. Entretanto, duas consi-

### BOXE 7.4 Questões e concepções errôneas comuns quanto à dor e à analgesia.

| Concepção errônea | Evidências |
|---|---|
| Os clientes com dor crônica são mais tolerantes à dor | Os clientes com dor crônica são menos tolerantes à dor, além dos níveis mais baixos de endorfinas, do efeito dos neurotransmissores e das respostas fisiológicas. Nos clientes com dor crônica, os sinais de dor e espasmo muscular continuam a ser transmitidos pelo sistema nervoso |
| A dor crônica é causada por um transtorno psicológico | Quando não conseguem encontrar uma causa fisiológica para a dor, os médicos geralmente atribuem a dor crônica a um problema psicológico e, além disso, demonstram respostas mais favoráveis aos clientes quando é encontrada uma patologia |
| A dor crônica é causada por estresse e, se este for atenuado, a dor melhora | Não há evidências de que o estresse cause dor |
| Os clientes exageram sua dor com o objetivo de receber ganhos secundários | Não há evidências de que os clientes relatem que têm mais dor quando buscam ganhos secundários |
| Os clientes com dor crônica têm comportamento manipulador | Os clientes com dor crônica raramente deturpam seus sintomas. Pelo contrário, alguns clientes podem buscar atendimento com vários médicos para obter alívio |
| A depressão causa dor crônica | Existe uma relação entre dor crônica e depressão. Contudo, é mais provável que o estresse associado ao manejo da dor cause depressão |
| As pessoas facilmente se tornam dependentes dos analgésicos | Estudos sugeriram um risco mínimo de drogadição quando os clientes usam opioides prescritos para dor. As concepções errôneas estão relacionadas à falta de conhecimentos sobre tolerância, dependência física e drogadição |
| Os clientes frequentemente não seguem o tratamento e responsabilizam outras pessoas por seus sintomas físicos | Existem evidências de que os clientes com dor crônica geralmente seguem o tratamento e, quando isto não ocorre, as razões podem ser atribuídas aos efeitos colaterais ou à ausência de resposta ao tratamento |

De Shaw S & Lee A (2009). Student nurses' misconceptions of adults with chronic nonmalignant pain. *American Society for Pain Management Nursing*, 11(1), 2-14.

**Tabela 7.1** Considerações gerontológicas para manejo da dor.

| Alterações fisiológicas que afetam a resposta à dor | Intervenções para manejo da dor |
|---|---|
| • Incidência mais alta de doenças crônicas<br>• Uso mais frequente de fármacos vendidos com e sem receita médica<br>• Sensibilidade aumentada aos fármacos e risco mais alto de toxicidade farmacológica<br>• Alterações da absorção e do metabolismo dos fármacos em consequência das perdas das funções hepática, renal e gastrintestinal<br>• Alterações da distribuição dos fármacos em consequência das alterações do peso corporal, das reservas de proteínas e da distribuição dos líquidos corporais<br>• Metabolismo mais lento dos fármacos<br>• Níveis sanguíneos mais altos dos fármacos<br>• Suscetibilidade à depressão dos sistemas nervoso e respiratório<br>• Ligação reduzida da meperidina às proteínas plasmáticas, com possível duplicação dos níveis encontrados nos indivíduos mais jovens | • Obtenha uma história detalhada dos fármacos usados para detectar possíveis interações farmacológicas<br>• Administre os analgésicos procurando estabelecer um equilíbrio entre efeitos colaterais mínimos e alívio efetivo da dor<br>• Pode ser necessário usar doses ligeiramente menores de analgésicos do que as prescritas para clientes mais jovens<br>• Pode ser necessário prolongar o intervalo entre as doses subsequentes<br>• A meperidina pode não ser administrada porque é mais provável que seu metabólito tóxico ativo (normeperidina) se acumule e provoque excitação do sistema nervoso central e convulsões<br>• Pode ser necessário consultar as diretrizes de prática clínica para tratamento da dor persistente (Ickowicz, 2009)<br>• Avaliações frequentes e reavaliação das respostas do cliente às intervenções usadas para controlar a dor |

derações importantes apoiadas por pesquisas, que a enfermeira contempla quando cuida de clientes internados, são que: (1) os homens e as mulheres parecem ser socialmente condicionados a responder de forma diferente, e variam quanto às suas expectativas relacionadas à dor (Bernardes, Keogh e Lima, 2007); e (2) a farmacocinética e a farmacodinâmica dos fármacos são diferentes nos homens e nas mulheres, e tais diferenças foram atribuídas às variações genéticas, que podem influenciar as enzimas responsáveis por seu metabolismo (Toomey, 2008). Desse modo, o caráter altamente individualizado da dor indica que um plano terapêutico "único para todos" não é efetivo e pode apresentar maiores riscos.

## Avaliação da dor pela enfermeira

A natureza altamente subjetiva da dor significa que sua avaliação e seu tratamento impõem desafios a todos os profissionais de saúde. A queixa de dor, sua avaliação e seu tratamento requerem o estabelecimento de um relacionamento de confiança com o indivíduo que sente dor e o profissional que o tratará. Ao avaliar um cliente com dor, a enfermeira revisa a descrição da dor feita pelo cliente e outros fatores que possam influenciá-la (p. ex., experiências pregressas, ansiedade, idade), bem como as respostas do cliente às medidas usadas para atenuar o problema. A documentação do nível de dor baseada em uma escala passa a fazer parte do prontuário do cliente, assim como o registro preciso do alívio do sintoma conseguido com as intervenções terapêuticas.

A avaliação da dor inclui determinar o grau de alívio que um cliente em estado agudo acredita ser necessário para recuperar-se rapidamente ou melhorar sua função, ou que grau de alívio um cliente com dor crônica ou doença em fase terminal requer para manter seu conforto. Parte de uma avaliação detalhada da dor é compreender as expectativas e as concepções equivocadas do cliente, que podem incluir a noção de que se trata de uma experiência normal, que a dor forma o caráter, que os efeitos colaterais dos analgésicos são piores que a dor, além do medo de ficar dependente dos narcóticos. Os indivíduos que compreendem que o alívio da dor não apenas contribui para seu conforto, como também acelera a recuperação, têm mais tendência a solicitar ou autoadministrar tratamento apropriado (ver Boxe 7.4).

## Características da dor

Os fatores que devem ser considerados numa avaliação completa da dor são intensidade, cronologia, localização, características e significado pessoal da dor, além dos fatores que a agravam ou atenuam e dos comportamentos reativos à ela. A avaliação da dor começa com a observação cuidadosa do cliente, observando a postura geral e a presença ou ausência de comportamentos evidentes de dor. Além disso, é essencial pedir que o cliente descreva as características da dor. Os termos usados para descrever a dor podem sugerir sua causa. Por exemplo, a descrição clássica da dor torácica causada por um infarto agudo do miocárdio inclui termos como pressão ou esmagamento do peito. A história detalhada deve seguir-se à descrição inicial da dor.

### Intensidade

A intensidade pode variar da ausência de dor, passando pelo desconforto brando, até a dor excruciante. Não há correlação entre a intensidade relatada e o estímulo que a produziu. A intensidade referida é determinada pelo **limiar de dor** e pela **tolerância à dor** do cliente. O limiar de dor é o menor estímulo ao qual um indivíduo refere dor, enquanto a tolerância à dor é o grau máximo de dor que um indivíduo consegue suportar. De modo a entender essas variações, a enfermeira pode perguntar qual é a intensidade da dor no momento da consulta, bem como a menor e a maior intensidade alcançadas. Várias escalas e instrumentos de avaliação ajudam os clientes a descrever a intensidade da dor. Veja descrição subsequente em Instrumentos para avaliar a percepção da dor.

### Cronologia

Em alguns casos, a causa da dor pode ser determinada quando suas características temporais são conhecidas. Por essa razão, a enfermeira deve fazer perguntas sobre início, duração, relação entre a hora do dia e a intensidade (p. ex., em que horário a dor é mais intensa) e alterações dos padrões rítmicos. Também é necessário perguntar se a dor começou repentinamente ou aumentou gradativamente. Uma dor súbita que alcança intensidade máxima em curto período indica ruptura dos tecidos e, consequentemente, a necessidade imediata de avaliação e intervenção. A dor isquêmica aumenta gradativamente e torna-se intensa ao longo de um período maior. A dor crônica (ou persistente) da artrite ilustra a utilidade de determinar a relação entre hora do dia e intensidade, pois os clientes com artrite geralmente dizem que a dor é pior nas primeiras horas da manhã.

### Localização

A localização da dor é mais bem determinada pedindo que o cliente aponte a parte do corpo afetada. Alguns instrumentos de avaliação geral incluem desenhos de figuras humanas, e o cliente deve assinalar a área afetada. Isso é particularmente útil quando a dor irradia (**dor referida**). As figuras sombreadas ajudam a determinar a eficácia do tratamento ou a alteração da localização da dor com o transcorrer do tempo.

### Características

A enfermeira deve pedir ao cliente que descreva a dor sem fornecer pistas. Por exemplo, a enfermeira pode perguntar com o que a dor se parece. Ele deve fornecer ao cliente tempo suficiente para descrever a dor e, em seguida, registrar todas as palavras da resposta. Se o cliente não conseguir descrever a dor, a enfermeira pode sugerir palavras como sensação de queimação, dor difusa, pulsátil ou em caráter de punhalada. É importante documentar os termos exatos usados pelo cliente para descrever a dor e que palavras foram sugeridas pela enfermeira que fez a avaliação.

### Significado pessoal

A dor tem diferentes significados para cada indivíduo. Portanto, a experiência da dor é diferente para cada pessoa. O significado da experiência dolorosa ajuda o profissional da saúde a entender como o cliente é afetado, facilitando o desenho do tratamento. É importante perguntar como a dor afeta a vida diária do cliente. Alguns clientes com dor conseguem continuar a trabalhar ou estudar, enquanto outros são incapacitados pela dor, afetando as finanças da família. Em alguns casos, a recidiva da dor pode significar agravação da doença (p. ex., disseminação do câncer).

### Fatores que agravam e atenuam a dor

A enfermeira deve perguntar se existe algum fator que agrava ou alivia a dor, e questionar especificamente sobre a relação entre atividade e dor. Isso ajuda a identificar os fatores associados à dor. Por exemplo, em um cliente com câncer metastático avançado, a dor ao tossir pode indicar compressão da medula espinal. A enfermeira também deve verificar se fatores ambientais afetam a dor, pois estes podem ser facilmente modificados. O aquecimento do quarto pode ajudar o cliente a relaxar, atenuando sua dor. Por fim, a enfermeira deve perguntar se a dor é alterada ou interfere na qualidade do sono ou na ansiedade. Tais fatores podem afetar significativamente a intensidade da dor e a qualidade de vida.

O reconhecimento dos fatores que atenuam a dor ajuda a enfermeira a elaborar um plano de tratamento. Por essa razão, é importante perguntar quais são os fármacos (prescritos ou vendidos sem prescrição) utilizados pelo cliente, inclusive suas doses e frequência. Além disso, a enfermeira deve perguntar se o cliente tem obtido alívio com fitoterápicos, intervenções não farmacológicas ou tratamentos alternativos. Essas informações ajudam a enfermeira a determinar as necessidades de ensino.

### Comportamentos reativos à dor

Quando sentem dor, as pessoas expressam seu sintoma por muitos comportamentos diferentes. Essas expressões comportamentais e não verbais da dor não são indicadores consistentes nem confiáveis da qualidade ou da intensidade da dor e não devem ser usadas para determinar a existência ou a intensidade da dor sentida. Um cliente pode fazer caretas, gritar, esfregar a região afetada, proteger a área dolorida ou tentar imobilizá-la. Outros podem gemer, resmungar, grunhir ou suspirar. Nem todos os clientes apresentam os mesmos comportamentos, e diferentes significados podem ser atribuídos ao mesmo comportamento.

Em alguns casos, quando os clientes não conseguem falar, os comportamentos reativos à dor são usados como substitutos para avaliá-la. Não é razoável fazer pressuposições e formular planos terapêuticos com base nos comportamentos, que podem ou não indicar dor. Nos clientes inconscientes, a dor deve ser presumida e tratada. Todos os clientes têm direito a manejo adequado da dor.

As reações fisiológicas à dor, inclusive taquicardia, hipertensão, taquipneia, palidez, sudorese, midríase (dilatação das pupilas), hipervigilância e hipertonia muscular, estão relacionadas à estimulação do sistema nervoso autônomo. Essas reações têm curta duração e desaparecem à medida que o organismo se adapta ao estresse. Tais sinais fisiológicos poderiam ser resultados de uma alteração da condição do cliente (p. ex., hipovolemia). O uso dos sinais fisiológicos para sugerir dor não é confiável. Embora seja importante observar absolutamente todos os comportamentos reativos à dor, a ausência destes comportamentos não significa que não haja dor.

## Instrumentos para avaliar a percepção da dor

Apenas o cliente consegue descrever e avaliar exatamente a experiência pessoal de dor. Por essa razão, foram desenvolvidos alguns instrumentos para avaliá-la, que facilitam a mensuração da percepção da dor pelo cliente. Esses instrumentos podem ser usados para documentar a necessidade de intervir, avaliar a eficácia da intervenção e determinar a necessidade de intervenções alternativas ou adicionais quando a primeira intervenção não consegue aliviar a dor. Para que um instrumento de avaliação da dor seja útil, ele deve exigir pouco esforço por parte do cliente, deve ser fácil de ser entendido e utilizado, ser facilmente graduado e sensível às pequenas alterações da característica a ser avaliada. A Figura 7.2 ilustra uma escala de avaliação da dor que pode ser usada durante a avaliação para orientar as decisões clínicas quanto ao seu manejo.

### Escalas analógicas visuais

As escalas analógicas visuais (EAV) ajudam a avaliar a intensidade da dor (Figura 7.3). Uma versão dessas escalas inclui uma linha horizontal de 10 cm, na qual as extremidades (barras verticais) indicam os graus extremos de dor. O cliente deve fazer uma marca indicando em que ponto da linha está a dor que sente no momento. Em geral, a barra vertical esquerda representa "nenhuma" ou "sem dor", enquanto a extremidade direita geralmen-

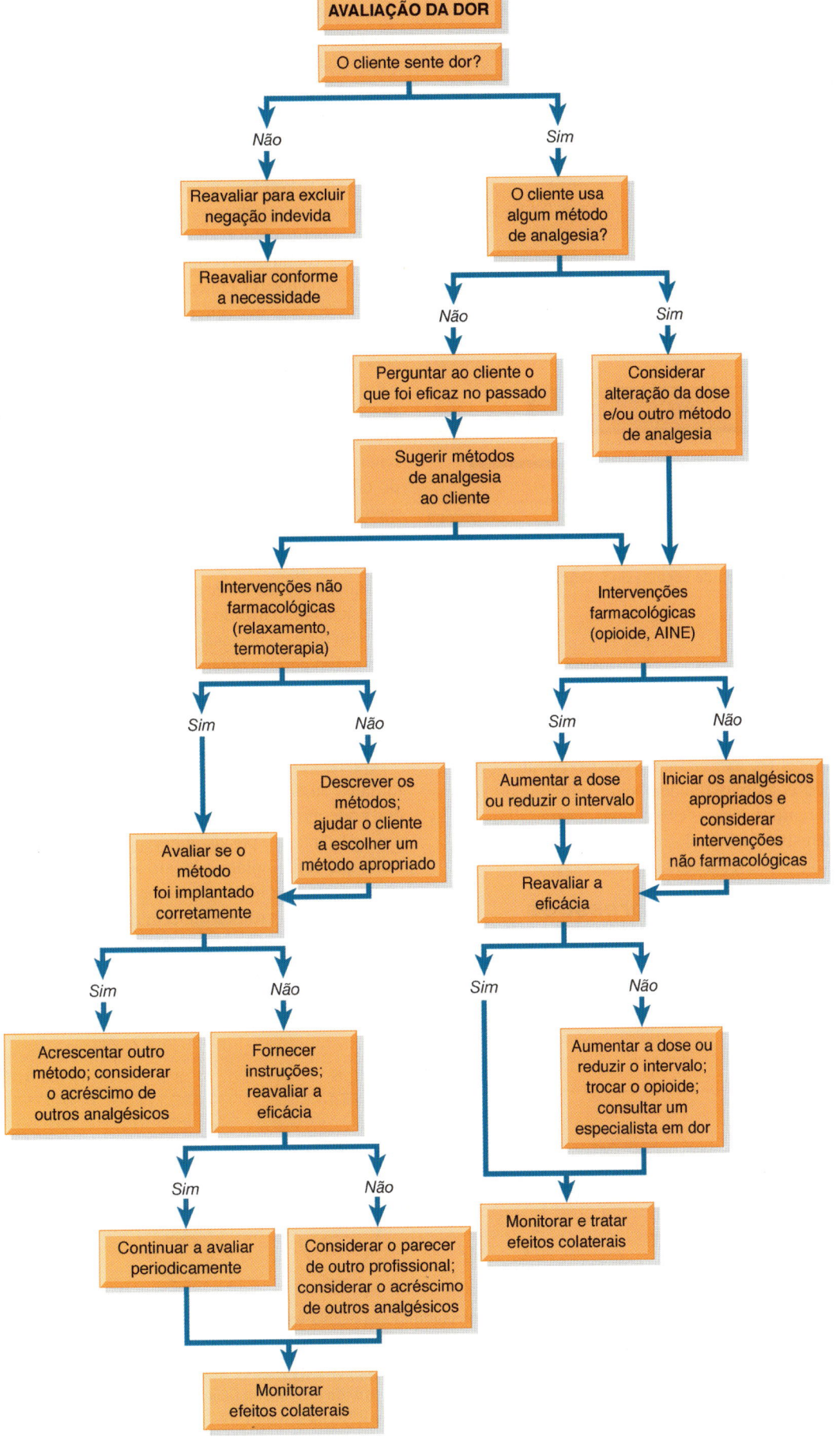

**Figura 7.2** Processo de avaliação da dor.

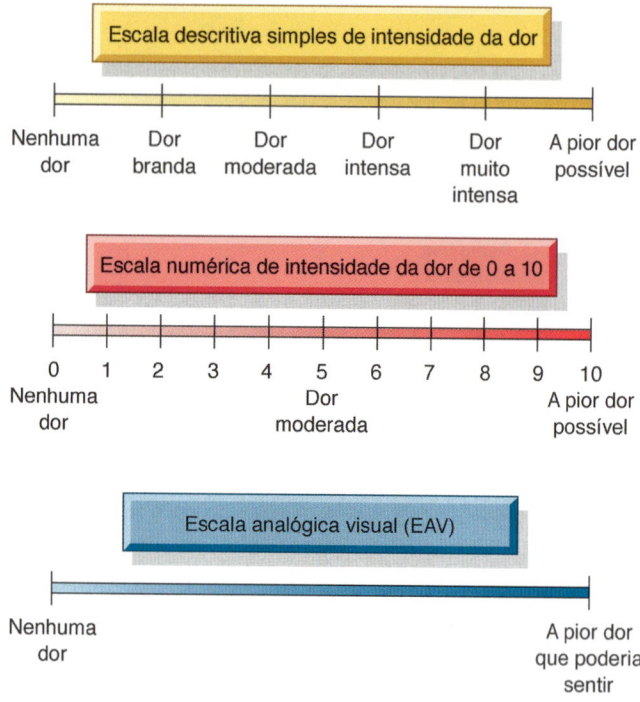

Figura 7.3 Exemplos de escalas de intensidade da dor.

te representa dor "intensa" ou "pior possível". Para graduar os resultados, a enfermeira coloca uma régua sob a linha, e a distância que o cliente marcou entre as extremidades esquerda e direita é medida e relatada em milímetros ou centímetros.

Alguns clientes (p. ex., crianças, idosos, clientes com déficits visuais ou cognitivos) podem sentir dificuldade ao usar uma EAV sem marcas. Nesses casos, podem ser usadas escalas numéricas, inclusive uma escala simples de descrição da intensidade da dor ou uma escala numérica entre 0 a 10.

### Escala de dor com expressões faciais (versão revisada)

A versão revisada da escala de dor com expressões faciais utiliza seis expressões faciais, que ilustram um indivíduo satisfeito ou com sofrimento evidente (Figura 7.4). O cliente deve indicar qual expressão facial assemelha-se mais à intensidade da dor que sente.

### Diretrizes para utilização das escalas de avaliação da dor

A utilização de uma escala impressa para avaliar a dor pode não ser possível se o estado da pessoa for crítico, se a dor for intensa ou retornou recentemente do centro cirúrgico. Nesses casos, a enfermeira pode perguntar ao cliente: "Em uma escala de 0 a 10, na qual 0 significa nenhuma dor e 10 é a pior dor possível, qual seria a intensidade da dor que você sente agora?" Para os clientes que apresentam dificuldade de usar uma escala de 0 a 10, pode-se tentar uma escala de 0 a 5. Qualquer que seja a escala utilizada, ela deve ser aplicada consistentemente. Em geral, a maioria dos clientes consegue responder sem dificuldade. Em condições ideais, a enfermeira deve ensinar ao cliente como usar a escala de dor antes que sinta dor (p. ex., antes de um procedimento cirúrgico). A graduação numérica do cliente é documentada e usada para avaliar a eficácia das medidas para aliviar a dor.

Se o cliente não falar português ou não consegue transmitir claramente as informações necessárias ao manejo da dor, deve-se consultar um intérprete, um tradutor ou um membro da família que esteja familiarizado com o método de comunicação do cliente. Além disso, é necessário estabelecer um método de avaliação da dor. Em geral, a enfermeira pode elaborar uma tabela com as palavras em português de um lado e o idioma estrangeiro no outro. Dessa maneira, o cliente pode apontar para a palavra correspondente de modo a dizer à enfermeira como é sua dor.

Quando os clientes com dor são cuidados em casa pelos familiares ou enfermeiras de cuidados domiciliares, a escala de dor pode ajudar a avaliar a eficácia das intervenções quando utilizada antes e após as intervenções para aliviar a dor. As escalas que contemplam a localização e o padrão de dor podem ajudar a detectar novas fontes ou localizações da dor dos clientes com doença crônica ou terminal e a monitorar as alterações da intensidade da dor do cliente. Por exemplo, uma enfermeira que presta cuidados domiciliares deve considerar uma consulta aos registros dos escores de dor escritos pelo cliente ou seus fa-

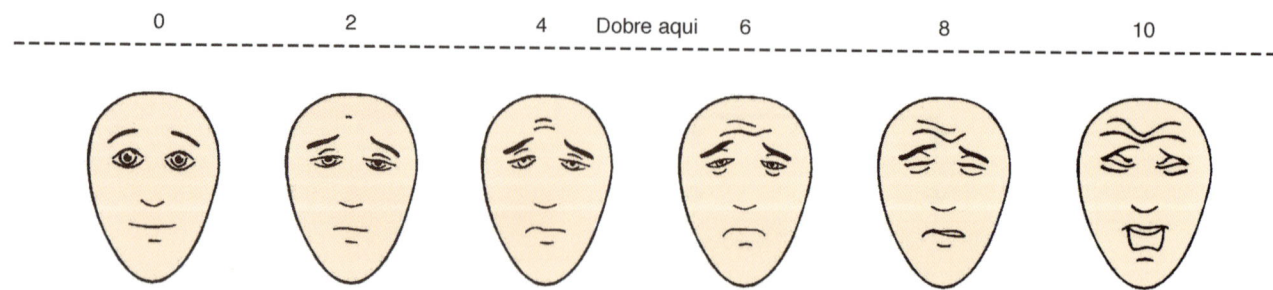

Figura 7.4 Escala de dor com expressões faciais (versão revisada). Essa escala é especialmente adequada para ajudar as crianças a descrever a dor que sentem. As instruções para sua utilização são as seguintes: "Esses rostos mostram o quanto algo pode doer. Esse rosto (*aponte para o rosto da extrema esquerda*) indica *nenhuma dor*. Os outros mostram mais e mais dor (*aponte para cada um dos rostos da esquerda para a direita*), até chegar a este (*aponte para o rosto da extrema direita*). Isso indica *muita dor*. Aponte para o rosto que demonstra quanta dor você sente (neste momento)." Determine o escore da expressão facial escolhida (0, 2, 4, 6, 8 ou 10), contando da esquerda para direita, ou seja: 0 = nenhuma dor e 10 = muita dor. Não empregue palavras como "feliz" ou "triste". Essa escala tem o objetivo de avaliar como as crianças se sentem, não como sua expressão facial está. Reproduzida de *The pediatric pain sourcebook*. Utilizada com autorização da International Association for the Study of Pain e da Pain Research Unit, Sidney Children's Hospital, Randwick NSW 2031, Austrália.

miliares, de maneira a avaliar o nível de eficácia das estratégias de controle da dor ao longo do tempo.

Em alguns casos, os clientes negam que sentem dor quando a maioria dos indivíduos em condições semelhantes relataria dor significativa. Por exemplo, não é raro que um cliente em recuperação de uma artroplastia total negue sentir "dor", mas ao ser questionado com mais insistência, prontamente admite que sente "uma dor terrível, embora não pudesse descrever o que sente como dor". Daí em diante, ao avaliar a dor dessa pessoa, a enfermeira poderia usar as palavras do próprio cliente, em vez de referir-se ao termo "dor".

### *Diretrizes para a avaliação da dor dos clientes com limitações físicas ou mentais*

Formas alternativas de comunicação são necessárias para os clientes com déficits sensoriais ou outros tipos de limitação física ou mental

- Para clientes cegos que sabem ler Braille, podem ser usados instrumentos de avaliação da dor em Braille. Além disso, existe um programa de computador que permite que os documentos impressos sejam escaneados e convertidos ao Braille. Se esses programas não estiverem disponíveis, os órgãos que prestam serviços aos indivíduos cegos podem ajudar a desenvolver versões em Braille
- Para os clientes surdos ou com déficits auditivos graves, podem ser usados intérpretes (exceto familiares). Outras estratégias de comunicação úteis podem ser a linguagem de sinais, as instruções impressas ou as gravuras. Ao escrever notas em um quadro ou fazer anotações por escrito, é necessário enviar todos os esforços para resguardar a privacidade e a confidencialidade do cliente
- Para os clientes com limitações que causam dificuldade de comunicação, a fala produzida pelo computador pode ser útil.

## Papel da enfermeira no manejo da dor

A enfermeira ajuda a aliviar a dor realizando intervenções que a atenuem (inclusive medidas farmacológicas e não farmacológicas), avaliando a eficácia destas intervenções, monitorando a ocorrência de efeitos adversos e atuando como defensora do cliente quando a intervenção prescrita não consegue aliviar a dor. É importante avaliar a história patológica pregressa e a história familiar do cliente para determinar as bases étnicas e raciais do indivíduo. Por exemplo, quando a enfermeira avalia a inexistência de melhora do cliente com o uso de codeína, é apropriado considerar uma causa genética ou solicitar a prescrição de outro opioide. Além disso, a enfermeira orienta o cliente e seus familiares, capacitando-os a realizar de forma independente as intervenções prescritas, conforme a necessidade.

### Identificação das metas para o controle da dor

As informações que a enfermeira obtém com a avaliação da dor são utilizadas para definir as metas de controle da dor. Tais metas são compartilhadas e validadas pelo cliente. Em alguns casos, a meta é a supressão completa da dor, mas essa expectativa nem sempre é realista. Outras metas são reduzir a intensidade, a duração ou a frequência da dor e atenuar seus efeitos negativos. Por essa razão, uma meta poderia ser reduzir o tempo de afastamento do trabalho, melhorar a qualidade dos relacionamentos interpessoais ou melhorar a qualidade do sono.

Alguns fatores são levados em consideração para definir as metas. O primeiro fator é a intensidade da dor avaliada pelo cliente. O segundo fator são os efeitos deletérios esperados da dor. Os clientes que apresentam outros problemas de saúde graves são bem mais vulneráveis aos efeitos deletérios da dor que os clientes jovens e saudáveis. O terceiro fator é a duração esperada da dor. Nos clientes com dor causada por doenças como câncer, a dor é persistente, possivelmente pelo resto da sua vida. Por essa razão, intervenções são necessárias por algum tempo e não devem comprometer a qualidade de vida do cliente. Nos estágios agudos da doença, o cliente pode não conseguir participar ativamente das medidas usadas para aliviar a dor, mas quando tem energia física e mental suficiente, ele pode aprender técnicas de autotratamento para atenuá-la. Por essa razão, à medida que o cliente progride ao longo dos estágios de recuperação, a meta pode ser que ele utilize cada vez mais as medidas de autotratamento para aliviar a dor.

Os clientes que recebem cuidados paliativos para atenuar a dor quando estão conscientes devem continuar a usar analgesia quando não conseguem mais se comunicar. A enfermeira deve supor que a dor persiste, mesmo que o cliente esteja inconsciente. Em geral, os familiares podem aprender a reconhecer os comportamentos específicos que ajudam a avaliar a dor: fronte franzida, enrijecimento de uma parte do corpo ou gemidos.

### Orientações ao cliente

A orientação do cliente é extremamente importante, porque ele ou seus familiares podem ser responsáveis por controlar a dor em casa e evitar ou tratar os efeitos colaterais. As instruções sobre dor e medidas para aliviá-la podem evitar sua progressão, eliminando-a sem necessidade de outras medidas, além de aumentar a eficácia das medidas usadas para atenuar a dor do cliente.

A enfermeira também deve fornecer explicações sobre como a dor pode ser controlada. Por exemplo, o cliente deve ser informado de que a dor deve ser relatada nos seus estágios iniciais. Quando o cliente espera muito tempo para dizer que sente dor, pode haver **sensibilização** e a dor pode tornar-se muito intensa, difícil de ser aliviada. A sensibilização resulta da resposta exagerada do sistema nervoso após a exposição a um estímulo nocivo (dor). Isso acentua e prolonga a experiência de dor. Quando os profissionais de saúde avaliam e tratam a dor antes que se torne intensa, a sensibilização diminui ou é evitada e torna-se necessário usar menos analgésicos.

### Cuidados físicos

Os clientes com dor podem não conseguir participar das atividades habituais da vida diária ou realizar o autocuidado rotineiro, podendo necessitar de ajuda para executar tais atividades. Em geral, os clientes sentem-se mais confortáveis quando suas necessidades físicas e pessoais são atendidas e quando são realizados esforços no sentido de promover uma posição mais confortável possível. Um pijama limpo e a troca das roupas de cama, além das medidas para revigorar o cliente (p. ex., escovar os dentes, pentear os cabelos), geralmente aumentam o nível de conforto e a eficácia das medidas adotadas para aliviar a dor (Taylor, 2011).

Nos serviços de urgência/emergência, nos serviços de longa permanência ou nos domicílios, a enfermeira que presta cuidados físicos aos clientes também tem a oportunidade de realizar avaliações completas e detectar problemas que possam contribuir para a dor e o desconforto do cliente. Enquanto cuida do seu cliente, toques físicos suaves e apropriados podem ser tranquilizadores e reconfortantes. Se forem usados agentes tópicos como adesivos de fentanila (um analgésico opioide) ou cateteres IV ou intratecais, a integridade da pele ao redor do adesivo ou do cateter deve ser avaliada durante a realização dos cuidados físicos.

### Manejo da ansiedade associada à dor

A ansiedade pode influenciar a resposta do cliente à dor. Um cliente que espera sentir dor pode tornar-se cada vez mais ansioso. Instruções antecipadas quanto ao tipo de experiência dolorosa iminente e as medidas para atenuar a dor frequentemente diminuem a ansiedade. A enfermeira deve saber que, em geral, os clientes que sentem dor adotam estratégias aprendidas no passado. Portanto, é importante instruí-los quanto às medidas para atenuar a dor. Essa intervenção de enfermagem pode reduzir a progressão da dor e dar ao cliente uma sensação de controle. A ansiedade do cliente pode ser atenuada por explicações que ressaltem o grau de alívio da dor que pode ser esperado com cada medida. Por exemplo, um cliente informado de que determinada intervenção não elimina a dor por completo tem menos tendência a ficar ansioso quando certo grau de dor persiste. A relação positiva caracterizada por confiança entre a enfermeira e o cliente é essencial. Reconhecer e dizer ao cliente "eu sei que você sente dor" costuma produzir um impacto positivo no seu estado psicológico. Em alguns casos, clientes que temem que outras pessoas não acreditem que sentem dor ficam aliviados quando sabem que a enfermeira acredita na existência da sua dor.

Os clientes ansiosos quanto à dor podem ser menos tolerantes, e isso pode intensificar a intensidade do sintoma. De forma a evitar progressão da dor e da ansiedade, o ciclo de dor-ansiedade deve ser interrompido. As medidas de alívio da dor devem ser usadas antes que ela se torne intensa. É importante explicar a todos os clientes que o alívio ou o controle da dor é mais bem-sucedido se essas medidas forem adotadas antes que a dor se torne insuportável.

## Estratégias de manejo da dor

No passado, a redução da dor a um nível "suportável" era considerada uma meta do manejo da dor. Entretanto, mesmo os clientes que referem que o alívio da sua dor é adequado costumam se queixar de alterações do sono e desconforto acentuado em razão da dor. Em vista dos efeitos deletérios da dor e do seu manejo inadequado, a meta de dor suportável foi substituída pela meta de aliviar a dor. As estratégias de manejo da dor incluem medidas farmacológicas e não farmacológicas. Essas abordagens são selecionadas com base nas necessidades e nas metas de cada cliente. Os analgésicos apropriados são administrados conforme a prescrição, e não considerados como último recurso, utilizado apenas quando as outras medidas de alívio da dor falharam. Conforme já ressaltado, qualquer intervenção é mais bem sucedida se for iniciada antes da sensibilização à dor, e o êxito costuma ser maior se várias intervenções forem realizadas simultaneamente.

### Intervenções farmacológicas

O manejo farmacológico da dor é realizado em colaboração e comunicação entre os profissionais de saúde, clientes e familiares. O médico prescreve fármacos específicos para dor e a enfermeira pode instalar um acesso IV para administrar analgésicos. Alternativamente, um anestesiologista pode instalar um cateter epidural para administrar tais analgésicos. Contudo, a enfermeira é quem mantém a analgesia, avalia sua eficácia e relata se a intervenção é ineficaz ou causa efeitos colaterais.

Existem três classes gerais de analgésicos: opioides, anti-inflamatórios não esteroides (AINE) e anestésicos locais. Esses fármacos atuam por mecanismos diferentes. Outros fármacos adjuvantes, como antidepressivos e anticonvulsivantes, também podem ser utilizados.

#### *Analgésicos opioides*

Os objetivos de administrar opioides são aliviar a dor e melhorar a qualidade de vida. Portanto, a via de administração, a dose e a frequência de doses são determinadas individualmente. Entre os fatores considerados para determinar a via de administração, a dose e a frequência da medicação estão as características da dor (p. ex., sua duração e intensidade esperada), o estado geral do cliente, sua resposta aos analgésicos e sua queixa de dor. Os opioides podem ser administrados por várias vias: oral, IV, subcutânea, intraespinal, intranasal, retal e transdérmica. Embora a via oral geralmente seja preferida para administrar esses fármacos, os opioides orais precisam ser administrados a intervalos adequados e em altas doses para que sejam eficazes. Os analgésicos opioides administrados por via oral podem fornecer níveis séricos mais estáveis que os administrados por via intramuscular.

Se o cliente necessita de analgésicos opioides em casa, o médico deve considerar a possibilidade de ele e seus familiares os administrem conforme a prescrição ainda nos estágios de planejamento, e deve também adotar medidas para assegurar que os fármacos necessários estejam disponíveis ao cliente. Muitas farmácias, principalmente as que se localizam em áreas rurais ou bairros pobres, podem relutar em estocar grandes quantidades de opioides. Por essa razão, devem ser tomadas antecipadamente medidas para assegurar o fornecimento desses fármacos vendidos sob prescrição.

#### Efeitos colaterais

Com a administração de opioides por qualquer via, os efeitos colaterais devem ser considerados e esperados. Os médicos que tomam medidas para atenuar os efeitos colaterais aumentam as chances de que o cliente sinta um alívio adequado da dor sem interromper o tratamento para controle estes efeitos.

**Depressão respiratória e sedação.** A depressão respiratória é o efeito adverso mais grave dos analgésicos opioides administrados por via intravenosa, subcutânea ou epidural. Mas essa complicação é relativamente rara, pois as doses administradas por essas vias são pequenas e a tolerância aos efeitos depressores respiratórios é maior se forem aumentadas lentamente. O risco de depressão respiratória aumenta com a idade e o uso simultâneo de outros opioides ou depressores do SNC. O risco de ocorrer essa complicação também aumenta quando o cateter epidural é colocado na região torácica ou quando a pressão intra-abdominal ou intratorácica está elevada.

Os clientes que usam opioides por qualquer via devem ser avaliados frequentemente para detectar alterações da função respiratória. As alterações específicas que devem ser percebidas são respirações superficiais e redução da frequência respiratória. Apesar dos riscos associados ao seu uso, os opioides IV e epidurais são considerados seguros, e os riscos associados à infusão epidural não são maiores que os relacionados com a infusão IV ou outras vias sistêmicas de administração. A sedação, que pode ocorrer com qualquer técnica de administração de opioides, é provável quando as doses destes fármacos são aumentadas. Entretanto, os clientes em pouco tempo costumam desenvolver certa tolerância, e em poucos dias não ficam mais sedados pela dose que inicialmente causava sedação. A ampliação do intervalo entre as doses ou a sua redução temporária (conforme a prescrição) geralmente evita a ocorrência de sedação profunda. Os clientes sob risco de sedação devem ser cuidadosamente monitorados para detectar alterações da função respiratória. Os clientes também estão sujeitos ao risco de ter problemas associados à sedação e à imobilidade. A enfermeira deve adotar medidas para evitar problemas como úlceras por pressão.

**Náuseas e vômitos.** As náuseas e vômitos são frequentes com o uso de opioides. Em geral, esses efeitos ocorrem algumas horas após a injeção inicial. Principalmente no período pós-operatório, os clientes podem não relatar à enfermeira que têm náuseas, especialmente se não forem intensas. Contudo, os clientes tratados com opioides devem ser avaliados quanto à presença de náuseas e vômitos, que podem ser desencadeados por mudança de posição e podem ser evitados instruindo-os a mudar de posição lentamente. A hidratação adequada e a administração dos antieméticos também podem reduzir a incidência de náuseas. Em geral, as náuseas e os vômitos induzidos pelos opioides regridem após alguns dias.

**Constipação intestinal.** A constipação intestinal é um efeito colateral comum do uso de opioides e pode ser tão grave que o cliente se veja forçado a escolher entre o alívio da dor e a melhora da constipação intestinal. Essa condição pode ocorrer nos clientes pós-operatórios e nos que usam doses altas de opioides para dor causada pelo câncer. A prevenção da constipação intestinal deve ser uma das principais prioridades em todos os clientes tratados com opioides, e é necessário adotar um programa de treinamento intestinal eficaz. Sempre que os clientes usam opioides, devem iniciar simultaneamente um regime de condicionamento intestinal. A tolerância a esse efeito colateral não existe. Na verdade, a constipação intestinal persiste, mesmo que os opioides sejam usados por períodos longos.

Várias medidas ajudam a evitar e tratar a constipação intestinal induzida pelos opioides. Os laxantes suaves e a ingestão abundante de fibras e líquidos podem ser eficazes no manejo da constipação intestinal branda. A menos que estejam contraindicados, um laxante suave e um emoliente fecal devem ser administrados regularmente. Contudo, a persistência da constipação intestinal intensa geralmente exige a administração de um agente catártico estimulante, inclusive derivados da sena ou bisacodil.

**Prurido e retenção urinária.** Quando questionados quanto à existência de alergias aos fármacos, os clientes que já foram hospitalizados (principalmente para procedimentos cirúrgicos) podem referir que são "alérgicos" à morfina. Esse relato deve ser cuidadosamente investigado. Em geral, essa alergia é descrita como prurido simples. Prurido é um efeito colateral frequente dos opioides administrados por qualquer via, mas não é uma reação alérgica. Esse efeito colateral pode ser aliviado pela administração de anti-histamínicos. Os opioides administrados por via epidural também podem causar retenção urinária. O cliente deve ser monitorado e pode necessitar de cateterização vesical. Doses pequenas de naloxona podem ser prescritas para atenuar esses problemas nos clientes que usam opioides epidurais para atenuar a dor pós-operatória aguda.

### Alívio inadequado da dor

Um fator comumente associado ao alívio ineficaz da dor é uma dose insuficiente dos opioides. Isso é mais provável quando o cuidador subestima a dor do cliente ou não leva em consideração as diferenças de absorção e ação após uma alteração na via de administração (Boxe 7.5). Consequentemente, o cliente recebe doses muito pequenas para que sejam eficazes, e possivelmente em intervalos muito longos para aliviar a dor. Por exemplo, se a administração do opioide for alterada de IV para oral, a dose oral deve ser praticamente três vezes maior que a usada por via parenteral para proporcionar alívio da dor. Em razão das diferenças individuais na absorção dos opioides administrados por via oral, os clientes devem ser avaliados cuidadosamente de forma a assegurar que a dor seja aliviada.

---

**BOXE 7.5 Ética e questões relacionadas.**

#### Manejo inadequado da dor

**Situação**
Ao assumir o cuidado de clientes de minorias étnicas ou durante a troca de plantão de um colega específico, você geralmente percebe que estes clientes estão sentindo muita dor. Suas observações não sistemáticas levaram-na a concluir que eles receberam apenas uma pequena fração da analgesia que lhes foi prescrita. Você ouviu uma das suas colegas de enfermagem dizer que os indivíduos de certos grupos étnicos não têm "qualquer tolerância à dor" e que "apenas buscam obter drogas".

**Dilema**
Os preconceitos raciais são difíceis de lidar e modificar. A confrontação dessa sua colega pode não alterar seu comportamento, mas certamente romperá as relações de trabalho em sua unidade. Seria mais fácil buscar outra saída. Por outro lado, você acredita que a referida enfermeira esteja prestando cuidados inadequados e pouco éticos a determinados clientes, colocando-os sob maior risco de complicações pós-operatórias.

**Discussão**
- Que informação você precisaria reunir antes de agir?
- Com quem você poderia buscar orientação?
- Os dois aspectos desse dilema são igualmente importantes?

A Tabela 7.2 descreve os opioides e as doses equivalentes às da morfina. A Tabela 7.3 é uma tabela equianalgésica que os médicos podem usar antes de alterar as vias de administração (p. ex., de um fármaco IV para oral em preparação para a alta do cliente). Essas tabelas servem apenas como guias gerais. As doses citadas não são necessariamente as mais apropriadas para todos os clientes. Contudo, elas fornecem informações sobre equivalência.

Após administrar a primeira dose de um opioide, a enfermeira deve fazer uma avaliação completa da dor de forma a determinar a eficácia desta dose. É importante anotar dados como hora, data, nível de dor do cliente (escala de 0 a 10) e analgésico administrado, além de outras medidas para aliviar a dor, efeitos colaterais e nível de atividade do cliente. Se a dor não for aliviada em meia hora (ou antes, se for usada a via IV) e o cliente está razoavelmente lúcido e tem função respiratória, pressão arterial e frequência de pulso satisfatórias, torna-se necessária alguma alteração na analgesia. Em geral, não é necessário recalcular as doses antes de substituir uma marca comercial de um analgésico por outra marca do mesmo fármaco, com exceção da morfina oral de liberação prolongada. Embora os fármacos de liberação prolongada sejam fornecidos na mesma preparação posológica e contenham o mesmo princípio ativo, eles não são considerados terapeuticamente equivalentes porque usam diferentes mecanismos de liberação. Os clientes que precisam mudar de marca devem ser monitorados cuidadosamente para evitar superdosagem e alívio inadequado da dor.

Em vista do temor de causar drogadição ou depressão respiratória, os médicos tendem a prescrever e administrar doses inadequadas dos opioides para tratar dor aguda ou persistente, principalmente aos clientes com doenças terminais. Entretanto, mesmo a administração prolongada dos opioides está associada a uma incidência extremamente baixa de drogadição (menos de 1%). Fatores genéticos desempenham um papel importante nas respostas variáveis aos AINE e aos opioides observadas nos clientes. Aparentemente, a prevalência dos problemas de metabolismo dos fármacos é maior nos caucasianos e nos norte-americanos de ascendência asiática, quando comparados aos afro-americanos. A variação genética mais **extensivamente** estudada no que se refere à dor dos seres humanos refere-se ao metabolismo da codeína. O metabolismo desse fármaco depende de atividades geneticamente controladas para absorção, distribuição, inativação e excreção. Nos estudos sobre dor experimental ou clínica, vários polimorfismos (proteínas do DNA com alelos variantes) resultavam em metabolismo reduzido e eficácia analgésica menor, além de causar alterações na absorção, distribuição e eliminação dos fármacos (Miaskowski, 2009).

### *Alerta de enfermagem*
*As tabelas de conversão para os sistemas transdérmicos só devem ser usadas para determinar a dose inicial de fentanila ou da buprenorfina transdérmica quando os clientes substituem a morfina oral pela via transdérmica de administração (e vice-versa). Se essas tabelas forem utilizadas incorretamente para determinar as doses de morfina oral dos clientes que estavam utilizando fentanila ou buprenorfina transdérmica, muitos clientes não obtêm analgesia satisfatória e precisarão de aumento das doses dos opioides para controlar os episódios de dor recorrente.*

## Uso dos opioides em condições especiais e com outros fármacos

Alguns fatores podem afetar a segurança e a eficácia da administração de opioides. Os analgésicos opioides são metabolizados principalmente pelo fígado e excretados pelos rins. Por essa razão, o metabolismo e a excreção dos analgésicos ficam prejudicados nos clientes com doença hepática ou renal, aumentando o risco de efeitos tóxicos ou cumulativos. Além disso, a normeperidina (um metabólito da meperidina) pode acumular-se rápida ou inesperadamente em níveis tóxicos. Tal fenômeno é mais provável nos clientes com disfunção renal e pode causar convulsões nos indivíduos suscetíveis. Muitas instituições deixaram de estocar meperidina em razão dos riscos associados ao metabólito normeperidina e porque a maioria dos médicos não prescreve doses suficientemente altas para ter eficácia.

Os clientes com hipotireoidismo não tratado são mais vulneráveis aos efeitos analgésicos e aos efeitos colaterais dos opioides. Por outro lado, os clientes com hipertireoidismo podem necessitar de doses mais altas para obter alívio da dor. Os clientes com reserva respiratória reduzida por alguma doença ou pelo envelhecimento podem ser mais vulneráveis aos efeitos depressores dos opioides e devem ser cuidadosamente monitorados quanto à ocorrência de depressão respiratória.

Os clientes desidratados correm maior risco de efeitos hipotensores dos opioides. Os clientes que apresentam hipotensão após a administração de um opioide devem ser mantidos em decúbito e reidratados, a menos que haja contraindicação. Os clientes desidratados também estão mais sujeitos a náuseas e vômitos quando usam opioides. Em geral, a reidratação alivia esses sinais e sintomas.

Os clientes que usam determinados fármacos (p. ex., inibidores de monoamina oxidase, fenotiazinas ou antidepressivos tricíclicos) podem ter respostas exageradas aos efeitos depressores dos opioides. Os clientes que se tratam com esses fármacos devem receber doses pequenas de opioides e ser monitorados cuidadosamente. Nesses casos, a persistência da dor indica que não foi alcançado um nível terapêutico de analgesia. Os clientes devem ser monitorados quanto à ocorrência de sedação, mesmo que não tenham obtido um efeito analgésico.

### Tolerância e drogadição

Assim como não existem doses máximas seguras dos opioides, não há um nível sérico terapêutico facilmente mensurável. A dose máxima segura e o nível sérico terapêutico são relativos e individuais.

**Tolerância.** A **tolerância** (necessidade de usar doses crescentes de opioides para obter o mesmo efeito terapêutico) ocorre em quase todos os clientes que usam opioides por períodos longos. Os clientes que necessitam de opioides por períodos mais longos, especialmente os que têm câncer, requerem doses crescentes para aliviar a dor embora, após as primeiras semanas de tratamento, as doses progressivamente crescentes não mais sejam necessárias e o cliente consiga utilizar doses de manutenção estáveis. Os clientes que se tornam tolerantes aos efeitos analgésicos da morfina em doses altas podem obter alívio da dor quando a substituem por outro opioide. Os sintomas de dependência física podem ocorrer quando os opioides

**Tabela 7.2** Alguns analgésicos opioides utilizados comumente para dor moderada a intensa em adultos.

| Nome | Dose inicial (miligramas) Dor moderada | Dor intensa | Comentários | Precauções e contraindicações |
|---|---|---|---|---|
| Morfina | - | 30 a 60 (oral); 10 (parenteral) | Agonista dos receptores opioides específicos do SNC, que produzem analgesia, euforia e sedação | Utilizar com cautela, principalmente nos idosos, clientes com doenças graves e indivíduos com disfunção respiratória. Os riscos principais são depressão respiratória, apneia, depressão circulatória, parada respiratória, choque e parada cardíaca. Verificar se há história de hipersensibilidade aos opioides. Monitorar atentamente os clientes. Quando prescritas nas doses corretas, as preparações orais são eficazes no alívio da dor moderada a intensa |
| Codeína | 15 a 30 (oral) | 60 (oral), até 360/24 h | Agonista dos receptores opioides específicos do SNC, que produzem analgesia, euforia e sedação. Também tem ação antitessígena. 10% das pessoas não têm a enzima necessária para tornar a codeína ativa. A codeína provoca mais náuseas e constipação intestinal por unidade de analgesia do que outros opioides agonistas do receptor mu. | Muitas preparações de codeína e outros opioides desta tabela são combinações com analgésicos não opioides. É preciso cautela nos clientes com depressão ventilatória, asma brônquica, hipertensão intracraniana ou disfunção hepática, e nos clientes idosos e muito debilitados |
| Oxicodona | 5 (oral) | 10 a 20 (oral) | Agonista dos receptores opioides específicos do SNC, que produzem analgesia, euforia e sedação | Deve ser usada com cautela nos clientes com depressão ventilatória, asma brônquica, hipertensão intracraniana ou disfunção hepática, e nos clientes idosos e muito debilitados |
| Meperidina | 50 (oral) | 300 (oral); 75 (parenteral) | Agonista em receptores opioides específicos do SNC, que produzem analgesia, euforia e sedação. Ação mais curta que a da morfina. A merepidina é biotransformada em normeperidina, um metabólito tóxico | A normeperidina – um metabólito tóxico da meperidina – acumula-se com a administração de doses repetidas e causa excitação do SNC. Risco alto de convulsões. Deve ser evitada nos clientes com disfunção renal em tratamento com inibidores da MAO. Causa irritação dos tecidos quando são aplicadas injeções intramusculares repetidas. O uso crônico deve ser evitado. Não deve ser usada por mais de um ou dois dias |
| Propoxifeno | 65 a 130 (oral) | - | Analgésico fraco. Atua como agonista nos receptores opioides específicos do SNC e causa analgesia, euforia e sedação. Muitas preparações incluem analgésicos não opioides. É biotransformado em metabólitos potencialmente tóxicos (norpropoxifeno) | A acumulação do propoxifeno e seus metabólitos tóxicos ocorre com a administração repetida. A *superdosagem* é complicada por convulsões. O propoxifeno não é recomendado para adultos idosos ou clientes com disfunção renal |
| Hidrocodona | 5 a 10 (oral) | - | - | A maioria das preparações contém analgésicos não opioides |
| Tramadol | 50 a 100 (oral) | - | Mecanismo de ação singular. A analgesia resulta do efeito sinérgico por dois mecanismos. A dose máxima é de 400 mg/dia | Os efeitos colaterais mais comuns são tontura, náuseas, constipação intestinal e sonolência. Reduz o limiar convulsivo. |

SNC = sistema nervoso central; MAO = monoamina oxidase.
Adaptada da American Pain Society (2008). *Principles of analgesic use in the treatment of acute pain and chronic cancer pain* (6th ed.). Skokie, IL; e Karch, A. M. (2008). *Focus on nursing pharmacology*. Philadelphia: Lippincott Williams & Wilkins.

**Tabela 7.3** Doses equivalentes aproximadas dos opioides (National Cancer Institute, 2009).[a]

| Fármaco | Dose oral (mg) | Dose parenteral[b] |
|---|---|---|
| Morfina[c] | 30 | 10 mg |
| Codeína[d] | 200 | 100 mg |
| Fentanila[e,f] | ND | 100 μg |
| Hidrocodona | 30 a 45 | ND |
| Hidromorfona | 8 | 2 mg |
| Levorfanol | 4 | 2 mg |
| Metadona[g,h] | A taxa de conversão da metadona é variável. | |
| Oxicodona | 20 a 30 | 10 a 15 mg |
| Oximorfona | 10 | 1 mg |

IV = intravenosa; ND = não disponível.
[a]As tabelas publicadas variam quanto às doses sugeridas que são equianalgésicas à morfina. Algumas dessas doses estão baseadas em consenso clínico, não em experiências bem controladas. A resposta clínica é o critério que tem de ser aplicado para cada cliente. A dose deve ser titulada de acordo com a resposta clínica. Como não existe tolerância cruzada completa entre esses fármacos, geralmente é necessário usar uma dose equianalgésica menor quando se substituem fármacos, e as doses devem ser tituladas novamente de acordo com a resposta.
[b]A posologia parenteral inclui a administração por vias IV e subcutânea. O início e a duração do efeito podem variar ligeiramente entre essas vias de administração. Entretanto, as doses são praticamente iguais. A via intramuscular não é recomendada em razão das variações na captação do fármaco e da dor provocada pela injeção.
[c]Cuidado: com morfina, hidromorfona e oximorfona, a administração retal é uma via alternativa para clientes que não conseguem tolerar fármacos orais. As doses equianalgésicas podem diferir entre as vias oral e parenteral, em razão das diferenças farmacocinéticas. Nota: normalmente, um opioide de ação curta deve ser usado como tratamento inicial da dor moderada a intensa.
[d]Cuidado: as doses de ácido acetilsalicílico e paracetamol das combinações de opioides/AINE devem ser ajustadas com base no peso corporal do cliente.
[e]Cuidado: a fentanila transdérmica é uma alternativa. A dose da fentanila transdérmica não é calculada como equianalgésica de uma única dose de morfina, mas sim com base na dose de opioide usado nas 24 h. Veja como calcular as doses na bula do produto. A fentanila transdérmica não deve ser usada nos clientes que ainda não usaram opioides.
[f]Também existem preparações transmucosa e bucal de fentanila, indicadas para tratar a dor refratária, embora não sejam bioequivalentes. A titulação dessas duas preparações deve ser realizada gradativamente. Nenhuma delas deve ser usada nos clientes que nunca utilizaram opioides.
[g]Cuidado: a metadona é muito mais potente do que está indicado na literatura publicada mais antiga. Em média, a metadona é dez vezes mais potente que a morfina. Contudo, sua potência comparativa com a morfina não é linear. Quando a morfina em doses mais baixas (p. ex., 30 a 60 mg/dia, via oral) é substituída por metadona, a potência pode ser três a cinco vezes maior. Quando substitui a morfina em doses altas (p. ex., > 300 mg/dia, via oral), a potência pode ser doze vezes maior, ou ainda mais.
[h]Cuidado: a razão entre as doses oral e IV de metadona não está bem estabelecida. A via IV raramente é utilizada, exceto nos centros de oncologia com serviços de dor com experiência no uso de metadona parenteral. O uso IV da metadona combinada com clorobutanol está associado ao prolongamento do intervalo QTc. A administração subcutânea pode causar irritação.
Segundo a American Cancer Society. Pain Management Pocket Tool. Disponível em www.cancer.org/docroot/PRO/content/PRO_1_1_Pain_Management_Pocket_Tool.asp. Fonte: www/cancer.gov/cancertopics/pdq/supportivecare/pain/HealthProfessional/Table 3.

são interrompidos. Em geral, a dependência ocorre com a tolerância aos opioides e não significa drogadição. Essa é uma resposta fisiológica esperada, que ocorre em todos os clientes expostos de modo contínuo aos opioides (Trescot, Helm, Hansen et al., 2008).

### Alerta de enfermagem
*Quando se utiliza incorretamente uma tabela ou equação de conversão para calcular a dose de morfina, existe o risco de superdosagem. Se um cliente precisar substituir o fentanila ou a buprenorfina transdérmica por morfina oral ou IV (p. ex., antes de um procedimento cirúrgico), o adesivo deve ser retirado e a morfina IV deve ser administrada conforme a necessidade. Antes de aplicar um adesivo novo, o cliente deve ser cuidadosamente examinado para verificar se tem algum adesivo antigo esquecido, que deve ser retirado e descartado. Os adesivos devem ser substituídos a cada 72 h.*

### Alerta de enfermagem
*Ainda que os clientes possam necessitar de níveis crescentes dos opioides, eles não são drogadictos. Em geral, a tolerância física ocorre sem drogadição. A tolerância aos opioides é comum e torna-se um problema principalmente em termos de fornecimento ou administração do fármaco. Por outro lado, a drogadição é rara e não deve ser a preocupação principal das enfermeiras que cuidam de clientes com dor.*

**Drogadição.** A **drogadição** é um padrão comportamental de uso de substância, que se caracteriza por uma compulsão de usar a substância (álcool ou droga), principalmente para usufruir dos seus efeitos psíquicos. O temor de que os clientes tornem-se drogadictos ou dependentes dos opioides tem contribuído para o tratamento inadequado da dor. Esse temor é expresso comumente pelos profissionais de saúde e também pelos clientes e pode ser atribuído à falta de conhecimento sobre o risco baixo de drogadição.

A drogadição após a administração de opioides com finalidade terapêutica é insignificante, tanto que não deve ser considerada quando se cuida de clientes com dor. Por essa razão, os clientes e os profissionais de saúde devem ser desestimulados a suspender os analgésicos opioides por medo de drogadição.

Hoje em dia, mais de vinte milhões de norte-americanos enfrentam problemas causados pelo abuso de substâncias psicoativas. Deste modo, é provável que as enfermeiras que atuam em serviços de urgência/emergência encontrem clientes com história de drogadição em busca de alívio para dores agudas ou crônicas. Quando cuidam de clientes com história conhecida de drogadição, as enfermeiras devem considerar que todos têm direito de receber tratamento para dor. Nenhuma fórmula foi estabelecida para o tratamento com opioides dos clientes com história de drogadição. Entretanto, o uso dos AINE é recomendado como medida inicial e, quando os opioides são necessários, é preferível usar fármacos de ação longa, com apoio de uma equipe multiprofissional (Morgan e White, 2009). Se forem prescritas, as doses dos opioides devem ser reduzidas lentamente para evitar sintomas de abstinência (Trescot et al., 2008). As terapias complementares também são recomendados e estão descritos nas seções subsequentes deste capítulo.

> **Alerta de enfermagem**
> *Os clientes hospitalizados por doenças agudas, com história de abuso de drogas e em tratamento de manutenção com metadona (TMM), devem ter a dose de metadona mantida ou receber uma dose equivalente de opioide para evitar desejo compulsivo. A instituição que administra o tratamento com metadona ao cliente também deve ser consultada. Os opioides são prescritos sem levar em consideração a dose de metadona, e as doses precisam ser maiores que as prescritas aos clientes que nunca usaram opioides (Pillet e Eschiti, 2008).*

## Anti-inflamatórios não esteroides

Aparentemente, os anti-inflamatórios não esteroides (AINE) reduzem a dor porque inibem a ciclo-oxigenase (COX), enzima necessária à síntese das prostaglandinas (que parecem aumentar a sensibilidade dos receptores da dor) pelos tecidos inflamados ou traumatizados. Existem dois tipos de COX: COX-1 e COX-2.

A COX-1 medeia a formação das prostaglandinas envolvidas na manutenção das funções fisiológicas, inclusive agregação plaquetária, que evita isquemia e promove a integridade das mucosas. A inibição dessa enzima causa úlcera e sangramento gástricos e lesão renal.

A COX-2 medeia a formação das prostaglandinas responsáveis por dor, inflamação e febre. Por essa razão, a inibição dessa enzima é desejável. O celecoxibe é um exemplo de inibidor da COX-2. Há evidências de que os inibidores da COX-2 aumentem o risco cardiovascular. Outro AINE é o ibuprofeno, que bloqueia a COX-1 e a COX-2. Esse fármaco é eficaz para aliviar dor leve a moderadas e a incidência de efeitos adversos é pequena. O ácido acetilsalicílico, o mais antigo de todos os AINE, também bloqueia a COX-1 e a COX-2. Contudo, como causa efeitos colaterais graves e frequentes, o fármaco não costuma ser usado para dor aguda ou persistente significativa.

Os AINE são muito úteis para tratar doenças artríticas e podem ser especialmente potentes no tratamento da dor óssea associada ao câncer. Esses fármacos têm sido combinados eficazmente com opioides para tratar dor pós-operatória e outros tipos de dor intensa. O uso dos AINE, combinado aos opioides, alivia a dor mais efetivamente do que quando estes últimos são utilizados isoladamente. Nesses casos, os clientes podem obter alívio da dor com doses menores de opioides e com menos efeitos colaterais. Um esquema de tratamento com AINE em doses fixas e horários preestabelecidos (p. ex., a cada 4 h) e um opioide em doses variáveis administradas separadamente pode ser eficaz para aliviar dor moderada a intensa associadas ao câncer. Nos casos de dor mais intensa, a dose do opioide também é fixa, com doses adicionais variáveis administradas conforme a necessidade para tratar o agravamento súbito da dor, apesar da administração dos analgésicos apropriados. A maioria dos clientes tolera bem os AINE. Todavia, os indivíduos com comprometimento da função renal precisam de doses menores e têm de ser monitorados atentamente por causa dos efeitos colaterais. Os clientes que usam esses fármacos apresentam equimoses provocadas pelo mais leve traumatismo, porque eles têm alguma ação anticoagulante. Além disso, os AINE podem deslocar outros fármacos (inclusive varfarina) das proteínas séricas, acentuando seus efeitos. As doses altas ou o uso prolongado podem irritar o estômago e, em alguns casos, também geram sangramento GI. Por essa razão, é necessário monitorar a ocorrência de sangramento GI e devem ser prescritos fármacos que protejam a mucosa gástrica para evitar tal complicação (Goldstein, Howard, Walton et al., 2006).

## Anestésicos locais

Os anestésicos locais bloqueiam a condução neural quando aplicados diretamente nas fibras nervosas. Esses fármacos podem ser aplicados diretamente na área lesada (p. ex., *spray* de anestésico tópico para queimadura solar) ou nas fibras nervosas por injeção ou durante o procedimento cirúrgico. Os anestésicos locais também podem ser administrados por um cateter epidural (ver descrição subsequente sobre administração intraespinal e epidural).

Os anestésicos locais têm sido utilizados com sucesso para reduzir a dor associada às cirurgias torácicas ou abdominais superiores quando são injetados pelo cirurgião nos espaços intercostais. Os anestésicos locais são rapidamente absorvidos para a corrente sanguínea, resultando em níveis mais baixos disponíveis na área operada ou lesada e aumento da concentração do anestésico no sangue; isto aumenta o risco de ocorrerem efeitos tóxicos. Por essa razão, um agente vasoconstrictor (p. ex., epinefrina ou fenilefrina) é acrescentado ao anestésico para reduzir sua absorção sistêmica e manter sua concentração na área operada ou lesada.

Um anestésico tópico conhecido como *mistura eutética* (emulsão de anestésicos locais), ou creme EMLA, tem sido eficaz para evitar a dor associada aos procedimentos invasivos como punção lombar ou inserção de acessos IV. De forma a garantir sua eficácia, o EMLA deve ser aplicado, na área, entre 60 e 90 min antes do procedimento.

O adesivo de lidocaína a 5% atua localmente nos nervos lesados responsáveis pela geração dos impulsos dolorosos e foi aprovado para uso limitado. O adesivo fornece níveis suficientes de lidocaína para produzir efeito anestésico, mas insuficientes para causar bloqueio sensorial total na área onde é aplicado. Portanto, a margem de segurança é ampla. A dose recomendada é de um a três adesivos aplicados de cada vez sobre a área afetada a cada 12 h.

## Antidepressivos e anticonvulsivantes

A dor de origem neurológica (p. ex., causalgia [sensação de queimação intensa e hipersensibilidade a mais leve vibração ou toque], a compressão tumoral de um nervo ou a neuralgia pósherpética) é difícil de ser tratada e, em geral, não melhora com o uso de opioides. Quando essas síndromes neurológicas são acompanhadas de disestesia (dor com sensação de queimação ou pontadas), elas podem melhorar com antidepressivos tricíclicos ou anticonvulsivantes. Quando indicados, antidepressivos tricíclicos, como amitriptilina ou imipramina, são prescritos em doses consideravelmente menores que as usadas geralmente para tratar depressão. Os clientes devem saber que o efeito terapêutico pode demorar até três semanas após o início do tratamento. Anticonvulsivantes, como a fenitoína ou a carbamazepina, também são utilizados em doses menores que as prescritas para tratar distúrbios convulsivos. Como os médicos podem prescrever diferentes fármacos, as enfermeiras devem estar familiarizadas com seus efeitos colaterais e orientar os clientes e seus familiares de maneira que possam reconhecê-los.

## Abordagens para utilização dos analgésicos

A enfermeira deve obter a história dos fármacos usados pelo cliente (p. ex., uso atual, habitual ou recente de fármacos vendidos com ou sem prescrição, fitoterápicos) e a história dos problemas de saúde e alergias. Alguns fármacos ou doenças podem afetar a eficácia dos analgésicos ou seu metabolismo e sua excreção. A Tabela 7.4 descreve as interações adversas dos fitoterápicos ou dos alimentos com os analgésicos. Antes de administrar analgésicos, a enfermeira deve avaliar a intensidade da dor do cliente, inclusive a intensidade da dor que sente no momento, bem como os efeitos colaterais dos fármacos usados. Os fármacos são mais eficazes quando o intervalo entre as doses é individualizado de forma a atender às necessidades de cada cliente. A única forma segura e eficaz de administrar analgésicos é pedindo ao cliente que gradue a dor e observe a resposta aos fármacos administrados.

**Tabela 7.4** Interações adversas das preparações fitoterápicas ou dos alimentos com os analgésicos.

| Analgésico | Fitoterápico, suplemento ou alimento | Interação potencial |
|---|---|---|
| AINE | Mirtilo (*Vaccinium myrtillus*) | Pode causar sangramento se for ingerido com anticoagulantes e outros agentes antiplaquetários; utilize com cautela se o cliente estiver usando doses medicinais |
| | Condroitina | Não administrar com anticoagulantes; pode agravar sangramento |
| | Camomila, matricária (*Matricaria recutita*) | Os anticoagulantes podem potencializar o efeito; administrar com cautela se forem usados simultaneamente |
| | Angélica (*Angelica sinensis*) | Pode prolongar o tempo de sangramento se for usada com varfarina e outros anticoagulantes |
| | Feno-grego (*Trigonella foenum-graecum*) | Pode potencializar os efeitos dos anticoagulantes |
| | Tanaceto (*Tanacetum parthenium*) | Pode aumentar o sangramento; utilizar com cautela com anticoagulantes |
| | Alho (*Allium sativum*) | Pode aumentar o sangramento; utilizar com cautela com anticoagulantes |
| | Gengibre (*Zingiber officinale*) | Pode aumentar o sangramento; utilizar com cautela com anticoagulantes |
| | Melatonina (N-acetil-5-metoxitriptamina) | AINE e antidepressivos depletam melatonina |
| | Ipê-roxo ou pau-d'arco (*Tabebuia impetiginosa; T. ipe*) | Pode potencializar os efeitos dos anticoagulantes; evitar o uso simultâneo |
| | Trevo-vermelho (*Trifolium pratense*) | Pode aumentar o sangramento; utilizar com cautela com anticoagulantes e antiplaquetários |
| | Açafrão-da-terra ou cúrcuma (*Curcuma longa*) | Evite usar grandes quantidades com anticoagulantes e AINE; pode potencializar o efeito hemorrágico |
| | Salgueiro (*Salix spp.*) | Utilizar com cautela com AINE; pode aumentar a probabilidade de irritação e sangramento gastrintestinais em consequência dos taninos presentes |
| *Ibuprofeno* | Hipérico (*Hypericum perforatum*) | O tempo médio de permanência do ibuprofeno na corrente sanguínea pode ser reduzido quando é usado simultaneamente com hipérico |
| *Paracetamol* | Agrião | Pode inibir a via oxidativa do metabolismo do paracetamol |
| *Ácido acetilsalicílico* | Ginkgo biloba | Pode aumentar tendências hemorrágicas; os clientes que usam ácido acetilsalicílico devem evitar o uso simultâneo de *Ginkgo biloba* |
| | Sálvia (*Salvia miltiorrhiza*) | Evitar o uso simultâneo com sedativos, varfarina e ácido acetilsalicílico |
| Opioides (sedativos) | Kava-kava (*Piper methysticum*) | Pode potencializar a ação do álcool etílico, de barbitúricos e antidepressivos |
| | Salsaparrilha (*Smilax spp.*) | Pode aumentar a eliminação dos sedativos |
| | Valeriana (*Valeriana officinalis*) | Pode intensificar os efeitos dos sedativos |
| Alfentanila; fentanila; sufentanila | Toronja (*grapefruit*) | Inibe o citocromo CYP3A4 e a glicoproteína P; usada com fármacos que são metabolizados por CYP3A4 ou via glicoproteína P, pode aumentar a concentração e causar efeitos adversos |
| | Hipérico (*Hypericum perforatum*) | Pode aumentar ou reduzir a atividade da P-450 cíclica; pode afetar os fármacos metabolizados por esta via |

De *Drug interactions facts™: Herbal supplements and food*. (2008). St. Louis: Wolters Kluwer Health/Facts and Comparisons; e Kuhn, M. & Winston, D. (2008). *Herbal therapy & supplements: A scientific and traditional approach*. Philadelphia: Wolters Kluwer Health/Lippincott Williams & Wilkins.

## Analgesia balanceada

As intervenções farmacológicas são mais eficazes quando se utiliza uma abordagem de analgesia multimodal ou balanceada. O termo **analgesia balanceada** refere-se ao uso simultâneo de mais de um tipo de analgesia para obter alívio mais acentuado da dor com menos efeitos colaterais. A administração simultânea de dois ou mais fármacos maximiza o alívio da dor e, ao mesmo tempo, atenua os efeitos potencialmente tóxicos de cada fármaco. Quando um fármaco é administrado isoladamente, ele costuma ser usado em dose mais alta para que seja eficaz. Em outras palavras, embora possa ser necessário administrar 15 mg de morfina para aliviar a dor, a dose pode ser reduzida para 8 mg quando a morfina é combinada com 30 mg de cetorolaco (um AINE) para aliviar a mesma dor.

## Abordagem preventiva

Com a abordagem preventiva, os analgésicos são administrados a intervalos preestabelecidos, de modo que os fármacos atuem antes de a dor se agravar e de o nível sérico do opioide diminuir a um patamar subterapêutico. Por exemplo, um cliente usa morfina ou um AINE (p. ex., ibuprofeno) prescrito a cada quatro horas, em vez de esperar até que a dor fique intensa. Quando a dor provavelmente ocorre ao longo de todo o dia ou por uma parte expressiva do intervalo de 24 h, pode-se prescrever um esquema de analgesia regular ao longo do dia. Mesmo que o analgésico seja prescrito conforme a necessidade, ele pode ser administrado antes que o cliente sinta dor intensa, contanto que o intervalo prescrito entre as doses seja respeitado. A abordagem preventiva reduz as oscilações do nível sérico da medicação e proporciona maior alívio da dor com menos efeitos colaterais.

Doses menores dos fármacos são necessárias quando se utiliza a abordagem preventiva, pois a dor não se torna intensa. Por essa razão, a abordagem preventiva pode resultar na administração de menos fármacos ao longo de um período de 24 h, ajudando a evitar tolerância aos analgésicos e atenuando a gravidade dos efeitos colaterais (p. ex., sedação, constipação intestinal). O melhor controle da dor pode ser obtido com a abordagem preventiva, que reduz o tempo durante o qual os clientes sentem dor.

Quando se utiliza a abordagem preventiva, a enfermeira deve avaliar o cliente para detectar sedação antes de administrar a dose seguinte. É perigoso medicar repetidamente o cliente com opioides quando ele está sedado ou sem dor.

## Posologia individualizada

Os médicos podem prescrever opioides de tal forma que a enfermeira determina as doses do fármaco a ser administrado e os intervalos entre as doses, de acordo com sua avaliação do cliente.

A dose e o intervalo entre as doses devem ser baseados nas queixas do cliente, e não em um padrão ou rotina inflexível. Como já foi mencionado, o metabolismo e a absorção dos fármacos são altamente variáveis. Por essa razão, determinada dose de um opioide administrado a intervalos especificados pode ser eficaz para um cliente, mas ineficaz para outro.

Assim como ocorre com a abordagem preventiva já descrita, a enfermeira não deve esperar que o cliente se queixe de dor para então administrar o analgésico. De modo a obter alívio da dor com um analgésico opioide, o nível sérico deste fármaco deve ser mantido na concentração terapêutica mínima (Figura 7.5). Quanto menor o nível sérico do opioide, torna-se mais difícil conseguir alcançar o nível terapêutico com a dose subsequente. Com a utilização da abordagem individualizada, a única forma de assegurar períodos significativos de analgesia é administrando doses suficientemente grandes para promover sedação periódica.

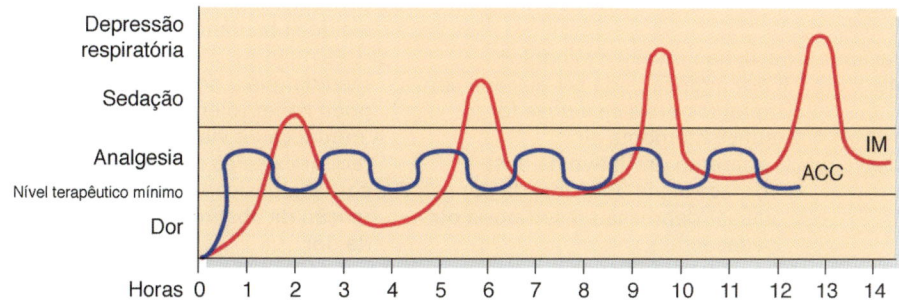

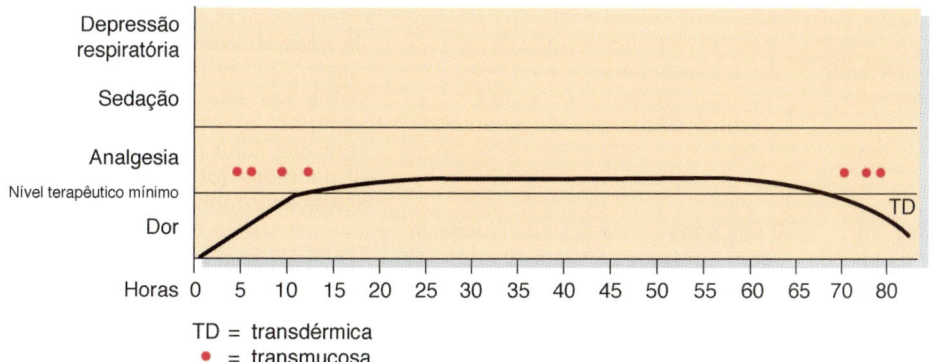

**Figura 7.5** Relação entre tipo de administração da analgesia e nível sérico do analgésico. **Em cima**: intramuscular (IM) e analgesia IV controlada pelo cliente (ACC). **Embaixo**: administrações transdérmica (TD) e transmucosa (•).

## Vias de administração

A via de administração escolhida para um analgésico (Tabela 7.5) depende da condição do cliente e do efeito desejado do fármaco. Os analgésicos podem ser administrados por via parenteral, oral, retal, transdérmica (adesivo), transmucosa, intraespinal ou epidural. Cada via de administração tem vantagens e desvantagens. A via escolhida deve ser baseada nas necessidades do cliente. O Boxe 7.6 descreve o uso seguro da fentanila transdérmica.

### Analgesia controlada pelo cliente

Usada para tratar a dor pós-operatória e também a dor persistente dos clientes em hospitais ou residências, a **analgesia controlada pelo cliente** (ACC) permite que ele controle a administração do seu próprio fármaco de acordo com limites de segurança predeterminados.

A bomba de ACC permite que o cliente autoadministre uma dose predeterminada do fármaco sem riscos, administrando também doses adicionais (doses em *bólus*) no caso de episódios de agravamento da dor ou atividades que a provoquem. A bomba de ACC é controlada eletronicamente por um dispositivo de cronometragem. Quando o cliente sente dor, ele pode administrar pequenas quantidades do fármaco diretamente no cateter IV, subcutâneo ou epidural pressionando um botão. Em seguida, a bomba libera uma dose predefinida do fármaco.

A bomba de ACC também pode ser programada para fornecer uma infusão basal contínua do fármaco (taxa basal), permitindo também que o cliente administre doses adicionais em *bólus* conforme a necessidade. O *timer* pode ser programado para evitar que sejam administradas doses adicionais até que um intervalo especificado tenha transcorrido (tempo bloqueado) e até que a primeira dose tenha tempo para produzir seu efeito

**Tabela 7.5** Vias de administração dos analgésicos.

| Via de administração | Fatores relacionados ao cliente | Vantagens | Desvantagens |
|---|---|---|---|
| Intravenosa | Pode ser usada se o cliente estiver em dieta zero<br>Os efeitos colaterais são náuseas e vômitos | Efeito rápido e confiável; mais confortável; pode ser administrada por injeção ou infusão lenta (p. ex., em um período de 5 ou 10 min); pode ser administrada por infusão contínua com uma bomba. A infusão contínua assegura um nível estável de analgésica durante 24 h | Duração curta; é necessário calcular cuidadosamente a dose administrada<br>Pode causar depressão respiratória |
| Intramuscular | Pode ser usada se o cliente estiver em dieta zero<br>Os efeitos colaterais são náuseas e vômitos | - | Acesso mais lento à corrente sanguínea; metabolismo lento<br>A absorção depende do local escolhido e da quantidade de gordura corporal |
| Subcutânea | Utilizada se o cliente sente dor intensa ou tem rede venosa frágil | Eficaz, conveniente | O volume que pode ser administrado de cada vez no tecido subcutâneo é pequeno |
| Oral | Preferível à administração parenteral se o cliente consegue ingerir | Fácil, não invasiva e indolor<br>A dor intensa pode ser aliviada com opioides orais se a dose for suficientemente alta<br>O aumento gradativo da dose fornece alívio adicional da dor sem causar depressão respiratória ou sedação | Doses maiores são necessárias à medida que a doença avança; pode haver tolerância ao fármaco<br>A mudança da via parenteral à oral requer cálculos das doses equianalgésicas de modo a evitar reação de abstinência e recidiva da dor |
| Retal | Utilizada se o cliente não consegue usar o fármaco por qualquer outra via<br>Os efeitos colaterais incluem distúrbios hemorrágicos | Ação prolongada | O início da ação é indeterminado; absorção mais lenta quando comparada a outras vias de administração |
| Transdérmica | Usada no manejo da dor em casa ou *hospice* que, no momento, esteja utilizando opioide oral de liberação prolongada | Nível sérico consistente do opioide; causa um pouco menos de constipação intestinal que os opioides orais; baixo custo em comparação com a via parenteral | O efeito demora até que a camada dérmica fique saturada<br>A absorção aumenta quando o cliente tem febre<br>Requer opioides de ação curta para controlar a dor refratária; mais dispendiosa que os opioides de liberação prolongada |
| Transmucosa | Utilizada nos clientes em tratamento com opioides de liberação prolongada, que apresentam dor refratária | O início rápido da ação da analgesia com *sprays* nasais (5 a 10 min) reduz significativamente a intensidade da dor e assegura grande satisfação ao cliente | |

### BOXE 7.6 — Uso seguro da fentanila transdérmica.

Em 2009, a Food and Drug Administration (FDA) norte-americana publicou um instrutivo de saúde pública quanto ao uso dos adesivos transdérmicos de fentanila e alertou clientes e profissionais de saúde quanto à necessidade de que os adesivos sejam usados de acordo com as indicações. No Brasil, o Centro Nacional de Monitoramento de Medicamentos, sediado na Unidade de Farmacovigilância da Anvisa, juntamente com outras agências regulatórias mundiais, está acompanhando toda a informação de segurança relativa a esses medicamentos, e qualquer informação relevante será devidamente divulgada. O alerta também incluiu precauções quanto ao armazenamento e descarte seguros dos adesivos de fentanila:

- Os adesivos transdérmicos de fentanila são opioides muito potentes e devem ser sempre prescritos na menor dose necessária para aliviar a dor. Os adesivos devem ser aplicados apenas nos clientes com dor crônica que não possa ser bem controlada pelos opioides de ação mais curta
- Os clientes devem alertados de que pode ocorrer elevação súbita e potencialmente perigosa do nível de fentanila em seu sangue quando ingerem álcool ou outras substâncias psicoativas; com a elevação da temperatura corporal ou exposição ao calor; ou com o uso de outros fármacos que afetem o metabolismo da fentanila
- Os clientes devem ser instruídos quanto aos sinais e sintomas da superdosagem de fentanila (*i. e.*, respirações superficiais ou difíceis; fadiga, sonolência extrema ou sedação; incapacidade de raciocinar, conversar ou andar normalmente; e sensação de desmaio, tontura ou confusão).

### Alerta de enfermagem
*Os familiares devem ser instruídos a não apertar o botão no lugar do cliente, principalmente se ele estiver adormecido, pois isto anularia alguns dos componentes de segurança do sistema de ACC.*

## Administração intraespinal e epidural

A infusão de opioides ou anestésicos locais no espaço subaracnóideo (espaço intratecal, ou canal espinal) ou no espaço epidural tem sido usada no controle efetivo a dor dos clientes pós-operatórios e portadores de dor crônica não aliviada por outras técnicas. Um cateter é introduzido no espaço subaracnóideo ou epidural, no nível torácico ou lombar, para permitir a administração dos opioides ou anestésicos (Figura 7.6). Na administração intratecal, o fármaco é infundido diretamente no espaço subaracnóideo e no líquido cefalorraquidiano que circunda a medula espinal. Na administração epidural, o fármaco é depositado na dura-máter do canal espinal e difunde-se para o espaço subaracnóideo. Aparentemente, o alívio da dor com a administração intraespinal dos opioides depende da existência de receptores de opioides na medula espinal.

Uma dose única de morfina epidural de liberação prolongada também pode ser administrada no espaço epidural, no nível lombar, pouco antes do procedimento cirúrgico. Embora seja necessário administrar doses adicionais do analgésico, os clientes que usam essa preparação de morfina tendem a refe-

máximo. Mesmo que o cliente aperte o botão várias vezes em sucessão rápida, nenhuma dose adicional é liberada. Quando outra dose é necessária no final do período de bloqueio, o botão precisa ser acionado novamente para que a dose seja liberada. Os clientes que controlam sua própria administração de opioide geralmente são sedados e param de apertar o botão antes que ocorra depressão respiratória significativa. Contudo, a avaliação da função respiratória ainda é uma das principais atribuições da enfermagem.

A dor deve ser controlada antes que a ACC comece, geralmente por meio de uma *dose de ataque* ou *bólus* inicial maior. Em seguida, após controlar a dor, a bomba é programada para liberar doses pequenas do fármaco de cada vez. Quando o cliente com dor intensa apresenta baixo nível sérico do analgésico opioide, é difícil recuperar o controle com as doses pequenas fornecidas pela bomba. O cliente deve ser instruído a não esperar até que a dor se intensifique para apertar o botão, de forma a receber uma dose de *bólus*. Como o cliente pode manter um nível praticamente constante do fármaco, é possível evitar os períodos de dor grave e sedação, que podem ocorrer com o esquema "conforme necessário". Quando a ACC é usada pelo cliente em sua residência, ele e seus familiares devem ser instruídos quanto ao manuseio da bomba, assim como quanto aos efeitos colaterais do fármaco e às medidas para controlá-los.

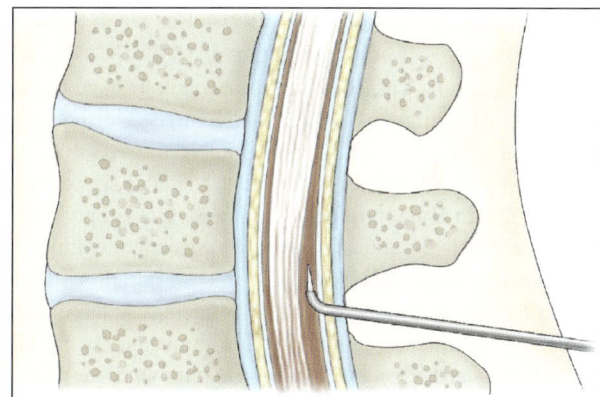

A

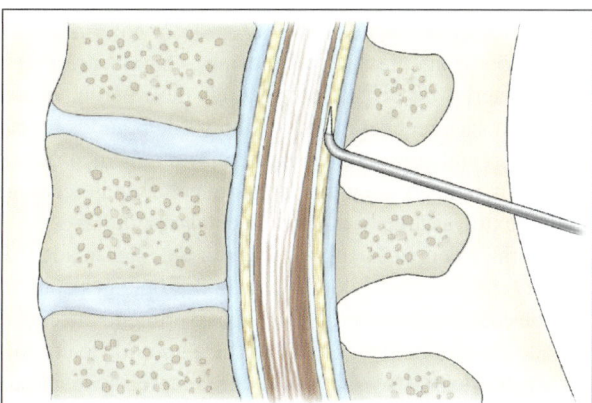

B

**Figura 7.6** Colocação de cateteres intraespinais para administrar analgésicos: (**A**) via intratecal; (**B**) via epidural.

rir dor menos intensa e maior satisfação com o alívio da dor (Gambling, Hughes e Manvelian, 2009).

O anestésico epidural pode ser administrado continuamente, em doses baixas, por infusão intermitente em um esquema prescrito, ou por solicitação do cliente e, em geral, é associado à administração epidural dos opioides. Os clientes cirúrgicos tratados com essa combinação apresentam menos complicações após o procedimento cirúrgico (Ferguson, Malhotra, Venkatraman et al., 2009).

Para os clientes que apresentam dor intensa, persistente e refratária aos outros tratamentos, ou que obtêm alívio da dor apenas com risco de efeitos colaterais graves, o fármaco administrado por um cateter intratecal ou epidural de longa permanência pode ser eficaz. Após o médico tumelizar o cateter no plano subcutâneo e posicionar o acesso sob a pele, o fármaco é injetado através da pele no acesso e no cateter, sendo liberado diretamente no espaço epidural.

### Alerta de enfermagem
*Os cateteres epidurais colocados para aliviar a dor costumam ser controlados pela enfermeira. As informações iniciais necessárias ao controle seguro e eficaz da dor incluem o nível ou o local de inserção do cateter, os fármacos administrados (p. ex., anestésicos locais, opioides) e os que poderão ser administrados no futuro. A taxa de infusão é aumentada com cautela quando os anestésicos são combinados com opioides. Podem ocorrer déficits sensoriais e os clientes devem ser avaliados frequentemente. A infusão com concentração mais baixa do anestésico permite a administração de concentrações mais altas do opioide com menos risco de causar déficits sensoriais.*

Os efeitos adversos associados à infusão intraespinal incluem cefaleia espinal resultante da perda de líquido cefalorraquidiano quando a dura-máter é perfurada. Isso é mais provável nos clientes mais jovens (< 40 anos). A dura-máter precisa ser perfurada quando se utiliza a via intratecal, e a sua perfuração pode ocorrer acidentalmente durante a inserção de um cateter epidural. Se houver perfuração acidental da dura-máter, o líquido cefalorraquidiano infiltra do canal medular. A cefaleia resultante provavelmente é mais intensa quando se utiliza uma agulha epidural, pois ela é mais calibrosa que a agulha espinal e, deste modo, a perfuração permite a saída de mais líquido cefalorraquidiano.

A cefaleia resultante da perda de líquido cefalorraquidiano pode ocorrer tardiamente. Por essa razão, a enfermeira deve avaliar periodicamente seus clientes após a colocação de um desses cateteres. Se ocorrer cefaleia, ele deve permanecer em decúbito dorsal e receber grandes volumes de líquidos (contanto que suas condições clínicas permitam) e o médico deve ser avisado. Um tampão sanguíneo epidural pode ser aplicado para reduzir o extravasamento do líquido cefalorraquidiano.

Em geral, a depressão respiratória alcança intensidade máxima entre 6 a 12 h após a administração dos opioides epidurais, mas pode começar antes ou até 24 h após a primeira injeção. Dependendo da lipofilicidade (afinidade pela gordura do corpo) do opioide injetado, o tempo decorrido até a depressão respiratória pode ser curto ou longo. A morfina é hidrofílica (tem afinidade pela água) e o tempo decorrido até o efeito máximo é maior que o da fentanila, que é lipofílica. A enfermeira deve avaliar e documentar a função respiratória e os níveis de sedação utilizando uma escala própria, de acordo com as normas da sua instituição. O médico deverá ser notificado se o cliente tiver escore menor que três (3) na escala de sedação conhecida como POSS (Pasero Opioid-Induced Sedation Scale; em português Escala de Sedação Induzida por Opioide e de Pasero), e frequência respiratória inferior a 8 respirações por minuto (Nisbet e Mooney-Cotter, 2009). A POSS avalia o nível de consciência do cliente, pois a sedação ocorre antes da depressão respiratória (Boxe 7.7). O cliente deve ser facilmente despertado se estiver ligeiramente sonolento e deve ser capaz de manter-se acordado enquanto conversa. Antagonistas opioides, como a naloxona, devem estar disponíveis para uso IV no caso de depressão respiratória.

Os efeitos cardiovasculares (hipotensão e redução da frequência cardíaca) podem ser causados pelo relaxamento dos vasos sanguíneos dos membros inferiores. Por essa razão, a enfermeira deve avaliar frequentemente o cliente de forma a detectar reduções da pressão arterial, da frequência do pulso e do débito urinário.

A retenção urinária e o prurido também são efeitos adversos e o médico pode prescrever doses pequenas de naloxona para controlar tais reações colaterais. A enfermeira deve administrar doses que consigam reverter os efeitos colaterais dos opioides sem suprimir seus efeitos analgésicos. A difenidramina também pode ser usada para atenuar o prurido induzido pelos opioides.

É importante adotar precauções para evitar a infecção do local de acesso do cateter e o seu deslocamento. Apenas fár-

### BOXE 7.7 — Escala de Sedação Induzida por Opioide de Pasero (POSS).

S = Sono, mas pode ser despertado facilmente
 *Aceitável; nenhuma medida é necessária; a dose do opioide pode ser aumentada, se necessário*

1. Lúcido e orientado
 *Aceitável; nenhuma medida é necessária; a dose do opioide pode ser aumentada, se necessário*

2. Ligeiramente sonolento, mas pode ser despertado facilmente
 *Aceitável; nenhuma medida é necessária; a dose do opioide pode ser aumentada, se necessário*

3. Frequentemente sonolento, embora possa ser despertado; adormece enquanto conversa
 *Inaceitável; monitorar cuidadosamente a função respiratória e o nível de sedação até que fique estável, no mínimo, no nível 3 e a função respiratória seja satisfatória; reduzir a dose do opioide em 25 a 50% ou chamar o médico ou o anestesiologista, de modo a obter instruções; considere a administração de um fármaco não opioide e não sedativo que possa reduzir a dose do opioide, inclusive paracetamol ou um AINE, contanto que não haja contraindicação*

4. Sonolento, pouca ou nenhuma resposta aos estímulos verbais e físicos
 *Inaceitável; interromper o opioide; considere a administração de naloxona; avise ao médico que prescreveu o opioide ou ao anestesista, monitore cuidadosamente a função respiratória e o nível de sedação, até que fique estável, no mínimo, no nível 3 e a função respiratória seja satisfatória.*

Fonte para administração de noxalona: Pasero, Portenoy, McCaffery M. "Opioid analgesics", in *Pain: clinical manual* (ed 2). St. Louis, Missouri, Mosby, 1999, p. 267; American Pain Society (APS). *Principles of Analgesic Use in the Treatment of Acute Pain and Chronic Cancer Pain* (ed 5), Glenview, Illinois, APS, 2003.

macos sem conservantes devem ser administrados no espaço subaracnóideo ou epidural, tendo em vista os efeitos neurotóxicos potenciais dos conservantes.

### Efeito placebo

O **efeito placebo** ocorre quando um indivíduo responde a um fármaco ou outro tratamento na expectativa de que ele será mais eficaz do que na verdade poderia ser. A American Society for Pain Management Nurses argumenta que os placebos (comprimidos ou injeções sem ingredientes ativos) não devem ser usados para avaliar ou tratar a dor de ninguém, independentemente da sua idade ou diagnóstico (Arnstein et al., 2010). Além disso, esse grupo recomenda que todas as instituições de saúde tenham normas que proíbam o uso de placebos com essa finalidade. Programas educativos devem ser realizados para instruir as enfermeiras e outros profissionais de saúde quanto ao manejo eficaz da dor, e comitês de ética devem ajudar a elaborar e disseminar estas recomendações.

## Intervenções não farmacológicas

Os analgésicos são os recursos mais potentes para aliviar a dor, mas não são os únicos. As intervenções de enfermagem não farmacológicas podem ajudar a aliviar a dor, geralmente com pouco risco ao cliente. Embora essas medidas não substituam os fármacos, podem ser suficientes ou apropriadas para atenuar os episódios de dor que duram apenas alguns segundos ou minutos. Quando a dor é intensa e persiste por horas ou dias, a combinação de intervenções não farmacológicas com fármacos pode ser a abordagem mais eficaz para aliviar a dor.

### Estimulação cutânea e massagem

A massagem – um tipo de estimulação cutânea generalizada do corpo – geralmente se concentra no dorso e nos ombros. A massagem não estimula especificamente os receptores não nociceptivos localizados na mesma área dos receptores da dor, mas pode atuar por sua ação no sistema de controle descendente (ver descrição nas seções anteriores). A massagem também aumenta o conforto pois causa relaxamento muscular e pode atenuar a ansiedade (Wilkinson, Barnes e Storey, 2008).

### Terapias térmicas

As terapias com gelo e calor podem ser medidas eficazes para aliviar a dor em alguns casos. Contudo, sua eficácia e seus mecanismos de ação precisam ser melhor estudados. Os defensores dessas medidas acreditam que o gelo e o calor estimulem os receptores não nociceptivos localizados na mesma área receptora da lesão. Gelo e calor devem ser aplicados cuidadosamente e monitorados com atenção para evitar lesões da pele. Não devem ser aplicados nas áreas com redução circulatória ou nos clientes com déficits de sensibilidade.

De forma a produzir efeito máximo, o gelo deve ser aplicado na área lesada imediatamente após o traumatismo ou o procedimento cirúrgico. Depois da operação de uma articulação, a terapia com gelo pode reduzir expressivamente a quantidade de analgésicos necessários. Essa modalidade de tratamento também pode aliviar a dor quando é aplicada mais tardiamente. É importante ter o cuidado de avaliar a pele antes de iniciar o tratamento e protegê-la, evitando a aplicação direta do gelo. O gelo deve ser aplicado em uma determinada área por, no máximo, 15 a 20 minutos de cada vez, e deve ser evitado nos clientes com distúrbios circulatórios (Porth, 2009). As aplicações prolongadas de gelo podem causar enregelamento ou lesão neural.

A aplicação de calor aumenta a irrigação sanguínea da área e contribui para a redução da dor, pois acelera a cicatrização. O calor seco ou úmido promove alguma analgesia, mas seus mecanismos de ação ainda não foram bem esclarecidos.

### Alerta de enfermagem
*O calor não deve ser aplicado em áreas doloridas com infecção aguda não tratada (p. ex., mastite, abscesso dentário), pois pode agravar a dor ao aumentar o fluxo sanguíneo da região.*

### Estimulação nervosa elétrica transcutânea

A estimulação nervosa elétrica transcutânea (TENS) utiliza uma unidade operada por bateria com eletrodos aplicados na pele para produzir sensações de formigamento, vibração ou tremulação na área dolorida. Essa modalidade tem sido usada para tratar dores agudas e crônicas e, aparentemente, reduz a dor, pois estimula os receptores não nociceptivos localizados na mesma área que as fibras que transmitem a dor. Esse mecanismo é compatível com a teoria do portal para o controle da dor, que propõe que a percepção da dor seja iniciada pela ativação dos nervos que não transmitem sinais de dor, bloqueando os sinais nociceptivos. Essa teoria explica a eficácia da estimulação cutânea aplicada na mesma área de uma lesão. Por exemplo, quando a TENS é usada no pós-operatório, os eletrodos são aplicados ao redor da ferida cirúrgica. Outras explicações possíveis para a eficácia da TENS são a estimulação diferencial das fibras A calibrosas e a liberação de endorfinas e encefalinas (Robertson, Ward, Low et al., 2006).

### Distração

A distração ajuda a aliviar dores agudas e crônicas (Zeidan, 2010). Ela consiste em focar a atenção do cliente em alguma coisa além da dor e pode ser o mecanismo responsável pela eficácia de outras técnicas terapêuticas cognitivas. A distração parece reduzir a percepção da dor porque estimula o sistema de controle descendente, resultando na transmissão de menos estímulos dolorosos ao cérebro. A eficácia da distração depende da capacidade de o indivíduo receber e processar outros estímulos sensoriais além da dor. As técnicas de distração podem variar de atividades simples (como assistir TV ou escutar música) a exercícios físicos e mentais altamente complexos. Em geral, o alívio da dor é diretamente dependente da participação ativa do cliente, do número de modalidades sensoriais utilizadas e do interesse pelos estímulos. Por essa razão, a estimulação da visão, da audição e da sensibilidade tátil costuma ser mais eficaz na redução da dor do que a estimulação de apenas uma modalidade sensorial.

As visitas de familiares e amigos conseguem atenuar a dor. Assistir um filme de ação em uma tela ampla, com "som estereofônico" transmitido por fones de ouvido, também pode ser eficaz (sempre que o cliente concorde com isto). Outros indivíduos podem melhorar com jogos e atividades que requeiram concentração (p. ex., jogar xadrez, preencher palavras cruzadas). Nem todos os clientes conseguem alívio da dor com distração, principalmente quando a dor é intensa/aguda. A dor intensa pode impedir que os clientes se concentrem a ponto de participar de atividades físicas ou mentais complexas.

## Técnicas de relaxamento

O relaxamento dos músculos esqueléticos parece reduzir a dor, pois relaxa os músculos tensos que contribuem para a dor. Uma técnica de relaxamento simples consiste em fazer respirações abdominais a uma frequência lenta e ritmada. O cliente fecha os olhos e respira lenta e confortavelmente. O ritmo constante pode ser mantido contando silenciosa e lentamente a cada inalação ("entrando, dois, três") e exalação ("saindo, dois, três"). Ao ensinar essa técnica, inicialmente a enfermeira pode contar em voz alta junto com o cliente. A respiração lenta e rítmica também pode ser usada como técnica de distração. Como ocorre com outras modalidades não invasivas de alívio da dor, as técnicas de relaxamento demadam prática até que o cliente adquira a habilidade necessária para sua utilização. Os clientes que já conhecem uma técnica de relaxamento podem ser lembrados a utilizá-la para reduzir ou evitar a agravação da dor. Quase todos os clientes com dor persistente podem melhorar com alguma técnica de relaxamento. Os períodos regulares de relaxamento podem ajudar a atenuar a fadiga e a tensão muscular, que ocorrem e agravam a dor crônica.

## Imaginação dirigida

A imaginação dirigida consiste em usar a própria imaginação com o propósito específico de alcançar um efeito positivo determinado. A imaginação dirigida para relaxamento e alívio da dor pode incluir a combinação de respirações lentas e ritmadas com uma imagem mental de relaxamento e conforto. A enfermeira deve instruir o cliente a fechar os olhos e respirar lentamente. A cada expiração lenta, o cliente imagina que a tensão muscular e o desconforto são expirados junto com o ar, levando embora a dor e a tensão e deixando o corpo relaxado e confortável. A cada inspiração, o cliente imagina que a energia curadora flui para a área de desconforto.

Para que a imaginação dirigida seja eficaz, a enfermeira deve reservar algum tempo para explicar a técnica e para que o cliente a pratique. Em geral, o cliente deve ser instruído a praticar a imaginação dirigida por cerca de cinco minutos, três vezes ao dia, e vários dias de prática podem ser necessários para que a intensidade da dor seja reduzida, ainda que muitos clientes comecem a experimentar os efeitos relaxantes da imaginação dirigida logo que a utilizam. O alívio da dor pode persistir por algumas horas após a utilização da imaginação dirigida. Os clientes devem ser informados de que a imaginação dirigida funciona apenas em alguns indivíduos. Essa técnica só deve ser utilizada em combinação com todas as outras modalidades de tratamento comprovadamente eficazes.

## Hipnose

A hipnose tem sido eficaz para aliviar a dor ou reduzir a dose de analgésicos necessários aos clientes com dores agudas e crônicas, e pode obter alívio da dor em casos particularmente difíceis (p. ex., queimaduras). O mecanismo de ação da hipnose não está esclarecido, mas sua eficácia depende da suscetibilidade hipnótica do indivíduo (Carli, Huber e Santarcangelo, 2008). Em alguns casos, a hipnose pode ser eficaz na primeira sessão e a eficácia aumenta nas sessões subsequentes. Em outros casos, a hipnose simplesmente não funciona. Em geral, a hipnose deve ser induzida por profissionais especialmente treinados. Alguns clientes podem aprender a realizar auto-hipnose.

## Musicoterapia

A musicoterapia é uma modalidade terapêutica eficaz e barata para atenuar a dor e a ansiedade de alguns clientes. Certos estudos demonstraram que ela reduz expressivamente a dor pós-operatória e o uso cumulativo de opioides (Ebneshahidi e Mohseni, 2008). A musicoterapia diminui a dor dos clientes com doença coronariana (Bradt e Dileo, 2009) e osteoartrite. É necessário realizar novas pesquisas para determinar o mecanismo pelo qual a música produz efeito positivo e alivia a dor.

## Terapias alternativas

Embora ainda existam poucas evidências científicas a favor da eficácia das terapias alternativas, os clientes podem entender que alguma delas é útil. A maioria das terapias alternativas ainda não foi estabelecida como eficaz de acordo com os padrões usados para avaliar a eficácia das intervenções médicas e de enfermagem. No Brasil, a Política Nacional da Medicina Natural e Práticas Complementares orienta essas práticas. O novo campo da medicina integrativa permite uma combinação da medicina convencional e das terapias alternativas, ampliando a eficácia e a segurança dos clientes que buscam terapias alternativas e complementares para aliviar a dor e outros distúrbios.

Ao oferecer assistência a um cliente que usa ou gostaria de experimentar terapias não testadas, é fundamental que a enfermeira não reduza a esperança do indivíduo. Essa abordagem deve ser contraposta à responsabilidade da enfermeira de proteger o cliente contra terapias dispendiosas e potencialmente perigosas e deletérias, que ele pode não ter condições de avaliar cientificamente. A enfermeira deve estimular o cliente a avaliar a eficácia da terapia utilizando continuamente as técnicas padronizadas de avaliação da dor. Qualquer aplicação de terapias alternativas e complementares deve ser discutida com o médico do cliente.

## Abordagens neurológicas e neurocirúrgicas ao manejo da dor

Em alguns casos, principalmente nos clientes com dor intensa incontrolável e persistente, os métodos farmacológicos e não farmacológicos de alívio da dor são ineficazes. Quando isso acontece, as abordagens neurológicas e neurocirúrgicas ao tratamento da dor podem ser consideradas. O termo dor intratável refere-se à dor que não possa ser aliviada satisfatoriamente pelas abordagens habituais, inclusive fármacos. Em geral, essas dores são causadas por câncer (principalmente do colo do útero, da bexiga, da próstata e do intestino grosso), mas também podem ocorrer com outros distúrbios como neuralgia pós-herpética, neuralgia do trigêmeo, aracnoidite da medula espinal, isquemia intratável e outros tipos de destruição tecidual.

Os métodos neurológicos e neurocirúrgicos disponíveis para aliviar a dor são: (1) métodos de estimulação (estimulação elétrica intermitente de um trato ou centro, de forma a inibir a transmissão dos impulsos dolorosos); (2) administração de opioides intraespinais (ver seção anterior); e (3) interrupção dos tratos que transmitem o impulso doloroso da periferia aos centros de integração cerebral. A estimulação dos nervos com níveis mínimos de eletricidade é usada quando outros tratamentos farmacológicos e não farmacológicos não conseguem proporcionar alívio satisfatório. Esses tratamentos são reversíveis e, se for necessário retirá-los, o sistema nervoso continua a funcionar. Entretanto, os métodos que envolvem a interrupção dos tratos são procedimentos destrutivos ou ablativos. Esses métodos só são usados quando os demais métodos de alívio da dor são considerados ineficazes, pois os seus efeitos são irreversíveis.

### Técnicas de estimulação

A estimulação elétrica, ou neuromodulação, é um método de supressão da dor por aplicação controlada de pulsos elétricos de baixa voltagem em diferentes partes do sistema nervoso. A estimulação elétrica parece aliviar a dor bloqueando a transmissão dos estímulos dolorosos. Essa técnica de modulação da dor é aplicada com alguns modelos. A TENS (descrita anteriormente) e a estimulação do corpo dorsal da medula espinal são as modalidades de estimulação elétrica mais comuns. Também existem técnicas de estimulação cerebral, com as quais eletrodos são implantados na região em torno do terceiro ventrículo posterior, permitindo que o cliente estimule a área para produzir analgesia.

A estimulação da medula espinal é uma técnica usada para aliviar dor intratável persistente, dor isquêmica e dor causada por angina. Um dispositivo implantado cirurgicamente permite que o cliente aplique estimulação elétrica pulsada no corno dorsal da medula espinal de forma a bloquear os impulsos dolorosos (a maior concentração de fibras aferentes é encontrada na coluna dorsal da medula espinal; Kunnumpurath, 2009). A unidade de estimulação da coluna dorsal consiste em um transmissor de estimulação por radiofrequência, uma antena transmissora, um receptor de radiofrequência e um eletrodo de estimulação. O transmissor operado por bateria e a antena são colocados externamente. O receptor e o eletrodo são implantados. Uma laminectomia é realizada acima do nível mais alto de ativação da dor e o eletrodo é aplicado no espaço epidural sobre a coluna posterior da medula espinal. A posição dos sistemas de estimulação é variável. Uma bolsa subcutânea é formada na região clavicular ou em alguma outra área para acomodar o receptor. Os dois são conectados por um túnel subcutâneo. Os clientes devem ser selecionados cuidadosamente e nem todos conseguem obter alívio completo da dor.

A estimulação cerebral profunda é utilizada nos clientes com distúrbios dolorosos especiais, mas apenas quando não há melhora com as modalidades habituais de controle da dor. Sob anestesia local, eletrodos são introduzidos por uma perfuração do crânio (produzida com brocas especiais) e inseridos em determinada área do encéfalo, dependendo da localização ou do tipo de dor. Após confirmar a eficácia da estimulação, o eletrodo implantado é conectado a um dispositivo de radiofrequência ou a um sistema gerador de pulsos operado por telemetria externa. Essa modalidade é usada nos clientes com dor neuropática, que pode ser causada por lesão ou destruição secundária a um acidente vascular encefálico (AVE), cefaleia em salvas crônica, lesões do cérebro ou da medula espinal, ou dor do membro fantasma.

### Interrupção das vias de transmissão da dor

As fibras que transmitem a dor podem ser interrompidas em qualquer ponto entre sua origem e o córtex cerebral. Parte do sistema nervoso é destruída, resultando em graus variáveis de déficit neurológico e incapacidade. Com o tempo, a dor geralmente recidiva em consequência da regeneração das fibras axoniais ou do desenvolvimento de novas vias para transmissão da dor. Os procedimentos destrutivos usados para interromper a transmissão da dor são cordotomia e rizotomia. Esses procedimentos são oferecidos se os clientes estiverem próximos ao final da vida e resultarão em melhora da qualidade de vida (Kanapolat, 2009). Em geral, esses procedimentos conseguem aliviar a dor enquanto o cliente vive. O uso de outros métodos para interromper a transmissão da dor diminui a cada dia, pois existem novos fármacos intraespinais e novas modalidades terapêuticas para tratar a dor.

## Avaliação das estratégias do manejo da dor

Um aspecto importante do cuidado prestado aos clientes com dor é reavaliar suas queixas após a realização de alguma intervenção. A eficácia da medida é baseada na avaliação da dor pelo cliente, tendo como base os instrumentos de sua avaliação. Quando a intervenção é ineficaz, a enfermeira deve considerar outras medidas. Quando essas também são ineficazes, as metas de alívio da dor devem ser reavaliadas em colaboração com o médico. A enfermeira atua como defensor do cliente no sentido de conseguir alívio adicional da dor.

Após esperar algum tempo para que as intervenções tenham efeito, a enfermeira deve pedir ao cliente que avalie a intensidade da dor. A enfermeira repete essa avaliação a intervalos apropriados após a intervenção e compara o resultado com a graduação precedente. Essas avaliações indicam a eficácia das medidas de alívio da dor e fornecem uma base para continuar ou modificar o plano de cuidados. Os resultados esperados para o cliente com dor estão descritos no Boxe 7.8.

---

**BOXE 7.8 — Resultados esperados para o cliente com dor.**

*Alívio da dor*, evidenciado quando o cliente:
- Gradua a dor em um nível de intensidade mais baixo (na escala de 0 a 10) após a intervenção
- Gradua a dor em um nível de intensidade mais baixo por períodos mais longos

*Administração correta dos analgésicos prescritos*, evidenciada quando o cliente ou seus familiares:
- Citam as doses certas do fármaco
- Administram a dose certa, realizando o procedimento correto
- Detectam efeitos colaterais do fármaco
- Descrevem as medidas a serem adotadas para evitar ou reverter os efeitos colaterais

*Uso das estratégias não farmacológicas de controle da dor conforme a recomendação*, evidenciado quando o cliente:
- Refere que usa as estratégias não farmacológicas
- Descreve os resultados esperados com as estratégias não farmacológicas

*Efeitos mínimos da dor e efeitos colaterais mínimos das intervenções*, evidenciados quando o cliente:
- Participa das atividades importantes à recuperação (p. ex., ingerir líquidos, tossir, andar)
- Participa das atividades importantes para si e para a família (p. ex., atividades familiares, relacionamentos interpessoais, cuidado com os filhos, interação social, recreação, trabalho)
- Refere que tem sono satisfatório e não apresenta fadiga nem constipação intestinal

## Revisão do capítulo

### Exercícios de avaliação crítica

1. Um homem de 35 anos está em processo de recuperação de drogadição de heroína e foi internado no hospital para fazer apendicectomia de emergência. Durante a cirurgia, o apêndice rompeu e o cliente ficou hospitalizado por vários dias usando antibióticos IV. Ele disse à enfermeira que passou os últimos três meses "limpo". O cliente se queixa de dor (7 na escala de 0 a 10) e se recusa a utilizar a analgesia controlada por ele mesmo, que lhe foi prescrita. Ele disse: "Não quero ficar drogado novamente." Descreva como você poderia aliviar a dor desse cliente e justifique suas intervenções. Que profissional você poderia consultar para ajudar a tratar a dor desse cliente?

2. Uma mulher de 48 anos sente dor crônica intensa causada por metástases ósseas de um câncer. A cliente reluta em usar opioides, pois deseja manter-se lúcida para desfrutar da presença dos seus familiares. Além disso, ela está preocupada quanto ao uso de opioides em sua residência, porque tem filhos pequenos em casa. Identifique as alternativas farmacológicas e as intervenções não farmacológicas que poderiam ser apropriadas. Descreva a base de evidências e a força destas evidências a favor do uso das intervenções não farmacológicas.

### Questões objetivas

1. Uma enfermeira presta assistência a um cliente com diagnóstico de câncer que tem um cateter epidural. O cliente apresentou cefaleia pós-punção. Qual das seguintes intervenções deveria ser realizada no caso?
   A. Aumentar a dose do anestésico.
   B. Colocar o cliente na posição de semi-Fowler.
   C. Manter o cliente sob monitoramento.
   D. Iniciar a administração dos líquidos prescritos.

2. Uma enfermeira presta assistência a uma mulher de 80 anos que se submeteu a uma artroplastia do quadril direito. Qual das seguintes considerações deve ser lembrada ao administrar o analgésico a essa cliente?
   A. Os idosos têm metabolismo mais rápido que os jovens.
   B. Os idosos estão mais sujeitos aos efeitos tóxicos dos fármacos.
   C. Os idosos têm incidência mais baixa de doença crônica.
   D. Os idosos raramente utilizam fármacos de venda livre.

3. Sr. Vieira tem um tumor de pâncreas e refere história de alcoolismo. Ele usa 2 mg de morfina por via subcutânea, a cada três a quatro horas, para tratar a dor causada pelo tumor. Após dois dias usando a medicação a cada quatro horas, ele diz à enfermeira que precisa usar morfina com mais frequência para controlar sua dor. Ao responder à solicitação do Sr. Vieira, que decisão refletiria o entendimento do caso por parte da enfermeira?
   A. Sr. Vieira está se tornando adicto em morfina e o fármaco deve ser administrado a intervalos menores que quatro horas.
   B. O cliente está desenvolvendo tolerância à morfina e o Sr. Vieira deve receber doses prescritas a cada três horas.
   C. A administração de morfina a cada três horas agravará a dependência física da substância no Sr. Vieira.
   D. A dependência física deve ser evitada a qualquer custo e a administração do fármaco deve ser mantida a cada quatro horas.

4. Um cliente submetido a uma cirurgia abdominal há cinco dias queixa-se de dor abdominal pulsátil e aguda, que ele classifica no nível 8 de uma escala de 1 (nenhuma dor) a 10 (a pior dor possível). Nos primeiros cinco dias de pós-operatório, o cliente havia graduado sua dor em 3, usando a mesma escala, com a administração epidural de hidromorfona. Entretanto, a administração desse narcótico por cateter epidural foi interrompida nas primeiras horas da manhã. Qual das seguintes opções seria a primeira intervenção realizada pela enfermeira?
   A. Conseguir uma prescrição para reiniciar a administração do narcótico epidural.
   B. Avaliar o cliente de forma a excluir possíveis complicações da cirurgia.
   C. Verificar o prontuário do cliente para determinar que outros analgésicos poderiam ser administrados.
   D. Explicar ao cliente que sua a dor não deveria ser tão intensa no quinto dia de pós-operatório.

5. Que precaução ou problema a enfermeira deve ressaltar a um cliente pós-operatório no momento de ensiná-lo a usar corretamente o aparelho de analgesia controlada pelo cliente (ACC)?
   A. Aperte o botão quando você sentir que a dor está começando, não espere que ela atinja intensidade máxima.
   B. Aperte o botão a cada 15 minutos se sentir dor na ocasião, ou mesmo que não tenha dor.
   C. Instrua os familiares ou visitantes a apertar o botão quando você estiver dormindo.
   D. Tolere a dor o maior tempo possível antes de apertar o botão.

## Bibliografia e leitura sugerida

A bibliografia e a leitura sugerida para este capítulo estão disponíveis no GEN-IO: http://gen-io.grupogen.com.br/gen-io/.

# UNIDADE TRÊS

## Problemas Relacionados com a Troca Gasosa e a Função Respiratória

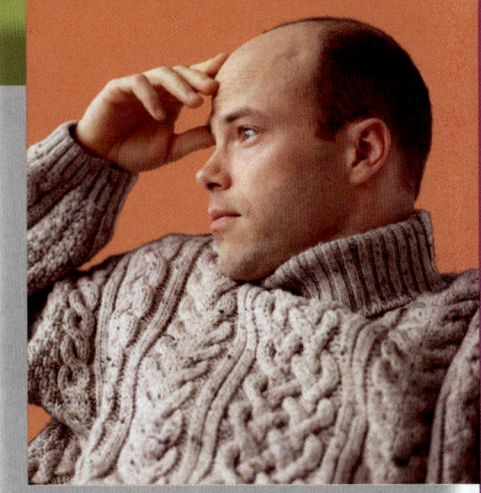

**Um homem de 43 anos** com diagnóstico de câncer de laringe deverá submeter-se a uma laringectomia total. Ele está muito ansioso para saber de que maneira receberá os cuidados em sua residência. Como a enfermeira pode dirimir os medos do cliente?

- ➡ Descreva as complicações potenciais de uma laringectomia total.
- ➡ Descreva as áreas que precisam ser incluídas nas instruções sobre autocuidado ao cliente.
- ➡ Descreva os grupos de apoio para clientes laringectomizados.

# CAPÍTULO 8

LINDA HONAN PELLICO

# Avaliação de Enfermagem | Função Respiratória

## Objetivos de estudo

**Após ler este capítulo, você será capaz de:**

1. Descrever as estruturas e as funções das vias respiratórias superiores e inferiores
2. Definir ventilação, perfusão, difusão e *shunting*
3. Explicar as manobras de inspeção, palpação, percussão e ausculta durante a avaliação respiratória
4. Diferenciar entre os sons respiratórios normais e anormais
5. Utilizar parâmetros de avaliação apropriados para determinar as características e a gravidade dos sinais e sintomas principais de disfunção respiratória
6. Identificar as intervenções de enfermagem nos diversos procedimentos realizados durante a avaliação diagnóstica da função respiratória.

Clientes com distúrbios do sistema respiratório são comumente assistidos pelas enfermeiras em todos os contextos de prática clínica, inclusive na comunidade e na unidade de tratamento intensivo. Para cuidar de clientes com problemas respiratórios agudos e crônicos, a enfermeira deve desenvolver e utilizar habilidades avançadas de avaliação. Além disso, é essencial ter conhecimentos sobre a fisiologia respiratória e o significado clínico dos resultados anormais dos exames diagnósticos.

## Revisão de anatomia e fisiologia

O sistema respiratório é formado pelas vias respiratórias superiores e inferiores, vasos sanguíneos, caixa torácica (coluna vertebral, costelas e esterno) e músculos respiratórios, principalmente o diafragma (Figura 8.1). A respiração depende da combinação de **ventilação** (transferência do ar da atmosfera para os alvéolos [unidade funcional do pulmão]), **difusão** (troca de oxigênio [$O_2$] por dióxido de carbono [$CO_2$] na membrana alveolocapilar) e perfusão (fluxo sanguíneo). Além disso, as inervações do sistema respiratório são controladas pelo sistema neurológico (bulbo, ponte, nervos espinais) e pela regulação química.

### Anatomia das vias respiratórias superiores

As estruturas das vias respiratórias superiores consistem em nariz, seios paranasais e vias nasais, faringe, tonsilas e adenoides, além da laringe. Tais estruturas aquecem, umidificam e filtram o ar atmosférico.

#### Nariz

As narinas são as aberturas externas das cavidades nasais. A parte interna do nariz é dividida em duas pelo *septo* nasal, que apresenta irrigação sanguínea e inervação profusas. Cada cavidade nasal é dividida em três trajetos pelas projeções das conchas nasais, que são extremamente sensíveis. O meato médio, que se encontra sob a concha nasal média, contém os óstios (orifícios) dos três seios paranasais (descritos adiante) que drenam para essa área. A obstrução prolongada dos óstios (p. ex., por um tubo nasoendotraqueal) pode causar sinusite (Wolfson, 2010). As cavidades nasais são revestidas por mucosa ciliada ricamente vascularizada (mucosa nasal). O muco secretado continuamente pelas células caliciformes recobre a superfície da mucosa nasal e é empurrado para a nasofaringe pela ação dos **cílios**.

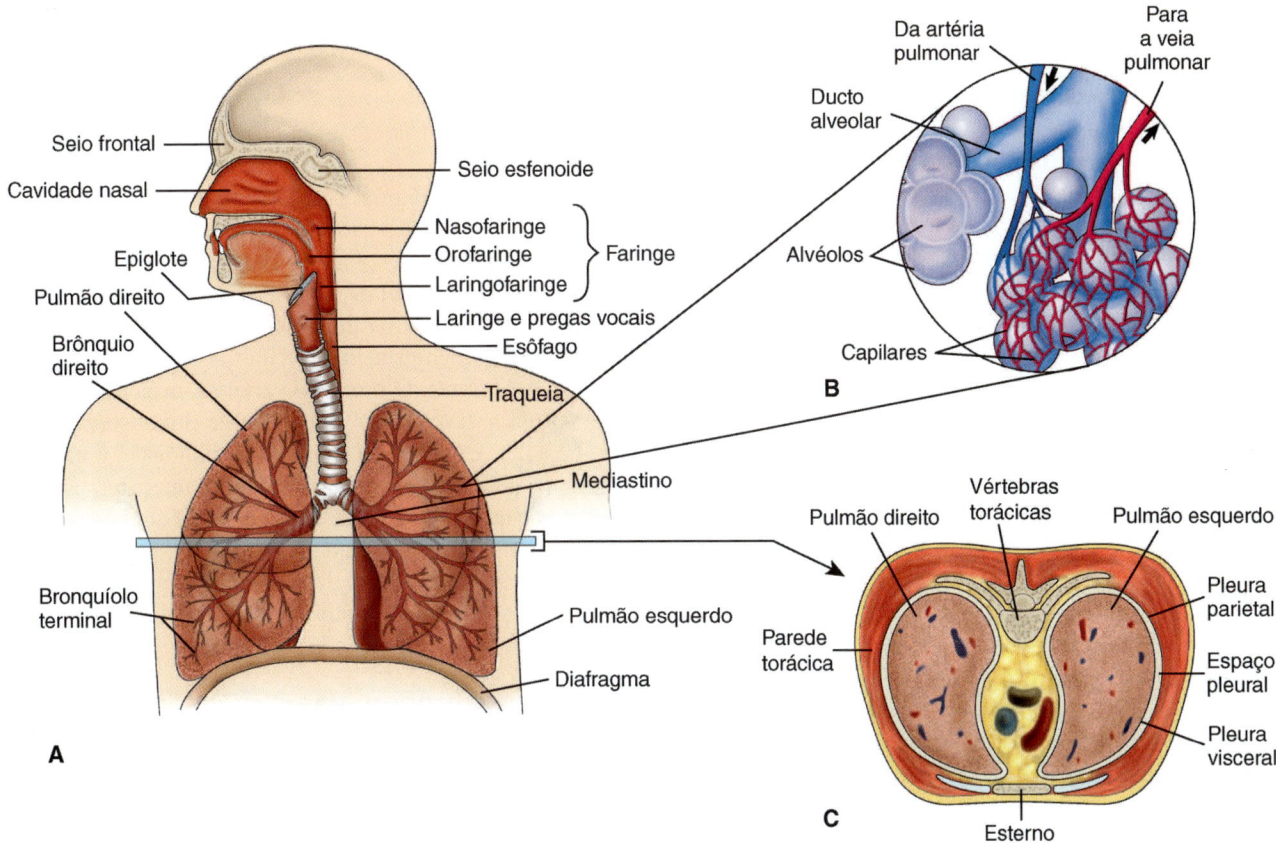

**Figura 8.1** Sistema respiratório. **A.** Estruturas das vias respiratórias superiores e do tórax. **B.** Alvéolos. **C.** Corte transversal dos pulmões.

## Seios paranasais

Os seios paranasais consistem em quatro pares de cavidades ósseas ou espaços aéreos, que drenam para a cavidade nasal e reduzem o peso do crânio. Essas estruturas são designadas com base em sua localização: frontais (acima dos supercílios), etmoides (entre os olhos e por trás do nariz), esfenoides (por trás dos seios etmoides) e maxilares (localizados nas regiões malares e abaixo dos olhos). Elas funcionam como câmaras de ressonância da fala e são focos comuns de infecção.

## Faringe, tonsilas e adenoides

A faringe (ou garganta) é uma estrutura tubular que conecta as cavidades nasais e orais à laringe e funciona como passagem para os sistemas respiratório e digestório. A faringe é dividida em três regiões: nasal, oral e laríngea. A nasofaringe está localizada por trás do nariz e acima do palato mole. As adenoides (ou tonsilas faríngeas) estão localizadas na cobertura da nasofaringe. O ar que entra alcança a nasofaringe, onde entra em contato com nervos sensoriais. Alguns desses nervos detectam odores, outros provocam espirros para expelir poeira irritante. As tubas auditivas também se localizam nessa região, conectam a orelha média à nasofaringe e têm como funções drenar muco e equalizar pressões. A orofaringe abriga as tonsilas palatinas ou fauciais. As tonsilas, as adenoides e outros tecidos linfoides circundam a garganta. Essas estruturas são elos importantes da cadeia de linfonodos que defendem o corpo contra a invasão dos microrganismos que entram pelo nariz e pela garganta. A laringofaringe estende-se do osso hioide à cartilagem cricóidea.

## Laringe

A laringe conecta a faringe e a traqueia. A função principal da laringe é a vocalização, mas também protege as vias respiratórias inferiores contra substâncias estranhas e facilita a tosse. A laringe é descrita comumente como caixa de voz e consiste nas seguintes estruturas:

- *Epiglote*: retalho de cartilagem que cobre a entrada da laringe durante a deglutição; essencial para evitar aspiração (inalação de líquido ou alimentos para os pulmões)
- *Glote*: abertura entre as pregas vocais da laringe
- *Cartilagem tireóidea*: a maior de todas as estruturas cartilaginosas; pode ser palpada na região anterior do pescoço como "pomo de Adão"
- *Cartilagem cricóidea*: único anel cartilaginoso completo da laringe (localizado abaixo da cartilagem tireóidea)
- *Cartilagens aritenóideas*: utilizadas durante os movimentos das pregas vocais com a cartilagem tireóidea
- *Pregas (cordas) vocais*: ligamentos controlados pelos movimentos dos músculos que produzem sons; localizados no lúmen da laringe.

Durante a expiração, as pregas vocais vibram para produzir sons agudos ou graves. Os sons agudos são associados à glote tensionada, e os graves produzidos pela glote mais relaxada. A enfermeira deve ficar atenta à ocorrência de estridor (som agudo anormal), pois significa fluxo turbulento de ar por uma via respiratória parcialmente obstruída no nível da supraglote, glote, subglote e/ou traqueia. Qualquer obstrução da região glótica pode ser fatal.

### Alerta de enfermagem

*Qualquer via respiratória artificial anula as funções protetoras normais do aquecimento, da umidificação e da filtragem do ar. Embora o oxigênio possa ser umidificado e aquecido, ele não pode ser filtrado. Sendo assim, qualquer via respiratória artificial é um fator de risco para infecção. Além disso, como as vias respiratórias artificiais desviam o ar da laringe (responsável pela voz), a comunicação é uma prioridade das intervenções de enfermagem. As vias respiratórias superiores também funcionam como condutos do ar aos pulmões. A enfermeira deve ficar atenta a qualquer obstrução – inclusive corpo estranho, língua ou edema causado por uma reação alérgica, infecção ou traumatismo, ou por uma disfunção neurológica na qual os nervos ou músculos possam estar afetados – que predispõe o cliente à obstrução das vias respiratórias.*

## Anatomia das vias respiratórias inferiores

O sistema respiratório inferior consiste em traqueia, brônquios principais direito e esquerdo, brônquios secundários, bronquíolos e pulmões. Também pode ser subdividido em vias respiratórias de condução e ácinos, onde estão localizados os bronquíolos respiratórios e os alvéolos (unidade funcional do pulmão).

### Traqueia

A traqueia é formada por uma musculatura lisa com aneis cartilaginosos em forma de "C" a intervalos regulares. Os aneis cartilaginosos são incompletos na superfície posterior e conferem firmeza à parede da traqueia, impedindo que entre em colapso. Com cerca de 2,5 cm de diâmetro, a traqueia estende-se da cartilagem cricóidea da laringe à parte superior da carina (área na qual a traqueia bifurca ou se divide). Essa divisão forma os brônquios principais e está localizada anteriormente, no segundo espaço intercostal (no nível do ângulo de Louis).

### Pulmões

Os pulmões são estruturas elásticas duplas circundadas pela caixa torácica, que é uma câmara impermeável ao ar com paredes distensíveis (Figura 8.2). Os pulmões são divididos em lobos por fissuras. Eles são separados em lobos superiores e inferiores pelas fissuras oblíquas ou principais, que começam posteriormente no nível de T3 e terminam bilateralmente, no nível da sexta costela na linha hemiclavicular. Para localizar o nível de T3, a enfermeira solicita que o cliente flexione o pescoço para frente. O processo vertebral mais saliente é C7. A enfermeira deve palpar abaixo desse processo e localizar T1, T2 e T3. Uma fissura horizontal adicional forma o lobo médio do pulmão direito. Essa fissura começa praticamente no nível da quarta costela, na borda esternal direita, e estende-se até a quinta costela na linha hemiaxilar. É fundamental que a enfermeira entenda que o lobo médio direito pode ser auscultado apenas na região anterior do tórax (ver descrição adicional no Boxe 8.7).

### Brônquios e bronquíolos

Os brônquios começam na carina. O brônquio principal direito, que fornece ar ao pulmão direito, é mais largo, mais curto (cerca de 2,5 cm de comprimento) e mais vertical que o brônquio principal esquerdo, que leva ar ao pulmão esquerdo. Em razão dessa configuração anatômica, o material aspirado tende a penetrar no pulmão direito. Os brônquios principais dividem-se em cinco brônquios lobares (três no pulmão direito e dois no pulmão esquerdo, correspondendo a cada um dos respectivos lobos pulmonares), que se acompanham de vasos sanguíneos, nervos e canais linfáticos. Os brônquios lobares ramificam-se e formam os brônquios segmentares (dez no pulmão direito e oito

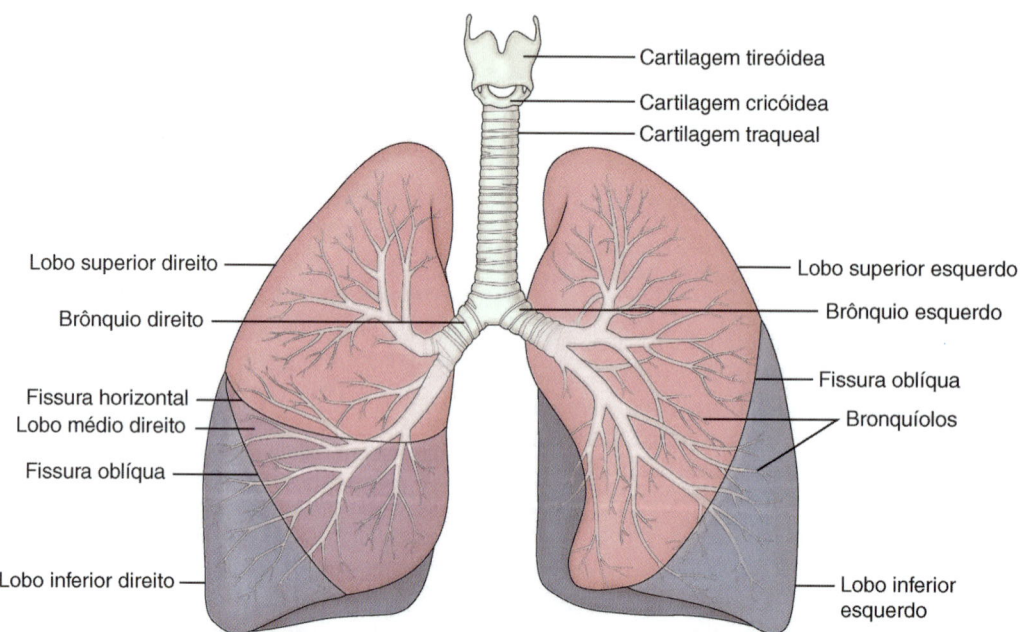

**Figura 8.2** Vista anterior dos pulmões. Os pulmões consistem de cinco lobos. O pulmão direito tem três lobos (superior, médio e inferior); o pulmão esquerdo tem dois (superior e inferior). Os lobos são subdivididos por fissuras. A árvore brônquica (outra estrutura pulmonar) infla com ar para preencher os lobos.

no pulmão esquerdo). Os brônquios segmentares são as estruturas identificadas quando se escolhe a posição mais propícia à drenagem postural de determinado cliente. Os brônquios segmentares também se subdividem até que se ramifiquem para formar os bronquíolos. Os bronquíolos não têm cartilagem em suas paredes e, deste modo, sua perviedade depende absolutamente da retração elástica da musculatura lisa circundante e da pressão alveolar. Em seguida, os bronquíolos terminais formam os bronquíolos respiratórios, que têm sacos alveolares reais embebidos em suas paredes, para que possa haver troca gasosa. Até esse ponto, a troca de oxigênio por dióxido de carbono não ocorre e, por esta razão, estas estruturas são conhecidas como *espaço morto anatômico*, com volume aproximado de 150 m$\ell$.

A maioria das vias respiratórias de condução secretam muco, têm glândulas serosas que produzem uma substância aquosa contendo enzimas antibacterianas e possuem superfícies cobertas por cílios. Esses cílios produzem movimentos ondulantes constantes, que empurram o muco e as substâncias estranhas para fora dos pulmões, na direção da laringe, de onde podem ser eliminados pelo cliente.

### Alvéolos

Os pulmões contêm cerca de 300 milhões de alvéolos (Figura 8.1), que estão dispostos em cachos com cerca de 15 a 20. Existem três tipos de células alveolares. As células alveolares do tipo I são células epiteliais que formam as paredes dos alvéolos. As células alveolares do tipo II são metabolicamente ativas. Essas células secretam surfactante, um fosfolipídio que reduz a tensão superficial dos alvéolos e impede que entrem em colapso. O estímulo para a produção de surfactante parece estar relacionado à inspiração profunda máxima sustentada por alguns segundos ou pelos suspiros, com os quais o volume corrente normal do indivíduo (respiração normal de cerca de 500 m$\ell$) aumenta em um a dois terços acima do normal. As células alveolares do tipo III são macrófagos (células fagocitárias grandes) que englobam matéria estranha (p. ex., muco, bactérias) e atuam como mecanismo de defesa importante.

### Pleura

Os pulmões e a parede torácica são revestidos por uma membrana serosa conhecida como pleura. A pleura visceral recobre os pulmões, enquanto a pleura parietal reveste o tórax. Apenas a pleura parietal tem fibras de transmissão da dor. O espaço intrapleural localiza-se entre essas duas camadas e contém pequeno volume de líquido pleural (20 a 25 m$\ell$). Este líquido tem a função de formar uma superfície sem atrito entre as duas pleuras, que se movimentam durante a respiração. O espaço intrapleural é negativo, com pressão intrapleural média em repouso de –4 cmH$_2$O, que se mantém durante a inspiração e a expiração. Veja os níveis de pressão pleural na Tabela 8.1.

### Mediastino

O mediastino está localizado na região central do tórax, entre os sacos pleurais. Ele contém os grandes vasos do coração, o coração, o esôfago, a traqueia, o ducto torácico, o timo e os linfonodos, assim como os nervos vago, cardíaco e frênico.

**Tabela 8.1** Pressões: atmosférica, intrapulmonar e intrapleural.

| Pressão | Em repouso | Inspiratória | Expiratória |
|---|---|---|---|
| Atmosférica* | 760 | 760 | 760 |
| Intrapulmonar | 760 | 757 | 763 |
| Intrapleural | 756 | 750 | 756 |

*A pressão atmosférica permanece constante em 760 mmHg. Para que o ar entre nos pulmões, a pressão nas vias respiratórias e nos alvéolos (pressão intrapulmonar) deve ser menor que a pressão atmosférica, de forma que o ar possa ser "puxado para dentro". Isso é conseguido durante a inspiração por ação do diafragma e dos músculos intercostais externos. Durante a expiração, a pressão intrapulmonar é mais alta que a pressão atmosférica, e o ar sai dos pulmões. A pressão intrapleural (dentro da cavidade pleural) oscila com a inspiração e a expiração, mas sempre se mantém negativa.

### Lobos

Cada pulmão é dividido em lobos. O pulmão esquerdo é formado pelos lobos superior e inferior, enquanto o direito tem lobos superior, médio e inferior (ver Figura 8.2). Os lobos superiores dos pulmões sobem cerca de 2,5 cm acima do terço interno da clavícula, e por isso sempre existe o risco de pneumotórax (entrada de ar no espaço pleural) durante a inserção de cateteres venosos na região cervical. A base de cada pulmão (quando em posição neutra) está no nível da sexta costela na linha hemiclavicular, da oitava costela na linha hemiaxilar e da décima costela posteriormente em repouso. Com a inspiração, os pulmões podem descer até a 8ª costela na linha hemiclavicular, 10ª costela na linha hemiaxilar e 12ª costela na borda vertebral.

### *Caixa torácica*

As 12 costelas, as cartilagens costais (cartilagens que ligam o esterno e as extremidades das costelas; também conhecidas como *articulações costocondrais*), o manúbrio, o esterno, o processo xifoide e a coluna vertebral formam a estrutura que sustenta e mantém os pulmões. A incisura existente na parte superior do manúbrio pode ser descrita como *incisura supraesternal*, *incisura esternal* ou *incisura jugular*. Sete costelas e suas cartilagens costais articulam-se diretamente com o corpo do esterno, as costelas oito a dez estão ligadas à cartilagem da 11ª costela e esta última termina anterolateralmente, enquanto a 12ª costela termina lateralmente. Em seguida, cada costela articula-se com uma vértebra. Uma marca anatômica importante para as enfermeiras contarem as costelas é o ângulo de Louis, que corresponde ao ponto no qual o manúbrio (parte superior do esterno, com cerca de 4 cm de comprimento) e o corpo do esterno se articulam com a segunda costela. Essa área, também conhecida como junção manubrioesternal, pode ser palpada como uma saliência transversal na maioria dos indivíduos. As segundas cartilagens costais articulam-se ao esterno nessa área (ângulo de Louis), e o espaço intercostal (EIC) abaixo do esterno é o segundo EIC.

É importante saber que qualquer distúrbio da estrutura óssea do tórax afeta a função pulmonar. O ângulo costal (partes inferiores do gradil costal anterior nas proximidades do processo xifoide) normalmente tem cerca de 90°.

### *Músculos respiratórios*

A ventilação depende dos movimentos das paredes da caixa torácica e da sua base, ou *diafragma*. O diafragma é um músculo cupuliforme que, quando está contraído (durante a inspiração), puxa os pulmões para baixo e para frente, enquanto o abdome parece crescer, pois o conteúdo abdominal é comprimido pelo diafragma. Durante a inspiração, a tração diafragmática alonga a cavidade torácica e os músculos intercostais externos (localizados entre e ao longo das bordas inferiores das costelas) contraem para levantar as costelas, ampliando o diâmetro anteroposterior do tórax. O efeito desses movimentos é reduzir a pressão intrapulmonar a um nível inferior à pressão atmosférica, resultando na entrada de ar nos pulmões (ver Tabela 8.1). Durante a expiração, o diafragma e os músculos intercostais retraem, o que aumenta a pressão intrapulmonar acima da pressão atmosférica, de forma que os gases são expelidos dos pulmões. Embora a inspiração seja um processo ativo, a expiração é passiva. Nos distúrbios respiratórios, como a doença pulmonar obstrutiva crônica (DPOC), o ato de respirar torna-se um trabalho que requer energia.

Outros músculos acessórios da inspiração, inclusive o escaleno (que eleva as duas primeiras costelas), o esternocleidomastóideo (que levanta o esterno) e o levantador da asa do nariz podem ser recrutados para facilitar a inspiração quando o indivíduo realiza algum esforço, enquanto os músculos abdominais e intercostais internos são usados para reforçar a expiração.

### Alerta de enfermagem
*O diafragma é inervado pelo nervo frênico, que emerge da coluna vertebral no nível de C3-C5. Qualquer fratura nessa região ou nas vértebras superiores causa paralisia respiratória.*

## Neuroanatomia da respiração

O ritmo da respiração é controlado pelo bulbo e pela ponte. Além disso, os quimiorreceptores centrais localizados no bulbo respondem às alterações dos níveis de $P_{CO_2}$ e pH do líquido cefalorraquidiano e alteram a profundidade e, em seguida, a frequência da ventilação para corrigir qualquer desequilíbrio. Ademais, os quimiorreceptores periféricos localizados na croça aórtica e nas artérias carótidas respondem primeiramente às alterações da $Pa_{O_2}$ (< 60 a 65 mmHg), e em seguida às oscilações da $Pa_{CO_2}$ e do pH, alterando a profundidade e a frequência das respirações (Ault e Stock, 2009). Esses quimiorreceptores deixam de responder à $Pa_{CO_2}$ ou ao pH nos clientes com DPOC, em razão dos níveis persistentemente altos de $Pa_{CO_2}$ associados a esta doença. Por essa razão, o estímulo principal para respirar passa a ser o nível baixo de oxigênio, em vez da concentração alta de dióxido de carbono. Se o oxigênio for administrado a uma taxa suficientemente alta para elevar a $Pa_{O_2}$ a um nível normal, existe o risco de suprimir o estímulo da hipoxia. Portanto, o oxigênio é administrado em taxas reduzidas aos clientes com DPOC, ao mesmo tempo que a enfermeira avalia cuidadosamente a ocorrência de complicações.

O último reflexo a ser considerado é o reflexo de Hering-Breuer, que impede a hiperinsuflação dos pulmões. Esse reflexo é ativado pelos receptores de estiramento localizados dentro do músculo liso das vias respiratórias de pequeno e grande calibres, que inibem a inspiração mais profunda. Volumes correntes entre 800 e 1.500 m$\ell$ geralmente são necessários para desencadear esse reflexo nos adultos conscientes respirando normalmente (Levitzky, 2007).

## Função do sistema respiratório

As células do corpo precisam de oxigênio. Alguns tecidos vitais como o cérebro e o coração não conseguem sobreviver por muito tempo sem um aporte contínuo de oxigênio. Entretanto, em consequência da oxidação que ocorre nos tecidos do corpo, o dióxido de carbono é produzido e precisa ser eliminado das células para evitar que se acumulem produtos metabólicos ácidos. O sistema respiratório desempenha essa função de troca gasosa, que é essencial à sustentação da vida.

### Respiração

O processo da **respiração** depende da troca de gases que ocorre nos pulmões (*respiração pulmonar ou externa*) e, por fim, nos tecidos do corpo (*respiração celular ou interna*). A respiração externa requer três processos: 1) *ventilação*, ou ato de respirar (inspirar e expirar); 2) *perfusão* (fluxo sanguíneo para os alvéolos, de modo que os gases possam ser trocados); e 3) *difusão*, ou movimento dos gases de uma área com concentração mais alta para outra de concentração mais baixa através da membrana alveolocapilar. As veias sistêmicas transportam sangue venoso mais rico em $CO_2$ e mais pobre em $O_2$ que o sangue arterial levado pelas artérias sistêmicas à circulação pulmonar. A concentração de oxigênio do sangue nos capilares dos pulmões é menor que nos alvéolos. Em razão desse gradiente de concentração, o oxigênio difunde-se dos alvéolos para o sangue. O dióxido de carbono, que está em concentração mais alta no sangue que nos alvéolos, difunde-se do sangue para os alvéolos. O resultado final é que o sangue rico em oxigênio deixa as veias pulmonares (com exceção da veia umbilical, estas são as únicas veias que transportam sangue oxigenado) para a circulação sistêmica. O termo respiração interna refere-se ao processo pelo qual o oxigênio é fornecido e o dióxido de carbono é removido das células do corpo pelo sangue circulante. As células estão em contato direto com os capilares, cujas paredes finíssimas permitem a passagem ou a permuta fácil de oxigênio por dióxido de carbono. O oxigênio difunde-se dos capilares atravessando as suas paredes e chegando ao líquido intersticial. Nesse ponto, o $O_2$ difunde-se pela membrana das células dos tecidos, onde é usado pelas mitocôndrias para a respiração celular. A transferência do monóxido de carbono ocorre por difusão em direção contrária – da célula para o sangue. Esses processos são vitais à sobrevivência.

### Ventilação

Durante a inspiração, o ar circula do ambiente para a traqueia, os brônquios, os bronquíolos e os alvéolos. Durante a expiração, o gás alveolar percorre o mesmo trajeto, mas em sentido contrário.

Os fatores físicos que controlam o fluxo de ar para dentro e para fora dos pulmões são descritos coletivamente como *mecânica ventilatória* e incluem variações da pressão do ar, resistência ao fluxo de ar (quanto menor o calibre da via respiratória, maior a resistência ao fluxo) e complacência pulmonar (distensibilidade do pulmão, ou capacidade de estiramento dos pulmões).

> **BOXE 8.1 Causas de elevação da resistência nas vias respiratórias.**
>
> Os fenômenos comuns que podem alterar o diâmetro brônquico e afetar a resistência das vias respiratórias são os seguintes:
> - Contração da musculatura lisa dos brônquios – como ocorre na asma
> - Espessamento da mucosa brônquica – como ocorre na bronquite crônica
> - Obstrução das vias respiratórias – por muco, tumor ou corpo estranho
> - Perda da elasticidade pulmonar – como ocorre no enfisema, que se caracteriza pelo envolvimento das vias respiratórias por tecido conjuntivo, o que impede o seu fechamento durante a inspiração e a expiração.

### Resistência das vias respiratórias

A resistência é determinada principalmente pelo raio ou diâmetro da via respiratória pela qual o ar circula. Qualquer processo que altere o diâmetro ou a largura dos brônquios afeta a resistência das vias respiratórias e modifica a taxa de fluxo de ar para determinado gradiente de pressão durante a respiração (Boxe 8.1). Com o aumento da resistência, é necessário esforço respiratório maior que o normal para conseguir os níveis normais de ventilação.

### Complacência

A complacência é uma medida da elasticidade, da expansibilidade e da distensibilidade dos pulmões e das estruturas torácicas. Pense em uma faixa elástica: quando esticada, ela volta facilmente à sua forma habitual; o mesmo deve acontecer com os pulmões. Os fatores que determinam a complacência pulmonar são a tensão superficial nos alvéolos (normalmente baixa quando há surfactante) e nos tecidos conjuntivos (i. e., colágeno e elastina) dos pulmões.

A complacência é normal (1,0 $\ell$/cmH$_2$O) se os pulmões e o tórax distendem facilmente ao ser aplicada pressão. A complacência alta ou aumentada ocorre se os pulmões perderem sua elasticidade (não conseguem voltar ao seu estado normal) e o tórax está hiperdistendido (i. e., enfisema). A complacência baixa ou reduzida ocorre se os pulmões e o tórax estiverem "rígidos" (difícil de distender). Os distúrbios associados à redução da complacência são pneumotórax, hemotórax, derrame pleural, edema pulmonar, atelectasia, fibrose pulmonar e síndrome da angústia respiratória aguda (SARA). Todos esses distúrbios estão descritos nos capítulos subsequentes desta unidade.

### *Volumes e capacidades pulmonares*

A função pulmonar reflete a mecânica ventilatória e pode ser entendida em termos de volumes e capacidades pulmonares. Esses termos estão descritos na Tabela 8.2 e ilustrados na Figura 8.3 a seguir. As três medidas comuns que a enfermeira deve compreender são volume corrente, ventilação por minuto e capacidade vital. O volume de cada respiração, descrito como *volume corrente*, pode ser medido à beira do leito por um espirômetro. Quando o cliente está respirando por um tubo endotraqueal ou traqueostomia, o espirômetro é ligado diretamente ao tubo e o volume exalado é determinado com base na leitura do aferidor. Nos outros clientes, o espirômetro é acoplado a uma máscara facial ou a um bocal posicionado de forma que não haja perda de ar e o volume exalado é medido.

O volume corrente pode variar a cada respiração. De forma a assegurar que a determinação seja confiável, é importante medir os volumes de várias respirações e anotar a faixa de volumes correntes, além de calcular o volume corrente médio. Contudo, isoladamente, medidas como frequência respiratória e volume corrente não são indicadores confiáveis de ventilação adequada, pois ambas podem variar muito entre duas respirações. Entretanto, juntos, o volume corrente e a frequência respiratória são importantes, pois a ventilação por minuto ajuda a detectar insuficiência respiratória.

*Ventilação por minuto* é o volume de ar expirado por minuto. Isso é igual ao produto de volume corrente (em litros) multiplicado pela frequência respiratória. Na prática, a ventilação por minuto não é calculada, mas medida diretamente por um espirômetro. A ventilação por minuto pode ser reduzida por vários distúrbios que causam hipoventilação. Quando a ventilação por minuto diminui, a ventilação alveolar dos pulmões também é reduzida e a Pa$_{CO_2}$ aumenta.

A *capacidade vital forçada* exige pedir ao cliente que faça uma respiração máxima e expire vigorosa e completamente. A maioria dos clientes consegue exalar, no mínimo, 80% da sua capacidade vital em um segundo (volume expiratório forçado em um segundo, ou VEF$_1$) e quase tudo em três segundos (VEF$_3$). A redução do VEF$_1$ sugere ventilação pulmonar anormal. Se o VEF$_1$ e a capacidade vital forçada do cliente estiverem proporcionalmente reduzidos, a expansão pulmonar máxima está reduzida de alguma forma. Se a redução do VEF$_1$ for muito superior à diminuição da capacidade vital forçada, o cliente apresenta algum grau de obstrução das vias respiratórias. Em geral, a capacidade vital forçada está diminuída na DPOC porque há retenção de ar, e a redução do VEF$_1$ é um indício confiável da gravidade da obstrução expiratória das vias respiratórias.

Desse modo, as provas de função pulmonar podem ajudar a diagnosticar doenças pulmonares restritivas ou obstrutivas. Os distúrbios restritivos são os que tornam os pulmões rígidos; eles reduzem o volume total de ar que os pulmões conseguem conter. Nos casos típicos, isso é causado pela redução da elasticidade dos pulmões ou pela incapacidade de expandir a parede torácica durante a inspiração. Exemplos de doenças pulmonares restritivas são asbestose, sarcoidose e fibrose pulmonar. Os distúrbios obstrutivos, que causam estreitamento ou bloqueio do fluxo de ar exalado, geralmente estão associados à DPOC (descrita no Capítulo 10).

### *Difusão e perfusão*

**Difusão** é o processo por meio do qual o oxigênio e o dióxido de carbono são trocados na interface ar-sangue. A membrana alveolocapilar é ideal para a difusão em razão de sua espessura reduzida e superfície ampla. No adulto saudável normal, o oxigênio e o dióxido de carbono atravessam facilmente a membrana alveolocapilar em consequência das diferenças nas concentrações dos gases nos alvéolos e nos capilares.

**Perfusão pulmonar** é o fluxo sanguíneo efetivo que passa pela circulação pulmonar. O sangue é bombeado para os pul-

**Tabela 8.2** Volumes e capacidades pulmonares.

| Termo | Símbolo | Descrição | Valor normal* | Significado |
|---|---|---|---|---|
| **Volumes pulmonares** | | | | |
| Volume corrente | VC ou VT | Volume de ar inalado e exalado a cada respiração | 500 mℓ ou 5 a 10 mℓ/kg | O volume corrente pode não variar, mesmo em doenças graves |
| Volume de reserva inspiratória | VRI | Volume máximo de ar que pode ser inalado além de uma inalação normal | 3.000 mℓ | |
| Volume de reserva expiratória | VRE | Volume máximo de ar que pode ser exalado forçadamente após uma exalação normal | 1.100 mℓ | O volume de reserva expiratória diminui nas condições restritivas, como obesidade, ascite e gravidez |
| Volume residual | VR | Volume de ar que permanece nos pulmões depois de uma expiração máxima | 1.200 mℓ | O volume residual aumenta nas doenças obstrutivas |
| **Capacidades pulmonares** | | | | |
| Capacidade vital | CV | Volume máximo de ar exalado a partir do ponto de inspiração máxima: CV = VC + VRI + VRE | 4.600 mℓ | A redução da capacidade vital pode ocorrer na doença neuromuscular, fadiga generalizada, atelectasia, edema pulmonar e DPOC |
| Capacidade inspiratória | CI | Volume máximo de ar inalado depois da expiração normal: CI = VC + VRI | 3.500 mℓ | A redução da capacidade inspiratória pode indicar doença restritiva; também pode diminuir na obesidade |
| Capacidade residual funcional | CRF | Volume de ar que permanece nos pulmões após uma expiração forçada: CRF = VRE + VR | 2.300 mℓ | A capacidade residual funcional aumenta na DPOC e diminui na SARA |
| Capacidade pulmonar total | CPT | Volume de ar dos pulmões após uma inspiração máxima: CPT = VC + VRI + VRE + VR | 5.800 mℓ | A capacidade pulmonar total diminui nas doenças restritivas (atelectasia, pneumonia) e aumenta na DPOC |

*Valores para homens saudáveis; as mulheres têm valores entre 20 e 25% menores. SARA = síndrome da angústia respiratória aguda; DPOC = doença pulmonar obstrutiva crônica.

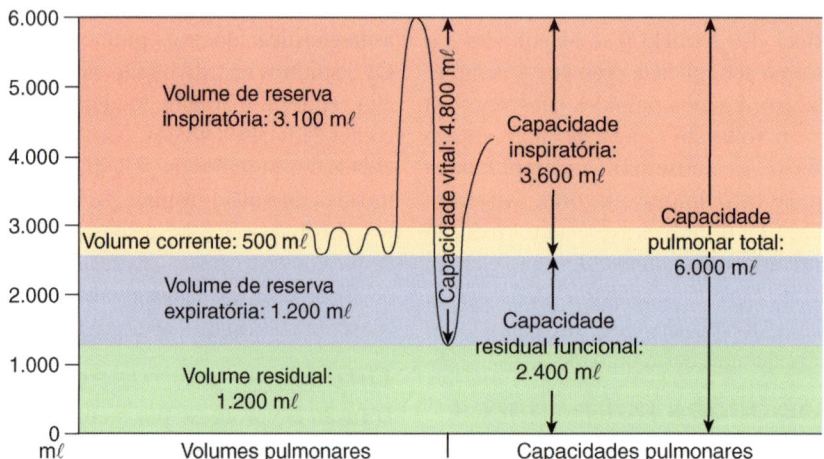

**Figura 8.3** Traçados dos volumes respiratórios (*à esquerda*) e das capacidades pulmonares (*à direita*), conforme seriam evidenciados se fosse utilizado um espirômetro. O volume corrente (*amarelo*) representa os volumes de ar inalado e exalado durante a respiração normal. O volume de reserva inspiratória (*rosa*) é o volume máximo de ar além do volume corrente, que pode ser inalado forçadamente. A reserva expiratória máxima (*azul*) é o volume máximo de ar que pode ser exalado além do volume corrente. E o volume residual (*verde*) é o ar que permanece nos pulmões após o esforço expiratório máximo. A capacidade respiratória representa a soma do volume de reserva inspiratória e do volume corrente. A capacidade residual funcional é a soma da reserva expiratória máxima e do volume residual. E a capacidade pulmonar total é a soma de todos os volumes. Segundo Porth, C.M., & Matfin, G. (2009). *Pathophysiology: Concepts of altered health states* (8th ed). Philadelphia: Lippincott Williams & Wilkins.

mões pelo ventrículo direito para a artéria pulmonar. A artéria pulmonar divide-se em seus ramos direito e esquerdo para irrigar os dois pulmões. Esses dois ramos dividem-se ainda mais para irrigar todas as áreas de cada pulmão. Normalmente, cerca de 2% do sangue bombeado pelo ventrículo direito não perfundem os capilares alveolares. Esse sangue "desviado" drena para o lado esquerdo do coração sem participar da troca gasosa alveolar.

A circulação pulmonar é considerada um sistema de baixa pressão, pois a pressão arterial sistólica da artéria pulmonar varia de 20 a 30 mmHg, enquanto a pressão diastólica oscila entre 5 e 15 mmHg. Em razão dessas pressões baixas, a circulação pulmonar normalmente consegue variar sua capacidade para acomodar o fluxo sanguíneo que recebe. Entretanto, quando um indivíduo está na posição ereta, a pressão arterial pulmonar não é suficientemente alta para enviar sangue ao ápice pulmonar contra a força de gravidade. Desse modo, quando um indivíduo está na posição ereta, pode-se considerar o pulmão dividido em três seções: uma parte superior com pouca irrigação sanguínea, uma parte inferior com irrigação sanguínea máxima e uma seção entre as duas primeiras com fluxo sanguíneo intermediário. Quando o indivíduo está deitado e passa para o decúbito lateral, mais sangue circula para o pulmão que fica por baixo. Desse modo, a enfermeira deve lembrar-se que o pulmão que fica por baixo, independentemente da posição, é mais bem perfundido.

A perfusão também é influenciada pela pressão alveolar. Os capilares pulmonares estão intercalados entre os alvéolos adjacentes. Quando a pressão alveolar é suficientemente alta, os capilares são "esmagados". Dependendo da pressão, alguns capilares sofrem colapso completo, enquanto outros são estreitados.

A pressão arterial pulmonar, a gravidade e a pressão alveolar determinam os padrões de perfusão. Nas doenças pulmonares, esses fatores variam e a perfusão pulmonar pode tornar-se muito anormal.

### Equilíbrio e desequilíbrio entre ventilação e perfusão

Ventilação é o fluxo de gases para dentro e para fora dos pulmões (normalmente, a uma taxa de 4 $\ell$/min), enquanto perfusão é o enchimento dos capilares pulmonares com sangue (normalmente, a uma taxa de 5 $\ell$/min). Desse modo, a razão alveolar (ventilação):capilar (perfusão) é de 4:5 ou 0,8. A troca gasosa pertinente depende da razão ventilação-perfusão ($\dot{V}/\dot{Q}$) adequada.

O desequilíbrio entre $\dot{V}/\dot{Q}$ é causado por ventilação inadequada, perfusão inadequada, ou ambas. Existem quatro estados possíveis de $\dot{V}/\dot{Q}$: razão $\dot{V}/\dot{Q}$ normal, razão $\dot{V}/\dot{Q}$ baixa (*shunt*), razão $\dot{V}/\dot{Q}$ alta (espaço morto) e ventilação e perfusão inexistentes (Boxe 8.2).

*Shunting* é o termo usado para descrever os distúrbios nos quais a ventilação está reduzida, mas a perfusão é adequada. O *shunting* normal é de cerca de 2%; a **hipoxia** grave ocorre quando o volume do *shunting* é superior a 20%. Isso pode ser secundário à obstrução das vias respiratórias por várias causas (tampões de muco, atelectasia, processo infeccioso, tumor), quando o sangue é desviado dos alvéolos sem troca gasosa. A ventilação adequada com perfusão reduzida (como ocorre na embolia pulmonar, que é a retenção de um coágulo de sangue nos vasos pulmonares) é conhecida como *espaço morto aumentado*. Nessa condição, o alvéolo tem perfusão inadequada e não há troca gasosa. Essas duas condições causam **hipoxia** (níveis baixos de oxigênio celular). A administração de oxigênio suplementar é útil nas condições que aumentam o espaço morto, contanto que a redução da perfusão não seja profunda. Contudo, o oxigênio suplementar não melhora a **hipoxemia** quando há *shunting*, pois o oxigênio não entra em contato com os alvéolos (áreas de difusão).

### Troca gasosa

O ar que respiramos é uma mistura gasosa formada principalmente por nitrogênio (78,62%) e oxigênio (20,84%), com traços de dióxido de carbono (0,04%), vapor de água (0,05%), hélio e argônio.

O oxigênio e o dióxido de carbono são transportados simultaneamente dissolvidos no sangue ou combinados com alguns dos elementos sanguíneos. O oxigênio é transportado no sangue de duas formas: primeiro, como oxigênio fisicamente dissolvido no plasma e, em segundo lugar, com a hemoglobina das hemácias. Cada 100 m$\ell$ de sangue arterial normal contém 0,3 m$\ell$ de oxigênio fisicamente dissolvido no plasma e 20 m$\ell$ de oxigênio ligado à hemoglobina. Desse modo, muito mais oxigênio é transportado normalmente em combinação com hemoglobina (em torno de 97%), do que é fisicamente dissolvido no sangue (< 3%). A hemoglobina é essencial ao aporte de oxigênio suficiente para atender às demandas dos tecidos (Levitzky, 2007). A Figura 8.4 ilustra as diferenças de $O_2$ e $CO_2$ nos sangues arterial e venoso, nos alvéolos e no ar atmosférico.

#### Alerta de enfermagem
*A hemoglobina combina-se rápida e reversivelmente com o oxigênio (meia-vida de 0,01 segundo ou menos). Ou seja, ela permite que o oxigênio seja rapidamente liberado para os tecidos para atender às demandas metabólicas. Parte da hemoglobina encontra-se em outras formas, como a metemoglobina (formada comumente nas reações aos fármacos), ou em combinação com monóxido de carbono (p. ex., inalação de fumaça). Nesses casos, a hemoglobina não consegue ligar-se ao oxigênio, resultando em hipoxia tecidual e acidose láctica. Desse modo, a enfermeira sabe que o aporte de oxigênio aos tecidos depende da hemoglobina, da concentração de oxigênio e do débito cardíaco. Embora o coração saudável geralmente consiga aumentar o débito cardíaco para compensar uma doença pulmonar ou um nível baixo de hemoglobina, o coração que apresenta deficiência não consegue fazê-lo. É importante que a enfermeira entenda que uma combinação de oxigenação reduzida, nível baixo de hemoglobina e débito cardíaco reduzido pode levar rapidamente à morte (Grogan e Pronovost, 2004; Fritz, 2008).*

### Considerações gerontológicas

O declínio progressivo da função respiratória começa nos adultos jovens e de meia-idade e afeta a estrutura e a função do sistema respiratório. Com o envelhecimento (≥ 40 anos), ocorrem alterações nos alvéolos que reduzem a superfície disponível para a troca de oxigênio por dióxido de carbono. Em torno dos 50 anos de idade, os alvéolos começam a perder elasticidade.

## BOXE 8.2 — Entendendo a ventilação e a perfusão.

### Ventilação e perfusão normais

Quando a ventilação e a perfusão ($\dot{V}/\dot{Q}$) são proporcionais, o sangue não oxigenado proveniente do sistema venoso volta ao lado direito do coração pelas artérias pulmonares e entra nos pulmões transportando dióxido de carbono ($CO_2$). As artérias pulmonares ramificam-se em capilares alveolares. A troca de gases ocorre nos capilares alveolares. A ventilação normal é de 4 ℓ/min, enquanto a perfusão normalmente ocorre a uma taxa de 5 ℓ/min. Desse modo, a razão alveolo-capilar (ventilação/perfusão) é de 4:5 ou 0,8.

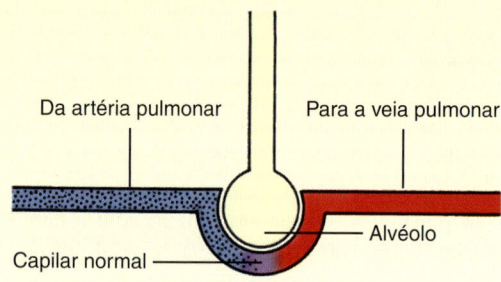

### Desproporção entre ventilação e perfusão

Os distúrbios que podem causar desproporção entre $\dot{V}/\dot{Q}$ são os seguintes:

1. O *shunting* (ventilação reduzida para uma unidade pulmonar) faz com que o sangue não oxigenado seja levado do lado direito para o esquerdo do coração, e daí para a circulação sistêmica; isto pode ser causado por obstrução das vias respiratórias distais (p. ex., pneumonia, atelectasia, tumor ou tampões de muco). Quando a razão $\dot{V}/\dot{Q}$ está reduzida, a circulação pulmonar é adequada mas não há oxigênio suficiente nos alvéolos para a difusão normal. Por exemplo, suponhamos que a ventilação agora seja de 2 ℓ/min com perfusão de 5 ℓ/min. Então, a razão é de 2:5 ou reduzida para 0,4. Parte do sangue que circula pelos vasos pulmonares não é oxigenada.

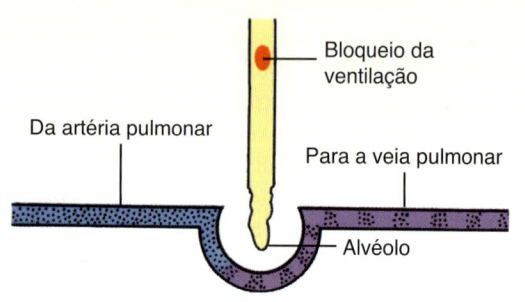

2. A ventilação do espaço morto (perfusão reduzida para uma unidade pulmonar) ocorre quando os alvéolos não recebem irrigação sanguínea adequada para a troca gasosa, por exemplo, na embolia pulmonar (EP) e no infarto pulmonar. Quando a razão $\dot{V}/\dot{Q}$ está alta, como ilustrado a seguir, a ventilação é normal, mas a perfusão alveolar está reduzida ou é inexistente. Observe o capilar estreitado, indicando perfusão reduzida. Isso costuma ocorrer em consequência de um defeito de perfusão (p. ex., EP) ou de um distúrbio que reduza o débito cardíaco (p. ex., choque cardiogênico). Nesse caso, suponha que a ventilação esteja normal (4 ℓ/min), mas que a perfusão esteja reduzida para 3 ℓ/min; deste modo, a razão é de 4:3 ou está aumentada para 1,3.

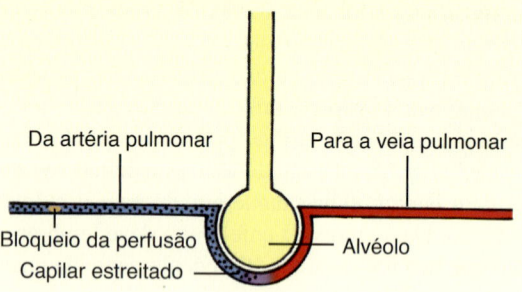

3. Uma unidade pulmonar silenciosa (combinação de *shunting* com ventilação do espaço morto) ocorre quando há pouca ou nenhuma ventilação e perfusão (p. ex., síndrome da angústia respiratória aguda).

A unidade silenciosa indica ausência de ventilação e perfusão na área pulmonar.

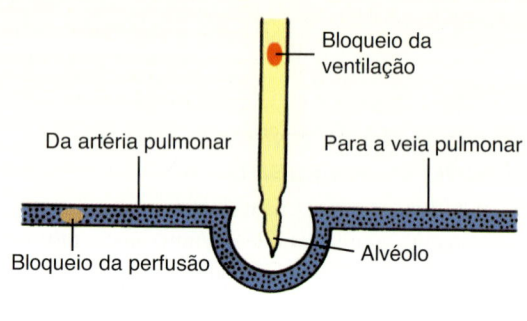

Legenda das figuras: azul = sangue com $CO_2$; vermelho = sangue rico em $O_2$; roxo = sangue com $CO_2$ e $O_2$. Adaptado de *Hemodynamic monitoring made incredibly visual*. (2011). Philadelphia: Lippincott Williams & Wilkins.

A redução da capacidade vital ocorre com a perda da mobilidade torácica, que limita o fluxo corrente de ar. O espaço morto respiratório aumenta com a idade. Essas alterações diminuem a capacidade de difusão do oxigênio à medida que o indivíduo envelhece, resultando em níveis mais baixos de oxigênio na circulação arterial. A Tabela 8.3 resume as alterações gerontológicas do sistema respiratório.

## Avaliação do sistema respiratório

### Histórico de saúde

A história de saúde enfatiza os problemas funcionais e físicos do cliente, além dos seus efeitos clínicos, inclusive em sua capacidade de realizar as atividades da vida diária (AVD).

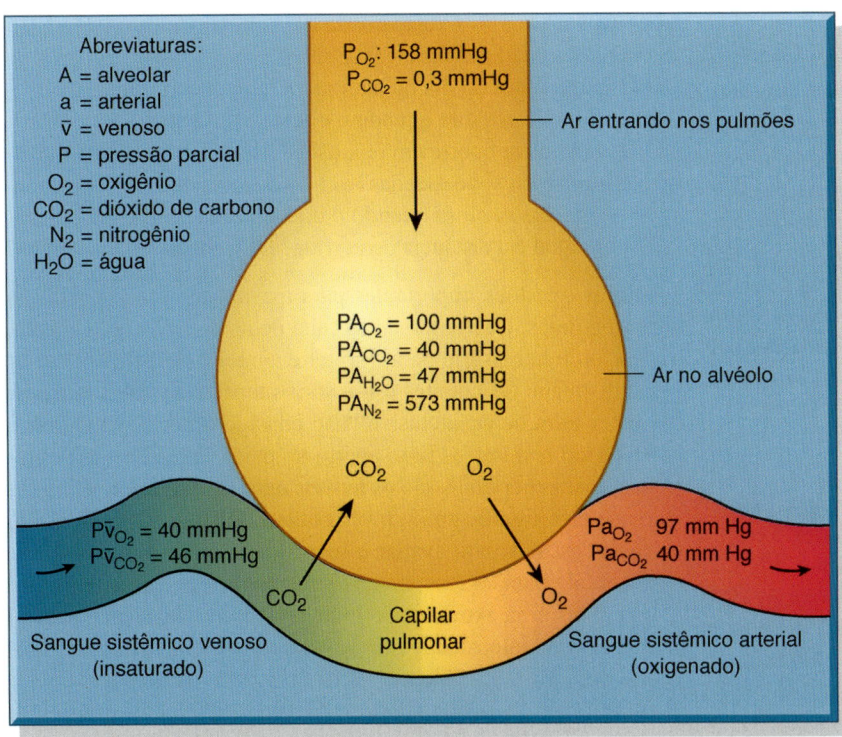

**Figura 8.4** Durante a respiração, ocorrem alterações nas pressões parciais dos gases. Esses valores variam em consequência da troca de oxigênio por dióxido de carbono e das alterações que ocorrem em suas pressões parciais à medida que o sangue venoso circula pelos pulmões.

**Tabela 8.3** Alterações do sistema respiratório com o envelhecimento.

| Componente | Alterações estruturais | Alterações funcionais | Achados da história e do exame físico |
|---|---|---|---|
| Mecanismos de defesa (respiratórios e não respiratórios) | ↓ Número de cílios e ↓ muco<br>↓ Reflexos de tosse e laríngeo<br>↓ Superfície da membrana capilar<br>Falta de ventilação e/ou fluxo sanguíneo homogêneo ou consistente | ↓ Proteção contra partículas estranhas<br>↓ Proteção contra aspiração<br>↓ Resposta dos anticorpos aos antígenos<br>↓ Respostas à hipoxia e à hipercapnia (quimiorreceptores) | ↓ Reflexo da tosse e muco<br>↑ Incidência de infecções<br>História de infecções respiratórias, DPOC, pneumonia<br>Fatores de risco: tabagismo, exposição ambiental, exposição à tuberculose pulmonar |
| Pulmões | ↓ Calibre das vias respiratórias<br>↑ Diâmetro dos ductos alveolares<br>↑ Colágeno das paredes alveolares<br>↑ Espessura das membranas alveolares<br>↓ Elasticidade dos alvéolos | ↑ Resistência das vias respiratórias<br>↑ Complacência pulmonar<br>↓ Taxa de fluxo expiratório<br>↓ Capacidade de difusão do oxigênio<br>↑ Espaço morto<br>Fechamento prematuro das vias respiratórias<br>↑ Retenção de ar<br>↓ Taxas de fluxo expiratório<br>Desproporção ventilação-perfusão<br>↓ Redução da tolerância aos esforços<br>↑ Diâmetro anteroposterior (AP) | Nenhuma alteração da capacidade pulmonar total (CPT)<br>↑ Volume residual (VR)<br>↓ Volume de reserva inspiratória (VRI)<br>↓ Volume de reserva expiratória (VRE)<br>↓ Capacidade vital forçada (CVF) e capacidade vital (CV)<br>↑ Capacidade residual funcional (CRF)<br>↓ $Pa_{O_2}$<br>↑ $CO_2$ |
| Parede e músculos torácicos | Calcificação das cartilagens intercostais<br>Artrite das articulações costovertebrais<br>↓ Continuidade do diafragma<br>Alterações osteoporóticas<br>↓ Massa muscular<br>Atrofia muscular | ↑ Rigidez e perda de flexibilidade da caixa torácica<br>↓ Força dos músculos respiratórios<br>↑ Esforço respiratório<br>↓ Tolerância aos esforços<br>↓ Sensibilidade dos quimiorreceptores periféricos<br>↑ Risco de fadiga dos músculos inspiratórios | Cifose, tórax em tonel<br>Alterações ósseas<br>↑ Diâmetro AP<br>Dispneia<br>↑ Respiração abdominal e diafragmática<br>↓ Taxas de fluxo expiratório máximo |

↑ = aumento; ↓ = redução.

## Queixas comuns

Os sinais e sintomas comuns de doença respiratória são **dispneia** (falta de ar), tosse, produção de escarro, dor torácica, sibilos, baqueteamento dos dedos das mãos, **hemoptise** (expectoração de sangue) e cianose. Essas manifestações clínicas estão relacionadas com a duração e a gravidade da doença. Além de determinar a razão principal que levou o cliente a buscar atendimento clínico, a enfermeira tenta identificar quando o problema de saúde ou o sintoma começou, há quanto tempo está presente, se houve melhora em alguma época e como o sintoma foi aliviado. A enfermeira também deve obter informações sobre fatores desencadeantes, duração, gravidade e fatores ou sintomas associados.

### Dispneia

De acordo com a definição da American Thoracic Society, "dispneia é uma experiência subjetiva de desconforto respiratório, que consiste em sensações qualitativamente diferentes com intensidade variável" (American Thoracic Society, 1999). A dispneia (respiração difícil ou trabalhosa, falta de ar) é um sintoma comum a muitas doenças pulmonares (94% dos clientes com doença pulmonar crônica e 90% dos indivíduos com câncer de pulmão) e cardíacas (50% dos clientes com doença cardíaca) (Galbraith, Fagan, Perkins *et al.*, 2010). A dispneia também pode ser causada por distúrbios neurológicos ou neuromusculares (*i. e.*, miastenia *gravis*, síndrome de Guillain-Barré, distrofia muscular), renais (insuficiência renal, acidose), hepáticos (ascite), endócrinos (hipertireoidismo) e hematológicos (anemia, hemoglobinopatia) que afetam a função respiratória. Além disso, a dispneia pode ocorrer quando indivíduos normais realizam esforços físicos (Porth e Matfin, 2009). A dispneia também é um sintoma comum no final da vida e está associada à ansiedade, à depressão e ao medo dos clientes (Gysels e Higginson, 2009). Quando o cliente apresenta dispneia grave, a enfermeira pode precisar modificar ou abreviar as perguntas e a duração da história de saúde para evitar que a falta de ar e a ansiedade do cliente sejam agravadas.

**Importância clínica.** Em geral, as doenças pulmonares agudas causam dispneia mais intensa que os distúrbios crônicos. Em um indivíduo saudável, a dispneia súbita pode indicar pneumotórax (ar no espaço pleural), obstrução respiratória aguda ou SARA. Nos clientes imobilizados, a dispneia súbita pode sugerir embolia pulmonar (EP). A **ortopneia** (incapacidade de respirar, a menos que o indivíduo fique sentado ou de pé) pode ser observada nos clientes com doença cardíaca e, ocasionalmente, nos indivíduos com DPOC. A dispneia com **sibilos** expiratórios ocorrem em casos de DPOC. As respirações ruidosas podem ser causadas por estreitamento das vias respiratórias ou pela obstrução localizada de um brônquio principal por corpo estranho ou tumor. Em geral, a existência de sibilos inspiratórios e expiratórios significa asma, desde que o cliente não tenha insuficiência cardíaca. Como a dispneia pode acompanhar vários distúrbios, a história de saúde detalhada do cliente é essencial.

A condição que provoca dispneia deve ser determinada. Portanto, é importante fazer as seguintes perguntas ao cliente:

- Que intensidade de esforço desencadeia falta de ar?
- Também há tosse?
- A falta de ar está relacionada com outros sinais e sintomas?
- O início da falta de ar foi súbito ou progressivo?
- Em que hora do dia ou da noite a falta de ar ocorre?
- A falta de ar piora quando o cliente está deitado no leito?
- A falta de ar ocorre em repouso? Quando faz esforço? Quando corre ou sobe escadas?
- A falta de ar piora quando o cliente anda? Em caso afirmativo, qual é a distância percorrida? E a velocidade da marcha?

Outras questões importantes para a avaliação da dispneia são as seguintes: a intensidade da falta de ar avaliada pelo cliente, o esforço necessário para respirar e a intensidade da falta de ar ou dispneia. Os clientes usam vários termos e frases para descrever falta de ar, inclusive "não consigo obter ar suficiente", "é difícil respirar", "sinto aperto no peito" e a enfermeira precisa esclarecer quais são os termos mais familiares ao cliente e o que eles significam (Schwartzstein e Adams, 2010). Existem várias escalas para avaliar a intensidade da dispneia, inclusive escalas analógicas visuais semelhantes às escalas de dor, nas quais uma extremidade indica nenhuma dispneia e a outra dispneia de intensidade máxima. Essas escalas podem ser usadas para avaliar as alterações da gravidade da dispneia com o transcorrer do tempo (Porth e Matfin, 2009; Schwartzstein e Adams, 2010). O Boxe 8.3 ilustra uma dessas escalas.

**Medidas de alívio.** O manejo da dispneia tem como objetivo identificar e eliminar a causa. Em alguns casos, o alívio do sintoma é conseguido colocando o cliente em repouso com a cabeceira do leito elevada (posição de Fowler elevada), recomendando que incline o corpo para frente com os braços e a parte superior do corpo apoiados em uma mesa (posição ortopneica) e respirando com os lábios contraídos (*i. e.*, respirando pela boca e exalando lentamente com os lábios contraídos para facilitar a expiração do ar). Estudos demonstraram que o uso de um ventilador portátil (soprando ar no nariz e na boca) consegue reduzir a sensação de falta de ar (Galbraith *et al.*, 2010) e, em alguns casos, pode ser útil administrar oxigênio (Boxe 8.4). As medidas que permitem que os clientes com

---

**BOXE 8.3 — Graduação da dispneia.**

De maneira a avaliar a *dispneia* o mais objetivamente possível, peça ao cliente que descreva, de maneira objetiva, como as diversas atividades afetam sua respiração. Em seguida, documente suas respostas utilizando o seguinte sistema de graduação:

- *Grau 0*: não é incomodado pela falta de ar, exceto quando faz esforço extenuante
- *Grau 1*: é incomodado pela falta de ar quando caminha apressadamente em terreno plano ou sobe um pequeno aclive
- *Grau 2*: em razão da dispneia, caminha em terreno plano mais lentamente que um indivíduo de mesma idade, ou precisa parar para respirar quando sobe uma ladeira em seu próprio ritmo
- *Grau 3*: Interrompe a caminhada para respirar após percorrer cerca de 90 m em terreno plano
- *Grau 4*: sente muita falta de ar para sair de casa, tem dispneia quando se veste ou despe.

## BOXE 8.4 — Pesquisa em enfermagem.

### Conexão com a prática baseada em evidências

**O uso de um ventilador portátil melhora a dispneia crônica?**

Gailbrath, S., Fagan, P., Perkins, P., Lynch, A., & Booth, S. (2010). *Journal of Pain Symptom Management*, May 39(5): 831-838.

#### Objetivo

A dispneia, ou sensação de falta de ar, é um sintoma angustiante e incapacitante comum nos clientes com doenças em estágio avançado. O resfriamento facial por ventilador atenua a sensação de falta de ar induzida em voluntários, contudo isso ainda não foi formalmente investigado nos clientes com dispneia associada às doenças. O objetivo desse estudo foi verificar se um ventilador portátil atenua a sensação de falta de ar dos clientes com doença avançada.

#### Delineamento

Cinquenta participantes com doença em estágio avançado foram escolhidos randomicamente para usar um ventilador portátil durante cinco minutos. O ventilador era dirigido primeiramente para suas faces ou pernas, sendo em seguida substituído por outro tipo de tratamento. A principal medida de resultado era a redução de 1 cm ou mais na dispneia registrada em uma escala analógica visual (EAV) de 10 cm.

#### Achados

Houve diferença significativa nos escores da EAV entre os dois tratamentos, com redução da falta de ar quando o ventilador era dirigido à face ($P = 0,003$).

#### Implicações de enfermagem

Os achados desse estudo apoiam a hipótese de que um ventilador portátil dirigido ao rosto reduz a sensação de falta de ar. O ventilador foi bem aceito pelos participantes: seu custo é pequeno, ele é portátil, aumenta a autoconfiança e está disponível em qualquer lugar. Essa medida deve ser recomendada como parte de uma estratégia de tratamento paliativo para atenuar a falta de ar associada às doenças em estágio avançado.

---

dispneia crônica ou persistente reduzam ou evitem falta de ar e lidem com seu sintoma podem melhorar a qualidade de vida (Duncan, Bott, Thompson *et al.*, 2009). As intervenções médicas e de enfermagem podem incluir administração de opioides, uso de oxigênio pelos clientes com hipoxemia (saturação baixa de oxigênio), benzodiazepínicos (ansiolíticos) e técnicas de reabilitação respiratória para dispneia dos clientes com câncer (Ben-Aharon, Gafter-Gvili, Paul *et al.*, 2008). Veja intervenções para clientes com DPOC no Capítulo 11.

## Tosse

Embora a tosse seja um reflexo que protege os pulmões do acúmulo de secreções ou da inalação de corpos estranhos, também pode ser um sinal de alguns distúrbios do sistema respiratório ou pode estar suprimida em outras doenças. É o motivo mais comum de consulta médica nos EUA. (Chung e Widdicombe, 2010).

A tosse involuntária pode ser desencadeada por vários receptores neurais da orofaringe, da laringe e da árvore traqueobrônquica, que podem ser estimulados por irritação (irritantes transportados no ar, inclusive fumaça, névoa, perfume, talco, poeira), secreções excessivas ou corpo estranho. Esses sinais são transmitidos ao nervo vago e deste para o centro da tosse (bulbo).

A tosse frequente e persistente pode ser extenuante e ter impacto significativo no estilo de vida e na sensação de bem-estar dos clientes. A tosse pode ser significativa a ponto de causar incontinência, vômitos, fraturas de costelas, dor e síncope. Esse sinal pode indicar doença pulmonar grave, mas também pode ser causado por vários outros problemas, inclusive distúrbios cardíacos, fármacos (p. ex., amiodarona, inibidores da enzima conversora de angiotensina [ECA]), tabagismo, secreção retronasal e doença do refluxo gastresofágico (Chung e Widdicombe, 2010).

É importante lembrar que o reflexo da tosse pode ser comprometido por fraqueza ou paralisia dos músculos respiratórios ou abdominais. Os fatores de risco são inatividade prolongada, intervenção cirúrgica, tubo nasogástrico (que pode impedir o fechamento da glote) ou depressão da função dos centros bulbares do encéfalo (p. ex., anestesia, fármacos que deprimem o centro da tosse, distúrbios cerebrais), que predispõem o cliente a desenvolver problemas respiratórios (Porth e Matfin, 2009).

**Importância clínica.** Para ajudar a determinar a causa da tosse, a enfermeira deve descrever suas características. A tosse seca irritativa é um indício de infecção viral das vias respiratórias superiores, ou um efeito colateral dos inibidores de ECA. A laringotraqueíte causa tosse estridente irritativa. As lesões traqueais causam tosse metálica. A coqueluche provoca um ruído inspiratório estridente longo (guincho) antes da tosse. A tosse entrecortada pode sugerir pneumonia. A tosse intensa ou de características variáveis sugere carcinoma broncogênico. A dor torácica pleurítica com tosse indica acometimento da pleura ou da parede torácica (musculoesquelética).

Também é importante determinar quando a tosse ocorre. A tosse noturna pode ser um prenúncio de insuficiência cardíaca esquerda ou asma brônquica. A tosse matutina, com expectoração de escarro, pode indicar bronquite. A tosse que piora quando o cliente está deitado sugere secreção retronasal (sinusite) ou refluxo (retorno do conteúdo gástrico para a laringe). A tosse após a ingestão de alimentos sugere aspiração de corpo estranho para a árvore traqueobrônquica. Em geral, a tosse de início recente é causada por infecções virais das vias respiratórias superiores. A duração também é um fator importante: a tosse é considerada aguda quando existe há menos de três semanas, persistente quando dura entre três e oito semanas e crônica se persiste por mais de oito semanas.

**Medidas de alívio.** O tratamento depende da causa da tosse, mas inclui o uso criterioso de supressores da tosse, pois estes fármacos podem aliviar o sintoma, mas não tratam a causa do problema. Outros tratamentos são anti-histamínicos, descongestionantes ou corticoides nasais se a causa da tosse for secreção retronasal; ou bloqueadores H$_2$ ou inibidores da bomba de prótons quando a tosse estiver associada à doença do refluxo gastresofágico (DRGE). Quando a tosse for causada por irritação, as medidas para parar de fumar devem ser indicadas. A ingestão de bebidas quentes pode aliviar a tosse causada por irritação da garganta.

### Produção de escarro

Os clientes que tossem por períodos longos quase sempre produzem escarro. A produção de escarro é a reação dos pulmões a qualquer irritante persistente. Também pode ser causada por secreção nasal. Estima-se que uma pessoa produz diariamente cerca de 10 m$\ell$ de escarro incolor, que não é percebido e é deglutido. Por esta razão, é necessário investigar qualquer queixa de expectoração de escarro. Para ajudar a quantificar o volume de escarro produzido, a enfermeira pode pedir aos clientes que descrevam o volume em termos de colheres de chá (cerca de 5 m$\ell$) ou uma xícara (cerca de 240 m$\ell$). Contudo, é difícil calcular o volume de escarro, pois os clientes podem engolir as secreções. Tosse produtiva é a que produz mais de 30 m$\ell$/dia de escarro (Chung, Widdicombe e Boushey, 2008).

**Importância clínica.** O tipo de escarro sugere a causa. Grandes quantidades de escarro purulento (espesso e amarelo ou esverdeado) é um sinal comum de infecção bacteriana, abscesso pulmonar, bronquiectasia ou fístula broncopleural comunicando-se com um empiema (pus no espaço pleural) (Leblond, Brown e DeGowin, 2009). Quantidades pequenas de escarro purulento podem ser causadas por bronquite aguda, fase de resolução da pneumonia, cavidades tuberculosas pequenas ou abscesso pulmonar. O escarro semelhante à geleia de groselha está associado à infecção por *Klebsiella pneumonia* ou *Streptococcus pneumoniae*. O escarro ferruginoso purulento sugere *pneumonia pneumocócica*. O escarro mucoide fino é causado comumente por bronquite viral. O aumento gradativo da produção de escarro ao longo do tempo pode indicar bronquite crônica ou bronquiectasia, que pode produzir volumes diários entre 200 e 500 m$\ell$ (Leblond *et al.*, 2009). O escarro mucoide tingido de rosa sugere tumor pulmonar. Secreções profusas, espumosas, brancas ou rosadas, geralmente se acumulando na garganta, podem indicar edema pulmonar. Escarro de odor fétido e mau hálito indicam abscesso pulmonar, bronquiectasia ou infecção por bactérias anaeróbicas. O odor bolorento pode sugerir infecção por *Pseudomonas* (Siela, 2008).

**Medidas de alívio.** Quando o escarro é muito espesso para ser expectorado pelo cliente, é necessário reduzir sua viscosidade aumentando seu teor de água por hidratação adequada (ingestão de água) e inalação de soluções em aerossóis, que podem ser administradas por qualquer tipo de nebulizador.

O tabagismo está contraindicado quando há produção excessiva de escarro porque interfere na ação ciliar, aumenta as secreções brônquicas, causa inflamação e hiperplasia das mucosas e reduz a produção de surfactante. Quando o indivíduo deixa de fumar, o volume de escarro diminui e a resistência às infecções brônquicas aumenta.

O apetite do cliente pode diminuir em consequência do odor do escarro ou do gosto que deixa na boca. A enfermeira deve estimular a higiene oral adequada e a escolha criteriosa dos alimentos, o que estimula o apetite. Sucos de frutas cítricas no início das refeições podem aumentar a palatabilidade, pois limpam o palato e tiram o gosto do escarro.

### Hemoptise

A hemoptise é um sinal de doenças cardíacas e pulmonares. Em geral, ela começa repentinamente e pode ser intermitente ou contínua. Os sinais podem variar de escarro tingido de sangue a hemorragias agudas profusas, e sempre devem ser investigados. O escarro nitidamente sanguinolento sugere embolia pulmonar, carcinoma broncogênico ou erosão de uma artéria brônquica por tuberculose cavitária, enquanto o escarro tingido de sangue pode indicar inflamação do nariz, nasofaringe, gengivas, laringe ou brônquios, ou traumatismo das vias respiratórias por tosse intensa (Lippincott, 2008). O volume de sangue expectorado nem sempre é proporcional à gravidade da doença.

> **Alerta de enfermagem**
> *Em geral, o sangue proveniente dos pulmões é vermelho-vivo, espumoso e misturado com escarro. Os primeiros sinais e sintomas incluem sensação de coceira na garganta, gosto salgado, sensação de ardência ou borbulhar no tórax e, possivelmente, dor torácica. Neste último caso, o cliente tende a imobilizar o lado do qual se origina o sangramento. O termo hemoptise é reservado à tosse com expectoração de sangue originado de hemorragia pulmonar. Esse sangue tem pH alcalino (> 7,0). Quando a hemorragia provém do estômago, o sangue é eliminado pelo vômito (hematêmese), em vez de expectorado. Em alguns casos, o sangue que ficou em contato com o suco gástrico é tão escuro que é descrito como "borra de café". Esse sangue tem pH ácido (< 7,0).*

### Dor torácica

A dor ou o desconforto torácico pode ser causado por doenças cardíacas ou pulmonares. A dor torácica associada aos distúrbios pulmonares pode ser aguda, em pontada e intermitente, ou difusa, incômoda e persistente. Em geral, a dor é percebida no mesmo lado no qual se localiza o processo patológico, mas pode ser referida para qualquer outra área, como pescoço, dorso ou abdome, por exemplo.

**Importância clínica.** A dor torácica pode ser causada por pneumonia, embolia pulmonar com infarto pulmonar e pleurisia. Também pode ser um sintoma tardio do carcinoma broncogênico. Nesses casos, a dor é incômoda e persistente, pois o câncer invadiu a parede torácica, o mediastino ou a coluna vertebral.

As doenças pulmonares nem sempre causam dor torácica porque os pulmões e a pleura visceral não têm nervos sensoriais e são insensíveis aos estímulos álgicos. Entretanto, a pleura parietal tem numerosos nervos sensoriais, que são estimulados pela inflamação e pelo estiramento da pleura. A dor pleurítica causada pela irritação da pleura parietal é aguda e parece "interromper" a inspiração. Os clientes comumente a descrevem "como se enfiassem uma faca". A enfermeira deve avaliar o tipo, a intensidade e o padrão de irradiação da dor, além de determinar e investigar os fatores desencadeantes e sua relação com a posição do cliente. Além disso, é importante avaliar a relação entre a dor e as fases inspiratória e expiratória da respiração.

**Medidas de alívio.** Os analgésicos efetivamente aliviam a dor torácica, mas é preciso ter o cuidado de não deprimir o centro respiratório ou a tosse produtiva (se estiver presente). Os anti-inflamatórios não esteroides (AINE) atendem a esse propósito e, por esta razão, são indicados para tratar dor pleurítica. Quando a dor é extrema, pode-se realizar um bloqueio regional com anestésico. Os clientes se sentem mais confortáveis quando se deitam sobre o lado afetado, pois isto imobiliza a parede torácica, limita a expansão e a contração do pulmão e reduz o atrito entre a pleura lesada ou afetada deste lado. A dor associada à tosse pode ser atenuada manualmente por imobilização do gradil costal.

### Sibilos

Em geral, os sibilos são um sinal importante nos clientes com broncoconstrição ou estreitamento das vias respiratórias. Dependendo da sua localização, os sibilos podem ser ouvidos com ou sem estetoscópio. O sibilo é um som musical agudo ouvido principalmente durante a expiração. Os sibilos podem ser causados por várias doenças clínicas, além da asma. A enfermeira deve avaliar todas as causas possíveis (descritas mais adiante neste capítulo). Os broncodilatadores orais ou inalatórios eliminam os sibilos na maioria dos casos.

### *Históricos de saúde e familiar*

A enfermeira também deve avaliar os fatores de risco e os fatores genéticos que possam contribuir para o problema pulmonar do cliente (Boxes 8.5 e 8.6).

### *Histórico social*

A enfermeira deve perguntar se o cliente foi tabagista no passado ou se ainda fuma, calculando o número de maços consumidos por ano. Isso é calculado pelo número de maços de cigarros fumados por dia multiplicado pelo número de anos que a pessoa fumou. Portanto, 1 maço ao dia × 20 é igual a 20 maços/ano. Observe que, após vinte anos de tabagismo, ocorrem alterações fisiopatológicas nos pulmões que progridem proporcionalmente à intensidade e à duração do tabagismo (Burns, 2009).

É importante avaliar o impacto dos sinais e dos sintomas na capacidade de o cliente realizar as AVD e participar das suas atividades profissionais e familiares habituais. As perguntas relativas aos padrões de sono-repouso devem incluir perguntas sobre dispneia noturna (acordar durante a noite com falta de ar) e ortopneia, além de quantificar o número de travesseiros usados à noite. Fora isso, os fatores psicossociais que podem afetar o cliente devem ser explorados. Esses fatores incluem ansiedade, mudanças das funções desempenhadas, relacionamentos familiares, problemas financeiros, condição de emprego e medidas que o cliente adota para o enfrentamento. Também é importante fazer perguntas sobre imunizações, fármacos, exposição aos riscos ambientais, uso de oxigênio, internações hospitalares e história de doença pregressa.

Muitas doenças respiratórias são crônicas e causam debilidade e incapacidade progressivas. Por essa razão, a capacidade física, os apoios psicossociais e a qualidade de vida do cliente devem ser avaliados continuamente, de modo a planejar as intervenções apropriadas. É importante que o cliente com distúrbio respiratório compreenda sua condição e esteja familiarizado com as intervenções de autocuidado necessárias. A enfermeira deve avaliar esses fatores ao longo do tempo e fornecer as instruções necessárias.

## Exame físico

A avaliação respiratória completa inclui exames do tegumento e das estruturas respiratórias superiores e inferiores. A enfermeira também deve observar o esforço respiratório (p. ex., dilatação das asas do nariz, respiração oral, uso dos músculos acessórios, imobilização do tórax etc).

### *Avaliação do sistema tegumentar*

As doenças respiratórias podem causar anormalidades cutâneas e ungueais.

#### Inspeção da cor

A *cianose* (coloração azulada da pele) é um indício muito tardio de hipoxia. A ocorrência de cianose perceptível é determinada pela quantidade de hemoglobina não oxigenada no sangue. A cianose aparece quando há no mínimo 5 g/dℓ de hemoglobina não oxigenada (a hemoglobina normal é de cerca de 15 g/dℓ). Desse modo, um terço da hemoglobina deve estar desoxigenado para que haja cianose perceptível. Além disso, os clientes anêmicos raramente têm cianose, enquanto os indivíduos com policitemia podem parecer cianóticos, mesmo que estejam adequadamente oxigenados. Desse modo, cianose *não* é um sinal confiável de hipoxia.

A avaliação da cianose é influenciada pela iluminação do ambiente, pela cor da pele do cliente e pela distância dos vasos

---

**BOXE 8.6 — Fatores de risco para hipoventilação.**

- Poucos impulsos neurais transmitidos do cérebro aos músculos respiratórios, como ocorre com traumatismo raquimedular, acidentes vasculares encefálicos, tumores, miastenia *gravis*, síndrome de Guillain-Barré, poliomielite e superdosagem de substâncias psicoativas
- Depressão dos centros respiratórios do bulbo, como ocorre com anestesia, sedação e superdosagem de substâncias psicoativas
- Limitação dos movimentos torácicos (cifoescoliose), das incursões pulmonares (derrame pleural, pneumotórax) ou do tecido pulmonar funcional (doenças pulmonares crônicas, edema pulmonar grave).

---

**BOXE 8.5 — Fatores de risco para doença respiratória.**

- Tabagismo (fator contribuinte mais importante para doença pulmonar)
- Exposição passiva à fumaça dos cigarros
- História pessoal ou familiar de doença pulmonar
- Predisposição genética
- Alergênios e poluentes ambientais
- Exposições recreativas e ocupacionais

sanguíneos da pele. A cianose central (língua e lábios) geralmente está associada ao baqueteamento dos dedos das mãos e dos pés e indica oxigenação inadequada do sangue, enquanto a cianose periférica (leitos ungueais) é causada pela vasoconstrição ou pela redução do fluxo sanguíneo periférico das extremidades por várias causas, o que não indica necessariamente um problema sistêmico central. Além disso, os dois tipos de cianose podem coexistir. Nos indivíduos de pele negra, a enfermeira deve avaliar a cianose central verificando se a mucosa bucal e o palato duro têm coloração escurecida e opaca.

### Inspeção para detectar baqueteamento dos dedos das mãos

O baqueteamento dos dedos das mães ocorre nos clientes com distúrbios hipóxicos crônicos, infecções pulmonares e pleurais crônicas ou neoplasias malignas pleuropulmonares. Esse sinal também está associado às cardiopatias congênitas cianóticas, à endocardite infecciosa e à cirrose (Chesnutt e Prendergast, 2010). O baqueteamento é indolor, geralmente bilateral, e pode ser revertido se o fator etiológico for eliminado (Leblond *et al.*, 2009). Essa anormalidade pode ser evidenciada inicialmente como esponjosidade do leito ungueal e apagamento do ângulo da lâmina ungueal, resultando no crescimento bulboso dos segmentos distais dos dedos das mãos e dos pés (ver Capítulo 51, Boxe 51.4).

## Avaliação das estruturas respiratórias superiores

Para realizar um exame das vias respiratórias superiores é necessário uma fonte luminosa (p. ex., uma lanterna de bolso).

### Inspeção e palpação do nariz e dos seios paranasais

A enfermeira deve inspecionar as estruturas nasais externas quanto à existência de lesões, assimetria ou inflamação. Em seguida, deve pedir ao cliente que incline a cabeça para trás. Empurrando suavemente a ponta do nariz para cima, a enfermeira deve examinar as estruturas internas do nariz e inspecionar a mucosa e o septo quanto à cor e à existência de edema, exsudato ou sangramento. Normalmente, a mucosa nasal é mais vermelha que a oral. A mucosa nasal pode parecer edemaciada e hiperêmica quando o cliente está resfriado, mas tem aparência pálida e edemaciada em casos de rinite alérgica. A maioria dos indivíduos tem graus discretos de desvio do septo, mas o desvio significativo da cartilagem para o lado direito ou esquerdo do nariz pode causar obstrução nasal. Em geral, esses desvios não causam sintomas. A observação da dilatação das asas do nariz e respiração oral sugere angústia respiratória. Em seguida, a enfermeira pode palpar os seios frontais e maxilares para determinar se estão hipersensíveis, pois isto sugere inflamação. Usando os polegares, a enfermeira deve aplicar uma pressão suave, com movimentos ascendentes, nas cristas supraorbitais (seios frontais) e na região malar adjacente ao nariz (seios maxilares) (Figura 8.5).

### Inspeção da faringe e da boca

A boca e a faringe são avaliadas pedindo-se ao cliente que abram bem a boca e façam uma respiração profunda. Em geral, isso aplaina a parte posterior da língua e permite uma visão

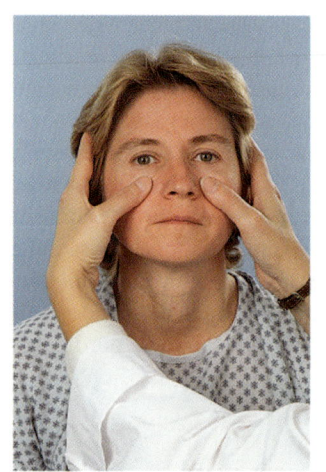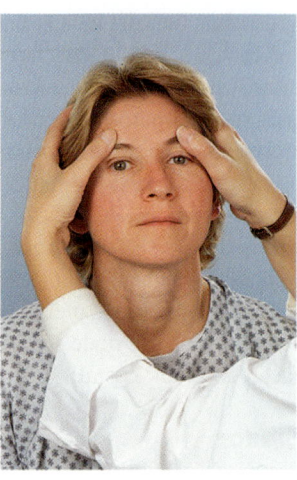

**Figura 8.5** Técnica da palpação dos seios maxilares à esquerda e dos seios frontais à direita.

completa, ainda que breve, dos pilares anteriores e posteriores, das tonsilas, da úvula e da faringe posterior (Figura 8.6). Essas estruturas devem ser avaliadas quanto à cor, simetria e evidência de exsudato, úlcera ou crescimento. Se for necessário usar um abaixador de língua para examinar a faringe, a lâmina deve ser pressionada firmemente após o ponto médio da língua, para evitar reflexo de vômito.

### Palpação da traqueia

A posição e a mobilidade da traqueia são avaliadas aplicando-se os dedos polegar e indicador de uma das mãos em um dos lados da traqueia, pouco acima da fúrcula esternal. A traqueia é altamente sensível e a palpação muito firme pode desencadear uma resposta de tosse ou vômito. Normalmente, a traqueia está localizada na linha média, na região em que entra no desfiladeiro torácico por trás do esterno, mas pode estar desvia-

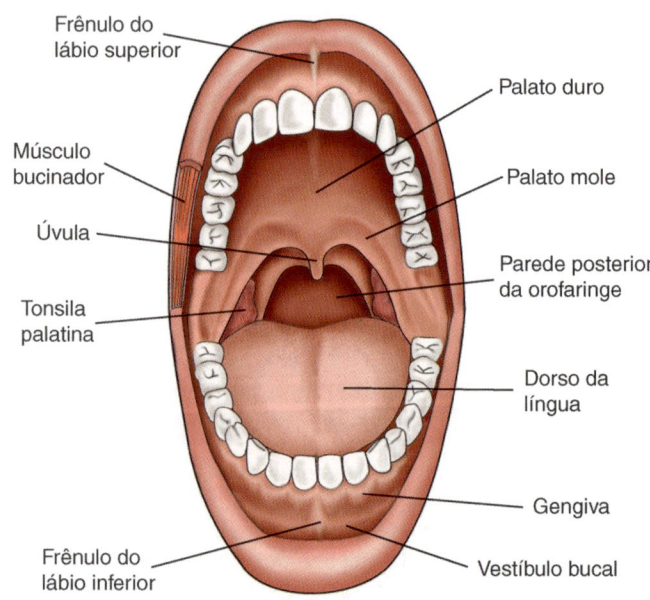

**Figura 8.6** A faringe e outras estruturas orais (pilares, tonsilas, úvula, palatos mole e duro, faringe posterior e língua) são avaliadas facilmente quando a cavidade oral está aberta.

da por massas cervicais ou mediastínicas. A traqueia pode ser desviada em direção contrária a um pneumotórax hipertensivo potencialmente fatal, ou na mesma direção de uma atelectasia ou fibrose pulmonar (Leblond *et al.*, 2009).

## Exame físico das estruturas respiratórias inferiores e avaliação da respiração

A avaliação das estruturas respiratórias inferiores inclui quatro manobras: inspeção, palpação, percussão e ausculta. Se possível, o cliente deve ficar na posição ereta para permitir a avaliação do tórax superior e dos pulmões, bem como em decúbito dorsal para avaliar o tórax anterior e os pulmões com o tórax exposto.

### Inspeção do tórax

A enfermeira deve observar a pele do tórax quanto à cor e ao turgor para detectar indícios de perda dos tecidos subcutâneos (19 a 60% dos clientes com DPOC são desnutridos) (Kane, 2008). Para registrar ou descrever as anormalidades, os acidentes anatômicos são usados como pontos de referência (Boxe 8.7). Normalmente, os movimentos torácicos são simétricos. É importante detectar assimetria, se houver. Nos indivíduos magros, é perfeitamente normal observar retração discreta dos espaços intercostais enquanto eles respiram tranquilamente. O abaulamento dos espaços intercostais durante a expiração sugere obstrução do fluxo expiratório, como ocorre com o enfisema. A retração acentuada durante a inspiração, principalmente quando assimétrica, significa obstrução de um segmento da árvore respiratória. O abaulamento assimétrico dos espaços intercostais de um ou dos dois lados é devido à elevação da pressão dentro do hemitórax. Isso pode ser resultado do ar retido sob pressão dentro da cavidade pleural, onde normalmente não está presente (pneumotórax), ou da pressão do líquido acumulado no espaço pleural (derrame pleural).

**Configuração do tórax.** Normalmente, a razão entre os diâmetros anteroposterior e lateral é de 1:2. Contudo, quatro deformidades torácicas principais estão associadas às doenças respiratórias que alteram essa razão: tórax em tonel, tórax em funil (*pectus excavatum*), tórax carenado (*pectus carinatum*) e cifoescoliose.

O *tórax em tonel* é causado pela hiperinsuflação dos pulmões, como ocorre no enfisema. O diâmetro anteroposterior do tórax aumenta e a razão entre os diâmetros pode aproximar-se de 1:1. Nos clientes com enfisema, a enfermeira pode observar que o ângulo costal também é superior a 90°.

O *tórax em funil* é uma deformidade congênita comum, na qual há uma depressão na região inferior do esterno, de forma que esta estrutura parece "arredondada", e a razão entre os diâmetros pode ser inferior a 1:2. A deformidade pode ser simétrica ou assimétrica com relação à linha média do esterno. Veja mais detalhes nos livros de referência de pediatria. A maioria dos clientes é assintomática, mas alguns podem ter volume corrente reduzido e volumes torácicos diminuídos com o envelhecimento. Por isso, as enfermeiras devem avaliar cuidadosamente a função pulmonar desses indivíduos e estimular a utilização do espirômetro de incentivo (Jaroszewski, Notrica, McMahon *et al.*, 2010).

O *pectus carinatum* também é uma deformidade estrutural congênita do esterno, na qual esta estrutura está deslocada anteriormente, ampliando o diâmetro anteroposterior. Em alguns casos, essa deformidade está associada à rigidez da parede torácica, razão pela qual o diâmetro anteroposterior (AP) é praticamente invariável durante a inspiração plena. Nesses casos, os esforços respiratórios são menos eficazes e os clientes devem ser estimulados a usar um espirômetro de incentivo.

A *cifoescoliose* caracteriza-se pela elevação da escápula e por uma configuração correspondente da coluna vertebral em "S". Essa deformidade limita a expansão dos pulmões dentro do tórax. Isso pode ocorrer como consequência da osteoporose e de outros distúrbios esqueléticos que afetam o tórax.

Além disso, a enfermeira deve verificar se há movimentos torácicos paradoxais conhecidos como *instabilidade torácica*, que ocorre no caso de fraturas de várias costelas ipsilaterais (do mesmo lado). Nessa condição, os movimentos torácicos são assimétricos; durante a inspiração, a parede do tórax instável entra em colapso e desce, mas depois abaúla para fora durante a expiração. A instabilidade torácica está associada ao desconforto respiratório e à crepitação (ver descrição adiante).

**Padrões respiratórios e frequência respiratória.** A determinação da frequência e da profundidade das respirações é um componente simples e importante da avaliação. O adulto normal, respirando confortavelmente, faz 12 a 18 respirações por minuto. Com exceção de alguns suspiros ocasionais, as respirações têm profundidade e ritmo regulares. Esse padrão normal é conhecido como *eupneia*.

Alguns padrões respiratórios são típicos de determinadas doenças. A razão normal entre inspiração e expiração é de 1:2. Ou seja, a inspiração dura a metade do tempo da expiração. O ritmo respiratório e seus desvios do normal são indícios importantes que a enfermeira deve relatar e documentar. A Tabela 8.4 descreve as frequências e a profundidade dos diferentes padrões respiratórios.

### *Alerta de enfermagem*
*A enfermeira não deve confiar apenas na inspeção visual da frequência e da profundidade das excursões respiratórias de um cliente para determinar se a ventilação é adequada. As excursões respiratórias podem parecer normais ou exageradas em razão do aumento do esforço respiratório, mas o cliente pode, na verdade, estar movimentando apenas ar suficiente para ventilar o espaço morto. Se houver alguma dúvida quanto à adequação da ventilação, a ausculta ou a oximetria de pulso deve ser usada para avaliação adicional da função respiratória.*

### Palpação do tórax

A enfermeira deve palpar o tórax para avaliar se há hipersensibilidade, massas, lesões, incursão respiratória, frêmito toracovocal e crepitação.

**Incursão respiratória.** A incursão respiratória, uma estimativa da amplitude e expansão torácicas, pode fornecer informações significativas quanto aos movimentos do tórax durante a respiração. A enfermeira deve solicitar ao cliente que inale profundamente, enquanto observa os movimentos dos seus

## BOXE 8.7 — Localização dos acidentes anatômicos do tórax.

Com referência ao tórax, a localização é definida horizontal e verticalmente. Com referência aos pulmões, a localização é definida por lobo.

### Pontos de referência horizontais

Horizontalmente, as localizações dentro do tórax são definidas de acordo com sua proximidade da costela ou do espaço intercostal sob os dedos do examinador. Na superfície anterior, a identificação de uma costela específica é facilitada quando se localiza primeiramente o ângulo de Louis. Esse ângulo está localizado na área em que o manúbrio articula-se com o corpo do esterno na linha média. A segunda costela articula-se com o esterno nesse acidente anatômico proeminente.

Outras costelas podem ser identificadas contando-se em direção inferior, a partir da segunda costela. Os espaços intercostais são descritos com base na costela situada logo acima do espaço intercostal; por exemplo, o quinto espaço intercostal está localizado imediatamente abaixo da quinta costela.

A localização das costelas na superfície posterior do tórax é mais difícil. O primeiro passo é identificar o processo espinhoso. Isso é conseguido encontrando-se a sétima vértebra cervical (*vertebra prominens*), o processo espinhoso mais proeminente. Quando o pescoço está ligeiramente flexionado, o processo espinhoso da sétima vértebra cervical fica saliente. Em seguida, as demais vértebras são identificadas contando-se em direção inferior.

### Pontos de referência verticais

Várias linhas imaginárias são usadas como marcas ou referências verticais para determinar a localização das anormalidades torácicas. A *linha hemiesternal* passa pelo centro do esterno. A *linha hemiclavicular* é uma linha imaginária que desce a partir do terço médio da clavícula. O *ponto do batimento apical* do coração normalmente está em posição medial a essa linha, no lado esquerdo do tórax.

Quando o braço é abduzido do corpo a 90°, linhas verticais imaginárias podem ser traçadas a partir da dobra axilar posterior. Essas linhas são conhecidas, respectivamente, como *linha axilar anterior*, *linha hemiaxilar* e *linha axilar posterior*. Uma linha traçada verticalmente pelos polos superior e inferior da escápula é conhecida como *linha escapular*, enquanto uma linha traçada pelo centro da coluna vertebral é descrita como *linha vertebral*. Por exemplo, com base nessas referências anatômicas, o examinador descreve as anormalidades encontradas referindo-se a uma área de macicez que se estende da linha vertebral à linha escapular, entre a sétima e a décima costela do lado direito.

### Lobos do pulmão

Os lobos dos pulmões podem ser mapeados na superfície da parede torácica conforme descrição a seguir. A fissura que divide posteriormente os pulmões direito e esquerdo em lobos superiores e inferiores é conhecida como fissura oblíqua. Ela começa no nível de T3 (processo espinhoso) e se estende obliquamente até a sexta costela na linha hemiclavicular bilateralmente. O pulmão direito também é dividido anteriormente pela fissura horizontal, que se estende das proximidades da quarta costela no bordo esternal à quinta costela na linha hemiaxilar. Não há representação do lobo médio direito na superfície posterior do tórax.

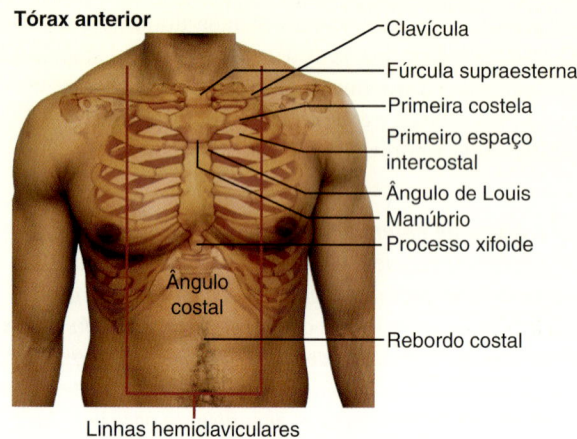

Tórax anterior

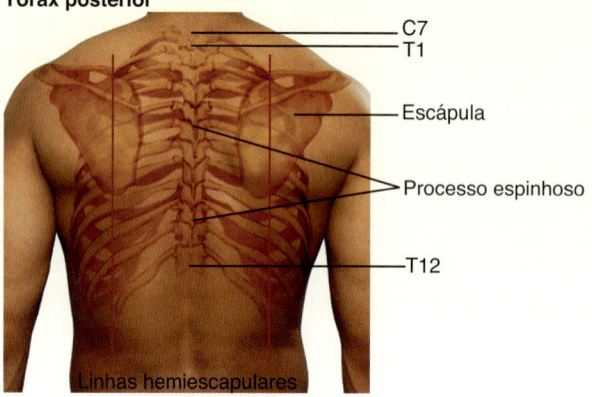

Tórax posterior

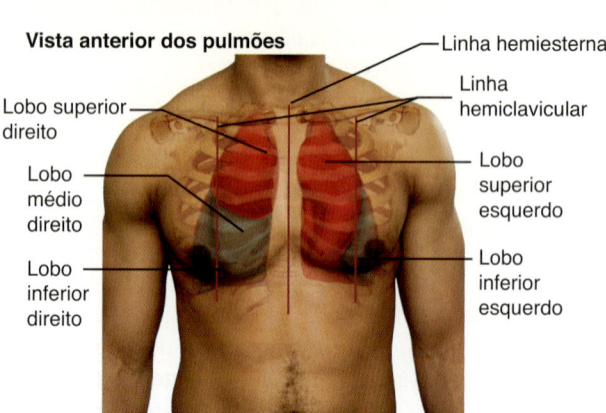

Vista anterior dos pulmões

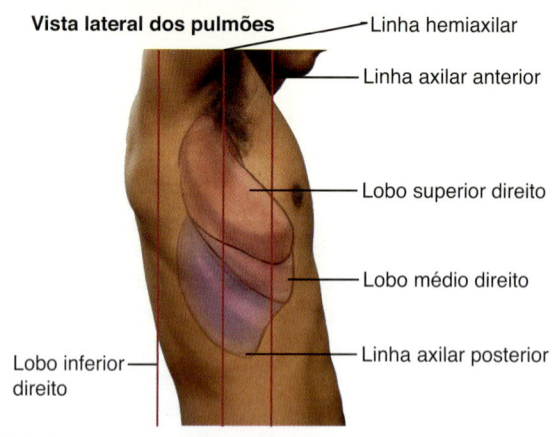

Vista lateral dos pulmões

**Tabela 8.4** Frequências e profundidade da respiração.

| | Definição |
|---|---|
| Eupneia | Respiração normal com frequência de 12 a 18 incursões/min |
| Bradipneia | Frequência menor que o normal (< 10 incursões/min) com profundidade normal e ritmo regular; está associada à elevação da pressão intracraniana, ao traumatismo cranianoencefálico, aos depressores do SNC e à superdosagem de substâncias psicoativas |
| Taquipneia | Respiração superficial e rápida (> 24 incursões por minuto); é detectada comumente nos clientes com distúrbios como acidose metabólica, septicemia, dor grave e fratura de costela |
| Hipoventilação | Respiração irregular e superficial; está associada à depressão da estimulação do centro respiratório, à fraqueza dos músculos respiratórios causada por vários distúrbios neurológicos |
| Hiperventilação | Frequência e profundidade aumentadas das incursões respiratórias (conhecida como *respiração de Kussmaul* quando é causada pela cetoacidose diabética); está associada à acidose de etiologia diabética ou renal e à hipoxemia |
| Apneia | Cessação periódica da respiração. A duração é variável; a apneia pode ocorrer brevemente durante outros distúrbios respiratórios, inclusive apneia do sono. Pode resultar em óbito, se persistente |
| Respiração de Cheyne-Stokes | Ciclo regular no qual a frequência e a profundidade das incursões respiratórias aumentam, depois diminuem, até que haja apneia (em geral, por cerca de 20 segundos). Isso pode ocorrer durante o sono normal das crianças e nos indivíduos idosos; também está associada à insuficiência cardíaca e à lesão do centro respiratório (tumor, traumatismo ou drogas) |
| Respiração de Biot | Períodos de respiração normal (três a quatro incursões respiratórias) seguidos de um período variável de apneia (em geral, 10 a 16 segundos). Não é comum, mas está associada a alguns distúrbios do sistema nervoso central e à meningite |

dedos polegares (aplicados no rebordo costal na parede torácica anterior) durante a inspiração e a expiração. Normalmente, esses movimentos são simétricos.

A avaliação posterior é realizada aplicando-se os polegares nas proximidades da coluna vertebral no nível da décima costela (Figura 8.7). As mãos envolvem suavemente as regiões laterais do gradil costal. O deslizamento dos polegares em direção medial, por cerca de 2,5 cm, eleva uma dobra de pele entre os dedos. A enfermeira instrui o cliente a fazer uma inspiração profunda e a expirar por completo. Enquanto isso, ela observa o achatamento normal da dobra cutânea e sente os movimentos simétricos do tórax.

A incursão assimétrica pode ser causada por problemas da parede torácica, da pleura ou do pulmão. As causas podem ser dor (costelas fraturadas, traumatismo, imobilização secundária à pleurisia ou à dor de uma incisão), fibrose, condensação (pneumonia lobar), derrame pleural ou obstrução brônquica unilateral (Bickley e Szilagyi, 2009; LeBlond *et al.*, 2009). A expansão simétrica, embora reduzida, ocorre nos clientes com doenças neurológicas e enfisema.

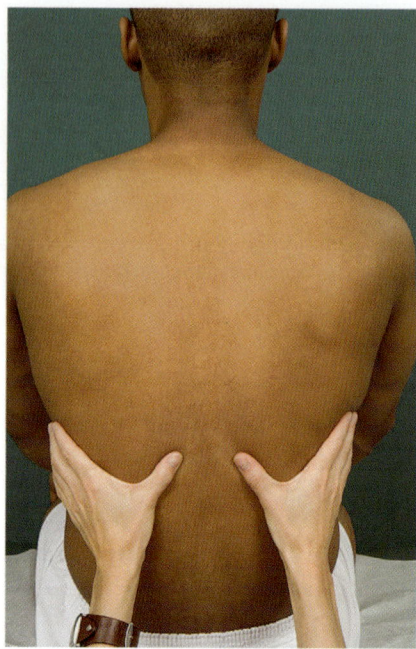

**Figura 8.7** Técnica de avaliação da excursão respiratória posterior. Coloque as duas mãos na região posterior do tórax no nível de T9 ou T10. Deslize as mãos em direção medial até pinçar uma pequena quantidade de pele entre os dedos polegares. Observe a simetria à medida que o cliente expira por completo após uma inspiração profunda.

**Frêmito toracovocal.** A detecção de vibrações sonoras palpáveis transmitidas à parede torácica à medida que o cliente fala é conhecida como *frêmito toracovocal*. O frêmito normal é muito variável e pode ser influenciado pela espessura da parede torácica, principalmente quando o indivíduo é musculoso; pelo aumento do tecido subcutâneo associado à obesidade; e pela tonalidade dos sons (sons graves são transmitidos mais facilmente e produzem vibrações mais perceptíveis na parede torácica). O frêmito é mais nítido no segundo EIC lateralmente ao esterno e medial à escápula, que corresponde ao nível dos brônquios. Por essa razão, o frêmito é palpável mais facilmente na região superior do tórax, tanto na superfície anterior quanto na posterior.

A enfermeira deve pedir ao cliente que repita "trinta e três" ou "um, dois, três" ou "ê, ê, ê" enquanto desce suas mãos ao longo do tórax, de modo a comparar as vibrações de áreas correspondentes (Figura 8.8). As vibrações são detectadas com as superfícies palmares dos dedos e das mãos, ou com a superfície ulnar das mãos estendidas sobre o tórax. As áreas ósseas não são avaliadas.

O ar não conduz bem os sons, mas uma estrutura sólida (p. ex., um tumor) ou uma coleção líquida que aumente a densidade do pulmão (p. ex., pneumonia) facilita a transmissão do som. Por essa razão, o aumento dos tecidos sólidos do pulmão, que normalmente fica preenchido de ar, acentua o frêmito toracovocal, enquanto o aumento do volume de ar nos pulmões dificulta a transmissão do som. Os clientes com enfisema, que causa retenção de ar, quase não têm frêmito toracovocal detectável. Os clientes com condensações dos lobos dos pulmões por pneumonia têm acentuação do frêmito toracovocal no lobo afetado. O ar no espaço pleural não conduz o som, e por isso o frêmito toracovocal desaparece quando há pneumotórax (Bickley e Szilagyi, 2009). No caso do derrame pleural, o frêmito toracovocal diminui na área do derrame; contudo, a área pulmonar situada acima do derrame pode ter frêmito toracovocal acentuado, pois o líquido aumenta a densidade do pulmão.

**Crepitação.** A crepitação (ou enfisema subcutâneo) caracteriza-se por bolhas de ar nos tecidos subcutâneos ou nos músculos subjacentes. À palpação, a sensação de bolhas sob os dedos pode ser percebida e, em alguns casos, é possível ouvir estertores crepitantes. A crepitação é indolor. As bolhas de ar movimentam-se

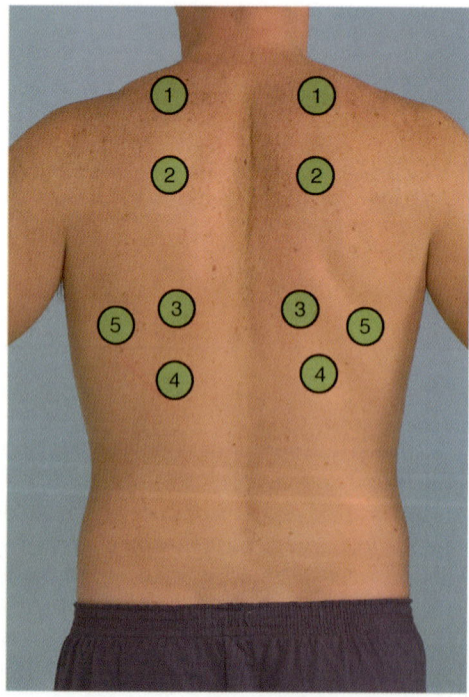 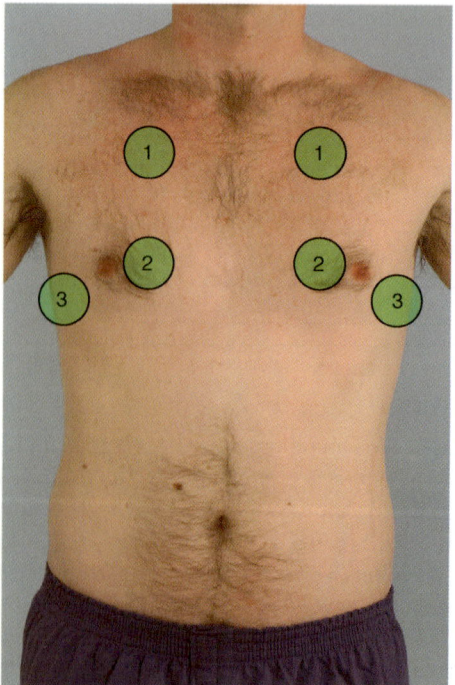

**Figura 8.8** Sequência de palpação do frêmito toracovocal.

com a palpação. Essa condição pode ser causada por pneumotórax, traumatismo (p. ex., costela fraturada com perfuração do pulmão), feridas operatórias ou gangrena gasosa.

## Percussão do tórax

A percussão coloca em movimento a parede torácica e as estruturas adjacentes, produzindo vibrações táteis e audíveis. Isso ajuda a determinar se os tecidos subjacentes estão cheios de ar, de líquido ou de material sólido, e é usado para estimar a excursão diafragmática. Se for possível, o cliente é colocado na posição sentada, com a cabeça inclinada para frente e os braços cruzados no colo, de modo a expor uma área pulmonar mais ampla para avaliação por separação das escápulas. A enfermeira deve ficar ao lado do cliente, de modo a hiperestender firme e confortavelmente o dedo médio da mão não dominante (dedo plexímetro) no EIC, tendo o cuidado de evitar o contato com qualquer outro dedo aplicado na parede torácica, de maneira a não arrefecer o som. As estruturas ósseas (escápulas ou costelas) não são percutidas. Enquanto o dedo médio é posicionado firmemente sobre a parede torácica no EIC, o dedo médio da mão contralateral percute o dedo plexímetro com movimentos rápidos e firmes. O dedo que faz a percussão deve incidir sobre a articulação interfalangiana distal (um pouco abaixo da unha e acima da articulação distal). O termo usado para descrever o som percebido no pulmão normal é timpanismo. Normalmente, o som percebido nas estruturas ósseas é de macicez e, por esta razão, quando este som é detectado nos tecidos pulmonares, a causa provável é uma condensação (p. ex., pneumonia ou tumor). O hipertimpanismo evidencia-se por sons mais altos e graves e está associado à DPOC ou ao pneumotórax. É preciso prática para conseguir a percussão confortável com o dedo em movimentos rápidos e firmes, embora com o punho relaxado, além de ser também necessário treinamento para distinguir entre macicez, timpanismo e hipertimpanismo (Bickley e Szilagyi, 2009). O som é transmitido por apenas 5 a 7 cm, e qualquer densidade situada abaixo dessa profundidade não é detectável. A enfermeira deve avançar de cima para baixo ao longo do tórax posterior, percutindo áreas simétricas a intervalos de 5 a 6 cm (Figura 8.9). A macicez pulmonar ocorre quando os tecidos pulmonares cheios de ar são substituídos por líquido ou tecidos sólidos.

**Incursão diafragmática.** A ressonância normal do pulmão desaparece no nível do diafragma. A localização do diafragma é diferente durante a inspiração e a inspiração. Inicialmente, a enfermeira deve determinar a alteração de timpanismo (pulmão normal) para macicez (estruturas situadas abaixo do diafragma) durante a respiração normal. Na região posterior do tórax, os pulmões normalmente terminam no nível do 10º EIC quando o indivíduo respira tranquilamente e, em geral, o diafragma está situado dois espaços intercostais abaixo. O ponto ao longo da linha hemiescapular na qual a percussão se modifica de timpanismo para macicez deve ser assinalado com uma caneta. Uma área adicional, situada em posição medial ou lateral a essa área, deve ser avaliada para confirmar a alteração para macicez. Em seguida, a enfermeira pede ao cliente que inale profundamente e prenda a respiração, enquanto ela faz novamente a percussão de cima para baixo a partir do ponto marcado, até determinar o novo nível de macicez do diafragma. Durante a inspiração pro-

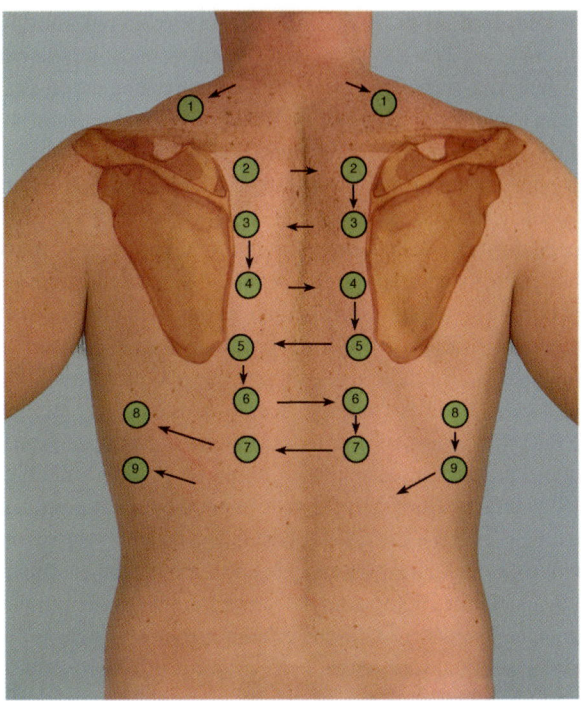

**Figura 8.9** Percussão do tórax posterior. Com o cliente na posição sentada, a percussão é realizada em áreas simétricas do pulmão, a intervalos de 5 cm. Essa progressão começa no ápice de cada pulmão e termina com a percussão das duas paredes laterais do tórax.

funda, o diafragma desce. Esse novo ponto também deve ser marcado. A distância entre os dois pontos indica a amplitude do movimento do diafragma. A excursão máxima do diafragma pode ser de até 7,5 cm com a respiração profunda (normalmente 5 a 6 cm) (Sayeed e Darling, 2007), embora o lado direito do diafragma seja cerca de 2 cm mais alto que o lado esquerdo, em consequência da posição do fígado. A redução da incursão diafragmática pode ser causada por derrame pleural, paralisia de hemidiafragma e enfisema.

## Ausculta do tórax

A ausculta ajuda a avaliar o fluxo de ar na árvore brônquica e a determinar se há líquido ou obstrução sólida no pulmão. A enfermeira deve auscultar os sons respiratórios normais (murmúrio vesicular), os ruídos adventícios e os sons vocais.

O exame inclui a ausculta das regiões anteriores, posteriores e laterais do tórax, e é realizado conforme está descrito a seguir. A enfermeira deve aplicar firmemente o diafragma do estetoscópio sobre a parede torácica do cliente, à medida que ele respira lenta e profundamente pela boca. As áreas correspondentes do tórax devem ser auscultadas sistematicamente, dos ápices às bases, e ao longo das linhas hemiaxilares. A sequência da ausculta e a posição do cliente são semelhantes às descritas para a percussão. Em geral, é necessário auscultar duas inspirações e duas expirações completas em cada região anatômica, de forma a assegurar a interpretação válida dos sons auscultados. As respirações profundas repetidas podem causar sintomas de hiperventilação (p. ex., tontura), o que pode ser evitado, pedindo-se ao cliente que descanse e respire normalmente, a intervalos regulares, durante o exame.

**Sons respiratórios.** O diafragma do estetoscópio é usado para auscultar os sons pulmonares. Os sons respiratórios normais são diferenciados por sua localização em uma área específica do pulmão e são descritos como brônquicos (tubulares), possivelmente auscultados sobre o manúbrio esternal; broncovesiculares, mais audíveis no primeiro e no segundo EIC, praticamente no ângulo de Louis no tórax anterior e entre as duas escápulas no tórax posterior; e vesiculares (som predominante no pulmão em repouso). Nos sons respiratórios brônquicos, a fase inspiratória é mais curta que a expiratória; com os sons broncovesiculares, as fases inspiratória e expiratória são iguais; e com os sons vesiculares, a inspiração é mais longa que a expiração.

A localização, as características e a intensidade dos sons respiratórios devem ser avaliadas durante a ausculta. À medida que a enfermeira ausculta ao longo da parede torácica, os sons diminuem. Quando o fluxo de ar está reduzido por líquido (derrame pleural) ou tecidos (obesidade), os sons respiratórios podem estar reduzidos ou ausentes. Por exemplo, os sons respiratórios de um cliente com enfisema são fracos ou, em geral, totalmente inaudíveis. Os sons brônquicos e broncovesiculares audíveis em qualquer outro local além do brônquio principal dos pulmões indicam alguma patologia, geralmente condensação pulmonar (p. ex., pneumonia). Essa alteração deve ser avaliada com mais cuidado.

**Ruídos adventícios.** Qualquer anormalidade que afete a árvore brônquica e os alvéolos pode produzir ruídos adventícios (anormais ou adicionais), que se superpõem aos sons respiratórios normais. Os ruídos adventícios são divididos em dois grupos: sons intermitentes nítidos (**estertores**) e sons musicais contínuos (sibilos) (Tabela 8.5). A duração do som é a diferenciação importante a fazer de modo a determinar se o som é intermitente ou contínuo.

Os **estertores** são sons intermitentes descontínuos, que resultam da reabertura tardia das vias respiratórias esvaziadas. Os estertores podem ou não desaparecer com a tosse. Esses sons indicam inflamação ou congestão subjacente e, em geral, ocorrem nas doenças como pneumonia, bronquite, insuficiência cardíaca, bronquiectasia e fibrose pulmonar. Os estertores geralmente são auscultados durante a inspiração, mas também podem ser detectados na expiração.

Os *atritos pleurais* são exemplos específicos de estertores. Os atritos resultam da inflamação das superfícies pleurais, que produz sons crepitantes e rangentes, geralmente audíveis na inspiração e na expiração. Esse som pode ser acentuado pressionando-se firmemente o diafragma do estetoscópio contra a parede torácica.

Os **sibilos** estão associados às oscilações das paredes brônquicas e às alterações do diâmetro das vias respiratórias. Geralmente detectados na expiração, os sibilos também são perceptíveis na inspiração ou nas duas fases da respiração. Os sibilos são comuns nos clientes com asma, bronquite crônica ou bronquiectasia. O *estridor* é um sibilo inspiratório agudo e dissonante, associado à obstrução parcial da laringe ou da traqueia, e requer avaliação imediata (Bickley e Szilagyi, 2009).

**Sons vocais.** O som auscultado pelo estetoscópio enquanto o cliente fala é conhecido como *ressonância vocal*. As vibrações produzidas na laringe são transmitidas à parede torácica à medida que passam pelos brônquios e tecidos alveolares. Nesse processo, os sons são atenuados em intensidade e alterados, de modo que as sílabas não podem ser distinguidas. Os sons vocais geralmente são avaliados pedindo-se ao cliente que diga, repetidamente, "trinta e três" ou "ê", enquanto a enfermeira ausculta com o estetoscópio nas áreas correspondentes do tórax, dos ápices às bases.

O termo *broncofonia* descreve a ressonância vocal mais intensa e nítida que o normal. *Egofonia* é o termo usado para descrever os sons vocais distorcidos. Esse som é percebido mais claramente pedindo-se ao cliente que repita a letra "E". A distorção produzida por uma condensação transforma o som em um "A" percebido claramente, em vez de um "E". A broncofonia e a egofonia têm exatamente o mesmo significado que a respiração brônquica com aumento do frêmito toracovocal. Quando existe alguma anormalidade detectável, ela deve ser evidente quando se utiliza mais de uma técnica de avaliação. A alteração do frêmito toracovocal é mais sutil e pode passar despercebida, mas a respiração brônquica e a broncofonia podem ser percebidas mais claramente.

A *pectorilóquia afônica* é um sinal muito sutil, percebido apenas quando há condensação pulmonar muito densa. A transmissão dos componentes de alta frequência do som é tão intensificada pelos tecidos condensados, que até as palavras sussurradas podem ser percebidas, circunstância que não é observada em condições fisiológicas normais. O significado é o mesmo da broncofonia (Bickley e Szilagyi, 2009).

A Tabela 8.6 resume as anormalidades físicas mais comuns das doenças respiratórias.

## Investigação diagnóstica

Vários exames complementares descritos nas páginas seguintes podem ser usados para facilitar a investigação diagnóstica ou o monitoramento dos clientes com vários distúrbios respiratórios.

### *Provas de função pulmonar*

As provas de função pulmonar (PFP) são realizadas rotineiramente nos clientes com distúrbios respiratórios crônicos. Esses testes são realizados para avaliar a função respiratória e determinar o grau de disfunção. As PFP facilitam a triagem dos clientes submetidos a procedimentos cirúrgicos de grande porte, o monitoramento da evolução dos clientes com doença respiratória diagnosticada e a avaliação da resposta ao tratamento. Esses exames são úteis como testes de triagem nas atividades ocupacionais potencialmente perigosas (p. ex., mineração de carvão e atividades que envolvam exposição ao asbesto e outras fumaças, poeiras ou gases tóxicos).

Em geral, as provas de função pulmonar são realizadas por um profissional capacitado, utilizando um espirômetro com um dispositivo de captação de volume ligado a um gravador, que demonstra simultaneamente o volume e o tempo. Novos testes são realizados porque, isoladamente, nenhuma prova de função pulmonar fornece um quadro completo da condição do cliente.

Os resultados das provas de função pulmonar são interpretados com base no grau de desvio do normal, levando-se em consideração a estatura, o peso, a idade e o sexo do cliente. Como existe grande variação dos valores normais, as provas de função pulmonar podem não detectar alterações em fase inicial.

**Tabela 8.5** Sons respiratórios anormais (adventícios).

| Som respiratório | Descrição | Etiologia |
|---|---|---|
| **Estertores** | | |
| Estertores em geral | Sons suaves, agudos, descontínuos, semelhantes a estalos, que ocorrem durante a inspiração; sons semelhantes aos produzidos quando se esfregam vários fios de cabelo entre os dedos polegar e indicador | Causados por líquido nas vias respiratórias ou nos alvéolos, ou pela reabertura dos alvéolos colapsados; quando ocorrem nos clientes sem doença pulmonar, os estertores são específicos para insuficiência cardíaca |
| Estertores bolhosos | Sons descontínuos de estalos percebidos no início da inspiração; sons ásperos, mais fortes e mais graves, úmidos, originados dos brônquios calibrosos | Associados à doença pulmonar obstrutiva crônica ou à asma |
| Estertores crepitantes finos | Sons descontínuos de estalidos audíveis no final da inspiração; originam-se dos alvéolos | Associados à pneumonia intersticial, às doenças pulmonares restritivas (p. ex., fibrose), à insuficiência cardíaca congestiva (ICC). Na ICC, os estertores podem ser detectados amplamente nos dois pulmões (em geral, começam nas bases) e podem estar acompanhados por sibilos expiratórios (asma cardíaca). Os estertores crepitantes finos no início da inspiração indicam bronquite ou pneumonia. |
| **Sibilos** | | |
| Sibilos em geral | Geralmente detectados na expiração, mas podem ser ouvidos na inspiração ou nas duas fases da respiração | Associados ao fluxo de ar turbulento e às vibrações das vias respiratórias de pequeno calibre com obstrução parcial |
| Sibilos sonoros (roncos) | Sons graves, retumbantes e profundos ouvidos principalmente na expiração; causados pela passagem do ar pelas vias traqueobrônquicas estreitadas | Secreções nas vias respiratórias mais calibrosas, que desaparecem ou mudam significativamente após tosse efetiva |
| Sibilos sibilantes | Sons contínuos, musicais, agudos, semelhantes a um assobio, ouvidos durante a inspiração e a expiração; causados pela passagem do ar pelas vias respiratórias estreitadas ou parcialmente obstruídas; podem desaparecer após a tosse | Broncospasmo, asma e acúmulo de secreções |
| **Outros sons** | | |
| Atrito pleural | Som crepitante áspero, semelhante ao ruído produzido pela esfregação de dois pedaços de couro<br>Audível apenas durante a inspiração, ou nas duas fases da respiração<br>Pode desaparecer quando o cliente prende a respiração. A tosse não faz o som desaparecer. Deve ser auscultado na região na qual o cliente refere sentir dor pleurítica | Secundário à inflamação e à perda do líquido que lubrifica a pleura |

**Tabela 8.6** Anormalidades da avaliação dos clientes com distúrbios respiratórios comuns.

| Distúrbio | Frêmito toracovocal | Percussão | Ausculta |
|---|---|---|---|
| Condensação (p. ex., pneumonia) | Aumentado | Macicez | Sons respiratórios brônquicos, estertores, broncofonia, egofonia, pectorilóquia afônica |
| Bronquite | Normal | Timpânico | Sons respiratórios normais ou reduzidos, sibilos |
| Enfisema | Reduzido | Hipertimpânico | Sons respiratórios com intensidade reduzida, geralmente com expiração prolongada |
| Asma (grave) | Normal ou reduzido | Timpânico ou hipertimpânico | Sibilos |
| Edema pulmonar | Normal | Timpânico | Estertores nas bases dos pulmões, possivelmente sibilos |
| Derrame pleural | Ausente | Macicez ou solidez | Sons respiratórios reduzidos ou ausentes, sons respiratórios brônquicos e broncofonia, egofonia e pectorilóquia afônica acima do derrame na área do pulmão comprimido |
| Pneumotórax | Reduzido | Hipertimpânico | Sons respiratórios ausentes |
| Atelectasia | Ausente | Solidez | Sons respiratórios reduzidos ou ausentes |

Os clientes com distúrbios respiratórios podem aprender a medir sua taxa de fluxo expiratório máximo em domicílio, utilizando um espirômetro para monitorar os resultados do tratamento, avaliar o efeito das alterações do fármaco e usar como parâmetro para saber quando o profissional de saúde deve ser contatado.

### Gasometria arterial

As determinações do pH sanguíneo e das pressões arteriais de oxigênio e dióxido de carbono são realizadas para tratar clientes com distúrbios respiratórios e ajustar a oxigenoterapia, conforme a necessidade. A pressão arterial de oxigênio ($Pa_{O_2}$) indica o grau de oxigenação do sangue, enquanto a pressão arterial de dióxido de carbono ($Pa_{CO_2}$) reflete a adequação da ventilação alveolar (i. e., o grau de eficiência com que o $CO_2$ é eliminado do corpo). A gasometria arterial (GA) ajuda a avaliar a capacidade de os pulmões fornecerem quantidades adequadas de oxigênio e removerem o dióxido de carbono, bem como a capacidade de os rins reabsorverem ou excretarem íons bicarbonato para manter o pH normal do corpo. A gasometria arterial é realizada por punção da artéria radial, braquial ou femoral, ou por um cateter arterial de longa permanência. Antes de obter uma GA da artéria radial, é necessário testar a perviedade da artéria ulnar por meio do teste de Allen (ver detalhes no Capítulo 12).

### Oximetria de pulso

A oximetria de pulso é uma técnica não invasiva de monitoramento contínuo da saturação de oxigênio da hemoglobina ($Sa_{O_2}$). Quando a saturação de oxigênio é determinada pela oximetria de pulso, o exame é descrito como $Sp_{O_2}$. Embora a oximetria de pulso não substitua a GA, ela é um recurso eficaz para monitorar alterações súbitas ou sutis da saturação de oxigênio.

Um sensor (ou sonda) é fixado à ponta de um dedo bem perfundido (Figura 8.10), à frente, ao lobo da orelha ou à ponte nasal. O sensor detecta alterações dos níveis de saturação de oxigênio monitorando os sinais luminosos emitidos pelo oxímetro e refletidos pelo sangue pulsando através dos tecidos sob a sonda. Os valores normais de $Sp_{O_2}$ variam de 95 a 100%. Valores inferiores a 90% indicam oxigenação inadequada e requerem avaliação mais detalhada (Gomella e Haist, 2007). Os níveis de $Sp_{O_2}$ obtidos pela oximetria de pulso não são confiáveis nos clientes em parada cardíaca e choque, quando foram usados corantes (azul de metileno) ou fármacos vasoconstritores ou quando o cliente tem anemia profunda bem como nível alto de monóxido de carbono (inalação de fumaça e intoxicação por monóxido de carbono). Além disso, os oxímetros não são detectores confiáveis de hipoventilação se o cliente estiver recebendo oxigênio suplementar.

### Exames de escarro

O escarro pode ser obtido para exame de forma a identificar microrganismos patogênicos e determinar a presença de células malignas. O escarro também pode ser usado para avaliar estados de hipersensibilidade (quando há aumento das contagens de eosinófilos). Em geral, as culturas de escarro são usadas para estabelecer o diagnóstico, testar hipersensibilidade aos fármacos e orientar o tratamento.

A expectoração é a técnica usada habitualmente para obter amostras de escarro. O cliente é instruído a limpar o nariz e a garganta e a lavar a boca para reduzir a contaminação do escarro.

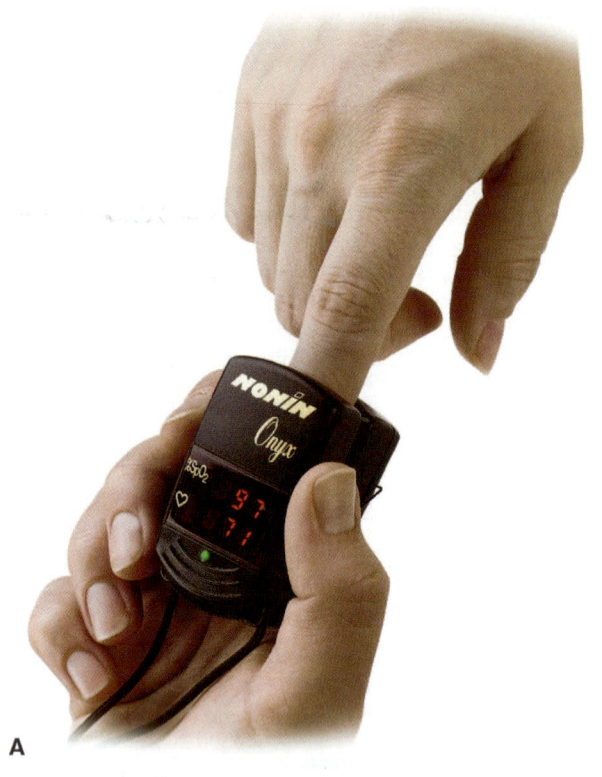

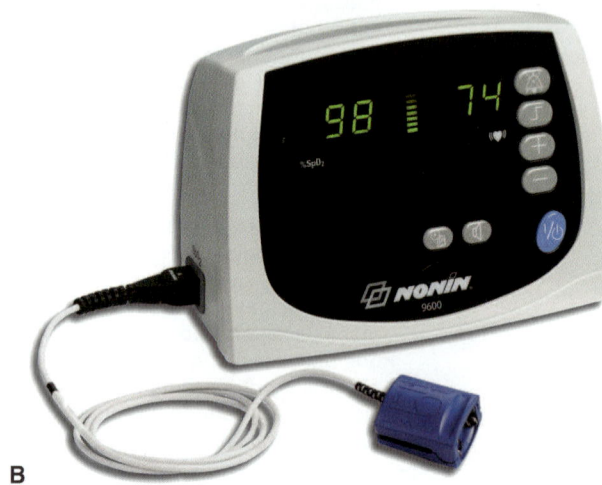

**Figura 8.10** A determinação da oxigenação sanguínea pelo oxímetro de pulso reduz a necessidade de realizar procedimentos invasivos, como coletar amostra de sangue para análise dos níveis de oxigênio. (**A**) Oxímetro de pulso digital combinado, que incorpora o sensor e o display na mesma unidade. (**B**) Modelo de mesa com sensor acoplado. A memória permite monitorar a frequência cardíaca e a saturação de oxigênio ao longo do tempo.

Após fazer algumas respirações profundas, o cliente tosse vigorosamente ao expirar (em vez de cuspir) usando o diafragma e expectora em um recipiente estéril. A primeira amostra da manhã é melhor para a coleta; em geral, 1 a 3 mℓ de escarro é suficiente (Fischbach e Dunning, 2008).

Se o escarro não puder ser expectorado espontaneamente, a equipe de terapia respiratória pode ajudar o cliente a fornecer uma amostra "induzido por aerossol" com um nebulizador ultrassônico até desencadear um reflexo vigoroso de tosse. A amostra é rotulada como induzida por aerossol. Outras técnicas disponíveis para obter escarro são aspiração endotraqueal, coleta por broncoscopia, lavado brônquico e aspiração transtraqueal.

> **⚠ Alerta de enfermagem**
> *A amostra de escarro deve ser enviada ao laboratório dentro de duas horas, seja pelo cliente ou pela enfermeira. Deixar a amostra por várias horas em um quarto aquecido provoca proliferação excessiva dos microrganismos contaminantes e pode dificultar a identificação dos microrganismos patogênicos (principalmente Mycobacterium tuberculosis).*

## Exames de imagem

Os exames de imagem, como radiografias, tomografia computadorizada (TC), ressonância magnética (RM), exames contrastados e cintigrafia, fazem parte da investigação diagnóstica, tanto para determinar a gravidade da infecção de um cliente com sinusite, quanto para avaliar o crescimento do tumor de um cliente com câncer.

### Radiografias do tórax

Os tecidos pulmonares normais são radiotransparentes. Portanto, as densidades produzidas por líquidos, tumores, corpos estranhos e outras condições patológicas podem ser detectadas pelo exame radiográfico. As radiografias de tórax rotineiras consistem em duas imagens: incidências posteroanterior e perfil. Em geral, as radiografias são obtidas após a inspiração completa (respiração profunda), pois os pulmões são melhor visualizados quando bem aerados. Além disso, o diafragma está em seu nível mais baixo e a ampliação máxima dos pulmões pode ser avaliada.

### Tomografia computadorizada

A tomografia computadorizada (TC) é uma técnica de exame de imagem na qual os pulmões são escaneados em camadas sucessivas por um feixe de raios X de faixa estreita. As imagens produzidas fornecem uma visão transversal do tórax. A TC consegue diferenciar densidades teciduais finas e pode ser usada para definir nódulos e pequenos tumores pulmonares adjacentes às superfícies pleurais, que não são detectados pelas radiografias de tórax rotineiras; também podem demonstrar anormalidades mediastínicas e adenopatia hilar, que são difíceis de detectar por outras técnicas. Os contrastes são úteis para avaliar o mediastino e seu conteúdo. A angiotomografia computadorizada do pulmão, que consiste na injeção de contraste diretamente em uma veia ou artéria por meio de uma agulha ou um cateter, tornou-se a técnica padronizada de exame para diagnosticar embolia pulmonar (EP) (Kim e Bartholomew, 2010).

### Ressonância magnética

A ressonância magnética (RM) é semelhante à tomografia computadorizada, exceto que campos magnéticos e sinais de radiofrequência são usados, e não um feixe colimado de raios X. A RM fornece imagens diagnósticas muito mais detalhadas que a TC. A RM é usada para caracterizar nódulos pulmonares, ajudar a estagiar carcinoma broncogênico (avaliar se há invasão da parede torácica) e avaliar a atividade inflamatória da doença pulmonar intersticial, edema pulmonar agudo e hipertensão pulmonar devido à doença trombótica crônica.

### Radioscopia

A radioscopia é usada para facilitar procedimentos invasivos como biopsia de pulmão com agulha ou biopsia transbrônquica, realizados para detectar lesões. A radioscopia também pode ser usada para estudar os movimentos da parede torácica, do mediastino, do coração e do diafragma; detectar paralisia diafragmática; e localizar massas pulmonares.

### Angiografia pulmonar

A angiografia pulmonar é usada para investigar doença tromboembólica dos pulmões (p. ex., êmbolos pulmonares) e anomalias congênitas da circulação pulmonar. Esse exame consiste na injeção rápida de um contraste radiopaco na circulação pulmonar e no exame radiográfico dos vasos pulmonares. A angiografia é um procedimento invasivo, que requer a injeção de um contraste radiopaco na veia de um ou dos dois braços (simultaneamente), ou em uma veia femoral, utilizando uma agulha ou um cateter. O contraste também pode ser injetado por um cateter introduzido no tronco da artéria pulmonar ou em um dos seus ramos, ou nas veias calibrosas proximais à artéria pulmonar. As complicações desse exame são insuficiência respiratória (0,4%), insuficiência renal (0,3%) e hemorragia, perfuração ou ruptura do miocárdio, arritmias ventriculares e distúrbios da condução, formação de hematoma, infecção, reação adversa ao contraste, lesão das valvas cardíacas e insuficiência cardíaca direita (Hargett, 2008; Lippincott, 2007). Em razão da introdução da angioplastia transluminal coronária primária (ATCP), a angiografia raramente é realizada.

### Exames com radioisótopos (cintigrafia pulmonar)

Vários tipos de exames com radioisótopos – cintigrafia de ventilação-perfusão (V/Q), cintigrafia com gálio e tomografia por emissão de pósitrons (PET) – são usados para avaliar a função pulmonar normal, a irrigação sanguínea dos pulmões e a troca de gases.

A cintigrafia pulmonar V/Q é realizada injetando-se um agente radioativo em uma veia periférica e, em seguida, realizando uma varredura do tórax para detectar radiação. As partículas do isótopo percorrem o lado direito do coração e são distribuídas aos pulmões em proporção ao fluxo sanguíneo regional, permitindo acompanhar e mensurar a perfusão sanguínea do pulmão. Na prática clínica, esse exame é usado para avaliar a integridade dos vasos pulmonares em relação ao fluxo sanguíneo e investigar anormalidades da circulação sanguínea (p. ex., êmbolos pulmonares). O tempo de registro das imagens é de 20 a 40 min e, durante esse intervalo, o cliente permanece deitado sob a câmera com uma máscara aplicada ao nariz e à boca. Em seguida, tem início o componente de ventilação do exame. O cliente faz uma respiração profunda com uma mistura de oxigênio e um gás radioativo, que se difunde pelos pulmões totalmente. A cintigrafia é realizada para detectar anormalidades da ventilação nos clientes com variações ventilatórias regionais. Ventilação sem perfusão significa embolia pulmonar.

A cintigrafia pulmonar com gálio detecta distúrbios inflamatórios, abscessos e aderências, bem como a existência, a localização e as dimensões de tumores. Esse exame é usado para estagiar carcinoma broncogênico e documentar a regressão do tumor após a quimioterapia ou radioterapia. O gálio é injetado por via intravenosa e as imagens são registradas a intervalos predefinidos (p. ex., 6, 24 e 48 h) para avaliar a captação do radioisótopo pelos tecidos pulmonares.

A tomografia por emissão de pósitrons (PET) é usada para investigar malignidade de nódulos pulmonares. A PET pode detectar e demonstrar alterações metabólicas dos tecidos; diferenciar tecidos normais e anormais (inclusive câncer); diferenciar entre tecidos viáveis e necrosados ou em processo de destruição; avaliar o fluxo sanguíneo regional; e determinar a distribuição e a destinação dos fármacos no corpo. Esse exame é mais preciso para detectar processos malignos que a TC, e tem precisão equivalente no diagnóstico de nódulos malignos, quando comparado com os procedimentos invasivos como toracoscopia (exame da cavidade pleural com um endoscópio).

## Procedimentos endoscópicos
### Broncoscopia

A **broncoscopia** consiste na inspeção e no exame direto da laringe, da traqueia e dos brônquios para diagnosticar doenças infecciosas, inflamatórias e malignas do tórax por meio de um broncoscópio rígido ou de fibra óptica flexível (Figura 8.11).

A broncoscopia terapêutica tem as seguintes indicações: (1) remover corpos estranhos da árvore traqueobrônquica; (2) realizar intubações endotraqueais difíceis; (3) remover secreções que estejam obstruindo a árvore traqueobrônquica quando o cliente não consegue eliminá-las; (4) tratar atelectasia pós-operatória; (5) destruir e excisar lesões; (6) colocar dispositivos de radioterapia endobrônquica (braquiterapia) e tratamento a *laser* para lesões obstrutivas das vias respiratórias; (7) colocar *stents* em lesões endobrônquicas obstrutivas; e (8) dilatar vias respiratórias estenóticas.

As complicações potenciais da broncoscopia são reações ao anestésico local, infecção, aspiração, broncospasmo, **hipoxemia** (nível baixo de oxigênio arterial), pneumotórax, sangramento e perfuração.

Antes do procedimento, o cliente deve assinar um termo de consentimento informado. Os alimentos e os líquidos são suspensos oito horas antes do exame para reduzir o risco de aspiração quando o reflexo da tosse é suprimido pela anestesia. A enfermeira deve explicar o procedimento ao cliente, de forma a reduzir seu medo e sua ansiedade, e pode administrar os fármacos pré-operatórios, quando prescritos.

O cliente deve retirar as próteses dentárias. Em geral, o exame é realizado com anestesia local ou sedação moderada. Um anestésico tópico (p. ex., lidocaína) pode ser borrifado na faringe ou instilado na epiglote, nas pregas vocais e na traqueia para suprimir o reflexo da tosse e atenuar o desconforto. Sedativos ou opioides são administrados por via intravenosa conforme a prescrição para produzir sedação moderada. Os equipamentos de reanimação e aspiração devem estar disponíveis (Wilson, 2007).

Após o procedimento, é importante que o cliente permaneça em dieta zero até que o reflexo da tosse seja recuperado, pois a sedação pré-operatória e a anestesia local anulam o reflexo laríngeo protetor e impedem a deglutição por várias horas. O cliente recebe instruções para cuspir a saliva em vez de engolir, até que o reflexo faríngeo seja recuperado. Depois que o cliente demons-

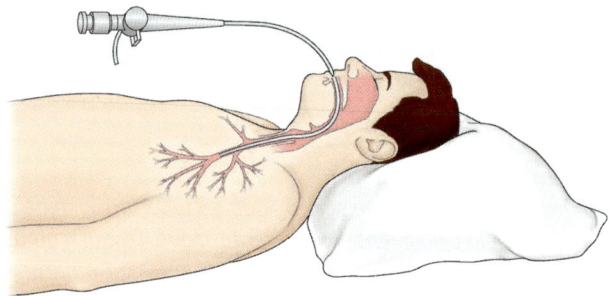

Broncoscopia de fibra óptica

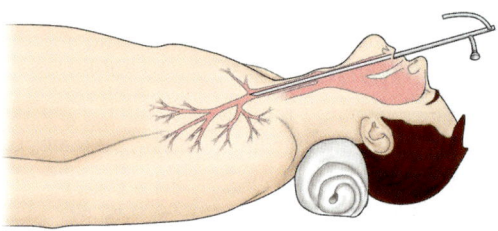

Broncoscopia rígida

**Figura 8.11** A broncoscopia endoscópica permite a visualização das estruturas brônquicas. O broncoscópio é introduzido pela boca até as estruturas brônquicas. A broncoscopia permite que o médico diagnostique e trate diversos problemas pulmonares.

trar o reflexo de tosse, a enfermeira pode oferecer raspas de gelo e, finalmente, líquidos. A enfermeira também deve monitorar a função respiratória do cliente e verificar se há hipoxia, hipotensão, taquicardia, arritmias, hemoptise e dispneia. Qualquer anormalidade deve ser relatada imediatamente. O cliente não recebe alta do setor de recuperação até que o reflexo da tosse e a função respiratória estejam normais. A enfermeira deve instruir o cliente e seus cuidadores familiares a relatar imediatamente qualquer grau de dispneia ou sangramento.

### Alerta de enfermagem
*A anestesia pode deprimir transitoriamente o reflexo faríngeo (nervos cranianos IX e X), responsável pelo reflexo de engasto e pela deglutição. Para evitar aspiração, antes de reintroduzir alimentos, a enfermeira precisa reavaliar se este reflexo foi recuperado (ver detalhes da avaliação no Capítulo 43).*

### Toracocentese

A toracocentese (aspiração de líquido ou ar da cavidade pleural) é realizada nos clientes com vários problemas clínicos. Como procedimento diagnóstico ou terapêutico, pode ser usada para retirar líquidos e ar da cavidade pleural, aspirar líquido pleural para análises laboratoriais, realizar biopsia da pleura ou instilar fármacos no espaço pleural. O Boxe 8.8 descreve os cuidados recomendados aos clientes submetidos a uma toracocentese. A biopsia da pleura por agulha pode ser realizada no mesmo procedimento. Os exames do líquido pleural incluem coloração pelo Gram, cultura e testes de sensibilidade; coloração e cultura para bacilos álcool-acidorresistentes; contagem diferencial de células; citologia; pH, densidade, proteínas totais e desidrogenase láctica.

# Capítulo 8 | Avaliação de Enfermagem | Função Respiratória

## BOXE 8.8 — Diretrizes para o cuidado de enfermagem.

**Como ajudar o cliente submetido a toracocentese**

### Equipamento
- Bandeja de toracocentese
- Luvas estéreis
- Solução germicida
- Anestésico local
- Frascos estéreis para coleta

### Execução

| Ações | Justificativas |
|---|---|
| 1. Confirme antecipadamente que as radiografias e a ultrassonografia (se disponível) foram solicitadas e que o formulário de consentimento informado foi assinado. A enfermeira também deve verificar se as provas de coagulação foram realizadas e se qualquer coagulopatia foi corrigida antes do procedimento | 1. As radiografias nas incidências posteroanterior e em decúbito lateral devem ser realizadas antes do procedimento e, se disponível, a ultrassonografia deve ser obtida para determinar o local ideal para a toracocentese (Seijo, 2008). Quando a toracocentese é realizada sob orientação ultrassonográfica, o índice de complicações é menor que quando é efetuada sem este recurso, inclusive com redução da incidência de pneumotórax pós-operatório de 18 para 3% (Seijo, 2008). Se o líquido estiver loculado (isolado em um bolsão de líquido pleural), a ultrassonografia ajuda a selecionar o melhor local para a aspiração por agulha. Pode ser necessário correção de coagulopatia associada para reduzir o risco de sangramento durante o procedimento. |
| 2. Avalie se o cliente tem alergia ao anestésico local que será utilizado | 2. Se o cliente for alérgico ao anestésico prescrito inicialmente, os resultados da avaliação oferecem a oportunidade de selecionar um anestésico mais seguro |
| 3. Administre a sedação, se foi prescrita | 3. A sedação permite que o cliente coopere com o procedimento e facilita o relaxamento |
| 4. Explique ao cliente o tipo de procedimento que será realizado:<br>a. A importância de ficar imóvel<br>b. As sensações de pressão que sentirá<br>c. O desconforto mínimo que poderá sentir após o procedimento | 4. Essas explicações ajudam a orientar o cliente quanto ao procedimento, fornecem instruções antecipadas e oferecem a oportunidade de fazer perguntas e expressar sua ansiedade. |
| 5. Coloque o cliente em uma posição confortável, com apoios adequados. Se possível, coloque o cliente em uma das seguintes posições:<br>a. Sentado na borda do leito, com os pés apoiados e os braços e a cabeça sobre uma mesa acolchoada colocada sobre o leito<br>b. Sentado em uma cadeira com o corpo voltado para o encosto, braços e a cabeça apoiados no encosto da cadeira<br>c. Deitado sobre o lado normal com a cabeceira do leito elevada entre 30 e 45°, caso não consiga ficar na posição sentada | 5. A posição ereta facilita a remoção do líquido que, em geral, localiza-se na base do tórax. A posição confortável ajuda o cliente a relaxar |
| 6. Apoie e tranquilize o cliente durante o procedimento:<br>a. Prepare-o para a sensação de frio na pele durante a aplicação da solução antisséptica e para a sensação de pressão durante a infiltração do anestésico local<br>b. Estimule o cliente a não tossir | 6. Movimentos súbitos e inesperados (p. ex., tosse) realizados pelo cliente podem lesar a pleura visceral e o pulmão |
| 7. Exponha todo o tórax. O local da aspiração é determinado por radiografias e percussão. Se houver líquido na cavidade pleural, o local da toracocentese é determinado por radiografias, ultrassonografia e exame físico, atentando-se para a área de macicez máxima à percussão | 7. Se houver ar na cavidade pleural, o local da toracocentese geralmente é o segundo ou o terceiro espaço intercostal na linha hemiclavicular, pois o ar sobe às áreas superiores do tórax |

*(continua)*

## BOXE 8.8 — Diretrizes para o cuidado de enfermagem. (*continuação*)

| Ações | Justificativas |
|---|---|
| 8. O procedimento é realizado em condições assépticas. Após limpar a pele, o médico utiliza uma agulha fina para injetar lentamente o anestésico local no espaço intercostal | 8. Uma pápula intradérmica é levantada lentamente; a injeção rápida causa dor. A pleura parietal é muito sensível e deve ser bem infiltrada com o anestésico, antes que o médico introduza a agulha de toracocentese |
| 9. O médico introduz a agulha de toracocentese acoplada a uma seringa. Quando o espaço pleural é alcançado, a seringa pode ser usada para aspirar: <br> a. Uma seringa de 20 m$\ell$ com uma torneira de três vias é acoplada à agulha (uma ponta do adaptador é fixada à agulha e a outra ao tubo que leva a um recipiente usado para recolher o líquido aspirado) <br> b. Se for retirado volume considerável de líquido, a agulha é mantida na parede torácica por uma pequena pinça hemostática <br> c. A enfermeira deve esperar que não seja removido mais de 1.000-1.500 m$\ell$ de líquido do tórax | 9. O uso da seringa de toracocentese permite a inserção correta: <br><br> a. Quando é retirado grande volume de líquido, uma torneira de três vias ajuda a impedir que o ar entre na cavidade pleural <br><br><br> b. A pinça hemostática estabiliza a agulha na parede torácica. A dor pleurítica súbita ou dor no ombro pode indicar que a ponta da agulha está irritando a pleura visceral ou diafragmática <br> c. Para evitar edema pulmonar pós-reexpansão |
| 10. Após remover a agulha, deve-se aplicar pressão no local da punção e um pequeno curativo estéril impermeável ao ar deve ser fixado no local | 10. A pressão ajuda a conter sangramentos e o curativo impermeável ao ar protege o local e evita que o ar entre na cavidade pleural |
| 11. Peça ao cliente que fique no leito, em repouso, e informe que radiografias serão realizadas após a toracocentese | 11. As radiografias do tórax avaliam se houve pneumotórax |
| 12. Anote o volume total de líquido retirado durante o procedimento e descreva as características do líquido, sua cor e viscosidade. Se houver indicação, prepare amostras do líquido para exames laboratoriais. Quando o cliente tem indicação de biopsia pleural, é necessário dispor de um frasco próprio para amostras | 12. O líquido pode ser límpido, seroso, sanguinolento, purulento etc. |
| 13. Monitore periodicamente o cliente para detectar aumento da frequência respiratória; agravação da dispneia; assimetria dos movimentos respiratórios; sensação de desmaio; tontura; sensação de aperto no tórax; tosse incontrolável; expectoração de muco espumante tingido de sangue; aceleração do pulso; e sinais de hipoxemia | 13. Pneumotórax, pneumotórax hipertensivo, enfisema subcutâneo e infecção piogênica são complicações da toracocentese. Edema pulmonar ou disfunção cardíaca pode ocorrer após um desvio súbito do conteúdo mediastínico depois da aspiração de grandes volumes de líquido |

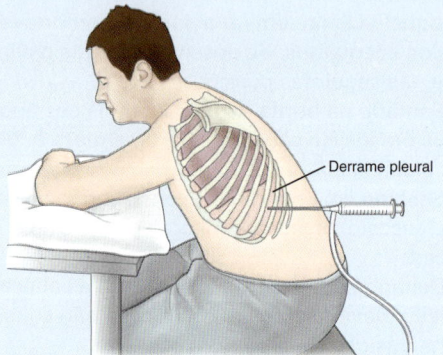

## Revisão do capítulo

### Exercícios de avaliação crítica

1. Um tabagista inveterado (60 maços/ano) tem uma cirurgia programada para remover um rim não funcional. Como preparação para o procedimento cirúrgico, esse cliente deve realizar provas de função pulmonar, mas se recusa a fazer o exame, pois afirma que sua respiração não tem nada a ver com seu problema renal nem com a sua cirurgia renal programada. Como você poderia responder a essa afirmação? Qual impacto essa história de 60 maços/ano em suas avaliações pré-operatória, intraoperatória e pós-operatória?
2. Durante a anamnese de uma cliente de 55 anos que buscou cuidados, pois apresentava tosse persistente e fadiga extrema, você observa que ela consegue falar apenas frases curtas, antes de precisar parar para descansar e respirar. Quais informações específicas quanto aos sinais e sintomas você poderia obter durante a história de saúde? Como você poderia modificar seu exame físico com base em suas observações? Quais exames laboratoriais iniciais poderiam ser esperados para essa cliente?

### Questões objetivas

1. Antes de coletar uma amostra de sangue da artéria radial do cliente para determinação da gasometria, que teste deve ser realizado?
   A. Ecodoppler
   B. Teste de Allen
   C. Teste de Babinski
   D. Índice A/B
2. Sr. Antônio, 62 anos, tem tosse crônica com escarro espesso. Ele foi submetido a uma broncoscopia com finalidades diagnósticas. Após o procedimento, qual é a ação de enfermagem mais indicada?
   A. Estimular a ingestão de líquidos para facilitar a eliminação do contraste.
   B. Monitorar a hemoglobina e o hematócrito para avaliar os efeitos da perda de sangue.
   C. Verificar os sinais vitais a cada 15 min, durante 4 horas.
   D. Manter o cliente em dieta zero, até que o reflexo faríngeo seja recuperado.
3. Um cliente foi internado na UTI após sofrer queda do telhado e fraturar as três primeiras costelas do lado direito. O cliente tem dispneia e crepitação (enfisema subcutâneo) palpável. A ausculta detecta redução do murmúrio vesicular no lado direito. As radiografias do tórax mostram pneumotórax. Com a percussão, o que a enfermeira poderia esperar?
   A. Macicez à direita
   B. Ressonância à direita
   C. Timpanismo à direita
   D. Hipertimpanismo à direita
4. A detecção de murmúrio vesicular normal no lado direito do tórax e murmúrio vesicular reduzido e distante no lado esquerdo do tórax de um cliente recém-intubado provavelmente se deve a um:
   A. Pneumotórax à esquerda
   B. Hemotórax à direita
   C. Intubação do brônquio principal direito
   D. Problema de funcionamento do ventilador mecânico
5. Um cliente é admitido no setor de emergência com edema pulmonar. A enfermeira deverá auscultar quais ruídos adventícios?
   A. Redução do murmúrio vesicular
   B. Sibilos inspiratórios e expiratórios
   C. Estertores
   D. Atrito pleural

## Bibliografia e leitura sugerida

A bibliografia e a leitura sugerida para este capítulo estão disponíveis no GEN-IO: http://gen-io.grupogen.com.br/gen-io/.

# CAPÍTULO 9

JANCEE PUST-MARCONE

# Manejo de Enfermagem | Doenças das Vias Respiratórias Superiores

## Objetivos de estudo

**Após ler este capítulo, você será capaz de:**

1. Comparar e diferenciar as infecções das vias respiratórias superiores quanto à causa, à incidência, às manifestações clínicas, ao manejo e à importância das medidas preventivas de saúde
2. Usar o processo de enfermagem como estrutura básica para cuidar de clientes com infecções das vias respiratórias superiores
3. Descrever o manejo de enfermagem para clientes com apneia obstrutiva do sono
4. Apresentar o manejo de enfermagem para clientes tratados com ventilação sob pressão positiva contínua (CPAP) ou binível (BiPAP)
5. Discorrer sobre o manejo de enfermagem para clientes com epistaxe
6. Descrever o manejo de enfermagem para clientes submetidos à laringectomia
7. Apresentar os cuidados de enfermagem para clientes com tubo endotraqueal ou traqueostomia
8. Demonstrar o procedimento de aspiração traqueal.

Alguns distúrbios das vias respiratórias superiores são relativamente brandos, e seus efeitos limitam-se a um desconforto leve e transitório. Outros podem ser agudos, graves e potencialmente fatais, e podem acarretar alterações irreversíveis da respiração e da fala. A enfermeira deve ter habilidades bem-desenvolvidas de avaliação, conhecimentos sobre os diversos distúrbios que podem afetar as vias respiratórias superiores e entendimento do impacto dessas alterações em seus clientes.

## Infecções das vias respiratórias superiores

As infecções das vias respiratórias superiores, também conhecidas como infecções do trato respiratório superior (ITRS), são as causas mais comuns de doença e afetam a maioria dos indivíduos em alguma época de suas vidas. Existem muitos agentes etiológicos, e a população é suscetível ao longo de toda a vida.

Algumas infecções são agudas, com sinais e sintomas que duram vários dias; outras são crônicas, com sinais e sintomas que persistem por muito tempo ou recidivam. Os clientes com essas infecções raramente precisam ser internados. As ITRS afetam a cavidade nasal; as células etmoidais; os seios frontais, maxilares e esfenoides; assim como a laringe e a traqueia. Cerca de 90% dos distúrbios das vias respiratórias superiores são causados por infecções virais das vias respiratórias superiores, seguidas de inflamação das mucosas.

### Rinite

**Rinite** é o termo usado para descrever um grupo de distúrbios que se caracterizam por inflamação e irritação das mucosas nasais. A rinite pode ser aguda ou crônica, alérgica (ver descrição da rinite alérgica no Capítulo 38) ou não alérgica.

A rinite viral é a infecção viral mais frequente na população e é conhecida como "resfriado comum".

### Fisiopatologia

A rinite não alérgica pode ser causada por vários fatores, inclusive fatores ambientais, como alterações da temperatura ou da umidade, odores ou alimentos; infecções; idade; doença sistêmica; drogas (p. ex., cocaína); descongestionantes nasais prescritos ou de venda livre; e presença de um corpo estranho.

O resfriado comum é a causa mais frequente de rinite não alérgica. Acredita-se que os resfriados sejam causados por até 200 vírus diferentes. Os rinovírus são os agentes etiológicos mais comuns, e estima-se que causem mais de 40% dos resfriados. Outros vírus implicados na etiologia do resfriado comum são coronavírus, adenovírus, vírus sincicial respiratório (VSR), vírus influenza e parainfluenza. Cada vírus pode ter muitas cepas. Em razão dessa diversidade, é praticamente impossível desenvolver uma vacina. A imunidade adquirida com a recuperação é variável e depende de muitos fatores, inclusive da resistência natural do hospedeiro e do vírus específico que causou o resfriado. A rinite induzida por fármacos está associada ao uso de anti-hipertensivos, de anticoncepcionais orais e ao uso crônico de descongestionantes nasais. A Tabela 9.1 relaciona outras causas de rinite. A Figura 9.1 ilustra os processos patológicos envolvidos na rinite e na sinusite.

## Fatores de risco

Os resfriados são altamente contagiosos, porque os vírus são disseminados por cerca de 2 dias antes do aparecimento dos sintomas e durante a primeira parte da fase sintomática. Nos EUA, os adultos têm, em média, de dois a três resfriados por ano (American Lung Association, 2009). As mulheres adultas são mais suscetíveis que os homens. A rinite viral pode ocorrer em qualquer época do ano, mas três períodos concentram as epidemias que ocorrem nos EUA: em setembro, pouco depois do início das aulas; no final de janeiro; e no final de abril. As temperaturas baixas e a exposição ao clima frio e chuvoso não aumentam a incidência ou a gravidade do resfriado comum.

**Tabela 9.1** Causas de rinite.

| Tipo | Causas |
|---|---|
| Alérgica | Sazonal (polens) |
| | Perene (poeira/mofo) |
| Vasomotora | Idiopática |
| | Uso abusivo de descongestionantes nasais (rinite medicamentosa) |
| | Fármacos ou drogas (reserpina, prazosina; uso ilícito de cocaína) |
| | Estimulação psicológica (raiva, estimulação sexual) |
| | Irritantes (fumaça, poluição do ar, vapores de exaustão, cocaína) |
| Mecânica | Tumor |
| | Desvio do septo |
| | Formação de crostas |
| | Hipertrofia das conchas nasais |
| | Corpo estranho |
| | Extravasamento de líquido cefalorraquidiano |
| Inflamatória crônica | Pólipos (com fibrose cística) |
| | Sarcoidose |
| | Granulomatose de Wegener |
| | Granuloma da linha média |
| Infecciosa | Infecção viral aguda |
| | Sinusite aguda ou crônica |
| | Infecções nasais raras (sífilis, tuberculose) |
| Hormonal | Gravidez |
| | Hipotireoidismo |
| | Uso de anticoncepcionais orais |
| | Hipotireoidismo |

Adaptada de Carr, M. M. Differential diagnosis of rhinitis. Disponível em: www.icarus.med.utoronto.ca/carr/manual.ddxrhinitis.html. Acesso em: 31 jul. 2009.

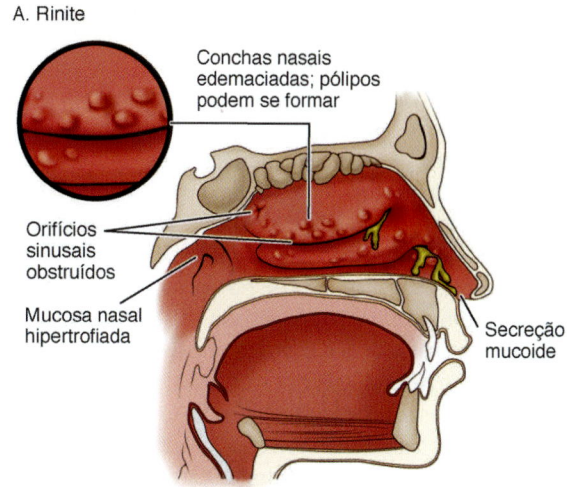

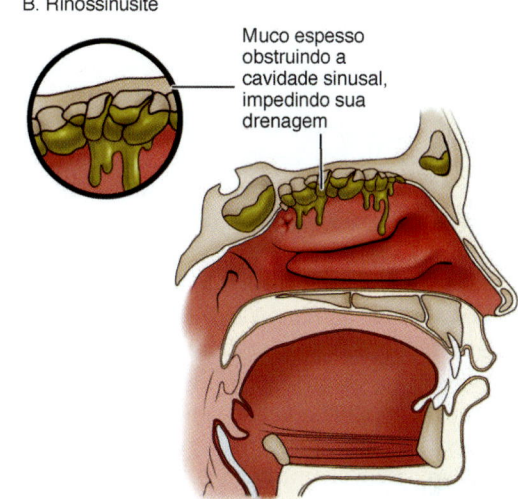

**Figura 9.1** Processos fisiopatológicos da rinite e da rinossinusite. Embora os processos fisiopatológicos sejam semelhantes nessas duas infecções, as estruturas afetadas são diferentes. Com a rinite (**A**), as mucosas que revestem as vias nasais tornam-se inflamadas, congestionadas e edemaciadas. As conchas nasais edemaciadas bloqueiam os orifícios sinusais e o muco é eliminado pelas narinas. A rinossinusite (**B**) também se evidencia por inflamação e congestão, com secreções mucoides espessas preenchendo as cavidades nasais e obstruindo os orifícios sinusais.

## Manifestações clínicas e avaliação

Os sinais e sintomas da rinite não alérgica incluem **rinorreia** (secreção nasal excessiva, secreção nasal); congestão nasal; secreção nasal (purulenta na rinite bacteriana); espirros; e prurido no nariz, na cavidade bucal, na garganta, nos olhos e nas orelhas. O cliente pode referir cefaleia, principalmente quando também apresenta sinusite. Além desses sinais e sintomas, a rinite viral pode causar dor de garganta, mal-estar geral, febre baixa, calafrios e dores musculares. À medida que a doença avança, o cliente geralmente apresenta tosse. Em alguns casos, os vírus reativam o **herpes simples**.

Os sinais e os sintomas da rinite viral podem persistir por 1 a 2 semanas.

## Manejo clínico e de enfermagem

O manejo é sintomático. Os fármacos usados para tratar as rinites alérgica e não alérgica são voltados para o alívio dos sintomas. A escolha dos fármacos depende dos sinais e sintomas, das reações adversas, da adesão ao tratamento, do risco de interações farmacológicas e do custo arcado pelo cliente. Paracetamol ou anti-inflamatórios não esteroides (AINE), como ácido acetilsalicílico ou ibuprofeno, aliviam a dor, a mialgia e a febre.

As quatro classes principais de fármacos usados para tratar os sinais e sintomas de resfriado são anti-histamínicos, descongestionantes, antitussígenos e expectorantes. Os anti-histamínicos ainda são os fármacos mais utilizados para tratar espirros, congestão nasal, prurido e rinorreia. Os efeitos adversos mais comuns dos anti-histamínicos são sedação, ressecamento da boca, desconforto GI e arritmias cardíacas. Alguns estudos demonstraram que os anti-histamínicos agravam algumas doenças e, por essa razão, esses fármacos devem ser usados com cautela nos clientes com asma, retenção urinária, hipertensão, glaucoma de ângulo aberto e hipertrofia da próstata. Os descongestionantes nasais tópicos também devem ser utilizados com prudência. O tratamento tópico libera o fármaco diretamente na mucosa nasal, mas o uso excessivo pode causar *rinite medicamentosa* (aumento da gravidade ou da duração da rinite, resultante do uso prolongado dos *sprays* de descongestionante nasal) ou rinite de rebote. Os descongestionantes orais podem ser usados para tratar obstrução nasal congestiva. Os *sprays* de solução salina atuam como descongestionantes suaves e dissolver o muco, evitando a formação de crostas. Os expectorantes são de venda livre e indicados para facilitar a eliminação das secreções. Vários agentes antivirais estão disponíveis sob prescrição. Os antimicrobianos (antibióticos) não devem ser usados, porque não atuam contra vírus nem reduzem a incidência das complicações bacterianas, além de estarem implicados no desenvolvimento de microrganismos resistentes ao tratamento.

Fitoterápicos (p. ex., equinácea), pastilhas de zinco e *spray* nasal de zinco são usados frequentemente para tratar resfriados comuns; contudo, as evidências a favor de sua eficácia para abreviar a fase sintomática são questionáveis (Wu, Zhang, Qiu *et al.*, 2007). A inalação de vapor ou ar umidificado e aquecido tem sido uma das principais medidas caseiras para tratar resfriados comuns, mas a eficácia desse tratamento não foi demonstrada.

Se os sintomas forem sugestivos infecção bacteriana, o cliente deve usar um antibiótico. Outras medidas terapêuticas incluem ingerir líquido suficiente, repousar adequadamente, evitar resfriamento e fazer gargarejos com água morna e sal para aliviar a dor de garganta. Os clientes com deformidades ou pólipos nasais podem ser referenciados a um otorrinolaringologista (ORL).

## Rinossinusite

A rinossinusite, antes conhecida como *sinusite*, é um processo inflamatório que afeta os seios paranasais e a cavidade nasal (Chan e Kuhn, 2009). A diretriz de prática clínica para rinossinusite do adulto, conforme publicação da American Academy of Otolaryngology – Head and Neck Surgery Foundation, recomenda o uso do termo rinossinusite porque a sinusite quase sempre se acompanha de inflamação da mucosa nasal (Rosenfeld, Andes, Bhattachaaryya *et al.*, 2007). A rinossinusite acomete 1 em 7 norte-americanos (cerca de 31 milhões de pessoas nos EUA) e é responsável por bilhões de dólares de custos diretos com atenção à saúde (Rosenfeld *et al.*, 2007). A rinossinusite sem complicações não se estende além dos seios paranasais e da cavidade nasal. Classifica-se a rinossinusite, com base na duração dos sinais e sintomas, em aguda (menos de 4 semanas), subaguda (de 4 a 12 semanas) e crônica (mais de 12 semanas) com ou sem exacerbações agudas (Chan e Kuhn, 2009). Essas infecções rinossinusais também podem ser classificadas como **rinossinusite bacteriana aguda** (RSBA) ou **rinossinusite viral aguda** (RSVA) (Chan e Kuhn, 2009). A rinossinusite aguda recidivante caracteriza-se por quatro ou mais episódios de RSBA por ano, sem sinais e sintomas de rinossinusite entre os episódios (Rosenfeld *et al.*, 2007). A rinossinusite crônica (RSC) acomete de 14 a 16% da população dos EUA. Essa infecção é mais comum nas mulheres e resulta em cerca de 20 milhões de consultas médicas por ano. Em cerca de 29 a 36% dos clientes, a RSC acompanha-se de pólipos nasais.

### Fisiopatologia

Em geral, a rinossinusite aguda ocorre depois de uma ITRS viral ou um resfriado, inclusive infecção viral ou bacteriana não resolvida, ou de uma exacerbação da rinite alérgica. A congestão nasal causada pela inflamação, pelo edema e pela transudação de líquido secundários à ITRS causa obstrução dos seios paranasais (Figura 9.1). Isso constitui um meio excelente para proliferação bacteriana.

A RSC cursa com episódios de inflamação persistente e tratamentos repetidos ou inadequados das infecções agudas. Pode haver lesão irreversível da mucosa, e os sinais e sintomas persistem por mais de 3 meses.

As bactérias são responsáveis por mais de 60% dos casos de rinossinusite aguda. Os microrganismos implicados são *Streptococcus pneumoniae*, *Haemophilus influenzae* e, menos comumente, *Staphylococcus aureus* e *Moraxella catarrhalis* (Tierney, McPhee e Papadakis, 2007). Outros microrganismos isolados ocasionalmente são *Chlamydia pneumoniae*, *Streptococcus pyogenes*, vírus e fungos (*Aspergillus fumigatus*). Nos clientes com RSC ou rinossinusite aguda recidivante, deve-se considerar a possibilidade de imunossupressão. A sinusite fulminante/invasiva aguda é uma infecção potencialmente fatal, geralmente causada por *Aspergillus*.

### Fatores de risco

Alguns indivíduos estão mais propensos à rinossinusite porque a exposição aos riscos ambientais, como tintas, serragem e compostos químicos, pode causar inflamação crônica das vias nasais. Se a drenagem dos seios paranasais for obstruída por um desvio de septo, pelas conchas nasais hipertrofiadas, por espículas ósseas ou por pólipos ou tumores nasais, a infecção sinusal pode persistir como infecção secundária renitente (persistente) ou evoluir para um processo supurativo agudo (com secreção purulenta). Outras condições que podem bloquear o fluxo normal das secreções sinusais são estruturas nasais anormais, adenoides hipertrofiadas, mergulho ou natação, infecção dentária, traumatismo do nariz, tumores e presença de corpos estranhos. Os clientes imunossuprimidos correm maior risco de desenvolver sinusite fúngica. Nesses casos, a sinusite fúngica pode ser classificada em três grupos: (1) aspergiloma ou micetoma (bola fúngica), (2) sinusite erosiva crônica (não invasiva) e (3) sinusite fúngica alérgica. *A. fumigatus* é o agente etiológico associado mais comumente à sinusite fúngica. Em geral, o aspergiloma é um material castanho ou verde-escuro com consistência de manteiga de amendoim ou queijo *cottage*.

## Manifestações clínicas e avaliação

Os sinais e sintomas de RSBA são secreção nasal purulenta e obstrução nasal, ou uma combinação de dor, sensação de pressão ou plenitude (descrita coletivamente como dor-pressão-plenitude facial), ou ambas (Rosenfeld *et al.*, 2007). A dor-pressão-plenitude facial pode afetar a região anterior da face ou a área periorbital. O cliente também pode referir secreção nasal turva ou tingida, congestão, obstrução ou entupimento, bem como cefaleia localizada ou difusa. A persistência dos sinais e sintomas por 10 dias ou mais após o início dos sintomas referentes às vias respiratórias superiores pode indicar RSBA.

Os sinais e sintomas da RSVA são semelhantes aos da RSBA, com exceção da duração das queixas. Os sintomas da RSVA persistem por menos de 10 dias após o início dos sintomas referentes às vias respiratórias superiores e não pioram (Rosenfeld *et al.*, 2007).

As manifestações clínicas da RSC são semelhantes às da RSBA e incluem secreção mucopurulenta, obstrução nasal, tosse, rouquidão crônica, cefaleias crônicas na região periorbital, dor ou sensação de pressão na face e **hiposmia** (redução do olfato) (Chan e Kuhn, 2009). Em consequência da congestão nasal crônica, o cliente geralmente precisa respirar pela boca. Também pode haver roncos, dor de garganta e, em alguns casos, hipertrofia das adenoides. Esses sinais e sintomas geralmente são mais acentuados quando o indivíduo acorda pela manhã.

De modo a estabelecer o diagnóstico de rinossinusite, é necessário obter uma história clínica detalhada e realizar um exame físico completo. É essencial verificar se há história de comorbidades (p. ex., asma) e tabagismo. Também é importante investigar se há história de febre, fadiga, episódios e tratamentos no passado e resposta prévia ao tratamento.

A enfermeira deve examinar a cabeça e o pescoço, principalmente nariz, orelhas, dentes, seios paranasais, faringe e tórax. A avaliação física inclui o exame das estruturas externas do nariz para detectar indícios de anormalidade anatômica. As mucosas nasais devem ser examinadas para verificar se há eritema, palidez, atrofia, edema, crostas, secreção, pólipos, erosões e perfurações ou desvios do septo. O cliente pode ter hipersensibilidade à palpação da região sinusal infectada.

Os exames de imagem – radiografias, tomografia computadorizada (TC) e ressonância magnética (RM) – não são recomendados para estabelecer o diagnóstico de rinossinusite aguda quando o cliente preenche os critérios clínicos desse diagnóstico (Rosenfeld *et al.*, 2007). Os exames diagnósticos podem ser necessários ao cliente com RSC para excluir outros distúrbios localizados ou sistêmicos, inclusive tumor, fístula e alergia. A endoscopia nasal pode ser indicada para excluir doenças, tumores e micetomas (bolas fúngicas) coexistentes.

## Manejo clínico e de enfermagem

O tratamento da RSC depende da causa. Os objetivos do tratamento da rinossinusite aguda são erradicar a infecção, contrair a mucosa nasal e aliviar a dor.

As medidas gerais incluem hidratação adequada; inalação de vapor por 20 ou 30 min, 3 vezes/dia, se possível; irrigação com solução salina (Harvey, Hannan, Badia *et al.*, 2007); e instilação de solução salina nasal. Os clientes devem ser instruídos a dormir com a cabeceira do leito elevada e a evitar exposição à fumaça de cigarros e a outros gases. Além disso, deve-se instruí-los a evitar cafeína e álcool, que podem causar desidratação.

Nos casos típicos, o tratamento das rinossinusites agudas e crônicas inclui lavagem com solução salina nasal e descongestionantes. Os descongestionantes ou os *sprays* nasais de solução salina conseguem desobstruir a unidade osteomeatal (área na qual os seios frontais e maxilares normalmente drenam para a cavidade nasal) e melhorar a drenagem dos seios paranasais. Os descongestionantes tópicos são usados apenas nos adultos e não devem ser aplicados por mais de 3 ou 4 dias. Os descongestionantes orais devem ser administrados com cautela aos clientes com hipertensão arterial. Os anti-histamínicos vendidos com ou sem prescrição são usados se houver suspeita de um componente alérgico. Vapor aquecido e irrigação com solução salina conseguem desobstruir vias respiratórias. Se o cliente continua a apresentar sinais e sintomas depois de 7 a 10 dias, pode ser necessário fazer irrigação dos seios paranasais.

Observação sem uso de antibióticos é uma opção para alguns clientes com RSBA não complicada (dor branda, temperatura menor que 38,3°C). O acompanhamento clínico é essencial. Alguns estudos sugeriram que a maioria dos clientes melhora espontaneamente e que os antibióticos devem ser reservados para os clientes com sintomas persistentes (Sharp, Denman, Puumala *et al.*, 2007). Quando a RSBA é confirmada, o tratamento antibiótico é prescrito. Os antibióticos prescritos podem ser necessários por um período de 3 a 4 semanas para tratar RSC e rinossinusite aguda recidivante.

Para os clientes com asma coexistente, os inibidores dos leucotrienos (que impedem a ligação dos *leucotrienos*, que são mediadores inflamatórios) podem ser usados. Se a alergia for a causa da RSC, os anti-histamínicos orais ou os corticoides nasais podem ser prescritos. As inalações intranasais foram associadas à melhoria significativa dos sintomas da RSC e à redução das bactérias nasais (Harvey *et al.*, 2007). Os corticoides intranasais comprovadamente promovem melhora acentuada ou completa dos sinais e sintomas agudos da rinossinusite, mas não estão recomendados rotineiramente (Rosenfeld *et al.*, 2007).

Se o tratamento clínico convencional não conseguir erradicar a RSC e os sinais e sintomas persistirem, a cirurgia sinusal endoscópica (CSE) pode ser indicada para corrigir as anormalidades estruturais que obstruem os óstios dos seios paranasais (Chester, 2009). Os clientes submetidos à CSE referem redução dos sinais e sintomas, inclusive cefaleia, obstrução nasal, fadiga, dor no corpo e hiposmia (Chester, 2009). A excisão e a cauterização dos pólipos nasais, a correção do desvio de septo, a incisão e a drenagem dos seios paranasais, a aeração dos seios paranasais e a remoção de tumores são alguns dos procedimentos específicos realizados. Quando a sinusite é causada por uma infecção fúngica, o cliente precisa ser operado para remover a bola fúngica e os tecidos necróticos, e para drenar as cavidades sinusais. Os antimicrobianos são administrados antes e depois do procedimento cirúrgico. Alguns clientes com sinusite crônica grave melhoram apenas quando se mudam para uma região de clima seco.

## Complicações

Se não for tratada, a rinossinusite aguda pode causar complicações graves. As complicações locais incluem osteomielite e mucocele (cistos dos seios paranasais). A osteomielite requer tratamento antibiótico prolongado e, em alguns casos, ressecção do osso necrótico. As complicações intracranianas são raras, mas incluem trombose do seio cavernoso, meningite, abscesso cerebral, infarto cerebral isquêmico e celulites orbitárias graves (Tierney et al., 2007). Embora não sejam comuns, as complicações da RSC incluem celulite orbitária grave, abscesso subperiosteal, trombose do seio cavernoso, meningite, encefalite e infarto isquêmico. A RSC também pode causar infecção intracraniana.

## Faringite

**Faringite** aguda é a inflamação súbita da faringe, que afeta a região posterior da língua, o palato mole e as tonsilas. Faringite crônica é a inflamação persistente da faringe.

### Fisiopatologia

A maioria dos casos de faringite aguda é causada por infecções virais. Os vírus responsáveis são adenovírus, vírus influenza, vírus Epstein-Barr e herpes-vírus simples. As bactérias causam os casos restantes. Dez por cento dos adultos com faringite têm infecções por estreptococos beta-hemolíticos do grupo A (EBHGA), mais comumente conhecidas como infecções por estreptococos do grupo A (EGA) ou faringite estreptocócica. Outras bactérias isoladas dos clientes com faringite aguda são *Mycoplasma pneumoniae*, *Neisseria gonorrhoeae* e *H. influenzae* tipo B.

### Fatores de risco

A faringite aguda é mais comum nos clientes com menos de 25 anos de idade (em geral, entre 5 e 15 anos). A faringite crônica é frequente nos adultos que trabalham ou residem em regiões empoeiradas, utilizam excessivamente a voz, têm tosse crônica ou usam habitualmente álcool e tabaco.

## Manifestações clínicas e avaliação

Os sinais e sintomas da faringite aguda incluem membrana intensamente avermelhada na faringe e nas tonsilas, folículos linfoides edemaciados e pontilhados com exsudato branco-purpúreo, linfonodos cervicais aumentados e dolorosos, e ausência de tosse (Figura 9.2). Alguns clientes podem ter exsudatos cremosos nos pilares tonsilares. Febre acima de 38°C, mal-estar e dor de garganta também são queixas comuns. Os clientes com faringite causada por EGA podem ter vômitos, anorexia e erupção escarlatiniforme com urticária, condição conhecida como *escarlatina*.

Os clientes com faringite crônica queixam-se de sensação persistente de irritação ou congestão da garganta, de muco que se acumula na garganta e que pode ser expelido pela tosse, e de dificuldade de engolir. A dor de garganta que piora quando o cliente engole, embora não tenha faringite, sugere a possibilidade de tireoidite, e o indivíduo deve ser referenciado para uma avaliação especializada.

O diagnóstico preciso da faringite é essencial para determinar o agente etiológico e iniciar imediatamente o tratamento. O teste rápido para estreptococos (TRE) e a cultura para estreptococos requerem técnica apropriada de coleta das amostras, porque a coleta inadequada reduz a precisão do teste.

## Manejo clínico e de enfermagem

A faringite viral é tratada com medidas de suporte. Os antibióticos não têm qualquer ação contra os vírus.

Se a etiologia bacteriana for suspeita ou confirmada, a penicilina geralmente é o tratamento preferido para faringite aguda. A congestão nasal pode ser aliviada pelo uso de *sprays* nasais ou fármacos contendo sulfato de efedrina ou cloridrato de fenilefrina por um curto período. Para os clientes com história de alergia, pode ser prescrito um dos descongestionantes anti-histamínicos orais a cada 4 a 6 horas. O ácido acetilsalicílico ou o paracetamol são recomendados por seus efeitos anti-inflamatórios e analgésicos.

O tratamento da faringite crônica consiste em aliviar os sinais e sintomas, evitar exposição às substâncias irritantes e erradicar o distúrbio subjacente das vias respiratórias superiores, dos pulmões ou do coração, que possa ser a causa da tosse crônica. Para os adultos com faringite crônica, a tonsilectomia é uma opção eficaz.

## Complicações

Em geral, as infecções virais sem complicações regridem rapidamente, dentro de 3 a 10 dias após seu início. Entretanto, a faringite causada por bactérias mais agressivas (p. ex., EGA) é

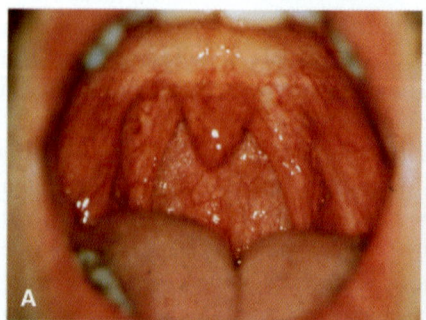
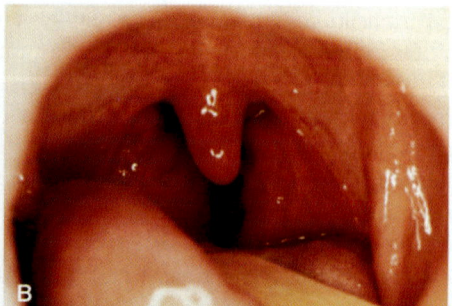

**Figura 9.2** Faringite – inflamação sem exsudato. (**A**) O eritema e o aumento da vascularização dos pilares e da úvula são de brandos a moderados. (**B**) O eritema é difuso e intenso. Nesses dois casos, os clientes provavelmente se queixariam de dor de garganta. De Bickley, L. S., & Szilagyi, P. G. (2007). Bate's guide to physical examination and history taking (9th ed.) Philadelphia: Lippincott Williams & Wilkins.

uma doença mais grave. Se não for tratada, as complicações podem ser graves e fatais. As complicações incluem rinossinusite, otite média, abscesso peritonsilar, mastoidite e adenite cervical. Em casos raros, a infecção pode causar bacteriemia, pneumonia, meningite, febre reumática ou glomerulonefrite. A glomerulonefrite pós-estreptocócica aguda (GNPEA) é uma complicação que ocorre cerca de 10 dias após o início da infecção estreptocócica e causa insuficiência renal transitória. A GNPEA caracteriza-se pelo início súbito de hematúria macroscópica, edema (causando angústia respiratória e edema pulmonar) e hipertensão, e, em geral, é precedida de um episódio de faringite ou de piodermite (infecção cutânea com pústulas) causada por EGA (Ahn e Ingulli, 2008). O prognóstico não é favorável para clientes idosos com outros fatores de risco para doença renal (Rodriguez-Iturbe e Musser, 2008).

## Laringite

**Laringite** é inflamação da laringe.

### Fisiopatologia

Em geral, a laringite é causada pelo uso excessivo da voz ou por exposição a poeira, a substâncias químicas, a fumaça e a outros poluentes, ou faz parte de uma ITRS. Também pode ser causada por infecções que acometem as pregas vocais. A laringite também está associada a refluxo gastresofágico.

Em muitos casos, a laringite é causada pelos mesmos agentes patogênicos que causam o resfriado comum e a faringite, ou seja, vírus. A laringite geralmente está associada à rinite alérgica ou à faringite. O início da infecção pode ser relacionado com a exposição às mudanças climáticas súbitas, com deficiências dietéticas, desnutrição ou imunossupressão. A laringite viral é comum no inverno e é transmitida facilmente às outras pessoas.

### Manifestações clínicas e avaliação

Os sinais e sintomas de laringite aguda incluem rouquidão ou **afonia** (perda total da voz) e tosse grave. Outro indício de laringite aguda é o início súbito agravado por vento frio e seco. A garganta parece pior de manhã e melhora quando o cliente fica dentro de casa em um ambiente aquecido. Em alguns casos, há apresentação de tosse seca e dor de garganta sem secreção, que pioram ao anoitecer. Quando o cliente tem alergia, a úvula fica visivelmente edemaciada. Muitos clientes também se queixam de "coceira" na garganta, que piora no tempo frio ou depois da ingestão de líquidos gelados. A laringite crônica caracteriza-se por rouquidão persistente.

### Manejo clínico e de enfermagem

O tratamento da laringite aguda ou crônica consiste em poupar a voz, evitar irritantes (inclusive fumaça de cigarro), repousar e inalar vapor frio ou um aerossol. A maioria dos clientes recupera-se com tratamento conservador; contudo, a laringite tende a ser mais grave nos clientes idosos e pode ser complicada por pneumonia.

Se a laringite for parte de uma infecção respiratória mais generalizada causada por bactérias, ou se for grave, o cliente deve ser tratado com antibióticos apropriados. Nos casos de laringite crônica, os corticoides tópicos podem ser usados por inalação. Essas preparações causam poucos efeitos sistêmicos ou persistentes e podem reduzir as reações inflamatórias localizadas. Nos casos típicos, o tratamento da laringite de refluxo consiste em administrar inibidores da bomba de prótons 1 vez/dia.

### *Processo de enfermagem*

*Cliente com infecção das vias respiratórias superiores*

#### Avaliação

A história de saúde pode detectar sinais e sintomas como cefaleia, dor de garganta, dor ao redor dos olhos e em um dos lados do nariz, dificuldade de engolir, tosse, rouquidão, febre, congestão nasal e desconforto generalizado e fadiga. Faz parte da avaliação determinar quando os sintomas começaram, o que os desencadeou, o que os alivia (se houver alguma medida) e o que agrava as queixas do cliente. A inspeção pode detectar edema, lesões ou assimetria do nariz, bem como sangramento ou secreção. A enfermeira deve examinar a mucosa nasal à procura de anormalidades como eritema acentuado, edema, exsudato e pólipos nasais, que podem desenvolver-se nos casos de rinite crônica. A mucosa das conchas nasais também pode estar edemaciada (inflamada) com coloração azul-acinzentada pálida. A enfermeira deve palpar os seios frontais e maxilares de modo a verificar se há hipersensibilidade sugestiva de inflamação e, em seguida, inspecionar a garganta pedindo ao cliente para abrir bem a boca e fazer uma respiração profunda. As tonsilas e a faringe devem ser examinadas para detectar anormalidades como eritema, assimetria ou indícios de secreção, úlcera ou crescimento. Além disso, a enfermeira deve palpar a traqueia para confirmar sua posição na linha média do pescoço e detectar quaisquer massas ou deformidades. Os linfonodos do pescoço devem ser palpados para verificar se estão aumentados e dolorosos.

#### Diagnóstico

Os diagnósticos de enfermagem pertinentes podem ser:

- Limpeza ineficaz das vias respiratórias, relacionada com a produção excessiva de muco, secundária às secreções retidas e à inflamação
- Dor aguda, relacionada com a irritação das vias respiratórias superiores, secundária à infecção
- Comunicação verbal prejudicada, relacionada com as alterações fisiopatológicas e com a irritação das vias respiratórias superiores, secundária à infecção, ao edema, à rouquidão ou à perda da fala
- Volume de líquidos deficiente, relacionado com a redução da ingestão e com o aumento das perdas de líquidos, secundário à sudorese causada pela febre
- Déficit de conhecimento acerca da prevenção das ITRS, do regime terapêutico, do procedimento cirúrgico ou dos cuidados pós-operatórios

#### Planejamento

Os objetivos principais para o cliente podem ser a manutenção das vias respiratórias patentes, o alívio da dor, a preservação

*(continua)*

de formas eficazes de comunicação, a hidratação normal, o conhecimento das formas de evitar infecções das vias respiratórias superiores e a inexistência de complicações.

## Intervenções de enfermagem

### Manutenção das vias respiratórias desobstruídas

A acumulação de secreções pode obstruir as vias respiratórias dos clientes com ITRS. Por essa razão, ocorrem alterações do padrão respiratório, e o esforço para respirar aumenta de forma a compensar o bloqueio. A enfermeira pode adotar várias medidas para liquefazer as secreções espessas ou para manter as secreções úmidas, de modo que possam ser facilmente expectoradas. O aumento da ingestão de líquidos ajuda a liquefazer o muco. O uso de vaporizadores de ambiente ou a inalação de vapor também dilui as secreções e reduz a inflamação das mucosas. De modo a facilitar a drenagem dos seios paranasais, a enfermeira deve instruir o cliente quanto à melhor posição em que deve ficar; isso depende da localização da infecção ou da inflamação.

### Promoção do conforto

Em geral, as ITRS causam desconforto localizado. A enfermeira deve recomendar ao cliente que use os analgésicos conforme foram prescritos. Outras medidas úteis incluem a aplicação de anestésicos tópicos para obter alívio sintomático das úlceras do herpes simples e das dores de garganta; compressas mornas para aliviar a congestão da rinossinusite e facilitar a drenagem; e gargarejos ou irrigações com água morna para atenuar a dor de garganta. Os efeitos benéficos desses tratamentos dependem da temperatura do calor aplicado. A enfermeira deve recomendar ao cliente que repouse para aliviar o desconforto generalizado e para reduzir a febre que acompanha muitas ITRS.

### Facilitação da comunicação

As ITRS podem causar rouquidão ou perda da voz. A enfermeira deve instruir o cliente a evitar falar na medida do possível. O esforço adicional das pregas vocais pode retardar a recuperação completa da voz. A enfermeira também deve recomendar que o cliente e seus familiares usem formas alternativas de comunicação.

### Estimulação da ingestão de líquido

Com as ITRS, o esforço respiratório e a frequência respiratória aumentam à medida que a inflamação e as secreções acumulam-se. Isso pode ampliar as perdas imperceptíveis de líquidos. A febre também aumenta a taxa metabólica, a perda de líquidos e a transpiração. Dor de garganta, mal-estar e febre podem interferir na disposição de ingerir líquidos e alimentos. A enfermeira pode oferecer uma lista com os alimentos que podem ser ingeridos facilmente, de modo a aumentar a ingestão calórica durante a fase aguda da doença. Isso inclui sopas, pudins, iogurte, queijo *cottage*, bebidas hiperproteicas e sorvetes. A enfermeira deve estimular o cliente a ingerir de 2 a 3 litros de líquidos por dia durante a fase aguda da infecção respiratória, a menos que haja alguma contraindicação, de modo a liquefazer as secreções e facilitar a drenagem. Os líquidos (quentes ou frios) podem aliviar a dor, dependendo do problema. Nos casos graves, pode ser necessário infundir líquido por via IV.

### Prevenção de infecções

A prevenção da maioria das ITRS é difícil porque existem muitas causas potenciais. Contudo, como a maioria dessas infecções é transmitida pelo contato das mãos, a enfermeira deve ensinar ao cliente e aos seus familiares técnicas para reduzir a disseminação das infecções às outras pessoas, inclusive lavar frequentemente as mãos. A enfermeira deve instruir o cliente a evitar a exposição dos indivíduos sob risco elevado de doenças graves, inclusive adultos idosos, clientes imunossuprimidos e portadores de problemas crônicos de saúde. A enfermeira pode aconselhar os clientes idosos e os que se encontram sob risco aumentado de adquirir infecções respiratórias a considerar a vacinação anual contra o vírus influenza e pneumococos, conforme as recomendações do médico de atenção primária (MAP). Uma consulta de seguimento com o MAP pode ser indicada aos clientes com problemas de saúde, de modo a assegurar que a infecção respiratória regrediu.

### Monitoramento e manejo das complicações potenciais

Como a maioria das pessoas com ITRS é cuidada em suas residências, os clientes e seus familiares precisam ser instruídos a monitorar os sinais e sintomas, e a buscar atendimento médico imediato se a condição do cliente não melhorar, ou se o seu estado físico parecer estar piorando. Os sinais e sintomas que requerem atenção adicional são febre alta ou persistente, agravação da dispneia, confusão mental e acentuação da fraqueza e do mal-estar. As complicações potenciais são sepse, meningite ou abscesso cerebral, abscesso peritonsilar, otite média ou rinossinusite.

A sepse e a meningite podem ocorrer nos clientes com depressão do sistema imune, ou nos indivíduos com infecções bacterianas incontroláveis. A enfermeira deve explicar ao cliente que febre, cefaleia grave e **rigidez de nuca** (endurecimento do pescoço ou incapacidade de flexionar o pescoço) são sinais de complicações potenciais. O cliente com sepse requer cuidados especializados para tratar a infecção, estabilizar os sinais vitais e evitar ou erradicar a septicemia e o choque. A deterioração da condição clínica do cliente requer cuidados intensivos (p. ex., monitoramento hemodinâmico e administração de agentes vasoativos, líquidos IV, suporte nutricional, corticoides) para monitorar suas condições e manter seus sinais vitais. Doses altas de antibióticos podem ser administradas para erradicar o agente etiológico. O papel da enfermeira é monitorar os sinais vitais, o estado hemodinâmico e os resultados dos exames laboratoriais do cliente; administrar o tratamento necessário; aliviar o desconforto físico; e fornecer explicações, instruções e apoio emocional ao cliente e aos seus familiares. O tratamento do choque séptico é descrito no Capítulo 54.

O cliente e seus familiares devem receber instruções quanto aos sinais e sintomas de otite média e rinossinusite (edema periorbitário, dor facial intensa à palpação), e quanto à importância do acompanhamento com um MAP, de modo a assegurar a avaliação e o tratamento adequados desses problemas.

Nos casos de faringite grave, pode haver comprometimento das vias respiratórias. Os sinais e os sintomas que requerem referenciamento são dispneia, salivação excessiva, incapacidade de deglutir e incapacidade de abrir a boca completamente. A pele deve ser examinada à procura de erupção, porque a faringite aguda pode preceder algumas outras doenças transmissíveis (p. ex., rubéola). Para o cliente com laringite, os sinais e sintomas que exigem contato com o médico incluem perda da voz com dor de garganta e dificuldade de engolir saliva, hemoptise e respirações ruidosas.

### Reavaliação

Os resultados esperados são:

1. Mantém as vias respiratórias desobstruídas com eliminação das secreções:
   a. Refere que a congestão diminuiu
   b. Assume uma posição mais favorável no leito para facilitar a drenagem das secreções
   c. Adota adequada e consistentemente medidas de autocuidado para eliminar as secreções durante a fase aguda da doença
2. Refere alívio da dor e do desconforto utilizando a escala de intensidade da dor:
   a. Adota medidas de conforto: analgésicos, compressas mornas, gargarejos, repouso
   b. Demonstra higiene oral adequada
   c. Não sente dor nas orelhas, nos seios paranasais e na garganta
3. Demonstra que é capaz de comunicar suas necessidades, seus desejos e seu nível de conforto
4. Mantém a ingestão adequada de alimentos e líquidos
5. Adota medidas para evitar infecções das vias respiratórias superiores:
   a. Demonstra a técnica de higiene das mãos
   b. Reconhece a importância das vacinas para influenza e pneumococos
6. Inexistência de complicações:
   a. Não tem sinais de sepse: febre, hipotensão e deterioração da função cognitiva
   b. Sinais vitais e parâmetros hemodinâmicos normais
   c. Nenhuma evidência de disfunção neurológica
   d. Nenhum sinal de abscesso cerebral em formação
   e. Regressão da ITRS sem desenvolver otite média ou rinossinusite.

## Obstrução e traumatismo das vias respiratórias superiores

### Obstrução durante o sono

A síndrome da apneia obstrutiva do sono (AOS) é um distúrbio que se caracteriza por episódios repetidos de obstrução das vias respiratórias superiores com redução da ventilação. Essa condição é definida pela cessação da respiração (**apneia**) durante o sono, geralmente causada pela obstrução repetitiva das vias respiratórias. Isso interfere na capacidade de o indivíduo repousar adequadamente e, por fim, pode comprometer sua memória, sua aprendizagem e sua capacidade de decisão. Cerca de 18 milhões de norte-americanos têm apneia do sono (Patil, Schneider, Schwartz *et al.*, 2007).

Existem várias definições de AOS – também conhecida como síndrome de apneia/hipopneia obstrutiva do sono (SAHOS) ou síndrome da resistência respiratória alta (SRRA) –, e isso é responsável pela superestimação da prevalência dessa síndrome.

### Fisiopatologia

A apneia obstrutiva do sono é um distúrbio que se caracteriza por episódios repetidos de obstrução das vias respiratórias superiores, que causam redução da ventilação e são seguidos de despertares frequentes e insaturações de oxi-hemoglobina durante o sono (Patil *et al.*, 2007). A AOS pode ser definida pela ocorrência de no mínimo cinco episódios de obstrução – apneias e hipopneias (respirações lentas ou superficiais) – por hora de sono (Basner, 2007). Os episódios repetitivos de apneia causam hipoxia e hipercapnia, que desencadeiam uma resposta simpática (aceleração da frequência cardíaca e reduções do tônus e da contratilidade dos músculos lisos). A obstrução pode ser causada por fatores mecânicos (p. ex., diâmetro reduzido das vias respiratórias) ou por alterações dinâmicas das vias respiratórias superiores durante o sono.

Clientes com AOS têm prevalência mais alta de hipertensão e correm maior risco de infarto do miocárdio, acidente vascular encefálico (AVE) e morte (Basner, 2007). Nos indivíduos com doença cardiovascular coexistente, a **hipoxemia** noturna pode gerar predisposição a arritmias. Os clientes com o diagnóstico de insuficiência cardíaca e que têm AOS não tratada correm riscos mais altos de morte (Wang, Parker, Newton *et al.*, 2007). A AOS também pode elevar a resistência à insulina e causar outras alterações metabólicas, que podem aumentar o risco de desenvolver doença vascular (McArdle, Hillman, Beilin *et al.*, 2007). A AOS é mais prevalente entre os indivíduos com doença arterial coronariana, insuficiência cardíaca congestiva, síndrome metabólica e diabetes melito do tipo 2, o que sugere que a triagem para detectar a síndrome esteja indicada para clientes com essas doenças (Patil *et al.*, 2007).

### Fatores de risco

A apneia do sono é mais prevalente nos homens, principalmente nos idosos e nos indivíduos com sobrepeso. O fator de risco principal para AOS é obesidade ao redor do pescoço, que estreita e comprime as vias respiratórias superiores. Os idosos têm prevalência mais alta de AOS (Strohl, 2007). Outros fatores associados incluem anormalidades das vias respiratórias superiores, inclusive alterações estruturais (p. ex., hipertrofia das tonsilas, posição posterior anormal de uma ou das duas mandíbulas, depósitos excessivos de gordura nas paredes laterais da faringe, anormalidades estruturais craniofaciais), que contribuem para a tendência ao colapso das vias respiratórias e aumentam o risco de apneia do sono.

### Manifestações clínicas e avaliação

A AOS é caracterizada por roncos altos e frequentes e por interrupções da respiração por 10 segundos ou mais, em no mínimo cinco episódios por hora, seguidos do despertar abrupto, com um ronco ruidoso, à medida que o nível sanguíneo de oxigênio diminui. Os sinais e os sintomas clássicos da AOS estão relacionados no Boxe 9.1. Nos casos típicos, os sinais e sintomas pioram com o aumento do peso, com o envelhecimento e com a transição para a menopausa (Patil *et al.*, 2007).

> **BOXE 9.1 — Avaliação inicial direcionada.**
>
> **Apneia obstrutiva do sono (AOS)**
>
> Fique atento aos seguintes sinais e sintomas:
> - Sonolência excessiva durante o dia
> - Despertares noturnos frequentes
> - Insônia
> - Roncos ruidosos
> - Cefaleia pela manhã
> - Deterioração intelectual
> - Alterações da personalidade, irritabilidade
> - Impotência
> - Hipertensão arterial sistêmica
> - Arritmias
> - Hipertensão pulmonar, *cor pulmonale*
> - Policitemia
> - Enurese

Existem vários instrumentos/questionários de triagem para avaliar a frequência e a intensidade dos sintomas (Berry, 2008). O diagnóstico da apneia do sono está baseado nas manifestações clínicas e nos resultados da polissonografia (estudo do sono). Esse estudo realizado durante a noite avalia vários parâmetros fisiológicos relacionados com o sono (eletroencefalograma, eletrocardiograma e fluxo ventilatório), permitindo determinar a saturação de oxi-hemoglobina, a atividade cerebral, os movimentos oculares, a atividade dos músculos torácicos, a posição do corpo, as frequências cardíaca e respiratória, as arritmias cardíacas, a impedância torácica e o fluxo ventilatório (Patil *et al.*, 2007; Berry, 2008).

## Manejo clínico

Os tratamentos são variáveis, mas incluem a necessidade de o cliente perder peso e evitar inicialmente a ingestão de álcool e de fármacos hipnóticos (Tierney *et al.*, 2007). A redução do peso diminui o número de episódios de apneia e hipopneia por hora de sono total, conforme refletido pelo índice de apneia-hipopneia (IAH) (Berry, 2008; Patil *et al.*, 2007). Os dispositivos orais destinados a reposicionar a mandíbula ou a língua podem ser úteis em determinados casos. Esses dispositivos não são muito benéficos nos indivíduos idosos, porque dependem da integridade da dentição (Weaver e Chasens, 2007).

### Ventilação não invasiva com pressão positiva

Para os casos mais graves de AOS com hipoxemia e retenção grave de dióxido de carbono (hipercapnia), o tratamento inclui pressão positiva contínua nas vias respiratórias (CPAP) ou pressão positiva binível nas vias respiratórias (BiPAP) com fornecimento de oxigênio suplementar por cânula nasal. Os clientes são considerados candidatos à ventilação não invasiva se apresentarem insuficiência respiratória aguda ou crônica, edema agudo do pulmão, doença pulmonar obstrutiva crônica (DPOC), insuficiência cardíaca crônica ou AOS. Esse equipamento também pode ser usado na residência do cliente para melhorar a oxigenação tecidual e descansar os músculos respiratórios enquanto o indivíduo dorme durante a noite.

A CPAP aplica pressão positiva nas vias respiratórias durante todo o ciclo respiratório, evitando seu colapso (Basner, 2007). O pressurizador de ar (um ventilador especial) gera o fluxo de ar, geralmente na faixa de 20 a 60 ℓ/min (Basner, 2007). O equipamento é usado com uma máscara hermética para manter os alvéolos abertos e, dessa forma, evitar insuficiência respiratória. A CPAP é o tratamento mais eficaz para AOS, porque a pressão positiva funciona como um suporte, mantendo as vias respiratórias superiores e a traqueia abertas durante o sono. Para usar CPAP, o cliente deve estar respirando espontaneamente.

A ventilação com BiPAP possibilita o controle independente das pressões inspiratórias e expiratórias, ao mesmo tempo que fornece ventilação sob pressão. O equipamento fornece dois níveis de pressão positiva nas vias respiratórias, que são aplicadas por uma máscara nasal ou oral, por um travesseiro nasal, ou por um bocal com vedação firme e um ventilador portátil. Cada inspiração pode ser iniciada pelo cliente ou pelo aparelho (taxa de *backup* programada). A taxa de *backup* assegura que o cliente receba um número preestabelecido de respirações por minuto. A BiPAP é utilizada mais comumente pelos clientes que requerem suporte ventilatório à noite, inclusive indivíduos com DPOC ou apneia do sono grave. A tolerância é variável e, em geral, a BiPAP é mais bem-sucedida quando os clientes estão altamente motivados.

Os problemas com o tratamento com CPAP e BiPAP são frequentes. Os efeitos adversos relatados comumente com a CPAP são irritação cutânea, dor, erupção cutânea ou lesões nas superfícies de contato com a máscara (em geral, na ponte nasal). Ressecamento ou irritação das mucosas nasofaríngeas, congestão nasal e irritação ocular causada pelo vazamento da máscara também são queixas referidas (Basner, 2007). A adaptação adequada da máscara deve permitir a continuação do tratamento. Embora esses procedimentos clínicos sejam eficazes nos clientes com AOS, a adesão do cliente ao tratamento ainda é um problema importante (Lin, Prasad, Pan *et al.*, 2007). O Boxe 9.2 descreve uma pesquisa de enfermagem sobre os fatores (físicos, psicológicos e sociais) que influenciam o uso do tratamento com pressão positiva contínua nas vias respiratórias.

### Manejo cirúrgico

Procedimentos cirúrgicos – como tonsilectomia ou **uvulopalatofaringoplastia** (ressecção cirúrgica dos tecidos moles da faringe e da úvula, conhecida como UPFP) – podem ser realizados para corrigir a obstrução se houver risco para as vias respiratórias ou se os clientes não melhorarem com o tratamento com CPAP. Eficaz em cerca de 40% dos casos, essa operação é melhor para eliminar roncos do que para tratar a apneia (Li, 2009). A septoplastia nasal pode ser realizada quando há deformidades anatômicas do septo nasal. A traqueostomia alivia a obstrução das vias respiratórias superiores, mas causa alguns efeitos adversos, inclusive dificuldades de fala e aumento do risco de infecções. Essas operações e outros procedimentos cirúrgicos maxilofaciais são reservados aos clientes com arritmias potencialmente fatais ou incapacidade grave, que não melhoram com o tratamento convencional (Tierney *et al.*, 2007).

### Farmacoterapia

Embora geralmente não sejam recomendados fármacos para tratar AOS, a modafinila comprovadamente reduz a sonolência diurna (Valentino e Foldvary-Schaefer, 2007). A protriptilina ad-

> **BOXE 9.2 | Pesquisa em enfermagem.**
>
> ### Conexão com a prática baseada em evidências
>
> Determinar a necessidade de usar pressão positiva contínua nas vias respiratórias
>
> Ayow, T. M., Paquet, F., Dallaire, J., Purden, M., & Champagne, K. A. (2009). Factors influencing the use and nonuse of continuous positive airway pressure therapy: A comparative case study. *Rehabilitation Nursing*, 34(6),230-236.
>
> ### Objetivo
>
> Pressão positiva contínua nas vias respiratórias (CPAP) é o tratamento preferido para clientes com apneia obstrutiva do sono (AOS). O índice de adesão ao tratamento com CPAP entre os adultos com AOS não é o ideal, apesar da eficácia comprovada dessa modalidade de tratamento. Existem evidências de que fatores físicos e psicossociais contribuem para esses dados.
>
> ### Delineamento
>
> Os autores realizaram uma revisão abrangente da literatura sobre evidências qualitativas quanto às variáveis psicológicas associadas ao uso da CPAP. Traços de personalidade hipocondríaca, claustrofóbica e depressiva foram associados à falta de adesão ao tratamento. As variáveis psicológicas do cliente, inclusive valor da saúde pessoal, *locus* de controle da saúde e autoeficácia, poderiam prever o sucesso do uso da CPAP. Os fatores físicos também podem prever a falta de adesão ao tratamento, como idade e sexo. Nesse estudo, os autores recrutaram uma amostra representativa de oito clientes de uma clínica de distúrbios do sono em um centro de saúde terciário – quatro usuários de CPAP e quatro não usuários. Os critérios de inclusão dos clientes foram: (1) diagnóstico de AOS do adulto; (2) prescrição para tratamento com CPAP; e (3) capacidade de falar e ler inglês. As entrevistas foram realizadas usando um método descritivo qualitativo, com gravação, para evitar erros de transcrição.
>
> ### Achados
>
> Usando uma abordagem comparativa nesse estudo de casos, os autores observaram diversos fatores físicos, psicológicos e sociais que facilitavam e impediam o uso da CPAP. Os fatores que influenciavam o uso da CPAP incluíam os efeitos físicos benéficos de mais energia, melhor condicionamento, perda de peso e redução das comorbidades, inclusive doença do refluxo gastresofágico (DRGE) e diabetes melito. Os fatores que influenciavam os clientes a não fazer tratamento com CPAP incluíam o desconforto físico da máscara. Os fatores psicológicos favoráveis ao uso da CPAP eram basicamente as impressões de facilidade ao usar o aparelho, a consideração pelo sono do companheiro e a falta de preocupação com a sonolência diurna, que poderia comprometer o trabalho. Os clientes que não usavam CPAP alegavam que se sentiam "como um monstro" com o dispositivo acoplado em sua face e que não conseguiam dormir com o dispositivo, que lhes parecia incomodar. A comparação social (com outras pessoas) e os estigmas foram dois problemas importantes encontrados no estudo como fatores que influenciavam as decisões dos clientes de usar ou abandonar o tratamento com CPAP. A comparação social é uma forma de os indivíduos reduzirem a incerteza e validarem suas atitudes, e é descrita como um fator determinante. *Comparação depreciativa* significa comparar-se com outros que se encontram em piores condições e é uma forma de adquirir autoconfiança. *Comparação valorizadora* significa entender que os outros estão em melhores condições e desejar ser como eles (*i. e.*, os indivíduos que não têm AOS). Os estigmas associados ao diagnóstico de AOS e ao tratamento com CPAP também podem sujeitar os clientes às comparações negativas, ao ridículo e à rejeição. Esse estudo demonstrou que a forma como os clientes se sentem consigo mesmos e são considerados pelos outros é muito importante e influencia o grau de sucesso que têm em manter ou abandonar o tratamento com CPAP para AOS.
>
> ### Implicações de enfermagem
>
> As estratégias de avaliação e manejo dos fatores físicos, psicológicos e sociais dos clientes com AOS podem afetar o sucesso ou o fracasso em utilizar o tratamento com CPAP. Quando se instruem os clientes quanto à AOS e à CPAP, é importante incluir as pessoas próximas, de modo a ajudar a criar um ambiente social acolhedor e atenuar os estigmas. Também é importante oferecer a possibilidade de expressar abertamente os sentimentos acerca do dispositivo e do seu efeito na imagem corporal. Além disso, estudos demonstraram que os grupos de apoio são bem-sucedidos em fornecer orientações práticas e informações sobre as adaptações necessárias à incorporação da CPAP em um estilo de vida saudável e à perseverança com o tratamento.

ministrada à hora de deitar pode aumentar o *drive* respiratório e melhorar o tônus muscular das vias respiratórias superiores. Os clientes precisam entender que esses fármacos não substituem o tratamento com CPAP ou BiPAP. A administração de oxigênio nasal em fluxos baixos durante a noite pode ajudar a atenuar a hipoxemia de alguns clientes, mas tem pouco efeito na frequência ou na gravidade da apneia. É necessário realizar estudos adicionais sobre a eficácia do tratamento farmacológico.

## Manejo de enfermagem

O cliente com AOS pode desconhecer as complicações potenciais de sua doença. A enfermeira deve explicar o que é a doença e descrever os sinais e sintomas (sonolência diurna, cefaleia matutina, pirose, insônia, roncos) do distúrbio subjacente. Além disso, a enfermeira deve instruir o cliente e seus familiares quanto aos tratamentos, inclusive perda de peso, abstinência de álcool e de sedativos, e uso adequado e seguro dos tratamentos prescritos – CPAP, BiPAP e oxigenoterapia.

## Epistaxe

A **epistaxe**, ou hemorragia nasal, é causada pela ruptura dos vasos minúsculos distendidos da mucosa de qualquer parte do nariz. Na maioria dos casos, a origem do sangramento é o septo anterior, onde entram os três principais vasos sanguíneos da cavidade nasal. Vários fatores de risco podem estar associados à epistaxe e estão relacionados no Boxe 9.3.

### BOXE 9.3 — Fatores de risco para epistaxe.

- Infecções localizadas (vestibulite, rinite, sinusite)
- Infecções sistêmicas (escarlatina, malária)
- Ressecamento das mucosas nasais
- Inalação nasal de drogas ilícitas (p. ex., cocaína)
- Traumatismo (traumatismo digital provocado pela introdução do dedo no nariz; traumatismo não penetrante; fratura; nariz que foi assoado vigorosamente)
- Arteriosclerose
- Hipertensão arterial
- Tumor (seio paranasal ou nasofaringe)
- Trombocitopenia
- Uso de ácido acetilsalicílico
- Doença hepática
- Doença de Osler-Weber-Rendu (telangiectasia hemorrágica hereditária)

## Manejo clínico

O tratamento da epistaxe depende da causa e da localização do sangramento. O tratamento inicial consiste em compressão direta. O cliente deve ficar sentado com as costas retas e a cabeça inclinada para a frente de forma a evitar deglutição e aspiração do sangue; em seguida, ele deve ser instruído a apertar continuamente a parte externa macia do nariz contra o septo da linha média por um período de 5 a 10 min. Se essa medida não for bem-sucedida, o nariz deve ser examinado com iluminação e aspiração adequadas para determinar a origem do sangramento. Aplicadores com pontas de algodão embebidas em uma solução vasoconstritora (i. e., epinefrina, efedrina, cocaína) podem ser introduzidos no nariz para reduzir a perda de sangue. Os pontos visíveis de sangramento podem ser cauterizados com nitrato de prata ou eletrocautério (corrente elétrica de alta frequência). Também pode ser aplicada uma camada suplementar de Surgicel® ou Gelfoam® (Tierney et al., 2007). Quando não for possível definir a origem do sangramento, o nariz pode ser tamponado com gaze impregnada de geleia de vaselina ou pomada de antibiótico. O tamponamento pode permanecer aplicado por 48 h, ou por até 6 dias, caso seja necessário para controlar o sangramento. Os antibióticos podem ser prescritos em razão do risco de sinusite iatrogênica e de síndrome do choque tóxico.

## Manejo de enfermagem

A enfermeira deve monitorar os sinais vitais do cliente, ajudar a controlar o sangramento e fornecer lenços e uma bacia para vômito de modo a permitir que seja expectorado qualquer sangue excessivo. Além disso, a enfermeira deve avaliar continuamente as vias respiratórias, a respiração e os sinais vitais do cliente. Em casos raros, clientes com sangramentos profusos podem necessitar de infusões IV de soluções cristaloides (soro fisiológico), bem como de monitoramento cardíaco e oximetria de pulso.

Após o sangramento ser controlado, a enfermeira deve instruir o cliente a evitar exercícios vigorosos por vários dias, ingestão de alimentos quentes ou condimentados, além de tabaco, porque podem causar vasodilatação e aumentar o risco de recidiva do sangramento. As instruções por ocasião da alta incluem uma revisão das formas de evitar epistaxe: não assoar vigorosamente o nariz, não fazer esforços intensos, evitar altitudes elevadas e traumatismos do nariz. A umidificação adequada pode evitar o ressecamento das vias nasais. A enfermeira deve ensinar ao cliente como aplicar pressão direta no nariz caso o sangramento nasal recomece. Se o sangramento recidivante não puder ser controlado, o cliente é instruído a buscar atendimento médico novamente.

## Obstrução nasal

A passagem do ar pelas narinas é frequentemente obstruída por um desvio do septo nasal, pela hipertrofia das conchas nasais, ou pela presença de pólipos nasais. A congestão nasal crônica força o indivíduo a respirar pela boca, provocando ressecamento da mucosa oral e problemas como lábios persistentemente ressecados e rachados. Os clientes com congestão nasal crônica geralmente têm privação de sono em consequência da dificuldade de manter as vias respiratórias abertas enquanto estão deitados e quando dormem.

## Manejo clínico

O tratamento da obstrução nasal requer a remoção do processo obstrutivo e, em seguida, medidas para erradicar a infecção crônica. As medidas para reduzir ou atenuar a obstrução nasal incluem procedimentos não cirúrgicos e técnicas cirúrgicas. Os fármacos comumente usados são corticoides nasais. O tratamento com corticoides nasais por um período de 1 a 3 meses é benéfico para pólipos nasais e evita intervenção cirúrgica. Outros fármacos podem ser antibióticos para tratar infecção coexistente ou anti-histamínicos para controlar alergias. A hipertrofia das conchas nasais pode ser tratada com aplicação de um agente adstringente para provocar sua retração. Uma abordagem mais agressiva de tratamento da obstrução nasal causada pela hipertrofia das conchas nasais consiste na redução cirúrgica, procedimento conhecido como rinoplastia funcional.

## Manejo de enfermagem

A maioria desses procedimentos cirúrgicos é realizada ambulatorialmente. No período pós-operatório, a enfermeira levanta a cabeceira do leito para facilitar a drenagem e atenuar o desconforto causado pelo edema. A higiene oral frequente deve ser estimulada para atenuar o ressecamento causado pela respiração oral. Antes da alta, o cliente deve ser orientado a evitar assoar o nariz com força durante o período de recuperação pós-operatória. Além disso, deve ser instruído quanto aos sinais e sintomas de sangramento e infecção, e sobre quando deve entrar em contato com seu médico.

## Fraturas do nariz

Fratura do nariz é o tipo mais comum de fratura dos ossos do corpo. Em geral, as fraturas nasais são causadas por agressões físicas diretas. Essas fraturas podem afetar o processo ascendente do maxilar e o septo. A laceração da mucosa nasal causa epistaxe. Em razão de várias complicações seguidas, o cliente poderia por fim apresentar hematoma, infecção, abscesso e necrose séptica/vascular. Entretanto, em geral, não ocorrem complicações graves.

## Manifestações clínicas e avaliação

Os sinais e sintomas de fratura nasal são dor, sangramento nasal externo e interno para a faringe, edema dos tecidos moles adjacentes ao nariz, equimose periorbitária, obstrução e deformidade do nariz. O nariz do cliente pode mostrar assimetrias, que não se tornam evidentes até que o edema regrida.

O nariz deve ser examinado internamente para afastar a possibilidade de que a lesão possa ser complicada por fratura do septo nasal e por um hematoma septal submucoso. O exame intranasal é realizado para excluir a formação de hematoma septal (Tierney *et al.*, 2007). A drenagem de líquido límpido pela narina sugere fratura da lâmina cribriforme com extravasamento de líquido cefalorraquidiano (LCR) ou cerebrospinal. Como o LCR contém glicose, ele pode ser facilmente diferenciado do muco nasal por um teste com fita reagente para glicose. Veja detalhes sobre extravasamento de LCR no Capítulo 45.

### Alerta de enfermagem
*Se houver suspeita de extravasamento de LCR, o cliente deve ser instruído a não tossir nem assoar o nariz. Se o cliente sentir vontade de espirrar, deve fazê-lo com a boca aberta; a cabeceira do leito precisa ser elevada e nada deve ser inserido nas narinas. A preocupação principal quanto à rinorreia (extravasamento de LCR pelas narinas) é a complicação de meningite.*

A inspeção ou a palpação cuidadosa detecta desvios ósseos ou fraturas das cartilagens nasais. As radiografias podem revelar deslocamento dos ossos fraturados e ajudam a afastar a possibilidade de extensão da linha de fratura até o crânio.

## Manejo clínico

Qualquer sangramento deve ser controlado com aplicação de tampões. Caso o cliente tenha recebido força traumática suficiente para fraturar o nariz ou qualquer osso da face, deve-se considerar a possibilidade de uma fratura da coluna cervical. Se houver tal suspeita, a coluna cervical deve ser estabilizada e o cliente deve ser rolado cuidadosamente, se for necessário mudar de posição. As fraturas nasais não complicadas podem ser tratadas inicialmente com analgésicos, aplicação de gelo para reduzir o edema e acompanhamento com ORL.

O tratamento das fraturas nasais tem por objetivo recuperar a função nasal e o aspecto estético do nariz. A redução da fratura deve ser realizada logo que possível. Se o edema for volumoso demais para permitir a redução imediata da fratura, o procedimento deve ser realizado depois de 3 a 7 dias. As fraturas que consolidam desalinhadas podem necessitar de intervenção cirúrgica, inclusive rinoplastia para reconfigurar o aspecto externo do nariz. Se os clientes desenvolverem hematoma septal, o médico faz a drenagem do hematoma por uma pequena incisão. É provável que seja prescrita cobertura antibiótica após a drenagem do hematoma septal. Se não for drenado, o hematoma septal pode causar deformidade nasal irreversível.

## Manejo de enfermagem

Logo após a ocorrência da fratura, a enfermeira aplica gelo e recomenda que o cliente mantenha a cabeça elevada. Além disso, ela deve instruir o cliente a aplicar compressas de gelo no nariz por 20 min, 4 vezes/dia, de modo a reduzir o edema. O tampão introduzido para sustar o sangramento pode ser desconfortável e desagradável, e a obstrução das vias nasais pelos tampões força o cliente a respirar pela boca. Isso causa ressecamento das mucosas orais. Bochechar ajuda a umedecer as mucosas e a reduzir o odor e o gosto de sangue ressecado na orofaringe e na nasofaringe. Também é recomendável usar analgésicos como paracetamol, ou um AINE como ibuprofeno ou naproxeno. A enfermeira deve lembrar o cliente de evitar atividades esportivas, principalmente esportes de contato, por 6 semanas.

## Obstrução da laringe

A obstrução da laringe causada por edema é uma condição grave e frequentemente fatal. A laringe forma um espaço estreito entre as pregas vocais (glote), através do qual o ar precisa passar. O edema das mucosas da laringe pode praticamente fechar essa passagem, resultando em hipoxia potencialmente fatal ou asfixia.

### Fisiopatologia

O edema da glote é raro nos clientes com laringite aguda, ocorre ocasionalmente nos casos de urticária e é mais frequente nos indivíduos com inflamação da garganta (p. ex., escarlatina). Essa é uma causa esporádica de morte, embora geralmente seja evitável nos casos de anafilaxia grave (angioedema). O angioedema hereditário (AEH) também se caracteriza por episódios de edema laríngeo potencialmente fatal. Nos clientes com AEH, o edema da laringe pode ocorrer em qualquer idade, embora os adultos jovens sejam mais suscetíveis.

### Fatores de risco

O Boxe 9.4 descreve os fatores de risco para edema da laringe. Frequentemente, corpos estranhos são aspirados para a faringe, a laringe ou a traqueia.

### Manifestações clínicas e avaliação

Corpos estranhos obstruem as vias respiratórias e causam dificuldade de respirar, rouquidão e estridor, o que pode acarretar asfixia; mais tarde, esses objetos podem penetrar mais profundamen-

---

**BOXE 9.4 — Fatores de risco para obstrução da laringe.**

- História de alergias que possam causar anafilaxia
- Inalação/ingestão de corpos estranhos (fragmentos de balão, goma de mascar, pacotes de drogas)
- Etilismo ou tabagismo inveterado (pode causar tumor)
- História familiar de problemas relativos às vias respiratórias (sugere angioedema)
- Tratamento com inibidores de ECA
- Dor de garganta ou febre recente (sugere um processo infeccioso)
- História de intervenção cirúrgica ou traqueostomia no passado (sugere a possibilidade de estenose subglótica)

te nos brônquios ou em um dos seus ramos, causando sintomas irritativos como tosse rouca (semelhante ao crupe), expectoração de sangue ou muco, e dificuldade de respirar. O cliente pode ter saturação baixa de oxigênio; contudo, a saturação normal não deve ser interpretada como sinal de que a obstrução não é significativa. Pode ocorrer também a utilização dos músculos acessórios para aumentar o fluxo ventilatório, o que comumente se evidencia por retrações do pescoço ou do abdome durante a inspiração. Os clientes com esses sinais e sintomas podem necessitar de suporte ventilatório (*i. e.*, respiração artificial ou ventilação sob pressão positiva).

A história detalhada pode ser muito esclarecedora para a equipe de saúde diagnosticar e tratar os casos de obstrução laríngea. A enfermeira deve questionar o cliente ou seus familiares quanto ao uso de álcool ou tabaco, fármacos usados no momento, história familiar de problemas referentes às vias respiratórias, infecções recentes, dor ou febre, dor dentária ou dentição precária e quaisquer cirurgias ou traumatismos recentes. As medidas de emergência para estabilizar as vias respiratórias do cliente não devem ser postergadas enquanto se obtém a história ou se realizam exames. As manifestações clínicas do cliente e os resultados das radiografias confirmam o diagnóstico de obstrução da laringe.

### Manejo clínico e de enfermagem

O manejo clínico baseia-se na avaliação inicial do cliente e na necessidade de manter desobstruídas suas vias respiratórias. Quando as vias respiratórias estão obstruídas por um corpo estranho e há sinais de asfixia, o cliente deve ser tratado imediatamente. Em muitos casos, quando o corpo estranho está alojado na faringe e pode ser detectado visualmente, o dedo do médico pode deslocá-lo. Se a obstrução estiver na laringe ou na traqueia, o médico ou outro atendente de emergência pode tentar a manobra de compressão abdominal subdiafragmática (Heimlich). Se todas as medidas falharem, é necessário fazer traqueotomia de emergência. Caso a obstrução seja causada por edema resultante de uma reação alérgica, o tratamento pode incluir a administração de epinefrina subcutânea e um corticoide (ver Capítulo 38). A oximetria de pulso contínua é essencial. O Boxe 9.5 descreve o manejo de enfermagem para clientes com obstrução das vias respiratórias superiores.

## Câncer de laringe

Câncer de laringe é um tumor maligno que se desenvolve nos tecidos laríngeos ou ao seu redor. Carcinoma de células escamosas é o tipo mais comum de câncer de laringe (95%). Aproximadamente 55% dos clientes com câncer de laringe têm linfonodos acometidos por ocasião do diagnóstico (DeVita, Hellman e Rosenberg, 2008).

Os carcinógenos associados ao câncer de laringe são tabaco (com ou sem fumaça) e álcool e seus efeitos combinados. A exposição ocupacional ou ambiental a asbesto, pó de madeira, poeira de carvão ou aço, pó de cimento, produtos de alcatrão, couro, formaldeído e compostos e vapores que contêm ferro também foi implicada. Outros fatores contribuintes são utilização excessiva da voz, laringite crônica, deficiências nutricionais (riboflavina), predisposição familiar e sistema imune enfraquecido.

A doença metastática originada das pregas vocais verdadeiras é muito rara, porque essas estruturas não têm linfonodos. O prognóstico dos clientes com pequenos cânceres de laringe sem indícios de disseminação aos linfonodos é de sobrevivência em 75 a 95% dos casos. Em geral, as recidivas ocorrem nos primeiros 2 ou 3 anos após o diagnóstico. O reaparecimento da doença depois de 5 anos é, na maioria dos casos, secundário ao desenvolvimento de um novo tumor primário.

### Fatores de risco

O câncer de laringe é mais comum nos homens do que nas mulheres e é mais frequente na faixa etária de 60 a 70 anos (Schiech, 2007). A incidência desse câncer continua a diminuir, embora a ocorrência em mulheres venha aumentando. Esse tipo de câncer também é cerca de 50% mais comum nos afro-americanos do que nos norte-americanos caucasianos.

### Manifestações clínicas e avaliação

Rouquidão com duração maior que 2 semanas ocorre nos clientes com câncer da região glótica, porque o tumor impede a ação das pregas vocais durante a emissão da fala. A voz pode parecer rouca, áspera e grave. Os sons vocais afetados não são os primeiros sinais de câncer subglótico ou supraglótico. O cliente pode queixar-se de tosse persistente ou de garganta inflamada, e de dor e ardência na garganta, principalmente quando ingere líquidos quentes ou sucos de frutas cítricas. O cliente também pode referir sensação de "bolo na garganta". Os sintomas mais tardios são **disfagia**, dispneia (dificuldade de respirar), obstrução ou secreção nasal unilateral, rouquidão persistente, úlcera crônica e hálito fétido. Linfadenopatia cervical, emagrecimento involuntário, debilidade geral e dor irradiada para a orelha podem ocorrer quando há metástases.

A avaliação inicial inclui uma história de saúde detalhada e um exame físico completo da cabeça e do pescoço. A laringoscopia indireta usando um endoscópio flexível é realizada inicialmente pelo otorrinolaringologista para avaliar visualmente a faringe, a laringe e um possível tumor. A mobilidade das pregas vocais também deve ser avaliada; se os movimentos normais estiverem limitados, o tumor pode afetar o músculo, outros tecidos e até mesmo as vias respiratórias. O pescoço e a glândula tireoide devem ser palpados para detectar crescimento dos linfonodos ou da tireoide.

Os exames que podem ser realizados incluem endoscopia, imageamento óptico e TC. O exame laringoscópico direto realizado sob anestesia local ou geral pode ser necessário para avaliar todas as áreas da laringe. A visualização direta e a palpação das pregas vocais podem estabelecer um diagnóstico mais preciso.

A TC e a RM são realizadas para investigar linfadenopatia regional e invasão dos tecidos moles, e ajudam a estagiar e determinar a extensão do tumor. A RM também é útil para a reavaliação pós-operatória a fim de detectar recidiva. A tomografia por emissão de pósitrons (PET) também pode ser realizada para detectar recidiva do tumor laríngeo depois do tratamento.

### Manejo clínico

Os objetivos do tratamento do câncer de laringe são cura; preservação da deglutição segura e eficaz; conservação da voz útil; e prevenção de traqueostomia permanente (Tierney *et al.*,

| BOXE 9.5 | **Tratamento da obstrução das vias respiratórias superiores.**

A ventilação adequada depende do movimento livre do ar pelas vias respiratórias superiores e inferiores. A manutenção das vias respiratórias desobstruídas é conseguida pela estabilização meticulosa dessas estruturas essenciais à respiração, seja em situações de emergência (p. ex., obstrução das vias respiratórias), seja em condições crônicas (p. ex., um cliente com tubo endotraqueal ou de traqueostomia). O cliente com nível alterado de consciência por qualquer razão corre risco de ter obstrução das vias respiratórias superiores, em consequência da perda dos reflexos protetores (tosse e deglutição) e da perda do tônus dos músculos faríngeos, que provoca a queda da língua para trás e bloqueia as vias respiratórias.

A enfermeira deve fazer observações rápidas para verificar se há sinais e sintomas de obstrução das vias respiratórias superiores; avaliar o nível de consciência (NC) do cliente; inspecionar o tórax para detectar movimento e uso ou retração dos músculos acessórios; e observar a cor da pele e quaisquer sinais evidentes de deformidade ou obstrução das vias respiratórias (traumatismo, alimentos, dentes, vômitos). A enfermeira deve palpar a traqueia na linha média e verificar se existem áreas específicas de hipersensibilidade, fratura ou enfisema subcutâneo (crepitação). A ausculta deve ser realizada para avaliar os movimentos audíveis de ar, estridor (som respiratório agudo) ou sibilos (sons agudos musicais) que possam ser audíveis sobre o segmento inferior da traqueia e bilateralmente em todos os lobos pulmonares. Logo que detectar obstrução das vias respiratórias superiores, a enfermeira deve tomar as seguintes medidas de emergência:

### Desobstrução das vias respiratórias

- Faça a hiperextensão do pescoço do cliente, colocando uma das mãos na fronte e os dedos da outra mão sob a mandíbula, de modo a puxá-la para cima e para a frente. Essa ação afasta a língua da parte posterior da faringe. Observe que essa posição é usada **apenas** se não houver lesão da coluna cervical

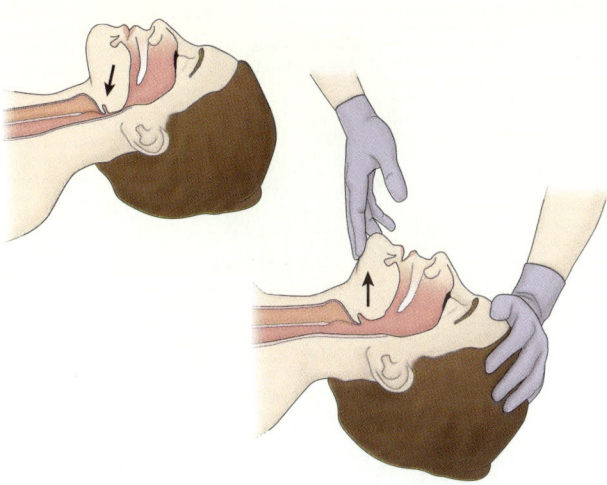

- Avalie o cliente, observando o tórax e escutando e sentindo os movimentos do ar
- Use a técnica dos dedos cruzados para abrir a boca e observar se há obstruções evidentes, como secreções, coágulos de sangue ou partículas de alimento
- Se não for detectada passagem de ar, faça cinco compressões abdominais rápidas pouco abaixo do apêndice xifoide para expelir o material que está causando a obstrução. Repita essa manobra até que o material responsável pela obstrução seja expelido

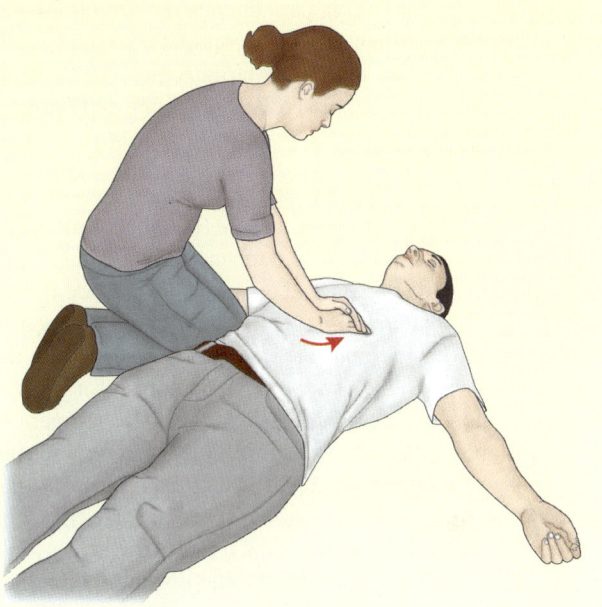

- Depois de expelir o material responsável pela obstrução, vire o cliente para o lado fazendo um movimento com seu corpo inteiro para facilitar a recuperação
- Quando a obstrução for aliviada, se o cliente conseguir respirar espontaneamente, mas não tossir, engolir ou engasgar, coloque uma via respiratória oral ou nasofaríngea.

### Reanimação com bolsa e máscara

- Use uma bolsa e uma máscara de reanimação se houver necessidade de ventilação assistida
- Coloque a máscara na face do cliente e verifique se está bem ajustada, pressionando o polegar da mão não dominante na ponte nasal e o dedo indicador no queixo. Usando os demais dedos da mão, puxe o queixo e o ângulo da mandíbula de forma a manter a cabeça em extensão. Use a mão dominante para inflar os pulmões, espremendo todo o volume da bolsa.

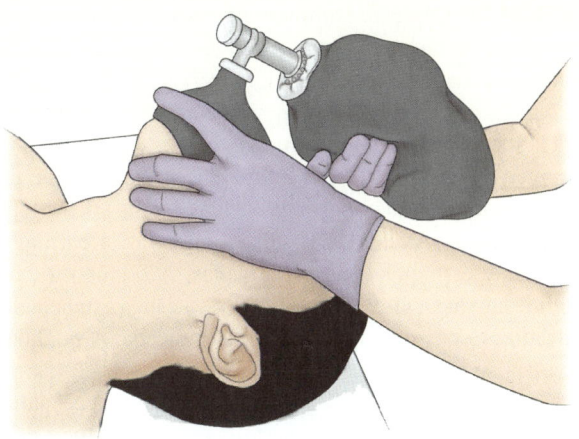

2007). As opções de tratamento incluem ressecção cirúrgica, radioterapia e quimioterapia. O prognóstico depende de vários fatores: estágio do tumor, sexo e idade do cliente, e características histopatológicas do tumor, inclusive grau e profundidade da invasão. O plano de tratamento também difere nos casos de lesão primária e de lesão recidivante.

A ressecção cirúrgica e a radioterapia são métodos eficazes nos estágios iniciais do câncer de laringe. Tradicionalmente, a quimioterapia tem sido usada para doença recidivante ou metastática. Mais recentemente, a quimioterapia vem sendo combinada com radioterapia, para evitar laringectomia total, ou antes da ressecção cirúrgica, para reduzir o volume do tumor.

### Manejo cirúrgico

O tratamento cirúrgico depende em grande parte do estágio da doença. A ressecção completa da laringe (**laringectomia total**) pode obter a cura desejada, mas também deixa o cliente com perda significativa da voz natural e com a necessidade de respirar por um estoma criado na região inferior do pescoço. O estoma é um orifício permanente que se comunica com a traqueia. Existem várias operações que podem preservar a voz e, ao mesmo tempo, alcançar índices favoráveis de cura para os clientes que apresentam carcinomas laríngeos em estágios iniciais. Esses procedimentos incluem desbaste das pregas vocais e cordectomia. O desbaste das pregas vocais consiste em remover a mucosa da borda da prega vocal usando um microscópio cirúrgico. Essa técnica é usada para tratar displasia, hiperqueratose e leucoplaquia e, em geral, assegura o tratamento definitivo desses tipos de lesão. A cordectomia consiste na excisão da prega vocal (cordectomia) realizada por *laser* transoral e é utilizada para lesões confinadas envolvendo o terço médio da prega vocal. A probabilidade de que a voz seja comprometida está relacionada com a quantidade de tecido removido.

Essas ressecções parciais são procedimentos cirúrgicos realizados com frequência crescente, reservando-se a laringectomia total como medida salvadora para tratar recidivas (Lewis, 2008). Vários tipos de laringectomia (ressecção cirúrgica de parte ou de toda a laringe e das estruturas adjacentes) podem ser realizados nos clientes com acometimento mais extensivo. Isso inclui laringectomia parcial, laringectomia supraglótica, hemilaringectomia ou laringectomia total.

- *Laringectomia parcial* (laringofissurotireotomia): uma parte da laringe é removida junto com uma prega vocal e com o tumor; todas as outras estruturas permanecem. As vias respiratórias continuam intactas e não se espera que o cliente tenha dificuldade de engolir. As características da voz podem ser modificadas, ou o cliente pode ficar rouco. O índice de cura associado a esse procedimento é alto.
- *Laringectomia supraglótica*: é uma das operações que preservam a voz; o osso hioide, a glote e as pregas vocais falsas são removidos. As cordas vocais verdadeiras, a cartilagem cricóidea e a traqueia são preservadas. A traqueostomia é mantida até que a via respiratória glótica esteja estabelecida. A irradiação pós-operatória pode ser indicada. A qualidade da voz pode mudar.
- *Hemilaringectomia*: a cartilagem tireóidea da laringe é partida na linha média do pescoço, e a parte da prega vocal (uma corda vocal verdadeira e uma corda vocal falsa) é retirada junto com o tumor. Pode haver alguma alteração das características da voz. A voz pode ficar dissonante, grossa e rouca, e ter projeção limitada. A via respiratória e a deglutição são preservadas.
- *Laringectomia total*: ressecção completa da laringe, inclusive osso hioide, epiglote, cartilagem cricóidea e dois ou três anéis da traqueia. A língua, as paredes da faringe e a traqueia são preservadas. Essa operação é realizada nos clientes com câncer de laringe avançado e causa perda irrecuperável da voz e alteração da via respiratória.

As cirurgias para câncer de laringe são mais difíceis quando a lesão acomete as estruturas da linha média ou as duas pregas vocais. Com ou sem dissecção cervical, a laringectomia total requer um estoma traqueal permanente (Figura 9.3), porque a laringe que constitui o esfíncter protetor não está mais presente. O estoma traqueal impede a aspiração de líquidos e de alimentos para as vias respiratórias inferiores. O cliente não tem voz, mas

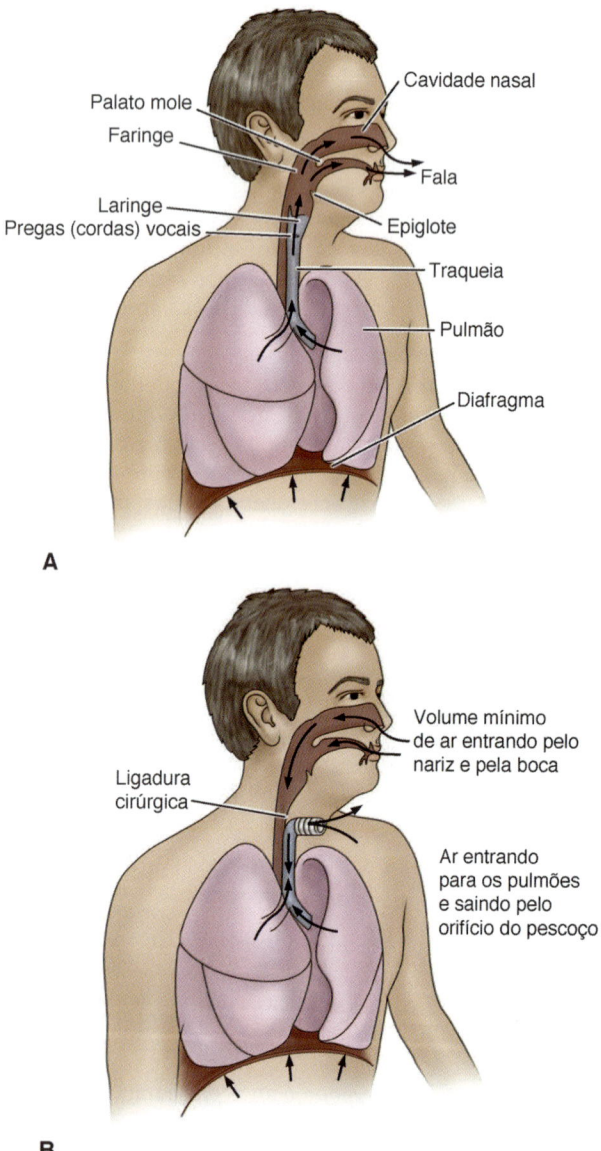

**Figura 9.3** A laringectomia total causa alterações do fluxo de ar para a respiração e a fonação. (**A**) Fluxo normal de ar. (**B**) Fluxo de ar depois da laringectomia total.

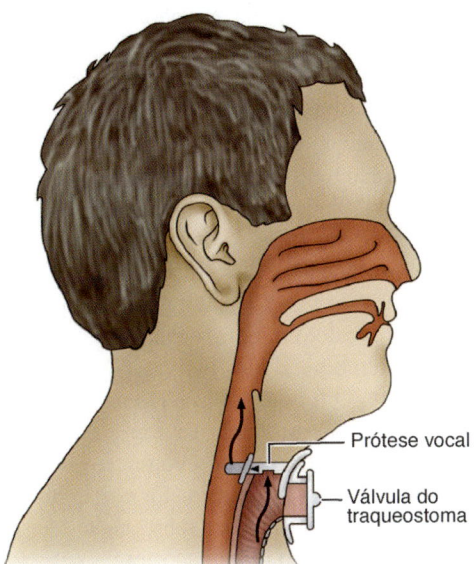

**Figura 9.4** Ilustração esquemática da fala por punção traqueosofágica (PTE). O ar chega aos pulmões por uma punção na parede posterior da traqueia até o esôfago e sai pela boca. Uma prótese vocal é aplicada no local da punção.

a deglutição é normal. A laringectomia total altera a forma como o ar é usado na respiração e na fala, como se pode observar na Figura 9.4. Os clientes submetidos a essa operação requerem alternativas à fala normal.

As complicações que podem ocorrer são extravazamento de saliva, infecção da ferida em consequência da formação de uma fístula faringocutânea, estenose do estoma e disfagia secundária às estenoses da faringe e do esôfago cervical. Os avanços da técnica operatória para tratamento do câncer de laringe podem atenuar os déficits funcionais e estéticos anteriormente causados pela laringectomia total. Algumas microcirurgias laríngeas podem ser realizadas por via endoscópica. Muitos clientes submetidos à laringectomia total relatam qualidade de vida satisfatória em geral (Woodard, Oplatek e Petruzzelli, 2007).

## Radioterapia

Os objetivos da radioterapia são erradicar o câncer e preservar a função da laringe. A decisão de fazer radioterapia baseia-se em vários fatores, inclusive o estágio do tumor e as condições gerais de saúde do cliente. Tumores das pregas vocais em estágio inicial são tratados primeiramente por irradiação. Um dos efeitos benéficos da radioterapia é que os clientes preservam a voz praticamente normal. Alguns desenvolvem condrite (inflamação das cartilagens) ou estenose, e uma porcentagem pequena pode necessitar de laringectomia em uma ocasião subsequente. A radioterapia também pode ser realizada antes de um procedimento cirúrgico, para reduzir o tamanho do tumor. A radioterapia é combinada com ressecção cirúrgica para tumores laríngeos avançados, como tratamento adjuvante à cirurgia ou à quimioterapia e como medida paliativa.

Os avanços das pesquisas e do tratamento desses tumores por ressecção cirúrgica, quimioterapia e radioterapia melhoraram o prognóstico e reduziram a incidência das morbidades pós-operatórias (DeVita *et al.*, 2008). As complicações da radioterapia são atribuídas à irradiação externa da região da cabeça e do pescoço, que pode incluir também a glândula parótida, responsável pela produção de muco. Os sinais e sintomas podem ser mucosite aguda, ulceração da mucosa, dor, **xerostomia** (boca seca), perda do paladar, disfasia, fadiga e reações cutâneas. As complicações tardias podem incluir necrose, edema e fibrose da laringe.

## Terapia da fala (ortofonia)

O cliente submetido à laringectomia enfrenta problemas de comunicação potencialmente complexos e frustrantes. Essas dificuldades estão relacionadas com as alterações dos mecanismos de comunicação, da qualidade da voz percebida e das percepções quanto à qualidade de vida no que diz respeito à comunicação, à desfiguração e à socialização. De modo a atenuar a ansiedade e a frustração do cliente e dos seus familiares, deve-se conversar com eles sobre a perda ou a alteração da voz, e o fonoaudiólogo deve fazer uma avaliação pré-operatória. A enfermeira deve prestar esclarecimentos sobre os métodos de comunicação que estarão disponíveis no período pós-operatório imediato. Isso inclui escrita, leitura labial e pranchetas de comunicação com imagens ou palavras. É importante estabelecer um sistema de comunicação entre o cliente, a família, a enfermeira e o médico, que possa ser utilizado repetidamente depois da cirurgia.

Além disso, é necessário elaborar um plano de **comunicação alaríngea** pós-operatória de longa duração. As três modalidades de comunicação alaríngea utilizadas mais comumente são a fala esofágica, a laringe artificial (eletrolaringe) e a punção traqueosofágica.

Na fala esofágica, os clientes comprimem o ar dentro do esôfago e o expelem, produzindo vibrações do segmento esofágico da faringe. Essa técnica pode ser ensinada depois que o cliente começa a receber alimentação oral depois da cirurgia. O cliente aprende a eructar e a usar esse ar, transformando emissões simples de ar proveniente do esôfago em sons, com o propósito de falar. O fonoaudiólogo continua a trabalhar com o cliente de forma a tornar a fala inteligível. O índice de sucesso é pequeno.

A eletrolaringe é um aparelho alimentado por bateria que projeta sons na cavidade oral. Quando a boca forma as palavras (articulação), os sons originados da eletrolaringe transformam-se em palavras audíveis. A voz produzida parece metálica, e algumas palavras podem ser difíceis de entender. A vantagem é que o cliente consegue comunicar-se com relativa facilidade, enquanto trabalha para dominar a fala esofágica ou por punção traqueosofágica.

Na punção traqueosofágica, uma válvula é colocada no estoma traqueal a fim de desviar o ar para dentro do esôfago e para fora da boca. Depois que a punção, criada cirurgicamente, cicatriza, uma prótese vocal (Blom-Singer) é adaptada no local da punção. O fonoaudiólogo ensina ao cliente como produzir sons. A movimentação da língua e dos lábios para formar os sons das palavras produz a fala. De modo a evitar obstrução da via respiratória, a prótese é retirada e lavada quando se acumula muco em seu interior (Figura 9.4). A fala é muito semelhante à normal e pode ser aprendida facilmente.

O sucesso dessas abordagens no sentido de preservar ou recuperar a fala é variável. Em um estudo que avaliou a eficácia desses métodos, a eletrolaringe foi usada com mais frequência que as outras modalidades de fala artificial, e a fala traqueosofágica mostrou-se preferível à fala esofágica (DeVita *et al.*, 2008).

## Manejo de enfermagem

### Instruções pré-operatórias ao cliente

A enfermeira deve reforçar as informações relativas ao diagnóstico e às opções de tratamento, que foram fornecidas ao cliente e aos seus familiares pelo médico, além de esclarecer quaisquer conceitos equivocados. Materiais informativos (escritos e audiovisuais) sobre a cirurgia são fornecidos, de modo que possam ser revisados e reforçados. Se for programada laringectomia total, o cliente precisa entender que a voz natural será perdida, mas que o treinamento especializado pode fornecer uma modalidade de comunicação. Ele deve compreender também que a comunicação temporária será possível pela escrita, ou pelo uso de uma prancheta de comunicação especial. A capacidade de cantar, rir e sussurrar é perdida depois da cirurgia.

A enfermeira deve revisar com o cliente e com seus familiares os equipamentos e tratamentos utilizados no período pós-operatório; ressaltar a importância de realizar exercícios de tossir e respirar profundamente; e ajudar o cliente a fazer uma demonstração de retorno. A enfermeira deve esclarecer o papel do cliente no período pós-operatório e na fase de reabilitação.

### Atenuação da ansiedade e da depressão

Os clientes submetidos a uma cirurgia para câncer de laringe podem ter muitos medos. Esses medos podem estar relacionados com o diagnóstico do câncer e com a possibilidade de perderem permanentemente a voz e ficarem desfigurados. A enfermeira deve oferecer ao cliente e aos familiares oportunidades de fazer perguntas, expressar seus sentimentos e conversar sobre suas percepções. Além disso, a enfermeira deve responder a todas as perguntas e corrigir conceitos equivocados que o cliente e seus familiares possam ter. Durante o período pré-operatório ou pós-operatório, a visita de alguma pessoa que fez laringectomia pode tranquilizar o cliente, a fim de mostrar que existem profissionais disponíveis para ajudar na reabilitação.

No período pós-operatório imediato, a enfermeira deve passar algum tempo com o cliente, enfatizando o estabelecimento de uma relação de confiança e reduzindo sua ansiedade. Instruções e explicações claras devem ser fornecidas ao cliente e aos seus familiares de forma tranquilizadora e calma, antes e durante cada contato com eles. A enfermeira deve procurar definir com o cliente quais atividades aumentam a sensação de conforto e ajudá-lo a executar essas atividades (p. ex., ouvir música, ler). As técnicas de relaxamento, como a imaginação dirigida, geralmente são úteis.

### Manutenção da perviedade das vias respiratórias

A enfermeira deve facilitar a manutenção das vias respiratórias patente colocando o cliente na posição de Fowler ou semi-Fowler após a recuperação da anestesia. Essa posição diminui o edema operatório e facilita a expansão dos pulmões. A observação do cliente para detectar agitação, dificuldade de respirar, apreensão e aceleração da frequência do pulso ajuda a identificar possíveis problemas respiratórios ou circulatórios. A enfermeira deve avaliar os sons respiratórios do cliente e relatar ao médico alterações que possam indicar complicações iminentes. Os fármacos que deprimem a respiração, principalmente opioides, devem ser administrados com cautela. O uso adequado dos analgésicos é essencial ao alívio da dor, porque a dor pós-operatória pode causar respirações superficiais e tosse ineficaz. A enfermeira precisa estimular o cliente a mudar de posição, a tossir e a fazer respirações profundas. Se for necessário, a sucção pode ser realizada para remover secreções, mas a enfermeira deve evitar que as suturas sejam rompidas. Além disso, a enfermeira estimula e ajuda o cliente a andar imediatamente para evitar atelectasia, pneumonia e trombose venosa profunda. A oximetria de pulso é usada para monitorar o nível de saturação de oxigênio do cliente.

Se for realizada laringectomia total, o tubo de laringectomia pode ou não ser usado; em outros casos, usa-se esse tubo por tempo limitado, embora alguns indivíduos precisem utilizá-lo permanentemente. O tubo de laringectomia, que é mais curto que um tubo de traqueostomia, mas tem diâmetro maior, é a única via respiratória disponível ao cliente. Os cuidados com esse tubo são os mesmos recomendados para o tubo de traqueostomia (ver discussão nas páginas subsequentes deste capítulo). Quando se utiliza um tubo de traqueostomia sem cânula interna, a umidificação e a sucção desse tubo são essenciais para evitar a formação de tampões de muco.

Em muitos casos, os clientes tossem e expectoram muito muco por esse orifício. Como o ar entra diretamente na traqueia sem ser aquecido e umidificado pelas mucosas das vias respiratórias superiores, a árvore traqueobrônquica compensa secretando muco em quantidades excessivas. O cliente terá episódios frequentes de tosse e pode desenvolver tosse de tonalidade metálica com muita expectoração de muco. A enfermeira deve tranquilizá-lo esclarecendo que esses problemas diminuem com o tempo, à medida que a mucosa traqueobrônquica adapta-se às novas condições fisiológicas.

Depois de o cliente tossir, deve-se limpar e remover o muco acumulado no orifício do tubo de traqueostomia. Uma compressa de gaze comum, um lenço ou até mesmo uma toalha de papel (em razão de seu tamanho e de sua absorvência) colocados debaixo do tubo de traqueostomia podem atuar como proteção para as roupas contra o muco abundante que o cliente expele nos primeiros dias.

Um dos fatores mais importantes para reduzir a tosse, a produção de muco e a formação de crostas ao redor do estoma é a umidificação adequada do ambiente. Os umidificadores mecânicos e os geradores de aerossol (nebulizadores) aumentam a umidade e são importantes para o conforto do cliente. O tubo de laringectomia pode ser removido quando o estoma estiver bem cicatrizado (de 3 a 6 semanas após a cirurgia). A enfermeira deve ensinar ao cliente como limpar e trocar o tubo e como remover as secreções.

Os drenos da ferida, colocados durante a operação podem ser mantidos para facilitar a remoção de líquido e de ar do campo cirúrgico. A aspiração também pode ser realizada, mas com cuidado, para evitar traumatismo da área e da incisão cirúrgica. A enfermeira deve observar, medir e registrar os volumes drenados. Quando a drenagem é menor que 30 m$\ell$/dia durante 2 dias consecutivos, um membro da equipe cirúrgica geralmente retira os drenos.

### Promoção dos métodos alternativos de comunicação

O estabelecimento de uma modalidade eficaz de comunicação é o objetivo principal da reabilitação do cliente laringectomizado. Para entender e antecipar-se às necessidades pós-operatórias, a enfermeira deve trabalhar com o cliente, o fonoaudiólogo e a família no sentido de estimular o uso dos métodos alternativos de comunicação. Esses métodos de comunicação são estabelecidos antes da cirurgia e devem ser utilizados consistentemente por todos os profissionais que entrem em contato com o cliente. Ele não poderá usar o sistema de comunicação por fala. Uma campainha ou sineta de mão deve ser colocada em um local que o cliente possa alcançar facilmente. Em geral, utiliza-se uma prancheta de escrita reutilizável para comunicação e, nesse caso, a enfermeira deve observar qual mão o cliente utiliza para escrever, de forma que o braço contrário possa ser usado para as infusões IV. A fim de assegurar a privacidade do ciente, a enfermeira deve descartar as anotações antigas usadas para se comunicar. Se o cliente não souber escrever, pode-se utilizar uma prancheta de gravuras-palavras-frases ou sinais manuais. Escrever tudo ou se comunicar por gestos pode ser muito demorado e frustrante. O cliente precisa ter tempo suficiente para comunicar suas necessidades e pode ficar impaciente e zangado quando não é entendido.

### Promoção da nutrição e da hidratação adequadas

No período pós-operatório, o cliente fica em dieta zero por vários dias. As fontes alternativas de nutrição e hidratação incluem líquidos IV, alimentação enteral por um tubo nasogástrico ou de gastrostomia, e nutrição parenteral.

Quando o cliente está pronto para reiniciar a alimentação oral, um fonoaudiólogo ou radiologista pode fazer um exame da deglutição para avaliar seu risco de aspirar. Depois que o cliente for liberado para a alimentação oral, a enfermeira deve explicar que inicialmente serão fornecidos líquidos espessos porque são mais fáceis de engolir. Diferentes manobras de deglutição são tentadas com alimentos de várias consistências. Depois que o cliente for liberado para ingerir alimentos, a enfermeira deve permanecer com ele durante as primeiras refeições e manter o equipamento de aspiração à beira do leito, caso seja necessário utilizá-lo. A enfermeira deve observar se o cliente tem alguma dificuldade para engolir, principalmente quando a alimentação é reintroduzida, referindo ao médico se houver algum problema.

A enfermeira deve instruir o cliente a evitar alimentos doces, que aumentam a salivação e suprimem o apetite. Os alimentos sólidos são introduzidos conforme a tolerância. O cliente deve ser instruído a lavar a boca com água morna ou com uma solução de limpeza depois da alimentação oral, e a escovar os dentes frequentemente.

Como o paladar e o olfato estão diretamente relacionados, as sensações gustativas são alteradas por algum tempo depois da cirurgia, porque o ar inalado passa diretamente para a traqueia, sem percorrer o nariz e os órgãos terminais olfatórios. Com o tempo, o cliente geralmente se acomoda a essa alteração e o sentido do olfato adapta-se, em geral com recuperação do interesse pelos alimentos. O peso e os exames laboratoriais do cliente devem ser monitorados de forma a confirmar que a ingestão de alimentos e líquido está sendo adequada. O turgor cutâneo e os sinais vitais devem ser avaliados para detectar indícios de déficit de volume de líquido.

### Promoção da imagem corporal e da autoestima positivas

A cirurgia desfigurante e o padrão alterado de comunicação são ameaças à imagem corporal e à autoestima do cliente, para quem a reação dos familiares e dos amigos é uma preocupação importante. A enfermeira deve estimulá-lo a expressar seus sentimentos quanto às alterações provocadas pela cirurgia, principalmente sentimentos relacionados com medo, raiva, depressão e isolamento. Pode ser útil estimular o uso das estratégias de enfrentamento que foram eficazes no passado. O referenciamento a um grupo de apoio, como a International Association of Laryngectomees (IAL), o I Can Cope (American Cancer Society) e o grupo brasileiro GRALA (Grupo de Apoio ao Laringectomizado), pode ajudar o cliente e a família a lidar com as mudanças em suas vidas. Além do seu trabalho por meio dos grupos de apoio, a IAL promove a troca de ideais e os métodos de ensino e aprendizagem das técnicas alaríngeas de comunicação.

### Promoção do autocuidado

Uma abordagem positiva é importante quando a enfermeira cuida do cliente e inclui a promoção das atividades de autocuidado. O cliente e seus familiares devem começar a participar das atividades de autocuidado tão logo seja possível. A enfermeira deve avaliar a disposição do cliente para tomar decisões e encorajá-lo a participar ativamente do seu próprio cuidado. A enfermeira deve apoiar o cliente e sua família, principalmente dando explicações sobre os tubos, curativos e drenos que serão utilizados no período pós-operatório.

### Monitoramento e manejo das complicações potenciais

As complicações que podem ocorrer depois da laringectomia são angústia respiratória e hipoxia, hemorragia, infecção, deiscência das suturas, aspiração e estenose do traqueostoma.

#### Angústia respiratória e hipoxia

A enfermeira deve monitorar os sinais e os sintomas que o cliente possa ter e que indiquem angústia respiratória e hipoxia, principalmente inquietude, irritação, agitação, confusão, taquipneia, uso dos músculos acessórios e redução da saturação de oxigênio na oximetria de pulso ($Sp_{O_2}$). Qualquer alteração da função respiratória requer intervenção imediata. A hipoxia pode causar inquietude e elevação inicial da pressão arterial; em seguida, o cliente tem hipotensão e sonolência. Cianose é um sinal tardio de hipoxia. A enfermeira deve excluir imediatamente a possibilidade de obstrução, fazendo a sucção e pedindo ao cliente para tossir e respirar profundamente. Se não forem tratadas imediatamente, a hipoxia e a obstrução da via respiratória podem levar o cliente ao óbito.

Outras intervenções de enfermagem incluem mudar o cliente de posição para assegurar a desobstrução das vias respiratórias e administrar oxigênio conforme a prescrição, embora isso seja feito com cautela nos clientes com doença pulmonar obstrutiva crônica. A enfermeira deve estar sempre preparada para uma possível intubação com respiração artificial. Deve ainda estar familiarizada com os protocolos do código de emergência do hospital e ter habilidades para usar o equipamento de emergência. Além disso, ela precisa permanecer com o cliente durante todo o tempo em que houver sofrimento respiratório. A campainha de emergência e o telefone devem ser usados para ativar o código de emergência, pedir ajuda de outros profissionais e acionar o médico imediatamente, caso as intervenções de enfermagem não melhorem a função respiratória do cliente.

## Alerta de enfermagem
*Depois da laringectomia total, se o cliente sofrer uma parada respiratória, a enfermeira deve lembrar-se de que agora a nasofaringe e a orofaringe são diferentes da árvore traqueobrônquica e que, por essa razão, a intubação deve ser realizada por um tubo de laringectomia, respiração boca-pescoço e administração de oxigênio pelo estoma.*

### Hemorragia
Sangramento pelos drenos colocados na área operada ou durante a aspiração traqueal pode sinalizar a ocorrência de hemorragia. A enfermeira deve avisar imediatamente o cirurgião quando ocorrer qualquer sangramento ativo no local operado, nos drenos e na traqueia. A ruptura da artéria carótida é especialmente perigosa. Se isso ocorrer, a enfermeira precisa comprimir diretamente a artéria, pedir ajuda e dar apoio emocional ao cliente até que o vaso seja ligado. A enfermeira deve monitorar os sinais vitais para detectar aceleração da frequência do pulso, redução da pressão arterial, respirações rápidas e profundas, inquietude e prolongamento do tempo de enchimento capilar. Pele pálida, fria e úmida pode indicar sangramento ativo. Líquidos IV e hemocomponentes podem ser administrados, e outras medidas podem ser adotadas para evitar ou reverter o choque hemorrágico.

### Infecção
A enfermeira deve monitorar o cliente à procura de sinais de infecção pós-operatória. Isso inclui elevação da temperatura e aumento da frequência do pulso, alteração das características da drenagem da ferida, e ampliação das áreas de eritema ou hipersensibilidade da região operada. Outros sinais são secreções purulentas, odor desagradável e aumento da drenagem da ferida. A enfermeira deve monitorar a contagem de leucócitos (leucometria) do cliente. Elevações da leucometria podem indicar que o organismo está tentando combater a infecção. Nas pessoas idosas, a infecção pode ocorrer sem leucocitos se associada. As leucometrias são baixas nos indivíduos com depressão da função imune (p. ex., clientes infectados pelo HIV, em quimioterapia ou radioterapia); isso os predispõe a infecção grave e à sepse. Os antimicrobianos (antibióticos) devem ser administrados conforme a prescrição. Qualquer drenagem suspeita deve ser enviada para cultura e, quando necessário, o cliente deve ser colocado em isolamento. A enfermeira precisa relatar ao cirurgião qualquer alteração significativa da condição do cliente.

### Deiscência da ferida
A deiscência da ferida causada por infecção, dificuldade de cicatrização, formação de fístula, radioterapia ou crescimento do tumor pode ser uma emergência fatal. A artéria carótida fica próxima do estoma e pode romper-se em consequência da erosão quando a ferida não cicatriza adequadamente. A enfermeira deve examinar a região do estoma para detectar deiscência da ferida, hematoma e sangramento, que devem ser notificados ao cirurgião. Se ocorrer deiscência da ferida, o cliente deve ser cuidadosamente monitorado e considerado sob risco alto de hemorragia da carótida.

### Aspiração
O cliente submetido à laringectomia corre risco de aspiração e pneumonia em razão da depressão do reflexo da tosse, dos efeitos sedativos dos anestésicos e dos analgésicos, da alteração da via respiratória, da disfunção da deglutição e da administração de alimentos por tubo. A enfermeira deve verificar se o cliente sente náuseas e administrar os antieméticos conforme a prescrição. Além disso, ele deve manter o equipamento de sucção disponível no hospital e instruir os familiares a fazer o mesmo em sua residência, caso seja necessário utilizá-lo. Os clientes que recebem alimentação enteral devem ser posicionados com a cabeceira do leito elevada a 30° ou mais durante as refeições e por um período de 30 a 45 min após a administração. Para os clientes com tubo nasogástrico ou de gastrostomia, a posição do tubo e o volume gástrico residual devem ser checados antes de cada refeição. Volumes residuais altos indicam esvaziamento gástrico lento e podem causar refluxo e aspiração. Os riscos de aspiração incluem depressão do nível de consciência, sedação profunda, elevação insuficiente da cabeceira do leito e vômitos. Os volumes gástricos residuais associados significativamente à aspiração incluem dois ou mais volumes residuais de no mínimo 200 m$\ell$, um ou mais volumes de no mínimo 250 m$\ell$, e dois ou mais volumes de no mínimo 250 m$\ell$ (Ackley, Ladwig, Swan et al., 2008; Metheny, 2008). Evidências fornecidas por estudos recentes sugerem que a administração deva ser suspensa quando os volumes gástricos são maiores que 200 m$\ell$ em duas ocasiões diferentes (Ackley et al., 2008). Em geral, os volumes residuais do intestino delgado são menores que 10 m$\ell$; contudo, existem poucos estudos sugerindo um volume que indique risco de aspiração. Quando os volumes intestinais residuais são semelhantes aos volumes gástricos residuais, a enfermeira deve suspeitar de deslocamento da extremidade distal do tubo intestinal para o estômago (Metheny, 2008). Veja detalhes sobre alimentação gástrica e intestinal no Capítulo 22.

### Estenose do traqueostoma
Estenose do traqueostoma é um estreitamento anormal da traqueia ou do estoma de traqueostomia. A infecção da área ao redor do estoma, a tração excessiva do tubo de traqueostomia pelo tubo conector e a pressão persistentemente alta do balonete (*cuff*) do tubo de traqueostomia são fatores de risco para estenose do traqueostoma. As pressões do balonete devem ser mantidas abaixo de 25 cmH$_2$O (18 mmHg) (Buehner e Bodenham, 2009). A incidência dessa complicação varia amplamente e, em geral, pode ser evitada. A enfermeira deve avaliar o estoma do cliente para detectar sinais e sintomas de infecção e relatar imediatamente ao médico qualquer evidência disso. Os cuidados com a traqueostomia são realizados rotineiramente. A enfermeira deve avaliar o tubo conector (p. ex., tubo do respirador) e fixar o tubo para evitar tração excessiva na traqueostomia do cliente. A enfermeira deve assegurar-se de que, se o cliente estiver respirando espontaneamente (sem respirador), o balonete de traqueostomia esteja esvaziado (quando o cliente tem um tubo com balonete).

## Alerta de enfermagem
*O balonete inflado do tubo de traqueostomia não impede aspiração. A decisão de administrar fármacos ou alimentos a um cliente com tubo de traqueostomia deve ser tomada pela equipe e precisa incluir uma avaliação sistemática da deglutição e a consideração das condições clínicas e psicológicas do indivíduo (Batty, 2009; Brown et al., 2011).*

## Instruções de autocuidado ao cliente

Em preparação para a alta do cliente para casa, a enfermeira deve avaliar sua disposição de aprender e o nível de conhecimentos quanto às medidas de autocuidado. O cliente precisará aprender vários comportamentos de autocuidado, inclusive manutenção da traqueostomia e do estoma (descrita adiante neste capítulo), cuidados com a ferida e com a higiene oral. Além disso, a enfermeira deve instruir o cliente quanto à necessidade de manter a ingestão dietética adequada, à higiene segura e às atividades recreativas.

Precauções especiais são necessárias durante o banho de chuveiro para evitar que a água entre no estoma. Colocar uma cobertura plástica larga sobre a traqueostomia ou simplesmente posicionar a mão sobre o orifício é suficiente. A natação não é recomendável, porque o cliente laringectomizado não pode nadar sem submergir a face. *Sprays* de cabelo, fios de cabelo soltos e talcos não devem ficar perto do estoma, porque podem bloquear ou irritar a traqueia e, possivelmente, causar infecção.

A enfermeira deve instruir o cliente e seu cuidador quanto aos sinais e sintomas de infecção e a reconhecer as indicações que devem levá-los a entrar em contato com o médico após a alta. A enfermeira deve ensinar ao cliente e aos seus familiares como lavar as mãos antes e depois de cuidar da traqueostomia, usar lenços para remover secreções e descartar adequadamente os curativos e os equipamentos sujos. Se a cirurgia do cliente incluiu dissecção dos linfonodos cervicais, a enfermeira deve ensinar-lhe como fazer exercícios para fortalecer os músculos do ombro e do pescoço.

Recreação e exercícios são importantes para o bem-estar e a qualidade de vida do cliente e, com exceção dos exercícios extenuantes, qualquer modalidade pode ser praticada sem riscos. É importante evitar exercícios extenuantes e fadiga, porque o cliente sente mais dificuldade de falar quando está cansado, e isso pode ser desanimador. Outras considerações de segurança que precisam ser abordadas são a necessidade de o cliente usar ou portar uma identificação – por exemplo, um bracelete ou crachá – para alertar a equipe de saúde quanto às necessidades especiais de reanimação, caso seja necessária. Se for preciso fazer reanimação, a ventilação deve ser realizada diretamente boca-estoma. Nas situações de emergência domiciliar, mensagens de emergência pré-gravadas para a polícia, o corpo de bombeiros ou outros serviços de resgate podem ser mantidas perto do telefone para serem utilizadas rapidamente.

A enfermeira deve ensinar e estimular o cliente a realizar os cuidados orais regularmente para evitar halitose e infecção. Se o cliente estiver recebendo radioterapia, pode ser necessário usar saliva sintética, porque a secreção salivar diminui. A enfermeira deve instruir o cliente a ingerir água ou líquidos sem açúcar durante todo o dia e a usar um umidificador em casa. Escovar os dentes ou as dentaduras e enxaguar a boca várias vezes por dia ajudam a manter a higiene oral adequada.

É importante que o cliente laringectomizado faça exames físicos regulares e busque atendimento quando ocorrerem quaisquer problemas relacionados com a recuperação e a reabilitação. Também é importante lembrar o cliente de participar das atividades de promoção e triagem de saúde, bem como da importância de comparecer às consultas agendadas com o médico, com o fonoaudiólogo e com outros profissionais de saúde.

## Vias respiratórias artificiais

O cliente com distúrbios das vias respiratórias, como obstrução ou câncer de laringe, pode precisar usar uma via respiratória artificial temporária ou, em alguns casos, permanente. Os dois tipos de via respiratória artificial que podem ser usados são o tubo endotraqueal (TET) e o tubo de traqueostomia. As recomendações gerais favorecem o tubo de traqueostomia em vez do TET quando o cliente precisa ficar intubado por 21 dias ou mais, mas o TET é preferível ao tubo de traqueostomia quando o suporte respiratório é necessário por 10 dias ou menos (Apezteguia, Ríos e Pezzola, 2005).

De modo a assegurar a ventilação adequada, pode ser necessário usar um respirador artificial para fornecer oxigenação suficiente.

O TET e os tubos de traqueostomia têm várias desvantagens. Esses tubos causam desconforto, suprimem o reflexo da tosse porque o fechamento da glote é impedido, e as secreções tendem a se tornar mais espessas porque os efeitos de aquecimento e umidificação das vias respiratórias superiores são suprimidos. Os reflexos da deglutição são abolidos em razão do desuso prolongado e do traumatismo mecânico causado pelo tubo endotraqueal ou de traqueostomia e, por essa razão, o risco de aspiração aumenta. Além disso, o cliente pode ter úlcera e estenose da laringe ou da traqueia. Um problema muito preocupante para o cliente é a impossibilidade de falar e comunicar suas necessidades.

### Intubação endotraqueal

A **intubação endotraqueal** é um meio temporário de ventilar os clientes que não conseguem manter espontaneamente vias respiratórias desobstruídas (p. ex., indivíduos em coma, ou com obstrução das vias respiratórias superiores), que precisam de ventilação mecânica e que necessitam de aspiração das secreções da árvore traqueobrônquica.

> **Alerta de enfermagem**
> *Para qualquer cliente com via respiratória artificial, o dispositivo bolsa autoinflável-máscara-válvula (ou Ambu) deve ser colocado à beira do leito, assim como cateteres de aspiração e aspirador.*

A intubação endotraqueal consiste em introduzir um TET pela boca ou pelo nariz até a traqueia (Figura 9.5) com a ajuda de um laringoscópio por um profissional especialmente treinado. Essa é a técnica preferida nas situações de emergência. Depois que o tubo estiver colocado, o balonete é inflado para evitar que o ar vaze ao redor da superfície externa do tubo, reduzindo a possibilidade de aspiração subsequente e evitando que o tubo seja deslocado.

A enfermeira deve conhecer as complicações que podem ocorrer em razão da pressão exercida pelo balonete na parede da traqueia. A pressão baixa do balonete pode aumentar o risco de pneumonia de aspiração. A pressão alta pode causar sangramento, isquemia e necrose por compressão da traqueia. A desinflação rotineira do balonete não é recomendável, porque aumenta o risco de ocorrerem aspiração e hipoxia. O balonete deve ser esvaziado antes de retirar o TET. As secreções traqueobrônquicas são aspiradas pelo tubo (ver descrição do procedimento na seção sobre traqueostomia). Oxigênio umidificado e aquecido sempre deve ser administrado pelo tubo,

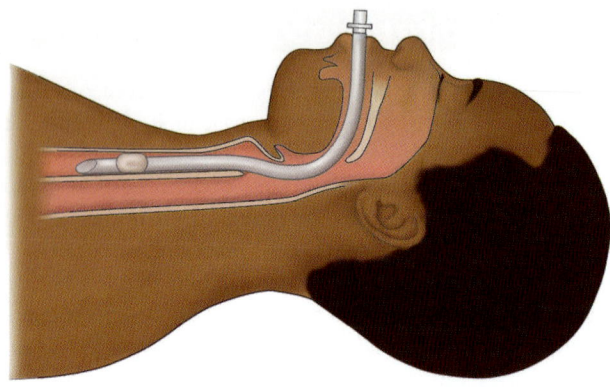

**Figura 9.5** Tubo endotraqueal posicionado. O tubo foi introduzido por via oral. O balonete (*cuff*) foi inflado para manter a posição do tubo e reduzir o risco de aspiração.

esteja o cliente respirando espontaneamente ou com a ajuda de um respirador. A intubação endotraqueal deve ser usada até que seja seguro considerar uma traqueostomia para reduzir a irritação orofaríngea e o traumatismo do revestimento traqueal, reduzir a incidência de paralisia das pregas vocais (secundária à lesão do nervo laríngeo) e diminuir o esforço para respirar.

A remoção acidental ou prematura do tubo é uma complicação potencialmente fatal da intubação endotraqueal e um problema frequente nas unidades de terapia intensiva, onde ocorre principalmente enquanto as enfermeiras cuidam do cliente, ou quando ele próprio arranca o tubo.

## Traqueostomia

**Traqueostomia** é um procedimento cirúrgico no qual o cirurgião faz um orifício na traqueia. O tubo de longa permanência introduzido na traqueia é conhecido como **tubo de traqueostomia**. A traqueostomia pode ser temporária ou permanente.

A traqueostomia é realizada para fazer um *bypass* quando há obstrução das vias respiratórias superiores, permitir a remoção das secreções traqueobrônquicas, possibilitar o uso prolongado do respirador artificial, evitar aspiração das secreções orais ou gástricas pelos clientes inconscientes ou paralisados (em razão do fechamento da traqueia pelo esôfago) e substituir um tubo endotraqueal. Muitas doenças e situações de emergência tornam necessário fazer uma traqueostomia, inclusive laringectomia total.

### Procedimento

O orifício cirúrgico é produzido entre o segundo e o terceiro anéis traqueais. Depois da exposição da traqueia, um obturador guia a inserção do tubo de traqueostomia com balonete, formando um trajeto para que o tubo passe. O obturador é retirado imediatamente após a colocação do tubo de traqueostomia. O obturador deve ficar disponível no quarto, caso ocorra deslocamento acidental do tubo de traqueostomia. O balonete é inflado para fechar o espaço entre as paredes da traqueia e o tubo, para permitir a ventilação mecânica eficaz e para reduzir o risco de aspiração. O tubo de traqueostomia é mantido na posição por fitas amarradas ao redor do pescoço do cliente. Em geral, uma gaze estéril quadrada é colocada entre o tubo e a pele para absorver secreções e reduzir o risco de infecção.

### Tipos de tubo

Os tipos de tubo de traqueostomia são (Figura 9.6):

- *Tubo de traqueostomia com balonete*: esse tubo é necessário quando o cliente usa um respirador, porque o balonete impede que o ar seja desviado para fora da via respiratória (Figura 9.6A).
- *Tubo fenestrado*: esse tubo permite que algum ar escape para a laringe, permitindo a vocalização (Figura 9.6B).
- *Tubo sem balonete:* esse tubo não permite o uso de respirador, mas o cliente consegue conversar quando a via respiratória não está edemaciada e ele cobre ou "tampa" a ponta do tubo. Isso permite que o ar circule do nariz e da boca para a laringe, possibilitando a vocalização (Figura 9.6C).

> **Alerta de enfermagem**
> *Em situação de emergência, a enfermeira precisa entender que, se for usado um Ambu ou um respirador com tubo sem balonete, o ar percorrerá o trajeto de menor resistência (para fora do nariz e da boca), em vez de entrar nos pulmões. Por essa razão, qualquer cliente que tenha um tubo de traqueostomia sem balonete deve ter à beira do leito um tubo de traqueostomia com balonete do mesmo diâmetro exato. Em uma emergência, o médico substituirá o tubo sem balonete por outro com balonete e inflará o balão, possibilitando a ventilação com Ambu ou respirador.*

### Complicações

As complicações podem ser imediatas ou tardias durante o período de permanência do tubo de traqueostomia. As complicações imediatas são sangramento, pneumotórax, embolia gasosa, aspiração, enfisema subcutâneo ou mediastínico, lesão do nervo laríngeo recorrente e perfuração da parede traqueal posterior. As complicações tardias são obstrução da via respiratória por acumulação de secreções ou protrusão do balonete sobre o orifício do tubo, infecção, ruptura da artéria inominada, disfagia, fístula traqueosofágica, dilatação da traqueia, e isquemia e necrose traqueais. A estenose da traqueia pode ocorrer após a remoção do tubo. O Boxe 9.6 descreve como evitar complicações.

### Manejo de enfermagem

Os clientes com vias respiratórias artificiais requerem monitoramento e avaliação contínuas. A via respiratória deve ser mantida desobstruída por meio de aspiração adequada das secreções. Depois da estabilização dos sinais vitais, o cliente é colocado na posição de semi-Fowler para facilitar a ventilação, promover a drenagem, reduzir o edema e evitar tensão nas linhas de sutura. Os analgésicos e os sedativos devem ser administrados com cautela, porque podem suprimir o reflexo da tosse.

Os objetivos principais dos cuidados de enfermagem são aliviar a apreensão do cliente, fornecer um método eficaz de comunicação e evitar infecção. A enfermeira sempre deve manter lápis e papel ou uma prancheta de escrita reutilizável e a luz de chamada ao alcance do cliente, de forma a assegurar um meio de comunicação. O Boxe 9.7 descreve os cuidados necessários ao cliente com tubo de traqueostomia.

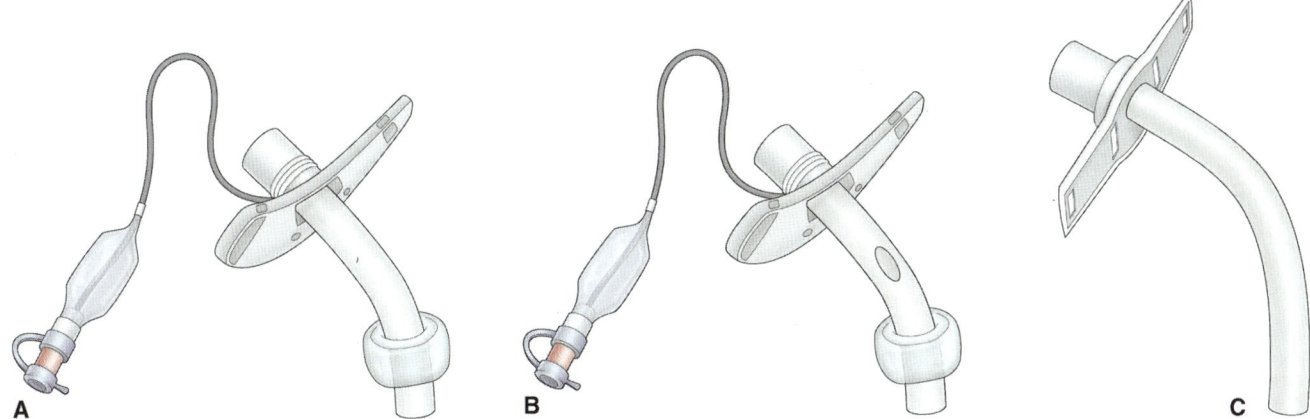

Figura 9.6 Tubos de traqueostomia. (A) Tubo de traqueostomia com balonete (*cuff*); usado nos clientes mantidos com respirador artificial. (B) Tubo fenestrado com balonete (*cuff*); permite que o cliente fale. (C) Tubo de traqueostomia sem balonete (*cuff*); não é usado nos clientes adultos mantidos com respiração artificial; é utilizado comumente nos clientes com traqueostomia permanente que não são dependentes de ventilação mecânica.

### BOXE 9.6 Como evitar complicações associadas aos tubos endotraqueais e de traqueostomia.

- Administre oxigênio adequadamente umidificado e aquecido
- Mantenha a pressão do balonete no nível adequado
- Aspire conforme a necessidade, com base nos resultados da avaliação
- Mantenha a integridade da pele. Troque a fita e o curativo conforme a necessidade, ou de acordo com o protocolo do serviço
- Ausculte os sons respiratórios
- Monitore os sinais e sintomas de infecção, inclusive temperatura e leucometria
- Administre o oxigênio prescrito e monitore a saturação de oxigênio
- Monitore a ocorrência de cianose
- Mantenha o cliente bem hidratado
- Use técnica estéril na aspiração e limpeza do tubo de traqueostomia

## Aspiração do tubo traqueal (tubo endotraqueal ou de traqueostomia)

Quando o cliente tem um tubo endotraqueal ou de traqueostomia, é necessário aspirar suas secreções, porque a eficácia do mecanismo da tosse está reduzida. A aspiração traqueal deve ser realizada quando aparecerem ruídos adventícios ou sempre que as secreções estiverem nitidamente presentes. A aspiração desnecessária pode provocar broncospasmo e causar traumatismo mecânico da mucosa traqueal.

Todos os equipamentos que entram em contato direto com as vias respiratórias inferiores do cliente devem ser estéreis para evitar infecções pulmonares e sistêmicas. O Boxe 9.8 ilustra o procedimento de aspiração de um tubo de traqueostomia. Estudos recentes sugeriram a utilização da aspiração endotraqueal minimamente invasiva, com a qual o cateter de aspiração é introduzido apenas até o comprimento do TET ou do tubo de traqueostomia. O cateter de aspiração é inserido até a carina e, em seguida, retrocedido em 1 a 2 cm antes de iniciar a aspiração; uma alternativa é medir o comprimento do cateter de aspiração com base na medida de um TET idêntico (Pedersen, Rosendahl-Nielsen, Hjermind *et al.*, 2009, p. 24). Entretanto, a aspiração profunda pode ser necessária nos clientes com muita secreção nas vias respiratórias inferiores, porque a aspiração minimamente invasiva retira apenas as secreções depositadas nas vias respiratórias centrais. A aspiração profunda pode desencadear episódios de bradicardia. À medida que os resultados dos estudos forem analisados, será possível estabelecer a prática mais eficaz aplicável aos procedimentos de sucção.

Nos clientes mantidos com respirador artificial, pode-se utilizar um cateter de aspiração *in-line* para permitir a aspiração rápida conforme a necessidade e reduzir a contaminação cruzada por patógenos suspensos no ar. O dispositivo de aspiração *in-line* permite que o cliente seja aspirado sem ser desconectado do circuito do respirador.

### Alerta de enfermagem
*Estudos baseados em evidências revelam que a instilação rotineira de soro fisiológico antes da aspiração endotraqueal aumenta o risco de infecção e o desconforto do cliente e, por essa razão, não é recomendada. As pesquisas não encontraram evidências a favor da alegação de que isso facilite a remoção das secreções (Pedersen et al., 2009).*

## Cuidados com o balonete

Como regra geral, o balonete do tubo endotraqueal ou de traqueostomia deve ser inflado. A pressão no balonete deve ser a menor possível para permitir a administração de volumes correntes adequados. A pressão no balonete precisa ser monitorada no mínimo a cada 8 h, conectando-se um aferidor de pressão manual ao balão-piloto do tubo, ou utilizando a técnica do volume de extravasamento mínimo ou do volume de oclusão mínima. Em geral, a pressão é mantida em menos de 25 cm$H_2O$ para evitar lesão.

## BOXE 9.7 — Diretrizes para o cuidado de enfermagem.

Como cuidar de um cliente com tubo de traqueostomia

### Equipamento
- Luvas estéreis
- Peróxido de hidrogênio
- Soro fisiológico ou água estéril
- Aplicadores com pontas de algodão
- Curativo e fita de sarja

### Execução

| Ações | Justificativas |
|---|---|
| 1. Reúna o equipamento necessário | 1. Todo o equipamento necessário para cuidar da traqueostomia deve estar prontamente disponível de modo a aumentar a eficácia do procedimento |
| 2. Forneça ao cliente e aos seus familiares instruções quanto aos pontos fundamentais do cuidado com a traqueostomia; examine o curativo da traqueostomia para verificar se está úmido ou se tem secreção | 2. O curativo da traqueostomia é trocado conforme a necessidade, de maneira a manter a pele limpa e seca. A fim de evitar lesão potencial, os curativos úmidos ou sujos não devem permanecer em contato com a pele |
| 3. Faça a higiene das mãos | 3. A higiene das mãos reduz as bactérias |
| 4. Explique o procedimento ao cliente e aos familiares | 4. O cliente com traqueostomia fica apreensivo e requer tranquilização e apoio contínuos |
| 5. Calce luvas limpas; retire e descarte o curativo sujo em um recipiente com rótulo de risco biológico. Descarte as luvas | 5. A adesão às normas de isolamento das substâncias corporais reduz a contaminação cruzada por curativos sujos. Dispor prontamente dos suprimentos e dos equipamentos necessários permite que o procedimento seja concluído com eficiência |
| 6. Prepare o material estéril, inclusive peróxido de hidrogênio, soro fisiológico ou água estéril, aplicadores com pontas de algodão, curativo e fita | 6. O material esterilizado reduz a transmissão da flora superficial para as vias respiratórias estéreis |
| 7. Calce luvas estéreis. (Alguns médicos aceitam a técnica limpa para clientes com traqueostomia de longa permanência, que estejam em suas residências.) | 7. A técnica limpa pode ser usada nas residências porque há menos exposição a patógenos potenciais |
| 8. Limpe a ferida e a lâmina do tubo de traqueostomia com aplicadores estéreis com pontas de algodão umedecidas em peróxido de hidrogênio. Lave com soro fisiológico estéril | 8. O peróxido de hidrogênio efetivamente libera secreções ressecadas. A lavagem com soro fisiológico evita acumulação de resíduos na pele |
| 9. Mergulhe a cânula interna em peróxido de hidrogênio ou soro fisiológico; enxágue com soro fisiológico; examine para certificar-se de que todas as secreções ressecadas foram removidas. Seque e recoloque a cânula interna ou substitua-a por uma nova cânula interna descartável | 9. A imersão na solução libera e remove as secreções acumuladas no interior do tubo de traqueostomia. As secreções retidas podem abrigar bactérias e causar infecção. Alguns tubos de traqueostomia de plástico podem ser danificados pelo peróxido de hidrogênio |
| 10. Coloque a fita de sarja limpa em uma posição que possibilite fixar o tubo de traqueostomia, introduzindo uma ponta da fita no orifício lateral da cânula externa. Passe a fita ao redor da região posterior do pescoço do cliente e introduza a ponta no orifício oposto da cânula externa. Reúna as duas pontas, de maneira que se encontrem em um dos lados do pescoço. Aperte a fita até que apenas dois dedos possam ser introduzidos folgadamente sob ela. Firme com um nó. Para substituir um tubo de traqueostomia, duas pessoas devem ajudar a trocar as fitas. Retire a fita de sarja suja depois que a nova estiver no lugar | 10. Essa técnica de colocação da fita assegura espessura dupla da fita ao redor do pescoço, que é necessária porque o tubo de traqueostomia pode deslocar-se com os movimentos ou por uma tosse vigorosa, caso não esteja bem fixado. Por essa razão, a substituição da fita sempre deve ser realizada por duas pessoas. O tubo de traqueostomia deslocado é difícil de reintroduzir e o cliente pode entrar em sofrimento respiratório. O deslocamento de um tubo de traqueostomia novo constitui uma emergência médica |
| 11. Retire as fitas velhas e descarte-as em um recipiente de lixo depois que a fita nova estiver colocada | 11. As fitas com secreções velhas podem abrigar bactérias |

*(continua)*

## BOXE 9.7 — Diretrizes para o cuidado de enfermagem. (*continuação*)

| Ações | Justificativas |
|---|---|
| 12. Embora algumas traqueostomias de longa duração com estomas cicatrizados possam não necessitar de curativos, eles são necessários em outras traqueostomias. Aplique um curativo de traqueostomia estéril, colocando-o firmemente sob as fitas de sarja e o flange do tubo de traqueostomia, de maneira que a incisão fique coberta, conforme está ilustrado adiante | 12. As traqueostomias cicatrizadas com secreções mínimas não precisam de curativos. Os curativos rasgados não devem ser colocados ao redor de uma traqueostomia, porque existe o risco de que fragmentos do material, fios ou linhas entrem no tubo e, por fim, na traqueia, causando obstrução ou formação de abscesso |
| 13. Descarte todos os equipamentos usados no recipiente de lixo, tire e descarte as luvas e faça a higiene das mãos | 13. O descarte de todos os equipamentos usados, dos agentes de limpeza e das luvas impede a disseminação de contaminantes/bactérias. A higiene das mãos evita disseminação de infecções |

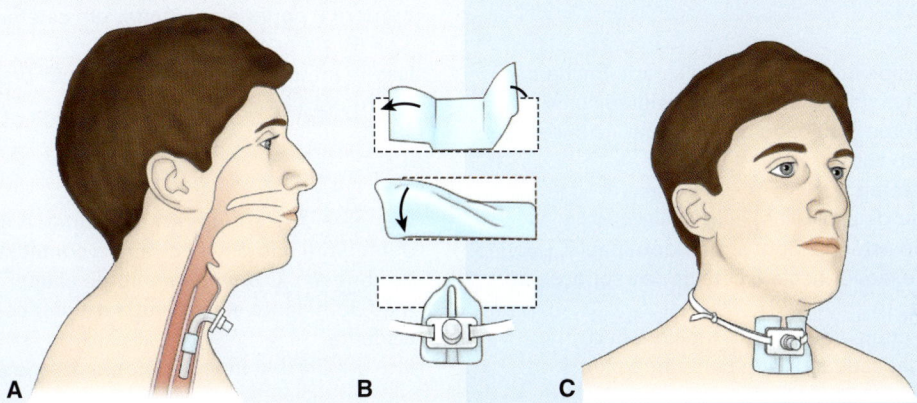

(**A**) O balonete do tubo de traqueostomia encaixa-se suave e confortavelmente na traqueia, de modo a facilitar a circulação, mas impede o escapamento das secreções e de ar ao redor do tubo. (**B**) Para trocar o curativo, uma esponja de drenagem especialmente preparada ou uma compressa de gaze de 10 × 10 cm pode ser dobrada (não deve ser cortada porque isso poderia causar rasgos, deixando o cliente sob risco de aspiração) ao redor do tubo de traqueostomia e (**C**) estabilizada, deslizando os nós da fita cervical através dos encaixes da lâmina cervical do tubo de traqueostomia. Os nós podem ser apertados ao lado do pescoço para eliminar o desconforto de se deitar sobre eles.

## BOXE 9.8 — Diretrizes para o cuidado de enfermagem.

### Como realizar aspiração traqueal

**Equipamentos**

- Cateteres de aspiração
- Luvas (estéreis e não estéreis), avental, máscara e óculos
- Frasco com soro fisiológico estéril para irrigação
- Bolsa de reanimação manual com oxigênio suplementar
- Aspirador

**Execução**

| Ações | Justificativas |
|---|---|
| 1. Antes de começar, explique o procedimento ao cliente e tranquilize-o durante a aspiração. A menos que haja contraindicação, levante a cabeceira do leito do cliente | 1. Os clientes ficam apreensivos e requerem tranquilização e apoio contínuos. A elevação da cabeceira do leito amplia as excursões diafragmáticas |
| 2. Faça a higiene das mãos. Coloque as luvas não estéreis, os óculos, o avental e a máscara | 2. A higiene oral reduz a transmissão de microrganismos e secreções corporais; a utilização dos equipamentos de proteção individual (EPI) atende às precauções padronizadas |

(*continua*)

## BOXE 9.8 Diretrizes para o cuidado de enfermagem. (*continuação*)

| Ações | Justificativas |
|---|---|
| 3. Fixe a ponta do tubo de aspiração no aspirador. Coloque a extremidade aberta ao alcance, em preparação para conectar o cateter de aspiração. Ligue o aspirador (a pressão não deve passar de 150 mmHg) | 3. As pressões altas a vácuo foram associadas à lesão da mucosa |
| 4. Técnica de aspiração aberta: Abra o *kit* com cateter de aspiração em uma superfície limpa, utilizando a parte interna do envelope como campo estéril. O cateter de aspiração deve ter menos que a metade do diâmetro interno do tubo endotraqueal ou de traqueostomia | 4. Se o cateter for muito pequeno, ele não poderá remover as secreções adequadamente, mas, se for muito grande, obstruirá o fluxo de ar ao redor do cateter durante sua inserção. Para calcular o diâmetro do cateter necessário, observe o diâmetro interno (di) do tubo de traqueostomia, divida por 2 e, em seguida, multiplique por 3 para obter o calibre F (French). Por exemplo, um tubo de traqueostomia número 8 poderia acomodar um cateter de aspiração 12 F (Roberts e Hedges, 2010) |
| Prepare um recipiente com solução estéril. Encha o frasco com cerca de 100 m$\ell$ de soro fisiológico ou água estéril. Tome o cuidado de não tocar na superfície interna do recipiente<br>Calce luvas estéreis | Isso mantém a assepsia e atende às precauções padronizadas |
| Pegue o cateter de aspiração; evite tocar nas superfícies não estéreis. Com a mão dominante, pegue o tubo de conexão. Conecte o cateter de aspiração ao tubo de aspiração<br>Verifique se o equipamento está funcionando adequadamente aspirando um pequeno volume de soro fisiológico estéril do recipiente | Isso garante a segurança do cateter. A mão dominante não deve entrar em contato com o tubo de conexão. O envolvimento do cateter estéril com a mão dominante estéril ajuda a evitar contaminação acidental<br>Isso confirma o funcionamento do equipamento |
| Técnica de aspiração fechada:<br>Conecte o tubo de aspiração à porta de acesso do sistema fechado, de acordo com as instruções do fabricante. O cateter de aspiração estéril vem dentro de um saco plástico estéril (ver ilustração). Esse sistema permite que o cliente continue conectado ao respirador durante a aspiração | |

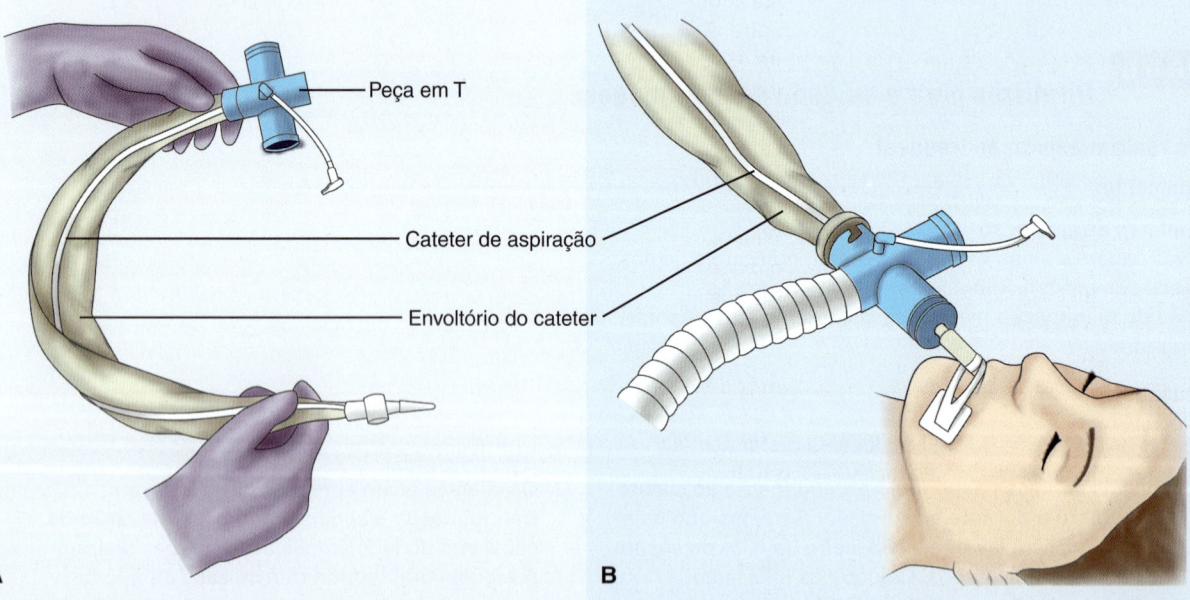

Sistema de aspiração fechada das vias respiratórias. (**A**) Sistema de aspiração traqueal fechado. (**B**) Sistema fechado conectado por uma peça em T ao tubo endotraqueal e ao respirador.

(*continua*)

## BOXE 9.8 Diretrizes para o cuidado de enfermagem. (*continuação*)

| Ações | Justificativas |
|---|---|
| 5. Siga as diretrizes da instituição quanto à hiperoxigenação dos pulmões do cliente antes da sucção. Em geral, para os cientes que não são dependentes do respirador, administra-se oxigênio umidificado por uma máscara traqueal colocada sobre a traqueostomia durante várias respirações profundas antes de aspirar; se o cliente for dependente do respirador, ele deve ser pré-oxigenado com oxigênio a 100%, no mínimo por 30 segundos antes e depois da sucção<br><br>Com a mão dominante, aperte o botão de hiperoxigenação para aspiração do respirador<br>OU<br>Aumente a fração basal de oxigênio inspirado ($Fi_{O_2}$) no respirador mecânico. Desconecte o respirador ou o tubo de fornecimento de gases da ponta do tubo endotraqueal ou de traqueostomia, conecte a bolsa de reanimação manual (BRM) ao tubo com a mão não dominante e administre de 5 a 6 respirações | 5. O uso rotineiro da hiperoxigenação não é recomendado em vista do risco de causar barotrauma (lesão pulmonar causada pelas alterações de pressão rápidas ou excessivas) produzido pelos grandes volumes, pelas pressões de pico elevadas e pelo desconforto do cliente. A hiperoxigenação com oxigênio a 100% é usada para evitar reduções dos níveis de oxigenação arterial durante os procedimentos de sucção<br><br>Conecte uma válvula de PEEP à BRM para os clientes mantidos com PEEP maior que 5 cm$H_2O$ (ver Capítulo 55). Verifique se a BRM pode fornecer oxigênio a 100% |
| 6. Com o aspirador desligado, introduza suave e rapidamente o cateter com a mão dominante na via artificial, até o mesmo comprimento do tubo de traqueostomia ou do TET (não introduza além da ponta do tubo), que pode ser medido. Outros pesquisadores sugeriram introduzir o tubo até a carina (reflexo de tosse vigorosa ou quando se percebe resistência) e, em seguida, retroceder de 1 a 2 cm antes de começar a aspirar; esse procedimento é conhecido como *aspiração minimamente invasiva*. Aspiração mais profunda pode ser necessária para os clientes com muita secreção nas vias respiratórias inferiores, porque a aspiração minimamente invasiva retira apenas as secreções acumuladas nas vias respiratórias centrais | 6. A aspiração deve ser realizada conforme a necessidade para remover as secreções, e por um período o mais curto possível para evitar reduções dos níveis de oxigênio arterial |
| 7. Coloque o polegar da mão não dominante sobre a abertura de ventilação do cateter de aspiração e aplique sucção contínua ou intermitente. Gire o cateter em 360°, entre o polegar e o dedo indicador da mão dominante, à medida que você o retira em ≤ 10 segundos no envoltório estéril do cateter (técnica de aspiração fechada) ou da via respiratória aberta (técnica de aspiração aberta) | 7. A lesão traqueal provocada pela aspiração é semelhante quando a aspiração é contínua ou intermitente. As reduções dos níveis de oxigênio arterial durante a aspiração podem ser mantidas em níveis mínimos por aspiração em intervalos curtos |
| 8. Volte a oxigenar e inflar os pulmões do cliente por várias respirações. Avalie a saturação de oxigênio e veja se há indícios de bradicardia e arritmias (principalmente depois de realizar aspirações profundas) | 8. A insaturação de oxigênio arterial e as complicações cardiopulmonares aumentam a cada sucção sucessiva |
| 9. Repita esses passos até que a via respiratória esteja limpa | |
| 10. Entre as tentativas de aspirar, lave o cateter aspirando alguns mililitros de soro fisiológico estéril de um recipiente | 10. Remove as secreções acumuladas dentro do tubo de conexão e/ou do cateter de aspiração *in-line* |
| 11. Depois da remoção adequada das secreções acumuladas nas vias respiratórias inferiores, faça a sucção das cavidades nasais e orofaríngeas | 11. Isso evita contaminação das vias respiratórias inferiores com microrganismos presentes nas vias respiratórias superiores |
| 12. Lave o tubo de aspiração | |

*(continua)*

## BOXE 9.8 Diretrizes para o cuidado de enfermagem. (*continuação*)

| Ações | Justificativas |
|---|---|
| 13. Descarte adequadamente o cateter, as luvas e o recipiente com soro fisiológico. Se tiver usado a técnica de aspiração aberta, envolva o cateter com a mão dominante. Retire a luva e envolva o cateter em seu interior. O cateter deve ficar dentro da luva. Retire a outra luva do mesmo modo. Descarte as duas luvas e desligue o aspirador<br>14. Faça a higiene das mãos | 13. Isso reduz a transmissão de microrganismos. As soluções e os cateteres que entram em contato direto com as vias respiratórias inferiores durante a aspiração devem ser mantidos estéreis para reduzir o risco de pneumonia nosocomial |

## Revisão do capítulo

### Exercícios de avaliação crítica

1. Uma mulher de 55 anos foi trazida ao setor de emergência por seu marido, que relata que o nariz dela está sangrando há mais de três horas. A cliente refere que toma um comprimido de ácido acetilsalicílico (325 mg) por dia, tem história de fibrilação atrial e usa fármacos para hipertensão. Qual ação imediata você tomaria para cuidar dessa cliente? Quais são os fatores de risco para epistaxe nesse caso? Qual seria o tratamento médico esperado para essa cliente? Quais medidas de enfermagem você adotaria nesse caso? Como você poderia modificar suas instruções para alta, caso a cliente vivesse sozinha? Quais estratégias você poderia recomendar à cliente e ao seu marido para controlar o sangramento nasal, caso voltasse a ocorrer em casa? Qual é a evidência a favor de suas recomendações? Como você poderia determinar a força das evidências nas quais suas recomendações estão baseadas?

2. Você está cuidando de um cliente de 78 anos em uma unidade de enfermagem médico-cirúrgica. Recentemente, o cliente teve o diagnóstico de câncer de laringe e tem uma laringectomia total programada para a manhã seguinte. Quais são as instruções que você precisaria dar a esse cliente antes da cirurgia? Descreva os cuidados de enfermagem para as vias respiratórias do cliente no período pós-operatório imediato. Quais elementos críticos você incluiria nas instruções ao cliente sobre como cuidar da sua traqueostomia? Quais recursos da comunidade você acionaria ou providenciaria para esse cliente, quando ele receber alta? Quais modificações das instruções e dos cuidados seriam necessárias se esse homem tivesse fraqueza unilateral secundária a um AVE ocorrido no passado?

3. Um homem de 65 anos foi referenciado para receber cuidados domiciliares (*home care*) depois de submeter-se a uma laringectomia total para tratar câncer de laringe. Como enfermeira de cuidados domiciliares, você é responsável por fornecer instruções continuadas ao cliente sobre cuidados com a traqueostomia e sobre alimentação por tubo gástrico. O plano geral é que o cliente inicie a alimentação oral; contudo, o cliente e sua esposa acreditam que ele não esteja pronto para começar a comer. Quais são suas prioridades em termos de avaliação desse cliente? Quais são suas recomendações ao cliente quanto ao medo, à ansiedade, à comunicação e à nutrição? Que outros serviços médicos e de suporte esse cliente necessitará para facilitar sua recuperação? Se esse cliente vivesse sozinho, como os cuidados prestados por você deveriam ser modificados?

### Questões objetivas

1. Quando a enfermeira fornece instruções pré-operatórias a um cliente que deverá submeter-se à laringectomia total, qual intervenção de enfermagem é mais importante?
   A. Pedir ao cliente para limitar a ingestão de alimentos e líquido.
   B. Ensinar os cuidados necessários com o tubo de traqueostomia.
   C. Avaliar a capacidade de o cliente ler e escrever.
   D. Demonstrar como fazer exercícios de tossir e de respirar profundamente.

2. Um cliente que acabou de submeter-se a uma laringectomia total para tratar câncer deverá receber alta. Qual afirmação indica que ele necessita de instruções adicionais sobre como cuidar da traqueostomia?
   A. "Eu preciso evitar que quaisquer objetos entrem no estoma."
   B. "Eu posso tomar banho de chuveiro quando chegar em casa."
   C. "Eu posso aprender a falar com uma laringe eletrônica."
   D. "Eu preciso limpar as áreas ao redor do estoma diariamente."

3. Qual das afirmações seguintes indica a necessidade de instruções adicionais a um cliente com o diagnóstico de apneia obstrutiva do sono (AOS)?
   A "O aparelho de CPAP me ajudará a ficar mais acordado durante o dia."
   B. "Se eu fizer exercícios e perder peso, poderei não necessitar mais de CPAP."
   C. "Eu usarei o aparelho de CPAP apenas quando realmente precisar para dormir bem."
   D. "A CPAP ajuda a manter minhas vias respiratórias abertas enquanto durmo."

4. A enfermeira examinaria o cliente com faringite aguda à procura de quais sinais e sintomas sugestivos de uma complicação da faringite causada por EGA?
   A. Dor e espasmo dos músculos da perna.
   B. Hematúria macroscópica, edema e hipertensão.
   C. Redução dos campos visuais, turvação da visão.
   D. Insônia, pirose e distensão abdominal.

5. Um cliente recebeu alta domiciliar com um estoma traqueal. Qual informação poderia ser importante incluir nas instruções para a alta desse cliente?
   A. Esportes aquáticos são permitidos.
   B. Use um bracelete de identificação médica.
   C. Em caso de emergência, deve ser feita ventilação boca a boca.
   D. Quinze minutos de exercícios extenuantes melhoram a força em geral.

## Bibliografia e leitura sugerida

A bibliografia e a leitura sugerida para este capítulo estão disponíveis no GEN-IO: http://gen-io.grupogen.com.br/gen-io/.

# CAPÍTULO 10

LAURA KIEROL ANDREWS

# Manejo de Enfermagem | Doenças do Tórax e das Vias Respiratórias Inferiores

## Objetivos de estudo

**Após ler este capítulo, você será capaz de:**

1. Reconhecer os clientes sob risco de atelectasia e descrever as intervenções de enfermagem pertinentes à sua prevenção e ao seu tratamento
2. Comparar as diversas infecções pulmonares no que se refere às causas, às manifestações clínicas, ao manejo de enfermagem, às complicações e à prevenção
3. Utilizar o processo de enfermagem como arcabouço para o cuidado do cliente com pneumonia
4. Descrever o manejo de enfermagem para clientes em oxigenoterapia, em tratamento com mininebulizador, em espirometria de incentivo, e em fisioterapia e recondicionamento respiratórios
5. Relacionar pleurisia, derrame pleural e empiema com infecção pulmonar
6. Relacionar as técnicas terapêuticas utilizadas nos clientes com síndrome de angústia respiratória aguda (SARA) com a fisiopatologia subjacente a essa síndrome
7. Descrever os fatores de risco e as medidas apropriadas à prevenção e ao manejo da embolia pulmonar (EP)
8. Descrever os fatores de risco para o desenvolvimento de doença pulmonar ocupacional
9. Descrever os tipos de tratamento e o manejo de enfermagem pertinentes aos clientes com câncer de pulmão
10. Descrever as complicações do traumatismo torácico, suas manifestações clínicas e o manejo de enfermagem
11. Descrever as intervenções de enfermagem para evitar aspiração
12. Explicar os princípios da drenagem torácica e as ações de enfermagem pertinentes ao cuidado de um cliente com sistema de drenagem torácica.

Nas enfermarias clínica e cirúrgica, é comum encontrar clientes com distúrbios das vias respiratórias inferiores. Os cuidados recomendados a esses clientes requerem habilidades avançadas de avaliação e manejo, porque tais distúrbios frequentemente são graves e potencialmente fatais, além de causarem impacto significativo nas atividades cotidianas e na qualidade de vida.

## Atelectasia

**Atelectasia** é o colapso dos alvéolos, que acarreta perda de volume pulmonar. É classificada com base em suas causas (absortiva, obstrutiva ou compressiva) e pode afetar áreas subsegmentares, segmentares ou lobares, ou todo o pulmão. O diagnóstico da atelectasia está baseado em suas manifestações clínicas e radiológicas.

### Fisiopatologia

A *atelectasia absortiva* ocorre como consequência da inativação do surfactante, ou quando níveis subnormais de nitrogênio inalado estão presentes nos alvéolos. A condição que mais comumente causa inativação do surfactante é a síndrome de angústia respiratória aguda (SARA), na qual o líquido do edema pulmonar dilui e/ou reduz a produção de surfactante. A perda do surfactante diminui a tensão superficial dos alvéolos e provoca seu colapso. O teste de *washout* de nitrogênio é útil na tentativa de distinguir causas cardíacas e respiratórias de cianose. Trata-se de uma condição que ocorre quando níveis altos de oxigênio inalado ($F_{I_{O_2}} > 60\%$) reduzem o volume de gás nitrogênio necessário para manter os alvéolos abertos. Além disso, a administração de alguns anestésicos gerais pode causar atelectasia absortiva.

A *atelectasia compressiva* é causada por forças externas que comprimem os tecidos pleurais e/ou pulmonares. As causas comuns desse tipo de atelectasia são derrames pleurais, tumores pulmonares, pneumotórax (ar no espaço pleural), hemotórax (sangue no espaço pleural) e distensão abdominal.

A *atelectasia obstrutiva* ocorre quando há obstrução mecânica das vias respiratórias (secreções, tumores das vias respiratórias, corpos estranhos), ou resulta da respiração com volume corrente reduzido (acarretando hipoventilação dos alvéolos e, consequentemente, absorção dos gases alveolares), o que causa colapso dos tecidos pulmonares (Figura 10.1).

Todos os tipos de atelectasia podem causar desproporção entre ventilação e perfusão pulmonares, e isso provoca a entrada de sangue desoxigenado na circulação sistêmica e redução do fornecimento de oxigênio aos tecidos. A causa mais comum de atelectasia é a obstrução das vias respiratórias por secreções, muco, corpos estranhos, tumores brônquicos e intoxicação por oxigênio.

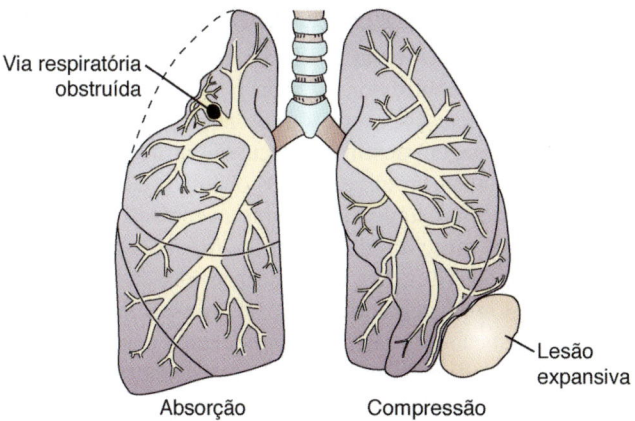

**Figura 10.1** Atelectasia causada por obstrução das vias respiratórias e por absorção do ar presente em uma área pulmonar afetada (à esquerda), e por compressão dos tecidos pulmonares (à direita). Segundo Porth, C. M. & Matfin, G. (2009). *Pathophysiology: concepts of altered health states.* (8th ed., p. 708) Philadelphia: Lippincott Williams & Wilkins.

## Fatores de risco

Os clientes pós-operatórios, principalmente os que se submetem a cirurgias abdominais e/ou torácicas, correm risco de desenvolver atelectasia secundária à hipoventilação induzida por anestésicos e/ou narcóticos, à dor das incisões, à distensão abdominal e à imobilidade; todos esses fatores limitam a capacidade de o cliente respirar profundamente (expandir o volume pulmonar) e tossir (expelir secreções). Outros fatores de risco para o desenvolvimento de atelectasias são doenças pulmonares crônicas, obesidade mórbida, tabagismo, anestesia por mais de 4 h, história pregressa de acidente vascular encefálico (AVE), câncer de pulmão, derrames pleurais e utilização de tubo nasogástrico.

## Manifestações clínicas e avaliação

Os sinais e sintomas incluem dispneia, tosse, leucocitose e produção de escarro. Febre é um sinal clínico atribuído comumente à atelectasia, mas não há correlação entre a gravidade da atelectasia nas radiografias do tórax e o grau de febre. As alterações do exame físico dependem da magnitude do colapso. Quando a área de atelectasia é pequena, as anormalidades detectáveis são estertores, redução do murmúrio vesicular e diminuição do frêmito toracovocal sobre a(s) área(s) afetada(s). Nos casos de atelectasia mais ampla, as anormalidades podem ser desvio da traqueia para a área atelectásica, redução do frêmito toracovocal, broncofonia, egofonia (secundária ao colapso de um lobo ou pulmão) e assimetria torácica (LeBlond, Brown e DeGowin, 2009).

Se a causa da atelectasia for uma obstrução causada por tumor ou corpo estranho nas vias respiratórias, o cliente pode apresentar sibilos e estridor. Os indivíduos com atelectasia aguda ou que envolve áreas amplas (p. ex., segmentos, lobos ou todo o pulmão) podem desenvolver angústia respiratória significativa, que se evidencia por dispneia, taquicardia, taquipneia, ansiedade, agitação, dor pleurítica e hipoxemia. Esses clientes também podem ter respiração paroxística, retrações e utilização dos músculos acessórios. A atelectasia crônica causa manifestações clínicas semelhantes às que estão associadas à atelectasia aguda, e os clientes crônicos correm risco de desenvolver pneumonia pós-obstrutiva.

A atelectasia é diagnosticada por exames radiológicos, como radiografias ou tomografia computadorizada (TC) do tórax. As alterações radiográficas causadas pela atelectasia podem incluir opacificação ou infiltrados subjacentes aos tecidos afetados. Áreas mais amplas de colapso podem causar desvio da silhueta cardíaca, dos vasos hilares e do hemidiafragma na mesma direção das áreas atelectásicas.

As radiografias do tórax conseguem detectar derrames pleurais, hemotórax ou pneumotórax. A TC do tórax é usada para investigar nódulos e massas pulmonares e para determinar o volume do derrame ou do pneumotórax. A hipoxemia pode ser detectada pela gasometria arterial (GA), que demonstra níveis baixos de $Pa_{O_2}$ e saturação de oxigênio. A oximetria de pulso (OXP) não invasiva pode ser usada para detectar hipoxemia ($Sp_{O_2} < 90\%$), mas a GA é o padrão-ouro para esse diagnóstico.

## Manejo clínico e de enfermagem

Para os clientes sob risco, a profilaxia da atelectasia é o principal objetivo terapêutico (Boxe 10.1). Os clientes devem ser instruídos e realizar manobras que possam melhorar a ventilação e eliminar as secreções. Os indivíduos imobilizados devem ser mudados de posição frequentemente, e todos os clientes devem voltar a andar tão logo seja possível, de modo a facilitar a expansão pulmonar e mobilizar as secreções. As manobras de expansão do volume pulmonar, inclusive respiração profunda controlada, exercícios de tosse e utilização do espirômetro de incentivo, devem ser iniciadas precocemente no período pós-operatório. Os clientes com asma, doença pulmonar obstrutiva crônica (DPOC), câncer de pulmão e cirurgias abdominais ou torácicas correm risco muito alto de desenvolver atelectasia. Precisam, portanto, de intervenções adicionais para evitar que isso ocorra. Nesses casos, pode-se indicar o uso de broncodilatadores e/ou agentes mucolíticos em aerossol (nebulizados), seguidos de fisioterapia respiratória (percussão torácica e drenagem postural).

---

### BOXE 10.1 — Promoção da saúde.

**Como evitar atelectasia**

- Mude frequentemente a posição do cliente, especialmente do decúbito dorsal para posição com as costas retas, de modo a facilitar a ventilação e evitar que as secreções se acumulem
- Estimule a mobilização com a transferência imediata do leito para a cadeira e, em seguida, a deambulação precoce
- Estimule o cliente a realizar exercícios apropriados de respiração profunda e tosse para mobilizar as secreções e evitar que se acumulem
- Ensine/reforce a técnica apropriada para a espirometria de incentivo
- Administre criteriosamente os opioides e os sedativos prescritos para evitar depressão respiratória
- Implemente a drenagem postural e a percussão torácica, caso estejam indicadas
- Aspire as vias respiratórias do cliente para remover as secreções traqueobrônquicas, caso seja necessário

### BOXE 10.2 — Orientações ao cliente.

#### Como utilizar o espirômetro de incentivo

A inalação de ar de forma lenta e controlada ajuda a expandir os pulmões. O marcador posicionado dentro do espirômetro mede a profundidade de cada respiração.

- Fique com as costas retas, se for possível (sentado ou na posição de semi-Fowler)
- Respire utilizando seu diafragma
- Coloque o bocal firmemente acoplado à boca e respire lenta e profundamente, prendendo cada respiração por um período de 3 a 4 segundos; depois expire lentamente
- Repita de 6 a 10 vezes a cada sessão
- Use o espirômetro de hora em hora enquanto estiver acordado (mantenha-o ao seu alcance)
- Depois de cada sessão, tente tossir imobilizando a incisão

### Espirometria de incentivo

**Espirometria de incentivo (EI)** é uma técnica de respiração profunda, que fornece *feedback* visual para estimular o cliente a inalar lenta e profundamente com um espirômetro portátil. Isso evita ou reduz a formação de atelectasias, porque estimula as células alveolares a secretar surfactante, que reduz a tensão superficial dos alvéolos e melhora a *performance* dos músculos inspiratórios. O Boxe 10.2 descreve como usar a EI.

#### Alerta de enfermagem

*O surfactante reduz a tensão superficial dos alvéolos e, desse modo, diminui o risco de colapso, mas precisa ser substituído continuamente. Um dos estímulos para essa substituição é a inalação profunda máxima mantida por alguns segundos. Os adultos suspiram ou respiram profundamente de uma vez e meia a duas vezes seus volumes correntes normais (cerca de 500 mℓ) entre seis e oito vezes a cada hora. Qualquer condição que provoque hipoventilação causa atelectasia. A EI estimula o cliente a suspirar ou respirar profundamente. Em geral, as três esferas são graduadas para 1,5 ℓ. Tossir é uma manobra expiratória forçada, que pode "espremer" os alvéolos. Se for necessária tosse para expelir as secreções, a enfermeira deve instruir o cliente a realizar as manobras de tosse depois de usar a EI para reexpandir os alvéolos e estimular a reposição do surfactante.*

### Tratamento com nebulizador

O **tratamento com nebulizador** libera fármacos em aerossol nos pulmões do cliente por meio de uma máscara facial ou de dispositivos que possam ser mantidos com as mãos. O fármaco é administrado em suspensão no ar comprimido ou no oxigênio, produzindo um vapor visível que o cliente inala. O indivíduo respira pela boca, respira lenta e profundamente e, em seguida, prende a respiração por alguns segundos. Ele deve ser estimulado a tossir durante o tratamento, porque isso ajuda a aumentar a pressão intratorácica e facilita a expectoração das secreções. Antibióticos, broncodilatadores e agentes mucolíticos podem ser administrados por nebulizador.

### Fisioterapia respiratória

A **fisioterapia respiratória (FTR)**, com ou sem fármacos administrados por nebulizador, também pode ser usada para evitar ou tratar atelectasias, obstruções brônquicas e pneumonia. A FTR inclui **drenagem postural**, **percussão torácica**, e vibração e recondicionamento respiratório. Os objetivos da FTR são remover secreções brônquicas, melhorar a ventilação e aumentar a eficiência dos músculos da respiração. Além disso, uma etapa importante da FTR é ensinar ao cliente a técnica de tosse efetiva.

A *drenagem postural* utiliza posições específicas que facilitam a remoção das secreções pulmonares com a ajuda da gravidade. Os clientes que permanecem deitados acumulam secreções nas áreas pulmonares posteriores, enquanto os indivíduos que ficam sentados ou deitados com as costas retas acumulam secreções nos lobos inferiores. Com a mudança de posição (Figura 10.2), as secreções podem drenar dos bronquíolos afetados para os brônquios e para a traqueia e, em seguida, ser removidas pela tosse ou por aspiração. Em geral, a drenagem postural é realizada de 2 a 4 vezes/dia, antes das refeições (para evitar náuseas, vômitos ou aspiração) e à hora de deitar. O tratamento prescrito por nebulização deve ser administrado antes da drenagem postural para dilatar os bronquíolos, reduzir o broncospasmo e diluir as secreções. O cliente deve ser instruído a permanecer em cada posição por um período de 10 a 15 min, inalando lentamente pelo nariz e exalando lentamente pelos lábios contraídos. Se o cliente não conseguir tolerar determinada posição, a enfermeira deve modificá-la de forma a manter seu conforto. Durante a mudança de posição, a enfermeira deve instruí-lo a respirar profundamente e a expelir as secreções, ou poderá ser necessário aspirar as vias respiratórias se o cliente não conseguir tossir.

A percussão e a vibração torácicas podem ser realizadas em cada posição para liberar as secreções (Figura 10.3). A percussão é executada pela enfermeira ou pelo terapeuta respiratório, aplicando rapidamente, no lobo pulmonar afetado, "palmadinhas" com as mãos em formato de conchas. Esse procedimento é realizado por um período de 1 a 2 minutos em cada área postural. A vibração é efetuada manualmente ou com a ajuda de um dispositivo mecânico. A enfermeira aplica suas mãos na área afetada e contrai rapidamente os braços e os membros, ao mesmo tempo que o cliente expira. Essa manobra deve ser realizada em cada área do pulmão durante 5 a 10 respirações.

### Outros tratamentos

Se a causa da atelectasia for a obstrução brônquica causada por secreções, elas precisam ser removidas pela tosse vigorosa ou por aspiração para permitir que o ar volte a entrar nessa região pulmonar. Os agentes mucolíticos (p. ex., acetilcisteína ou alfadornase) podem ser acrescentados para soltar e dissolver muco espesso. Quando as manobras de limpeza pulmonar intensiva e os nebulizadores não conseguem remover o muco obstrutivo, pode ser necessário realizar broncoscopia. A broncoscopia também pode ser realizada para retirar corpos estranhos das vias respiratórias. Os clientes com tumores das vias respiratórias podem ser submetidos à biopsia com finalidades diagnósticas, à crioterapia ou ao tratamento a *laser* por broncoscopia. Outros tratamentos recomendados para esses clientes incluem colocação de *stents* nas vias respiratórias, ou radioterapia e quimioterapia.

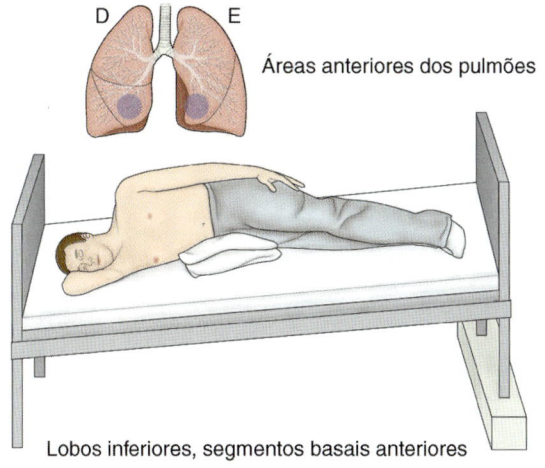
Lobos inferiores, segmentos basais anteriores

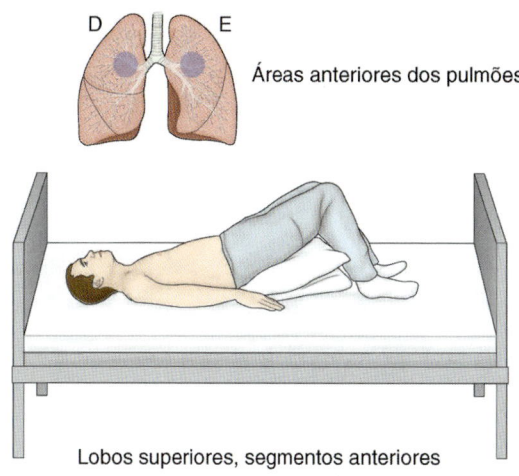
Lobos superiores, segmentos anteriores

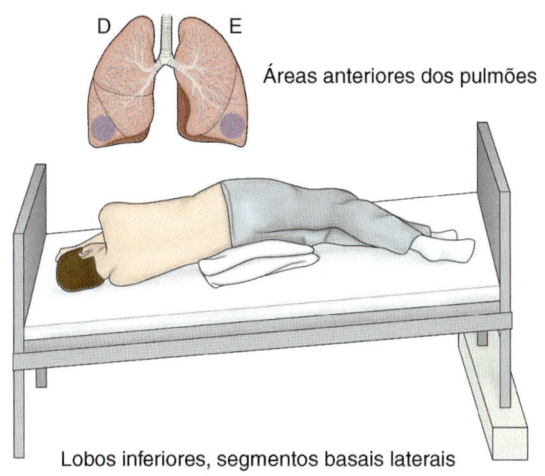
Lobos inferiores, segmentos basais laterais

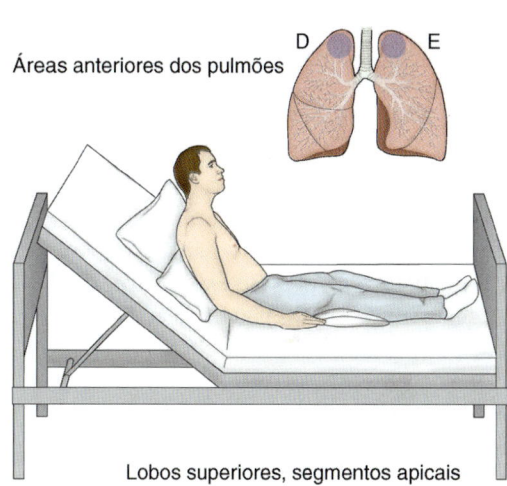
Lobos superiores, segmentos apicais

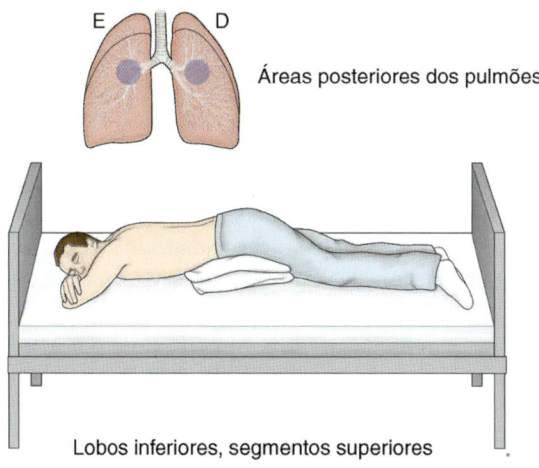
Lobos inferiores, segmentos superiores

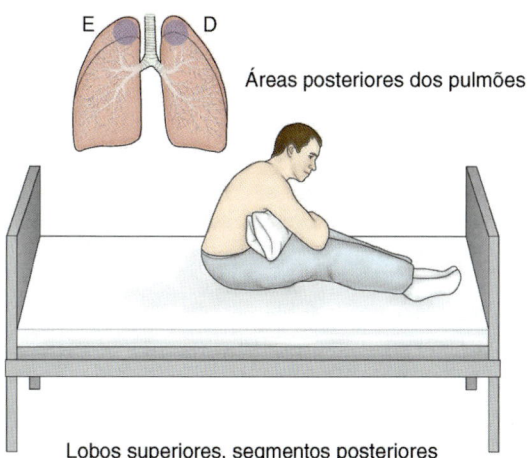
Lobos superiores, segmentos posteriores

**Figura 10.2** Posições usadas na drenagem dos pulmões.

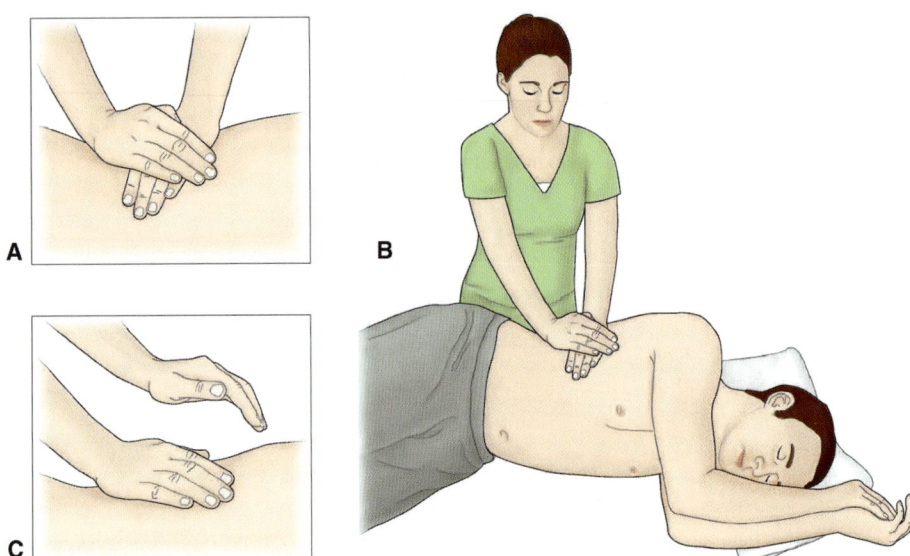

Figura 10.3 Percussão e vibração. (**A**) Posição correta das mãos para fazer vibração. (**B**) Técnica correta da vibração. Os punhos e os cotovelos permanecem rígidos; o movimento vibratório é produzido pelos músculos dos ombros. (**C**) Posição correta das mãos para fazer percussão.

Se a causa da atelectasia for a compressão dos tecidos pulmonares, o objetivo do tratamento é reduzir ou eliminar a compressão. Derrames pleurais volumosos que causam colapso dos tecidos pulmonares podem ser drenados por **toracocentese** (remoção do líquido por aspiração com uma agulha) ou pela colocação de um tubo torácico (toracostomia). Em geral, o **hemotórax** ou o **pneumotórax** são tratados pela colocação de um tubo torácico para remover o sangue ou o ar que causou o colapso do pulmão. Independentemente da causa da atelectasia, nos clientes com hipoxemia significativa, a intubação e a respiração artificial com **pressão expiratória final positiva (PEEP)** podem ser necessárias para fornecer ventilação e oxigenação adequadas.

## Complicações

Em geral, as atelectasias pequenas podem ser tratadas com manobras de expansão pulmonar, FTR e mobilização do cliente, mas alguns indivíduos podem desenvolver hipoxia grave, angústia respiratória ou pneumonia. A taxa de mortalidade é mais alta nos clientes que necessitam de intubação e ventilação mecânica, especialmente quando essas medidas são necessárias por mais de 48 h. As complicações também podem ser causadas pelos tratamentos usados para reverter as atelectasias, inclusive broncoscopia, toracocentese e toracostomia, porque todos esses procedimentos colocam os clientes sob risco de infecção, sangramento e pneumotórax.

## Infecções respiratórias

### Pneumonia

Pneumonia é uma infecção das vias respiratórias inferiores, causada por vários microrganismos, como bactérias, vírus, fungos, protozoários e parasitas. As pneumonias são comuns e estão associadas a taxas de morbidade e mortalidade significativas (Mandell, Wunderlink, Anzueto *et al.*, 2007). No Brasil, as pneumonias são a primeira causa de morte entre as doenças respiratórias.

## Classificações

As pneumonias podem ser classificadas de várias maneiras, inclusive com base em sua etiologia microbiológica, nas condições do hospedeiro e na situação na qual se encontra o cliente. Atualmente, as classificações mais comuns são: pneumonia adquirida na comunidade, pneumonia adquirida no hospital (também conhecida como **pneumonia nosocomial**), pneumonia associada à ventilação mecânica, pneumonia associada aos cuidados de saúde e pneumonia do cliente imunossuprimido (Anand e Kollef, 2009).

### Pneumonia adquirida na comunidade

A pneumonia adquirida na comunidade (PAC) acomete indivíduos fora do ambiente hospitalar, ou ocorre nas primeiras 48 horas após uma internação hospitalar ou institucionalização. A maioria dos casos de PAC ocorre nos meses do inverno ou no início da primavera, e os índices de prevalência são mais altos nos homens. Anualmente, cerca de 20% dos indivíduos com PAC requerem internação hospitalar; as taxas de mortalidade desses clientes variam de 3,7 a 16% (Brown, Jones, Jephson *et al.*, 2009; Ho, Cheng e Chu, 2009; Renaud, Santin, Coma *et al.*, 2009). A necessidade de hospitalização por PAC depende da gravidade da pneumonia, que pode ser avaliada com base em fatores como estado mental, azotemia (níveis sanguíneos de ureia ou outros compostos nitrogenados acima do normal), frequência respiratória igual ou superior a 30 incursões por minuto (RPM), pressão arterial (PA) baixa (PA sistólica < 90 ou PA diastólica < 60), idade igual ou superior a 65 anos, hipoxemia ($Sp_{O_2}$ < 90%) ou incapacidade de fazer uso dos fármacos conforme a prescrição (Mandell, Wunderlink, Anzueto *et al.*, 2007).

O agente etiológico mais comum da PAC é o *Streptococcus pneumoniae* (pneumococo), uma bactéria gram-positiva; entretanto, o agente etiológico é identificado em definitivo em menos de 30% dos casos de PAC. Outros agentes etiológicos são *Haemophilus influenzae*, *Staphylococcus aureus*, *Legionella* spp. e vírus.

## Pneumonia adquirida no hospital e pneumonia associada à ventilação mecânica

Por definição, a pneumonia adquirida no hospital (PAH) ocorre quando seus sinais e sintomas começam mais de 48 h após a internação de clientes sem evidências de infecção no momento da admissão ao hospital. A pneumonia adquirida no hospital é a segunda infecção nosocomial mais comum, mas tem a taxa de mortalidade mais alta (de 33 a 50%). A pneumonia associada à ventilação mecânica é um tipo de PAH, embora relacionada com a **intubação endotraqueal** e com a ventilação mecânica; por definição, é a pneumonia que se desenvolve nos clientes que estão sob ventilação mecânica há pelo menos 48 h (Dellit, Chan, Skerrett e Nathens, 2008; Labeau, Vandijck, Rello et al., 2008). De acordo com alguns estudos, a PAH é responsável por 25% das infecções que ocorrem nas unidades de tratamento intensivo e, dentre essas infecções, 90% ocorrem durante o uso do respirador artificial (ATS e IDSA, 2005). O índice de mortalidade da pneumonia associada à ventilação artificial oscila entre 24 e 76% (Dellit et al., 2008; Kollef, Morrow, Baughman et al., 2008).

A PAH ocorre quando existe pelo menos uma de três condições: as defesas do hospedeiro estão suprimidas, os microrganismos alcançam as vias respiratórias inferiores (em geral, por microaspiração dos microrganismos da orofaringe) ou um microrganismo altamente virulento está presente. Entre os fatores que predispõem os clientes à PAH estão supressão das defesas do hospedeiro (p. ex., doenças agudas ou crônicas graves), várias comorbidades, decúbito dorsal, aspiração, estado mental alterado, desnutrição, internação hospitalar prolongada, hipotensão e distúrbios metabólicos. Os clientes hospitalizados também ficam expostos às bactérias potencialmente presentes em outras fontes (p. ex., transmissão de patógenos pelas mãos dos profissionais de saúde, por equipamentos respiratórios e pelos reservatórios de água contaminada). Vários fatores relacionados com as intervenções clínicas também podem predispor ao desenvolvimento da PAH (p. ex., fármacos que causam depressão do sistema nervoso central com hipoventilação, intubação endotraqueal ou uso inadequado dos antibióticos). As alterações do pH gástrico em consequência da doença e dos fármacos podem danificar o revestimento do estômago e expor os clientes à entrada das bactérias. A mortalidade da PAH está relacionada com a virulência dos microrganismos, com a sua resistência aos antibióticos e com a condição subjacente do cliente. Os microrganismos comumente responsáveis pela PAH e pela pneumonia associada à ventilação mecânica são bastonetes gram-negativos e cocos gram-positivos. As bactérias gram-negativas são *Pseudomonas aeruginosa*, *Escherichia coli*, *Klebsiella pneumoniae*, espécies de *Acinetobacter* e *Serratia*, *Stenotrophomonas maltophilia* e *Haemophilus influenzae*. As bactérias gram-positivas incluem *Staphylococcus pneumoniae* (MSSA e MRSA) e *Streptococcus pneumoniae*. Os vírus e os fungos são agentes etiológicos menos frequentes, exceto nos clientes imunossuprimidos.

## Pneumonia associada aos cuidados de saúde

A pneumonia associada aos cuidados de saúde (PACS) ocorre nos clientes não hospitalizados que tiveram contato prolongado com serviços de saúde, definidos por um dos seguintes grupos: residência em instituições asilares ou outro tipo de serviço que presta cuidados de longa duração; internação para tratamento agudo por 2 ou mais dias, nos últimos 90 dias; tratamento com antibióticos intravenosos; cuidados com feridas; quimioterapia; atendimento em um hospital ou clínica de hemodiálise nos últimos 30 dias (Seymann et al., 2009). Os agentes etiológicos são semelhantes aos que foram relacionados na seção sobre pneumonia adquirida no hospital e pneumonia associada à ventilação mecânica.

## Pneumonia associada à imunossupressão

As pneumonias em hospedeiros imunossuprimidos incluem: pneumonia por *Pneumocystis* (PPC), pneumonias fúngicas e tuberculose pulmonar (*Mycobacterium tuberculosis*). Esses tipos de pneumonia se relacionam com os seguintes fatores: uso de corticoides e outros agentes imunossupressores, quimioterapia, deficiências nutricionais, tratamento com antibióticos de espectro amplo, síndrome da imunodeficiência adquirida (AIDS), doenças imunes genéticas e uso prolongado de tecnologia de suporte à vida (ventilação mecânica). Além disso, números crescentes de clientes com imunidade deficiente desenvolvem PAH causada por bacilos gram-negativos (Huang, Morris, Limper et al., 2006).

Nos clientes imunossuprimidos, a pneumonia pode ser causada por microrganismos que também são isolados dos casos de PAC ou PAH. A PPC raramente é diagnosticada nos indivíduos imunocompetentes e, em geral, é a primeira complicação que leva ao diagnóstico da AIDS. Independentemente de os clientes serem imunocomprometidos ou imunocompetentes, a apresentação clínica da pneumonia é semelhante; todavia, a PPC tem início sutil com dispneia progressiva, febre e tosse seca. Veja mais informações sobre PPC e HIV no Capítulo 37.

## Fisiopatologia

A pneumonia pode ser causada por vários vetores: pela flora normal presente nos clientes com resistência reduzida; por aspiração da flora existente na nasofaringe ou na orofaringe; por inalação de microrganismos transmitidos de outros indivíduos pelo ar (espirro, tosse ou fala); por fontes de água ou equipamento respiratório contaminados; ou por microrganismos transmitidos pelo sangue, que entram na circulação pulmonar e ficam retidos nos capilares dos pulmões.

As defesas normais do hospedeiro (tosse, limpeza ciliar e macrófagos alveolares) e os mecanismos de defesa das vias respiratórias superiores normais geralmente impedem que partículas potencialmente infectantes alcancem as vias respiratórias inferiores estéreis.

Depois que os microrganismos alcançam as vias respiratórias inferiores e os alvéolos, sua presença ativa uma resposta inflamatória que começa com a migração dos leucócitos (principalmente neutrófilos), líquido plasmático e imunocomplexo para dentro dos alvéolos, preenchendo os espaços que normalmente são aerados com líquido exsudativo e restos celulares. Isso causa edema alveolar e condensação dos tecidos pulmonares. Danos adicionais podem ocorrer quando alguns microrganismos liberam toxinas, que acentuam a lesão das células respiratórias. Os tecidos brônquicos e alveolares tornam-se edemaciados e infiltrados por leucócitos, causando a **consoli-**

dação dos tecidos pulmonares, observada nas radiografias do tórax. A lesão causada pelas toxinas, pelos mediadores inflamatórios e pelos imunocomplexos interfere na difusão do oxigênio e do dióxido de carbono, o que ocasiona as manifestações clínicas da pneumonia. A desproporção entre ventilação e perfusão ocorre na área pulmonar afetada, e o sangue pouco oxigenado retorna dos vasos sanguíneos pulmonares para o coração, resultando em hipoxemia arterial.

### Fatores de risco

O Boxe 10.3 resume os fatores de risco. Os clientes com comorbidades como DPOC, insuficiência cardíaca, diabetes e doença hepática ou renal crônica têm índices de mortalidade mais altos que os indivíduos sem doenças coexistentes.

### Manifestações clínicas e avaliação

Os sinais e os sintomas de pneumonia variam, dependendo do agente etiológico e da coexistência de outras doenças; contudo, não é possível determinar o tipo específico de pneumonia com base apenas nas manifestações clínicas. As manifestações clínicas clássicas de pneumonia são febre, tosse (produtiva ou seca), dispneia e leucocitose. Os clientes também podem apresentar calafrios, dor torácica pleurítica, taquipneia, uso dos músculos acessórios, taquicardia, fadiga e anorexia. Inicialmente, alguns clientes apresentam sinais de infecção das vias respiratórias superiores (congestão nasal, dor de garganta), e os sinais e sintomas de pneumonia são gradativos e inespecíficos. Nesses casos, os sinais e sintomas principais podem ser cefaleia, febre baixa, dor pleurítica, mialgia, erupção cutânea e faringite.

As anormalidades do exame físico podem ser broncofonia sobre as áreas pulmonares consolidadas, estertores, acentuação do frêmito toracovocal (vibrações vocais detectadas à palpação), macicez à percussão, egofonia e pectoriloquia afônica (os sons sussurrados são auscultados facilmente através da parede torácica). Essas alterações ocorrem porque os sons são mais bem transmitidos pelos tecidos densos ou sólidos (consolidação) do que pelos tecidos normais preenchidos por ar. Nos clientes com DPOC, escarro **purulento** ou alterações discretas dos sintomas respiratórios podem ser os únicos sinais de pneumonia. Nesses casos, pode ser difícil determinar se o agravamento dos sintomas é uma exacerbação da doença de base, ou um processo infeccioso.

O diagnóstico de pneumonia é firmado com base na história (principalmente infecção recente das vias respiratórias), no exame físico, nas radiografias do tórax, nas hemoculturas (a invasão da corrente sanguínea – descrita como *bacteriemia* – é comum), no exame do escarro (coloração pelo gram e cultura) e nos testes rápidos para antígenos bacterianos na urina ou nos esfregaços da orofaringe.

A amostra de escarro é obtida pedindo-se aos clientes para fazer o seguinte: (1) enxaguar a boca com água para reduzir a contaminação pela flora oral normal; (2) respirar profundamente várias vezes; (3) tossir vigorosamente; e (4) expectorar o escarro eliminado em um recipiente estéril. A melhor ocasião para coletar escarro para cultura é nas primeiras horas da manhã, porque está mais concentrado e tem menos chances de ser contaminado pela saliva e pelas secreções nasofaríngeas (Daniels, 2010). Procedimentos mais invasivos podem ser realizados para coletar amostras de escarro (aspiração nasotraqueal ou orotraqueal, ou broncoscopia).

As anormalidades das radiografias do tórax associadas à pneumonia variam de acordo com os agentes etiológicos, mas geralmente se forma um infiltrado pulmonar ou uma consolidação recente nas primeiras 48 h após o início dos sintomas. Os infiltrados podem ser segmentares, lobares ou multilobares.

---

### BOXE 10.3 — Fatores de risco para pneumonia.

**Pneumonia adquirida na comunidade (PAC)**
- Tabagismo
- Uso abusivo de álcool
- Hipoxemia preexistente
- Acidose
- Inalação de substâncias tóxicas
- Edema pulmonar
- Estado mental alterado (p. ex., convulsão, AVE)
- Doença renal com uremia
- Desnutrição
- Tratamentos imunossupressores
- Obstruções brônquicas
- Idade superior a 65 anos
- Uso abusivo de drogas intravenosas
- Fibrose cística
- Bronquiectasia
- Doença pulmonar obstrutiva crônica (DPOC)
- Episódios anteriores de pneumonia

**Pneumonia adquirida no hospital (PAH) e pneumonia associada à ventilação mecânica**
- Debilidade
- Desnutrição
- Estado mental alterado
- Exposição anterior aos antibióticos (nos últimos 90 dias)
- Internações hospitalares por 5 dias ou mais
- Alta resistência aos antibióticos (específicos do hospital ou da unidade de tratamento intensivo)
- Tratamentos ou doenças imunossupressoras
- Intubação ou traqueostomia prolongada (> 48 horas)

**Pneumonia associada aos cuidados de saúde (PACS)**
- Internação hospitalar por 2 dias ou mais, nos últimos 3 meses
- Diálise crônica no último mês
- Cuidados domiciliares de feridas
- Tratamento IV domiciliar
- Residência em instituições asilares ou de cuidados prolongados
- Familiar com microrganismo resistente aos antibióticos

## Manejo clínico e de enfermagem

### Tratamento farmacológico

O tratamento da pneumonia inclui a administração do antibiótico apropriado. A escolha do antibiótico é determinada pela classificação da pneumonia (*i.e.*, PAC *versus* PAH), pelos resultados da coloração pelo gram, por testes de sensibilidade das culturas, por testes para antígenos e pelas comorbidades do cliente. O tratamento inicial da PAC é empírico, a menos que se disponha dos resultados da cultura de escarro e dos testes de sensibilidade. Em geral, o tratamento empírico dos outros tipos de pneumonia é iniciado com um antibiótico de espectro amplo, que pode ser administrado isoladamente ou em combinação. A escolha dos antibióticos baseia-se na avaliação do risco de patógenos MDR (multidrogarresistentes) e na existência de sintomas iniciais ou tardios de PAH ou de pneumonia associada à ventilação mecânica (Tabela 10.1). Quando se dispõe dos resultados das culturas microbianas e dos testes de sensibilidade, o espectro da terapia deve ser estreitado para evitar o desenvolvimento de patógenos resistentes. O Boxe 10.4 descreve os fatores de risco para o desenvolvimento de patógenos resistentes a múltiplos fármacos.

A administração imediata dos antibióticos aos clientes é um elemento fundamental do tratamento. Se os patógenos específicos responsáveis pela pneumonia forem identificados, devem ser administrados antibióticos mais específicos com espectro mais estreito. A duração recomendada para o tratamento da PAC é de pelo menos 5 dias. Os clientes devem estar sem febre há no mínimo 2 dias, antes que os antibióticos possam ser suspensos. Os clientes com pneumonias nosocomiais devem ser tratados por um período de 7 a 10 dias, contanto que apresentem sinais de melhora clínica. Dados recentes demonstram que o uso dos antibióticos por intervalos mais curtos causa respostas clínicas satisfatórias e dificulta o desenvolvimento de patógenos resistentes a múltiplos fármacos (Siegel *et al.*, 2006).

Os antibióticos não são eficazes nos indivíduos com pneumonia viral e podem causar efeitos colaterais (superinfecções, patógenos MDR). Os clientes que desenvolvem pneumonia e têm risco de *influenza* podem ser tratados com agentes antivirais. A pandemia recente de H1N1 (gripe suína) resultou no tratamento antiviral dos clientes de alto risco para complicações da *influenza* sazonal (inclusive pneumonia) e dos clientes sob suspeita de ter *influenza* (CDC, 2009c).

### Oxigenoterapia inalatória

A oxigenoterapia inalatória consiste em administrar oxigênio em concentrações mais altas que as do ar atmosférico. Ao nível do mar, a concentração de oxigênio do ar ambiente é de 21%. O objetivo da oxigenoterapia é evitar ou reverter a hipoxia tecidual, que significa redução do fornecimento de oxigênio aos tecidos (Boxe 10.5). A hipoxia é confundida comumente com hipoxemia. Hipoxemia é a redução da concentração ou da pressão de oxigênio arterial (pressão parcial de oxigênio, ou $Pa_{O_2}$) e pode ser detectada por gasometria arterial ou por oximetria de pulso. A hipoxemia é definida por níveis de $Pa_{O_2}$ menores que 60 mmHg e/ou por nível de saturação na oximetria de pulso menor que 90%. Quando administra oxigênio a um cliente, a enfermeira deve ter em mente que o transporte aos tecidos depende não apenas da concentração arterial de oxigênio, mas também do débito cardíaco, da concentração de hemoglobina e das demandas metabólicas.

### Indicações da oxigenoterapia

O uso de oxigênio para *tratar* clientes com hipoxia baseia-se em indicadores clínicos, como dados subjetivos (dispneia, dor torácica), gasometria arterial, oximetria de pulso e alterações detectadas ao exame físico. Alteração da frequência ou do padrão respiratório (bradipneia, taquipneia, respiração de Cheyne-Stokes), alteração do estado mental (agitação, ansiedade, desorientação, confusão, letargia, coma), variações da PA, variações da frequência cardíaca (bradicardia ou taquicardia), arritmias, cianose (sinal tardio), sudorese ou extremidades frias são sinais de hipoxia. O desenvolvimento desses sinais e sintomas depende da rapidez com que a hipoxia se desenvolve. O início agudo tende a causar sinais de disfunção neurológica e cardiovascular, enquanto o início crônico leva os clientes a queixar-se de fadiga, sonolência, dispneia aos esforços e déficit de atenção.

---

**BOXE 10.4 — Fatores de risco para o desenvolvimento de patógenos multidrogarresistentes.**

- Uso de antibióticos nos últimos 90 dias
- Internação hospitalar atual com duração igual ou superior a 5 dias
- Imunossupressão (doença ou tratamento)
- Alto índice de resistência aos antibióticos na comunidade ou no hospital
- Existência de fatores de risco para PACS

---

**Tabela 10.1** Tratamento antibiótico empírico para pneumonia adquirida no hospital, pneumonia associada à ventilação mecânica e pneumonia associada aos cuidados de saúde.

| Tipo | Fármacos |
|---|---|
| Início recente (< 5 dias), sem fatores de risco para patógenos multidrogarresistentes | Ampicilina-sulbactam OU Ceftriaxona OU Levofloxacino, moxifloxacino ou ciprofloxacino OU Ertapeném |
| Início tardio (≥ 5 dias) ou fatores de risco para patógenos multidrogarresistentes | Cefepima ou ceftazidima OU Imipeném ou meropeném OU Piperacilina-tazobactam E Ciprofloxacino ou levofloxacino, OU amicacina, gentamicina ou tobramicina E Linezolida ou vancomicina (MRSA) |

ATS/IDS, 2005, p. 401-402.

> **BOXE 10.5 Tipos de hipoxia.**
>
> A hipoxia pode ser causada por doenças pulmonares (aporte insuficiente de oxigênio) ou extrapulmonares (liberação inadequada de oxigênio) graves, que afetam a troca gasosa no nível celular. Os quatro tipos gerais de hipoxia são: hipoxêmica, circulatória, anêmica e histotóxica.
>
> ### Hipoxia hipoxêmica
> A hipoxia hipoxêmica consiste na redução do nível de oxigênio sanguíneo, resultando na diminuição da difusão do oxigênio aos tecidos. Essa condição pode ser causada por hipoventilação, altitudes elevadas, desproporção ventilação-perfusão (p. ex., embolia pulmonar), *shunts* nos quais os alvéolos estão colapsados e não conseguem fornecer oxigênio ao sangue (causados comumente por atelectasias), e distúrbios da difusão pulmonar. A hipoxia hipoxêmica é corrigida aumentando-se a ventilação alveolar ou fornecendo oxigênio suplementar.
>
> ### Hipoxia circulatória
> A hipoxia circulatória é causada pela circulação capilar inadequada. Essa condição pode ser atribuída à redução do débito cardíaco, à obstrução vascular localizada, aos estados de baixo débito (p. ex., choque) ou à parada cardíaca. Embora a pressão parcial de oxigênio ($P_{O_2}$) dos tecidos esteja reduzida, a pressão arterial de oxigênio ($Pa_{O_2}$) permanece normal. A hipoxia circulatória é corrigida com a identificação e o tratamento da causa subjacente.
>
> ### Hipoxia anêmica
> A hipoxia anêmica é resultante da redução da concentração efetiva de hemoglobina, que diminui a capacidade de transportar oxigênio no sangue. Essa condição raramente se acompanha de hipoxemia. A intoxicação por monóxido de carbono causa efeitos semelhantes, uma vez que reduz a capacidade de transportar oxigênio ligado à hemoglobina, mas não é propriamente uma hipoxia anêmica, porque os níveis da hemoglobina estão normais.
>
> ### Hipoxia histotóxica
> A hipoxia histotóxica ocorre quando uma substância tóxica (p. ex., cianeto) interfere na capacidade dos tecidos de utilizar o oxigênio disponível.

A administração de oxigênio para *evitar* hipoxemia nos clientes de alto risco, embora não apresentem indicadores clínicos de hipoxia, é comum nos hospitais. Os clientes de alto risco são os que correm risco de desenvolver hipoxemia rapidamente, ou que não tolerariam mesmo os níveis brandos de hipoxemia. Os indivíduos com pneumonia, embolia pulmonar, suspeita de lesão ou infarto do miocárdio, e traumatismo ou lesão encefálicos são apenas alguns exemplos.

## Métodos de administração do oxigênio

O oxigênio é extraído de um cilindro ou de um sistema de encanamento, e um fluxômetro regula o fluxo de oxigênio em litros por minuto. Quando o oxigênio é administrado em fluxos altos (> 6 ℓ/min), ele deve passar por um sistema de umidificação para evitar que resseque as mucosas do sistema respiratório. Existem vários sistemas para administração de oxigênio (Tabela 10.2). Cada sistema e cada taxa de fluxo de oxigênio destinam-se a fornecer uma **fração de oxigênio inspirado** ($Fi_{O_2}$, ou porcentagem de oxigênio) específica. O método apropriado de administração do oxigênio é mais bem determinado pelos níveis de gasometria arterial, que indicam o estado de oxigenação do cliente.

Os sistemas de administração de oxigênio são classificados em sistemas de fluxo baixo ou alto. Os sistemas de fluxo baixo contribuem parcialmente para o gás inspirado que o cliente respira; isso significa que ele respira ar ambiente junto com oxigênio. Esses sistemas não fornecem uma concentração conhecida ou constante de oxigênio inspirado. A quantidade de oxigênio inspirado altera-se à medida que a respiração do cliente se modifica. Exemplos de sistemas de fluxo baixo são cânulas nasais, máscaras simples, máscaras com retorno parcial e máscaras sem retorno. Por outro lado, os sistemas de fluxo alto fornecem todo o ar inspirado. Uma porcentagem específica de oxigênio é fornecida, independentemente da respiração do cliente. Os sistemas de fluxo alto estão indicados para os clientes que necessitam de quantidades constantes e fixas de oxigênio. Exemplos desses sistemas são os cateteres transtraqueais, máscaras de Venturi, máscaras de aerossol, colares de traqueostomia e tendas faciais.

A cânula nasal é usada quando o cliente precisa de concentrações baixas ou intermediárias de oxigênio, mas não é necessário manter uma concentração rigorosamente exata. Esse método é relativamente simples e permite que o cliente faça movimentos no leito, ande, tussa e coma sem interromper o fluxo de oxigênio. Taxas de fluxo maiores que 6 a 8 ℓ/min podem resultar em deglutição do ar, ou podem causar irritação e ressecamento das mucosas nasofaríngeas. Quando o oxigênio é administrado por cânula, a porcentagem que chega aos pulmões varia com a profundidade e a frequência das incursões respiratórias, principalmente se a mucosa nasal estiver edemaciada ou se o indivíduo respirar pela boca.

Existem vários tipos de máscara de oxigênio (Figura 10.4). Cada um é usado com finalidades diferentes. As *máscaras simples* são usadas para administrar concentrações baixas a moderadas de oxigênio. O corpo da própria máscara acumula e armazena oxigênio entre as respirações. O cliente exala diretamente por orifícios existentes no corpo da máscara. Se o fluxo de oxigênio cessar, o cliente pode aspirar o ar pelas aberturas das bordas da máscara. Embora sejam muito usadas, essas máscaras não podem ser usadas para concentrações de oxigênio controladas e devem ser ajustadas para assegurar adaptação satisfatória. Além disso, não devem ser pressionadas excessivamente contra a pele, sob pena de causar sensação de claustrofobia e lesão cutânea; faixas elásticas ajustáveis são fornecidas para assegurar o conforto e a segurança do cliente.

As *máscaras com retorno parcial* têm uma bolsa de reservatório que *precisa permanecer inflada durante a inspiração e a expiração*. A enfermeira regula o fluxo de oxigênio de modo a

**Tabela 10.2** Dispositivos para administrar oxigênio.

| Dispositivo | Taxa de fluxo sugerida ($\ell$/min) | Variação da porcentagem de $O_2$ | Vantagens | Desvantagens |
|---|---|---|---|---|
| **Sistemas de fluxo baixo** | | | | |
| Cânula | 1 a 2<br>3 a 5<br>6 | 23 a 30<br>30 a 40<br>42 | Leve, confortável, baixo custo, uso contínuo durante as refeições e as atividades | Ressecamento da mucosa nasal, $Fi_{O_2}$ variável |
| Cateter orofaríngeo | 1 a 6 | 23 a 42 | Custo baixo, não requer traqueostomia | Irritação da mucosa nasal; o cateter deve ser substituído frequentemente para alternar as narinas |
| Máscara simples | 6 a 8 | 40 a 60 | Simples de usar, baixo custo | Adaptação difícil, $Fi_{O_2}$ variável; precisa ser retirada durante as refeições |
| Máscara com retorno parcial | 8 a 11 | 50 a 75 | Concentração moderada de $O_2$ | Aquece; adaptação difícil; precisa ser retirada durante as refeições |
| Máscara sem retorno | 12 | 80 a 100 | Concentração alta de $O_2$ | Adaptação difícil |
| **Sistemas de fluxo alto** | | | | |
| Cateter transtraqueal | ¼ a 4 | 60 a 100 | Mais confortável; pode ser escondido sob as roupas; são necessários menos litros de oxigênio por minuto em comparação com a cânula nasal | Requer limpeza frequente e periódica; requer intervenção cirúrgica |
| Máscara de Venturi | 4 a 6<br>6 a 8 | 24, 26 ou 28<br>30, 35 ou 40 | Fornece níveis baixos de $O_2$ suplementar | Precisa ser retirada durante as refeições |
| Máscara de aerossol | 8 a 10 | 30 a 100 | Umidade satisfatória; controle preciso da $Fi_{O_2}$ | Desconfortável para alguns clientes |
| Colar de traqueostomia | 8 a 10 | 30 a 100 | Umidade satisfatória; confortável; controle razoavelmente preciso da $Fi_{O_2}$ | - |
| Tenda facial | 8 a 10 | 30 a 100 | Umidade satisfatória; controle razoavelmente preciso da $Fi_{O_2}$ | Volumosa e incômoda |
| **Dispositivos de conservação de oxigênio** | | | | |
| Dose intermitente (ou de demanda) | 10 a 40 m$\ell$/incursão respiratória | | Fornece $O_2$ apenas durante a inspiração; conserva 50 a 75% do $O_2$ usado | Requer a avaliação individual cuidadosa da função respiratória |

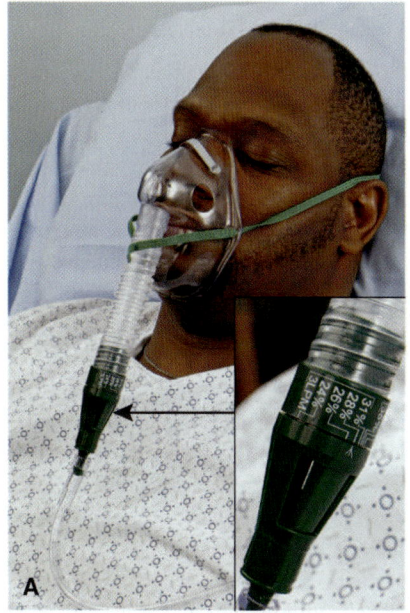 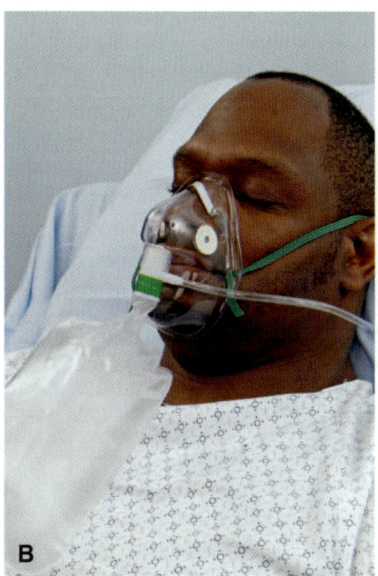 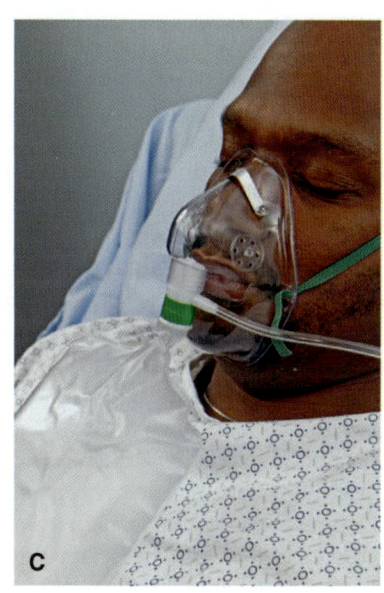

**Figura 10.4** Tipos de máscaras usadas para administrar concentrações variáveis de oxigênio. (**A**) Máscara de Venturi. (**B**) Máscara sem retorno (Sem reinalação). (**C**) Máscara com retorno (reinalação) parcial.

assegurar que a bolsa não colapse durante a inalação. A concentração de oxigênio administrado pode ser alta, porque a máscara e a bolsa funcionam como reservatórios para o oxigênio. O oxigênio entra na máscara por um tubo de pequeno calibre conectado na junção da máscara com a bolsa. Conforme o cliente inspira, o gás é aspirado da máscara, da bolsa e possivelmente do ar ambiente pelas portas de expiração. Quando o cliente expira, o primeiro terço da expiração enche a bolsa do reservatório. Isso representa praticamente o espaço morto e não participa da troca de gases pulmonares. Por essa razão, esse compartimento tem concentração alta de oxigênio. O restante do gás exalado circula pelas portas de expiração. A porcentagem real de oxigênio administrado é influenciada pelo padrão respiratório do cliente.

As *máscaras sem retorno* têm desenho semelhante ao das máscaras com retorno parcial, mas apresentam válvulas adicionais. Uma válvula unidirecional localizada entre a bolsa do reservatório e a base da máscara permite que o gás proveniente da bolsa entre na máscara de inalação, mas impede que o gás presente na máscara entre novamente no reservatório durante a expiração. As válvulas unidirecionais localizadas nas aberturas (respiros) de expiração impedem que o ar ambiente entre na máscara enquanto o cliente inala. Essas máscaras também permitem que os gases exalados pelo cliente saiam da máscara durante a expiração. Como também ocorre com a máscara com retorno parcial, *é importante ajustar o fluxo de oxigênio de modo que a bolsa do reservatório não colapse por completo durante a inspiração*. Teoricamente, se a máscara sem retorno estiver bem adaptada ao cliente e as duas aberturas laterais de expiração tiverem válvulas unidirecionais, é possível que o cliente receba oxigênio a 100%, o que torna esse tipo de máscara um sistema de oxigênio de fluxo alto. Contudo, como é difícil assegurar a adaptação perfeita da máscara ao cliente, e como algumas máscaras sem retorno possuem apenas uma válvula unilateral de expiração, é praticamente impossível assegurar o fornecimento de oxigênio a 100%; isso explica por que essas máscaras funcionam como um sistema de oxigenação de fluxo baixo.

A *máscara de Venturi* é o método mais confiável e preciso para administrar concentrações exatas de oxigênio por uma abordagem não invasiva. Essa máscara é moldada de forma a permitir um fluxo constante de ar ambiente misturado com uma taxa invariável de oxigênio. A máscara de Venturi é usada principalmente nos clientes com DPOC, porque pode fornecer níveis exatos e apropriados de oxigênio suplementar e, desse modo, evitar o risco de suprimir o impulso (*drive*) hipoxêmico (mais detalhes no Capítulo 11).

A máscara de Venturi baseia-se no princípio de Bernoulli da retenção de ar (retenção do ar como um vácuo), que assegura um fluxo alto de ar com suplementação controlada de oxigênio. Para cada litro de oxigênio que passa por um orifício, uma porcentagem fixa do ar expirado fica retida. Desse modo, um volume preciso de oxigênio pode ser administrado variando-se o diâmetro do orifício e ajustando-se o fluxo de oxigênio. O excesso de gás sai da máscara pelas duas aberturas de expiração, levando junto o dióxido de carbono expirado. Esse método permite a inalação de uma concentração constante de oxigênio, independentemente da profundidade ou da frequência respiratória.

A máscara precisa ser firmemente ajustada a fim de impedir que o oxigênio flua para os olhos do cliente. A enfermeira deve examinar a pele do cliente para detectar irritação. É necessário

---

**BOXE 10.6**

### $Fi_{O_2}$ aproximada com as taxas de fluxo da cânula nasal.

Cada litro ($\ell$) de fluxo representa um acréscimo de cerca de 4% na $Fi_{O_2}$:
- 1 $\ell$/min = $Fi_{O_2}$ de 24%
- 2 $\ell$/min = $Fi_{O_2}$ de 28%
- 3 $\ell$/min = $Fi_{O_2}$ de 32%
- 4 $\ell$/min = $Fi_{O_2}$ de 36%
- 5 $\ell$/min = $Fi_{O_2}$ de 40%
- 6 $\ell$/min = $Fi_{O_2}$ de 44%

Diepenbrock, 2008.

---

retirar a máscara, de modo que o cliente possa comer e ingerir os fármacos; nesses intervalos, o oxigênio suplementar deve ser administrado por uma cânula nasal.

A enfermeira precisa saber como converter a porcentagem de oxigênio, fornecido por uma máscara, em litros por minuto por uma cânula nasal (Boxe 10.6).

O *cateter de oxigênio transtraqueal* é introduzido diretamente na traqueia e está indicado para os clientes que necessitam fazer oxigenoterapia por longo período. Esses cateteres são mais confortáveis, são menos dependentes dos padrões respiratórios e ficam menos evidentes do que os outros métodos de oxigenação. Como não há perda de oxigênio para o ambiente, o cliente recebe oxigenação adequada com taxas mais baixas, o que torna esse método menos dispendioso e mais eficiente.

Outros dispositivos usados para administrar oxigênio são *máscaras de aerossol*, *colares de traqueostomia* e *tendas faciais*, todos usados com dispositivos de aerossol (nebulizadores) que podem ser ajustados para concentrações de oxigênio entre 27 e 100% (0,27 a 1,00). Se o fluxo da mistura gasosa cair abaixo das necessidades do cliente, o ar ambiente é aspirado, diluindo a concentração. O vapor do aerossol deve ficar disponível ao cliente durante toda a fase inspiratória.

A oxigenoterapia hiperbárica consiste em administrar oxigênio sob pressões maiores que 1 atmosfera. Desse modo, a quantidade de oxigênio dissolvido no plasma aumenta, aumentando também os níveis de oxigênio nos tecidos. Durante o tratamento, o cliente é colocado em uma câmara cilíndrica pequena (uso individual) ou grande (uso coletivo). A oxigenoterapia hiperbárica é usada em condições como embolia gasosa, intoxicação por monóxido de carbono, gangrena, necrose dos tecidos e hemorragia. Os efeitos colaterais potenciais são barotrauma de orelha média, distúrbios do sistema nervoso central (SNC) e intoxicação por oxigênio.

## Complicações

Assim como ocorre com outros fármacos, o oxigênio deve ser administrado com cautela, e a resposta do cliente deve ser cuidadosamente avaliada. As concentrações altas de oxigênio estão contraindicadas para clientes com DPOC, porque podem agravar a hipoventilação alveolar em razão da depressão do *drive* ventilatório, agravando a descompensação respiratória.

Quando o oxigênio é metabolizado, há formação de radicais livres que causam danos às células. Esse efeito colateral da oxigenoterapia é conhecido como *intoxicação por oxigênio*.

Os níveis tóxicos de oxigênio são alcançados quando a $Fi_{O_2}$ fica acima de 60% por mais de 48 h (Marino, 2007). Os sinais e sintomas da intoxicação por oxigênio são dor torácica, parestesias, dispneia, agitação, fadiga, mal-estar, angústia respiratória progressiva, atelectasia, infiltrados pulmonares e fibrose. A profilaxia dessa complicação é conseguida com a utilização da menor concentração de oxigênio clinicamente necessária. Quando o cliente continua com hipoxemia apesar dos níveis tóxicos de oxigênio, outras medidas devem ser adotadas, inclusive intubação e respiração artificial.

O oxigênio favorece a combustão; por essa razão, seu uso pode causar incêndios. Nas proximidades do cliente que usa oxigênio, não se deve permitir que outras pessoas fumem ou utilizem chamas expostas. Além disso, o risco de contaminação cruzada dos suprimentos usados para administrar oxigênio (máscara, tubos, cânulas) deve ser controlado, e os equipamentos precisam ser substituídos de acordo com as normas de controle de infecção.

### Medidas de suporte

As medidas de suporte para os clientes com pneumonia incluem hidratação para compensar as perdas imperceptíveis de líquido em razão da febre e da taquipneia. Os antipiréticos podem ser usados para tratar cefaleia, dor muscular e febre. A inalação de vapor quente e úmido ajuda a aliviar a irritação brônquica.

Outras intervenções terapêuticas devem ser consideradas para os clientes hospitalizados por pneumonia. Avaliação e suporte nutricionais, profilaxia para trombose venosa profunda, administração de broncodilatadores ou de agentes mucolíticos por nebulização, e medidas gerais de conforto devem ser individualizados para cada cliente.

### Considerações gerontológicas

Na população idosa, a pneumonia pode ocorrer como diagnóstico primário ou como complicação de uma doença crônica. As infecções pulmonares dos clientes idosos geralmente são difíceis de tratar e resultam em taxas de mortalidade mais altas do que nas populações mais jovens. Deterioração das condições gerais, fraqueza, queixas abdominais, anorexia, confusão, taquicardia e taquipneia podem indicar o início de uma pneumonia. O diagnóstico de pneumonia pode passar despercebido, porque os sinais e sintomas clássicos, como tosse, dor torácica, produção de escarro e febre, podem não ocorrer ou ficar obscurecidos nos indivíduos idosos. Além disso, a ocorrência de alguns sinais pode dificultar o diagnóstico. Por exemplo, os sons respiratórios anormais podem ser causados por atelectasia que ocorre em consequência da redução da mobilidade física, da diminuição dos volumes pulmonares ou de outras alterações da função respiratória. Pode ser necessário fazer radiografias do tórax para diferenciar insuficiência cardíaca crônica (comum nos idosos) de pneumonia como causa dos sinais e sintomas clínicos.

O tratamento de suporte inclui hidratação (com cuidado e avaliações frequentes, devido ao risco de causar sobrecarga de líquido nos idosos), oxigenoterapia suplementar, e auxílio nos exercícios de tosse e de respiração profunda, nas mudanças frequentes de posição e na deambulação precoce. Todas essas medidas são especialmente importantes ao tratamento dos clientes idosos com pneumonia. A fim de reduzir ou evitar as complicações graves da pneumonia no idoso, a vacinação antipneumocócica e antigripal é recomendável.

## Prevenção

No Brasil, a meningite pneumocócica ocorre com frequência 15 vezes maior em crianças com menos de 5 anos. De acordo com a Organização Mundial da Saúde (OMS), as doenças pneumocócicas já estão em primeiro lugar no mundo em número de mortes de crianças até 5 anos por causas que poderiam ser prevenidas com vacinação. A vacina antipneumocócica reduz em 50% a incidência de pneumonia nas populações saudáveis sob outros aspectos (Vila-Corcoles, 2007). Essa vacina confere proteção contra pneumonia pneumocócica e contra outras infecções causadas pelo *S. pneumoniae* (otite média, outras infecções das vias respiratórias superiores). As vacinas devem ser evitadas no primeiro trimestre da gravidez (Kroger, Atkinson, Marcuse *et al.*, 2006).

De maneira a reduzir ou evitar as complicações graves da PAC nos grupos de alto risco, a vacina antipneumocócica é recomendável na faixa etária de 2 a 64 anos para clientes com doenças crônicas e para todos os idosos com mais de 65 anos. Caso a vacina seja administrada antes da idade de 65 anos, ela deverá ser repetida 5 anos depois (CDC, 2010).

> ### Processo de enfermagem
>
> *Cliente com pneumonia*
>
> ### Avaliação
>
> A avaliação de enfermagem é fundamental ao diagnóstico da pneumonia. Os clientes com febre, calafrios, dispneia e tosse devem alertar a enfermeira quanto a essa possibilidade. A avaliação respiratória também detecta manifestações clínicas de pneumonia: dor pleurítica, fadiga, taquipneia, uso dos músculos acessórios para respirar, taquicardia, tosse e escarro purulento. A enfermeira deve monitorar o cliente de modo a detectar as seguintes anormalidades:
>
> - Alterações da temperatura e do pulso
> - Volume, odor e cor das secreções
> - Frequência e gravidade da tosse
> - Grau de taquipneia ou dispneia
> - Oximetria de pulso
> - Alterações do exame físico (avaliadas principalmente por inspeção e ausculta do tórax)
> - Alterações das radiografias do tórax
>
> Além disso, é importante avaliar os clientes (principalmente os idosos) para detectar comportamento incomum, estado mental alterado, desidratação, fadiga excessiva e insuficiência cardíaca concomitante.
>
> ### Diagnóstico
>
> Os diagnósticos de enfermagem pertinentes podem ser:
>
> - Troca gasosa prejudicada
> - Intolerância à atividade, relacionada com a função respiratória prejudicada
> - Risco de volume de líquido deficiente, relacionado com a febre, a frequência respiratória aumentada e a sepse
>
> *(continua)*

- Nutrição desequilibrada: menos que as necessidades corporais
- Conhecimento deficiente sobre o regime terapêutico e sobre as medidas de saúde preventiva

Os problemas coexistentes ou as complicações que podem ocorrer são os seguintes:

- Persistência dos sintomas após o início do tratamento
- Choque
- Insuficiência respiratória
- Atelectasia
- Derrame pleural
- Confusão mental
- Superinfecção

### Planejamento

Os objetivos principais podem ser melhorar a perviedadde das vias respiratórias, repousar para conservar energia, manter o volume de líquido adequado, manter a hidratação adequada, entender o protocolo de tratamento e as medidas profiláticas, e não ter complicações.

### Intervenções de enfermagem

#### Melhora da perviedade das vias respiratórias

A remoção das secreções é importante, porque sua retenção interfere na troca gasosa e pode retardar a recuperação. A enfermeira deve estimular a hidratação (de 2 a 3 ℓ/dia), a fim de diluir e liberar as secreções pulmonares. A hidratação deve ser administrada mais lentamente e com monitoramento cuidadoso quando os clientes têm distúrbios preexistentes, inclusive insuficiência cardíaca. A umidificação pode ser usada para liberar as secreções e melhorar a ventilação. Uma máscara facial com umidificação (usando ar comprimido ou oxigênio) fornece ar aquecido e umidificado à árvore traqueobrônquica e ajuda a liquefazer as secreções. A tosse pode ser produzida voluntariamente ou por estimulação reflexa. As manobras de expansão pulmonar, inclusive respiração profunda com um espirômetro de incentivo, podem estimular a tosse. A tosse estimulada pode ser necessária para aumentar a perviedade das vias respiratórias. A enfermeira deve estimular o cliente a fazer os exercícios de tosse estimulada eficaz, que incluem posicionamento correto, manobra de inspiração profunda, fechamento da glote, contração dos músculos expiratórios contra a glote fechada, abertura súbita da glote e expiração vigorosa.

A fisioterapia respiratória (FTR) é importante para soltar e mobilizar as secreções. As indicações para FTR incluem retenção de escarro sem melhora com a tosse espontânea ou dirigida; história de distúrbios pulmonares tratados previamente com FTR; indícios persistentes de secreções retidas (murmúrio vesicular reduzido ou anormal, alterações dos sinais vitais); radiografias de tórax anormais e compatíveis com atelectasia ou infiltrados; e deterioração da oxigenação.

A enfermeira deve consultar os profissionais do serviço de fisioterapia respiratória quanto aos protocolos de expansão pulmonar e ao tratamento das secreções, que ajudam a orientar os cuidados respiratórios do cliente e a adequar as necessidades do indivíduo aos esquemas terapêuticos apropriados.

Depois de cada mudança de posição, a enfermeira deve estimular o cliente a respirar profundamente e a tossir. Se ele estiver muito fraco para tossir eficazmente, a enfermeira pode precisar remover as secreções por aspiração nasotraqueal. Pode ser necessário algum tempo para que as secreções sejam mobilizadas e cheguem às vias respiratórias centrais de modo a serem expectoradas. Por essa razão, é importante que a enfermeira monitore a tosse e a produção de escarro pelo cliente depois da conclusão da sessão de FTR.

A enfermeira também deve administrar e titular a oxigenoterapia conforme a prescrição ou de acordo com os protocolos do serviço. A eficácia da oxigenoterapia é monitorada com base na melhoria dos sinais e sintomas clínicos, no conforto do cliente e nos níveis de oxigenação adequada avaliada por gasometria arterial ou por oximetria de pulso.

#### Alerta de enfermagem

*Em geral, as áreas mais baixas do pulmão têm melhor perfusão. Se o objetivo for equiparar a ventilação com a perfusão, a colocação do "pulmão normal embaixo" facilita esse processo. Contudo, a permanência em qualquer posição por períodos prolongados está associada à estagnação das secreções e à compressão do pulmão mais baixo, acentuando o risco de atelectasia do pulmão posicionado embaixo. Por essa razão, a enfermeira deve promover ou orientar a mudança de decúbito a intervalos regulares. Quando o pulmão afetado fica na posição inferior, a saturação de oxigênio deve ser avaliada de modo a averiguar o impacto dessa posição no nível de oxigenação. Além disso, a enfermeira precisa considerar que, nos casos de hemorragia ou de abscesso pulmonar unilateral a regra do "pulmão normal embaixo" está contraindicada, a fim de evitar que o sangue ou o material infectado drenem para o pulmão sadio (Marklew, 2006). Estudos recentes demonstraram que o esquema tradicional de mudança de decúbito a cada 2 h, para alguns clientes em estado crítico, não é suficiente para manter a oxigenação e evitar PACS (Rauen, Chulay, Bridges et al., 2008); por essa razão, a mudança mais frequente da posição do cliente deve ser considerada.*

#### Estímulo ao repouso e à conservação de energia

A enfermeira deve estimular os clientes debilitados a descansar e evitar esforços excessivos, que podem agravar seus sintomas. O cliente deve colocar-se em uma posição confortável de modo a facilitar o repouso e a respiração (p. ex., posição de semi-Fowler), e sua posição deve ser alterada frequentemente para facilitar a eliminação das secreções e melhorar a ventilação e a perfusão dos pulmões. É importante instruir os clientes ambulatoriais a não realizar esforços excessivos e a efetuar apenas atividades moderadas durante as fases iniciais do tratamento.

#### Promoção da ingestão de líquido

A frequência respiratória dos clientes com pneumonia aumenta em consequência da sobrecarga imposta pela respiração trabalhosa e pela febre. A aceleração da frequência respiratória aumenta as perdas imperceptíveis de líquido durante a expiração e pode causar desidratação. Por isso, é importante estimular o cliente a aumentar a ingestão de líquido (no mínimo 2 ℓ/dia), a menos que haja alguma contraindicação.

### Manutenção da nutrição

Muitos clientes com dispneia e fadiga têm redução do apetite e ingerem apenas líquidos. Os líquidos com eletrólitos e suplementos líquidos de proteínas podem ser prescritos para esses clientes. Além disso, os líquidos e os nutrientes podem ser administrados por via IV, conforme a necessidade.

### Promoção do conhecimento do cliente

O cliente e seus familiares devem ser orientados quanto à causa da pneumonia, ao tratamento dos sintomas da infecção pulmonar, aos sinais e aos sintomas que devem ser notificados ao médico ou à enfermeira, e à necessidade de acompanhamento. O cliente também precisa receber informações sobre os fatores (tanto os relativos a ele mesmo quanto os externos) que possam ter contribuído para o desenvolvimento da pneumonia, e sobre as estratégias para facilitar a recuperação e evitar recidivas. Se o cliente estiver hospitalizado, ele deve ser orientado quanto à finalidade e à importância das medidas terapêuticas que foram implementadas e quanto à importância de seguir as recomendações durante e após a internação hospitalar. As explicações devem ser fornecidas em linguagem simples e clara, para que o cliente possa entendê-las. Se possível, devem ser fornecidas orientações e informações por escrito, se necessário com recursos alternativos disponíveis aos clientes com déficit de visão ou de audição. Em razão da gravidade dos sintomas, o cliente pode necessitar de orientações e explicações repetidas vezes.

### Monitoramento e manejo de possíveis complicações

**Persistência dos sintomas após o início do tratamento.** O cliente deve ser avaliado quanto à resposta ao tratamento antibiótico; em geral, ele começa a responder ao tratamento nas 24 a 48 h após o início da administração do antibiótico. Caso tenha começado a usar antibióticos antes da obtenção de amostras para cultura e testes de sensibilidade dos microrganismos patogênicos, pode ser necessário trocar os antibióticos quando os resultados estiverem disponíveis. É preciso monitorar o cliente para que seja possível detectar: alterações de sua condição física (deterioração da condição clínica ou regressão dos sintomas) e persistência ou recidiva da febre, que pode ser causada por hipersensibilidade ao antibiótico (possivelmente indicada por uma erupção); resistência ou resposta lenta ao fármaco (mais de 48 h) por um microrganismo sensível ao tratamento; superinfecção; derrame pleural; ou pneumonia causada por um patógeno incomum, inclusive *P. jiroveci* (denominado, anteriormente, *P.carinii*) ou *Aspergillus fumigatus*. A inexistência de sinais de regressão da pneumonia ou a persistência dos sintomas, apesar das alterações das radiografias do tórax, sugerem a possibilidade de outros distúrbios subjacentes, inclusive câncer de pulmão. Como já foi mencionado, os cânceres de pulmão podem invadir ou comprimir as vias respiratórias e causar atelectasia obstrutiva, que pode evoluir para pneumonia.

Além de monitorar a persistência dos sintomas de pneumonia, a enfermeira também deve ficar atenta à ocorrência de outras complicações, como choque, falência de múltiplos órgãos e atelectasia, que podem ocorrer durante os primeiros dias do tratamento antibiótico.

**Choque e insuficiência respiratória.** As complicações graves da pneumonia são sepse grave, choque séptico e insuficiência respiratória. São encontradas principalmente nos clientes que receberam tratamento inespecífico, inadequado ou tardio e que estavam infectados por patógenos especialmente virulentos. Essas complicações também são encontradas quando o microrganismo infectante é resistente ao tratamento; quando uma doença coexistente complica a pneumonia; ou quando o cliente está imunossuprimido.

O Consenso Brasileiro de Sepse estabelece os critérios para o diagnóstico de sepse, sepse grave e choque séptico. A sepse grave é definida por uma resposta inflamatória sistêmica associada a uma infecção (p. ex., pneumonia), com disfunção ou falência de um ou mais órgãos (p. ex., insuficiência renal, SARA ou coagulação intravascular disseminada). O *choque séptico* ocorre quando a sepse grave é acompanhada de hipotensão refratária à infusão de líquidos IV. A sepse grave e o choque séptico podem causar disfunção de múltiplos órgãos e estão associados a uma taxa de mortalidade alta.

Se o estado do cliente for grave, o tratamento agressivo pode incluir suportes hemodinâmico e ventilatório (ventilação mecânica) para reverter o colapso vascular periférico, manter a pressão arterial e fornecer oxigenação adequada. Um agente vasopressor pode ser administrado por infusão IV contínua a uma taxa ajustada com base na resposta da pressão arterial. Os corticoides podem ser administrados por via parenteral para reverter o choque e a toxemia dos clientes com pneumonia extremamente grave e sob risco iminente de morte por infecção, ou que apresentem insuficiência suprarrenal. Os clientes podem necessitar de intubação e ventilação mecânica. Insuficiência cardíaca, arritmias cardíacas, pericardite e miocardite também são complicações da pneumonia, que podem causar choque.

A enfermeira deve ficar atenta aos sinais e sintomas de choque e de insuficiência respiratória, avaliando os sinais vitais do cliente, os níveis de oximetria de pulso e os parâmetros de monitoramento hemodinâmico. Além disso, ela deve relatar sinais de deterioração do estado do cliente e ajudar a administrar líquidos e fármacos intravenosos prescritos para reverter o choque. Intubação e ventilação mecânica podem ser necessárias quando há insuficiência respiratória.

**Atelectasia e derrame pleural.** A atelectasia (causada pela obstrução de um brônquio ou das vias respiratórias pequenas por secreções acumuladas) pode ocorrer em qualquer estágio da pneumonia aguda. Os **derrames pleurais** parapneumônicos ocorrem no mínimo em 40% das pneumonias bacterianas. Derrame parapneumônico é qualquer derrame pleural associado à pneumonia bacteriana, ao abscesso pulmonar ou à bronquiectasia. Após a detecção do derrame pleural na radiografia ou na TC do tórax, a toracocentese pode ser realizada para retirar o líquido. Esse líquido é enviado ao laboratório para análise. Existem três estágios dos derrames pleurais parapneumônicos, de acordo com a patogenia: não complicado, complicado e empiema. O **empiema** ocorre quando um líquido purulento e espesso acumula-se no **espaço pleural**, geralmente com formação de fibrina e de uma área na qual a infecção fica localizada (ver descrição adiante). O tubo torácico pode ser introduzido para tratar a infecção pleural, estabelecendo a drenagem adequada do empiema. A esterilização da cavidade do empiema requer de 4 a 6 semanas de tratamento antibiótico, mas o tratamento cirúrgico é necessário em alguns casos.

*(continua)*

O cliente deve ser avaliado quanto à existência de atelectasia, e medidas profiláticas devem ser implementadas para evitar essa complicação. Se o cliente apresentar derrame pleural e a toracocentese é realizada para retirar o líquido, a enfermeira deve ajudar a realizar o procedimento e a explicá-lo ao cliente. Depois da toracocentese, a enfermeira deve monitorar o cliente quanto à ocorrência de pneumotórax ou de derrame pleural. Se for necessário que o médico realize a drenagem torácica, a enfermeira deve monitorar a função respiratória e avaliar o funcionamento do sistema de drenagem torácica (ver descrição adiante).

**Superinfecção.** As superinfecções podem ocorrer durante a administração de qualquer antibiótico, mas são mais frequentes quando se utilizam vários antibióticos de espectro amplo em doses altas. As superinfecções caracterizam-se pela proliferação excessiva da flora endógena, e as comuns são: candidíase oral, candidíase vaginal e colite por *Clostridium difficile* (colite pseudomembranosa). O cliente deve ser monitorado para detectar indícios de superinfecção (*i.e.*, placas brancas na língua ou na mucosa oral, secreção vaginal e diarreia). Esses sinais devem ser relatados, e a enfermeira deve ajudar a administrar o tratamento para controlar a superinfecção.

**Confusão mental.** O cliente com pneumonia deve ser avaliado para detectar confusão mental e outras alterações mais sutis da função cognitiva. Confusão mental e alterações da função cognitiva resultantes da pneumonia são sinais de prognóstico desfavorável. A confusão mental pode ser causada por hipoxemia, febre, desidratação, privação de sono ou sepse em desenvolvimento. As comorbidades subjacentes também podem contribuir para a confusão mental. As intervenções de enfermagem importantes incluem avaliar os fatores subjacentes e garantir a segurança do cliente.

### Promoção da saúde

A enfermeira deve estimular o cliente a abandonar o fumo. O tabagismo inibe a ação dos cílios traqueobrônquicos, que representam a primeira linha de defesa das vias respiratórias inferiores. Além disso, o tabagismo irrita as células da mucosa brônquica e inibe a função dos macrófagos alveolares. O cliente deve ser instruído a evitar estresse, fadiga, alterações súbitas da temperatura e ingestão excessiva de álcool, porque todos esses fatores deprimem a resistência à pneumonia. A enfermeira deve revisar com o cliente os princípios da nutrição e do repouso adequados, porque um episódio de pneumonia pode tornar o cliente suscetível a infecções respiratórias repetidas.

### Reavaliação

Os resultados esperados para o cliente incluem os seguintes:
1. Demonstra melhora da perviedade das vias respiratórias, evidenciada pela oxigenação adequada (por gasometria arterial ou oximetria de pulso); temperatura normal; ausculta pulmonar normal; e tosse eficaz)
2. Repousa e conserva energia, limitando as atividades e permanecendo no leito durante a fase sintomática e, em seguida, aumentando gradativamente as atividades
3. Mantém a hidratação adequada, conforme se evidencia pela ingestão adequada de líquido e pelo débito urinário e turgor cutâneo satisfatórios
4. Mantém a ingestão dietética adequada, conforme se evidencia pela manutenção ou pelo aumento do peso corporal sem acumulação excessiva de peso
5. Refere que entendeu as explicações das estratégias terapêuticas
6. Segue as recomendações terapêuticas
7. Não desenvolve complicações:
   - Apresenta sinais vitais, oximetria de pulso e gasometria arterial nos valores aceitáveis
   - Refere que a tosse produtiva diminui com o tempo
   - Não apresenta sinais ou sintomas de choque, insuficiência respiratória ou derrame pleural
   - Permanece orientado e consciente do ambiente
   - Mantém ou aumenta o peso
   - Segue o protocolo de tratamento e adota medidas preventivas

## Tuberculose pulmonar

Tuberculose (TB) é uma doença infecciosa que afeta principalmente o parênquima pulmonar. O agente infeccioso principal – *M. tuberculosis* – é um bacilo álcool-acidorresistente que cresce lentamente e é sensível ao calor e à luz ultravioleta. *M. tuberculosis* é uma bactéria que consegue persistir nas lesões calcificadas e necróticas e manter-se viável até reiniciar a proliferação.

A TB é um problema de saúde pública mundial, e os índices de morbidade e mortalidade continuam a aumentar. Algumas estimativas sugerem que o *M. tuberculosis* infecte um terço da população mundial e que ainda seja a causa principal de mortes por doenças infecciosas em todo o mundo. A TB está diretamente relacionada com pobreza, desnutrição, aglomerações populacionais, condições precárias de moradia e cuidados de saúde inadequados. No Brasil, o Programa Nacional de Controle da Tuberculose apresenta as atividades de prevenção, vigilância, diagnóstico e tratamento dos casos de tuberculose e as diretrizes para a organização dos serviços de saúde do SUS, incluindo os da atenção básica.

### Fisiopatologia

A TB se dissemina entre as pessoas por transmissão pelo ar. Um cliente infectado libera núcleos de gotículas (em geral, partículas com 1 a 5 μm de diâmetro) quando fala, tosse, espirra, ri ou suspira. As gotículas maiores se depositam, mas as menores permanecem suspensas no ar e são inaladas. Vários fatores determinam a transmissão do *M. tuberculosis*, inclusive as características do caso-índice, do indivíduo exposto e do tipo de exposição, bem como a virulência da cepa do *M. tuberculosis* (ATS, CDC e IDSA, 2005). O Boxe 10.7 descreve os fatores de risco.

A TB começa quando um indivíduo suscetível inala as micobactérias, que são levadas pelas vias respiratórias até os alvéolos, onde os macrófagos englobam os bacilos. Se os bacilos escaparem das atividades antimicrobianas dos macrófagos, a infecção começa. Esse estágio, conhecido como *TB primária*, geralmente não causa manifestações clínicas e deve-se à resposta inflamatória crônica que as bactérias provocam. Os bacilos são transportados pelo sistema linfático e pela corrente sanguínea para outras partes do corpo (rins, ossos, córtex cerebral) e outras áreas dos pulmões (lobos superiores).

> **BOXE 10.7 — Fatores de risco para tuberculose.**
>
> - Ter nascido em países com prevalência alta de tuberculose
> - Ser desassistido e/ou ter baixa renda. As populações de risco são:
>   - População de rua
>   - Indivíduos pobres
>   - Minorias, principalmente crianças com menos de 15 anos e adultos jovens entre 15 e 44 anos
>   - Indivíduos que vivem em residências com aglomerações e condições precárias
> - Residir ou trabalhar em centros de correção, abrigos para indivíduos sem lar, instituições asilares de longa permanência
> - Ser profissional de saúde e trabalhar com clientes de alto risco
> - Ser profissional de saúde e realizar atividades de alto risco:
>   - Administração de fármacos por aerossol
>   - Procedimentos de indução do escarro, inclusive aspiração e estimulação da tosse
>   - Broncoscopia
>   - Intubação
> - Expor-se, sem proteção, a indivíduos com tuberculose
> - Ter idade avançada
> - Viajar ao exterior para trabalhar em áreas endêmicas
> - Lactentes e crianças expostas a clientes de alto risco
> - Abuso de drogas psicoativas (usuários de drogas injetáveis/IV e alcoolistas)
> - Imunossupressão:
>   - Infecção pelo vírus da imunodeficiência humana (HIV)
>   - Neoplasias malignas: cabeça, pescoço, pulmão, hematológicas
>   - Uso prolongado de corticoides
>   - Uso de agentes imunossupressores
>   - Transplante de órgãos
> - Comorbidades:
>   - Desnutrição
>   - Diabetes melito
>   - Silicose
>   - Doença renal crônica
>   - Cirurgia de *bypass* gástrico ou intestinal

A disseminação da TB por vias linfática e sanguínea é conhecida como *TB miliar*. O sistema imune do indivíduo responde à infecção iniciando uma reação inflamatória. Os fagócitos (neutrófilos e macrófagos) engolfam muitas dessas bactérias, enquanto linfócitos específicos para TB destroem os bacilos presentes nos tecidos normais. Essa reação tecidual resulta na acumulação de exsudato nos alvéolos e causa broncopneumonia. Em geral, a infecção inicial ocorre 2 a 10 semanas depois da exposição.

Os granulomas – massas teciduais recém-formadas com bacilos vivos e mortos – ficam circundados por macrófagos, que formam uma parede protetora. Em seguida, os granulomas são transformados em uma massa de tecido fibroso, cuja porção central é conhecida como tubérculo de Ghon. Esse material (bactérias e macrófagos) torna-se necrótico e forma uma massa caseosa. Essa massa pode calcificar e formar uma escara colagenosa. Nesse ponto, as bactérias entram em estado dormente e não há progressão adicional da doença ativa.

Depois da exposição e da infecção iniciais, a doença ativa pode se desenvolver, porque a resposta do sistema imune é inadequada ou está suprimida. A doença ativa também ocorre com a reinfecção e a ativação das bactérias inativas. Nesse caso, o tubérculo de Ghon ulcera e libera seu material caseoso dentro dos brônquios. Em seguida, as bactérias são transportadas pelo ar, resultando na disseminação adicional da doença. O tubérculo ulcerado cicatriza e forma tecido fibrótico. Isso torna o pulmão infectado mais inflamado e leva ao desenvolvimento adicional de broncopneumonia e formação de outros tubérculos.

A menos que o processo seja interrompido, a doença espalha-se lentamente na direção dos hilos dos pulmões e, em seguida, estende-se aos lobos adjacentes. O processo pode ser prolongado e caracteriza-se por remissões longas nas quais a doença é suprimida, mas é seguido de períodos de atividade renovada. Cerca de 10% dos indivíduos infectados inicialmente desenvolvem doença ativa. Alguns têm reativação da TB. Esse tipo de TB é resultante da violação das defesas do hospedeiro e ocorre mais comumente nos pulmões, geralmente nos segmentos apicais (mais elevados) ou posteriores dos lobos superiores, ou nos segmentos superiores dos lobos inferiores.

## Manifestações clínicas e avaliação

Os sinais e sintomas da TB pulmonar são insidiosos. A maioria dos clientes tem febre baixa, tosse, sudorese noturna, fadiga e emagrecimento. Inicialmente, a tosse é seca, mas depois se torna mucopurulenta. Dispneia, dor torácica e **hemoptise** (escarro sanguinolento) ocorrem à medida que a doença avança. Os sintomas pulmonares e sistêmicos são crônicos e podem estar presentes há semanas ou meses. Em geral, os clientes idosos têm sintomas menos pronunciados que os mais jovens. As formas extrapulmonares mais frequentes da doença são a pleural (45%), a linfática (15%), a geniturinária (16%), a miliar (10%) e a osteoarticular (7%). A forma extrapulmonar representa em torno de 18% do total de casos notificados. Nos clientes com AIDS, a doença extrapulmonar é mais prevalente e é evidenciada por déficits neurológicos, dor óssea, sinais e sintomas de meningite (rigidez de nuca, cefaleia, febre, confusão mental e convulsões) e sintomas referentes ao sistema urinário (disúria).

O diagnóstico da TB é realizado com base em história detalhada, exame físico completo, teste tuberculínico, radiografias do tórax, pesquisa de bacilos álcool-acidorresistentes (BAAR) e cultura de escarro. Se o cliente tiver TB, as radiografias do tórax geralmente mostram lesões nos lobos superiores, e a pesquisa de BAAR no escarro revela micobactérias.

### Teste tuberculínico

O teste de Mantoux é realizado para determinar se um indivíduo foi infectado pelo bacilo da TB. Esse teste é um procedimento padronizado e deve ser realizado apenas por profissionais treinados em sua aplicação e interpretação (Figura 10.5). O extrato do bacilo da tuberculose (tuberculina), também conhecido como derivado proteico purificado (PPD, do inglês *purified protein derivative*), é injetado na camada intradérmica da superfície in-

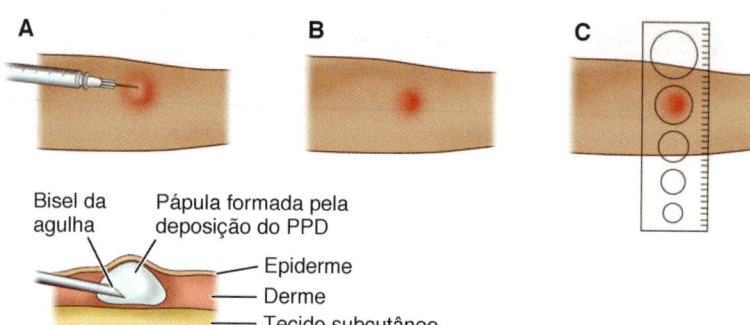

**Figura 10.5** Teste de Mantoux para tuberculose. (**A**) A técnica correta de introdução da agulha consiste em depositar o derivado proteico purificado (PPD) sob a pele com o bisel da agulha voltado para cima. (**B**) Em geral, a reação ao teste de Mantoux consiste em uma pápula, ou elevação firme semelhante a uma urticária. (**C**) A fim de determinar a extensão da reação, a pápula é medida com uma régua vendida no comércio. A interpretação do teste de Mantoux está descrita adiante.

terna do antebraço, cerca de 10 cm abaixo do cotovelo. Nesse teste, utiliza-se o PPD de potência intermediária e uma seringa de tuberculina com agulha calibre 26 ou 27 de 1,25 cm. A agulha com o bisel voltado para cima é introduzida sob a pele. Em seguida, injeta-se 0,1 mℓ de PPD de modo a produzir uma elevação da pele – uma *pápula* ou *bolha*. É importante anotar o local da aplicação, o nome e a potência do antígeno, o número do lote, a data e a hora do teste. O resultado é interpretado entre 48 e 72 h depois da injeção. A leitura do teste após 72 h tende a subestimar a dimensão real da área de **induração** (endurecimento).

A reação ocorre quando se forma uma área de induração no local da injeção. Depois de examinada, essa área deve ser palpada suavemente para que se determine a distância entre a pele normal e as margens da induração. O diâmetro da induração (não do eritema) é medido em milímetros em sua região mais larga, e esse diâmetro é anotado. Eritema sem induração não é considerado significativo. A dimensão da área de induração determina a importância da reação. As reações de 0 a 4 mm não são consideradas significativas; as áreas de reação com 5 mm ou mais podem ser significativas nos indivíduos classificados nos grupos de risco. Induração igual ou superior a 10 mm geralmente é considerada significativa nos indivíduos com imunidade normal ou ligeiramente suprimida. Uma reação significativa indica exposição pregressa ao *M. tuberculosis* ou imunização com vacina BCG (bacilo de Calmette-Guérin). A vacina BCG é usada na Europa e na América Latina, mas não rotineiramente nos EUA.

A reação de 5 mm ou mais é considerada positiva nos clientes HIV-positivos ou que têm fatores de risco para infecção pelo HIV, mas não têm sorologia conhecida; nos indivíduos que têm contato direto com algum portador de TB em atividade; e nos clientes que apresentam radiografias do tórax compatíveis com TB. Os clientes HIV-positivos correm risco desenvolver anergia cutânea (incapacidade da pele de reagir às provas) secundária à depressão da imunidade celular e podem ter resultados falso-negativos ao teste cutâneo com PPD. Esses clientes podem fazer um teste cutâneo com a técnica de Mantoux, embora utilizando antígenos da caxumba e de *Candida* para avaliar anergia. O teste positivo é definido por induração de 5 mm ou mais, significando que o indivíduo tem imunidade celular relativamente preservada e consegue desenvolver uma reação ao teste com PPD.

Uma reação significativa (positiva) não indica necessariamente que o indivíduo tenha doença em atividade. Mais de 90% dos indivíduos reatores significativos ao PPD não desenvolvem TB clínica. Contudo, todos os reatores significativos são suscetíveis à doença ativa. Um teste cutâneo não significativo (negativo) não exclui infecção ou doença causada pelo bacilo da TB, porque os clientes imunossuprimidos não podem desenvolver reação imune adequada para ter uma resposta positiva ao teste cutâneo.

### Teste QuantiFERON-TB Gold (QFT-G)®

Em 2005, a Food and Drug Administration (FDA) americana aprovou um novo teste para detectar TB. O teste QuantiFERON-TB Gold (QFT-G)® é um ensaio imunossorvente ligado a enzima (ELISA), que detecta a liberação de interferona gama pelos leucócitos quando o sangue de um cliente com TB é incubado com peptídios semelhantes aos do *M. tuberculosis*. Os resultados do teste QFT-G ficam prontos em menos de 24 horas e não são afetados por vacinação pregressa com BCG. Em comparação com o teste cutâneo tuberculínico, os resultados desse teste sofrem menos influência da infecção pregressa por micobactérias atípicas. O CDC recomendou que o QFT-G seja utilizado em substituição ou acréscimo ao teste tuberculínico, embora ainda não seja amplamente usado. Atualmente, estudos adicionais com o QFT-G estão em fase de conclusão para avaliar a utilidade desse novo teste diagnóstico.

### Classificação

Os dados fornecidos por exame físico, história, testes para TB, radiografias do tórax e exames microbiológicos são usados para distribuir a doença em cinco classes. O esquema de classificação oferece aos órgãos de saúde pública um método sistemático de monitorar a epidemiologia e o tratamento da doença (ATS e CDC, 2000):

- Classe 0: nenhuma exposição; nenhuma infecção
- Classe 1: exposição; nenhuma evidência de infecção
- Classe 2: infecção latente; nenhuma doença (p. ex., reação positiva ao PPD, mas sem evidências clínicas de TB em atividade)
- Classe 3: doença clinicamente ativa
- Classe 4: doença clinicamente inativa
- Classe 5: doença suspeita; diagnóstico pendente.

 ### Considerações gerontológicas

A TB pode ter manifestações atípicas nos clientes idosos, cujos sinais e sintomas podem incluir comportamentos e estado mental alterados, febre, anorexia e emagrecimento. Em muitos clientes idosos, o teste tuberculínico não causa reação (perda da memória imunológica) ou tem reatividade retardada em até 1 semana (fenômeno de memória). Um segundo teste cutâneo deve ser realizado dentro de 1 a 2 semanas.

## Manejo clínico e de enfermagem
### Tratamento farmacológico

A TB pulmonar é tratada basicamente com tuberculostáticos, seja como tratamento da doença em atividade, seja como profilaxia para os indivíduos expostos e sob risco de desenvolver a doença. O tratamento deve ser prolongado para assegurar a erradicação dos microrganismos e evitar recidivas. A resistência persistente (desde a década de 1950) e crescente do *M. tuberculosis* aos agentes tuberculostáticos é uma preocupação mundial e um desafio ao tratamento da TB. Vários tipos de resistência farmacológica devem ser considerados no planejamento do tratamento eficaz:

- *Resistência primária*: resistência a um dos agentes tuberculostáticos de primeira linha em indivíduos que não foram tratados no passado
- *Resistência secundária ou adquirida*: resistência a um ou mais dos agentes tuberculostáticos em clientes que já fizeram tratamento
- *Multidrogarresistência (MDR)*: resistência a dois fármacos – isoniazida (INH) e rifampicina. As populações mais vulneráveis à MDR são clientes HIV-positivos, institucionalizados ou sem lar.

A prevalência crescente de MDR ressalta a necessidade de iniciar o tratamento para TB com quatro ou mais fármacos, assegurar a conclusão do tratamento e desenvolver e avaliar novos agentes tuberculostáticos.

### Esquemas de tratamento

O tratamento recomendado* atualmente para TB inclui quatro fármacos: INH, rifampicina, pirazinamida e etambutol. A fim de facilitar a adesão do cliente ao tratamento, existem combinações de fármacos, como INH e rifampicina, ou INH com pirazinamida e rifampicina, além de outros fármacos administrados 2 vezes/semana (p. ex., rifapentina). Capreomicina, etionamida, para-aminossalicilato sódico e cicloserina são os fármacos de segunda linha. Outros fármacos potencialmente eficazes são outros aminoglicosídios, quinolonas, rifabutina, clofazimina e combinações de fármacos (ATS, CDC e IDSA, 2003).

As diretrizes terapêuticas recomendadas para os casos recém-diagnosticados de TB pulmonar em atividade têm duas partes: uma fase de tratamento inicial e uma fase de manutenção. A fase inicial consiste no uso de vários fármacos (INH, rifampicina, pirazinamida e etambutol) e várias opções de esquemas posológicos para esses quatro fármacos. Esse esquema de tratamento intensivo inicial é administrado durante 8 semanas e tem quatro opções posológicas, que variam de doses diárias até 2 a 5 vezes/semana. A fase de manutenção do tratamento, que inclui INH e rifampicina ou INH e rifapentina, estende-se por mais 18 ou 31 semanas. O intervalo de 18 semanas é usado na grande maioria dos casos. O intervalo de 31 semanas é recomendado para os clientes com TB pulmonar cavitária, cuja cultura de escarro após os dois primeiros meses de tratamento continua positiva; para os clientes cuja fase inicial de tratamento não inclui pirazinamida (PZA); e para os clientes que usam uma dose semanal de INH e rifapentina, cuja cultura de escarro continua positiva ao final da fase inicial de tratamento. Em geral, os clientes não são considerados contagiosos depois de 2 a 3 semanas de tratamento farmacológico contínuo. A vitamina B (piridoxina) geralmente é administrada com INH para evitar neuropatia periférica associada a este último fármaco. O número total de doses usadas, não simplesmente a duração do tratamento, determina mais claramente se um ciclo de tratamento foi concluído (ATS, CDC e IDSA, 2003). A INH também pode ser usada profilaticamente (preventivamente) pelos indivíduos sujeitos a desenvolver doença significativa, inclusive:

- Familiares que têm contato domiciliar com os clientes portadores de doença em atividade
- Clientes infectados pelo HIV com reação de 5 mm ou mais de induração no PPD
- Clientes com lesões fibróticas sugestivas de TB pregressa detectadas nas radiografias do tórax e com reação ao PPD com 5 mm ou mais de induração
- Clientes cujos resultados ao teste com PPD mostram alteração em comparação com os resultados dos testes anteriores, sugerindo exposição recente à TB e possível infecção (indivíduos com conversão no teste com PPD)
- Usuários de drogas injetáveis/IV com resultados no PPD de 10 mm ou mais de induração
- Clientes com comorbidades e PPD com induração de 10 mm ou mais.

Outros candidatos ao uso profilático da INH são indivíduos com mais de 35 anos com resultados ao PPD de 10 mm ou mais de induração e um dos seguintes critérios:

- Pessoas nascidas em países com prevalência alta de TB
- Populações de alto risco sem acompanhamento de saúde
- Clientes institucionalizados.

O tratamento profilático com INH consiste em doses diárias durante um período de 6 a 12 semanas. As enzimas hepáticas, a ureia sanguínea e a creatinina devem ser monitoradas mensalmente para detectar alterações das funções hepática e renal. Os resultados da cultura de escarro são monitorados quanto à existência de BAAR a fim de determinar a eficácia do tratamento e a adesão do cliente ao esquema terapêutico.

### Efeitos colaterais do tratamento farmacológico

É importante avaliar os efeitos colaterais dos fármacos, porque eles geralmente levam os clientes a não aderirem ao esquema farmacológico prescrito. É necessário envidar esforços para atenuar os efeitos colaterais e monitorar o cliente para que ele utilize os fármacos conforme foram prescritos.

A enfermeira deve instruir o cliente a ingerir os fármacos com estômago vazio, ou no mínimo 1 h antes das refeições, porque os alimentos interferem na sua absorção (ainda que a ingestão dos fármacos com o estômago vazio frequentemente cause desconforto gastrintestinal). Os clientes que usam INH devem evitar alimentos que contenham tiramina e histamina (atum, queijo envelhecido, vinho tinto, molho de soja, extratos de leveduras), porque a ingestão dessas substâncias durante o tratamento com INH pode causar cefaleia, ruborização, hipotensão, tontura, palpitações e sudorese.

---
*N.R.T.: Consulte o site do Ministério da Saúde para verificar os esquemas usados no Brasil.

Além disso, a rifampicina pode acelerar o metabolismo de alguns fármacos, reduzindo sua eficácia. Isso inclui betabloqueadores, anticoagulantes orais (p. ex., varfarina), digoxina, quinidina, corticoides, hipoglicemiantes orais, anticoncepcionais orais, teofilina e verapamil. Esse problema deve ser discutido com o médico e o farmacêutico, de modo que as doses dos fármacos possam ser ajustadas. A enfermeira deve informar ao cliente que a rifampicina pode manchar as lentes de contato e que é recomendável que ele use óculos durante o tratamento. A enfermeira deve monitorar outros efeitos colaterais dos agentes tuberculostáticos, inclusive hepatite, distúrbios neurológicos (perda da audição, neurite) e erupção cutânea. As provas de função hepática e renal e os resultados da pesquisa de BAAR devem ser monitorados cuidadosamente. A enfermeira deve monitorar rigorosamente os sinais vitais e verificar se há picos de temperatura ou alterações do estado clínico do cliente. As alterações da função respiratória devem ser notificadas ao médico. A enfermeira deve ainda instruir o cliente quanto ao risco de desenvolver resistência aos fármacos se o esquema terapêutico não for rigorosamente seguido e mantido.

A adesão rigorosa aos esquemas terapêuticos complexos é um aspecto importante do processo de orientação do cliente com TB. Os fármacos devem ser usados exatamente como foram prescritos, e o abandono do tratamento pode levar à persistência da infecção e à resistência aos fármacos. O tratamento diretamente supervisionado (DOT, do inglês *directly observed therapy*) pode ser usado para assegurar que os clientes sigam os esquemas prescritos. A Estratégia DOT foi adotada em 1998 no Brasil, que figura na lista dos 22 países do mundo que concentram 80% dos casos de tuberculose, ocupando a 16ª posição. No DOT, um profissional de saúde treinado administra cada dose dos agentes tuberculostáticos.

### Orientações ao cliente

Os cuidados prestados aos clientes com TB incluem orientações pertinentes à interrupção da cadeia de transmissão da infecção e aos seus esquemas terapêuticos complexos. Os clientes devem ser orientados a cobrir suas bocas e narizes quando tossirem ou espirrarem, a descartar os lenços de papel em sacos plásticos e a usar uma máscara quando saírem em público, até que as amostras de escarro estejam comprovadamente negativas para BAAR.

Os clientes hospitalizados são mantidos em ambientes com precauções para transmissão de infecções respiratórias; devem inclusive ficar em quartos com pressão negativa, que aspiram o ar para fora; e os membros da equipe precisam usar máscaras de filtração bem-ajustadas (N95 ou filtros de ar particulado de alta eficiência) quando entram nos quartos. Além disso, os clientes devem usar máscaras cirúrgicas quando estão fora dos quartos com pressão negativa.

A desnutrição pode ser uma consequência do estilo de vida do cliente, da falta de conhecimentos sobre nutrição adequada e sobre sua importância para a manutenção da saúde, da falta de recursos, da fadiga ou da falta de apetite em consequência da tosse e da produção de muco, e dos efeitos colaterais dos fármacos. De maneira a atenuar os efeitos desses fatores, a enfermeira deve colaborar com o nutricionista, o médico, o assistente social, os familiares e o cliente no sentido de definir estratégias que ajudem a assegurar uma ingestão nutricional adequada e a disponibilização de alimentos nutritivos. A localização dos serviços que fornecem refeições na comunidade em que o cliente reside (p. ex., abrigos) aumenta as chances de que esse cliente, com recursos escassos e níveis baixos de energia, tenha acesso a uma dieta mais nutritiva. Os suplementos nutricionais hipercalóricos podem ser recomendados como medida para aumentar a ingestão dietética usando alimentos normalmente encontrados na residência do cliente. A aquisição de suplementos alimentares pode estar além das suas condições financeiras, mas os nutricionistas podem ajudar a elaborar receitas que aumentem a ingestão calórica, apesar dos recursos financeiros mínimos.

## Edema pulmonar

Por definição, **edema pulmonar** consiste no acúmulo anormal de líquido nos tecidos pulmonares, nos espaços alveolares, ou em ambos. O edema pulmonar agudo, geralmente referido como edema pulmonar "repentino", é uma condição grave, potencialmente fatal. A classificação do edema pulmonar se baseia na sua etiologia: cardiogênico ou não cardiogênico. O edema pulmonar não cardiogênico inclui SARA, distúrbios neurológicos, síndrome de reexpansão e edema pulmonar de pressão negativa. A SARA é descrita nas seções subsequentes deste capítulo, enquanto o edema pulmonar cardiogênico está descrito no Capítulo 15.

### Fisiopatologia

Em todos os tipos de edema pulmonar, o líquido capilar extravasa ou é forçado pela pressão hidrostática capilar elevada a entrar nos espaços alveolares. Os alvéolos edemaciados não conseguem participar da troca de gases, e isso causa *shunt* intrapulmonar do sangue e hipoxemia. A fisiopatologia do edema pulmonar cardiogênico está descrita no Capítulo 15. O tipo mais comum de edema pulmonar não cardiogênico é SARA, na qual uma lesão desencadeante (direta ou indireta) dos pulmões provoca uma resposta inflamatória sistêmica que leva os capilares pulmonares a extravasar líquido para os alvéolos. O edema pulmonar neurogênico pode ocorrer depois de traumatismo craniano ou de lesões cerebrais, como consequência da ativação do reflexo de Cushing (estimulação simpática exagerada do coração para aumentar a pressão arterial média e, desse modo, o fluxo sanguíneo para as áreas isquêmicas do cérebro). O edema pulmonar de reexpansão pode ser causado pela reinsuflação rápida do pulmão após a remoção do ar de um pneumotórax ou da drenagem do líquido de um derrame pleural volumoso. A alteração rápida da pressão negativa nos pulmões provoca extravasamento do líquido capilar para os espaços alveolares. Essa condição é semelhante ao edema pulmonar de pressão negativa, no qual a obstrução da traqueia ou dos brônquios calibrosos leva o indivíduo a tentar inalar vigorosamente contra a glote ou as vias respiratórias fechadas. Isso "puxa" o líquido para os espaços alveolares. As causas comuns desse tipo de edema são sufocação, angioedema e estrangulação manual.

### Manifestações clínicas e avaliação

Os clientes têm angústia respiratória crescente evidenciada por dispneia, ânsia de respirar e hipoxemia. Em geral, ficam muito ansiosos e agitados. À medida que o líquido extravasa para os alvéolos e mistura-se com o ar, forma-se um líquido espumoso (mais comum com o edema cardiogênico). O cliente expele (ou a enfermeira aspira) essas secreções espumosas e geralmente sanguinolentas ou rosadas. Além disso, apresenta angústia respiratória aguda e pode mostrar-se confuso ou torporoso.

A ausculta detecta estertores nas bases dos pulmões (principalmente nas áreas pulmonares mais baixas), que rapidamente se expandem para os ápices pulmonares. Esses estertores são causados pelo movimento do ar através do líquido alveolar. As radiografias do tórax revelam acentuação da trama intersticial com ou sem cardiomegalia. O cliente pode apresentar taquicardia, e os níveis da oximetria de pulso começam a diminuir, enquanto os resultados da gasometria arterial mostram agravação da hipoxemia.

### Manejo clínico

O tratamento tem como objetivo principal reverter a doença subjacente. Quando o edema pulmonar é cardiogênico, o objetivo é melhorar a função do ventrículo esquerdo (ver Capítulo 15). O oxigênio deve ser administrado para reverter a hipoxemia; em alguns casos, é necessário intubar e usar ventilação mecânica. O tratamento do edema pulmonar não cardiogênico é dirigido à reversão da causa subjacente da **lesão pulmonar aguda** (*i.e.*, infecção), à remoção das obstruções que causaram o edema de pressão negativa e à administração das medidas de suporte, como oxigênio, ventilação mecânica e infusão cuidadosa de líquido IV.

### Manejo de enfermagem

O manejo de enfermagem inclui ajudar na administração oxigênio e na intubação e ventilação mecânica se ocorrer insuficiência respiratória. Além disso, a enfermeira deve administrar os fármacos (p. ex., morfina, vasodilatadores, agentes inotrópicos e fármacos que reduzem a pré-carga e a pós-carga) conforme a prescrição e monitorar as respostas dos clientes.

## Doenças da pleura

As doenças da pleura são distúrbios que afetam as membranas que recobrem os pulmões (pleura visceral) e a superfície da parede torácica (pleura parietal), ou que afetam o espaço pleural. As doenças pleurais mais comuns são pleurisia, derrames pleurais e empiemas.

### Pleurisia

#### Fisiopatologia

O termo pleurisia (pleurite) aplica-se à inflamação das duas camadas da pleura (parietal e visceral). A pleurisia pode estar associada à pneumonia ou a uma infecção das vias respiratórias superiores, à TB ou às doenças do colágeno; pode ocorrer depois de traumatismos do tórax, infarto pulmonar ou embolia pulmonar; nos clientes com câncer primário ou metastático; e depois de **toracotomia**. A pleura parietal tem terminações nervosas, mas a pleura visceral, não. Quando ocorre atrito das membranas pleurais inflamadas durante a respiração, o resultado é dor intensa e aguda em caráter de pontada (acentuada durante a inspiração).

### Manifestações clínicas e avaliação

A característica fundamental da dor pleurítica é sua relação com os movimentos respiratórios: a dor é agravada quando o cliente respira profundamente, tosse ou espirra. A distribuição da dor pleurítica é limitada, ou seja, geralmente afeta apenas um hemitorax. A dor pode ser mínima ou desaparecer quando o cliente prende a respiração, resultando em respirações rápidas e superficiais. Pode, ainda, ser localizada ou irradiar para o ombro ou o abdome. Mais tarde, à medida que se acumula líquido pleural, a dor diminui.

### Manejo clínico e de enfermagem

Os objetivos do tratamento são determinar a condição que causou a pleurisia e aliviar a dor. À medida que a doença subjacente é tratada (p. ex., pneumonia, infecção), a inflamação da pleura geralmente regride. Ao mesmo tempo, é necessário monitorar os sinais e os sintomas de derrame pleural, inclusive dispneia, dor, preferência por uma posição que atenue a dor e diminuição da amplitude das excursões torácicas.

Os analgésicos prescritos e as aplicações locais de calor ou gelo proporcionam alívio sintomático. Os anti-inflamatórios não esteroides (AINE) aliviam a dor e, ao mesmo tempo, possibilitam que o cliente faça respirações profundas e consiga tossir mais eficazmente. Se a dor for intensa, pode ser necessário administrar um narcótico ou fazer um bloqueio dos nervos intercostais.

### Derrame pleural e empiema

O derrame pleural – acumulação de líquido no espaço pleural – raramente é um processo patológico primário, mas em geral causado por outras doenças (Figura 10.6). Normalmente, o espaço pleural contém pouco líquido (de 20 a 25 mℓ), que atua como lubrificante de modo a permitir que as superfícies pleurais movimentem-se sem atrito. O derrame pleural pode ser uma complicação de insuficiência cardíaca, TB, pneumonia, infecções pulmonares (principalmente infecções virais), síndrome nefrótica,

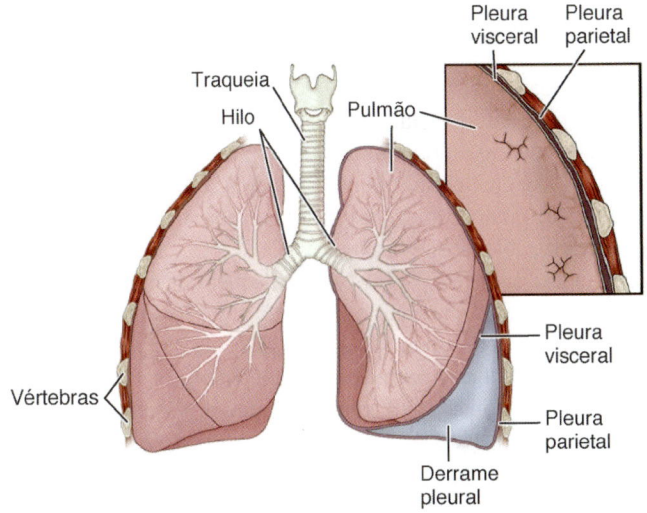

**Figura 10.6** No derrame pleural, há acumulação de volumes anormais de líquido no espaço pleural, o que causa dor e dispneia. Em geral, o derrame pleural é secundário a outras doenças.

doenças do tecido conjuntivo, embolia pulmonar e tumores malignos. As neoplasias malignas associadas mais comumente aos derrames pleurais são carcinoma broncogênico e câncer de mama. Empiema é uma acumulação de líquido purulento espesso (pus) no espaço pleural e é um tipo de derrame pleural.

## Fisiopatologia

Em algumas doenças, pode haver acumulação de líquido no espaço pleural a ponto de tornar-se clinicamente detectável. Isso quase sempre tem importância patológica. O derrame pleural pode ser constituído de líquido relativamente límpido, ou pode ser sanguinolento ou purulento. O derrame de líquido límpido pode ser transudato ou exsudato. O transudato (filtrado do plasma que atravessa as paredes dos capilares intactos) ocorre quando os fatores que determinam a formação e a reabsorção do líquido pleural estão alterados, geralmente por desequilíbrios das pressões hidrostáticas ou oncóticas. A detecção de um derrame transudativo geralmente significa que as membranas pleurais não estão alteradas. O derrame transudativo é causado mais comumente por insuficiência cardíaca. O exsudato (extravasamento de líquido para os tecidos ou para uma cavidade) geralmente resulta da inflamação desencadeada por produtos bacterianos ou tumores que afetam as superfícies pleurais. Por definição, os empiemas são derrames pleurais exsudativos.

A maioria dos empiemas ocorre como complicação da pneumonia ou dos abscessos pulmonares bacterianos. Outras causas são traumatismos com perfuração do tórax, infecção hematogênica do espaço pleural, infecções não bacterianas e etiologias iatrogênicas (depois de cirurgias do tórax ou toracocentese). Inicialmente, o líquido pleural é ralo e tem contagens baixas de leucócitos, mas frequentemente progride para um estágio fibrinopurulento e, por fim, para um estágio no qual encarcera o pulmão dentro de uma membrana exsudativa espessa (empiema loculado).

## Manifestações clínicas e avaliação

Em geral, as manifestações clínicas são causadas pela doença subjacente. As pneumonias causam febre, calafrios e dor torácica pleurítica, enquanto os derrames pleurais malignos podem causar dispneia, dificuldade de deitar-se no plano e tosse. A gravidade dos sinais e sintomas é determinada pelo volume do derrame, pela rapidez com que se acumulou, pela composição de transudato ou exsudato e pela doença pulmonar subjacente. O derrame pleural volumoso causa dispneia. Em geral, os derrames pequenos a moderados causam pouca ou nenhuma dispneia. Os clientes com empiemas tendem a apresentar doença aguda com sinais e sintomas inflamatórios mais graves (dispneia, febre, calafrios, dor e tosse).

A avaliação da área sobre o derrame pleural demonstra redução ou ausência de murmúrio vesicular, redução do frêmito toracovocal e macicez à percussão. Nos casos de derrames pleurais volumosos ou que se acumularam rapidamente, a avaliação evidencia que os clientes têm angústia respiratória aguda. Os clientes podem ter desvio da traqueia para o lado oposto ao do derrame, hipoxemia ($Sp_{O_2} < 90\%$), hipotensão e taquicardia.

O exame físico, as radiografias do tórax, a TC do tórax, a ultrassonografia e a toracocentese confirmam a presença de líquido. Em alguns casos, o médico solicita uma radiografia em decúbito lateral (o cliente deita sobre o lado não afetado). O derrame pleural pode ser detectado porque essa posição permite a "deposição" do líquido, de forma que se evidencie um nível hidroaéreo.

O líquido pleural é analisado por cultura para bactérias, coloração por Gram, pesquisa de BAAR (para TB), contagens de hemácias e leucócitos, exames bioquímicos (glicose, amilase, desidrogenase láctica, proteínas), análise citológica para células malignas e pH. A biopsia da pleura também pode ser realizada como exame diagnóstico.

## Manejo clínico

Os objetivos do tratamento são determinar a causa responsável pelo derrame pleural; evitar a reacumulação de líquido; e atenuar o desconforto, a dispneia e a disfunção respiratória. O tratamento específico é voltado para a causa subjacente (p. ex., insuficiência cardíaca, pneumonia ou cirrose). Quando o líquido pleural é exsudato, exames diagnósticos mais detalhados são realizados para definir a causa. Em seguida, o tratamento da causa primária é iniciado.

A toracocentese é realizada para retirar líquido, obter uma amostra para análise e atenuar a dispneia e a disfunção respiratória. A toracocentese pode ser realizada com ajuda da ultrassonografia ou às cegas. Dependendo do volume do derrame pleural, o cliente pode ser tratado removendo-se o líquido durante o procedimento de toracocentese, ou por colocação de um tubo conectado a um sistema de drenagem subaquática ou de aspiração para evacuar o espaço pleural e reexpandir o pulmão.

Entretanto, quando a causa primária é uma neoplasia maligna, o derrame tende a se reacumular depois de alguns dias ou semanas. As toracocenteses repetidas causam dor, depleção de proteínas e eletrólitos e, em alguns casos, pneumotórax. Depois que o espaço pleural for satisfatoriamente drenado, o médico pode realizar uma pleurodese química para fechar o espaço pleural e evitar reacumulação de líquidos. A pleurodese pode ser realizada por torocoscopia ou por um tubo torácico. Um agente químico irritativo (p. ex., talco, bleomicina ou doxiciclina) é instilado no espaço pleural. Quando se utiliza a abordagem por tubo, depois da instilação do agente irritativo, o tubo torácico é fechado por um período de 60 a 90 min, e o cliente é auxiliado a colocar-se em várias posições para facilitar a distribuição homogênea da substância e ampliar ao máximo seu contato com as superfícies pleurais. Em seguida, o clampe do tubo é liberado conforme a determinação do médico, e a drenagem torácica pode ser mantida por vários dias para evitar reacumulação de líquido e estimular a formação de aderências entre as pleuras visceral e parietal.

Outros tratamentos para derrames pleurais malignos são pleurectomia cirúrgica e decorticação. A pleurectomia consiste na colocação de um cateter fino ligado a um frasco de drenagem para tratamento ambulatorial (cateter Pleurx), ou na implantação de um *shunt* pleuroperitoneal. O *shunt* pleuroperitoneal consiste em dois cateteres conectados por uma câmara bombeadora contendo duas válvulas unidirecionais. O líquido sai do espaço pleural e entra na câmara bombeadora e, em seguida, entra na cavidade peritoneal. A cada dia, o cliente bombeia manualmente o reservatório para transferir o líquido do espaço pleural para a cavidade peritoneal. A decorticação consiste na ressecção cirúrgica dos tecidos fibrosos do espaço pleural.

## Manejo de enfermagem

O papel da enfermeira nos cuidados prestados aos clientes com derrames pleurais ou empiema inclui a implementação do tratamento clínico. A enfermeira deve preparar e posicionar o cliente para a toracocentese e oferecer-lhe apoio durante todo o procedimento. A enfermeira é responsável por certificar-se de que o volume do líquido pleural retirado na toracocentese seja anotado e o líquido seja enviado ao laboratório para análises apropriadas. Quando se utiliza drenagem por tubo torácico e um sistema de drenagem subaquática, a enfermeira é responsável por monitorar o funcionamento do sistema e registrar o volume de drenagem a intervalos predefinidos. Os cuidados de enfermagem pertinentes à causa primária do derrame pleural dependem da doença subjacente.

Quando o tubo torácico é introduzido para realizar a pleurodese, o controle da dor é prioritário. Deve ser considerada a pré-medicação com um analgésico narcótico e um ansiolítico administrados antes do procedimento. Os clientes devem movimentar-se e mudar de posição frequentemente para facilitar a difusão homogênea do agente pleurodésico sobre a superfície pleural. O tratamento da dor pleurítica é semelhante ao recomendado para clientes com tubos torácicos, porque a dor é considerável durante a inspiração. A enfermeira deve oferecer sugestões para aumentar o conforto, inclusive posicionar o cliente frequentemente sobre o lado afetado para imobilizar a parede torácica e reduzir o estiramento das camadas pleurais. A enfermeira também deve ensinar ao cliente como usar as mãos ou um travesseiro para imobilizar a caixa torácica ao tossir. Por fim, a enfermeira deve administrar e avaliar os efeitos dos narcóticos ou dos AINE.

## Insuficiência respiratória aguda

Insuficiência respiratória é uma deterioração súbita e potencialmente fatal da função pulmonar de troca gasosa. Isso ocorre quando a troca de oxigênio por dióxido de carbono nos pulmões não pode ser equiparada com a taxa de consumo de oxigênio e produção de dióxido de carbono pelas células do corpo. A insuficiência respiratória aguda (IRA) é classificada como hipoxêmica – redução da pressão arterial de oxigênio ($Pa_{O_2}$) a menos de 50 mmHg quando o cliente respira ar ambiente – e/ou hipercapneica – aumento da pressão arterial de dióxido de carbono ($Pa_{CO_2}$) acima de 50 mmHg com pH arterial < 7,35.

É importante diferenciar IRA de insuficiência respiratória crônica. Por definição, esta última condição evidencia-se por deterioração da função pulmonar de troca de gases, que se desenvolveu gradativamente ou persistiu por um período longo depois de um episódio de IRA. A inexistência de sintomas agudos e a presença de acidose respiratória crônica (níveis altos de $Pa_{CO_2}$ e bicarbonato com hipoxemia) sugerem a cronicidade da insuficiência respiratória. Duas causas de insuficiência respiratória crônica são DPOC (descrita no Capítulo 11) e doenças neuromusculares (descritas no Capítulo 46). Os clientes com esses distúrbios adquirem tolerância aos níveis crescentes de hipoxemia e hipercapnia. Entretanto, os clientes com insuficiência respiratória crônica podem descompensar e evoluir para IRA. Por exemplo, um cliente com DPOC pode ter uma exacerbação da doença ou contrair uma infecção que provoca deterioração adicional da troca de gases. Os princípios do tratamento da insuficiência respiratória aguda ou crônica são diferentes, mas o texto subsequente está limitado à IRA.

## Fisiopatologia

Com a IRA, os mecanismos da ventilação ou da perfusão pulmonar estão prejudicados. Entre os distúrbios da função do sistema respiratório que causam IRA estão:

- *Hipoventilação alveolar*, que consiste na incapacidade de fornecer oxigênio aos alvéolos e remover o $CO_2$ acumulado em seu interior, e pode ter várias causas, inclusive obesidade, deformidades da parede torácica, doenças neuromusculares, depressão do SNC ou DPOC
- *Anormalidades da difusão* relacionadas com distúrbios da transferência dos gases através da membrana alveolocapilar, que podem ser causadas por aumento da resistência ou da espessura da membrana alveolocapilar, ou por qualquer distúrbio que afete o epitélio alveolar, o endotélio capilar ou o espaço intersticial entre eles
- *Desproporção entre ventilação e perfusão*. A ventilação alveolar traz oxigênio aos pulmões e remove o $CO_2$ alveolar (ventilação), enquanto o sangue traz $CO_2$ aos alvéolos e capta o $O_2$ presente em seu interior (perfusão). Desse modo, os níveis de $O_2$ e $CO_2$ são determinados pelo equilíbrio entre ventilação e perfusão
- *Shunting*, no qual a perfusão pulmonar é adequada, mas a ventilação está reduzida; desse modo, o sangue desoxigenado permanece no lado esquerdo do coração (as doenças associadas a esse mecanismo incluem *shunts* direita-esquerda com anomalias cardíacas, como malformações septais, ou doenças pulmonares, como pneumonia ou edema pulmonar, condição em que os alvéolos estão afetados e não podem ser ventilados)
- *Ampliação do espaço morto fisiológico*. Essa condição aplica-se às situações nas quais a ventilação pulmonar é adequada, mas a perfusão está reduzida (p. ex., embolia pulmonar). Essa desproporção também causa distúrbios da troca gasosa.

As causas comuns de IRA podem ser classificadas em quatro grupos: impulso respiratório reduzido, disfunção da parede torácica, anormalidades do parênquima pulmonar e outras causas.

### Impulso respiratório reduzido

A redução do impulso respiratório pode ocorrer quando há lesões graves do encéfalo, lesões do tronco cerebral (esclerose múltipla, tumor ou herniação), uso de sedativos e distúrbios metabólicos (p. ex., hipotireoidismo grave). Esses distúrbios reduzem a resposta dos quimiorreceptores do encéfalo aos estímulos respiratórios normais.

### Disfunção da parede torácica

Os impulsos originam-se no centro respiratório e são transmitidos por nervos que se estendem do tronco cerebral, percorrem a medula espinal e chegam aos receptores existentes nos músculos respiratórios. Qualquer doença ou distúrbio que afete esses nervos, a medula espinal, os músculos ou a junção neuromuscular envolvida na respiração afeta profundamente a ventilação e, por fim, pode causar IRA. Isso inclui distúrbios musculoesqueléticos (distrofia muscular, poliomiosite, traumatismo da parede torácica), doenças da junção neuromuscular (miastenia *gravis*, poliomielite), alguns distúrbios dos nervos periféricos e doenças da medula espinal (esclerose lateral amiotrófica, síndrome de Guillain-Barré e traumatismo da coluna cervical).

### Alerta de enfermagem
*Nas lesões da medula cervical, o colar cervical rígido deve ser mantido no lugar até que o médico confirme a estabilidade da coluna cervical. A enfermeira deve lembrar que a inervação motora do diafragma provém do nervo frênico no nível de C3-C5 e que, desse modo, qualquer fratura nessa área pode causar paralisia respiratória.*

### Anormalidades do parênquima pulmonar
Derrame pleural, hemotórax, pneumotórax e obstrução das vias respiratórias são distúrbios que interferem na ventilação, porque impedem a expansão dos pulmões. Esses distúrbios podem provocar insuficiência respiratória e geralmente são causados por alguma doença pulmonar subjacente, por doença da pleura ou por traumatismo e acidente. Outras doenças e distúrbios do parênquima pulmonar que podem causar IRA são pneumonias, estado de mal asmático, atelectasia, embolia pulmonar, exacerbação da DPOC e edema pulmonar.

### Outras causas
No período pós-operatório, principalmente depois de cirurgias torácicas ou abdominais de grande porte, a ventilação pode ser inadequada e o cliente pode desenvolver insuficiência respiratória por vários fatores. Por exemplo, durante esse período, a IRA pode ser causada pelos efeitos dos anestésicos, dos analgésicos e dos sedativos, que podem deprimir a respiração (conforme já foi mencionado) ou acentuar os efeitos dos opioides e causar hipoventilação. A dor pode dificultar a respiração profunda e a tosse.

### Manifestações clínicas e avaliação
Os primeiros sinais e sintomas estão associados à redução da oxigenação e incluem agitação, fadiga, cefaleia, dispneia, angústia respiratória, taquicardia e taquipneia brandas e elevação da PA. À medida que a hipoxia avança, podem surgir sinais mais evidentes, como confusão mental, letargia, taquicardia, taquipneia, **cianose central**, sudorese e, por fim, parada respiratória. As anormalidades do exame físico são causadas pela angústia respiratória aguda, inclusive uso dos músculos acessórios, redução do murmúrio vesicular quando o cliente não consegue ventilar adequadamente e outras alterações relacionadas especificamente com a doença subjacente e a causa da IRA.

### Manejo clínico
Os objetivos do tratamento são corrigir a causa subjacente e normalizar a troca gasosa nos pulmões. O oxigênio suplementar é administrado para melhorar a hipoxemia. Se a causa aparente da hipoventilação forem narcóticos, podem ser administrados antídotos como naloxona (no caso da intoxicação por opioide) ou flumazenil (no caso da intoxicação por benzodiazepínicos). A ventilação mecânica pode ser necessária para manter a ventilação e a oxigenação adequadas enquanto a causa subjacente ainda não foi corrigida.

### Manejo de enfermagem
O manejo de enfermagem para clientes com IRA inclui ajudar no processo de intubação e manter a ventilação mecânica. Em geral, esses clientes são tratados na unidade de tratamento intensivo (UTI). A enfermeira deve avaliar a função respiratória do cliente, monitorando o nível de reatividade, os valores da gasometria arterial, a oximetria de pulso e os sinais vitais. Além disso, deve avaliar todo o sistema respiratório e adotar estratégias (p. ex., esquema de mudança de decúbito, higiene oral, cuidados com a pele, exercícios de mobilização passiva dos membros) para evitar complicações. A enfermeira também deve avaliar o grau de entendimento do cliente quanto às medidas terapêuticas adotadas e iniciar algum tipo de comunicação que lhe permita expressar suas preocupações e necessidades à equipe de saúde.

Por fim, a enfermeira deve considerar as condições clínicas que resultaram na IRA. À medida que as condições do cliente melhorem, a enfermeira precisa avaliar seus conhecimentos sobre a doença subjacente e fornecer instruções pertinentes à sua doença.

## Síndrome de angústia respiratória aguda

A **síndrome de angústia respiratória aguda** (antes conhecida como síndrome de angústia respiratória do adulto) é uma forma grave de **lesão pulmonar aguda**, que afeta anualmente mais de 200 mil pessoas. Essa síndrome clínica caracteriza-se por edema pulmonar súbito e progressivo, infiltrados bilaterais crescentes nas radiografias do tórax, hipoxemia refratária à administração de oxigênio suplementar e redução da complacência pulmonar. Esses sinais ocorrem nos clientes sem insuficiência cardíaca esquerda associada. Em geral, os clientes com SARA necessitam de ventilação mecânica com pressão acima do normal nas suas vias respiratórias. A síndrome da angústia respiratória aguda tem sido associada à taxa de mortalidade de até 50 e 60%. Falência múltipla de órgãos é a causa principal das mortes dos clientes com SARA.

### Fisiopatologia
A síndrome de angústia respiratória aguda é causada por um estímulo inflamatório desencadeante, que provoca a liberação de mediadores celulares e químicos que causam lesão difusa das células epiteliais da membrana alveolocapilar. Isso causa extravasamento de líquido rico em proteínas e células sanguíneas para os espaços intersticiais dos alvéolos, além de alterações da circulação capilar.

A SARA é caracterizada por desproporção significativa na relação ventilação/perfusão. Os alvéolos sofrem colapso em consequência da acumulação de infiltrado inflamatório, sangue e líquido, e da disfunção do surfactante. As vias respiratórias de pequeno calibre são estreitadas em consequência da acumulação de líquido intersticial e da obstrução brônquica. A complacência pulmonar diminui acentuadamente (pulmões rígidos), e o resul-

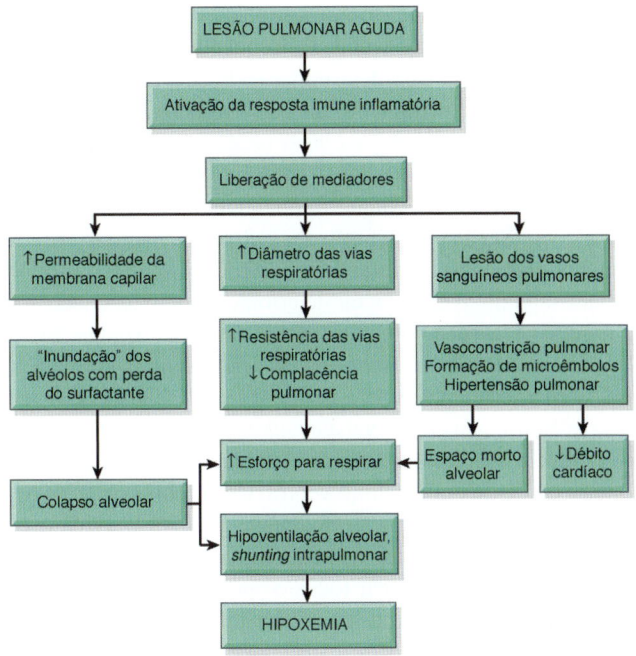

Figura 10.7 Patogenia da síndrome de angústia respiratória aguda (SARA).

tado é uma redução característica da capacidade residual funcional (CRF) com hipoxemia grave. O sangue que retorna aos pulmões para a troca de gases atravessa áreas pulmonares não ventiladas e não funcionantes, resultando em *shunting*. Isso significa que o sangue entra em contato com alvéolos não funcionantes, e a troca de gases é acentuadamente reduzida, resultando em hipoxemia refratária grave. A Figura 10.7 ilustra a sequência de eventos fisiopatológicos que resultam na SARA.

## Fatores de risco

Diversos fatores estão associados ao desenvolvimento da SARA, inclusive lesão direta (p. ex., inalação de fumaça, contusão pulmonar) ou indireta dos pulmões (p. ex., choque séptico, reposição maciça de líquido durante a reanimação cardiopulmonar) (Boxe 10.8).

### BOXE 10.8 Fatores de risco da síndrome de angústia respiratória aguda (SARA).

- Aspiração
- Ingestão e superdosagem de drogas
- Doenças hematológicas (p. ex., coagulação intravascular disseminada, transfusões maciças, *bypass* cardiopulmonar)
- Inalação prolongada de oxigênio em concentrações altas
- Infecção localizada
- Distúrbios metabólicos (pancreatite, uremia)
- Choque
- Traumatismo
- Cirurgias de grande porte
- Embolia gasosa ou gordurosa
- Sepse sistêmica

## Manifestações clínicas e avaliação

Clinicamente, a fase aguda da SARA evidencia-se por início rápido de dispneia grave, geralmente 12 a 48 h após o evento desencadeante. Uma anormalidade típica é a hipoxemia arterial que não melhora com a administração de oxigênio suplementar. Nas radiografias do tórax, as alterações são semelhantes às que ocorrem com o edema pulmonar cardiogênico e evidenciam-se por infiltrados variegados bilaterais, que aumentam rapidamente. Na TC do tórax, os infiltrados variegados bilaterais com condensação geralmente são mais pronunciados nas áreas pulmonares mais baixas (posteriores). Em seguida, a lesão pulmonar aguda evolui para alveolite fibrosante com hipoxemia grave persistente. O cliente também apresenta aumento do espaço morto alveolar (ventilação de alvéolos sem perfusão) e redução da complacência pulmonar ("pulmões rígidos" e difíceis de ventilar). Clinicamente, o cliente parece estar em fase de recuperação quando a hipoxemia regride gradativamente, as radiografias do tórax melhoram e os pulmões tornam-se mais complacentes.

À medida que os líquidos começam a extravasar para o espaço intersticial dos alvéolos, surgem retrações intercostais e estertores detectáveis ao exame físico. A gasometria arterial deve ser analisada para avaliar a gravidade da hipoxemia. O diagnóstico de SARA pode ser confirmado com base nos seguintes critérios: história de fatores de risco pulmonares ou sistêmicos, angústia respiratória de início súbito, infiltrados pulmonares bilaterais, inexistência de manifestações clínicas de insuficiência cardíaca esquerda, e razão entre $Pa_{O_2}$ e $Fi_{O_2}$ (fração de oxigênio inspirado) menor que 200 mmHg (hipoxemia refratária grave). A razão normal entre $Pa_{O_2}$ e $Fi_{O_2}$ é maior que 300 mmHg.

## Manejo clínico

Os focos principais do tratamento da SARA incluem detectar e tratar a condição subjacente que a causou. As medidas de suporte intensivo devem ser instituídas para compensar a disfunção respiratória grave. Esse tratamento de suporte quase sempre inclui intubação e ventilação mecânica. Além disso, outras medidas importantes são suporte circulatório, administração adequada de líquido e suporte nutricional. O oxigênio suplementar deve ser administrado logo que o cliente inicie a espiral de hipoxemia crescente. À medida que a hipoxemia avança, o cliente deve ser intubado e ventilado mecanicamente. A concentração de oxigênio e os ajustes e os modos do respirador são determinados pela condição do cliente. Esses parâmetros são monitorados por gasometria arterial, oximetria de pulso e testes da complacência pulmonar realizados à beira do leito.

### *Pressão expiratória final positiva*

A pressão expiratória final positiva (PEEP, do inglês *positive end-expiratory pressure*) é um elemento fundamental ao tratamento da SARA. O uso de PEEP ajuda a aumentar a CRF (capacidade residual funcional) e a reverter o colapso alveolar, mantendo os alvéolos abertos; isso melhora a oxigenação arterial e atenua a gravidade do desequilíbrio entre ventilação e perfusão. A PEEP também pode permitir o uso de níveis mais baixos e seguros de $Fi_{O_2}$ ($Fi_{O_2} \leq 60\%$). O objetivo é manter a $Pa_{O_2}$ acima de 60 mmHg, ou um nível de saturação de oxigênio maior que 90% com a menor $Fi_{O_2}$ possível. Algumas evidências sugerem que a

SARA deva ser tratada com volumes correntes baixos (6 mℓ/kg de peso corporal ideal) e uma abordagem de pressão limitada (pressão de platô ≤ 30 mmHg) com PEEP baixa ou moderadamente alta (ARDS Network, 2000; Grasso, Stripoli, Me Michele et al., 2007; Villar, Perez-Mendez, Lopez et al., 2007).

O uso da ventilação sob pressão positiva (em vez de respiração sob pressão negativa normal) aumenta a pressão intratorácica e diminui a pré-carga do coração. Essa redução da pré-carga pode diminuir o débito cardíaco e causar hipotensão. A hipotensão sistêmica também pode ocorrer com a SARA em consequência da hipovolemia secundária ao extravasamento de líquidos para os espaços intersticiais. A hipovolemia deve ser cuidadosamente tratada sem causar sobrecarga adicional de líquidos. As soluções cristaloides são administradas por via IV sob monitoramento cuidadoso da função pulmonar. Os agentes inotrópicos (p. ex., dobutamina) ou vasopressores (p. ex., norepinefrina, dopamina) podem ser necessários. Os cateteres para aferição da pressão arterial pulmonar podem ser usados para monitorar o volume de líquido do cliente e a ocorrência de hipertensão pulmonar progressiva, que ocorre ocasionalmente com a SARA. A cateterização arterial é necessária, porque os clientes com SARA precisam fazer análises frequentes da gasometria arterial. Se for necessário realizar aspiração no cliente enquanto se utiliza PEEP, a enfermeira deve lembrar-se de que qualquer violação do sistema respiratório fechado diminui a PEEP e que, por essa razão, o fisioterapeuta deve ser consultado para acrescentar o equipamento de "aspiração *in-line*" como alternativa para a aspiração convencional.

### Farmacoterapia

Existem vários tratamentos farmacológicos em processo de investigação para bloquear a cascata de eventos que resultam na SARA. Isso inclui um antagonista do receptor de interleucina-1 recombinante humano, inibidores dos neutrófilos, vasodilatadores pulmonares específicos, reposição do surfactante, agentes antissépticos, antioxidantes e corticoides administrados nos estágios avançados da SARA.

Os clientes com SARA geralmente requerem sedação e analgésicos intravenosos para controlar a ansiedade e a agitação causadas pela hipoxemia e pela intubação. Nos casos extremos, os clientes podem necessitar de paralisia química com bloqueadores neuromusculares de modo que possam ser ventilados e oxigenados adequadamente.

### Suporte nutricional

O suporte nutricional adequado é vital ao tratamento da SARA. Os clientes com essa síndrome precisam de 15 a 20 kcal/kg/dia para atender suas necessidades calóricas. A alimentação enteral é a primeira opção; contudo, a nutrição parenteral também pode ser necessária (Martindale, McClave, Vanek et al., 2009).

## Manejo de enfermagem
### Medidas gerais

Os clientes com SARA encontram-se em estado crítico e requerem monitoramento cuidadoso na unidade de tratamento intensivo. Diversas modalidades de intervenção respiratória podem ser realizadas nesses casos (administração de oxigênio, tratamento com nebulizador, fisioterapia torácica, intubação endotraqueal ou traqueostomia, ventilação artificial, aspiração e/ou broncoscopia). A avaliação frequente das condições do cliente é necessária para determinar a eficácia do tratamento.

Além de implementar o plano de cuidados clínicos, a enfermeira deve considerar as outras necessidades do cliente. O posicionamento é importante. A enfermeira deve realizar a mudança de decúbito do cliente frequentemente de forma a melhorar a ventilação e a perfusão dos pulmões e facilitar a drenagem das secreções. Entretanto, a enfermeira deve monitorá-lo cuidadosamente para detectar deterioração da oxigenação com as mudanças de decúbito. Em alguns casos, a oxigenação dos clientes com SARA melhora na posição prona. Essa posição pode ser experimentada para verificar se há melhora da oxigenação e é utilizada em circunstâncias especiais. Existem dispositivos e leitos especiais disponíveis para ajudar a enfermeira a colocar o cliente em decúbito ventral (Mancebo et al., 2006).

O cliente pode estar extremamente ansioso e agitado em razão da hipoxemia e da dispneia crescentes e da intubação. A enfermeira deve explicar todos os procedimentos e realizar as intervenções necessárias com uma atitude tranquilizadora e calma. É importante reduzir a ansiedade do cliente, porque ela aumenta o consumo de oxigênio ao impedir que o indivíduo descanse. O repouso é essencial para reduzir o consumo e as necessidades de oxigênio.

### Considerações relativas à ventilação mecânica

Se o cliente estiver intubado e receber ventilação mecânica com PEEP, várias questões devem ser consideradas. A PEEP é um padrão respiratório artificial, que o cliente percebe como estranho. O cliente pode estar ansioso e "lutar" com o respirador. A avaliação de enfermagem é importante para detectar problemas ventilatórios, que podem ser a causa da reação de ansiedade: obstrução do tubo por dobras ou secreções retidas; outros problemas respiratórios agudos (p. ex., pneumotórax, dor); redução súbita do nível de oxigênio; agravação da dispneia; ou problemas de funcionamento do respirador. Na maioria dos casos, a sedação pode ser necessária para reduzir o consumo de oxigênio, permitir que o respirador forneça suporte ventilatório pleno e atenuar a ansiedade do cliente. Entre os sedativos que podem ser usados estão lorazepam, midazolam, dexmedetomidina, propofol e barbitúricos de ação curta.

Se não for possível manter níveis satisfatórios de oxigenação apesar da administração de sedativos, os bloqueadores neuromusculares (p. ex., pancurônio, vecurônio, atracúrio ou rocurônio) podem ser administrados para paralisar o cliente. Esses fármacos paralisam os músculos esqueléticos, inclusive os músculos respiratórios, resultando em parada respiratória se o indivíduo não estiver intubado e se os ajustes do respirador não forem apropriados. Com a paralisia, o cliente parece estar inconsciente, perde a função motora e não consegue respirar independentemente, falar ou piscar os olhos. Entretanto, ele conserva a sensibilidade, está acordado e pode ouvir. Os agentes paralisantes devem ser administrados apenas por profissionais treinados para estabilizar as vias respiratórias e usar respirador. A enfermeira deve tranquilizar o cliente, explicando que a paralisia é um resultado do fármaco administrado e é transitória. A paralisia deve ser induzida pelo menor intervalo possível, nunca sem sedação e controle adequado da dor.

O uso dos agentes paralisantes tem muitos riscos e efeitos colaterais. A enfermeira deve assegurar que o cliente não fique desconectado do respirador, porque os músculos respiratórios estão paralisados e ele entrará em apneia. Consequentemente, a enfermeira precisa garantir que o cliente seja cuidadosamente monitorado, e todos os alarmes do respirador e do cliente devem ficar ligados o tempo todo. Os cuidados oculares também são importantes, porque o indivíduo não consegue piscar e, desse modo, o risco de ocorrerem abrasões da córnea aumenta. Os bloqueadores neuromusculares predispõem os clientes à trombose venosa profunda, à atrofia muscular e às lesões da pele e, por essa razão, os exercícios de mobilização passiva e a avaliação da pele são intervenções de enfermagem importantes. O uso simultâneo de aminoglicosídios e/ou corticoides aumenta as chances de que o cliente quimicamente paralisado desenvolva *polineuropatia da doença crítica*. Essa condição é uma forma grave de atrofia e descondicionamento muscular que pode ocorrer dentro de 24 h; isso requer fisioterapia intensiva para reverter o quadro, aumenta os riscos de o cliente desenvolver complicações e prolonga a duração da internação hospitalar.

O cliente pode sentir desconforto ou dor, mas não consegue comunicar suas sensações. Os sinais de dor, como taquicardia, sudorese e hipertensão, devem ser avaliados e revertidos. A analgesia **tem de** ser administrada simultaneamente aos agentes bloqueadores neuromusculares. A enfermeira deve antecipar-se às necessidades do cliente quanto à dor e ao desconforto. Por fim, deve verificar a posição do cliente de forma a assegurar que esteja confortável e com alinhamento corporal normal.

A enfermeira deve conversar com o cliente (e não falar sobre ele com outras pessoas) quando está em sua presença. Além disso, é importante que a enfermeira descreva a finalidade e os efeitos dos agentes paralisantes aos familiares. Se os familiares não souberem que esses fármacos foram administrados, eles podem ficar assustados com a alteração das condições do cliente.

## Hipertensão arterial pulmonar

A circulação pulmonar é um sistema de baixa pressão destinado a acomodar o fluxo sanguíneo volumoso proveniente do ventrículo direito. Os vasos sanguíneos pulmonares são complacentes e têm paredes finas de forma a facilitar a troca gasosa. A pressão pulmonar média normal oscila entre 12 e 15 mmHg, e os vasos sanguíneos podem dilatar-se e contrair-se conforme a necessidade. A hipertensão arterial pulmonar (HAP) ocorre quando a pressão arterial pulmonar média fica acima de 25 mmHg em repouso ou de 30 mmHg quando o indivíduo realiza atividade. Ao contrário da PA sistêmica, essas pressões não podem ser aferidas indiretamente; na verdade, as pressões pulmonares precisam ser aferidas por cateterização do coração direito com um cateter arterial pulmonar. Quando essas determinações não estão disponíveis, o diagnóstico clínico é o único indicador da existência de hipertensão pulmonar; contudo, a HAP é um distúrbio que não se evidencia clinicamente até que esteja em um estágio avançado de sua progressão.

Existem dois tipos de HAP: idiopática (antes conhecida como primária) e secundária (devida a uma causa conhecida). A hipertensão idiopática é uma doença muito rara, e ocorre mais comumente nas mulheres de 20 a 40 anos, seja como um distúrbio esporádico, seja nos clientes com história familiar, e em geral evolui ao óbito nos primeiros 5 anos posteriores ao diagnóstico. Existem várias causas possíveis, mas a etiologia exata é desconhecida (McLaughlin *et al.*, 2009; McPhee e Papadakis, 2009).

Por outro lado, a HAP secundária a uma causa conhecida é mais comum e resulta de doenças cardíacas (insuficiência ventricular esquerda, estenose mitral) ou pulmonares (enfisema, fibrose pulmonar ou tromboembolia) preexistentes. O prognóstico depende da gravidade da doença subjacente e das alterações da circulação pulmonar. Uma causa comum de HAP é constrição das artérias pulmonares em consequência de hipoxemia e hipercapnia crônicas da DPOC (Boxe 10.9) (McPhee e Papadakis, 2009).

### BOXE 10.9 Causas de hipertensão arterial pulmonar.

- Doenças do colágeno
- *Shunts* sistêmico-pulmonares congênitos
- Hipertensão portal
- Imunocomprometimento (infecção pelo HIV)
- Doenças associadas a lesão venosa ou capilar significativa
- Doença tromboembólica crônica
- Hipertensão venosa pulmonar
- Vasoconstrição pulmonar secundária à hipoxemia
- Doença pulmonar obstrutiva crônica (DPOC), doença pulmonar intersticial, distúrbios respiratórios do sono
- Causas diversas: sarcoidose, histiocitose, compressão dos vasos pulmonares

### Fisiopatologia

As condições como doenças do colágeno, cardiopatias congênitas, hipertensão portal e infecção pelo HIV aumentam o risco de HAP nos grupos suscetíveis. Os vasos sanguíneos pulmonares são lesados, e isso causa espessamento e hipertrofia do endotélio e dos músculos lisos, resultando em vasos sanguíneos inflexíveis e estreitados. Em condições normais, a circulação pulmonar consegue acomodar o volume sanguíneo ejetado pelo ventrículo direito. A circulação tem resistência baixa ao fluxo sanguíneo e compensa os aumentos do volume de sangue por dilatação dos vasos da circulação pulmonar. Entretanto, se os vasos sanguíneos pulmonares estiverem destruídos ou obstruídos, a capacidade de acomodar qualquer fluxo ou volume de sangue que os pulmões recebem é comprometida e, desse modo, os aumentos do fluxo sanguíneo elevam a pressão arterial pulmonar. À medida que a pressão arterial pulmonar aumenta, o mesmo acontece com a resistência vascular pulmonar. Essa sobrecarga de pressão compromete a função do ventrículo direito. Por fim, o miocárdio não consegue atender às demandas crescentes que lhe são impostas, resultando em hipertrofia ventricular direita (crescimento e dilatação) e insuficiência ventricular.

### Manifestações clínicas e avaliação

O sintoma principal dos dois tipos de HAP é dispneia, que ocorre inicialmente aos esforços e, por fim, também em repouso. Outros sinais e sintomas são dor torácica, fraqueza, fadiga, síncope, hemoptises ocasionais e sinais de insuficiência cardíaca direita (edema periférico, ascite, distensão das veias cervicais, hepatomegalia, estertores pulmonares, sopro cardíaco, desdobramento da segunda bulha).

O diagnóstico da HAP idiopática é estabelecido por exclusão das causas secundárias, inclusive DPOC, edema pulmonar, infecção pelo HIV e doenças cardíacas. Vários exames são realizados para determinar se há alguma causa conhecida para a hipertensão pulmonar. A investigação diagnóstica completa inclui história, exame físico, radiografias do tórax, provas de função pulmonar, eletrocardiograma (ECG), ecocardiografia, cintigrafia da ventilação-perfusão, angiotomografia computadorizada (ATC) ou angiorressonância magnética (angio-RM, estudos do sono, pesquisa de anticorpos (para diagnosticar doenças do colágeno), testes para HIV, provas de função hepática, estudos para detectar estados de hipercoagulabilidade e cateterização cardíaca. As provas de função pulmonar podem ser normais ou demonstrar reduções discretas da capacidade vital e da complacência pulmonar com diminuição branda da capacidade de difusão. A $Pa_{O_2}$ também diminui (hipoxemia). O hemograma completo pode mostrar policitemia (hematócrito > 54% nos homens ou 51% nas mulheres).

O ECG revela hipertrofia do átrio direito (e ondas P altas e apiculadas nas derivações inferiores), desvio do eixo elétrico para a direita, hipertrofia ventricular direita (ondas R altas em $V_2$ e $V_5$); e depressão do segmento ST e inversão da onda T (ou ambas) em $V_{1-4}$. A ecocardiografia pode avaliar a progressão da doença e excluir outros distúrbios que causam sinais e sintomas semelhantes. A cintigrafia da ventilação-perfusão ou a angio-TC ou angio-RM do pulmão detectam falhas na circulação pulmonar, inclusive êmbolos pulmonares. A cateterização das câmaras cardíacas direitas revela elevação das pressões arteriais pulmonares e determina se há um componente vasoativo responsável pela hipertensão pulmonar. O teste de vasodilatação aguda pode ser realizado durante a cateterização do coração direito para determinar se há redução da pressão arterial pulmonar média quando se administra um vasodilatador de ação curta (adenosina, epoprostenol ou óxido nítrico inalado).

## Manejo clínico

O objetivo do tratamento é reverter a condição subjacente que causou a HAP, quando a causa é conhecida. A hipoxemia em repouso ou aos esforços deve ser tratada com oxigênio suplementar. A oxigenoterapia apropriada pode reverter o efeito vasoconstritor e atenuar a hipertensão pulmonar. Fármacos como diuréticos, digoxina, anticoagulantes e bloqueadores do canal de cálcio (nifedipino, diltiazem) podem ser prescritos. Como os bloqueadores do canal de cálcio são eficazes apenas em uma porcentagem pequena dos clientes, geralmente são necessários outros fármacos (p. ex., prostaciclina) (McLaughlin *et al.*, 2009).

Os vasodilatadores podem ser usados para aumentar a tolerância aos esforços, melhorar a função hemodinâmica e prolongar a sobrevida. O epoprostenol é administrado por infusão contínua; a treprostinila, por injeção subcutânea; a bosentana e a sildenafila, por via oral; e a iloprosta, por inalação. Os tratamentos disponíveis atualmente não levam à cura, causam efeitos colaterais significativos e, em geral, são muito dispendiosos. O transplante de pulmão ou de coração-pulmão é reservado aos clientes com doença avançada apesar do tratamento clínico máximo (McPhee e Papadakis, 2009).

## Manejo de enfermagem

O principal objetivo da enfermagem é identificar os clientes sob risco elevado de HAP, inclusive os indivíduos com DPOC, embolia pulmonar, cardiopatia congênita e doença da valva mitral. A enfermeira também deve ficar atenta aos sinais e sintomas de deterioração, inclusive agravo da dispneia, hipoxemia e insuficiência ventricular direita. A oxigenoterapia deve ser administrada conforme a prescrição, e o cliente e seus familiares devem ser instruídos quanto ao uso da suplementação domiciliar de oxigênio. Nos casos de clientes tratados com prostaciclina (*i.e.*, epoprostenol ou treprostinila), a enfermeira deve discutir junto à equipe a necessidade de manter um acesso venoso central (epoprostenol) ou infusão subcutânea (treprostinila). Além disso, deve revisar a administração e a posologia apropriadas dos fármacos, os efeitos colaterais comuns (inclusive dor no local da injeção) e os efeitos colaterais graves potenciais (como hipotensão, ruborização cutânea, bradicardia e cefaleia) associados à infusão IV. Também é importante considerar os aspectos emocionais e psicossociais dessa doença.

## Embolia pulmonar

O termo **embolia pulmonar** (EP) refere-se à obstrução da artéria pulmonar ou de um de seus ramos por um ou mais trombos que se originam de algum segmento do sistema venoso ou do lado direito do coração. Os clientes hospitalizados correm alto risco de EP, e estima-se que, anualmente, mais de 300 mil mortes sejam atribuídas a essa condição (Tapson, 2008). Essa é a terceira causa principal de mortes dos clientes hospitalizados, geralmente não diagnosticada antes da necropsia. A EP é um distúrbio comum e frequentemente está associada a traumatismo, arritmia (fibrilação atrial), procedimentos cirúrgicos (ortopédicos, cirurgias abdominais de grande porte, pélvicos, ginecológicos), gravidez, insuficiência cardíaca, neoplasias malignas, idade superior a 50 anos, estados de hipercoagulabilidade e imobilidade prolongada. A EP também pode ocorrer em indivíduos aparentemente saudáveis. Os fatores de risco dessa complicação estão relacionados no Boxe 10.10.

### Fisiopatologia

Na maioria dos casos, a EP é causada por um coágulo sanguíneo ou trombo. Entretanto, existem outros tipos de êmbolos: ar, gordura, líquido amniótico, células tumorais, partículas injetadas por via intravenosa e êmbolos sépticos (secundários à invasão bacteriana do trombo). Embora a maioria dos trombos origine-se das veias profundas das pernas, outros focos de origem são as veias pélvicas e o átrio direito do coração. A trombose venosa pode ser causada pela redução da velocidade de circulação do sangue (estase) secundária à lesão das paredes dos vasos sanguíneos (principalmente do revestimento endotelial) ou às alterações do mecanismo de coagulação sanguínea. Com a fibrilação atrial, o sangue fica estagnado nos átrios fibrilantes e forma trombos. Esses trombos podem ser levados à circulação pulmonar.

Quando um trombo obstrui parcial ou totalmente uma artéria pulmonar ou seus ramos, o espaço morto alveolar aumenta. O espaço morto alveolar é uma área ventilada que recebe pouco ou nenhum sangue. Por essa razão, a troca de gasosa é reduzida ou

> **BOXE 10.10 Fatores de risco para tromboembolia.**
>
> - Doenças clínicas agudas (AVE, infarto agudo do miocárdio, insuficiência cardíaca, doenças neuromusculares)
> - Intervenções cirúrgicas de grande porte (abdominais, ortopédicas, ginecológicas, urológicas, neurocirúrgicas, oncológicas)
> - Traumatismo (politraumatismo, lesão ou fratura vertebral, fraturas do quadril ou da pelve)
> - Câncer (localizado ou disseminado) em cliente recebendo quimioterapia ou radioterapia
> - História de tromboembolia
> - Obesidade
> - Imobilidade por mais de 2 dias
> - Idade superior a 40 anos
> - Estados de hipercoagulabilidade
> - Respiração artificial prolongada
> - Uso de bloqueadores neuromusculares (agentes paralisantes)
> - Cateteres venosos centrais
> - Sepse grave
> - Trombocitopenia induzida por heparina (TIH)

não ocorre nessa área. Além disso, várias substâncias vasoativas são liberadas do trombo e da área circundante, e esses mediadores causam constrição dos vasos sanguíneos e dos bronquíolos regionais. A broncoconstrição e a vasoconstrição reflexas reduzem a troca gasosa e levam à perda do surfactante alveolar, causando atelectasia e hipoxemia. As consequências hemodinâmicas são aumentos da resistência vascular pulmonar e das pressões arteriais pulmonares, que sobrecarregam o ventrículo direito. Quando a demanda contrátil imposta ao ventrículo direito é maior que sua capacidade, o cliente desenvolve insuficiência ventricular direita com redução do débito cardíaco e, em seguida, diminuição da pressão sanguínea sistêmica e choque.

### Manifestações clínicas e avaliação

Os sinais e sintomas dependem do tamanho do trombo e da área da artéria pulmonar obstruída pelo trombo. A queixa mais comum é dispneia de início súbito, mas outros sinais e sintomas são dor torácica, tosse, dor nas pernas, hemoptise e palpitações. Os sinais mais comuns detectados no exame físico são taquipneia, estertores, taquicardia, quarta bulha ($B_4$) detectável, desdobramento de $B_2$ e cianose (hipoxemia). A trombose venosa profunda (TVP) está diretamente associada à EP. Nos casos típicos, os clientes referem início súbito de dor e/ou edema e aumento da temperatura local do segmento proximal ou distal do membro, manchas na pele e distensão das veias superficiais.

O choque pode ocorrer nos casos de EP maciça (embolia em "sela") ou nos clientes com insuficiência cardíaca preexistente. Em seguida, esses clientes podem apresentar dispneia grave, dor subesternal repentina, pulsos rápidos e fracos, hipotensão, síncope e morte súbita. Vários êmbolos pequenos podem se alojar nas arteríolas pulmonares terminais e causar múltiplos infartos nos pulmões. O infarto pulmonar causa necrose isquêmica de uma área do pulmão. O quadro clínico pode ser semelhante ao da broncopneumonia ou da insuficiência cardíaca. Nos casos atípicos, a EP causa poucos sinais e sintomas, enquanto em outros casos se assemelha a várias outras doenças cardiopulmonares.

As mortes causadas por EP geralmente ocorrem nas primeiras horas após o início dos sintomas; por essa razão, o reconhecimento e o diagnóstico precoces são fundamentais. Como os sintomas da EP podem variar de brandos a graves, a investigação diagnóstica é realizada para excluir outras doenças. A avaliação diagnóstica inicial inclui radiografias do tórax, ECG, exames da circulação periférica (ultrassonografia, flebografia), gasometria arterial (GA), dosagem do dímero D e cintigrafia da ventilação-perfusão ($\dot{V}/\dot{Q}$).

As radiografias do tórax são mais úteis para excluir outras causas possíveis, inclusive pneumonia, DPOC e edema pulmonar secundário à insuficiência cardíaca. A gasometria arterial pode mostrar hipoxemia e hipocapnia (em razão da taquipneia); contudo, os resultados da GA podem ser normais, mesmo quando há EP. O padrão clássico do ECG associado à EP, embora seja raro, é o $S_1$-$Q_3$-$T_3$, que consiste em uma onda S profunda na derivação I, uma onda Q na derivação III e uma onda T invertida na derivação III. Anormalidades mais comuns no ECG são taquicardia sinusal, depressão do intervalo PR e alterações inespecíficas da onda T. Os exames da circulação periférica usados para diagnosticar TVP podem ser pletismografia de impedância, ecodoppler ou flebografia. Quando um cliente tem TVP com sinais e sintomas associados de EP, ele deve ser tratado para essas duas condições. No passado, a cintigrafia da ventilação-perfusão era o segundo exame preferido para diagnosticar EP (a angiografia pulmonar, descrita adiante, era considerada o melhor exame diagnóstico). A cintigrafia pulmonar ainda é útil, especialmente nos serviços que não dispõem de acesso à TC helicoidal (estudo de escolha na avaliação de patologias pulmonares). A cintigrafia $\dot{V}/\dot{Q}$ é minimamente invasiva e requer a administração de um agente radioativo (por vias IV e inalatória). Esse exame avalia as diversas regiões do pulmão (superior, média e inferior) e permite comparações da relação percentual entre ventilação e perfusão em cada área. A cintigrafia é muito sensível, mas pode ser mais trabalhosa que a TC e não é tão precisa quanto a angiografia pulmonar. Os clientes portadores de doenças pulmonares, como DPOC e pneumonia, geralmente têm resultados inconclusivos na cintigrafia $\dot{V}/\dot{Q}$; além disso, os clientes mantidos em ventilação artificial não podem fazer esse exame.

A TC helicoidal ou a angiotomografia computadorizada (angio-TC) contrastada tem conquistado popularidade como recurso para confirmar o diagnóstico de EP. As limitações ao uso da TC são a necessidade de o cliente cooperar e tolerar o contraste IV (ou seja, não deve ter alergia aos contrastes e a função renal deve estar preservada) e a sensibilidade menor do que a da angiografia pulmonar. A angiografia pulmonar permite a visualização da circulação dos pulmões por radioscopia com contraste IV. A angiografia requer radiologistas intervencionistas para realizar o exame com equipamentos e profissionais especializados, que podem não estar disponíveis em muitos hospitais; além disso, o custo desse exame é alto.

O ensaio do dímero D está sendo cada vez mais usado para avaliar clientes com possível EP. Os serviços de emergência, em particular, têm utilizado esse teste rápido, que apresenta relação custo-benefício favorável. O dímero D é um subproduto da decomposição da fibrina e forma-se em consequência da sua dis-

**Tabela 10.3** Profilaxia recomendada para trombose venosa profunda.

| Grau de risco | Profilaxia recomendada |
|---|---|
| Risco baixo:<br>Cirurgia de pequeno porte + idade < 40 anos e nenhum outro fator de risco para TVP | Mobilização precoce |
| Risco moderado:<br>Cirurgia de grande porte + idade > 40 anos e nenhum outro fator de risco para TVP | Heparina não fracionada: 5.000 unidades por via subcutânea (SC) a cada 12 h (começar 2 horas antes da cirurgia), ou<br>Heparina de baixo peso molecular, 40 unidades SC diariamente, ou<br>Dalteparina, 5.000 unidades SC diariamente |
| Risco alto:<br>Cirurgia de grande porte + idade > 40 anos e/ou outros fatores de risco para TVP | Suporte mecânico (compressão pneumática intermitente ou meias compressivas graduadas, F<br>Heparina não fracionada: 5.000 unidades SC a cada 8 h (começar 2 horas antes da cirurgia), ou<br>Heparina de baixo peso molecular, 40 unidades SC diariamente, ou<br>Dalteparina, 5.000 unidades SC diariamente |

solução. O dímero D é usado apenas para excluir EP e, quando o resultado é negativo, o valor preditivo é de 95%, ou seja, 95% dos clientes com EP têm níveis altos de dímero D.

## Prevenção

Para os clientes sob risco de EP, a medida profilática mais efetiva é a prevenção da TVP. A Sociedade Brasileira de Angiologia e Cirurgia Vascular fornece as orientações atualizadas para a prevenção e o tratamento da TVP. Entre as medidas profiláticas gerais estão exercícios ativos com as pernas para evitar estase venosa, deambulação precoce e uso de meias elásticas compressivas ou meias de compressão pneumática intermitente.

O tratamento anticoagulante profilático é prescrito com base na avaliação do grau de risco do cliente. A Tabela 10.3 ilustra a estratificação do risco e a profilaxia recomendada. O tratamento anticoagulante pode ser prescrito aos clientes com mais de 40 anos, cuja hemostasia esteja normal e que deverão ser submetidos a um procedimento cirúrgico abdominal ou torácico de grande porte. Doses baixas de heparina podem ser administradas antes da operação para reduzir os riscos de TVP e EP pós-operatórias. A heparina deve ser administrada por via subcutânea 2 horas antes da cirurgia e mantida a cada 8 a 12 horas, até que o cliente receba alta. Em doses baixas, a heparina parece aumentar a atividade da antitrombina III, um inibidor plasmático importante do fator X da coagulação. Esse esquema não é recomendado para os clientes com processos trombóticos em atividade, ou para os que deverão ser submetidos a uma cirurgia ortopédica de grande porte, prostatectomia cirúrgica, cirurgia oftalmológica ou operação neurocirúrgica. As heparinas de baixo peso molecular (p. ex., enoxaparina, dalteparina, fondaparinux) também são usadas nesses casos. Essas preparações têm meias-vidas mais longas, absorção subcutânea mais ampla, incidência baixa de trombocitopenia e menos interações com as plaquetas, quando comparadas com a heparina não fracionada (American College of Chest Physicians [ACCP], 2008).

Os dispositivos de compressão sequencial (DCS) são usados comumente para evitar estase venosa por meio da compressão e do relaxamento dos músculos da panturrilha, algo semelhante ao efeito das contrações musculares. Estudos demonstraram que os DCS reduzem eficazmente o risco de TVP e foram considerados eficazes como tratamento primário para clientes que não podem fazer tratamento anticoagulante (ACCP, 2008). Existem vários tipos de DCS, que fazem compressões do pé, da panturrilha e do segmento proximal da coxa, bem como compressões graduadas, assimétricas e circunferenciais. Há poucas evidências a favor de algum tipo específico de compressão. A compressão graduada consiste em movimentos sequenciais do ar por dentro do envoltório em direção proximal da perna, seguidos de relaxamento do envoltório. A vantagem desse tratamento é a duração mais longa das compressões, quando comparada com a insuflação convencional. A compressão assimétrica consiste em insuflar apenas a área posterior da perna ou do pé. A compressão circunferencial inclui até a compressão de toda a perna (ACCP, 2008).

## Manejo clínico

Como a EP geralmente é uma emergência clínica, as medidas de energência tem prioridade máxima. Depois de adotá-las e estabilizar o cliente, os objetivos passam a ser dissolver (lise) os êmbolos existentes e evitar a formação de outros êmbolos. O tratamento pode incluir várias modalidades:

- Medidas gerais para melhorar as funções respiratória e vascular
- Tratamento anticoagulante
- Tratamento trombolítico
- Intervenção cirúrgica.

### Manejo de emergência

A EP maciça é uma emergência potencialmente fatal. O objetivo imediato é estabilizar o sistema cardiopulmonar. A elevação súbita da resistência pulmonar aumenta a carga imposta ao ventrículo direito, o que pode causar insuficiência cardíaca direita aguda e choque cardiogênico. No Brasil, a Sociedade Brasileira de Cardiologia elaborou a Diretriz de Embolia Pulmonar. O tratamento de emergência inclui as seguintes ações:

- Administrar oxigênio imediatamente para atenuar a hipoxemia, a angústia respiratória e a cianose central

- Estabelecer acessos venosos para infusão de fármacos ou soluções necessárias
- Realizar cintigrafia de perfusão, monitoramento hemodinâmico e gasometria arterial. Outros exames que podem ser realizados incluem TC (helicoidal) ou angiografia pulmonar
- Tratar a hipotensão com reposição de líquido, vasopressores (dopamina, norepinefrina) ou suporte inotrópico (dobutamina) por via IV
- Monitorar continuamente o ECG para detectar arritmias e insuficiência ventricular direita, que podem ocorrer repentinamente
- Administrar glicosídios digitálicos, diuréticos e antiarrítmicos intravenosos quando prescrito
- Coletar amostras de sangue para dosagens dos eletrólitos, hemograma completo e coagulograma – tempo de protrombina (TP), razão normalizada internacional (INR), tempo de tromboplastina parcial (TTP), dímero D
- Quando a avaliação clínica e os resultados da gasometria arterial indicam ser necessário, o cliente deve ser intubado e mantido sob ventilação mecânica
- Quando o cliente teve embolia maciça e está hipotenso, coloca-se um cateter urinário de longa permanência para monitorar o débito urinário
- Administrar conforme a prescrição doses baixas de morfina ou sedativos intravenosos para atenuar a ansiedade do cliente, aliviar o desconforto torácico, melhorar a tolerância ao tubo endotraqueal e facilitar a adaptação ao ventilador artificial
- Os agentes trombolíticos IV (ativador do plasminogênio tecidual) podem ser administrados aos clientes hemodinamicamente instáveis (hipotensão, padrões de sobrecarga no ECG) para dissolver o(s) trombo(s)
- Considerar a administração de heparina de baixo peso molecular (via subcutânea) ou heparina não fracionada (via IV).

## *Farmacoterapia*

### Tratamento anticoagulante

Tradicionalmente, o tratamento anticoagulante (heparina de baixo peso molecular ou heparina não fracionada) tem sido a abordagem principal para TVP e EP agudas. A heparina é administrada para evitar recidivas dos êmbolos, mas não tem qualquer efeito nos êmbolos que já se formaram. Em geral, a heparina é recomendada para todos os clientes com o diagnóstico de EP. Em geral, a dose terapêutica de heparina é administrada em injeção rápida de 80 unidades/kg, seguida da infusão IV contínua (18 unidades/kg/h) com a finalidade de manter o TTP entre 1,5 e 2,5 vezes o nível normal (European Society of Cardiology, 2008). A enoxaparina (uma heparina de baixo peso molecular) é administrada por via subcutânea na dose de 1 mg/kg a cada 12 h. Esse fármaco deve ser reservado para os clientes hemodinamicamente estáveis de modo a garantir que seja absorvido para a corrente sanguínea. Em comparação com a heparina, a enoxaparina tem as vantagens de não requerer o monitoramento dos níveis séricos do fármaco e não necessitar acesso venoso para infusão (Marino, 2007).

O tratamento pode ser alterado para um esquema oral (p. ex., varfarina) logo que o cliente seja capaz de ingerir fármacos orais. A heparina deve ser mantida até que o INR esteja dentro da faixa terapêutica, em geral entre 2,0 e 3,0 (Kearon, Kahn, Agnelli *et al.*, 2008). Depois que o cliente iniciar o esquema oral, é importante que ele continue a usar a mesma preparação comercial de varfarina, porque a biodisponibilidade pode variar expressivamente com as diversas marcas.

Doses altas de heparina de baixo peso molecular ou de heparinoides subcutâneos também podem ser aplicadas para manter o TTP na faixa terapêutica, enquanto o tratamento anticoagulante oral é ajustado. A lepirudina e a argatrobana são alternativas disponíveis aos clientes com contraindicações à heparina ou aos heparinoides (p. ex., clientes com trombocitopenia induzida por heparina). (Ver mais detalhes sobre TIH no Capítulo 14.) Esses fármacos são inibidores diretos da trombina e, por essa razão, exigem monitoramento e ajustes posológicos menos frequentes. Além disso, têm contraindicações e causam efeitos colaterais que a enfermeira precisa conhecer antes de administrá-los. Heparina, lepirudina e argatrobana são contraindicadas para os clientes com sangramentos expressivos evidentes e aos indivíduos hipersensíveis a esses fármacos, ou sob risco elevado de sangramento (p. ex., AVE recente, anomalias vasculares ou de outros órgãos, ou biopsia). Os efeitos colaterais principais são sangramentos em qualquer parte do corpo e reação anafilática com choque ou morte subsequente. Outros efeitos colaterais são febre, anormalidades das provas de função hepática e reação cutânea alérgica. Os clientes devem continuar a usar algum tipo de anticoagulante por um período de no mínimo 3 a 6 meses após o episódio de embolia.

### Tratamento trombolítico

O tratamento trombolítico (uroquinase, estreptoquinase, alteplase, anistreplase, reteplase) também pode ser usado para tratar a EP, principalmente quando os clientes têm disfunção grave (p. ex., hipotensão, disfunção ventricular direita, forame oval patente, êmbolos volumosos ou em sela, hipoxemia apesar da suplementação de oxigênio). O tratamento trombolítico dissolve os trombos ou os êmbolos mais rapidamente e recupera a função hemodinâmica mais normal da circulação pulmonar e, desse modo, reduz a hipertensão pulmonar e melhora a perfusão, a oxigenação e o débito cardíaco. Entretanto, sangramento é um efeito colateral significativo. As contraindicações absolutas ao tratamento trombolítico incluem história de AVE hemorrágico, neoplasia intracraniana em atividade, cirurgia cerebral ou raquimedular recente ($<$ 2 meses) e sangramento interno nos últimos 6 meses. As contraindicações relativas ao tratamento trombolítico são tendência hemorrágica, hipertensão descontrolada (PAS $>$ 200 ou PAD $>$ 100), AVE não hemorrágico nos últimos 2 meses, intervenção cirúrgica nos últimos 10 dias ou trombocitopenia (menos de 100.000 plaquetas por $mm^3$).

Antes de iniciar o tratamento trombolítico, é necessário determinar o INR, o TTP, o hematócrito e as contagens de plaquetas. A heparina deve ser interrompida antes de administrar o agente trombolítico. Durante o tratamento, todos os procedimentos invasivos (exceto os essenciais) devem ser evitados, porque existe a possibilidade de sangramento. Se for necessário, deve-se administrar concentrado de hemácias, crioprecipitado ou plasma fresco congelado para repor as perdas sanguíneas e reverter a tendência hemorrágica. Depois de concluir a infusão do trombolítico (a duração varia de acordo com o fármaco usado e a condição que é tratada), o tratamento anticoagulante é reiniciado.

## Manejo cirúrgico

A embolectomia cirúrgica raramente é realizada, mas está indicada se o cliente sofrer EP maciça ou instabilidade hemodinâmica e os trombos precisam ser retirados para ajudar a reverter a insuficiência cardíaca direita, ou se houver contraindicações ao tratamento trombolítico. Esse procedimento invasivo consiste em retirar os trombos formados e deve ser realizado por uma equipe de cirurgia cardiovascular com o cliente em *bypass* cardiopulmonar. A taxa de mortalidade intraoperatória desse procedimento é alta, e as complicações pós-operatórias são frequentes.

A embolectomia venosa por cateter com infusão reolítica (injeção de solução salina pressurizada) ou lâminas rotativas pode ser realizada para desintegrar trombos alojados na circulação pulmonar. Esses cateteres são introduzidos pela veia femoral, atravessam o coração direito e chegam ao trombo. Em geral, um filtro é colocado na veia cava inferior durante o procedimento cirúrgico para evitar recidivas.

Os filtros de veia cava inferior (VCI) são dispositivos semelhantes a redes, e são usados para reter trombos originados da pelve e dos membros inferiores e para evitar que sejam levados aos pulmões. Os filtros de VCI (p. ex., filtro de Greenfield) são introduzidos pela veia jugular interna (Figura 10.8) ou femoral. Esse filtro é avançado até a veia cava inferior, onde é aberto. Os filtros desse tipo são colocados nos clientes que têm contraindicações ao tratamento anticoagulante, que tiveram sangramentos significativos enquanto usavam anticoagulantes ou que apresentaram episódios repetidos de EP, apesar do tratamento adequado.

## Manejo de enfermagem

### Redução do risco de embolia pulmonar

Atribuição fundamental da enfermeira é identificar o cliente sob risco elevado de EP e reduzir o risco de que o problema ocorra em todos os clientes. Com todos eles a enfermeira deve manter um grau elevado de suspeita, mas principalmente com os que têm condições que os predispõem à alentecimento do retorno venoso.

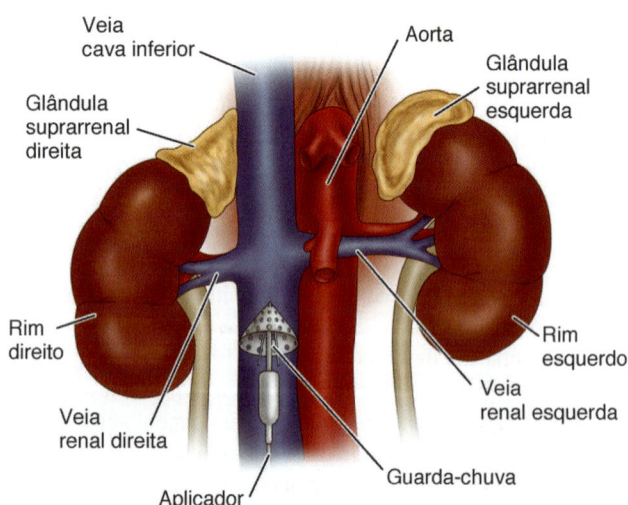

**Figura 10.8** Um filtro de veia cava inferior em guarda-chuva é inserido para evitar embolia pulmonar. O filtro (comprimido dentro de um cateter aplicador) é introduzido por uma incisão realizada na veia jugular interna direita. O aplicador é liberado quando o filtro está fixado na parede da veia cava inferior depois da ejeção do aplicador.

### Prevenção da formação de trombos

A prevenção da formação de trombos é uma das principais responsabilidades da enfermagem. A enfermeira deve estimular a deambulação e os exercícios passivos e ativos com as pernas para evitar estase venosa nos clientes com recomendação de repouso ao leito. A enfermeira deve instruir o cliente a movimentar as pernas com um exercício de "bombeamento", de forma que os músculos do membro inferior possam ajudar a aumentar o fluxo venoso. Além disso, deve recomendar que o cliente não fique sentado ou deitado no leito por períodos longos, não cruze as pernas e não use roupas apertadas. As pernas não devem ficar penduradas, nem os pés colocados em posição pendente enquanto o cliente está sentado na beira do leito; em vez disso, os pés devem ficar apoiados no chão ou em uma cadeira. Além disso, os cateteres IV (para tratamento parenteral ou determinações da pressão venosa central) não devem ser mantidos por períodos longos.

### Avaliação do risco potencial de embolia pulmonar

Todos os clientes devem ser avaliados quanto aos fatores de risco para trombose e EP. A enfermeira deve realizar uma avaliação cuidadosa da história de saúde, da história familiar e dos fármacos usados pelo cliente. Diariamente, a enfermeira deve perguntar-lhe se sente dor ou desconforto nos membros. Além disso, os membros devem ser examinados para detectar aumento da temperatura, eritema e inflamação unilaterais.

### Monitoramento do tratamento trombolítico

A enfermeira é responsável por monitorar os tratamentos anticoagulante e trombolítico. O tratamento trombolítico (estreptoquinase, uroquinase, ativador do plasminogênio tecidual) dissolve os trombos venosos profundos e os êmbolos pulmonares, o que ajuda a eliminar os trombos. Durante a infusão do agente trombolítico, enquanto o cliente permanece em repouso ao leito, os sinais vitais devem ser verificados a cada 15 min nas primeiras 2 h e, em seguida, a cada 2 h durante 4 h; os procedimentos invasivos devem ser evitados. A determinação do TTP deve ser realizada a cada 6 h após o início do tratamento trombolítico.

> **Alerta de enfermagem**
> *O TTP ativado (TTPa) é um indicador mais sensível que o TTP para monitorar o tratamento com heparina. O valor normal do TTPa varia de 21 a 35 segundos. O objetivo do tratamento com heparina é prolongar o TTPa para 2,0 a 2,5 vezes acima do normal. A enfermeira deve estar ciente de que, quando o TTPa está acima de 70 segundos, o risco de ocorrer sangramento espontâneo aumenta. Algumas instituições têm protocolos para aumentar ou reduzir a dose de heparina, dependendo do TTPa. A enfermeira deve seguir o protocolo do hospital, mas sabendo previamente que, se o TTPa estiver acima de 90 segundos, ele deverá interromper o anticoagulante por 1 h e reiniciar conforme determinado pelo protocolo, geralmente a uma taxa menor de infusão por hora. Em geral, a infusão de heparina deve ser reiniciada (sem injeção inicial rápida) quando o TTP for menor que 60 segundos. Se não houver protocolos disponíveis, a enfermeira deve entrar em contato com o médico imediatamente quando o TTPa estiver acima de 90 segundos.*

O INR foi desenvolvido como método consistente para monitorar os tempos de protrombina, que são usados para monitorar o tratamento com cumarínicos. O INR normal é de cerca de 1,0. O objetivo do tratamento com cumarínico é ampliar o INR para níveis entre 2 e 3, dependendo da razão da anticoagulação. Quanto maior o número, mais tempo o sangue demora para coagular. Um cliente com fibrilação atrial pode ter como meta um INR de 2,5, enquanto outro cliente com valva cardíaca mecânica pode ter uma meta de INR máximo de 3,5. Qualquer valor de INR acima de 3,6 é um nível crítico que requer notificação do médico do cliente. Quando o TTPa e/ou o INR estão elevados, a enfermeira deve observar o cliente para detectar hematúria, hematêmese, melena, petéquias, equimoses ao mais leve trauma e qualquer indício de sangramento (hipotensão, taquicardia, dispneia etc.) (Fischbach e Dunning, 2009).

### Manejo da dor
Quando ocorre, a dor torácica geralmente é pleurítica e não tem origem cardíaca. A posição de semi-Fowler torna a respiração mais confortável. É importante continuar a mudar a posição e reposicionar frequentemente os clientes de forma a melhorar a **razão ventilação-perfusão** pulmonar. A enfermeira deve administrar analgésicos opioides conforme a prescrição a fim de controlar a dor intensa.

### Oxigenoterapia
É importante assegurar que os clientes compreendam a necessidade de fazer oxigenoterapia contínua. A enfermeira deve avaliar frequentemente os clientes para detectar sinais de hipoxemia e monitorar os níveis de oximetria de pulso, a fim de avaliar a eficácia da oxigenoterapia. Exercícios de respiração profunda e espirometria de incentivo estão indicados para todos os clientes, com o objetivo de atenuar ou evitar atelectasia e melhorar a ventilação. O tratamento de nebulização ou a percussão e a drenagem postural podem ser realizados para facilitar a eliminação das secreções.

### Controle da ansiedade
A enfermeira deve estimular os clientes estáveis a conversar sobre seus medos ou suas preocupações relativas a esse episódio assustador; responder concisa e claramente às perguntas dos clientes e dos seus familiares; explicar o tratamento; e descrever como reconhecer imediatamente os efeitos indesejáveis.

### Monitoramento das complicações
Quando cuida de um cliente que teve EP, a enfermeira deve ficar atenta à complicação potencial de choque cardiogênico ou insuficiência ventricular esquerda causada pelos efeitos da EP no sistema cardiovascular.

### Cuidados pós-operatórios
A enfermeira deve determinar a pressão arterial pulmonar e o débito urinário do cliente. Além disso, deve avaliar o local de inserção do cateter arterial para detectar formação de hematoma e infecção. É importante manter a PA em um nível que suporte a perfusão dos órgãos vitais. De modo a evitar estase venosa periférica e edema dos membros inferiores, a enfermeira deve elevar a cabeceira do leito e estimular o cliente a fazer exercícios isométricos, usar meias compressivas elásticas e caminhar no quarto quando isso for permitido. O cliente deve ser orientado a evitar a posição sentada, porque a flexão dos quadris comprime as veias calibrosas das pernas.

## Doenças pulmonares ocupacionais

Várias ocupações causam doenças pulmonares em consequência da exposição a diversos tipos de tóxicos. Exemplos são poeiras minerais (asbestos, sílica, carvão), metálicas ou biológicas (esporos, micélios, fezes de aves), fibras industrializadas (fibras de vidro ou cerâmica) e vapores tóxicos (dióxido de nitrogênio, dióxido de enxofre, cloro, amônia). Pneumoconiose é um tipo de doença pulmonar ocupacional que causa pneumopatia fibrótica crônica causada pela inalação de poeiras inertes, inorgânicas ou silicosas. Os efeitos da inalação desses materiais dependem da composição da substância, da sua concentração, do seu potencial de desencadear uma reação imune, das suas propriedades irritativas, da duração da exposição e da resposta ou sensibilidade individual ao irritante. Os tipos mais comuns de pneumoconiose são: pneumoconiose do carvoeiro, silicose e **asbestose**. O tabagismo pode agravar o problema e aumentar o risco de se desenvolver câncer de pulmão nos indivíduos expostos ao asbesto mineral e a outros carcinógenos potenciais. Muitos clientes com pneumoconiose em estágio inicial são assintomáticos, mas a doença avançada frequentemente causa incapacidade e morte prematura. Entre 1996 e 2005, as pneumoconioses foram citadas como causas das mortes de 9.646 norte-americanos (CDC, 2008).

*Silicose* é uma doença pulmonar fibrótica crônica causada pela inalação do pó de sílica (dióxido de silício). A exposição à sílica e aos silicatos ocorre em todas as atividades de mineração, extração de minérios e escavação de túneis. Fabricação de vidro, corte de pedras, fabricação de abrasivos e de cerâmicas e fundições também são ocupações com riscos de exposição. O pó fino de sílica, que está presente nos sabões, nas pastas de polimento e nos filtros, é extremamente perigoso (McPhee e Papadakis, 2009).

*Asbestose* é uma doença que se caracteriza por fibrose intersticial nodular difusa causada pela inalação do pó de asbesto. As leis atuais proíbem o uso desse material, mas muitas indústrias o utilizaram no passado. Por essa razão, a exposição ocorria e ainda pode ocorrer com indivíduos que têm várias ocupações, inclusive mineração e fabricação de produtos com asbestos; construção naval; demolição de estruturas contendo asbestos; e construção de telhados. Alguns materiais, como telhas finas, cimento, azulejos de asbesto vinílico, tintas e roupas à prova de fogo, revestimentos de freios e filtros, continham asbestos no passado, e muitos desses materiais ainda existem. A exposição crônica também pode ocorrer com a lavagem das roupas que entraram em contato com asbestos. Outras doenças associadas à exposição ao asbesto são câncer de pulmão, mesotelioma e derrame pleural (McPhee e Papadakis, 2009).

O termo *pneumoconiose do carvoeiro* ("doença do pulmão negro") inclui várias doenças respiratórias diagnosticadas nos carvoeiros que inalaram poeira de carvão ao longo de muitos anos. Os mineradores de carvão ficam expostos às poeiras, que são misturas de carvão, caulim, mica e sílica (McPhee e Papadakis, 2009).

## Fisiopatologia

A fisiopatologia de todos os tipos de pneumoconioses começa com a inalação e a deposição de poeiras ou partículas industriais nos pulmões. Na silicose, as partículas de sílica inaladas formam lesões nodulares dispersas em todas as áreas dos pulmões. Com o tempo e a persistência da exposição, os nódulos crescem e coalescem. Massas densas formam-se nas regiões superiores dos pulmões, resultando na redução do volume pulmonar. O cliente pode desenvolver **doença pulmonar restritiva** (pneumopatia que limita a capacidade de expansão plena dos pulmões) ou *doença pulmonar obstrutiva* com enfisema secundário. Alguns desenvolvem cavidades associadas à TB coexistente. Em geral, a exposição deve perdurar por 15 a 20 anos até que a doença comece e o indivíduo apresente dispneia. A destruição fibrótica dos tecidos pulmonares pode causar enfisema, hipertensão pulmonar e *cor pulmonale* (insuficiência ventricular direita).

Na asbestose, as fibras de asbesto inalado entram nos alvéolos, onde se tornam circundadas por tecidos fibrosos. Por fim, os tecidos fibrosos obstruem os alvéolos. As alterações fibróticas também afetam a pleura, que se espessa e forma placas. A consequência dessas alterações fisiopatológicas é uma doença pulmonar restritiva com redução do volume pulmonar, diminuição da troca de oxigênio por dióxido de carbono e hipoxemia.

Quando a poeira de carvão se deposita nos alvéolos e nos bronquíolos respiratórios, os macrófagos engolfam as partículas (por fagocitose) e as transportam aos bronquíolos terminais, onde são removidas por ação mucociliar. Com o tempo, os mecanismos de limpeza não conseguem eliminar a carga excessiva de pó, e os macrófagos acumulam-se nos bronquíolos respiratórios e nos alvéolos. Os fibroblastos aparecem, e uma rede de reticulina é depositada ao redor dos macrófagos repletos de pó. Os bronquíolos e os alvéolos ficam obstruídos pelo pó de carvão, e os macrófagos e os fibroblastos morrem. Isso resulta na formação da mácula de carvão, que é a lesão primária dessa pneumoconiose. As máculas se evidenciam por pontos negros nos pulmões. Os indivíduos desenvolvem lesões fibróticas e, à medida que as máculas aumentam, os bronquíolos enfraquecidos se dilatam com desenvolvimento subsequente de enfisema localizado. A doença começa nos lobos superiores dos pulmões, mas pode estender-se aos lobos inferiores.

## Manifestações clínicas e avaliação

Os clientes com silicose aguda apresentam dispneia, febre, tosse e emagrecimento, e a progressão da doença é rápida. Os sinais e sintomas são mais graves nos clientes com doença complicada por fibrose maciça progressiva. Na maioria dos casos, essa doença é um distúrbio crônico com período de latência longo. Nos clientes com asbestose, o início da doença é insidioso, e eles têm dispneia progressiva, tosse seca persistente, dor torácica de branda a moderada, anorexia, emagrecimento e mal-estar. As anormalidades iniciais do exame físico incluem estertores inspiratórios finos nas bases pulmonares ao final da inspiração e, nos casos mais avançados, baqueteamento dos dedos. Em geral, os clientes com pneumoconiose do minerador de carvão têm tosse crônica e produção de escarro, semelhantes aos sinais observados nos casos de bronquite crônica.

Conforme a doença avança, os clientes desenvolvem dispneia e expectoram grandes volumes de escarro com quantidades variáveis de líquido preto (melanoptise), principalmente quando são fumantes.

À medida que todas essas doenças progridem, os clientes têm agravação da dispneia e da hipoxemia. Por fim, os clientes entram em insuficiência respiratória e desenvolvem *cor pulmonale*. Uma porcentagem alta dos trabalhadores expostos à poeira de asbesto, principalmente os tabagistas ou referem história de tabagismo, morre em consequência do câncer pulmonar. O mesotelioma pleural, um câncer raro da pleura ou do peritônio, que está diretamente relacionado com a exposição aos asbestos, também pode ocorrer.

## Manejo clínico

O tratamento clínico dessas pneumoconioses específicas limita-se aos cuidados sintomáticos, porque o processo fibrótico é irreversível. Oxigenoterapia, diuréticos, agonistas beta-adrenérgicos inalatórios e broncodilatadores podem ser usados para melhorar a função cardiopulmonar e preservar a tolerância aos esforços. É essencial que os clientes evitem qualquer exposição ambiental adicional e que parem de fumar. A incidência de TB é mais alta entre os clientes com silicose e, por essa razão, eles devem fazer teste tuberculínico e radiografias do tórax. A prevenção dessa doença é fundamental, porque não existe tratamento eficaz. Em vez disso, o tratamento consiste basicamente em diagnosticar e tratar precocemente as complicações.

# Tumores do tórax

Os tumores do pulmão podem ser benignos ou malignos. Os tumores torácicos malignos podem ser primários quando se originam do próprio pulmão, da parede torácica ou do mediastino, ou metastáticos quando o tumor primário está localizado em outra parte do corpo. Os tumores pulmonares metastáticos são comuns porque a corrente sanguínea transporta aos pulmões as células cancerosas dos cânceres primários de qualquer parte do corpo.

## Câncer de pulmão

O câncer de pulmão é altamente letal; a sobrevida média cumulativa total em 5 anos varia entre 13 e 21% em países desenvolvidos e entre 7 e 10% nos países em desenvolvimento. No Brasil, segundo o Instituto Nacional do Câncer, as estimativas de novos casos são de 27.320, sendo 17.210 homens e 10.110 mulheres. Em cerca de 70% dos clientes com câncer de pulmão, a doença já avançou para os linfáticos regionais e para outras estruturas por ocasião do diagnóstico. Por essa razão, a taxa de sobrevida a longo prazo é baixa.

## Fisiopatologia

Oitenta por cento dos cânceres de pulmão nas mulheres e 90% nos homens são causados pelo tabagismo, enquanto os casos restantes são atribuídos a outros carcinógenos, como gás radônio e tóxicos ambientais e ocupacionais (Jemal, Thun, Ries *et al.*, 2008).

**Tabela 10.4** Tipos e características do câncer de pulmão.

| Classificação do tumor | Taxa de crescimento | Manifestações clínicas | Tratamento | Metástases |
|---|---|---|---|---|
| **Carcinoma pulmonar de células não pequenas (NSCLC)** | | | | |
| Adenocarcinoma | Moderada | Dispneia, dor torácica pleurítica, derrames pleurais, emagrecimento inexplicável | Ressecção cirúrgica, quimioterapia adjuvante | Iniciais: fígado, cérebro, ossos, rins e suprarrenais |
| Espinocelular | Lenta | Tosse, hemoptise, pneumonia, atelectasia, dor torácica (sinal tardio), emagrecimento inexplicável | Ressecção cirúrgica, quimioterapia adjuvante | Tardias: cérebro, fígado, ossos e glândulas suprarrenais |
| Células grandes (indiferenciadas) | Rápida | Dor na parede torácica, tosse, produção de escarro, hemoptise, derrame pleural, pneumonia, emagrecimento inexplicável | Ressecção cirúrgica | Iniciais: cérebro, fígado, ossos e glândulas suprarrenais |
| **Carcinoma pulmonar de células pequenas (SCLC)** | | | | |
| Tipos linfocitoide (*oat cell*) e intermediário | Muito rápida | Tosse, emagrecimento inexplicável, dispneia, obstrução das vias respiratórias, massas hilares nas radiografias, pneumonia, síndromes paraneoplásicas (síndrome de secreção inapropriada do hormônio antidiurético, hipercalcemia, síndrome de Cushing, miopatias) | Quimioterapia, radioterapia | Iniciais: fígado, ossos, medula óssea, cérebro, glândulas suprarrenais |

## Classificação e estadiamento

Com o objetivo de facilitar o estadiamento e o tratamento, a maioria dos cânceres de pulmão é classificada em dois grupos principais: carcinoma pulmonar de células pequenas (25% dos casos) e carcinoma pulmonar de células não pequenas (75% dos casos) (Tabela 10.4). Entre os carcinomas pulmonares de células não pequenas (NSCLC, do inglês *non-small cell lung cancer*), os tipos celulares incluem carcinoma espinocelular (de 20 a 30%), carcinoma de células grandes (10%) e adenocarcinoma (de 30 a 40%), inclusive carcinoma broncoalveolar. A maioria dos carcinomas de células pequenas origina-se dos brônquios principais e dissemina-se por infiltração ao longo da parede brônquica.

Além da classificação baseada no tipo celular, os cânceres de pulmão precisam ser estagiados. O estadiamento do tumor baseia-se nas dimensões da lesão, em sua localização, na existência de invasão linfática e na ocorrência de metástases (Goldstraw, Crowley, Chansky *et al.*, 2007). O carcinoma pulmonar de células não pequenas é classificado nos estágios de I a IV. O estágio I é o primeiro e está associado aos índices mais altos de cura, enquanto o estágio IV descreve disseminação metastática. O carcinoma pulmonar de células pequenas é classificado em limitado ou extensivo. Os recursos diagnósticos e informações adicionais sobre estadiamento do câncer estão incluídos no Capítulo 6.

## Fatores de risco

Vários fatores foram associados ao desenvolvimento do câncer de pulmão (Boxe 10.11). Outros fatores relacionados com esse tipo de câncer são predisposição genética e doenças respiratórias coexistentes, inclusive DPOC e TB.

## Manifestações clínicas e avaliação

Em geral, o câncer de pulmão tem evolução insidiosa e não causa sintomas até que esteja em um estágio avançado. Os sinais e sintomas dependem da localização e do tamanho do tumor, do grau de obstrução e da existência de metástases regionais ou a distância. A queixa mais comum dos clientes com câncer de pulmão é tosse ou modificação do padrão da tosse crônica. Inicialmente, a tosse é seca e persistente, sem produção de escarro. Quando há obstrução das vias respiratórias, a tosse pode tornar-se produtiva em consequência de infecção.

Muitos clientes apresentam dispneia e alguns podem apresentar hemoptise ou expectoração de escarro sanguinolento. Dor no tórax ou no ombro pode indicar invasão da parede torácica ou da pleura pelo tumor. Dor também é uma queixa tardia e pode estar relacionada com metástases ósseas.

Em alguns casos, o sinal inicial é febre recidivante em resposta à infecção persistente de uma área distal ao tumor. Na verdade, a possibilidade de câncer pulmonar deve ser considerada nos indivíduos com episódios repetidos e persistentes de infecção das vias respiratórias superiores. Se o tumor se disseminar para as estruturas adjacentes e para os linfonodos regionais, o cliente pode ser acometido de dor torácica e sensa-

---

**BOXE 10.11 — Fatores de risco associados ao câncer de pulmão.**

- Tabagismo: determinar o índice maços/ano (número de maços fumados por dia × anos de tabagismo)
- Tabagismo passivo
- Tabagismo indireto (áreas fechadas; residências, prédios, automóveis)
- Exposições ambientais e ocupacionais (emissões de veículos, poluentes, áreas urbanas, gás radônio, arsênio, asbestos, cromatos, pó de carvão, radiação)
- História familiar (parente próximo com câncer de pulmão)
- Ingestão reduzida de frutas e vegetais

ção de opressão torácica, rouquidão (acometimento do nervo laríngeo recorrente), disfagia, edema da cabeça e do pescoço, e sintomas de derrame pleural ou pericárdico. As localizações mais comuns das metástases são linfonodos, ossos, cérebro, pulmão contralateral, glândulas suprarrenais e fígado. Alguns clientes apresentam sinais e sintomas inespecíficos, como fraqueza, anorexia e emagrecimento.

Se fumantes desenvolverem sintomas pulmonares, a possibilidade de um câncer de pulmão sempre deve ser considerada. As radiografias do tórax são solicitadas para detectar condensações ou nódulos pulmonares, atelectasias e infecção. A TC do tórax é usada para diagnosticar nódulos pequenos que não aparecem claramente nas radiografias, e também para investigar áreas de linfadenopatia.

A broncoscopia de fibra óptica possibilita um estudo detalhado da árvore traqueobrônquica e permite a realização de escovação, lavagem e biopsias das áreas suspeitas. Quando as lesões periféricas não podem ser alcançadas para fazer biopsia broncoscópica, a **aspiração transtorácica por agulha fina** pode ser realizada com a ajuda da TC para aspirar células de uma área suspeita. Em alguns casos, pode-se realizar endoscopia com ultrassonografia esofágica para obter uma biopsia transesofágica dos linfonodos subcarinais (situados sob a carina), que não podem ser acessados facilmente por outros meios.

Vários exames de imagem podem ser realizados para investigar metástases do câncer de pulmão. Isso inclui cintigrafia óssea ou abdominal, tomografia por emissão de pósitrons (PET) e ultrassonografia do fígado. TC e ressonância magnética do encéfalo e outros procedimentos diagnósticos neurológicos são usados para detectar metástases no SNC. A mediastinoscopia ou a mediastinotomia podem ser realizadas para obter amostras de biopsia dos linfonodos do mediastino.

Se a ressecção cirúrgica for uma opção terapêutica possível, o cliente é avaliado para determinar se o tumor é operável e se ele conseguiria tolerar a disfunção fisiológica resultante da cirurgia. Provas de função pulmonar, gasometria arterial, cintigrafia da ventilação-perfusão e provas de esforço são exames realizados como parte da avaliação pré-operatória.

## Manejo clínico

O objetivo do tratamento é alcançar a cura, quando possível. O tratamento depende do tipo celular, do estágio da doença e das condições fisiológicas do cliente (principalmente função cardiopulmonar). Em geral, o tratamento inclui ressecção cirúrgica, radioterapia ou quimioterapia – ou uma combinação dessas modalidades. Tratamentos mais novos e específicos para modular o sistema imune (terapia gênica, antígenos tumorais definidos) estão em fase de investigação.

### Manejo cirúrgico

Ressecção cirúrgica é o método preferido de tratamento dos clientes com tumores localizados de células não pequenas, sem indícios de metástases e função cardiopulmonar adequada. O índice de cura cirúrgica depende do tipo e do estágio do câncer. O tratamento cirúrgico é realizado principalmente nos casos de carcinoma pulmonar de células não pequenas, porque o carcinoma pulmonar de células pequenas cresce rapidamente e produz metástases precoces e extensivas. As lesões de muitos clientes com carcinoma broncogênico são inoperáveis por ocasião do diagnóstico.

Várias cirurgias de ressecção pulmonar podem ser realizadas. O procedimento cirúrgico mais comum para um tumor pulmonar pequeno e aparentemente curável é a lobectomia (ressecção de um lobo do pulmão). Em alguns casos, pode ser retirado o pulmão inteiro (pneumectomia).

### Radioterapia

A radioterapia pode curar o câncer de uma porcentagem pequena dos clientes. Essa modalidade de tratamento ajuda a controlar os tumores que não podem ser removidos cirurgicamente, mas que são sensíveis à radiação. Além disso, pode ser usada para reduzir as dimensões do tumor, tornar operável um tumor inoperável ou aliviar a compressão das estruturas vitais pelo câncer. Também pode atenuar os sinais e sintomas das metástases da coluna vertebral e da compressão da veia cava superior. Além disso, é usada para tratar metástases cerebrais. A radioterapia pode ajudar a aliviar sinais e sintomas como tosse, dor torácica, dispneia, hemoptise e dores ósseas e hepáticas. O alívio dos sinais e sintomas pode persistir por algumas semanas ou meses, e é importante para melhorar a qualidade de vida do período de vida restante. A ablação por radiofrequência e a crioablação são duas técnicas não cirúrgicas usadas para tratar tumores do pulmão.

### Quimioterapia

A quimioterapia é usada para alterar os padrões de crescimento dos tumores, tratar metástases a distância ou câncer pulmonar de células pequenas, e como coadjuvante ao tratamento cirúrgico ou à radioterapia. A quimioterapia pode conferir alívio, principalmente da dor, mas geralmente não cura a doença nem prolonga expressivamente a vida. A quimioterapia também causa efeitos colaterais. Essa modalidade atenua os sinais e sintomas compressivos do câncer de pulmão e para tratar metástases cerebrais, vertebrais e pericárdicas.

A escolha dos quimioterápicos depende do padrão de crescimento das células tumorais e da fase específica do ciclo celular que os fármacos afetam. Em combinação com a ressecção cirúrgica, a quimioterapia pode ser realizada antes (tratamento neoadjuvante) ou depois (tratamento adjuvante) da operação. A combinação de dois ou mais fármacos pode ser mais benéfica do que os esquemas com um único quimioterápico.

### Tratamento paliativo

As medidas paliativas incluem radioterapia ou quimioterapia para reduzir o tumor e proporcionar alívio da dor; várias intervenções broncoscópicas para abrir um brônquio ou uma via respiratória estreitada; e controle da dor e outras medidas para aumentar o conforto. A avaliação e o encaminhamento para *hospice* de clientes com doenças em fase terminal são importantes quando se planeja prestar cuidados integrais no final de vida.

### Complicações associadas ao tratamento

Várias complicações podem ocorrer como consequência do tratamento do câncer de pulmão. A ressecção cirúrgica pode causar insuficiência respiratória, principalmente quando o sistema cardiopulmonar já está comprometido antes da cirurgia. Complicações cirúrgicas e ventilação mecânica prolongada são desfechos possíveis. A radioterapia pode deprimir ainda mais a função cardiopulmonar e causar outras complicações, inclusive fibrose pulmonar, pericardite, mielite e *cor pulmona-*

*le*. A quimioterapia, principalmente quando é combinada com radioterapia, pode causar pneumonite. A quimioterapia também pode causar efeitos tóxicos pulmonares e sistêmicos.

## Manejo de enfermagem

Os cuidados de enfermagem para clientes com câncer de pulmão são semelhantes aos recomendados para outros indivíduos com a doença e contemplam suas necessidades fisiológicas e psicológicas. Os problemas fisiológicos são atribuídos principalmente às manifestações respiratórias do câncer. As intervenções de enfermagem incluem estratégias para assegurar o alívio da dor e do desconforto e para evitar complicações.

### *Tratamento sintomático*

A enfermeira deve orientar o cliente e seus familiares quanto aos efeitos colaterais possíveis do tratamento específico e quanto às estratégias para lidar com esses efeitos. As medidas de controle dos sintomas, como dispneia, fadiga, náuseas e vômitos, anorexia e fadiga, ajudam o cliente e sua família a tolerar as intervenções terapêuticas (ver Capítulo 6).

### *Alívio dos problemas respiratórios*

As técnicas de limpeza das vias respiratórias são fundamentais à manutenção das vias respiratórias desobstruídas por meio da remoção das secreções excessivas. Isso pode ser obtido com exercícios de respiração profunda, fisioterapia torácica, tosse dirigida, aspiração e broncoscopia (em alguns casos). Fármacos broncodilatadores podem ser prescritos para produzir dilatação dos brônquios. À medida que o tumor cresce ou se dissemina, ele pode comprimir um brônquio ou afetar uma área ampla do pulmão, resultando em um padrão respiratório restritivo e na troca gasosa prejudicada. Em algum estágio da doença, provavelmente será necessário administrar oxigênio suplementar.

As intervenções de enfermagem visam atenuar a dispneia, estimulando o cliente a colocar-se em posições que facilitem a expansão pulmonar e a realizar exercícios respiratórios para expandir e relaxar os pulmões. A enfermeira também deve orientar o cliente quanto às técnicas de conservação de energia e de limpeza das vias respiratórias. Muitas das técnicas usadas em reabilitação pulmonar podem ser aplicadas aos clientes com câncer de pulmão. Dependendo da gravidade da doença e dos desejos do cliente, o encaminhamento para um programa de reabilitação pulmonar pode ajudar a atenuar os sintomas respiratórios.

### *Apoio psicológico*

Outros componentes importantes da intervenção de enfermagem para clientes com câncer de pulmão é oferecer apoio psicológico e identificar os recursos potenciais para o cliente e seus familiares. (Ver Capítulo 6.)

 **Considerações gerontológicas**

Por ocasião do diagnóstico do câncer de pulmão, a maioria dos clientes tem mais de 65 anos e apresenta doença no estágio III ou IV (Jemal *et al.*, 2008). Embora a idade não seja um fator prognóstico significativo quanto à sobrevivência global e à resposta ao tratamento do carcinoma pulmonar de células não pequenas ou do carcinoma pulmonar de células pequenas, os clientes idosos têm necessidades especiais. Dependendo das comorbidades e do estado funcional dos clientes idosos, pode ser necessário ajustar os agentes, as doses e os ciclos dos quimioterápicos para manter a qualidade de vida. Entre as questões que devem ser consideradas na assistência aos clientes idosos com câncer de pulmão estão o estado funcional, as comorbidades existentes, o estado nutricional, o nível de cognição, os fármacos usados simultaneamente e o suporte psicossocial.

## Tumores do mediastino

Os tumores do mediastino incluem tumores neurogênicos ou de origem tímica, linfomas, tumores de células germinativas, cistos e tumores mesenquimais. Esses tumores podem ser malignos ou benignos. Em geral, são descritos com base em sua localização: massas ou tumores dos mediastinos anterior, médio ou posterior.

## Manifestações clínicas e avaliação

Quase todos os sinais e sintomas dos tumores mediastínicos são atribuídos à compressão exercida pela massa tumoral contra os órgãos intratorácicos importantes. Os sinais e sintomas podem ser tosse, sibilos, dispneia, dor no pescoço ou na região anterior do tórax, abaulamento da parede torácica, palpitações cardíacas, angina, outros distúrbios circulatórios, cianose central, síndrome da veia cava superior (*i.e.*, edema da face, do pescoço e dos membros superiores), distensão acentuada das veias do pescoço e da parede torácica (indício de obstrução das veias calibrosas do mediastino pela compressão extravascular ou invasão intravascular) e disfagia e emagrecimento secundários à compressão ou à invasão do esôfago.

Na maioria dos casos, as radiografias do tórax são usadas para diagnosticar tumores e cistos mediastínicos. A TC é o exame diagnóstico preferido para a avaliação do mediastino e das estruturas circundantes. A ressonância magnética e a tomografia por emissão de pósitrons também podem ser realizadas em alguns casos.

## Manejo clínico e de enfermagem

Quando o tumor é maligno e infiltra os tecidos circundantes, e a ressecção cirúrgica completa não é possível, radioterapia e/ou quimioterapia são usadas.

Muitos tumores mediastínicos são benignos e operáveis. A localização do tumor (compartimento anterior, médio ou posterior) no mediastino determina o tipo de incisão. A incisão realizada comumente é uma esternotomia mediana; contudo, dependendo da localização do tumor, pode ser realizada uma toracotomia. Outras abordagens são toracostomia anterior bilateral (incisão em concha de marisco) e cirurgia toracoscópica videoassistida (VATS). Os cuidados são os mesmos recomendados para qualquer cliente submetido a uma cirurgia torácica. As complicações principais são hemorragia, lesão do nervo frênico ou laríngeo e infecção.

## Traumatismo torácico

O traumatismo torácico significativo pode ocorrer isoladamente ou em combinação com várias outras lesões. É classificado como penetrante ou não penetrante (fechado). O traumatismo torácico não penetrante é causado por uma lesão com desaceleração rápida (p. ex., acidente automobilístico, quedas) ou traumatismo direto (maus-tratos, esmagamento, explosões). O traumatismo penetrante ocorre quando um objeto estranho penetra na parede torácica (facada, feridas por projétil de arma de fogo).

## Traumatismos penetrante e não penetrante

Os traumatismos torácicos não penetrantes são responsáveis por aproximadamente 13% de todas as internações hospitalares por traumatismo (Sharma, Oswanski, Jolly et al., 2008; National Highway Traffic Safety Administration, 2009). Em geral, é difícil determinar a extensão dos danos, porque os sintomas são vagos e obscuros.

### Fisiopatologia

As causas mais comuns de traumatismo torácico não penetrante são acidentes automobilísticos (traumatismo provocado pelo volante ou pelo cinto de segurança), quedas e acidentes de bicicleta (traumatismo provocado pelo guidão) (O'Connor, Jufera, Kerns et al., 2009b). Os mecanismos do traumatismo torácico não penetrante incluem aceleração (choque de um objeto em movimento contra o tórax, ou do cliente contra um objeto), desaceleração (redução súbita da velocidade, por exemplo, em um acidente automobilístico), cisalhamento (forças de cisalhamento contra o tórax, causando lacerações, rupturas ou dissecções) e compressão (choque direto contra o tórax, por exemplo, esmagamento ou explosão) (Lotfipour, Kaku, Vaca et al., 2009). O trauma torácico geralmente pode levar ao óbito e causar um ou mais dos seguintes estados patológicos:

- Hipoxemia secundária à ruptura de uma via respiratória; lesão do parênquima pulmonar, do gradil costal e dos músculos respiratórios; hemorragia maciça; colapso do pulmão; contusão pulmonar e pneumotórax
- Hipovolemia secundária à perda maciça de sangue dos grandes vasos, ruptura do coração ou hemotórax
- Insuficiência cardíaca por tamponamento ou contusão cardíaca, ou elevação da pressão intratorácica.

Em geral, esses estados patológicos comprometem a ventilação e a perfusão e causam IRA, choque hipovolêmico e morte.

Feridas por armas brancas ou projétil de armas de fogo (PAF) são as causas mais comuns de traumatismo torácico com perfuração. Essas feridas são classificadas de acordo com a velocidade do impacto do ferimento. Em geral, as feridas causadas por armas brancas são consideradas traumatismos de baixa velocidade, porque as armas destroem uma área pequena ao redor da ferida. O aspecto da ferida externa pode ser muito enganoso, porque pneumotórax, hemotórax, contusão pulmonar e tamponamento cardíaco (além de hemorragia grave e persistente) podem ocorrer depois de qualquer ferida pequena, mesmo das que são causadas por um instrumento de pequeno diâmetro (p. ex., um furador de gelo).

As lesões por PAF podem ser classificadas em lesões de baixa, média e alta velocidade. Os fatores que determinam a velocidade do impacto e a extensão da lesão resultante incluem a distância da qual a arma é disparada, o calibre da arma e a configuração e o diâmetro do projétil. Os PAF provocam efeitos diversos no alvo humano, divididos em primários e secundários. Os efeitos primários são as ações diretas e indiretas. A ação direta é a provocada pelo impacto do projétil nos tecidos corporais. A ação indireta dependerá dos fatores fisiológicos ou psicológicos do alvo humano atingido. O PAF pode ricochetear nas estruturas ósseas e lesar os órgãos e os grandes vasos do tórax, ou podem descer ao abdome. Quando o diafragma é afetado por uma lesão causada por PAF ou arma branca, também é importante considerar a possibilidade de lesão da cavidade torácica.

### Manifestações clínicas e avaliação

O tempo é crucial ao tratamento do traumatismo torácico. Por essa razão, é essencial avaliar imediatamente o cliente de maneira a determinar o seguinte:

- Tempo decorrido desde o acidente ou a lesão
- Mecanismo da lesão
- Nível de reatividade do cliente
- Lesões específicas
- Perda sanguínea estimada
- Uso recente de álcool ou substâncias psicoativas
- Tratamento pré-hospitalar.

A avaliação inicial das lesões torácicas inclui exames para detectar obstrução das vias respiratórias, **pneumotórax de tensão**, pneumotórax aberto, hemotórax maciço, tórax instável e tamponamento e ruptura do coração. Essas lesões são potencialmente fatais e requerem tratamento imediato. A avaliação secundária inclui exames para detectar pneumotórax simples, hemotórax, contusão pulmonar, ruptura traumática da aorta, ruptura da árvore traqueobrônquica, lesão traumática do diafragma e feridas com perfuração do mediastino. Embora sejam relacionadas como secundárias, essas lesões também podem ser fatais (Arthurs, Starnes, Sohn et al., 2009; Mizobuchi, Iwai, Kohno et al., 2009; Nan, Lu, Liu et al., 2009; O'Connor, Byrne, Scalea et al., 2009a; Recinos, Inaba, Dubose et al., 2009; Wilson, Ellsmere, Tallon et al., 2009).

A avaliação rápida das lesões torácicas consiste em usar o algoritmo de Suporte Avançado à Vida no Trauma (ATLS, do inglês *Advanced Trauma Life Support*), que consiste em **A** (via respiratória, do inglês *airway*), **B** (respiração, do inglês *breathing*), **C** (circulação), **D** (déficit neurológico) e **E** (exposição e controle ambiental):

- *Vias respiratórias*: a avaliação inclui determinar a frequência e a profundidade das respirações e verificar se há anormalidades, como estridor, cianose, batimento das asas do nariz, uso dos músculos acessórios, sialorreia e traumatismo evidente da face, da boca ou do pescoço
- *Respiração*: o tórax deve ser avaliado quanto à simetria dos movimentos e dos sons respiratórios, feridas torácicas abertas, feridas de entrada ou saída, objetos espetados, distensão das veias do pescoço e movimentos paradoxais da parede torácica. O tórax deve ser palpado para detectar hipersensibilidade e crepitação (enfisema subcutâneo) e também para determinar a posição da traqueia. Além disso, é necessário examinar a parede torácica para detectar equimoses, petéquias, lacerações e queimaduras
- *Circulação*: os sinais vitais e a cor da pele devem ser avaliados para detectar sinais de choque
- *Déficit neurológico*: avalie o nível de consciência do cliente e observe se há lesões coexistentes na cabeça ou na coluna vertebral

- *Exposição*: avalie se há lesões causadas por exposição, inclusive hipotermia ou hipertermia.

A investigação diagnóstica inicial inclui radiografias do tórax, TC, hemograma completo, perfil da coagulação, tipagem sanguínea e prova cruzada, eletrólitos, saturação de oxigênio, gasometria arterial e ECG. Todas as roupas do cliente devem ser removidas para evitar que lesões passem despercebidas e compliquem o tratamento. Muitos clientes com lesões traumáticas do tórax têm traumatismos craniano e abdominal associados, que também requerem atenção. A avaliação contínua é essencial ao monitoramento da resposta do cliente ao tratamento e à detecção dos sinais iniciais de deterioração clínica.

## Manejo clínico

O manejo clínico dos traumatismos torácicos penetrante e não penetrante é semelhante. O objetivo do tratamento imediato é recuperar e manter a função cardiopulmonar. Depois de assegurar uma via respiratória adequada e restabelecer a ventilação, é necessário realizar um exame para avaliar se há choque e lesões intratorácicas e intra-abdominais. Há risco elevado de lesões intra-abdominais associadas quando os clientes têm feridas por armas brancas abaixo do nível do quinto espaço intercostal anterior.

A investigação diagnóstica inclui radiografias do tórax, perfil bioquímico, gasometria arterial, oximetria de pulso e ECG. O sangue do cliente deve ser submetido ao teste de compatibilidade de modo a antecipar-se à necessidade de receber transfusões de sangue. Depois de avaliar a condição dos pulsos periféricos, deve-se instalar um acesso IV calibroso. O cateter urinário de demora é inserido para monitorar o débito urinário. O tubo nasogástrico é introduzido e conectado a um sistema de aspiração de baixa pressão para evitar aspiração, minimizar o extravasamento do conteúdo abdominal e descomprimir o trato gastrintestinal.

O choque deve ser tratado simultaneamente com soluções coloides, cristaloides ou sangue, conforme as condições apresentadas pelo cliente. Os procedimentos diagnósticos são realizados de acordo com as necessidades (p. ex., TC do tórax ou do abdome, radiografias simples do abdome, ultrassonografia abdominal para verificar se há sangramento).

Na maioria dos clientes com feridas penetrantes do tórax, um tubo torácico é introduzido no espaço pleural para assegurar a reexpansão rápida e persistente dos pulmões, principalmente quando há feridas localizadas acima do quinto espaço intercostal (linha dos mamilos). A inserção do tubo torácico normalmente permite a evacuação completa de sangue e ar. O tubo torácico também possibilita a detecção imediata de sangramentos intratorácicos persistentes, que poderiam tornar necessária uma exploração cirúrgica. Se o cliente tiver uma ferida com perfuração do coração ou dos grandes vasos, do esôfago ou da árvore traqueobrônquica, a intervenção cirúrgica é necessária.

Os clientes com lesões torácicas penetrantes geralmente necessitam de cirurgia exploradora. Nos casos extremos, pode ser realizada uma toracotomia de emergência na sala de trauma para ter acesso à origem do sangramento dos vasos calibrosos, como aorta ou artéria pulmonar, ou do próprio coração (Ahmad, Ahmad, Hussain et al., 2009).

## Tubos torácicos

Os tubos torácicos podem ser inseridos para drenar líquido ou ar de qualquer um dos três compartimentos do tórax (espaços pleurais direito e esquerdo e mediastino). O espaço pleural localizado entre as pleuras visceral e parietal contém normalmente 25 m$\ell$ (ou menos) de líquido, que ajuda a lubrificar as duas camadas da pleura. A incisão cirúrgica da parede torácica quase sempre causa algum grau de pneumotórax (acumulação de ar no espaço pleural) ou hemotórax (acumulação de líquido seroso ou sangue no espaço pleural). O ar e o líquido que se acumulam no espaço pleural limitam a expansão pulmonar e reduzem a troca de gases. A colocação de um tubo torácico no espaço pleural restaura a pressão intratorácica negativa necessária à reexpansão pulmonar depois de uma intervenção cirúrgica ou de um traumatismo.

O espaço mediastínico é um compartimento extrapleural situado entre as cavidades torácicas direita e esquerda e contém vasos sanguíneos calibrosos, coração, brônquios principais e timo. Quando há acumulação de líquidos nesse espaço, o coração pode ser comprimido e parar de bater, levando à morte. Os tubos torácicos mediastínicos podem ser introduzidos por um acesso anterior ou posterior ao coração para drenar sangue no período pós-operatório.

### Cateteres

Existem dois tipos de tubos torácicos: cateteres finos e calibrosos. Os cateteres finos (7 a 12 F) têm um sistema de válvula unidirecional que impede que o ar retorne ao cliente (Figura 10.9). Esses cateteres podem ser introduzidos por uma pequena incisão cutânea. Os cateteres calibrosos, cujos diâmetros podem chegar a 40 F, geralmente são conectados a um **sistema de drenagem torácica** para recolher qualquer líquido pleural e monitorar extravasamentos de ar. Depois da colocação do tubo torácico, ele é suturado à pele e conectado a um sistema de drenagem para remover ar e líquido residuais do espaço pleural ou mediastínico. Isso permite a reexpansão dos tecidos pulmonares restantes.

### Sistemas de drenagem torácica

Os sistemas de drenagem pleural ou mediastinal têm uma fonte de aspiração, uma câmara coletora da drenagem pleural e um mecanismo para evitar que o ar entre novamente no tórax por inalação. Existem vários tipos de sistemas de drenagem torácica para remover ar e líquido do espaço pleural e reexpandir os pulmões. Os sistemas de drenagem torácica dispõem de controle de aspiração aquática (vedação subaquática) ou seca. Com o sistema de aspiração aquática, o volume aspirado é determinado pelo volume de água instilado na câmara de aspiração. Esse sistema utiliza vedação subaquática para impedir que o ar retorne ao tórax durante a inspiração. O sistema seco usa válvula unidirecional e pode ter um mostrador de controle da aspiração em vez de água. Ambos os sistemas podem operar com drenagem por gravidade, sem uma fonte de aspiração (Figura 10.9; Boxe 10.12).

**Sistemas coletores de vedação subaquática.** O sistema tradicional de drenagem torácica com vedação subaquática (ou aspiração sob água) tem três câmaras: uma de coleta, outra de vedação subaquática e outra para controle da aspiração. A câmara de coleta funciona como um reservatório para o líquido drenado pelo tubo torácico. Essa câmara é graduada para facilitar a medição do volume drenado. A aspiração pode ser acrescentada para

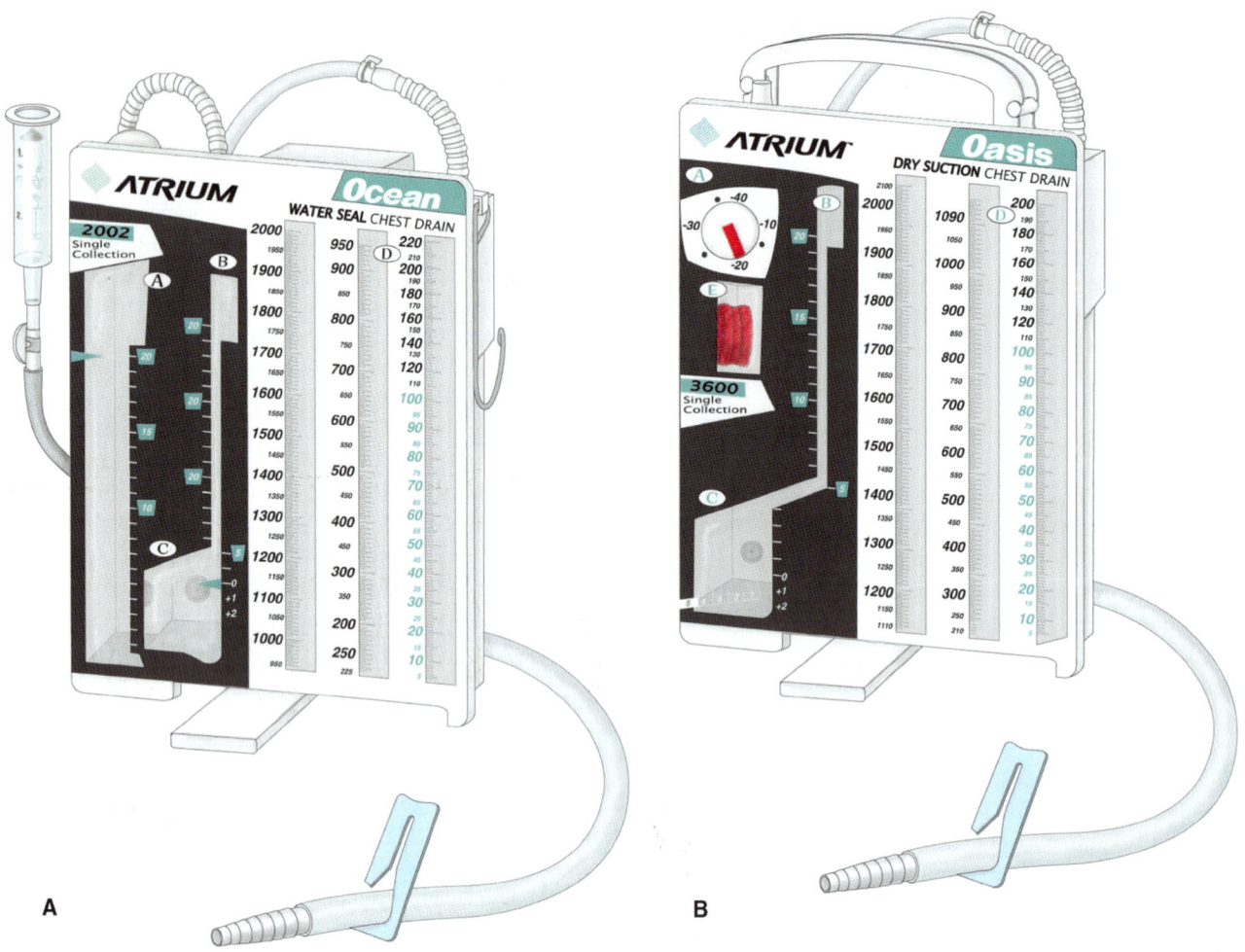

**Figura 10.9** Sistemas de drenagem torácica. (**A**) O Atrium Ocean® é um exemplo de sistema de drenagem torácica com vedação subaquática e é composto por uma câmara de drenagem e uma câmara de vedação aquática. O controle de aspiração é determinado pela altura da coluna de água nessa câmara (em geral, 20 cm). *A*, câmara de controle de aspiração; *B*, câmara de vedação subaquática; *C*, zona de extravasamento de ar; *D*, câmara de coleta. (**B**) O Atrium Oasis® é um exemplo de sistema de aspiração seca, que utiliza um regulador mecânico para o controle do vácuo, uma câmara de vedação subaquática e uma câmara de drenagem. *A*, regulador de aspiração a seco; *B*, câmara de vedação subaquática; *C*, monitor de extravasamento de ar; *D*, câmara de coleta; *E*, níveis inferiores do monitor de aspiração. Ilustração esquemática autorizada pela Atrium Medical Corporation, Hudson, New Hampshire.

gerar pressão negativa, facilitar a drenagem do líquido e retirar o ar. A câmara de controle da aspiração regula o nível de pressão negativa aplicada no tórax. O nível de aspiração é determinado pelo nível da água, que geralmente é ajustado em 20 cmH₂O; o acréscimo de mais água aumenta a aspiração. Depois de ligar o sistema de aspiração, bolhas começam a aparecer na câmara de aspiração. Uma válvula de pressão positiva está localizada na parte superior da câmara de aspiração e abre automaticamente quando a pressão positiva dentro do sistema aumenta. O ar é liberado automaticamente por uma válvula de escape de pressão positiva se o tubo de aspiração for clampeado ou dobrado acidentalmente.

A câmara de vedação subaquática tem uma válvula unidirecional ou um selo d'água, que impede que o ar volte para dentro do tórax quando o cliente inspira. O nível da água aumenta com a inspiração e volta ao patamar inicial durante a expiração; isso é conhecido como maré (oscilação do selo de água sem aplicação de pressão). Quando há formação de bolhas (contínua ou intermitente), existe um escape de ar dentro do sistema ou no cliente. A enfermeira deve examinar o sistema para verificar se há conexões frouxas. A formação de bolhas e a oscilação não ocorrem quando o tubo está posicionado no espaço mediastínico; contudo, o nível de líquido pode oscilar com os batimentos cardíacos do cliente. Quando o tubo torácico está conectado apenas ao sistema por gravidade, a aspiração não é utilizada. Também existem sistemas de drenagem torácica com duas câmaras (câmara de vedação subaquática e câmara de coleta), que podem ser usados pelos clientes que necessitam apenas de drenagem por gravidade.

O nível da água da câmara de vedação subaquática reflete a pressão negativa existente na cavidade intratorácica. A elevação do nível da água dessa câmara indica pressão negativa no espaço pleural ou mediastínico. Pressão negativa excessiva pode causar traumatismo dos tecidos. A maioria dos sistemas coletores de drenagem torácica tem um dispositivo automático para evitar pressão negativa excessiva. Ao pressionar a saída manual de alta negatividade (geralmente localizada no alto do sistema de drenagem torácica) até o nível da câmara de vedação retornar à marca de 2 cm, evita-se pressão negativa excessiva e lesão tecidual.

## BOXE 10.12 — Diretrizes para o cuidado de enfermagem.

Os cuidados de enfermagem no manuseio do sistema de drenagem do tubo torácico devem seguir rigorosamente as evidências de melhores práticas e o protocolo da instituição para a segurança no procedimento. Deve-se preparar o cliente e a família informando sobre o procedimento a ser realizado. As mãos devem ser rigorosamente higienizadas e todo o material adequado para o procedimento deve estar organizado.

### Manuseio dos sistemas de drenagem torácica

#### Equipamento

- Sistema de drenagem torácica
- Água estéril
- Marcador
- Curativos
- Fita adesiva

| Ações | Justificativas |
|---|---|
| 1. Ao usar um sistema de drenagem torácica com vedação subaquática, encha o reservatório de vedação aquática com água estéril até o nível especificado pelo fabricante | 1. A drenagem com vedação subaquática permite que o ar e o líquido entrem na câmara de drenagem. A água funciona como vedação e impede que o ar retorne ao espaço pleural |
| 2. Ao aplicar aspiração nos sistemas de drenagem torácica com vedação subaquática, encha a câmara de controle da aspiração com água estéril até o nível de 20 cm (ou de acordo com a prescrição). Nos sistemas sem vedação subaquática, ajuste o regulador no nível apropriado de aspiração | 2. O ajuste do mostrador do regulador do nível da água determina o grau de aspiração aplicada |

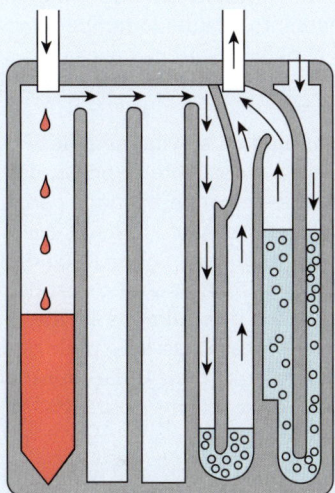

Sistema Pleur-Evac

| Ações | Justificativas |
|---|---|
| 3. Conecte o cateter de drenagem que sai da cavidade torácica com o tubo que sai da câmara de coleta. Fixe firmemente com fita adesiva | 3. Nos equipamentos de drenagem torácica, o sistema é fechado |
| 4. Ao utilizar aspiração, conecte o tubo da câmara de controle da aspiração com a unidade de aspiração. Ao utilizar um sistema de vedação subaquática, ligue a unidade de aspiração e aumente a pressão até que comece um borbulhar lento e contínuo na câmara de controle da aspiração. Ao utilizar um sistema de drenagem torácica com câmara seca de controle da aspiração, ajuste o regulador a 20 cmH$_2$O | 4. No sistema de aspiração subaquática, o grau de aspiração é determinado pelo volume de água presente na câmara de controle da aspiração e não depende da taxa de borbulhamento ou do ajuste do regulador de pressão da unidade de aspiração. No sistema de controle da aspiração a seco, o mostrador do regulador substitui a água |

*(continua)*

## BOXE 10.12 — Diretrizes para o cuidado de enfermagem. (*continuação*)

| Ações | Justificativas |
|---|---|
| 5. Marque o volume drenado na câmara de coleta com fita adesiva na superfície externa da unidade de drenagem. Marque o nível de drenagem de hora em hora ou diariamente (anote a data e o horário) | 5. Essa marcação mostra o volume de ar e com que rapidez o líquido se acumula na câmara de drenagem. Isso serve como base para determinar a necessidade de repor sangue, quando o material drenado é sangue. Drenagem nitidamente sanguinolenta aparece na câmara no período pós-operatório imediato, mas o material drenado deve gradativamente se tornar seroso. Quando o volume do sangramento estiver em torno de 100 m$\ell$ a cada 15 min, verifique o volume drenado a intervalos de alguns minutos. Pode ser necessário reoperar o cliente ou realizar autotransfusão ou transfusão autóloga. Em geral, a drenagem de 200 m$\ell$/h está associada às complicações hemorrágicas. A transfusão de sangue recolhido na câmara de drenagem deve ser realizada dentro de 4 a 6 h. Contudo, em geral, o volume drenado diminui progressivamente nas primeiras 24 h |
| 6. Assegure-se de que o tubo de drenagem não esteja dobrado, enrolado ou que interfira nos movimentos do cliente | 6. Dobras, laços ou compressão do tubo de drenagem podem aumentar a pressão retransmitida, o que pode forçar o líquido de volta ao espaço pleural, ou comprometer sua drenagem |
| 7. Estimule o cliente a colocar-se em uma posição confortável com alinhamento corporal adequado. Na posição de decúbito lateral, assegure-se de que o corpo do cliente não comprima o tubo. O cliente deve ser mobilizado e reposicionado a cada hora e meia ou 2 h. Administre analgesia adequada | 7. As mudanças frequentes de posição facilitam a drenagem, e o alinhamento corporal adequado ajuda a evitar deformidades e contraturas posturais. O posicionamento adequado também facilita a respiração e melhora a troca gasosa. Os analgésicos podem ser necessários para melhorar o conforto do cliente |
| 8. Ajude o cliente a realizar exercícios de mobilização do membro e do ombro do lado afetado, várias vezes por dia. Administre analgesia adequada | 8. Os exercícios ajudam a evitar anquilose do ombro e a reduzir a dor e o desconforto pós-operatórios. Os analgésicos podem ser necessários para aliviar a dor |
| 9. Se o material drenado for sanguinolento, ordenhe suavemente o tubo na direção da câmara de drenagem. De acordo com as normas do serviço, a "ordenha" delicada pode ser realizada nos casos de sangramento ativo para evitar obstrução do tubo. Se a "ordenha delicada" for permitida, não comprima completamente o tubo. Em geral, é suficiente evitar alças pendentes, posicionar o tubo horizontalmente sobre o leito e, em seguida, deixá-lo descer verticalmente para o sistema de drenagem torácica | 9. A "ordenha" delicada pode impedir que o tubo fique obstruído por coágulos e fibrina. O cuidado constante com o objetivo de manter o tubo desobstruído facilita a expansão rápida dos pulmões e evita complicações. Contudo, a compressão do tubo pode gerar pressão negativa alta no espaço pleural e causar compressão pulmonar; por essa razão, a "ordenha" rotineira é desencorajada |
| 10. Verifique se há oscilações do nível do líquido da câmara de vedação subaquática (nos sistemas de água), ou verifique o indicador de extravasamento de ar (nos sistemas secos com válvula unidirecional). *Nota*: as oscilações do líquido na câmara de vedação subaquática ou na área do indicador de extravasamento de ar acabam quando:<br>• O pulmão for reexpandido<br>• O tubo estiver obstruído por coágulos de sangue, fibrina ou dobras<br>• Uma alça do tubo ficar pendente abaixo do restante do tubo<br>• O motor de aspiração ou o sistema de aspiração de parede não funcionarem adequadamente | 10. A oscilação do nível da água nos sistemas de vedação subaquática demonstra conexão efetiva entre a cavidade pleural e a câmara de drenagem e indica que o sistema de drenagem está patente. A oscilação também é um parâmetro da pressão intrapleural nos sistemas com vedação subaquática (com ou sem água, mas não quando há uma válvula unidirecional). |

*(continua)*

## BOXE 10.12 — Diretrizes para o cuidado de enfermagem. (*continuação*)

| Ações | Justificativas |
|---|---|
| 11. No sistema seco, verifique se existe o indicador (dispositivo de fole ou flutuação) ao ajustar o mostrador do regulador no nível desejado de aspiração. | 11. O indicador de extravasamento de ar mostra alterações na pressão intratorácica nos sistemas secos com válvula unidirecional. Bolhas aparecem quando há extravasamento. O indicador de extravasamento de ar substitui as oscilações da água na câmara de vedação subaquática.<br>O indicador mostra que o vácuo é adequado para manter o nível de aspiração desejado |
| 12. Verifique se há extravasamentos de ar no sistema de drenagem: formação contínua de bolhas na câmara de vedação subaquática, ou indicador de escape de ar nos sistemas secos com válvula unidirecional. Avalie também o sistema de tubo torácico para detectar vazamentos externos corrigíveis. Avise o médico imediatamente se houver formação excessiva de bolhas na câmara de vedação subaquática, que não seja causada por escapes externos | 12. Escape e retenção do ar no espaço pleural podem causar pneumotórax de tensão |
| 13. Antes de desligar a aspiração a seco, aperte o botão manual de negatividade alta e verifique se há elevação do nível da água da câmara de vedação subaquática | 13. A elevação do nível da água da câmara de vedação subaquática indica pressão negativa alta no sistema, o que poderia aumentar a pressão intratorácica |
| 14. Observe e relate imediatamente respirações rápidas e superficiais, cianose, sensação de opressão torácica, enfisema subcutâneo, sinais e sintomas de hemorragia ou alterações significativas dos sinais vitais | 14. Muitas condições clínicas podem causar esses sinais e sintomas, inclusive pneumotórax de tensão, desvio do mediastino, hemorragia, dor incisional grave, embolia pulmonar e tamponamento cardíaco. Pode ser necessário realizar uma intervenção cirúrgica |
| 15. Estimule o cliente a respirar profundamente e a tossir a intervalos regulares. Administre analgesia adequada. Se for necessário, solicite prescrição de analgesia controlada pelo cliente. Ensine também ao cliente como realizar a espirometria de incentivo | 15. Os exercícios de respirar profundamente e tossir ajudam a elevar a pressão intrapleural, o que facilita a drenagem do líquido acumulado no espaço pleural. Facilitam também a eliminação das secreções da árvore traqueobrônquica, o que, por sua vez, melhora a expansão pulmonar e evita atelectasia (colapso alveolar) |
| 16. Se o cliente estiver deitado em uma maca e precisar ser transferido para outro setor, coloque o sistema de drenagem abaixo do nível do tórax. Se o dreno desconectar, corte as pontas contaminadas do tubo torácico e dos tubos do equipamento, introduza conectores estéreis nas extremidades cortadas e reconecte o sistema de drenagem. Não se clampeia o tubo torácico durante o transporte | 16. O equipamento de drenagem deve ser mantido em um nível mais baixo do que o tórax do cliente para evitar que o líquido retorne para dentro do espaço pleural. O clampeamento pode causar pneumotórax de tensão |
| 17. Se for necessário ajudar o médico a retirar o tubo torácico, peça que o cliente faça uma manobra de Valsalva suave ou que respire tranquilamente. Em seguida, o tubo é clampeado e retirado rapidamente. Ao mesmo tempo, deve ser aplicada uma bandagem pequena com vedação por gaze vaselinada coberta com uma compressa de gaze de 10 × 10 e cuidadosamente coberta e selada com fita adesiva não porosa | 17. O tubo torácico deve ser retirado conforme as instruções quando o pulmão estiver reexpandido (em geral, de 24 horas a vários dias após a colocação), dependendo da causa do pneumotórax. Durante a remoção do tubo, as prioridades principais são evitar que o ar entre na cavidade pleural à medida que o tubo for retirado e evitar infecção |

**Sistemas coletores de vedação subaquática com aspiração a seco.** Os sistemas coletores de vedação subaquática com aspiração a seco, também conhecidos como aspiração a seco, têm uma câmara coletora para drenagem, uma câmara de vedação subaquática e uma câmara de controle da aspiração a seco. A câmara de vedação subaquática é preenchida com água até o nível de 2 cm. A formação de bolhas nesse compartimento pode indicar escape de ar. A câmara de controle da aspiração a seco contém um mostrador regulador, que regula convenientemente o vácuo do sistema de drenagem. Nesses sistemas, a água não é necessária para a aspiração. Sem a formação de bolhas na câmara de aspiração, o aparelho é mais silencioso. Contudo, se o recipiente for aberto, a vedação subaquática pode ser perdida.

Depois que o tubo é conectado à fonte de aspiração, o mostrador regulador permite que o nível desejado de aspiração seja ajustado; a aspiração é aumentada até que apareça um indicador. O indicador tem a mesma função que as bolhas no sistema tradicional de vedação subaquática; ou seja, ele indica que o vácuo é suficiente para manter o nível desejado de aspiração. Alguns sistemas de drenagem usam um fole (uma câmara que pode ser expandida ou contraída) ou um dispositivo flutuante de cor laranja, que funciona como indicador quando o regulador do controle de aspiração está ajustado.

Quando a água da vedação subaquática sobe acima da marca de 2 cm, a pressão intratorácica aumenta. Os sistemas de vedação subaquática a seco dispõem de uma válvula manual de negatividade alta, que está localizada na parte superior do tubo. A válvula de flutuador é pressionada até que o indicador apareça (seja um dispositivo flutuante ou o fole) e o nível da água na câmara de vedação subaquática retorne ao patamar desejado, indicando que a pressão intratorácica diminuiu.

### Sistemas de aspiração a seco com válvula unidirecional.

O terceiro tipo de sistema de drenagem torácica é o de aspiração a seco com válvula mecânica unidirecional. Esse sistema tem uma câmara de coleta, uma válvula mecânica unidirecional e uma câmara de controle da aspiração a seco. A válvula permite que o ar e o líquido saiam do tórax, mas impede seu retorno ao espaço pleural. Esse modelo não tem uma câmara de vedação subaquática e, por essa razão, pode ser instalado rapidamente nas situações de emergência; além disso, o controle a seco do sistema funciona mesmo que esteja na posição horizontal. Isso torna os sistemas de aspiração a seco úteis aos clientes que conseguem andar ou precisam ser transportados. Entretanto, sem a câmara de vedação subaquática, não há como saber visualmente se a pressão intratorácica alterou-se, mesmo que exista um indicador de escape de ar, de modo que o sistema possa ser monitorado. Quando há suspeita de extravasamento de ar, é preciso injetar 30 mℓ de água no indicador de extravasamento de ar ou tampar o recipiente, de modo que o líquido entre na câmara de detecção de escape de ar. Quando há escape de ar, bolhas aparecem.

Quando o tubo torácico é inserido para reexpandir um pulmão depois de pneumotórax, ou quando for prevista drenagem de muito pouco líquido, pode-se conectar uma válvula unidirecional (válvula de Heimlich) ao tubo torácico (Figura 10.10). Essa válvula pode ser conectada a uma bolsa de coleta ou ser coberta com um curativo estéril, caso se espere que não haja drenagem de líquido.

## Fraturas do esterno e das costelas

As fraturas do esterno são muito comuns em acidentes automobilísticos e são causadas por choques diretos do esterno contra o volante. As fraturas das costelas são o tipo mais comum de traumatismo torácico e ocorrem em mais de 62% dos clientes internados com traumatismo torácico fechado (Sharma et al., 2008). A maioria das fraturas costais é benigna e pode ser tratada com medidas conservadoras. As fraturas das primeiras três costelas são raras, mas podem causar mortalidade alta porque estão associadas à laceração da artéria ou da veia subclávia. As fraturas localizadas entre a quinta e a nona costelas são as mais comuns. As fraturas das costelas inferiores estão associadas às lesões do baço e do fígado, que podem ser lacerados pelos fragmentos fraturados das costelas.

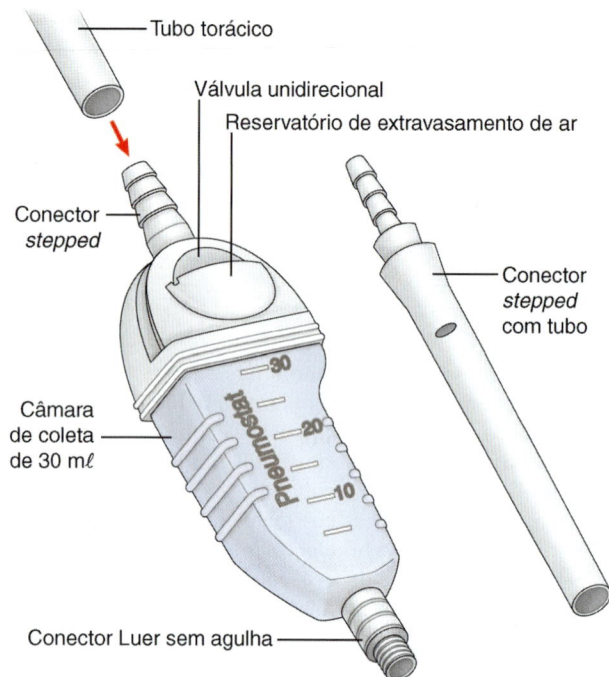

**Figura 10.10** A válvula unidirecional (Heimlich) é um sistema de drenagem torácica descartável (uso único) com volume de coleta de 30 mℓ. Esse dispositivo é usado quando se espera que o volume da drenagem torácica seja mínimo.

## Manifestações clínicas e avaliação

Os clientes com fraturas do esterno têm dor na região anterior do tórax, hipersensibilidade, equimose, crepitação, edema e, possivelmente, deformidade da parede torácica. Nos clientes com fraturas das costelas, as manifestações clínicas são semelhantes: dor intensa, hipersensibilidade localizada e espasmo muscular sobre a área da fratura, que é agravada quando o cliente tosse, respira profundamente e se movimenta. A área ao redor da fratura pode evidenciar equimoses. Com o intuito de atenuar a dor, o cliente imobiliza o tórax respirando superficialmente e evita suspirar, respirar fundo, tossir e realizar movimentos. Essa relutância a se movimentar ou respirar profundamente causa hipoventilação, atelectasia (colapso dos alvéolos não ventilados), pneumonite e hipoxemia. As consequências desse processo podem ser insuficiência e falência respiratórias.

O cliente deve ser cuidadosamente avaliado quanto à coexistência de lesões cardíacas ou abdominais. A ausculta ou a palpação podem detectar sons crepitantes (lareira acesa) no tórax (crepitação subcutânea). A investigação diagnóstica pode incluir radiografias do tórax, radiografias das costelas em uma área específica, ECG, monitoramento contínuo da oximetria de pulso e gasometria arterial.

## Manejo clínico e de enfermagem

O tratamento clínico visa ao alívio da dor, à limitação da atividade excessiva e à estabilização de quaisquer lesões associadas. A fixação cirúrgica raramente é necessária, a menos que os fragmentos estejam muito deslocados e possam causar lesões adicionais.

Os objetivos do tratamento das fraturas costais são controlar a dor e detectar e tratar lesões adicionais. Os narcóticos são usados mais comumente para aliviar a dor e permitir que o cliente respire profundamente e consiga tossir. É importante ter o cuidado de evitar sedação excessiva e supressão do impulso respiratório. Outras medidas para aliviar a dor são bloqueios dos nervos intercostais e aplicação de gelo sobre a área fraturada. Um imobilizador torácico pode ser usado como tratamento de suporte para estabilizar a parede torácica e atenuar a dor. O cliente deve ser instruído a aplicar firmemente o estabilizador de modo a obter suporte, mas não limitar as excursões respiratórias. Em geral, a dor melhora em 5 a 7 dias, e o desconforto pode ser aliviado por analgesia epidural, analgesia controlada pelo cliente ou analgesia não opioide (AINE). A maioria das fraturas de costela consolida em 3 a 6 semanas.

## Tórax instável

Em geral, o tórax instável é uma complicação do traumatismo torácico fechado causado pelo choque contra o volante do automóvel. Isso ocorre comumente quando três ou mais costelas adjacentes (várias costelas contíguas) são fraturadas em dois ou mais pontos, resultando em segmentos costais que flutuam livremente. Essa condição também pode resultar da coexistência de fraturas das costelas e das cartilagens costais ou do esterno (Figura 10.11). Consequentemente, a parede torácica perde estabilidade, causando insuficiência respiratória e, em geral, angústia respiratória grave. Além disso, em razão da força necessária para fraturar as costelas ou o esterno, geralmente também há contusão cardíaca ou pulmonar grave.

### Fisiopatologia

Durante a inspiração, conforme o tórax se expande, a parte desprendida do fragmento costal (segmento instável) movimenta-se de maneira paradoxal (movimento pendular), ou seja, é puxada para dentro, reduzindo o volume de ar que pode ser inspirado para os pulmões. Durante a expiração, como a pressão intratorácica é maior do que a pressão atmosférica, o segmento instável torna-se saliente, reduzindo a capacidade expiratória do cliente. Desse modo, o mediastino é desviado na direção do lado afetado. Esse movimento paradoxal amplia o espaço morto, reduz a ventilação alveolar e diminui a complacência pulmonar. Retenção de secreções nas vias respiratórias e atelectasia geralmente ocorrem nos clientes com tórax instável. O cliente tem hipoxemia e, quando a troca gasosa está muito prejudicada, o indivíduo tem acidose respiratória secundária à retenção de dióxido de carbono. Hipotensão, perfusão tecidual inadequada e acidose metabólica comumente ocorrem à medida que os movimentos paradoxais do mediastino diminuem o débito cardíaco.

## Manejo clínico e de enfermagem

Como também ocorre com as fraturas costais, o tratamento do tórax instável geralmente consiste em medidas de suporte. Isso inclui administrar suporte ventilatório, remover as secreções acumuladas nos pulmões e aliviar a dor. O tratamento específico depende da gravidade da disfunção respiratória. Quando apenas um segmento pequeno do tórax está afetado, os objetivos são desobstruir as vias respiratórias por meio do posicionamento; realizar exercícios de respiração profunda e tosse; aspirar para facilitar a expansão do pulmão; e aliviar a dor por bloqueios nervosos, bloqueios epidurais torácicos altos ou administração cuidadosa de opioides IV prescritos.

Nos casos brandos a moderados de instabilidade torácica, a contusão pulmonar coexistente pode ser tratada por monitoramento do balanço hídrico, além de analgesia para aliviar a dor torácica. A fisioterapia respiratória, com o objetivo principal de ampliar o volume pulmonar, inclui exercícios de respiração profunda, espirometria de incentivo e administração de broncodilatadores e agentes mucolíticos por nebulização.

Quando a instabilidade torácica é grave, a intubação endotraqueal e a ventilação mecânica são necessárias para assegurar a estabilização pneumática do tórax instável e corrigir as anormalidades da troca gasosa. Isso ajuda a tratar a contusão pulmonar coexistente, estabiliza o gradil torácico de modo a permitir a consolidação das fraturas e melhora a ventilação alveolar e o volume intratorácico, reduzindo o esforço para respirar. Em casos raros, é necessária intervenção cirúrgica para estabilizar mais rapidamente o segmento instável.

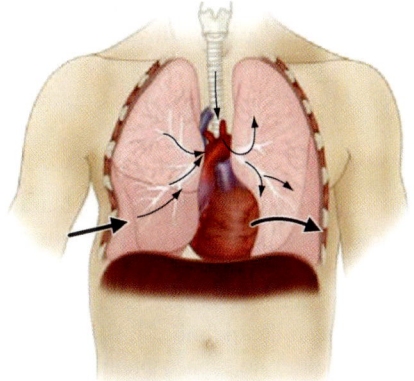 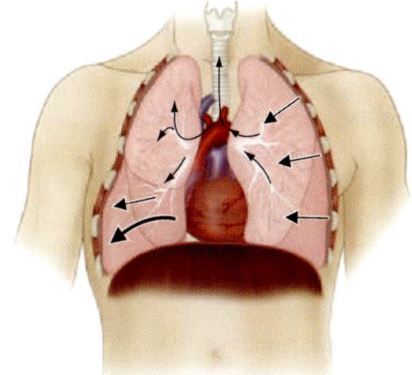

A. Inspiração    B. Expiração

**Figura 10.11** O tórax instável é causado por um segmento flutuante livre do gradil costal resultante de fraturas costais múltiplas. (**A**) O movimento paradoxal durante a inspiração ocorre quando o segmento costal instável é puxado para baixo, e as estruturas mediastínicas são desviadas para o lado normal. O volume de ar puxado para dentro do pulmão afetado é reduzido. (**B**) Com a expiração, o segmento instável torna-se saliente, e as estruturas do mediastino são desviadas na direção do lado afetado.

Independentemente do tratamento realizado, o cliente deve ser cuidadosa e repetidamente monitorado por radiografias do tórax, gasometria arterial, oximetria de pulso e acompanhamento das provas de função pulmonar à beira do leito. O controle da dor é fundamental ao sucesso do tratamento. Analgesia controlada pelo cliente, bloqueio dos nervos intercostais, analgesia epidural e administração intrapleural de opioides podem ser usados para controlar a dor torácica.

## Contusão pulmonar

Contusão pulmonar é uma lesão torácica comum e, em geral, está associada ao traumatismo torácico fechado. Essa condição é definida por lesão dos tecidos pulmonares, que resulta em hemorragia e edema localizado. O termo contusão pulmonar engloba um espectro de lesões pulmonares, que se caracterizam pelo desenvolvimento de infiltrados e graus variáveis de disfunção respiratória e, em alguns casos, insuficiência respiratória. As contusões ocorrem em 30 a 70% dos clientes que sofrem traumatismos torácicos fechados (O'Connor et al., 2009b). A contusão pulmonar pode não ser evidente inicialmente, mas se desenvolve no período pós-traumático e pode afetar uma pequena parte do pulmão, uma área extensiva do pulmão, um pulmão inteiro ou os dois pulmões.

### Fisiopatologia

A condição patológica principal é a acumulação anormal de líquido nos espaços intersticiais e intra-alveolares. Aparentemente, a lesão do parênquima pulmonar e da sua rede de capilares provoca extravasamento das proteínas séricas e do plasma. As proteínas séricas extravasadas geram pressões osmóticas que aumentam a saída de líquido dos capilares. Sangue, edema e restos celulares (originados da resposta celular à lesão) entram no pulmão e acumulam-se nos bronquíolos e nos alvéolos, onde interferem na troca de gases. O cliente tem hipoxemia e retenção de dióxido de carbono. Em alguns casos, o pulmão contundido está no outro lado do corpo que sofreu o impacto; essa condição é conhecida como *contusão por contragolpe*.

### Manifestações clínicas e avaliação

As manifestações clínicas das contusões pulmonares podem variar, dependendo da gravidade das equimoses e do acometimento do parênquima pulmonar. Os sinais e sintomas mais comuns são estertores, redução do murmúrio vesicular ou sopros brônquicos nas áreas pulmonares periféricas, dispneia, taquipneia, taquicardia, dor torácica, secreções sanguinolentas, hipoxemia e acidose respiratória. Os clientes com contusões pulmonares moderadas geralmente têm tosse contínua e ineficaz, razão pela qual não conseguem eliminar suas secreções. Os clientes com contusões pulmonares graves têm sinais e sintomas de SARA, inclusive hipoxemia, dispneia, agitação, agressividade e tosse produtiva com secreções sanguinolentas espumosas.

A eficiência da troca gasosa é avaliada pelos resultados da oximetria de pulso e da gasometria arterial. A oximetria de pulso também é usada para determinar continuamente a saturação de oxigênio. As radiografias de tórax iniciais podem ser normais; as anormalidades podem aparecer de 1 a 2 dias após o traumatismo e se evidenciam por infiltrados pulmonares nas radiografias.

### Manejo clínico e de enfermagem

As prioridades do tratamento são estabilizar as vias respiratórias, fornecer oxigenação adequada e controlar a dor. Nos casos de contusão pulmonar branda, a hidratação cuidadosa com líquidos orais e IV é importante para mobilizar as secreções. Contudo, o aporte de líquido deve ser cuidadosamente monitorado para evitar hipervolemia, que pode agravar a contusão. Técnicas de expansão de volume, drenagem postural, fisioterapia (inclusive exercícios de tossir) e aspiração endotraqueal são medidas aplicadas para remover secreções. A dor é controlada por bloqueio dos nervos intercostais, ou por opioides via analgesia controlada pelo cliente ou outros métodos. Em geral, o cliente recebe oxigênio suplementar por máscara ou cânula para reverter a hipoxemia (níveis de saturação < 90%).

Nos clientes com contusões pulmonares moderadas, broncoscopia pode ser necessária para remover as secreções. Intubação e ventilação mecânica com PEEP também podem ser necessárias para manter a pressão e os pulmões inflados. Nos clientes com contusões graves, que podem desenvolver insuficiência respiratória, pode ser necessário tratamento intensivo com intubação endotraqueal e suporte ventilatório, diuréticos e restrição de líquido.

Antibióticos podem ser prescritos para tratar infecções pulmonares. Essa é uma complicação comum das contusões pulmonares, porque o líquido e o sangue que extravasam para os espaços alveolares e intersticiais são excelentes meios de cultura.

## Tamponamento cardíaco

O tamponamento cardíaco consiste na compressão do coração em consequência do acúmulo de líquido ou de sangue no saco pericárdico. Em geral, essa condição é causada por traumatismo fechado ou com perfuração do tórax. As feridas com perfuração do coração estão associadas a índices altos de mortalidade. O tamponamento cardíaco também pode ocorrer depois de cateterização cardíaca diagnóstica, procedimentos angiográficos e colocação de marca-passo, porque o coração e os grandes vasos podem ser perfurados durante o procedimento. O derrame pericárdico com compressão do coração por líquidos também pode ocorrer com metástases pericárdicas de tumores malignos da mama, do pulmão ou do mediastino; outras causas potenciais são linfomas e leucemias, insuficiência renal, TB e radioterapia do tórax com doses altas de radiação. O tamponamento cardíaco está descrito detalhadamente no Capítulo 15.

## Pneumotórax

O pneumotórax ocorre quando a pleura parietal ou visceral é perfurada e o espaço pleural fica exposto à pressão atmosférica positiva. Em condições normais, a pressão do espaço pleural é negativa ou subatmosférica; essa pressão negativa é necessária à manutenção dos pulmões inflados. Quando a pleura é rompida, o ar entra no espaço pleural e o pulmão (ou parte dele) entra em colapso.

### Tipos de pneumotórax

Existem três tipos de pneumotórax: simples, traumático e de tensão (Figura 10.12).

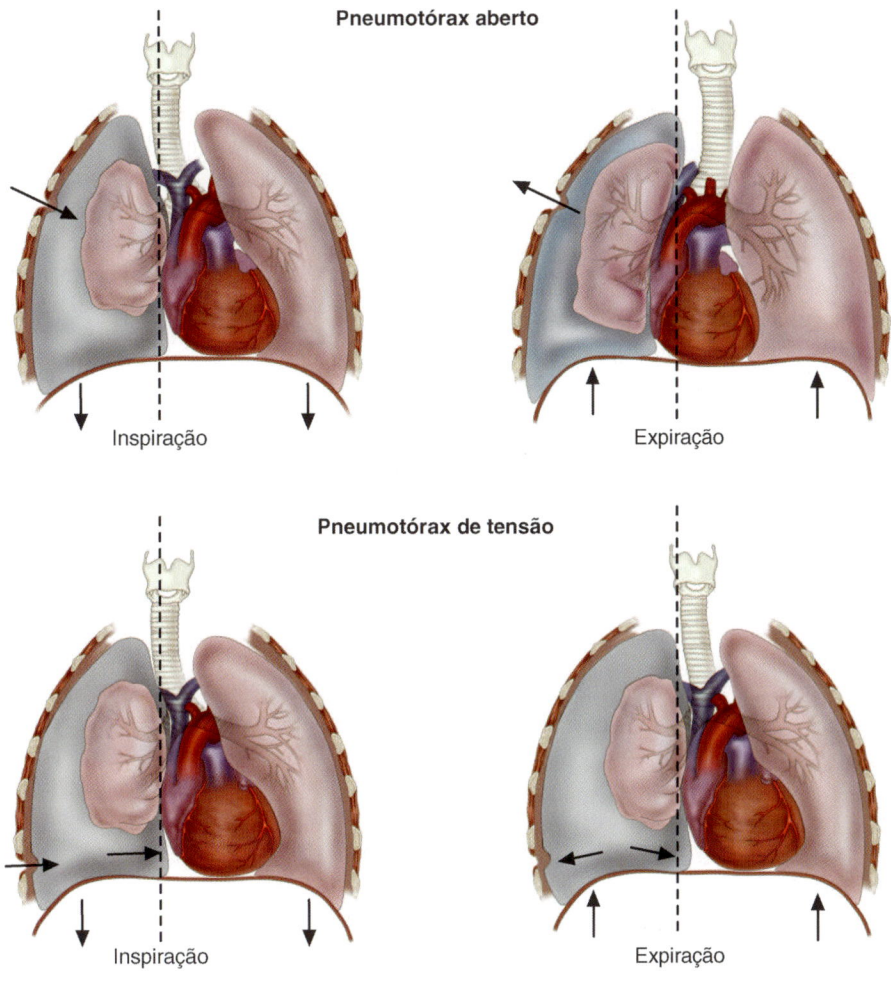

Figura 10.12 Pneumotórax aberto e pneumotórax de tensão.

## Pneumotórax simples

O pneumotórax simples ou espontâneo ocorre mais comumente quando o ar entra no espaço pleural após a ruptura de uma bolha ou fístula broncopleural. O pneumotórax espontâneo pode ocorrer em indivíduos aparentemente saudáveis (na maioria dos casos, homens jovens) sem história de traumatismo, em consequência da ruptura de uma vesícula ou bolha cheia de ar na superfície do pulmão, permitindo que o ar proveniente das vias respiratórias entre na cavidade pleural. Esse tipo de pneumotórax também pode estar associado às doenças pulmonares bolhosas (p. ex., enfisema) ou à fibrose pulmonar.

## Pneumotórax traumático

O pneumotórax traumático ocorre quando o ar escapa de uma laceração do próprio pulmão e entra no espaço pleural, ou entra no espaço pleural por uma ferida existente na parede torácica. Esse tipo de pneumotórax pode ser causado por traumatismo fechado, traumatismo penetrante do tórax ou abdome, ou lacerações do diafragma. O pneumotórax traumático pode desenvolver-se durante procedimentos torácicos invasivos (*i.e.*, toracocentese, biopsia pulmonar **transbrônquica**, instalação de um cateter subclávio), nos quais a pleura é perfurada acidentalmente, ou em consequência do barotrauma associado ao ventilador artificial. O pneumotórax traumático resultante de traumatismo de grande porte do tórax geralmente é acompanhado de hemotórax (acumulação de sangue no espaço pleural, resultante da laceração dos vasos intercostais, dos grandes vasos ou dos pulmões). Em geral, sangue e ar são encontrados na cavidade torácica (hemopneumotórax) depois de traumatismos de grande porte.

O pneumotórax aberto é um tipo de pneumotórax traumático e ocorre quando uma ferida da parede torácica é suficientemente grande para permitir a entrada e a saída livres do ar na cavidade torácica à medida que o indivíduo tenta respirar. Como o fluxo de ar pela ferida da parede torácica produz um som aspirativo, essas lesões são conhecidas como *feridas torácicas aspirativas*.

## Pneumotórax de tensão

O pneumotórax de tensão ocorre quando o ar é puxado para dentro do espaço pleural depois de entrar por uma laceração pulmonar ou por um pequeno orifício ou ferida da parede torácica. Isso pode ser uma complicação de outros tipos de pneumotórax. Ao contrário do pneumotórax aberto, o ar que entra na cavidade torácica a cada inspiração fica retido, ou seja, não pode ser expelido durante a expiração pela laceração pulmonar ou pelo orifício da parede torácica. Na verdade, forma-se uma válvula unidirecional ou um mecanismo de válvula com bola, por meio do qual o ar entra no espaço pleural, mas não consegue sair. A cada respiração, a tensão (pressão positiva) aumenta dentro do espaço pleural afetado. Isso provoca o colapso do pulmão e ocorre desvio do coração, dos grandes vasos e da traqueia na direção do lado normal do tórax (desvio do mediastino). A respiração e a função circulatória são comprometidas em razão da pressão intratorácica alta, que diminui o retorno venoso ao coração, diminui o débito cardíaco e causa redução da circulação periférica. Nos casos extremos, o cliente pode sofrer uma parada cardíaca.

## Manifestações clínicas

Os sinais e sintomas associados ao pneumotórax dependem do seu volume e da sua causa. Em geral, a dor é repentina e de caráter pleurítico. O cliente pode apresentar apenas angústia respiratória mínima com discreto desconforto torácico e taquipneia quando o pneumotórax é simples e pequeno ou sem complicações. Quando o pneumotórax é volumoso e causa colapso de todo o pulmão, o cliente apresenta angústia respiratória aguda. Nesses casos, o cliente fica ansioso, tem dispneia e ânsia de respirar, utiliza os músculos acessórios da respiração e pode ter hipoxemia grave. Durante o exame do tórax dos clientes com qualquer tipo de pneumotórax, a enfermeira deve determinar o alinhamento da traqueia, a expansão torácica, fazer a percussão do tórax e avaliar o murmúrio vesicular. Nos casos de pneumotórax simples, a traqueia está na linha média, a expansão do tórax está reduzida, o murmúrio vesicular pode estar diminuído e a percussão do tórax pode revelar sons normais ou hipertimpanismo, dependendo do volume do pneumotórax. A enfermeira também deve examinar o tórax afetado para detectar crepitação ou enfisema subcutâneo e anotar no prontuário a gravidade das alterações encontradas.

Quando o cliente tem pneumotórax de tensão, a traqueia pode se desviar na direção contrária ao lado afetado, a expansão torácica pode estar reduzida ou fixa em uma condição de hiperexpansão, o murmúrio vesicular está diminuído ou ausente e a percussão do lado afetado revela hipertimpanismo. O quadro clínico é de um cliente com dispneia, agitação, hipoxemia crescente, cianose central, hipotensão e taquicardia.

## Manejo clínico e de enfermagem

O manejo clínico do pneumotórax depende da sua causa e gravidade. O objetivo do tratamento é remover o ar ou o sangue acumulado no espaço pleural. Um tubo de toracostomia (tubo torácico) é usado para remover qualquer ar ou líquido acumulado. O pneumotórax simples pequeno é tratado com um tubo torácico fino (20 F, ou um cateter *pigtail* de 10 a 12 F) introduzido nas proximidades do segundo espaço intercostal. Os pneumotórax mais volumosos, especialmente quando há líquido ou sangue, são tratados com tubos mais calibrosos (de 32 a 36 F) introduzidos no quarto ou quinto espaço intercostal na linha hemiclavicular. O tubo torácico é direcionado posteriormente para drenar o líquido e o ar. Depois que um ou mais tubos torácicos forem introduzidos e a cavidade for aspirada (em geral, aspiração a –20 mmHg), consegue-se a descompressão eficaz da cavidade pleural (drenagem de sangue ou ar).

A gravidade do pneumotórax aberto depende do volume e da taxa de sangramento torácico e do volume de ar acumulado no espaço pleural. A cavidade pleural pode ser descomprimida por aspiração com agulha (toracocentese) ou por drenagem do sangue ou do ar por um tubo torácico. Em seguida, o pulmão consegue se reexpandir e reiniciar a função de troca gasosa.

Como regra prática, a parede torácica é aberta cirurgicamente (toracotomia) quando mais de 1.500 m$\ell$ de sangue são aspirados inicialmente por toracocentese (ou esse é o volume inicial drenado pelo tubo torácico), ou quando o volume retirado pelo tubo se mantém acima de 200 m$\ell$/h. A urgência com que o sangue deve ser retirado é determinada pelo grau de comprometimento respiratório. A toracotomia de emergência também pode ser realizada no setor de emergência quando há suspeita de uma lesão cardiovascular secundária à ferida torácica com perfuração. O cliente com possível pneumotórax de tensão deve ser tratado imediatamente com oxigênio suplementar em concentração alta para reverter a hipoxia, e a oximetria deve ser usada para monitorar a saturação de oxigênio.

Nas situações de emergência, o pneumotórax de tensão pode ser descomprimido ou convertido rapidamente em pneumotórax aberto com a introdução de uma agulha calibrosa (número 14) no segundo espaço intercostal, na linha hemiclavicular do lado afetado. Isso alivia a pressão e equaliza a pressão positiva com o ambiente externo. Em seguida, um tubo torácico é introduzido e conectado ao sistema de aspiração para remover o ar e o líquido restantes, restabelecer a pressão negativa e reexpandir o pulmão. Quando o pulmão reexpande e o escape de ar do parênquima pulmonar é interrompido, pode ser desnecessário manter a drenagem. Quando o escape de ar persiste apesar da drenagem por tubo torácico com vedação subaquática, pode ser necessário realizar uma intervenção cirúrgica para fechar o extravasamento.

## Enfisema subcutâneo

Independentemente do tipo de traumatismo torácico que o cliente sofra, quando o pulmão ou as vias respiratórias são lesados, o ar pode entrar nos planos teciduais e estender-se por alguma distância sob a pele (p. ex., pescoço, tórax). A palpação dos tecidos produz uma sensação de crepitação, e o ar acumulado no plano subcutâneo confere ao cliente um aspecto alarmante, à medida que a face, o pescoço, o tronco e o escroto são desfigurados pelo ar subcutâneo. Felizmente, o enfisema subcutâneo, em geral, não é uma complicação intrinsecamente grave. O ar subcutâneo é reabsorvido espontaneamente quando o extravasamento é fechado ou para naturalmente. Nos casos graves com enfisema subcutâneo generalizado, a traqueostomia está indicada quando o enfisema ameaça obstruir as vias respiratórias.

## Aspiração

A aspiração do conteúdo gástrico para os pulmões é uma complicação grave, que pode causar pneumonia e resultar no quadro clínico de taquicardia, dispneia, hipoxemia, hipertensão, hipotensão e, por fim, morte. Isso pode ocorrer quando os reflexos protetores das vias respiratórias estão deprimidos ou abolidos em consequência de diversos fatores.

### Fisiopatologia

Depois da aspiração do conteúdo gástrico, os principais fatores responsáveis por mortes e complicações são o volume e as características do material aspirado do estômago. Por exemplo, a aspiração localizada de pequeno volume regurgitado pode cau-

> **BOXE 10.13 — Fatores de risco para aspiração.**
>
> - Alteração do nível de consciência (acidente vascular encefálico, traumatismo craniano, massa/tumor intracraniano, superdosagem de drogas, intoxicação alcoólica, convulsões, sedação excessiva)
> - Distúrbios neurológicos (doença de Parkinson, miastenia *gravis*, esclerose múltipla, esclerose lateral amiotrófica)
> - Disfagia (estenose, divertículos ou câncer do esôfago, fístula traqueosofágica, incompetência da cárdia, acalasia)
> - Disfunção causada por instrumentos mecânicos (intubação endotraqueal, traqueostomia, tubo naso/orogástrico de qualquer calibre, broncoscopia, laringoscopia, endoscopia digestiva alta)
> - Posição de decúbito dorsal
> - Vômitos persistentes
> - Alimentação por tubo nasogástrico
> - Obstrução pilórica

sar pneumonia e angústia respiratória aguda; a aspiração volumosa geralmente é fatal. O Boxe 10.13 descreve os fatores que aumentam o risco de aspiração.

O estômago cheio contém partículas de alimentos. Se forem elas são aspiradas, os problemas passam a ser então bloqueio mecânico das vias respiratórias e infecção secundária ou pneumonite química. Durante os períodos de jejum, o estômago contém suco gástrico, o qual, quando aspirado, pode causar destruição extensiva dos alvéolos e dos capilares. A contaminação fecal (mais provável quando há obstrução intestinal) aumenta a probabilidade de morte, porque as endotoxinas produzidas pelas bactérias intestinais podem ser absorvidas para a circulação sistêmica, ou porque o material proteináceo espesso presente no conteúdo intestinal pode obstruir as vias respiratórias, resultando em atelectasia e invasão bacteriana secundária.

A pneumonite de aspiração é causada pela aspiração do conteúdo gástrico, que também pode causar queimaduras químicas da árvore traqueobrônquica e do parênquima pulmonar. Em seguida, o cliente desenvolve uma resposta inflamatória que resulta na destruição das células endoteliais da interface alveolocapilar, com extravasamento subsequente de líquido rico em proteínas para os espaços intersticiais e intra-alveolares. Consequentemente, o surfactante é destruído e isso acarreta o colapso das vias respiratórias e dos alvéolos. Por fim, a troca de oxigênio por dióxido de carbono fica prejudicada, e o cliente desenvolve insuficiência respiratória.

A pneumonia de aspiração ocorre depois da inalação de material orofaríngeo colonizado. O processo patológico consiste em resposta inflamatória aguda às bactérias e aos seus produtos. Na maioria dos casos, os microrganismos isolados são cocos gram-positivos, bastonetes gram-negativos e, ocasionalmente, bactérias anaeróbias (Shariatzadeh, Huang e Marrie, 2006).

## Prevenção

A prevenção é a meta primária dos cuidados prestados aos clientes sob risco de aspiração. Alguns exemplos de fatores de risco para aspiração incluem depressão do nível de consciência, posição de decúbito dorsal, tubo nasogástrico, intubação traqueal e ventilação mecânica, alimentação enteral rápida ou intermitente, e idade avançada (Coffin, Klompas, Classen *et al.*, 2008). Existem evidências confirmando que uma das principais medidas profiláticas para aspiração seja colocar os clientes sob risco em posição de Fowler (elevação da cabeceira do leito entre 30° e 45°) (McClave, Martindale, Vanek *et al.*, 2009).

### Compensação dos reflexos abolidos

A aspiração pode ocorrer quando o cliente não consegue coordenar adequadamente os reflexos protetores da glote, da laringe e da tosse. Esse risco é maior quando o cliente tem distensão abdominal, está em decúbito dorsal com cabeceira baixa, tem seus membros superiores imobilizados para infusão IV ou contenções das mãos, recebe anestésicos locais na região orofaríngea ou laríngea antes de procedimentos diagnósticos, está sedado ou tem intubação prolongada.

Durante um episódio de êmese, as pessoas normalmente conseguem proteger as vias respiratórias sentando ou virando para o lado e coordenando a respiração, a tosse e os reflexos faríngeo e glótico. Quando esses reflexos estão ativos, não é necessário introduzir uma via respiratória artificial na cavidade oral. Quando a via respiratória artificial já está inserida, ela deve ser removida quando o cliente engasgar, de modo que não haja estimulação do reflexo faríngeo e de vômitos com aspiração. A aspiração das secreções orais com um cateter deve ser realizada com estimulação mínima da faringe.

### Avaliação da posição do tubo de alimentação

Ainda que o cliente receba alimentação enteral e o tubo esteja bem posicionado, a aspiração pode ocorrer, resultando em pneumonia nosocomial. A avaliação da posição do tubo enteral nasogástrica é essencial à prevenção de aspiração. O melhor método para avaliar a posição do tubo é por radiografia obtida logo após a inserção deste e antes de iniciar a administração da dieta. As enfermeiras devem marcar o ponto em que o tubo sai das narinas ou dos lábios e anotar essa informação no prontuário do cliente. Essa marcação deve ser reavaliada sempre que algum fármaco for administrado pelo tubo ou, no mínimo, a cada 4 h. Outros métodos para confirmar a posição do tubo também foram avaliados, inclusive a observação da cor do material aspirado, a determinação do seu pH ou da concentração de glicose e a ausculta sobre o estômago enquanto se injeta ar rapidamente. Nenhum desses métodos mostrou-se capaz de avaliar precisamente a posição do tubo (Bourgault, Ipe, Weaver *et al.*, 2007).

Os clientes que recebem nutrição enteral contínua ou intermitente devem ser posicionados adequadamente. Os clientes alimentados por infusão contínua devem receber volumes pequenos sob baixa pressão na posição ereta, porque isso ajuda a evitar aspiração. Os clientes alimentados com infusão intermitente são mantidos na posição ereta ou de decúbito elevado (elevação da cabeceira entre 30° e 45°) durante a administração e por no mínimo 30 min depois para permitir que o estômago seja parcialmente esvaziado (McClave *et al.*, 2009). A alimentação enteral deve ser administrada apenas quando existe certeza de que o tubo está posicionado corretamente no estômago. Atualmente, muitos clientes recebem alimentação enteral diretamente no intestino delgado por um tubo flexível fino, ou por um tubo implantado cirurgicamente. A alimentação é administrada lentamente e regulada por uma bomba de infusão (ver mais detalhes no Capítulo 22).

## Revisão do capítulo

### Exercícios de avaliação crítica

1. Como enfermeira, você cuida de uma senhora de 82 anos, que foi transferida recentemente de uma instituição asilar para o hospital com o diagnóstico provável de pneumonia associada aos cuidados de saúde. A cliente tem um tubo nasogástrico para alimentação e se apresenta letárgica, desidratada e confusa. Que medidas você implementaria para evitar aspiração? Quais intervenções de enfermagem você realizaria para avaliar se houve aspiração? Quais são as evidências para intervenções que você considerou? Como você poderia avaliar o nível das evidências? Quais sugestões você poderia fazer quanto aos dispositivos apropriados à alimentação enteral prolongada dessa cliente, depois que ela tivesse alta de volta à instituição asilar?

2. Em uma unidade cirúrgica, você cuida de uma mulher de 42 anos que se submeteu a histerectomia abdominal total e salpingo-ooforectomia bilateral e teve TVP pós-operatória com EP subsequente. A cliente é tabagista e usa vários fármacos. Ela se apresentava estável no início do plantão, mas se tornou progressivamente ansiosa com dispneia há uma hora. Quais são os fatores de risco potenciais que você poderia observar ou detectar nessa cliente? Quais estratégias de avaliação você utilizaria para avaliar as alterações da função respiratória dela? Qual processo de decisão você usaria para determinar quando o médico deve ser contatado?

3. Você cuida de um cliente que sofreu traumatismo torácico fechado em um acidente automobilístico. Um tubo torácico foi inserido para tratar pneumotórax simples com hemotórax. O sistema de drenagem torácica drenou 400 m$\ell$ de líquido vermelho-claro durante as primeiras 6 h posteriores à inserção. O cliente apresenta dispneia progressiva há uma hora. Quais estratégias e habilidades de avaliação física você utilizaria para determinar as alterações potenciais do estado respiratório do cliente? Quais seriam as causas possíveis dessa agravação da dispneia? O que você faria para se preparar para uma situação de emergência nesse caso?

4. Em uma unidade cirúrgica, você cuida de um homem de 62 anos que se submeteu a uma lobectomia superior direita para tratar câncer de pulmão. O cliente tem DPOC e continua a fumar, apesar dos diagnósticos de DPOC e câncer. Quais estratégias você poderia usar para evitar ou atenuar as complicações pulmonares desse cliente? Quais são os métodos que você usaria para avaliar a evolução do cliente do ponto de vista respiratório? Quais estratégias você consideraria para estimular o cliente a abandonar o tabagismo? Quais são as evidências a favor das estratégias que você considerou? Como você poderia avaliar as evidências?

### Questões objetivas

1. A enfermeira cuida de um cliente com diagnóstico de SARA. Ao avaliar o uso de PEEP, ela esperaria encontrar qual dos seguintes resultados?
   A. Agravação da desproporção entre ventilação e perfusão
   B. Aumento da capacidade residual funcional
   C. Redução da pressão intratorácica
   D. Redução da capacidade residual funcional

2. A enfermeira atua em uma unidade clinicocirúrgica e conversa sobre as manifestações clínicas da PAH com um recém-graduado. A enfermeira estaria certa em apontar qual das seguintes anormalidades como a principal manifestação da PAH?
   A. Dor torácica
   B. Fadiga
   C. Dispneia
   D. Hemoptise

3. Um cliente está sendo tratado com agente trombolítico para EP. A enfermeira deve monitorar qual dos seguintes efeitos colaterais durante o tratamento?
   A. Dor torácica
   B. Erupção cutânea
   C. Hipertermia
   D. Sangramento

4. A enfermeira cuida de um cliente com diagnóstico de câncer pulmonar, submetido a drenagem torácica. O dreno torácico apresenta formação contínua de bolhas na câmara de vedação subaquática. A enfermeira sabe que isso indica:
   A. Oscilação do selo de água sem aplicação de pressão (maré)
   B. Tubo posicionado no mediastino
   C. Funcionamento adequado do sistema
   D. Escape de ar no sistema

5. A enfermeira avalia um cliente com traumatismo torácico fechado depois de um acidente automobilístico. Qual das seguintes anormalidades poderia indicar tórax instável?
   A. Hipertensão arterial
   B. Alcalose metabólica
   C. Movimentos torácicos paradoxais
   D. Alcalose respiratória

## Bibliografia e leitura sugerida

A bibliografia e a leitura sugerida para este capítulo estão disponíveis no GEN-IO: http://gen-io.grupogen.com.br/gen-io/.

# CAPÍTULO 11

MARGARET CAMPBELL HAGGERTY

# Manejo de Enfermagem | Doença Pulmonar Obstrutiva Crônica e Asma

## Objetivos de estudo

**Após ler este capítulo, você será capaz de:**

1. Descrever a fisiopatologia da doença pulmonar obstrutiva crônica (DPOC)
2. Discutir os principais fatores de risco para o desenvolvimento de DPOC e as intervenções implementadas para minimizá-los ou evitá-los
3. Descrever o manejo de enfermagem nos clientes com DPOC
4. Desenvolver um plano de aprendizado para os clientes com DPOC
5. Explicar a fisiopatologia da asma
6. Descrever, as medicações usadas no manejo da asma
7. Descrever as estratégias de autocuidado da asma.

A **doença pulmonar obstrutiva crônica (DPOC)** e a asma são os distúrbios pulmonares crônicos mais comuns. As enfermeiras que lidam com essas doenças crônicas do pulmão atuam ao longo de toda a linha de cuidado, desde o ambulatório e o cuidado domiciliar até as unidades de emergência, internação e cuidado crítico, além das casas de repouso. Os portadores de DPOC e asma requerem cuidados de enfermeiras que sejam hábeis na avaliação e no manejo clínico, e que também entendam como esses distúrbios podem afetar a qualidade de vida. O conhecimento e a competência clínica da enfermeira acerca dos cuidados paliativos e de fim de vida são elementos imprescindíveis para a qualidade do cuidado aos clientes afetados. A orientação do cliente e da família é uma importante intervenção de enfermagem que visa melhorar o autocuidado dos clientes com qualquer distúrbio pulmonar crônico.

## Doença pulmonar obstrutiva crônica

A DPOC é uma doença caracterizada pela limitação crônica ao fluxo de ar, a qual não é totalmente reversível. Em geral, a restrição ao fluxo de ar na DPOC é progressiva e associada a uma resposta inflamatória dos pulmões (Global Initiative for Chronic Obstructive Lung Disease – GOLD, 2009). No Brasil, não se conhece a real prevalência da DPOC. Estima-se que seja em torno de 12% em adultos. A Sociedade Brasileira de Pneumologia e Tisiologia publicou o II Consenso Brasileiro sobre Doença Pulmonar Obstrutiva Crônica em 2004 e as IV Diretrizes Brasileiras para o Manejo da Asma no ano de 2006.

### Fisiopatologia

As alterações anatomopatológicas que caracterizam a DPOC incluem aumento das células produtoras de muco, inflamação crônica em diferentes partes do pulmão e alterações estruturais que resultam do ciclo contínuo de destruição e reparo. Muitas partes do pulmão são afetadas, inclusive as vias respiratórias proximais e periféricas, o parênquima pulmonar e a vasculatura do pulmão. Acredita-se que a resposta inflamatória encontrada na DPOC seja uma amplificação da resposta inflamatória normal. Estresse oxidativo e excesso de citocinas destrutivas nos pulmões podem acentuar a inflamação. A relação de inúmeros biomarcadores (ferramentas diagnósticas discriminatórias entre o estado de saúde e doença) com a ativação e a progressão da doença está sendo estudada (Kim, Rogers e Criner, 2008). Os indivíduos podem apresentar predominantemente enfisema, bronquite crônica ou elevação da responsividade das vias respiratórias; muitas pessoas revelam uma combinação desses processos.

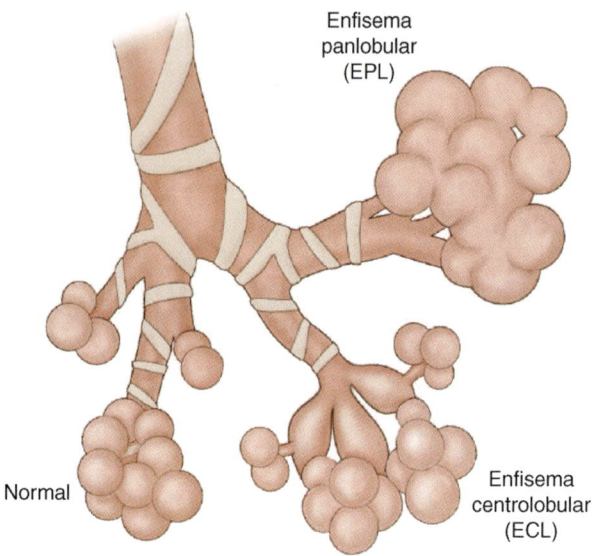

Figura 11.1 Alterações na estrutura alveolar em caso de enfisema panlobular e centrolobular. No enfisema panlobular, os bronquíolos, os ductos alveolares e os alvéolos estão destruídos, e os espaços aéreos nos lóbulos estão aumentados. No enfisema centrolobular, as alterações patológicas ocorrem no lóbulo, enquanto as porções periféricas dos ácinos estão preservadas.

## Enfisema

**Enfisema** é o aumento anormal dos espaços aéreos além dos bronquíolos terminais, com destruição das paredes alveolares. No enfisema, as conexões alveolares e intersticiais estão reduzidas e predispostas ao colapso durante a expiração. A compressão externa e a obstrução das vias respiratórias são causadas pela hiperinsuflação e pelo aprisionamento de ar, o que resulta em "menos lugar para respirar".

O enfisema é dividido em dois tipos principais: pan-acinar ou panlobular (forma hereditária relacionada com a deficiência de $\alpha_1$-antitripsina, que causa destruição uniforme do ácino, onde os alvéolos estão localizados), e centrolobular (relacionado com o tabagismo, afeta principalmente os ductos alveolares e os bronquíolos no centro dos lóbulos dos lobos superiores) (Figura 11.1).

## Bronquite crônica

A **bronquite obstrutiva crônica** é definida como a ocorrência de tosse e produção de muco durante, pelo menos, 3 meses ou mais por ano, durante 2 anos consecutivos. Na bronquite crônica simples, a função pulmonar permanece normal. A hipersecreção crônica de muco ocasiona declínio da função pulmonar, exacerbações e infecções. O espessamento do epitélio, a hipertrofia da musculatura lisa e a inflamação das vias respiratórias estão envolvidos no remodelamento das vias respiratórias (Figura 11.2). Esse remodelamento faz com que o lúmen da via respiratória diminua (Kim et al., 2008).

A maioria dos clientes tem elementos de enfisema e bronquite crônica, e, já que as duas doenças apresentam limitações crônicas irreversíveis ao fluxo de ar, ambas são classificadas como DPOC. Com frequência, nos últimos estágios da DPOC, a troca gasosa está comprometida. À medida que as paredes dos alvéolos continuam a colapsar, o leito capilar pulmonar diminui de tamanho. A resistência ao fluxo de sangue pulmonar é maior, forçando o ventrículo direito a manter uma pressão cada vez mais alta na artéria pulmonar. A hipoxemia crônica (pouco oxigênio) eleva as pressões nas artérias pulmonares. Pode ocorrer hipertrofia do lado direito do coração e insuficiência (*cor pulmonale*). Além disso, a redução da eliminação de dióxido de carbono promove o aumento da tensão do dióxido de carbono no sangue arterial (hipercapnia), levando à acidose respiratória e à insuficiência respiratória crônica. Na doença aguda, a piora da hipercapnia pode causar insuficiência respiratória aguda.

Os alvéolos adjacentes aos bronquíolos podem ser lesionados ou sofrer fibrose, ocasionando alteração da função dos macrófagos alveolares. As alterações fisiopatológicas tornam o indivíduo mais vulnerável à infecção respiratória. Inúmeras infecções causadas por vírus, bactérias e micoplasmas podem produzir episódios agudos de bronquite, uma das principais causas das exacerbações (Kim et al., 2008). A DPOC é hoje considerada uma doença sistêmica que pode afetar a função dos sistemas musculoesquelético, cardiovascular, neurológico, psiquiátrico e endócrino (Stone e Nici, 2007).

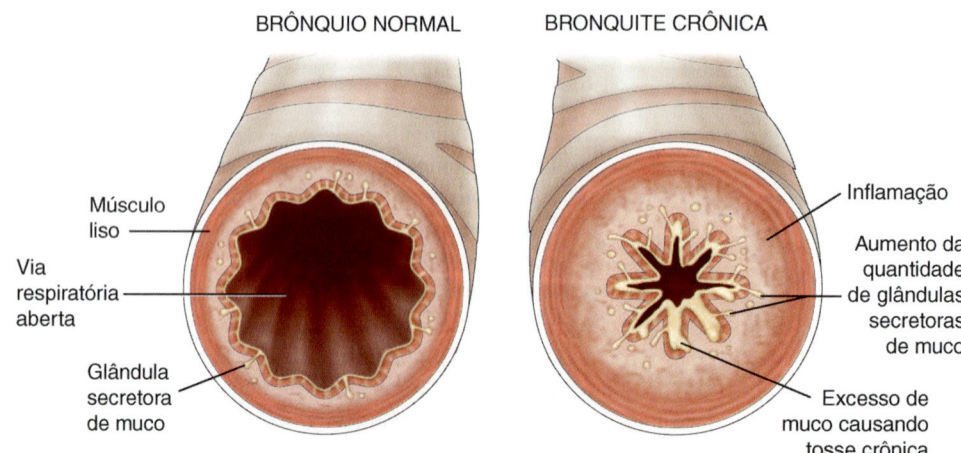

Figura 11.2 Fisiopatologia da bronquite crônica em comparação ao brônquio normal. O brônquio na bronquite crônica é mais estreito, e o fluxo de ar está prejudicado devido a vários mecanismos: inflamação, produção excessiva de muco e potencial constrição da musculatura lisa (broncospasmo).

> **BOXE 11.1 Fatores de risco de doença pulmonar obstrutiva crônica.**
>
> - Tabagismo (cigarro, cachimbo, charuto)
> - Tabagismo ambiental (fumante passivo, exposição fetal ao fumo durante a gestação)
> - Substâncias químicas e poeiras ocupacionais (poeiras orgânicas, poeiras inorgânicas, agentes químicos, fumos)
> - Poluição do ar interna e externa (queima de biomassa em áreas pouco ventiladas, aquecimento em áreas pouco ventiladas)
> - Infecção (história de infecções respiratórias graves, história de tuberculose em pessoas com mais de 40 anos de idade)

## Fatores de risco

O Boxe 11.1 descreve os fatores de risco para o desenvolvimento de DPOC. O mais importante deles é o tabagismo (cigarros). Os efeitos do cigarro são complexos e levam à DPOC em cerca de 15 a 20% dos fumantes. Atualmente, muitos especialistas acreditam que a incidência chega a 30 a 50% nos tabagistas (Niewoehner, 2010). A fumaça de tabaco irrita as vias respiratórias e, nos indivíduos suscetíveis, promove hipersecreção de muco e inflamação das vias respiratórias.

Um fator de risco inerente de DPOC, sobretudo de enfisema, é a deficiência de $\alpha_1$-antitripsina, uma enzima inibidora que protege o parênquima pulmonar contra lesões. Apesar da sua importância, não existem dados epidemiológicos brasileiros a respeito da prevalência da doença. A **deficiência de $\alpha_1$-antitripsina** afeta aproximadamente 1 em cada 3.000 norte-americanos e é responsável por cerca de 80 mil a 100 mil casos de DPOC (American Lung Association, 2010). Pessoas geneticamente suscetíveis são mais sensíveis aos fatores ambientais (como tabagismo, poluição do ar, agentes infecciosos, alergênios) e correm risco mais elevado de desenvolvimento de sinais e sintomas obstrutivos crônicos. Nem todos os fumantes adquirem DPOC; no entanto, os parentes fumantes daqueles diagnosticados são afetados. Os estudos realizados para identificar outros fatores genéticos que podem estar associados à DPOC ainda são inconclusivos (GOLD, 2009).

## Manifestações clínicas e avaliação

A DPOC é diagnosticada de acordo com a história, o exame físico e as provas de função pulmonar. É caracterizada por três sinais e sintomas principais: dispneia, tosse crônica e produção de muco. Dispneia é a conscientização da respiração desconfortável (ou respiração superficial), que pode variar de intensidade. Muitas vezes, é leve inicialmente, sendo apenas notada nas atividades de nível mais alto, como subida de escadas e prática de esportes. Com a progressão da doença, a dispneia se agrava e, com frequência, interfere nas atividades da vida diária (AVD) da pessoa. Na DPOC mais grave, a dispneia pode ocorrer em repouso. A tosse crônica e a produção de muco, não raro, precedem o desenvolvimento da limitação ao fluxo de ar por muitos anos. No estágio inicial da doença, a pessoa pode notar tosse matinal produtiva com eliminação de volume pequeno a moderado de muco claro. Durante as exacerbações, pode ocorrer aumento do volume produzido e da viscosidade do muco, além de alterações da cor. A Tabela 11.1 diferencia enfisema de bronquite crônica.

A história positiva de dispneia progressiva e/ou de tosse produtiva no tabagista conduz à suspeita de DPOC. A história de tabagismo é normalmente expressa em *maços/ano*. Os achados do exame físico podem ser quase normais naqueles em fase inicial e, muitas vezes, na fase moderada da doença. Os achados consistentes com DPOC mais avançada podem incluir sinais de hiperinsuflação: aumento do diâmetro anteroposterior do tórax, referido como "tórax em tonel"; retrações intercostais bilaterais na linha axilar posterior; fixação horizontal das costelas na posição inspiratória; e hiper-ressonância à percussão, sobretudo no indivíduo magro. Os sons respiratórios podem estar diminuídos; a expiração prolongada é geralmente audível por todo o tórax; sons adventícios (estertores, também chamados de *roncos* e sibilos) são, muitas vezes, audíveis quando o cliente apresenta aumento de secreção e hiper-reatividade brônquica, e durante uma crise.

Os estudos de função pulmonar são usados para ajudar a confirmar o diagnóstico, determinar a gravidade da doença e monitorar a progressão. A **espirometria** é usada para avaliar a obstrução ao fluxo de ar. Os resultados da espirometria são expressos como valor absoluto e como percentual de um valor previsto, usando os valores apropriados normais para gênero, raça, idade, peso e altura. Com a obstrução, o cliente tem dificuldades para expirar ou não consegue forçadamente exalar o ar dos pulmões, reduzindo, desse modo, o volume expirado forçado em 1 segundo (**$VEF_1$**). A doença pulmonar obstrutiva é definida como $VEF_1$ inferior a 80% e razão $VEF_1/CVF$ – volume expirado forçado em 1 segundo/capacidade vital forçada (volume máximo de ar que pode ser expirado após a inspiração máxima) – inferior a 70%.

O teste da reversibilidade com broncodilatador pode ser realizado para descartar a possibilidade de asma e orientar o tratamento inicial. Na primeira etapa, obtém-se a espirometria. Depois disso, fornece-se ao cliente o broncodilatador inalatório

**Tabela 11.1** Comparação entre bronquite crônica e enfisema.*

| Aspecto | Bronquite crônica | Enfisema |
| --- | --- | --- |
| Primeiro sintoma/sinal | Tosse | Dispneia |
| Produção de muco | Copiosa | Escassa |
| Cor pulmonale | Comum (edema periférico, distensão venosa jugular, hepatomegalia) | Raro |
| Capacidade pulmonar total | Normal, ou ligeiramente aumentada ou diminuída | Aumentada; tórax em tonel |
| Retração elástica | Normal | Acentuadamente diminuída |

*Entende-se que muitos clientes apresentam uma associação dos sinais e sintomas listados acima.

de acordo com o protocolo. Em seguida, repete-se a espirometria. O cliente demonstra algum grau de reversibilidade quando os valores da função pulmonar melhoram de maneira significativa (> 12%) após a administração do broncodilatador. Os clientes que revelam reversão completa para os valores normais são geralmente diagnosticados com asma. Aqueles que mostram alguma reversibilidade, mas que não atingem os valores normais, podem ser diagnosticados com DPOC com algum componente reversível, ou com uma combinação de DPOC e asma. Os clientes que não mostram resposta significativa ao teste do broncodilatador ainda podem ser submetidos a outra prova com broncodilatador para determinar se o medicamento ajuda no alívio dos sintomas. Provas adicionais de função pulmonar incluem o da capacidade pulmonar total (CPT) e o da capacidade de difusão. Esses testes são usados para diagnosticar doenças restritivas coexistentes (distúrbios que restrinjam a expansão pulmonar ou diminuam a complacência pulmonar, ou seja, a elasticidade dos pulmões) e ajudam a prever a contribuição do enfisema para o diagnóstico.

As medidas da gasometria podem ser obtidas para analisar a oxigenação basal e a troca gasosa, sendo especialmente importantes na DPOC avançada. Além disso, a radiografia torácica pode ser realizada para estabelecer a linha basal do cliente e excluir diagnósticos diferenciais. Poucas vezes, a radiografia torácica é diagnóstica de DPOC, a não ser em caso de doença bolhosa ("vesículas" grandes e cheias de ar) óbvia ou hiperinsuflação grave. As radiografias torácicas são mais comumente usadas nas exacerbações com o objetivo de determinar se o cliente apresenta infiltrado ou massa pulmonar concomitante. A tomografia computadorizada (TC) não é rotineiramente obtida no diagnóstico de DPOC, porém a TC de alta resolução pode ajudar no diagnóstico diferencial ou na avaliação de clientes para procedimentos cirúrgicos, como bulectomia ou cirurgia longa de redução de volume. Em geral, recomenda-se o rastreamento de deficiência de $\alpha_1$-antitripsina nos clientes sintomáticos com menos de 45 anos e naqueles com forte história familiar de DPOC.

Diferentes métodos são usados para classificar a DPOC por estágios, dependendo da gravidade (Niewoehner, 2010). O estadiamento é usado para determinar o prognóstico, orientar a terapia e desenvolver protocolos de pesquisa. Na doença leve, o cliente pode ser assintomático. À medida que a função pulmonar ($VEF_1$ e $VEF_1/CVF$) vai sofrendo declínio, os sintomas começam a se manifestar. Quanto mais grave é o declínio da função pulmonar, mais grave é a DPOC. Quando o $VEF_1$ é inferior a 50% do previsto, a DPOC é classificada como grave. Outros fatores que determinam o prognóstico incluem história de tabagismo em termos de maços/ano, continuidade do tabagismo, tabagismo passivo, idade, taxa de declínio do $VEF_1$, hipoxemia, pressão da artéria pulmonar, frequência cardíaca de repouso, perda de peso, quantidade de exacerbações e reversibilidade da obstrução ao fluxo de ar. O estadiamento da gravidade serve como diretriz para os protocolos de tratamento, porém ocorre variação de acordo com as características do cliente, com as condições de comorbidades e com a resposta às intervenções.

Asma, insuficiência cardíaca, bronquiectasia, tuberculose, câncer de pulmão e bronquiolite podem coexistir com a DPOC, e aproximadamente 66% dos clientes apresentam uma comorbidade. Doença cardíaca, aterosclerose periférica, acidente vascular encefálico, diabetes melito, artrite, neoplasia maligna, ansiedade e depressão são outras condições associados comuns (Viegi, Pistelli, Sherrill *et al.*, 2007).

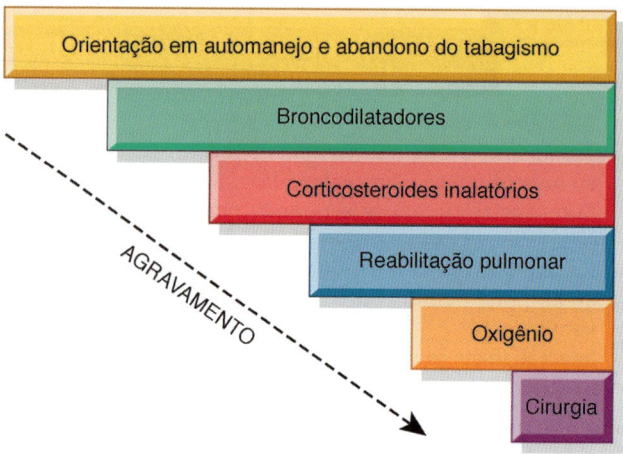

**Figura 11.3** Opções de tratamento para DPOC. Redesenhada de *Breathing Better with a COPD Diagnosis*, U.S. Department of Health and Human Services, NIH Publication, no. 07-5841.

## Manejo clínico

Os objetivos da terapia são estabilizar, tratar e monitorar a doença; reduzir os sintomas; diminuir o risco e a frequência das exacerbações; promover a habilidade funcional máxima; evitar incapacidades prematuras; e ajudar o indivíduo a se adaptar às incapacidades e ao prognóstico limitado com a progressão da doença. O tratamento do cliente depende da gravidade da DPOC. Na fase inicial, as estratégias clínicas visam maximizar a função pulmonar, mantendo o cliente ativo, evitando as exacerbações e estimulando o cliente no autocuidado. Nos estágios progressivos, terapias mais intensivas são adicionadas (Figura 11.3).

### *Abandono do tabagismo*

O abandono do tabagismo retarda a velocidade do declínio da função pulmonar e a progressão da DPOC (GOLD, 2009). No Brasil, segundo o Ministério da Saúde, 23 pessoas morrem por hora em virtude de doenças ligadas ao tabagismo.

O Observatório da Política Nacional de Controle do Tabaco tem como objetivo reunir, organizar e disponibilizar informações e conhecimentos atualizados sobre a implementação da Convenção-Quadro (primeiro tratado internacional de saúde pública da história que visa conter a epidemia do tabagismo em todo o mundo) para o Controle do Tabaco no Brasil. Fatores associados à continuidade do tabagismo variam entre os clientes e podem incluir força do vício em nicotina, continuação da exposição ao estímulo relacionado com o tabagismo (no trabalho ou em ambientes sociais), estresse, depressão e hábitos.

Uma vez que vários fatores estão associados à continuidade do tabagismo, para conseguir abandoná-lo, muitas vezes, são necessárias múltiplas estratégias. Os profissionais de saúde devem promover esse abandono, explicando os riscos do tabagismo e personalizando a mensagem "sob risco" para o cliente. Encorajá-lo a estipular uma data definitiva para cessar o tabagismo tem relação com mais casos de abandono bem-sucedidos. Recomendações breves podem funcionar para muitos fumantes; o encaminhamento para um programa de abandono do cigarro pode ser útil para aqueles incapazes de largar o vício espontaneamente. O acompanhamento realizado dias depois da data estipulada para a cessação, com o objetivo de rever o progresso e abordar quaisquer problemas, é associado a taxas de sucesso mais altas. O reforço contínuo com telefonemas ou visitas a clínicas também pode ser benéfico. As recaídas devem ser analisadas, e o cliente e o profissional de saúde devem, juntos, identificar possíveis soluções para evitar futuros deslizes.

A farmacoterapia aumenta as taxas a longo prazo de abstinência do cigarro quando usada em conjunto com o aconselhamento para abandono do vício. A reposição de nicotina (gomas de mascar, inalador, *spray* nasal, adesivo transdérmico, comprimidos sublinguais ou pastilhas) pode ser usada como agente único ou combinada com outros agentes farmacológicos. Antidepressivos, como bupropiona SR, também mostraram elevar as taxas de abandono a longo prazo. A bupropiona é particularmente útil para os indivíduos preocupados com o ganho de peso durante a abstinência, já que pode resultar em perda de peso. A vareniclina diminui os sintomas da abstinência de nicotina e tem sido associada ao aumento das taxas de abandono (Anzueto e Martinez, 2007).

 *Alerta farmacológico*
*A bupropiona é contraindicada para os clientes com história de convulsões, já que reduz o limiar convulsivo.*

## *Farmacoterapia*

Os agentes farmacológicos são uma importante parte do tratamento da DPOC e pertencem a várias categorias, inclusive broncodilatadores e corticosteroides, além de outras medicações.

### Broncodilatadores e corticosteroides

Os broncodilatadores aliviam o broncospasmo, reduzem a obstrução das vias respiratórias e auxiliam a depuração de secreção. As classes mais usadas de broncodilatadores são as dos simpaticomiméticos (os quais "imitam" o sistema nervoso simpático e, desse modo, causam broncodilatação; também chamados de beta-adrenérgicos – tanto de curta quanto de longa duração), dos anticolinérgicos, ou uma combinação dos dois agentes. As metilxantinas (*i. e.*, medicamentos similares à teofilina) são usadas com menos frequência do que no passado, porém ainda são úteis em alguns clientes. As metilxantinas disponíveis apresentam faixa terapêutica estreita e produzem efeitos colaterais graves. Muitas vezes, são usadas como agentes de 3ª linha quando outros broncodilatadores não conseguiram controlar completamente os sintomas. Agentes mais novos dessa classe estão sendo pesquisados e, em breve, serão disponibilizados.

Em geral, os broncodilatadores são fornecidos por inalação – **inalador com dosímetro (IDM)**, inalador de pó seco (IPS) ou nebulizador; ver discussão adiante. Poucas vezes as formas orais dos broncodilatadores são administradas devido aos efeitos colaterais. Simpaticomiméticos de ação prolongada (também conhecidos como beta-adrenérgicos de ação prolongada) e broncodilatadores anticolinérgicos são considerados medicamentos de manutenção, sendo, muitas vezes, administrados regularmente. Os simpaticomiméticos de ação curta (também chamados de beta-adrenérgicos de ação curta) são usados na maioria das vezes de acordo com a necessidade para ajudar a dispneia e a depuração de secreções. Os beta-adrenérgicos de ação curta podem ser aplicados de maneira profilática antes da participação do cliente em uma atividade que produza dispneia, como alimentar-se ou deambular.

Os anticolinérgicos são oferecidos em duas formas: brometo de ipratrópio de ação curta, administrado em 2 a 6 borrifadas no IDM 4 vezes/dia, e tiotrópio de ação prolongada, fornecido por meio de um dispositivo de pó seco 1 vez/dia. Além disso, o ipratrópio também está disponível em combinação com o albuterol por inalador com dosímetro e por nebulizador.

Corticosteroides inalantes e sistêmicos (via oral ou intravenosa) também podem ser usados nos casos de DPOC. Em geral, os esteroides sistêmicos são reservados para as exacerbações agudas e para os indivíduos com sintomas graves que não respondam adequadamente aos broncodilatadores. Um curto curso experimental de corticosteroides orais pode ser prescrito para os clientes estáveis, com o objetivo de determinar se a função pulmonar melhora e se os sintomas diminuem. O tratamento a longo prazo com corticosteroides orais é associado ao aumento da incidência de efeitos colaterais, alguns deles graves (hiperglicemia, osteoporose). Os corticosteroides inalantes são menos propensos a causar efeitos colaterais graves, podendo ser usados sozinhos em dispositivos de inalação ou em combinação com beta-adrenérgicos de ação prolongada. Os clientes devem ser instruídos a fazer enxágue bucal e a gargarejar após a inalação das preparações esteroides, a fim de reduzir o risco de candidíase oral.

Os regimes dos medicamentos usados no tratamento dos sintomas de DPOC são baseados na gravidade dos sintomas e da doença. Em caso de DPOC leve, um broncodilatador de ação curta é geralmente prescrito para alívio dos sintomas. Para a DPOC moderada a grave, podem ser usados: um broncodilatador de ação curta juntamente com um beta-adrenérgico de ação prolongada regular; uma combinação de beta-adrenérgico de ação prolongada e esteroide; e/ou um anticolinérgico. Na DPOC grave ou muito grave, a farmacoterapia envolve o tratamento frequente com um ou mais broncodilatadores, inclusive metilxantina, e corticosteroides sistêmicos ou inalantes (GOLD, 2009). A Tabela 11.2 resume os medicamentos comumente inalados usados no tratamento da DPOC.

### Sistemas de fornecimento dos medicamentos

O inalador com dosímetro (IDM) é um dispositivo pressurizado que contém suspensão aerossolizada da medicação. Uma quantidade medida do medicamento é liberada a cada ativação do frasco. Os clientes precisam ser instruídos quanto ao uso correto dos inaladores. Com a técnica certa, de 15 a 20% da dose da medicação são inalados para o pulmão. A técnica adequada é importante para assegurar a deposição apropriada nas vias respiratórias. Erros comuns cometidos pelos clientes que utilizam IDM incluem a dificuldade de coordenar a ativação com a inalação, inspirando com muita rapidez e não prendendo a respiração após a inalação. O Boxe 11.2 fornece informações acerca da técnica correta.

 *Alerta farmacológico*
*Antes de 2010, os IDM continham clorofluorcarbonetos (CFC) como propelentes. Os CFC não são mais permitidos nos IDM devido à preocupação com os efeitos sobre a camada de ozônio da Terra. Por essa razão, IDM mais novos usam propelentes diferentes. Os clientes familiarizados com os CFC podem notar*

**Tabela 11.2** Medicamentos inalantes comuns usados na DPOC e na asma.

| Classe do medicamento | Nome genérico | DPOC | Asma |
|---|---|---|---|
| Beta-adrenérgico de ação curta | Sulfato de salbutamol HFA | Usado "de acordo com a necessidade para alívio rápido" ou regularmente; em geral, 2 borrifadas de acordo com a necessidade ou 4 vezes/dia | Alívio rápido geralmente com 2 borrifadas; pode ser monoterapia na asma leve e intermitente |
| Anticolinérgico (ação curta) | Ipratrópio HFA | Usado como medicamento regular, em geral com administração de 2 a 6 borrifadas, 4 vezes/dia | Não é terapia de 1ª linha; usa-se em substituição ao beta-adrenérgico de ação curta |
| Anticolinérgico (ação prolongada) | Tiotrópio | Terapia de 1ª linha para doença moderada a grave | Normalmente, não é recomendado, a não ser que o cliente também tenha DPOC |
| Combinação anticolinérgico/ beta-adrenérgico de ação curta | Ipratrópio/salbutamol | Pode ser usada como terapia de 1ª linha ou para alívio rápido; em geral 2 borrifadas, 4 vezes/dia | Normalmente, não é recomendada a não ser que o cliente também tenha DPOC |
| Corticosteroides | Mometasona Fluticasona HFA Budesonida IPS Beclometasona | Em geral, usados nos estágios finais de DPOC; clientes precisam fazer enxágue bucal para evitar a candidíase oral | Usados como medicamentos de controle, são um pilar do tratamento da asma na asma persistente; usados com espaçador; os clientes precisam fazer enxágue bucal para evitar a candidíase oral |
| Beta-adrenérgico de ação prolongada | Salmeterol IPS Formoterol IPS | Usado na DPOC moderada a grave, muitas vezes em combinação com corticosteroides | Usado apenas em associação a corticosteroides inalantes (ver alerta farmacológico) |
| Combinação beta-adrenérgico de ação prolongada/ corticosteroide | Fluticasona/salmeterol Budesonida/formoterol Mometasona/formoterol | Usada na DPOC moderada a grave; os clientes precisam fazer enxágue bucal para evitar a candidíase oral | Usada como medicamento de controle na asma persistente; os clientes precisam fazer enxágue bucal para evitar a candidíase oral A mometasona foi aprovada em junho de 2010 para asma |

HFA = hidrofluoralcano usado como propelente; IPS = inalador de pó seco.

*diferença no modo como o inalador borrifa. Os novos inaladores muitas vezes apresentam um spray "mais suave" e podem ter gosto diferente. Eles também precisam ser preparados e limpos com mais frequência, pois o orifício pode se obstruir com mais facilidade. A enfermeira deve instruir o cliente a seguir a bula em relação à limpeza e à preparação do inalador.*

Um **espaçador** (câmara de retenção) também pode ser usado nos clientes com dificuldades de coordenar a ativação do IDM com a inspiração (Boxe 11.3). São particularmente úteis para esteroides IDM, já que menos medicação se deposita na orofaringe, diminuindo, assim, os efeitos colaterais do esteroide inalado. Os espaçadores são oferecidos em vários formatos, porém todos são fixados ao IDM e apresentam um bocal na extremidade oposta. Após ativar o frasco, as partículas de aerossol permanecem suspensas na câmara por alguns segundos, permitindo que o cliente inale depois de ativar o inalador. Os IPS incluem o Diskus, o Aerolizer, o Handihaler e o Flexhaler. As bulas desses inaladores fornecem informações específicas sobre o seu uso.

Medicamentos nebulizados (aerossolização do medicamento por meio de um nebulizador a jato e de um compressor de ar) também podem ser efetivos nos clientes que não consigam usar o IDM adequadamente ou que prefiram esse método de administração. Várias formulações de medicamentos estão disponíveis para nebulização: beta-adrenérgicos de ação curta, usados isoladamente ou em combinação com anticolinérgicos; um beta-adrenérgico de ação prolongada (tartarato de arformoterol) e alguns corticosteroides. Os clientes precisam aprender a técnica certa de administração pelos nebulizadores. A desinfecção do copo de medicamento precisa ser realizada regularmente para evitar a proliferação bacteriana e a inalação pelo cliente.

### Outros medicamentos

Vacinas antigripal e antipneumocócica reduzem a incidência de pneumonia, hospitalizações decorrentes de condições cardíacas e mortes na população idosa em geral. Como medida preventiva, os clientes devem receber a vacina antigripal anualmente. As vacinas antigripal e antipneumocócica são recomendadas para todos os portadores de DPOC. Entretanto, os índices de vacinação ainda não são os ideais. A vacina antipneumocócica para os portadores de DPOC é recomendada quando o cliente é diagnosticado aos 65 anos de idade ou depois. Atualmente, uma vacina de proteção contra *Haemophilus influenzae*, uma causa comum de exacerbações da DPOC, está em desenvolvimento.

Outros tratamentos farmacológicos que podem ser usados na DPOC incluem administração de $\alpha_1$-antitripsina para aqueles com deficiência diagnosticada, agentes antibióticos contra infecção aguda e agentes mucolíticos para ajudar na depuração da secreção. Os supressores de tosse são geralmente reservados para o período noturno, quando a tosse interfere no sono.

## BOXE 11.2 — Orientações ao cliente.

### Uso de inaladores

O medicamento inalado vai diretamente para os pulmões. Com a técnica perfeita, cerca de 15 a 20% da medicação chegam aos pulmões. A *técnica adequada* é muito importante.

**Para usar um inalador:**

- Remova a capa do bocal do inalador
- Agite o agente inalatório por 5 ou 6 segundos
- Coloque o bocal do inalador na boca e abaixe língua
- Ao mesmo tempo que deprime o inalador, faça uma inspiração profunda com a boca bastante aberta. Inale por 5 ou 6 segundos, se puder. *Tudo deve ser feito lentamente.* Quanto mais vagarosa a inspiração, mais profundamente o medicamento penetra
- Ao final da inspiração profunda, prenda a respiração por um período de, pelo menos, 3 a 10 segundos
- Expire com os lábios semicerrados
- Se houver prescrição de mais de uma borrifada, repita os passos anteriores
- Após a última borrifada, enxágue a boca com antisséptico líquido bucal ou água para ajudar a evitar o ressecamento. Se estiver usando esteroides inalatórios, enxágue, faça um gargarejo e cuspa a água ou o líquido bucal
- Enxágue o bocal completamente com água morna pelo menos 1 vez/dia. Deixe secar ao natural antes de montar e guardar.

**Outros pontos a serem lembrados:**

- Não utilize o inalador com frequência mais alta do que a recomendada pelo médico. Uma borrifada a mais ocasionalmente ou o uso do broncodilatador de rápida ação não são um problema. Entretanto, se perceber que está usando o inalador com frequência acima da usual, isso pode ser um sinal de que a condição clínica está se alterando e de que é preciso entrar em contato com o médico. Outros medicamentos inalatórios, como os de venda livre, não devem ser usados a não ser que sejam aprovados pelo médico. Efeitos colaterais graves podem ocorrer com a mistura de determinados medicamentos.

**Para determinar quanto tempo o inalador vai durar:**

- Anote a data em que começou a usar o novo inalador
- Observe quantas doses (borrifadas) o inalador contém
- Divida o número total de borrifadas no inalador pela dose diária aplicada. (Por exemplo: o inalador contém 200 doses. Você usa 2 borrifadas, 4 vezes/dia, totalizando 8 borrifadas por dia. Duzentos divididos por 8 é igual a 25. O inalador vai durar 25 dias.)
- Revalide sua receita com alguns dias de antecedência para não correr o risco de ficar sem o medicamento.

---

Na DPOC muito grave, narcóticos e outros agentes podem ser administrados para aliviar a intensa dispneia (Mahler, Selecky e Harrod, 2010).

## Oxigenoterapia

A oxigenoterapia pode ser administrada durante uma crise aguda, como terapia contínua a longo prazo contra a hipoxemia crônica, e durante a prática de exercício e o sono para algumas pessoas. O objetivo da terapia com o oxigênio é manter a oxigenação tecidual e diminuir o trabalho do sistema cardiopulmonar. O oxigênio, em geral, é administrado aos clientes com quadros agudos com DPOC quando a saturação de oxigênio em ar ambiente é inferior a 90% ou quando revelam sinais de intensificação do trabalho cardiopulmonar (*i. e.*, agravamento da dispneia, taquipneia, taquicardia ou elevação da pressão arterial). O oxigênio é administrado para manter a saturação de oxigênio superior ou igual a 90%.

### Alerta de enfermagem

*Um pequeno subgrupo de clientes com DPOC e hipercapnia crônica (níveis elevados de $Pa_{CO_2}$) corre risco de insuficiência respiratória se receber uma concentração muito alta de oxigênio. A questão persiste já que esses clientes perdem o "estímulo para respirar", também chamado de "estímulo hipóxico". A preocupação excessiva pode fazer com que os clientes recebam oxigênio de menos, resultando em hipoxemia. Enquanto os clientes com hipercapnia correm alto risco de insuficiência respiratória, o risco está relacionado com a gravidade da DPOC. A oxigenação adequada é importante no tratamento e nunca deve ser impedida.*

Monitoramento e avaliação são a chave para o cuidado dos clientes com DPOC em oxigênio suplementar. A oximetria de pulso é útil na avaliação da reposta à terapia. Gasometrias são necessárias para analisar os níveis de $Pa_{CO_2}$. A oxigenação adequada dos clientes (mantendo a saturação de oxigênio $\geq 90\%$) é importante, assim como o monitoramento do surgimento das possíveis complicações da suplementação de oxigênio. Dispo-

## BOXE 11.3 — Orientações ao cliente.

### Uso de espaçadores

**Os espaçadores são usados com os inaladores quando:**

- Existirem dificuldades para usar o inalador corretamente
- O gosto do propelente no inalador for muito ruim
- Esteroides inalatórios forem usados e houver problemas com infecções fúngicas orais.

**Para usar o inalador com espaçador:**

- Remova a capa do inalador e do espaçador
- Encaixe o bocal do inalador na extremidade do espaçador
- Agite o agente inalatório por 5 ou 6 segundos
- Coloque o bocal do espaçador na boca
- Deprima o inalador no espaçador
- Inale lentamente, por 5 ou 6 segundos
- Prenda a respiração por cerca de 10 segundos
- Repita as etapas anteriores para cada borrifada prescrita da medicação.

sitivos alternativos, como máscaras de Venturi ou suporte ventilatório (não invasivo por máscara ou intubação), podem ser necessários durante as exacerbações agudas para garantir a troca gasosa adequada (Beachey, 2009).

A oxigenoterapia a longo prazo (> 15 h por dia) é associada a aumento da sobrevida, melhora da qualidade de vida, redução modesta da pressão arterial pulmonar e diminuição da dispneia (British Medical Research Working Party Group, 1980; Nocturnal Oxygen Therapy Trial Group, 1981). A oxigenoterapia a longo prazo é normalmente introduzida na DPOC grave. Na maioria das vezes, as indicações incluem $Pa_{CO_2}$ de 55 mmHg ou menos e saturação de oxigênio de 88% ou menos. As evidências de hipoxia tecidual e de dano orgânico, como hipertensão pulmonar, **policitemia** secundária, edema de insuficiência cardíaca direita ou comprometimento do estado mental, indicam a necessidade da oxigenoterapia a longo prazo. Para os clientes com hipoxemia induzida pelo exercício, a suplementação de oxigênio durante a prática do exercício pode melhorar o desempenho. Os clientes que se encontram hipóxicos quando acordados, assim permanecem enquanto dormem. Portanto, a oxigenoterapia durante a noite também é recomendada; a prescrição de oxigenoterapia é para uso contínuo, ao longo das 24 h. Indica-se a oxigenoterapia intermitente para os clientes que sofrem dessaturação apenas durante o exercício ou o sono. O oxigênio também pode ser prescrito para aqueles que se tornam hipóxicos em situações de altitude elevada (como viagem aérea e locais de muita altitude). Exames especializados realizados em laboratório de função pulmonar conseguem determinar quais clientes podem precisar de oxigênio durante a exposição à altitude elevada.

Em geral, o oxigênio domiciliar é fornecido por vários métodos diferentes: concentradores de oxigênio, cilindros de gás comprimido, oxigênio líquido ou alguma associação desses. Novos compressores/concentradores permitem que os clientes encham seus próprios cilindros. Os sistemas de oxigênio portáteis (sistemas de gás e líquido) e pequenos concentradores de oxigênio portáteis permitem que muitos clientes tenham mais liberdade e tempo fora dos sistemas estacionários. Os clientes precisam ser avaliados com o sistema escolhido para garantir a saturação adequada de oxigênio (Heuer e Scanlan, 2009).

### Alerta de enfermagem
*Menos de 10% dos clientes com DPOC desenvolvem hipoventilação e retenção de $CO_2$ com a oxigenoterapia. Se o oxigênio for administrado a $Fi_{O_2}$ de 24 a 48% (1 a 2 ℓ/min), observaremos aumentos da saturação de oxigênio sem retenção de $CO_2$ (Leach, 2010). A máscara de Venturi permite a administração precisa de oxigênio suplementar (ver Capítulo 10) e deve ser titulada para manter a saturação de oxigênio a 90% ou mais. Saturações mais altas oferecem risco de exacerbação da hipercapnia e acidose respiratória. A enfermeira observa alterações no estado mental, como sonolência ou fadiga, avalia a frequência respiratória e os sons pulmonares, e monitora as leituras da oximetria de pulso.*

## Manejo cirúrgico

*Bolhas* são espaços aéreos aumentados que não contribuem para a ventilação, mas ocupam espaço no tórax. As bolhas podem comprimir áreas do pulmão sadio e prejudicar as trocas gasosas. Se estiverem em quantidade limitada, as bolhas podem ser cirurgicamente ressecadas. A bulectomia (excisão cirúrgica das bolhas) pode ajudar a reduzir a dispneia e melhorar a função pulmonar. Pode ser realizada por toracoscopia (com toracoscópio) ou por incisão de toracotomia limitada.

A cirurgia de redução volumétrica de pulmão (CRVP) é uma opção para um subconjunto de clientes com enfisema grave. Os clientes com doença predominante no lobo superior são os mais beneficiados. Essa cirurgia envolve remoção de parte "doente" do parênquima pulmonar. A CRVP bem-sucedida resulta na redução da hiperinsuflação e na melhora do recolhimento elástico e da mecânica diafragmática. A CRVP não é curativa, no entanto, pode diminuir a dispneia, melhorar a função pulmonar e a qualidade de vida geral do cliente. A seleção cuidadosa dos clientes para CRVP é fundamental para diminuir a morbidade e a mortalidade. O National Emphysema Treatment Trial constatou que a adição de CRVP ao tratamento e à reabilitação ideal promove aumento geral da tolerância a exercícios e sobrevida em um subgrupo de clientes com doença predominante no lobo superior (National Emphysema Treatment Trial Research Group, 2003).

O transplante de pulmão é um tratamento cirúrgico alternativo para a DPOC em fase terminal. Tem mostrado que melhora a qualidade de vida e a capacidade funcional de um grupo seleto de portadores de DPOC (GOLD, 2009). O transplante de um pulmão pode ser considerado para os clientes com enfisema em fase terminal que apresentem $VEF_1$ inferior a 25% do previsto e que revelem complicações, como hipertensão pulmonar, hipoxemia marcante e hipercapnia. Há critérios específicos para o encaminhamento para o transplante de pulmão. Os clientes são priorizados de acordo com gravidade da doença, idade e prognóstico. A disponibilidade limitada de órgãos é uma preocupação e pode limitar o transplante como opção. Os clientes que já foram submetidos a transplante pulmonar precisam de cuidados especiais quando hospitalizados. Os indivíduos transplantados usam várias medicações para evitar a rejeição do órgão e correm risco acentuadamente mais alto de infecção. Deve-se tentar a coordenação do cuidado com o centro de transplante quando os clientes requerem hospitalização. No Brasil, o *site* TX Pulmonar Online (www.transplantepulmonar.com), criado em 2007, contém informações e conteúdo sobre o transplante pulmonar.

## Reabilitação pulmonar

A reabilitação pulmonar de portadores de DPOC é bem-estabelecida e amplamente aceita como meio de aliviar os sintomas e otimizar o estado funcional. Atualmente é considerada parte do tratamento recomendado para a DPOC sintomática. Os principais objetivos da reabilitação são reduzir os sintomas, melhorar a qualidade de vida e aumentar a participação nas atividades do dia a dia (GOLD, 2009; Ries, Bauldoff, Carlin *et al.*, 2007). Os serviços de reabilitação pulmonar são multidisciplinares e incluem avaliação, orientação, recondicionamento físico, treinamento de habilidades e suporte psicológico. Os clientes aprendem métodos para aliviar os sintomas por meio de exercícios respiratórios e são ensinados a ritmar as atividades. O condicionamento físico mediante treinamento de resistência e força é um componente essencial da reabilitação. Habilidades de conservação de energia são usadas para melhorar o estado funcional e diminuir a dispneia e a fadiga. Aconselhamento nutricional e orientação medicamentosa são outros componentes importantes da reabilitação.

Os benefícios demonstrados da reabilitação pulmonar englobam melhora dos sintomas, da tolerância ao exercício e da qualidade de vida, além da diminuição das hospitalizações. A seleção de um programa depende do estado físico, funcional e psicossocial do cliente, da cobertura do plano de saúde, da localização geográfica e da preferência. Os portadores de doença pulmonar moderada a grave podem se beneficiar mais da reabilitação pulmonar; aqueles com doença muito grave também se favorecem.

## Prevenção e manejo das exacerbações e complicações

As exacerbações da DPOC são definidas como "eventos durante o curso natural da doença, caracterizados por mudanças na dispneia, tosse e/ou produção de muco basal do cliente além da variação diária, suficientes para justificar alterações no tratamento" (GOLD, 2009, p. 334). As crises da DPOC são associadas a prognóstico ruim e declínio acelerado da função pulmonar. Os sinais e sintomas podem incluir intensificação da dispneia, da produção e purulência do muco, insuficiência respiratória, alterações no estado mental e piora dos parâmetros no sangue arterial. As principais causas das exacerbações agudas incluem infecção (bacteriana e viral), insuficiência cardíaca e resposta aos poluentes e alergênios. As crises graves que requerem hospitalização são associadas a 33 e a 49% de aumento na mortalidade aos 6 meses e aos 2 anos, respectivamente. A piora da insuficiência respiratória decorrente de câncer de pulmão, embolia pulmonar e pneumotórax é responsável por cerca de 5% das exacerbações graves (Anzueto e Martinez, 2007).

A prevenção das crises está relacionada com a preservação da função pulmonar e com a diminuição das hospitalizações. Alguns agentes farmacológicos – beta-adrenérgicos inalantes de ação prolongada combinados com esteroides e com o agente anticolinérgico – têm sido associados a prolongamento no tempo entre as crises (Anzueto e Martinez, 2007; Niewoehner, 2010).

Durante uma crise, pode-se otimizar o uso de medicamentos broncodilatadores, corticosteroides sistêmicos ou inalantes, agentes antibióticos, oxigenoterapia e intervenções respiratórias intensivas. O tratamento precoce com antibióticos, nos casos de clientes que requerem internação devido a uma exacerbação aguda, pode produzir resultados melhores.

As indicações para internação em decorrência de uma crise aguda de DPOC incluem dispneia grave que não responde de maneira adequada à terapia inicial, confusão ou letargia, fadiga dos músculos respiratórios, movimento paradoxal da parede torácica, edema periférico, piora ou nova manifestação de cianose central, hipoxemia persistente ou agravada, e necessidade de ventilação artificial assistida invasiva ou não invasiva (GOLD, 2009). O risco de morte oferecido por uma crise de DPOC está intimamente relacionado com desenvolvimento de acidose respiratória, presença de comorbidades importantes e necessidade de suporte ventilatório com pressão positiva invasiva ou não invasiva.

Insuficiência e falência respiratórias são complicações potencialmente fatais da DPOC. A acuidade do surgimento e a gravidade da falência respiratória dependem da função pulmonar basal, dos valores da gasometria e da oximetria de pulso, das condições de comorbidades e da gravidade das outras complicações da DPOC. A insuficiência e a falência respiratórias podem ser crônicas (com DPOC grave) ou agudas (na exacerbação grave ou pneumonia no cliente com DPOC grave).

A insuficiência e a falência respiratórias agudas podem requerer suporte ventilatório até que a causa de base, como uma infecção, possa ser tratada. O manejo do cliente que precisa de suporte ventilatório é discutido no Capítulo 55.

Outras complicações da DPOC incluem pneumonia, atelectasia, pneumotórax e hipertensão arterial pulmonar (ver Capítulo 10). A hipertensão pulmonar é mais comum em clientes com hipoxemia e doença grave, e é relacionada com sobrevida menor. Suspeita-se de hipertensão pulmonar associada à DPOC nos clientes que se queixam de dispneia e de fadiga desproporcionais às anormalidades na função pulmonar. A dilatação das artérias pulmonares centrais na radiografia torácica, a ecocardiografia sugestiva de dilatação do ventrículo direito e a elevação do nível plasmático de peptídio natriurético cerebral (BNP, do inglês *brain natriuretic peptide*) podem estar presentes. O tratamento da hipertensão pulmonar associada à DPOC envolve estabilização da doença pulmonar de base e administração de diuréticos e oxigênio suplementar a longo prazo. Durante os episódios agudos, o tratamento pode incluir ventilação com pressão positiva (Girgis e Mathai, 2007).

### Alerta de enfermagem

*O hormônio peptídio natriurético cerebral (BNP) é produzido pelos ventrículos do coração. A elevação do BNP ocorre quando o volume ventricular se expande e/ou a pressão ventricular se eleva. Desse modo, atua como um marcador de disfunção ventricular. O nível normal de BNP é inferior a 100 pg/mℓ ou menor que 100 ng/ℓ (Fischbach e Dunning, 2009).*

## Manejo de enfermagem

Em todos os cenários, as enfermeiras desempenham um papel fundamental no cuidado do cliente com DPOC.

### Avaliação do cliente

A avaliação inclui a obtenção de informações sobre os sintomas atuais, bem como as manifestações prévias da doença. Além das questões obtidas com a coleta da história da saúde, as questões essenciais devem focalizar os sintomas principais dos clientes com DPOC: dispneia, tosse e produção de muco (ver discussão anterior sobre as manifestações clínicas e a avaliação). Para analisar a progressão da doença, é útil usar uma escala numérica de 0 a 10 (sendo 0 a ausência de dificuldade respiratória, e 10, o pior quadro possível) ao qualificar a dispneia. Por exemplo, se o grau usual de dispneia do cliente é de 4 e, agora, está em 7, uma mudança significativa ocorreu. Mudanças da cor, do volume e da consistência do muco também são importantes. Sintomas adicionais de mudanças na condição podem incluir acentuação da fadiga e diminuição da capacidade de realizar as atividades normais.

Outras questões da avaliação podem incluir presença de outros problemas clínicos (cardiovascular, diabetes, acidente vascular encefálico, história de pneumonia, câncer), alergias, história de tabagismo em maços/ano, tabagismo atual, história de exacerbações passadas e hospitalizações com intubação, descrição de 1 dia normal do cliente, qualidade e quantidade de sono, problemas de humor (ansiedade e/ou depressão) e quais medidas de autocuidado o cliente utiliza atualmente.

O exame físico deve focalizar o padrão da respiração e a posição corporal do cliente. Uso de musculatura acessória, elevação dos ombros e posição em tripé (inclinado para frente com as mãos apoiadas nos joelhos) são aspectos relacionados com o aumento da angústia respiratória. Mudanças na frequência respiratória também são um importante achado do exame. A frequência respiratória normal de repouso é de 8 a 16 incursões por minuto (irpm) (a frequência respiratória de 20 é considerada o limite máximo do normal por algumas fontes). Muitos portadores de DPOC apresentam frequência respiratória entre 20 e 24 irpm em repouso. Quando a frequência respiratória é mais alta que a basal, isso pode ser sinal de um problema agudo. É válido perguntar ao cliente se ele tem consciência de que sua frequência respiratória está aumentada. É possível que o cliente relacione esse aumento com uma exacerbação recente dos sintomas. A avaliação dos sons respiratórios deve incluir a qualidade (boa aeração ou diminuída), a presença de sons adventícios (estertores ou sibilos) e clareza dos sons adventícios com a tosse. A revisão dos dados laboratoriais ajuda na avaliação dos clientes: testes de função pulmonar, testes de oxigenação e estudos radiológicos.

### *Promoção do abandono do tabagismo*

Embora muitos clientes acreditem que deixar o cigarro não seja importante, continuar fumando aumenta a velocidade do declínio da função pulmonar e os sintomas incapacitantes. Até mesmo o rápido aconselhamento realizado por enfermeiras e por outros profissionais de saúde sobre os malefícios do cigarro pode ser benéfico. Fumantes hospitalizados podem ter um "momento de aprendizado"; relacionar a causa da hospitalização ao comportamento fumante personaliza a mensagem para aquele cliente em particular. Outra intervenção da enfermeira é de, além de administrar, informar os clientes quanto aos agentes farmacológicos que aumentam a probabilidade de sucesso do abandono do tabagismo. O Boxe 11.4 fornece informações que visam ajudar os fumantes nesse processo.

### *Manejo da dispneia crônica*

A dispneia crônica é um dos problemas mais comuns dos portadores de DPOC moderada a grave. A dispneia aguda ocorre durante uma crise, com atividade aumentada, decorrente de ansiedade e pânico, e devido a condições agudas coexistentes (como anemia, insuficiência cardíaca, pneumonia). A dispneia crônica é diferente da aguda, pois o cliente pode não exibir sinais visíveis de angústia. Análoga à dor, a dispneia ocorre quando o cliente diz que a tem e sente da maneira como a descreve.

O manejo da dispneia se concentra na avaliação das causas subjacentes e na administração de terapias que reduzam o sintoma. O manejo de enfermagem inclui administrar broncodilatadores para aumentar a patência das vias respiratórias, auxiliar os clientes agudamente doentes em suas AVD a fim de diminuir o trabalho da respiração, fornecer oxigenoterapia quando a hipoxemia contribui para a dispneia, e ensinar estratégias para o alívio da dispneia e para a limitação dos episódios futuros.

---

### BOXE 11.4 — Orientações ao cliente.

#### Abandono do tabagismo

Há muito tempo, sabe-se que o tabagismo provoca danos aos pulmões, ao coração e a outros órgãos do corpo. O tabagismo é a única causa evitável de morte prematura e de incapacidade. O abandono do tabagismo aumenta a chance de viver mais tempo e de ter uma vida mais saudável. Aqui, algumas orientações para ajudá-lo a cessar o tabagismo:

- *Determine sua prontidão para abandoná-lo: o quão motivado você está?*
  - Já estipulou uma data para deixar de fumar? O desejo de determinar uma data no prazo de 2 semanas indica grande motivação para abandonar o vício
  - Consegue listar as razões para querer deixar de fumar? Exemplos incluem ter mais saúde, economizar dinheiro, ter controle sobre os hábitos, cheirar bem, ser exemplo para outros. Liste as suas razões para cessar o tabagismo
  - Que obstáculos você prevê?
  - Já se preparou para cessar o tabagismo?
    - Jogou fora todos os materiais relacionados com o fumo: cigarros, cinzeiros, isqueiros?
    - Fez um plano para lidar com os impulsos de fumar?
- *Desenvolva um plano de ação*
  - Para impulsos imediatos:
    - **Postergue:** o impulso de fumar diminui em 3 min, tendo você fumado ou não
    - **Respire fundo:** respire profundamente várias vezes quando ocorrer a vontade de fumar, a fim de amenizá-la
- **Beba água:** isso ajuda a eliminar a nicotina com mais rapidez
- **Faça alguma coisa:** a distração ajuda a ignorar os impulsos de fumar
- Mude seu pensamento: lembre-se de que você escolheu se tornar um não fumante e que isso requer trabalho
- Recompense-se por não fumar. Separe o dinheiro que você gastaria comprando o cigarro e compre alguma outra coisa para você
- *Discuta a necessidade de reposição de nicotina ou de outros medicamentos*

Muitos fumantes obtêm muito mais sucesso no abandono com a ajuda de medicamentos específicos e/ou de um dos produtos de reposição de nicotina (adesivo, chiclete, inalante, *spray* nasal ou pastilhas). Converse com seu médico

- *Não desista caso tenha um deslize ou uma recaída.*

Muitas pessoas precisam tentar diversas vezes até conseguir cessar definitivamente o tabagismo. Atenha-se a isso e você alcançará o sucesso

- *Busque ajuda para abandonar o tabagismo se suas próprias tentativas falharem.*

Encontre um programa local para abandono do tabagismo em sua região. O médico, o hospital local e a enfermeira podem recomendar um programa. No Brasil, o Ministério da Saúde, por intermédio do Instituto Nacional de Câncer, articula a gestão do Programa Nacional de Controle do Tabagismo.

Padrões ineficazes da respiração e dispneia são parcialmente decorrentes da mecânica respiratória ineficaz da parede torácica, dos pulmões e do diafragma; da obstrução das vias respiratórias; do custo metabólico da respiração e do estresse. Exercícios respiratórios ajudam a melhorar os padrões da respiração. A respiração com os lábios semicerrados ajuda a fazer a expiração mais lenta e parece evitar o colapso das vias respiratórias pequenas, permitindo efetivamente que mais ar seja exalado e reduzindo a hiperinflação. Uma explicação simples para os clientes é que a respiração com os lábios semicerrados proporciona "mais espaço para respirar". Pode promover relaxamento e possibilita que os clientes adquiram controle da respiração e reduzam a sensação de pânico. O Boxe 11.5 discute o manejo de um episódio agudo de dispneia crônica.

Outra estratégia consiste em aconselhar o uso de um pequeno ventilador portátil, deixando que o ar circule para as bochechas. Com frequência, os clientes relatam que o ar gelado e em movimento ameniza a sensação de dispneia. Técnicas de relaxamento, como relaxamento muscular progressivo, também podem ser úteis (Mahler et al., 2010).

Há muito tempo, a respiração diafragmática é ensinada aos portadores de DPOC. Entretanto, a maioria dos clientes apresenta dificuldades para aprender a técnica, e seus benefícios são limitados. Os clientes com doença mais leve e com treinamento vocal ou musical de instrumento de sopro de madeira podem se beneficiar da técnica. Pessoas com doença mais grave acham a respiração diafragmática muito difícil. O treinamento dos músculos inspiratórios envolve treino do cliente contra uma carga de resistência. Vários dispositivos comerciais estão disponíveis. O treinamento é benéfico para alguns, porém não é recomendado atualmente como cuidado padrão (Ries et al., 2010).

A limitação de futuros episódios de dispneia envolve treinamento físico para aumentar a resistência, orientação aos clientes para ritmarem as atividades com a respiração, ajuda para prever as atividades que produzem dispneia e planejamento para manter a dispneia em nível controlável. Por exemplo, se um cliente apresentar dispneia ao subir escadas, fazê-lo mais lentamente e apenas durante a expiração pode ajudar a manter a dispneia em nível controlável. Uma estratégia simples consiste em "parar, inspirar e, ao expirar, subir um ou dois degraus".

Na DPOC mais grave, tarefas simples podem provocar dispneia grave, a qual não responde adequadamente aos medicamentos e às técnicas de respiração. A administração de opioides pode ser necessária para manter a dispneia sob controle. Os clientes e familiares precisam aprender a usar os opioides de maneira efetiva. Questões relacionadas com dependência física, adição e depressão respiratória precisam ser abordadas, porém os opioides não devem ser impedidos nos clientes muito graves, para os quais se objetiva o cuidado paliativo. A ventilação não invasiva com pressão positiva também tem sido usada no tratamento da dispneia em clientes com DPOC grave (Mahler et al., 2010).

## Manejo da troca gasosa comprometida

Clientes com doença mais grave e aqueles em crise aguda correm risco mais alto de hipoxemia, dessaturação de oxigênio e hipercapnia. O cuidado de enfermagem inclui monitoramento do cliente quanto à hipoxemia por meio da oximetria de pulso e das medidas da gasometria, e administração de oxigênio suplementar. Conforme mencionado anteriormente na seção Manejo clínico, a preocupação excessiva com a hipercapnia nunca pode deixar que o cliente seja subtratado. A oxigenação adequada (mantendo a saturação de oxigênio $\geq 92\%$) é importante para proteger a função orgânica vital.

---

### BOXE 11.5 — Orientações ao cliente.

#### Manejo do episódio agudo de dispneia

Se ficar dispneico em decorrência de esforço excessivo ou ansiedade, utilize este método para controlar a respiração e ajudar a evitar o pânico:

#### 1º passo: posição

Encontre a posição mais confortável para ajudar o ar a se movimentar para dentro e para fora dos pulmões. Tente:
- Inclinado para frente com a coluna retificada
- Inclinado sobre uma mesa com os braços repousando sobre o móvel
- Com almofadas debaixo dos braços, mantendo-os apoiados e relaxados.

#### 2º passo: respiração

Comece a controlar a respiração:
- Expire com os lábios semicerrados ou ligeiramente franzidos
- Inspire pela boca se estiver muito dispneico
- Estufe as bochechas na expiração, isso pode ajudar
- Expire longamente, mais longamente a cada expiração, até começar a se sentir mais confortável
- À medida que a respiração for se tornando mais confortável, inspire pelo nariz e expire pelos lábios semicerrados.

#### 3º passo: relaxamento

Uma vez que a respiração começar a se acalmar:
- Relaxe o pescoço e os ombros
- Solte os braços
- Feche os olhos se isso o ajudar a relaxar.

#### Informações adicionais

- Quando a respiração estiver controlada, volte à atividade que estava fazendo anteriormente, porém em ritmo mais lento
- Pode ser útil empregar a medicação de alívio imediato além da respiração com o lábio semicerrado
- Expire durante a parte mais difícil do esforço (p. ex., ao subir escadas, pare e inspire; durante a expiração, suba um ou mais degraus. Faça mais uma pausa para inspirar; expire e suba mais um degrau)
- Pratique *posição*, *respiração* e *relaxamento* quando não estiver dispneico para ajudar a evitar o pânico
- *Se a dispneia continuar ou piorar, entre em contato com o médico.*

Os clientes que requeiram oxigenoterapia precisam compreender a importância da adesão à prescrição do oxigênio. Muitas vezes, os clientes pensam que, pelos sintomas, é possível saber quando precisam de oxigênio. A presença ou a ausência de dispneia não são aspectos confiáveis para a detecção da necessidade de oxigênio suplementar. Muitos clientes com hipoxemia não sentem dispneia. Além disso, muitos dispneicos não apresentam hipoxemia ou dessaturação de oxigênio significativas.

As artérias pulmonares respondem à hipoxemia com constrição, causando aumento da pressão pulmonar. A hipertensão pulmonar e a hipertrofia e falência do ventrículo direito podem ocorrer em consequência da hipoxemia crônica não tratada. Além disso, a hipoxemia crônica afeta a função de órgãos vitais. O comprometimento cognitivo é maior naqueles com hipoxemia. Oxigênio a longo prazo é o tratamento prescrito. A orientação aos clientes que precisam de oxigênio domiciliar deve incluir a explicação sobre os efeitos do oxigênio suplementar para a melhora das funções cardíaca e cognitiva e para a melhora do prognóstico. Além disso, o plano de aprendizado deve englobar o número de horas por dia de uso do oxigênio, a dose (em geral, dada em litros por minuto) e as instruções especiais para uso do oxigênio durante o sono e a prática de exercício. Empresas de cuidados domiciliares que fornecem oxigênio aos clientes geralmente empregam fisioterapeutas respiratórios e/ou enfermeiras. Os profissionais ajudam os clientes a usar o oxigênio de maneira mais eficaz, a identificar a necessidade de equipamentos especiais, a reparar os equipamentos e a explorar o uso do oxigênio no trabalho e nas viagens.

## Manejo da tosse e da depuração ineficaz das vias respiratórias

Clientes com bronquite crônica como parte da DPOC e aqueles em crise aguda apresentam aumento do volume e da viscosidade das secreções (Figura 11.4). Além disso, muitos clientes estão bastante fracos ou fatigados para conseguir depurar essas secreções com eficácia.

A diminuição do volume e da viscosidade do muco pode ajudar a desobstruir as vias respiratórias e a melhorar a ventilação pulmonar e a troca gasosa. Os irritantes pulmonares devem ser eliminados ou reduzidos, sobretudo o cigarro, o tabagismo passivo, os produtos de limpeza em aerossol e a fumaça produzida ao cozinhar. As intervenções de enfermagem incluem instruções acerca da tosse direcionada ou controlada (Boxe 11.6) e da ingestão de líquido suficiente para evitar a desidratação.

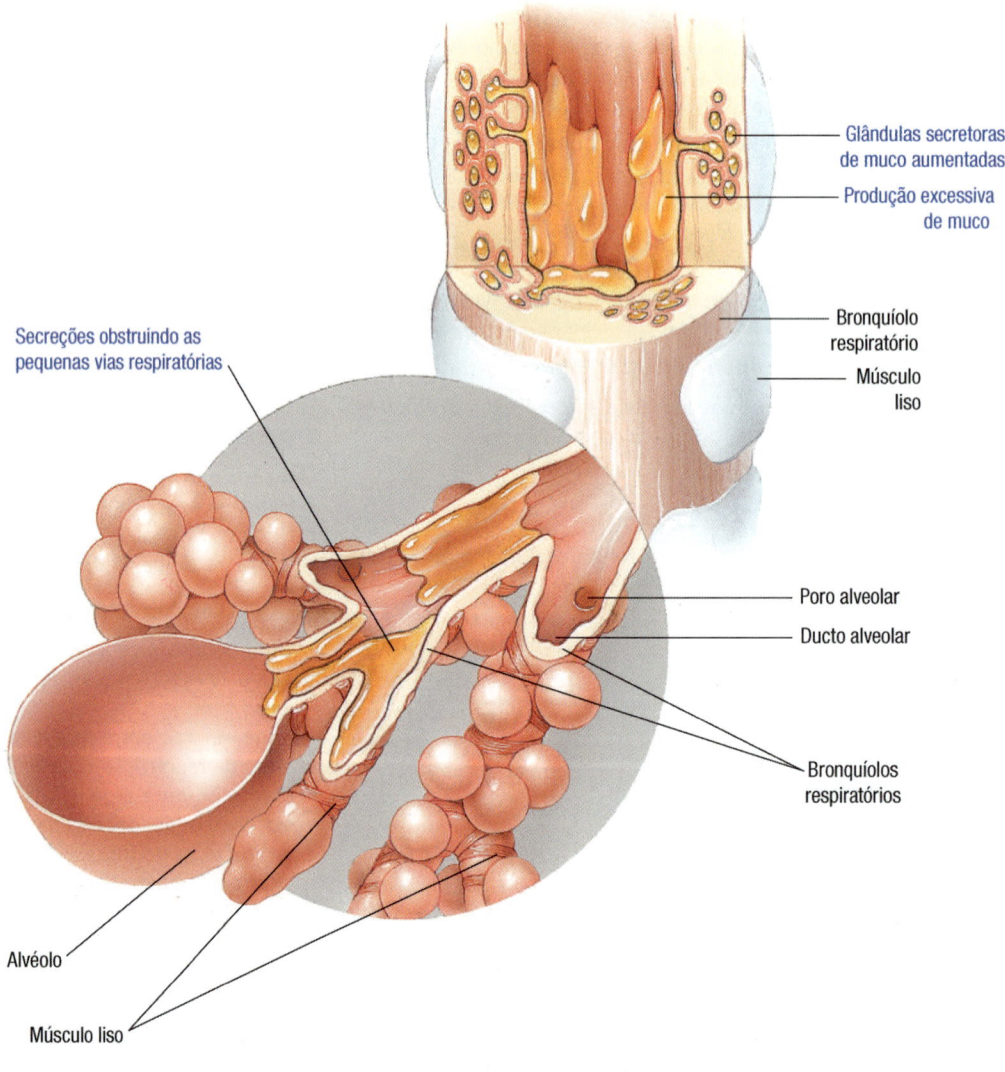

**Figura 11.4** Formação de muco na bronquite crônica. Cortesia de Anatomical Chart Company.

> **BOXE 11.6 — Orientações ao cliente.**
>
> **Tosse controlada**
>
> A tosse efetiva movimenta as secreções (também chamadas de esputo, flegma ou muco) para fora das pequenas vias respiratórias. A tosse efetiva deve usar apenas o esforço necessário para remover as secreções, e não o suficiente para causar dor, paroxismos de tosse ou exaustão.
>
> **Técnica para tossir**
>
> Para realizar uma tosse controlada:
>
> - Sente-se com as costas retas, ligeiramente inclinado para a frente e a cabeça inclinada para baixo
> - Faça duas inspirações profundas e exale pelos lábios semicerrados
> - Faça outra inspiração profunda e prenda a respiração por 2 ou 3 segundos
> - Abra a boca, de modo que os lábios fiquem ligeiramente afastados. Expulse o ar para fora dos pulmões em pequenas tosses. Uma assistência manual à tosse é aplicar pressão firme e rápida no abdome superior, forçando o ar para fora dos pulmões, sem inspirar
> - Se a tosse proveniente do abdome superior for muito forte, tente: "huff, huff" expulsando o ar para fora
> - Termine de expirar o ar pelos lábios semicerrados
> - Inspire lentamente pelo nariz e exale pelos lábios semicerrados, 2 ou 3 vezes. Em seguida, tente limpar a garganta ou tossir as secreções para fora da boca
> - Se for necessário, repita a técnica
> - Analise a cor, a quantidade e a consistência das secreções.
>
> Se você não expelir secreção alguma após duas ou três tosses controladas, espere de 15 a 20 min e tente mais uma vez. Evite tosse continuada para minimizar o risco de lesão ou fadiga. O uso do broncodilatador inalante pode ser indicado, antes de tossir, para facilitar o processo.
>
> **Controle dos paroxismos de tosse**
>
> Se um paroxismo de tosse ocorrer:
>
> - Faça pequenas inspirações pelo nariz para ajudar a eliminar a irritação
> - Evite inspirar rapidamente pela boca, já que isso pode fazer com que tussa mais; expire por lábios semicerrados e relaxe os ombros.
>
> É possível que algumas incursões sejam necessárias para controlar o episódio de tosse; portanto, tenha paciência e continue tentando. Após controlar a tosse e repousar por alguns minutos, tente a tosse controlada.

Alguns clientes requerem técnicas de eliminação de secreção mais intensas. A fisioterapia torácica com drenagem postural e/ou vibração e percussão mecânica, o uso de dispositivos de pressão expiratória positiva (PEP) e a sucção podem ser necessários naqueles incapazes de expelir o muco com eficácia. Os clientes que recebem uma ou mais dessas técnicas intensivas precisam ter sua resposta ao tratamento monitorada. Os muito frágeis podem ficar bastante fatigados e relatar dor ou dispneia decorrentes do tratamento intensivo. Com frequência, terapeutas respiratórios são consultados quando essas formas mais intensas de eliminação de secreção são necessárias.

## Aumento da tolerância ao exercício

Os clientes com DPOC em fase avançada desenvolvem intolerância progressiva às atividades e aos exercícios, além de incapacidade. As exacerbações e hospitalizações somam-se à redução das atividades, à fraqueza muscular e à fadiga. As intervenções usadas durante as crises agudas podem enfraquecer o cliente posteriormente; por exemplo, corticosteroides sistêmicos são relacionados com a miopatia (fraqueza muscular), sobretudo dos músculos dos membros inferiores.

As intervenções de enfermagem se concentram nas terapias que ajudam o cliente a se recuperar dos efeitos da crise aguda, a manter ou readquirir a independência na deambulação e na realização das atividades da vida diária, e a melhorar o vigor e a força. A mobilização precoce dos clientes em crise aguda, inclusive daqueles em terapia intensiva, é associada ao aumento da tolerância ao exercício, podendo ajudá-los a se recuperar mais rapidamente. (Exercícios que podem ser realizados na cama ou na cadeira são apresentados no Boxe 11.7.)

Uma das intervenções que preparam o cliente para a alta ou que são trabalhadas no ambulatório consiste em ensinar o cliente a alternar atividades de baixo e alto gastos energéticos ao longo do dia a fim de manejar melhor o dispêndio de energia. O cliente pode se beneficiar do treinamento físico para fortalecer os músculos dos membros superiores e inferiores e para aumentar a tolerância ao exercício e a resistência. O uso de dispositivos de auxílio de marcha pode ser recomendado para elevar os níveis de atividade, equilíbrio e deambulação. A equipe da reabilitação pulmonar, os terapeutas ocupacionais e os fisioterapeutas podem ser consultados para ajudar os clientes a incrementar a tolerância ao exercício e o autocuidado.

## Promoção da nutrição

Os portadores de DPOC apresentam inúmeras questões relacionadas com a nutrição. Alguns indivíduos ficam abaixo do peso e têm dificuldades para consumir as calorias necessárias para atender às demandas metabólicas do corpo. Outros apresentam peso normal, porém têm redução da massa muscular. Alguns têm sobrepeso devido a aumento da massa gorda ou à retenção de líquido mais acentuada. A terapia visa à avaliação do estado nutricional do cliente, ao tratamento da causa de base e à estabilização do peso e da composição corporal.

Clientes hospitalizados podem apresentar dificuldades alimentares, pois o ato de ingerir alimentos pode exacerbar a dispneia. Suplementos nutricionais orais são úteis para aumentar o peso corporal e a função respiratória. O ganho de peso em clientes abaixo do peso resulta em melhora da capacidade para se exercitar e da qualidade de vida. Entretanto, alguns clientes negam a efetividade dos suplementos, usando-os como substitutos das refeições (Schols, 2009).

## BOXE 11.7 Orientações ao cliente.

### Exercícios para fazer na cama ou na cadeira

#### Respiração profunda

- A *cada hora* em que estiver acordado, faça *10 inspirações e expirações profundas* lentamente. Expire através dos lábios semicerrados
- Se ficar cansado após 5 incursões, descanse por um ou dois minutos e faça as outras 5.

#### Movimentação na cama

Role de um lado a outro na cama pelo menos a cada hora. Essa atividade promove a circulação, previne atelectasia e reduz a área de pressão na pele.

#### Exercício para os membros inferiores

- *Bomba muscular da panturrilha*: flexione os tornozelos e aponte os dedos para cima e, em seguida, para baixo
- *Isometria nas pernas*: contraia o joelho e pressione-o contra a cama ou cadeira, contando até 5
- *Contração das nádegas*: contraia as nádegas e conte até 5

- *Elevação dos membros inferiores*: dobre o joelho e eleve a perna até a altura do tórax. Abaixe a perna lentamente de volta para a cama. Você também pode tentar levantar e abaixar a perna lentamente com o joelho estendido.

#### Exercício para os membros superiores

Eleve os braços acima da cabeça durante a inspiração e abaixe-os de volta ao expirar.

#### Dicas

- *Lembre-se de respirar durante a prática dos exercícios*. Evite prender a respiração
- Tente fazer 5 repetições de cada exercício para os membros superiores e inferiores a cada 2 ou 3 h. Logo se sentirá mais forte e com vigor
- *Assim que puder, saia da cama e vá para a cadeira*. Levante-se algumas vezes ao longo do dia por curtos períodos para melhorar a fadiga e aumentar a energia
- *Faça pequenas caminhadas*. Caminhe com a enfermeira caso se sinta inseguro em relação ao equilíbrio
- Use o oxigênio prescrito durante a realização das atividades conforme indicado pelo médico.

---

As intervenções de enfermagem incluem administrar a terapia broncodilatadora antes das refeições; ajudar os clientes que apresentam intensa dispneia a se alimentar para minimizar o gasto de energia; ensiná-los a ingerir refeições em pequenas quantidades e com maior frequência para evitar a sensação de plenitude pós-prandial; encorajar a escolha de alimentos calóricos e fornecer os suplementos orais. Outras intervenções consistem em encaminhar os clientes para nutricionistas e estimular períodos progressivos de exercícios que visem ao aumento da massa muscular. Clientes com sobrepeso requerem educação nutricional para auxiliá-los a eliminar o peso de maneira segura. O exercício deve ser estimulado para que haja ganho de massa muscular.

### ⚠ Alerta de enfermagem

*Os carboidratos produzem $CO_2$, por isso seu consumo é limitado nos clientes com DPOC; entretanto, os especialistas sugerem que refeições pobres em carboidratos e ricas em lipídios (para reduzir a geração de $CO_2$) raramente são necessárias (Leach, 2009, p. 37-38). Em vez disso, o índice de massa corporal (IMC) deve ser usado para avaliar o estado nutricional. O IMC deve ser mantido entre 20 e 25. Se o IMC for inferior a 20, a melhora do estado nutricional é associada à força muscular respiratória e ao prognóstico. A redução de peso (se o IMC for > 25) é relacionada com a diminuição da dispneia e com a melhora do estado funcional (Leach, 2009).*

## Manejo das exacerbações e complicações

A prevenção e o reconhecimento precoce das exacerbações da DPOC são importantes medidas de autocuidado que os clientes precisam aprender.

### Infecção

Os clientes devem adotar precauções para evitar infecções. Medidas preventivas incluem lavar as mãos para minimizar a transmissão de agentes infecciosos, evitar ou reduzir o contato com indivíduos sabidamente doentes e receber imunizações contra *influenza* e pneumonia pneumocócica. Os clientes devem aprender a relatar os sinais de infecção: aumento da dispneia, febre e mudança de cor, característica, consistência e quantidade do muco. Toda piora acentuada dos sintomas (dor precordial, dispneia e fadiga) também sugere infecção e deve ser relatada pelos clientes aos seus médicos. As infecções virais podem tornar os clientes mais suscetíveis a infecções bacterianas mais graves.

### ⚠ Alerta de enfermagem

*Febre alta de 39°C ou mais acompanhada de calafrios e tremores é sinal de infecção grave, como pneumonia. Os clientes devem ser instruídos a buscar atendimento médico o mais rapidamente possível.*

Muitas vezes, os clientes com doença mais grave apresentam variação importante na sintomatologia diária e podem ter dificuldades para determinar se estão adoecendo. Mudança na rotina normal, aumento das atividades, eventos de família, estresse e fadiga são algumas das causas de "dias de respiração ruim". Saber como os clientes responderam anteriormente a esses "dias de respiração ruim" pode ser útil para orientá-los em seu aprendizado.

### Pneumotórax

**Pneumotórax** é uma complicação menos comum da DPOC, mas é potencialmente fatal nos clientes com reserva pulmonar mínima. Aqueles com alterações enfisematosas graves podem desenvolver grandes bolhas, as quais podem se romper e produzir um pneumotórax. O desenvolvimento do pneumotórax pode ser espontâneo ou relacionado com uma atividade, como tosse intensa ou grandes alterações na pressão intratorácica. Sinais e sintomas de pneumotórax incluem dor torácica repentina, aguda e abrupta, exacerbação significativa e súbita da dispneia, assimetria do movimento torácico, retrações unilaterais, diferenças bilaterais nos sons respiratórios e/ou dessaturação de oxigênio. O pneumotórax no cliente com doença pulmonar de base é uma emergência clínica. Intervenções emergenciais devem ser iniciadas. Ver mais detalhes sobre pneumotórax no Capítulo 10.

### Falência respiratória

Portadores de DPOC grave ou muito grave e aqueles com hipercapnia correm risco mais alto de falência respiratória aguda. As intervenções de enfermagem para clientes hospitalizados incluem monitoramento frequente dos sinais e dos sintomas de falência respiratória iminente, tratamentos mais intensivos com o objetivo de desobstruir as vias respiratórias, e comunicação regular e coordenação do cuidado com outros membros da equipe de saúde (como médicos, intensivistas, pneumologistas e fisioterapeutas).

> **Alerta de enfermagem**
> *A enfermeira deve estar atenta aos seguintes sinais de falência respiratória iminente e de necessidade de cuidado intensivo:*
> - *Dispneia grave que não responde ao tratamento*
> - *Taquipneia que se alterna com bradipneia (frequência respiratória baixa < 8 irpm) e apneia conforme a fadiga aparece*
> - *Hiperventilação que pode deteriorar para respiração superficial e rápida*
> - *Ansiedade*
> - *Alteração no estado mental*
> - *Piora da hipoxemia não responsiva à oxigenoterapia*
> - *Piora da hipercapnia*
> - *Evidências de fadiga muscular respiratória: aumento no uso dos músculos respiratórios, movimento respiratório paradoxal (movimento para dentro do abdome na inspiração) (Abousouan, 2009).*

Aqueles que demonstram sinais e sintomas de falência respiratória aguda iminente precisam ser atentamente monitorados até a transferência para a unidade de terapia intensiva. As intervenções adicionais incluem fornecimento de oxigenação adequada, administração de medicamentos prescritos para maximizar a broncodilatação e manutenção do cliente acordado até que a terapia mais intensiva possa ser iniciada. A ventilação não invasiva com pressão positiva (VNIPP) pode ser iniciada. Os clientes que não respondem à VNIPP podem requerer intubação e suporte ventilatório invasivo. O Capítulo 55 apresenta essas terapias. Os clientes transferidos para a enfermaria ou para o quarto após um episódio agudo de falência respiratória requerem o mesmo monitoramento atento para que se evite outro episódio.

### *Melhora das estratégias individuais de enfrentamento*

A DPOC e sua progressão promovem um ciclo de consequências físicas, sociais e psicológicas, todas inter-relacionadas. A depressão acomete entre 30 e 50% dos clientes com doença significativa (Emery, Huffman e Busby, 2009). As intervenções de enfermagem incluem avaliação da ansiedade e da depressão e promoção de intervenções para maximizar o bem-estar físico e psicológico, a estabilidade emocional e o apoio social. Após a avaliação inicial do cliente, a enfermeira pode encaminhá-lo aos serviços de atenção à saúde mental e psicossocial, de reabilitação pulmonar, de apoio espiritual e de cuidado domiciliar.

> **Alerta de enfermagem**
> *A ansiedade pode ser um sinal de piora do estado respiratório e de falência respiratória iminente. A ansiedade não deve ser atribuída a causas psicológicas até que o cliente seja avaliado: sinais vitais, testes de oxigenação, alterações no estado mental. Em geral, os ansiolíticos são contraindicados para aqueles com insuficiência respiratória aguda iminente. Certos medicamentos, sobretudo doses elevadas de corticosteroides sistêmicos, podem resultar em aumento da ansiedade do cliente e devem ser considerados uma causa possível.*

Qualquer fator que interfira na respiração normal pode provocar ansiedade, depressão e mudanças de comportamento. A fadiga é o principal sintoma em muitos portadores de DPOC. Restrição das atividades, inversão das funções familiares devido a perda do emprego, frustração relacionada com o esforço para respirar e percepção de que a doença é crônica podem fazer com que o indivíduo fique agressivo, deprimido e exigente (Emery et al., 2009). A função sexual pode ser comprometida, o que também diminui a autoestima. As intervenções de enfermagem incluem discussões com o cliente e com os familiares sobre a natureza crônica da doença pulmonar, e apoio, já que os papéis mudam e o cônjuge ou outras pessoas assumem as responsabilidades que antes eram do cliente. Além disso, é necessário implementar o cuidado paliativo e a transferência, em alguns casos, para instituições de longa permanência quando os clientes se encontram em fase terminal da doença ou próximos a isso (Heffner e Curtis, 2009). Os clientes com depressão e ansiedade grave requerem encaminhamento para um especialista em saúde mental. Recomenda-se a participação em grupos de apoio para portadores de doença pulmonar crônica; esses grupos são normalmente administrados por programas locais de reabilitação pulmonar. A participação em grupos de apoio pode ajudar muitos clientes a discutir seus problemas comuns com profissionais e pessoas em condições parecidas.

### *Melhora das estratégias para o autocuidado*

As estratégias para o autocuidado visam ao envolvimento do cliente no processo de tomada de decisão e à identificação de uma meta. É importante que os clientes participem da determinação de objetivos realistas de longo e curto prazos e que os aceitem. Se a DPOC for leve ou moderada, os objetivos podem ser aumentar a tolerância ao exercício e evitar mais perdas da função pulmonar. Na doença grave, os objetivos são preservar a função pulmonar atual, elevar a tolerância à atividade e aliviar os sintomas o máximo possível. Na doença muito grave, as metas podem se direcionar para alívio da dispneia grave e preparação para uma morte tranquila. Com o agravamento da doença, os objetivos e as expectativas podem mudar.

Exemplos de metas do cliente compatíveis com o conceito de autocuidado são aprender a equilibrar a tolerância diminuída ao exercício com o desejo de manter a participação nas atividades importantes; reconhecer o efeito que os fatores ambientais exercem sobre a respiração e lidar com os irritantes respiratórios; evitar e reconhecer os sinais e sintomas das exacerbações e das complicações; aprender a lidar com uma exacerbação e/ou complicação; gerenciar um regime terapêutico complexo que inclua medicação, exercício, administração de oxigênio, nutrição e outras intervenções clínicas; e decidir, por meio de diretrizes antecipadas, sobre o curso do tratamento na doença muito grave.

As intervenções que ajudam os clientes a planejar a participação nas suas atividades favoritas com menos dispneia podem ser bastante úteis. Por exemplo, o comparecimento a um evento especial, como casamento ou graduação, pode ser muito cansativo para os portadores da forma grave da doença, ainda que desejem participar. Algumas estratégias que minimizam o estresse e a dispneia consistem em usar medicamentos de alívio rápido antes do evento; planejar a participação em apenas uma parte do evento, como a cerimônia ou recepção, a fim de reduzir a fadiga; utilizar um dispositivo auxiliar durante o evento; e manter os medicamentos prescritos, o oxigênio e o programa de exercício para maximizar a saúde física. Ajudar os clientes a delinear e a decidir as possíveis estratégias pode possibilitar a participação e a melhora da autoeficácia.

Muitos portadores de DPOC são sensíveis a alterações na qualidade do ar, flutuações de temperatura e umidade e irritantes respiratórios presentes no ambiente. As intervenções de enfermagem incluem orientar os clientes a verificar as condições locais do tempo e os alertas para extremos de temperatura, umidade e má qualidade do ar. Ensiná-los a criar "zonas de transição" quando vão de um extremo de temperatura a outro pode ser útil. Por exemplo, no clima úmido e quente, eles podem ser orientados a desligar o ar-condicionado do carro e abrir a janela para possibilitar a mistura gradativa do ar externo com o interno. A transição mais gradativa para o ar mais úmido e mais quente pode facilitar a respiração de muitos clientes.

### Continuação do tratamento

As intervenções de enfermagem consistem na avaliação contínua e no encaminhamento para os recursos comunitários quando os clientes hospitalizados estão próximos de receber a alta hospitalar. O cuidado das enfermeiras também pode identificar necessidades de suporte e apoio da comunidade conforme o cliente ambulatorial com DPOC vai se tornando mais incapacitado. O encaminhamento para um programa de reabilitação pulmonar com internação ou para uma clínica de longa permanência pode ser necessário para os clientes que ficaram muito tempo hospitalizados e estão seriamente incapacitados. Atendimento domiciliar pode ser apropriado para muitos clientes. As visitas domiciliares fornecem uma avaliação mais precisa da vida diária, do estado físico e psicológico e da adesão do cliente ao regime prescrito. As visitas de terapeutas ocupacionais e fisioterapeutas em domicílio podem ajudar o cliente a ganhar resistência e força suficientes para frequentar um programa de reabilitação pulmonar ambulatorial.

À medida que o cliente for ficando mais doente, a terapia pode não conseguir aliviar adequadamente os sintomas. Discussões acerca do prognóstico e da terminalidade da vida são difíceis para muitos clientes, familiares e profissionais. O medo de sofrer, o desejo de continuar vivo o máximo possível e a depressão são alguns dos fatores que podem interferir nas discussões sobre o final de vida. As medidas identificadas como de maior importância para os portadores de DPOC em fase terminal incluem manejo adequado dos sintomas (sobretudo evitando a dispneia grave, sem controle); atendimento das necessidades psicológicas, emocionais e espirituais; e manutenção da privacidade e dignidade. Garantias de que os clientes e as famílias não serão abandonados com a progressão da doença e de que todo esforço será feito para ajudá-los a evitar o sofrimento são partes importantes do cuidado (Heffner e Curtis, 2009).

Os planos de tratamento avançado envolvem a discussão dos desejos do cliente quando surge a necessidade de submetê-lo a procedimentos mais invasivos, como intubação, ventilação artificial aguda e a longo prazo, alimentação enteral e traqueostomia. As intervenções de enfermagem incluem participação nessas discussões com os clientes e familiares, e fornecimento de apoio conforme lidam com a tomada de decisão. O Capítulo 3 apresenta uma discussão mais ampla sobre o cuidado ao final de vida.

## Asma

A **asma** é uma doença comum e complexa das vias respiratórias, caracterizada por sinais e sintomas recorrentes e variáveis, obstrução ao fluxo de ar e hiper-responsividade brônquica. A inflamação é o principal aspecto de base e leva à recorrência dos episódios dos sintomas da asma: tosse, pressão torácica, sibilos e dispneia. No Brasil, calcula-se que aproximadamente 10% da população sejam portadores da doença. A Associação Brasileira de Asmáticos foi criada em 1992 para ajudar profissionais da saúde e clientes no tratamento da asma.

A asma é amplamente reversível, tanto de maneira espontânea quanto por meio de tratamento. Os asmáticos podem apresentar períodos assintomáticos alternados por crises agudas que duram minutos, horas ou dias. A asma é a mais comum doença crônica da infância, porém pode se manifestar pela primeira vez em qualquer fase da vida, inclusive na terceira idade. A asma pode afetar a frequência escolar e ocupacional, as escolhas ocupacionais, as atividades físicas e a qualidade de vida.

### Fisiopatologia

A patologia de base da asma é a inflamação reversível e difusa das vias respiratórias. As Figuras 11.5 e 11.6 ilustram a interação entre a inflamação e os sintomas clínicos. A inflamação aguda provoca limitação do fluxo de ar e alterações nas vias respiratórias. A broncoconstrição, contração dos músculos lisos das vias respiratórias, ocorre em resposta a vários alergênios e irritantes. As vias respiratórias passam a ser hiper-responsivas (respondem aos estímulos de maneira exagerada). O edema das vias respiratórias (inchaço das membranas que revestem as vias respiratórias) torna-se mais progressivo conforme a gravidade da asma aumenta. Hipersecreção de muco e tampões de muco também podem ser observados. As vias respiratórias de alguns asmáticos sofrem "remodelamento", o que envolve alterações estruturais persistentes, desenvolvimento de fibrose sub-basal, lesão às células de revestimento e hipertrofia da musculatura lisa das

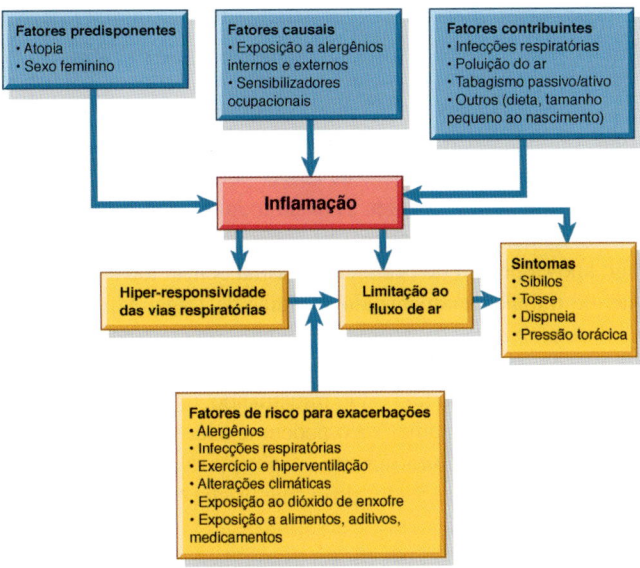

**Figura 11.5** Fisiopatologia da asma. Adaptada do material desenvolvido para a Global Initiative for Asthma (GINA). Disponível em: www.ginasthma.org.

vias respiratórias. Essas alterações avançadas promovem estreitamento das vias respiratórias e limitação ao fluxo de ar potencialmente irreversível (Expert Panel 3 Report, 2007).

Muitas células e elementos celulares desempenham uma função na inflamação da asma, como mastócitos, neutrófilos, eosinófilos e linfócitos. Os mastócitos, quando ativados, liberam várias substâncias químicas, chamadas de *mediadores*, as quais incluem histamina, bradicinina, prostaglandinas e leucotrienos. Esses mediadores perpetuam a resposta inflamatória e promovem aumento do fluxo sanguíneo, vasoconstrição, extravasamento de líquido para as vias respiratórias, atração dos leucócitos para a área e broncoconstrição (Expert Panel 3 Report, 2007). A regulação dessas substâncias químicas é o alvo de muitas pesquisas atuais em terapia farmacológica contra asma.

## Fatores de risco

*Atopia*, a predisposição genética para o desenvolvimento de uma resposta mediada por IgE a alergênios, é o fator predisponente identificável mais comum de asma. A exposição crônica aos alergênios das vias respiratórias pode sensibilizar os anticorpos

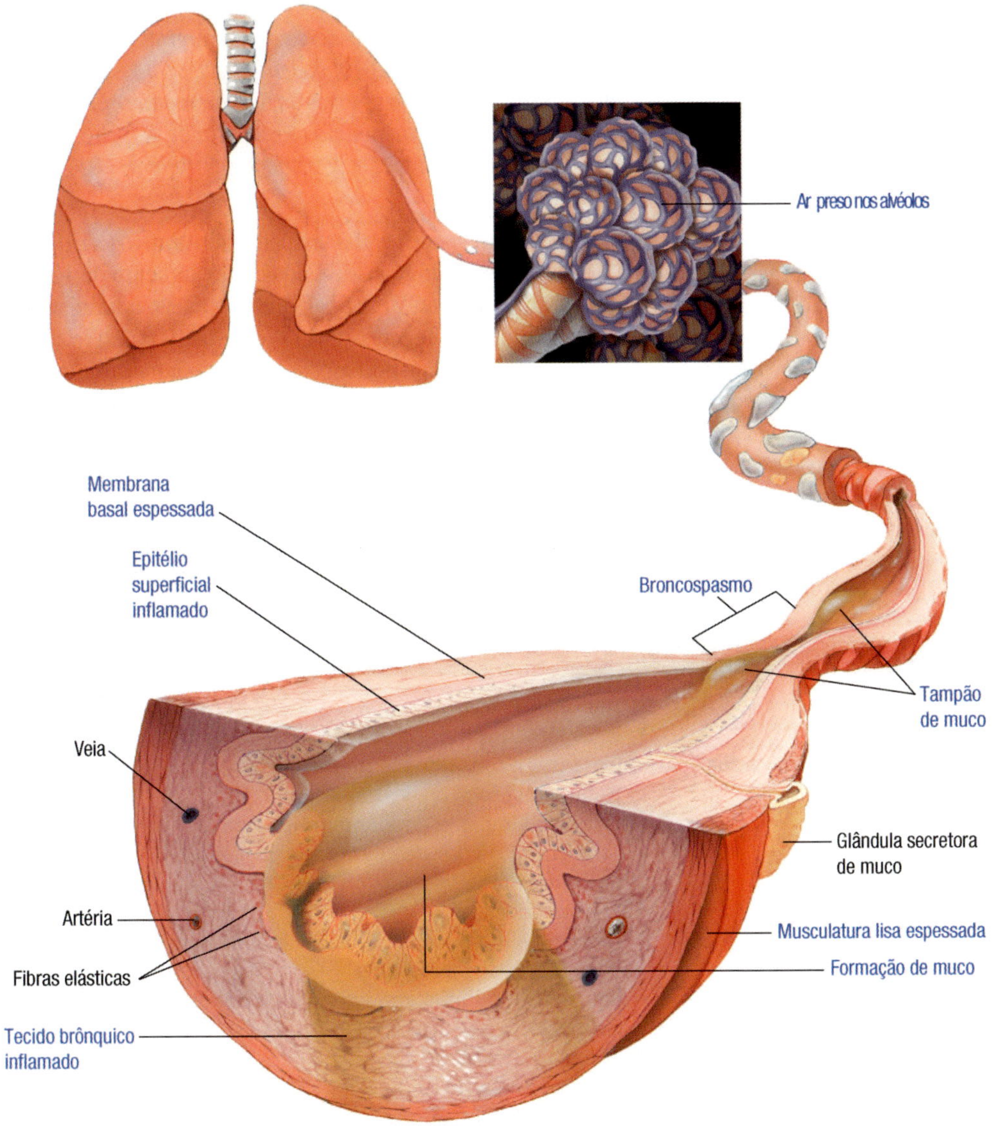

**Figura 11.6** Na asma, a inflamação e os espasmos da musculatura lisa constringem significativamente as vias respiratórias. A histamina liberada estimula as mucosas a secretar muco em excesso, estreitando ainda mais o lúmen brônquico. Na inalação, o lúmen brônquico estreito ainda consegue se expandir ligeiramente, possibilitando que o ar chegue aos alvéolos. Na exalação, a pressão intratorácica aumentada pode fechar o lúmen brônquico. O muco enche as bases pulmonares, inibindo a ventilação alveolar. Cortesia de Anatomical Chart Company.

IgE e as células das vias respiratórias. Os alergênios usuais podem ser sazonais (grama, árvore e polens) ou perenes (mofo, poeira, baratas, pelo de animais). A atopia também pode ocorrer na ausência de asma (Velsor-Friedrich e Janson-Bjerklie, 2008).

Acredita-se que a imunidade inata que afeta o desenvolvimento das células T, a genética e os fatores ambientais influenciem o desenvolvimento de asma. A incidência de asma é menor nas crianças expostas a outras crianças, naquelas que passam mais tempo em ambientes externos e nas menos expostas a antibióticos. A asma tem um componente hereditário, porém a relação exata ainda não está clara. A exposição a fatores ambientais, os alergênios transportados pelo ar e as infecções respiratórias virais são associados ao aumento da incidência de asma. Exposição ao tabagismo, poluição do ar e dieta podem ter conexão com o desenvolvimento de asma e são objeto de pesquisa contínua (Expert Panel 3 Report, 2007).

Inúmeros fatores desencadeadores não alergênios também podem provocar os sintomas da asma e as crises da doença. No Boxe 11.8 estão listados os desencadeadores comuns da asma. A maioria das pessoas asmáticas é sensível a vários fatores desencadeadores, tanto alergênios quanto não alergênios. A asma pode variar em um mesmo indivíduo em diferentes momentos. A dose e a resposta às exposições ambientais, as atividades engajadas, as medidas individuais de controle da asma, a frequência das exacerbações e outros fatores influenciam o curso da doença em cada indivíduo.

## Manifestações clínicas e avaliação

A asma é diagnosticada com base na história, no exame físico e na espirometria. Muitas vezes, os sinais e sintomas ocorrem à noite ou logo cedo pela manhã, podendo acordar a pessoa. As variações circadianas do tônus broncomotor e da reatividade das vias respiratórias podem ser responsáveis pela incidência mais elevada dos sintomas noturnos (Corbridge e Corbridge, 2010). Os sintomas da asma podem se desenvolver repentinamente ou ao longo de várias horas ou dias. A asma é categorizada de acordo com os sintomas e com as medidas objetivas da obstrução ao fluxo de ar.

A história completa familiar, ambiental e ocupacional ajuda a estabelecer o diagnóstico. O relato de tosse, especialmente à noite, sibilos recorrentes, pressão torácica e/ou dificuldade de respirar pode indicar asma. O relato de sinais e sintomas desenvolvidos ou agravados em decorrência de exercícios, exposição a alergênios, irritantes, irritantes ocupacionais, alterações climáticas, estresse, ciclos menstruais ou forte expressão de emoções, como gargalhadas ou choros copiosos, aumenta a suspeita. A tosse, com ou sem produção de muco, pode ser o único sintoma relatado por alguns clientes. A asma induzida por exercício não é rara, sendo definida pelos sintomas que ocorrem durante ou logo após a prática de exercício. A asma ocupacional é pior nos dias de trabalho e amenizada nos dias de folga. Muitos clientes desenvolvem asma crônica após anos de exposição ao fator desencadeador ocupacional, podendo manifestar asma persistente mesmo quando não estão trabalhando.

Os achados do exame físico podem revelar sibilos generalizados inicialmente audíveis durante a expiração. Na fase entre os episódios asmáticos, os achados do exame físico podem ser normais.

### Alerta de enfermagem

*A ocorrência de uma reação grave e contínua é referida como estado de mal asmático, o qual é considerado potencialmente fatal. Nos episódios mais graves, diaforese, sibilos na inspiração, taquicardia e pressão de pulso ampliada (PP = diferença entre a pressão diastólica e a sistólica; por exemplo, 140/80 é igual a uma pressão de 60 mmHg; PP normal é de cerca de 40 mmHg; PP ampliada é > 50 mmHg) (Lippincott, 2010) podem ser observados juntamente com a hipoxemia. Quando as taxas do fluxo aéreo são muito baixas, o "tórax silencioso", com mínimo movimento de ar, pode sinalizar falência respiratória iminente (Corbridge e Corbridge, 2010).*

A espirometria pode revelar um padrão obstrutivo ($VEF_1$/CVF < 70%). A reversibilidade, definida como aumento de 12% ou 200 m$\ell$ no $VEF_1$, na CVF, ou em ambos, após a administração de broncodilatador, sugere asma. Os resultados da espirometria podem ser normais quando a pessoa se encontra em uma fase entre os episódios asmáticos. Testes de função pulmonar especiais, como provocação com metacolina e/ou exercício e administração de ar frio para induzir os sinais e sintomas, podem ser usados no diagnóstico quando a espirometria simples for normal e existir a suspeita de asma.

### BOXE 11.8 Fatores desencadeadores comuns da asma.

**Antigênicos**
- Polens: árvore, grama
- Mofo: internos (porões, banheiros, tapetes molhados) e externos (primavera/outono)
- Ácaro da poeira doméstica
- Barata
- Pelo de animal: gatos, cachorros, preás, pássaros
- Alimentos: amendoim, morango, crustáceo
- Exposições ocupacionais: animais, produtos de panificação
- Fármacos: sensibilidade ao ácido acetilsalicílico

**Irritantes**
- Infecções respiratórias virais
- Irritantes ocupacionais: poeira, fumo
- Refluxo esofágico
- Infecção sinusal e gotejamento pós-nasal
- Tabagismo e odor de cigarro: passivo e ativo
- Manobras respiratórias forçadas: risada alta, choro, grito
- Frio, ar seco
- Alimentos, aditivos alimentares e conservantes
- Vapores, gases, aerossóis
- Fatores endócrinos: menstruação, doença da tireoide
- Exercício
- Poluição do ar
- Emoções e estresse

Outros exames complementares realizados com menos frequência são exames de sangue para detectar níveis elevados de eosinófilos e imunoglobulina E, radiografias do tórax para excluir diagnósticos alternativos e análise da gasometria quando os clientes manifestam sintomas de uma crise grave. Outras condições que desencadeiam sinais e sintomas similares aos da asma são disfunção das cordas vocais, obstrução por corpo estranho, insuficiência cardíaca congestiva, embolia pulmonar, tosse secundária a fármacos (como inibidores da enzima conversora de angiotensina – ECA), tumores benignos ou malignos obstruindo as vias respiratórias, pneumonia eosinofílica e DPOC. Além de ser parte do diagnóstico diferencial, a DPOC e a asma podem coexistir (Corbridge e Corbridge, 2010; Expert Panel 3 Report, 2007).

Uma vez diagnosticada a asma, uma avaliação da gravidade e do controle da doença é realizada. A asma é classificada como intermitente, leve, moderada ou grave. A classificação é baseada no comprometimento da função pulmonar, na frequência dos sinais e sintomas, na utilização de beta-adrenérgicos de ação curta para controle dos sinais e sintomas, na interferência da doença nas atividades normais e nos despertares no meio da noite ocasionados pelos sinais e sintomas.

## Manejo clínico

Os objetivos do tratamento consistem em evitar os sinais e sintomas crônicos e desconfortáveis, manter a função pulmonar normal ou o mais próximo dessa condição, conservar as atividades habituais, evitar as exacerbações recorrentes, fornecer a farmacoterapia efetiva e atender às expectativas do cliente e da família.

### Monitoramento e avaliação contínua

Uma vez diagnosticada e verificada a gravidade da asma, a avaliação e o monitoramento contínuo envolvem determinação do quão bem a asma está controlada e de como está a resposta ao tratamento. Estabelecer o grau de risco de exacerbação do cliente também é necessário. O monitoramento das reações adversas pode orientar mudanças no tratamento. Medidas usadas para periodicamente avaliar a asma diagnosticada incluem relatos orais ou escritos dos sintomas e do alívio do sintoma (diários de asma), frequência do uso dos medicamentos de alívio rápido, capacidade individual de participar das atividades habituais, regularidade das crises e monitoramento da função pulmonar por meio de espirometria periódica ou acompanhamento do pico de fluxo expiratório em domicílio.

O monitoramento domiciliar do pico de fluxo expiratório é útil em alguns clientes asmáticos. O medidor do pico de fluxo expiratório é um dispositivo portátil pequeno que mede o fluxo mais rápido que o cliente consegue gerar após uma inspiração profunda e uma expiração mais forte e mais rápida possível. O monitoramento do pico de fluxo é, muitas vezes, usado para estabelecer o diagnóstico em clientes sintomáticos com espirometria normal e para monitorar a doença em clientes com doença mais grave ou história de exacerbações frequentes ou, ainda, naqueles com dificuldades de perceber o início de uma crise até que se torne grave. O emprego da técnica adequada é essencial para fazer do monitoramento do pico de fluxo expiratório um procedimento útil (Boxe 11.9). Uma vez observado o melhor pico de fluxo expiratório individual ou basal, mudanças no pico de fluxo expiratório podem ser empregadas para determinar a necessidade do ajuste dos protocolos de medicamento. Planos de ação por escrito para o controle da asma com base nas flutuações do pico de fluxo e/ou dos sintomas são recomendados.

> **BOXE 11.9 Orientações ao cliente.**
>
> **Uso do medidor de pico de fluxo expiratório**
> - Fique de pé ou sentado de maneira ereta
> - Coloque o marcador do pico de fluxo expiratório no zero
> - Faça uma inspiração profunda
> - Posicione o medidor na boca, sem deixar que a língua e os dentes obstruam a passagem e sele os lábios ao redor do medidor
> - Expire o mais forte e rápido possível
> - Repita o procedimento mais 2 vezes
> - Anote a leitura mais alta.
>
> Use o medidor na mesma hora do dia ao longo de 2 semanas para estabelecer seu "padrão". Firme parceria com a equipe multiprofissional, que irá auxiliá-lo a usar os números obtidos do pico de fluxo expiratório no melhor controle da sua asma e ajudá-lo a decidir quando entrar em contato com o médico ou quando ir para uma unidade de emergência.

### Orientações ao cliente

A asma é uma doença crônica que requer cuidados por toda a vida por parte dos clientes e da equipe multiprofissional para que os objetivos da terapia sejam alcançados. O conceito de parceria consiste no trabalho conjunto entre equipe multiprofissional, cliente e família, a fim de determinar tratamentos e objetivos mutuamente acordados. Os clientes precisam conhecer e controlar múltiplas áreas, como identificação e manejo dos fatores desencadeadores, monitorando os sinais de alerta precoces de um episódio agudo e administrando as medicações do modo correto. Comorbidades, efeitos colaterais, questões financeiras, condições de vida, crenças distintas sobre a asma e outros fatores podem influenciar a adesão do cliente ao plano de manejo da asma. O envolvimento do cliente no processo de tomada de decisão pode aumentar a adesão e afetar de maneira positiva os resultados. O trabalho de Wilson e colaboradores (2010) é um excelente exemplo do uso da parceria para afetar os resultados positivos (Boxe 11.10).

### Farmacoterapia

O manejo farmacológico da asma envolve uma abordagem gradativa (Figura 11.7). As prescrições de medicamentos são baseadas na gravidade e no controle dos sinais e sintomas da asma.

### Medicamentos de alívio rápido e ação prolongada

Os medicamentos de alívio rápido são usados no tratamento imediato dos sinais e sintomas da asma; os medicamentos de ação prolongada são usados para atingir e manter o controle da

## BOXE 11.10 Pesquisa em enfermagem.

### Conexão com a prática baseada em evidências

Qual é o efeito da tomada de decisão compartilhada acerca do tratamento para os clientes com asma pouco controlada?

Wilson, R., Strub, P., Buist, S., Knowles, S., Lavori, P., Lapidus, J., Volmer, W., & the Better Outcomes of Asthma Treatment Study Group. (2010). Shared treatment decision making improves adherence and outcomes in poorly controlled asthma. *American Journal of Respiratory and Critical Care Medicine*, 18, 566-577.

### Objetivo

O objetivo do estudo foi medir a adesão às medicações de controle por parte dos clientes com asma mal controlada utilizando um dos dois modelos de tomada de decisão em comparação ao cuidado usual. As enfermeiras participaram como gestoras de cuidado na implementação desses modelos de tratamento.

### Delineamento

O Better Outcomes of Asthma Treatment (BOAT) foi um experimento multicêntrico realizado com 612 clientes com asma mal controlada. Registros computadorizados do uso excessivo do medicamento de resgate, das visitas recentes à emergência e das hospitalizações foram usados para identificar e selecionar os clientes asmáticos inadequadamente controlados. Os clientes foram designados de maneira randômica para o tratamento usual ou para uma das duas intervenções experimentais: tomada de decisão compartilhada, na qual o profissional não médico negociou um regime de tratamento que considerou os objetivos e as preferências do cliente; e tratamento prescrito pelo médico, que não considerou os objetivos e as preferências do cliente. Os dois modelos de intervenção forneceram informações pessoalmente e acompanhamento por telefone. Os profissionais não médicos incluíram enfermeiras, assistentes, fisioterapeutas respiratórios e farmacêuticos treinados em manejo da asma.

Os clientes foram acompanhados ao longo de 2 anos. O cuidado foi coordenado com o médico dos clientes. As diretrizes do Expert Panel Report 3 para tratamento e controle da asma foram seguidas. O uso de medicamentos de controle foi medido por meio dos registros da aquisição do medicamento na farmácia. A Juniper Mini Asthma Quality of Life Scale foi usada para avaliar a qualidade de vida relacionada com a asma. Os dados de saúde foram extraídos dos bancos de dados dos locais de estudo envolvidos. A análise da regressão linear multivariável generalizada foi usada para examinar o efeito da intervenção em cada resultado.

### Achados

Um total de 5.414 clientes foi considerado potencialmente elegível; 2.534 foram contatados e forneceram o consentimento para serem avaliados e incluídos. O tamanho da amostra final foi de 612 (204 em cada um dos 3 grupos). A idade média dos sujeitos foi similar em todos os grupos (45,1 a 46,9). Participaram mais mulheres do que homens, porém a distribuição entre os grupos foi igual. Os participantes da pesquisa que estavam sob o modelo de tomada de decisão compartilhada mostraram adesão significativamente maior aos medicamentos de controle ($p = 0,03$) em comparação ao grupo do tratamento usual e ao grupo sob o modelo em que o médico tomou as decisões. Além disso, revelaram resultados significativamente melhores (qualidade de vida relacionada com a asma, uso dos serviços de saúde, utilização da medicação de resgate, controle da asma e função pulmonar) quando comparados ao grupo do tratamento usual.

### Implicações de enfermagem

As enfermeiras compõem a equipe multiprofissional que cuida de clientes com doenças crônicas como a asma. Não raro, a enfermeira é a profissional que ensina os clientes sobre a doença e seus tratamentos. Este estudo apoia o conceito de parceria discutido nas diretrizes para o diagnóstico e manejo da asma. Permitir a participação do cliente na tomada de decisão ajuda a manter a asma sob controle.

---

asma persistente. Recomenda-se a dose mais baixa da medicação que alcance o controle. Quando os clientes estiverem estáveis há 3 meses, pode-se tentar reduzir a dose (Expert Panel 3 Report, 2007). Os principais medicamentos inalatórios usados na asma estão listados na Tabela 11.2.

Para os clientes com doença intermitente leve, um beta-adrenérgico de ação curta administrado por inalador com dosímetro (IDM) pode atender às demandas iniciais. O controle da asma persistente é feito principalmente pelo uso regular de medicamentos anti-inflamatórios. Corticosteroides inalatórios são o tratamento de escolha; a dose é ajustada de acordo com os sinais e sintomas do cliente e com o controle da asma. Um espaçador deve ser usado com os corticosteroides inalatórios; os clientes devem fazer gargarejo com água e cuspir após a administração para evitar candidíase, uma complicação incômoda associada ao uso desses medicamentos. Corticosteroides inalatórios podem ser administrados isoladamente ou em combinação com beta-adrenérgicos de ação prolongada.

 **Alerta farmacológico**

*Uma advertência foi publicada para os asmáticos que utilizam beta-adrenérgicos de ação prolongada (salmeterol e formoterol). Um grande experimento clínico constatou aumento do número de mortes decorrentes da asma e exacerbações nos clientes em uso dessa terapia. As diretrizes atuais recomendam o uso de beta-adrenérgicos de ação prolongada apenas em combinação com os corticosteroides inalatórios. A dose diária de beta-adrenérgicos de ação prolongada não deve exceder 100 µg de salmeterol e 24 µg de formoterol (Expert Panel 3 Report, 2007).*

### Outras medicações

Os modificadores de leucotrienos (inibidores), ou antileucotrienos, são uma classe de medicamentos que inclui montelucaste, zafirlucaste e zileuton. Os inibidores de leucotrienos atuam interferindo na síntese de leucotrienos ou bloqueando os receptores sobre os quais os leucotrienos exercem suas ações. Eles são uma alternativa ao corticosteroide inalatório para a asma persistente leve ou ser adicionados ao regime de corticoste-

| Asma intermitente | Asma persistente: medicação diária<br>Consulte um especialista em asma se a etapa 4 ou as superiores forem necessárias.<br>Considere consulta na etapa 3. |
|---|---|

**Etapa 1**
Preferência:
SABA se necessário

**Etapa 2**
Preferência: Dose baixa de CI
Alternativa: ARL, cromolina, nedocromila ou teofilina

**Etapa 3**
Preferência: Dose baixa de CI + LABA OU Dose média de CI
Alternativa: Dose baixa de CI + ARL ou teofilina ou zileuton

**Etapa 4**
Preferência: Dose média de CI + LABA
Alternativa: Dose média de CI + ARL ou teofilina ou zileuton

**Etapa 5**
Preferência: Dose alta de CI + LABA
E
Considere omalizumabe para os clientes que apresentam alergias

**Etapa 6**
Preferência: Dose alta de CI + LABA + corticosteroide oral
E
Considere omalizumabe para os clientes que apresentam alergias

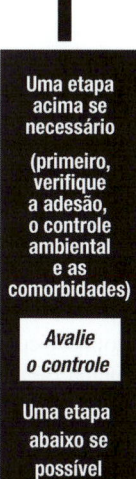

Uma etapa acima se necessário
(primeiro, verifique a adesão, o controle ambiental e as comorbidades)

**Avalie o controle**

Uma etapa abaixo se possível

(asma está bem controlada há, pelo menos, 3 meses)

Cada etapa: orientações ao cliente, controle ambiental e manejo das comorbidades.
Etapas 2 a 4: considere imunoterapia subcutânea de alergênio nos portadores de asma alérgica (ver observações).

Medicamento de alívio rápido para todos os clientes
- SABA conforme a necessidade ditada pelos sintomas. A intensidade do tratamento depende da gravidade dos sintomas: até 3 administrações em intervalos de 20 min, de acordo com a necessidade. Pode ser preciso um curso curto de corticosteroides sistêmicos orais
- Uso do SABA > 2 dias por semana para alívio dos sintomas (e não prevenção de BIE) geralmente indica controle inadequado e necessidade de subir uma etapa no tratamento.

Chave: **Usou-se a ordem alfabética quando mais de uma opção de tratamento foi listada na terapia preferencial ou alternativa.** ARL = antagonista do receptor de leucotrieno; BIE = broncospasmo induzido por exercício; CI = corticosteroide inalatório; LABA = beta$_2$-agonista de ação prolongada inalatório; SABA = beta$_2$-agonista de ação curta inalatório.

**Observações:**

- A abordagem gradativa visa ajudar, e não substituir, a tomada de decisão clínica necessária para atender às demandas individuais do cliente
- Se um tratamento alternativo for usado e a resposta for inadequada, interrompa-o e use o tratamento preferencial antes de subir uma etapa
- O zileuton é a alternativa menos desejável devido aos estudos limitados como terapia adjunta e à necessidade de monitoramento da função hepática. A teofilina requer monitoramento dos níveis séricos
- Na etapa 6, antes de os corticosteroides sistêmicos orais serem introduzidos, pode-se considerar uma tentativa com dose elevada de CI + LABA + ARL ou teofilina ou zileuton, embora essa abordagem ainda não tenha sido estudada em experimentos clínicos
- As terapias preferenciais das etapas 1, 2 e 3 são baseadas na evidência A; a terapia alternativa da etapa 3 é baseada na evidência A para ARL, evidência B para teofilina e evidência C para zileuton. A terapia de preferência da etapa 4 é baseada na evidência B, e a terapia alternativa na evidência B para ARL e teofilina e evidência D para zileuton. A terapia de preferência da etapa 5 é baseada na evidência B. A terapia de preferência da etapa 6 é baseada em (EPR – 2 1997) e evidência B para omalizumabe
- A imunoterapia das etapas de 2 a 4 é baseada na evidência B para ácaros, pelos de animais e polens; a evidência é fraca ou ausente para mofo e baratas. A evidência é mais forte para imunoterapia com alergênio único. O papel da alergia na asma é maior em crianças do que em adultos
- Os médicos que administram imunoterapia ou omalizumabe devem estar preparados e equipados para identificar e tratar a anafilaxia que pode se desenvolver

**Figura 11.7** Abordagem gradativa para o manejo da asma em jovens de 12 anos de idade ou mais e adultos. Redesenhada de Expert Panel 3 Report (2007). *Guidelines for the diagnosis and management of asthma* (p. 343). NIH Publication, Number 08-5846. National Asthma Education and Prevention Program. Summary Report. Bethesda, MD. U.S. Department of Health and Human Services, National Heart, Lung and Blood Institute.

roides inalantes na asma mais grave com o objetivo de aumentar o controle. Recomenda-se monitorar com atenção a função hepática dos clientes em uso de zileuton.

A cromolina sódica e a nedocromila estabilizam os mastócitos. São usadas principalmente como medicamento alternativo na asma persistente leve de clientes que não toleram corticosteroides inalantes ou como tratamento preventivo contra asma do exercício.

O omalizumabe (anti-IgE) é usado como terapia adicional nos clientes com asma persistente e grave, sensíveis a alergênios específicos (como gatos, cachorros e baratas). O omalizumabe é administrado por via intravenosa. Devido ao potencial para reações alérgicas graves durante a administração, o monitoramento cuidadoso e o possível tratamento contra anafilaxia são necessários.

Outras medicações eventualmente úteis incluem as metilxantinas e os anticolinérgicos. As metilxantinas, medicamentos de liberação sustentada de teofilina, são broncodilatadores leves a moderados, usados principalmente como auxiliares quando os controladores a longo prazo não conseguem obter o alívio dos sintomas durante a noite. As metilxantinas apresentam um espectro terapêutico estreito, e sua utilização requer o monitoramento do nível de teofilina sérico. O anticolinérgico ipratrópio pode ser usado como medicação alternativa de alívio rápido quando o cliente não conseguir tolerar um beta-adrenérgico de ação curta.

Os corticosteroides orais são usados para obter rápido controle da asma e durante as exacerbações agudas. Os clientes com asma grave persistente não adequadamente controlada podem requerer a administração de corticosteroides a longo prazo.

## Controle ambiental e manejo de fatores desencadeadores e comorbidades

A redução da exposição aos fatores desencadeadores da asma pode diminuir os sintomas, a inflamação e a necessidade de doses elevadas dos medicamentos. O teste cutâneo é válido em alguns clientes para identificar alergênios específicos e em possíveis candidatos à imunoterapia. Evitar efetivamente o desencadeador e o alergênio pode ser complicado quando a asma do cliente é provocada por diversos alergênios e irritantes. Pode ser preciso orientar e priorizar continuamente a redução dos desencadeadores específicos nos indivíduos. Quando os clientes são sensíveis a muitos desencadeadores, o manejo de um específico pode ser necessário para enfatizar o manejo daqueles mais incômodos primeiramente e dos menos importantes depois. Por exemplo, se um cliente apresenta uma forte reação ao antígeno da barata e uma mais amena a ácaros, os esforços iniciais devem ser direcionados para o controle das baratas.

 *Alerta farmacológico*
*Os clientes com asma persistente, pólipos nasais e sensibilidade ao ácido acetilsalicílico ou a anti-inflamatórios não esteroides (AINE) precisam evitar o uso do ácido acetilsalicílico e dos AINE devido ao risco de reações fortes e até mesmo fatais.*

As comorbidades, sobretudo aspergilose broncopulmonar alérgica (infecção fúngica), doença do refluxo gastresofágico (DRGE), obesidade, apneia obstrutiva do sono, rinite, sinusite, estresse e depressão, complicam o manejo da asma. O tratamento adequado dessas condições melhora o controle da asma.

## Manejo das complicações e exacerbações

Uma crise de asma é um episódio agudo ou subagudo de piora de dispneia, tosse, sibilo e/ou pressão torácica. As crises são classificadas de acordo com a gravidade dos sintomas, a resposta ao tratamento e as medidas do pico de fluxo expiratório. As classificações padrão são leve, moderada, grave e potencialmente fatal. Em geral, as crises leves são tratadas pelo cliente em domicílio; as moderadas requerem ida ao consultório médico ou contato direto com o médico do cliente; e as graves resultam na busca de um atendimento de emergência, seguida de possível admissão hospitalar. Os episódios muito graves precisam ser imediatamente avaliados e encaminhados à unidade intensiva.

### *Alerta de enfermagem*
*Os clientes sob alto risco de morte decorrente de asma precisam rapidamente buscar auxílio médico durante uma crise. Os fatores que colocam o cliente sob alto risco incluem história de exacerbação grave prévia com admissão em UTI e/ou intubação, duas ou mais hospitalizações ou mais de três idas à emergência no último ano, uso de mais de 2 frascos de SABA por mês, dificuldades de perceber a piora da asma, situação socioeconômica desfavorável/residência em locais pobres, uso de droga ilícita, doença psiquiátrica grave e comorbidades importantes.*

As complicações da asma envolvem piora da doença, estado de mal asmático e falência respiratória. A obstrução das vias respiratórias, particularmente durante os episódios agudos, muitas vezes resulta em hipoxemia, que requer administração de oxigênio e monitoramento da oximetria de pulso e da gasometria. Antibióticos são raramente necessários, porém podem ser usados contra pneumonia concomitante ou sinusite bacteriana.

O estado de mal asmático é um episódio grave de asma refratário à terapia inicial. Trata-se de uma emergência clínica. Os clientes relatam progressão rápida da pressão torácica, dos sibilos, da tosse seca e da dispneia. O estado de mal asmático pode ocorrer após infecção respiratória viral, exposição a um fator desencadeador ou depois da prática de exercício em ambiente frio. Infecção, ansiedade, abuso do nebulizador, não adesão às medicações de controle, desidratação, aumento do bloqueio adrenérgico e irritantes não específicos podem contribuir para esses episódios. Também pode ocorrer com pouco ou nenhum sinal de alerta, podendo evoluir com rapidez até a obstrução grave.

Os clientes em estado de mal asmático são monitorados atentamente na emergência ou na unidade de terapia intensiva. Oxigênio, hidratação adequada, nebulização regular ou contínua de SABA com ipratrópio, teofilina e corticosteroides sistêmicos são usados com frequência no manejo do estado asmático. Outros tratamentos podem ser implementados, como administração por via intravenosa de sulfato de magnésio, mistura gasosa de hélio e oxigênio e modificadores de leucotrienos inalatórios. Esses três últimos tratamentos ainda não foram bem testados em clientes em estado asmático. A intubação e a ventilação mecânica podem ser necessárias quando os clientes não respondem ao tratamento inicial (Saadeh, 2010). A comunicação e a consulta constantes com os médicos, fisioterapeutas e equipes de emergência são importantes para todos os clientes hospitalizados por asma. Os critérios de alta incluem $VEF_1$ ou medida do pico de fluxo expiratório de 70% do previsto ou mais (boa resposta) ou melhora de 50 a 70% no VEF$_1$ previsto em alguns clientes (resposta moderada); resposta sustentada ao tratamento com broncodilatador; nenhuma ou leve angústia; e ausência de hipoxemia.

### Alerta de enfermagem
*A enfermeira deve considerar que, em um "tórax silencioso", o fluxo de ar pode estar tão limitado que o sibilo pode não ser detectado. É possível que o sibilo passe a ser audível com o tratamento broncodilatador, quando as vias respiratórias estão dilatadas o suficiente para detectar o ruído.*

## Manejo de enfermagem

O manejo de enfermagem de asmáticos depende do cenário em que se encontra a enfermeira e da gravidade da doença do cliente. Os clientes podem ser tratados com sucesso no ambulatório se os sintomas forem relativamente leves ou pode ser necessário hospitalização e cuidado intensivo quando os sintomas são agudos e graves. Os episódios de asma podem ser assustadores para os clientes e para a família. A tranquilização e a abordagem calma são aspectos importantes na assistência de enfermagem.

A avaliação em enfermagem inclui a anamnese, as medidas de autocuidado usadas, a sequência de episódios de asma atuais e a resposta aos medicamentos e tratamentos usados. História de reações alérgicas a medicamentos, medicações atualmente prescritas e de venda livre (inclusive da medicina complementar e alternativa), exposição recente a alergênios e desencadeadores, hospitalizações prévias, atendimentos na unidade de emergência, admissões na unidade de terapia intensiva, intubações decorrentes da asma e percepção do cliente quanto à gravidade da asma são elementos adicionais a serem incluídos na avaliação da enfermeira. O exame físico é focalizado como o recomendado na DPOC. As medidas do pico de fluxo expiratório e da oximetria de pulso constituem medidas adicionais.

As intervenções de enfermagem nos clientes admitidos na unidade de internação devido a uma crise de asma englobam a administração de medicamentos e os tratamentos conforme a prescrição, monitoramento da resposta do cliente, preparação para alta e orientação dos clientes sobre tratamento, administração dos medicamentos, identificação e manejo dos fatores desencadeadores da asma, prevenção e tratamento de exacerbações futuras e acompanhamento clínico.

O principal foco do manejo de enfermagem de clientes em estado de mal asmático é a avaliação contínua do padrão respiratório e da resposta ao tratamento. O cuidado de enfermagem inclui monitoramento frequente dos sinais vitais, da saturação de oxigênio e do ritmo cardíaco até o controle do estado asmático; avaliação de sinais de desidratação e manejo do aporte de líquido; administração de corticosteroides sistêmicos, broncodilatadores e outras medicações conforme a prescrição (muitas vezes, como terapia contínua); auxílio dos clientes em suas atividades diárias, ajudando-os a conservar energia; e fornecimento de um ambiente tranquilo, livre de irritantes respiratórios, como flores, perfumes ou odores de agentes de limpeza. A administração de mistura gasosa de hélio e oxigênio e sulfato de magnésio são intervenções adicionais que podem ser usadas e requerem monitoramento atento.

Os clientes após alta da emergência ou da unidade de internação podem se beneficiar do encaminhamento para o pneumologista, e/ou visita domiciliar. As visitas domiciliares podem ser particularmente úteis para os clientes com exacerbações e atendimento nas unidades de emergência recorrentes. A visita domiciliar possibilita um quadro mais apurado dos alergênios e desencadeadores individuais.

A orientação do cliente é um componente fundamental da assistência da enfermeira com asmáticos. Regimes de tratamento complexos, que envolvam múltiplos e diferentes tipos de inaladores, monitoramento do controle da asma, terapia antialérgica, terapia para as comorbidades, identificação dos sinais precoces de alerta, reconhecimento e prevenção dos desencadeadores, são essenciais para o controle a longo prazo. As informações fornecidas ao cliente podem incluir a natureza da asma como uma doença inflamatória crônica; a definição de inflamação e broncoconstrição; o propósito e a ação de cada medicamento (medicamentos de alívio rápido e controladores); como identificar e evitar os fatores desencadeadores; a técnica de inalação apropriada; o desempenho e o registro do pico de fluxo expiratório; a implementação de um plano de ação designado pelo clínico e ou especialista; e o reconhecimento dos sinais e sintomas que indicam a necessidade da assistência médica imediata.

Materiais educativos estão disponíveis em diferentes fontes. A escolha dos materiais educativos usados deve ser baseada no diagnóstico, nos fatores causais, no nível de compreensão e nos aspectos culturais do cliente.

## Revisão do capítulo

### Exercícios de avaliação crítica

1. Um homem de 74 anos de idade com DPOC grave foi internado em crise aguda. Encontra-se extremamente ansioso e dispneico, é incapaz de se deitar no leito e está em oxigênio suplementar a 2 $\ell$/min. Que testes ou exames são adequados para avaliar a gravidade dos sinais e sintomas respiratórios e a oxigenação do cliente? Que outras medidas a enfermeira deve implementar?
2. Uma mulher de 69 anos de idade com DPOC relata que utiliza oxigênio continuamente há 5 anos. No entanto, diz que nem sempre utiliza o oxigênio conforme o prescrito, apenas quando "sente que precisa". Neste caso, qual abordagem educativa sobre o uso de oxigenoterapia a enfermeira deve realizar?
3. Como enfermeira no ambulatório de tratamento de asma de um centro de tratamento especializado, você observa uma mulher de 35 anos com asma. Ao indagá-la sobre o manejo dos sintomas e sobre a história medicamentosa, a cliente relata que utiliza um agente inalatório algumas vezes ao dia quando a respiração começa a ficar "realmente ruim". Apresenta sibilos e tosse algumas vezes por dia. O inalante que utiliza é o salbutamol. Ela acorda 3 vezes/semana com sintomas de asma. No registro médico, você observa que a combinação de LABA e corticosteroide administrada 2 vezes/dia

tem sido repetidamente prescrita, porém ela diz que não a utiliza com muita frequência. Usando a Figura 11.7, descreva o método de avaliação que você usaria para analisar os sintomas da asma e sua gravidade. Descreva as técnicas de orientação que você usaria para identificar o grau de conhecimento da cliente acerca das medicações. Quais recursos você utilizaria para fornecer informações sobre a ação dos medicamentos de controle e daqueles de alívio rápido, sobre a frequência e a administração correta? Que métodos você usaria para monitorar a utilização das medicações e reforçar a orientação?

4. Como enfermeira atuando na unidade hospitalar, você é responsável pela orientação e aconselhamento de um grupo de pessoas recentemente diagnosticadas com asma. Que áreas você abordaria com relação aos desencadeadores da asma? Como faria para os clientes analisarem e mudarem seus ambientes no domicílio e no trabalho? Que recursos você sugeriria?

## Questões objetivas

1. A enfermeira avalia um cliente admitido na noite anterior em crise de DPOC. Ele se queixa de piora da dispneia e se encontra sentado à beira do leito com os braços apoiados sobre os joelhos. A frequência respiratória era de 20 irpm no momento da admissão e, agora, está em 28 irpm. Os sons respiratórios estão diminuídos, com estertores audíveis em toda parte. A saturação de oxigênio está em 93% com oxigênio suplementar a 2 ℓ/min. Entre as alternativas a seguir, o que a enfermeira deve fazer? Selecione todas as que se apliquem.
   A. Administrar salbutamol usando um espaçador, cuja prescrição é para uso "conforme a necessidade".
   B. Trocar o oxigênio do cliente pela máscara de Venturi a 32%.
   C. Instruir o cliente a começar a respiração com lábios semicerrados.
   D. Orientar o cliente a realizar a tosse controlada.

2. No dia seguinte, os sintomas do cliente estão melhores. Ele se encontra menos dispneico e é capaz de andar até o banheiro com pouca ajuda. Na preparação para alta, é solicitada uma avaliação para uso de oxigênio domiciliar. A saturação de oxigênio em ar ambiente é de 88% ao repouso e de 86% ao esforço. O oxigênio administrado pela cânula nasal a 2 ℓ/min eleva a saturação do oxigênio para 94% ao repouso e 92% na deambulação. O oxigênio domiciliar é solicitado a 2 ℓ/min, 24 h por dia. O que a enfermeira inclui nas orientações oferecidas ao cliente sobre o oxigênio domiciliar?
   A. O oxigênio melhora as funções cardíaca e cognitiva, além do prognóstico.
   B. O oxigênio só precisa ser usado quando o cliente estiver dispneico.
   C. O oxigênio melhora as funções cardíaca e cognitiva, mas não o prognóstico.
   D. O oxigênio domiciliar é perigoso e explode.

3. Uma mulher de 62 anos de idade é avaliada no ambulatório em sua primeira avaliação de dispneia, tosse e produção de muco. A espirometria revela $VEF_1$ de 65% do previsto. A CVF é de 90%. A $VEF_1$/CVF é de 60%. Foi diagnosticada com DPOC. Ela relata história de tabagismo de 35 anos. Hoje em dia, fuma 10 cigarros por dia. Já tentou abandonar várias vezes e conseguiu cessar por 1 semana alguns anos atrás. Está preocupada com o ganho de peso se parar de fumar. O médico lhe receitou bupropiona e *spray* nasal de nicotina. A enfermeira é solicitada para rever uma abordagem de cessação do tabagismo. Qual das seguintes abordagens deveria ser incluída no plano? Selecione todas as que se apliquem.
   A. A bupropiona e a reposição de nicotina podem ajudar no processo de cessação do tabagismo.
   B. O sucesso da cessação do tabagismo inclui diversas abordagens.
   C. Lidar com o hábito de fumar é importante para o sucesso.
   D. Deixar de fumar após o diagnóstico de DPOC não causa efeitos sobre o prognóstico.

4. A enfermeira que trabalha na clínica para asmáticos é responsável pela orientação dos clientes acerca das medicações. Qual das seguintes afirmações é verdadeira a respeito dos medicamentos inalatórios?
   A. Todos precisam ser administrados com espaçador.
   B. Corticosteroides inalatórios são usados de acordo com a necessidade para alívio rápido.
   C. LABA pode ser usado como monoterapia para controlar a asma.
   D. LABA e corticosteroides inalatórios são usados como controle no manejo da asma.

5. Uma mulher de 45 anos de idade com diagnóstico de asma é admitida na unidade de emergência com piora dos sintomas de tosse e sibilos. Nos últimos 2 dias, vem usando salbutamol inalado a cada 3 h. Ela nega alergias medicamentosas, alimentares e ambientais. Não apresenta comorbidades e nega tabagismo. Está se recuperando de uma infecção respiratória viral. A frequência respiratória é de 28 irpm; encontra-se sentada ereta na maca. Os sons respiratórios estão acentuadamente diminuídos. A saturação de oxigênio em ar ambiente é de 89%. Qual das seguintes intervenções a enfermeira deve implementar?
   A. Administrar oxigênio para manter a saturação de oxigênio $\geq$ 92%.
   B. Recomendar a alta com acompanhamento do médico da cliente.
   C. Administrar corticosteroides inalatórios.
   D. Rever os desencadeadores da asma e os sinais de alerta precoces.

## Bibliografia e leitura sugerida

A bibliografia e a leitura sugerida para este capítulo estão disponíveis no **GEN-IO:** http://gen-io.grupogen.com.br/gen-io/.

# UNIDADE QUATRO

## Problemas Relacionados com as Funções Circulatória e Cardiovascular

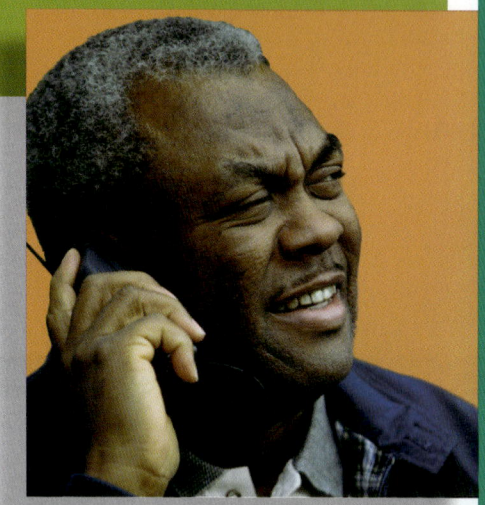

**Uma enfermeira** está cuidando de um cliente de ascendência africana, obeso de 60 anos de idade que fuma dois maços de cigarro por dia. O cliente se encontra na unidade de cardiologia para receber avaliação e tratamento de hipertensão. No momento, sua pressão arterial é de 180/90 mmHg. Ele tem diagnóstico de insuficiência cardíaca congestiva, relata não aderir atualmente ao regime terapêutico e informa que não faz acompanhamento clínico há 3 anos.

➡ Discuta os problemas atuais e potenciais da não adesão do cliente.
➡ Neste caso, é importante enfatizar que áreas do aprendizado?
➡ Discorra sobre os sistemas do organismo que podem ser afetados pela não adesão do cliente ao regime terapêutico.

# CAPÍTULO 12

JANET A. PARKOSEWICH

# Avaliação de Enfermagem | Funções Circulatória e Cardiovascular

## Objetivos de estudo

**Após ler este capítulo, você será capaz de:**

1. Descrever a relação entre as estruturas anatômicas e a função fisiológica do coração e da circulação periférica
2. Discorrer sobre a importância da história de saúde e da avaliação física para o diagnóstico dos distúrbios cardiovasculares
3. Discutir as indicações clínicas, a preparação do cliente e outras implicações para a enfermagem relacionadas com os exames e procedimentos indicados para avaliação da função circulatória e cardiovascular
4. Comparar os métodos de monitoramento hemodinâmico (como monitoramento da pressão venosa central, pressão da artéria pulmonar e pressão arterial) quanto às indicações para uso, às potenciais complicações e às responsabilidades da enfermagem.

A doença cardiovascular (DCV) refere-se às doenças que envolvem o coração e os vasos sanguíneos. No Brasil, é responsável por 29,4% de todas as mortes registradas no país em um ano. Dada a prevalência dessa doença, as enfermeiras que trabalham na maioria dos cenários de atenção à saúde vão avaliar e tratar clientes com um ou mais distúrbios associados aos vasos sanguíneos ou ao coração. Entender a estrutura e a função do sistema cardiovascular é essencial para o desenvolvimento das habilidades de avaliação.

## Visão geral da anatomia e da fisiologia

A função exclusiva do sistema cardiovascular é fazer circular sangue pela rede de vasos sanguíneos (artérias, capilares e veias) por dois sistemas circulatórios interdependentes, chamados de *sistema circulatório pulmonar* (coração direito) e *sistema circulatório sistêmico* (coração esquerdo) (Figura 12.1). O *sistema linfático* complementa a função do sistema circulatório, drenando o líquido intersticial excessivo dos tecidos e fazendo-o voltar para a corrente sanguínea pelas veias subclávia e jugular interna.

### Anatomia e fisiologia do sistema vascular

O sistema vascular é composto por vasos sanguíneos que possibilitam a circulação do sangue pelo corpo e de volta ao coração. Existem vários tipos de vasos sanguíneos, como artérias, arteríolas, capilares, vênulas e veias.

#### Artérias e arteríolas

Artérias são estruturas de parede espessa que transportam sangue rico em oxigênio e nutrientes a partir do coração para os tecidos do corpo. A aorta, a maior artéria do corpo, apresenta diâmetro aproximado de 25 mm (1 polegada) no adulto de tamanho médio. Possui várias ramificações que continuam a se dividir em artérias progressivamente menores, alcançando, às vezes, 4 mm de diâmetro. Quando esses vasos são reduzidos até cerca de 30 µm de diâmetro, passam a ser chamados de *arteríolas*, as quais se enredam pelos tecidos.

As paredes das artérias e arteríolas são compostas pela *íntima*, uma fina e lisa camada de células endoteliais; pela *média*, uma camada intermediária de músculo liso e fibras elásticas; e pela *adventícia*, uma camada protetora de tecido conjuntivo que ancora esses vasos às estruturas circunjacentes. A média é bem-desenvolvida nas artérias, enquanto nas artérias menores e nas arteríolas há muito menos tecido elástico.

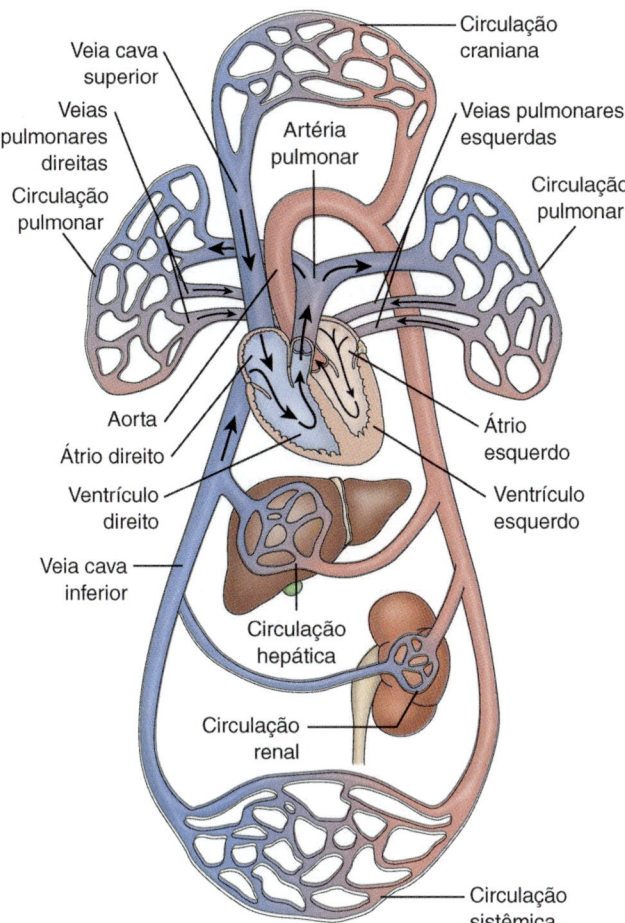

Figura 12.1 Circulações sistêmica e pulmonar. O sangue rico em oxigênio proveniente da circulação pulmonar é bombeado pelo coração esquerdo para a aorta e para as artérias sistêmicas até os capilares, onde a troca de nutrientes e produtos residuais ocorre. O sangue desoxigenado retorna ao coração direito pelas veias sistêmicas, sendo bombeado para a circulação pulmonar. As setas representam o sentido do fluxo de sangue pelos grandes vasos e câmaras do coração. A parte em azul retrata o sangue venoso, e a parte vermelha representa o sangue arterial.

## Capilares

Capilares são vasos estreitos (5 a 10 μm), formados por uma única camada de células endoteliais que permite o movimento contínuo de líquido e a troca de oxigênio e nutrientes com as células, além da remoção de dióxido de carbono e outros produtos metabólicos. A quantidade de oxigênio extraída difere entre os tipos distintos de tecido. Por exemplo, o coração apresenta grandes demandas metabólicas, extraindo cerca de 70 a 80% do oxigênio fornecido, enquanto os outros órgãos captam aproximadamente 25%.

A permeabilidade da membrana capilar e as pressões osmótica e hidrostática são os principais controles do volume e do sentido do líquido filtrado pela membrana capilar para o interstício (espaço ao redor das células). Em condições normais, a permeabilidade capilar permanece constante. A pressão hidrostática é gerada pela pressão arterial (PA), ao passo que a pressão osmótica é criada pelas proteínas plasmáticas (principalmente albumina). A pressão hidrostática, a qual é mais alta no lado arterial dos capilares, tende a levar líquido para fora dos capilares e para o interstício. O líquido intersticial é reabsorvido nos capilares no lado venoso do leito capilar, já que a força osmótica predomina sobre a pressão hidrostática nessa localidade. O excesso de líquido intersticial não reabsorvido na terminação venosa do capilar penetra no sistema linfático. Esses processos – filtração, reabsorção e formação de linfa – ajudam a manter o volume hídrico tecidual e a remover resíduos e *debris* teciduais.

O *edema* tecidual, acúmulo de líquido intersticial em excesso, ocorre devido a inúmeras razões, inclusive: condições anormais que obstruem a drenagem linfática, aumento da permeabilidade da membrana capilar, elevação significativa da pressão venosa e diminuição da força osmótica gerada pelas proteínas do plasma.

### Veias e vênulas

O sistema venoso apresenta vênulas e veias, as quais são responsáveis pelo retorno do sangue ao coração após as trocas celulares de oxigênio, nutrientes e produtos residuais metabólicos. O retorno de sangue para o coração tem início conforme os capilares emergem para formar vasos de paredes finas, chamados *vênulas*, que se juntam para formar vasos e veias maiores. As veias contêm em torno de 75% do volume de sangue total. Possuem três camadas finas menos musculares, em comparação às artérias. Desse modo, as veias prontamente se distendem, permitindo que grandes volumes de sangue se acumulem nesses vasos sanguíneos sob baixa pressão. O transporte de sangue venoso de volta ao coração direito é facilitado pela ação de bombeamento dos músculos esqueléticos e pela presença de valvas unidirecionais, o que evita o refluxo de sangue e acentua a ação de bombeamento dos músculos esqueléticos.

### Necessidades circulatórias dos tecidos

O fluxo sanguíneo arterial necessário para atender à demanda de oxigênio e de outras substâncias é determinado pela taxa de metabolismo tecidual, pela disponibilidade de oxigênio e pela função dos tecidos. O sistema nervoso central, os hormônios circulantes e certas substâncias químicas são os principais responsáveis pela regulação do fluxo de sangue. Quando as necessidades metabólicas aumentam (p. ex., devido a atividades físicas, aplicação de calor local, febre ou infecção), os vasos sanguíneos se dilatam (vasodilatação) para intensificar o fluxo de sangue para os tecidos. A vasodilatação e a consequente redução da PA são causadas pelo relaxamento dos músculos lisos dos vasos sanguíneos. Isso ocorre quando substâncias potentes, como óxido nítrico, prostaciclina, histamina, bradicinina e prostaglandina, entram na circulação.

Os vasos sanguíneos se constringem (vasoconstrição) para reduzir o fluxo de sangue quando as demandas metabólicas são baixas (p. ex., repouso, aplicação local de frio, resfriamento do corpo). A vasoconstrição é decorrente da contração dos músculos lisos das artérias, arteríolas e veias. Essa ação promove o estreitamento do lúmen dos vasos sanguíneos e a elevação da PA, e é estimulada pela liberação de norepinefrina do sistema nervoso simpático, epinefrina da medula da suprarrenal e angiotensina II. A angiotensina II é o resultado final de uma série de interações que começam com a renina (sintetizada pelos rins) e com o angiotensinogênio, uma proteína sérica circulante produzida pelo fígado, a qual forma a angiotensina I. Uma enzima (enzima conversora de angiotensina), secretada pela vasculatura pulmonar, converte a angiotensina I em angiotensina II.

## Anatomia e fisiologia do coração

O coração é um órgão muscular oco localizado no centro do tórax, ocupando o espaço entre os pulmões (mediastino) e repousando sobre o diafragma. Pesa em torno de 300 g e tem o tamanho aproximado da mão fechada, embora esse tamanho varie com idade, sexo, estatura corporal, condição física e presença de DCV.

As paredes do coração são compostas por três camadas (Figura 12.2). A camada interna, ou *endocárdio*, consiste em tecido endotelial e reveste a parte interna do coração e das valvas. A camada do meio, ou *miocárdio*, forma uma rede interconectada de fibras musculares que envolve o coração em forma de 8. Durante a contração miocárdica, essa configuração facilita a torção e o movimento de compressão que começa na parte de cima do coração. A camada externa do coração é chamada de *epicárdio*.

O coração é envolto em um fino saco fibroso chamado *pericárdio*, o qual é composto de duas camadas. Aderido ao epicárdio se encontra o *pericárdio visceral*. Envolvendo o pericárdio visceral está o *pericárdio parietal*, um tecido fibroso resistente que se fixa aos grandes vasos (veia cava inferior e superior, artéria pulmonar, veias pulmonares e aorta), diafragma, esterno e coluna vertebral, e sustenta o coração no mediastino. O espaço entre essas duas camadas (espaço pericárdico) é preenchido por cerca de 30 mℓ de líquido, o qual lubrifica a superfície do coração e reduz a fricção durante a sístole.

Base e ápice são termos comuns usados para descrever as partes superior e inferior do coração. A base constitui a porção superior, onde os grandes vasos entram e saem do coração. A parte mais inferior é chamada de ápice ou ponto de impulso máximo (PIM), onde a pulsação causada pela contração do coração pode ser palpada. O ápice cardíaco está localizado na linha clavicular média da parede torácica no quinto espaço intercostal ou a 7 ou 9 cm da borda esternal esquerda.

### Artérias coronárias

As artérias coronárias, originárias da aorta logo acima da valva aórtica, fornecem sangue arterial para o coração (Figura 12.3). As artérias coronárias, as quais alimentam o músculo cardíaco, recebem a maioria do sangue durante a diástole, quando a valva aórtica se fecha. A artéria coronária esquerda, muitas vezes denominada de *artéria coronária principal esquerda*, bifurca-se em artéria descendente anterior esquerda, a qual supre a parede anterior do coração, e *artéria circunflexa*, que envolve o lado esquerdo e irriga a parede lateral do coração.

O lado direito do coração é suprido pela artéria coronária direita, a qual avança ao redor do fundo ou pela parede inferior do ventrículo esquerdo. A artéria coronária direita se ramifica em artéria descendente posterior, a qual supre a parede posterior do ventrículo esquerdo. As veias coronárias se encontram superficiais às artérias coronárias. O sangue venoso dessas veias retorna ao coração principalmente pelo seio coronário, que se localiza na parede posterior do átrio direito.

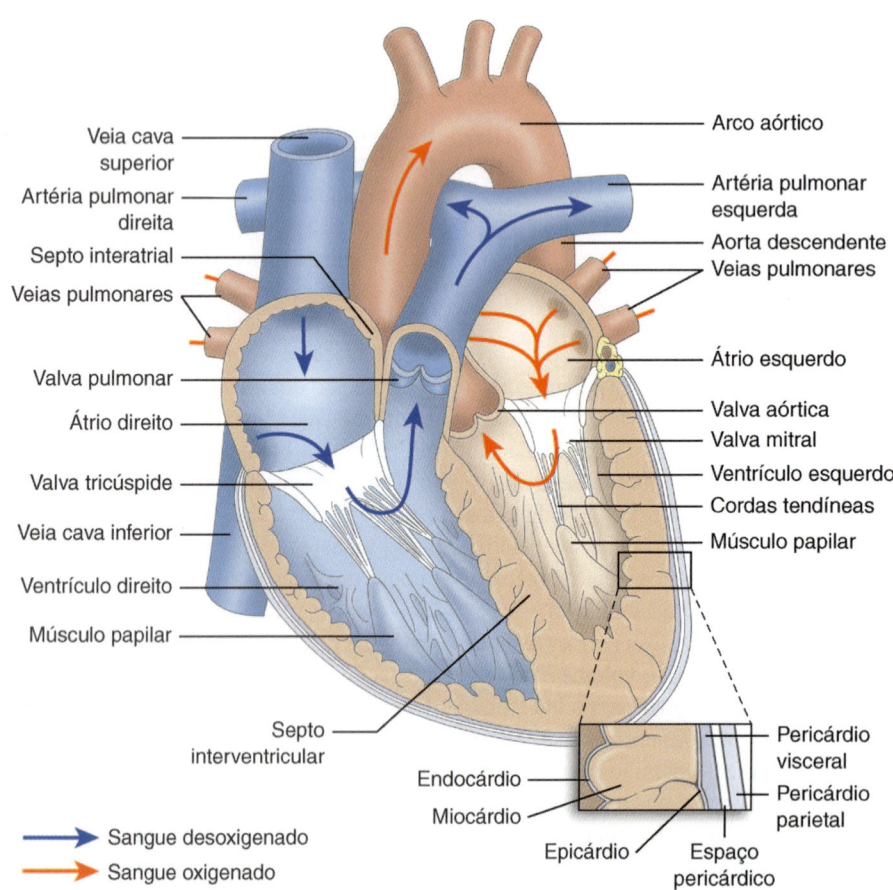

Figura 12.2 Anatomia do coração. As setas representam o fluxo sanguíneo pelas câmaras do coração.

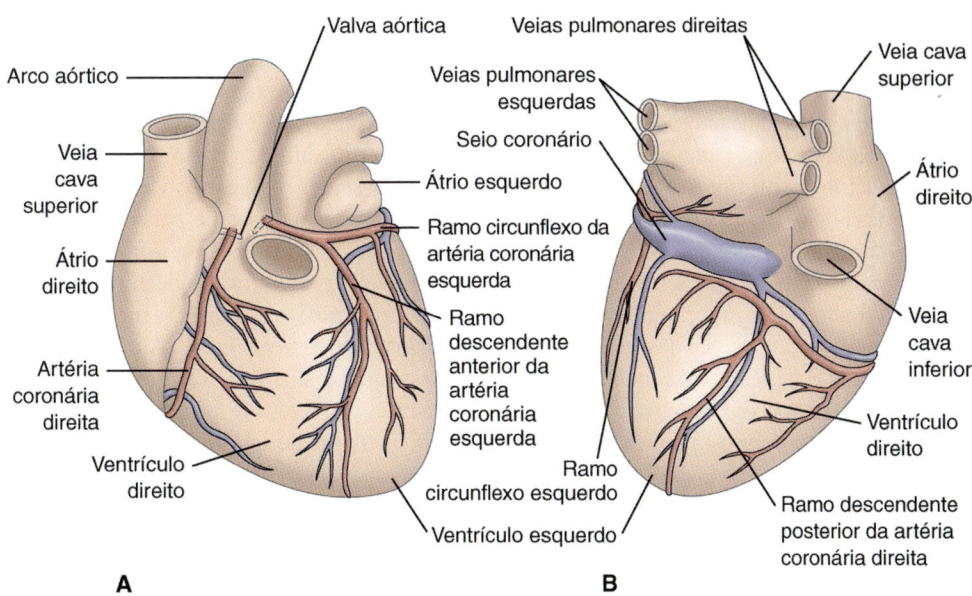

**Figura 12.3** As artérias coronárias suprem o músculo cardíaco com sangue oxigenado, ajustando o fluxo de acordo com as necessidades metabólicas. **(A)** Vista anterior e **(B)** posterior do coração.

## Grandes vasos, câmaras e valvas do coração

O coração direito e o esquerdo possuem, cada um, uma câmara superior, ou átrio, que coleta sangue, e uma câmara inferior maior com função de bomba, chamada de *ventrículo* (Figura 12.2). O sangue flui para o átrio direito proveniente das veias cavas inferior e superior, passa pela valva tricúspide e chega ao ventrículo direito. O ventrículo direito bombeia o sangue com necessidade de oxigenação para os pulmões por meio da artéria pulmonar. A artéria pulmonar é a única artéria que transporta sangue desoxigenado. O sangue oxigenado retorna para o átrio esquerdo pelas veias pulmonares. O átrio esquerdo se contrai e o sangue flui pela valva mitral para o ventrículo esquerdo. O ventrículo esquerdo bombeia o sangue pela valva aórtica para a circulação sistêmica. Assim, dois grupos de valvas estão localizados nos corações direito e esquerdo, que fornecem fluxo sanguíneo unidirecional através dessas câmaras. As valvas que separam os átrios dos ventrículos são chamadas de *valvas atrioventriculares (valvas AV)*, enquanto aquelas localizadas entre os ventrículos direito e esquerdo e seus respectivos vasos (artéria pulmonar e aorta) são denominadas *valvas semilunares*.

## Sistema de condução cardíaco

O sistema de condução cardíaco é composto por células especializadas capazes de espontaneamente iniciar um impulso elétrico (automaticidade), responder a um impulso elétrico (excitabilidade) e propagar esses impulsos de uma célula para outra (condutividade) (Figura 12.4). O **nó sinoatrial (nó SA)**, o principal marca-passo do coração, inicia impulsos elétricos em uma frequência inerente de 60 a 100 batimentos por minuto (bpm). Esses impulsos passam pelos átrios por meio das vias internodais, fazendo com que os átrios se contraiam; em seguida, passam pelo nó atrioventricular (nó AV). No nó AV, ocorre um ligeiro atraso, que sincroniza as atividades atrial e ventricular e permite o tempo adequado para o enchimento dos ventrículos. Se o nó SA falha na função de marca-passo, o nó AV é capaz de assumir esse papel por meio da liberação de impulsos elétricos em uma frequência de 40 a 60 bpm. Os impulsos são conduzidos aos ventrículos pelo feixe de His, ao ramo direito do feixe (localizado no ventrículo direito), ao ramo esquerdo do feixe (localizado no ventrículo esquerdo) e, por fim, às fibras de Purkinje, ponto em que os ventrículos são estimulados a se contrair (sístole ventricular). O tecido de condução nos ventrículos apresenta uma frequência inerente de 30 a 40 bpm, e assume o papel de marca-passo se os nós SA e AV falharem no fornecimento dos impulsos elétricos.

Em nível celular, a atividade elétrica do coração é decorrente da troca de partículas eletricamente carregadas, chamadas de *íons*, por meio de canais localizados nas membranas celulares. Esses canais regulam o movimento e a velocidade dos íons, especificamente do sódio e do potássio. Quando a célula se encon-

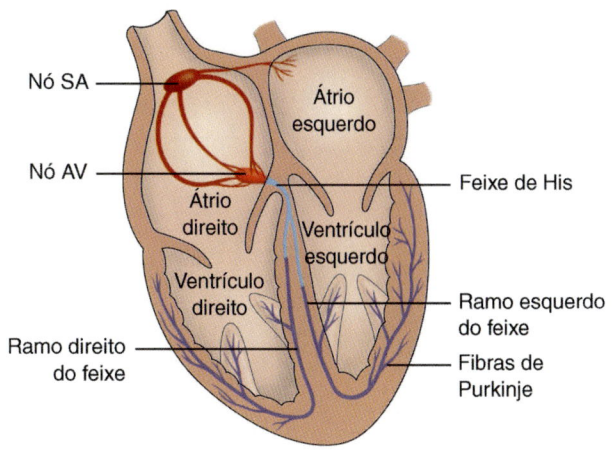

**Figura 12.4** Sistema de condução cardíaca. AV = atrioventricular; SA = sinoatrial.

tra em estado de repouso ou em estado polarizado, o sódio é o principal íon extracelular, enquanto o potássio é o principal íon intracelular. Essa diferença na concentração iônica faz com que o interior da célula tenha carga elétrica negativa em comparação à carga elétrica positiva no lado externo. Durante a estimulação elétrica das células do miocárdio, conforme os íons de sódio se movimentam para dentro da célula e os de potássio se movimentam para fora, ocorre a inversão dessas cargas. Essa troca de íons caracteriza o período conhecido como **despolarização**, o qual é seguido rapidamente pela contração do miocárdio estimulado. Uma vez completada a despolarização, a troca dos íons se inverte de volta ao estado polarizado. Esse período é conhecido como **repolarização**. É análogo a um período de repouso, que permite que as células do miocárdio se preparem para a próxima despolarização e para a subsequente contração.

## Hemodinâmica cardíaca

A hemodinâmica cardíaca descreve as pressões ou forças de bombeamento necessárias para o coração conseguir manter o fluxo de sangue pelo sistema cardiovascular. Um importante determinante do fluxo de sangue é o princípo de que o líquido flui de uma região de pressão mais alta para uma de pressão mais baixa. As pressões responsáveis pelo fluxo sanguíneo são geradas durante a sístole e a diástole. A Figura 12.5 identifica as pressões nos grandes vasos e nas câmaras cardíacas durante a sístole e a diástole.

### Ciclo cardíaco

Ciclo cardíaco é o termo usado para descrever os eventos que ocorrem no coração desde o começo de um batimento cardíaco até o início do batimento subsequente. Portanto, o número de ciclos cardíacos completados em 1 min é dependente da frequência cardíaca. Cada ciclo cardíaco apresenta três grandes eventos sequenciais, os quais incluem **diástole**, **sístole** atrial e sístole ventricular. Diástole é o período no qual os átrios e ventrículos estão relaxados, permitindo que os ventrículos se encham de sangue. A sístole se refere ao período de contração miocárdica.

O sangue desoxigenado (sangue venoso) proveniente dos tecidos penetra na circulação pulmonar, fluindo para o átrio direito por meio da veia cava superior (cabeça, pescoço e membros superiores), da veia cava inferior (tronco e membros inferiores) e do seio coronário (coração). No lado esquerdo do coração, o sangue oxigenado vindo da circulação pulmonar retorna para o átrio esquerdo pelas veias pulmonares. Durante a diástole, a pressão nos ventrículos é reduzida, permitindo que as valvas AV (valva tricúspide no coração direito e valva mitral no esquerdo) se abram. O sangue flui livremente de ambos os átrios para os ventrículos. Ao final da diástole, os átrios se contraem (sístole atrial), forçando o sangue remanescente para os ventrículos. A sístole atrial é um evento importante, pois aumenta o volume de sangue ventricular em 15 a 25%.

> **Alerta de enfermagem**
> *A perda da sístole atrial diminui o débito cardíaco, levando ao desenvolvimento de sintomas como tonturas, vertigens, síncope, diminuição da tolerância às atividades e hipotensão. A fibrilação atrial é uma arritmia conhecida por ser associada à perda da sístole atrial. A perda da contração atrial coordenada com o ventrículo diminui a pré-carga ventricular esquerda e reduz de maneira significativa o débito cardíaco.*

Durante a sístole ventricular, a elevação da pressão nos ventrículos fecha as valvas AV e força as semilunares (valva pulmonar no lado direito e valva aórtica no esquerdo) a se abrir. As outras estruturas ligadas às valvas AV (cordas tendíneas e músculos papilares) mantêm os folhetos das valvas fechados, evitando, desse modo, a regurgitação do sangue para os átrios. Essa função possibilita o fluxo unidirecional do sangue do ventrículo direito para a artéria pulmonar e, daí, para os pulmões, a fim de que possa ser oxigenado (circulação pulmonar); e do ventrículo esquerdo para a aorta e, daí, para o restante do corpo por meio da circulação sistêmica.

### Débito cardíaco

O **débito cardíaco** se refere ao volume de sangue bombeada por cada ventrículo em litros por minuto. No adulto em repouso, o débito cardíaco é de cerca de 4 a 6 $\ell$/min, porém varia bastante de acordo com as necessidades metabólicas do corpo.

O débito cardíaco é uma função do **volume sistólico** e da frequência cardíaca. Volume sistólico é o volume de sangue ejetado em cada batimento do coração. A média do volume sistólico de repouso é de 70 m$\ell$. Cada vez que o coração bate, apenas uma fração do sangue presente nos ventrículos é ejetada, a qual é chamada de **fração de ejeção** (FE). A FE do ventrículo esquerdo (normalmente 50 a 70%) é analisada com frequência, pois constitui uma importante medida não invasiva da contratilidade miocárdica. A FE é menor em condições que deprimem a contratilidade do miocárdio – como infarto do miocárdio (IM) e insuficiência cardíaca (IC).

#### Efeito da frequência cardíaca sobre o débito cardíaco.

O débito cardíaco atende às demandas metabólicas dos tecidos, em parte, mudando a frequência cardíaca. Por exemplo, a frequência cardíaca aumenta nos períodos de alta demanda de oxigênio, como durante atividades físicas, voltando para a frequência cardíaca basal quando se encontra em repouso.

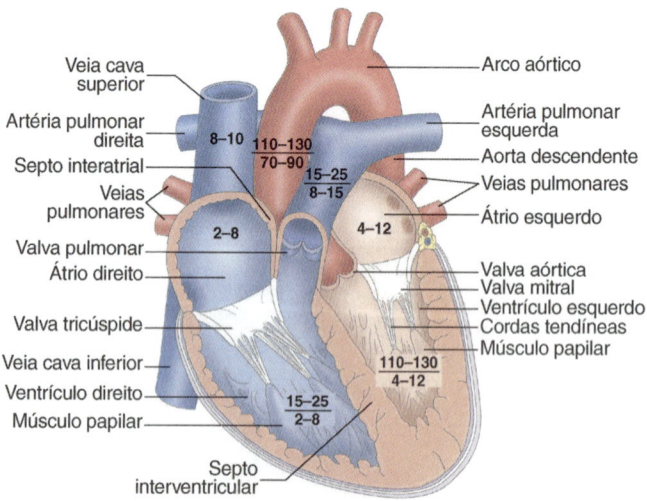

**Figura 12.5** Pressões nas câmaras e nos grandes vasos. As pressões são identificadas em mmHg como pressão média ou pressão diastólica em relação à sistólica.

As mudanças na frequência cardíaca são feitas pela inibição ou estimulação do nó SA e pelas divisões parassimpáticas e simpáticas do sistema nervoso autônomo. Os impulsos parassimpáticos, os quais viajam até o nó SA pelo nervo vago, tornam a frequência cardíaca mais lenta, enquanto as inervações simpáticas, por intermédio dos receptores beta$_1$, intensificam a frequência cardíaca.

A frequência cardíaca também é estimulada pelo nível elevado de catecolaminas circulantes (secretadas pelas glândulas suprarrenais) e pelo hormônio da tireoide em excesso, o qual produz um efeito similar ao da catecolamina.

Além disso, a frequência cardíaca é afetada pelo sistema nervoso central e pela atividade barorreceptora. Os **barorreceptores**, localizados no arco aórtico e nas artérias carótidas internas direita e esquerda (no ponto de bifurcação das artérias carótidas comuns), são sensíveis às mudanças na PA. Durante as elevações da PA (**hipertensão**), essas células acentuam a frequência de liberação, transmitindo impulsos para a medula. Isso inicia a atividade parassimpática e inibe a resposta simpática, reduzindo a frequência cardíaca e a PA. Em contraste, a PA baixa (hipotensão) exerce menos estimulação barorreceptora, reduzindo a ação parassimpática no nó SA e possibilitando o aumento da atividade simpática. A consequente vasoconstrição e o aumento da frequência cardíaca elevam a PA.

**Efeito do volume sistólico sobre o débito cardíaco.** O volume sistólico é o principal determinante do débito cardíaco e é influenciado por três fatores interdependentes: pré-carga, pós-carga e contratilidade.

A **pré-carga** se refere à pressão gerada nos ventrículos no final da diástole e ao consequente estiramento das fibras musculares. Há uma relação direta entre o volume sanguíneo diastólico final e o grau de estiramento. Conforme o volume de sangue aumenta, o grau de estiramento se eleva, resultando em contração mais forte e em volume sistólico maior. Essa relação, chamada de lei de Frank-Starling (ou Starling) do coração, é mantida até se chegar ao limite fisiológico do músculo.

A pré-carga é reduzida pela diminuição do volume de sangue que retorna aos ventrículos. Vasodilatação e perda de volume decorrente de sangramento, diurese, vômitos e diaforese excessiva reduzem a pré-carga. A pré-carga é incrementada pelo aumento do retorno de volume sanguíneo circulante para os ventrículos. O controle da perda de sangue ou de líquidos corporais e a reposição de líquido (como transfusão de sangue e administração de líquidos IV) são exemplos de maneiras de aumentar a pré-carga.

A **pós-carga**, a resistência à ejeção de sangue ventricular, é o segundo determinante do volume sistólico. O coração direito coleta sangue venoso, o qual revela pressão muito baixa e encontra pouca resistência conforme é ejetado para o sistema vascular pulmonar, mais conhecida como **resistência vascular pulmonar**. Por outro lado, o coração esquerdo requer pressões significativamente mais altas para se sobrepor à resistência criada pelas artérias na circulação sistêmica. Essa resistência é chamada de **resistência vascular sistêmica**.

Existe uma relação inversa entre a pós-carga e o volume sistólico. Por exemplo, a pós-carga é aumentada pela constrição arterial, o que leva à diminuição do volume sistólico. O oposto vale para a dilatação arterial, uma situação que reduz a pós-carga e eleva o volume sistólico.

A **contratilidade** se refere à força gerada pela contração do miocárdio sob uma dada condição. É acentuada pelas catecolaminas circulantes, pela atividade neuronal simpática e por determinados medicamentos (como digoxina, dopamina IV ou dobutamina). A contratilidade aumentada resulta em volume sistólico maior, e é deprimida por hipoxemia, acidose e algumas medicações (como medicamentos bloqueadores beta-adrenérgicos).

## Anatomia e fisiologia do sistema linfático

O sistema linfático e o sistema cardiovascular estão intimamente ligados. O sistema linfático é formado por linfa, vasos linfáticos e linfonodos. Esse sistema coleta o líquido intersticial, chamado de linfa, e o leva de volta ao sistema cardiovascular, ajudando, desse modo, a manter a pré-carga. O sistema linfático também é importante no sistema imunológico, produzindo linfócitos que defendem o corpo contra doenças.

Linfa é um líquido claro, de composição comparável à do plasma sanguíneo, que contém proteínas plasmáticas, linfócitos e outros componentes. É formado pela filtragem do líquido intersticial para os vasos linfáticos. Os vasos linfáticos constituem uma complexa rede de vasos de paredes finas que parecem veias, mas com algumas exceções: os vasos linfáticos apresentam paredes mais finas, têm mais valvas e contêm linfonodos. A linfa passa prontamente para esses vasos, pois são muito permeáveis e não pressurizados.

Conforme vai circulando pelos vasos, a linfa passa por um ou mais linfonodos antes de retornar ao sangue venoso por meio de aberturas presentes nas veias subclávias direita e esquerda. Os linfonodos, pequenas estruturas em forma de feijão, filtram a linfa e fornecem o ambiente para os linfócitos realizarem sua função imune após a exposição aos antígenos estranhos, como bactérias e vírus. Os linfonodos estão localizados em grupos principalmente nas regiões cervical, axilar e inguinal.

Os vasos linfáticos convergem para duas estruturas principais: o ducto torácico e o ducto linfático direito. Os vasos linfáticos dependem de valvas unidirecionais, pulsações arteriais e contração das paredes linfáticas e do músculo esquelético adjacente para impulsionar a linfa em direção aos pontos de drenagem venosa nas veias subclávias.

### Considerações gerontológicas

À medida que as pessoas envelhecem, a massa de músculo miocárdico encolhe (atrofia) e suas paredes se espessam (hipertrofia). O processo de envelhecimento também promove diminuição da elasticidade e dilatação da aorta, calcificação e enrijecimento dos vasos sanguíneos, espessamento e aumento da rigidez das valvas cardíacas, e aumento do tecido conjuntivo no sistema de condução cardíaco. Essas alterações levam à diminuição do débito cardíaco e ao comprometimento do fluxo de sangue para os tecidos. Consequentemente, o coração envelhecido tem capacidade limitada de responder às demandas maiores de oxigênio e nutrientes ocasionadas pelo estresse físico e emocional e por doenças. Essas mudanças associadas à idade colocam os idosos em risco de desenvolvimento de sintomas graves, inclusive fadiga, dispneia, angina, palpitações, dor nos membros inferiores, tonteira e síncope. As alterações no sistema cardiovascular relacionadas com a idade estão resumidas na Tabela 12.1.

**Tabela 12.1** Considerações gerontológicas | Alterações no sistema cardiovascular relacionadas com a idade.

| Componente do sistema cardiovascular | Alterações estruturais | Alterações funcionais | Histórico de saúde e achados do exame físico |
|---|---|---|---|
| Miocárdio ventricular | Perda de massa muscular Hipertrofia | Ventrículos rígidos, não complacentes Diminuição do débito cardíaco | Fadiga, ↓ da tolerância ao exercício Sinais/sintomas de arritmia ou IC PIM palpado lateralmente à linha medioclavicular A ausculta revela $B_4$ |
| Valvas | Calcificação das valvas AV | Fluxo sanguíneo turbulento pelas valvas | Sopros e frêmitos |
| Sistema de condução | Depósitos de tecido conjuntivo | ↓ da frequência do nó SA e da velocidade de condução | Bradicardia BAV |
| Sistema nervoso simpático | ↓ da resposta aos estímulos beta-adrenérgicos | ↓ da FC e da resposta da contratilidade ao exercício ↑ do tempo para a FC voltar ao valor basal | Fadiga e ↓ da tolerância ao exercício |
| Aorta e artérias | Calcificação e enrijecimento dos vasos sanguíneos ↓ da elasticidade e dilatação da aorta | Hipertrofia do ventrículo esquerdo | ↑ progressivo da PA sistólica; ↑ da PA diastólica Ampliação da pressão de pulso |
| Resposta do barorreceptor | ↓ da sensibilidade do barorreceptor aos episódios de hipertensão e hipotensão | Os barorreceptores não conseguem regular a FC e o tônus vascular, fazendo com que a resposta às alterações posturais seja lenta | Hipotensão postural, tontura ou síncope quando sentado ou de pé |

AV = atrioventriculares; BAV = bloqueio atrioventricular; FC = frequência cardíaca; IC = insuficiência cardíaca; PA = pressão arterial; PIM = ponto de impulso máximo; SA = sinoatrial; ↑ = aumento; ↓ = diminuição.

## Considerações sobre sexo

O coração de uma mulher é menor e pesa menos que o coração de um homem. As artérias coronárias da mulher são menores, sendo obstruídas mais facilmente em decorrência de **aterosclerose** e tornando mais difíceis, do ponto de vista técnico, procedimentos como cateterismo cardíaco e angioplastia, com índice mais alto de complicações após sua realização. Além disso, a frequência cardíaca de repouso, o volume sistólico e a fração de ejeção (FE) do coração de uma mulher são maiores do que nos homens. O primeiro episódio de doença da artéria coronária (DAC) nas mulheres ocorre quase uma década depois do que ocorre nos homens. Essas diferenças na apresentação da doença são atribuídas à proteção pré-menopausa oferecida pelo estrogênio circulante.

## Avaliação do sistema cardiovascular

A frequência e a extensão da avaliação de enfermagem do sistema cardiovascular são baseadas em vários fatores, inclusive na gravidade dos sintomas do cliente, na presença de fatores de risco, no cenário da prática e no propósito da avaliação. Embora os componentes da avaliação cardiovascular continuem sendo os mesmos, as prioridades da avaliação variam de acordo com as necessidades do cliente. Por exemplo, na emergência, a enfermeira, ao assistir um cliente admitido com sintomas associados à síndrome coronariana aguda (SCA), faz uma avaliação rápida e focada, porque o tratamento de SCA é dependente do tempo.

## Histórico de saúde

As enfermeiras que atuam em cenários onde os clientes com DCV são encontrados precisam ser especialistas no reconhecimento dos sintomas cardíacos, bem como no fornecimento do cuidado oportuno que, muitas vezes, salva a vida do cliente. Da mesma maneira, os clientes precisam ser capazes de reconhecer quando estão apresentando esses sintomas e de saber como manejá-los. Muitas vezes, os clientes não conseguem perceber a importância de um novo sintoma cardíaco ou do seu agravamento. Esse problema resulta em demora prolongada na procura dos tratamentos. As principais barreiras à busca imediata pelo tratamento responsável pela manutenção da vida são falta de conhecimento do risco pessoal e dos sintomas de doença cardíaca, atribuindo os sintomas a uma causa benigna; negação da importância do sintoma; e sentimento de vergonha por manifestá-lo (Moser, Kimble, Alberts et al., 2007). O Boxe 12.1 discute as diferenças de sexo quanto ao conhecimento, às atitudes e às crenças sobre doença cardíaca, e as implicações no fornecimento do cuidado de enfermagem baseado em evidências.

### Queixas comuns

Os sinais e sintomas comuns de DCV, com os diagnósticos relacionados entre parênteses, são abordados na seção a seguir.

- Desconforto ou dor torácica (SCA que inclui angina instável e IAM, arritmias, valvopatia cardíaca)
- Desconforto ou dor em outras áreas da região superior do corpo, inclusive em um ou nos dois braços, costas, pescoço, mandíbula ou estômago (SCA)

- Tonteira, síncope ou alterações no nível de consciência (SCA, choque cardiogênico, distúrbios cerebrovasculares, arritmias, hipotensão, hipotensão postural, síncope vasovagal)
- **Claudicação intermitente** ou dor ao repouso nos membros inferiores, especialmente à noite (doença arterial periférica – DAP)
- Palpitações ou taquicardia (SCA, cafeína ou outros estimulantes, desequilíbrios eletrolíticos, IC, estresse, doença valvopatia cardíaca, aneurisma ventricular)
- Edema periférico (IC, DAP), ganho de peso (IC) ou ascite e distensão abdominal decorrente de fígado e baço aumentados – hepatoesplenomegalia (IC)
- Dispneia, com ou sem dor torácica (SCA, choque cardiogênico, IC, edema pulmonar, valvopatia cardíaca)
- Fadiga incomum caracterizada pela sensação de mais cansaço ou fadiga do que o normal (sintomas de alerta precoce de SCA, IC, valvopatia cardíaca).

### Dor torácica

A dor e o desconforto torácicos são sintomas frequentes causados por inúmeros problemas cardíacos e não cardíacos. A Tabela 12.2 identifica as características das causas comuns de dor no tórax. Para diferenciar essas etiologias da dor, a enfermeira pede ao cliente que identifique o grau (0 = sem dor e 10 = pior dor já sentida), a localização e o caráter da dor. É importante reconhecer os eventos que antecedem o surgimento e a duração do sintoma e as medidas que agravam ou aliviam os sinais e sintomas associados, como diaforese e náuseas. A enfermeira deve manter claros os seguintes aspectos ao avaliar os clientes com desconforto ou dor torácica:

- A intensidade e a duração do desconforto ou da dor torácica não indicam a gravidade da causa. Por exemplo, um cliente com espasmo esofágico pode classificar a dor como "10/10" para sua dor torácica, enquanto aquele que apresenta um IAM pode relatar apenas pressão de leve a moderada no tórax
- Mais de uma condição cardíaca pode ocorrer ao mesmo tempo. Durante um IAM, os clientes podem relatar dor torácica decorrente de **isquemia** miocárdica (aporte inadequado de oxigênio para os tecidos), dispneia de IC e palpitações de arritmias. Tanto a IC quanto as arritmias são complicações do IAM.

---

**BOXE 12.1 — Pesquisa em enfermagem.**

### Conexão com a prática baseada em evidências

Há alguma evidência de que existam diferenças entre os sexos no que concerne ao conhecimento, à atitude e às crenças acerca da doença cardíaca?

Jensen, L. A. & Moser, D. K. (2008). Gender differences in knowledge, attitudes, and beliefs about heart disease. *Nursing Clinics of North America*, 43(1), 77-104.

### Objetivo

Existe uma suposição prevalecente entre os profissionais da área de saúde de que as mulheres, em comparação aos homens, apresentam menos conhecimento sobre as doenças cardíacas. Essa hipótese pode estar equivocada, já que a maioria das pesquisas que examinaram esses conceitos incluiu apenas mulheres. O propósito desse trabalho foi revisar a literatura sobre as diferenças entre homens e mulheres a respeito do conhecimento, das atitudes e das crenças sobre doença cardíaca.

### Delineamento

Uma pesquisa computadorizada foi realizada usando o banco de dados MEDLINE, PsychINFO, Community of Science e Cumulative Index of Nursing and Allied Health Literature (CINAHL) para identificar estudos publicados na língua inglesa entre 1990 e os dias atuais. Trinta e um estudos foram identificados e 12 eram pesquisas conduzidas apenas com mulheres. Além disso, as listas de referências desses estudos foram pesquisadas para encontrar outros artigos de interesse não capturados na pesquisa computadorizada.

### Achados

As diferenças de metodologia entre todos os estudos limitam a generalização dos resultados. Entretanto, as enfermeiras vão perceber que certos temas que surgiram dessa revisão são traduzíveis para a prática clínica. Por exemplo, nunca tantos homens e mulheres tiveram a consciência de que a doença cardíaca é a principal causa de morte, porém esse fato continua não recebendo o valor devido pelos dois sexos. Em geral, as mulheres continuam a acreditar que a doença cardíaca é um problema de saúde masculino e creem que o câncer de mama é a maior preocupação das mulheres. Tanto homens quanto mulheres tiveram dificuldades em identificar os fatores de risco cardíaco, e aqueles que foram capazes de reconhecê-los não conseguiram personalizar seu próprio risco. Esse achado também foi evidente nas pessoas com história de doença cardíaca. De fato, as pessoas com doença cardíaca diagnosticada, muitas vezes, não se lembram de terem sido informadas de que tinham fatores de risco.

Um achado adicional preocupante foi que a maioria das pessoas descreveu a dor torácica forte como o sintoma predominante de infarto agudo do miocárdio (IAM). Poucos conhecem os sintomas que anunciam um IAM, além da dor torácica. Homens e mulheres que sofreram IAM comumente atribuíram o que sentiam a uma causa não cardíaca, pois seus sintomas não foram os esperados, o que provocou atrasos prolongados na procura pelo cuidado médico.

### Implicações de enfermagem

As enfermeiras não devem fazer suposições sobre o conhecimento, as atitudes e as crenças sobre doença cardíaca dos clientes, sobretudo daqueles de alto risco ou com doença cardíaca conhecida. Os clientes que não conhecem o seu próprio risco de doença cardíaca são menos propensos a se dedicar às estratégias de prevenção primária e, na presença do IAM, estão despreparados para reconhecer os sintomas e buscar o cuidado imediato para evitar um quadro de maior gravidade e risco. Uma meta importante das avaliações de saúde é identificar os déficits de conhecimento dos clientes com relação aos fatores de risco pessoais, aos comportamentos de estilo de vida, ao reconhecimento dos sintomas e ao comportamento de busca de saúde. Um plano de aprendizado é recomendado para atender às necessidades individuais.

**Tabela 12.2** Características das causas cardíacas e não cardíacas de dor no tórax.

| Localização | Caráter | Duração | Eventos precipitantes e fatores agravantes | Fatores de alívio |
|---|---|---|---|---|
| **Angina de peito**<br>Síndrome coronariana aguda (SCA) (angina instável, infarto do miocárdio – IM)<br><br>*Distribuição usual da dor na isquemia miocárdica*<br>*Mandíbula*<br>*Epigástrio*<br>*Lado direito*<br>*Costas*<br>*Locais menos comuns de dor nos casos de isquemia miocárdica* | Angina:<br>Pressão desconfortável, opressão ou sensação de plenitude na área subesternal do tórax<br>Pode irradiar pelo tórax até o aspecto medial de um ou dos dois braços e mãos, mandíbula, ombros, costas ou epigástrio<br>Radiação para os braços e mãos, descrita como parestesia, formigamento ou dor | Angina:<br>5 a 15 min | Angina: esforço físico, tensão emocional, refeição volumosa ou exposição a extremos de temperatura | Angina: repouso, nitroglicerina, oxigênio |
| | SCA:<br>Semelhante à dor da angina do peito<br>Dor ou desconforto variam de leves a graves<br>Associada a dispneia, diaforese, palpitações, fadiga incomum e náuseas ou vômitos | SCA:<br>> 15 min | SCA: tensão emocional ou esforço físico incomum que ocorre nas primeiras 24 horas após o surgimento do sintoma<br>Pode ocorrer em repouso ou durante o sono | SCA: morfina, reperfusão da artéria coronária com agente trombolítico ou intervenção coronária percutânea |
| Pericardite | Dor epigástrica ou subesternal aguda, forte<br>Pode irradiar para o pescoço, braços e costas<br>Os sintomas associados incluem febre, mal-estar, dispneia, tosse, náuseas, tonteira e palpitações | Intermitente | Surgimento repentino<br>A dor aumenta com inspiração, deglutição, tosse e rotação do tronco | Sentar-se com as costas retas, analgesia, medicamentos anti-inflamatórios |
| Distúrbios pulmonares (pneumonia, embolismo pulmonar) | Dor epigástrica ou subesternal aguda e forte que emerge da porção inferior da pleura (referida como dor pleurítica). O cliente pode ser capaz de localizar a dor | ≥ 30 min | Acompanha um processo infeccioso ou não infeccioso (IM, cirurgia cardíaca, câncer, distúrbios imunes, uremia)<br>A dor pleurítica aumenta com inspiração, tosse, movimento e decúbito dorsal<br>Ocorre em conjunto com infecções pulmonares nosocomiais ou adquiridas na comunidade (pneumonia) ou com trombose venosa profunda (embolismo pulmonar) | Tratamento da causa subjacente |

*(continua)*

**Tabela 12.2** Características das causas cardíacas e não cardíacas de dor no tórax. (*continuação*)

| Localização | Caráter | Duração | Eventos precipitantes e fatores agravantes | Fatores de alívio |
|---|---|---|---|---|
| Distúrbios esofágicos (hérnia de hiato, esofagite por refluxo ou espasmo) | Dor subesternal descrita como aguda, em queimação ou intensa<br>Muitas vezes, é similar à angina<br>Pode irradiar para o pescoço, braço ou ombros | 5 a 60 min | Permanecer na posição deitada, líquidos gelados, exercício | Alimento ou antiácido |
| Ansiedade e síndrome do pânico | Dor descrita como de lancinante a contínua<br>Associada a diaforese, palpitações, dispneia, formigamento das mãos e da boca, sensação de estar fora da realidade ou medo de perder o controle | Picos em 10 min | Pode ocorrer a qualquer momento, inclusive durante o sono<br>Pode estar associada a um desencadeador específico | Remoção do estímulo, relaxamento, medicamentos para tratar ansiedade ou o distúrbio subjacente |
| Distúrbios musculoesqueléticos (costocondrite) | Dor aguda, localizada, lancinante ou aguda na região anterior do tórax<br>Geralmente, é unilateral<br>Pode irradiar pelo tórax até o epigástrio ou as costas | De horas a dias | Muitas vezes, sucede uma infecção do trato respiratório com tosse importante, exercícios vigorosos ou um trauma<br>Alguns casos são idiopáticos<br>Exacerbada por inspiração profunda, tosse, espirro e movimento do tronco superior ou braços | Repouso, gelo ou calor<br>Medicamentos analgésicos ou anti-inflamatórios |
| Aorta dissecante | Dor intensa e persistente na região anterior do tórax/dorso<br>Irradia para os ombros, epigástrio ou abdome<br>Associada a sudorese e taquicardia | Início súbito | Hipertensão, trauma fechado no tórax ou uso de cocaína | Intervenções conservadoras ou cirúrgicas |

## Sintomas da síndrome coronariana aguda

As enfermeiras precisam coletar as queixas dos clientes com sintomas cardíacos graves até que a causa seja determinada. Em virtude da grande prevalência de doença da artéria coronária (DAC), todos os clientes que relatam novos aparecimentos ou agravamentos dos sintomas cardíacos, particularmente aqueles em risco de DAC ou com história de DAC, devem ser avaliados a princípio quanto à síndrome coronariana aguda (SCA). Existem características distintas dos sintomas de SCA que precisam ser consideradas durante a avaliação:

- A maioria dos clientes com SCA ocasionalmente manifesta sintomas prodrômicos um mês ou mais antes do evento agudo. Os sintomas prodrômicos englobam fadiga incomum, dispneia, distúrbios do sono, ansiedade ou desconforto torácico (dor, pressão) intermitente. Uma vez que esses sintomas são menos graves do que aqueles manifestados durante a SCA, não raro os clientes os atribuem a um problema benigno, como estresse, e não buscam assistência médica. As enfermeiras devem incluir questões sobre sintomas prodrômicos ao avaliar clientes com sintomas cardíacos

- Cerca de 50% dos homens e mulheres com SCA relatam sintomas torácicos, enquanto o restante pode desenvolver vários sintomas, como dor nas costas, nos ombros, nos braços ou no pescoço, queimação epigástrica ou dispneia. Homens e mulheres têm muitas concepções equivocadas sobre seus fatores de risco e sobre os sinais e sintomas de doença cardíaca
- Durante a manifestação da SCA, o indivíduo apresenta um grupo de, pelo menos, quatro sintomas, que podem incluir desconforto ou dor torácica; dor nas costas, no ombro, no braço ou no pescoço; queimação epigástrica ou indigestão; dispneia; fadiga incomum; e diaforese. A combinação dos sintomas varia de pessoa para pessoa e, com frequência, são referidos como grupo de sintomas de SCA (Ryan, DeVon e Horne, 2007)
- As neuropatias nos clientes idosos e nos diabéticos podem evitar que esses clientes apresentem dor ou desconforto associado à isquemia miocárdica. Em vez disso, eles podem relatar fadiga incomum ou dispneia. Em alguns clientes, a SCA é assintomática, a qual é referida como *isquemia silenciosa*
- Um eletrocardiograma (ECG) de 12 derivações e uma análise laboratorial sérica dos biomarcadores cardíacos são necessários para determinar se o cliente com sintomas de SCA está desenvolvendo angina instável ou IAM.

### BOXE 12.2 Fatores de risco para doenças cardiovasculares.

**Fatores de risco não modificáveis**

- Idade avançada
- Sexo masculino
- Hereditariedade, inclusive etnia

**Fatores de risco modificáveis e objetivos do tratamento***

- Hiperlipidemia (LDL < 100 mg/d$\ell$ e preferencialmente < 70 mg/d$\ell$ se houver DAC; LDL < 160 mg/d$\ell$ em caso de um ou nenhum fator de risco, ou 130 mg/d$\ell$ se houver até dois fatores de risco; HDL > 40 mg/d$\ell$ e triglicerídios < 150 mg/d$\ell$)
- Hipertensão (< 140/90 mmHg; < 130/80 em caso de diabetes ou doença renal crônica)
- Tabagismo (cessação completa, ausência de tabagismo passivo)
- Diabetes melito (glicose sérica em jejum < 99 mg/d$\ell$ e hemoglobina $A_{1C}$ < 7%)
- Obesidade e sobrepeso (IMC de 18,5 a 24,9 kg/m$^2$; circunferência abdominal: homem ≤ 102 cm e mulheres ≤ 89 cm)
- Inatividade física (30 a 60 min de atividade aeróbica de intensidade moderada por 5 dias ou mais)

*American Heart Association. Os objetivos recomendados estão indicados entre parênteses.

## *História patológica pregressa*

Estudos epidemiológicos mostram que certas condições ou comportamentos (como fatores de risco) estão associados à incidência mais elevada de DAC, doença cerebrovascular e DAP (AHA, 2009). A enfermeira deve fazer algumas das seguintes perguntas:

- Como está a saúde? Percebeu alguma mudança desde o último ano? E nos últimos 5 anos?
- Você tem um cardiologista ou clínico? Com que frequência realiza avaliações de saúde?
- Quais são seus fatores de risco para doença cardíaca? Quais são as medidas aplicadas por você para reduzir os riscos? No Boxe 12.2 estão listados os fatores de risco de DCV e os objetivos do tratamento.

Os clientes que desconhecem seus próprios fatores de risco e diagnóstico são menos motivados às mudanças de estilo de vida ou ao tratamento da doença cardíaca de maneira efetiva. Por outro lado, aqueles conscientes e que acreditam que têm o poder de modificar os fatores de risco são mais propensos a praticar as medidas de prevenção. Uma vez que os fatores de risco dos clientes são identificados, a enfermeira determina se o cliente têm um plano para fazer as mudanças necessárias no estilo de vida e se precisa de apoio para colocá-las em prática.

## *História familiar*

A enfermeira investiga a história de doença cardíaca familiar do cliente, inclusive:

- Acerca de morte súbita de familiares de todas as idades com ou sem sintomas ou DCV conhecida
- Sobre parentes com condição bioquímica ou neuromuscular – como hemocromatose (retenção excessiva de ferro no corpo) ou distrofia muscular
- Se o teste de mutação do DNA ou outros testes genéticos foram realizados em algum membro da família.

Os distúrbios cardiovasculares associados às anormalidades genéticas incluem hipercolesterolemia familiar, miocardiopatia hipertrófica, síndrome do QT longo, hemocromatose hereditária e elevação dos níveis de homocisteína.

## *Histórico social*

### Medicamentos

As enfermeiras colaboram com outros profissionais de saúde na obtenção de uma lista completa das medicações usadas pelo cliente, inclusive a dose e a frequência. Vitaminas, fitoterápicos e outras medicações de venda livre são incluídos nessa lista. Durante esse aspecto da avaliação da saúde, a enfermeira solicita respostas às seguintes perguntas a fim de garantir que os clientes estejam segura e efetivamente utilizando seus medicamentos:

- O cliente é independente na administração dos medicamentos?
- Os medicamentos são usados conforme o prescrito?
- O cliente sabe quais efeitos colaterais ele deve relatar ao médico que lhe prescreveu a medicação?
- O cliente entende por que o regime da medicação é importante?
- As doses são esquecidas ou puladas, ou o cliente já decidiu parar de usar o medicamento?

Um comprimido de ácido acetilsalicílico por dia é um medicamento de venda livre que melhora os resultados após um IAM. Entretanto, caso não conheçam esses benefícios, os clientes podem ficar inclinados a deixar de usar o ácido acetilsalicílico se acharem que se trata de um medicamento pouco eficaz. Muitas vezes, a coleta cuidadosa da história medicamentosa revela erros comuns e a causa da não adesão ao regime medicamentoso.

### Nutrição e metabolismo

Modificações na dieta, prática de exercício, perda de peso e monitoramento cuidadoso são estratégias importantes no manejo dos três grandes fatores de risco cardiovascular: hiperlipidemia, hipertensão e diabetes melito. As dietas restritas em sódio, gordura, colesterol e/ou calorias são comumente prescritas. As enfermeiras obtêm as seguintes informações:

- Frequência com que o cliente automonitora a PA, a glicose sanguínea e o peso de acordo com seu diagnóstico
- Conhecimento do cliente acerca dos objetivos para cada fator de risco e dos problemas para atingir e manter essas metas
- O que o cliente normalmente come ou bebe em um dia típico e todas as suas preferências alimentares (inclusive preferências étnicas ou culturais)
- Hábitos alimentares (alimentos enlatados ou comercialmente preparados *versus* alimentos frescos; comida de restaurante *versus* caseira, avaliação de alimentos com alto teor de sódio, ingestão de gordura etc.)
- Quem faz as compras e prepara as refeições.

### Eliminação

Os ritmos intestinal e vesical típicos precisam ser identificados. Noctúria (acordar à noite para urinar) é comum em clientes com IC. O líquido coletado nos tecidos dos membros durante o dia é redistribuído para o sistema circulatório, depois que o cliente deita à noite. O aumento do volume circulante é excretado pelos rins (intensificação da produção de urina).

O esforço para defecar (manobra de Valsalva) aumenta momentaneamente a pressão nos barorreceptores. Isso desencadeia uma resposta vagal, reduzindo a frequência cardíaca, o que pode levar à síncope em alguns clientes. O esforço durante a micção pode produzir a mesma resposta.

Uma vez que muitas medicações cardíacas podem produzir efeitos colaterais ou sangramento GI, a enfermeira deve perguntar sobre distensão abdominal, diarreia, constipação intestinal, desconforto gástrico, pirose, perda de apetite, náuseas e vômitos. Pesquisar sangue na urina e nas fezes dos clientes que utilizam inibidores plaquetários, como ácido acetilsalicílico e clopidogrel; inibidores da agregação plaquetária, como abciximabe, eptifibatida e tirofibana; e anticoagulantes, como heparina de baixo peso molecular (*i.e.*, dalteparina, enoxaparina, heparina ou varfarina).

### Atividade e exercício

As alterações na tolerância à atividade podem ser gradativas e passar despercebidas. A enfermeira determina se ocorreram mudanças recentes comparando o nível de atividade atual do cliente com aquele dos últimos 6 a 12 meses. O surgimento de novos sintomas ou alguma mudança na sintomatologia habitual durante a atividade é um achado importante. Dispneia ou angina induzidas pela atividade podem indicar DAC, o que requer atenção médica. Suspeita-se de insuficiência arterial se o cliente apresentar claudicação intermitente, descrita como cãibra nos músculos dos membros inferiores, e que se manifesta com a atividade e alivia com o repouso. A angina e a claudicação intermitente ocorrem quando há isquemia tecidual ou suprimento sanguíneo arterial inadequado no cenário de aumento de demanda (como exercício, estresse ou anemia). Visto que os tecidos são forçados a funcionar sem oxigênio e nutrientes adequados, ácido láctico e metabólitos musculares são produzidos. A dor é percebida à medida que os metabólitos irritam as terminações nervosas do tecido circunjacente. A **dor em repouso** é a dor persistente na porção anterior do pé em repouso, a qual pode piorar à noite e indica insuficiência arterial importante e estado crítico de isquemia.

A fadiga, associada à baixa fração de ejeção ventricular esquerda ($<40\%$) e certas medicações (como agentes bloqueadores beta-adrenérgicos), pode resultar em intolerância à atividade. Os clientes com fadiga podem se beneficiar do ajuste dos medicamentos e do aprendizado de técnicas de conservação de energia.

A presença de barreiras na arquitetura da casa (escadas, vários pavimentos), o envolvimento do cliente na reabilitação cardíaca e o padrão do exercício típico do cliente, inclusive intensidade, frequência e duração, constituem outras questões a serem exploradas.

### Sono e repouso

Indícios de agravamento da doença cardíaca, sobretudo da IC, podem ser fornecidas por eventos relacionados com o sono. É importante saber onde o cliente dorme ou repousa e todas as alterações recentes que ocorreram nos hábitos do sono. A piora da IC é caracterizada por congestão pulmonar, que resulta em dispneia ao repouso ou em decúbito. *Ortopneia* é o termo usado para indicar a necessidade de se sentar ereto ou de ficar de pé para evitar a dispneia. Sendo assim, os clientes que demonstram piora da IC relatam que dormem sentados em cadeiras em vez de deitados na cama, que aumentaram a quantidade de travesseiros usados e que despertam com dispneia repentina, muitas vezes associada a tosse e sibilos, a qual é chamada de *dispneia paroxística noturna* (DPN), ou angina (angina noturna). A DPN ocorre à noite e é causada pela reabsorção de líquido das áreas pendentes do corpo (pernas e braços) de volta ao sistema circulatório, ocasionada pelas horas passadas em decúbito. Esse deslocamento repentino de líquido aumenta a pré-carga e a demanda sobre o coração dos clientes com IC, causando congestão pulmonar súbita.

### Cognição e percepção

A avaliação da capacidade cognitiva ajuda a determinar se o cliente tem capacidade de autocuidado com segurança, efetividade e independência. A memória em curto prazo do cliente está preservada? Há história de demência? Há evidências de depressão ou ansiedade? O cliente consegue ler? O cliente consegue ler em português? Qual é o nível de leitura do cliente? Qual é o estilo de aprendizado favorito do cliente? Que informações o cliente percebe como importantes? Fornecer informações por escrito pode ser uma parte valiosa da orientação do cliente, contudo apenas se ele for capaz de ler e compreender a informação.

Avaliações relacionadas englobam possíveis comprometimentos da visão e da audição. Se a visão estiver prejudicada, o portador de IC pode não conseguir se pesar de maneira independente ou ser capaz de manter os registros de peso, PA, frequência de pulso e outros dados solicitados pela equipe de saúde.

## Autopercepção e autoconceito

A autopercepção e o autoconceito têm relação com os processos cognitivos e emocionais que as pessoas usam para formular suas crenças e sentimentos com relação a si mesmas. É importante que a enfermeira entenda as crenças e os sentimentos dos clientes sobre sua saúde, uma vez que esses conceitos são determinantes essenciais da adesão do cliente aos novos regimes terapêuticos e às alterações no estilo de vida (como abandono do tabagismo, redução do peso, exercício), os quais são necessários para o autocuidado efetivo após um evento cardíaco agudo (Lau-Walker, 2007; van der Wal, Jaarsma, Moser et al., 2007). Os clientes que não têm consciência das consequências que a doença cardíaca pode trazer para a sua saúde muitas vezes não aderem ao plano de tratamento. As respostas dos clientes às questões a seguir orientam a enfermeira no planejamento de intervenções que vão garantir a preparação dos clientes na administração da doença e a disponibilidade dos serviços adequados para suportar a recuperação e as necessidades do autocuidado.

- Qual é o seu problema cardíaco e o que você acha que contribuiu para isso?
- Que consequências você acredita que essa doença terá sobre seu estilo de vida atual (atividades físicas e de lazer, trabalho, papel na família e relações sociais)?
- Qual o seu grau de influência sobre o controle da sua doença?

## Sexualidade e reprodução

Um problema comum dos portadores de doenças cardíacas é a diminuição da frequência da atividade sexual, bem como da satisfação. Essas mudanças estão relacionadas com informações inadequadas, depressão e medo de apresentar algum evento cardíaco (como IAM, morte súbita) ou de desenvolver sintomas incômodos (como desconforto torácico, dispneia, palpitações) (Mosack e Steinke, 2009). Nos homens, um efeito colateral das medicações cardíacas (como betabloqueadores) pode ser a disfunção erétil; alguns homens suspendem o uso do medicamento. Outras medicações podem ser substituídas, portanto os clientes devem ser encorajados a discutir esse problema com o especialista que os atende.

É provável que os clientes e seus parceiros não tenham informações adequadas sobre as demandas físicas relacionadas com a atividade sexual e as maneiras pelas quais essas demandas podem ser modificadas. As demandas fisiológicas são maiores durante o orgasmo, alcançando 5 a 6 equivalentes metabólicos (MET), o que equivale a andar 5 a 7 km por hora na esteira. Os MET gastos antes e depois do orgasmo são consideravelmente menores, em torno de 3,7 MET. Compartilhar essas informações pode deixar o cliente e seu parceiro mais confortáveis para retornar às atividades sexuais.

A história de reprodução é importante quando se trata de mulheres em idade fértil, sobretudo daquelas com sério comprometimento da função cardíaca. Essas mulheres podem ser aconselhadas pelos médicos a não engravidar. A história reprodutiva inclui informações sobre gestações anteriores, planos para gestações futuras, uso de contraceptivo oral (especialmente por tabagistas com mais de 35 anos de idade), menopausa e uso de terapia hormonal.

## Enfrentamento e tolerância ao estresse

Ansiedade, depressão e estresse são conhecidos pela influência que exercem tanto no desenvolvimento quanto na recuperação de DAC e IC. Altos níveis de ansiedade são associados a aumento da incidência de DAC e complicações no hospital após o IM. Clientes com diagnóstico de IAM e depressão correm risco mais elevado de novas hospitalizações e morte, angina mais frequente, mais limitações físicas e pior qualidade de vida, em comparação às pessoas sem depressão. Embora a associação entre depressão e DAC não seja completamente entendida, postula-se que tanto os fatores biológicos (como anormalidades plaquetárias, respostas inflamatórias) quanto os fatores relacionados com o estilo de vida contribuam para o desenvolvimento de DAC. As pessoas deprimidas são conhecidas por serem menos motivadas a aderir às mudanças de estilo de vida recomendadas e aos regimes terapêuticos necessários para evitar futuros eventos cardíacos. Os clientes com DCV devem ser avaliados quanto à depressão, respondendo se sentem-se tristes, se perderam interesse pelas coisas de que geralmente gostavam ou se têm pensamentos sobre morte e suicídio. Sensação de inutilidade ou culpa, problemas para dormir ou permanecer dormindo, dificuldades de concentração, inquietude e mudanças recentes no apetite e no peso constituem outras indicações de depressão.

O estresse dá início a uma série de respostas fisiológicas, inclusive aumento dos níveis de catecolaminas e cortisol, e tem sido fortemente ligado a eventos cardiovasculares. Portanto, é preciso avaliar as fontes de estresse, a efetividade e os estilos de enfrentamento prévios, e a percepção do humor e das habilidades de enfrentamento atuais do cliente. Indica-se a consulta com psicólogo, psiquiatra ou assistente social para os clientes ansiosos e deprimidos e para aqueles com dificuldades de enfrentamento.

## Avaliação física

Durante a avaliação física, a enfermeira avalia problemas no sistema cardiovascular com relação a (exemplos de anormalidades estão em parênteses):

- Coração como uma bomba (redução da pressão de pulso, galope, sopros, ponto de impulso máximo deslocado)
- Pressões e volumes de enchimento atrial e ventricular (distensão venosa jugular elevada, edema periférico, ascite, estertores, alterações posturais na pressão arterial)
- Débito cardíaco (redução da pressão de pulso, hipotensão, taquicardia, redução do débito urinário ou nível de consciência)
- Mecanismos compensatórios (vasoconstrição periférica, taquicardia).

### Avaliação da cognição e da aparência geral

A enfermeira observa sinais de angústia, os quais podem incluir dor ou desconforto, dispneia ou ansiedade.

A altura e o peso do cliente são medidos para calcular o índice de massa corporal (IMC) (peso em quilogramas/quadrado da altura em metros), bem como a circunferência abdominal. Essas medidas são usadas para determinar se a obesidade (IMC > 30 kg/m$^2$) e a gordura abdominal (homens, circunferência > 102 cm, e mulheres > 89 cm) estão colocando o cliente em risco de DCV.

Para analisar a cognição, a enfermeira avalia o nível de consciência (lúcido, letárgico, torporoso, comatoso) e o estado mental (orientado para pessoa, lugar, tempo; coerência) do cliente. As mudanças no nível de consciência e no estado mental podem ser atribuídas à perfusão inadequada do cérebro ocasionada pelo comprometimento do débito cardíaco ou por evento tromboembólico (AVE).

### Inspeção e palpação da pele

Os sinais e sintomas de obstrução aguda do fluxo sanguíneo arterial nas extremidades são: dor, palidez, ausência de pulso, parestesia, poiquilotermia e paralisia. Outras mudanças resultantes da diminuição crônica do aporte de nutrientes e de oxigênio para a pele incluem queda de cabelo, unhas frágeis, pele ressecada e escamosa, atrofia, alterações de cor da pele e ulcerações. A Tabela 12.3 resume os achados cutâneos comuns nos clientes com DCV.

A enfermeira analisa o tempo de reperfusão capilar, o qual indica a adequação da perfusão arterial para as extremidades. Para fazer esse teste, a enfermeira comprime o leito da unha brevemente para ocluir a perfusão (o leito da unha fica branco). Em seguida, libera a pressão e observa o tempo necessário para a restauração da perfusão. Em geral, a reperfusão ocorre em 2 segundos, conforme evidenciado pelo retorno da cor ao leito da unha. O tempo de reperfusão capilar prolongado indica comprometimento da perfusão arterial, um problema associado a choque cardiogênico e IC.

Edema periférico e acúmulo de líquido nas áreas mais baixas do corpo (pés, pernas e sacro no cliente acamado) são achados comuns nos clientes com DCV. A enfermeira avalia se o cliente apresenta ou não edema com cacifo (depressão sobre uma área de pressão), usando o polegar para aplicar pressão firme sobre o dorso de cada pé por trás de cada maléolo medial, na borda anterior da tíbia ou na área sacral por 5 segundos. A depressão criada pela pressão aplicada é classificada como ausente ou presente. Quando presente, é graduada de acordo com uma escala que varia de leve (1+) a muito acentuada (4+). As escalas existem para medir o grau do cacifo, o qual depende do julgamento clínico acerca da profundidade do edema ou do tempo que a depressão permanece após a libera-

**Tabela 12.3** Achados cutâneos comuns associados às doenças cardiovasculares.

| Achados | Condições e causas associadas |
|---|---|
| Baqueteamento dos dedos das mãos ou dos pés (espessamento da pele abaixo dos dedos das mãos ou dos pés) | Dessaturação crônica da hemoglobina, na maioria das vezes decorrente de doença cardíaca congênita e doenças pulmonares avançadas |
| Pele fria/gelada e diaforese | Baixo débito cardíaco (como choque cardiogênico, IAM), causando estimulação do sistema nervoso simpático com consequente vasoconstrição |
| Pontas dos dedos das mãos ou dos pés frias, pálidas e dolorosas | Constrição arteriolar intermitente (doença de Raynaud). A pele pode mudar de cor entre esbranquiçada, azulada e avermelhada associada a parestesia, dormência e dor em queimação |
| Cianose central (coloração azulada observada nos lábios, na língua e na mucosa bucal) | Distúrbios cardíacos graves (edema pulmonar, choque cardiogênico, doença cardíaca congênita); o sangue venoso passa pela circulação pulmonar sem ter sido oxigenado |
| Cianose periférica (coloração azulada, principalmente das unhas e extremidades) | Vasoconstrição periférica, o que possibilita mais tempo para as moléculas de hemoglobina sofrerem dessaturação. Pode ser causada por exposição a ambiente frio, ansiedade ou ↓ do débito cardíaco |
| Equimose (coloração azul-arroxeada que evolui para esverdeada, amarelada ou amarronzada) | Extravasamento de sangue para fora dos vasos sanguíneos. A existência de equimoses excessivas é um risco para os clientes que utilizam anticoagulantes ou medicamentos que inibam a agregação plaquetária |
| Edema, membros inferiores (acúmulo de líquido nos espaços intersticiais dos tecidos) | IC e problemas vasculares (DAP, insuficiência venosa crônica, TVP, tromboflebite) |
| Hematoma (acúmulo de sangue coagulado no tecido) | Sangramento após remoção de cateter/lesão tecidual em clientes que usam agentes anticoagulantes/antitrombóticos |
| Palidez (↓ da cor da pele em unhas das mãos, lábios, mucosa oral e membros inferiores) | Anemia ou ↓ da perfusão arterial. Suspeite de DAP se o pé desenvolver palidez após a elevação dos membros inferiores a 60° a partir do decúbito dorsal |
| Rubor (coloração azul-avermelhada, observada entre 20 s e 2 min após a colocação em posição pendente) | Enchimento de capilares dilatados com sangue desoxigenado, indicativo de DAP |
| Úlceras, pés e tornozelos | |
| (Úlceras superficiais, irregulares no maléolo medial. Tecido de granulação vermelho a amarelado) | Ruptura de pequenos capilares cutâneos por causa de insuficiência venosa crônica |
| (Úlceras redondas, dolorosas e profundas nos pés ou consequentes à pressão. Base da ferida pálida a preta) | Isquemia prolongada aos tecidos devido à DAP. Pode levar à gangrena |
| Adelgaçamento da pele ao redor do marca-passo ou cardioversor – desfibrilador implantável | Erosão da pele pelo dispositivo |
| Xantelasma (placas elevadas amareladas ao longo da porção nasal das pálpebras) | Elevação dos níveis de colesterol (hipercolesterolemia) |

DAP = doença arterial periférica; IAM = infarto agudo do miocárdio; IC = insuficiência cardíaca; TVP = trombose venosa profunda.

ção da pressão. É importante que as enfermeiras ou médicos utilizem uma escala consistente para assegurar medidas clínicas e tratamento confiáveis.

O edema periférico é observado nos clientes com IC e doenças vasculares periféricas, como trombose venosa profunda ou insuficiência venosa crônica.

### Avaliação da pressão arterial

A pressão arterial sistêmica constitui a pressão exercida sobre as paredes das artérias durante a sístole e a diástole ventriculares, e é afetada por fatores como débito cardíaco, distensão das artérias, volume, velocidade e viscosidade do sangue. A PA ideal é de 120/80 mmHg. A PA de 140/90 mmHg ou mais elevada é definida como *hipertensão*, ao passo que a PA inferior a 90/60 mmHg é chamada de *hipotensão*. A Sociedade Brasileira de Cardiologia publicou as VI Diretrizes Brasileiras de Hipertensão (*Arq Bras Cardiol*, v. 95, n. 1, supl. 1, 2010), nas quais apresenta a classificação da pressão arterial de acordo com a medida casual (ambulatório/consultório).

Durante o primeiro encontro com o cliente, a PA deve ser aferida nos dois braços. Pode haver uma diferença de 5 a 10 mmHg na pressão entre ambos. A diferença entre as PA superior a 10 mmHg pode ser um indicativo de obstrução arterial ou dissecção aórtica e requer mais avaliações. Para mais informações sobre PA, ver Capítulo 13.

#### Pressão de pulso (diferencial)

A pressão de pulso é a diferença entre as pressões sistólica e diastólica, a qual normalmente varia entre 30 e 40 mmHg. Indica o quão eficazmente o organismo está mantendo o débito cardíaco.

**Alerta de enfermagem**
*A pressão de pulso menor que 30 mmHg significa redução significativa do débito cardíaco e exige investigação.*

#### Alterações posturais da pressão arterial

**Hipotensão postural (hipotensão ortostática)** é a diminuição significativa da PA devido à mudança de posição do corpo do decúbito dorsal para sentado/de pé ou de sentado para de pé. Pode vir acompanhada por tonturas, vertigem ou síncope.

A causa mais comum de hipotensão postural nos clientes com DCV é a redução da pré-carga ocasionada por diurese excessiva, desidratação ou uso de medicamentos que promovam a vasodilatação (nitratos e agentes anti-hipertensivos). As recomendações a seguir são importantes para a avaliação da PA do cliente diante das mudanças posturais:

- O cliente deve ser posicionado em decúbito dorsal por 10 min antes da aferição da PA e da FC iniciais
- Após a aferição em decúbito dorsal, o cliente deve ser posicionado na lateral da cama com os pés pendentes e, em seguida, posto de pé ao lado da cama em segurança, se apropriado
- Espere de 1 a 3 min após cada mudança de posição antes de aferir a PA e a FC
- Reposicione o cliente em decúbito dorsal, caso ele relate tonturas ao ficar sentado ou de pé
- Registre a frequência cardíaca e a PA em cada posição e todos os sintomas que acompanham a mudança de posição.

As respostas posturais normais que ocorrem quando a pessoa se move de deitado para sentado incluem (1) aumento da frequência cardíaca de 5 a 20 bpm acima da taxa em repouso (para compensar o volume sistólico menor e manter o débito cardíaco), (2) redução de 10 mmHg ou menos na pressão diastólica e (3) discreta elevação de 5 mmHg da pressão diastólica. O aumento da frequência cardíaca com diminuição de 15 mmHg da pressão sistólica ou queda de 10 mmHg da pressão diastólica constitui um achado anormal e requer mais avaliações para se determinar a etiologia.

### Palpação dos pulsos arteriais

O exame dos pulsos arteriais envolve avaliação de frequência, ritmo e amplitude.

#### Frequência de pulso

A frequência de pulso normal varia desde 50 bpm no adulto jovem e atlético saudável até valores superiores a 100 bpm após o exercício ou durante momentos de excitação. É comum a ansiedade elevar a frequência de pulso durante o exame físico. Se a frequência for mais alta que a esperada, a enfermeira deve reavaliar o pulso ao final do exame físico, quando o cliente se encontrar mais relaxado.

#### Ritmo do pulso

O ritmo do pulso normalmente é regular, embora leves irregularidades no ritmo possam ocorrer devido às alterações no tônus vagal durante o ciclo respiratório (a frequência de pulso aumenta com a inspiração e fica mais lenta com a expiração). Esse fenômeno, chamado de *arritmia sinusal*, em geral ocorre em crianças e adultos jovens.

Durante o exame cardíaco inicial, ou se o ritmo do pulso for irregular, a enfermeira avalia se existe *déficit de pulso*, definido como a diferença entre as frequências de pulso apical e periférica. O déficit de pulso é verificado pela ausculta do pulso apical e pela palpação do pulso radial por 1 min, simultaneamente. A enfermeira deve prever o achado de déficit de pulso nos clientes que apresentam arritmias, sobretudo fibrilação atrial, *flutter* atrial e arritmias ventriculares. Algumas das sístoles ventriculares geradas por essas arritmias são muito mais fracas do que outras; são audíveis durante a ausculta, mas não produzem um pulso palpável.

#### Amplitude do pulso

A amplitude do pulso é indicativa da pressão sanguínea na artéria e é usada para avaliar a circulação arterial periférica. As artérias temporais, carótidas comuns, braquiais, radiais e dos membros inferiores, esquerdas e direitas, são palpadas, um lado de cada vez, e comparadas para verificar se há simetria. A palpação leve é essencial, já que a compressão firme pode obliterar as artérias temporal, dorsal do pé e tibial posterior.

A amplitude de cada um dos pulsos é relatada por meio de descritores (ausente, diminuído, normal ou forte) ou da seguinte escala de 0 a 4:

  0: pulso não palpável ou ausente
+1: pulso filiforme fraco; difícil de palpar; obliterado pela compressão
+2: pulso diminuído; não pode ser obliterado
+3: fácil de palpar, pulso cheio; não pode ser obliterado
+4: pulso cheio e forte; pode ser anormal.

Ao documentar a amplitude do pulso, especifique o local da artéria e a variação da escala (p. ex., "radial esquerda +3/+4"). Existem outras escalas; a enfermeira utiliza a escala da instituição para garantir a consistência das medidas e do manejo clínico.

## Inspeção das pulsações da veia jugular

A função do lado direito do coração pode ser estimada pela observação das pulsações das veias jugulares no pescoço, as quais refletem a pressão venosa central (PVC) (pressão diastólica final do ventrículo direito). Se a visualização das pulsações da veia jugular interna for difícil, as veias jugulares externas são usadas, pois são mais superficiais e visíveis logo acima das clavículas, adjacentes aos músculos esternocleidomastóideos. Em decúbito dorsal, as veias jugulares externas são bastante visíveis, porém desaparecem com a elevação da cabeça a mais de 30°.

A distensão óbvia das veias com a elevação da cabeça entre 45° e 90° indica aumento anormal da PVC. Isso ocorre com IC do lado direito, menos comumente na obstrução do fluxo de sangue na veia cava superior e poucas vezes no embolismo pulmonar agudo importante.

## Inspeção e palpação do coração

O coração é examinado por inspeção, palpação e ausculta do precórdio ou da parede torácica anterior que cobre o coração e o tórax inferior. Uma abordagem sistemática é usada para examinar o precórdio nas seguintes áreas (Figura 12.6):

1. *Área aórtica*: segundo espaço intercostal à direita do esterno. Para determinar o espaço intercostal correto, a enfermeira primeiro encontra o ângulo de Louis, localizando o esterno, na junção do corpo do esterno com o manúbrio. A partir desse ângulo, o segundo espaço intercostal é localizado por meio do deslizamento do dedo pela direita do esterno. Os espaços intercostais subsequentes são localizados a partir desse ponto de referência, palpando a caixa torácica em sentido inferior
2. *Área pulmonar*: segundo espaço intercostal, borda esternal esquerda
3. *Ponto de Erb*: terceiro espaço intercostal, borda esternal esquerda
4. *Área tricúspide*: quarto e quinto espaços intercostais, borda esternal esquerda
5. *Mitral (área apical)*: quinto espaço intercostal esquerdo na linha clavicular média
6. *Área epigástrica*: abaixo do processo xifoide.

Na maior parte do exame, o cliente permanece em decúbito dorsal, com a cabeceira da cama ligeiramente elevada. O examinador destro fica de pé à direita do cliente; o canhoto, à esquerda.

Cada área do precórdio é inspecionada à procura de pulsações anormais. Uma pulsação sutil localizada sobre a área apical, chamada de **impulso apical** ou ponto de impulso máximo (PIM), constitui um achado normal observado em clientes jovens e adultos que apresentam paredes torácicas finas. A enfermeira usa a palma da mão para localizar inicialmente o impulso apical, e as polpas dos dedos para avaliar seu tamanho e qualidade. A palpação do impulso apical pode ser facilitada pelo posicionamento lateral esquerdo do cliente, já que essa posição coloca o coração em contato mais próximo com a parede torácica (Figura 12.7).

Em geral, o impulso apical é palpável em apenas um espaço intercostal. O impulso em dois ou mais espaços intercostais adjacentes indica aumento do ventrículo esquerdo. A sensação de vibração ou ronco sentida sobre qualquer área precordial indica fluxo de sangue turbulento, anormal. É detectado melhor usando a palma da mão. Essa vibração é chamada de *frêmito*, o qual é associado a sopro alto. Dependendo de sua localização, o frêmito pode indicar valvopatia cardíaca grave ou um defeito (abertura anormal) no septo dos átrios ou ventrículos. Frêmitos palpados sobre os vasos sanguíneos são atribuídos à obstrução importante de uma artéria grande, como a artéria carótida.

## Ausculta do coração

Um estetoscópio é usado para auscultar cada um dos locais, com exceção da área epigástrica, identificada na Figura 12.6, para que o ritmo e a frequência cardíaca sejam avaliados, bem

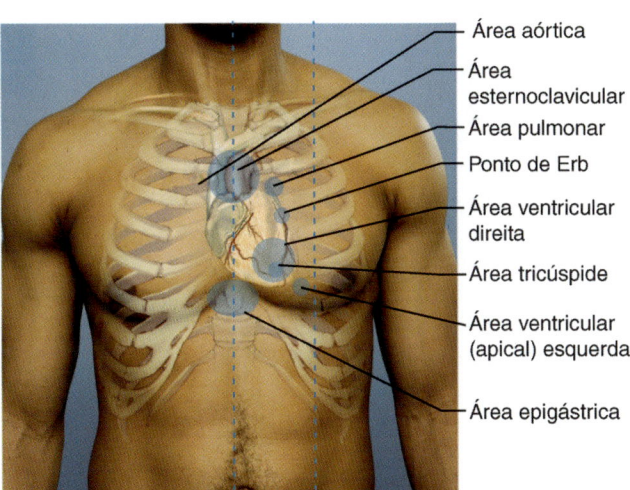

Figura 12.6 Áreas do precórdio a serem examinadas quando se avalia a função cardíaca.

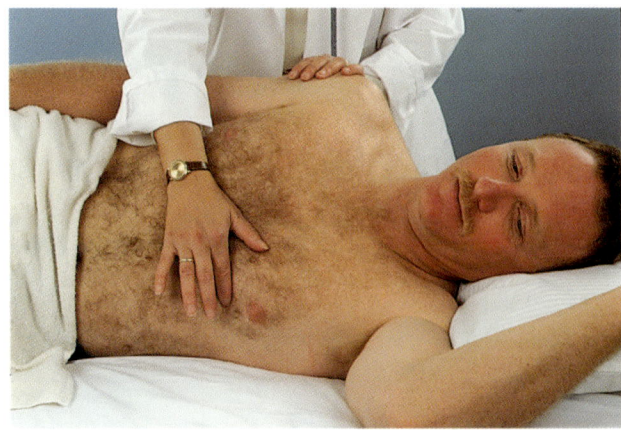

Figura 12.7 Localização e palpação do impulso apical, também chamado de ponto de impulso máximo (PIM), na posição lateral esquerda. O pulso apical normalmente está localizado no quinto espaço intercostal à esquerda do esterno na linha hemiclavicular. A enfermeira localiza o impulso com a palma da mão e palpa com a polpa dos dedos. © B. Proud.

como as bulhas cardíacas. A área apical é auscultada por 1 min para determinar a frequência do pulso apical e a regularidade do batimento cardíaco.

## Bulhas cardíacas

**Bulhas cardíacas normais.** As **bulhas cardíacas normais**, referidas como $B_1$ e $B_2$, são produzidas pelo fechamento das valvas AV e semilunares, respectivamente. O período entre $B_1$ e $B_2$ corresponde à sístole ventricular (Figura 12.8). Quando a frequência cardíaca se encontra dentro do normal, a diástole (período entre $B_2$ e $B_1$) é duas vezes mais longa que a sístole. Entretanto, conforme a frequência cardíaca aumenta, a diástole fica mais curta.

- $B_1$ – *1ª bulha cardíaca*. O fechamento das valvas tricúspide e mitral cria a 1ª bulha cardíaca ($B_1$). A palavra "tum" é usada para reproduzir esse som. $B_1$, em geral, é mais alta na área apical; é facilmente identificável e serve de ponto de referência para o restante do ciclo cardíaco. Se estiver difícil diferenciar de $B_1$ de $B_2$, palpe o pulso, que você será levado a $B_1$
- $B_2$ – *2ª bulha cardíaca*. O fechamento das valvas pulmonar e aórtica produz a 2ª bulha cardíaca ($B_2$), comumente denominada pelo som de "tá". $B_2$ é mais alta nas áreas aórtica e pulmonar.

**Bulhas cardíacas anormais.** As bulhas anormais se desenvolvem durante a sístole ou diástole quando problemas cardíacos estruturais ou funcionais estão presentes.

- $B_3$ – *3ª bulha cardíaca*. $B_3$ é um som anormal, audível precocemente na diástole conforme o sangue flui do átrio para o ventrículo complacente. É ouvida imediatamente após $B_2$. "Tum-tá-TÁ" é usado para imitar o som anormal do coração quando $B_3$ ("TÁ") está presente. Representa um achado normal em crianças e adultos jovens de até 35 ou 40 anos de idade. Nesses casos, é chamado de $B_3$ *fisiológica* (Figura 12.9). Nos adultos, $B_3$ é um achado importante, sugerindo IC. É audível melhor usando a campânula do estetoscópio com o cliente em posição lateral esquerda
- $B_4$ – *4ª bulha cardíaca*. $B_4$ ocorre tardiamente na diástole (Figura 12.9). É audível pouco antes de $B_1$, e é gerada durante a contração atrial conforme o sangue forçadamente penetra no ventrículo não complacente. Essa resistência ao fluxo sanguíneo é decorrente da hipertrofia ventricular causada por hipertensão, DAC, miocardiopatias, estenose aórtica e várias outras condições. O mnemônico usado para imitar esse ruído de galope é "TUM-tum-tá". $B_4$ ("TUM") é auscultado pela campânula do estetoscópio sobre a área apical com o cliente em posição lateral esquerda. Há momentos em que tanto $B_3$ quanto $B_4$ estão presentes, criando um ritmo quádruplo, o qual se parece com "TUM-tum-tá-TÁ". Durante a taquicardia, todas as quatro bulhas se combinam em um som alto, denominado *galope de soma*
- *Estalidos e cliques*. A abertura e o fechamento dos válvulas da valva doente criam sons anormais, chamados de estalidos e cliques. Estalidos de abertura são sons diastólicos agudos, ouvidos conforme as valvas AV estenóticas são forçadas a se abrir. Cliques sistólicos, sons agudos e breves, são ouvidos precocemente na sístole conforme as valvas semilunares calcificadas são forçadas a se abrir durante a contração ventricular. Esses sons são mais altos nas áreas diretamente acima da valva doente
- *Sopros*. São resultantes do fluxo sanguíneo turbulento que passa por valvas rígidas e calcificadas; de valvas que permitem o refluxo do sangue (regurgitação); de defeitos (aberturas anormais) no septo, na aorta ou na artéria pulmonar; ou da velocidade anormalmente elevada do fluxo de sangue que passa pela estrutura normal (p. ex., em caso de febre, gravidez, hipertireoidismo). Os sopros são descritos por várias características (Boxe 12.3), que são usadas para determinar sua causa e sua importância clínica
- *Atrito*. Um som áspero que pode ser ouvido tanto na sístole quanto na diástole é chamado de atrito. É causado pela abrasão de superfícies pericárdicas inflamadas decorrentes de pericardite. A ausculta do atrito pericárdico é melhor usando o diafragma do estetoscópio, com o cliente sentado e inclinado para a frente.

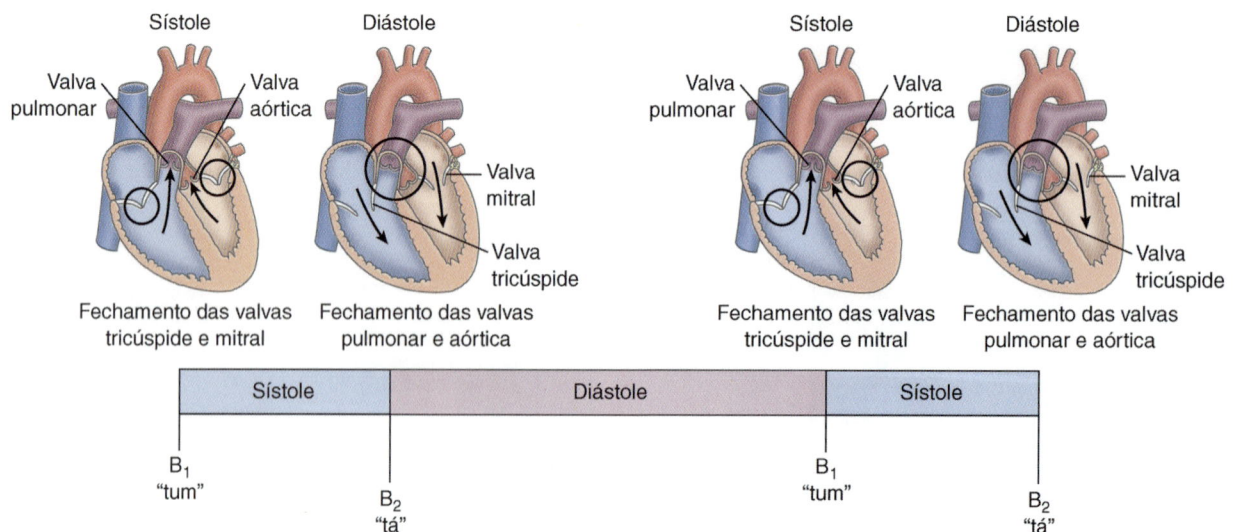

**Figura 12.8** Bulhas cardíacas normais. A 1ª bulha cardíaca ($B_1$) é produzida pelo fechamento das valvas mitral e tricúspide ("tum"). A 2ª bulha do coração ($B_2$) é produzida pelo fechamento das valvas aórtica e pulmonar ("tá"). As setas representam o sentido do fluxo sanguíneo durante a sístole e a diástole.

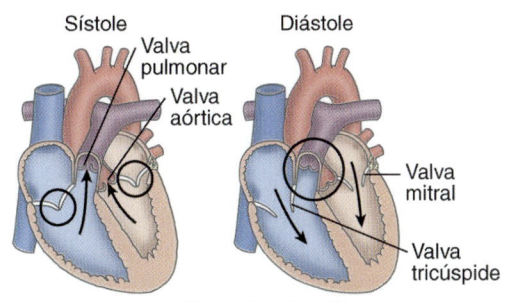
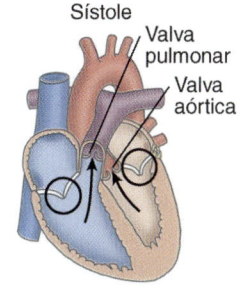

B₃ – ruído diastólico precocemente anormal durante o período de rápido enchimento ventricular

B₄ – ruído diastólico tardio anormal durante a sístole atrial

| Sístole | Diástole | Sístole |
|---|---|---|
| B₁ "tum" | B₃ "TÁ"　B₂ "tá" | B₄ "TUM"　B₁ "tum"　B₂ "tá" |

**Figura 12.9** Ruídos de galope. B₃ ("TÁ") é um som anormal ouvido precocemente na diástole, logo após B₂ (fechamento das valvas semilunares). Esse ruído é gerado muito precocemente na diástole conforme o sangue que flui para os ventrículos direito ou esquerdo se depara com resistência. B₄ ("TUM") é um som anormal criado durante a sístole atrial à medida que o sangue que flui para os ventrículos direito ou esquerdo encontra resistência. As setas mostram a direção do fluxo sanguíneo.

## Procedimento da ausculta

Durante a ausculta, o cliente permanece em decúbito dorsal. Usando o diafragma do estetoscópio, a enfermeira inicialmente ausculta o precórdio para identificar B₁ e B₂ e, em seguida, escuta os sons sistólicos e diastólicos anormais. O reposicionamento do cliente para decúbito lateral esquerdo pode facilitar a detecção de B₃ e B₄ e dos sopros. As características dos achados anormais são documentadas com a identificação do local, cronologia, intensidade, altura, caráter e irradiação (Boxe 12.3).

---

### BOXE 12.3 Características dos sopros cardíacos.

As seguintes características fornecem informações necessárias para determinar a causa e a importância clínica dos sopros cardíacos.

**Localização:** indica o local onde o sopro é ouvido mais alto para que as estruturas subjacentes envolvidas sejam identificadas (Figura 12.6)
**Cronologia:** descreve quando o sopro é ouvido (sístole, diástole, ou ambos)
**Intensidade:** um sistema de graduação é usado para descrever a intensidade ou altura de um sopro
  *Grau 1:* muito fraco e difícil para o clínico inexperiente
  *Grau 2:* calmo, porém prontamente percebido pelo clínico experiente
  *Grau 3:* facilmente ouvido, sem frêmito palpável
  *Grau 4:* alto e pode estar associado a frêmito (frêmito parece um ronronar de gato sob a região)
  *Grau 5:* muito alto, audível quando o estetoscópio está parcialmente fora do tórax; associado a frêmito
  *Grau 6:* extremamente alto, detectado com o estetoscópio fora do tórax; associado a frêmito
**Frequência:** varia entre alta, média e baixa
**Caráter:** descreve o som com o qual o sopro se parece (ronco, sopro, assovio)
**Irradiação:** identifica se o som do sopro é transmitido para outras áreas precordiais

---

## Avaliação de outros sistemas

### Pulmões

Os detalhes da avaliação respiratória estão descritos no Capítulo 8. Achados anormais exibidos pelos clientes com DCV incluem:

- *Hemoptise:* expectoração espumosa e rosada indicativa de edema pulmonar agudo
- *Tosse:* tosse seca, curta e frequente decorrente da irritação das pequenas vias respiratórias, ocasionada por congestão pulmonar associada à IC
- *Estertores:* tipicamente notados primeiro nas bases (devido ao efeito da gravidade sobre o acúmulo de líquido e à ventilação reduzida do tecido basilar). Os estertores podem progredir para todas as porções dos campos pulmonares como resultado do agravamento da IC ou da atelectasia associada a repouso no leito, da imobilização por dor isquêmica ou dos efeitos de analgésicos, sedativos ou agentes anestésicos
- *Sibilos:* a compressão das pequenas vias respiratórias por edema pulmonar intersticial pode causar sibilos. Os agentes bloqueadores beta-adrenérgicos (betabloqueadores), como o propranolol, podem causar estreitamento das vias respiratórias, especialmente nos clientes com doença nas bases pulmonares.

### Abdome

O abdome é avaliado quanto a distensão e ascite, refluxo hepatojugular e massa pulsátil.

- *Distensão abdominal:* um abdome protuberante com flancos protrusos indica ascite. A ascite se desenvolve nos estágios finais da IC, já que pressões anormalmente elevadas no coração direito impedem o retorno do sangue venoso. Por conseguinte, o fígado e o baço ficam ingurgitados com sangue venoso em excesso (hepatoesplenomegalia). Com a elevação da pressão no sistema porta, o líquido se desvia do leito vascular para a cavidade abdominal. O líquido ascítico, encontrado nos pontos inferiores no abdome, se desloca com as mudanças de posição
- *Refluxo hepatojugular:* o teste é realizado quando há suspeita de IC biventricular ou ventricular direita. O cliente é posicionado de modo que o pulso venoso jugular seja visível na parte mais baixa do pescoço. Ao mesmo tempo que se ob-

serva o pulso venoso jugular, pressão firme é aplicada sobre o quadrante superior direito do abdome por 30 a 60 segundos. O aumento de 1 cm ou mais na pressão venosa jugular é indicativo de refluxo hepatojugular positivo. O resultado positivo nesse exame ajuda a confirmar o diagnóstico de IC

- *Massa pulsátil*: o indício diagnóstico mais importante de um **aneurisma** de aorta abdominal (dilatação localizada, formada em um ponto fraco na parede arterial) é a presença de massa pulsátil na parte média ou superior do abdome. Cerca de 80% dos aneurismas de 5 cm ou mais podem ser palpados. Um **ruído** sistólico (som anormal associado a fluxo turbulento de sangue na artéria) pode ser ouvido sobre a massa.

### *Considerações gerontológicas*

A Sociedade Brasileira de Cardiologia publicou as II Diretrizes em Cardiogeriatria, uma diretriz internacional, em 2010. Pulsos periféricos de clientes idosos são prontamente palpáveis devido à diminuição da elasticidade das artérias e à perda de tecido conjuntivo adjacente. Nos clientes mais velhos, os sintomas de DAP podem ser mais pronunciados do que nos jovens. Claudicação intermitente pode ser observada após a caminhada de apenas algumas quadras ou em uma pequena ladeira. A pressão prolongada exercida sobre a área dos pés ou dos dedos compromete ainda mais a perfusão arterial, o que pode levar a ulceração, infecção e gangrena.

A hipertensão sistólica isolada, associada a com morbidade e mortalidade cardiovasculares significativas, constitui um achado comum em idosos. Os idosos correm risco mais alto de hipotensão postural, o que reflete a diminuição da sensibilidade dos reflexos posturais; isso precisa ser considerado antes da prescrição de novos medicamentos cardiovasculares.

A palpação do PIM ou a detecção de bulhas cardíacas audíveis podem ser difíceis devido às mudanças na forma do tórax (como na doença pulmonar obstrutiva crônica) e às deformidades vertebrais (como cifoescoliose), as quais se agravam com o processo de envelhecimento. Quando as bulhas cardíacas são audíveis, $B_4$ é detectável na maioria dos clientes idosos, causada pela diminuição da complacência do ventrículo esquerdo. A $B_2$ é normalmente desdobrada, o que significa que as valvas semilunares não estão se fechando simultaneamente. Os sopros também são audíveis em mais da metade dos clientes idosos em virtude das alterações escleróticas na valva aórtica. Esses sopros são ouvidos sobre a valva aórtica durante a sístole (sopro de ejeção sistólica).

## Avaliação diagnóstica

Procedimentos e exames diagnósticos são usados para confirmar os dados obtidos pela história e pelo exame físico. Alguns exames são de fácil interpretação, enquanto outros precisam da análise de médicos especialistas. Todos os exames devem ser explicados ao cliente. Alguns requerem preparação especial antes de sua realização e monitoramento específico após o procedimento, ambos fornecidos por uma enfermeira.

### *Exames laboratoriais*

Os exames laboratoriais são solicitados pelas seguintes razões:

- Para ajudar a identificar a causa dos sinais e sintomas cardiovasculares
- Para identificar anormalidades no sangue que influenciem o prognóstico de um cliente com DCV
- Para avaliar o grau de inflamação
- Para rastrear fatores de risco associados a DAC
- Para determinar valores basais antes do início das intervenções terapêuticas
- Para garantir que os níveis terapêuticos dos medicamentos (como antiarrítmicos e varfarina) sejam mantidos
- Para avaliar os efeitos das medicações (como os efeitos dos diuréticos sobre os níveis séricos de potássio).

Uma vez que diferentes laboratórios utilizam vários tipos de equipamentos e métodos de mensuração, os valores normais dos exames podem variar, dependendo do laboratório e da instituição.

### Análise dos biomarcadores cardíacos

Os níveis plasmáticos dos biomarcadores cardíacos são usados para diagnosticar IAM em conjunto com a história, o exame físico e o ECG. Essas substâncias extravasam na corrente sanguínea após o rompimento das membranas das células lesionadas do miocárdio. A elevação do nível, o pico e o retorno ao normal dos biomarcadores têm uma cronologia específica, a qual ajuda o médico a decidir que teste solicitar, de acordo com o tempo do surgimento dos sintomas do cliente.

- *Creatinoquinase (CK)/CK-MB*: a CK é liberada por três tipos de tecido danificado (miocárdio, músculo esquelético e cérebro). CK-MB é a isoenzima cardíaca específica que se eleva entre 4 e 8 h após a lesão do miocárdio, atinge o pico entre 12 e 24 h e volta ao normal em 3 ou 4 dias
- *Mioglobina*: essa proteína heme transporta oxigênio. Sua pequena estrutura molecular permite que seja rapidamente liberada do tecido miocárdico lesado, o que é responsável por sua elevação precoce. A mioglobina não é usada sozinha para diagnosticar IM, pois as elevações também podem acontecer nos clientes com doença renal ou musculoesquelética. Entretanto, os resultados negativos são úteis para excluir IAM. A mioglobina se eleva entre 1 e 3 h após a lesão do tecido, faz pico em 4 a 12 h e volta ao normal depois de 24 h
- *Troponinas T e I*: essas proteínas heme regulam a função contrátil do miocárdio. Após a lesão do miocárdio, esses biomarcadores se elevam precocemente (entre 3 e 4 h), chegam ao pico em 4 a 24 h e permanecem altos por 1 a 3 semanas. Essas elevações precoces e prolongadas podem diagnosticar bem precocemente um possível IAM e possibilitam o diagnóstico tardio nos clientes que demoraram dias para buscar auxílio médico após o surgimento dos sintomas do infarto.

### Bioquímica do sangue, hematologia e coagulograma

A Tabela 12.4 fornece informações sobre os exames laboratoriais comuns e as implicações para os clientes com DCV.

**Perfil lipídico.** O perfil lipídico ajuda a avaliar o risco de uma pessoa para o desenvolvimento de aterosclerose e auxilia a diagnosticar anormalidades de uma lipoproteína específica. O colesterol e os triglicerídios são transportados no sangue em combinação com moléculas de proteína, formando lipoproteínas. As lipoproteínas são denominadas lipoproteínas de baixa densidade (LDL, do inglês *low-density lipoproteins*)

**Tabela 12.4** Exames laboratoriais séricos comuns e implicações para os clientes com doença cardiovascular.

| Exame laboratorial/ variação referencial | Implicações |
|---|---|
| **Química sanguínea** | |
| Sódio (Na$^+$) 135 a 145 mEq/$\ell$ | *Hiponatremia*: a ↓ dos níveis de Na pode ser decorrente de diuréticos tiazídicos ou de excesso de líquido, como observado na IC<br>*Hipernatremia*: o ↑ dos níveis de Na indica déficits hídricos e pode resultar de ↓ da ingestão de água ou hipovolemia |
| Potássio (K$^+$) 3,5 a 5 mEq/$\ell$ | *Hipopotassemia*: a ↓ dos níveis de K é muitas vezes decorrente do uso de diuréticos excretores de K, os quais podem causar fibrilação e taquicardia ventriculares e predispor à intoxicação digitálica em clientes que usam digoxina<br>*Hiperpotassemia*: ↑ dos níveis de K decorrente do ↑ da ingestão de alimentos ricos em K ou do uso excessivo de suplementos de K; ↓ da excreção renal de K; uso de diuréticos poupadores de K (como espironolactona); ou utilização de inibidores da enzima conversora de angiotensina (IECA). Pode causar bloqueio atrioventricular, assistolia e arritmias ventriculares |
| Cálcio (Ca$^{++}$) 8,5 a 10,2 mg/d$\ell$ | Necessário para coagulabilidade sanguínea, atividade neuromuscular e automaticidade dos nós sinoatriais e atrioventriculares<br>*Hipocalcemia*: a ↓ dos níveis de Ca torna a função nodal lenta e prejudica a contratilidade miocárdica. Efeito tardio provoca ↑ do risco de IC<br>*Hipercalcemia*: o ↑ dos níveis de cálcio é associado ao uso de diuréticos tiazídicos que provocam ↓ da excreção renal de Ca. A hipercalcemia potencializa a intoxicação digitálica, causa ↑ da contratilidade miocárdica e ↑ do risco de bloqueio atrioventricular e fibrilação ventricular |
| Magnésio (Mg$^{++}$) 1,3 a 2,3 mEq/$\ell$ | Necessário para absorver Ca, conservar as reservas de K, metabolizar adenosina trifosfato, sintetizar proteína e carboidratos e manter a contração muscular<br>*Hipomagnesemia*: a ↓ dos níveis de Mg é decorrente do aumento da excreção renal de Mg ocasionado pela terapia com digitálicos ou diuréticos. A ↓ dos níveis de Mg predispõe os clientes a taquicardias atriais e ventriculares<br>*Hipermagnesemia*: o ↑ dos níveis de magnésio é causado pelo uso de catárticos ou antiácidos contendo Mg. O ↑ dos níveis de Mg deprime a contratilidade e a excitabilidade miocárdicas, gerando bloqueio atrioventricular ou assistolia |
| Ureia (BUN) 10 a 20 mg/d$\ell$<br>Creatinina<br>Homens: 0,9 a 1,4 mg/d$\ell$<br>Mulheres: 0,8 a 1,3 mg/d$\ell$ | Produto final do metabolismo da proteína excretado pelos rins<br>O comprometimento renal é detectado pelo ↑ de ureia e creatinina. O nível de creatinina normal e o ↑ de ureia detectam déficit de volume intravascular, sangramento ou aumento da ingestão de proteína |
| Glicose (jejum): 70 a 99 mg/d$\ell$ | O ↑ dos níveis de glicose resulta do estresse conforme a epinefrina endógena é mobilizada para converter o glicogênio hepático em glicose |
| Hemoglobina glicosilada (HbA$_{1C}$) 2,2 a 4,8% | Monitorada em pessoas com diabetes, já que reflete os níveis de glicose sanguínea nos 2 a 3 meses anteriores. Objetivo: hemoglobina A$_{1C}$ < 7% |
| **Exames da coagulação** | |
| Tempo de tromboplastina parcial ativada (TTPa) 23 a 32 segundos | Usado para monitorar a resposta do cliente à heparina não fracionada<br>A dose de heparina é ajustada para manter uma variação terapêutica de 1,5 a 2,5 vezes os valores basais. TTPa é uma versão mais sensível do tempo de tromboplastina parcial (TTP) usado para monitorar a terapia com heparina |
| Tempo da protrombina (TP) 12 a 15 segundos | Mede a atividade de cinco fatores na via da coagulação sanguínea (protrombina, fibrinogênio, fatores V, VII, X). Usado para monitorar clientes em terapia com varfarina. A variação terapêutica é de 1,5 a 2 vezes o normal |
| Razão normalizada internacional (INR) | Método padronizado para monitoramento dos níveis de protrombina em clientes que recebem varfarina. A variação terapêutica varia de 2 a 3,5, dependendo do diagnóstico |
| **Exames hematológicos** | |
| Hemograma | Identifica a contagem total de hemácias, leucócitos e plaquetas, e mede a hemoglobina e o hematócrito |
| Contagem de leucócitos 4.500 a 11.000/mm$^3$ | Monitorada nos clientes imunocomprometidos (p. ex., após transplante de coração) e naqueles em risco de infecção (p. ex., após procedimentos invasivos ou cirurgia) |
| Hematócrito<br>Homem: 40 a 50%<br>Mulheres: 38 a 47%<br>Hemoglobina<br>Homens: 13,5 a 18 g/100 m$\ell$<br>Mulheres: 12 a 16 g/100 m$\ell$ | Representa a porcentagem de hemácias encontradas em 100 m$\ell$ de sangue total. As hemácias contêm hemoglobina, a qual transporta oxigênio para as células. Níveis baixos de hemoglobina e hematócrito podem causar episódios de angina mais frequentes ou IAM em clientes com doenças cardiovasculares |
| Plaquetas 150.000 a 400.000/mm$^3$ | Iniciam a formação de trombo, agrupando-se nos locais de lesão da parede do vaso<br>A trombocitopenia deve ser monitorada em caso de prescrição de ácido acetilsalicílico, clopidogrel, eptifibatida ou tirofibana |

e lipoproteínas de alta densidade (HDL, do inglês *high-density lipoproteins*). O risco de DAC cresce com o aumento da razão entre LDL e HDL ou da razão entre colesterol total (LDL + HDL) e HDL aumentada. A amostra de sangue para a obtenção do perfil lipídico deve ser obtida após 12 h de jejum.

*Níveis de colesterol.* O colesterol é um lipídio necessário para a síntese de hormônios e formação da membrana celular. É proveniente da dieta (produtos animais) e do fígado, onde é sintetizado. Os níveis elevados de colesterol acentuam o risco de aterosclerose. Os fatores que contribuem para as variações nos níveis de colesterol incluem idade, sexo, dieta, padrões do exercício, genética, menopausa, tabagismo e níveis de estresse. O nível normal é inferior a 200 mg/dℓ.

O LDL é o principal transportador de colesterol e triglicerídios para as células. A deposição dessas substâncias nas paredes das artérias é um efeito prejudicial do LDL. O nível normal é menor que 160 mg/dℓ. Níveis elevados de LDL são associados à incidência mais alta de DAC. Nas pessoas com DAC conhecida ou diabetes, o LDL-alvo é de menos de 70 mg/dℓ.

O HDL tem ação de proteção, transportando o colesterol para longe da parede arterial até o fígado a fim de que possa ser excretado. O nível normal para homens é de 35 a 70 mg/dℓ e, para mulheres, de 35 a 85 mg/dℓ. Níveis mais elevados de HDL são conhecidos por reduzir o risco de DAC; portanto, o nível de HDL acima de 40 mg/dℓ é desejável nos clientes portadores de DAC. Tabagismo, diabetes, obesidade e inatividade física são fatores relacionados com níveis mais baixos de HDL.

*Triglicerídios.* Os triglicerídios, compostos de ácidos graxos livres e glicerol, são armazenados no tecido adiposo e constituem uma fonte de energia. O nível normal deve ser inferior a 150 mg/dℓ. Os níveis de triglicerídios aumentam após as refeições e são afetados pelo estresse. Diabetes, ingestão de álcool e obesidade também podem aumentá-los. Esses níveis apresentam correlação direta com o LDL e relação inversa com o HDL.

**Peptídio natriurético cerebral (tipo B).** O peptídio natriurético cerebral (tipo B) (BNP, do inglês *brain natriuretic peptide*), secretado pelos ventrículos, é um neurormônio que responde à sobrecarga de volume no coração agindo como diurético e vasodilatador. Os níveis de BNP são úteis para o pronto diagnóstico de IC. O nível de BNP de 100 a 300 pg/mℓ indica presença de IC, e valores cada vez mais altos são correlacionados com gravidade maior da IC.

**Proteína C reativa.** A proteína C reativa (PCR) é uma proteína produzida pelo fígado em resposta à inflamação sistêmica. Acredita-se que a inflamação desempenhe um papel no desenvolvimento e na progressão da aterosclerose. Níveis elevados de PCR (3 mg/dℓ) são usados como um adjunto de outros exames na revisão do risco de DAC.

**Homocisteína.** A homocisteína, um aminoácido, pode danificar o revestimento endotelial das artérias e promover a formação de trombo. Níveis elevados têm ligação com o desenvolvimento de aterosclerose e com o aumento do risco de DAC, acidente vascular encefálico e doença vascular periférica. Níveis aumentados de homocisteína são associados a fatores genéticos e dieta pobre em ácido fólico, vitamina $B_6$ e vitamina $B_{12}$. É necessário jejum de 12 h antes da obtenção da amostra sanguínea. Os resultados do teste são interpretados como normais (5 a 15 µmol/ℓ), moderados (16 a 30 µmol/ℓ), intermediários (31 a 100 µmol/ℓ) e graves (mais de 100 µmol/ℓ).

### Eletrocardiograma

O eletrocardiograma (ECG) é o registro gráfico da atividade elétrica do coração. O ECG é obtido pela colocação de eletrodos descartáveis em posições padrões na pele da parede torácica e dos membros. O ECG padrão de 12 derivações registra impulsos elétricos do coração em papel especial de gráfico a partir de 12 diferentes pontos de referência, chamados de *derivações*. É usado para diagnosticar arritmias, anormalidades de condução, aumento das câmaras cardíacas e isquemia ou infarto do miocárdio.

O ECG é continuamente observado conectando o cliente a um monitor à beira do leito ou por **telemetria** (dispositivo de transmissão operado por bateria usado pelo cliente), os quais fazem a transmissão para um banco central de monitores. O sistema de telemetria é sem fio e permite que os clientes sejam monitorados enquanto caminham. Os clientes que requeiram monitoramento por ECG precisam ser informados do motivo do monitoramento e alertados para o fato de que esse exame não detecta sintomas como dispneia e dor no tórax. Portanto, os clientes precisam ser instruídos a relatar os sintomas à enfermeira sempre que ocorrerem. O monitoramento contínuo por ECG é discutido no Capítulo 17.

### Teste de esforço

O **teste de esforço** é usado para avaliar a resposta do sistema cardiovascular ao aumento de demanda por oxigênio e nutrientes. É utilizado para determinar (1) a presença de aterosclerose nas artérias do coração e dos membros inferiores, (2) a capacidade funcional do coração após IM ou cirurgia cardíaca e (3) a efetividade do regime terapêutico.

#### Procedimento

Durante o teste de esforço, o cliente caminha na esteira (mais comum), pedala na bicicleta ergométrica ou usa um cicloergômetro nos membros superiores. A intensidade do exercício progride de acordo com os protocolos estabelecidos; assim, a velocidade e a graduação da esteira são aumentadas a cada período de alguns minutos. Se o cliente não for capaz de praticar o exercício, um teste de esforço farmacológico é realizado, o qual consiste na injeção de um agente vasodilatador (dipiridamol ou adenosina) com intuito de imitar os efeitos fisiológicos do exercício. O teste de esforço pode ser combinado com o ecocardiograma ou com técnicas de imagem que utilizem radionuclídios a fim de examinar a função do miocárdio durante o exercício e o repouso.

Durante o procedimento, o cliente é avaliado quanto a sinais e sintomas de isquemia do miocárdio ou da perna (claudicação) mediante monitoramento do ECG, PA, aparência física, percepção do esforço e sintomas como dor torácica, dispneia, tonturas, cãibras na perna e fadiga. O teste de esforço é dito "positivo" se evidências de isquemia miocárdica forem detectadas pelas alterações no ECG do cliente ou claudicação for confirmada por um índice tornozelo-braquial (ITB) diminuído. O teste de esforço positivo é uma indicação para a realização de outros exames.

### Intervenções de enfermagem

Os clientes são instruídos a fazer jejum 4 h antes do exame, evitando tabaco, cafeína e outros estimulantes. Os medicamentos podem ser administrados com pequenos goles de água. O cliente deve vestir roupas adequadas para a prática de exercícios e tênis com solado de borracha. A enfermeira descreve o equipamento de monitoramento, os sintomas a serem relatados e revê o protocolo do exercício e a necessidade de os clientes se esforçarem ao máximo para completar o exame. Se agentes vasodilatadores forem usados, os clientes devem ser informados da possibilidade de desenvolverem rubor ou náuseas transitórias. Se o teste de esforço for combinado com técnicas de imagem, as informações relacionadas com essas técnicas também precisam ser revistas. Após o exame, os clientes são monitorados por 10 a 15 min ou até a estabilização, podendo, depois disso, reassumir as atividades usuais.

## Ecocardiografia

### Ecocardiografia tradicional

A ecocardiografia, um ultrassonografia não invasivo, é usada para examinar a função do coração.

**Procedimento.** Um transdutor portátil gera ondas sonoras de alta frequência que atravessam a parede torácica até o coração e registra os sinais que retornam, os quais passam em um osciloscópio ou são registrados em vídeo. Um ECG é registrado simultaneamente para ajudar na interpretação do ecocardiograma. A ecocardiografia bidimensional ou transversal, um aprimoramento da técnica, cria uma imagem espacialmente correta e sofisticada do coração. Outras técnicas, como ecocardiograma com doppler de fluxo em cores ou eco-doppler, demonstram a direção e a velocidade do fluxo sanguíneo pelo coração.

**Intervenções de enfermagem.** A enfermeira prepara o cliente para o exame, explicando que se trata de um procedimento indolor e que o transdutor emite ondas sonoras conforme é movimentado pela superfície da parede torácica. O gel aplicado à pele ajuda a transmitir as ondas sonoras. Periodicamente, o cliente é solicitado a virar-se para o lado esquerdo ou a suspender a respiração. O teste requer entre 30 e 45 min.

### Ecocardiografia transesofágica

**Procedimento.** A ecocardiografia transesofágica (ETE) envolve a introdução de um pequeno transdutor pela boca até o esôfago do cliente. Essa técnica fornece imagens mais claras do que os outros métodos ultrassonográficos, pois as ondas sonoras percorrem um tecido menos denso. Trata-se de uma importante ferramenta diagnóstica para determinar a presença de trombos no átrio ou no ventrículo de clientes portadores de IC, valvopatia cardíaca e arritmias.

Anestésico tópico e sedação moderada são usados durante a ETE devido ao desconforto ocasionado pelo posicionamento do transdutor. Após a sedação, o transdutor é inserido pela boca do cliente, que deve ser orientado a engolir várias vezes até que o dispositivo fique posicionado no esôfago.

Complicações são incomuns durante a ETE; porém, quando ocorrem, são graves. São causadas pela sedação e deglutição prejudicadas resultante da anestesia tópica (depressão respiratória e aspiração) e pela inserção e manipulação do transdutor no esôfago e estômago (resposta vasovagal ou perfuração esofágica). História pregressa de disfagia ou radioterapia no tórax precisa ser verificada antes da realização da ETE, pois aumenta o risco de complicações.

**Intervenções de enfermagem.** Antes do exame, a enfermeira fornece orientações sobre o procedimento e se certifica de que o cliente tenha entendido claramente o que o exame implica e por que está sendo realizado. Os clientes são instruídos a manter jejum por 6 h antes do exame; e são informados de que é necessário um acesso IV para administrar medicamentos, inclusive um sedativo para mantê-lo confortável. Depois da remoção de próteses dentárias, um agente anestésico tópico é usado para anestesiar a garganta. Após o procedimento, a enfermeira informa ao cliente que ele permanecerá no leito com a cabeceira elevada a 45° e que lhe será oferecido algo para beber assim que se recuperar da sedação e do agente anestésico local. Os clientes são informados da possibilidade de desconforto para engolir nas 24 h seguintes. Eles devem relatar a presença de dor de garganta persistente, dispneia ou dificuldades de deglutição. Se o procedimento for realizado no ambulatório, é necessária a presença de um acompanhante que possa levá-lo para o domicílio em segurança.

A enfermeira implementa o protocolo de sedação prescrita. Durante o exame, fornece apoio emocional e monitora o nível de conforto do cliente, bem como nível de consciência, PA, ECG, respiração e saturação de oxigênio. Os líquidos e alimentos são suspensos até que o cliente esteja totalmente alerta e o efeito do agente anestésico tópico esteja revertido, em geral em 2 h. Quando o cliente começa a ingerir líquidos, ele deve ser submetido a uma avaliação de disfagia (dificuldade de deglutição).

## Exames com radionuclídios

Os estudos de imagem com radionuclídios têm como objetivo avaliar a perfusão das artérias coronárias de forma não invasiva, detectar infarto e isquemia do miocárdio e analisar a função ventricular esquerda. Os **radioisótopos** são átomos na forma instável. O tálio 201 ($Tl^{201}$) e o tecnécio 99m ($Tc^{99m}$) são dois radioisótopos usados em medicina nuclear cardíaca. Conforme sofrem decaimento, liberam pequenas quantidades de energia na forma de raios gama. Quando são injetados na corrente sanguínea, a energia emitida pode ser detectada por uma câmara de cintigrafia ou gama posicionada sobre o corpo. A imagem planar, usada com o tálio, fornece uma visão unidimensional do coração a partir de três locais. A tomografia computadorizada por emissão de fóton único (SPECT, do inglês *single photon emission computed tomography*) fornece imagens tridimensionais. Na SPECT, o cliente é posicionado em decúbito dorsal com os braços elevados acima da cabeça, enquanto a câmara se move ao redor do tórax em um arco de 180° a 360° para identificar mais precisamente as áreas de diminuição da perfusão miocárdica.

### Cintigrafia de perfusão do miocárdio

O radioisótopo $Tl^{201}$, mais conhecido como tálio, é similar ao potássio e prontamente atravessa para o interior das células miocárdicas saudáveis. É captado em quantidades menores pelas células do miocárdio isquêmicas, porém não penetra no tecido necrótico (como no IM).

O tálio é usado no teste de esforço físico ou farmacológico para analisar as alterações da perfusão do miocárdio em repouso e após o exercício. Ao final do teste de esforço, o tálio é injetado e as imagens são feitas imediatamente. Áreas sem captação de tálio indicam IM ou isquemia miocárdica "induzida por esforço". As imagens em repouso, obtidas 3 horas depois, ajudam a diferenciar infarto de isquemia. Um IM prévio é indicado se o defeito (chamado de *falta de captação do isótopo*) permanece do mesmo tamanho durante o exercício e o repouso. O miocárdio isquêmico, por outro lado, se recupera em algumas horas. Se a perfusão for restaurada, o tálio penetra nas células do miocárdio, e a área do defeito nas imagens do repouso é diminuída ou completamente revertida. O defeito reversível indica exame de esforço positivo. Mais avaliações com cateterismo cardíaco são indicadas para determinar a necessidade ou não de intervenção coronária percutânea (ICP) ou cirurgia de revascularização do miocárdio.

O $Tc^{99m}$ sestamibi é outro radioisótopo que é distribuído às células do miocárdio em proporção à sua perfusão, tornando-se um excelente marcador para avaliar a perfusão do miocárdio. Diferentemente do tálio, as imagens do repouso que usam o $Tc^{99m}$ sestamibi podem ser obtidas antes ou depois das imagens do exercício, devido à sua curta meia-vida e porque é injetado antes de cada exame. A SPECT com $Tc^{99m}$ sestamibi fornece imagens de alta qualidade.

O cliente submetido às técnicas de imagem nuclear com o teste de esforço deve ser preparado para o tipo de estressor a ser usado (exercício ou fármaco) e o tipo de técnica de imagem usada (planar ou SPECT). O cliente pode ficar preocupado com o fato de receber uma substância radioativa e precisa ser informado de que esses marcadores são seguros – a exposição à radiação é similar àquela de outros exames com raios X. Não há necessidade de precauções relacionadas com a radiação após o procedimento.

Ao fornecer informações ao cliente que será submetido à SPECT, a enfermeira deve esclarecer que os braços precisarão ficar posicionados acima da cabeça por cerca de 20 a 30 min. Se o cliente for fisicamente incapaz disso, a imagem planar com tálio pode ser usada.

### Teste da função ventricular e mobilidade da parede

A angiocardiografia com radionuclídio de equilíbrio (ERNA) também denominada MUGA é uma técnica não invasiva que utiliza uma câmara convencional de cintilação conectada a um computador para registrar imagens do coração durante várias centenas de batimentos cardíacos. O computador processa os dados e permite a obtenção de imagens sequenciais do coração em funcionamento. Essas imagens são analisadas para avaliar a função ventricular esquerda, a mobilidade da parede e a fração de ejeção. Esse procedimento pode ser usado para avaliar diferenças na função ventricular esquerda durante o repouso e o exercício. O cliente é tranquilizado de que não há perigo de radiação e é instruído a permanecer imóvel durante o exame.

### *Cateterismo cardíaco*

Cateterismo cardíaco é um procedimento diagnóstico invasivo que utiliza a fluoroscopia (uma técnica de imagem que visualiza o coração em uma tela de raios X) para orientar a inserção de um cateter no coração e para visualizar as câmaras e artérias coronárias. Esse procedimento é realizado habitualmente em esquema ambulatorial, a não ser que a condição do cliente seja grave o suficiente para requerer hospitalização, como IC ou IAM.

---

**BOXE 12.4**

**Orientações ao cliente.**

**Preparação para o cateterismo cardíaco**

Objetivo: garantir a preparação adequada para o procedimento

- Expresse os medos e as preocupações que possui sobre o procedimento
- Jejum, geralmente de 8 a 12 h, antes do procedimento
- A compreensão do procedimento engloba permanecer deitado em maca por cerca de 1 h
- Medicamentos serão administrados para manter o conforto
- É normal apresentar palpitações devido aos batimentos cardíacos extras que podem ocorrer à medida que o cateter é introduzido no coração. Rubor e uma sensação similar à necessidade de urinar podem ocorrer após a injeção do agente de contraste, porém cessam em 1 min ou menos

---

O cateterismo cardíaco é o padrão-ouro para diagnosticar DAC e quantificar a extensão da obstrução da artéria coronária (relatada como percentual de obstrução da artéria coronária). O cateterismo cardíaco também é usado para diagnosticar hipertensão pulmonar e doença de valva cardíaca. Os resultados desse procedimento são usados para determinar a indicação ou não dos procedimentos de revascularização (ICP ou cirurgia de revascularização do miocárdio) ou reparo/substituição de valva.

Antes do procedimento, exames de sangue são realizados para que as anormalidades que podem complicar a recuperação do cliente possam ser identificadas. Esses exames incluem nível de ureia e creatinina, hemograma completo, nível dos eletrólitos, se o cliente se encontra em uso de anticoagulantes, tempo de protrombina (TP)/**razão normalizada internacional (INR)** (varfarina) e tempo de tromboplastina parcial ativada (TTPa) (heparina).

Durante o cateterismo cardíaco, é colocado um cateter IV no cliente para a administração de sedativos, líquidos, heparina e outras medicações. PA e ECG de várias derivações são monitorados para observar instabilidade hemodinâmica e arritmias. Além disso, um importante papel da enfermeira consiste em preparar o cliente e sua família para o cateterismo cardíaco. A Sociedade Brasileira de Hemodinâmica e Cardiologia Intervencionista, que congrega um Departamento de Enfermagem, apresenta as Diretrizes Nacionais e Internacionais para a prática profissional segura da Cardiologia Intervencionista, reconhecida pela Classificação Brasileira de Ocupações. O Boxe 12.4 resume as informações que devem ser revistas antes do procedimento.

### Procedimento

**Cateterismo do coração direito.** O cateterismo do coração direito é realizado com o objetivo de avaliar as pressões e saturações de oxigênio nas câmaras cardíacas direitas e a função das valvas tricúspide e pulmonar. Envolve a passagem de um cateter a partir da veia cubital ou femoral até o átrio direito, o ventrículo direito e a artéria pulmonar. As complicações, embora raras, incluem arritmias, infecção e perfuração do septo ou da parede da câmara.

**Cateterismo do coração esquerdo.** O cateterismo do coração esquerdo é realizado para avaliar a perviedade das artérias coronárias e a função do ventrículo esquerdo e das valvas aórtica e mitral. É feito pela inserção de um cateter na artéria braquial ou femoral, o qual é avançado pela aorta, pelo ventrículo esquerdo e pelas artérias coronárias. As complicações raras incluem arritmias, IAM, perfuração do coração ou dos grandes vasos e embolia sistêmica.

**Angiografia.** A angiografia envolve a injeção de um agente de contraste no sistema vascular para visualizar o coração e os vasos sanguíneos. A *angiografia coronária* é produzida pela injeção do agente de contraste nas artérias coronárias para determinar sua patência. Uma *aortografia* é realizada pela injeção do agente de contraste para realçar a aorta e suas principais artérias.

Antes do cateterismo cardíaco, verifica-se se há história de reações prévias a agente de contraste ou alergias a substâncias que contenham iodo (como frutos do mar), já que alguns agentes de contraste contêm esse elemento. Se as reações alérgicas forem uma preocupação, anti-histamínicos ou metilprednisolona podem ser administrados antes da angiografia.

Os agentes de contraste podem induzir nefropatia, uma forma de insuficiência renal aguda em clientes portadores de diabetes, IC, insuficiência ou doença renal, hipotensão ou desidratação. Estratégias de prevenção sob investigação nesses clientes de alto risco incluem hidratação IV pré e pós-procedimento com solução salina ou bicarbonato de sódio, e administração do antioxidante acetilcisteína (Briguori, Airoldi, D'Andrea *et al.*, 2007).

**Hemostasia arterial.** Uma vez removido o cateter arterial, pressão manual, dispositivos de compressão mecânica ou dispositivos de fechamento vascular percutâneo são usados para atingir a hemostasia. Os principais benefícios dos dispositivos de fechamento vascular são a hemostasia imediata e o tempo de repouso no leito mais curto. Complicações raras associadas a esses dispositivos incluem sangramento ao redor do dispositivo, infecção e obstrução arterial.

### Intervenções de enfermagem

Após o cateterismo cardíaco, a enfermeira deve:

- Verificar o local do acesso do cateter com frequência quanto a sangramento ou formação de hematoma
- Avaliar arritmias por monitoramento cardíaco ou análise de déficit de pulso dos pulsos apical e periférico. Uma resposta vagal, causando bradicardia e hipotensão, pode ser desencadeada pelo desconforto da pressão manual aplicada para obter a hemostasia conforme o cateter venoso ou arterial é removido. Essa resposta é revertida por pronta elevação dos membros inferiores acima do nível do coração, infusão de líquido IV e administração de atropina IV para tratar a bradicardia, conforme o prescrito
- Manter o cliente em repouso no leito por 2 a 6 horas após o procedimento, até que a hemostasia dos vasos sanguíneos envolvidos seja conseguida. Variações no tempo do repouso no leito dependem do tamanho do cateter usado, do local de inserção do cateter, do estado da anticoagulação do cliente e de outras variáveis do cliente (como idade avançada, obesidade, distúrbios de sangramento). Se pressão manual ou mecânica for usada, o repouso no leito é mantido por até 6 horas com a perna afetada estendida e a cabeça elevada a 30°. Para o conforto do cliente, ele pode ser virado de um lado a outro com a perna afetada esticada. Se um dispositivo de fechamento percutâneo ou adesivo for empregado, a enfermeira deve rever os padrões do cuidado de enfermagem local e saber previamente que o cliente terá menos restrições a atividades. Medicamento analgésico é administrado para reduzir o desconforto
- Instruir os clientes a relatar imediatamente dor no tórax e sangramento ou desconforto repentino nos locais de inserção do cateter
- Avaliar insuficiência renal induzida pelo agente de contraste, monitorando o aumento dos níveis de creatinina. Hidratação oral e IV são usadas para "lavar" o agente de contraste do sistema urinário; monitorar o balanço hídrico
- Garantir a segurança do cliente, instruindo-o a pedir ajuda ao levantar-se da cama pela primeira vez. O cliente é avaliado quanto a sangramento no local do acesso do cateter e hipotensão ortostática
- Fornecer aos clientes instruções adicionais no momento da alta (Boxe 12.5).

## Monitoramento hemodinâmico

O **monitoramento hemodinâmico** avalia continuamente a função cardiovascular de clientes críticos. Requer um cateter especial e um sistema de monitoramento da pressão composto por um dispositivo de irrigação contínuo para manter a permeabilidade do cateter, um transdutor para converter a pressão

---

**BOXE 12.5 — Orientações ao cliente.**

**Autocuidado após cateterismo cardíaco**

*Objetivo*: assegurar que os clientes obtenham as informações necessárias para reduzir o risco de complicações após o procedimento e para que possam entender seu plano de tratamento.

- Nas 24 horas seguintes, não dobre o tronco nem faça esforços ou levante peso
- Evite banhos de banheira; os de chuveiro estão liberados
- Pergunte ao médico especialista sobre quando poderá reassumir as atividades usuais
- Ligue para o médico se apresentar sangramento, edema, novo hematoma ou dor no local da punção, ou temperatura acima de 38,6°C
- Converse com o médico especialista sobre ajuda para fazer mudanças no estilo de vida a fim de reduzir o risco de futuros problemas cardíacos. Se os resultados dos exames mostrarem doença da artéria coronária, peça ao médico um encaminhamento para um programa local de reabilitação cardíaca
- Seu médico pode prescrever novas medicações. Se suspeitar que algum desses medicamentos esteja causando efeitos colaterais, ligue para o médico imediatamente. Não suspenda o uso de nenhuma medicação antes de falar com ele.

proveniente da artéria ou da câmara do coração em sinal elétrico e um monitor para mostrar a forma das ondas da pressão no osciloscópio à beira do leito.

## Procedimentos

**Monitoramento da pressão venosa central.** A PVC é medida pela colocação de um cateter na veia cava (superior ou inferior) ou no átrio direito. Reflete a pré-carga do ventrículo direito, pois a pressão na veia cava, no átrio direito e no ventrículo direito são todas iguais ao final da diástole. A PVC normal é de 2 a 8 mmHg. Uma PVC maior que 8 mmHg indica hipervolemia (líquido excessivo circulante no corpo) ou IC do lado direito. Ao contrário, a PVC inferior a 2 mmHg sugere redução da pré-carga ou hipovolemia. As complicações do monitoramento da PVC são infecção, pneumotórax e embolia gasosa.

**Monitoramento da pressão da artéria pulmonar.** O monitoramento da pressão da artéria pulmonar (AP) envolve o uso de cateter com balão na ponta inserido em uma veia calibrosa (subclávia, jugular ou femoral) e conectado ao sistema de monitoramento de pressão (Figura 12.10). O cateter passa cuidadosamente pelo lado direito do coração até chegar à AP. É indicado para o cliente em estado grave para medir o débito

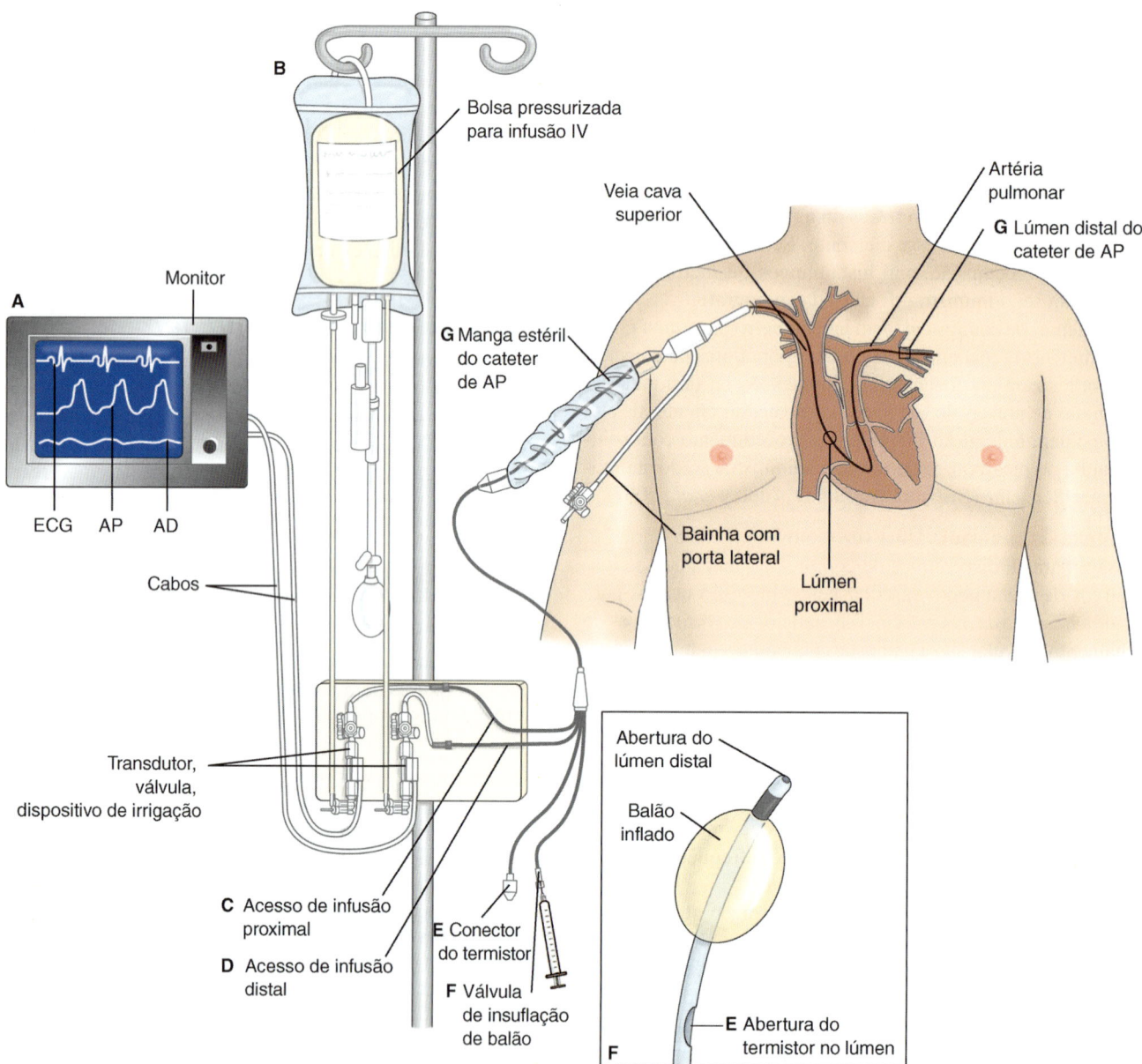

Figura 12.10 Cateter de artéria pulmonar (AP) e sistemas de monitoramento da pressão. **(A)** Monitor que se conecta por meio de cabos aos **(B)** sistemas de monitoramento de pressão (inclusive solução IV em uma bolsa pressurizada, equipos IV e dois transdutores com válvulas e dispositivos de irrigação). Esse sistema se conecta com **(C)** o acesso de infusão proximal, que se abre no átrio direito e é usado para infundir líquidos ou medicamentos prescritos e para monitorar as pressões venosas centrais; e com **(D)** a porta de infusão distal. Esse acesso ("port") se abre na AP e é usada para monitorar as pressões na AP. **(E)** O termistor é fixado ao monitor cardíaco à beira do leito para obter o débito cardíaco. **(F)** Uma seringa cheia de ar é conectada à válvula de insuflação do balão durante a inserção do cateter e a medição da pressão de oclusão da AP. **(G)** Cateter de AP posicionado na AP. Observe a manga estéril sobre o cateter de AP. O cateter de AP é inserido pela bainha até alcançar a posição desejada na AP. A porta lateral na bainha é usada para infundir medicamentos ou líquidos. AD = átrio direito; ECG = eletrocardiograma.

cardíaco e as pressões atrial direita, sistólica e diastólica na AP e de oclusão capilar pulmonar (Figura 12.5).

As pressões diastólica na AP e de oclusão da artéria pulmonar são usadas na maioria das vezes, pois refletem a pré-carga do ventrículo esquerdo. Essas leituras são possíveis porque, ao final da diástole, quando o ventrículo está completamente cheio e a valva mitral está aberta, ocorre equalização da pressão dentro de todas as câmaras cardíacas e vasos do lado esquerdo (ventrículo e átrio esquerdo, veias e artérias pulmonares). As pressões diastólica na AP e de oclusão da artéria pulmonar são usadas para diagnosticar a etiologia de choque e avaliar a resposta do sistema cardiovascular do cliente às intervenções clínicas.

A pressão capilar pulmonar é obtida pela insuflação do balão na ponta do cateter, que faz com que o cateter chegue a um ramo menor da AP, o que consiste em uma manobra oclusiva; portanto, imediatamente a medida precisa ser feita, o balão desinflado e a forma da onda avaliada para garantir que o cateter retornou à posição normal na AP.

Complicações do monitoramento da pressão da AP incluem infecção, ruptura da AP, tromboembolismo pulmonar, infarto pulmonar, arritmias e embolia gasosa.

**Monitoramento da PA intra-arterial.** O monitoramento da PA intra-arterial é usado para obter leituras contínuas da pressão arterial média (PAM), da pressão sistólica e da pressão diastólica, e amostras de sangue. A PAM é usada para refletir a pressão de perfusão dos órgãos principais. Durante um ciclo cardíaco, o coração gasta dois terços do tempo em diástole, em comparação à sístole. A fórmula para o cálculo da PAM é: PAM = (2 × pressão diastólica) + pressão sistólica/3. O monitor cardíaco faz o cálculo de maneira automática ou, se a PA for aferida por aparelho de pressão, a PAM pode ser calculada manualmente. Os principais órgãos requerem PAM de 60 mmHg (variação normal de 70 a 110 mmHg).

O teste de Allen é usado para avaliar a perfusão adequada da mão pela artéria ulnar antes da canulação da artéria radial para monitoramento da pressão. O teste de Allen é feito pela compressão simultânea das artérias radial e ulnar, solicitando que o cliente feche a mão, o que faz com que ela fique branca. Após a abertura da mão, a enfermeira libera a pressão na artéria ulnar, enquanto mantém a pressão na artéria radial. A mão do cliente vai ficar rosada se a artéria ulnar estiver pérvia. Se outras artérias forem selecionadas para canulação, um ultrassom com doppler será usado para avaliar a perfusão do membro envolvido.

Complicações associadas ao monitoramento arterial incluem obstrução arterial com isquemia distal, hemorragia, embolia gasosa, espasmo arterial e infecção.

### Intervenções de enfermagem

As enfermeiras recebem treinamento e capacitação abrangente antes de utilizar as tecnologias de monitoramento hemodinâmico. As diretrizes a seguir são usadas para garantir a segurança e o cuidado efetivo:

- O local de inserção é preparado de acordo com o protocolo institucional, o qual inclui remoção dos pelos excessivos, limpeza com solução antisséptica e uso de anestésico local
- Cateteres de artéria pulmonar e PVC são usados para infundir líquidos e medicamentos IV e para coletar amostras de sangue, quando prescritos
- A enfermeira se certifica de que o sistema esteja ligado e mantido de maneira adequada. O sistema de monitoramento da pressão precisa ser mantido pérvio, sem bolhas de ar e calibrado à pressão atmosférica (referido como ponto de referência zero)
- Antes da obtenção das medidas de pressão, a enfermeira posiciona a válvula do transdutor no eixo flebostático. A Figura 12.11 descreve os referenciais usados para localizar esse eixo
- O sistema de monitoramento da pressão e o curativo do local de inserção do cateter são trocados de acordo com o protocolo da instituição. Em geral, a cobertura é mantida seca e impermeável. As trocas dos curativos são realizadas por técnica estéril
- A inserção de cateter de artéria pulmonar e PVC é confirmada por radiografias de tórax
- A enfermeira monitora o cliente em relação a complicações associadas a várias formas de monitoramento hemodinâmico e relata os achados imediatamente.

### Exames do fluxo com ultrassom com doppler

Os exames de ultrassom com doppler são, na maioria das vezes, usados para detectar obstrução do fluxo sanguíneo para as extremidades ou para a cabeça devido a trombos, e para

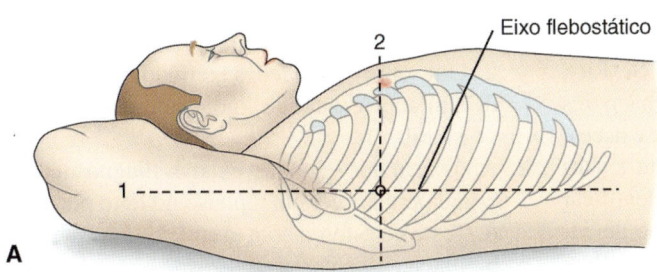
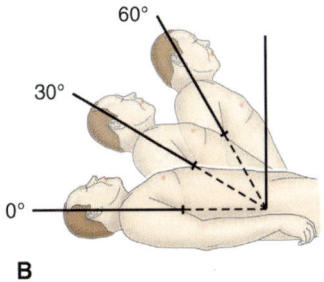

**Figura 12.11** **(A)** O eixo flebostático é o ponto de referência para o átrio quando o cliente se encontra em decúbito dorsal. Consiste na interseção de duas linhas da parede torácica esquerda: (1) a linha axilar média desenhada entre as superfícies anterior e posterior do tórax e (2) a linha desenhada ao longo do quarto espaço intercostal. Sua localização é identificada com um marcador na pele. A válvula do transdutor usado no monitoramento hemodinâmico é "nivelada" a essa marca antes da obtenção das medidas da pressão. **(B)** As medidas podem ser obtidas com a cabeceira do leito elevada a 60°. Observe que há mudanças no eixo flebostático conforme a cabeceira é elevada; portanto, a válvula e o transdutor precisam ser reposicionados após a mudança de posição.

determinar se existe aterosclerose nos membros inferiores de clientes com claudicação intermitente. Essa tecnologia usa um dispositivo manual, denominado *transdutor*, o qual envia e recebe ondas sonoras que fazem "eco" ou retornam das células sanguíneas. O transdutor é colocado em contato com a pele sobre o vaso sanguíneo que está sendo examinado. Em geral, o transdutor detecta alterações rítmicas nas ondas sonoras, que são geradas conforme as células sanguíneas fluem pelo vaso patente. A obstrução ao fluxo de sangue é evidenciada pela ausência de alteração nas ondas sonoras.

Os exames usuais de ultrassom com doppler são combinados à tecnologia de computador para fornecer informações adicionais sobre o fluxo sanguíneo. O ultrassom com doppler dúplex fornece um quadro do vaso sanguíneo e um gráfico que mostra a velocidade e a direção do fluxo de sangue; e o ultrassom com doppler colorido produz cores para visualizar três dimensões desse fluxo.

Quando a enfermeira tem dificuldades para encontrar o pulso, o doppler de onda contínua, um dispositivo portátil, pode ser usado. Esse dispositivo é utilizado para ouvir, em vez de sentir o pulso. O Boxe 12.6 descreve como usar o doppler de onda contínua na avaliação dos pulsos nos membros inferiores.

O doppler de onda contínua é também realizado para obter a PA sistólica nos membros e calcular o **índice tornozelo-braquial (ITB)**. Essa razão compara a PA do tornozelo com a do braço e é um indicador da perfusão para os membros inferiores. O ITB para cada membro inferior é calculado selecionando-se a mais alta de duas pressões sistólicas no tornozelo (obtidas tanto da artéria tibial posterior quanto da dorsal do pé) e dividindo-a pela mais alta das pressões sistólicas braquiais direita e esquerda. A pressão sistólica do tornozelo é normalmente a mesma ou um pouco mais alta do que a pressão sistólica braquial, resultando em ITB de 1 ou 1,1. Conforme a DAP progride, a PA sistólica no tornozelo do membro afetado diminui. Um ITB de 0,8 a 0,99 indica DAP leve; de 0,5 a 0,79, DAP moderada (presença de claudicação); e a inferior a 0,5, DAP grave (dor ao repouso).

### BOXE 12.6 — Avaliação do pulso dos membros inferiores usando doppler de onda contínua.

O cliente é posicionado em decúbito dorsal com a cabeceira elevada entre 20° e 30°; os membros inferiores ficam em rotação externa para possibilitar o acesso adequado ao maléolo medial. Gel acústico é aplicado na pele para permitir a transmissão uniforme da onda de ultrassom (não use gel de eletrocardiograma). A ponta do transdutor doppler é posicionada em ângulo entre 45° e 60° em relação à localização esperada da artéria e angulada lentamente para identificar o fluxo de sangue arterial. Evite usar pressão excessiva, já que as artérias "doentes" podem colapsar.

## Revisão do capítulo

### Exercícios de avaliação crítica

1. Você está cuidando da Sra. Angélica, uma cliente de 78 anos de idade, que está sendo admitida por causa de fibrilação atrial de início recente. Uma técnica a ajuda a obter os sinais vitais da cliente. É prática comum na sua unidade aferir a PA e a FC usando um dispositivo automático de PA. Esse dispositivo é o melhor método de obtenção de PA e frequência cardíaca de uma cliente com ritmo cardíaco irregular? Que outros métodos você poderia utilizar para avaliar a frequência cardíaca e a PA acuradas de clientes com ritmos cardíacos irregulares? De que maneira os resultados das pesquisas recentes em enfermagem respondem a essas questões?

2. Durante a revisão dos registros no prontuário do Sr. Ruy, você descobre que nos últimos 4 meses ele foi internado três vezes devido a descompensação da IC. A anamnese é necessária para avaliar a percepção de saúde do cliente e suas habilidades de autocuidado antes que você possa identificar seus problemas específicos e desenvolver um plano de enfermagem visando à prevenção de futuras internações. Descreva todas as perguntas necessárias durante a anamnese. Quais dessas perguntas são mais importantes? Se o cliente não tiver certeza das respostas, que outras fontes de informação podem estar disponíveis?

3. Cite cinco doenças cardiovasculares comuns e os sinais e sintomas associados a esses distúrbios. Que informações adicionais você precisa considerar quando avalia, na unidade de emergência clínica, os clientes quanto a doenças potencialmente fatais? Descreva como você enfatizará sua avaliação física no sistema cardiovascular.

### Questões objetivas

1. Durante uma avaliação cardíaca em um cliente com IC, você ausculta, na área apical, um som extra entre $B_1$ e $B_2$. Esse som pode ser causado por:
   A. $B_3$, indicando piora da IC
   B. $B_4$, indicando o som do sangue em movimento no ventrículo esquerdo não complacente
   C. Um sopro diastólico, sugerindo regurgitação aórtica
   D. Um sopro sistólico, indicando regurgitação pela valva mitral

2. Após qual dos seguintes exames diagnósticos o cliente precisará permanecer em repouso no leito por 2 a 6 h?
   A. Teste de esforço com exercício
   B. Cateterismo cardíaco
   C. Cintigrafia perfusão miocárdica
   D. Ecocardiografia tradicional

3. Sr. Tomaz acabou de ser admitido após apresentar dor torácica e dispneia. Os exames de sangue foram enviados para análise enquanto ele se encontrava na emergência, e os resultados estão sendo avaliados. Elevação nos resultados de

qual dos seguintes exames de sangue indica que ele está tendo um IAM?
A. Troponina
B. Colesterol
C. Peptídio natriurético cerebral (BNP)
D. Proteína C reativa (PCR)

4. Uma mulher negra de 45 anos de idade com história de diabetes, hipertensão e tabagismo chega à emergência com dispneia, indigestão e diaforese. Ela é imediatamente avaliada quanto a:
A. Pneumonia adquirida na comunidade
B. IAM
C. Embolismo pulmonar
D. Dissecção aórtica

5. Qual dos seguintes sinais ou sintomas é indicação para realização do índice tornozelo-braquial?
A. Úlcera superficial e irregular ao longo do maléolo medial
B. Edema com cacifo 4+ nos membros inferiores
C. Claudicação intermitente
D. Déficit de pulso superior a 20 mmHg

## Bibliografia e leitura sugerida

A bibliografia e a leitura sugerida para este capítulo estão disponíveis no **GEN-IO: http://gen-io.grupogen.com.br/gen-io/**.

# CAPÍTULO 13

ANDREA ROTHMAN MANN

# Manejo de Enfermagem | Hipertensão Arterial

## Objetivos de estudo

**Após ler este capítulo, você será capaz de:**

1. Comparar e contrastar o *continuum* de normotensão, pré-hipertensão, hipertensão arterial e crise hipertensiva
2. Avaliar fatores de risco primários e secundários de hipertensão arterial
3. Correlacionar a fisiopatologia da hipertensão arterial com as complicações nos órgãos-alvo
4. Descrever o manejo da enfermagem de clientes com pré-hipertensão e hipertensão arterial, inclusive as mudanças no estilo de vida e a terapia farmacológica
5. Relatar o manejo do cliente com crise hipertensiva
6. Incorporar as evidências científicas atuais à assistência ao cliente com pré-hipertensão e hipertensão arterial (inclusive hipertensão sistólica).

Atualmente, 65 milhões de adultos nos EUA e 1 bilhão de indivíduos em todo o mundo apresentam hipertensão arterial (DeSimone, 2009; NIH, 2003; Porth e Matfin, 2009), a qual consiste na condição mais comum que leva os clientes a procurar assistência médica (Schlomann e Schmitke, 2007). Hoje em dia, o controle da hipertensão arterial é flagrantemente insatisfatório. Dos indivíduos tratados por causa de hipertensão arterial, cerca de 70% não atingem o controle adequado da pressão arterial (PA), ficando bem abaixo da meta do Healthy People 2010 de 50% (DeSimone, 2009). As metas do Healthy People 2020 já estão sendo determinadas (healthypeople.gov). Cerca de 30% dos indivíduos não sabem que são hipertensos, o que os coloca sob risco de desenvolvimento de complicações. Quando não é detectada ou não é tratada, a hipertensão arterial provoca danos aos olhos, coração, rins e cérebro.

### Alerta de enfermagem

*O U.S. Department of Health and Human Services (HHS) apresenta estudos e descobertas científicas a cada 10 anos, juntamente com os novos conhecimentos provenientes de dados, tendências e inovações mais recentes. O Healthy People 2020 vai refletir as avaliações dos principais riscos para a saúde e o bem-estar, mudando as prioridades públicas e trazendo à tona questões relacionadas com a preparação e prevenção nacional.*

## Definição

O Joint National Committee on Prevention, Detection, Evaluation and Treatment of High BP (**JNC7**) do National Institute of Health (2003) define a PA inferior a 120/80 mmHg como normal, a PA de 120 a 139/80 a 89 mmHg como **pré-hipertensão** e a PA de 140/90 mmHg ou acima como hipertensão arterial. A hipertensão arterial é classificada ainda como de estágio 1 ou 2, dependendo da gravidade (Tabela 13.1) (Porth e Matfin, 2009). A hipertensão arterial de estágio 1 ocorre quando a pressão sistólica varia entre 140 e 159 mmHg ou mais e/ou a pressão diastólica é de 90 a 99 mmHg ou mais. A hipertensão arterial de estágio 2 é constatada quando a pressão diastólica é de 160 mmHg ou mais, ou a pressão diastólica é de 100 mmHg ou mais. Se as pressões sistólica e diastólica se encontram em categorias separadas, utiliza-se a classificação mais alta.

A classificação da hipertensão arterial em um *continuum* em oposição a um valor único faz com que entendamos que a elevação da PA a partir dos valores de pré-hipertensão até chegar aos estágios 1 e 2 está associada a taxas de mortalidade e morbidade cada vez mais altas. Esse risco para

**Tabela 13.1** Classificação da pressão arterial (PA) de adultos com idade igual ou superior a 18 anos.*

| Classificação da PA* | PA sistólica (mmHg) | | PA diastólica (mmHg) |
|---|---|---|---|
| Normal | < 120 | e | < 80 |
| Pré-hipertensão | 120 139 | ou | 80 a 89 |
| Hipertensão arterial, estágio 1 | 140 159 | ou | 90 a 99 |
| Hipertensão arterial, estágio 2 | ≥ 160 | ou | ≥ 100 |
| Crise hipertensiva | > 180 | | > 120 |

*Com base na média de 2 ou mais aferições adequadamente realizadas na posição sentada e obtidas em cada uma de 2 ou mais consultas médicas. PA = pressão arterial. De Seventh Report of the Joint National Committee on Prevention, Detection, Evaluation and Treatment of High BP. (2003). *Hypertension, 42*(6), 1206-1252; Horne e Gordon, 2009.

a saúde cresce diante das elevações da pressão sistólica ou diastólica. O diagnóstico de hipertensão arterial, conforme a definição do JNC7, é baseado na média de 2 ou mais aferições acuradas da PA realizadas durante 2 ou mais consultas médicas.

## Fisiopatologia

A pressão arterial é o produto do débito cardíaco pela resistência periférica. O débito cardíaco é o volume de sangue bombeado pelo coração por minuto e o produto da frequência cardíaca (FC) pelo volume sistólico (VS), o qual constitui o volume de sangue bombeado pelo ventrículo a cada batimento. A resistência vascular periférica (RVP) está relacionada com o diâmetro do vaso sanguíneo e a viscosidade do sangue. Quanto mais espesso o sangue ou menor o diâmetro do vaso, maior a resistência. Contrariamente, quanto maior o diâmetro do vaso ou menos espesso o sangue, menor a RVP (Porth e Matfin, 2009). Para que a hipertensão arterial se desenvolva, mudança em 1 ou mais fatores que afetam a resistência vascular periférica ou o débito cardíaco precisa ocorrer (Figura 13.1). Além disso, tem de existir também um problema nos sistemas de controle do corpo que monitoram ou regulam a pressão. O manejo da hipertensão arterial visa diminuir a resistência periférica, o volume sanguíneo ou a força e a frequência da contração do miocárdio.

Dos hipertensos, 95% apresentam **hipertensão primária**; isto é, PA elevada cuja causa não é identificada (Porth e Matfin, 2009). Esse tipo também é chamado de *hipertensão essencial ou idiopática*. Os 5% restantes desse grupo têm **hipertensão secundária**, a qual consiste em PA elevada secundariamente a uma causa conhecida. Possíveis causas incluem estreitamento das artérias renais ou estenose da artéria renal, doença renal, hiperaldosteronismo (hipertensão mineralocorticoide), medicamentos, gravidez e coarctação da aorta (Porth e Matfin, 2009).

A *hipertensão do jaleco branco* e a *hipertensão mascarada* são 2 outros tipos de hipertensão que não são tradicionalmente tratados de modo agressivo. Entretanto, hoje em dia, existe uma preocupação cada vez maior com as complicações (AHA, 2009). O cliente com hipertensão do jaleco branco apresenta PA ambulatorial normal, porém apresenta pressões elevadas (> 140/90 mmHg) durante a avaliação por profissional da saúde. A hipertensão mascarada se apresenta com leituras normais da pressão nas instituições de saúde, porém PA elevada em casa ou no trabalho. Cerca de 1 em cada 7 indivíduos se encaixa nessa categoria. A hipertensão mascarada pode estar relacionada com estressores diários no trabalho, tabagismo ou etilismo, uso de contraceptivo oral e hábitos sedentários. A enfermeira deve também suspeitar da hipertensão mascarada em homens, diabéticos, nefropatas e pessoas com aumento transitório da PA (Papadopoulos e Makris, 2007). Os portadores de hipertensão mascarada apresentam prevalência mais alta de fatores de risco metabólicos, hipertrofia ventricular esquerda e placa carotídea, o que mostra o impacto da hipertensão arterial sobre a função orgânica. Quando os clientes em risco são identificados, a enfermeira orienta o monitoramento domiciliar da PA para confirmar o diagnóstico e monitorar o tratamento. Estimular o cliente no processo de autocuidado produz resultados melhores.

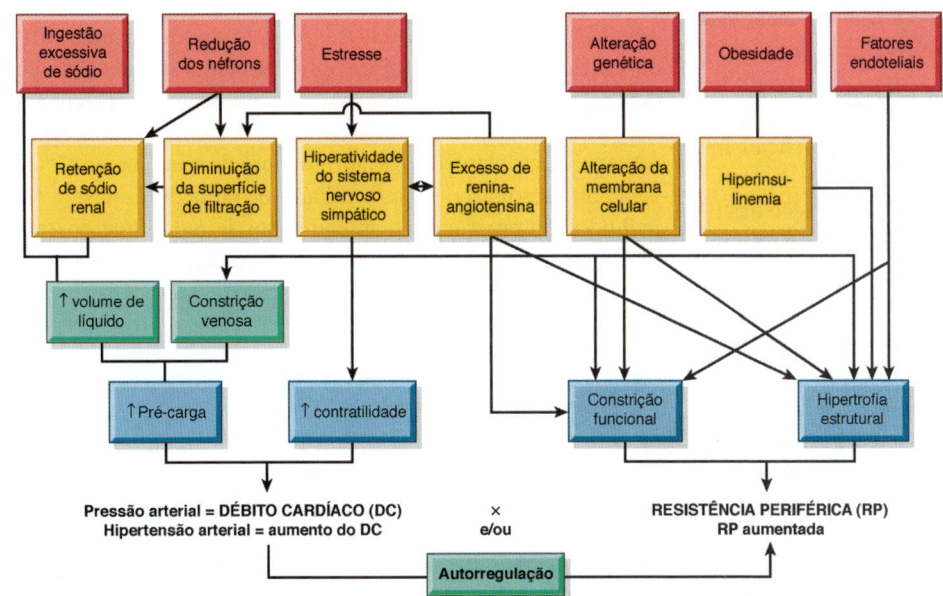

**Figura 13.1** Fatores envolvidos no controle da PA. Adaptada de Kaplan, N. M., Lieberman, E., & Neal, W. (2006). *Kaplan's clinical hipertension* (9th ed.). Philadelphia: Lippincott Williams & Wilkins.

## Fatores de risco

Embora nenhuma causa precisa possa ser identificada na maioria dos casos de hipertensão arterial, entende-se que esta é uma condição multifatorial. A incidência de hipertensão arterial aumenta com a idade. Pessoas normotensas aos 44 anos de idade correm 90% de risco de desenvolvimento de hipertensão arterial. A elevação da pressão sistólica continua ao longo da vida, ao passo que a pressão diastólica se eleva até aproximadamente os 50 anos de idade, tendendo a estabilizar ao longo da década seguinte e podendo permanecer a mesma ou diminuir posteriormente na vida. A hipertensão sistólica é a forma mais comum de hipertensão arterial e constitui um fator de risco importante para doença cardiovascular (DCV). A hipertensão diastólica predomina antes dos 50 anos de idade, tanto sozinha quanto em combinação com a elevação da PA sistólica (PAS). A hipertensão diastólica é um fator de risco de doença cardiovascular mais potente que a PAS elevada até os 50 anos; depois disso, a elevação da PAS é mais importante (NIH, 2003). Com o envelhecimento dos *baby boomers* (pessoas que nasceram entre 1946 e 1964), espera-se que a incidência de hipertensão arterial aumente (Porth e Matfin, 2009). A hipertensão arterial é mais usual em homens jovens do que nas mulheres até a época da menopausa.

A obesidade é um dos fatores de risco comuns para o desenvolvimento de hipertensão arterial. O aumento da incidência da obesidade infantil é um prenúncio do número crescente de adultos hipertensos (Aschenbrenner e Venable, 2009). A hipertensão arterial, um fator de risco de cardiopatia aterosclerótica, muitas vezes coexiste com **dislipidemia** (ver Capítulo 14), diabetes melito (ver Capítulo 30) e sedentarismo. A síndrome metabólica (ou síndrome X ou síndrome de resistência à insulina) ocorre quando existem 3 das seguintes manifestações: elevação da PA acima de 130/85 mmHg, resistência à insulina, dislipidemia e/ou obesidade abdominal. A síndrome metabólica coloca o cliente em risco de doença cardiovascular e diabetes melito (American Heart Association, 2009). O risco de doença cardiovascular dobra a cada incremento de 20/10 mmHg acima de 115/75 mmHg.

A incidência de hipertensão arterial é maior em afro-americanos, os quais a manifestam mais precocemente, têm prevalência maior e taxa mais alta de hipertensão de estágio 2, levando a incidências mais elevadas de AVE não fatal, morte decorrente de doença cardíaca e doença renal em estágio terminal. Essa incidência aumenta quando o afro-americano é do sexo masculino, obeso ou com sobrepeso, inativo fisicamente e diabético (Aschenbrenner e Venable, 2009).

O uso de contraceptivos orais causa discreta elevação das PA sistólica e diastólica, que, quando acompanhada por tabagismo e obesidade, resulta em hipertensão arterial 3 vezes mais frequentemente do que naqueles sem esses fatores de risco. O tabagismo não promove a elevação da PA, entretanto, se uma pessoa hipertensa for tabagista, o risco de morte por doença cardíaca ou distúrbios relacionados aumenta de maneira significativa (Aschenbrenner e Venable, 2009; Dochi, Sakata, Oishi *et al.*, 2008).

Fatores que contribuem para a hipertensão arterial incluem acentuação da atividade do sistema nervoso simpático e aumento da reabsorção renal de sódio, cloreto e água. A atividade aumentada do sistema renina-angiotensina-aldosterona, causando expansão do volume de líquido extracelular e elevação da resistência vascular sistêmica ou disfunção do endotélio vascular, contribui para a hipertensão. A resistência à insulina é um fator comum, ligando hipertensão, diabetes melito do tipo 2, hipertrigliceridemia, obesidade e intolerância à glicose.

## Considerações gerontológicas

A prevalência de hipertensão arterial aumenta com o envelhecimento; metade dos indivíduos com idade entre 60 e 69 anos e 75% das pessoas com mais de 70 anos de idade são afetadas (Firdaus, Sivaram e Reynolds, 2008; Porth e Matfin, 2009). O envelhecimento promove alterações funcionais e estruturais no coração e nos vasos sanguíneos, inclusive aterosclerose e diminuição da elasticidade dos principais vasos sanguíneos. Em virtude do enrijecimento da parede, as artérias são menos capazes de amortecer a pressão criada quando o sangue é ejetado do ventrículo esquerdo e incapazes de armazenar a energia para aplicar a pressão diastólica. A hipertensão sistólica isolada com pressão de pulso ampliada é mais frequente em adultos mais velhos, o que é associado a morbidade e mortalidade cardiovascular e cerebrovascular, bem como demência (Pannarale, 2008; Porth e Matfin, 2009).

### *Alerta de enfermagem*
*Pressão de pulso é a diferença entre a pressão sistólica e a diastólica; normalmente, é de cerca de 40 mmHg. Por exemplo, 120/80 é igual à pressão de pulso de 40 mmHg. Uma pressão de pulso maior, acima de 50 mmHg, é associada a aumento da pressão intracraniana, aterosclerose, insuficiência aórtica e febre. É detectada pela aferição rotineira da PA.*

Para reduzir os riscos cardiovasculares e cerebrovasculares, os adultos mais velhos devem começar o tratamento com modificações no estilo de vida. Se for necessário medicação para alcançar a PA-alvo abaixo de 140/90 mmHg, a dose inicial deve ser a metade daquela prescrita para clientes mais jovens e aumentada lentamente. Muitos médicos preconizam o esquema medicamentoso do tipo "comece com pouco e avance aos poucos" na população geriátrica. A adesão pode ser mais difícil no caso de idosos com comprometimento da memória ou devido às despesas com o plano de tratamento. A enfermeira deve se certificar de que o cliente entendeu o regime e é capaz de ver e ler as instruções, de abrir o vidro do medicamento e de solicitar mais prescrições. Familiares ou cuidadores devem ser incluídos no programa de aprendizado, de modo que possam ajudar de acordo com a necessidade, encorajar a adesão ao plano de tratamento e saber quando e quem contactar em caso de dúvida ou problema.

### *Alerta de enfermagem*
*Os idosos são mais sensíveis à depleção de volume causada pelos diuréticos e à inibição simpática promovida pelos antagonistas adrenérgicos. Ensine os clientes a mudar de posição devagar ao passar de deitado para sentado e daí para de pé e a usar dispositivos auxiliares, como andadores e corrimãos, para evitar quedas resultantes de tontura.*

## Manifestações clínicas e avaliação

As técnicas adequadas de avaliação da PA são fundamentais. A enfermeira deve garantir que as técnicas apropriadas estão sendo usadas (ver Boxe 13.1) e que os manômetros usados estejam calibrados. A enfermeira deve selecionar uma braçadeira de comprimento de cerca de 80% da circunferência do braço e de largura aproximada de 40% da circunferência do braço (Bickley e Szilagzi, 2009). Para evitar valores subestimados da PAS com **hiato auscultatório**, a enfermeira deve inflar a braçadeira para palpar a artéria braquial até o pulso desaparecer, esvaziar a braçadeira e adicionar 30 mmHg à pressão palpada e, depois, aferir a PA (Brickley, 2009).

### Alerta de enfermagem
*Normalmente, a PA não deve variar mais que 5 mmHg entre os 2 braços. Se houver diferenças, registre ambos inicialmente. Em seguida, anote o valor mais elevado. Uma diferença de 10 mmHg ou mais entre os braços do cliente pode indicar síndrome do desfiladeiro torácico ou obstrução arterial no lado de valor mais baixo.*

Uma vez que tipicamente não há sintomas de hipertensão arterial, o exame físico pode ser normal, exceto pela PA elevada. A enfermeira deve analisar se existem sinais e sintomas de dano em órgão-alvo perguntando sobre angina, dispneia, alterações na fala, na visão ou no equilíbrio, epistaxe (sangramento nasal), cefaleia, tontura e noctúria. A avaliação adicional inclui perguntas sobre fatores pessoais, sociais e financeiros ou efeitos colaterais farmacológicos que possam interferir na capacidade do cliente de aderir ao regime medicamentoso.

A hipertensão arterial pode ser assintomática e assim permanecer por muitos anos. No entanto, quando os sinais e sintomas aparecem, o dano vascular relacionado com os órgãos irrigados pelos vasos envolvidos já ocorreu. A doença da artéria coronária (DAC) com infarto do miocárdio ou angina *pectoris* é uma consequência comum da hipertensão. A hipertrofia ventricular esquerda (HVE) ocorre em resposta ao aumento da carga de trabalho imposta ao ventrículo que contrai contra uma pressão sistêmica mais alta. Quando o dano cardíaco é extenso, ocorre insuficiência cardíaca; 90% das vezes, a hipertensão arterial precede a insuficiência cardíaca congestiva (Aschenbrenner e Venable, 2009). Alterações anatomopatológicas nos rins, indicadas por microalbuminúria, aumento dos níveis de ureia sanguínea e creatinina sérica e noctúria são consequências. O envolvimento cerebrovascular pode levar a AVE ou isquemia transitória, manifestada por alterações na visão ou na fala, tontura, fraqueza, síncope, ou hemiplegia. Ocasionalmente, alterações na retina como hemorragias, exsudatos (acúmulo de líquido), estreitamento arteriolar e exsudatos algodonosos (pequenos infartos) são observadas. Na hipertensão grave, papiledema (edema do disco óptico) pode ser visto. Uma avaliação dos fatores de risco, conforme apoiado pelo JNC 7, é necessária para classificar e guiar o tratamento de pessoas hipertensas em risco de dano cardiovascular. O Boxe 13.2 mostra os fatores de risco e problemas cardiovasculares relacionados com a hipertensão arterial.

Os exames laboratoriais de rotina incluem urinálise, pesquisa de microalbuminúria ou proteinúria, química sanguínea (*i. e.*, análise do sódio, potássio, ureia e creatinina, glicose de jejum e nível do colesterol ligado à lipoproteína de alta densidade [HDL] e total) e eletrocardiograma (ECG) de 12 derivações. A HVE pode ser pesquisada por ecocardiografia. Exames adicionais, como depuração (*clearance*) de creatinina plasmática, nível de renina, exame de urina e pesquisa de proteína na urina de 24 h, podem ser realizados.

## Manejo clínico e de enfermagem

A meta do tratamento de indivíduos hipertensos sem condições complicadoras é a PA inferior a 140/90 mmHg. A meta para os indivíduos com pré-hipertensão e sem condições complicadoras é normalizar a PA. Para evitar ou retardar a progressão para hipertensão arterial, o JNC 7 orienta que os profissionais de saúde encorajem as pessoas na categoria de pré-hipertensão a começar a fazer modificações no estilo de vida, como reeducação alimentar e prática de exercícios físicos (ver adiante). O JNC 7 recomenda que as pessoas com hipertensão de estágio 1 sejam tratadas com medicação e mudanças no estilo de vida. Os profissionais de saúde devem monitorar esses clientes todo mês até a PA-alvo ser alcançada e a cada 3 a 6 meses depois disso. Os portadores de hipertensão de estágio 2 ou com outras condições complicadoras precisam ser observados com mais frequência. Para indivíduos com diabetes ou doença renal crônica, o JNC 7 especifica pressão-alvo inferior a 130/80 mmHg.

O manejo da hipertensão arterial é resumido no algoritmo de tratamento publicado pelo JNC 7 (Figura 13.2). O médico usa o algoritmo de tratamento e os dados da avaliação dos fatores de risco e da categoria da PA do cliente para escolher o plano de tratamento.

A enfermeira estimula o autocuidado, o qual pode incluir automonitoramento da PA e orientação para iniciar e manter as mudanças no estilo de vida. É importante avaliar as crenças do cliente sobre hipertensão arterial (Boxe 13.3). A pesquisa indica que os hipertensos que recebem orientação de autocuidado e que são empoderados para fazer perguntas e expressar suas preocupações são menos propensos à hospitalização, procuram menos atendimento emergencial e ambulatorial não programado e se ausentam menos vezes do trabalho (DeSimone e Crowe, 2009; Schlomann e Schimitke, 2007).

A enfermeira deve perguntar rotineiramente se os clientes utilizam fitoterápicos ou medicamentos de venda livre que possam elevar a PA, como cafeína e éfedra, as quais são estimulantes, alcaçuz, que exerce um efeito similar ao da aldosterona e contraceptivos orais, paracetamol e AINE, os quais podem resultar na retenção de líquido. Além disso, determinados agentes têm sido apresentados como redutores da PA como coenzima Q-10, alho, vitamina C e L-arginina. Os clientes devem ser alertados para o fato de que os suplementos nutricionais não são regulados da mesma maneira que os fármacos e todos os produtos usados devem ser informados ao médico (DeSimone e Crowe, 2009).

## BOXE 13.1 — Diretrizes para o cuidado de enfermagem.

### Aferição da PA

A avaliação é baseada na média de, pelo menos, 2 aferições (se as 2 aferições diferirem mais de 5 mmHg, outras são obtidas e a média dessas é calculada a partir dos resultados).

#### Equipamento

- Esfigmomanômetro de mercúrio, manômetro aneroide recém-calibrado ou aparelho eletrônico validado
- Braçadeira
- Estetoscópio

#### Implementação

| Ações | Justificativas |
|---|---|
| 1. Instrua o cliente a:<br>• Não fumar nem ingerir bebidas com cafeína nos 30 min anteriores à aferição da PA<br>• Permanecer calmamente sentado durante 5 min antes da aferição<br>• Sentar confortavelmente com o antebraço apoiado na altura do coração sobre uma superfície firme, com os 2 pés no chão; evite falar durante a aferição | 1. Escutar com atenção ajuda a garantir medidas apuradas |
| 2. Selecione o tamanho da braçadeira de acordo com o tamanho do cliente (a braçadeira deve ter uma bolsa de borracha de largura de pelo menos 40% da circunferência do membro e comprimento de, no mínimo, 80% da circunferência do membro). A braçadeira média para adultos apresenta 12 a 14 cm de largura e 30 cm de comprimento | 2. O uso de uma braçadeira muito pequena resulta em níveis tensionais mais elevados, enquanto o uso de uma braçadeira muito grande resulta em valores tensionais mais baixos do que os aferidos com uma braçadeira de tamanho adequado |
| 3. Envolva a braçadeira firmemente ao redor do braço. Centralize a bolsa de borracha diretamente sobre a artéria braquial | 3. Medida necessária para uma aferição acurada. Se a braçadeira ficar muito frouxa, os níveis tensionais aferidos serão falsamente elevados e vice-versa |
| 4. Posicione o braço do cliente na altura do coração | 4. O posicionamento do braço acima do nível do coração resulta em níveis falsamente baixos, enquanto o posicionamento do braço abaixo do nível do coração resulta em níveis falsamente elevados |
| 5. Palpe a pressão sistólica antes da ausculta | 5. Essa técnica ajuda a detectar mais prontamente um hiato auscultatório |
| 6. Solicite ao cliente para permanecer sentado e tranquilo enquanto a PA é aferida | 6. A PA pode aumentar quando o cliente está engajado em uma conversa |
| 7. Ajuste a válvula da pera e rapidamente infle a braçadeira 30 mmHg acima da pressão sistólica palpada. Lentamente afrouxe a válvula para esvaziar a braçadeira do esfigmomanômetro, liberando a pressão a cerca de 2 mmHg por segundo. Escute com cuidado. Observe a pressão na qual os sons repetidos aparecem primeiro; essa é a leitura sistólica. Continue escutando os sons de Korotkoff e observe a pressão em que as pulsações desaparecerem completamente; essa é a leitura diastólica | 7. A ausculta cuidadosa garante a medida acurada |
| 8. Inicialmente, registre os resultados da PA dos 2 braços e faça aferições subsequentes no braço com a pressão mais elevada | 8. A diferença de 10 a 15 mmHg indica obstrução arterial no lado com menor valor |
| 9. Registre o local onde a PA foi medida e a posição do cliente (p. ex., braço direito) | 9. Isso é especialmente importante quando se avaliam mudanças ortostáticas |
| 10. Informe ao cliente o valor da PA e o que isso quer dizer. Enfatize a necessidade de reavaliações periódicas e encoraje o cliente que afere a PA em casa a manter um registro por escrito das leituras | 10. Isso estimula o cliente no processo de aprendizado e de correlação da dieta e adesão ao medicamento com a PA |

## BOXE 13.2 — Fatores de risco de problemas cardiovasculares em clientes hipertensos.

**Principais fatores de risco (além da hipertensão arterial)**
- Tabagismo
- Dislipidemia (LDL-colesterol elevado (ou total) e/ou HDL-colesterol baixo)
- Diabetes melito*
- Comprometimento da função renal (TFG < 60 ml/min e/ou microalbuminúria)
- Obesidade (índice de massa corporal [IMC] ≥ 30 kg/m²)*
- Inatividade física
- Idade (> 55 anos para homens e 65 anos para mulheres)
- História familiar de doença cardiovascular (em parentes do sexo feminino < 65 anos e masculino < 55 anos)

**Dano de órgão-alvo ou doença cardiovascular clínica**
- Doença cardíaca (hipertrofia ventricular esquerda, angina ou infarto do miocárdio, revascularização coronariana prévia, insuficiência cardíaca)
- AVE ou AIT (ataque isquêmico transitório)
- Doença renal crônica
- Doença arterial periférica
- Retinopatia

*Esses fatores de risco mais hipertensão arterial, níveis elevados de triglicerídios e obesidade abdominal são componentes da síndrome metabólica.
Adaptado da Tabela 6 do Seventh Report of the Joint National Committee on Prevention, Detection, Evaluation, and Treatment of High BP. (2003). *Hypertension, 42*(6), 1206-1252.

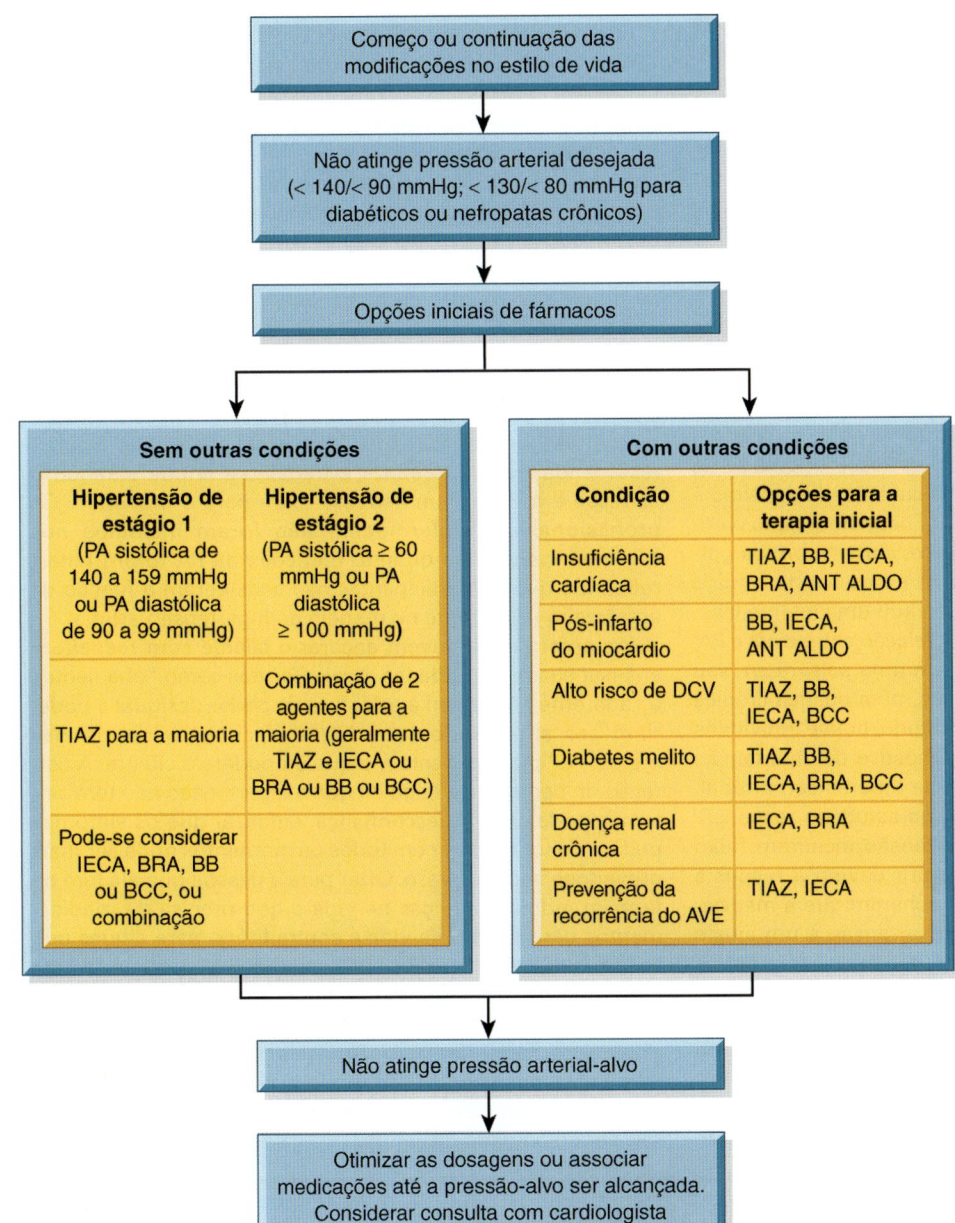

Figura 13.2 Algoritmo do tratamento de hipertensão. O tratamento começa com modificações no estilo de vida e continua com vários regimes medicamentosos. IECA = inibidores da enzima conversora de angiotensina; ANT ALDO = antagonista da aldosterona; BRA = bloqueador do receptor de angiotensina; BB = betabloqueador; BCC = bloqueador dos canais de cálcio; DCV = doença cardiovascular; TIAZ = diurético tiazídico. De Seventh Report of the Joint National Committee on Prevention, Detection, Evaluation, and Treatment of High BP (JNP 7). Cartão de referência disponível em National, Heart, Lung and Blood Institute (NHLBI), disponível em http://www.nhlbi.nih.gov.

### BOXE 13.3 — Pesquisa em enfermagem.

#### Conexão com a prática baseada em evidências

Importância da avaliação das crenças do cliente acerca da hipertensão arterial

Schlomann, P. & Schmitke, J. (2007). Lay beliefs about hypertension: An interpretative synthesis of the qualitative research. *Journal of the American Academy of Nurse Practitioners, 19*, 358-367.

#### Objetivo

O objetivo foi explorar as crenças dos leigos sobre PA elevada e seu tratamento a fim de desenvolver uma base para formar melhores parcerias com os clientes.

#### Delineamento

Tratou-se de uma metainterpretação de 11 estudos qualitativos de 2000 até 2005. As populações estudadas envolveram os xamãs Hmong (do Laos), afro-americanos, latinos, pessoas pobres de regiões rurais, pessoas pobres de regiões urbanas e pessoas que vivem em grandes cidades sem designação econômica. Os pesquisadores identificaram forte ênfase nas populações afro-americanas.

#### Achados

Muitas vezes, as crenças dos leigos sobre a hipertensão arterial se mostraram opostas às dos profissionais de saúde. Determinadas populações acreditam que hipertensão e PA elevada sejam doenças diferentes e que a hipertensão arterial seja uma resposta curável ao estresse que "endurece os vasos sanguíneos e aumenta a frequência cardíaca". A PA elevada é vista como um problema incurável e causado por alimentos, especialmente comida gordurosa e carne de porco, que fazem com que o sangue fique espesso. O estresse originado de racismo, questões interpessoais e dificuldades financeiras é encarado como causa de PA elevada. Enquanto alguns participantes de alguns grupos estudados relataram comida gordurosa, salgada, *fast food* ou ingestão excessiva de comida como causa, o sal marinho foi considerado uma intervenção. Alguns participantes não observaram relação entre dieta e PA; na verdade, os xamãs Hmong não têm uma palavra em seu vocabulário para designar hipertensão, nem doença crônica como parte de sua cultura. Em cada estudo, houve indivíduos que questionaram a acurácia do diagnóstico de hipertensão quando não existia história familiar de hipertensão arterial. Outras razões consideradas pelo grupo estudado responsáveis pelo desenvolvimento da hipertensão incluíram fluxo sanguíneo muito rápido para o cérebro devido a resposta autorreguladora (nesses casos, eles acharam que a medicação não era necessária), ou que a hipertensão é um ajuste necessário para os afro-americanos a uma vida estressante.

Enquanto a literatura profissional descreve a hipertensão como um "assassino silencioso", muitos participantes perceberam que, tipicamente, apresentavam 3 a 7 sintomas de hipertensão, inclusive cefaleia (considerada não séria); mudança na força ou na frequência cardíaca (*i. e.*, batimento cardíaco forte); tonturas ou desfalecimento (que poderiam ser aliviados com atividades redutoras de estresse); fraqueza, fadiga ou prostração; sangramentos nasais, irritabilidade; vaga sensação de mal-estar ou estalos na orelha. A noção de uma doença sem sintomas não correspondeu ao paradigma da doença em participantes do estudo. Isso torna o profissional de saúde "especialista" e "correto" enquanto as crenças dos leigos foram descritas como inferiores e "erradas". Os médicos creditaram o insucesso do tratamento à não adesão do cliente, enquanto os participantes considerados não aderentes perceberam mais efeitos colaterais e menos benefícios do tratamento descrito. Alguns participantes acreditavam que o tratamento tivesse tempo limitado, que funcionasse efetivamente para todos os grupos étnicos/raciais e que não exigisse ajustes.

#### Implicações de enfermagem

A adesão à medicação aumentou quando os participantes foram acompanhados por um médico descrito como "honesto", "carinhoso", "ouvinte" ou "amigo". Os comportamentos do cuidado incluíram sentar-se, fazer contato visual, o tom de voz e desenvolvimento das metas em conjunto, com comunicação recíproca e clara orientação. A desconfiança do profissional foi descrita como ausência de comportamentos de cuidado e discriminação quando o esquema prescrito não foi obedecido, especialmente na tentativa de "correção do paradigma leigo". Os participantes disseram que o médico que se mostrou "indireto ou de difícil acompanhamento" não era útil. Alguns participantes acreditam que os médicos preferem prescrever medicamentos, pois não são treinados para ensinar sobre dieta e mudanças no estilo de vida e focalizam na terapia para toda a vida. Além disso, o fato de receber recomendações para reduzir o trabalho a fim de diminuir o estresse e a PA foi um estresse extra para o indivíduo. Os profissionais de enfermagem não foram incluídos nos comentários, exceto quando aferições da PA foram feitas, refletindo que os participantes não consideram a função da enfermeira importante no manejo da hipertensão arterial.

As enfermeiras devem encarar o cliente com respeito e analisar suas necessidades gerais. Termos como "obediente" e "aderente" reforçam a estrutura de poder desigual e poderiam ser substituídos por "estabelecimento mútuo das metas", e "planejamento", o que empodera o cliente. A correção da perspectiva leiga de que a hipertensão não tem sintomas pode causar desconfiança; enfatizar que os sintomas podem ou não ocorrer em todos os momentos pode ser mais proveitoso a longo prazo. Dizer para a pessoa que ela tem de fazer grandes mudanças na vida e que precisa de medicamentos para o resto da vida é contraditório para alguns que acham que, se as mudanças no estilo de vida podem reduzir a PA, não há necessidade dos medicamentos para sempre. Focar no presente em vez de no futuro é mais efetivo a longo prazo. As enfermeiras precisam desempenhar seus papéis na orientação dos clientes, de modo que todas as populações não as negligenciem como uma excelente fonte de orientação para o cuidado da saúde.

**Tabela 13.2** Modificações no estilo de vida para prevenção e manejo da hipertensão arterial.*

| Modificação | Recomendação | Meta de redução da PAS† (variação)‡ |
|---|---|---|
| Redução de peso corporal | Manter peso corporal normal (18,5 a 24,9 kg/m² de índice de massa corporal) | 5 a 20 mmHg/10 kg |
| Adotar o plano alimentar DASH (*Dietary Approaches to Stop Hypertension*) | Consumir dieta rica em frutas, vegetais, fibras, potássio e laticínios com pouca gordura e reduzir as proteínas animais, gordura e gordura saturada | 8 a 14 mmHg |
| Redução de sódio da dieta | Reduzir a ingestão de sódio para 2,4 g de sódio ou 6 g de cloreto de sódio por dia | 2 a 8 mmHg |
| Atividade física | Entrar em um programa de atividade física aeróbica regular, como 30 min de caminhada rápida de 3 a 5 vezes/semana | 4 a 9 mmHg |
| Consumo moderado de bebidas alcoólicas | Limitar o consumo para não mais que 2 doses (como 700 mℓ de cerveja, 300 mℓ de vinho ou de 90 mℓ de uísque 40°) por dia para a maioria dos homens e para não mais que 1 dose por dia para as mulheres. | 2 a 4 mmHg |

*Para reduzir o risco cardiovascular geral, recomenda-se a abstinência do tabagismo. † PAS = pressão arterial sistólica. ‡ Os efeitos da implementação dessas modificações são dependentes do tempo e da dose e podem ser maiores em alguns indivíduos. De Seventh Report of the Joint National Committee on Prevention, Detection, Evaluation, and Treatment of High BP (2003). *Hypertension, 42*(6), 1206-1252.

## Mudanças no estilo de vida

A Tabela 13.2 resume as modificações recomendadas no estilo de vida. Os achados da pesquisa demonstram que deixar de fumar, perder peso, reduzir a ingestão de bebidas alcoólicas e sódio e praticar atividades físicas com regularidade são adaptações efetivas no estilo de vida que reduzem a PA (Narkiewicz, 2006). A enfermeira deve enfatizar o conceito de controle da PA por toda a vida em vez de cura.

Informações específicas relacionadas com as mudanças no estilo de vida devem incluir a importância de atingir a circunferência abdominal inferior a 102 cm em homens e 89 em mulheres e IMC entre 18,5 e 24,9 kg/m². Para os clientes que não atingem esse objetivo, as modificações envolvem restrição calórica e aumento da atividade física. A perda de peso de apenas 5 kg pode resultar em 5 a 20 mmHg de redução na PAS, oferecendo resultados tangíveis ao cliente. A enfermeira encoraja o cliente a formular um plano de perda de peso, consultando um nutricionista ou usando grupos de apoio, se necessário. O cliente bariátrico pode se beneficiar com a intervenção cirúrgica. Um podômetro pode ajudar o cliente no aumento da atividade física (DeSimone e Crowe, 2009).

A adesão à abordagem DASH (*Dietary Approaches to Stop Hypertension*) da American Heart Association pode ajudar a diminuir a PA sistólica em 8 a 14 mmHg. A abordagem DASH inclui aumento da ingestão de frutas, vegetais, grãos integrais, fibras, frutos oleaginosos, legumes e laticínios com baixos teores de gordura ao mesmo tempo que é limitada a ingestão de proteínas e gorduras animais, especialmente gorduras saturadas (Tabela 13.3).

Informações específicas devem ser fornecidas nos rótulos dos alimentos que contenham menos de 400 mg de sódio por porção e a ingestão de sal de mesa deve ser reduzida para 1 colher de chá por dia (2,4 g de sódio) (DeSimone e Crowe, 2009). Informar ao cliente que leva 2 a 3 meses para o paladar se adaptar às alterações na ingestão de sal para encorajar a perseverança (Dudek, 2008). O JNC 7 endossa a resolução do American Public Health Association para que os fabricantes de alimentos e restaurantes reduzam a quantidade de sódio nos alimentos em 50% na próxima década (Havas, Roccella e Lenfant, 2004).

### Alerta de enfermagem
*A redução do sal de mesa para 1 colher de chá por dia ou 2,4 gramas de sódio pode reduzir a PA sistólica em 2 a 8 mmHg.*

Recomenda-se limitar a ingestão alcoólica diária para 700 mℓ de cerveja, 300 mℓ de vinho ou 90 mℓ de uísque se for homem e metade disso se for mulher (Woods e Moshang, 2005). O abandono do tabagismo pode reduzir a PA sistólica em até 4 mmHg e a PA diastólica em até 3 mmHg (DeSimone e Crowe, 2009).

## Terapias alternativas

As evidências sugerem que a respiração guiada por aparelhos pode reduzir a PA sem efeitos adversos. Frequências respiratórias menores diminuem o efluxo simpático, o tônus microvascular e a resistência periférica, reduzindo, desse modo, a PA. O dispositivo consiste em um sensor em cinto e

**Tabela 13.3** Dieta DASH (*Dietary Approaches to Stop Hypertension*).

| Grupo alimentar | Número de porções por dia |
|---|---|
| Grãos e produtos de grãos | 7 ou 8 |
| Vegetais | 4 ou 5 |
| Frutas | 4 ou 5 |
| Laticínios com baixos teores de gordura ou sem gordura | 2 ou 3 |
| Carne, peixe e aves | 2 ou menos |
| Frutos oleaginosos, sementes e feijões secos | 4 ou 5 por semana |

A dieta baseia-se em 2.000 calorias por dia. De www.nhlbi.nih.gov/health/public/hbp/dash/index.htm

fones de ouvido. O sensor percebe as incursões respiratórias e cria uma melodia personalizada de inspiração–expiração que orienta o cliente a respirar mais lentamente por exalação prolongada. O RESPeRATE da InterCure, Inc. foi aprovado pela agência norte-americana Food and Drug Administration (FDA) e comprovadamente diminui a PA em 14/8 mmHg. Assim como todas as intervenções de redução da PA, o uso consistente é essencial (DeSimone e Crowe, 2009). Terapias alternativas e complementares e intervenções corpo–mente são potencialmente efetivas na redução da PA. Relaxamento, meditação, imaginação guiada, hipnose e ioga são alguns exemplos dessas terapias. Embora não haja estudos bem controlados, a ioga comprovadamente exerce efeitos benéficos sobre o sistema cardiovascular (DeSimone e Crowe, 2009).

## Monitoramento da pressão arterial

A enfermeira precisa assegurar que o acompanhamento seja agendado para todas as pessoas identificadas com elevação da PA. Cada indivíduo deve receber um registro por escrito da sua PA na triagem. A American Heart Association e o National Heart, Lung and Blood Institute fornecem materiais educacionais impressos e eletrônicos (ver endereços eletrônicos nas fontes de referência). As reduções na PA são maiores quando as orientações acerca do autocuidado incluem um plano de ação por escrito, automonitoramento e revisões regulares (DeSimone e Crowe, 2009).

## Farmacoterapia

A enfermeira colabora com o cliente no apoio à adesão ao regime medicamentoso, pois até 50% dos indivíduos com prescrição de medicamentos anti-hipertensivos não continuam a utilização por mais de 1 ano. A terapia mais efetiva prescrita pelo médico mais cuidadoso controla a hipertensão apenas se o cliente estiver motivado. A motivação é maior quando os clientes têm experiências positivas e confiança no médico. A empatia é a base da confiança e um potente motivador (Havas *et al.*, 2004).

Para os clientes com hipertensão sem complicação, a medicação inicial recomendada consiste em um diurético tiazídico. Os diuréticos tiazídicos são úteis nos idosos e em clientes com osteoporose, pois diminuem a degeneração óssea e preservam a integridade do osso (Woods e Moshang, 2005). O médico prescreve inicialmente doses baixas da medicação. Se a PA não cair para menos de 140/90 mmHg, a dose pode ser aumentada de maneira gradativa ou outras medicações podem ser adicionadas. A vantagem de acrescentar um medicamento, em vez de aumentar a dose do primeiro agente, é que os efeitos colaterais podem ser evitados. A maioria dos clientes que precisa de medicação usa dois agentes para que o tratamento seja efetivo, pois a hipertensão arterial é causada por inúmeros fatores.

Para os clientes com diabetes melito documentado, insuficiência cardíaca ou doença cardiovascular, recomenda-se a prescrição de um inibidor da enzima conversora de angiotensina (IECA) ou bloqueador do receptor de angiotensina (BRA). Esses medicamentos preservam a função renal e protegem o endotélio vascular (Salinitri, Berlie e Desai, 2009). Os betabloqueadores são agentes de primeira linha adicionais; são recomendados para clientes com doença cardiovascular e insuficiência cardíaca. Betabloqueadores cardiosseletivos são indicados para clientes com doenças pulmonares como asma ou doença pulmonar obstrutiva crônica (DPOC). Bloqueadores do canal de cálcio, como anlopidino, exercem seu efeito principal sobre os vasos sanguíneos e são recomendados para o tratamento de hipertensão arterial, enquanto os medicamentos que afetam a frequência cardíaca, como diltiazem, são melhores para controle do ritmo (Woods e Moshang, 2005). Agentes estimulantes alfa$_2$, bloqueadores alfabeta e vasodilatadores diretos também são usados.

### Alerta farmacológico
*A associação de AINE e inibidores da ECA e BRA diminui seus efeitos anti-hipertensivos.*

Quando a PA é inferior a 140/90 mmHg durante pelo menos 1 ano, indica-se a redução gradativa dos tipos e doses das medicações. Para promover a adesão, os médicos tentam prescrever o programa de tratamento mais simples possível, idealmente 1 comprimido por dia. A falha de titulação ou de combinação dos medicamentos, apesar de saber que o cliente não se encontra na PA-alvo, representa inércia clínica e precisa ser superada (DeSimone e Crowe, 2009; Gimpel, Schoj, e Rubinstein, 2006). Isso pode estar relacionado com falta de conscientização, falha na intensificação dos regimes de tratamento ou não adesão dos clientes às terapias. A enfermeira precisa enfatizar e apoiar as estratégias farmacológicas e não farmacológicas; a formação de vínculo, o estabelecimento de metas, o aconselhamento e o encaminhamento para grupos de apoio são algumas das estratégias usadas. Um cliente pode ser diagnosticado com hipertensão resistente, que consiste na falha em atingir a PA-alvo nos clientes que aderem às doses totais de um regime de tratamento apropriado com 3 medicamentos, inclusive um diurético. A Tabela 13.4 descreve os agentes farmacológicos recomendados no tratamento da hipertensão.

A enfermeira deve incluir orientações quando o tratamento medicamentoso de outros fatores de risco é combinado à terapia anti-hipertensiva. Por exemplo, uma estatina para reduzir os níveis séricos de colesterol é prescrita se o cliente corre risco de doença cardiovascular ou apresenta dano de órgão-alvo. A terapia com dose baixa de ácido acetilsalicílico (AAS) é indicada depois que a PA estiver controlada para limitar as complicações cardiovasculares (Feather, 2006; Woods e Moshang, 2005). Há evidências de que a depressão esteja associada à baixa adesão aos regimes medicamentosos e que o transtorno de estresse pós-traumático (TEPT) esteja associado à hipertensão, direcionando, assim, a enfermeira para o desenvolvimento de mais intervenções psicossociais e reforço das intervenções farmacológicas colaborativas (Kibler, Joshi e Ma, 2008).

A enfermeira fornece orientações por escrito sobre os efeitos esperados e efeitos colaterais comuns dos medicamentos anti-hipertensivos, alertando o cliente para não interromper o uso de maneira abrupta devido à possibilidade de **hipertensão de rebote**. Os clientes de ambos os sexos devem ser informados de que certos medicamentos, como os betabloqueadores, podem causar insatisfação ou disfunção sexual e que existem outros medicamentos disponíveis caso esse problema se desenvolva. Como sempre, o cliente deve ser estimulado a

**Tabela 13.4** Terapia medicamentosa para hipertensão.

| Medicamento | Principal ação | Considerações |
|---|---|---|
| **Diuréticos (tiazídicos e similares aos tiazídicos, de alça e poupadores de potássio)** | | |
| Hidroclorotiazida e metazolona, furosemida, espironolactona | Diminuem o volume de sangue, o fluxo sanguíneo renal e o débito cardíaco. Natriurese, balanço de sódio negativo. Afetam diretamente a musculatura lisa vascular | Efeitos colaterais: boca seca, sede, náuseas, fraqueza, sonolência e hipotensão postural. Considerações: monitorar sinais de desequilíbrio de sódio, potássio e magnésio |
| **Agonistas alfa$_2$ centrais e outros medicamentos de ação centra** | | |
| Clonidina, metildopa | Comprometem a síntese e a reabsorção de norepinefrina. Deslocam a norepinefrina dos locais de armazenamento. Estimulam os receptores adrenérgicos alfa$_2$ centrais | Efeitos colaterais: hipotensão, hipotensão postural, bradicardia, tontura, sonolência, boca seca, depressão, congestão nasal, hipertensão de rebote, impotência |
| **Betabloqueadores** | | |
| Atenolol, propranolol, metoprolol, nadolol, timolol | Bloqueiam os receptores beta-adrenérgicos do sistema nervoso simpático, causando vasodilatação, diminuição do débito cardíaco e da frequência cardíaca | Efeitos colaterais: hipotensão, bradicardia, insuficiência cardíaca congestiva, fadiga, depressão, fraqueza, impotência, hipertensão de rebote, hipoglicemia. Contraindicações: asma, DPOC |
| **Bloqueadores alfa$_1$** | | |
| Doxazosina, cloridrato de prazosina, terazosina | Vasodilatadores de ação periférica | Efeitos colaterais: vômitos e diarreia, policiúria e taquicardia se não controlados por betabloqueador, sonolência |
| **Alfa e betabloqueadores combinados** | | |
| Carvedilol, cloridrato de labetalol | Bloqueiam os receptores alfa e beta-adrenérgicos; causam dilatação periférica e diminuem a resistência vascular periférica | Efeitos colaterais: hipotensão ortostática, taquicardia ou bradicardia. Contraindicações: asma e DPOC |
| **Vasodilatadores** | | |
| Mesilato de fenoldopam | Estimula os receptores de dopamina e alfa$_2$-adrenérgicos | Efeitos colaterais: cefaleia, rubor, hipotensão, sudorese |
| Hidralazina | Diminui a resistência periférica; concomitantemente eleva o débito cardíaco; atua de maneira direta nos músculos lisos dos vasos sanguíneos | Efeitos colaterais: cefaleia, taquicardia, rubor e dispneia, síndrome similar ao lúpus eritematoso sistêmico |
| Minoxidil | Dilatador arterial de ação direta | Efeitos colaterais: hirsutismo, tontura, cefaleia, náuseas, edema, taquicardia, hipotensão profunda, intoxicação por tiocianato |
| Nitroprussiato de sódio | Vasodilatação periférica pelo relaxamento da musculatura lisa | Efeitos colaterais: hipotensão, taquicardia, rubor, cefaleia |
| Nitroglicerina USP | Dilatador arterial e venoso | |
| **Inibidores da enzima conversora de angiotensina (IECA)** | | |
| Captopril, enalaprilato/enalapril, fosinopril, lisinopril, quinapril, ramipril | Inibem a conversão de angiotensina I em angiotensina II; reduzem a resistência periférica | Efeitos colaterais: hipotensão, taquicardia, hiperpotassemia, azotemia, angioedema (raro, porém potencialmente fatal). Contraindicações: gravidez |
| **Bloqueadores do receptor de angiotensina II (BRA)** | | |
| Candesartana, irbesartana, losartana, olmesartana, telmisartana, valsartana | Bloqueiam os efeitos da angiotensina II no receptor; reduzem a resistência periférica | Efeitos colaterais: hipotensão, hiperpotassemia. Contraindicações: gravidez |
| **Bloqueadores do canal de cálcio** | | |
| **Não di-hidropiridinas** Diltiazem, verapamil **Di-hidropiridinas** Anlodipino, felodipino, isradipino, nifedipino | Inibem o influxo de íons cálcio; reduz a pós-carga e a carga de trabalho cardíaco | Efeitos colaterais: hipotensão, bradicardia, ICC, tontura, edema. Considerações: não interromper abruptamente. Contraindicações: síndrome do nó sinusal, bloqueio atrioventricular |

DPOC = doença pulmonar obstrutiva crônica.

fornecer um *feedback* honesto ao profissional a fim de atingir o controle ideal da PA. Os clientes devem ser precavidos a evitar medicamentos de venda livre, especialmente descongestionantes nasais que contenham vasoconstritores, os quais podem elevar a PA ainda mais.

A adesão aos medicamentos aumenta quando os clientes participam de maneira ativa no autocuidado, o qual envolve automonitoramento da PA, dieta e exercícios físicos – possivelmente porque os clientes recebem *feedback* imediato e apresentam maior senso de controle. As evidências demonstram que a adesão aumenta ainda mais quando o profissional usa o tempo com aconselhamentos, leva em conta as perspectivas culturais nas causas e nos tratamentos da hipertensão e evita colocar a responsabilidade dos fracassos do tratamento sobre o cliente. Uma atitude de honestidade, cuidado, escuta ou amizade é importante para os clientes retornarem para as visitas clínicas, assim como fornecimento de instruções claras e diretas (Schlomann e Schmitke, 2007).

## Complicações

A elevação prolongada da PA lesiona os vasos sanguíneos, sobretudo nos órgãos-alvo como coração, rins, cérebro e olhos. As consequências da hipertensão prolongada e não controlada são infarto do miocárdio, insuficiência cardíaca, hipertrofia ventricular esquerda, insuficiência renal, AVE e comprometimento da visão. A elevação aguda da PA associada a dano em órgão terminal é chamada de *crise hipertensiva*.

## Crises hipertensivas

A crise hipertensiva é definida pelo JNC 7 como PA sistólica superior a 180 mmHg ou PA diastólica superior a 120 mmHg. Aproximadamente 1 a 2% dos hipertensos apresentará uma crise hipertensiva em algum momento. As crises hipertensivas ocorrem em clientes cuja hipertensão é mal controlada ou naqueles que descontinuaram as medicações. Essas crises são mais comuns em homens, adultos mais velhos e afro-americanos (McCowan, 2009). Outras causas de crise hipertensiva incluem traumatismo craniano, feocromocitoma, interações alimento–medicamento (como tiramina combinada com inibidores da monoamina oxidase [MAO]), eclâmpsia ou pré-eclâmpsia, abuso de substâncias psicoativas (como intoxicação por cocaína) e doença renal (Horne e Gordon, 2009). Uma vez tratada a crise, a enfermeira cria uma estratégia com o cliente e o clínico/cardiologista para prevenção das recorrências. O JNC 7 descreve 2 classes de crise hipertensiva que demandam intervenção imediata: emergência hipertensiva e urgência hipertensiva (Varon, 2008).

A **emergência hipertensiva** é uma situação na qual a PA é mais alta que 180/120 mmHg e precisa ser reduzida rapidamente para parar ou evitar danos aos órgãos-alvo (Horne e Gordon, 2009; Varon, 2008). As condições associadas à emergência hipertensiva incluem hipertensão da gravidez, infarto agudo do miocárdio (IAM), aneurisma dissecante da aorta e hemorragia intracraniana. Os objetivos terapêuticos são queda da PA média de até 25% na 1ª hora de tratamento, mais redução até a pressão-alvo de cerca de 160/100 mmHg ao longo de um período de 2 a 6 h e, em seguida, diminuição mais gradativa da pressão até a meta-alvo ao longo de alguns dias (Horne e Gordon, 2009; Varon, 2008). É importante não se precipitar e não reduzir a PA com muita rapidez porque isso diminui a perfusão tecidual e pode provocar IAM ou acidente vascular encefálico (AVE). O tratamento da dissecção aórtica é a exceção e a pressão sistólica deve ser reduzida para níveis inferiores a 100 mmHg (Varon, 2008). Esse cliente mais provavelmente receberá tratamento na unidade de tratamento intensivo e sua PA será aferida a cada 5 min enquanto permanecer instável. A enfermeira avalia o cliente quanto a uma queda muito abrupta na PA, que exija ação imediata para restaurar a PA aos níveis seguros.

A **urgência hipertensiva** descreve uma situação na qual a PA está muito elevada, porém não há evidências de dano iminente ou progressivo em órgão-alvo (Horne e Gordon, 2009; Varon, 2008). Elevação da PA associada a cefaleia intensa, epistaxe ou ansiedade é classificada como urgência. O objetivo é reduzir a PA para 160/110 mmHg ao longo de um período que varia de algumas horas a alguns dias. Isso pode ser obtido mantendo o cliente por algumas horas, seguido pelo manejo ambulatorial com medicamentos orais.

## Manejo farmacológico das crises hipertensivas

Os medicamentos de escolha nas emergências hipertensivas são anti-hipertensivos tituláveis de curta ação, mais bem administrados por infusão IV contínua. A enfermeira evita as vias sublingual e IM visto que a absorção e a dinâmica são imprevisíveis. Os medicamentos podem incluir labetalol, nicardipino ou cloridrato de clevidipina, mesilato de fenoldopam, enalaprilato, esmolol, hidralazina ou nitroglicerina ou nitroprussiato de sódio, os quais têm ação imediata e curta. O nitroprussiato não é mais recomendado como tratamento de primeira linha devido à intoxicação por tiocianato, respostas erráticas e risco de hipotensão grave (Horne e Gordon, 2009; Varon, 2008). Para mais informações sobre esses medicamentos, ver Tabela 13.4.

Doses orais de agentes de ação rápida como agentes bloqueadores beta-adrenérgicos, inibidores da ECA ou alfa$_2$-agonistas são recomendadas no tratamento de urgências hipertensivas (Tabela 13.4).

### 🔴 *Alerta farmacológico*
*Inibidores da ECA e BRA bloqueiam a aldosterona e podem causar hiperpotassemia quando combinados a diuréticos poupadores de potássio ou substitutos do sal que contenham potássio. A enfermeira deve monitorar o nível de potássio.*

A enfermeira acompanha com orientações sobre as crises hipertensivas e encoraja o cliente a assumir o controle do manejo da hipertensão.

## Revisão do capítulo

### Exercícios de avaliação crítica

1. Um homem de 72 anos de idade chega à emergência com uma laceração no antebraço direito enquanto praticava jardinagem e precisa de sutura. A PA no braço esquerdo do cliente é de 164/78. Você informa ao cliente sua PA e expressa preocupação com a PA sistólica alta. Ele dá de ombros e lhe diz: "não precisa se preocupar, esse valor da primeira está sempre alto." Que orientações a enfermeira deve fornecer com base nas evidências atuais relacionadas com a hipertensão sistólica isolada não tratada? Que outras informações devem ser coletadas desse cliente? Que plano de ação deve ser iniciado?
2. Você é voluntária na aferição de PA oferecida após a missa do domingo, juntamente com um bufê de café da manhã beneficente. Você observa que o bufê contém inúmeros pratos com ovos, batatas fritas, batatas com *bacon*, embutidos, *bacon* e tortas. Que efeito esses tipos de dieta exercem sobre a PA? Discuta as evidências que respaldam as estratégias dietéticas específicas que visam à prevenção e ao tratamento da hipertensão e suas complicações. Inclua a abordagem DASH.

### Questões objetivas

1. A enfermeira está revisando os registros de PA de um cliente admitido com celulite cuja PA é de 136/86. Qual das seguintes alternativas a enfermeira deve ensinar ao cliente em relação a sua PA?
   A. "Sua PA está dentro da normalidade e não há nada com que se preocupar."
   B. "Essa PA é considerada pré-hipertensão; considere reduzir o sódio e uma consulta com seu médico."
   C. "Vou notificar o médico da sua PA. Uma PA de 136/86 indica hipertensão."
   D. "Você corre risco de dano orgânico. Essa PA indica urgência hipertensiva."
2. Durante a triagem de rotina, a enfermeira verifica uma PA de 172/96. O cliente afirma: "Sinto-me bem – qual é o problema?" Qual das seguintes opções indica a melhor resposta fornecida pela enfermeira?
   A. "Já que você está se sentindo bem, não há nada com que se preocupar."
   B. "PA elevada não tratada pode resultar em insuficiência renal, infarto do miocárdio ou AVE."
   C. "Essa elevação na PA indica que você não está usando a medicação."
   D. "Tem apresentado sangramentos nasais ou cefaleias incomuns ultimamente?"
3. Um cliente é internado com angina e crise hipertensiva. Na admissão, a PA é de 240/120 mmHg. Qual das seguintes afirmativas a enfermeira reconhece como consistente com as estratégias atuais de manejo da PA?
   A. Em 2 h, a PA-alvo é de 140/90 mmHg.
   B. Em 1 h, a PA-alvo do cliente deve ser de 180/90 mmHg.
   C. A redução muito rápida da PA pode levar à hipertensão de rebote.
   D. A enfermeira deve se antecipar o uso de medicamentos orais para urgência hipertensiva.
4. A enfermeira está ensinando o automonitoramento da PA a um cliente. Qual das seguintes alternativas deve ser incluída no plano de cuidado?
   A. Você deve estar sentando ou de pé na hora a verificação da PA.
   B. Não beba nem coma nada pelo menos 2 h antes da mensuração da PA.
   C. Certifique-se de que a braçadeira esteja frouxa o suficiente para não apertar demais o braço.
   D. Mantenha o braço na altura do coração e evite falar durante a aferição da PA.
5. A enfermeira está terminando as orientações acerca dos medicamentos de um cliente diagnosticado com hipertensão. Qual das seguintes alternativas é importante que esteja incluída no plano para evitar a hipertensão de rebote?
   A. Cuidado com o uso de medicamentos de venda livre.
   B. Informe que os betabloqueadores podem causar disfunção sexual.
   C. Evite a interrupção abrupta do medicamento.
   D. Descongestionantes nasais devem ser evitados.

## Bibliografia e leitura sugerida

A bibliografia e a leitura sugerida para este capítulo estão disponíveis no GEN-IO: http://gen-io.grupogen.com.br/gen-io/.

# CAPÍTULO 14

MARY G. PIERSON

# Manejo de Enfermagem | Distúrbios Coronarianos

## Objetivos de estudo

**Após ler este capítulo, você será capaz de:**

1. Resumir a fisiopatologia, os fatores de risco, as manifestações clínicas e o tratamento da aterosclerose coronariana
2. Sintetizar a fisiopatologia, as manifestações clínicas e o tratamento da angina de peito
3. Descrever a intervenção coronária percutânea (ICP) e os procedimentos de revascularização do miocárdio
4. Descrever o cuidado de enfermagem para com o cliente submetido à ICP no tratamento da doença da artéria coronária
5. Descrever o cuidado de enfermagem para com o cliente submetido à cirurgia cardíaca
6. Resumir a fisiopatologia, as manifestações clínicas e o tratamento do infarto do miocárdio.

Atualmente, nos EUA, as pesquisas relacionadas com a identificação e com o tratamento da doença cardiovascular (DCV) englobam todos os segmentos da população afetados por condições cardiovasculares, inclusive mulheres, crianças e pessoas de diferentes raças e etnias.[1]

A doença da artéria coronária (DAC) é o tipo mais prevalente de DCV em adultos. Por essa razão, é importante que as enfermeiras estejam capacitadas a identificar as várias manifestações das condições que afetam as artérias coronárias e que estejam familiarizadas com os métodos de avaliação, prevenção e tratamento clinico e cirúrgico desses distúrbios.

## Aterosclerose coronária

A causa mais comum de DCV é a **aterosclerose**, que consiste no acúmulo anormal de lipídios ou substâncias gordurosas e tecido fibroso no revestimento das paredes das artérias. Essas substâncias criam bloqueios e estreitam os vasos coronarianos de modo a reduzir o fluxo de sangue para o miocárdio. Atualmente, sabe-se que a aterosclerose envolve resposta inflamatória repetitiva à lesão da parede arterial e subsequente alteração das propriedades estruturais e bioquímicas das paredes arteriais.

### Fisiopatologia

A aterosclerose começa com a deposição de faixas de lipídios na íntima da parede arterial. Essas lesões costumam começar precocemente, talvez até mesmo na infância. Nem todas as faixas de gordura progridem posteriormente para lesões mais avançadas. Fatores genéticos e ambientais influenciam a progressão dessas lesões. A continuação do desenvolvimento da aterosclerose envolve uma resposta inflamatória, a qual começa com a lesão ao endotélio vascular. A lesão pode ser iniciada por tabagismo, hipertensão e outros fatores. A inflamação exerce múltiplos efeitos sobre a parede arterial, inclusive de atração de células inflamatórias (como macrófagos ou monócitos – leucócitos) (Baldellino, 2008). Os macrófagos se infiltram no endotélio vascular lesado e fagocitam lipídios, transformando-se nas chamadas "células espumosas". Essas células espumosas são encontradas em todos os estágios da formação da placa aterosclerótica (Porth e Matfin, 2009). Macrófagos ativados também liberam substâncias bioquímicas que podem lesar ainda mais o endotélio, atraindo plaquetas e dando início à coagulação.

As células da musculatura lisa na parede do vaso subsequentemente proliferam e formam uma capa fibrosa sobre um centro preenchido por infiltrado in-

---

[1] N.R.T.: As doenças cardiovasculares são as principais causas de morte em mulheres e homens no Brasil. São responsáveis por cerca de 20% de todas as mortes em indivíduos acima de 30 anos.

flamatório e lipídios. Esses depósitos, chamados de **ateromas** ou placas, se projetam para o lúmen do vaso, estreitando-o e obstruindo o fluxo de sangue (Figura 14.1). Se a capa fibrosa da placa for espessa e a coleção de lipídios permanecer relativamente estável, é possível que resista ao estresse do fluxo sanguíneo e do movimento do vaso. Se a capa for fina e houver inflamação, o núcleo lipídico pode crescer e se romper; essa placa rompida é um foco de formação de trombo. O trombo pode, por sua vez, obstruir o fluxo sanguíneo, levando ao **infarto agudo do miocárdio (IAM)**, o qual consiste na necrose de uma porção do músculo cardíaco. Dessa maneira, a aterosclerose produz estreitamento do lúmen de um vaso sanguíneo, obstrução repentina do vaso devido à ruptura da placa e enfraquecimento dessa estrutura, resultando em formação de aneurisma ou de êmbolos em virtude da lesão direta do endotélio.

A estrutura anatômica das artérias coronárias as torna particularmente suscetíveis aos mecanismos da aterosclerose. Existem três artérias coronárias principais, que apresentam múltiplos ramos. Na maioria dos casos, as lesões ateroscleróticas se formam onde os vasos se ramificam (Figura 14.2). Embora a doença cardíaca seja muitas vezes causada por aterosclerose das artérias coronárias, outros fenômenos também podem diminuir o fluxo de sangue para o coração. Exemplos disso são espasmo (estreitamento ou constrição repentina) de uma artéria coronária, trauma miocárdico decorrente de forças internas ou externas, doença estrutural, anomalias congênitas, redução do aporte de sangue (p. ex., como consequência de perda aguda sanguínea, anemia ou hipoperfusão) e aumento da demanda por oxigênio (como aceleração da frequência cardíaca, tireotoxicose ou uso de substâncias como cocaína).

## Fatores de risco

Estudos epidemiológicos apontam para vários fatores que aumentam a probabilidade de desenvolvimento de DAC por uma pessoa. Alguns fatores de risco não modificáveis são:

- Idade (homem > 45 anos, mulheres > 55 anos de idade)
- Sexo (nas pessoas com menos de 55 anos de idade, os homens correm risco mais elevado; depois dos 55 anos, homens e mulheres correm o mesmo risco)

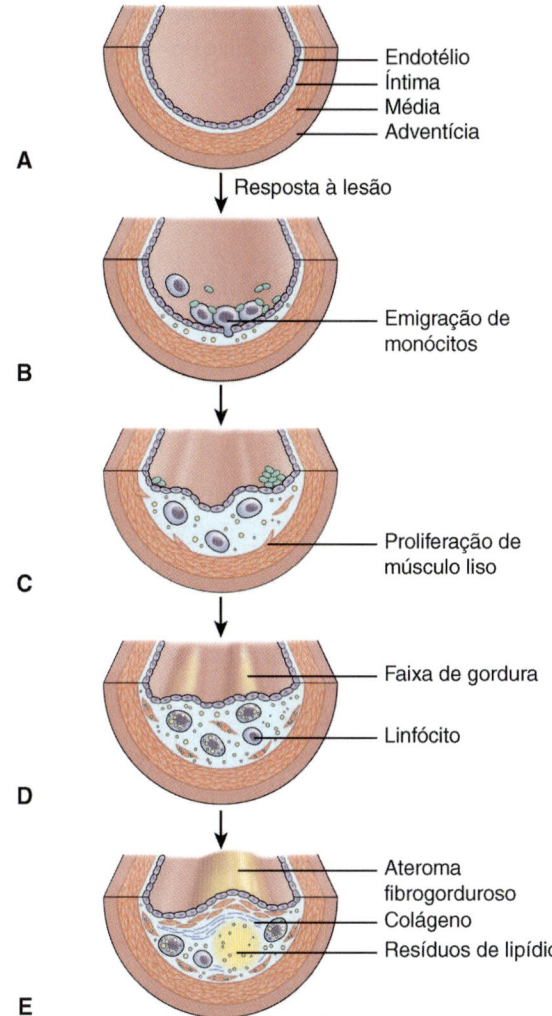

**Figura 14.1** A aterosclerose tem início quando os monócitos e lipídios penetram na íntima de um vaso lesionado (**A**, **B**). As células de músculo liso proliferam na parede do vaso (**C**), contribuindo para o desenvolvimento de acúmulos de gordura e placa de ateroma (**D**). Com o crescimento da placa, o vaso se estreita e o fluxo de sangue diminui (**E**). A placa pode se romper e um trombo pode se formar, obstruindo o fluxo sanguíneo.

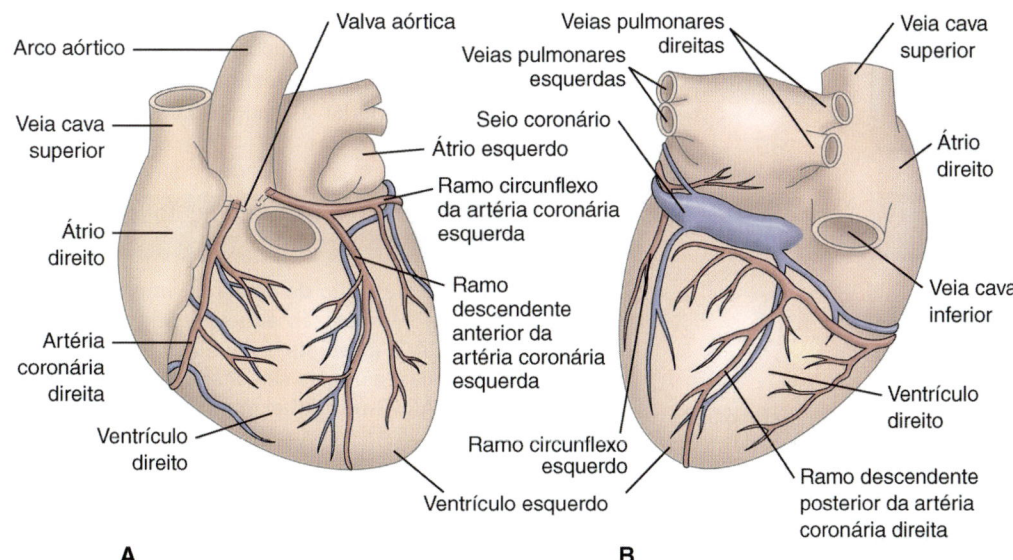

**Figura 14.2** As artérias coronárias suprem o músculo cardíaco com sangue oxigenado, ajustando o fluxo de acordo com as necessidades metabólicas. (**A**) Vista anterior e (**B**) vista posterior do coração.

- Raça (afro-americanos, americanos de origem mexicana, indígenas norte-americanos e algumas pessoas de ascendência asiática correm maior risco)
- História familiar de DAC

Os fatores de risco modificáveis incluem diabetes, hipertensão, tabagismo, obesidade, inatividade física e hipercolesterolemia.

Novos e emergentes fatores de risco englobam condições pró-inflamatórias (como doença periodontal), *influenza*, apneia do sono, síndrome metabólica (discutida adiante) e aumento do índice de massa corporal (IMC) (Frazier e Hughes, 2008; Ridker, 2003; Ridker, Brown, Vaughan *et al.*, 2004).

### Alerta de enfermagem
Uma pessoa com IMC de 35 tem taxa de mortalidade cardiovascular 2 a 3 vezes maior que uma pessoa magra (18,5 a 24,9 kg/m²) (Warziski, Choo, Novak et al., 2008).

Um grupo de anormalidades metabólicas, hoje conhecidas como **síndrome metabólica**, surgiu como fator de risco importante de DAC (Figura 14.3). O diagnóstico dessa síndrome inclui três das seguintes condições:

- Resistência à insulina (glicose de jejum > 100 mg/dℓ ou teste de intolerância à glicose anormal)
- Obesidade abdominal (circunferência abdominal > 89 cm em mulheres e > 102 cm em homens)
- Dislipidemia (triglicerídios > 150 mg/dℓ; HDL < 50 mg/dℓ em mulheres, < 40 mg/dℓ em homens)
- Hipertensão
- Estado pró-inflamatório (níveis elevados de proteína C reativa – PCR)
- Estado pró-trombótico (fibrinogênio elevado)

Muitas pessoas com diabetes melito do tipo 2 se encaixam nesse quadro clínico. As medidas de lipoproteína, homocisteína (um aminoácido associado à doença cardíaca) e PCR também podem ser apropriadas em pessoas identificadas em risco (Frazier e Hughes, 2008).

### Alerta de enfermagem
A PCR é uma proteína liberada no sangue durante os estados de inflamação. A PCR de alta sensibilidade (PCR-as) é útil na avaliação do risco de evento cardíaco. O nível normal é inferior a 0,1 mg/dℓ ou a 1 mg/ℓ (Fischbach e Dunning, 2009).

Além disso, o equivalente de risco é uma condição que coloca os clientes em alto risco de apresentar um evento cardíaco, como um infarto do miocárdio. Apresentar uma ou mais dessas condições coloca o cliente no mesmo risco de alguém que já tenha desenvolvido um evento cardíaco (Grundy, Cleeman, Merz *et al.*, 2004). O Boxe 14.1 fornece detalhes dos equivalentes de risco de eventos cardíacos.

## Manifestações clínicas e avaliação

A aterosclerose coronária produz sintomas e complicações de acordo com o local e o grau de estreitamento do lúmen arterial, da formação de trombo e da obstrução do fluxo sanguíneo para o miocárdio. Em geral, esse comprometimento do fluxo de sangue é progressivo, promovendo aporte sanguíneo inadequado, o que priva as células do músculo cardíaco do oxigênio necessário para sua sobrevida. A condição é conhecida como **isquemia**. **Angina de peito** é a dor torácica ocasionada pela isquemia miocárdica. Se a diminuição do aporte sanguíneo for importante o suficiente, ou de duração longa o bastante, ou ambos, ocorre morte das células miocárdicas, ou IAM. Ao longo do tempo, o miocárdio irreversivelmente danificado é submetido à degeneração e substituído por tecido cicatricial, causando vários graus de disfunção miocárdica. O dano miocárdico importante pode resultar em débito cardíaco persistentemente baixo, e, se o coração não consegue suportar as necessidades do corpo de

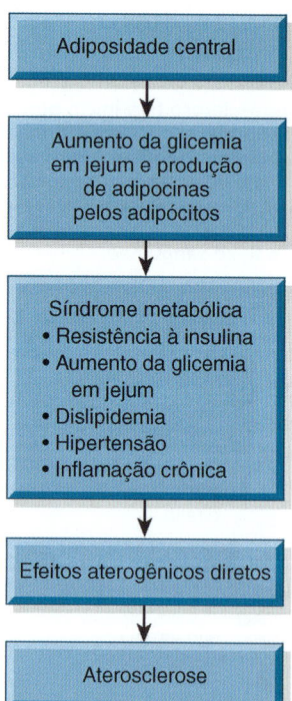

**Figura 14.3** Fisiopatologia da DCV na síndrome metabólica. Tanto a adiposidade central quanto o sistema imunológico desempenham função no desenvolvimento dessa síndrome. Acredita-se que as adipocinas (como a leptina) e as citocinas (como o fator de necrose tumoral) contribuem para o desenvolvimento de anormalidades metabólicas. O efeito eventual desses processos é a formação da aterosclerose.

### BOXE 14.1 Equivalentes de risco de doença da artéria coronária.

Indivíduos sob risco mais alto de desenvolvimento de um evento cardíaco em 10 anos são aqueles com doença da artéria coronária (DAC) existente e aqueles com algumas das seguintes doenças, as quais são chamadas de equivalentes de risco de DAC (Grundy, Cleeman, Merz *et al.*, 2004):
- Diabetes
- Doença arterial periférica
- Aneurisma de aorta abdominal
- Doença da artéria carótida

sangue oxigenado, a consequência é a falência cardíaca. A hipoxia miocárdica decorrente de DAC pode também causar distúrbios letais do ritmo cardíaco, que podem levar à morte cardíaca súbita.

### Alerta de enfermagem
*Os sinais e sintomas clássicos de isquemia miocárdica incluem: episódio agudo de dor torácica (muitas vezes, descrito como aperto, geralmente subesternal, mas que também pode ser em outras áreas do tórax, mandíbula, dorso e braços), apneia (em particular nos idosos), fadiga extrema, diaforese, náuseas e vômitos. A dor de um IAM pode ser diferenciada da angina pela sua persistência apesar do repouso e do uso da nitroglicerina. Muitas vezes, as mulheres se queixam de dor torácica atípica e sinais e sintomas inespecíficos.*

Às vezes, os idosos não apresentam sintomas (DAC "silenciosa"), tornando o reconhecimento e o diagnóstico um desafio clínico. Clientes idosos devem ser encorajados a reconhecer o sintoma torácico similar à dor (como fraqueza) como uma indicação de que devem repousar ou usar os medicamentos prescritos. O teste de esforço farmacológico pode ser usado para diagnosticar DAC em clientes idosos, pois outras condições (como doença vascular periférica, artrite, doença degenerativa do disco, incapacidade física, problemas de mobilidade) podem limitar a habilidade do cliente de praticar exercício.

## Prevenção e manejo clínico e de enfermagem

O controle do colesterol, o tratamento da hiperlipidemia e o manejo da hipertensão e do diabetes melito são discutidos aqui; outras medidas serão discutidas na seção que tratará da angina de peito.

### Controle dos desequilíbrios do colesterol

A associação entre nível de colesterol elevado e DAC é bem-estabelecida. O metabolismo das gorduras é um importante contribuinte para o desenvolvimento de DAC. As gorduras, que são insolúveis em água, são envolvidas em lipoproteínas hidrossolúveis que permitem seu transporte dentro do sistema circulatório. As várias lipoproteínas são classificadas de acordo com o conteúdo de proteína, o qual é medido em densidade. A densidade aumenta quando mais proteína está presente. Quatro elementos do metabolismo da gordura – colesterol total, LDL, HDL e triglicerídios – afetam o desenvolvimento de doença cardíaca. O colesterol é processado pelo trato GI em glóbulos de lipoproteína chamados *quilomícrons*, os quais são reprocessados pelo fígado na forma de lipoproteínas (Figura 14.4). Esse é um processo fisiológico necessário para a formação das membranas celulares de base lipoproteica e outros processos metabólicos importantes. Quando ocorre produção excessiva de LDL, partículas de LDL aderem aos pontos vulneráveis no endotélio arterial. Nesse local, os macrófagos as ingerem, levando à formação de células espumosas e começando a formação da placa.

Todos os adultos a partir dos 20 anos de idade devem realizar um perfil lipídico em jejum (colesterol total, LDL, HDL, triglicerídios), repetido, pelo menos, uma vez a cada 5 anos ou com mais frequência se o perfil revelar alterações. Clientes com menos de 20 anos de idade e história familiar conhecida de hiperlipidemia e/ou doença vascular devem ser testados antes. Os clientes que já tiveram um evento agudo (como IAM) ou que já se submeteram a uma **intervenção coronária percutânea (ICP)** ou a uma **cirurgia de revascularização do miocárdio (CRM)** requerem avaliação do nível de LDL-colesterol por alguns meses após o evento ou o procedimento, pois, logo depois disso, os níveis de LDL podem ser baixos. Subsequentemente, o nível dos lipídios deve ser monitorado a cada 6 semanas até que o nível desejado seja alcançado e, depois disso, a cada 4 a 6 meses (Grundy *et al.*, 2004).

LDL exerce efeito prejudicial na vasculatura coronariana, pois suas pequenas partículas podem ser facilmente transportadas para o revestimento do vaso. Em contraste, HDL promove o uso do colesterol total, transportando LDL para o fígado, onde é biodegradado e, depois, excretado. O nível de HDL deve exceder 40 mg/dℓ, idealmente acima de 60 mg/dℓ. Um nível elevado de HDL é um forte fator de proteção de doença cardíaca (*i.e.*, protege contra a doença).

O objetivo é obter valores de LDL baixos e de HDL altos. O nível desejado de LDL depende do cliente:

- Inferior a 160 mg/dℓ nos clientes com um ou nenhum fator de risco
- Inferior a 130 mg/dℓ nos clientes com dois ou mais fatores de risco
- Inferior a 100 mg/dℓ nos clientes com DAC ou sob alto risco de DAC
- Inferior a 70 mg/dℓ é desejável nos clientes sob risco muito alto de evento coronariano agudo (Hughes, 2009)

Os níveis séricos de colesterol total e de LDL podem, muitas vezes, ser controlados por dieta e atividade física. Dependendo do nível de LDL do cliente e do risco de DAC, medicamentos para tratar a hiperlipidemia também podem ser prescritos. O medicamento deve ser usado em conjunto com uma dieta saudável para o coração e um programa de exercício. A Tabela 14.1 apresenta os medicamentos comumente prescritos que afetam o metabolismo da lipoproteína.

### Tratamento da hiperlipidemia

Os medicamentos redutores de lipídios conseguem diminuir a taxa de mortalidade de DAC em clientes com níveis lipídicos elevados e naqueles em risco com níveis normais de lipídios. Clientes que revelam níveis altos de colesterol devem ser monitorados quanto à adesão ao plano terapêutico, ao efeito dos medicamentos redutores de colesterol e ao desenvolvimento de efeitos colaterais. Os níveis de lipídios são obtidos e os ajustes são feitos na dieta e nos medicamentos a cada 6 semanas até que a meta lipídica ou a dose máxima sejam alcançadas e, depois disso, a cada 6 meses (Grundy *et al.*, 2004). As mudanças no estilo de vida precisam ser incorporadas em todo regime de tratamento e incluem:

- Dieta saudável para o coração (monitorar e tratar a hiperlipidemia se o controle dietético não for suficiente)
- Aumento da atividade física (pelo menos 30 min de exercícios diários moderados ou, pelo menos, 10 mil passos por dia) (Haffey, 2009; National Heart, Lung and Blood Institute, 2005)

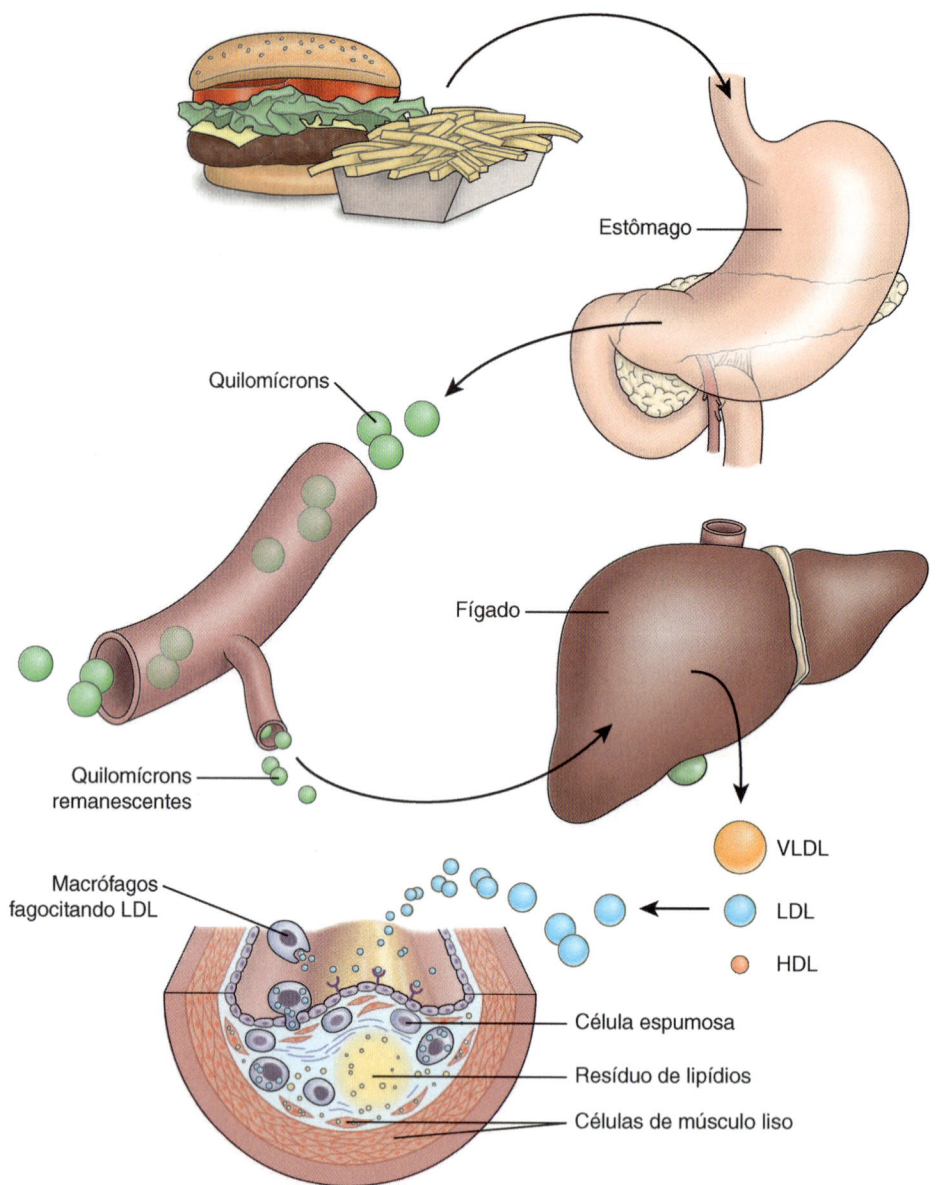

**Figura 14.4** Lipoproteínas e desenvolvimento de aterosclerose. O colesterol e a gordura saturada da dieta são processados pelo trato GI; os quilomícrons penetram no sangue; são degradados em quilomícrons remanescentes nos capilares; o fígado os processa em lipoproteínas. Quando são liberadas na circulação, as lipoproteínas de baixa densidade (LDL) em excesso aderem aos receptores na parede da íntima. Os macrófagos também ingerem LDL e as transportam na parede do vaso, começando o processo de formação de placa. HDL = lipoproteínas de alta densidade; VLDL = lipoproteínas de densidade muito baixa.

- Abandono do tabagismo (pessoas que param de fumar reduzem o risco de doença cardíaca entre 30 e 50% no primeiro ano e o risco continua a cair depois disso)
- Manejo do estresse
- Manejo da hipertensão
- Manejo do diabetes.

## Manejo da hipertensão

O risco de DCV aumenta com a elevação da pressão arterial. A pressão arterial alta resulta em maior rigidez das paredes dos vasos, levando à lesão vascular e à resposta inflamatória consequente na íntima. Os mediadores inflamatórios ocasionam a liberação de fatores que promovem o crescimento, os quais causam hipertrofia e hiper-responsividade vasculares. Essas alterações resultam em aceleração e agravamento da aterosclerose.

A hipertensão também aumenta o trabalho do ventrículo esquerdo, o qual precisa bombear com mais força para ejetar sangue nas artérias. Ao longo do tempo, a carga de trabalho maior faz com que o coração hipertrofie e se espesse, evoluindo finalmente para insuficiência cardíaca.

A detecção precoce da pressão arterial elevada e a adesão a um regime terapêutico podem evitar as graves consequências associadas à pressão alta não tratada. A hipertensão é discutida em detalhes no Capítulo 13.

## Controle do diabetes melito

A relação entre diabetes melito e doença cardíaca já foi confirmada. Em cerca de 50 a 75% dos clientes diabéticos, a DCV é identificada como causa de morte (Porth e Matfin, 2009). A hiperglicemia promove desenvolvimento de dislipidemia,

**Tabela 14.1** Medicamentos que afetam o metabolismo de lipoproteínas.

| Medicamento e dosagem diária | Efeitos nos lipídios/lipoproteínas | Efeitos colaterais | Contraindicações |
|---|---|---|---|
| **Inibidores da HMG-CoA redutase (estatinas)** Lovastatina Pravastatina Sinvastatina Fluvastatina Atorvastatina Rosuvastatina | LDL: ↓ de 18 a 55% HDL: ↑ de 5 a 15% TG: ↓ de 7 a 30% | Miopatia, aumento dos níveis das enzimas hepáticas | Absolutas: doença hepática crônica ou ativa Relativa: uso concomitante de determinadas medicações* |
| **Ácido nicotínico** Niacina Ácido nicotínico de liberação imediata Ácido nicotínico de liberação prolongada Ácido nicotínico de liberação sustentada | LDL: ↓ de 5 a 25% HDL: ↑ de 15 a 35% TG: ↓ de 20 a 50% | Rubor, hiperglicemia, hiperuricemia (ou gota), desconforto GI alto, hepatotoxicidade | Absolutas: doença hepática crônica, gota grave Relativas: diabetes, hiperuricemia, úlcera péptica |
| **Ácidos fíbricos** Fenofibrato Clofibrato | LDL: ↓ de 5 a 20% (o nível pode ser aumentado em clientes com elevação de TG) HDL: ↑ de 10 a 20% TG: ↓ de 20 a 50% | Dispepsia, cálculos biliares, miopatia, morte súbita | Absolutas: doença renal grave, doença hepática grave |
| **Quelantes de ácido biliar** Colestiramina Colesevelam Cloridrato de colestipol | LDL: ↓ de 15 a 30% HDL: ↑ de 3 a 5% TG: sem alteração ou aumento | Desconforto GI, constipação intestinal, diminuição da absorção de outros medicamentos | Absoluta: disbetalipoproteinemia, TG > 400 mg/dℓ Relativa: TG > 200 mg/dℓ |

DAC = doença da artéria coronária; HDL = lipoproteína de alta densidade; HMG-CoA = hidroximetilglutaril coenzima A; LDL = lipoproteína de baixa densidade; TG = triglicerídios; ↑ = aumento; ↓ = diminuição.
*Ciclosporina; antibióticos macrolídeos (azitromicina, claritromicina, diritromicina, eritromicina); vários agentes antifúngicos e inibidores do citocromo P-450; fibratos; e niacina devem ser usados com cautela (Grundy, Cleeman, Merz et al., 2004).

aumento da agregação plaquetária e alteração da função das hemácias, o que pode levar à formação de trombo. O tratamento efetivo com dieta e agentes anti-hiperglicêmicos adequados vem mostrando melhora da função endotelial e da dilatação dependente do endotélio (Lago e Nesto, 2009). O diabetes é considerado fator de risco equivalente à DAC existente para evento cardíaco em 10 anos (Buse, Ginsberg, Bakris et al., 2007). O diabetes é discutido em detalhes no Capítulo 30.

## Angina de peito

A angina de peito é uma síndrome clínica caracterizada habitualmente por episódios ou paroxismos de dor ou pressão na região anterior do tórax. A etiologia é o fluxo sanguíneo coronário insuficiente (em geral causado por doença aterosclerótica), resultando em diminuição do aporte de oxigênio quando há aumento da demanda miocárdica por oxigênio, em resposta ao esforço físico ou ao estresse emocional. Em outras palavras, a necessidade de oxigênio excede a oferta. A gravidade da angina é baseada na atividade precipitante e nos efeitos sobre as atividades da vida diária. O Boxe 14.2 oferece uma lista dos tipos de angina.

### Fisiopatologia

Na maioria dos casos, a angina é causada por doença aterosclerótica. Quase invariavelmente, é associada à obstrução significativa de uma artéria coronária importante. Em geral, o miocárdio extrai uma grande quantidade de oxigênio da circulação coronária para atender suas demandas contínuas. Quando há aumento de demanda, o fluxo pelas artérias coronárias precisa ser aumentado. Quando existe um bloqueio na artéria coronária, o fluxo não pode ser intensificado, resultando em isquemia. Uma vez que a angina é um sintoma de aterosclerose coronariana, os fatores de risco são os mesmos.

> **BOXE 14.2 Tipos de angina.**
>
> - *Angina estável*: dor consistente e previsível que ocorre ao esforço e é aliviada pelo repouso
> - *Angina instável* (também chamada de angina pré-infarto ou angina em crescendo): os sintomas ocorrem com mais frequência e duram mais tempo do que a angina estável. O limite para dor é mais baixo e a dor pode ocorrer em repouso
> - *Angina refratária ou intratável*: dor torácica intensa e incapacitante
> - *Angina variante* (também chamada de **angina de Prinzmetal**): dor ao repouso com supradesnivelamento reversível do segmento ST; acredita-se que seja causada por vasoespasmo da artéria coronária
> - *Isquemia silenciosa*: evidências objetivas de isquemia (como alterações no eletrocardiograma durante o teste de esforço), porém o cliente não relata sintomas

## Manifestações clínicas e avaliação

A isquemia do músculo cardíaco pode produzir dor ou outros sintomas, com a gravidade variando desde leve indigestão até sensação pesada ou de asfixia na região superior do tórax, que vai do desconforto à dor agonizante acompanhada por apreensão grave e uma sensação de morte iminente. Tipicamente, a dor ou o desconforto são mal-localizados e podem irradiar para o pescoço, mandíbula, ombros e braço esquerdo. Não raro, o cliente sente um aperto ou uma sensação de asfixia ou estrangulamento, com a qualidade de compressão insistente. O cliente portador de diabetes melito pode não apresentar dor intensa com a angina, pois a neuropatia diabética pode reduzir a percepção da dor. Homens e mulheres podem ter sintomas diferentes, pois a doença coronária na mulher tende a ser mais difusa e a afetar segmentos longos da artéria em vez de segmentos separados. A Tabela 14.2 traz uma discussão sobre angina de peito.

A enfermeira fica alerta às queixas de fraqueza ou parestesia nos braços, punhos e mãos, bem como de dispneia, palidez, diaforese, ansiedade, tonturas ou vertigem, e náuseas e vômitos que podem acompanhar a dor (chamados sinais e sintomas associados). A angina pode ceder com o repouso ou com o uso de nitroglicerina. Em muitos clientes, os sintomas da angina seguem um padrão estável e previsível.

O diagnóstico de angina começa com a história do cliente relacionada com as manifestações clínicas de isquemia. O eletrocardiograma (ECG) de 12 derivações e os valores laboratoriais dos biomarcadores sanguíneos ajudam a confirmar o diagnóstico. O cliente pode ser submetido a um teste de esforço com exercício ou farmacológico, no qual o coração é monitorado por ECG, ecocardiograma ou ambos. Além disso, o cliente também pode ser encaminhado para uma cintigrafia ou procedimento invasivo (p. ex., cateterismo cardíaco, angiografia da artéria coronária).

## Manejo clínico

Os objetivos do manejo clínico da DAC e angina são diminuir a demanda por oxigênio do miocárdio e aumentar o aporte de oxigênio. Do ponto de vista clínico, essas metas são alcançadas por meio da terapia farmacológica e do controle dos fatores de risco. Alternativamente, procedimentos de reperfusão podem ser usados para restaurar o aporte de sangue para o miocárdio, os quais incluem procedimentos de ICP (intervenção coronária percutânea) (como **angioplastia coronariana transluminal percutânea [ACTP]**, *stents* intracoronários e aterectomia) e CRM.

### Farmacoterapia

Vários tipos de medicamentos são usados para tratar doença vascular coronariana:

- *Inotrópico positivo*: medicamento que aumenta a contratilidade do miocárdio (força de contração)
- *Inotrópico negativo*: medicamento que diminui a contratilidade do miocárdio
- *Cronotrópico positivo*: medicamento que eleva a frequência cardíaca
- *Cronotrópico negativo*: medicamento que reduz a frequência cardíaca.

### Nitratos

Os nitratos continuam sendo a base do tratamento da isquemia coronária. Um agente vasoativo é administrado para reduzir o consumo miocárdico de oxigênio, o que diminui a isquemia e alivia a dor. A nitroglicerina dilata sobretudo as veias e, em doses mais elevadas, as artérias também. A dilatação das veias produz estase venosa por todo o corpo. Em consequência disso, menos sangue retorna ao coração e a pressão de enchimento (pré-carga) é reduzida. Se o cliente se encontrar hipovolêmico (não apresenta volume circulatório adequado de sangue), a queda da pressão de enchimento pode causar diminuição importante do débito cardíaco e da pressão arterial, sendo, portanto, importante que a enfermeira monitore a resposta do cliente aos nitratos. Os nitratos também relaxam o leito arteriolar sistêmico e aumentam o aporte de oxigênio, promovendo um balanço mais favorável entre suprimento e demanda.

Quando a nitroglicerina é administrada por via sublingual (SL), a resposta do cliente é avaliada (alívio da dor torácica e efeito na pressão arterial e na frequência cardíaca). Se a dor torácica não mudar nem for aliviada a administração de nitroglicerina SL é repetida por até três doses. A cada vez, é preciso

**Tabela 14.2** Avaliação de angina.

| Inicial | Fatores acerca da dor que precisam ser avaliados | Questões de avaliação |
|---|---|---|
| P | Posição/localização | "Onde é a dor? Consegue apontar?" |
|  | Provocação | "O que estava fazendo quando a dor começou?" |
| Q | Qualidade | "Como descreveria a dor?" |
|  |  | "É como a dor que teve anteriormente?" |
|  | Quantidade | "A dor tem sido constante?" |
| R | Radiação | "Sente dor em algum outro lugar?" |
|  | Alívio (**Relief**) | "Algo amenizou a dor?" |
| S | Intensidade (**Severity**) | "Como você classificaria a dor em uma escala de 0 a 10, sendo 0 a ausência de dor, e 10, a dor mais forte?" (ou use uma escala visual análoga ou uma escala de classificação adjetiva) |
|  | Sintomas associados | "Observou algum outro sintoma juntamente com a dor?" (como náuseas, vômitos, diaforese) |
| T | Tempo | "Há quanto tempo a dor começou?" |

De Jarvis, C. *Physical examination and health assessment* (7th ed.) St. Louis: Saunders, 2007.

avaliar a pressão arterial, a frequência cardíaca e o segmento ST (se o cliente estiver conectado a monitor com capacidade de monitoramento do segmento ST). Se a dor for significativa e persistir depois dessas intervenções, o cliente deverá ser avaliado mais ainda quanto a IAM, havendo necessidade de outras intervenções.

 *Alerta farmacológico*
*A enfermeira deve sempre verificar os prazos de validade nas embalagens dos comprimidos de nitroglicerina.*

A maioria dos clientes com angina de peito precisa autoadministrar a nitroglicerina de acordo com a necessidade. Uma função essencial da enfermagem nesses casos é orientar os clientes quanto ao medicamento e ao seu modo de uso (Boxe 14.3). A nitroglicerina SL é disponibilizada em comprimido ou *spray*.

### Agentes bloqueadores beta-adrenérgicos

Betabloqueadores, como o metoprolol e o atenolol, reduzem o consumo de oxigênio pelo miocárdio por meio do bloqueio da estimulação simpática beta-adrenérgica do coração. Os resultados são frequência cardíaca mais lenta (bradicardia), condução mais devagar dos impulsos pelo sistema de condução, diminuição da pressão arterial e redução da **contratilidade** do miocárdio (cronotrópico negativo e inotrópico negativo) para equilibrar as necessidades miocárdicas de oxigênio (demandas) e a quantidade de oxigênio disponível (fornecimento). Isso ajuda a controlar a dor torácica e retarda o surgimento da isquemia durante o trabalho ou exercício. Os betabloqueadores reduzem a incidência de angina recorrente, infarto e mortalidade cardíaca. Os clientes que usam betabloqueadores são orientados a não suspendê-los de maneira abrupta, pois a angina pode se agravar, e o IAM, se desenvolver.

### Agentes bloqueadores do canal de cálcio

Os bloqueadores do canal de cálcio (antagonistas do íon cálcio como anlodipidina e diltiazem) exercem inúmeros efeitos. Esses agentes diminuem a automaticidade do nó sinoatrial e a condução do nó atrioventricular, resultando em frequência cardíaca mais lenta e diminuição da força de contração do músculo cardíaco (efeitos negativos inotrópicos e cronotrópicos). Esses efeitos reduzem a carga de trabalho do coração. Os bloqueadores do canal de cálcio também relaxam os vasos sanguíneos, causando queda na pressão arterial e aumento da perfusão da artéria coronária. Os bloqueadores do canal de cálcio incrementam o aporte de oxigênio miocárdico, dilatando a parede de músculo liso das arteríolas coronárias, e diminuem a demanda de oxigênio miocárdica mediante redução da pressão arterial sistêmica e da carga de trabalho do ventrículo esquerdo. Podem ser prescritos para evitar e tratar o vasospasmo (como na angina variante). Os bloqueadores do canal de cálcio mais comumente usados são anlodipino e diltiazem.

### Medicamentos antiplaquetários e anticoagulantes

Os medicamentos antiplaquetários são administrados para evitar a agregação plaquetária e a subsequente trombose, que impede o fluxo de sangue. O cliente que recebe terapia de anticoagulação deve ser monitorado quanto a sinais e sintomas de sangramento externo e interno, como hipotensão, aumento da frequência cardíaca e diminuição do valor do hematócrito e da hemoglobina sérica. As precauções contra hemorragia devem ser postas em prática, as quais incluem:

- Aplicar pressão em todo local de punção por agulha por tempo maior que o usual
- Evitar injeções intramusculares
- Evitar lesão tecidual e hematomas em virtude de trauma ou uso de dispositivos de constrição (como uso contínuo de uma braçadeira de aparelho de pressão automático).

Exemplos de medicamentos antiplaquetários e anticoagulantes incluem ácido acetilsalicílico, clopidogrel, heparina e inibidores da glicoproteína IIb e IIIa.

O ácido acetilsalicílico (AAS) evita a ativação de plaquetas e reduz a incidência de IM e morte em clientes com DAC.

Clopidogrel ou ticlopidina é prescrito para clientes que apresentam hipersensibilidade ao AAS ou asociado ao AAS em clientes com alto risco de IAM. Diferentemente do AAS, esses medicamentos levam alguns dias para atingir seu efeito antiplaquetário. Além disso, podem causar desconforto GI.

---

**BOXE 14.3 — Orientações ao cliente.**

#### Autoadministração de nitroglicerina

- Instrua o cliente a se certificar de que a boca esteja úmida, a língua esteja parada e a saliva não seja deglutida até que o comprimido de nitroglicerina se dissolva. Se a dor for intensa, o cliente pode esmagar o comprimido entre os dentes a fim de acelerar a absorção sublingual
- Oriente o cliente a levar consigo a medicação para todo lugar como medida de precaução. Entretanto, por ser muito instável, a nitroglicerina deve ser transportada com segurança em sua embalagem original (embalagem de vidro escuro); os comprimidos nunca devem ser removidos e armazenados em caixas de metal ou plástico
- Explique que a nitroglicerina é volátil e inativada por calor, umidade, ar, luz e tempo. Oriente o cliente a renovar o suprimento de nitroglicerina a cada 6 meses
- Informe ao cliente que a medicação deve ser usada antes de toda atividade que possa produzir dor. Uma vez que a nitroglicerina aumenta a tolerância ao exercício e ao estresse quando utilizada de maneira profilática (*i.e.*, antes da atividade desencadeadora da angina, como exercício, subida de degraus, intercurso sexual), é melhor que seja administrada antes do desenvolvimento da dor
- Recomende que o cliente observe o tempo que leva para que a nitroglicerina alivie o desconforto. Avise ao cliente que, se a dor persistir após a administração de três comprimidos sublinguais em intervalos de 5 min, o serviço de atendimento móvel de urgência deve ser solicitado
- Discuta os possíveis efeitos colaterais da nitroglicerina, inclusive rubor, cefaleia latejante, hipotensão e taquicardia
- Oriente o cliente a se sentar por alguns minutos quando usar a nitroglicerina, a fim de evitar hipotensão e síncope

A heparina não fracionada (HNF) por via intravenosa evita a formação de novos coágulos sanguíneos. Tratar clientes de angina instável com heparina reduz a ocorrência de IAM. Diminuição da contagem de plaquetas ou evidências de trombose podem indicar uma complicação grave chamada *trombocitopenia induzida por heparina* (TIH), uma reação mediada por anticorpo à heparina que pode resultar em trombose. Os clientes que receberam heparina nos últimos 3 meses e aqueles que vêm recebendo HNF por 5 a 15 dias se encontram sob alto risco de TIH.

### Alerta farmacológico
*A TIH é uma complicação da anticoagulação com HNF ou heparina de baixo peso molecular (HBPM). É um distúrbio imunomediado no qual anticorpos se formam contra o complexo heparina-fator plaquetário 4. O complexo de anticorpos se fixa à plaqueta, promovendo sua agregação. O sistema reticuloendotelial destrói as plaquetas ativadas, resultando, desse modo, em contagens baixas de plaquetas. Com frequência, pró-coagulantes também são produzidos, desencadeando trombose. Trombocitopenia e trombose associada à heparina são complicações da TIH. No caso de trombocitopenia sem explicação, ou de trombose arterial ou venosa associada à trombocitopenia, a TIH deve ser considerada. Se houver suspeita desse diagnóstico, a descontinuação da heparina é justificada (Warkentin, Greinacher, Koster et al., 2008).*

A administração por via intravenosa de *agentes inibidores da glicoproteína (GP) IIb/IIIa* (abciximabe, tirofibana, eptifibatida) é indicada para clientes hospitalizados com angina instável e como terapia adjunta para ICP. Esses agentes evitam a agregação plaquetária, bloqueando os receptores de GP IIb/IIIa nas plaquetas e evitando a adesão do fibrinogênio e outros fatores, os quais promovem o agrupamento das plaquetas e, desse modo, normalmente permitem que as plaquetas formem o trombo (coágulo). Assim como com a heparina, o sangramento é um efeito colateral importante, e precauções contra hemorragias devem ser iniciadas.

### Administração de oxigênio
A oxigenoterapia é normalmente iniciada quando há um episódio de dor torácica, na tentativa de aumentar a quantidade de oxigênio fornecido ao miocárdio e diminuir a dor. A saturação de oxigênio no sangue é monitorada pela oximetria de pulso; a saturação de oxigênio ($SaO_2$) normal é maior que 95%.

### *Intervenções coronárias percutâneas*
As intervenções coronárias percutâneas (ICP) para tratamento de angina e DAC incluem ACTP (angioplastia coronariana transluminal percutânea) e implantação de *stent* intracoronário. O cliente com suspeita de IAM pode ser encaminhado para uma ICP imediata, na qual a artéria coronária ocluída é aberta e a reperfusão para a área privada de oxigênio é restabelecida. Foram relatadas melhores evidências no uso de ICP em comparação aos trombolíticos, pois a ICP trata a lesão aterosclerótica de base (Stenestrand, Lindback e Wallentin, 2006). A duração da privação de oxigênio está diretamente relacionada com a quantidade de células que sofrem necrose; portanto, o tempo desde a chegada do cliente ao serviço de emergência até a hora em que a ICP é realizada é essencial e deve ser inferior a 60 min (tempo é músculo!) – frequentemente denominado *tempo porta-balão*. Uma equipe e um laboratório de cateterismo cardíaco precisam estar disponíveis para o caso de necessidade de ICP emergencial dentro desse curto período de tempo.

### Alerta de enfermagem
*Uma avaliação apurada do sistema vascular periférico do cliente deve ser realizada e documentada antes do procedimento. Esses dados serão usados na avaliação do estado vascular pós-operatório. A avaliação deve incluir análise dos membros quanto a cor, sensibilidade, temperatura, reperfusão capilar e perfusão periférica, usando a escala de graduação da instituição. A extremidade afetada é verificada a cada 15 min na primeira hora e, depois disso, de acordo com o protocolo do hospital.*

### Angioplastia coronariana transluminal percutânea
Na angioplastia coronariana transluminal percutânea (ACTP), um procedimento invasivo, um cateter com ponta em balão é usado para "abrir" os vasos coronários bloqueados e resolver a isquemia. É usada em clientes com angina e como intervenção para IAM. Intervenções baseadas em cateteres também podem ser usadas para abrir enxertos de revascularização do miocárdio bloqueados. O propósito da ACTP é melhorar o fluxo sanguíneo na artéria coronária por meio da compressão e da "ruptura" do ateroma. O cardiologista realiza o procedimento quando acredita que a ACTP pode melhorar o fluxo de sangue para o miocárdio.

A ACTP é realizada no laboratório de cateterismo cardíaco. Cateteres ocos chamados *bainhas* são inseridos normalmente na artéria femoral, fornecendo um conduto para outros cateteres. Depois disso, os cateteres são inseridos na artéria femoral até a aorta e as artérias coronárias. Uma angiografia é realizada usando agentes de contraste radiopacos injetados para identificar a localização e a extensão do bloqueio. Um cateter de ponta em balão passa pela bainha e é posicionado sobre a lesão. O médico determina a posição do cateter, examinando marcadores no balão que podem ser vistos na fluoroscopia. Quando o cateter está adequadamente posicionado, o balão é inflado com alta pressão por alguns segundos e, em seguida, desinflado. A pressão comprime e possivelmente "quebra" o ateroma (Figura 14.5). A média e a adventícia da artéria coronária também são estiradas.

Várias insuflações e inúmeros tamanhos de balão podem ser necessários para atingir o objetivo, em geral definido como melhora do fluxo sanguíneo e estenose residual de menos de 20%. Outros indicadores do sucesso da ACTP são aumento do lúmen arterial, diferença inferior a 20 mmHg na pressão arterial de um lado da lesão em relação ao outro e nenhum trauma arterial óbvio clinicamente. Uma vez que o aporte sanguíneo para a artéria coronária diminui com a insuflação do cateter, o cliente pode se queixar de dor no tórax, e o ECG pode mostrar alterações significativas no segmento ST. *Stents* intracoronários são geralmente posicionados na íntima do vaso com o objetivo de manter a perviedade após a retirada do balão. A Tabela 14.3 apresenta as complicações após a ACTP.

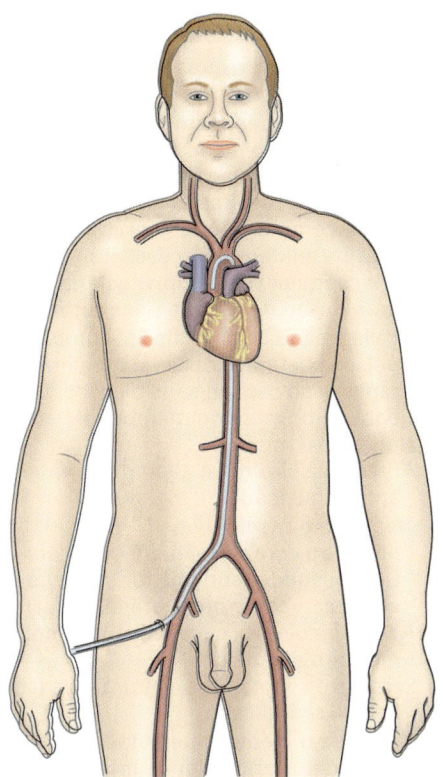
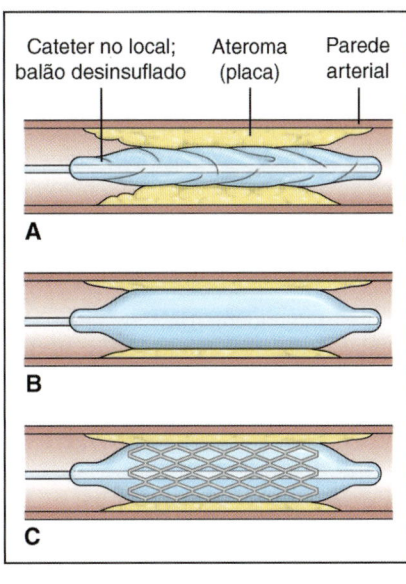

**Figura 14.5** Angioplastia coronariana transluminal percutânea. (**A**) Um cateter com ponta em balão é introduzido pela artéria coronária afetada e posicionado na área do ateroma (placa). (**B**) Em seguida, o balão é rapidamente insuflado e desinsuflado com pressão controlada. (**C**) Um *stent* é colocado para manter a perviedade da artéria, e o balão é removido.

### Stent na artéria coronária

Após a ACTP, a área que foi tratada pode fechar-se parcial ou completamente, um processo chamado de *reestenose*. A íntima da artéria coronária foi lesada e responde iniciando um processo inflamatório agudo. Esse processo pode envolver liberação de mediadores que causam vasoconstrição, coagulação e formação de tecido cicatricial. Um *stent* de artéria coronária é inserido para superar esses riscos. *Stent* é uma rede de metal que fornece suporte estrutural ao vaso em risco de fechamento agudo. O *stent* é posicionado sobre o balão de angioplastia. Quando o balão é inflado, a rede se expande e pressiona a parede do vaso, mantendo a artéria aberta. O balão é removido, mas o *stent* é deixado de maneira permanente dentro da artéria; eventualmente o endotélio cobre o *stent*, sendo incorporado à parede do vaso. Devido ao risco de formação de trombo no *stent*, o cliente recebe medicamentos antiplaquetários (p. ex., clopidogrel e AAS). O uso rotineiro desses medicamentos continua por pelo menos 3 a 6 meses para diminuir o risco de formação de trombo.

As complicações que ocorrem durante o procedimento de ICP incluem dissecação, perfuração, fechamento abrupto ou espasmo da artéria coronária, IAM, arritmias agudas (como taquicardia ventricular) e parada cardíaca. Pode haver necessidade de tratamento cirúrgico de emergência. As complicações depois do procedimento envolvem fechamento repentino da artéria coronária e complicações vasculares, como sangramento no local da inserção, sangramento retroperitoneal, hematoma, pseudoaneurisma, fístula arteriovenosa, trombose arterial e embolização distal, bem como insuficiência renal aguda.

### *Alerta de enfermagem*

*A insuficiência renal grave é associada à mortalidade após ICP (Osten, Ivanov, Eichhofer et al., 2008; Zouaoui, Ouldzein, Boudou et al., 2008). Clientes com insuficiência renal crônica correm risco mais alto de insuficiência renal e eventos cardiovasculares adversos maiores (ECAM) após a ICP, portanto o monitoramento do débito urinário e as provas de função renal são particularmente essenciais nesse grupo de clientes.*

### Cuidado após o procedimento

O cuidado prestado a esse cliente é similar àquele do cateterismo cardíaco. Muitos são admitidos no hospital no dia da intervenção e liberados no dia seguinte (Kaluski, Alfano, Randhawa et al., 2008). Quando a ICP é realizada em caráter emergencial para aliviar a síndrome coronariana aguda (SCA), em geral o cliente segue para a unidade de tratamento intensivo e permanece no hospital por alguns dias. Durante a ICP, os clientes recebem heparina IV e são monitorados quanto a sinais de sangramento. Os clientes podem também receber um agente inibidor da GP IIb/IIIa (p. ex., eptifibatida) por algumas horas após a ICP a fim de evitar a agregação plaquetária e a formação de trombo na artéria coronária. A homeostase é alcançada e as bainhas femorais podem ser removidas ao final do procedimento usando um dispositivo de oclusão vascular (p. ex., Angio-Seal®, VasoSeal®) ou um dispositivo que suture os vasos. A homeostase após a remoção da bainha também pode ser obtida por pressão manual direta ou por um dispositivo de compressão mecânica (p. ex., grampo em forma de C) ou um dispositivo de compressão pneumática (como FemoStop®).

**Tabela 14.3** Complicações após a angioplastia coronariana transluminal percutânea (ACTP).

| Complicação | Sinais e sintomas | Possíveis causas | Ações de enfermagem |
|---|---|---|---|
| Sangramento ou hematoma | Massa expansiva ao redor do local de punção. Nódulo duro ou de cor azulada no local da inserção da bainha | Terapia anticoagulante, tosse, vômitos, quadril ou perna dobrados, obesidade, distensão da bexiga, pressão arterial elevada | Mantenha o cliente em repouso no leito<br>Aplique pressão manual no local de inserção da bainha<br>Delimite a extensão do hematoma com um marcador<br>Monitore os resultados do hemograma<br>Se o sangramento não cessar, notifique o médico<br>Antecipe a interrupção das terapias de anticoagulação e antiplaquetária<br>A transfusão de sangue pode ser indicada |
| Perda ou enfraquecimento do pulso distal ao local de inserção da bainha | Extremidade fria, cianótica, pálida ou dolorosa | Êmbolos ou trombos arteriais | Avalie a circulação periférica comparando os pulsos bilaterais; observe temperatura, reperfusão capilar, sensibilidade, movimento, bem como a cor do membro afetado<br>Notifique o médico<br>Antecipe a cirurgia e a terapia trombolítica ou de anticoagulação |
| Pseudoaneurisma e fístula arteriovenosa; caso se rompam, edema maciço repentino e dor intensa serão observados | Percepção de grande massa pulsátil dolorosa ou ruído ouvido perto do local de inserção da bainha | Trauma vascular durante o procedimento | Notifique o médico<br>Antecipe a compressão orientada por ultrassom. Se o pseudoaneurisma for pequeno (< 2 cm), pode ser observado e monitorado clinicamente<br>Avalie circulação, sensibilidade e mobilidade do membro envolvido<br>Prepare o cliente para a cirurgia de fechamento da fístula, se indicado |
| Sangramento retroperitoneal (acúmulo de sangue no espaço retroperitoneal pode não produzir edema óbvio ou alterações de cor da pele) | Dor nas costas ou no flanco<br>Hipotensão sem explicação<br>Taquicardia<br>Agitação e inquietude<br>Diminuição de hemoglobina/hematócrito | Laceração arterial causando sangramento na área do flanco | Notifique o médico imediatamente<br>Suspenda os anticoagulantes<br>Será necessário administrar soluções e sangue |
| Insuficiência renal aguda | Diminuição do débito urinário, elevação da ureia e creatinina | Agente de contraste nefrotóxico | Forneça hidratação para promover excreção do material de contraste<br>Monitore o débito urinário<br>Monitore a ureia e a creatinina<br>Administre agentes nefroprotetores (como acetilcisteína) antes e depois do procedimento, conforme a prescrição |
| Reação alérgica | Urticária, pápulas, espirros e broncospasmo | A reação alérgica à tintura é maior nos clientes alérgicos à penicilina ou a crustáceos e naqueles com reação prévia conhecida ao material de contraste | Antecipe a administração de prednisolona, anti-histamínicos, bloqueadores $H_2$ prescritos antes do procedimento coronariano nos clientes com reação prévia conhecida ao material de contraste ou a crustáceos<br>Se ocorrer anafilaxia, a enfermeira deve antecipar a necessidade de administração de epinefrina e solução salina IV para hidratação conforme prescrição |
| Tamponamento cardíaco | Taquipneia, taquicardia, hipotensão, distensão venosa jugular e bulhas cardíacas abafadas | A causa mais comum é a perfuração decorrente da ruptura de uma artéria coronária | Auxilie a pericardiocentese nos clientes com comprometimento hemodinâmico |
| Dor torácica/evento isquêmico agudo/espasmo | Queixas de dor torácica | Desconforto benigno, trombose aguda no *stent*, fechamento do vaso abrupto, espasmos coronariano transitórios, oclusão do ramo lateral e embolização distal de resíduos | Notifique o médico quando o cliente se queixar de dor torácica<br>Monitore os sinais vitais, a saturação de $O_2$, as bulhas cardíacas e o murmúrio vesicular<br>Avalie a perfusão periférica<br>Monitore o ECG<br>Faça testes seriados dos marcadores cardíacos<br>Meça a troponina<br>Obtenha um ECG de 12 derivações em todos os episódios de dor torácica |

De Shoulders-Odom, B. (2008). Management of patients after percutaneous coronary interventions. *Critical Care Nurse, 28,* 26-40.

O cliente pode retornar à unidade coronariana com a grande bainha de acesso vascular periférico ainda inserida. As bainhas são removidas após a indicação, pelos exames de sangue (como TCA – tempo de coagulação ativado), de que a heparina não está mais ativa e o tempo de coagulação se encontra na variação aceitável. Normalmente isso requer algumas horas, dependendo da dose de heparina fornecida durante o procedimento. O cliente precisa permanecer no leito e manter a perna afetada estendida; a cabeceira não deve estar elevada além de 30° até que as bainhas sejam removidas e, depois disso, por algumas horas para manter a homeostase. A remoção da bainha e a aplicação de pressão no local de inserção no vaso podem fazer com que a frequência cardíaca se torne mais lenta e a pressão arterial diminua (resposta vasovagal). Na maioria das vezes, um *bolus* IV de atropina é administrado para tratar essa resposta.

Alguns clientes com lesões instáveis e sob alto risco de fechamento abrupto do vaso são reiniciados na heparina após a remoção da bainha ou recebem uma infusão IV de inibidores de GP IIb/IIIa. Esses clientes são monitorados com mais atenção e podem se recuperar mais lentamente.

Após a homeostase ser alcançada, um curativo compressivo é aplicado no local. Os clientes reassumem o autocuidado e deambulam sem ajuda em algumas horas após o procedimento. A duração da imobilização depende do tamanho da bainha inserida, da dose de anticoagulante administrada, do método de homeostase, da condição clínica subjacente do cliente e da avaliação do médico. No dia seguinte ao procedimento, o local é inspecionado e o curativo é substituído por uma bandagem adesiva. A enfermeira ensina o cliente a monitorar o local quanto a sangramento ou desenvolvimento de uma massa endurecida indicativa de hematoma.

### ⚠ Alerta de enfermagem
*Após a ACTP, soluções IV podem ser administradas para promover a excreção do meio de contraste. A enfermeira fica alerta aos sinais de excesso de volume de líquido, que podem incluir queixas de dispneia em repouso ou ao esforço, ortopneia, dispneia paroxística noturna, tosse, desenvolvimento ou aumento dos estertores pulmonares, galope por $B_3$, distensão venosa jugular e pulsos alternantes (pulsos periféricos alternados fortes e fracos). As alterações nos sinais vitais variam, dependendo de o débito cardíaco estar aumentado (hipertensão) ou diminuído (hipotensão).*

## Procedimentos cirúrgicos | Revascularização do miocárdio

Avanços no diagnóstico, no manejo clínico e nas técnicas anestésicas e cirúrgicas, bem como no cuidado fornecido nas unidades cirúrgicas e de tratamento intensivo, atendimento domiciliar e programas de reabilitação, continuam a tornar a cirurgia uma opção de tratamento viável para os clientes com DAC. A cirurgia de revascularização do miocárdio (CRM) é feita há aproximadamente 35 anos, com as técnicas em constante evolução e melhora. A CRM é um procedimento no qual um vaso sanguíneo é enxertado na artéria coronária ocluída de maneira que o sangue consiga fluir para além da oclusão.

As principais indicações para CRM são:

- Alívio da angina que não pode ser controlada com medicamento ou ICP
- Tratamento da estenose da artéria coronária esquerda ou acometimento de várias artérias coronárias
- Prevenção e tratamento de IAM, arritmias e insuficiência cardíaca
- Tratamento de complicações decorrentes de ICP sem sucesso.

As recomendações para CRM são determinadas por vários fatores, inclusive o número de artérias coronarianas ocluídas, grau de disfunção ventricular esquerda, presença de outras comorbidades, sintomatologia do cliente e tratamentos anteriores. Historicamente, estudos têm mostrado que a CRM pode ser o tratamento preferencial para os clientes de alto risco, como aqueles com obstrução grave de três artérias coronárias, disfunção ventricular e diabetes; entretanto, estudos recentes que compararam os resultados clínicos da CRM e da ICP em clientes com DAC alimentam um debate (Dunlay, Rihal, Sundt et al., 2009; Lange e Hillis, 2009; Tarantini, Ramondo, Napodano et al., 2009).

Para que um cliente seja considerado elegível para a CRM, as artérias coronárias a serem revascularizadas precisam ter cerca de 70% de oclusão (60% se for a artéria coronária esquerda). Se não houver bloqueio importante, o fluxo pela artéria vai competir com o fluxo pelo enxerto, e a circulação para a área isquêmica do miocárdio pode não melhorar. Também é necessário que a artéria esteja pérvia além da área de bloqueio, ou o fluxo pelo enxerto será impedido.

Um vaso comumente usado na CRM é a veia safena magna, seguida pela safena parva (outras veias também podem ser usadas) (Figura 14.6). A veia a ser usada é removida do seu local de origem e enxertada na aorta ascendente e na artéria coronária distal à lesão. As veias safenas são usadas na CRM de emergência, pois podem ser obtidas rapidamente por um cirurgião

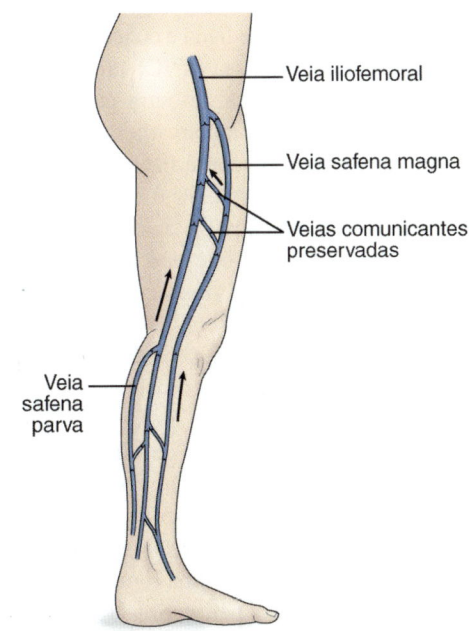

**Figura 14.6** As veias safena magna e parva são comumente usadas nos procedimentos de revascularização.

enquanto outro realiza a cirurgia torácica. Um efeito adverso comum da remoção da veia é o edema na extremidade que teve a veia removida. O grau do edema varia e com frequência diminui ao longo do tempo. Em 5 a 10 anos, alterações ateroscleróticas muitas vezes se desenvolvem nos enxertos de veias safenas.

As artérias mamárias internas direita e esquerda e, ocasionalmente, as artérias radiais também são usadas na CRM. Os enxertos arteriais são preferíveis aos venosos, pois não desenvolvem alterações ateroscleróticas com tanta rapidez e permanecem pérvios por mais tempo. O cirurgião deixa a extremidade proximal da artéria mamária intacta e descola a extremidade distal da artéria da parede torácica. Essa extremidade da artéria é muitas vezes enxertada na artéria coronária distal à oclusão. As artérias mamárias internas podem não ser longas o suficiente para uso em múltiplas revascularizações. Devido a isso, muitas CRM são realizadas com combinação de enxertos venosos e arteriais.

Após a CRM, 41 a 87% dos clientes desenvolvem derrames pleurais (coleção de líquido no espaço pleural) no período pós-operatório imediato. Esses derrames são associados a inúmeras etiologias, inclusive a acúmulo de líquido pleural decorrente de insuficiência cardíaca congestiva, trauma cirúrgico de tecido, hemorragia resultante da coleta da artéria mamária interna, atelectasia pós-operatória e disfunção diafragmática ou quilotórax (líquido linfático no espaço pleural) devido à lesão em ducto torácico não intencional durante o evento operatório (Heidecker e Sahn, 2006). Os sinais e sintomas variam de acordo com a etiologia; no entanto, a enfermeira fica alerta quanto a dispneia, tosse, ortopneia (dispneia quando em decúbito), imobilização, macicez à percussão, redução dos sons respiratórios e diminuição da excursão respiratória no lado afetado (para mais detalhes, ver Capítulo 10).

### Cirurgia de revascularização do miocárdio

**Técnica tradicional.** O procedimento da CRM tradicional é realizado com o cliente sob anestesia geral. O cirurgião faz uma incisão de esternotomia mediana e conecta o cliente à máquina de circulação extracorpórea (CEC) (discutido adiante). Em seguida, um vaso sanguíneo de outra parte do corpo do cliente (como veia safena, artéria mamária interna esquerda) é enxertado distalmente à lesão na artéria coronária, desviando-se da obstrução (Figura 14.7). A CEC é então descontinuada, tubos torácicos e fios de marca-passo epicárdico são inseridos e a incisão é fechada. O cliente é levado à unidade de terapia intensiva, onde, normalmente, permanece por 24 horas antes de ser transferido para a unidade semi-intensiva.

Muitos procedimentos cirúrgicos cardíacos são possíveis graças à CEC (*i.e.*, circulação extracorpórea) (Figura 14.8). O procedimento mecanicamente circula e oxigena o sangue para todo o corpo ao mesmo tempo que se desvia do coração e dos pulmões. A CEC mantém a perfusão dos órgãos e tecidos do corpo e permite que o cirurgião complete a anastomose em campo cirúrgico sem sangue e sem movimento.

A CEC é realizada inserindo-se uma cânula no átrio direito, na veia cava ou na veia femoral para retirar o sangue do corpo. A cânula é conectada a um tubo cheio de solução cristaloide isotônica (em geral, soro glicosado a 5% com lactato de Ringer). O sangue venoso removido do corpo pela cânula é filtrado,

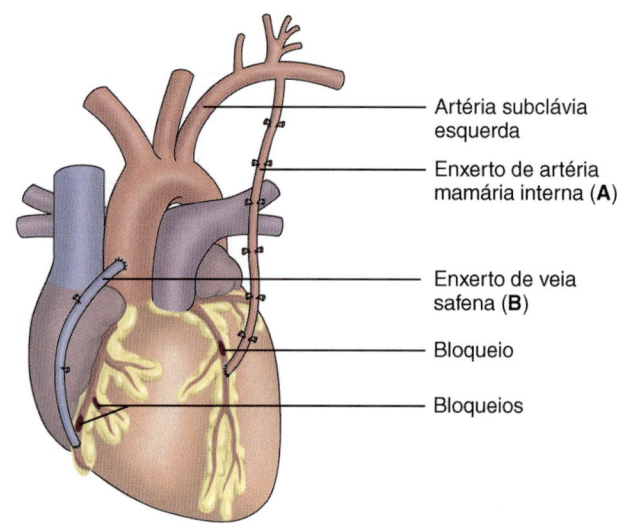

**Figura 14.7** Revascularização do miocárdio e enxertos. Um ou mais procedimentos podem ser realizados usando várias veias e artérias. (**A**) Artéria mamária interna esquerda, usada com frequência devido a sua longevidade funcional. (**B**) Veia safena, também usada como enxerto.

oxigenado, resfriado ou aquecido pela máquina e, depois disso, retorna ao corpo. A cânula usada para retornar o sangue oxigenado é geralmente inserida na aorta ascendente ou na artéria femoral. O coração é parado pela injeção de solução cardioplégica, rica em potássio, nas artérias coronárias. O cliente recebe heparina para evitar coagulação e formação de trombo no circuito do desvio quando o sangue entra em contato com as superfícies estranhas do tubo. Ao final do procedimento, o cliente é desconectado do desvio e sulfato de protamina é administrado para reverter os efeitos da heparina.

Durante o procedimento, a hipotermia é mantida, geralmente entre 28°C e 32°C. O sangue é resfriado durante a CEC e retorna ao corpo. O sangue resfriado retarda a taxa metabólica basal do corpo, diminuindo, desse modo, a demanda por oxigênio. Em geral, o sangue resfriado tem viscosidade maior, porém a solução cristaloide usada para preparar o tubo do desvio o dilui. Quando o procedimento cirúrgico se completa, o sangue é reaquecido conforme vai passando pelo circuito da CEC. Débito urinário, gasometria, eletrólitos e coagulação são monitorados para analisar o estado do cliente durante a CEC.[2]

**Técnica alternativa.** Outro tipo de procedimento de CRM realizado com frequência atualmente é a CRM sem CEC. Os potenciais benefícios da CRM sem CEC incluem diminuição da incidência de AVE e outras complicações neurológicas, redução do uso de sangue e derivados, menos risco de falência renal e distúrbios do ritmo cardíaco. A cirurgia de revascularização do miocárdio minimamente invasiva também é atualmente indicada. É feita com o coração batendo via incisão de toracotomia e é apenas adequada na doença de vaso único localizada nas porções anteriores do coração. Os clientes submetidos a qualquer tipo de CRM seguem para a unidade de terapia inten-

---
[2] N.R.T.: A Resolução nº 389, de 18 de outubro de 2011, trata das especialidades em Enfermagem e, dentre elas, encontra-se a Enfermagem em Cardiologia (perfusionista e hemodinâmica).

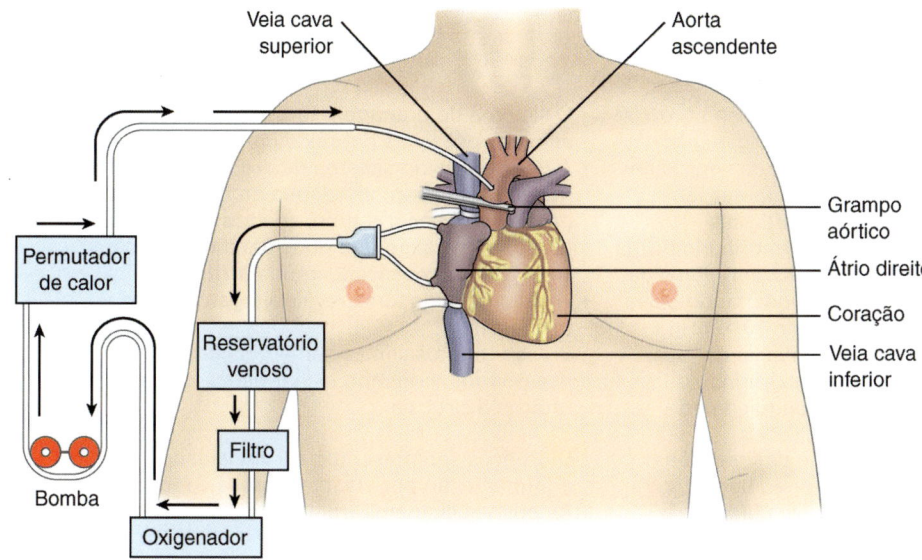

Figura 14.8 Sistema de circulação extracorpórea, no qual cânulas são inseridas pelo átrio direito nas veias cavas inferior e superior com o objetivo de desviar sangue do corpo para o sistema extracorpóreo. O sistema de bomba cria um vácuo, empurrando sangue para o reservatório venoso. O filtro limpa o sangue de bolhas de ar, coágulos e partículas e, em seguida, o sangue passa pelo oxigenador, liberando dióxido de carbono e captando oxigênio. Depois disso, o sangue é sugado pela bomba e empurrado para o permutador de calor, onde a temperatura é regulada. O sangue retorna ao corpo por meio da aorta ascendente.

siva por cerca de 24 horas e depois são transferidos para a unidade semi-intensiva. A média da internação hospitalar nos casos de CRM é de 5 dias.

## Complicações da cirurgia de revascularização do miocárdio

A CRM pode resultar em complicações, como IAM, arritmias, hemorragia e disfunção renal. A Tabela 14.4 apresenta uma visão geral das potenciais complicações no pós-operatório do cliente cirúrgico cardíaco. Embora a maioria dos clientes melhore a sintomatologia depois da cirurgia, a CRM não constitui a cura da DAC, e angina, intolerância ao exercício e outros sintomas apresentados antes da CRM podem recorrer. Pode ser que as medicações necessárias antes da cirurgia precisem continuar. Modificações no estilo de vida recomendadas antes da cirurgia ainda são importantes para o tratamento da DAC de base e para a continuação da viabilidade dos enxertos recém-implantados.

**Tabela 14.4** Potenciais complicações da cirurgia cardíaca.

| Complicação | Descrição | Avaliação e manejo |
|---|---|---|
| **Complicações cardíacas** | | |
| **Diminuição do débito cardíaco** | | |
| Hipovolemia (causa mais comum de redução do débito cardíaco após cirurgia cardíaca) | • Perda de sangue efetiva e volume intravascular<br>• Hipotermia cirúrgica (conforme a temperatura reduzida do corpo se eleva após a cirurgia, os vasos sanguíneos se dilatam e mais volume é necessário para encher os vasos)<br>• Perda de líquido IV para os espaços intersticiais, pois a cirurgia e a anestesia tornam os leitos capilares mais permeáveis<br>• Aumento da frequência cardíaca, hipotensão arterial, baixa pressão de oclusão da artéria pulmonar (POAP) e baixas pressões venosas centrais (PVC) são observadas com frequência | • A reposição de líquido é prescrita. A reposição de líquido inclui: soluções coloides (albumina, hetamido), concentrado de hemácias ou solução cristaloide (soro fisiológico, solução de lactato de Ringer) |
| Sangramento persistente | • A circulação extracorpórea pode causar disfunção plaquetária, e a hipotermia altera os mecanismos de coagulação<br>• Trauma cirúrgico fazendo com que os tecidos e vasos sanguíneos drenem material sanguinolento<br>• Terapia anticoagulante (heparina) intraoperatória<br>• A coagulopatia pós-operatória também pode resultar da disfunção hepática e da depleção dos componentes da coagulação | • A determinação acurada do sangramento da ferida e do sangue no tubo torácico é essencial. A drenagem sanguinolenta não deve exceder 200 mℓ/h nas primeiras 4 a 6 horas. A drenagem deve diminuir e cessar em alguns dias, ao mesmo tempo que progride de aspecto sanguíneo a serossanguíneo e seroso<br>• O sulfato de protamina pode ser administrado para neutralizar a heparina não fracionada; vitamina K e produtos sanguíneos podem ser usados para tratar deficiências hematológicas<br>• Se o sangramento persistir, o cliente pode retornar ao centro cirúrgico |

*(continua)*

**Tabela 14.4** Potenciais complicações da cirurgia cardíaca. (*continuação*)

| Complicação | Descrição | Avaliação e manejo |
|---|---|---|
| Tamponamento cardíaco | • Líquido e coágulos se acumulam no saco pericárdico, comprimindo o coração, não permitindo que o sangue encha o ventrículo<br>• Os sinais e sintomas incluem hipotensão arterial, taquicardia, bulhas cardíacas abafadas, diminuição do débito urinário e ↑ da PVC. Outros sinais e sintomas: morfologia da onda da pressão arterial demonstrando pulso paradoxal (redução de mais de 10 mmHg durante a inspiração) e diminuição da drenagem do tubo torácico (sugerindo que a drenagem esteja presa ou coagulada no mediastino) | • O sistema de drenagem torácica é verificado para eliminar possíveis dobras ou obstruções no tubo<br>• A perviedade do sistema de drenagem pode ser restabelecida com a ordenha do tubo (com cuidado para não deslocar o tubo, criando pressão negativa dentro do tórax, o que pode danificar o reparo cirúrgico ou desencadear uma arritmia)<br>• A radiografia do tórax revela alargamento do mediastino<br>• Procedimentos clínicos emergenciais são necessários, podendo incluir pericardiocentese ou retorno à cirurgia |
| Sobrecarga hídrica | • Elevação da POAP, da PVC e das pressões diastólicas da artéria pulmonar, bem como estertores, indicam sobrecarga hídrica | • Diuréticos são prescritos e a velocidade de administração por via intravenosa é reduzida<br>• As opções incluem terapia de substituição renal contínua e diálise |
| Hipotermia | • A baixa temperatura corporal ocasiona vasoconstrição, tremores e hipertensão arterial | • Os clientes são gradativamente reaquecidos após a cirurgia, diminuindo a vasoconstrição |
| Hipertensão | • Resulta da vasoconstrição pós-operatória. Pode estirar linhas de sutura e causar sangramento pós-operatório. A condição pode ser transitória | • Vasodilatadores (nitroglicerina, nitroprussiato) podem ser usados para tratar a hipertensão. Administre com cautela para evitar hipotensão |
| Taquiarritmias | • A frequência cardíaca aumentada é comum com as alterações de volume perioperatórias. A fibrilação atrial não controlada comumente ocorre durante os primeiros dias de pós-operatório | • Se taquicardia for o problema primário, o ritmo cardíaco é avaliado e medicamentos (como adenosina, amiodarona, digoxina, diltiazem, esmolol, lidocaína e procainamida) podem ser prescritos. Os clientes também podem receber antiarrítmicos antes da cirurgia de revascularização do miocárdio (CRM) com o objetivo de minimizar o risco de taquiarritmias pós-operatórias<br>• A massagem carotídea pode ser aplicada pelo médico para ajudar no diagnóstico e no tratamento da arritmia<br>• A cardioversão e a desfibrilação são alternativas para as taquiarritmias sintomáticas<br>• Para os clientes que não conseguem atingir o ritmo sinusal normal, a meta alternativa pode ser estabelecer um ritmo estável que produza débito cardíaco suficiente |
| Bradicardias | • Redução da frequência cardíaca | • Muitos clientes pós-cirúrgicos terão fios de marca-passo temporários que podem ser conectados a um gerador de pulso (marca-passo) para estimular o coração a bater mais rápido. Com menos frequência, atropina, epinefrina ou isoproterenol podem ser usados para aumentar a frequência cardíaca |
| Insuficiência cardíaca | • A contratilidade miocárdica pode estar diminuída no perioperatório | • A enfermeira observa e relata queda da pressão arterial média; elevação da POAP, da pressão diastólica da artéria pulmonar e da PVC; aumento da taquicardia; agitação e inquietude; cianose periférica; distensão venosa; respiração trabalhosa; e edema<br>• Os procedimentos clínicos incluem diuréticos, digoxina e agentes inotrópicos IV |
| IAM (pode ocorrer no intraoperatório ou pós-operatório) | • Uma porção do músculo cardíaco necrosa; com isso, a contratilidade diminui. A motilidade da parede ventricular comprometida reduz ainda mais o débito cardíaco. Os sintomas podem ser mascarados pelo desconforto pós-operatório ou pelo regime anestesia–analgesia | • Avaliação cuidadosa para determinar o tipo de dor que o cliente está sentindo; suspeita de infarto do miocárdio (IAM) se a pressão arterial média for baixa com pré-carga normal<br>• ECG e biomarcadores cardíacos seriados ajudam no diagnóstico (as alterações podem ser decorrentes da intervenção cirúrgica). Analgésicos prescritos em pequenas doses enquanto a pressão do cliente e a frequência respiratória são monitoradas (pois a vasodilatação secundária aos analgésicos ou à diminuição da dor pode ocorrer e agravar a hipotensão)<br>• A progressão da atividade depende da tolerância à atividade do cliente |

*(continua)*

**Tabela 14.4** Potenciais complicações da cirurgia cardíaca. (*continuação*)

| Complicação | Descrição | Avaliação e manejo |
|---|---|---|
| **Complicações pulmonares** | | |
| Comprometimento das troca gasosa | • Durante e após a anestesia, os clientes requerem ventilação mecânica<br>• Existe potencial para atelectasia pós-operatória<br>• Os agentes anestésicos estimulam a produção de muco e a dor da incisão torácica pode diminuir a eficácia da ventilação | • Complicações pulmonares são muitas vezes detectadas durante a avaliação dos sons respiratórios, dos níveis de saturação de oxigênio, dos gases no sangue arterial, e quando se monitora a pressão de pico e o volume corrente exalado no respirador<br>• Períodos estendidos de ventilação artificial podem ser necessários enquanto as complicações são tratadas |
| **Complicações do volume hídrico** | | |
| Hemorragia | • Sangramento excessivo e inesperado é potencialmente fatal | • Estudos seriados de hemoglobina, hematócrito e coagulação são realizados para orientar a terapia<br>• Administração de líquido, soluções coloides e hemoderivados: concentrados de hemácias, plasma fresco congelado, concentrado de plaquetas<br>• Administração de aprotinina perioperatória para reduzir as necessidades de transfusão de sangue<br>• Administração de acetato de desmopressina para otimizar a função das plaquetas |
| **Complicações neurológicas** | | |
| Alterações neurológicas; AVE | • Incapacidade de seguir um comando simples após 6 horas em recuperação da anestesia; capacidade motora diferente nos lados direito e esquerdo do corpo | • Neurologicamente, a maioria dos clientes começa a se recuperar da anestesia no centro cirúrgico<br>• Clientes idosos ou com insuficiência renal ou hepática podem levar mais tempo para se recuperar<br>• O cliente deve ser avaliado quanto a AVE quando há alterações neurológicas evidentes |
| **Desequilíbrio eletrolítico e insuficiência renal** | | |
| Insuficiência renal | • Geralmente aguda e desaparece em 3 meses, mas pode se tornar crônica e requerer diálise contínua | • Pode responder a diuréticos ou requerer terapia de substituição renal contínua (TSRC) ou diálise |
| Necrose tubular aguda | • Não raro, resulta da hipoperfusão dos rins ou da lesão dos túbulos renais ocasionada por medicamentos nefrotóxicos | • Volemia, eletrólitos, ureia, creatinina e débito urinário são monitorados com frequência |
| Desequilíbrio eletrolítico | • Desequilíbrios pós-operatórios de potássio, magnésio, sódio, cálcio e glicose sanguínea estão relacionados com perdas durante a cirurgia, alterações metabólicas e administração de medicamentos e líquidos IV | • Monitore os eletrólitos e os exames metabólicos básicos com frequência<br>• Implemente o tratamento para corrigir o desequilíbrio eletrolítico prontamente (Tabela 14.13) |
| **Outras complicações** | | |
| Insuficiência hepática | • Mais comum em clientes com cirrose, hepatite ou insuficiência cardíaca prolongada do lado direito | • A administração de fármacos metabolizados pelo fígado precisa ser minimizada<br>• Níveis de bilirrubina, albumina e amilase são monitorados, e o suporte nutricional precisa ser fornecido |
| Infecção | • A cirurgia e a anestesia alteram o sistema imune do cliente. Muitos dispositivos invasivos são usados para monitorar e fornecer suporte à recuperação do cliente, podendo, contudo, servir de fonte de infecção | • É preciso detectar os seguintes sinais de possível infecção: temperatura corporal, contagem total e diferencial de leucócitos, locais de incisão e punção, débito cardíaco e resistência vascular sistêmica, urina (cor, odor, presença de grumos), murmúrio vesicular bilateral, escarro (cor, odor, quantidade), bem como secreções nasogástricas<br>• A antibioticoterapia pode ser expandida ou modificada de acordo com a necessidade<br>• Dispositivos invasivos precisam ser descontinuados assim que não forem mais necessários. Protocolos institucionais para a manutenção e a substituição de dispositivos e cateteres precisam ser obedecidos para minimizar o risco de infecção para o cliente |

O cliente pode requerer intervenções para mais de uma complicação por vez. A colaboração entre enfermeiras, médicos, farmacêuticos, fisioterapeutas respiratórios e nutricionistas é necessária para alcançar os resultados desejados.

### Processo de enfermagem

## Cuidado após cirurgia cardíaca

O cuidado pós-operatório imediato se concentra no alcance ou na manutenção da estabilidade hemodinâmica e na recuperação da anestesia geral. O cuidado será oferecido na unidade de recuperação pós-anestésica ou na unidade de terapia intensiva, sendo o cliente transferido para a unidade semi-intensiva ou intermediária geralmente em 24 horas. O cuidado se concentra no monitoramento cardiopulmonar, no manejo da dor, no cuidado da ferida, na atividade progressiva e na nutrição. A orientação acerca dos medicamentos e da modificação dos fatores de risco é enfatizada. A alta hospitalar pode ocorrer 3 a 5 dias após a CRM de clientes sem complicação.

O período pós-operatório imediato do cliente submetido à cirurgia cardíaca apresenta muitos desafios à equipe cardiointensivista. As informações específicas sobre o procedimento cirúrgico e sobre fatores importantes acerca do manejo pós-operatório são comunicadas pela equipe cirúrgica e anestésica à enfermeira cardiointensivista, a qual assume a responsabilidade pelo cuidado do cliente.

### Avaliação

No cenário do cuidado crítico, uma avaliação completa de todos os sistemas é realizada a cada hora por, pelo menos, 12 h para determinar o estado pós-operatório do cliente, em comparação aos parâmetros basais pré-operatórios, e para identificar alterações previstas desde a cirurgia. Os seguintes parâmetros são analisados:

- *Estado neurológico*: nível de responsividade, tamanho da pupila e reação à luz, reflexos, simetria facial, movimento e força dos membros superiores e inferiores
- *Estado cardíaco/hemodinâmico*: frequência e ritmo cardíacos, bulhas cardíacas, estado do marca-passo, pressão arterial, pressão venosa central (PVC), pressão na artéria pulmonar, pressão de oclusão da artéria pulmonar (POAP), morfologia das ondas dos cateteres invasivos de PA, índice ou débito cardíaco, resistência vascular pulmonar e sistêmica, saturação de oxigênio na artéria pulmonar ($SvO_2$) e sangramento (de tubos torácicos mediastinais). No Capítulo 55 há uma descrição detalhada do monitoramento hemodinâmico
- *Estado respiratório*: movimento torácico, murmúrio vesicular, ajustes do respirador, frequência respiratória, pressão de pico inspiratório, saturação de oxigênio arterial ($SaO_2$), saturação percutânea de oxigênio ($SpO_2$), concentração de $CO_2$ ao final da expiração e gasometria arterial
- *Estado vascular periférico*: pulsos periféricos, cor da pele, leito ungueal, mucosa, lábios e lóbulos das orelhas; temperatura da pele; edema; condição do curativo e cateteres invasivos
- *Função renal*: débito urinário; osmolalidade e densidade específica da urina podem ser avaliadas; creatinina e ureia séricas
- *Estado hidreletrolítico*: ingestão, eliminação de todos os tubos de drenagem, todos os parâmetros de débito cardíaco, mucosas, turgor da pele, presença de edema e análise dos valores laboratoriais, inclusive eletrólitos, cálcio e magnésio
- *Dor*: natureza, tipo, localização e duração (a dor da incisão precisa ser diferenciada da dor de angina); apreensão; resposta a analgésicos.

A avaliação também inclui observação de todos os equipamentos e tubos para determinar se estão desobstruídos (Figura 14.9).

Conforme o cliente readquire a consciência e progride ao longo do período pós-operatório, a enfermeira também avalia os indicadores do estado emocional e psicológico. O cliente pode exibir um comportamento que reflete negação ou depressão, ou pode apresentar delírio pós-cardiotomia. Os sinais característicos de delírio incluem ilusões de percepção transitórias, alucinações auditivas e visuais, desorientação e ilusões paranoicas.

### Diagnóstico

Os diagnósticos de enfermagem para o cliente em recuperação de cirurgia cardíaca podem incluir:

- Débito cardíaco diminuído
- Risco de desequilíbrio eletrolítico
- Troca gasosa prejudicada
- Risco de perfusão tissular cerebral ineficaz.

### Planejamento

O objetivo após a CRM é manter a estabilidade hemodinâmica, as trocas gasosas adequadas, o equilíbrio do volume de líquido e a perfusão cerebral. Com a evolução do cliente em direção à alta hospitalar, a orientação do cliente e a progressão das atividades precisam ser incluídas no plano de tratamento.

### Intervenções de enfermagem

#### Restabelecimento do débito cardíaco

Para avaliar o estado cardíaco do cliente, a enfermeira primeiramente determina a efetividade do débito cardíaco por meio de observações clínicas e medidas de rotina: leituras seriadas da pressão arterial, frequência cardíaca, PVC, pressão arterial e pressões da artéria pulmonar.

A função renal está relacionada com a função cardíaca, visto que a pressão arterial e a frequência cardíaca comandam a filtração glomerular; portanto, o débito urinário deve ser medido e registrado. O débito urinário inferior a 30 mℓ/h ou a 0,5 mℓ/kg/h indica diminuição do débito cardíaco. Os tecidos corporais dependem do débito cardíaco adequado para fornecer continuamente sangue oxigenado que atenda às demandas desafiadoras dos órgãos e sistemas corporais. Uma vez que a mucosa bucal, os leitos ungueais, os lábios e os lóbulos das orelhas são locais ricos em capilares, essas regiões devem ser observadas quanto à presença de cianose ou escurecimento como possível sinal de redução do débito cardíaco. A enfermeira observa distensão das veias do pescoço, juntamente com elevação da PVC, sinalizando insuficiência cardíaca direita. Em geral, se o débito cardíaco diminuiu, a pele fica fria, úmida e cianótica ou mosqueada.

Arritmias podem se desenvolver quando a perfusão do coração é inadequada. As arritmias mais comuns encontradas durante o período pós-operatório são fibrilação atrial, bradicardias, taquicardias e batimentos ectópicos. Os fios de marca-passo epicárdico são comumente colocados durante a cirurgia, e a equipe atua de maneira colaborativa se houver necessidade de estabilização do ritmo no pós-operatório. A observação contínua do monitor cardíaco quanto a arritmia é prioritária.

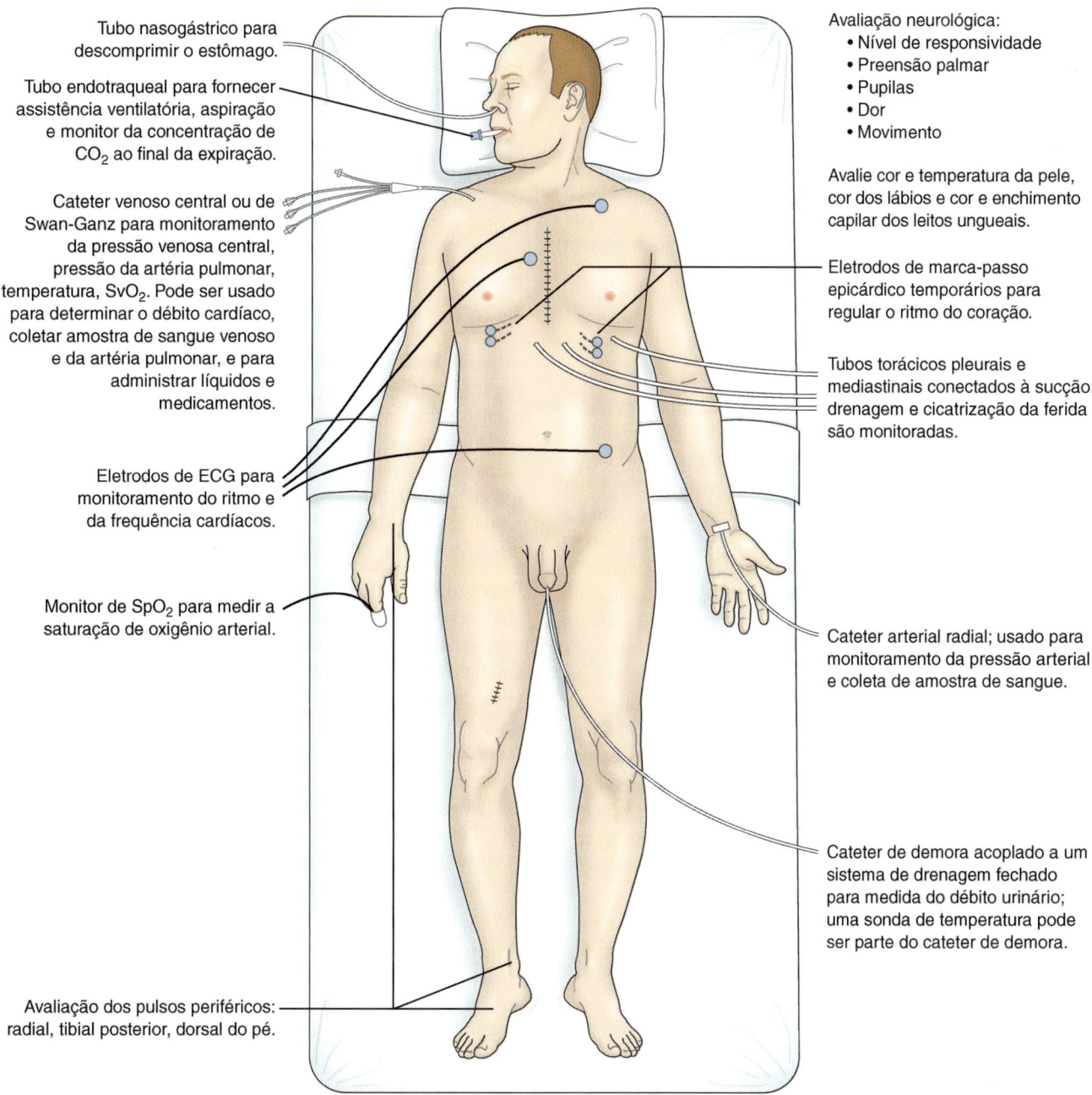

**Figura 14.9** O cuidado pós-operatório do cliente cirúrgico cardíaco requer que a enfermeira tenha competência na interpretação da hemodinâmica, correlacionando as avaliações físicas aos resultados laboratoriais, sequenciando as intervenções e avaliando o progresso em direção aos resultados desejados.

Quaisquer sinais de redução do débito cardíaco devem ser relatadas prontamente ao médico. Esses dados da avaliação e os resultados dos exames complementares são usados para determinar a causa do problema. Após a conclusão do diagnóstico, o médico e a enfermeira trabalham juntos para restaurar o débito cardíaco e evitar outras complicações.

### Manutenção da perfusão tecidual adequada

A formação de tromboêmbolos também pode resultar de lesão da íntima dos vasos sanguíneos, deslocamento de um coágulo de uma valva lesada, desprendimento de trombos murais ou problemas de coagulação. O embolismo gasoso pode ser uma consequência do DCP ou da punção em acesso venoso central. Os sinais e sintomas de embolização variam de acordo com o local. Os órgãos em que comumente se formam trombos são os pulmões, artérias coronárias, mesentério, baço, extremidades, rins e cérebro. O cliente é observado quanto a manifestações de:

- Dor torácica e angústia respiratória decorrente de êmbolo pulmonar ou IAM
- Dor abdominal ou na região lombar secundária a êmbolos mesentéricos

*(continua)*

- Dor, desaparecimento dos pulsos, extremidades frias, pálidas e com parestesia
- Diminuição do débito urinário decorrente de êmbolos renais
- Fraqueza em um lado e alterações na pupila, como acontece no AVE.

Todos esses sinais e sintomas são prontamente relatados ao médico. Após a cirurgia, as seguintes medidas prescritas devem ser adotadas para evitar a estase venosa, a qual pode causar trombose venosa profunda e subsequente embolismo pulmonar:

- Aplicar bandagem elástica, meias elásticas e/ou compressão pneumática sequencial
- Evitar cruzar as pernas
- Deambular precoce e frequentemente.

A perfusão renal inadequada pode ocorrer como complicação da cirurgia cardíaca. Uma possível causa é o baixo débito cardíaco. A lise das células sanguíneas durante a circulação extracorpórea pode promover hemólise das hemácias, as quais obstruem os glomérulos renais. Além disso, o uso de agentes vasopressores para elevar a pressão pode constringir as arteríolas renais e reduzir o fluxo de sangue para os rins.

O manejo de enfermagem inclui mensurações acuradas do débito urinário. O débito inferior a 30 mℓ/h ou a 0,5 mℓ/kg/h indica hipovolemia ou insuficiência renal. Líquidos são prescritos para aumentar o débito cardíaco e o fluxo de sangue renal. Diuréticos IV podem ser administrados para elevar o débito urinário. A enfermeira deve estar atenta aos níveis séricos de ureia, creatinina e eletrólitos do cliente. Níveis anormais são relatados prontamente, pois pode haver necessidade de ajuste dos líquidos e da dose ou do tipo de medicamento administrado. Se os esforços para manter a perfusão renal não forem efetivos, o cliente pode requerer terapia de substituição renal contínua ou diálise (ver Capítulo 44).

### Manutenção da temperatura corporal normal

Em geral, os clientes se encontram hipotérmicos quando são admitidos na unidade de terapia intensiva após o procedimento cirúrgico cardíaco feito com circulação extracorpórea. O cliente precisa ser aquecido de maneira gradativa até chegar à temperatura normal, o que parcialmente é feito pelos próprios processos metabólicos basais do cliente e, muitas vezes, com assistência de respirador com ar aquecido, ambiente aquecido, cobertores aquecidos ou lâmpadas de calor. Enquanto o cliente estiver hipotérmico, o processo de coagulação será menos eficiente, o coração estará propenso a arritmias e o oxigênio não se transferirá prontamente da hemoglobina para os tecidos. Uma vez que a anestesia e a hipotermia suprimem o metabolismo basal normal, o fornecimento de oxigênio geralmente atende às demandas celulares.

### Monitoramento e manejo de potenciais complicações

**Infecção.** Locais comuns de infecção pós-operatória incluem pulmões, trato urinário, incisões e cateteres intravasculares. Cateteres de Foley devem ser removidos o mais rápido possível para evitar infecção (no 1º dia pós-operatório, se possível). Os curativos aplicados no centro cirúrgico devem permanecer intactos por 24 a 48 h a fim de proteger o tecido não epitelizado (Ackley, Ladwig, Swan, *et al.*, 2007). Não há evidências de que curativos das feridas protejam contra infecções após 48 horas. Técnica asséptica é usada ao trocar os curativos e fornecer o cuidado aos cateteres e ao tubo endotraqueal. Sistemas fechados são utilizados para manter todos os cateteres arteriais e IV. Todos os equipamentos invasivos são descontinuados o mais rápido possível após a cirurgia.

A eliminação das secreções pulmonares é realizada por reposicionamento frequente do cliente, aspiração e fisioterapia torácica, e mediante orientações e estímulos ao cliente para respirar profundamente e usar a espirometria de incentivo conforme a prescrição. A prevenção de atelectasia é conseguida por meio dessas intervenções. A síndrome pós-pericardiotomia pode ocorrer em clientes submetidos à cirurgia cardíaca (Porth e Matfin, 2009). A síndrome é caracterizada por febre, dor pericárdica, dor pleural, dispneia, derrame pericárdico, atrito pericárdico e artralgia. Esses sinais e sintomas podem se desenvolver em combinação. Ocorre leucocitose (contagem de leucócitos elevada), juntamente com o aumento da velocidade de hemossedimentação. Não raro, esses sinais aparecem após a alta hospitalar do cliente. Muitas vezes, agentes anti-inflamatórios promovem melhora importante dos sintomas.

**Desequilíbrio hidreletrolítico.** Desequilíbrio hidreletrolítico pode ocorrer após a cirurgia cardíaca. A avaliação de enfermagem inclui monitoramento do balanço hídrico, do ganho ponderal, dos parâmetros hemodinâmicos, dos níveis do hematócrito, da distensão das veias jugulares, do edema, do murmúrio vesicular e do nível de eletrólitos. As alterações dos eletrólitos séricos são relatadas prontamente, de modo que o tratamento possa ser instituído. Os níveis elevados ou baixos de potássio, magnésio, sódio e cálcio são especialmente importantes. Níveis elevados da glicose sanguínea são comuns no período pós-operatório. Pode haver necessidade de administração de insulina nos clientes com ou sem diabetes a fim de alcançar o controle glicêmico fundamental para a cicatrização da ferida.

**Comprometimento da troca gasosa.** O comprometimento da troca gasosa é outra possível complicação após a cirurgia cardíaca. Todos os tecidos corporais precisam de aporte adequado de oxigênio para sobreviver e, para que isso seja alcançado depois da cirurgia, um tubo endotraqueal (TET) com assistência ventilatória é necessário no período pós-operatório inicial (por uma média de 6 h). A ventilação assistida persiste até que as medidas dos gases sanguíneos do cliente estejam aceitáveis e o cliente demonstre capacidade de respirar de maneira independente. Para garantir a troca gasosa adequada, a enfermeira avalia e mantém a perviedade do TET. Aspiração das vias respiratórias deve ser realizada de acordo com a avaliação. Uma vez que a via respiratória pérvia é essencial para a troca de oxigênio e dióxido de carbono, o TET precisa estar fixo para evitar o seu deslocamento para o brônquio principal direito ou outro deslocamento acidental. O cliente é desmamado do respirador e extubado assim que possível, normalmente em 6 h após a CRM. A avaliação física e os resultados da gasometria orientam o processo. Antes da extubação, o cliente deve apresentar os reflexos da tosse e faríngeo, sinais vitais estáveis, capacidade de levantar a cabeça do leito ou apertar com firmeza a mão, capacidade vital adequada, força inspiratória negativa e volume-minuto apropriado para a constituição corporal, além de níveis da gasometria aceitáveis enquanto respira sem a ventilação mecânica. No Capítulo 55 há mais informações relacionadas com ventiladores e desmame.

Durante esse tempo, a enfermeira ajuda no processo de desmame e na remoção do TET. A respiração profunda e a tosse são estimuladas pelo menos a cada 1 ou 2 h após a extubação, com o objetivo de abrir os sacos alveolares, possibilitar a melhora da ventilação e eliminar secreções (evitando atelectasia).

O cliente é continuamente avaliado quanto a sinais de comprometimento das trocas gasosas: agitação, ansiedade, cianose de membranas mucosas e tecidos periféricos, e taquicardia. Os sons respiratórios são verificados com frequência, bem como a gasometria, a saturação de oxigênio e a concentração de $CO_2$ ao final da expiração. Após a extubação, intervenções pulmonares agressivas, como mudar de posição, tossir as secreções, usar os incentivadores respiratórios e respirar profundamente, são necessárias para evitar atelectasia e pneumonia.

Quando a condição do cliente estabiliza, a posição do corpo é alterada a cada 1 ou 2 h. Mudanças frequentes de posição do cliente possibilitam a ventilação e a perfusão pulmonar ideais, permitindo que os pulmões se expandam mais completamente.

**Comprometimento da circulação cerebral.** A função cerebral depende do aporte contínuo de sangue oxigenado. O cérebro não tem capacidade de armazenar oxigênio e depende da perfusão contínua adequada oferecida pelo coração. Hipoperfusão ou microêmbolos podem lesionar o sistema nervoso central após uma cirurgia cardíaca.

É importante observar o cliente quanto a quaisquer sinais e sintomas de hipoxia: agitação, cefaleia, confusão, dispneia, hipotensão e cianose. A avaliação do estado neurológico do cliente inclui análise de nível de consciência, resposta aos comandos verbais e aos estímulos dolorosos, tamanho das pupilas e reação à luz, simetria facial, movimento dos membros e força de preensão palmar. Toda indicação de alteração no estado é documentada, e os achados anormais são relatados ao médico.

### Minimização do desequilíbrio sensório-perceptivo

Alguns clientes exibem comportamentos anormais de intensidade e duração variadas. Nos primeiros anos da cirurgia cardíaca, esse fenômeno ocorria com mais frequência do que hoje em dia. Avanços nas técnicas cirúrgicas e no fornecimento dos agentes anestésicos diminuíram de maneira significativa a incidência de *delirium* pós-operatório. Atualmente, quando acontece, acredita-se que seja causado por ansiedade, privação de sono, aumento do *input* sensorial, medicamentos e problemas fisiológicos, como a hipoxemia. O *delirium* pode aparecer após 2 a 5 dias na terapia intensiva, e é associado a aumento da mortalidade e morbidade, inclusive complicações pós-operatórias de insuficiência respiratória e instabilidade esternal, hospitalização prolongada, maior necessidade de atendimento de enfermagem domiciliar e redução da recuperação funcional e cognitiva, tornando o reconhecimento precoce e a resposta cruciais (Koster, Hensens, Oosterveld et al., 2009).

A explicação cuidadosa de todos os procedimentos e a necessidade de cooperação ajudam a manter o cliente orientado ao longo do período pós-operatório. A continuidade do cuidado é desejável; um rosto familiar e uma equipe de enfermagem que tenha uma abordagem consistente ajudam o cliente a se sentir seguro. A presença da família junto ao cliente deve ser estimulada. Alguns clientes têm dificuldades de aprendizado e retenção de informações após a cirurgia cardíaca. Muitos deles demonstram disfunção cognitiva, um fenômeno que não ocorre após outros tipos de cirurgia importantes. O cliente pode revelar perda de memória recente, períodos de pouca atenção, dificuldades com matemática simples, escrita ruim e distúrbios visuais. Aqueles que apresentam essas dificuldades muitas vezes se frustram quando tentam reassumir suas atividades normais e aprender a cuidar de si próprios em casa. Deve-se esclarecer ao cliente e à família que essa dificuldade é quase sempre temporária e que costuma desaparecer, em geral, após 6 ou 8 semanas. Um plano bem elaborado de cuidado pode ajudar a equipe de enfermagem a coordenar seus esforços para o bem-estar emocional do cliente.

### Alívio da dor

O cliente pode não se queixar de dor profunda na área periincisional, mas a dor pode ocorrer em uma área mais ampla e difusa. Os clientes submetidos à cirurgia cardíaca sentem dor causada pela interrupção dos nervos intercostais ao longo da incisão e irritação da pleura ocasionada pelos cateteres pleurais. A dor incisional também pode ser sentida nos locais de extração dos enxertos venosos ou arteriais periféricos. AINE orais ou IV diminuem a dose de opioides necessária para alívio da dor e aumentam o conforto do cliente. Os clientes relatam piora da dor com tosse, mudança de posição e movimentação (Bainbridge, Cheng, Martin et al., 2009). A estabilidade da incisão oferecida por uma toalha dobrada ou um pequeno travesseiro durante a respiração profunda e a tosse ajuda a minimizar a dor. O cliente deve, então, ser capaz de participar dos exercícios respiratórios e aumentar o autocuidado de maneira progressiva. O conforto do cliente é maior após a remoção dos tubos torácicos. O cliente é observado quanto a efeitos adversos dos opioides, os quais podem incluir depressão respiratória, hipotensão, íleo paralítico e retenção urinária. Se efeitos colaterais graves se desenvolverem, um antagonista de opioide (como naloxona) pode ser usado.

## Reavaliação

Os resultados esperados no cliente incluem:

- Manutenção do débito cardíaco adequado
- Manutenção da troca gasosa adequada
- Manutenção do equilíbrio hidreletrolítico
- Demonstração da redução dos sintomas dos distúrbios sensório-perceptivos
- Alívio da dor
- Manutenção da perfusão tecidual adequada
- Manutenção da temperatura corporal normal
- Boa cicatrização das incisões
- Realização de atividades de autocuidado
- Engajamento no cuidado de acompanhamento com os profissionais e serviços de reabilitação cardíaca
- Adesão às recomendações de mudanças na dieta e no estilo de vida para manter a saúde ideal no futuro
- Ausência de complicações

## Infarto do miocárdio

Obstrução da artéria coronária e infarto agudo miocárdio são termos usados sinonimamente, porém o termo preferencial é IAM.

### Fisiopatologia

No IAM, uma área do miocárdio é permanentemente destruída. Em geral, o IAM é causado por redução do fluxo de sangue na artéria coronária devido à ruptura de uma placa aterosclerótica e à oclusão subsequente de uma artéria ocasionada por um trombo. Na angina instável, a placa se rompe, mas a artéria não é completamente obstruída. Uma vez que a angina instável e o IAM são considerados o mesmo processo, mas ocorrendo em diferentes pontos ao longo de um contínuo, o termo **síndrome coronariana aguda** pode ser usado no lugar desses diagnósticos. Outras causas de IAM incluem espasmo (constrição ou estreitamento repentino) de uma artéria coronária, diminuição do aporte de oxigênio (p. ex., decorrente de perda sanguínea aguda, anemia ou baixa pressão arterial) e demanda aumentada por oxigênio (p. ex., em decorrência de frequência cardíaca mais alta, tireotoxicose ou ingestão de cocaína). Em cada caso, existe um desequilíbrio significativo entre a demanda e o aporte de oxigênio miocárdico.

A área de infarto se desenvolve ao longo de um período que varia de minutos a horas. Com as células privadas de oxigênio, a isquemia se desenvolve, ocorre lesão celular e a falta de oxigênio resulta em infarto ou morte celular. A expressão "tempo é músculo" reflete a urgência pelo tratamento adequado para que os melhores resultados sejam conseguidos.

Várias descrições são usadas para especificar ainda mais um IAM: tipo de IAM (com supradesnivelamento do segmento ST, sem supradesnivelamento do segmento ST), localização da lesão na parede ventricular (anterior, inferior, posterior ou lateral), tamanho do infarto (extensão, intensidade, duração do episódio isquêmico).

Na maior parte dos casos, o ECG identifica o tipo e a localização do infarto, e outros indicadores no ECG, como a onda Q, e a história do cliente identificam o momento. Independentemente da localização do infarto do músculo cardíaco, o objetivo da terapia é evitar ou minimizar a morte de tecido miocárdico e evitar complicações.

### Fatores de risco

Os fatores de risco de infarto do miocárdio são os mesmos descritos para aterosclerose e angina.

### Manifestações clínicas e avaliação

A dor torácica que ocorre repentinamente e persiste apesar do repouso e da medicação é o sintoma apresentado pela maioria dos clientes com IAM. Alguns desses clientes apresentam sintomas prodrômicos (precoces e inespecíficos) ou um diagnóstico prévio de DAC, porém cerca da metade deles não relata sintomas prévios (AHA, 2008). O Boxe 14.4 discute os parâmetros da avaliação. Em muitos casos, os sinais e sintomas de IAM não podem ser distinguidos dos da angina instável. O diagnóstico de IAM é geralmente baseado em sintomas apresentados, achados físicos, ECG e resultados dos exames laboratoriais (como valores seriados dos biomarcadores cardíacos).

---

**BOXE 14.4 — Avaliação inicial direcionada.**

**Infarto agudo do miocárdio (IAM) ou síndrome coronariana aguda (SCA)**

Esteja alerta aos seguintes sinais e sintomas:

**Cardiovasculares**
- Dor ou desconforto torácico, palpitações
- $B_3$, $B_4$ e surgimento de novo sopro
- Aumento da distensão venosa jugular (pode ser observado se o IAM tiver causado insuficiência cardíaca)
- Elevação da pressão arterial (por conta da estimulação simpática) ou queda da pressão arterial (devido a contratilidade reduzida, choque cardiogênico iminente ou medicamentos)
- Déficit de pulso indicando fibrilação atrial
- Além das alterações no segmento ST e na onda T, taquicardia, bradicardia ou arritmias no ECG

**Respiratórios**
- Dispneia, taquipneia e estertores se o IAM tiver causado congestão pulmonar
- Edema pulmonar

**Gastrintestinais**
- Náuseas e vômitos

**Geniturinários**
- Diminuição do débito urinário (pode indicar choque cardiogênico)

**Cutâneos**
- Pele fria, úmida, diaforética e aparência pálida (decorrentes da estimulação simpática, podem indicar choque cardiogênico)

**Neurológicos**
- Ansiedade, agitação psicomotora e tonturas (podem indicar aumento da estimulação simpática ou diminuição na contratilidade e oxigenação cerebral ou choque cardiogênico)

**Psicológicos**
- Medo com sensação de morte iminente
- Negação

---

O prognóstico depende da gravidade da obstrução da artéria coronária e da extensão do dano miocárdico.

### Alerta de enfermagem

*Muitas vezes, as mulheres apresentam sintomas diferentes dos homens, portanto, um alto nível de suspeita deve estar associado a queixas vagas como fadiga, desconforto no ombro e/ou apneia (O'Keefe-McCarthy, 2008).*

### História do cliente

A história do cliente tem duas partes: a descrição do(s) sintoma(s) apresentado(s) (como dor) e a história patológica pregressa e história familiar de doença cardíaca. Os fatores de risco dos clientes para doença cardíaca também devem ser avaliados.

## Eletrocardiograma

O ECG fornece informações que ajudam no diagnóstico de IAM. Deve ser obtido em 10 min a partir do momento em que o cliente relata dor ou chega à emergência. Por meio do monitoramento das alterações seriadas no ECG ao longo do tempo, a localização, a evolução e a resolução de um IAM podem ser identificadas e monitoradas. As alterações no ECG que ocorrem com o IAM são observadas nas derivações na superfície envolvida do coração. A extensão da isquemia e a lesão resultante das várias camadas do coração determinam o tipo de alterações observadas no ECG. As alterações clássicas no ECG são inversão da onda T, supradesnivelamento do segmento ST e desenvolvimento de uma onda Q anormal (Figura 14.10). Os primeiros sinais no ECG de IAM são resultantes da isquemia e da lesão miocárdica. Conforme a área se torna isquêmica, a repolarização miocárdica é retardada, fazendo com que a onda T (representa a despolarização ventricular) se inverta. A região isquêmica pode permanecer despolarizada enquanto as áreas adjacentes do miocárdio retornam ao estado de repouso. Conforme a isquemia progride para lesão, a onda T se torna aumentada e simétrica. A lesão miocárdica também causa alterações no segmento ST. O segmento ST pode se elevar pelo menos 1 mm acima da linha isoelétrica (a área entre a onda T e a onda P seguinte é usada como referência para a linha isoelétrica) ou pode não haver supradesnivelamento do segmento ST. Lembre-se de que pode haver uma combinação de isquemia, lesão e infarto ocorrendo ao mesmo tempo, resultando, desse modo, em padrões mistos no ECG.

O começo do segmento ST é identificado habitualmente por uma alteração de largura ou de ângulo da porção terminal do complexo QRS, e é chamado de *ponto J* (Figura 14.11). O ponto

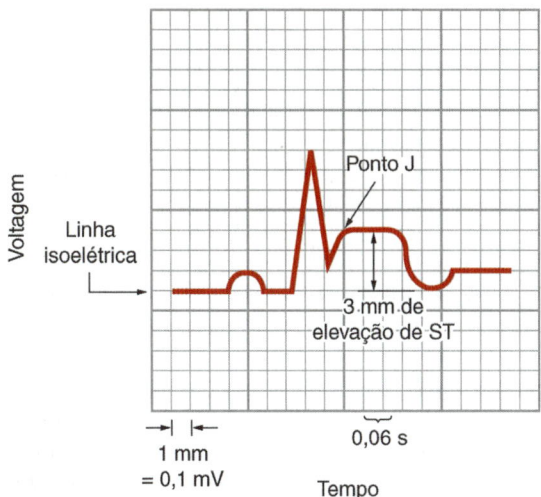

Figura 14.11 Uso do eletrocardiograma (ECG) no diagnóstico de infarto agudo do miocárdio (IAM). (O supradesnivelamento do segmento ST é medido 0,06 a 0,08 segundo depois do ponto J. A elevação acima de 1 mm em derivações contíguas é indicativa de IAM.)

J constitui o final da despolarização ventricular (QRS) e o começo da repolarização ventricular (segmento ST), e é identificado pela mudança de um ângulo essencialmente vertical (QRS) para um ângulo mais horizontal (segmento ST). Em geral, esse ponto J se encontra na linha de base, e o supradesnivelamento do ST em duas derivações contíguas é o principal indicador diagnóstico de IM. A enfermeira avalia o supradesnivelamento do segmento ST, já que se relaciona com a linha isoelétrica, em um ponto 0,08 segundo depois do ponto J.

O aparecimento de ondas Q anormais é outro indício de IAM. A onda Q é uma deflexão negativa que sinaliza o começo da despolarização ventricular; no entanto, ondas Q anormais representam necrose miocárdica e podem se desenvolver em 1 a 3 dias após o IAM. Uma onda Q patológica é identificada pela profundidade e pela duração anormais da onda Q ou pelo aparecimento de "novas" ondas Q não previamente observadas nos traçados de ECG. A onda Q patológica, portanto, reflete a condução de outras partes do coração devido a tecido necrótico. Uma onda Q anormal tem 0,04 segundo ou mais, 25% da profundidade da onda R (desde que a onda R exceda a profundidade de 5 mm) ou não existia antes do evento. Um IAM também pode causar redução significativa na altura da onda R. Durante um IAM, lesão e alterações isquêmicas estão geralmente presentes. Uma onda Q anormal pode ser encontrada sem alterações da onda T ou do segmento ST, o que indica um IM antigo e não agudo. Alguns clientes não apresentam alterações persistentes no ECG e o IM é diagnosticado pelos níveis sanguíneos de biomarcadores cardíacos.

De acordo com as informações anteriores, os clientes são diagnosticados com uma das seguintes formas de SCA:

- *Angina instável*: o cliente tem manifestações clínicas de isquemia coronariana, mas o ECG ou os biomarcadores cardíacos não revelam evidências de IAM
- *IAM com supradesnivelamento do segmento ST*: o cliente apresenta evidências eletrocardiográficas de IAM, com alterações características em duas derivações contíguas no ECG de 12 derivações. Neste tipo de IAM, ocorre dano significativo no miocárdio

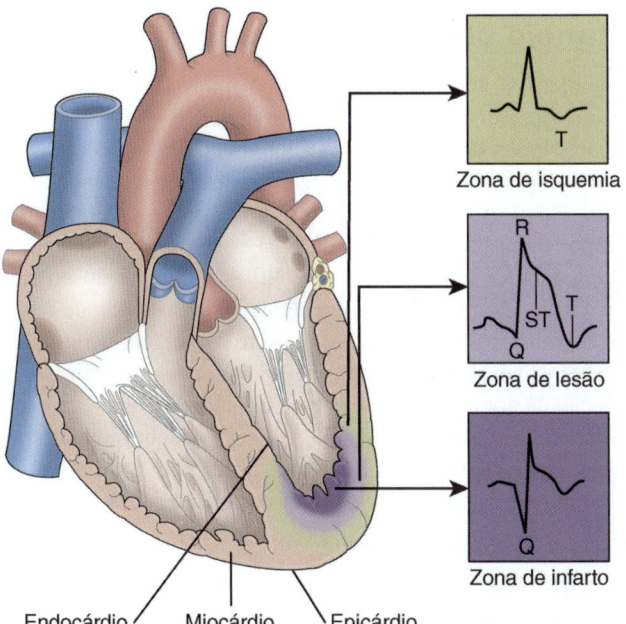

Figura 14.10 Efeitos da isquemia, da lesão e do infarto no registro do eletrocardiograma (ECG). A isquemia causa inversão da onda T devido à alteração da repolarização. A lesão ao músculo cardíaco promove supradesnivelamento do segmento ST e ondas T altas e simétricas. Posteriormente, ondas Q se desenvolvem devido à ausência de corrente de despolarização do tecido necrótico e correntes opostas de outras partes do coração.

Tabela 14.5 Biomarcadores de infarto agudo do miocárdio.

| Teste sérico | Aumento mais precoce (h) | Tempo de realização do exame (min) | Pico (h) | Volta ao normal |
|---|---|---|---|---|
| Creatinoquinase total (CK) | 3 a 6 | 30 a 60 | 24 a 36 | 3 dias |
| CK-MB: isoenzima | 4 a 8 | 30 a 60 | 12 a 24 | 3 a 4 dias |
| determinação da massa | 2 a 3 | 30 a 60 | 10 a 18 | 3 a 4 dias |
| Mioglobina | 1 a 3 | 30 a 60 | 4 a 12 | 12 horas |
| Troponina T ou I | 3 a 4 | 30 a 60 | 4 a 24 | 1 a 3 semanas |

- *IAM sem supradesnivelamento do segmento ST*: o cliente apresenta biomarcadores cardíacos elevados, porém nenhuma evidência definitiva no ECG de IAM.

Durante a recuperação do IM, o segmento ST muitas vezes é o primeiro indicador no ECG a voltar ao normal (1 a 6 semanas). A onda T se torna grande e simétrica por 24 h e, depois disso, se inverte em 1 a 3 dias por 1 a 2 semanas. Em geral, as alterações na onda Q são permanentes. Um IM com supradesnivelamento do segmento ST antigo é habitualmente indicado por uma onda Q anormal ou por uma onda R de altura diminuída sem alterações na onda T e no segmento ST.

### Ecocardiograma

O ecocardiograma é usado para avaliar a função ventricular. Pode ser usado para ajudar no diagnóstico de IM, especialmente quando o ECG não confirma o diagnóstico. O ecocardiograma é capaz de detectar hipocinesia ou acinesia da parede, de determinar a fração de ejeção e, também, de avaliar a função valvar.

### Exames laboratoriais

Os exames laboratoriais chamados de *biomarcadores cardíacos* são usados para diagnosticar IM (Tabela 14.5). Os exames laboratoriais mais novos, com resultados mais rápidos e, consequentemente, com obtenção de diagnóstico mais precoce, incluem a análise da troponina. Esses testes são baseados na liberação dos conteúdos celulares na circulação quando as células miocárdicas morrem.

### Creatinoquinase e suas isoenzimas

A CK-MB (*creatinine kinase-myocardial band*) é a isoenzima específica cardíaca; a CK-MB é encontrada principalmente nas células cardíacas e, portanto, aumenta apenas quando essas células são lesionadas. A CK-MB elevada avaliada pela determinação da massa é um indicador de IAM; seu nível começa a aumentar em algumas horas e o pico ocorre em 24 h após o IAM. A CK-MB normal é de 0 a 3 ng/mℓ ou 1 a 3 μg/ℓ. Se o cliente tiver queixas cardíacas e CK-MB negativa por mais de 48 h, etiologias diferentes do IAM devem ser investigadas.

### Mioglobina

A mioglobina é uma proteína heme que ajuda a transportar oxigênio. Assim como a enzima CK-MB, a mioglobina é encontrada no músculo cardíaco e esquelético. O nível normal varia entre 5 e 70 ng/mℓ ou 5 e 70 μg/ℓ. O nível de mioglobina começa a elevar-se em 1 a 3 h e faz pico em 12 h após o surgimento dos sintomas. Elevação na mioglobina não é algo muito específico na indicação de um evento cardíaco agudo; no entanto, resultados negativos são um excelente parâmetro para descartar a possibilidade de IAM.

### Troponina

**Troponina**, uma proteína encontrada no miocárdio, regula o processo contrátil do miocárdio. Existem três isômeros da troponina: C, I e T. As troponinas I e T são específicas do músculo cardíaco, e esses testes são atualmente reconhecidos como confiáveis e marcadores essenciais de lesão miocárdica. O nível normal de troponina I é inferior a 0,5 ng/dℓ. A elevação do nível de troponina sérica pode ser detectada algumas horas durante o IAM, permanecendo assim por um período longo, muitas vezes por até 3 semanas; portanto, pode ser usada para detectar dano miocárdico recente.

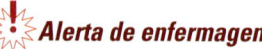
*Alerta de enfermagem*
*Os níveis de troponina I superiores a 1,5 ng/mℓ ou a 1,5 μg/ℓ são críticos.*

### Manejo clínico

Os objetivos do manejo clínico são minimizar o dano miocárdico, preservar a função do miocárdio e prevenir complicações. Esses objetivos são facilitados pelo uso das diretrizes adotadas pelo American College of Cardiology e pela American Heart Association (Boxe 14.5).[3] É possível alcançá-los por meio da reperfusão da área com uso emergencial de medicamentos trombolíticos ou ICP. A minimização do dano miocárdico também é feita por redução da demanda de oxigênio do miocárdio e aumento do aporte de oxigênio com medicamentos, administração de oxigênio e repouso no leito. A resolução da dor e as alterações no ECG indicam que a demanda e o aporte estão em equilíbrio e também podem indicar reperfusão. A visualização do fluxo sanguíneo pelo vaso aberto no laboratório de cateterismo é evidência da reperfusão.

### Farmacoterapia

O cliente com suspeita de IAM recebe AAS, nitroglicerina, morfina, betabloqueador e outros medicamentos, de acordo com o indicado e enquanto o diagnóstico está sendo confirmado. Os clientes devem receber um betabloqueador inicialmente, ao longo da hospitalização e após a alta. Também na

---
[3] N.R.T.: No Brasil são adotadas diretrizes segundo a Sociedade Brasileira de Cardiologia (www.cardiol.br).

> **BOXE 14.5 Diretrizes do tratamento clínico do infarto agudo do miocárdio.**
>
> Use o trânsito rápido para o hospital.
> Obtenha um eletrocardiograma (ECG) de 12 derivações a ser lido em 10 min.
> Colete amostras de sangue para determinação de biomarcadores cardíacos, inclusive troponina.
> Realize outros exames complementares para esclarecer o diagnóstico.
> Comece as intervenções de rotina:
> - Oxigênio suplementar
> - Nitroglicerina
> - Morfina
> - Ácido acetilsalicílico (162 a 325 mg)
> - Betabloqueador
> - Inibidor da enzima conversora de angiotensina ou bloqueador do receptor de angiotensina em 24 h
>
> Avalie as indicações para terapia de reperfusão:
> - Intervenção coronária percutânea
> - Terapia trombolítica
>
> Continue a terapia conforme o indicado:
> - Heparina IV ou heparina de baixo peso molecular
> - Clopidogrel ou ticlopidina
> - Inibidor de glicoproteína IIb/IIIa
> - Repouso no leito por no mínimo 12 a 24 h
>
> Pearle et al. (2008). Focused update of the ACC/AHA Guidelines for the management of patients with ST-elevation myocardial infarction. *Journal of the American College of Cardiology*, 51, 210-247.

> **BOXE 14.6 Administração da terapia trombolítica.**
>
> **Indicações**
> - Dor torácica por mais de 20 min não aliviada por nitroglicerina
> - Supradesnivelamento do segmento ST em, pelo menos, duas derivações que cubram a mesma área do coração
> - Menos de 6 h desde o surgimento da dor
>
> **Contraindicações absolutas**
> - Sangramento ativo
> - Distúrbio sanguíneo conhecido
> - História de AVE hemorrágico
> - História de malformação arteriovenosa (MAV)
> - Trauma ou cirurgia importante recente
> - Hipertensão sem controle
> - Gravidez
>
> **Considerações de enfermagem**
> - Minimize as punções cutâneas
> - Evite injeções IM
> - Colete sangue para os exames laboratoriais ao iniciar a infusão de soluções prescritas
> - Estabeleça um acesso venoso para a terapia trombolítica; eleja uma via para ser usada nas coletas de sangue
> - Evite a insuflação contínua do esfigmomanômetro
> - Monitore arritmias agudas e hipotensão
> - Monitore reperfusão; resolução da angina ou alterações agudas no segmento ST
> - Verifique sinais e sintomas de sangramento: diminuição dos valores do hematócrito e da hemoglobina, queda da pressão arterial, aumento da frequência cardíaca, extravasamento nos locais dos procedimentos invasivos, dor nas costas, fraqueza muscular, alterações no nível de consciência, queixas de cefaleia
> - Trate a hemorragia importante descontinuando a terapia trombolítica e todos os anticoagulantes; aplique pressão direta e notifique o médico imediatamente
> - Trate o sangramento de menor volume aplicando pressão direta se for acessível e apropriado; continue a monitorar o sangramento

alta, é necessário que seja documentado que o cliente foi liberado com prescrição de uma estatina, um **inibidor da enzima conversora de angiotensina (IECA)** ou um agente **bloqueador do receptor de angiotensina (BRA)** e AAS. Esses são o "padrão-ouro" do tratamento da SCA e são hoje medidas publicamente relatadas. Lembre-se de **EIAB**: *e*statina, *I*ECA ou BRA, *á*cido acetilsalicílico, *b*etabloqueador. Se algum desses não for prescrito, a documentação clara com a descrição do motivo precisa ser fornecida.

## Trombolíticos

O objetivo dos **trombolíticos** é dissolver e promover a lise do trombo na artéria coronária (trombólise), permitindo que o sangue flua pela artéria coronária mais uma vez (reperfusão), minimizando o tamanho do infarto e preservando a função ventricular. A administração desses fármacos é recomendada em até 30 min desde o momento em que o cliente chega à emergência. Isso é chamado de *delta t* (tempo até a terapia trombolítica no hospital). Os agentes trombolíticos usados na maioria das vezes são alteplase e reteplase. O Boxe 14.6 discute a administração de trombolíticos.

## Analgésicos

O analgésico de escolha no caso de IAM é o sulfato de morfina administrado em *bolus* IV para reduzir a dor e a ansiedade; esse medicamento reduz a pré-carga e a pós-carga, o que diminui a carga de trabalho do coração. A morfina também relaxa os bronquíolos e melhora a oxigenação. A resposta cardiovascular à morfina é monitorada com cuidado, sobretudo a pressão arterial, a qual pode cair, e a frequência respiratória, que também diminui. Uma vez que a morfina reduz a sensação de dor, o monitoramento do segmento ST pode ser um indicador melhor da isquemia subsequente do que a avaliação de dor.

## Inibidores da enzima conversora de angiotensina

Os IECA evitam a conversão de angiotensina I em angiotensina II. Na ausência de angiotensina II, a pressão arterial diminui e os rins excretam sódio e líquido (diurese), reduzindo a demanda de oxigênio do coração. O uso de IECA em clientes após IAM diminui as taxas de mortalidade e evita o remodelamento das células miocárdicas, o que é associado ao início da insuficiência cardíaca. É importante garantir que o cliente não se encontre hipotenso, hiponatrêmico, hipovolêmico ou com hiperpotassemia antes da administração desses inibidores. Pressão arterial, débito urinário e nível sérico de sódio, potássio e creatinina precisam ser monitorados com atenção. Um BRA pode ser usado no lugar do IECA.

### Alerta farmacológico
*A enfermeira deve usar o mnemônico MONA ao tratar os potenciais clientes de IAM: morfina, oxigênio, nitratos e AAS.*

## Procedimentos de reperfusão

Os procedimentos de reperfusão podem ser usados para restaurar o aporte sanguíneo para o miocárdio, os quais incluem ICP (como ACTP, *stents* intracoronários e aterectomia) e CRM. Ver discussão na seção "Angina de peito" para obter descrições detalhadas.

## Reabilitação cardíaca

Após o cliente apresentar melhora com relação aos sintomas de IAM, um programa de reabilitação cardíaca ativa é iniciado. A reabilitação cardíaca é um programa que visa à redução dos riscos por meio de orientação, apoio individual e em grupo e atividade física. A enfermeira precisa encorajar o cliente e garantir que o encaminhamento para a reabilitação cardíaca ambulatorial foi feito.

A reabilitação cardíaca é categorizada em três fases. A fase I começa com o diagnóstico de aterosclerose, o qual pode ser fornecido quando o cliente é admitido no hospital devido à SCA (como angina instável ou IAM). Isso inclui toda atividade pós-procedimento que ocorre durante a hospitalização. A fase I consiste em atividades de baixa intensidade e orientações iniciais para o cliente e para a família.

A fase II ocorre após a liberação do cliente. Em geral, dura 4 a 6 semanas, mas pode se estender por até 6 meses. Esse programa ambulatorial consiste em treinamento físico supervisionado, muitas vezes monitorado por ECG, individualizado e com base nos resultados do teste de esforço.

A fase III se concentra na manutenção da estabilidade cardiovascular e no condicionamento a longo prazo. O cliente é geralmente autodirigido durante essa fase e não precisa de um programa supervisionado, ainda que possa ser oferecido. Os objetivos de cada fase se baseiam nas realizações da fase anterior. A promoção da saúde é discutida no Boxe 14.7.

## Manejo de enfermagem

### Alívio da dor e outros sinais e sintomas de isquemia

Equilibrar a demanda e o aporte miocárdicos de oxigênio (conforme evidenciado pelo alívio da dor torácica) é a grande prioridade no cuidado do cliente com IAM. Embora a terapia medicamentosa seja necessária para alcançar esse objetivo, as intervenções de enfermagem também são importantes.

O tratamento recomendado para IAM é a reperfusão com agentes trombolíticos ou ICP de emergência nos clientes que se apresentam ao hospital imediatamente e que não revelam grandes complicações. Essas terapias são importantes, pois, além de aliviarem os sintomas, ajudam a minimizar ou evitar a lesão permanente do miocárdio. Com ou sem reperfusão, é indicada a administração de AAS, um betabloqueador IV e nitroglicerina. O uso de agente GP IIb/IIIa ou heparina também pode ser indicado. A enfermeira administra morfina para aliviar a dor e a ansiedade e para promover vasodilatação, reduzindo a pré-carga e a pós-carga.

O oxigênio deve ser administrado juntamente com a terapia medicamentosa para ajudar no alívio dos sintomas. A administração de oxigênio, mesmo em doses baixas, eleva o nível circulante de oxigênio, o que ameniza a dor associada aos baixos níveis de oxigênio miocárdico. A via de administração, na maioria das vezes por cânula nasal, e a velocidade do fluxo de oxigênio são documentadas. A velocidade de 2 a 4 ℓ/min é geralmente adequada para manter os níveis de saturação de oxigênio de 96 a 100% se não houver outra doença.

Os sinais vitais são avaliados com frequência desde que o cliente esteja sentindo dor e outros sinais e sintomas de isquemia aguda. O repouso físico no leito com apoio para as costas elevado (posição de semi-Fowler) ajuda a diminuir o desconforto torácico e a dispneia. A elevação da cabeça e do torso é benéfica pelas seguintes razões:

- O volume corrente aumenta devido à redução da pressão do conteúdo abdominal no diafragma e à melhora da expansão pulmonar e da troca gasosa
- A drenagem dos lobos pulmonares superiores melhora
- O retorno venoso para o coração (pré-carga) diminui, reduzindo o trabalho do coração.

### Melhora da função respiratória

A avaliação regular e cuidadosa da função respiratória ajuda a enfermeira a detectar sinais precoces de complicações pulmonares. Atenção ao estado do volume hídrico evita a sobrecarga do coração e dos pulmões.

### Promoção da perfusão tecidual adequada

Limitar o cliente ao leito ou à cadeira durante a fase inicial do tratamento é particularmente útil na redução do consumo de oxigênio pelo miocárdio. Essa limitação deve permanecer até que o cliente esteja livre de dor e hemodinamicamente estável. Verificar a temperatura da pele e os pulsos periféricos com frequência é importante no monitoramento da perfusão tecidual.

### Redução da ansiedade

A enfermeira deve promover o alívio da ansiedade e a diminuição do medo a fim de reduzir a resposta simpática ao estresse. A diminuição da estimulação simpática reduz a carga de trabalho do coração, o que pode aliviar a dor e outros sinais e sintomas de isquemia.

### Monitoramento e manejo de potenciais complicações

As complicações que ocorrem após o IAM são causadas pelo dano sofrido pelo miocárdio e pelo sistema de condução, como consequência da redução do fluxo de sangue coronário. Uma vez que essas complicações são potencialmente fatais, o monitoramento atento e a identificação precoce dos sinais e sintomas são essenciais.

A enfermeira monitora com atenção e relata as alterações de ritmo/frequência cardíaca, sons pulmonares e cardíacos, pressão arterial, dor, estado respiratório, débito urinário, cor/temperatura da pele, nível de consciência, alterações no ECG e valores laboratoriais. A enfermeira institui as medidas de emergência quando necessário.

### BOXE 14.7 Promoção da saúde.

## Promoção da saúde após o infarto agudo do miocárdio e outras síndromes coronarianas agudas

Para melhorar a qualidade de vida, um cliente que teve IAM precisa aprender a adequar seu estilo de vida de maneira que promova uma vida saudável ao coração. Com isso em mente, a enfermeira e o cliente desenvolvem um programa que o ajuda a alcançar os resultados desejados.

### Mudanças no estilo de vida durante a convalescença e a cicatrização

A adaptação após um IAM é um processo contínuo e geralmente requer algumas modificações no estilo de vida. Algumas modificações específicas incluem:
- Evitar atividades que provoquem dor torácica, dispneia extrema e fadiga excessiva
- Evitar extremos de calor e frio e caminhar contra o vento
- Perder peso, se indicado
- Cessar o tabagismo; evitar o tabagismo passivo
- Usar a força interna para apoiar as alterações no estilo de vida
- Desenvolver padrões alimentares saudáveis para o coração (dieta DASH, p.ex.), comer devagar
- Modificar as refeições para se adaptar
- Aderir ao esquema prescrito pelo médico, em especial em relação à administração de medicamentos
- Seguir recomendações que assegurem o controle da pressão arterial e do diabetes
- Buscar atividades que promovam alívio e redução do estresse

### Adoção de um programa de atividades

Além disso, o cliente precisa se comprometer com um programa regular de aumento de atividade e exercício para reabilitação a longo prazo, como:
- Engajar-se em um regime de condicionamento físico com aumento gradativo da duração da atividade e, depois disso, aumento gradual da intensidade da atividade
- Caminhar diariamente, aumentando a distância e o tempo, de acordo com o prescrito
- Monitorar a frequência do pulso durante a atividade física até alcançar o nível máximo de atividade
- Evitar atividades que tensionem os músculos: exercício isométrico, levantamento de peso, qualquer atividade que requeira gastos de energia repentinos
- Evitar o exercício físico imediatamente após uma refeição
- Alternar a atividade com períodos de repouso (parte da fadiga é normal e esperada durante a convalecença)
- Participar de um programa diário de exercícios que se desenvolva em um programa de exercícios regulares para o resto da vida

### Manejo dos sintomas

O cliente precisa aprender a reconhecer os sintomas e tomar as medidas adequadas quanto às suas possíveis recorrências:
- Ligar para o serviço de urgência se a dor ou sensação de opressão torácica (ou equivalente original) não melhorar em 15 min com a nitroglicerina
- Entrar em contato com o médico em caso de: dispneia, desmaio, aceleração ou alentecimento da frequência cardíaca, edema maleolar e podálico

---

## Revisão do capítulo

### Exercícios de avaliação crítica

1. Você está de plantão no ambulatório de cardiologia e recebe um telefonema de uma cliente que sofreu um IAM há 2 anos. Ela relata que está apresentando um pouco de dispneia e dor leve nas costas. Que base de evidência existe para sugerir que os sintomas de um IAM são diferentes em homens e mulheres? Discuta a força dessa evidência e sua importância na determinação dos critérios de avaliação a serem usados com homens e mulheres. Que perguntas você faria a essa cliente? O que você a instruiria a fazer? Justifique suas instruções.
2. Você está cuidando de um cliente que retornou do laboratório de cateterismo há 2 h após uma ICP bem-sucedida. Foi relatado que se encontrava estável em repouso no leito, sem sangramento no local (artéria femoral direita). O cliente parece muito pálido e queixa-se de dor no flanco direito. Identifique os parâmetros que precisam ser avaliados. Descreva as ações que você implementaria, e justifique-as.
3. Você está cuidando de um cliente hospitalizado à espera de uma CRM. Ao administrar os medicamentos nesta manhã, ele relata que está sentindo uma "pressão" na área esternal inferior, mas acredita que seja apenas "ansiedade". Que perguntas você faz e o que você avalia? Quais são suas próximas intervenções?

### Questões objetivas

1. Um cliente chega à emergência com queixa de náuseas, diaforese, dispneia e sensação de opressão na região subesternal que irradia para a mandíbula e para o ombro esquerdo. Quais são as intervenções da enfermeira?
   A. Finalizam a admissão, alertar a equipe do cateterismo, estabelecer um acesso IV e registrar todos os sinais vitais.
   B. Alertar a equipe de cateterismo, administrar oxigênio, coletar sangue e notificar o médico.
   C. Estabelecer um acesso IV, fornecer nitroglicerina sublingual conforme o prescrito, inserir um cateter de Foley e alertar a equipe do cateterismo.
   D. Administrar oxigênio, conectar um monitor cardíaco, registrar os sinais vitais do cliente e fornecer nitroglicerina sublingual conforme o prescrito.
2. Qual das seguintes alternativas é uma contraindicação absoluta à terapia trombolítica?
   A. Sangramento ativo
   B. Terapia de anticoagulação atual
   C. Idade superior a 75 anos
   D. Doença hepática grave

3. A enfermeira está cuidando de uma cliente não fumante, com o diagnóstico de aterosclerose coronariana, admitida no hospital com angina. A cliente afirma que nunca sentiu dor torácica com irradiação para o braço ou no meio do tórax. A enfermeira não fica surpresa com essa afirmação e explica à cliente que:
    A. Em geral, as mulheres com isquemia são totalmente assintomáticas.
    B. Foi constatado que mulheres apresentam sintomas mais atípicos, como dispneia, náuseas e fraqueza.
    C. A dor no tórax ocorre apenas com o exercício extremo.
    D. O tabagismo habitualmente é um fator que contribui para a dor torácica.

4. Duas horas depois do cateterismo cardíaco acessado via artéria femoral direita, um cliente adulto se queixa de parestesia e dor no pé direito. Que ação a enfermeira deve realizar primeiro?
    A. Ligar para o médico imediatamente.
    B. Verificar os pulsos artériais periféricos do cliente (pedioso/tibial posterior).
    C. Verificar a pressão arterial do cliente.
    D. Reconhecer que essa é uma resposta esperada e reavaliar o cliente em 1 h.

5. Um homem de 54 anos de idade chega à unidade de saúde com queixa de forte dor no hemitórax esquerdo na forma de pressão e parestesia no braço esquerdo. A dor começou 2 h antes e não foi aliviada pelo repouso. O cliente está ansioso, diaforético e se queixando de náuseas. O monitoramento cardíaco começa e o oxigênio é fornecido a 2 ℓ/min. Um dispositivo de infusão intermitente é inserido, e os sinais vitais são: PA de 128/68 mmHg; pulso de 76 bpm; respiração fácil e regular com 20 incursões por minuto. O ECG revela ritmo sinusal normal com extrassístoles ventriculares unifocais ocasionais.

    Suspeita-se de um IAM devido à elevação de:
    A. CK-MB e LDH
    B. LDH e troponina I
    C. CK-MB e troponina I
    D. Troponina I e AST

## Bibliografia e leitura sugerida

A bibliografia e a leitura sugerida para este capítulo estão disponíveis no GEN-IO: http://gen-io.grupogen.com.br/gen-io/.

# CAPÍTULO 15

STEPHANIE L. CALCASOLA

# Manejo de Enfermagem | Complicações Decorrentes de Doença Cardíaca

## Objetivos de estudo

**Após ler este capítulo, você será capaz de:**

1. Comparar e contrastar a insuficiência cardíaca (IC) diastólica com a sistólica, inclusive quanto à fisiopatologia e às manifestações clínicas
2. Descrever o manejo dos clientes com IC
3. Desenvolver um plano de orientação para os clientes com IC
4. Relatar a avaliação e o manejo dos clientes com edema
5. Discorrer sobre o manejo dos clientes com choque cardiogênico
6. Apresentar o manejo dos clientes com derrame pericárdico
7. Descrever o manejo emergencial dos clientes com parada cardiorrespiratória.

Atualmente, os clientes com doenças cardíacas podem ser tratados para aumentar sua expectativa de vida e ter uma qualidade de vida melhor do que era possível há uma década. Por meio dos avanços nos procedimentos que permitem diagnósticos mais precoces e mais precisos, o tratamento pode começar bem antes da progressão de uma condição limitante. Novos tratamentos, tecnologias e farmacoterapias estão sendo desenvolvidos com rapidez. No entanto, a doença cardíaca continua sendo uma condição crônica, com complicações potenciais. Este capítulo apresenta as complicações mais frequentes resultantes das doenças cardíacas e os tratamentos dispensados pela equipe de saúde para tratar essas complicações.

## Insuficiência cardíaca

**Insuficiência cardíaca (IC)** é a incapacidade do coração de bombear sangue suficiente para atender às demandas dos tecidos por oxigênio e nutrientes. No passado, a IC era na maioria das vezes referida como **insuficiência cardíaca congestiva (ICC)**, pois muitos clientes apresentam congestão pulmonar ou periférica. Atualmente, a IC é reconhecida como a síndrome clínica caracterizada por sinais e sintomas de sobrecarga hídrica ou de perfusão tecidual inadequada. A sobrecarga hídrica e a diminuição da perfusão tecidual se desenvolvem quando o coração não consegue gerar um débito cardíaco (DC) suficiente para atender às demandas do corpo (ver Capítulo 12 para uma revisão da hemodinâmica cardíaca). O termo *insuficiência cardíaca* indica doença miocárdica, a qual consiste em um problema com a função de contração do coração (disfunção sistólica) ou de enchimento cardíaco (disfunção diastólica), que pode ou não causar congestão pulmonar ou sistêmica. Alguns casos de IC são reversíveis, dependendo da causa. Na maioria das vezes, a IC é um diagnóstico progressivo, requerendo manejo com mudanças no estilo de vida e medicamentos que busquem evitar episódios congestivos agudos.

### Insuficiência cardíaca crônica

Assim como a doença da artéria coronária (DAC), a incidência de IC aumenta com a idade. Mais de 5 milhões de pessoas nos EUA apresentam IC e 550 mil novos casos são diagnosticados a cada ano (American Heart Association – AHA, 2009). Embora a IC possa afetar pessoas de todas as idades, a prevalência em pessoas com mais de 75 anos é de cerca de 10% e, conforme a população norte-americana vem envelhecendo, a IC vem se tornando epidêmica, de modo a desafiar os recursos de saúde daquele país (AHA, 2009). A IC é a razão mais comum de hospitalização de pessoas com mais de 65 anos de idade e o segundo motivo mais frequente para atendimento médico. A taxa de readmissões hospitalares ainda é extremamente alta. No Brasil, custos diretos (que resultam diretamente das intervenções) e indiretos (custos sociais que resultam da perda de produtividade associada ao absenteísmo ou à mortalidade precoce) causados pela IC são estimados em bilhões de reais.

O aumento da incidência de IC reflete o crescimento da quantidade de pessoas idosas e os avanços nos tratamentos das doenças cardíacas, que resultam na elevação das taxas de sobrevida. Muitas hospitalizações poderiam ser evitadas pelo cuidado ambulatorial adequado. A prevenção e a intervenção precoce para impedir a progressão da IC são as principais estratégias da saúde recomendadas.

## Tipos e classificação

Existem dois tipos de IC, os quais são identificados pela avaliação do funcionamento ventricular esquerdo, em geral por ecocardiograma. O tipo mais comum é a alteração na contração ventricular chamada de **insuficiência cardíaca sistólica**, a qual é caracterizada por fraqueza do músculo cardíaco. A alteração menos usual é a **insuficiência cardíaca diastólica**, a qual é caracterizada por músculo cardíaco rígido e não complacente, dificultando o enchimento do ventrículo. A avaliação da **fração de ejeção (FE)** é realizada para ajudar a determinar o tipo de IC. A FE, uma indicação do volume de sangue ejetado em cada contração, é calculada pela subtração da quantidade de sangue ao final da sístole da quantidade ao final da diástole, calculando o percentual de sangue que é ejetado. Uma FE normal é de 55 a 65% do volume ventricular; o ventrículo não se esvazia por completo entre as contrações. A FE é normal na IC diastólica, porém gravemente reduzida na IC sistólica.

Embora a FE baixa seja uma característica da IC, a gravidade da doença é, com frequência, classificada de acordo com os sintomas do cliente. O American College of Cardiology e a American Heart Association (Schocken et al., 2008) desenvolveram um novo sistema de classificação da IC, que incorpora o estado clínico do cliente e a fisiopatologia da doença e sua classificação. Estágios da IC (de A a D) foram criados para entender e manejar a progressão da IC, incluindo os fatores de risco de IC e as estratégias de prevenção primária. Além disso, a Figura 15.1 considera a história natural e a natureza progressiva da IC. Diretrizes do tratamento foram desenvolvidas para cada estágio.

## Fisiopatologia

A IC é resultado de inúmeras condições cardiovasculares (inclusive hipertensão crônica, DAC, doença valvar, defeitos cardíacos congênitos e arritmias), bem como de vários distúrbios, como diabetes melito, febre, infecção, tireotoxicose, sobrecarga de ferro, hipoxia, anemia e embolia pulmonar (Burke et al., 2006). Essas condições podem ocasionar redução da contração (sístole), diminuição do enchimento (diástole) ou ambos. Disfunção miocárdica importante na maioria das vezes ocorre antes de o cliente apresentar sinais e sintomas de IC, como dispneia, edema ou fadiga.

Com o desenvolvimento da IC, o corpo ativa os mecanismos compensatórios neuro-hormonais, os quais representam a tentativa do corpo de cooperar com a IC e são responsáveis pelos sinais e sintomas que eventualmente se desenvolvem. Entender esses mecanismos é importante, pois o tratamento da IC visa a amenizá-los (Figura 15.2).

A IC sistólica resulta em diminuição do volume de sangue ejetado pelo ventrículo. O estiramento ventricular reduzido é percebido pelos barorreceptores (sensores nos vasos sanguíneos que respondem à pressão de perfusão do fluxo de sangue) nos corpos aórticos e carotídeos (Lee e Tkacs, 2008). Em seguida, o sistema nervoso simpático é estimulado a liberar epinefrina e norepinefrina. O propósito dessa resposta inicial é aumentar a frequência cardíaca e a **contratilidade**, e fornecer suporte ao miocárdio em falência, mas a resposta continuada exerce múltiplos efeitos negativos. A estimulação simpática produz vasoconstrição da pele, do trato gastrintestinal e dos rins. A diminuição da perfusão renal decorrente do baixo DC e da vasoconstrição leva à liberação de renina pelos rins. A renina promove a formação de angiotensina I, uma substância inativa, benigna. A enzima conversora de angiotensina (ECA) no lúmen dos vasos sanguíneos pulmonares converte a angiotensina I em angiotensina II, um potente vasoconstritor, o qual, por sua vez, eleva a pressão arterial e a **pós-carga** (ver alerta a seguir). A angiotensina II também estimula a liberação de aldosterona do córtex suprarrenal, resultando em retenção de líquido e sódio pelos túbulos renais e estimulando o centro da sede. Isso ocasiona a sobrecarga de volume líquido comumente observada na IC. Angiotensina, aldosterona e outros neuro-hormônios (como endotelina, prostaciclina) produzem aumento da **pré-carga** e da pós-carga, o que eleva o estresse na parede ventricular, causando aumento da carga de trabalho do coração. Um mecanismo contrarregulatório é tentado por meio da liberação de peptídios natriuréticos. O peptídio natriurético atrial (ANP) e o peptídio natriurético do tipo B (BNP) são liberados das câmaras cardíacas superdistendidas (Figura 15.3). Essas substâncias promovem vasodilatação e diurese. No entanto, seu efeito geralmente não é forte o suficiente para superar os efeitos negativos dos outros mecanismos.

### ⚠ Alerta de enfermagem
*Pré-carga é equivalente ao volume (o volume de sangue que chega aos átrios). Pós-carga deve ser considerada como resistência ao fluxo (gradiente de pressão que os ventrículos precisam sobrepujar para bombear sangue para fora dos ventrículos até os pulmões ou a circulação sistêmica).*

Conforme a carga de trabalho do coração aumenta, a contratilidade das fibras do músculo miocárdio diminui. A contratilidade reduzida resulta em volume sanguíneo diastólico final (pré-carga) maior no ventrículo, estirando as fibras do miocárdio e aumentando o tamanho do ventrículo (dilatação ventricular). O ventrículo hipertrofiado aumenta ainda mais a tensão sobre a parede ventricular, adicionando-se à carga de trabalho do coração. Uma maneira pela qual o coração compensa a carga de trabalho maior é aumentando a espessura do músculo cardíaco (hipertrofia ventricular). No entanto, a hipertrofia resulta em proliferação anormal de células miocárdicas, um processo conhecido como *remodelamento ventricular*. Sob a influência de neuro-hormônios (p. ex., angiotensina II), grandes células miocárdicas são produzidas,

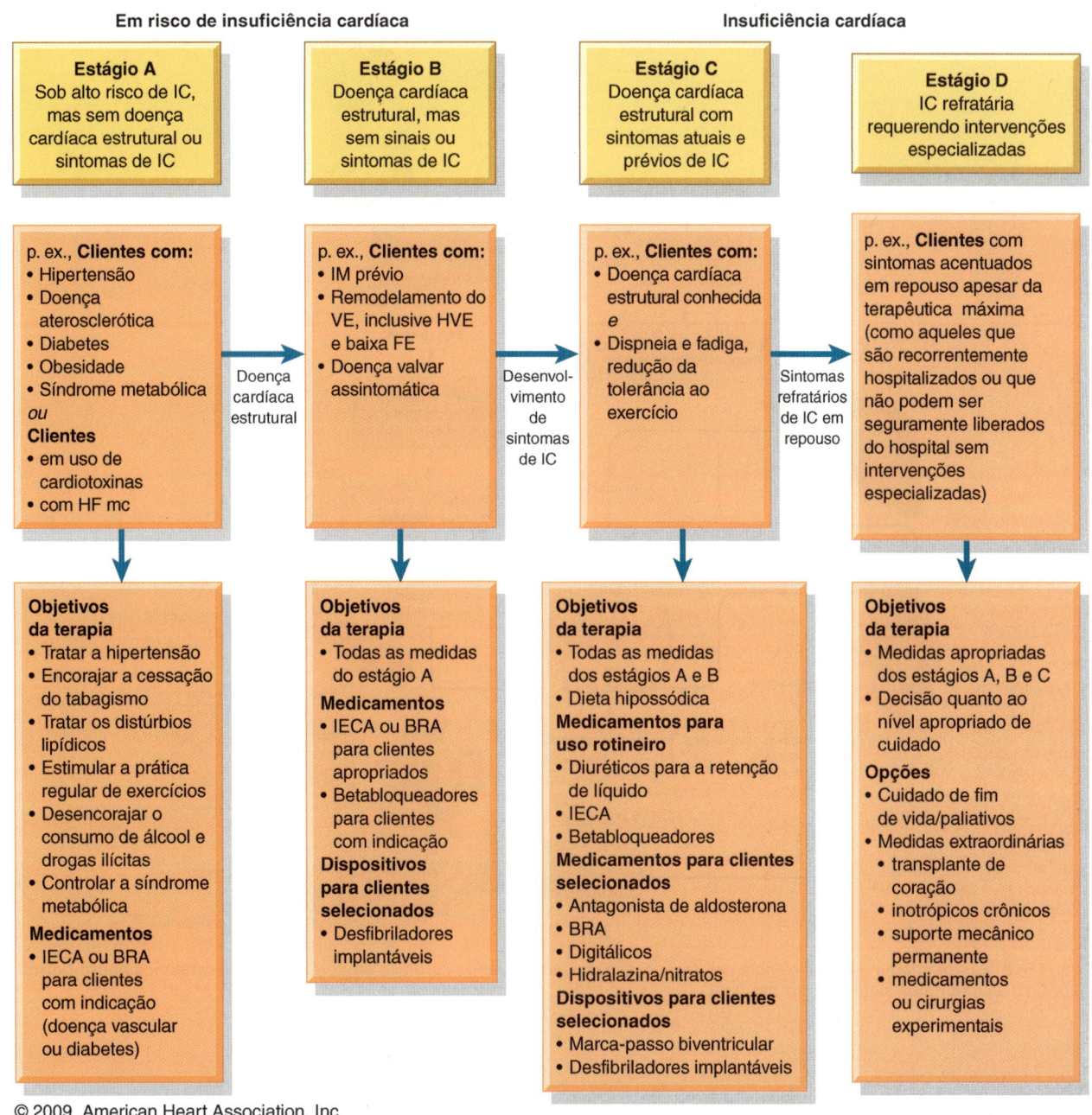

Figura 15.1 Estágios do desenvolvimento da insuficiência cardíaca. BRA = bloqueador do receptor de angiotensina; HF mc = história familiar de miocardiopatia; HVE = hipertrofia ventricular esquerda; IECA = inibidor da enzima conversora de angiotensina; IM = infarto do miocárdio; VE = ventrículo esquerdo. De ©American Heart Association (AHA). 2009. *Circulation*, 119, 1977-2016. Reimpressa com permissão.

as quais são disfuncionais e morrem precocemente, deixando que as outras células miocárdicas normais batalhem para manter o DC (Lee e Tkacs, 2008). O coração não bombeia sangue suficiente para o corpo, o que faz com que o corpo estimule o coração a trabalhar mais intensamente; o coração não é capaz de responder e a insuficiência piora. Esse ciclo se repete, contribuindo, desse modo, para o processo contínuo de declínio cardíaco.

A IC diastólica se desenvolve devido à continuidade da alta carga de trabalho do coração, o qual responde aumentando a quantidade e o tamanho das células miocárdicas (i. e., hipertrofia ventricular e alteração do funcionamento celular). Essas respostas promovem resistência ao enchimento ventricular, o que eleva as pressões de enchimento ventricular, apesar do volume sanguíneo reduzido ou normal. Menos sangue nos ventrículos faz com que o DC diminua. O baixo DC e as elevadas pressões de enchimento ventricular podem produzir as mesmas respostas neuro-hormonais descritas no caso da IC sistólica. A Tabela 15.1 fornece uma comparação entre IC sistólica e diastólica.

Além disso, a IC pode se apresentar no lado direito ou no lado esquerdo (Tabela 15.2).

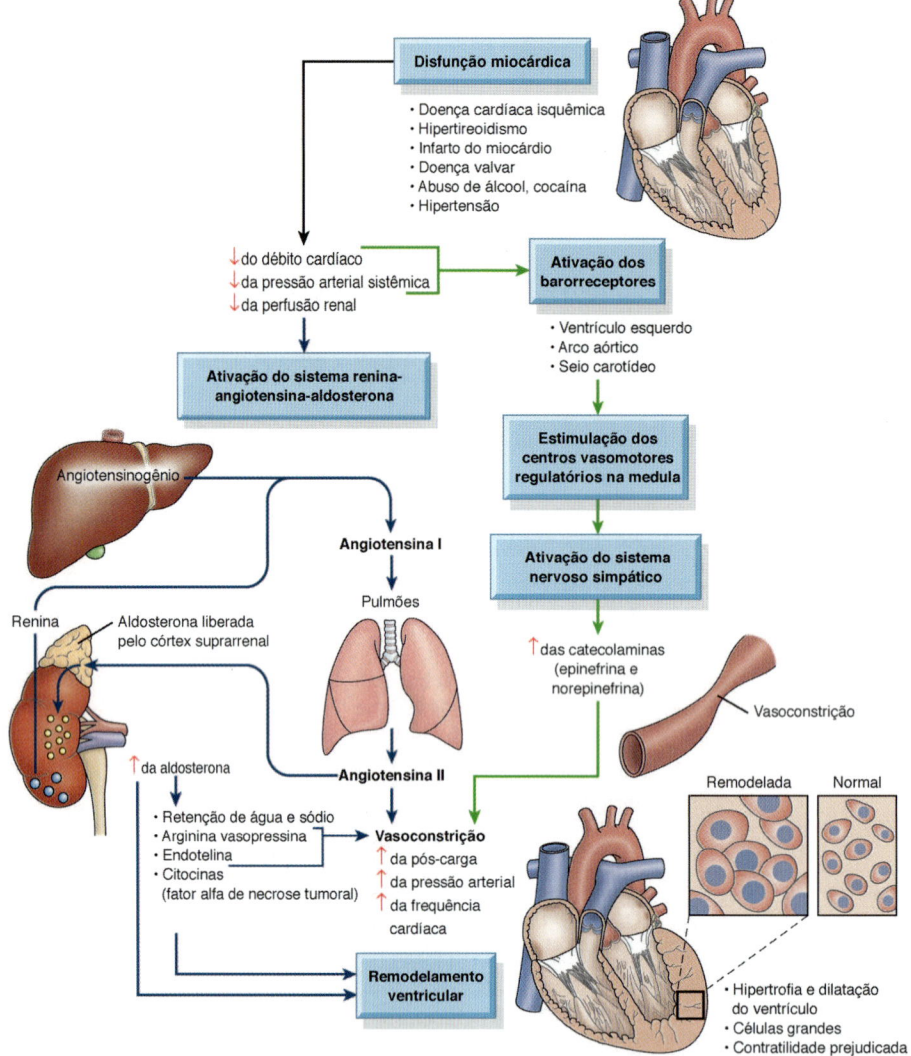

**Figura 15.2** Fisiopatologia da insuficiência cardíaca. A diminuição do débito cardíaco ativa múltiplos mecanismos neuro-hormonais que, por fim, resultam nos sinais e sintomas de IC.

## Fatores de risco

Os fatores de risco de IC podem ser divididos em duas categorias: primários e secundários. Os fatores de risco primários incluem: idade (> 65 anos), sexo masculino, hipertensão, hipertrofia ventricular esquerda, infarto do miocárdio, doença valvar cardíaca e obesidade. Os fatores de risco secundários são: consumo excessivo de álcool, tabagismo, nível alto de colesterol (dislipidemia), diabetes, toxinas (agentes quimioterápicos), distúrbio respiratório durante o sono, doença renal crônica, situação socioeconômica desfavorável, estresse psicológico, sedentarismo e genética (Schocken et al., 2008).

## Manifestações clínicas e avaliação

A IC sistólica e a diastólica revelam achados clínicos similares. Os sinais explícitos de IC incluem dispneia de repouso, cianose e caquexia resultante da doença cardíaca de longa data. O peso e a altura devem ser documentados no momento da admissão, e o peso, verificado em jejum. A obtenção do peso diário e a busca das tendências do peso, juntamente com o balanço hídrico acurado, fornecem um modo fácil e apurado de monitorar o equilíbrio hídrico. O equilíbrio hídrico é uma importante estratégia de vigilância do controle dos sintomas de IC.

Uma avaliação cardiovascular completa é realizada, a qual inclui medidas da pressão arterial na posição sentada e de pé a fim de detectar hipotensão ortostática.

Taquicardia (frequência cardíaca > 120 bpm) pode sinalizar piora da IC. Quando a frequência cardíaca é alta, o volume sistólico (VS) diminui, pois o ventrículo tem menos tempo para se encher. Isso, por sua vez, produz elevação da pressão nos átrios e, por fim, no leito vascular pulmonar. Um pulso fraco, filiforme e *alternante* (o pulso é regular, mas a força de amplitude varia com batimentos alternantes de grandes para pequenos) são sinais de diminuição da função ventricular esquerda.

A hipertrofia ventricular esquerda (HVE) desloca o pulso apical para a esquerda e para baixo do seu local normal no quinto espaço intercostal, na linha hemiclavicular. A IC do lado direito pode se apresentar como elevação da pressão venosa jugular superior a 4 cm acima do ângulo esternal. Essa é uma estimativa, e não uma medida precisa da pressão venosa central.

tectar uma $B_4$ se o cliente apresentar aumento da resistência ao enchimento ventricular devido à rigidez acentuada do miocárdio ventricular.

A enfermeira avalia os pulmões. Estertores, os quais são produzidos pela abertura repentina de pequenas vias respiratórias edematosas e alvéolos que aderiram por causa do exsudato, podem ser auscultados ao final da inspiração e não desaparecem com a tosse. Sibilos também podem ser auscultados em alguns clientes. A frequência e a profundidade das respirações também são documentadas. Macicez à percussão pode indicar derrames pleurais decorrentes da IC.

A enfermeira avalia as partes mais baixas do corpo do cliente quanto a perfusão e edema. Com as reduções importantes no **volume sistólico** (VS), a perfusão para a periferia diminui, fazendo com que a pele fique fria e pareça pálida ou cianótica. Se o cliente estiver sentado ereto, os pés e as panturrilhas são examinados quanto à presença de edema; se o cliente se encontrar em decúbito dorsal, o sacro e a coluna também são avaliados quanto à presença de edema. Dedos e mãos também podem estar edemaciados. A enfermeira observa a localização e a extensão do edema e analisa se existe cacifo (ver Capítulo 12).

Hepatomegalia, refluxo hepatojugular e ascite podem se desenvolver com a congestão venosa decorrente da IC no lado direito. Para avaliar o refluxo hepatojugular, o cliente é posicionado no leito de forma que a enfermeira possa observar a coluna de sangue das veias jugulares acima da clavícula (LeBlond, Brown e DeGowin, 2009). O cliente é solicitado a respirar normalmente enquanto pressão manual é aplicada sobre o quadrante superior direito do abdome por, pelo menos, 15 segundos. Se a parte superior da coluna venosa jugular no pescoço se elevar e persistir enquanto houver compressão abdominal, considera-se que haja refluxo hepatojugular positivo, que é associado à IC direita e à pericardite constritiva.

O nível de consciência e o sensório precisam ser avaliados. Conforme o volume de sangue ejetado pelo coração diminui, o mesmo ocorre com o de oxigênio transportado para o cérebro. Os clientes podem se queixar de tonturas. O Boxe 15.1 compara e contrasta os achados encontrados na avaliação da IC do lado esquerdo e do lado direito.

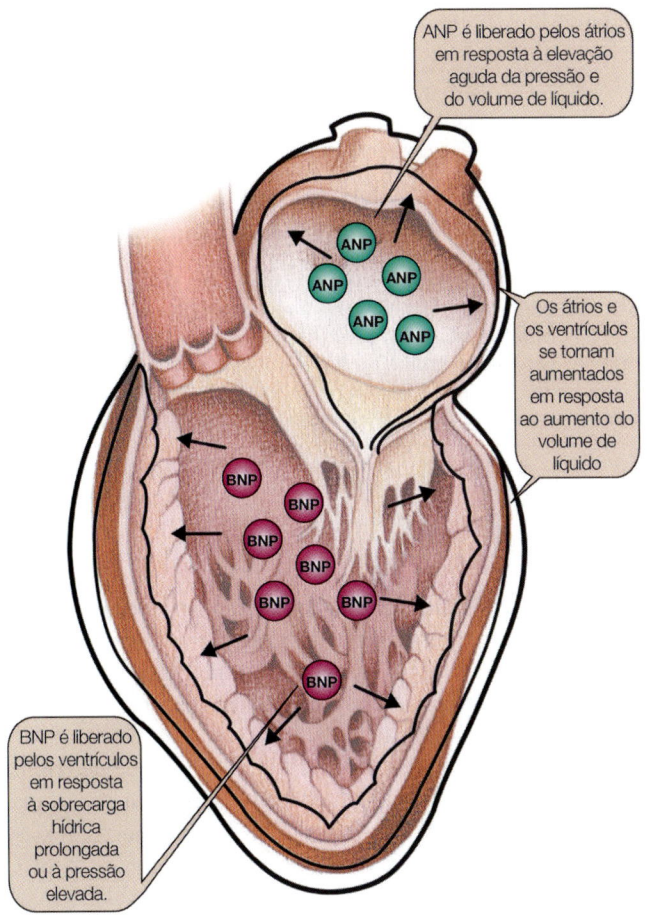

**Figura 15.3** Peptídio natriurético do tipo A (ANP) e peptídio natriurético do tipo B (BNP). Problemas no equilíbrio hídrico intravascular desencadeiam a liberação de ANP e BNP. De Lippincott Williams & Wilkins. (2010). *Cardiovascular care made incredibly visual.* (2nd ed., p. 50). Philadelphia: Lippincott Williams & Wilkins.

A terceira bulha cardíaca ($B_3$) é um sinal de que o coração está começando a falhar e que um volume maior de sangue enche o ventrículo a cada batimento. Outros sons podem incluir os sopros de regurgitação tricúspide e mitral. A enfermeira pode de-

**Tabela 15.1** Comparação entre insuficiência cardíaca sistólica e diastólica.

| | **Insuficiência sistólica** | **Insuficiência diastólica** |
|---|---|---|
| **Fisiopatologia** | • Comprometimento do bombeamento ventricular de sangue durante a sístole<br>• Caracterizada por redução do volume sistólico, enchimento ventricular incompleto, dilatação cardíaca e elevação da pressão diastólica ventricular esquerda<br>• A redução do débito cardíaco evoca respostas neuro-hormonais compensatórias que aumentam a frequência cardíaca, a retenção de água e sódio e a vasoconstrição | • Comprometimento do enchimento no relaxamento ventricular durante a diástole<br>• Caracterizada por ventrículo esquerdo enrijecido, que não consegue relaxar e encher de maneira suficiente em pressão diastólica normal<br>• O resultado é a diminuição do volume ventricular esquerdo ao final da diástole (levando à redução do débito cardíaco) ou a elevação compensatória da pressão de enchimento ventricular esquerdo, a qual pode levar à hipertensão venosa pulmonar |
| **Causas/etiologia** | Em geral causada por miocardiopatia dilatada isquêmica ou idiopática quando o ventrículo esquerdo não consegue contrair de maneira adequada ou expulsar o sangue, de modo que a pré-carga aumenta e o volume sistólico diminui | Geralmente, é causada por miocardiopatia hipertensiva, hipertrófica ou restritiva |

**Tabela 15.2** Comparação entre a sintomatologia da IC do lado esquerdo e do lado direito.

| | IC do lado esquerdo | IC do lado direito |
|---|---|---|
| **Fisiopatologia** | • Congestão pulmonar decorrente do comprometimento da função do ventrículo esquerdo (VE)<br>• O VE não consegue bombear sangue de maneira efetiva para a aorta e a circulação sistêmica<br>• A pressão e o volume de sangue venoso pulmonar aumentam, forçando o líquido dos capilares pulmonares para os tecidos pulmonares e alvéolos, o que ocasiona edema intersticial e comprometimento da troca gasosa | • Falência da bomba ventricular direita levando à congestão nos tecidos periféricos e nas vísceras<br>• O lado direito do coração não consegue ejetar sangue e não consegue acomodar todo o sangue que normalmente retorna a ele da circulação venosa<br>• O aumento da pressão venosa leva à distensão venosa jugular (DVJ) e à elevação da pressão hidrostática pelo sistema venoso. A pressão venosa central normal é de 2 a 8 mmHg. PVC > 8 mmHg indica hipervolemia (líquido excessivo circulando no corpo) ou IC do lado direito |

### BOXE 15.1 Avaliação inicial direcionada.

**Insuficiência cardíaca do lado esquerdo *versus* do lado direito**

Esteja atenta aos seguintes sinais e sintomas:

**IC do lado esquerdo**

- Dispneia, ortopneia, dispneia paroxística noturna (DPN)
- Tosse
- Estertores pulmonares
- Diminuição dos níveis de saturação de $O_2$
- Galope ventricular por $B_3$
- Oligúria se a perfusão renal estiver reduzida (observe: noctúria pode ocorrer quando a perfusão aumenta em repouso)
- Diminuição da perfusão para outros órgãos sistêmicos (insuficiência avançada):
  - Motilidade GI lenta
  - Tonturas, confusão, agitação psicomotora
  - Ansiedade
  - Pele úmida e fria
  - Diminuição da FE
  - Taquicardia e/ou pulso filiforme/fraco
  - Fadiga ou intolerância à atividade

**IC do lado direito**

- Edema postural em membros inferiores (edema que acompanha a posição do corpo):
  - Pernas e pés
  - Pode progredir para as coxas, genitália externa, região inferior do tronco, abdome e edema sacral (no cliente acamado)
- Edema com cacifo (as endentações na pele permanecem até mesmo após uma fraca compressão produzida pelas pontas dos dedos)
- Hepatomegalia (aumento do fígado)
- Ascite (acúmulo de líquido na cavidade peritoneal)
- Anorexia e náuseas
- Ganho de peso decorrente da retenção de líquido
- Fraqueza/fadiga decorrente de DC diminuído e cognição prejudicada
- Diminuição da perfusão para outros órgãos sistêmicos (insuficiência avançada)

A avaliação diagnóstica inclui:

- Radiografia torácica, que pode determinar a ocorrência e a extensão do crescimento cardíaco ou da congestão pulmonar e pode ajudar a identificar doença pulmonar. A cardiomegalia indica disfunção sistólica, e o coração de tamanho normal sugere disfunção diastólica
- Eletrocardiograma (ECG) de 12 derivações, que determina a ocorrência de arritmias cardíacas, hipertrofia ventricular esquerda e infarto do miocárdio (IM) atual ou prévio. Se o cliente apresenta disfunção ventricular esquerda, o ECG geralmente indica anormalidade elétrica ventricular esquerda específica de hipertrofia ou dilatação ventricular
- Ecocardiograma bidimensional com doppler, exame não invasivo que busca anormalidades cardíacas estruturais e mede a FE. A FE inferior a 40% indica disfunção sistólica, e a FE superior a 40% com sinais e sintomas de IC e comprometimento do relaxamento ventricular aponta disfunção diastólica
- Exames laboratoriais que podem ajudar a diagnosticar IC incluem hemograma completo, nível de eletrólitos (inclusive cálcio e magnésio), ureia, creatinina, glicose sérica, albumina sérica, testes de função hepática, hormônio estimulante da tireoide, urinálise e nível de BNP. Níveis de BNP elevados (> 100 pg/m$\ell$) indicam função ventricular anormal ou IC sintomática
- Cateterismo do coração direito, que também pode ser realizado para determinar as pressões de pré-carga do coração e as pressões pulmonares para conhecer o grau de IC e a necessidade de mais intervenções. Um cliente com angina candidato à revascularização do miocárdio pode ser submetido a cateterismo cardíaco total com arteriografia coronária.

## Manejo clínico

O tratamento começa com a prevenção. Identificar os clientes em risco é o primeiro passo no cuidado e tratamento da IC.

Os objetivos gerais do manejo da IC são aliviar os sintomas do cliente, melhorar o estado funcional e a qualidade de vida e prolongar a sobrevida. O tratamento é baseado no tipo, na gravidade e na causa da IC. Os objetivos específicos são os seguintes:

- Eliminar ou reduzir os fatores etiológicos contribuintes, especialmente os reversíveis (como fibrilação atrial, ingestão excessiva de álcool, hipertensão sem controle)

- Reduzir a carga de trabalho do coração, diminuindo a pré e a pós-carga
- Otimizar todos os regimes terapêuticos
- Evitar exacerbações da IC.

As opções de tratamento variam de acordo com a gravidade da condição do cliente (Figura 15.1).

### Mudanças no estilo de vida

O manejo do cliente com IC inclui fornecimento de orientações gerais e aconselhamento ao cliente e à sua família. É importante que o cliente e a família entendam a natureza da IC e a importância da sua participação no regime de tratamento. As recomendações relacionadas com o estilo de vida incluem restringir o sódio na dieta, evitar a ingestão excessiva de líquidos, álcool e o tabagismo, reduzir o peso quando indicado e praticar exercícios com regularidade. O cliente precisa saber como reconhecer os sinais e sintomas que devem ser relatados ao médico, como ganho de peso, acentuação da dispneia, fadiga e edema.

### Farmacoterapia

Várias medicações (Tabela 15.3) são rotineiramente prescritas para a IC sistólica, inclusive IECA, betabloqueadores, diuréticos e digitálicos. Os medicamentos para insuficiência diastólica dependem da doença de base, como hipertensão ou disfunção valvar.

### Terapias adicionais

Tratamento cirúrgico e terapia adicional são descritos na Tabela 15.4. O Boxe 15.2 discute o impacto psicológico dessas terapias.

### Manejo de enfermagem

Apesar dos avanços nas abordagens conservadoras e cirúrgicas da IC, a taxa de mortalidade ainda é alta. Enfermeiras podem fazer uma grande diferença na promoção de resultados positivos. O cuidado de clientes com IC requer uma abordagem em equipe interdisciplinar e colaborativa. A enfermeira desempenha um papel central no cuidado e no fornecimento contínuo de orientações a esse grupo de clientes.

### Avaliação do cliente

A avaliação de enfermagem do cliente com IC focaliza o monitoramento da efetividade da terapia e da capacidade do cliente de entender e implementar as estratégias de automanejo. Sinais e sintomas de sobrecarga hídrica sistêmica e pulmonar são registrados e relatados imediatamente, de forma que os ajustes possam ser feitos na terapia. A enfermeira deve considerar a resposta emocional do cliente ao diagnóstico de IC, uma condição crônica e muitas vezes progressiva.

A história de saúde se concentra nos sinais e sintomas de IC, como dispneia, **dispneia aos esforços**, sensação de falta de ar que ocorre ao esforço, e tosse. Distúrbios do sono, sobretudo o sono repentinamente interrompido por dispneia, chamado de *dispneia paroxística noturna*, podem ser relatados. A enfermeira também pergunta sobre a quantidade de travesseiros necessários para que o cliente consiga dormir (uma indicação de **ortopneia** – dispneia quando se encontra na posição deitada), edema, sintomas abdominais, alteração do estado mental, atividades da vida diária, peso diário e atividades que causam fadiga. A enfermeira explora a compreensão do cliente sobre a IC, suas estratégias de automanejo e seu desejo de aderir a essas estratégias. Ela também ajuda os clientes a identificar o impacto da doença sobre a qualidade de vida e as habilidades de enfrentamento que eles têm usado. Familiares e outras pessoas importantes são, muitas vezes, incluídos nessas discussões.

### Monitoramento do balanço hídrico

Se o cliente estiver hospitalizado, a enfermeira mede o débito de maneira criteriosa para estabelecer uma linha basal com a qual a efetividade da terapia diurética será comparada. Os registros da ingestão e do débito são rigorosamente mantidos. É importante saber se o cliente tem ingerido mais líquido do que tem eliminado (balanço hídrico positivo), o que, então, é correlacionado com ganho de peso. O cliente precisa ser monitorado quanto a **oligúria** (débito urinário < 400 m$\ell$/24 h) ou anúria (débito urinário < 100 m$\ell$/24 h).

O cliente é pesado diariamente no hospital ou em casa, na mesma hora do dia, com o mesmo tipo de roupa e a mesma balança. Se houver alterações importantes no peso (como 1 ou 1,5 quilo a mais em um dia ou um aumento semanal superior a 2,5 quilos), o cliente é instruído a notificar o médico ou a ajustar os medicamentos (como aumento da dose de diurético) de acordo com as instruções já fornecidas pelo médico.

**Tabela 15.3** Tratamento farmacológico da insuficiência cardíaca.

| Classe do medicamento | Farmacocinética | Indicações e implicações de enfermagem |
| --- | --- | --- |
| Diuréticos | Os diuréticos estimulam os rins a excretar sódio, cloreto e água, reduzindo o volume hídrico. São redutores da pré-carga | • Os diuréticos nunca devem ser usados isoladamente no tratamento da IC, pois não evitam mais dano miocárdico<br>• Diuréticos de alça, como furosemida, bumetanida e torsemida, são os diuréticos de 1ª linha preferenciais devido à sua eficácia nos clientes com ou sem comprometimento renal<br>• Espironolactona de dose baixa pode ser adicionada ao regime do cliente, caso tenha apresentado sintomas recorrentes ou recentes em repouso, apesar da terapia com IECA, betabloqueadores, digoxina e diuréticos |

*(continua)*

**Tabela 15.3** Tratamento farmacológico da insuficiência cardíaca. (*continuação*)

| Classe do medicamento | Farmacocinética | Indicações e implicações de enfermagem |
|---|---|---|
| Inotrópicos | Os inotrópicos afetam a força de contração do miocárdio. Inotrópicos positivos aumentam a força de contração do miocárdio e também a carga de trabalho cardíaca e a demanda de oxigênio. Inotrópicos negativos diminuem a força de contração do miocárdio e reduzem a carga de trabalho do coração e a demanda de oxigênio | • A digoxina aumenta a capacidade do coração de se contrair e melhora os sintomas de IC e a tolerância ao exercício em clientes com IC leve a moderada<br>• As principais reações adversas dos inotrópicos positivos incluem arritmias, problemas gastrintestinais como anorexia e sintomas neurológicos como confusão<br>• Dobutamina, dopamina e milrinona são inotrópicos positivos IV. Também podem ser usados no suporte a longo prazo (como em clientes à espera do transplante cardíaco) via cateter venoso central ou central de inserção periférica |
| IECA | Inibidores da enzima conversora de angiotensina (IECA), como captopril e enalapril, bloqueiam a conversão de angiotensina I em II, um vasoconstritor que pode elevar a pressão arterial. Esses medicamentos aliviam os sintomas da IC, causando vasodilatação e diminuição da carga de trabalho do miocárdio. São redutores da pré e da pós-carga. Fornecem proteção renal | • A reação adversa mais comum aos IECA é a tosse seca. Outras reações adversas incluem hipotensão, piora da função renal e retenção de potássio. |
| Bloqueadores do receptor de angiotensina II | Os antagonistas do receptor de angiotensina II bloqueiam de maneira seletiva a ligação da angiotensina II com os receptores teciduais específicos na musculatura lisa vascular e nas glândulas suprarrenais<br>Os efeitos gerais incluem: bloqueio do efeito vasoconstritor do sistema renina-angiotensina; bloqueio da liberação de aldosterona, levando à redução da retenção de sódio e água; pouco efeito sobre o potássio. São redutores da pré e da pós-cargas | • Clientes que não conseguem usar IECA podem receber prescrição de bloqueadores do receptor de angiotensina. Essa terapia reduz os efeitos do sódio e a retenção de água, vasoconstrição e remodelamento miocárdico |
| Antagonistas do receptor de aldosterona | Os antagonistas dos receptores de aldosterona, como eplerenona, bloqueiam a ligação da aldosterona com os receptores nos rins. Isso permite que os rins eliminem excesso de água e sódio. São redutores da pré-carga | • Similares aos IECA nas implicações de enfermagem. As evidências sugerem que os clientes não apresentam o efeito colateral da tosse, como o fazem com IECA |
| Betabloqueadores | Bloqueadores beta-adrenérgicos, como bisoprolol, metoprolol e carvedilol, bloqueiam os efeitos das catecolaminas, resultando em redução da frequência cardíaca, vasoconstrição periférica e isquemia miocárdica. Os betabloqueadores podem interferir na passagem de ar para os pulmões. No entanto, os betabloqueadores seletivos evitam esse problema<br>São inotrópicos negativos | • A terapia em longo prazo reduz os sintomas da IC e melhora o estado funcional do cliente |
| Nesiritida | Nesiritida é uma preparação de peptídio natriurético humano do tipo B (BNP) que imita a ação do BNP endógeno, causando diurese e vasodilatação, reduzindo a PA e melhorando o débito cardíaco. É um redutor da pré e da pós-cargas | • É fornecida apenas pela via IV |
| Vasodilatadores/nitratos | Relaxamento da musculatura lisa venosa e arterial<br>São redutores da pré e da pós-cargas | • A combinação de hidralazina e nitratos é recomendada (Jessup, Abraham, Casey *et al.*, 2009) para melhorar os resultados de clientes com sintomas moderados a graves de IC e que estejam em uso de IECA, betabloqueadores e diuréticos |

**Tabela 15.4** Modalidades para o tratamento de insuficiência cardíaca.

| Modalidade | Indicações | Descrição/procedimento |
|---|---|---|
| Ultrafiltração (UF) | Ameniza os sintomas de clientes com IC descompensada e pode ajudar alguns clientes a responder mais uma vez à terapia medicamentosa convencional; é um processo extracorpóreo de baixo volume que remove líquido do compartimento intravascular | • Usa uma bomba mecânica e um hemofiltro para remover um volume específico de líquido em cada tratamento, aliviando os sintomas do cliente<br>• O tempo de tratamento varia, dependendo das necessidades do cliente<br>• Durante o tratamento, o volume de líquido intravascular permanece estável, uma vez que o líquido desvia do espaço intersticial para substituir a perda hídrica do tratamento, o que reduz o edema e o terceiro espaço. Tipicamente, os clientes não se tornam hipotensos ou hipovolêmicos com o tratamento (Soat, 2008; Bartone, Saghir, Menon et al., 2008) |
| Terapia de ressincronização cardíaca | No cliente com IC que não apresenta melhora com a terapia padrão, a terapia de ressincronização cardíaca (TRC) pode ser benéfica. A TRC envolve o uso de marca-passo biventricular para tratar os defeitos de condução elétrica. O bloqueio de ramo esquerdo é uma característica da condução retardada, frequentemente vista nos clientes com IC, que resulta em condução e contração assincrônicas dos ventrículos direito e esquerdo, o que pode diminuir ainda mais a FE (Hunt, 2009) | • O uso de dispositivo de ritmo com derivações colocadas no átrio direito, no ventrículo direito e na veia cardíaca do ventrículo esquerdo pode sincronizar as contrações dos ventrículos direito e esquerdo. Essa intervenção tem mostrado que melhora o débito cardíaco, otimiza o consumo de energia pelo miocárdio, reduz a regurgitação mitral e retarda o processo de remodelamento ventricular. Para clientes selecionados, resulta em menos sintomas e em melhora do estado funcional (Hunt, 2009). Para clientes que requerem TRC e um desfibrilador cardíaco implantável (DCI), dispositivos combinados estão disponíveis |
| Desfibriladores cardíacos implantáveis (DCI) | Clientes com IC correm alto risco de arritmias. Nos clientes com arritmias potencialmente fatais, a colocação de um DCI pode evitar a morte súbita e prolongar a sobrevida | • DCI podem fornecer inúmeras terapias, que incluem cardioversão, desfibrilação e ritmo. Uma derivação ou derivações são colocadas nos endocárdios das câmaras apropriadas e fixadas a uma caixa geradora, que pode ser implantada no tórax direito ou no esquerdo, sob a clavícula |
| Dispositivos de acesso cardíaco/terapia definitiva | Clientes com IC em estágio terminal podem requerer um dispositivo de auxílio ventricular (DAV) para que o ventrículo em falência obtenha um suporte maior. O DAV pode reduzir a carga de trabalho e a isquemia miocárdica, limitar o dano cardíaco permanente e restaurar a perfusão orgânica adequada. Indica-se seu uso, por exemplo: como medida contemporizadora até a recuperação do miocárdio na falência ventricular aguda (como choque, IAM etc.), como medida temporária até o transplante cardíaco na falência ventricular crônica e como terapia permanente para IC crônica em fase terminal. É também conhecido como *terapia definitiva* | • DAV são bombas mecânicas de sangue que trabalham melhorando ou substituindo a função dos ventrículos direito ou esquerdo<br>• Os dispositivos atualmente mais disponíveis são os cirurgicamente implantados, e requerem desvio cardiopulmonar para a implantação. Os dispositivos de auxílio percutâneos estão em desenvolvimento, e existe um comercialmente disponível chamado TandemHeart; pode ser uma medida temporária até o transplante de coração (Kale e Fang, 2008) |
| Transplante cardíaco | Para alguns clientes com IC em fase terminal, o transplante cardíaco é a única opção para a sobrevida a longo prazo (Garratti, 2008). Alguns desses clientes requerem assistência mecânica circulatória de um dispositivo de auxílio ventricular implantado como terapia-ponte para o transplante de coração. A pesquisa continua rumo à perfeição de um coração artificial totalmente implantável que possa ser usado como alternativa ao transplante | • O transplante de coração envolve substituição do coração doente por um coração doado. Constitui uma opção para os clientes com IC avançada quando todas as outras terapias tiverem falhado |

## BOXE 15.2 — Pesquisa em enfermagem.

### Conexão com a prática baseada em evidências

O que as evidências sugerem para auxiliar a manter a vida dos clientes com dispositivos de assistência ventricular ou que tenham sido submetidos a transplante de coração?

Hallas, C., Banner, N. R., Wray, J. (2009). A qualitative study of the psychological experience of patients during and after mechanical cardiac support. *Journal of Cardiovascular Nursing, 24* (1), 31-39.

### Objetivo

As evidências indicam que a mortalidade dos clientes que requereram intervenções cirúrgicas cardíacas (implantação de dispositivo de assistência ventricular ou transplante do coração) no tratamento de IC diminuiu quando comparada aos clientes que apenas receberam a terapia conservadora. Até hoje, há poucas pesquisas publicadas que abordam os ajustes psicológicos de clientes que requerem DAV para manejar a IC.

### Delineamento

Foi usado um estudo transversal que utilizou a teoria fundamentada em dados. Vinte e quatro clientes foram convidados a participar desse estudo. Um total de 11 clientes (8 homens e 3 mulheres) concordou em ser entrevistado. A partir dessa amostra, foram entrevistados 4 clientes enquanto estavam com DAV; 4 clientes que estavam sendo tratados de maneira conservadora com medicamentos de IC após terem sido removidos do DAV; e 3 clientes após o transplante de coração, ocorrido depois de terem recebido suporte por DAV. A idade dos participantes variou de 18 a 60 anos. Todos os participantes estavam clinicamente estáveis no momento do estudo.

A análise das transcrições das entrevistas indicou que havia uma categoria central relacionada com a adaptação psicológica, com seis categorias conceituais associadas à categoria central. Todos os clientes identificaram a percepção do controle como a categoria central da sua construção cognitiva de qualidade de vida. Além disso, três categorias conceituais foram identificadas, as quais diretamente se relacionavam com o controle: construção do cliente da sua normalidade, seu estado emocional, e pensamentos e sentimentos a respeito da incerteza sobre o futuro. Para os clientes que estavam com DAV, o impacto do DAV e a natureza do adoecimento também foram considerados categorias conceituais.

### Implicações de enfermagem

Este foi um estudo com uma amostra transversal pequena de clientes com IC em estado terminal. É preciso estar atento a fim de não generalizar esses achados para as questões relacionadas aos clientes com IC menos grave. As enfermeiras podem usar esses resultados para direcionar o plano de cuidado relacionado com a inclusão do cliente na otimização do controle. Por exemplo, assistir os clientes nas atividades de vida diária, compartilhando e apoiando as decisões de cuidado, pode acelerar o senso de controle por parte deles.

## Insuficiência cardíaca aguda e edema pulmonar

**Edema pulmonar** é o acúmulo anormal de líquido nos pulmões. O líquido pode se acumular nos espaços intersticiais e nos alvéolos. O edema pulmonar pode ser categorizado em dois subgrupos, dependendo da etiologia: cardiogênico e não cardiogênico (Bashore, Granger, Hranitzky e Patel, 2010).

### Fisiopatologia

O edema pulmonar cardiogênico é um evento agudo resultante da IC. Pode ocorrer de forma aguda, como com um IAM, ou pode ser uma exacerbação da IC crônica. A cicatrização do miocárdio consequente à isquemia pode limitar a distensibilidade do ventrículo e conferir vulnerabilidade ao aumento súbito da carga de trabalho. Com a resistência aumentada ao enchimento ventricular esquerdo, o sangue volta para a circulação pulmonar. O cliente rapidamente desenvolve edema pulmonar, resultante da sobrecarga de volume de sangue nos pulmões. O edema pulmonar também pode ser causado por distúrbios não cardíacos, como insuficiência renal, insuficiência hepática e condições oncológicas que fazem com que o corpo retenha líquido. A fisiopatologia é similar àquela observada na IC, na qual o ventrículo esquerdo não consegue lidar com a sobrecarga de volume, e o volume sanguíneo e a pressão arterial aumentam no átrio esquerdo. A rápida elevação da pressão atrial ocasiona aumento agudo da pressão venosa pulmonar, o que produz elevação da pressão hidrostática que força o líquido dos capilares pulmonares para os espaços intersticiais e alvéolos.

O comprometimento da drenagem linfática também contribui para o acúmulo de líquido nos tecidos pulmonares. O líquido nos alvéolos se mistura com o ar, criando "bolhas", as quais são expelidas pela boca e pelo nariz, produzindo o clássico sinal do edema pulmonar: escarro espumoso e rosado (tingido de sangue). Em virtude do líquido dentro dos alvéolos, o ar não consegue entrar e as trocas gasosas são prejudicadas. A consequência é hipoxemia, a qual é muitas vezes grave. O surgimento pode ser precedido por sintomas premonitórios de congestão pulmonar, mas isso também pode se desenvolver rapidamente no cliente com ventrículo com pouca reserva para atender às necessidades maiores de oxigênio.

### Manifestações clínicas e avaliação

Em consequência da diminuição da oxigenação cerebral, o cliente se torna cada vez mais ansioso e agitado. As manifestações clínicas incluem súbita dispneia, sufocação ou sensação de asfixia, tosse que produz muito esputo espumoso (pode ser tingido de sangue), pele fria e úmida, leitos ungueais cianóticos (azulados), pulso rápido e fraco, estertores pulmonares, sibilos expiratórios e distensão das veias do pescoço.

Além disso, a demanda de oxigênio cresce, ainda que a saturação de oxigênio esteja significativamente diminuída. O cliente, quase sufocado pelo líquido espumoso e tingido de sangue que enche os alvéolos, encontra-se, literalmente, afogando-se em secreções. A situação requer ação imediata.

## Manejo clínico e de enfermagem

Embora a etiologia do edema pulmonar possa variar, o manejo dos sintomas segue o plano de manejo clínico similar ao tratamento da IC descompensada (oxigênio, diuréticos, redução farmacológica da pré e da pós-carga e possivelmente monitoramento hemodinâmico). Outras terapias podem incluir resgate precoce com ventilação por máscara não invasiva e terapia broncodilatadora com medicamentos seletivos beta$_2$-agonistas, como albuterol (Johnson, 2009).

## Choque cardiogênico

O **choque cardiogênico** se instala quando o DC diminuído leva à perfusão tecidual inadequada e ao início da síndrome do choque. O choque cardiogênico pode ocorrer após o IAM, quando uma grande área do miocárdio se torna isquêmica, necrótica e hipocinética (movimento muscular lento ou diminuído). Também pode ocorrer em decorrência de IC em fase terminal, tamponamento cardíaco, embolia pulmonar (EP), miocardiopatia e arritmias. O choque cardiogênico é uma condição potencialmente fatal com alta taxa de mortalidade.

### Fisiopatologia

Os sinais e sintomas de choque cardiogênico refletem a natureza circular da fisiopatologia da IC. O grau de choque é proporcional à extensão da disfunção ventricular esquerda. O músculo cardíaco perde o poder de contratilidade, resultando em redução marcante do volume sistólico (VS) e do débito cardíaco (DC). O DC reduzido, por sua vez, reduz a pressão arterial e a perfusão tecidual nos órgãos vitais (coração, cérebro, pulmões e rins). O fluxo para as artérias coronárias é menor, ocasionando a diminuição do suprimento de oxigênio para o miocárdio, o que aumenta a isquemia e reduz ainda mais a habilidade de bombeamento do coração. O esvaziamento inadequado do ventrículo também produz elevação das pressões ventriculares, congestão pulmonar e edema pulmonar, exacerbando a hipoxia, causando isquemia dos órgãos vitais e estabelecendo um círculo vicioso.

### Manifestações clínicas e avaliação

Os sinais clássicos de choque cardiogênico são aqueles de hipoperfusão tecidual, resultando de IC e estado de choque. Incluem hipoxia cerebral (agitação, confusão, inquietude), hipotensão, pulso rápido e fraco, pele fria e úmida, taquipneia com presença de estertores e diminuição do débito urinário. Inicialmente, a gasometria arterial pode revelar alcalose respiratória. Arritmias são comuns e consequentes à isquemia miocárdica.

O cliente com choque cardiogênico é tratado na unidade de terapia intensiva. Um cateter de artéria pulmonar pode ser inserido para medir o DC e outros parâmetros hemodinâmicos que são usados para avaliar a gravidade do problema e orientar o manejo do cliente. A pressão capilar pulmonar (estimativa indireta da pressão atrial esquerda) se encontra alta, e o DC, menor, conforme o ventrículo esquerdo vai perdendo sua capacidade de bombear. A resistência vascular sistêmica está elevada devido à estimulação do sistema nervoso simpático, que ocorre como resposta compensatória à queda da pressão. O fluxo sanguíneo menor para os rins produz uma resposta hormonal (*i. e.*, ativação do sistema renina-angiotensina-aldosterona), que causa retenção de líquido e mais vasoconstrição. Intensificação da FC, volume circulante e vasoconstrição ocorrem para manter a circulação para o cérebro, coração, rins e pulmões, mas a um custo: aumento da carga de trabalho do coração.

A redução do volume sanguíneo fornecido aos tecidos resulta em aumento do oxigênio extraído do sangue que é levado aos tecidos (para tentar atender às demandas celulares de oxigênio). A extração acentuada de oxigênio sistêmico causa queda da saturação de oxigênio venosa (mista e central). As necessidades de oxigênio celular não podem ser atendidas, ocorrendo metabolismo anaeróbico e acúmulo de ácido láctico. A oximetria venosa central contínua e a medição dos níveis de ácido láctico sanguíneo podem ajudar a analisar a gravidade do choque, bem como a efetividade do tratamento. No Capítulo 55 há mais discussões sobre os níveis de ácido láctico.

A continuação da hipoperfusão celular acaba resultando em falência orgânica. O cliente se torna refratário ao tratamento, hipotensão grave é observada e o cliente desenvolve respirações superficiais e pele fria, cianótica ou mosqueada. A gasometria revela acidose metabólica, e todos os exames laboratoriais indicam disfunção orgânica.

### Manejo clínico

A abordagem mais importante no tratamento do choque cardiogênico inclui a correção do problema de base, a redução da demanda para o coração, o aumento da oxigenação e o restabelecimento da perfusão tecidual. Por exemplo, se a insuficiência ventricular for resultante do IAM, a intervenção coronária percutânea de emergência pode ser indicada. Arritmias importantes são corrigidas, pois podem ter facilitado ou causado o choque. Se o cliente apresenta hipervolemia, a diurese induzida é indicada. Diuréticos, vasodilatadores e terapias mecânicas, como terapia de substituição renal contínua, têm sido usados para reduzir o volume de sangue circulante. Se houver suspeita ou detecção de hipovolemia (baixo volume intravascular) por meio das leituras da pressão hemodinâmica, o cliente recebe expansores de volume IV (como soro fisiológico, solução lactato de Ringer, albumina), com o objetivo de corrigir déficits de volume isotônico. O cliente é mantido em repouso estrito ao leito para conservar energia. Se o cliente apresentar hipoxemia, conforme detectado pela oximetria de pulso ou pela gasometria, a administração de oxigênio é intensificada, muitas vezes sob pressão positiva quando o fluxo regular é insuficiente para atender às demandas teciduais. Intubação e sedação podem ser necessárias para manter a oxigenação. Os ajustes da ventilação mecânica são feitos de acordo com o estado de oxigenação do cliente e a necessidade de conservação de energia. O manejo do ventilador mecânico é discutido no Capítulo 55.

## Derrame pericárdico e tamponamento cardíaco

O derrame pericárdico (acúmulo de líquido no saco pericárdico) pode acompanhar pericardite, IC avançada, carcinoma metastático, cirurgia cardíaca ou trauma.

## Fisiopatologia

Normalmente, o saco pericárdico contém menos de 50 mℓ de líquido, o qual é necessário para diminuir a fricção do coração em batimento. O aumento do volume de líquido pericárdico eleva a pressão no saco pericárdico e comprime o coração, exercendo os seguintes efeitos:

- Aumento das pressões diastólicas finais dos ventrículos esquerdo e direito
- Diminuição do retorno venoso
- Incapacidade dos ventrículos de se distender e se encher adequadamente.

O líquido pericárdico pode se acumular lentamente sem causar sintomas notáveis até que grandes volumes sejam acumulados. No entanto, o derrame que se desenvolve com rapidez pode estirar o pericárdio até seu tamanho máximo e, devido à elevação da pressão pericárdica, o retorno venoso para o coração é obstruído e o volume de sangue bombeada para fora em cada contração é menor, o que diminui o DC. O resultado é o tamponamento cardíaco (p. ex., compressão do coração).

## Manifestações clínicas e avaliação

O cliente pode relatar uma sensação de plenitude no tórax ou dor substancial ou indistinta. A sensação de pressão no tórax pode resultar do estiramento do saco pericárdico. Devido à pressão aumentada dentro do pericárdio, a pressão venosa tende a crescer, conforme evidenciado pela ingurgitação das veias do pescoço. Se as pressões hemodinâmicas forem monitoradas, a enfermeira observa pressões diastólicas equilibradas em todas as câmaras, de forma que as pressões atriais direita e esquerda, a pressão diastólica final do ventrículo direito, a pressão diastólica final do ventrículo esquerdo e as pressões diastólicas da artéria pulmonar se tornam iguais ou quase iguais (diferença < 3 a 5 mmHg) (Belenkie, 2005). Outros sinais incluem dispneia, tosse e pressão arterial lábil ou baixa. A pressão sistólica que se encontra menor durante a inalação é chamada de **pulso paradoxal**. A diferença na pressão sistólica entre o ponto em que é auscultada durante a expiração e o ponto em que é auscultada durante a inalação é medida. O pulso paradoxal excedente a 10 mmHg é anormal. Um ruído de atrito pericárdico pode ser ouvido. Os sinais de tamponamento cardíaco são queda da pressão sistólica, estreitamento da pressão de pulso, elevação da pressão venosa (aumento da DVJ) e bulhas cardíacas hipofonéticas (Figura 15.4). Se não tratado, o resultado pode ser choque e morte.

A radiografia torácica revela um grande derrame pericárdico. Um ecocardiograma é realizado para confirmar o diagnóstico.

## Manejo clínico e de enfermagem

### Pericardiocentese

Se a função cardíaca for seriamente comprometida em consequência do derrame pericárdico, a **pericardiocentese** (punção do saco pericárdico para aspirar líquido pericárdico) é realizada (Figura 15.5). O objetivo principal do procedimento é evitar o tamponamento cardíaco, o qual restringe o enchimento cardíaco e a contração cardíaca normais.

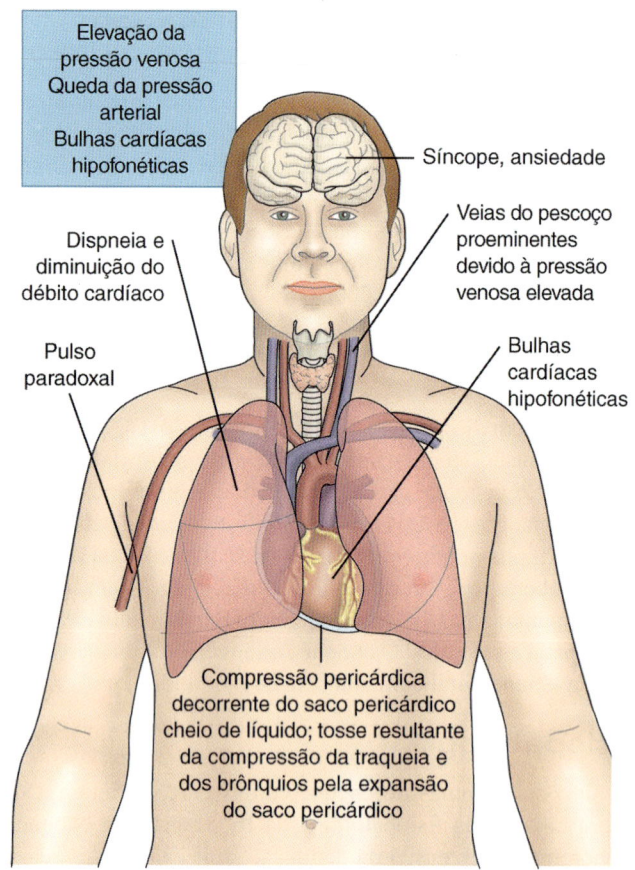

**Figura 15.4** Os achados da avaliação do tamponamento cardíaco resultante de derrame pericárdico incluem sensação de desmaio, dispneia e ansiedade decorrente do débito cardíaco reduzido, tosse causada pela pressão criada na traqueia pelo edema do saco pericárdico, distensão das veias do pescoço devido à elevação da pressão venosa, pulso paradoxal e bulhas cardíacas hipofonéticas.

Durante o procedimento, sinais vitais, saturação de oxigênio, ECG e, se aplicável, pressões hemodinâmicas são medidos. Equipamentos de reanimação emergencial devem estar prontamente disponíveis. A cabeceira da cama deve ser elevada até 45° a 60°, colocando o coração em proximidade com a parede torácica, de modo que a agulha possa ser inserida no saco pericárdico com mais facilidade. Caso se torne necessária a administração de medicamentos com emergência ou de sangue e hemoderivados, um acesso venoso periférico deve ser puncionado, infundindo lentamente uma solução prescrita.

A agulha de aspiração pericárdica é fixada a uma seringa de 50 mℓ conectada a uma torneira de 3 vias. Vários possíveis locais são usados para a aspiração pericárdica. Tipicamente, a ultrassonografia é usada para guiar a colocação da agulha no espaço pericárdico. A agulha é avançada lentamente até penetrar no pericárdio e o líquido ter sido obtido.

Queda resultante na pressão venosa central e aumento associado da pressão arterial após a retirada do líquido pericárdico indicam que o tamponamento cardíaco foi aliviado. O cliente quase sempre sente alívio imediato. Se houver um volume substancial de líquido, um pequeno cateter pode ser deixado para drenar as coleções recorrentes de sangue ou líquido. O líquido pericárdico é enviado para o laboratório

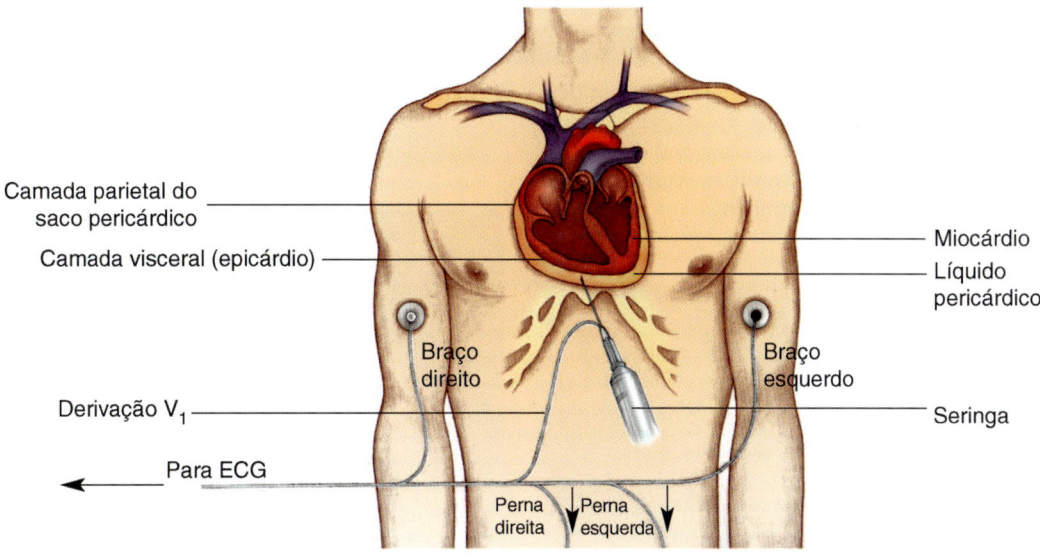

**Figura 15.5** Pericardiocentese. De Lippincott Williams & Wilkins. (2010). *Cardiovascular care made incredibly visual.* (2nd ed., p. 231). Philadelphia: Lippincott Williams & Wilkins.

para pesquisa de células tumorais, cultura bacteriana, análises sorológica e química, e contagem diferencial das células sanguíneas.

Complicações da pericardiocentese incluem punção da artéria coronária ou do ventrículo, arritmias, laceração pleural, punção gástrica e trauma miocárdico. Após a pericardiocentese, o ritmo cardíaco, a pressão arterial, a pressão venosa e as bulhas cardíacas do cliente são monitorados para detectar possível recorrência de tamponamento cardíaco. Se recorrer, será preciso repetir a aspiração. O tamponamento cardíaco pode requerer tratamento cirúrgico por drenagem pericárdica a céu aberto chamada de pericardiotomia.

### Pericardiotomia

Derrames pericárdicos recorrentes, em geral associados à doença neoplásica, podem ser tratados por **pericardiotomia** (janela pericárdica). Sob anestesia geral, uma porção do pericárdio é excisada para possibilitar que o líquido pericárdico seja drenado para o sistema linfático. O planejamento da assistência de enfermagem neste caso deve considerar as especificidades de uma cirurgia cardíaca (ver Capítulo 14).

## Parada cardiorrespiratória

A parada cardiorrespiratória é a interrupção da atividade miocárdica ventricular, associada à ausência de respiração, e ocorre quando o coração deixa de produzir pulso efetivo e de circular sangue.

### Fisiopatologia

A parada cardiorrespiratória pode ser causada por um evento cardíaco elétrico, como fibrilação ventricular, bradicardia profunda progressiva ou assistolia. A parada cardiorrespiratória também pode ocorrer quando existe atividade elétrica, mas não há contração cardíaca ou volume circulante efetivo, o que é chamado de **atividade elétrica sem pulso (AESP)**. A AESP pode ser causada por hipovolemia (p. ex., sangramento excessivo), hipoxia, hipotermia, edema pulmonar massivo, IAM e superdosagem de medicamentos (p. ex., betabloqueadores, bloqueadores do canal de cálcio).

### Manifestações clínicas e avaliação

Na parada cardiorrespiratória, a consciência, o pulso e a pressão arterial são imediatamente perdidos. Movimentos respiratórios ineficazes ou respirações agônicas podem preceder a parada. As pupilas dos olhos começam a se dilatar em 45 segundos. Convulsões podem ou não ocorrer.

Os riscos de dano cerebral irreversível e morte crescem a cada minuto desde o momento da parada cardiorrespiratória. O intervalo varia com a idade e a condição de base do cliente. Durante esse período, o diagnóstico precisa ser feito e medidas precisam ser tomadas imediatamente para restabelecer a circulação.

### Manejo emergencial | Reanimação cardiopulmonar

A reanimação cardiopulmonar (RCP) fornece fluxo sanguíneo para os órgãos vitais até a circulação efetiva ser restabelecida. O protocolo de suporte básico de vida da RCP consiste em: vias respiratórias, ventilação, circulação e desfibrilação (Boxe 15.3). Uma vez estabelecida a perda de consciência, a prioridade da reanimação para um adulto na maioria dos casos é dar um telefonema para ativar o sistema de atendimento médico de emergência (SME). Exceções a isso incluem quase afogamento, superdosagem de medicamento ou drogas, e situações de parada respiratória, para os quais 2 min de RCP devem ser feitos antes da ativação do SME.

A reanimação de adultos consiste nos seguintes passos:

1. *Vias respiratórias*: manutenção das vias respiratórias pérvias
2. *Ventilação*: fornecimento de ventilação artificial por meio da respiração de resgate

## BOXE 15.3 — RCP realizada por uma pessoa.

1. Após acionar a equipe de emergência ou solicitar um desfibrilador quando um cliente estiver irresponsivo, posicione-o em decúbito dorsal sobre uma superfície dura e garanta a abertura das vias respiratórias. Verifique se a respiração é adequada por 10 segundos.

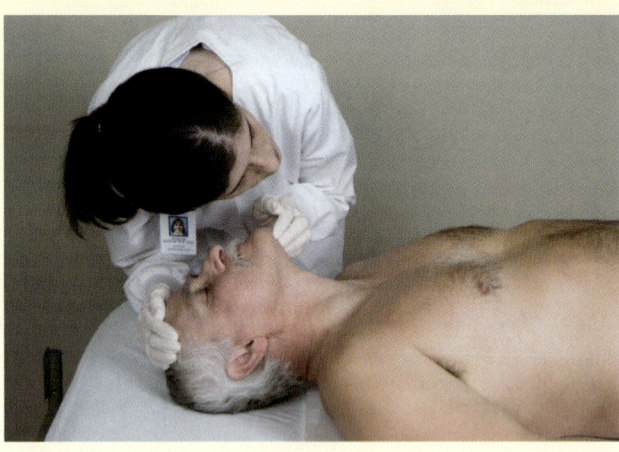

2. Forneça duas respirações que façam o tórax elevar a 1 segundo por respiração. Se ineficaz, reposicione as vias respiratórias e tente de novo.

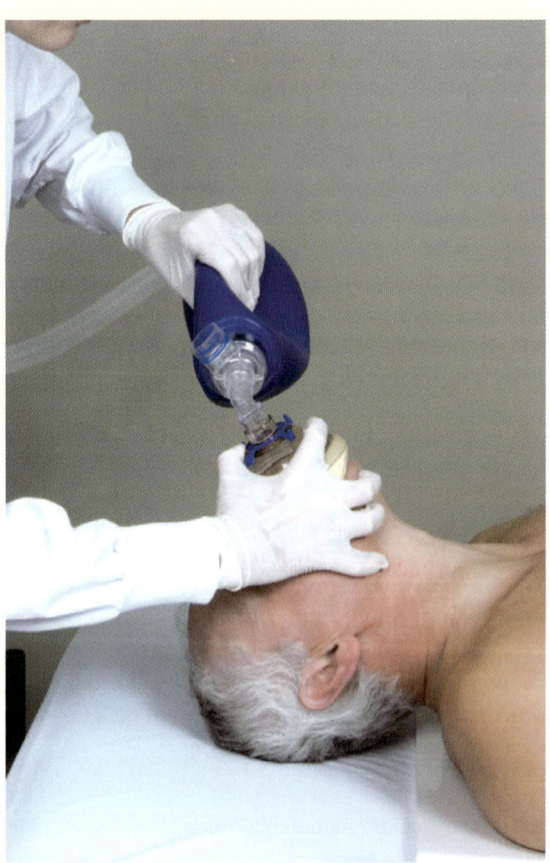

3. Palpe o pulso carotídeo por não mais que 10 segundos. A não ser que o pulso definitivo seja sentido, inicie as compressões torácicas.

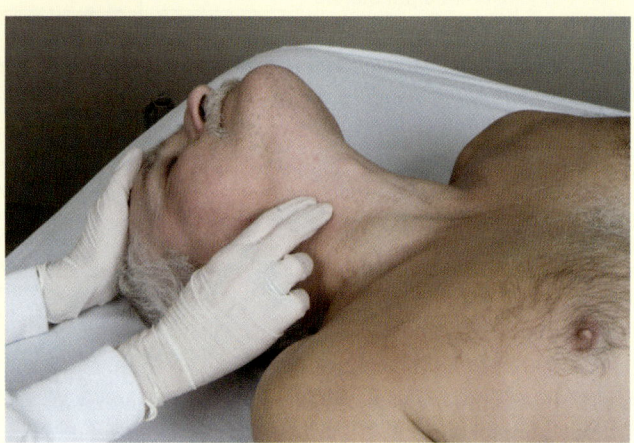

4. Coloque as mãos uma em cima da outra sobre a metade inferior do esterno entre os mamilos, com os cotovelos travados. Comprima o tórax em 3 a 5 cm (ou em um terço da sua profundidade) em uma frequência de 100 por minuto, mantendo as mãos sobre ele. Dê o mesmo tempo para as compressões e retorno do tórax ao normal. Continue por 30 compressões e, depois disso, forneça 2 ventilações e volte para as compressões rapidamente por 5 ciclos (2 min) antes de verificar o pulso novamente.

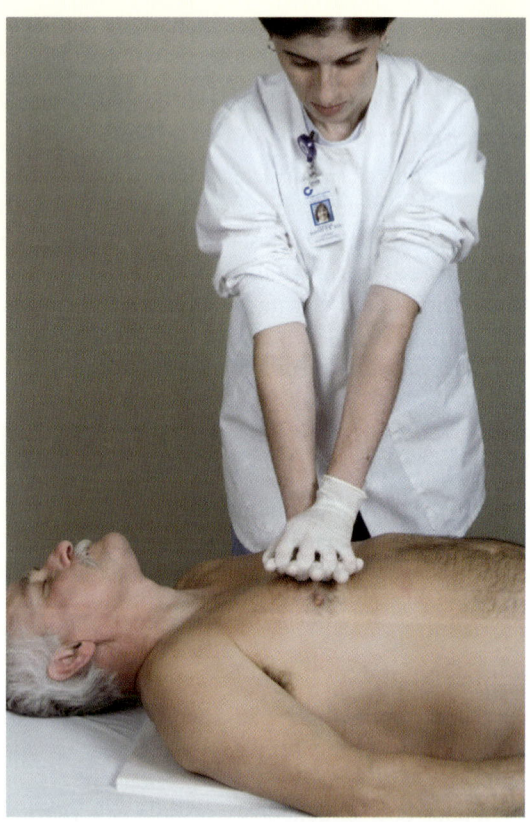

3. *Circulação*: promoção da circulação artificial por compressão cardíaca externa; administração de terapia medicamentosa (p. ex., epinefrina para assistolia)
4. *Desfibrilação*: choque com desfibrilador padrão ou desfibrilador externo automático (DEA) para taquicardia ventricular e fibrilação ventricular.

Se o cliente já estiver sendo monitorado ou for imediatamente conectado ao monitor usando-se pás multifuncionais (encontradas na maioria dos desfibriladores) e o ECG revelar taquicardia ventricular ou fibrilação ventricular, a desfibrilação imediata em vez de RCP deve ser o tratamento de escolha. A RCP é realizada inicialmente apenas se o desfibrilador não estiver disponível de imediato. A taxa de sobrevida diminui a cada minuto que a desfibrilação é atrasada (Hazinski, 2010). Se o cliente não for submetido à desfibrilação em 10 min, a chance de sobrevida é quase a zero. No Capítulo 17 há mais detalhes sobre desfibrilação.

Pesquisas recentes sobre RCP realizada no campo por leigos em pessoas em parada cardiorrespiratória fora do hospital sugerem a eliminação da respiração boca a boca ou da respiração de resgate e o uso apenas da compressão cardíaca "somente manual". Nenhuma diferença na sobrevida dos clientes foi observada quando leigos receberam instruções emergenciais apenas para realizar a compressão em comparação à compressão associada à respiração de resgate. As diretrizes sobre como leigos devem realizar a RCP vão provavelmente ser atualizadas para refletir os achados atuais. Esses achados não se aplicam aos profissionais de saúde.

## Revisão do capítulo

### Exercícios de avaliação crítica

1. Compare a fisiopatologia das insuficiências cardíacas sistólica e diastólica.
2. Descreva o efeito dos IECA e dos bloqueadores dos receptores de angiotensina sobre o sistema renina-angiotensina-aldosterona e seus efeitos terapêuticos na IC.

### Questões objetivas

1. A eficácia do tratamento de um cliente com insuficiência ventricular direita é mais bem evidenciada por:
   A. Murmúrio vesicular
   B. Saturação de oxigênio superior a 96%
   C. Mucosas úmidas
   D. Pressão venosa central de 4 mmHg
2. Um cliente apresenta insuficiência ventricular direita. A enfermeira deve esperar qual dos seguintes sinais e/ou sintomas?
   A. Estertores na ausculta
   B. Distensão venosa jugular
   C. Edema pulmonar
   D. PVC normal
3. Para avaliar o balanço hídrico, em domicílio, um cliente com ICC deve ser orientado a:
   A. Monitorar a pressão arterial
   B. Avaliar os pulsos radiais
   C. Monitorar o peso diariamente
   D. Monitorar o peristaltismo
4. Distensão venosa jugular, bulhas cardíacas hipofonéticas e diminuição da pressão sistólica são sinais e sintomas clássicos de:
   A. IC
   B. Tamponamento pericárdico
   C. Edema pulmonar
   D. Choque cardiogênico
5. Qual dos seguintes medicamentos é comumente usado no tratamento de choque cardiogênico relacionado com a hipervolemia?
   A. Diuréticos
   B. Betabloqueadores
   C. Vasoconstritores
   D. Inotrópicos

## Bibliografia e leitura sugerida

A bibliografia e a leitura sugerida para este capítulo estão disponíveis no GEN-IO: http://gen-io.grupogen.com.br/gen-io/.

# CAPÍTULO 16

JEANINE L. MAY

# Manejo de Enfermagem | Doenças Cardíacas Infecciosas, Inflamatórias e Estruturais

## Objetivos de estudo

**Após ler este capítulo, você será capaz de:**

1. Diferenciar os distúrbios valvares cardíacos e discutir seu manejo
2. Descrever a fisiopatologia, as manifestações clínicas e o manejo dos clientes com estenose e regurgitação aórtica e mitral
3. Relatar os tipos de reparo e procedimentos de substituição de valva cardíaca usados no tratamento de problemas valvares, e o cuidado de enfermagem para os clientes submetidos a esses procedimentos
4. Discorrer sobre a fisiopatologia, as manifestações clínicas e o manejo de clientes com miocardiopatia
5. Apresentar a fisiopatologia, as manifestações clínicas e o manejo dos clientes com infecções cardíacas
6. Expor os princípios da antibioticoterapia profilática para clientes com doença valvar cardíaca, doença cardíaca reumática e endocardite infecciosa.

Os distúrbios cardíacos implicam em muitos desafios para o cliente, para seus familiares e para a equipe de saúde. Valvas cardíacas disfuncionais, defeitos de septo intracardíaco, miocardiopatias e doenças infecciosas do músculo cardíaco alteram o débito cardíaco. O cuidado de enfermagem de clientes portadores desses distúrbios requer a compreensão da anatomia do coração e da estrutura e função das valvas cardíacas, além do conhecimento das causas e do manejo de cada um.

## Doença valvar

A doença valvar cardíaca adquirida é, na maioria das vezes, uma doença crônica e progressiva que se desenvolve lentamente, embora possa se manifestar de maneira aguda em certas condições. Muitas vezes, mecanismos compensatórios mantêm o equilíbrio por um período de tempo estendido, podendo ser de anos antes da progressão da doença até o grau em que os sintomas se tornam evidentes e o tratamento é necessário. As causas comuns englobam doença degenerativa, doença cardíaca reumática e endocardite infecciosa.

A progressão da doença valvar cardíaca pode resultar em morte súbita, insuficiência cardíaca (IC), arritmias e AVE. As intervenções e o tratamento da doença valvar cardíaca adquirida visam à prevenção das sequelas de tromboembolia, fibrilação atrial, IC e hipertensão de artéria pulmonar.

Uma revisão detalhada da anatomia valvar cardíaca normal é encontrada no Capítulo 12 e ilustrada na Figura 16.1. Quando as valvas cardíacas não se fecham ou se abrem da maneira adequada, o fluxo sanguíneo é afetado. Ocorre **estenose** quando a abertura da valva é estreitada e o fluxo anterógrado de sangue pela valva é reduzido. A **regurgitação** ocorre quando as valvas não se fecham completamente e o sangue reflui pela valva. O **prolapso** da valva mitral (PVM) acontece quando a **valva mitral** não se fecha de modo apropriado e os folhetos da valva fazem protrusão para o átrio esquerdo durante a sístole. É necessário que a enfermeira entenda a função e a estrutura das valvas cardíacas, bem como as causas e o manejo dos distúrbios valvares, para que possa assistir de maneira efetiva os clientes. A Figura 16.2 mostra a fisiopatologia, e o Boxe 16.1 apresenta o manejo de enfermagem dos distúrbios valvares. Distúrbios valvares podem requerer reparo cirúrgico ou substituição da valva para corrigir o problema, dependendo da gravidade dos sintomas.

Distúrbios das **valvas pulmonar** e **tricúspide** também podem se desenvolver, embora com menos frequência e, geralmente, com menos sintomas e complicações. Em geral, a regurgitação tricúspide acontece com a estenose mitral devido ao aumento da carga de pressão e volume no lado direito do coração; também pode ser resultado de endocardite infecciosa. O reparo da

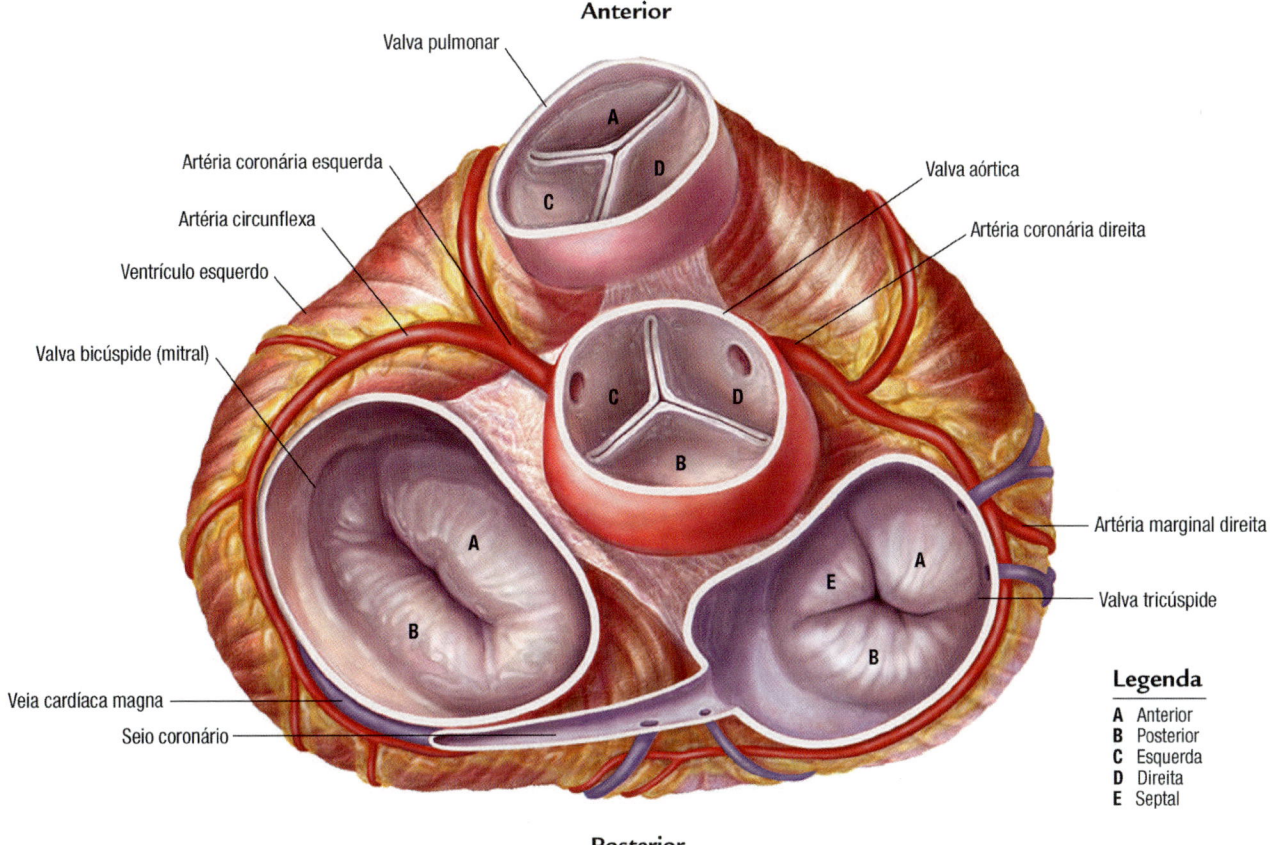

**Figura 16.1** O coração apresenta quatro valvas: duas atrioventriculares (AV) (bicúspide [mitral] e tricúspide) e duas semilunares (pulmonar e aórtica).

---

### BOXE 16.1 — Manejo de enfermagem das doenças valvares.

Sons cardíacos e pulmonares são auscultados, e os pulsos periféricos, palpados. A enfermeira procura no cliente com doença valvar cardíaca sinais e sintomas de IC, arritmias e outros sintomas, como lipotimia, síncope, fraqueza e dor torácica. A enfermeira identifica, primeiramente, qual o conhecimento e as informações que o cliente tem sobre a doença. A partir dessa avaliação, deve orientá-lo sobre o diagnóstico, sobre sua natureza progressiva e sobre o tratamento; e instruí-lo a relatar ao cardiologista o surgimento de novos sintomas ou alterações na sintomatologia. Além disso, a enfermeira colabora com o cliente no desenvolvimento de um plano de adesão à terapia medicamentosa, orientando sobre nome, dosagem, ações, efeitos adversos e todas as interações (com outros medicamentos ou com alimentos) das medicações usadas para IC, arritmias e outros sintomas. Precauções específicas são enfatizadas, como o risco para os clientes com estenose aórtica que apresentam angina de peito e utilizam nitroglicerina. A dilatação venosa promovida pela nitroglicerina diminui o retorno sanguíneo para o coração, reduzindo, desse modo, o débito cardíaco e aumentando o risco de síncope e de diminuição do fluxo de sangue da artéria coronária.

A enfermeira orienta o cliente sobre a importância da tentativa segura de aliviar a dor torácica com repouso antes de usar a nitroglicerina e de prever potenciais efeitos adversos.

---

valva tricúspide é indicado quando há regurgitação grave. A substituição da valva tricúspide é incomum. Doença de várias valvas é possível: regurgitação e estenose podem ocorrer ao mesmo tempo na mesma valva ou em outra diferente, ou uma doença pode acometer duas ou mais valvas.

## Estenose mitral

Na estenose mitral (EM), o orifício da valva é reduzido, e o fluxo de sangue do átrio esquerdo para o ventrículo esquerdo (VE) é prejudicado. Geralmente, a EM segue um curso lento e progressivo que pode ser acelerado em um momento posterior da vida.

## Fisiopatologia

Normalmente, a abertura da valva mitral tem o diâmetro aproximado de três dedos da mão. Em casos de estenose acentuada, o orifício pode equivaler à passagem de um lápis. A pressão atrial esquerda se eleva devido ao fluxo sanguíneo mais lento no VE pelo orifício mais estreito. O átrio esquerdo se dilata e se hipertrofia devido ao fluxo sanguíneo aumentado. O fluxo sanguíneo atrial lento pode levar à formação de trombo e tromboembolia. Uma vez que não existe uma valva funcional para proteger as veias pulmonares do fluxo retrógrado de sangue proveniente do átrio, a pressão venosa pulmonar sobe e a circulação fica congestionada. Consequentemente, o ventrículo direito (VD) precisa se contrair contra uma pressão pulmonar anormalmente alta, e o VD e o átrio direito se hipertrofiam. Acaba ocorrendo falência ventricular.

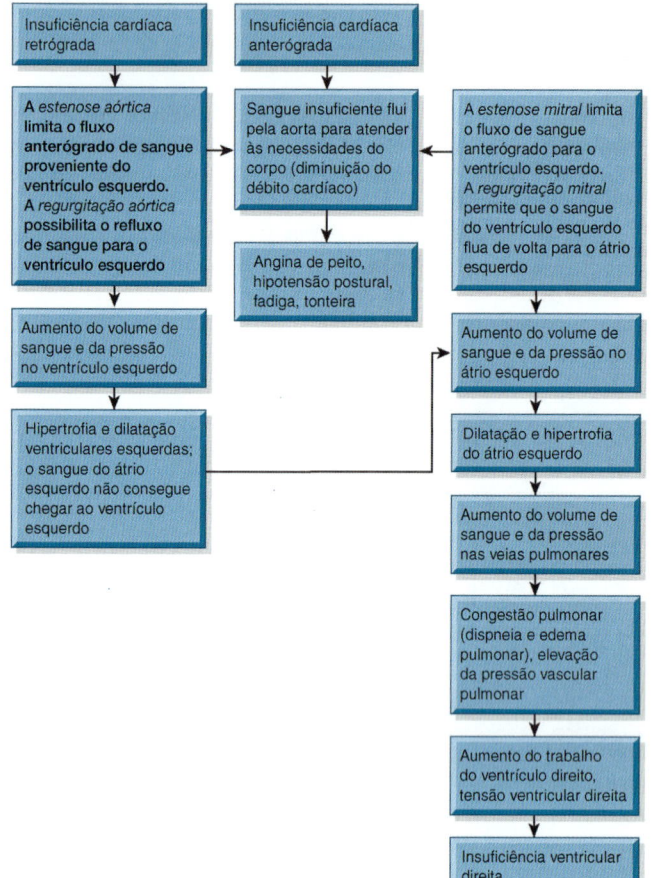

**Figura 16.2** Fisiopatologia: IC esquerda resultante de doença valvar mitral e aórtica e desenvolvimento de insuficiência ventricular direita.

## Fatores de risco

O fator de risco mais importante de EM é a febre reumática, a qual gradativamente espessa os folhetos da valva mitral, podendo resultar em fusão de folhetos. Em geral, a EM ocorre 20 a 40 anos depois da febre reumática, e os sintomas não se desenvolvem ao longo de outros 10 anos. A radioterapia da área torácica pode promover EM.

## Manifestações clínicas e avaliação

Em geral, os sintomas se manifestam após a abertura da valva estar reduzida a um terço ou a metade do seu tamanho normal. A dispneia aos esforços é consequência da congestão pulmonar. Os clientes se tornam cada vez mais fatigados em virtude do baixo débito cardíaco. Dispneia paroxística noturna e fibrilação atrial podem ocorrer. A dispneia em repouso provavelmente acontece nos casos de EM grave. Outros sinais e sintomas incluem tosse intensa, algumas vezes com hemoptise (expectoração com sangue) decorrente do rompimento de veias pulmonares, rouquidão resultante da compressão do nervo laríngeo pelo átrio dilatado, palpitações, ortopneia e infecções respiratórias recorrentes. Posteriormente, sintomas de IC direita, inclusive edema periférico e ascite, se desenvolvem.

### Alerta de enfermagem

*$B_1$ representa a sístole (bombeamento de sangue para o corpo) e é causada pelo fechamento das valvas cardíacas tricúspide e mitral. Normalmente, as aberturas das valvas não são audíveis. $B_2$ (2ª bulha cardíaca) representa a diástole (enchimento dos ventrículos) e é produzida pelo fechamento das valvas aórtica e pulmonar. Lembre-se de que as bulhas cardíacas exprimem o "fechamento" das valvas. Na maioria das vezes, há sincronia das valvas tricúspide e mitral ($B_1$) e das valvas aórtica e pulmonar ($B_2$), ou seja, apenas duas bulhas audíveis ($B_1$ e $B_2$) para as quatro valvas.*

Uma $B_1$ hiperfonética decorrente do fechamento abrupto da valva mitral e um estalido do fechamento diastólico precoce podem ser ouvidos. O estalido consiste na abertura prematura da valva mitral estenótica. Um sopro diastólico (ouvido em $B_2$) é mais bem auscultado no ápice. O sopro é causado pelo fluxo sanguíneo turbulento pela abertura anormalmente apertada da valva. Devido ao aumento do volume e da pressão do sangue, o átrio se dilata, se hipertrofia e se torna eletricamente instável, resultando em arritmias atriais. O pulso pode ser fraco e irregular devido à fibrilação atrial. O ecocardiograma é o método não invasivo, mais específico e sensível de diagnóstico de EM. O cateterismo cardíaco não é indicado, a não ser que os achados clínicos e os resultados do ecocardiograma sejam discordantes.

## Manejo clínico e de enfermagem

A terapia conservadora visa apenas ao manejo dos sintomas, não alterando a valva estenótica. Antiarrítmicos e cardioversão elétrica são utilizados para restaurar o ritmo sinusal, e a anticoagulação é geralmente iniciada se a fibrilação atrial for persistente. Digitálicos, betabloqueadores e bloqueadores dos canais de cálcio são prescritos para controlar a frequência na fibrilação atrial. Diuréticos podem ser usados para reduzir a congestão pulmonar.

Os sintomas podem se manifestar ou se acentuar quando a frequência cardíaca aumenta, como durante o exercício. Também podem ser desencadeados por gravidez ou pela presença de outros estresses fisiopatológicos, como uma infecção pulmonar. Os clientes com EM são advertidos a evitar atividades extremas e esportes competitivos, visto que ambos elevam a frequência cardíaca. A EM reduz o fluxo de sangue do átrio esquerdo para o VE durante a diástole. Quando a frequência cardíaca aumenta, a diástole é encurtada e o intervalo de tempo para o fluxo anterógrado é menor; o débito cardíaco diminui e a pressão pulmonar aumenta, com o sangue retornando do átrio esquerdo para as veias pulmonares. Ao longo do tempo, os sintomas se agravam e a intervenção percutânea ou a cirurgia precisam ser consideradas.

### *Valvoplastia mitral percutânea*

A **valvoplastia** mitral percutânea por balão trata a estenose de valva mitral sintomática quando os folhetos não estão muito calcificados. O uso desse procedimento em substituição à cirurgia depende da gravidade da obstrução. O procedimento é contraindicado em clientes com trombo atrial esquerdo, regurgitação mitral importante ou outras condições cardíacas que requeiram cirurgia cardíaca a céu aberto.

Um fio-guia é inserido percutaneamente da veia femoral até o átrio direito por meio de uma perfuração no septo, atraves-

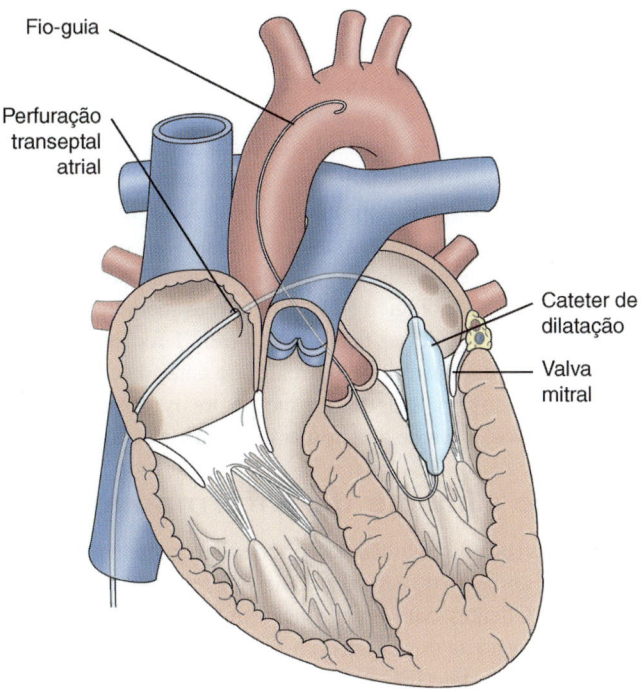

**Figura 16.3** Valvoplastia por balão: corte transversal do coração ilustrando o fio-guia e o cateter de dilatação inserido por meio de uma perfuração transeptal atrial, cruzando a valva mitral. O fio-guia é estendido da valva aórtica na aorta para suporte do cateter.

sando a valva mitral, conforme mostra a Figura 16.3. Um ou dois cateteres em balão são inseridos pelo fio-guia e posicionados com o balão atravessado na valva mitral. Quando dois balões são usados, ambos são inflados simultaneamente. A vantagem de dois balões é que eles são menores que um único balão grande, tornando os defeitos no septo atrial menores. Conforme os balões são inflados, eles separam as comissuras fundidas. Os clientes apresentam alguma regurgitação mitral (RM) após o procedimento. Outras complicações potenciais incluem *shunts* atriais da esquerda para a direita por meio do defeito do septo interatrial causado pelo procedimento e êmbolos de trombos atriais esquerdos deslocados.

### Substituição da valva mitral

A substituição cirúrgica da valva é indicada quando a estenose não responde ao procedimento percutâneo ou quando há regurgitação mitral concomitante. Raramente, a **comissurotomia** mitral aberta é realizada para separar folhetos fundidos a fim de aumentar o tamanho do orifício da valva mitral quando a valva não está calcificada. Embora algumas valvas possam ser reparadas por comissurotomia, a maioria requer substituição devido a calcificação importante. Uma valva mecânica é usada com frequência, já que muitas vezes esses clientes já estão recebendo anticoagulação para fibrilação atrial.

## Prolapso da valva mitral

No PVM, uma porção de um ou dos dois folhetos da valva mitral se projeta para o átrio esquerdo durante a sístole, em geral com pouca ou nenhuma regurgitação. Raramente, o folheto se estira a ponto de a valva não permanecer fechada durante a sístole, e o sangue reflui, desse modo, do VE para o átrio esquerdo.

### Fisiopatologia

A degeneração mixomatosa (enfraquecimento patológico do tecido conjuntivo) pode causar aumento de um ou de ambos os folhetos da valva, com protuberância subsequente no átrio esquerdo durante a sístole. Ao longo do tempo, conforme os folhetos sofrem prolapso, eles podem se estirar a um grau em que as bordas dos folhetos não se coaptam nem se fecham completamente, resultando em regurgitação mitral.

### Fatores de risco

História familiar e sexo feminino estão associados a PVM.

### Manifestações clínicas e avaliação

O PVM é comumente assintomático. No entanto, ao longo do tempo, fadiga, dispneia, tonteira, palpitações e dor torácica podem se desenvolver. A dor torácica não está correlacionada com a atividade e pode ser causada por estresse anormal imposto às cordas tendíneas e aos músculos papilares. A dispneia não tem correlação com níveis de atividade ou função pulmonar.

A ausculta cardíaca pode revelar um clique mesossistólico. Esse é um sinal de que um folheto da valva está se projetando para o átrio esquerdo. Um sopro sistólico tardio pode ser auscultado caso ocorram estiramento progressivo do folheto da valva e regurgitação. O ecocardiograma é usado para diagnosticar e monitorar a progressão do PVM.

### Manejo clínico e de enfermagem

Nenhum tratamento é recomendado para os clientes assintomáticos. Se os sintomas se desenvolverem, o manejo visa controlá-los. Betabloqueadores e bloqueadores do canal de cálcio podem ser prescritos para aliviar a dor torácica e as palpitações.

A eliminação de cafeína e álcool ajuda a reduzir os sintomas, e a enfermeira deve estimular o cliente a ler os rótulos dos produtos de venda livre, como antitussígenos, pois esses produtos podem conter álcool, cafeína, efedrina e epinefrina, o que pode produzir arritmias e outros sintomas. O tratamento de arritmias, de IC ou de outras complicações do PVM é descrito nos Capítulos 15 e 17.

## Regurgitação mitral

A regurgitação mitral, também chamada de *insuficiência mitral*, consiste no fluxo retrógrado de sangue do VE para o átrio esquerdo durante a sístole, porque a valva não é capaz de se fechar completamente. Processos de doença que alteram os folhetos da valva, o anel mitral, as cordas tendíneas e os músculos papilares podem resultar em RM.

### Fisiopatologia

Quando sofrem espessamento, fibrose e contração, os folhetos da valva mitral não conseguem se fechar por completo. A cada batimento cardíaco, o sangue é forçado em sentido retrógrado para o átrio esquerdo durante a sístole. A regurgitação de sangue para o átrio esquerdo faz com que a pressão atrial esquerda se eleve. Uma vez que esse sangue é adicionado ao sangue proveniente dos pulmões, o átrio esquerdo precisa se estirar para acomodar o volume maior, ocorrendo dilatação e hipertrofia atrial esquerda. Durante a diástole, o sangue regurgitante do átrio aumenta a carga de volume no VE. Ao longo do tempo, ocorre hipertrofia ventricular esquerda compensatória, para manter um débito cardíaco normal. Eventualmente, isso leva à falência ventricular esquerda. O fluxo retrógrado de sangue do VE reduz o volume de sangue que flui para o átrio a partir dos pulmões, e a pressão venosa pulmonar se eleva. O resultado é congestão pulmonar, elevando a pressão na artéria pulmonar; isso produz ainda mais tensão no ventrículo direito, causando aumento e insuficiência ventricular direita.

### Fatores de risco

O PVM ou a estenose de valva mitral levam ao desenvolvimento de regurgitação mitral crônica, embora a maioria das pessoas com PVM nunca desenvolva regurgitação grave. Ao mesmo tempo em que é mais comum com o avanço da idade, devido à deterioração natural da valva, a RM produz sintomas apenas em uma pequena porcentagem de adultos mais velhos. Infecções como endocardite ou febre reumática podem danificar a valva mitral, causando RM.

A ruptura do músculo papilar, uma complicação do infarto agudo do miocárdio (IAM), pode ocasionar RM aguda. O mau funcionamento da prótese valvar e a ruptura das cordas tendíneas também podem levar à regurgitação mitral aguda.

### Manifestações clínicas e avaliação

A regurgitação mitral crônica é assintomática por anos. Depois disso, os sintomas se desenvolvem gradativamente. Com a redução do débito cardíaco, podem se desenvolver fadiga, taquicardia e fraqueza. Ortopneia, dispneia de esforço e dispneia paroxística noturna resultam da congestão pulmonar. Palpitações são relacionadas com o VE hiperdinâmico e/ou com a fibrilação atrial. Edema periférico e ascite surgem quando há falência do ventrículo direito. A RM aguda se manifesta na forma de IC esquerda grave. Os clientes podem relatar repentina incapacidade de respirar acompanhada de dor torácica.

O exame físico pode revelar um ponto de impulso máximo deslocado hiperdinâmico para a esquerda e para baixo devido ao VE hipertrofiado. Um sopro holossistólico suave e de tonalidade ajuda (audível em $B_1$) é auscultado no ápice; é possível a irradiação para a axila. Um galope por $B_3$ ou $B_4$ pode ser auscultado devido ao fluxo sanguíneo maior e rápido para o ventrículo durante a diástole. Sinais de IC esquerda e direita são observados na RM aguda: taquicardia, estertores e hipotensão, bem como edema periférico, distensão da veia jugular e ascite.

Radiografias torácicas podem revelar aumento do átrio esquerdo e do ventrículo esquerdo. O ecocardiograma transtorácico (ETT) é usado para monitorar a gravidade e a progressão da RM, assim como a anatomia da valva. Além disso, fornece informações a respeito do tamanho e da função de VE, do tamanho do átrio esquerdo e das pressões na artéria pulmonar. O ecocardiograma transesofágico (ETE) oferece as melhores imagens da valva mitral e pode ser feito quando o ETT for inconclusivo. O cateterismo cardíaco pode ser realizado antes da cirurgia, podendo ser usado se houver discrepância entre os achados clínicos e não invasivos, a fim de determinar a gravidade da RM.

### Manejo clínico e de enfermagem

O manejo visa à diminuição do volume regurgitante no átrio esquerdo, ao aumento do débito cardíaco e à redução da congestão pulmonar. Clientes com regurgitação mitral crônica se beneficiam da redução da pós-carga com inibidores da enzima conversora de angiotensina (IECA), nitratos ou hidralazina. Vasodilatadores, diuréticos e restrição de sódio são usados para diminuir a pré-carga. Com menos frequência, um digitálico é administrado para aumentar a contratilidade e alentecer frequências rápidas a fim de possibilitar melhor enchimento ventricular. A anticoagulação é iniciada se houver fibrilação atrial. Na RM grave e aguda, vasodilatadores IV e contrapulsação com balão intra-aórtico podem ser empregados para reduzir a pós-carga até que a cirurgia possa ser realizada. Se os sintomas se desenvolverem mesmo com a realização da terapia conservadora, o reparo cirúrgico com valvoplastia ou substituição de valva deve ser considerado antes que a disfunção do VE se agrave.

### Reparo de valva mitral | Anuloplastia, reparo de folheto e cordoplastia

A regurgitação pode ser cirurgicamente tratada com **anuloplastia**, **reparo de folheto** valvar e **cordoplastia**. A anuloplastia mitral estreita o diâmetro do orifício da valva para corrigir a regurgitação mitral. Uma prótese de anel de anuloplastia é suturada ao anel e aos folhetos, criando um anel do tamanho desejado, conforme mostrado na Figura 16.4.

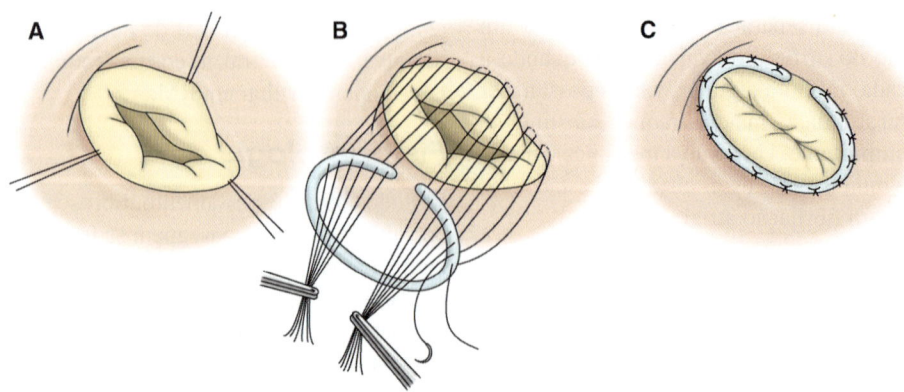

**Figura 16.4** Inserção do anel de anuloplastia. **(A)** Regurgitação de valva mitral; folhetos não se fecham. **(B)** Inserção de um anel de anuloplastia. **(C)** Valvoplastia completa; folhetos se fecham.

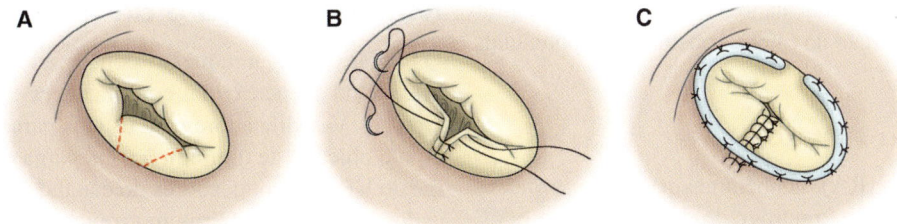

**Figura 16.5** Ressecção do folheto da valva e reparo com um anel de anuloplastia. **(A)** Regurgitação da valva mitral; a área indicada pelas linhas pontilhadas é excisada. **(B)** Aproximação das bordas e sutura. **(C)** Valvoplastia terminada, reparo de folheto e anel de anuloplastia.

O reparo de folheto, como mostra a Figura 16.5, inclui remoção de tecido excessivo de folheto e reparo do dano ao folheto decorrente do estiramento ou da laceração por meio de retalhos pericárdicos ou sintéticos. Após o reparo do folheto, uma prótese de anel de anuloplastia pode ser posicionada. Os folhetos da valva mitral são, na maioria das vezes, reparados por cordoplastia. Cordas tendíneas estiradas podem ser encurtadas, alongadas, transpostas a outro folheto ou substituídas por cordas sintéticas. Cordas rotas podem ser refixadas ao folheto, e cordas encurtadas podem ser alongadas.

## Estenose aórtica

A estenose aórtica (EA) consiste no estreitamento da abertura da valva entre o VE e a aorta, resultando em obstrução do fluxo sanguíneo que passa pela valva.

### Fisiopatologia

O estreitamento progressivo do orifício da valva geralmente se desenvolve ao longo de um período que varia de anos a décadas. O VE compensa isso, contraindo-se mais lenta e fortemente do que o normal, e expulsando com mais força o sangue pelo orifício menor, o que eleva a pressão ventricular esquerda e hipertrofia e dilata a parede do ventrículo. Ocorre insuficiência ventricular esquerda, o que ocasiona aumento da pressão atrial esquerda, seguido de congestão pulmonar e, por fim, de IC direita.

### Fatores de risco

A **valva aórtica** bicúspide congênita é um importante fator de risco. A EA é mais comum com o avanço da idade. Calcificação degenerativa, formação de depósitos de cálcio nas valvas cardíacas, hipercolesterolemia e história de doença valvar reumática levam à estenose aórtica.

### Manifestações clínicas e avaliação

A estenose aórtica pode ser assintomática por décadas. Uma tríade de sintomas é associada à EA: angina decorrente da hipertrofia do VE e diminuição do fluxo sanguíneo coronário; dispneia ocasionada pelo aumento da pressão venosa pulmonar devido à insuficiência do VE; e síncope, em geral relacionada com o esforço, por conta do débito cardíaco fixo.

Ao exame físico, um frêmito ou uma vibração podem ser sentidos na área aórtica (segundo espaço intercostal na borda esternal direita). A vibração é causada pelo fluxo de sangue turbulento que passa pelo orifício estreito da valva. Um sopro de ejeção sistólico hiperfonético (audível em $B_1$) pode ser auscultado na área aórtica, podendo irradiar para o pescoço; é causado pelo sangue que flui pela abertura estreitada da valva estenótica. O cliente deve ser instruído a se inclinar para a frente durante a ausculta, especialmente à expiração, a fim de acentuar o sopro. Um galope por $B_3$ ou $B_4$ pode ser auscultado.

O ecocardiograma é usado para diagnosticar e monitorar a progressão da EA, e revela calcificação da valva ou diminuição da mobilidade das cúspides valvares e hipertrofia ventricular esquerda. Os clientes sintomáticos geralmente realizam ecocardiogramas a cada 6 a 12 meses, e os assintomáticos o fazem a cada 2 a 5 anos. O cateterismo cardíaco consegue determinar a gravidade da estenose aórtica quando o exame não invasivo for inconclusivo.

### Manejo clínico e de enfermagem

A maioria dos clientes permanece assintomática durante anos sem intervenções. O objetivo da terapia conservadora é evitar complicações. Nitratos podem ser prescritos para tratar angina, mas devem ser usados com cuidado devido ao risco de hipotensão ortostática e síncope. Nos casos de estenose aórtica crítica, o exercício intenso deve ser evitado. Digitálicos podem ser usados para tratar disfunção do VE, e diuréticos podem ser prescritos para dispneia.

### *Reparo e substituição de valva aórtica*

A substituição cirúrgica da valva aórtica constitui o tratamento definitivo da estenose aórtica e é recomendada para todos os clientes com sintomas graves. O momento de realização da cirurgia é baseado na progressão natural da doença; contudo, é importante observar que, uma vez que o cliente desenvolva angina, IC ou síncope, queda importante na taxa de sobrevida é observada.

Clientes sintomáticos e não candidatos à cirurgia podem se beneficiar da valvoplastia percutânea aórtica com balão. Ainda que a valvoplastia aórtica não tenha muita aceitação pelo fato de oferecer pouco benefício em caso de valva calcificada e de alta taxa de reestenose, o procedimento é reconhecido como uma alternativa viável à cirurgia em clientes mais velhos com estenose aórtica e outros candidatos cirúrgicos pouco elegíveis, como mulheres grávidas. A valvoplastia percutânea aórtica por balão é realizada introduzindo-se um cateter-balão pela valva aórtica no VE. Conforme o balão é inflado, as comissuras são separadas e o anel da valva é estirado. Regurgitação aórtica, êmbolos, perfuração ventricular, ruptura do anel da valva aórtica, arritmias ventriculares, dano da valva mitral e sangramento de locais de inserção do cateter constituem as potenciais complicações.

## Regurgitação aórtica

A regurgitação aórtica (RA), também chamada de *insuficiência aórtica*, constitui o fluxo retrógrado de sangue para o VE proveniente da aorta durante a diástole.

### Fisiopatologia

Quando a valva aórtica é incompetente, o sangue da aorta retorna ao VE durante a diástole, além do sangue normalmente enviado pelo átrio esquerdo. O VE se dilata na tentativa de acomodar a sobrecarga de volume sanguíneo, causando hipertrofia. A dilatação e a hipertrofia permitem que o VE expulse mais sangue com força acima do normal, aumentando a pós-carga e, consequentemente, a pressão sistólica, ao mesmo tempo que mantém a fração de ejeção normal. As artérias tentam compensar as pressões mais elevadas com vasodilatação reflexa; as arteríolas periféricas relaxam, reduzindo a resistência periférica e a pressão diastólica. Embora mecanismos compensatórios possibilitem que os clientes permaneçam assintomáticos apesar da sobrecarga de volume e pressão, quando a disfunção ventricular esquerda se desenvolve, os sintomas se manifestam.

### Fatores de risco

Uma vez que afetam os folhetos valvares, a doença reumática cardíaca e a endocardite infecciosa podem causar regurgitação aórtica. Distúrbios que afetam a raiz aórtica podem ocasionar RA, como a síndrome de Marfan e aneurismas dissecantes da aorta. A valva aórtica bicúspide é um fator de risco de RA.

### Manifestações clínicas e avaliação

A insuficiência aórtica é assintomática por anos; no entanto, com a progressão da doença, os sintomas relacionados com o volume sistólico mais alto se tornam aparentes. Palpitações, particularmente em decúbito dorsal, e pulsações visíveis na veia do pescoço são resultantes do aumento da força e do volume do sangue ejetado pelo VE hipertrofiado. Os sintomas posteriores são dispneia, fadiga, angina, ortopneia, congestão pulmonar, diminuição importante da reserva cardíaca e insuficiência do VE.

A pressão de pulso (diferença entre a pressão sistólica e a diastólica) se amplia. Outro sinal característico de regurgitação aórtica é o *pulso célere* ou *em martelo d'água* (Corrigan), no qual o pulso apresenta frequência elevada e colapsa. A pressão sistólica nas extremidades inferiores é maior que nas superiores. Um sopro diastólico (audível em $B_2$) em decrescendo (de altura gradativamente mais baixa) e de tonalidade alta no terceiro ou no quarto espaço intercostal na borda esternal esquerda, audível melhor com o cliente sentado e inclinado para a frente.

O diagnóstico é confirmado pelo ecocardiograma, no qual a morfologia valvar, o grau de hipertrofia do VE e a capacidade funcional são determinados. O cateterismo cardíaco não é necessário na maioria dos clientes com regurgitação aórtica. Os clientes sintomáticos em geral realizam ecocardiogramas a cada 4 a 6 meses, e os assintomáticos fazem exames anuais. O teste de esforço físico avalia a capacidade funcional e a resposta do sintoma.

## Manejo clínico e de enfermagem

Os objetivos do tratamento conservador são retardar a progressão da doença, evitar complicações e otimizar o tempo de cirurgia. Vasodilatadores são usados para reduzir a pós-carga, com o objetivo de diminuir a sobrecarga de pressão e de volume do VE. Os bloqueadores do canal de cálcio são contraindicados devido aos efeitos inotrópicos negativos (diminuem a força da contração) e ao potencial para causar bradicardia. Os betabloqueadores devem ser evitados para permitir a taquicardia compensatória. A contrapulsação por balão intra-aórtico é contraindicada, pois acentua a regurgitação. A substituição da valva aórtica é recomendada para EA crônica quando os sintomas aparecem ou quando a função do VE começa a declinar. A regurgitação aórtica aguda é uma emergência cirúrgica.

## Reparo de valva e procedimentos de substituição

A maioria dos clientes com doença valvar cardíaca é tratada de maneira conservadora até o surgimento dos sintomas ou o começo da falência dos ventrículos. No entanto, medicamentos não são capazes de curar a doença valvar. Se a condição piorar, ou se a medicação não conseguir controlar os sintomas, a intervenção percutânea ou a cirurgia são indicadas para reparar ou substituir as valvas cardíacas lesionadas.

A valvoplastia (reparo da valva cardíaca) pode ser feita percutânea ou cirurgicamente. A dilatação percutânea por balão de valvas estenóticas é uma alternativa apropriada à substituição cirúrgica da valva para alguns clientes com doença valvar cardíaca. Em geral, os clientes não requerem anticoagulação contínua quando são submetidos à valvoplastia.

A substituição por uma **prótese valvar**, como mostra a Figura 16.6, é feita quando o reparo da valva não é uma alternativa, como quando o anel ou os folhetos da valva se encontram imobilizados por calcificações. Mais cirurgias são realizadas para regurgitação do que para estenose.

### Tipos de próteses valvares

Dois tipos de próteses valvares estão disponíveis: mecânica e tecidual (biológica, bioprotética); a Figura 16.7 traz uma ilustração delas. A vantagem da valva mecânica está na sua durabilidade. A maior desvantagem é a necessidade de anticoagulação. Valvas bioprotéticas apresentam a vantagem de não requererem anticoagulação; no entanto, são menos duráveis. Idade, estilo de vida, história médica e localização da valva são fatores que determinam o uso da valva mecânica ou da biológica.

#### Valvas mecânicas

Existem três tipos principais de valvas mecânicas: (1) valva de duplo folheto, (2) de disco inclinado e (3) esférica. As valvas de duplo folheto e de disco inclinado são geralmente indicadas; a valva esférica é utilizada com menos frequência. Por serem mais duráveis que as valvas teciduais, as valvas mecânicas são muitas vezes usadas em clientes mais jovens, com expectativa de vida de 15 anos ou mais. Também podem ser aplicadas em clientes com insuficiência renal, endocardite ou sepse que requeiram substituição da valva, já que não se deterioram ou infeccionam tão facilmente quanto as valvas teciduais. Com-

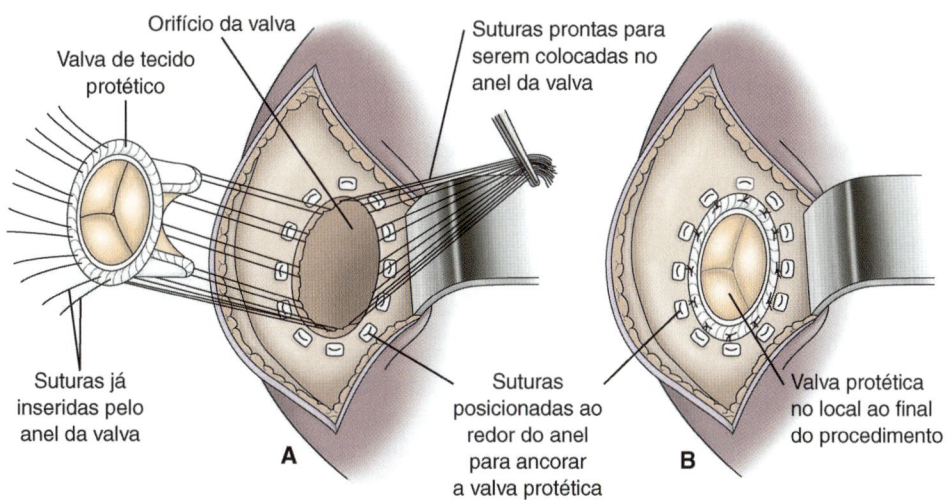

Figura 16.6 Substituição de valva. (A) A valva é aparada e a protética é suturada em seu lugar. (B) Uma vez que todas as estruturas estejam posicionadas pelo anel, o cirurgião desliza as suturas da valva protética para baixo e no orifício natural. Em seguida, as suturas são amarradas e aparadas.

plicações importantes associadas às valvas mecânicas são os tromboêmbolos, que requerem uso de anticoagulantes a longo prazo. Alguma hemólise também ocorre com as valvas mecânicas, a qual, normalmente, não tem importância clínica.

### Valvas teciduais

As valvas teciduais, ainda que menos duráveis que as valvas mecânicas, são usadas quando a anticoagulação é contraindicada ou deve ser evitada, como nas mulheres em idade fértil, devido aos potenciais riscos de anticoagulação do feto. Também são empregadas em clientes com mais de 70 anos de idade, crianças e clientes que não aderiram aos medicamentos e ao acompanhamento, clientes com história de distúrbios hemorrágicos e outros que não consigam tolerar anticoagulação a longo prazo. A grande desvantagem das valvas teciduais é que não apresentam muita longevidade.

As valvas de **homoenxerto** são valvas de cadáver humano preservadas. São particularmente vantajosas nos clientes com endocardite ativa, pois as taxas de trombose são extremamente baixas sem anticoagulação. Valvas de **xenoenxerto** (heteroenxerto) são bovinas ou porcinas. A tecnologia das valvas teciduais atualmente disponíveis no mercado demonstra hemodinâmica melhor em comparação aos modelos mais antigos.

### Manejo de enfermagem

Antes da cirurgia, mecanismos compensatórios fisiológicos permitem que o coração gradualmente se ajuste à patologia valvar; a cirurgia "corrige" de maneira abrupta o fluxo sanguíneo pelo coração. Complicações específicas da substituição valvar são relacionadas com as mudanças repentinas nas pressões do sangue intracardíaco. Com a substituição da valva estenótica, o fluxo de sangue pelo coração aumenta. Os sintomas de IC retrógrada regridem em um período que varia de horas a dias. Na substituição da valva regurgitante, pode levar meses para que a câmara para a qual o sangue regurgitava atinja sua função pós-cirúrgica ideal. Os sinais e sintomas de IC regridem conforme a função cardíaca é restabelecida.

Clientes submetidos a procedimentos de valvoplastia percutânea precisam ser avaliados quanto a sinais e sintomas da presença de êmbolos e IC. O cuidado depois do procedimento é o mesmo após a intervenção coronária percutânea, e é discutido no Capítulo 14.

O cuidado do cliente após o reparo ou a substituição da valva é similar àquele de um cliente em recuperação de cirurgia de revascularização do miocárdio, discutido no Capítulo 14. Na fase pós-operatória imediata, a prioridade é voltada para a estabilização hemodinâmica: elevação da pré-carga, redução da pós-carga, aumento da contratilidade e restabelecimento da função cardíaca. Os clientes se encontram sob risco de complicações pós-operatórias, como tromboembolia, infecção, arritmias e hemólise.

A tromboembolia consiste na complicação mais comum das próteses valvares, e a anticoagulação a longo prazo com varfarina é iniciada 48 h depois da cirurgia. A trombose pode ocasionar comprometimento hemodinâmico, impedindo os

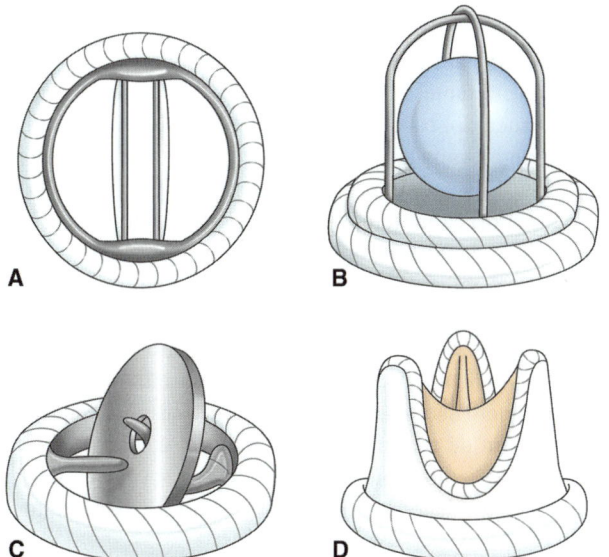

Figura 16.7 Valvas teciduais (bioprotéticas) e mecânicas comuns. (A) Valva de duplo folheto (St. Jude, mecânica). (B) Valva Caged ball (Starr-Edwards, mecânica). (C) Valva de disco inclinado (Medtronic-Hall, mecânica). (D) Valva de heteroenxerto porcino (Carpenter-Edwards, tecidual).

mecanismos da valva ou obstruindo o orifício valvar. Eventos embólicos e IC podem indicar presença de trombo valvar, e a substituição urgente da valva é justificada. Para reduzir o risco de trombose em clientes com valvas teciduais porcinas ou bovinas, a varfarina é necessária por 6 a 12 semanas, seguida de terapia com ácido acetilsalicílico. Para homoenxertos, a anticoagulação não é necessária. A enfermeira orienta o cliente acerca da terapia de anticoagulação a longo prazo, explicando a necessidade de frequentes consultas de acompanhamento e exames laboratoriais de sangue. Em geral, os clientes que recebem varfarina mantêm resultados da razão normalizada internacional (INR) entre 2 e 3,5.

A endocardite da valva protética acontece com mais frequência com valvas teciduais, podendo ocorrer precocemente, nos primeiros 60 dias após a cirurgia, ou depois disso. Os sinais incluem febre, IC, eventos embólicos e evidência de sopro novo. A anemia hemolítica resulta da destruição de hemácias pelo movimento mecânico da valva protética.

Distúrbios de condução e arritmias atriais se desenvolvem muitas vezes após a cirurgia valvar, provavelmente devido às catecolaminas circulantes, à inflamação miocárdica e aos desequilíbrios eletrolíticos. Digitálicos, betabloqueadores e bloqueadores do canal de cálcio podem ser usados no tratamento das arritmias.

A enfermeira fornece orientações sobre todos os medicamentos prescritos: nome, dosagem, ações, regime prescrito, potenciais efeitos adversos e todas as interações (com outros medicamentos ou com alimentos). Os clientes com próteses mecânicas requerem instruções para evitar a endocardite infecciosa com profilaxia antibiótica.

## Defeitos na parede septal

Os septos interatrial e interventricular podem apresentar uma abertura anormal entre os lados direito e esquerdo do coração, fazendo com que o sangue oxigenado seja desviado do lado esquerdo do coração, o qual se encontra sob pressão maior, para o direito. Uma pequena comunicação septal exerce mínimo efeito sobre a função cardíaca, porém defeitos grandes podem requerer reparo para evitar problemas relacionados com volume de sangue excessivo no lado direito do coração. Ao longo do tempo, um defeito grande pode causar congestão pulmonar, podendo levar à elevação da pressão cardíaca direita. Isso evolui para hipertensão pulmonar e IC direita.

A maioria dos defeitos septais grandes é congênita e reparada durante a infância para evitar problemas futuros. Um forame oval pérvio (FOP) consiste em uma pequena comunicação interatrial (CIA) que pode não ser detectada no adulto até o cliente apresentar sintomas de ataque isquêmico transitório (AIT) ou AVE. Normalmente, se existe um trombo, ele é filtrado do sangue pelos pulmões. Com uma CIA, entretanto, existe o risco de que o coágulo não passe pelos pulmões e vá diretamente para o cérebro, causando um AIT ou AVE. A fibrilação atrial é comum em clientes com CIA e aumenta ainda mais o risco de AVE. O fechamento do FOP é, em geral, um procedimento percutâneo que implanta um dispositivo que fecha a abertura. A anticoagulação com ácido acetilsalicílico é muitas vezes prescrita. Pequenas comunicações interventriculares (CIV) são raramente fechadas nos adultos, a não ser que haja evidências de endocardite ou comprometimento da função da valva. Um ponto ou retalho pericárdico ou sintético é usado para fechar a abertura. Os reparos de CIA têm baixas taxas de mortalidade e morbidade. Os clientes devem ser orientados quanto à importância da profilaxia antibiótica contra endocardite infecciosa por 6 meses depois do reparo.

## Miocardiopatia

A **miocardiopatia** é um distúrbio do miocárdio (músculo do coração) associado a disfunção mecânica e/ou elétrica. Tanto as anormalidades funcionais quanto as estruturais estão presentes. Uma classificação funcional é muitas vezes usada, sendo a dilatação ventricular, a hipertrofia ventricular e a restrição às anormalidades mais observadas. Independentemente da causa, a miocardiopatia pode ocasionar IC grave, arritmias letais e morte.

Todas as miocardiopatias resultam em comprometimento do débito cardíaco. O volume sistólico menor estimula o sistema nervoso simpático e a resposta renina-angiotensina-aldosterona, resultando em acentuação da resistência vascular sistêmica e aumento da retenção de sódio e líquido, o que coloca uma carga de trabalho maior sobre o coração. Essas alterações levam a IC, destruição miocárdica e morte. A Tabela 16.1 apresenta a descrição das cinco miocardiopatias mais comuns – miocardiopatia dilatada (MCD), miocardiopatia hipertrófica (MCH), miocardiopatia restritiva (MCR), miocardiopatia arritmogênica do ventrículo direito (MCAVD) e miocardiopatia induzida por estresse –, inclusive quanto à fisiopatologia e às manifestações clínicas.

### Manejo clínico

Os clientes com miocardiopatia podem permanecer estáveis e assintomáticos por muitos anos. Com a progressão da doença, os sintomas vão se manifestando. O tratamento é direcionado ao tipo de miocardiopatia, porém muitas vezes se sobrepõe. Direciona-se para a determinação e o manejo das possíveis causas precipitantes; o tratamento específico para a causa de base é fornecido, caso ela seja conhecida. O ecocardiograma permite uma avaliação precisa, já que a estrutura e a função dos ventrículos podem ser observadas com facilidade. O cuidado de suporte com terapia padrão para IC, incluindo IECA, antagonistas da aldosterona e diuréticos, deve ser fornecido em todas as miocardiopatias. Betabloqueadores devem ser evitados nas fases iniciais da IC descompensada, mas esses medicamentos já provaram benefícios na mortalidade após a estabilização do cliente. Betabloqueadores e bloqueadores do canal de cálcio são usados para reduzir a resposta da catecolamina, a fim de minimizar o risco de obstrução do trato de saída do ventrículo esquerdo em clientes com MCH. Nitratos e desidratação devem ser evitados na MCH, para manter o débito cardíaco.

Medicamentos antiarrítmicos podem ser iniciados para evitar e tratar arritmias. Pode haver embolização decorrente da trombose venosa, especialmente em clientes em repouso no leito, e a anticoagulação sistêmica é necessária para evitar eventos tromboembólicos. *Trombos murais* (coágulos fixados

**Tabela 16.1** Miocardiopatias.

| Tipo | Descrição | Etiologia | Fisiopatologia | Manifestações clínicas |
|---|---|---|---|---|
| Miocardiopatia dilatada (MCD) | Dilatação importante e irreversível dos ventrículos<br>Disfunção sistólica sem hipertrofia<br>Volumes ventriculares diastólicos e sistólicos aumentados com diminuição da função ventricular esquerda<br>O comprometimento da contratilidade pode resultar em IC, arritmias ventriculares e morte súbita<br><br>— Aumento do tamanho da câmara<br>— Músculo ventricular esquerdo delgado | Pode ser isquêmica, hipertensiva, alcoólica, tóxica, autoimune ou idiopática<br>De 15 a 45% dos clientes que tiveram infarto do miocárdio (IM) desenvolvem crescimento do VE e redução da fração de ejeção; a extensão da lesão miocárdica não pode ser explicada pelo grau de dano isquêmico. A classe das antraciclinas dos medicamentos antineoplásicos, sobretudo daunorrubicina e doxorrubicina, é conhecida por causar MCD. A MCD peri ou pós-parto ocorre no último trimestre ou nos 6 primeiros meses após o nascimento da criança. Acredita-se que 50% das MCD sejam familiares | Redução da espessura da parede ventricular e aumento da massa miocárdica resultam em função sistólica inadequada<br>O volume de sangue menor ejetado do ventrículo durante a sístole aumenta o volume de sangue remanescente no ventrículo após a contração. Menos sangue é, portanto, capaz de penetrar no ventrículo durante a diástole, aumentando a pressão diastólica final e acaba elevando as pressões venosas sistêmica e pulmonar<br>A regurgitação valvar pode resultar do ventrículo dilatado e estirado<br>Pouco fluxo sanguíneo pelo ventrículo pode ocasionar trombos ventriculares e atriais, os quais podem embolizar em outros locais do corpo | Os sinais e sintomas são progressivos e incluem dispneia, fadiga, sobrecarga de volume, ganho de peso, dor torácica decorrente de doença da artéria coronária ou embolia pulmonar e desconforto abdominal devido à hepatomegalia. Os sinais são: sopro holossistólico (auscultado em $B_1$) devido a regurgitação mitral, tromboembolia, arritmias ventriculares e morte súbita<br>A IC pode ser a manifestação clínica inicial |
| Miocardiopatia hipertrófica (MCH) | O VE hipertrofiado e não dilatado leva à obstrução do trato de saída do ventrículo esquerdo sem doença cardíaca ou sistêmica<br><br>— Diminuição do tamanho da câmara<br>— Septo interventricular espessado | A MCH é familiar; 50% dos filhos de portadores de MCH herdam a doença | O músculo cardíaco cresce de maneira assimétrica, especialmente ao longo do septo, e a espessura maior reduz o tamanho das cavidades ventriculares, levando mais tempo para relaxar após a sístole<br>Durante a diástole, o enchimento ventricular é prejudicado; a contração atrial ao final da diástole se torna crítica para o enchimento e a contração sistólica<br>A cavidade do VE menor que o normal cria um fluxo sanguíneo de alta velocidade do VE para a aorta. A obstrução do trato de saída do ventrículo esquerdo causa pressão sistólica elevada no VE, o que ocasiona relaxamento ventricular prolongado e diminuição do débito cardíaco, resultando em disfunção diastólica<br>A função sistólica é normal ou elevada, resultando em fração de ejeção acima do normal | A maioria dos clientes com MCH é assintomática, porém alguns apresentam arritmias ventriculares, morte cardíaca súbita ou outros sintomas: síncope, dispneia, dor torácica<br>A fibrilação atrial comumente decorre do crescimento atrial. Os sopros de ejeção sistólica (auscultados em $B_1$) se tornam mais pronunciados quando o cliente passa da posição de pé para a agachada. Sopros mitrais resultam de regurgitação |

*(continua)*

**Tabela 16.1** Miocardiopatias. (*continuação*)

| Tipo | Descrição | Etiologia | Fisiopatologia | Manifestações clínicas |
|---|---|---|---|---|
| Miocardiopatia restritiva (MCR) | Caracterizada por disfunção diastólica que afeta de maneira negativa ou "restringe" a habilidade do coração de se encher de sangue. Miocardiopatia incomum. *Paredes ventriculares rígidas* | Com frequência é idiopática. Associada a amiloidose e fibrose endomiocárdica (cicatrização do coração). Muitas vezes ocorre após um transplante cardíaco | Paredes ventriculares rígidas revelam falta de estriamento ventricular (flexibilidade para expandir conforme vai se enchendo de sangue). Isso prejudica o enchimento diastólico, resultando em IC diastólica. A espessura da parede ventricular normal ou ligeiramente mais grossa e o crescimento atrial com função sistólica normal são característicos. Bloqueio atrioventricular e bradicardia sintomática podem ocorrer | Os sintomas são similares aos da pericardite constritiva: dispneia, tosse não produtiva, dor torácica e intolerância ao exercício. Os sinais podem incluir distensão da veia jugular, edema, ascite, anasarca, edema pulmonar e $B_3$ e $B_4$ audíveis sem ausculta |
| Miocardiopatia arritmogênica do ventrículo direito (MCAVD) | Rara, porém uma condição cada vez mais diagnosticada. Deve-se suspeitar de MCAVD em clientes com taquicardia ventricular que se origine do ventrículo direito (*i.e.*, bloqueio de ramo esquerdo no ECG) ou morte súbita, especialmente entre atletas previamente sem sintomas. *Substituição fibroadiposa do miocárdio ventricular direito* | Familiar em mais de 50% dos clientes e geralmente ocorre com jovens adultos | A MCAVD ocorre quando o ventrículo direito é progressivamente infiltrado e substituído por tecido fibroso e adiposo. A princípio, áreas localizadas do ventrículo direito são afetadas; porém, conforme a doença vai progredindo, todo o coração é afetado. Eventualmente, o ventrículo direito se dilata e desenvolve baixa contratilidade, e as arritmias se desenvolvem | Os sintomas são consistentes com IC direita. Arritmias supraventriculares podem ocorrer. Arritmias ventriculares e morte súbita podem ser a apresentação inicial, e o diagnóstico é muitas vezes feito após a morte. História familiar, ECG e história de arritmias podem ajudar a estabelecer o diagnóstico de MCAVD |
| Miocardiopatia induzida por estresse (Takotsubo) | Síndrome recentemente identificada, caracterizada por disfunção transitória do VE. A função ventricular retorna completamente em semanas. A morfologia do VE, observada no ecocardiograma ou no ventriculograma, demonstra acinesia apical (ausência ou diminuição do movimento) com a base poupada e ventrículo em forma de balão. *Acinesia (ausência ou diminuição de movimento) com base poupada e ápice do ventrículo esquerdo em balão*. Tem sido identificada de maneira predominante em mulheres brancas após a menopausa. Comorbidades não cardíacas, como ansiedade, doença pulmonar crônica e doença da tireoide são associadas. | Precipitada por estresse físico ou emocional | A fisiopatologia da miocardiopatia induzida por estresse permanece desconhecida. Uma teoria que vem ganhando aceitação é a do excesso de catecolamina desencadeado pela ativação do sistema simpático | A apresentação clínica é idêntica àquela do IAM com supradesnivelamento de ST: dor subesternal aguda e dispneia após um desencadeador de estresse físico ou emocional. A elevação do segmento ST pode ser encontrada no ECG, e as enzimas cardíacas podem estar levemente altas, desproporcionais aos níveis observados no IAM. A apresentação aguda pode ser grave; arritmias, IC, edema pulmonar e choque cardiogênico foram relatados na ausência de doença importante da artéria coronária. Balonamento do VE, com recuperação rápida e completa, é um aspecto característico |

no endocárdio ou na parede do vaso sanguíneo) também são um risco, e o estado neurológico do cliente deve ser atentamente monitorado.

A biopsia miocárdica pode ser realizada para analisar as células do tecido miocárdico. Uma vez que fatores genéticos podem estar envolvidos, o ecocardiograma e o eletrocardiograma (ECG) devem ser empregados para rastrear todos os parentes de 1º grau (como pais, irmãos e filhos) quanto a MCH e a MCD e MCAVD idiopáticas, já que o diagnóstico e o tratamento precoces podem evitar ou retardar o desenvolvimento de sintomas importantes e morte súbita.

Se o cliente apresentar bloqueio atrioventricular (BAV), um marca-passo pode ser necessário para alterar a estimulação elétrica do músculo e evitar as contrações vigorosas que ocorrem com a MCH. Marca-passos biventricular e atrioventricular têm sido usados para melhorar os sintomas de MCH e MCR. Desfibriladores implantáveis são recomendados se houver disfunção cardíaca persistente e/ou arritmias ventriculares, sobretudo com MCAVD. Balão intra-aórtico (BIA), **dispositivos de auxílio ventricular** (DAV) esquerdo e indicação de transplante cardíaco podem ser necessários nos casos mais graves.

Para a miocardiopatia induzida por estresse, o diagnóstico preciso e a diferenciação do IM com supradesnivelamento de ST é essencial para evitar tratamentos desnecessários, como administração de fibrinolíticos, os quais podem causar danos ao cliente. Diuréticos, IECA e betabloqueadores são prescritos com frequência. Clientes instáveis podem requerer medicamentos inotrópicos positivos, vasopressores e BIA. O prognóstico clínico geral é favorável. A recidiva pode ocorrer, embora seja incomum.

O manejo de enfermagem inclui a avaliação cardiovascular cuidadosa de sinais de agravamento da IC, particularmente dispneia, congestão pulmonar, edema periférico e sons cardíacos anormais. As arritmias surgem com frequência; recomenda-se o monitoramento cardíaco contínuo, com pessoal e equipamentos prontamente disponíveis para tratar arritmias potencialmente fatais. O repouso no leito é mantido para diminuir a carga de trabalho do coração. A atividade física é intensificada progressivamente, e o cliente é solicitado a relatar os sintomas que se manifestam quando há intensificação da atividade. Para a miocardiopatia induzida por estresse, a enfermeira precisa avaliar a presença de ansiedade e orientar as práticas de manejo do estresse.

## Manejo cirúrgico

Quando a IC progride e o tratamento conservador não é mais eficaz, a intervenção cirúrgica, inclusive o transplante cardíaco, é considerada. No Brasil, a Lei dos Transplantes é a Nº 9.434, de 4 de fevereiro de 1997. O Registro Brasileiro de Transplantes (Associação Brasileira de Transplante de Órgãos) contabilizou até o momento 52 transplantes cardíacos em 2013. Devido ao número limitado de doadores de órgão, muitos clientes vão a óbito à espera do transplante. Em alguns casos, um DAV é implantado para auxiliar o coração em falência até que um doador adequado seja disponibilizado (ponte para o transplante). Cada vez mais, os DAV estão sendo usados como terapia definitiva (TD) em pessoas inelegíveis ao transplante e naquelas cuja recuperação ventricular não seja possível. (Aparelhos de assistência circulatória mecânica são discutidos em momento posterior neste capítulo.)

## Transplante cardíaco

A equipe multiprofissional faz a triagem dos candidatos antes de recomendar o procedimento de transplante. Idade, estado pulmonar, condições de saúde crônica, infecções, história de outros transplantes, estado psicossocial, suporte familiar, complacência e estado de saúde atual são levados em consideração. Os candidatos a transplante não podem ter hipertensão pulmonar irreversível, já que isso levaria à falência ventricular direita do coração transplantado. Outras contraindicações incluem neoplasias malignas, doença cerebrovascular grave e doença vascular periférica grave.

O uso de imunossupressores, como tacrolimo, um fármaco que diminui de maneira significativa a rejeição do organismo aos órgãos transplantados, juntamente com métodos melhores de monitoramento da rejeição, aumentou bastante a taxa de sobrevida e expandiu os critérios de seleção. Em 2008, a taxa de sobrevida de 1 ano após o transplante cardíaco era superior a 87,5% em homens e 85,5% em mulheres (AHA, 2009). Os candidatos típicos apresentam IC avançada, sintomas graves e limitações funcionais incontroláveis por terapia conservadora, nenhuma outra opção cirúrgica e baixa expectativa de vida decorrente de doença cardíaca.

A espera pelo coração doado é estressante para o cliente e sua família. Existem muitas incertezas e imprevistos quanto a se e quando um coração estará disponível. As enfermeiras devem ser capazes de influenciar a percepção dos clientes acerca do tempo de espera, conforme mostra o Boxe 16.2.

### Transplante ortotópico

O **transplante ortotópico**, como mostra a Figura 16.8, é o procedimento cirúrgico mais comum de transplante cardíaco. O coração do receptor é removido, deixando uma porção dos átrios e preservando a veia cava e as veias pulmonares. O coração doado, o qual geralmente foi preservado em gelo, é preparado para o implante, cortando-se uma pequena área dos átrios, que corresponde aos cortes do coração do receptor que foram deixados no local. O coração doado é implantado, suturando-se os átrios do doador ao tecido atrial residual do coração do receptor. Após a anastomose venosa ou atrial estar completa, a artéria pulmonar do receptor e a aorta são suturadas às do coração transplantado.

### Pós-operatório

Os clientes submetidos a transplante cardíaco constantemente equilibram o risco de rejeição e com o risco de infecção. Eles precisam aderir a um complexo regime que envolve dieta, medicamentos, atividades, acompanhamento com exames laboratoriais, biopsias do coração transplantado (para diagnosticar rejeição) e consultas médicas. Com frequência, os clientes recebem ciclosporina ou tacrolimo, azatioprina ou micofenolato de mofetila e corticosteroides para minimizar a rejeição.

O coração transplantado é desnervado; não possui conexões nervosas com o corpo do receptor, e os nervos simpático e vago não afetam o coração transplantado. A frequência de repouso do coração transplantado é de aproximadamente 70 a 90 bpm, porém aumenta de maneira gradativa se houver catecolaminas na circulação. Os clientes precisam intensificar e reduzir o exercício gradativamente (*i.e.*, períodos de aquecimento e relaxamento mais prolongados), pois 20 a 30 min

## BOXE 16.2 Pesquisa em enfermagem.

### Conexão com a prática baseada em evidências
**Cuidado de clientes e familiares à espera de um coração doado**

Haugh, K., & Sayler, J. (2007). Needs of patients and families during the wait for a donor heart. *Heart and Lung: The Journal of Acute and Critical Care, 36* (5), 319-329.

### Objetivo

O tempo de espera por um coração doado é imprevisível, e as pesquisas vêm mostrando que constitui uma fonte de estresse para os clientes e seus familiares. Faltam pesquisas sobre como a enfermeira pode influenciar as percepções dessa espera. O objetivo deste estudo foi explorar as percepções do cliente e de seus familiares acerca das intervenções que estavam sendo usadas durante a espera por um coração doado, verificar o benefício percebido dessas intervenções, e avaliar que outras intervenções não usadas podem ser benéficas.

### Delineamento

Entrevistas em grupo gravadas em vídeo foram usadas neste estudo qualitativo para determinar as percepções dos clientes e de suas famílias a respeito do tempo gasto à espera de um coração doado e das suas interações com a equipe de saúde. Análise de conteúdo foi usada para determinar questões a respeito do tempo gasto na espera.

### Achados

Tolerar a incerteza foi a principal questão que descreveu a percepção do tempo de espera. Cinco subtemas foram intervenções fornecidas pela equipe de saúde: partilhar informações, ser sensível com a família, manter a dignidade e o respeito, fazer "pequenas coisas extras" (sair da rotina) e facilitar o enfrentamento.

### Implicações de enfermagem

As enfermeiras que cuidam de clientes à espera de transplante precisam estar conscientes de que o tempo de espera pelo coração doado é estressante e que a partilha de informações foi percebida como útil pelos participantes. A manutenção da dignidade do cliente, facilitando o controle e fazendo "coisas extras" (como levá-lo para tomar ar fresco, facilitar a visita à capela ou permitir a visita de animal de estimação), faz com que ele se "sinta normal", tendo sido bastante apreciada. Os clientes consideraram úteis os mecanismos de enfrentamento, como o uso do humor, espiritualidade e apoio mútuo. Interações amistosas e informais da enfermagem, além da relação profissional formal, como sentar e conversar com o cliente, podem ser terapêuticas e causar impactos positivos na percepção do cliente quanto ao tempo de espera por um coração doado.

---

podem ser necessários para alcançar a frequência cardíaca desejada. A atropina não eleva a frequência cardíaca de corações transplantados.

Além de rejeição e infecção, as complicações incluem *vasculopatia do aloenxerto cardíaco*, uma aterosclerose acelerada e difusa das artérias coronárias, que pode resultar em perda do lúmen coronário, isquemia, infarto e morte súbita (Woods, Froelicher, Motzer *et al.*, 2010). Hipertensão pode se desenvolver em clientes que usam ciclosporina ou tacrolimo; a causa ainda não foi identificada. Com frequência, ocorre osteoporose como efeito colateral dos medicamentos antirrejeição, das medicações e da insuficiência dietética pré-transplante, bem como do estilo de vida sedentário a longo prazo. A doença linfoproliferativa e o câncer de pele e lábios são as malignidades mais comuns após o transplante, provavelmente causados pela imunossupressão. Corticosteroides e imunossupressores podem promover ganho de peso, diabetes, dislipidemia, insuficiência renal e distúrbios GI e do sistema nervoso central. Além disso, o uso de imunossupressores pode ocasionar toxicidade.

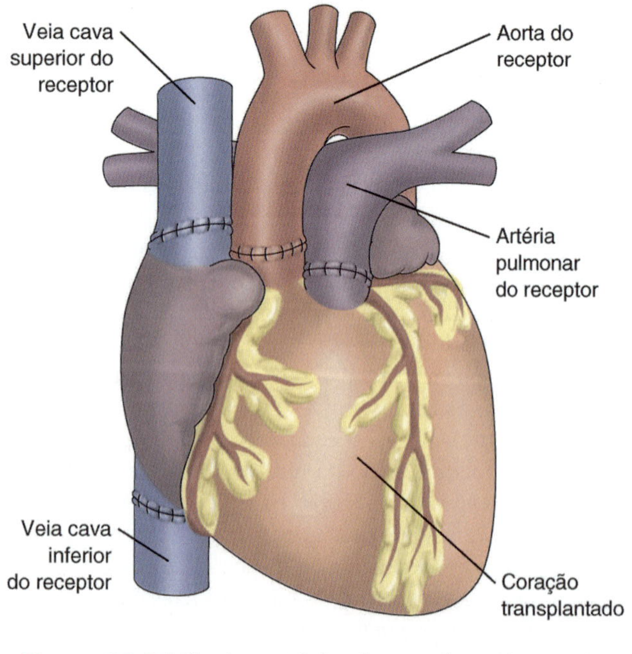

Os clientes submetidos ao transplante cardíaco precisam aprender a lidar com importantes estressores, como:

- Enfrentamento das complicações, como rejeição do enxerto
- Manejo de um regime terapêutico complexo após o transplante, consistindo em inúmeras medicações, exercícios, prescrições dietéticas, avaliações regulares de acompanhamento especializado e exames laboratoriais, questões financeiras, como custo da cirurgia e dos medicamentos, e restrições ao estilo de vida relacionadas com tabagismo, etilismo e outras substâncias potencialmente prejudiciais
- Transição do papel de uma pessoa criticamente doente ou perto da morte para funções e estilos de vida menos focados na doença
- Aceitação psicológica do transplante e do fato de que "alguém perdeu a vida" para que ele ganhasse a sua de volta.

**Figura 16.8** Método ortotópico de transplante de coração.

## Dispositivos de assistência circulatória mecânica

O uso de dispositivos de assistência circulatória mecânica aumentou de maneira acentuada desde o fim dos anos 1960, quando os BIA foram usados pela primeira vez. Além das bombas com balão, os DAV e os corações totalmente artificiais estão sendo cada vez mais usados para ajudar a circulação quando o coração é incapaz de gerar o débito cardíaco adequado. Dispositivos de assistência circulatória apresentam três funções principais: (1) reduzir ou assumir a carga de trabalho do coração, (2) dar suporte à circulação sistêmica, completa ou parcialmente, e (3) melhorar a oxigenação miocárdica. Clientes totalmente dependentes da circulação extracorpórea, clientes em choque cardiogênico e clientes com IC refratária podem se beneficiar da assistência cardíaca mecânica enquanto o seu próprio coração se recupera ou até um coração doado ser disponibilizado para o transplante. Alguns dispositivos estão cada vez mais sendo usados a longo prazo, enquanto as pesquisas continuam em busca de dispositivos de uso permanente.

### Contrapulsação por balão intra-aórtico

O balão intra-aórtico é o dispositivo mais comumente usado. Essa bomba diminui a carga de trabalho do coração, reduzindo a pós-carga ventricular esquerda. Além disso, aumenta o fluxo sanguíneo da artéria coronária, elevando sua pressão de perfusão. O BIA é usado no pré e no pós-operatórios de clientes com função ventricular esquerda gravemente comprometida, em clientes com isquemia miocárdica submetidos a intervenções coronárias percutâneas complexas e nos clientes com complicações resultantes de IAM, como ruptura de músculo papilar e à espera do reparo cirúrgico. Sangramentos, isquemia de membro, infecção e lesão vascular são complicações potenciais do BIA, e o monitoramento do cliente quanto ao comprometimento da circulação e à instabilidade hemodinâmica é uma prioridade do manejo de enfermagem. A Sociedade Brasileira de Hemodinâmica e Cardiologia Intervencionista mantém um Departamento de Enfermagem nessa área especializada.

### Dispositivos de assistência ventricular

Dispositivos mais complexos, que podem exercer toda a função de bombeamento do coração, ou parte dela, também estão sendo cada vez mais usados. Os DAV podem ajudar o coração em falência, gerando fluxo sanguíneo para a circulação sistêmica e diminuindo a carga sobre o ventrículo. Inicialmente usados por clientes dependentes da circulação extracorpórea após cirurgia cardiotorácica, os DAV eram uma ponte para a recuperação (PPR). As indicações para uso a curto prazo incluem suporte durante intervenções percutâneas de alto risco para reduzir a carga sobre o coração, choque cardiogênico, miocardite aguda, IC aguda e reversível e medida temporária até a coloração de um dispositivo alternativo, como um DAV mais permanente.

O uso tem se expandido, e as terapias com DAV também são categorizadas como ponte para a decisão (PPD), ponte para ponte (PPP), ponte para o transplante (PPT) e terapia definitiva (TD). DAV usados como PPD possibilitam mais tempo para avaliar se o transplante ou outro tratamento é mais adequado para o cliente. Da mesma maneira, um DAV usado como PPP é empregado quando a estabilização de emergência é necessária, havendo um plano para transitar para um dispositivo a longo prazo quando o cliente se mostrar clinicamente mais estável. Indicações para uso a longo prazo incluem uso de DAV como PPT em clientes que não obtêm sucesso com a terapia conservadora máxima, ou como TD em clientes em fase terminal de IC que não são candidatos a transplante. A Figura 16.9 oferece um exemplo do uso de DAV a longo prazo.

Esses dispositivos podem ter bombas que ficam fora do corpo (extracorpóreas) ou que são implantáveis, e podem ser amplamente classificados como de deslocamento de volume (pulsátil, pneumático) ou de fluxo contínuo (fluxo axial, centrífugo). A maioria é inserida por cirurgia via esternotomia, porém alguns DAV de uso a curto prazo podem ser inseridos percutaneamente. Bombas de deslocamento de volume de primeira geração apresentam uma câmara que se enche de maneira passiva ou por sucção. A câmara é comprimida por pressão para gerar um fluxo de sangue pulsátil similar à sístole e à diástole, e depende da pré-carga do cliente para o enchimento. Podem ser extracorpóreas ou implantadas, de uso de longo ou curto prazo, e podem ser removidas se a função do coração se recuperar.

Bombas de fluxo contínuo de segunda geração retornam o sangue para a aorta em velocidade constante. Dispositivos de fluxo axial contêm um propulsor giratório que gera um fluxo contínuo por um rotor, o qual gira ao redor de um eixo central; podem ser empregados para uso de longo e curto prazos. DAV centrífugos são usados por pouco tempo (menos de uma semana) para reduzir a pressão nos ventrículos. Uma força centrífuga é gerada a partir de um rotor giratório em forma de cone, resultando em fluxo sanguíneo não pulsátil.

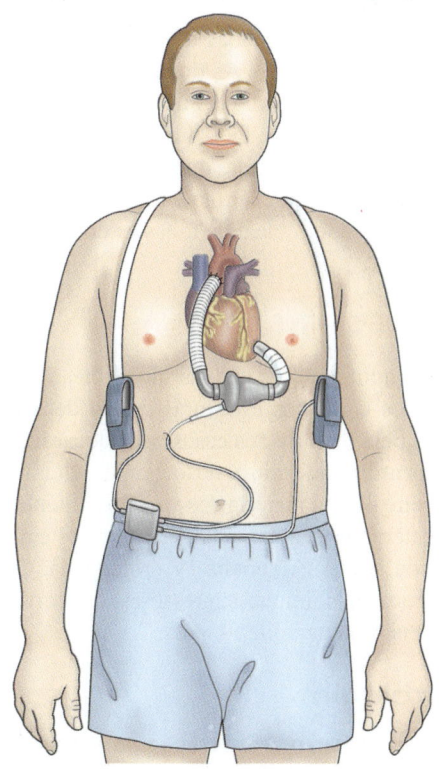

Figura 16.9 Dispositivo de assistência ventricular esquerda.

### Corações totalmente artificiais

**Corações totalmente artificiais (CTA)** são elaborados para substituir os dois ventrículos. Atualmente, existem dois dispositivos aprovados pela Food and Drug Administration (FDA). O SynCardia Temporary Cardio West Total Artificial Heart é um CTA pneumático aprovado para uso em 2004 como PPT em clientes à espera de um doador, portadores de insuficiência biventricular não responsiva a outras terapias e em risco iminente de morte (Chen, 2010). O AbioCor®, fabricado pelo Abiomed, recebeu aprovação para uso em seres humanos (Morris, 2008).

### Complicações

As complicações dos DAV e CTA incluem infecção, arritmias ventriculares, trombos, tromboembolia, hemólise, hemorragia, IC direita, falência multissistêmica e falência mecânica (Chen, 2010). A anticoagulação adequada para reduzir o risco de formação de trombo e tromboembolia, ao mesmo tempo que evita o risco de sangramento, é um desafio; a terapia de anticoagulação depende do tipo de dispositivo, da história do cliente e da responsividade plaquetária. A infecção é outra complicação importante, sobretudo com dispositivos extracorpóreos, já que o local de saída da conexão percutânea comumente infecciona. A infecção nesse local pode se espalhar com rapidez por todo o sistema, causando *sepse*, uma infecção sistêmica.

O cuidado de enfermagem aos clientes com dispositivos de assistência mecânica deve ter como focos a avaliação e a minimização das complicações, bem como o fornecimento de apoio emocional e orientações sobre o dispositivo mecânico e a doença cardíaca de base. Se um DAV a longo prazo está sendo considerado, a capacidade do cliente de manejá-lo precisa ser avaliada.

## Doenças infecciosas do coração

Qualquer uma das três camadas do coração pode ser afetada por um processo infeccioso. As doenças são denominadas de acordo com a camada do coração mais envolvida no processo infeccioso: endocardite (endocárdio), miocardite (miocárdio) e pericardite (pericárdio). Essas doenças podem causar impactos importantes na função cardíaca e indiretamente na qualidade de vida. O manejo ideal de todas as doenças infecciosas é a prevenção.

### Endocardite infecciosa

Endocardite é a infecção do endocárdio. Próteses valvares cardíacas, defeitos cardíacos estruturais e uso de droga IV são responsáveis pela maioria dos casos de endocardite infecciosa (EI). A endocardite infecciosa nosocomial (adquirida no hospital) se desenvolve na maioria das vezes em clientes com bacteriemia e cateter de demora, e naqueles que estejam recebendo líquidos ou antibioticoterapia IV prolongada. Clientes que usam medicamentos imunossupressores ou corticosteroides são suscetíveis à endocardite fúngica.

### Fisiopatologia

Os estafilococos e estreptococos são responsáveis pela maioria das EI. Esses patógenos colonizam o local de uma lesão do endocárdio, como a valva protética. Inflamação e infecção resultam em dano endotelial. Em seguida, plaquetas, fibrina, células sanguíneas e microrganismos se reúnem, formando *vegetações* no endocárdio. As vegetações podem embolizar para outros tecidos por todo o corpo. A infecção pode erodir pelo endocárdio nas estruturas subjacentes (como folhetos valvares), causando lacerações ou deformidades dos folhetos valvares, deiscência das próteses valvares, deformidade das cordas tendíneas ou abscessos paravalvares.

Muitas vezes, a EI aguda é causada por infecção *estafilocócica* e se desenvolve com rapidez em um período que varia de dias a semanas. A EI subaguda, em geral causada por *estreptococos*, ocorre mais lentamente e sua evolução é arrastada. Não raro, o surgimento da EI é insidioso, e os sinais e sintomas se desenvolvem a partir da infecção, destruição das valvas cardíacas e embolização das vegetações no coração. Êmbolos sistêmicos se desenvolvem na EI do lado esquerdo do coração; êmbolos pulmonares podem se formar quando o coração direito está infectado, normalmente em decorrência do uso de drogas IV.

### Fatores de risco

Uma valva cardíaca com dano epitelial atrai bactérias para sua superfície, produzindo infecção endocárdica. Essa lesão pode ser o resultado de: uma valva protética; uma anormalidade congênita, como valva aórtica bicúspide; um problema estrutural, como PVM; ou pode ser decorrente de alterações degenerativas valvares relativas à idade. O uso de droga IV, cateter de demora a longo prazo e *piercing* corporal também são fatores de risco de EI. O Boxe 16.3 oferece uma lista abrangente desses fatores.

### Manifestações clínicas e avaliação

A apresentação clínica da EI varia e o diagnóstico pode ser difícil, uma vez que os sintomas são muitas vezes vagos, como anorexia, mialgias, febre, calafrios, perda de peso, dor articular

---

**BOXE 16.3 Fatores de risco de endocardite infecciosa.**

- Disfunção valvar adquirida
- Defeito de septo interatrial (não reparado ou reparado)
- Valva aórtica bicúspide
- *Piercing* corporal
- Coarctação da aorta
- Malformações congênitas cianóticas complexas
- Doença degenerativa de valva
- História de endocardite infecciosa
- Cateteres de demora e de hemodiálise a longo prazo
- Uso de droga IV
- Regurgitação mitral
- PVM com regurgitação valvar ou folhetos espessados
- Endocardite nosocomial
- Cateteres de acesso venoso para nutrição parenteral ou cateteres IV centrais no átrio direito
- Persistência do canal arterial (PCA)
- Próteses valvares candíacas
- Defeito de septo interventricular

e na coluna e sudorese noturna. Febre é comum, mas pode ser intermitente ou ausente, especialmente em clientes que estejam recebendo antibióticos ou corticosteroides e nos idosos ou naqueles que apresentem insuficiência renal ou cardíaca. Um sopro cardíaco pode estar inicialmente ausente, mas se desenvolve em quase todos os clientes. Sopros que pioram ao longo do tempo são indicativos de dano progressivo decorrente de vegetações ou perfuração da valva ou das cordas tendíneas.

Além da febre e do sopro cardíaco, nodos de Osler, lesões de Janeway e manchas de Roth são sinais diferenciadores de EI e resultantes de microembolização. Nodos de Osler, nódulos eritematosos e dolorosos, podem estar presentes nos coxins dos dedos das mãos e dos pés. Lesões de Janeway são máculas avermelhadas ou arroxeadas indolores encontradas nas palmas das mãos e nas solas dos pés. Manchas de Roth, observadas no exame fundoscópico, são hemorragias retinianas ovais com centros pálidos. Hemorragias subungueais podem ser observadas sob as unhas das mãos e dos pés, e petéquias podem aparecer no pescoço, tórax, abdome, conjuntiva e membranas mucosas. Manifestações no sistema nervoso central incluem cefaleia, isquemia cerebral transitória e AVE, os quais podem ser causados por êmbolos nas artérias cerebrais. A embolização pode ser um sintoma apresentado, ocorrendo a qualquer momento e podendo envolver outros sistemas orgânicos. Cardiomegalia, IC, taquicardia ou esplenomegalia podem se desenvolver.

Hemoculturas positivas são altamente sensíveis para o diagnóstico; entretanto, hemoculturas negativas não descartam em definitivo a possibilidade de EI, em especial se o cliente tiver recebido antibióticos ou se bactérias de crescimento lento estiverem presentes. Três séries de hemoculturas devem ser obtidas antes da administração de quaisquer agentes antimicrobianos.

O ecocardiograma é bastante usado no diagnóstico e pode detectar a presença ou a ausência de vegetações ou abscessos, deiscência da prótese valvar, nova regurgitação ou IC. Outros achados anormais incluem anemia, elevação da contagem de leucócitos, da velocidade de hemossedimentação (VHS) e da proteína C reativa. Achados eletrocardiográficos anormais incluem bloqueios atrioventriculares, bloqueios de ramo e bloqueios fasciculares.

## Prevenção

A prevenção é essencial. Desde 1955, a profilaxia antibiótica tem sido recomendada para a prevenção de EI em clientes sob risco de desenvolvimento da doença (como aqueles com doença cardíaca reumática, PVM ou próteses valvares cardíacas) antes de procedimentos dentários, respiratórios, geniturinários e GI. No entanto, em 2008, mudanças significativas foram feitas nas recomendações acerca da profilaxia antibiótica, conforme descrito no Boxe 16.4. A profilaxia antibiótica não é mais recomendada antes de procedimentos dentários, a não ser que os clientes se encontrem sob risco elevado de resultados adversos. Também não é mais recomendada antes de procedimentos no trato respiratório (a não ser que envolva incisão, como na tonsilectomia, e cliente de alto risco) nem antes de procedimentos geniturinários ou GI, independentemente do nível de risco do cliente (Nishimura, Carabello, Faxon et al., 2008).

---

**BOXE 16.4 — Profilaxia antibiótica contra endocardite infecciosa.**

**Indicações para profilaxia**
- Endocardite infecciosa prévia
- Prótese valvar
- Doença cardíaca congênita com risco persistente de EI (problemas congênitos cianóticos não reparados, defeitos congênitos completamente reparados com material protético, seis primeiros meses após a cirurgia, e defeitos congênitos reparados com defeito residual adjacente ao material protético)
- Receptores de transplante cardíaco com doença de valva cardíaca

**Condições para as quais a profilaxia não é mais necessária**
- Prolapso da valva mitral
- Doença cardíaca reumática
- Doença de valva bicúspide
- Sopros inocentes, fisiológicos ou funcionais
- Evidências ecocardiográficas de regurgitação mitral fisiológica, regurgitação tricúspide ou pulmonar na ausência de sopro e valvas estruturalmente normais

**Motivos das mudanças nas recomendações da profilaxia antibiótica contra endocardite infecciosa**
- Nenhum estudo clínico randomizado demonstrou benefício comprovado
- É menos provável que a EI seja causada por um procedimento dentário, GI ou geniturinário do que pela exposição frequente a bacteriemias randômicas decorrentes das atividades diárias
- A profilaxia pode evitar apenas uma pequena quantidade de causas de EI, se é que evita alguma, em clientes submetidos a procedimentos dentários, GI ou geniturinários
- O risco de eventos adversos pelo uso de antibióticos é maior que os benefícios (se é que existe algum) da profilaxia
- Higiene satisfatória e saúde bucal são mais importantes do que a profilaxia antibiótica na prevenção de EI

---

## Manejo clínico e de enfermagem

O objetivo do tratamento é erradicar a infecção e evitar complicações. O pilar do tratamento consiste na terapia antibiótica parenteral a longo prazo, a qual é administrada em doses que produzem alta concentração sérica e por um período significativo, muitas vezes por mais de 6 semanas, para garantir a erradicação das bactérias dentro das vegetações densas.

A cirurgia é indicada quando existe uma infecção persistente ou recorrente, quando IC se desenvolve ou quando os clientes apresentam mais de um episódio de embolia sistêmica grave, obstrução de valva, abscessos valvares e miocárdicos ou endocardite fúngica. A maioria dos clientes que manifestam endocardite de valva protética requer substituição de valva, o que aumenta bastante o prognóstico dos clientes com sintomas graves. A enfermeira monitora o cliente quanto à presença de febre, a qual pode persistir por semanas. Os sons cardíacos são avaliados. Um sopro novo ou agravado pode indicar deiscência de valva protética, ruptura de abscesso ou lesão dos folhetos valvares. A enfermeira monitora sinais e sintomas de embolização sistêmica e possível dano de órgão terminal, como acidente cerebrovascular, meningite, IC, IAM, embolia pulmonar, glomerulonefrite e esplenomegalia.

O cuidado do cliente é direcionado para o manejo da infecção. Antibióticos são iniciados assim que as culturas sanguíneas são obtidas. Muitas vezes, há necessidade de terapia antimicrobiana IV a longo prazo, e inúmeros clientes possuem cateteres centrais inseridos perifericamente ou outros acessos IV a longo prazo. Todas as linhas invasivas e feridas precisam ser avaliadas quanto a hiperemia, sensibilidade, temperatura, edema, drenagem e outros sinais de infecção.

O cliente e a família são instruídos acerca dos medicamentos e dos sinais e sintomas de infecção. A enfermeira orienta os clientes em alto risco e sua família sobre a necessidade dos antibióticos profiláticos antes de determinados procedimentos dentários. Para os clientes sob risco baixo a moderado de desenvolvimento de EI, sobretudo aqueles que receberam previamente profilaxia antibiótica, as recomendações atuais precisam ser fornecidas. Conforme descrito no Boxe 16.4, é preciso explicar os motivos de não haver mais necessidade de profilaxia para procedimentos geniturinários e GI, bem como para a maioria dos procedimentos respiratórios e dentários, exceto em indivíduos de alto risco.

As culturas sanguíneas (hemoculturas) são realizadas periodicamente com o objetivo de monitorar o efeito da terapia, e os níveis séricos dos antibióticos selecionados são acompanhados para garantir que o soro demonstre atividade bactericida. A enfermeira fornece ao cliente e aos familiares apoio emocional e facilita as estratégias de enfrentamento durante o curso prolongado da infecção e do tratamento antibiótico. Se o cliente tiver sido submetido a tratamento cirúrgico, a enfermeira oferece as instruções e os cuidados pós-operatórios indicados.

## Complicações

Mesmo que o cliente responda à terapia, a endocardite pode ser destrutiva ao coração e aos outros órgãos. IC e complicações cerebrovasculares, como AVE, podem ocorrer antes, durante e depois da terapia. A IC pode se desenvolver em decorrência da perfuração de um folheto valvar, da ruptura de corda tendínea, da obstrução do fluxo sanguíneo por vegetações ou de *shunts* intracardíacos decorrentes da deiscência de próteses valvares. Regurgitação ou estenose valvar, dano miocárdico e aneurismas micóticos (fúngicos) constituem potenciais complicações cardíacas. Bloqueios atrioventriculares de 1º, 2º e 3º graus podem se desenvolver e, muitas vezes, são um sinal de abscesso de anel valvar (ver Capítulo 17 para obter descrições dos bloqueios atrioventriculares). Êmbolos sépticos e não sépticos podem levar a abscessos esplênicos, cerebrite, deterioração hemodinâmica e complicações em outros órgãos.

## Miocardite

Miocardite é a inflamação do músculo cardíaco, comumente resultante de infecção viral. Também pode ser causada por infecções bacterianas, mecanismos imunomediados e agentes tóxicos. Com frequência, a etiologia é desconhecida. Pode ser aguda ou crônica. A mortalidade varia com a gravidade dos sintomas. Casos leves com poucos sintomas podem se resolver sem tratamento, enquanto os mais graves resultam em choque cardiogênico e morte.

## Fisiopatologia

A inflamação do músculo cardíaco que resulta em necrose de miócito (morte de célula cardíaca, por exemplo) é o aspecto característico da miocardite. A miocardite aguda é caracterizada por dano ao miócito decorrente de infecção viral, autoimunidade e outros eventos precipitantes. Citocinas e antígenos aos miócitos são liberados. Na fase aguda (do 4º ao 14º dia), linfócitos T e B se infiltram no miocárdio, e o vírus é eliminado. A resposta imune continua, e os miócitos infectados sofrem lise. Durante a fase crônica, a lesão dos miócitos continua e pode levar à miocardiopatia dilatada.

## Manifestações clínicas e avaliação

Os sintomas de miocardite dependem do tipo de infecção, do grau de dano miocárdico e da capacidade de recuperação do miocárdio. O diagnóstico é difícil. A apresentação clínica pode variar amplamente; os sintomas podem ir de leves achados sistêmicos de febre, mialgias, fadiga e dispneia até arritmias ventriculares, choque cardiogênico e MCD. Outros sinais e sintomas incluem galope por $B_3$, taquicardia, taquipneia, distensão da veia jugular, edema, anormalidades no ECG, ortopneia e palpitações. IC fulminante ou morte cardíaca súbita podem rapidamente se desenvolver.

Uma minoria de clientes apresenta elevação das enzimas cardíacas e da contagem de leucócitos. A VHS estará elevada em aproximadamente 60% do tempo. O ecocardiograma pode mostrar comprometimento da função do músculo cardíaco ou derrame pericárdico. A biopsia do miocárdio pode ser usada para confirmar o diagnóstico.

## Manejo clínico e de enfermagem

Para os clientes com miocardite, o cuidado de suporte é de suma importância, com os objetivos focados na manutenção da estabilidade hemodinâmica e na melhora dos sintomas. O tratamento dos sintomas da IC com terapia conservadora padrão e opções cirúrgicas, como colocação de um DAV ou CTA, ou transplante de coração, deve ser considerado quando não ocorrer melhora dos sintomas ou do estado hemodinâmico apesar da terapia máxima.

O cuidado de enfermagem do cliente com miocardite inclui a avaliação dos sintomas quanto a melhora ou piora. Além do monitoramento dos sinais vitais, das bulhas cardíacas, dos sons pulmonares e da perfusão periférica, a enfermeira precisa avaliar o estado hemodinâmico, de oxigenação e de hidratação. As enfermeiras devem estar preparadas para usar equipamentos de emergência, já que o risco de arritmias ventriculares potencialmente fatais é alto. Precisam também fornecer apoio emocional ao cliente e aos familiares, pois a miocardite pode ser bastante estressante devido à sua apresentação e ao curso variável.

## Pericardite

Pericardite é a inflamação do pericárdio, o saco membranoso que circunda o coração. As etiologias são inúmeras; contudo, na maioria das vezes é causada por doença viral, podendo ocorrer também após determinados problemas médicos ou depois

## BOXE 16.5 — Causas de pericardite.

- IAM
- Infecção bacteriana (estreptocócica, estafilocócica, meningocócica)
- Trauma torácico: lesão no tórax, cirurgia cardíaca, implantação de marca-passo ou desfibrilador
- Distúrbios do tecido conjuntivo (como lúpus, febre reumática, artrite reumatoide, esclerodermia)
- Distúrbios das estruturas adjacentes: aneurisma dissecante, doença pulmonar (como pneumonia)
- Infecção fúngica (como *Aspergillus*, *Candida*, *Histoplasma*)
- Causas inespecíficas ou idiopáticas
- Medicamentos (como procainamida, hidralazina e isoniazida)
- Neoplasia: metástases de tumores pulmonares ou mamários ou linfoma
- Radioterapia do tórax (pico da ocorrência de 5 a 9 meses após o tratamento)
- Insuficiência renal e uremia
- Tuberculose
- Infecção viral (como Coxsackie, hepatite B, *influenza*, mononucleose, caxumba, varicela)

---

de alguns procedimentos cirúrgicos. O Boxe 16.5 apresenta uma lista das causas mais comuns de pericardite. A pericardite pode se desenvolver após um IAM ou depois da pericardectomia (abertura do pericárdio) durante a cirurgia cardíaca.

### Fisiopatologia

O saco pericárdico é constituído de duas camadas, a parietal (externa) e a visceral (interna), a qual é fixada ao coração. Um pequeno volume de líquido (15 a 50 mℓ) separa as duas camadas. A pericardite pode promover acúmulo de líquido nesse espaço, chamado de *derrame pericárdico*. Isso pode resultar em elevação da pressão no coração, levando a tamponamento cardíaco (ver Capítulo 15). A pericardite pode ser aguda ou crônica. A pericardite aguda se desenvolve rapidamente, causando uma reação inflamatória, enquanto a crônica progride lentamente e pode vir acompanhada por derrame.

Episódios frequentes ou prolongados de pericardite podem levar ao espessamento e à diminuição da elasticidade do pericárdio, e a fibrose pode fundir os pericárdios parietal e visceral. Essas condições restringem a habilidade do coração de se encher de sangue (pericardite constritiva). O pericárdio pode se tornar calcificado, restringindo ainda mais a expansão ventricular durante a diástole. Com menos enchimento, os ventrículos bombeiam menos sangue, promovendo diminuição do débito cardíaco e sinais e sintomas de IC. O enchimento diastólico restrito pode ocasionar elevação da pressão venosa sistêmica, causando edema periférico e insuficiência hepática.

### Fatores de risco

Homens com idade entre 20 e 50 anos são mais propensos ao desenvolvimento de pericardite. Pode se desenvolver após um IM, uma doença viral recente ou uma infecção bacteriana. Lúpus, esclerodermia, artrite reumatoide e outras condições autoimunes são fatores de risco para o desenvolvimento de pericardite. Em cerca de metade dos casos, a causa é desconhecida (idiopática).

### Manifestações clínicas e avaliação

A pericardite pode ser assintomática; entretanto, o sintoma mais característico é a dor torácica. Por causa disso e do supradesnivelamento do segmento ST que muitas vezes está presente, a pericardite aguda pode imitar o IAM. A dor tipicamente é persistente, aguda, pleurítica e em geral percebida no tórax médio, embora também possa se localizar abaixo da clavícula, no pescoço ou na região do músculo trapézio esquerdo. Na maioria das vezes, o desconforto é constante e agravado por inspiração profunda, tosse, decúbito dorsal ou troca de posição, podendo ser aliviado pela inclinação para a frente e pela posição sentada. Embora não ouvido em todos os clientes com pericardite, um atrito como um arranhão ou rangido constitui um achado comum.

> **Alerta de enfermagem**
> *O atrito pericárdico é diagnóstico de pericardite. Constitui um som de rangido ou arranhão e é mais alto ao final da expiração. Enfermeiras podem avaliar a presença de atrito pericárdico comprimindo o diafragma do estetoscópio contra o tórax e auscultando a borda esternal inferior esquerda no quarto espaço intercostal, local onde o pericárdio faz contato com a parede torácica esquerda. O atrito é mais bem identificado quando o cliente está sentado e inclinado para frente. O atrito é causado pelas camadas inflamadas de pericárdio que atritam-se uma na outra e, muitas vezes, é intermitente.*

Outros sinais podem incluir febre baixa, leucocitose, anemia e elevação da VHS ou do nível da proteína C reativa. A dispneia não relacionada com o esforço é típica de pericardite; é resultante da compressão pericárdica decorrente do tamponamento cardíaco.

O diagnóstico é feito na maioria das vezes com base na história, nos sinais e nos sintomas. Um ECG de 12 derivações pode mostrar elevação difusa côncava de ST sem alterações recíprocas ou inversão da onda T, podendo a elevação do segmento ST persistir por semanas. O ECG pode também revelar depressão dos segmentos PR ou arritmias atriais. O ecocardiograma é feito para avaliar tamponamento ou derrame pericárdico.

### Manejo clínico e de enfermagem

Os objetivos consistem em determinar a causa, administrar a terapia para tratamento e alívio dos sintomas, e detectar sinais e sintomas de tamponamento cardíaco. Anti-inflamatórios não esteroides (AINE) são prescritos para alívio da dor durante a fase aguda. Corticosteroides podem ser prescritos quando a pericardite for grave ou o cliente não responder aos AINE. Corticosteroides e AINE, entretanto, não devem ser administrados em clientes que desenvolveram pericardite após um IAM, pois podem causar ruptura da área infartada. Nos casos de pericardite constritiva, a remoção cirúrgica do pericárdio (pericardectomia) pode ser necessária para aliviar a inflamação restritiva e a cicatrização.

Clientes com pericardite aguda requerem manejo da dor com analgésicos, posicionamento e apoio psicológico. Os clientes com dor torácica muitas vezes se beneficiam de orientações e tranquilização de que a dor não constitui um ataque cardíaco. A enfermeira monitora o cliente quanto à IC e trata o cliente com instabilidade hemodinâmica ou congestão pulmonar como na IC.

## Complicações

A enfermeira que lida com clientes portadores de pericardite precisa estar atenta às potenciais complicações graves. As duas principais complicações da pericardite são derrame pericárdico (acúmulo de líquido no saco pericárdico) e tamponamento cardíaco (compressão do coração por formação de líquido excessivo) (ver Capítulo 15).

---

### *Processo de enfermagem*

### Cliente com pericardite

#### Avaliação

A dor constitui o sintoma primário do cliente com pericardite e é avaliada ao mesmo tempo que o cliente é posicionado. A enfermeira tenta identificar se a dor é influenciada por: inspiração ou expiração; retenção da respiração; flexão, extensão ou rotação da coluna e do pescoço; movimentos dos ombros e dos braços; tosse ou deglutição. O reconhecimento de que a inspiração profunda e a tosse intensificam a dor pode ajudar a diferenciar a dor da pericardite da dor do IM. Para distinguir o atrito pericárdico do atrito pleural, o cliente é orientado a prender a respiração; o atrito pericárdico irá continuar. O atrito pericárdico ocorre quando as superfícies pericárdicas perdem seu líquido lubrificante devido à inflamação. O atrito é audível na ausculta e é síncrono com o batimento cardíaco; porém, muitas vezes, é intermitente e nem sempre ocorre. A temperatura do cliente e a função de outros órgãos vitais são monitoradas com frequência. A pericardite pode causar febre repentina no cliente que se encontrava afebril.

#### Diagnóstico

Com base nos dados da avaliação, o diagnóstico da enfermagem pode ser:

- Dor aguda relacionada com a inflamação do pericárdio.

#### Planejamento

O plano de enfermagem se concentra em dois objetivos: alívio da dor e ausência de complicações.

#### Intervenções de enfermagem

##### Alívio da dor

Determinadas técnicas podem ajudar os clientes com pericardite a conservar energia e reduzir a fadiga. O alívio da dor é obtido com repouso em cadeira, pois a posição sentada ereta e inclinada para frente é a postura que tende a aliviar a dor. É importante instruir o cliente a restringir as atividades até que a dor diminua. Conforme a dor torácica e o atrito vão amenizando, as atividades da vida diária podem ser retomadas de maneira gradativa. Se o cliente estiver utilizando analgésicos, antibióticos ou corticosteroides para a pericardite, suas respostas devem ser monitoradas e registradas. Os clientes em uso de AINE são examinados quanto aos efeitos GI. Se a dor torácica e o atrito recorrerem, o repouso no leito ou em cadeiras deve ser retomado.

A redução da ansiedade do cliente pode fornecer algum alívio. Os clientes podem confundir a dor da pericardite com um ataque cardíaco. Períodos de repouso frequentes e técnicas de distração também podem promover conforto. Os clientes devem ser instruídos a aderir ao esquema de medicação e a reconhecer os sinais e sintomas de recorrência: dor torácica, mal-estar e febre.

##### Monitoramento e manejo das potenciais complicações

**Derrame pericárdico.** O líquido que se acumula entre os revestimentos pericárdicos ou no saco pericárdico é chamado de derrame pericárdico (ver Capítulo 15). O líquido pode constringir o miocárdio e prejudicar sua capacidade de bombeamento. O débito cardíaco diminui a cada contração. A falha na identificação e no tratamento desse problema pode levar ao tamponamento cardíaco e à possível morte súbita, portanto os clientes precisam ser avaliados quanto à presença de sinais de redução do débito cardíaco.

**Tamponamento cardíaco.** Os primeiros sintomas de tamponamento cardíaco são, muitas vezes, dispneia, sensação de compressão torácica, tonteira e agitação. A avaliação da pressão arterial pode revelar *pulso paradoxal*, redução de 10 mmHg ou mais na pressão sistólica durante a inspiração. Em geral, a pressão sistólica diminui e a pressão diastólica permanece estável; por essa razão, a pressão de pulso se estreita. O cliente pode ter taquicardia, e a voltagem do ECG pode estar reduzida ou o complexo QRS pode alternar em altura (alternância elétrica). As bulhas cardíacas podem progredir de distantes a imperceptíveis. Distensão da veia jugular e outros sinais de elevação da pressão venosa central se desenvolvem. Esses sinais ocorrem com a compressão do miocárdio exercida pelo saco pericárdico cheio de líquido. O sangue continua a retornar ao coração proveniente da circulação periférica, porém não consegue fluir para o coração para ser bombeado de volta à circulação. A enfermeira informa o médico imediatamente e se prepara para ajudar no ecocardiograma diagnóstico e na pericardiocentese (ver Capítulo 15). A enfermeira permanece com o cliente e continua a avaliar e a registrar os sinais e sintomas ao mesmo tempo que intervém para reduzir a ansiedade do cliente.

#### Reavaliação

Os resultados esperados no cliente incluem:

1. Ausência de dor
   a. Realiza atividades da vida diária sem dor, fadiga ou dispneia
   b. Apresenta temperatura corporal dentro da variação normal
   c. Não apresenta atrito pericárdico

2. Ausência de complicações
   a. A pressão arterial está dentro da variação normal
   b. Apresenta bulhas cardíacas que podem ser auscultadas
   c. Não mostra evidências de derrame ou tamponamento.

## Revisão do capítulo

### Exercícios de avaliação crítica

1. Uma cliente informa que não gosta de fazer uso regular de medicamentos e que não pretende aderir às recomendações de seu médico para usar antibióticos antes dos procedimentos dentários de rotina. Você sabe que a cliente tem história de substituição de valva mitral com heteroenxerto. Como você a orienta? Em que evidências você baseia seus argumentos? Qual a força dessas evidências?

2. Um jovem de 19 anos de idade com MCH recebe alta hospitalar. Ele reside sozinho e diz que realmente precisa voltar à academia para retomar seu treinamento com peso. Com base nos seus conhecimentos sobre as atividades que pessoas dessa faixa etária desenvolvem, que necessidades psicossociais desse cliente você antevê? Familiares do cliente estiveram no hospital durante os dois primeiros dias de internação, porém não residem na cidade e já retornaram para casa. Eles devem ser incluídos no plano de cuidado? O cardiologista solicitou uma consulta com os serviços de transplante. Como essa consulta será inserida no plano de cuidado?

3. Um homem de 68 anos de idade com fibrilação atrial, que se encontra em recuperação de substituição de valva aórtica devido a estenose aórtica e três enxertos de artéria coronária, recebeu prescrição de betabloqueador, um IECA, digitálico e varfarina. O cardiologista recomenda que o cliente continue a carregar consigo o *spray* de nitroglicerina para o tratamento de angina, caso se desenvolva. Quais são as necessidades do planejamento da alta e das orientações? Ao cuidar do cliente em seu 3º dia pós-operatório, você percebe que ele apresenta déficits de memória a curto prazo. Quais são seus planos para conseguir que o cliente receba alta conforme o esperado entre o 5º e o 7º dia após a cirurgia?

### Questões objetivas

1. Um cliente foi diagnosticado com tamponamento cardíaco. Na avaliação, a enfermeira espera encontrar:
   A. Ampliação da pressão de pulso
   B. Pulso paradoxal
   C. Bradicardia
   D. Aumento da pressão sistólica

2. Selecione as opções consistentes com estenose aórtica grave:
   A. Edema pulmonar
   B. Aumento do débito cardíaco
   C. IC direita
   D. Hipertrofia ventricular esquerda

3. O médico solicitou profilaxia antibiótica contra EI para um cliente de alto risco submetido a um procedimento dentário em uma semana. A enfermeira identifica a necessidade da profilaxia antibiótica contra EI para qual processo de doença?
   A. Prolapso da valva mitral
   B. Doença cardíaca reumática
   C. Prótese valvar
   D. Doença de valva bicúspide

4. O manejo de clientes com miocardiopatia é direcionado para a prevenção e o tratamento da IC. Selecione as alternativas incluídas no tratamento de IC:
   A. Diminuição do volume de sangue circulante
   B. Redução das necessidades miocárdicas de oxigênio
   C. Elevação do débito cardíaco por meio da melhora da contratilidade ou da redução da resistência periférica
   D. Aumento da pré-carga

5. Um cliente com dor torácica está sob os cuidados de uma enfermeira. A possibilidade de IAM foi excluída e o cliente foi diagnosticado com pericardite. Qual dos seguintes medicamentos o médico mais provavelmente prescreveria inicialmente?
   A. Paracetamol
   B. Ibuprofeno
   C. Ticarcilina
   D. Colchicina

## Bibliografia e leitura sugerida

A bibliografia e a leitura sugerida para este capítulo estão disponíveis no GEN-IO: http://gen-io.grupogen.com.br/gen-io/.

# CAPÍTULO 17

PRISCILLA K. GAZARIAN

# Manejo de Enfermagem | Arritmias e Distúrbios da Condução

## Objetivos de estudo

**Após ler este capítulo, você será capaz de:**

1. Descrever os métodos usados para diagnosticar e tratar arritmias
2. Analisar os componentes de um eletrocardiograma (ECG) de 12 derivações: frequências e ritmos atriais e ventriculares, configuração e duração do complexo QRS, configuração e duração da onda P, do intervalo PR e do intervalo QT
3. Reconhecer os critérios eletrocardiográficos, as causas e os tratamentos das várias arritmias, inclusive distúrbios da condução
4. Utilizar o processo de enfermagem como estrutura básica do cuidado para clientes com arritmias
5. Comparar os diversos tipos de tratamento elétrico, suas indicações, possíveis complicações e implicações de enfermagem
6. Descrever os elementos essenciais à utilização de um desfibrilador.

**Arritmias** (também conhecidas como *distúrbios do ritmo*) são distúrbios da transmissão dos impulsos elétricos no coração, que causam alterações da frequência cardíaca, do ritmo cardíaco ou ambos. Sem uma frequência normal e um ritmo regular, o coração não consegue desempenhar eficientemente sua função de bombear e fazer circular o sangue oxigenado. Inicialmente, as arritmias podem causar sintomas relacionados com o efeito hemodinâmico que produzem, inclusive redução do débito cardíaco. Veja a descrição dos sinais e sintomas da redução do débito cardíaco na Tabela 17.1. Além de reduzir o débito cardíaco, algumas arritmias aumentam o risco de formação de trombos nas câmaras cardíacas. As arritmias são descritas com base no local de origem do impulso (p. ex., átrios ou ventrículos) e no mecanismo da formação ou **condução** (p. ex., bradicardia [muito lenta], taquicardia [muito rápida], prematura [precoce] etc.). A presença de uma arritmia é confirmada por exame eletrocardiográfico.

## ELETROCARDIOGRAMA

O impulso elétrico que percorre o coração pode ser analisado por meio de um eletrocardiograma (ECG). Cada fase do ciclo cardíaco está representada por ondas específicas (descritas adiante neste capítulo). O número e a posição dos eletrodos usados dependem do tipo de ECG necessário. Os eletrodos registram ondas que aparecem no papel ou no monitor e representam a corrente elétrica com referência a dois eletrodos (Figura 17.1). A frequência e o ritmo cardíacos são monitorados eficientemente por apenas dois eletrodos; contudo, o uso de 10 eletrodos (resultando em 12 derivações) fornece informações mais detalhadas e constitui a base para o entendimento dos outros tipos de monitoramento eletrocardiográfico. O Boxe 17.1 descreve as diferenças entre eletrodos, cabos e derivações.

### Eletrocardiograma de 12 derivações

O ECG de 12 derivações é um exame tradicionalmente utilizado na cardiologia clínica, realizado em repouso, que utiliza 10 eletrodos, um colocado em cada membro e seis aplicados no tórax (precordiais). Em conjunto, esses 10 eletrodos produzem 12 traçados (ou derivações) diferentes. Essas 12 derivações incluem três bipolares (I, II e III) e nove unipolares (aVR, aVL, aVF e $V_1$-$V_6$). As derivações bipolares medem a atividade elétrica que é transmitida entre um eletrodo positivo e outro negativo, enquanto as derivações unipolares registram a atividade elétrica a partir de um único ponto de referência. Em conjunto, as 12 derivações mostram a atividade elétrica nos planos frontal e transversal. Quando são analisados simultaneamente, esses dois planos fornecem informações diagnósticas importantes e muito

Tabela 17.1 Sinais e sintomas de baixo débito cardíaco.

| Sistema | Sinais e sintomas de redução do débito cardíaco |
|---|---|
| Respiratório | Taquipneia, dispneia, ortopneia, dispneia aos esforços; hipoxemia, estertores à ausculta pulmonar, sibilos, tosse seca ou produtiva |
| Cardíaco e vascular periférico | Edema, distensão das veias jugulares (DVJ), desvio do ponto de impulso máximo (*ictus cordis*), ritmo em galope por $B_3$, regurgitação mitral e/ou tricúspide, redução da pressão arterial média (PAM), redução da pressão de pulso, pele e extremidades frias, retardo do tempo de enchimento capilar, taquicardia |
| Renal | Redução do débito urinário, oligúria, elevação da creatinina |
| Digestório | Distensão abdominal, ascite, congestão hepática, refluxo abdominojugular positivo |
| Nervoso central | Tontura, depressão do nível de consciência, síncope, fadiga |
| Comportamental/emocional | Ansiedade, inquietude |

## BOXE 17.1 — Descrição dos eletrodos, cabos e derivações.

### Eletrodos
Eletrodos são contatos elétricos aplicados na pele do cliente. Existem várias configurações. Os eletrodos modernos são descartáveis e devem ser usados em um único cliente. Todos os eletrodos usam gel condutor e possuem conectores para ligar um cabo.

### Cabos
O eletrodo é conectado a um aparelho de registro por um conjunto de fios ou cabos. Os cabos têm códigos de cores, embora o sistema de codificação não seja intencionalmente invariável. No caso do ECG de 12 derivações, existem 10 cabos, um para cada eletrodo. Para o monitoramento contínuo, podem ser usados três a cinco cabos. Os sistemas de três e quatro cabos permitem o monitoramento apenas das derivações dos membros, enquanto os sistemas de cinco cabos possibilitam monitorar as derivações dos membros e mais uma na região precordial. Alguns cabos vêm pré-conectados aos eletrodos e são descartáveis; outros precisam ser conectados ao eletrodo e são reutilizáveis.

### Derivações
As derivações são as imagens que a enfermeira observa na tira de papel ou no monitor. Elas representam um exame do coração sob uma perspectiva específica. A direção do complexo do ECG varia, dependendo de qual derivação é analisada. O sentido da corrente elétrica determina como as ondas aparecem na fita do ECG.

---

além da frequência e do ritmo cardíacos, inclusive distúrbios da condução como bloqueios de ramo (BR), crescimento das câmaras cardíacas, distribuição da isquemia ou do infarto e até mesmo problemas não cardíacos como distúrbios eletrolíticos (Wagner, 2007). Uma analogia para exemplificar a importância desse exame seria como se fotografias fossem tiradas de uma estátua em 12 ângulos diferentes: quando combinadas, pode-se obter uma imagem composta de toda a estátua, mas o observador também é capaz de analisar detalhes singulares do quadro quando escolhe examinar um ângulo específico – isto é monitoramento do ECG. O ECG de 12 derivações produz um quadro do coração, enquanto as derivações específicas representam áreas determinadas do coração.

A colocação dos eletrodos para registrar um ECG de 12 derivações deve ser precisa e consistente, porque a posição incorreta pode alterar as configurações das ondas. A colocação dos eletrodos é importante para detectar arritmias e é crucial à identificação de alterações causadas por isquemia (redução do fluxo sanguíneo, geralmente causado por aterosclerose), infarto (lesão ou morte celular causada pela redução da irrigação sanguínea) e algumas arritmias (American Association of Critical Care Nurses, 2008).

Os eletrodos dos quatro membros são colocados nas pernas (nas proximidades dos tornozelos) e nos braços (perto dos punhos). Os seis eletrodos restantes são aplicados no lado esquerdo do tórax. A localização das marcas anatômicas específicas é fundamental à colocação correta dos eletrodos no tórax (Boxe 17.2). Se o cliente necessitar de ECG sequenciais, a consistência da colocação dos eletrodos também é importante. Em alguns casos, os eletrodos torácicos são deixados no local ou a posição correta é marcada com uma caneta de tinta indelével para assegurar a mesma posição de forma a obter ECG sequenciais.

A Figura 17.2 ilustra os locais específicos para colocação dos eletrodos.

$V_1$ Lado direito do esterno, quarto espaço intercostal
$V_2$ Lado esquerdo do esterno, quarto espaço intercostal
$V_3$ Ponto médio entre $V_2$ e $V_4$
$V_4$ Linha hemiclavicular, quinto espaço intercostal
$V_5$ Linha axilar anterior esquerda, mesmo nível que $V_4$
$V_6$ Linha hemiaxilar esquerda, mesmo nível que $V_4$ (Aehlert, 2007)

As derivações precordiais (superfície anterior do coração) refletem a atividade elétrica principalmente do ventrículo esquerdo. Em algumas condições, pode ser necessário colocar um eletrodo alternativo. Por exemplo, nos clientes sob suspeita de isquemia/infarto do coração direito, as derivações torácicas direitas são necessárias para avaliar o ventrículo direito (ver Figura 17.2). Os eletrodos usados para registrar $V_1R$ (R – do inglês *right* – refere-se ao lado direito do tórax) a $V_6R$ são posicionados em imagem especular dos eletrodos torácicos esquerdos, conforme está detalhado adiante:

$V_1R$ Lado esquerdo do esterno, quarto espaço intercostal
$V_2R$ Lado direito do esterno, quarto espaço intercostal
$V_3R$ Meia distância entre $V_2$ e $V_4$
$V_4R$ Linha hemiclavicular, quinto espaço intercostal
$V_5R$ Linha axilar anterior direita, mesmo nível que $V_4$
$V_6R$ Linha hemiaxilar direita, mesmo nível que $V_4$

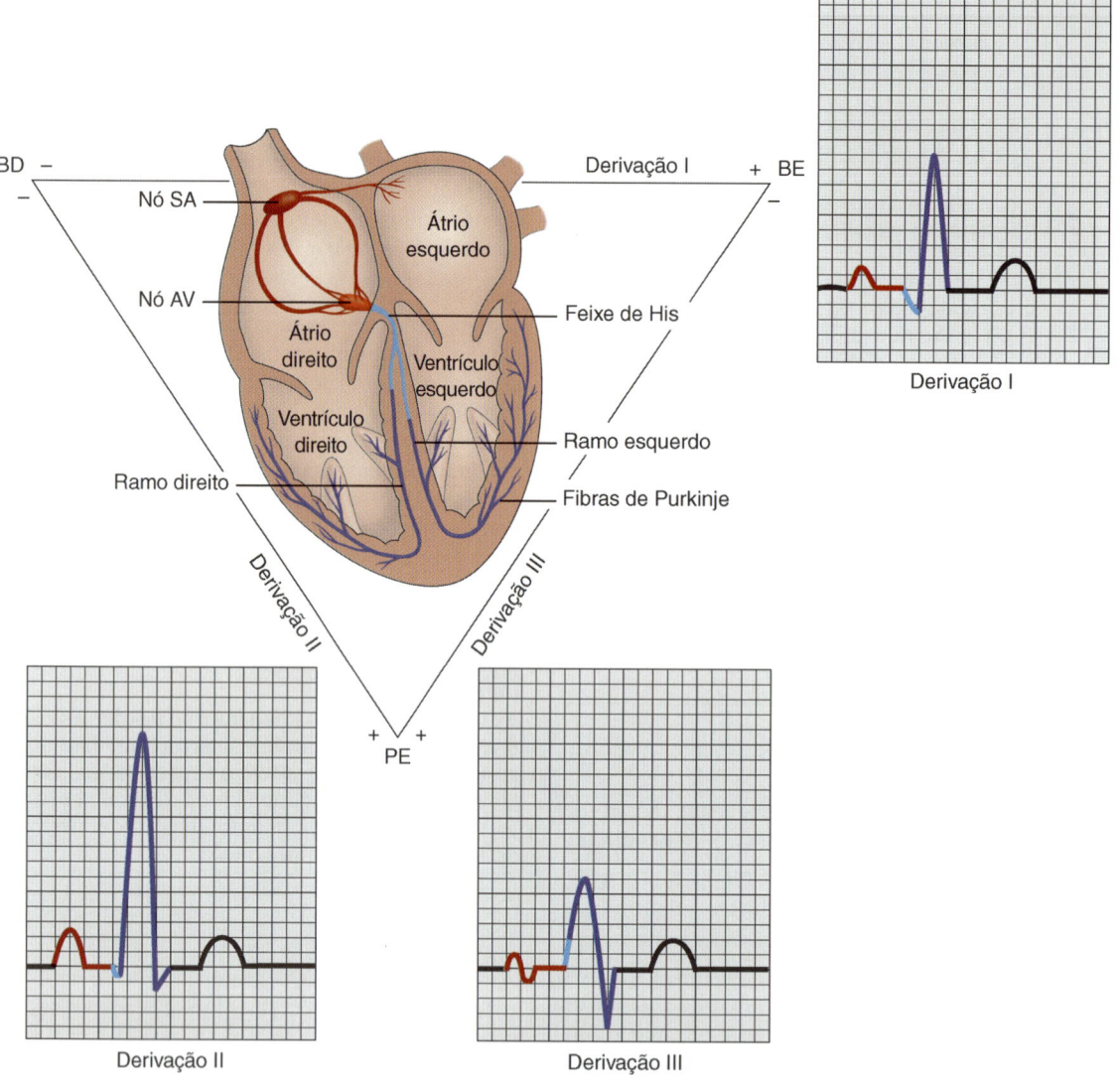

**Figura 17.1** Relações entre o complexo QRS do eletrocardiograma (ECG), o sistema de derivações e o impulso elétrico. O coração conduz a atividade elétrica, que o ECG mede e registra. As configurações da atividade elétrica demonstradas no ECG variam, dependendo da derivação (ou projeção) do ECG e do ritmo cardíaco. Por essa razão, a configuração de um traçado de ritmo normal na derivação I é diferente da configuração do traçado de ritmo normal na derivação II, da derivação III e assim por diante. O mesmo se aplica aos ritmos anormais e aos distúrbios cardíacos. De modo a conseguir uma avaliação precisa da atividade elétrica do coração ou definir onde, quando e quais são as anormalidades presentes, o ECG deve ser examinado em todas as derivações, não apenas na derivação II. Nessas ilustrações, as diferentes áreas de atividade elétrica estão assinaladas por cores. SA = sinoatrial; AV = atrioventricular; BD = braço direito; BE = braço esquerdo; PE = perna esquerda.

## Monitoramento contínuo

Os sistemas de monitoramento eletrocardiográfico (ECG) variam quanto à tecnologia disponível, mas geralmente podem fazer o seguinte:

- Monitorar uma derivação do membro, ou uma derivação do membro e uma derivação torácica
- Monitorar segmentos ST (depressão do segmento ST é um sinal de isquemia miocárdica; elevação do segmento ST é um indício de infarto do miocárdio em [IM] em evolução)
- Incluir alarmes visuais e sonoros graduáveis (com base em prioridade, assistolia poderia ser o grau mais alto)
- Possibilitar o monitoramento computadorizado do ritmo (as arritmias são interpretadas e armazenadas na memória do aparelho)
- Gerar registros gráficos.

Os sistemas de monitoramento contínuo têm de três a cinco eletrodos e dispõem do recurso de exibir duas a quatro derivações. O Boxe 17.3 fornece orientações sobre como aplicar os eletrodos. Com o monitoramento contínuo, embora os eletrodos dos membros também sejam usados, eles são aplicados no dorso, em vez de nas pernas e nos braços, como seria com um ECG de 12 derivações. Isso permite movimentos mais amplos e mais conforto ao cliente, além de reduzir a interferência causada por artefatos dos músculos esqueléticos. Os quatro eletrodos descartáveis são aplicados no tórax do cliente em locais específicos e um cabo é conectado ao monitor ou ao aparelho de telemetria com a seguinte distribuição: o eletrodo do braço direito (BD) é colocado na região torácica alta (abaixo da clavícula) e o cabo BD (geralmente branco) é conectado; o eletrodo do braço esquerdo (BE) é colocado na região superior esquerda do tórax (abaixo da clavícula) e o cabo BE (geralmente preto) também é

## BOXE 17.2 — Posição certa dos eletrodos.

Em muitos casos, marcas anatômicas arbitrárias são usadas para determinar a localização das costelas, inclusive a aréola da mama. O monitoramento eletrocardiográfico (ECG) válido depende da contagem das costelas de forma a assegurar a posição certa dos eletrodos. Comece localizando a fúrcula esternal e deslize lentamente seu dedo para baixo ao longo do manúbrio, até encontrar uma elevação. Em seguida, movimente sua mão lateralmente a partir dessa elevação até perceber a costela no rebordo esternal; esta é a segunda costela. Sob essa costela está o segundo espaço intercostal (EIC). Conte mais duas costelas para baixo até o quarto EIC e coloque os eletrodos de $V_1$ e $V_2$. Pode ser útil marcar essa posição para ECG subsequentes.

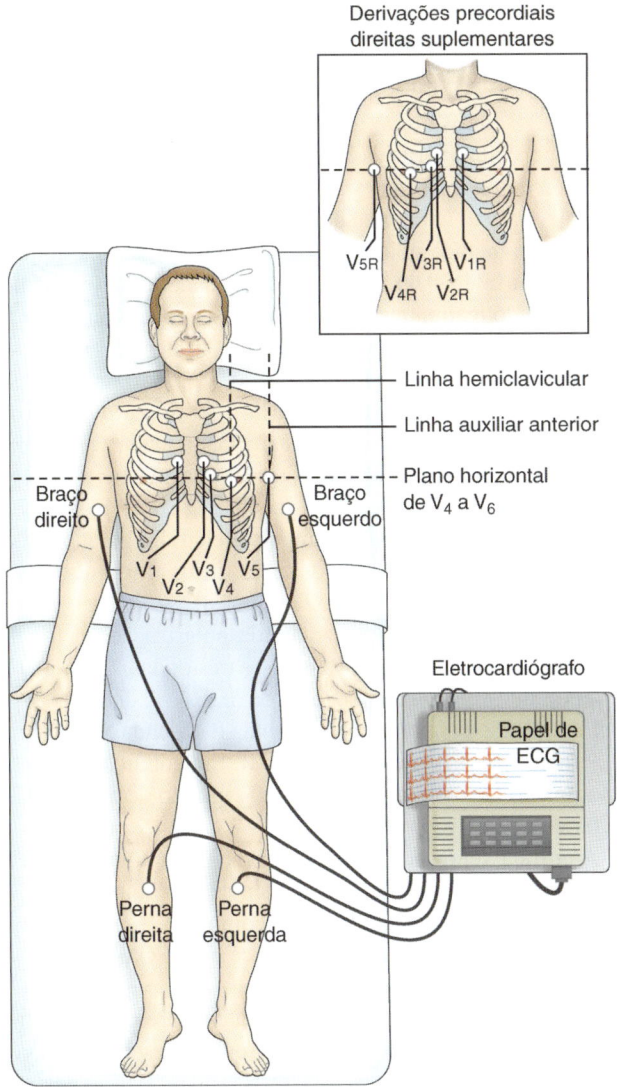

Figura 17.2 Colocação dos eletrodos no ECG. As derivações precordiais esquerdas são: $V_1$ – quarto espaço intercostal, borda externa direita; $V_2$ – quarto espaço intercostal, borda externa esquerda; $V_3$ – diagonalmente entre $V_2$ e $V_4$; $V_4$ – quinto espaço intercostal, linha hemiclavicular esquerda; $V_5$ – mesmo nível de $V_4$, linha axilar anterior; $V_6$ – (não ilustrado) – mesmo nível de $V_4$ e $V_5$, linha hemiaxilar. As derivações precordiais direitas, localizadas no lado direito do tórax, são o oposto espelhado das derivações precordiais do lado esquerdo. R = direito. Adaptada de Molle, E. A., Kronenberger, J., West-Stack, C. & Durham, L. S. (2005). *Lippincott Williams & Wilkins' Pocket Guide to Medical Assisting* (2nd ed). Philadelphia: Lippincott Williams & Wilkins.

Os sinais são transmitidos diretamente a um monitor posicionado à beira do leito ou por ondas de rádio de uma pequena caixa transmissora para a estação central de monitoramento (telemetria).

O sistema de monitoramento mais básico utiliza três eletrodos em uma derivação bipolar. As derivações que podem ser monitoradas são I (eletrodo positivo em BE, eletrodo negativo em BD), II (eletrodo positivo em PE e eletrodo negativo em BD) e III (eletrodo positivo em PE e eletrodo negativo em BE). Essas derivações são úteis para determinar a frequência cardíaca e reconhecer o ritmo básico do coração, mas não são apropriadas para detectar precisamente algumas arritmias, principalmente taquicardia (frequência cardíaca acelerada) com complexo QRS amplo. Os sistemas de monitoramento das derivações bipolares dos membros são encontrados comumente nos monitores portáteis, nos desfibriladores e em alguns aparelhos de ECG por telemetria.

Os sistemas de monitoramento por cinco eletrodos usam quatro eletrodos aplicados conforme foi descrito antes (posições BE, BD, PE e PD) e também um eletrodo torácico, que conectado; o eletrodo da perna esquerda (PE) é aplicado no lado esquerdo do dorso, abaixo do gradil costal e no lado esquerdo do abdome, depois conectado ao cabo PE (em geral, vermelho); e o eletrodo da perna direita (PD) é colocado na região direita do dorso e o cabo PD (em geral, verde) é conectado em seguida. O código de cores dos cabos não é um padrão invariável. De forma a reduzir interferências geradas pelos músculos esqueléticos durante a colocação dos eletrodos, é recomendável evitar proeminências ósseas ou áreas sujeitas a movimentos significativos. Também é importante assegurar que os eletrodos sejam aplicados firmemente na pele, que deve ser preparada de acordo com as instruções do fabricante, depois de cortar ou realizar tricotomia dos pelos excessivos do tórax.

## BOXE 17.3 — Dicas úteis à aplicação dos eletrodos.

As recomendações descritas a seguir facilitam a aderência à pele e a condução das correntes elétricas
- Retire as células mortas da superfície cutânea com sabão e água e seque bem
- Desbaste (não raspe) os pelos ao redor das áreas de aplicação dos eletrodos, caso isto seja necessário
- Se o cliente estiver transpirando, aplique pouca benzoína na pele, evitando a área ao centro do eletrodo
- Conecte os eletrodos aos cabos antes de aplicá-los no tórax; retire a película protetora do eletrodo e certifique-se de que seu centro esteja impregnado com o gel condutor
- Localize as marcas anatômicas para colocação dos eletrodos e aplique pressão suave para firmá-los
- Substitua os eletrodos a cada 24 a 48 h (ou de acordo com a recomendação do fabricante), examine a pele para verificar se há irritação e aplique os eletrodos em posições diferentes
- Se houver hipersensibilidade aos eletrodos, recomenda-se o uso de eletrodos hipoalergênicos.

pode ser aplicado em qualquer uma das posições precordiais (V$_1$-V$_6$). Os sistemas de monitoramento com cinco eletrodos permitem à enfermeira decidir quais derivações serão monitoradas, de acordo com o diagnóstico e a condição do cliente. Os sistemas de cinco eletrodos têm monitores que permitem monitorar duas derivações simultaneamente; nos casos típicos, a enfermeira escolhe uma derivação bipolar e uma derivação precordial para exibição. A possibilidade de monitorar simultaneamente uma derivação bipolar e uma derivação precordial geralmente é necessária à detecção precisa de algumas arritmias, inclusive arritmias com complexos QRS amplos (bloqueios de ramo, ritmos de marca-passo ventricular e taquicardias com QRS alargados). As duas derivações utilizadas comumente no monitoramento contínuo são as derivações II e V$_1$. A derivação II oferece uma visão mais precisa da despolarização atrial (representada pela onda P) e é preferida para monitorar a atividade atrial e a frequência cardíaca. A derivação V$_1$ registra mais precisamente a despolarização ventricular e é mais útil durante o monitoramento dos clientes com taquicardias. V$_1$ é a derivação preferida para monitorar taquicardia com complexos QRS alargados (American Association of Critical Care Nurses, 2008; Drew, Califf, Funk *et al.*, 2004).

### Eletrocardiografia ambulatorial (Holter)

Eletrocardiografia ambulatorial é uma modalidade de monitoramento contínuo utilizado ambulatoriamente para determinar a causa de sintomas incômodos (síncope, palpitações), que podem ser causados por arritmias, isquemia miocárdica ou disfunção do marca-passo. O cliente utiliza um aparelho de registro portátil (*i. e.*, monitor Holter), que é conectado ao tórax por eletrodos e cabos. O cliente preenche um diário enquanto utiliza o aparelho, anotando o tipo e a hora dos sintomas e as atividades da vida diária realizadas.

### Monitoramento transtelefônico

O monitoramento transtelefônico é uma modalidade de eletrocardiografia ambulatorial, que transmite os sinais do ECG por telefone. Os eletrodos torácicos são conectados a uma caixa transmissora (cardiobipe). O cliente pressiona um botão no cardiobipe e recolhe alguns segundos do seu eletrocardiograma, que é armazenado na sua memória eletrônica. Em seguida, telefona para uma central de atendimento, identifica-se, encosta o aparelho no bocal do telefone e pressiona outro botão, enviando o eletro pelo telefone. Esse método é usado para diagnosticar arritmias e avaliar o funcionamento de marca-passos cardíacos permanentes. Esse serviço já está disponível no Brasil.

### Sistemas de monitoramento cardíaco remoto

Esse sistema de monitoramento ambulatorial utiliza um pequeno dispositivo sensor utilizado pelo cliente; este dispositivo transmite o sinal do ECG para um pequeno monitor. Quando o aparelho detecta uma arritmia, o sistema transmite o ECG a um centro de monitoramento remoto. Esse sistema facilita a detecção e o tratamento imediato das arritmias.

## Interpretação do eletrocardiograma

Os traçados do ECG são impressos em papel gráfico, que é dividido por linhas verticais e horizontais claras e escuras a intervalos predefinidos (Figura 17.3). O tempo e a frequência são medidos no eixo horizontal do gráfico, enquanto a amplitude ou voltagem é medida no eixo vertical. Cada quadrícula do papel gráfico equivale a **0,04** segundo e cinco quadrículas constituem um quadrado maior, que equivale a **0,2** segundo. Quando o traçado de um ECG move-se para cima na fita de registro, diz-se que há uma *deflexão positiva*. Quando o traçado move-se para baixo na fita de registro, diz-se que há uma *deflexão negativa*.

O ECG é composto de ondas (inclusive onda P, complexo QRS, onda T e, possivelmente, onda U) e segmentos ou intervalos (intervalo PR, segmento ST e intervalo QT) (ver Figura 17.3).

A **onda P** representa o impulso elétrico gerado no nó sinoatrial (SA) e transmitido pelos átrios (**despolarização** atrial, resultando na contração dos átrios).

O **complexo QRS** representa a despolarização ventricular. Nem todos os complexos QRS têm as três ondas. A onda Q é a primeira deflexão negativa depois da onda P. A onda R é a primeira deflexão positiva depois da onda P e a onda S é a primeira deflexão negativa depois da onda R. Em condições normais, o complexo QRS tem menos de 0,10 segundo de duração (2 ½ quadrículas).

A **onda T** representa a repolarização ou recuperação elétrica ventricular. Essa onda aparece depois do complexo QRS e, em geral, tem a mesma direção do complexo. A repolarização atrial também ocorre, mas não aparece no ECG porque ocorre simultaneamente ao QRS.

A **onda U** pode ou não estar presente e parece representar a repolarização das fibras de Purkinje; contudo, esta onda aparece em alguns clientes com hipopotassemia (níveis baixos de potássio), hipertensão ou cardiopatia. Se ocorrer, a onda U aparece depois da onda T e geralmente é menor que a onda P. Se a onda U for grande, pode ser confundida com uma onda P extra.

O **intervalo PR** é medido desde o início da onda P até o começo do complexo QRS e representa o tempo necessário à estimulação do nó SA, à despolarização atrial e à condução pelo nó AV, antes que tenha início a despolarização ventricular. Nos adultos, a faixa normal do intervalo PR é de 0,12 a 0,20 segundo.

O **segmento ST**, que representa a repolarização ventricular inicial, estende-se do final do complexo QRS até o início da onda T. Em geral, o começo do segmento ST é identificado por uma alteração na espessura ou no ângulo da parte terminal do complexo QRS e é conhecido como *ponto J* (onda de Osborne). O final do segmento ST pode ser mais difícil de identificar, porque se mistura com a onda T. O segmento ST é analisado para determinar se está acima ou abaixo da **linha isoelétrica**, que pode ser, entre outros sinais e sintomas, um indício de isquemia cardíaca (ver Capítulo 14).

### Alerta de enfermagem
*Os profissionais de enfermagem devem detectar alterações do segmento ST, porque podem indicar:*
- *Isquemia quando há depressão do segmento ST*
- *Lesão miocárdica quando há elevação do segmento ST*
- *Necrose e infarto quando há ondas Q.*

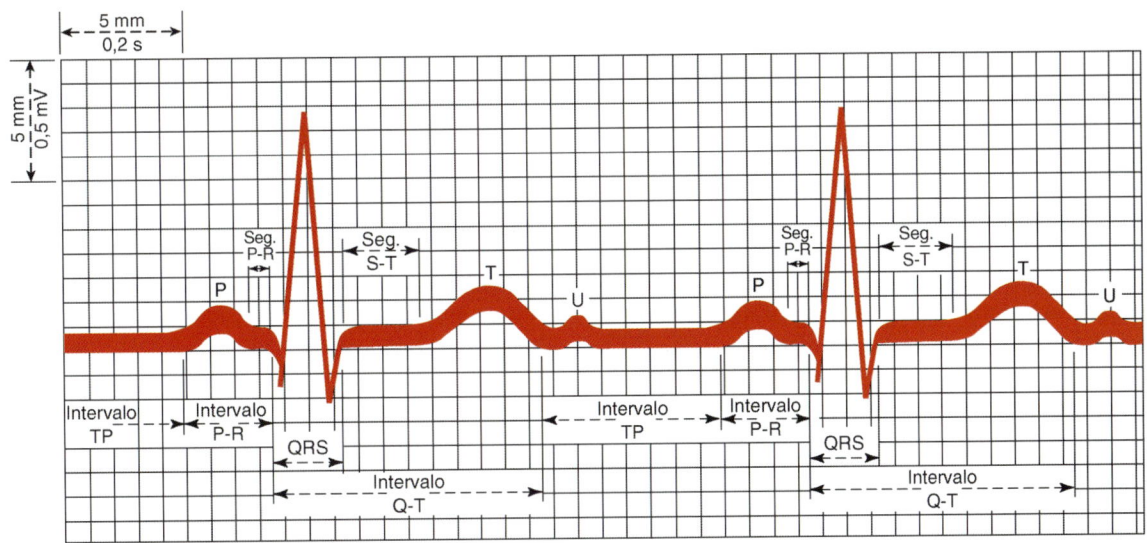

Figura 17.3 ECG e seus componentes avaliados comumente. Cada quadrícula representa 0,04 segundo no eixo horizontal e 1 mm ou 0,1 milivolt no eixo vertical. O intervalo PR é medido desde o início da onda P até o início do complexo QRS; o complexo QRS é medido desde o início da onda Q até o começo da onda S; o intervalo QT é medido desde o início da onda Q até o final da onda T; e o intervalo TP é medido do final da onda T até o início da próxima onda P.

O **intervalo QT**, que representa a duração total da despolarização e da repolarização dos ventrículos, é medido desde o início do complexo QRS até o final da onda T. Esse intervalo varia com a frequência cardíaca, o sexo e a idade. Quando o intervalo QT está prolongado, o cliente pode estar sujeito a desenvolver uma arritmia ventricular fatal conhecida como *torsade de pointes*. O intervalo QT corrigido (QTc) é calculado com base na frequência cardíaca e é mais preciso para determinar o risco de ocorrer *torsade de pointes*. A enfermeira deve medir o intervalo QT a cada 8 a 12 h e calcular o QTc nas fitas de ritmo impressas à beira do leito ou no monitor de telemetria dos clientes sob risco de desenvolver essa arritmia. QTc maior que 0,47 segundo para os homens e maior que 0,48 segundo para as mulheres indica risco mais alto de *torsade de pointes*, enquanto um QTc maior que 0,50 segundo é considerado perigosamente prolongado (Sommargren e Drew, 2007).

Os intervalos PP e RR são medidos do início de uma onda P ou R ao início da próxima onda P ou R. O intervalo PP é usado para determinar a frequência e o ritmo atriais. O intervalo RR é medido desde um complexo QRS até o próximo complexo. O intervalo RR é usado para determinar a frequência e o ritmo ventriculares (Figura 17.4).

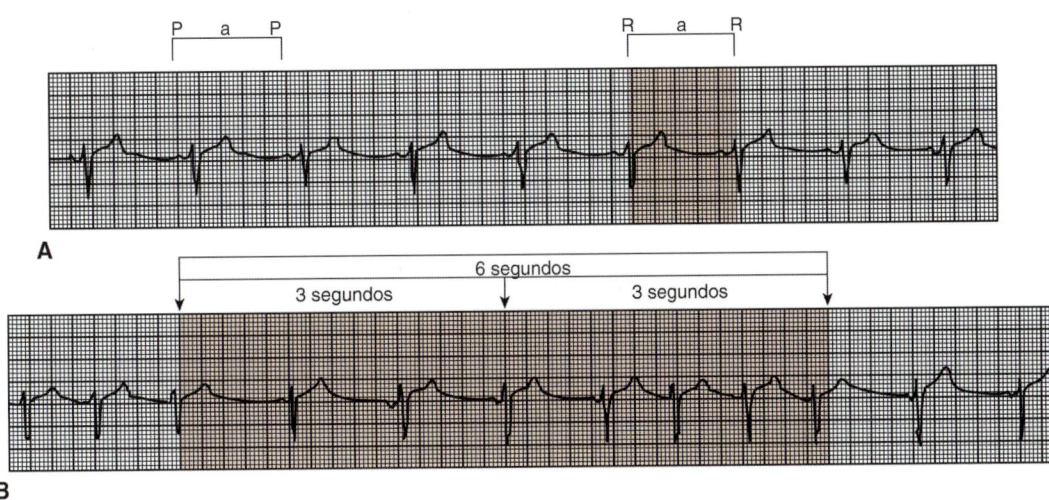

Figura 17.4 (**A**) Determinação das frequências cardíacas atriais e ventriculares com ritmo regular: 1.500 divididos pelo número de quadrículas entre duas ondas P (frequência atrial) ou entre duas ondas R (frequência ventricular). Neste exemplo, há 25 quadrículas entre duas ondas R e duas ondas P, de modo que a frequência cardíaca é de 60 bpm. (**B**) Determinação da frequência cardíaca quando o ritmo é irregular. Há cerca de sete intervalos RR em 6 segundos, de modo que há cerca de 70 intervalos RR em 60 segundos (7 × 10 = 70). A frequência cardíaca ventricular é de 70 bpm.

## Análise do ritmo no eletrocardiograma

O ECG deve ser analisado sistematicamente para determinar o ritmo cardíaco do cliente e detectar arritmias e distúrbios da condução. Quando se realiza monitoramento contínuo do segmento ST, também é possível detectar indícios de isquemia, lesão e infarto do miocárdio (Flanders, 2007). O Boxe 17.4 ilustra um método que pode ser usado para analisar o ritmo do cliente.

O **ritmo sinusal** normal ocorre quando o impulso elétrico começa no nó SA e percorre a via de condução normal. O ritmo sinusal normal funciona como base para comparação de forma a detectar todas as outras arritmias. As características do ECG são as seguintes:

*Frequência*: 60 a 100 nos adultos
*Ritmo*: regular
*Onda P*: normal e invariável; sempre à frente do complexo QRS
*Intervalo PR*: intervalo regular entre 0,12 a 0,20 segundo
*Duração do QRS*: menos que 0,10 segundo

Ver Figura 17.5.

## ARRITMIAS

### Arritmias do nó sinoatrial

### Arritmia sinusal

A arritmia sinusal ocorre quando o nó SA gera impulsos a um ritmo irregular. Em alguns casos, essa irregularidade está associada ao ciclo respiratório. A frequência aumenta com a inspiração e diminui com a expiração porque o nó SA despolariza mais rapidamente quando o indivíduo inspira. A arritmia sinusal não causa qualquer efeito hemodinâmico considerável e não tem qualquer significado clínico. Isso ocorre comumente nos indivíduos jovens, mas sua incidência diminui com a idade.

### Bradicardia sinusal

#### Fisiopatologia

A bradicardia sinusal ocorre quando o nó SA gera impulsos a uma frequência menor que a normal. As causas incluem demandas metabólicas reduzidas (p. ex., sono, condicionamento

---

### BOXE 17.4 | Interpretação dos distúrbios do ritmo (arritmias) | Análise sistemática do eletrocardiograma.

**Etapa 1: Determine a frequência cardíaca**
Em geral, a frequência cardíaca fica visível na tela do monitor ou na fita de ritmo impressa do cliente. Contudo, o monitor também registra "artefatos", que podem alterar a frequência cardíaca. A frequência cardíaca sempre deve ser confirmada por um dos seguintes métodos.

**Método dos 6 segundos**
Localize as marcas de 3 segundos ao longo da parte superior ou inferior da fita do ECG. Conte o número de ondas R (frequência ventricular) ou ondas P (frequência atrial) existentes entre duas marcas de 3 segundos (deste modo, o tempo total é de 6 segundos) e multiplique por 10 (portanto, 60 segundos ou 1 min).

**Método do quadrado grande**
Conte o número de quadrados grandes entre duas ondas R (frequência ventricular) ou ondas P (frequência atrial) consecutivas e divida por 300. Por exemplo, se houver 4 quadrados grandes entre duas ondas R, a frequência cardíaca será de 300/4, ou 75.

**Método da quadrícula**
Conte o número de quadrículas existentes entre duas ondas R (frequência ventricular) ou ondas P (frequência atrial) consecutivas e divida por 1.500. Por exemplo, se houver 10 quadrículas entre duas ondas R, a frequência cardíaca será de 1.500/10, ou 150 (ver Figura 17.4).

A frequência cardíaca normal varia de 60 a 100. O termo *bradicardia* é usado quando a frequência cardíaca é inferior a 60, enquanto o termo *taquicardia* refere-se às frequências maiores que 100.

**Etapa 2: Determine a regularidade do ritmo**
Meça a distância entre duas ondas R consecutivas (regularidade ventricular), ou entre duas ondas P consecutivas (regularidade atrial). Compare a distância entre outros intervalos R-R ou P-P. Se a distância não variar, o ritmo será regular; se a distância variar, o ritmo será irregular. O ritmo normal é regular.

**Etapa 3: Determine se o ritmo origina-se do nó SA**
Procure por uma onda P e determine se há uma onda P para cada QRS. Verifique se a amplitude e a forma da onda P são invariáveis. O ritmo normal tem uma onda P para cada complexo QRS. Como as ondas P representam a contração dos dois átrios, as irregularidades da forma estão associadas aos distúrbios da condução intra-atrial, ao crescimento dos átrios, ou à hipertrofia atrial.

**Etapa 4: Avalie a condução**
Meça o intervalo PR e a duração do QRS. O intervalo PR normal varia de 0,12 (3 quadrículas) a 0,20 (5 quadrículas) segundo. O intervalo QRS normal tem menos de 0,10 segundo (2 ½ quadrículas). Os complexos QRS com duração maior que 0,10 são referidos como "QRS amplos" e indicam condução ventricular anormal, inclusive bloqueio de ramo (BR) ou taquicardia ventricular.

**Etapa 5: Examine o ritmo em geral**
Verifique se há batimentos prematuros ou segmentos ST deprimidos ou elevados. Elevação/depressão do segmento ST indica lesão/isquemia ventricular.

**Etapa 6: Interprete o ritmo**
Compare os resultados da avaliação com as características que definem as arritmias específicas.

**Etapa 7:** Se for detectada alguma alteração no ECG basal, examine o cliente, considere a necessidade de obter um ECG de 12 derivações, registre e relate ao médico as alterações encontradas.

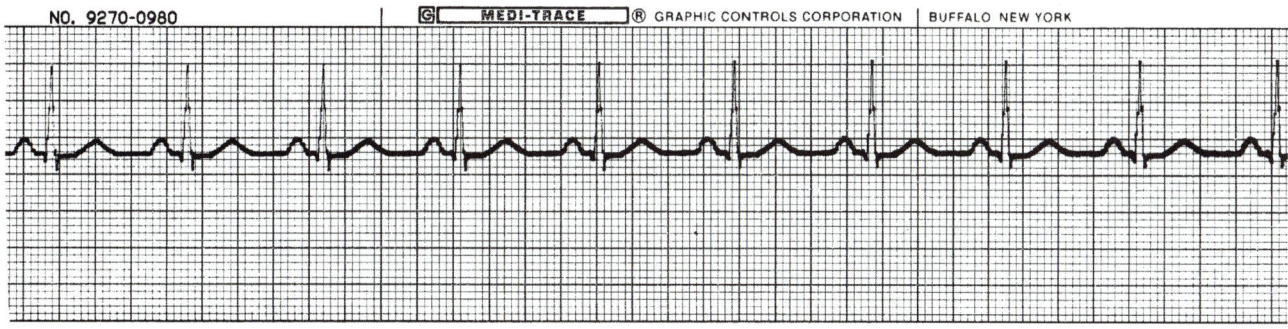

Figura 17.5 Ritmo sinusal normal na derivação II.

atlético, hipotireoidismo), estimulação vagal (p. ex., vômitos, aspiração, dor intensa, emoções extremas), fármacos (p. ex., bloqueadores do canal de cálcio, amiodarona, betabloqueadores), hipertensão intracraniana (HIC) e infarto do miocárdio (IM), principalmente quando envolve a parede inferior.

## Manifestações clínicas e avaliação

A bradicardia sinusal geralmente não causa sintomas. O cliente é avaliado para determinar se a arritmia tem algum efeito hemodinâmico e definir a possível causa.

As características do ECG são:

*Frequência*: menor que 60 bpm
*Ritmo*: regular
*Onda P*: presente antes de cada QRS; amplitude e forma invariáveis
*Intervalo PR*: normal
*Duração do QRS*: normal

Ver Figura 17.6.

## Manejo clínico e de enfermagem

Apenas as bradicardias que causem sinais e sintomas graves (estado mental alterado, dor torácica persistente, hipotensão ou choque) requerem tratamento imediato. O tratamento da bradicardia sintomática inclui marca-passo transcutâneo e atropina. Se não houver marca-passo ou ele é ineficaz, pode-se considerar a infusão de dopamina ou epinefrina (Field, 2008). Se a bradicardia significativa for causada por fármacos, seu uso deve ser interrompido e sua indicação precisa ser reavaliada.

## Taquicardia sinusal

### Fisiopatologia

A taquicardia sinusal ocorre quando o nó SA gera impulsos a uma frequência mais rápida que a normal. As causas podem ser as seguintes:

- Estresse fisiológico ou psicológico (p. ex., sangramento agudo, anemia, choque, hipervolemia, hipovolemia, insuficiência cardíaca, dor, estados hipermetabólicos, febre, exercício, ansiedade)
- Substâncias que estimulam a resposta simpática (p. ex., catecolaminas, aminofilina, atropina), estimulantes (p. ex., cafeína, álcool, nicotina) e drogas ilícitas (anfetaminas, cocaína, *ecstasy*).

### Manifestações clínicas e avaliação

A taquicardia sinusal geralmente não causa sintomas. À medida que a frequência cardíaca aumenta, o tempo de enchimento diastólico diminui e isto pode reduzir o débito cardíaco e causar sintomas (ver Tabela 17.1). Se a frequência acelerada persistir e o coração não consegue mais compensar a redução do enchimento ventricular, o cliente desenvolve edema agudo do pulmão ou isquemia cardíaca.

As características do ECG são:

*Frequência*: maior que 100 bpm
*Ritmo*: regular
*Onda P*: presente antes de cada complexo QRS; amplitude e forma invariáveis

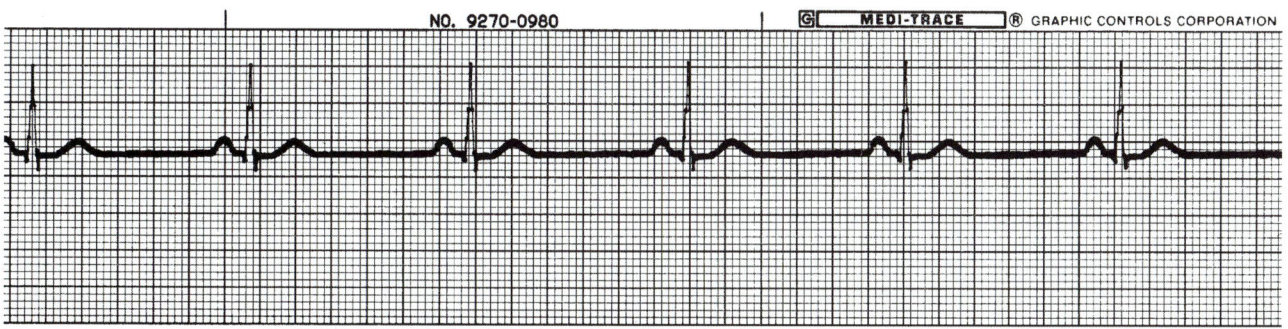

Figura 17.6 Bradicardia sinusal na derivação II.

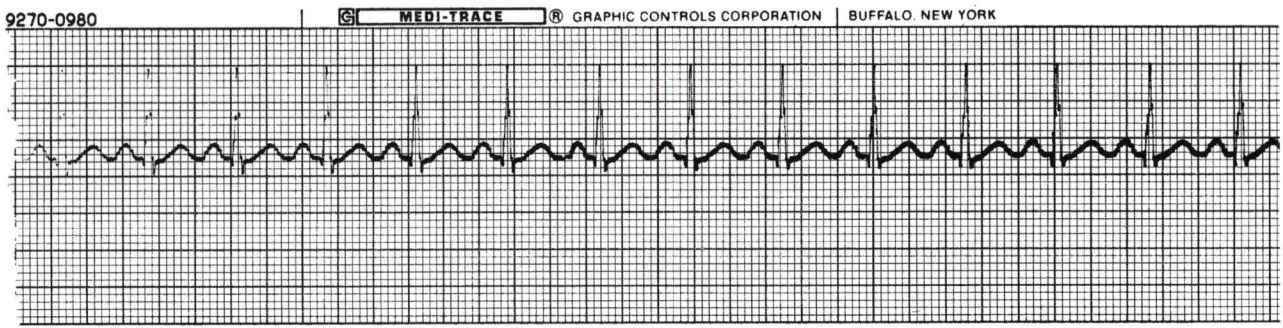

Figura 17.7 Taquicardia sinusal na derivação II.

*Intervalo PR*: normal
*Duração do QRS*: normal

Ver Figura 17.7.

### Manejo clínico e de enfermagem

Em geral, o tratamento da taquicardia sinusal é determinado pela gravidade dos sintomas e é voltado para a identificação e o tratamento da causa subjacente. Por exemplo, a taquicardia causada por sangramento agudo seria corrigida por reposição de líquido IV e transfusão de sangue.

## Arritmias atriais

### Complexos atriais prematuros

#### Fisiopatologia

Complexo atrial prematuro (CAP) ou extrassístole atrial ocorre quando um impulso elétrico começa no átrio antes do próximo impulso normal gerado pelo nó SA. O CAP pode ser causado por cafeína, álcool, nicotina, distensão do miocárdio atrial (p. ex., hipervolemia), ansiedade, hipopotassemia (nível baixo de potássio), estados hipermetabólicos (p. ex., gravidez), hipoxemia ou isquemia, lesão ou infarto atrial.

### Manifestações clínicas e avaliação

Os CAP são alterações encontradas comumente no ECG, em geral sem patologia cardíaca associada. O cliente pode referir que sente o coração "saltar", contudo, esta arritmia geralmente não causa sintomas.

As características do ECG são:

*Frequência*: depende do ritmo de base
*Ritmo*: irregular
*Onda P*: a amplitude e a forma da onda P associada a um batimento prematuro são diferentes das ondas P geradas pelo nó SA
*Intervalo PR*: o intervalo PR do batimento prematuro é maior que 0,12 segundo, mas tem duração menor que o intervalo PR gerado pelo nó SA
*Duração do QRS*: normal

Ver Figura 17.8.

### Manejo clínico e de enfermagem

Se os CAP não forem frequentes, não é necessário qualquer tratamento porque a estabilidade hemodinâmica é mantida. Se forem frequentes (mais que seis por minuto), isso pode ser um sinal de piora da condição ou início de arritmias mais graves, inclusive fibrilação atrial.

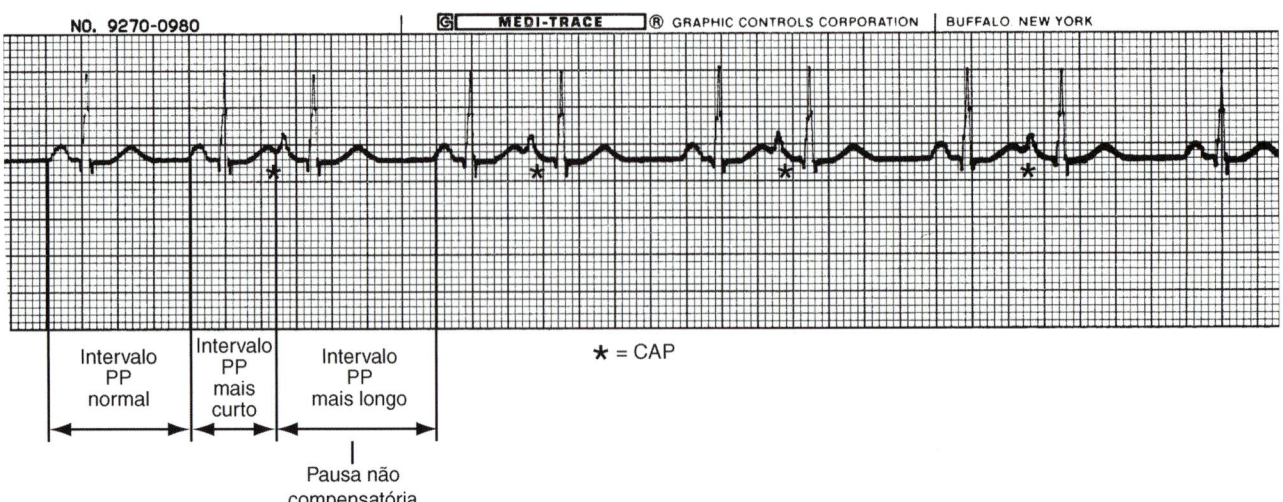

Figura 17.8 Complexos atriais prematuros (CAP) na derivação II. Observe que a pausa depois do CAP é maior que o intervalo PP normal, porém menor que o intervalo PP multiplicado por dois.

# Flutter atrial

## Fisiopatologia

O *flutter* atrial ocorre no átrio e gera impulsos a uma frequência atrial rápida (220 a 350 vezes por minuto), embora regular. Como a frequência atrial é mais rápida que a capacidade de condução do nó AV, nem todos os impulsos atriais são conduzidos aos ventrículos. Esse é um aspecto importante dessa arritmia porque, se todos os impulsos atriais fossem conduzidos ao ventrículo, a frequência ventricular também seria de 200 a 350; isto causaria arritmias potencialmente fatais. As causas do *flutter* atrial são doença da artéria coronária (DAC), hipertensão, doença da valva mitral, hipertireoidismo, doença pulmonar crônica, *cor pulmonale* (insuficiência ventricular direita) e miocardiopatia. A ocorrência do *flutter* atrial torna o cliente mais suscetível a desenvolver fibrilação atrial (Ng, Altemose, Wu *et al.*, 2008).

## Manifestações clínicas e avaliação

O *flutter* atrial pode ser assintomático, ou causar sinais e sintomas graves como fadiga, tontura, dor torácica, dispneia e hipotensão arterial. O risco de formação de trombos murais (de parede) nos átrios aumenta quando há arritmias porque, sem a contração atrial vigorosa, ocorre estase sanguínea; por esta razão, a enfermeira deve estar atenta aos sinais de embolia pulmonar ou sistêmica.

As características do ECG são:

*Frequência*: a frequência atrial varia de 220 a 350 bpm; a frequência ventricular geralmente oscila entre 75 e 150, dependendo da condução pelo nó SA

*Ritmo*: geralmente regular, mas pode ser irregular quando há uma alteração da condução AV

*Onda P*: as ondas do *flutter* têm aspecto "serrilhado" característico

*Intervalo PR*: não pode ser medido

*Duração do QRS*: normal

Ver Figura 17.9.

## Manejo clínico e de enfermagem

Se as condições do cliente forem instáveis, a **cardioversão** elétrica urgente geralmente é indicada (descrita adiante neste capítulo). Se as condições forem estáveis, o QRS é estreito e o intervalo RR é regular, pode-se administrar adenosina por infusão IV rápida. Quando a adenosina não consegue converter o ritmo ou quando o intervalo RR é irregular, a cardioversão farmacológica com antiarrítmicos da classe IA, IC ou III (Tabela 17.2) pode ser realizada por via IV para reduzir a condução pelo nó AV.

### Alerta farmacológico

*A adenosina (6 mg) pode ser prescrita porque este fármaco prolonga o tempo de condução pelo nó AV. A dose é administrada por injeção IV rápida (1 a 2 segundos) e, em seguida, deve-se fazer uma irrigação rápida com soro fisiológico. Os sinais vitais devem ser monitorados. Os efeitos colaterais são náuseas, cefaleia, ruborização facial e dispneia, mas estes efeitos têm curta duração porque a duração dos efeitos da adenosina é breve (segundos). Os efeitos cardíacos são bradicardia, hipotensão e parada sinusal (parada súbita e momentânea da atividade automática do nó SA). Se a dose inicial não suprimir o flutter dentro de 1 a 2 min, o médico pode prescrever outra dose de 12 mg por injeção IV rápida.*

Se o tratamento farmacológico não for bem-sucedido, a cardioversão elétrica geralmente é bem-sucedida. Quando a arritmia está presente há mais de 48 h, a anticoagulação pode ser recomendada antes da cardioversão. Depois da cardioversão, o médico pode prescrever um antiarrítmico para evitar recidivas (Tabela 17.2).

## Fibrilação atrial

### Fisiopatologia

Na fibrilação atrial a atividade elétrica é rápida, desorganizada e descontrolada nos átrios. Essa arritmia pode ser transitória, começando e terminando repentinamente com duração muito curta (**fibrilação atrial paroxística**), ou pode ser persistente e, nestes casos, requer tratamento para interromper a arritmia ou controlar a frequência ventricular. A contração atrial desorganizada favorece a formação de trombos dentro dos átrios, aumentando o risco de eventos embólicos (inclusive acidentes vasculares encefálicos, ou AVE). Em geral, a fibrilação atrial está associada aos seguintes fatores: idade avançada, valvopatia cardíaca, DAC, hipertensão, insuficiência cardíaca, miocardiopatia, diabetes, hipertireoidismo, doença pulmonar, pneumopatia crônica e intervenção cirúrgica (principalmente cirurgia a céu aberto). Os fatores de estresse fisiológico como hipoxia, infecção e hipoglicemia, assim como as substâncias como cafeína

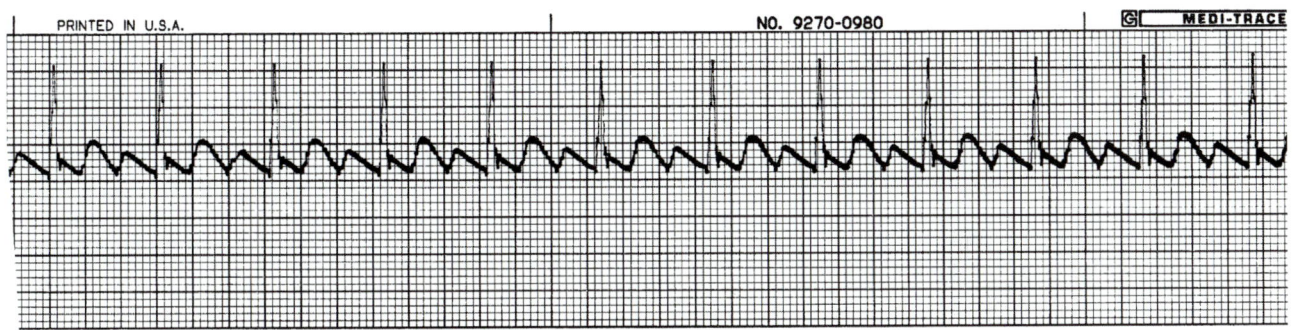

Figura 17.9 *Flutter* atrial na derivação II.

**Tabela 17.2** Resumo dos antiarrítmicos.*

| Classe | Ação | Nomes genéricos |
|---|---|---|
| IA | Depressão moderada da despolarização; prolonga a repolarização<br>Trata e evita arritmias atriais e ventriculares | Quinidina<br>Procainamida<br>Disopiramida |
| IB | Depressão mínima da despolarização; abrevia a repolarização<br>Trata arritmias ventriculares | Lidocaína<br>Mexiletina<br>Tocainida |
| IC | Depressão acentuada da despolarização; pouco efeito na repolarização<br>Trata arritmias atriais e ventriculares | Flecainida<br>Propafenona |
| II | Reduz a automaticidade e a condução<br>Trata arritmias atriais e ventriculares | Atenolol<br>Bisoprolol/hidroclorotiazida<br>Esmolol<br>Labetalol<br>Metoprolol<br>Propranolol |
| III | Prolonga a repolarização<br>Tratam e evitam arritmias atriais e ventriculares, principalmente nos clientes com disfunção ventricular | Amiodarona<br>Dofetilida<br>Ibutilida<br>Sotalol |
| IV | Bloqueia o canal de cálcio<br>Tratam arritmias atriais | Verapamil<br>Diltiazem<br>Bepridil |

*Classificação antiarrítmica de Vaughan-Williams.

e agentes simpaticomiméticos, também estão associados à fibrilação atrial. Em alguns casos, essa arritmia ocorre em clientes sem qualquer mecanismo fisiopatológico associado.

## Manifestações clínicas e avaliação

Os clientes com fibrilação atrial podem ser assintomáticos. A resposta ventricular rápida reduz o tempo de enchimento ventricular, resultando em volumes ejetados menores. Além disso, a perda da contração atrial sincrônica reduz o volume de enchimento ventricular e diminui o débito cardíaco em 25%. Isso causa sintomas como fadiga e mal-estar. O intervalo mais curto para a diástole reduz o tempo disponível para a perfusão das artérias coronárias e, deste modo, aumenta o risco de isquemia miocárdica.

As características do ECG são:

*Frequência*: frequência atrial entre 300 e 400 com resposta ventricular variável (em geral, frequência rápida)
*Ritmo*: irregular
*Onda P*: não existem ondas P detectáveis; ondas oscilantes irregulares podem ocorrer e são conhecidas como *ondas fibrilatórias*
*Intervalo PR*: não pode ser medido
*Duração do QRS*: normal

Ver Figura 17.10.

## Manejo clínico e de enfermagem

O tratamento da fibrilação atrial depende da causa e da duração da arritmia, assim como dos sintomas, da idade e das comorbidades do cliente. O tratamento da fibrilação atrial inclui o controle da frequência ventricular e a conversão da fibrilação ao ritmo sinusal (quando possível). A cardioversão elétrica está indicada aos casos de fibrilação atrial hemodinamicamente instável (Cordina e Mead, 2008). Em vista do risco alto de embolização dos trombos atriais, a cardioversão da fibrilação atrial presente há mais de 48 h deve ser evitada, a menos que o cliente seja tratado com anticoagulante. Nos casos de fibrilação atrial de início recente (em geral, iniciada há menos de 48 h), a adenosina IV

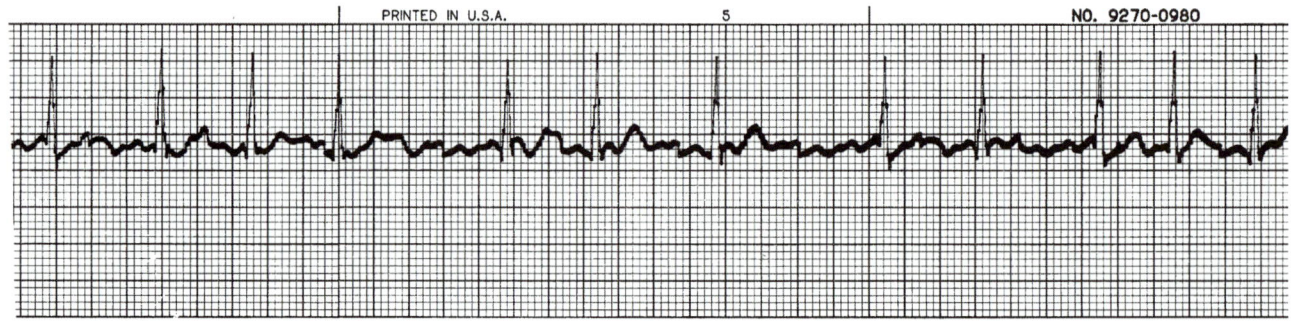

**Figura 17.10** Fibrilação atrial na derivação II.

tem sido usada para realizar a cardioversão ao ritmo sinusal e também para ajudar a confirmar o diagnóstico.

### Alerta de enfermagem
*Se o complexo QRS estiver alargado e o ritmo ventricular é irregular, deve-se suspeitar de fibrilação atrial por uma via acessória, inclusive síndrome de Wolff-Parkinson-White. Os fármacos que bloqueiam a condução AV (p. ex., adenosina, digoxina, diltiazem e verapamil) devem ser evitados porque, na verdade, podem aumentar a frequência ventricular porque a condução ocorre por uma via alternativa, não pelo nó AV. Pode ser necessária a avaliação de um especialista para determinar o tratamento apropriado.*

A varfarina é indicada se o cliente em fibrilação atrial corre risco elevado de sofrer um acidente vascular encefálico (*i. e.*, idade maior que 75 anos ou hipertensão, diabetes, insuficiência cardíaca e história de AVE). Se for necessária anticoagulação imediata, o cliente pode ser tratado com heparina até que o nível terapêutico da varfarina seja alcançado. A implantação de um marca-passo ou a ablação por cateter está indicada a alguns clientes que não respondem ao tratamento farmacológico. A ablação por cateter é um procedimento invasivo, durante o qual são aplicadas ondas de rádio de alta frequência para destruir os tecidos do foco da arritmia. Em geral, os procedimentos de ablação são realizados nos laboratórios de eletrofisiologia e são semelhantes aos outros tipos de cateterização cardíaca. Durante a ablação por cateter, tubos finos, longos e flexíveis são introduzidos no coração através de um vaso periférico. O cateter diagnóstico determina onde estão os tecidos normais que causam a arritmia. Energia de alta frequência é aplicada nos tecidos, produzindo uma lesão. Desse modo, o foco da arritmia é destruído e, deste modo, a condução elétrica normal é facilitada.

Várias abordagens são eficazes na prevenção da fibrilação atrial pós-operatória, inclusive administração pré-operatória de um betabloqueador ou administração pós-operatória imediata de amiodarona por via intravenosa (Kern, McRae e Funk, 2007).

## Arritmias juncionais

### Ritmo juncional

#### Fisiopatologia

O ritmo juncional ocorre quando o nó AV, em vez do nó SA, assume a função de marca-passo do coração. Quando a frequência do nó SA diminui (p. ex., hiperatividade vagal) ou o impulso não pode ser transmitido pelo nó AV (p. ex., bloqueio atrioventricular [BAV] completo), o nodo AV libera automaticamente um impulso. O ritmo juncional de escape pode ser causado por síndromes coronarianas agudas, doença valvar, hipoxia, hiperatividade parassimpática ou efeitos de fármacos como digoxina, betabloqueadores e bloqueadores do canal de cálcio.

#### Manifestações clínicas e avaliação

O cliente pode estar assintomático ou ter sinais e sintomas associados ao baixo débito cardíaco:
Características do ECG:

*Frequência*: 40 a 60 bpm
*Ritmo:* regular
*Onda P:* quando está presente, pode ocorrer antes, durante ou depois do QRS
*Intervalo PR:* menos de 0,12 segundos quando a onda P é visível
*Duração do QRS:* normal

Ver Figura 17.11.

#### Manejo clínico e de enfermagem

Se o cliente tiver sintomas, o tratamento é o mesmo recomendado para bradicardia e ele pode ser tratado com marca-passo (temporário ou permanente), ou atropina ou epinefrina IV.

## Arritmias ventriculares

### Condução ventricular anormal (bloqueio de ramo)

#### Fisiopatologia

Se houver retardo ou falha no sistema de condução nos ventrículos (ramos direito e esquerdo), o complexo QRS fica prolongado ou alargado (> 0,12 segundo). O BR pode ser esquerdo ou direito, parcial ou total. Em alguns casos, o BR pode ser detectado em indivíduos saudáveis sob outros aspectos, ou também pode ser causado por crescimento ventricular (hipertrofia do ventrículo ou miocardiopatia) ou isquemia ou infarto anterosseptal. Clinicamente, o BR pode não ter repercurssão, mas pode ser grave quando está associado a um IAM.

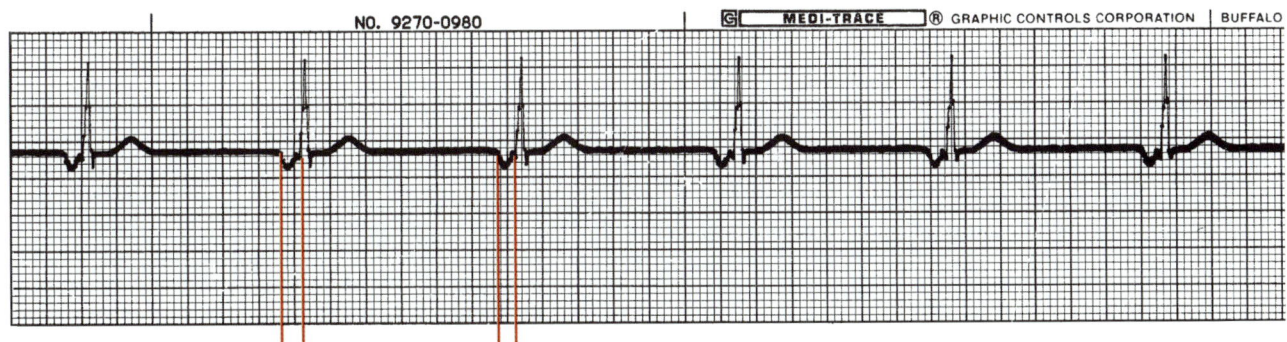

**Figura 17.11** Ritmo juncional na derivação II; observe os intervalos PR curtos.

## Manejo clínico e de enfermagem

O objetivo do tratamento é reverter a causa do BR quando possível, inclusive ajustando o tratamento clínico da DAC ou da miocardiopatia. Entretanto, em um cliente com IM agudo, o BR pode evoluir para BAV completo, cujo tratamento pode necessitar de marca-passo temporário.

## Complexo ventricular prematuro

### Fisiopatologia

Complexo ventricular prematuro (CVP) ou extrassístole ventricular é um impulso que começa em um ventrículo e é conduzido pelos dois ventrículos antes do próximo estímulo sinusal normal. As CVP podem ocorrer em indivíduos saudáveis, principalmente quando há exposição à cafeína, à nicotina ou ao álcool. Essa arritmia também é causada por isquemia ou infarto do miocárdio, sobrecarga cardíaca (p. ex., exercício, febre, hipervolemia, insuficiência cardíaca, taquicardia), intoxicação digitálica, hipoxia, acidose ou distúrbios eletrolíticos, principalmente hipopotassemia.

### Manifestações clínicas e avaliação

O cliente pode apresentar-se assintomático ou se queixar de palpitação. O efeito do CVP depende da fase do ciclo cardíaco na qual ocorre e de quanto sangue há nos ventrículos quando eles contraem. *Bigeminismo* é um ritmo no qual ocorre um CVP a cada dois batimentos. No *trigeminismo*, ocorre um CVP a cada três complexos, enquanto no *quadrigeminismo* o batimento anormal ocorre a cada quatro contrações cardíacas.

As características do ECG são:

*Frequência*: depende do ritmo subjacente
*Ritmo*: regular
*Onda P*: a visibilidade da onda P depende da fase do ciclo no qual ocorre o CVP; pode estar ausente (oculta no QRS ou na onda T) ou ocorrer depois do QRS. Quando a onda P ocorre depois do QRS, a configuração desta onda pode ser diferente
*Intervalo PR*: quando a onda P aparece depois do QRS, o intervalo PR mede menos de 0,12 segundo
*Duração do QRS*: a duração do QRS de uma CVP é de 0,12 segundo ou mais (ampliado); a configuração é anormal.

Ver Figura 17.12.

## Manejo clínico e de enfermagem

O tratamento inicial tem como objetivo reverter a causa. O tratamento farmacológico para CVP não é recomendável a longo prazo, a menos que o cliente tenha sintomas. Quando não há uma doença de base, os CVP geralmente não são graves. Nos clientes com IAM agudo, os CVP podem ser mais frequentes e estão associados à cardiopatia subjacente.

## Taquicardia ventricular

### Fisiopatologia

A **taquicardia ventricular** (TV) é definida por três ou mais batimentos ventriculares seguidos, que ocorrem com frequência maior que 100 batimentos. As causas são semelhantes às do CVP. Em geral, a taquicardia ventricular está associada à DAC e pode ocorrer antes da fibrilação ventricular. Se não for tratada, a taquicardia ventricular pode agravar e avançar para fibrilação ventricular, que é uma arritmia fatal.

### Manifestações clínicas e avaliação

O cliente pode apresentar diversos sinais e sintomas relacionados com o baixo débito cardíaco, inclusive hipotensão ou síncope, ausência de pulsos palpáveis e perda da consciência. Alguns clientes podem estar assintomáticos.

Características do ECG:

*Frequência*: 100 a 250 bpm
*Ritmo*: regular
*Onda P*: geralmente não é detectável; quando está presente, não está associada a um complexo QRS (*dissociação*)
*Intervalo PR*: não há
*Duração do QRS*: maior que 0,12 segundo

Ver Figura 17.13.

### Manejo clínico e de enfermagem

A tolerância do cliente a esse ritmo rápido depende da frequência ventricular e da doença subjacente. Vários fatores determinam o tratamento inicial, inclusive os seguintes: definição da arritmia como monomórfica (frequência e configuração do QRS invariáveis) ou polimórfica (frequência e configuração do QRS variáveis); determinação de existência de prolongamento do intervalo QT antes do início da TV; e avaliação da função cardíaca do cliente. Quando as condições do cliente são estáveis, a única medida necessária pode ser concluir sua avalia-

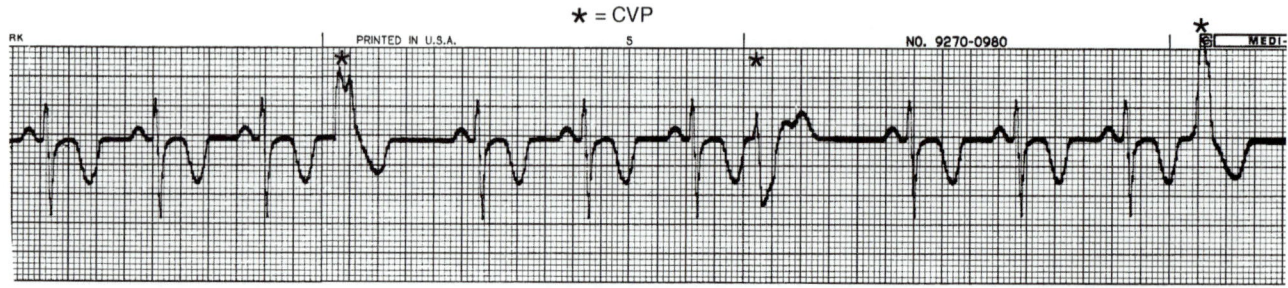

**Figura 17.12** Complexos ventriculares prematuros (CVP) multifocais com quadrigeminismo na derivação V$_1$.

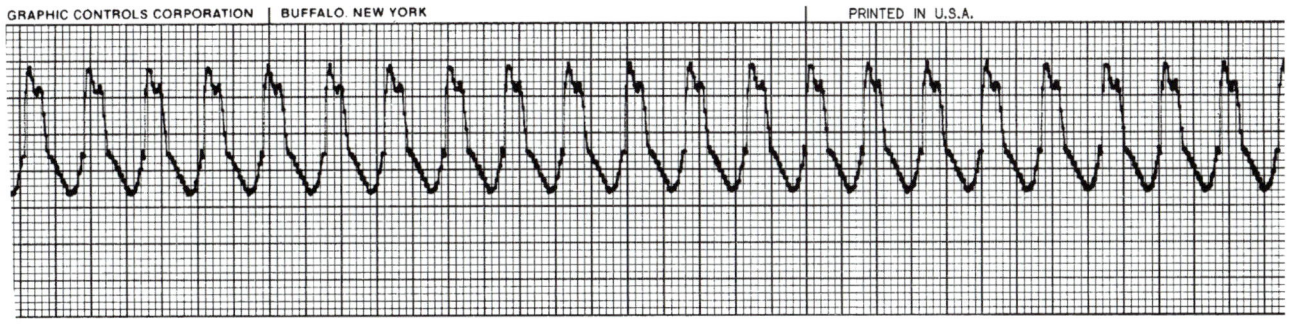

Figura 17.13 Taquicardia ventricular na derivação V$_1$.

ção, especialmente realizar um ECG de 12 derivações. Amiodarona intravenosa é o fármaco antiarrítmico preferido para os clientes estáveis com TV. A cardioversão é o tratamento preferido para TV monomórfica dos clientes sintomáticos. A fibrilação atrial deve ser considerada como causa da taquicardia com complexos amplos e ritmo irregular e, quando presente, deve ser tratada imediatamente.

*Torsades de pointes* (Figura 17.14) é uma TV polimórfica, geralmente precedida de um intervalo QT prolongado (Sommargren e Drew, 2007). Os fatores de risco para *torsade de pointes* estão descritos no Boxe 17.5. Como essa arritmia é causa provável da deterioração das condições do cliente que não apresenta pulsos palpáveis, estes casos geralmente requerem tratamento imediato. O magnésio é usado comumente para tratar *torsades de pointes*, mas sua eficácia não foi comprovada (American Heart Association [AHA], 2010). Qualquer tipo de TV em um cliente inconsciente sem pulsos palpáveis deve ser tratado como se fosse fibrilação ventricular: **desfibrilação** imediata é a intervenção recomendada.

### Alerta de enfermagem

*Quando for necessário tratar de um cliente com arritmia cardíaca no setor de emergência:*

1. *Avalie a condição do cliente*
2. *Se o cliente parar de respirar, se os pulsos arteriais não estiverem palpáveis, se houver depressão do nível de consciência ou alteração significativa da pressão arterial, acione o código médico de parada cardíaca. Se o cliente estiver alerta e não apresentar alteração significativa dos sinais vitais, acione a equipe de resposta rápida ou avise ao médico se houver alguma alteração das condições do cliente*
3. *Enquanto aguarda a chegada da equipe médica, continue a avaliar o cliente, administre oxigênio suplementar, puncione um acesso venoso adequado e reúna os equipamentos de emergência e coloque o monitor à beira do leito do cliente.*

## Fibrilação ventricular

### Fisiopatologia

Fibrilação ventricular é um ritmo ventricular rápido e desorganizado, que provoca tremulações ineficazes dos ventrículos. O ECG não demonstra atividade atrial. As causas de fibrilação ventricular são as mesmas da TV; também pode ser causada por TV tratada inadequadamente ou não tratada.

### Manifestações clínicas e avaliação

As manifestações clínicas são batimentos cardíacos inaudíveis, pulsos impalpáveis e respirações ausentes. Parada cardíaca e morte são iminentes.

Características do ECG:

*Frequência*: geralmente não é possível determinar, mas é maior que 220 bpm
*Ritmo*: irregular
*Onda P*: indetectável
*Intervalo PR*: não visível
*Duração do QRS:* indeterminável

Ver Figura 17.15.

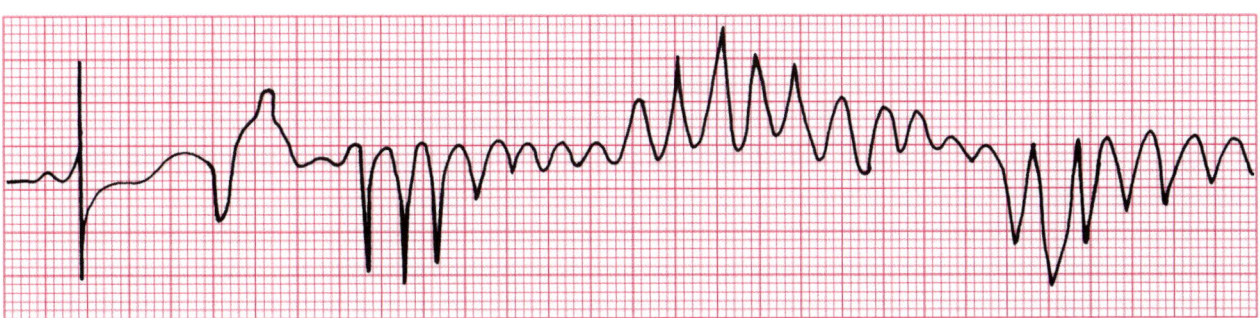

Figura 17.14 *Torsades de pointes*. Reproduzida de Lippincott. (2005). *Just the Facts: ECG Interpretation*. Philadelphia: Lippincott Williams & Wilkins.

> **BOXE 17.5 Fatores de risco para *torsades de pointes*.**
>
> - Fármacos que prolongam o intervalo QT: *antiarrítmicos* (disopiramida, dofetilida, ibutilida, procainamida, quinidina, sotalol);* *antipsicóticos* (clorpromazina, haloperidol, tioridazina); *antibióticos* (pentamidina, claritromicina, eritromicina); *agonistas de opiáceos* (metadona)
> - Doença cardíaca: isquemia/infarto, bradicardia grave, miocardiopatia
> - Distúrbios eletrolíticos: hipopotassemia (potássio sérico < 3,5 mEq/$\ell$), hipomagnesemia (magnésio sérico < 1,8 mEq/$\ell$)
> - Dieta com inanição

*A amiodarona pode prolongar o intervalo QTc, mas não aumenta o risco de ter *torsades de pointes*. Segundo Sommargren, C.E., & Drew, B. J. (2007). Preventing torsades de pointes by careful monitoring in hospital settings. *AACN Advanced Critical Care, 18*(3), 285-293.

## Manejo clínico e de enfermagem

O tratamento mais recomendado é desfibrilação imediata se for possível, reanimação cardiopulmonar (RCP) imediata e ativação dos serviços de emergência. Depois da desfibrilação inicial, cinco ciclos de RCP alternando com uma verificação do ritmo e outra desfibrilação são realizados para converter a fibrilação ventricular em um ritmo elétrico que produza pulsos. Fármacos vasoativos (epinefrina, vasopressina ou ambas) devem ser administrados logo depois da segunda verificação do ritmo (pouco antes ou depois da segunda desfibrilação). Os antiarrítmicos (amiodarona, lidocaína ou, possivelmente, magnésio) devem ser administrados logo que seja possível depois da terceira verificação do ritmo (pouco antes ou depois da terceira desfibrilação). Se o cliente estiver intubado, a RCP deve ser realizada continuamente com uma respiração a cada 6 a 8 segundos; a verificação do ritmo e a administração dos fármacos devem ocorrer a cada 2 min. Além disso, os fatores subjacentes e contribuintes devem ser identificados e eliminados durante todo o episódio (AHA, 2005).

## Ritmo idioventricular

### Fisiopatologia

O ritmo idioventricular, também conhecido como *ritmo de escape ventricular*, ocorre quando o impulso começa no sistema de condução distal ao nó AV. Quando o nó SA não consegue gerar um impulso (p. ex., hiperatividade vagal) ou quando o impulso é gerado, mas não pode ser conduzido pelo nó AV (p. ex., BAV completo), as fibras de Purkinje disparam automaticamente um impulso.

### Manifestações clínicas e avaliação

Em geral, o ritmo idioventricular leva o cliente a perder a consciência e apresentar outros sinais e sintomas de baixo débito cardíaco.

As características do ECG são:

*Frequência*: 20 a 40; quando é maior que 40, o ritmo é conhecido como *ritmo idioventricular acelerado* (RIVA)
*Ritmo*: regular
*Onda P*: não detectável
*Intervalo PR*: não determinável
*Duração do QRS*: 0,12 segundo ou mais

Ver Figura 17.16.

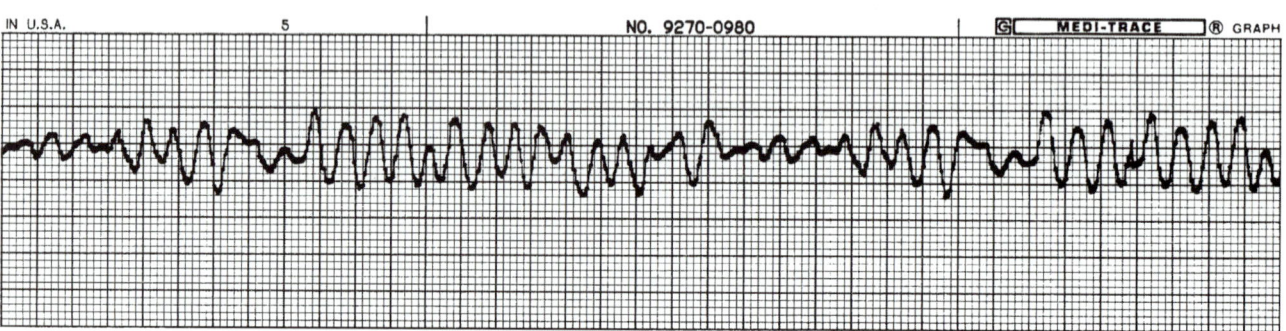

Figura 17.15 Fibrilação ventricular na derivação II.

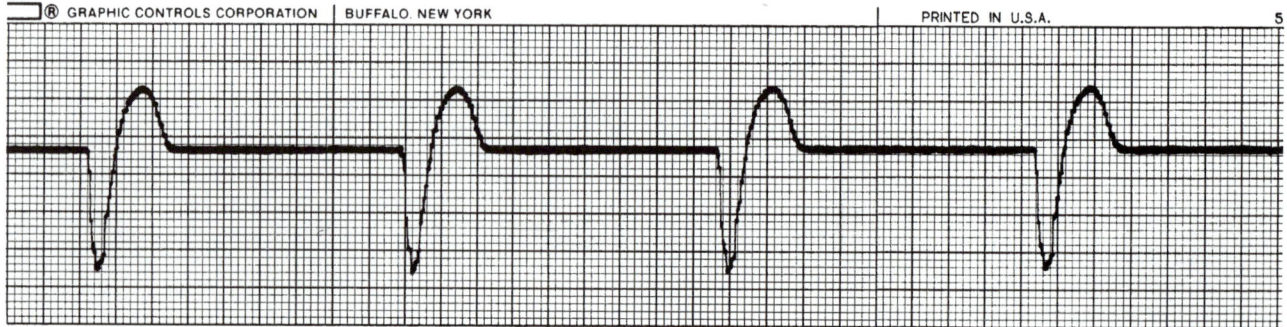

Figura 17.16 Ritmo idioventricular na derivação $V_1$.

## Manejo clínico e de enfermagem

Se o cliente estiver em parada cardíaca, o tratamento é o mesmo recomendado para assistolia (ausência de atividade elétrica e pulsos); se não estiver em parada cardíaca, o tratamento é o mesmo recomendado para bradicardia. As intervenções incluem determinar a causa subjacente, administrar atropina e agentes vasopressores por via IV e colocar um marcapasso de emergência. Em alguns casos, o ritmo idioventricular não causa sinais nem sintomas de baixo débito cardíaco.

## Assistolia ventricular

### Fisiopatologia

A assistolia ventricular caracteriza-se pela ausência de complexos QRS, que deve ser confirmada em duas derivações diferentes. A assistolia ocorre quando não há atividade elétrica no coração; como não há contração, não há perfusão.

### Manifestações clínicas e avaliação

O cliente não tem batimentos cardíacos, pulsos palpáveis e respiração. Sem tratamento imediato, a assistolia ventricular é fatal.
   Características do ECG:

*Frequência*: não é possível determinar
*Ritmo*: não é possível definir
*Onda P*: geralmente ausente
*Intervalo PR*: indeterminável
*Duração do QRS*: indeterminável

Ver Figura 17.17.

### Manejo clínico e de enfermagem

A assistolia deve ser tratada com ênfase na RCP de alta qualidade e interrupções mínimas para detectar os fatores contribuintes subjacentes. As diretrizes do suporte avançado à vida cardíaca (AHA, 2005) determinam que o elemento fundamental ao tratamento bem-sucedido é a avaliação rápida para identificar a possível causa, que pode ser hipoxia, acidose, distúrbio eletrolítico grave, superdosagem de drogas, hipovolemia, tamponamento cardíaco, pneumotórax de tensão, trombose coronariana ou pulmonar, traumatismo ou hipotermia. Depois de iniciar a RCP, as próximas medidas recomendadas são a intubação do cliente e a punção de um acesso venoso, com pouca ou nenhuma interrupção das compressões torácicas. Depois de dois minutos ou cinco ciclos de RCP, deve-se administrar uma injeção rápida de epinefrina IV, com doses repetidas a cada 3 a 5 min. Uma dose de vasopressina pode ser administrada com a primeira ou segunda dose de epinefrina. Além disso, pode-se administrar uma dose rápida de 1 mg de atropina IV logo que seja possível depois da verificação do ritmo (AHA, 2005). Em vista do prognóstico desfavorável da assistolia, quando o cliente não responde a essas e outras medidas destinadas a corrigir a causa subjacente, os esforços de reanimação geralmente são interrompidos ("o código é acionado"), a menos que existam circunstâncias especiais (p. ex., hipotermia, necessidade de transportar a um hospital).

### Atividade elétrica sem pulso

Em alguns casos, o cliente pode ter ritmo elétrico organizado visível na tela do monitor, mas estar inconsciente, sem respirar e sem pulsos palpáveis. Essa condição é conhecida como *atividade elétrica sem pulsos* (AESP) e é considerada como um tipo de parada cardíaca. O cliente deve receber RCP e suporte à vida.

## Distúrbios da condução

Os BAV ocorrem quando a condução do impulso pela área do nó AV está dificultada ou bloqueada. Esses bloqueios podem ser causados por fármacos (p. ex., digitálicos, bloqueadores do canal de cálcio, betabloqueadores), isquemia e infarto do miocárdio, doenças valvares ou miocardite.

   Os sinais e sintomas clínicos de um BAV variam com a frequência ventricular e a gravidade de qualquer doença cardíaca coexistente. Embora o BAV de primeiro grau raramente cause algum efeito hemodinâmico, os outros graus de bloqueio podem reduzir a frequência cardíaca e reduzir a perfusão sanguínea aos órgãos vitais como cérebro, coração, rins, pulmões e pele. Os clientes com BAV do terceiro grau causado por intoxicação digitálica podem apresentar condições estáveis; outro cliente com o mesmo ritmo causado por um IAM pode estar instável. Os profissionais de saúde sempre devem ter em mente a necessidade de tratar o cliente, não o ritmo. O tratamento se baseia no efeito hemodinâmico do distúrbio do ritmo.

### Bloqueio atrioventricular de primeiro grau

O BAV de primeiro grau ocorre quando a condução atrial pelo nó AV é retardada, resultando em intervalo PR prolongado.

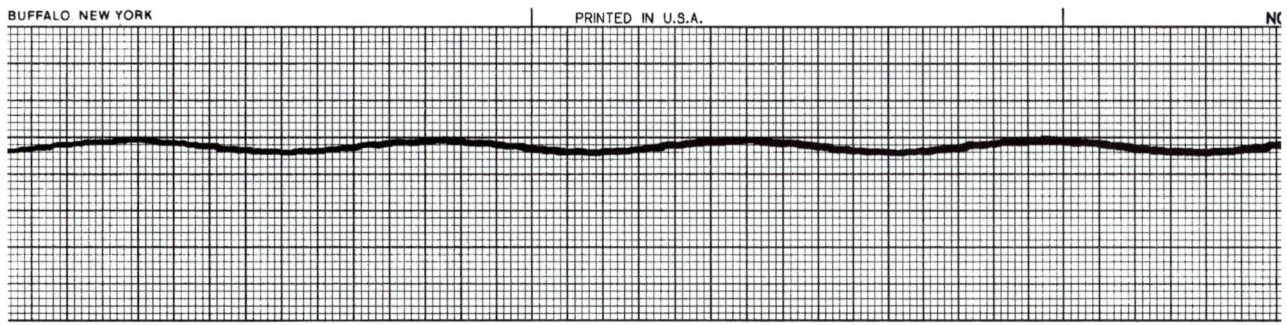

Figura 17.17 Assistolia. É importante sempre examinar duas derivações diferentes para confirmar assistolia.

## Fisiopatologia

O BAV de primeiro grau pode ocorrer sem um mecanismo fisiopatológico coexistente, ou pode ser causado por fármacos como betabloqueadores, bloqueadores do canal de cálcio ou digoxina. Além disso, esse distúrbio do ritmo pode ser causado por condições que aumentam o tônus parassimpático (vagal), inclusive vômitos ou manobra de Valsalva.

### Manifestações clínicas e avaliação

Em geral, o cliente não tem sintomas.
Características do ECG:

*Frequência*: depende do ritmo subjacente
*Ritmo*: regular
*Onda P*: presente antes de cada QRS, com amplitude e configuração invariáveis
*Intervalo PR*: maior que 0,20 segundo
*Duração do QRS*: normal

Ver Figura 17.18.

### Manejo clínico e de enfermagem

O cliente com BAV de primeiro grau deve ser tratado apenas quando tem sintomas causados pela bradicardia. Quando o BAV começou recentemente, o cliente deve ser observado quanto à possibilidade de progressão para um BAV de segundo grau.

## Bloqueio atrioventricular de segundo grau, tipo I (Wenckebach)

O BAV de segundo grau tipo I ocorre quando há um padrão repetitivo no qual, com exceção de um impulso, todos os demais de uma série de impulsos atriais são conduzidos pelo nó AV aos ventrículos (p. ex., quatro de cada cinco impulsos atriais não são conduzidos). Cada impulso atrial demora mais tempo para ser conduzido que seu precedente, até que um impulso é totalmente bloqueado, deste modo aumentando o intervalo PR evidenciado a cada batimento sucessivo, até que aparece uma onda P sem complexo QRS resultante. Como o nó AV não é despolarizado pelo impulso atrial bloqueado, ele tem tempo suficiente para repolarizar totalmente e, deste modo, o próximo impulso atrial pode ser conduzido no tempo mais curto.

## Fisiopatologia

O BAV de segundo grau tipo II é causado por um retardo gradativo e progressivo da condução pelo nodo atrioventricular. Essa arritmia pode estar associada à hiperatividade parassimpática (vagal), à isquemia ou aos fármacos que retardam a condução, inclusive betabloqueadores, bloqueadores do canal de cálcio e digoxina.

### Manifestações clínicas e avaliação

Os sinais e sintomas estão relacionados com a bradicardia e podem incluir desconforto torácico, dispneia e hipotensão.
Características do ECG:

*Frequência*: frequência atrial mais rápida que a frequência ventricular
*Ritmo*: o ritmo atrial geralmente é regular; o ritmo ventricular geralmente é irregular
*Onda P*: amplitude e configuração normais
*Intervalo PR*: o intervalo PR aumenta progressivamente a cada complexo QRS sucessivo, até que uma onda P não é seguida de um complexo
*Duração do QRS*: normal

Ver Figura 17.19.

### Manejo clínico e de enfermagem

Se o cliente tiver bradicardia sintomática, o tratamento com atropina ou marca-passo transcutâneo está indicado.

## Bloqueio atrioventricular de segundo grau tipo II

O BAV de segundo grau tipo II ocorre quando apenas alguns impulsos atriais são conduzidos pelo nó AV aos ventrículos. O ECG mostra ondas P que não são seguidas de complexos QRS. Esse distúrbio é menos comum, mas também é mais grave porque pode evoluir para BAV de terceiro grau.

### Fisiopatologia

A condução é bloqueada abaixo do nó AV. O BAV é causado por isquemia, geralmente por obstrução da artéria coronária esquerda.

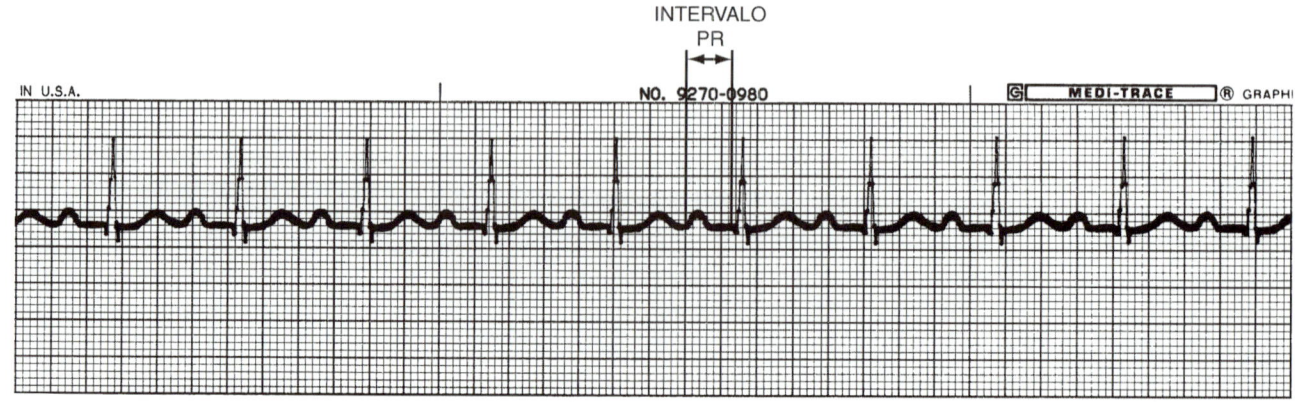

**Figura 17.18** Ritmo sinusal com BAV de primeiro grau na derivação II. Observe que o intervalo PR é constante, embora maior que 0,20 segundo.

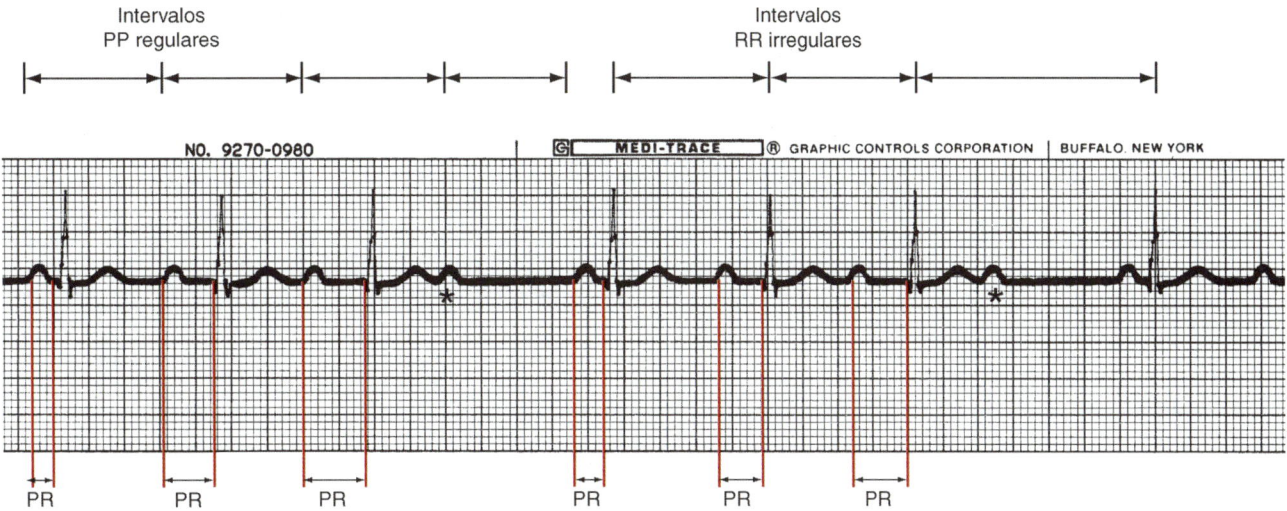

**Figura 17.19** Ritmo sinusal com BAV de segundo grau tipo I na derivação II. Observe que a duração do intervalo PR aumenta progressivamente, até que ocorre uma onda P não conduzida (assinalada pelos asteriscos).

## Manifestações clínicas e avaliação

Os sinais e sintomas estão relacionados com a bradicardia e podem incluir desconforto torácico, dispneia e hipotensão.
Características do ECG:

*Frequência*: frequência atrial entre 60 e 100 bpm; frequência ventricular menor que a atrial

*Ritmo*: ritmo atrial regular (intervalo P-P constante); ritmo ventricular irregular

*Onda P*: normal

*Intervalo PR*: constante, sem prolongamento progressivo a cada batimento conduzido

*Duração do QRS*: normal ou ampliada, dependendo da localização do bloqueio com relação ao nó AV

Ver Figura 17.20.

## Manejo clínico e de enfermagem

Quando o cliente tem sintomas de bradicardia, o tratamento com atropina ou marca-passo deve ser usado.

## Bloqueio atrioventricular de terceiro grau

O BAV de terceiro grau ocorre quando nenhum impulso atrial é conduzido pelo nó AV aos ventrículos. Com esse distúrbio do ritmo, dois impulsos independentes estimulam o coração: um ativa os átrios (representado pela onda P) e o outro estimula os ventrículos (indicado pelo complexo QRS), mas não há relação ou sincronismo entre as contrações atriais e ventriculares. Cada batimento tem sua própria frequência intrínseca e é independente do outro, razão pela qual o débito cardíaco é afetado. As ondas P podem estar presentes, mas a atividade elétrica atrial não é conduzida aos ventrículos. Essa condição é conhecida como *dissociação AV*.

### Fisiopatologia

O BAV completo é causado por lesão do sistema de condução, de forma que não há condução entre os átrios e os ventrículos.

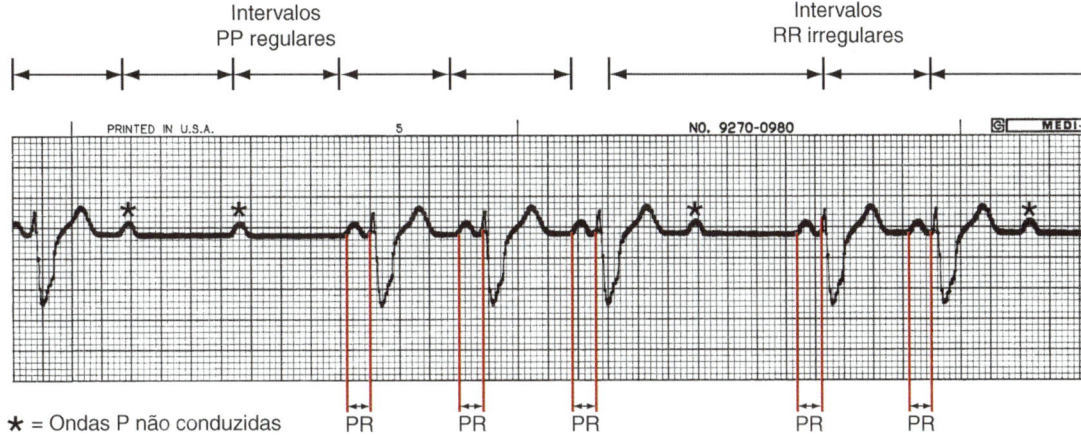

**Figura 17.20** Ritmo sinusal com BAV de segundo grau tipo II na derivação $V_1$; observe que o intervalo PR é constante e que há mais ondas P que complexos QRS.

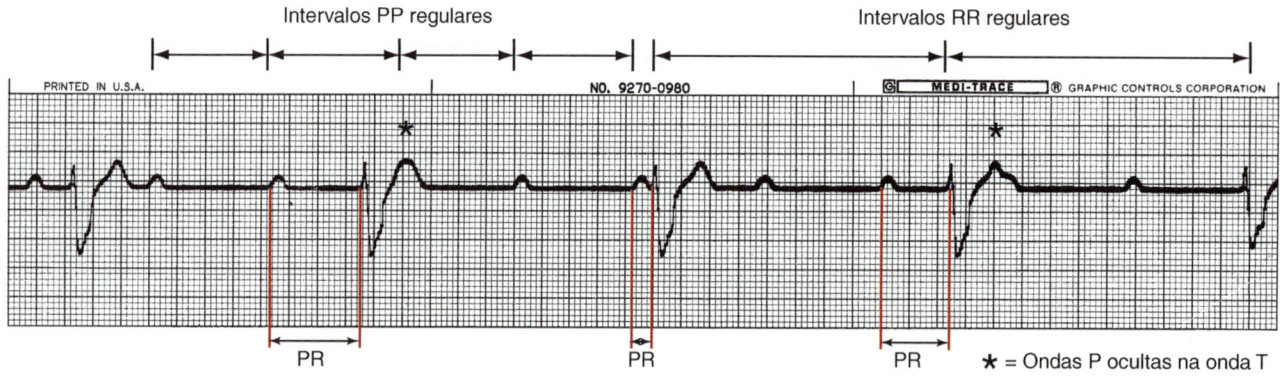

Figura 17.21 Ritmo sinusal com BAV de terceiro grau e ritmo idioventricular na derivação $V_1$; observe que os intervalos PR são irregulares.

## Manifestações clínicas e avaliação

Os sinais e sintomas estão relacionados com a bradicardia e podem incluir síncope, desconforto torácico, angina, dispneia e hipotensão.

Características do ECG:

*Frequência*: frequência atrial entre 60 e 100 bpm; frequência ventricular entre 20 e 40 bpm
*Ritmo*: os ritmos atrial e ventricular são regulares, mas independentes um do outro
*Onda P*: normais; mais ondas P que complexos QRS
*Intervalo PR*: inexistente; não há qualquer relação entre a onda P e a onda R
*Duração do QRS*: normal ou ampliada, dependendo da localização do bloqueio com relação ao nó AV

Ver Figura 17.21.

## Manejo clínico e de enfermagem

Quando o cliente apresenta sinais e sintomas de bradicardia, o tratamento com atropina ou marca-passo está recomendado.

### Processo de enfermagem

*Cliente com arritmia*

#### Avaliação

Os principais elementos da história da saúde são as causas potenciais da arritmia, os fatores contribuintes e os efeitos da arritmia na capacidade de o coração bombear um volume de sangue adequado.

A história de saúde deve ser obtida para detectar quaisquer episódios anteriores sugestivos de baixo débito cardíaco, inclusive síncope (desmaio), tontura, fadiga, desconforto torácico e palpitações. Também é importante identificar os distúrbios coexistentes que poderiam ser a causa da arritmia (p. ex., cardiopatia, doença pulmonar obstrutiva crônica, doença preexistente da tireoide). Todos os fármacos usados com ou sem prescrição devem ser revistos. Os resultados dos exames laboratoriais devem ser revisados para avaliar os níveis séricos dos fármacos e também os fatores que poderiam contribuir para a arritmia (p. ex., anemia). A avaliação psicossocial é usada para determinar os possíveis efeitos da arritmia, a percepção da arritmia por parte do cliente e se a ansiedade é um fator contribuinte significativo.

Durante o exame físico, a enfermeira deve avaliar a pele do cliente, que pode estar pálida e fria. Os sinais de retenção de líquidos, inclusive distensão das veias do pescoço e estertores e sibilos à ausculta dos pulmões, podem ser detectados ao exame físico. É importante verificar a existência de edema periférico, sua extensão e se há ou não cacifo à palpação. Também é necessário avaliar a frequência e o ritmo do batimento apical e dos pulsos periféricos, atentando para qualquer déficit de pulso (ver Capítulo 12). A enfermeira deve auscultar o coração para detectar bulhas anormais (principalmente $B_3$ e $B_4$) e sopros cardíacos, aferir a pressão arterial e comparar o peso atual do cliente com seu peso anterior.

#### *Alerta de enfermagem*

*O débito cardíaco é calculado multiplicando-se a frequência cardíaca (FC) pelo volume ejetado (VE). VE é o volume de sangue ejetada pelo ventrículo esquerdo a cada contração. Se houver uma arritmia, a FC e o VE podem ser afetados, reduzindo os tempos de enchimento do ventrículo e, por fim, o débito cardíaco. A enfermeira deve ficar atenta às queixas do cliente, inclusive tontura, síncope, dispneia, aumento do peso, estertores, fadiga, dor torácica ou desconforto.*

#### Diagnóstico

Os diagnósticos de enfermagem comuns ao cliente com arritmia incluem:

- Débito cardíaco reduzido
- Ansiedade relacionada com o medo do desconhecido
- Conhecimento deficiente acerca da arritmia e do seu tratamento.

As complicações potenciais podem incluir:

- Parada cardíaca (ver Capítulo 15)
- Insuficiência cardíaca (ver Capítulo 15)
- Episódio tromboembólico, principalmente quando há fibrilação atrial (ver Capítulo 15).

## Planejamento

As principais metas para o cliente incluem eliminar ou reduzir a ocorrência da arritmia, minimizar a ansiedade e adquirir conhecimentos quanto à arritmia e ao seu tratamento.

### Intervenções de enfermagem

#### Monitoramento e tratamento da arritmia

A enfermeira deve avaliar periodicamente a pressão arterial, a frequência e o ritmo dos pulsos, a frequência e a profundidade das respirações, os sons respiratórios e o peso diário. Além disso, a enfermeira deve perguntar ao cliente se houve episódios de dor torácica, síncope, tontura ou desmaio como parte do processo contínuo de obtenção de informações. Quando o cliente com arritmia está hospitalizado, a enfermeira deve realizar um ECG de 12 derivações, monitorar continuamente suas condições e analisar as fitas de ritmo para acompanhar a arritmia. O cliente deve ter um acesso venoso puncionado e pérvio e uma fonte de oxigênio suplementar à beira do leito.

A enfermeira deve avaliar e observar os efeitos benéficos e adversos de cada **antiarrítmico**. Além disso, a enfermeira também deve controlar cuidadosamente a administração dos fármacos, de modo que sejam mantidos níveis sanguíneos constantes.

Além dos fármacos, a enfermeira deve avaliar os fatores que contribuem para a arritmia (inclusive cafeína e estresse) e ajudar o cliente a elaborar um plano para efetuar alterações em seu estilo de vida, que possam eliminar ou reduzir esses fatores.

#### Redução da ansiedade

Quando o cliente tem episódios de arritmia, a enfermeira deve manter uma atitude tranquilizadora. Isso ajuda a atenuar a ansiedade (porque reduz a reação simpática) e reforça uma relação de confiança com o cliente. Além disso, a enfermeira pode ajudar o cliente a desenvolver um sistema para identificar a possível causa da arritmia e os fatores que a alteram e atenuam (p. ex., preenchendo um diário). O objetivo da enfermagem é ampliar ao máximo o controle do cliente e tornar os episódios de arritmia menos assustadores.

#### Ensino do autocuidado ao cliente

A enfermeira deve explicar a importância de manter os níveis séricos terapêuticos dos antiarrítmicos, de modo que ele compreenda por que os fármacos devem ser usados regularmente todos os dias. Quando o cliente apresenta uma arritmia potencialmente fatal, também é importante estabelecer com o cliente e seus familiares um plano de ação a ser adotado caso ocorra alguma emergência. Os familiares devem ser estimulados a aprender a fazer RCP. O cliente e seus familiares também devem ser instruídos quanto aos possíveis efeitos da arritmia e seus sinais e sintomas. Essas informações permitem que o cliente e sua família sintam que têm mais controle e estão mais preparados para possíveis intercorrências.

#### Atendimento domiciliar

Os cuidados domiciliares estão indicados quando o cliente tem comorbidades significativas, enfrenta problemas socioeconômicos ou apresenta limitações das habilidades necessárias ao autocuidado, que poderiam aumentar o risco de falta de adesão ao regime terapêutico.

### Reavaliação

Os resultados esperados para o cliente incluem:

1. Mantém o débito cardíaco
    a. Tem frequência cardíaca, pressão arterial, frequência respiratória e nível de consciência dentro dos limites normais
    b. Demonstra que os episódios de arritmia diminuíram
2. Apresenta menos ansiedade
    a. Expressa uma atitude positiva com relação a viver com uma arritmia
    b. Demonstra confiança em sua capacidade de tomar as medidas apropriadas em uma emergência
3. Informa que entende sua arritmia e seu tratamento
    a. Explica a arritmia e seus efeitos
    b. Descreve o regime terapêutico e seus efeitos
    c. Explica a necessidade de manter o nível sérico terapêutico do fármaco
    d. Descreve um plano para eliminar ou reduzir os fatores que contribuem para a arritmia
    e. Descreve as medidas a serem tomadas caso haja uma emergência.

## TRATAMENTOS E RECURSOS COMPLEMENTARES

As arritmias agudas podem ser tratadas com fármacos ou dispositivos elétricos (desfibrilação, cardioversão ou marca-passo de emergência). Muitos antiarrítmicos são usados para tratar taquiarritmias atriais e ventriculares (Tabela 17.2) (Mitchell, 2008). A escolha do fármaco depende da arritmia específica e sua duração, da coexistência de insuficiência cardíaca e outras doenças e da resposta do cliente ao tratamento anterior. Os dispositivos elétricos incluem cardioversão e desfibrilação para taquiarritmias agudas e dispositivos implantáveis (marca-passos para bradicardia e cardiodesfibriladores internos para taquiarritmias crônicas). A ablação por cateter também é possível. A enfermeira é responsável por avaliar o entendimento do cliente e sua resposta ao tratamento, assim como as habilidades de autocuidado do cliente.

### Cardioversão e desfibrilação

A cardioversão e a desfibrilação são utilizadas para tratar taquiarritmias aplicando uma corrente elétrica que despolariza uma massa crítica de células miocárdicas. Quando as células repolarizam, o nó SA geralmente consegue reiniciar sua função como marca-passo cardíaco. Uma diferença significativa entre a cardioversão e a desfibrilação é o momento em que a corrente elétrica é aplicada. Na cardioversão, a liberação da corrente elétrica é sincronizada com os eventos elétricos do cliente; enquanto na desfibrilação, a corrente é aplicada sem sincronização.

A corrente elétrica pode ser aplicada externamente através da pele com a utilização de pás ou almofadas condutoras, ou pode ser liberada internamente durante uma cirurgia de "coração aberto". As pás ou as almofadas podem ser colocadas na região anterior do tórax (Figura 17.22) (posição convencional das pás), ou uma pá pode ser colocada na parte anterior do

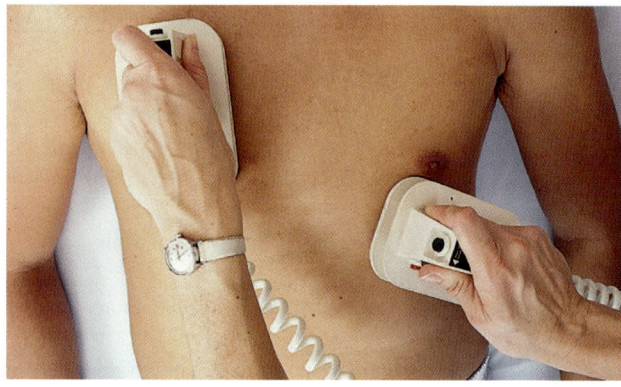

Figura 17.22 Posicionamento das pás para desfibrilação.

### BOXE 17.6 Como ajudar a realizar cardioversão ou desfibrilação externa.

Ao ajudar a realizar cardioversão ou desfibrilação externa, a enfermeira deve estar atenta quanto a:

- Utilizar almofadas condutoras ou pás multifuncionais com um meio condutor entre as pás e a pele (o meio condutor pode ser uma folha, um gel ou uma pasta). Não aplicar géis ou pastas com pouca condutividade elétrica (p. ex., gel de ultrassonografia) (AHA, 2005)
- Aplicar as pás ou as almofadas de modo que não fiquem em contato com as roupas do cliente ou do leito e que não estejam próximas dos adesivos transdérmicos ou fluxo direto de oxigênio
- Quando utilizar pás, o médico responsável deve aplicar 10 a 25 kg de pressão para assegurar o contato adequado com a pele
- Antes de apertar o botão de descarregar, devem ser expressas ordem de "afastem-se" três vezes. Assegurar-se de que não existam pessoas tocando no cliente, no leito ou nos equipamentos. Deve-se fazer uma verificação visual final para confirmar se o ambiente está preaparado e seguro
- Anotar a energia liberada
- Depois de concluído o procedimento, deve-se examinar a pele sob as almofadas ou pás para verificar se há queimaduras; se houver, iniciar as medidas de tratamento indicadas
- Se o procedimento for de cardioversão, assegurar-se de que os cabos do monitor estejam fixados ao cliente e que o desfibrilador esteja no modo sincronizado ("sinc"). Se for desfibrilação, assegurar-se de que o desfibrilador não esteja no modo sincronizado (a maioria dos aparelhos escolhe automaticamente o modo "não sinc")

tórax e a outra conectada a um adaptador com cabo longo e posicionada sob o dorso do cliente (posição anteroposterior) (Figura 17.23). As diretrizes atuais do Advance Cardiologic Life Support – ACLS (www.acls.com.br) endossam a utilização de ambos. A enfermeira deve adotar medidas de segurança, independentemente se utiliza pás ou almofadas. Primeiramente, é preciso manter contato adequado entre as pás ou almofadas e a pele do cliente (com um meio condutor aplicado entre elas) para evitar que a corrente elétrica seja dispersa para o ar (arco voltaico) quando o desfibrilador é descarregado. Em segundo, ninguém pode ficar em contato com o cliente ou com qualquer objeto que esteja tocando em seu corpo durante a ativação do desfibrilador, de modo a reduzir as chances de que a corrente elétrica seja conduzida a alguma outra pessoa além do cliente. O Boxe 17.6 descreve as considerações essenciais para que a enfermeira atue auxiliando a cardioversão ou desfibrilação.

### Alerta de enfermagem
*Ao utilizar pás, o meio condutor adequado deve ser aplicado entre as pás e a pele do cliente. Qualquer outro tipo de condutor (p. ex., gel de ultrassonografia) não deve ser utilizado em substituição ao meio condutor específico.*

### Cardioversão elétrica

A cardioversão elétrica consiste em aplicar uma corrente elétrica "sincronizada" para interromper uma taquiarritmia. Com esse procedimento, o desfibrilador é ajustado para sincronizar-se com o ECG de um monitor cardíaco, de maneira que o impulso elétrico seja liberado durante a despolarização ventricular (complexo QRS). A sincronização evita que a descarga ocorra durante o período vulnerável da repolarização (onda T), porque isto poderia causar TV ou fibrilação ventricular. Quando o sincronizador está ligado, nenhuma corrente elétrica pode ser liberada se o desfibrilador não detectar um complexo QRS. Como pode haver um intervalo curto até a detecção do QRS, os botões de descarga do desfibrilador externo devem ser apertados até que o choque seja liberado.

Se a cardioversão for eletiva e a arritmia ocorrer há mais de 48 h, pode ser necessário fazer anticoagulação por algumas semanas antes do procedimento. Em geral, o tratamento com digoxina é interrompido antes da cardioversão de modo a assegurar que o ritmo sinusal seja reiniciado com condução normal. O cliente deve ser instruído a não ingerir alimentos ou líquidos por no mínimo quatro horas antes do procedimento. Antes da cardioversão, o cliente recebe sedação IV moderada e também analgésicos ou anestesia. A voltagem usada varia, dependendo da tecnologia do desfibrilador e do tipo de arritmia.

### Alerta de enfermagem
*Quando o cliente volta ao ritmo sinusal normal depois da cardioversão, os átrios contraem vigorosamente. Se houver algum trombo nos átrios, podem ocorrer embolias sistêmicas e, por esta razão, a anticoagulação é necessária se a arritmia existir há mais de 48 h.*

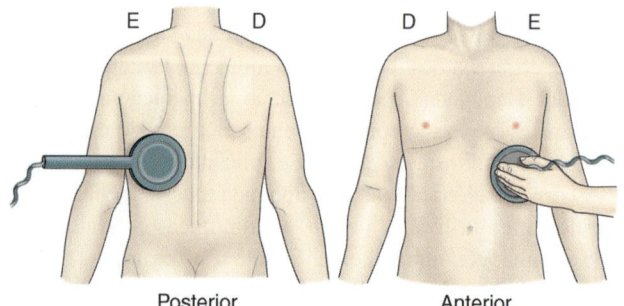

Figura 17.23 Posição anteroposterior das pás para desfibrilação.

*A enfermeira deve ficar atenta aos sinais de embolia sistêmica, inclusive dispneia de início repentino quando há embolia pulmonar ou alterações neurológicas (déficits visuais, motores ou sensoriais, cefaleia etc.; veja Capítulo 47) quando há embolia cerebral.*

## Desfibrilação

A desfibrilação é realizada em situações de emergência como tratamento preferido para fibrilação ventricular e TV sem pulsos palpáveis. A desfibrilação não é realizada nos clientes conscientes ou que têm pulsos palpáveis. Alguns estudos demonstraram que a desfibrilação precoce é o determinante principal da sobrevivência depois de uma parada cardíaca (Field, 2008).

A voltagem elétrica necessária para desfibrilar o coração geralmente é maior que a necessária para realizar a cardioversão e pode causar mais danos ao miocárdio. Os desfibriladores são classificados como monofásicos ou bifásicos. Os desfibriladores monofásicos liberam a corrente elétrica apenas em uma direção e requerem cargas mais altas de energia. Os desfibriladores bifásicos mais modernos liberam a carga elétrica para a pá positiva que, em seguida, retransmite a corrente de volta à pá que a originou. Os níveis de energia recomendados para a desfibrilação variam de acordo com o tipo de arritmia e o fabricante do aparelho (Finamore e Turris, 2008). Depois da desfibrilação, a RCP é iniciada imediatamente quando o ritmo de perfusão não recomeça e as outras medidas terapêuticas do suporte avançado à vida também são iniciadas. Esse tratamento com RCP contínua, administração de fármacos e desfibrilação continua até que o cliente readquira um ritmo estável, ou que se decida que ele não pode ser reanimado.

## Cardioversor-desfibrilador implantável

O **cardioversor-desfibrilador implantável (CDI)** é um aparelho que detecta e interrompe episódios potencialmente fatais de taquicardia ou fibrilação. Os CDI são usados nos clientes que sobreviveram à síndrome de parada cardíaca repentina – SCA (geralmente causada por fibrilação ventricular), ou que desenvolveram taquicardia ventricular sintomática. Outros clientes suscetíveis a serem acometidos por morte cardíaca súbita são os que apresentam miocardiopatia dilatada, miocardiopatia hipertrófica, disfunção ventricular direita arritmogênica (capaz de induzir arritmias) e síndrome do QT prolongado. Além disso, os clientes com disfunção ventricular esquerda moderada a grave, com ou sem TV não sustentada, também são mais suscetíveis a ter uma parada cardíaca; por esta razão, a implantação profilática de um CDI pode estar indicada. Os CDI também são implantados nos clientes com fibrilação atrial sintomática, recidivante e refratária ao tratamento farmacológico.

O CID consiste em um gerador e no mínimo um cabo que pode detectar atividade elétrica intrínseca e liberar um impulso elétrico. Em geral, esse dispositivo é implantado praticamente da mesma maneira que um marca-passo (Figura 17.24). Os CDI são destinados a responder a dois critérios: uma frequência maior que determinado nível preestabelecido e uma alteração nos segmentos da linha isoelétrica. Quando ocorre uma arritmia, o aparelho carrega automaticamente e libera uma carga programada por meio do eletrodo implantado no coração. O monitoramento realizado pelo CDI é semelhante a de um marca-passo; contudo, também inclui informações sobre o número e a frequência dos choques que foram aplicados. Cada dispositivo oferece uma sequência de liberação diferente, mas todos são capazes de realizar desfibrilação com carga alta de energia para tratar taquicardia (atrial ou ventricular). Em geral, os antiarrítmicos são administrados simultaneamente nos clientes que têm CDI para reduzir a ocorrência de taquiarritmias e diminuir a frequência dos disparos do CDI (Ferreira-Gonzalez, Dos-Subira e Guyatt, 2007).

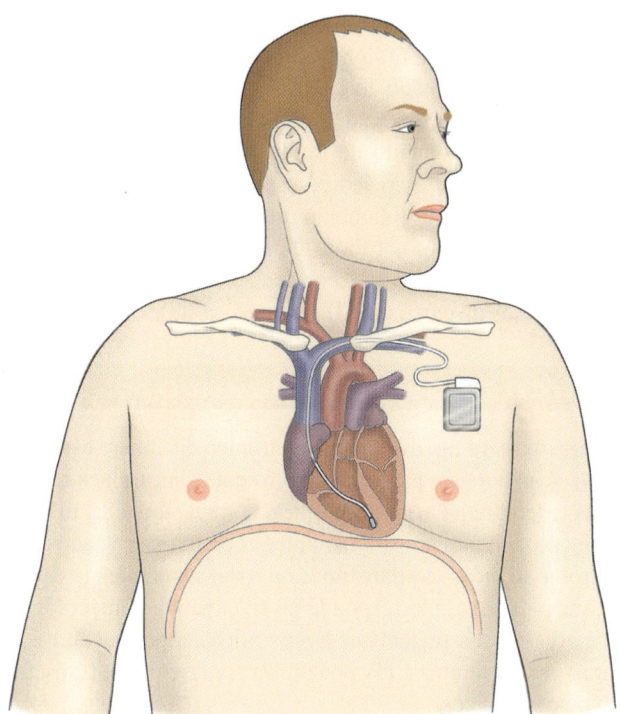

**Figura 17.24** O cardioversor-desfibrilador implantável (CDI) consiste em um gerador e um eletrodo de captação/marca-passo/desfibrilação.

Alguns CDI podem responder com estimulação antitaquicardia, na qual o dispositivo libera impulsos elétricos a uma frequência rápida na tentativa de interromper a taquicardia por: cardioversão com energia baixa (de baixa intensidade), desfibrilação ou todas as três modalidades. A estimulação antitaquicardia é usada para interromper taquicardias causadas por um distúrbio de condução conhecido como *reentrada*. Alguns CDI também têm o recurso de marca-passo, caso o cliente desenvolva bradicardia que, em alguns casos, ocorre depois do tratamento da taquicardia.

O tipo de arritmia do cliente determina qual dispositivo é usado e como ele é programado. Um código universal foi adotado de forma a ser utilizado como meio de comunicação segura quanto às funções do CID: o código NASPE-BPEG (Bernstein, Daubert, Fletcher *et al.*, 2002). A primeira letra representa a(s) câmara(s) que recebe(m) os choques (O = nenhuma; A = átrio; V = ventrículo; D = átrio e ventrículo). A segunda letra representa a câmara que pode ser estimulada no modo antitaquicardia (O, A, V e D significam o mesmo que a primeira letra). A terceira letra indica o método usado pelo gerador para detectar taquicardia (E = eletrograma; H = hemodinâmica). A última letra representa as câmaras que são estimuladas no modo antitaquicardia (O, A, V e D significam o mesmo que a primeira e a segunda letras do código do CDI).

A complicação principal associada ao CDI é infecção associada ao procedimento de implantação cirúrgica. Algumas complicações estão associadas aos aspectos técnicos do equipamento, inclusive esgotamento prematuro da bateria e deslocamento ou fratura dos cabos. Os clientes podem precisar de ajuda para se adaptarem à incerteza e ao sofrimento psicológico imposto pelos disparos do CID (Mauro, 2008).

## Marca-passo terapêutico

O marca-passo é um dispositivo eletrônico que libera estímulos elétricos ao coração para regular a frequência cardíaca quando o cliente tem frequência menor que o normal ou um distúrbio da condução. Esses dispositivos também podem ser usados para controlar algumas taquiarritmias ou tratar insuficiência cardíaca avançada, que não responde ao tratamento farmacológico. Os marca-passos podem ser temporários ou permanentes. Os marca-passos temporários podem ser transvenosos, transcutâneo ou epicárdicos.

### Configurações e tipos de marca-passos

Os marca-passos consistem em dois componentes: um gerador de pulsos eletrônico e os eletrodos (ou cabos) do marca-passo. O gerador contém uma fonte de energia que determina a frequência (medida em bpm) e a potência ou saída (medida em miliamperes [mA]) do estímulo elétrico liberado ao coração. O gerador pode ser programado para detectar a atividade elétrica intrínseca do coração e estimular uma resposta apropriada; este componente do marca-passo é conhecido como *sensibilidade* e é graduado em milivolts (mV). Os eletrodos podem ser introduzidos por uma veia central até o ventrículo direito (eletrodos endocárdicos), ou podem ser suturados frouxamente na superfície externa do coração e trazidos até a parede torácica durante uma cirurgia de coração aberto (eletrodos epicárdicos). Os eletrodos endocárdicos podem ser colocados temporariamente por meio de cateteres introduzidos por uma veia calibrosa (cabos-eletrodos intravenosos), geralmente orientados por radioscopia. Os eletrodos endocárdicos e epicárdicos são conectados a um gerador externo temporário.

Os eletrodos endocárdicos também podem ser implantados permanentemente (em geral, pela veia jugular externa) e conectados a um gerador permanente. O gerador é implantado em uma bolsa subcutânea formada na região peitoral abaixo da clavícula (Figura 17.25). O procedimento geralmente demora cerca de uma hora e é realizado no laboratório de cateterização cardíaca sob anestesia local. As baterias precisam ser substituídas a cada 10 anos aproximadamente; a substituição da bateria geralmente é realizada sob anestesia local.

Se o cliente desenvolver bradicardia sintomática repentinamente, o marca-passo de emergência pode ser colocado por via transcutânea. Os eletrodos de ECG grandes (pás) são colocados no tórax e no dorso do cliente. Os eletrodos são conectados ao gerador do marca-passo temporário (Figura 17.26). Como o impulso precisa atravessar a pele e os tecidos do cliente antes de chegar ao coração, a estimulação transcutânea pode causar

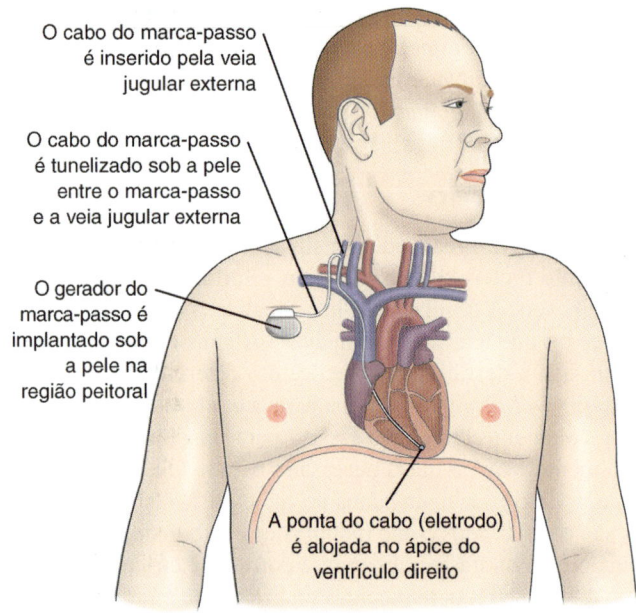

**Figura 17.25** Cabo (com eletrodo) e gerador do marca-passo transvenoso implantados.

desconforto significativo e seu uso é apropriado apenas às condições de emergência. Se o cliente estiver lúcido, pode ser necessário administrar sedação e analgesia.

### Funções do gerador do marca-passo

Assim como ocorre com os CDI, existe um código universal adotado para assegurar um meio de comunicação segura quanto à função do marca-passo – o chamado código NASPE-BPEG. O código completo consiste em cinco letras e foi revisado em 2002 (Bernstein *et al.*, 2002):

- A primeira letra do código define a câmara (ou as câmaras) que é estimulada (*i. e.*, a câmara que contém o eletrodo de estimulação). As letras usadas nesse código são A (átrio), V (ventrículo) ou D (duplo, ou seja, A e V)

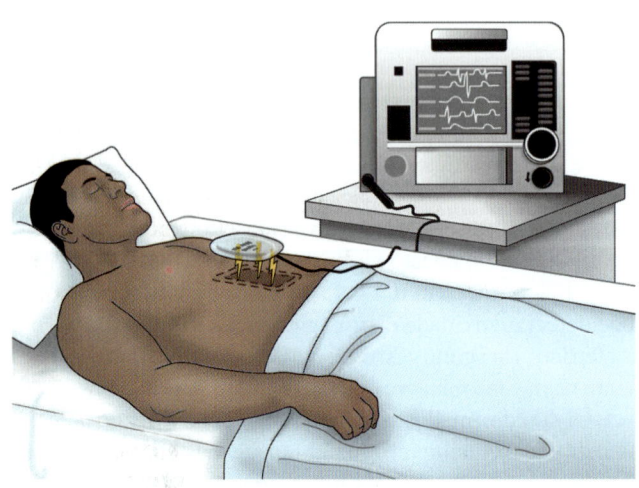

**Figura 17.26** Marca-passo transcutâneo com almofadas dos eletrodos conectadas às paredes anterior e posterior do tórax.

- A segunda letra representa a câmara (ou as câmaras) que é monitorada pelo gerador do marca-passo. A informação originada pelo eletrodo posicionado dentro da câmara é enviada ao gerador para interpretação e ativação. As letras do código são A (átrio), V (ventrículo) e O (ou seja, a função de monitoramento está desligada)
- A terceira letra do código descreve o tipo de resposta desencadeada pelo gerador ao que foi captado. As letras usadas para descrever a resposta são I (**inibida**), T (**ativada**), D (dupla, inibida e ativada) e O (nenhuma). *Resposta inibida* significa que a resposta do marca-passo é controlada pela atividade do coração do cliente; isto é, quando o coração do cliente bate, o marca-passo não funciona, mas quando ele não contrai, o marca-passo funciona. Por outro lado, *resposta ativada* significa que o marca-passo responde (estimula o coração) quando não capta atividade cardíaca intrínseca
- A quarta e a quinta letras são usadas apenas com os marca-passos permanentes. A quarta letra do código descreve a capacidade de o gerador permanente variar a frequência cardíaca. As letras possíveis são O, que indica nenhuma reatividade à frequência), ou R indicando que o gerador tem modulador de frequência (*i. e.*, o marca-passo tem capacidade de ajustar automaticamente a frequência de estimulação momento a momento, com base em parâmetros como atividade física, alterações do equilíbrio acidobásico, temperatura, frequência e profundidade das respirações ou saturação de oxigênio). O marca-passo com função de reatividade à frequência é capaz de aumentar o débito cardíaco durante os períodos de demanda cardíaca aumentada (p. ex., durante um esforço físico)
- A quinta letra do código indica que o gerador permanente tem o recurso de estimulação de várias câmaras. As letras são A (átrio), V (ventrículo), D (duplo) e O (nenhuma).

O tipo de gerador e seus ajustes selecionados dependem da arritmia, da função cardíaca subjacente e da idade do cliente (Gregoratos, Abrams, Epstein *et al.*, 2002). Quando o marca-passo é ativado, o ECG demonstra uma linha vertical reta conhecida como *espícula do marca-passo*, uma para cada impulso gerado pelo marca-passo. O complexo eletrocardiográfico apropriado deve seguir-se imediatamente à espícula do marca-passo; por esta razão, a onda P deve ocorrer depois de uma espícula de estimulação atrial e o complexo QRS deve seguir-se a uma espícula de estimulação ventricular. Como o impulso começa em um ritmo diferente do ritmo normal do cliente, o complexo QRS ou a onda P que responde à estimulação parece ser diferente do complexo eletrocardiográfico normal do cliente. *Captura* é um termo usado para descrever que o complexo apropriado seguiu-se à espícula do marca-passo (Figura 17.27). Alguns estudos demonstraram que a *estimulação biventricular sincronizada*, também conhecida como *tratamento de ressincronização cardíaca* (TRC), modifica os distúrbios da condução intraventricular, interventricular e atrioventricular associados à disfunção ventricular esquerda sintomática moderada a grave (classes III e IV da New York Heart Association) e à insuficiência cardíaca (Trupp, 2004). O gerador da estimulação biventricular tem três cabos: um para o átrio direito; um para o ventrículo direito, como ocorre com a maioria dos geradores dos marca-passos tradicionais; e outro para o ventrículo esquerdo, geralmente colocado na parede lateral esquerda. Alguns estudos demonstraram que esse tratamento melhora a função cardíaca, atenua os sintomas da insuficiência cardíaca e melhora a qualidade de vida (Trupp, 2004).

## Complicações do marca-passo

As complicações associadas aos marca-passos são atribuídas à presença do equipamento dentro do corpo e ao seu funcionamento inadequado. As seguintes complicações podem ser associadas ao marca-passo:

- Infecção localizada
- Sangramento e hematoma
- Hemotórax
- Ectopia e taquicardia ventriculares
- Movimento ou deslocamento do cabo colocado
- Estimulação do nervo frênico (soluço pode ser um sinal)
- Tamponamento cardíaco (raramente).

Nas primeiras horas depois da colocação de um marca-passo temporário ou permanente, a complicação mais comum é o deslocamento do eletrodo de estimulação. A limitação da atividade do cliente pode ajudar a evitar essa complicação.

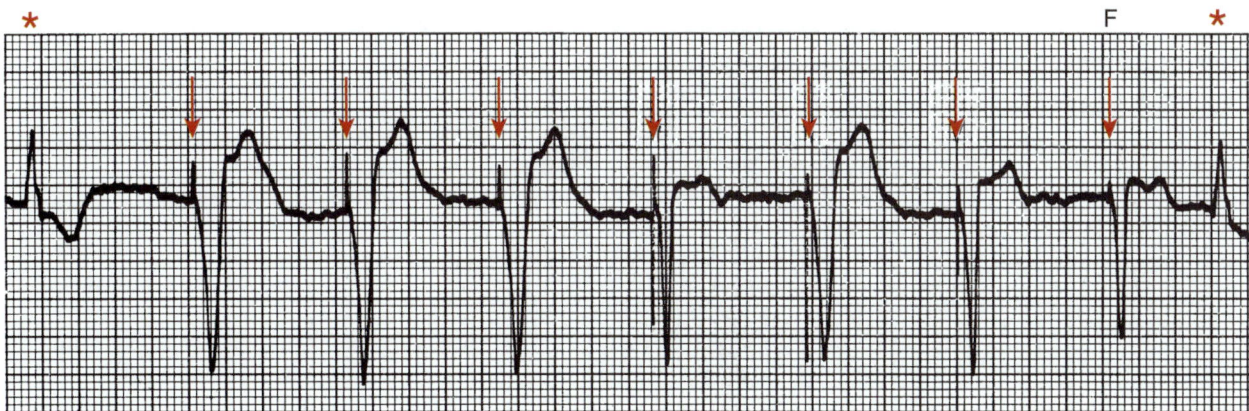

**Figura 17.27** Estimulação com captação apropriada (estimulação por demanda) na derivação V₁. As setas assinalam as espículas do marca-passo. O asterisco (*) indica os batimentos intrínsecos (do próprio cliente), ou seja, quando não houve ativação do marca-passo.

Se for usado, um eletrodo temporário, o membro pelo qual o cateter foi introduzido é imobilizado. Quando se utiliza um marca-passo permanente, o cliente deve inicialmente receber instruções para limitar as atividades no lado da implantação.

O ECG é monitorado cuidadosamente para detectar problemas de funcionamento do marca-passo. O funcionamento inadequado do marca-passo, que pode ser atribuído a um defeito em um ou mais componentes do sistema de estimulação, está descrito na Tabela 17.3. Os ajustes do marca-passo (p. ex., frequência, energia aplicada [mA], sensibilidade [mV] e duração do intervalo entre os impulsos atriais e ventriculares [retardo AV] devem ser anotados no prontuário do cliente.

O cliente com problemas de funcionamento do marca-passo pode desenvolver bradicardia, bem como sinais e sintomas de baixo débito cardíaco. O grau com que esses sintomas se tornam evidentes depende da gravidade do problema, do nível de dependência do marca-passo por parte do cliente e da doença subjacente. O mau funcionamento do marca-passo é detectado por análise do ECG e por *exploração* do banco de atividade armazenado no marca-passo (um procedimento realizado por pessoal treinado).

A inibição dos marca-passos permanentes ou a reversão à estimulação assincrônica com frequência invariável pode ocorrer quando há exposição aos campos eletromagnéticos potentes (interferência eletromagnética [IEM]). Contudo, a tecnologia dos marca-passos modernos permite que os clientes utilizem sem riscos a maioria dos aparelhos e dispositivos eletrônicos domésticos (p. ex., forno de micro-ondas, ferramentas elétricas). Os objetos que contêm ímãs (p. ex., fone do telefone; alto-falantes estéreos grandes; reprodutores de mídia portáteis; produtos de magnetoterapia, inclusive colchões, joias e pulseiras) não devem ser usados nas proximidades do gerador por mais de alguns segundos. Os clientes devem ser alertados a manter os telefones celulares digitais a uma distância mínima de 15 a 30 centímetros (ou no lado oposto) do gerador do marca-passo e a não colocar estes aparelhos no bolso da blusa.

## Monitoramento do marca-passo

Existem clínicas especializadas em monitorar clientes e testar os geradores de pulso para detectar esgotamento iminente das baterias. Um dispositivo computadorizado é mantido sobre o gerador para monitorá-lo por meio de sinais de rádio indolores; o aparelho detecta os ajustes do gerador, o estado da bateria, o limiar de estimulação, a função de captação, a integridade dos cabos e outras informações armazenadas. Vários fatores como fratura dos cabos, inibição muscular e violação do isolamento também podem ser avaliados. Quando há necessidade, o marca-passo é desligado por alguns segundos utilizando um ímã ou um programador, enquanto o ECG é registrado para avaliar o ritmo cardíaco de base do cliente. A transmissão telefônica das informações armazenadas no gerador é outro recurso para monitoramento. Equipamentos especiais são usados para transmitir informações sobre o marca-passo do cliente por telefone a um sistema receptor localizado na clínica especializada. A informação é convertida em tons; o equipamento da clínica converte estes tons em um sinal elétrico, que são registrados em uma fita de ECG. A frequência do marca-passo e outros dados relativos ao funcionamento do marca-passo são obtidos e avaliados por um cardiologista/arritmologista. Isso simplifica o diagnóstico de um gerador defeituoso, tranquiliza o cliente e facilita o tratamento quando o indivíduo está fisicamente distante dos recursos necessários à testagem do marca-passo.

## Estudos eletrofisiológicos

Estudo eletrofisiológico (EEF) é um procedimento invasivo realizado para avaliar e tratar arritmias significativas. Esse tipo de exame também está indicado para clientes com sintomas sugestivos de uma arritmia que não foi detectada e diagnosticada por outros métodos. O EEF é usado nas seguintes condições:

- Definir a formação e a propagação dos impulsos no sistema de condução elétrica do coração

**Tabela 17.3** Avaliação dos problemas de funcionamento do marca-passo.

| Problema | Causa possível | Intervenção |
| --- | --- | --- |
| Falha de estimulação; o marca-passo não consegue liberar o número certo de estímulos por minuto | Falha da bateria | Substituir a bateria do gerador de pulsos |
| | Conexão frouxa entre o cabo do eletrodo e o gerador | Apertar as conexões entre o cabo do marca-passo e o gerador de pulsos |
| | Fratura ou deslocamento do cabo do marca-passo | Substituir o cabo do eletrodo |
| | Falha do gerador de pulsos | Substituir a unidade do gerador de pulsos |
| | Interferência eletromagnética | Remover a fonte de interferência eletromagnética |
| Falha de captura; o marca-passo não despolariza o coração | Ajuste de sensibilidade muito alto | Reajustar a sensibilidade |
| | Falha de bateria | Substituir a bateria |
| | Fratura ou deslocamento do cabo do eletrodo de estimulação | Reposicionar o cliente |
| | | Substituir o cabo do eletrodo |
| | Perfuração do miocárdio pelo cabo do eletrodo | Reparo cirúrgico |
| | Formação de tecido fibrótico ou edema na ponta do eletrodo | Substituir o eletrodo de estimulação |
| | Potência de saída (mA) muito baixa | Aumentar a potência de saída (mA) |
| | Aumento do limiar de estimulação por um fármaco | Aumentar a potência de saída (mA) |
| | Desequilíbrio eletrolítico | Corrigir os desequilíbrios eletrolíticos |

De Aehlert, B. (2007). *ACLS Study Guide* (3rd ed.). Phoenix: Mosby JEMS.

- Avaliar a função ou a disfunção dos nós SA e AV
- Determinar a localização (processo conhecido como *mapeamento*) e o mecanismo dos focos arritmogênicos
- Avaliar a eficácia dos fármacos e dos dispositivos antiarrítmicos no cliente com arritmia
- Tratar algumas arritmias por destruição das células arritmogênicas (**ablação**).

O procedimento do EEF é um tipo de cateterismo cardíaco realizado por um eletrofisiologista em um laboratório de cateterização especialmente equipado. Um dos objetivos principais da estimulação programada é avaliar a possibilidade de que uma área do miocárdio cause arritmia. Quando a arritmia pode ser reproduzida pela estimulação programada, o distúrbio é descrito como *induzível*. Quando a arritmia é induzível, é possível definir e executar um plano de tratamento. Em seguida, durante o EEF de seguimento, se não for possível induzir a taquiarritmias, então o tratamento terá sido eficaz. Vários fármacos podem ser administrados e combinados com os dispositivos elétricos (marca-passo, CDI) para determinar o tratamento mais apropriado para suprimir a arritmia.

Os cuidados e as instruções necessárias aos clientes e as complicações associadas ao EEF são os mesmos aplicáveis à cateterização cardíaca (ver Capítulo 14). Em geral, o EEF demora cerca de duas horas; contudo, quando o eletrofisiologista realiza não apenas um procedimento diagnóstico, mas também terapêutico, o exame pode demorar até seis horas.

Os clientes submetidos a um EEF podem ficar ansiosos quanto ao procedimento e seu desfecho. Antes do procedimento, o cliente deve receber instruções, inclusive quanto à duração habitual, ao ambiente no qual o procedimento será realizado e ao que ele pode esperar. Embora o EEF não seja doloroso, pode causar desconforto e ser cansativo. Além disso, esse tipo de procedimento pode desencadear as mesmas sensações que foram experimentadas quando a arritmia ocorria no passado. Desse modo, é importante instruir os clientes quanto ao comportamento indicado (p. ex., permanecer deitado e imóvel durante o procedimento, relatar sintomas ou preocupações).

O cliente também deve saber que a arritmia pode ocorrer durante o EEF. Em geral, a arritmia regride espontaneamente, mas se isto não acontecer, o médico realizará algum tratamento para recuperar o ritmo normal do cliente. Em alguns casos, pode ser necessário suprimir a arritmia com cardioversão ou desfibrilação, mas este tratamento é realizado em condições mais controladas que se fosse efetuado em caráter de emergência. Os cuidados necessários depois do procedimento são os mesmos recomendados para a cateterização cardíaca.

## Cirurgia para distúrbios da condução cardíaca

As taquicardias atriais e ventriculares que não melhoram com fármacos e não podem ser suprimidas por dispositivos antiarrítmicos podem ser tratadas com procedimentos como a técnica de Maze e a ablação. A *técnica de Maze* é um procedimento cirúrgico com coração aberto recomendado para fibrilação atrial refratária.

A ablação por cateter destrói as células arritmogênicas específicas ou a via de condução principal de uma taquiarritmias. Esse procedimento é realizado durante ou depois de um EEF. As indicações habituais da ablação são arritmias atriais recidivantes ou TV refratária ao tratamento utilizado antes (ou nos casos em que o tratamento causou efeitos colaterais significativos) (Noheria, Kumar, Wylie *et al.*, 2008).

## Revisão do capítulo

### Exercícios de avaliação crítica

1. Como enfermeira, você presta assistência a uma mulher de 79 anos que foi internada há 3 dias para tratar insuficiência cardíaca. No momento, o alarme do seu monitor de telemetria disparou e mostrou uma taquicardia sustentada de início recente com QRS alargado (0,14 segundo). Cite algumas das causas possíveis dessa arritmia. Defina alguns fatores essenciais que poderiam ser necessários à sua avaliação de modo a ajudar a definir a causa dessa arritmia. Quais são as intervenções de enfermagem necessárias?
2. Agora você presta assistência a um homem de 40 anos que, recentemente, colocou um marca-passo DDD com frequência ajustada a 72 bpm. Ao examinar seu pulso, você percebe que a frequência cardíaca é de 66 bpm. Descreva as causas possíveis dessa diferença na frequência cardíaca e as intervenções de enfermagem necessárias.
3. A esposa desse mesmo cliente diz que seu marido foi instruído de que agora tinha um marca-passo e que ele não deveria aproximar-se de um forno de micro-ondas ligado. O que você poderia dizer à sua esposa? Como você abordaria essa questão com o cliente? Que outra instrução você poderia fornecer a esse cliente e à sua esposa quanto à segurança aplicável ao marca-passo? Qual é a base de evidências a favor desse ensino? Descreva a força das evidências e os critérios usados para avaliar a força das evidências.

### Questões objetivas

1. Ao interpretar a fita de ritmo de um cliente, a enfermeira deve atentar mais especialmente para qual das seguintes alterações?
   A. Intervalo PR de 0,22 segundo
   B. Prolongamento progressivo do intervalo PR
   C. Intervalo PR prematuro e curto
   D. Intervalo PR de 0,10 segundo
2. A enfermeira observa a estação de monitoramento central e detecta os seguintes alarmes de ritmo. A qual desses alarmes a profissional deveria dar prioridade em sua resposta?
   A. Frequência de fibrilação atrial de 110
   B. RS com CVP multifocais
   C. Taquicardia ventricular (monomórfica)
   D. *Torsades de pointes* (polimórfica)
3. Um cliente chega ao setor de emergência com fibrilação atrial. A enfermeira entende que o plano de tratamento para esse cliente será determinado com base em qual dos seguintes fatores?

A. Se o cliente tem ou não indicação para RCP (reanimação cardiopulmonar)
B. Há quanto tempo a fibrilação atrial está presente
C. Número de episódios de fibrilação atrial que o cliente teve no último ano
D. Frequência das contrações atriais

4. A enfermeira detecta uma taquicardia de complexos QRS alargados de início recente no monitor de telemetria. Ao avaliar o cliente, a enfermeira percebe que ele não pode ser despertado e tem respirações ofegantes. A próxima medida da enfermeira deveria ser:
A. Acionar o código de parada cardíaca
B. Avisar ao médico
C. Documentar as alterações no registro de telemetria
D. Desfibrilar o cliente com 100 joules

5. A enfermeira observa que seu cliente apresentou um BAV de segundo grau tipo I (Wenckebach). O cliente nega dor torácica ou outras queixas e a pressão arterial é de 90/60. Depois de acionar o médico do setor, a enfermeira deveria realizar primeiramente quais das seguintes intervenções?
A. Administrar oxigênio, avaliar o acesso IV, colocar o monitor/marca-passo portátil à beira do leito
B. Administrar nitroglicerina conforme a prescrição e de acordo com a necessidade para aliviar o desconforto torácico e fazer um ECG de 12 derivações
C. Acionar o laboratório do setor para coletar amostra de sangue e preparar o cliente para implantação cirúrgica de um marca-passo
D. Permanecer ao lado do cliente e monitorar a pressão arterial dele a cada 5 minutos

## Bibliografia e leitura sugerida

A bibliografia e a leitura sugerida para este capítulo estão disponíveis no **GEN-IO**: http://gen-io.grupogen.com.br/gen-io/.

# CAPÍTULO 18

MARY SIEGGREEN

# Manejo de Enfermagem | Doenças Vasculares e Distúrbios da Circulação Periférica

## Objetivos de estudo

**Após ler este capítulo, você será capaz de:**

1. Reconhecer os fatores que afetam a circulação sanguínea e a oxigenação dos tecidos periféricos
2. Conhecer as manifestações clínicas, o tratamento e a prevenção das doenças arteriais
3. Descrever a profilaxia e o tratamento da trombose venosa profunda
4. Descrever os procedimentos clínicos e o manejo de enfermagem para úlceras venosas e arteriais
5. Descrever o manejo de enfermagem para linfedema.

As doenças do sistema vascular incluem distúrbios arteriais, venosos e linfáticos, e celulite. O conhecimento da estrutura e da função dos sistemas vascular e linfático resulta em intervenções de enfermagem mais precisas.

Vasos sanguíneos íntegros, desobstruídos e reativos são necessários ao fornecimento de quantidades adequadas de oxigênio aos tecidos e à remoção das escórias metabólicas. A redução do fluxo sanguíneo é uma característica da maioria das doenças vasculares periféricas. A perfusão resulta do equilíbrio entre fornecimento e demanda. Se as necessidades dos tecidos forem altas, reduções ainda que modestas do fluxo sanguíneo podem ser insuficientes para manter a integridade tecidual. Quando o fluxo sanguíneo diminui, o cliente tem isquemia e os tecidos ficam mal nutridos e, por fim, necrosam, a menos que o fluxo de sangue seja recuperado. Desse modo, os efeitos da redução do fluxo sanguíneo dependem do grau com que as demandas teciduais excedem ao fornecimento de oxigênio.

As enfermeiras se encontram em uma posição privilegiada para cuidar dos clientes com doenças vasculares, ensinando-os a manejar o problema e seus fatores de risco. A aprendizagem para modificar os fatores de risco e o tratamento da doença podem ampliar a expectativa de vida do cliente com doença vascular.

## DOENÇAS ARTERIAIS

As artérias são lesadas ou obstruídas em consequência de formação de placas ateroscleróticas, tromboembolia, traumatismo mecânico ou exposição química, processos infecciosos ou inflamatórios, fenômenos vasoespásticos e malformações congênitas. A obstrução arterial súbita causa isquemia tecidual grave e geralmente irreversível, e morte dos tecidos. Quando as obstruções arteriais se desenvolvem gradativamente, existe menor risco de morte repentina dos tecidos, porque a circulação **colateral** (redirecionamento dos vasos sanguíneos, no qual vasos novos se reúnem para suprir parte da circulação comprometida pelos vasos obstruídos) pode formar-se e oferecer aos tecidos a oportunidade de adaptar-se progressivamente ao fluxo sanguíneo reduzido. Contudo, com o transcorrer do tempo, a perfusão persistentemente reduzida causa isquemia e morte tecidual.

### Doença arterial periférica

O termo **doença arterial periférica** (DAP) se aplica a qualquer processo patológico que afete as artérias. Várias doenças arteriais periféricas causam isquemia e desencadeiam os sinais e os sintomas descritos no Boxe 18.1. O tipo e a gravidade dos sintomas dependem em parte do tipo, do estágio e da

> **BOXE 18.1 — Avaliação inicial direcionada.**
>
> **Doença arterial periférica**
>
> Fique atenta aos seguintes sinais e sintomas:
> - Alterações estruturais resultantes da insuficiência crônica de oxigênio e de nutrientes fornecidos aos tecidos:
>   - Perda dos pelos distais à obstrução
>   - Unhas opacas e grossas; pele fina e brilhante
>   - Atrofia dos músculos esqueléticos
> - Alterações da cor da pele:
>   - Palidez quando o membro é elevado
>   - Rubor postural (cor avermelhada do membro, quando os vasos sanguíneos do membro afetado se dilatam)
> - Alterações dos pulsos arteriais:
>   - Redução ou ausência dos pulsos distais à área de estenose/obstrução das artérias pediosa, tibial posterior, poplítea ou femoral
>   - Resfriamento do membro distal à obstrução
> - Alterações da sensibilidade nos membros:
>   - Parestesia
>   - Dormência
>   - Formigamento
> - Úlcera/gangrena (espontânea ou desencadeada por traumatismo); localizada nas pontas dos dedos dos pés, entre os dedos dos pés, nas áreas de pressão (p. ex., calcanhar ou áreas sujeitas a traumatismo, inclusive regiões prétibiais); bordas solapadas e bem demarcadas (circulares), base necrótica/fibrótica; aspecto ressecado ou pálido; as úlceras geralmente são muito dolorosas; as lesões dos membros cicatrizam com dificuldade
> - Embora geralmente não ocorra, edema pode ser detectado e está relacionado com a posição do membro pendente

extensão da doença, bem como da rapidez com que a doença se desenvolve. A insuficiência arterial dos membros é uma causa comum de incapacidade. Em geral, os membros inferiores são afetados mais comumente do que os superiores.

As manifestações clínicas são variáveis; a DAP é um processo lento, que começa nos primeiros anos da vida adulta e progride com a idade. A DAP é uma das manifestações da **aterosclerose** e, desse modo, é importante considerar também doenças sistêmicas que afetam as artérias do cérebro, do coração, dos rins, do mesentério e dos membros. Os clientes com DAP têm riscos mais altos de mortalidade, infarto do miocárdio (IM) e doença vascular encefálica. Muitos clientes com DAP não recebem tratamento apropriado para sua doença porque não são diagnosticados ou não compreendem que têm um problema (Hirsch *et al.*, 2005).

## Fisiopatologia

À medida que o calibre interno do vaso diminui, a isquemia ocorre e progride para infarto. Nos clientes com DAP, as lesões obstrutivas ficam restritas principalmente aos segmentos do sistema arterial que se estendem da aorta infrarrenal (abaixo das artérias renais) até as artérias poplíteas. A doença obstrutiva distal é comum nos clientes com diabetes melito e nos indivíduos idosos.

A doença arterial mais comum – arteriosclerose – é um processo difuso que causa espessamento das fibras musculares e do revestimento endotelial das paredes das artérias finas e das arteríolas. A aterosclerose se caracteriza por alterações da íntima com acumulação de lipídios, cálcio, elementos sanguíneos, carboidratos complexos e tecido fibrótico, que, em conjunto, são conhecidas como *ateromas* ou *placas*. A aterosclerose causa **estenose** arterial, obstrução por trombose, **aneurisma**, úlcera e ruptura do vaso sanguíneo.

As bifurcações das artérias são mais suscetíveis à aterosclerose do que os outros segmentos arteriais (Figura 18.1). Isso inclui a aorta abdominal distal, as artérias ilíacas comuns, os orifícios das artérias femorais *profunda* e *superficial*, e a artéria femoral superficial no canal do obturador (um segmento especialmente estreito), assim como qualquer outra artéria distal ao joelho. O estreitamento gradativo do calibre interno da artéria estimula o desenvolvimento da circulação colateral (Figura 18.2) a partir dos vasos preexistentes.

### Fatores de risco

Os fatores de risco que levam ao desenvolvimento da DAP são semelhantes aos que predispõem à doença da artéria coronária (Boxe 18.2). A idade com que a doença começa e a gravidade da aterosclerose são afetadas pelo tipo e pelo número de fatores de risco para aterosclerose. Os fatores de risco são modificáveis ou não modificáveis (p. ex., raça e idade). Existem evidências indicando que a modificação desses fatores possa retardar a progressão da doença. Dentre os fatores que podem ser modificados, o tabagismo é um dos mais importantes para a formação das lesões ateroscleróticas. A nicotina diminui o fluxo sanguíneo, aumenta a frequência cardíaca e a pressão arterial, e eleva o risco de trombose (formação de trombos), porque estimula a agregação plaquetária. De acordo com o relatório TASC (Norgren, Hiatt, Dormandy *et al.*, 2007), os fumantes correm risco quatro vezes maior de apresentar dor causada por doença arterial, quando comparados com os indivíduos que não fumam.

A hiper-homocisteinemia é considerada um fator de risco independente para aterosclerose. A homocisteína é uma proteína que estimula a coagulação. Os níveis altos de homocisteína estão associados aos fatores genéticos e às dietas pobres em ácido fólico, vitamina $B_6$ e vitamina $B_{12}$. O tratamento inclui

> **BOXE 18.2 — Fatores de risco para doença arterial periférica (DAP).**
>
> - História familiar
> - Idade (20% dos adultos com mais de 70 anos têm DAP)
> - Obesidade
> - Tabagismo
> - Problemas de saúde preexistentes:
>   - Doença da artéria coronária
>   - Doença cerebrovascular
>   - Diabetes
>   - Hipertensão
>   - Dislipidemia
>   - Distúrbios da coagulação
>   - Hiper-homocisteinemia

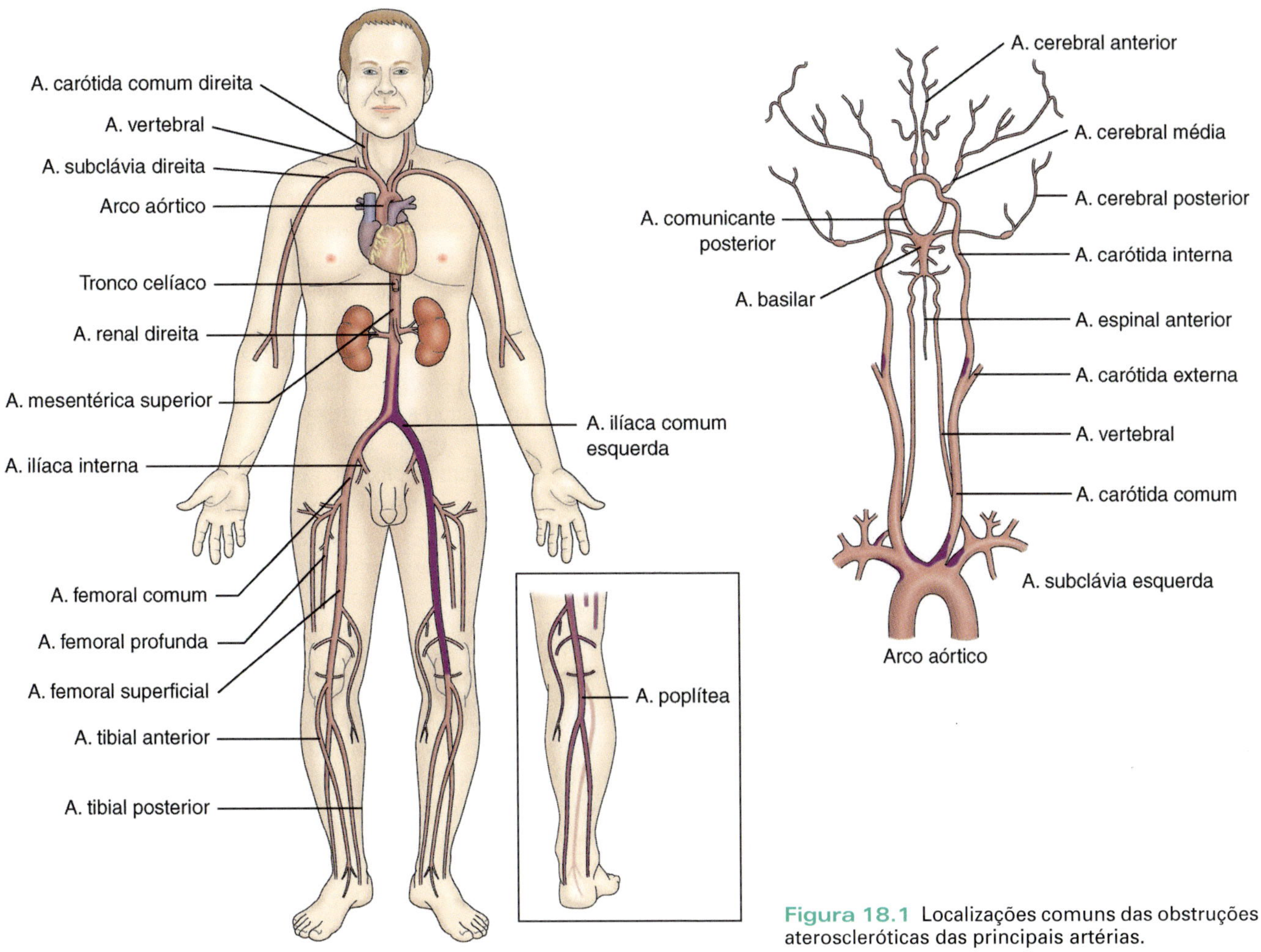

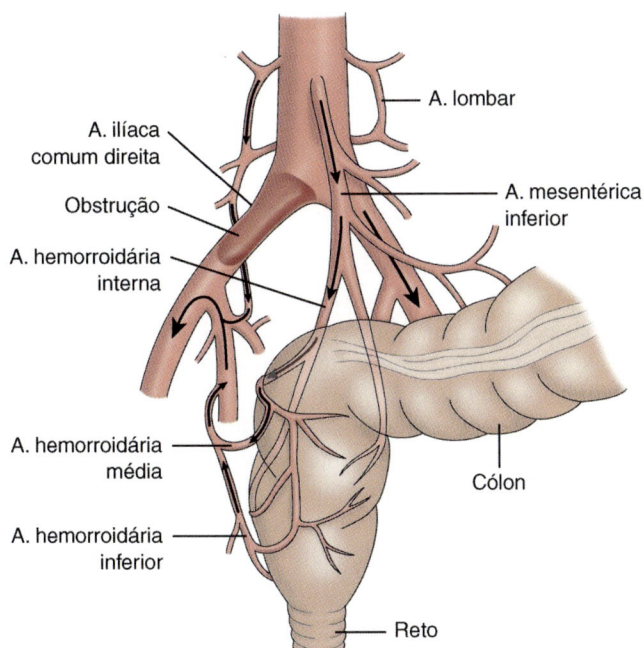

Figura 18.1 Localizações comuns das obstruções ateroscleróticas das principais artérias.

Figura 18.2 Desenvolvimento de canais para circulação sanguínea colateral em resposta à obstrução da artéria ilíaca comum direita e da bifurcação terminal da aorta.

vitaminas $B_6$, $B_{12}$ e folato, que geralmente diminuem os níveis de homocisteína (ver mais detalhes sobre os níveis de homocisteína no Capítulo 12).

A hipertensão também acelera a formação de lesões ateroscleróticas nos vasos de alta pressão e é um dos principais fatores de risco para DAP. Os clientes diabéticos têm índices de amputação cerca de cinco a dez vezes maiores do que os indivíduos sem diabetes. Obesidade, estresse e falta de exercício também foram citados como fatores contribuintes para DAP.

## Manifestações clínicas e avaliação

A maioria dos clientes com DAP é assintomática. Alguns estudos demonstraram que, para cada cliente com doença sintomática, cerca de três ou quatro não têm sintomas (Norgren et al., 2007). Em torno de 1 a 5% dos clientes com DAP têm **isquemia crítica do membro** (ICM), com dor isquêmica crônica em repouso, ou úlceras ou gangrena. Uma porcentagem pequena dos clientes com DAP tem **isquemia aguda do membro**, ou seja, redução súbita da perfusão de um membro, que agrava ou provoca sinais e sintomas novos, os quais podem ameaçar a viabilidade do membro (Norgren et al., 2007). As causas possíveis de obstrução arterial aguda são estenose aterosclerótica, aneurisma, dissecção ou embolia arterial,

> **BOXE 18.3 — Avaliação inicial direcionada.**
>
> **Obstrução arterial aguda**
>
> Fique atento aos seguintes sinais e sintomas, conhecidos como os "seis P":
> - Dor (do inglês *pain*) (grave, pulsátil, com sensação de pontadas ou ardência)
> - Palidez (cor mais clara do que o restante da pele)
> - Pulsos ausentes (nenhum pulso palpável)
> - Poiquilotermia (temperatura fria à palpação)
> - Parestesia (dormência, formigamento, sensações de frio/calor)
> - Paralisia (imobilidade – um sinal tardio que indica lesão grave dos tecidos)

embolia cardíaca, traumatismo (lesões fechadas, fraturas), compressão por tumor, trombose de um enxerto, abuso de drogas, débito cardíaco reduzido, flegmasia *cerulea dolens* (trombose venosa iliofemoral extensiva) e síndrome compartimental. O Boxe 18.3 resume as manifestações clínicas da obstrução arterial aguda.

Os sinais e sintomas clínicos resultantes da aterosclerose manifestam-se nos órgãos terminais irrigados pelos vasos sanguíneos obstruídos. Os clientes se queixam de dor nos dedos das mãos ou dos pés, ou de dor nos grupos musculares utilizados (não nas articulações). Caminhar provoca dor nos músculos das pernas, e as atividades físicas causam dor nos músculos dos membros superiores. A descrição da dor e dos fatores que a desencadeiam, a avaliação da cor e da temperatura da pele, e a existência e as características dos pulsos periféricos são elementos importantes ao diagnóstico das doenças arteriais.

### Dor

**Claudicação intermitente** (Boxe 18.4) é o sintoma característico da DAP dos membros inferiores. Essa dor pode ser descrita como sensação dolorosa ou cãibras musculares que ocorrem com a mesma intensidade do exercício ou da atividade e que melhoram com repouso. A claudicação intermitente é causada pela impossibilidade de o sistema arterial fornecer sangue suficiente para os tecidos em face das demandas aumentadas de nutrientes e oxigênio durante o exercício. À medida que os tecidos são forçados a concluir o ciclo de geração de energia sem nutrientes e oxigênio em quantidades suficientes, há formação de metabólitos e ácido láctico nos músculos. A dor é sentida porque esses metabólitos ativam as terminações nervosas dos tecidos adjacentes. Quando o cliente interrompe a atividade muscular e, desse modo, diminui as demandas metabólicas dos músculos, a dor desaparece. Quando o cliente precisa se sentar para aliviar a dor, o sintoma pode ter sido causado por uma lesão neural da região lombar ou sem qualquer etiologia circulatória. A progressão da doença arterial pode ser monitorada determinando-se a distância percorrida antes que o indivíduo sinta dor. Como a dor está associada à redução da perfusão, é importante considerar que esse sintoma é reprodutível de um dia para o outro quando o indivíduo caminha no mesmo tipo de terreno.

A localização da doença arterial pode ser determinada pelo nível da claudicação, porque a dor ocorre nos grupos distais ao vaso afetado. A dor na panturrilha pode ser atribuída à redução do fluxo sanguíneo da artéria femoral superficial ou poplítea, enquanto a dor no quadril ou na nádega pode resultar do fluxo sanguíneo reduzido na aorta abdominal ou nas artérias ilíacas comuns ou hipogástricas. Dor persistente na região anterior do pé quando o cliente está em repouso indica insuficiência arterial grave e um nível crítico de isquemia. Conhecida como **dor em repouso**, geralmente piora à noite e pode interferir no sono. A taxa metabólica basal e a pressão arterial nos membros inferiores diminuem durante o sono e quando o indivíduo está deitado com a perna elevada. Em muitos casos, essa dor exige que o cliente coloque a perna em uma posição mais baixa para aumentar a perfusão dos tecidos distais. A posição pendente do membro pode causar algum edema periférico e, desse modo, a DAP também pode causar edema. A dor em repouso está associada à isquemia crítica do membro.

A estenose aterosclerótica das artérias do membro superior pode causar fadiga e dor no membro ao realizar esforços (claudicação braquial) e incapacidade de sustentar ou de segurar objetos (p. ex., pintar, pentear os cabelos, colocar objetos em prateleiras localizadas acima do nível da cabeça).

### Alterações do aspecto e da temperatura da pele

O fluxo sanguíneo inadequado torna os membros frios e pálidos. A redução adicional do fluxo sanguíneo aos tecidos, que ocorre, por exemplo, quando o membro é elevado, torna a pele ainda mais pálida ou manchada. Quando o membro é colocado em uma posição pendente depois de ficar elevado por algum tempo, a pele adquire uma coloração azul-avermelhada conhecida como **rubor**. Essa alteração de cor sugere lesão arterial periférica grave, na qual os vasos permanecem dilatados. A *cianose* (coloração azulada da pele) ocorre quando a quantidade de hemoglobina oxigenada presente no sangue está reduzida. As alterações da cor da pele podem ser mais sutis nos indivíduos com a pele mais pigmentada. A comparação com o membro contralateral é a melhor forma de detectar alterações da cor. O tempo de enchimento capilar (TEC)

> **BOXE 18.4 — Claudicação intermitente (CI).**
>
> - Dor espasmódica em um músculo
> - Reproduzida consistentemente com a mesma intensidade de esforço ou de exercício
> - Aliviada quando o indivíduo para de usar o músculo
> - Causada pela impossibilidade de o sistema arterial fornecer sangue suficiente para atender à demanda aumentada
> - A localização da doença arterial pode ser determinada pelo nível da claudicação
> - A dor ocorre nos grupos musculares distais ao vaso afetado
> - Cerca de 70 a 80% dos clientes não têm progressão dos sintomas
> - Cerca de 1 a 2% dos clientes com claudicação evoluem para isquemia crítica do membro
> - A posição pendente do membro atenua a dor

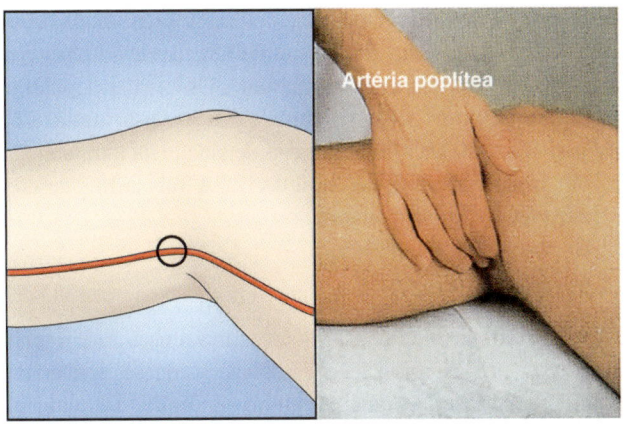
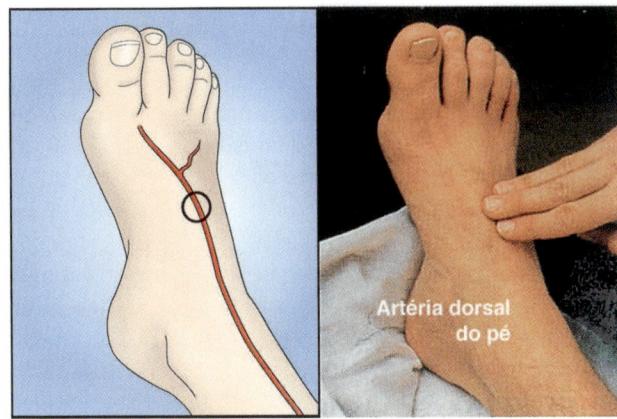
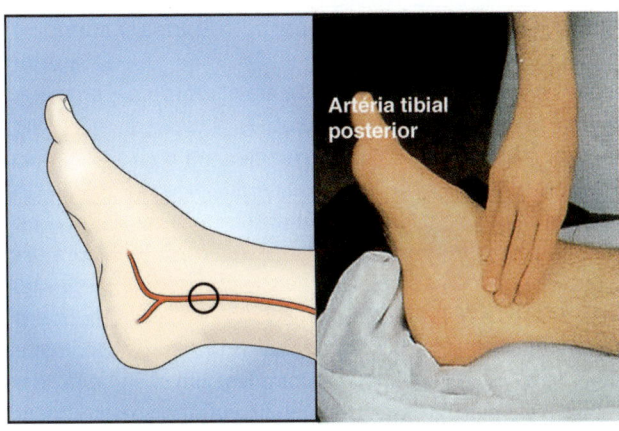

**Figura 18.3** Avaliação dos pulsos periféricos. *Acima, à esquerda*, pulso poplíteo; *acima, à direita*, pulso dorsal do pé; *abaixo*, pulso tibial posterior.

é usado comumente para avaliar a perfusão periférica. A enfermeira deve comprimir o leito ungueal de um dedo da mão ou do pé entre seus dedos, até que se torne pálido. Depois de liberar a pressão aplicada, a cor da pele deve voltar ao normal em menos de dois segundos. Contudo, estudos recentes colocaram em dúvida a eficácia desse teste para avaliar o volume circulatório, porque existe pouca concordância entre os observadores. A enfermeira deve considerar esse teste apenas como um recurso complementar quando se reúnem outros indícios de perfusão periférica diminuída (Lewin e Maconochie, 2008; Sevransky, 2009).

Outras alterações causadas pela redução crônica do fornecimento de nutrientes aos tecidos são queda dos pelos, unhas frágeis, pele seca ou descamativa, atrofia e úlceras. Anormalidades da pele e das unhas, úlceras, gangrena e atrofia muscular podem ser evidentes na doença arterial crônica, mas os sintomas não podem ser usados para diagnosticar insuficiência arterial aguda.

### Pulsos arteriais

Pulsos desiguais nos membros ou ausência de um pulso que normalmente seria palpável são sinais da DAP. O Boxe 18.5 apresenta orientações para palpar os pulsos. A existência de pulsos cheios no pé não exclui a possibilidade de DAP e, quando o cliente relata dor no membro inferior, exames adicionais são necessários. Depois de um esforço ou exercício, os pulsos podem não ser palpáveis. Isso está relacionado com a distância que o cliente percorre antes de ter claudicação. **Sopros** podem ser auscultados com um estetoscópio aplicado logo depois do segmento arterial obstruído e indicam fluxo sanguíneo turbulento, que pode ocorrer quando há estenose vascular.

### Exames complementares

Vários exames não invasivos e invasivos são usados para diagnosticar anormalidades das artérias. Quando os pulsos não podem ser palpados confiavelmente, o equipamento de ultrassonografia com doppler de onda contínua (CW, do inglês *continuous wave*) pode ser usado para explorar (insonação) os sinais vasculares (Figura 18.4). O doppler emite um sinal através dos tecidos, que é refletido pelas células sanguíneas em movimento

---

**BOXE 18.5 Orientações para palpar os pulsos arteriais periféricos.**

- Utilize as pontas dos dedos para palpar. Para não confundir seu próprio pulso com o do cliente, toque suavemente e evite usar apenas o dedo indicador para palpar, porque esse dedo tem pulsações arteriais mais fortes dentre todos os dedos da mão. O primeiro pododáctilo não deve ser usado pela mesma razão
- Palpe bilateral e simultaneamente
- Compare os dois lados quanto à simetria de frequência, ritmo e qualidade
- Descreva e documente os pulsos como presentes, ausentes ou saltitantes (quando há aneurisma)

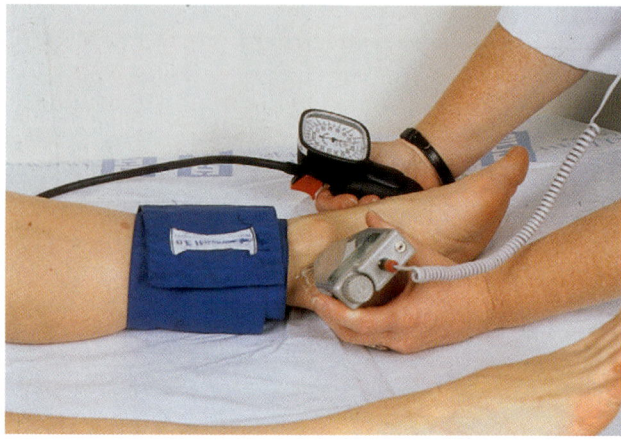

**Figura 18.4** Ultrassonografia com doppler de ondas contínuas detecta fluxo sanguíneo nos vasos periféricos.

e retorna ao aparelho. Em seguida, o sinal doppler de saída é filtrado e transmitido a um autofalante ou fone de ouvido, por meio do qual pode ser escutado e interpretado. Os exames doppler são mais úteis quando associados ao **índice tornozelo-braquial** (ITB) (Grenon *et al.*, 2009). (Ver descrição detalhada da ultrassonografia com doppler e do ITB no Capítulo 12.) A Tabela 18.1 descreve outros exames complementares.

## Manejo clínico

O manejo clínico inclui exercícios, fármacos e intervenções invasivas. A revascularização é recomendada se houver uma probabilidade razoável de obter alívio sintomático e quando há resposta insatisfatória ao tratamento com exercícios ou fármacos. Os métodos invasivos são intervenção cirúrgica e procedimentos endoscópicos percutâneos.

**Tabela 18.1** Exames vasculares não invasivos e invasivos.

| Exame ou teste | Finalidade |
|---|---|
| Ultrassonografia com doppler dos vasos sanguíneos | Avaliar os sinais arteriais<br>Determinar a pressão arterial dos membros<br>Avaliar o diâmetro e a compressibilidade dos vasos<br>Avaliar a existência de trombos<br>Avaliar a função das válvulas venosas |
| Teste ergométrico | Avaliar a pressão arterial sistólica do tornozelo em resposta a uma caminhada na esteira (a resposta normal consiste em pouca ou nenhuma redução da pressão sistólica do tornozelo depois do exercício)<br>Avaliar claudicação (a redução da pressão do tornozelo correlaciona-se com a distância até a claudicação referida pelo cliente) |
| Ecodoppler | Localizar obstrução vascular<br>Avaliar estenose<br>Avaliar refluxo vascular<br>Obter imagens e sinais audíveis |
| Angiotomografia computadorizada (ATC) (a TC helicoidal fornece uma série de imagens em espiral contínua) | Fornecer imagens transversais dos tecidos moles<br>Diagnosticar aneurismas abdominais, infecções ou obstruções dos enxertos, hemorragia |
| Angiorressonância magnética (ARM) | Ressonância magnética com um escâner com programa para isolar vasos sanguíneos e recompor as imagens em três dimensões<br>Detectar alterações vasculares, aneurismas, trombose venosa profunda (TVP)<br>Útil quando a função renal estiver comprometida ou o cliente tiver alergia ao contraste |
| Pneumopletismografia (pletismografia a ar) | Determinar o volume, a fração de ejeção e o volume residual<br>Quantificar o refluxo venoso e a ejeção contrátil dos músculos da panturrilha |
| Ecodoppler venoso | Avaliar refluxo venoso<br>Compressão manual das veias |
| Angiografia | Confirmar doença arterial obstrutiva quando se considera a realização de intervenções<br>O cliente pode referir sensação de calor durante a injeção do contraste e pode apresentar reações alérgicas imediatas ou tardias ao iodo do contraste<br>A angiografia de subtração digital (ASD) remove as estruturas ósseas da imagem |
| Flebografia | O contraste radiopaco é injetado no sistema venoso e produz imagens que mostram um segmento venoso não preenchido<br>Usada para delinear as veias para terapia trombolítica<br>Raramente é realizada (o ecodoppler é o exame padronizado para diagnosticar trombose venosa) |
| Endoscopia vascular (angioscopia) | Utiliza fibras ópticas para examinar o lúmen dos vasos<br>Utilizada para detectar placas, trombos, hemorragia e úlceras<br>Usada para remover restos celulares ou válvulas venosas |

## Manejo da claudicação intermitente

Os objetivos do tratamento dos clientes com claudicação intermitente são aliviar os sintomas, aumentar a tolerância aos esforços e ampliar a capacidade funcional. Em geral, o cliente com claudicação intermitente sente-se melhor quando inicia um programa de exercícios. O tratamento inicial deve ser focado em um programa estruturado de exercícios e no uso de fármacos. Os clientes devem ser instruídos a "caminhar até sentir a dor" da claudicação, parar até que a dor desapareça e continuar a caminhar. Se esse programa for combinado com redução do peso e interrupção do tabagismo, os clientes aumentam a tolerância aos esforços e sentem alívio da dor sem qualquer intervenção adicional.

### Farmacoterapia

O cilostazol é um inibidor de fosfodiesterase III que atua como vasodilatador e interfere na agregação plaquetária. Esse fármaco é prescrito em combinação com um programa de exercícios para ampliar a distância percorrida (Norgren *et al.*, 2007). As diretrizes recomendam um ciclo de 3 a 6 meses de tratamento com cilostazol como fármaco preferido para clientes com claudicação intermitente (Robless *et al.*, 2008).

Os agentes antiplaquetários, como ácido acetilsalicílico ou clopidogrel, ajudam a evitar a formação de tromboêmbolos, que podem causar infarto do miocárdio (IM) e acidente vascular encefálico (AVE). Alguns estudos demonstraram que o ácido acetilsalicílico reduz os riscos de IM, AVE e morte súbita entre os clientes com doença vascular. O clopidogrel é indicado para evitar episódios isquêmicos cardiovasculares nos clientes com DAP, mas não é usado para tratar claudicação.

### Trombólise

A estenose ou a obstrução trombótica pode ser tratada por **trombólise**. Depois da introdução de um cateter no vaso afetado, o agente trombolítico é injetado diretamente dentro do trombo (ou coágulo) e consegue dissolvê-lo. O cliente é internado em uma unidade de cuidados intensivos para monitoramento contínuo. Os sinais vitais são avaliados, de acordo com o protocolo. O cliente é monitorado cuidadosamente para detectar quaisquer sinais de sangramento, porque esse é o efeito colateral mais comum do tratamento trombolítico. A enfermeira minimiza o número de punções IV e coleta de amostras de sangue, evita injeções intramusculares e traumatismo dos tecidos, e aplica pressão por um intervalo no mínimo duas vezes maior depois de fazer qualquer punção. Em seguida, os clientes fazem exames de imagens para determinar a eficácia do tratamento. Ver descrição dos agentes trombolíticos na Tabela 18.2.

### Manejo cirúrgico

Claudicação intermitente ou risco de amputação é uma indicação para intervenção cirúrgica ou percutânea. Os objetivos iniciais do tratamento da isquemia aguda do membro são evitar o agravamento da isquemia e a propagação do trombo, controlar a dor e preservar os tecidos. A anticoagulação deve ser iniciada logo após o diagnóstico de isquemia aguda. A revascularização ou *bypass* **arterial** é a intervenção preferida para tratar a isquemia aguda do membro.

Os procedimentos de cirurgia vascular são divididos em dois grupos: procedimentos realizados nos vasos proximais, que melhoram a irrigação sanguínea desde a aorta até a artéria femoral; e procedimentos realizados nos vasos distais, que ampliam a irrigação sanguínea dos vasos situados abaixo da artéria femoral. O tipo de procedimento a ser realizado depende do grau e da localização da estenose ou da obstrução. Quando houver doença difusa, primeiramente deve ser realizado um procedimento vascular proximal. A recuperação do fluxo arterial pode ser suficiente depois desse procedimento, de modo que outras intervenções podem ser desnecessárias. As condições gerais de saúde do cliente e sua capacidade de tolerar uma intervenção determinam a decisão quanto à abordagem mais apropriada a cada caso. Em alguns clientes com risco elevado ou com uma condição potencialmente fatal, a amputação primária é a melhor opção (Cronenwett *et al.*, 2010).

Os enxertos são realizados para redirecionar o fluxo sanguíneo em torno de uma estenose ou obstrução. Os enxertos localizados abaixo do joelho requerem o uso de veias originais (*i. e.*, autólogas; veias do próprio cliente) de modo a assegurar a perviedade; contudo, os enxertos sintéticos podem ser usados para realizar procedimentos de *bypass* nos vasos mais calibrosos situados acima do joelho. Existem vários materiais sintéticos disponíveis para uso em enxertos periféricos. As veias safenas e umbilicais criopreservadas também estão disponíveis, mas geralmente não duram tanto quanto as veias originais ou os enxertos sintéticos. A perviedade é determinada pelo calibre, pelo tipo e pela localização do enxerto. É importante evitar infecção do enxerto, porque, se infeccionado, ele precisará ser retirado. Os enxertos venosos podem ser invertidos antes de formar o conduto do enxerto, a fim de evitar que as válvulas venosas causem obstrução, ou são mantidos em sua posição original (*in situ*), sendo as válvulas retiradas por um instrumento especial (valvulótomo).

A avaliação por doppler do enxerto e dos vasos proximais e distais ao enxerto geralmente é realizada nos clientes com problemas vasculares no pós-operatório. Esses clientes podem fazer exames arteriais, ITB e análise das ondas arteriais no laboratório de hemodinâmica após procedimentos de reconstrução arterial e antes da alta hospitalar. O desaparecimento de um pulso ou sinal doppler preexistente indica obstrução do enxerto.

### Intervenção endovascular

Existem várias técnicas de intervenção percutânea para remover placas e dilatar vasos. A **angioplastia**, também conhecida como **angioplastia transluminal percutânea (ATP) com balão**, pode ser realizada com ou sem colocação de *stent*. Os balões são introduzidos nos vasos por um cateter e expandidos no segmento estenótico intravascular. A expansão do balão provoca a lise da placa aterosclerótica e amplia o lúmen do vaso. Os *stents* (endopróteses) podem ser inseridos para sustentar a parede vascular e manter sua patência. As complicações da ATP são hematoma, embolização, dissecção vascular, sangramento, lesão da íntima (dissecção) e migração do *stent*. Em comparação com os procedimentos cirúrgicos tradicionais, a vantagem da angioplastia, dos *stents* e dos **enxertos-*stents*** é que a internação hospitalar necessária é menor e há menos traumatismo físico do cliente do que com as cirurgias abertas convencionais. Em geral, os procedimentos por cateter percutâneo são realizados ambulatoriamente (Moore, 2006).

**Tabela 18.2** Trombólise medicamentosa arterial e venosa.

| Indicações (arterial e venosa) | Fármaco | Dose recomendada (arterial) | Dose recomendada (venosa) | Vantagens (todos os fármacos para trombólise arterial e venosa) | Desvantagens (todos os fármacos para trombólise arterial e venosa) |
|---|---|---|---|---|---|
| Trombólise *in situ* de lesões com menos de 14 dias | Alteplase | Esquema tradicional: 0,05 a 0,1 mg/kg/h por via intra-arterial. Esquema de dose alta: 3 doses de 5 mg em 30 min; depois, 3,5 mg/h por até 4 h | O esquema usado é de infusão dirigida por cateter de 1 a 1,5 mg/h em 12 a 24 h; depende da experiência dos profissionais no local | Dissolução do trombo em 6 a 72 h. Opção preferida para remover trombos quando não houver contraindicações. Evita cirurgia invasiva. Pode ser repetida se necessário | Efeito limitado na dissolução de TVP com tempos de infusão longos e risco de complicações hemorrágicas associadas às doses altas |
| Isquemia do membro sem risco à vida (arterial) | Reteplase | 0,5 U/h por infusão intra-arterial | A infusão dirigida por cateter de 1 U/h é mantida por 18 a 36 h. Essa não é uma indicação aprovada pela FDA para dissolver trombos venosos. Foi aprovada pela FDA para infarto agudo do miocárdio (IAM), mas é amplamente utilizada para tratar TVP/EP aguda | | Fatores de risco para complicações hemorrágicas: idade avançada, peso corporal baixo, pressão de pulso elevada, hipertensão descontrolada, AVE ou cirurgia recente, distúrbio hemorrágico, insuficiência cardíaca congestiva |
| Tratamento inicial de muitos clientes com oclusões arteriais periféricas agudas | Uroquinase | 4.000 U/min, até a recanalização inicial; depois, 1.000 a 2.000 U/min, até que a lise do trombo esteja concluída; a infusão sempre é administra por via intra-arterial | Dose sistêmica: 4.400 U/kg em injeção IV rápida com infusão de manutenção de 4.400 U/kg/h por 1 a 3 dias, até que o trombo seja dissolvido. A dose de uroquinase administrada dentro do trombo inclui uma dose de ataque de 250.000 U por via IV, seguida da infusão de 500 U/kg/h. Essa taxa pode ser aumentada até 2.000 U/kg/h | | Complicações: hemorragia, reações alérgicas, embolia, AVE, arritmias pós-reperfusão |

Fontes: Alteplase (bula do produto, 2005). South San Francisco, CA: Genentech, Inc. Reteplase (bula do produto, 2006). Fremont, CA: PDL BioPharma, Inc. Uroquinase (bula do produto, 2007). Tucson, Arizona: ImaRx Therapeutics, Inc. Grunwald, M. R.; Hofmann, L. V. Comparison of uroquinase, alteplase and reteplase for catheter-directed thrombolysis of deep venous thrombosis. *J Vasc Interv Radiol*, Apr 2004; 15(4):347-52. [Medline].Sobel, M.; Verhaeghe, R. Antithrombotic therapy for peripheral artery occlusive disease: American College of Chest Physicians Evidence-Based Clinical Practice Guidelines. (8th edition). *Chest*, 2008; 133(6 Suppl):815S-843S. [Medline].

## Manejo de enfermagem

### Cuidados pós-operatórios

No período pós-operatório, a enfermeira colabora com o cirurgião de forma a assegurar um nível de atividade baseado na condição do cliente. Em geral, devem ser realizados todos os esforços para o cliente movimentar o membro e manter-se ativo. No período pós-operatório, o objetivo principal é manter a circulação adequada. O tratamento anticoagulante pode ser mantido depois da intervenção cirúrgica, a fim de evitar trombose do enxerto. Anormalidades metabólicas, insuficiência renal e **síndrome compartimental** são complicações possíveis após obstrução ou cirurgias arteriais (ver detalhes da síndrome compartimental no Capítulo 42). A enfermeira deve verificar se há indícios de complicações locais, inclusive hemorragia ou trombose, realizando exames neurovasculares do membro, e se há complicações sistêmicas, com monitoramento dos sinais vitais, da ingestão e das perdas, dos parâmetros do exame físico (p. ex., estado pulmonar, cardíaco, GI, mental e da pressão venosa) e dos resultados dos exames laboratoriais. Qualquer sinal de deterioração deve ser relatado imediatamente à equipe cirúrgica (extremidades frias e cianóticas, pulsos fracos, tempo de enchimento capilar prolongado, déficits de função sensório-motora).

## Alívio da dor

Os narcóticos geralmente são necessários para controlar a dor em repouso, até que a circulação possa ser recuperada. Depois das intervenções, o tratamento da dor é semelhante ao recomendado para outros clientes no pós-operatório, tendo em mente que o cliente pode já ter usado doses altas de narcóticos e pode necessitar de um esquema específico com adequação das doses para aliviar seus sintomas.

## Preservação da integridade dos tecidos

Os tecidos mal perfundidos estão sujeitos a lesão e infecção. Quando existem lesões, a cicatrização pode ser mais demorada ou inibida, porque a irrigação sanguínea da área afetada está reduzida. As úlceras infectadas que não cicatrizam nos membros podem ser debilitantes e exigir tratamentos prolongados e, em geral, dispendiosos. As medidas para evitar destruição dos tecidos e amputação têm prioridade máxima. Os clientes devem ser instruídos a evitar traumatismos; usar calçados ou chinelos resistentes e bem adaptados; e utilizar sabonetes e loções corporais neutros. Os clientes com doenças vasculares também devem ser instruídos a adotar as mesmas precauções recomendadas aos diabéticos no que se refere aos cuidados com os pés (ver Capítulo 30, Boxe 30.9). Os clientes portadores de úlcera arterial ou venosa aberta devem receber instruções detalhadas sobre como cuidar das feridas. A modificação dos fatores de risco é a intervenção mais eficaz para evitar progressão da doença vascular.

Os clientes e seus familiares devem ser orientados quanto aos fatores de risco ambientais e ocupacionais associados à isquemia. Por exemplo, o excesso de calor aumenta a taxa metabólica dos membros e elevar as necessidades de oxigênio acima do que pode ser fornecido pela irrigação arterial reduzida do vaso lesado. A temperatura baixa está associada à vasoconstrição, que reduz a perfusão dos membros. A nicotina dos produtos que contêm tabaco causa vasospasmo e pode reduzir drasticamente a circulação dos membros. O tabagismo também reduz o transporte e a utilização celular de oxigênio e aumenta a viscosidade sanguínea. Os clientes com insuficiência arterial que usam produtos de tabaco devem ser plenamente informados quanto aos efeitos da nicotina na circulação e estimulados a interromper seu uso. O tabagismo passivo também é prejudicial ao sistema vascular.

O estresse emocional causa vasoconstrição porque estimula o sistema nervoso simpático. Isso pode ser atenuado até certo ponto, evitando-se situações de estresse ou seguindo um programa de controle do estresse. A psicoterapia e o treinamento com técnicas de relaxamento podem ser indicados para clientes que não conseguem lidar eficazmente com estresses situacionais.

Roupas e acessórios apertados devem ser evitados, bem como compressas quentes e bolsas de água quente. A temperatura da água do banho também deve ser avaliada, e a temperatura da água da residência do cliente deve ser reduzida, a fim de evitar escaldadura. Meias, cintas, cintos de calça e laços de calçados apertados impedem a circulação arterial dos membros e causam congestão venosa e edema. Por fim, o cliente não deve manter as pernas cruzadas, para evitar compressão vascular.

> **Alerta de enfermagem**
> *A elevação dos membros inferiores diminui o fluxo sanguíneo, reduzindo a perfusão e agravando a dor. A posição pendente aumenta o fluxo e atenua a dor.*

## Doença arterial obstrutiva dos membros superiores

As obstruções arteriais causadas pela aterosclerose são menos comuns nos membros superiores do que nos inferiores.

### Fisiopatologia

Os sintomas arteriais e a doença obstrutiva dos membros superiores são causados mais comumente por vasospasmo, traumatismo ou doenças arteriais constritivas do que por aterosclerose.

As estenoses podem ocorrer na origem da artéria subclávia proximal à artéria vertebral. O sangue arterial flui ao cérebro pelas artérias carótidas e vertebrais. Se houver redução do fluxo sanguíneo do braço pela artéria subclávia em consequência de uma estenose, o cliente tem inversão preferencial do fluxo da artéria vertebral para o braço quando utiliza o membro superior. Essa condição é conhecida como *síndrome do roubo subclávio*, porque o braço "desvia" o sangue do cérebro.

### Manifestações clínicas e avaliação

O cliente pode queixar-se de fadiga e dor no braço quando utiliza o membro para pintar ou pentear os cabelos e, em alguns casos, refere dificuldade de dirigir. Além disso, esses clientes se queixam de tontura, vertigem, ataxia, síncope ou alterações visuais bilaterais quando utilizam o braço.

Os achados da avaliação do membro superior isquêmico incluem resfriamento e palidez do membro afetado, tempo de enchimento capilar reduzido, redução da amplitude e atraso do pulso da artéria radial do lado afetado, e diferença de pressão maior do que 20 mmHg entre os membros superiores (a pressão do membro afetado é menor). Os exames não invasivos realizados para avaliar obstruções arteriais dos membros superiores incluem aferições das pressões arteriais do braço e do antebraço, e ecodoppler para determinar a localização anatômica da lesão e avaliar a hemodinâmica do fluxo sanguíneo.

### Manejo clínico e de enfermagem

Em alguns casos, há indicação para *bypass* cirúrgico ou ATP. Se a estenose comprometer a artéria subclávia com desvio de sangue da circulação intracraniana, pode-se realizar um *bypass* entre as artérias carótida e subclávia, ou reimplantar a artéria subclávia na artéria carótida.

## Doenças inflamatórias

Várias doenças inflamatórias afetam o sistema arterial. Exemplos são arterite de Takayasu, doença de Behçet e arterite de células gigantes. A reação inflamatória resulta na formação de granulomas e destrói os vasos sanguíneos. O tratamento inicial das doenças inflamatórias vasculares em atividade é com corticoides em doses altas. Quando está indicada, a revascularização é postergada até que o processo inflamatório esteja debelado.

## Doença de Raynaud e fenômeno de Raynaud

O termo *doença de Raynaud* primária se aplica ao vasospasmo que ocorre com exposição ao frio ou ao estresse. Os clientes com esclerodermia ou lúpus eritematoso sistêmico podem apresentar os mesmos sinais e sintomas, mas nesses casos a condição é descrita como *fenômeno de Raynaud*.

### Fisiopatologia

A doença de Raynaud não tem etiologia conhecida. Embora sua causa exata seja desconhecida, está associada a distúrbios imunológicos. Fatores emocionais ou frio podem desencadear episódios da doença.

Em geral, a doença acomete mulheres com 16 a 40 anos, e é mais comum nos climas frios e durante o inverno. A doença de Raynaud causa atrofia da pele e dos músculos.

O prognóstico é variável; os clientes podem melhorar lentamente, ter agravação progressiva ou não mostrar qualquer alteração do quadro clínico.

### Manifestações clínicas e avaliação

A pele do cliente se torna cianótica em consequência do vasospasmo e, em seguida, a vasodilatação causa eritema (rubor). Esses clientes também referem dormência, formigamento e dor em queimação.

### Manejo clínico e de enfermagem

Com instruções apropriadas ao cliente e modificações do estilo de vida, a doença geralmente é benigna e autolimitada. O cliente deve ser instruído a evitar estímulos (p. ex., frio, tabagismo) que provocam vasoconstrição. Também podem ser prescritos bloqueadores do canal de cálcio para atenuar os sintomas. A simpatectomia (interrupção dos nervos simpáticos) também pode ser útil em alguns casos.

## Tromboangiite obliterante (doença de Buerger)

A doença de Buerger se caracteriza por inflamação recidivante das artérias e das veias de pequeno e médio calibres, resultando em trombose e obstrução vascular. A doença afeta os membros superiores e inferiores, sendo diferenciada das outras doenças vasculares com base em seu aspecto microscópico.

A doença de Buerger é um processo autoimune. Embora sua etiologia seja desconhecida, acredita-se que seja uma **vasculite** (inflamação de um vaso sanguíneo) autoimune. Na maioria dos casos, a doença afeta homens entre 20 e 35 anos e foi descrita em todas as raças. O tabagismo é um fator etiológico, e sua manutenção dificulta a cicatrização das lesões. Em geral, a dor é bilateral e simétrica com lesões focais.

O tratamento é praticamente o mesmo recomendado para a DAP aterosclerótica; o bloqueio simpático dilata os vasos e aumentar o fluxo sanguíneo. O abandono do tabagismo é fundamental à cicatrização das lesões.

## Aneurismas

Aneurisma é uma dilatação localizada, que se forma em um ponto de enfraquecimento na parede arterial (Figura 18.5). Os aneurismas podem ser classificados com base em sua forma ou configuração. Os tipos mais comuns são os aneurismas saculares e os fusiformes. O *aneurisma sacular* se projeta de apenas um lado da parede do vaso. Se houver dilatação de todo o segmento arterial, diz-se que há um *aneurisma fusiforme*. Os aneurismas diminutos causados por infecção localizada são conhecidos como *aneurismas micóticos*. Os *aneurismas aórticos* se desenvolvem na aorta abdominal e torácica, e se caracterizam por ruptura e destruição das fibras elásticas, resultando em degeneração da camada média da parede do vaso. Esse processo parece ter etiologia inflamatória.

### Aneurisma da aorta abdominal

A etiologia do aneurisma da aorta abdominal (AAA), tipo mais comum de aneurisma degenerativo, era atribuída às alterações ateroscleróticas da aorta. A maioria dos AAA não causa sintomas e é detectada em exames rotineiros ou durante a investigação diagnóstica de outro problema. Os aneurismas são graves, porque podem se romper e causar hemorragia e morte. Se um AAA se romper, as taxas de mortalidade chegam a 80% (Lederie e Simel, 2009).

### Fisiopatologia

Todos os aneurismas se caracterizam por lesão da média da parede vascular. Essa lesão pode ser causada por enfraquecimento congênito, traumatismo ou doença. A decomposição das fibras de elastina e do colágeno da média (que são responsáveis pela resistência do vaso) resulta no enfraquecimento e na dilatação da aorta e na formação do aneurisma. Depois do aneurisma formado, ele tende a crescer a uma taxa média de 0,4 cm por ano; contudo, não há um padrão previsível de crescimento (Lumsden, Peden, Bush *et al.*, 2008).

### Fatores de risco

Os fatores de risco são idade (> 50 anos), sexo masculino, tabagismo, história familiar e hipertensão. Alguns tipos de aneurisma têm bases genéticas. A orientação do cliente inclui recomendar que os familiares sejam avaliados quanto à existência de aneurismas.

### Manifestações clínicas e avaliação

Nem todos os clientes com AAA têm sintomas. Alguns clientes referem que conseguem sentir seu coração batendo no abdome quando estão deitados, ou que sentem massa ou pulsação abdominal. Se o AAA estiver associado a um trombo, a obstrução de um vaso calibroso ou as obstruções distais dos vasos mais finos podem ser causadas por êmbolos. Os êmbolos pequenos

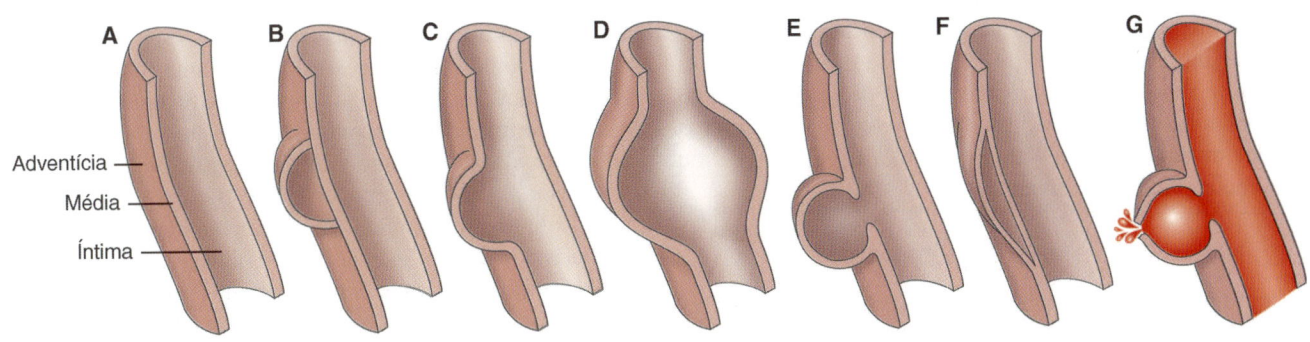

**Figura 18.5** Características dos aneurismas arteriais. **(A)** Artéria normal. **(B)** Aneurisma falso (pseudoaneurisma); na verdade, é um hematoma pulsátil. O trombo e o tecido conjuntivo ficam fora da parede arterial. **(C)** Aneurisma verdadeiro. Uma, duas ou três camadas da artéria podem ser afetadas. **(D)** Aneurisma fusiforme; dilatação simétrica e fusiforme de toda a circunferência do vaso afetado. **(E)** Aneurisma sacular; protrusão bolhosa em um dos lados da parede arterial. **(F)** Aneurisma dissecante; em geral, consiste em um hematoma que separa as camadas da parede arterial. **(G)** Aneurisma rompido.

de **colesterol**, plaquetas ou fibrina podem alojar-se nas artérias dos dedos dos pés, tornando os dedos dos pés cianóticos ou mosqueados.

Um sinal de ruptura aneurismática iminente é dor abdominal ou lombar intensa, que pode ser persistente ou intermitente. Em geral, a dor abdominal se localiza na região intermediária ou inferior do abdome, à esquerda da linha média. Alguns clientes podem ter dor lombar baixa em decorrência da compressão dos nervos lombares pelo aneurisma. Esse sintoma é significativo e, em geral, indica que o aneurisma está em processo de expansão rápida e prestes a se romper. Os indícios de ruptura de um aneurisma da aorta abdominal são: dor lombar constante e intensa; hipotensão arterial progressiva; e redução dos valores do hematócrito. A ruptura do aneurisma dentro da cavidade peritoneal leva rapidamente ao óbito, e o reparo cirúrgico é a única chance de sobrevivência. A ruptura retroperitoneal de um aneurisma resulta na formação de hematomas no escroto, no períneo, no flanco ou no pênis.

O sinal diagnóstico mais importante do aneurisma da aorta abdominal é uma massa pulsátil no abdome. Esses aneurismas podem ser palpados se o cliente não for obeso. Também é possível auscultar um sopro sistólico sobre a massa. O ecodoppler ou a tomografia computadorizada (TC) são utilizados para determinar o diâmetro, o comprimento e a localização do aneurisma.

## Manejo clínico

Quando o aneurisma é pequeno, a ultrassonografia é repetida a intervalos de 6 meses. Alguns aneurismas permanecem estáveis por muitos anos.

### Farmacoterapia

Se o aneurisma tiver dimensões estáveis avaliadas por ecodoppler periódicos, a pressão arterial deve ser cuidadosamente monitorada ao longo do tempo. Há uma relação direta entre hipertensão arterial diastólica e crescimento e ruptura do aneurisma. Os anti-hipertensivos, como diuréticos, betabloqueadores, inibidores da enzima conversora de angiotensina (IECA), antagonistas do receptor II de angiotensina e bloqueadores do canal de cálcio, são prescritos para manter a pressão arterial do cliente em níveis aceitáveis.

## Manejo cirúrgico

O AAA em expansão ou expansão tende a se romper. A ressecção cirúrgica é o tratamento preferido para os AAA com mais de 5,5 cm de diâmetro, ou que apresentem indícios de crescimento. Uma alternativa para o tratamento do AAA infrarrenal (abaixo das artérias renais) é a colocação endovascular de enxertos, que consiste na implantação e fixação de uma prótese aórtica dentro do aneurisma por via transluminal percutânea (Figura 18.6). Esse procedimento é realizado sob anestesia regional ou local. As complicações possíveis são semelhantes às dos outros procedimentos de colocação endovascular de enxertos (descritos adiante). É importante lembrar que

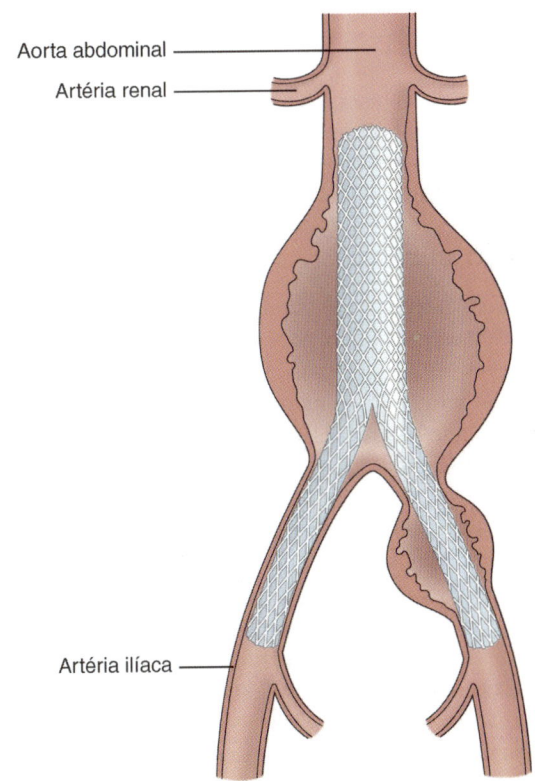

**Figura 18.6** Reparo de um aneurisma da aorta abdominal com endoprótese AneuRx Endograft (Medtronic).

a taxa de mortalidade operatória global associada à ruptura de um aneurisma varia de 50 a 75% e, por essa razão, a intervenção imediata está justificada. Os cuidados de enfermagem no pós-operatório serão apresentados após a descrição dos outros tipos de aneurisma (ver Manejo de enfermagem depois de intervenções cirúrgicas, adiante).

## Aneurisma da aorta torácica

Em torno de 85% de todos os casos de aneurisma da aorta torácica são causados por aterosclerose. Esses aneurismas são mais comuns em homens com 40 a 70 anos. A região torácica é a localização mais frequente do aneurisma dissecante. Cerca de um terço dos clientes com aneurismas torácicos morrem em consequência da ruptura aneurismática.

## Manifestações clínicas e avaliação

Os sintomas variam e dependem da rapidez com que o aneurisma se dilata e como a massa pulsátil comprime as estruturas torácicas que a circundam. Alguns clientes são assintomáticos. Na maioria dos casos, dor é o sintoma mais importante. Em geral, a dor é constante, incômoda e persistente, mas pode ocorrer apenas quando o indivíduo está deitado. Outros sinais e sintomas são dispneia, que resulta da compressão da traqueia, de um brônquio-fonte ou do próprio pulmão pelo saco aneurismático; tosse, geralmente paroxística e de tonalidade metálica; rouquidão, estridor, abafamento ou perda completa da voz (afonia), resultantes da compressão do nervo laríngeo; e disfagia (dificuldade de engolir), secundária à compressão do esôfago pelo aneurisma.

Quando as veias calibrosas do tórax são comprimidas pelo aneurisma, as veias superficiais do tórax, do pescoço e dos braços se dilatam; áreas edemaciadas na parede torácica e cianose geralmente ocorrem nesses casos. A compressão da cadeia simpática cervical pode causar anisocoria (diâmetro pupilar desigual). O diagnóstico de um aneurisma da aorta torácica é firmado principalmente por radiografias do tórax, ecocardiograma transesofágico (ETE) e TC.

## Manejo clínico

Em alguns casos, os aneurismas são tratados clinicamente com modificação dos fatores de risco, principalmente controle da pressão arterial, atenuação da dor e monitoramento rigoroso dos sintomas. Contudo, na maioria dos casos, os aneurismas são tratados por ressecção cirúrgica aberta ou por um procedimento endovascular. As medidas gerais, como controle da pressão e eliminação dos fatores de risco, são importantes. A pressão arterial sistólica deve ser mantida na faixa de 100 a 120 mmHg com anti-hipertensivos ou um betabloqueador. O objetivo do tratamento cirúrgico é reparar o aneurisma e recuperar a continuidade vascular com um enxerto vascular. O monitoramento intensivo geralmente é necessário depois de um procedimento cirúrgico aberto, e o cliente é mantido na unidade de tratamento intensivo. O reparo dos aneurismas torácicos com enxertos endovasculares reduz o tempo de recuperação pós-operatória e diminui as complicações, quando comparado com as abordagens cirúrgicas tradicionais. Esses enxertos endovasculares são introduzidos na aorta torácica por vários tipos de acesso vascular, inclusive artéria femoral ou ilíaca. Como não é necessário fazer uma incisão grande para obter um acesso vascular, o tempo de recuperação global do cliente é mais curto depois do tratamento com endoenxerto do que após o tratamento cirúrgico aberto. No período pós-operatório, a principal preocupação é o controle da pressão arterial e o monitoramento para detectar uma complicação associada ao enxerto endovascular, conhecida como *endoleak*. *Endoleak* consiste em extravasamento persistente de sangue para fora do enxerto e para dentro do saco aneurismático. Os *endoleaks* imediatos podem se romper nos primeiros 30 dias posteriores ao procedimento (*endoleaks* primários), enquanto os *endoleaks* tardios (ou secundários) podem ocorrer até 7 anos depois. A formação de *endoleak* é monitorada por TC e ecodoppler. A enfermeira deve considerar que, durante o procedimento cirúrgico, o clampeamento vascular necessário pode causar efeitos profundos na circulação mesentérica (intestino), renal (rins) e na artéria de Adamkiewicz (que irriga os dois terços inferiores da medula espinal). No período pós-operatório, independentemente do tipo de procedimento realizado, o cliente deve ser avaliado quanto à existência de alterações do estado mental, da visão, da fala ou da força motora, bem como quanto à ocorrência de dor no abdome ou no flanco, vômitos ou diarreia sanguinolenta, que podem indicar embolização dos vasos cerebrais ou de outros órgãos; essas alterações devem ser notificadas imediatamente ao médico. Além disso, dependendo da duração do clampeamento aórtico durante a cirurgia, outras preocupações são isquemia da medula espinal com paraplegia resultante e insuficiência renal; por essa razão, a função renal e a função sensório-motora devem ser avaliadas no período pós-operatório. Os clientes submetidos aos procedimentos cirúrgicos abertos são encaminhados à unidade de tratamento intensivo e ficam sob ventilação mecânica no pós-operatório. Os procedimentos endovasculares podem não requerer monitoramento na unidade de tratamento intensivo no pós-operatório (Lumsden *et al.*, 2008).

## Aneurismas periféricos

Os aneurismas também podem ocorrer nos vasos periféricos, mais comumente em consequência da aterosclerose. Esses aneurismas podem afetar as artérias renais, femorais ou (mais comumente) poplíteas. Cerca de 50 a 60% dos aneurismas poplíteos são bilaterais e podem estar associados aos aneurismas da aorta abdominal.

O aneurisma forma massa pulsátil e dificulta a circulação do sangue aos vasos distais. Os clientes têm dor e edema em consequência da compressão das veias e dos nervos adjacentes. O diagnóstico é firmado com base no ecodoppler e na TC para determinar o diâmetro, o comprimento e a extensão do aneurisma. A arteriografia é realizada para determinar os níveis proximal e distal do aneurisma.

## Aneurisma dissecante

Em alguns clientes com doença arteriosclerótica da aorta, uma laceração da íntima ou da média se amplia e inicia a dissecção (ver Figura 18.5). As dissecções podem ser tratadas clínica ou cirurgicamente.

## Fisiopatologia

As dissecções arteriais geralmente estão associadas à hipertensão mal controlada, a traumatismo torácico não penetrante e ao uso de cocaína. A dissecção é causada pela ruptura da íntima do vaso. A ruptura pode atravessar a adventícia ou entrar no lúmen vascular através da íntima, permitindo que o sangue retorne ao canal principal; isso causa dissecção crônica ou obstrução dos ramos arteriais da aorta.

À medida que a separação das camadas aumenta, as artérias que se originam do segmento aórtico afetado são laceradas e se obstruem. A laceração afeta mais comumente a região da aorta, e a taxa de mortalidade mais alta está associada às dissecções do segmento ascendente da aorta torácica. A dissecção aórtica pode estender-se ao coração e obstruir os orifícios das artérias coronárias, causando hemopericárdio (derrame hemorragico na cavidade pericárdica) ou insuficiência aórtica, ou pode estender-se em direção distal, de modo a obstruir as artérias que irrigam o trato GI, os rins, a medula espinal e os membros inferiores.

## Manifestações clínicas e avaliação

Em geral, os sintomas começam repentinamente. O cliente pode referir dor grave e persistente descrita como dilacerante ou insuportável. A dor se localiza na região anterior do tórax ou no dorso e irradia para os ombros, para a região epigástrica ou para o abdome. A dissecção aórtica pode ser confundida com IAM, e isso pode confundir o quadro clínico e retardar o tratamento inicial. Os sinais e sintomas cardiovasculares, neurológicos e gastrintestinais (GI) também fazem parte do quadro clínico, dependendo da localização e da extensão da dissecção. O cliente pode ficar pálido, diaforético e taquicárdico. A pressão arterial pode estar elevada ou significativamente diferente entre um braço e outro, quando a dissecção afeta o orifício da artéria subclávia de um dos lados. Em razão do quadro clínico variável causado pelos aneurismas dissecantes, o diagnóstico imediato é difícil.

## Manejo de enfermagem após intervenções cirúrgicas

O reparo cirúrgico da aorta é realizado quando há dissecção, ruptura e aneurisma. As avaliações gerais de enfermagem no período pós-operatório incluem determinações frequentes dos sinais vitais; registro da ingestão e das perdas; avaliação da saturação de oxigênio; comparação bilateral das pressões arteriais e dos pulsos periféricos dos dois braços; e avaliação da função sensório-motora, da temperatura dos membros, das alterações de cor, e do tempo de enchimento capilar. O cliente submetido a um procedimento de reparo endovascular deve ficar na posição supina, de acordo com o protocolo do serviço. Ele precisa usar uma comadre ou um urinol quando estiver em repouso ao leito. O local de acesso vascular (em geral, artéria femoral ou ilíaca) deve ser avaliado quando os sinais vitais e os pulsos são monitorados. A enfermeira deve verificar se há sangramento, pulsação, edema, dor e hematoma. Além disso, o cliente deve ser monitorado quanto à ocorrência de sinais de embolia dos membros inferiores; desse modo, as alterações da pele da região lombar, das nádegas e dos membros inferiores (em geral, as áreas afetadas são a região plantar dos pés ou os pododáctilos) devem ser avaliadas de forma a detectar áreas cianóticas extremamente dolorosas com bordas irregulares.

A temperatura do cliente deve ser monitorada de acordo com o protocolo da instituição, e a enfermeira deve relatar quaisquer sinais da síndrome pós-implantação. Nos casos típicos, essa síndrome começa nas primeiras 24 h depois da implantação do enxerto-*stent*, e consiste em febre, leucocitose e, às vezes, trombocitopenia transitória, que ocorrem sem causa aparente. A etiologia exata é desconhecida, mas os sinais e sintomas parecem estar relacionados com a ativação das citocinas, que resulta em trombose do aneurisma reparado em consequência da liberação de fatores da coagulação e plaquetas. Esses sinais e sintomas podem ser tratados com analgésicos suaves ou anti-inflamatórios (p. ex., paracetamol ou ibuprofeno) e, em geral, desaparecem dentro de 1 semana.

Em razão do risco elevado de hemorragia, o cirurgião deve ser notificado quando o cliente apresenta tosse, espirros, vômitos ou elevação persistente da pressão arterial sistólica acima de 180 mmHg. A maioria dos clientes pode reiniciar a dieta que ingeria antes do procedimento e deve ser estimulada a ingerir líquidos. A infusão IV pode ser mantida até que a ingestão de líquidos esteja normal. Os líquidos são importantes para manter o fluxo sanguíneo através do segmento arterial reparado e para ajudar os rins a excretar o contraste intravenoso e outros fármacos administrados durante o procedimento. De acordo com o protocolo do serviço, depois de um procedimento que envolva a introdução de um cateter na região inguinal, o cliente pode ter autorização para se virar de um lado para outro e pode conseguir caminhar até o banheiro com ajuda. Depois que o cliente começar a ingerir líquidos em quantidades adequadas, a infusão IV pode ser interrompida e o acesso vascular pode ser convertido em um acesso salinizado. Os cuidados pós-operatórios incluem monitoramento rigoroso das funções pulmonar, cardiovascular, renal e neurológica. As complicações pulmonares incluem a possibilidade de desenvolver síndrome de angústia respiratória aguda (SARA), principalmente quando são necessários grandes volumes de sangue transfundido durante o procedimento cirúrgico (ver descrição da SARA no Capítulo 10). IM e arritmias são complicações cardíacas potenciais e estão descritas nos Capítulos 14 e 17, respectivamente. As complicações GI incluem o risco de colite isquêmica, cujos sinais e sintomas são diarreia sanguinolenta, distensão abdominal, leucocitose, febre e dor abdominal. Como insuficiência renal aguda é uma complicação em potencial, o débito urinário deve ser monitorado de hora em hora, e os parâmetros laboratoriais (ureia sanguínea e creatinina sérica) devem ser monitorados para detectar alterações significativas. A lesão potencial da medula espinal com paraplegia secundária requer que a enfermeira avalie a função sensório-motora do cliente no pós-operatório. Além disso, como é importante que a perfusão da medula espinal seja mantida, a enfermeira deve avaliar frequentemente a pressão arterial, e o cirurgião deve ser alertado quando houver evidência de redução desses parâmetros.

Antes da alta, o cliente deve ser auxiliado a elaborar e executar um plano para parar de fumar e controlar a dor. O cliente deve ser estimulado a realizar alterações em seu estilo de vida e em seu autocuidado, que são necessárias para controlar adequadamente sua doença crônica, inclusive modificações da dieta, dos níveis de atividade e da higiene. A enfermeira deve avaliar os recursos disponíveis ao cliente, inclusive familiares e amigos que possam ajudá-lo em caso de necessidade. A enfermeira deve assegurar que o cliente tenha conhecimentos e habilidades para avaliar a progressão da doença e as complicações pós-operatórias, conforme o caso.

## DOENÇAS VENOSAS

O fluxo sanguíneo venoso diminui quando há trombo ou **êmbolo**, obstrução de uma veia, valvas venosas incompetentes ou redução da eficácia da ação contrátil dos músculos circundantes. A redução do fluxo sanguíneo venoso aumenta a pressão venosa, que eleva a pressão hidrostática capilar e facilita a saída dos líquidos dos capilares para o espaço intersticial por filtração, resultando na formação de edema dos tecidos. Os tecidos edemaciados não recebem nutrientes adequados do sangue e são mais suscetíveis a perda da integridade, lesões e infecção. Desse modo, a enfermeira deve saber que os tecidos edemaciados são frágeis.

### Trombose venosa

Os termos *trombose venosa*, *trombose venosa profunda* (TVP), *tromboflebite* e *flebotrombose* não descrevem necessariamente os mesmos processos patológicos, mas são agrupados de forma a facilitar sua descrição clínica.

### Fisiopatologia

A causa exata da trombose venosa ainda não está definida. Três fatores – conhecidos como *tríade de Virchow* (Boxe 18.6) – parecem desempenhar um papel significativo na patogenia da trombose venosa. Alguns estados de hipercoagulabilidade são hereditários, e os clientes com esses distúrbios devem consultar um hematologista.

A trombose venosa dos membros superiores não é tão comum quanto a trombose dos membros inferiores. Entretanto, isso pode ocorrer nos clientes com cateteres IV (acessos IV ou cabos de marca-passo, dispositivos de acesso para quimioterapia, cateteres de diálise ou equipos de nutrição parenteral) ou nos indivíduos com um distúrbio de hipercoagulabilidade coexistente. A trombose pós-esforço é causada por movimentos repetitivos (p. ex., nadadores e tenistas competitivos e trabalhadores da construção civil) que irritem a parede vascular, causando inflamação e trombose subsequente.

Os trombos venosos são agregados de plaquetas aderidas à parede venosa, que apresentam um apêndice filiforme contendo fibrina, leucócitos e muitas hemácias. O trombo pode propagar-se em camadas sucessivas de trombose. A trombose venosa em propagação é perigosa, porque comumente é a fonte de embolia pulmonar (EP). A fragmentação do trombo pode ocorrer espontaneamente ou em consequência da hipertensão venosa (p. ex., quando um indivíduo se levanta repentinamente ou realiza atividade muscular após um período prolongado de inatividade). Depois de um episódio de TVP aguda, há recanalização do lúmen do vaso. Contudo, as valvas venosas permanecem abertas e ineficientes. A inversão do fluxo venoso contribui para a insuficiência venosa crônica. Com o tempo, o cliente desenvolve síndrome pós-flebítica (Boxe 18.7), que se evidencia por alterações da pele e dos tecidos.

### Manifestações clínicas e avaliação

Um problema significativo associado ao diagnóstico da TVP é que os sinais e os sintomas são inespecíficos. Uma exceção é a flegmasia *cerulea dolens* (trombose venosa iliofemoral extensiva), na qual todo o membro se torna acentuadamente edemaciado, tenso, doloroso e frio ao toque. Apesar dessa diversidade, os sinais clínicos sempre devem ser pesquisados.

A trombose venosa profunda está associada ao edema do membro em consequência do bloqueio da drenagem venosa. O edema pode ser avaliado medindo-se a circunferência do membro afetado e comparando-se um membro com o outro no mesmo nível. Ao toque, o membro afetado pode parecer mais quente do que o outro.

A hipersensibilidade geralmente é um sinal tardio produzido pela inflamação da parede vascular e, com a palpação suave do membro afetado, é possível detectar um cordão ao longo das veias acometidas. No passado, o *sinal de Homans* (dor na

---

**BOXE 18.6 — Tríade de Virchow.**

1. *Estase sanguínea*: causada por imobilidade (repouso ao leito, viagens longas de avião/carro/trem, acessórios apertados, paralisia, paresia, cirurgia recente, veias varicosas, gravidez)
2. *Lesão da parede vascular*: causada por traumatismo (fraturas, contusões), cateterização de veias centrais, dispositivos vasculares (PICC, acessos centrais, cabos de marca-passo), administração IV de fármacos, tratamento do câncer (hormonal, quimioterapia ou radioterapia)
3. *Coagulação sanguínea alterada*: causada por anticoncepcionais orais ou tratamento de reposição hormonal à base de estrogênio, câncer (secreta pró-coagulantes), tabagismo, desidratação, estados de hipercoagulabilidade, gravidez avançada e período puerperal

---

**BOXE 18.7 — Fisiopatologia em foco.**

**Síndrome pós-flebítica**

A síndrome pós-flebítica se desenvolve do seguinte modo:

1. A lesão das válvulas venosas causa incompetência valvular e inversão do fluxo venoso
2. Líquido, plasma e hemácias extravasam para os tecidos intersticiais
3. O edema se acumula nos tornozelos e nas pernas
4. A coloração das camadas profundas da pele ocorre à medida que as hemácias são decompostas e liberam hemossiderina
5. Os tecidos subcutâneos se tornam firmes e fibróticos
6. Em seguida, há perda da elasticidade da pele e dos tecidos
7. Os tecidos se tornam mais suscetíveis a traumatismo e formação de úlceras

panturrilha quando o pé é colocado em posição de dorsiflexão acentuada) era considerado um sinal de TVP, mas não é confiável e deixou de ser utilizado. Em alguns casos, o primeiro indício de uma TVP são sinais e sintomas de EP.

A trombose venosa superficial causa dor ou hipersensibilidade, eritema e aumento da temperatura na área afetada. Alguns casos de trombose superficial regridem espontaneamente. Essa condição pode ser tratada ambulatorialmente com repouso ao leito, elevação do membro, analgésicos e anti-inflamatórios. É importante destacar que, embora os anti-inflamatórios não esteroides (AINE) produzam analgesia, também podem obscurecer os sinais clínicos de propagação dos trombos (Creager e Loscalzo, 2008).

A avaliação cuidadosa é essencial à detecção dos primeiros sinais e sintomas dos distúrbios venosos dos membros inferiores. Os clientes com história de veias varicosas, estados de hipercoagulabilidade, doença neoplásica ou cardiovascular, ou intervenção cirúrgica ou traumatismo recente têm risco elevado. Outros clientes sob risco são os obesos, imobilizados ou idosos e as mulheres que usam anticoncepcionais orais. A enfermeira deve avaliar se há diferenças entre as circunferências dos membros desde a coxa até o tornozelo; aumento da temperatura superficial da perna, principalmente da panturrilha ou do tornozelo; e áreas de hipersensibilidade ou trombose superficial. A assimetria dos membros (edema da panturrilha com no mínimo 3 cm acima do membro contralateral assintomático, medido 10 cm abaixo da tuberosidade tibial) deve alertar a enfermeira quanto à possibilidade de TVP. Além disso, a enfermeira deve verificar se o cliente tem febre baixa.

### ⚠ Alerta de enfermagem
*O dímero D sanguíneo é um marcador da atividade do sistema da coagulação. Quando um coágulo é dissolvido, há degradação de fibrina, e o dímero D aparece na circulação. Quando é positivo, esse marcador está associado à decomposição do trombo (p. ex., TVP ou EP), mas também pode ocorrer com vários outros distúrbios não trombóticos, inclusive cirurgias recentes, hemorragia, traumatismo, câncer, IM, pneumonia e sepse. Por essa razão, os dímeros D estão elevados comumente em algumas doenças sistêmicas; contudo, um ensaio negativo para dímero D reduz as chances de que haja TVP ou EP.*

## Prevenção

As medidas profiláticas devem ser adotadas para os clientes sujeitos a desenvolver TVP. Isso poderia incluir intervenções físicas, inclusive uso de meias elásticas compressivas, dispositivos de compressão pneumática intermitente, e posicionamento corporal e exercícios físicos. Os fármacos usados para evitar trombose são anticoagulantes, como a heparina não fracionada ou a heparina de baixo peso molecular (HBPM), administrados por via subcutânea.

## Manejo clínico

Os objetivos do tratamento da TVP são evitar que os trombos aumentem e se fragmentem (risco de EP), e evitar episódios recidivantes de tromboembolia. As intervenções destinadas a evitar a formação de trombos estão indicadas aos clientes com tromboflebite, embolias repetidas ou edema persistente dos membros inferiores por insuficiência cardíaca, e aos indivíduos que possam necessitar de imobilização prolongada.

## *Farmacoterapia*

### Heparina

A profilaxia eficaz é conseguida com tratamento anticoagulante; contudo, os anticoagulantes não dissolvem os trombos que já se formaram.

**Heparina não fracionada.** A heparina não fracionada é administrada por via subcutânea para evitar a ocorrência de TVP. Depois que já ocorreu TVP, embora a heparina possa ser administrada por via subcutânea, a prática clínica consiste em administrar infusão IV para impedir a propagação do trombo e a formação de novos trombos. A heparina IV produz um efeito anticoagulante imediato e, por essa razão, deve ser usada quando se deseja obter um efeito anticoagulante rápido. A heparina não fracionada é administrada por uma bomba de infusão, de forma a controlar cuidadosamente a taxa de infusão. As doses dependem do peso do cliente, e quaisquer tendências hemorrágicas potenciais devem ser detectadas por uma análise do perfil da coagulação antes de se iniciar o tratamento. Se houver insuficiência renal, as doses de heparina devem ser reduzidas. Periodicamente, os testes da coagulação e o hematócrito devem ser repetidos. Os níveis de heparina estão na faixa terapêutica ou eficaz quando o tempo da tromboplastina parcial ativada (TTPa) é 1,5 a 2,5 vezes maior do que o controle. O nível normal de TTPa varia entre 21 e 35 segundos (Fischbach e Dunning, 2009). Quando o TTP é maior do que 100 segundos, o risco de sangramento é significativo. A enfermeira deve saber que a heparina tem meia-vida curta (cerca de 60 min); por essa razão, em situações de emergência, a infusão de heparina deve ser interrompida no mínimo uma hora antes do procedimento cirúrgico.

A varfarina é um anticoagulante oral administrado pouco depois de se iniciar a infusão de heparina, porque são necessários de 3 a 5 dias para alcançar efeitos terapêuticos. Até que a razão normalizada internacional (INR, de *international normalized ratio*) seja alcançado, a heparina e a varfarina devem ser administradas simultaneamente. As doses desses fármacos são reguladas pelo TTPa (heparina), pela INR (varfarina) e pela contagem de plaquetas para monitorar a ocorrência potencial de complicações do tratamento com heparina (descritas adiante neste capítulo) (Rawat *et al.*, 2008).

**Heparina de baixo peso molecular (HBPM).** A administração subcutânea de HBPM é uma opção terapêutica eficaz para alguns casos de TVP. As heparinas de baixo peso molecular têm meias-vidas mais longas do que a heparina não fracionada e, por essa razão, as doses podem ser administradas em uma ou duas injeções subcutâneas por dia. As doses são ajustadas de acordo com o peso do cliente. A HBPM evita a propagação do trombo e a formação de novos trombos, e essas preparações causam menos complicações hemorrágicas e estão associadas a um risco menor de trombocitopenia induzida por heparina (TIH), quando comparadas com a heparina não fracionada. Como existem várias preparações, o esquema posológico deve ser baseado no produto usado e no protocolo de cada serviço. Como a HBPM é eliminada quase inteiramente pelos rins, a depuração pode variar nos clientes com insuficiência renal e, desse modo, a meia-vida pode ser mais prolongada. O custo das HBPM é maior do que o da heparina não fracionada; contudo, essas preparações podem ser utilizadas sem riscos durante a gravidez.

### Tratamento trombolítico

Ao contrário da heparina, o tratamento trombolítico (fibrinolítico) dissolve e desintegra os trombos. O tratamento trombolítico é mais eficaz se for administrado nos primeiros 3 dias posteriores à trombose aguda. As vantagens do tratamento trombolítico incluem menor risco de lesão das válvulas venosas a longo prazo e menores chances de ocorrerem síndrome pós-trombótica e insuficiência venosa crônica. Entretanto, o risco de complicações hemorrágicas é maior com o tratamento trombolítico do que com a heparina. Se ocorrer sangramento, a infusão do agente trombolítico deve ser interrompida. Ver detalhes do tratamento trombolítico na Tabela 18.2.

### Anticoagulantes orais

A varfarina é um antagonista da vitamina K utilizado frequentemente para tratamento anticoagulante prolongado. O monitoramento rotineiro da coagulação é essencial para assegurar que a resposta terapêutica seja obtida e mantida ao longo do tempo. As interações de diversos outros fármacos e alimentos com a vitamina K podem reduzir ou aumentar os efeitos anticoagulantes da varfarina. Esse fármaco tem faixa terapêutica estreita, e seu início de ação é lento. Os anticoagulantes orais como a varfarina devem ser monitorados pela INR. Como o efeito anticoagulante pleno da varfarina demora de 3 a 5 dias, o tratamento é suplementado inicialmente com anticoagulante parenteral (heparina) administrado simultaneamente, até que a varfarina alcance sua eficácia anticoagulante; nessa ocasião, o uso da heparina pode ser interrompido e o cliente pode ser mantido com um anticoagulante oral. A INR normal fica em torno de 1,0. A INR almejada depende do motivo pelo qual o tratamento anticoagulante é usado. Por exemplo, se o tratamento for indicado para fibrilação atrial ou TVP, a faixa da INR deverá ser de 2 a 3 com alvo de 2,5. Depois que a INR estiver estabilizada, os níveis deverão ser verificados semanalmente por 2 a 4 semanas e, em seguida, mensalmente (Rawat, Huynh, Peden *et al.*, 2008). Ver a relação dos alvos terapêuticos do INR na Tabela 18.3.

### *Manejo cirúrgico*

A intervenção cirúrgica é necessária para a TVP quando o tratamento anticoagulante ou trombolítico está contraindicado, quando o risco de EP é grande ou quando a drenagem venosa está comprometida tão gravemente, que é provável que ocorra lesão irreversível do membro. A trombectomia (remoção dos trombos) é o procedimento preferido. Durante a trombectomia, também pode ser inserido um filtro na veia cava inferior; esse filtro retém êmbolos grandes e evita EP (ver Capítulo 10, Figura 10.8). O filtro não evita a formação de outros trombos. A angioplastia por balão e a colocação de *stents* são procedimentos realizados nas veias ilíacas dos clientes com doenças venosas agudas e crônicas.

**Tabela 18.3** Contexto terapêutico.

| | INR | Alvo |
|---|---|---|
| *Anticoagulante oral iniciado 2 semanas antes da cirurgia* | | |
| Cirurgias em geral (exceto quadril) | 1,5 a 2,5 | 2,0 |
| Cirurgia do quadril | 2,0 a 3,0 | 2,5 |
| Profilaxias primária e secundária da trombose venosa profunda | 2,0 a 3,0 | 2,5 |
| Profilaxia da embolia sistêmica nos clientes com fibrilação atrial | 2,0 a 3,0 | 2,5 |
| Embolia sistêmica recidivante | 3,0 a 4,5 | 3,5 |
| Profilaxia da trombose venosa profunda recidivante (dois ou mais episódios) | 2,5 a 4,0 | 3,0 |
| Colocação de *stents* cardíacos | 3,0 a 4,5 | 3,5 |
| Profilaxia da trombose arterial, inclusive clientes com valvas cardíacas mecânicas | 3,0 a 4,5 | 3,5 |

Fischbach, F.; Dunning, M. (2009). *Manual of laboratory and diagnostic tests*. (8th ed.). Philadelphia: Wolters Kluwer Health; Lippincott Wiliams & Wilkins. INR = razão normalizada internacional. Reproduzida com autorização.

## Manejo de enfermagem
### *Monitoramento da farmacoterapia*

Quando o cliente está em tratamento com anticoagulantes, a enfermeira deve monitorar frequentemente o TTPa, o tempo de protrombina (TP), a INR, o tempo de coagulação ativado (TCA), os níveis de hemoglobina e hematócrito, a contagem de plaquetas e o nível de fibrinogênio, dependendo do fármaco específico utilizado.

As enfermeiras precisam ficar atentas às complicações potenciais; a principal é sangramento espontâneo em qualquer parte do corpo. O sangramento renal é detectado pelo exame microscópico da urina e, em geral, é o primeiro sinal de que as doses são excessivas. Equimoses, epistaxe e sangramentos gengivais também são sinais iniciais. De forma a reverter imediatamente os efeitos da heparina, pode ser administrado sulfato de protamina prescrito. Os riscos da administração de protamina incluem bradicardia e hipotensão, mas podem ser atenuados pela infusão lenta. O sulfato de protamina pode ser usado nos clientes tratados com HBPM, mas é menos eficaz nesses casos do que nos clientes tratados com heparina não fracionada. A reversão dos efeitos anticoagulantes da varfarina é mais difícil, mas as medidas eficazes podem incluir a administração de vitamina K e/ou infusão de plasma fresco congelado ou concentrado de protrombina. A vitamina K oral reduz significativamente a INR dentro de 24 h. Doses intravenosas baixas de vitamina K também são eficazes.

A TIH é outra complicação potencial do tratamento e pode ser definida por redução súbita da contagem de plaquetas a no mínimo 30% das contagens basais dos clientes tratados com heparina.

**⚠ *Alerta de enfermagem***
*A contagem normal de plaquetas dos adultos é de 140.000 a 400.000/mm³. Em geral, as contagens maiores do que 50.000/mm³ não estão associadas a sangramentos espontâneos. Contudo, con-*

*tagens menores do que 20.000/mm³ estão associadas a sangramentos das gengivas e nos locais de aplicação de injeções; os clientes também podem ter epistaxe (sangramento nasal), equimoses e petéquias. Quando a contagem de plaquetas diminui a menos de 10.000/mm³, há risco significativo de hemorragia intracraniana espontânea (Fischbach e Dunning, 2009).*

Os clientes sob risco mais alto de sangramento são os que usam heparina não fracionada por períodos longos (i. e., vários dias ou semanas). Por essa razão, é preferível não fazer anticoagulação com heparina não fracionada por tempo prolongado. A associação da varfarina com a heparina pode assegurar INR estável em torno do 5º dia de tratamento com heparina, quando então a prescrição deste último fármaco pode ser suspensa.

O uso da HBPM está associado menos comumente à TIH. A trombocitopenia parece ser atribuída a um mecanismo autoimune, que provoca destruição das plaquetas. Quando esse processo não for suprimido, as plaquetas podem agregar-se e iniciar a coagulação descontrolada com trombose subsequente. Essa complicação grave causa manifestações tromboembólicas sistêmicas, e o prognóstico é extremamente desfavorável.

A profilaxia da trombocitopenia depende do monitoramento periódico das contagens de plaquetas. Os primeiros sinais de complicações associadas aos anticoagulantes são contagens decrescentes de plaquetas, necessidade de aumentar as doses de heparina para manter o nível terapêutico e complicações tromboembólicas ou hemorrágicas, inclusive necrose cutânea no local da injeção e nas áreas distais de trombose, além de manchas na pele compatíveis com áreas de hemorragia, hematomas, púrpura e formação de bolhas. Se ocorrer trombocitopenia, os estudos da agregação plaquetária devem ser realizados, a prescrição de heparina deve ser suspensa e um anticoagulante alternativo deve ser iniciado imediatamente, porque o estado pró-trombótico persistente traz risco iminente de formação ininterrupta de trombos.

A lepirudina e a argatrobana são inibidores diretos da trombina e foram aprovados para o tratamento da TIH. A lepirudina tem meia-vida de 1,3 h, é excretada pelos rins e pode ser monitorada por meio do TTPa. O tratamento recomendado inclui uma injeção IV inicial seguida de infusão contínua com ajustes subsequentes da dose, de forma a manter o TTPa entre 1,5 e 2,5 vezes o valor basal. A dose deve ser ajustada rigorosamente nos clientes com insuficiência renal, porque a eliminação da lepirudina é proporcional ao *clearance* de creatinina do cliente. A argatrobana tem meia-vida de 30 a 45 min, é metabolizada pelo fígado e seu nível não é alterado pela disfunção renal. O efeito anticoagulante da argatrobana é previsível e há pouca variação entre os clientes, mas é dose-dependente e exige o monitoramento do TTPa ou do TCA. Se o cliente desenvolver complicações hemorrágicas causadas pelos inibidores diretos da trombina, não há um antídoto seguro de ação rápida. O fator VII recombinante ativado pode reverter os efeitos anticoagulantes, mas nem sempre está disponível nos hospitais, e seu custo é muito alto.

Como os anticoagulantes orais interagem com muitos outros fármacos, fitoterápicos e suplementos nutricionais, é necessário monitorar cuidadosamente o esquema de tratamento do cliente. Muitos fármacos e suplementos potencializam ou inibem os anticoagulantes orais; por isso, sempre é recomendável avaliar se algum dos fármacos ou suplementos que o cliente usa está contraindicado durante o tratamento com varfarina.

## Medidas de conforto

Elevação do membro afetado, utilização de meias compressivas e analgésicos para aliviar a dor são medidas terapêuticas complementares. Essas medidas ajudam a aumentar a circulação e melhorar o conforto. Dependendo da extensão e da localização da trombose venosa, o repouso pode ser necessário por alguns dias após o diagnóstico. Isso permite que o trombo fique aderido à parede vascular e evita embolização. Entretanto, uma revisão de estudos sugeriu que a deambulação imediata também reduz o risco de propagação dos trombos, sem aumentar o risco de EP (Kahn, Shrier e Kearon, 2008). Desse modo, não existe atualmente uma recomendação conclusiva quanto à maior conveniência do repouso ao leito ou da deambulação, e a enfermeira deve seguir o protocolo do serviço em que atua, até que sejam realizados estudos adicionais para avaliar a segurança da atividade física no prognóstico imediato da TVP.

A aplicação de compressas úmidas e quentes no membro afetado reduz o desconforto associado à TVP, assim como os analgésicos prescritos para aliviar a dor. Quando o cliente começa a caminhar, ele deve usar meias elásticas compressivas. Deambular é melhor do que ficar de pé ou sentado por períodos longos.

## Aplicação do tratamento compressivo

A pressão venosa alta causa os efeitos deletérios crônicos da doença venosa. O tratamento da insuficiência venosa consiste em compressão externa, que atenua essa pressão elevada e protege os tecidos de danos adicionais.

As meias elásticas compressivas são prescritas aos clientes com insuficiência venosa crônica. Essas meias produzem compressão graduada e contínua no membro, comprimindo as veias superficiais, diminuindo a acumulação de sangue venoso e aumentando o fluxo na direção das veias profundas. Além disso, evitam as sequelas da síndrome pós-flebítica (fibrose, úlcera). As meias compressivas estão disponíveis em vários comprimentos: até o joelho, até a parte superior da coxa ou até a cintura.

Envoltórios elásticos flexíveis e curtos podem ser aplicados desde os dedos do pé até o joelho em camadas justapostas em espiral com superposição de 50%. Esses envoltórios estão disponíveis em sistemas de duas, três ou quatro camadas, que incluem uma camada interna de acolchoamento. Outros tipos de compressão são a bota de Unna, que consiste em um rolo de gaze impregnada de glicerina, gelatina e (em alguns casos) óxido de zinco ou calamina. A bota é aplicada sem tensão em movimento circular desde a base dos dedos do pé até a tuberosidade tibial com superposição de 50% em espiral. Esse tipo de compressão pode permanecer aplicado por até 1 semana. Também existem outros curativos rígidos para aumentar eficientemente a função contrátil dos músculos da panturrilha enquanto o indivíduo deambula. Os clientes podem achar esses curativos mais fáceis de usar do que bota de Unna ou meia compressiva (O'Meara *et al.*, 2010).

Os dispositivos de compressão pneumática intermitente podem ser usados com meias elásticas compressivas para evitar TVP e reduzir o edema. Esses dispositivos consistem em um motor elétrico ligado a um envoltório plástico aplicado até acima do joelho ou até a parte superior da coxa, que possui uma câmara simples ou várias câmaras sequenciais para acomodar o ar. Esses equipamentos reproduzem a contração muscular e aplicam pressão nas veias, aumentando a velocidade do sangue quando o cliente está em repouso.

### Posicionamento corporal e exercícios

Quando o cliente está deitado no leito, os pés e as pernas devem ser elevados periodicamente acima do nível do coração. Essa posição permite que as veias se esvaziem rapidamente. Os exercícios ativos e passivos com as pernas, principalmente os que envolvem os músculos das panturrilhas, devem ser realizados para aumentar o fluxo venoso. A deambulação precoce é muito eficaz para evitar estase venosa. Os exercícios de respiração profunda aumentam a pressão negativa do tórax e facilitam o esvaziamento das veias calibrosas. Quando pode andar, o cliente deve ser instruído a evitar sentar-se por mais de duas horas de cada vez e, quando não for possível caminhar durante viagens longas de carro, trem ou avião, a realizar exercícios ativos e passivos com as pernas.

## Veias varicosas

As veias varicosas (varicosidades) são veias superficiais tortuosas e anormalmente dilatadas pela incompetência das valvas venosas. Essas dilatações são mais comuns nos membros inferiores, nas veias safenas ou na região inferior do tronco, mas podem ocorrer em qualquer outra parte do corpo.

### Fisiopatologia

As veias varicosas podem ser primárias (sem acometimento das veias profundas) ou secundárias (resultantes da obstrução das veias profundas). O refluxo do sangue venoso nas veias causa estase venosa. Se as veias superficiais forem afetadas sem envolvimento das veias profundas, o cliente pode ser assintomático, embora fique incomodado com o aspecto estético das veias distendidas.

### Fatores de risco

As veias varicosas são mais comuns nas mulheres e nos indivíduos cujas ocupações exigem permanecer de pé por períodos longos, inclusive balconistas, estilistas e cabeleireiros, professores, enfermeiras e outros profissionais de saúde auxiliares, e trabalhadores da construção civil. O enfraquecimento hereditário das paredes das veias contribui para a formação das varicosidades, e isso ocorre comumente em vários membros da mesma família. As veias varicosas são raras antes da puberdade. A gravidez pode causar dilatações varicosas em consequência dos efeitos hormonais associados à distensibilidade, à elevação da pressão pelo útero grávido e ao aumento do volume sanguíneo circulante.

### Manifestações clínicas e avaliação

Quando presentes, os sintomas podem incluir dor difusa e persistente, cãibras musculares, fadiga muscular exagerada das pernas, edema maleolar e sensação de peso nas pernas. Cãibras noturnas são comuns. Quando a obstrução das veias profundas é a causa das veias varicosas, o cliente pode ter sinais e sintomas de insuficiência venosa crônica: edema, dor, pigmentação e úlcera. Nesses casos, a suscetibilidade às lesões e à infecção aumenta.

Os exames complementares para veias varicosas incluem o ecodoppler, que determina a localização anatômica do refluxo e fornece uma medida quantitativa da gravidade do refluxo valvular. A pletismografia venosa detecta as alterações do volume sanguíneo venoso. A flebografia não é realizada rotineiramente para avaliar refluxo valvular.

### Prevenção

O cliente deve evitar atividades que aumentem a hipertensão venosa, inclusive usar roupas apertadas, cruzar as pernas no nível das coxas e sentar-se ou ficar de pé por períodos longos. Trocar de posição frequentemente, elevar os membros quando se sente cansado e levantar-se para caminhar por alguns minutos a cada hora são atividades que melhoram a circulação. O cliente deve ser estimulado a caminhar 1.500 a 3.000 metros por dia, caso não existam contraindicações. Subir escadas em vez de usar o elevador ou a escada rolante também é útil, e natação é um bom exercício. A marcha deve usar passos com elevação dos calcanhares e dedos, em vez de arrastar os pés, de modo a conseguir o efeito contrátil dos músculos da panturrilha. Os clientes com sobrepeso devem ser estimulados a iniciar um plano para perder peso.

### Manejo cirúrgico

#### Ligadura e fleboextração

As cirurgias para tratar veias varicosas dependem de que as veias profundas estejam patentes e funcionantes. A veia safena é ligada e cortada. A veia é ligada em uma posição alta na virilha, onde se reúne com a veia femoral. Compressão e elevação reduzem o sangramento durante a cirurgia. A fleboextração, que é um procedimento cirúrgico realizado comumente, foi substituída pelas técnicas de ablação venosa.

#### Procedimentos de ablação

A termoablação é uma técnica não cirúrgica que utiliza energia térmica. A ablação por radiofrequência usa um contato elétrico dentro da veia. À medida que o dispositivo é retirado, a veia é obstruída. A ablação a *laser* utiliza uma ponta de fibra *laser* para desobstruir a veia. Um gel tópico pode ser aplicado inicialmente para anestesiar a pele ao longo do trajeto da veia safena. De forma a proteger os tecidos circundantes, o médico realiza uma série de pequenas punções ao longo da veia e injeta de 100 a 200 m$\ell$ de lidocaína no espaço perivenoso, utilizando imagens da ultrassonografia para orientar a aplicação. O objetivo dessa anestesia tumescente (*i. e.*, anestesia que causa edema localizado) é produzir analgesia, proteção térmica (o envoltório de líquido circunda as veias e os nervos que as acompanham) e compressão extrínseca da veia. A veia safena é acessada por via percutânea nas proximidades do joelho com controle ultrassonográfico. Em seguida, o dispositivo é ativado e retirado, selando a veia. Pequenas bandagens e meias compressivas são aplicadas depois do procedimento. O cliente é instruído a não retirar as meias por no mínimo 48 h e, em seguida, reaplicar as bandagens e usar meias compressivas enquanto deambular por algum tempo, de acordo com o protocolo do serviço. Os clientes devem conseguir caminhar antes de receber alta para o serviço ambulatorial e não têm restrições às atividades físicas, exceto a natação, que deve ser evitada durante 3 semanas. Os anti-inflamatórios não esteroides (AINE, como ibuprofeno) ou o paracetamol são administrados conforme a necessidade para aliviar a dor. O cliente deve ser alertado quanto à formação de equimoses ao longo do trajeto da veia e informado de que cãibras (por alguns dias) e dificuldade de estender os joelhos (por até 1 semana e meia) podem ocorrer depois do procedimento.

### Escleroterapia

A escleroterapia consiste na injeção de uma substância química irritante em uma veia para produzir flebite e fibrose localizadas e, desse modo, obstruir o lúmen do vaso. Esse tratamento pode ser utilizado isoladamente nas pequenas dilatações varicosas, ou pode ser aplicado depois da ablação ou da ligadura venosa. É um tratamento paliativo, em vez de curativo. A escleroterapia é realizada em uma sala de exame ou de procedimento e não requer sedação. Depois da injeção do agente esclerosante, bandagens elásticas compressivas são aplicadas na perna e mantidas de acordo com o protocolo do serviço; em seguida, o cliente deve usar meias elásticas compressivas. A deambulação deve ser estimulada para manter o fluxo sanguíneo e diluir o agente esclerosante no sistema venoso profundo.

### Manejo de enfermagem após o procedimento

Depois dos procedimentos de ablação, o repouso ao leito não deve ser permitido; a enfermeira deve estimular o cliente a caminhar logo que a sedação tiver regredido. O cliente é instruído a caminhar de acordo com o protocolo específico e a aumentar o tempo de caminhada e de atividade conforme sua tolerância. As meias elásticas compressivas devem ser utilizadas continuamente por 1 a 2 semanas após os procedimentos de ablação venosa. A enfermeira ajuda o cliente a realizar exercícios e a movimentar as pernas. A parte inferior do leito (pés da cama) deve ser elevada. O cliente não deve permanecer de pé e sentado. Corridas e exercícios de alto impacto devem ser evitados de acordo com os protocolos específicos.

Os analgésicos são prescritos para ajudar os clientes a movimentar os membros afetados com mais conforto. Os curativos são examinados para verificar se há sangramento, principalmente na região inguinal, onde o risco de sangramento é mais alto. A enfermeira deve ficar atenta às queixas de sensações como "alfinetadas e agulhadas". A hipersensibilidade ao toque do membro afetado pode indicar lesão neural transitória ou irreversível causada pelo procedimento, porque a veia e o nervo safenos ficam próximos um do outro na perna.

Em geral, o cliente pode tomar banho de chuveiro após as primeiras 24 h. O cliente deve ser instruído a secar bem as incisões com uma toalha limpa, usando a técnica de comprimir suavemente, em vez de esfregar. A aplicação de loções de pele deve ser evitada até que as incisões estejam totalmente cicatrizadas, a fim de evitar infecção. O cliente deve ser instruído a aplicar filtro solar ou óxido de zinco nas incisões antes de se expor ao sol nos primeiros 6 meses; caso contrário, pode haver hiperpigmentação da incisão, formação de cicatrizes fibróticas, ou ambas. A enfermeira pode recomendar o uso de um analgésico suave conforme a prescrição e caminhadas para aliviar o incômodo.

## Insuficiência venosa crônica

A insuficiência venosa resulta da obstrução das válvulas venosas das pernas e do refluxo do sangue. As veias superficiais e profundas das pernas podem ser afetadas. A elevação persistente da pressão venosa causa hipertensão venosa. Como as paredes das veias são mais finas e elásticas do que as paredes arteriais, elas se distendem facilmente quando a pressão venosa fica persistentemente elevada. Nessas condições, os folhetos das válvulas venosas são estiradas e impedem o fechamento completo, permitindo o refluxo ou o retorno do sangue nas veias (Figura 18.7). O ecodoppler confirma a obstrução e identifica as válvulas venosas incompetentes.

### Manifestações clínicas e avaliação

Os sinais clássicos de doença venosa são edema e pigmentação da pele (*hemossiderose*). Em razão do retorno venoso reduzido, há extravasamento das hemácias, que se decompõem e depositam hemossiderina (um pigmento que dá cor às hemácias), conferindo à pele uma tonalidade marrom-acinzentada. Varicosidades e telangiectasias também são comuns. O membro fica quente e os pulsos são palpáveis (contanto que não haja também doença arterial), mas pode ser difícil palpá-los em razão do edema acentuado.

A longo prazo, a síndrome pós-trombótica é a consequência da incompetência do sistema venoso e da hipertensão venosa. A obstrução venosa ou a função contrátil precária dos músculos da panturrilha, além do refluxo valvular, também contribuem para o desenvolvimento dessa síndrome. A síndrome pós-trombótica se caracteriza por edema crônico, pigmentação alterada, dor e dermatite de estase. Essa condição é conhecida como *dermatosclerose*. O cliente pode referir que a dor e a sensação de peso são menos intensas pela manhã de-

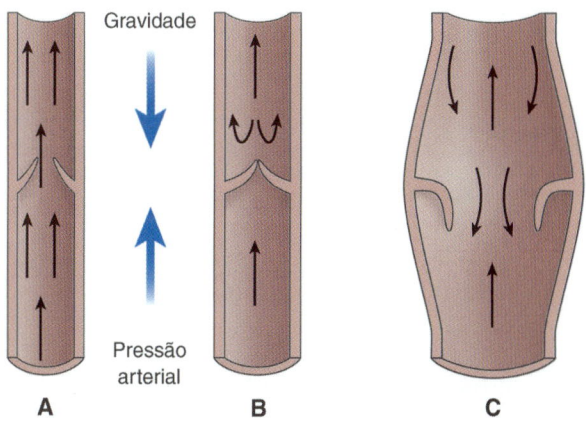

**Figura 18.7** Válvulas competentes demonstrando padrões de fluxo sanguíneo quando estão abertas **(A)** e fechadas **(B)**, permitindo o fluxo contra a gravidade. **(C)** Quando as válvulas estão defeituosas ou incompetentes, o sangue não consegue ser levado ao coração.

pois de repousar e elevar os membros, mas que pioram ao entardecer. Essa doença é crônica, difícil de tratar e comumente é incapacitante.

## Manejo clínico e de enfermagem

O tratamento do cliente com insuficiência venosa é voltado para a redução da estase e para a prevenção das úlceras (ver descrição mais detalhada adiante). As medidas que aumentam o fluxo sanguíneo venoso são atividades antigravitacionais, inclusive elevação dos membros e compressão das veias superficiais com meias elásticas compressivas.

A elevação dos membros reduz o edema, aumenta o retorno venoso e proporciona alívio sintomático. As pernas devem ser elevadas frequentemente ao longo de todo o dia. À noite, o cliente deve dormir com os pés da cama elevados. Permanecer sentado ou de pé na mesma posição é prejudicial, e o cliente deve ser estimulado a caminhar.

## Úlceras vasculares

As úlceras vasculares podem ser arteriais (isquêmicas), venosas e linfáticas (Tabela 18.4). O tratamento é diferente para cada tipo de úlcera, porque se baseia no seu mecanismo etiológico, que varia com cada tipo. As úlceras não são comuns nos membros com linfangite. Quando ocorrem, elas geralmente estão associadas à doença venosa ou ao traumatismo dos tecidos que já se encontram enfraquecidos.

## Fisiopatologia

Úlcera venosa é a complicação mais grave da insuficiência venosa crônica e pode estar associada a outras doenças que afetam a circulação dos membros inferiores. Celulite ou dermatite podem complicar o tratamento da insuficiência venosa crônica e das úlceras venosas. As úlceras venosas se desenvolvem em consequência da pressão venosa elevada ou do traumatismo externo.

A aterosclerose – causa mais comum de doença arterial obstrutiva periférica – afeta principalmente as artérias femorais superficiais e poplíteas, e reduz o fluxo sanguíneo dos membros inferiores (Boike, Maier e Logan, 2010). As úlceras são causadas por isquemia.

## Manifestações clínicas e avaliação

As úlceras venosas ocorrem na parte distal dos membros inferiores, na área do maléolo medial do tornozelo; as lesões podem ser pequenas ou extensas, superficiais, com configuração irregular, muito exsudativas, com coloração da pele ao

**Tabela 18.4** Características das úlceras arteriais e venosas.

| | Arteriais | Venosas |
|---|---|---|
| Localização | Distal à estenose arterial, nos calcanhares e dedos do pé; sobre proeminências ósseas, metatarsos e maléolos; entre os dedos do pé e as áreas de traumatismo | Ao redor do tornozelo, no terço inferior da perna e mais comumumente na superfície medial |
| Base da úlcera | Seca, cinza-pálida ou amarela; pode ser necrótica | Geralmente é superficial, mas pode ser profunda. Rosada, mas pode ter coloração vermelho-viva com tecido de granulação. Em geral, a base da úlcera é úmida. Pode haver secreção abundante |
| Contorno | Borda regular e bem demarcada | Borda irregular |
| Tecidos circundantes | Pálidos; mais frios do que as outras áreas da pele. Na insuficiência crônica de longa duração, a pele é fina | Escurecimento na região do maléolo medial do tornozelo. Temperatura mais alta do que as outras áreas da pele. Edema duro. A pele pode ser espessa e fibrótica (lenhosa). Pode haver exsudação e crostas |
| Edema | Mínimo, a menos que a perna fique pendente com frequência | Pode ser grave |
| Dor | Claudicação. Dor em repouso; dor contínua agravada com a elevação e aliviada pela colocação do membro em posição mais baixa que o coração | Dor incômoda, pulsátil, sensação de peso. Sensação de alfinetadas superficiais quando a lesão fica exposta ao ar durante a troca dos curativos |
| Pulsos arteriais | Podem ser impalpáveis ou reduzidos; em geral, desaparecem quando o indivíduo exercita o membro | Geralmente presentes quando a etiologia é apenas venosa, mas sua palpação pode ser difícil em razão do edema |
| ITB | < 0,80 | > 0,90 |
| Tratamento da ferida | Cicatrização da ferida úmida depois da revascularização. Monitorar infecção. Manter as áreas de gangrena secas | Compressão. Elevação do membro acima do nível do coração. Curativos absortivos |
| Procedimentos cirúrgicos | *Bypass* arterial. Angioplastia. Colocação de *stents* | Ligadura venosa/fleboextração. Enxertos venosos. Escleroterapia. Ablação a *laser* ou por radiofrequência |

### BOXE 18.8 Gangrena do dedo do pé.

A gangrena dos dedos do pé resultante da isquemia arterial grave torna os dedos enegrecidos. O desbridamento está contraindicado nesses casos. Embora os dedos estejam gangrenados, esse é o tipo de gangrena seca. O manejo da gangrena seca é preferível ao desbridamento e à formação de uma ferida que não cicatrizaria em razão da circulação insuficiente. Sem esse tratamento, a amputação adicional (p. ex., abaixo ou acima do joelho) pode ser necessária. Nos indivíduos idosos, a amputação em um nível mais alto geralmente acarreta perda da independência e, possivelmente, leva à necessidade de cuidados em uma instituição. A gangrena seca do(s) dedo(s) do pé dos clientes idosos com déficit circulatório, que é assintomático, geralmente não é tratada. Os dedos devem ser mantidos secos e limpos até que se desprendam dos tecidos viáveis. A imersão em água deve ser evitada.

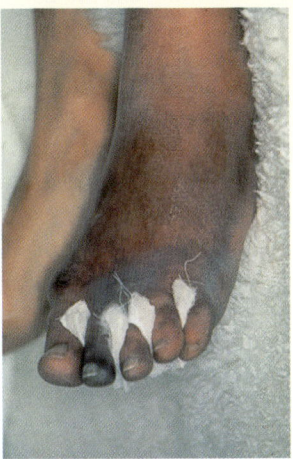

redor da úlcera (hemossiderose). A pele se torna seca, fissurada e pruriginosa; os tecidos subcutâneos sofrem fibrose e atrofiam. O risco de lesão e infecção dos membros aumenta (Fronek et al., 2008).

Nos casos típicos, as úlceras arteriais são lesões pequenas localizadas nas pontas dos dedos do pé ou nos espaços membranosos entre os dedos. Em geral, as úlceras estão localizadas na face medial do hálux ou do quinto pododáctilo, e podem ser causadas por uma associação de isquemia e compressão.

A insuficiência arterial pode causar gangrena do dedo (gangrena digital), que pode ser provocada por traumatismo (Boxe 18.8) (Sieggreen e Kline, 2008).

## Manejo clínico e de enfermagem

Os clientes com úlceras podem ser tratados eficazmente por enfermeiras especialistas ou treinadas em cuidados de feridas/ostomia em colaboração com médicos. A enfermeira deve saber que todas as úlceras podem se tornar infectadas.

### Farmacoterapia

Todas as úlceras são colonizadas por bactérias superficiais. A maioria das úlceras de perna não precisa ser tratada com antibióticos. O tratamento antibiótico é prescrito quando a úlcera está infectada; o antibiótico específico depende dos resultados da cultura e do antibiograma. Em geral, os antibióticos orais são prescritos porque os antibióticos tópicos não têm eficácia comprovada nas úlceras dos membros inferiores.

### Limpeza e desbridamento da ferida

Como regra geral, as úlceras arteriais são mantidas secas, e os tecidos necróticos não devem ser desbridados até que sejam realizados procedimentos de revascularização, em vista do risco de infecção associada à perfusão periférica reduzida.

As úlceras venosas com tecidos necróticos devem ser desbridadas. De forma a estimular a cicatrização, a ferida deve ser mantida sem secreção. A ferida deve ser limpa a cada troca de curativo, utilizando-se soro fisiológico ou um agente atóxico de limpeza de feridas. O agente de limpeza deve ser aplicado na ferida com pressão suficiente para remover os restos acumulados na superfície. Quando há tecido necrótico na base da ferida, pode ser necessário desbridar a lesão (ou remover tecidos inviáveis). A remoção dos tecidos mortos é importante para estimular a cicatrização da ferida. Existem vários métodos de desbridamento:

- *Desbridamento cirúrgico*: é o mais rápido e pode ser realizado por um médico, uma enfermeira habilitada com treinamento específico, ou por uma enfermeira especializada em tratamento de ferida/ostomia em colaboração com o médico
- *Desbridamento não seletivo ou úmido-seco*: esse método consiste em aplicar na úlcera compressas de gaze impregnadas de soro fisiológico. Quando o curativo seca, ele é retirado junto com os restos aderidos à gaze. Em geral, é necessário administrar analgésicos
- *Desbridamento enzimático*: essa técnica consiste em aplicar pomadas com enzimas prescritas para tratar úlceras. A pomada é aplicada na lesão, mas não na pele circundante. A maioria das pomadas enzimáticas é coberta com gaze embebida de soro fisiológico, depois de ser cuidadosamente espremida. Por cima, deve-se aplicar um curativo de gaze seca e bandagem frouxa. A aplicação da pomada enzimática deve ser interrompida caso o tecido necrótico tenha sido desbridado e, em seguida, deve-se aplicar um curativo apropriado à ferida
- *Desbridamento autolítico*: com esse método, um curativo absortivo oclusivo (p. ex., hidrocoloide) é aplicado na ferida e mantido por alguns dias (3 a 7 dias) para permitir que as enzimas do organismo liquefaçam os tecidos necróticos e os separem dos tecidos viáveis. A ferida deve ser irrigada abundantemente durante as trocas dos curativos para remover os tecidos necróticos. Esse tipo de curativo estimula a formação do tecido de granulação (Sieggreen e Kline, 2008).

### Curativos da ferida

Depois de avaliar o estado circulatório e concluir que é suficiente para a cicatrização, os curativos cirúrgicos podem ser usados para manter condições úmidas. O método mais simples é usar um material de contato com a base da ferida e cobrir a lesão com gaze. Outras opções que promovem o crescimento do tecido de granulação e a reepitelialização são os *hidrocoloides*. Esses materiais também formam uma barreira de proteção, porque aderem à base da ferida e aos tecidos circundantes. Contudo, esses curativos podem ser ineficazes no tratamento das feridas profundas e infectadas. A educação do cliente e dos seus familiares é necessária antes de se iniciar o tratamento e ao longo de todo o programa de cuidado da ferida (Nelson, 2010). Ver mais detalhes sobre cuidados da ferida no Capítulo 52.

### Cicatrização estimulada

O equivalente de pele humana desenvolvido por engenharia tecidual (substitutos biológicos) é um produto cutâneo cultivado a partir de fibroblastos e queratinócitos dérmicos humanos, e é aplicado simultaneamente sob compressão terapêutica. Quando aplicado, esse material parece reagir com os fatores presentes na ferida e pode interagir com as células do cliente, de modo a estimular a produção dos fatores de crescimento. A aplicação não é difícil, não há necessidade de sutura, e o procedimento é indolor.

### Oxigenoterapia hiperbárica

A oxigenoterapia hiperbárica (OHB) é benéfica como adjuvante para clientes diabéticos sem resultados de cicatrização das feridas com o tratamento convencional. A OHB é realizada colocando-se o cliente em uma câmara que aumenta a pressão barométrica enquanto ele respira oxigênio a 100%. O processo por meio do qual a OHB atua envolve vários fatores. O edema da ferida se reduz, porque a pressão alta de oxigênio facilita a vasoconstrição e aumenta a capacidade de os leucócitos fagocitarem e destruírem bactérias. Além disso, a OHB parece facilitar a difusão do oxigênio na ferida hipóxica, estimulando assim a migração das células epiteliais e aumentando a produção de colágeno.

### Compressão

A elevação do membro ajuda a reduzir o edema. As úlceras venosas requerem compressão externa. A bota de Unna ou as bandagens compressivas de duas e três camadas disponíveis no comércio se destinam a essa compressão. A bota de Unna é um curativo de gaze impregnada de pasta de glicerina, óxido de zinco e (algumas vezes) calamina. A compressa é aplicada na perna como um aparelho gessado desde as pontas dos dedos do pé até pouco abaixo do joelho. Acolchoamento adicional deve ser usado quando há drenagem abundante da ferida, e uma bandagem elástica deve ser aplicada sobre o curativo. O curativo fica rígido quando seca. A bota deve ser trocada semanalmente, e sua eficácia depende da musculatura saudável da panturrilha e da capacidade de o cliente deambular.

## Doenças linfáticas

O sistema linfático consiste em um conjunto de vasos que começam com os capilares linfáticos e drenam o plasma não absorvido dos espaços intersticiais (espaços entre as células). Os capilares linfáticos se reúnem para formar os vasos linfáticos, que atravessam os linfonodos e depois drenam em canais progressivamente maiores, os quais drenam, em sua maioria, para o ducto torácico, que desemboca na veia jugular do lado esquerdo do pescoço.

O líquido drenado do espaço intersticial pelo sistema linfático é chamado de *linfa*. O fluxo da linfa depende das contrações intrínsecas dos vasos linfáticos, da contração dos músculos, dos movimentos respiratórios e da gravidade. Os vasos linfáticos dos membros drenam em linfonodos existentes nas axilas e na virilha. Em determinadas condições patológicas, o volume de líquido filtrado dos capilares pode ser expressivamente maior do que o reabsorvido e transportado pelos vasos linfáticos. Esse desequilíbrio pode ter várias causas, inclusive lesão das paredes capilares e aumento subsequente da permeabilidade, ou redução da pressão osmótica exercida pelas proteínas plasmáticas. A acumulação excessiva de líquido intersticial que resulta desses processos é conhecida como **edema**. Em geral, a enfermeira deve saber que o edema normalmente representa acumulação de 2,5 a 3 $\ell$ de líquido intersticial. Se o edema tiver *cacifo* – ou seja, quando a compressão da área edemaciada com o dedo polegar da enfermeira por cinco segundos causa uma depressão com o formato do dedo –, estima-se que o volume de líquido acumulado seja de 4,5 kg (Leblond, DeGowin e Brown, 2009). Ver mais detalhes sobre avaliação do edema com cacifo no Capítulo 12.

Linfangiografia e linfocintigrafia são dois exames usados para avaliar a função linfática. A linfangiografia consiste em injetar contraste em um vaso linfático de cada pé (ou mão) e, em seguida, obter uma série de radiografias depois de concluir as injeções, 24 h mais tarde e, em seguida, a intervalos regulares. A impossibilidade de detectar coleções linfáticas subcutâneas do contraste e a persistência do contraste nos tecidos por alguns dias ajudam a confirmar o diagnóstico de linfedema.

A linfocintigrafia é uma alternativa confiável à linfangiografia. Um coloide marcado radioativamente é injetado por via subcutânea no segundo espaço interdigital. Em seguida, o membro é exercitado para facilitar a captação do coloide pelo sistema linfático, e várias imagens são obtidas a intervalos preestabelecidos.

## Linfangite e linfadenite

Linfangite é uma inflamação aguda dos vasos linfáticos. Na maioria dos casos, essa inflamação é causada por infecção de um membro. Em geral, o agente infeccioso é um estreptococo hemolítico. As faixas eritematosas típicas que se estendem ao longo do braço ou da perna desde a ferida infectada ressaltam o trajeto dos vasos linfáticos de drenagem.

Os linfonodos localizados ao longo do trajeto dos vasos linfáticos também se tornam aumentados, eritematosos e dolorosos (linfadenite aguda). Os linfonodos também podem necrosar e formar abscessos (linfadenite supurativa). Na maioria dos casos, os linfonodos acometidos se encontram nas regiões inguinal, axilar ou cervical. Como essas infecções quase sempre são causadas por microrganismos sensíveis aos antibióticos, a formação de abscessos não é comum. Em geral, os episódios repetidos de linfangite estão associados a linfedema progressivo. Após a ocorrência de episódios agudos e quando o edema tiver regredido, o cliente deve usar meias ou faixas compressivas no membro afetado por vários meses, a fim de evitar edema crônico.

## Linfedema e elefantíase

Linfedema é o edema dos membros em consequência do acúmulo de linfa extravasada dos vasos linfáticos obstruídos.

## Fisiopatologia

O linfedema pode ser classificado como primário (malformações congênitas) ou secundário (obstruções adquiridas). O edema dos tecidos se acumula nas extremidades em consequência do acúmulo de linfa extravasada dos canais linfáticos obstruídos. Esse tipo de edema é especialmente acentuado quando o membro é mantido na posição pendente. Inicialmente, o edema é mole e forma cacifo. À medida que a doença avança, o edema se torna firme, sem cacifo e sem resposta ao tratamento. O tipo mais comum é linfedema crônico (*linfedema precoce*), que é causado pela hipoplasia (subdesenvolvimento) do sistema linfático do membro inferior.

A obstrução pode estar localizada nos linfonodos e nos vasos linfáticos. Em alguns casos, o edema se localiza no braço depois de uma dissecção dos linfonodos axilares (p. ex., câncer de mama) ou na perna do cliente com veias varicosas ou com tromboflebite crônica. Nesse último caso, a obstrução linfática geralmente é causada por linfangite crônica. A obstrução linfática causada por parasitos (filárias) é comum nas áreas tropicais. Quando há edema crônico, o cliente pode ter episódios frequentes de infecção aguda, que se caracterizam por febre alta, calafrios e acentuação do edema residual após a regressão da inflamação. Isso causa fibrose crônica, espessamento dos tecidos subcutâneos e hipertrofia da pele. A condição na qual o edema crônico dos membros regride apenas ligeiramente quando são elevados é conhecida como *elefantíase*.

## Manifestações clínicas e avaliação

O diagnóstico do linfedema é estabelecido por exame clínico e exclusão das outras causas de edema. Nos estágios iniciais, os tecidos são moles e flexíveis, mas nos indivíduos com linfedema avançado os tecidos se tornam rígidos e espessos, geralmente com dobras sobrepostas de tecidos. O diagnóstico precoce é importante para evitar destruição tecidual.

## Manejo clínico

Os objetivos do tratamento são reduzir o edema e evitar agravamento, infecções e lesões dos tecidos. Isso pode incluir tratamento descongestionante compressivo aplicado por um terapeuta especializado, utilização de uma bomba para reduzir o edema e peças de compressão elástica para manter a redução do edema.

É importante evitar qualquer lesão cutânea que permita a entrada de bactérias nos tecidos. Os antibióticos são prescritos quando há infecção e, comumente, como profilaxia quando as infecções crônicas são frequentes. Os clientes necessitam de apoio e devem ser informados de que o linfedema requer vigilância por toda a vida. O cliente deve aprender o máximo possível sobre sua doença e sobre como a controlar (Boxe 18.9).

## Farmacoterapia

Inicialmente, o médico pode prescrever o diurético furosemida para evitar retenção de líquidos enquanto o líquido extracelular é mobilizado. O uso isolado de diuréticos tem pouca eficácia, porque sua ação se limita a reduzir a filtração capilar, diminuindo o volume sanguíneo circulante. Se houver linfangite ou celulite, o cliente deve ser tratado com antibióticos.

---

**BOXE 18.9 — Orientações ao cliente com linfedema.**

- Mantenha a pele limpa e seca
- Use as peças de suporte compressivo conforme a prescrição
- Evite a colocação de braçadeira de esfigmomanômetro, picadas de agulhas, injeções ou procedimentos no membro afetado
- Relate ao médico/enfermeira se perceber edema, eritema, dor, aumento da temperatura, erupção cutânea, bolhas ou febre
- Evite roupas apertadas
- Examine os pés com um espelho para verificar se há feridas, erupções ou fissuras na pele
- Evite traumatismos: arranhões de animais domésticos, picadas de insetos, queimaduras, lesões esportivas, equimoses
- Limpe os cortes ou as picadas de insetos com água e sabão e aplique uma pomada antibiótica prescrita
- Eleve o membro, sempre que possível

---

### Exercícios e compressão

Os exercícios ativos e passivos ajudam a mobilizar o líquido linfático de volta à circulação sanguínea. Os dispositivos de compressão externa mobilizam o líquido em direção proximal dos pés para os quadris, ou das mãos para as axilas. Quando consegue deambular, o cliente deve usar meias ou envoltórios elásticos compressivos ajustados ao seu corpo; o grau de compressão deve ser o mais alto (acima de 40 mmHg). Quando a perna está afetada, o repouso contínuo ao leito com elevação do membro pode facilitar a mobilização do líquido. A drenagem linfática manual é uma técnica de massagem altamente especializada destinada a direcionar ou a desviar a linfa acumulada para os canais linfáticos funcionantes que ainda podem drenar. Dependendo da gravidade e do estágio do linfedema, a drenagem linfática manual pode ser associada a bandagens compressivas, exercícios, cuidados com a pele, envoltórios compressivos graduados e, em alguns casos, dispositivos de compressão pneumática.

### Manejo cirúrgico

Os procedimentos cirúrgicos são realizados quando o edema é grave e não pode ser controlado com tratamento clínico, quando a mobilidade está gravemente comprometida, ou quando há infecção persistente. Uma técnica cirúrgica consiste em excisar os tecidos subcutâneos e as fáscias afetadas, e aplicar enxertos cutâneos sobre a falha. Outra opção envolve a relocação cirúrgica dos vasos linfáticos superficiais para o sistema linfático profundo por meio de um retalho dérmico, de forma a fornecer um conduto para a drenagem linfática. Na maioria dos hospitais gerais, os procedimentos cirúrgicos raramente são realizados nesses clientes. Os clientes que poderiam ser beneficiados pelo tratamento cirúrgico devem ser encaminhados aos centros especializados.

## Manejo de enfermagem

Após o procedimento cirúrgico, os cuidados com a pele e com os retalhos cutâneos são os mesmos recomendados quando esse tratamento é realizado para outras doenças. Antibióticos são prescritos. A elevação constante do membro afetado e o monitoramento de complicações são essenciais. As complicações podem incluir necrose do retalho, hematoma ou abscesso sob o retalho com celulite. A enfermeira deve instruir o cliente ou seu cuidador a examinar diariamente o curativo. Drenagem excessiva ou qualquer sinal de inflamação ao redor da borda da ferida sugerem infecção e devem ser relatados ao médico. O cliente deve ser informado de que poderá ocorrer perda da sensibilidade na área do enxerto cutâneo. Além disso, deve ser instruído a evitar a aplicação de compressas quentes ou exposição ao sol, a fim de evitar queimaduras ou traumatismo da região. Por fim, o cliente deve ser instruído a inspecionar a pele de forma a detectar sinais de infecção.

## Celulite

Celulite é a causa infecciosa mais comum de edema do membro. A celulite pode ocorrer isoladamente ou em episódios repetidos. Essa condição geralmente é confundida com tromboflebite recidivante ou insuficiência venosa crônica. A celulite ocorre quando uma porta de entrada permite a violação das barreiras cutâneas normais e o acesso das bactérias. Essa inflamação é uma complicação frequente nos tecidos com linfedema, mas também pode ser diagnosticada nos tecidos normais sob outros aspectos.

### Fisiopatologia

A celulite ocorre quando há ruptura da barreira cutânea normal. Isso permite que bactérias entrem nos tecidos subcutâneos.

### Manifestações clínicas e avaliação

O início súbito com edema, eritema localizado e dor está associado comumente a sinais sistêmicos como febre, calafrios e sudorese. O eritema pode não ser uniforme e comumente tem áreas de tecidos normais. Pequenas depressões na pele podem ser detectadas quando o edema circunda os folículos pilosos. Os linfonodos regionais também podem estar dolorosos e aumentados.

### Manejo clínico

Os casos brandos de celulite podem ser tratados ambulatorialmente com antibiótico oral prescrito. Quando a celulite é grave, o cliente deve ser tratado com antibióticos IV. Os elementos fundamentais à profilaxia dos episódios repetidos de celulite são o tratamento antibiótico eficaz no primeiro evento e a identificação da porta de acesso às bactérias. As áreas mais comumente despercebidas são rachaduras e fissuras que se formam entre os dedos dos pés. Outros focos possíveis são locais de aplicação de drogas injetáveis, contusões, abrasões, úlceras, unhas encravadas e pele solta acima das cutículas das unhas.

### Manejo de enfermagem

O cliente deve ser instruído a elevar a região afetada acima do nível do coração e aplicar compressas úmidas e quentes no local. Os clientes com déficits sensoriais e circulatórios, inclusive os que são causados por diabetes e paralisia, devem ser cuidadosos ao aplicar compressas quentes, porque podem ocorrer queimaduras; é recomendável usar um termômetro ou pedir a um cuidador para confirmar se a temperatura não está mais do que tépida. A orientação deve enfatizar a prevenção dos episódios repetidos. O cliente com doença vascular periférica ou diabetes melito deve receber instruções ou reforço do ensino sobre como cuidar da pele e dos pés.

## Revisão do capítulo

### Exercícios de avaliação crítica

1. Um homem de 75 anos com diagnóstico de estenose da artéria ilíaca externa tem um exame angiográfico programado com possível angioplastia por balão e colocação de *stent*. Quais fatores devem ser considerados durante o planejamento dos cuidados pós-operatórios e do seguimento clínico após o procedimento? Se ele estivesse usando varfarina para fibrilação atrial e tivesse insuficiência renal (creatinina de 1,8 mg/dℓ) como complicação do diabetes, como esses fatores poderiam ser contemplados no plano de cuidados?
2. Um cliente de 96 anos tem história de úlcera de estase crônica no membro inferior esquerdo há 2 anos, com necessidade de aplicações semanais de uma bota de Unna. O cliente vive sozinho a seis quarteirões de qualquer ponto de acesso aos transportes públicos ou ao comércio e não pode mais dirigir automóveis. O cliente quer continuar no local onde mora. Quais opções e planos de cuidados deveriam ser discutidos com o cliente?
3. Um dos seus clientes teve o diagnóstico de TVP recidivante da veia femoral. No passado, o cliente foi tratado com heparina não fracionada e desenvolveu TIH. Descreva as estratégias de profilaxia para TVP que você poderia incluir em seu plano de ensino para esse cliente.

### Questões objetivas

1. A enfermeira presta assistência a um cliente com o diagnóstico de doença arterial periférica. Com base na avaliação inicial, qual das seguintes manifestações clínicas não seria compatível com obstrução arterial aguda?
   A. Palidez
   B. Parestesia
   C. Hipertermia
   D. Poiquilotermia
2. Um cliente em pós-operatório imediato tem prescrição de heparina não fracionada para evitar TVP. Qual das seguintes afirmações sobre tratamento com heparina é verdadeira?
   A. A heparina tem meia-vida de cerca de 60 min.
   B. O nível terapêutico do TTPa é 3 vezes maior do que o valor basal.
   C. Quando há insuficiência renal, são necessárias doses mais altas de heparina.
   D. A heparina é administrada em infusão por gravidade.

3. Utilizando um curativo hidrocoloide, um cliente é submetido a desbridamento autolítico de uma úlcera venosa necrótica. Qual das opções seguintes descreve em que consiste esse tipo de desbridamento?
   A. Aplicação de uma pomada enzimática na lesão.
   B. Curativo que deve permanecer aplicado por 3 a 7 dias.
   C. A modalidade mais rápida de desbridamento.
   D. Aplicação na úlcera de compressas de gaze impregnada de soro fisiológico.
4. A enfermeira deve avaliar os membros inferiores de um cliente com possível TVP. Qual das seguintes opções não é um indicador confiável de TVP?
   A. Dor à palpação panturrilha
   B. Edema do membro
   C. Sinal de Homans
   D. Aumento da circunferência do membro afetado
5. Durante a avaliação para determinar se uma úlcera é venosa ou arterial, qual das seguintes características é compatível com úlcera arterial?
   A. Lesão rosada com tecido de granulação
   B. Possível existência de edema grave
   C. Tecidos com coloração escura na área da perneira
   D. Extremidade fria e pálida

## Bibliografia e leitura sugerida

A bibliografia e a leitura sugerida para este capítulo estão disponíveis no **GEN-IO:** http://gen-io.grupogen.com.br/gen-io/.

# UNIDADE CINCO

## Problemas Relacionados com a Função Hematológica

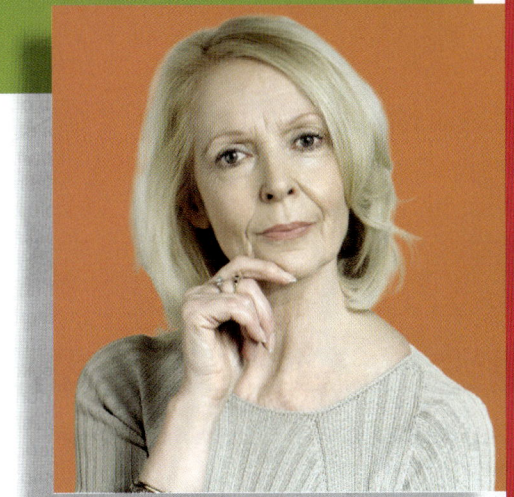

**Uma mulher de 65 anos** foi diagnosticada com leucemia mieloide crônica (LMC). Pouco antes, a cliente se queixava de fadiga e apresentou perda ponderal de 5 kg no último mês. A cliente está muito apreensiva quanto a iniciar a quimioterapia e ser hospitalizada.

- Qual é o tratamento recomendado para LMC?
- Descreva as três fases da doença.
- Descreva as intervenções de enfermagem específicas para o cliente submetido à quimioterapia.

# CAPÍTULO 19

LISA M. BARBAROTTA

# Avaliação de Enfermagem | Função Hematológica

## Objetivos de estudo

**Após ler este capítulo, você será capaz de:**

1. Descrever o processo de hematopoese
2. Descrever os processos envolvidos na manutenção da homeostasia
3. Diferenciar valores laboratoriais hematológicos normais de anormais
4. Descrever os componentes da avaliação de enfermagem com base nos resultados laboratoriais hematológicos anormais
5. Descrever o procedimento e a preparação do cliente para uma biopsia de medula óssea.

Ao contrário de muitos outros sistemas do organismo, o sistema hematológico realmente se distribui por todo o corpo humano. Os clientes com doenças hematológicas geralmente apresentam alterações significativas nos exames hematológicos, mas podem referir pouco ou nenhum sintoma. Por essa razão, a enfermeira precisa ter conhecimentos sobre a fisiopatologia da doença do cliente e capacidade de realizar uma avaliação focalizada e aprofundada, que se baseie principalmente na interpretação dos exames laboratoriais. É igualmente importante que a enfermeira se antecipe às necessidades potenciais do cliente e dirija as intervenções de enfermagem de acordo com essas demandas. Os conhecimentos inerentes à fisiologia das células sanguíneas e à função da medula óssea são fundamentais ao entendimento e tratamento da maioria das doenças hematológicas.

## Revisão de anatomia e fisiologia

O sistema hematológico consiste em sangue e estruturas nas quais o sangue é produzido, inclusive medula óssea e **sistema reticuloendotelial** (SRE). O sangue é um tecido especializado, que difere dos outros órgãos porque se encontra em estado líquido. O sangue é formado de plasma e vários tipos de células. O **plasma** é a parte líquida do sangue e consiste em um líquido incolor com várias proteínas, inclusive albumina, globulina, **fibrinogênio** e outros fatores necessários à coagulação, além de eletrólitos, escórias metabólicas e nutrientes. Em torno de 55% do volume sanguíneo são constituídos pelo plasma, enquanto os outros componentes celulares representam 45%.

### Sangue

O componente celular do sangue é formado por três tipos principais de células (Tabela 19.1): **hemácias (eritrócitos)**, **leucócitos** e **trombócitos (plaquetas)**. Esses componentes celulares do sangue normalmente constituem aproximadamente 45% do volume sanguíneo. Como a maioria das células sanguíneas tem vida curta, a necessidade de o organismo repor seu suprimento de células é contínua; esse processo é conhecido como **hematopoese**. Em geral, as hemácias vivem por 120 dias, os leucócitos podem durar dias ou anos (dependendo do tipo) e as plaquetas sobrevivem por 7 a 10 dias. O local principal de hematopoese (formação e produção das células sanguíneas) é a medula óssea. Durante o desenvolvimento embrionário e em outras condições, o fígado e o baço também podem participar desse processo.

Em condições normais, a medula óssea do adulto produz diariamente cerca de 175 bilhões de hemácias, 70 bilhões de **neutrófilos** (um tipo de leucócito maduro) e 175 bilhões de plaquetas. Quando o organismo neces-

**Tabela 19.1** Células sanguíneas.

| Tipo de célula | Funções principais |
| --- | --- |
| **Leucócito** | Combate infecções |
| Neutrófilo | Essencial à prevenção ou à limitação das infecções bacterianas por fagocitose |
| Monócito | Entra nos tecidos e forma os macrófagos; célula especializada em fagocitose, principalmente de fungos |
| Eosinófilo | Participa das reações alérgicas (neutraliza a histamina); digere proteínas estranhas |
| Basófilo | Contém histamina; participa das reações de hipersensibilidade |
| Linfócito | Componente integral do sistema imune |
| Linfócito T | Responsável pela imunidade celular; reconhece os corpos "estranhos" |
| Linfócito B | Responsável pela imunidade humoral; alguns se transformam em plasmócitos para produzir anticorpos |
| Plasmócito | Sintetiza e secreta imunoglobulinas (Ig, anticorpo); a maioria se origina dos linfócitos B por maturação |
| **Hemácia (eritrócito)** | Contém hemoglobina, que transporta oxigênio aos tecidos; a vida média é de 120 dias |
| **Plaquetas (trombócitos)** | Fragmentos dos megacariócitos; essenciais à coagulação; mantêm a hemostasia; vida média de 7 dias |

## Medula óssea

A medula óssea é o órgão no qual ocorre a hematopoese, ou formação das células sanguíneas (Figura 19.1). Nas crianças, a hematopoese ocorre em todos os ossos do esqueleto, mas, com o crescimento, a atividade hematopoética geralmente se limita aos ossos da pelve, das costelas, das vértebras e do esterno.

A medula óssea representa até 4 ou 5% do peso corporal total e consiste em uma matriz de componentes celulares (medula vermelha) separados por gordura (medula amarela). À medida que o indivíduo envelhece, a porcentagem de medula ativa é gradativamente substituída por gordura; entretanto, nos indivíduos saudáveis, a gordura pode ser novamente substituída por medula ativa quando é necessário aumentar a produção de células sanguíneas. Nos adultos com doenças que causam destruição, fibrose ou infiltração fibrótica da medula, o fígado e o baço também podem assumir a função de produzir células sanguíneas por um processo conhecido como *hematopoese extramedular*.

A medula óssea é profusamente vascularizada. Em seu interior estão as células primitivas (conhecidas como **células-tronco**), que têm a capacidade de se autorreplicar e, desse modo,

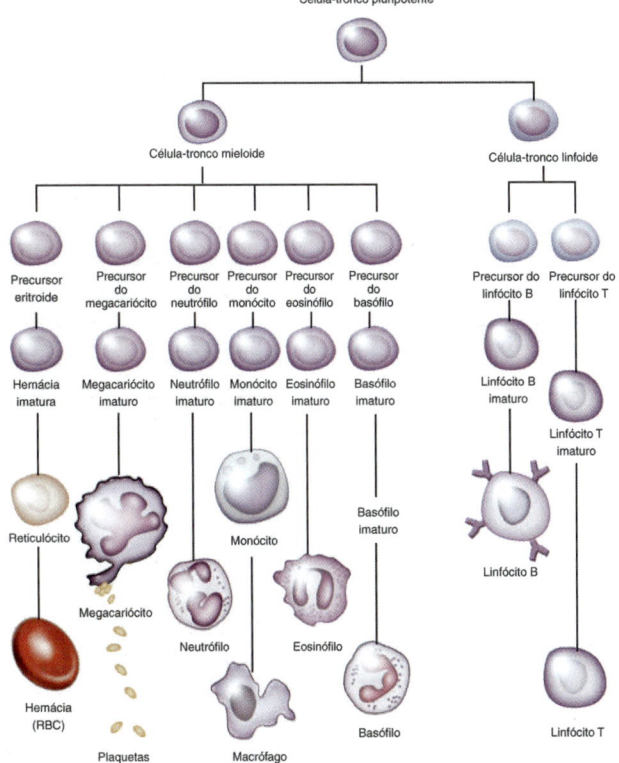

sita de mais células, por exemplo, quando há uma infecção (os neutrófilos são necessários para combater o patógeno invasor) ou um sangramento (são necessárias mais hemácias e plaquetas), a medula óssea aumenta sua produção de células necessárias. Desse modo, em condições normais, a medula responde à demanda aumentada e libera quantidades suficientes de células na circulação.

O sangue constitui cerca de 7 a 10% do peso corporal normal, e seu volume é de 5 a 6 ℓ. Ao circular por todo o sistema vascular e funcionar como elo entre os diversos órgãos do corpo, o sangue transporta o oxigênio captado nos pulmões e os nutrientes absorvidos no trato gastrintestinal (GI) para que as células do corpo realizem o metabolismo celular. Além disso, o sangue transporta proteínas, hormônios, anticorpos e outras substâncias aos seus locais de ação ou utilização. Por fim, o sangue transporta escórias metabólicas produzidas pelo metabolismo celular dos pulmões, pele, fígado e rins para eliminação.

De forma a evitar perda sanguínea em consequência de traumatismos ou lesões, um mecanismo sofisticado de coagulação é ativado para tamponar quaisquer perdas dos vasos sanguíneos. A coagulação excessiva é tão perigosa quanto a perda excessiva de sangue, porque pode obstruir o fluxo sanguíneo aos tecidos vitais. De modo a prevenir tal condição, o corpo dispõe de um sistema fibrinolítico que, por fim, dissolve os trombos (coágulos) formados nos vasos sanguíneos. O equilíbrio entre esses dois sistemas – formação e dissolução dos trombos (coágulos), ou **fibrinólise** – é conhecido como **hemostasia**.

**Figura 19.1** Hematopoese. As células-tronco pluripotentes (indiferenciadas) podem se diferenciar em células-tronco mieloides ou linfoides. Por sua vez, essas células-tronco podem passar por um processo complexo de diferenciação e maturação até se transformar nas células normais que são liberadas na circulação. A célula-tronco mieloide é responsável não apenas por formar todos os leucócitos não mieloides, como também por produzir as hemácias (eritrócitos) e as plaquetas. Cada etapa do processo de diferenciação depende em parte da existência de fatores de crescimento específicos para cada tipo celular. Quando as células-tronco são disfuncionais, elas não respondem adequadamente à demanda por mais células, ou podem responder exageradamente (e, em alguns casos, de maneira descontrolada, como ocorre na leucemia).

assegurar um aporte ininterrupto de células-tronco ao longo de todo o ciclo de vida. Quando são estimuladas, as células-tronco podem iniciar um processo de **diferenciação** em células-tronco **mieloides** ou **linfoides**. As células-tronco linfoides produzem **linfócitos B** ou **T**, enquanto as células-tronco mieloides diferenciam-se em três linhagens celulares gerais: hemácias, leucócitos e plaquetas. Desse modo, com exceção dos linfócitos, todas as células sanguíneas são derivadas das células-tronco mieloides. Uma anormalidade da célula-tronco mieloide pode causar distúrbios da formação de hemácias, leucócitos e plaquetas. Muitos mecanismos complexos estão envolvidos na hematopoese, alguns deles em nível molecular.

## Hemácias

A hemácia normal tem o formato de um disco bicôncavo (Figura 19.2), com diâmetro aproximado de 8 µm, e é tão flexível que consegue passar facilmente pelos capilares, que podem medir apenas 2,8 µm de diâmetro. A membrana da hemácia é muito fina, de modo que gases, como oxigênio e dióxido de carbono, conseguem se difundir facilmente por ela; o formato discoide assegura uma superfície ampla, que facilita a absorção e a liberação das moléculas de oxigênio.

As hemácias maduras consistem principalmente em **hemoglobina**, que contém ferro e constitui até 95% da massa celular. Não têm núcleos e contêm muito menos enzimas metabólicas do que a maioria das outras células. A existência de grandes quantidades de hemoglobina permite que as hemácias desempenhem sua função principal, que é transportar oxigênio. Em algumas condições, a medula óssea libera na circulação tipos ligeiramente imaturos de hemácias, que são conhecidos como **reticulócitos**. O aumento da contagem de reticulócitos pode ser uma resposta normal ao aumento da demanda por hemácias (p. ex., depois de sangramentos) ou ocorre em alguns estados patológicos.

A molécula de hemoglobina transporta oxigênio e é formada de quatro subunidades, cada qual contendo um grupo heme ligado a uma cadeia de globina. O ferro está ligado ao grupo heme da molécula. Uma propriedade importante do grupo heme é sua capacidade de ligar-se ao oxigênio de maneira instável e reversível. O oxigênio liga-se prontamente à hemoglobina nos pulmões e é transportado como **oxi-hemoglobina** no sangue arterial. A oxi-hemoglobina tem coloração avermelhada mais brilhante do que a hemoglobina que contém menos oxigênio (hemoglobina reduzida); isso explica por que o sangue arterial tem coloração vermelha mais viva do que o sangue venoso. O oxigênio se desprende facilmente da hemoglobina nos tecidos, onde ele é necessário para o metabolismo celular. No sangue venoso, a hemoglobina se combina com os íons de hidrogênio produzidos pelo metabolismo celular e, desse modo, tampona o excesso de ácido. Em geral, o sangue total contém aproximadamente 15 g de hemoglobina por 100 m$\ell$ de sangue.

## Eritropoese

Os eritroblastos se originam das células-tronco mieloides primitivas da medula óssea. O eritroblasto é uma célula nucleada imatura, que acumula hemoglobina e, em seguida, perde gra-

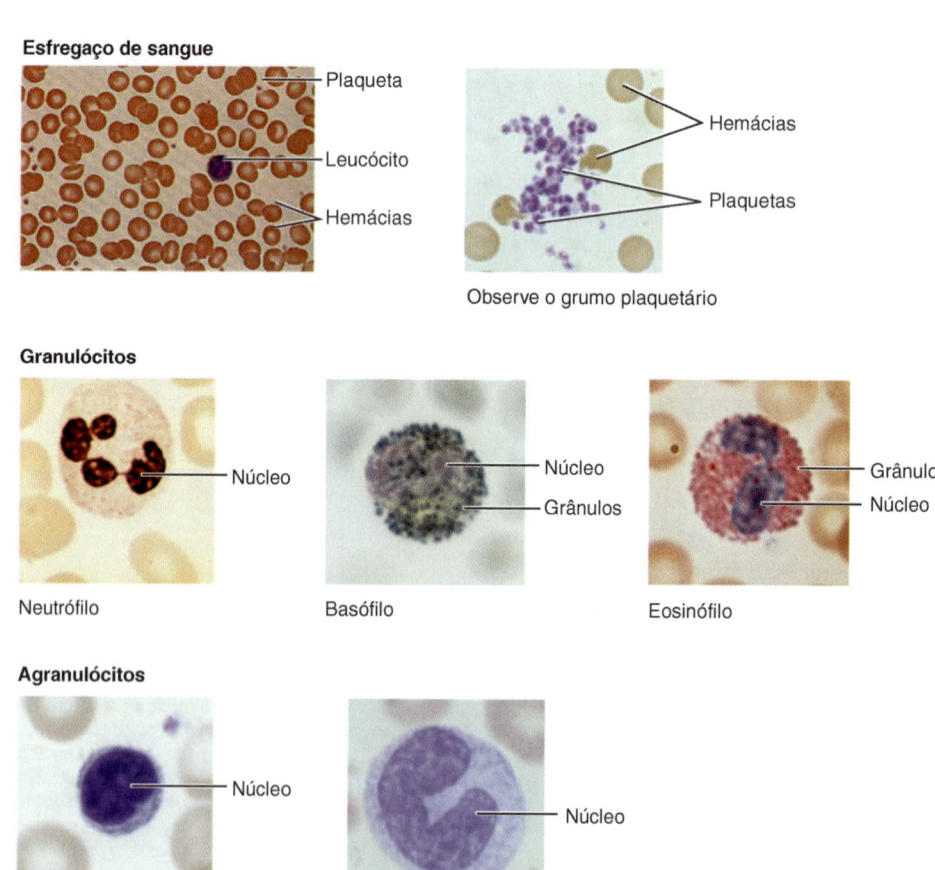

Figura 19.2 Tipos normais de células sanguíneas. De Cohen, B. J. (2005). *Memmler's the human body in health and disease* (10th ed.). Philadelphia: Lippincott Williams & Wilkins.

dativamente seu núcleo. Nesse estágio, a célula é conhecida como *reticulócito*. A maturação adicional até formar uma hemácia requer a perda do material de coloração escura presente dentro da célula e uma discreta redução em seu diâmetro. Por fim, a hemácia madura é liberada na circulação.

A diferenciação da célula-tronco mieloide primitiva da medula em um eritroblasto é estimulada pela **eritropoetina**, um hormônio sintetizado principalmente nos rins. Quando os rins detectam níveis baixos de oxigênio (p. ex., quando há **anemia**, na qual quantidades menores de hemácias estão disponíveis para se ligar ao oxigênio, ou nos indivíduos que vivem em altitudes elevadas), a secreção de eritropoetina aumenta. Em seguida, os níveis mais altos de eritropoetina estimulam a medula óssea a aumentar a produção de hemácias. Em geral, o processo inteiro demora 5 dias.

Para que haja produção de hemácias normais, a medula óssea também requer ferro, vitamina $B_{12}$, ácido fólico, piridoxina (vitamina $B_6$), proteína e outros fatores. A deficiência de qualquer um desses fatores durante a eritropoese pode reduzir a produção de hemácias e causar anemia.

### Reservas e metabolismo do ferro.

A taxa de absorção do ferro é regulada pela quantidade de ferro que já está armazenado no organismo e pela taxa de produção das hemácias. Apenas 0,5 a 1 mg do ferro ingerido é absorvido normalmente no intestino delgado a cada dia. Quantidades adicionais de ferro (até 2 mg) precisam ser absorvidas pelas mulheres em idade fértil, de modo a repor as perdas que ocorrem durante a menstruação. A quantidade total de ferro do corpo de um adulto médio é de cerca de 3 g, estando a maior parte na hemoglobina ou em um dos seus produtos de decomposição.

Normalmente, a concentração de ferro no sangue é de 75 a 175 µg/dℓ (13 a 31 µmol/ℓ) nos homens e de 65 a 165 µg/dℓ (11 a 29 µmol/ℓ) nas mulheres. Quando há deficiência de ferro, as reservas de ferro da medula óssea são rapidamente esgotadas; a síntese de hemoglobina diminui, e as hemácias produzidas pela medula são pequenas e contêm quantidades reduzidas de hemoglobina. Isso é conhecido como *anemia microcítica* (que se caracteriza por hemácias pequenas). Parte do hemograma completo padronizado inclui o volume corpuscular médio (VCM), que mede o diâmetro das hemácias. Na anemia microcítica, o VCM é pequeno ($< 82$ µm$^3$). As causas de anemia microcítica são deficiência de ferro associada à ingestão dietética insuficiente; má absorção; perdas aumentadas de ferro; e demanda aumentada de ferro (Fischbach e Dunning, 2009). Nos adultos, a escassez de ferro dietético raramente é a única causa de anemia por deficiência de ferro (ferropriva). Nessa faixa etária, a deficiência de ferro geralmente indica que houve perda de sangue no corpo (p. ex., sangramento GI ou fluxo menstrual profuso). A causa da deficiência de ferro deve ser investigada imediatamente, porque, nos adultos, pode ser um sinal de sangramento do trato GI ou de câncer do intestino grosso.

### Metabolismo da vitamina $B_{12}$ e do ácido fólico.

A vitamina $B_{12}$ e o ácido fólico são necessários à síntese do DNA em muitos tecidos. As deficiências dessas vitaminas produzem efeitos mais profundos na eritropoese. A vitamina $B_{12}$ e o ácido fólico são fornecidos pela dieta e dependem da integridade da mucosa intestinal para que ocorra sua absorção. A vitamina $B_{12}$ combina-se com o fator intrínseco produzido no estômago e é absorvida no íleo distal. É importante que as enfermeiras saibam que os clientes que foram submetidos à gastrectomia parcial ou total podem apresentar quantidades reduzidas de fator intrínseco, e, consequentemente, a absorção de vitamina $B_{12}$ pode estar reduzida, resultando em anemia. Os efeitos da absorção ou da ingestão reduzidas de vitamina $B_{12}$ não se tornam evidentes antes de 2 a 4 anos.

### Destruição das hemácias (hemólise)

Hemácias envelhecidas perdem sua elasticidade e ficam retidas nos vasos sanguíneos finos e no baço. Elas são removidas do corpo pelas células reticuloendoteliais, principalmente no baço e no fígado. À medida que as hemácias são destruídas, a maior parte da hemoglobina liberada é reciclada. Parte da hemoglobina também é decomposta para formar bilirrubina, que é secretada na bile. A maior parte do ferro é reciclada para formar novas moléculas de hemoglobina na medula óssea; quantidades diminutas são perdidas diariamente nas fezes e na urina e, mensalmente, com o fluxo menstrual.

## Leucócitos

Os leucócitos são subdivididos em dois grupos gerais: granulócitos e agranulócitos. No sangue normal, a contagem total de leucócitos varia de 5.000 a 10.000 células por milímetro cúbico. Dentre essas células, cerca de 60 a 70% são granulócitos, e 30 a 40% são linfócitos. Essencialmente, esses dois tipos de leucócitos protegem o corpo contra infecções e lesões dos tecidos.

### Granulócitos

**Granulócitos** são definidos pela existência de grânulos no citoplasma da célula. Os granulócitos são subdivididos em três grupos principais (Figura 19.2): eosinófilos, basófilos e neutrófilos. **Neutrófilos** são as células mais numerosas desse grupo e também são conhecidos como neutrófilos polimorfonucleares (PMN) ou segmentados.

O núcleo do neutrófilo maduro tem vários lobos (em geral, dois a cinco), ou seja, é um núcleo "segmentado". O granulócito um pouco mais imaturo contém um núcleo alongado com um único lobo e é conhecido como **bastão**. Em geral, os bastões representam apenas uma pequena porcentagem dos granulócitos circulantes, embora sua contagem possa aumentar expressivamente nas condições que aumentem a demanda por neutrófilos (p. ex., infecções). O aumento da contagem de bastões é conhecido como **desvio à esquerda**.

Os neutrófilos totalmente maduros resultam da diferenciação gradativa das células-tronco mieloides, principalmente dos **blastos mieloides**. O processo, conhecido como **mielopoese**, demora em média 10 dias (Figura 19.1). Quando é liberado pela medula na circulação, o neutrófilo permanece circulando por cerca de seis horas apenas, antes de migrar para os tecidos corporais, onde desempenha sua função de **fagocitose** (ingestão e digestão de bactérias e partículas; Figura 19.3). Nos tecidos, os neutrófilos não sobrevivem por mais de 1 ou 2 dias antes de morrer.

Os **eosinófilos** desempenham um papel fundamental na resposta às doenças parasitárias e alérgicas. A presença de determinados micróbios (p. ex., parasitos) resulta na liberação do conteúdo granular do eosinófilo, favorecendo a destruição e a fagocitose dos microrganismos.

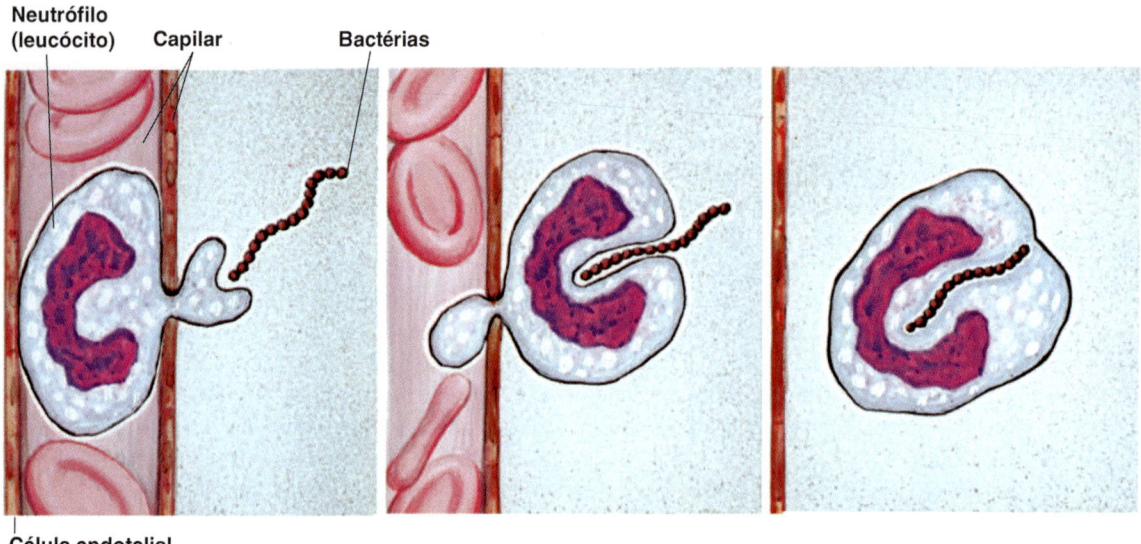

**Figura 19.3** Fagocitose. Para que haja fagocitose, um corpo estranho (p. ex., bactérias, parasitos ou restos celulares) precisa aderir à parede celular do fagócito. Em seguida, o fagócito se estende ao redor do corpo estranho, projetando pseudópodes de modo a engolfá-lo. Quando está dentro do fagócito, o material engolfado é mantido em um vacúolo, onde enzimas presentes dentro da célula destroem o material estranho.

Os **basófilos** são os menos numerosos dentre os leucócitos circulantes e têm grânulos purpúreos escuros tipicamente volumosos. Os grânulos contêm heparina e histamina, e são liberados em resposta à exposição aos alergênios.

A quantidade de granulócitos circulantes presentes nos indivíduos saudáveis é relativamente fixa. O aumento da contagem total de leucócitos indica infecção, traumatismo ou lesão dos tecidos, ou pode ser um efeito colateral de determinados fármacos (p. ex., corticoides). Contagens de leucócitos (leucometrias) abaixo do normal podem indicar infecções virais, ser um efeito colateral de alguns fármacos (p. ex., antivirais) ou prenunciar uma doença mais grave, como leucemia ou síndrome mielodisplásica.

### Agranulócitos

Os monócitos e os linfócitos são leucócitos cujo citoplasma não contém grânulos – daí o termo *agranulócitos* (Figura 19.2).

**Monócitos.** Também conhecidos como *leucócitos mononucleares*, os **monócitos** têm um núcleo unilobulado e são os maiores dentre os leucócitos. No sangue de um adulto normal, os monócitos representam cerca de 5% da contagem total de leucócitos. Quando são liberados da medula óssea, os monócitos passam pouco tempo na circulação (cerca de 24 h) e, em seguida, entram nos tecidos do corpo. Nos tecidos, os monócitos continuam sua diferenciação em **macrófagos**, que podem sobreviver por alguns meses. Os macrófagos são particularmente ativos no baço, no fígado, no peritônio e nos alvéolos; eles removem restos celulares dessas áreas e fagocitam bactérias localizadas nos tecidos (ver descrição do sistema reticuloendotelial, adiante).

**Linfócitos.** Os linfócitos maduros são células pequenas com citoplasma escasso (Figura 19.2). Os linfócitos imaturos são formados na medula óssea a partir das células-tronco linfoides. Uma segunda fonte importante para a formação dessas células é o córtex do timo. As células derivadas do timo são conhecidas como linfócitos T (ou células T), enquanto as que se originam da medula óssea também podem ser células T, mas a maior parte é representada pelos linfócitos B (ou células B). Os linfócitos concluem seu processo de diferenciação e maturação principalmente nos linfonodos e nos tecidos linfoides do intestino e do baço depois da exposição a um antígeno específico. Os linfócitos maduros são as células principais do sistema imune, produzindo anticorpos e identificando outras células e microrganismos como "estranhos".

### Funções dos leucócitos

Os granulócitos protegem o corpo contra a invasão de bactérias e outros microrganismos estranhos. Os neutrófilos chegam a determinado local dentro de uma hora após o início da reação inflamatória e começam a fagocitar, mas têm vida curta. Em seguida, chegam os monócitos, que mantêm suas atividades fagocíticas por períodos mais longos depois que se transformam em macrófagos. Esse processo forma uma segunda linha de defesa do organismo contra inflamação e infecção. Embora os neutrófilos geralmente possam erradicar eficazmente as bactérias sem a ajuda dos macrófagos, estas últimas células são particularmente eficazes contra fungos e vírus.

A função principal dos linfócitos é produzir substâncias que facilitem o combate aos corpos estranhos. Os linfócitos T destroem diretamente as células estranhas, ou liberam várias *linfocinas*, substâncias que potencializam a ação das células fagocíticas. Os linfócitos T são responsáveis pelas reações alérgicas retardadas, pela rejeição de tecidos estranhos (p. ex., órgãos transplantados) e pela destruição das células tumorais. Esse processo é conhecido como *imunidade celular*. Os linfócitos B podem diferenciar-se em plasmócitos. Por sua vez, os plasmócitos produzem anticorpos conhecidos como imunoglobulinas (Ig), que são moléculas proteicas capazes de destruir materiais estranhos por vários mecanismos. Esse processo é conhecido como *imunidade humoral*.

O aumento das contagens de eosinófilos nos estados alérgicos indica que essas células estão envolvidas nas reações de hipersensibilidade, porque elas neutralizam a histamina. Desse modo, as contagens de eosinófilos devem ser realizadas nas reações alérgicas e nas infecções parasitárias, e também para monitorar a resposta ao tratamento (Fischbach e Dunning, 2009). Os basófilos desempenham um papel importante nas reações de hipersensibilidade e são usados para estudar a inflamação crônica (Fischbach, 2009).

### Plaquetas (trombócitos)

Tecnicamente, as plaquetas (ou trombócitos) não são células, e sim fragmentos granulares de células gigantes existentes na medula óssea, conhecidas como *megacariócitos*. A produção de plaquetas na medula óssea é regulada em parte pelo hormônio trombopoetina, que estimula a formação e a diferenciação dos megacariócitos a partir das células-tronco mieloides.

As plaquetas desempenham um papel fundamental no controle do sangramento. Circulam livremente no sangue em um estado inativo, no qual cuidam do endotélio dos vasos sanguíneos e mantêm a integridade do sistema vascular. Quando há uma lesão vascular, as plaquetas se aglomeram no local e são ativadas. Elas aderem à área lesada e umas às outras, formando um tampão plaquetário que interrompe temporariamente o sangramento. Substâncias liberadas dos grânulos plaquetários ativam os fatores da coagulação do plasma sanguíneo e iniciam a formação de um coágulo estável formado de **fibrina** (uma proteína filamentar).

### Plasma e proteínas plasmáticas

Depois da separação dos elementos celulares do sangue, a porção líquida restante é conhecida como *plasma*. Mais de 90% do plasma são formados por água. Os 10% restantes consistem principalmente em proteínas plasmáticas, fatores da coagulação (especialmente fibrinogênio) e quantidades pequenas de outras substâncias, como nutrientes, enzimas, escórias metabólicas e gases. Se o plasma coagular, o líquido restante é descrito como **soro**. O soro tem praticamente a mesma composição do plasma; a diferença é que o fibrinogênio e vários fatores da coagulação foram removidos no processo de coagulação.

As proteínas plasmáticas consistem principalmente em albumina e globulinas. As globulinas podem ser separadas em três frações principais (alfa, beta e gama), cada qual formada por proteínas diferentes que desempenham funções diversas. Proteínas importantes das frações alfa e beta são as globulinas transportadoras e os fatores da coagulação produzidos no fígado. As globulinas transportam várias substâncias na circulação. Por exemplo, a globulina transportadora da tireoide transporta tiroxina, enquanto a transferrina transporta ferro. Os fatores da coagulação, inclusive fibrinogênio, permanecem em seu estado inativo no plasma sanguíneo até que sejam ativados pela cascata da coagulação. A fração das globulinas gama consiste nas imunoglobulinas, ou anticorpos. Essas proteínas são produzidas pelos linfócitos e plasmócitos bem diferenciados. O fracionamento real das globulinas pode ser determinado por um exame laboratorial específico (eletroforese das proteínas séricas).

A albumina é particularmente importante para a manutenção do equilíbrio de líquidos no sistema vascular. As paredes dos capilares são impermeáveis à albumina e, por essa razão, sua presença no plasma gera uma pressão osmótica que mantém os líquidos dentro do espaço vascular. A albumina é produzida pelo fígado e possui a capacidade de se ligar a várias substâncias transportadas no plasma (p. ex., alguns fármacos, bilirrubina e alguns hormônios). Os clientes com disfunção hepática podem apresentar concentrações baixas de albumina, com consequente redução da pressão osmótica e formação de edema.

### Sistema reticuloendotelial

O sistema reticuloendotelial (SRE), também conhecido como *sistema fagocítico mononuclear*, ou SFM é um sistema de células fagocíticas, que inclui os monócitos e os macrófagos, e é subdividido em sistemas linfoides primário e secundário. O sistema linfoide primário é onde há produção das células do SRE e inclui a medula óssea e o timo. O sistema linfoide secundário é onde as células do SRE atuam e inclui o fígado, o baço e os linfonodos. No fígado, no baço, nos linfonodos e em outras estruturas distribuídas por todo o corpo, essas células têm a função de reconhecer células estranhas e desencadear uma resposta imune.

O baço desempenha algumas funções adicionais, inclusive reciclagem do ferro, armazenamento de plaquetas e regulação do volume sanguíneo. Esse órgão também funciona como um filtro para bactérias. Além disso, o baço desempenha uma função vital na hematopoese fetal e, quando necessário, pode assumir a função hematopoética na vida adulta, principalmente quando a função da medula óssea está comprometida (p. ex., fibrose da medula óssea).

### Hemostasia

Hemostasia é o processo de evitar perda de sangue pelos vasos intactos e interromper sangramentos dos vasos lesados. A prevenção da perda de sangue pelos vasos intactos depende da quantidade adequada de plaquetas funcionantes. As plaquetas concluem sua maturação no endotélio e, desse modo, mantêm a integridade estrutural da parede vascular. Dois processos estão envolvidos na interrupção de um sangramento: hemostasia primária e hemostasia secundária (Figura 19.4).

Com a hemostasia primária, o vaso sanguíneo lesado se contrai. As plaquetas circulantes se agregam no local e aderem à parede do vaso e umas às outras. Com isso, forma-se um tampão hemostático instável. Para que o processo da coagulação seja adequadamente ativado, os fatores da coagulação inativos na circulação precisam ser convertidos em seus correspondentes ativos. Esse processo ocorre na superfície das plaquetas agregadas no local da lesão vascular. O resultado final é a formação de fibrina, que reforça o tampão plaquetário e permite sua fixação ao local lesado. Esse processo é conhecido como *hemostasia secundária*. O processo da coagulação sanguínea é altamente complexo e pode ser ativado pelas vias intrínseca ou extrínseca. Essas duas vias são necessárias à manutenção da hemostasia normal.

Diversos fatores estão envolvidos na cascata de coagulação, que resulta na formação de fibrina. Quando os tecidos são lesionados, a via extrínseca é ativada depois da liberação de tromboplastina pelos tecidos. Como resultado de uma série de reações, a protrombina é convertida em **trombina**, que, por sua vez, catalisa a conversão do fibrinogênio em fibrina. A coagulação iniciada pela via intrínseca é ativada quando o colágeno que reveste os vasos sanguíneos fica exposto. Os fatores da

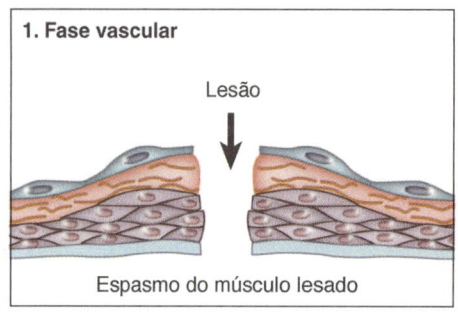
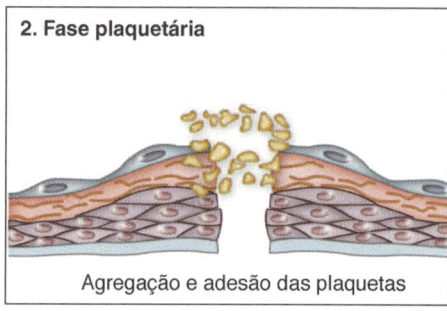
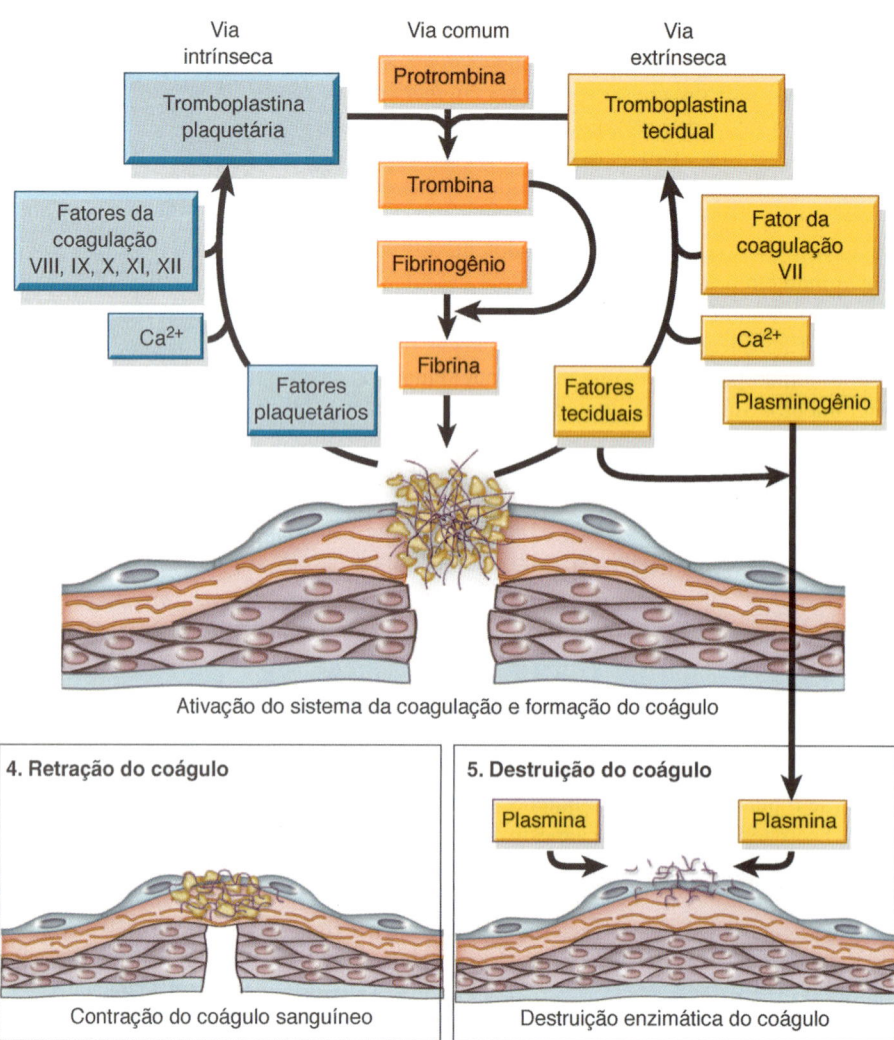

**Figura 19.4** Hemostasia. Quando há lesão da superfície endotelial de um vaso sanguíneo, vários processos ocorrem. Na hemostasia primária, as plaquetas circulantes são atraídas para a camada de colágeno exposto na área lesada. As plaquetas aderem ao local da lesão e liberam fatores que estimulam outras plaquetas a se agregar no local, formando um tampão plaquetário instável. Na hemostasia secundária, dependendo do tipo de estímulo, uma das duas vias da coagulação pode ser ativada – vias intrínseca e extrínseca – e os fatores da coagulação dessa via são ativados. O resultado final da ativação de uma dessas vias é a conversão da protrombina em trombina. A trombina é necessária à conversão do fibrinogênio em fibrina, que é a proteína estabilizadora responsável por fixar o tampão plaquetário instável no local lesado, de modo a evitar sangramento adicional e permitir a cicatrização do vaso ou da estrutura tecidual lesada. (Modificada de www.irvingcrowley.com/cls/clotting.gif.)

coagulação são ativados sequencialmente até que, assim como ocorre na via extrínseca, finalmente se forme fibrina.

À medida que o vaso lesionado é reparado e novamente coberto por células endoteliais, o coágulo de fibrina se torna desnecessário. A fibrina é digerida por dois sistemas: o sistema fibrinolítico plasmático e o sistema fibrinolítico celular. A proteína conhecida como **plasminogênio** é necessária à dissolução (decomposição) da fibrina. O plasminogênio está presente em todos os líquidos corporais, circula junto com o fibrinogênio e, por essa razão, é incorporado ao coágulo de fibrina durante sua formação. Quando o coágulo não é mais necessário (p. ex., depois da cicatrização de um vaso sanguíneo lesionado), o plasminogênio é ativado para formar plasmina. A plasmina digere o fibrinogênio e a fibrina. Os subprodutos da decomposição da fibrina, também conhecidos como *produtos da degradação da fibrina*, são liberados na circulação. Por meio desse sistema, os coágulos são dissolvidos à medida que o tecido é reparado e o sistema vascular retorna ao seu estado basal normal.

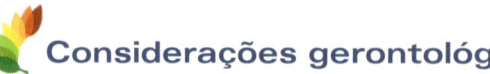
## Considerações gerontológicas

Nos clientes idosos, a capacidade de a medula óssea responder às demandas de células sanguíneas do corpo (hemácias, leucócitos e plaquetas) está reduzida. Essa limitação funcional tem causas variadas, inclusive produção diminuída dos fatores de crescimento necessários à hematopoese pelas células estromais da medula óssea, ou resposta atenuada aos fatores de crescimento (no caso da eritropoetina). Além disso, nos clientes idosos, a medula óssea pode ser mais suscetível aos efeitos mielossupressores dos fármacos. Em consequência desses fatores, nas condições em que um indivíduo idoso necessita de mais células sanguíneas (p. ex., leucócitos nas infecções, hemácias na anemia), a medula óssea pode não conseguir aumentar adequadamente a produção dessas células. O resultado pode ser **leucopenia** (contagem reduzida de leucócitos circulantes) ou anemia.

Anemia é o distúrbio hematológico mais comum dos clientes idosos, e sua incidência aumenta a cada década de vida. A anemia resulta comumente da deficiência de ferro (no caso de sangramento) ou de alguma deficiência nutricional, principalmente deficiência de folato ou vitamina $B_{12}$, ou desnutrição proteico-calórica; a anemia também pode ser causada por inflamação ou doenças crônicas. O tratamento da anemia varia, dependendo da causa. Por essa razão, é importante determinar a causa da anemia, em vez de considerá-la como uma consequência inevitável do envelhecimento. Os indivíduos idosos com doenças cardíacas ou pulmonares coexistentes podem não tolerar muito bem a anemia e, por essa razão, deve-se realizar uma avaliação detalhada imediata.

## Avaliação e investigação diagnóstica

A maioria das doenças hematológicas é atribuída a uma anormalidade do sistema hematopoético ou hemostático, ou aos distúrbios do SRE. A anormalidade pode ser quantitativa (p. ex., aumento ou redução da formação de células), qualitativa (p. ex., as células formadas são deficientes em sua capacidade funcional normal), ou ambas.

Inicialmente, algumas doenças hematológicas causam poucos sintomas. Por essa razão, exames laboratoriais detalhados geralmente são necessários para diagnosticar um distúrbio hematológico. Com a maioria das doenças hematológicas, é necessário monitoramento contínuo por exames laboratoriais específicos. Em geral, é importante avaliar as tendências das contagens hematológicas, porque essas tendências ajudam o médico a decidir se o cliente está respondendo adequadamente ao tratamento.

### Exames hematológicos

Os exames realizados mais comumente para avaliar a função da medula óssea são hemograma completo e esfregaço de sangue periférico. Em geral, as amostras de sangue para hemograma completo e esfregaço de sangue periférico são obtidas por punção venosa. No hemograma encontra-se a contagem total de células sanguíneas (leucócitos, hemácias e plaquetas) e também a hemoglobina, o **hematócrito** (porcentagem do volume sanguíneo representada pelas hemácias) e os índices hematimétricos (Tabela 19.2). Como a morfologia celular (forma e aspecto das células) é particularmente importante na maioria das doenças hematológicas, as células sanguíneas devem ser examinadas. Esse processo é conhecido como *esfregaço de sangue periférico*. Com esse exame, uma gota de sangue é espalhada em uma lâmina de vidro, corada e examinada ao microscópio. A forma e o tamanho das hemácias e das plaquetas, assim como o aspecto propriamente dito dos leucócitos, fornecem informações úteis ao diagnóstico das doenças hematológicas. Aumentos ou reduções de qualquer um dos parâmetros do hemograma podem indicar doença hematológica e sugerir a necessidade de realizar exames mais detalhados (ver Capítulo 20). As enfermeiras devem estar familiarizadas com os parâmetros do hemograma normal e conhecer as implicações potenciais das anormalidades hematológicas.

**Tabela 19.2** Hemograma completo normal com contagem diferencial.

| | | Exemplo: homem de 42 anos |
|---|---|---|
| Leucócitos | 5.000 a 10.000/µℓ | 5.300/µℓ |
| | Contagem absoluta de neutrófilos > 1.800/µℓ | |
| Segmentados | 38 a 71% dos leucócitos totais | 61% |
| Bastões | 0 a 10% do total | 5% |
| Monócitos | 2 a 15% do total | 11% |
| Basófilos | 0 a 1% do total | 0% |
| Eosinófilos | 0 a 5% do total | 1% |
| Linfócitos | 20 a 40% do total | 22% |
| Hemoglobina | Homem: 14 a 18 g/dℓ | 17 g/dℓ |
| | Mulher: 12 a 16 g/dℓ | |
| Hematócrito | Homem: 40 a 52% | 51% |
| | Mulher: 37 a 47% | |
| Plaquetas | 150.000 a 400.000/mm³ | 200.000/mm³ |

### ⚠ *Alerta de enfermagem*

*Nas condições que acarretam perda de volume de líquido, o hematócrito pode estar falsamente elevado. Como nenhum exame confirma a existência de hemoconcentração, a enfermeira precisa avaliar se há sinais de déficit de líquido, inclusive redução do peso, mucosas ressecadas, turgor cutâneo reduzido, hipotensão ortostática, pressão de pulso (diferença entre as pressões sistólica e diastólica) reduzida, débito urinário diminuído com densidade urinária aumentada e alterações dos sinais vitais (aceleração da frequência cardíaca e redução da pressão arterial à medida que o indivíduo perde líquido). Independentemente da causa, os hematócritos acima de 60% estão associados à coagulação espontânea (Fischbach e Dunning, 2009). Do mesmo modo, quando há hemodiluição (i.e., acumulação de líquidos), pode-se observar falsa diminuição do hematócrito. A enfermeira deve verificar se há sinais como aumento do peso, mucosas úmidas, edema, hipertensão, estertores nos campos pulmonares, galope por $B_3$ no foco mitral, aumento do débito urinário com densidade reduzida, e distensão das veias cervicais. Os resultados laboratoriais de hematócritos com valores menores do que 20% estão associados a insuficiência cardíaca e morte (Fischbach, 2009).*

### Avaliação do cliente com níveis baixos de hemoglobina e hematócrito

Os clientes com reduções brandas a moderadas da hemoglobina e do hematócrito podem ser assintomáticos, porque seus mecanismos compensatórios são eficazes. Entretanto, a história clínica detalhada pode revelar o seguinte: fadiga, dispneia, palpitações, pouca tolerância às atividades, cefaleia, tinido, anorexia, indigestão, irritabilidade, dificuldade de dormir ou se concentrar, anormalidades menstruais (mulheres), disfunção erétil (homens), perda da libido, dor torácica e dispneia. Ao exame físico, palidez é o sinal mais comum e evidente de anemia. A palidez pode ser avaliada mais facilmente nas mucosas orais, nos leitos ungueais, nas conjuntivas e nas dobras das palmas. Outras anormalidades podem ser taquicardia e sopros de ejeção. Os clientes com anemia hemolítica podem apresentar icterícia e esplenomegalia.

## Avaliação do cliente com contagens baixas de leucócitos

Os fatores mais importantes que influenciam o risco de um indivíduo adquirir infecções são a gravidade e a duração da neutropenia. As enfermeiras que cuidam de clientes com contagens baixas de leucócitos devem calcular a contagem absoluta de neutrófilos (CAN; Boxe 19.1). A gravidade da neutropenia é classificada com base nos seguintes critérios: CAN entre 1.500 e 1.000/mm³ indica neutropenia leve; CAN entre 999 e 500/mm³ significa neutropenia moderada; e CAN inferior a 500/mm³ indica neutropenia grave. Neutropenia febril é definida como temperatura oral isolada ≥ 38,3°C ou de 38°C por 1 hora, associada à contagem absoluta de neutrófilos < 500/mm³, ou < 1.000/mm³ com previsão de queda para < 500/mm³ nas 24 a 48 h subsequentes (Infectious Diseases Society of America – IDSA). Os clientes com neutropenia grave têm riscos significativamente maiores de desenvolver infecções oportunistas e sepse, e devem ser criteriosamente avaliados quanto aos seguintes itens:

- *Pele*: verifique se há hipersensibilidade, eritema, edema, áreas de perda da integridade da pele, umidade, secreção, lesões (principalmente sob as mamas, nas axilas, na virilha, nas dobras cutâneas, nas proeminências ósseas, no períneo e na região perirretal); examine todos os pontos de punção venosa (p. ex., acessos IV) e entrada de dispositivos de acesso venoso central para detectar eritema, hipersensibilidade, enduração e secreção
- *Mucosa oral*: avalie o grau de umidade, lesões, cor (examine o palato, a língua, a mucosa oral, as gengivas, os lábios e a orofaringe); determine o nível de dor e as alterações do paladar (gustação), que podem preceder os sinais objetivos de lesão da mucosa em 3 a 5 dias
- *Aparelho respiratório*: verifique se há tosse, odinofagia, taquipneia; ausculte os sons respiratórios. Observe a cor, o volume e a consistência do escarro
- *Sistema gastrintestinal*: ausculte os ruídos peristálticos; avalie se há desconforto e distensão abdominais, náuseas e alterações do padrão de eliminação intestinal
- *Aparelho geniturinário*: avalie se há disúria, urgência, aumento da frequência urinária; examine a urina quanto a cor, limpidez e odor
- *Sistema neurológico*: verifique se há queixas de cefaleia, rigidez de nuca, distúrbios visuais; avalie o nível de consciência, orientação e comportamento
- *Temperatura*: verifique se a temperatura está elevada (> 38°C).

Os clientes com neutropenia geralmente não apresentam os sinais clássicos de infecção, inclusive purulência, porque o pus é formado de leucócitos; por essa razão, febre pode ser o único sinal de infecção do cliente e deve ser avaliada imediatamente.

### BOXE 19.1 Cálculo da contagem absoluta de neutrófilos (CAN).

Normalmente, a contagem de neutrófilos é maior do que 2.000/mm³. A contagem absoluta (ou real) de neutrófilos (CAN) é calculada utilizando-se a seguinte fórmula:

$$\text{Leucometria total} \times (\%\ \text{seg} + \%\ \text{bastões}) = \text{CAN}$$

Por exemplo, se a leucometria total for 3.000/mm³ com 72% de neutrófilos e 3% de bastões, a CAN seria calculada da seguinte forma:

$$3.000 \times (72\% + 3\%) = 2.250/mm^3$$

Esse resultado não indica neutropenia, porque a CAN é superior a 2.000/mm³, embora a leucometria total esteja baixa (3.000/mm³).

Por outro lado, no exemplo seguinte, há neutropenia evidente, embora a contagem total de leucócitos esteja normal (5.500/mm³), com 8% de neutrófilos e 0% de bastões.

$$5.500 \times (8\% + 0\%) = 440/mm^3$$

Nesse caso, a CAN está muito reduzida (440/mm³), apesar da leucometria total normal (5.500/mm³).

De modo a investigar neutropenia, é importante calcular a CAN e não confiar unicamente na leucometria total e na porcentagem de neutrófilos.

### Alerta de enfermagem

*O cliente com agranulocitose ou neutropenia e leucopenia acentuadas corre risco significativo de desenvolver infecção. A enfermeira deve saber que a lavagem das mãos é fundamental para a prevenção de infecções. Nenhum estudo demonstrou que os procedimentos de isolamento reverso (p. ex., uso de máscara, avental e luvas para evitar infecção) reduzem os índices de infecção e, por essa razão, eles não são mais realizados rotineiramente (Nirenberg, Bush, Davis et al., 2006; Zitella, Friese, Hauser et al., 2006).*

## Avaliação do cliente sob risco de sangramento

Os sinais e sintomas dos distúrbios hemorrágicos variam, dependendo do tipo e da gravidade do problema. A gravidade da trombocitopenia pode ser descrita da seguinte forma: sangramento excessivo pode ocorrer em consequência de lesão, traumatismo ou procedimento cirúrgico, quando a contagem de plaquetas estiver entre 50.000 e 100.000/mm³; contagens de plaquetas de 20.000/mm³ ou menos aumentam o risco de sangramento espontâneo; e contagens de plaquetas inferiores a 10.000/mm³ estão associadas aos episódios graves de sangramento espontâneo, inclusive hemorragia intracraniana. As precauções para evitar sangramento estão recomendadas para clientes com contagens de plaquetas menores do que 50.000/mm³.

A história e o exame físico detalhados podem ser muito úteis à determinação da causa do distúrbio hemostático. As anormalidades do sistema vascular causam sangramento localizado, geralmente na pele. Como as plaquetas são as principais responsáveis pela hemostasia dos pequenos vasos sanguíneos, os clientes com anormalidades plaquetárias apresentam petéquias, geralmente em grupos dispersos; na maioria dos casos, essas lesões são detectadas primeiramente nos membros e depois nas mucosas. Quando há trombocitopenia prolongada, as petéquias podem aparecer no tronco e em todo o corpo.

Outras alterações pertinentes evidenciadas no exame físico são equimoses ou hematomas, hemorragias conjuntivais, sangramento gengival, sangramento nos locais de punção (venosa, lombar ou medular); hipotensão, taquicardia, tontura, epistaxe (sangramento nasal); angústia respiratória, taquipneia, hemoptise (expectoração de sangue); hematêmese (vômito sanguinolento), distensão abdominal, sangramento retal; sangramento vaginal ou uretral; e cefaleia, visão borrada e alterações do estado mental.

### Alerta de enfermagem
*Em razão do risco de ocorrer sangramento intracraniano espontâneo, os clientes com trombocitopenia muito grave devem ser cuidadosamente monitorados para detectar alterações sutis do estado mental, inclusive irritabilidade e agitação; além disso, devem ser instruídos a relatar imediatamente se tiverem cefaleia, ainda que branda.*

O Boxe 19.2 descreve os cuidados de enfermagem e as instruções necessárias ao manejo seguro dos clientes com trombocitopenia.

Ao contrário dos distúrbios plaquetários, as anormalidades dos fatores da coagulação não tendem a causar sangramento superficial, porque os mecanismos hemostáticos primários ainda estão preservados. Em vez disso, o sangramento ocorre nas estruturas mais profundas do corpo (p. ex., hematomas subcutâneos ou intramusculares, hemorragias dentro dos espaços articulares). O sangramento externo diminui muito lentamente quando se aplica pressão no local; em geral, o sangramento recomeça várias horas após a liberação da pressão. Por exemplo, o sangramento grave pode começar várias horas depois de uma extração dentária.

## Aspiração e biopsia de medula óssea

A aspiração e a biopsia de medula óssea são essenciais quando o hematologista necessita de informações adicionais para avaliar como as células sanguíneas do cliente são formadas, e para determinar a quantidade e a qualidade de cada tipo celular produzido na medula. Esses exames também são realizados para confirmar infecção ou tumor dentro da medula.

A medula óssea normal se encontra em estado semilíquido e pode ser aspirada por uma agulha oca calibrosa especial. Nos adultos, a medula óssea geralmente é aspirada na crista ilíaca posterior e raramente no esterno. O material aspirado fornece apenas uma amostra de células. Apenas uma aspiração pode ser

---

### BOXE 19.2 Intervenções de enfermagem para clientes com trombocitopenia (contagem de plaquetas < 50.000/mm³).

**Prevenir complicações: adotar precauções para evitar sangramento**

- Evite o uso de ácido acetilsalicílico e outras preparações que contenham ácido acetilsalicílico, ou outros fármacos que reconhecidamente inibam a função plaquetária (AINE), quando possível
- Não aplique injeções intramusculares
- Não insira cateteres de demora
- Não use a via retal para aferir temperatura ou administrar fármacos
- Administre emolientes fecais e laxantes orais prescritos para evitar constipação intestinal
- Utilize as agulhas com menor calibre para realizar as punções venosas, se necessário
- Comprima os locais das punções venosas por 5 minutos, ou até que o sangramento tenha cessado
- Utilize apenas escovas de dentes com cerdas macias para fazer a higiene oral
- Não permita que o cliente use roupas apertadas; evite torniquetes ou insuflação exagerada do manguito de aferição da pressão
- Lubrifique os lábios com um lubrificante hidrossolúvel a cada 2 h, enquanto o cliente estiver acordado
- Evite aspiração endotraqueal o máximo possível; se for inevitável, realize apenas aspiração suave
- Recomende que o cliente não tussa nem assoe o nariz vigorosamente
- Use apenas barbeador elétrico para raspar os pelos
- Acolchoe as grades laterais do leito, quando necessário
- Evite quedas, caminhando com o cliente quando necessário e mantendo a segurança do ambiente
- Instrua o cliente a evitar esportes de contato e esportes com risco de queda ou acidente (p. ex., andar de bicicleta ou patins)
- Instrua o cliente a evitar relações sexuais (coito vaginal e anal), até que a contagem de plaquetas esteja acima de 50.000/mm³

**Controlar sangramento**

- Aplique pressão direta
- Aplique pressão manual com gaze sobre a área de sangramento
- Nos casos de epistaxe, coloque o cliente na posição de Fowler com o corpo inclinado para a frente e a boca aberta, de modo que o sangue possa ser derramado em vez de ser deglutido; aplique compressa de gelo na ponte nasal e pressão dirigida no nariz
- Agentes hemostáticos, como tromboplastina, gelatina absorvível, selantes de fibrina, colágeno e alginato, podem ser usados para obter hemostasia nas feridas e nos locais de acesso dos dispositivos venosos com sangramento em atividade
- Avise ao médico se houver sangramento prolongado (p. ex., que não possa ser controlado em até 10 min)
- Administre plaquetas, plasma fresco congelado ou concentrado de hemácias, conforme a prescrição

Nirenberg *et al.*, 2006.

suficiente para avaliar algumas doenças, como anemia. Contudo, quando são necessárias mais informações, também é preciso fazer biopsia. As amostras para biopsia são obtidas da crista ilíaca posterior e, ocasionalmente, é necessário usar uma abordagem anterior. A biopsia de medula óssea mostra a arquitetura da medula e também seu grau de celularidade.

A maioria dos clientes não requer maior preparação além da explicação cuidadosa do procedimento e do desconforto causado, mas para alguns indivíduos muito ansiosos pode ser útil administrar um ansiolítico. Os riscos, os benefícios e as alternativas também devem ser descritos. O cliente precisa assinar um formulário de consentimento informado antes de ser submetido ao procedimento.

Antes da aspiração, a pele deve ser preparada utilizando-se técnica asséptica, como é recomendável em qualquer intervenção cirúrgica. Em seguida, uma área pequena é anestesiada com um anestésico local através da pele e dos tecidos subcutâneos até chegar ao periósteo do osso. Não é possível anestesiar o próprio osso. A agulha de medula óssea é introduzida com um estilete em seu interior. Quando se percebe que a agulha atravessou o córtex externo do osso e entrou na cavidade medular, o estilete é retirado, uma seringa é adaptada e um pequeno volume de sangue (5 a 10 mℓ) e de medula é aspirado. Nos casos típicos, os clientes percebem uma sensação de pressão à medida que a agulha avança até a posição adequada. A aspiração de líquido causa dor aguda e repentina, embora de curta duração, resultante da sucção produzida à medida que a medula é aspirada para dentro da seringa; o cliente deve ser avisado quanto a essa dor. Em geral, fazer respirações profundas ou usar técnicas de relaxamento ajuda a atenuar o desconforto.

Quando é necessário fazer uma biopsia de medula óssea, o procedimento é realizado mais facilmente depois da aspiração e em um local ligeiramente diferente, porque a estrutura da medula pode ficar alterada após a aspiração. Nesse caso, utiliza-se uma agulha de biopsia especial. Como essas agulhas são calibrosas, a pele deve ser perfurada inicialmente com um bisturi cirúrgico para fazer uma incisão de 3 ou 4 mm. A agulha de biopsia é introduzida até entrar completamente na cavidade medular. Quando a agulha está adequadamente posicionada, uma parte da medula é removida por movimentos suaves de torção ou rotação, para recolher a amostra e permitir sua remoção dentro da agulha de biopsia. O cliente percebe uma sensação de pressão, mas não deve sentir propriamente dor. A enfermeira deve pedir ao cliente que relate ao médico se sentir dor, de modo que ele possa administrar mais anestésico.

Os riscos da aspiração ou da biopsia de medula óssea são sangramento e infecção. O risco de sangramento é um pouco maior quando a contagem de plaquetas do cliente está baixa, ou quando ele está em uso regular de medicamento (p. ex., ácido acetilsalicílico) que altere a função plaquetária. Depois de se obter uma amostra da medula, deve-se aplicar pressão no local por vários minutos. Em seguida, o local é coberto com um curativo estéril. A maioria dos clientes não refere desconforto após a aspiração de medula óssea, mas a área de uma biopsia pode ficar dolorida por 1 a 2 dias. Os clientes devem ser instruídos a não tomar banho por imersão nas primeiras 24 h, até que a lesão tenha se cicatrizado. Um analgésico suave (p. ex., paracetamol) pode ser prescrito. Os analgésicos que contêm ácido acetilsalicílico devem ser evitados, porque podem agravar ou potencializar o sangramento.

## Revisão do capítulo

### Exercícios de avaliação crítica

1. Como enfermeira, você assiste um cliente com leucemia aguda e sepse, cuja contagem de plaquetas caiu para 10.000/mm$^3$. Durante sua avaliação, você percebe discreto sangramento no local de inserção de um cateter de Hickman, petéquias nos membros superiores e inferiores, e epistaxe. Quais são as causas possíveis do sangramento desse cliente? Quais são os outros exames laboratoriais que você poderia avaliar? Quais avaliações adicionais você poderia realizar? Quais intervenções de enfermagem você poderia implementar? Quais intervenções médicas deverão ser realizadas?

2. Em uma clínica de onco-hematologia, a enfermeira avalia os resultados nos exames laboratoriais de um dos seus clientes com possível diagnóstico médico de leucemia: contagem de leucócitos de 1.200/mm$^3$ com 10% de neutrófilos. Que outros resultados laboratoriais seria importante revisar ou considerar? O cliente também tem anemia (hemoglobina de 8,2 mg/dℓ), e a contagem de plaquetas é de 110.000/mm$^3$. Quais observações a enfermeira deve incluir em sua avaliação? Determine a gravidade da neutropenia desse cliente. Quais tratamentos médicos devem ser realizados? Quais as orientações para o cliente quanto às precauções com a neutropenia? Qual informação deve ser obtida quanto às condições de moradia do cliente, de modo a determinar o risco de o cliente desenvolver uma infecção após a alta hospitalar? Como modificar esse plano de educação caso o cliente apresente demência branda? E se o cliente não falar ou entender bem o idioma?

### Questões objetivas

1. A enfermeira cuida de um cliente de 73 anos com contagem de plaquetas de 5.000/mm$^3$, causada por uma síndrome mielodisplásica. Às 22h, o cliente se queixa de cefaleia. Qual deve ser a primeira medida tomada pela enfermeira?
   A. Administrar ácido acetilsalicílico de acordo com a necessidade e conforme a prescrição.
   B. Administrar paracetamol de acordo com a necessidade e conforme a prescrição.
   C. Avisar ao médico imediatamente.
   D. Realizar intervenções não farmacológicas, inclusive aplicação de uma compressa fria.

2. A Sra. S. procurou o médico de atenção primária com a queixa de que tinha "um resfriado que não passava". O médico solicitou um hemograma completo, que mostrou o seguinte: leucometria de 4.500; 5 segmentados; 0 bastão; 45 linfócitos; 5 basófilos; 5 eosinófilos; 5 monócitos; e 35 blastos. Qual é a contagem absoluta de neutrófilos dessa cliente?

A. 500
B. 250
C. 225
D. 2.250

3. Qual é o diagnóstico de enfermagem prioritário para um cliente com anemia?
   A. Risco de lesão relacionada com o distúrbio da coagulação
   B. Fadiga relacionada com a oxigenação celular comprometida
   C. Risco de infecção relacionada com a contagem reduzida de leucócitos
   D. Nutrição desequilibrada (menos do que as necessidades corporais) relacionada com a anorexia

4. Um cliente com trombocitopenia associada à quimioterapia apresenta sangramento nasal (epistaxe). Qual seria a intervenção esperada da enfermeira?
   A. Aplicar gelo na superfície anterior do nariz e colocar o cliente na posição supina.
   B. Aplicar pressão nas narinas e colocar o cliente na posição de Fowler elevada e ligeiramente inclinada para a frente.
   C. Apertar firmemente as narinas e colocar o cliente na posição de pronação com a boca aberta.
   D. Pedir ao cliente para soprar o nariz vigorosamente, à medida que a enfermeira comprime firmemente suas narinas.

5. Assinale o distúrbio hematológico mais comum no envelhecimento.
   A. Trombocitopenia
   B. Leucopenia
   C. Agranulocitose
   D. Anemia

## Bibliografia e leitura sugerida

A bibliografia e a leitura sugerida para este capítulo estão disponíveis no **GEN-IO:** http://gen-io.grupogen.com.br/gen-io/.

# CAPÍTULO 20

# Manejo de Enfermagem | Doenças Hematológicas

LISA BARBAROTTA

## Objetivos de estudo

**Após ler este capítulo, você será capaz de:**

1. Diferenciar os diversos tipos de anemias e comparar e contrastar mecanismos fisiológicos, manifestações clínicas, tratamentos médicos e intervenções de enfermagem para cada tipo
2. Comparar as leucemias quanto a incidência, alterações fisiológicas, manifestações clínicas, tratamento e prognóstico
3. Descrever os cuidados de enfermagem para clientes com linfoma e mieloma múltiplo
4. Descrever os cuidados de enfermagem para clientes com distúrbios hemorrágicos ou trombóticos
5. Entender os tratamentos para distúrbios hematológicos, inclusive implicações de enfermagem quanto à administração de hemoderivados.

As doenças hematológicas podem ser benignas e malignas. Esses distúrbios podem afetar todos os sistemas do organismo. Os cuidados de enfermagem para esses clientes requerem conhecimentos de anatomia e fisiologia da hematopoese e da imunologia, bem como *expertise* para avaliação clínica.

## ANEMIA

**Anemia**, condição na qual a concentração de **hemoglobina** é menor que o normal, evidencia-se por contagem de **eritrócitos** (**hemácias**) menor que o normal na circulação. Por essa razão, o oxigênio fornecido aos tecidos do corpo também é menor. Anemia não é uma doença propriamente dita, mas um sinal de algum distúrbio coexistente. Certamente, esse é o distúrbio hematológico mais comum. Embora ocorra frequentemente em todas as faixas etárias, a anemia é especialmente prevalente em indivíduos idosos, com prevalência de até 48% nos idosos que residem em instituições asilares (Landi, Russo, Danese *et al.*, 2007; Robinson, Arttz, Culleton *et al.*, 2007).

### Considerações gerais

A anemia caracteriza-se por redução do número de hemácias (eritrócitos) e tem várias causas. O tratamento depende da etiologia subjacente. A seguir, estudaremos as diversas classificações das anemias e também os cuidados de enfermagem específicos a cada uma.

### Classificação das anemias

As anemias podem ser classificadas com base na morfologia celular ou no processo fisiopatológico subjacente. A classificação morfológica é a abordagem utilizada mais comumente e inclui o tamanho, a cor e a forma das hemácias. As alterações das dimensões das hemácias são descritas como normocíticas (tamanho normal ou médio), macrocíticas (maiores que o normal) ou microcíticas (menores que o normal). As alterações da cor das hemácias são descritas como normocrômicas (cor normal), hipercrômicas (conteúdo celular mais escuro) ou hipocrômicas (conteúdo celular mais pálido ou descorado) (Tabela 20.1). A abordagem fisiopatológica (Tabela 20.2) classifica as anemias com base em se a deficiência de eritrócitos é causada por anormalidade da produção (anemia hipoproliferativa), destruição (anemia hemolítica) ou perda (p. ex., sangramento) (Figura 20.1).

Nas anemias hipoproliferativas, a medula óssea não consegue produzir quantidades suficientes de eritrócitos. A contagem de reticulócitos reflete a produção de hemácias pela medula óssea. Nas anemias causadas por perda de sangue, a medula óssea normal compensa as perdas e aumenta a produ-

**Tabela 20.1** Classificação morfológica das anemias.

| Tipo de anemia | Morfologia | Exemplos | Valores laboratoriais esperados |
|---|---|---|---|
| Normocítica e normocrômica | Células com tamanho e teor de hemoglobina normais | Anemia aplásica<br>Sangramento agudo<br>Anemia hemolítica<br>Anemia das doenças crônicas<br>Anemia falciforme | VCM normal<br>CHCM normal<br>Hemoglobina ↓<br>Hematócrito ↓ |
| Microcítica e hipocrômica | Células pequenas com teor reduzido de hemoglobina | Anemia ferropriva<br>Anemia sideroblástica<br>Talassemia | VCM ↓<br>CHCM ↓<br>Hemoglobina ↓<br>Hematócrito ↓ |
| Macrocítica e normocrômica | Células de tamanho, espessura e volume aumentados | Deficiência de ácido fólico<br>Deficiência de vitamina $B_{12}$ | VCM ↑<br>CHCM normal<br>Hemoglobina ↓<br>Hematócrito ↓ |

CHCM = concentração de hemoglobina corpuscular média; VCM = volume corpuscular médio.

ção de hemácias, que se evidencia por uma contagem alta de reticulócitos. Nas anemias hipoproliferativas, a medula não consegue desenvolver uma resposta adequada à anemia e esta escassez de eritrócitos é refletida na contagem baixa de reticulócitos.

A produção insuficiente de eritrócitos pode ser causada por lesão da medula óssea por fármacos (p. ex., cloranfenicol) ou substâncias químicas (p. ex., benzeno), ou pela escassez de fatores (p. ex., ferro, vitamina $B_{12}$, ácido fólico, **eritropoetina**) necessários à formação das hemácias.

Nas anemias hemolíticas, a destruição prematura das hemácias resulta na liberação da hemoglobina dos eritrócitos no plasma. A destruição aumentada dos eritrócitos causa hipoxia tecidual que, por sua vez, estimula a produção de eritropoetina. Essa produção aumentada é refletida na contagem alta de re-

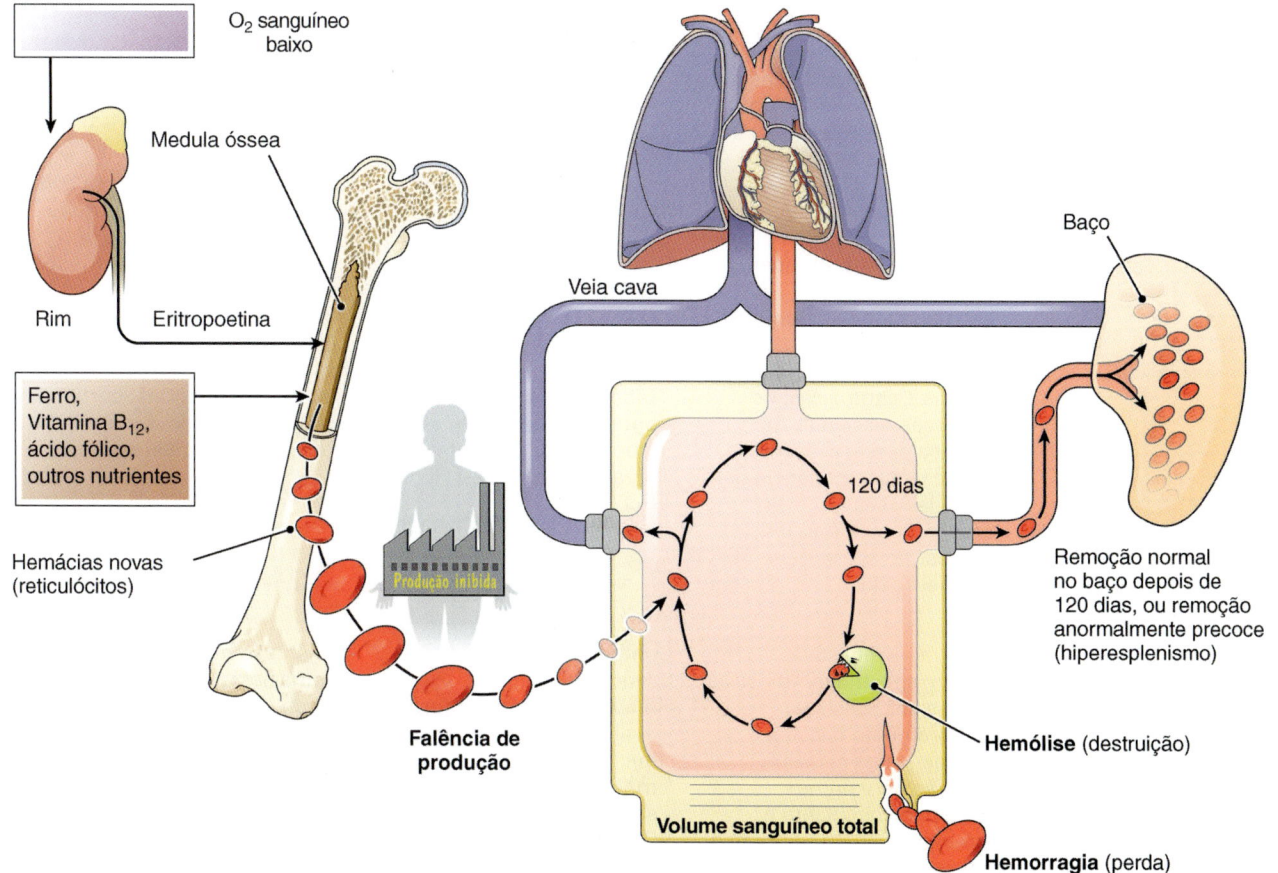

**Figura 20.1** Produção, circulação e destruição das hemácias. Cada tipo de anemia é causado por no mínimo uma dentre três anormalidades: (1) produção reduzida de hemácias; (2) perda de hemácias por hemorragia; ou (3) morte (destruição) precoce das hemácias. Segundo McConnell, T.H. (2007). *The nature of disease pathology for the health professions*. Philadelphia: Lippincott Williams & Wilkins.

**Tabela 20.2** Classificação etiológica das anemias.

| Tipo de anemia | Fisiopatologia | Achados laboratoriais | Tratamento |
|---|---|---|---|
| **Hipoproliferativas (produção reduzida)** | | | |
| Megaloblástica ou perniciosa | Deficiência de vitamina $B_{12}$; ausência do fator intrínseco necessário à absorção de $B_{12}$ | Nível baixo de vitamina $B_{12}$; VCM aumentado. Níveis altos de ácido metilmalônico e homocisteína. Contagem baixa de reticulócitos | Reposição de vitamina $B_{12}$ Cianocobalamina, 1.000 µg IM por mês |
| Deficiência de folato | Ingestão baixa de ácido fólico; absorção reduzida; o álcool interfere no metabolismo do folato no fígado, causando depleção significativa das reservas deste elemento. Os níveis baixos de folato dificultam a síntese de DNA e aumentam as mortes dos eritroblastos | Níveis baixos de folato. VCM alto | Ácido fólico oral, 1 a 5 mg/dia |
| Deficiência de ferro | Sangramento crônico, incapacidade de reaproveitar o ferro das hemácias recicladas. Demandas de ferro maiores que a ingestão. A ingestão baixa de ferro resulta no uso e na depleção das reservas, levando à produção reduzida de Hb | Contagens baixas de reticulócitos; níveis baixos de ferro, ferritina, saturação de ferro e VCM. CTLF aumentada | Reposição de ferro: sulfato ferroso oral, 325 mg 3 vezes/dia. O tratamento com ferro parenteral é reservado aos clientes que não conseguem ingerir suplementos porque têm intolerância, absorção intestinal reduzida ou perda sanguínea persistente. A reposição de ferro parenteral requer monitoramento quanto a sinais de hipersensibilidade |
| Produção reduzida de eritropoetina | A doença renal pode reduzir a produção de eritropoetina (devido à própria doença ou a uma neoplasia maligna) que, por sua vez, diminui a produção de hemácias | Nível baixo de eritropoetina; VCM e CHCM normais; nível alto de creatinina | Reposição IV ou SC de eritropoetina |
| Anemia das doenças crônicas (como AIDS, câncer, LES, doença hepática ou renal crônica, artrite reumatoide) | Caracterizada por três anormalidades: Redução da sobrevida das hemácias, resposta ineficaz da medula óssea à eritropoetina e metabolismo alterado do ferro | VCM e CHCM normais. Ferro sérico baixo. CTLF normal ou reduzida. Ferritina normal ou alta | Essa anemia não melhora com a reposição de ferro, porque também há alterações do transporte de ferro na medula óssea. O tratamento básico consiste em corrigir a causa subjacente |
| Anemia aplásica | Resposta imune mediada por células T citotóxicas; os alvos são as células da medula óssea, causando morte celular e falência da medula óssea. Hereditária ou adquirida (exposição ao benzeno ou aos pesticidas) | Contagem baixa de reticulócitos. Contagens baixas de leucócitos e plaquetas e níveis reduzidos de Hb e Hct | Tratamento imunossupressor (p. ex., ciclosporina, corticoides, globulina antitimócito). Transplante de células-tronco |
| **Sangramentos** | | | |
| Hemorragia | Hemorragia digestiva, menorragia (fluxo menstrual excessivo), epistaxe (sangramento nasal) e traumatismos causam redução do volume sanguíneo circulante e diminuem a hemoglobina e o hematócrito | Contagem alta de reticulócitos. Hb e Hct normais, se forem avaliados pouco depois do início do sangramento, mas diminuem em seguida. VCM inicialmente normal, mas depois diminui. Níveis baixos de ferritina e ferro (tardio) | Transfusão de concentrados de hemácias. Detectar e controlar a causa do sangramento |

*(continua)*

**Tabela 20.2** Classificação etiológica das anemias. (*continuação*)

| Tipo de anemia | Fisiopatologia | Achados laboratoriais | Tratamento |
| --- | --- | --- | --- |
| **Hemólise (destruição das hemácias)** | | | |
| Anemia hemolítica autoimune<br>Adquirida; causada por fatores extrínsecos como infecção, fármacos, intoxicação ou traumatismo | As formas hereditárias e adquiridas causam hemólise dentro dos vasos sanguíneos e/ou dos tecidos linfoides | Esquizócitos detectáveis<br>Contagens altas de esferócitos<br>Contagem alta de reticulócitos | Adquirida: reverter o fator desencadeante e tratar o distúrbio subjacente<br>Tratamento imunossupressor (corticosteroides) |
| Talassemias<br>Um grupo de formas hereditárias de anemia hemolítica autoimune | Causadas por anormalidades celulares da estrutura da Hb; evidenciada por um desequilíbrio entre as cadeias alfa e beta da hemoglobina, resultando em lesão da membrana eritrocitária, produção ineficaz de hemácias e hemólise | VCM reduzido; hemácias fragmentadas<br>Contagem alta de reticulócitos | Transfusão de concentrados de hemácias |

AIDS = síndrome da imunodeficiência adquirida; CHCM = concentração de hemoglobina corpuscular média; CTLF = capacidade total de ligação do ferro; DNA = ácido desoxirribonucleico; Hb = hemoglobina; Hct = hematócrito; LES = lúpus eritematoso sistêmico; VCM = volume corpuscular médio.

ticulócitos à medida que a medula óssea responde à destruição das hemácias. A hemoglobina liberada é convertida em grande parte em bilirrubina; por esta razão, a concentração de bilirrubina aumenta. A **hemólise** pode ser causada por anormalidade intrínseca ao eritrócito (p. ex., anemia falciforme, deficiência de glicose-6-fosfato-desidrogenase [G6PD]) ou anormalidade plasmática (p. ex., anemias hemolíticas imunes), ou por lesão direta dos eritrócitos na circulação (p. ex., hemólise causada por valvas cardíacas mecânicas).

De modo a determinar se a anemia de um cliente é causada por destruição ou produção insuficiente de eritrócitos, é importante considerar os seguintes fatores:

- A capacidade de resposta da medula óssea às contagens reduzidas de eritrócitos (evidenciada por contagem alta de reticulócitos no sangue circulante)
- O grau de proliferação dos eritrócitos jovens (**eritrócitos nucleados**) na medula óssea e a forma como maturam (avaliada por uma biopsia de medula óssea)
- A existência ou a inexistência de produtos finais da destruição dos eritrócitos na circulação (p. ex., nível alto de bilirrubina, concentração baixa de haptoglobina [proteína produzida pelo fígado]).

## Manifestações clínicas e avaliação

Além da gravidade da própria anemia, vários fatores determinam o desenvolvimento dos sinais e sintomas associados:

- Rapidez com que a anemia se desenvolve
- Duração da anemia (*i. e.*, cronicidade)
- Necessidades metabólicas do cliente
- Outros distúrbios ou limitações físicas coexistentes (p. ex., doença cardiopulmonar).

Em geral, quanto mais rapidamente se desenvolve a anemia, mais graves são seus sintomas. Um indivíduo saudável sob outros aspectos geralmente consegue tolerar reduções gradativas da hemoglobina em até 50%, sem apresentar sintomas acentuados ou incapacidade significativa, enquanto perdas rápidas de apenas 30% podem causar colapso vascular grave no mesmo cliente. Um indivíduo com anemia progressiva e níveis de hemoglobina entre 9 e 11 g/dℓ pode ter pouco ou nenhum sintoma, além de ligeira taquicardia aos esforços e fadiga.

Em geral, os indivíduos muito ativos ou que tenham demandas significativas em suas vidas (p. ex., idosos, pessoas com rede de apoio social precária) estão mais predispostos a desenvolver sinais e sintomas de anemia. Os clientes com hipotireoidismo e necessidades reduzidas de oxigênio podem ser completamente assintomáticos, sem taquicardia ou débito cardíaco aumentado, mesmo que o nível de hemoglobina seja de 10 g/dℓ. Do mesmo modo, os clientes com doença cardíaca, vascular ou pulmonar coexistente podem desenvolver sinais e sintomas mais acentuados de anemia (p. ex., dispneia, dor torácica, dor ou cãibras musculares) com níveis de hemoglobina mais altos que os dos indivíduos que não apresentam estas comorbidades.

Os sinais e sintomas mais comuns de anemia estão descritos no Boxe 20.1. A avaliação cuidadosa e detalhada é essencial para detectar complicações potenciais e direcionar as intervenções de enfermagem.

Vários exames hematológicos são usados para determinar o tipo e a causa da anemia (ver revisão detalhada no Capítulo 19). Na avaliação inicial, a hemoglobina, o **hematócrito**, a contagem de reticulócitos e os índices hematimétricos – principalmente volume corpuscular médio (VCM) e índice de anisocitose (RDW) – são particularmente úteis. Comumente, também são realizados estudos do ferro (**nível sérico de ferro**, capacidade de ligação total do ferro [CLTF], saturação percentual e ferritina) e dosagens dos níveis séricos de folato e vitamina $B_{12}$. Os demais parâmetros do hemograma completo ajudam a definir se a anemia é um problema isolado ou faz parte de outra doença hematológica como **leucemia** ou síndrome mielodisplásica (SMD; um grupo de doenças nas quais a medula óssea não produz células sanguíneas normais em quantidades

## BOXE 20.1 | Avaliação inicial direcionada | Anemia.

Fique atento aos seguintes sinais e sintomas:

**Gerais**
- Fraqueza e fadiga
- Tontura
- Pica (desejo incomum de ingerir substâncias como gelo, amido ou barro)

**Neurológicos***
- Dormência ou formigamento (parestesias) e irritabilidade
- Fraqueza
- Cefaleia
- Déficit de coordenação e confusão mental
- Distúrbios da marcha
- Anormalidades dos reflexos
- Déficits funcionais de sensibilidade postural (propriocepção) e vibração
- Espasticidade
- Tinido

**Mucocutâneos**
- Palidez da pele e das mucosas
- Icterícia (anemia hemolítica)
- Unhas frágeis, sulcadas ou côncavas
- Cicatrização demorada das feridas
- Perda de elasticidade
- Cabelos finos e grisalhos em idade precoce
- Pele seca
- Úlceras orais dolorosas
- Língua dolorida de cor vermelho-brilhante (anemia megaloblástica)
- Língua vermelha e lisa (anemia ferropriva)
- Úlceras nos ângulos da boca (queilite angular)

**Cardiovasculares**
- Palpitações
- Dor torácica
- Taquicardia
- Hipotensão
- Edema periférico
- Sopros

**Respiratórios**
- Dispneia
- Ortopneia
- Taquipneia

**Gastrintestinais**
- Anorexia, náuseas e vômitos
- Disfagia
- Dor abdominal
- Flatulência
- Diarreia
- Hepatomegalia
- Esplenomegalia

**Musculoesqueléticos**
- Dor muscular (claudicação)

*Sinais e sintomas neurológicos são mais comuns nos clientes com anemia perniciosa.

---

suficientes). A aspiração da medula óssea pode ser realizada. Além disso, outros exames diagnósticos podem ser solicitados para detectar a existência de doenças crônicas (p. ex., câncer) ou a fonte de algum sangramento (p. ex., pólipos ou úlceras do trato gastrintestinal).

## Manejo clínico

O tratamento da anemia é dirigido à correção ou ao controle da sua causa; se a anemia for profunda, os eritrócitos perdidos ou destruídos são repostos por transfusão de concentrado de hemácias. Os tratamentos indicados para os diversos tipos de anemia estão descritos nas seções subsequentes.

## Manejo de enfermagem

### Manejo da fadiga

Fadiga é o sintoma e a complicação mais comum da anemia. Em muitos casos, esse sintoma aflitivo não é devidamente valorizado pelos profissionais de saúde. Em geral, fadiga é o sintoma que causa mais impacto negativo no nível funcional do indivíduo e, consequentemente, em sua qualidade de vida. Os clientes comumente descrevem a fadiga como uma limitação opressiva. A fadiga pode interferir com a capacidade de trabalhar, tanto em casa quanto fora de casa. Além disso, pode interferir com os relacionamentos com familiares e amigos. Os clientes frequentemente perdem o interesse por seus passatempos e outras atividades, inclusive relações sexuais. A intensidade do sofrimento causado pela fadiga geralmente está relacionada com as responsabilidades e as demandas existenciais do indivíduo, bem como com o nível de ajuda e suporte recebidos de outras pessoas.

As intervenções de enfermagem podem consistir basicamente em ajudar o cliente a priorizar as atividades e encontrar um equilíbrio entre atividade e repouso, que seja realista e exequível sob a perspectiva do indivíduo. Os clientes com anemia crônica devem manter algum nível de atividade e realizar exercícios para evitar perda do condicionamento físico resultante da inatividade. Períodos breves de exercícios diários também reduzem a gravidade da fadiga (Mitchell, Beck, Hood et al., 2007).

### Manutenção da nutrição adequada

A ingestão inadequada de nutrientes essenciais como ferro, vitamina $B_{12}$ e ácido fólico pode causar alguns tipos de anemia. Por sua vez, os sinais e sintomas associados à anemia (p. ex., fadiga, anorexia) podem dificultar a manutenção da nutrição adequada. É importante recomendar a ingestão de uma dieta saudável. A enfermeira deve orientar ao cliente que o álcool interfere na utilização dos nutrientes essênciais e recomendar que ele evite bebidas alcoólicas ou reduza seu consumo. As sessões de ensino dietético devem ser individualizadas e sensíveis às preferências è às práticas de preparação dos alimentos, que são próprias de cada cultura. O envolvimento dos membros da família aumenta a adesão às recomendações dietéticas. Os suplementos dietéticos (p. ex., vitaminas, ferro, folato, proteínas) também podem ser prescritos.

Outro aspecto igualmente importante é que o cliente e seus familiares precisam entender a causa subjacente da anemia, porque alguns tipos não são causados por deficiências nutricionais. Nesses casos, mesmo a ingestão excessiva de suplementos nutricionais não corrige a anemia. Os clientes que necessitam de transfusões crônicas podem ter problemas quando usam suplementos de ferro indiscriminadamente. Esses clientes podem desenvolver sobrecarga de ferro com as transfusões repetidas. O acréscimo de suplementos de ferro apenas agrava a situação e requer tratamento de quelação do ferro (administração de fármacos que removem metais, inclusive ferro).

### *Manutenção da perfusão adequada*

Os clientes com sangramentos agudos ou hemólise grave podem ter redução da perfusão tecidual em consequência da diminuição do volume sanguíneo ou da redução das hemácias circulantes (hematócrito baixo). A perda de volume pode ser reposta com transfusões ou líquidos IV, dependendo dos sintomas e dos resultados dos exames laboratoriais. Pode ser necessário administrar oxigênio suplementar, mas raramente por períodos longos, a menos que o cliente também tenha doença cardíaca ou pulmonar grave. A enfermeira monitora atentamente os sinais vitais e os níveis de oximetria de pulso do cliente; pode ser necessário ajustar ou interromper o uso de outros fármacos (inclusive anti-hipertensivos).

## Complicações

As complicações gerais da anemia grave são insuficiência cardíaca, parestesias e confusão mental. Com qualquer nível determinado de anemia, os clientes com cardiopatia coexistente estão muito mais sujeitos a ter angina ou manifestações clínicas de insuficiência cardíaca que os indivíduos que não têm doença cardíaca.

## Anemias hipoproliferativas

### Anemia ferropriva

A anemia ferropriva ocorre quando as reservas de ferro do corpo são esgotadas e não existe ferro disponível para a síntese de hemoglobina. O volume das reservas de ferro de um indivíduo depende de fatores como idade, sexo, taxa de crescimento e equilíbrio entre absorção dietética e perdas de ferro. Esse elemento é armazenado principalmente no fígado, no baço e na medula óssea. O restante existe na forma de hemoglobina e proteínas.

A anemia ferropriva é o tipo mais comum em todas as faixas etárias e é a anemia mais encontrada em todo o mundo. Esse tipo de anemia é particularmente prevalente nos países em desenvolvimento, nos quais as reservas insuficientes de ferro podem ser causadas pela ingestão inadequada (p. ex., dietas vegetarianas) ou perdas sanguíneas (p. ex., anciióstomos intestinais). No Brasil, segundo a Coordenação Geral de Alimentação e Nutrição, a anemia ferropriva tem alta prevalência em todo o território nacional, atingindo todas as classes. Nas crianças, nos adolescentes e nas gestantes, a causa dessa anemia geralmente é a ingestão insuficiente de ferro para manter o crescimento acelerado. Entretanto, na maioria dos adultos com anemia ferropriva, a causa é sangramento. Na verdade, nos adultos, a causa da anemia ferropriva deve ser atribuída a algum sangramento, até que se prove em contrário.

A causa mais comum de anemia ferropriva nos homens e nas mulheres após a menopausa é sangramento (úlceras, gastrite, doença intestinal inflamatória ou tumores GI). Nas mulheres que ainda não entraram na menopausa, as causas mais comuns de anemia ferropriva são menorragia (sangramento menstrual excessivo) e gravidez com suplementação insuficiente de ferro. Os clientes alcoolistas crônicos geralmente têm perdas sanguíneas crônicas pelo trato GI e isto causa perda de ferro e, por fim, anemia. Outra causa é má absorção de ferro, por exemplo, depois de gastrectomia ou nos clientes com doença celíaca.

### Manejo clínico

Com exceção da gravidez, a causa da anemia ferropriva deve ser investigada. A anemia pode ser um sinal de câncer GI curável ou tumores fibroides uterinos. Amostras de fezes devem ser testadas quanto à existência de sangue oculto. Indivíduos de 50 anos ou mais devem fazer colonoscopia e endoscopia periódicas para detectar úlceras, gastrite, pólipos ou câncer.

Existem várias preparações orais de ferro – sulfato, gliconato e fumarato ferrososo – para tratar anemia ferropriva. O nível de hemoglobina pode aumentar apenas depois de algumas semanas e a anemia pode ser corrigida em alguns meses. A reposição das reservas de ferro é muito mais demorada e, por esta razão, é importante que o cliente continue a usar suplementos de ferro por até 6 a 12 meses. A vitamina C facilita a absorção do ferro. Por essa razão, os suplementos de ferro devem ser ingeridos com um copo de suco da laranja ou um comprimido de vitamina C para ampliar a absorção.

Em alguns casos, o ferro oral não é bem absorvido ou tolerado, ou a suplementação é necessária em grandes quantidades. Nesses casos, pode ser necessário administrar ferro dextrana por via intramuscular (IM) ou intravenosa (IV). Antes de administrar uma dose plena de ferro, uma pequena dose de teste por via parenteral deve ser administrada para evitar o risco de anafilaxia depois das injeções IM ou IV. Fármacos de emergência (p. ex., epinefrina) devem estar disponíveis para uso imediato. Se não surgirem sinais de reação alérgica depois de 30 min, a dose restante pode ser administrada. Várias doses são necessárias para repor as reservas de ferro do cliente.

### Manejo de enfermagem

A orientação preventiva é importante porque a anemia ferropriva é comum nas mulheres que ainda menstruam e nas gestantes. As fontes dietéticas ricas em ferro são vísceras (carne ou fígado bovino, fígado de galinha), outras carnes vermelhas, feijões (preto, rajadinho, grão-de-bico), vegetais folhosos verdes, passas e melado. A ingestão de alimentos ricos em ferro com uma fonte de vitamina C (p. ex., suco de laranja) aumenta a absorção do ferro.

A enfermeira deve ajudar o cliente a escolher uma dieta saudável. O aconselhamento nutricional pode ser fornecido aos clientes que consomem dietas inadequadas. Os clientes com história de ingestão de dietas da moda ou vegetarianas estritas devem ser instruídos de que, em geral, estas dietas contêm quantidades insuficientes de ferro absorvível. A enfermeira deve recomendar que o cliente continue a ingerir suplementos de ferro conforme a prescrição, mesmo que os sinais e sintomas de anemia desapareçam.

Como o ferro é mais bem absorvido com o estômago vazio, o cliente deve ser instruído a ingerir o suplemento uma hora antes das refeições. Em geral, os suplementos de ferro são administrados por via oral, mais comumente na forma de sulfato ferroso. A maioria dos clientes consegue usar as preparações tradicionais menos dispendiosas de sulfato ferroso. Os comprimidos com revestimento entérico podem não ser bem absorvidos e devem ser evitados. Alguns clientes têm dificuldade de tolerar suplementos de ferro em razão dos seus efeitos colaterais gastrintestinais (GI), principalmente constipação intestinal, mas também cólicas, náuseas e vômitos. Algumas preparações de ferro pretendem reduzir os efeitos GI com o acréscimo de um emoliente fecal ou formulações de liberação prolongada para atenuar a náuseas ou a gastrite. As instruções específicas para o cliente (Boxe 20.2) podem ajudar a evitar problemas durante o uso dos suplementos de ferro.

A suplementação IV é prescrita quando as reservas de ferro do indivíduo estão totalmente esgotadas, quando os clientes não conseguem tolerar outros suplementos orais (ver Manejo clínico), ou ambos. A suplementação IM não é realizada frequentemente. O volume de ferro necessário à administração por via intramuscular pode ser excessivo. A injeção IM causa dor local significativa e pode escurecer a pele. Esses efeitos colaterais são atenuados pela técnica em Z para administrar ferro dextrana nos tecidos profundos do músculo glúteo maior (nádegas). A enfermeira deve evitar a esfregação vigorosa do local depois da injeção, de modo a que o escurecimento da pele não seja ampliado. Em razão dos problemas associados ao uso IM, a via IV é preferida para a administração de ferro dextrana.

### BOXE 20.2 Orientações ao cliente.

**Uso de suplementos orais de ferro**

- Ingerir o suplemento de ferro prescrito com o estômago vazio (uma hora antes ou duas horas depois das refeições). Como a absorção do ferro é reduzida pelos alimentos (principalmente laticínios) e antiácidos, evite a ingestão dos suplementos de ferro associada a estes itens
- De forma a evitar desconforto gastrintestinal, o seguinte esquema pode ser mais eficaz se o médico prescrever mais de um comprimido por dia: comece com apenas um comprimido por dia durante alguns dias; em seguida, aumente para dois comprimidos por dia; por fim, faça a ingestão de três comprimidos por dia. Essa técnica permite que o organismo se adapte gradativamente aos suplementos de ferro
- Aumente a ingestão de vitamina C (frutas cítricas e sucos, morangos, tomates, brócolis) para facilitar a absorção do ferro
- Consuma alimentos ricos em fibras para atenuar o problema de constipação intestinal
- Lembre que as fezes ficarão escuras
- Para evitar manchas dentárias causadas pelas preparações líquidas, use um canudo ou coloque a colher com o fármaco na parte posterior da boca para ingerir o suplemento. Enxague cuidadosamente a boca depois de ingerir o fármaco.

## Anemia associada à doença renal

A gravidade da anemia dos clientes com doença renal em estágio terminal (DRET) é muito variável, mas estes indivíduos geralmente não desenvolvem anemia significativa antes que o nível sérico de creatinina passe de 3 mg/d$\ell$.

### Fisiopatologia

Esse tipo de anemia é causado por discreta redução da vida dos eritrócitos e pela deficiência de eritropoetina (necessária à **eritropoese**). À medida que a função renal diminui, a quantidade de eritropoetina produzida pelos rins também cai. Como a eritropoetina também é produzida fora dos rins, os clientes mantêm algum nível deste hormônio, mesmo que seus dois rins tenham sido retirados. Contudo, a quantidade de hemácias produzidas é pequena e o nível de eritropoese é insuficiente.

Os clientes em hemodiálise crônica perdem sangue no dialisador e, por esta razão, podem apresentar deficiência de ferro. A deficiência de ácido fólico ocorre porque esta vitamina difunde-se para o líquido dialisado. Por essa razão, os clientes em hemodiálise com anemia devem ser avaliados quanto à existência de deficiências de ferro e folato e devem ser tratados quando necessário.

### Manifestações clínicas e avaliação

Nos clientes com DRET, os sinais e sintomas de anemia incluem fadiga e redução da tolerância às atividades e são os mais incômodos. Quando a anemia não é tratada, o hematócrito geralmente diminui para 20 a 30%, embora em casos raros possa cair a menos de 15%. Ao exame do esfregaço de sangue periférico, os eritrócitos têm aspecto normal.

### Manejo clínico e de enfermagem

A disponibilidade da eritropoetina recombinante (alfaepoetina; alfadarbepoetina) alterou drasticamente o tratamento da anemia associada à DRET porque reduziu a necessidade de transfusões de hemácias e seus riscos associados. Quando é combinada com suplementos de ferro oral, a eritropoetina pode aumentar e manter os níveis de hematócrito na faixa de 33 a 38%. Esse tratamento também é eficaz nos clientes em diálise. Hipertensão é o efeito colateral mais grave nessa população de clientes quando o hematócrito aumenta rapidamente a um patamar elevado. Por essa razão, o hematócrito e a pressão arterial devem ser monitorados frequentemente quando o cliente com doença renal inicia o tratamento com a eritropoetina. A dose de eritropoetina deve ser titulada com base no hematócrito. Em alguns casos, o hematócrito elevado e a hipertensão associada podem levar à necessidade de fazer tratamento anti-hipertensivo.

## Anemia das doenças crônicas

O termo "anemia das doenças crônicas" não é apropriado porque, além das doenças crônicas, outros processos inflamatórios, infecciosos e neoplásicos causam este tipo de anemia. Muitas doenças inflamatórias crônicas estão associadas à anemia **normocrômica** e **normocítica** (*i. e.*, as hemácias têm cor e tamanho normais). Isso inclui artrite reumatoide; infecções crônicas graves; e muitos tipos de câncer. Por essa razão, é fundamental que a "doença crônica" seja diagnosticada quando esse tipo de anemia é detectado, de modo que possa ser tratada adequadamente.

Em geral, a anemia é branda a moderada e não é progressiva. A anemia desenvolve-se gradativamente ao longo de 6 a 8 semanas e, em seguida, estabiliza com níveis de hematócrito que raramente ficam abaixo de 25%. A hemoglobina raramente cai a menos de 9 g/d$\ell$ e a medula óssea tem celularidade normal com reservas de ferro aumentadas, à medida que o ferro é transferido do soro para a medula.

A maioria desses clientes tem poucos sintomas e a anemia não precisa ser tratada. Com o tratamento eficaz da doença subjacente, o ferro disponível na medula óssea é usado para produzir hemácias e o nível de hemoglobina aumenta.

### Anemia aplásica

Anemia aplásica é uma doença rara causada por redução ou lesão das **células-tronco** da medula óssea, por anormalidades do microambiente da medula óssea; ou por substituição da medula por gordura. Existem evidências sugestivas de que as células T citotóxicas produzem substâncias que inibem a **hematopoese** e, deste modo, resultam em medula óssea gordurosa e hipocelular (Mansen e McCance, 2006). Por essa razão, além de anemia profunda, os clientes também têm **neutropenia** (contagens baixas de **neutrófilos**) e trombocitopenia (contagens reduzidas de **plaquetas**) significativas.

### Fisiopatologia

A anemia aplásica pode ser congênita ou adquirida, mas a maioria dos casos é idiopática (*i. e.*, sem causa aparente). Infecções e gravidez podem desencadear esse tipo de anemia, ou ela pode ser causada por alguns fármacos, substâncias químicas ou irradiação. Entre os compostos que comumente produzem aplasia medular estão o benzeno e seus derivados. Alguns materiais tóxicos como arsênio inorgânico e vários pesticidas (inclusive DDT [diclorodifeniltricloroetano], que, no Brasil, têm uso restrito) também foram implicados como causas potenciais.

### Manifestações clínicas e avaliação

Em geral, as manifestações clínicas da anemia aplásica são insidiosas. As complicações resultantes da falência da medula óssea podem ocorrer antes do diagnóstico confirmado, inclusive infecções (secundárias à neutropenia) e sangramentos (atribuídos à trombocitopenia). Os sinais e sintomas de anemia como fadiga, dispneia e redução da tolerância às atividades geralmente estão presentes por ocasião do diagnóstico. Púrpura (equimose) pode ocorrer mais tarde e deve indicar a realização de um Hct e uma avaliação hematológica, caso ainda não tenha sido solicitados.

### Manejo clínico

Estudos sugeriram que os linfócitos dos clientes com anemia aplásica destruam as células-tronco e, consequentemente, reduzam a formação dos eritrócitos, **leucócitos** e plaquetas. Apesar da sua gravidade, a anemia aplásica pode ser tratada na maioria dos casos. Os clientes com menos de 60 anos, que estejam saudáveis sob os demais aspectos e tenham um doador compatível, podem ser curados da doença por um transplante de medula óssea (TMO) ou transplante de células-tronco do sangue periférico (TCTSP). Em outros casos, a doença pode ser controlada com tratamento imunossupressor, que geralmente inclui uma combinação de globulina antitimócitos (GAT) e ciclosporina. A GAT (uma preparação purificada de gamaglobulinas) é obtida de cavalos ou coelhos imunizados com linfócitos T humanos. Os efeitos colaterais que ocorrem durante a infusão são comuns e podem incluir febre e calafrios. O início súbito de erupção cutânea ou broncospasmo pode prenunciar anafilaxia e requer tratamento imediato (ver Capítulo 38). Alguns clientes podem desenvolver uma resposta imune retardada conhecida como doença do soro evidenciada por febre, erupção cutânea, artralgias e prurido; esta doença pode demorar algumas semanas para regredir. Os corticoides são usados como agentes imunossupressores coadjuvantes, mas também reduzem o risco de desenvolver doença do soro (Afable e Lyon, 2008). O índice global médio de resposta ao tratamento com GAT e ciclosporina varia de 60 a 70%, enquanto o índice de recidiva oscila na faixa de 20 a 30% (Young, Scheinberg e Calado, 2008). Os índices de resposta e sobrevivência são menores entre os clientes com mais de 60 anos (Marsh, Ball, Cavenagh *et al.*, 2009).

Os imunossupressores como ciclosporina, corticoides, GAT e ciclofosfamida evitam que os linfócitos do cliente destruam suas células-tronco. Se ocorrerem recidivas (*i. e.*, o cliente apresenta novamente pancitopenia [reduções das hemácias, dos leucócitos e das plaquetas], a reintrodução dos mesmos fármacos imunossupressores pode induzir outra remissão. Os corticoides são agentes imunossupressores úteis, mas causam efeitos colaterais significativos, inclusive complicações ósseas (*i. e.*, necrose avascular) e infecção.

As medidas de suporte também desempenham uma função importante no manejo da anemia aplásica. É importante interromper a exposição a qualquer fármaco ou substância desencadeante. O cliente deve ser mantido com transfusões de concentrados de hemácias e plaquetas, conforme a necessidade. Os fatores de crescimento (p. ex., fator de estimulação do crescimento de colônias de granulócitos como o filgrastim) podem ser administrados para reduzir a duração e a gravidade da neutropenia (Afable e Lyon, 2008). Em geral, as mortes são causadas por hemorragia ou infecção.

### Manejo de enfermagem

Os clientes com anemia aplásica estão vulneráveis a desenvolver problemas associados às contagens baixas de eritrócitos (hemácias), leucócitos e plaquetas. Esses indivíduos devem ser avaliados cuidadosamente quanto à existência de sinais de infecção e sangramento. As intervenções de enfermagem específicas estão descritas nas seções sobre neutropenia e trombocitopenia.

### Anemias megaloblásticas

Com as anemias causadas por deficiência de vitamina $B_{12}$ ou ácido fólico, os clientes apresentam as mesmas anormalidades na medula óssea e no sangue periférico, porque estas duas vitaminas são essenciais à síntese normal de DNA. Com essas anemias, os eritrócitos produzidos são anormalmente grandes e são descritos como *eritrócitos megaloblásticos*. As outras células derivadas da célula-tronco **mieloide** (leucócitos não linfoides e plaquetas) também são anormais, resultando em contagens baixas de leucócitos e plaquetas nos estágios avançados da doença. O exame da medula óssea demonstra **hiperplasia** (aumento anormal das contagens de células) e as células precursoras eritroide e mieloides são grandes e têm aspecto bizarro.

## Fisiopatologia

### Deficiência de ácido fólico

O ácido fólico é armazenado na forma de compostos conhecidos como *folatos*. As reservas de folato do corpo são muito menores que as de vitamina $B_{12}$ e se esgotam rapidamente (dentro de 4 meses) quando a ingestão dietética de ácido fólico é insuficiente. Folato é encontrado nos vegetais folhosos verdes e no fígado de animais. A deficiência de folato ocorre nos indivíduos que ingerem quantidades muito reduzidas de vegetais crus. O álcool aumenta as necessidades de ácido fólico e os clientes alcoólicos geralmente consomem dietas com deficiências vitamínicas. As necessidades de ácido fólico também aumentam nos clientes com anemias hemolíticas crônicas e nas gestantes, porque a necessidade de produzir hemácias é maior nestas condições. Alguns clientes com doenças que causam má absorção no intestino delgado (p. ex., espru) podem não absorver ácido fólico em quantidades suficientes.

### Deficiência de vitamina $B_{12}$

A deficiência de vitamina $B_{12}$ pode ter várias causas. A ingestão insuficiente é rara, mas pode ocorrer nos vegetarianos estritos (que não ingerem carnes nem laticínios). A absorção anormal no trato GI é uma causa mais comum. Isso ocorre nos indivíduos com doença de Crohn, ou depois de ressecção do íleo ou do estômago. Outra causa é a ausência do fator intrínseco (p. ex., anemia perniciosa). O fator intrínseco é secretado normalmente pelas células da mucosa gástrica; em condições normais, este fator liga-se à vitamina $B_{12}$ ingerida e é levado até o íleo, onde a vitamina é absorvida. Sem o fator intrínseco, a vitamina $B_{12}$ ingerida com a dieta não pode ser absorvida e, por fim, a produção de eritrócitos diminui. Mesmo quando há vitamina $B_{12}$ e fator intrínseco suficientes, a deficiência pode ocorrer quando doenças do íleo ou do pâncreas reduzem a absorção. A anemia perniciosa, que tende a ter prevalência aumentada em algumas famílias, é basicamente um distúrbio dos adultos, principalmente idosos. Nesse caso, a anormalidade está na mucosa gástrica porque a parede do estômago atrofia e não consegue sintetizar fator intrínseco. Por essa razão, a absorção de vitamina $B_{12}$ diminui expressivamente.

Normalmente, o corpo tem reservas substanciais de vitamina $B_{12}$ e, por esta razão, vários anos podem transcorrer antes que a deficiência cause anemia. Como o corpo consegue compensar muito bem a deficiência, a anemia pode ser grave quando o cliente desenvolve sintomas. Por motivos desconhecidos, os clientes com anemia perniciosa têm incidência mais alta de câncer gástrico que a população em geral; estes clientes devem fazer endoscopia periódica (a cada 1 a 2 anos) como triagem para detecção precoce do câncer de estômago.

## Manifestações clínicas e avaliação

A avaliação clínica dos clientes que têm ou podem desenvolver anemia megaloblástica inclui a inspeção da pele e das mucosas. Esses clientes podem apresentar icterícia branda, que é mais evidente nas escleróticas examinadas sob luz não fluorescente. Vitiligo (diminuição ou falta de melanina – pigmentação da pele) e encanecimento precoce dos cabelos são comuns nos clientes com anemia perniciosa. A língua é lisa, vermelha e hipersensível.

Os sinais e sintomas das deficiências de ácido fólico e vitamina $B_{12}$ são semelhantes e as duas anemias podem coexistir. Entretanto, as manifestações neurológicas da deficiência de vitamina $B_{12}$ não ocorrem com a deficiência de ácido fólico e persistem quando a vitamina $B_{12}$ não é reposta. Por essa razão, é importante diferenciar cuidadosamente esses dois tipos de anemia. Os níveis séricos dessas duas vitaminas podem ser dosados. No caso da deficiência de ácido fólico, mesmo doses pequenas de ácido fólico aumentam o nível sérico de folato. Por essa razão, dosagem do folato dentro da própria hemácia (folato eritrocitário) é um exame mais sensível para confirmar deficiência de ácido fólico.

Depois que as reservas corporais de vitamina $B_{12}$ e ácido fólico são esgotadas, o cliente pode começar a apresentar sinais e sintomas de anemia. Contudo, como o início e a progressão da anemia são muito insidiosos, o corpo pode compensar muito bem estas carências, até que a anemia seja grave; por esta razão, as manifestações clínicas típicas (fraqueza, apatia, fadiga) podem não ser evidentes inicialmente. Os efeitos hematológicos da deficiência também se acompanham de anormalidades em outros sistemas do corpo, principalmente trato GI e sistema nervoso (Boxe 20.1). Esses sinais e sintomas são progressivos, embora a progressão da doença possa ser marcada por remissões e exacerbações parciais espontâneas. Sem tratamento, os clientes podem morrer depois de alguns anos, geralmente por insuficiência cardíaca secundária à anemia.

## Manejo clínico

A deficiência de folato é tratada aumentando-se o aporte dietético de ácido fólico e administrando-se 1 a 5 mg de ácido fólico por dia. O ácido fólico é administrado por via IM apenas aos clientes com problemas que causam má absorção. Com exceção das vitaminas administradas durante a gravidez, a maioria das preparações vitamínicas comercializadas não contém ácido fólico e, por esta razão, ele deve ser administrado separadamente. Depois da normalização do nível de hemoglobina, a reposição de ácido fólico pode ser interrompida. Contudo, os clientes alcoolistas devem continuar a ingestão de ácido fólico enquanto o alcoolismo persistir.

A deficiência de vitamina $B_{12}$ é tratada com reposição desta vitamina. Os vegetarianos podem prevenir ou tratar a deficiência com suplementos orais, preparações de vitaminas ou leite de soja enriquecido. Quando a deficiência é causada por uma anormalidade mais comum na absorção ou pela inexistência de fator intrínseco, a reposição por injeções IM mensais de vitamina $B_{12}$ torna-se necessária. Mesmo se não houver fator intrínseco, uma porcentagem pequena da dose oral de vitamina $B_{12}$ pode ser absorvida por difusão passiva, mas doses altas (2 mg/dia) são necessárias se for necessário repor esta vitamina por via oral.

À medida que a vitamina $B_{12}$ é reposta, a contagem de reticulócitos aumenta dentro de uma semana e, depois de algumas semanas, as contagens sanguíneas estão normais. A língua típica da anemia perniciosa (vermelho-viva e hipersensível) parece melhorar e fica menos avermelhada depois de alguns dias. Entretanto, as manifestações neurológicas requerem mais tempo para regredir; quando há neuropatia grave, o cliente pode nunca se recuperar totalmente. De modo a evitar recidiva da anemia perniciosa, o tratamento de reposição com vitamina $B_{12}$ deve ser mantido por toda a vida.

### Alerta de enfermagem
*Mesmo quando a anemia megaloblástica é grave, as transfusões de hemácias podem não ser realizadas porque o corpo do cliente compensou expandindo o volume sanguíneo total com o transcorrer do tempo. As transfusões de sangue a esses clientes, principalmente quando são idosos ou têm doença cardíaca, podem desencadear edema pulmonar. Se forem necessárias transfusões, o concentrado de hemácias deve ser transfundido lentamente e com monitoramento cuidadoso dos sinais e sintomas de sobrecarga de líquido.*

## Manejo de enfermagem

A enfermeira deve estar atenta quanto à deambulação e deve avaliar a marcha e a estabilidade do cliente, bem como sua necessidade de utilizar dispositivos auxiliares (p. ex., bengalas, andadores) e receber ajuda para realizar as atividades da vida diária. Um aspecto especialmente importante é garantir a segurança do cliente quando há distúrbios da sensibilidade, da coordenação e da marcha. Pode ser necessário realizar encaminhamento a fisioterapia e terapia ocupacional. Se a sensibilidade estiver alterada, o cliente deve ser instruído a evitar extremos de calor e frio.

Como a hipersensibilidade da boca e da língua pode dificultar a ingestão nutricional, a enfermeira deve instruir o cliente a ingerir frequentemente quantidades pequenas de alimentos macios e suaves e ensinar como realizar a higiene oral rotineira. Além disso, a enfermeira pode explicar que outras deficiências nutricionais (p. ex., anemia causada pelo alcoolismo) podem causar distúrbios neurológicos.

## Anemias hemolíticas

Nas anemias hemolíticas, os eritrócitos têm sobrevida reduzida; deste modo, as contagens destas células na circulação diminuem. Menos eritrócitos reduzem os níveis de oxigênio disponível e causam hipoxia que, por sua vez, estimula o aumento da secreção de eritropoetina pelos rins. A eritropoetina estimula a medula óssea a compensar produzindo eritrócitos novos e liberando parte destas células na circulação em uma fase até certo ponto prematura (reticulócitos). Se a destruição das hemácias persistir, a hemoglobina é decomposta em quantidades excessivas e cerca de 80% do heme são convertidos em bilirrubina, conjugados no fígado e excretados na bile.

O mecanismo da destruição dos eritrócitos varia, mas todos os tipos de anemia hemolítica têm em comum algumas anormalidades laboratoriais: contagem alta de reticulócitos; aumento da fração de bilirrubina indireta (não conjugada); e esgotamento das reservas de haptoglobina (uma proteína de ligação para hemoglobina livre) à medida que mais hemoglobina é liberada. Consequentemente, o nível plasmático de haptoglobina é baixo. A gravidade da anemia aumenta quando a medula óssea não compensa as perdas dos eritrócitos lisados (a resposta insatisfatória é indicada pela contagem baixa de reticulócitos). O Boxe 20.3 descreve as causas de anemia hemolítica

## Talassemia

As talassemias constituem um grupo de anemias hereditárias que se caracterizam por **hipocromia** (redução anormal do teor de hemoglobina dos eritrócitos), **microcitose** (eritrócitos menores que o normal) extrema, destruição das hemácias (hemólise) e graus variáveis de anemia. As talassemias têm distribuição mundial, mas os índices mais altos de prevalência são encontrados nas populações de origem mediterrânea, africana e do Sudeste Asiático.

As talassemias são classificadas em dois grupos principais, dependendo da cadeia de hemoglobina que está reduzida: alfa ou beta. As talassemias alfa ocorrem principalmente nos in-

---

### BOXE 20.3 — Causas de anemia hemolítica.

**Anemias hemolíticas hereditárias**
- Anormalidades da hemoglobina:
  - Anemia falciforme
  - Talassemia
- Anormalidades da membrana do eritrócito:
  - Esferocitose hereditária
  - Eliptocitose hereditária
  - Acantocitose
  - Estomatocitose
- Deficiências enzimáticas:
  - Deficiência de glicose-6-fosfato-desidrogenase (G6PD)

**Anemias hemolíticas adquiridas**
- Causadas por anticorpos:
  - Isoanticorpo/reação transfusional
  - Anemia hemolítica autoimune (AHAI)
  - Doença das crioaglutininas
- Não causadas por anticorpos:
  - Anormalidades da membrana eritrocitária
  - Hemoglobinúria paroxística noturna (HPN)
  - Doença hepática
  - Uremia
  - Traumatismo
  - Valva cardíaca mecânica
  - Anemia hemolítica microangiopática
  - Infecção
  - Bacteriana
  - Parasitária
  - Coagulação intravascular disseminada (CID)
  - Toxinas
  - Hiperesplenismo

divíduos originados da Ásia e do Oriente Médio, enquanto as talassemias beta são mais prevalentes nas regiões do Mediterrâneo, embora também ocorra no Oriente Médio e na Ásia. As talassemias alfa são mais brandas que as formas beta e, em geral, são assintomáticas; os eritrócitos apresentam microcitose extrema, mas a anemia (quando presente) é branda.

A gravidade das talassemias beta varia, dependendo da extensão com que as cadeias da hemoglobina são afetadas. Os clientes com formas brandas têm microcitose e anemia leve. Se não for tratada, a talassemia beta grave (*talassemia major*, ou *anemia de Cooley*) pode ser fatal nos primeiros anos de vida. O TCTSP oferece uma possibilidade de cura, mas quando não é exequível a doença geralmente é tratada com transfusões de concentrados de hemácias. Os indivíduos com essa doença sobrevivem até a segunda ou terceira década de vida. As instruções que devem ser transmitidas aos clientes durante os anos férteis incluem aconselhamento pré-concepcional quanto ao risco de os filhos desenvolverem talassemia maior.

## Anemia hemolítica imune

As anemias hemolíticas podem ser causadas pela exposição dos eritrócitos aos anticorpos. Os aloanticorpos (*i. e.*, anticorpos dirigidos contra o hospedeiro) resultam da imunização de um indivíduo com antígenos estranhos (p. ex., imunização de um indivíduo Rh-negativo pelo sangue Rh-positivo). Os aloanticorpos tendem a ser grandes (IgM) e causam destruição imediata dos eritrócitos sensibilizados, seja nos vasos sanguíneos (hemólise intravascular) ou no fígado. O tipo mais comum de anemia hemolítica autoimune dos adultos é causado por reações transfusionais hemolíticas.

## Fisiopatologia

Os autoanticorpos podem desenvolver-se por várias razões. Em muitos casos, o sistema imune do indivíduo está afetado e, por esta razão, reconhece erroneamente seus próprios eritrócitos como células estranhas e forma anticorpos contra elas. Esse mecanismo ocorre nos clientes com leucemia linfocítica crônica (LLC). Outro mecanismo é uma deficiência dos linfócitos supressores, que normalmente impedem a formação de anticorpos contra os antígenos do próprio indivíduo. Os autoanticorpos tendem a ser do tipo IgG. Os eritrócitos são sequestrados no baço e destruídos pelos **macrófagos** fora dos vasos sanguíneos (hemólise extravascular).

As anemias hemolíticas autoimunes podem ser classificadas de acordo com a temperatura do corpo na qual os anticorpos reagem com os antígenos eritrocitários. Os anticorpos "quentes" ligam-se aos eritrócitos com mais afinidade em condições térmicas de 37°C, enquanto os anticorpos "frios" reagem em temperaturas mais baixa (0°C). A maioria das anemias hemolíticas autoimunes é do tipo "quente". Na maioria dos casos, a anemia hemolítica autoimune está associada a algum outro distúrbio (p. ex., uso de fármacos, linfoma, LLC, outros tipos de câncer, doenças do colágeno, doenças autoimunes, infecção). Na anemia hemolítica autoimune idiopática, a causa da formação dos autoanticorpos não pode ser definida. Todas as idades e os dois sexos são igualmente vulneráveis a esse tipo de anemia, enquanto a incidência das formas secundárias é maior nas pessoas com mais de 45 anos e nas mulheres.

## Manejo clínico

O uso de qualquer fármaco potencialmente responsável pela anemia deve ser interrompido imediatamente. O tratamento consiste em doses altas de corticoides até que a hemólise diminua. Os corticoides reduzem a capacidade de os macrófagos destruírem os eritrócitos recobertos de anticorpos. Se o nível de hemoglobina voltar ao normal, geralmente depois de várias semanas, a dose do corticoide pode ser reduzida ou, em alguns casos, diminuída progressivamente e interrompida. Entretanto, os corticoides raramente causam remissões duradouras. Nos casos graves, podem ser necessárias transfusões de sangue. Como os anticorpos podem reagir com todas as células do doador, a tipagem sanguínea cuidadosa é necessária e a transfusão deve ser administrada lenta e cautelosamente.

A esplenectomia (remoção do baço) elimina o principal órgão encarregado da destruição dos eritrócitos; por esta razão, a esplenectomia pode ser realizada quando os corticoides não causam remissão. Se o tratamento com corticoide e a esplenectomia não não forem bem-sucedidos, ou quando a esplenectomia está contraindicada, os agentes imunossupressores podem ser usados. Os dois imunossupressores mais utilizados são ciclofosfamida (tem efeito mais rápido, mas é mais tóxica) e azatioprina (efeito menos rápido, mas é menos tóxica). O androgênio sintético danazol pode ser eficaz em alguns clientes, principalmente quando é combinado com corticoides. O mecanismo desse efeito benéfico é desconhecido. Se forem corticoides ou imunossupressores usados, as reduções das doses devem ser muito gradativas para evitar uma resposta "hiperimune" de rebote e exacerbação da hemólise. A administração de imunoglobulinas é eficaz em cerca de um terço dos clientes, mas o efeito é transitório e a preparação é dispendiosa. As transfusões podem ser necessárias quando a anemia é grave, mas pode ser extremamente difícil realizar provas cruzadas entre as unidades de concentrado de hemácias e o sangue do cliente. O anticorpo monoclonal rituximabe foi utilizado com sucesso em 45 a 60% dos clientes com anemia hemolítica autoimune e estudos em andamento procuram determinar a duração da remissão conseguida depois do tratamento com este fármaco (Berensten, 2007).

Os clientes com anemia hemolítica por anticorpos frios podem não necessitar de outro tratamento além de orientação para se manterem aquecidos; em alguns casos, pode ser necessário mudar para uma área de clima quente.

## Manejo de enfermagem

Os clientes podem apresentar muita dificuldade de entender os mecanismos fisiopatológicos responsáveis pela doença e podem necessitar de explicações repetidas em termos que possam entender. Os indivíduos esplenectomizados devem ser vacinados contra infecções pneumocócicas e alertados de que correm risco permanente de desenvolver infecções. Os clientes tratados com corticoides por períodos longos, principalmente quando também têm diabetes ou hipertensão, precisam ser monitorados cuidadosamente. Esses indivíduos precisam entender a necessidade de usar o fármaco prescrito e a importância de nunca interromper o tratamento repentinamente. Os clientes devem receber uma explicação por escrito e um esquema prescrito de redução progressiva das doses, que devem ser reajustadas com base nos níveis de hemoglobina. Instruções semelhantes devem ser fornecidas quando os clientes usam imunossupressores. O tratamento com corticoide não está isento de riscos e os clientes precisam ser monitorados cuidadosamente para detectar complicações. As complicações de curto e longo prazos do tratamento com corticoides estão descritas no Capítulo 31.

## POLICITEMIA

**Policitemia** é o termo é aplicado para descrever o aumento numérico dos eritrócitos. Esse termo é usado quando o hematócrito está elevado (acima de 55% nos homens e 50% nas mulheres). A desidratação (redução do volume plasmático) pode aumentar o hematócrito, mas geralmente não a um nível considerado definidor de policitemia (policitemia relativa). A policitemia é classificada como primária ou secundária (Tefferi, 2008).

### Policitemia vera

A policitemia vera (PV), ou policitemia primária, é um distúrbio mieloproliferativo no qual as células-tronco mieloides fugiram aos mecanismos de controle normais. A medula óssea é hipercelular e as contagens de eritrócitos, leucócitos e plaquetas do sangue periférico estão elevadas. O aumento das contagens de eritrócitos é a anormalidade predominante e o hematócrito pode passar de 60%. Essa fase pode estender-se por um período longo (10 anos ou mais). Com o tempo, o baço readquire sua função embrionária de hematopoese e aumenta de tamanho. Esplenomegalia é uma manifestação característica da PV. Por fim, a medula óssea pode tornar-se fibrótica e não consegue produzir células suficientes (fase de "esgotamento" ou desgaste). A doença evolui para metaplasia mieloide com mielofibrose, SMD ou leucemia mieloide aguda (LMA) em 5 a 10% dos clientes nos primeiros 15 anos depois do diagnóstico e em 50% nos primeiros 20 anos; este tipo de LMA geralmente é refratário aos esquemas terapêuticos tradicionais (Mansen e McCance, 2006; Tefferi, 2008). A incidência de policitemia foi estimada em 0,5 a 2,6 por 100.000 habitantes. A média de idade por ocasião do início da doença é de 60 anos (Tefferi, 2008). A sobrevida média é maior que 10 anos quando o cliente recebe tratamento apropriado, mas é de apenas 6 a 18 meses quando a doença não é tratada (Mansen e McCance, 2006).

### Manifestações clínicas e avaliação

Nos casos típicos, os clientes têm constituição corporal rosada e esplenomegalia (baço aumentado de tamanho). Os sinais e sintomas são causados pelo aumento do volume sanguíneo (cefaleia, tontura, tinido, fadiga, parestesias e borramento visual) ou pelo aumento da viscosidade sanguínea (angina, claudicação, dispneia e tromboflebite), principalmente quando o indivíduo tem vasos sanguíneos ateroscleróticos. Por essa razão, a pressão arterial geralmente está elevada. O nível de ácido úrico pode estar elevado, resultando hiperuricemia e formação de cálculos renais. Outro problema comum e difícil é prurido generalizado, que pode ser causado pela liberação de histamina em consequência das contagens altas de basófilos. Uma marca característica da PV é o prurido intenso e doloroso desencadeado pela exposição à água (prurido aquagênico) (Mansen e McCance, 2006). Eritromelalgia é uma síndrome evidenciada por ardência dolorosa, calor e eritema em uma área distal localizada dos membros; ocorre comumente nos dedos das mãos e dos pés e é aliviada apenas parcialmente pelo resfriamento da área afetada.

Os clientes com níveis elevados de hemoglobina e hematócrito devem ser avaliados quanto à existência de PV. O diagnóstico dessa doença baseia-se na presença de Hb alta (> 18,5 nos homens e > 16,5 nas mulheres) ou evidência de volume corpuscular aumentado com mutação do gene *JAK 2*; outros critérios diagnósticos são medula óssea hipercelular e níveis séricos baixos de eritropoetina (Tefferi, 2008). Mais de 95% dos clientes com PV têm mutações do gene *JAK 2* e os indivíduos sob suspeita de apresentar esta doença devem fazer triagem para detectar estas mutações. Um teste positivo para mutação reforça o diagnóstico de PV. As causas de eritrocitose secundária também devem estar ausentes (ver discussão subsequente). Nos casos típicos, os clientes têm nível normal de saturação de oxigênio e esplenomegalia.

### Complicações

Os clientes com PV correm maior risco de desenvolver tromboses com acidentes vasculares encefálicos (AVE) e infartos do miocárdio (IM) subsequentes; as complicações trombóticas são as causas mais frequentes de morte. Sangramentos também são complicações, possivelmente porque as plaquetas (em geral, muito grandes) apresentam algumas anormalidades. O sangramento pode ser significativo e evidenciar-se por epistaxe, úlceras, hemorragia digestiva aguda, hematúria e hemorragia intracraniana.

### Manejo clínico

O objetivo do tratamento é reduzir a massa eritrocitária aumentada. A flebotomia é um procedimento terapêutico fundamental e a única opção de tratamento que comprovadamente prolonga a sobrevivência (Tefferi, 2008). A flebotomia consiste em retirar sangue (inicialmente, 500 m$\ell$ 1 ou 2 vezes/semana) suficiente para reduzir a viscosidade sanguínea, manter o hematócrito abaixo de 45% nos homens e 42% nas mulheres e esgotar as reservas de ferro do cliente e, deste modo, torná-lo deficiente em ferro e, consequentemente, incapaz de continuar a produzir quantidades excessivas de eritrócitos. Muitos clientes são tratados ambulatorialmente com flebotomias rotineiras. Além disso, os clientes de alto risco (idade > 60 anos ou indivíduos com história de episódios trombóticos) devem fazer tratamento adicional, por exemplo, com hidroxiureia ou alfainterferona. Os clientes tratados com hidroxiureia parecem ter incidência menor de complicações trombóticas que os indivíduos tratados apenas com flebotomia; isto pode assegurar o controle mais eficaz das contagens de plaquetas. O tratamento mielossupressor aumenta o risco de transformação leucêmica; entretanto, dentre os fármacos usados para tratar PV, a hidroxiureia acarreta risco menor desta complicação (Tefferi, 2008). A alfainterferona 2b também é eficaz para o tratamento do prurido associado à policitemia vera (Landolfi, Nicolazzi, Porfidia *et al.*, 2010), mas pode ser difícil aos clientes tolerar o tratamento em razão dos seus efeitos colaterais frequentes (p. ex., síndrome gripal, depressão). Os anti-histamínicos como os bloqueadores de histamina tipo 2 não são particularmente eficazes para controlar o prurido. O alopurinol é usado para prevenir hiperuricemia nos clientes com concentrações altas de ácido úrico.

O uso de ácido acetilsalicílico para evitar complicações trombóticas é controvertido. O tratamento antiplaquetário deve ser administrado com cautela em razão do risco intrínseco de sangramento nesses clientes. Um estudo randômico duplo-cego controlado por placebo com clientes portadores de PV, mas sem contraindicações ao tratamento com ácido acetilsalicílico (i. e., história de sangramento GI, AVE hemorrágico) demonstrou que as doses baixas deste fármaco (100 mg/dia) foram eficazes para evitar episódios tromboembólicos, sem aumentar o risco de sangramento (Landolfi, Marchioli, Kutti et al., 2004; Vannucchi et al., 2010). O ácido acetilsalicílico também é útil para reduzir a dor associada à eritromelalgia (sintoma que afeta os membros e causa eritema, aumento da temperatura local e dor ardente).

### Manejo de enfermagem

O papel da enfermeira é basicamente orientar. Os fatores de risco para complicações trombóticas, principalmente tabagismo, obesidade e hipertensão mal controlada, devem ser avaliados e os clientes devem ser instruídos quanto à redução dos riscos e também aos sinais e sintomas de trombose. Com o objetivo de reduzir a possibilidade de trombose venosa profunda (TVP), o indivíduo deve ser instruído a manter-se ativo e evitar cruzar as pernas e usar roupas apertadas. A enfermeira deve instruir os clientes a caminhar frequentemente dentro das aeronaves durante voos longos. Os clientes com história de sangramento geralmente são alertados a evitar ácido acetilsalicílico e fármacos que contenham esta substância, porque eles alteram a função plaquetária. A enfermeira deve recomendar a redução do consumo de álcool para diminuir ainda mais o risco de sangramento. O cliente precisa ser instruído a evitar suplementos de ferro (inclusive suplementos polivitamínicos que contenham ferro), porque este elemento pode estimular ainda mais a produção de eritrócitos. Quanto ao prurido, a enfermeira pode recomendar banhos com água tépida ou fria (água quente pode agravar o sintoma), limitando-se a duração dos banhos a 30 min ou a frequência a dias alternados e, depois do banho, evitar esfregar vigorosamente a toalha para secar o corpo. O prurido também pode ser atenuado pelo uso de sabonetes suaves, aplicação de loções emolientes, acréscimo de aveia coloidal à água do banho, uso de lençóis e roupas de algodão e lavagem dos lençóis, das roupas de uso pessoal e das roupas íntimas com detergente para bebês. Alguns estudos também demonstraram que o ácido acetilsalicílico atenua o prurido (National Cancer Institute [NCI], 2010).

## Policitemia secundária

### Fisiopatologia

A policitemia secundária é causada pela produção excessiva de eritropoetina. Isso pode ocorrer como resposta à redução do nível de oxigênio funcionando como um estímulo hipóxico (p. ex., tabagismo, doença pulmonar obstrutiva crônica ou cardiopatia cianótica), ou em condições não patológicas como viver em altitude elevada. A policitemia secundária também pode ser causada por algumas hemoglobinopatias (p. ex., hemoglobina Chesapeake), nas quais a hemoglobina tem afinidade anormalmente alta por oxigênio. Por fim, a policitemia secundária também pode ser causada por algumas neoplasias (p. ex., carcinoma de células renais) que estimulam a produção de eritropoetina.

### Manejo clínico e de enfermagem

O tratamento da policitemia secundária pode não ser necessário; quando o cliente precisa de tratamento, o objetivo é corrigir o problema básico. Quando a causa não pode ser eliminada (p. ex., tratamento do carcinoma de células renais ou melhoria da função pulmonar), a flebotomia terapêutica pode ser necessária aos clientes sintomáticos para reduzir a viscosidade e o volume sanguíneos.

# LEUCEMIA

A hematopoese caracteriza-se por *renovação* celular rápida e contínua. Normalmente, a produção das células sanguíneas específicas a partir das suas células precursoras é cuidadosamente controlada com base nas necessidades do corpo. Quando os mecanismos que controlam a produção dessas células são eliminados, as células podem proliferar excessivamente. As neoplasias malignas hematopoéticas geralmente são classificadas com base no tipo de células envolvidas. **Leucemia** (literalmente, "sangue branco") é um termo usado para descrever a proliferação neoplásica de um tipo de célula hematopoética específica (**granulócitos**, **monócitos**, linfócitos ou, raramente, eritrócitos ou megacariócitos). A anormalidade básica origina-se da célula-tronco hematopoética, seja de linhagem mieloide ou **linfoide**.

O elemento comum às leucemias é a proliferação descontrolada dos leucócitos na medula óssea. A medula óssea torna-se abarrotada de células e, por fim, começa a liberar prematuramente estas células na circulação. O aumento da contagem de leucócitos na circulação é descrito como *leucocitose*. Nos casos típicos, apenas um tipo específico de leucócito aumenta, mais comumente neutrófilos ou linfócitos. Nas formas agudas (ou nos estágios tardios das formas crônicas), a proliferação das células leucêmicas prejudica a produção de células normais, resultando em **pancitopenia**. Também pode haver proliferação das células no fígado e no baço (hematopoese extramedular). Com as formas agudas, pode haver infiltração de outros órgãos ou tecidos como meninges, linfonodos, gengivas e pele (leucemia cutânea).

A causa da leucemia ainda não está totalmente esclarecida, mas existem algumas evidências de que fatores genéticos e patógenos virais possam estar envolvidos. A lesão da medula óssea por exposição à radiação ou por compostos químicos como benzeno e agentes alquilantes (p. ex., ciclofosfamida, melfalana) pode causar leucemia.

As leucemias geralmente são classificadas com base na linhagem de células-tronco envolvidas, seja linfoide (relativa aos tecidos linfáticos) ou mieloide (relativa à medula óssea). Além disso, as leucemias podem ser classificadas em aguda ou crônica, dependendo da fase do ciclo celular que é bloqueada, com poucos leucócitos em diferenciação além desta fase.

Nas leucemias agudas, o início dos sintomas é súbito, geralmente em algumas semanas. O desenvolvimento dos leucócitos é bloqueado na fase de blastos e, por esta razão, a maioria dos leucócitos consiste em células indiferenciadas e imaturas (blastos). A leucemia aguda tem evolução muito rápida e a morte pode ocorrer dentro de semanas ou meses quando o cliente não é tratado agressivamente.

Nas leucemias crônicas, os sintomas evoluem ao longo de alguns meses ou anos. A maioria dos leucócitos produzidos é madura e conserva alguma capacidade de funcionar normalmente. A leucemia crônica tem evolução mais lenta e a trajetória da doença pode estender-se por anos.

No Brasil, em 2012, a estimativa era de 4.570 casos novos de leucemia em homens e 3.940 em mulheres. Esses valores correspondem a um risco estimado de 5 casos novos a cada 100 mil homens e 4 a cada 100 mil mulheres.

## Leucemia mieloide aguda

A leucemia mieloide aguda (LMA) resulta de uma anormalidade da célula-tronco hematopoética, que se diferencia em todas as células mieloides: monócitos, granulócitos (neutrófilos, basófilos e eosinófilos), eritrócitos e plaquetas. Todas as faixas etárias são afetadas e a incidência aumenta com a idade, atingindo um pico na faixa de 60 anos. A LMA é a leucemia não linfocítica mais comum.

O prognóstico é altamente variável. Os fatores de risco mais importantes para doença resistente, recidiva precoce e sobrevida curta são idade avançada, estado nutricional precário e anormalidades citogenéticas complexas. Os clientes com mais de 65 anos têm respostas menos favoráveis ao tratamento e prognóstico mais desfavorável que os indivíduos mais jovens. O índice de sobrevida em 5 anos dos clientes com LMA e idade igual ou menor que 65 anos é de 33%, mas diminui para 4% entre os clientes com mais de 65 anos (American Cancer Society, 2006). Os clientes com leucemia originada de uma síndrome mielodisplásica (SMD) preexistente ou que foram tratados com agentes alquilantes para controlar um câncer (LMA secundária) têm prognóstico muito desfavorável; a leucemia tende a ser mais resistente ao tratamento, resultando em remissões muito mais curtas. Com o tratamento, os clientes portadores de LMA secundária sobrevivem em média por menos de 1 ano e, em geral, as mortes são causadas por infecção ou hemorragia. Os clientes que também recebem cuidados de suporte podem sobreviver por menos de 1 ano e morrem pelas mesmas causas.

### Manifestações clínicas e avaliação

A maioria dos sinais e sintomas da LMA resulta da produção insuficiente de células sanguíneas normais. A neutropenia causa febre e infecção, a anemia causa fraqueza e fadiga e a trombocitopenia predispõe às hemorragias. A proliferação das células leucêmicas dentro dos órgãos causa vários outros sinais e sintomas: dor associada ao crescimento do fígado ou do baço, hiperplasia das gengivas e dor óssea causada pela expansão da medula óssea.

A LMA começa sem pródromos e os primeiros sintomas aparecem em um intervalo de semanas ou meses. O hemograma completo pode mostrar contagens baixas de eritrócitos e plaquetas. Embora a contagem total de leucócitos possa estar reduzida, normal ou aumentada, a porcentagem de células normais geralmente está muito diminuída. A contagem diferencial pode mostrar blastos circulantes e contagem reduzida de neutrófilos. O exame da medula óssea mostra excesso de **blastos** imaturos (> 20%). A LMA também pode ser subdividida em seis subgrupos diferentes (M0-M7) com base na citogenética, na histologia e na morfologia (aspecto) dos blastos. O prognóstico final varia até certo ponto em cada subgrupo; contudo, a evolução clínica e o tratamento são semelhantes, com uma exceção: os clientes com leucemia promielocítica aguda (LPA, ou LMA-M3) geralmente têm significativamente mais problemas com sangramentos secundários a uma coagulopatia subjacente e incidência mais alta de coagulação intravascular disseminada (CID); contudo, o índice de cura também é significativamente maior neste grupo (descrito mais adiante neste capítulo).

### Complicações

As complicações da LMA são sangramento e infecção, também as causas principais de morte. O risco de sangramento correlaciona-se com o grau de deficiência das plaquetas (trombocitopenia). A contagem baixa de plaquetas pode causar **equimoses** e **petéquias** (manchas hemorrágicas vermelhas ou purpúreas puntiformes na pele) (Figura 20.2). Hemorragias espontâneas significativas também ocorrem quando a contagem de plaquetas diminui a menos de 10.000/mm$^3$. Os locais mais comuns dos sangramentos são trato GI, sistema respiratório e estruturas intracranianas. A febre aumenta o consumo de plaquetas e, consequentemente, pode ampliar as chances de ocorrer sangramento.

Em razão da escassez de granulócitos normais maduros, as infecções são as causas mais frequentes das mortes dos clientes com leucemias agudas. A probabilidade de ocorrer infecção aumenta com a gravidade e a duração da neutropenia; contagens de neutrófilos persistentemente menores que 100/mm$^3$ aumentam extremamente as chances de desenvolver infecção sistêmica. À medida que a duração da neutropenia grave aumenta, o mesmo acontece com o risco de o cliente desenvolver infecções fúngicas.

### Manejo clínico

O objetivo do tratamento é alcançar remissão completa, na qual não haja evidência de leucemia residual na medula óssea. Onco-hematologistas procuram alcançar essa remissão com a administração de quimioterapia agressiva (conhecida como *tratamento de indução*), que geralmente requer internação hospitalar por várias semanas. Nos casos típicos, o tratamento de indução consiste em administrar citarabina por via IV e uma antraciclina (p. ex., idarrubicina). A escolha dos fármacos baseia-se no estado funcional do cliente e na história pregressa de tratamento antineoplásico.

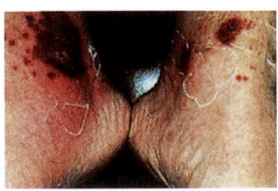

**Figura 20.2** Petéquias e púrpura. De Bickley, L.S. (2009). *Bates' guide to physical examination* (10th ed.). Philadelphia: Lippincott Williams & Wilkins.

O objetivo do tratamento de indução é erradicar as células leucêmicas, mas isto geralmente está associado à destruição de todos os tipos de células mieloides normais. Por essa razão, os clientes desenvolvem neutropenia grave (não é raro encontrar **contagem absoluta de neutrófilos** [CAN] de zero), anemia e trombocitopenia (contagens de plaquetas < 10.000/mm$^3$ são comuns). (Ver como calcular a CAN no Capítulo 33.) Durante esse período, o estado do cliente é muito grave e ele fica hospitalizado. As complicações comuns são infecções bacterianas, fúngicas e ocasionalmente virais, sangramentos e mucosite grave, que pode causar dor na cavidade oral e diarreia, além de declínio acentuado da capacidade de ingerir alimentos e atender às demandas nutricionais. As medidas de suporte consistem em administrar hemoderivados (concentrado de hemácias e plaquetas) e tratar imediatamente quaisquer infecções. O uso profilático dos fatores de crescimento dos granulócitos (G-CSF ou filgrastim) para reduzir os riscos de neutropenia febril e infecção, não produziu os mesmos efeitos na sobrevida dos clientes com LMA, em comparação com os clientes com neoplasias malignas não hematológicas; por esta razão, o uso rotineiro de G-CSF nos clientes com LMA não é recomendado (Wang, An, Chen *et al.*, 2009).

Depois que o cliente recupera-se do tratamento de indução (*i. e.*, as contagens de neutrófilos e plaquetas voltam ao normal e qualquer infecção é eliminada), ele geralmente inicia o *tratamento de consolidação* (tratamento pós-remissão) para eliminar quaisquer células leucêmicas residuais clinicamente indetectáveis e reduzir o risco de recidiva. Essa fase consiste em vários ciclos de tratamento com diversos fármacos, geralmente contendo alguma preparação de citarabina em dose alta.

Depois do tratamento de consolidação, a próxima etapa é determinada com base no risco de recidiva do cliente. Os clientes com leucemia de risco baixo ou intermediário podem não necessitar de tratamento adicional depois que concluem a fase de consolidação. Os clientes com leucemia de alto risco, ou os clientes que foram tratados porque tiveram uma recidiva, geralmente são candidatos ao transplante de células-tronco do sangue periférico (TCTSP). Quando é possível encontrar um doador compatível, o cliente inicia um esquema de quimioterapia ainda mais agressivo (algumas vezes, em combinação com irradiação de corpo inteiro), cujo objetivo é destruir a função hematopoética da medula óssea do indivíduo. Em seguida, o cliente é "resgatado" com a infusão das células-tronco do doador para que possa reiniciar a hematopoese. Além de possibilitar o "resgate" e fornecer uma fonte saudável para a hematopoese, a infusão das células-tronco do doador também confere proteção contra recidivas da doença. O sistema imune normal do doador destrói as células leucêmicas residuais e impede que a doença recidive; isto é conhecido como *efeito enxerto versus leucemia ou linfoma*. Os clientes que fazem TCTSP têm risco significativo de infecção, doença enxerto-*versus*-hospedeiro (DEVH, na qual os linfócitos do doador [enxerto] reconhecem os tecidos do cliente como "estranhos" e atacam o corpo "estranho") e outras complicações. Há uma descrição detalhada do TCTSP no Capítulo 6.

Outra opção importante que os clientes podem considerar é receber apenas cuidados de suporte. Na verdade, os cuidados de suporte podem ser a única opção quando o cliente tem comorbidade significativa, inclusive função cardíaca, pulmonar, renal ou hepática extremamente comprometida, ou níveis funcionais orgânicos precários. Nesses casos, o tratamento antineoplásico agressivo não pode ser utilizado; em alguns casos, a hidroxiureia pode ser administrada para controlar o número de blastos. Os clientes são mantidos com tratamento antimicrobiano e transfusões, conforme a necessidade. Essa abordagem terapêutica oferece ao cliente algum tempo a mais de vida em sua casa com sua família e amigos; contudo, a morte comumente ocorre em alguns meses, geralmente por infecção ou sangramento. (Ver descrição dos cuidados no final da vida no Capítulo 3.)

## Manejo de enfermagem

As intervenções de enfermagem prioritárias para clientes com LMA são evitar infecções e sangramentos, promover o conforto e instruir o cliente. Os cuidados de enfermagem para evitar infecção e sangramento estão descritos detalhadamente nos Capítulos 6 e 19. Os clientes com diagnóstico recente de LMA podem passar por momento de crise causada pelo impacto da notícia e requerem uma quantidade avassaladora de informações sobre sua doença, cuidados pessoais e estratégias de tratamento. O papel da enfermeira é fundamental no sentido de atenuar a ansiedade fornecendo informações ajustadas ao momento, avaliando a prontidão para aprender a escolaridade do cliente.

Além disso, a enfermeira avalia as complicações do tratamento. A destruição maciça das células leucêmicas pela quimioterapia resulta na liberação de eletrólitos intracelulares e líquido na circulação sistêmica. Desse modo, aumentam os níveis de ácido úrico, potássio e fosfato – processo conhecido como síndrome da **lise tumoral** (ver Capítulo 6). Os clientes devem manter ingestão abundante de líquido e usar profilaticamente alopurinol para evitar a cristalização do ácido úrico e a formação subsequente de cálculos. Anorexia, náuseas, vômitos, diarreia e mucosite grave são comuns. Em razão dos efeitos mielossupressores profundos da quimioterapia, a neutropenia e a trombocitopenia significativas comumente causam infecções graves e risco elevado de sangramento.

## Leucemia mieloide crônica

A leucemia mieloide crônica (LMC) origina-se de mutação da célula-tronco mieloide. As células mieloides normais continuam a ser produzidas, mas há um aumento patológico da produção de blastos. Por essa razão, o sangue periférico apresenta um espectro amplo de tipos celulares, desde blastos até neutrófilos maduros. Como há proliferação descontrolada de células, a medula óssea expande-se para as cavidades dos ossos longos (p. ex., fêmur) e as células também são produzidas no fígado e no baço (hematopoese extramedular), resultando no crescimento destes órgãos, que é doloroso em alguns casos. Em 90 a 95% dos clientes com LMC, um segmento do DNA do cromossomo 22 está ausente (cromossomo Philadelphia [Ph1]) porque foi translocado para o cromossomo 9. A localização específica dessas alterações está no gene *BCR* do cromossomo 22 e no gene *ABL* do cromossomo 9. Quando esses dois genes fundem-se (gene *BCR-ABL*), eles produzem uma proteína anormal (uma tirosinoquinase) que estimula a proliferação rápida dos leucócitos. O gene *BCR-ABL* é encontrado em quase todos os clientes com LMC. A doença tem três fases: fase crônica, durante a qual geralmente há células normais suficientes para combater infecções; fase acelerada, na qual as células anormais são formadas a uma taxa mais rápida; e crise blástica, na qual o tipo de célula predominante é imaturo. A maioria dos clientes é diagnosticada na fase crônica.

A LMC não é comum nos indivíduos com menos de 20 anos, mas a incidência aumenta com a idade. A média de idade por ocasião do início da doença varia, dependendo da raça. Na população branca, a média de idade é de 75 anos, enquanto os negros apresentam distribuição bimodal com picos nas idades de 40 e 70 anos (Mendizabal, Anderson, Garcia-Gonzalez et al., 2010).

## Manifestações clínicas e avaliação

O quadro clínico da LMC depende da fase da doença. Durante a fase crônica, os clientes têm poucos sintomas e complicações atribuíveis à própria doença. Os problemas causados por infecções e sangramentos são raros. Por ocasião do diagnóstico, muitos clientes são assintomáticos e a leucocitose é detectada em um hemograma realizado por alguma outra razão. Os sinais e sintomas mais frequentes são fadiga, sangramento ou emagrecimento (Giles, DeAngelo, Baccarani et al., 2008). Depois que a doença avança para a fase aguda (crise blástica), a taxa de sobrevida global raramente passa de alguns meses.

Nas fases crônica e aguda da LMC, a contagem de leucócitos pode passar de 100.000/mm$^3$. Os clientes com leucocitose extremamente alta podem ter dispneia ou confusão mental branda em consequência da redução da perfusão capilar dos pulmões e do cérebro causada pela leucostase (o volume excessivo de leucócitos reduz e impede o fluxo do sangue nos capilares). O cliente pode apresentar esplenomegalia com dor à palpação. O fígado também pode estar aumentado (hepatomegalia). Alguns clientes referem queixas insidiosas como mal-estar, anorexia e emagrecimento. É raro detectar linfadenopatia. À medida que a doença avança, os clientes desenvolvem mais sintomas e complicações.

## Manejo clínico e de enfermagem

Os avanços no entendimento da patogenia da LMC em nível molecular resultaram em alterações notáveis em seu tratamento. Inibidores de tirosinoquinase (TKI), como o mesilato de imatinibe, o dasatinibe e o nilotinibe, atuam bloqueando os sinais dentro das células leucêmicas que expressam a proteína BCR-ABL e, deste modo, impedem uma série de reações químicas que levam ao crescimento e à divisão celular. Esses fármacos revolucionaram o tratamento da LMC e prolongaram expressivamente a sobrevida dos clientes. O índice de sobrevivência em 5 anos para os clientes diagnosticados na fase crônica e tratados com TKI é de 80%. O tratamento da LMC nas fases acelerada e blástica é mais difícil, porque muitos clientes que se encontram nos estágios avançados da doença desenvolveram resistência aos TKI (Giles et al., 2008). A enfermeira deve orientar o cliente de que os antiácidos podem reduzir a absorção desses fármacos, enquanto doses altas de paracetamol podem causar hepatotoxicidade. O cliente deve ser monitorado quanto à ocorrência de outros efeitos colaterais, inclusive retenção de líquido (evidenciada por derrames pleurais e/ou pericárdicos e edema periférico) e hepatotoxicidade.

Atualmente, os efeitos dos TKI a longo prazo, a duração ideal do tratamento e sua utilidade nos esquemas combinados estão em fase de estudo.

O tratamento depende do estágio da doença. Na fase crônica, o resultado almejado é corrigir a anomalia cromossômica (i. e., conversão da população de células-tronco malignas de volta ao normal) e o tratamento padronizado consiste em usar um TKI. Uma abordagem alternativa consiste em reduzir a contagem de leucócitos até um nível mais normal, mas sem modificar as alterações citogenéticas. Essa meta pode ser alcançada com o uso de agentes quimioterápicos, geralmente hidroxiureia ou bussulfana. Nos clientes com leucocitose extrema por ocasião do diagnóstico (p. ex., contagem de leucócitos > 300.000/mm$^3$), pode ser necessário recorrer a um tratamento mais agressivo em caráter de emergência. Nesses casos, a *leucaférese* (na qual o sangue do cliente é retirado e separado para remover os leucócitos e, em seguida, devolvido ao cliente) pode reduzir temporariamente as contagens de leucócitos.

A fase acelerada ou de transformação pode ser insidiosa ou rápida e assinala o processo de evolução (ou transformação) para a fase aguda da leucemia (crise blástica). Na fase acelerada, o cliente pode queixar-se de dor óssea e apresentar febre (sem sinal evidente de infecção) e emagrecimento. Mesmo com tratamento, o baço pode continuar a crescer. O cliente pode desenvolver anemia e trombocitopenia.

Na fase aguda da LMC (crise blástica), o tratamento é semelhante ao tratamento de indução para leucemia aguda e inclui os mesmos fármacos usados para tratar LMA ou leucemia linfocítica aguda (LLA). Os clientes cuja doença evolui para uma crise blástica "linfoide" estão mais sujeitos a voltar para a fase crônica depois do tratamento de indução. Para os clientes cuja doença evolui para LMA, o tratamento é praticamente ineficaz e não consegue retornar o cliente à fase crônica. Infecções e sangramentos potencialmente fatais são frequentes nessa fase.

O transplante de células-tronco hematopoéticas alogênico ainda é o único tratamento curativo para LMC. Entretanto, a eficácia do imatinibe como tratamento de primeira linha e a mortalidade associada ao transplante de células-tronco limitam a realização deste procedimento aos clientes com doença de alto risco ou recidivante, ou aos clientes que não responderam ao tratamento com TKI (Venepalli, Rezvani, Mielke et al., 2010). Os transplantes de células-tronco de doador relacionado com HLA (antígeno leucocitário humano) compatível possibilitam a sobrevivência a longo prazo a 45 a 70% dos receptores. Os clientes com mais de 50 anos têm índice de sobrevivência ligeiramente menor (Liesveld e Lichtman, 2010b).

## Leucemia linfocítica aguda

A leucemia linfocítica aguda (LLA) resulta da proliferação descontrolada de células imaturas derivadas da célula-tronco linfoide (linfoblastos). A célula original é o precursor dos linfócitos B em cerca de 75% dos casos de LLA, enquanto o precursor dos linfócitos T ocorre em cerca de 25% desses clientes. A translocação *BCR-ABL* (descrita na seção anterior) é detectada em 20% das células blásticas da LLA. Essa doença é mais comum nas crianças pequenas e os meninos são afetados mais comumente que as meninas; o pico de incidência ocorre na idade de 4 anos. Depois da idade de 15 anos, a LLA é relativamente rara. Aparentemente, quanto maior a idade, menor a sobrevivência; o índice de sobrevivência em 5 anos sem a doença é de quase 80% entre as crianças com LLA, mas cai para 48% dos adultos (Marks, Paietta, Moorman *et al.*, 2009).

### Manifestações clínicas e avaliação

Os linfócitos imaturos proliferam na medula óssea e impedem o desenvolvimento das células mieloides normais. Por essa razão, a hematopoese normal é inibida e as contagens de leucócitos, eritrócitos e plaquetas diminuem. As contagens de leucócitos podem estar baixas ou altas, mas sempre há uma porcentagem alta de células imaturas. As manifestações da infiltração de outros órgãos por células leucêmicas são mais comuns nos clientes com LLA que com outras formas de leucemia e incluem dor causada pelo crescimento do fígado ou do baço e dores ósseas. Os testículos e o sistema nervoso central (SNC) são estruturas preferenciais que as células leucêmicas infiltram. O cliente pode ter edema ou desconforto testicular, ou cefaleia, distúrbios visuais, vômitos e déficits neurológicos associados à invasão do SNC.

### Manejo clínico e de enfermagem

O resultado esperado do tratamento é remissão completa. Nos casos típicos, as células blásticas linfoides são muito sensíveis aos corticoides e aos alcaloides da vinca; por esta razão, estes fármacos fazem parte do tratamento de indução inicial. Como a LLA comumente invade o SNC, a profilaxia com irradiação craniana ou quimioterapia intratecal (injeção de fármacos [p. ex., metotrexato] no espaço subaracnóideo [líquido cefalorraquidiano]), ou ambas, também faz parte do plano de tratamento (Vitale, Guarini, Chiaretti *et al.*, 2006).

Os protocolos terapêuticos para LLA tendem a ser complexos e incluem grande variedade de quimioterápicos administrados por um período longo. O tratamento inclui uma fase de indução seguida por uma fase de consolidação e, por fim, uma fase de manutenção durante a qual doses menores dos fármacos são administradas por até 3 anos. Apesar dessa complexidade, o tratamento geralmente pode ser realizado ambulatorialmente, até que os clientes tenham complicações graves.

O imatinibe é altamente eficaz na LLA positiva para cromossomo Philadelphia e pode ser utilizado isoladamente ou em combinação com outros quimioterápicos; os índices de remissão alcançados ficam acima de 90% (Ottmann e Pfeifer, 2009). Os anticorpos monoclonais – anticorpos específicos para antígenos expressos pela célula blástica da LLA, inclusive CD20, CD22, CD33 e CD52 – constituem uma modalidade terapêutica direcionada para este tipo de leucemia. Por exemplo, o antígeno CD52 está expresso em cerca de 70% das células da LLA; por esta razão, o alentuzumabe (um anticorpo monoclonal com afinidade específica pelo antígeno CD52) é eficaz para o tratamento desse subgrupo de clientes.

As infecções são comuns, principalmente as virais. O uso dos corticoides para tratar LLA torna os clientes mais vulneráveis às infecções. Os clientes com LLA comumente requerem antimicrobianos profiláticos para reduzir o risco de desenvolver alguns tipos de infecção. Os clientes com LLA tendem a mostrar respostas mais satisfatórias ao tratamento que os clientes com LMA. O TCTSP oferece uma chance de remissão prolongada ou até mesmo de cura, caso a doença recidive depois do tratamento.

### Manejo de enfermagem

As intervenções de enfermagem para os clientes com LLA são semelhantes às recomendadas para os clientes com LMA. As prioridades de enfermagem incluem a prevenção de infecções e sangramentos e o controle de sintomas como náuseas e dor, que geralmente resultam da mucosite. Como a LLA é uma doença que acomete mais comumente crianças e adultos jovens, a preservação da fertilidade também deve ser discutida antes de iniciar o tratamento.

## Leucemia linfocítica crônica

Leucemia linfocítica crônica (LLC) é uma neoplasia maligna comum dos adultos idosos; 81% de todos os clientes com LLC têm mais de 60 anos por ocasião do diagnóstico (Yee e Obrien, 2006). A sobrevida média dos clientes com LLC varia de 20 anos (fase inicial) a 2 anos (fase avançada), com sobrevida média de 10 anos. A LLC é mais comum nos homens (razão de 2:1 entre os sexos masculino e feminino) (Kipps, 2010).

### Fisiopatologia

Nos casos típicos, a LLC origina-se de um clone maligno de linfócitos B (a LLC de linfócitos T é rara). Em contraste com as formas agudas de leucemia, a maioria das células leucêmicas da LLC é completamente madura. Parece que essas células conseguem escapar da **apoptose** (morte celular programada), resultando na acumulação excessiva de células na medula óssea e na circulação. O antígeno CD52 é prevalente na superfície de muitos desses linfócitos B leucêmicos.

Existem dois sistemas de classificação utilizados comumente para estagiar a LCC; a doença é classificada em três (sistema de Binet; estágios A, B e C) ou cinco (sistema de Rai, estágios 0 a IV) estágios. Esses sistemas de estadiamento ajudam a estimar o prognóstico e facilitam a estratificação do tratamento (Elphee, 2007). No estágio inicial, a anormalidade detectada é contagem alta de linfócitos, que pode passar de 100.000/mm$^3$. Como os linfócitos são pequenos, eles conseguem facilmente passar pelos capilares finos da circulação e as complicações pulmonares e cerebrais (encontradas nas leucemias mieloides) geralmente não ocorrem.

Os clientes desenvolvem linfadenopatia porque os linfócitos ficam retidos nos linfonodos. Os linfonodos podem ficar muito grandes e, em alguns casos, dolorosos. Em seguida, os clientes apresentam hepatomegalia e esplenomegalia.

Nos estágios mais avançados, pode haver trombocitopenia e anemia. Em geral, o tratamento é iniciado nos estágios mais avançados; o tratamento mais precoce não parece aumentar a sobrevida e, por esta razão, o tratamento da doença limitada é realizado apenas quando os clientes têm sintomas (Elphee, 2007). As complicações autoimunes também podem ocorrer em qualquer estágio, inclusive anemia hemolítica autoimune ou púrpura trombocitopênica idiopática (PTI). A PTI de causa desconhecida caracteriza-se pela destruição das plaquetas sanguíneas em razão da presença de autoanticorpos antiplaquetários, que estão dirigidos contra as plaquetas do próprio indivíduo. Como o próprio termo indica, a contagem de plaquetas diminui (trombocitopenia) e causa a formação de equimoses (púrpura) visíveis na pele e nas mucosas. Em termos mais simples, com o processo autoimune, o **sistema reticuloendotelial** (SRE) destrói os eritrócitos (anemia hemolítica) ou as plaquetas (PTI) do próprio cliente.

## Manifestações clínicas e avaliação

Muitos clientes são assintomáticos e o diagnóstico é firmado durante um exame físico rotineiro ou o tratamento de alguma outra doença. Por ocasião do diagnóstico, cerca de 80% dos clientes apresentam linfadenopatia (linfonodos aumentados) e 50% têm esplenomegalia (baço aumentado) (Kipps, 2010). A contagem de linfócitos sempre está elevada (linfocitose). As contagens de hemácias e plaquetas podem estar normais ou reduzidas nos estágios mais avançados da doença.

Cerca de 15% dos clientes com LLC apresentam "sintomas B" (estágio mais avançado da doença), um conjunto de manifestações clínicas que incluem febre, fadiga, sudorese profusa (principalmente à noite) e emagrecimento involuntário (Elphee, 2007). Os clientes com LLC têm anormalidades nos componentes humoral e celular da imunidade e, por esta razão, as infecções são comuns. O efeito na imunidade celular é evidenciado pela ausência ou atenuação da reação aos testes de sensibilidade cutânea (p. ex., antígenos da *Candida* ou da caxumba), condição conhecida como **anergia**. Infecções potencialmente fatais são comuns. As infecções virais (p. ex., herpes-zóster) podem disseminar-se amplamente por todo o corpo.

## Manejo clínico

Nos estágios iniciais, a LLC não exige tratamento. Quando os sintomas são graves (sudorese profusa, linfadenopatia dolorosa) ou quando a doença progride aos estágios mais avançados (com anemia e trombocitopenia resultantes), a quimioterapia com fludarabina ou corticoides e clorambucila geralmente é usada. O efeito colateral principal da fludarabina é supressão prolongada da medula óssea, que se evidencia por períodos longos de neutropenia, linfopenia e trombocitopenia. Nessa fase, os clientes estão sujeitos às infecções por microrganismos como *Pneumocystis jiroveci, Listeria*, micobactérias, herpes-vírus e citomegalovírus (CMV).

O uso dos anticorpos monoclonais tem conquistado popularidade porque são eficazes e menos tóxicos que a quimioterapia tradicional (Elphee, 2007; Jaglowski, Alinari, Lapalombella et al., 2010). O anticorpo monoclonal rituximabe é eficaz no tratamento da LLC e, em geral, é usado em combinação com outros agentes quimioterápicos. O anticorpo monoclonal alentuzumabe é dirigido contra o antígeno CD52 encontrado comumente nas células da LLC e é eficaz para eliminar estas células da medula óssea e da circulação sem afetar as células-tronco. Como o CD52 está presente nos linfócitos B e T, os clientes tratados com alentuzumabe têm risco significativo de infecção; o uso profilático de antivirais e antibióticos (p. ex., aciclovir; sulfametoxazol-trimetoprima) é importante e deve ser mantido por no mínimo 2 meses depois da conclusão do tratamento. As infecções bacterianas são comuns nos clientes com LLC e o tratamento com imunoglobulina humana intravenosa (IGIV) pode ser administrado a alguns indivíduos com o propósito de reduzir o risco de infecção.

A evolução da LLC é variável; por esta razão, é difícil determinar a melhor ocasião para iniciar o tratamento. Os clientes com doença em estágio inicial geralmente são monitorados sem tratamento. Por outro lado, os clientes com sinais de doença mais agressiva ou que desenvolvam um distúrbio autoimune associado (anemia hemolítica autoimune ou PTI) são tratados imediatamente. Cinco a 10% dos clientes apresentam transformação da LLC em uma forma mais agressiva de linfoma. A sobrevida média desse grupo é de 5 meses e, com frequência, o tratamento usado é agressivo.

## Manejo de enfermagem para as leucemias mieloide aguda e linfocítica aguda

Embora o quadro clínico varie com o tipo de leucemia e também o tratamento realizado, a história de saúde pode revelar alguns sintomas sutis referidos pelo cliente antes que o problema seja detectável ao exame físico. Fraqueza e fadiga são queixas comuns, não apenas em consequência da leucemia, mas também das complicações resultantes de anemia e infecção. Se o cliente for hospitalizado, as avaliações devem ser realizadas diariamente, ou a intervalos menores conforme a necessidade. Como os sinais físicos podem ser sutis nos estágios iniciais, é essencial realizar uma avaliação sistemática e detalhada incluindo todos os sistemas do corpo. Por exemplo, tosse seca, dispneia branda e redução do murmúrio vesicular podem indicar infecção pulmonar. Contudo, a infecção pode não ser evidenciada inicialmente nas radiografias do tórax; a inexistência de neutrófilos retarda a reação inflamatória à infecção pulmonar e é a resposta inflamatória que causa as anormalidades nas radiografias do tórax. A contagem de plaquetas pode alcançar níveis perigosamente baixos, colocando o cliente sob risco de sangramentos significativos. As avaliações dos sistemas específicos estão descritas nas precauções para clientes neutropênicos e para sangramento, que estão incluídas nos Capítulos 6 e 19, respectivamente. Quando são realizadas avaliações sequenciais, os resultados atuais são comparados com os achados anteriores de modo a determinar se houve melhora ou agravação.

A enfermeira também deve monitorar cuidadosamente os resultados dos exames laboratoriais. Os fluxogramas são particularmente úteis para acompanhar contagens de leucócitos, CAN, hematócrito, plaquetas, creatinina e eletrólitos e provas de função hepática. Durante o tratamento inicial da leucemia aguda, a CAN geralmente diminui a menos de 100/mm$^3$ e isto coloca o cliente sob risco muito alto de infecção (Liesveld e Lichtman, 2010b). Os antibióticos são administrados empiricamente para tratar possíveis infecções quando o cliente tem febre igual ou maior que 37,5°C. Os resultados das culturas devem ser relatados imediatamente, de maneira que o tratamento antimicrobiano possa ser modificado adequadamente com base nos resultados dos testes de sensibilidade antibiótica.

# LINFOMA

Linfomas são neoplasias (proliferações anormais dos tecidos) do tecido linfoide, geralmente derivados dos linfócitos B. Em geral, esses tumores começam nos linfonodos, mas podem afetar os tecidos linfoides do baço, trato GI (p. ex., parede do estômago), fígado ou medula óssea. Os linfomas são classificados comumente de acordo com o grau de **diferenciação** celular e a origem da célula maligna predominante. Em termos gerais, os linfomas podem ser classificados em dois grupos: linfoma de Hodgkin e linfoma não Hodgkin (LNH).

## Linfoma de Hodgkin

Linfoma de Hodgkin é uma neoplasia maligna relativamente rara, com índice de cura muito alto.

### Fisiopatologia

Ao contrário dos outros linfomas, o de Hodgkin tem origem focal, porque começa em um único linfonodo. A doença dissemina por extensão direta através do sistema linfático. A célula maligna do linfoma de Hodgkin é conhecida como célula de Reed-Sternberg, uma célula tumoral grande e morfologicamente singular, que parece ter origem em uma célula linfoide imatura. Essa célula é a manifestação patológica característica e um critério diagnóstico essencial da doença de Hodgkin. Contudo, o tumor é muito heterogêneo e, na verdade, pode conter poucas células de Reed-Sternberg. Biopsias repetidas podem ser necessárias para firmar o diagnóstico.

A causa do linfoma de Hodgkin é desconhecida, mas há suspeita de uma etiologia viral. De fato, fragmentos do vírus Epstein-Barr (EBV) foram encontrados em algumas células de Reed-Sternberg. Alguns estudos demonstraram que o índice de isolamento do EBV a partir dos linfomas de Hodgkin variava entre 20 e 50% (Cader, Kearns, Young et al., 2010).

Existem cinco subtipos do linfoma de Hodgkin. O subtipo esclerosante-nodular representa até 70% dos casos (Horning, 2010). A maioria dos clientes com esse subtipo apresenta doença limitada ou se encontra em um estágio inicial da doença. O linfoma de Hodgkin é classificado em quatro estágios (I a IV). Se os clientes apresentarem sintomas B, a letra B é acrescentada ao estágio.

### Fatores de risco

O linfoma de Hodgkin é um pouco mais comum nos homens que nas mulheres e apresenta dois picos de incidência: um no início da terceira década de vida e outro depois da idade de 50 anos. A ocorrência da doença tem padrão familiar: os parentes de primeiro grau têm incidência acima do normal, mas a prevalência efetiva deste padrão é pequena. O linfoma de Hodgkin é encontrado mais comumente nos clientes que fazem tratamento imunossupressor (p. ex., transplante renal).

### Manifestações clínicas e avaliação

Em geral, o linfoma de Hodgkin começa como crescimento indolor de um ou mais linfonodos localizados acima do diafragma. Os linfonodos individuais são indolores e têm consistência firme ou elástica, mas não são duros. Setenta e cinco por cento dos clientes apresentam linfonodos cervicais aumentados e indolores (Cader et al., 2010). As radiografias do tórax podem mostrar massa mediastínica; em alguns casos, a massa é suficientemente grande para comprimir a traqueia e causar dispneia e tosse. Prurido é comum e pode ser extremamente incômodo, mas a causa é desconhecida. Menos de 10% dos clientes sentem dor intensa de curta duração depois de ingerir álcool, geralmente no mesmo local do tumor (Horning, 2010). Também nesses casos, a causa do problema é desconhecida.

Todos os órgãos estão sujeitos à invasão pelo linfoma de Hodgkin. Os sinais e sintomas são atribuídos à compressão dos órgãos pelo tumor, inclusive tosse e derrame pleural (infiltrados pulmonares), icterícia (invasão do fígado ou obstrução do ducto biliar), dor abdominal (esplenomegalia ou linfadenopatia retroperitoneal) ou dor óssea (invasão óssea). As infecções por vírus herpes-zóster são comuns. Um grupo de sinais e sintomas constitucionais tem implicações prognósticas importantes. Conhecidos como sintomas B, isso inclui febre (sem calafrios), sudorese profusa (principalmente à noite) e emagrecimento involuntário de mais de 10% do peso corporal. Os sintomas B são encontrados em 40% dos clientes e são mais comuns quando a doença está avançada. A elevação da **velocidade de hemossedimentação** (VHS) é um indicador de prognóstico desfavorável (Hoppe et al., 2010).

Anemia branda é a anormalidade hematológica mais comum. A contagem de leucócitos pode estar elevada ou reduzida. Nos casos típicos, a contagem de plaquetas é normal, a menos que o tumor tenha invadido a medula óssea e suprimido a hematopoese. Os clientes com linfoma de Hodgkin têm imunidade celular deprimida, que se evidencia por inexistência ou atenuação da reação aos testes de sensibilidade cutânea (p. ex., *Candida*, caxumba).

Como muitas manifestações clínicas são semelhantes às que ocorrem com infecções, os exames diagnósticos são realizados para excluir uma causa infecciosa para a doença. O diagnóstico é firmado por uma biopsia excisional de um linfonodo e pelo achado célula de Reed-Sternberg. Quando o diagnóstico está confirmado e o tipo histológico está definido, é necessário avaliar a extensão da doença, um processo conhecido como *estadiamento*.

Além do exame físico cuidadoso, os exames realizados para facilitar o estadiamento são radiografias do tórax; tomografia computadorizada (TC) do tórax, do abdome e da pelve; e tomografia por emissão de pósitrons (PET). Essa última modalidade de exame é o mais sensível para identificar doença residual. Outros exames laboratoriais úteis são hemograma com contagem de plaquetas, VHS, nível de desidrogenase láctica (LDH) e provas de função hepática e renal. A biopsia de medula óssea é realizada se houver sinais de invasão medular e alguns médicos realizam rotineiramente biopsias bilaterais. A cintigrafia óssea é usada para detectar áreas de acometimento ósseo.

### Manejo clínico

Cura é o objetivo geral do tratamento do linfoma de Hodgkin, independentemente do estágio da doença. O tratamento depende principalmente do estágio da doença, não do tipo histológico; contudo, há estudos extensivos em andamento para investigar esquemas terapêuticos específicos para cada subtipo histológico ou grupo prognóstico. Tradicionalmente, a doença de Hodgkin em estágio inicial era tratada por laparotomia de estadiamento e radioterapia. Esse protocolo terapêutico era comumente complementado por um ciclo curto (2 a 4 meses) de quimioterapia seguida de radioterapia para clientes com doença em estágio inicial (I e II). O tratamento combinado impede recidivas e aumenta o índice global de sobrevivência em 5 anos (Herbst, Rehan, Brillant et al., 2010). Alguns clientes com doença em estágio inicial e indicadores prognósticos favoráveis podem fazer apenas radioterapia. A quimioterapia combinada, por exemplo, com doxorrubicina, bleomicina, vimblastina e dacarbazina (DTIC), também conhecido como ABVD, hoje em dia é o tratamento padronizado para doença mais avançada (estágios III e IV e todos os estágios B).

A radioterapia ainda é muito útil aos clientes com linfadenopatia extensiva (em geral, descrita como doença volumosa). Nesse grupo, a doença residual geralmente persiste depois da conclusão da radioterapia; alguns estudos demonstraram que a irradiação das áreas em que há linfadenopatia residual aumenta a sobrevivência.

Mesmo quando o linfoma de Hodgkin não recidiva, o tratamento com doses altas de quimioterápicos seguidos do TCTSP autólogo pode ser muito eficaz para controlar a doença e prolongar a sobrevida.

As intervenções de enfermagem são semelhantes às aplicáveis ao LNH e estão descritas na seção pertinente.

## Complicações do tratamento a longo prazo

Hoje em dia, muito se sabe quanto aos efeitos a longo prazo da quimioterapia e da radioterapia, principalmente com base no número expressivo de clientes que foram curados do linfoma de Hodgkin com estes tratamentos. As complicações a longo prazo são hipotireoidismo, disfunção imune, cáries dentárias, miocardiopatia e neoplasias malignas secundárias. Os fatores de risco para outros cânceres devem ser avaliados e a vigilância contínua é crucial. Câncer de pulmão é o tipo mais comum de neoplasia maligna secundária entre os clientes com doença de Hodgkin, principalmente depois de poliquimioterapia e radioterapia (Kiserud, Loge, Fosså et al., 2010).

Câncer de mama é a segunda neoplasia maligna secundária mais comum nas mulheres sobreviventes, principalmente nas que foram tratadas antes de completar 20 anos de idade (O'Brien, Donaldson, Balise et al., 2010). Os riscos de desenvolver neoplasias malignas secundárias devem ser explicados aos clientes antes de começar o tratamento, como parte do processo de consentimento informado. Os clientes devem ser instruídos a reduzir outros fatores que aumentam o risco de desenvolver cânceres secundários, inclusive tabagismo e ingestão de álcool e exposição aos carcinógenos ambientais. Abordagens terapêuticas revisadas têm como objetivo reduzir o risco de complicações, sem comprometer o potencial de cura.

## Linfomas não Hodgkin

Os linfomas não Hodgkin (LNH) constituem um grupo heterogêneo de cânceres que se originam do crescimento neoplásico dos tecidos linfoides. Assim como ocorre com a LLC, as células neoplásicas parecem originar-se de um único clone de linfócitos; contudo, com o LNH, as células podem variar morfologicamente. A maioria dos LNH consiste em linfócitos B malignos e apenas 5% envolvem linfócitos T. Ao contrário do linfoma de Hodgkin, os tecidos linfoides afetados são profusamente infiltrados por células malignas. A disseminação dessas células linfoides malignas é imprevisível e a doença realmente localizada não é comum. Os linfonodos de vários locais podem estar infiltrados, bem como outros órgãos fora do sistema linfoide (tecidos extralinfáticos).

Para o Brasil, no ano de 2012, a estimativa era de 5.190 casos novos de linfoma não Hodgkin em homens e 4.450 em mulheres. Esses valores correspondem a um risco estimado de 5 casos novos a cada 100 mil homens e 4 a cada 100 mil mulheres. A incidência aumenta a cada década de vida; a média de idade por ocasião do diagnóstico é de 50 a 60 anos. Embora nenhum fator etiológico comum tenha sido identificado, a incidência dos LNH tem aumentado entre os clientes com imunodeficiências ou doenças autoimunes; história de tratamento para outro tipo de câncer; transplante de órgãos; infecções virais (inclusive vírus Epstein-Barr e HIV); e exposição a pesticidas, solventes, corantes e agentes desfolhantes, inclusive agente laranja. O prognóstico é altamente variável com os diversos tipos de LNH. Em geral, os linfomas localizados de grau baixo possibilitam sobrevivência prolongada (> 10 anos). Mesmo com as formas agressivas da doença, a cura é possível para no mínimo um terço dos clientes que fazem tratamento agressivo.

## Manifestações clínicas e avaliação

Os sinais e sintomas são altamente variáveis e refletem o comportamento diverso dos LNH. Linfadenopatia é o sintoma mais comum (66%); contudo, com as formas mais indolentes (menos agressivas) da doença, a linfadenopatia pode ir e vir. Com a doença em estágio inicial, ou com os tipos considerados mais indolentes, os clientes podem ser assintomáticos e a doença geralmente não é diagnosticada, até que progrida para um estágio mais avançado, quando surgem os primeiros sintomas. Nesses estágios (III ou IV), a linfadenopatia é nitidamente perceptível. Um terço dos clientes com LNH têm "sintomas B" (febre recidivante, sudorese profusa e emagrecimento involuntário de 10% ou mais). Massas linfomatosas podem comprometer a função dos órgãos. Por exemplo, massa mediastínica pode causar angústia respiratória; massas abdominais podem comprimir os ureteres e causar disfunção renal; e esplenomegalia pode causar desconforto abdominal, náuseas, saciedade precoce, anorexia e emagrecimento. Menos de 10% dos clientes têm acometimento do SNC em alguma fase de sua doença. Determinadas populações têm índices mais altos de invasão do SNC (inclusive clientes HIV-positivo) ou do testículo, da mama, das leptomeninges ou dos seios paranasais.

O diagnóstico definitivo do LNH é estabelecido por um sistema de classificação altamente complexo, que se baseia na histologia, na imunofenotipagem e nas análises citogenéticas das células malignas. O tipo histológico específico da doença tem implicações prognósticas importantes. O tratamento também varia e depende dessas características. O estadiamento também é um fator importante e, em geral, está baseado nos dados obtidos pela TC e PET, biopsias de medula óssea e análise do líquido cefalorraquidiano (em alguns casos). O estágio é baseado na localização da doença e sua disseminação para outros órgãos. Por exemplo, com a doença do estágio I, é possível detectar apenas uma área de acometimento; deste modo, a doença do estágio I é eminentemente localizada e pode responder bem ao tratamento direcionado (p. ex., radioterapia focal). Por outro lado, com a doença do estágio IV, há acometimento de no mínimo um órgão extralinfático.

## Manejo clínico

O tratamento depende da classificação final da doença, do estágio da doença, do tipo de tratamento usado antes (se algum) e da possibilidade de tolerar o tratamento. Quando a doença não é agressiva e está realmente localizada, a radioterapia pode ser o único tratamento preferido.

Os linfomas de grau baixo podem não requerer tratamento até que a doença progrida para um estágio mais avançado, mas historicamente também têm sido relativamente refratários ao tratamento e, em muitos casos, a utilização de algumas modalidades terapêuticas não aumentou o índice global de sobrevivência. Os tipos mais agressivos de LNH (p. ex., linfoma linfoblástico, linfoma de Burkitt) exigem que a quimioterapia seja iniciada imediatamente; contudo, estes tipos tendem a responder mais favoravelmente ao tratamento.

Para os tipos agressivos de LNH, as combinações agressivas de agentes quimioterápicos são utilizadas mesmo nos estágios iniciais. As formas intermediárias recebem comumente poliquimioterapia e radioterapia quando a doença está nos estágios I e II. O advento do anticorpo monoclonal rituximabe, que é dirigido contra o antígeno CD20 da superfície das células B, aumentou expressivamente a sobrevivência dos clientes com LNH. Hoje em dia, a combinação de rituximabe com quimioterápicos convencionais (ciclofosfamida, doxorrubicina, vincristina e prednisona [CHOP]) é considerada o tratamento padronizado para a forma comum agressiva dos linfomas de células B (Molina, 2008). Infelizmente, mais de 30% dos clientes com LNH de células B difusas têm recidivas. O tratamento da doença recidivante inclui rituximabe e uma combinação de quimioterápicos seguidos de quimioterapia em doses altas e suporte às células-tronco (Tilly e Dreyling, 2009). O acometimento do SNC pode ocorrer com algumas formas agressivas de LNH; nestes casos, a quimioterapia intratecal é usada em combinação com quimioterapia sistêmica. A radioterapia pode ser realizada como procedimento paliativo sintomático.

## Manejo de enfermagem

Linfoma é um conjunto extremamente complexo de doenças. Quando a enfermeira cuida de um cliente com linfoma, é muito importante conhecer o tipo específico de doença, o estágio da doença, os tratamentos pregressos realizados e o plano terapêutico atual. A maioria das intervenções recomendadas aos clientes com linfoma de Hodgkin ou LNH é realizada ambulatorialmente, a menos que ocorram complicações (p. ex., infecção, comprometimento respiratório secundário a uma massa mediastínica). As modalidades utilizadas mais comumente são radioterapia e quimioterapia. A quimioterapia causa efeitos colaterais sistêmicos (p. ex., mielossupressão, náuseas, queda dos cabelos, risco de infecção), enquanto a radioterapia causa efeitos específicos limitados à área irradiada. Por exemplo, os clientes que fazem radioterapia do abdome podem ter náuseas e diarreia, mas não queda dos cabelos. Independentemente do tipo de tratamento, todos os clientes referem fadiga.

O risco de infecção é significativo nesses clientes, não apenas em razão da mielosupressão causada pelo tratamento, mas também pela resposta imune anormal resultante da própria doença. Os clientes devem ser orientados a reduzir os riscos de infecção, reconhecer os sinais de uma infecção potencial e entrar em contato com o profissional de saúde quando estes sinais ocorrem (ver Capítulos 6 e 19). Outras complicações dependem da localização do linfoma. Por essa razão, é importante que a enfermeira conheça a localização do tumor, de modo que suas avaliações possam ser dirigidas apropriadamente. Por exemplo, os clientes com massas linfomatosas na região superior do tórax devem ser avaliados para detectar obstrução da veia cava superior ou das vias respiratórias superiores, caso a massa esteja nas proximidades de um brônquio ou da traqueia.

Muitos linfomas podem ser curados com os esquemas terapêuticos modernos. Entretanto, à medida que aumentam os índices de sobrevivência, o mesmo acontece com as neoplasias secundárias, principalmente LMA ou SMD. Por essa razão, os sobreviventes devem fazer triagens periódicas para detectar neoplasias malignas secundárias.

## MIELOMA MÚLTIPLO

Mieloma múltiplo é uma doença maligna que afeta as formas mais maduras dos linfócitos B, também conhecidos como plasmócitos. Essa doença não é classificada como linfoma. Os plasmócitos secretam imunoglobulinas, que são proteínas necessárias à produção dos anticorpos para combater infecção. A incidência do mieloma múltiplo está diminuindo (Altekruse, Kosary, Krapcho et al., 2009). Na maioria dos casos, a doença acomete clientes com mais de 70 anos e apenas 1 a 2% dos casos são diagnosticados antes da idade de 40 anos. A taxa de incidência é mais que duas vezes maior na população negra, em comparação com as populações caucasoides. O tempo mediano de sobrevivência dos clientes com mieloma múltiplo é de 3 anos com tratamento convencional e 5 anos com tratamento intensivo (Lin, 2009). Em geral, as mortes são causadas por infecções.

## Fisiopatologia

No mieloma múltiplo, os plasmócitos malignos produzem quantidades aumentadas de uma imunoglobulina específica não funcional (disfuncional). Os tipos normais de imunoglobulinas ainda são produzidos pelos plasmócitos normais, mas em quantidades menores que as habituais. A imunoglobulina específica secretada pelas células do mieloma é detectável no sangue ou na urina e é conhecida como *proteína monoclonal*, ou *proteína M*. Essa proteína funciona como marcador útil para monitorar a extensão da doença e a resposta do cliente ao tratamento. Além disso, o achado de cadeias leves (os anticorpos são formados de cadeias leves e pesadas) na urina (também conhecidas como *proteína de Bence-Jones*) é considerada um critério importante para o diagnóstico do mieloma múltiplo. Em geral, essa proteína é detectada por eletroforese do soro ou da urina. Além disso, o nível de proteínas totais do cliente geralmente está elevado, também em consequência da produção da proteína M. O diagnóstico de mieloma também pode ser confirmado por biopsia da medula óssea; a existência de mais de 10% de plasmócitos na medula óssea e outro critério diagnóstico típico.

Os plasmócitos malignos também secretam determinadas substâncias que estimulam a formação de novos vasos sanguíneos para facilitar a proliferação desses grupos de plasmócitos; este processo é conhecido como **angiogênese**. Ocasionalmente, os plasmócitos infiltram outros tecidos e, nestes casos, as lesões são conhecidas como *plasmocitomas*. Os plasmocitomas podem ocorrer nos seios paranasais, na medula espinal e nos tecidos moles.

## Manifestações clínicas e avaliação

Até 90% dos clientes com mieloma múltiplo desenvolvem lesões ósseas. Embora a invasão óssea possa ser assintomática, o sintoma inicial mais comum do mieloma múltiplo é dor óssea, geralmente na região dorsal ou nas costelas. Ao contrário da dor artrítica, a dor óssea associada ao mieloma piora com os movimentos e diminui em repouso; os clientes podem referir que sentem menos dor quando acordam, mas que a intensidade da dor aumenta durante o dia. No mieloma, uma substância secretada pelos plasmócitos – fator ativador dos osteoclastos – e outras substâncias (p. ex., interleucina-6 [IL-6]) são responsáveis pela estimulação dos osteoclastos. Esses dois mediadores parecem estar envolvidos no processo de destruição óssea. Por essa razão, as radiografias dos ossos podem mostrar lesões osteolíticas e osteoporose. (Essas lesões não são bem demonstradas pela cintigrafia óssea.) A destruição óssea pode ser intensa a ponto de causar fraturas e colapso das vértebras, inclusive fraturas vertebrais que podem afetar a medula espinal e causar compressão medular. Essa destruição óssea é responsável pela dor grave.

Quando a destruição óssea é muito extensiva, quantidades excessivas de cálcio ionizado são perdidas pelos ossos e entram no soro; por esta razão, os clientes podem ter hipercalcemia (comumente evidenciada por sede excessiva, desidratação, constipação intestinal, alteração do estado mental, confusão e, raramente, coma). Também pode ocorrer insuficiência renal; a configuração da molécula de imunoglobulina circulante (principalmente o formato das cadeias leves lambda) pode lesar os túbulos renais.

À medida que são formadas quantidades crescentes de plasmócitos, a medula tem menos espaço para desenvolver eritrócitos e o cliente pode apresentar anemia. Essa anemia também é causada em grande parte por produção reduzida de eritropoetina pelos rins. O cliente pode queixar-se de fadiga e fraqueza devidas à anemia. No estágio avançado da doença, quantidades reduzidas de leucócitos e plaquetas também podem ocorrer porque a medula óssea é infiltrada pelos plasmócitos malignos.

### Alerta de enfermagem
*Todo cliente idoso com queixa principal de dor lombar e níveis altos de proteínas totais deve ser investigado quanto à possibilidade de diagnóstico de mieloma.*

## Manejo clínico

O mieloma múltiplo não tem cura. Mesmo o TCTSP é considerado como medida para ampliar a remissão, em vez de obter a cura. Entretanto, em muitos casos é possível controlar a doença e manter níveis funcionais satisfatórios por muitos anos. Em geral, o tratamento inicial é determinado com base na idade do cliente, ou seja, os indivíduos mais jovens são encaminhados para quimioterapia com doses altas e transplante autólogos, enquanto os clientes idosos são tratados com imunossupressores e corticoides (Reece, 2009). Os corticoides constituem a base do tratamento, principalmente dexametasona; em geral, os corticoides são combinados com agentes imunomoduladores como talidomida, lenalidomida ou bortezomibe. Os corticoides inibem a expressão das **citocinas** (p. ex., IL-6), que são fatores de crescimento essenciais ao desenvolvimento do mieloma múltiplo. Os corticoides também reduzem a atividade do fator capa B nuclear, que estimula a apoptose das células do mieloma (Faiman, Bilotti, Mangan et al., 2008). Mais recentemente, a utilização de um inibidor de proteassomo (bortezomibe) foi aprovada pela FDA (Food and Drug Administration) para tratar doença refratária (Dave e Dunbar, 2010). Os efeitos colaterais incluem trombocitopenia transitória, hipotensão ortostática, náuseas e vômitos, erupção cutânea e neuropatia.

Avanços recentes no entendimento do processo de angiogênese resultaram em novas opções terapêuticas. A talidomida, utilizada inicialmente como sedativo e antiemético, e um fármaco mais novo (lenalidomida) têm efeitos significativos como supressor do mieloma. Esses dois fármacos inibem as citocinas necessárias à formação de novos vasos, inclusive o fator de crescimento do endotélio vascular, bem como ao crescimento e à sobrevivência das células do mieloma (p. ex., IL-6 e fator de necrose tumoral), reforçando as respostas imunes do hospedeiro contra o tumor e criando condições favoráveis à apoptose (morte celular programada) destas células. A talidomida é eficaz no tratamento do mieloma e na "modulação" de outras doenças e pode impedir a progressão para uma forma mais ativa. A talidomida e a lenalidomida não são quimioterápicos clássicos e têm perfis de efeitos colaterais singulares. A talidomida geralmente causa fadiga, tontura, constipação intestinal, erupção cutânea e neuropatia periférica. O perfil de efeitos colaterais da lenalidomida é muito diferente do associado à talidomida: mielossupressão é comum, enquanto sedação, neuropatia e constipação intestinal não são frequentes. Os clientes com doença progressiva apesar do uso de talidomida podem ainda ser tratados com lenalidomida; este último fármaco parece ter mais atividade supressora do mieloma que a talidomida. A lenalidomida geralmente é combinada com bortezomibe e, juntos, estes dois fármacos produzem efeitos sinérgicos e podem melhorar o prognóstico sem aumentar a toxicidade (Laubach, Colson, Harvey et al., 2010).

O mieloma múltiplo aumenta o risco de desenvolver tromboembolia venosa (TEV). Fármacos como talidomida e lenalidomida também são trombogênicos e o risco de TEV aumenta quando eles são utilizados em combinação com dexametasona. Com o objetivo de reduzir o risco de TEV, os clientes devem ser orientados a manter um estilo de vida ativo, inclusive com exercícios diários. Além disso, alguns clientes precisam fazer profilaxia com ácido acetilsalicílico ou uma combinação de ácido acetilsalicílico e clopidogrel (Talamo, Ibrahim, Claxton et al., 2009).

A talidomida e a lenalidomida estão contraindicadas na gravidez porque estão associadas a anomalias congênitas graves. Além disso, em razão do risco de anomalias congênitas, a utilização desses fármacos depende de registro em um programa de monitoramento que asseguram a realização de testes rotineiros para gravidez, contracepção e controle da distribuição dos fármacos. Os clientes devem ser orientados e precisam concordar em usar métodos aprovados de contracepção antes de começar a usar esses fármacos.

A radioterapia é muito útil para fortalecer os ossos localizados nas áreas de uma lesão específica, principalmente nas áreas sujeitas à fratura óssea ou à compressão da medula espinal. Essa modalidade de tratamento também é útil para aliviar a dor óssea e reduzir as dimensões dos tumores plasmocitários que se formam fora do sistema esquelético. Entretanto, como não é uma modalidade de tratamento sistêmico, a radioterapia não suprime a causa das anormalidades ósseas (i. e., produção de plasmócitos malignos). Por essa razão, a radioterapia geralmente é combinada com abordagens sistêmicas como a quimioterapia.

Quando as lesões osteolíticas causam fraturas e compressão vertebrais, a vertebroplastia é realizada frequentemente. Esse procedimento é realizado sob fluoroscopia. Uma agulha oca é posicionada dentro da vértebra fraturada e, quando a localização exata está confirmada, cimento ortopédico é injetado na vértebra para estabilizar a fratura e fortalecer as vértebras. Na maioria dos casos, o alívio da dor é quase imediato. Esse procedimento foi aperfeiçoado pela realização simultânea de cifoplastia, ou colocação de um balão inflável especial dentro da vértebra para ampliar sua altura antes de injetar o cimento ósseo.

Todos os clientes com uma ou mais lesões osteolíticas ou fratura com compressão vertebral devem começar a fazer tratamento com bifosfonato. Alguns estudos demonstraram que as preparações mais modernas de bifosfonatos, inclusive pamidronato e ácido zoledrônico, fortalecem os ossos dos clientes com mieloma múltiplo porque diminuem a secreção do fator ativador dos osteoclastos e, deste modo, controlam a dor óssea e podem evitar fraturas ósseas. Esses fármacos também são eficazes para tratar e evitar hipercalcemia. Algumas evidências sugerem que os bifosfonatos possam, na verdade, ter atividade contra as próprias células do mieloma, inibindo um fator de crescimento necessário à sobrevivência destas células (Guenther, Gordon, Tiemann et al., 2010; Terpos, Sezer, Croucher et al., 2009). Entretanto, uma complicação associada principalmente ao uso intravenoso dos bifosfonatos é osteonecrose da mandíbula, que pode causar dor intratável, dificuldade de deglutir, sinusite, abscessos dos tecidos moles e fístulas extraorais (uma comunicação anormal permanente entre a boca e a superfície do corpo). A incidência estimada varia entre 1 e 12% dos clientes tratados com bifosfonatos IV. Uma revisão recente sobre osteonecrose mandibular induzida pelos bifosfonatos revelou que 89% dos casos estavam associados ao tratamento de um distúrbio maligno, principalmente mieloma múltiplo (Filleul, Crompot e Saussez, 2010). Os clientes devem fazer um exame dentário abrangente e os tratamentos dentários necessários antes de iniciar o tratamento com bifosfonatos. Ao longo de todo o tratamento, o cliente deve ser cuidadosamente avaliado quanto à ocorrência dessa complicação (Laubach et al., 2010; Lipton, 2010).

A hiperviscosidade sanguínea pode ser causada pelos níveis altos de proteína M. Quando os clientes apresentam sinais e sintomas de hiperviscosidade, inclusive alterações do estado mental ou borramento visual, a plasmaférese pode ser realizada para reduzir o nível da imunoglobulina. Os sintomas podem ser mais úteis para determinar a necessidade de realizar essa intervenção, que a dosagem dos níveis de viscosidade sérica.

## Manejo de enfermagem

O tratamento da dor é muito importante para os clientes com mieloma múltiplo. Os anti-inflamatórios não esteroides (AINE) podem ser muito eficazes para controlar dores brandas, ou podem ser administrados em combinação com analgésicos opioides. Como os AINE podem causar gastrite e disfunção renal, a função renal deve ser cuidadosamente monitorada. O cliente precisa ser orientado quanto às limitações da atividade (p. ex., não levantar mais que 10 kg, adotar mecânica corporal adequada). Ocasionalmente, os coletes podem ser necessários para reforçar a coluna vertebral.

Neuropatia periférica é um efeito colateral comum dos agentes imunomoduladores usados para tratar mieloma múltiplo e ocorre em até 80% dos casos. A neuropatia periférica pode comprometer significativamente a qualidade de vida do cliente e sua capacidade de realizar as atividades da vida diária (AVD). O exame físico deve incluir uma avaliação para detectar neuropatia utilizando um instrumento de avaliação de neurotoxicidade, além de uma avaliação subjetiva do desconforto do cliente. O manejo da neuropatia periférica pode incluir reduções da dose de talidomida ou lenalidomida; interrupção do tratamento; tratamento do desconforto com fármacos como gabapentina; e envolvimento de outros profissionais como terapeuta ocupacional e fisioterapeuta para maximizar e recuperar a função perdida (Tariman, Love, McCullagh et al., 2008).

O cliente também precisa ser orientado quanto aos sinais e sintomas de hipercalcemia. A manutenção da mobilidade e a hidratação são importantes para reduzir as exacerbações dessa complicação; contudo, a causa primária é a própria doença. A função renal também deve ser cuidadosamente monitorada. A insuficiência renal pode ser grave e alguns clientes necessitam de diálise. A manutenção do débito urinário alto (3 $\ell$/dia) pode ser muito útil para evitar ou atenuar essa complicação.

Como a produção de anticorpos está diminuída, as infecções (principalmente bacterianas) são frequentes e podem ser fatais. O cliente deve ser instruído quanto às medidas apropriadas de prevenção das infecções, inclusive higiene das mãos e evitar contato com pessoas doentes; além disso, ele deve ser orientado a entrar em contato imediatamente com um profissional de saúde se apresentar febre ou outros sinais e sintomas de infecção. O cliente deve ser vacinado contra pneumonia pneumocócica e *influenza*. Os antibióticos profiláticos são utilizados em alguns casos. A IGIV pode ser útil aos clientes com infecções repetidas e níveis baixos de imunoglobulinas.

Muitos clientes com mieloma múltiplo são tratados com doses altas de corticoides por períodos longos. Esses clientes devem ser monitorados para detectar possíveis efeitos colaterais de curto e longo prazo dos corticoides, inclusive hiperglicemia e insônia (curto prazo) e osteopenia, osteoporose, cataratas e diabetes (longo prazo).

### Considerações gerontológicas

A incidência do mieloma múltiplo aumenta com a idade; a doença raramente ocorre nos clientes com menos de 40 anos. Em razão do envelhecimento populacional crescente, mais clientes buscam tratamento para essa doença. Dor lombar frequentemente é um sintoma inicial dessa doença e deve ser cuidadosamente investigada nos indivíduos idosos. Além disso, qualquer cliente com mais de 40 anos que apresente anemia também deve fazer investigação para mieloma, principalmente com eletroforese das proteínas séricas (EFPS). O TCTSP é uma opção que pode prolongar a remissão e possivelmente curar alguns clientes, mas não está disponível para indivíduos idosos em razão das limitações de idade, nível funcional precário e comorbidades.

# DISTÚRBIOS HEMORRÁGICOS

## Considerações gerais

Os mecanismos hemostáticos normais conseguem: controlar sangramentos dos vasos e impedir que ocorra sangramento espontâneo. Os vasos sangrentos contraem-se e as plaquetas agregam-se no local, formando um tampão hemostático instável. Fatores da coagulação circulantes são ativados na superfície dessas plaquetas agregadas e, deste modo, formam **fibrina**, que fixa o tampão de plaquetas no local da lesão.

A ineficácia dos mecanismos hemostáticos normais pode causar sangramento, que é grave em alguns casos. Em geral, esse sangramento é provocado por traumatismos, mas em algumas situações também pode ocorrer espontaneamente. Quando a causa do problema são anormalidades das plaquetas ou dos fatores da coagulação, os sangramentos podem ocorrer em qualquer parte do corpo. Quando a causa são anormalidades vasculares, o sangramento pode ser mais localizado e limitar-se aos vasos sanguíneos afetados. Alguns clientes têm anormalidades simultâneas em mais de um mecanismo homeostático.

Em várias condições, a medula óssea pode ser estimulada a aumentar a produção de plaquetas (trombopoese). A produção aumentada pode ser uma resposta reativa (p. ex., como resposta compensatória a um sangramento significativo) ou causada por um distúrbio mieloproliferativo (p. ex., trombocitopenia idiopática). Em alguns casos, o aumento das plaquetas não é causado por produção aumentada, mas pela perda das reservas de plaquetas dentro do baço. Em geral, o baço retém cerca de um terço das plaquetas circulantes em determinada ocasião. Quando o indivíduo foi submetido a esplenectomia o reservatório de plaquetas é perdido e quantidades anormalmente altas destes elementos entram na circulação. Com o tempo, a taxa de trombopoese diminui até normalizarem-se as contagens de plaquetas.

## Manifestações clínicas e avaliação

Os sinais e sintomas dos distúrbios hemorrágicos variam, dependendo do tipo de anormalidade. A anamnese detalhada e o exame físico cuidadoso podem ser muito úteis para determinar a causa da anormalidade hemostática. Os distúrbios do sistema vascular causam sangramentos localizados, geralmente na pele. Como as plaquetas são responsáveis basicamente pela **hemostasia** dos pequenos vasos sanguíneos, os clientes com anormalidades plaquetária apresentam petéquias, geralmente em grupos (*clusters*); estas lesões são detectadas na pele (mais comumente, nos membros) e nas mucosas, mas também se formam em todas as partes do corpo, principalmente nos clientes que tiveram trombocitopenia prolongada. O sangramento secundário aos distúrbios plaquetários pode ser significativo. A menos que o distúrbio plaquetário seja grave, o sangramento geralmente pode ser interrompido imediatamente quando se aplica pressão no local; nos casos típicos, o sangramento não recomeça quando a pressão é liberada.

Por outro lado, as anormalidades dos fatores da coagulação não tendem a causar sangramentos superficiais, porque os mecanismos hemostáticos primários ainda estão preservados. Por outro lado, os sangramentos localizam-se nas estruturas mais profundas do corpo (p. ex., hematomas subcutâneos ou intramusculares, hemorragias intra-articulares). O sangramento externo diminui muito lentamente quando se aplica pressão e, em geral, recomeça várias horas depois que a pressão é retirada. Por exemplo, um sangramento grave pode começar várias horas depois de uma extração dentária.

## Manejo clínico

O tratamento depende da etiologia subjacente ao distúrbio hemorrágico. Quando o sangramento é significativo, as transfusões de hemocomponentes estão indicadas. O produto sanguíneo específico é determinado pela anormalidade subjacente. Se a **fibrinólise** (decomposição do coágulo de fibrina) for excessiva, conforme se evidencia pela elevação dos níveis dos produtos de decomposição da fibrina no sangue, os fármacos hemostáticos (p. ex., ácido aminocaproico) podem ser usados para bloquear este processo. Esse fármaco deve ser utilizado com cautela porque a inibição excessiva da fibrinólise pode causar trombose.

## Manejo de enfermagem

Os clientes com distúrbios hemorrágicos ou que possam desenvolver estes problemas em consequência de uma doença ou uso de fármacos devem ser orientados a observar cuidadosa e frequentemente a existência de sangramentos e a entenderem as medidas de autocuidado para reduzir o risco de hemorragia (Capítulo 19, Boxe 19.3). Esses clientes precisam entender a importância de evitar atividades que aumentem o risco de sangramento, inclusive esportes de contato. A pele deve ser examinada para detectar petéquias e equimoses e o nariz e as gengivas para sinais de sangramento. Os clientes hospitalizados podem ser monitorados para sangramento por testes realizados em todas as secreções e excreções (fezes, urina, vômito e drenagem gástrica) para pesquisar sangue microscópico ou detectável a olho nu. Em geral, os clientes ambulatoriais recebem cartões para realizar pesquisa de sangue oculto nas fezes, de modo que possam detectar sangramento oculto nas fezes (ver detalhes adicionais da avaliação e informações sobre instrução aos clientes no Capítulo 19).

## Trombocitemia primária

Trombocitemia primária (também conhecida como trombocitemia idiopática) é um distúrbio das células-tronco da medula óssea. Essa doença acomete igualmente homens e mulheres e tende a ocorrer na faixa de 50 a 60 anos. A sobrevida média é maior que 10 anos.

## Fisiopatologia

Nesse distúrbio, há aumento acentuado da produção de plaquetas e as contagens ficam consistentemente acima de 600.000/mm$^3$. As dimensões das plaquetas podem ser anormais, mas sua sobrevida geralmente é normal. Em alguns casos, o aumento da contagem de plaquetas acompanha-se de aumentos dos eritrócitos, dos leucócitos ou de ambos; contudo, estas células não alcançam contagens tão altas quanto as observadas com a PV, LMC ou mielofibrose. Embora a causa exata seja desconhecida, a trombocitemia primária é semelhante aos outros distúrbios mieloproliferativos, especialmente PV. Contudo, ao contrário dos outros distúrbios mieloproliferativos, a trombocitemia idiopática raramente se transforma em leucemia aguda.

## Manifestações clínicas e avaliação

Muitos clientes com trombocitemia idiopática são assintomáticos e a doença é diagnosticada quando um hemograma completo detecta contagens elevadas de plaquetas. Quando ocorrem, os sintomas resultam basicamente de hemorragia ou obstrução vascular da microcirculação. Os sintomas são mais comuns quando as contagens de plaquetas estão acima de 1 milhão/mm$^3$. Entretanto, os sintomas nem sempre se correlacionam com a gravidade da trombocitemia. As tromboses são comuns e podem ser arteriais ou venosas, embora as tromboses arteriais sejam mais frequentes (Hoffman, 2008). Os vasos sanguíneos calibrosos obstruídos mais comumente são artérias dos membros inferiores, coronárias e artérias renais. Cerca de 40% dos clientes podem ter sintomas vasomotores, inclusive distúrbios visuais, tontura, cefaleia, palpitações e dor torácica atípica (Shenoy, Robyn e Sloand, 2010). Cefaleia é a complicação neurológica mais comum e, em seguida, ocorrem ataques isquêmicos transitórios, tontura, síncope e convulsões. As formas mais frequentes de trombose venosa são TVP e embolia pulmonar, mas também podem ocorrer acidentes vasculares encefálicos (AVE) e infartos do miocárdio (IM), embora com menos frequência. As obstruções dos vasos sanguíneos mais finos podem causar os mesmos sintomas que a eritromelalgia (descrita nas seções anteriores).

Como essas plaquetas podem ser anormais, os clientes também podem apresentar hemorragias brandas ou graves. O trato GI é o sistema afetado mais comumente pelos sangramentos e, em seguida, pele, olhos, trato urinário, cavidade oral e gengiva, articulações e cérebro. Nos casos típicos, não há sangramento, a menos que a contagem de plaquetas esteja acima de 1 milhão/mm$^3$. O baço pode estar aumentado, mas geralmente a esplenomegalia não é perceptível ao exame clínico.

O diagnóstico da trombocitemia primária depende da exclusão de outros distúrbios potenciais – sejam distúrbios mieloproliferativos ou doenças coexistentes que possam causar trombocitose reativa ou secundária (ver adiante). É importante excluir deficiência de ferro porque este distúrbio comumente está associado ao aumento reativo das contagens de plaquetas. Também é importante excluir a coexistência de cânceres não diagnosticados. No hemograma há plaquetas acentuadamente grandes e anormais. O exame da medula óssea (por aspiração e biopsia) não afeta as decisões terapêuticas e, por esta razão, não faz parte da investigação diagnóstica padronizada.

Nenhum parâmetro prevê confiavelmente a ocorrência de complicações trombóticas. Os fatores de risco para complicações trombóticas são idade maior que 60 anos, sexo (os homens estão mais sujeitos que as mulheres), tabagismo, episódios pregressos de sangramento ou trombose e fatores de risco cardíaco preexistentes (Hoffman, 2008).

## Manejo clínico

Existem muitas controvérsias quanto ao tratamento da trombocitemia primária. O risco de complicações hemorrágicas ou trombóticas significativas pode não ser maior até que a contagem de plaquetas passe de 1,5 milhão/mm$^3$. A avaliação cuidadosa dos outros fatores de risco como história de doença vascular periférica, tabagismo, aterosclerose e episódios trombóticos pregressos deve ser realizada para basear a decisão quanto à ocasião de iniciar o tratamento.

Nos clientes mais jovens (< 60 anos) assintomáticos sem qualquer um dos fatores de risco citados antes, acompanhamento clínico é a única medida necessária. Alternativamente, o cliente pode usar ácido acetilsalicílico para evitar complicações trombóticas. Esse fármaco também pode ser usado para aliviar sintomas neurológicos (p. ex., cefaleia), eritromelalgia e distúrbios visuais da trombocitopenia primária. Contudo, o uso de ácido acetilsalicílico pode aumentar o risco de complicações hemorrágicas e, em geral, está contraindicado aos clientes com história de sangramento GI, ou quando as contagens de plaquetas estão acima de 1,5 milhão/mm$^3$ (Shenoy et al., 2010; Tefferi, 2008).

Nos clientes idosos com risco elevado de trombose, podem ser necessárias medidas mais agressivas. O agente quimioterápico hidroxiureia é eficaz para reduzir a contagem de plaquetas. Esse fármaco é administrado por via oral e causa efeitos colaterais mínimos, exceto pela leucopenia dose-dependente. Entretanto, a hidroxiureia amenta o risco de desenvolver leucemia. O fármaco anagrelida é mais específico para reduzir a contagem de plaquetas que a hidroxiureia, mas causa mais efeitos colaterais. Cefaleias graves levam muitos clientes a interromper o tratamento com esse fármaco. Taquicardia e dor torácica também podem ocorrer e a anagrelida está contraindicada aos clientes com problemas cardíacos coexistentes. Alguns estudos demonstraram que a alfainterferona 2b reduz as contagens de plaquetas por mecanismo desconhecido. Esse fármaco é administrado por via subcutânea a intervalos variáveis, em geral 3 vezes/semana. Os efeitos colaterais significativos como fadiga, depressão, fraqueza, déficits de memória, tontura, anemia e disfunção hepática, limitam a utilidade desse fármaco. Nos grupos de alto risco, todos esses fármacos devem ser combinados com doses baixas de ácido acetilsalicílico.

Em casos raros, os sintomas obstrutivos são tão graves que a contagem das plaquetas precisa ser reduzida imediatamente. Quando é necessária, a plaquetaférese (ver descrição adiante) pode reduzir as contagens de plaquetas circulantes, mas apenas transitoriamente. Ainda não está claro até que ponto a plaquetaférese reduz os sintomas e as complicações (p. ex., tromboses).

## Manejo de enfermagem

Os clientes com trombocitemia primária devem ser orientados quanto aos riscos associados de hemorragia e trombose. Eles devem ser informados quanto aos sinais e sintomas de trombose, principalmente manifestações neurológicas como distúrbios visuais, dormência, formigamento e fraqueza. Também é importante avaliar os fatores de risco para trombose e recomendar a adoção de medidas para reduzir estes fatores (principalmente interromper o tabagismo). Os clientes tratados com ácido acetilsalicílico devem ser informados quanto ao risco aumentado de sangramento. Os clientes que se encontram sob risco de sangramento devem ser alertados quanto aos fármacos (p. ex., ácido acetilsalicílico, AINE) e outras substâncias (p. ex., álcool) que podem alterar a função plaquetária e, por esta razão, precisam ser evitados. Os clientes tratados com alfainterferona devem ser orientados quanto à autoadministração e ao tratamento dos efeitos colaterais (principalmente fadiga, sintomas gripais e depressão).

## Trombocitose secundária

O aumento da produção de plaquetas é o mecanismo primário da **trombocitose** secundária ou reativa. A contagem de plaquetas está acima do normal, mas ao contrário da trombocitemia primária, raramente fica acima de 1 milhão/mm$^3$. A função plaquetária é normal e o tempo de sobrevida das plaquetas está normal ou reduzido. Consequentemente, os sinais e sintomas associados às hemorragias ou à trombose são raros. Muitas condições ou distúrbios podem causar aumentos reativos das plaquetas, inclusive infecções, doenças inflamatórias crônicas, deficiência de ferro, câncer, hemorragia aguda e esplenectomia (ver descrição da trombocitemia primária na seção anterior). O tratamento é dirigido ao distúrbio subjacente. Com tratamento bem-sucedido, a contagem das plaquetas geralmente volta ao normal.

## Trombocitopenia

A **trombocitopenia** (contagem baixa de plaquetas) pode ser causada por vários fatores: produção reduzida de plaquetas na medula óssea; destruição aumentada de plaquetas; ou consumo exagerado de plaquetas. A trombocitopenia tem várias causas, inclusive câncer, infecção, fármacos e CID. A medida terapêutica principal para os cientes com trombocitopenia é corrigir ou tratar a causa básica ou eliminar o fator desencadeante.

### Manifestações clínicas e avaliação

Em geral, sangramentos e petéquias não ocorrem quando as contagens de plaquetas estão acima de 50.000/mm$^3$, ainda que possam ocorrer sangramentos excessivos depois de intervenção cirúrgica ou traumatismo. Quando a contagem de plaquetas diminui a menos de 20.000/mm$^3$, podem surgir petéquias, sangramentos nasais e gengivais, sangramento menstrual excessivo ou sangramento abundante depois de procedimentos cirúrgicos ou extração dentária. Quando a contagem de plaquetas está abaixo de 10.000/mm$^3$, podem ocorrer hemorragias potencialmente fatais no SNC ou trato GI. Quando as plaquetas estão anormais por alguma doença (p. ex., SMD) ou uso de fármacos (p. ex., ácido acetilsalicílico), o risco de sangramento pode ser muito maior, mesmo quando a contagem real de plaquetas não está significativamente reduzida.

A deficiência de plaquetas resultante da produção reduzida (p. ex., SMD, leucemia) geralmente pode ser diagnosticada pelo exame da medula óssea por aspiração e biopsia. Infecções virais ou bacterianas e também alcoolismo podem suprimir a produção de plaquetas. A investigação laboratorial deve incluir testes para HIV e hepatites B e C.

Quando a causa da trombocitopenia é destruição aumentada de plaquetas, a medula óssea pode mostrar contagens aumentadas de megacariócitos (células das quais se originam as plaquetas) e produção normal ou até aumentada de plaquetas, na medida em que o organismo tenta compensar as contagens baixas na circulação. Outra causa de trombocitopenia é sequestro. Cerca de um terço das plaquetas circulantes fica retido no baço e o crescimento acentuado deste órgão amplia o sequestro das plaquetas. Muitos fármacos (p. ex., sulfas, metotrexato) podem reduzir a produção ou abreviar a sobrevida das plaquetas. Pesquisadores descobriram várias causas genéticas de trombocitopenia, inclusive mutações autossômicas dominantes, autossômicas recessivas e ligadas ao X (Diz-Küçükkaya, Chen et al., 2010).

Uma causa importante a excluir é *pseudotrombocitopenia*. Nesse caso, as plaquetas agregam e formam grumos quando entram em contato com o ácido etilenodiaminotetracético (EDTA), que é o anticoagulante usado nos tubos para coleta de sangue para o hemograma. A formação de grumos é responsável por até 20% dos casos de trombocitopenia isolada (Diz-Küçükkaya *et al.*, 2010). O exame manual do esfregaço de sangue periférico pode determinar facilmente se a formação de grumos é a causa da trombocitopenia; os contadores automatizados de células mais modernos também detectam este problema.

### Manejo clínico

Em geral, o tratamento da trombocitopenia consiste em controlar a doença básica. Quando a produção de plaquetas está reduzida, as transfusões de plaquetas podem aumentar as contagens e interromper sangramentos ou evitar hemorragia espontânea. Quando há destruição excessiva de plaquetas, as plaquetas transfundidas também são destruídas e a contagem não aumenta. A causa mais comum de destruição excessiva das plaquetas é PTI (ver seção subsequente). Em alguns casos, a esplenectomia pode ser uma intervenção terapêutica útil, mas geralmente não é uma opção; por exemplo, nos clientes com baços aumentados em razão da hipertensão portal causada por cirrose, a esplenectomia pode causar mais distúrbios hemorrágicos.

### Manejo de enfermagem

O Boxe 19.3 do Capítulo 19 descreve as intervenções de enfermagem para clientes com trombocitopenia.

## Púrpura trombocitopênica imune

Púrpura trombocitopênica imune (PTI) é o distúrbio hematológico autoimune mais comum e afeta indivíduos de todas as faixas etárias, embora seja mais comum nas crianças e nas mulheres jovens. No passado, esse distúrbio era conhecido como "púrpura trombocitopênica idiopática" porque, em muitos casos, não era possível definir as causas subjacentes. Nos últimos anos, cientistas descobriram algumas causas, resultando em nosso entendimento atual da PTI como um processo autoimune e, deste modo, na alteração da terminologia de *idiopática* para *imune* (Ahn, 2010). Existem dois tipos de PTI: aguda e crônica. A PTI aguda, que acomete principalmente crianças, geralmente começa 1 a 6 semanas depois de uma doença viral. A PTI aguda é autolimitada e, em geral, a remissão ocorre espontaneamente em 6 meses. A PTI crônica geralmente é diagnosticada por exclusão das outras causas de trombocitopenia.

## Fisiopatologia

Embora a etiologia exata da PTI ainda seja desconhecida, a contagem de plaquetas é reduzida por dois mecanismos: destruição plaquetária mediada por autoanticorpos e produção reduzida de plaquetas em consequência dos efeitos destes autoanticorpos nos megacariócitos. Além disso, os níveis séricos de trombopoetina – hormônio que estimula a produção de plaquetas – também diminuem (Rice, 2009). Normalmente, quando a contagem de plaquetas está baixa, o nível sérico de trombopoetina aumenta para estimular a produção de novas plaquetas. Com a PTI, a contagem de plaquetas está baixa e o nível sérico de trombopoetina está inadequadamente baixo. Os autoanticorpos antiplaquetários que se ligam às plaquetas são detectados no sangue dos clientes com PTI. Quando as plaquetas estão ligadas a esses anticorpos, o SRE ou o sistema dos macrófagos teciduais ingere e destrói as plaquetas. A produção de autoanticorpos pode ser estimulada por fármacos ou infecções. Em alguns casos, ocorrem infecções virais antes do início da PTI das crianças. Em outros casos, fármacos como as sulfas podem causar essa doença. Outras condições como gravidez ou doenças como lúpus eritematoso sistêmico também podem causar PTI.

## Manifestações clínicas e avaliação

Muitos clientes não têm sintomas e a contagem baixa de plaquetas é um achado inesperado (frequentemente < 20.000/mm³; < 5.000/mm³ não é incomum). As anormalidades comuns do exame físico são equimoses que se formam ao mais leve traumatismo, menstruações volumosas e petéquias nos membros ou no tronco. Os clientes com equimoses ou petéquias simples (condição conhecida como "púrpura seca") tendem a ter menos complicações hemorrágicas que os indivíduos com sangramentos das mucosas do trato GI (inclusive cavidade oral) e aparelho respiratório (p. ex., hemoptise) (condição conhecida como "púrpura úmida"). Os clientes com esse último quadro clínico estão mais vulneráveis a sangramento intracraniano que os indivíduos com púrpura seca. Apesar das contagens baixas, as plaquetas são jovens e muito ativas. Essas plaquetas aderem às superfícies endoteliais e umas às outras, razão pela qual nem sempre ocorrem sangramentos espontâneos. Desse modo, o tratamento pode não ser iniciado, a menos que o sangramento seja grave ou potencialmente fatal, que a contagem de plaquetas esteja extremamente baixa (< 10.000/mm³) ou que o cliente tenha outros fatores de risco para sangramento, inclusive hipertensão descontrolada ou doença ulcerosa péptica (Diz-Küçükkaya *et al.*, 2010).

## Manejo clínico

O objetivo principal do tratamento é alcançar uma contagem "segura" de plaquetas. Como o risco de sangramento geralmente não aumenta até que a contagem de plaquetas diminua a menos de 10.000/mm³, os clientes com contagens entre 30.000 e 50.000/mm³ podem ser cuidadosamente acompanhados sem intervenções adicionais. Entretanto, se a contagem for menor que 20.000/mm³ ou há sangramento, o objetivo é aumentar a contagem de plaquetas, em vez de curar a doença. A decisão de tratar não deve ser baseada unicamente na contagem de plaquetas do cliente, mas também em seu estilo de vida e nível de atividade. Um cliente com estilo de vida sedentário pode tolerar contagens baixas de plaquetas com menos riscos que outro com estilo de vida mais ativo.

O tratamento da PTI geralmente inclui várias modalidades. Se o cliente estiver usando um fármaco que reconhecidamente causa PTI (p. ex., quinina, preparações à base de sulfa), o uso do agente desencadeante deve ser interrompido imediatamente. A principal abordagem ao tratamento a curto prazo é administrar agentes imunossupressores. Esses fármacos bloqueiam os receptores de ligação dos macrófagos e, deste modo, as plaquetas não são destruídas. Prednisona é o fármaco utilizado comumente e é eficaz em cerca de 80% dos casos (Rice, 2009). Outros imunossupressores como azatioprina, danazol, ciclosporina ou micofenolato mofetila podem ser administrados quando os corticoides não conseguem induzir uma resposta (Rice, 2009). Em geral (90% dos casos), as contagens de plaquetas começam a aumentar em alguns dias depois de iniciar o tratamento com corticoide; este efeito é prolongado quando se utiliza azatioprina. Em razão dos efeitos colaterais associados, os clientes não podem usar doses altas de corticoide indefinidamente. Em muitos clientes, as contagens de plaquetas voltam a diminuir quando a dose do corticoide é reduzida progressivamente. Alguns clientes podem ser mantidos satisfatoriamente com doses baixas de prednisona.

A imunoglobulina intravenosa (IGIV) também é utilizada comumente para tratar PTI. Existem controvérsias quanto à ocasião mais propícia à introdução da IGIV no tratamento da PTI. A IGIV atua ligando-se aos receptores dos macrófagos; contudo, são necessárias doses altas, a preparação é muito dispendiosa e o efeito é transitório (Rice, 2009). Esplenectomia é o tratamento alternativo, mas consegue manter as contagens normais de plaquetas em apenas 50% dos casos; contudo, muitos clientes conseguem manter contagens "seguras" (mais de 30.000/mm³) depois da remoção do baço. Mesmo os clientes que melhoram com esplenectomia podem ter recidivas de trombocitopenia grave depois de alguns meses ou anos. Os clientes esplenectomizados ficam sob risco permanente de sepse e devem ser vacinados contra pneumonia (pneumocócica), *Haemophilus influenzae* B e meningococos, de preferência 2 a 3 semanas antes da esplenectomia (Diz-Küçükkaya *et al.*, 2010). A vacina antipneumocócica deve ser repetida a intervalos de 5 a 10 anos.

O rituximabe – um anticorpo monoclonal dirigido contra o marcador CD20 das células B – tem sido usado com sucesso para tratar PTI depois do tratamento com corticoides. O rituximabe causa depleção das células B que produzem os autoanticorpos que destroem as plaquetas e aumenta eficazmente a contagem de plaquetas. Esse fármaco é bem tolerado e causa poucos efeitos colaterais. Alguns estudos demonstraram índices de remissão completa de até 43% em torno da terceira semana de tratamento com doses semanais, quando muitos dos clientes tratados não respondiam mais aos outros tratamentos (Arnold, Dentali, Crowther et al., 2007).

O tratamento da PTI foi drasticamente alterado com a descoberta dos fármacos que atuam especificamente na produção de plaquetas. O romiplostim e o eltrombopag são compostos semelhantes à trombopoetina e estimulam a produção de plaquetas. O romiplostim é administrado semanalmente por injeções subcutâneas, enquanto o eltrombopag é um comprimido administrado em dose única diária. Esses dois fármacos têm eficácia comprovada para aumentar as contagens de plaquetas acima de 50.000/mm$^3$ dentro de duas semanas depois de iniciar o tratamento (Bussel, Kuter, Pullarkat et al., 2009; Bussel, Cheng, Saleth et al., 2007). Os índices de resposta são semelhantes com o romiplostim e o eltrombopag (Rice, 2009).

Apesar da contagem de plaquetas extremamente baixa, as transfusões de plaquetas geralmente são evitadas. As transfusões tendem a ser ineficazes porque os autoanticorpos antiplaquetários do cliente ligam-se às plaquetas transfundidas e provocam sua destruição. Na verdade, as contagens de plaquetas podem diminuir depois da transfusão. Em alguns casos, as transfusões de plaquetas podem proteger contra sangramentos fatais nos clientes com púrpura úmida grave.

## Manejo de enfermagem

As intervenções de enfermagem incluem uma avaliação do estilo de vida do cliente para determinar seu risco de sangramento provocado por atividade. Também é importante obter uma história detalhada dos fármacos usados, inclusive preparações comercializadas sem prescrição, fitoterápicos e suplementos nutricionais. A enfermeira deve ficar atenta aos fármacos que contenham sulfa e outros compostos que alterem a função plaquetária (p. ex., preparações com ácido acetilsalicílico ou outros AINE) (Boxe 20.4). A enfermeira deve investigar se há qualquer relato de doença viral recente e avaliar os fatores de risco para hepatite e infecção pelo HIV. As queixas de cefaleia ou distúrbios visuais devem ser relatadas imediatamente a um médico, porque estes sintomas podem indicar sangramento intracraniano. Os clientes que são internados nos hospitais com púrpura úmida e contagens baixas de plaquetas devem ter uma avaliação neurológica incluída nas aferições rotineiras dos seus sinais vitais. É importante evitar quaisquer injeções ou fármacos retais e as aferições da temperatura retal não devem ser realizadas porque podem provocar sangramento.

As orientações fornecidas aos clientes incluem sinais de exacerbação da doença (petéquias, equimoses); como entrar em contato com os profissionais de saúde apropriados; o nome e tipo de fármaco que causou a PTI (quando for o caso); tratamento médico atual (fármacos, esquema de redução progressiva das doses, efeitos colaterais); e frequência do monitoramento da contagem de plaquetas. O cliente deve ser instruído a evitar todos os fármacos que interferem com a função plaquetária (Boxe 20.4). Além disso, deve evitar constipação intestinal e manobra de Valsalva (fazer força para defecar). Os barbeadores elétricos devem ser usados para raspar os pelos e escovas de dente com cerdas macias devem substituir as escovas de cerdas duras. O cliente também deve ser instruído a evitar relações sexuais quando a contagem de plaquetas for menor que 50.000/mm$^3$. Os clientes que fazem tratamento crônico com corticoides estão sujeitos a complicações como osteoporose, atrofia dos músculos proximais, cataratas e cáries dentárias. A densidade mineral óssea deve ser monitorada e esses clientes podem ser beneficiados com a suplementação de cálcio e vitamina D e o tratamento com bifosfonatos para evitar doença óssea significativa.

## Distúrbios plaquetários

As anormalidades plaquetárias quantitativas (trombocitopenias) são relativamente comuns, mas também podem ocorrer anormalidades qualitativas. Nesses casos, as contagens de plaquetas podem estar normais, mas elas não funcionam normalmente. Hoje em dia, não existem exames com sensibilidade e especificidade suficientes e as manifestações clínicas são essenciais ao diagnóstico do problema subjacente.

O ácido acetilsalicílico causa um distúrbio plaquetário importante da função plaquetária. Mesmo as doses pequenas de ácido acetilsalicílico reduzem a agregação plaquetária normal e o tempo de sangramento prolongado persiste por vários dias depois da ingestão do fármaco. Embora isso não cause sangramento na maioria dos casos, os clientes com distúrbios da coagulação (p. ex., hemofilia) ou trombocitopenia podem apresentar hemorragias significativas depois de usar ácido acetilsalicílico, principalmente quando ocorrem traumatismos ou procedimentos invasivos.

Os AINE também conseguem inibir a função plaquetária, mas o efeito não é tão prolongado quanto o do ácido acetilsalicílico (cerca de 5 dias, *versus* 7 a 10 dias). Outras causas de disfunção plaquetária são: doença renal em estágio terminal (DRET), possivelmente porque as escórias metabólicas afetam a função das plaquetas; síndrome mielodisplásica (SMD); mieloma múltiplo (proteínas anormais interferem com a função plaquetária); *bypass* cardiopulmonar; e outros fármacos (Boxe 20.4).

### Manifestações clínicas e avaliação

O sangramento pode ser brando ou grave. A gravidade não se correlaciona necessariamente com a contagem de plaquetas ou com os exames que avaliam a coagulação (tempo de protrombina [TP], tempo de tromboplastina parcial [TTP]). As equimoses são comuns, principalmente nos membros. Os clientes com disfunção plaquetária podem estar vulneráveis a sangramentos significativos depois de traumatismos ou procedimentos invasivos (p. ex., biopsias, extração dentária).

### Manejo clínico

Se a disfunção plaquetária for causada por um fármaco, o tratamento deve ser interrompido imediatamente (se possível), principalmente quando ocorrer sangramento, ou antes de procedimentos invasivos. Se a disfunção plaquetária for grave, os sangramentos geralmente podem ser evitados por transfusão de plaquetas normais antes ou durante os procedimentos invasivos. O ácido aminocaproico (EACA) pode ser necessário para evitar sangramento significativo depois desses procedimentos.

## BOXE 20.4 Fármacos e substâncias que deprimem a função das plaquetas.

- Anestésicos:
  - Anestésicos locais
  - Halotano
- Antibióticos:
  - Betalactâmicos
  - Penicilinas
  - Cefalosporinas
  - Nitrofurantoína
  - Sulfonamidas
- Anticoagulantes:
  - Heparina
  - Agentes fibrinolíticos
- Anti-inflamatórios (não esteroides)
  - Ácido acetilsalicílico
  - Ibuprofeno
  - Naproxeno
- Antineoplásicos:
  - Carmustina
  - Daunorrubicina
  - Mitramicina
- Fármacos cardiovasculares:
  - Betabloqueadores
  - Bloqueadores do canal de cálcio
  - Isossorbida
  - Nitroglicerina
  - Nitroprussiato
  - Quinidina
- Fármacos que aumentam o AMPc plaquetário:
  - Dipiridamol
  - Prostaciclina
  - Teofilina
- Alimentos e aditivos alimentares:
  - Cafeína
  - Fungo Auriculária (*Auriculária polytricha*)
  - Cravo
  - Cominho
  - Etanol
  - Óleos de peixe
  - Alho
  - Extrato de cebola
  - Açafrão
- Expansores plasmáticos:
  - Dextranas
  - Amido hidroxietílico
- Psicotrópicos:
  - Antidepressivos tricíclicos
  - Fenotiazinas
- Diversos:
  - Anti-histamínicos
  - Clofibrato
  - Furosemida
  - Heroína
  - Contrastes
  - Ticlopidina
  - Vitamina E
- Suplementos fitoterápicos:
  - Matricária
  - Gengibre
  - *Ginkgo biloba*
  - Ginseng
  - Kava kava

## Manejo de enfermagem

Os clientes com disfunção plaquetária significativa devem ser orientados a evitar substâncias que possam deprimir a função plaquetária, inclusive algumas preparações comercializadas sem prescrição, fitoterápicos, suplementos nutricionais e álcool. Além disso, esses clientes devem proteger-se e informar aos profissionais de saúde (inclusive odontólogos) quanto à sua doença, antes de realizar qualquer procedimento invasivo, de modo que possam ser adotadas as medidas adequadas para reduzir o risco de sangramento. As precauções para evitar sangramento devem ser adotadas quando necessário (ver Boxe 19.3, Capítulo 19).

## Doença de von Willebrand

A doença de von Willebrand (dvW) é o distúrbio hemorrágico hereditário mais comum nos seres humanos. Essa doença afeta igualmente homens e mulheres. A prevalência da doença foi estimada em 1% e, deste modo, é 50 vezes mais frequente que a hemofilia (Fogarty, 2010; Johnsen e Ginsberg, 2010). A doença é causada pela deficiência, disfunção ou ausência do fator de von Willebrand (FvW) (James, Manco-Johnson, Yawn *et al.*, 2009). Esse fator é necessário à ativação do fator VIII e é essencial à aderência das plaquetas no local da lesão vascular.

Embora a síntese do fator VIII seja normal na dvW, sua meia-vida está reduzida e, por esta razão, os níveis deste fator estão ligeiramente baixos (15 a 50% do normal).

Existem três tipos de doença de von Willebrand. O tipo I, mais comum, caracteriza-se por reduções do FvW estruturalmente normal e é transmitido com padrão autossômico dominante. O tipo 2 apresenta anormalidades qualitativas variáveis, dependendo do tipo de FvW específico afetado. O tipo 3 é muito raro e caracteriza-se por deficiência grave do FvW, além de deficiência significativa do fator VIII. Os tipos 2 e 3 são transmitidos com padrão autossômico recessivo (Johnsen e Ginsberg, 2010).

## Manifestações clínicas e avaliação

A anamnese deve incluir perguntas para verificar se houve sangramento depois de algum procedimento (p. ex., procedimento dentário); se houve necessidade de fazer transfusões depois de intervenções cirúrgicas ou parto; se há história de sangramento menstrual profuso; e se o cliente forma equimoses depois do mais leve traumatismo (James *et al.*, 2009). Os clientes com essa doença comumente têm epistaxes e sangramentos prolongados depois de sofrerem cortes, embora não apresentem hemorragias volumosas no interior dos tecidos moles ou das articulações. Os exames laboratoriais mostram que a contagem de plaquetas é normal, mas o tempo de sangramento está prolongado e que o TTP está normal ou ligeiramente prolongado. Essas anormalidades não são invariáveis e os resultados dos exames laboratoriais podem variar significativamente no mesmo cliente em diversas ocasiões. Como os resultados laboratoriais podem variar com o tempo, o mesmo se aplica à história clínica e à gravidade dos sangramentos. Por exemplo, a história detalhada dos sangramentos pregressos pode evidenciar pouco problema de sangramento pós-operatório em determinada ocasião, mas sangramento significativo depois de uma extração dentária em outra ocasião. Os exames laboratoriais mais importantes são: atividade do cofator ristocetina do FvW; antígeno do FvW; fator VIII; e polímeros do FvW (para clientes sob suspeita de ter doença do tipo 2) (James et al., 2009).

## Manejo clínico

O objetivo do tratamento é repor a proteína deficiente (p. ex., FvW ou fator VIII) durante um episódio de sangramento espontâneo, ou antes de algum procedimento invasivo de modo a reduzir o sangramento pós-operatório. Existem duas estratégias gerais para alcançar esses objetivos. A primeira é administrar uma preparação sintética do hormônio vasopressina, conhecido como desmopressina (DDAVP). A desmopressina estimula a liberação do FvW armazenado no endotélio e aumenta transitoriamente os níveis circulantes do FvW e do fator VIII (Johnsen e Ginsberg, 2010). A desmopressina pode ser administrada por via intranasal ou intravenosa. Antes de procedimentos cirúrgicos ou invasivos de grande porte, a administração intravenosa é preferível. A DDAVP está contraindicada aos clientes com doença arterial coronariana instável, porque pode provocar agregação plaquetária e causar IAM. Os efeitos colaterais são cefaleia, ruborização facial, taquicardia, hiponatremia e, raramente, convulsões.

A segunda estratégia é administrar produtos de reposição como concentrados de FvW e fator VIII que contenham quantidades semelhantes desses dois fatores; estes dois produtos devem ser administrados no mínimo 1 vez/dia (Batlle, Lópes-Fernández, Fraga et al., 2009). A reposição deve ser mantida por vários dias de maneira a assegurar a correção da deficiência de fator VIII. O tratamento deve ser mantido por 4 dias depois de um procedimento cirúrgico de pequeno porte, ou pode ser necessário manter o tratamento por até 14 dias depois de uma intervenção cirúrgica de grande porte. As doses e a frequência da administração dependem dos níveis do fator VIII; pode ser necessário ajustar frequentemente as doses com base nos níveis mínimos deste fator. Em geral, a produção de anticorpo (inibidor) ocorre apenas nos clientes com doença de von Willebrand tipo 3, que foram tratados com grandes quantidades de produtos de reposição.

Outros fármacos podem ser eficazes para reduzir o sangramento. O ácido aminocaproico (EACA) é útil para controlar casos brandos de sangramento das mucosas. Os contraceptivos hormonais (p. ex., dispositivo intrauterino impregnado com levonorgestrel) têm eficácia comprovada para reduzir menorragias das mulheres com distúrbios hemorrágicos (American College of Obstetrics and Gynecology [ACOG], 2009). As transfusões de plaquetas podem ser úteis quando há sangramento significativo.

# Distúrbios adquiridos da coagulação

As causas mais comuns de distúrbios adquiridos da coagulação são deficiência de vitamina K, doença hepática e coagulação intravascular disseminada (CID) e todos os três podem causar sangramento anormal.

## Doença hepática

Com exceção do fator VIII, a maioria dos fatores da coagulação sanguínea é sintetizada no fígado. Por essa razão, a disfunção hepática (causada por cirrose, tumor ou hepatite; ver Capítulo 25) pode reduzir os níveis dos fatores necessários à manutenção da coagulação e da hemostasia. A menos que seja causado por uma deficiência de fator VIII, o prolongamento do TP pode indicar disfunção hepática grave. Embora sangramentos brandos sejam comuns (p. ex., equimoses), esses clientes também estão vulneráveis a apresentar hemorragias significativas, principalmente depois de intervenções cirúrgicas ou traumatismo. A transfusão de plasma fresco congelado pode ser necessária para repor os fatores da coagulação e evitar ou controlar sangramentos. Além disso, esses clientes podem apresentar sangramentos potencialmente fatais por úlceras pépticas ou varizes esofágicas. Nesses casos, geralmente é necessário repor plasma fresco congelado, concentrado de hemácias e plaquetas.

## Deficiência de vitamina K

A síntese de muitos fatores da coagulação depende da vitamina K. A deficiência dessa vitamina é comum nos clientes desnutridos e alguns antibióticos reduzem a flora intestinal que sintetiza vitamina K e causam depleção de suas reservas. A administração dessa vitamina (fitonadiona) por via oral ou injeção subcutânea consegue corrigir rapidamente a deficiência; a síntese normal dos fatores da coagulação é refletida pela normalização do TP (tempo de protrombina)

## Complicações do tratamento anticoagulante

Os anticoagulantes são usados para tratar ou evitar trombose. Esses fármacos, principalmente varfarina ou heparina, podem causar sangramento. Quando o TP ou o TTP estão mais prolongados que o desejável, mas o cliente ainda não apresentou sangramento, o fármaco pode ser interrompido ou a dose reduzida. A vitamina K é administrada como antídoto para a toxicidade da varfarina. O sulfato de protamina raramente é necessário ao tratamento da toxicidade da heparina, porque a meia-vida deste fármaco é muito curta. Quando há sangramento significativo, é necessário administrar plasma fresco congelado para repor os fatores da coagulação dependentes da vitamina K.

## Coagulação intravascular disseminada

A coagulação intravascular disseminada (CID) não é uma doença, mas um sinal de alguma patologia coexistente. A CID pode ser desencadeada por sepse, traumatismo, câncer, choque, descolamento prematuro da placenta, toxinas ou reações alérgicas. A gravidade da CID é variável, mas a condição é potencialmente fatal. A taxa de mortalidade pode passar de 80% dos clientes que desenvolvem CID grave com trombose e hemorragia evidente. A identificação dos clientes sob risco de desenvolver CID e o reconhecimento precoce das manifestações clínicas desta síndrome podem resultar em intervenção médica mais precoce, que pode melhorar o prognóstico. Contudo, o principal fator prognóstico é a possibilidade de tratar a condição subjacente que causou CID.

## Fisiopatologia

Os mecanismos hemostáticos normais estão alterados na CID e, deste modo, forma-se uma quantidade enorme de trombos minúsculos na microcirculação. Inicialmente, o tempo de coagulação é normal. Contudo, à medida que as plaquetas e os fatores da coagulação são consumidos para formar os microtrombos, a coagulação é bloqueada. Desse modo, o resultado paradoxal da coagulação excessiva é sangramento. As manifestações clínicas da CID são evidenciadas nos órgãos, que são afetados pela formação excessiva de trombos (como isquemia resultante em parte ou todo o órgão) ou por sangramentos. A coagulação excessiva estimula o sistema fibrinolítico a liberar produtos da decomposição da fibrina, que são anticoagulantes potentes e agravam o sangramento. O sangramento caracteriza-se pelo consumo de plaquetas e fatores da coagulação e, deste modo, as contagens de plaquetas e os níveis de fibrinogênio são baixos (em consequência do consumo de fibrinogênio); há prolongamento de TP, TTP e tempo de **trombina**; e os níveis dos produtos da decomposição da fibrina (**dímeros D**) estão elevados (ver Tabela 20.3 com resumo das anormalidades laboratoriais encontradas comumente na CID).

## Manifestações clínicas e avaliação

Os clientes com CID evidente podem sangrar nas mucosas, nos locais das punções venosas e nos tratos GI e urinário. O sangramento pode variar de sangramentos internos mínimos indetectáveis até hemorragias profusas por todos os orifícios. O cliente também pode desenvolver disfunções dos órgãos internos, inclusive insuficiência renal e infartos multifocais nos pulmões e no SNC, que são causados por microtromboses, macrotromboses ou hemorragias.

Durante as fases iniciais da CID, o cliente pode não evidenciar sinais e sintomas novos e a única manifestação clínica pode ser redução progressiva da contagem de plaquetas. À medida que a trombose torna-se mais difusa, o cliente tem sinais e sintomas de trombose nos órgãos afetados. Depois, à medida que os fatores da coagulação e as plaquetas são consumidos para formar esses trombos, o cliente tem sangramentos. Inicialmente, o sangramento é sutil, mas pode evoluir para hemorragias profusas. A Tabela 20.4 descreve os sinais e sintomas da CID, que dependem dos órgãos afetados.

## Manejo clínico

O elemento mais importante para o tratamento da CID é eliminar a causa subjacente, porque a CID persiste até que a causa seja controlada. A reversão dos efeitos secundários da isquemia tecidual por melhoria da oxigenação, reposição de líquidos, correção dos distúrbios eletrolíticos e administração de fármacos vasopressores também é importante. Quando há hemorragia grave, os fatores da coagulação e as plaquetas consumidos podem ser repostos para restabelecer a hemostasia normal e, deste modo, reduzir o sangramento. O crioprecipitado é usado para repor fibrinogênio e fatores V e VII; plasma fresco congelado é administrado para repor os demais fatores da coagulação.

Uma abordagem terapêutica controvertida é interromper a trombose administrando infusão de heparina. A heparina pode inibir a ativação do sistema da coagulação associada à sepse, impedindo a formação de microtrombos e, deste modo, corrigindo a perfusão dos órgãos. Entretanto, nenhum estudo controlado demonstrou qualquer efeito benéfico da heparina no prognóstico dos clientes com CID e, na verdade, este fármaco pode aumentar a incidência e o risco de sangramento nestes indivíduos. A heparina está indicada apenas para clientes que tenham tromboembolia clinicamente evidente em um vaso sanguíneo calibroso, ou que apresentem indícios de lesão tecidual secundária à tromboembolia; ainda assim, é necessário critério extremo em vista do risco alto de ocorrer sangramento (Levi e Seligsohn, 2010).

Outra modalidade terapêutica utilizada é a proteína C ativada recombinante (PCA, alfadrotrecogina[1]), que é eficaz para reduzir as reações inflamatórias na superfície dos vasos e

---

[1]N.R.T.: A alfadrotecogina foi retirada do mercado em 2011 pelo fabricante.

**Tabela 20.3** Anormalidades laboratoriais detectadas comumente na coagulação intravascular disseminada (CID).*

| Exame | Função avaliada | Faixa normal | Alterações na CID |
|---|---|---|---|
| Contagem de plaquetas | Quantidade de plaquetas | 150.000 a 450.000/mm$^3$ | ↓ |
| Tempo de protrombina (TP) | Via extrínseca | 11 a 12,5 segundos | ↑ |
| Tempo de tromboplastina parcial (TTP) | Via intrínseca | 23 a 35 segundos | ↑ |
| Tempo de trombina (TT) | Formação de trombos | 8 a 11 segundos | ↑ |
| Fibrinogênio | Quantidade disponível para a coagulação | 170 a 340 mg/dℓ | ↓ |
| Dímero D | Fibrinólise local | 0 a 250 ng/mℓ | ↑ |
| Produtos da decomposição da fibrina (PDF) | Fibrinólise | 0 a 5 µg/mℓ | ↑ |
| Lise do coágulo da euglobulina | Atividade fibrinolítica | ≥ 2 h | ≤ 1 h |

*Como a CID é um distúrbio dinâmico, os valores laboratoriais modificam-se com o tempo. Por essa razão, aumento ou redução progressiva de determinado valor laboratorial provavelmente é mais importante que o valor absoluto de um exame em determinada ocasião.

possui outras propriedades anticoagulantes. A PCA tem sido usada nos clientes com CID secundária à sepse e estudos demonstraram que ela melhorou as anormalidades da coagulação e reduziu a incidência de falência de órgãos (Levi e Seligsohn, 2010). Contudo, a PCA está contraindicada aos clientes com sangramento e aumenta o risco de hemorragia nos clientes com contagens baixas de plaquetas (< 30.000/mm$^3$) ou índice normalizado internacional (INR) acima de 3,0. Os sangramentos são comuns, ocorrem em qualquer local e podem ser significativos. As infusões de antitrombina (AT) também podem ser usadas por suas propriedades anticoagulantes e anti-inflamatórias. Os sangramentos podem ser significativos, principalmente quando a AT é combinada com heparina.

## Manejo de enfermagem

As enfermeiras precisam saber quais são os clientes sob maior risco de desenvolver CID. Sepse e leucemia promielocítica aguda são as causas mais comuns de CID. Os clientes devem ser avaliados cuidadosa e repetidamente quanto à presença de sinais e sintomas de trombose e sangramento, com monitoramento da progressão destas manifestações clínicas. O reconhecimento oportuno dos sinais e sintomas e a notificação imediata à equipe médica podem facilitar a intervenção precoce e melhorar o prognóstico (Tabela 20.4).

Além disso, a enfermeira deve monitorar e tratar as complicações potenciais. A avaliação e as intervenções devem ter como alvos os órgãos terminais possivelmente lesados (Tabela 20.4). Como os órgãos não são perfundidos adequadamente em consequência das obstruções por microtrombos, sua função fica comprometida; rins, pulmões, encéfalo e pele são particularmente vulneráveis e é comum encontrar disfunção renal. A hipoperfusão renal pode causar necrose tubular aguda e insuficiência renal que, em alguns casos, requer diálise. A instalação de um dispositivo venoso de maior calibre para realizar a diálise é extremamente perigosa nesse grupo de clientes e deve ser precedida de transfusões adequadas de plaquetas e plasma. A disfunção hepática também é relativamente comum e se evidencia por anormalidades das provas de função hepática, reservas esgotadas de albumina e síntese reduzida dos fatores da coagulação. A função respiratória deve ser monitorada cuidadosamente e devem ser adotadas medidas rigorosas para atenuar a disfunção alveolar (p. ex., espirometria de incentivo). Quando é necessária, a aspiração das secreções traqueobrônquicas deve ser realizada o mais suavemente possível para reduzir o risco de provocar sangramento adicional. O acometimento do SNC pode ser evidenciado por cefaleia, distúrbios visuais e alterações do nível de consciência.

## Distúrbios trombóticos

Como também ocorre em muitos distúrbios hemorrágicos, várias condições podem alterar o equilíbrio do processo hemostático normal e causar trombose excessiva. Entre as anormalidades que predispõem um indivíduo aos eventos trombóticos estão reduções dos inibidores da coagulação na circulação (facilitando a coagulação); disfunção hepática (que pode reduzir a produção dos fatores da coagulação ou a eliminação dos fatores ativados); ausência de enzimas fibrinolíticas; e vasos tortuosos (facilitando a agregação das plaquetas). A trombose pode ser causada por mais de um fator predisponente. As tromboses podem causar várias complicações, inclusive IAM (ver Capítulo 14), AVE (acidente vascular encefálico; ver Capítulo 47) e obstrução arterial periférica (ver Capítulo 18). Várias deficiências hereditárias ou adquiridas, inclusive hiper-homocisteinemia,

**Tabela 20.4** Avaliação para trombose e sangramento com coagulação intravascular disseminada (CID).*

| Sistema | Sinais e sintomas de trombose microvascular | Sinais e sintomas de sangramentos microvasculares e clínicos |
| --- | --- | --- |
| Tegumentar (pele) | ↓ Temperatura e sensibilidade; ↑ dor; cianose das extremidades, do nariz e dos lobos das orelhas; isquemia focal; gangrena superficial | Petéquias, inclusive periorbitárias e na mucosa oral; sangramentos: gengivas, feridas, locais de injeções aplicadas, ao redor dos cateteres (IV, traqueostomia); epistaxe; equimoses difusas; hemorragia subcutânea; dor articular |
| Circulatório | ↓ Pulsos; tempo de enchimento capilar > 3 segundos | Taquicardia |
| Respiratório | Hipoxia (secundária à formação de trombos no pulmão); dispneia; dor torácica ao inspirar profundamente; ↓ murmúrio vesicular nas áreas de embolia maciça | Sopros brônquicos agudos; taquipneia; condensação pulmonar; sinais e sintomas da síndrome de angústia respiratória aguda |
| Gastrintestinal | Dor gástrica; pirose | Hematêmese (sangue + na drenagem NG), melena sangue + nas fezes → fezes escuras → sangue vivo pelo reto); sangramento retroperitoneal (abdome rígido e doloroso à palpação; distendido; ↑ circunferência abdominal |
| Renal | ↓ Débito urinário; ↑ creatinina e ureia | Hematúria |
| Neurológico | ↓ Nível de consciência e desorientação; ↓ reação pupilar; ↓ resposta aos comandos; ↓ força e mobilidade | Ansiedade; agitação; ↓ estado mental, alteração do nível de consciência; cefaleia; distúrbios visuais; hemorragia conjuntival |

*Os sinais de trombose microvascular são provocados pela ativação anormal do sistema da coagulação, causando obstrução trombótica dos vasos sanguíneos minúsculos de todos os órgãos do corpo. À medida que os fatores da coagulação e as plaquetas são consumidos, surgem sinais de sangramento microvascular. Esse sangramento pode evoluir rapidamente para hemorragias profusas. O tratamento deve ser dirigido ao distúrbio que causou a CID; caso contrário, o estímulo que desencadeou a síndrome persistirá. NG = nasogástrica.

deficiência de AT III, deficiência de proteína C, resistência à PCA, mutação do fator V de Leiden e deficiência de proteína S, podem predispor um cliente aos episódios repetidos de trombose; estas condições são conhecidas como estados de hipercoagulabilidade ou trombofilia. A Tabela 20.5 relaciona esses distúrbios, as anormalidades laboratoriais que causam e os testes necessários.

**Tabela 20.5** Estados de hipercoagulabilidade.

| Distúrbio | Resultados laboratoriais anormais* |
|---|---|
| **Distúrbios hereditários (os familiares devem ser testados)** | |
| Hiper-homocisteinemia | Homocisteína ↑ depois da administração de uma dose de metionina |
| Deficiência de antitrombina III (AT III) | AT III ↓ |
| Deficiência de proteína C | ↓ Atividade da proteína C (deve ser medida depois do desaparecimento da varfarina da circulação) |
| Resistência à proteína C ativada (PCA) | Deve ser medida depois da regressão do efeito anticoagulante; prolongamento do TPP em menos de 2 vezes quando se acrescenta PCA. Os clientes com PCA têm aumentos menos expressivos do tempo de coagulação que o normal (i. e., o prolongamento do tempo de coagulação é menor que o normal) |
| Mutação do fator V de Leiden | Positiva |
| Deficiência de proteína S | ↓ Atividade da proteína S; deve ser medida depois do desaparecimento do efeito da varfarina |
| Disfibrinogenemia | ↑ Tempo de trombina; ↑ tempo de reptilase; ↓ fibrinogênio funcional; em geral, requer ensaios especiais para o fibrinogênio |
| **Distúrbios adquiridos (os familiares não precisam ser testados)** | |
| Anticorpo anticardiolipina | Positivo |
| Câncer | Variáveis, dependendo do tipo de câncer |
| Anticoagulante lúpico | Positivo |
| Hiper-homocisteinemia | ↑ Homocisteína depois da administração de uma dose de metionina |
| Deficiência de AT III | ↓ AT III |
| Hemoglobinúria paroxística noturna | Teste de Hamm +; hemólise ácida |
| Distúrbios mieloproliferativos | Variáveis, dependendo do tipo |
| Síndrome nefrótica | Variáveis, dependendo do tipo |
| Quimioterapia para câncer | Variáveis, dependendo do tipo |

*As proteínas C e S são dependentes da vitamina K. A varfarina interfere na síntese hepática dos fatores dependentes da vitamina K, que podem reduzir os níveis da proteína C ou S; por esta razão, os níveis destas duas proteínas devem ser dosados quando o cliente não estiver utilizando varfarina.

A trombose deve ser tratada com anticoagulantes. A duração do tratamento varia com a localização e a extensão da trombose, os eventos que a desencadearam (p. ex., traumatismo, imobilização) e os fatores de risco coexistentes (p. ex., uso de anticoncepcionais orais, vasos sanguíneos tortuosos, história de episódios trombóticos). Com alguns desses distúrbios, pode ser necessário utilizar anticoagulantes por toda a vida.

## TRATAMENTOS PARA DISTÚRBIOS HEMATOLÓGICOS

### Esplenectomia

Em alguns casos, a remoção cirúrgica do baço (esplenectomia) é necessária depois de traumatismo abdominal. Como o baço é um órgão muito vascularizado, hemorragias graves podem ocorrer quando o órgão se rompe. Nessas condições, a esplenectomia é um procedimento de emergência.

A esplenectomia também é um tratamento potencial para outros distúrbios hematológicos. Por exemplo, a destruição excessiva das hemácias pode ocorrer no baço aumentado. Quando essa destruição é potencialmente fatal, a operação de remoção do baço pode salvar a vida do cliente. Isso ocorre nos casos de anemia hemolítica autoimune e PTI, quando estes distúrbios não respondem às medidas mais conservadoras (inclusive tratamento corticoide). Alguns clientes com baços muito aumentados desenvolvem trombocitopenia porque as plaquetas ficam sequestradas neste órgão; a esplenectomia elimina essa "armadilha" e as contagens de plaquetas podem normalizar com o tempo.

Em geral, a taxa de mortalidade depois da esplenectomia é baixo. A esplenectomia laparoscópica pode ser realizada em clientes selecionados e isto permite reduzir a morbidade pós-operatória. As complicações mais comuns dos clientes esplenectomizados são infecções, trombose e sangramento (Kyaw, Holmes, Toolis et al., 2006; Mesa, Nagorney, Schwager et al., 2006). Embora as crianças pequenas corram o maior risco depois da esplenectomia, todas as faixas etárias estão sujeitas às infecções incontroláveis e fatais e, antes do procedimento cirúrgico, estes clientes devem receber vacina antipneumocócica.

O cliente é orientado a buscar atendimento médico imediato se apresentar sinais e sintomas de infecção, ainda que sejam relativamente brandos. Em geral, os clientes com contagens altas de plaquetas apresentam valores ainda maiores depois da esplenectomia (> 1 milhão/$mm^3$) e isto pode predispor-lhes a complicações hemorrágicas ou trombóticas graves. Contudo, esse aumento é transitório e geralmente não requer tratamento adicional.

### Aférese terapêutica

*Aférese* é um termo grego que significa separação. Com a aférese terapêutica, o sangue é retirado do cliente, centrifugado e depois um dos seus componentes é separado e removido. O sangue restante é devolvido ao cliente. O sistema é totalmente fechado e, por esta razão, o risco de contaminação bacteriana é extremamente reduzido. Quando as plaquetas ou os leucócitos são removidos, a redução destas células na circulação é temporária. Entretanto, essa redução transitória oferece um intervalo de tempo até que os fármacos supressores (p. ex., quimioterápicos) possam produzir efeitos terapêuticos. Em alguns casos, o plasma é removido em vez das células – geralmente, proteínas anormais presentes no plasma são reduzidas transitoriamente, até que seja possível iniciar um tratamento de longa duração.

A aférese também é realizada para obter quantidades maiores de plaquetas de um doador, que as que poderiam ser retiradas de uma única unidade de sangue total. Uma unidade de plaquetas obtida por essa técnica equivale a seis a oito unidades retiradas de seis a oito doadores diferentes pelas técnicas tradicionais de doação de sangue. Os doadores de plaquetas podem doar por aférese a intervalos mínimos de 14 dias. Os leucócitos podem ser obtidos da mesma forma, geralmente depois que o doador for tratado com fatores de crescimento (G-CSF, GM-CSF) para estimular a formação de novos leucócitos e, deste modo, aumentar a leucometria. A administração desses fatores de crescimento também estimula a liberação das células-tronco na circulação. A aférese é usada para remover essas células-tronco (em geral, ao longo de alguns dias) para serem usadas em TCTSP.

## Flebotomia terapêutica

A flebotomia terapêutica consiste em retirar determinado volume de sangue sob condições controladas. Os clientes que apresentam valores de hematócritos elevados (p. ex., policitemia vera) ou absorção excessiva de ferro (p. ex., hemocromatose) geralmente podem ser tratados por remoção periódica de uma unidade (cerca de 500 m$\ell$) de sangue total; contudo, os indivíduos idosos, as crianças e as mulheres podem tolerar a retirada de menor volume, até 250 m$\ell$ (Edwards, 2009). Por fim, esse procedimento pode causar deficiência de ferro e, deste modo, o cliente não consegue produzir quantidades suficientes de hemácias. O procedimento da flebotomia terapêutica propriamente dita é semelhante ao da doação de sangue (ver descrição nas seções subsequentes).

## Tratamento com hemocomponentes

Uma unidade de sangue total contém 450 m$\ell$ de sangue e 50 m$\ell$ de um anticoagulante. Uma unidade de sangue total pode ser processada e dispensada para transfusão. Contudo, é mais conveniente, econômico e prático separar essa unidade de sangue total em seus componentes principais: eritrócitos, plaquetas e plasma (os leucócitos raramente são utilizados; veja descrição subsequente). Como o plasma é removido, uma unidade de concentrado de hemácias tem hematócrito muito alto (cerca de 70%). Cada componente precisa ser processado e armazenado sob condições diversas para ampliar a longevidade das células viáveis e dos fatores existentes; cada hemocomponente específico pode ser armazenado por tempo diferente. Os concentrados de hemácias são armazenados a 4°C e, com o uso de conservantes especiais, eles podem ser guardados em segurança por até 42 dias, antes que sejam descartados. Por outro lado, as plaquetas devem ser conservadas à temperatura ambiente porque não podem resistir às temperaturas baixas e duram apenas 5 dias, antes que sejam descartadas. De modo a evitar a formação de grumos, as plaquetas devem ser suavemente agitadas enquanto são conservadas. O plasma é congelado imediatamente para manter a atividade dos fatores da coagulação e, depois de congelado, pode ser armazenado por 1 ano. Alternativamente, o plasma pode ser reunido e processado em hemoderivados como albumina, imunoglobulina e fatores VIII e IX. A Tabela 20.6 descreve cada hemocomponente e a forma como eles são utilizados.

A transfusão de sangue é descrita adiante.

### Preparações especiais

O concentrado de fator VIII (fator anti-hemofílico) é um concentrado liofilizado congelado e seco contendo plasma humano fracionado de vários doadores. Essa preparação é usada para tratar hemofilia A. O concentrado de fator IX (complexo protrombínico) é preparado por técnica semelhante e contém fatores II, VII, IX e X. Esse produto é usado principalmente para tratar a deficiência de fator IX (hemofilia B). O concentrado de fator IX também pode ser usado para tratar deficiências congênitas dos fatores VII e X. As formas recombinantes do fator VIII (p. ex., Humate-P ou Alphanate) também são úteis. Como contêm vWF, essas preparações são usadas para tratar clientes com doença de von Willebrand e hemofilia A, principalmente quando eles desenvolvem inibidores (p. ex., anticorpos) adquiridos contra o fator VIII.

A albumina plasmática é uma molécula proteica grande, que geralmente circula nos vasos sanguíneos e é um dos principais fatores contribuintes para a pressão oncótica do plasma. Essa proteína é usada para expandir o volume sanguíneo dos clientes em choque hipovolêmico e, em casos raros, para aumentar a concentração de albumina circulante dos clientes com hipoalbuminemia.

Imunoglobulina é uma solução concentrada de anticorpos da classe IgG, mas também contém quantidades muito pequenas de IgA ou IgM. A preparação IV (IGIV) é usada em várias condições clínicas para repor quantidades insuficientes de IgG dos clientes sob risco de infecções bacterianas repetidas (p. ex., clientes com LLC, indivíduos submetidos a TMO ou TCTSP). Essa preparação também é usada em algumas doenças autoimunes, inclusive PTI. Ao contrário de todas as outras frações do sangue humano (células e plasma), a IGIV consegue sobreviver ao aquecimento a 60°C por 10 h para eliminar contaminantes virais potencialmente presentes.

## Alternativas farmacológicas para as transfusões de sangue

Os agentes farmacológicos que estimulam a produção de um ou mais tipos de células sanguíneas pela medula óssea são utilizados comumente (Boxe 20.5).

Pesquisadores continuam em busca de um substituto para o sangue, que seja prático e seguro (Katz, 2009). A fabricação de sangue artificial é problemática, tendo em vista as inúmeras funções dos componentes sanguíneos. Pesquisas recentes têm enfatizado o papel do sangue no transporte de oxigênio ou sua função como carreador de oxigênio e a fabricação de um substituto estável para as hemácias. As hemácias artificiais submetidas a experiências clínicas mostraram vantagens e desvantagens quando comparadas com os eritrócitos huma-

**Tabela 20.6** Sangue, hemocomponentes e hemoderivados usados comumente nas transfusões.*

| | Composição | Indicações e considerações |
|---|---|---|
| Sangue total | Células e plasma; hematócrito em torno de 40% | Reposição de volume e aumento da capacidade de transportar oxigênio; em geral, é usado apenas quando há sangramentos significativos (> 25% do volume sanguíneo perdido) |
| Concentrado de hemácias | Hemácias com pouco plasma (hematócrito em torno de 75%); também restam algumas plaquetas e leucócitos | ↑ Massa eritrocitária<br>Anemia sintomática: as plaquetas presentes no concentrado de hemácias não são funcionais; os leucócitos podem causar reações e não são funcionais |
| Plaquetas – multiplos doadores | Plaquetas ($5,5 \times 10^{10}$ plaquetas/unidade)<br>Plasma; algumas hemácias e leucócitos | Sangramento secundário à ↓ grave das plaquetas<br>Evitar sangramento quando a contagem de plaquetas for < 5.000 a 10.000/mm³<br>A sobrevida é reduzida quando há febre, calafrios e infecção<br>As transfusões repetidas resultam em ↓ sobrevida por que há aloimunização |
| Plaquetas – doador único | Plaquetas ($3 \times 10^{11}$ plaquetas/unidade)<br>1 unidade equivale a 6 a 8 unidades de plaquetas de vários doadores | Usadas quando são necessárias transfusões repetidas de plaquetas; ↓ risco de aloimunização |
| Plasma | Plasma; todos os fatores da coagulação | Sangramento dos clientes com deficiências dos fatores da coagulação; plasmaférese |
| Granulócitos | Neutrófilos ($> 1 \times 10^{10}$/unidade); linfócitos; algumas hemácias e plaquetas | Neutropenia grave de clientes selecionados; uso controvertido<br>Estimulam a reação enxerto-*versus*-hospedeiro |
| Linfócitos (leucócitos) | Linfócitos (as contagens variam) | Estimulam a reação enxerto-*versus*-hospedeiro |
| Crioprecipitado | Fibrinogênio ≥ 150 mg/bolsa, FAH (VIII:C), 80 a 100 unidades/bolsa; fator de von Willebrand; fibronectina | Doença de von Willebrand<br>Hipofibrinogenemia<br>Hemofilia A |
| Fator anti-hemofílico (FAH) | Fator VIII | Hemofilia A |
| Concentrado de fator IX | Fator IX | Hemofilia B (doença de Christmas) |
| Complexo de fator IX | Fatores II, VII, IX e X | Deficiências hereditárias dos fatores VII, IX e X; hemofilia A com inibidores do fator VII |
| Albumina | Albumina a 5% ou 25% | Hipoproteinemia; queimaduras; 5% para expandir volume sanguíneo; 25%→↓ hematócrito |
| Gamaglobulina IV | Anticorpos da classe IgG | Hipogamaglobulinemia (com LCC, infecções repetidas); PTI; imunodeficiências primárias |
| Concentrado de antitrombina III (AT III) | AT III (quantidades mínimas de outras proteínas plasmáticas) | Deficiência de AT III com trombose ou sob risco de trombose |

*A tabela descreve a composição de cada hemocomponente e hemoderivado e também as indicações mais comuns para sua utilização. Hemácias, plaquetas e plasma fresco congelado são os hemocomponentes utilizados mais comumente. Antes de transfundir esses hemocomponentes, é importante entender que todos os produtos sempre estão "contaminados" com quantidades diminutas de outros produtos sanguíneos (p. ex., leucócitos misturados em uma unidade de plaquetas). Essa contaminação pode trazer alguns problemas, principalmente isossensibilização de alguns clientes. FAH = fator anti-hemofílico; LLC = leucemia linfocítica crônica; PTI = púrpura trombocitopênica idiopática.

nos. Esses produtos podem ser praticamente estéreis, resultando em menos reações transfusionais por mecanismos imunes. Além disso, não requerem refrigeração, podem ser conservados por períodos cerca de 12 vezes maiores que os concentrados de hemácias e as provas cruzadas são desnecessárias. A desvantagem mais significativa desses produtos é sua meia-vida curta de cerca de um dia, quando comparada com a sobrevida habitual de 120 dias de um eritrócito normal. Por essa razão, a utilidade desses produtos provavelmente seria limitada às condições nas quais a necessidade tem cura duração (p. ex., procedimento cirúrgico ou traumatismo).

Os carreadores de oxigênio à base de hemoglobina, produzidos a partir da hemoglobina animal ou humana ou materiais sintéticos, estão em fase de estudo hoje em dia como alternativas para as transfusões de sangue. No entanto, são necessários estudos adicionais para confirmar sua segurança e eficácia (Katz, 2009).

O transplante de células-tronco está descrito no Capítulo 6.

## SELEÇÃO DE SANGUE E HEMOCOMPONENTES E TRANSFUSÕES SANGUÍNEAS

### Doação de sangue

No Brasil, a Resolução RDC nº 57, de 16 de dezembro de 2010, determina o Regulamento Sanitário para Serviços que desenvolvem atividades relacionadas com o ciclo produtivo do sangue humano e componentes e procedimentos transfusionais. Denomina-se ciclo produtivo do sangue o processo sistemático destinado à produção de hemocomponentes que abrange as atividades de captação e seleção do doador, triagem clinicoepidemiológica, coleta de sangue, triagem laboratorial das amostras de sangue, processamento, armazenamento, transporte e distribuição. Denomina-se ciclo do sangue o processo sistemático que abrange as atividades de captação e seleção do doador, triagem clinicoepidemiológica, coleta de sangue, triagem

## BOXE 20.5 — Alternativas farmacológicas para as transfusões de sangue.

### Fatores de crescimento

A tecnologia recombinante possibilitou um meio de produzir os fatores de crescimento hematopoéticos necessários à produção das células sanguíneas na medula óssea. Com o aumento da produção dessas células sanguíneas no corpo, as transfusões e as complicações resultantes das contagens celulares decrescentes (p. ex., infecção causada por neutropenia ou transfusões) podem ser evitadas. Contudo, a eficácia dos fatores de crescimento depende da integridade da medula óssea.

### Eritropoetina

A eritropoetina (alfaepoetina/EPO) é um tratamento alternativo eficaz para clientes com anemia crônica secundária aos níveis baixos de eritropoetina (p. ex., doença renal crônica). Esse fármaco estimula a eritropoese e também tem sido usado com sucesso pelos clientes com anemia secundária à quimioterapia ou ao tratamento com zidovudina (AZT), bem como para os clientes portadores de doenças que causam supressão da medula óssea (p. ex., síndrome mielodisplásica, SMD). Estudos recentes demonstraram que a meta de 12 g/d$\ell$ para a hemoglobina não deva ser ultrapassada porque isto aumenta o risco de complicações cardiovasculares, inclusive AVE e IAM. Além disso, o tratamento com eritropoetina foi associado à sobrevida reduzida dos clientes com alguns tipos de câncer. No período pré-operatório, a EPO tem sido utilizada sem riscos para reduzir a necessidade de transfusões sanguíneas alogênicas. Nesse caso, a eritropoetina também pode permitir que o cliente doe várias unidades de sangue para uso futuro (p. ex., doação autóloga pré-operatória). A eritropoetina pode ser administrada por via intravenosa ou subcutânea, mas os níveis plasmáticos são mais estáveis com a via subcutânea. Os efeitos colaterais são raros, mas esse fármaco pode causar ou agravar a hipertensão arterial. Se a anemia for corrigida muito rapidamente ou até níveis excessivos, o hematócrito alto pode causar cefaleia, hipertensão e possivelmente convulsões. Esses efeitos adversos são raros, exceto nos clientes com insuficiência renal. A repetição periódica do hemograma deve ser usada para avaliar a resposta ao tratamento. A dose e a frequência da administração devem ser tituladas de acordo com o hematócrito.

### Fator de estimulação das colônias de granulócitos (G-CSF)

O G-CSF (filgrastim) é uma citocina que estimula a proliferação e a diferenciação das células-tronco mieloides e aumenta rapidamente as contagens de neutrófilos circulantes. O G-CSF é eficaz para melhorar a neutropenia grave e transitória que ocorre depois da quimioterapia, ou que se observa com alguns tipos de SMD. O filgrastim é especialmente útil para evitar infecções bacterianas, que provavelmente ocorreriam durante o período de neutropenia. O G-CSF é administrado diariamente por via subcutânea. O efeito colateral principal é dor óssea, que provavelmente reflete o aumento da hematopoese na medula óssea. O hemograma deve ser repetido periodicamente para avaliar a resposta ao tratamento e assegurar que a elevação dos leucócitos não seja excessiva. O efeito do G-CSF na mielopoese é breve curta e as contagens dos neutrófilos diminuem quando o tratamento é interrompido.

### Fator de estimulação das colônias de granulócitos-macrófagos (GM-CSF)

O GM-CSF (sargramostim) é uma citocina produzida naturalmente por várias células, inclusive monócitos e células endoteliais. Esse fármaco atua diretamente ou sinergicamente com outros fatores de crescimento e estimula a mielopoese. O sargramostim não é tão específico para neutrófilos quanto o G-CSF; por esta razão, também podem ocorrer aumentos das contagens de hemácias e megacariócitos (plaquetas). O GM-CSF atende aos mesmos propósitos que o G-CSF. Entretanto, tem efeito mais acentuado na função dos macrófagos e, consequentemente, é mais útil para evitar infecções fúngicas, enquanto o G-CSF é mais apropriado para combater infecções bacterianas. O GM-CSF também é administrado por via subcutânea. Os efeitos colaterais são dor óssea, febre e mialgia.

### Trombopoetina

A trombopoetina (TPO) é uma citocina necessária à proliferação dos megacariócitos e à formação subsequente das plaquetas. Infelizmente, estudos clínicos não demonstraram consistentemente a eficácia desse fármaco nos clientes com trombocitopenia induzida pela quimioterapia, embora tenha sido eficaz para facilitar a doação de plaquetas por aférese (Kaushansky e Kipps, 2006). Hoje em dia, existem estudos em andamento com o objetivo de desenvolver compostos moleculares menores semelhantes à TPO (Kaushansky e Kipps, 2006).

---

laboratorial das amostras de sangue, processamento, armazenamento, transporte e distribuição e procedimentos transfusionais. A doação de sangue deve ser voluntária, anônima, altruísta e não remunerada, direta ou indiretamente, preservando-se o sigilo das informações prestadas. A cada doação, o candidato deve ser avaliado quanto aos seus antecedentes e ao seu estado de saúde atual, por meio de entrevista individual, realizada por profissional de saúde de nível superior, sob supervisão médica, em sala que garanta a privacidade e o sigilo das informações, para determinar se a coleta pode ser realizada sem causar-lhe prejuízo e para que a transfusão dos hemocomponentes obtidos a partir desta doação não cause problemas aos receptores. Os doadores devem ter boas condições de saúde e preencher alguns critérios específicos (Boxe 20.6).

## Doação direcionada

Em alguns casos, amigos e familiares de um cliente desejam doar sangue para este indivíduo. Essas doações de sangue são conhecidas como dirigidas e não são absolutamente mais seguras que as obtidas de doadores aleatórios, porque os doadores direcionados podem não querer se identificar por uma história de quaisquer fatores de risco que os desqualifique para a doação de sangue.

## Doação convencional

A flebotomia consiste em uma punção venosa para retirar sangue. Durante o procedimento, devem ser tomadas as precauções padronizadas. Os doadores são colocados em posição de

> **BOXE 20.6 Critérios de elegibilidade para doação de sangue.***
>
> Todos os doadores devem preencher os seguintes critérios mínimos:
> - Portar documento oficial de identidade com foto (identidade, carteira de trabalho, certificado de reservista ou carteira do conselho profissional)
> - Ter idade mínima de 16 anos completos (portar consentimento formal dos responsáveis) e máxima de 68 anos incompletos
> - Peso corporal mínimo de 50 kg para uma doação comum (450 mℓ)
> - Sinais vitais dentro dos parâmetros de normalidade
> - Nível de hemoglobina de no mínimo 12,5 g/dℓ
>
> **Impedimentos provisórios:**
> - Febre acima de 37°C
> - Gripe ou resfriado
> - Gravidez atual (90 dias após o parto normal e 180 dias após a cesariana)
> - Amamentação (até 1 ano após o parto)
> - Uso de alguns medicamentos
> - Anemia
> - Cirurgias
> - Extração dentária: 72 horas
> - Tatuagem: 1 ano sem doar
> - Vacinação: o tempo de impedimento varia de acordo com o tipo de vacina
> - Transfusão de sangue: impedimento por 1 ano
>
> **Impedimentos definitivos:**
> - Hepatite após os 10 anos de idade
> - Evidência clínica ou laboratorial das seguintes doenças transmissíveis pelo sangue: hepatites B e C, AIDS (HIV), doenças associadas a HTLV-I e II e doença de Chagas
> - Uso de drogas ilícitas injetáveis
> - Malária
>
> *Adaptado pela revisão técnica às diretrizes brasileiras para doação de sangue.

decúbito parcial e a punção venosa é realizada com uma agulha calibrosa. Em geral, a coleta de 450 mℓ de sangue demora menos que 15 min. Depois de retirar a agulha, os doadores são solicitados a manter o braço esticado e aplicar pressão firme com uma gaze estéril por dois a três minutos, ou até que o sangramento pare. Em seguida, aplica-se uma bandagem firme. O doador permanece deitado até que se sinta bem para levantar, geralmente dentro de alguns minutos.

O doador recebe instruções para deixar o curativo aplicado e evitar levantar pesos por algumas horas, fumar por uma hora, ingerir bebidas alcoólicas por três horas, aumentar a ingestão de líquidos nos próximos dois dias e ingerir refeições saudáveis durante 2 semanas. As amostras obtidas do sangue doado são testadas para detectar infecções e determinar o tipo sanguíneo específico (ver a seguir).

## Doação autóloga

A doação autóloga deve ser realizada somente mediante solicitação do médico assistente do cliente doador e aprovação do médico hemoterapeuta. O sangue do próprio cliente pode ser colhido para transfusão subsequente; esta técnica é útil para muitos procedimentos cirúrgicos eletivos, nos quais a necessidade potencial de transfusão é grande (p. ex., cirurgia ortopédica). As doações pré-operatórias são obtidas preferencialmente 4 a 6 semanas antes da cirurgia. Durante esse intervalo, suplementos de ferro são administrados para evitar depleção das reservas. Ocasionalmente, a eritropoetina (alfaepoetina) é administrada para estimular a eritropoese, de modo que o hematócrito do doador mantenha-se alto a ponto de torná-lo apto a doar. Em geral, o cliente doa uma unidade de sangue por semana; o número de unidades doadas varia com o tipo de procedimento cirúrgico a ser realizado (*i. e.*, quantidade de sangue que se espera ser necessário transfundir). As flebotomias não devem ser realizadas nas 72 h anteriores ao procedimento cirúrgico.

A vantagem principal das transfusões autólogas é evitar infecções virais transmitidas pelo sangue de outro indivíduo. A doação autóloga desnecessária é dispendiosa, demorada e utiliza recursos inutilmente. Além disso, embora a transfusão autóloga possa eliminar o risco de contaminação viral, o risco de contaminação bacteriana é o mesmo associado à transfusão de sangue de doadores desconhecidos.

A desvantagem da doação antóloga é ser realizada mesmo quando a probabilidade de sua necessidade é pequena após um determinado procedimento. A doação antóloga desnecessária é cara, demorada e desperdiça recursos. Além disso, embora a transfusão antóloga possa eliminar o risco de contaminação viral, o risco de contaminação bacteriana é igual ao da transfusão de doadores aleatórios.

As contraindicações à doação de sangue para transfusão autóloga são infecções agudas, doença crônica e debilitante grave, nível de hemoglobina menor que 12,5 g/dℓ, hematócrito menor que 38%, angina instável e doença cardiovascular ou vascular encefálica aguda.

## Recuperação intraoperatória de sangue

Essa técnica de transfusão assegura a reposição de sangue para clientes que não podem doar antes da cirurgia e são submetidos a intervenções cirúrgicas vasculares, ortopédicas ou torácicas. Durante o procedimento cirúrgico, o sangue perdido em uma cavidade estéril (p. ex., articulação do quadril) é aspirado para uma máquina recuperadora de sangue. O sangue total ou os concentrados de hemácias são lavados (em geral, com solução salina), filtrados e depois devolvidos ao cliente por infusão IV. O objetivo da recuperação intraoperatória é reduzir a necessidade de transfusões sanguíneas alogênicas. Alguns estudos demonstraram que a recuperação intraoperatória de sangue reduz segura e eficazmente a necessidade de fazer transfusões de sangue doado, sem causar efeitos adversos (Carless, Henry,

Moxey et al., 2010). O sangue recuperado durante o procedimento é devolvido ao cliente quando a bolsa está cheia, ou dentro de 4 horas depois de iniciar a coleta para evitar proliferação bacteriana excessiva (Cushing e Ness, 2008).

## Hemodiluição

Essa técnica de transfusão pode ser iniciada antes ou depois da indução anestésica. Cerca de uma a duas unidades de sangue são retiradas do cliente por um cateter arterial ou venoso ao mesmo tempo que é infundida solução coloide ou cristaloide. Em seguida, o sangue é reinfundido após a cirurgia. A vantagem dessa técnica é que o cliente perde menos eritrócitos durante o procedimento cirúrgico, porque as soluções IV acrescentadas diluem a concentração de eritrócitos e reduzem o hematócrito. Entretanto, os clientes sob risco de isquemia miocárdica não devem ser submetidos ao estresse adicional da hemodiluição.

## Complicações da doação de sangue

A incidência global de complicações associadas à doação de sangue é muito pequena. As complicações mais frequentes são sangramentos secundários à punção da agulha (p. ex., formação de hematoma ou punção arterial acidental) e reações vasovagais (Sorenson, Johnsen e Jorgensen, 2007). Em alguns casos, o sangramento excessivo no local da punção venosa do doador é causado por um distúrbio hemorrágico, mas na maioria dos casos resulta de erro de técnica: laceração da veia, pressão excessiva aplicada pelo torniquete, ou falha em aplicar pressão suficiente depois da remoção da agulha. O doador que apresenta palidez ou se queixa de tontura deve ser colocado imediatamente em posição de Trendelemburg (cabeça baixa e pernas elevadas) reclinando a poltrona. Esses doadores devem ser observados por mais 30 min.

## Processamento do sangue

Amostras da unidade de sangue devem ser obtidas imediatamente depois da doação, de modo que o sangue possa ser classificado e testado. Todo sangue doado deve ser testado para anticorpos contra HIV-1 e 2, anticorpo contra o cerne do vírus da hepatite B (anti-HBc), vírus da hepatite C (HCV), e vírus linfotrópico T humano do tipo I (anti-HTLV-I/II). Além disso, o sangue é testado para antígeno de superfície do vírus da hepatite B (HbsAg) e sífilis. As reações a esses testes devem ser negativas para que o sangue seja utilizado e cada unidade de sangue é rotulada para confirmar os resultados. Técnicas novas de testagem aumentaram a sensibilidade e, consequentemente, a segurança das transfusões de sangue (Gorgas, 2009). O sangue também é testado para citomegalovírus (CMV) e, quando os testes são positivos, ele ainda pode ser utilizado, exceto nos receptores com sorologia negativa para CMV e imunossuprimidos (p. ex., receptores de TMO ou TCTSP).

A determinação do tipo sanguíneo é tão importante quanto os testes sorológicos. Existem mais de 200 antígenos identificados na superfície das membranas das hemácias. Dentre esses, os mais importantes para a segurança das transfusões são os sistemas ABO e Rh. O sistema ABO determina a tipagem sanguínea de um indivíduo: A, B ou AB, ou nem A nem B (tipo O). De modo a evitar reações significativas, o mesmo tipo de hemácias deve ser transfundido. Em situações de emergência, nas quais o tipo sanguíneo do cliente é desconhecido, o sangue tipo O pode ser transfundido sem riscos ao receptor.

O antígeno Rh (também conhecido como antígeno D) está presente na superfície dos eritrócitos de 85% da população (Rh-positivos). Os indivíduos que não têm antígeno D são conhecidos como Rh-negativos. Os concentrados de hemácias são testados rotineiramente para os antígenos D e ABO. Os clientes devem receber concentrados de hemácias compatíveis quanto ao tipo Rh.

A maioria das reações transfusionais (exceto as que são causadas por erros de procedimento) é atribuível à presença de leucócitos do doador na unidade de hemocomponente (concentrado de plaquetas ou plaquetas); o receptor pode produzir anticorpos contra os antígenos presentes nestes leucócitos. Em geral, os concentrados de plaquetas têm 1 a $3 \times 10^9$ leucócitos remanescentes por bolsa. Os leucócitos do hemocomponente geralmente são filtrados para reduzir a probabilidade de ocorrerem reações e refratariedade às transfusões, principalmente entre clientes que precisem fazer transfusões repetidas por períodos longos. A filtração pode ser realizada no momento da coleta e do processamento do sangue do doador (isto assegura resultados melhores, mas é mais dispendioso), ou quando o hemocomponente é transfundido (intercalando um filtro de leucócitos nos equipos de infusão do sangue). Muitos centros médicos recomendam o uso rotineiro de hemocomponentes filtrados (poucos leucócitos) aos clientes que necessitam ou provavelmente necessitarão de transfusões repetidas por períodos longos.

Quando o cliente tem imunossupressão profunda, como no caso de um receptor de transplante de células-tronco hematopoéticas ou de medula óssea, todos os linfócitos do doador devem ser eliminados dos hemocomponentes. Nesses casos, o hemocomponente é exposto a uma dose baixa de radiação (25 Gy), que destrói todos os linfócitos presentes no produto. Os hemocomponentes irradiados são altamente eficazes para evitar DEVH pós-transfusional, que é fatal na maioria dos casos. Os hemocomponentes irradiados têm validade menor.

### Alerta de enfermagem
*As provas cruzadas de seleção do sangue podem ser difíceis quando há anticorpos. Quando é necessário transfundir hemácias com provas cruzadas duvidosas, a enfermeira deve iniciar a transfusão muito lentamente (10 a 15 mℓ em 20 a 30 min) e monitorar atentamente o cliente para detectar sinais ou sintomas de uma reação transfusional hemolítica.*

## Terapia transfusional

A administração de sangue e hemocomponentes requer conhecimentos das técnicas de transfusão apropriadas e das complicações possíveis. Deve-se seguir a Resolução RDC nº 57, de 16 de dezembro de 2010.

### Indicações clínicas

Embora a maioria das transfusões de sangue seja realizada em situações de emergência ou urgência, os clientes com necessidades transfusionais crônicas podem frequentemente receber transfusões em outros contextos, inclusive em hemocentros, clínicas de cuidados ambulatoriais e, ocasionalmente, até mesmo nas residências dos clientes (Benson, 2006). Para transfusões domiciliares o serviço deve dispor de medicamentos, materiais e equipamentos necessários para realização das atividades e atender às eventuais situações de emergência, sendo o ato transfusional realizado na presença de um médico, o qual será responsável por todos os procedimentos do ato transfusional. Nos casos típicos, os clientes que necessitam de transfusões rotineiras, mas são fisicamente ativos sob outros aspectos, são candidatos aptos às transfusões ambulatoriais. A verificação e a administração do hemocomponente são realizadas da mesma forma que nos hospitais. Embora a maioria dos hemocomponentes possa ser transfundida ambulatorialmente, as residências limitam-se à realização de transfusões de concentrado de hemácias e hemoderivados (p. ex., fator VIII para clientes hemofílicos) (Benson, 2006).

## Administração da transfusão

O Boxe 20.7 descreve a transfusão de hemocomponentes.

---

### BOXE 20.7 — Transfusão de concentrados de hemácias.

**Antes do procedimento**
- Confirme que a transfusão foi prescrita
- Verifique se o sangue do cliente foi classificado e submetido à prova cruzada
- Determine se o cliente assinou um formulário de consentimento informado de acordo com as normas da instituição ou do serviço
- Explique o procedimento ao cliente. Explique ao cliente quais são os sinais e sintomas de uma reação transfusional (prurido, urticária, edema, dispneia, febre, calafrios)
- Determine a temperatura, a frequência do pulso, a frequência respiratória e a pressão arterial do cliente para obter dados basais para comparar os sinais vitais durante a transfusão
- Lave as mãos e coloque luvas de acordo com as Precauções Padronizadas
- Utilize uma agulha calibre 20 ou mais grossa para acessar uma veia calibrosa. Use equipo especial que contenha um filtro sanguíneo para separar trombos de fibrina e outros materiais particulados. Não perfure a bolsa de sangue para deixar o ar entrar.

**Durante o procedimento**
- Pegue o concentrado de hemácias no banco de sangue *depois* que o acesso IV estiver instalado e os sinais vitais avaliados. (As normas da instituição podem permitir a liberação de apenas uma unidade de cada vez)
- Faça uma verificação dupla dos rótulos com outra enfermeira ou um médico, de modo a garantir que o grupo ABO e o tipo Rh concordem com os testes de compatibilidade. Examine a bolsa para verificar se o número e o tipo designados no rótulo do sangue doado e o prontuário do cliente estão corretos. Confirme a identidade do cliente utilizando dois tipos de identificação (pode incluir o nome do cliente, a data de nascimento e o número do prontuário do cliente) comparando o rótulo do hemocomponente com o cliente. Além disso, peça ao cliente para confirmar seu nome
- Examine a bolsa de sangue para verificar se há bolhas de ar ou qualquer alteração de cor ou turbidez. (Bolhas de ar podem indicar proliferação de bactérias. Cor anormal ou turbidez pode ser um sinal de hemólise)
- Assegure que a transfusão do concentrado de hemácias seja iniciada dentro de 30 min depois de retirar a bolsa do refrigerador do banco de sangue
- Durante os primeiros 15 min, infunda a transfusão lentamente – no máximo 5 mℓ/min. Observe atentamente o cliente para detectar efeitos adversos. Se não ocorrerem efeitos adversos durante os primeiros 15 min, aumente a velocidade de infusão, a menos que o cliente corra risco de sobrecarga circulatória
- Monitore atentamente o cliente por 15 a 30 min para detectar sinais de reação. Monitore os sinais vitais a intervalos regulares, de acordo com as normas da instituição ou do serviço; compare os resultados com os valores basais. Aumente a frequência das aferições de acordo com as condições do cliente. Observe frequentemente o cliente durante toda a transfusão para detectar quaisquer sinais de reação adversa, inclusive agitação, urticária, náuseas, vômitos, dor lombar ou torácica, dispneia, rubor, hematúria, febre ou calafrios. Se houver alguma reação adversa, interrompa imediatamente a transfusão, avise ao médico e siga as normas de conduta do serviço para reação transfusional
- Observe que o tempo de infusão não deve passar de 4 horas, porque o risco de proliferação bacteriana aumenta
- Fique atento aos sinais de reações adversas: sobrecarga circulatória, sepse, reação febril ou alérgica e reação hemolítica aguda
- Troque os equipos de transfusão depois de cada duas unidades transfundidas para reduzir o risco de contaminação bacteriana.

**Depois do procedimento**
- Verifique os sinais vitais e compare com os valores basais
- Descarte adequadamente os materiais utilizados
- Documente o procedimento no prontuário do cliente, inclusive os resultados da sua avaliação e sua tolerância ao procedimento
- Monitore o cliente quanto à resposta e à eficácia do procedimento.

*Nota*: nunca acrescente fármacos ao sangue ou aos hemocomponentes. Se for necessário aquecer o sangue, o procedimento deve ser realizado por meio de equipamentos especiais e em temperatura controlada.

*Nota*: o plasma fresco congelado (PFC) deve ser compatível para o sistema ABO, mas não para o sistema Rh. As plaquetas geralmente não são testadas quanto à compatibilidade ABO. Nunca acrescente fármacos ao sangue ou aos hemoderivados. As plaquetas e o PFC podem ser infundidos tão rapidamente quanto o cliente tolerar, dependendo de seu estado circulatório e da função cardíaca.

## Manejo de enfermagem

As responsabilidades da enfermeira incluem as avaliações pré-transfusional e pós-transfusional.

### Avaliação pré-transfusional

A história clínica do cliente é um componente importante da avaliação pré-transfusional e tem como objetivo determinar se o cliente já fez transfusões no passado e também se houve reações às transfusões. A história deve incluir o tipo de reação, suas manifestações, as intervenções necessárias e se foram adotadas quaisquer medidas profiláticas nas transfusões subsequentes. É importante determinar o número de gestações que as mulheres tiveram, porque a multiparidade pode aumentar o risco de reações causadas por anticorpos formados depois da exposição ao sangue fetal. Os clientes com doenças hematológicas como anemia falciforme ou LLC e os receptores de transplantes de células-tronco também podem ter riscos mais altos de reações transfusionais em razão do número de transfusões realizadas no passado. Outros problemas de saúde coexistentes devem ser avaliados, com atenção especial às doenças cardíacas (principalmente insuficiência cardíaca congestiva com fração de ejeção ventricular esquerda reduzida), pulmonares e vasculares.

O exame físico sistemático e a avaliação dos sinais vitais basais são importantes antes de transfundir qualquer hemocomponente. O sistema respiratório deve ser avaliado, inclusive ausculta cuidadosa dos pulmões e uso dos músculos acessórios da respiração pelo cliente. A avaliação do sistema cardiovascular deve incluir a inspeção cuidadosa para detectar quaisquer sinais de edema e outros indícios de insuficiência cardíaca (p. ex., distensão das veias jugulares). A pele deve ser examinada para detectar erupções, petéquias e equimoses. A enfermeira deve examinar as escleróticas para verificar se há icterícia. Se houver uma reação transfusional, a comparação dos dados basais pode ajudar a diferenciar o tipo de reação.

### Alerta de enfermagem

*Com o objetivo de avaliar a resposta do cliente ao tratamento, a enfermeira deve lembrar-se de que, quando se trata de transfundir concentrado de hemácias, espera-se que uma unidade aumente a hemoglobina em 1 g e o hematócrito em 3%, contanto que o cliente não tenha sangramento ou hemólise. Se forem infundidas plaquetas (cada bolsa consiste em plaquetas de 4 a 6 doadores aleatórios), a contagem de plaquetas deve aumentar entre 7 a 10 × $10^4$/mm³; para cada unidade administrada de plaquetas de doador único [PDU] a expectativa é um aumento de 30 a 60 × $10^4$/mm³. A dose a ser prescrita deve ser de uma unidade de concentrado de plaquetas para cada 10 kg de peso. A resposta transfusional pode ser avaliada pela melhora nas condições clínicas do cliente.*

### Orientações ao cliente

A revisão dos sinais e sintomas de uma reação transfusional é crucial aos clientes que não tenham história transfusional pregressa. Mesmo para os clientes que já fizeram transfusões, é essencial apresentar um resumo sucinto dos sinais e sintomas das reações transfusionais. Os sinais e sintomas de reação transfusional são febre, calafrios, prurido, urticária, angústia respiratória, dor torácica ou abdominal, náuseas, dor no local do acesso IV ou qualquer sintoma "incomum". Embora a revisão detalhada seja muito importante, também é importante tranquilizar o cliente de que o sangue foi cuidadosamente testado com seu próprio sangue (prova cruzada) de modo a reduzir as chances de ocorrer qualquer reação adversa. Essa informação pode ser extremamente útil para atenuar a ansiedade. No Brasil, a Resolução COFEN-306/2006 normatiza a atuação da enfermeira em hemoterapia, e os Serviços de Saúde podem dispor de uma equipe transfusional capacitada para realizar o procedimento de transfusão.

### Monitoramento e tratamento das complicações possíveis

Qualquer cliente que receba transfusão de sangue pode ter complicações transfusionais. Ao explicar as razões da transfusão, é importante incluir os riscos e benefícios e o que se pode esperar durante e depois do procedimento. Os clientes devem ser informados de que a transfusão de sangue não é totalmente isenta de riscos, embora o sangue tenha sido cuidadosamente testado (Boxe 20.8). Os cuidados de enfermagem visam evitar complicações, reconhecer imediatamente sua ocorrência se acontecerem e iniciar prontamente as medidas para controlar as complicações. As seções subsequentes descrevem as complicações transfusionais mais comuns ou potencialmente fatais. A Tabela 20.7 resume as possíveis complicações a longo prazo.

#### Reação febril não hemolítica

Reação transfusional febril não hemolítica (RTFNH) é definida por um aumento de 1°C na temperatura (até a faixa febril) durante ou logo depois de uma transfusão. A RTFNH é causada por anticorpos dirigidos contra os leucócitos do doador, que permanecem na bolsa de sangue ou hemocomponente; este é o tipo de reação transfusional mais comum, representando mais de 90% das reações. A RTFNH é mais comum nos clientes que já receberam transfusões (exposição a vários antígenos presentes nos hemocomponentes transfundidos no passado) e nas mulheres Rh-negativas que tiveram filhos Rh-positivos (a exposição a um feto Rh-positivo aumenta os níveis dos anticorpos maternos). Essas reações ocorrem em 1% das transfusões de concentrado de hemácias e em 20% das transfusões de plaquetas. A incidência declinou desde a padronização da leucorredução, que reduz expressivamente o número de leucócitos de um hemocomponente transfundido e, deste modo, diminui o risco de ocorrer uma reação anticorpo-antígeno (Hendrickson e Hillyer, 2009). Mais de 10% dos clientes que precisam fazer transfusões por períodos longos desenvolvem esse tipo de reação.

O diagnóstico da RTFNH é firmado por exclusão das outras causas possíveis, inclusive reação hemolítica, sepse ou contaminação bacteriana do hemocomponente. Os sinais e os sintomas da reação transfusional febril não hemolítica são calafrios (mínimos ou intensos) seguidos de febre. Nos casos típicos, a febre começa nas primeiras duas horas depois de iniciar a transfusão. Embora essa reação não seja fatal, a febre e especialmente os calafrios e a rigidez muscular podem ser assustadores para o cliente.

Essa reação pode ser atenuada ou até mesmo evitada pela diminuição adicional dos leucócitos do doador no hemocom-

## BOXE 20.8 Doenças transmitidas por transfusão de sangue.

**Hepatites (HBV, HCV)**
- O risco é maior com hemocomponentes de vários doadores e de doadores remunerados, quando comparados com doadores voluntários
- Os testes de triagem detectam a maioria dos casos de hepatite B e C

**AIDS (HIV) e HTLV**
- O sangue doado é testado para a presença de anticorpos contra HIV
- Os indivíduos com comportamentos de alto risco (parceiros sexuais múltiplos, sexo anal, uso de drogas injetáveis/IV) e com sinais e sintomas sugestivos de AIDS não devem doar sangue

**Citomegalovírus**
- O risco de transmissão é maior para os prematuros cujas mães não têm anticorpos contra CMV e receptores imunossuprimidos com sorologia negativa para CMV (p. ex., clientes com leucemia aguda ou receptores de transplantes de órgãos ou tecidos)
- Os hemocomponentes "leucodepletados" (contagens reduzidas de leucócitos) ajudam a reduzir o risco de transmitir esse vírus

**Doença enxerto-versus-hospedeiro (DEVH)**
- Ocorre apenas nos receptores gravemente imunossuprimidos (p. ex., leucemia, transplantes de células-tronco hematopoéticas e de medula óssea)
- Os linfócitos transfundidos são enxertados no receptor e atacam seus linfócitos ou tecidos corporais; os sinais e sintomas são febre, erupção cutânea eritematosa difusa, náuseas e vômitos, diarreia
- As medidas profiláticas incluem irradiar os hemocomponentes para inativar os linfócitos do doador (a radiação não acarreta riscos conhecidos ao receptor da transfusão) e o processamento do sangue do doador com filtro sanguíneo para redução de leucócitos

ponente por filtração. Os antipiréticos podem ser administrados para evitar febre, mas a pré-medicação rotineira não é recomendável porque pode obscurecer o início de uma reação transfusional mais grave.

### Reação hemolítica aguda

O tipo de reação transfusional mais perigosa e potencialmente fatal ocorre quando o sangue do doador não é compatível com o do cliente. Anticorpos que já estão presentes no plasma do receptor combinam-se rapidamente com os antígenos existentes nos eritrócitos do doador e estas células são hemolisadas (destruídas) na circulação (hemólise intravascular). A hemólise mais rápida ocorre quando há incompatibilidade ABO. Essa reação pode ocorrer depois da transfusão de apenas 10 mℓ de concentrado de hemácias. Em geral, a incompatibilidade Rh causa reações mais brandas. As causas mais comuns da reação hemolítica aguda são erros de rotulagem do hemocomponente e identificação errônea do cliente, resultando na transfusão de sangue ABO incompatível.

Os sinais e sintomas são febre, calafrios, dor lombar, náuseas, sensação de opressão torácica, dispneia, hipotensão, hematúria, oligúria, sangramento e ansiedade. À medida que os eritrócitos são destruídos, a hemoglobina é liberada e excretada pelos rins; por esta razão, a hemoglobina aparece na urina (hemoglobinúria) (Lerner, Refaai e Blumberg, 2010). O cliente pode apresentar hipotensão, broncospasmo e colapso vascular. A redução da perfusão renal causa insuficiência renal e o cliente também pode apresentar coagulação intravascular disseminada.

A reação hemolítica aguda deve ser reconhecida rapidamente e a transfusão interrompida imediatamente. Amostras de sangue e urina devem ser recolhidas e analisadas para detectar evidência de hemólise. Os objetivos do tratamento são manter o volume sanguíneo e a perfusão renal e evitar e tratar CID. As reações transfusionais hemolíticas agudas são evitáveis. Nunca é demais enfatizar a importância de atentar criteriosamente aos detalhes da rotulagem das amostras de sangue e hemocomponentes e identificar precisamente o receptor.

**Tabela 20.7** Complicações a longo prazo das transfusões de concentrado de hemácias.*

|  | Manifestações | Tratamento |
| --- | --- | --- |
| Infecção | Hepatites (B e C) | O cliente pode ser imunizado contra hepatite B, ou usar alfainterferona para hepatite C; monitorar a função hepática |
|  | Citomegalovírus (CMV) | Usar filtro de leucócitos para evitar transmissão do CMV |
| Sobrecarga de ferro | Insuficiência cardíaca | Prevenir com tratamento quelante |
|  | Falência endócrina (diabetes, hipotireoidismo, hipoparatireoidismo, hipogonadismo) |  |
| Reação transfusional | Sensibilização | Reduzir por fenotipagem das hemácias e utilização de hemocomponentes leucorreduzidos e filtrados |
|  | Reações febris | Reduzir com utilização de hemocomponentes leucorreduzidos e filtrados |

*Os clientes que precisem receber transfusões durante períodos longos correm risco não apenas de ter as reações transfusionais descritas no texto, mas também as complicações descritas nesta tabela. Em muitos casos, o uso de hemocomponentes filtrados para leucócitos (p. ex., pobres em leucócitos) é a conduta padronizada para clientes que fazem transfusões de concentrado de hemácias durante períodos longos. A irradiação do hemocomponente, que reduz mais eficazmente os leucócitos presentes do produto, é reservada para clientes sob risco de infecção, aloimunização e doença enxerto-versus-hospedeiro. Um programa de quelação agressivo iniciado nos primeiros meses de tratamento pode evitar problemas de sobrecarga de ferro.

### Reação hemolítica tardia

Em geral, as reações hemolíticas tardias ocorrem nos 14 dias seguintes a transfusão, quando o nível dos anticorpos aumentou a ponto de causar uma reação. A lise dos eritrócitos é extravascular, ocorre no SRE e é gradativa.

Os sinais e sintomas de uma reação hemolítica tardia são febre, anemia, nível alto de bilirrubina, níveis baixos ou indetectáveis de haptoglobina e, possivelmente, icterícia. Em casos raros, os clientes têm hemoglobinúria. Em geral, essas reações não são perigosas, mas é importante identificá-las porque as transfusões subsequentes com hemocomponentes contendo esses anticorpos podem causar uma reação hemolítica mais grave. Entretanto, o diagnóstico também é difícil, porque o cliente pode não estar em um serviço de saúde para fazer os testes necessários e, mesmo quando ainda está hospitalizado, a reação pode ser muito branda para ser detectada clinicamente. Como a quantidade de anticorpos presentes é muito pequena para ser detectada, é difícil evitar reações hemolíticas tardias. Felizmente, essas reações geralmente são brandas e não requerem intervenção.

### Reação alérgica

As reações alérgicas ocorrem em 1 a 3% das transfusões. Essas reações caracterizam-se pelo desenvolvimento de urticária ou prurido generalizado durante a transfusão (Hendrickson e Hillyer, 2009). A causa dessas reações parece ser uma reação de hipersensibilidade a alguma proteína plasmática presente no hemocomponente transfundido. Os sinais e sintomas de uma reação alérgica são urticária, prurido e rubor. Em geral, essas reações são brandas e melhoram com anti-histamínicos. Se os sintomas regridirem depois da administração de um anti-histamínico (p. ex., difenidramina), a transfusão pode ser reiniciada. Em casos graves, a reação alérgica é aguda e o cliente apresenta broncospasmo, edema da laringe e choque. Essas reações são tratadas com epinefrina, corticoides e suporte vasopressor (se necessário).

A administração dos anti-histamínicos antes da transfusão pode evitar reações futuras. Quando as reações são graves, os hemocomponentes transfundidos no futuro deverão ser lavados para remover quaisquer proteínas plasmáticas restantes. Os filtros de leucócitos não são úteis para evitar essas reações, porque as proteínas plasmáticas desencadeantes podem passar por eles.

### Sobrecarga circulatória

Se volumes muito grandes de sangue forem transfundidos muito rapidamente, pode ocorrer hipervolemia. Essa condição pode ser agravada nos clientes que já apresentam sobrecarga circulatória (p. ex., insuficiência cardíaca)). Os concentrados de hemácias são mais seguros que o sangue total. Se a infusão for suficientemente lenta, a sobrecarga circulatória pode ser evitada. Nos clientes de risco ou que já apresentam sobrecarga circulatória, diuréticos podem ser administrados depois da transfusão ou entre as bolsas de concentrado de hemácias. Os clientes que recebem plasma fresco congelado ou até mesmo plaquetas também podem desenvolver sobrecarga circulatória. A infusão desses hemocomponentes também deve ser titulada de acordo com a tolerância do cliente.

Os sinais e sintomas de sobrecarga circulatória são dispneia, ortopneia, taquicardia e ansiedade súbita. Distensão venosa jugular, estertores nas bases dos pulmões e elevação da pressão arterial também podem ocorrer. Se a transfusão for mantida, o cliente pode apresentar edema pulmonar evidenciado por dispneia intensa e tosse com expectoração de escarro espumoso e rosado.

Se a sobrecarga de líquidos for branda, a transfusão geralmente pode ser continuada depois de reduzir a taxa de infusão e administrar diuréticos. Contudo, se a sobrecarga for grave, o cliente deve ser colocado na posição ereta com os pés pendentes, a transfusão deve ser interrompida e o médico deve ser notificado. O acesso IV deve ser mantido com infusão muito lenta de soro fisiológico ou salinizado para conservar o acesso à veia, caso seja necessário administrar fármacos IV. Oxigênio e morfina podem ser necessários para tratar dispneia grave.

### Contaminação bacteriana

A incidência de contaminação bacteriana dos hemocomponentes é muito baixa; contudo, a administração de produtos contaminados coloca os clientes sob grande risco. As bactérias gram-negativas (inclusive *Pseudomonas*, *Yersinia* e *Enterobacter*) são os patógenos encontrados mais comumente nos concentrados de hemácias contaminados (Wu, Mantha e Snyder, 2009). A contaminação pode ocorrer em qualquer etapa da doação ou do processamento, mas geralmente é causada por microrganismos da pele dos doadores (Wu *et al.*, 2009). Algumas bactérias não conseguem sobreviver nas temperaturas baixas mantidas para conservar os concentrados de hemácias, mas outros microrganismos podem sobreviver sob temperaturas baixas. As plaquetas estão mais sujeitas à contaminação porque são conservadas à temperatura ambiente. A partir de 2004, os bancos de sangue desenvolveram métodos rápidos para manter a viabilidade das unidades de plaquetas e reduzir o risco de transfundir plaquetas contaminadas. Apesar dos testes bacterianos, essa complicação não foi erradicada e, deste modo, a enfermeira deve ficar atenta a essa complicação.

As medidas profiláticas incluem cuidados meticulosos com a doação e o processamento dos hemocomponentes. Quando se transfunde concentrado de hemácias ou sangue total, a bolsa deve ser administrada em até quatro horas, porque a temperatura ambiente elevada estimula a proliferação bacteriana. Uma bolsa de sangue contaminada pode apresentar aspecto normal, ou apresentar alteração de cor.

Os sinais e sintomas de contaminação bacteriana são febre, calafrios e hipotensão, que ocorrem mais comumente durante a transfusão. Em alguns casos, os sinais de uma reação ocorrem horas depois de terminada a transfusão. Se o problema não for detectado e corrigido imediatamente com líquido e antibióticos de espectro amplo, o cliente pode entrar em choque. Embora essas reações sejam raras, elas podem ser fatais (Wu *et al.*, 2009). As seguintes medidas devem ser adotadas para determinar o tipo e a gravidade da reação:

- Interrompa a transfusão. Mantenha o acesso IV com soro fisiológico e equipos novos e fluxo de infusão com taxa reduzida
- Avalie o cliente cuidadosamente. Compare os sinais vitais com os valores basais. Avalie detalhadamente a função respiratória do cliente. Verifique se há ruídos adventícios ou utilização dos músculos acessórios e determine a gravidade da dispneia e das alterações do estado mental (inclusive ansiedade e confusão) e da saturação de oxigênio. Observe

se o cliente apresenta calafrios, sudorese, distensão das veias jugulares e queixas de dor lombar ou urticária
- Notifique ao médico os resultados da avaliação e faça todos os tratamentos prescritos. Continue a monitorar os sinais vitais e as funções respiratória, cardiovascular e renal do cliente
- Notifique ao banco de sangue que há suspeita de reação transfusional
- Envie a bolsa de sangue e o equipo para o banco de sangue para repetir as provas pré-transfusionais e fazer cultura. É importante verificar as etiquetas e os números de identificação.

Se houver suspeita de reação transfusional hemolítica ou infecção bacteriana, a enfermeira faz o seguinte:

- Coleta amostras de sangue adequadas do cliente (em geral, isso inclui hemoculturas, hemograma, tipagem sanguínea e prova cruzada)
- Coleta amostras de urina tão logo seja possível para determinar se há hemoglobina
- Documenta a reação de acordo com as normas da instituição.

*Nota*: A Agência Nacional de Vigilância Sanitária (Anvisa) publicou no ano de 2013 o Guia de utilização do Notivisa como instrumento para o monitoramento das notificações de reações transfusionais. A notificação é fundamental para a efetivação do processo de hemovigilância visando subsidiar as ações voltadas para a segurança transfusional.

## Revisão do capítulo

### Exercícios de avaliação crítica

1. Você trabalha em uma clínica para clientes onco-hematológicos. O laboratório enviou resultados de exames de um dos seus clientes com possível leucemia: contagem de leucócitos de 1.200/mm$^3$ e 10% de neutrófilos. Que outros resultados laboratoriais seria importante rever ou considerar? O cliente também apresenta anemia (hemoglobina de 8,2 mg/dℓ) e a contagem de plaquetas era de 30.000/mm$^3$. Quais observações você incluiria em sua avaliação desse cliente? Determine a gravidade da neutropenia desse cliente. Quais seriam os tratamentos esperados? Quais são as orientações que devem ser fornecidas ao cliente e sua família quanto às precauções para neutropenia e sangramento? Qual informação você precisa obter sobre as condições de moradia do cliente, de modo a ajudar-lhe a determinar o risco de adquirir infecção em sua residência?

2. Você presta assistência a um homem que precisa fazer transfusões repetidas (em geral, duas a três unidades de concentrado de hemácias por mês). Ele pergunta como poderia modificar sua dieta de modo que "não precisasse de tanto sangue". Como você responderia? Qual é a utilidade/indicação dos suplementos de ferro para clientes que necessitam de transfusões repetidas por períodos longos? Como você avaliaria se esse cliente tem sobrecarga de ferro?

3. Você presta assistência a um cliente que está séptico e agora está recebendo transfusão de duas unidades de concentrado de hemácias. A temperatura do cliente atinge um pico de 38,5°C depois de transfundir a metade da segunda bolsa. Quais são as causas possíveis para essa febre? Quais são as intervenções de enfermagem apropriadas?

4. Você presta assistência a um cliente com leucemia aguda e sepse, que apresenta contagens decrescentes de plaquetas (na ocasião, 10.000/mm$^3$). Durante sua avaliação, você observa sangramento brando no local de acesso de um cateter de Hickman, petéquias nos membros superiores e inferiores e epistaxe. Quais são as causas possíveis do sangramento desse cliente? Que outros exames laboratoriais você deveria avaliar? Quais avaliações adicionais você poderia realizar? Quais seriam as intervenções de enfermagem que você implementaria? Quais seriam as intervenções terapêuticas esperadas?

### Questões objetivas

1. O filho de 18 anos de um dos seus clientes gostaria de doar sangue. A enfermeira explica os critérios de elegibilidade para doação de sangue. Qual das seguintes afirmações demonstra que ele não compreendeu as instruções recebidas?
   A. "Estou muito feliz porque tenho idade suficiente para doar."
   B. "Como eu acabei de fazer uma tatuagem há uma semana, eu não posso doar."
   C. "Como eu vivo com um amigo que é HIV-positivo, não posso doar."
   D. "Como minha namorada tem hepatite e nós temos relações sexuais, eu não posso doar."

2. A enfermeira explica os sinais e sintomas possíveis de uma reação transfusional a uma cliente que fará sua primeira transfusão. A enfermeira explica que ela precisará adotar quais das seguintes medidas para garantir a segurança da transfusão do hemocomponente? Assinale todas as que se aplicam.
   A. Confirmar a compatibilidade ABO comparando o rótulo do hemocomponente com o prontuário do cliente.
   B. Utilizar dois identificadores do cliente, por exemplo, data de nascimento e nome do cliente para verificar o hemocomponente.
   C. Administrar o hemocomponente lentamente nos primeiros 15 min.
   D. Administrar paracetamol e difenidramina, que são pré-medicações padronizadas para todos os clientes transfundidos.

3. A Sra. Lúcia está em tratamento para sepse. No segundo dia do seu tratamento, ela apresenta epistaxe e sangramento persistente no local de uma punção venosa. A enfermeira suspeita de CID. Qual dos seguintes resultados laboratoriais reforça a suspeita da enfermeira?
   A. Fibrinogênio alto, TTP reduzido, plaquetas baixas
   B. Fibrinogênio baixo, TTP aumentado, plaquetas aumentadas
   C. Fibrinogênio baixo, TTP aumentado, plaquetas diminuídas
   D. Fibrinogênio alto, TTP aumentado, plaquetas aumentadas

4. A enfermeira fornece orientações a um cliente sobre tratamento da anemia ferropriva. Qual das seguintes afirmações

feitas pelo cliente significa que ele compreendeu as informações recebidas?
A. "Eu deverei tomar meus comprimidos de ferro com um copo de suco de laranja."
B. "Eu deverei tomar meus comprimidos de ferro com o desjejum para atenuar o desconforto gástrico."
C. "Os comprimidos de ferro frequentemente causam constipação intestinal e, por isto, eu deverei reduzir minha ingestão de líquidos e fibras."
D. "Eu precisarei tomar esses comprimidos apenas por alguns dias e, em seguida, o problema desaparecerá."

5. A enfermeira cuida de uma cliente com diagnóstico de LLA em seu primeiro tratamento. A cliente refere queixa de tosse seca. Além disso, o murmúrio vesicular está reduzido à ausculta. Qual das seguintes opções a enfermeira deve monitorar como prioridade para detectar possíveis complicações nesse caso?
A. Hemoglobina
B. Contagem absoluta de neutrófilos (CAN)
C. Hematócrito
D. Urina

## Bibliografia e leitura sugerida

A bibliografia e a leitura sugerida para este capítulo estão disponíveis no GEN-IO: http://gen-io.grupogen.com.br/gen-io/.

# UNIDADE SEIS

# Problemas Relacionados com as Funções Digestiva, Gastrintestinal e Metabólica

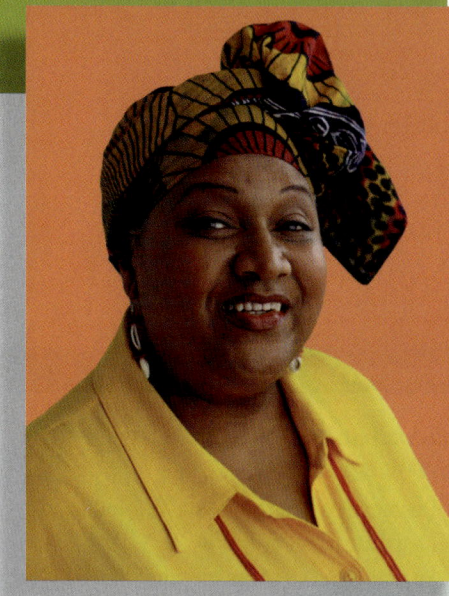

**Uma mulher de 55 anos** prepara-se para cirurgia bariátrica a fim de tratar obesidade mórbida. A cliente está cerca 60 quilos acima do seu peso ideal e também tem as comorbidades de diabetes e hipertensão.

➡ Descreva as indicações da cirurgia bariátrica nesse caso.
➡ Quais seriam as alterações do estilo de vida esperadas por essa cliente?
➡ A cliente deve ser informada sobre quais possíveis complicações do procedimento cirúrgico?

# CAPÍTULO 21

ROSE A. HARDING

# Avaliação de Enfermagem | Funções Digestiva, Gastrintestinal e Metabólica

## Objetivos de estudo

**Após ler este capítulo, você será capaz de:**

1. Descrever a anatomia e a fisiologia do trato gastrintestinal (GI)
2. Entender as funções metabólicas do fígado
3. Descrever as alterações importantes evidenciadas pelo exame físico do trato GI
4. Conhecer os parâmetros de avaliação utilizados para determinar as condições dos tratos GI superior e inferior.

O sistema gastrintestinal (GI) desempenha as funções de ingestão, digestão e eliminação. As funções do fígado são complexas. O entendimento da estrutura e da função do trato biliar e do pâncreas é essencial à realização do planejamento assistencial de enfermagem. A interrupção de algumas dessas funções pode afetar rapidamente o estado nutricional do cliente e causar inúmeros distúrbios hidreletrolíticos e acidobásicos. Ao realizar uma avaliação do trato GI, a enfermeira deve lembrar que a maioria dos clientes tem distúrbios preexistentes e que esses problemas podem ser agravados, ou distúrbios novos podem se desenvolver quando outros sistemas estão afetados por alguma doença.

## Revisão da anatomia e da fisiologia do sistema digestivo

### Anatomia do trato gastrintestinal

O trato GI tem de 7 a 7,9 metros de comprimento, tendo início na **boca** e estendendo-se ao esôfago, estômago, intestinos delgado e grosso, reto e **ânus** (estrutura terminal) (Figura 21.1). O **esôfago** está localizado no mediastino, em posição anterior à coluna vertebral e posterior à traqueia e ao coração. Esse tubo muscular oco mede cerca de 25 cm e atravessa o diafragma em um orifício conhecido como *hiato diafragmático*.

Os demais segmentos do trato GI estão localizados na cavidade peritoneal. O **estômago** localiza-se na região superior esquerda do abdome, sob o lobo esquerdo do fígado e o diafragma, recobrindo a maior parte do pâncreas (ver Figura 21.1). Órgão muscular oco com capacidade aproximada de 1.500 m$\ell$, o estômago armazena alimentos durante a refeição, secreta sucos digestivos e transfere os alimentos parcialmente digeridos para o intestino delgado. A junção gastresofágica está localizada na cárdia. Esse órgão tem quatro regiões anatômicas: cárdia, fundo, corpo e piloro. A musculatura lisa circular da parede do piloro forma o esfíncter pilórico, que controla a passagem entre o estômago e o intestino delgado.

O **intestino delgado** é o segmento mais longo do trato GI, representando cerca de dois terços do seu comprimento total. Esse órgão dobra-se sobre si mesmo, fornecendo cerca de 7.000 cm de área para secreção e **absorção**, processo por meio do qual os nutrientes são levados à corrente sanguínea através das paredes intestinais. O intestino delgado tem três segmentos: o mais proximal é o duodeno, onde o ducto biliar comum e o ducto pancreático entram na ampola de Vater, que permite a passagem da bile e das secreções pancreáticas. O segmento intermediário do intestino delgado é o jejuno, enquanto o segmento distal é o íleo. O intestino delgado termina na válvula ileocecal. Essa válvula (ou esfíncter) controla o fluxo

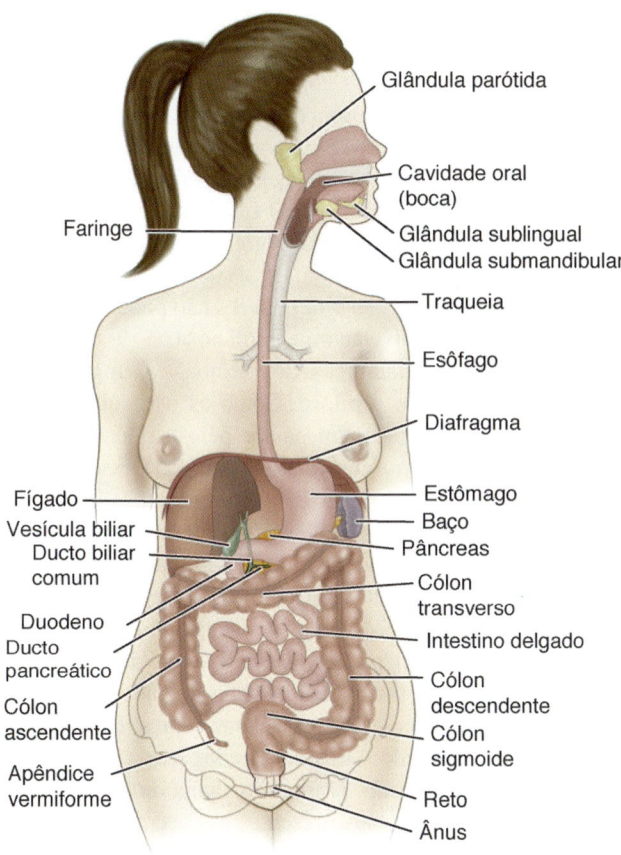

Figura 21.1 Órgãos do sistema digestivo e estruturas associadas.

do material digerido para o segmento ileocecal e impede o refluxo das bactérias para o intestino delgado. O apêndice vermiforme, que tem pouca ou nenhuma função fisiológica, está ligado ao ceco.

O **intestino grosso** consiste em um segmento ascendente localizado no lado direito do abdome, um segmento transversal que se estende da direita à esquerda do abdome superior e um segmento descendente localizado no lado esquerdo do abdome. O cólon sigmoide, o reto e o ânus constituem a parte terminal do intestino grosso. O controle da saída anal é regulado por uma rede de músculos estriados, que formam os esfíncteres anais interno e externo.

### Alerta de enfermagem
*Como o cólon sigmoide está localizado no lado esquerdo do abdome inferior, a enfermeira deve saber que a melhor posição para administrar um enema é o decúbito lateral esquerdo.*

O sistema circulatório do trato GI consiste nas artérias que se originam ao longo de todo o comprimento dos segmentos torácico e abdominal da aorta e nas veias que drenam os órgãos digestivos e o baço. Esse sistema venoso porta é formado por cinco veias calibrosas: mesentérica superior, mesentérica inferior, gástrica, esplênica e cística, veias que por fim formam a veia porta que entra no fígado. Quando chega ao fígado, o sangue é distribuído por todas as áreas e recolhido pelas veias hepáticas, que finalmente terminam na veia cava inferior. A artéria gástrica e as artérias mesentéricas superior e inferior são vasos especialmente importantes. O oxigênio e os nutrientes são fornecidos ao estômago pela artéria gástrica e aos intestinos pelas artérias mesentéricas (Figura 21.2). O sangue venoso é recolhido do intestino delgado, do ceco e dos segmentos ascendente e transverso do cólon pela veia mesentérica superior, que tem distribuição correspondente aos ramos da artéria mesentérica superior. O fluxo sanguíneo para o trato GI representa cerca de 20% do débito cardíaco total e aumenta significativamente depois das refeições.

A cavidade abdominal interna é revestida pelo peritônio, que é a maior membrana serosa do corpo, com superfície total semelhante à da pele. O peritônio é uma lâmina simples com componentes visceral e parietal. O peritônio visceral recobre os órgãos abdominais, enquanto o peritônio parietal reveste as paredes das cavidades abdominal e pélvica. Entre essas duas camadas, há um espaço potencial que contém os líquidos secretados pelas membranas serosas (Porth e Matfin, 2009). Em alguns casos, esse espaço é acessado com finalidades diagnósticas (p. ex., punção peritoneal para investigar lesões internas) ou terapêuticas (p. ex., colocação de cateteres para diálise peritoneal). As estruturas que se localizam entre o peritônio parietal e as paredes do corpo são conhecidas como *retroperitoneais*. *Mesentério* é uma camada dupla de peritônio que reveste os órgãos internos, como os intestinos, e contém nervos e vasos sanguíneos e linfáticos. *Omento* é uma dobra do mesentério que se estende do estômago aos outros órgãos da cavidade abdominal. O omento é uma lâmina móvel que amortece os órgãos abdominais em caso de traumatismo e fornece isolamento contra perda de calor corporal.

Os componentes simpático e parassimpático do sistema nervoso autônomo inervam o trato GI. Em geral, os nervos simpáticos produzem efeitos inibitórios no trato GI, ou seja, reduzem a secreção e a motilidade gástricas e causam con-

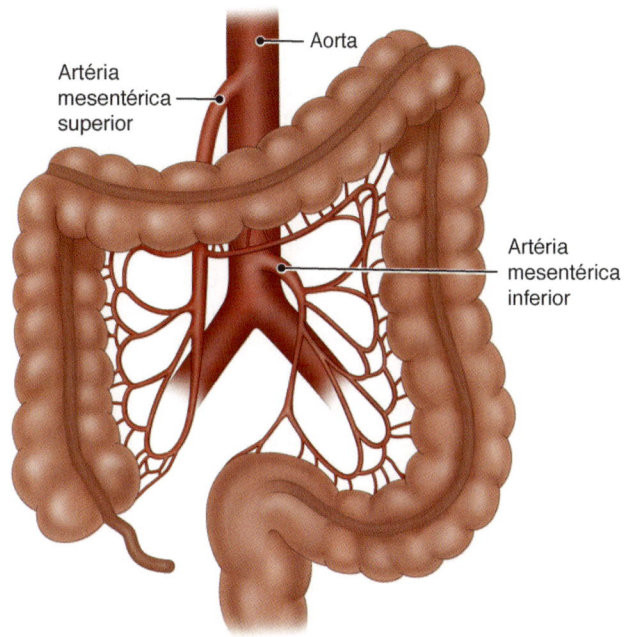

Figura 21.2 Anatomia e irrigação sanguínea do intestino grosso.

tração dos esfíncteres e dos vasos sanguíneos. A estimulação dos nervos parassimpáticos ativa a peristalse e aumenta as atividades secretórias. Os esfíncteres relaxam sob a ação dos estímulos parassimpáticos, exceto o esfíncter do esôfago superior e o esfíncter anal externo, que se encontram sob controle voluntário.

## Função do sistema digestivo

Todas as células do corpo necessitam de nutrientes. Esses nutrientes são fornecidos pela dieta e dependem do sistema GI para sua digestão, absorção pelos vasos sanguíneos ou linfáticos e eliminação. As funções principais do trato GI são as seguintes:

- Decompor as partículas alimentares em moléculas para **digestão**
- Absorver para a corrente sanguínea as pequenas moléculas de nutrientes produzidas pela digestão
- **Eliminar** os alimentos que não sejam digeríveis e absorvíveis e outros restos alimentares.

Após a ingestão do alimento, o bolo alimentar é propelido ao longo do trato GI e entra em contato com várias secreções, que facilitam sua digestão, absorção ou eliminação.

### Mastigação e deglutição

O processo da digestão começa com o ato de mastigar, no qual os alimentos são quebrados em partículas menores que possam ser deglutidas e misturadas com as enzimas digestivas. A ingestão de alimento – ou mesmo a visão, o odor ou o sabor do alimento – pode causar salivação reflexa. As glândulas parótidas, submaxilares e sublinguais secretam cerca de 1,5 $\ell$ de saliva por dia. A ptialina (ou amilase salivar) é uma enzima que inicia a digestão dos amidos. Água e muco também presentes na saliva ajudam a lubrificar os alimentos à medida que são mastigados e, desse modo, facilitam a deglutição.

A deglutição começa com uma ação voluntária regulada pelo centro da deglutição, localizado no bulbo do sistema nervoso central (SNC). O ato de deglutir depende dos estímulos neurais de cinco nervos cranianos (NC), principalmente o V (nervo trigêmeo), o VII (facial), o IX (glossofaríngeo), o X (vago) e o XII (hipoglosso). As doenças que afetam os centros cerebrais ou os nervos cranianos predispõem os clientes à aspiração. À medida que o bolo alimentar é deglutido, a epiglote se movimenta para cobrir o orifício traqueal e impedir a aspiração do alimento para os pulmões. Desse modo, a deglutição, que empurra o bolo alimentar para dentro do segmento proximal do esôfago, termina com uma ação reflexa. O músculo liso da parede do esôfago contrai em sequência rítmica a partir do terço superior na direção do estômago, de modo a empurrar o bolo alimentar ao longo do trato GI. Durante esse processo de peristalse esofágica, o esfíncter esofágico inferior relaxa e permite que o bolo alimentar entre no estômago. Em seguida, o esfíncter esofágico inferior se fecha firmemente para evitar refluxo do conteúdo gástrico para dentro do esôfago.

### Função gástrica

O estômago, que armazena e mistura os alimentos com as secreções, secreta um líquido altamente ácido em resposta à presença ou à **ingestão** esperada do alimento. Esse líquido, cujo volume total pode chegar a 2,4 $\ell$/dia, pode ter pH de apenas 1,0 e deriva sua acidez do **ácido clorídrico** (HCl) secretado pelas glândulas gástricas. Essa secreção gástrica tem duas funções: decompor os alimentos em componentes mais absorvíveis e ajudar na destruição da maioria das bactérias ingeridas. A **pepsina**, uma enzima importante para a digestão das proteínas, é o produto final da conversão do pepsinogênio secretado pelas células principais (Tabela 21.1). O **fator intrínseco**, também secretado pela mucosa gástrica, combina-se com a vitamina $B_{12}$ da dieta, para que ela possa ser absorvida no íleo. Na ausência do fator intrínseco, a vitamina $B_{12}$ não pode ser absorvida, e o cliente desenvolve anemia perniciosa.

As contrações peristálticas do estômago "empurram" o conteúdo gástrico para o piloro. Como as partículas alimentares grandes não conseguem passar pelo esfíncter pilórico, elas são "trituradas" no corpo do estômago. Desse modo, o alimento presente no estômago é agitado mecanicamente e decomposto em partículas menores. O alimento permanece no estômago por um tempo variável (de 30 min até várias horas), dependendo do volume, da pressão osmótica e da composição química do conteúdo gástrico. A peristalse do estômago e as contrações do esfíncter pilórico permitem que alimentos parcialmente digeridos entrem no intestino delgado a uma taxa que permita a absorção eficiente dos nutrientes. Esse alimento parcialmente digerido e misturado com secreções gástricas é conhecido como **quimo**. Hormônios, peptídios neurorreguladores e reguladores locais presentes nas secreções gástricas controlam a taxa de secreção do estômago e regulam a motilidade gástrica (Tabela 21.2).

### Função do intestino delgado

O processo digestivo continua no duodeno. As secreções duodenais provêm dos órgãos digestivos acessórios – pâncreas, fígado e vesícula biliar – e das glândulas existentes na parede do próprio intestino delgado. Essas secreções contêm enzimas digestivas, como amilase, lipase e bile. As secreções pancreáticas têm pH alcalino em razão de seu alto teor de bicarbonato. Essa alcalinidade neutraliza o ácido que entra no duodeno proveniente do estômago. As enzimas digestivas secretadas pelo pâncreas são: **tripsina**, que facilita a digestão das proteínas; **amilase**, que ajuda a digerir amido; e **lipase**, que participa da digestão das gorduras. Essas secreções drenam para o ducto pancreático, que se abre para o duodeno junto com o ducto biliar comum por meio de um pequeno tubo dilatado, conhecido como *ampola hepatopancreática*, ou ampola de Vater. A bile secretada pelo fígado e armazenada na vesícula biliar ajuda a emulsificar as gorduras ingeridas, tornando-as mais fáceis de digerir e absorver. O esfíncter de Oddi (tecido muscular existente na confluência do ducto biliar comum com o duodeno) controla o fluxo da bile. Quando esse esfíncter está fechado, a bile volta para o ducto biliar comum e a vesícula biliar. Hormônios, peptídios neurorreguladores e reguladores locais presentes nas secreções intestinais controlam a taxa de secreção intestinal e também afetam a motilidade GI. As secreções intestinais consistem em cerca de 1 $\ell$/dia de suco pancreático, 0,5 $\ell$/dia de bile e 3 $\ell$/dia de secreções liberadas pelas glândulas do intestino delgado. As Tabelas 21.1 e 21.2 fornecem informações adicionais sobre as ações das enzimas digestivas e das substâncias reguladoras do trato GI.

**Tabela 21.1** Principais enzimas e secreções digestivas.

| Enzima/secreção | Fonte da enzima | Ação digestiva |
|---|---|---|
| **Ação das enzimas que digerem carboidratos** | | |
| Ptialina (amilase salivar) | Glândulas salivares | Amido → dextrina, maltose, glicose |
| Amilase | Mucosas do pâncreas e do intestino | Amido → dextrina, maltose, glicose<br>Dextrina → maltose, glicose |
| Maltase | Mucosa intestinal | Maltose → glicose |
| Sacarase | Mucosa intestinal | Sacarose → glicose, frutose |
| Lactase | Mucosa intestinal | Lactose → glicose, galactose |
| **Ação das enzimas/secreções que digerem proteínas** | | |
| Pepsina | Mucosa gástrica | Proteína → polipeptídios |
| Tripsina | Pâncreas | Proteínas e polipeptídios → polipeptídios, dipeptídios, aminoácidos |
| Aminopeptidase | Mucosa intestinal | Polipeptídios → dipeptídios, aminoácidos |
| Dipeptidase | Mucosa intestinal | Dipeptídios → aminoácidos |
| Ácido clorídrico | Mucosa gástrica | Proteínas → polipeptídios, aminoácidos |
| **Ação das enzimas/secreções que digerem gordura (triglicerídio)** | | |
| Lipase faríngea | Mucosa da faringe | Triglicerídios → ácidos graxos, diglicerídios, monoglicerídios |
| Esteapsina | Mucosa gástrica | Triglicerídios → ácidos graxos, diglicerídios, monoglicerídios |
| Lipase pancreática | Pâncreas | Triglicerídios → ácidos graxos, diglicerídios, monoglicerídios |
| Bile | Fígado e vesícula biliar | Emulsificação das gorduras |

**Tabela 21.2** Principais substâncias reguladoras da função gastrintestinal.

| Substância | Estímulo para a produção | Tecido-alvo | Efeito nas secreções | Efeito na motilidade |
|---|---|---|---|---|
| **Neurorreguladores** | | | | |
| Acetilcolina | Visão, olfato, mastigação do alimento, distensão gástrica | Glândulas gástricas, outras glândulas secretórias, músculos do estômago e dos intestinos | Aumenta a acidez gástrica | Geralmente aumenta; reduz o tônus dos esfíncteres |
| Norepinefrina | Estresse, vários outros estímulos | Glândulas secretórias, músculos do estômago e dos intestinos | Geralmente inibe | Geralmente diminui; aumenta o tônus dos esfíncteres |
| **Reguladores hormonais** | | | | |
| Gastrina | Distensão do estômago pelos alimentos | Glândulas gástricas | Aumenta a secreção de suco gástrico rico em HCl | Aumenta a motilidade do estômago, reduz o tempo necessário ao esvaziamento gástrico<br>Relaxamento do esfíncter ileocecal<br>Excitação do cólon<br>Contração do esfíncter gastresofágico |
| Colecistocinina | Gordura no duodeno | Vesícula biliar<br>Pâncreas<br><br>Estômago | Libera a bile no duodeno<br>Aumenta a produção de secreções pancreáticas ricas em enzimas<br>Inibe até certo ponto a secreção gástrica | |
| Secretina | pH do quimo no duodeno inferior a 4 ou 5 | Estômago<br><br>Pâncreas | Inibe até certo ponto a secreção gástrica<br>Aumenta a produção de suco pancreático rico em bicarbonato | Inibe as contrações gástricas |
| **Regulador local** | | | | |
| Histamina | Desconhecido; substâncias presentes no alimento | Glândulas gástricas | Aumenta a produção de ácido gástrico | |

Dois tipos de contração ocorrem normalmente no intestino delgado: contrações de segmentação e peristalse intestinal. As *contrações de segmentação* produzem ondas misturadoras que movimentam o conteúdo intestinal para a frente e para trás em um movimento de "batedeira". A *peristalse intestinal* empurra o conteúdo do intestino delgado na direção do cólon. Esses dois movimentos são estimulados pela presença do quimo.

O alimento ingerido inicialmente na forma de gorduras, proteínas e carboidratos é decomposto em partículas absorvíveis (nutrientes constitutivos) pelo processo da digestão. Os carboidratos são decompostos em dissacarídios (p. ex., sacarose, maltose e galactose) e monossacarídios (p. ex., glicose, frutose). A glicose é o carboidrato principal utilizado como combustível pelas células. As proteínas são fontes de energia, depois que são decompostas em aminoácidos e peptídios. As gorduras ingeridas transformam-se em monoglicerídios e ácidos graxos pelo processo de emulsificação, que os torna menores e mais fáceis de absorver. O quimo permanece no intestino delgado por 3 a 6 h, permitindo a continuação da decomposição e da absorção dos nutrientes.

Pequenas projeções digitiformes, conhecidas como vilosidades, estão presentes por todo o intestino e funcionam produzindo enzimas digestivas e também absorvendo nutrientes. A absorção é a função principal do intestino delgado. As vitaminas e os minerais não são digeridos, mas são absorvidos praticamente sem quaisquer modificações. O processo de absorção começa no jejuno e é realizado por transporte ativo e difusão da parede intestinal para a circulação. Os nutrientes são absorvidos em segmentos específicos ao longo de todo o intestino delgado e duodeno, enquanto gorduras, proteínas, carboidratos, sódio e cloro são absorvidos no jejuno. A vitamina $B_{12}$ e os sais biliares são absorvidos no íleo. Magnésio, fosfato e potássio são absorvidos ao longo de todo o intestino delgado.

### Função do intestino grosso

Dentro de 4 h após a ingestão do alimento, os restos alimentares chegam ao íleo terminal e passam lentamente para o segmento proximal do cólon direito pela válvula ileocecal. A cada onda peristáltica do intestino delgado, a válvula se abre brevemente e permite que parte do conteúdo intestinal entre no cólon.

Alguns estudos estimam que existam mais de 500 espécies diferentes de bactérias aeróbias e anaeróbias (sem oxigênio) no intestino grosso. Essas bactérias ajudam a finalizar a decomposição dos restos alimentares (principalmente proteínas não digeridas e não absorvidas e sais biliares), contribuem para a síntese de vitaminas e participam da absorção do cálcio, do magnésio e do ferro (Porth e Matfin, 2009). Além disso, essa flora intestinal confere resistência fundamental aos patógenos invasores potenciais. A enfermeira precisa saber que os antibióticos de espectro amplo podem destruir essa flora intestinal normal e colocar os clientes sob risco de proliferação excessiva de patógenos, como *Clostridium difficile*. Os probióticos como os lactobacilos são microrganismos vivos considerados benéficos aos hospedeiros e, em geral, são administrados para recuperar o equilíbrio microbiano dos intestinos.

Dois tipos de secreções liberadas no intestino grosso são acrescentados ao material residual: muco e uma solução eletrolítica. A solução eletrolítica consiste basicamente em bicarbonato, que atua com o objetivo de neutralizar os produtos finais formados pela ação das bactérias do intestino grosso, enquanto o muco protege a mucosa do cólon contra os efeitos deletérios do conteúdo luminar.

A atividade peristáltica lenta e fraca empurra o conteúdo do cólon ao longo do trato GI. Esse transporte lento permite a reabsorção eficiente de água e eletrólitos, que é a função primordial do intestino grosso. Cerca de 9 $\ell$ de líquidos passam diariamente pelo trato GI e, com exceção de 100 m$\ell$, todo o restante é reabsorvido; por essa razão, a enfermeira precisa entender que qualquer processo ou doença que aumente a peristalse diminui a reabsorção de líquido, nutrientes e eletrólitos, resultando em desnutrição, desidratação grave e depleção de eletrólitos. Por fim, os restos de uma refeição chegam ao reto e o distendem, geralmente após cerca de 12 h. Aproximadamente 25% dos materiais residuais de uma refeição podem permanecer no reto por 3 dias após a ingestão do alimento.

### Produtos residuais da digestão

As fezes são compostas por alimentos não digeridos, matéria inorgânica, água e bactérias. A matéria fecal contém cerca de 75% de água e 25% de material sólido. A composição das fezes não é expressivamente afetada por alterações da dieta, porque uma parte significativa da massa fecal não se origina da dieta, mas das secreções do trato GI. A cor marrom das fezes resulta da decomposição da bile pelas bactérias intestinais. Substâncias químicas formadas pelas bactérias intestinais são responsáveis em grande parte pelo odor das fezes. Os gases formados contêm metano, sulfeto de hidrogênio e amônia, entre outros componentes. Normalmente, o trato GI contém cerca de 150 m$\ell$ desses gases, que são absorvidos para a circulação porta e inativados pelo fígado, ou expelidos pelo reto na forma de flatos.

A eliminação das fezes começa com a distensão do reto, que inicia reflexamente contrações da musculatura retal e relaxa o esfíncter anal interno, que normalmente fica fechado. O esfíncter interno é controlado pelo sistema nervoso autônomo, enquanto o esfíncter externo está sob o controle consciente do córtex cerebral. Durante a defecação, o esfíncter anal externo relaxa voluntariamente para permitir a eliminação do conteúdo intestinal. Normalmente, o esfíncter anal externo é mantido em um estado de contração tônica. Desse modo, a defecação parece ser um reflexo medular (envolvendo fibras nervosas simpáticas), que pode ser inibido voluntariamente mantendo-se o esfíncter anal externo fechado. A contração dos músculos abdominais (esforço para defecar) facilita o esvaziamento do cólon. Nos seres humanos, a frequência média de defecação é de 1 vez/dia, mas isso varia de um indivíduo para outro.

## Órgãos digestivos acessórios

### Fígado

O fígado é a maior glândula do corpo e pode ser comparado a uma fábrica de produtos químicos, que produz, armazena, altera e elimina grandes quantidades de substâncias químicas geradas pelo metabolismo. A localização do fígado é essencial à sua função, porque ele recebe sangue rico em nutrientes diretamente do trato GI e, em seguida, armazena ou transforma esses nutrientes em compostos químicos que são usados em outras partes do corpo para atender às necessidades metabólicas.

O fígado é especialmente importante para a síntese de glicose, proteínas e fatores da coagulação sanguínea.

Uma característica singular importante do fígado é sua capacidade de se regenerar. O fígado normal mantém massa constante regulada pelas necessidades metabólicas e pelo tamanho do indivíduo. Depois da ressecção ou da lesão dos tecidos hepáticos, os hepatócitos proliferam para repor a massa hepática até seu tamanho original. Essa característica fisiológica é importante na eventualidade de uma hepatectomia parcial (remoção de tumores ou outras lesões) e no transplante de fígado (Schiff, Sorrell e Maddrey, 2007).

As funções principais do fígado são: metabolismo da glicose, conversão da amônia em ureia, metabolismo das proteínas, metabolismo das gorduras, armazenamento das vitaminas e do ferro, metabolismo dos fármacos, formação de bile e excreção da bilirrubina.

A bile, que é produzida pelo fígado e desempenha um papel importante na digestão e na absorção das gorduras no trato GI, é armazenada temporariamente na vesícula biliar, até que seja necessária à digestão, quando então a vesícula esvazia e a bile entra no intestino (Figura 21.3). As escórias metabólicas removidas pelo fígado são secretadas na bile. Os ductos biliares mais finos, conhecidos como *canalículos*, estão localizados entre os lóbulos do fígado. Os canalículos recebem as secreções produzidas pelos hepatócitos e as transportam aos ductos biliares mais calibrosos, que, por fim, formam o ducto hepático. O ducto hepático originado do fígado e o ducto cístico originado da vesícula biliar reúnem-se para formar o ducto biliar comum, que drena para o intestino delgado. O esfíncter de Oddi, situado no local em que o ducto biliar comum entra no duodeno, controla o fluxo da bile para o intestino.

O fígado está localizado abaixo das costelas, na região superior direita da cavidade abdominal, e, em condições normais, não pode ser palpado porque fica por baixo do gradil costal. Esse órgão pesa cerca de 1.800 g nos homens e 1.400 g nas mulheres, e é dividido em dois grandes lobos e dois lobos menores. Uma camada fina de tecido conjuntivo circunda cada lobo e se estende para dentro do próprio lobo, dividindo o fígado em pequenas unidades funcionais, conhecidas como *lóbulos* (Porth e Matfin, 2009).

A circulação do sangue que entra e sai do fígado é fundamental à função hepática. O sangue que irriga o órgão provém de duas fontes. Cerca de 75% da irrigação sanguínea provêm da veia porta; esse sangue drena o trato GI e é rico em nutrientes. Os 25% restantes entram no fígado por meio da artéria hepática, que traz sangue rico em oxigênio. Os ramos terminais desses dois vasos sanguíneos reúnem-se para formar leitos capilares comuns, que constituem os sinusoides hepáticos (Figura 21.4). Desse modo, os hepatócitos são irrigados por uma mistura de sangues arterial e venoso. Os sinusoides drenam para as vênulas que ocupam o centro de cada lóbulo hepático e são conhecidas como *veias centrais*. As veias centrais reúnem-se para formar a veia hepática, que é responsável pela drenagem venosa do fígado e desemboca na veia cava inferior, perto do diafragma. Por essa razão, existem duas fontes de sangue entrando no fígado e apenas um sistema de drenagem. Em razão das diferenças de pressão entre as veias hepática e porta, o fígado normalmente armazena cerca de 450 mℓ de sangue (Porth e Matfin, 2009); esse sangue pode estar disponível nos períodos de hipovolemia. Entretanto, nos distúrbios como insuficiência cardíaca direita, na qual o sangue reflui para dentro da veia cava, o fígado acumula volumes maiores de sangue.

Além dos hepatócitos, existem células fagocíticas do sistema reticuloendotelial (SRE) no fígado. Outros órgãos que contêm células reticuloendoteliais são baço, medula óssea, linfonodos e pulmões. No fígado, essas células são conhecidas como *células de Kupffer*. Como também ocorre com a maioria dos fagócitos comuns do corpo humano, a função principal dessas células é englobar matérias particuladas (p. ex., bactérias) que chegam ao fígado com o sangue porta.

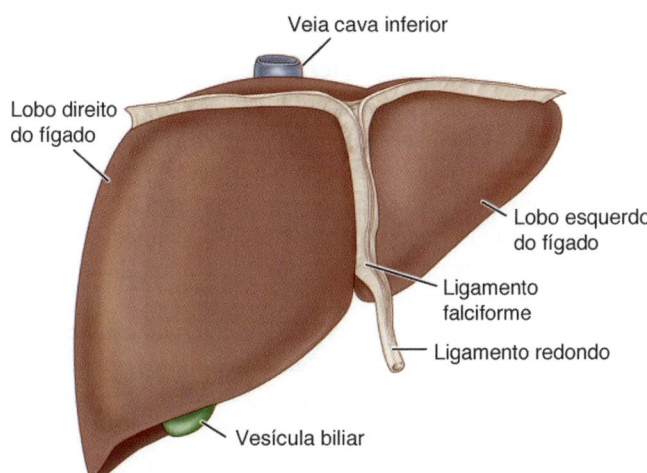

**Figura 21.3** Fígado e vias biliares.

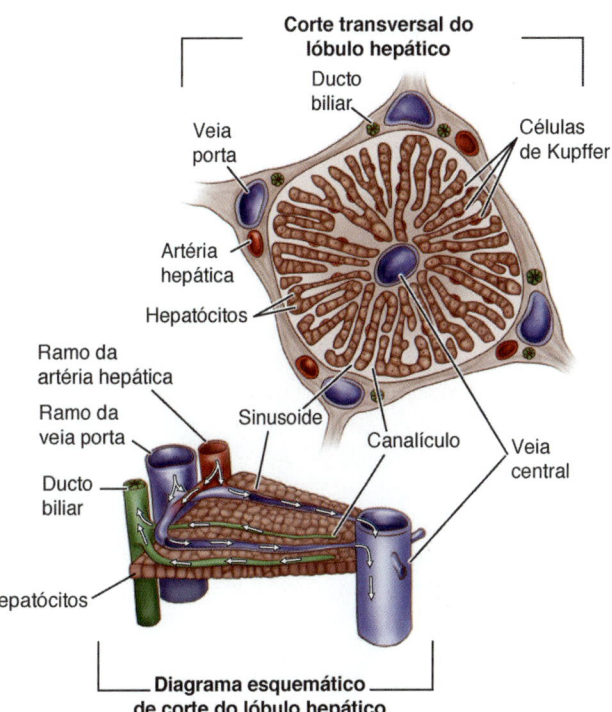

**Figura 21.4** Corte transversal de um lóbulo hepático demonstrando a localização das veias hepáticas, dos hepatócitos, dos sinusoides hepáticos e dos ramos da veia porta e da artéria hepática.

## Vesícula biliar

A vesícula biliar, um órgão saculiforme oco em formato de pera com 7,5 a 10 cm de comprimento, está localizada em uma depressão rasa existente na superfície inferior do fígado, ao qual está ligada por tecido conjuntivo frouxo. A capacidade de armazenamento da vesícula biliar é de 30 a 50 m$\ell$ de bile. Suas paredes são compostas principalmente por músculo liso. A vesícula biliar está ligada ao ducto biliar comum pelo ducto cístico (Figura 21.5).

A vesícula biliar funciona como órgão de armazenamento da bile. Entre as refeições, quando o esfíncter de Oddi está fechado, a bile produzida pelos hepatócitos entra na vesícula biliar. Durante o armazenamento, grande parte da água da bile é absorvida pelas paredes da vesícula biliar e, por essa razão, a bile vesicular é cinco a dez vezes mais concentrada do que a bile secretada originalmente pelo fígado. Quando os alimentos entram no duodeno, a vesícula biliar se contrai e o esfíncter de Oddi relaxa, permitindo que a bile entre no intestino. Essa resposta é mediada pelo hormônio **colecistocinina-pancreozimina (CCK-PZ)** produzido pela parede intestinal.

A bile é composta de água, eletrólitos (sódio, potássio, cálcio, cloro e bicarbonato) e quantidades significativas de lecitina, ácidos graxos, colesterol, bilirrubina e sais biliares. Junto com o colesterol, os sais biliares ajudam a emulsificar as gorduras no íleo distal. Em seguida, os sais biliares são reabsorvidos para o sangue porta e retornam ao fígado, quando são novamente excretados na bile. Esse transporte dos hepatócitos para a bile e o intestino e novamente para os hepatócitos é conhecido como *circulação êntero-hepática*. Em virtude da circulação êntero-hepática, apenas uma fração diminuta dos sais biliares que chegam ao intestino é excretada nas fezes. Isso reduz a necessidade de sintetizar novos sais biliares pelos hepatócitos.

Cerca de 50% da bilirrubina – um pigmento derivado da decomposição das hemácias – são convertidos pela flora intestinal em urobilinogênio, que é um composto altamente solúvel. O urobilinogênio é excretado nas fezes ou devolvido à circulação porta, de onde é excretado novamente na bile. Cerca de 5% são absorvidos normalmente para a circulação sistêmica e, em seguida, excretados pelos rins (Porth e Matfin, 2009).

Se o fluxo da bile for obstruído (p. ex., cálculos nos ductos biliares), a bilirrubina não é lançada no intestino. Por essa razão, os níveis sanguíneos da bilirrubina aumentam e causam uma coloração amarelada típica na pele e nas escleróticas, condição conhecida como *icterícia*. Os níveis altos de bilirrubina aumentam a excreção renal de urobilinogênio, resultando em urina de cor escura (colúria), que, por ser a bile um sabão, torna-se espumosa quando agitada. Se a bile não consegue chegar ao intestino delgado, as fezes adquirem coloração de barro cinzento. Os sais biliares também causam irritação da pele e, por isso, a enfermeira deve ficar atenta às queixas de prurido na pele. Essas alterações causam muitos dos sinais e sintomas associados às doenças da vesícula biliar.

## Pâncreas

O pâncreas está localizado na região superior do abdome e desempenha funções **endócrinas** e **exócrinas** (Figura 21.5). As funções exócrinas incluem secretar enzimas pancreáticas no trato GI por meio do ducto pancreático. As funções endócrinas incluem secretar insulina, glucagon e somatostatina diretamente na corrente sanguínea.

### *Pâncreas exócrino*

As secreções do componente exócrino do pâncreas são reunidas no ducto pancreático, que se comunica com o ducto biliar comum e entra no duodeno na ampola de Vater. Ao redor da ampola está o esfíncter de Oddi, que controla parcialmente a taxa com que as secreções provenientes do pâncreas e da vesícula biliar são lançadas no duodeno.

As secreções do pâncreas exócrino contêm enzimas digestivas (inclusive amilase, tripsina e lipase) diluídas em um líquido de alto teor proteico e rico em eletrólitos. Essas secreções, que são muito alcalinas porque têm teores altos de bicarbonato de sódio, são capazes de neutralizar o suco gástrico extremamente ácido que chega ao duodeno. Hormônios originados do trato GI estimulam a secreção desses sucos pancreáticos exócrinos. O hormônio **secretina** é o estímulo principal para o aumento da secreção de bicarbonato pelo pâncreas, enquanto o estímulo principal para a secreção das enzimas digestivas é o hormônio CCK-PZ. O nervo vago também controla a secreção do pâncreas exócrino.

### *Pâncreas endócrino*

As ilhotas de Langerhans – componente endócrino do pâncreas – são coleções de células engastadas no tecido pancreático. Essas ilhotas contêm células alfa, beta e delta. O hormônio produzido pelas células beta é conhecido como *insulina*. As células alfa secretam glucagon e as células delta secretam somatostatina. Ver detalhes sobre a secreção de insulina e glucagon no Capítulo 30.

A somatostatina é um hormônio secretado no pâncreas, no estômago e no intestino delgado. Esse hormônio reduz a atividade GI após a ingestão de alimentos e também atua nas ilhotas de Langerhans, inibindo a secreção de insulina e glucagon (Porth e Matfin, 2009). Com a redução do trânsito intestinal e a inibição da secreção de insulina e glucagon, aparentemente a absorção de alimentos e nutrientes aumenta.

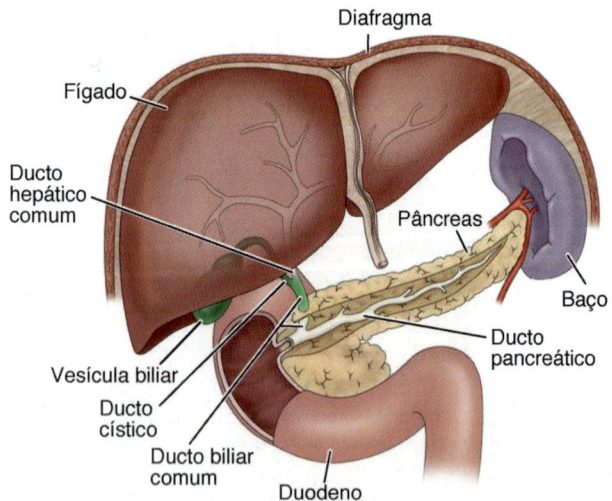

**Figura 21.5** Fígado, sistema biliar e pâncreas.

## Baço

O baço é um órgão linfoide grande localizado na região superior esquerda da cavidade abdominal, entre a nona e a décima primeira costelas (por trás da linha hemiaxilar); fraturas das costelas dessa região devem alertar a enfermeira para a possibilidade de laceração do baço. O baço é profusamente vascularizado porque filtra os antígenos presentes no sangue. Esse órgão é responsável pela resposta imune às infecções, porque contém grandes quantidades de linfócitos B e T. Nos adultos saudáveis, o baço tem cerca de 9 a 13 cm de comprimento, mas não pode ser palpado, a menos que esteja significativamente aumentado.

### Considerações gerontológicas

Embora a prevalência de vários distúrbios GI comuns seja maior na população idosa, o envelhecimento propriamente dito parece ter efeito direto mínimo na maioria das funções GI, em grande parte porque a reserva funcional é expressiva (Tabela 21.3).

## Avaliação

### Histórico de saúde

A avaliação GI dirigida começa com a história de saúde completa. Nesse sentido, é importante obter informações como dor abdominal, alterações do apetite, dispepsia, excesso de gases, náuseas e vômitos, diarreia, constipação intestinal, incontinência fecal e doenças GI no passado. Também é importante determinar os fármacos usados no passado e na atualidade e quaisquer exames diagnósticos, tratamentos e intervenções cirúrgicas pregressas.

A apresentação inicial de um cliente com doença hepática é muito variável e pode incluir elevações das enzimas hepáticas em uma triagem rotineira (sem sinais ou sintomas clínicos de doença) ou clientes que se apresentam em insuficiência hepática com **icterícia**, **coma hepático** ou sangramento esofágico. A história de saúde abrangente e completa é fundamental para determinar se houve exposição a substâncias hepatotóxicas (inclusive álcool) ou agentes infecciosos que causam disfunção hepática, bem como diferenciar entre as formas aguda e crônica de disfunção hepática.

### Histórico da doença atual

A enfermeira deve avaliar o estado nutricional atual e conversar com o cliente sobre alterações do apetite ou dos padrões de ingestão alimentar e sobre qualquer emagrecimento ou perda inexplicável de peso no último ano. É necessário obter um painel metabólico completo, inclusive provas de função hepática, níveis de triglicerídios, dosagens do ferro e hemograma completo.

A enfermeira deve perguntar se o cliente é tabagista ou etilista, e as perguntas devem investigar detalhes sobre tipo, quantidade, tempo de uso e data em que cessou (se for o caso). Também é importante incluir perguntas sobre fatores psicossociais, culturais ou espirituais que possam afetar o cliente.

**Tabela 21.3** Considerações gerontológicas | Alterações do sistema gastrintestinal associadas ao envelhecimento.

| Componente | Alterações estruturais | Implicações |
|---|---|---|
| **Faringe e cavidade oral** | • Lesão/perda ou deterioração dos dentes<br>• Atrofia dos botões gustativos<br>• Redução da produção de saliva<br>• Redução da ptialina e da amilase na saliva<br>• Atrofia dos tecidos gengivais | Dificuldades de mastigar e deglutir |
| **Esôfago** | • Redução da motilidade e do tempo de esvaziamento<br>• Enfraquecimento do reflexo faringeo<br>• Redução da pressão do esfíncter esofágico inferior em repouso<br>• Redução do tônus muscular e fraqueza do esfíncter esofágico inferior | Refluxo e pirose<br>Disfagia (dificuldade de deglutir)<br>Dispepsia (indigestão) |
| **Estômago** | • Degeneração e atrofia da mucosa gástrica com redução da produção de HCl<br>• Redução da secreção de ácido gástrico e da maioria das enzimas digestivas<br>• Redução da motilidade e do esvaziamento | Retardo do esvaziamento gástrico<br>Intolerâncias alimentares<br>Má absorção<br>Redução da absorção de ferro e vitamina $B_{12}$<br>Anorexia<br>Anemia |
| **Intestino delgado** | • Atrofia dos músculos e das mucosas<br>• Adelgaçamento das vilosidades e das células epiteliais | Redução da motilidade e do tempo de trânsito intestinal, que causa as queixas de indigestão e constipação intestinal |
| **Intestino grosso** | • Redução da secreção de muco<br>• Redução da elasticidade da parede do reto<br>• Redução do tônus do esfíncter anal interno<br>• Impulsos nervosos mais lentos e atenuados na área retal | Redução da absorção dos nutrientes (glicose, gorduras, cálcio e ferro), resultando na redução da sensação para defecar e agravamento da constipação intestinal<br>Incontinência fecal causada pela redução ou perda do controle dos esfíncteres |
| **Fígado** | • Redução de tamanho e peso<br>• Redução do fluxo sanguíneo hepático total<br>• Redução da fagocitose pelas células de Kupffer<br>• Redução do metabolismo dos fármacos, resultando em efeitos tóxicos | As reduções são proporcionais às reduções da estatura e do peso corporais<br>Incidência mais alta de hepatite B<br>Incidência mais alta de abscessos hepáticos |

Se houver suspeita de doença hepática porque o cliente apresenta manifestações clínicas ou anormalidades nas provas de função hepática, a história de saúde deve enfatizar as exposições pregressas do cliente às substâncias hepatotóxicas ou aos agentes infecciosos. É importante identificar os comportamentos inerentes ao estilo de vida que aumentem o risco de exposição aos agentes infecciosos. A história de ingestão de álcool e uso de drogas pelo cliente, inclusive drogas injetáveis (além de outras), fornece informações adicionais quanto à exposição às toxinas e aos agentes infecciosos. A história ocupacional, as atividades de recreação e a história de viagens podem ajudar a detectar exposição às hepatotoxinas (p. ex., compostos químicos industriais, outras toxinas). As práticas sexuais podem ser fatores de risco para doença hepática (hepatite B). O volume e o tipo de bebida alcoólica ingerida devem ser determinados, utilizando-se questionários de triagem desenvolvidos com essa finalidade. Com base em algumas estimativas, os homens que consomem 60 a 80 g de álcool por dia (cerca de quatro copos de cerveja, vinho ou bebidas compostas) e as mulheres que ingerem 40 a 60 g de álcool por dia têm risco mais alto de desenvolver cirrose (10 g de álcool equivalem a uma dose de uísque, 360 m$\ell$ de cerveja ou 120 m$\ell$ de vinho tinto). A enfermeira precisa saber que o impacto da lesão ou da doença hepática induzida pelo álcool aumenta quando existem outros fatores de risco, inclusive hepatite C (Bacon, O'Grady, Dibisceglie *et al.*, 2007; Schiff *et al.*, 2007).

Muitos fármacos (inclusive paracetamol, cetoconazol e ácido valproico) são responsáveis por disfunção e doença hepáticas. A superdosagem de paracetamol pode causar **insuficiência hepática fulminante**, enquanto a doença hepática crônica é causada comumente por álcool e vírus (p. ex., vírus da hepatite B ou C). A história pregressa de doença intestinal inflamatória ou colite ulcerativa pode sugerir o diagnóstico de colangite esclerosante primária. Os clientes com esteatose hepática não alcoólica (EHNA) podem referir comumente história patológica pregressa de diabetes, hiperlipidemia e obesidade.

A história detalhada dos fármacos usados para avaliar disfunção hepática deve incluir todos os fármacos utilizados no passado e na atualidade sob prescrição, preparações comercializadas sem prescrição, fitoterápicos e suplementos dietéticos.

## História patológica pregressa

A história de saúde também inclui uma investigação da história patológica pregressa do cliente com o objetivo de detectar fatores de risco para doença hepática. As doenças clínicas pregressas e atuais, inclusive as de natureza psicológica ou psiquiátrica, devem ser definidas. A história familiar inclui perguntas sobre doenças hepáticas familiares, que podem ter sua origem no consumo abusivo de álcool ou na litíase biliar, assim como outras doenças genéticas ou hereditárias, como hemocromatose, doença de Wilson ou deficiência de alfa$_1$-antitripsina. A história familiar positiva de hepatite B sugere transmissão vertical (Bacon *et al.*, 2007).

## Queixas comuns

### Dor

Dor pode ser um sintoma importante de doença GI. A dor pode ser descrita como visceral, isto é, os nociceptores dos órgãos abdominais são estimulados e a dor é descrita comumente pelos clientes como espasmódica, difusa, persistente, compressiva, ou em cólicas e difícil de localizar com precisão. A dor parietal ocorre quando o peritônio parietal está inflamado, como ocorre na apendicite. Essa dor é contínua e intensa, e pode ser localizada. Dor referida é a dor que se estende a um local mais distante, onde se localiza ou se apresenta. As características, a duração, o padrão, a frequência, a localização e a distribuição da dor referida (Figura 21.6) são muito variáveis, dependendo da etiologia subjacente. Outros fatores, como ingestão alimentar, repouso, atividade e padrões de defecação, influenciam diretamente esse tipo de dor.

### Dispepsia

Dispepsia – desconforto ou mal-estar na região superior do abdome, provocado pela ingestão de alimentos (geralmente conhecida como *indigestão*) – é o sintoma mais comum dos clientes com disfunção GI. Indigestão é um termo impreciso, que se refere a um conjunto de sintomas relacionados com o epigástrio ou abdome superior, inclusive dor, desconforto, plenitude, distensão, saciedade precoce, eructações, pirose e regurgitação; essa queixa é relatada por cerca de 25% dos

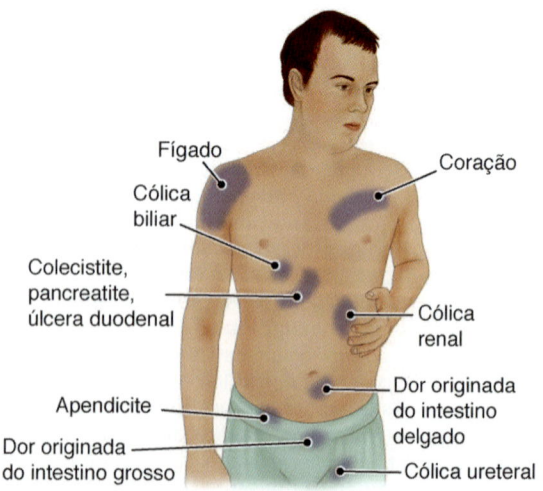
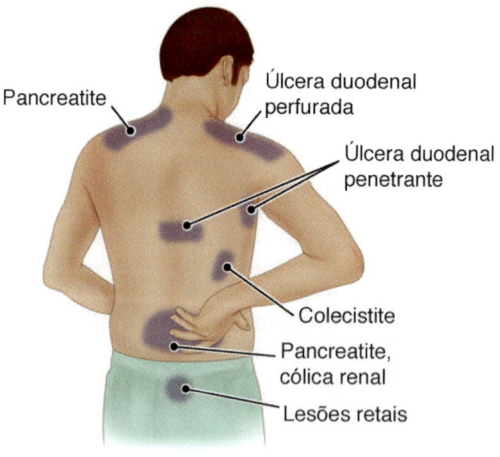

**Figura 21.6** Localizações comuns da dor abdominal referida.

indivíduos adultos. Nos casos típicos, alimentos gordurosos causam mais desconforto, porque permanecem no estômago para digestão por mais tempo do que as proteínas e os carboidratos. Saladas, vegetais cortados em fatias grossas e alimentos muito condimentados também podem causar desconforto GI considerável.

### Gases intestinais

A acumulação de gases no trato GI pode causar eructações (eliminação de gases do estômago pela boca) ou flatulência (eliminação de gases pelo reto). Normalmente, os gases formados no intestino delgado entram no cólon e são liberados na forma de flatos. Em geral, os clientes queixam-se de inchaço, distensão ou sensação de estar "cheios de gases"; flatulência excessiva é um sintoma de intolerância alimentar ou doença da vesícula biliar.

### Náuseas e vômitos

Náuseas são uma sensação intensamente desconfortável e vaga de enjoo, que pode ou não ser seguida de vômitos. As náuseas podem ser provocadas por odores, atividade física, fármacos ou ingestão de alimentos. O vômito pode variar quanto à cor e à composição e pode conter partículas alimentares não digeridas, sangue (hematêmese) ou material bilioso misturado com sucos gástricos. As causas das náuseas e dos vômitos são numerosas. Podem ser causados pela estimulação aferente visceral (i. e., distúrbios da motilidade, irritação peritoneal, infecções, doenças hepatobiliares ou pancreáticas, obstrução mecânica); distúrbios do SNC (i. e., doenças vestibulares, hipertensão intracraniana, infecções, causas psicogênicas); e irritação da zona do gatilho quimiorreceptor por radioterapia, doenças sistêmicas e quimioterapia antineoplásica.

### Alteração dos hábitos intestinais e das características das fezes

As alterações dos hábitos intestinais podem indicar disfunção ou doença do intestino grosso. A diarreia (aumento anormal da frequência das evacuações e da liquidez das fezes, ou do peso ou volume das fezes eliminadas diariamente) ocorre comumente quando o conteúdo intestinal passa muito rapidamente pelos intestinos delgado e grosso, porque não há tempo suficiente para que as secreções GI e o conteúdo oral sejam absorvidos. Nos casos típicos, essa alteração fisiológica está associada a dor ou cólicas abdominais e náuseas ou vômitos. A constipação intestinal (redução da frequência das evacuações, ou fezes duras, secas e de volume menor que o normal) pode estar associada a desconforto anal e sangramento retal.

As características das fezes podem ser muito variáveis. Normalmente, as fezes têm coloração marrom-clara ou escura; contudo, doenças específicas e ingestão de alguns alimentos e fármacos podem alterar o aspecto das fezes (Tabela 21.4). O sangue pode se apresentar nas fezes de várias formas e sempre deve ser investigado. Se o sangue for perdido em quantidades suficientes no trato GI, o cliente forma fezes enegrecidas (melena), enquanto o sangue perdido nos segmentos distais do trato GI ou que passa rapidamente torna as fezes vermelho-vivo ou brilhante. O sangramento retal ou anal baixo deve ser considerado se houver raias de sangue na superfície das fezes, ou se for observado sangue no papel higiênico. Outras anormalidades comuns das características das fezes descritas pelos clientes podem ser:

- Fezes volumosas, gordurosas e espumosas com odor fétido, que podem ou não flutuar na água
- Fezes cinza-claro ou cor de argila, causadas pela redução ou ausência de bilirrubina conjugada
- Fezes com muco ou pus, que podem ser visíveis ao exame macroscópico das fezes
- Fezes pequenas, secas e duras como pedra, ocasionalmente com raias de sangue
- Fezes moles ou líquidas, que podem ou não apresentar sangue.

**Tabela 21.4** Alimentos e fármacos que alteram a cor das fezes.

| Alimento ou fármaco | Cor |
|---|---|
| Proteína da carne | Marrom-escura |
| Espinafre | Esverdeada |
| Cenouras e beterrabas | Vermelha |
| Chocolate | Vermelho-escura ou marrom |
| Sene | Amarelada |
| Bismuto, ferro, alcaçuz e carvão | Preta |
| Bário | Branco-leitosa |

#### Alerta de enfermagem

*A melena (fezes pretas e pastosas "semelhantes ao piche") está associada a sangramento GI alto originado do esôfago, estômago, duodeno ou intestino delgado. A melena pode ser detectada depois de perdas sanguíneas de apenas 60 mℓ e é causada pela conversão da hemoglobina em um pigmento preto (hematina) pelo ácido gástrico ou pelas bactérias intestinais. A pseudomelena (ou melena aparente) está associada à ingestão de ferro. A hematoquezia refere-se às fezes marrons ou vermelho-brilhantes e indica sangramento abaixo do ligamento de Treitz (nível duodenal), mas também pode estar associada a sangramento GI alto volumoso.*

### Icterícia

Quando a concentração de bilirrubina no sangue está anormalmente alta, todos os tecidos do corpo (inclusive escleróticas e pele) adquirem coloração amarelada ou amarelo-esverdeada, condição conhecida como icterícia. A icterícia torna-se clinicamente perceptível quando o nível de bilirrubina sérica é maior do que 2,5 mg/dℓ (4,3 μmol/ℓ). Os níveis altos de bilirrubina colorem os tecidos e os líquidos corporais, mas a icterícia é mais perceptível na face, no tronco e nas escleróticas (LeBlond, DeGowin e Brown, 2009). Os níveis elevados de bilirrubina sérica e a icterícia podem ser causados pela redução da captação hepática, da conjugação da bilirrubina ou da excreção da bilirrubina no sistema biliar. Existem vários tipos de icterícia: hemolítica, hepatocelular e obstrutiva, além da icterícia causada pela hiperbilirrubinemia hereditária. As icterícias hepatocelular e obstrutiva são os dois tipos associados mais comumente às doenças hepáticas (ver Capítulo 25).

## Ascite

Ascite é uma acumulação excessiva de líquido peritoneal no abdome, que pode ser causada por vários distúrbios hepáticos. Um fator associado ao desenvolvimento de ascite é hipertensão portal e a consequente elevação da pressão capilar em virtude da obstrução do fluxo sanguíneo venoso pelo fígado lesado. A **hipertensão portal** aumenta o gradiente de pressão (diferença de pressão entre a veia porta e as veias hepáticas) e facilita a acumulação de líquido na cavidade peritoneal. Outro fator é a redução da síntese de albumina quando há doença hepática. A hipoalbuminemia diminui a pressão oncótica do plasma, e isso facilita a acumulação de líquido na cavidade abdominal. A obstrução da drenagem linfática normal pode provocar acumulação de líquido no peritônio, como ocorre com neoplasias ou processos inflamatórios que aumentem a produção de líquido peritoneal. A ascite também pode estar associada a algumas etiologias não hepáticas, inclusive insuficiência renal e insuficiência cardíaca.

## Congestão venosa

Em condições normais, as veias da parede abdominal dificilmente são visíveis, a menos que a pele e os tecidos subcutâneos sejam finos. Quando a pressão venosa aumenta em consequência de uma obstrução (p. ex., hipertensão portal), os vasos distais à veia cava inferior se dilatam, e as veias distendidas podem ser percebidas no abdome, no tórax e nos membros.

## Exame físico

De modo a facilitar o exame físico e a documentação dos seus resultados, o abdome pode ser dividido em quatro quadrantes ou nove regiões (Figura 21.7). A enfermeira precisa conhecer a proximidade física dos órgãos e vasos sanguíneos desses quadrantes ou dessas regiões. A escolha de um desses métodos de mapeamento e sua utilização consistente asseguram uma avaliação detalhada do abdome e a documentação apropriada dos resultados correspondentes.

O exame físico inclui avaliações da boca, do abdome e do reto. É necessário ter iluminação adequada e expor o abdome por completo. O cliente deve ficar confortável e relaxado, com a bexiga vazia. As mãos da enfermeira não devem estar frias, e as unhas dos dedos devem estar curtas.

O cliente deita-se em decúbito dorsal, com os joelhos ligeiramente flexionados, para que a enfermeira faça a inspeção, ausculta, palpação e percussão do abdome. Os braços não devem ser levantados acima da cabeça, porque os músculos abdominais são contraídos nessa posição. Um travesseiro pequeno pode ser colocado por baixo da cabeça do cliente para aumentar seu conforto. As mamas das mulheres devem ser cobertas com um avental, e o lençol deve ser enrolado acima da sínfise púbica. O exame do abdome deve ser realizado com a enfermeira de pé ao lado direito do cliente.

### *Inspeção*

A enfermeira deve inspecionar a boca, a língua, a mucosa oral, os dentes e as gengivas de forma a detectar quaisquer úlceras, nódulos, edema, manchas ou inflamação. As próteses dentárias devem ser retiradas para permitir a visualização adequada de toda a cavidade oral.

A enfermeira também deve inspecionar a pele do abdome para verificar se há nódulos, lesões, massas, cicatrizes, manchas, inflamação, equimose, aumento da vascularização da pele abdominal e estriais (marcas de estiramento). Quando houver doença hepática, a enfermeira deve inspecionar a pele, as mucosas e as escleróticas para detectar icterícia. Os membros devem ser examinados para verificar se há atrofia muscular, edema e escoriações cutâneas secundárias ao prurido. A enfermeira deve observar a pele em busca de petéquias ou áreas de equimose, angiomas aracneiformes e eritema palmar, isto é, eritema difuso da palma, principalmente nas proximidades da base do polegar (eminência tenar) e na base do dedo mínimo (eminência hipotenar). Além disso, os homens devem ser avaliados quanto à ginecomastia unilateral ou bilateral e atrofia testicular secundária às alterações hormonais causadas pela doença hepática. Também é importante avaliar a função cognitiva (reconhecimento, memória, pensamento abstrato) e o estado neurológico do cliente. A enfermeira deve verificar se há tremor generalizado, asterixe ou *flapping* (oscilações das mãos após a dorsiflexão dos punhos), fraqueza e fala arrastada associada aos níveis altos de amônia da insuficiência hepática, bem como sentir a respiração do cliente para detectar **hálito hepático** (odor adocicado e ligeiramente fecal associado à encefalopatia). É necessário avaliar o contorno e a simetria do abdome e detectar qualquer saliência localizada, distensão ou ondas pe-

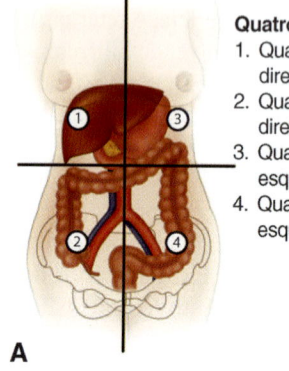

**Quatro quadrantes**
1. Quadrante superior direito (QSD)
2. Quadrante inferior direito (QID)
3. Quadrante superior esquerdo (QSE)
4. Quadrante inferior esquerdo (QIE)

**Nove regiões**
1. Região epigástrica
2. Região umbilical
3. Região hipogástrica ou suprapúbica
4. Região do hipocôndrio direito
5. Região do hipocôndrio esquerdo
6. Região lombar direita
7. Região lombar esquerda
8. Região inguinal direita
9. Região inguinal esquerda

**Figura 21.7** Divisão do abdome em quatro quadrantes (**A**) ou nove regiões (**B**).

rísticas. Em condições normais, a peristalse não é percebida na parede abdominal e, quando isso ocorre, geralmente há obstrução intestinal em fase inicial. Os contornos esperados da parede abdominal anterior podem ser descritos como planos, arredondados ou escafoides (escavado ou côncavo como um barco). A cicatriz umbilical deve ser examinada quanto a cor, posição e forma. A cicatriz umbilical pode estar evertida quando a pressão abdominal estiver elevada. As equimoses ao redor da região umbilical são conhecidas como *sinal de Cullen*, que está associado a um sangramento retroperitoneal de causa diversa. Equimoses localizadas no flanco, na virilha ou no abdome (*sinal de Grey-Turner*) também estão associadas aos sangramentos retroperitoneais (ver Capítulo 27, Figura 27.10). Hérnia é uma protrusão na parede abdominal e pode estar localizada em qualquer região do abdome. Quando houver suspeita de ascite, a enfermeira deve observar abaulamento dos flancos quando o cliente está na posição supina, porque o peso faz com que o líquido escorra para os lados.

**Alerta de enfermagem**
*Se for observada distensão abdominal, a enfermeira deve avaliar as causas comuns abreviadas por seis "F": feto (gravidez), fezes (constipação intestinal), flatulência, obesidade (fat, em inglês), ascite (fluid, em inglês) e fibroides (miomas) ou câncer.*

## Ausculta

A ausculta sempre deve ser realizada antes da percussão e da palpação, porque a manipulação do abdome pode alterar a frequência e a intensidade dos ruídos peristálticos. A enfermeira deve auscultar o abdome para determinar a característica, a localização e a frequência dos ruídos peristálticos, e para detectar sons vasculares. Os ruídos peristálticos devem ser avaliados em todos os quatro quadrantes, utilizando-se o diafragma do estetoscópio, que permite ausculta mais sensível dos sons agudos e gorgolejantes. A frequência e as características dos sons geralmente são descritas por estalos e borbulhas que ocorrem irregularmente e variam de 5 a 35 por minuto. Os termos *normoativos* (sons auscultados a intervalos aproximados de 2 a 12 segundos), *hipoativos* (menos de 5 ruídos peristálticos por minuto), *hiperativos* (mais de 35 ruídos peristálticos por minuto) ou *ausentes* (nenhum som em 3 a 5 min) são usados comumente para documentar os resultados da ausculta, mas essas avaliações são altamente subjetivas. Os ruídos peristálticos hipoativos estão associados a função intestinal diminuída, como se observa nos clientes em pós-operatório ou com mixedema, peritonite, hipopotassemia ou isquemia mesentérica, bem como nos indivíduos que usam fármacos como opioides e anticolinérgicos. A enfermeira deve auscultar por 5 min antes de documentar a ausência de ruídos peristálticos, que sugere íleo com várias causas possíveis. Os ruídos peristálticos hiperativos estão associados a diarreia ou gastrenterite. Ruídos peristálticos de tonalidade aguda e frequência elevada em um cliente com cólicas abdominais sugerem obstrução intestinal parcial.

Os sopros na aorta e nas artérias renais, ilíacas e femorais são detectados com a campânula do estetoscópio. Os sopros são causados pelo fluxo turbulento do sangue nas artérias. Os atritos são sons ásperos de tonalidade aguda, detectados sobre o fígado ou o baço durante a respiração. Esses atritos são raros, mas sempre patológicos. O borborigmo ou "borbulho gástrico" é auscultado como um gorgolejo forte e prolongado.

## Percussão

A percussão é realizada para determinar as dimensões e a densidade dos órgãos abdominais e para detectar a existência de massas sólidas ou preenchidas por ar ou líquido. A percussão é usada independentemente ou simultaneamente com a palpação, porque pode validar os resultados da palpação. Todos os quadrantes devem ser percutidos para detectar uma sensação de timpanismo e macicez difusa. Timpanismo é o som predominante que resulta da presença de ar no estômago e no intestino delgado; a macicez é percebida nos órgãos e nas massas sólidas.

Se houver suspeita de ascite, a enfermeira detecta timpanismo na parte superior do abdome e macicez nas áreas laterais com o cliente em decúbito dorsal. Quando o cliente mudar para decúbito lateral, a enfermeira pode perceber que a macicez muda de lugar à medida que o líquido flui para as regiões pendentes.

A enfermeira deve estimar o tamanho do fígado por percussão dos seus limites superiores e inferiores. O fígado normal mede entre 6 e 12 cm na linha hemiclavicular (LHC), mas seu tamanho diminui à medida que o indivíduo envelhece. É esperado um som timpânico suave sobre o estômago localizado no quadrante superior esquerdo (QSE). A bexiga cheia tem som de macicez na região suprapúbica, enquanto a distensão abdominal aumenta a área de timpanismo. Quando o baço está aumentado, a macicez pode ser percutida no QSE sobre as costelas inferiores. Percussão dolorosa, principalmente com dor referida a um local distante de onde o abdome é percutido, sugere inflamação peritoneal (LeBlond *et al.*, 2009).

## Palpação

Quando o cliente se queixa de dor abdominal, é importante examinar por último a região que está mais sensível. A palpação suave é adequada para detectar áreas de hipersensibilidade ou resistência muscular, enquanto a palpação profunda é usada para identificar massas. Ao detectar massa, a enfermeira deve determinar sua dimensão, forma, localização, consistência, pulsatilidade, mobilidade e sensibilidade.

O fígado palpável tem bordas firmes e bem demarcadas e superfície lisa (Figura 21.8). Se o fígado for palpável, o examinador deve determinar e registrar suas dimensões, consistência, áreas de hipersensibilidade e se o contorno é regular ou irregular. Se o fígado estiver aumentado, a enfermeira deve registrar a distância até onde sua borda desce abaixo do rebordo costal direito, de modo a obter algum indício de suas dimensões. A enfermeira deve determinar se a borda do fígado é bem demarcada e lisa ou romba, e se o fígado aumentado é nodular ou liso. O fígado de um cliente com cirrose é pequeno e duro, enquanto o fígado de um indivíduo com hepatite aguda é macio e as mãos movem-se facilmente sobre suas bordas (Bickley, 2008).

Dor à palpação do fígado indica crescimento agudo e recente, com estiramento subsequente da cápsula hepática. A inexistência de dor à palpação pode indicar que o crescimento é crônico. O fígado de um cliente com hepatite viral é doloroso, enquanto o de um cliente com hepatite alcoólica é indolor. O crescimento do fígado não é normal e deve ser investigado (Bickley, 2008).

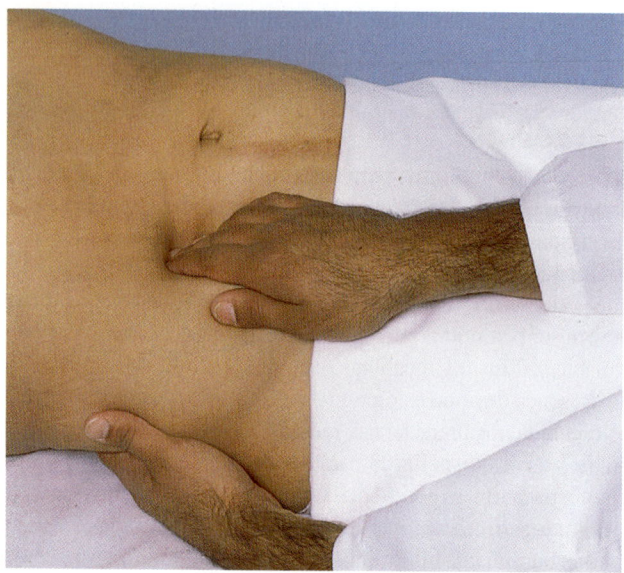

**Figura 21.8** Técnica de palpação do fígado. O examinador coloca a mão sob o gradil costal inferior direito e pressiona suavemente para baixo com a outra mão.

O teste da onda líquida pode ser realizado se houver suspeita de ascite. A onda líquida pode ser detectada percutindo-se firmemente o flanco do cliente com a mão, enquanto a outra mão recebe o impulso contra o flanco oposto. Há um intervalo perceptível entre a percussão e a recepção do impulso. Como a gordura mesentérica pode produzir uma onda semelhante, o cliente ou um assistente deve pressionar a superfície ulnar da sua mão contra a linha média do abdome. Em geral, as ondas que passam sob a mão são causadas por líquido livre. Estima-se que seja necessário acumular no mínimo 500 mℓ de líquido peritoneal para que o teste da onda líquida seja positivo (LeBlond et al., 2009).

A **colecistite** – inflamação aguda da vesícula biliar – causa dor e hipersensibilidade, e dificulta a palpação e a percussão do abdome. A enfermeira deve verificar se o sinal de Murphy é positivo (o cliente não consegue inspirar profundamente quando os dedos da mão do examinador são pressionados sob o rebordo costal direito).

A pesquisa de descompressão dolorosa não é realizada por alguns examinadores, porque pode causar dor intensa; em vez disso, a palpação suave é usada para provocar uma resposta localizada branda quando há irritação peritoneal. Se a enfermeira realizar esta manobra, ela é realizada ao final do exame, porque a dor do cliente interfere na sua continuidade. A enfermeira coloca a mão e comprime o quadrante doloroso e, em seguida, retira-a rapidamente. A dor provocada pela retirada da mão é conhecida como *sinal de Blumberg* e está associada à peritonite (p. ex., apendicite).

### Alerta de enfermagem
*Defesa, rigidez e descompressão dolorosa (sinal de Blumberg) são indicadores confiáveis de peritonite.*

### Toque retal

A última parte do exame é a avaliação dos segmentos terminais do trato GI (reto, região perianal e ânus). O canal anal tem cerca de 2,5 a 4,0 cm de comprimento e abre-se no períneo. Anéis concêntricos de músculo – os esfíncteres interno e externo – normalmente mantém o canal anal firmemente fechado. Luvas, lubrificante hidrossolúvel, caneta-lanterna e lençóis são os recursos necessários ao exame. Embora geralmente seja desconfortável e constrangedor para o cliente, o toque retal é um componente obrigatório de qualquer exame cuidadoso. Nas mulheres, pode fazer parte do exame ginecológico. As posições usadas para fazer o toque retal são genupeitoral; decúbito lateral esquerdo com os quadris e os joelhos flexionados; e de pé com os quadris flexionados e a parte superior do corpo apoiada na mesa de exame. O exame externo inclui a inspeção para detectar nódulos, erupções, inflamações, escoriações, lacerações, cicatrizes, cistos pilonidais e tufos de pelos na região pilonidal. A detecção de dor à palpação, inflamação ou ambas deve alertar o examinador para a possibilidade de um cisto pilonidal, abscesso perianal ou fístula ou fissura anorretal.

As nádegas do cliente devem ser afastadas cuidadosamente e inspecionadas visualmente até que ele consiga relaxar o esfíncter externo. O examinador deve pedir ao cliente para fazer força para baixo e, desse modo, expor claramente fístulas, fissuras, prolapso retal, pólipos e hemorroidas internas. O exame interno é realizado com a introdução de um dedo indicador lubrificado no canal anal, enquanto o cliente faz força para baixo. O examinador deve avaliar o tônus do esfíncter e verificar se há nódulos ou irregularidades no anel anal. Como essa é uma parte desconfortável do exame para a maioria dos indivíduos, o cliente deve ser instruído a focar sua atenção nas respirações profundas durante o exame rápido.

### Investigação diagnóstica

A investigação diagnóstica inicial começa com exames laboratoriais hematológicos, inclusive hemograma completo, perfil bioquímico completo, tempo de protrombina/tromboplastina parcial, triglicerídios, provas de função hepática e lipase; outros exames mais específicos podem ser solicitados, inclusive antígeno carcinoembrionário (ACE), antígeno CA 19-9 e alfafetoproteína, que são sensíveis e específicos para carcinomas colorretal e hepatocelular, respectivamente. O ACE é uma proteína que normalmente não é detectada no sangue de um indivíduo saudável; por essa razão, quando é detectável, o ACE indica que há um câncer, embora não seja possível saber de que tipo. Os médicos podem usar os resultados do ACE para determinar o estágio e a extensão da doença e o prognóstico dos clientes com câncer, principalmente tumores do trato GI e, em especial, câncer colorretal (Porth e Matfin, 2009). O CA 19-9 também é uma proteína encontrada na superfície de algumas células e é disseminado pelas células tumorais, tornando-se útil como marcador tumoral para acompanhar a evolução do câncer. Os níveis do CA 19-9 estão elevados na maioria dos clientes com câncer de pâncreas avançado, mas também podem aumentar em outras condições, como cânceres colorretal, pulmonar e das vias biliares; cálculos biliares; **pancreatite**; fibrose cística; e doença hepática.

Existem muitas outras modalidades de investigação diagnóstica do trato GI. A Tabela 21.5 descreve vários procedimentos e suas indicações diagnósticas.

**Tabela 21.5** Exames laboratoriais adicionais para avaliar as funções digestiva, gastrintestinal e metabólica.

| Exame | Indicações clínicas |
|---|---|
| Radiografia do abdome | Determinar as dimensões gerais do fígado, avaliar se há obstrução intestinal ou impacção fecal |
| Angiografia | Estudar a circulação hepática e detectar a presença e a natureza das massas hepáticas |
| Exame contrastado do esôfago | Detectar varizes esofágicas, que indicam hipertensão portal |
| Arteriografia do tronco celíaco | Demonstrar o fígado e o pâncreas |
| Colecistografia e colangiografia | Demonstrar a vesícula e os ductos biliares |
| Dosagens do colesterol | Elevadas nos casos de obstrução biliar; reduzidas na doença hepática |
| Tomografia computadorizada (TC) | Detectar neoplasias hepáticas; diagnosticar cistos, abscessos e hematomas; e diferenciar entre as causas obstrutivas e não obstrutivas de icterícia. Detectar atrofia cerebral nos clientes com encefalopatia hepática |
| Eletroencefalografia (EEG) | Detectar anormalidades que ocorrem no coma hepático |
| Colangiopancreatografia retrógrada endoscópica (CPRE) | Examinar as estruturas biliares e o pâncreas por endoscopia |
| Esofagoscopia/endoscopia | Investigar varizes e outras anormalidades esofágicas |
| Dosagens de gamaglutamiltransferase (GGT) e desidrogenase láctica (LDH) | Marcadores de estase biliar; também aumentam nos casos de consumo abusivo de álcool |
| Laparoscopia | Examinar diretamente a superfície anterior do fígado, a vesícula biliar e o mesentério por meio de um trocarte para punção |
| Biopsia do fígado (percutânea ou transjugular) | Detectar alterações anatômicas nos tecidos hepáticos |
| Cintigrafia hepática com rosa de bengala marcado com iodo radioativo, ouro, tecnécio ou gálio | Determinar as dimensões e a forma do fígado; demonstrar a substituição do parênquima hepático por fibrose, cistos ou tumor |
| Ressonância magnética (RM) | Detectar neoplasias hepáticas; diagnosticar cistos, abscessos e hematomas. Detectar atrofia cerebral nos casos de encefalopatia |
| Determinação da pressão portal | Detectar hipertensão portal associada à cirrose hepática |
| Fosfatase alcalina sérica | Se não houver doença óssea, é usada para detectar obstrução das vias biliares |
| Esplenoportografia (flebografia portoesplênica) | Avaliar a adequação do fluxo sanguíneo porta |
| Ultrassonografia | Avaliar as dimensões dos órgãos abdominais e a existência de massas |

A maioria desses exames e procedimentos é realizada ambulatorialmente em condições especiais destinadas a essa finalidade (p. ex., sala de endoscopia ou laboratório GI). No passado, os clientes que geralmente necessitavam desses exames eram idosos; contudo, nos últimos 5 anos, em parte devido à divulgação mais ampla na mídia e ao diagnóstico precoce do câncer colorretal, a média de idade dos clientes avaliados para câncer colorretal diminuiu significativamente. A preparação para alguns desses exames inclui dieta líquida sem resíduos, jejum, ingestão de uma preparação intestinal líquida, uso de laxantes ou enemas, e ingestão ou injeção de contraste ou corante radiopaco. Esse preparo não tende a ser bem tolerado por alguns clientes e é particularmente problemático na população idosa ou nos clientes com comorbidades, porque a preparação intestinal altera significativamente o balanço interno de líquidos e eletrólitos. Quando for necessário realizar exames ou tratamentos adicionais depois de algum procedimento ambulatorial, o cliente pode ser internado no hospital. A Tabela 21.6 descreve as intervenções específicas para cada exame diagnóstico.

As intervenções gerais de enfermagem para os clientes submetidos a exames diagnósticos GI são:

- Estabelecer o diagnóstico de enfermagem
- Fornecer ao cliente as informações necessárias sobre o exame e as atividades requeridas
- Fornecer orientações sobre os cuidados realizados e as restrições das atividades após o procedimento
- Fornecer informações de saúde e orientações sobre os procedimentos aos clientes e às outras pessoas envolvidas
- Ajudar o cliente a lidar com o desconforto e atenuar sua ansiedade
- Informar o médico ou a enfermeira responsável pelo exame sobre os problemas clínicos ou os valores laboratoriais anormais que possam afetar o procedimento
- Avaliar a hidratação adequada antes, durante e logo depois do procedimento, e fornecer instruções sobre como manter a hidratação.

## Exames de fezes

O exame básico das fezes consiste em examinar a amostra para determinar a consistência, a cor e a presença de sangue oculto (não visível a olho nu). Outros exames são urobilinogênio, gordura e nitrogênio fecais; pesquisa de *Clostridium difficile*; leucócitos fecais; cálculo do hiato osmolar fecal; pesquisa de ovos e parasitos, patógenos e resíduos fecais; e outras substâncias que requerem avaliação laboratorial.

Em geral, as amostras de fezes são obtidas aleatoriamente, a menos que seja necessário realizar um exame quantitativo (p. ex., gordura ou urobilinogênio fecal). As amostras aleatórias devem ser enviadas imediatamente ao laboratório para análises; contudo, as coletas quantitativas de 24 a 72 h devem ser mantidas no refrigerador até que sejam transportadas ao laboratório. Alguns exames de fezes exigem que o cliente faça uma dieta específica ou evite usar determinados fármacos antes da coleta.

**Tabela 21.6** Exames complementares gastrintestinais.

| Exame | Implicações para a enfermagem |
|---|---|
| Ultrassonografia abdominal | • O cliente é instruído a ficar em jejum por 8 a 12 h antes do exame, para reduzir o volume de gás no intestino<br>• Se for necessário examinar a vesícula biliar, o cliente deve ingerir uma refeição sem gorduras na noite anterior ao exame<br>• Se for necessário realizar exames contrastados com bário, eles devem ser programados para depois da ultrassonografia; caso contrário, o bário poderia interferir na transmissão das ondas sonoras |
| Anoscopia, proctoscopia e sigmoidoscopia | • A preparação varia de acordo com o médico. Os clientes podem fazer um enema até que o líquido retirado esteja claro<br>• Durante o procedimento, a enfermeira monitora os sinais vitais, a cor e a temperatura da pele, a tolerância à dor e a reação vagal<br>• Depois do procedimento, a enfermeira monitora o cliente para detectar sangramento retal e sinais de perfuração intestinal (*i. e.*, febre, secreção retal, distensão abdominal e dor). Ao concluir o exame, o cliente pode retomar suas atividades e sua dieta habituais |
| Exames respiratórios | • O cliente ingere uma cápsula de ureia marcada com carbono radioativo, e uma amostra do ar exalado é obtida 10 a 20 min depois. Como o *Helicobacter pylori* metaboliza rapidamente a ureia, o carbono marcado é absorvido imediatamente; em seguida, o carbono pode ser determinado como dióxido de carbono do ar expirado para determinar se o *H. pylori* está presente<br>• O cliente é instruído a evitar antibióticos e loperamida por 1 mês antes do exame; sucralfato e omeprazol por 1 semana antes do exame; e cimetidina, famotidina e ranitidina por 24 h<br>• *H. pylori* também pode ser detectado por dosagens dos títulos de anticorpos séricos |
| Bioquímica do sangue | • Muitos eletrólitos são alterados quando há disfunção GI. O cálcio é absorvido no trato GI e pode ser dosado para detectar má absorção. Vômitos ou diarreia excessiva causam deficiência de eletrólitos, que, por essa razão, precisam ser repostos<br>• Os ensaios das enzimas séricas são importantes para investigar lesão hepática. AST e ALT são duas enzimas encontradas principalmente no fígado e em outros órgãos. Essas enzimas estão aumentadas na maioria das doenças hepáticas, mas seus níveis são mais altos com as doenças que causam necrose (hepatite viral)<br>• A bilirrubina conjugada (direta) e não conjugada (indireta) são parâmetros importantes para o diagnóstico da icterícia<br>• O nível sérico de amônia é determinado para avaliar a função hepática<br>• O CA 19-9 e o ACE são avaliados para realizar o diagnóstico, monitorar o sucesso do tratamento do câncer e investigar se houve recidiva do câncer no trato GI (Pagana e Pagana, 2006) |
| Colecistografia | • A enfermeira deve perguntar ao cliente se ele tem alergia a iodo ou frutos do mar. Se não houver relato de alergia, o cliente recebe uma preparação oral do contraste na noite anterior à realização das radiografias (10 a 12 h antes)<br>• Após a administração do contraste, o cliente deve permanecer em dieta zero para evitar contração e esvaziamento da vesícula biliar<br>• No início do exame, deve-se obter uma radiografia do abdome superior direito. Se o exame mostrar que a vesícula biliar se enche e se esvazia normalmente e não contém cálculos, a hipótese de doença da vesícula biliar pode ser excluída<br>• Se houver doença biliar, a vesícula pode não ser visualizada, por estar obstruída por cálculos. Quando a vesícula biliar não for visualizada na primeira tentativa, pode ser necessário repetir a colecistografia oral com uma segunda dose do contraste |
| TC | • A TC pode ser realizada com ou sem contraste oral ou IV, mas a resolução do exame é muito maior quando se administra um contraste<br>• Antes de administrar um contraste, é necessário investigar se há quaisquer alergias aos contrastes, ao iodo ou aos mariscos; dosar os níveis séricos de creatinina do cliente; e dosar os níveis urinários de gonadotropina coriônica humana. Os clientes alérgicos ao contraste podem ser pré-medicados com prednisona IV dentro de 24 h, 12 h e 1 h antes do exame<br>• Além disso, medidas nefroprotetoras incluem administrar bicarbonato de sódio intravenoso 1 h antes e 6 h depois do contraste IV, e acetilcisteína oral antes ou depois do exame. O bicarbonato de sódio e a acetilcisteína neutralizam os radicais livres, que sequestram os subprodutos do contraste, os quais poderiam destruir as células renais |
| Endoscopia por estoma | • As intervenções de enfermagem são semelhantes às aplicáveis aos outros procedimentos endoscópicos |

*(continua)*

**Tabela 21.6** Exames complementares gastrintestinais. (*continuação*)

| Exame | Implicações para a enfermagem |
|---|---|
| CPRE | • O cliente deve receber previamente explicações sobre o procedimento e sobre seu papel durante o exame<br>• O cliente deve ficar em dieta zero por várias horas antes do exame<br>• O médico usa sedação moderada, e o cliente sedado deve ser monitorado cuidadosamente<br>• Pode ser necessário administrar fármacos como glucagon ou anticolinérgicos para facilitar a cateterização com a redução da peristalse intestinal<br>• A enfermeira deve observar atentamente a ocorrência de sinais de depressão da respiração e do SNC, hipotensão, sedação excessiva e vômitos (se for administrado glucagon)<br>• Durante o procedimento, a enfermeira deve monitorar os líquidos IV, administrar os fármacos prescritos e posicionar o cliente<br>• Depois do procedimento, a enfermeira deve monitorar as condições do cliente, verificar os sinais vitais e monitorar a ocorrência de sinais de perfuração ou infecção<br>• A enfermeira deve monitorar o cliente para detectar efeitos colaterais de quaisquer fármacos administrados durante o procedimento e confirmar a recuperação dos reflexos de tosse e engasgo após a administração de anestésicos locais |
| Colonoscopia de fibra óptica | • A limpeza adequada do intestino grosso assegura a visualização ideal e reduz o tempo necessário ao exame. O médico pode prescrever um laxante por duas noites antes do procedimento e Fleet enema® ou solução salina até que o material eliminado saia limpo na manhã do exame. Na maioria dos casos, as soluções de lavagem eletrolíticas de polietilenoglicol são usadas para limpar completamente os intestinos<br>• O cliente mantém dieta de líquidos claros a partir da meia-noite do dia que precede ao exame. Em seguida, o cliente ingere a solução de lavagem por via oral a intervalos de 3 a 4 h. Se necessário, a enfermeira pode administrar a solução por um tubo de alimentação, caso o cliente não consiga engolir<br>• Os clientes com colostomia fazem a mesma preparação intestinal<br>• O uso das soluções de lavagem está contraindicado aos clientes com obstrução intestinal ou doença intestinal inflamatória<br>• Os efeitos colaterais das soluções eletrolíticas são náuseas, distensão abdominal, cólicas ou plenitude abdominal, distúrbios hidreletrolíticos e hipotermia<br>• Os efeitos colaterais são particularmente problemáticos para clientes idosos e, em alguns casos, esses indivíduos têm dificuldade de ingerir o volume necessário da solução. O monitoramento dos clientes idosos após a preparação intestinal é especialmente importante, porque sua capacidade fisiológica de compensar perdas de líquidos é menor<br>• Muitos clientes idosos usam vários fármacos todos os dias; por essa razão, o conhecimento dos fármacos usados diariamente por parte da enfermeira facilita a avaliação e a prevenção de problemas potenciais e facilita a detecção imediata de alterações fisiológicas |
| Análise do suco gástrico, teste de estimulação do ácido gástrico | • O cliente deve permanecer em dieta zero por 8 a 12 h antes do exame<br>• Todos os fármacos que afetam as secreções gástricas devem ser interrompidos 24 a 48 h antes do exame<br>• O cliente não tem permissão para fumar na manhã do exame, porque isso aumenta as secreções gástricas |
| Laparoscopia (peritoneoscopia) | • O cliente deve permanecer em dieta zero por 12 h antes do exame. O estômago vazio reduz as chances de ocorrerem vômitos durante ou após o procedimento<br>• O médico pode prescrever um enema no dia anterior ou várias horas antes do procedimento para esvaziar o intestino grosso<br>• O cliente deve perguntar ao seu médico se os fármacos que usa diariamente devem ser usados no dia do exame laparoscópico |
| Clister opaco (enema baritado) | • A preparação inclui o esvaziamento e a limpeza dos segmentos distais do intestino. Em geral, isso requer uma dieta com pouco resíduo, 1 a 2 dias antes do exame; dieta líquida sem resíduos e um laxante na noite anterior ao exame; dieta zero depois da meia-noite; e enemas de limpeza até que o material eliminado saia claro na manhã seguinte<br>• A enfermeira deve se certificar de que o clister opaco seja marcado para antes de quaisquer exames do trato GI alto<br>• Se o cliente tiver doença inflamatória ativa do intestino grosso, os enemas estão contraindicados. O clister opaco também está contraindicado aos clientes com sinais de perfuração ou obstrução; em vez disso, pode-se realizar um exame com contraste hidrossolúvel<br>• Sangramento GI em atividade pode impedir o uso de laxantes e enemas<br>• Depois do procedimento, as instruções ao cliente incluem informações sobre como aumentar a ingestão de líquido, examinar as fezes para confirmar a evacuação do bário e observar se há aumento do número de evacuações, porque o bário, em razão de sua osmolaridade alta, pode atrair líquidos para o lúmen do intestino e, desse modo, aumentar o conteúdo intraluminar e as perdas com as evacuações |

(*continua*)

**Tabela 21.6** Exames complementares gastrintestinais. (*continuação*)

| Exame | Implicações para a enfermagem |
|---|---|
| RM | • O cliente deve permanecer em dieta zero por 6 a 8 h antes do exame<br>• Todos os objetos ferromagnéticos (metais que contêm ferro) podem ser atraídos pelo campo magnético e causar lesões. Os objetos que podem ser problemáticos ou perigosos são joias, marca-passos, implantes dentários, clipes de papel, canetas, chaves, suportes de soro, grampos nas roupas do cliente e cilindros de oxigênio<br>• O cliente e seus familiares devem ser informados de que o exame pode demorar 60 a 90 min; durante esse intervalo, o técnico fornecerá orientações para que o cliente realize respirações profundas a intervalos específicos<br>• Os escâneres muito exíguos de alguns aparelhos de RM podem produzir sensação de claustrofobia e, durante o exame, o aparelho produz um som motor em funcionamento. Os clientes podem preferir usar um fone de ouvido e escutar música, ou usar uma venda para cobrir os olhos durante o exame. Os aparelhos abertos de RM, que são menos abafados, eliminam a claustrofobia que muitos clientes sentem<br>• A RM está contraindicada aos clientes com marca-passos permanentes, valvas cardíacas artificiais e desfibriladores, bombas de insulina implantadas ou dispositivos de estimulação neural elétrica transcutânea implantados, porque o campo magnético poderia danificar esses aparelhos<br>• A RM também está contraindicada aos clientes com dispositivos metálicos internos (p. ex., grampos de aneurisma) ou fragmentos metálicos intraoculares. Os adesivos cutâneos com lâminas metálicas na parte posterior (p. ex., nitroglicerina, escopolamina, clonidina) devem ser retirados antes da RM, em vista do risco de causarem queimaduras; contudo, o médico do cliente deve ser consultado antes de remover o adesivo, de modo a determinar se será necessário usar uma preparação alternativa do fármaco usado pelo cliente |
| Tomografia por emissão de pósitrons (PET) | • O cliente deve permanecer em dieta zero por 4 h antes do exame<br>• O cliente não deve ingerir álcool e cafeína e não pode fumar por 24 h<br>• Os clientes diabéticos devem aplicar a dose de insulina antes do exame com uma refeição cerca de 3 a 4 h antes do exame<br>• O cliente deve ser informado de que poderá ser colocado um acesso IV<br>• Depois da PET, o cliente deve mudar lentamente da posição de decúbito para a posição ereta, de modo a evitar hipotensão postural<br>• O cliente deve ser estimulado a ingerir líquidos e urinar frequentemente para facilitar a eliminação do radioisótopo pela urina |
| Monitoramento do pH | • O cliente deve permanecer em dieta zero por 6 h antes do exame<br>• Todos os fármacos que afetem as secreções gástricas devem ser interrompidos por 24 a 36 h antes do exame |
| Enteroscopia do intestino delgado | • O cliente deve permanecer em dieta zero por 8 a 10 h antes do exame e manter essa dieta nas primeiras 2 h do exame<br>• No momento do exame, o abdome do cliente é marcado para a localização dos sensores, e oito sensores de chumbo são aplicados. O cliente deve usar um cinto abdominal que acopla um gravador para capturar as imagens transmitidas<br>• Depois de ingerir a cápsula com um copo de água, o cliente pode voltar às suas atividades habituais durante o restante do exame. O cliente pode reiniciar sua dieta normal 4 h após a ingestão da cápsula<br>• Durante o procedimento, o cliente pode necessitar de um sedativo suave e de um analgésico para aumentar seu conforto. No final do procedimento, o cliente volta ao serviço com o gravador para transmitir as imagens gravadas a um computador central<br>• O procedimento demora cerca de 8 h (Nakamura e Terano, 2008)<br>• A cápsula endoscópica é um dispositivo de uso único, que é propelido ao longo do trato GI por peristalse e eliminado naturalmente. O cliente deve ser informado de que a cápsula será excretada nas fezes |
| Exame de fezes | • Não deve ser realizado quando houver sangramento hemorroidário<br>• A avaliação detalhada da dieta e dos fármacos usados pelo cliente é essencial para evitar interpretação equivocada dos resultados. Carnes vermelhas, peixes, nabo e AINE devem ser evitados por 72 h antes do exame, porque esses itens podem causar resultados falso-positivos. A ingestão de suplementos de vitamina C ou alimentos pode causar resultados falso-negativos<br>• Uma pequena amostra de fezes é aplicada na lâmina de papel impregnada com guáiaco. Se o teste for realizado na residência do cliente, ele pode enviar a lâmina ao consultório do médico ou ao laboratório dentro de um envelope fornecido para esse propósito<br>• Os testes para sangue oculto nas fezes, que podem fornecer leituras mais sensíveis e específicas, são Hematest II SENSA e HemoQuant |

*(continua)*

**Tabela 21.6** Exames complementares gastrintestinais. (*continuação*)

| Exame | Implicações para a enfermagem |
|---|---|
| Ultrassonografia | • O cliente não precisa fazer jejum antes de exames ultrassonográficos da aorta abdominal, rins, fígado, baço ou pâncreas, mas o jejum é recomendável antes da ultrassonografia da vesícula e das vias biliares<br>• Durante o procedimento, o cliente deve permanecer deitado. O examinador pode pedir ao cliente para mudar de posição, de modo que o profissional possa examinar outras áreas<br>• O examinador também pode pedir ao cliente para prender a respiração por intervalos curtos durante o exame |
| Esofagogastroduodenoscopia/ endoscopia digestiva alta | • O cliente deve ficar em dieta zero por 8 h antes do exame<br>• Antes de iniciar o exame, pode-se administrar um sedativo que produza sedação moderada e alivie a ansiedade durante o procedimento<br>• A atropina pode ser administrada para reduzir as secreções, e o glucagon para relaxar a musculatura lisa<br>• Antes de introduzir o endoscópio, o cliente recebe um anestésico em solução líquida ou *spray*<br>• O cliente é colocado em decúbito lateral esquerdo para facilitar a eliminação das secreções respiratórias e assegurar a passagem suave do endoscópio<br>• Depois da gastroscopia, a avaliação deve incluir nível de consciência, sinais vitais, saturação de oxigênio, intensidade da dor e monitoramento para sinais de perfuração (*i. e.*, dor, sangramento, dificuldade incomum de engolir e elevação rápida da temperatura)<br>• Após a recuperação do reflexo de engasgo, podem-se oferecer pastilhas, solução salina para gargarejo e analgésicos orais para atenuar o desconforto brando na garganta<br>• Os clientes que foram sedados antes do procedimento devem permanecer no leito até que estejam plenamente conscientes |
| Esofagogastroduodenografia (deglutição de bário) | • O cliente deve ser instruído a permanecer em jejum após a meia-noite do dia do exame<br>• Fumar, mascar chicletes e chupar balas de hortelã pode estimular a motilidade gástrica; por essa razão, a enfermeira deve solicitar ao cliente que evite essas práticas<br>• Em geral, os fármacos orais são interrompidos na manhã do exame e reiniciados no final da tarde, mas o esquema terapêutico de cada cliente deve ser avaliado individualmente<br>• Após o exame do trato GI alto, o cliente deve ser monitorado para garantir que tenha eliminado a maior parte do bário ingerido. A ingestão de líquidos pode ser aumentada para facilitar a evacuação das fezes com bário |
| Testes de urina | • A amilase pode ser detectada na urina. A eliminação renal da amilase aumenta nos clientes com pancreatite aguda. Os níveis urinários de amilase permanecem elevados, mesmo depois que as concentrações séricas voltam ao normal<br>• O urobilinogênio urinário é um composto derivado da bilirrubina, que é convertido pela flora intestinal e excretado na urina. A dosagem do nível urinário ajuda a investigar obstrução hepática e biliar. A presença de bilirrubina na urina geralmente ocorre antes do desenvolvimento de icterícia clínica (Pagana e Pagana, 2006). Para fazer o teste de urobilinogênio urinário, alguns laboratórios exigem que o cliente permaneça em dieta zero após a meia-noite do dia do exame, exceto quanto à ingestão de água |

ACE = antígeno carcinoembrionário; AINE = anti-inflamatórios não esteroides; ALT = alanina-aminotransferase; AST = aspartato-aminotransferase; CA 19-9 = antígeno carboidrato 19-9; CPRE = colangiopancreatografia retrógrada endoscópica; GI = gastrintestinal; IV = intravenoso.

A orientação precisa e detalhada do cliente acerca de um exame fecal específico, antes da coleta das amostras, aumenta expressivamente a precisão dos resultados do exame.

A pesquisa de sangue oculto nas fezes (PSOF) é um dos exames fecais mais comumente realizados. Esse teste pode ser útil como triagem inicial de vários distúrbios, embora seja mais usado nos programas de detecção precoce do câncer. A PSOF pode ser realizada à beira do leito, no laboratório ou na residência do cliente.

O teste para sangue oculto utilizado com mais frequência nos consultórios ou nas residências dos clientes é, provavelmente, o Hemoccult II. Esse teste tem baixo custo, não é invasivo e acarreta risco mínimo ao cliente.

### Testes respiratórios

O teste do hidrogênio expirado foi desenvolvido para avaliar a absorção de carboidratos, além de facilitar os diagnósticos de proliferação bacteriana excessiva nos intestinos (as bactérias anaeróbias do intestino grosso conseguem produzir hidrogênio) e síndrome do intestino curto. Esse teste quantifica o hidrogênio exalado dos pulmões. O hidrogênio é produzido no intestino grosso (quando as bactérias fermentativas entram em contato com a galactose), absorvido para o sangue e transportado aos pulmões, nos quais é liberado e expelido no ar exalado, em que é possível determinar seu nível. Os testes da ureia expirada detectam a presença do *Helicobacter pylori*, uma bactéria que pode sobreviver no revestimento mucoso do estômago e causar doença ulcerosa péptica (Porth e Matfin, 2009).

### Ultrassonografia do abdome

Ultrassonografia é uma técnica diagnóstica não invasiva, na qual ondas sonoras de alta frequência são transmitidas através das estruturas corporais internas, e ecos ultrassônicos são registrados em um osciloscópio à medida que incidem em tecidos com densidades diferentes. Um gel condutor hidrossolúvel límpido é aplicado na pele do abdome para facilitar a transmissão das ondas sonoras. Em seguida, o transdutor, é passado sobre o abdome. A ultrassonografia é especialmente útil para detectar dilatação ou crescimento da vesícula biliar ou do pâncreas, presença de cálculos biliares, crescimento dos ovários, gravidez ectópica ou apendicite. Mais recentemente, essa técnica mostrou-se útil para diagnosticar diverticulite aguda do intestino grosso.

Ultrassonografia é o exame mais indicado para diagnosticar doença da vesícula biliar, porque é rápido e preciso e pode ser realizado nos clientes com disfunção hepática e icterícia. Além disso, não há necessidade de expor o cliente à radiação. O exame é mais preciso quando o cliente faz jejum durante a noite, de modo que a vesícula biliar fique distendida. Os exames ultrassonográficos baseiam-se em análises das ondas sonoras refletidas. A ultrassonografia consegue detectar cálculos da vesícula biliar ou dilatação do ducto biliar comum com precisão acima de 90% (Schiff et al., 2007). As anormalidades detectadas pela ultrassonografia podem ser lama biliar, espessamento da parede da vesícula biliar e líquido pericolecístico, que confirmam o diagnóstico de colecistite. A colecistografia, que usa um marcador radioativo para demonstrar a vesícula e determinar se há obstrução do ducto cístico, é realizada quando os resultados da ultrassonografia são inconclusivos (Elwood, 2008).

A ultrassonografia endoscópica (USE) é um procedimento enteroscópico especializado, que facilita o diagnóstico das doenças GI porque fornece imagens diretas de uma área específica. Um pequeno transdutor ultrassônico de alta frequência é acoplado à ponta do endoscópio de fibra óptica, que exibe uma imagem que permite o estadiamento do tumor e a visualização das estruturas adjacentes. Esse procedimento fornece resultados com resolução e definição de melhor qualidade, em comparação com as imagens da ultrassonografia convencional. A USE pode ser indicada para avaliar lesões submucosas, determinando especificamente sua localização e a profundidade de penetração. Além disso, a USE pode ajudar a avaliar os clientes com esôfago de Barrett, hipertensão portal, pancreatite crônica, suspeita de neoplasia do pâncreas, doença do trato biliar e alterações da parede intestinal associadas à colite ulcerativa. Gases intestinais, ossos e camadas espessas de tecido adiposo (que dificultam a ultrassonografia convencional) não causam problemas quando se utiliza a USE.

### Testes de DNA

Pesquisadores aperfeiçoaram os métodos de avaliação dos riscos genéticos, de diagnóstico pré-clínico e de diagnóstico pré-natal para detectar indivíduos sob risco de desenvolver alguns distúrbios GI (p. ex., câncer de estômago, deficiência de lactose, doença intestinal inflamatória e câncer do intestino grosso). Em alguns casos, o teste de DNA permite que os médicos evitem (ou atenuem) doenças, interferindo antes que ela comece, e melhorem o tratamento; contudo, é fundamental buscar rotineiramente o parecer de um geneticista, tendo em vista o crescimento exponencial das informações na área da genética (Hodgson e Loannides, 2009). Os indivíduos classificados na faixa de risco para determinados distúrbios GI podem optar por receber aconselhamento genético para aprender sobre a doença, conhecer as opções de prevenção e tratamento da doença e receber apoio para lidar com a situação. Existem questões éticas e legais envolvidas nos testes genéticos, e também existem proteções legais contra discriminação dos clientes. Por exemplo, resultados falso-positivos podem gerar preocupação, temor e exames adicionais desnecessários, com efeitos potenciais na qualidade de vida em seus aspectos de saúde (Aronson, 2009).

### Exames de imagem

Atualmente, existem muitos exames de imagem não invasivos e minimamente invasivos, inclusive radiografias e exames contrastados, tomografia computadorizada (TC), ressonância magnética (RM), tomografia por emissão de pósitrons (PET) e endoscopia virtual, que ajudam a realizar uma investigação precisa de muitas causas de anormalidades GI.

#### Esofagogastroduodenografia

A esofagogastroduodenografia (EGD) delineia todo o trato GI após a administração de um contraste. Em geral, o cliente ingere um líquido radiopaco (p. ex., sulfato de bário); contudo, bário fino (Hypaque®) e, às vezes, água são usados, porque os riscos associados são menores. O exame permite que o examinador detecte ou exclua problemas funcionais ou anatômicos nos órgãos ou esfíncteres do trato GI alto. Além disso, contribui para o diagnóstico de úlceras, varizes, tumores, enterite regional e síndromes de má absorção. O procedimento pode ser ampliado para examinar o duodeno e o intestino delgado (exame contrastado do intestino delgado). À medida que o bário desce para o estômago, é possível visualizar a posição, a perviedade e o calibre do esôfago, permitindo ao examinador detectar ou excluir quaisquer anormalidades anatômicas ou funcionais desse órgão. Em seguida, o exame radioscópico estende-se até o estômago, à medida que seu interior é preenchido com bário, permitindo o exame da motilidade gástrica, da espessura da parede gástrica, do padrão da mucosa, da patência da válvula pilórica e da anatomia do duodeno. Várias radiografias são obtidas durante o procedimento, e imagens adicionais podem ser registradas periodicamente por até 24 h, de modo a avaliar a taxa de esvaziamento gástrico. As radiografias do intestino delgado obtidas enquanto o bário percorre esse órgão permitem o exame da motilidade do intestino delgado. Obstruções, ileíte e divertículos podem ser detectados quando estão presentes.

As variações desse exame incluem estudos com duplo contraste e enteróclise (descrita adiante). O método de duplo contraste para exame do trato GI alto consiste em administrar uma suspensão espessa de bário para delinear o estômago e a parede do esôfago; em seguida, o cliente ingere comprimidos que liberam dióxido de carbono em presença de água administrada. Essa técnica tem a vantagem de demonstrar o esôfago e o estômago com detalhes mais nítidos, permitindo a detecção dos sinais de neoplasias superficiais em estágios iniciais.

*Enteróclise* é um exame de duplo contraste muito detalhado de todo o intestino delgado, que consiste na infusão contínua (por um tubo duodenal) de 500 a 1.000 mℓ de uma suspensão fina de sulfato de bário; depois disso, infunde-se metilcelulose pelo tubo. O bário e a metilcelulose preenchem as alças intestinais e são observados continuamente por radioscopia e examinados a intervalos frequentes à medida que avançam pelo jejuno e pelo íleo. Esse processo (mesmo que a motilidade esteja normal) pode demorar até 6 h e pode ser muito desconfortável para o cliente. Esse exame ajuda a diagnosticar obstruções parciais ou divertículos do intestino delgado.

## Clister opaco

O exame do trato GI inferior pode ser realizado com a instilação retal de bário. O enema de bário pode ser usado para detectar pólipos, tumores ou outras lesões do intestino grosso e para demonstrar quaisquer anormalidades anatômicas ou distúrbios funcionais do intestino. Depois da preparação adequada e da evacuação de todo o cólon, cada segmento do intestino grosso pode ser facilmente examinado. Em geral, o procedimento demora cerca de 15 a 30 min e, nesse intervalo, são registradas imagens radiográficas.

Outras técnicas de visualização do intestino grosso são exames de duplo contraste e exames com contraste hidrossolúvel. O clister opaco com duplo contraste (ar e contraste) consiste em instilar uma solução mais espessa de bário e, em seguida, ar. O cliente pode sentir algumas cólicas ou desconforto durante esse processo. Esse exame fornece um contraste entre o lúmen intestinal com ar e a mucosa recoberta pelo bário, facilitando a detecção de lesões menores.

Quando houver suspeita de doença inflamatória em atividade, fístulas ou perfuração do intestino grosso, pode-se administrar um contraste iodado hidrossolúvel (p. ex., Gastrografin). O procedimento é o mesmo do clister opaco, mas o cliente deve ser avaliado quanto à história de alergia ao iodo ou aos contrastes. O contraste é eliminado rapidamente depois do procedimento e, por essa razão, não há necessidade de usar laxantes após o exame. Alguns clientes podem apresentar diarreia até que o contraste tenha sido totalmente eliminado.

## Tomografia computadorizada

A TC fornece imagens em corte transversal dos órgãos e das estruturas abdominais. Várias imagens radiográficas são obtidas em diversos ângulos, digitalizadas em um computador, reconstruídas e depois examinadas em um monitor. O exame é totalmente indolor, mas as doses de radiação são consideráveis. Recentemente, foram desenvolvidos equipamentos modernos de TC tridimensional (helicoidal) em movimento contínuo, que fornecem imagens muito detalhadas dos órgãos e dos vasos sanguíneos do trato GI.

## Ressonância magnética

A RM é usada em gastrenterologia para complementar a ultrassonografia e a TC. Essa técnica não invasiva utiliza campos magnéticos e ondas de rádio para produzir imagens da área a ser estudada. O uso de contrastes orais para intensificar a imagem ampliou a utilidade dessa técnica no diagnóstico das doenças GI. A RM é útil para avaliar os tecidos moles do abdome e também vasos sanguíneos, abscessos, fístulas, neoplasias e outras causas de sangramento.

## Tomografia por emissão de pósitrons

A tomografia por emissão de pósitrons (PET, de *positron emission tomography*) produz imagens do corpo ao detectar a radiação emitida por substâncias radioativas. As substâncias radioativas são injetadas por via intravenosa e, em geral, são marcadas com um átomo radioativo (p. ex., carbono-11, flúor-18, oxigênio-15 ou nitrogênio-13). Os átomos se decompõem rapidamente, não causam efeitos deletérios ao corpo, geram níveis de radiação menores que uma radiografia ou uma TC comum e são eliminados na urina ou nas fezes. Em essência, o escâner "captura" as substâncias radioativas no corpo e transmite a informação a um componente gerador de imagens do escâner, produzindo informações únicas, que nenhum outro exame de imagens consegue captar. Esse exame produz uma imagem com "manchas quentes", que são avaliadas por um radiologista ou oncologista.

## *Procedimentos endoscópicos*

Os procedimentos endoscópicos são realizados por várias razões e estão associados a diversas reações psicológicas por parte dos clientes. Alguns clientes evitam as endoscopias recomendadas porque temem o exame ou seu resultado potencial. Nos últimos anos, o propofol tem sido usado com frequência crescente durante os procedimentos endoscópicos em substituição aos sedativos (uma combinação de opioide e benzodiazepínico). O Boxe 21.1 apresenta as responsabilidades da enfermeira aplicáveis ao uso de propofol durante um procedimento de endoscopia GI.

### Endoscopia digestiva alta/esofagogastroduodenoscopia

A **endoscopia** do trato GI alto permite o exame visual direto das mucosas esofágica, gástrica e duodenal por um endoscópio de fibra óptica iluminável (gastroscópio; Figura 21.9). A esofagogastroduodenoscopia (EGD) é especialmente útil quando se suspeita de anormalidades esofágicas, gástricas ou duodenais, ou de processos inflamatórios, neoplásicos ou infecciosos. Esse exame também pode ser realizado para avaliar a motilidade gastresofágica e coletar secreções e amostras de tecidos para análises mais detalhadas.

Na EGD, o gastrenterologista examina o trato GI por uma lente de exame e pode documentar seus achados com fotografias ou vídeos registrados por meio do endoscópio. Também existem endoscópios videoeletrônicos, que se ligam diretamente a um processador de vídeo que converte os sinais eletrônicos em imagens em uma tela de televisão. Isso oferece imagens mais amplas e visualização contínua, além do registro simultâneo do procedimento.

O exame com cápsula esofágica é um instrumento do tamanho de uma pílula equipada com duas câmaras. Cada câmara registra sete fotografias por segundo e as transmite sem fio para um dispositivo de armazenamento colocado nas proximidades (Nakamura e Terano, 2008). Essa técnica tem conquistado popularidade entre os clientes e os médicos porque é uma alternativa confortável e conveniente à endoscopia. Os dois inconvenientes principais desse método endoscópico são o fato de ele avaliar apenas o esôfago e a possibilidade de o dispositivo ficar alojado em um segmento previamente anastomosado do intestino, necessitando de uma intervenção endoscópica ou cirúrgica adicional para sua remoção.

Os endoscópios flexíveis com visão lateral são usados para examinar o ducto biliar comum e os ductos pancreáticos e hepáticos após sua introdução na ampola de Vater no duodeno. Esse procedimento, conhecido como **colangiopancreatografia retrógrada endoscópica (CPRE)**, usa o endoscópio e técnicas de radiografia para examinar as estruturas ductais das vias biliares (Vitale, Davis, Zavaleta et al., 2009). A CPRE é útil para

### BOXE 21.1 Sedação e anestesia para endoscopia gastrintestinal.

Endoscopia é a visualização direta do trato GI utilizando um endoscópio de fibra óptica flexível. A visualização do esôfago, do estômago, do sistema biliar e do intestino é possível com um endoscópio. A sedação é utilizada para atenuar a ansiedade e dificultar a lembrança desse evento desconfortável para o cliente. O nível de sedação necessário para realizar uma endoscopia varia de sedação mínima até anestesia geral.

Nos últimos anos, alguns estudos demonstraram as vantagens de administrar propofol durante procedimentos endoscópicos, em comparação com a sedação excessiva obtida pela combinação de um opioide com um benzodiazepínico. Durante os procedimentos de endoscopia GI, o propofol pode aumentar a satisfação do cliente e do médico, facilitar a cooperação do cliente, abreviar a recuperação e produzir efeitos antieméticos brandos. Contudo, existem algumas desvantagens, inclusive a possibilidade de induzir anestesia geral e depressão respiratória e o fato de que não existe atualmente um antagonista farmacológico disponível.

O cliente deve ser monitorado para detectar quaisquer alterações do pulso, da pressão arterial, da função respiratória, da atividade elétrica do coração e do estado neurológico. Um profissional habilitado, inclusive com certificação em suporte básico e suporte avançado de vida em cardiologia, deve estar presente para monitorar e interpretar as condições do cliente durante todo o procedimento. Um estudo recomendou que um anestesista esteja presente nas seguintes situações: procedimentos endoscópicos que requeiram sedação profunda; intolerância esperada aos sedativos convencionais; várias comorbidades; e risco elevado de obstrução das vias respiratórias em razão de variações anatômicas.

Estudos adicionais são necessários para determinar a conveniência de usar propofol para endoscopias GI em vez da combinação utilizada comumente de opioide e benzodiazepínico.

Fonte: American Society for Gastrointestinal Endoscopy. (2008). Sedation and anesthesia in GI endoscopy. *Gastrintestinal Endoscopy, 68* (5), 815-826.

---

avaliar icterícia, pancreatite, tumores pancreáticos, cálculos do ducto biliar comum e doença das vias biliares. A CPRE está descrita com mais detalhes nas seções subsequentes deste capítulo.

A endoscopia do trato GI alto também pode ser realizada como procedimento terapêutico quando combinada com outros procedimentos. A endoscopia terapêutica pode ser realizada para remover cálculos do ducto biliar comum, dilatar estenoses e tratar sangramentos gástricos e varizes esofágicas. Endoscópios compatíveis com *laser* podem ser usados para tratar neoplasias do trato GI alto a *laser*. Soluções esclerosantes podem ser injetadas pelo endoscópio na tentativa de controlar sangramentos GI altos.

### Colonoscopia de fibra óptica

No passado, a visualização direta do intestino era o único meio de examinar o cólon, mas a colonoscopia virtual (também conhecida como colonografia por TC) possibilitou uma abordagem mais favorável ao cliente que necessita fazer esse exame. Descrita inicialmente por Vining em 1994, a colonoscopia virtual fornece imagens endoluminares do cólon distendido por ar simuladas por computador, utilizando a TC convencional ou helicoidal (Johnson, 2009).

A inspeção visual direta do intestino grosso (ânus, reto e cólons sigmoide, transversal e ascendente) é possível por meio de um colonoscópio de fibra óptica flexível (Figura 21.10). Esses endoscópios têm os mesmos recursos dos que são usados para realizar EGD, mas são de maior calibre e mais longos. As fotografias e as imagens de vídeo podem ser usadas para documentar o procedimento e seus resultados.

Esse procedimento é realizado comumente com finalidade diagnóstica e como método de triagem. A colonoscopia é realizada mais frequentemente como triagem para câncer (Boxe 21.2) e acompanhamento clínico dos clientes com história de pólipos ou câncer do intestino grosso. Além disso, podem ser realizadas biopsias dos tecidos conforme a necessidade, e os pólipos podem ser retirados e enviados para exame. Outras indicações da colonoscopia são avaliar clientes com diarreia de causa indefinida, sangramento oculto ou anemia; investigar com mais detalhes as anormalidades detectadas no clister opaco; e diagnosticar, esclarecer e determinar a extensão da doença intestinal inflamatória ou de outros processos inflamatórios.

Terapeuticamente, a colonoscopia pode ser usada para retirar todos os pólipos visíveis com uma alça especial com cautério, introduzida por dentro do colonoscópio. Muitos cânceres do intestino grosso começam com pólipos adenomatosos; por essa razão, um dos objetivos da polipectomia colonoscópica é o diagnóstico precoce e a prevenção do câncer colorretal. Esse procedimento também pode ser realizado para tratar áreas de sangramento ou estenose. Durante o procedimento, o médico pode usar coaguladores unipolares e bipolares, sondas que contêm uma bobina de aquecimento e injeções de agentes esclerosantes ou vasoconstritores. Os colonoscópios compatíveis

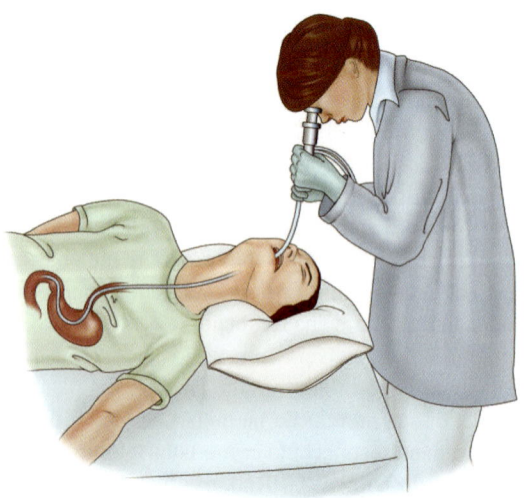

Figura 21.9 Cliente submetido à gastroscopia.

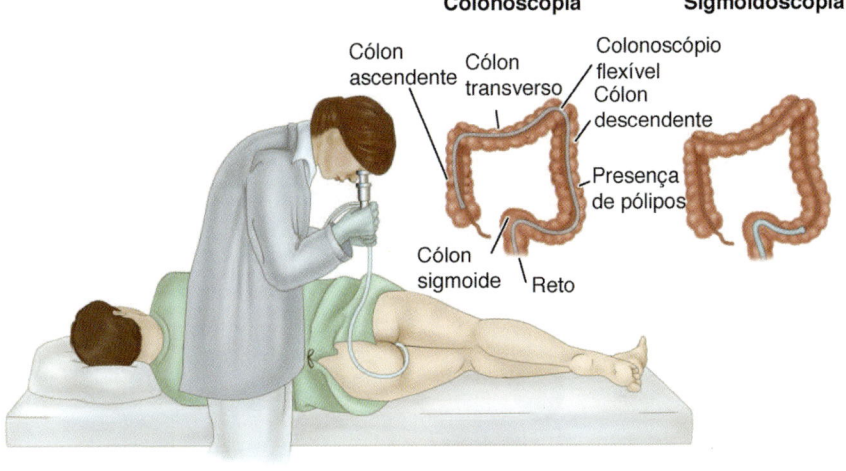

Figura 21.10 Colonoscopia. O colonoscópio flexível é introduzido pelo reto e pelo cólon sigmoide até alcançar os cólons descendente, transverso e ascendente.

com *laser* permitem o tratamento a *laser* de lesões hemorrágicas ou cânceres do intestino grosso. A descompressão intestinal (remoção do conteúdo intestinal para evitar que gases e líquidos distendam as alças intestinais) também pode ser realizada durante o procedimento.

### BOXE 21.2 — Promoção da saúde.

#### Diretrizes para triagem do câncer colorretal

A partir da idade de 50 anos, os homens e as mulheres devem seguir um dos seguintes protocolos de exames:
- Pesquisa de sangue oculto nas fezes (PSOF)* ou teste imunoquímico fecal (TIF) anualmente
- Sigmoidoscopia flexível a cada 5 anos
- PSOF ou TIF anualmente, mais sigmoidoscopia flexível a cada 5 anos+
- Clister opaco de duplo contraste a cada 5 anos
- Colonoscopia a cada 10 anos

Todos os exames positivos devem ser seguidos de colonoscopia.

Os clientes devem conversar com seus médicos quanto à necessidade de iniciar mais precocemente a triagem para câncer colorretal e/ou realizar a triagem a intervalos menores se tiverem algum dos seguintes fatores de risco para esse tipo de câncer:
- História pessoal de câncer colorretal ou pólipos adenomatosos
- História familiar de câncer colorretal ou pólipos (câncer ou pólipos em um parente de primeiro grau com idade < 60 anos, ou em dois parentes de primeiro grau com qualquer idade)++
- História pessoal de doença intestinal inflamatória crônica
- História familiar de síndrome do câncer colorretal hereditário (polipose adenomatosa familiar ou câncer de cólon não associado à polipose hereditária – síndrome de Lynch)

*No caso da PSOF, o método usado deve ser o de várias amostras obtidas pelo próprio cliente em seu domicílio. +A combinação de PSOF ou TIF anuais com sigmoidoscopia flexível a cada 5 anos é preferível a uma dessas opções isoladamente. ++A definição de parente de primeiro grau inclui pais, irmãos ou filhos. Reproduzido, com autorização, de American Cancer Society, Inc., disponível em www.cancer.org. Todos os direitos reservados.

A colonoscopia é realizada com o cliente em decúbito lateral esquerdo com as pernas flexionadas contra o tórax. A posição do cliente pode ser alterada durante o exame para facilitar a progressão do endoscópio. Pinças de biopsia ou uma escova de citologia podem ser introduzidas pelo endoscópio para recolher amostras para exames histológicos e citológicos. As complicações que podem ocorrer durante e após o procedimento incluem arritmias cardíacas e depressão respiratória resultantes dos fármacos administrados; reações vasovagais; e sobrecarga circulatória ou hipotensão resultantes da hidratação excessiva ou da desidratação, respectivamente, durante a preparação intestinal. Por essa razão, é importante monitorar continuamente as funções cardíaca e respiratória e a saturação de oxigênio do cliente, com administração de oxigênio suplementar quando necessário. Nos casos típicos, o procedimento demora cerca de 1 h, e o desconforto subsequente é causado pela insuflação de ar para expandir o cólon e pela introdução e mobilização do endoscópio durante o exame.

### Anoscopia, proctoscopia e sigmoidoscopia

O exame endoscópico do ânus, do reto e dos cólons sigmoide e descendente é realizado para avaliar diarreia crônica, incontinência fecal, colite isquêmica e hemorragia GI baixa, e para determinar se o cliente tem úlceras, fissuras, abscessos, tumores, pólipos e outros processos patológicos.

Os sigmoidoscópios flexíveis praticamente substituíram os endoscópios rígidos utilizados no passado para fazer exames de rotina. O sigmoidoscópio de fibra óptica flexível (ver Figura 21.10) permite que o cólon seja examinado até 40 a 50 cm a partir do ânus, uma distância bem maior do que os 25 cm que podem ser examinados com um sigmoidoscópio rígido. Esses aparelhos têm os mesmos recursos disponíveis aos endoscópios usados para realizar exames do trato GI, inclusive o registro de fotografias ou imagens de vídeo para documentar os achados do exame.

Durante os procedimentos de sigmoidoscopia, o cliente é colocado em uma posição confortável em decúbito lateral com a perna direita flexionada e posicionada à frente. É importante manter o cliente informado durante todo o exame e explicar as sensações associadas. Biopsias e polipectomia podem ser realizadas durante esse procedimento. A biopsia é realizada com uma pequena pinça cortante introduzida por dentro do endoscópio e pode retirar um ou mais fragmentos pequenos de tecidos. Quando existem pólipos retais ou sigmoides, eles podem ser retirados com uma alça de aço, que é usada para prender o pedículo ou haste. Em seguida, uma corrente de eletrocoagulação é aplicada para cortar o pólipo e evitar sangramento. É extremamente importante que todos os tecidos retirados sejam colocados imediatamente em gaze úmida ou em um recipiente apropriado, rotulados corretamente e enviados imediatamente ao laboratório de patologia para exame.

### Endoscopia para varizes esofágicas

Varizes esofágicas são dilatações venosas que se desenvolvem em consequência da elevação da pressão dentro das veias que drenam para o sistema porta hepático. As varizes estão associadas à cirrose hepática e tendem a se romper, razão pela qual comumente são fontes de hemorragias profusas originadas do trato GI alto. A endoscopia imediata está indicada para detectar a causa e o local do sangramento; no mínimo em 30% dos casos de sangramento atribuído às varizes esofágicas, o sangramento provém na verdade de outra fonte (gastrite, úlcera). Os cuidados de enfermagem podem ajudar a atenuar a ansiedade durante essa experiência geralmente estressante. O monitoramento cuidadoso pode detectar sinais de arritmias cardíacas, perfuração e hemorragia.

Depois do exame, o cliente não pode ingerir líquidos até que o reflexo faríngeo (de engasgo) esteja recuperado. Quando a condição física e o nível de consciência e orientação do cliente permitem, pastilhas e gargarejos podem ser usados para aliviar o desconforto faríngeo. Quando o cliente tem sangramento em atividade, a ingestão oral deve ser suspensa, e ele deve ser preparado para submeter-se a outros procedimentos diagnósticos e terapêuticos.

### Colangiopancreatografia retrógrada endoscópica

A colangiopancreatografia retrógrada endoscópica (CPRE) permite a visualização direta das estruturas que antes poderiam ser examinadas apenas por laparotomia. O exame do sistema hepatobiliar é realizado por meio de um endoscópio de fibra óptica flexível com visão lateral, introduzido pelo esôfago até o segmento descendente do duodeno (Figura 21.11). Várias mudanças de posição são necessárias para avançar o endoscópio durante o procedimento, mas o exame começa na posição de semipronação.

Radioscopia e radiografias repetidas são realizadas durante a CPRE para avaliar a presença e a localização dos cálculos ductais. A introdução cuidadosa de um cateter por dentro do endoscópio até entrar no ducto biliar comum é a etapa mais importante para a esfincterotomia endoscópica (secção dos músculos do esfíncter biliar) antes de extrair cálculos biliares por essa via.

### Laparoscopia (peritoneoscopia)

Com os avanços fantásticos da cirurgia minimamente invasiva, a laparoscopia diagnóstica é eficiente, útil e custo-efetiva na investigação diagnóstica das doenças do trato GI. Depois de produzir pneumoperitônio (gás – geralmente dióxido de carbono – é insuflado dentro da cavidade peritoneal para separar os

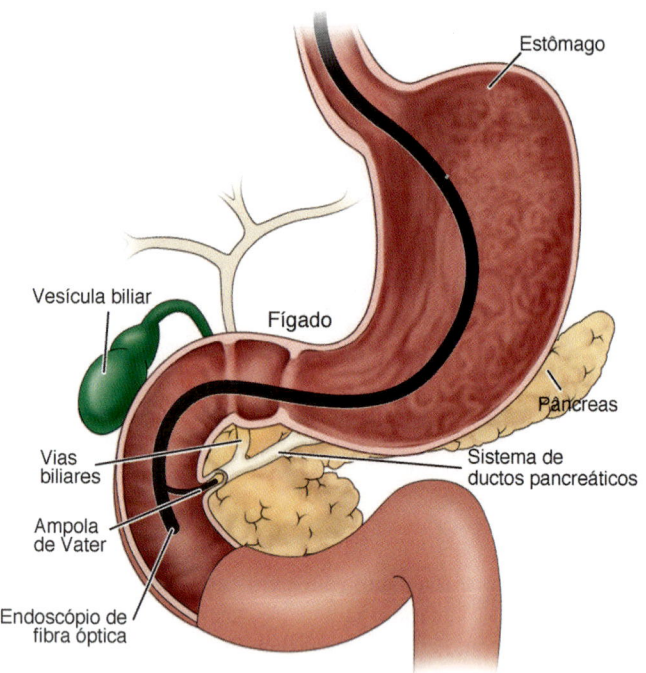

**Figura 21.11** Colangiopancreatografia retrógrada endoscópica (CPRE). Um duodenoscópio de fibra óptica com equipamento de visão lateral é introduzido no duodeno. A ampola de Vater é cateterizada e um contraste é injetado no sistema biliar. O sistema dos ductos pancreáticos também pode ser examinado, quando houver necessidade. Esse procedimento é especialmente útil para detectar neoplasias da ampola e retirar amostras para biopsia.

intestinos dos órgãos pélvicos, criando uma área operacional para visualização), o cirurgião faz uma pequena incisão lateral à cicatriz umbilical de modo a conseguir introduzir o laparoscópio de fibra óptica. Isso permite a visualização direta dos órgãos e das estruturas existentes dentro do abdome, possibilitando o exame e a identificação de quaisquer proliferações, anomalias e processos inflamatórios. Além disso, amostras de biopsia podem ser retiradas das estruturas e dos órgãos, conforme a necessidade. Esse procedimento pode ser realizado para investigar doença peritoneal, dor abdominal crônica, massas abdominais e distúrbios do fígado e das vias biliares. Entretanto, a laparoscopia não se tornou um recurso diagnóstico importante para os clientes com dor abdominal aguda, porque existem opções menos invasivas (i. e., TC e RM) prontamente disponíveis. Em geral, a laparoscopia requer anestesia geral e, em alguns casos, exige que o estômago e os intestinos sejam descomprimidos. Uma das vantagens desse procedimento é que, após o exame visual do problema, a excisão (p. ex., remoção da vesícula biliar) pode ser então realizada na mesma intervenção, caso seja necessário.

### Enteroscopia do intestino delgado

A endoscopia por cápsula é uma modalidade de enteroscopia não invasiva, que permite a visualização de todo o intestino delgado, inclusive o íleo distal. Esse procedimento é realizado para investigar a origem de um sangramento GI. Antes do desenvolvimento da endoscopia por cápsula, a visualização do intestino delgado não era adequada, e os médicos confiavam principalmente nas radiografias contrastadas para diagnosticar doenças do intestino delgado (Tukey, Pleskow, Legnani et al., 2009). Com essa técnica, o cliente ingere uma cápsula com dimensões aproximadas às de uma pílula de vitamina; em seu interior, há uma câmara sem fio em miniatura, uma fonte luminosa e um sistema de transmissor de imagens. No intestino, a cápsula é propelida pela peristalse e excretada naturalmente nas fezes depois de 1 a 2 dias. Durante o procedimento, as imagens são transmitidas da cápsula para um gravador de dados fixado por um cinturão abdominal utilizado pelo cliente. Esse procedimento diagnóstico não permite a obtenção de amostras de tecidos para exame histológico, nem a realização de intervenções terapêuticas endoscópicas e, por essa razão, sua utilidade é limitada (Cellier, 2008).

Outro procedimento realizado para examinar toda a mucosa do intestino delgado e que também permite a realização de intervenções diagnósticas e terapêuticas é a enteroscopia de duplo balão (EDB), também conhecida como método de avanço e retrocesso (Pohl, May, Nachbar e Ell, 2007). Esse endoscópio tem dois balões, um acoplado à extremidade distal do endoscópio e outro fixado ao sobretubo transparente, que desliza sobre o endoscópio. O endoscópio é avançado utilizando-se uma técnica de avanço e retrocesso, que consiste em encher e esvaziar os balões alternadamente. Esse processo resulta na telescopagem do intestino delgado, permitindo que o endoscópio visualize segmentos muito maiores do intestino delgado do que seu próprio comprimento. O procedimento demora de 1 a 3 h e requer sedação moderada (Cellier, 2008).

### Endoscopia por estoma
A endoscopia realizada com um endoscópio flexível introduzido pelo estoma é útil para examinar um segmento do intestino delgado ou grosso e pode estar indicada para avaliar anastomoses, de modo a detectar recidivas da doença, ou para visualizar e tratar sangramentos em determinado segmento do intestino.

### *Análise do suco gástrico, teste de estimulação do ácido gástrico e monitoramento do pH*
A análise do suco gástrico fornece informações quanto à atividade secretória da mucosa gástrica e à existência ou à gravidade da retenção gástrica dos clientes sob suspeita de ter obstrução pilórica ou duodenal. Esse exame também ajuda a diagnosticar a **síndrome de Zollinger-Ellison**, ou gastrite atrófica.

Um tubo nasogástrico fino com ponta de cateter marcado em vários pontos é introduzido pelo nariz. Quando está em um ponto ligeiramente menor do que 50 cm, o tubo deve estar dentro do estômago, ao longo da curvatura maior. Quando está no lugar certo, o tubo é fixado na região malar do cliente, que então é colocado em posição semirreclinada. Todo o conteúdo do estômago é removido por aspiração suave para dentro de uma seringa.

Em geral, o teste de estimulação do ácido gástrico é realizado simultaneamente à análise do suco gástrico. O médico administra histamina ou pentagastrina subcutânea para estimular as secreções gástricas. É importante informar ao cliente que essa injeção pode causar sensação de ansiedade. A enfermeira deve monitorar frequentemente a pressão arterial e o pulso do cliente, de modo a detectar hipotensão. Em seguida, são recolhidas amostras gástricas a cada 15 min, durante 1 h; as amostras são rotuladas com a hora da coleta após a injeção de histamina.

O volume e o pH das amostras devem ser determinados; em alguns casos, o exame citológico pela técnica de Papanicolaou pode ser realizado para detectar a presença de células malignas.

O refluxo esofágico de ácido gástrico pode ser diagnosticado pelo monitoramento ambulatorial do pH. O médico introduz pelo nariz do cliente uma sonda que mede o pH e é posicionada cerca de 8 cm acima do esfíncter esofágico inferior. A sonda é conectada a um dispositivo de registro externo, que é usado pelo cliente por 24 h, enquanto ele segue suas atividades diárias normais. Ao final do exame, os dados são analisados em um computador e exibidos em forma de gráfico. Esse exame permite a correlação direta entre a dor torácica e os episódios de refluxo (Wolfe, Davis, Farraye et al., 2009).

O teste de Bernstein (teste de perfusão ácida do esôfago) pode ser realizado para investigar queixas de dor torácica ou epigástrica associadas à acidez. O HCl é instilado por uma sonda enteral posicionada no esôfago para tentar desencadear a dor torácica referida. Os sinais e sintomas resultantes são comparados com as queixas habituais do cliente. Entretanto, desde o desenvolvimento do monitoramento ambulatorial do pH, esse teste diagnóstico raramente é realizado (Wolfe et al., 2009).

O sistema Bravo de monitoramento do pH é um procedimento mais moderno, que tem a vantagem de monitorar o pH do esôfago sem usar um cateter transnasal. O sistema Bravo consiste em uma cápsula de pH, com dimensões aproximadas às de uma cápsula de gel, fixada temporariamente à parede do esôfago. A cápsula Bravo mede os níveis de pH do esôfago e transmite os resultados por radiotelemetria para um receptor do tamanho de um *pager*, que é colocado no cinto ou na cintura do cliente. Os dados são registrados por até 48 h e, em seguida, são recuperados e analisados. As atividades habituais do cliente, inclusive deglutir, comer e beber, devem fazer com que a cápsula descartável de monitoramento do pH desprenda-se espontaneamente do esôfago e percorra todo o trato digestivo em 7 a 10 dias (Pandolfino e Kwiatek, 2008).

### *Provas de função hepática*
A detecção e a avaliação precoces da disfunção hepática são fundamentais para assegurar o tratamento oportuno e apropriado dos clientes com doenças hepáticas agudas ou crônicas. Mais de 70% do parênquima hepático podem ser destruídos, até que os resultados das provas de função hepática comecem a mostrar anormalidades. Em geral, a função hepática é avaliada com base na atividade de enzimas séricas (i. e., aminotransferase, fosfatase alcalina [FA] e desidrogenase láctica [LDH] séricas) e nas concentrações séricas de proteínas (albumina e globulinas), bilirrubina, amônia, fatores da coagulação e lipídios. Vários desses exames podem ser úteis para avaliar clientes com doença hepática. Contudo, não é possível determinar o tipo e a gravidade da disfunção hepática com base apenas nesses exames, porque outros distúrbios também podem alterar seus resultados.

As aminotransferases séricas (também conhecidas como transaminases) são enzimas que refletem graus variados de lesão hepatocelular ou inflamação hepática, e são úteis para detectar doenças hepáticas agudas, como hepatite. A alanina-aminotransferase (ALT), a aspartato-aminotransferase (AST) e a gamaglutamiltransferase (GGT, também conhecida como G-glutamiltranspeptidase) são os exames realizados mais comumente para avaliar lesão hepática. Os níveis de ALT aumentam principalmente com as doenças hepáticas e podem ser usados para monitorar a evolução da hepatite ou da cirrose, ou os efeitos dos tratamentos potencialmente hepatotóxicos. A AST está presente nos tecidos com intensa atividade metabólica; por essa razão, seus níveis séricos podem aumentar quando houver lesão ou morte dos tecidos de órgãos como coração, fígado, músculo esquelético e rins. Embora não sejam específicas para doença hepática, as concentrações de AST podem aumentar nos clientes com cirrose, hepatite e câncer de fígado. Níveis anormais das aminotransferases também podem ocorrer sem qualquer evidência clínica de doença hepática, e essa alteração deve ser investigada com mais detalhes para determinar se é um achado ocasional, ou se o cliente tem lesão hepática. Razão AST:ALT maior do que 2,0 pode indicar doença hepática alcoólica crônica, embora não estabeleça esse diagnóstico em definitivo (Bacon et al., 2007).

Os níveis altos de GGT estão associados à colestase, mas também podem ser causados por doença hepática alcoólica. Embora os rins tenham os níveis mais altos dessa enzima, o fígado é considerado a origem da atividade sérica normal. As elevações da fosfatase alcalina (FA) podem indicar lesão do sistema biliar (i. e., obstrução biliar), tumores, cirrose biliar primária e colangite esclerosante primária. As elevações da FA e da GGT indicam doença do fígado ou do sistema biliar. Elevação da FA com níveis normais de GGT deve sugerir a necessidade de iniciar uma avaliação para possível doença óssea, porque essa enzima também está presente nos ossos.

Outros exames importantes usados para avaliar a gravidade da disfunção hepática são bilirrubina e albumina séricas e tempo de protrombina determinado com base no índice normalizado internacional (INR). Esses exames refletem a função sintética do fígado e são usados como parâmetros prognósticos para determinar a gravidade da doença hepática (Bacon et al., 2007). A Tabela 21.7 resume as provas de função hepática realizadas comumente.

### Biopsia hepática

A biopsia hepática é considerada o padrão de referência para diagnosticar doença hepática. Com esse procedimento, o médico obtém uma pequena amostra do tecido hepático (geralmente por aspiração com agulha) para avaliação microscópica das células e da arquitetura do fígado. A indicação mais comum é avaliar distúrbios difusos do parênquima hepático e diagnosticar lesões expansivas. A biopsia hepática é particularmente útil quando as manifestações clínicas e os resultados dos exames laboratoriais não são conclusivos. Sangramento e peritonite biliar são as principais complicações da biopsia hepática; por essa razão, antes de realizar uma biopsia hepática, é necessário obter um perfil da coagulação, anotar seus resultados e corrigir as alterações encontradas. Outras técnicas de biopsia hepática são preferidas quando há ascite ou distúrbios da coagulação. A biopsia hepática pode ser realizada por via percutânea sob orientação ultrassonográfica ou por via transvenosa com acesso da veia jugular interna direita até entrar na veia hepática direita sob controle radioscópico. A biopsia hepática também pode ser realizada por via laparoscópica. O Boxe 21.3 descreve instruções para que a enfermeira possa auxiliar a realização de uma biopsia hepática.

### Paracentese

A paracentese consiste em retirar líquido (ascite) da cavidade peritoneal por uma punção ou pequena incisão cirúrgica realizada na parede abdominal em condições assépticas. O local mais comum de punção situa-se lateralmente, a 15 cm da cicatriz umbilical em adultos, em geral no quadrante inferior esquerdo. A ultrassonografia pode ser usada para facilitar o procedimento em alguns clientes sob risco elevado de sangramento em consequência de um distúrbio da coagulação e nos indivíduos que foram submetidos a procedimentos cirúrgicos do abdome e podem ter aderências. No passado, a paracentese era considerada um procedimento rotineiro para tratar ascite. Contudo, atualmente esse procedimento é realizado principalmente como exame diagnóstico para avaliar o líquido ascítico; tratar ascite volumosa refratária aos tratamentos nutricional e diurético, que esteja causando problemas graves para o cliente; investigar traumatismo, infecção do líquido peritoneal e doenças do abdome (p. ex., câncer); e remover líquido dos clientes com doenças renais e cardíacas. Uma amostra do líquido ascítico é enviada ao laboratório para contagem de células, dosagens dos níveis de albumina e proteínas totais, cultura e outros exames.

Alguns estudos demonstraram que a paracentese de grande volume (5 a 6 $\ell$) é uma técnica segura para tratar clientes com ascite volumosa. Em combinação com a infusão IV de albumina hipossódica ou de outra solução coloide, essa técnica se tornou uma abordagem terapêutica padronizada por seus efeitos imediatos. A ascite volumosa e refratária não responde ao uso de vários diuréticos e à restrição da ingestão de sódio por 2 semanas ou mais, e pode causar sequelas graves (inclusive angústia respiratória), que requerem intervenção imediata. As infusões de albumina ajudam a corrigir as reduções do volume sanguíneo arterial efetivo, que causam retenção de sódio. O uso desse coloide diminui a incidência de hiponatremia e disfunção renal associada à redução do volume arterial efetivo (Greenberger, Blumberg e Burakoff, 2009). Os efeitos benéficos da infusão de albumina na estabilidade hemodinâmica e na função renal podem estar relacionados com a melhoria da função cardíaca, bem como com a redução do grau de vasodilatação arterial (Greenberger et al., 2009). Embora o cliente com cirrose tenha aumentos acentuados do volume sanguíneo extracelular, os rins "entendem" erroneamente que o volume efetivo está reduzido. O sistema renina-angiotensina-aldosterona é ativado e o sódio é reabsorvido. Além disso, a secreção do hormônio antidiurético aumenta, e isso, por sua vez, amplia a retenção de água livre, algumas vezes resultando no desenvolvimento de hiponatremia dilucional (Reddy e Mooradian, 2009). A paracentese terapêutica possibilita a redução apenas temporária do volume de líquidos, porque a ascite acumula-se rapidamente, e isso requer punções repetidas para retirar líquido. O Boxe 21.4 descreve instruções para que a enfermeira possa auxiliar a realização de uma paracentese.

### Colecistografia

Embora tenha sido substituída pela ultrassonografia como exame preferido para detecção de cálculos biliares, a colecistografia ainda é usada quando não há equipamentos para

**Tabela 21.7** Exames laboratoriais realizados comumente para avaliar a função hepática.

| Exame | Valores normais | Utilidade clínica |
|---|---|---|
| **Exames dos pigmentos** Bilirrubina sérica, direta Bilirrubina sérica, total Bilirrubina urinária Urobilinogênio urinário Urobilinogênio fecal (raramente é dosado) | 0 a 0,3 mg/dℓ (0 a 5,1 µmol/ℓ) 0 a 0,9 mg/dℓ (1,7 a 20,5 µmol/ℓ) 0(0) 0,05 a 2,5 mg/24 h (0,09 a 4 U Ehrlich/24 h) 50 a 300 mg/24 h (100 a 400 U Ehrlich/100 g) | Esses exames avaliam a capacidade de o fígado conjugar e excretar bilirrubina. Os resultados são anormais quando há doença do fígado e das vias biliares e estão associados à icterícia detectável clinicamente |
| **Dosagens das proteínas** Proteínas séricas totais Albumina sérica Globulinas séricas Eletroforese das proteínas séricas Albumina Alfa$_1$-globulina Alfa$_2$-globulina Betaglobulina Gamaglobulina Razão albumina/globulina (A/G) | 7,0 a 7,5 g/dℓ (70 a 75 g/ℓ) 4,0 a 5,5 g/dℓ (40 a 55 g/ℓ) 1,7 a 3,3 g/dℓ (17 a 33 g/ℓ) 4,0 a 5,5 g/dℓ (40 a 55 g/ℓ) 0,15 a 0,25 g/dℓ (1,5 a 2,5 g/ℓ) 0,43 a 0,75 g/dℓ (4,3 a 7,5 g/ℓ) 0,5 a 1,0 g/dℓ (5 a 10 g/ℓ) 0,6 a 1,3 g/dℓ (6 a 13 g/ℓ) A > G ou 1,5:1-2,5:1 | As proteínas são sintetizadas pelo fígado. Os níveis de proteínas podem ser alterados por vários distúrbios hepáticos: a albumina é alterada em caso de cirrose, hepatite crônica, edema e ascite; as globulinas, em caso de cirrose, doença hepática, icterícia obstrutiva crônica e hepatites virais

A razão A/G está invertida na doença hepática crônica (albumina reduzida e globulinas aumentadas) |
| **Tempo de protrombina** | 100% ou 12 a 16 segundos | O tempo de protrombina pode estar prolongado na doença hepática, mas volta ao normal quando se administra vitamina K aos clientes com lesão hepática grave |
| **Fosfatase alcalina sérica** | Varia com a técnica: 2 a 5 unidades Bodansky, 30 a 50 U/ℓ a 34°C (17 a 142 U/ℓ a 30°C) (20 a 90 U/ℓ a 30°C) | A fosfatase alcalina sérica é produzida nos ossos, fígado, rins e intestinos, e excretada pelo sistema biliar. Quando não houver doença óssea, a fosfatase alcalina é um marcador sensível de obstrução das vias biliares |
| **Dosagens das aminotransferases séricas** AST ALT | 10 a 40 unidades (4,8 a 19 U/ℓ) 5 a 35 unidades (2,4 a 17 U/ℓ) | Os níveis dependem da liberação das enzimas pelos hepatócitos. Essas enzimas estão aumentadas quando há lesão dos hepatócitos |
| **GGT** | 10 a 48 UI/ℓ | Os níveis aumentam quando há consumo excessivo de álcool. É um marcador de colestase biliar |
| **LDH** | 100 a 200 unidades (100 a 225 U/ℓ) | |
| **Amônia (plasmática)** | 15 a 45 µg/dℓ (11 a 32 µmol/ℓ) | O fígado transforma amônia em ureia. O nível de amônia aumenta na insuficiência hepática |
| **Colesterol** Ésteres HDL (lipoproteína de alta densidade) LDL (lipoproteína de baixa densidade) | 60% do total (fração do colesterol total: 0,60) Homem: 35 a 70 mg/dℓ; mulher: 35 a 85 mg/dℓ LDL < 130 µg/dℓ | Os níveis de colesterol aumentam na obstrução biliar e diminuem na doença hepática parenquimatosa |

ultrassonografia ou quando seus resultados são inconclusivos. A colecistografia oral pode ser realizada para detectar cálculos biliares e avaliar as funções da vesícula biliar de encher, concentrar seu conteúdo, contrair e esvaziar. Com esse exame, o cliente ingere um contraste iodado que é excretado pelo fígado e concentrado na vesícula biliar. A vesícula biliar normal enche com esse composto radiopaco. Quando presentes, os cálculos biliares aparecem como sombras nas radiografias.

É importante perguntar ao cliente se ele tem alergia ao iodo ou aos frutos do mar. Quando não houver alergia, o cliente recebe o contraste oral na noite anterior à obtenção das radiografias.

A colecistografia não está indicada para os clientes ictéricos, porque o fígado não consegue excretar o contraste radiopaco na vesícula quando há icterícia. A colecistografia oral por certo ainda deverá ser usada como parte da investigação diagnóstica de alguns clientes que são tratados por **dissolução** dos cálculos biliares, ou litotripsia.

## BOXE 21.3 — Diretrizes para o cuidado de enfermagem.

**Ações de enfermagem para o cliente submetido a biopsia hepática percutânea**

### Equipamento

- Bandeja de biopsia hepática (contém agulhas, bisturi, tubos para amostras etc.)
- Luvas estéreis
- Solução antisséptica
- Anestésico local
- Curativo estéril
- Esfigmomanômetro para monitorar a PA

### Execução

| Ações | Justificativas |
|---|---|
| **Antes do procedimento** | |
| 1. Confirme que os resultados dos estudos da coagulação (tempo de protrombina, tempo de tromboplastina parcial e contagem de plaquetas) estão disponíveis e que há sangue disponível e compatível com o receptor. | 1. Muitos clientes com doença hepática têm distúrbios da coagulação e podem ter sangramentos. |
| 2. Verifique se o cliente assinou o formulário de consentimento informado; confirme que o formulário foi apresentado ao cliente. | 2. Assegura que o cliente consente com esse procedimento invasivo. |
| 3. Determine e anote o pulso, a frequência respiratória e a pressão arterial pouco antes de iniciar a biopsia. | 3. Os níveis aferidos antes da biopsia fornecem uma base para comparar os sinais vitais do cliente e avaliar suas condições depois do procedimento. |
| 4. Descreva o procedimento antecipadamente ao cliente: etapas da biopsia, sensações esperadas, efeitos esperados depois do procedimento, limitações das atividades e procedimentos de monitoramento a serem adotados. | 4. As explicações atenuam o medo e asseguram a cooperação do cliente. |
| **Durante o procedimento** | |
| 1. Dê apoio ao cliente durante o procedimento. | 1. O encorajamento e o apoio da enfermeira aumentam o conforto e promovem uma sensação de segurança. |
| 2. Exponha o lado direito da região superior do abdome (hipocôndrio direito) do cliente. | 2. A pele do local onde a agulha será introduzida deverá estar limpa, e um anestésico local será infiltrado. |
| 3. Instrua o cliente a inspirar e expirar profundamente várias vezes e, por fim, expirar e prender a respiração no final da expiração. O médico introduz imediatamente a agulha de biopsia por acesso transtorácico (intercostal) ou transabdominal (subcostal), penetra no fígado, aspira e retira a agulha. | 3. A retenção da respiração imobiliza a parede torácica e o diafragma; desse modo, evita-se a penetração do diafragma, e o risco de laceração do fígado diminui. |
| 4. Diga ao cliente para voltar a respirar. | 4. Em geral, o cliente continua a prender a respiração porque está ansioso. |

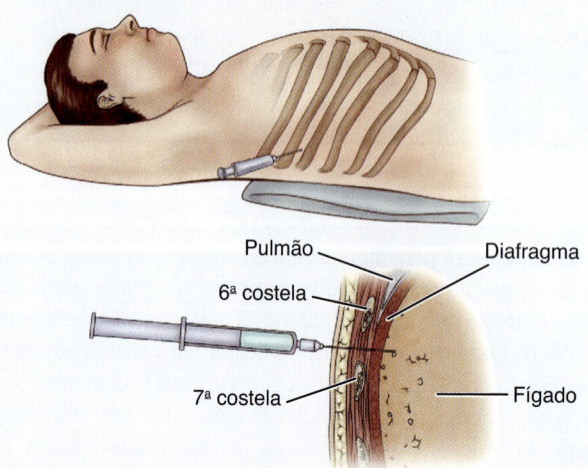

*(continua)*

## BOXE 21.3 — Diretrizes para o cuidado de enfermagem. (*continuação*)

| Ações | Justificativas |
|---|---|
| **Depois do procedimento**<br>1. Logo depois da biopsia, ajude o cliente a colocar-se em posição de decúbito lateral direito; coloque um travesseiro sob o rebordo costal e avise ao cliente para permanecer nessa posição de decúbito e imóvel por várias horas. Peça ao cliente que evite tossir ou fazer esforços.<br>2. Determine e anote o pulso, a frequência respiratória e a pressão arterial do cliente a intervalos de 10 a 15 min na primeira hora, depois a cada 30 min nas 2 h seguintes, ou até que a condição do cliente esteja estabilizada.<br>3. Se o cliente receber alta depois do procedimento, oriente quanto à necessidade de evitar levantar pesos e realizar esforços extenuantes por 1 semana. | 1. Nessa posição, a cápsula do fígado no local da perfuração fica comprimida contra a parede torácica, evitando extravasamento de sangue ou bile pela perfuração.<br>2. Alterações dos sinais vitais podem indicar sangramento, hemorragia grave ou peritonite biliar, que são as complicações mais comuns da biopsia hepática.<br>3. A limitação das atividades reduz o risco de sangramento no local da punção para biopsia. |

## BOXE 21.4 — Diretrizes para o cuidado de enfermagem.

**Ações de enfermagem para o cliente submetido à paracentese**

### Equipamento

- Bandeja de paracentese (contém trocarte, seringa, agulhas, tubo de drenagem)
- Luvas estéreis
- Solução antisséptica
- Anestésico local
- Curativo estéril
- Frascos ou recipientes para coleta da drenagem
- Esfigmomanômetro para monitorar a PA

### Execução

| Ações | Justificativas |
|---|---|
| **Antes do procedimento**<br>1. Verifique se o cliente assinou o formulário de consentimento informado.<br>2. Prepare o cliente, fornecendo-lhe as informações e instruções necessárias e tranquilizando-o.<br>3. Instrua o cliente a urinar.<br>4. Reúna os equipamentos estéreis e os recipientes de coleta apropriados.<br>5. Coloque o cliente em posição ereta à beira do leito ou em uma cadeira, com os pés apoiados em um banco. A posição de Fowler deve ser usada pelo cliente restrito ao leito.<br>6. Coloque a braçadeira do esfigmomanômetro no braço do cliente.<br>**Durante o procedimento**<br>1. Com técnica asséptica, o médico introduz o trocarte por uma punção abaixo da cicatriz umbilical. O trocarte ou a agulha são conectados a um tubo de drenagem, cuja extremidade é introduzida em um recipiente de coleta. (Ver figura a seguir.)<br>2. Ajude o cliente a manter a posição durante todo o procedimento. | 1. Assegura que o cliente entendeu e concordou com o procedimento.<br>2. O fornecimento de informações amplia o entendimento do cliente quanto ao procedimento e suas razões.<br>3. A bexiga vazia reduz o risco de punção acidental desse órgão e atenua o desconforto causado pela bexiga cheia.<br>4. A esterilidade do equipamento é essencial para reduzir o risco de infecção; ter os equipamentos disponíveis permite que o procedimento seja realizado sem interrupções.<br>5. A posição ereta faz com que o líquido peritoneal desça para mais perto da parede abdominal e facilita a punção e a remoção do líquido.<br>6. Isso permite que a enfermeira monitore a pressão arterial do cliente durante o procedimento.<br>1. A técnica asséptica reduz o risco de infecção. O sangramento no local da punção é mínimo nessa região. O líquido drena por gravidade ou por sifonagem suave para dentro do recipiente.<br>2. O cliente fatigado ou fraco pode ter dificuldade de manter a posição ideal para drenagem do líquido. |

*(continua)*

## BOXE 21.4 — Diretrizes para o cuidado de enfermagem. (*continuação*)

| Ações | Justificativas |
|---|---|

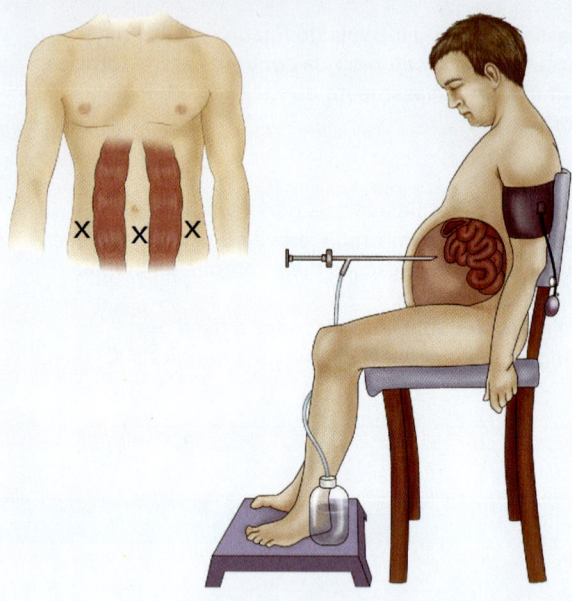

A figura ilustra as diversas posições possíveis para a introdução do trocarte.

| Ações | Justificativas |
|---|---|
| 3. Determine e anote a pressão arterial a intervalos frequentes durante todo o procedimento. | 3. A diminuição da pressão arterial pode ocorrer quando há colapso vascular, que pode resultar da remoção de líquido da cavidade peritoneal e do desequilíbrio do volume de líquidos. |
| 4. Monitore atentamente o cliente para detectar sinais de colapso vascular: palidez, pulsos acelerados ou pressão arterial reduzida. | 4. O colapso vascular pode ocorrer à medida que o líquido sai do sistema vascular para repor o líquido drenado da cavidade peritoneal. |
| **Depois do procedimento** | |
| 1. Reposicione o cliente no leito ou em uma posição sentada confortável. | 1. O cliente cansado ou fraco pode ter dificuldade de voltar a uma posição confortável sem ajuda. |
| 2. Meça, descreva e anote o líquido recolhido. | 2. O volume de líquido retirado pode ser pequeno ou muito grande, e sua remoção pode afetar o volume de líquido e a função vascular; o volume drenado deve ser incluído nos registros de ingestão e perdas. As características do líquido (límpido *versus* opaco, vermelho *versus* incolor) podem ajudar na investigação diagnóstica. |
| 3. Rotule as amostras de líquido e envie ao laboratório. | 3. O líquido peritoneal é analisado como parte da investigação diagnóstica. |
| 4. Monitore os sinais vitais a cada 15 min durante 1 h, a cada 30 min por 2 h, de hora em hora durante as 2 h seguintes e, por fim, a cada 4 h. | 4. Os sinais vitais (pressão arterial, frequência do pulso) podem se alterar em consequência das transferências de líquidos após a drenagem, principalmente quando se retiram volumes grandes de líquidos. |
| 5. Meça a temperatura do cliente. | 5. Temperatura elevada é um sinal de infecção e deve ser notificada ao médico do cliente. |
| 6. Avalie se há hipovolemia, distúrbios eletrolíticos, alterações do estado mental e encefalopatia. | 6. As alterações do equilíbrio hidreletrolítico e da função mental e cognitiva podem ocorrer após a remoção de líquidos em razão dos desequilíbrios do volume de líquidos, e devem ser documentadas. |
| 7. Ao aferir os sinais vitais, examine o local da punção para verificar se há vazamento ou sangramento. | 7. O extravasamento de líquido pode ocorrer em consequência das alterações da pressão abdominal e agravar a perda de líquidos, caso não seja detectado. Extravasamento sugere a possibilidade de infecção local, e alguns clientes apresentam sangramento em consequência dos distúrbios da coagulação secundários à doença hepática. |

(*continua*)

## BOXE 21.4 Diretrizes para o cuidado de enfermagem. (*continuação*)

| Ações | Justificativas |
|---|---|
| 8. Forneça ao cliente instruções quanto à necessidade de monitorar sangramento ou drenagem excessiva no local da punção, à importância de evitar levantar pesos ou fazer esforços extenuantes, à necessidade de mudar lentamente de posição e à frequência da monitoramento da temperatura. | 8. O cliente (ou seus familiares) precisam monitorar seu estado geral e o local de punção para detectar sangramento e drenagem excessiva se ele receber alta para o domicílio depois do procedimento. O cliente deve evitar levantar pesos ou fazer esforços, de modo a garantir a cicatrização do local da punção. Também é importante recomendar mudanças lentas de posição, em razão do risco de hipovolemia associada à remoção de líquidos. O monitoramento da temperatura é importante para detectar febre e infecção. |

## Revisão do capítulo

### Exercícios de avaliação crítica

1. Na consulta de enfermagem, enquanto afere a pressão arterial do cliente, a enfermeira é informada que, nesta manhã, após defecar, o cliente notou sangue vermelho-vivo no papel higiênico. Quais informações adicionais a enfermeira precisaria obter?

2. Uma mulher de 50 anos é atendida no setor de emergência com queixa de dor e cólicas no quadrante superior direito (QSD) nos últimos 2 dias. Em geral, os sintomas começavam 1 a 2 h depois de ingerir um jantar com alimentos fritos ou condimentados. Como especialista em *marketing*, a cliente viaja muito e seu padrão dietético habitual consiste em alimentar-se em restaurantes várias vezes por semana.
   A. Sobre qual aspecto da história da cliente a enfermeira deve buscar mais detalhes ou esclarecimento?
   B. Qual alteração durante o exame do abdome seria mais provável que a enfermeira encontrasse?

### Questões objetivas

1. Qual alteração da avaliação física a enfermeira espera como consequência normal do envelhecimento?
   A. Salivação excessiva e xerostomia
   B. Ruídos peristálticos hiperativos e fezes pastosas
   C. Aumento da secreção de ácido gástrico e pirose
   D. Perda da sensação para defecar e constipação intestinal

2. Qual dos seguintes alimentos poderia produzir um resultado falso-positivo na pesquisa de sangue oculto nas fezes (PSOF)? *Assinale todas as opções que se apliquem.*
   A. Carnes vermelhas
   B. Massas
   C. Nabos
   D. Peixes
   E. Pão integral

3. Qual das seguintes perguntas realizadas pela enfermeira seria mais indicada para avaliar um cliente com diarreia aguda?
   A. "Você fez colonoscopia nos últimos 3 meses?"
   B. "Você viajou para fora do país recentemente?"
   C. "Você tem alguma dificuldade de deglutir?"
   D. "Você tem alguma alergia?"

4. A maioria dos nutrientes e eletrólitos é absorvida em qual dos seguintes órgãos?
   A. Esôfago
   B. Estômago
   C. Intestino grosso
   D. Intestino delgado

5. Ao realizar o exame do abdome de um cliente sob suspeita de colecistite, como a enfermeira deve fazer a palpação?
   A. Palpar apenas o quadrante inferior direito
   B. Palpar apenas os quadrantes superiores
   C. Não palpar e fazer apenas percussão
   D. Palpar o quadrante superior direito por último

## Bibliografia e leitura sugerida

A bibliografia e a leitura sugerida para este capítulo estão disponíveis no GEN-IO: http://gen-io.grupogen.com.br/gen-io/.

# CAPÍTULO 22

ZACHARY R. KROM

# Manejo de Enfermagem | Distúrbios Orais e Esofágicos e Clientes com Intubação Gastrintestinal e Nutrição Parenteral e Enteral

## Objetivos de estudo

**Após ler este capítulo, você será capaz de:**

1. Descrever o manejo de enfermagem de clientes com distúrbios na cavidade oral
2. Usar o processo de enfermagem para o cuidado de clientes submetidos à dissecção do pescoço
3. Discorrer sobre as várias condições do esôfago, suas manifestações clínicas e seu manejo
4. Relatar os objetivos e os tipos de intubação gastrintestinal
5. Discutir o manejo de enfermagem do cliente com tubo nasogástrico ou nasoenteral
6. Identificar os propósitos e usos da nutrição parenteral.

A digestão começa na boca; a nutrição adequada está relacionada com a boa saúde bucal e com a condição da cavidade oral. Qualquer desconforto ou condição adversa na cavidade oral pode afetar o estado nutricional de uma pessoa, influenciando o tipo e a quantidade de alimento ingerido, bem como o grau ao qual as partículas de alimentos são expostas às enzimas salivares. Devido à correlação entre a ingestão nutricional adequada e as estruturas do trato gastrintestinal (GI) superior (lábios, boca, dentes, faringe, esôfago), justificam-se a avaliação da enfermagem e as orientações de saúde relativas à ingestão alimentar e hídrica, à saúde nutricional geral, à fala e à autoimagem. Em alguns clientes, determinadas patologias impedem a função do sistema GI, havendo necessidade de inserção de dispositivos artificiais para auxiliar a ingestão nutricional. É importante que a enfermeira esteja familiarizada com os procedimentos de inserção, com sua função e com as complicações associadas ao cuidado de clientes que recebem nutrição parenteral ou enteral suplementar.

## Distúrbios orais

### Cuidado oral

A enfermeira entende que a saúde oral é um componente muito importante do bem-estar físico e psicológico de uma pessoa. Os problemas orais comuns incluem cáries e placas dentais. Os dentes saudáveis precisam ser assídua e efetivamente limpos diariamente. A escovação e o uso de fio dental são particularmente efetivos na quebra mecânica das placas bacterianas que se formam ao redor do dente. O nível de cuidado com a boca realizado no cliente, ou por ele próprio, depende da condição e da tolerância desse cliente ao procedimento, sendo a situação ideal aquela em que ele mesmo é capaz de escovar e de passar fio dental da mesma maneira como faria rotineiramente em seu domicílio.[1] O foco principal do cuidado com a boca é reduzir o biofilme bacteriano que se acumula nos dentes, ao redor das gengivas e na saliva (Boxe 22.1). A mastigação normal e o fluxo regular de saliva também ajudam bastante na manutenção da limpeza dos dentes. Uma vez que muitos clientes doentes não ingerem a quantidade adequada de alimentos, eles produzem menos saliva, o que, por sua vez, reduz esse processo de limpeza natural. Nessas situações, a enfermeira assume a responsabilidade pela escovação dos dentes do cliente. Uma escova de dentes com cerdas macias é mais eficaz do que uma esponja ou um bastão de es-

---

[1]N.R.T.: No Brasil, a Política Nacional de Saúde Bucal (PNSB) recomenda a escovação dentária ao menos 3 vezes/dia: de manhã, após o almoço e antes de dormir.

> **BOXE 22.1 — Promoção da saúde.**
>
> **Higiene oral preventiva**
>
> Instrua o cliente a:
> - Escovar os dentes usando uma escova de dentes com cerdas macias pelo menos 3 vezes/dia. Segurar a escova em ângulo de 45° em relação às gengivas e aos dentes. Uma escova pequena é melhor do que uma grande. As superfícies das gengivas e da língua também devem ser escovadas
> - Passar fio dental ao menos 1 vez/dia
> - Usar enxaguante bucal antiplaca
> - Ir ao dentista pelo menos a cada 6 meses ou quando apresentar um dente quebrado, quando uma obturação sair, quando uma afta oral persistir por mais de 2 semanas ou em caso de dor de dente
> - Evitar bebidas alcoólicas e tabaco, inclusive tabaco não fumável
> - Manter nutrição adequada e evitar consumo de doces
> - Trocar a escova de dentes aos primeiros sinais de desgaste, em geral a cada 2 meses

puma. Se a escovação não for possível, a enfermeira deve limpar os dentes com gaze e solicitar que o cliente bocheche um enxaguante bucal antisséptico algumas vezes antes de cuspi-lo em um recipiente. Para evitar ressecamento, os lábios podem ser cobertos com gel à base de água.

O biofilme bacteriano é não apenas prejudicial à superfície dental e às gengivas, como também pode potencialmente criar problemas no sistema respiratório. Esse biofilme pode se deslocar para os pulmões e causar infecção. As pesquisas mostram que o cuidado oral de clientes sob ventilação mecânica diminui a probabilidade de pneumonia associada à ventilação artificial (Coffin, Klompas, Classen *et al.*, 2008). Para evitar essa pneumonia em clientes de risco, é recomendada a combinação das seguintes intervenções: umidificação oral 6 a 12 vezes/dia; escovação dos dentes, gengivas e língua 3 vezes/dia; e uso de gliconato de clorexidina (0,12%) 2 vezes/dia em clientes que se submeteram a uma cirurgia cardíaca (AACN, 2010a). Para mais informações sobre pneumonia associada à ventilação artificial, ver Capítulo 10.

## Distúrbios da articulação temporomandibular

Os distúrbios da articulação temporomandibular (ATM) podem se originar na cápsula articular propriamente dita ou envolver o tecido muscular que circunda e suporta a articulação. Osteoartrite, artrite reumatoide e ruptura das estruturas articulares, como luxação ou deslocamento de disco, ocorrem dentro da articulação.

## Manifestações clínicas e avaliação

Dor à mastigação e/ou dor na articulação propriamente dita são as duas manifestações mais comuns de distúrbio da ATM. Os clientes relatam dor que varia desde discreta e latejante até dor debilitante que pode irradiar para as orelhas, dentes, músculos do pescoço e seios da face. Muitas vezes, apresentam restrição da mobilidade da mandíbula e travamento da articulação. Pode haver também mudança repentina no modo como os dentes superiores e inferiores se encaixam. O cliente pode ouvir um clique e sons ásperos, e tanto a mastigação quanto a deglutição podem se tornar difíceis (National Institute of Dental & Craniofacial Research, 2009).

O diagnóstico é baseado no relato do cliente acerca de dor, limitações da amplitude de movimento (AM), disfagia, dificuldades de mastigação ou dificuldades na fala ou na audição. Ressonância magnética (RM), radiografia e artrografia podem ser realizadas.

## Manejo clínico

Recomenda-se o tratamento de suporte reversível e conservador. Se opções cirúrgicas irreversíveis forem recomendadas, o cliente deve ser estimulado a buscar uma segunda opinião.

### Manejo não cirúrgico

Embora alguns médicos acreditem que o papel do estresse nos distúrbios da ATM seja superestimado, a orientação ao cliente no manejo do estresse pode ser útil (para reduzir o desgaste e o cerramento dos dentes). Muitas vezes, placas oclusais são usadas juntamente com o manejo do estresse para evitar mais deterioração da superfície dental e irritação da articulação. O cliente também pode se beneficiar de exercícios de AM sem extensão excessiva da articulação. As medidas de manejo da dor podem incluir anti-inflamatórios não esteroides (AINE), com possível adição de opioides, relaxantes musculares ou antidepressivos leves. Ocasionalmente, órteses intraorais (uma placa plástica usada nos dentes superiores e inferiores) são usadas para reposicionar a cabeça condilar no espaço articular em uma situação mais normal, o que, por sua vez, alivia o estresse e a pressão sobre os tecidos da articulação. Isso permite a cicatrização dos tecidos.

### Manejo cirúrgico

A correção das anormalidades estruturais da mandíbula pode requerer cirurgia que envolva o seu reposicionamento ou a sua reconstrução. Fraturas simples da mandíbula sem luxação, resultantes de trauma no queixo, e intervenções cirúrgicas planejadas, como a correção cirúrgica para reposicionamento da mandíbula (cirurgia ortognática) a fim de remediar problemas funcionais e estéticos, podem requerer tratamento por esses meios. A reconstrução da mandíbula também pode ser necessária nos casos de trauma decorrente de câncer ou de lesão grave, podendo, ambos, causar perda óssea e tecidual.

Em geral, as fraturas da mandíbula são fechadas. A fixação de placa rígida (inserção de placas de metal e de pinos no osso para aproximá-lo e estabilizá-lo) consiste no tratamento atual de escolha em muitos casos de fratura mandibular e em alguns procedimentos cirúrgicos de reconstrução da mandíbula. Em algumas situações, o reparo da fratura envolve o fechamento da mandíbula do cliente com fio de aço por algumas semanas. O enxerto ósseo pode ser realizado para substituir defeitos estruturais usando fragmentos do ílio, da costela e do crânio do próprio cliente. Tecido das costelas pode também ser coletado de doadores cadáveres.

## Manejo de enfermagem

O cliente com fixação rígida deve ser instruído a não mastigar alimentos nas primeiras 4 semanas após a cirurgia. Recomenda-se dieta líquida e aconselhamento dietético para garantir a ingestão proteica e calórica ideal. Para evitar aspiração, esses clientes devem ter próximo ao leito um cortador de fio (para fixação rígida) ou uma tesoura (para fixação com contenção elástica) para liberar a mandíbula caso comecem a vomitar. O cliente e seus familiares devem ser orientados, antes da alta do cirurgião, acerca de onde e como cortar os fios ou as contenções elásticas em uma emergência. A fixação rígida permanece por aproximadamente 6 semanas, dependendo da idade, da condição óssea e da extensão da lesão mandibular do cliente.

O cliente precisa receber orientações específicas sobre alimentação e cuidados orais. Quaisquer áreas irritadas na cavidade oral devem ser relatadas ao cirurgião. É preciso enfatizar a importância da manutenção das consultas agendadas para avaliar a estabilidade da fixação.

Pode-se indicar uma consulta com um nutricionista, para que o cliente e seus familiares aprendam sobre os alimentos ricos em nutrientes essenciais e sobre as formas de preparo, de modo que esses alimentos possam ser consumidos por meio de um canudo ou de uma colher e ainda assim continuem palatáveis. Suplementos nutricionais também podem ser recomendados.

## Distúrbios das glândulas salivares

Cerca de 1.200 mℓ de saliva são diariamente produzidos e deglutidos. As três principais funções da saliva são lubrificação, proteção contra bactérias prejudiciais e digestão. As possíveis glândulas afetadas incluem as parótidas, as submandibulares e as sublinguais.

**Sialadenite** refere-se à infecção bacteriana ou viral das glândulas salivares. A infecção pode ser causada por desidratação, radioterapia, estresse, má nutrição, cálculos de glândulas salivares e higiene oral inadequada. Os clientes que apresentam infecção bacteriana demonstram inflamação, dor, edema e secreção purulenta. O tratamento inclui antibióticos, massagem, hidratação, aplicação de compressas mornas e corticosteroides. A sialadenite crônica com dor não controlada é tratada com drenagem cirúrgica da glândula ou com excisão da glândula e seus ductos.

A **parotidite** (inflamação da glândula parótida) é a condição inflamatória mais comum das glândulas salivares. As parótidas são as maiores glândulas salivares. Caxumba (parotidite epidêmica), uma doença infecciosa causada por infecção viral e que afeta crianças com mais frequência, constitui a inflamação de uma glândula salivar, em geral a parótida.

Pessoas idosas, criticamente doentes ou debilitadas, com diminuição do fluxo salivar decorrente de desidratação geral ou de medicamentos, correm alto risco de desenvolvimento de parotidite. Os microrganismos infecciosos viajam a partir da boca pelos ductos salivares. Em geral, o agente causal é *Staphylococcus aureus* (exceto na caxumba). O surgimento dessa complicação é repentino, com exacerbação tanto da febre quanto dos sintomas da condição primária. A glândula se edemacia e se torna tensa e sensível. O cliente sente dor no ouvido, e as glândulas edemaciadas interferem na deglutição. O edema aumenta rapidamente e a pele sobrejacente logo se torna avermelhada e brilhosa. O cliente também pode apresentar drenagem purulenta saindo do local.

Os procedimentos clínicos envolvem manutenção da ingestão nutricional e hídrica adequada, boa higiene oral e descontinuação dos medicamentos (como tranquilizantes, diuréticos) que podem reduzir a salivação. A antibioticoterapia é necessária, e analgésicos podem ser prescritos para controlar a dor. Se a terapia antibiótica não for eficaz, pode haver necessidade de drenagem da glândula por pressão extraoral aplicada na área ou por remoção cirúrgica da glândula (parotidectomia). A cirurgia também pode ser necessária para tratar a parotidite crônica. O cliente é recomendado a fazer qualquer procedimento dentário necessário antes da cirurgia.

## Câncer oral e orofaríngeo

Os cânceres da cavidade oral, os quais podem acometer qualquer parte da boca ou da garganta, são curáveis quando diagnosticados precocemente.[2]

## Fisiopatologia

Em geral, as malignidades da cavidade oral constituem cânceres de células escamosas. Qualquer área da orofaringe pode ser local de crescimento maligno, porém os lábios, os aspectos laterais da língua e o assoalho da boca são mais comumente afetados.

## Fatores de risco

Não raro, os cânceres orais são associados ao uso de álcool e todos os tipos de produtos de tabaco, os quais, se usados juntos, exercem efeito carcinogênico sinérgico. Outros fatores englobam deficiência dietética, ingestão de carne defumada e exposição prolongada ao sol e ao vento para câncer do lábio.

O câncer da cavidade oral afeta com mais frequência os homens do que as mulheres; entretanto, a incidência de câncer oral em mulheres está aumentando, possivelmente devido ao consumo maior de álcool e tabaco.

## Manifestações clínicas e avaliação

Muitos cânceres orais produzem poucos sintomas, ou nenhum, nos estágios iniciais. Posteriormente, o sinal mais frequente consiste em ferida ou massa indolor que não cicatriza. Uma lesão típica no câncer oral é a úlcera endurecida, indolor, com margens elevadas. O tecido de toda úlcera na cavidade oral que não se cicatrize em 2 semanas deve ser examinado por biopsia. Conforme o câncer progride, o cliente pode se queixar de sensibilidade, dificuldades de mastigação, deglutição ou fala, escarro com sangue e linfonodos cervicais aumentados.

A avaliação diagnóstica consiste em exame oral, bem como em análise dos linfonodos cervicais para detectar possíveis metástases. As biopsias são realizadas em lesões suspeitas (aquelas que não se cicatrizaram em 2 semanas). Áreas de alto risco incluem mucosa bucal e gengiva em pessoas que cheiram rapé ou fumam cigarros ou cachimbo. Para os fumantes de cigarro e consumidores de bebidas alcoólicas, as áreas de alto risco englobam o assoalho da boca, a língua ventrolateral e o

---

[2] N.R.T.: No Brasil, a estimativa era de 9.990 casos novos de câncer da cavidade oral em homens e 4.180 em mulheres, no ano de 2012.

complexo do palato mole (palato mole, área tonsilar anterior e posterior, úvula, e área por trás da junção molar e da língua).

## Manejo clínico

O manejo varia de acordo com a natureza da lesão, com a preferência do médico e com a escolha do cliente. Ressecção cirúrgica, radioterapia, quimioterapia ou uma combinação dessas abordagens podem ser efetivas.

No câncer do lábio, em geral, pequenas lesões são excisadas separadamente. A radioterapia é mais apropriada para lesões maiores que envolvam mais de um terço do lábio, devido aos resultados estéticos melhores. A escolha depende da extensão da lesão e do que é necessário para curar o cliente ao mesmo tempo que se preserva a melhor aparência. Tumores maiores do que 4 cm muitas vezes recorrem.

No câncer da língua, a radioterapia e a quimioterapia preservam a função orgânica e mantém a qualidade de vida. Pode ser usada uma combinação de implantes intersticiais radioativos (implante cirúrgico de uma fonte radioativa no tecido adjacente ou no local do tumor) e radiação de feixe externo. Os procedimentos cirúrgicos incluem hemiglossectomia (remoção cirúrgica de metade da língua) e glossectomia total (remoção da língua).

### Dissecção do pescoço

Com frequência, o câncer na cavidade oral resulta em metástase pelo extenso canal linfático na região do pescoço (Figura 22.1), requerendo dissecção do pescoço e cirurgia reconstrutora da cavidade oral. Outras malignidades da cabeça e do pescoço que podem resultar em metástase pelo canal linfático incluem aquelas da orofaringe, hipofaringe, nasofaringe, cavidade nasal, seio paranasal e laringe (Figura 22.2). A dissecção radical do pescoço envolve remoção de todos os linfonodos cervicais, desde a mandíbula até a clavícula, e remoção do músculo esternocleidomastóideo, da veia jugular interna e dos músculos espinais acessórios de um lado do pescoço. As complicações associadas incluem queda do ombro e estética ruim (depressão visível do pescoço). A dissecção radical do pescoço modificada,

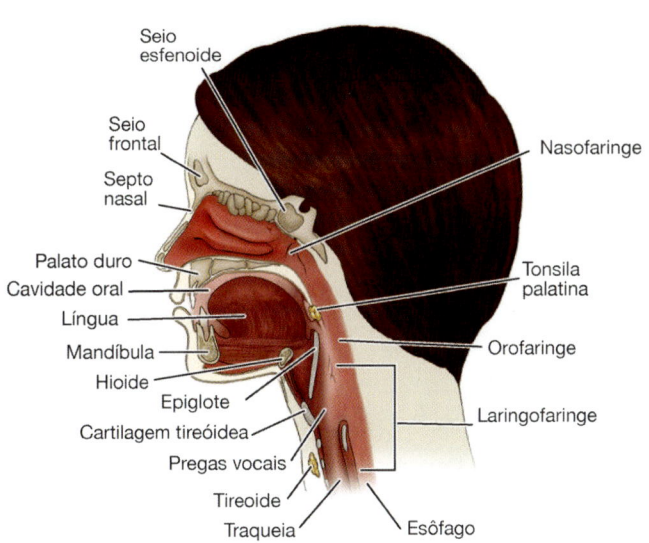

Figura 22.2 Anatomia da cabeça e do pescoço.

a qual preserva uma ou mais estruturas não linfáticas, é usada com mais frequência. A dissecção seletiva do pescoço (em comparação à dissecção radical) preserva um ou mais grupos de linfonodos, a veia jugular interna, o músculo esternocleidomastóideo e o nervo espinal acessório (Figura 22.3).

Técnicas reconstrutoras podem ser realizadas com vários enxertos. Um retalho cutâneo (pele e tecido subcutâneo), como o retalho deltopeitoral, pode ser usado. O retalho miocutâneo (tecido subcutâneo, músculo e pele) é um enxerto usado com mais regularidade; o músculo peitoral maior também é utilizado. Para enxertos maiores, pode-se usar um retalho microvascular livre, o qual envolve a transferência de músculo, pele ou osso com uma artéria e veia para a área de reconstrução, usando-se microinstrumentação. Áreas usadas para o retalho livre incluem a escápula, a área radial do antebraço ou a fíbula. A fíbula, que fornece uma área óssea maior, pode ser usada se a reconstrução mandibular estiver envolvida. A dissecção do pescoço é discutida adiante, na seção de processo de enfermagem.

## Manejo de enfermagem

A enfermeira avalia o estado nutricional do cliente antes da cirurgia, podendo ser necessária a avaliação da nutricionista. O cliente pode requerer alimentação enteral ou parenteral (intravenosa) antes e depois da cirurgia, para que a nutrição adequada seja mantida. Se um enxerto radial for realizado, o teste de Allan no braço do doador precisa ser feito para que se verifique a perviabilidade da artéria ulnar. Para obter mais detalhes sobre o teste de Allan, ver Capítulo 12.

No pós-operatório, a enfermeira monitora a capacidade do cliente de proteger as vias respiratórias por meio da avaliação da capacidade de deglutição e do manejo das secreções orais. A aspiração de secreções orais pode ser necessária, e o cliente pode ser instruído a usar um dispositivo de aspiração para remover as secreções orais quando apropriado. Caso enxertia tenha feito parte da cirurgia, a aspiração precisará ser realizada com cuidado para evitar dano ao enxerto. A viabilidade do enxerto é avaliada no pós-operatório. Embora se deva analisar a cor (branco pode indicar oclusão arterial e mosqueamento azul

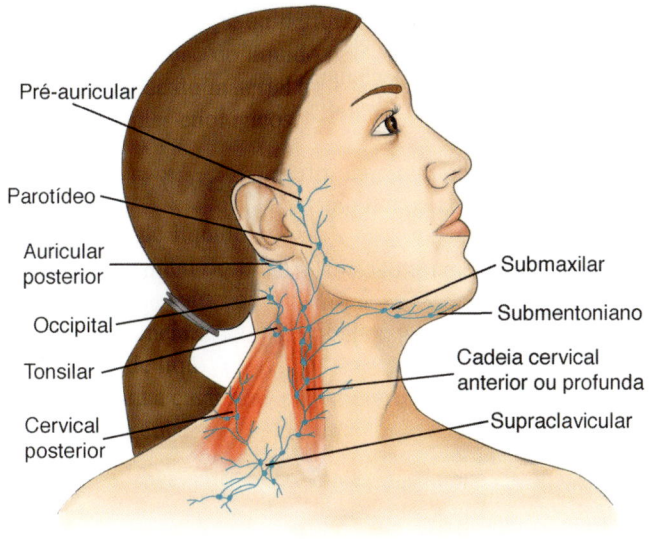

Figura 22.1 Drenagem linfática da cabeça e do pescoço.

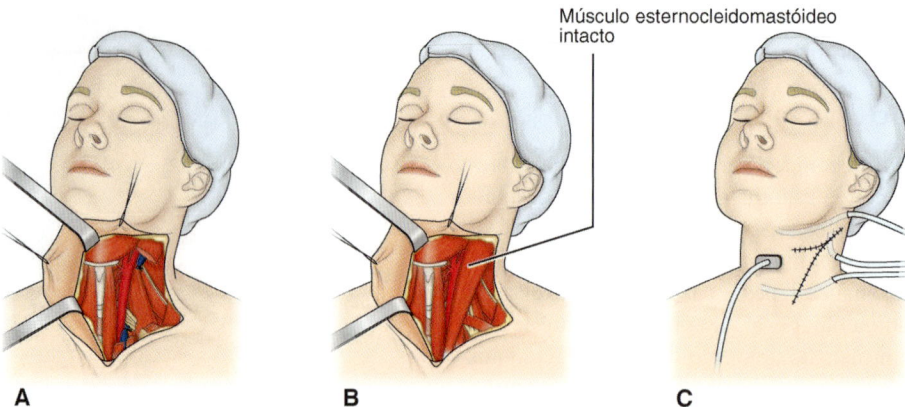

**Figura 22.3 (A)** Uma clássica dissecção radical do pescoço, na qual o músculo esternocleidomastóideo e os músculos menores são removidos. Todo tecido é retirado, desde o ramo da mandíbula até a clavícula. A veia jugular também foi removida. **(B)** A dissecção seletiva do pescoço é similar, porém preserva o músculo esternocleidomastóideo, a veia jugular interna e o nervo espinal acessório. A ferida é fechada **(C)** e a drenagem por sucção portátil é inserida.

pode apontar congestão venosa), avaliar o enxerto olhando pela boca pode ser difícil. Um dispositivo de ultrassom intermitente com Doppler ou um dispositivo de monitoramento de fibra óptica (produzindo um pulso contínuo audível do local do enxerto) podem ser usados para avaliar a perfusão do enxerto.

**Xerostomia** é uma sequela frequente de câncer oral, particularmente quando as glândulas salivares foram expostas à radiação ou a uma cirurgia importante. É também observada em clientes que recebem agentes psicofarmacológicos, clientes com infecção pelo HIV, clientes que não conseguem fechar a boca, clientes com tubos de traqueostomia ou endotraqueal e naqueles com baixa ingestão de alimentos orais.

A boca do cliente tem aparência avermelhada, seca e é sensível à palpação. Podem ocorrer rachaduras na mucosa oral seca, nas quais uma infecção pode se desenvolver. Para minimizar esse problema, recomenda-se que o cliente evite líquidos e alimentos irritantes, secos e volumosos, bem como álcool e tabaco. O cliente também deve ser encorajado a aumentar a ingestão de líquidos (quando não contraindicado) e a usar umidificadores durante o sono. O uso de saliva sintética, de um gel umidificador antibacteriano ou de um estimulante da produção de saliva pode ser útil.

**Estomatite** (mucosite) envolve inflamação e perda da integridade da mucosa oral e é, muitas vezes, um efeito colateral da quimioterapia ou da radioterapia. O cuidado profilático da boca é iniciado quando o cliente começa a receber o tratamento; no entanto, a mucosite pode se tornar tão grave, que uma pausa no tratamento pode ser necessária. Se o cliente que será submetido à radioterapia apresentar dentição ruim, a extração de dentes antes da radioterapia cavidade oral é muitas vezes realizada para evitar infecção. Em consequência disso, muitos centros de radioterapia recomendam a aplicação de flúor para clientes que recebem radiação na cabeça e no pescoço.

Não raro, as pessoas com câncer na cabeça e no pescoço consumiam álcool ou tabaco antes da cirurgia; no pós-operatório, o cliente deve ser encorajado a abster-se dessas substâncias. Recomenda-se um tratamento para diminuir a probabilidade de abstinência de álcool e nicotina. A depressão também é comum nesse grupo de clientes, com as taxas de prevalência mais altas no diagnóstico e durante o tratamento (Haisfield-Wolfe, McGuire, Soeken *et al.*, 2009).

### Processo de enfermagem

*Cliente submetido à dissecção do pescoço*

### Avaliação

No pré-operatório, a preparação física e psicológica do cliente para a cirurgia é verificada, juntamente com o seu conhecimento acerca dos procedimentos pré e pós-cirúrgicos. No pós-operatório, o cliente é analisado quanto a complicações como alteração do estado respiratório, infecção de ferida e hemorragia. Conforme a cicatrização vai ocorrendo, a AM do pescoço é analisada para determinar se houve diminuição da AM devido a dano nervoso ou muscular.

### Diagnóstico

*O diagnóstico da enfermagem pode incluir:*

- Conhecimento deficiente sobre os procedimentos pré e pós-operatórios
- Desobstrução ineficaz das vias respiratórias relacionada com a obstrução por muco, hemorragia ou edema
- Dor aguda relativa à incisão cirúrgica
- Risco de infecção relacionado com a intervenção cirúrgica
- Integridade tissular prejudicada secundária à cirurgia e à enxertia
- Nutrição desequilibrada, inferior às necessidades corporais, relacionada com o processo patológico ou com o tratamento
- Baixa autoestima situacional relacionada com o diagnóstico ou com o prognóstico
- Comunicação verbal prejudicada relacionada com a ressecção cirúrgica
- Mobilidade física prejudicada relacionada com a lesão nervosa.

As potenciais complicações pós-operatórias são:

- Hemorragia
- Fístula quilosa
- Lesão nervosa.

## Planejamento

Os principais objetivos relativos ao cliente incluem participação no plano de tratamento, manutenção do padrão respiratório, alcance do conforto, ausência de infecção, viabilidade do enxerto, manutenção da ingestão adequada de alimentos e líquidos, estratégias de enfrentamento eficazes, comunicação efetiva, preservação da mobilidade do ombro e do pescoço e ausência de complicações.

## Intervenções de enfermagem

Antes da cirurgia, o cliente deve ser informado sobre a natureza e a extensão da cirurgia e sobre como será o período pós-operatório (ver Capítulo 5 para acessar as orientações pré-operatórias).

Para o cliente submetido a cirurgia extensa do pescoço, intervenções pós-operatórias específicas incluem manutenção da perviabilidade das vias respiratórias e avaliação contínua do padrão respiratório, cuidado da ferida e higiene oral, manutenção da nutrição adequada e monitoramento de sinais de hemorragia e de lesão nervosa.

### Manutenção das vias respiratórias

Após a remoção da via respiratória ou do tubo endotraqueal e o fim dos efeitos da anestesia, o cliente pode ser colocado na posição de Fowler para facilitar a respiração e promover o conforto. Essa posição também propicia a drenagem venosa e linfática, facilita a deglutição e reduz a pressão venosa sobre os enxertos cutâneos.

No período pós-operatório imediato, a enfermeira avalia estertores (sons ásperos de alta frequência na inspiração), escutando frequentemente sobre a traqueia com um estetoscópio. Esse achado precisa ser imediatamente relatado, pois pode indicar obstrução das vias respiratórias. Sinais de angústia respiratória, como dispneia, cianose, alterações no estado mental e mudanças nos sinais vitais, devem ser avaliados, porque são sugestivo de edema, hemorragia, oxigenação inadequada ou drenagem imprópria.

Na fase pós-operatória, pneumonia pode se desenvolver se as secreções pulmonares não forem removidas. Para auxiliar a remoção de secreções, a tosse e a respiração profunda são estimuladas. O cliente deve assumir a posição sentada, com a enfermeira apoiando o pescoço de modo que o cliente possa eliminar as secreções excessivas. Se isso não for eficaz, pode ser necessária a sucção do trato respiratório do cliente. É preciso cuidado para proteger as linhas de sutura durante a aspiração. Se um tubo de traqueostomia estiver inserido, a aspiração é feita pelo tubo. O cliente também é instruído a usar pontas aspirativas de Yankauer para remover as secreções orais. A temperatura não deve ser aferida oralmente.

### Alívio da dor

A dor e o medo de sentir dor são avaliados e manejados. Clientes com câncer na cabeça e no pescoço muitas vezes relatam menos dor do que os clientes com outros tipos de câncer. Entretanto, a enfermeira precisa estar atenta para o fato de que cada experiência de dor é individual. A enfermeira deve administrar analgésicos de acordo com a prescrição e analisar sua efetividade.

### Cuidados com a ferida

Tubos de drenagem são geralmente inseridos durante a cirurgia para evitar o acúmulo de líquido subcutâneo. Os tubos de drenagem são conectados a um dispositivo de aspiração portátil (como Jackson-Pratt), e o coletor é esvaziado periodicamente. Entre 80 e 120 m$\ell$ de secreções serossanguíneas podem ser drenados ao longo das primeiras 24 h. A drenagem excessiva pode ser indicativa de fístula quilosa ou hemorragia (ver discussão adiante). Se houver curativos, eles precisam ser reforçados periodicamente. Os curativos são examinados à procura de sinais de hemorragia e constrição, o que compromete a respiração e a perfusão do enxerto. O enxerto, se presente, deve ser avaliado quanto à cor e à temperatura, e também quanto à presença de pulso, se aplicável, para determinar a viabilidade. O enxerto deve ser rosa-pálido e, ao toque, não deve ser frio. As incisões cirúrgicas também são analisadas quanto à infecção, a qual é relatada de imediato. Antibióticos profiláticos podem ser prescritos.

### Manutenção da nutrição adequada

O estado nutricional é avaliado no pré-operatório; a intervenção precoce para corrigir desequilíbrios nutricionais pode reduzir o risco de complicações pós-operatórias. Com frequência, a nutrição não é a ideal graças à ingestão inadequada, e o cliente muitas vezes requer suplementos parenterais ou enterais no pré e no pós-operatório para alcançar e manter um balanço nitrogenado positivo.

O cliente capaz de mastigar pode se alimentar pela boca; o nível da capacidade de mastigação do cliente determina se há necessidade de alguma modificação na dieta (como alimentos líquidos, macios, pastosos). As preferências alimentares também devem ser discutidas com o cliente. O cuidado oral antes da alimentação pode aumentar o apetite do cliente, e o cuidado oral após a alimentação é importante para evitar infecções e cáries dentárias. A maioria dos clientes consegue manter e ganhar peso.

### Estratégias de apoio

No período pré-operatório, informações sobre a cirurgia planejada são fornecidas ao cliente e aos seus familiares. No pós-operatório, as intervenções da enfermagem também devem ser direcionadas a apoiar o cliente frente às alterações na imagem corporal ou às preocupações com o prognóstico. O cliente pode apresentar dificuldades de comunicação e pode estar preocupado com sua capacidade de respirar e deglutir normalmente. A enfermeira deve ajudar a família e os amigos do cliente a encorajá-lo e a tranquilizá-lo, esclarecendo que a adaptação necessária aos resultados da cirurgia demora algum tempo.

A pessoa submetida a cirurgia extensa no pescoço, muitas vezes, fica fragilizada com as questões relacionadas com a aparência física. Isso pode acontecer quando a área operada é coberta por curativos volumosos, quando a linha de incisão é visível ou quando, após a cicatrização, ocorrem mudanças significativas na aparência do pescoço e, possivelmente, da região inferior do rosto. Se a enfermeira aceita a aparência do cliente e expressa uma atitude otimista e positiva, o cliente fica mais receptivo aos estímulos. O cliente também precisa de

*(continua)*

uma oportunidade para expressar suas preocupações relativas ao sucesso da cirurgia e ao prognóstico.[3]

### Promoção da comunicação eficaz

Se uma laringectomia foi realizada, a enfermeira deve explorar outros métodos de comunicação com o cliente (métodos de comunicação alaríngea) e agendar uma consulta com o fonoaudiólogo. As alternativas à comunicação verbal incluem uso de lápis e papel e apontamento para os itens necessários em um quadro. Técnicas de fala alternativas, como fala eletrolaríngea (um dispositivo mecânico usado contra o pescoço) ou fala esofágica, podem ser ensinadas pelo fonoaudiólogo.

### Manutenção da mobilidade física

A excisão de músculos e nervos resulta em fraqueza no ombro, o que pode causar *queda do ombro*, a qual consiste na sua curvatura para frente. Muitos problemas podem ser evitados com a adesão a um programa de exercícios. Em geral, esses exercícios são iniciados após a remoção dos drenos e a cicatrização suficiente da incisão no pescoço. Fisioterapeutas e terapeutas ocupacionais auxiliam os clientes na realização desses exercícios.

### Monitoramento e manejo das potenciais complicações

**Hemorragia.** A hemorragia pode ocorrer em virtude da ruptura da artéria carótida, resultante da necrose do enxerto ou do dano da artéria propriamente dita, ocasionado por tumor ou infecção. Indicam-se as seguintes medidas:

- Os sinais vitais são avaliados. Taquicardia, taquipneia e hipotensão sugerem hemorragia e choque hipovolêmico iminente
- O cliente é instruído a evitar a manobra de Valsalva (atividades que aumentem a pressão intra-abdominal como no movimento intestinal) para evitar estresse no enxerto e na artéria carótida
- Sinais de ruptura iminente, como desconforto ou dor epigástrica alta, são relatados
- Os curativos e a drenagem de ferida são analisados quanto a sangramento excessivo
- Se ocorrer hemorragia, a equipe médica deve ser solicitada imediatamente
- A hemorragia requer aplicação contínua de pressão no local do sangramento ou no principal vaso envolvido
- Embora alguns apoiem o posicionamento do cliente em supino e a elevação dos membros inferiores para manter a pressão sanguínea, outros recomendam que a cabeceira do leito do cliente seja elevada para manter a permeabilidade das vias respiratórias e evitar **aspiração**
- Atitudes seguras e assertivas da equipe multiprofissional amenizam a ansiedade do cliente
- O cirurgião é notificado imediatamente, pois a ruptura de ligadura ou de um vaso requer intervenção cirúrgica

**Fístula quilosa.** Uma fístula quilosa (drenagem leitosa do ducto torácico na cavidade torácica) pode se desenvolver como consequência do dano do ducto torácico no transoperatório ou após o procedimento. O diagnóstico é feito quando houver drenagem excessiva, com conteúdo de gordura de 3% e gravidade específica de 1,012 ou mais. O tratamento da fístula pequena ($\leq$ 500 m$\ell$) inclui aplicação de um curativo compressivo e dieta de ácidos graxos de cadeia média ou nutrição parenteral. Há necessidade de intervenção cirúrgica para reparar o ducto lesado em caso de fístulas maiores.

**Lesão nervosa.** A lesão nervosa pode ocorrer se o plexo cervical ou os nervos espinais acessórios forem gravemente lesados durante a cirurgia. Uma vez que a paralisia facial inferior pode ocorrer como resultado da lesão do nervo facial, essa complicação precisa ser observada e relatada. Da mesma maneira, se o nervo laríngeo superior for danificado, o cliente pode apresentar dificuldades de deglutição de líquidos e de alimentos devido à falta parcial de sensibilidade da glote. A fonoterapia pode ser indicada para auxiliar os problemas relacionados com a lesão nervosa.

### Instruções sobre autocuidado para os clientes

O cliente e o cuidador requerem instruções sobre o manejo da ferida, do curativo e dos drenos que permanecem inseridos. Os clientes que requerem o uso de dispositivos para sucção oral ou de traqueostomia podem se mostrar muito ansiosos em relação ao cuidado domiciliar; a transição para casa pode ser facilitada se ao cuidador forem oferecidas oportunidades de demonstrar sua capacidade de atender às necessidades do cliente. O cliente e o cuidador também são orientados quanto a possíveis complicações, como sangramento e angústia respiratória, e sobre quando notificar o médico dos sinais e sintomas dessas complicações.

Se o cliente não conseguir se alimentar pela boca, instruções detalhadas e demonstrações das alimentações enteral e parenteral são necessárias. A orientação das técnicas de higiene oral efetivas também é importante.

Uma solicitação de enfermagem para o atendimento domiciliar pode ser necessária no período inicial após a alta. A enfermeira avalia a cicatrização, certifica-se de que as refeições estejam sendo administradas da maneira adequada e monitora as complicações. A enfermeira responsável pelo atendimento domiciliar avalia os ajustes do cliente às alterações na aparência física e a capacidade de comunicação e alimentação. O fonoaudiólogo e o fisioterapeuta também podem continuar atendendo em domicílio.

O cliente recebe informações a respeito de recursos disponíveis na comunidade, como grupos de apoio locais.

## Reavaliação

Os resultados esperados para o cliente podem incluir:

1. Discussão do curso esperado do tratamento
2. Demonstração de boa troca gasosa:
    a. Revela pulmões limpos à ausculta
    b. Exibe respiração fácil sem dispneia
    c. Mostra capacidade de usar o dispositivo de sucção de maneira eficaz
3. Ausência de infecção:
    a. Mantém valores laboratoriais normais
    b. Encontra-se afebril
4. Área do enxerto com tecido rosado e não frio ao toque

---

[3] N.R.T.: No Brasil, organizações não governamentais e sociedades especializadas no tratamento contra o câncer promovem diferentes ações de voluntariado, informação e campanhas para arrecadação de recursos para apoiar as pessoas em tratamento.

5. Manutenção da ingestão adequada de alimentos e líquidos:
   a. Aceita a via de alimentação alterada
   b. Mostra boa hidratação
   c. Mantém ou ganha peso
6. Demonstração de capacidade de cooperar:
   a. Discute as respostas emocionais ao diagnóstico
   b. Frequenta encontros com grupos de apoio
7. Verbalização do conforto
8. Capacidade de mobilidade máxima:
   a. Adere aos exercícios da fisioterapia
   b. Consegue AM máxima
9. Ausência de complicações:
   a. Revela sinais vitais estáveis
   b. Não mostra sangramento excessivo ou secreção
   c. É capaz de movimentar músculos da região inferior do rosto.

# Distúrbios do esôfago

O esôfago é um tubo muscular, revestido por muco, que transporta os alimentos da boca para o estômago. Inicia-se na base da faringe e termina cerca de 4 cm abaixo do diafragma. Sua capacidade de transportar alimentos e líquido é facilitada por dois esfíncteres. O esfíncter esofágico superior, também chamado de *esfíncter hipofaríngeo*, está localizado na junção da faringe e do esôfago. O inferior, também chamado de *esfíncter gastresofágico* ou *cárdia*, encontra-se na junção do esôfago com o estômago. O esfíncter esofágico inferior evita o refluxo (fluxo retrógrado) do conteúdo gástrico. Não há camada serosa do esôfago; portanto, se houver necessidade de cirurgia, será mais difícil a realização de suturas e anastomoses.

Os distúrbios do esôfago englobam os problemas de motilidade (acalasia, espasmo difuso), hérnias de hiato, divertículos, perfuração, corpos estranhos, queimaduras químicas, refluxo gastresofágico, esôfago de Barrett e carcinoma. A **disfagia** (dificuldades de deglutição), o sintoma mais comum de doença esofágica, pode variar desde uma sensação desconfortável de que um bolo alimentar "está preso" na região superior do esôfago até dor aguda à deglutição (**odinofagia**). A obstrução de alimentos (sólidos e macios) e até mesmo de líquidos pode ocorrer em qualquer local ao longo do esôfago. Muitas vezes, os clientes indicam que o problema está localizado no terço superior, médio ou inferior do esôfago.

## Acalasia

**Acalasia** é a **peristalse** ausente ou ineficaz do esôfago distal, acompanhada pela incapacidade do esfíncter esofágico de relaxar em resposta à deglutição. O estreitamento do esôfago logo acima do estômago resulta em dilatação cada vez maior do esôfago na região superior do tórax. A acalasia pode progredir lentamente e acomete com mais frequência pessoas com mais de 40 anos de idade.

## Manifestações clínicas e avaliação

O primeiro sintoma é a dificuldade de deglutição tanto de líquidos quanto de sólidos. O cliente tem a sensação de que a comida está presa na porção inferior do esôfago. Conforme a condição vai progredindo, é comum que o alimento seja regurgitado tanto espontânea quanto intencionalmente pelo cliente para aliviar o desconforto produzido pela distensão prolongada do esôfago, causada pelo alimento que não passa para o estômago. O cliente também pode relatar dor torácica e azia (**pirose**) que podem ou não estar associadas à alimentação. Complicações pulmonares secundárias podem resultar da aspiração dos conteúdos gástricos.

Radiografias mostram dilatação esofágica acima do estreitamento na junção gastresofágica. Esôfago contrastado, tomografia computadorizada (TC) do tórax e endoscopia podem ser usados para o diagnóstico; no entanto, a *manometria*, um processo no qual a pressão esofágica é medida pelo radiologista ou pelo gastroenterologista, confirma o diagnóstico.

## Manejo clínico e de enfermagem

O cliente é instruído a comer lentamente e a ingerir líquidos nas refeições. Como medida temporária, bloqueadores do canal de cálcio e nitratos têm sido usados para diminuir a pressão esofágica e melhorar a deglutição. A injeção de toxina botulínica (Botox®) nos quadrantes do esôfago por meio de endoscopia tem sido útil, pois inibe a contração dos músculos lisos. Injeções periódicas são necessárias para manter a remissão.

A acalasia pode ser tratada conservadoramente por dilatação pneumática para estirar a área estreitada do esôfago (Figura 22.4). A dilatação pneumática tem alto índice de sucesso. Embora a perfuração seja uma complicação potencial, a incidência é baixa. O procedimento pode ser doloroso; portanto, é necessária a administração de sedação moderada na forma de analgésico ou de tranquilizante, ou de ambos. O cliente é monitorado quanto à perfuração. Hipersensibilidade abdominal e febre podem indicar perfuração (ver discussão posterior).

A acalasia pode ser tratada cirurgicamente por esofagomiotomia. Em geral, o procedimento é feito por laparoscopia, tanto com a miotomia do esfíncter esofágico inferior e um procedimento antirrefluxo quanto sem procedimento antirrefluxo. As fibras musculares do esôfago são separadas para aliviar o estreitamento esofágico inferior.

## Hérnia hiatal

Na condição conhecida como **hérnia** de hiato (ou hérnia hiatal), a abertura no diafragma pela qual o esôfago passa se torna aumentada, e parte do estômago superior tende a se mover para cima na porção inferior do tórax. A hérnia hiatal acomete com mais frequência as mulheres do que os homens. Existem dois tipos de hérnia de hiato: por deslizamento e paraesofágica. A hérnia hiatal por deslizamento, ou do tipo I, ocorre quando a parte superior do estômago e a junção gastresofágica são deslocados para cima e deslizam para dentro e para fora do tórax (Figura 22.5A). Cerca de 90% dos clientes com hérnia de hiato esofágica apresentam a hérnia por deslizamento. Uma hérnia paraesofágica ocorre quando todo o estômago ou parte dele passa pelo diafragma ao lado do esôfago (Figura 22.5B). Hérnias paraesofágicas são ainda classificadas como dos tipos II, III ou IV, sendo o tipo IV o maior grau de herniação.

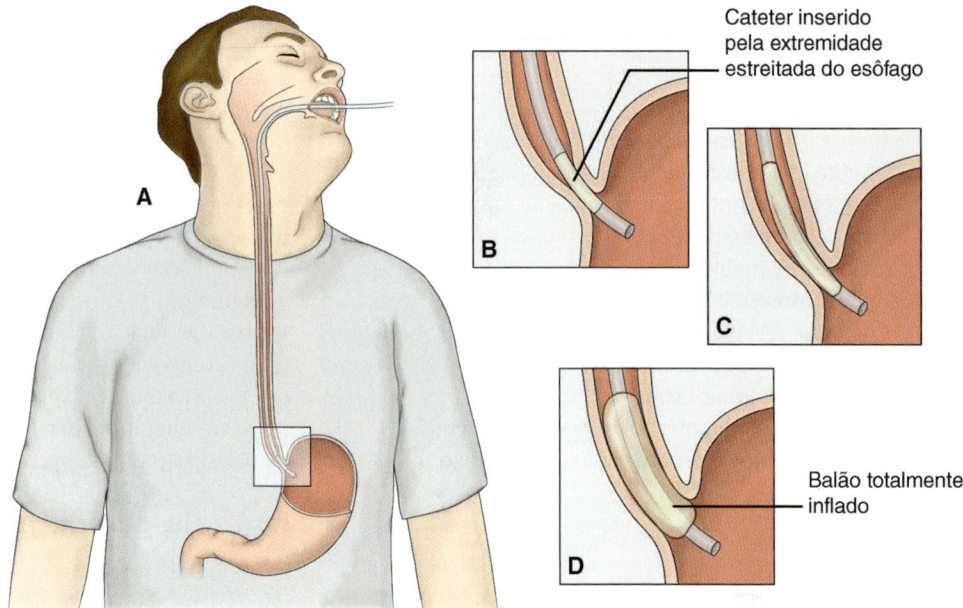

**Figura 22.4** Tratamento da acalasia por dilatação pneumática. (**A-C**) O dilatador é inserido, guiado por um fio-guia introduzido anteriormente. (**D**) Quando o balão se encontra na posição apropriada, é distendido por pressão suficiente para dilatar a área estreitada do esôfago.

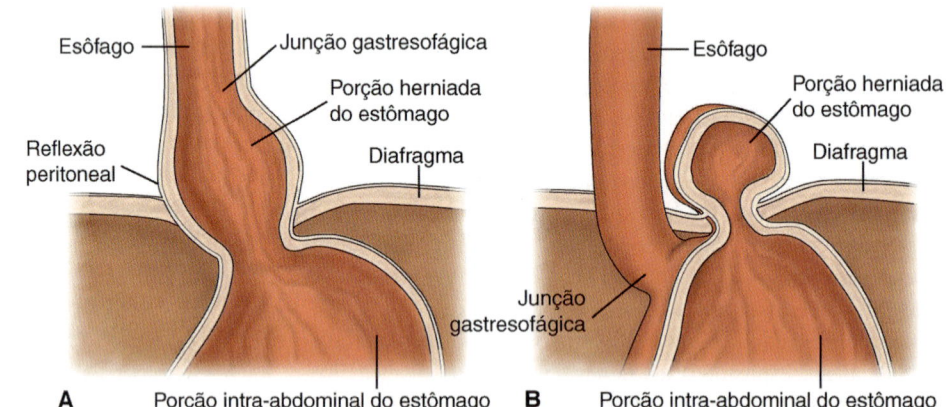

**Figura 22.5** (**A**) Hérnia esofágica por deslizamento. O estômago superior e a junção gastresofágica se moveram para cima e deslizaram para dentro e para fora do tórax. (**B**) Hérnia paraesofágica. Todo o estômago ou parte dele atravessa o diafragma próximo à junção gastresofágica.

## Manifestações clínicas e avaliação

O cliente com hérnia por deslizamento pode apresentar pirose, regurgitação e disfagia, porém pelo menos 50% dos clientes são assintomáticos. A hérnia hiatal por deslizamento muitas vezes causa refluxo. O cliente com uma hérnia paraesofágica geralmente tem sensação de estômago cheio após a alimentação ou dor torácica, podendo também não revelar sintomas. Em geral, o refluxo não ocorre, pois o esfíncter gastresofágico está intacto. Hemorragia, obstrução e estrangulamento podem ocorrer com qualquer tipo de hérnia.

O diagnóstico é confirmado por radiografia, exame com suspensão de bário e fluoroscopia.

## Manejo clínico e de enfermagem

O manejo de uma hérnia por deslizamento inclui refeições pequenas e frequentes, que consigam passar facilmente pelo esôfago. O cliente é advertido a não se reclinar por 1 h após a alimentação para evitar o refluxo ou o movimento da hérnia, e a elevar a cabeceira da cama com almofadas de 10 a 20 cm a fim de evitar que a hérnia deslize para cima. A cirurgia é indicada quando o cliente tem lesão esofágica significativa ou quando não responde ao tratamento clínico. O manejo conservador e cirúrgico da hérnia paraesofágica é similar àquele do refluxo gastresofágico; no entanto, pessoas com hérnias paraesofágicas podem requerer cirurgia emergencial para corrigir torção do estômago (torcedura), que pode levar à restrição do fluxo sanguíneo para a área.

### Divertículo

Divertículo é uma evaginação de mucosa e submucosa que se projeta por uma porção fraca da musculatura, podendo ocorrer em qualquer parte do esôfago.

O tipo mais comum de divertículo, o qual é encontrado com frequência três vezes maior em homens, é o *divertículo de Zenker* (também conhecido como divertículo de pulsão faringoesofágico ou bolsa faríngea), que ocorre posteriormente pelo músculo cricofaríngeo na linha média do pescoço. Em geral, é observado em pessoas com mais de 60 anos de idade. Outros tipos de divertículos incluem o médio esofágico (raro), o epifrênico (grande) e o intramural (numeroso e pequeno; relacionado com a estenose).

## Manifestações clínicas e avaliação

Os sintomas apresentados pelo cliente com divertículo de pulsão faringoesofágico incluem dificuldades de deglutição, edema no pescoço, eructação, regurgitação de alimentos não digeridos e sons de borbulhamento após a alimentação. O divertículo, ou bolsa, fica cheio de líquido e alimento. Quando o cliente assume posição recostada, alimentos não digeridos podem ser regurgitados e a irritação da traqueia pode causar tosse. Halitose e gosto acre na boca também são comuns graças à decomposição dos alimentos retidos no divertículo.

Os sintomas produzidos pelos divertículos esofágicos médios são menos agudos. Muitas vezes os clientes relatam dor torácica e dificuldades de deglutição, porque a passagem dos alimentos pelo trato GI superior se torna mais difícil. Alguns clientes apresentam regurgitação de alimentos não digeridos e outros não relatam sintoma algum.

O exame com suspensão de bário pode determinar a exata natureza e a localização do divertículo. Estudos de pressão muitas vezes são realizados em clientes com divertículos epifrênicos para descartar a possibilidade de um distúrbio motor. Em geral, a esofagoscopia é contraindicada devido ao perigo de perfuração do divertículo. A inserção cega de um tubo nasogástrico (NG) deve ser evitado.

## Manejo clínico e de enfermagem

Uma vez que o divertículo de pulsão faringoesofágico é progressivo, o único meio de cura é a remoção cirúrgica do divertículo. Durante a cirurgia, é preciso cuidado para evitar trauma na artéria carótida comum e na veia jugular interna. O saco é dissecado livre e amputado no nível da parede esofágica. Além da diverticulectomia, a miotomia do músculo cricofaríngeo é realizada com frequência para aliviar a espasticidade da musculatura, o que também se acredita que contribua para a persistência dos sintomas anteriores. Um tubo NG pode ser inserido durante a cirurgia. No pós-operatório, a incisão cirúrgica precisa ser observada para que evidências de vazamento proveniente do esôfago e de desenvolvimento de fístula sejam monitoradas. Alimentos e líquidos são suspensos até que os estudos radiográficos indiquem que não há extravasamento no local cirúrgico. A dieta começa com líquidos e vai progredindo de acordo com o tolerado.

A cirurgia é indicada para os casos de divertículos epifrênico e esofágico médio apenas se os sintomas forem incômodos e estiverem se agravando. O tratamento consiste em diverticulectomia e miotomia longa. Divertículos intramurais geralmente regridem após a dilatação do estreitamento esofágico.

## Perfuração

O esôfago é um local comum de lesão. A perfuração pode ser resultado de feridas ocasionadas por projéteis ou facadas no pescoço ou no tórax, trauma causado por um acidente de trânsito, lesão cáustica decorrente de queimação química, e punção inadvertida durante um procedimento cirúrgico ou uma dilatação esofágica.

## Manifestações clínicas e avaliação

O cliente apresenta dor persistente, seguida de disfagia, febre, leucocitose e hipotensão grave. Em algumas situações, sinais de pneumotórax são observados. Radiografia e fluoroscopia, tanto com suspensão de bário quanto com esofagograma, são usadas para identificar o local da lesão.

## Manejo clínico e de enfermagem

Devido ao alto risco de infecção, inicia-se a antibioticoterapia de amplo espectro. Se a perfuração for suficientemente pequena e não produzir sintomas, a intervenção médica pode não ser necessária. O cliente é colocado em dieta zero. Suas demandas nutricionais são supridas por fórmulas enterais (tubo NI) ou parenteral. O tipo de suporte nutricional depende do local e da extensão da lesão. A nutrição enteral ou parenteral continua por, pelo menos, 1 mês para que o esôfago possa cicatrizar-se. Repete-se o exame com bário, e então a área envolvida é reavaliada. Se não houver evidências de perfuração, os alimentos são reintroduzidos, começando pelos líquidos e progredindo lentamente para os sólidos, conforme o tolerado.

A cirurgia pode ser necessária para fechamento da ferida. Nesses casos, o suporte nutricional pós-operatório torna-se uma preocupação primária. Dependendo do local da incisão e da natureza da cirurgia, o manejo pós-operatório de enfermagem é similar àquele dos clientes que passaram por cirurgia abdominal ou torácica.

## Corpos estranhos

Muitos corpos estranhos deglutidos passam pelo trato GI sem a necessidade de intervenção médica. Entretanto, alguns corpos estranhos deglutidos (como próteses dentárias, espinhas de peixes, pinos, pequenas baterias, itens contendo mercúrio ou chumbo) podem causar trauma no esôfago ou obstruir seu lúmen, e por isso precisam ser removidos. Dor e disfagia podem ocorrer, e dispneia resulta de compressão da traqueia. O corpo estranho pode ser identificado por raios X. Pode ocorrer perfuração (ver discussão anterior).

O glucagon, devido ao seu efeito relaxante sobre a musculatura esofágica, pode ser injetado pela via intramuscular. Um endoscópio pode ser usado para remover o objeto ou o alimento impactado no esôfago. Uma mistura, que consiste em bicarbonato de sódio e ácido tartárico, pode ser prescrita para promover a elevação da pressão intraluminal pela formação de um gás, o qual atua deslocando o corpo estranho. É preciso cuidado com esse tratamento devido ao risco de perfuração.

## Queimaduras químicas

A gravidade das queimaduras químicas no esôfago depende das características da substância: pH, concentração, volume e duração do contato com a mucosa.

## Manifestações clínicas e avaliação

A ingestão de uma substância pode ser intencional ou não, fato importante a ser considerado ao avaliar o cliente ou rever sua história. Substâncias altamente alcalinas são mais danosas ao esôfago devido à promoção de necrose liquefativa quando entram em contato com a mucosa. Álcalis incluem lixívia, removedores químicos e limpadores de drenos. Além disso, queimaduras químicas do esôfago também podem ser causadas por medicamentos não dissolvidos no esôfago, o que ocorre com mais frequência em idosos do que entre a população adulta em geral. Uma queimadura química aguda do esôfago pode ser acompanhada por queimaduras graves nos lábios, na boca e na faringe, o que pode ocasionar comprometimento das vias respiratórias em decorrência de edema ou da produção excessiva de muco. Além disso, o cliente pode relatar dor ao deglutir.

### Manejo clínico e de enfermagem

As vias respiratórias devem ser priorizadas, e o cliente deve receber tratamento para dor e possível choque. A lesão do cliente é avaliada por esofagoscopia. O aporte oral é imediatamente suspenso, e líquidos IV são administrados. Um tubo NG pode ser inserido pela equipe médica. Vômitos e **lavagem** gástrica são evitados para impedir mais exposição do esôfago ao agente cáustico. O uso de corticosteroides para reduzir a inflamação e minimizar a subsequente formação de cicatrizes e estenoses tem valor questionável.

Após a fase aguda ter cedido, pode haver necessidade de suporte nutricional enteral ou parenteral. O cliente pode requerer mais tratamentos para evitar ou manejar estenoses do esôfago. Os estreitamentos são repetidamente dilatados com dispositivos específicos, como velas ou tubos de borracha cilíndricos progressivamente maiores. Para estreitamentos que não respondam à dilatação, a cirurgia é necessária. A reconstrução pode ser realizada por esofagectomia e interposição colônica para repor a porção do esôfago removida.

### Doença do refluxo gastresofágico

Algum grau de **refluxo gastresofágico** (fluxo retrógrado de conteúdos duodenais ou gástricos para o esôfago) é normal tanto em adultos quanto em crianças. O refluxo excessivo pode acontecer devido à incompetência do esfíncter esofágico inferior, a uma estenose pilórica ou a um distúrbio de motilidade. A incidência de refluxo parece aumentar com a idade.

### Manifestações clínicas e avaliação

Sintomas da doença do refluxo gastresofágico (DRGE) podem incluir pirose (sensação de queimação no esôfago), dispepsia (indigestão), regurgitação, disfagia ou odinofagia (dor à deglutição), hipersalivação e esofagite. Os sintomas podem ser semelhantes àqueles da síndrome coronariana aguda. A história do cliente é útil na obtenção de um diagnóstico preciso.

O exame diagnóstico pode incluir uma endoscopia para avaliar o dano à mucosa esofágica. Um programa de monitoramento ambulatorial do pH de 24 h (pH-metria) é também usado para examinar o grau de refluxo ácido. O teste de Bernstein, usado para imitar o refluxo gastresofágico e os sintomas da azia, também pode ser feito. Os sintomas do cliente – juntamente com um curso curto de inibidores da bomba de prótons (IBP) para diferenciar DRGE de outros processos – também ajudam no diagnóstico. É incomum que a DRGE não responda aos IBP (Orlando, 2007). Como não existe um método padronizado para o diagnóstico de DRGE, os médicos muitas vezes usam vários desses métodos em combinação.

### Manejo clínico e de enfermagem

O manejo começa com a orientação ao cliente para que evite situações que diminuam a pressão no esfíncter esofágico inferior ou que causem irritação esofágica. O cliente deve ser orientado a consumir uma dieta pobre em gorduras; a evitar cafeína, cerveja, leite, alimentos que contenham hortelã e bebidas carbonatadas; a não ingerir bebidas e alimentos 2 h antes da hora de ir dormir; a manter o peso corporal normal; a não usar roupas apertadas; a elevar a cabeceira da cama entre 15 e 20 cm; e a elevar a região superior do corpo com almofadas. Se o refluxo persistir, o cliente pode receber antiácidos ou antagonistas dos receptores de $H_2$, como famotidina, nizatidina ou ranitidina. IBP (medicamentos que diminuem a liberação de ácido gástrico, como lansoprazol, rabeprazol, esomeprazol) podem ser usados; entretanto, esses produtos podem aumentar o crescimento bacteriano intragástrico e o risco de infecção. Além disso, o cliente pode receber agentes pró-cinéticos, os quais aceleram o esvaziamento gástrico. Esses agentes incluem o betanecol, a domperidona e a metoclopramida. A metoclopramida exerce efeitos colaterais extrapiramidais que são exacerbados em certos distúrbios neuromusculares, como doença de Parkinson. Esses clientes devem ser cuidadosamente monitorados.

Se o tratamento conservador não obtiver sucesso, a intervenção cirúrgica pode ser necessária. O manejo cirúrgico envolve fundoplicatura de Nissen (grampeamento de uma porção do fundo gástrico ao redor da área do esfíncter do esôfago). A fundoplicatura de Nissen pode ser um procedimento laparoscópico ou aberto. Em uma metanálise recente, a fundoplicatura laparoscópica mostrou-se mais efetiva do que o manejo farmacêutico quando analisada ao longo de períodos de curto e médio prazo (Wileman McCann, Grant *et al*., 2010).

### Esôfago de Barrett

O esôfago de Barrett é uma condição na qual o revestimento da mucosa esofágica é alterado. O tecido na junção gastresofágica muda de epitélio escamoso (plano) para epitélio colunar (alongado). O esôfago de Barrett é muitas vezes encontrado em clientes que estejam sendo avaliados por história de regurgitação crônica ou pirose. A doença evolui para câncer esofágico em alguns clientes.

### Manifestações clínicas e avaliação

O cliente se queixa de sintomas de DRGE, especialmente de pirose frequente. O cliente também pode relatar sintomas relacionados com úlceras pépticas ou estenose esofágica, ou ambos.

Uma **esofagogastroduodenoscopia (EGD)** é realizada. Em geral, esse exame revela revestimento esofágico vermelho em vez de rosa, indicando a alteração celular no tecido. Na biopsia, mudanças celulares e células caliciformes (produtoras de muco) são observadas.

### Manejo clínico e de enfermagem

O monitoramento varia, dependendo da extensão dos danos celulares. Alguns médicos recomendam a repetição da EGD em 6 a 12 meses quando as alterações celulares são mínimas.

A terapia fotodinâmica (TFD) pode ser uma alternativa para o cliente considerado de risco cirúrgico (p. ex., ≥ 70 anos de idade, risco cardíaco importante). A TFD é um tipo de ablação térmica a *laser* da mucosa do esôfago, usada para destruir as células metaplásicas desde que o cliente tenha recebido um agente fotossensibilizante, como porfímero de sódio. Na literatura, a TFD tem sido bem documentada como um tratamento seguro e efetivo.

As técnicas de ablação, inclusive radiofrequência, coagulação térmica e com plasma de argônio, são frequentemente associadas a supressão do ácido gástrico. No passado, a esofagectomia era o padrão do tratamento para esses clientes. A detecção precoce de alterações pré-cancerosas e a ocorrência de altas taxas de complicação da cirurgia deixaram a esofagectomia para os casos avançados.

## Câncer do esôfago

Segundo o Instituto Nacional de Câncer (INCA), para o biênio 2012/2013, no Brasil, esperam-se 7.770 novos casos de câncer do esôfago em homens e 2.650 em mulheres. Esses valores correspondem a um risco estimado de 8 casos novos a cada 100 mil homens e 3 a cada 100 mil mulheres.

### Fisiopatologia

O câncer esofágico pode ser de dois tipos celulares: adenocarcinoma e carcinoma espinocelular. O adenocarcinoma é encontrado em células glandulares, incomum ao esôfago, exceto em clientes com esôfago de Barrett, conforme descrito anteriormente. Por isso, clientes com DRGE e esôfago de Barrett se encontram sob risco mais elevado de desenvolvimento de câncer de esôfago.

Células tumorais de adenocarcinoma e de carcinoma espinocelular podem se espalhar por baixo da mucosa esofágica ou diretamente para as camadas musculares, atravessando-as e penetrando-as até os vasos linfáticos. Nos estágios mais avançados, observa-se obstrução do esôfago, com possível perfuração no mediastino e erosão nos grandes vasos.

### Fatores de risco

O câncer de esôfago continua sendo três vezes mais prevalente em homens do que em mulheres.

A irritação crônica é um fator de risco. O câncer esofágico tem sido associado ao estilismo e ao uso de tabaco. Fatores de risco adicionais de carcinoma espinocelular do esôfago incluem ingestão crônica de alimentos ou líquidos quentes, deficiências nutricionais, higiene oral inadequada, exposição a nitrosaminas no ambiente ou em alimentos e algumas condições clínicas esofágicas, como lesão cáustica. As nitrosaminas são encontradas em produtos de borracha, carnes curadas, cervejas e pesticidas.

### Manifestações clínicas e avaliação

Muitos clientes apresentam lesão ulcerada avançada no esôfago antes da manifestação dos sintomas. Os sintomas incluem disfagia, inicialmente com alimentos sólidos e às vezes líquidos, sensação de massa na garganta, deglutição dolorosa, dor subesternal ou sensação de tórax cheio e, mais tarde, regurgitação de alimentos não digeridos, com mau hálito e soluços. Primeiramente, o cliente percebe dificuldade intermitente e cada vez maior na deglutição. Com o crescimento do tumor, a obstrução se torna quase completa e até mesmo líquidos não conseguem passar para o estômago. Ocorre regurgitação de alimentos e saliva; pode ocorrer hemorragia; e observa-se perda progressiva de peso e força em decorrência da fome. Sintomas posteriores incluem dor subesternal, soluços persistentes, dificuldades respiratórias e hálito fétido.

O tempo entre o surgimento dos primeiros sintomas e o momento em que o cliente busca auxílio médico muitas vezes varia de 12 a 18 meses. Qualquer pessoa com dificuldades de deglutição deve ser estimulada a consultar um médico imediatamente.

Hoje em dia, o diagnóstico é confirmado na maioria das vezes por EGD com biopsias e escovados. A biopsia pode ser usada para determinar a presença da doença e a diferenciação celular. Na apresentação, grande parte dos clientes revela tumores moderadamente diferenciados.

Inúmeras técnicas de imagem podem fornecer informações diagnósticas úteis, como TC, RM, ultrassonografia endoscópica e tomografia por emissão de pósitron (PET). A ultrassonografia endoscópica também é útil para determinar a disseminação do câncer para os linfonodos ou para outras estruturas mediastinais. A PET avalia de maneira específica o metabolismo das células cujas imagens estejam sendo obtidas, de modo que as células malignas possam ser identificadas.

### Manejo clínico

Se o câncer esofágico for detectado em fase inicial, os objetivos do tratamento podem ser direcionados para a cura; entretanto, muitas vezes a doença é detectada nos estágios mais tardios, tornando o alívio dos sintomas o único objetivo razoável do tratamento. O tratamento pode incluir cirurgia, radiação, quimioterapia ou uma combinação dessas modalidades, dependendo do tipo de célula, da extensão da doença e da condição do cliente. Um plano de tratamento padrão para uma pessoa recém-diagnosticada com câncer de esôfago engloba: combinação pré-operatória de quimioterapia/radioterapia por 4 a 6 semanas, seguida por um período sem intervenção médica de 4 semanas e, por fim, ressecção cirúrgica do esôfago.

O manejo cirúrgico padrão envolve ressecção total do esôfago (esofagectomia) com remoção do tumor e de mais uma ampla margem livre de tumor do esôfago e dos linfonodos da área. A abordagem cirúrgica pode ser por meio do tórax ou do abdome, dependendo da localização do tumor. Quando os tumores acometem a área cervical ou torácica alta, a continuidade esofágica pode ser mantida por transferência livre de enxerto jejunal, na qual o tumor é removido e a área é substituída por uma porção do jejuno (Figura 22.6). Um segmento do cólon pode ser usado; ou o estômago pode ser elevado no tórax, e a porção proximal do esôfago, anastomosada ao estômago.

Tumores do esôfago torácico inferior são mais responsivos à cirurgia do que os localizados em região mais alta. A integridade do trato GI é mantida pela anastomose do esôfago inferior ao estômago.

A ressecção cirúrgica do esôfago tem taxa de mortalidade relativamente alta devido à infecção, às complicações pulmo-

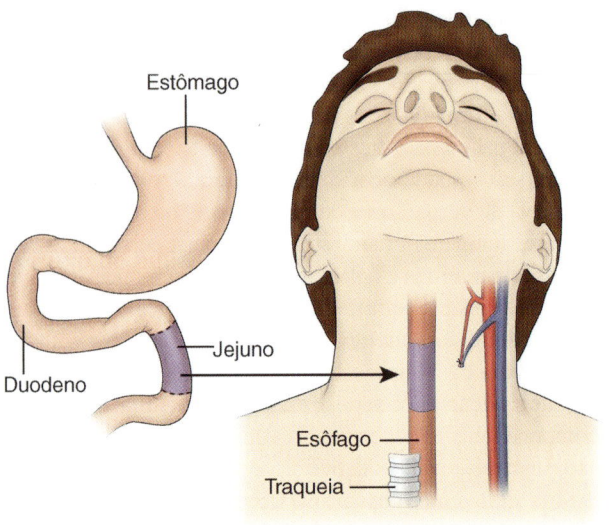

**Figura 22.6** Reconstrução esofágica com transferência jejunal livre. Uma porção do jejuno é enxertada entre o esôfago e a faringe para substituir a porção anormal do esôfago. As estruturas vasculares também são anastomosadas. Uma porção do enxerto pode ser exteriorizada pela ferida no pescoço para avaliação da viabilidade do enxerto.

nares ou extravasamento pela anastomose. No pós-operatório, o cliente apresenta um tubo NG que não deve ser manipulado. A dieta oral está suspensa até que os exames radiográficos confirmem que a anastomose esteja livre de vazamento esofágico e que não haja obstrução nem evidência de aspiração pulmonar.

O tratamento paliativo pode ser necessário para manter o esôfago aberto, ajudar a nutrição e controlar a saliva. O tratamento paliativo pode ser feito com dilatação do esôfago, terapia a *laser*, colocação de uma endoprótese (*stent*), radiação e quimioterapia.

## Manejo de enfermagem

A intervenção é direcionada para a melhora do estado físico e nutricional do cliente em preparação para cirurgia, radioterapia ou quimioterapia. Um programa para promover o ganho de peso, com base em uma dieta rica em calorias e proteínas, na forma líquida ou sólida, é fornecido se os alimentos adequados puderem ser levados à boca. Se isso não for possível, inicia-se a nutrição parenteral ou enteral. O estado nutricional é monitorado ao longo do tratamento. O cliente é informado sobre a natureza dos equipamentos pós-operatórios que serão usados, inclusive aqueles necessários para drenagem torácica fechada, drenagem nasogástrica, terapia hídrica parenteral e sondagem nasogástrica.

O cuidado pós-operatório imediato é similar àquele fornecido aos clientes submetidos à cirurgia torácica. Não é incomum que os clientes sejam levados para a unidade de terapia intensiva ou semi-intensiva. Após a recuperação dos efeitos da anestesia, o cliente é posicionado em posição de Fowler baixa e, depois, na posição de Fowler para ajudar a evitar o refluxo de secreções gástricas. O cliente é observado com cuidado quanto a regurgitação e dispneia. A pneumonia por aspiração é uma complicação pós-operatória comum; portanto, o cliente deve ser inserido em um plano pulmonar vigoroso que inclua espirometria de incentivo, apoio em uma cadeira e, se necessário, tratamentos com nebulização. A fisioterapia torácica é evitada devido ao risco de aspiração. A temperatura do cliente é monitorada para detectar qualquer elevação que possa indicar aspiração ou extravasamento de líquido pelo local operatório no mediastino ou na cavidade pleural (dependendo da abordagem do cirurgião), o que pode indicar fístula esofágica. A drenagem da ferida cervical, em geral saliva, é evidência de fístula esofágica precoce. Tipicamente, nenhum tratamento que não seja dieta zero e suporte parenteral ou enteral é justificado.

A fibrilação atrial é uma complicação cardíaca, que ocorre em virtude da irritação do nervo vago no momento da cirurgia. O tratamento conservador típico envolve o uso de digitálico ou de betabloqueador, dependendo da resposta do cliente. A cardioversão pode ser usada em raras ocasiões.

Durante a cirurgia, um tubo NG é inserido e fixado externamente por fita adesiva, e conectado à aspiração baixa.

### Alerta de enfermagem

*O tubo nasogástrico não é manipulado. Se houver deslocamentos, não deve ser substituído, a não ser pelo cirurgião, pois pode ocorrer dano na anastomose.*

O tubo NG é comumente removido 5 a 7 dias depois da cirurgia. Depois disso, um dispositivo de fibra óptica é usado, muitas vezes pelo fonoaudiólogo, para avaliar a habilidade do cliente de deglutir e para descartar a possibilidade de aspiração antes que o cliente seja submetido ao exame com Gastrografin® (meglumina), o qual avalia fístula anastomótica. Se uma fístula no mediastino ou na cavidade pleural for visualizada, o exame é imediatamente interrompido, o cliente retorna à dieta zero e o médico é avisado.

Se completar ambos os procedimentos com sucesso, o cliente passa para a dieta regular. Refeições em pequenas quantidades e com maior frequência (6 a 8 por dia) são recomendadas, pois um grande volume de alimento sobrecarrega o estômago e promove refluxo gastresofágico. Quando o cliente consegue aumentar sua ingestão alimentar e hídrica até a quantidade adequada, os líquidos parenterais são suspensos. Após cada refeição, o cliente permanece ereto por pelo menos 2 h para permitir que o alimento se movimente pelo trato GI. É um desafio encorajar o cliente a se alimentar, pois o apetite geralmente é pequeno. O envolvimento da família e a preparação dos alimentos favoritos do cliente podem ajudá-lo a se alimentar. Antiácidos podem auxiliá-lo com o desconforto gástrico. A metoclopramida é útil na promoção da motilidade gástrica. A avaliação diária do peso e da ingestão nutricional também é importante.

Se a quimioterapia e a radioterapia integrarem o tratamento, o apetite do cliente estará ainda mais diminuído, podendo desenvolver esofagite, o que causa dor quando os alimentos são ingeridos. Suplementos líquidos podem ser mais facilmente tolerados. Entretanto, alguns suplementos devem ser evitados, pois promovem a *síndrome do esvaziamento rápido*, a qual ocorre quando grandes quantidades de líquidos e sólidos osmoticamente ativos chegam com rapidez no duodeno. Isso resulta em náuseas; cólicas abdominais graves; diaforese seguida de movimento intestinal líquido, que pode ou não estar associado à diaforese; e rapidez da frequência cardíaca ou respiratória, ou ambas. Isso pode ocorrer a cada refeição ou aproximadamente 20 min a 2 h depois da alimentação e, ainda que possa ser bastante incapacitante, se resolve sem incidentes na maioria das vezes. (A síndrome do esvaziamento rápido é discutida em detalhes mais adiante neste capítulo.)

Quando o cliente está pronto para ir para o domicílio, a família é instruída sobre como promover a nutrição, que observações fazer, quais medidas adotar em caso de complicação, como manter o cliente confortável e como obter o apoio emocional e físico necessário.

## Intubação gastrintestinal

A intubação gastrintestinal envolve a inserção de um tubo no estômago ou, então, no duodeno ou jejuno, passando pelo estômago. O nariz, a boca ou a parede abdominal do cliente podem ser o ponto de inserção.

### Indicações clínicas

A intubação GI pode ser feita para descomprimir (remover) líquido ou ar do estômago, para realizar lavagem do estômago e remover toxinas, para administrar medicamentos e nutrição, para tratar uma obstrução e para fazer o desvio de regiões do trato GI, permitindo que o mesmo repouse. O tamanho e o tipo de tubo usado são determinados de acordo com o seu propósito.

### Tubos

#### Tubos nasogástricos e orogástricos

Esses tipos de tubo são muitas vezes usados para **descomprimir** o estômago distendido por ar ou líquido. São tubos de grosso calibre, que podem ter lúmen duplo ou único. O tubo de Levine tem lúmen único, seu tamanho varia de 14 a 18 French (F) e é feito de plástico ou borracha, com múltiplas aberturas distais perto da sua extremidade (1 F é igual a 1/3 de 1 mm; logo, 18 F é igual a 6 mm de diâmetro). Marcas circulares em pontos específicos no tubo servem como guias para a inserção. O tubo de Levine é conectado à aspiração baixa e *intermitente* (30 a 40 mmHg) para evitar erosão da mucosa gástrica.

> **Alerta de enfermagem**
> *Se um tubo de Levine for usado, ele deve permanecer em aspiração baixa e intermitente (30 a 40 mmHg) para evitar erosão gástrica ou laceração do revestimento gástrico (que podem ocorrer após a drenagem por aspiração do conteúdo gástrico; a sucção contínua causa invaginação do revestimento da mucosa do estômago pelas aberturas do tubo).*

Quanto menor o tamanho em F, menor o lúmen do tubo. Contraindicações à colocação de sondas nasogástricas são: trauma facial e cerebral, coagulopatia grave, desvio de septo, divertículos ou estenoses esofágicas, e história de ingestão de álcali (Roberts e Hedges, 2009). É preciso cuidado ao inserir tubos NG em clientes com varizes esofágicas e após procedimentos de derivação gástrica ou banda gástrica ajustável (Roberts e Hedges, 2009).

O tubo de depósito ou de Salem tem lúmen duplo, está disponível em tamanhos entre 12 e 18 F (embora um tubo entre 16 e 18F seja usado normalmente em adultos), marcado a partir da extremidade distal em distâncias particulares indicadas pelo fabricante. O lúmen maior visa à aspiração; o menor geralmente tem a cor azul e é chamado de *tubo de ventilação*. Um acesso de ventilação assegura a manutenção da sucção na extremidade distal do tubo em um nível seguro, que preserve a mucosa do estômago e permita que ar atmosférico penetre no lúmen azul, evitando a invaginação do estômago nas múltiplas aberturas distais. Uma **válvula antirrefluxo** pode ser colocada no acesso de ventilação do tubo caso líquido gástrico extravase pela saída de ar. O tubo de ventilação precisa estar mais alto que o nível do estômago para evitar a aspiração do conteúdo gástrico pelo seu lúmen. Em caso de vazamento, o lúmen maior é irrigado com 30 mℓ de soro fisiológico; depois disso, injeta-se ar para restabelecer um tampão de ar entre os lumens e aplica-se uma válvula antirrefluxo no lúmen de ventilação. A válvula antirrefluxo é unidirecional e evita que o líquido gástrico escape pelo lúmen da ventilação (Figura 22.7). Se um tubo de Salem for usado, é preciso que esteja em aspiração baixa e contínua.

Caso a descompressão gástrica não seja mais necessária, o tubo de depósito de Salem pode ser usado para administrar medicamentos intermitentes e alimentação líquida intermitente ou contínua. No entanto, para isso, o tubo de ventilação pre-

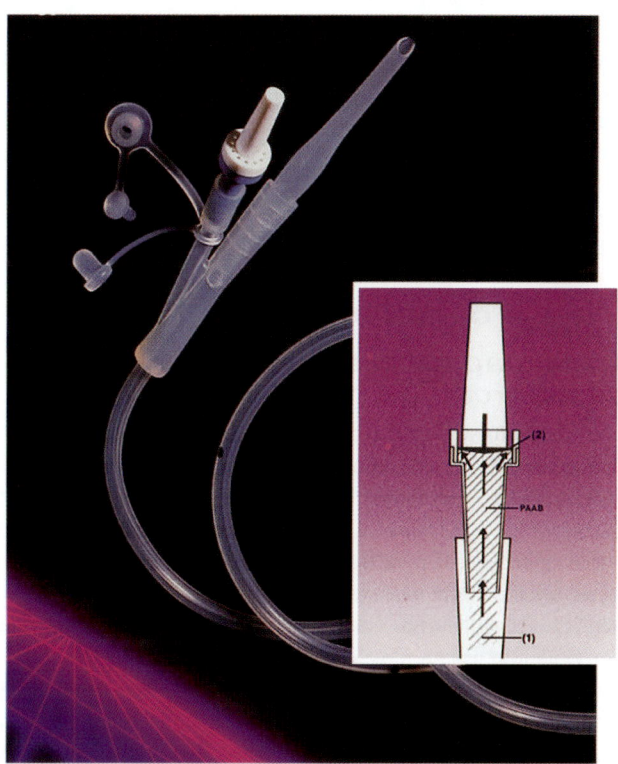

**Figura 22.7** Tubo de depósito de Salem equipado com válvula unidirecional que permite que o ar entre, podendo evitar refluxo dos conteúdos gástricos. A válvula antirrefluxo vem com um tampão de ar ativado por pressão (PAAB). O tampão é ativado (**1**) e a válvula se fecha (**2**) quando a pressão dos conteúdos gástricos penetra nos tubos. Argyle Silicone Salem Sump Tube com válvula Argyle Salem Sump Anti-Reflux pré-fixada, cortesia de Sherwood Medical, St. Louis, Missouri.

cisa ser tampado para evitar que o líquido de instilação vaze por esse lúmen. Volumes residuais do conteúdo gástrico em clientes que recebem alimentação enteral contínua podem ser facilmente avaliados por meio desses tubos de grosso calibre (volumes residuais são discutidos mais adiante neste capítulo).

### Tubos pós-pilóricos

Tubos que passam pelo estômago e penetram no duodeno e no jejuno são mais longos, de calibre mais fino e de lúmen único. Tubos duodenais e jejunais apresentam, em geral, 8 a 10 F e 110 a 140 cm de comprimento. Tubos pós-pilóricos são, na maioria das vezes, inseridos nas narinas e designados principalmente à alimentação contínua no intestino delgado quando a alimentação gástrica não for indicada. Exemplos de contraindicações à alimentação gástrica incluem clientes com alto risco de aspiração e aqueles submetidos à cirurgia gástrica. Os submetidos à cirurgia pancreática podem ter tubos jejunais introduzidos para promover repouso do pâncreas, realizando o desvio da ampola hepatopancreática e evitando, desse modo, a liberação de enzimas digestivas no duodeno.

Os tubos pós-pilóricos podem ser inseridos antes ou durante a cirurgia por radiologistas intervencionistas auxiliados por fluoroscopia ou à beira do leito por um médico ou enfermeira treinada. À beira do leito, o tubo é avançado pelo estômago de maneira ativa, usando-se uma combinação de bólus de ar e medicamentos que acentuem a peristalse, como a metoclopramida. A metoclopramida, que aumenta a motilidade gástrica e do intestino delgado, ajuda na inserção dos tubos nasointestinais e, se solicitada, deve ser administrada (tipicamente uma dose intravenosa de 10 mg) 10 min antes do procedimento (Rohm, Boldt e Piper, 2009). O avanço passivo envolve espera do movimento peristáltico do estômago e do intestino para facilitar a migração do tubo no intestino delgado. O posicionamento do cliente em decúbito lateral direito ajuda no avanço do tubo, pois a gravidade facilita a passagem pelo esfíncter pilórico e pelo intestino delgado.

## Manejo de enfermagem

### Avaliação do cliente antes da inserção do tubo

Quando a intubação gástrica ou entérica/pós-pilórica for solicitada, é importante que a enfermeira reveja a história do cliente para verificar se existem contraindicações à inserção do tubo. Exemplos de contraindicações incluem cirurgia oral ou nasal; varizes esofágicas; divertículos esofágicos; e cirurgia gástrica ou esofágica, como transposição de tubo gástrico ou derivação gástrica. Esses clientes apresentam risco mais alto de perfuração, podendo uma alteração anatômica dificultar a introdução do tubo se os detalhes do procedimento não forem conhecidos. É importante também considerar o estado nutricional do cliente antes da inserção de um tubo no trato GI; os níveis séricos de pré-albumina devem ser avaliados. A pré-albumina é um excelente marcador de má nutrição, pois tem meia-vida mais curta (2 dias) do que a albumina (21 dias) e não é influenciada pelo equilíbrio hídrico. O nível de pré-albumina normal varia de 19 a 38 mg/d$\ell$, com valores de 0 a 5, 5 a 10 e 10 a 15 mg/d$\ell$, refletindo depleção de proteína grave, moderada ou leve, respectivamente (Fishbach e Dunning, 2009). A probabilidade de perfuração é mais alta em clientes com deficiências nutricionais graves devido à baixa integridade tecidual.

A introdução de um tubo NG traz consigo risco para os clientes com lesões suspeitas ou conhecidas da coluna cervicais e pode exacerbar a hemorragia de clientes com lesões penetrantes no pescoço caso tosse ou ânsia de vômito ocorram durante a inserção (Roberts e Hedges, 2009). A inserção pulmonar inadequada do tubo NG ou a passagem para o espaço intracraniano constituem complicações graves. Os clientes com trauma cerebral devem ser avaliados quanto a fratura craniana basilar antes da introdução de um tubo NG. O tubo pode ser inadvertidamente inserido na abóbada craniana se a fratura se comunicar.

### Preparação do cliente

Antes da intubação, a enfermeira deve explicar ao cliente o propósito do tubo; essa informação pode facilitar a cooperação e a tolerância ao procedimento, muitas vezes desagradável. As orientações gerais relacionadas com a introdução do tubo devem ser revistas, inclusive o fato de que o cliente pode precisar respirar pela boca e de que o procedimento pode causar ânsia de vômito até que passe pela área do reflexo faríngeo.

### Introdução do tubo

Antes da inserção do tubo, a enfermeira determina o comprimento que será necessário para chegar ao estômago ou ao intestino delgado. Uma marca é feita no tubo para indicar o comprimento desejado. Esse tamanho é determinado pela mensuração da distância da ponta do nariz até o lobo da orelha, e do lobo da orelha até o processo xifoide (Figura 22.8). Um erro comum na inserção do tubo NG consiste na estimativa incorreta do tamanho apropriado do tubo que deve ser inserido; logo, tubos NG podem ser introduzidos muito curtos (na região inferior do esôfago) ou se enrolar no estômago. Duas medidas adicionais são observadas na literatura: a adição de 5 a 15 cm à medida nariz/orelha/xifoide para evitar tubo NG alto em clientes de alta estatura (Kowalak, 2009; Roberts e Hedges, 2009), e extensão do tubo NG igual a [(nariz/orelha/xifoide – 50 cm)/2] + 50 cm para evitar enroscamento no estômago (Ellett, Beckstrand, Flueckiger et al., 2005). O valor médio para adultos é de 56 a 66 cm (Kowalak, 2009).

A inserção do tubo não é um procedimento estéril. A enfermeira e outro membro da equipe devem seguir as medidas de precaução universais, conforme designado pela sua instituição. Enquanto o tubo é inserido, em geral, o cliente está sentado ereto com uma toalha ou algum tipo de barreira protetora sobre seu tórax. Lenços são disponibilizados, bem como privacidade e luz adequadas. O médico pode limpar a narina e borrifar tetracaína/benzocaína na orofaringe pelo menos 5 min antes do procedimento a fim de anestesiar a passagem nasal e suprimir o reflexo faríngeo, o que torna todo o procedimento mais tolerável. Solicitar ao cliente para gargarejar um líquido anestésico ou manter pedaços de gelo na boca por alguns minutos pode ter efeitos similares. Estimulá-lo a respirar pela boca ou a ofegar muitas vezes ajuda, assim como a deglutição de água, se for permitida.

Para tornar o tubo de poliuretano mais maleável, pode ser preciso aquecê-lo. Para facilitar a introdução do tubo, deve-se lubrificá-lo com lubrificantes à base de água, a não ser que tenha cobertura seca, a qual, quando umedecida, promove sua própria lubrificação.

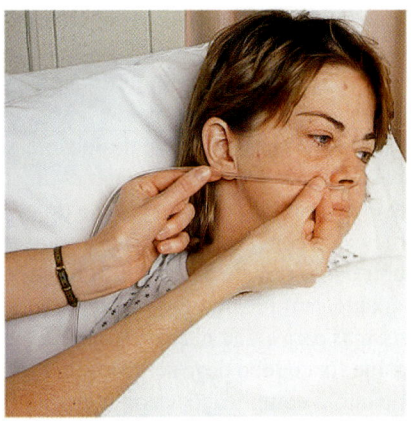
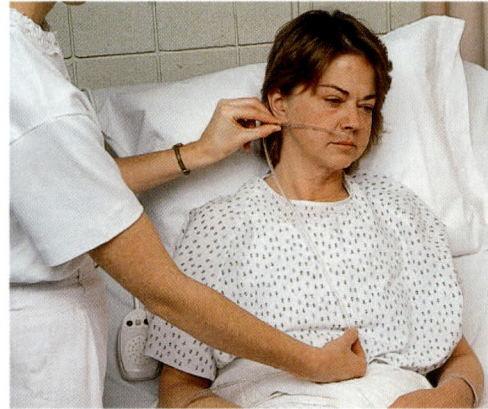

Mensuração da distância da narina até a ponta do lobo da orelha.

Mensuração da distância do lobo da orelha até a ponta do processo xifoide.

Acomode o cliente sentado em posição neutra, com a cabeça voltada para a frente. Coloque a ponta distal do tubo na ponta do nariz do cliente (N); estenda o tubo até o trago (ponta) da orelha (O), e, depois disso, estenda-a para baixo até a extremidade do processo xifoide (X). O tubo é inserido entre 6 e 10 cm além desse comprimento medido.

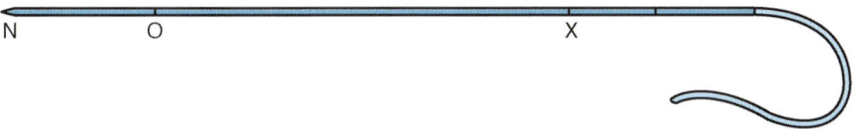

**Figura 22.8** Mensuração do comprimento do tubo NG para a colocação no estômago.

O cliente é colocado em posição de Fowler, e as narinas são inspecionadas quanto a obstrução. A narina mais pérvia é selecionada. A ponta do nariz do cliente é inclinada, e o tubo é alinhado para penetrar na narina, acompanhando o assoalho do nariz (debaixo da concha nasal inferior), e não para cima em direção à ponte nasal. O tubo é avançado lentamente para evitar pressão nas conchas nasais até que a faringe posterior seja alcançada. Se resistência significativa for encontrada, tenta-se a outra narina em vez de forçar a passagem do tubo, o que pode causar complicações de sangramento ou dissecção no tecido retrofaríngeo (Roberts e Hedges, 2009). Quando o tubo chega à faringe posterior, permite-se que o cliente descanse por alguns minutos antes da continuação do procedimento. A não ser que contraindicado, o cliente é instruído a flexionar o pescoço para facilitar a passagem pelo esôfago e a começar a deglutir conforme o tubo é avançado até a profundidade predeterminada. O cliente também pode beber água a goles pequenos por meio de um canudo para facilitar o avanço do tubo. A orofaringe é inspecionada para garantir que o tubo não tenha se enroscado na faringe ou na boca. Se o cliente não conseguir engolir água ou estiver inconsciente, o pescoço do cliente pode ser estimulado para desencadear o reflexo da deglutição e, desse modo, facilitar a passagem do tubo nasogástrico pelo esôfago (Lippincott Williams e Wilkins, 2007).

### Confirmação da posição

Para garantir a segurança do cliente, é essencial confirmar que o tubo tenha sido inserido da maneira correta. O tubo pode ser inadvertidamente introduzido nos pulmões, o que pode não ser detectado nos clientes de alto risco (como aqueles com diminuição do nível de consciência, confusão mental, ausência ou diminuição do reflexo faríngeo e da tosse ou agitação durante a inserção). O padrão-ouro para verificação da posição de um tubo introduzido às cegas é a confirmação radiográfica (AACN, 2010b). A confirmação por radiografia é necessária se o cliente for receber alimentação ou medicamentos por tubo. Quando for introduzido para remoção de ar ou líquido e não para instilação, a enfermeira pode usar uma combinação de procedimentos (avaliação visual do aspirado, teste do pH, uso de dispositivos capnográficos) para, a princípio, verificar a introdução. A capnografia envolve detecção de dióxido de carbono na extremidade externa dos tubos NG. Pesquisas limitadas revelam 100% de acurácia na verificação de inserção respiratória; entretanto, apenas clientes sob ventilação mecânica foram avaliados (Araujo-Preza, Melhado, Gutierrez et al., 2003; Phillips e Nay, 2007), e mais pesquisas estão sendo realizadas sobre essa técnica.

A posição do tubo também precisa ser verificada em intervalos regulares após a introdução do dispositivo. Esses períodos incluem quando a administração de medicamentos ou líquidos é feita, e a cada 4 h para os clientes que estejam recebendo alimentação contínua por tubo. O método tradicional consiste na injeção de ar pelo tubo ao mesmo tempo que se ausculta a área epigástrica com um estetoscópio para detectar insuflação de ar. Entretanto, estudos indicam que esse método de ausculta não é particularmente preciso na determinação da introdução do tubo no estômago, nos intestinos ou no trato respiratório (AACN, 2010b). Em vez do método de ausculta, recomenda-se uma combinação de 4 métodos: avaliação da tolerância do cliente à administração de medicamentos e alimentação, medida do comprimento do tubo, análise visual do aspirado e avaliação da medida do pH do aspirado.

Para determinar a tolerância à alimentação, com o objetivo de verificar a introdução, a enfermeira deve analisar o estado respiratório do cliente. Tosse, ânsia de vômito e diminuição da oximetria de pulso podem indicar migração do tubo. A enfermeira também inspeciona a cavidade oral a fim de visualizar o tubo na parte posterior da garganta. É possível que o cliente regurgite o tubo na boca com tosse e ânsia de vômito frequentes. Após a inserção do tubo, sua porção exposta é medida, e o comprimento, documentado. A enfermeira mede a extensão do tubo exposto a cada turno e compara com a medida original. Aumento do comprimento do tubo exposto pode indicar deslocamento.

A análise visual da cor do aspirado pode ajudar a identificar a posição do tubo. O aspirado gástrico é mais frequentemente esverdeado e turvo, marrom-claro/acinzentado, ou sanguinolento/amarronzado. O aspirado intestinal é principalmente claro e amarelado como cor de bile. O líquido pleural é geralmente amarelo pálido e seroso, e as secreções traqueobrônquicas na maioria das vezes consistem em muco acinzentado ou marrom-claro. A aparência do aspirado é útil na distinção entre inserção gástrica e intestinal, porém é de pouco valor no descarte da possibilidade de inserção respiratória.

A determinação do pH do aspirado no tubo é um método mais preciso de confirmação de inserção do tubo do que a manutenção do comprimento do tubo ou a avaliação visual do aspirado. O método do pH pode também ser usado para monitorar o avanço do tubo no intestino delgado. O pH do aspirado gástrico é ácido (1 a 5), em geral inferior a 4. O pH do aspirado intestinal é de aproximadamente 6 ou mais, e o pH do aspirado respiratório é mais alcalino ($\geq 6$). O teste de pH é mais adequado para a distinção entre inserção gástrica e intestinal e constitui uma área de pesquisa contínua para determinar a melhor prática.

### Fixação do tubo

Após a confirmação da posição correta da ponta, o tubo NG é fixado ao nariz (Figura 22.9). Uma barreira líquida pode ser aplicada à pele onde o tubo NG será fixada. A área preparada é coberta com uma tira de fita hipoalérgica, e, então, o tubo é preso à fita e fixado com uma segunda tira. Em vez da fita, inúmeras companhias disponibilizam dispositivos fixadores. Nos clientes com história de deslocamento do tubo, pode ser usado um prendedor nasal, o qual envolve a inserção de uma alça de material forte, porém flexível, por uma das narinas, ao redor do septo nasal e por fora da outra narina, como um "freio" ao qual o tubo nasoenteral é fixado. Esses dispositivos demonstram sucesso na prevenção de deslocamento do tubo em 85,6% dos casos (Power, Smyth, Duggan et al., 2010). Além disso, é possível fixar o tubo NG no pijama do cliente com alfinete de segurança ou com alças de fita adesiva, de modo que um puxão no tubo não o arraste das narinas. É essencial que o tubo NG seja fixado sem pressão indesejada nas partes lateral e medial das narinas para evitar necrose tecidual. Ademais, todos os dias a fita que fixa o tubo deve ser trocada, e as narinas, inspecionadas quanto a complicações como erosão (Lippincott Williams & Wilkins, 2007). O tubo precisa ser preso frouxamente para evitar tensão e deslocamento.

#### Alerta de enfermagem
*Se o cliente estiver em tratamento ambulatorial e tiver um tubo gástrico com duplo lúmen, a ponta azul precisa estar acima do nível do estômago para evitar extravasamento de líquido gástrico por esse acesso. O tampão protetor pode ser encaixado no lúmen de aspiração maior para selar o tubo nasogástrico durante a deambulação.*

### Monitoramento do cliente e manutenção da função do tubo

É importante manter um registro preciso da irrigação e de todo o aporte de líquidos e alimentos. Para manter a perviedade, o tubo é irrigado a cada 4 a 6 h com soro fisiológico para evitar perda eletrolítica por drenagem gástrica. Água filtrada pode ser usada durante a administração de medicamentos ou alimentação. A enfermeira registra o volume, a cor e o tipo de todas as drenagens a cada 8 h.

Quando tubos de lumens duplos ou triplos são usados, cada um deles é rotulado de acordo com o propósito: aspiração, alimentação ou insuflação de balão (ver Tubo de Sengstaken-Blakemore no Capítulo 25).

Quando alimentação ou medicamentos são prescritos por tubo GI, é da responsabilidade da enfermeira manter a perviabilidade do dispositivo, bem como avaliar a tolerância do cliente aos alimentos e medicamentos. Soluções nutricionais

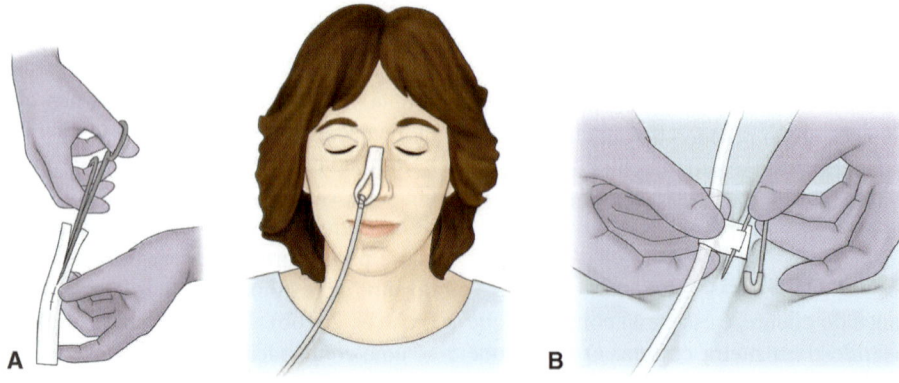

**Figura 22.9** Fixação dos tubos nasogástricos (NG). **(A)** O tubo é fixado ao nariz com fita para evitar lesão das passagens nasofaríngeas. **(B)** O tubo é fixado à roupa do cliente para evitar tensão no equipo.

líquidas são comumente administradas em velocidade contínua via bomba eletrônica programável ou por seringa em bólus intermitentes. Na alimentação contínua, é importante que a enfermeira avalie o volume da alimentação no recipiente para garantir o não ressecamento.

## Administração de medicamentos

Quando medicamentos são administrados por tubos GI, a irrigação com 20 a 30 mℓ de água em uma seringa com bulbo de 60 mℓ pode diminuir o risco de oclusão do tubo (Kowalak, 2009; Phillips e Nay, 2007). No caso dos tubos NG e nasoenterais de pequeno diâmetro, é necessária a trituração total dos medicamentos na forma de comprimido. A enfermeira deve solicitar às equipes médica e farmacêutica que convertam os medicamentos para as formas líquidas quando possível. A enfermeira deve estar atenta ao fato de que a administração de comprimidos de liberação prolongada que requeiram trituração por esses tubos é proibida, uma vez que pode ocorrer superdosagem. No entanto, ocasionalmente, permite-se que cápsulas de liberação programada sejam abertas (não trituradas) e administradas; a equipe de farmácia deve ser consultada em caso de dúvida ou preocupação relacionada com a possibilidade ou não de trituração e abertura dos medicamentos. A equipe médica deve ser notificada para trocar as formas sólidas dos medicamentos para as líquidas sempre que possível. A Tabela 22.1 discute a administração de medicamentos.

## Desobstrução dos tubos

Quando um tubo é obstruído por alimentos ou medicamentos, inúmeros métodos podem ser usados para readquirir a perviabilidade do tubo sem que seja necessário substituí-lo. Sondas póspilóricas de diâmetro menor podem se obstruir se a alimentação cessar e o tubo não for adequadamente irrigado. Água morna pode ser administrada pelo tubo com cuidado por meio de seringas de vários tamanhos; seringas menores têm mais força para deslocar a obstrução. A enfermeira deve ficar atenta à inserção correta do tubo NG, que precisa ser confirmada antes da injeção de qualquer solução para desobstruir o tubo.

### Alerta de enfermagem
*Atualmente, escassa literatura de pesquisa avalia as intervenções e as considerações da enfermagem relacionadas com a administração de medicamentos via tubos enterais. A enfermeira deve estar atualizada com a literatura contemporânea e acessar bancos de dados para obter as evidências mais atuais.*

## Fornecimento de higiene oral e nasal

A higiene oral e nasal conscienciosa e regular é uma parte vital do cuidado do cliente, pois as sondas causam desconforto e pressão e podem permanecer inseridas por vários dias. Hastes com ponta de algodão podem ser usadas para limpar o nariz e, em seguida, uma limpeza com lubrificante hidrossolúvel pode ser feita. O cuidado frequente da boca é reconfortante para o cliente. Todos os dias, a fita nasal deve ser trocada, e o nariz, inspecionado quanto a irritação cutânea. Se as mucosas nasal e faríngea estiverem excessivamente ressecadas, inalações de vapor frio ou morno podem ser benéficas. Consumir pastilhas para garganta, usar compressa de gelo, mascar chiclete ou chupar balas duras (se permitido) e limitar a fala também ajudam a aliviar o desconforto. Essas atividades mantêm as mucosas úmidas e ajudam a evitar a inflamação das glândulas parótidas.

## Monitoramento e manejo das potenciais complicações

Clientes com intubação nasogástrica ou nasoenteral são suscetíveis a vários problemas, inclusive déficit de volume hídrico, complicações pulmonares e irritações relativas ao tubo. Essas potenciais complicações requerem avaliação cuidadosa e contínua.

Os sintomas de déficit de volume hídrico incluem ressecamento de pele e mucosas, diminuição do débito urinário, letargia, hipotensão ortostática e aumento da frequência cardíaca. A enfermeira pode também calcular a pressão de pulso do cliente (pressão sistólica menos a diastólica) para prever seu estado de volume. Pressão de pulso inferior a 30 mmHg é indicativa de déficit de volume hídrico. A avaliação de déficit de volume hídrico envolve a manutenção de um balanço hídrico acurado. Isso inclui a mensuração da drenagem gástrica ou nasointestinal, do líquido instilado pela irrigação do tubo NG/NI, da água ingerida pela boca, de vômito, da água administrada com as fórmulas enterais e dos líquidos intravenosos. Valores laboratoriais, em especial ureia e creatinina, são monitorados. A enfermeira avalia o balanço hídrico de 24 h e registra o balanço hídrico negativo, o aumento da eliminação nasogástrica, a interrupção da terapia intravenosa ou qualquer outro desequilíbrio entre o aporte e a eliminação de líquido.

Podem ocorrer complicações pulmonares resultantes da intubação nasogástrica, pois a tosse e a limpeza da faringe são prejudicadas, a formação de gases pode irritar o nervo frênico, e os tubos podem se deslocar, retraindo a extremidade distal acima do esfíncter esofagogástrico (o que coloca o cliente em risco de aspiração de líquidos ou de alimentos para a traqueia e para os pulmões). Medicamentos (como antiácidos, simeticona

**Tabela 22.1** Preparação de medicamentos para administração via tubo NG.

| Forma do medicamento | Preparação |
|---|---|
| Líquido | Nenhuma |
| Comprimidos simples | Triturar e dissolver em água |
| Comprimidos bucais ou sublinguais | Administrar conforme o prescrito |
| Cápsulas gelatinosas cheias de líquido | Fazer uma abertura na cápsula e expulsar o conteúdo |
| Comprimidos com revestimento entérico | Não triturar; é preciso mudar a forma |
| Comprimidos de liberação programada | Não amassar os comprimidos, pois, fazendo isso, pode-se liberar a droga muito rapidamente (superdosagem); checar com o farmacêutico uma formulação alternativa |
| Cápsulas de liberação programada ou cápsulas de liberação sustentada | Algumas podem ser abertas, e os conteúdos, adicionados à fórmula enteral; sempre consultar o farmacêutico antes de fazer isso |

e metoclopramida) podem ser administrados para reduzir os problemas potenciais. Os sinais e sintomas das complicações incluem tosse durante a administração de alimentos ou medicações, dificuldades de limpeza das vias respiratórias, taquipneia e febre. A avaliação envolve ausculta regular dos sons pulmonares e verificação dos sinais vitais. É importante encorajar o cliente a tossir e a respirar profundamente com frequência. A enfermeira também deve confirmar com cuidado a inserção adequada do tubo por meio da avaliação do comprimento do tubo antes da instilação de líquidos ou medicamentos.

A irritação das mucosas é uma complicação comum da intubação NG/NI. Narinas, mucosa oral, esôfago e traqueia ficam suscetíveis a irritação e necrose. Áreas visíveis devem ser inspecionadas com frequência, e a adequação da hidratação precisa ser avaliada. Ao fornecer a higiene oral, a enfermeira cuidadosamente inspeciona as mucosas quanto a sinais de irritação ou de ressecamento excessivo. A enfermeira palpa a área ao redor das glândulas parótidas, visando detectar hipersensibilidade ou linfadenopatia, que indicam parotidite, e observa irritações ou fissuras na pele no local de inserção (como narinas) ou nas mucosas. A fim de preservar a integridade da pele das narinas, a enfermeira deve rodar a posição do tubo na parede das narinas uma vez a cada 24 h. Além disso, é importante avaliar o cliente quanto a esofagite e traqueíte, cujos sintomas incluem dor de garganta e rouquidão.

### Alerta de enfermagem

*A enfermeira alerta o médico quando um novo sangramento franco é observado na drenagem do tubo NG ou se material semelhante a borra de café for observado, pois pode indicar sangramento. O teste de sangue oculto está disponível para avaliar se existe sangue na drenagem gástrica. A enfermeira deve saber que o teste Hemoccult para fezes não pode ser usado na avaliação da drenagem gástrica.*

### Remoção do tubo

Antes da remoção do tubo, a enfermeira pode clampeá-lo ou desclampeá-lo intermitentemente pelo período experimental de algumas horas para garantir que o cliente não apresentará náuseas, vômitos ou distensão. Antes de ser removido, o tubo é irrigado com 10 mℓ de água ou de soro fisiológico para garantir que esteja livre de resíduos e longe do revestimento gástrico; depois disso, o balão (se presente) é desinflado. Luvas são calçadas para remover o tubo, e uma toalha descartável é colocada sobre o tórax do cliente. O tubo é retirado lenta e cuidadosamente por 15 a 20 cm até a ponta alcançar o esôfago; o restante é removido com rapidez pela narina. Se o tubo não sair com facilidade, não se deve usar força; em vez disso, o problema deve ser relatado ao médico. Conforme é removido, o tubo vai sendo disposto na toalha descartável para evitar que secreções sujem o cliente ou a enfermeira. Após a conclusão do procedimento, a enfermeira faz a higiene oral do cliente.

### Administração de fórmula enteral com dispositivos nasogástricos e nasoenterais

A nutrição enteral é fornecida para atender às necessidades nutricionais quando a ingestão oral for inadequada ou impossível, mas o trato GI estiver funcionando normalmente. A nutrição enteral apresenta várias vantagens em relação à nutrição parenteral: baixo custo, é segura e bem tolerada pelo cliente e de fácil uso tanto nas instituições de cuidado estendido quanto na casa do cliente. Outras vantagens incluem:

- Preserva a integridade GI pelo fornecimento de nutrientes e medicamentos via intraluminal
- Conserva a sequência normal dos metabolismos intestinal e hepático
- Mantém o metabolismo da gordura e a síntese de lipoproteína
- Resguarda a proporção normal entre insulina e glucagon

A fórmula enteral é fornecida ao estômago (no caso de intubação nasogástrica ou gastrostomia) ou ao duodeno distal ou jejuno proximal (no caso de alimentação **nasoduodenal** ou **nasojejunal**). As vias nasoduodenal ou nasojejunal são indicadas quando o esôfago e o estômago precisarem ser desviados ou quando o cliente se encontrar sob risco de aspiração. Para alimentação prolongada (mais de 4 semanas), tubos de gastrostomia ou de jejunostomia são preferíveis para a administração de medicamentos ou para a alimentação.[4] As inúmeras condições que requerem nutrição enteral estão resumidas na Tabela 22.2.

**Tabela 22.2** Condições que requerem terapia enteral.

| Condição ou necessidade | Exemplos |
|---|---|
| Preparação pré-operatória do intestino | – |
| Problemas GI | Fístula, síndrome do intestino curto, pancreatite leve, doença de Crohn, colite ulcerativa, má digestão inespecífica ou má absorção |
| Terapia contra câncer | Radiação, quimioterapia |
| Cuidado convalescente | Cirurgia, lesão, doença grave |
| Coma, estado de semiconsciência* | AVE, lesão da cabeça, distúrbio neurológico, neoplasma |
| Condições hipermetabólicas | Queimaduras, trauma, fraturas múltiplas, sepse, AIDS, transplante de órgão |
| Alcoolismo, depressão crônica, anorexia nervosa* | Doença crônica, distúrbio psiquiátrico ou neurológico |
| Debilidade* | Doença ou lesão |
| Cirurgia maxilofacial ou cervical | Doença ou lesão |
| Paralisia orofaríngea ou esofágica* | Doença ou lesão, neoplasma, inflamação, trauma, falência respiratória |

*Uma vez que alguns desses clientes correm risco de regurgitação, vômitos e aspiração da fórmula administrada, cada condição precisa ser considerada individualmente.

---

[4] N.R.T.: No Brasil, a Sociedade Brasileira de Nutrição Parenteral e Enteral possui caráter multidisciplinar. A Equipe Multiprofissional de Terapia Nutricional (EMTN) é composta por um grupo formal e obrigatoriamente constituído de pelo menos um profissional de cada categoria, a saber: médico, nutricionista, enfermeira e farmacêutico, podendo ainda incluir profissionais de outras categorias, habilitados e com treinamento específico para a prática da Terapia Nutricional (TN). O Comitê de Enfermagem desenvolve projetos e estudos sobre as Boas Práticas de Enfermagem na Terapia Nutricional. A RDC No. 63, de 6 de julho de 2000, fixa os requisitos mínimos exigidos para a Terapia de Nutrição Enteral.

## Redução do risco de aspiração

Para reduzir o risco de aspiração, a cabeceira do leito precisa permanecer elevada a 30° o tempo todo (Metheny, Davis-Jackson e Stewart, 2010). Se o cliente estiver restrito ao leito, a alimentação precisa ser interrompida ao realizar a técnica de preparo da cama, realizar o banho ou em qualquer hora em que a cabeceira da cama precise ser rebaixada para menos de 30°. Além disso, pesquisas mais recentes demonstraram que a alimentação por jejunostomia reduz a incidência de aspiração (Metheny, Schallom, Oliver et al., 2008).

## Avaliação do resíduo gástrico

A tolerância do cliente à nutrição enteral líquida é determinada pela medida residual e pela presença ou ausência de náuseas e vômitos. A medida do resíduo gástrico ou o volume de aspiração são mais facilmente avaliados em tubos GI de grosso calibre. Tubos duodenais e nasojejunais de diâmetro menor, muitas vezes, sofrem colapso quando se aplica sucção. O volume do aspirado indica a velocidade na qual o cliente está digerindo a alimentação e o quão rápido o quimo está passando para o intestino delgado. O volume do estômago é de aproximadamente 1ℓ, com capacidade de estiramento em caso de aumento da ingestão, dependendo do tamanho do cliente.

Para avaliar os resíduos gástricos, uma seringa de 60 mℓ é usada para medir os volumes dos tubos de alimentação a cada 4 h. Recomenda-se que a enfermeira instile cerca de 30 mℓ de ar no tubo de alimentação antes da remoção dos seus conteúdos para evitar a medida imprecisa do líquido no lúmen do tubo como residual (Methany et al., 2010). Em seguida, devagar, a enfermeira aplica uma pressão constante no êmbolo e aspira o volume residual até que não se possa mais remover nenhum líquido na seringa. Os protocolos variam de acordo com as instituições, e a enfermeira deve seguir as diretrizes da unidade. As pesquisas demonstram, no entanto, que volumes residuais inferiores a 200 mℓ aparentemente são bem tolerados sem risco de aspiração (Metheny et al., 2008, 2010). Em geral, se um volume inferior a esse for observado, o líquido residual retorna para o cliente; se for superior a 200 mℓ, é descartado.

## Osmose, osmolalidade e síndrome do esvaziamento rápido

A osmolalidade precisa ser considerada em clientes que recebem nutrição enteral via duodeno ou jejuno, pois as fórmulas alimentares com alta osmolaridade podem levar a efeitos indesejáveis, como síndrome do esvaziamento rápido.

O equilíbrio hídrico é mantido pela **osmose**, processo pelo qual a água se desloca pelas membranas de uma solução diluída de **osmolalidade** mais baixa (concentração iônica) para uma solução mais concentrada de osmolalidade mais alta, até que ambas tenham quase a mesma osmolalidade. A osmolalidade dos líquidos corporais normais é de aproximadamente 300 mOsm/kg. O corpo tenta manter a osmolalidade do conteúdo do estômago e dos intestinos próxima a esse nível.

Soluções altamente concentradas e determinados alimentos podem afetar o equilíbrio hídrico normal do corpo. Carboidratos e aminoácidos individuais são pequenas partículas que exercem grande efeito osmótico. Eletrólitos, como sódio e potássio, são partículas comparativamente pequenas, que exercem grande efeito sobre a osmolalidade e, por conseguinte, na habilidade do cliente de tolerar determinada solução.

Quando uma solução concentrada de alta osmolalidade é ingerida em grandes quantidades, a água proveniente dos órgãos circunjacentes e do compartimento vascular se desloca para o estômago e para os intestinos. O cliente tem a sensação de estômago cheio, tem náuseas e diarreia, o que causa desidratação, hipotensão e taquicardia; o conjunto desses sintomas é chamado de **síndrome do esvaziamento rápido**. O grau de tolerância dos efeitos da alta osmolalidade dos clientes varia. Em geral, clientes debilitados são menos tolerantes. A enfermeira precisa ter conhecimento sobre a osmolalidade da fórmula administrada ao cliente e precisa observar e adotar medidas para evitar os efeitos indesejados. A síndrome do esvaziamento rápido pode ser prevenida pelas seguintes intervenções: administração da alimentação em temperatura ambiente (o esvaziamento gástrico será mais rápido se a temperatura do líquido for muito quente ou muito fria); mudança de alimentação por **bólus** para alimentação contínua, se apropriado; manutenção do cliente na posição de semi-Fowler por 1 h após a refeição, a fim de proporcionar a passagem gradativa do alimento para o intestino; e retardo da velocidade da alimentação para fornecer mais tempo para a digestão.

Em caso de fórmula de alta osmolalidade, a enfermeira deve observar o nível de sódio do cliente e esperar que a água livre seja solicitada para diluir a fórmula enteral ou por instilação periódica de água prescrita pela equipe médica, quando os níveis de sódio estiverem elevados. A resposta à água livre (tanto a diluição da fórmula enteral quanto água instilada pelo tubo NG/NI) é avaliada com níveis de eletrólitos subsequentes.

## Fórmulas enterais

A escolha da fórmula enteral é influenciada pelo estado do trato GI e pelas necessidades nutricionais do cliente. Os nutricionistas colaboram com os médicos e com as enfermeiras nessa escolha. As características da fórmula que devem ser consideradas antes da seleção incluem composição química da fonte nutricional (proteína, carboidrato, gordura), densidade calórica, osmolalidade, resíduo, segurança bacteriológica, vitaminas, minerais e custo.

Vários tipos de fórmulas estão comercialmente disponíveis. Fórmulas poliméricas comercialmente preparadas (fórmulas com alto peso molecular) são compostas por proteínas, carboidratos e gorduras na forma de alto peso molecular. Fórmulas quimicamente definidas contêm nutrientes pré-digeridos e de fácil absorção. Produtos modulares contêm apenas um nutriente principal, como proteína. Existem fórmulas específicas para várias doenças. Para os portadores de insuficiência renal, uma fórmula que tenha alto teor de calorias e baixo de eletrólitos é a ideal, pois é formulada para manter o equilíbrio hidreletrolítico. Para clientes com doença pulmonar obstrutiva crônica grave, pode ser indicada uma fórmula rica em gordura e pobre em carboidratos, com densidade alta (1,5 caloria/mℓ), o que ajuda a manter a restrição líquida e reduz a produção de dióxido de carbono. Carboidratos em excesso podem elevar a produção de $CO_2$, o que causa impactos negativos no padrão respiratório.

Fibras são adicionadas a algumas fórmulas para diminuir a ocorrência de diarreia em alguns clientes de risco. Fórmulas batidas também podem ser usadas. Também podem ser preparadas pela família do cliente ou obtidas na forma pronta para uso; é preciso que sejam preparadas com atenção de acordo com as instruções. Algumas são fornecidas como suplementos e outras são designadas para atender às necessidades nutricionais totais do cliente.

### Frequência e métodos de administração

A frequência da alimentação enteral e o método de administração dependem da localização do tubo no trato GI, da tolerância do cliente, da conveniência e do custo. Alimentações por bólus intermitentes são administradas no estômago (em geral por tubo de gastrostomia) em grandes quantidades e em intervalos prescritos, podendo ser fornecidas 4 a 8 vezes/dia. O gotejamento gravitacional intermitente, outro método de administração de alimentação por tubo gástrico, é comumente usado quando o cliente está em domicílio. Nesse caso, a alimentação é administrada ao longo de 30 min em intervalos determinados. Esses dois métodos de administração são práticos e baratos. Entretanto, a alimentação fornecida em velocidades variadas pode ser pouco tolerada e consumir tempo demais.

O método de infusão contínua é muitas vezes usado quando as fórmulas são administradas no intestino delgado. Esse método é preferível para os clientes em risco de aspiração ou que tolerem mal os tubos de alimentação (Methany et al., 2010). As alimentações são fornecidas de maneira contínua em velocidade constante por meio de uma bomba de infusão. Esse método diminui a distensão abdominal, os resíduos gástricos e o risco de aspiração. Entretanto, as bombas são caras e resultam em menos flexibilidade para os clientes do que as alimentações intermitentes.

Uma alternativa ao método de infusão contínua é a **alimentação cíclica**. A infusão é realizada em velocidade mais rápida ao longo de um período mais curto (em geral 8 a 12 h). As refeições podem ser infundidas à noite para evitar a interrupção do estilo de vida do cliente. Infusões contínuas cíclicas podem ser apropriadas para clientes em desmame da nutrição enteral para a dieta oral, como suplementos para aqueles que não conseguem ingerir o suficiente e para os clientes em domicílio que precisam das horas do dia sem a bomba. Independentemente do método usado, a cabeceira da cama precisa permanecer elevada a, no mínimo, 30° para diminuir o risco de aspiração. Uma ampla variedade de tubos de alimentação, sistemas de fornecimento e bombas de infusão estão disponíveis para nutrição enteral.

### Complicações da nutrição enteral

Diarreia, a complicação mais comum associada às alimentações líquidas, é frequentemente decorrente da hiperosmolalidade da fórmula e/ou da diminuição da osmolalidade do soro do cliente. A alteração na concentração ou do tipo de fórmula muitas vezes ameniza ou cessa essa complicação.

A pneumonia por aspiração é uma importante complicação mecânica. A aspiração pode acontecer em decorrência da inserção inadequada do tubo ou quando o cliente regurgita a fórmula. Quando a aspiração ocorre ou é suspeitada, é importante que a enfermeira suspenda a alimentação, aspire a faringe e a traqueia e monitore o estado respiratório do cliente enquanto entra em contato com o médico. A prevenção da aspiração envolve manutenção da cabeceira do leito do cliente elevada a 30° e verificação da localização do tubo antes da administração de alimentos e medicamentos, além de periodicamente ao longo do turno de 24 h.

Os clientes podem revelar elevação da glicose sanguínea como complicação metabólica da nutrição enteral. O conteúdo de carboidrato varia entre os diferentes tipos de fórmulas usadas e deve ser levado em consideração se o cliente for hiperglicêmico. Com frequência, a enfermeira deve analisar os resultados da glicemia do cliente especialmente ao iniciar a nutrição enteral. Outras complicações da terapia enteral podem ser encontradas na Tabela 22.3.

## Gastrostomia

**Gastrostomia** é um procedimento cirúrgico no qual uma abertura é criada no estômago com a finalidade de administrar alimentos e líquidos por meio de um tubo de alimentação.

### Indicações clínicas

A gastrostomia é preferível para suporte nutricional enteral prolongado quando o diagnóstico do cliente torna difícil a satisfação das necessidades nutricionais, como nos casos de lesão cerebral traumática e doenças neurodegenerativas (doença de Alzheimer). A gastrostomia também é preferível à alimentação nasogástrica no cliente comatoso, porque o esfíncter gastresofágico é preservado. Regurgitação e aspiração são menos prováveis com a gastrostomia do que com a alimentação nasogástrica.

### Tipos

Diferentes tipos de gastrostomia podem ser indicados, incluindo a de Stamm (temporária e permanente), de Janeway (permanente) e **gastrostomia endoscópica percutânea (GEP)**. As gastrostomias de Stamm e de Janeway requerem incisão na linha média abdominal superior ou uma incisão transversa no quadrante superior esquerdo. O procedimento de Stamm requer o uso de suturas em bolsa concêntricas para fixar o tubo na parede gástrica interior. Para criar a gastrostomia, uma ferida de saída é feita no abdome superior esquerdo. O procedimento de Janeway necessita da criação de um túnel (chamado de tubo gástrico) que é levado pelo abdome para formar um **estoma** permanente.

A inserção de uma GEP requer a atuação de médicos e enfermeiras habilitados. Após a administração do anestésico local, o médico insere uma cânula no estômago do cliente através de uma incisão abdominal e depois passa uma sutura não absorvível por essa cânula; o segundo médico insere um endoscópio pelo trato GI superior do cliente e usa a alça endoscópica para agarrar a extremidade da sutura, guiando-a para cima. A sutura é amarrada à ponta dilatadora ao final do tubo GEP. Depois disso, o endoscopista avança a ponta dilatadora pela boca do cliente enquanto o primeiro médico puxa a sutura pelo local da cânula. O tubo de GEP fixado é guiado para baixo no

**Tabela 22.3** Complicações da terapia enteral.

| Complicações | Causas | Intervenções de enfermagem selecionadas ||
|---|---|---|---|
| | | **Tratamento** | **Prevenção** |
| **Gastrintestinais** | | | |
| Diarreia (mais comum) | Alimentação hiperosmolar<br>Alimentação por bólus/infusão rápida<br>Alimentação contaminada por bactérias<br>Deficiência de lactase<br>Medicamentos/antibioticoterapia<br>Diminuição do nível de osmolaridade sérica<br>Alergias alimentares<br>Fórmula gelada | Avaliação do balanço hídrico e dos níveis dos eletrólitos; relato dos achados<br>Implementação de mudanças na fórmula ou na velocidade de administração | Avaliação da velocidade da infusão e da temperatura da fórmula<br>Reposição da fórmula a cada 4 h; mudança do recipiente da alimentação todos os dias |
| Náuseas/vômitos | Mudança na fórmula ou na velocidade de administração<br>Fórmula hiperosmolar<br>Esvaziamento gástrico inadequado | Revisão dos medicamentos | Verificação do resíduo gástrico; se < 200 mℓ, continue a alimentação e reverifique; relate caso os resíduos ainda estiverem em volumes altos |
| Gases/distensão/cólicas | Ar no tubo | Notificação do médico em caso de persistência | Mantenha o tubo sem ar |
| Síndrome do esvaziamento rápido | Alimentação por bólus/velocidade rápida<br>Fórmula fria | Verificação do conteúdo de água e fibras; relato dos achados<br>Verificação da velocidade e da temperatura da fórmula | Evitar a infusão rápida da fórmula<br>Administração da fórmula em temperatura ambiente, ou próximo a isso |
| Constipação intestinal | Alto teor de leite (lactose)<br>Falta de fibra<br>Aporte inadequado de líquido/desidratação<br>Uso de opioide | Avaliação do conteúdo de água e fibras; relato dos achados | Administração de hidratação adequada na forma de irrigações |
| **Mecânicas** | | | |
| Pneumonia de aspiração | Inserção inadequada do tubo<br>Vômito com aspiração da fórmula enteral<br>Cabeceira a zero grau<br>Uso de tubo calibroso | Avaliação do estado respiratório e notificação do médico | Implementação de método confiável de verificação da inserção do tubo enteral de pequeno calibre (p. ex., medida do comprimento do tubo exposto)<br>Manutenção da cabeceira elevada em 30° continuamente |
| Deslocamento do tubo | Tosse excessiva/vômito<br>Tensão ou má fixação do tubo<br>Aspiração traqueal<br>Intubação das vias respiratórias | Suspensão da alimentação e notificação do médico | Verificação da inserção do tubo antes da administração da alimentação |
| Obstrução do tubo | Razão fórmula/irrigação inadequada | Adesão ao protocolo de desobstrução de tubos de alimentação | Obtenção de medicamentos em forma líquida sempre que possível |
| Resíduos | Trituração dos medicamentos e irrigação após a administração de maneira inadequada | – | Irrigação do tubo e trituração dos medicamentos de maneira adequada |
| Irritação nasofaríngea | Posição do tubo/fixação inadequada<br>Uso de tubos calibrosos | Avaliação das mucosas nasofaríngeas a cada 4 h | Fixação do tubo para evitar pressão nas narinas |
| **Metabólicas** | | | |
| Hiperglicemia | Intolerância à glicose<br>Alto teor de carboidrato na alimentação | Verificação periódica dos níveis de glicose sanguínea<br>Requerimento de encaminhamento ao nutricionista para reavaliar a escolha do produto | – |
| Desidratação e azotemia | Fórmulas hiperosmolares com ingestão líquida insuficiente | Relato dos sinais e sintomas de desidratação<br>Implementação de mudanças na fórmula, na velocidade de administração ou proporção de água | Fornecimento da hidratação adequada por meio de irrigações ou diluição da fórmula enteral |

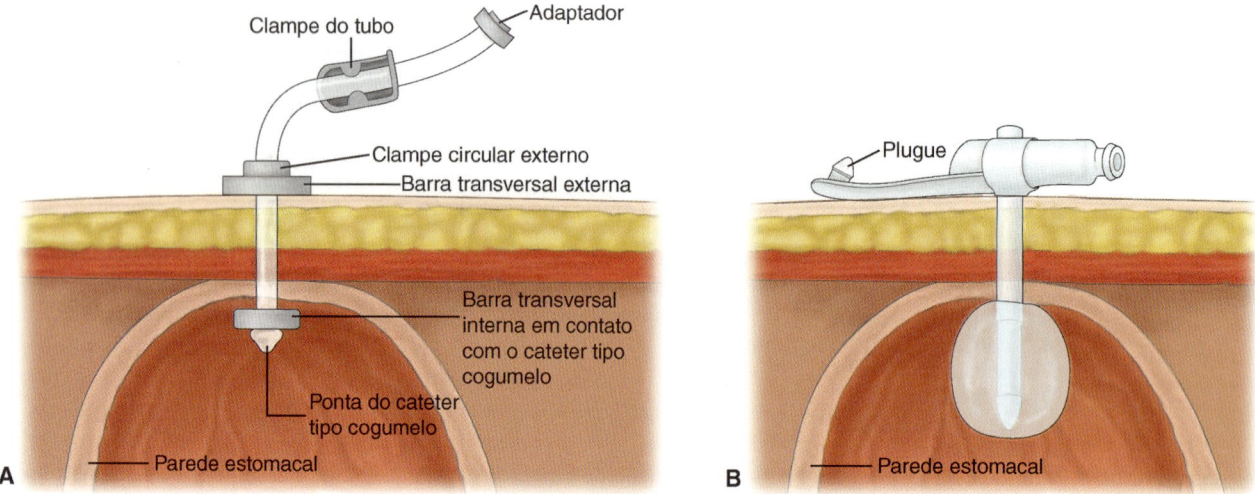

**Figura 22.10** (**A**) Detalhe do abdome e do tubo de gastrostomia endoscópica percutânea (GEP), mostrando a fixação do cateter. (**B**) Detalhe do abdome e do dispositivo de gastrostomia de baixo perfil (DGBP) não obturado, mostrando a fixação do balão.

esôfago, no estômago e para fora pela linha de incisão abdominal (Figura 22.10). O cateter em ponta tipo cogumelo e a barra transversal interna seguram o tubo contra a parede estomacal. Uma barra externa mantém o cateter no lugar. Um adaptador tubular é usado entre as refeições, e um clampe ou plugue é usado para fechar ou abrir o tubo.

O dispositivo de GEP inicial pode ser removido e substituído quando o trato estiver bem estabelecido (10 a 14 dias após a inserção). A substituição do dispositivo de GEP é indicada para fornecer suporte nutricional a longo prazo, para substituir tubo obstruído ou migrado ou para aumentar o conforto do cliente. O dispositivo de substituição de GEP deve ser preso com segurança ao estoma para evitar vazamento de ácido gástrico e é mantido no lugar por tração entre os dispositivos interno e de ancoragem.

Uma alternativa ao dispositivo de GEP é o **dispositivo de gastrostomia de baixo perfil (DGBP)** (Figura 22.10). O DGBP pode ser inserido 3 a 6 meses após a inserção do tubo de gastrostomia inicial. Esses dispositivos são introduzidos nivelados com a pele; eliminam a possibilidade de migração e obstrução do tubo; e possuem válvulas antirrefluxo para evitar refluxo gástrico. Dois tipos de dispositivos podem ser usados – obturado e não obturado. Os obturados (botão G) apresentam uma ponta abobadada que atua como estabilizador interno. Apenas um médico pode obturar (inserir um tubo maior do que o estoma atual). O dispositivo não obturado apresenta um disco cutâneo externo e é inserido no estoma sem força; um balão é inflado para fixar a colocação. Uma enfermeira em cenário domiciliar pode inserir esses dispositivos não obturados. As desvantagens de ambos os tipos de DGBP são a incapacidade de avaliar volumes residuais (valva unidirecional) e a necessidade de um adaptador especial para conectar o dispositivo ao recipiente de alimentação.

## Complicações

O refluxo da alimentação estomacal pode resultar em pneumonia por aspiração. Portanto, os clientes em risco de pneumonia por aspiração não são candidatos ideais à gastrostomia. A jejunostomia é preferível, ou pode-se recomendar a alimentação jejunal por um tubo nasojejunal.

Outras complicações da inserção do tubo de gastrostomia incluem remoção prematura, infecção e vazamento ao redor do local de inserção. Para evitar a remoção prematura, um curativo adesivo frouxo pode ser aplicado na parte superior do rebordo do tubo. Um campo cirúrgico fenestrado (curativo dividido), muitas vezes usado no cuidado da traqueostomia, funciona bem. Além disso, um dispositivo de fixação tubular pode ser usado no flanco ou no abdome do cliente para diminuir ainda mais a tensão no local de inserção. Esses dispositivos usam fitas adesivas para temporariamente fixar o tubo de gastrostomia na pele do cliente. A enfermeira deve orientar o cliente acerca da mobilidade que terá com o tubo de gastrostomia, o que ajuda na prevenção de tensão no dispositivo. Se o tubo for inadvertidamente removido, a enfermeira deve limpar o local, aplicar um curativo e notificar o médico imediatamente.

As infecções são evitadas pela avaliação e pela limpeza diária da área. Água e sabão neutro podem ser usados ao redor da região geral. Para remover os alimentos endurecidos que podem se acumular ao redor do local de inserção, a enfermeira pode usar solução salina normal. A área deve estar seca antes da aplicação do curativo. Hiperemia, hipersensibilidade e colapso da pele devem ser documentados e notificados ao médico.

## Nutrição parenteral

A **nutrição parenteral** (NP) é um método de fornecimento de nutrição ao corpo por via IV central ou periférica. A solução é composta por uma combinação muito complexa de proteínas, carboidratos, gorduras, eletrólitos, vitaminas, minerais essenciais e água estéril em um único recipiente. Os objetivos da NP são melhorar o estado nutricional, estabelecer balanço nitrogenado positivo (Boxe 22.2), conservar a massa muscular, promover a manutenção ou o ganho de peso e suportar os processos de cicatrização.

## BOXE 22.2 — Estabelecimento do balanço nitrogenado positivo.

Quando o aporte de proteína e nutrientes é significativamente inferior ao necessário para atender aos gastos de energia, um estado de balanço nitrogenado negativo se instala. Em resposta, o corpo começa a converter a proteína encontrada nos músculos em carboidratos para serem usados na satisfação das necessidades energéticas. As consequências são perda muscular, perda de peso, fadiga e, se não corrigido, morte.

O cliente adulto no período pós-operatório requer cerca de 1.500 calorias por dia para manter o corpo longe da utilização de sua reserva de proteínas. Os líquidos IV tradicionais não oferecem nitrogênio nem calorias suficientes para atender às necessidades diárias do corpo. Soluções de NP, as quais proveem nutrientes como glicose, aminoácidos, eletrólitos, vitaminas, minerais e emulsões de gordura, fornecem nitrogênio e calorias suficientes para satisfazer as demandas nutricionais diárias. Em geral, a NP fornece 25 a 35 kcal/kg de peso corporal ideal e 1 a 1,5 g de proteína/kg de peso corporal ideal.

O cliente com febre, trauma, queimaduras, cirurgia importante ou doença hipermetabólica requer calorias diárias adicionais. O volume de líquido necessário para suprir essas calorias ultrapassa a tolerância líquida e leva a edema pulmonar ou insuficiência cardíaca. Para prover as calorias necessárias em pequeno volume, é necessário aumentar a concentração dos nutrientes e usar uma via de administração (p. ex., uma veia calibrosa de alto fluxo, como a subclávia) que rapidamente dilua os nutrientes aos níveis apropriados à tolerância corporal.

Quando se administra glicose altamente concentrada, as necessidades calóricas são satisfeitas e o corpo usa os aminoácidos na síntese proteica e não na energética. Potássio extra é adicionado à solução para manter o equilíbrio eletrolítico apropriado e transportar glicose e aminoácidos pelas membranas celulares. A fim de evitar deficiências e satisfazer as necessidades para a síntese tecidual, outros elementos, como cálcio, fósforo, magnésio e cloreto de sódio, são adicionados.

## Indicações clínicas

Tanto em domicílio quanto no hospital, a NP é indicada nas situações em que:

- O cliente exibe sinais e sintomas de má nutrição calórica e proteica: perda de peso de mais de 10 ou 15% ou peso inferior a 90% do peso corporal ideal (McClave, Martindale, Vanek *et al.*, 2009)
- A ingestão do cliente é insuficiente para manter o estado anabólico (p. ex., queimaduras graves, má nutrição, síndrome do intestino curto, AIDS, sepse, câncer)
- A capacidade do cliente de ingerir alimentos por via oral ou por tubo está comprometida (p. ex., íleo paralítico, doença de Crohn com obstrução, enterite pós-radiação, hiperêmese gravídica grave)
- O cliente não quer ou não consegue ingerir os nutrientes adequados (p. ex., anorexia nervosa, clientes idosos pós-cirúrgicos)
- A condição clínica de base impede a alimentação oral ou por tubo (p. ex., pancreatite aguda, fístula enterocutânea alta)
- As necessidades nutricionais pré e pós-operatórias são prolongadas (p. ex., cirurgia extensiva do intestino).

Clientes malnutridos no pré-operatório que não sejam candidatos às alimentações enterais devem iniciar a NP com o objetivo de reanimação nutricional 1 semana antes da cirurgia, se possível. A NP inferior a 7 dias não vem mostrando efeito algum sobre o estado nutricional ou vem sendo associada a resultados ruins (McClave *et al.*, 2009).

## Fórmulas parenterais

Um total de 2 a 3 ℓ de solução é administrado ao longo de 24 h usando-se um filtro (filtro de partículas de 1,2 mícron). Antes da administração, a infusão de NP precisa ser inspecionada quanto a transparência e presença de precipitado. O rótulo é comparado com a prescrição médica, observando a data de validade. **Emulsões de gordura IV** podem ser infundidas simultaneamente com a NP por meio de um conector em Y próximo ao local de infusão e *não deve* ser filtrada. Antes da administração, as emulsões de gordura IV são inspecionadas quanto a presença de espuma, separação ou aparência oleosa. Se qualquer um desses fatores estiver presente, a solução não é usada. De modo geral, 500 mℓ de uma emulsão a 10% ou 250 mℓ de 1 a 20% são administrados ao longo de 6 a 12 h, 1 a 3 vezes/semana. As emulsões de gordura IV podem suprir até 30% da ingestão calórica diária total.

Emulsões de gordura IV podem ser misturadas com outros componentes da NP para criar uma fórmula "3 em 1", comumente chamada de **mistura total de nutrientes (MTN)**. Todos os componentes nutricionais parenterais são misturados em um recipiente e administrados ao cliente ao longo de um período de 24 h. Um filtro final especial (filtro de 1,5 mícron) é usado. Antes da administração, a solução é observada quanto a gotas de óleo que se separaram da solução, formando uma camada visível ("quebra da emulsão lipídica"); uma solução como essa deve ser descartada.

## Início da terapia

Soluções de NP apresentam concentração de glicose mais alta do que os líquidos IV regulares. Em consequência disso, a NP é um meio pelo qual bactérias podem se proliferar. É importante que a enfermeira utilize técnica asséptica ao avaliar o acesso do cateter a ser usado para NP. As portas devem ser preparadas com lenço antisséptico. Se a bolsa de NP não vier com tubo pré-preparado da farmácia, a enfermeira precisa ter muito cuidado para não contaminar a bolsa ou o tubo. O curativo do cateter também deve ser trocado de acordo com a política da instituição para evitar infecções no local da inserção. As soluções de NP são iniciadas lentamente e avançadas de maneira gradativa a cada dia até a velocidade desejada, de acordo com a tolerância a glicose e líquidos do cliente. Se a solução for administrada com muita rapidez, o cliente pode ter sobrecarga hídrica. Se isso ocorrer, a velocidade deve ser reduzida, e o padrão respiratório do cliente, monitorado. Os resultados dos exames laboratoriais e a resposta à terapia de NP do cliente são monitorados continuamente pelo médico e pelo nutricionista. As medidas são iniciadas para pesagem do cliente; monitoramento da ingestão, da eliminação e da glicose sanguínea; e monitoramento basal e periódico do hemograma, da contagem de plaquetas e do painel químico, inclusive dióxido de carbono sérico, magnésio, fósforo, triglicerídios e pré-albumina. A determinação da ureia de 24 h pode ser feita para análise do balanço nitrogenado. Na maioria dos hospitais, o profissional prescreve as soluções de NP em um formulário padrão de NP diário. A fórmula das soluções de NP é calculada com cuidado a cada dia para atender às necessidades nutricionais totais do cliente.

## Métodos de administração

### Acesso venoso periférico

Uma fórmula de nutrição parenteral periférica (NPP) é prescrita quando a ingestão do cliente requer suplementação. Esse tipo de solução não é tão hipertônica quanto a NP ou a nutrição parenteral total (NPT); logo, pode ser administrada perifericamente. Fórmulas de NPP não são nutricionalmente completas: em geral, o conteúdo de glicose é menor.

> **Alerta de enfermagem**
> *Toda fórmula com concentração de glicose superior a 10% não deve ser administrada por veias periféricas, pois irrita a camada íntima (paredes mais internas) das pequenas veias, causando flebite química.*

Os lipídios são administrados ao mesmo tempo para tamponar a NPP e proteger a veia periférica de irritação. Para soluções de NPP, em geral, os aminoácidos são limitados a 5% para evitar flebite (Diepenbrock, 2008). Essas soluções usam uma *linha de acesso exclusiva*; isto é, nenhuma outra medicação ou solução IV pode ser infundida a não ser a solução de nutrição por esse acesso IV periférico.

### Acesso venoso central

Uma vez que as soluções de NPT apresentam 5 ou 6 vezes mais concentração de soluto do que o sangue (e exercem uma pressão osmótica de cerca de 2.000 mOsm/ℓ), elas são lesivas à íntima das veias periféricas. Portanto, para evitar flebite e outras complicações venosas, essas soluções são administradas no sistema vascular por meio de um cateter inserido em vaso sanguíneo calibroso e de alto fluxo, como a veia subclávia. Soluções concentradas são rapidamente diluídas até níveis isotônicos pelo sangue nesse vaso.

Quatro tipos de **dispositivos de acesso venoso central** podem ser usados para administrar a NPT: cateteres centrais não tunelizados (ou percutâneos), cateteres centrais de inserção periférica, cateteres tunelizados e cateter venoso totalmente implantado. Sempre que um desses cateteres é introduzido, a localização da ponta do cateter deve ser confirmada por radiografia antes do início da terapia de NP. A posição ideal deve ser no terço proximal médio da veia cava superior, na junção com o átrio direito.

### Cateteres centrais não tunelizados

Cateteres centrais não tunelizados são usados em terapia IV a curto prazo (< 6 semanas) em clientes em condições graves. É o médico quem insere esses cateteres. A veia subclávia é a veia usada com mais frequência, pois a área subclávia fornece um local estável de inserção na qual o cateter pode ser ancorado e possibilita liberdade de movimento ao cliente, além de fornecer acesso fácil ao local do curativo. A veia jugular deve ser evitada e apenas considerada para canulação se o cliente não tiver outro ponto de acesso. O acesso jugular deve ser usado temporariamente por cerca de 1 a 2 dias.

Para garantir a acessibilidade no cliente com acesso IV limitado, um cateter subclávio de triplo lúmen pode ser usado, pois oferece 3 vias para vários usos (Figura 22.11). O acesso distal de 16G pode ser usado para infundir sangue e outros líquidos viscosos. O acesso médio de 18G é reservado à infusão de NP. O proximal de 18G pode ser usado para administração de sangue ou medicamentos. O acesso que não está sendo usada para administração de líquidos pode ser usado para obtenção de amostras de sangue, quando indicado. A enfermeira pode temporariamente suspender uma solução IV ou medicamento (se houver justificativa – algumas soluções não podem ser interrompidas mesmo que por períodos breves, como a nitroglicerina nos casos de IAM) ao coletar sangue de outro lúmen no cateter de triplo lúmen. Caso contrário, essas infusões podem contaminar os exames solicitados e alterar os resultados. A enfermeira também pode desprezar 5 a 10 mℓ de sangue do cliente antes de coletar a amostra real para análise como método adicional de pureza da amostra.

Se um cateter de único lúmen for usado para administração de NP, várias restrições se aplicam:

- O sangue não pode ser coletado do cateter, e transfusões de hemoderivados não podem ser realizadas pela linha principal, pois as hemácias podem permanecer no lúmen do cateter, reduzindo, desse modo, o fluxo da solução nutricional

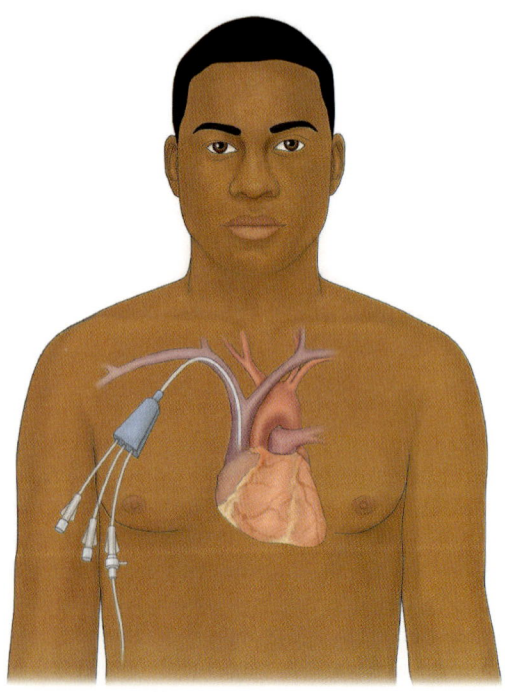

**Figura 22.11** Cateter de subclávia de triplo lúmen usado para nutrição parenteral e outra terapia adjunta. O cateter passa pela veia subclávia até a veia cava. Cada lúmen é uma via para administração de solução. Os lumens são fixados com adaptadores sem agulha ou bicos do tipo Luer-Lok® quando o dispositivo não estiver em uso.

- Os medicamentos não podem ser administrados por ele, pois a medicação pode ser incompatível com os componentes da solução nutricional (insulina é uma exceção). Se medicações precisarem ser administradas, será necessário infundi-las por um acesso IV periférico distinto.

Uma vez confirmado o posicionamento do cateter, inicia-se a solução de NPT prescrita. Em geral, a velocidade inicial da infusão é de 50 m$\ell$/h e é gradativamente aumentada até chegar à velocidade de manutenção ou à dose predeterminada (como 100 a 125 m$\ell$/h). Uma bomba de infusão é sempre usada para administrar a NPT.

### Alerta de enfermagem
*Se, por qualquer razão, houver retardo na velocidade de infusão, a solução nunca deverá ultrapassar a velocidade solicitada por hora. Não deve haver compensações (Diepenbrock, 2008).*

Um adaptador no local de injeção é fixado à extremidade de cada lúmen de cateter central, criando um sistema fechado. O tubo de infusão IV é conectado ao local de inserção por um adaptador sem agulha ou por um dispositivo Luer-Lok®. Cada lúmen é rotulado pelo fabricante de acordo com a localização (proximal, médio, distal). Para garantir a perviabilidade, todos os lumens são irrigados inicialmente, todos os dias quando não estiverem em uso, após cada infusão intermitente, depois da coleta de sangue e sempre que uma infusão for desconectada. O tipo de irrigação usado, tanto heparina diluída quanto solução salina normal, continua sendo um tópico bastante debatido na literatura (Bishop, Dougherty, Bodenham et al., 2007). Pressão nunca é usada para irrigar o cateter. Se for encontrada resistência, a aspiração pode restaurar a patência do lúmen; se não for eficaz, o médico deverá ser notificado. Uma dose baixa de ativador de plasminogênio tecidual (alteplase) pode ser prescrita para dissolver um coágulo ou bainha de fibrina. Se as tentativas de desobstruir o lúmen forem ineficazes, o lúmen deverá ser rotulado como "obstruído" e não ser usado de novo.

### Cateteres centrais de inserção periférica

Os **cateteres centrais de inserção periférica (CCIP)** são usados para terapia IV por tempo intermediário (alguns dias a meses) no hospital, para cuidado a longo prazo ou para tratamento em domicílio. Esses cateteres podem ser inseridos à beira do leito ou no ambulatório por uma enfermeira especialmente treinada.[5] Também podem ser introduzidos usando-se fluoroscopia por um radiologista intervencionista. Os CCIP são introduzidos no braço, em especial na veia basílar ou cefálica, no espaço antecubital. A veia cava inferior é recomendada para NPT, a qual permite a diluição dessa solução hipertônica.

A coleta de sangue e a aferição da pressão arterial são evitadas nesse braço do acesso.

### Cateteres centrais tunelizados

Cateteres centrais tunelizados são para uso a longo prazo e podem permanecer inseridos por muitos anos. Esses cateteres têm bainha e podem ter lúmen único ou duplo; exemplos deles são os de Hickman, Groshong e PermCath. Esses cateteres são inseridos cirurgicamente debaixo da pele (reduzindo o risco de infecção ascendente) até a veia subclávia, e a extremidade distal do cateter é avançada na veia cava superior.

### Cateter venoso totalmente implantado

Cateter venoso totalmente implantado (port) é usado para terapia IV domiciliar a longo prazo; exemplos incluem Port-A-Cath, Mediport, Hickman Port e P.A.S. Port. Em vez de sair na pele, como fazem os cateteres Hickman e Groshong, a extremidade do cateter é fixada a uma pequena câmara colocada em uma bolsa subcutânea na parede torácica anterior ou no antebraço. O acesso subcutâneo requer cuidado mínimo e permite ao cliente total liberdade para as atividades. O cateter totalmente implantado tem o custo mais elevado em relação aos cateteres externos, e o acesso requer passagem de uma agulha especial (Huber) pela pele até a câmara para iniciar a terapia IV.

### Descontinuação da nutrição parenteral

A solução de NP é descontinuada de maneira gradativa para permitir o ajuste do cliente aos níveis mais baixos de glicose. A glicose do cliente precisa ser monitorada ao se descontinuar a NP, quando uma infusão de insulina contínua é administrada ao mesmo tempo ou quando se aumentar concomitantemente a alimentação enteral. Se a solução de NP for interrompida de maneira abrupta, uma solução de glicose a 5 ou 10% é administrada no decorrer de horas para evitar a hipoglicemia de rebote. Especificamente, uma solução a 5% é administrada para NPP, enquanto uma solução a 10% é administrada para NPT na mesma velocidade, devido à concentração de glicose aproximada nas duas soluções. O fornecimento de carboidratos orais pode encurtar o tempo de redução. Sinais e sintomas específicos de hipoglicemia de rebote incluem fraqueza, desmaio, diaforese, tremores, sensação de frio, confusão e aumento da frequência cardíaca. Após a conclusão da terapia IV, o cateter venoso central não tunelizado ou o CCIP pode ser removido, e um curativo oclusivo é aplicado no local de saída. Uma vez tomada a decisão de descontinuar o acesso, médicos ou enfermeiras competentes no procedimento de remoção e que estão cientes das potenciais complicações podem remover os cateteres centrais e os CCIP. Cateteres tunelizados e cateteres totalmente implantados são removidos apenas pelo médico.

---

[5] N.R.T.: O Conselho Federal de Enfermagem (COFEN), por meio da resolução 258/2001, reconhece a implantação do CCIP como competência da enfermeira, desde que tenha recebido formação em cursos de treinamento e capacitação.

## Revisão do capítulo

### Exercícios de avaliação crítica

1. A enfermeira do plantão noturno na unidade de terapia intensiva admitiu um cliente submetido à dissecção radical do pescoço. Que modalidade de suporte nutricional será indicada e por quê? Que medidas de enfermagem são usadas para facilitar a ventilação e promover o conforto? Descreva as complicações potenciais da dissecção radical do pescoço e os parâmetros de avaliação que são usados para detectar os sinais e sintomas mais precoces dessas complicações.
2. Uma mulher idosa é conduzida à emergência em uma ambulância. Sua filha a encontrou no chão da cozinha. Um frasco de líquido de limpeza com rótulo indicando veneno estava aberto no local. Na admissão, a cliente evidenciava sinais de angústia respiratória. Ao redor da boca, foram observadas queimaduras. Que cuidado emergencial é fornecido a essa cliente para evitar mais traumas aos tratos GI e respiratório? Identifique as evidências que respaldam esse cuidado e avalie a força da evidência.
3. A enfermeira se prepara para alimentar um cliente por um tubo nasojejunal recém-inserido. Que métodos seriam considerados para confirmar a localização do tubo antes de iniciar a alimentação? Que clientes requerem alimentação pós-pilórica em vez de gástrica e por quê? Antes da administração de medicamentos pelo tubo, como estes devem ser preparados e que tipos de medicamento requerem atenção especial?

### Questões objetivas

1. Uma cliente apresentando confusão mental remove prematuramente o tubo nasogástrico. Qual das seguintes complicações a enfermeira deve observar?
   A. Constipação intestinal
   B. Flatulência
   C. Distensão abdominal
   D. Sangramento gástrico
2. A enfermeira está administrando líquidos a um cliente que recentemente saiu da dieta zero. O cliente tosse e ocasionalmente tem ânsia de vômito ao ingerir goles de água. A enfermeira solicitaria uma avaliação de qual profissional?
   A. Fisioterapeuta
   B. Terapeuta ocupacional
   C. Nutricionista
   D. Fonoaudiólogo
3. Uma enfermeira está prestando assistência a um cliente que se encontra em repouso intestinal estrito e que vai precisar de nutrição parenteral. A enfermeira sabe que os dispositivos a seguir são apropriados para NPT. Selecione todos aqueles que se apliquem.
   A. Cateter central de inserção periférica (CCIP)
   B. Cateter de triplo lúmen
   C. Cateteres IV calibrosos
   D. Cateter venoso totalmente implantável
4. Uma enfermeira recebe o relato de um cliente com síndrome do esvaziamento rápido. A enfermeira avaliará no cliente qual dos seguintes sintomas 30 min após a alimentação?
   A. Dificuldades de deglutição
   B. Pirose
   C. Náuseas
   D. Cólicas abdominais
5. A enfermeira reconhece qual das seguintes condições como causa de xerostomia? Selecione todas que se apliquem.
   A. Evidência de infecção pelo HIV
   B. Uso de hipoglicemiantes orais
   C. Presença de cânula de traqueostomia
   D. Distúrbio da articulação temporomandibular

## Bibliografia e leitura sugerida

A bibliografia e a leitura sugerida para este capítulo estão disponíveis no GEN-IO: http://gen-io.grupogen.com.br/gen-io/.

# CAPÍTULO 23

# Manejo de Enfermagem | Distúrbios Gástricos e Duodenais

JANCEE PUST-MARCONE

## Objetivos de estudo

**Após ler este capítulo, você será capaz de:**

1. Comparar a etiologia, as manifestações clínicas e o manejo do cliente que apresente gastrite aguda, gastrite crônica e úlcera péptica
2. Relatar o manejo do cliente com gastrite
3. Descrever o tratamento dietético, farmacológico e cirúrgico da úlcera péptica
4. Discorrer sobre o manejo de enfermagem de clientes submetidos a procedimentos cirúrgicos para tratar a obesidade
5. Usar o processo de enfermagem como estrutura do cuidado de clientes submetidos a cirurgia gástrica
6. Identificar as complicações da cirurgia gástrica e sua prevenção e manejo.

O estado nutricional de uma pessoa depende não apenas do tipo e da quantidade de alimentos ingeridos como também do funcionamento das porções gástricas e intestinais do sistema gastrintestinal (GI). Este capítulo descreve os distúrbios do estômago e do duodeno, seu tratamento e a assistência de enfermagem relacionada.

## Gastrite

A **gastrite** (inflamação da mucosa **gástrica**) é um problema GI comum. A gastrite pode ser aguda, com duração de algumas horas a alguns dias, ou crônica, resultante da exposição repetida a agentes irritativos ou de episódios recorrentes de gastrite aguda.

Muitas vezes, a artrite aguda é causada por abusos alimentares – a pessoa ingere substâncias irritativas, condimentos ou alimentos contaminados por microrganismos causadores de doenças. Outras causas de gastrite aguda incluem o uso excessivo de ácido acetilsalicílico e outros anti-inflamatórios não esteroides (AINE), a ingestão abusiva de álcool, o refluxo de bile e a radioterapia. Uma forma mais grave de gastrite aguda é causada pela ingestão de ácido ou álcali forte, o que pode resultar em gangrena ou promover perfuração. Pode ocorrer formação de fibrose, ocasionando obstrução ou **estenose pilórica**. A gastrite aguda também pode se desenvolver em doenças agudas, especialmente quando o cliente apresenta lesões traumáticas significativas, queimaduras, infecção grave, insuficiência hepática, renal ou respiratória ou cirurgia importante. A gastrite pode ser o primeiro sinal de infecção sistêmica aguda.

A gastrite crônica e a inflamação prolongada do estômago podem ser causadas por úlceras do estômago de natureza maligna ou benigna ou pela bactéria *Helicobacter pylori* (*H. pylori*). A gastrite crônica está, muitas vezes, associada a doenças autoimunes, como anemia perniciosa; a fatores dietéticos, como cafeína; ao uso de medicamentos, como AINE, bifosfonato (p. ex., alendronato, risedronato) ou ibandronato; ao uso de álcool; ao tabagismo; ou ao refluxo crônico de secreções pancreáticas e de bile no estômago.

### Fisiopatologia

Na gastrite, a mucosa gástrica se torna edemaciada e hiperemiada (congestionada com líquido e sangue) e sofre erosão superficial (Figura 23.1); além disso, secreta uma quantidade insuficiente de suco gástrico, contendo muito pouco ácido, porém muito muco. Pode ocorrer ulceração superficial, o que pode resultar em hemorragia.

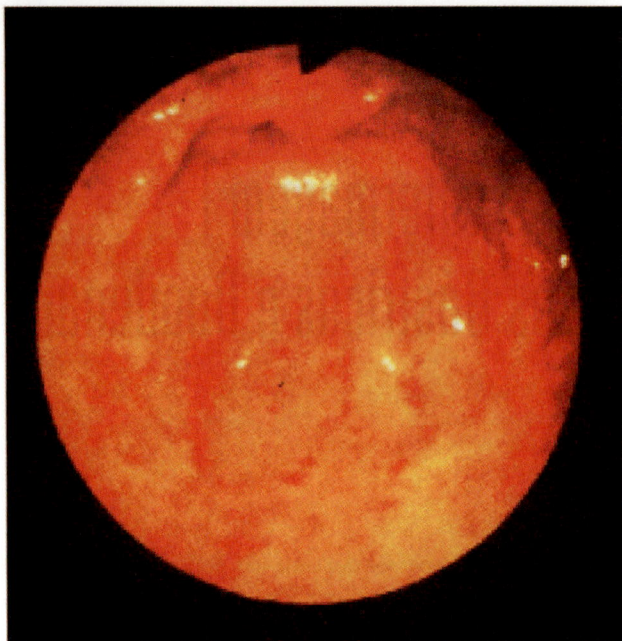
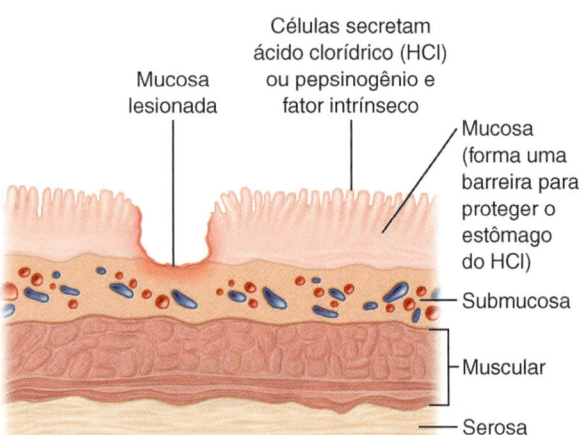

**Figura 23.1** Vista endoscópica da gastrite erosiva (*esquerda*). A lesão causada por agentes irritativos (*direita*) resulta em aumento do pH intracelular, comprometimento da função enzimática, ruptura de estruturas celulares, isquemia, estase vascular e morte tecidual. Reproduzida, com autorização, de Porth, C. M.; Matfin, G. (2009). *Pathophysiology: Concepts of altered health states*. (8th ed.). Philadelphia: Lippincott Williams & Wilkins.

## Manifestações clínicas e avaliação

O cliente com gastrite aguda pode apresentar início repentino dos sintomas, como desconforto abdominal, cefaleia, fadiga, náuseas, anorexia, vômitos e soluços, os quais podem ter duração variada de algumas horas a dias. O cliente com gastrite crônica pode se queixar de anorexia, pirose após a refeição, eructação na boca ou náuseas e vômitos. Alguns clientes revelam apenas leve desconforto epigástrico ou relatam intolerância a alimentos apimentados ou gordurosos ou ligeira dor aliviada pela alimentação. Os clientes com gastrite crônica consequente à deficiência de vitamina normalmente apresentam evidências de má absorção de vitamina $B_{12}$, causada pela produção de anticorpos que interferem na ligação da vitamina $B_{12}$ ao fator intrínseco. No entanto, alguns clientes com gastrite crônica não manifestam sintomas.

Às vezes, a gastrite é associada à **acloridria** ou à hipocloridria (ausência ou níveis baixos de ácido clorídrico [HCl]) ou à hipercloridria (níveis elevados de HCl). O diagnóstico pode ser determinado por uma seriografia do esôfago, estômago e duodeno (EED) ou por endoscopia e exame histológico de uma amostra de tecido obtida por biopsia. As medidas diagnósticas para detectar infecção por *H. pylori* podem ser usadas e são discutidas na seção de úlceras pépticas.

## Manejo clínico e de enfermagem

A mucosa gástrica é capaz de se autorreparar após um surto de gastrite. Em geral, o cliente se recupera em cerca de 1 dia, embora o apetite possa permanecer diminuído por mais 2 ou 3 dias. A gastrite aguda também é tratada orientando-se o cliente a reduzir o consumo de álcool e alimentos até que os sintomas desapareçam. Quando o cliente consegue retornar ao padrão de ingesta oral, recomenda-se uma dieta não irritativa. Se os sintomas persistirem, pode haver a necessidade de administração de líquidos IV. Se houver sangue, o manejo é similar aos procedimentos usados no controle da hemorragia do trato GI, discutido posteriormente neste capítulo.

Se a gastrite for causada pela ingestão de ácidos ou álcalis fortes, o tratamento emergencial consiste em diluição e neutralização do agente agressor. Para neutralizar ácidos, são usados antiácidos comuns (como hidróxido de alumínio); para neutralizar um álcali, usa-se suco de limão ou vinagre diluídos. Se a corrosão for extensa ou grave, recomenda-se evitar eméticos e lavagem devido ao perigo de perfuração e lesão ao esôfago.

A terapia é de suporte e pode incluir intubação nasogástrica (ver Capítulo 22), agentes analgésicos e sedativos, antiácidos e líquidos IV. A endoscopia por fibra óptica pode ser necessária. Em casos extremos, pode haver necessidade de cirurgia de emergência para remover tecido gangrenoso ou perfurado. Também pode ser preciso realizar uma ressecção gástrica ou uma gastrojejunostomia (anastomose do jejuno ao estômago para desviar do piloro) para tratar a obstrução pilórica, um estreitamento do orifício pilórico que não pode ser aliviado pelo tratamento conservador.

A gastrite crônica é tratada com modificação da dieta do cliente, promoção do repouso, redução do estresse, recomendação para evitar álcool e AINE e início da farmacoterapia. O *H. pylori* pode ser tratado com uma seleção de drogas combinadas (Tabela 23.1).

## Doença ulcerosa péptica

Uma úlcera péptica pode ser chamada de úlcera gástrica, duodenal ou esofágica, dependendo da sua localização. Uma pessoa com úlcera péptica apresenta doença ulcerosa péptica.

Uma úlcera péptica consiste na escavação (área côncava) que se forma na parede mucosa do estômago, no **piloro** (abertura entre o estômago e o duodeno), no **duodeno** (a primeira parte do intestino delgado) ou no esôfago. A causa é a erosão de uma área circunscrita de membrana mucosa (Figura 23.2). Essa erosão pode se estender profundamente até a camada muscular ou passar pelo músculo e chegar até o **peritônio**.

Úlceras pépticas encontram-se mais provavelmente no duodeno do que no estômago. Em geral, elas ocorrem isoladamente, porém múltiplas úlceras podem se desenvolver. Úlceras gástricas crônicas tendem a afetar a curvatura menor do estômago, perto do piloro. A Tabela 23.2 compara as características das úlceras gástricas e duodenais. As úlceras esofágicas ocorrem em consequência do fluxo retrógrado de HCl do estômago no esôfago (doença do refluxo gastresofágico [DRGE]).

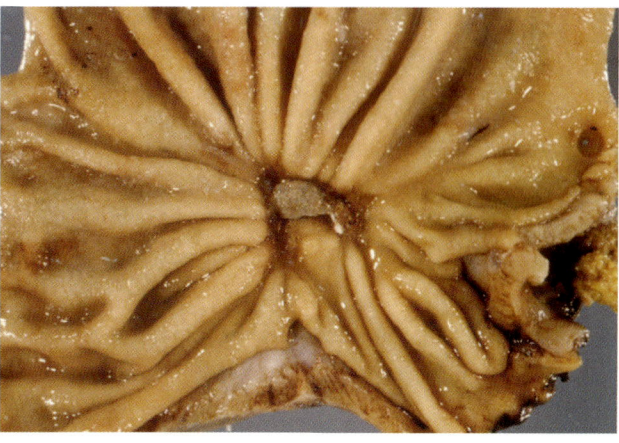

Figura 23.2 Úlcera péptica profunda. De Rubin, R.; Strayer, D. S.; Rubin, E. *et al.* (2008). *Rubin's pathology: Clinicopathologic foundations of medicine.* (5th ed.). Philadelphia: Lippincott Williams & Wilkins.

## Fisiopatologia

Úlceras pépticas acometem principalmente a mucosa gastroduodenal, pois esse tecido não é capaz de resistir à ação digestiva do HCl e da pepsina. A erosão é causada pela acentuação da concentração ou da atividade do ácido/pepsina ou pela resistência mais baixa da mucosa. A mucosa danificada não consegue secretar muco suficiente para atuar como barreira contra o HCl. O uso de AINE inibe a secreção de muco que protege a mucosa. Os clientes com doença ulcerosa duodenal secretam mais ácido do que o normal, enquanto os clientes com úlcera

**Tabela 23.1** Farmacoterapia para gastrite e doença ulcerosa péptica.

| Agente farmacológico | Ação principal | Considerações de enfermagem |
|---|---|---|
| **Antibióticos** | | |
| Amoxicilina | Antibiótico bactericida que ajuda na erradicação da bactéria *H. pylori* na mucosa gástrica | • Pode causar diarreia<br>• Não deve ser usada em clientes alérgicos à penicilina |
| Claritromicina | Exerce efeitos bactericidas para erradicar a bactéria *H. pylori* na mucosa gástrica | • Pode causar desconforto gastrintestinal (GI), cefaleia, alteração do paladar<br>• Muitas interações medicamentosas (como cisaprida, colchicina, lovastatina, varfarina) |
| Metronidazol | Agente antibacteriano e antiprotozoário sintético que ajuda na erradicação da bactéria *H. pylori* na mucosa gástrica quando administrado com outros antibióticos e inibidores da bomba de prótons | • Deve ser administrado com as refeições para diminuir o desconforto GI; pode causar anorexia e gosto metálico na boca<br>• O cliente deve evitar álcool; o metronidazol aumenta os efeitos de anticoagulação do sangue da varfarina |
| Tetraciclina | Exerce efeitos bacteriostáticos para erradicar a bactéria *H. pylori* na mucosa gástrica | • Pode causar reação de fotossensibilidade; oriente o cliente a usar filtro solar<br>• Pode causar desconforto GI<br>• Precisa ser usada com cuidado em clientes com comprometimento renal ou hepático<br>• Produtos derivados do leite e laticínios podem reduzir a efetividade |
| **Antidiarreicos** | | |
| Subsalicilato de bismuto | Suprime a bactéria *H. pylori* na mucosa gástrica e ajuda na cicatrização de úlceras mucosas | • Administrado concomitantemente com antibióticos para erradicar a infecção por *H. pylori*<br>• Deve ser usado com o estômago vazio |
| **Antagonistas do receptor de histamina-2 ($H_2$)** | | |
| Cimetidina | Diminui a quantidade de HCl produzida pelo estômago, bloqueando a ação da histamina nos receptores de histamina das células parietais no estômago | • O mais barato dos antagonistas do receptor de $H_2$<br>• Pode causar confusão, agitação ou coma em idosos ou naqueles com insuficiência renal ou hepática<br>• O uso a longo prazo pode causar diarreia, tonteiras e ginecomastia<br>• Muitas interações medicamentosas (como amiodarona, amitriptilina, benzodiazepinas, metoprolol, nifedipino, fenitoína, varfarina) |

*(continua)*

**Tabela 23.1** Farmacoterapia para gastrite e doença ulcerosa péptica. (*continuação*)

| Agente farmacológico | Ação principal | Considerações de enfermagem |
|---|---|---|
| Famotidina | Mesma da cimetidina | • Melhor escolha para o cliente criticamente doente, pois é conhecida por ter o menor risco de interações medicamentosas; não altera o metabolismo do fígado<br>• Meia-vida prolongada em clientes com insuficiência renal<br>• Alívio a curto prazo de DRGE |
| Nizatidina | Mesma da cimetidina | • Usada no tratamento de úlceras secundárias a DRGE<br>• Meia-vida prolongada em clientes com insuficiência renal<br>• Pode causar cefaleia, tonteiras, diarreia, náuseas/vômitos, desconforto GI e urticária |
| Ranitidina | Mesma da cimetidina | • Meia-vida prolongada em clientes com insuficiência renal e hepática<br>• Causa menos efeitos colaterais do que a cimetidina<br>• Pode causar cefaleia, tonteiras, constipação intestinal, náuseas e vômitos ou desconforto abdominal |
| Roxatidina | Mesma da cimetidina | • Meia-vida prolongada em clientes com insuficiência renal e hepática<br>• Dose única ao deitar-se em combinação com IBP para reduzir o refluxo ácido noturno<br>• Pode causar cefaleia, tonteiras, constipação intestinal, náuseas e vômitos e desconforto abdominal |
| **Inibidores da bomba de prótons do ácido gástrico (IBP)** | | |
| Esomeprazol | Diminui a secreção de ácido gástrico, retardando a bomba de hidrogênio-potássio adenosina trifosfato ($H^+$, $K^+$-ATPase) na superfície das células parietais do estômago | • Usado principalmente no tratamento da doença ulcerosa duodenal e da infecção por *H. pylori*<br>• Em cápsula de liberação prolongada para ser deglutida inteira e administrada antes das refeições |
| Lansoprazol | Diminui a secreção de ácido gástrico por meio do retardo da bomba $H^+$, $K^+$-ATPase na superfície das células parietais | • Em cápsula de liberação prolongada deglutida inteira e administrada antes das refeições |
| Omeprazol | Diminui a secreção de ácido gástrico por meio do retardo da bomba de $H^+$, $K^+$-ATPase na superfície das células parietais | • Em cápsula de liberação prolongada deglutida inteira e administrada antes das refeições<br>• Pode causar diarreia, náuseas, constipação intestinal, dor abdominal, vômitos, cefaleia ou tonteiras |
| Pantoprazol | Diminui a secreção de ácido gástrico por meio do retardo da bomba de $H^+$, $K^+$-ATPase na superfície das células parietais | • Em cápsula de liberação demorada deglutida inteira e administrada antes das refeições<br>• Pode causar diarreia e hiperglicemia, cefaleia, dor abdominal e resultados de testes de função hepática anormais |
| Rabeprazol | Diminui a secreção de ácido gástrico por meio do retardo da bomba de $H^+$, $K^+$-ATPase na superfície das células parietais | • Em cápsula de liberação prolongada deglutida inteira<br>• Pode causar dor abdominal, diarreia, náuseas e cefaleia<br>• Interações medicamentosas com digoxina, ferro e varfarina |
| **Análogo da prostaglandina $E_1$** | | |
| Misoprostol | Prostaglandina sintética; protege a mucosa gástrica dos agentes que causam úlceras; também aumenta a produção de muco e os níveis de bicarbonato | • Usado para evitar ulceração em clientes que usam AINE<br>• Administrar com alimentos<br>• Pode causar diarreia e cólicas (inclusive uterina) |
| Sucralfato | Cria uma substância viscosa na presença de ácido gástrico que forma uma barreira protetora, ligando-se à superfície da úlcera e evitando a digestão pela pepsina | • Usado principalmente no tratamento de úlceras duodenais<br>• Deve ser administrado sem alimentos, mas com água<br>• Outros medicamentos devem ser ingeridos 2 h antes ou depois dessa medicação<br>• Pode causar constipação intestinal e náuseas |

AINE = anti-inflamatório não esteroide; DRGE = doença do refluxo gastresofágico.

**Tabela 23.2** Comparação entre úlceras duodenal e gástrica.

| Característica | Úlcera duodenal | Úlcera gástrica |
|---|---|---|
| Incidência | 30 a 60 anos<br>Relação homens/mulheres = 2 ou 3/1<br>80% das úlceras pépticas são duodenais | Normalmente ≥ 50 anos<br>Relação homens/mulheres = 1/1<br>15% das úlceras pépticas são gástricas |
| Sintomas e achados clínicos | Hipersecreção de ácido clorídrico (HCl)<br>Pode ocasionar ganho de peso<br>A dor se manifesta 2 a 3 h depois da refeição; muitas vezes acorda o cliente por volta de 1 h ou 2 h da manhã; a ingestão de alimentos alivia a dor<br>Vômito incomum<br>Hemorragia menos provável do que na úlcera gástrica, mas, se presente, melena é mais frequente que hematêmese<br>Mais propensa à perfuração do que as gástricas | Secreção do ácido clorídrico (HCl) normal a diminuída<br>Pode ocorrer perda de peso<br>A dor se manifesta ½ a 1 h depois da refeição; raramente ocorre à noite; pode ser aliviada pelo vômito; a ingestão de alimentos não ajuda, às vezes piora a dor<br>Vômito comum<br>Hemorragia mais provável do que com a úlcera duodenal; hematêmese mais frequente do que melena |
| Possibilidade de malignidade | Rara | Ocasional |
| Fatores de risco | *H. pylori*, álcool, tabagismo, cirrose, estresse | *H. pylori*, gastrite, álcool, tabagismo, uso de anti-inflamatórios não esteroides (AINE), estresse |

gástrica tendem a secretar níveis normais ou reduzidos de ácido. O dano à mucosa gastroduodenal promove a diminuição da resistência a bactérias e, desse modo, a infecção por *H. pylori* pode se desenvolver.

Suspeita-se de síndrome de Zollinger-Ellison (ZES) quando um cliente apresenta várias úlceras pépticas ou uma úlcera resistente à terapia conservadora padrão. A síndrome é identificada pela hipersecreção de suco gástrico, úlceras duodenais e gastrinomas (tumores das células das ilhotas) no pâncreas. Noventa por cento dos tumores são encontrados no "triângulo gástrico", os quais englobam os ductos biliares comuns e císticos, a segunda e a terceira porção do duodeno e a junção da cabeça e do corpo do pâncreas. Aproximadamente um terço dos gastrinomas são malignos. Diarreia e esteatorreia (presença de gordura não absorvida nas fezes) podem ser evidentes. O cliente pode ter hiperplasia ou adenomas da paratireoide coexistentes, podendo, portanto, exibir sinais de hipercalcemia. O sintoma mais comum é a dor epigástrica. O *H. pylori* não é um fator de risco de ZES (Napolitano, 2009; Sesler, 2007).

*Doença da mucosa associada ao estresse* (DMAE) é um termo usado para descrever o fenômeno da lesão do revestimento do estômago e do duodeno durante condições de estresse fisiológico. Outros termos comumente usados incluem *erosão por estresse*, *úlceras de estresse*, *gastrite por estresse*, *gastrite erosiva* e *gastrite hemorrágica*, os quais também já foram remetidos à ulceração aguda da mucosa da área gástrica ou duodenal que ocorre após eventos fisiologicamente estressantes, como queimaduras, choque, sepse grave e traumas de órgãos múltiplos (Singh, Houy, Singh *et al.*, 2008). Essas úlceras, as quais são diferentes do ponto de vista clínico das úlceras pépticas, são mais frequentes nos clientes dependentes de ventiladores após trauma ou cirurgia. A endoscopia por fibra óptica em 24 h após o trauma ou a cirurgia revela erosões superficiais da parede do estômago; por volta de 72 h, múltiplas erosões gástricas são observadas. A prevalência de DMAE tem sido alta, variando entre 74 e 100% nos clientes criticamente doentes (Singh *et al.*, 2008). Com a persistência da condição estressante, as úlceras vão se espalhando. Quando o cliente se recupera, as lesões são revertidas. Esse padrão é típico de ulceração por estresse.

As opiniões são divergentes quanto à real causa da ulceração da mucosa nas úlceras por estresse, porém se acredita que a etiologia seja multifatorial. Normalmente, a ulceração é precedida por um estado de choque, hipovolemia e hipoperfusão, levando à diminuição do fluxo de sangue para a mucosa gástrica e à isquemia gástrica. Essa hipoperfusão desencadeia os mecanismos de proteção corporal de ativação do sistema nervoso simpático, aumenta a liberação de catecolamina, causando mais vasoconstrição, e reduz o fluxo sanguíneo gástrico. A hipoperfusão gástrica leva à diminuição da motilidade gástrica, à redução da capacidade de neutralização de íons hidrogênio e ao refluxo dos conteúdos duodenais no estômago. Além disso, grandes quantidades de pepsina são liberadas. A combinação de isquemia, ácido e pepsina proporciona as condições para ulceração (Sesler, 2007; Singh *et al.*, 2008).

Úlceras de estresse devem ser distinguidas das úlceras de Cushing e de Curling, outros dois tipos de úlceras gástricas. As úlceras de Cushing são comuns em clientes com traumatismo craniano; podem ocorrer no esôfago, estômago ou duodeno e, em geral, são mais profundas e mais penetrantes do que as de estresse. A úlcera de Curling é frequentemente observada cerca de 72 h após queimaduras extensas e envolve o antro do estômago ou o duodeno.

## Fatores de risco

A doença ulcerosa péptica acomete com mais frequência pessoas com idade entre 40 e 60 anos. É relativamente incomum na mulher em idade fértil, mas tem sido observada em crianças e até mesmo em bebês. Após a menopausa, a incidência de úlceras pépticas em mulheres é quase igual à no homem. Úlceras pépticas podem se desenvolver sem secreção de ácido excessiva.

No passado, acreditava-se que o estresse e a ansiedade fossem as causas das úlceras, porém as pesquisas vêm documentando que elas resultam da infecção pela bactéria gram-negativa

*H. pylori*, a qual pode ser adquirida pela ingestão de alimentos e água. A transmissão de pessoa a pessoa da bactéria também ocorre por meio do contato íntimo e da exposição à êmese. Ainda que a infecção por *H. pylori* seja comum, a maioria das pessoas infectadas não desenvolve úlceras. Não se sabe o motivo de a infecção por *H. pylori* não ocasionar úlceras em todas as pessoas, porém é provável que a predisposição à formação de úlceras dependa de determinados fatores, como tipo do *H. pylori* e outros ainda desconhecidos (Malfertheiner, Chan e McColl, 2009; McColl, 2010; Napolitano, 2009).

Além disso, a secreção excessiva de HCl no estômago pode contribuir para a formação de úlceras pépticas, e o estresse pode estar associado a essa secreção exacerbada. A ingestão de leite e de bebidas cafeinadas, o tabagismo e o consumo de álcool também podem acentuar a secreção de HCl. Estresse e alimentos condimentados podem agravar a úlcera péptica.

A tendência familiar também pode ser um fator predisponente importante. Pessoas do tipo sanguíneo O são mais suscetíveis a úlceras pépticas do que aquelas dos tipos sanguíneos A, B e AB; isso é outra ligação genética. Existe também uma associação entre úlceras pépticas e doença pulmonar ou renal crônica. Outros fatores predisponentes associados à úlcera péptica incluem uso crônico de AINE, ingestão alcoólica e fumo excessivo.

As úlceras pépticas são encontradas em casos raros em clientes com tumores que causam a secreção em quantidade excessiva do hormônio gastrina. A ZES consiste em úlceras pépticas graves, extrema hiperacidez gástrica e tumores pancreáticos malignos ou benignos secretores de gastrina.

## Manifestações clínicas e avaliação

Os sintomas de uma úlcera podem durar alguns dias, algumas semanas ou vários meses, podendo desaparecer e reaparecer em seguida, muitas vezes sem causa identificável. Muitas pessoas com úlceras não manifestam sintomas; em 20 a 30% dos clientes que não exibiram manifestações anteriores, ocorre perfuração ou hemorragia.

Em geral, o cliente com úlcera se queixa de dor fraca, dor persistente ou uma sensação de queimação no epigástrio médio ou na região dorsal. Acredita-se que a dor se manifeste quando o conteúdo de ácido gástrico aumentado no estômago e no duodeno erode a lesão e estimula as terminações nervosas expostas. Outra teoria sugere que o contato da lesão com o ácido estimula um mecanismo reflexo local que inicia a contração da musculatura lisa adjacente. Em geral, a dor é aliviada pela alimentação, pois a comida neutraliza o ácido, ou pela ingestão de álcalis; no entanto, quando o estômago se esvazia ou o efeito do álcali passa, a dor retorna. Hipersensibilidade pontualmente localizada pode ser provocada pela aplicação de pressão suave no epigástrio ou ligeiramente à direita da linha média.

Outros sintomas incluem **pirose**, vômitos, constipação intestinal ou diarreia, e sangramento. Pirose é uma sensação de queimação no esôfago e no estômago que sobe até a boca. A pirose é muitas vezes acompanhada por eructação, o que é comum quando o estômago do cliente está vazio.

Embora o vômito seja raro na úlcera duodenal não complicada, é um possível sintoma de uma complicação ulcerosa. Resulta da obstrução do orifício pilórico causado por espasmo muscular do piloro ou da obstrução mecânica decorrente de fibrose ou de edema agudo da membrana mucosa inflamada adjacente à úlcera. O vômito pode ou não ser precedido de náuseas; em geral, segue um surto de dor intensa e de distensão abdominal, aliviado pelo vômito dos conteúdos gástricos. Muitas vezes, a êmese contém alimentos não digeridos consumidos muitas horas antes. Pode ocorrer constipação intestinal ou diarreia, provavelmente em consequência da dieta e dos medicamentos.

Quinze por cento dos clientes com úlcera péptica apresentam sangramento. Os dois fatores de risco mais relevantes de sangramento GI relacionado com o estresse são ventilação mecânica prolongada e coagulopatia no cliente criticamente doente (Ali e Harty, 2009; Klebl e Scholmerich, 2007). Os clientes podem apresentar sangramento GI, conforme evidenciado pela presença de **melena** (fezes escuras). São poucos os clientes com sangramento de úlcera aguda que exibem apenas sintomas muito leves ou nenhum sintoma (Barba, Fitzgerald e Wood, 2007).

O exame físico pode evidenciar dor, hipersensibilidade epigástrica e distensão abdominal. O exame com bário do trato GI superior pode mostrar uma úlcera; entretanto, a endoscopia é o procedimento diagnóstico indicado, pois permite a visualização direta das alterações inflamatórias, das úlceras e das lesões. Por meio da endoscopia, pode-se obter uma biopsia da mucosa gástrica e de qualquer lesão suspeita. A endoscopia pode revelar lesões que, devido ao tamanho e à localização, não são evidentes nas radiografias.

As fezes podem ser examinadas periodicamente até se mostrarem negativas à presença de sangue oculto. Os exames secretórios gástricos são valiosos no diagnóstico de acloridria e ZES. A infecção por *H. pylori* pode ser determinada pelo exame endoscópico e histológico de uma amostra de tecido obtida por biopsia e pelo teste rápido da urease da amostra da biopsia. Outras medidas diagnósticas menos invasivas de detecção do *H. pylori* incluem teste sorológico para anticorpos contra o antígeno *H. pylori*, teste do antígeno nas fezes e teste respiratório da ureia (McColl, 2010; Napolitano, 2009).

## Manejo clínico e de enfermagem

Uma vez estabelecido o diagnóstico, o cliente é informado de que a condição pode ser controlada. Pode haver recorrência; entretanto, úlceras pépticas tratadas com antibióticos para eliminar o *H. pylori* apresentam taxa de recorrência mais baixa do que aquelas não tratadas com antibióticos. Os objetivos consistem em erradicar o *H. pylori* e tratar a acidez gástrica. Os métodos usados incluem medicamentos, mudanças no estilo de vida e intervenção cirúrgica. A enfermeira instrui o cliente quanto aos fatores que vão aliviar e àqueles que vão agravar a doença ulcerosa péptica.

### *Farmacoterapia*

Hoje em dia, a terapia mais constantemente usada nos casos de úlceras pépticas é a combinação de antibióticos, **inibidores da bomba de prótons (IBP)** e sais de bismuto, que suprime ou erradica o *H. pylori* (ver Tabela 23.1). A terapia recomendada por 10 a 14 dias consiste em terapia tripla com dois antibióticos

(p. ex., metronidazol ou amoxicilina e claritromicina) e um IBP (como lansoprazol, omeprazol ou rabeprazol) ou terapia quádrupla com dois antibióticos (metronidazol e tetraciclina), um IBP e sais de bismuto (McColl, 2010). Pesquisas estão sendo conduzidas para desenvolver uma vacina contra o *H. pylori* (Kabir, 2007).

Os **antagonistas do receptor de histamina-2 ($H_2$)** e os IBP são usados para tratar úlceras induzidas por AINE e outras úlceras não associadas à infecção por *H. pylori*. A Tabela 23.3 fornece informações sobre os regimes medicamentosos usados contra a doença ulcerosa péptica.

O cliente é advertido a aderir e terminar o regime medicamentoso para garantir a cicatrização total da úlcera. Uma vez que a maioria dos clientes livra-se dos sintomas em uma semana, é de responsabilidade da enfermagem enfatizar com o cliente a importância de seguir o tratamento prescrito para que o processo de cicatrização continue de maneira ininterrupta e o retorno dos sintomas da úlcera péptica seja evitado. Repouso, sedativos e tranquilizantes podem ser adicionados para o conforto do cliente e são prescritos conforme a necessidade. As doses de manutenção dos antagonistas dos receptores de $H_2$ são geralmente recomendadas por 1 ano.

Para os clientes com ZES, a hipersecreção de ácido pode ser controlada com altas doses de antagonistas dos receptores de $H_2$. Esses clientes podem requerer uma dose duas vezes mais alta do que a normal, havendo necessidade, em geral, de aumento das dosagens diante do uso prolongado. A octreotida, um medicamento que suprime os níveis de gastrina, também pode ser prescrita.

Os clientes em risco de desenvolvimento de úlceras de estresse (como clientes com traumatismo craniano ou queimaduras extensas) podem ser tratados profilaticamente com agentes IV citoprotetores (como misoprostol, sucralfato) e antagonistas do receptor de $H_2$ devido ao risco de hemorragia no trato GI superior.

### Mudanças no estilo de vida

As mudanças no estilo de vida incluem redução do estresse, cessação do tabagismo e modificações na dieta. A redução do estresse ambiental requer modificações físicas e psicológicas por parte do cliente, bem como ajuda e cooperação dos familiares e pessoas significativas. A enfermeira ajuda o cliente a identificar as situações estressantes ou exaustivas. Um estilo de vida agitado e uma agenda irregular podem agravar os sintomas e interferir nas refeições regulares realizadas em ambientes relaxantes e no uso de medicamentos. O cliente pode se beneficiar de períodos regulares de repouso durante o dia, pelo menos durante a fase aguda da doença. *Biofeedback*, hipnose, modificação do comportamento, massagem e acupuntura podem ser úteis.

**Tabela 23.3** Regimes medicamentosos para doença ulcerosa péptica.

| Indicações | Regime medicamentoso | Comentários |
| --- | --- | --- |
| Cicatrização de úlcera | **Antagonistas do receptor $H_2$**<br>150 mg de ranitidina 2 vezes/dia ou 300 mg na hora de dormir<br>400 mg de cimetidina 2 vezes/dia ou 800 mg na hora de dormir<br>20 mg de famotidina 2 vezes/dia ou 40 mg na hora de dormir<br>150 mg de nizatidina 2 vezes/dia ou 300 mg na hora de dormir | Devem ser usados por 6 semanas para úlcera duodenal e por 8 semanas para úlcera gástrica |
|  | **Inibidores da bomba de prótons (IBP)**<br>20 mg/dia de omeprazol<br>30 mg/dia de lansoprazol<br>20 mg/dia de rabeprazol<br>40 mg/dia de pantoprazol<br>40 mg/dia de esomeprazol | Devem ser usados por 4 semanas para úlcera duodenal e por 6 semanas para úlcera gástrica<br>A cicatrização ocorre em 90% dos clientes que aderem à terapia |
| Terapia inicial contra *Helicobacter pylori* | **Terapia de primeira linha**<br>IBP 2 vezes/dia, mais 500 mg de claritromicina 2 vezes/dia, mais 1.000 mg de amoxicilina 2 vezes/dia *ou* 500 mg de metronidazol 2 vezes/dia durante 10 a 14 dias | A eficácia da terapia é de aproximadamente 85% |
|  | **Terapia de segunda linha**<br>2 comprimidos de Pepto-Bismol® 4 vezes/dia, mais 250 mg de tetraciclina 4 vezes/dia, mais 250 mg de metronidazol 4 vezes/dia (opcional: adicionar IBP diariamente) por 14 dias | A posologia (4 vezes/dia) pode reduzir a adesão |
| Terapia para novo tratamento contra *H. pylori* após insucesso da terapia | Repetir a terapia de 1ª linha, substituir o metronidazol por amoxicilina (ou vice-versa) por 14 dias; pode-se adicionar Pepto-Bismol® 4 vezes/dia<br>Adicionar terapia de 2ª linha contra *H. pylori* | A eficácia do retratamento é desconhecida; o sucesso de mais de dois cursos de tratamento é muito baixo |
| Terapia profilática para úlceras causadas por AINE | Doses de IBP para cicatrização de úlcera (acima)<br>200 µg de misoprostol 2 vezes/dia | Evita a ulceração recorrente em cerca de 80 a 90% dos clientes |

AINE = anti-inflamatório não esteroide.

Estudos têm mostrado que o tabagismo diminui a secreção de bicarbonato do pâncreas no duodeno, resultando no aumento da sua acidez. As pesquisas indicam que a continuação do tabagismo pode inibir de maneira significativa o reparo de úlceras (Benowitz, 2008). Portanto, o cliente deve ser fortemente encorajado a parar de fumar. Grupos de apoio para cessação do tabagismo e outras abordagens para o abandono desse hábito devem ser oferecidas aos clientes.

A intenção da modificação da dieta de clientes com úlceras pépticas é evitar a secreção excessiva de ácido e a hipermotilidade no trato GI. Esses problemas podem ser minimizados evitando-se os extremos de temperatura dos alimentos e das bebidas; a estimulação excessiva decorrente do consumo de extratos de carne, álcool, café (inclusive descafeinado, que também estimula a secreção de ácido) e outras bebidas cafeinadas; e dietas ricas em leite e creme (que estimulam a secreção de ácido). Além disso, deve-se fazer um esforço para neutralizar o ácido por meio de três refeições regulares por dia. Refeições frequentes e em pequenas quantidades não são necessárias, já que se administra um antiácido ou um bloqueador de histamina. A compatibilidade da dieta se torna uma questão individual: o cliente ingere os alimentos que consegue tolerar e evita aqueles que provocam dor.

### Manejo cirúrgico

A introdução de antibióticos para erradicar o *H. pylori* e de antagonistas do receptor de $H_2$ no tratamento contra úlceras tem reduzido bastante a necessidade de intervenção cirúrgica. Entretanto, em geral, a cirurgia é recomendada para os clientes com úlceras intratáveis (aquelas que não se cicatrizam após 12 a 16 semanas de tratamento medicamentoso), hemorragia potencialmente fatal, perfuração ou obstrução, e com ZES não responsiva aos medicamentos (Napolitano, 2009; Ramakrishnan e Salinas, 2007). Os procedimentos cirúrgicos incluem vagotomia, com ou sem **piloroplastia** (transecção dos nervos que estimulam a secreção de ácido e abertura do piloro), e **antrectomia**, a qual consiste na remoção da porção pilórica (antro) do estômago com anastomose no duodeno (gastroduodenostomia ou Billroth I) ou no jejuno (gastrojejunostomia ou Billroth II) (ver Tabela 23.4 e seção Cirurgia gástrica).

Os clientes que precisam de cirurgia podem apresentar a doença há muito tempo. É possível que estejam desestimulados, que tenham se afastado algumas vezes de sua função no trabalho e que sofram pressões na vida familiar, fatores que afetam suas expectativas em relação à cirurgia e à resolução da doença.

## Complicações

Diversas complicações podem ocorrer com o cliente com doença ulcerosa péptica, inclusive hemorragia, perfuração e penetração, além de obstrução pilórica.

### Alerta de enfermagem

*A enfermeira revê com o cliente e seus familiares os sinais e sintomas das complicações a serem relatadas. Essas complicações incluem hemorragia (pele fria, confusão, aumento da frequência cardíaca, respiração trabalhosa e presença de melena), penetração e perfuração (dor abdominal forte, abdome rígido e doloroso, vômitos, elevação da temperatura e aumento da frequência cardíaca) e obstrução pilórica (náuseas, vômitos, distensão abdominal e dor abdominal).*

### Hemorragia

A gastrite e a hemorragia decorrentes da úlcera péptica são as duas causas mais comuns de sangramento no trato GI superior (o qual pode também ocorrer em casos de varizes esofágicas, conforme discutido no Capítulo 22). Hemorragia, a complicação mais usual, ocorre em 28 a 59% dos clientes com úlceras pépticas. O sangramento pode ser manifestado por hematêmese (vômito de sangue) ou melena (Napolitano, 2009). O sangue vomitado pode ser vermelho-vivo ou ter a aparência escura de "borra de café", resultante da oxidação da hemoglobina em metemoglobina. Quando a hemorragia é volumosa (2.000 a 3.000 m$\ell$), a maior parte do sangue é expelida. Uma vez que grandes quantidades de sangue podem ser perdidas rapidamente, a correção imediata da perda sanguínea pode ser necessária para evitar choque hemorrágico. Quando a hemorragia é pequena, muito ou todo o sangue passa para as fezes, que se mostram escuras devido à hemoglobina digerida. O manejo depende da quantidade de sangue perdido e da velocidade do sangramento.

**Tabela 23.4** Procedimentos cirúrgicos para doença ulcerosa péptica.

| Operação | Descrição | Comentários |
|---|---|---|
| **Vagotomia** | Divisão do nervo vago. Diminui a secreção do ácido gástrico pela redução da estimulação colinérgica das células parietais, tornando-as menos responsiva à gastrina. Pode ser realizada via abordagem cirúrgica aberta, laparoscopia ou toracoscopia | Pode ser realizada para reduzir a secreção de ácido gástrico. Um tipo de drenagem (ver Piloroplastia) é geralmente realizado para ajudar no esvaziamento gástrico (porque há desnervação total do estômago). Alguns clientes apresentam problemas com sensação de saciedade, síndrome do esvaziamento rápido, diarreia e gastrite |

*(continua)*

**Tabela 23.4** Procedimentos cirúrgicos para doença ulcerosa péptica. (*continuação*)

| Operação | Descrição | Comentários |
|---|---|---|
| **Vagotomia troncular** | Divide os nervos vagos direito e esquerdo conforme penetram no estômago na parte distal do esôfago | Este tipo de vagotomia é mais comumente realizado para diminuir a secreção de ácido e reduzir a motilidade gástrica e intestinal. A taxa de recorrência da úlcera é de 10 a 15% |
| **Vagotomia seletiva** | Divide a inervação vagal até o estômago, mas mantém a inervação para o resto dos órgãos abdominais | – |
| **Vagotomia gástrica proximal (células parietais) sem drenagem** | Desnerva as células parietais secretoras de ácido, porém preserva a inervação vagal para o antro gástrico e o piloro | Ausência de síndrome do esvaziamento rápido. Não há necessidade de procedimento de drenagem. A taxa de recorrência da úlcera é de 10 a 15% |
| **Piloroplastia** 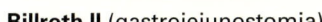 | Uma incisão longitudinal é feita no piloro e é transversalmente suturada para aumentar a saída e relaxar o músculo | Em geral, acompanha as vagotomias tronculares e seletivas, as quais produzem retardo do esvaziamento gástrico devido à diminuição da inervação |
| **Antrectomia** **Billroth I** (gastroduodenostomia) 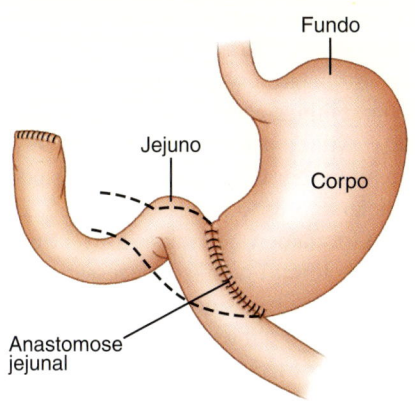 | Remoção da porção inferior do antro do estômago (o qual contém as células que secretam gastrina), bem como de uma porção pequena do duodeno e do piloro. O segmento restante é anastomosado ao duodeno | Pode ser realizada em conjunto com a vagotomia troncular. O cliente pode apresentar problemas com sensação de saciedade, síndrome do esvaziamento rápido e diarreia. A taxa de recorrência de úlcera é de 1% |
| **Billroth II** (gastrojejunostomia) | Remoção da porção inferior (antro) do estômago com anastomose com o jejuno. As linhas pontilhadas revelam a porção removida (antrectomia). Um coto duodenal permanece e é anastomosado | Síndrome do esvaziamento rápido, anemia, má absorção, perda de peso. A taxa de recorrência da úlcera é de 10 a 15% |

A enfermeira avalia o cliente quanto a desmaio ou tonteiras e náuseas, o que pode preceder ou acompanhar o sangramento. É importante monitorar os sinais vitais com frequência e avaliar o cliente quanto a taquicardia, hipotensão e taquipneia. Outras intervenções de enfermagem incluem monitoramento da hemoglobina e do hematócrito, teste da presença de sangue macroscópico ou oculto nas fezes e registro do débito urinário por hora para detectar anúria ou oligúria (ausência ou diminuição da produção de urina).

Muitas vezes, o sangramento decorrente da úlcera péptica cessa de maneira espontânea; entretanto, a incidência de sangramento recorrente é alta. Uma vez que a hemorragia pode ser fatal, a causa e a gravidade precisam ser identificadas rapidamente, e o sangue perdido deve ser reposto a fim de evitar choque hemorrágico.

Se o sangramento não pode ser tratado pelas terapias conservadoras (infusão IV de soluções cristaloides e coloides, lavagem gástrica e agentes farmacológicos), outras modalidades de tratamento podem ser usadas. Coagulação a *laser* transendoscópica, sonda térmica, medicamento, agente esclerosante e uma combinação dessas terapias podem cessar o sangramento e evitar a intervenção cirúrgica. Existe um debate sobre o quão cedo a endoscopia deve ser realizada. Alguns médicos acreditam que a endoscopia deve ser feita nas primeiras 24 h após a estabilização da hemorragia. Outros acreditam que pode ser realizada durante o sangramento agudo, desde que a área esofágica e gástrica possa ser visualizada (o sangue pode reduzir a visibilidade).

Para clientes que não podem ser submetidos à cirurgia, pode-se realizar a embolização seletiva. Esse procedimento envolve forçar êmbolos sanguíneos autólogos, com ou sem esponja gelatinosa absorvível, por meio de um cateter na artéria até o ponto acima da lesão do sangramento. Esse procedimento é feito por um radiologista intervencionista (Ramakrishnan e Salinas, 2007; Singh, Denyer e Patel, 2007).

O ressangramento pode ocorrer e, muitas vezes, justifica a intervenção cirúrgica. A enfermeira monitora estritamente o cliente, de modo que o sangramento possa ser detectado rapidamente. Sinais de sangramento incluem taquicardia, taquipneia, hipotensão, confusão mental, sede e oligúria. Se o sangramento recorrer em 48 h após o início da terapia conservadora, ou mais de 6 a 10 unidades de sangue forem necessárias em 24 h para manter o volume sanguíneo, o cliente pode precisar de cirurgia. A cirurgia é recomendada quando o cliente apresenta três ou mais episódios de sangramento. Outras indicações de cirurgia são idade do cliente (a probabilidade da hemorragia extensa ser fatal é três vezes maior em pessoas com mais de 60 anos), história de úlcera duodenal crônica e úlcera gástrica coincidente. A área da úlcera é removida ou os vasos em sangramento são ligados. Muitos clientes são submetidos a procedimentos (p. ex., vagotomia e piloroplastia, gastrectomia) que visam ao controle da causa subjacente das úlceras (ver Tabela 23.4).

### Perfuração e penetração

Perfuração é a erosão da úlcera pela **serosa** gástrica na cavidade peritoneal sem alarme. Constitui uma condição abdominal de intensa gravidade e requer cirurgia imediata. O Boxe 23.1 expõe os sinais e sintomas da perfuração. Penetração é a erosão da úlcera pela serosa gástrica nas estruturas adjacentes, como o pâncreas, o trato biliar ou o **omento** gastro-hepático. Sintomas de penetração incluem dor dorsal e epigástrica não aliviada pelos medicamentos efetivos no passado. Assim como a perfuração, a penetração geralmente requer intervenção cirúrgica.

Uma vez que a peritonite química se desenvolve em algumas horas após a perfuração e é seguida pela peritonite bacteriana, a perfuração precisa ser corrigida o mais rápido possível, e a cavidade abdominal, lavada dos conteúdos estomacais e intestinais. Em alguns clientes, pode ser seguro e recomendável realizar a cirurgia para tratar a doença ulcerosa além da sutura da perfuração.

Durante a cirurgia e no período pós-operatório, o conteúdo estomacal é drenado por meio de tubo nasogástrico (NG). A enfermeira monitora o equilíbrio hídrico e eletrolítico e avalia o cliente quanto a presença de peritonite ou infecção localizada (elevação da temperatura, dor abdominal, íleo paralítico, aumento ou ausência dos sons intestinais, distensão abdominal). A antibioticoterapia é administrada via parenteral conforme a prescrição.

### Obstrução pilórica

A **obstrução pilórica** ocorre quando a área distal ao esfíncter pilórico se torna fibrosada e estenosada em virtude de espasmo, edema ou tecido cicatricial que se forma quando uma úlcera alternadamente se cicatriza e se rompe. O cliente pode apresentar náuseas e vômitos, constipação intestinal, enchimento epigástrico, anorexia e, por fim, perda de peso.

No tratamento do cliente com obstrução pilórica, a primeira consideração é inserir um tubo NG para descomprimir o estômago. A confirmação de que a obstrução é a causa do desconforto é feita pela avaliação do volume de líquido aspirado do tubo NG. O resíduo gástrico superior a 400 m$\ell$ é um forte indício de obstrução. Em geral, endoscopia ou estudos do trato GI superior são realizados para confirmar a obstrução pilórica. A descompressão do estômago e o manejo do volume de líquido extracelular e do equilíbrio eletrolítico podem melhorar a condição do cliente e evitar a necessidade de intervenção cirúrgica. A dilatação do piloro por balão via endoscopia pode ser benéfica. Se a obstrução não for aliviada pelo tratamento conservador, a cirurgia (na forma de vagotomia e **antrectomia** ou gastrojejunostomia e vagotomia) pode ser necessária. Recentemente, a colocação de *stent* tem sido apresentada como alternativa à cirurgia com sucesso clínico inicial, porém pode apresentar problemas com a obstrução recorrente em clientes com obstrução pilórica maligna (Jeurnink, van Eijck, Steyerberg *et al.*, 2007).

---

**BOXE 23.1 Avaliação inicial direcionada.**

**Perfuração**

Esteja alerta aos seguintes sinais e sintomas:
- Dor abdominal alta, intensa e repentina (persistente e de intensidade crescente); a dor pode ser referida para os ombros, especialmente o direito, devido à irritação do nervo frênico no diafragma
- Vômitos
- Colapso (desmaio)
- Abdome extremamente sensível e rígido
- Hipotensão e taquicardia, indicando choque

## Obesidade mórbida

**Obesidade mórbida** é um termo aplicado às pessoas que tenham duas ou mais vezes seu peso corporal ideal ou àquelas cujo índice de massa corporal (IMC) exceda 30 kg/m². Outra definição de obesidade mórbida consiste em peso corporal superior a 50 quilos a mais que o peso corporal ideal (Kushner, 2007).[1]

Clientes obesos mórbidos se encontram sob risco mais elevado de desenvolvimento de complicações nas condições de saúde, como diabetes, doença cardíaca, AVE, hipertensão, doença da vesícula biliar, osteoartrite, apneia do sono e outros problemas respiratórios, além de algumas formas de câncer (uterino, de mama, colorretal, renal e de vesícula biliar). Não raro, sofrem de baixa autoestima, comprometimento da imagem corporal e depressão.

### Manejo clínico

O tratamento conservador da obesidade consiste em dieta para perda de peso em conjunto com modificação comportamental e exercícios. Entretanto, as abordagens na dieta e no comportamento revelam sucesso limitado. A depressão pode ser um fator contribuinte para o ganho de peso; nesse caso, o tratamento com antidepressivo pode ser útil (Clayton, 2007; Kloiber, Ising e Reppermund, 2007).

### Farmacoterapia

Existem muitos medicamentos aprovados para o tratamento da obesidade, inclusive orlistate e rimonabanto. A sibutramina foi recentemente removida do mercado norte-americano devido ao aumento do risco de IAM e AVE associado a ela.[2] O orlistate, disponível com ou sem prescrição médica, reduz a ingestão calórica por meio da ligação da lipase gástrica e pancreática para evitar a digestão de gorduras. Efeitos colaterais do orlistate englobam aumento da frequência dos movimentos intestinais, gases com fezes oleosas, diminuição da absorção alimentar, redução do fluxo biliar e queda da absorção de algumas vitaminas. Em geral, recomenda-se o uso de um multivitamínico aos clientes que estão usando esse medicamento. O orlistate não deve ser usado por mulheres grávidas ou que estão amamentando, tampouco por transplantados.

O rimonabanto, o mais novo medicamento usado para tratar obesidade, bloqueia o receptor de canabinoide-1, o qual se acredita que desempenha um importante papel em alguns aspectos do metabolismo humano, inclusive na obesidade. Estimula a redução de peso e melhora os fatores de risco de doença cardiovascular em clientes obesos com síndrome metabólica. Os efeitos colaterais mais comuns envolvem depressão, ansiedade, agitação e distúrbios do sono. Náuseas, vômitos, diarreia, cefaleia e tonteiras constituem outros efeitos transitórios leves.

Infelizmente, poucas vezes esses medicamentos resultam em perda de mais de 10% do peso corporal total. Além disso, estudos são necessários para avaliar os riscos e a eficácia a longo prazo (Bray e Ryan, 2007; Lean e Mullan, 2007).

### Manejo cirúrgico

A **cirurgia bariátrica**, ou cirurgia para obesidade mórbida, é realizada apenas após o insucesso das outras tentativas não cirúrgicas de controle do peso. A quantidade de procedimentos bariátricos cresceu de aproximadamente 36.700 por ano em 2000 para mais de 200.000 em 2007 (Jantz, Larson e Mathiason et al., 2009). Os procedimentos da cirurgia bariátrica funcionam restringindo a capacidade do cliente de comer (procedimento restritivo), interferindo na absorção dos nutrientes ingeridos (procedimentos disabsortivos), ou de ambas as formas. Os diferentes procedimentos cirúrgicos bariátricos impõem diferentes modificações no estilo de vida, e os clientes precisam estar bem-informados acerca dessas mudanças específicas no estilo de vida e nos hábitos alimentares e intestinais que possam resultar de um procedimento em particular. Estudos mostraram que a média de perda de peso após a cirurgia bariátrica na maioria dos clientes é de cerca de 61% do peso corporal prévio; condições comórbidas como diabetes melito, hipertensão e apneia do sono se resolvem, e a dislipidemia melhora (Kini, Herron e Yanagisawa, 2007). A cirurgia bariátrica tem sido estendida cuidadosamente a adolescentes selecionados devido aos resultados constatados nos adultos (Van Sickle, 2007).

A seleção dos clientes para o procedimento é crítica, e o processo preliminar pode necessitar de 6 a 12 meses de aconselhamento, orientação e avaliação por uma equipe multiprofissional, inclusive assistentes sociais, nutricionistas, enfermeiras e psicólogos ou psiquiatras, bem como um cirurgião (Tabela 23.5).

Uma vez que a cirurgia bariátrica envolve essa mudança tão drástica no funcionamento do sistema digestório, os clientes precisam de aconselhamento extensivo antes e depois do procedimento. Diretrizes foram desenvolvidas para auxiliar médicos e enfermeiras no cuidado dos clientes submetidos a essa cirurgia (Ide, Farber e Lautz, 2008). Após a cirurgia bariátrica, todos os clientes requerem, para o resto da vida, monitoramento do peso, das comorbidades, do estado metabólico e nutricional, além do comportamento alimentar e físico, pois correm risco de apresentar nutrição inadequada ou ganho de peso (Aills, Blankenship, Buffington et al., 2008; Tucker, Szomstein e Rosenthal, 2007). Recomenda-se que mulheres em idade fértil submetidas à cirurgia bariátrica usem contraceptivos por cerca de 2 anos após a cirurgia até que o peso de estabilize.[3]

### Procedimentos

O primeiro procedimento cirúrgico usado para tratar obesidade mórbida foi a derivação jejunoileal. Esse procedimento, que resultou em complicações importantes, tem sido amplamente substituído pelos procedimentos de restrição gástrica. Derivação gástrica em Y de Roux, banda gástrica, gastroplastia com enfaixamento vertical e derivação biliopancreática com desvio duodenal são os procedimentos atuais de escolha, os quais podem ser realizados por laparoscopia ou por técnica cirúrgica aberta.

A derivação gástrica em Y de Roux é recomendada para perda de peso a longo prazo. É combinada com o procedimento

---

[1] N.R.T.: No Brasil, cerca de 51% das pessoas estão acima do peso.
[2] N.R.T.: No Brasil, entretanto, ainda é comercializada, com restrições (ver Portaria 344, atualizada em 08/07/2012).
[3] N.R.T.: No Brasil, a Sociedade Brasileira de Cirurgia Bariátrica e Metabólica (SBCBM) tem como objetivo reunir, organizar e divulgar dados e indicadores que expressem as diversas vertentes da obesidade mórbida, difundindo amplamente a informação científica.

**Tabela 23.5** Critérios de seleção para cirurgia bariátrica.

| Fator | Critérios |
|---|---|
| Peso (adultos) | • Índice de massa corporal (IMC) $\geq 40$ kg/m² sem comorbidades<br>• IMC $\geq 35$ kg/m² com comorbidade associada à obesidade (p. ex., apneia do sono grave, hipertensão, miocardiopatia relacionada com a obesidade, diabetes melito grave; distúrbios neurológicos ou musculoesqueléticos graves) |
| História da perda de peso | • Insucesso das tentativas anteriores não cirúrgicas de redução do peso, inclusive de programas não profissionais (como Vigilantes do Peso)[4] |
| Comprometimento | • Expectativa de que o cliente vai aderir ao cuidado pós-operatório<br>• Visitas de acompanhamento com o médico e membros da equipe médica<br>• Manejo médico recomendado, inclusive uso de suplementos nutricionais<br>• Orientações acerca dos exames ou dos procedimentos recomendados |
| Exclusões | • Distúrbios endócrinos ou outros reversíveis que possam causar obesidade<br>• Abuso atual de drogas ou álcool<br>• Doença psiquiátrica grave e sem controle<br>• Falta de compreensão dos riscos, benefícios, resultados esperados, alternativas e mudanças no estilo de vida necessárias após a cirurgia bariátrica |

De Mechanick, J.; Kushner, R.; Sugerman, H. et al. (2008). AACE/TOS/ASMBS: Medical guidelines for clinical practice for the perioperative nutritional, metabolic, and nonsurgical support of the bariatric surgery patient. *Surgery for Obesity and Related Diseases, 4* S109-S184.
[4]N.R.T.: É também obrigatória a constatação de "intratabilidade clínica da obesidade" por um endocrinologista.

disabsortivo e restritivo. A banda gástrica e a gastroplastia com enfaixamento vertical são procedimentos restritivos, e a derivação biliopancreática com desvio duodenal combina restrição gástrica com limitação da absorção intestinal. A Figura 23.3A-D fornece mais detalhes sobre esses procedimentos. Após a perda de peso, o cliente pode precisar de uma intervenção cirúrgica para contorno do corpo, que pode incluir lipoplastia para remover os depósitos de gordura ou paniculectomia para retirar o excesso de pele abdominal.

### Complicações

Os procedimentos cirúrgicos bariátricos têm suas complicações próprias além daquelas associadas a toda cirurgia abdominal importante. As complicações mais comuns são sangramento, coágulos sanguíneos, obstrução intestinal, hérnias incisionais ou ventrais e infecção decorrente de fístulas nas anastomoses. A prevenção das complicações é essencial. Outros problemas pós-cirúrgicos que podem ocorrer incluem náuseas, em geral em resultado do enchimento excessivo da bolsa estomacal ou da mastigação inadequada, síndrome do esvaziamento rápido associado ao consumo de açúcares simples e mudanças na função do intestino, inclusive diarreia e constipação intestinal. Podem ocorrer também complicações a longo prazo relativas à deficiência nutricional.

## Manejo de enfermagem

O manejo de enfermagem se concentra no cuidado do cliente após a cirurgia. A assistência de enfermagem no pós-operatório geral é similar àquela do cliente em recuperação de ressecção gástrica, porém com grande atenção aos riscos das complicações associadas à obesidade mórbida. Complicações que podem ocorrer no período pós-operatório imediato incluem peritonite, obstrução de estoma, úlceras estomacais, atelectasia e pneumonia, tromboembolismo e desequilíbrios metabólicos resultantes de diarreia e vômitos prolongados ou alteração da função GI. Após a volta dos sons intestinais e do retorno da alimentação oral, são fornecidas seis refeições em pequenas quantidades, consistindo em um total de 600 a 800 calorias por dia, e a ingestão de líquidos é estimulada para evitar a desidratação.

O cliente geralmente é liberado em 4 dias (23 a 72 h para os clientes de procedimentos laparoscópicos) com orientações detalhadas relativas à dieta (Boxe 23.2). A enfermeira orienta o cliente a relatar sede excessiva ou urina concentrada, pois ambas são indicações de desidratação. As intervenções psicossociais também são fundamentais para esses clientes. Os esforços são direcionados para o auxílio dos clientes na modificação de seus comportamentos alimentares e na cooperação com as mudanças na imagem corporal. A enfermeira explica que a não adesão, ao comer muito ou muito rápido ou ao ingerir alimentos moles ou líquidos altamente calóricos, resultará em vômito e distensão esofágica dolorosa. A enfermeira discute ainda as orientações alimentares antes da alta e enfatiza a importância das consultas ambulatoriais de acompanhamento de rotina. Os efeitos colaterais a longo prazo podem incluir risco mais alto de desenvolvimento de cálculos biliares, deficiências nutricionais (Tabela 23.6) e potencial para readquirir peso. Os déficits nutricionais tendem a se estabilizar em torno de 2 anos após a cirurgia (Dalcanale, Oliveira, Faintuch et al., 2010).

## Câncer gástrico

Em geral, o prognóstico para câncer de estômago é ruim. Na maioria das vezes, o diagnóstico é tardio, pois grande parte dos clientes é assintomática durante os estágios iniciais da doença. Quase todos os casos de câncer de estômago são descobertos apenas após a invasão local ou a presença de metástases (Correia, Machado e Ristimaki, 2009).

### Fisiopatologia

A maioria dos cânceres são adenocarcinomas, podendo acometer qualquer lugar no estômago. O tumor se infiltra na mucosa circunjacente, penetrando na parede do estômago e nas estruturas e nos órgãos adjacentes. O fígado, o pâncreas, o esôfago e o duodeno estão muitas vezes afetados no momento do

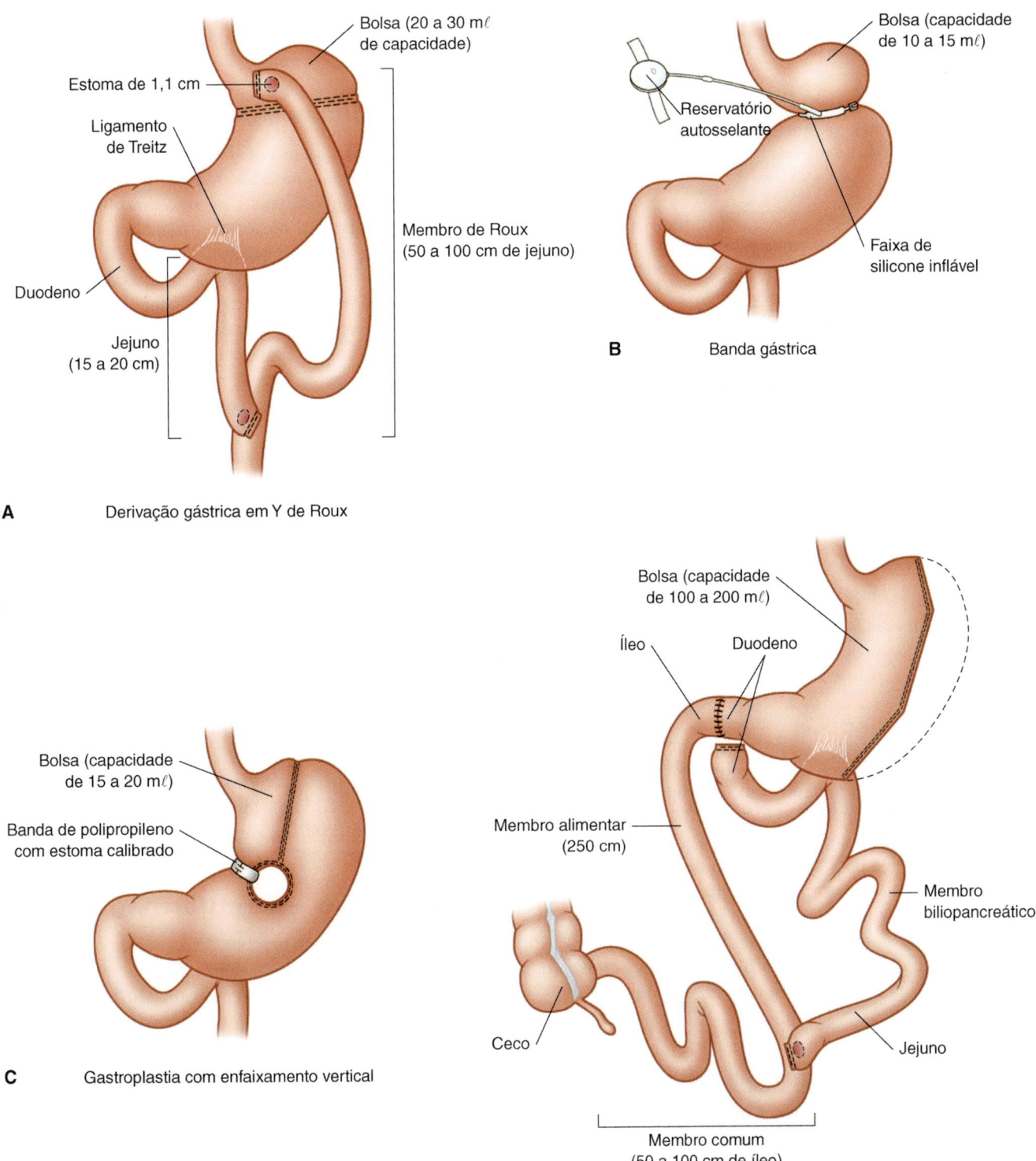

**Figura 23.3** Procedimentos cirúrgicos para obesidade mórbida. (**A**) Derivação gástrica em Y de Roux. Uma fileira horizontal de grampos aplicada pelo fundo do estômago cria uma bolsa com capacidade para 20 a 30 mℓ. O jejuno é dividido distalmente até o ligamento de Treitz, e a extremidade distal é anastomosada à nova bolsa. O segmento proximal é anastomosado ao jejuno. (**B**) Banda gástrica. Um dispositivo protético é usado para restringir a ingestão oral pela criação de uma pequena bolsa de 10 a 15 mℓ, a qual se esvazia pela saída estreita no restante do estômago. (**C**) Gastroplastia com enfaixamento vertical. Uma fileira vertical de grampos ao longo da curvatura menor do estômago cria uma pequena e nova bolsa estomacal de 10 a 15 mℓ. (**D**) Derivação biliopancreática com desvio duodenal. Metade do estômago é removida, deixando uma pequena área com capacidade de cerca de 60 mℓ. Todo o jejuno é excluído do resto do trato gastrintestinal. O duodeno é desconectado e selado. O íleo é dividido acima da junção ileocecal, e a extremidade distal do jejuno é anastomosada na primeira porção do duodeno. A extremidade distal do membro biliopancreático é anastomosada ao íleo.

## BOXE 23.2 — Orientações ao cliente.

### Diretrizes alimentares para os clientes submetidos a cirurgia bariátrica

- Fazer três refeições por dia (contendo proteína e fibras)
- Incluir dois lanches de proteína por dia
- Restringir o tamanho total da refeição para menos de um copo
- Comer lentamente
- Mastigar bem
- Comer apenas alimentos embalados com nutrientes (como manteiga de amendoim, queijo, frango, peixe, feijões)
- Não comer e beber ao mesmo tempo
- Beber bastante água, de 90 min após cada refeição até 15 min antes da seguinte
- Evitar líquidos calóricos, como bebidas alcoólicas, bebidas de frutas e refrigerante comum (cola)
- Andar pelo menos 30 min por dia

De Tucker, O.; Szomstein, S.; Rosenthal, R. (2007). Nutritional consequences of weight-loss surgery. *Medical Clinics of North America*, 91(3), 499-514; Allis, L.; Blankenship, J.; Buffington, C. et al. (2008). ASMBS Allied Health Nutritional Guidelines for the Surgical Weight Loss Patient. *Surgery For Obesity and Related Diseases*, 4, S73-S108.

---

diagnóstico. A metástase por meio dos linfonodos até a cavidade peritoneal pode ocorrer mais tarde ao longo da progressão da doença.

## Fatores de risco

O cliente típico com câncer gástrico tem entre 40 e 70 anos de idade, porém a doença também pode acometer pessoas mais jovens. Homens demonstram incidência mais elevada de câncer gástrico do que as mulheres. A incidência de câncer gástrico é muito maior no Japão, país que instituiu programas de rastreamento em massa para o diagnóstico mais precoce. A dieta parece ser um fator significativo: dietas ricas em alimentos defumados, salgados ou condimentados e pobres em frutas e vegetais podem aumentar o risco de câncer gástrico. Outros fatores relacionados com a incidência de câncer gástrico incluem inflamação crônica do estômago, infecção por *H. pylori*, anemia perniciosa, tabagismo, acloridria, úlceras gástricas, gastrectomia subtotal prévia (há mais de 20 anos) e genética.

## Manifestações clínicas e avaliação

Os sintomas da doença precoce, como dor aliviada por antiácidos, lembram aqueles produzidos pelas úlceras benignas e são raramente definitivos, pois a maioria dos tumores gástricos começa na curvatura menor do estômago, onde causam poucos problemas à função gástrica. Os sinais e sintomas da doença progressiva incluem dispepsia (indigestão), saciedade precoce, perda de peso, dor abdominal supraumbilical, perda ou diminuição do apetite, distensão abdominal após as refeições, náuseas e vômitos, e sintomas similares aos da doença ulcerosa péptica.

O exame físico em geral não é útil para detectar o câncer, pois a maioria dos tumores gástricos iniciais não é palpável. O câncer gástrico avançado, entretanto, pode ser palpável, na forma de massa. Ascite e hepatomegalia (fígado aumentado) podem estar aparentes se as células cancerígenas já tiverem feito metástase para o fígado. Nódulo palpável na região periumbilical, chamado de nódulo da Irmã Maria José (massa umbilical de natureza metastática), é um sinal de malignidade GI, em geral de câncer gástrico. Esofagogastroduodenoscopia para biopsia e citologia de lavados constituem o estudo diagnóstico de escolha; pode-se realizar também uma radiografia com bário do trato GI superior. A ultrassonografia endoscópica é uma importante ferramenta para avaliar a profundidade do tumor e o envolvimento de linfonodos. A tomografia computadorizada (TC) completa os exames complementares, particularmente para avaliar a ressecabilidade cirúrgica do tumor antes de a cirurgia ser marcada. A TC do tórax, do abdome e da pelve é importante para o estadiamento do câncer gástrico.

## Manejo clínico e de enfermagem

Não existe um tratamento bem-sucedido contra o carcinoma gástrico, exceto a remoção do tumor. Se o tumor puder ser removido enquanto ainda estiver localizado no estômago,

---

**Tabela 23.6** Deficiências nutricionais após a cirurgia bariátrica.

| Deficiência | Sinais e sintomas |
|---|---|
| Diminuição do magnésio | Cãibras musculares, dor muscular, constipação intestinal, cefaleias, insônia, ansiedade, hiperatividade |
| Diminuição de zinco | Retardo da cicatrização de feridas, alteração da função imune, letargia mental, possível associação a alopecia |
| Diminuição de hemoglobina | Anemia |
| Diminuição de ferro | Fadiga, anemia, letargia, palidez e perda de cabelo |
| Diminuição de ferritina | Anemia |
| Diminuição de vitamina $B_{12}$ | Anemia macrocítica, anemia perniciosa, leucopenia, trombocitopenia, parestesia, neuropatia, dores musculares, fraqueza, fadiga, tonteiras e unhas frágeis |
| Diminuição de vitamina $D_3$ | Sintomas tardios podem incluir osteopenia, dor muscular, fraturas ósseas |
| Diminuição de betacaroteno | Redução da capacidade antioxidante lipossolúvel, neuropatia |
| Diminuição de cálcio | Osteopenia, fraturas ósseas |

De Dalcanale, L.; Oliveira, C. P. M. S.; Faintuch, J.; Nogueira, M. A.; Rondó, P.; Lima, V. M. R. et al. (2010). Long-term nutritional outcome after gastric bypass. *Obesity Surgery*, 20(2), 181-187.

o cliente pode apresentar sobrevida maior. Se o tumor já tiver se espalhado para além da área que pode ser removida, a sobrevida é menor. Em muitos clientes, um tratamento paliativo efetivo para evitar o desconforto causado pela obstrução ou pela disfagia pode ser obtido com a ressecção do tumor (ver seção Cirurgia gástrica). A laparoscopia diagnóstica pode ser a abordagem cirúrgica inicial para avaliar o tumor gástrico, obter tecido para o diagnóstico patológico e detectar metástase. O cliente com tumor considerado ressecável é submetido a um procedimento cirúrgico aberto para ressecar o tumor e os linfonodos apropriados. O cliente com tumor não ressecável e doença avançada deve ser submetido à quimioterapia.

Uma gastrectomia total pode ser feita em caso de câncer ressecável na porção média ou no corpo do estômago. Todo o estômago é removido, juntamente com o duodeno, e a secção do esôfago é fixada ao estômago, suportando o mesentério e os linfonodos. A reconstrução do trato GI é feita pela anastomose do final do jejuno até a extremidade do esôfago, um procedimento chamado de *esofagojejunostomia*.

A gastrectomia subtotal radical é feita nos casos de tumores ressecáveis nas porções média e distal do estômago. A operação de Billroth I ou II (Tabela 23.4) é realizada. O procedimento de Billroth I envolve ressecção limitada e oferece uma taxa de sobrevida menor do que o de Billroth II; esta última consiste em ressecção mais ampla, que engloba a remoção de aproximadamente 75% do estômago e diminui a possibilidade de disseminação por linfonodos e recorrência metastática.

A gastrectomia subtotal proximal pode ser feita para tumor ressecável localizado na porção proximal do estômago ou da cárdia. A gastrectomia total ou a esofagogastrectomia são geralmente realizadas no lugar desse procedimento para atingir uma ressecção mais extensa. O procedimento cirúrgico paliativo pode ser necessário nos clientes com câncer gástrico para obter uma qualidade de vida melhor.

Problemas comuns do câncer gástrico avançado, que muitas vezes requerem cirurgia, incluem obstrução pilórica, sangramento e dor intensa. A perfuração gástrica é uma situação de emergência que requer intervenção cirúrgica. Uma ressecção gástrica pode ser o procedimento paliativo mais eficaz para o câncer gástrico avançado. Procedimentos paliativos, como derivação gástrica ou esofágica, gastrostomia ou jejunostomia, podem temporariamente aliviar os sintomas como náuseas e vômitos. A cirurgia paliativa em lugar da cirurgia radical pode ser feita se houver metástases para outros órgãos vitais, como o fígado, ou na tentativa de proporcionar uma qualidade de vida melhor.

Caso o tratamento cirúrgico não assegure a ressecção completa do tumor, a quimioterapia pode proporcionar paliação ou maior controle da doença. Os medicamentos quimioterápicos de agente único comumente usados incluem 5-fluorouracila (5-FU), cisplatina, doxorrubicina, etoposide e mitomicina C. Para respostas melhores, é mais frequente administrar uma terapia combinada, baseada principalmente na 5-FU, com outros agentes. Estudos estão sendo realizados para avaliar o uso da quimioterapia antes da cirurgia. A radioterapia é prescrita principalmente para fins paliativos de clientes com obstrução, sangramento GI secundário ao tumor e dor importante. A avaliação dos marcadores tumorais (análise sanguínea para antígenos indicativos de câncer), como o antígeno carcinoembrionário (ACE), antígeno carboidrato (CA 19-9) e CA 50, pode ajudar a determinar a eficácia do tratamento. Se antes do tratamento esses valores estiverem elevados, deverão diminuir se o tumor estiver respondendo à terapia (Gao, Zhang, Du *et al.*, 2007). O Boxe 23.3 discute a relação entre cuidado domiciliar e qualidade de vida de clientes com câncer.

## Cirurgia gástrica

A cirurgia gástrica pode ser realizada em clientes com úlceras pépticas que apresentam hemorragias potencialmente fatais, obstrução, perfuração ou penetração, ou naqueles cujas condições não respondem aos medicamentos. Também pode ser indicada para os clientes com trauma ou câncer gástrico. Os procedimentos cirúrgicos incluem vagotomia e **piloroplastia** (transecção de nervos que estimulam a secreção de ácido e a abertura do piloro) ou gastrectomia parcial ou total (Tabela 23.4).

---

### BOXE 23.3 — Pesquisa em enfermagem.

#### Conexão com a prática baseada em evidências

Quais são os efeitos do cuidado domiciliar sobre a qualidade de vida dos clientes diagnosticados com câncer gastrintestinal?

Nural, N.; Hintistan, S.; Gürsoy, A. A.; Duman, E. N. (2009). *Gastroenterology Nursing*, 32(4), 273-283.

#### Objetivo

O câncer é uma doença maligna caracterizada por uma fase metastática. Dependendo do tratamento, é erradicado ou forçado em remissão. Os clientes submetidos ao tratamento de câncer passam por estresses físicos, psicossociais, psicológicos e econômicos que podem afetar sua qualidade de vida. O impacto do câncer sobre a qualidade de vida física pode resultar em queixas de fadiga, náuseas, dor e diarreia. Quanto aos aspectos psicológicos, os clientes com câncer revelam ansiedade, depressão e desesperança, além de isolamento social e solidão. Do ponto de vista econômico, o cliente pode enfrentar restrições financeiras se não conseguir trabalhar. Com os avanços no tratamento do câncer e aumento da sobrevida, a qualidade de vida passa a ser um foco de atenção de enfermagem aos clientes.

Qualidade de vida é um conceito polissêmico e multifacetado. Tem significados distintos para as diferentes pessoas, refletindo valores e características pessoais. A qualidade de

*(continua)*

## BOXE 23.3 — Pesquisa em enfermagem. (*continuação*)

vida pode ser entendida como a soma de uma vida inteira ou como momentânea, uma medida do estado atual de saúde e de função. Escalas de mensuração da qualidade de vida refletem essa diversidade individual, incorporando as dimensões físicas, psicológicas e sociais, além dos sintomas da doença e das modalidades de tratamento. A maioria dos estudos tem documentado a importância da qualidade de vida dos clientes com câncer.

O cuidado domiciliar requer a provisão da assistência multiprofissional (enfermeira, médico, psicólogo, assistente social) em domicílio. Serviços de atendimento domiciliar possibilitam a participação do cliente e dos familiares nos resultados esperados, encurtam os períodos de hospitalização, reduzem custos e permitem a continuidade do tratamento. Muito mais tratamentos e cuidados em oncologia são fornecidos aos clientes oncológicos no cenário ambulatorial/externo. Os clientes podem requerer hospitalização apenas para as situações de complicações da doença ou do tratamento. As enfermeiras desempenham um papel vital na melhora da qualidade de vida do cliente com câncer no cenário domiciliar. As intervenções incluem prevenção e detecção precoce das complicações, manejo dos sintomas e orientação do cliente sobre a doença e sobre como conviver com os desafios impostos.

### Delineamento

Este estudo foi realizado para avaliar o efeito do cuidado domiciliar sobre a qualidade de vida de clientes diagnosticados com câncer gastrintestinal (GI). O delineamento do estudo foi transversal, quase experimental. Foram selecionados clientes com expectativa de vida de mais de 1 ano. Clientes elegíveis que frequentavam uma clínica de controle da dor ao longo de um período de 6 meses foram convidados a participar. O tamanho da amostra final constituiu-se de 42 participantes: 21 designados ao grupo de controle (cuidado usual) e 21 ao grupo experimental (visitas de cuidado domiciliar incrementadas). Os clientes foram designados aos grupos de maneira randômica.

Os dados coletados incluíram informações demográficas, avaliação da dor, progressão da doença oncológica, sintomas apresentados pelo cliente e qualidade de vida. A dor foi medida por meio de uma escala visual análoga, de 0 a 10, sendo solicitada aos clientes a estimativa da sua dor em uma linha medida em centímetros, sendo o valor registrado referente à intensidade da dor. A progressão do câncer foi mensurada usando a escala Performance Status do Eastern Cooperative Oncology Group (ECOG), uma escala de 6 pontos que avalia o efeito da doença na vida diária. A Rotterdam Symptom Checklist foi usada para medir os sintomas em duas subescalas, estresse psicológico e físico. A qualidade de vida foi avaliada pela Rolls-Royce Quality of Life Scale, uma escala com 42 itens divididos em 8 categorias. Uma diretriz para o cuidado domiciliar do cliente com câncer GI foi desenvolvida pelos pesquisadores para estabelecer um padrão para os problemas mais frequentemente ocorridos no câncer GI: dispneia, fadiga, dor, falta de apetite, náuseas, vômitos, aftas na boca, constipação intestinal, diarreia, sangramento, infecção, lesões na pele, incapacidade de realizar o autocuidado, distúrbios do padrão do sono, alterações da imagem corporal, alteração no padrão de sexualidade e instabilidade de humor. A diretriz incluiu intervenções de enfermagem baseadas em evidências para esses problemas de prática implementação no cenário de assistência domiciliar.

Os clientes da clínica de controle da dor que atenderam aos critérios do estudo e concordaram em participar forneceram consentimento livre e esclarecido por escrito. O grupo experimental recebeu três visitas em casa, e o grupo de controle, duas visitas. Todos os clientes receberam a primeira visita 1 dia depois de serem observados na clínica. O grupo experimental recebeu visita no 20º e no 40º dia, e o grupo de controle recebeu a segunda e última visita no 40º dia.

### Resultados

A amostra consistiu em 42 clientes com câncer GI divididos em dois grupos. O estudo contou com 24 mulheres, 13 designadas ao grupo experimental e 11 ao grupo de controle. Os homens do estudo contabilizaram 18, 8 no grupo experimental e 10 no grupo de controle. Os participantes apresentavam vários tipos de câncer GI, e todos, exceto dois, passaram por cirurgia. Os sintomas apresentados pelos clientes, conforme medido pela Rotterdam Symptom Checklist, registrou sintomas psicológicos e fisiológicos e estresse total no grupo experimental, os quais diminuíram na visita final em casa em comparação à primeira visita; no entanto, houve aumento dessas medidas no grupo de controle. Os níveis de dor do grupo experimental também diminuíram em comparação ao grupo de controle conforme as visitas foram progredindo. As medidas de desempenho e os indicadores de qualidade de vida aumentaram no grupo experimental da primeira à última visita. Parece que o cuidado fornecido em casa contribuiu de maneira positiva para a diminuição dos sintomas físicos e acentuou as atividades do cliente.

### Implicações de enfermagem

O câncer e o seu tratamento afetam a qualidade de vida dos clientes, sendo de responsabilidade da equipe multiprofissional avaliar os efeitos da doença sobre cada cliente de forma individualizada. Os resultados desse estudo forneceram mais conhecimento sobre a relação entre manejo dos sintomas, cuidado domiciliar e qualidade de vida de clientes com câncer GI. Foi possível mostrar uma relação positiva entre manejo da dor, desempenho de atividades, manejo dos sintomas e medidas da qualidade de vida quando o cliente com câncer gastrintestinal participou do programa domiciliar, com a enfermeira fornecendo intervenções baseadas em evidências.

O papel do profissional na atenção domiciliar é importante não apenas para o cuidado fisiológico, como também para o psicológico e o emocional. Tem-se constatado que o apoio emocional exerce grande importância na melhora da qualidade de vida desses clientes. O papel da enfermeira e de toda a equipe multiprofissional no cuidado paliativo em domicílio é fornecer as intervenções apropriadas e o manejo dos sintomas em clientes com doenças limitantes com o objetivo de melhorar a qualidade de vida.

## Processo de enfermagem

*Cliente submetido à cirurgia gástrica*

### Avaliação

Antes da cirurgia, a enfermeira avalia o conhecimento do cliente e de seus familiares sobre as rotinas cirúrgicas pré e pós-operatórias e a razão da cirurgia. A enfermeira também avalia o estado nutricional do cliente: O cliente perdeu peso? Quanto? Ao longo de quanto tempo? A enfermeira está ciente de que a perda de 5% do peso em 30 dias, de 7,5% em 90 dias ou de mais de 10% em 180 dias está associada a riscos importantes para a saúde (DeLegge e Drake, 2008). O cliente apresenta náuseas e vômitos? O cliente apresentou hematêmese? A enfermeira avalia a presença de sons intestinais e palpa o abdome para detectar massas ou hipersensibilidade.

Após a cirurgia, a enfermeira avalia o cliente quanto a complicações secundárias à intervenção cirúrgica, como hemorragia, infecção, distensão abdominal, atelectasia ou comprometimento do estado nutricional.

### Diagnóstico

O diagnóstico de enfermagem pode incluir:

- Ansiedade relacionada com a intervenção cirúrgica
- Dor aguda relacionada com a incisão cirúrgica
- Conhecimento deficiente acerca do procedimento cirúrgico e do curso pós-operatório
- Nutrição desequilibrada (menos do que as necessidades corporais), relacionada com a má nutrição antes da cirurgia e com a alteração do sistema GI após a cirurgia.

### Planejamento

Os objetivos principais da assistência de enfermagem ao cliente submetido a cirurgia gástrica podem incluir redução da ansiedade, aumento do conhecimento e da compreensão sobre o procedimento cirúrgico e sobre o curso pós-operatório, nutrição ideal e manejo das complicações que possam interferir na nutrição, alívio da dor, prevenção da hemorragia e da esteatorreia, e aumento das habilidades de autocuidado em domicílio.

### Intervenções de enfermagem

#### Redução da ansiedade

Um importante aspecto do cuidado pré-operatório de enfermagem envolve minimizar os medos e as ansiedades dos clientes em relação à cirurgia iminente e suas complicações. A enfermeira encoraja o cliente a verbalizar seus medos e preocupações e responde às questões do cliente e da sua família. Se o cliente apresenta condições como obstrução aguda, perfuração intestinal ou hemorragia GI ativa, a preparação quanto aos aspectos emocionais pode não ser possível. Nesse caso, a enfermeira que assiste o cliente após a cirurgia deve prever as preocupações, os medos e as questões que provavelmente surgirão e deve estar disponível para fornecer apoio e orientações.

#### Alívio da dor

Após a cirurgia, analgésicos podem ser administrados conforme a prescrição para aliviar a dor e o desconforto. É importante fornecer o alívio adequado da dor de modo que o cliente possa realizar atividades que visem à promoção da recuperação do padrão respiratório (respiração profunda e tosse), exercícios ativos com os membros inferiores, mudança de posição e deambulação. A enfermeira avalia a eficácia da intervenção analgésica e consulta outros membros da equipe médica se a dor não for adequadamente controlada. O posicionamento do cliente na posição de Fowler promove conforto e permite o esvaziamento do estômago após a cirurgia gástrica.

A enfermeira mantém o funcionamento do tudo NG para evitar distensão e fixa o tubo para evitar deslocamento, o que pode ocasionar aumento da dor e tensão na linha de sutura. Normalmente, a quantidade da drenagem nasogástrica após uma gastrectomia total é mínima, já que não há reservatório onde as secreções possam ser coletadas.

#### Orientações

A enfermeira explica os procedimentos de rotina pré e pós-operatórios, nos quais estejam incluídos os medicamentos pré-operatórios, a intubação nasogástrica, a necessidade de administração de líquidos IV, os curativos abdominais, e a possível necessidade de alimentação enteral, de manejo da dor e de fisioterapia respiratória. Essas orientações precisam ser reforçadas após a cirurgia, sobretudo se o cliente foi submetido a uma cirurgia de emergência.

#### Retomada da nutrição enteral

O estado nutricional do cliente é avaliado antes da cirurgia. Quando a cirurgia é feita para câncer gástrico, muitas vezes o cliente se encontra malnutrido e pode precisar, antes da cirurgia, de nutrição enteral ou, com frequência, nutrição parenteral. Após a cirurgia, a nutrição parenteral pode ser continuada para atender às necessidades calóricas, repor líquidos perdidos pela drenagem e pelos vômitos e fornecer suporte metabólico para o cliente até que a ingestão oral seja adequada.

Após o retorno dos sons intestinais e da remoção do tubo NG, a enfermeira pode administrar líquidos, seguidos por alimentos em pequenas porções. Os alimentos são adicionados de maneira gradativa até que o cliente seja capaz de ingerir e tolerar 6 pequenas refeições por dia e beber 120 m$\ell$ de líquido entre as refeições. Recomenda-se oferecer alimentos e líquidos de modo gradual, conforme o tolerado, e reconhecer que a tolerância de cada cliente é diferente.

#### Obstáculos à nutrição adequada

**Disfagia e retenção gástrica.** A disfagia pode ocorrer em clientes submetidos à **vagotomia troncular**, um procedimento cirúrgico que pode resultar em trauma do esôfago inferior. A retenção gástrica pode ser evidenciada por distensão abdominal, náuseas e vômitos. A regurgitação pode também ocorrer caso o cliente tenha ingerido grande quantidade

*(continua)*

de alimento ou qualquer quantidade muito rapidamente. Pode indicar também que edema ao longo da linha de sutura esteja evitando que os líquidos e alimentos se movimentem pelo trato intestinal. Se ocorrer retenção gástrica, pode haver necessidade de retorno à dieta zero e de drenagem gástrica. A pressão precisa ser baixa na porção restante do estômago para evitar ruptura das suturas.

**Refluxo de bile.** A esofagite e a gastrite por refluxo de bile podem ocorrer com a remoção do piloro, o qual atua como barreia ao refluxo dos conteúdos duodenais. Dor epigástrica em queimação e vômito de material bilioso se manifestam nessa condição. Comer ou vomitar não alivia a situação. Agentes que se ligam ao ácido biliar, como a colestiramina, podem ser úteis. Gel de hidróxido de alumínio (um antiácido) e cloridrato de metoclopramida foram usados com sucesso limitado.

**Síndrome do esvaziamento rápido.** A **síndrome do esvaziamento rápido** é um conjunto de sintomas vasomotores e GI desagradáveis, que às vezes ocorre em clientes submetidos a cirurgia gástrica ou a um tipo de vagotomia. Pode ser o resultado mecânico da cirurgia na qual o remanescente gástrico é conectado ao jejuno por meio de uma abertura grande. Alimentos ricos em carboidratos e eletrólitos precisam ser diluídos no jejuno antes que a absorção ocorra, porém a passagem de alimentos vindos do estômago remanescente no jejuno é muito rápida para permitir que isso aconteça. O conteúdo intestinal hipertônico "arrasta" líquido extracelular do volume sanguíneo circulante no jejuno para diluir a alta concentração de eletrólitos e açúcares. A ingestão de líquido na refeição é outro fator que faz com que o estômago se esvazie rapidamente no jejuno (Pedrazzani, Marrelli, Rampone et al., 2007).

Os sintomas iniciais incluem sensação de saciedade, fraqueza, desmaio, tonteiras, palpitações, diaforese, câimbras e diarreia. Esses sintomas se resolvem uma vez evacuado o intestino. Posteriormente, ocorre rápida elevação da glicose sanguínea, seguida pelo aumento da secreção de insulina, o que resulta em hipoglicemia reativa, a qual também é desagradável para o cliente. Os sinais e sintomas vasomotores que se manifestam 10 a 90 min após a alimentação são palidez, perspiração, palpitações, cefaleia, sensação de calor, tonteiras e até mesmo sonolência. Anorexia pode também ser consequência da síndrome do esvaziamento, já que a pessoa pode mostrar relutância em se alimentar.

A esteatorreia (excesso de gordura nas fezes) também pode acometer o cliente de cirurgia gástrica. É parcialmente o resultado do esvaziamento gástrico rápido, o que evita a mistura adequada com as secreções pancreáticas e biliares. Nos casos leves, a redução da ingestão de gordura e a administração de medicamento para a antimotilidade intestinal (como loperamida) podem controlar a esteatorreia.

**Deficiência de vitaminas e outros minerais.** Outras deficiências nutricionais às quais a enfermeira deve estar atenta incluem má absorção de ferro orgânico, o que pode demandar suplementação com ferro oral ou parenteral, e baixo nível sérico de vitamina $B_{12}$, o que pode exigir suplementação pela via intramuscular. A gastrectomia total promove a falta de fator intrínseco, uma secreção gástrica necessária para absorção de vitamina $B_{12}$ do trato GI. A não ser que essa vitamina seja suprida pela injeção parenteral após a gastrectomia, o cliente inevitavelmente vai sofrer de deficiência de vitamina $B_{12}$, a qual leva, às vezes, a uma condição idêntica à anemia perniciosa. Pode-se esperar que todas as manifestações de anemia perniciosa, inclusive anemia macrocítica (poucas hemácias, frágeis e maiores do que o normal) e doença sistêmica combinada (distúrbios neurológicos do sistema nervoso central e periférico), se desenvolvam em um período de 5 anos ou menos; depois disso, progridem em gravidade e, na ausência de terapia, são fatais. Essa complicação é evitada pela injeção muscular mensal de vitamina $B_{12}$, regime que deve ser iniciado sem atraso após a gastrectomia. A perda de peso é um problema comum a longo prazo, pois o cliente apresenta saciedade precoce, o que suprime o apetite.

### Orientações sobre o autocuidado alimentar

Uma vez que o cliente apresente qualquer uma das condições descritas anteriormente que afetem a nutrição, a intervenção de enfermagem inclui orientações alimentares adequadas (Boxe 23.4). A enfermeira também fornece orientações a respeito da suplementação enteral ou parenteral, se for necessário.

### Monitoramento e manejo das complicações potenciais

Ocasionalmente, a hemorragia complica a cirurgia gástrica. O cliente apresenta os sinais usuais de rápida perda sanguínea e choque (ver Capítulo 54), podendo vomitar quantidades consideráveis de sangue vermelho-vivo. A enfermeira avalia a drenagem nasogástrica quanto ao tipo e à quantidade; alguma drenagem sanguinolenta nas primeiras 12 h é esperada, porém o sangramento excessivo deve ser relatado. A enfermeira também avalia o curativo abdominal à procura de sangramento. Uma vez que essa situação é desconfortável para o cliente e sua família, a enfermeira deve manter

---

**BOXE 23.4 Orientações ao cliente.**

**Manejo da dieta após a cirurgia gástrica**

- Para retardar o esvaziamento gástrico e a síndrome do esvaziamento rápido, assuma a posição de Fowler baixa (cabeceira da cama elevada a 30°) durante as refeições; depois da refeição deite-se por 20 a 30 min
- Use antiespasmódicos conforme a prescrição para ajudar no retardo do esvaziamento do estômago
- Não ingira líquidos durante as refeições; em vez disso, consuma líquidos até 1 h antes ou 1 h depois da refeição
- Elabore refeições contendo mais itens secos do que líquidos
- Consuma gordura conforme o tolerado, mas mantenha a ingestão de carboidratos baixa e evite fontes concentradas de carboidratos (refrigerantes açucarados, massas)
- Faça refeições em menor quantidade, porém mais frequentes
- Utilize suplementos alimentares de vitaminas e triglicerídios de cadeia média e injeções de vitamina $B_{12}$ e ferro conforme o prescrito

atitude que transmita segurança. Ela realiza as medidas emergenciais prescritas, como lavagem nasogástrica e transfusão de hemoderivados, juntamente com monitoramento hemodinâmico vigilante.

### Orientações ao cliente acerca do autocuidado

A orientação ao cliente é baseada na avaliação da prontidão física e psicológica para participar do autocuidado. A enfermeira fornece informações sobre nutrição, nutrição enteral ou parenteral se necessário, suplementos nutricionais, manejo da dor, e sintomas de síndrome do esvaziamento rápido e medidas de prevenção ou minimização desses sintomas.

O cliente e os cuidadores se beneficiam da abordagem em equipe multiprofissional para aderir ao tratamento. Os membros da equipe multiprofissional incluem o cliente e o cuidador no planejamento das ações. Orientações em vídeo ou por escrito sobre refeições, atividades, medicamentos e acompanhamento são úteis. Após a alta hospitalar do cliente, a enfermeira fornece apoio na transição para o domicílio, supervisionando a administração de toda alimentação enteral ou parenteral, e enfatizando as informações acerca da detecção e da prevenção de efeitos adversos ou de complicações relacionadas com as alimentações. Orientações sobre grupos de apoio e cuidados na terminalidade da vida são fornecidas ao cliente, família e entes queridos, quando indicado.

### Reavaliação

Os resultados esperados para o cliente incluem:

1. Relatos de diminuição da ansiedade; expressão dos medos e preocupações acerca da cirurgia
2. Demonstração de conhecimento a respeito do curso pós-operatório por meio da discussão do procedimento cirúrgico e do curso pós-operatório
3. Alcance da nutrição adequada:
   a. Mantém peso
   b. Não informa diarreia excessiva
   c. Tolera 6 pequenas refeições por dia
   d. Não apresenta disfagia, retenção gástrica, refluxo de bile, síndrome do esvaziamento rápido ou deficiência vitamínica ou mineral
4. Alcance do nível de conforto ideal
5. Ausência de complicações.

## Tumores duodenais

Tumores do duodeno são incomuns e geralmente benignos e assintomáticos. Na maioria das vezes são descobertos na necropsia. Tumores malignos são propensos a causar sinais e sintomas específicos que levam ao diagnóstico. Infelizmente, tumores malignos muitas vezes não são descobertos antes da metástase. Tumores benignos podem colocar os clientes em risco mais alto para malignidade. A raridade relativa dos tumores do duodeno e a natureza não específica das suas manifestações complicam seu diagnóstico e seu tratamento.

## Manifestações clínicas e avaliação

Muitas vezes, os tumores duodenais se apresentam de maneira insidiosa com sintomas vagos e inespecíficos. A maioria dos tumores benignos é descoberta de maneira incidental em radiografias, durante uma cirurgia ou na necropsia. Quando o cliente é sintomático, os tumores benignos muitas vezes se apresentam com dor intermitente. Outra apresentação também comum consiste no sangramento oculto. Não raro, tumores malignos produzem sinais e sintomas que levam ao diagnóstico, embora esses sinais e sintomas possam refletir doença avançada. A maior parte dos clientes revela perda de peso sustentada e se encontra malnutrida no momento do diagnóstico. Sangramento e dor são comuns. A perfuração do intestino ocorre em cerca de 10% dos casos (Kostakou, Khaldi, Flossos *et al.*, 2007; Ramakrishnan e Salinas, 2007).

Uma seriografia EED, com análise do trânsito do intestino delgado usando contraste oral hidrossolúvel, e radiografias frequentes e detalhadas para acompanhar o contraste pelo intestino delgado são a abordagem diagnóstica tradicional. Pode-se recomendar **enteróclise** (técnica na qual um tubo avança no intestino delgado até a posição acima da área afetada); a área é, então, estudada por técnicas de contraste simples e duplo. A TC abdominal é usada para determinar a extensão da doença fora do lúmen do duodeno.

## Manejo clínico e de enfermagem

Os tumores benignos do duodeno incluem os adenomas, lipomas, hemangiomas e hamartomas (malformação focal que lembra um neoplasma, mas, diferentemente de um neoplasma, não resulta em compressão do tecido adjacente). Esses tumores podem ser tratados com endoscopia por excisão/ressecção ou eletrocautério se o cliente estiver sintomático. O acompanhamento de rotina pode ser recomendado para avaliar a transformação maligna.

O tumor maligno primário mais comum do duodeno é o adenocarcinoma, sendo a segunda e a terceira porção do duodeno as mais envolvidas. Esses tumores podem se apresentar com sangramento ou obstrução duodenal (Chestovich, Schiller, Sasu *et al.*, 2007). Se o tumor estiver localizado na ampola de Vater, é provável que ocorra icterícia obstrutiva. Outros tumores malignos raros do duodeno incluem tumores carcinoides, linfomas e tumores estromais GI. Cirurgia abdominal especializada pode ser necessária para remover esses tumores raros. Quimioterapia e radioterapia também podem fazer parte do regime de tratamento.

O cuidado de enfermagem ao cliente com tumor duodenal é similar àquele do cliente com câncer gástrico. Cada cliente demanda cuidado especializado, avaliação criteriosa para identificar precocemente as complicações, intervenções imediatas e orientação individualizada do autocuidado.

## Revisão do capítulo

### Exercícios de avaliação crítica

1. Uma mulher de 45 anos de idade com história de artrite reumatoide e gastrite relacionada com o medicamento usado é admitida com desconforto abdominal, cefaleia, fadiga, náuseas e vômitos. Que perguntas você deve fazer à cliente? Que sinais devem ser pesquisados durante o exame físico? Que exames complementares você deve antecipar para essa cliente? Descreva as intervenções de enfermagem, inclusive as orientações. Como você adaptaria as orientações para essa cliente caso ela não entendesse o seu idioma?

2. Uma mulher de 27 anos de idade, com obesidade mórbida, já tentou todos os tratamentos conservadores (dieta hipocalórica, modificação comportamental, exercícios, medicamentos) para a sua condição. Uma cirurgia de gastroplastia com enfaixamento vertical está agendada para ela. Descreva as modificações na dieta dessa cliente, juntamente com as necessidades nutricionais, durante o período de pós-operatório imediato, após a alta hospitalar e a manutenção a longo prazo. Qual é a base de evidência que respalda o uso de modificações específicas na dieta para atender suas necessidades nutricionais após procedimentos cirúrgicos para tratar obesidade? Descreva a força dessa evidência e identifique os critérios usados para avaliar a força da evidência que respalde a adequação das modificações na dieta.

3. Um empresário de 54 anos de idade foi admitido com o diagnóstico de doença ulcerosa péptica. O cliente apresenta hematêmese. Quais são as intervenções de enfermagem para manejo e monitoramento dessa complicação? Se o sangramento não puder ser controlado, que medidas emergenciais precisam ser realizadas? Como você prepararia o cliente para isso? Que outras complicações podem ocorrer com a úlcera péptica e como devem ser tratadas? Que orientações são justificadas para esse cliente?

### Questões objetivas

1. Um homem de 47 anos de idade, com dor epigástrica, está sendo admitido no hospital. Durante a entrevista e a avaliação de admissão, que informações específicas a enfermeira deve obter do cliente com suspeita de doença ulcerosa péptica?
   A. Alergias alimentares ou medicamentosas
   B. Uso de anti-inflamatórios não esteroides (AINE)
   C. História familiar de úlcera péptica
   D. História de efeitos colaterais de todos os medicamentos

2. Que achado na avaliação respalda o diagnóstico do cliente de úlcera gástrica?
   A. Presença de sangue nas fezes ao longo do último mês
   B. Queixas de dor aguda no abdome após a ingestão de uma refeição em maior quantidade
   C. Períodos de dor logo após a ingestão de qualquer alimento
   D. Queixas de queimação epigástrica que se move como uma onda

3. Que medicamento a enfermeira deve questionar antes de administrá-lo no cliente com doença ulcerosa péptica?
   A. Antibiótico
   B. IBP (inibidores da bomba de prótons)
   C. Agente antimicrobiano
   D. Analgésico não narcótico

4. A enfermeira está planejando a alta de um cliente com doença ulcerosa péptica. Que resultado precisa ser incluído no plano de cuidado?
   A. A dor do cliente é controlada com AINE.
   B. O cliente entende e mantém as modificações no estilo de vida.
   C. O cliente usa antiácidos sempre que necessário.
   D. O cliente não apresenta episódios de sangramento GI.

5. O cliente com úlcera péptica é admitido na unidade de terapia intensiva com sangramento gástrico. Qual é a intervenção prioritária?
   A. Verificar o balanço hídrico.
   B. Fornecer um ambiente calmo, com visitas restritas.
   C. Preparar o cliente para endoscopia.
   D. Inserir um tubo NG e começar a lavagem com solução salina.

## Bibliografia e leitura sugerida

A bibliografia e a leitura sugerida para este capítulo estão disponíveis no GEN-IO: http://gen-io.grupogen.com.br/gen-io/.

# CAPÍTULO 24

PHILIP R. MARTINEZ, JR.

# Manejo de Enfermagem | Distúrbios Intestinais e Retais

## Objetivos de estudo

**Após ler este capítulo, você será capaz de:**

1. Descrever os cuidados de saúde necessários aos clientes com constipação intestinal, diarreia ou incontinência fecal
2. Comparar os distúrbios que causam má absorção quanto a sua fisiopatologia, manifestações clínicas e manejo
3. Descrever a doença diverticular e os cuidados necessários aos clientes com diverticulite
4. Comparar e diferenciar enterite regional e colite ulcerativa quanto a fisiopatologia, manejos clínico, cirúrgico e de enfermagem
5. Reconhecer as demandas do cliente com doença intestinal inflamatória
6. Descrever as responsabilidades da enfermeira em atender às necessidades do cliente com ileostomia
7. Descrever os diversos tipos de obstrução intestinal e também seu manejo clínico e de enfermagem
8. Descrever a fisiopatologia, a avaliação e o manejo do câncer do intestino grosso ou reto
9. Descrever os distúrbios anorretais, inclusive fissuras, fístulas, hemorroidas e doenças anorretais sexualmente transmissíveis.

Os tipos de doenças e distúrbios que afetam o trato gastrintestinal (GI) inferior são numerosos e variados. Em todas as faixas etárias, o estilo de vida acelerado, os níveis altos de estresse, os hábitos alimentares irregulares, a ingestão insuficiente de fibras e água e a falta de exercícios físicos diários contribuem para a ocorrência das doenças GI. Há entendimento crescente das implicações biopsicossociais dessas doenças. As enfermeiras podem atuar junto aos indivíduos com distúrbios GI quando identificam os padrões comportamentais que colocam os clientes sob risco, orientam a população em geral quanto aos métodos de prevenção e tratamento e ajudam os clientes afetados a melhorar suas condições e evitar complicações.

## DISTÚRBIOS RELACIONADOS COM A ELIMINAÇÃO FECAL

### Constipação intestinal

A constipação intestinal é definida como anormalidade da frequência ou da regularidade das defecações; endurecimento anormal das fezes, dificultando sua eliminação e causando dor em alguns casos; redução do volume das fezes; ou retenção de fezes no reto por um período longo. Qualquer variação dos hábitos normais pode ser considerada um problema. As consultas médicas para constipação intestinal são mais comuns nos indivíduos de 65 anos ou mais (Rao e Go, 2010). A queixa mais frequente é a necessidade de fazer "força para defecar".

A constipação intestinal percebida também pode ser um problema. Essa queixa subjetiva acontece quando o padrão de eliminação intestinal de um indivíduo não é compatível com o que ele percebe como normal. O uso crônico de laxantes contribui para esse problema e é uma questão importante de saúde.

### Fisiopatologia

A fisiopatologia da constipação intestinal não está totalmente esclarecida, mas parece incluir interferências com uma das três principais funções do intestino grosso: transporte na mucosa (*i. e.*, as secreções mucosas facilitam o movimento do conteúdo do intestinal grosso), atividade mioelétrica (*i. e.*, mistura da massa no reto e ações propulsivas) ou processos da defecação.

Normalmente, a vontade urgente de defecar é estimulada pela distensão do reto, que inicia uma sequência de quatro ações: estimulação do reflexo inibitório retoanal, relaxamento do músculo do esfíncter anal interno, relaxamento do músculo do esfíncter anal externo e dos músculos da região pélvica e elevação da pressão intra-abdominal. A interferência com qualquer um desses processos pode causar constipação intestinal.

Se todas as causas orgânicas forem excluídas, o diagnóstico do cliente é de constipação intestinal idiopática (funcional). Quando o indivíduo ignora a vontade urgente de defecar, a mucosa e a musculatura do reto tornam-se insensíveis ao bolo fecal e, consequentemente, é preciso um estímulo mais forte para produzir o movimento peristáltico necessário à defecação. O efeito inicial da retenção de fezes é irritabilidade do intestino grosso que, neste estágio, comumente evolui para espasmo, principalmente depois das refeições; isto causa dor espasmódica na região média ou baixa do abdome. Depois de vários anos com esse processo, o intestino grosso perde seu tônus muscular e torna-se praticamente insensível aos estímulos normais. Com o envelhecimento, há redução do tônus muscular ou **atonia**. Isso também causa constipação intestinal porque as fezes ficam retidas por períodos mais longos.

## Fatores de risco

A constipação intestinal pode ser causada por alguns fármacos (*i. e.*, tranquilizantes, anticolinérgicos, antidepressivos, anti-hipertensivos, quelantes de ácidos biliares, opioides, antiácidos à base de alumínio e preparações de ferro); distúrbios do reto ou do ânus (p. ex., hemorroidas, fissuras); obstrução (p. ex., tumores intestinais); distúrbios metabólicos, neurológicos ou neuromusculares (p. ex., doença de Hirschsprung, doença de Parkinson, esclerose múltipla); doenças endócrinas (p. ex., diabetes melito, hipotireoidismo, feocromocitoma); intoxicação pelo chumbo; e doenças do tecido conjuntivo (p. ex., esclerodermia, lúpus eritematoso sistêmico).

As condições do intestino grosso como síndrome do cólon irritável (SCI) e doença diverticular estão associadas comumente à constipação intestinal. Esse problema também pode ocorrer com qualquer doença aguda do abdome (p. ex., apendicite ou colecistite), ou depois de qualquer operação abdominal.

Os idosos tendem a ingerir menos alimentos, ter limitações da mobilidade, ter músculos abdominais e pélvicos fracos e desenvolver várias doenças crônicas que precisam ser tratadas com fármacos, que podem causar constipação intestinal. A enfermeira sempre verifica a relação dos fármacos usados pelo cliente para identificar os que podem agravar a constipação intestinal.

Os alimentos processados comercialmente contêm poucas fibras e são amplamente consumidos por pessoas que perderam o interesse em preparar os alimentos e comer. A dentição é um fator importante, porque os indivíduos que usam próteses dentárias mal adaptadas ou têm dentição precária encontram mais dificuldade de mastigar e comumente preferem alimentos processados mais macios, que contêm menos fibras. Alguns indivíduos idosos reduzem sua ingestão de líquidos quando não ingerem refeições regulares. Depressão, fraqueza ou imobilização prolongada ao leito também contribuem para constipação intestinal porque reduzem a motilidade intestinal e o tônus dos esfíncteres anais. Os estímulos neurais são reduzidos e há atenuação da vontade urgente de defecar. O repouso prolongado ao leito também é um fator de risco para constipação intestinal; por esta razão, os cuidados de enfermagem para esses clientes também devem incluir a deambulação, quando possível. Muitos indivíduos idosos abusam dos laxantes na tentativa de defecar e tornam-se dependentes destes fármacos, que paradoxalmente podem aumentar o risco de constipação intestinal.

Outras causas de constipação intestinal podem ser fraqueza, imobilidade, debilidade, fadiga e incapacidade de aumentar a pressão intra-abdominal para facilitar a eliminação das fezes (p. ex., clientes com enfisema). Muitos clientes têm constipação intestinal porque não têm tempo para defecar ou ignoram a vontade urgente de defecar.

## Manifestações clínicas e avaliação

As manifestações clínicas da constipação intestinal são menos de três defecações por semana, distensão abdominal, dor e pressão, perda do apetite, cefaleia, fadiga, indigestão, sensação de defecação incompleta, esforço para defecar e eliminação de fezes com pouco volume, duras, ressecadas e com formato de pequenas bolas. Como a função intestinal normal é amplamente variável em cada indivíduo, é muito difícil detectar com precisão a constipação intestinal em todos os clientes.

A enfermeira deve obter informações quanto ao início e à duração da constipação intestinal, padrões pregressos e atuais de defecação, expectativa do cliente quanto ao que seria um padrão normal de eliminação intestinal e dados sobre estilo de vida (p. ex., nível de atividade e exercícios físicos, ocupação, ingestão de líquidos e alimentos e nível de estresse) durante a anamnese. A história patológica pregressa, os fármacos usados na ocasião e o uso de laxantes e enemas são importantes, assim como informações sobre sensibilidade à pressão ou a enchimento do reto, dor abdominal, esforço excessivo para defecar e flatulência.

## Manejo clínico e de enfermagem

O tratamento é dirigido à causa subjacente da constipação intestinal e inclui orientação, treinamento intestinal, aumento da ingestão de fibras e líquidos e uso criterioso de laxantes. Além disso, é necessário suspender o uso abusivo dos laxantes. A prática rotineira de exercícios para fortalecer os músculos abdominais deve ser recomendada. *Biofeedback* é uma técnica que pode ser usada para ajudar os clientes a aprender a relaxar o mecanismo esfinctérico e expelir as fezes (Byrne, Solomon, Young *et al.*, 2007).

A ingestão diária de 6 a 12 colheres de chá de farelo não processado é recomendada, especialmente para o tratamento dos clientes idosos. Se for necessário usar laxantes, o médico pode prescrever um dos seguintes: agentes formadores do bolo fecal, agentes salinos e osmóticos, lubrificantes, estimulantes ou emolientes fecais. A Tabela 24.1 contém informações sobre mecanismos de ação fisiológica e instruções aos clientes que usam esses laxantes. Os enemas e os supositórios retais geralmente não são prescritos para constipação intestinal e devem ser reservados para o tratamento da impactação fecal. Se for necessário usar laxantes por períodos prolongados, pode-se combinar um agente formador do bolo fecal com um laxante osmótico.

Fármacos específicos podem ser prescritos para aumentar o trânsito do intestino grosso por estimulação da atividade motora propulsiva. Isso pode incluir colinérgicos (p. ex., betanecol),

**Tabela 24.1** Laxantes | Classificação, exemplos, mecanismos de ação e orientações ao cliente.

| Classificação | Exemplo | Mecanismo de ação | Orientações ao cliente |
|---|---|---|---|
| Formador do bolo fecal | Muciloide hidrofílico de psílio | Os polissacarídios e os derivados da celulose misturam-se com o líquido intestinal, incham e estimulam a peristalse | Misturar em 240 m$\ell$ de água, ingerir e depois tomar mais um copo de água com 240 m$\ell$. Relatar se tiver distensão abdominal ou flatulência exagerada |
| Agente salino | Hidróxido de magnésio (leite de magnésia) | Os íons magnésio não absorvíveis alteram a consistência das fezes atraindo água para os intestinos por osmose; a peristalse é estimulada. O efeito ocorre em 2 horas | A preparação líquida é mais eficaz que os comprimidos. Esse fármaco deve ser usado apenas por períodos curtos, em razão de sua toxicidade (depressão do SNC ou do sistema neuromuscular, distúrbio eletrolítico). Os laxantes à base de magnésio não devem ser usados por clientes com insuficiência renal |
| Lubrificante | Óleo mineral | Os hidrocarbonetos não absorvíveis amolecem as fezes lubrificando a mucosa intestinal; a eliminação das fezes é facilitada. O efeito ocorre em 6 a 8 h | O óleo mineral não deve ser ingerido com as refeições porque pode impedir a absorção das vitaminas lipossolúveis e retardar o esvaziamento gástrico. Engolir cuidadosamente, porque as gotas de óleo aspiradas para a laringe podem causar pneumonia lipoídica |
| Estimulante | Bisacodil | Irrita o epitélio do intestino grosso, estimula as terminações nervosas e aumenta as secreções da mucosa. O efeito ocorre em 6 a 8 h | A catarse pode causar distúrbios hidreletrolíticos, especialmente nos idosos. Os comprimidos devem ser deglutidos, não triturados ou mastigados. Evitar leite ou antiácidos na primeira hora depois de ingerir o fármaco, porque o revestimento entérico pode dissolver-se prematuramente |
| Emoliente fecal | Sulfossuccinato sódico de dioctila | Hidrata as fezes por sua ação surfactante no epitélio do intestino grosso (aumenta a eficiência de umidificação da água intestinal); as substâncias gordurosas e aquosas são misturadas. Não tem efeito laxante | Pode ser utilizado sem problemas por clientes que não podem fazer esforço para defecar (cardiopatas ou com distúrbios anorretais) |
| Agente osmótico | Polietilenoglicol e eletrólitos | Limpa rapidamente o intestino grosso e provoca diarreia | Esse produto é volumoso e requer tempo para ser ingerido. Pode causar náuseas e distensão abdominal considerável |

inibidores de colinesterase (p. ex., neostigmina) ou procinéticos (p. ex., metoclopramida).

Orientação do cliente e promoção da saúde são tarefas importantes da enfermeira. A orientação deve incluir o estabelecimento de uma rotina de defecação, informações dietéticas e atenuação da ansiedade do cliente. Depois de obter a história de saúde, a enfermeira estabelece metas específicas de orientação. As metas para o cliente são recuperar ou manter um padrão regular de eliminação respondendo a vontade urgente de defecar; assegurar a ingestão adequada de líquidos e alimentos ricos em fibras; aprender métodos para evitar constipação intestinal; atenuar a ansiedade quanto aos padrões de eliminação intestinal; e evitar complicações.

## Complicações

As complicações da constipação intestinal são hipertensão, impactação fecal, hemorroidas (dilatação das veias anais), fissuras (lacerações dos tecidos) e **megacólon** (dilatação anormal do intestino grosso). A elevação da pressão arterial pode ocorrer durante a defecação. O esforço para defecar, que desencadeia a **manobra de Valsalva** (*i. e.*, expiração vigorosa com a glote fechada), tem efeito marcante na pressão arterial. Quando o indivíduo faz esforço vigoroso para defecar, o fluxo de sangue venoso no tórax fica temporariamente impedido porque a pressão intratorácica aumenta. Essa pressão tende a colapsar as veias do tórax. Os átrios e os ventrículos recebem menos sangue e, consequentemente, o ventrículo esquerdo ejeta menos sangue. O débito cardíaco diminui e há redução transitória da pressão arterial. Logo depois desse intervalo de hipotensão, a pressão arterial aumenta; a pressão aumenta transitoriamente até um nível muito acima do valor inicial (*i. e.*, *fenômeno de rebote*).

### Alerta de enfermagem
*Nos clientes com hipertensão, o fenômeno de rebote compensatório pode ser acentuadamente exagerado e o pico de pressão alcançado pode ser perigosamente alto – suficiente para romper uma artéria importante do cérebro ou de qualquer local.*

A impactação fecal ocorre quando o indivíduo não consegue expelir a massa acumulada de fezes ressecadas. A massa pode ser palpada ao toque retal, pode comprimir a mucosa do intestino grosso e formar úlceras e, em muitos casos, causa extravasamento de fezes líquidas.

A constipação intestinal pode causar hemorroidas e fissuras anais. As hemorroidas resultam da congestão vascular perianal causada pelo esforço para defecar. As fissuras anais podem ser causadas pela eliminação de fezes duras pelo ânus, com laceração do revestimento do canal anal.

O megacólon é causado por massa fecal que obstrui a passagem do conteúdo do intestino grosso. Os sinais e sintomas são constipação intestinal, incontinência de fezes líquidas e distensão abdominal. O megacólon pode evoluir para perfuração intestinal.

## Diarreia

Diarreia é o aumento da frequência das defecações a mais de três por dia, aumento do volume das fezes (mais de 200 g/dia) ou eliminação de fezes anormalmente líquidas. Em geral, a diarreia está associada a queixas como urgência aumentada para defecar, desconforto perianal ou incontinência. A diarreia que se estende por menos de 2 semanas é classificada como aguda; por outro lado, a diarreia que dura mais de 4 semanas é considerada crônica. Na maioria dos casos, a diarreia aguda está associada a infecção e geralmente é autolimitada; a diarreia crônica persiste por mais tempo e pode recidivar esporadicamente. Qualquer distúrbio que aumente as secreções intestinais, diminua a absorção nas mucosas ou altere a motilidade intestinal pode causar diarreia. Síndrome do cólon irritável (SCI), doença intestinal inflamatória e intolerância à lactose são doenças associadas comumente à diarreia.

### Fisiopatologia

Os tipos de diarreia são secretória, osmótica e mista. Em geral, a diarreia secretória é volumosa e causada pela produção e secreção aumentada de água e eletrólitos pela mucosa intestinal no lúmen do intestino. A diarreia osmótica ocorre quando a água é atraída para dentro dos intestinos pela pressão osmótica exercida por partículas não absorvidas, dificultando a reabsorção da água. A diarreia mista é causada por aumento da **peristalse** (em geral por doença intestinal inflamatória) e uma combinação de aumento da secreção e redução da absorção intestinal.

### Fatores de risco

A diarreia pode ser causada por alguns fármacos (p. ex., reposição de hormônio tireóideo, emolientes fecais e laxantes, antibióticos, quimioterápicos, antiácidos à base de magnésio), fórmulas de alimentação enteral, doenças endócrinas e metabólicas (p. ex., diabetes, doença de Addison, tireotoxicose) e infecções virais ou bacterianas (p. ex., disenteria, shigelose, intoxicação alimentar). Outras doenças associadas à diarreia são distúrbios nutricionais e disabsortivos (p. ex., doença celíaca), anormalidades do esfíncter anal, síndrome de Zollinger-Ellison, íleo paralítico, obstrução intestinal e AIDS.

### Manifestações clínicas e avaliação

Além dos aumentos da frequência e do teor de líquido das fezes, o cliente geralmente tem cólicas abdominais, distensão, aceleração da peristalse intestinal (**borborigmo**), anorexia e sede. Contrações espasmódicas dolorosas do ânus e esforço infrutífero para defecar (**tenesmo**) podem ocorrer quando o indivíduo tenta defecar. Outros sinais e sintomas dependem da causa e da gravidade da diarreia, mas estão relacionados com a desidratação e os distúrbios hidreletrolíticos.

As fezes líquidas são típicas dos distúrbios que afetam o intestino delgado, enquanto fezes moles ou semissólidas são produzidas mais comumente pelas doenças do intestino grosso. Fezes volumosas e gordurosas sugerem má absorção intestinal, enquanto a presença de muco e pus nas fezes sugere enterite ou colite inflamatória. Gotículas de óleo na água do vaso sanitário quase sempre são causadas por insuficiência pancreática. Diarreia noturna pode ser manifestação clínica da neuropatia diabética.

Nos casos típicos, quando a causa da diarreia não está clara, os seguintes exames complementares podem ser realizados: hemograma completo; perfil bioquímico sérico; exame simples da urina; exame simples de fezes; e exames fecais para agentes infecciosos ou parasitários, toxinas bacterianas, sangue, gordura e eletrólitos. A endoscopia ou o clister opaco pode ajudar a descobrir a causa.

### Alerta de enfermagem

*Os clientes idosos podem desidratar rapidamente e apresentar níveis baixos de potássio (i. e., hipopotassemia) em consequência da diarreia. A enfermeira deve ficar atenta às manifestações clínicas como fraqueza muscular, arritmias ou redução da peristalse intestinal, que pode causar íleo paralítico. Os clientes idosos que usam digitálicos (p. ex., digoxina) precisam saber que a diarreia pode causar rapidamente desidratação e hipopotassemia. A enfermeira deve ensinar ao cliente como reconhecer os sinais e sintomas de hipopotassemia, porque os níveis baixos de potássio intensificam a ação dos digitálicos e causam intoxicação digitálica.*

### Manejo clínico e de enfermagem

As medidas terapêuticas principais visam controlar os sinais e sintomas, evitar complicações e erradicar ou tratar a doença subjacente. Fármacos como antibióticos e anti-inflamatórios podem ser usados para reduzir a gravidade da diarreia e tratar a causa subjacente.

As atribuições da enfermeira incluem avaliar e monitorar as características e o padrão da diarreia. A história patológica pregressa deve investigar os fármacos usados pelo cliente, a história de saúde e os padrões dietéticos. Os relatos de um episódio recente de doença aguda ou viagem recente a outra região geográfica são importantes, porque o tratamento pode ser modificado, dependendo da doença do cliente e da história de viagem. O exame físico inclui inspeção, ausculta (para detectar ruídos peristálticos hiperativos) e palpação do abdome para detectar hipersensibilidade. Os sinais vitais devem ser avaliados para detectar febre e sinais de déficit de volume de líquido (pulsos fracos, hipotensão, redução da pressão de pulso). A inspeção das mucosas e da pele é importante para determinar a hidratação do cliente. Amostras de fezes devem ser obtidas para exame.

Durante um episódio de diarreia aguda, a enfermeira deve recomendar repouso ao leito e ingestão de líquidos e alimentos com poucas fibras, até que o episódio agudo tenha regredido. Quando o cliente conseguir tolerar a ingestão alimentar, a enfermeira deve recomendar uma dieta branda com alimentos sólidos e semissólidos. O cliente deve evitar cafeína, bebidas gaseificadas e alimentos muito quentes e muito frios porque isto estimula a motilidade intestinal. Pode ser necessário restringir o consumo de laticínios, gorduras, produtos de grãos integrais, frutas e vegetais frescos por vários dias. Os agentes antidiarreicos como o difenoxilato ou a loperamida podem ser administrados conforme a prescrição para reduzir a frequência e o volume das fezes. A infusão de líquidos IV pode ser necessária para a reidratação rápida de alguns clientes, especialmente idosos e indivíduos com doenças GI preexistentes, inclusive doença intestinal inflamatória. É importante monitorar atentamente os níveis dos eletrólitos séricos, porque podem ocorrer desequilíbrios como hipopotassemia ($K^+ < 3,5$ mEq/$\ell$). A enfermeira deve avisar imediatamente ao médico se ocorrerem sinais de arritmias, fraqueza muscular, fadiga ou paralisia flácida e hiper-reflexia (associada ao $K^+ < 2,5$ mEq/$\ell$).

### Alerta de enfermagem
*Os níveis baixos de potássio causam arritmias cardíacas (i. e., taquicardia atrial e ventricular, fibrilação ventricular, extrassístoles ventriculares), que podem ser fatais.*

A região perianal pode ficar escoriada porque as fezes diarreicas contêm enzimas digestivas, que podem irritar a pele. Os indivíduos idosos têm turgor cutâneo reduzido e camadas mais finas de tecido adiposo subcutâneo e, por esta razão, a enfermeira deve implementar medidas para seguir um plano estruturado de cuidados rotineiros com a pele perianal para atenuar a irritação e a escoriação.

## Incontinência fecal

O termo incontinência fecal significa eliminação involuntária de fezes pelo reto. Estima-se que mais de 40% dos indivíduos que residem em instituições de longa permanência e mais de 10% dos adultos que vivem na comunidade tenham incontinência fecal. Uma parcela expressiva dos residentes das instituições de longa permanência tem o que se conhece como "incontinência dupla", ou dificuldade de conter a eliminação de urina e fezes (Landefeld, Bowers, Field *et al.*, 2008). Os fatores que afetam a continência fecal são a capacidade de o reto sentir a presença e acomodar as fezes, o volume e a consistência das fezes, a integridade dos esfíncteres e da musculatura anais e a motilidade retal. A incontinência fecal é um problema constrangedor e socialmente incapacitante, que requer uma abordagem terapêutica em várias etapas e muita adaptação por parte do cliente.

### Fisiopatologia

A continência é mantida pela contração tônica dos músculos que existem ao redor do reto. Durante a defecação, os nervos relaxam os músculos e provocam retificação do ângulo anorretal. A distensão do reto causa relaxamento do esfíncter. A incontinência fecal é resultado de uma anormalidade desse processo e pode ter várias causas.

### Fatores de risco

A incontinência fecal pode ser causada por traumatismo (p. ex., depois de procedimentos cirúrgicos no reto), distúrbios neurológicos (p. ex., acidente vascular encefálico [AVE], esclerose múltipla, neuropatia diabética ou demência), inflamação, infecção, quimioterapia, radioterapia, impactação fecal, relaxamento do assoalho pélvico, abuso de laxantes, fármacos ou envelhecimento (*i. e.*, fraqueza ou perda do tônus da musculatura retal ou anal).

## Manifestações clínicas e avaliação

Os clientes podem sujar ligeiramente as roupas íntimas ou ter episódios ocasionais de urgência e perda do controle, ou ainda incontinência total. Alguns clientes também podem ter dificuldade de controlar flatos, diarreia ou constipação intestinal.

A enfermeira deve obter uma história de saúde detalhada, inclusive informações sobre procedimentos cirúrgicos pregressos, doenças crônicas, padrões dietéticos, hábitos intestinais e distúrbios da função intestinal e fármacos usados atualmente. Além disso, a enfermeira deve realizar inspeção e toque retal para detectar anormalidades (impactação fecal, hemorroidas, fissuras e fístulas) que possam contribuir para a incontinência.

Exames complementares são necessários porque o tratamento da incontinência fecal depende de sua causa. Toque retal e outros exames endoscópicos (p. ex., sigmoidoscopia flexível) são realizados para excluir tumores, inflamação ou fissuras. Os exames radiológicos como clister opaco e tomografia computadorizada (TC), a manometria anorretal (para avaliar e quantificar as pressões dos esfíncteres anais) e os estudos do trânsito intestinal podem ajudar a detectar alterações da mucosa intestinal e do tônus muscular, ou diagnosticar outros problemas funcionais ou estruturais.

## Manejo clínico e de enfermagem

Intervenções terapêuticas específicas podem ajudar o cliente a alcançar melhor qualidade de vida. Quando a incontinência fecal é causada por diarreia, o problema pode desaparecer quando a diarreia é tratada eficazmente. Em muitos casos, a incontinência fecal é um sinal da impactação fecal. Depois da remoção da impactação e da limpeza do reto, a função normal da região anorretal pode ser recuperada. Quando a incontinência fecal está relacionada com um problema mais persistente, outros tratamentos devem ser iniciados. O tratamento com *biofeedback* pode ajudar quando o problema é uma redução da sensibilidade ou do controle dos esfíncteres. Os programas de treinamento intestinal também podem ser eficazes. Os procedimentos cirúrgicos incluem reconstrução cirúrgica, reparo dos esfíncteres ou derivação fecal.

A enfermeira deve iniciar um programa de treinamento intestinal, que envolve o estabelecimento de uma rotina para regularizar a função intestinal. O objetivo é ajudar o cliente a obter a continência fecal. Quando isso não for possível, a meta deve ser controlar o problema, de modo que o indivíduo possa ter eliminações previsíveis e planejadas. Em alguns casos, é necessário aplicar supositórios para estimular o reflexo anal. Depois que o cliente conseguir um esquema regular de função intestinal, o uso dos supositórios deve ser interrompido.

## Complicações

A incontinência fecal pode causar problemas de integridade da pele perineal. A manutenção da integridade da pele é prioritária, especialmente nos clientes idosos ou debilitados. As roupas íntimas para incontinência, embora ajudem a conter a matéria fecal, permitem maior contato da pele com as fezes e podem causar escoriações cutâneas. A enfermeira deve recomendar e ensinar como realizar a higiene meticulosa da pele e, quando o cliente estiver hospitalizado, pode ser necessário realizar intervenções como mudar a posição do cliente a intervalos planejados e aplicar cremes ou *sprays* protetores para evitar que a pele seja lesada.

Em alguns casos, a continência não pode ser recuperada e a enfermeira deve ajudar o cliente e seus familiares a aceitar e lidar com esse problema crônico. O cliente pode usar dispositivos para incontinência fecal, inclusive dispositivos de coleta externa e sistemas de drenagem interna. Os dispositivos externos são bolsas drenáveis especiais, que são fixadas a um protetor cutâneo de adesivo sintético especialmente desenhado para se conformar às nádegas. Os sistemas de drenagem interna podem ser usados para impedir o contato da pele com as fezes e são especialmente úteis quando houver escoriação extensiva ou lesões da pele. Um cateter retal é introduzido no reto e conectado a um sistema de drenagem e as fezes são armazenadas de modo a preservar a integridade da pele. Os cateteres retais estão contraindicados aos clientes em pós-operatório de cirurgia retal ou prostática, ou com infarto do miocárdio recente, doenças da mucosa retal, discrasia hemorrágica e imunossupressão. É importante lembrar que, hoje em dia, as consequências a longo prazo do uso dos coletores fecais de longa permanência ainda não foram estudadas, embora alguns estudos tenham sugerido que determinados cateteres disponíveis no comércio possam ser seguros quando usados por até 30 dias. A prescrição de um médico é necessária para colocar esses dispositivos.

## Síndrome do cólon irritável

A síndrome do cólon irritável (SCI) é um dos distúrbios GI mais comuns.

### Fisiopatologia

A SCI é causada por um distúrbio funcional da motilidade intestinal. O distúrbio da motilidade pode estar relacionado com disfunção neuroendócrina, infecção ou irritação, ou um problema vascular ou metabólico. As ondas peristálticas são afetadas em segmentos específicos do intestino; isto compromete a intensidade com que elas propelem a matéria fecal para frente. Não há evidência de inflamação ou alterações teciduais da mucosa intestinal.

### Fatores de risco

Embora não existam anormalidades anatômicas ou bioquímicas que possam explicar os sintomas referidos comumente por esses clientes, vários fatores estão associados à síndrome, inclusive: hereditariedade, dieta rica em gorduras e alimentos estimulantes ou irritantes, etilismo, tabagismo e estresse psicológico ou transtornos como depressão ou ansiedade. Cerca de 90% dos clientes com o diagnóstico de SCI têm sintomas de depressão maior e, hoje em dia, existem indícios de que alguns fármacos antidepressivos possam realmente atenuar os sintomas dessa síndrome (Friedrich *et al.*, 2010).

A SCI é mais comum nas mulheres que nos homens (Friedrich *et al.*, 2010).

### Manifestações clínicas e avaliação

A apresentação clínica é muito variável. Os sintomas variam quanto à intensidade e à duração, ou seja, podem ser brandos e raros ou graves e contínuos. A queixa principal é a alteração dos padrões intestinais – constipação intestinal, diarreia ou ambas. Dor e distensão abdominal frequentemente acompanham as alterações do padrão intestinal. Em alguns casos, a dor abdominal é desencadeada pela ingestão de alimentos e comumente é aliviada pela defecação.

O diagnóstico definitivo da SCI baseia-se em exames que confirmem a inexistência de outros distúrbios funcionais ou estruturais. Exames de fezes, radiografias contrastadas e proctoscopia podem ser realizados para excluir outras doenças do intestino grosso. Clister opaco e colonoscopia podem detectar espasmo, distensão ou acumulação de muco no intestino (Figura 24.1). A manometria e a eletromiografia (EMG) são realizadas para detectar alterações da pressão intraluminar em consequência da espasticidade.

### Manejo clínico e de enfermagem

Os objetivos do tratamento são aliviar a dor abdominal, controlar a diarreia ou a constipação intestinal e reduzir o estresse. A restrição e, mais tarde, a reintrodução gradativa dos alimentos que possivelmente causam irritação podem ajudar a descobrir os tipos de alimentos que atuam como substâncias irritantes (p. ex., feijões, bebidas cafeinadas, frituras, álcool e alimentos condimentados). Uma dieta rica em fibras é prescrita para ajudar a controlar a diarreia e a constipação intestinal. Os exercícios físicos podem ajudar a atenuar a ansiedade e aumentar a motilidade intestinal. Em geral, os clientes acham útil participar de um programa de redução do estresse ou modificação comportamental. Os coloides hidrofílicos (*i. e.*, formadores do bolo fecal) e os antidiarreicos (p. ex., loperamida) podem ser usados para controlar a diarreia e a urgência de defecar. Os antidepressivos podem ajudar a controlar a ansiedade e a depressão. Os anticolinérgicos (p. ex., propantelina) podem ser administrados para reduzir os espasmos da musculatura lisa e, deste modo, atenuar as cólicas e a constipação intestinal.

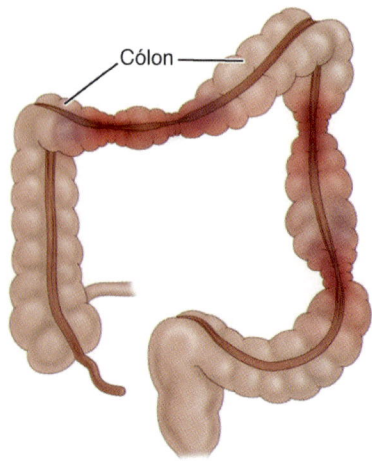

**Figura 24.1** Com a síndrome do cólon irritável (SCI), as radiografias contrastadas podem mostrar contrações espásticas do intestino.

O tegaserode pode ser prescrito para mulheres com SCI, cuja queixa principal seja constipação intestinal crônica. Esse fármaco acentua os efeitos da serotonina nos intestinos e, deste modo, aumenta a motilidade intestinal. O efeito colateral relatado mais comumente com esse fármaco é diarreia, que geralmente regride depois da primeira semana de tratamento. Estudos demonstraram que algumas mulheres com SCI tratadas com tegaserode tiveram diarreia com hipovolemia e hipotensão (Chey, Paré, Viegas *et al.*, 2008). Por essa razão, as mulheres tratadas com tegaserode devem ser instruídas a interromper o tratamento se apresentarem diarreia profusa, principalmente se estiver acompanhada de tontura ou hipotensão ortostática.

O papel da enfermeira é fornecer informações aos clientes e aos seus familiares. A enfermeira deve orientar e reforçar os hábitos dietéticos saudáveis. Os clientes devem ser aconselhados a ingerir alimentos a intervalos regulares e mastigar lenta e completamente os alimentos ingeridos. Eles precisam entender que, embora a ingestão adequada de líquidos seja necessária, os líquidos não devem ser ingeridos junto com as refeições porque isto provoca distensão abdominal. Também é importante evitar ingestão de álcool e tabagismo.

## Má absorção

Má absorção é uma incapacidade de o sistema digestório absorver uma ou mais das principais vitaminas (principalmente A e $B_{12}$), minerais (*i. e.*, ferro e cálcio) e nutrientes (*i. e.*, carboidratos, gorduras e proteínas). As interrupções dos processos digestivos complexos podem ocorrer em qualquer parte do sistema digestivo e diminuir a absorção.

### Fisiopatologia

Os distúrbios que causam má absorção podem ser classificados da seguinte forma:

- Distúrbios da mucosa que causam má absorção generalizada (p. ex., espru celíaco, enterite regional, enterite pós-irradiação)
- Doenças infecciosas que causam má absorção generalizada (p. ex., proliferação excessiva de bactérias no intestino delgado, espru tropical)
- Distúrbios do lúmen intestinal que causam má absorção (p. ex., deficiência de ácidos biliares, síndrome de Zollinger-Ellison, insuficiência pancreática)
- Má absorção pós-operatória (p. ex., depois de ressecção gástrica ou intestinal)
- Distúrbios que causam má absorção de nutrientes específicos (p. ex., deficiência de dissacaridase resultando em intolerância à lactose).

A Tabela 24.2 descreve as características clínicas e patológicas das doenças que causam má absorção.

### Fatores de risco

Os fatores de risco que predispõem à má absorção são quaisquer processos que interfiram com a capacidade de o organismo absorver nutrientes. Isso pode incluir fatores patológicos como doenças ou deformidades abdominais, procedimentos cirúrgicos, radioterapia e alguns fármacos que inibem o crescimento bacteriano no intestino (antibióticos). Por fim, o uso de fármacos como óleo mineral ou laxantes pode reduzir a absorção por aceleração da peristalse.

### Manifestações clínicas e avaliação

As manifestações típicas da síndrome de má absorção são diarreia ou eliminação frequente de fezes moles, volumosas e fétidas, que têm teor aumentado de gordura e geralmente têm coloração acinzentada. Em geral, os clientes também sofrem de distensão abdominal, dor, flatulência exagerada, fraqueza, emagrecimento e pouca sensação de bem-estar. A consequência principal da má absorção é desnutrição, que se evidencia por emagrecimento e outros sinais de deficiências de vitaminas e minerais (p. ex., equimoses ao mais leve traumatismo [deficiência de vitamina K], osteoporose [deficiência de cálcio], anemia [deficiência de ferro e vitamina $B_{12}$]).

Quando não são tratados, os clientes com síndrome de má absorção tornam-se fracos e emagrecidos em consequência da inanição e da desidratação. A impossibilidade de absorver as vitaminas lipossolúveis (A, D e K) causa as avitaminoses correspondentes.

Vários exames complementares podem ser solicitados, inclusive exames de fezes para análises quantitativas e qualitativas das gorduras; testes de tolerância à glicose; testes de absorção de D-xilose (absorção de açúcares) e teste de Schilling (deficiência de $B_{12}$). O teste respiratório do hidrogênio, que é usado para avaliar a absorção dos carboidratos, também é realizado quando houver suspeita de má absorção destes nutrientes. A endoscopia com biopsia da mucosa é o melhor exame diagnostico. A biopsia do intestino delgado pode ser realizada para avaliar a atividade enzimática ou detectar infecção ou destruição da mucosa. Ultrassonografia, TC e radiografias podem demonstrar tumores pancreáticos ou intestinais, que podem ser a causa da má absorção. O hemograma completo é usado para detectar anemia. As provas de função pancreática podem ajudar a diagnosticar distúrbios específicos.

### Manejo clínico e de enfermagem

A intervenção tem como objetivo evitar os componentes dietéticos que agravem a má absorção e suplementar os nutrientes que foram perdidos. Os suplementos usados comumente são vitaminas hidrossolúveis (p. ex., $B_{12}$, ácido fólico), vitaminas lipossolúveis (p. ex., A, D, E e K) e minerais (p. ex., cálcio e ferro). As doenças primárias podem ser tratadas clínica ou cirurgicamente. O tratamento dietético tem como objetivo reduzir a ingestão de glúten pelos clientes com espru celíaco. Os suplementos de ácido fólico são prescritos para clientes com espru tropical. Os antibióticos (p. ex., tetraciclina, ampicilina) são necessários em alguns casos para tratar espru tropical e síndromes de proliferação bacteriana excessiva. Os antidiarreicos podem ser usados para atenuar os espasmos intestinais. Líquidos parenterais podem ser necessários para tratar desidratação.

A enfermeira deve orientar o cliente e seus familiares quanto à dieta e ao uso dos suplementos nutricionais. É importante monitorar os clientes com diarreia de maneira a detectar

**Tabela 24.2** Características das doenças que causam má absorção.

| Doenças/distúrbios | Fisiopatologia | Manifestações clínicas |
|---|---|---|
| Ressecção gástrica com gastrojejunostomia | Redução da estimulação pancreática em consequência do *bypass* duodenal; mistura parcial dos alimentos com a bile e as enzimas pancreáticas; redução do fator intrínseco | Emagrecimento, esteatorreia moderada, anemia (combinação das deficiências de ferro e folato e da má absorção de vitamina $B_{12}$) |
| Insuficiência pancreática (pancreatite crônica, carcinoma de pâncreas, ressecção do pâncreas, fibrose cística) | Redução da atividade das enzimas pancreáticas no lúmen intestinal, com má digestão dos lipídios e das proteínas | História de dor abdominal seguida de emagrecimento; esteatorreia acentuada, azotorreia (excesso de compostos nitrogenados nas fezes ou na urina); também é comum intolerância à glicose (70% dos casos de insuficiência pancreática) |
| Disfunção ileal (ressecção ou doença) | A perda da superfície absortiva do íleo diminui a quantidade de sais biliares e reduz a absorção de vitamina $B_{12}$; a presença de bile no intestino grosso inibe a absorção dos líquidos | Diarreia, emagrecimento com esteatorreia, principalmente quando houver ressecção de mais de 100 cm; diminuição da absorção de vitamina $B_{12}$ |
| Síndromes de estase (estenoses cirúrgicas, alças cegas, fístulas entéricas, divertículos jejunais múltiplos, esclerodermia | A proliferação excessiva de bactérias no lúmen intestinal (principalmente anaeróbios) a mais de $10^6$/mℓ resulta na desconjugação dos sais biliares, resultando na redução da quantidade efetiva de sais biliares e também da utilização da vitamina $B_{12}$ pelas bactérias | Emagrecimento, esteatorreia; absorção reduzida de vitamina $B_{12}$; pode apresentar diminuição da absorção de D-xilose |
| Síndrome de Zollinger-Ellison | A hiperacidez do duodeno inativa as enzimas pancreáticas | Diátese ulcerosa, esteatorreia |
| Intolerância à lactose | A deficiência de lactase intestinal resulta em concentrações altas de lactose no lúmen intestinal e diarreia osmótica | Graus variados de diarreia e cólicas depois da ingestão de alimentos contendo lactose; teste positivo para intolerância à lactose; níveis baixos de lactase intestinal |
| Doença celíaca (enteropatia causada pelo glúten) | A reação tóxica a um componente do glúten no epitélio intestinal resulta na destruição da superfície absortiva | Emagrecimento, diarreia, flatulência, anemia (deficiência de ferro e folato), osteomalacia, esteatorreia, azotorreia, absorção reduzida de D-xilose; má absorção de folato e ferro |
| Espru tropical | Um fator tóxico desconhecido causa inflamação da mucosa e atrofia parcial das vilosidades | Emagrecimento, diarreia, anemia (níveis baixos de folato e vitamina $B_{12}$); esteatorreia; absorção reduzida de D-xilose; absorção reduzida de vitamina $B_{12}$ |
| Doença de Whipple | Invasão bacteriana da mucosa intestinal | Artrite, hiperpigmentação, linfadenopatia, derrames serosos, febre, emagrecimento, esteatorreia, azotorreia |
| Algumas infecções parasitárias (giardíase, estrongiloidíase, coccidiose, capilaríase) | Lesão ou invasão da mucosa intestinal | Diarreia, emagrecimento; esteatorreia; os microrganismos podem ser detectados na biopsia jejunal ou recuperados das fezes |
| Imunoglobulinopatia | Redução das defesas intestinais locais, hiperplasia linfoide, linfopenia | Comumente associada à *Giardia*; hipogamaglobulinemia ou deficiência isolada de IgA |

distúrbios hidreletrolíticos. A enfermeira deve realizar avaliações frequentes de modo a determinar se as manifestações clínicas relacionadas com os déficits nutricionais foram controladas. A orientação do cliente inclui informações sobre risco de osteoporose associada à má absorção de cálcio (ver informações sobre osteoporose no Capítulo 41).

## Complicações

O tratamento clínico pode incluir a administração de corticoides, que podem causar diversos efeitos colaterais como hipertensão, hipopotassemia, insônia e euforia. Os antibióticos podem diminuir a flora intestinal produtora de vitamina K, resultando em prolongamento do tempo de protrombina (TP) e aumento do índice normalizado internacional (INR) se o cliente também estiver usando varfarina. Retenção urinária, alterações do estado mental ou glaucoma podem ser efeitos adversos do tratamento dos clientes idosos com anticolinérgicos.

# DOENÇAS INFLAMATÓRIAS AGUDAS

## Apendicite

O apêndice é um pequeno anexo digitiforme com cerca de 10 cm de comprimento, que se encontra ligado ao ceco, pouco abaixo da válvula ileocecal. O apêndice é preenchido com alimentos e esvazia periodicamente no ceco. Como esse esvaziamento não é eficiente e seu lúmen é pequeno, o apêndice está sujeito à obstrução e é especialmente vulnerável à infecção (*i. e.*, apendicite).

Essa doença é mais comum entre as idades de 10 e 30 anos. A apendicite é a emergência intra-abdominal mais comum e é responsável por milhares de apendicectomias realizadas anualmente.

## Fisiopatologia

O apêndice torna-se inflamado e edemaciado em consequência de sua torção ou obstrução por um fecálito (i. e., massa fecal endurecida), tumor ou corpo estranho. O processo inflamatório aumenta a pressão intraluminar e provoca dor periumbilical ou generalizada progressivamente mais grave, que por fim se localiza no quadrante inferior direito do abdome em algumas horas. Finalmente, o apêndice inflamado fica cheio de pus.

## Fatores de risco

A apendicite é mais prevalente nos indivíduos jovens, mas pode ocorrer em qualquer idade. A maioria dos casos ocorre nos meses do inverno; entretanto, não há uma razão clara que explique por que isto acontece. A história familiar de apendicite aumenta o risco de uma criança apresentar o mesmo problema (principalmente meninos) e a fibrose cística também parece aumentar o risco das crianças.

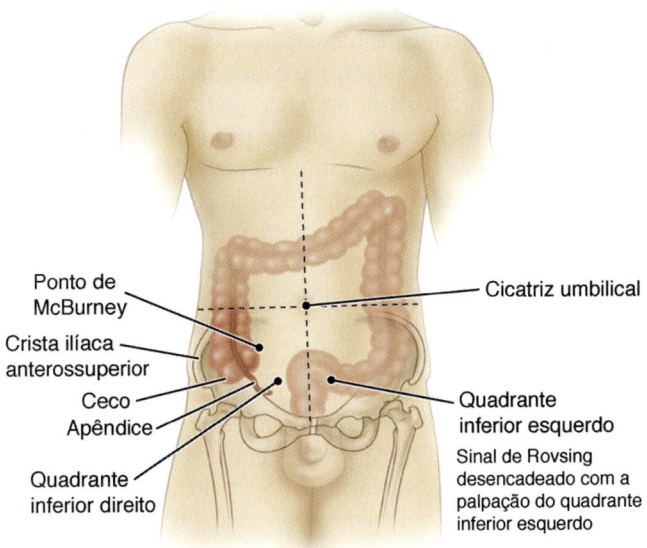

Figura 24.2 Quando o apêndice está inflamado, a hipersensibilidade pode ser localizada no quadrante inferior direito (ponto de McBurney, que se localiza entre a cicatriz umbilical e a crista ilíaca anterossuperior). O sinal de Rovsing consiste em dor percebida no quadrante inferior direito durante a palpação do quadrante inferior esquerdo.

## Manifestações clínicas e avaliação

A dor epigástrica ou periumbilical vaga progride para dor no quadrante inferior direito e, em geral, acompanha-se de febre baixa, náuseas e vômitos em alguns casos. É comum ocorrer perda do apetite. Em até 50% dos casos em estágio inicial, a compressão do abdome provoca hipersensibilidade localizada no ponto de McBurney (Figura 24.2). Alguns clientes podem ter hipersensibilidade de rebote (produção ou intensificação da dor quando o abdome é pressionado e liberado rapidamente). A extensão da hipersensibilidade e do espasmo muscular e a ocorrência de constipação intestinal ou diarreia não dependem tanto da gravidade da infecção do apêndice, quanto da sua localização. Quando o apêndice fica enrolado por trás do ceco, a dor e a hipersensibilidade podem estar localizadas na região lombar. Quando a extremidade do apêndice está na pelve, esses sinais podem ser desencadeados apenas durante o toque retal. Dor ao defecar sugere que a extremidade do apêndice esteja apoiada no reto; dor ou urinar indica que a extremidade está perto da bexiga ou comprime o ureter. Também pode haver rigidez na região inferior do músculo reto abdominal direito. O sinal de Rovsing pode ser testado com a palpação do quadrante inferior esquerdo; paradoxalmente, isto provoca dor no quadrante inferior direito (Figura 24.2). Quando o apêndice está rompido, a dor torna-se mais difusa, o cliente apresenta distensão abdominal em consequência do íleo paralítico e suas condições clínicas agravam.

### Alerta de enfermagem

*A constipação intestinal também pode ocorrer com processos agudos como a apendicite. Os laxantes administrados nesses casos podem causar perfuração do apêndice inflamado. Em geral, nunca se deve administrar laxante ou catártico quando o cliente tem febre, náuseas ou dor abdominal.*

O diagnóstico baseia-se nos resultados do exame físico completo e nas anormalidades encontradas nos exames de laboratório e de imagem. O hemograma completo demonstra aumento dos leucócitos (leucocitose) com elevação da contagem de neutrófilos. Radiografias do abdome, ultrassonografia e TC podem demonstrar uma área de densidade aumentada no quadrante inferior direito ou distensão localizada do intestino. Nos casos duvidosos, a laparoscopia diagnóstica pode ser realizada para excluir apendicite aguda.

A apendicite aguda não é comum na população idosa. Quando ocorre, os sinais e sintomas clássicos são alterados e podem variar significativamente. A dor pode não ocorrer ou ser mínima. Os sintomas podem ser vagos, sugerindo obstrução intestinal ou outro processo. Alguns clientes não apresentam febre e leucocitose. Por essa razão, o diagnóstico e o tratamento imediato podem ser postergados, causando complicações que aumentam a mortalidade. O cliente pode estar assintomático até que ocorra ruptura do apêndice. A incidência de perfuração do apêndice é maior na população idosa, porque muitos desses clientes não buscam atendimento médico tão rapidamente quanto os indivíduos mais jovens.

## Manejo clínico e de enfermagem

Em geral, o tratamento cirúrgico imediato está recomendado quando a apendicite é diagnosticada. De modo a corrigir ou evitar distúrbios hidreletrolíticos, desidratação e sepse, antibióticos e líquidos IV são administrados até que a intervenção cirúrgica seja realizada. A apendicectomia (i. e., remoção cirúrgica do apêndice) deve ser realizada tão logo seja possível para reduzir o risco de perfuração. A cirurgia pode ser realizada com anestesia geral ou raquidiana por incisão abdominal baixa (laparotomia) ou por laparoscopia. A laparotomia e a laparoscopia são procedimentos seguros e eficazes no tratamento da apendicite perfurada. Entretanto, a recuperação depois da cirurgia laparoscópica geralmente é mais rápida.

Quando há perfuração do apêndice, pode formar-se um **abscesso**. Quando isso ocorre, o cliente pode ser tratado inicialmente com antibióticos e o cirurgião pode colocar um dreno no abscesso durante o procedimento cirúrgico para facilitar a drenagem. Os procedimentos cirúrgicos subsequentes podem ser realizados de modo a garantir a drenagem completa do abscesso. Os cuidados pós-operatórios do cliente com apêndice perfurado são mais complexos e complicados em razão do risco de desenvolver sepse e falência de múltiplos órgãos.

A enfermeira deve preparar o cliente para a cirurgia e isto inclui infusão IV para repor os líquidos perdidos e manter a função renal adequada, além de antibióticos para evitar infecção. Quando houver evidência ou possibilidade de íleo paralítico, deve-se inserir um tubo nasogástrico. Os enemas não devem ser realizados porque podem provocar perfuração.

Depois da intervenção cirúrgica, a enfermeira coloca o cliente em posição de Fowler elevada. Essa posição reduz a tensão na incisão e nos órgãos abdominais, ajudando a atenuar a dor. O médico prescreve um opioide (em geral, sulfato de morfina) para aliviar a dor. Quando são tolerados, os líquidos orais podem ser administrados. Todos os clientes que estavam desidratados antes da intervenção cirúrgica devem receber líquidos IV. No dia da cirurgia, os alimentos são permitidos de acordo com o desejo e a tolerância, contanto que os ruídos peristálticos estejam presentes e dentro dos limites normais.

O cliente pode receber alta no mesmo dia do procedimento cirúrgico se a temperatura estiver dentro dos limites normais, não houver desconforto exagerado na área operada e a apendicectomia não tenha sido complicada. As instruções para alta do cliente e seus familiares são fundamentais. A enfermeira deve instruir o cliente a marcar uma consulta com o cirurgião para retirar as suturas entre o quinto e o sétimo dias depois da cirurgia. Também é importante conversar sobre os cuidados com a incisão e as recomendações de restrição das atividades; em geral, as atividades habituais podem ser reiniciadas dentro de 2 a 4 semanas.

Quando houver possibilidade de **peritonite**, o cirurgião deixa um dreno na área da incisão. Os clientes mais suscetíveis a essa complicação podem ser mantidos no hospital por vários dias e devem ser monitorados cuidadosamente para detectar sinais de obstrução intestinal ou hemorragia secundária. Abscessos secundários podem formar-se na pelve, sob o diafragma ou no fígado e aumentar a temperatura, a frequência do pulso e a contagem de leucócitos.

Quando o cliente está pronto para a alta, a enfermeira deve fornecer instruções ao cliente e aos seus familiares sobre como cuidar da incisão e fazer as trocas de curativos e as irrigações da ferida conforme as instruções. Uma enfermeira de atendimento domiciliar pode ser necessária para facilitar esse cuidado e monitorar o cliente de modo a detectar complicações e avaliar a cicatrização da ferida.

## Complicações

A complicação principal da apendicite é perfuração do apêndice, que pode causar peritonite, abscesso (coleção de material purulento) ou pileflebite mesentérica (trombose séptica da veia por-

**Tabela 24.3** Complicações potenciais e intervenções de enfermagem pós-apendicectomia.

| Complicação | Intervenções de enfermagem |
| --- | --- |
| Peritonite | Monitorar a ocorrência de hipersensibilidade abdominal, febre, vômitos, rigidez abdominal e taquicardia<br>Implementar a drenagem nasogástrica<br>Corrigir a desidratação conforme a prescrição<br>Administrar antibióticos conforme a prescrição |
| Abscesso pélvico | Monitorar a ocorrência de anorexia, calafrios, febre e sudorese<br>Observar se o cliente tem diarreia, que pode indicar um abscesso pélvico<br>Preparar o cliente para o exame retal<br>Preparar o cliente para um procedimento de drenagem cirúrgica |
| Abscesso subfrênico (abscesso sob o diafragma) | Monitorar a ocorrência de calafrios, febre e sudorese<br>Preparar o cliente para exames radiológicos<br>Preparar para drenagem cirúrgica do abscesso |
| Íleo (paralítico e mecânico) | Avaliar os ruídos peristálticos<br>Realizar sondagem para drenagem nasogástrica<br>Repor líquidos e eletrólitos por via intravenosa conforme a prescrição<br>Preparar o cliente para uma intervenção cirúrgica, caso seja confirmado o diagnóstico de íleo mecânico |

ta causada por êmbolos originados dos intestinos sépticos). Em geral, a perfuração ocorre nas primeiras 24 h depois do aparecimento da dor se a intervenção cirúrgica não for realizada. Os sinais e sintomas incluem febre de 37,7°C ou mais, aspecto toxêmico e dor ou hipersensibilidade abdominal contínua. A Tabela 24.3 relaciona outras complicações da apendicectomia.

## Doença diverticular

Divertículo é uma herniação saculiforme do revestimento do intestino, que se estende para dentro de uma falha da camada muscular. Os divertículos podem desenvolver-se em qualquer área do intestino delgado ou grosso, mas são mais comuns no segmento distal do cólon sigmoide. A doença diverticular do cólon é muito comum nos países desenvolvidos e, anualmente, é responsável por mais de 300.000 internações hospitalares e 1,5 milhão de dias de cuidados hospitalares (Etzioni, Mack, Beart et al., 2009).

### Fisiopatologia

Os divertículos desenvolvem-se quando a mucosa e as camadas submucosas do intestino grosso sofrem herniação através da parede muscular em consequência da pressão intraluminal elevada, do volume reduzido do cólon (i. e., conteúdo fecal com poucas fibras) e da redução da força muscular da parede do intestino grosso (p. ex., hipertrofia muscular causada por massas fecais endurecidas). O conteúdo intestinal pode acumular-se no divertículo e decompor-se, causando inflamação e infecção. O divertículo também pode ficar obstruído e depois inflamado quando a obstrução persistir. A inflamação e a infecção subsequente do divertículo (*i. e.*, **diverticulite**) podem resultar na formação de abscessos que, por fim, podem perfurar e causar peritonite e erosão das artérias abdominais com sangramento subsequente.

A diverticulose ocorre quando o cliente tem vários divertículos, mas não há inflamação ou sintomas. A ingestão baixa de fibras dietéticas é considerada um dos fatores predisponentes, mas a causa exata ainda não está definida. A maioria dos clientes com doença diverticular é assintomática e, por esta razão, a prevalência exata é desconhecida.

A diverticulite ocorre quando alimentos e bactérias retidos em um divertículo causam inflamação e infecção, que podem impedir a drenagem e resultar em perfuração ou formação de abscesso. A diverticulite pode ocorrer como um episódio agudo ou persistir como infecção crônica renitente. Em geral, os sintomas observados são causados pelas complicações como abscesso, fístula, obstrução, perfuração, peritonite e hemorragia.

## Fatores de risco

Algumas estimativas sugeriram que 10 a 25% dos clientes com diverticulose desenvolvam diverticulite em alguma época de suas vidas (Everhart, 2008). Quando a diverticulite ocorre antes da idade de 40 anos, deve-se suspeitar de predisposição hereditária.

## Manifestações clínicas e avaliação

Em geral, a constipação intestinal crônica precede o desenvolvimento da diverticulose, algumas vezes em muitos anos. Frequentemente, a diverticulose não causa sinais e sintomas significativos. Os sinais e sintomas da diverticulose são relativamente brandos e incluem irregularidade da função intestinal com episódios de diarreia, náuseas, anorexia e distensão abdominal. Com a inflamação localizada e repetida dos divertículos, o intestino grosso pode estreitar-se e formar estenoses fibróticas, que causam cólicas, fezes finas e agravação da constipação intestinal ou, em alguns casos, obstrução intestinal. Fraqueza, fadiga e anorexia são queixas comuns. Quando ocorre diverticulite, o cliente refere início súbito de dor branda a intensa no quadrante inferior esquerdo com náuseas, vômitos, febre, calafrios e leucocitose. Se não for tratada, a diverticulite pode causar septicemia.

Nos casos típicos, a diverticulose é diagnosticada por colonoscopia, que possibilita o exame visual da extensão da doença diverticular e permite que o médico obtenha amostras de biopsia para excluir outras doenças, caso seja necessário. Até recentemente, o clister opaco era o exame diagnóstico preferido, mas agora é realizado com menos frequência que a colonoscopia. Quando houver sinais e sintomas de irritação peritoneal em clientes com o diagnóstico de diverticulite, o clister opaco está contraindicado porque pode causar perfuração.

A TC do abdome é o exame diagnóstico preferido quando houver suspeita de diverticulite e também pode demonstrar um ou mais abscessos. As radiografias do abdome podem mostrar ar livre sob o diafragma quando houver perfuração da diverticulite, que causa peritonite. Os exames laboratoriais que ajudam a diagnosticar diverticulite são hemograma completo (que revela leucocitose) e elevação da velocidade de hemossedimentação (VHS).

 **Considerações gerontológicas**

A incidência da doença diverticular aumenta com a idade em consequência da degeneração e das alterações estruturais da musculatura circular do intestino grosso e da hipertrofia celular. Os sintomas são menos pronunciados nos idosos que nas outras faixas etárias. Os clientes idosos podem não referir dor abdominal, até que ocorra infecção. Além disso, eles podem postergar o relato dos seus sintomas porque temem uma intervenção cirúrgica ou acreditam que possam ter câncer. A presença de sangue nas fezes frequentemente passa despercebida, principalmente nos clientes idosos, que não conseguem examinar suas fezes ou não percebem alterações porque têm déficits visuais.

## Manejo clínico e de enfermagem

Em geral, a diverticulite pode ser tratada ambulatorialmente com dieta e fármacos. Quando houver sintomas, as medidas recomendadas são repouso, analgésicos e antiespasmódicos. Inicialmente, a dieta deve ser de líquidos claros até que a inflamação regrida; em seguida, pode-se recomendar uma dieta rica em fibras e pobre em gorduras. Esse tipo de dieta ajuda a aumentar o volume fecal, reduz o tempo de trânsito do intestino grosso e diminui a pressão intraluminar. Os antibióticos são prescritos por 7 a 10 dias. Além disso, o médico prescreve um laxante formador do bolo fecal.

Nos casos agudos de diverticulite com sintomas significativos, os clientes devem ser hospitalizados. A internação hospitalar geralmente está indicada para clientes idosos, imunossuprimidos ou tratados com corticoides. As medidas adotadas para "repousar" o intestino incluem suspender a ingestão, administrar líquidos IV e iniciar a drenagem nasogástrica se houver vômitos ou distensão abdominal. Os antibióticos de espectro amplo são prescritos por 7 a 10 dias, além de um opioide para aliviar a dor. No passado, acreditava-se que a morfina estivesse contraindicada porque poderia aumentar a pressão intraluminal do intestino grosso e, deste modo, agravar os sintomas; contudo, não existem evidências experimentais a favor desta hipótese. Entretanto, os anti-inflamatórios não esteroides (AINE) aumentam o risco de perfuração e devem ser evitados. A ingestão pode ser reiniciada à medida que os sintomas melhorarem. Pode ser necessário seguir uma dieta com poucas fibras até que os sinais de infecção regridam.

Os antiespasmódicos como o brometo de propantelina e a oxifenciclimina podem ser prescritos. Em geral, os clientes não conseguem ingerir a dose recomendada de fibras dietéticas (20 a 30 g por dia). As defecações normais podem ser obtidas com a suplementação das fibras dietéticas com agentes formadores do bolo fecal (psílio) ou emolientes fecais (docusato), com a instilação de óleo mineral no reto, ou com a introdução de um supositório (bisacodil). Esse esquema profilático pode reduzir a flora bacteriana do intestino, diminuir o volume das fezes e amolecer a massa fecal, de modo que possa transitar mais facilmente pela área de obstrução inflamatória.

Na maioria dos casos, a diverticulite aguda regride sem tratamento clínico. A intervenção cirúrgica imediata é necessária quando houver complicações (p. ex., perfuração, peritonite, hemorragia ou obstrução). Nos casos em que há formação de abscessos sem peritonite, hemorragia ou obstrução, a drena-

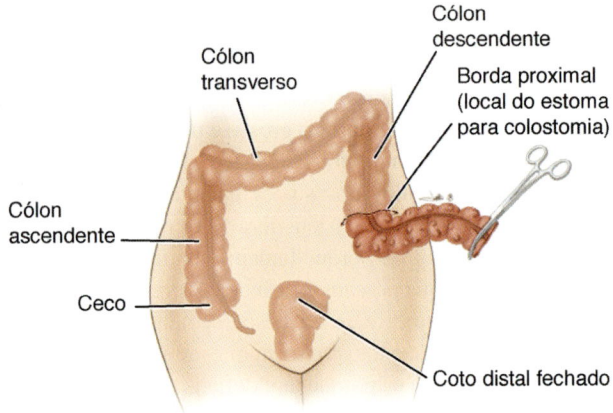

**Figura 24.3** Cirurgia de Hartmann para diverticulite: ressecção primária da diverticulite do cólon. O segmento afetado (clampeado) foi cortado em sua extremidade distal. Na anastomose primária, a borda proximal (*linha pontilhada*) é cortada e o intestino é anastomosado pela técnica terminoterminal. Com a operação em duas etapas, a colostomia é construída na borda proximal com o coto distal sobreposto (operação de Hartmann, como está ilustrado) ou trazido até a superfície externa para formar uma fístula mucosa. A segunda etapa consiste em desfazer a colostomia e reanastomosar o intestino.

gem percutânea dirigida por TC pode ser realizada para drenar os abscessos e antibióticos prescritos devem ser administrados por via IV. A estabilização do cliente com a drenagem do abscesso e a regressão da inflamação é conseguida dentro de cerca de 6 semanas; a intervenção cirúrgica pode ser necessária para evitar episódios repetidos. Em geral, duas intervenções cirúrgicas são consideradas para tratar complicações agudas ou evitar episódios subsequentes de inflamação:

- Ressecção em uma etapa, na qual a área inflamada é retirada e o cirurgião estabelece uma anastomose terminoterminal primária
- Cirurgias em várias etapas para tratar complicações como obstrução ou perfuração (Figura 24.3).

O tipo de cirurgia realizada depende da gravidade das complicações encontradas durante o procedimento cirúrgico. Quando possível, a área de diverticulite é retirada e o intestino restante é anastomosado pela técnica terminoterminal (*i. e.*, ressecção e anastomose terminoterminal primária). Essa cirurgia é realizada por abordagem cirúrgica convencional ou colectomia auxiliada por laparoscopia. O cirurgião também pode realizar ressecção em duas etapas, na qual o cólon afetado é retirado (primeira operação), mas a anastomose não é realizada; as duas extremidades do intestino são trazidas até à parede do abdome, onde são construídos estomas (duplo). Mais tarde, essa colostomia temporária em "cano de espingarda" é reanastomosada. Os procedimentos de derivação fecal estão descritos nas seções subsequentes deste capítulo.

## Complicações

As complicações da diverticulite são peritonite (ver a seguir), abscesso e sangramento. Quando o cliente tem um abscesso, as anormalidades associadas são hipersensibilidade, massa palpável, febre e leucocitose. O divertículo inflamado perfurado causa dor abdominal localizada no segmento afetado, geralmente cólon sigmoide; em seguida, há formação de um abscesso localizado ou peritonite. Dor abdominal, abdome rígido como tábua, desaparecimento dos ruídos peristálticos e sinais e sintomas de choque ocorrem nos clientes com peritonite. Os divertículos sem inflamação ou ligeiramente inflamados podem erodir as áreas adjacentes aos ramos arteriais e causar sangramento retal profuso.

## Peritonite

Peritonite é a inflamação do peritônio, ou membrana serosa que reveste a cavidade abdominal e recobre os órgãos internos. Nos casos típicos, a peritonite é uma emergência potencialmente fatal que requer intervenção cirúrgica imediata e, em geral, monitoramento pós-operatório com cuidados intensivos em razão do risco de ocorrer sepse, falência de múltiplos órgãos e infecções secundárias.

### Fisiopatologia

A peritonite é causada pelo extravasamento do conteúdo dos órgãos abdominais para a cavidade do abdome, geralmente como consequência de inflamação, infecção, isquemia, traumatismo ou perfuração por um tumor. Em seguida, as bactérias proliferam na cavidade peritoneal. Os tecidos edemaciam e dentro de pouco tempo acumulam-se líquidos exsudativos. O líquido da cavidade peritoneal torna-se turvo à medida que aumentam as quantidades de proteínas, leucócitos, restos celulares e sangue. A reação imediata do trato intestinal é aumentar a motilidade, mas logo depois há íleo paralítico com acumulação de ar e líquidos no intestino.

### Fatores de risco

Em geral, a peritonite é causada por infecção bacteriana; os microrganismos originam-se das doenças do trato GI ou, nas mulheres, dos órgãos reprodutivos internos. A peritonite também pode ter causas externas como traumatismo ou lesões (p. ex., feridas causadas por armas de fogo ou instrumentos perfurantes) ou inflamação originada fora da cavidade peritoneal (p. ex., rins). As bactérias envolvidas mais comumente são *Escherichia coli*, *Klebsiella*, *Proteus* e *Pseudomonas*. Inflamação e íleo paralítico são efeitos diretos da infecção. Outras causas comuns de peritonite são apendicite, úlcera perfurada, diverticulite e perfuração intestinal (Figura 24.4). A peritonite também pode ser causada por procedimentos cirúrgicos abdominais e diálise peritoneal.

### Manifestações clínicas e avaliação

Os sinais e sintomas dependem da localização e a extensão da inflamação. As primeiras manifestações clínicas da peritonite geralmente são sintomas atribuíveis ao distúrbio que causou peritonite, também conhecida acertadamente como "abdome agudo". Inicialmente, a dor é difusa, mas tende a se tornar constante, localizada e mais intensa nas proximidades do foco inflamatório. Em geral, a dor é agravada pelos movimentos. A área afetada do abdome torna-se extremamente sensível e distendida e os músculos ficam rígidos. Os clientes também

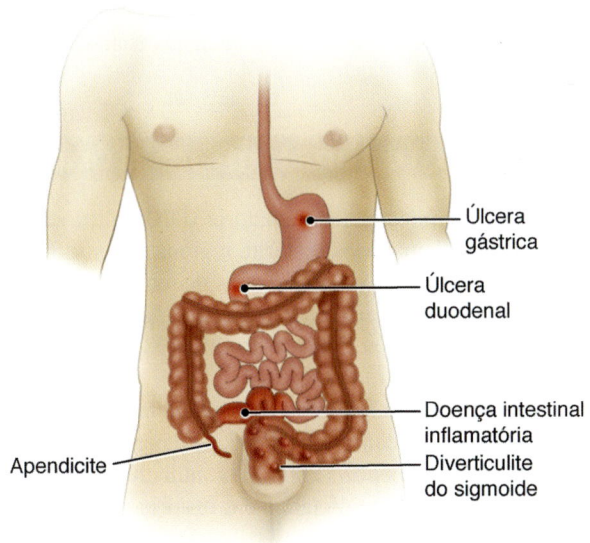

Figura 24.4 Causas gastrintestinais comuns de peritonite.

podem apresentar hipersensibilidade de rebote e íleo paralítico. A redução da percepção da dor da peritonite pode ocorrer nos clientes tratados com corticoides ou analgésicos. Os clientes diabéticos com sintomas de neuropatia avançada e os indivíduos com cirrose e ascite podem não sentir dor durante um episódio de peritonite bacteriana aguda. Em geral, os clientes têm náuseas e vômitos e a peristalse diminui. Temperaturas entre 37,5 e 38,5°C são esperadas, assim como aceleração da frequência do pulso.

A contagem de leucócitos sempre está aumentada. Os níveis de hemoglobina e hematócrito podem diminuir quando houver sangramento. As dosagens dos eletrólitos séricos podem mostrar alterações das concentrações de potássio, sódio e cloro.

As radiografias do abdome mostram níveis hidroaéreos e distensão das alças intestinais. A TC do abdome pode demonstrar abscessos, inflamação ou infecção aguda de um dos órgãos abdominais principais, ou perfuração do intestino delgado ou grosso. A aspiração do líquido peritoneal para cultura e testes de sensibilidade do material aspirado pode detectar infecção e isolar os agentes etiológicos.

## Manejo clínico e de enfermagem

A reposição de líquidos, coloides e eletrólitos é um componente fundamental do tratamento clínico. A administração de vários litros de solução isotônica deve ser realizada em caráter de emergência. A hipovolemia ocorre porque quantidades expressivas de líquidos e eletrólitos são transferidas do lúmen intestinal para a cavidade peritoneal e causam depleção do volume intravascular.

Os analgésicos são usados para aliviar a dor e os antieméticos para controlar a náuseas e os vômitos. A inserção de um tubo nasogástrico é recomendável e a drenagem gástrica deve ser realizada para ajudar a aliviar a distensão abdominal. Os líquidos presentes na cavidade abdominal podem aumentar a pressão intra-abdominal, limitar a expansão dos pulmões e causar angústia respiratória. A administração de oxigênio por cânula nasal ou máscara geralmente fornece oxigenação adequada, mas a intubação das vias respiratórias e o suporte com respirador são necessários em alguns casos, porque os clientes não conseguem compensar a acidose metabólica que comumente está associada à peritonite.

Os antibióticos devem ser iniciados nas fases iniciais do tratamento da peritonite. Doses altas de um antibiótico de espectro amplo e de um antifúngico devem ser administradas por via intravenosa até que o agente etiológico específico da infecção seja isolado e os antibióticos apropriados possam ser iniciados.

Os objetivos do tratamento cirúrgico são remover o material infectado e tratar a causa básica. O tratamento cirúrgico pode incluir excisão (i. e., apêndice), ressecção com ou sem anastomose (i. e., intestino), reparo (i. e., perfuração) e/ou drenagem (i. e., abscesso). Quando a peritonite está associada à sepse, pode ser necessário criar uma derivação fecal.

As duas complicações pós-operatórias mais comuns são evisceração e formação de abscessos. É importante que o cliente relate qualquer indício de que uma área do abdome está dolorida ou hipersensível, ou "parece que algo está errado". O aparecimento repentino de drenagem serossanguinolenta na ferida é muito sugestivo de deiscência e constitui uma emergência cirúrgica, que deve ser notificada imediatamente ao médico de plantão.

Em geral, os clientes necessitam de cuidados intensivos. A pressão arterial deve ser monitorada por um cateter arterial se o cliente estiver em choque. O registro preciso de todos os líquidos administrados e as perdas, bem como das pressões venosas centrais e/ou arteriais pulmonares, ajuda a calcular o volume de reposição necessário. A enfermeira deve administrar e monitorar cuidadosamente a resposta a reposição dos líquidos IV.

Além disso, é importante avaliar continuamente a dor, a função GI e o balanço de líquidos e eletrólitos. A pressão vesical também deve ser aferida rotineiramente para detectar a síndrome compartimental abdominal (ver Capítulo 53, Figura 53.4). A enfermeira deve relatar o tipo de dor, sua localização no abdome e quaisquer alterações de sua localização. Administrar analgésicos e colocar o cliente em uma posição confortável são medidas que ajudam a atenuar a dor. O cliente deve ser colocado em decúbito lateral com os joelhos flexionados; esta posição reduz a tensão aplicada nos órgãos abdominais.

Os sinais sugestivos de que a peritonite está regredindo são reduções da temperatura e da frequência do pulso, amolecimento do abdome, reaparecimento dos ruídos peristálticos e eliminação de flatos e fezes. A enfermeira deve aumentar gradativamente a ingestão de alimentos e líquidos e reduzir os líquidos parenterais conforme a prescrição médica. A deterioração das condições clínicas pode indicar complicações e a enfermeira deve preparar o cliente para uma operação de emergência.

Drenos são colocados frequentemente durante o procedimento cirúrgico e a enfermeira deve observar e documentar as características do material drenado depois. A enfermeira deve atentar cuidadosamente para movimentar e mudar a posição do cliente para evitar que os drenos sejam deslocados. É recomendável prender os drenos com alfinete de segurança estéril fixados às roupas do cliente para reduzir as chances de desprendimento acidental. Também é importante que a enfermeira prepare o cliente e seus familiares para a alta, ensinando-lhes como cuidar da incisão e dos drenos, caso ele seja liberado para casa enquanto ainda permanecem os drenos. Em alguns casos, pode ser necessário fazer encaminhamento para cuidados domiciliares ou reabilitação para monitoramento adicional e orientação dos clientes e seus familiares.

## Complicações

Em muitos casos, a inflamação não é localizada e toda a cavidade abdominal apresenta sinais de infecção generalizada. Sepse é a causa principal das mortes por peritonite. O choque pode ser causado por septicemia ou hipovolemia. O processo inflamatório pode causar obstrução intestinal, principalmente em consequência da formação de aderências intestinais; por esta razão, é importante monitorar cuidadosamente a drenagem nasogástrica e os líquidos infundidos e as perdas do cliente.

O cliente também se encontra sob risco elevado de desenvolver êmbolos pulmonares e o médico pode prescrever meias compressivas, botas de compressão sequencial e anticoagulante subcutâneo.

## Doença intestinal inflamatória

O termo doença intestinal inflamatória (DII) aplica-se a dois distúrbios GI inflamatórios: enterite regional (*i. e.*, doença de Crohn) e colite ulcerativa. Essas duas doenças são muito semelhantes, mas devem ser criteriosamente distinguidas (Tabela 24.4); os tratamentos clínicos e o manejo de enfermagem estão descritos a seguir.

Nos casos típicos, a DII começa na infância ou em uma idade avançada e é uma causa de morbidade e perda da qualidade de vida (Kappleman *et al.*, 2008). As mulheres e os homens tendem a ser igualmente afetados e a história familiar parece

**Tabela 24.4** Comparação da enterite regional com a colite ulcerativa.

| Fator | Enterite regional | Colite ulcerativa |
|---|---|---|
| **Evolução** | Longa, variável | Exacerbações e remissões |
| **Patologia** | | |
| Fase inicial | Espessamento transmural | Ulceração da mucosa |
| Fase avançada | Granulomas penetrantes profundos | Úlceras diminutas da mucosa |
| **Manifestações clínicas** | | |
| Localização | Íleo, cólon ascendente (em geral) | Reto, cólon descendente |
| Sangramento | Geralmente não, mas tende a ser brando quando ocorre | Comum – grave |
| Acometimento perianal | Comum | Raro – brando |
| Fístulas | Comuns | Raras |
| Acometimento retal | Cerca de 20% | Quase 100% |
| Diarreia | Menos grave | Grave |
| **Resultados dos exames complementares** | | |
| Clister opaco | Lesões regionais e descontínuas<br>Estreitamento do colo<br>Espessamento da parede intestinal<br>Edema da mucosa<br>Estenoses, fístulas | Acometimento difuso<br>Sem estreitamento do colo<br>Sem edema da mucosa<br>Estenose rara<br>Encurtamento do cólon |
| Sigmoidoscopia | Pode ser inespecífica, a menos que também existam fístulas perianais | Mucosa inflamada anormal |
| Colonoscopia | Úlceras bem demarcadas e separadas por mucosa relativamente normal no cólon ascendente | Mucosa friável com pseudopólipos ou úlceras no cólon descendente |
| **Tratamento** | Corticoides, sulfonamidas (sulfassalazina)<br>Antibióticos<br>Nutrição parenteral<br>Colectomia parcial ou total com ileostomia ou anastomose<br>O reto pode ser preservado em alguns casos<br>Recidivas frequentes | Corticoides, sulfonamidas; a sulfassalazina ajuda a evitar recidivas<br>Agentes hidrofílicos formadores do bolo fecal<br>Antibióticos<br>Proctocolectomia com ileostomia<br>O reto pode ser preservado apenas em alguns pacientes "curados" por colectomia |
| **Complicações sistêmicas** | Obstrução do intestino delgado<br>Hidronefrose à direita<br>Nefrolitíase<br>Colelitíase<br>Artrite<br>Retinite, irite<br>Eritema nodoso | Megacólon tóxico<br>Perfuração<br>Hemorragia<br>Neoplasias malignas<br>Pielonefrite<br>Nefrolitíase<br>Colangiocarcinoma<br>Artrite<br>Retinite, irite<br>Eritema nodoso |

predispor os clientes a desenvolver DII, principalmente quando um parente de primeiro grau tem a doença.

Apesar dos estudos extensivos, a causa da DII ainda não é conhecida. Pesquisadores sugeriram a hipótese de que a doença seja desencadeada por fatores ambientais como pesticidas, aditivos alimentares, tabaco e radiação (Kasper, Braunwald, Fauci et al., 2008). Outros estudos demonstraram que os AINE agravam a DII. Alergias e distúrbios imunes também foram sugeridos como causas da doença. A reação anormal aos antígenos dietéticos ou bacterianos foi detalhadamente estudada e fatores genéticos também foram investigados.

## Enterite regional (doença de Crohn)

Em geral, a enterite regional é diagnosticada inicialmente nos adolescentes ou adultos jovens, mas pode começar em qualquer faixa etária. As alterações histopatológicas compatíveis com enterite regional são mais comuns no íleo distal e no intestino grosso, mas podem afetar qualquer segmento do trato GI. A teoria mais popular é que o sistema imune dos clientes com doença de Crohn reaja anormalmente, confundindo bactérias, alimentos e outras substâncias como antígenos estranhos perigosos (NIH, 2009).

## Fisiopatologia

Enterite regional é uma inflamação subaguda ou crônica do trato GI, que se estende a todas as camadas do intestino (i. e., lesão transmural). Embora possa afetar qualquer parte do trato GI, a doença é mais comum no íleo distal, mas também pode afetar o cólon ascendente. A doença caracteriza-se por períodos de remissão e exacerbações. O processo patológico começa com edema e espessamento da mucosa. Úlceras começam a formar-se na mucosa inflamada. As úlceras da enterite regional são diferentes das lesões ulceradas da colite ulcerativa porque não são contínuas, ou não ficam em contato uma com as outras e estão separadas por áreas de tecido normal. Por essa razão, essas áreas ulceradas tendem a conferir um aspecto típico de "pedra em calçamento" à colonoscopia. Fístulas, fissuras e abscessos desenvolvem-se à medida que a inflamação atinge ao peritônio. Os **granulomas** (inflamação nodular localizada) formam-se em 50% dos casos. À medida que a doença progride, a parede intestinal espessa e torna-se fibrótica, enquanto o lúmen do órgão estreita-se. Em alguns casos, as alças intestinais afetadas aderem às outras alças adjacentes e formam aderências.

## Manifestações clínicas e avaliação

Em geral, o início dos sintomas da enterite regional é insidioso, com dor intensa no quadrante inferior direito do abdome (não é aliviada com a defecação) e diarreia. Os tecidos fibróticos e a formação dos granulomas interferem com a capacidade de transporte intestinal dos produtos da digestão nos segmentos mais proximais, que têm dificuldade de atravessar o lúmen estreitado e causam dores abdominais espasmódicas. Como a ingestão alimentar estimula a peristalse intestinal, a dor espasmódica geralmente ocorre depois das refeições. O cliente tende a reduzir a ingestão alimentar de modo a atenuar a dor espasmódica e, pode diminuir a quantidade e o tipo de alimento a tal ponto que as demandas nutricionais normais geralmente não sejam atendidas.

Consequentemente, o cliente apresenta emagrecimento, desnutrição e anemia secundária. As úlceras do revestimento mucoso do intestino e as outras alterações inflamatórias tornam o intestino edemaciado e exsudativo, que continuamente elimina uma secreção intestinal irritativa para a pele. Os distúrbios da absorção causam diarreia e déficits nutricionais crônicos. O resultado é um cliente magro e enfraquecido em consequência da ingestão alimentar reduzida e das perdas constantes de líquidos. Em alguns casos, o intestino inflamado pode perfurar-se, resultando na formação de abscessos intra-abdominais e anais. Esses clientes podem ter febre e leucocitose. **Esteatorreia** (i. e., excesso de gorduras nas fezes) pode ser manifestação crônica da enterite regional.

Abscessos, fístulas e fissuras são comuns. As manifestações da doença podem se estender além do trato GI e frequentemente incluem distúrbios articulares, (p. ex., atrite), lesões cutâneas (p. ex., eritema nodoso), problemas oculares (p. ex., conjuntivite) e úlceras orais. A evolução clínica e os sintomas podem variar; em alguns clientes, podem ocorrer períodos de remissão e exacerbação, mas em outros casos a doença tem evolução fulminante.

Inicialmente, a proctossigmoidoscopia geralmente é realizada para determinar se há inflamação do segmento retossigmoide. Também é necessário realizar um exame de fezes, cujos resultados podem ser positivos para sangue oculto e esteatorreia. O exame diagnóstico mais conclusivo para enterite regional é um exame contrastado do trato GI superior, que demonstra o clássico "sinal do cordão" nas radiografias do íleo terminal indicando estenose de um segmento do intestino. Endoscopia, colonoscopia e biopsias intestinais podem ser realizadas para confirmar o diagnóstico. O clister opaco pode mostrar úlceras (aspecto de "calçamento de pedras redondas" descrito antes), fissuras e fístulas. A TC pode mostrar espessamento das paredes intestinais e formação de fístulas.

O hemograma completo é realizado para determinar o hematócrito e o nível de hemoglobina (em geral, reduzidos) e também a contagem de leucócitos (pode estar elevada). Em geral, a VHS está proporcionalmente elevada ao grau de inflamação. Os níveis de albumina e proteínas podem estar reduzidos e isto sugere desnutrição.

## Complicações

As complicações da enterite regional são obstrução ou estenose intestinal, doença perianal, distúrbios hidreletrolíticos, desnutrição secundária a má absorção e formação de fístulas e abscessos. Nos clientes com enterite regional, o tipo mais frequente de fístula do intestino delgado é enterocutânea (i. e., uma comunicação anormal entre o intestino delgado e a pele). Os abscessos podem resultar de uma fístula interna, que provoca acumulação de líquido e infecção. Os clientes com enterite regional também estão mais vulneráveis a desenvolver câncer do intestino grosso.

## Colite ulcerativa

Colite ulcerativa é uma doença inflamatória ulcerativa recidivante, que afeta a mucosa e a submucosa do intestino grosso e do reto. A prevalência dessa doença é mais alta nas populações caucasoides e nos indivíduos de ascendência judia (Baumgart e Carding, 2007). A colite ulcerativa é uma doença grave, que causa complicações sistêmicas e taxa de mortalidade alta. Cerca de 5% dos clientes com colite ulcerativa desenvolvem câncer do intestino grosso (NIH, 2009).

## Fisiopatologia

A colite ulcerativa acomete a mucosa superficial do cólon e caracteriza-se por úlceras numerosas, inflamação difusa e descamação ou desprendimento do epitélio do intestino grosso. Essas úlceras causam sangramentos. A mucosa fica edemaciada e inflamada. As lesões são contínuas, ou seja, ocorrem uma depois da outra. Os clientes desenvolvem abscessos e apresentam infiltrados na mucosa e na submucosa, com grumos de neutrófilos presentes na superfície luminal das criptas (*i. e.*, abscessos das criptas) que recobrem a mucosa intestinal (Porth e Matfin, 2009). Em geral, a doença começa no reto e dissemina-se em direção proximal envolvendo todo o intestino grosso. Por fim, o intestino estreita, encurta e espessa porque há hipertrofia muscular e deposição de gordura.

## Manifestações clínicas e avaliação

A evolução clínica geralmente é marcada por exacerbações e remissões intermitentes. Os principais sinais e sintomas da colite ulcerativa são diarreia, dor no quadrante inferior esquerdo do abdome, tenesmo intermitente e sangramento retal. O sangramento pode ser brando ou grave e o cliente pode ter palidez, anemia e fadiga. Além disso, o cliente pode queixar-se de anorexia, emagrecimento, febre, vômitos e desidratação, além de cólicas abdominais, sensação de necessidade urgente de defecar e eliminação de 10 a 20 defecações líquidas por dia. A doença é classificada como branda, grave ou fulminante, dependendo da gravidade dos sintomas. Hipocalcemia e anemia são comuns. Alguns clientes podem ter hipersensibilidade de rebote no quadrante inferior direito. As manifestações extraintestinais são lesões cutâneas (p. ex., eritema nodoso), problemas oculares (p. ex., uveíte), distúrbios articulares (p. ex., artrite) e doença hepática.

O cliente deve ser avaliado quanto à presença de taquicardia, hipotensão, taquipneia, febre e palidez. Também é importante avaliar o grau de hidratação e o estado nutricional. O abdome deve ser examinado quanto aos ruídos peristálticos e à existência de hipersensibilidade e distensão. Essas alterações ajudam a determinar a gravidade da doença.

As fezes podem ser positivas para sangue oculto e os resultados dos exames laboratoriais indicam níveis baixos de hematócrito e hemoglobina, além de leucocitose (leucometria elevada), concentrações baixas de albumina e distúrbios eletrolíticos. As radiografias do abdome ajudam a definir a causa dos sintomas. Ar livre no peritônio e dilatação ou obstrução intestinal devem ser excluídos como causa dos sintomas do cliente, porque também pode ocorrer peritonite.

A sigmoidoscopia ou a colonoscopia e o clister opaco são exames valiosos para diferenciar entre colite ulcerativa e outras doenças do intestino grosso que causam sintomas semelhantes. O clister opaco pode mostrar irregularidades da mucosa, estenoses focais ou fístulas, encurtamento do cólon e dilatação das alças intestinais. A colonoscopia pode mostrar mucosa friável e inflamada com exsudato e úlceras. Esse exame ajuda a definir a extensão e a gravidade da doença. Tomografia computadorizada, ressonância magnética (RM) e ultrassonografia podem demonstrar abscessos e acometimento perirretal. A cintigrafia com leucócitos marcados, na qual amostras dos leucócitos do próprio cliente são isoladas, marcadas com um radiofármaco e injetadas novamente, é usada para localizar a formação de abscessos agudos e é útil quando a colite grave impede a realização da colonoscopia para determinar a extensão da inflamação (Fischbach e Dunning, 2009).

O exame cuidadoso das fezes à procura de parasitos e outros microrganismos deve ser realizado para excluir disenteria causada por patógenos intestinais comuns, inclusive *Entamoeaba histolytica* e *Clostridium difficile*.

## Complicações

As complicações da colite ulcerativa são megacólon tóxico, perfuração e sangramentos resultantes da ulceração, da congestão vascular e do tecido de granulação profusamente vascularizado. Com o megacólon tóxico, o processo inflamatório aprofunda-se até a camada muscular e inibe sua capacidade de contrair-se, resultando na distensão do cólon. Os sinais e sintomas dessa complicação são febre, dor e distensão abdominais, vômitos e fadiga. Quando o cliente com megacólon tóxico não melhora dentro de 24 a 72 h em tratamento clínico com drenagem nasogástrica, líquidos IV com eletrólitos, corticoides e antibióticos, torna-se necessário realizar uma intervenção cirúrgica. Nesses casos, o procedimento indicado é colectomia total. Para muitos pacientes, a intervenção cirúrgica torna-se necessária para atenuar os efeitos da doença e tratar essas complicações graves; em geral, a operação realizada é de ileostomia. Os procedimentos cirúrgicos envolvidos e os cuidados necessários aos clientes com esse tipo de derivação intestinal estão descritos nas seções subsequentes deste capítulo.

Os clientes com DII também têm riscos significativamente mais altos de fraturas osteoporóticas causadas pela redução da densidade mineral óssea. O tratamento com corticoide também pode contribuir para a redução da densidade óssea.

## Manejo clínico e de enfermagem para doença intestinal inflamatória

O tratamento para enterite regional e colite ulcerativa tem como objetivos reduzir a inflamação, suprimir as respostas imunes anormais, proporcionar "repouso" ao intestino doente de modo que possa ocorrer cicatrização, melhorar a qualidade de vida (Boxe 24.1) e evitar ou atenuar as complicações. A maioria dos clientes têm períodos longos de bem-estar intercalados com intervalos curtos de adoecimento e o tratamento depende da localização, da gravidade e das complicações da doença.

De modo a atender às necessidades nutricionais, reduzir a inflamação e controlar a dor e a diarreia, o médico prescreve líquidos orais e uma dieta com poucos resíduos e rica em proteínas e calorias, além de suplementos de vitamina e reposição de ferro. Quando necessário, os distúrbios hidreletrolíticos secundários à desidratação causada pela diarreia devem ser corrigidos com tratamento IV se o cliente estiver hospitalizado, ou com líquidos orais se for tratado em casa. Todos os alimentos que agravam a diarreia devem ser evitados. O leite pode contribuir para a diarreia dos clientes com intolerância à lactose.

## BOXE 24.1 Pesquisa em enfermagem.

### Conexão com a prática baseada em evidências

**Fatores que afetam a qualidade de vida dos clientes com doença de Crohn**

De acordo com as evidências disponíveis, o que pode ser feito para melhorar a relação terapêutica entre a enfermeira e o cliente com doença de Crohn?

Pihl-Lesnovska, K., Hjortswang, H., Ek, A.C., & Frisman, G.H. (2010). Patient's perspective of factors influencing quality of life while living with Crohn's disease. *Gastroenterology Nursing, 33*(1), 37-44.

### Objetivo

A doença de Crohn é um distúrbio inflamatório crônico que acarreta vários estresses físicos, emocionais e sociais. A identificação da definição de qualidade de vida relacionada especificamente com essa população de pacientes é difícil. O objetivo do estudo foi reconhecer os problemas e oferecer apoio aos clientes, de modo que eles possam manter uma qualidade de vida diária que considerem normal.

### Delineamento

Os autores realizaram um estudo qualitativo de corte transversal utilizando teoria fundamentada e interacionismo simbólico. Os clientes foram identificados em uma clínica de gastrenterologia ambulatorial de um hospital universitário. No total, 11 clientes (seis homens e cinco mulheres) preencheram os critérios e concordaram em ser entrevistados.

A análise das entrevistas identificou cinco temas. Esses temas eram: autoimagem, relações confirmativas, impotência, atitude frente à vida e sensação de bem-estar. Todos os participantes referiram limitações e sintomas como fatores que comprometiam sua qualidade de vida. Os indivíduos tendiam a ter expectativas pessoais elevadas; contudo, alguns relataram que se sentiam "fracassados" em razão da incapacidade de participar das atividades com outras pessoas da mesma idade. A necessidade de não ser abandonado pelas outras pessoas era um tema prevalente entre os participantes.

### Implicações de enfermagem

Esse estudo avaliou clientes acometidos pela doença de Crohn. Embora não seja possível generalizar o tratamento com base apenas em um estudo com uma amostra pequena, os temas principais identificados fornecem recursos valiosos para a enfermeira que atua nos hospitais. A redução das limitações e a melhoria da autoestima foram percebidas como metas para todos os participantes. A identificação das necessidades específicas de cada cliente, o desenvolvimento de um mecanismo eficaz de comunicação e o oferecimento do tipo certo de apoio, deixando que os clientes participassem das decisões relativas ao cuidado de sua saúde, podem ajudar os clientes a obter sensação de controle sobre sua situação.

---

Alimentos gelados e tabagismo devem ser evitados porque aumentam a motilidade intestinal. Alguns clientes podem necessitar de nutrição parenteral (ver Capítulo 22).

Sedativos, antidiarreicos e antiespasmódicos (que suprimam a peristalse) são usados para reduzir a peristalse e "descansar" o intestino inflamado. Esses fármacos devem ser mantidos até que as defecações do cliente tenham frequência e consistência praticamente normais.

Em geral, as preparações de aminossalicilatos (p. ex., sulfassalazina) são eficazes nos casos de inflamação branda ou moderada e são usadas para evitar ou reduzir recidivas com esquemas de manutenção a longo prazo. Os aminossalicilatos sem sulfa (p. ex., mesalamina) são eficazes para evitar e tratar recidivas da inflamação. Os antibióticos (p. ex., metronidazol) são usados para tratar infecções secundárias principalmente às complicações purulentas como abscessos, perfuração e peritonite.

Os corticoides são usados para tratar doença grave e fulminante e podem ser administrados por via oral (p. ex., prednisona) como tratamento ambulatorial ou por via parenteral (hidrocortisona) para os clientes hospitalizados. Os corticoides tópicos (i. e., aplicação retal na forma de enema de hidrocortisona ou budesonida) também são amplamente utilizados para tratar doença dos segmentos distais do intestino grosso. Quando a dose do corticoide é reduzida ou interrompida, os sintomas da doença podem retornar. Quando os corticoides são mantidos, os clientes podem sofrer efeitos colaterais adversos como hipertensão, retenção de líquidos, cataratas, hirsutismo (i. e., crescimento anormal dos pelos), supressão suprarrenal, diabetes melito induzido pelos corticoides (secundário à hiperglicemia causada pelo glicocorticoide), dificuldade de cicatrização das feridas e redução da densidade óssea.

Os imunomoduladores (p. ex., azatioprina [AZA], 6-mercaptopurina [6-MP], metotrexato e ciclosporina) têm sido usados para alterar a resposta imune. O mecanismo exato de ação desses fármacos no tratamento da DII é desconhecido, mas eles são usados para tratar clientes com doença grave que não responda favoravelmente às outras modalidades de tratamento. Esses fármacos são úteis com os esquemas de manutenção para evitar recidivas. Os tratamentos biológicos mais modernos à base de anticorpos monoclonais estão em fase de estudo, inclusive natalizumabe para tratar doença de Crohn e infliximabe para colite ulcerativa (Sandborn, Rutgeert e Feagan, 2009). Os resultados iniciais dos estudos clínicos pareceram ser promissores com esses dois fármacos (Sandborn *et al.*, 2009; Edula e Picco, 2009), embora o uso do natalizumabe esteja limitado atualmente aos clientes que não tolerem ou não melhorem com outros agentes biológicos (Edula e Picco, 2009).

Quando o tratamento clínico não consegue atenuar a gravidade dos sintomas da DII, pode ser necessário realizar uma intervenção cirúrgica. Cerca de 30% de todos os clientes com enterite regional precisam ser tratados cirurgicamente. Felizmente, essa porcentagem tem diminuído continuamente com o uso crescente do infliximabe (Sandborn *et al.*, 2009). As indicações mais comuns para intervenção cirúrgica são doença refratária ao tratamento clínico, qualidade de vida insatisfatória, ou complicações da doença ou do seu tratamento. A recidiva da inflamação e da doença depois do tratamento cirúrgico da enterite regional é inevitável. Sandborn *et al.* (2009) observaram que os clientes com colite ulcerativa moderada a grave, que haviam sido tratados com infliximabe, estavam menos sujeitos a fazer colectomia dentro de 1 ano.

Estenoplastia guiada por laparoscopia é um procedimento realizado comumente para tratar estenoses do intestino delgado, no qual os segmentos obstruídos ou estreitados dos intestinos são alargados, preservando a continuidade do órgão. Em alguns casos, é necessário realizar ressecção do intestino delgado: os segmentos afetados do intestino delgado são removidos e as alças restantes são anastomosadas. Em geral, a ressecção cirúrgica de até 50% do intestino delgado pode ser tolerada. Nos casos de enterite regional grave do intestino grosso, a colectomia total com ileostomia pode ser a cirurgia mais apropriada.

O transplante intestinal é um procedimento cirúrgico mais moderno e foi desenvolvido para clientes com enterite regional grave. Hoje em dia, essa técnica está disponível para crianças e adultos jovens ou de meia-idade que perderam a função intestinal em consequência da doença. Embora essa cirurgia não leve à cura, o resultado final pode ser a melhora da qualidade de vida de alguns clientes. Os problemas técnicos e as condições imunológicas associados ainda são expressivos e os custos e os coeficientes de mortalidade são altos.[1]

No mínimo 25% dos clientes com colite ulcerativa finalmente fazem colectomia totais (NIH, 2009). Quando o intestino grosso é removido cirurgicamente, o cliente é considerado "curado", porque as manifestações extraintestinais regridem e o processo patológico estava limitado praticamente ao cólon. As indicações para esse tratamento cirúrgico são persistência da doença e deterioração progressiva da condição clínica, sangramento profuso, perfuração, formação repetida de estenoses e câncer. Em geral, a ressecção cirúrgica melhora a qualidade de vida. A proctocolectomia com ileostomia (i. e., ressecção completa do cólon, reto e ânus) é recomendada quando a doença acomete gravemente o reto. Quando o reto puder ser preservado, a proctocolectomia reconstrutiva com anastomose em bolsa ileoanal é a cirurgia preferida.

## ILEOSTOMIA

### Técnicas operatórias

A *ileostomia* – criação cirúrgica de um orifício no íleo ou no intestino delgado (em geral, por um estoma ileal localizado na parede abdominal) – é realizada comumente depois da colectomia total (i. e., ressecção de todo o intestino grosso). Essa cirurgia permite a drenagem da matéria fecal (i. e., efluente) do íleo para a superfície externa do corpo. Nos casos típicos, a drenagem consiste em material semissólido e pode ocorrer a intervalos frequentes.

Outra técnica consiste em criar um reservatório ileal continente (i. e., **bolsa de Kock**) derivando uma parte do íleo distal para a parede abdominal e formando um estoma. Esse procedimento elimina a necessidade de usar uma bolsa de coleta externa. Cerca de 30 cm do íleo distal são reconstruídos para formar um reservatório com válvula mamilar, que é formada puxando-se uma parte da alça do íleo terminal para dentro do íleo. O efluente GI pode acumular-se na bolsa por várias horas e, em seguida, pode ser retirado por um cateter introduzido pela válvula mamilar. Em muitos clientes, a colectomia total também é realizada com a criação da bolsa de Kock. As indicações potenciais da colectomia total com bolsa de Kock (em vez de proctocolectomia reconstrutiva) incluem acometimento retal grave, hipotonia do esfíncter anal ou incapacidade de manter a continência fecal depois da proctocolectomia reconstrutiva.

O problema principal da bolsa de Kock é o mau funcionamento da válvula mamilar. Hoje em dia, existem estudos cirúrgicos dirigidos ao desenvolvimento de válvulas que possam deslizar menos frequentemente que a válvula mamilar.

A proctocolectomia reconstrutiva é o procedimento cirúrgico preferido nos casos em que o reto puder ser preservado, tendo em vista que não há necessidade de fazer uma ileostomia permanente. Essa cirurgia forma um reservatório ileal e o controle da eliminação pelos esfíncteres anais é conservado. O procedimento cirúrgico consiste em conectar uma parte do íleo ao ânus (i. e., anastomose ileoanal) e, simultaneamente, a ressecção do cólon e da mucosa retal (i. e., colectomia abdominal total e proctectomia mucosa) (Figura 24.5). Durante a cirurgia, o cirurgião estabelece uma ileostomia de alça derivativa temporária, que é fechada cerca de 3 meses depois.

Com a anastomose ileoanal, o cólon e o reto afetados pela doença são removidos, o controle voluntário das defecações é conservado e a continência anal é preservada. O reservatório ileal diminui em cerca de 50% o número de defecações (de cerca de 14 a 20 por dia para 7 a 10 por dia). As defecações noturnas são reduzidas gradativamente, até chegar a apenas uma defecação por noite. As complicações da anastomose ileoanal são irritação da pele perianal pelo extravasamento do conteúdo fecal, formação de estenose no local da anastomose e obstrução do intestino delgado.

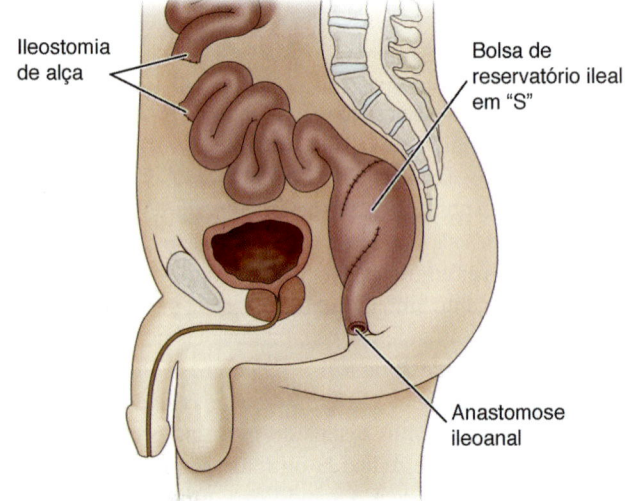

**Figura 24.5** A proctectomia mucosa é realizada antes da anastomose do reservatório ileal. Durante vários meses, o efluente é desviado por uma ileostomia de alça temporária para permitir a cicatrização dos tecidos.

---
[1] N.R.T.: No Brasil, o Sistema Nacional de Transplantes (SNT), criado pelo Decreto nº 2.268, de 30 de junho de 1997, é a instância responsável pelo controle e monitoramento dos transplantes de órgãos, tecidos e partes do corpo humano para fins terapêuticos.

Os cuidados de enfermagem para os clientes com DII podem ser clínicos, cirúrgicos ou ambos. Os clientes atendidos na atenção básica ou que tiveram sua doença diagnosticada recentemente podem necessitar de instruções quanto à dieta e aos fármacos e encaminhamento aos grupos de apoio. Os clientes hospitalizados com doença de longa duração ou grave também necessitam de monitoramento cuidadoso, nutrição parenteral, reposição de líquidos e, possivelmente, intervenção cirúrgica de emergência. Os procedimentos cirúrgicos podem incluir uma derivação do trânsito fecal com as necessidades associadas de cuidados físicos, suporte emocional e instruções detalhadas sobre como cuidar da ostomia.[2]

## Manejo de enfermagem

Alguns clientes com DII finalmente necessitam fazer derivação fecal permanente com criação de uma ileostomia para atenuar os sintomas e tratar ou evitar complicações. O processo de orientação quanto à ileostomia pode ser iniciado enquanto o cliente ainda está hospitalizado e, com algum planejamento e cuidado, os clientes podem realizar as atividades de vida diária.[3]

### Cuidados pré-operatórios

Antes de realizar o procedimento cirúrgico, é necessário um período de preparação com reposição cuidadosa de líquidos, sangue e proteínas. Antibióticos também podem ser prescritos. Quando o cliente já recebe tratamento com corticoides, eles devem ser mantidos durante a fase operatória para evitar insuficiência suprarrenal induzida pelo corticoide. Em geral, o cliente é mantido com uma dieta com baixo teor de fibras administrada em refeições leves e frequentes. Todos os outros cuidados pré-operatórios são semelhantes aos de qualquer cirurgia abdominal em geral. O cirurgião ou um especialista em enterostomia marca o abdome para assinalar a posição apropriada do estoma. É importante ter o cuidado de assegurar que o estoma fique posicionado adequadamente – em geral, no quadrante inferior direito, cerca de 5 cm abaixo da cintura, em uma área distante de cicatrizes preexistentes, proeminências ósseas, dobras de pele ou fístulas.

O cliente deve receber orientações acerca da cirurgia a ser realizada e o que pode esperar depois do procedimento cirúrgico. As informações sobre ileostomia são fornecidas ao cliente individualmente ou em grupo por meio de materiais impressos, vídeos e outros recursos. As instruções pré-operatórias incluem o manuseio do material drenado do estoma, o tipo de drenagem e a necessidade de intubação nasogástrica, líquidos parenterais e, possivelmente, uso de absorventes perineais.

### Cuidados pós-operatórios

Depois da cirurgia, os cuidados são os mesmos recomendados para qualquer cirurgia abdominal em geral. A enfermeira deve examinar o estoma de modo a avaliar sua cor e suas dimensões. O estoma deve ser rosado ou vermelho-vivo e brilhante. Em geral, uma bolsa coletora é aplicada sobre a ileostomia no centro cirúrgico e pressionada firmemente contra a pele circundante. A enfermeira deve monitorar a ileostomia para detectar drenagem fecal, que deve começar cerca de 72 h depois do procedimento. A drenagem consiste em um líquido eliminado continuamente do intestino delgado, porque o estoma não tem um esfíncter de controle. O efluente drena para dentro da bolsa coletora e, deste modo, não entra em contato com a pele. Quando a bolsa está cheia, o material é recolhido e medido. Quando o cirurgião criou um reservatório ileal continente, conforme foi descrito para a bolsa de Kock, a drenagem contínua é realizada por um cateter reservatório de demora dentro de 2 a 3 semanas depois da cirurgia. Isso permite a cicatrização da área sutura.

Assim como ocorre com outros clientes submetidos a uma cirurgia abdominal, a enfermeira deve estimular os indivíduos que fizeram ileostomia a deambular imediatamente. É importante administrar os analgésicos prescritos conforme a necessidade.

Como esses clientes perdem muito líquido no período pós-operatório imediato, a enfermeira deve documentar rigorosamente os líquidos administrados, o débito urinário e o volume fecal eliminado de forma a ajudar a calcular as necessidades de líquidos do cliente. Esses clientes podem perder até 1 $\ell$ de líquido por dia, além da perda esperada pela urina, transpiração, respiração e outras fontes. Com essa perda, o cliente pode apresentar deficiência de sódio e potássio. A enfermeira deve monitorar os resultados laboratoriais e repor eletrólitos de acordo com a necessidade. Os líquidos são administrados por via intravenosa durante 4 a 5 dias de forma a repor os líquidos perdidos.

A drenagem nasogástrica também é um componente importante dos cuidados pós-operatórios. O objetivo da drenagem nasogástrica é evitar acumulação do conteúdo gástrico. Depois da remoção da sonda, a enfermeira deve oferecer líquidos claros em pequeno volume e introduzir a dieta gradativamente. É importante comunicar ao médico responsável imediatamente se o cliente tiver náuseas e distensão abdominal, porque isto pode indicar obstrução intestinal.

Ao final da primeira semana, o absorvente retal pode ser retirado. Como esse procedimento pode ser desconfortável, a enfermeira pode solicitar ao médico que prescreva um analgésico e administrar 1 h antes da remoção. Depois de retirar o absorvente, o períneo é irrigado 2 a 3 vezes/dia, até que a cicatrização esteja concluída.

O cliente com uma ileostomia convencional não pode restabelecer os hábitos intestinais regulares porque o conteúdo do íleo é líquido e ele é eliminado continuamente. O cliente sempre precisa usar uma bolsa coletora. Inicialmente, o diâmetro do estoma e o volume da bolsa variam; o estoma deve ser reavaliado dentro de 3 semanas depois da cirurgia, quando o edema já tiver regredido. O diâmetro final e o tipo de bolsa aplicada são definidos em 3 meses, depois que o peso do cliente estiver estabilizado e o estoma encolher até seu tamanho definitivo.

A localização e duração do estoma são importantes para o manuseio da ileostomia pelo cliente. O cirurgião posiciona o estoma o mais próximo possível da linha média e em uma posição na qual mesmo um cliente obeso, por exemplo com abdome volumoso, possa acessá-lo facilmente. Em geral, o estoma da ileostomia mede cerca de 2,5 cm de comprimento e isto o torna conveniente para a fixação da bolsa coletora.

---

[2] N.R.T.: No Brasil, a Portaria SAS/MS nº 400 de 16 de novembro de 2009 estabelece Diretrizes Nacionais para a Atenção à Saúde das Pessoas Ostomizadas no âmbito do Sistema Único de Saúde – SUS. A Especialização em Enfermagem em Estomaterapia qualifica a enfermeira nas áreas de estomias, feridas e incontinência anal e urinária.

[3] N.R.T.: No Brasil, a Associação Brasileira de Ostomizados (Abraso) é voltada para defesa da cidadania da pessoa com ostomia.

A escoriação da pele ao redor do estoma pode ser um problema persistente. A integridade da pele periestoma pode ser prejudicada por vários fatores, inclusive reação alérgica ao dispositivo de coleta da ostomia, ao isolamento cutâneo ou à pasta; irritação química causada pelo efluente; lesão mecânica causada durante a remoção do dispositivo de coleta; e infecção. Quando houver irritação e proliferação de fungos, pode ser prescrito um pó de nistatina para ser polvilhado ligeiramente na pele ao redor do estoma.

### Troca da bolsa coletora

Para os clientes que tenham ileostomia convencional, é necessário estabelecer um esquema regular de substituição da bolsa antes que haja extravasamento. O tempo durante o qual um indivíduo pode manter o dispositivo aplicado e vedado na superfície do corpo depende da localizado do estoma e da temperatura da pele. O tempo de uso geralmente é de 5 a 7 dias. A bolsa coletora deve ser esvaziada a cada 4 a 6 h, ou nas mesmas horas em que o cliente esvaziar a bexiga. O esvaziamento é realizado pela parte inferior da bolsa, mantida fechada por um clipe de fechamento. A maioria das bolsas é descartável e à prova de odores. Os alimentos como espinafre e salsa funcionam como desodorizantes no trato intestinal; os alimentos que podem causar odores são repolho, cebola e peixes. Os comprimidos de subcarbonato de bismuto, que podem ser prescritos e administrados por via oral 3 ou 4 vezes/dia, são eficazes para reduzir o odor. O difenoxilato oral também pode ser prescrito para reduzir a motilidade intestinal e, deste modo, espessar as fezes e ajudar a controlar o odor.

A substituição do dispositivo de coleta é necessária para evitar extravasamento (em geral, a bolsa é substituída a cada 5 a 7 dias), possibilitar o exame da pele ao redor do estoma e ajudar a reduzir o odor, quando isto se torna um problema. A bolsa deve ser substituída sempre que o cliente queixar-se de ardência ou prurido sob o disco, ou dor na região do estoma; as trocas rotineiras devem ser realizadas nas primeiras horas da manhã, antes do desjejum ou 2 a 4 h depois de uma refeição, quando o intestino está menos ativo. Veja recomendações para a troca da bolsa coletora de ileostomia no Boxe 24.2.

### Reposição das necessidades de nutrientes e líquidos

Nas primeiras 6 a 8 semanas, o cliente deve ingerir uma dieta com poucos resíduos, inclusive com frutas e vegetais triturados e coados. Esses alimentos são fontes importantes de vitaminas A e C. Mais tarde, existem poucas restrições dietéticas, exceto evitar alimentos ricos em fibras ou sementes difíceis de digerir (p. ex., aipo, milho de pipoca, milho comum, sementes de papoula, sementes de cominho e coco). Os alimentos devem ser reintroduzidos um de cada vez. A enfermeira deve avaliar a tolerância desses alimentos pelo cliente e lembrar a importância de mastigar completamente os alimentos.

Os líquidos podem ser um problema nos meses de verão, quando as perdas por transpiração somam-se às perdas de líquidos pela ileostomia. Os líquidos como o repositores hidreletrolíticos e isotônicos ajudam a manter o balanço de eletrólitos.

### Como evitar complicações

O monitoramento de complicações é uma atividade que os clientes com ileostomia sempre devem fazer. A irritação da pele ao redor do estoma, que é causada pelo extravasamento do efluente, é a complicação mais comum da ileostomia. Em geral, a causa desse problema é uma bolsa drenável mal adaptada. Os componentes do sistema da bolsa drenável incluem a bolsa, uma placa protetora de pele e um adesivo. Em geral, a enfermeira estomatoterapeuta recomenda o sistema de bolsa drenável apropriado. A placa protetora de pele é o componente mais importante desse sistema de modo a manter as condições saudáveis da pele ao redor do estoma. Em geral, as placas protetoras da pele são folheados com formato retangular ou elipsoide produzidos com polímeros e hidrocoloides. Esses materiais protegem a pele ao redor do estoma do contato com o efluente e formam uma interface estável entre o estoma e a bolsa.

Outras complicações frequentes são déficit de volume de líquidos, estenose do estoma, cálculos urinários e colelitíase. Mesmo que o sistema de bolsa drenável esteja bem adaptado, o efluente líquido aquoso pode ser abundante, geralmente preenchendo a bolsa em pouco tempo (em 1 h ou menos); isto pode causar rapidamente desidratação e perdas de eletrólitos. Suplementos de água, sódio e potássio devem ser administrados para evitar hipovolemia e hipopotassemia. Os antidiarreicos também são administrados.

A estenose é causada por tecidos fibróticos circulares que se formam na área do estoma. O tecido fibrótico deve ser removido cirurgicamente. Os cálculos urinários podem se formar nos clientes com ileostomia e, ao menos em parte, são atribuídos à desidratação causada pela ingestão reduzida de líquidos. Dor abdominal baixa intensa irradiada para as pernas, hematúria e sinais de desidratação indicam que a urina deva estar retida. O cliente deve ser orientado a ingerir líquidos. Em alguns casos, os cálculos pequenos são eliminados durante a micção; se isto não ocorrer, o cliente pode necessitar de tratamento para remover os cálculos (ver Capítulo 28).

A colelitíase (i. e., cálculos biliares) é mais comum nos clientes com ileostomia que na população em geral, em razão das alterações da absorção dos ácidos biliares que ocorrem no pós-operatório. O espasmo da vesícula biliar causa dor intensa no quadrante superior direito do abdome, que pode irradiar-se ao dorso e ao ombro direito (ver Capítulo 25).

## MASSAS NO INTESTINO GROSSO E NO RETO

*Pólipo* é a massa de tecido que se projeta para dentro do lúmen do intestino. Os pólipos podem desenvolver-se em qualquer segmento do trato intestinal e no reto. Essas lesões são classificadas como neoplásicas (i. e., adenomas e carcinomas) ou não neoplásicas (i. e., pólipos mucosos e hiperplásicos).

### Pólipos não neoplásicos

Embora a maioria dos pólipos não se transforme em neoplasias invasivas, estas lesões devem ser detectadas e acompanhadas criteriosamente.

#### Fatores de risco

Os pólipos não neoplásicos, que são proliferações epiteliais benignas, são comuns nos países ocidentais e ocorrem mais comumente no intestino grosso que no delgado. Os pólipos

# BOXE 24.2 | Diretrizes para o cuidado de enfermagem.

## Substituição do dispositivo de coleta de ileostomia

### Equipamento

- Sabão suave
- Panos ou toalhas limpas
- Isolamento da pele (adesivo para estoma)
- Guia de medidas
- Bolsa de coleta

**Equipamento opcional**
- Pasta protetora
- Pó ou *spray* antifúngico
- Lavador para remover o isolamento

### Implementação

| Ações | Justificativas |
|---|---|
| 1. Aumentar o conforto do cliente e estimular sua participação no procedimento.<br>  a. Peça ao cliente para colocar-se em uma posição relaxada.<br>  b. Assegure a privacidade do cliente.<br>  c. Explique os detalhes do procedimento.<br>  d. Exponha a área do estoma; remova a cinta de ileostomia (se o cliente estiver usando). | 1. A boa interação enfermeira-cliente e explicações adquadas ajudam o cliente a participar ativamente do procedimento. |
| 2. Remover a bolsa de coleta.<br>  a. Peça ao cliente para sentar-se no vaso sanitário ou em uma cadeira de frente para o vaso. O cliente que preferir ficar de pé deve ficar de frente para o vaso sanitário.<br>  b. A bolsa pode ser removida puxando-se suavemente a pele de modo a desprendê-la do adesivo.<br>  c. Observe se a ostomia está com coloração saudável, isso é, vermelho-vivo ou rosa-brilhante. | 2. Essas posições facilitam o descarte ou a drenagem. |
| 3. Limpar a pele:<br>  a. Lave a pele suavemente com água morna e sabonete neutro sem esfregar; o cliente pode preferir tomar banho antes de aplicar uma bolsa nova.<br>  b. Enxágue o sabão e seque cuidadosamente a pele depois de limpá-la. | 3. O cliente pode tomar banho de chuveiro com ou sem a bolsa.<br>  a. Recomenda-se cobri-la com um saco plástico e fita adesiva durante o banho.<br>  b. Umidade ou resíduos de sabão impedem a aderência do dispositivo de coleta. |

**Opções de bolsa**

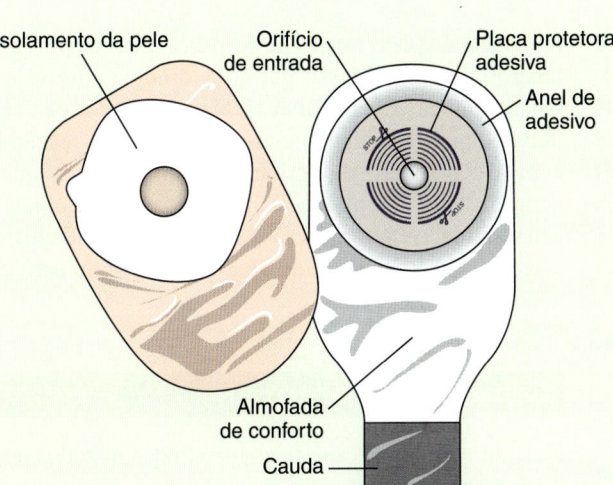

Sistemas de peça única

Com o sistema de peça única, a bolsa e a placa protetora adesiva de pele compõem uma única peça.

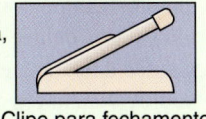

Clipe para fechamento

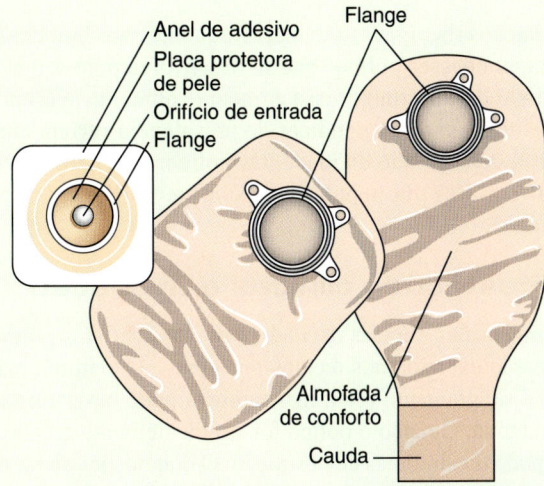

Sistemas de duas peças

Com o sistema de duas peças, a bolsa é fixada à placa protetora de pele por um flange.

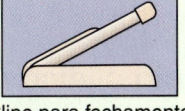

Clipe para fechamento

*(continua)*

## BOXE 24.2 — Diretrizes para o cuidado de enfermagem. (*continuação*)

| Ações | Justificativas |
|---|---|
| 4. Aplicar a bolsa coletora:<br>Quando não há irritação cutânea:<br>  a. Antes de aplicar a bolsa coletora, deve-se aplicar um protetor de pele ao redor do estoma.<br>  b. Retire a cobertura da superfície aderente do disco da bolsa plástica descartável e aplique diretamente na pele.<br>  c. Pressione firmemente no local por 30 segundos de forma a garantir a aderência.<br>Quando houver irritação cutânea:<br>  a. Limpe a pele cuidadosa e suavemente; seque com uma compressa. Aplique o pó protetor de pele.<br>  b. Se a irritação piorar, aplique um dos produtos disponíveis no mercado para tratamento da pele.<br>OU<br>Coloque o guia de corte diretamente sobre a pele ao redor do estoma, deixando descoberta a menor quantidade possível de pele ao redor do estoma. Em seguida, utilizando o guia, corte o orifício apropriado no disco. Em alguns casos, o diâmetro do estoma é irregular; neste caso, o orifício deve ser cortado com o formato mais próximo possível do estoma.<br>    Aplique como alternativa isolante disponível no mercado. O orifício do estoma deve ser do mesmo tamanho do estoma; use um guia de corte (fornecido com a bolsa, conforme a necessidade). O pó protetor de pele pode ser aplicado na pele seca e irritada, melhorando a fixação da placa protetora de pele.<br>  c. Uma alternativa é a aplicação tópica de líquido isolante, que adere bem à pele irritada.<br>  d. Em seguida, a bolsa pode ser aplicada sobre a pele tratada.<br>5. Verifique se a parte inferior da bolsa está fechada; use clampe, fecho de velcro ou o clipe fornecido. | 4. Algumas bolsas têm um protetor de pele acoplado (placa). A pele deve ser limpa e seca cuidadosamente antes de aplicar a bolsa.<br><br><br><br><br>a. A limpeza remove restos e protege a pele irritada exposta à água.<br>b. A aplicação por exemplo de uma preparação de corticoide (triancinolona) ajuda a reduzir a inflamação. O antifúngico (nistatina) trata as infecções que são comuns ao redor do estoma. O médico deve fornecer uma prescrição para esses dois fármacos. O protetor de pele (em pó ou *spray*) é uma substância que facilita a cicatrização da pele escoriada e adere perfeitamente, mesmo à pele irritada e úmida.<br><br><br><br><br>c. O protetor de pele protege a pele do efluente, facilita a cicatrização e melhora a aderência.<br>d. Isso permite a cicatrização da pele enquanto a bolsa está aplicada.<br>5. O fechamento adequado evita vazamento. |

adenomatosos (benignos) são mais frequentes nos homens. A porcentagem desses pólipos que se desenvolvem no segmento proximal do intestino grosso aumenta com a idade (depois da idade de 50 anos). Os índices de prevalência variam entre 25 e 60%, dependendo da idade. Os pólipos não neoplásicos ocorrem em 80% da população e sua prevalência aumenta com a idade.

### Manifestações clínicas e avaliação

As manifestações clínicas dependem do tamanho dos pólipos e da pressão exercida nos tecidos intestinais. O sintoma mais comum é sangramento retal, mas também pode haver dor abdominal baixa. Quando o pólipo for suficientemente grande, o cliente pode ter sintomas de obstrução. O diagnóstico se baseia na história de saúde e no toque retal, no clister opaco, na sigmoidoscopia ou na colonoscopia.

### Manejo clínico e de enfermagem

Quando o pólipo é detectado, ele deve ser removido. Existem vários métodos: colonoscopia com utilização de equipamentos especiais (*i. e.*, pinças de biopsia e alças de polipectomia), laparoscopia ou excisão por colonoscopia com visualização laparoscópica. Essa última técnica permite a detecção imediata de problemas potenciais e permite a ressecção laparoscópica e o reparo das principais complicações que podem ocorrer depois da polipectomia (sangramento e perfuração). Em seguida, o exame microscópico do pólipo identifica o tipo e indica se há necessidade de algum procedimento cirúrgico adicional.

## Câncer colorretal

Nos últimos anos, o aperfeiçoamento dos métodos de triagem ajudou a reduzir o número de mortes por câncer colorretal.

O diagnóstico precoce e o tratamento imediato poderiam salvar quase três dentre quatro clientes com essa doença. Se a doença fosse detectada e tratada em um estágio inicial, o índice de sobrevivência em 5 anos seria de 90%; contudo, apenas 34% dos cânceres colorretais são diagnosticados em um estágio precoce (ACS, 2010). Os índices de sobrevivência depois do diagnóstico tardio são muito baixos. A maioria dos clientes permanece assintomática por períodos longos e busca atendimento médico apenas quando percebem alteração dos hábitos intestinais ou sangramento retal. A prevenção e a triagem precoce são fundamentais à detecção e à redução das taxas de mortalidade.

## Fisiopatologia

O câncer colorretal é predominantemente (95% dos casos) adenocarcinoma (*i. e.*, tumores originados do revestimento epitelial do intestino) (ACS, 2010). O câncer pode começar como um pólipo benigno, que pode sofrer transformação maligna, invadir e destruir os tecidos normais e estender-se aos órgãos adjacentes. As células do tumor podem migrar para fora do tumor primário e espalhar-se para outras partes do corpo (na maioria dos casos, para o fígado).

## Fatores de risco

O câncer colorretal é uma doença das culturas ocidentais. A incidência aumenta com a idade (a incidência é maior na faixa etária acima de 85 anos) e é mais elevada entre os indivíduos com história familiar de câncer colorretal e nos clientes com DII ou pólipos. Nos homens, a incidência de câncer colorretal é superada apenas pelas incidências dos cânceres de próstata e pulmão. Nas mulheres, o câncer colorretal é superado apenas pelos carcinomas de mama e pulmão.

Na população idosa, o câncer colorretal está diretamente associado aos carcinógenos dietéticos. A carência de fibras é o principal fator etiológico, porque o trânsito das fezes no trato intestinal é mais lento e isto amplia a exposição aos carcinógenos potenciais. Excesso de gordura dietética, ingestão excessiva de álcool e tabagismo aumentam a incidência dos tumores colorretais. Atividade física e folato dietético têm efeitos protetores (Jemal *et al.*, 2010).

## Manifestações clínicas e avaliação

Os sintomas geralmente são insidiosos. Os clientes com câncer colorretal geralmente referem fadiga, que é causada basicamente pela anemia ferropriva. Nos estágios iniciais, podem ocorrer alterações discretas dos padrões de defecação e sangramentos ocasionais. Os sinais e sintomas mais tardios relatados mais comumente pelos clientes idosos são dor abdominal, obstrução, tenesmo e sangramento retal.

Os sinais e sintomas são determinados principalmente pela localização do câncer, pelo estágio da doença e pela função do segmento intestinal no qual se localiza o tumor. Alterações dos hábitos intestinais são a queixa inicial mais comum. A eliminação de sangue nas fezes é o segundo sintoma mais frequente. Outros sintomas podem ser anemia, anorexia, emagrecimento e fadiga inexplicáveis.

Os sinais e sintomas associados mais comumente aos tumores do lado direito são dor abdominal difusa e melena (fezes escuras, semelhantes ao piche). As manifestações clínicas associadas mais comumente às lesões do lado esquerdo são causadas por obstrução (dor e cólicas abdominais, estreitamento do calibre das fezes, constipação intestinal e distensão abdominal) e sangue vermelho-vivo nas fezes. As queixas associadas às lesões retais são tenesmo (esforço doloroso e ineficaz para defecar), dor retal e sensação de defecação incompleta depois de defecar, alternância de constipação intestinal e diarreia e fezes sanguinolentas.

Além dos exames do abdome e do reto, os procedimentos diagnósticos mais importantes para detectar câncer do intestino grosso são pesquisa de sangue oculto nas fezes, clister opaco, proctossigmoidoscopia e colonoscopia (ver Capítulo 21). A maioria dos casos de câncer colorretal pode ser diagnosticada por colonoscopia com biopsia ou esfregaços para citopatologia.

A pesquisa para antígeno carcinoembrionário (ACE) também pode ser realizada. Embora o ACE possa não ser um indicador altamente confiável para diagnosticar câncer colorretal, porque nem todos os tumores liberam ACE, alguns estudos demonstraram que os níveis deste antígeno são indicadores prognósticos confiáveis. Com a ressecção completa do tumor, os níveis altos de ACE devem voltar ao normal dentro de 48 h. Mais tarde, a elevação do nível do ACE sugere recidiva.

## Manejo clínico e de enfermagem

O cliente com sinais e sintomas de obstrução intestina deve ser tratado com líquidos IV e drenagem nasogástrica. Alguns clientes podem necessitar de transfusões sanguíneas depois de apresentarem sangramentos significativos.

O tratamento do câncer colorretal depende do estágio da doença e consiste em um procedimento cirúrgico para remover o tumor, medidas de suporte e tratamento adjuvante. Os clientes que fazem algum tipo de tratamento adjuvante, inclusive quimioterapia, radioterapia, imunoterapia ou protocolos multimodais, geralmente conseguem prolongar o intervalo até a recidiva do tumor e têm sobrevidas mais longas.

A radioterapia é usada antes, durante e depois do procedimento cirúrgico para reduzir as dimensões do tumor, assegurar resultados mais favoráveis com o tratamento cirúrgico e reduzir o risco de recidiva. Nos clientes com tumores inoperáveis ou que não possam ser retirados por completo, a radioterapia é usada para proporcionar alívio sintomático significativo. Os dispositivos intracavitários implantáveis são usados para liberar radiação na área do tumor. A resposta ao tratamento adjuvante é variável.

O tratamento básico para a maioria dos cânceres colorretais é cirúrgico e pode ser curativo ou paliativo. Os avanços das técnicas cirúrgicas podem permitir que o cliente com câncer use dispositivos que preservem o esfíncter anal e recuperem a continuidade do trato GI. O tipo de procedimento cirúrgico depende da localização e das dimensões do tumor. Os cânceres limitados a um local podem ser retirados pelo colonoscópio. A colectomia laparoscópica com polipectomia abrevia a cirurgia necessária em alguns casos. O laparoscópio é usado como base para fazer uma incisão no intestino grosso; em seguida, o tumor pode ser retirado. A aplicação do *laser* de neodímio/ítrio-alumínio-granada (Nd:YAG) também se mostrou eficaz em alguns casos.

Os procedimentos cirúrgicos são:

- Ressecção segmentar com anastomose (*i. e.*, ressecção do tumor e de algumas partes do intestino em um dos lados da lesão, assim como dos vasos sanguíneos e dos linfonodos) (Figura 24.6)

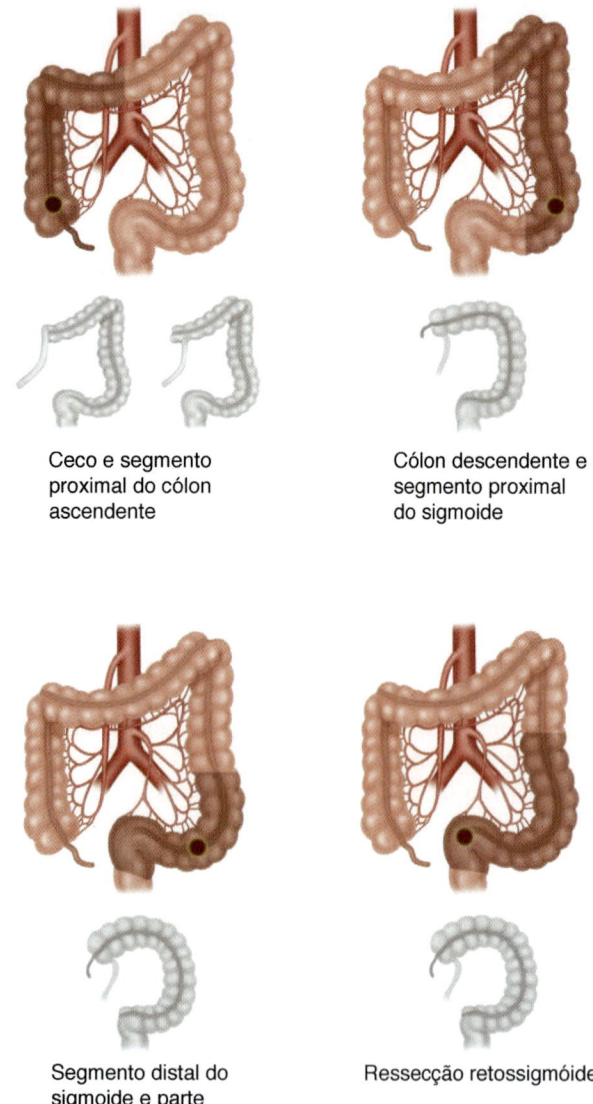

**Figura 24.6** Exemplos dos segmentos que podem ser afetados pelo câncer colorretal, a área removida cirurgicamente e a forma como a anastomose é construída (*diagramas em miniatura*).

- Ressecção abdominoperineal com colostomia sigmoide permanente (*i. e.*, ressecção do tumor e de parte do sigmoide e de todo o reto com seu esfíncter anal) (Figura 24.7)
- Colostomia temporária seguida da ressecção segmentar com anastomose e reanastomose subsequente da colostomia, permitindo a descompressão inicial do intestino e a preparação intestinal antes da ressecção
- Colostomia ou ileostomia permanente como tratamento paliativo para lesões obstrutivas inoperáveis
- Criação de uma anastomose coloanal conhecida como *bolsa colônica em J*, que é realizada em duas etapas. Uma ileostomia de alça temporária é formada para desviar o trânsito intestinal e a bolsa J recém-construída (construída com 6 a 10 cm do intestino grosso) é religada ao coto anal. Cerca de 3 meses depois da primeira cirurgia, a ileostomia é revertida e a continuidade do intestino é recuperada. O esfíncter anal e, portanto, a continência fecal são preservados.

Colostomia é a criação cirúrgica de um orifício (*i. e.*, estoma) no intestino grosso, que pode ser usada para desviar o trânsito fecal temporária ou permanentemente. Esse procedimento cirúrgico permite a drenagem ou a eliminação do conteúdo do intestino grosso para fora do corpo. A consistência do material drenado depende da posição da colostomia, que é determinada pela localização do tumor e pela extensão da invasão dos tecidos adjacentes (Figura 24.8). Com o aperfeiçoamento das técnicas cirúrgicas, as colostomias são realizadas em menos de um terço dos clientes com câncer colorretal.

## Complicações

O crescimento do tumor pode causar obstrução parcial ou total. A extensão do tumor e a ulceração dos vasos sanguíneos adjacentes podem causar hemorragia. Perfuração, formação de abscesso, peritonite, sepse e choque também são complicações possíveis.

Os idosos estão mais vulneráveis às complicações pós-operatórias e podem ter dificuldade de realizar os cuidados com a colostomia. Alguns idosos podem ter déficits visuais ou auditivos e dificuldade de coordenar movimentos delicados. Antes da cirurgia, pode ser útil ensinar aos clientes como manusear os equipamentos de ostomia e simular a limpeza da pele ao redor do estoma e sua irrigação. Os cuidados com a pele são muito importantes nos idosos com colostomia, em razão das alterações cutâneas que ocorrem com o envelhecimento – as camadas de epitélio e gordura subcutânea tornam-se mais finas e a pele é facilmente irritada. De modo a evitar lesões da pele, é importante atentar especialmente à limpeza da pele e à adaptação correta da bolsa coletora. A arteriosclerose diminui o fluxo sanguíneo para a ferida e a área do estoma. Por essa razão, o transporte de nutrientes é reduzido e o tempo de cicatrização pode ser prolongado. Alguns clientes têm eliminação demorada depois da irrigação porque a peristalse é mais lenta e há produção de menos muco. A maioria dos clientes idosos demora 6 meses até que se sinta familiarizado com os cuidados necessários à colostomia.[4]

## OBSTRUÇÃO INTESTINAL

A obstrução intestinal ocorre quando um obstáculo impede o trânsito normal do conteúdo intestinal ao longo do trato gastrintestinal. Na obstrução mecânica, pode haver obstrução intraluminar ou mural secundária à compressão da parede do intestino. Exemplos desse tipo de obstrução são intussuscepção, tumores polipoides e neoplasias, estenose, estreitamentos, aderências, hérnias e abscessos. A Figura 24.9 ilustra outras causas de obstrução. Com a obstrução funcional, a musculatura intestinal não consegue propelir o conteúdo intestinal ao longo do intestino e, deste modo, causa um bloqueio dentro do órgão. Exemplos são amiloidose, distrofia muscular, distúrbios endócrinos (p. ex., diabetes melito) ou doenças neurológicas (p. ex., doença de Parkinson). A obstrução também pode ser transitória e resultar da manipulação dos intestinos durante um procedimento cirúrgico.

A obstrução pode ser parcial ou total e sua gravidade depende da região do intestino afetado, do grau de obstrução do lúmen intestinal e, principalmente, do grau de interferência com a irrigação sanguínea das paredes intestinais.

---

[4]N.R.T.: É muito importante envolver os familiares cuidadores em todo o processo de aprendizagem dos cuidados com a ostomia.

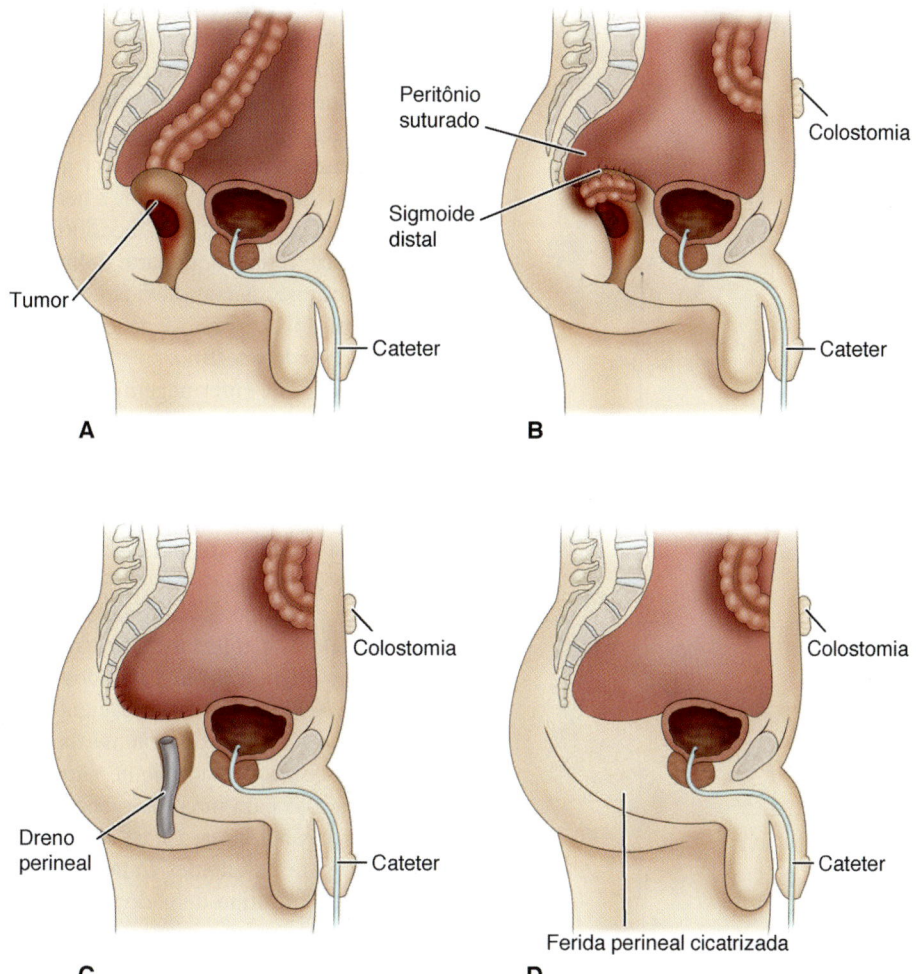

**Figura 24.7** Ressecção abdominoperineal para carcinoma do reto. (**A**) Antes da cirurgia. Observe o tumor do reto. (**B**) Durante a cirurgia, o cólon sigmoide é retirado e a colostomia é estabelecida. O segmento distal do intestino é dissecado e liberado até um ponto situado abaixo do peritônio pélvico, que é suturado sobre a extremidade fechada do sigmoide distal e do reto. (**C**) A ressecção perineal inclui a remoção do reto e da parte livre do cólon sigmoide, começando pelo segmento distal. (**D**) Resultado final depois da cicatrização. Observe a ferida perineal cicatrizada e a colostomia permanente.

A maioria das obstruções intestinais ocorre no intestino delgado. Aderências são as causas mais comuns de obstrução do intestino delgado e, em seguida, hérnias e cânceres. Outras causas são intussuscepção, **vólvulo** (*i. e.*, torção do intestino) e íleo paralítico. A maioria das obstruções do intestino delgado afeta o colo sigmoide. As causas mais frequentes são carcinomas, diverticulite, doenças intestinais inflamatórias e tumores benignos. A Tabela 24.5 e a Figura 24.9 ilustram as causas mecânicas de obstrução e descrevem como elas ocorrem.

## Obstrução do intestino delgado

### Fisiopatologia

Conteúdo intestinal, líquidos e gases acumulam-se nos segmentos proximais à obstrução intestinal. A distensão do abdome e a retenção de líquidos diminuem a absorção de líquidos e estimulam a secreção gástrica. Com a distensão progressiva, a pressão dentro do lúmen intestinal aumenta, reduzindo a pressão das veias e dos capilares arteriolares. Isso causa edema, congestão, necrose e, por fim, ruptura ou perfuração da parede intestinal com peritonite resultante.

Os vômitos por refluxo podem ser causados pela distensão abdominal. Os vômitos causam perda de ácido clorídrico (HCl) e potássio pelo estômago, resultando em redução dos níveis de cloreto e potássio e alcalose metabólica. As perdas de água e sódio causam desidratação. Nos casos em que há perdas agudas de líquidos, o cliente pode ter choque hipovolêmico.

### Manifestações clínicas e avaliação

Em geral, o primeiro sintoma é dor espasmódica em cólicas paroxísticas. O cliente pode eliminar sangue e muco, mas não fezes e flatos. Alguns clientes têm vômitos. Quando a obstrução é total, as ondas peristálticas inicialmente se tornam extremamente vigorosas e, por fim, adquirem direção invertida – o conteúdo intestinal é propelido na direção da boca, em vez de na direção do reto. Quando a obstrução está no íleo, podem ocorrer vômitos fecaloides. Primeiramente, o cliente vomita o conteúdo gástrico, depois o conteúdo duodenal e jejunal tingido de bile e, por fim, a

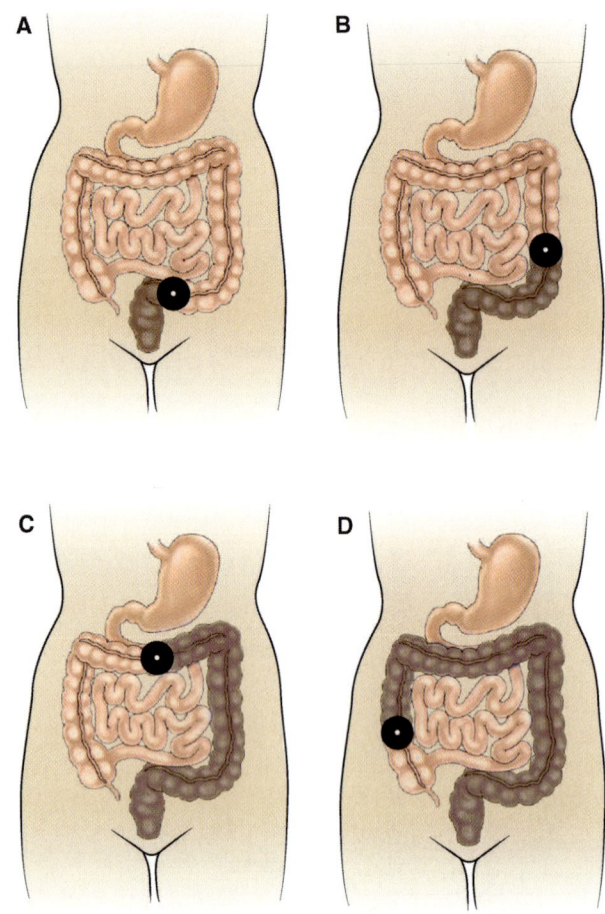

**Figura 24.8** Posições das colostomias permanentes. As características do material drenado dependem da localização. As áreas sombreadas demonstram os segmentos intestinais removidos. Com a colostomia sigmóidea (**A**), as fezes são sólidas. Com a colostomia descendente (**B**), as fezes são semissólidas. Com a colostomia transversal (**C**), as fezes são pastosas. Com a colostomia ascendente (**D**), as fezes são líquidas.

cada paroxismo de dor, o cliente vomita material fecaloide mais escuro proveniente do íleo. Os sinais de desidratação tornam-se evidentes: sede intensa, sonolência, mal-estar generalizado, dores difusas, língua saburrosa e mucosas ressecadas. O abdome torna-se distendido. Quanto mais distal for a obstrução do trato GI, mas acentuada é a distensão do abdome. Quando a obstrução não é corrigida, o cliente tem choque hipovolêmico causado pela desidratação e pela perda de volume plasmático.

O diagnóstico baseia-se nos sinais e sintomas descritos antes e nos resultados dos exames de imagem. As imagens das radiografias e da TC do abdome incluem quantidades anormais de gases e/ou líquidos no intestino. Os exames laboratoriais (i. e., dosagens dos eletrólitos e hemograma completo) demonstram um quadro de desidratação, perda do volume plasmático e possível infecção.

## Manejo clínico e de enfermagem

A descompressão do intestino por um tubo nasogástrico (ver Capítulo 22) é bem-sucedida na maioria dos casos. Quando o intestino está totalmente obstruído, a possibilidade de estrangulamento justifica uma intervenção cirúrgica. Antes da cirurgia, é necessário repor líquidos e eletrólitos IV para normalizar os níveis de água, sódio, cloreto e potássio.

O tratamento cirúrgico da obstrução intestinal depende basicamente da causa da obstrução. Com as causas mais frequentes de obstrução, inclusive hérnias e aderências, o procedimento cirúrgico consiste em reparar a hérnia ou liberar as aderências às quais o intestino está aderido. Em alguns casos, pode ser necessário retirar uma parte do intestino afetado e realizar uma anastomose. A complexidade do procedimento cirúrgico para obstrução intestinal depende da duração da obstrução e das condições do intestino.

Os cuidados de enfermagem para os clientes com obstrução intestinal tratada clinicamente (sem intervenção cirúrgica) incluem manter o funcionamento do tubo nasogástrico, avaliar e medir a drenagem nasogástrica, avaliar e detectar desequilíbrios hidreletrolíticos, monitorar o estado nutricional e determinar se há sinais de melhora (p. ex., normalização dos ruídos peristálticos, redução da distensão abdominal, melhora subjetiva da dor e da hipersensibilidade abdominais, eliminação de fezes ou flatos). A enfermeira deve relatar ao médico caso haja importantes diferenças entre líquidos administrados e eliminados (retenções e perdas), agravamento da dor ou da distensão abdominal e aumento do volume da drenagem nasogástrica. Quando as condições do cliente não melhoram, a enfermeira deve prepará-lo para uma intervenção cirúrgica. O tipo de intervenção depende da causa da obstrução. Os cuidados de enfermagem para os clientes tratados cirurgicamente para uma obstrução do intestino delgado são semelhantes aos que estão indicados para outras cirurgias abdominais (ver Capítulo 23).

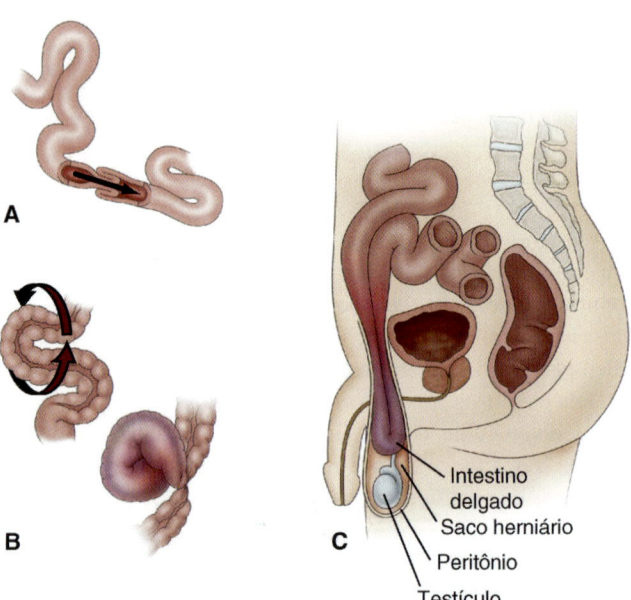

**Figura 24.9** Três causas de obstrução intestinal. (**A**) Intussuscepção, ou invaginação ou encurtamento do intestino grosso, causada pelo movimento de um segmento intestinal para dentro de outro segmento. (**B**) Vólvulo do sigmoide; a torção ocorre em sentido anti-horário na maioria dos casos. (**C**) Hérnia (inguinal). O saco herniário está em continuidade com o peritônio abdominal. O conteúdo herniário consiste em intestino, omento ou outros órgãos abdominais que passaram pelo orifício da hérnia e penetraram no saco herniário.

**Tabela 24.5** Causas mecânicas de obstrução intestinal.

| Causa | Evolução clínica | Resultado |
|---|---|---|
| Aderências | As alças intestinais ficam aderidas às áreas que cicatrizaram lentamente ou formaram cicatrizes depois de procedimentos cirúrgicos abdominais | Depois da cirurgia, as aderências formam dobras em uma alça do intestino |
| Intussuscepção | Um segmento do intestino desliza para dentro de outro segmento localizado adiante (como se fosse o fechamento de um telescópio) | O lúmen do intestino torna-se estreitado |
| Vólvulo | Torção do intestino sobre si próprio | O lúmen intestinal fica obstruído. Gases e líquidos acumulam-se no intestino encarcerado |
| Hérnia | Protrusão do intestino por uma área enfraquecida da musculatura ou da parede intestinal | O fluxo sanguíneo do intestino pode ser totalmente obstruído. O fluxo sanguíneo da área também pode ser obstruído |
| Tumor | Os tumores localizados dentro da parede do intestino estendem-se para dentro do lúmen intestinal, ou um tumor situado fora do intestino comprime a parede intestinal | O lúmen do intestino fica parcialmente obstruído; se o tumor não for retirado, o resultado é obstrução total |

## Obstrução do intestino grosso

### Fisiopatologia

Como também ocorre com a obstrução do intestino delgado, a obstrução do intestino grosso resulta na acumulação de conteúdo intestinal, líquidos e gases nos segmentos proximais do órgão. A obstrução do intestino grosso pode causar distensão grave e perfuração, a menos que parte dos gases e dos líquidos possa refluir pela válvula ileocecal. Mesmo quando for total, a obstrução do intestino grosso pode não ter consequências graves quando a irrigação sanguínea do cólon estiver preservada. Contudo, quando a irrigação sanguínea estiver reduzida, o cliente tem estrangulação com necrose (i. e., morte dos tecidos) do intestino, que é uma condição potencialmente fatal. No intestino grosso, a desidratação ocorre mais lentamente que no intestino delgado porque o colo pode absorver seu conteúdo líquido e distender até um tamanho consideravelmente maior que sua capacidade máxima total.

Os adenocarcinomas do intestino grosso são responsáveis pela maioria dos casos de obstrução do colo. A maioria desses tumores localiza-se além da flexura esplênica e isto os torna acessíveis ao sigmoidoscópio flexível.

### Manifestações clínicas e avaliação

Clinicamente, a obstrução do cólon difere da obstrução do intestino delgado porque os sinais e sintomas desenvolvem-se e progridem mais lentamente. Nos clientes com obstrução do cólon sigmoide ou do reto, constipação intestinal pode ser a única queixa por vários meses. O formato das fezes é alterado à medida que elas passam pela obstrução, que se torna progressivamente mais grave. A eliminação de sangue nas fezes pode causar anemia ferropriva. O cliente pode referir fraqueza, emagrecimento e anorexia. Por fim, o abdome torna-se acentuadamente distendido, as alças do intestino grosso tornam-se perceptíveis no contorno da parede abdominal e o cliente queixa-se de dor em cólicas no abdome inferior. Finalmente, ocorrem vômitos fecaloides e podem ocorrer sinais e sintomas de choque.

O diagnóstico baseia-se nos sintomas clínicos e nos resultados dos exames de imagem. As radiografias e a TC ou RM do abdome evidenciam distensão do colo e definem claramente o local da obstrução. O clister opaco está contraindicado porque existe o risco de perfuração.

### Manejo clínico e de enfermagem

A reposição do volume intravascular, a correção dos distúrbios eletrolíticos e a descompressão gástrica são medidas que devem ser adotadas imediatamente. A colonoscopia pode ser realizada para destorcer e descomprimir o intestino. A cecostomia (criação de um orifício cirúrgico no ceco) pode ser realizada nos clientes com riscos operatórios proibitivos e necessidade urgente de alívio da obstrução. Esse procedimento cria uma saída para a liberação de gases e pequena quantidade de material fecal. Uma sonda retal pode ser usada para descomprimir um segmento distal obstruído. Entretanto, o tratamento habitual é ressecção cirúrgica para remover a lesão que causou a obstrução. A colostomia temporária ou permanente pode ser necessária. Quando é necessário retirar todo o intestino grosso, pode ser realizada anastomose ileoanal.

As atribuições da enfermeira são monitorar o cliente de modo a detectar sinais e sintomas indicativos de que a obstrução intestinal esteja agravando-se e proporcionar-lhe apoio emocional e conforto. Além disso, a enfermeira deve administrar líquidos e eletrólitos IV conforme a prescrição. Quando as condições do cliente não melhoram com o tratamento conservador, a enfermeira deve prepará-lo para uma intervenção cirúrgica. Essa preparação inclui orientações pré-operatórias, conforme as condições do cliente. Depois da cirurgia, a enfermeira deve implementar os cuidados pós-operatórios para cirurgias abdominais.

## DOENÇAS ANORRETAIS

As doenças anorretais incluem fístulas e fissuras, hemorroidas, doenças sexualmente transmissíveis e cistos pilonidais. O Boxe 24.3 descreve os cuidados de enfermagem para clientes com esses problemas.

## BOXE 24.3 Cuidados de enfermagem para clientes com doenças anorretais.

### Aliviar a constipação intestinal
A enfermeira deve orientar para que o cliente tenha uma ingesta de mínimo dois litros de água por dia de modo a assegurar hidratação adequada e recomendar a ingestão de alimentos ricos em fibras para facilitar a formação do bolo fecal e a eliminação das fezes pelo reto. Para os clientes com doença renal ou cardiopulmonar preexistente, o cliente deve consultar seu médico quanto ao volume de líquidos recomendado. Os laxantes formadores do bolo fecal como o psílio e os emolientes fecais como o docusato devem ser administrados conforma a prescrição. O cliente deve ser orientado a reservar algum tempo para as defecações e a atender a vontade de defecar tão logo seja possível. Em alguns casos, pode ser útil pedir ao cliente para realizar exercícios de relaxamento antes de defecar, de maneira a relaxar os músculos abdominais e perineais, que podem estar contraídos ou em espasmo. A administração de um analgésico prescrito antes da defecação também é benéfica.

### Atenuar a ansiedade
Os clientes submetidos a uma cirurgia retal podem ficar incomodados e irritáveis em razão do desconforto, da dor e do constrangimento. A enfermeira deve identificar suas necessidades psicossociais específicas e fazer um plano de cuidados individualizado. Além disso, a enfermeira deve manter a privacidade do cliente enquanto realiza os cuidados de enfermagem e limitar o acesso de visitas, caso ele manifeste. Os curativos sujos devem ser retirados imediatamente do quarto de modo a evitar odores desagradáveis; os desodorizantes de ambiente podem ser necessários quanto os curativos exalam odor fétido.

### Aliviar a dor
Durante as primeiras 24 h após uma cirurgia retal, podem ocorrer espasmos dolorosos do esfíncter e dos músculos perineais. O controle da dor é muito importante. O cliente deve ser orientado a colocar-se em uma posição confortável. A colocação de almofadas terapêuticas pneumáticas sob as nádegas quando o cliente estiver sentado ajuda a atenuar a dor, bem como a aplicação de gelo e pomadas analgésicas. As compressas mornas podem melhorar a circulação e atenuar o desconforto dos tecidos irritados. Os banhos de assento realizados 3 ou 4 vezes/dia aliviam a irritabilidade e a dor porque relaxam o espasmo dos esfíncteres. Vinte e quatro horas depois do procedimento cirúrgico, os anestésicos tópicos podem ser úteis para avaliar a irritação e o desconforto locais. Os fármacos prescritos podem ser anestésicos tópicos (*i. e.*, supositórios), adstringentes, antissépticos, tranquilizantes e antieméticos. Os clientes ficam mais colaborativos e menos apreensivos quando não sentem dor.

Os curativos úmidos impregnados com partes iguais de água gelada e loção de hamamélis ajudam a reduzir o edema. Quando o cliente precisa usar compressas úmidas constantemente, deve-se aplicar vaselina ao redor da área anal para evitar maceração da pele. O cliente deve ser instruído a colocar-se na posição supina a intervalos predeterminados porque esta posição ajuda a reduzir o edema dos tecidos.

### Facilitar a micção
Urinar pode ser um problema no pós-operatório em consequência do espasmo reflexo do esfíncter existente no trato de saída da bexiga e de algum grau de defesa muscular provocada pela apreensão e pelo medo. A enfermeira deve experimentar todos os métodos para estimular a micção voluntária (*i. e.*, aumentar a ingestão de líquidos, ouvir o barulho de água corrente e derramar água morna sobre o meato urinário) antes de recorrer à cateterização vesical. O débito urinário deve ser cuidadosamente monitorado no pós-operatório de cirurgia retal.

### Monitorar e tratar complicações
A área operada deve ser examinada frequentemente de modo a detectar sangramento retal. A enfermeira deve avaliar o cliente para detectar sinais sistêmicos de sangramento excessivo (*i. e.*, taquicardia, hipotensão, agitação e sede). Depois da hemorroidectomia, pode haver sangramento das veias que foram cortadas. Se um tubo retal flexível tiver sido introduzido depois da cirurgia, o sangue pode ficar visível nos curativos. Quando o sangramento for evidente, a enfermeira deve comprimir diretamente a área e entrar em contato com o cirurgião. É importante evitar a aplicação de calor úmido, porque isto aumenta a vasodilatação e o sangramento.

### Orientar o cliente de modo que possa realizar o autocuidado domiciliar
A maioria dos clientes com doenças anorretais não é hospitalizada. Clientes operados para corrigir o problema geralmente recebem alta diretamente do centro de cirurgia ambulatorial. Quando ficam internados, é por pouco tempo (em geral, apenas 24 h).

A enfermeira deve instruir o cliente a manter a região perineal o mais limpa possível, lavando suavemente com água morna e, em seguida, secando com compressas absorvente. O cliente deve evitar esfregar a área com papel higiênico. Além disso, ele deve ser instruído sobre como fazer os banhos de assento e testar a temperatura da água.

### Assegurar a continuidade dos cuidados
Os banhos de assento podem ser realizados 3 ou 4 vezes/dia em uma banheira ou uma cadeira com dispositivo para banho de assento. Os banhos de assento devem ser realizados depois de cada defecação durante 1 a 2 semanas depois da cirurgia. A enfermeira deve recomendar que o cliente responda rapidamente à vontade de defecar de forma a evitar constipação intestinal. A dieta deva ser modificada para aumentar o aporte de líquidos e fibras. Também é importante recomendar exercícios moderados e orientar o cliente quanto à dieta prescrita, ao significado dos hábitos alimentares adequados e dos exercícios e aos laxantes que podem ser usados sem riscos.

## Fístula anal

Fístula anal é uma comunicação fibrosa tubular minúscula, que se estende de um orifício localizado ao lado do ânus até o canal anal (Figura 24.10A). Em geral, as fístulas são causadas por uma infecção, mas também podem formar-se depois de traumatismos, fissuras ou enterite regional. Pus ou fezes podem vazar continuamente pelo orifício cutâneo. Outros sintomas podem ser a eliminação de flatos ou fezes pela vagina ou bexiga, dependendo do trajeto da fístula. As fístulas não tratadas podem causar infecção sistêmica com seus sintomas associados.

O tratamento cirúrgico sempre é recomendado porque poucas fístulas cicatrizam espontaneamente. Fistulectomia (*i. e.*, excisão do trajeto fistular) é o procedimento cirúrgico recomendado. Os segmentos intestinais distais devem ser totalmente esvaziados por vários enemas prescritos. A fístula é dissecada ou aberta por uma incisão desde o orifício retal até sua extremidade proximal. A ferida deve ser comprimida com gaze.

## Fissura anal

Fissura anal é uma laceração ou úlcera longitudinal do revestimento do canal anal (ver Figura 24.10B). Em geral, as fissuras são causadas pelo traumatismo causado pela passagem de fezes duras e volumosas, ou por um estreitamento persistente do canal anal em consequência de estresse e ansiedade (que causam constipação intestinal). Outras causas são parto, traumatismo e uso excessivo de laxantes.

Nos casos típicos, as fissuras causam defecações extremamente dolorosas, ardência e sangramento. Sangue vermelho-vivo pode aparecer depois da defecação durante a limpeza com papel higiênico.

A maioria das fissuras cicatriza com medidas conservadoras, inclusive modificação da dieta com acréscimo de suplementos de fibras, emolientes fecais e agentes formadores de bolo fecal, aumento da ingestão de água, banhos de assento e supositórios emolientes. Os supositórios que combinam um anestésico com um corticoide ajudam a aliviar o desconforto. Em alguns casos, pode ser necessário fazer dilatação anal sob anestesia.

Quando as fissuras não respondem ao tratamento conservador, o cliente deve ser operado. A maioria dos cirurgiões considera que a cirurgia preferida seja a esfincterotomia lateral interna com excisão da fissura.

## Hemorroidas

Hemorroidas são segmentos dilatados de veias do canal anal. As hemorroidas são muito comuns: em torno da idade de 50 anos, cerca de 50% das pessoas têm hemorroidas (NIH, 2009). A laceração da mucosa durante a defecação provoca deslizamento das estruturas da parede do canal anal, inclusive dos tecidos e vasos sanguíneos hemorroidários. A pressão elevada dos tecidos hemorroidários em consequência da gravidez pode causar hemorroidas ou agravar as preexistentes. As hemorroidas são classificadas em dois tipos: as que se localizam acima do esfíncter interno são conhecidas como *hemorroidas internas*, enquanto as que se formam fora do esfíncter externo são conhecidas como *hemorroidas externas* (ver Figura 24.10C).

As hemorroidas causam prurido e dor e são as causas mais frequentes de sangramento vermelho-vivo durante a defecação. As hemorroidas externas causam dor intensa em razão da inflamação e do edema causado por trombose (*i. e.*, formação de trombos dentro da hemorroida). Isso pode causar isquemia localizada e, por fim, necrose da região. As hemorroidas internas geralmente não são dolorosas, a menos que sangrem ou sofram prolapso quando crescem muito.

Os sintomas e o desconforto causados pelas hemorroidas podem ser atenuados por higiene pessoal cuidadosa e evitando-se esforço excessivo para defecar. A única medida terapêutica necessária para facilitar a eliminação de fezes moles e volumosas e evitar a necessidade de fazer esforço pode ser ingerir uma dieta rica em resíduos (frutas e farelo de trigo) e ingestão liberal de líquidos. Quando esse tratamento não for eficaz, o acréscimo de um agente hidrofílico formador do bolo fecal (p. ex., psílio) pode ser útil. Compressas mornas, banhos de assento, pomadas e supositórios analgésicos, adstringentes e repouso ao leito estimulam a regressão da congestão vascular.

Existem vários tipos de tratamento cirúrgico para hemorroidas. Fotocoagulação com luz infravermelha, diatermia bi-

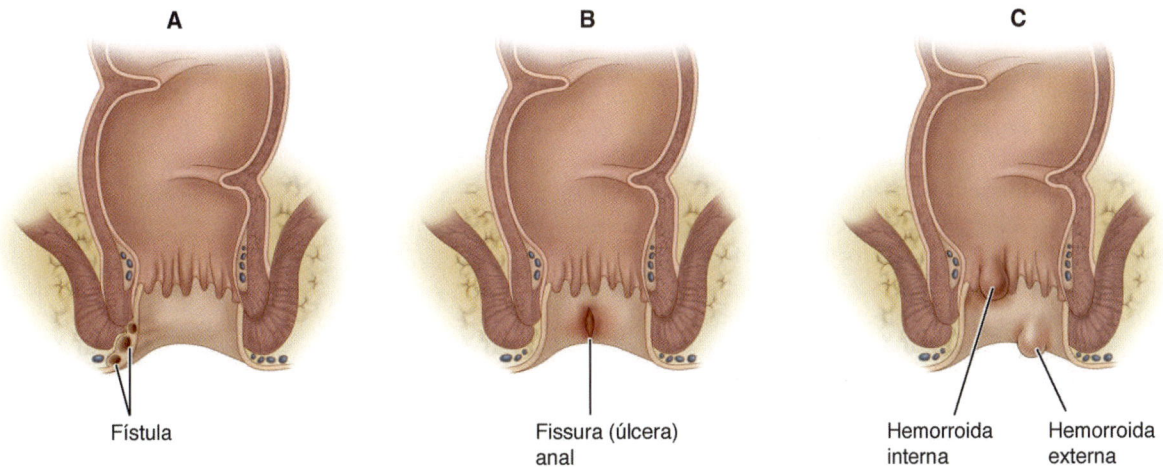

**Figura 24.10** Tipos de lesão anal. (**A**) Fístula. (**B**) Fissura. (**C**) Hemorroidas internas e externas.

polar e tratamento a *laser* são usados para fixar a mucosa à musculatura subjacente. A injeção de agentes esclerosantes também é eficaz para tratar hemorroidas pequenas sangrantes. Esses procedimentos ajudam a evitar prolapso.

O procedimento de ligadura elástica é um tratamento cirúrgico conservador para hemorroidas. A hemorroida é identificada por anuscópio e seu segmento proximal situado acima das linhas mucocutâneas é preso por um instrumento. Em seguida, uma pequena faixa de borracha é deslizada sobre a hemorroida. Os tecidos distais à faixa de borracha sofrem necrose depois de alguns dias e desprendem-se. Em seguida, os tecidos fibrosam; o resultado é que a mucosa anal distal é retraída e adere à musculatura subjacente. Embora esse tratamento seja satisfatório para alguns clientes, ele é doloroso para outros e pode causar sangramento secundário. Também existem relatos de que possa causar infecção perianal.

A hemorroidectomia por criocirurgia é outro método usado para remover hemorroidas e consiste em congelar a hemorroida por tempo suficiente para causar necrose. Embora seja relativamente indolor, esse procedimento não é muito usado porque o material eliminado tem odor muito fétido e a cicatrização da ferida é demorada. O *laser* de Nd:YAG é útil para excisar hemorroidas, principalmente apêndices hemorroidários externos. O tratamento é rápido e relativamente indolor. Hemorragia e abscesso são complicações pós-operatórias raras.

Os métodos terapêuticos descritos antes para tratar hemorroidas não são indicados quando o cliente tem história pregressa de veias trombosadas, que precisem ser tratadas por ressecção cirúrgica mais ampla. A hemorroidectomia (ou ressecção cirúrgica) pode ser realizada para remover todos os tecidos redundantes envolvidos no processo. Durante a cirurgia, o esfíncter anal geralmente é dilatado com um dedo e as hemorroidas são removidas por um clampe e um cautério, ou ligadas e depois excisadas. Depois de finalizar o procedimento cirúrgico, o cirurgião pode introduzir um pequeno tubo flexível pelo esfíncter de modo a permitir a eliminação de flatos e sangue; para obter hemostasia podem ser colocados produtos como gelatina absorvível sobre as feridas anais.

## Doenças anorretais sexualmente transmissíveis

Existem descritas três síndromes infecciosas causadas por doenças sexualmente transmissíveis (DST): proctite, proctocolite e enterite. A proctite acomete o reto e geralmente está associada ao coito anal passivo recente com um parceiro infectado. Os sinais e sintomas são secreção mucopurulenta ou sangramento, dor na região e diarreia. Os patógenos isolados mais comumente são *Neisseria gonorrhoeae*, *Chlamydia*, herpes-vírus simples e *Treponema pallidum*. A proctocolite afeta o reto e o segmento mais distal do cólon descendente. Os sinais e sintomas são semelhantes aos da proctite, mas também podem incluir diarreia líquida ou sanguinolenta, cólicas e hipersensibilidade abdominal. A enterite acomete um segmento mais amplo do colo descendente e pode causar diarreia líquida ou sanguinolenta, dor abdominal e emagrecimento. Os patógenos isolados mais comumente são *E. histolytica*, *Giardia lamblia*, *Shigella* e *Campylobacter*.

A sigmoidoscopia é realizada para identificar os segmentos anorretais afetados. Amostras devem ser recolhidas com *swabs* retais e as culturas são realizadas para isolar os patógenos envolvidos. Os antibióticos (*i. e.*, cefixima, doxiciclina e penicilina G) são os tratamentos preferidos para infecções bacterianas. O aciclovir é administrado aos clientes com infecções virais. Os agentes antiamebianos (*i. e.*, metronidazol) são eficazes para tratar infecções por *E. histolytica* e *G. lamblia*. O ciprofloxacino é eficaz para tratar infecção por *Shigella*. Os antibióticos eritromicina e ciprofloxacino são os fármacos preferidos para tratar infecção por *Campylobacter*.

## Seio ou cisto pilonidal

O seio ou cisto pilonidal é encontrado no sulco interglúteo na superfície posterior da região inferior do sacro (Figura 24.11). Teorias recentes sugerem que essas lesões resultem de traumatismo local, que acarreta a penetração dos pelos no epitélio e nos tecidos subcutâneos. Os cistos pilonidais também podem ser congênitos e, nestes casos, formam-se em razão da invaginação dos tecidos epiteliais sob a pele, que pode comunicar-se com a superfície cutânea por um ou vários orifícios fistulares pequenos. É comum encontrar pelos saindo desses orifícios e isto explica o termo usado para descrever a lesão, ou seja, *cisto pilonidal* (*i. e.*, um ninho de pelos). Os cistos raramente causam sintomas até a adolescência ou os primeiros anos da vida adulta, quando a infecção causa drenagem irritativa ou abscesso. Transpiração e atrito irritam facilmente essa área.

Nos estágios iniciais da inflamação, a infecção pode ser controlada com antibióticos, mas depois da formação de um abscesso, o tratamento é cirúrgico. O abscesso deve ser incisado e drenado sob anestesia local. Depois da regressão do processo agudo, outro procedimento cirúrgico deve ser realizado para excisar o cisto e os trajetos fistulares secundários. A ferida deve cicatrizar com formação de tecidos de granulação. Curativos de gaze são aplicados na ferida para manter suas bordas separadas enquanto ela cicatriza.

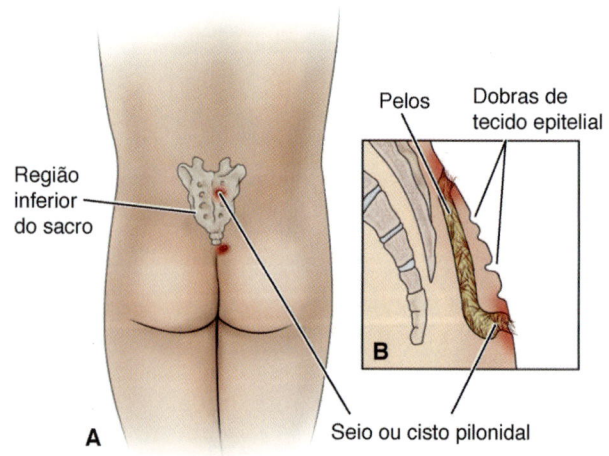

**Figura 24.11** (**A**) Cisto pilonidal na região inferior do sacro, cerca de 5 cm acima do ânus e no sulco interglúteo. (**B**) Fragmentos de pelo emergem do trato sinusal e endentações localizadas (depressões) podem aparecer na pele das proximidades dos orifícios fistulares.

## Revisão do capítulo

### Exercícios de avaliação crítica

1. Descreva as opções de antibióticos para peritonite bacteriana espontânea com base na prática atual baseada em evidências.
2. Compare e contraste as diferenças fisiopatológicas entre doença de Crohn e colite ulcerativa no que se refere às manifestações clínicas, à evolução da doença e aos esquemas de tratamento.

### Questões objetivas

1. Um cliente retorna à unidade de internação depois de fazer uma colonoscopia diagnóstica. Os resultados evidenciaram diverticulose. O cliente refere agravação da dor abdominal, febre e calafrios. A enfermeira deverá estar atenta a qual possível complicação clínica?
   A. Câncer de cólon
   B. Hemorroidas
   C. Perfuração intestinal
   D. Fissura anal
2. Um cliente queixa-se de dor no quadrante inferior direito, febre e perda do apetite. A enfermeira deve saber que a causa mais provável para essas queixas é:
   A. Diverticulite
   B. Apendicite
   C. Obstrução intestinal
   D. Câncer do cólon sigmoide
3. Um cliente queixa-se de dor abdominal, que geralmente ocorre depois das refeições, além de diarreia que não melhora com a defecação. A enfermeira deve saber que o diagnóstico mais provável nesse caso é:
   A. Colite ulcerativa
   B. Enterite regional
   C. Colecistite
   D. Diverticulose
4. Um cliente queixa-se de dor e distensão abdominal, febre, taquicardia e sudorese. As radiografias mostram ar livre sob o diafragma. A enfermeira deve suspeitar de qual doença?
   A. Obstrução intestinal
   B. Má absorção
   C. Perfuração intestinal
   D. Colelitíase aguda
5. Um cliente teve perfuração intestinal causada por uma intervenção cirúrgica recente e, no momento, tem o diagnóstico de peritonite. Os ruídos peristálticos estão reduzidos, a temperatura é de 38,5°C e a leucometria está aumentada. A qual das seguintes condições a enfermeira deve ficar atenta como complicação potencialmente mais grave da peritonite?
   A. Náuseas
   B. Diarreia
   C. Sepse
   D. Hipersensibilidade abdominal

## Bibliografia e leitura sugerida

A bibliografia e a leitura sugerida para este capítulo estão disponíveis no GEN-IO: http://gen-io.grupogen.com.br/gen-io/.

# CAPÍTULO 25

SYLVIA M. LEMPIT

# Manejo de Enfermagem | Doenças Hepáticas e Biliares

## Objetivos de estudo

**Após ler este capítulo, você será capaz de:**

1. Relacionar icterícia, hipertensão portal, ascite, varizes esofágicas, deficiências nutricionais e coma hepático com as alterações fisiopatológicas do fígado
2. Descrever os manejos clínico, cirúrgico e de enfermagem para clientes com varizes esofágicas
3. Comparar os diversos tipos de hepatite e suas causas, prevenção, manifestações clínicas, manejo, prognóstico e necessidades de cuidados de saúde
4. Descrever os manejos clínico e de enfermagem para clientes com câncer de fígado
5. Descrever os cuidados de enfermagem pós-operatórios para clientes submetidos a transplante de fígado
6. Descrever o manejo da colelitíase
7. Diferenciar as pancreatites aguda e crônica
8. Descrever o manejo de enfermagem para clientes com pancreatite aguda.

O fígado desempenha funções complexas, e a disfunção hepática afeta todos os sistemas do organismo. As doenças hepáticas são comuns e podem ser causadas por vírus, exposição a substâncias tóxicas (inclusive álcool) ou por tumores. Os distúrbios das vias biliares e do pâncreas também são comuns e incluem cálculos biliares e disfunção pancreática. De modo a assistir eficientemente esses clientes, a enfermeira deve entender como os distúrbios das vias biliares estão diretamente relacionados com as doenças hepáticas.

## DOENÇAS HEPÁTICAS

Para prestar assistência a clientes com doenças hepáticas a enfermeira deve ter habilidades avançadas de avaliação clínica e manejo. O Boxe 25.1 ressalta algumas considerações importantes pertinentes à avaliação de clientes com doença hepática.

### Manifestações clínicas da disfunção hepática

#### Icterícia

A coloração amarelada da pele e das escleróticas é causada pela redução da capacidade do fígado de metabolizar e secretar bilirrubina. A icterícia torna-se perceptível quando o nível de bilirrubina sérica é maior que 3 mg/d$\ell$. As elevações das concentrações de bilirrubina sérica podem ser causadas por doenças hepáticas agudas ou crônicas. O diagnóstico diferencial da icterícia pode incluir as seguintes causas:

- Icterícia hepatocelular causada por hepatites virais, hepatotoxinas (inclusive fármacos e álcool), doenças metabólicas, isquemia, hepatite autoimune ou gravidez
- Icterícia obstrutiva causada pela obstrução dos ductos biliares; cálculos biliares; inflamação dos ductos biliares causada por colangite esclerosante primária, estenoses biliares, neoplasias malignas do sistema biliar, cânceres de pâncreas e fígado ou pancreatite
- Icterícia hemolítica causada pela produção aumentada de bilirrubina em consequência de hemólise, doenças hematológicas, reabsorção de hematomas ou transfusões repetidas
- Hiperbilirrubinemia hereditária causada por distúrbios hereditários do metabolismo da bilirrubina, inclusive várias síndromes, sendo que algumas requerem transplante de fígado

## BOXE 25.1 — Revisão da avaliação hepática.

A apresentação clínica inicial de um cliente com doença hepática é amplamente variável e pode incluir elevações das enzimas hepáticas detectadas na triagem clínica rotineira, sem quaisquer sinais ou sintomas clínicos de alguma doença, ou clientes que se apresentam em insuficiência hepática com icterícia, coma hepático ou sangramento esofágico. A história de saúde abrangente e completa é essencial à detecção de exposição às substâncias hepatotóxicas (inclusive álcool) ou aos agentes infecciosos que causam disfunção hepática, assim como à diferenciação entre disfunção hepática aguda e crônica.

### Elementos da história de saúde

#### Sinais e sintomas comuns

- Gerais: letargia, fraqueza, fadiga, febre, icterícia, prurido
- Neurológicos: alterações do padrão mental, transtornos da personalidade e do sono, confusão e coma profundo nos casos de doença hepática crônica avançada ou insuficiência hepática aguda
- Cardiopulmonares: dispneia causada pela retenção acentuada de líquido
- Gastrintestinais (GI): dor abdominal, aumento da circunferência abdominal, anorexia, náuseas e vômitos, hematêmese (vômitos de sangue), melena (fezes pretas semelhantes ao piche) ou hematoquezia (fezes com sangue vermelho-vivo)
- Hematológicos/circulatórios: equimoses ao mais leve traumatismo, sangramento espontâneo, edema postural e/ou dos pés
- Endócrinos: perda da libido nos homens e nas mulheres.

#### História patológica pregressa

A história pregressa de doença intestinal inflamatória ou colite ulcerativa pode indicar o diagnóstico de colangite esclerosante primária (inflamação dos ductos biliares). A doença hepática crônica é causada comumente por álcool e vírus (inclusive vírus da hepatite B ou C). Os clientes com esteatose hepática não alcoólica (EHNA) têm comumente história clínica de diabetes, hiperlipidemia e obesidade.

#### História familiar

Doença de Wilson, hemocromatose e doença hepática autoimune são distúrbios genéticos. História familiar positiva para hepatite B pode indicar transmissão vertical (Schiff et al., 2007).

#### História social

- *Estilo de vida*: uso de drogas ilícitas (p. ex., uso abusivo de drogas ilícitas por via intravenosa (IV) ou inalatórias) no passado ou atualmente, práticas sexuais não seguras, tatuagens, *piercings*, transfusões de sangue, lesões acidentais com picadas de agulha, uso compartilhado de barbeadores e escovas de dente
- *Ocupacional*: exposição às toxinas no ambiente de trabalho, exposição dos profissionais de saúde a clientes atendidos nos setores de trauma ou centros cirúrgicos e unidades de diálise
- *História de viagens*: viagem recente para áreas endêmicas com ingestão de alimentos ou água contaminada e mariscos crus
- *Etilismo*: a enfermeira deve obter informações de seus clientes e familiares quanto ao uso de álcool no passado ou atualmente (i. e., volume ingerido diariamente). A ingestão de 60 g/dia pelos homens e 30 g/dia pelas mulheres (10 g de álcool equivalem a 30 mℓ de uísque, 360 mℓ de cerveja, ou 120 mℓ de vinho) é suficiente para causar lesão hepática. O impacto da lesão ou doença hepática causada pelo álcool é maior quando existem outros fatores de risco, inclusive hepatite C (Schiff et al., 2007)
- *Fármacos*: a enfermeira deve revisar todos os fármacos usados com prescrição, fármacos de venda livre, fitoterápicos e remédios caseiros, inclusive vitaminas (principalmente vitamina A). Os fármacos são causas frequentes de disfunção hepática aguda e podem causar insuficiência hepática fulminante (p. ex., superdosagem de paracetamol).

### Anormalidades ao exame físico

- *Pele e escleróticas*: icterícia, equimoses, angiomas araneiformes e eritema palmar, icterícia ou coloração amarelada das escleróticas, leuconiquia (manchas brancas nas unhas) e baqueteamento dos dedos
- *Cavidade oral*: hálito hepático – odor adocicado e ligeiramente fétido associado à encefalopatia
- *Sistema neurológico*: distúrbios da função neurológica ou cognitiva do cliente (fala arrastada, confusão, perda da memória ou respostas mais lentas)
- *Sistema musculoesquelético*: atrofia muscular; tremores ou asterixe (movimentos involuntários das mãos quando os punhos estão em dorsiflexão) com alterações do estado mental indicam encefalopatia hepática
- *Abdome*: sinais de distensão abdominal sugestiva de ascite, ou veias dilatadas e proeminentes perceptíveis sob a pele. Hérnias umbilicais ou ventrais também podem ocorrer. O cliente com doença hepática também pode apresentar estrias, escoriações ou petéquias na pele do abdome. A palpação do fígado é importante para determinar suas dimensões, sua forma e sua consistência, enquanto a percussão é necessária para detectar ascite. O fígado saudável tem bordas lisas e finas, consistência firme (mas não dura) e seu lobo esquerdo é palpável. A hepatomegalia (fígado aumentado) indica doença hepática (Schiff et al., 2007)
- *Outras anormalidades*: edema com cacifo nos membros inferiores; os homens podem ter ginecomastia e atrofia dos testículos (Schiff et al., 2007).

### Investigação diagnóstica

A investigação diagnóstica inclui biopsia hepática, provas de função hepática e ultrassonografia (ver Capítulo 21).

## Hipertensão portal

A **hipertensão portal** é causada pelo aumento da resistência ao fluxo sanguíneo do fígado e ao aumento do fluxo sanguíneo devido à dilatação da circulação esplâncnica. As duas complicações principais da hipertensão portal são **ascite** e varizes esofágicas (descritas adiante) (Runyon, 2009).

## Ascite

Nos clientes com ascite, líquidos acumulam-se na cavidade peritoneal. O aumento do fluxo sanguíneo das veias que drenam o sistema portal causa dilatação e formação de veias varicosas.

### Fisiopatologia

Os mecanismos responsáveis pela acumulação de ascite não estão totalmente esclarecidos. A hipertensão portal e o aumento resultante da pressão capilar e a obstrução do fluxo sanguíneo venoso pelo fígado doente são fatores que contribuem para isso. A dilatação que ocorre na circulação esplâncnica também é um fator etiológico suspeito. A incapacidade do fígado de metabolizar aldosterona aumenta a retenção de água e sódio pelos rins. A retenção de água e sódio, o aumento do volume de líquido intravascular, a ampliação do fluxo linfático e a redução da síntese de albumina pelo fígado doente contribuem globalmente para a transferência de líquido do sistema vascular para o espaço peritoneal. O processo se torna autoperpetuável à medida que o líquido acumulado no espaço peritoneal acentua ainda mais a retenção de sódio e água pelos rins na tentativa de manter o volume de líquido do sistema vascular. Em consequência da lesão hepática, volumes expressivos (15 ℓ ou mais) de líquido rico em albumina podem acumular-se na cavidade peritoneal na forma de ascite (Schiff, Sorrell e Maddrey, 2007). A Figura 25.1 ilustra a fisiopatologia da ascite.

### Manifestações clínicas e avaliação

Os sinais e sintomas referidos comumente pelos clientes com ascite são aumento da circunferência abdominal, aumento do peso e edema dos membros inferiores. Esses clientes também podem apresentar dispneia causada pela distensão abdominal ou por derrames pleurais. Hérnias abdominais secundárias à elevação da pressão intra-abdominal podem ser detectáveis, assim como veias colaterais e estrias (marcas de estiramento) visíveis. Os clientes também podem ter saciedade precoce, anorexia e fraqueza generalizada (Schiff *et al.*, 2007).

A detecção da ascite pelo exame físico pode ser conseguida por percussão para demonstrar macicez móvel. Com o cliente em decúbito dorsal, o líquido livre na cavidade abdominal acumula-se nos flancos; a percussão do abdome detecta timpanismo na região anterior do abdome e macicez nos flancos. Quando o cliente vira para um dos lados, a repetição da percussão demonstra macicez móvel (a área mais superior produz som timpânico, enquanto a área mais inferior tem som de macicez à percussão). O teste da onda líquida abdominal também detecta ascite (Figura 25.2). Abaulamento dos flancos também pode indicar ascite. A avaliação física cuidadosa da ascite por

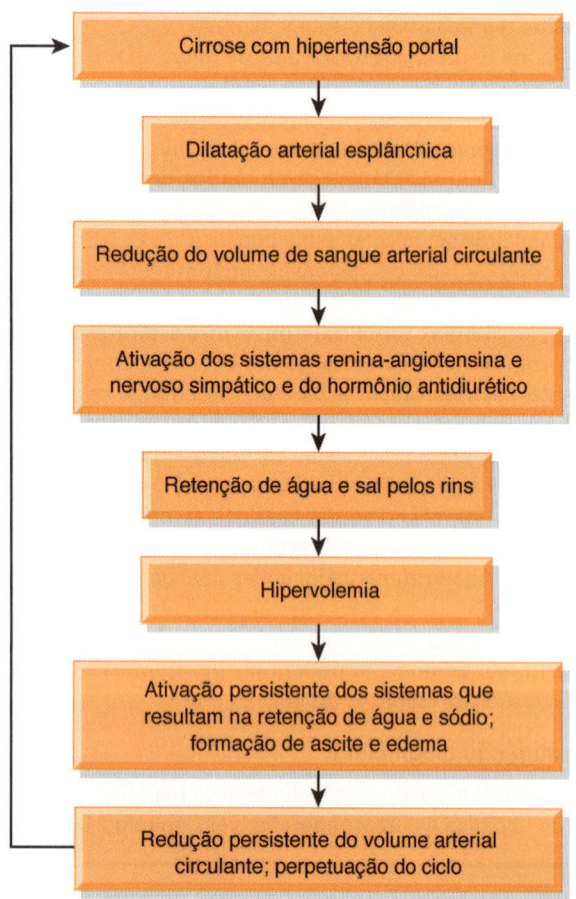

**Figura 25.1** Fisiopatologia da ascite (teoria da dilatação arterial).

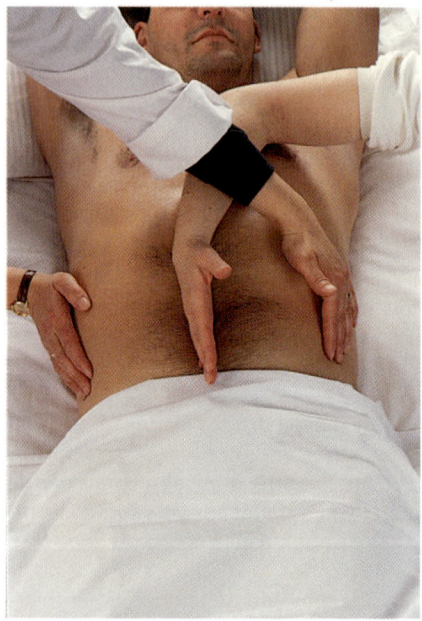

**Figura 25.2** Teste da onda líquida abdominal. O examinador coloca as mãos nos lados dos flancos do cliente e, em seguida, percute firmemente um dos flancos de modo a detectar qualquer onda líquida com a outra mão. A mão de um auxiliar pode ser colocada (com a superfície ulnar para baixo) ao longo da linha média do abdome do cliente para evitar que a onda líquida seja transmitida através dos tecidos da parede abdominal.

meio do exame físico pode não ser tão precisa quando o volume do líquido ascítico é menor que 1.500 mℓ ou quando o indivíduo é obeso (Runyon, 2009).

A ultrassonografia do fígado e do abdome confirma definitivamente a existência de ascite (Runyon, 2009; Schiff *et al.*, 2007). A paracentese diagnóstica (descrita no Capítulo 21) é realizada rotineiramente nos clientes com ascite na internação hospitalar de forma a detectar peritonite bacteriana espontânea (PBE). Essa complicação da cirrose está associada a uma taxa de mortalidade alta e será descrita nas seções subsequentes deste capítulo (Younossi, 2008).

## Manejo clínico e de enfermagem

### Modificação da dieta

A restrição da ingestão de sal é a principal medida do tratamento da ascite, de modo a conseguir um balanço negativo de sódio e diminuir a retenção de líquido. A ingestão diária recomendada de sódio para clientes com ascite deve ser de 2.000 mg ou menos (Runyon, 2009; Younossi, 2008). Os clientes que fazem dietas hipossódicas devem receber informações nutricionais e orientações quanto aos alimentos que contêm teores altos de sódio (*i. e.*, alimentos processados, alimentos congelados e enlatados que não contenham teores reduzidos de sódio) e evitar o acréscimo de sal nas refeições e na preparação dos alimentos. Orientação continuada e encaminhamento do cliente a um nutricionista facilitam a adesão às restrições dietéticas.

### Diuréticos

A combinação dos diuréticos com a restrição de sódio possibilita a redução da ascite de cerca de 90% dos clientes. O tratamento farmacológico combinado com espironolactona (bloqueador da aldosterona) e furosemida (diurético de alça) é o esquema mais eficaz para controlar a ascite e o edema dos membros inferiores. Os clientes devem ser monitorados de maneira a detectar alterações diárias do peso (no máximo 0,5 kg/dia de ganho ou perda nos clientes sem edema periférico; 1 kg/dia nos clientes com edema periférico) (Runyon, 2009). A impossibilidade de reduzir o peso e o volume da ascite com o uso de doses terapêuticas dos diuréticos geralmente se deve à restrição insuficiente da ingestão de sal (Runyon, 2009; Younossi, 2008).

As complicações potenciais do tratamento com diurético são desidratação, depleção de volume e distúrbios eletrolíticos (p. ex., hipopotassemia ou hiperpotassemia, hiponatremia), disfunção renal e encefalopatia hepática. Ginecomastia é um efeito colateral comum da espironolactona. Se os clientes com ascite desenvolverem hiponatremia diluicional (sódio sérico < 134 mmol/ℓ), os diuréticos devem ser interrompidos e a restrição da ingestão de líquidos deve começar. A restrição da ingestão dietética de sódio a menos de 2.000 mg/dia deve ser reforçada (Runyon, 2009).

### Paracentese

Paracentese é a remoção de líquido (ascítico) da cavidade peritoneal por punção ou uma pequena incisão cirúrgica realizada na parede abdominal em condições assépticas. A paracentese terapêutica possibilita apenas a redução temporária do líquido acumulado; a ascite volta a acumular-se rapidamente e a paracentese precisa ser repetida para retirar mais líquidos. Veja uma descrição detalhada da paracentese no Capítulo 21.

### Shunt portossistêmico intra-hepático transjugular

O *shunt* portossistêmico intra-hepático transjugular (TIPS, do inglês *transjugular intrahepatic portosystemic shunt*) é uma modalidade de tratamento para ascite na qual um cateter é introduzido na veia portal por um acesso transjugular (Figura 25.3). De forma a reduzir a hipertensão portal, um *stent* expansível é introduzido para funcionar como *shunt* intra-hepático entre a circulação portal e a veia hepática. Esse dispositivo desvia o sangue do sistema vascular sob alta pressão (portal) para uma circulação sob baixa pressão (veias hepáticas/veia cava inferior), permitindo o retorno do sangue ao coração e a descompressão da hipertensão portal (Boyer e Haskal, 2010). É extremamente eficaz para reduzir a retenção de sódio, melhorar a resposta renal ao tratamento diurético e evitar reacumulação do líquido ascítico (Schiff *et al.*, 2007).

Embora o TIPS seja um tratamento eficaz para clientes com ascite refratária, não prolonga a sobrevida e aumenta a incidência de encefalopatia hepática (Boyer e Haskal, 2010).

### Complicações

Peritonite bacteriana espontânea (PBE) é uma complicação importante da ascite e ocorre quando há infecção do líquido ascítico, geralmente por *Escherichia coli*, uma bactéria gram-negativa. A detecção imediata da PBE é importante, porque essa complicação está associada a taxa de mortalidade elevada. A paracentese diagnóstica deve ser realizada em todos os clientes com cirrose e ascite por ocasião da internação hospitalar e em qualquer cliente com cirrose que apresentar sinais de infecção (*i. e.*, febre, calafrios, dor abdominal) ou anormalidades nas provas de função hepática ou renal. Esse procedimento retira um volume pequeno de líquido ascítico acumulado no abdome por via percutânea e pode ser realizado à beira do leito do cliente. A amostra retirada é enviada para análises como citometria (contagem de células) e contagem diferencial, albumina, proteínas totais e teste de sensibilidade dos microrganismos isolados

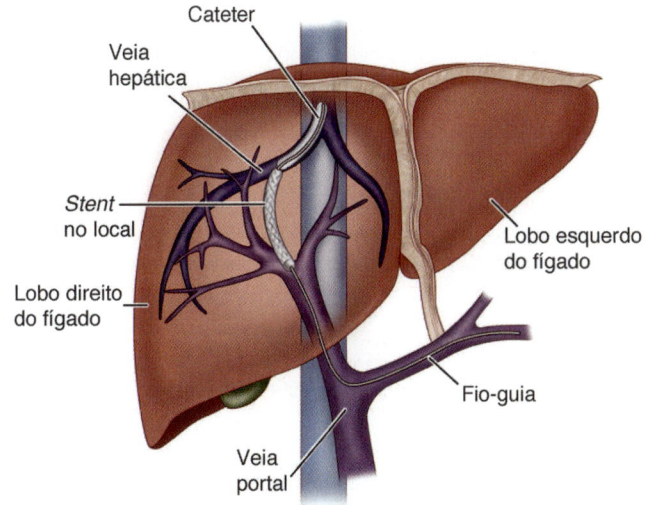

Figura 25.3 *Shunt* portossistêmico intra-hepático transjugular. O *stent* é introduzido por cateter na veia portal para desviar o fluxo sanguíneo e reduzir a hipertensão portal.

(Runyon, 2009; Younossi, 2008). O tratamento da peritonite bacteriana espontânea inclui antibióticos intravenosos ou orais, caso sejam tolerados. A profilaxia a longo prazo com antibiótico oral é recomendável para evitar infecções subsequentes dos clientes que tiveram o diagnóstico de PBE (Runyon, 2009).

## Varizes esofágicas

Varizes esofágicas são encontradas em 50% dos clientes com cirrose e esta é a complicação potencialmente mais grave dos clientes com doença hepática crônica. O sangramento ou a hemorragia das varizes esofágicas está associado a redução expressiva da sobrevivência em geral e a taxa de mortalidade alta (até 20% nos primeiros 6 meses depois do primeiro episódio de sangramento) (Garcia-Tsao, Sanyal, Grace *et al.*, 2007).

### Fisiopatologia

Varizes esofágicas são veias dilatadas e tortuosas, geralmente encontradas na camada submucosa do terço inferior do esôfago, embora possam também se formar nos segmentos esofágicos mais altos ou se estender até o estômago. Hipertensão portal é o mecanismo principal responsável pela formação da circulação colateral.

Em consequência da obstrução acentuada da veia portal, o sangue venoso proveniente do trato intestinal e do baço procura uma saída por meio da circulação colateral (vasos novos abertos para retornar o sangue ao átrio direito). A consequência disso é o aumento da pressão, principalmente nos vasos da camada submucosa do terço inferior do esôfago e nos segmentos proximais do estômago. Esses vasos colaterais não são muito elásticos; pelo contrário, eles são tortuosos e frágeis e sangram facilmente (Schiff *et al.*, 2007). O sangramento gastresofágico (Figura 25.4) é atribuído à elevação da pressão portal e à ampliação do fluxo sanguíneo colateral, causando dilatação e adelgaçamento das varizes. Qualquer aumento adicional da pressão ou uma lesão da parede das varizes pode causar ruptura e hemorragia. Os fatores que podem provocar hemorragia são etilismo, esforço físico e qualquer atividade que aumente a pressão intra-abdominal (p. ex., levantar peso, fazer esforço para defecar, vomitar, tossir), (Schiff *et al.*, 2007).

As hemorragias das varizes esofágicas são potencialmente fatais e podem causar choque hemorrágico, que acarreta reduções da perfusão cerebral, hepática e renal. Por outro lado, também há aumento da carga de nitrogênio originado do sangramento no sistema digestório e elevação do nível sérico de amônia, agravando o risco de encefalopatia.

### Manifestações clínicas e avaliação

O cliente com hemorragia de varizes esofágicas pode apresentar hematêmese, melena ou deterioração geral do estado físico ou mental e, em geral, refere história de ingestão abusiva de álcool. Também pode haver sinais e sintomas de choque (pele fria e úmida, hipotensão, taquicardia). O exame endoscópico (ou esofagogastroduodenoscopia [EGD]) é realizado para confirmar o diagnóstico e tratar sangramentos variceais dos clientes ambulatoriais ou em condições agudas. A avaliação do calibre, da localização e das características das varizes é usada para prever o risco de sangramento. O calibre das varizes é um fator importante a determinar os tratamentos endoscópicos e farmacológicos para evitar e reduzir o risco de sangramento. Nos casos agudos, a endoscopia deve ser realizada nas primeiras 12 h depois da estabilização dos clientes (Garcia-Tsao *et al.*, 2007).

### Manejo clínico

O sangramento agudo das varizes esofágicas é uma emergência, que pode rapidamente evoluir para choque hemorrágico. O cliente apresenta-se em estado crítico e requer cuidados médicos rigorosos e intervenções de enfermagem especializada; além disso, o cliente precisa ser transferido para uma unidade de tratamento intensivo (UTI) para monitoramento cuidadoso e manejo. A avaliação e a proteção das vias respiratórias do cliente e um acesso venoso periférico são necessários. A intubação traqueal pode ser necessária para evitar aspiração do sangue (Garcia-Tsao *et al.*, 2007).

O volume do sangramento deve ser avaliado e os sinais vitais são monitorados continuamente se o cliente apresentar hematêmese e melena. É importante estar atento aos sinais de hipovolemia, inclusive pele fria e úmida, taquicardia, hipotensão arterial, redução do débito urinário, agitação e pulsos periféricos fracos. O volume de sangue circulante deve ser estimado e monitorado por um cateter venoso central ou arterial pulmonar. A pressão arterial é monitorada por um método não invasivo ou por um cateter arterial. O oxigênio é administrado para evitar hipoxia e manter a oxigenação sanguínea adequada, que é avaliada por oximetria de pulso ou gasometria arterial (GA).

Como os clientes com sangramentos de varizes esofágicas têm depleção de volume intravascular e tendem a desenvolver distúrbios eletrolíticos, deve-se administrar líquido e eletrólitos IV e expansores de volume para repor o volume de líquidos

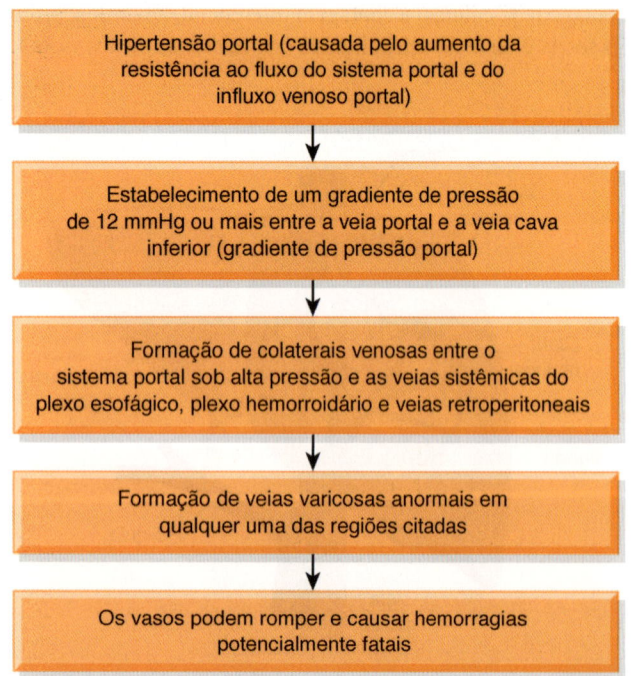

**Figura 25.4** Fisiopatologia dos sangramentos de varizes esofágicas.

e os eletrólitos. Transfusões de hemocomponentes também podem ser necessárias para manter a estabilidade hemodinâmica e corrigir a coagulopatia. É importante ter cuidado com a reposição de volume, de modo que não haja hidratação excessiva, já que isso poderia aumentar a pressão portal e agravar o sangramento (Garcia-Tsao et al., 2007). Em geral, é necessário inserir um cateter vesical de demora para permitir o monitoramento do débito urinário.

Embora várias abordagens farmacológicas, endoscópicas e cirúrgicas sejam usadas para tratar hemorragias de varizes esofágicas, nenhuma é ideal e a maioria está associada a riscos significativos para os clientes. O tratamento não cirúrgico dos sangramentos de varizes esofágicas é preferível em razão da alta taxa de mortalidade das intervenções cirúrgicas de emergência para controlar hemorragias variceais e porque as condições físicas dos clientes geralmente não são boas em consequência da disfunção hepática grave.

## Farmacoterapia

Nos clientes com sangramento ativo, os fármacos são administrados inicialmente porque as outras modalidades de tratamento demoram mais tempo para começar. A vasopressina pode ser o primeiro tratamento usado, já que este fármaco causa constrição das artérias esplâncnicas e diminui a pressão portal. A vasopressina pode ser administrada por infusão IV. A estabilização dos sinais vitais e a redução ou o desaparecimento do sangue do material aspirado indicam que a vasopressina foi eficaz. O monitoramento do balanço hídrico e dos níveis dos eletrólitos é necessário porque os clientes podem apresentar hiponatremia, e a vasopressina tem efeito antidiurético.

O tratamento com vasopressina pode ser combinado com nitroglicerina (IV) para evitar efeitos colaterais da vasoconstrição, inclusive isquemia miocárdica, arritmias e hipertensão.

### 🔴 Alerta farmacológico

*A vasopressina é administrada aos clientes com sangramentos esofágicos agudos porque produz efeitos constritores nos vasos sanguíneos esplâncnicos, portais e intra-hepáticos. Esse fármaco também causa constrição das artérias coronárias e isso pode predispor os clientes com doença arterial coronariana à isquemia cardíaca; por essa razão, a enfermeira deve monitorar o cliente para sinais de dor torácica, alterações do eletrocardiograma (ECG) e variações dos sinais vitais. Além disso, a enfermeira deve manter um grau elevado de suspeita, porque muitos clientes apresentam isquemia assintomática. Por essa razão, a infusão de nitroglicerina pode ser administrada simultaneamente à vasopressina.*

O manejo clínico dos clientes com hemorragias variceais agudas inclui antibióticos intravenosos (ciprofloxacino ou ceftriaxona IV para clientes com cirrose avançada) para evitar infecção e aumentar o índice de sobrevivência. O tratamento farmacológico inicial consiste em vasopressina e nitroglicerina nas primeiras 24 h e, em seguida, somatostatina ou octreotida. Os betabloqueadores não seletivos são usados para evitar sangramentos variceais dos clientes com cirrose e também diminuem os episódios de recidiva do sangramento depois do primeiro episódio (Garcia-Tsao et al., 2007).

## Procedimentos endoscópicos terapêuticos

### Ligadura elástica das varizes esofágicas

Na **ligadura elástica das varizes** (Figura 25.5), também conhecida como ligadura de varizes esofágicas, um endoscópio modificado equipado com uma faixa elástica de borracha é introduzido por um sobretubo diretamente sobre a(s) varize(es) a ser(em) ligada(s). Depois de aspirar a variz sangrante para dentro da ponta do endoscópio, a faixa de borracha é deslizada sobre os tecidos, causando necrose, ulceração e, por fim, desprendimento do vaso variceal. As complicações são formação de úlceras superficiais e disfagia (dificuldade de engolir), desconforto torácico temporário e, raramente, estenoses do esôfago.

A ligadura de varizes esofágicas é a modalidade mais eficaz de tratamento para hemorragias agudas. Depois do episódio agudo de sangramento, a combinação de betabloqueador com ligadura de varizes esofágicas é a opção preferida, e alguns estudos demonstraram que esta abordagem evita eficazmente recidivas do sangramento e aumenta o índice de sobrevivência.

### Escleroterapia endoscópica

Com a **escleroterapia** endoscópica, um agente esclerosante é injetado por um endoscópio de fibra óptica dentro das varizes esofágicas sangrantes de forma a provocar trombose e, por fim, esclerose dos vasos (Figura 25.6). Esse tratamento é realizado apenas para tratar sangramentos variceais agudos quando a ligadura elástica de varizes esofágicas não é exequível. Uma vez que não há eficácia comprovada e esteja associada

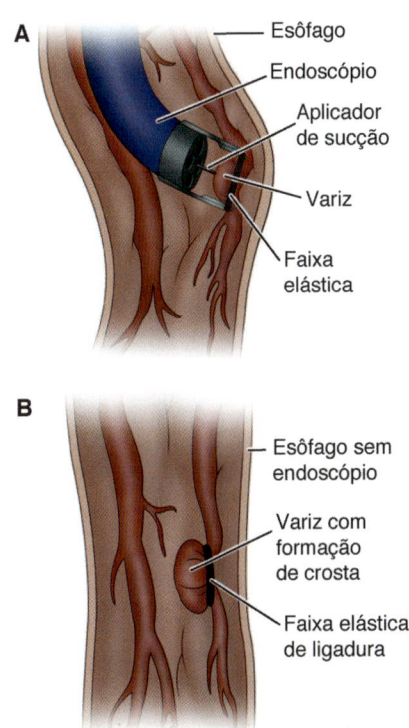

**Figura 25.5** Ligadura elástica de varizes esofágicas. (**A**) Uma faixa elástica de borracha é deslizada sobre a variz esofágica por meio do endoscópio. (**B**) A ligadura causa necrose e, por fim, a variz esofágica se desprende.

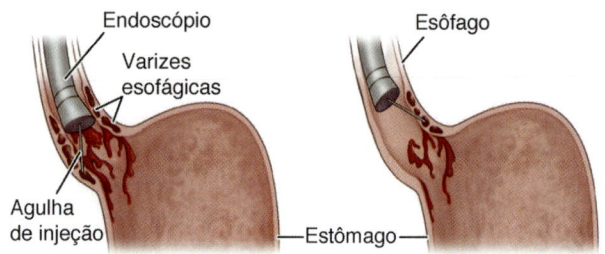

**Figura 25.6** Escleroterapia endoscópica ou injetável. A injeção de um agente esclerosante dentro das varizes esofágicas por meio do endoscópio provoca trombose e, por fim, esclerose dos vasos, deste modo obstruindo o canal interno das varizes.

a um índice elevado de complicações, a escleroterapia endoscópica das varizes esofágicas tem indicação limitada (Garcia-Tsao *et al.*, 2007).

## Tamponamento gastresofágico por balão

O **tamponamento gastresofágico por balão** pode ser usado como medida temporária para controlar sangramento dos clientes com hemorragia ativa. Com esse procedimento, um dispositivo com dois balões (tubo de Sengstaken-Blakemore) produz pressão na cárdia e contra as varizes sangrantes (Figura 25.7). O tubo tem quatro orifícios, cada qual com uma finalidade específica: aspiração do estômago, aspiração do esôfago, insuflação do balão gástrico e insuflação do balão esofágico. Essa abordagem terapêutica é eficaz para controlar os sangramentos de 80% dos clientes; contudo, também pode causar algumas complicações fatais, inclusive ruptura do esôfago, aspiração e recidiva do sangramento, razão pela qual a mortalidade associada é alta. O uso do balão de Sengstaken-Blakemore é limitado aos clientes com sangramentos incontroláveis como medida temporizadora até que seja realizado outro tratamento, inclusive TIPS ou endoscopia (Boyer e Haskel, 2010; Garcia-Tsao *et al.*, 2007).

### Alerta de enfermagem
*O cliente tratado com tamponamento por balão deve ser mantido sob monitoramento rigoroso na UTI porque há risco de complicações graves. O cliente deve ser monitorado cuidadosa e continuamente. Além disso, devem ser adotadas precauções para garantir que o cliente não puxe ou desloque acidentalmente o tubo.*

## Shunt portossistêmico intra-hepático transjugular

O procedimento para colocação de um TIPS está indicado para tratar episódios agudos de sangramentos variceais refratários ao tratamento farmacológico ou endoscópico. Em 10 a 20% dos clientes que não têm o sangramento controlado por ligadura elástica de urgência e fármacos, o procedimento de colocação de um TIPS pode controlar definitivamente as hemorragias variceais agudas, reduzindo rapidamente a pressão portal. O TIPS também está indicado para clientes que voltam a sangrar depois do insucesso da profilaxia farmacológica ou endoscópica. Essa abordagem também é usada como medida paliativa até o transplante hepático. As complicações possíveis são sangramentos, sepse, incidência mais alta de encefalopatia he-

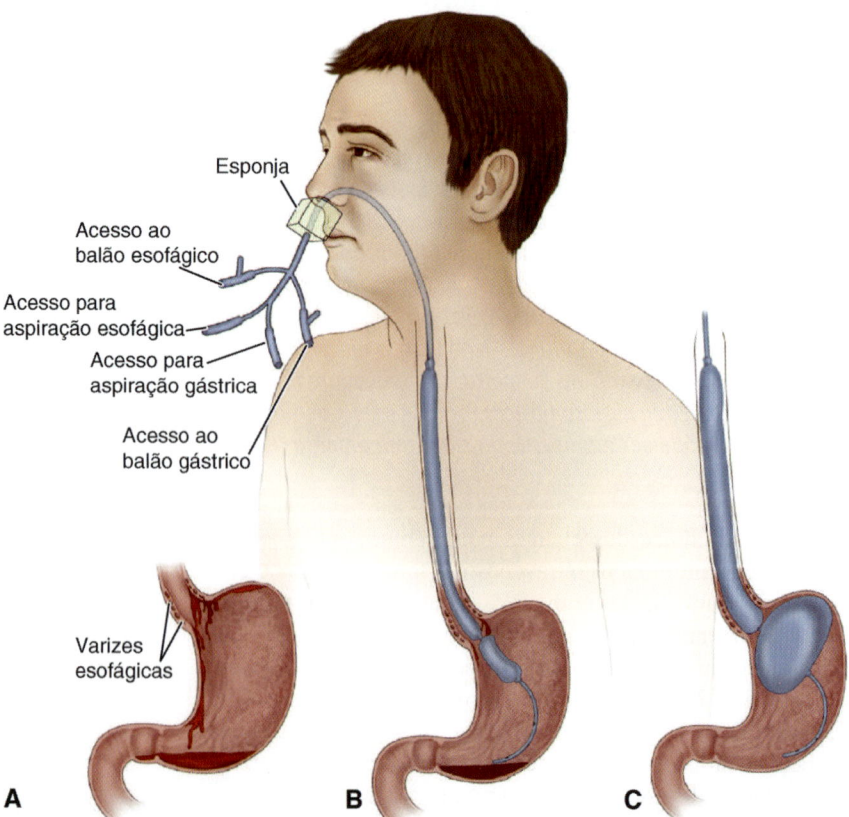

**Figura 25.7** Tamponamento por balão para tratar varizes esofágicas. (**A**) Sangramento de veias esofágicas dilatadas (varizes) no terço inferior do esôfago. (**B**) O tubo de tamponamento esofágico com quatro lumens (desinflado) está posicionado. (**C**) Compressão das varizes esofágicas sangrantes pelos balões esofágico e gástrico inflados. Os orifícios de saída do estômago e do esôfago permitem que a enfermeira aspire as secreções.

pática, insuficiência cardíaca, perfuração de órgãos, trombose do *shunt* e insuficiência hepática progressiva (Boyer e Haskel, 2010; Garcia-Tsao *et al.*, 2007).

## Manejo de enfermagem

Depois de controlar a hemorragia aguda, o cliente deve ser monitorado para detectar sangramento, perfuração do esôfago, pneumonia de aspiração e estenose do esôfago. Antiácidos, antagonistas dos receptores tipo 2 de histamina (p. ex., cimetidina), ou inibidores da bomba de prótons (p. ex., pantoprazol) podem ser administrados depois do procedimento.

Depois do exame, o cliente não pode ingerir líquido até que seu reflexo de engasgo esteja recuperado. Quando as condições físicas do cliente e seu estado mental permitirem, pastilhas e gargarejos podem ser administrados para atenuar o desconforto na garganta. Se o cliente apresentar sangramento ativo, ele fica em dieta zero e deve ser preparado para outros procedimentos diagnósticos e terapêuticos.

A avaliação geral de enfermagem inclui monitoramento da condição física do cliente e avaliação de suas respostas emocionais e função cognitiva. A enfermeira deve monitorar e documentar os sinais vitais e avaliar as condições nutricionais e neurológicas do cliente. Essa avaliação ajuda a detectar encefalopatia hepática, que é causada pela decomposição do sangue no trato GI e pela elevação do nível sérico de amônia. As manifestações clínicas podem variar de sonolência até encefalopatia e coma.

Se houver indicação para repouso absoluto do esôfago porque o cliente teve sangramento, a nutrição parenteral deve ser iniciada. Em geral, a aspiração gástrica é iniciada para manter o estômago o mais vazio possível e evitar esforço e vômitos. Em geral, os clientes queixam-se de sede intensa, que pode ser aliviada por higiene oral frequente e esponjas úmidas colocadas nos lábios. A enfermeira deve monitorar atentamente a pressão arterial. Tratamento com vitamina K e transfusões sanguíneas repetidas são comumente necessários para corrigir os distúrbios da coagulação e repor o sangue perdido. Um ambiente tranquilo e oferecimento de apoio podem ajudar a atenuar a ansiedade e reduzir a agitação do cliente.

Sangramento em qualquer parte do corpo provoca ansiedade, resultando em uma crise para o cliente e seus familiares. Quando o cliente vem ingerindo quantidades expressivas de álcool, o *delirium* secundário à abstinência alcoólica pode complicar a situação. A enfermeira deve oferecer apoio e explicar as intervenções médicas e de enfermagem. O monitoramento rigoroso do cliente ajuda a detectar e tratar complicações. A Tabela 25.1 resume as modalidades terapêuticas e os cuidados de enfermagem para clientes com hemorragias de varizes esofágicas.

## Encefalopatia e coma hepáticos

O **coma da encefalopatia hepática**, uma complicação potencialmente fatal das doenças hepáticas, ocorre quando a insuficiência hepática é grave e pode ser causado pela acumulação de amônia e outros metabólitos tóxicos no sangue. O coma hepático é o estágio mais avançado da encefalopatia hepática.

## Fisiopatologia

A amônia é produzida no fígado em decorrência da decomposição das proteínas e dos aminoácidos. Os intestinos delgado e grosso também são órgãos nos quais há produção de amônia resultante da ação das bactérias. O fígado converte amônia em ureia que, em seguida, é excretada na urina. Quando a função hepática está normal, esse processo evita a acumulação tóxica de amônia no sangue (Schiff *et al.*, 2007). As células hepáticas lesadas não conseguem desintoxicar e converter a amônia em ureia e quantidades aumentadas deste primeiro composto entram na corrente sanguínea.

As condições que aumentam os níveis séricos de amônia tendem a se agravar ou desencadear encefalopatia hepática. A fonte principal de amônia é a digestão enzimática e bacteriana das proteínas da dieta e do sangue presentes no trato GI. A amônia produzida a partir dessas fontes aumenta quando há sangramento GI (*i. e.*, hemorragias de varizes esofágicas, sangramento GI crônico), dieta hiperproteica, infecção bacteriana ou uremia. Quando há alcalose ou hipopotassemia, mais amônia é absorvida pelo trato GI e do líquido tubular renal. Por outro lado, o nível sérico de amônia diminui quando as proteínas são eliminadas da dieta e por administração de antibióticos (p. ex., sulfato de neomicina), que reduzem as contagens de bactérias intestinais capazes de converter ureia em amônia (Schiff *et al.*, 2007). Outros fatores não relacionados com a elevação dos níveis séricos de amônia, mas que podem causar encefalopatia hepática nos clientes suscetíveis, são diurese excessiva, desidratação, infecções, constipação intestinal, procedimentos cirúrgicos, febre e alguns fármacos (sedativos, tranquilizantes, analgésicos e diuréticos que causam perda de potássio) (Younossi, 2008). A concentração alta de amônia no sangue causa disfunção e danos ao encéfalo, resultando em encefalopatia hepática. A Tabela 25.2 relaciona os estágios da encefalopatia hepática, os sinais e sintomas comuns e os diagnósticos de enfermagem possíveis em cada estágio.

## Manifestações clínicas e avaliação

Os primeiros sinais e sintomas da encefalopatia hepática incluem alterações no padrão mental e distúrbios motores sutis. O cliente parece ligeiramente confuso e desleixado e demonstra alterações do humor e dos padrões de sono. Além disso, o cliente tende a dormir durante o dia e apresentar inquietude e insônia durante a noite. À medida que a encefalopatia hepática avança, pode ser difícil despertar o cliente e, por fim, ele entra em coma (Younossi, 2008).

O **asterixe** (tremor fino das mãos) pode ocorrer (Figura 25.8). Atividades simples, como escrever à mão, podem ser difíceis. Copiar ou desenhar à mão uma figura (p. ex., uma estrela) diariamente pode fornecer evidência gráfica de progressão ou regressão da encefalopatia hepática; *apraxia construcional* é a incapacidade de reproduzir uma figura simples (Figura 25.9). Nos estágios iniciais da encefalopatia hepática, os reflexos tendíneos profundos estão hiperativos; com a agravação da doença, estes reflexos são abolidos e os membros podem ficar flácidos.

O eletroencefalograma (EEG) mostra lentidão generalizada, aumento da amplitude das ondas cerebrais e ondas trifá-

**Tabela 25.1** Modalidades terapêuticas e cuidados de enfermagem para os clientes com sangramentos de varizes esofágicas.

| Modalidade terapêutica* | Efeito | Prioridades de enfermagem |
|---|---|---|
| **Modalidades não cirúrgicas** | | |
| **Fármacos** | | |
| *Vasopressina* | Reduz a pressão portal por constrição das artérias esplâncnicas | Observe a resposta ao tratamento. Monitore os efeitos colaterais: *vasopressina* – angina; a nitroglicerina pode ser prescrita para evitar ou tratar angina |
| *Propranolol/nadolol* | Reduz a pressão portal por sua ação bloqueadora beta-adrenérgica | *Propranolol* e *nadolol* – reduzem a pressão do pulso e a resposta cardiovascular à hemorragia |
| *Somatostatina/octreotida* | Reduz a pressão portal por vasodilatação seletiva do sistema portal | Ofereça apoio ao cliente durante o tratamento |
| Tamponamento por balão | Produz pressão diretamente no ponto de sangramento no esôfago e no estômago | Explique objetivamente o procedimento ao cliente de modo a obter sua cooperação durante a introdução e a manutenção do tubo de tamponamento esofagogástrico e reduzir a ansiedade do cliente durante o procedimento. Monitore cuidadosamente o cliente para evitar remoção ou deslocamento acidental do tubo, obstrução subsequente das vias respiratórias e aspiração. Promova a higiene oral frequentemente |
| Lavagem com soro fisiológico à temperatura ambiente | Remove o sangue e as secreções antes da endoscopia e de outros procedimentos | Confirme a perviedade do tubo nasogástrico para evitar aspiração. Observe o material aspirado do estômago para detectar sangue e confirmar a interrupção do sangramento |
| Escleroterapia injetável | Provoca trombose e esclerose dos pontos de sangramento por injeção de um agente esclerosante dentro das varizes esofágicas | Observe o cliente para detectar aspiração, perfuração do esôfago e recidiva do sangramento depois do tratamento |
| Ligadura elástica das varizes | Provoca trombose e necrose da mucosa dos pontos de sangramento por ligadura elástica | Observe o cliente para detectar recidiva do sangramento ou perfuração do esôfago |
| **Modalidades cirúrgicas** | | |
| *Shunt* portossistêmico intra-hepático transjugular (TIPS) | Reduz a pressão portal estabelecendo um *shunt* dentro do fígado entre os sistemas venosos portal e sistêmico | Observe o cliente para detectar recidiva do sangramento e sinais de infecção. Fique atento ao desenvolvimento de encefalopatia portossistêmica (estado mental alterado, disfunção neurológica), insuficiência hepática, hipertensão secundária à ampliação do volume depois da operação e coagulopatia. Requer cuidados intensivos de enfermagem especializada por período longo. O seguimento pode incluir ecodoppler para avaliar a perviedade do *shunt* |
| Ligadura cirúrgica das varizes | Sutura dos vasos sanguíneos da área do sangramento | Observe se há recidiva do sangramento |
| Transecção e desvascularização do esôfago | Isola a área do sangramento da circulação portal | Observe se há recidiva do sangramento |

*Várias modalidades podem ser usadas simultaneamente ou em sequência.

sicas típicas. Em alguns casos, pode-se perceber o **hálito hepático**, um odor adocicado e ligeiramente fétido na respiração, que se presume ter origem intestinal. O odor também pode ser descrito como semelhante ao da grama recém-cortada, da acetona ou do vinho envelhecido. O hálito hepático é mais comum quando há circulação portal colateral extensiva nos clientes com doença hepática crônica. Em estágio mais avançado, ocorrem distúrbios grosseiros da consciência e o cliente mostra-se totalmente desorientado no tempo e no espaço (Schiff *et al.*, 2007).

## Manejo clínico

O manejo clínico da encefalopatia hepática consiste basicamente em detectar e corrigir a causa desencadeante, quando isso é possível. A lactulose é administrada para reduzir os níveis séricos de amônia. Esse fármaco atua por vários mecanismos, que aumentam a excreção de amônia nas fezes:

- A amônia é mantida em seu estado ionizado, resultando na redução do pH do intestino grosso e impedindo a passagem normal da amônia do lúmen intestinal para o sangue

**Tabela 25.2** Estágios da encefalopatia hepática e possíveis diagnósticos de enfermagem.*

| Estágio | Sintomas clínicos | Sinais clínicos | Alterações do eletroencefalograma (EEG) | Alguns diagnósticos de enfermagem possíveis |
|---|---|---|---|---|
| 1 | Nível de consciência normal com períodos de letargia e euforia; inversão dos padrões de sono diurno-noturno | Asterixe; dificuldade de escrever e redução da capacidade de desenhar figuras com linhas | EEG normal | Intolerância à atividade<br>Déficit de autocuidado<br>Padrão de sono prejudicado |
| 2 | Acentuação da sonolência; desorientação; comportamento inadequado; oscilações do humor; agitação psicomotora | Asterixe; hálito hepático | EEG anormal com lentidão generalizada | Interação social prejudicada<br>Desempenho de papel ineficaz<br>Risco de lesão |
| 3 | Torpor; dificuldade de ser acordado; dorme a maior parte do tempo; confusão acentuada; fala incoerente | Asterixe; acentuação dos reflexos tendíneos profundos; rigidez das extremidades | ECG acentuadamente anormal | Nutrição desequilibrada: menos que as necessidades corporais<br>Mobilidade física prejudicada<br>Comunicação verbal prejudicada |
| 4 | Coma; pode não responder aos estímulos dolorosos | Ausência de asterixe; reflexos tendíneos profundos abolidos; flacidez das extremidades | ECG acentuadamente anormal | Risco de aspiração<br>Troca de gases prejudicada<br>Integridade tissular prejudicada<br>Percepção sensorial alterada |

*Os diagnósticos de enfermagem presentes nos estágios mais iniciais também ocorrem nos estágios mais avançados.

- O fármaco provoca defecação, que diminui a amônia absorvida no intestino grosso
- A flora fecal é substituída por microrganismos que não produzem amônia a partir da ureia.

O efeito desejável são duas ou três defecações pastosas por dia; isto indica que a administração de lactulose resultou em efeito esperado.

Os efeitos colaterais possíveis são distensão e cólicas intestinais, que geralmente desaparecem dentro de 1 semana. De modo a esconder o paladar adocicado, de que alguns clientes não gostam, a lactulose pode ser diluída com suco de fruta. O cliente deve ser cuidadosamente monitorado quanto à ocorrência de hipopotassemia (devida à perda GI de potássio) e desidratação. Outros laxantes não devem ser prescritos durante o tratamento com lactulose, porque seus efeitos dificultam a regulação da dose. A lactulose pode ser administrada por tubo nasogástrico ou enema quando os clientes estiverem em coma, ou nos quais a administração oral esteja contraindicada ou não seja possível (Younossi, 2008).

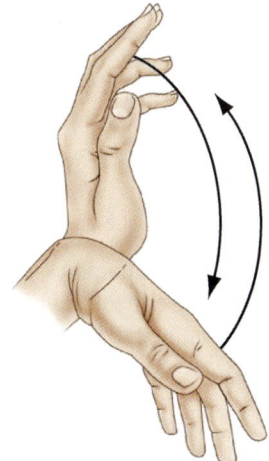

**Figura 25.8** O asterixe ou "adejo hepático" pode ocorrer nos clientes com encefalopatia hepática. O examinador pede ao cliente para manter o braço esticado com a mão levantada (em dorsiflexão). Depois de alguns segundos, a mão cai para frente involuntariamente e, em seguida, retorna rapidamente à posição em dorsiflexão.

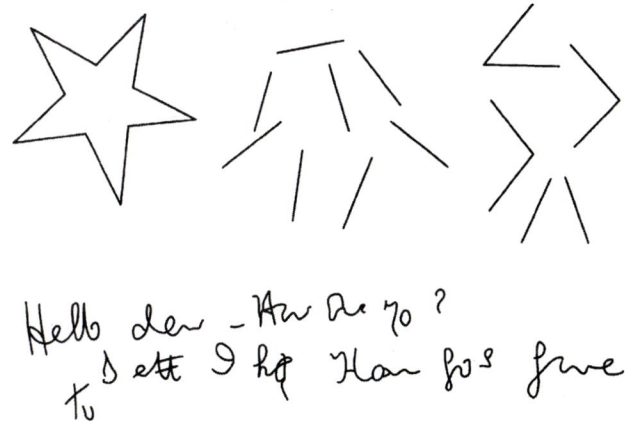

**Figura 25.9** Efeitos da apraxia construcional. A deterioração da escrita manual e a incapacidade de desenhar uma figura simples ocorrem nos clientes com encefalopatia hepática progressiva. Reproduzida, com autorização, de Sherlock, S. & Dooley, J. (2002). Diseases of the liver and biliary system (11th ed.). Oxford, UK: Blackwell Scientific Ltd.

### Alerta de enfermagem
*Os clientes tratados com lactulose devem ser cuidadosamente monitorados de modo a detectar fezes diarreicas líquidas, que indicam superdosagem do fármaco.*

O acréscimo de um antibiótico para alterar a flora intestinal e reduzir as escórias nitrogenadas formadas no intestino pode ser recomendado como tratamento adjuvante durante o uso de lactulose. Os antibióticos como neomicina e rifaximina têm sido utilizados com esta finalidade; a neomicina deve ser utilizada apenas por períodos curtos (< 2 semanas), porque causa déficit auditivo e nefrotoxicidade (Younossi, 2008).

Outros componentes do tratamento incluem a infusão IV de glicose para reduzir a decomposição das proteínas, a administração de vitaminas para corrigir as deficiências e a correção dos distúrbios eletrolíticos (principalmente do potássio). Outras medidas básicas para o manejo da encefalopatia hepática são:

- O tratamento tem como objetivo reverter ou eliminar a causa
- O estado neurológico deve ser avaliado frequentemente
- O estado mental é monitorado mantendo-se um registro diário da qualidade da escrita manual e do desempenho aritmético
- A ingestão e as perdas de líquidos e o peso corporal devem ser registrados diariamente
- Os sinais vitais são determinados e documentados a cada 4 h
- Os focos potenciais de infecção (peritônio e pulmões) são avaliados frequentemente e os achados anormais devem ser notificados imediatamente
- O nível sérico de amônia deve ser monitorado
- A ingestão de proteínas deve ser moderadamente reduzida nos clientes que estejam em coma, ou que tenham encefalopatia refratária ao tratamento com lactulose e antibiótico (Boxe 25.2)
- A redução da absorção de amônia no trato GI é conseguida por aspiração gástrica, enemas ou antibióticos orais
- Os níveis dos eletrólitos devem ser monitorados e corrigidos quando necessário
- Sedativos, tranquilizantes e analgésicos não devem ser administrados

#### BOXE 25.2 Alerta nutricional.
**Manejo da encefalopatia hepática**

- Evitar a produção e a absorção de toxinas (principalmente amônia) nos intestinos
- Manter a ingestão diária de proteínas entre 1,0 e 1,5 g/kg, dependendo da gravidade da descompensação
- Evitar restrição de proteínas (se possível), mesmo nos clientes com encefalopatia. Se for necessário, impor restrição temporária de 0,5 a 0,8 g/kg
- Para os clientes que realmente não tolerem proteínas, administrar nitrogênio adicional na forma de suplementos de aminoácidos. O uso dos aminoácidos de cadeia ramificada ainda é controverso
- Oferecer refeições leves e frequentes e um lanche ao final do dia com carboidratos complexos para evitar sobrecarga de proteínas
- Substituir, o máximo possível, proteína animal por proteína vegetal

- Os antagonistas benzodiazepínicos, como o flumazenil, podem ser administrados para melhorar a encefalopatia, independentemente se o cliente estava utilizando tranquilizantes benzodiazepínicos.

## Manejo de enfermagem

A enfermeira é responsável por manter a segurança do cliente de modo a prevenir lesões, sangramento e infecção. A enfermeira deve administrar os tratamentos prescritos e monitorar o cliente de forma a detectar as diversas complicações possíveis. Além disso, a enfermeira deve comunicar-se com a família do cliente para lhes informar sobre suas condições e oferecer-lhe apoio explicando os procedimentos e os tratamentos que fazem parte do esquema prescrito para o cliente. Quando o cliente recupera-se da encefalopatia hepática e do coma, a reabilitação provavelmente é prolongada. Por essa razão, o cliente e a família necessitam de apoio para entender as causas dessa complicação grave e saber que ela pode repetir-se.

## Deficiência de vitaminas

A produção reduzida de vários fatores da coagulação pode ser atribuída em parte à absorção insuficiente de vitamina K no trato GI. Isso provavelmente se deve à incapacidade das células hepáticas de utilizar a vitamina K para produzir protrombina. A absorção das outras vitaminas lipossolúveis (vitaminas A, D e E) e das gorduras dietéticas também pode estar reduzida em consequência da secreção reduzida de sais biliares no intestino.

Outro grupo de problemas comuns aos clientes com disfunção hepática crônica grave é atribuído à ingestão inadequada de vitaminas em quantidades suficientes. Isso inclui as seguintes anormalidades:

- Deficiência de vitamina A, que causa cegueira noturna e anormalidades cutâneas e oculares
- Deficiência de tiamina, que causa beribéri, polineurite e síndrome de Wernicke-Korsakoff
- Deficiência de riboflavina, que causa lesões típicas na pele e nas mucosas
- Deficiência de piridoxina, que causa lesões cutaneomucosas e alterações neurológicas
- Deficiência de vitamina C, que causa lesões hemorrágicas do escorbuto
- Deficiência de vitamina K, que causa hipoprotrombinemia evidenciada por sangramentos espontâneos e equimoses
- Deficiência de ácido fólico, que causa anemia macrocítica.

Em consequência dessas avitaminoses (deficiências de vitaminas), a dieta de qualquer cliente com doença hepática crônica (principalmente alcoólica) deve ser suplementada com vitamina A, complexo B, vitaminas C e K, além de ácido fólico.

## Outras manifestações clínicas

O cliente com doença hepática crônica avançada e cirrose frequentemente apresenta outras complicações sistêmicas, inclusive distúrbios da função cardíaca ou respiratória resultantes da síndrome hepatopulmonar (SHP) e distúrbios renais secundários à síndrome hepatorrenal (SHR). As anormalidades hematológicas dos clientes com cirroses são comuns, em vista da redução dos fatores da coagulação resultantes da deficiência de vitamina K, contagens baixas de plaquetas (trombocitopenia), anemia e contagens baixas de leucócitos (neutropenia). O cliente com cirrose forma equimoses e tem sangramentos ao mais leve traumatismo e é mais suscetível às infecções (Schiff *et al.*, 2007). A disfunção endócrina da regulação do controle glicêmico e a síntese anormal dos hormônios sexuais pelo fígado causam ginecomastia, atrofia testicular, perda da libido e disfunção erétil nos homens. As mulheres têm ciclos menstruais irregulares ou amenorreia e também disfunção sexual.

## Hepatites virais

Hepatite viral é uma infecção viral sistêmica na qual a inflamação e a necrose das células hepáticas produzem um conjunto característico de anormalidades clínicas, bioquímicas e celulares. Até o momento, existem seis tipos de hepatite viral identificados: hepatites A, B, C, D, E e G (Schiff *et al.*, 2007) (Tabela 25.3). Esses vírus infectam o fígado e podem causar disfunção e doença hepáticas agudas ou crônicas. A apresentação inicial das hepatites virais pode ser subclínica ou resultar da insuficiência hepática fulminante ou doença hepática crônica.

**Tabela 25.3** Comparação dos principais tipos de hepatite viral.

|  | **Hepatite A** | **Hepatite B** | **Hepatite C** | **Hepatite D** | **Hepatite E** |
|---|---|---|---|---|---|
| **Termos antigos** | Hepatite infecciosa | Hepatite sérica | Hepatite não A, não B | - | - |
| **Epidemiologia** | | | | | |
| *Causa* | Vírus da hepatite A (HAV) | Vírus da hepatite B (HBV) | Vírus da hepatite C (HCV) | Vírus da hepatite D (HDV) | Vírus da hepatite E (HEV) |
| *Mecanismo de transmissão* | Via fecal-oral; condições precárias de saneamento. Contato entre indivíduos. Transmissão pela água ou por alimentos. Transmissão possível por contato oroanal durante relações sexuais | Parenteral; por contato íntimo com portadores ou clientes com doença aguda; relações sexuais e contato oral. Transmissão perinatal das mães aos bebês. Risco ocupacional importante para profissionais de saúde | Transfusão de sangue e hemocomponentes; exposição ao sangue contaminado por equipamento ou dispositivo usado para injetar drogas ilícitas. A transmissão é possível por relações sexuais com um parceiro infectado; o risco é maior quando há outras doenças sexualmente transmissíveis (DST) | Igual ao do HBV. O antígeno de superfície do HBV é necessário à replicação; padrão semelhante ao da hepatite B | Via fecal-oral; o contato interpessoal pode transmitir, embora o risco pareça ser pequeno |
| *Incubação (dias)* | 15 a 50 dias. Média: 30 dias | 28 a 160 dias. Média: 70 a 80 dias | 15 a 160 dias. Média: 50 dias | 21 a 140 dias. Média: 35 dias | 15 a 65 dias. Média: 42 dias |
| *Imunidade* | Homóloga | Homóloga | Um segundo episódio pode indicar imunidade baixa ou infecção por outro vírus | Homóloga | Desconhecida |
| **Tipo de doença** | | | | | |
| *Sinais e sintomas* | Pode ocorrer com ou sem sintomas; doença gripal. Fase pré-ictérica: cefaleia, mal-estar, fadiga, anorexia, febre. Fase ictérica: coluria, icterícia das escleróticas e da pele, fígado doloroso | Pode ocorrer com ou sem sintomas. Pode haver artralgias ou erupção cutânea | Semelhante à hepatite B; menos grave e anictérica | Semelhante à hepatite B | Semelhante à hepatite A; muito grave nas gestantes |
| *Prognóstico* | Geralmente bom com recuperação. Taxa de mortalidade: < 1%. Não há estado de portador ou risco aumentado de hepatite crônica, cirrose ou câncer do fígado | Pode ser grave. Taxa de mortalidade: 1 a 10%. Pode haver estado de portador. Risco aumentado de hepatite crônica, cirrose e câncer de fígado | Ocorrência frequente do estado de portador crônico com doença hepática crônica. Risco aumentado de câncer de fígado | Semelhante à hepatite B, embora com mais tendência ao estado de portador, à hepatite crônica ativa e à cirrose | Semelhante à hepatite A, exceto que é muito grave nas gestantes |

> **BOXE 25.3 Termos e abreviaturas das hepatites.**
>
> **Hepatite A**
> HAV – vírus da hepatite A; agente etiológico da hepatite A (antes conhecida como hepatite infecciosa)
> IgG anti-HAV – anticorpo contra o vírus da hepatite A; aparece no soro logo depois do início dos sintomas e persiste indefinidamente. Indica imunidade duradoura
> IgM anti-HAV – anticorpo contra o HAV; indica infecção recente; mantém-se positivo por até 6 meses depois da infecção
>
> **Hepatite B**
> HBV – vírus da hepatite B; agente etiológico da hepatite B (antes conhecida como hepatite sérica)
> HBsAg – antígeno de superfície do vírus da hepatite B (antígeno australiano); indica hepatite B aguda ou crônica, ou estado de portador; indica infecção aguda ou recente
> Anti-HBs – anticorpo contra o antígeno de superfície do vírus da hepatite B; indica exposição pregressa e imunidade à hepatite; pode indicar anticorpo positivo por uso de imunoglobulina para hepatite B (IGHB) ou resposta imune à vacinação para hepatite B
> HBeAg – antígeno e da hepatite B; presente no soro em uma fase precoce da doença; indica estágio altamente contagioso da hepatite B; a persistência no soro indica progressão para hepatite crônica
> Anti-HBe – anticorpo contra o antígeno e da hepatite B; sugere título baixo do HBV
>
> HBcAg – antígeno nuclear da hepatite B; encontrado nas células hepáticas; não é detectado facilmente no soro
> Anti-HBc – anticorpo contra o antígeno nuclear da hepatite B; indicador mais sensível de hepatite B; aparece no final da fase aguda da doença; indica infecção pregressa pelo HBV
> IgM anti-HBc – anticorpo IgM contra HBcAg; detectável por até 6 meses depois da infecção pelo HBV
>
> **Hepatite C**
> HCV – vírus da hepatite C (antes conhecido como não A, não B); pode ser mais de um vírus
>
> **Hepatite D**
> HDV – vírus da hepatite D (agente delta); agente etiológico da hepatite D; o HBV é necessário à replicação do HDV
> HDAg – Antígeno da hepatite delta; detectável na fase aguda inicial da infecção pelo HDV
> Anti-HDV – anticorpo contra HDV; indica infecção pregressa ou atual por HDV
>
> **Hepatite E**
> HEV – vírus da hepatite E; agente etiológico da hepatite E
>
> **Hepatite G**
> HGV – vírus da hepatite G; também conhecido como vírus GB C, ou GB-C

Os clientes podem apresentar queixas inespecíficas, como mal-estar ou desconforto GI, ou apresentar icterícia nítida e elevações das aminotransferase (Younossi, 2008). O Boxe 25.3 define os termos associados às hepatites virais.

## Vírus da hepatite A

### Fisiopatologia

O mecanismo de transmissão do vírus da hepatite A (HAV) é fecal-oral, principalmente por contato entre indivíduos e/ou ingestão de água ou alimentos contaminados por fezes. Alimentos mal cozidos ou práticas inadequadas de manuseio dos alimentos são mecanismos comuns de transmissão do HAV.

O HAV replica-se no fígado, é excretado na bile e dissemina-se pelas fezes. O período médio de incubação é de 28 dias e, nos casos típicos, os sinais e sintomas persistem por menos de 2 meses (embora, em alguns casos, possam durar até 6 meses). O período de pico da transmissão do HAV de um indivíduo a outro ocorre no intervalo de 2 semanas antes do aparecimento da icterícia ou dos sintomas, quando a concentração do vírus nas fezes é mais alta (Schiff *et al.*, 2007). Em geral, os clientes infectados pelo HAV recuperam-se espontaneamente; contudo, os adultos com mais de 50 anos ou portadores de doença hepática crônica podem progredir para insuficiência hepática fulminante (Schiff *et al.*, 2007).

### Manifestações clínicas e avaliação

A infecção pelo HAV pode ser assintomática ou causar sinais e sintomas agudos, tais como febre, mal-estar, anorexia, náuseas, diarreia, vômitos, dor abdominal e icterícia. A icterícia é detectável em mais de 70% dos casos, principalmente nos adultos. Os testes sorológicos são necessários para firmar o diagnóstico definitivo da infecção pelo vírus da hepatite A. Anti-HAV (IgM) positivo significa a existência de anticorpos IgM no soro, que são reativos ao vírus da hepatite A; isso confirma o diagnóstico de infecção aguda.

O anti-HAV (IgG) torna-se positivo pouco depois do início da infecção, permanece positivo durante toda a vida do indivíduo e confere imunidade. Positividade total para anti-HAV e título negativo de anti-HAV (IgM) indica imunidade à infecção pelo HAV, seja por exposição ou por vacinação (Younossi, 2008).

### Profilaxia

As recomendações atuais para evitar a transmissão do HAV são vacinar rotineiramente todas as crianças ao nascer, identificar e vacinar os indivíduos sob alto risco de contrair a infecção e vacinar qualquer indivíduo que não deseje adquirir a infecção pelo HAV.

Os grupos de risco que devem ser vacinados são:

- Viajantes ou indivíduos que visitarão países com incidência alta de infecção pelo HAV (México, América Latina, África, Oriente Médio, Ásia e Índia)
- Homens que mantêm relações sexuais com homens
- Usuários de substâncias ilícitas
- Profissionais com risco ocupacional
- Clientes com distúrbios da coagulação
- Clientes com doença hepática crônica.

A imunização ativa contra o HAV é realizada por vacinação com antígeno da hepatite A em esquemas de duas doses, que são administradas por via intramuscular no músculo deltoide. A imunização passiva é conseguida por administração profilática de

> **BOXE 25.4 — Prevenção da hepatite A na comunidade.**
>
> - Saneamento adequado da comunidade e das residências
> - Higiene pessoal cuidadosa
> - Práticas seguras de preparação e dispensação de alimentos
> - Supervisão de saúde eficaz nas escolas, nos dormitórios, nas instituições de longa permanência e nos acampamentos
> - Programas de orientação em saúde na comunidade
> - Notificação compulsória das hepatites virais aos departamentos de saúde locais
> - Vacinação para indivíduos que viajam aos países em desenvolvimento, usuários de drogas ilícitas (injetáveis e não injetáveis), homens que mantenham relações sexuais com homens e clientes portadores de doença hepática crônica
> - Vacinação para bloquear surtos numerosos na comunidade

imunoglobulina contendo anticorpos contra hepatite A aos indivíduos que tiverem sido expostos ao vírus. A imunização passiva está indicada aos clientes que não têm evidências de imunidade (Advisory Committee on Immunization Practices [ACIP], 2010).

O Boxe 25.4 descreve as medidas de prevenção da hepatite A na comunidade.

## Manejo clínico

Na maioria dos casos, a infecção aguda pelo HAV é tratada com medidas de suporte. O cliente pode apresentar redução do apetite em consequência das alterações da função GI. É importante evitar desidratação; se for necessário, podem ser administrados líquidos IV. Os clientes podem realizar atividades físicas na medida de sua tolerância. Os sinais e os sintomas que indicam a possibilidade de insuficiência hepática fulminante, inclusive alterações do estado mental ou vômitos graves, devem ser detectados imediatamente e os clientes devem ser referenciados a um centro especializado em transplante de fígado (Younossi, 2008).

## Manejo de enfermagem

Em geral, os cuidados de enfermagem são prestados nas residências, a menos que os sintomas sejam graves. Por essa razão, a enfermeira deve ajudar o cliente e seus familiares a lidar com a limitação física transitória e a fadiga, que são comuns com a hepatite A; além disso, eles devem ser orientados a buscar atendimento de saúde adicional se os sintomas persistirem ou piorarem. O cliente e seus familiares também precisam de orientações específicas sobre dieta, repouso, exames sanguíneos de seguimento e a importância de evitar bebidas alcoólicas, bem como sobre medidas de saneamento e higiene (principalmente lavar as mãos depois de defecar e antes de comer) para evitar disseminação da doença aos outros membros da família, saneamento ambiental (suprimentos de água e alimentos seguros, descarte apropriado dos dejetos), armazenamento correto dos alimentos e preparação cuidadosa dos alimentos às temperaturas recomendadas.

## Vírus da hepatite B

A infecção pelo vírus da hepatite B (HBV) é um problema de saúde pública importante, porque cerca de 350 milhões de pessoas têm infecção crônica em todo o mundo (Lok e McMahon, 2009). O vírus da hepatite B é altamente prevalente na Ásia, na África, no Oriente Médio, em algumas regiões da Europa, no Caribe e nas Américas Central e do Sul (Lok e McMahon, 2009).

### Fisiopatologia

O HBV é transmitido principalmente pelo sangue (vias percutânea e mucosa). O vírus pode ser encontrado no sangue, na saliva e no sêmen e pode ser transmitido por meio das mucosas e de lesões da pele. O HBV também é transmitido das mães portadoras aos seus bebês, principalmente nas regiões com incidência alta (Lok e McMahon, 2007). A transmissão do HBV ocorre principalmente por exposições perinatal, percutânea e sexual e por contato com exposição de feridas abertas ou úlceras, ou pelo uso compartilhado de barbeadores ou escovas de dente. As superfícies contaminadas com o HBV também podem transmitir a infecção, porque o vírus consegue sobreviver fora do corpo por períodos longos (Lok e McMahon, 2009).

O período de incubação do HBV é longo. O vírus replica-se no fígado e permanece no soro por períodos relativamente longos, facilitando sua transmissão. A maioria dos clientes (> 95%) que contraem infecção pelo HBV desenvolve anticorpos e recupera-se espontaneamente (Lok e McMahon, 2007). O risco de desenvolver infecção crônica pelo HBV é significativamente maior nos países endêmicos. A infecção aguda pelo HBV pode causar insuficiência hepática fulminante, ou progredir para infecção crônica. Por fim, os clientes com infecção crônica podem desenvolver cirrose, doença hepática terminal e câncer de fígado (Lok e McMahon, 2009).

### Fatores de risco

Os grupos sob risco de desenvolver hepatite B incluem os indivíduos que vivem nas áreas com índices altos de infecção pelo HBV. O Boxe 25.5 resume os fatores de risco para infecção pelo HBV (Lok e McMahon, 2007, 2009).

> **BOXE 25.5 — Fatores de risco para hepatite B.**
>
> - Exposição frequente ao sangue, aos hemocomponentes ou a outros líquidos corporais
> - Trabalhar como profissional de saúde: equipe de hemodiálise, enfermeiras que trabalham com oncologia e quimioterapia, profissionais sob risco de sofrer picadas de agulhas, equipe do centro cirúrgico, terapeutas respiratórios, cirurgiões, dentistas
> - Hemodiálise
> - Atividade homossexual e bissexual masculina
> - Uso de drogas ilícitas injetáveis/IV
> - Contato íntimo com portador do HBV
> - Viagem ou residência em áreas com condições sanitárias precárias
> - Parceiros sexuais múltiplos
> - História recente de doença sexualmente transmissível
> - Transfusão de sangue ou hemoderivados (p. ex., concentrado de fator da coagulação)

## Manifestações clínicas e avaliação

Os sinais e sintomas da hepatite B aguda podem ser insidiosos e variáveis. O cliente pode apresentar anorexia, febre, dispepsia, dor abdominal, dores generalizadas, mal-estar e fraqueza. A icterícia pode ou não ocorrer. Alguns clientes têm erupções cutâneas e artralgias (dores nas articulações) (CDC, 2006). A hepatite B crônica permanece praticamente assintomática, até que o cliente desenvolva cirrose e sinais de descompensação hepática (Younossi, 2008).

A avaliação de um cliente com infecção pelo HBV inclui história e exame físico completos, história familiar de doença hepática e fatores de risco potencial para transmissão da infecção.

Os exames laboratoriais devem incluir hemograma completo (HC com contagem de plaquetas), provas de função hepática, tempo de protrombina e razão normalizada internacional (INR, do inglês *international normalized ratio*). Os exames laboratoriais para detectar a replicação do vírus da hepatite B e outras coinfecções virais (HBV, HCV, HIV) devem ser incluídos nessa avaliação (Lok e McMahon, 2007).

## Profilaxia

Os objetivos da profilaxia são interromper a cadeia de transmissão, proteger os indivíduos sob risco alto por imunização ativa com a vacina para hepatite B e usar imunização passiva para indivíduos suscetíveis expostos ao HBV.

### Prevenção da transmissão

As recomendações para evitar a transmissão da hepatite B incluem vacinação dos contatos sexuais dos clientes com hepatite B crônica; uso de preservativos de barreira durante as relações sexuais; evitar o uso compartilhado de escovas de dente e barbeadores com outras pessoas; e cobrir feridas abertas ou lesões cutâneas. Os derramamentos de sangue devem ser cobertos com cloro diluído à concentração de 10:1. Os clientes com infecção pelo HBV devem ser orientados a evitar doação de sangue, órgãos ou esperma.

### Imunização ativa | Vacina para hepatite B

A medida mais eficaz para evitar infecção pelo vírus da hepatite B é a vacinação. As recomendações profiláticas atuais incluem:

- Vacinação de todos os bebês ao nascer
- Triagem das gestantes para antígeno de superfície da hepatite B (HBsAg)
- Profilaxia para bebês nascidos de mães HBsAg-positivas ou com sorologia desconhecida para HBsAg
- Vacinação das crianças e dos adolescentes não imunizados
- Vacinação dos adultos não imunizados sob risco de infecção pelo HBV (*i. e.*, profissionais de saúde, contatos sexuais ou domésticos de portadores do HBV) (Lok e McMahon, 2009)

Nos adultos, o esquema de vacinação para hepatite B é administrado em três doses por via intramuscular nos intervalos de 0, 1 e 6 meses (ACIP, 2010).

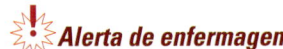

### Alerta de enfermagem

*Uma vacina combinada contra hepatites A e B (Twinrix) para imunização da população com mais de 18 anos e indivíduos idosos com indicações para receber vacinas contra estas duas infecções está disponível. A vacinação consiste em três doses com o mesmo esquema preconizado para a imunização com a vacina simples para hepatite B (ACIP, 2010).*

### Imunização passiva | Imunoglobulina para hepatite B

A imunoglobulina para hepatite B (IGHB) confere imunidade passiva e está indicada para indivíduos expostos ao HBV, que ainda não tiveram hepatite B e nunca foram vacinados contra hepatite B. Essa preparação tem eficácia confirmada como profilaxia da infecção pelo HBV em indivíduos de alto risco (clientes em hemodiálise, parceiros sexuais de clientes com hepatite B e bebês recém-nascidos de mães HBsAg-positivas) (Perrillo, 2010).

## Manejo clínico

Os objetivos do tratamento da hepatite B são evitar a replicação ativa do vírus (supressão viral) e reduzir os efeitos da inflamação hepática crônica. O objetivo final do tratamento clínico dos clientes com hepatite B é evitar cirrose, insuficiência hepática e carcinoma hepatocelular (Lok e McMahon, 2007). Existem vários agentes antivirais disponíveis para tratar hepatite B; dentre estes, a alfainterferona peguilada, o adenofovir, o entecavir, a telbivudina e o tenofovir são as opções preferidas, sejam utilizados isoladamente ou em combinações. Os clientes infectados pelo HBV devem fazer exames laboratoriais periódicos para avaliar elevações das provas de função hepática e replicação do DNA do HBV. Os clientes sob risco de desenvolver carcinoma hepatocelular (descritos mais adiante neste capítulo), inclusive portadores de cirrose, devem fazer triagem ultrassonográfica a cada 6 meses (Lok e McMahon, 2007, 2009).

## Manejo de enfermagem

Nos clientes com hepatite B aguda, o tratamento dos sinais e sintomas como mal-estar, anorexia, náuseas, vômitos e febre incluem basicamente medidas de suporte para manter a nutrição, a ingestão de líquidos e repouso adequado durante a recuperação. A enfermeira deve ficar atenta aos sinais de progressão para insuficiência hepática fulminante (descrita adiante neste capítulo); contudo, alterações do estado mental, vômitos graves e icterícia progressiva devem indicar o encaminhamento do cliente a uma unidade de atenção à saúde terciária ou especializada em transplante de fígado. Nos clientes com hepatite B crônica, o papel da enfermeira é voltado para a orientação sobre prevenção da transmissão e como evitar comportamentos que possam agravar a doença hepática existente.

## Vírus da hepatite C

A infecção pelo vírus da hepatite C (HCV) é a causa mais comum de doença hepática e a indicação principal para transplante de fígado.

## Fisiopatologia

O HCV é um vírus RNA transmitido pelo sangue, que se replica abundantemente no fígado. A transmissão da hepatite C ocorre principalmente por injeção de drogas ilícitas e por transfusão de hemocomponentes (antes de 1992). O mecanismo de transmissão parece ser o contato parenteral com sangue. A transmissão sexual também pode ocorrer e o risco é elevado quando o indivíduo tem vários parceiros sexuais. Outros mecanismos de transmissão menos comuns são hemodiálise, exposição dos profissionais de saúde por picadas de agulha ou sangue contaminado e tatuagens (Ghany, Strader, Thomas e Seeff, 2009). O Boxe 25.6 resume os fatores de risco para hepatite C.

Os clientes infectados por esse vírus se curam espontaneamente da infecção aguda em apenas 15% dos casos; a maioria desenvolve infecção crônica com evidência de viremia do RNA do vírus da hepatite C. Ao contrário dos outros vírus que causam hepatite, a fase aguda da hepatite C geralmente permanece assintomática por várias décadas. A infecção pelo vírus da hepatite C progride para cirrose em até 20% dos clientes ao longo de um período de 20 anos ou mais. Os fatores que contribuem para a gravidade da doença hepática são ingestão excessiva de álcool, sexo masculino, idade avançada por ocasião da infecção, coinfecção pelo HIV ou HBV e obesidade (Younossi, 2008). Os clientes com cirrose associada ao HCV estão mais sujeitos a desenvolver descompensação hepática e carcinoma hepatocelular (Ghany et al., 2009).

## Manifestações clínicas e avaliação

A maioria dos clientes com infecção aguda ou crônica pelo vírus da hepatite C é assintomática. Alguns clientes apresentam icterícia, náuseas, vômitos e mal-estar durante a fase aguda (Boxe 25.7). Os clientes com hepatite C crônica frequentemente são diagnosticados casualmente por exames laboratoriais rotineiros, ou o diagnóstico não é firmado até que eles desenvolvam cirrose. Os sinais extra-hepáticos da hepatite C são comuns, inclusive erupções cutâneas, dores articulares e púrpura (pequenos vasos sanguíneos que se rompem sob a pele e formam manchas arroxeadas) (Schiff et al., 2007).

O diagnóstico da infecção pelo HCV é confirmado por testes sorológicos como pesquisa para anticorpos anti-HCV e determinação do nível de viremia por meio do RNA do HCV.

Os testes de genotipagem e a biopsia hepática fornecem informações que ajudam a controlar e tratar a hepatite C, bem como definir a gravidade da doença. Outros testes usados para avaliar a extensão da doença incluem exames laboratoriais (i. e., bilirrubina, albumina, aminotransferase, tempo de protrombina e INR). A ultrassonografia ou outras modalidades de exame de imagem podem ser usadas para investigar cirrose ou lesões coexistentes (Ghany et al., 2009).

## Manejo clínico e de enfermagem

O tratamento da hepatite C tem como objetivo evitar a progressão da fibrose e a evolução para cirrose por redução da carga de RNA do HCV a níveis indetectáveis. Níveis de RNA do HCV ou carga viral indetectável dentro de 6 meses depois da finalização do tratamento são considerados curas. Isso é conhecido como *resposta viral sustentada*. O tratamento antiviral moderno consiste em alfainterferona peguilada injetada por via subcutânea 1 vez/semana e ribavirina administrada por via oral em doses diárias. A duração do tratamento depende do genótipo; a maioria dos clientes é tratada por 48 semanas ou mais (Schiff et al., 2007). Os agentes antivirais usados para tratar hepatite C causam efeitos colaterais significativos e frequentemente levam os clientes a interromper o tratamento (Boxe 25.7). Os efeitos colaterais incluem sinais e sintomas gripais moderados a graves, erupções cutâneas, prurido, insônia, irritabilidade, dificuldade de concentrar-se e depressão. O cliente deve ser cuidadosamente monitorado quanto à função hematológica para detectar evidências de anemia, neutropenia e/ou trombocitopenia (Ghany et al., 2009; Younossi, 2008). A ribavirina é altamente teratogênica e as mulheres em idade fértil devem ser orientadas a usar um método contraceptivo confiável, enquanto as parceiras do sexo feminino dos homens tratados também devem fazer contracepção (Ghany et al., 2009).

## Vírus da hepatite D

A infecção pelo vírus da hepatite D (HDV, ou agente delta) ocorre em alguns clientes infectados pelo vírus da hepatite B. Como o HDV depende do antígeno de superfície da hepatite B para sua replicação, apenas os clientes infectados pelo vírus da hepatite B estão sujeitos a adquirir o vírus da hepatite D. Nos clientes com hepatite B crônica, os anticorpos anti-HDV (IgG) confirmam o diagnóstico de hepatite D (Younossi, 2008).

Os sinais e sintomas da hepatite D são semelhantes aos da hepatite B, exceto que os clientes são mais suscetíveis a desenvolver hepatite fulminante e progredir para hepatite ativa crônica e cirrose. O tratamento atual para hepatite D consiste em interferona ou alfainterferona peguilada por 12 meses (Lok e McMahon, 2007).

## Vírus da hepatite E

Aparentemente, o vírus da hepatite E (HEV) é transmitido por via fecal-oral, principalmente por água contaminada das áreas endêmicas com saneamento precário. Em geral, esse tipo de hepatite é autolimitado, com início súbito e recuperação subsequente sem evolução à cronicidade. Na Índia, o HEV é

---

**BOXE 25.6 — Fatores de risco para hepatite C.**

- Ter recebido transfusões de sangue ou hemoderivados, ou transplantes de órgãos antes de 1992, ou concentrados de fatores da coagulação antes de 1987
- Ser profissional de saúde ou profissional de segurança pública (picadas de agulha ou exposição das mucosas ao sangue)
- Ser filho de uma mulher infectada pelo vírus da hepatite C
- Uso de drogas ilícitas injetáveis no passado ou na atualidade
- Tratamento pregresso com hemodiálise
- Parceiros sexuais múltiplos, história de doença sexualmente transmissível ou sexo sem uso de preservativos

## BOXE 25.7 — Pesquisa em enfermagem.

### Conexão com a prática baseada em evidências

Intervenção para evitar sintomas associados à hepatite C

Zucker, D.M. (2010). An Intervention to Prevent Symptoms Associated with Hepatitis C: A pilot study. *Applied Nursing Research, 23*, 116-120.

### Objetivo

O objetivo desse estudo-piloto foi avaliar o impacto que uma intervenção de caminhadas domiciliares poderia produzir nos clientes com hepatite C em tratamento antiviral com interferona e ribavirina. Fadiga é um sintoma importante dos clientes com hepatite C e dos indivíduos em tratamento. Esse estudo-piloto foi elaborado para determinar se essa intervenção poderia atenuar a fadiga, facilitar a finalização do tratamento e avaliar a qualidade de vida e a distância percorrida. Mais de três milhões de cidadãos norte-americanos têm hepatite C, e a morbidade e a mortalidade aumentam à medida que a doença avança. Cirrose, insuficiência hepática terminal com necessidade de transplante e carcinoma hepatocelular são as sequelas dessa doença.

### Delineamento

O estudo selecionou 20 participantes e usou um desenho pré-teste/pós-teste com dois grupos. Os clientes foram distribuídos randomicamente para um grupo de exercício e um grupo de controle. Antes da randomização, os sujeitos preencheram questionários e fizeram um teste de caminhada de 12 min. Os clientes distribuídos para o grupo de exercício começaram um programa de caminhada domiciliar de 3 semanas, antes de iniciar o tratamento para hepatite C, que foi mantido até a conclusão do tratamento depois de 24 ou 48 semanas. As medidas pré-teste e pós-teste da fadiga foram avaliadas pela escala de Fadiga do Câncer de Schwartz e pelo Questionário de Qualidade de Vida do Cliente com Hepatite. As características das amostras foram uniformemente pareadas, com 80% de homens em cada grupo; 50% dos sujeitos tinham genótipo 1a.

### Resultados

Trinta por cento do grupo de controle e 40% do grupo de exercício não concluíram o estudo porque interromperam o tratamento em razão de efeitos colaterais adversos, do abandono do seguimento e por motivos não especificados.

Ao final do estudo, o autor concluiu que seria necessária uma amostra de 30 ou mais sujeitos para alcançar evidência suficiente. A Escala de Fadiga do Câncer de Schwartz e o Questionário de Qualidade de Vida do Cliente com Hepatite foram considerados instrumentos confiáveis para avaliar a fadiga e a qualidade de vida desse grupo. Os participantes que concluíram o programa de exercícios evoluíram favoravelmente. Em resumo, o autor concluiu que seria necessária uma amostra mais numerosa para determinar se a intervenção com exercícios seria suficiente para reduzir os sintomas de fadiga, aumentar a adesão ao tratamento e melhorar o prognóstico.

### Implicações de enfermagem

A hepatite C e os agentes antivirais usados para tratar esta doença afetam negativamente a qualidade de vida dos clientes com fadiga crônica. Essa é uma razão frequente para que o cliente interrompa o tratamento. As intervenções de enfermagem voltadas para melhorar os resultados terapêuticos e atenuar os efeitos colaterais do tratamento são necessárias para apoiar os clientes que se submetem a este tratamento. É preciso realizar estudos adicionais com grupos mais numerosos para determinar as melhores abordagens ao tratamento desses clientes.

---

responsável pela maioria dos casos de hepatite fulminante. As gestantes infectadas pelo vírus da hepatite E têm índices altos de mortalidade (até 25%), que são ainda maiores no último trimestre (Schiff *et al.*, 2007). Hoje em dia, não existe vacina ou tratamento específico para hepatite E; contudo, pesquisas de desenvolvimento de vacinas podem ser promissoras em um futuro próximo.

A prevenção da transmissão consiste basicamente em melhorar as condições de saneamento, construir reservatórios de água potável nos países endêmicos e adotar práticas seguras de manuseio dos alimentos (Schiff *et al.*, 2007).

## Vírus da hepatite G e vírus GBV-C

O vírus da hepatite G (HGV) é um vírus RNA descoberto recentemente, entretanto, existem controvérsias quanto ao seu papel na patogenia da doença hepática.

## Hepatites não virais

A inflamação e a doença hepática podem ser causadas por agentes etiológicos não virais, inclusive toxinas, outros microrganismos, ingestão abusiva de álcool e doenças autoimunes.

## Doença hepática alcoólica (hepatite alcoólica)

A ingestão excessiva de álcool ou o alcoolismo é uma causa frequente de hepatite aguda, e o alcoolismo crônico causa cirrose. A doença hepática alcoólica (DHA) é um problema importante de saúde pública e é responsável por cerca de 40% das mortes relacionadas com a cirrose hepática. O risco de desenvolver carcinoma hepatocelular (CHC) aumenta cinco vezes quando um indivíduo tem DHA.

O impacto da ingestão de álcool no fígado é dose-dependente; as mulheres desenvolvem doença hepática avançada com doses menores de álcool, em comparação com as doses ingeridas pelos homens. Outros cofatores que contribuem para o desenvolvimento de cirrose nos clientes com DHA são hepatite C, tabagismo e obesidade. As quantidades de álcool ingerido necessárias para causar doença hepática significativa são de mais de 20 g de álcool por dia ao longo de um período de 10 anos para as mulheres e de 60 a 80 g de álcool por dia para os homens (O'Shea, Dasarathy e McCullough, 2010).

### Fisiopatologia

O etanol (álcool etílico) é metabolizado pelo fígado por desidrogenases alcoólicas, pelo citocromo P450 e pela catalase. O produto – acetaldeído – é tóxico para o fígado e acarreta danos aos hepatócitos e disfunção hepática. Outros fatores que contribuem para a patogenia da DHA são estresse oxidativo, hipoxia ou déficit de oxigênio nas células e lesões das mitocôndrias. A infiltração gordurosa das células hepáticas (esteatose hepática) é uma anormalidade comum das biopsias hepáticas dos clientes com DHA (O'Shea *et al.*, 2010).

## Manifestações clínicas e avaliação

Os clientes com hepatite alcoólica sempre têm icterícia. O indivíduo pode ter sinais e sintomas como anorexia, náuseas e vômitos e dor abdominal. Febre, atrofia muscular e *estigmas* – como odor alcoólico, fácies alcoólica, vermelhidão no rosto e angiomas araneiformes (Figura 25.10) ou eritema palmar (vermelhidão da mão) – são alterações comuns. O fígado pode estar aumentado (hepatomegalia), ou duro e pequeno. O baço está aumentado (esplenomegalia) e os clientes podem apresentar sinais tardios de descompensação hepática, inclusive ascite, edema dos pés e encefalopatia hepática (O'Shea *et al.*, 2010).

Nenhum exame ou teste laboratorial é específico para diagnosticar DHA; este diagnóstico pode ser firmado com base no histórico de saúde e nos sinais físicos de doença hepática, interpretados no contexto da informação de ingestão excessiva de álcool. Uma razão AST/ALT maior que 3 indica lesão hepática em mais de 70% dos casos (O'Shea *et al.*, 2010).

O histórico detalhado e o exame físico completo são importantes para a avaliação dos clientes com DHA. Também é necessário determinar a frequência, a quantidade de álcool ingerido, o tipo de bebida alcoólica e os padrões de consumo de álcool. Informações adicionais sobre o impacto negativo do abuso de álcool no trabalho, na saúde (*i. e.*, quedas ou fraturas) ou na capacidade de dirigir fornecem mais dados que facilitam a avaliação da gravidade do alcoolismo (O'Shea *et al.*, 2010).

## Manejo clínico

Os componentes fundamentais do tratamento da DHA são abstinência e reposição nutricional oral ou enteral. Os clientes com DHA frequentemente são desnutridos, com reservas esgotadas de proteínas e deficiências de vitaminas; o tratamento nutricional complexo destes clientes é realizado mais adequadamente por nutricionistas clínicos com experiência nessa área. Nos clientes com hepatite alcoólica grave, o médico pode prescrever prednisolona; contudo, o uso deste fármaco ainda é controverso e está contraindicado quando há infecção, sangramento ou insuficiência renal (O'Shea *et al.*, 2010). O Boxe 25.8 revisa as recomendações dietéticas apropriadas aos clientes com hepatite.

O tratamento geral também inclui medidas de suporte, como repouso adequado, correção dos distúrbios hemorrágicos, controle das infecções e estabilização da sobrecarga de volume. Médicos capacitados para tratar dependência do álcool devem ser envolvidos quando o cliente consegue iniciar o tratamento para manter a abstinência.

## Doença hepática induzida por fármacos (hepatite medicamentosa)

A hepatotoxicidade induzida por fármacos é muito comum e pode variar de elevações discretas das aminotransferase até insuficiência hepática fulminante.

### Fisiopatologia

Embora qualquer fármaco possa afetar a função hepática, o uso de paracetamol (presente em muitas preparações de venda livres e usadas para tratar febre e dor) foi implicado como causa principal de insuficiência hepática aguda (Chun *et al.*, 2009). Outros fármacos associados frequentemente à lesão hepática são anestésicos, compostos usados para tratar doenças reumáticas e musculoesqueléticas, antidepressivos, psicotrópicos, anticonvulsivantes e tuberculostáticos (Ichai e Samuel, 2008).

### Manifestações clínicas e avaliação

Os indícios de hipersensibilidade a um fármaco podem surgir no primeiro dia do tratamento, ou demorar até vários meses, dependendo do composto utilizado. Em geral, o início é súbi-

---

**BOXE 25.8 — Alerta nutricional.**

**Manejo dietético das hepatites virais ou induzidas por fármacos e drogas ilícitas**

- Recomende refeições leves e frequentes
- Assegure a ingestão de 2.000 a 3.000 kcal/dia durante a fase aguda da doença
- Embora os estudos iniciais indiquem que uma dieta hiperproteica e hipercalórica poderia ser benéfica, oriente o cliente a não forçar alimentos e a limitar a ingestão de gorduras
- Monitore cuidadosamente o balanço de líquidos
- Quando anorexia, náuseas e vômitos persistirem, pode ser necessário administrar alimentação enteral
- Oriente o cliente a abster-se de álcool durante a fase aguda da doença e por no mínimo 6 meses depois da recuperação
- Aconselhe o cliente a evitar substâncias (fármacos, ervas, drogas ilícitas e toxinas) que possam afetar a função hepática

---

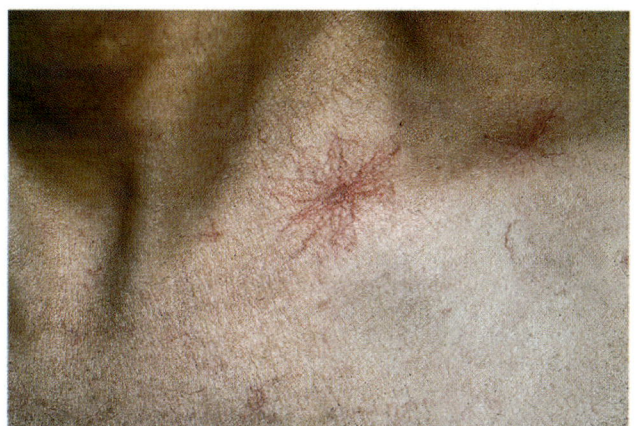

**Figura 25.10** Angioma araneiforme. Essa "aranha" vascular (arterial) aparece na pele. Sob o centro elevado e os ramos irradiados, os vasos sanguíneos são tortuosos e entrelaçados.

to, com calafrios, febre, erupção cutânea, prurido, artralgias, anorexia e náuseas. Mais tarde, o cliente pode apresentar icterícia, colúria (urina escura) e fígado aumentado e dolorido. Depois da interrupção da exposição ao fármaco desencadeante, os sinais e sintomas podem regredir gradativamente. Contudo, as reações podem ser graves ou até fatais, mesmo que o uso do fármaco seja interrompido. Quando um cliente apresenta febre, erupção cutânea ou prurido depois de usar qualquer fármaco, seu uso deve ser interrompido imediatamente. A história detalhada de todos os fármacos (comercializados com ou de venda livre) e suplementos utilizados deve ser obtida de todos os clientes com sinais e sintomas de doença hepática aguda ou crônica.

### Manejo clínico e de enfermagem

O tratamento da doença hepática induzida por fármacos inclui interromper o uso do(s) medicamento(s) suspeito(s); avaliar a gravidade da lesão hepática, inclusive com indicação de internação hospitalar se houver icterícia ou disfunção hepática; e, nos casos de insuficiência hepática aguda fulminante, encaminhar a um centro especializado em transplante de fígado.

Embora sua eficácia seja duvidosa, um ciclo breve de tratamento com corticoides em doses altas pode ser recomendado para os clientes com reação de hipersensibilidade grave (Younossi, 2008).

#### Alerta farmacológico
*O fígado metaboliza muitos fármacos, inclusive barbitúricos, opioides, sedativos, anestésicos e anfetaminas. Em geral, o metabolismo dessas substâncias resulta na inativação do fármaco, embora em alguns casos ocorra ativação. Uma das vias importantes de metabolismo dos fármacos consiste na conjugação (ligação) dos fármacos com vários compostos para formar substâncias mais solúveis, que possam ser excretadas nas fezes ou na urina, algo semelhante ao que ocorre com a bilirrubina. Biodisponibilidade é a fração do fármaco administrado que realmente chega à circulação sistêmica. A biodisponibilidade de um fármaco oral (absorvido pelo trato GI) pode ser reduzida quando o composto é metabolizado em grande parte pelo fígado, antes que possa alcançar a circulação sistêmica; isso é conhecido como efeito da primeira circulação. Alguns fármacos têm efeitos de primeira circulação tão acentuados que sua utilização é essencialmente limitada à via parenteral, ou as doses orais precisam ser expressivamente maiores que as doses parenterais para produzir o mesmo efeito. Quando são administrados fármacos amplamente metabolizados pelo fígado, a biodisponibilidade aumenta e a depuração hepática diminui quando há alguma doença hepática. É importante que a enfermeira conheça as taxas de depuração dos fármacos e observe atentamente os clientes para detectar sinais de deterioração adicional.*

## Insuficiência hepática fulminante

**Insuficiência hepática fulminante** é a síndrome clínica evidenciada por disfunção hepática súbita e grave em um indivíduo previamente saudável.

### Fisiopatologia

A insuficiência hepática fulminante pode ter várias causas diferentes. As hepatites virais causadas pelos vírus A, B e E e as superdosagens de paracetamol são causas comuns em todo o mundo.

Outras origens de insuficiência hepática fulminante são superdosagens ou reações exacerbadas aos fármacos, vírus (inclusive herpes simples e varicela-zóster), toxinas, doenças metabólicas (p. ex., doença de Wilson), ingestão de cogumelos venenosos e obstrução do fluxo sanguíneo hepático (**síndrome de Budd-Chiari** – hipertensão portal com hepatomegalia) (Ichai e Samuel, 2008).

### Manifestações clínicas e avaliação

As manifestações clínicas da insuficiência hepática fulminante são **encefalopatia hepática**, icterícia, náuseas, anorexia, vômitos e coagulopatia nos clientes sem história pregressa de doença hepática (Chun et al., 2009). O início é súbito e o cliente ou seus familiares podem ou não conseguir identificar o evento desencadeante.

### Manejo clínico e de enfermagem

Em geral, a decisão clínica quanto a se um cliente poderá se recuperar da lesão hepática aguda com tratamento médico intensivo ou se precisará de transplante de fígado deve ser individualizada com base na avaliação detalhada do caso (Schilsky, Honiden, Arnott et al., 2009). Pesquisadores elaboraram vários critérios de seleção para determinar o potencial de sobrevivência (i. e., risco de morrer com ou sem transplante) e ajudar a selecionar os clientes apropriados ao transplante de fígado, inclusive intervalo decorrido entre o início da icterícia e a encefalopatia, tempo de protrombina e níveis de bilirrubina, pH arterial e creatinina (Ichai e Samuel, 2008).[1]

Clientes nas condições descritas podem necessitar de uma das seguintes intervenções:

- Dependência do suporte ventilatório
- Diálise ou hemofiltração venovenosa contínua (HVVC), ou hemofiltração venovenosa contínua com diálise
- Necessidade de ser mantido em uma unidade de tratamento intensivo (UTI).

Os clientes com insuficiência hepática fulminante têm expectativa de vida menor que 7 dias se não receberem transplante de fígado (United Network of Organ Sharing [UNOS], 2009).

---

[1] N.R.T.: No Brasil, o Cadastro Técnico Único (CTU) é o sistema de lista única do Sistema Informatizado de Gerenciamento (SIG) do Sistema Nacional de Transplantes (SNT). A priorização é a situação em que o cliente é colocado como preferencial na lista de distribuição de órgãos. Isto se deve à gravidade do quadro clínico em que o cliente se encontra e segue critérios bem estabelecidos e predeterminados pelo Ministério da Saúde. No caso de transplante de fígado, a prioridade é estabelecida por insuficiência hepática aguda grave, não funcionamento do enxerto transplantado notificado à Central de Transplantes até o 7º dia – inclusive do transplante – e perda do fígado por trauma. A priorização é estabelecida em plano nacional, podendo o cliente receber o órgão proveniente de outros estados do país. Casos urgentes (hepatite fulminante) têm prioridade absoluta na lista de espera do transplante. A priorização é válida por 14 dias, podendo ser renovada. Se não forem operados com urgência, esses clientes morrem de 7 a 10 dias após serem listados.

O elemento fundamental ao sucesso do tratamento é a detecção imediata da insuficiência hepática aguda seguida de intervenção intensiva. Nessa população, os requisitos essenciais ao tratamento são assegurar suporte ao cliente na UTI e avaliar as indicações e a exequibilidade do transplante de fígado. Em muitos casos, a insuficiência hepática fulminante acompanha-se de distúrbios da coagulação, insuficiência renal e distúrbios eletrolíticos, anormalidades cardiovasculares, infecção, hipoglicemia, encefalopatia e edema cerebral. O uso de antídotos para algumas intoxicações pode estar indicado, inclusive N-acetilcisteína para intoxicação por paracetamol.

Nos clientes com insuficiência hepática fulminante no estágio três (sonolentos, mas podem ser despertados) ou quatro (coma), encefalopatia ou níveis séricos altos de amônia, o risco de ocorrer a complicação potencialmente fatal de edema cerebral é grande. Esses clientes podem necessitar de monitoramento da pressão intracraniana, embora seu uso ainda seja controverso. As medidas para assegurar a perfusão cerebral adequada incluem controle rigoroso do balanço de líquidos e avaliações hemodinâmicas, ambiente tranquilo e diurese com manitol (um diurético osmótico). A anestesia barbitúrica ou a paralisia farmacológica com sedação está indicada para evitar picos de pressão intracraniana causados pela agitação. Outras medidas de suporte são monitorar e tratar hipoglicemia, coagulopatia, insuficiência renal e infecções. Apesar desses tratamentos, o coeficiente de mortalidade ainda é alto. Por essa razão, o transplante de fígado (descrito adiante) tornou-se o tratamento preferido para insuficiência hepática fulminante (Schilsky et al., 2009).

## Cirrose

As causas mais comuns de doença hepática crônica são hepatites virais B e C, DHA, esteatose hepática não alcoólica (EHNA), cirrose biliar primária e doenças autoimunes que afetam o fígado. As formas agudas de disfunção e insuficiência hepáticas podem ser causadas por vírus, fármacos hepatotóxicos, toxinas, parasitas ou distúrbios metabólicos (p. ex., doença de Wilson) (Younossi, 2008). O desenvolvimento de cirrose é o estágio final de todas as doenças hepáticas crônicas e uma das causas principais de morte (Younossi, 2008).

### Fisiopatologia

A cirrose hepática ocorre quando os tecidos hepáticos normais são substituídos por tecido fibrótico em resposta à lesão das células hepáticas, resultando na acumulação de matriz extracelular ou "fibrose". A progressão de fibrose para cirrose resulta na perda da estrutura e da função normais do fígado (Schiff et al., 2007). A progressão e a gravidade da doença hepática crônica podem ser classificadas como cirrose compensada ou descompensada.

### Manifestações clínicas e avaliação

Em geral, a cirrose compensada é assintomática. A transição da cirrose compensada para a forma descompensada resulta no desenvolvimento de icterícia, ascite, sangramento GI de varizes esofágicas e encefalopatia hepática. O Boxe 25.9 relaciona as recomendações para a avaliação da cirrose. O desenvolvimento de qualquer uma dessas complicações da disfunção hepática indica que o cliente progrediu para cirrose descompensada. As marcas características da cirrose descompensada são icterícia, ascite (acumulação de líquido no peritônio), edema de membros inferiores, varizes gastresofágicas e encefalopatia hepática. Outras complicações, como peritonite bacteriana espontânea, síndrome hepatorrenal (disfunção renal) e síndrome hepatopulmonar (causa sinais e sintomas como dispneia e hipoxemia), também podem ocorrer (Garcia-Tsao et al., 2007; Runyon, 2009).

### Manejo clínico

*Processo de enfermagem*

*Cliente com cirrose*

#### Avaliação

A avaliação de enfermagem deve enfatizar o início dos sinais e sintomas e a história dos fatores de risco, principalmente alcoolismo crônico, bem como ingestão dietética e alterações das condições físicas e mentais do cliente. Os padrões de ingestão alcoólica pregressos (duração e volume) do cliente e na atualidade devem ser avaliados e documentados. Também

*(continua)*

---

**BOXE 25.9 Avaliação inicial direcionada.**

**Cirrose**

Fique atento aos seguintes sinais e sintomas:

**Cirrose compensada**
- Febre baixa intermitente
- Angiomas araneiformes (aranhas vasculares)
- Eritema palmar (vermelhidão das palmas)
- Epistaxe inexplicável
- Edema dos tornozelos
- Indigestão matutina vaga
- Dispepsia flatulenta
- Dor abdominal
- Fígado aumentado e duro
- Esplenomegalia

**Cirrose descompensada**
- Ascite
- Icterícia
- Fraqueza
- Atrofia muscular
- Emagrecimento
- Febre baixa persistente
- Baqueteamento dos dedos das mãos
- Púrpura (devido à contagem baixa de plaquetas)
- Equimoses espontâneas
- Epistaxe
- Hipotensão
- Pelos corporais esparsos
- Unhas esbranquiçadas
- Atrofia gonadal

é importante documentar qualquer exposição aos compostos tóxicos encontrados no local de trabalho ou durante atividades recreativas. A enfermeira deve documentar e relatar exposições às substâncias potencialmente hepatotóxicas, inclusive fármacos, drogas ilícitas injetáveis, inalantes e anestésicos gerais.

A enfermeira também deve avaliar o estado mental do cliente durante a entrevista e outras interações, principalmente orientação quanto à pessoa, ao local e ao tempo. A capacidade do indivíduo de realizar algum trabalho ou atividades domésticas fornece alguns indícios quanto ao seu estado físico e mental. O relacionamento do cliente com familiares, amigos e colegas de trabalho pode fornecer algum indício quanto à incapacidade secundária ao uso abusivo de álcool e à cirrose. Por fim, é importante atentar para distensão abdominal e flatulência, sangramento GI, equimoses e alterações do peso.

A enfermeira deve avaliar o estado nutricional, que é extremamente importante na cirrose, determinando diariamente o peso e monitorando os níveis plasmáticos de proteínas, transferrina e creatinina.

### Diagnóstico

Os diagnósticos de enfermagem podem ser:

- Intolerância à atividade relacionada com fadiga, debilidade geral, atrofia muscular e desconforto
- Nutrição desequilibrada, menor que as necessidades corporais, relacionada com gastrite crônica, redução da motilidade GI e anorexia
- Integridade da pele prejudicada relacionada com a depressão da função imune, o edema e a desnutrição
- Risco de lesão e sangramento relacionado com os mecanismos alterados da coagulação.

As complicações potenciais são as seguintes:

- Sangramento e hemorragia
- Encefalopatia hepática
- Excesso de volume de líquidos.

### Planejamento

Os objetivos para o cliente podem podem incluir maior participação nas atividades, melhora do estado nutricional, recuperação da integridade da pele, redução do risco de lesão, melhora do estado mental e ausência de complicações.

### Intervenções de enfermagem

#### Promoção do repouso

O cliente com doença hepática ativa precisa de repouso e outras medidas de suporte para permitir que o fígado recupere sua capacidade funcional. Quando o cliente está hospitalizado, o peso e o balanço hídrico devem ser determinados e registrados diariamente. A enfermeira deve ajustar a posição do cliente no leito de modo a conseguir eficiência respiratória máxima, que é especialmente importante quando a ascite for volumosa, porque isso interfere na amplitude dos movimentos torácicos adequados. A administração de oxigênio pode ser necessária aos clientes com insuficiência hepática para oxigenar as células lesadas e evitar destruição de mais células.

O repouso reduz as demandas impostas ao fígado e aumenta a irrigação sanguínea hepática. Como esses clientes são suscetíveis aos riscos da imobilidade, devem ser envidados esforços para evitar os distúrbios respiratórios, circulatórios e vasculares, inclusive exercícios de mobilização ativa, mudança de posição no leito a cada duas horas e uso da espirometria de incentivo (EI) de hora em hora, enquanto o cliente estiver acordado. Essas medidas podem ajudar a evitar problemas como pneumonia, tromboflebite e úlceras por pressão. Depois que houver melhora do estado nutricional e a força aumentar, a enfermeira deve estimular o cliente a aumentar gradativamente suas atividades. É importante planejar os períodos de atividade e exercícios leves, bem como de repouso.

#### Melhora do estado nutricional

O cliente com cirrose, mas sem ascite ou edema e sem sinais de coma hepático iminente, deve fazer dieta nutritiva e rica em proteínas conforme sua tolerância, suplementada por vitaminas do complexo B e outras (inclusive vitaminas A, C, K e ácido fólico) de acordo com a necessidade. Como a nutrição adequada é muito importante, a enfermeira deve realizar todos os esforços para estimular o cliente a ingerir alimentos. A nutrição adequada é tão importante quanto qualquer fármaco. Em geral, as refeições leves e frequentes são mais bem toleradas que as refeições volumosas em razão da pressão abdominal produzida pela ascite. Também podem ser recomendados suplementos proteicos.

As preferências do cliente devem ser levadas em consideração. Os clientes com anorexia grave ou prolongada e os indivíduos que estejam vomitando ou ingerindo poucos alimentos por qualquer razão podem receber nutrientes por via enteral ou parenteral.

Os clientes com fezes gordurosas (**esteatorreia**) devem usar preparações hidrossolúveis das vitaminas lipossolúveis A, D e E. Ácido fólico e ferro também são prescritos para evitar anemia. Quando o cliente apresenta sinais de coma iminente ou progressivo, a quantidade de proteínas da dieta deve ser reduzida temporariamente. Se não houver encefalopatia hepática, o cliente pode ingerir uma dieta rica em calorias e com quantidades moderadas de proteínas de alto valor biológico. A dieta deve conter 1,0 a 1,5 g de proteína por quilograma de peso corporal por dia, a menos que o cliente esteja desnutrido. As proteínas devem ser reduzidas se o cliente desenvolver encefalopatia. A inclusão de proteínas vegetais para atender às demandas proteicas pode reduzir o risco de ter encefalopatia. A restrição da ingestão de sódio também está indicada para evitar ascite.

#### Manutenção da integridade da pele

É importante assegurar o cuidado da pele em razão do edema subcutâneo, da imobilidade do cliente, da icterícia e da susceptibilidade aumentada às lesões e infecções cutâneas. Mudanças frequentes de posição são necessárias para evitar úlceras por pressão. É importante evitar sabonetes irritativos e aplicação de fitas adesivas para prevenir traumatismo da pele. A irritação cutânea pode ser atenuada por uma loção suavizante; a enfermeira deve tomar medidas para evitar que o cliente arranhe sua pele.

### Redução do risco de lesão

A enfermeira deve proteger o cliente com cirrose de forma a prevenir quedas e outros acidentes. As grades laterais do leito devem permanecer levantadas e acolchoadas se o cliente tornar-se agitado ou inquieto. De maneira a atenuar a agitação, a enfermeira deve orientar o cliente no tempo e no espaço e explicar todos os procedimentos. A enfermeira deve orientar o cliente a pedir ajuda para sair do leito. Além disso, ele deve avaliar cuidadosamente qualquer lesão, tendo em vista a possibilidade de sangramento interno.

Em vista do risco de sangramento secundário aos distúrbios da coagulação, o cliente deve usar barbeador elétrico em vez de um aparelho de barbear comum. Escovas de dente com cerdas macias ajudam a reduzir a gengivorragia e a aplicação de pressão nos locais das punções venosas ajuda a diminuir o sangramento.

### Monitoramento e tratamento das complicações potenciais

**Sangramento e hemorragia.** O cliente tem risco aumentado de sangramento e hemorragia em razão da redução do tempo de protrombina e da capacidade reduzida do fígado doente de sintetizar as substâncias necessárias à coagulação do sangue. As medidas preventivas incluem proteger o cliente com grades laterais acolchoadas, aplicar pressão nos locais das injeções e evitar acidentes com objetos cortantes. A enfermeira também deve verificar se há melena e examinar as fezes para detectar sangue (sinais de possível sangramento interno). Os sinais vitais devem ser monitorados regularmente. Também são necessárias precauções para reduzir as rupturas das varizes de esôfago, evitando-se aumentos adicionais da pressão portal (ver seções anteriores). A modificação da dieta e o uso adequado de emolientes fecais podem ajudar a evitar que o cliente faça esforço para defecar. A enfermeira deve monitorar cuidadosamente o cliente para detectar sangramento e manter os equipamentos prontamente disponíveis (p. ex., cateter de tamponamento por balão), líquidos IV e fármacos necessários para controlar hemorragias de varizes esofágicas ou gástricas.

Se ocorrer hemorragia, a enfermeira deve ajudar o médico a iniciar as medidas para controlar o sangramento e administrar líquidos, hemocomponentes e fármacos. O cliente com hemorragia profusa de varizes esofágicas ou hemorrágicas rompidas deve ser transferido para a UTI e requer intervenção cirúrgica ou outras modalidades terapêuticas de urgência. O cliente e seus familiares precisam receber explicações quanto ao que ocorreu e ao tratamento necessário.

**Encefalopatia hepática.** Encefalopatia e coma hepáticos são complicações potenciais da cirrose e podem evidenciar-se por deterioração do estado mental e demência ou por sinais físicos, como movimentos voluntários e involuntários anormais. A encefalopatia hepática é causada basicamente pelo acúmulo de amônia no sangue e seu efeito no metabolismo cerebral. Alguns fatores predispõem o cliente cirrótico à encefalopatia hepática. Por essa razão, o cliente pode precisar de exames diagnósticos extensivos para identificar causas ocultas de sangramento e produção aumentada de amônia.

O tratamento pode incluir a administração de lactulose e antibióticos não absorvíveis no trato gastrintestinal para reduzir os níveis de amônia; alteração do tratamento prescrito ao cliente de modo a eliminar os que possam desencadear ou agravar a encefalopatia hepática; e repouso ao leito para reduzir o consumo energético ao mínimo.

O monitoramento é uma função essencial de enfermagem para detectar deterioração inicial do estado mental. A enfermeira deve monitorar atentamente o estado mental do cliente e relatar as alterações, de maneira que o tratamento da encefalopatia possa ser iniciado imediatamente. Como os distúrbios eletrolíticos podem contribuir para a encefalopatia, os níveis séricos dos eletrólitos devem ser monitorados cuidadosamente e corrigidos se for necessário. O oxigênio deve ser administrado quando a saturação estiver reduzida. A enfermeira deve monitorar a ocorrência de febre ou dor abdominal, que pode indicar o início de peritonite bacteriana ou outra infecção (ver seção anterior sobre encefalopatia hepática).

**Excesso de volume de líquidos.** Os clientes com doença hepática crônica avançada desenvolvem distúrbios cardiovasculares. Isso se deve ao aumento do débito cardíaco e à redução da resistência vascular periférica, possivelmente causada pela liberação de vasodilatadores. O estado circulatório hiperdinâmico desenvolve-se nos clientes com cirrose e seu volume plasmático aumenta. Quanto mais grave for a descompensação hepática, mais grave se tornará o estado hiperdinâmico. A avaliação cuidadosa das funções cardiovascular e respiratória é essencial ao tratamento dos clientes com esses distúrbios. A descompensação pulmonar, que sempre é uma complicação potencial da DHT devido ao volume plasmático excessivo, torna a profilaxia das complicações pulmonares um papel importante da enfermeira. Administrar diuréticos, implementar as restrições de líquidos e adequar o posicionamento do cliente são medidas que podem melhorar a função pulmonar. A retenção de líquidos pode ser evidenciada por ascite, edema dos membros inferiores e dispneia. O monitoramento do balanço hídrico, das alterações diárias do peso, das variações da circunferência abdominal e da formação de edema faz parte da avaliação de enfermagem em regime ambulatorial ou hospitalar. Além disso, a enfermeira deve monitorar o cliente de modo a detectar quaisquer alterações da função renal.

### Garantia de cuidado do cliente no domicílio e na comunidade

Durante a internação hospitalar, a enfermeira e outros profissionais de saúde devem preparar o cliente com cirrose para a alta, enfatizando as recomendações dietéticas. Um dos aspectos mais importantes é cessar a ingestão de álcool. Também pode ser necessário encaminhar o cliente aos Alcoólicos Anônimos, a atendimento psiquiátrico ou psicoterápico, mas ele também pode ser beneficiado pelo apoio oferecido por um orientador espiritual.

A restrição de sódio deve ser mantida por um período considerável ou então permanentemente. O cliente deve receber instruções por escrito, orientação, reforço e apoio por parte da equipe e também dos seus familiares.

O sucesso do tratamento depende da adesão rigorosa do cliente ao plano terapêutico. Além disso, a enfermeira deve orientar o cliente e seus familiares quanto aos sinais e sintomas de encefalopatia iminente, tendências hemorrágicas potenciais e suscetibilidade às infecções.

*(continua)*

A recuperação não é rápida, nem fácil; o cliente tem recaídas frequentes e não parece melhorar. Muitos clientes acham difícil deixar de usar álcool para obter alívio ou como fuga. A enfermeira desempenha um papel importante quando oferece apoio e estímulo ao cliente.

### Reavaliação

Os resultados esperados para o cliente são:

1. Participa das atividades:
   a. Planeja atividades e exercícios que permitam alternar períodos de repouso e atividade
   b. Refere que sua força e seu bem-estar aumentaram
   c. Participa das medidas de autocuidado
2. Aumenta a ingestão nutricional:
   a. Demonstra que ingere os nutrientes apropriados e evita álcool, conforme se evidencia no relatório dietético diário
   b. Ganha peso sem aumentar o edema e a ascite
   c. Refere que os distúrbios GI e a anorexia diminuíram
   d. Reconhece os alimentos e os líquidos nutritivos e permitidos ou restringidos em sua dieta
   e. Adere ao esquema de reposição de vitaminas
   f. Descreve as razões pelas quais deve fazer refeições leves e frequentes
3. Apresenta melhora da integridade da pele:
   a. Tem pele preservada sem indícios de lesão, infecção ou traumatismo
   b. Além do turgor cutâneo normal na pele dos membros e do tronco, apresenta menos edema
   c. Muda de posição frequentemente e examina diariamente as proeminências ósseas
   d. Aplica loções para atenuar o prurido
4. Evita lesão:
   a. Não apresenta áreas de equimose ou formação de hematoma
   b. Referenda as razões para manter as grades laterais levantadas e pede ajuda para sair do leito
   c. Adota medidas para evitar traumatismo (p. ex., usa um barbeador elétrico e escova de dentes com cerdas macias, assoa o nariz suavemente, dispõem os móveis de modo a evitar traumas e quedas, evita fazer força para defecar)
5. Não apresenta complicações:
   a. Refere que não tem sangramento perceptível do trato GI (i. e., não tem melena e hematêmese)
   b. Está orientado no tempo, no espaço e quanto à identidade pessoal e demonstra capacidade de atenção normal
   c. Mantém o nível sérico de amônia dentro dos limites normais
   d. Identifica imediatamente os sinais de perturbação dos processos mentais que precisam ser notificados ao médico

## Carcinoma hepatocelular

Carcinoma hepatocelular (CHC) é a quinta causa principal de câncer e é responsável por grande número de mortes relacionadas com neoplasias malignas (Schiff et al., 2007).

### Fatores de risco

O CHC está diretamente relacionado com cirrose e infecções crônicas pelos vírus das hepatites B e C. DHA, esteatose hepática não alcoólica (inflamação e acumulação de gordura no fígado), cirrose biliar primária e hemocromatose (acumulação excessiva de ferro no corpo) também parecem aumentar o risco de desenvolver CHC. Idade maior que 50 anos e sexo masculino também aumentam a probabilidade de desenvolver esse tumor nos clientes com cirrose (Schiff et al., 2007). O CHC pode desenvolver-se nos clientes sem cirrose e, em geral, estes indivíduos têm hepatite B crônica.

### Manifestações clínicas e avaliação

As manifestações clínicas do carcinoma hepatocelular geralmente se superpõem às anormalidades apresentadas pelo cliente com cirrose diagnosticada: icterícia, ascite, varizes e estigmas da doença hepática crônica são comuns. Perda involuntária de peso, anorexia e dor no quadrante superior direito podem ser sinais iniciais adicionais. Nos casos avançados, o cliente pode apresentar sangramento intra-abdominal causado pela ruptura do tumor. Alguns estudos demonstraram que, nos clientes considerados sob risco de sangramento por ruptura do tumor, a triagem rotineira por ultrassonografia abdominal e a dosagem dos níveis de alfafetoproteína facilitam a detecção do câncer de fígado (El-Serag, Marrero, Rudolph et al., 2008).

O diagnóstico do câncer de fígado baseia-se nos sinais e sintomas clínicos, na história de saúde e no exame físico e nos resultados dos exames de laboratório e imagem. O cliente pode apresentar níveis séricos altos de bilirrubina, fosfatase alcalina, GGT e alfafetoproteína. Anemia é um achado comum e a avaliação laboratorial também pode mostrar leucocitose (contagens elevadas de leucócitos), hipercalcemia, hipoglicemia e hipocolesterolemia.

A confirmação do diagnóstico de CHC é baseada em exames radiológicos, como tomografia computadorizada (TC) ou ressonância magnética (RM), para determinar o número, o tamanho e a localização dos tumores e se houve invasão vascular. Nos casos duvidosos, a biopsia de fígado pode ser realizada para recolher amostras de tecido da lesão e determinar o grau de malignidade (El-Serag et al., 2008).

### Manejo clínico e de enfermagem

Hoje em dia, existem várias opções de tratamento para os clientes com CHC. A ressecção cirúrgica é o tratamento preferido para os clientes sem cirrose e com reservas hepáticas adequadas; hoje em dia, os índices de sobrevivência em 5 anos depois da ressecção ficam acima de 50% (Bruix e Sherman, 2010). Para os clientes com CHC e cirrose, o transplante de fígado (descrito com mais detalhes adiante) é o tratamento preferido. O transplante de fígado consegue curar os clientes com CHC e DHT; contudo, a seleção cuidadosa dos clientes é fundamental ao sucesso dos transplantes (El-Serag et al., 2008).

Outros tratamentos para CHC são injeção percutânea de etanol (IPE) e ablação por radiofrequência (ARF), que provocam necrose direta do tumor. A quimioembolização transarterial (QETA) é usada para bloquear o vaso sanguíneo hepático que irriga o tumor e é usada em combinação com quimioterapia (El-Serag et al.,

2008; Schiff *et al.*, 2007). A quimioterapia sistêmica inclui sorafenibe e outros fármacos semelhantes; várias experiências clínicas estão em andamento para avaliar a eficácia dos agentes quimioterápicos no tratamento do CHC (El-Serag *et al.*, 2008).

## Transplante de fígado

Com os avanços recentes das técnicas operatórias, os agentes imunossupressores e o conhecimento ampliado de imunologia, o transplante de fígado passou a ser o tratamento preferido para clientes com DHT e insuficiência hepática aguda. Como o transplante de fígado hoje é reconhecido como uma modalidade terapêutica estabelecida, em vez de apenas um procedimento experimental para tratar essas doenças, o número de centros que realizam transplantes de fígado está aumentando. Os clientes que necessitam de transplante geralmente são encaminhados de hospitais distantes para esses centros. De modo a preparar o cliente e seus familiares para um transplante de fígado, as enfermeiras que trabalham em todos os cenários de atenção à saúde precisam conhecer os processos e os procedimentos envolvidos.

O procedimento de transplante requer a remoção completa do fígado doente e sua substituição pelo órgão de um doador saudável, que é implantado na mesma posição anatômica (**transplante de fígado ortotópico** [TFO]). A eficácia dessa modalidade terapêutica foi demonstrada por índices de sobrevivência acima de 85% em 1 ano e acima de 75% em 5 anos (Koffron e Stein, 2008). Os benefícios consideráveis oferecidos por essa opção terapêutica aos clientes com DHT ou insuficiência hepática fulminante são limitados pela escassez de órgãos retirados de cadáveres.[2]

### Indicações e contraindicações

As indicações do transplante de fígado são:

- Doença hepática crônica avançada
- Insuficiência hepática fulminante
- Doenças hepáticas metabólicas
- Carcinoma hepatocelular
- Doenças hepatocelulares (p. ex., hepatites virais, doença hepática induzida por álcool ou fármacos, doença de Wilson)
- Doenças colestática (bloqueio do fluxo biliar por cirrose biliar primária, colangite esclerosante e atresia biliar).

Outras doenças menos comuns que requerem transplante de fígado são doença hepática policística, doenças vasculares (síndrome de Budd-Chiari) e distúrbios metabólicos raros (Koffron e Stein, 2008).

As contraindicações médicas ao transplante de fígado são infecções não controladas, câncer extra-hepático ou doença metastática hepatobiliar avançada, lesão cerebral irreversível, problemas anatômicos e falência múltipla de órgãos. As contraindicações psicossociais são uso continuado de drogas ilícitas, falta de adesão ao tratamento clínico e instabilidade psiquiátrica grave (Koffron e Stein, 2008). Outros fatores que podem impor obstáculos ao transplante bem-sucedido são comorbidades, como doença cardíaca ou pulmonar avançada, e apoio psicossocial precário.

### Seleção e avaliação para transplante de fígado

A seleção e a avaliação de um cliente para transplante de fígado constituem um processo multidisciplinar que requer a avaliação completa do indivíduo, inclusive etiologia e estágio da doença hepática, bem como uma investigação das comorbidades e/ou contraindicações, condições psicossociais e quaisquer problemas clínicos ou cirúrgicos. O cliente em processo de avaliação para transplante de fígado geralmente tem vários problemas sistêmicos que afetam os cuidados pré-operatórios e pós-operatórios. A condição clínica do cliente precisa ser melhorada ao máximo de modo a evitar complicações e assegurar um resultado satisfatório. Os clientes precisam realizar exames e testes psicossociais para determinar se o transplante de fígado é exequível, bem como testes de compatibilidade com o órgão doado.[3]

O escore MELD é derivado por uma fórmula complexa que inclui níveis das bilirrubinas, tempo de protrombina (referido ao INR) e níveis de creatinina. O escore MELD é um indício da mortalidade a curto prazo dos clientes com DHT. Os casos mais graves apresentam MELD mais elevados e serão priorizados. Outras prioridades além do escore fisiológico MELD do cliente podem ser acrescentadas para determinadas doenças que aumentam o risco de mortalidade do indivíduo (p. ex., CHC, síndrome hepatopulmonar e doenças metabólicas do fígado). A prioridade máxima na lista de espera por transplante é atribuída aos clientes com insuficiência hepática fulminante ou aguda (HRSA/OPTN, 2010).

### Manejo cirúrgico

A cirurgia de transplante consiste na remoção total do fígado doente (hepatectomia), sua substituição pelo órgão do doador, anastomoses vasculares do fígado do doador com os vasos sanguíneos do receptor e reconstrução do sistema biliar. Os estágios desse procedimento cirúrgico complexo são divididos em três fases: hepatectomia, fase anepática (sem fígado) e fase de reperfusão.

O primeiro estágio consiste na remoção completa do fígado doente. Clampes vasculares são aplicados na veia porta e na veia cava inferior acima e abaixo do fígado, e o órgão original é removido por dissecção do receptor. A hemostasia é mantida utilizando-se suturas e cauterização dos vasos sangrantes. Depois da preparação do fígado do doador, as anastomoses da veia cava inferior supra-hepática, da veia cava inferior infra-hepática e da veia porta conectam cirurgicamente o fígado do doador com o receptor. A reperfusão do novo fígado é conseguida com a remoção dos clampes vasculares e a perfusão do sangue venoso portal. Em seguida, realiza-se a anastomose da artéria hepática e, por último, a reconstrução do sistema biliar.

Várias inovações operatórias foram desenvolvidas para evitar complicações como sangramento, extravasamentos de bile e lesão por reperfusão do órgão recém-implantado e, deste modo, melhorar o prognóstico (Schiff *et al.*, 2007; Younossi, 2008).

---

[2] N.R.T.: No Brasil, cerca de 7.000 candidatos esperam por um transplante de fígado.

[3] N.R.T.: No Brasil, o candidato ao transplante de fígado é colocado em uma lista única de espera, de acordo com a compatibilidade sanguínea. Desde 2006, o critério de espera na lista respeita um índice com base na gravidade da doença, conhecido como MELD (Modelo de Doença Hepática Terminal). Esse índice corresponde a um valor numérico que varia de 6 a 40 e demonstra o quão urgentemente o cliente necessita do transplante.

O transplante de fígado é um procedimento cirúrgico demorado, em parte porque o cliente em insuficiência hepática geralmente tem hipertensão portal, que exige a ligadura de muitos vasos colaterais venosos. A perda de sangue durante a cirurgia pode ser volumosa. Quando o cliente tem aderências causadas por procedimentos cirúrgicos abdominais pregressos, a dissolução das aderências geralmente é necessária. Se o cliente tiver sido submetido a um procedimento de *shunting* no passado, ele precisará ser revertido cirurgicamente para permitir a irrigação sanguínea do fígado novo pelo sistema venoso portal. Durante a cirurgia demorada, recomenda-se fortemente fornecer atualizações periódicas aos familiares quanto ao andamento da operação e as condições do cliente.

## Complicações

As complicações pós-operatórias imediatas podem incluir sangramento, infecção, rejeição e demora na recuperação da função do enxerto. Outras complicações são vazamentos e obstrução do fluxo biliar, trombose da artéria hepática e trombose da veia portal (Koffron e Stein, 2008).

### Disfunção primária do fígado transplantado

A disfunção primária do fígado transplantado é a complicação mais grave do transplante hepático e ocorre em 5 a 10% dos casos. A persistência da encefalopatia, da coagulopatia, da icterícia, da acidose metabólica e da instabilidade hemodinâmica é uma indicação clínica de disfunção primária do enxerto (Younossi, 2008). Os receptores de transplantes com disfunção primária do enxerto necessitam de um novo transplante imediato e recebem prioridade na lista de espera (HRSA/OPTN, 2010).

### Sangramento

Os sangramentos são comuns no período pós-operatório e podem ser causados por coagulopatia, hipertensão portal e fibrinólise (degradação dos trombos de fibrina) em consequência da lesão isquêmica do fígado doado. A hipotensão pode ocorrer nessa fase em razão da perda sanguínea expressiva. Pode ser necessário administrar plaquetas, plasma fresco congelado ou outros hemocomponentes. A hipertensão é mais frequente, embora sua causa não esteja definida. As elevações significativas ou persistentes da pressão arterial devem ser controladas.

### Infecção

Infecção é a causa principal de morte depois de um transplante de fígado. As infecções pulmonares e fúngicas são comuns e os clientes são mais suscetíveis às infecções em razão do tratamento imunossupressor necessário para evitar rejeição (Schiff *et al.*, 2007). Por essa razão, devem ser adotadas precauções para evitar infecções transmitidas pelos profissionais de saúde. A enfermeira deve adotar assepsia rigorosa ao manipular cateteres venosos centrais, linhas arteriais e sistemas de drenagem de bile, urina ou outros líquidos; ao obter amostras para exame; e ao trocar curativos. A higiene meticulosa das mãos e as precauções de contato são essenciais para evitar infecção do receptor de transplante de fígado.

### Rejeição

Rejeição é uma preocupação importante. O fígado transplantado é percebido pelo sistema imune como um corpo estranho (antígeno). Isso desencadeia uma resposta imune, que resulta na ativação dos linfócitos T que atacam e destroem o fígado transplantado. Os imunossupressores são utilizados como tratamento crônico para evitar essa resposta e a rejeição do fígado transplantado. Esses fármacos inibem a ativação dos linfócitos T imunocompetentes e evitam a formação das células T efetoras. A maioria dos centros de transplante utiliza dois ou três imunossupressores combinados para evitar rejeição (Younossi, 2008). O receptor do transplante de fígado requer orientações detalhadas quanto às doses, aos efeitos colaterais e às interações farmacológicas com os imunossupressores e a imunossupressão deve ser mantida por toda a vida.

Embora os índices de sobrevivência em 1 e 5 anos tenham aumentado notavelmente com a utilização dos imunossupressores mais modernos, estes avanços não estão isentos de efeitos colaterais. A ciclosporina e o tacrolimo causam efeitos colaterais importantes, tais como disfunção renal, hipertensão, hiperlipidemia e hiperpotassemia. O tacrolimo também pode causar neurotoxicidade e os clientes podem apresentar tremores ou complicações mais graves, inclusive psicose ou convulsões. As doses ideais dos imunossupressores devem ser cuidadosamente monitoradas de forma a evitar rejeição e reduzir os efeitos colaterais (Younossi, 2008).

Apesar do sucesso da imunossupressão para reduzir a incidência de rejeição dos órgãos transplantados, o transplante de fígado não é um procedimento rotineiro e pode acompanhar-se de complicações associadas ao tempo cirúrgico prolongado, ao tratamento imunossupressor, às infecções e às dificuldades técnicas encontradas durante a reconstrução dos vasos sanguíneos e do sistema biliar.

## Manejo de enfermagem

O cliente candidato ao transplante de fígado e também seus familiares precisam fazer escolhas difíceis quanto ao tratamento, à utilização dos recursos financeiros e à mudança para outra região mais próxima do centro de transplante. Além disso, eles precisam lidar com os problemas crônicos de saúde do cliente e todos os outros problemas familiares e sociais associados aos comportamentos que possam ter causado a insuficiência hepática do cliente. Por essas razões, estresse emocional significativo pode ser enfrentado quando o cliente e seus familiares consideram um transplante de fígado e aguardam por um órgão doado. A enfermeira deve estar consciente dessas questões e sintonizada com o estado emocional e psicológico do cliente e dos seus familiares. O encaminhamento a um profissional especializado em saúde mental ou orientador espiritual pode ajudá-los a lidar com os fatores de estresse associados à DHT e ao transplante de fígado.

### Intervenções de enfermagem pré-operatórias

A enfermeira, o cirurgião, o hepatologista e outros membros da equipe de saúde devem fornecer ao cliente e a seus familiares explicações detalhadas sobre o procedimento, as chances de sucesso e os riscos, inclusive efeitos colaterais da imunossupressão crônica. Também é importante explicar a necessidade de seguimento rigoroso e as complicações a longo prazo do esquema terapêutico, inclusive da imunossupressão.

A enfermeira coordenadora faz parte da equipe de transplantes e desempenha um papel importante na preparação do cliente para um transplante de fígado. A enfermeira atua como defensor dos interesses do cliente e dos seus familiares e assume o papel importante de elo entre o cliente e os outros membros da equipe de transplantes. Além disso, a enfermeira coloca-se à disposição para ajudar outras enfermeiras e membros da equipe de saúde envolvidos na avaliação e no cuidado prestado ao cliente.

### Intervenções de enfermagem pós-operatórias

O cliente deve ser mantido em um ambiente quase totalmente isento de bactérias, vírus e fungos, já que os agentes imunossupressores deprimem as defesas naturais do corpo. No período pós-operatório imediato, as funções cardiovascular, pulmonar, renal, neurológica e metabólica devem ser monitoradas continuamente. As pressões arterial média e arterial pulmonar também devem ser monitoradas. O suporte ventilatório e a estabilização das vias respiratórias são prioritários. De forma a avaliar as condições hemodinâmicas e o volume de líquido intravascular do cliente, os parâmetros monitorados são débito cardíaco (DC), pressão venosa central (PVC), pressões arteriais pulmonares (PAP), pressão capilar pulmonar em cunha (PCPC), gasometria do sangue arterial e venoso misto, saturação de oxigênio, demanda e fornecimento de oxigênio, débito urinário, frequência cardíaca e pressão arterial. Provas de função hepática, concentrações dos eletrólitos, perfil da coagulação, radiografias do tórax, eletrocardiograma e perdas de líquidos (inclusive urina, bile drenada pelo tubo T e volume eliminado pelo tubo nasogástrico [NG] e drenos) devem ser monitorados cuidadosamente. Como o fígado é responsável por armazenar glicogênio e sintetizar proteínas e fatores da coagulação, estes componentes precisam ser monitorados e repostos no período pós-operatório imediato. A enfermeira deve monitorar sinais de sangramento excessivo no período pós-operatório imediato e avisar imediatamente ao médico se houver suspeita de hemorragia (hipotensão, taquicardia, taquipneia, reduções do DC, da PVC, das PAP e da PCPC, melena, aumento da circunferência abdominal, drenagem nasogástrica sanguinolenta etc.).

Nessa fase, há risco elevado de atelectasia e alterações da razão ventilação-perfusão em consequência da lesão do diafragma durante o procedimento cirúrgico, da anestesia prolongada, da imobilidade e da dor pós-operatória. Em razão desse risco, o cliente é mantido com tubo endotraqueal bem posicionado e requer respiração artificial durante o período pós-operatório inicial. A aspiração traqueal deve ser realizada de acordo com a necessidade, e a umidificação estéril deve ser fornecida.

À medida que os sinais vitais e as condições do cliente se estabilizam, devem ser envidados esforços para ajudar o cliente a se recuperar do trauma dessa cirurgia complexa. Depois da retirada do tubo endotraqueal, a enfermeira deve estimular o cliente a usar um espirômetro de incentivo para reduzir o risco de atelectasia. Quando as linhas arteriais e o cateter urinário tiverem sido retirados, o cliente deve ser ajudado a sair do leito, caminhar conforme sua tolerância e participar do autocuidado para evitar complicações associadas à imobilidade. O monitoramento cuidadoso dos sinais e dos sintomas de disfunção hepática e rejeição deve ser mantido durante toda a internação hospitalar. Também é importante elaborar o planejamento das ações para o seguimento rigoroso depois da alta. O processo de orientação deve começar durante o período pré-operatório e continuado depois da cirurgia.

### Garantia de cuidado do cliente no domicílio e na comunidade

Ensinar ao cliente e aos familiares medidas a longo prazo para promover a saúde é fundamental ao sucesso do transplante e constitui uma função importante da enfermeira. O cliente e seus familiares precisam entender por que precisam seguir o esquema terapêutico rigorosamente, com ênfase especial nos métodos de administração, as razões e os efeitos colaterais dos agentes imunossupressores prescritos. A enfermeira deve fornecer orientações verbais e por escrito sobre como e quando tomar os fármacos. De forma a evitar falta dos fármacos ou deixar de tomar alguma dose, o cliente precisa garantir que haja um suprimento adequado disponível. Também devem ser fornecidas orientações sobre sinais e sintomas que indicam problemas e que exigem uma consulta com a equipe de transplantes.

A enfermeira deve enfatizar a importância dos exames hematológicos e das consultas de acompanhamento com a equipe de transplantes. Os níveis sanguíneos mínimos dos agentes imunossupressores devem ser determinados e também outros exames hematológicos que avaliam as funções hepática e renal. Durante os primeiros meses, o cliente provavelmente precisará fazer exames sanguíneos 2 ou 3 vezes/semana. À medida que as condições do cliente estabilizem, os exames sanguíneos e as consultas com a equipe de transplantes tornam-se menos frequentes. A importância do exame oftalmológico rotineiro deve ser enfatizada porque as incidências de cataratas e glaucoma aumentam com o tratamento corticoide crônico usado depois do transplante. Higiene oral regular e cuidados dentários periódicos com administração de antibióticos profiláticos antes de exames e tratamentos dentários são recomendados porque o cliente está imunossuprimido.

A enfermeira deve lembrar ao cliente que evitar rejeição e infecções assegura o sucesso do transplante e aumenta as chances de sobreviver e ter uma vida mais normal que antes da cirurgia. Muitos clientes têm vidas produtivas depois de fazer transplante de fígado.

## DOENÇAS DA VESÍCULA BILIAR

Vários distúrbios afetam o sistema biliar e interferem com a drenagem normal da bile para o duodeno. Esses distúrbios incluem inflamação do sistema biliar e carcinomas que obstruem a árvore biliar. A doença da vesícula com cálculos biliares é o distúrbio mais comum do sistema biliar. Embora nem todos os casos de inflamação da vesícula biliar (**colecistite**) estejam relacionados com cálculos biliares (**colelitíase**), mais de 90% dos clientes com colecistite aguda têm cálculos. Entretanto, a maioria dos indivíduos que tem cálculos biliares não sente dor e não sabe que tem cálculos.

### Colelitíase

Os cálculos da vesícula biliar geralmente se formam na vesícula a partir dos componentes sólidos da bile; estes cálculos variam amplamente quanto ao tamanho, à forma e à composição (Figura 25.11).

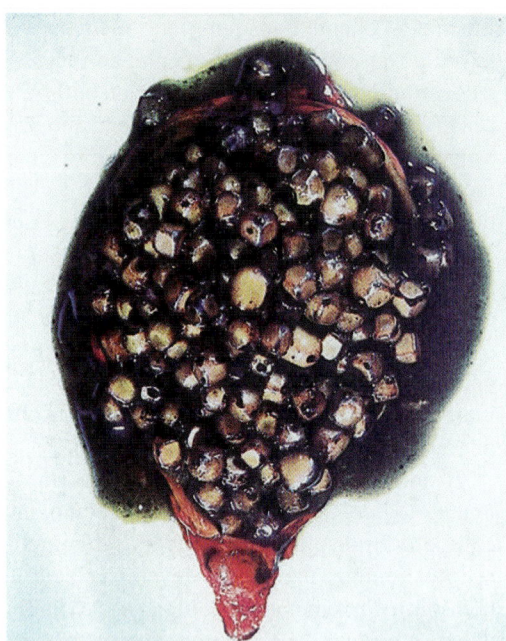 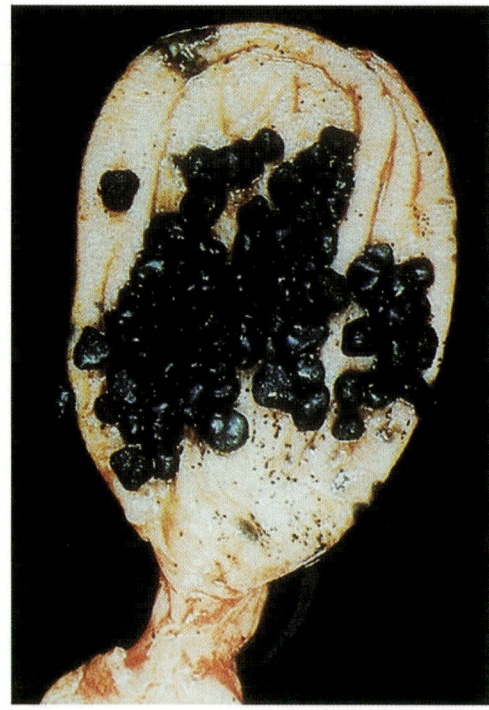

Figura 25.11 Exemplos de cálculos de colesterol (à esquerda) formados pela coalescência de vários pequenos cálculos e de cálculos de pigmento (à direita) compostos de bilirrubinato de cálcio. De Rubin, R. & Strayer, D. S. (2008). *Rubin's Pathology* (5th edition). Philadelphia: Lippincott Williams & Wilkins.

## Fisiopatologia

Existem dois tipos principais de cálculos biliares: os que são formados principalmente de pigmentos e os que são compostos basicamente por colesterol. Os cálculos de pigmentos formam-se quando pigmentos não conjugados na bile precipitam para formar cálculos. O risco de desenvolver esses cálculos é maior nos clientes com cirrose, hemólise e infecções do sistema biliar. Os cálculos de pigmentos não podem ser dissolvidos e precisam ser removidos cirurgicamente.

Os cálculos de colesterol representam mais de 50% dos cálculos associados à doença biliar. O colesterol é um componente normal da bile, mas não é solúvel em água. A solubilidade do colesterol depende dos ácidos biliares e da lecitina (fosfolipídios) da bile. Nos clientes sujeitos a formar cálculos, há redução da síntese dos ácidos biliares e aumento da síntese de colesterol no fígado, resultando em bile supersaturada de colesterol, que se precipita na vesícula e forma cálculos. A bile saturada de colesterol predispõe à formação de cálculos biliares e atua como substância irritativa, que provoca alterações inflamatórias na vesícula biliar (Schiff *et al.*, 2007).

## Fatores de risco

Os cálculos biliares não são comuns nas crianças e nos adultos jovens, mas sua prevalência aumenta progressivamente depois da 4ª década de vida, principalmente entre as mulheres (Boxe 25.10).

## Manifestações clínicas e avaliação

Os cálculos da vesícula biliar podem ser assintomáticos, sem causar dor, ou podem ser apenas sintomas gastrintestinais brandos. Esses cálculos podem ser detectados casualmente durante uma cirurgia ou avaliação de outros problemas não relacionados.

O cliente com doença da vesícula biliar causada por cálculos pode ter dois tipos de sintomas: os que são devidos à própria doença da vesícula biliar e os que são causados pela obstrução das vias biliares por um cálculo. Os sintomas podem ser agudos ou crônicos. O cliente pode referir desconforto epigástrico (inclusive sensação de plenitude) distensão abdominal e dor difusa no quadrante superior direito do abdome. Esse desconforto pode começar depois de uma refeição rica em

### BOXE 25.10
**Fatores de risco para colelitíase.**

- Obesidade
- Sexo feminino, principalmente multíparas
- Alterações frequentes do peso
- Emagrecimento rápido (causa formação rápida de cálculos biliares e acarreta risco alto de doença sintomática)
- Tratamento com doses altas de estrogênio (p. ex., câncer de próstata)
- Tratamento com doses baixas de estrogênio (aumento pequeno do risco de cálculos biliares)
- Ressecção ou doença ileal
- *Bypass* gástrico
- Nutrição parenteral total
- Fibrose cística
- Diabetes melito
- História familiar

alimentos gordurosos ou frituras. O quadro clínico causado pelos cálculos biliares é assintomático na maioria dos casos; contudo, 15 a 20% dos clientes com cálculos biliares têm dor e cólicas biliares com episódios repetidos de obstrução. Em geral, o aumento da frequência das cólicas biliares resulta em colecistectomia. Quando um cálculo biliar desprende-se e deixa de obstruir o ducto biliar, a vesícula biliar é drenada e o processo inflamatório regride dentro de pouco tempo. Quando o cálculo continua a obstruir o ducto biliar, o cliente pode ter abscesso, necrose e perfuração com peritonite generalizada.

### Alerta de enfermagem
*A enfermeira deve ficar atenta aos sinais e sintomas de peritonite, inclusive dor abdominal, que inicialmente pode ser difusa e generalizada, mas logo se torna progressivamente mais intensa e constante; distensão e hipersensibilidade abdominais com descompressão dolorosa; ansiedade, palidez e sudorese; anorexia; náuseas e vômitos; incapacidade de eliminar fezes e flatos; rigidez abdominal; ausência de ruídos peristálticos; movimentos cautelosos; e posição de conforto mantendo os joelhos flexionados contra o tórax.*

Quando um cálculo biliar obstrui o ducto cístico, a vesícula biliar torna-se distendida, inflamada e, por fim, infectada (colecistite aguda). O cliente tem febre e pode apresentar uma massa abdominal palpável. Também pode ter cólica biliar com dor excruciante no quadrante superior direito, que irradia para o dorso ou o ombro direito. Em geral, a cólica biliar está associada a náuseas e vômitos e é deflagrada algumas horas depois de uma refeição em grande quantidade. O cliente movimenta-se de um lado para outro sem alívio e não consegue encontrar uma posição confortável. A intensidade da dor varia e o episódio dura entre 30 min a 6 h. O cliente pode ter outros sinais e sintomas, inclusive náuseas, calafrios e desconforto gástrico (eructações e dilatação por gases).

Esse episódio de cólica biliar é causado pela contração da vesícula biliar, que não consegue eliminar a bile porque há uma obstrução por cálculo. Isso causa hipersensibilidade acentuada no quadrante superior direito quando o cliente inspira profundamente e impede a inspiração completa quando os dedos da mão do examinador estão sob a borda hepática, manobra conhecida como *sinal de Murphy* (Elwood, 2008). Ver descrição do tratamento na seção sobre colecistite.

## Colecistite

Colecistite é uma inflamação aguda da vesícula biliar. O empiema da vesícula biliar ocorre quando a vesícula fica cheia de líquido purulento (pus). Episódios repetidos de obstrução do ducto cístico por cálculos biliares causam colecistite.

### Fisiopatologia

Colecistite calculosa é a causa mais comum de mais de 90% dos casos de colecistite aguda (Schiff *et al.*, 2007). Nos casos de colecistite calculosa, um cálculo biliar obstrui a drenagem da bile. A bile que permanece dentro da bexiga desencadeia uma reação química e, em seguida, há edema e autólise. A vesícula biliar torna-se inflamada e distendida em consequência da pressão alta e do comprometimento de sua irrigação sanguínea, resultando em isquemia e necrose. Além disso, a liberação de mediadores inflamatórios desempenha um papel importante na fisiopatologia da colecistite aguda. A infecção secundária com bactérias complica a evolução dessa doença em até 75% dos casos (Elwood, 2008).

O termo colecistite acalculosa descreve a inflamação aguda da vesícula biliar sem obstrução por cálculos biliares. Isso ocorre depois de procedimentos cirúrgicos de grande porte, traumatismo grave ou queimaduras. Outros fatores associados a esse tipo de colecistite são obstrução do ducto cístico, infecções bacterianas primárias da vesícula biliar, falência múltipla de órgãos e insuficiência renal aguda. Alguns autores especularam que a colecistite acalculosa seja causada por distúrbios hidreletrolíticos e por alterações do fluxo sanguíneo regional na circulação visceral. A estase de bile (a vesícula biliar não se contrai) e o aumento da viscosidade da bile também parecem desempenhar um papel importante (Schiff *et al.*, 2007).

### Manifestações clínicas e avaliação

A colecistite causa dor, hipersensibilidade e rigidez no quadrante superior direito do abdome; em geral, a dor irradia-se para o dorso, o ombro direito ou a escápula direita. Náuseas e vômitos são comuns. O cliente tem leucocitose (contagem alta de leucócitos) e o exame físico pode detectar sinal de Murphy positivo (hipersensibilidade na região subcostal direita) (Schiff *et al.*, 2007).

### Manejo clínico

Os objetivos principais do tratamento são reduzir a incidência de episódios agudos de dor na vesícula biliar e de colecistite por medidas de suporte e intervenções dietéticas e, quando possível, remover a causa da colecistite por tratamento farmacológico, procedimentos endoscópicos ou ressecção cirúrgica. A colecistite assintomática pode ser tratada com ursodiol, um ácido biliar que dissolve os cálculos e reduz a formação de colesterol na bile. Esse tratamento pode ser administrado apenas aos clientes com cálculos pequenos que não apresentam complicações. O tratamento inicial da colecistite consiste em repouso ao leito (*i. e.*, dieta zero), reposição do equilíbrio hidreletrolítico, controle da dor e cobertura antibiótica (Elwood, 2008).

#### Farmacoterapia

O ácido ursodesoxicólico (UDCA) e o ácido quenodesoxicólico (quenodiol ou CDCA) têm sido usados para dissolver cálculos radiotransparentes pequenos formados basicamente por colesterol. O UDCA causa menos efeitos colaterais que o quenodiol e pode ser administrado em doses menores para alcançar o mesmo efeito. Esse fármaco atua por inibição da síntese e da secreção de colesterol e, deste modo, resulta na dessaturação da bile. O tratamento com UDCA pode reduzir o tamanho dos cálculos existentes, dissolver cálculos pequenos e evitar que se formem outros cálculos. Seis a 12 meses de tratamento são necessários em muitos casos para dissolver os cálculos e o cliente deve ser monitorado para recidivas dos sintomas ou efeitos colaterais durante este intervalo. A dose eficaz do fármaco depende do peso corporal. Em geral, esse tipo de tratamento está indicado para clientes que não aceitam tratamento cirúrgico ou nos quais a intervenção cirúrgica seja considerada de risco.

Os clientes com sinais e sintomas significativos e frequentes, obstrução do ducto cístico ou cálculos de pigmentos não podem ser tratados dessa forma.

## Manejo cirúrgico

A colecistectomia laparoscópica ou aberta é mais apropriada aos clientes sintomáticos com risco cirúrgico aceitável. A remoção da vesícula biliar (**colecistectomia**) pela abordagem operatória tradicional era considerada o tratamento padronizado há mais de 100 anos. Hoje em dia, a **colecistectomia laparoscópica** (remoção da vesícula biliar por uma pequena incisão realizada na cicatriz umbilical) é amplamente realizada. Por essa razão, os riscos cirúrgicos diminuíram, bem como a duração da internação hospitalar e o longo período de recuperação necessário depois da colecistectomia cirúrgica tradicional (Schiff *et al.*, 2007).

## Colecistectomia laparoscópica

A colecistectomia laparoscópica (Figura 25.12) alterou o tratamento cirúrgico da colecistite e passou a ser a abordagem terapêutica padronizada para os clientes com cálculos biliares sintomáticos.

Antes de iniciar o procedimento, o cliente deve ser informado de que poderá ser necessário fazer uma cirurgia abdominal aberta e receber anestesia geral. A colecistectomia laparoscópica é realizada por uma pequena incisão ou punção realizada na parede umbilical através do umbigo. A cavidade abdominal é dilatada por insuflação de dióxido de carbono (pneumoperitônio) para ajudar a introduzir o laparoscópio e facilitar a visualização das estruturas abdominais. O endoscópio de fibra óptica é introduzido pela pequena incisão umbilical. Várias outras punções ou pequenas incisões são realizadas na parede do abdome para introduzir outros instrumentos cirúrgicos no campo operatório. O cirurgião visualiza o sistema biliar por meio do laparoscópio; uma câmera acoplada ao aparelho permite a transmissão da visão do campo intra-abdominal a um monitor de televisão. Depois de realizar a dissecção do ducto cístico, o ducto biliar comum pode ser identificado por ultrassonografia ou colangiografia (demonstração dos ductos biliares por contraste) para avaliar a anatomia e detectar cálculos. A artéria cística é dissecada e cortada. A vesícula biliar é separada do seu leito hepático e dissecada. Em seguida, a vesícula é removida da cavidade abdominal depois de se aspirar a bile e pequenos cálculos existentes. Pinças próprias também podem ser usadas para remover ou esmagar cálculos maiores.

As vantagens do procedimento laparoscópico são que o cliente não desenvolve o íleo paralítico que ocorre depois da cirurgia abdominal aberta e tem menos dor abdominal no período pós-operatório. A colecistectomia laparoscópica precoce (nas primeiras 24 a 48 h depois do início dos sintomas) é a intervenção preferida para tratar colecistite aguda e diminui a duração da internação hospitalar, causa menos complicações operatórias e oferece recuperação mais rápida ao cliente (Castillas, Yegiyants, Collins *et al.*, 2008; Elwood, 2008).

A conversão a um procedimento cirúrgico abdominal convencional pode ser necessária se forem encontrados problemas durante a colecistectomia laparoscópica. A triagem cuidadosa dos clientes e a indicação dos que tenham risco baixo de complicações limitam a frequência das conversões a uma operação abdominal aberta. Contudo, com o uso crescente da colecistectomia laparoscópica, o número dessas conversões pode aumentar. A complicação mais grave depois da colecistectomia lapa-

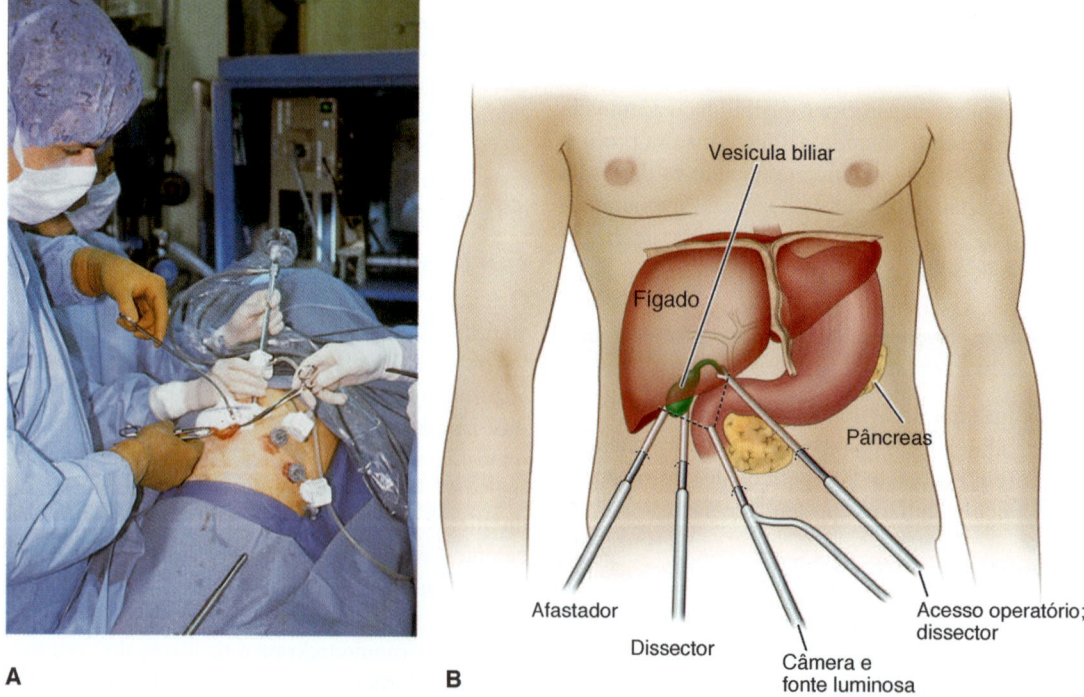

**Figura 25.12** Com a colecistectomia laparoscópica (**A**), o cirurgião faz quatro pequenas incisões (menos de 6 cm cada uma) no abdome (**B**) e introduz um laparoscópio com uma câmera miniatura por meio da incisão umbilical. A câmera mostra a vesícula biliar e os tecidos adjacentes em uma tela e permite que o cirurgião acompanhe visualmente os cortes necessários à ressecção da vesícula.

roscópica é uma lesão do ducto biliar, que pode ser detectada e corrigida durante o mesmo procedimento cirúrgico. O extravasamento de bile causada pela lesão não detectada pode resultar na formação de coleções líquidas, que geralmente podem ser tratadas por colocação endoscópica de *stents*. A peritonite biliar – uma complicação rara, embora grave – pode causar doença aguda e grave ou morte.

Em razão da internação hospitalar breve necessária às colecistectomias laparoscópicas sem complicações, é importante fornecer ao cliente informações verbais e por escrito sobre tratamento da dor operatória e notificação dos sinais e sintomas sugestivos de complicações intra-abdominais, inclusive perda do apetite, vômitos, dor, distensão abdominal e elevação da temperatura. Embora a recuperação da colecistectomia laparoscópica seja rápida, os clientes ficam sonolentos depois da cirurgia. Nas primeiras 24 a 48 h, os clientes necessitam de ajuda em domicílio. O Boxe 25.11 detalha o autocuidado recomendado ao cliente depois da colecistectomia laparoscópica.

## Colecistectomia

Com a colecistectomia convencional, a vesícula biliar é removida por uma incisão abdominal (geralmente subcostal direita) depois da ligadura do ducto cístico e da artéria correspondente. A cirurgia é realizada para tratar colecistite aguda ou crônica. Em alguns clientes com extravasamento de bile, o cirurgião insere um dreno perto do leito da vesícula biliar, que é trazido até uma abertura de punção. Os vazamentos pequenos devem se fechar espontaneamente dentro de alguns dias e o dreno impede acumulação da bile. Em geral, nas primeiras 24 h depois da cirurgia, o dreno elimina apenas pequena quantidade de líquido serossanguíneo; em seguida, o dreno é retirado. Em geral, o dreno é mantido quando há sangramento ou vazamento excessivo de bile. A lesão do ducto biliar é uma complicação grave da colecistectomia, mas é menos comum que depois da operação laparoscópica. Os clientes com comorbidades múltiplas ou risco cirúrgico excessivo podem ser tratados por colecistectomia aberta (Csikesz *et al.*, 2008).

# DOENÇAS DO PÂNCREAS

## Pancreatite

**Pancreatite** (inflamação do pâncreas) é uma doença grave. O sistema de classificação mais simples utilizado para descrever ou classificar os diversos estágios e formas da pancreatite divide a doença em formas aguda e crônica. A pancreatite aguda pode ser uma emergência clínica associada a um risco alto de complicações potencialmente fatais e morte, enquanto a pancreatite crônica geralmente não é diagnosticada até que 80 a 90% dos tecidos pancreáticos **exócrinos** e endócrinos sejam destruídos. Em geral, a pancreatite aguda não causa pancreatite crônica, a menos que ocorram complicações. Contudo, a pancreatite aguda pode ser marcada por episódios agudos. As causas comuns de pancreatite são abuso de álcool ou cálculos biliares; fármacos, traumatismo, infecção, doença autoimune ou infecção também podem causar pancreatite (Toskes e Greenberger, 2008).

Embora os mecanismos que causam inflamação do pâncreas sejam desconhecidos, a pancreatite é descrita comumente como um processo de autodigestão do pâncreas. Aparentemente, o ducto pancreático fica transitoriamente obstruído e, consequentemente, há secreção excessiva de enzimas exócrinas do pâncreas. Essas enzimas entram no ducto biliar, onde são ativadas e, junto com a bile, refluem para dentro do ducto pancreático, causando pancreatite.

## Pancreatite aguda

A pancreatite aguda pode variar de um distúrbio autolimitado brando até casos de doença grave e rapidamente fatal, refratária a qualquer tipo de tratamento. A pancreatite aguda branda

---

**BOXE 25.11 Orientações ao cliente.**

### Autocuidado depois da colecistectomia laparoscópica

**Reintrodução das atividades**

- Iniciar com atividades físicas leves (caminhadas) logo depois da cirurgia
- Tomar banho de chuveiro ou banheira depois de 1 ou 2 dias
- Esperar 3 ou 4 dias para voltar a dirigir automóveis
- Evitar levantar objetos com mais de 2,5 quilos depois da cirurgia, geralmente por 1 semana
- Reiniciar atividade sexual conforme se desejar

**Cuidados com a ferida**

- Examinar diariamente os locais das perfurações para detectar sinais de infecção
- Lavar as feridas com água e sabonete neutro
- Deixar que as fitas adesivas especiais aplicadas nos locais das punções se desprendam. As fitas não devem ser arrancadas

**Reintrodução da dieta**

- Voltar à sua dieta habitual
- Se você tinha intolerância à gordura antes da cirurgia, reintroduza gradativamente as gorduras em sua dieta

**Manejo da dor**

- Você pode sentir dor ou desconforto no ombro direito em consequência do gás usado para distender a cavidade abdominal durante a cirurgia. Sentar-se ereto no leito ou em uma cadeira, andar ou aplicar uma compressa morna pode aliviar esse desconforto
- Usar os analgésicos prescritos conforme a necessidade. Relatar ao cirurgião se a dor não for aliviada, mesmo com o uso dos analgésicos

**Manejo do acompanhamento médico**

- Marcar uma consulta com seu cirurgião dentro de 7 a 10 dias depois da alta
- Ligar para seu cirurgião se tiver algum sinal no local da punção: eritema, hipersensibilidade, edema, aumento da temperatura ou secreção
- Ligar para seu cirurgião se tiver febre igual ou maior que 37,7°C por 2 dias seguidos
- Ligar para seu cirurgião se você tiver náuseas, vômitos ou dor abdominal

> **BOXE 25.12 — Critérios para estimar a gravidade da pancreatite.***
>
> **Critérios por ocasião da internação hospitalar**
> Idade > 55 anos
> Leucometria total > 16.000/mm³
> Glicose sérica > 200 mg/dℓ
> LDH sérica > 350 UI/ℓ
> AST > 250 U/mℓ
>
> **Critérios nas primeiras 48 h de internação hospitalar**
> Redução do hematócrito em > 10% (> 0,10)
> Aumento da ureia plasmática > 5 mg/dℓ (>1,7 mmol/ℓ)
> Cálcio sérico < 8 mg/dℓ (< 2,0 mmol/ℓ)
> Déficit de bases > 4 mEq/ℓ (> 4 mmol/ℓ)
> Retenção ou sequestro de líquidos > 6 ℓ
> PO$_2$ < 60 mmHg
> Dois ou menos critérios, mortalidade de 1%; 3 ou 4 critérios, mortalidade de 15%; 5 ou 6 critérios, mortalidade de 40%; > 6 critérios, mortalidade de 100%
>
> *Nota: quanto mais fatores de risco o cliente tem, maior a gravidade e a probabilidade de ocorrerem complicações ou morte.

caracteriza-se por edema e inflamação limitados ao pâncreas. Os clientes têm disfunção pancreática mínima e a recuperação da função normal geralmente demora 6 meses. Embora essa apresentação seja considerada a modalidade mais branda de pancreatite, o cliente tem sinais de doença aguda e pode desenvolver choque hipovolêmico, distúrbios hidreletrolíticos e sepse. A digestão enzimática mais acentuada e generalizada da glândula caracteriza a pancreatite aguda grave. As enzimas destroem os vasos sanguíneos locais e pode haver sangramento e trombose. Os tecidos podem sofrer necrose e o processo destrutivo pode estender-se aos tecidos retroperitoneais. As complicações localizadas incluem abscessos ou cistos pancreáticos e coleções líquidas agudas no pâncreas ou nas áreas adjacentes. Os clientes que apresentam complicações sistêmicas com falência de outros órgãos, inclusive insuficiência pulmonar com hipoxia, choque, insuficiência renal e sangramento GI, também fazem parte do grupo classificado como pancreatite aguda grave. Esse tipo de apresentação ocorre em cerca de 20% de todos os clientes com pancreatite aguda e acarreta mortalidade maior que 30% (Bakker, van Santvoort, Besselink et al., 2009). A gravidade da pancreatite aguda e seu prognóstico podem ser previstos com base em resultados clínicos e laboratoriais (Boxe 25.12).

## Fisiopatologia

A autodigestão do pâncreas por suas próprias enzimas proteolíticas, principalmente **tripsina**, causa pancreatite aguda. A ativação das enzimas pode causar vasodilatação, inflamação, aumento da permeabilidade vascular, necrose, erosão e hemorragia. Essa série de eventos também pode levar à falência múltipla dos órgãos (Toskes e Greenberger, 2008).

O uso crônico de álcool está associado comumente aos episódios agudos de pancreatite, mas o cliente geralmente teve outros episódios não diagnosticados de pancreatite crônica antes do primeiro episódio de pancreatite aguda.

Outras causas menos frequentes de pancreatite são infecções bacterianas ou virais, por exemplo, alguns clientes com infecção pelo vírus da caxumba têm pancreatite. O espasmo e o edema da ampola de Vater, causados pela duodenite (inflamação do duodeno), provavelmente podem acarretar pancreatite. Traumatismo abdominal fechado, doença ulcerosa péptica, doença vascular isquêmica, hiperlipidemia, hipercalcemia e tratamento com corticoides, diuréticos tiazídicos, anticoncepcionais orais e outros fármacos também foram associados à incidência aumentada de pancreatite. A pancreatite aguda pode ocorrer depois de intervenções cirúrgicas do pâncreas ou dos órgãos adjacentes, ou depois da instrumentação do ducto pancreático. A pancreatite idiopática aguda representa até 15% dos casos de pancreatite aguda. Além disso, também há uma incidência pequena de pancreatite biliar (Rickes e Uhle, 2009).

## Manifestações clínicas e avaliação

Dor abdominal intensa é o sintoma principal da pancreatite, que leva o cliente a buscar atendimento médico. Nos casos típicos, a dor localiza-se na região mesogástrica. Em geral, a dor começa repentinamente, cerca de 24 a 48 h depois de uma refeição muito copiosa ou ingestão excessiva de álcool; a dor pode ser difusa e difícil de se localizar. A dor geralmente é mais intensa depois das refeições e não pode ser aliviada com antiácidos. A dor pode acompanhar-se de distensão abdominal, massa palpável mal-definida e peristalse reduzida. A dor da pancreatite geralmente é acompanha de vômitos, que não conseguem aliviar a dor ou as náuseas.

O cliente apresenta sinais de doença aguda e procura proteger seu abdome. O abdome rígido ou semelhante a uma tábua pode ocorrer e geralmente é um sinal de complicação; o abdome pode continuar macio quando não há peritonite. Equimose (manchas escuras) no flanco (sinal de Grey-Turner) ou ao redor da cicatriz umbilical (sinal de Cullen) pode indicar pancreatite grave com hemorragia retroperitoneal (ver Capítulo 27, Figura 27.10). Náuseas e vômitos são comuns com a pancreatite aguda. Em geral, os vômitos têm origem gástrica, mas também podem estar misturados com bile. Febre, icterícia, confusão mental e agitação também podem ocorrer.

Hipotensão é um sinal típico e reflete a hipovolemia e o choque causado pela perda de grandes volumes de líquidos ricos em proteínas para dentro dos tecidos e da cavidade peritoneal. Além da hipotensão, o cliente pode apresentar taquicardia, cianose e pele fria e úmida. Angústia respiratória e peritonite também são complicações da pancreatite aguda (Rickes e Uhle, 2009).

O diagnóstico da pancreatite aguda está baseado na história de dor abdominal, fatores de risco conhecidos, anormalidades do exame físico e resultados dos exames diagnósticos. Os níveis séricos de **amilase** e **lipase** são usados para confirmar o diagnóstico de pancreatite. Na maioria dos casos, as concentrações dessas duas enzimas aumentam até três vezes acima dos limites normais. A história de cálculos biliares, alcoolismo e infecção viral auxiliam o diagnóstico clínico de pancreatite aguda. Em geral, a leucometria (contagem de leucócitos) está aumentada e muitos clientes podem apresentar hipocalcemia, que se correlaciona diretamente à gravidade da pancreatite. Hiperglicemia e glicosúria transitórias e níveis elevados de bilirrubina sérica ocorrem em alguns clientes com pancreatite aguda. Os lipídios e o cálcio plasmático também são exames laboratoriais usados para diagnosticar pancreatite aguda.

A ultrassonografia e a TC contrastada são usadas para demonstrar aumento do diâmetro do pâncreas e detectar cistos, abscessos ou pseudocistos pancreáticos. A TC é o exame preferido para investigar as formas aguda e crônica da pancreatite (Rickes e Uhle, 2009; Toskes e Greenberger, 2008).

## Manejo clínico

A taxa de mortalidade global dos clientes com pancreatite aguda é alta em consequência de choque, anoxia, hipotensão ou distúrbios hidreletrolíticos. Os episódios de pancreatite aguda podem regredir por completo, recidivar sem lesão irreversível ou progredir para pancreatite crônica. O cliente hospitalizado com diagnóstico de pancreatite aguda apresenta uma condição grave de saúde e requer cuidados clínicos especializados (Rickes e Uhle, 2009).

O tratamento da pancreatite aguda tem como objetivos aliviar os sinais e sintomas e evitar ou tratar complicações. A ingestão oral é totalmente interrompida de forma a suprimir a estimulação do pâncreas e sua secreção enzimática. A recomendação atual é a de que, sempre que possível, a via enteral deva ser usada para repor de maneira efetiva as necessidades nutricionais dos clientes com pancreatite. Alguns estudos também demonstraram que essa abordagem evita complicações infecciosas, além de ser segura e ter relação custo-benefício favorável (Bakker *et al.*, 2009).

As principais medidas terapêuticas para clientes com pancreatite aguda são controle da dor com analgésicos, reposição de líquidos IV para manter o volume intravascular e dieta zero. Nos casos de pancreatite aguda grave ou necrosante, os antibióticos estão recomendados (Toskes e Greenberger, 2008).

Embora a intervenção cirúrgica geralmente seja perigosa porque o cliente em condição clínica aguda tem risco cirúrgico desfavorável, ela pode ser realizada para facilitar o diagnóstico da pancreatite (laparotomia diagnóstica), restabelecer a drenagem pancreática ou retirar ou desbridar o pâncreas necrosado (Bakker *et al.*, 2009; Toskes e Greenberger, 2008).

## Manejo de enfermagem
### Alívio da dor e do desconforto

Como o processo patológico responsável pela dor é a autodigestão do pâncreas, os objetivos do tratamento são aliviar a dor e reduzir a secreção das enzimas pancreáticas. Em geral, a dor da pancreatite aguda é muito intensa e exige o uso de analgésicos. A recomendação atual para o controle da dor desses clientes é usar opioides parenterais, de preferência morfina (Twedel e Pfrimmer, 2009). Uma alternativa disponível é usar hidromorfona (Berkley e Klamut, 2009). A ingestão oral deve ser interrompida para reduzir a síntese e a secreção de **secretina**. O cliente deve ser mantido com líquidos e eletrólitos parenterais para recuperar e manter o equilíbrio do volume de líquidos. A aspiração nasogástrica (NG) pode ser usada para aliviar a náuseas e os vômitos, ou tratar a distensão abdominal com íleo paralítico (ver cuidados com o tubo nasogástrico no Capítulo 22). A enfermeira deve fazer a higiene oral e usar medidas para aliviar o desconforto causado pelo tubo nasogástrico e aliviar o ressecamento da boca.

O cliente em estado agudo deve ser mantido em repouso no leito para reduzir a taxa metabólica e diminuir a secreção das enzimas gástricas e pancreáticas. Quando o cliente tem dor de intensidade crescente, a enfermeira deve, além de registrar, avisar ao médico, uma vez que ele pode estar desenvolvendo hemorragia pancreática ou a dose do analgésico pode ser insuficiente.

Em geral, o cliente com pancreatite aguda tem depressão do nível de consciência em razão da dor intensa, dos distúrbios hidreletrolíticos e da hipoxia. Por essa razão, a enfermeira deve fornecer explicações frequentes e repetidas, embora simples, quanto à necessidade de interromper a ingestão de líquidos, manter a aspiração gástrica e manter o repouso ao leito.

### Melhora do padrão respiratório

A enfermeira deve manter o cliente em posição de semi-Fowler para reduzir a pressão exercida no diafragma pelo abdome distendido e ampliar as excursões respiratórias. Mudanças frequentes de posição são necessárias para evitar atelectasia e acumulação de secreções respiratórias. A avaliação da função pulmonar e o monitoramento da oximetria de pulso ou da GA são essenciais para detectar alterações respiratórias, de forma que o tratamento possa ser iniciado imediatamente. A enfermeira deve orientar o cliente quanto às técnicas de respirar profundamente e a utilizar um espirômetro de incentivo para melhorar a função respiratória, além de estimular e ajudar o cliente a realizar estas atividades de hora em hora. Nos casos mais graves, a intubação pode ser necessária para manter a ventilação.

### Melhora do estado nutricional

O cliente com pancreatite aguda geralmente não pode ingerir alimentos ou líquido. Entretanto, estudos recentes sugeriram que a alimentação enteral com tubos nasojejunais (que evitam a secreção das enzimas pancreáticas) e a manutenção do cliente em dieta zero preservam a integridade intestinal, melhoram a função do sistema imune e causam menos complicações quando comparados com a alimentação parenteral (Siow, 2008). É importante avaliar o estado nutricional do cliente e detectar fatores que possam alterar suas demandas nutricionais (p. ex., elevação da temperatura, intervenção cirúrgica, drenagem). Os resultados dos exames laboratoriais e a pesagem diária ajudam a monitorar o estado nutricional.

Além de administrar nutrição enteral ou parenteral, a enfermeira deve monitorar os níveis séricos de glicose a cada 4 a 6 h. À medida que os sintomas agudos regridem, a enfermeira deve reintroduzir gradativamente a alimentação oral. Entre os episódios agudos, o cliente recebe uma dieta rica em carboidratos e com pouca gordura e proteína. O cliente deve evitar refeições copiosas e bebidas alcoólicas.

### Melhora da integridade da pele

O cliente está sujeito a desenvolver lesões de pele porque seu estado nutricional é precário, é obrigado a ficar em repouso ao leito e fica agitado; isso pode causar úlceras de pressão e perda da integridade dos tecidos. Além disso, os clientes submetidos a procedimentos cirúrgicos podem ter vários drenos ou uma incisão cirúrgica aberta, que pode causar lesões e infecção da pele. A enfermeira deve avaliar cuidadosamente a ferida, os locais dos drenos e a pele para detectar sinais de infecção, inflamação e lesão. A enfermeira deve cuidar das feridas de acordo com a prescrição e tomar precauções para proteger a pele intacta do contato com a drenagem. O parecer de um **terapeuta enterostomial** (também conhecido como especialista em cuidados de feridas) geralmente ajuda a escolher os dispositivos e os protocolos apropriados ao cuidado da pele. É importante mudar a posição do cliente, de acordo com os critérios estabelecidos, e o uso de leitos especiais pode ser necessário para evitar lesão da pele.

### Monitoramento e tratamento das complicações potenciais

Os distúrbios hidreletrolíticos são complicações comuns porque o cliente tem náuseas e vômitos, transferência de líquidos do compartimento vascular para a cavidade peritoneal, sudorese, febre e aspiração gástrica. A enfermeira deve avaliar o equilíbrio hidreletrolítico do cliente examinando o turgor da pele e a umidade das mucosas. Além disso, a enfermeira deve pesar o cliente diariamente e medir cuidadosamente o balanço hídrico, inclusive débito urinário, secreções nasogástrica e diarreia. Além disso, é importante avaliar outros fatores que possam afetar o equilíbrio hidreletrolítico, inclusive temperatura elevada e drenagem de secreções. A inflamação pode causar depleção significativa de líquido e extravasamento de líquido para o espaço retroperitoneal e a cavidade abdominal.

A enfermeira deve avaliar o cliente de modo a detectar precocemente a ascite e medir diariamente a circunferência abdominal.

Os líquidos são administrados por via intravenosa e podem ser acompanhados de transfusões de sangue ou hemocomponentes para manter o volume sanguíneo e evitar ou tratar choque hipovolêmico. É importante manter os fármacos para os casos de emergência disponíveis para uso imediato, em vista do risco de colapso circulatório e choque. A enfermeira deve relatar imediatamente se o cliente apresentar hipotensão arterial e redução do débito urinário, porque estes sinais podem indicar hipovolemia e choque ou insuficiência renal. Os clientes podem apresentar níveis séricos baixos de cálcio e magnésio, que devem ser corrigidos imediatamente.

A necrose do pâncreas é uma causa importante de morbimortalidade dos clientes com pancreatite aguda. Os clientes que desenvolvem necrose correm risco de hemorragia, choque séptico e falência múltipla de órgãos. Nesses casos, podem ser realizados exames diagnósticos para confirmar que houve necrose pancreática e o desbridamento cirúrgico ou a colocação de vários drenos pode ser necessária. Em geral, os clientes com necrose pancreática encontram-se em estado crítico e requerem cuidados especializados, inclusive monitoramento hemodinâmico na UTI.

Além de monitorar cuidadosamente os sinais vitais e outros sinais e sintomas, a enfermeira é responsável por administrar os líquidos, os fármacos e os hemocomponentes prescritos; colaborar com o controle do suporte ventilatório, inclusive uso de um ventilador; evitar complicações adicionais; e atender às necessidades do cliente, fornecendo apoio durante o processo

Choque e falência múltipla de órgãos são complicações da pancreatite aguda. O choque hipovolêmico pode ser causado por hipovolemia e sequestro de líquidos na cavidade peritoneal. O choque hemorrágico pode estar associado à pancreatite hemorrágica. O choque séptico pode ser causado por infecções bacterianas do pâncreas. A disfunção cardíaca pode ser uma complicação dos distúrbios hidreletrolíticos e acidobásicos e da liberação de substâncias tóxicas na circulação.

A enfermeira deve monitorar cuidadosamente o cliente de forma a detectar sinais precoces de disfunção neurológica, cardiovascular, renal e respiratória. Além disso, ele deve estar preparado para responder imediatamente às alterações rápidas das condições clínicas do cliente, aos tratamentos e às intervenções terapêuticas. É importante informar à família sobre as condições e a evolução do cliente e permitir-lhes que passem algum tempo com o cliente.

### Promoção de cuidados domiciliares e comunitários

Os clientes que conseguem sobreviver a um episódio de pancreatite aguda têm condições precárias de saúde. É necessário um período longo para recuperar a força e voltar ao nível anterior de atividade. Em geral, o cliente continua fraco e debilitado por semanas ou meses depois de um episódio agudo de pancreatite. Em razão da gravidade da doença aguda, o cliente pode não se lembrar de muitas explicações e orientações fornecidas durante a fase aguda. Em geral, as orientações precisam ser repetidas e reforçadas. A enfermeira deve orientar o cliente quanto aos fatores implicados no desencadeamento da pancreatite aguda e quanto à necessidade de evitar alimentos ricos em gordura, refeições copiosas e álcool. É importante fornecer ao cliente e aos seus familiares orientações verbais e impressas sobre os sinais e sintomas da pancreatite aguda e sobre as complicações possíveis, que devem ser relatadas imediatamente ao médico.

Se a pancreatite aguda resultar de uma doença das vias biliares (p. ex., cálculos e doença da vesícula biliar), o cliente deve receber informações adicionais quanto às modificações dietéticas necessárias. Se a pancreatite for causada pela ingestão abusiva de álcool, a enfermeira deve enfatizar ao cliente a importância da abstinência.

Em geral, o cliente precisa ser encaminhado a um serviço de cuidados domiciliares. Isso permite que a enfermeira avalie as condições do cliente e a adesão ao esquema de tratamento recomendado. A enfermeira também deve avaliar as condições de moradia e reforçar as orientações relativas à ingestão de líquidos e nutrientes e à abstinência de álcool. Além disso, ela deve fornecer informações específicas sobre os recursos e os grupos de apoio que podem ajudar o cliente a evitar a ingestão de álcool no futuro. O encaminhamento aos Alcoólicos Anônimos ou outros grupos de apoio apropriados é essencial.

## Pancreatite crônica

Pancreatite crônica é um distúrbio inflamatório que se caracteriza por destruição anatômica e funcional progressiva do pâncreas.

### Fisiopatologia

À medida que as células do pâncreas são substituídas por tecido fibroso a cada episódio repetido de pancreatite, a pressão dentro do órgão aumenta. O resultado final é a obstrução mecânica dos ductos pancreáticos, do ducto biliar comum e do duodeno. Além disso, há atrofia do epitélio dos ductos, inflamação e destruição das células secretórias do pâncreas.

A ingestão de álcool nos países ocidentais e a desnutrição em todo o mundo são as causas principais de pancreatite crônica. O consumo excessivo e prolongado de álcool é responsável pela maioria dos casos de pancreatite crônica (Tattersall, Apte, Wilson *et al.*, 2008). A ingestão crônica de álcool aumenta as concentrações de proteínas nas secreções pancreáticas e isso resulta na formação de tampões proteicos e cálculos dentro dos ductos pancreáticos. O álcool também produz efeito tóxico direto nas células do pâncreas. Alguns pesquisadores sugeriram que tabagismo, dislipidemia e dietas também possam contribuir para o desenvolvimento da pancreatite crônica. Causas menos frequentes de pancreatite crônica são mutações genéticas, pancreatite autoimune, obstrução dos ductos pancreáticos e pancreatite idiopática. Os clientes com pancreatite crônica estão mais sujeitos a desenvolver câncer de pâncreas (Tattersall *et al.*, 2008).

## Manifestações clínicas e avaliação

A pancreatite crônica caracteriza-se por episódios repetidos de dor intensa na região superior do abdome e no dorso, acompanhada de vômitos. Em geral, as crises são tão dolorosas que os opioides, mesmo em doses altas, não conseguem proporcionar alívio. À medida que a doença avança, os episódios recidivantes de dor são mais intensos, frequentes e duradouros. Alguns clientes sentem dor intensa continuamente, enquanto outros referem dor difusa contínua. O risco de desenvolver dependência dos opioides é mais alto nos clientes com pancreatite, tendo em vista a natureza crônica e a intensidade da dor.

Emagrecimento é um problema importante associado à pancreatite crônica: mais de 75% dos clientes têm emagrecimento significativo, geralmente causado pela redução da ingestão alimentar em consequência da anorexia ou do temor de que os alimentos provoquem outra crise dolorosa. A má absorção é um estágio avançado da doença e deve-se às reduções da secreção de lipase. Consequentemente, a digestão é prejudicada, principalmente de proteínas e gorduras. As fezes tornam-se frequentes, espumosas e fétidas porque a digestão das gorduras não é normal, resultando na formação de fezes com alto teor de gordura (condição conhecida como **esteatorreia**). À medida que a doença progride, pode haver calcificação do pâncreas e formação de cálculos de cálcio dentro dos ductos. O diabetes melito é causado pela destruição das células beta do pâncreas.

A colangiopancreatografia retrógrada endoscópica (CPRE) é o exame mais útil à investigação diagnóstica da pancreatite crônica (ver detalhes no Capítulo 21). Esse exame fornece detalhes quanto à anatomia do pâncreas e dos ductos biliares e pancreáticos. Também ajuda a obter tecidos para exames e diferenciação entre pancreatite e outras doenças, como carcinoma. Vários exames de imagem – inclusive RM, TC e ultrassonografia – têm sido úteis à investigação diagnóstica dos clientes sob suspeita de doença pancreática. A TC ou a ultrassonografia também ajuda a detectar cistos pancreáticos. A esteatorreia pode ser confirmada pelos exames laboratoriais do teor de gordura fecal, enquanto a insuficiência do pâncreas exócrino pode ser demonstrada pelo teste da secretina-colecistocinina. Na maioria dos casos, o diagnóstico da pancreatite crônica baseia-se nas manifestações clínicas, no histórico de saúde e nos exames de imagem, (inclusive CPRE, TC e RM) para detectar anormalidades do pâncreas (Tattersall *et al.*, 2008).

## Manejo clínico

### Manejo não cirúrgico

As modalidades de manejo não cirúrgico enfatizam basicamente a abstinência absoluta de álcool, o controle da dor, a manutenção do estado nutricional e o tratamento do diabetes melito. O controle da dor é obtido com o uso de analgésicos como primeira modalidade de tratamento e opioides para controlar a dor refratária. A reposição de enzimas pancreáticas está indicada aos clientes com má absorção e esteatorreia. Um inibidor da bomba de prótons (p. ex., omeprazol, lansoprazol) é administrado junto com a reposição de enzimas para reduzir sua inativação gástrica. A suplementação das vitaminas lipossolúveis também é necessária. A melhoria da nutrição e o controle da esteatorreia geralmente são indicadores de melhora clínica dos clientes com pancreatite crônica.

O diabetes melito resultante da destruição das células das ilhotas pancreáticas é tratado com dieta, insulina ou hipoglicemiantes orais. O tratamento com insulina é preferível, mas suas doses devem ser cuidadosamente ajustadas para evitar episódios de hipoglicemia (Tattersall *et al.*, 2008).

### Manejo cirúrgico

O manejo cirúrgico ou as intervenções terapêuticas são realizados principalmente para tratar as complicações da pancreatite e aliviar a dor e o desconforto abdominais, restabelecer a drenagem das secreções pancreáticas e reduzir a frequência dos episódios agudos de pancreatite. O tipo de cirurgia realizada depende das anormalidades anatômicas e funcionais do pâncreas, inclusive a localização da doença dentro do órgão e existência de diabetes, insuficiência exócrina, estenose biliar ou pseudocistos pancreáticos.

A **pancreatojejunostomia** (também conhecida com derivação em Y de Roux) com anastomose laterolateral ou ligação do ducto pancreático ao jejuno permite a drenagem das secreções pancreáticas neste segmento do intestino. Outros procedimentos cirúrgicos podem ser realizados para tratar diferentes graus e tipos de problemas coexistentes. Isso inclui a revisão do esfíncter da ampola de Vater, a drenagem interna de um cisto pancreático para dentro do estômago, a colocação de um *stent* e a ressecção ampla ou a remoção completa do pâncreas. A ressecção de Whipple (pancreatoduodenectomia) pode ser realizada paliativamente para aliviar a dor da pancreatite crônica. O tratamento endoscópico é usado para retirar cálculos e eliminar estenoses dos ductos pancreáticos. Os tratamentos cirúrgico e endoscópico dependem das condições do cliente, das complicações coexistentes e da experiência operatória disponível (Tattersall *et al.*, 2008).

## Câncer de pâncreas

Câncer pode se desenvolver na cabeça, no corpo ou na cauda do pâncreas, mas a maioria desses tumores origina-se na cabeça dessa estrutura. Em geral, os clientes não procuram atendimento médico antes que a doença esteja em uma fase avançada; a maioria dos clientes tem tumores avançados e inoperáveis quando são avaliados inicialmente. Na verdade, o câncer de pâncreas tem índice de sobrevivência de apenas 5% em 5 anos, independentemente do estágio da doença por ocasião do diagnóstico ou tratamento (Chua e Cunningham, 2008).[4]

### Fatores de risco

A maioria dos cânceres de pâncreas é diagnosticada entre as idades de 65 e 84 anos, com prevalência mais alta entre os homens e os afrodescendentes. Tabagismo, obesidade e pancreatite crônica não hereditária são fatores de risco para câncer de pâncreas. O diabetes melito também está associado ao câncer de pâncreas; contudo, ainda não está claro se é causa ou consequência do câncer. A predisposição genética também pode desempenhar um papel importante, porque até 10% dos clientes com esse tipo de câncer têm um parente de primeiro grau com o diagnóstico de câncer de pâncreas.

### Manifestações clínicas e avaliação

Mais de 80% dos clientes têm dor, icterícia ou ambas e, quando somadas ao emagrecimento, são considerados sinais clássicos de carcinoma pancreático. Entretanto, esses sinais não se tornam evidentes até que a doença esteja muito avançada. Outros sinais são emagrecimento rápido, acentuado e progressivo e dor ou desconforto vago na região superior do abdome ou no mesogástrio, que não estão relacionados com qualquer função do trato GI e geralmente são difíceis de descrever. Esse desconforto irradia na forma de dor persistente e incômoda para a região lombar média e não está relacionado com a postura ou a atividade. Em geral, a dor é progressiva e intensa e requer o uso de opioides. É comum ocorrer ascite. Quando está presente, um sinal importante é o desenvolvimento de sinais e sintomas de deficiência de insulina: glicosúria, hiperglicemia e intolerância à glicose. Por essa razão, o diabetes pode ser um sinal precoce de carcinoma do pâncreas. A ingestão de alimento geralmente agrava a dor epigástrica, que geralmente começa antes do aparecimento de icterícia e prurido. Diarreia e esteatorreia também são queixas comuns associadas ao câncer de pâncreas (Chua e Cunningham, 2008).

A TC helicoidal tem precisão de mais de 90% no diagnóstico e no estadiamento do câncer de pâncreas e, hoje em dia, é o exame de imagem mais útil à avaliação pré-operatória. A TC pode demonstrar claramente massas pancreáticas, dilatação do ducto pancreático e metástases presentes no fígado ou no peritônio. A CPRE e a colangiopancreatografia por ressonância magnética (CPRM) também são usadas para diagnosticar câncer de pâncreas. As células recolhidas durante o procedimento de CPRE são enviadas ao laboratório para análise citológica. Embora os níveis séricos do antígeno associado ao câncer (CA 19-9) possam estar elevados, este marcador tumoral é usado principalmente para monitorar a progressão da doença e a eficácia do tratamento.

### Manejo clínico

Apenas 10 a 15% dos clientes com câncer de pâncreas podem ser beneficiados pela ressecção cirúrgica; a maioria apresenta-se em um estágio avançado, frequentemente com disseminação metastática para outros órgãos ou invasão vascular. Nos clientes com doença em estágio inicial, a operação de Whipple (pancreatoduodenectomia) é realizada para retirar a cabeça do pâncreas, o duodeno, parte do jejuno, ducto biliar comum e vesícula biliar (Figura 25.13). O uso de tratamento adjuvante (*i. e.*, quimioterapia) ainda é controvertido e não é uma recomendação padronizada para esse pequeno grupo de clientes cirúrgicos; hoje em dia, existem estudos em andamento para avaliar os benefícios potenciais deste tipo de tratamento. O agente quimioterápico gencitabina, isoladamente ou em combinação com outros quimioterápicos, ainda é o tratamento preferencial para a maioria dos clientes com câncer de pâncreas. Em geral, os clientes com esse tipo de câncer têm taxa de mortalidade alta e prognóstico ruim, mesmo com quimioterapia ou tratamento cirúrgico. As medidas

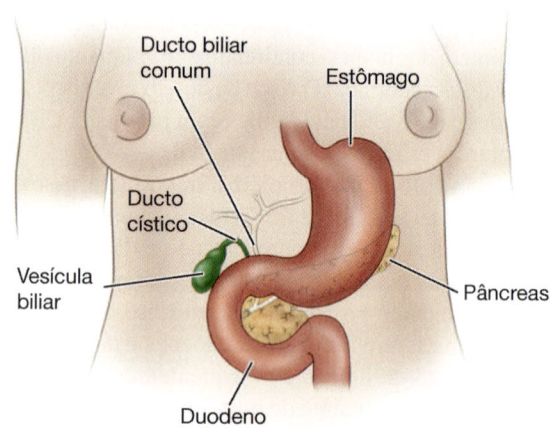

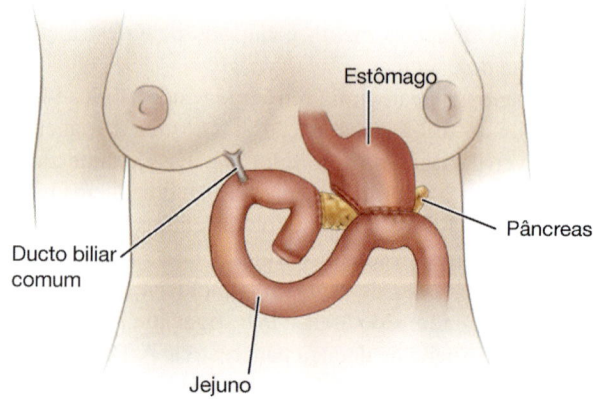

**Figura 25.13** Pancreatoduodenectomia (ressecção ou cirurgia de Whipple). Resultado final da ressecção do carcinoma da cabeça de pâncreas ou da ampola de Vater. O ducto biliar comum é suturado na ponta do jejuno e a parte restante do pâncreas e a extremidade do estômago são suturados ao lado do jejuno.

---

[4] N.R.T.: No Brasil, o câncer de pâncreas é responsável por cerca de 2% de todos os tipos de câncer diagnosticados.

paliativas para controlar os sintomas do câncer de pâncreas são suporte nutricional e controle da dor (Chua e Cunningham, 2008; Li e Saif, 2009).

## Manejo de enfermagem

O controle da dor e a reposição das necessidades nutricionais são medidas de enfermagem importantes para melhorar o nível de conforto do cliente. Os cuidados com a pele e as medidas de enfermagem são voltados para aliviar a dor e o desconforto associados à icterícia, à anorexia e ao emagrecimento extremo. Colchões especiais são úteis e protegem as proeminências ósseas contra a aplicação de pressão. A dor associada ao câncer de pâncreas pode ser intensa e exigir o uso de opioides; a analgesia controlada pelo cliente deve ser considerada nos casos de dor intensa e crescente.

Em vista do prognóstico desfavorável, as diretrizes antecipadas de final de vida devem ser discutidas e respeitadas. Quando for apropriado, a enfermeira deve sugerir ao cliente um serviço de cuidados paliativos domiciliares (ver detalhes adicionais no Capítulo 3).

O tratamento pós-operatório dos clientes submetidos à pancreatoduodenectomia é semelhante ao recomendado aos clientes que são submetidos às cirurgias GI ou biliares extensivas. A condição física do cliente geralmente é precária e isso aumenta o risco de ter complicações pós-operatórias. Hemorragia, colapso vascular e insuficiência hepatorrenal ainda são as complicações principais desses procedimentos cirúrgicos extensivos. A taxa de mortalidade associada a essas cirurgias tem diminuído em razão dos avanços do suporte nutricional e das técnicas cirúrgicas. Em geral, esses clientes requerem tubo nasogástrico para drenagem do conteúdo acumulado, permanecem em dieta zero e recebem suporte nutricional de modo a permitir o repouso do trato GI e, ao mesmo tempo, assegurar a nutrição adequada (Figura 25.14).

No pré e no pós-operatório, os cuidados de enfermagem têm como objetivo promover o conforto do cliente, prevenir complicações e ajudar o indivíduo a readquirir e manter um estilo de vida o mais normal e confortável possível. A enfermeira deve monitorar cuidadosamente os clientes mantidos na UTI depois da intervenção cirúrgica; no período pós-operatório imediato, vários acessos IV e arteriais são usados para repor líquidos e sangue e realizar o monitoramento hemodinâmico e o cliente é mantido em suporte ventilatório. É importante detectar e relatar alterações dos sinais vitais, dos gases e das pressões do sangue arterial, da oximetria de pulso, dos resultados laboratoriais e do débito urinário. Além disso, a enfermeira deve considerar o estado nutricional deficiente do cliente e o risco de sangramento. Dependendo do tipo de procedimento cirúrgico realizado, é provável que o cliente desenvolva má absorção e diabetes melito; a enfermeira também deve tratar estes problemas nas fases aguda e crônica da doença.

Embora o estado fisiológico do cliente seja o foco da equipe de saúde no período pós-operatório imediato, as condições psicológicas e emocionais do indivíduo e dos seus familiares devem ser levadas em consideração. O cliente foi submetido a uma cirurgia de alto risco e encontra-se em estado crítico; ansiedade e depressão podem dificultar sua recuperação. Os resultados imediatos e de longa duração dessa ressecção cirúrgica ampla são incertos e o cliente e seus familiares precisam receber apoio emocional e compreensão nos períodos pré-operatório e pós-operatório críticos e estressantes.

## Garantia de cuidado do cliente no domicílio e na comunidade

As orientações específicas necessárias aos clientes e a seus familiares variam com o estágio da doença e as opções de tratamento escolhidas. O cliente submetido a esse procedimento cirúrgico extensivo requer preparação detalhada e cuidadosa de forma que possa realizar o autocuidado em sua residência. A enfermeira deve orientar o cliente e seus familiares quanto à necessidade de modificar a dieta, em razão da má absorção e da hiperglicemia resultantes da cirurgia. É importante ensinar o cliente e seus familiares quanto à necessidade contínua de repor enzimas pancreáticas, seguir uma dieta com pouca gordura e administrar suplementos vitamínicos.

A enfermeira deve ensinar ao cliente e seus familiares estratégias para aliviar a dor e o desconforto, além de medidas para manter os drenos (quando presentes) e cuidar da incisão cirúrgica. O cliente e seus familiares podem necessitar de orientações quanto ao uso de analgesia controlada pelo cliente, nutrição enteral/parenteral, cuidados com a ferida e com a pele e manuseio dos drenos. É importante descrever verbalmente e por escrito os sinais e sintomas de complicações e orientar o cliente e seus familiares quanto aos sinais de complicações, que devem ser notificados imediatamente ao médico.

A alta do cliente para um serviço de cuidados de longa duração ou reabilitação pode ser recomendada depois de intervenções cirúrgicas tão complexas quanto a pancreatoduodenectomia, principalmente quando as condições pré-operatórias não eram ideais. A informação quanto às orientações que foram fornecidas deve ser compartilhada com a equipe responsável pelo cuidado de longa duração, de modo que possam ser esclarecidas e reforçadas.

Quando o cliente escolhe fazer quimioterapia, a enfermeira deve enfatizar as orientações sobre prevenção de efeitos colaterais e complicações dos fármacos usados. Quando a cirurgia é

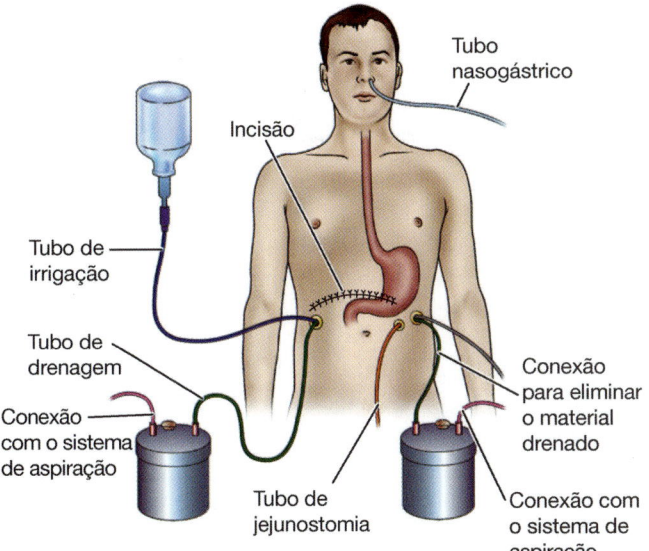

**Figura 25.14** Drenos tubulolaminares são inseridos durante a cirurgia de pâncreas. Os drenos de três lumens consistem em vias que permitem irrigação, remoção de ar e drenagem.

realizada para aliviar uma obstrução e restabelecer a drenagem de bile, as orientações devem enfatizar o manuseio do sistema de drenagem e o monitoramento das complicações. A enfermeira deve orientar os familiares quanto às alterações do estado do cliente, que precisam ser notificadas ao médico.

O encaminhamento a um serviço de cuidados domiciliares pode ser necessário quando o cliente retorna à sua residência. A enfermeira deve avaliar o estado físico, o volume de líquido e o estado nutricional, a integridade da pele e a eficácia do manejo da dor do cliente. Além disso, ele deve ensinar ao cliente e aos seus familiares estratégias para evitar lesões da pele e aliviar a dor, o prurido e a anorexia. A enfermeira de cuidados domiciliares deve avaliar o estado físico e emocional do cliente e a capacidade de atendimento no domicílio das necessidades do cliente. O cliente pode ser encaminhado para um programa de cuidados paliativos.

## Revisão do capítulo

### Exercícios de avaliação crítica

1. Uma mulher de 28 anos está em tratamento para doença hepática terminal (DHT) com cirrose causada por hepatite B e passa pelo processo de avaliação para um transplante de fígado. As sequelas da DHT que a cliente desenvolveu são encefalopatia e ascite. Quais seriam os fármacos mais apropriados ao caso? O que a enfermeira deve incluir em sua avaliação cultural de forma a elaborar um plano de orientação pré-operatória para essa cliente? Quais são os tratamentos alternativos potencialmente aplicáveis no período pré-operatório? Depois que a cliente for submetida ao transplante de fígado, quais fármacos seriam provavelmente prescritos, além do esquema imunossupressor usado?
2. Um homem de 64 anos foi internado no hospital com doença hepática terminal (DHT), ascite e encefalopatia iminente. O médico prescreveu modificações da dieta e lactulose para atenuar a encefalopatia hepática. Qual é a base de evidência para a utilização dessas medidas dietéticas e da lactulose para reduzir ou reverter a encefalopatia hepática? Qual é a força dessas evidências? Quais são as implicações de enfermagem associadas à prescrição de modificações dietéticas, lactulose e outras medidas para atenuar a gravidade e a progressão da encefalopatia hepática?
3. Uma mulher de 34 anos tem programada uma colecistectomia. Como ela fez cirurgia bariátrica há 1 ano, ela perdeu 75 quilos. Quais são os cuidados pós-operatórios indicados para essa cliente? Qual é o impacto (se existe algum) do procedimento cirúrgico pregresso em sua recuperação pós-operatória?
4. Um homem de 56 anos com história de alcoolismo e cirrose foi internado em uma unidade com o diagnóstico de pancreatite. O cliente queixa-se de dor epigástrica grave, vômitos e diarreia. Quais fármacos e exames laboratoriais você poderia esperar que fossem recomendados para esse cliente? Quais seriam os resultados do seu exame físico? Descreva os cuidados de enfermagem para esse cliente e compare os cuidados recomendados a um cliente com ou sem cirrose. Quais aspectos devem ser priorizados no cuidado desse cliente durante sua internação hospitalar? Quais aspectos devem ser priorizados durante sua preparação para a alta hospitalar?

### Questões objetivas

1. A enfermeira cuida de um cliente com o diagnóstico de ascite. Qual dos seguintes elementos a enfermeira poderia esperar que fosse reduzido da dieta do cliente?
   A. Potássio
   B. Cálcio
   C. Sódio
   D. Magnésio
2. Um cliente com diagnóstico de encefalopatia hepática usa lactulose. Ao preparar esse fármaco, a enfermeira deve saber que ele é usado para reduzir os níveis séricos de qual componente?
   A. Cálcio
   B. Amônia
   C. Potássio
   D. Sódio
3. Os clientes com disfunção hepática crônica grave geralmente têm problemas relacionados com a ingestão insuficiente de vitaminas. Qual das seguintes deficiências vitamínicas pode causar lesões hemorrágicas do escorbuto?
   A. Riboflavina
   B. Vitamina C
   C. Vitamina A
   D. Vitamina K
4. Um cliente com hepatite A foi internado na unidade de clínica médica. A enfermeira sabe que esse tipo de hepatite é disseminado por qual dos seguintes mecanismos de transmissão?
   A. Injeção de drogas ilícitas
   B. Sangue
   C. Sêmen
   D. Fecal-oral
5. Um cliente é avaliado para excluir a possibilidade de pancreatite. Qual dos seguintes exames é realizado para diagnosticar essa doença?
   A. RM
   B. TC
   C. Radiografias do abdome
   D. Punção lombar

## Bibliografia e leitura sugerida

A bibliografia e a leitura sugerida para este capítulo estão disponíveis no GEN-IO: http://gen-io.grupogen.com.br/gen-io/.

# UNIDADE SETE

# Problemas Relacionados com a Função das Vias Urinárias

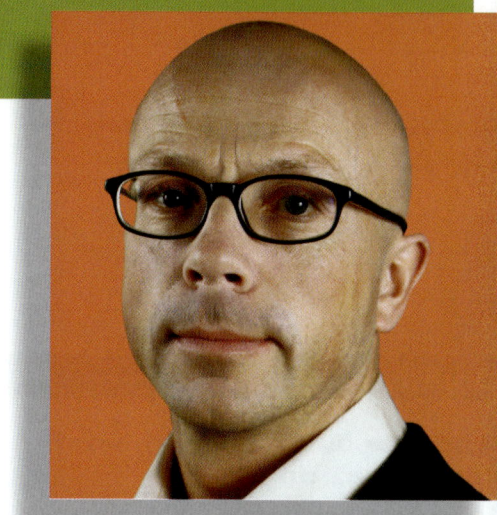

**A enfermeira** cuida de um cliente com o diagnóstico de insuficiência renal. Atualmente, o cliente faz hemodiálise 3 vezes/semana e se mostra muito ansioso quanto à alteração do seu estilo de vida causada por seus problemas de saúde.

➡ Quais áreas de ensino devem ser enfatizadas para esse cliente?
➡ Quais são as modalidades de tratamento disponíveis para essa população de clientes?
➡ Descreva as etapas do manejo de enfermagem que devem ser aplicadas a esse cliente.

# CAPÍTULO 26

SUSANNE A. QUALLICH
MICHELLE J. LAJINESS

# Avaliação de Enfermagem | Funções dos Rins e das Vias Urinárias

## Objetivos de estudo

**Após ler este capítulo, você será capaz de:**

1. Descrever a anatomia e a fisiologia dos rins e das vias urinárias
2. Entender o papel fisiológico dos rins na regulação do equilíbrio hidreletrolítico e acidobásico e da pressão arterial
3. Reconhecer os parâmetros de avaliação usados para determinar o estado funcional das vias urinárias superiores e inferiores
4. Descrever os exames complementares usados para avaliar as funções das vias urinárias superiores e inferiores.

O funcionamento adequado dos rins e das vias urinárias é essencial à vida. A disfunção dos rins e das vias urinárias inferiores é comum e pode ocorrer em qualquer idade, embora com níveis variáveis de gravidade. A avaliação das funções das vias urinárias superiores e inferiores faz parte de qualquer exame de saúde e requer o entendimento da anatomia e da fisiologia do sistema urinário, bem como dos efeitos das alterações deste sistema em outras funções fisiológicas.

## Revisão de anatomia e fisiologia

A função principal dos rins e das vias urinárias é manter o estado de homeostasia do corpo regulando cuidadosamente os líquidos e eletrólitos, eliminado as escórias metabólicas e secretando hormônios necessários à formação das hemácias, ao metabolismo ósseo e à regulação da pressão arterial. O conhecimento detalhado dos rins e das vias urinárias é necessário para avaliar clientes com disfunção aguda ou crônica e prestar os cuidados de enfermagem apropriados.

### Anatomia dos rins e das vias urinárias

Os sistemas renal e urinário incluem rins, ureteres, bexiga e uretra. A urina é produzida nos rins e flui por outras estruturas até ser eliminada do corpo.

#### Rins

Os rins são órgãos duplos de coloração castanho-avermelhada com formato de feijões que se localizam no retroperitônio (por trás e fora da cavidade peritoneal) na parede posterior do abdome – entre a décima segunda vértebra torácica e a terceira vértebra lombar do adulto (Figura 26.1A). O rim de um adulto mediano pesa cerca de 113 a 170 g e tem 10 a 12 cm de comprimento, 6 cm de largura e 2,5 cm de espessura (Porth e Matfin, 2009). O rim direito é ligeiramente mais baixo que o esquerdo em razão da localização do fígado.

Os rins ficam bem protegidos pelas costelas e pelos músculos do abdome e do dorso. Internamente, depósitos de gordura circundam cada rim, protegendo-os de trepidações. Os rins e a gordura circundante ficam suspensos na parede abdominal por fáscias renais formadas de tecido conjuntivo. O tecido conjuntivo, os vasos sanguíneos e os linfáticos que circundam cada rim são conhecidos como *cápsula renal* (Figura 26.1B).

Cada rim tem uma glândula suprarrenal em seu polo superior, que é independente em termos de função, irrigação sanguínea e inervação.

O parênquima renal é dividido em duas partes: córtex e medula. A medula é a parte mais interna do rim e contém as alças de Henle, os segmentos descendentes dos capilares peritubulares (*vasa recta*) e os ductos coletores

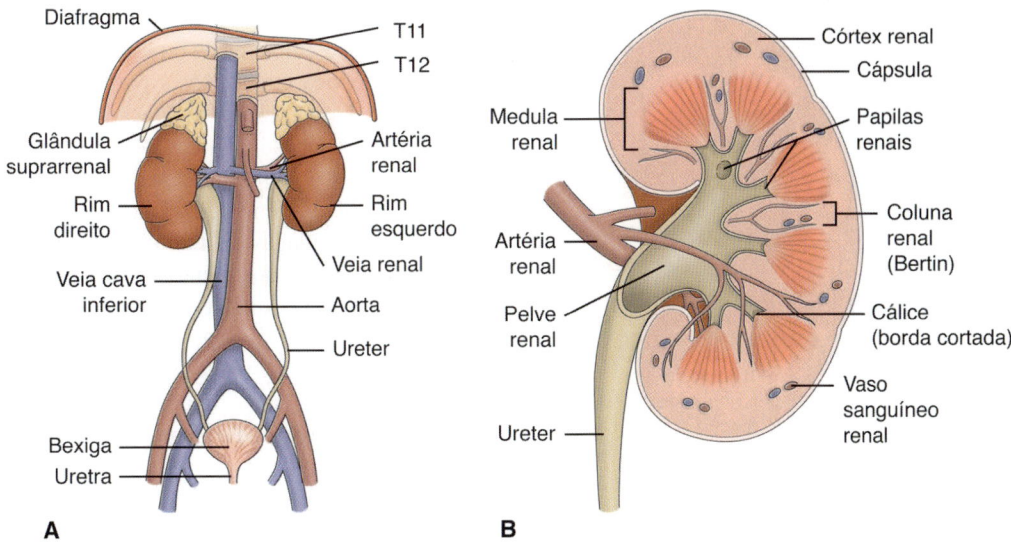

**Figura 26.1** (**A**) Rins, ureteres e bexiga. (Em geral, o rim direito é mais baixo que o esquerdo.) (**B**) Estrutura interna do rim. Redesenhada com base em Porth, C.M. & Matfin, G. (2009). *Pathophysiology: Concepts of altered health states* (8th ed.). Philadelphia: Lippincott Williams & Wilkins.

dos néfrons justamedulares. Os ductos coletores originados dos néfrons justamedulares e corticais conectam-se com as pirâmides renais, que são triangulares e estão localizadas com a base voltada para a superfície côncava do rim e o vértice (papila) de frente para o hilo ou pelve. Cada rim contém cerca de 8 a 18 pirâmides. As pirâmides drenam para 4 a 13 cálices menores, que drenam em dois ou três cálices maiores, que se abrem diretamente na pelve renal. A pelve renal é o início do sistema coletor e é formada por estruturas destinadas a recolher e transportar a urina. Depois que a urina sai da pelve renal, sua composição ou seu volume não se altera.

O córtex, com cerca de 1 cm de largura, está localizado no ponto mais distante do centro do rim e ao redor das bordas mais externas. O córtex contém os **néfrons** (unidades funcionais do rim), que estão descritos adiante.

### Irrigação sanguínea dos rins

O hilo (ou pelve) é a parte côncava do rim, através do qual a artéria renal entra e os ureteres e a veia renal saem. Os rins recebem 20 a 25% do débito cardíaco total e todo o sangue do corpo circula pelos rins cerca de 12 vezes por hora. A artéria renal origina-se da aorta abdominal e divide-se em ramos progressivamente mais finos, até formar as arteríolas aferentes. Cada arteríola aferente ramifica-se para formar um **glomérulo**, que é o leito capilar responsável pela filtração glomerular. O sangue sai do glomérulo pela arteríola eferente e retorna à veia cava inferior por uma rede de capilares e veias.

### Alerta de enfermagem

*A enfermeira ausculta o abdome em busca de sopros da artéria renal, que indicam fluxo sanguíneo turbulento e estão associados ao estreitamento do vaso sanguíneo ou aumento do fluxo de sangue. Todo cliente com hipertensão deve ser avaliado para detectar sopros, que geralmente ocorrem quando há estenose da artéria renal pouco acima (2 cm) e à direita ou à esquerda da cicatriz umbilical. O sopro caracteriza-se por um som sibilante.*

### Néfrons

Cada rim tem um milhão de néfrons, que geralmente asseguram função renal normal, mesmo que o rim contralateral esteja lesado ou tenha perdido sua função. Os néfrons são as estruturas localizadas no parênquima renal, que são responsáveis pela formação inicial da urina. Se o número total de néfrons funcionantes for menor que 20% do normal, o tratamento de substituição renal deve ser considerado.

Existem dois tipos de néfrons. Os néfrons corticais, que representam 80 a 85% do total, estão localizados na região mais externa do córtex. Os néfrons justamedulares, diferenciados por suas alças de Henle longas, constituem os 15 a 20% restantes e estão localizados nas áreas mais profundas do córtex, circundados por alças capilares longas conhecidas como *vasa recta*, que penetram na medula renal. O comprimento do componente tubular do néfron está diretamente relacionado com sua capacidade de concentrar urina.

Os néfrons têm dois componentes básicos: um elemento filtrante formado por uma rede de capilares encapsulados (o glomérulo) e o túbulo conectado (Figura 26.2). O glomérulo forma uma rede singular de capilares suspensos entre os vasos sanguíneos aferentes e eferentes, que estão circundados pela estrutura epitelial conhecida como cápsula de Bowman. A membrana glomerular é formada por três camadas filtrantes: o endotélio capilar, a membrana basal e o epitélio. Normalmente, essa membrana permite a filtração de líquido e moléculas pequenas, embora limite a passagem de moléculas maiores (p. ex., hemácias e albumina). As alterações da pressão e da permeabilidade da membrana glomerular da cápsula de Bowman facilita a passagem do líquido e de várias substâncias presentes nos vasos sanguíneos, preenchendo o espaço dentro da cápsula de Bowman com esta solução filtrada.

O componente tubular do néfron começa na cápsula de Bowman. O filtrado produzido na cápsula de Bowman passa primeiramente para o túbulo proximal, depois para a alça de Henle, o túbulo distal e os ductos coletores corticais ou medulares.

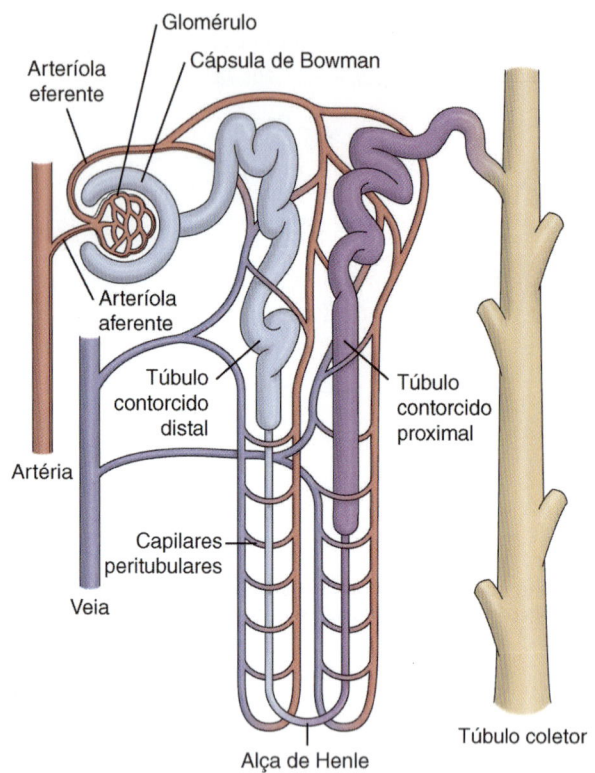

**Figura 26.2** Ilustração esquemática de um néfron. Cada rim tem cerca de um milhão de néfrons, que são de dois tipos: corticais e justamedulares. Os néfrons corticais estão localizados no córtex do rim, enquanto os justamedulares ficam próximos da medula renal.

À medida que o líquido filtrado passa pelos túbulos até entrar no sistema coletor e ser eliminado do corpo na forma de urina, sua composição altera-se continuamente (ver Figura 26.2).

A disposição estrutural do túbulo permite que o túbulo distal fique em contato próximo com as arteríolas aferentes e eferentes que, respectivamente, entram e saem do glomérulo. As células dos túbulos distais localizadas nessa área, conhecida como *mácula densa*, funcionam com a arteríola aferente adjacente e formam o que se conhece como aparelho justaglomerular. Nesse local ocorre a produção de renina. Renina é um hormônio diretamente envolvido no controle da pressão arterial; ele é essencial ao funcionamento normal do glomérulo (ver descrição adiante).

### Ureteres, bexiga e uretra

A urina formada nos néfrons flui para dentro da pelve renal e, em seguida, para os ureteres, que são tubos fibromusculares longos que conectam cada rim com a bexiga. Cada ureter tem de 24 a 30 cm de comprimento e origina-se do polo inferior da pelve renal, terminando no trígono da parede vesical.

O ureter esquerdo é ligeiramente mais curto que o direito. O revestimento interno dos ureteres é formado de epitélio de células de transição conhecido como *urotélio*. O urotélio é impermeável à urina e resistente às bactérias e às substâncias estranhas e funciona como protetor do tecido vesical subjacente (Lazzeri, 2006). O transporte da urina originada de cada pelve renal pelos ureteres até a bexiga é facilitado pela contração peristáltica dos músculos lisos da parede ureteral. Existem três áreas de estreitamento em cada ureter: a junção ureteropélvica, o segmento ureteral situado próximo da junção sacroilíaca e a junção ureterovesical. Essas três áreas do ureter estão sujeitas à obstrução por cálculos renais ou estenose. A obstrução da junção ureteropélvica é mais grave porque está em proximidade direta do rim e pode causar disfunção renal secundária.

A bexiga urinária é uma cavidade muscular oca localizada bem atrás do osso púbico. A capacidade da bexiga do adulto é de cerca de 300 a 500 m$\ell$. A bexiga tem duas entradas (ureteres), que são anguladas de modo a impedir o fluxo retrógrado da urina para dentro dos ureteres, mas apenas uma saída (uretra). A região que circunda o colo da bexiga é conhecida como *junção uretrovesical*.

A parede da bexiga tem quatro camadas. A mais externa é a adventícia, que é formada por tecido conjuntivo. Sob a adventícia, há uma camada de musculatura lisa conhecida como *músculo detrusor*; sob esta camada muscular há uma camada submucosa de tecido conjuntivo frouxo que funciona como interface entre o detrusor e a camada mais interna, ou revestimento mucoso. A camada mais interna contém epitélio especializado de células de transição, ou seja, uma membrana que é impermeável à água e impede a reabsorção da urina armazenada na bexiga.

Quando o músculo detrusor se contrai, a urina é eliminada da bexiga; por essa razão, o detrusor é responsável pela **micção**. Esse músculo está em continuidade com o colo da bexiga, que forma uma parte do esfíncter uretral conhecido comumente como *esfíncter uretral interno*. Quando a bexiga está relaxada, as fibras musculares estão fechadas e funcionam como um esfíncter (Porth e Matfin, 2009). O mecanismo esfinctérico ajuda a manter a continência da urina. Outro músculo que contribui para a continência é o esfíncter urinário externo localizado na uretra anterior, ou segmento mais distal à bexiga (Porth e Matfin, 2009). Durante a micção, a pressão intravesical alta mantém a junção ureterovesical fechada e conserva a urina dentro dos ureteres. Logo que a micção termina, a pressão intravesical volta ao seu nível basal normal baixo, permitindo que a entrada de urina recomece. O único momento em que a bexiga está completamente vazia é nos últimos segundos da micção, antes de recomeçar o fluxo da urina para dentro do órgão.

A uretra origina-se da base da bexiga. Nos homens, a uretra passar por dentro do pênis, enquanto nas mulheres abre-se um pouco à frente da vagina. Nos homens, a próstata, que está localizada exatamente abaixo do colo vesical, circunda a uretra posterior e lateralmente.

## Funções das vias urinárias superiores e inferiores

### Formação da urina

O corpo humano saudável é constituído por cerca de 60% de água. O balanço hídrico é regulado pelos rins e resulta na formação da urina. A urina é produzida nos néfrons por um processo complexo em três etapas: filtração glomerular, **reabsorção tubular** e **secreção tubular** (Figura 26.3). As diversas substâncias filtradas normalmente pelo glomérulo, reabsorvidas pelos túbulos e excretadas na urina são sódio, cloreto, bicarbonato, potássio, glicose, ureia, creatinina e ácido úrico. No túbulo, parte dessas substâncias é reabsorvida seletivamente para a corrente sanguínea de forma a manter o equilíbrio eletrolítico e acidobásico. Outras são secretadas do sangue para o filtrado à medida que ele percorre o túbulo.

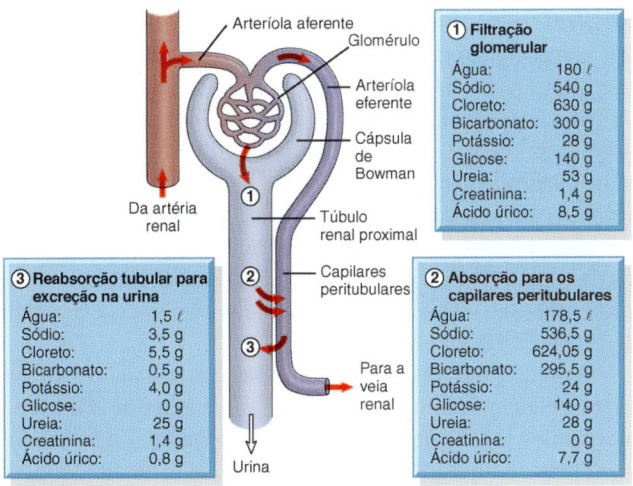

**Figura 26.3** A urina é produzida nos néfrons por um processo em três etapas: filtração, reabsorção e excreção. Água, eletrólitos e outras substâncias como glicose e creatinina são filtrados pelo glomérulo; quantidades variáveis dessas substâncias são reabsorvidas no túbulo renal ou excretadas na urina. Na parte superior da figura, os volumes normais aproximados dessas substâncias estão relacionados. Variações amplas podem ocorrer nesses valores, dependendo da dieta do indivíduo.

Os aminoácidos e a glicose geralmente são filtrados no nível do glomérulo e reabsorvidos, de modo que não são excretados na urina. Normalmente, a glicose não aparece na urina. Contudo, o indivíduo tem glicosúria quando a quantidade de glicose no sangue e no filtrado glomerular é maior que a quantidade que os túbulos conseguem reabsorver. A **glicosúria renal** ocorre nos clientes com diabetes e é a expressão clínica mais comum do nível sanguíneo alto de glicose, que supera a capacidade de reabsorção dos rins. Em geral, o nível sérico de glicose é maior que 180 a 200 mg/dℓ quando há glicosúria.

De modo geral, moléculas proteicas também não são encontradas na urina; contudo, proteínas de baixo peso molecular (globulinas e albumina) podem ser excretadas transitoriamente em quantidades pequenas. É importante lembrar que o glomérulo filtra o sangue como se fosse uma peneira. Por essa razão, quando há **proteinúria** significativa, deve-se suspeitar de doença glomerular. Níveis maiores que 3,5 g/dia indicam proteinúria grave e estão associados à síndrome nefrótica e também a várias doenças glomerulares (ver Capítulo 27).

### Filtração glomerular

O fluxo sanguíneo normal que passa pelos rins é de cerca de 1.200 mℓ/min. À medida que o sangue flui para dentro do glomérulo a partir de uma arteríola aferente, a filtração ocorre. O líquido filtrado entra nos túbulos renais. Em condições normais, cerca de 20% do sangue que passa pelos glomérulos são filtrados para o néfron, representando um volume aproximado de 180 ℓ/dia. Normalmente, o líquido filtrado é composto de água, eletrólitos e outras moléculas pequenas, enquanto as moléculas maiores permanecem na corrente sanguínea. A filtração efetiva depende do fluxo sanguíneo adequado para manter uma pressão constante ao longo do glomérulo. Muitos fatores podem alterar o fluxo e a pressão do sangue, inclusive hipotensão, redução da pressão oncótica do sangue e elevação da pressão dos túbulos renais em consequência de uma obstrução.

### Reabsorção e secreção tubulares

A segunda e a terceira etapas da formação da urina ocorrem nos túbulos renais. Com a reabsorção tubular, uma substância sai do filtrado e volta para os capilares peritubulares (ou *vasa recta*). Com a secreção tubular, uma substância sai dos capilares peritubulares (ou *vasa recta*) e entra no filtrado tubular. Do total de 180 ℓ de filtrado que os rins produzem diariamente, 99% são reabsorvidos para a corrente sanguínea, resultando na produção de 1.000 a 1.500 mℓ de urina por dia. Embora a maior parte da reabsorção ocorra no túbulo proximal, a reabsorção também acontece ao longo de todo o túbulo. A reabsorção e a secreção tubulares frequentemente envolvem transportes passivo e ativo. O filtrado torna-se concentrado no túbulo distal e nos ductos coletores por influência hormonal e forma a urina, que depois entra na pelve renal.

### Osmolaridade e osmolalidade

Os termos osmolaridade e osmolalidade referem-se à razão de solutos (exemplos: sódio, cloreto, potássio, ureia e glicose) entre a água do sangue ou da urina. Enquanto o termo osmolaridade refere-se à medição da quantidade de solutos (miliosmóis) na água em litros (expressa por mOsm/ℓ), a osmolalidade calcula a quantidade de solutos (miliosmóis) na água utilizando peso ou quilogramas e é expressa por mOsm/kg. Esses termos são confusos e, em geral, utilizados incorretamente; o importante é lembrar que os médicos tentam determinar a concentração de um soluto no sangue ou na urina. Como um litro equivale a praticamente um quilograma, osmolalidade e osmolaridade geralmente são semelhantes. A regulação do sal e da água é fundamental ao controle do volume extracelular e das osmolaridades sérica e urinária. O controle do volume de água ou da quantidade de soluto pode alterar as concentrações do sangue e da urina. A osmolaridade e a composição iônica são mantidas pelo organismo dentro de limites muito estritos. Uma elevação de apenas 1 a 2% altera a osmolaridade sérica (aumenta o número de átomos ou moléculas do soluto) e pode causar o desejo consciente de beber e conservar água pelos rins (Ropper e Samuels, 2009). É importante que as enfermeiras entendam que déficits cognitivos podem interferir com o reconhecimento da sede e predispor um cliente à desidratação.

> **⚠ Alerta de enfermagem**
> *Os termos isotônico, hipotônico e hipertônico referem-se à osmolaridade dos líquidos corporais (uma medida da quantidade de partículas dissolvidas). Um teste da osmolalidade sérica mede a quantidade de substâncias químicas dissolvidas no componente líquido do sangue (soro). Visualmente, poderíamos imaginar isso como quantidade total de moléculas flutuando no líquido. A osmolalidade normal é = 275 a 295 mOsm/kg de peso corporal (Porth e Matfin, 2009). Desse modo, as soluções isotônicas são iguais à osmolaridade normal; as soluções hipotônicas têm menos moléculas e mais água em solução (< 275 mOsm/ℓ); e as soluções hipertônicas têm mais moléculas e são soluções mais concentradas (> 295 mOsm/ℓ) (Springhouse, 2008).*

### Regulação da excreção de água

A regulação do volume de água excretado é uma função importante dos rins. O **hormônio antidiurético** (ADH), também conhecido como vasopressina, desempenha um papel fundamen-

**Tabela 26.1** Balanço hídrico nos adultos em 24 h.

| Aporte de água | Volume acumulado | Perdas | Volume perdido |
|---|---|---|---|
| Líquidos | 800 a 1.500 mℓ | Urina | 800 a 1.500 mℓ |
| Sólidos | 500 a 700 mℓ | Pulmão/pele | 600 a 700 mℓ |
| Metabolismo oxidativo | 150 a 250 mℓ | Transpiração | 0 a 100 mℓ |
|  |  | Fezes | 100 a 200 mℓ |
| Total: cerca de 1.500 a 2.500 mℓ/dia | | Total: cerca de 1.500 a 2.500 mℓ/dia | |

tal na regulação do líquido extracelular quando excreta ou retém água. O ADH é secretado pela neurohipófise e atua nos rins em resposta às alterações da osmolalidade do sangue; isto é, o ADH é secretado ou suprimido, dependendo se o sangue está concentrado ou diluído, respectivamente. A osmolalidade do sangue aumenta quando a ingestão de água diminui ou a perda de água aumenta, estimulando a secreção de ADH. Consequentemente, nessas condições, o indivíduo elimina um volume pequeno de urina concentrada. O ADH aumenta a reabsorção de água e normaliza a osmolalidade do sangue. Quando há ingestão excessiva de água ou retenção acentuada de água, como ocorre em muitas doenças, como a insuficiência renal, o sangue fica diluído e isso suprime a secreção de ADH, levando os rins a reabsorver menos água nos túbulos renais. Contanto que a função renal esteja preservada, isso resultaria em aumento do volume de urina (diurese).

Normalmente, um indivíduo ingere diariamente cerca de 1.500 mℓ de líquidos orais e 700 mℓ de água dos alimentos, enquanto mais 250 mℓ são formados pelo metabolismo oxidativo diário. Do total de líquidos ingeridos, cerca de 700 mℓ são perdidos através da pele e dos pulmões (*perdas imperceptíveis* ou *insensíveis*), 100 mℓ pela transpiração e 200 mℓ pelas fezes (Candela e Yucha, 2004; Metheny, 2000). O débito urinário normal de 24 h varia de 1 a 2 ℓ/dia ou, mais especificamente, oscila na faixa de 0,5 a 2 mℓ/kg/h (Metheny, 2000). Desse modo, a ingestão é praticamente equivalente ao débito urinário dos indivíduos normais (Tabela 26.1). De modo a avaliar o volume líquido total, é importante considerar todos os líquidos acumulados e perdidos. As determinações diárias do peso são um método confiável de determinar o balanço de líquidos totais. O peso de 500 g equivale a cerca de 500 mℓ e, deste modo, uma alteração de peso de apenas 500 g poderia sugerir uma acumulação ou perda final de 500 mℓ de líquidos. A enfermeira deve estar ciente de que o edema não se torna evidente até que o organismo tenha retido 2,5 ℓ de líquido nos interstícios (Porth e Matfin, 2009).

### Alerta de enfermagem
*É importante manter consistência ao avaliar o peso diário: a enfermeira deve usar a mesma balança e o cliente deve usar as mesmas roupas para ser pesado nas mesmas horas do dia.*

### Regulação da excreção de eletrólitos

Quando os rins funcionam normalmente, o volume de eletrólitos excretados por dia é igual ao aporte. Por exemplo, a dieta diária de um adulto contém de 6 a 8 g de cloreto de sódio (sal) e de cloreto de potássio, de modo que as mesmas quantidades aproximadas são excretadas na urina.

### Sódio

Os níveis séricos normais de sódio oscilam entre 135 e 145 mmol/ℓ, e isso faz com que o sódio seja o íon extracelular mais abundante (ver Capítulo 4). O sódio desempenha um papel importante no controle do balanço de líquidos e eletrólitos; quando o sódio é eliminado, a água também é carreada. O sódio está indissociavelmente ligado ao volume sanguíneo e à pressão arterial. Os rins são responsáveis pela regulação das perdas de eletrólitos, e cerca de 85% do sódio presente no filtrado renal são reabsorvidos nos túbulos proximais e nas alças de Henle (Porth e Matfin, 2009).

Como a água presente no filtrado segue o sódio reabsorvido, o balanço osmótico do organismo é mantido. Quando o indivíduo excreta mais sódio do que o ingere, ele desenvolve déficit de líquidos; quando excreta menos sódio do que o ingere, ele tem retenção de líquidos. Em condições normais, os rins são muito eficientes para preservar ou excretar sódio, dependendo das suas perdas pelo trato gastrintestinal (GI) e pele, ou da sua ingestão por dieta, fármacos ou infusão IV.

A regulação do volume de sódio excretado depende da **aldosterona**, um hormônio sintetizado e secretado pelo córtex suprarrenal. Com o aumento do nível de aldosterona no sangue, menos sódio é excretado na urina, já que esse hormônio estimula a reabsorção renal de sódio. A secreção de aldosterona pelo córtex suprarrenal é controlada principalmente pela angiotensina II, que é o agente vasoconstritor mais potente conhecido. Os níveis da angiotensina II são controlados pela renina, uma enzima liberada pelas células especializadas dos rins (Figura 26.4). Esse sistema complexo é ativado quando a pressão das arteríolas renais diminui abaixo dos níveis normais, por exemplo, como ocorre no choque, na desidratação ou quando há redução da liberação de cloreto de sódio nos túbulos. A ativação desse sistema aumen-

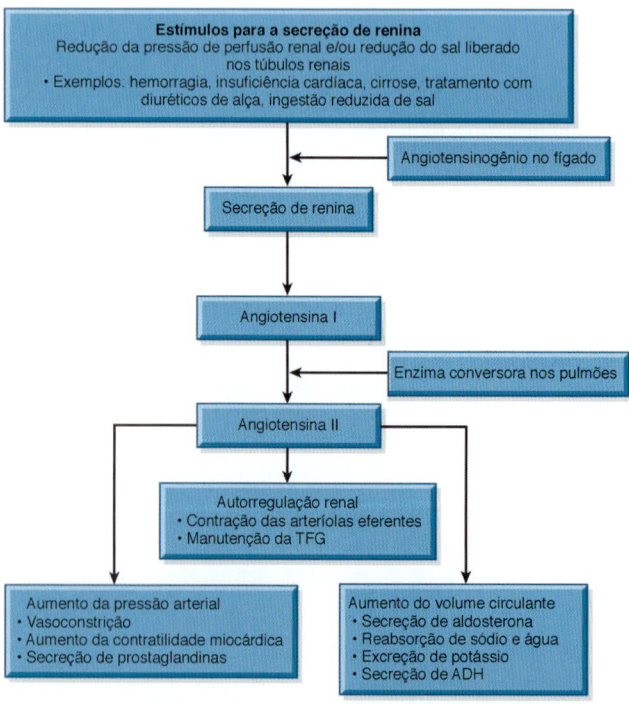

**Figura 26.4** Sistema renina-angiotensina. ADH = hormônio antidiurético; TFG = taxa de filtração glomerular.

ta a retenção de água e causa expansão do volume de líquidos intravasculares e, desse modo, mantém pressão dentro do glomérulo suficiente para assegurar a filtração adequada.

### Potássio

Potássio é o íon intracelular mais abundante; cerca de 98% do potássio corporal total estão localizados dentro das células. De forma a manter o equilíbrio do potássio sérico (ver Capítulo 4), os rins são responsáveis por excretar mais de 90% do total de potássio ingerido diariamente. A aldosterona estimula os rins a excretar potássio, em oposição aos seus efeitos no equilíbrio do sódio. O equilíbrio acidobásico, a quantidade de potássio ingerido com a dieta e a taxa de fluxo do filtrado no túbulo distal também influenciam a quantidade de potássio eliminado na urina. A retenção de potássio é o efeito mais perigoso da insuficiência renal.

### Regulação do equilíbrio acidobásico

O pH sérico normal varia de 7,35 a 7,45 e deve ser mantido dentro dessa faixa exígua de modo a preservar a função fisiológica ideal. Os rins reabsorvem e devolvem para a circulação sanguínea o bicarbonato do filtrado urinário. Além disso, os rins excretam ácidos na urina. Como o bicarbonato é um íon pequeno, ele é filtrado livremente no glomérulo e reabsorvido no filtrado urinário. De modo a repor qualquer bicarbonato perdido, moléculas novas deste íon são produzidas pelas células tubulares renais e, em seguida, reabsorvidas pelos túbulos, sendo depois devolvidas à circulação.

A produção de ácidos pelo organismo é resultado da decomposição de proteínas, o que leva à formação de compostos ácidos. A dieta diária normal contém certa quantidade de compostos ácidos. Ao contrário do dióxido de carbono ($CO_2$), os ácidos fosfórico e sulfúrico produzidos não são voláteis (ou seja, são sólidos) e não podem ser eliminados pelos pulmões. Quando esses ácidos não são excretados na urina, sua acumulação no sangue pode reduzir o pH sanguíneo e inibir as funções celulares. Um indivíduo com função renal normal excreta cerca de 70 mEq de ácido por dia. Os rins conseguem excretar diretamente parte desse ácido na urina, até que o pH urinário chegue a 4,5, ou seja, deixando-a 1.000 vezes mais ácida que o sangue.

Em algumas condições, pode ser necessário eliminar diretamente mais ácidos formados no organismo na forma de ácidos livres na urina. Esses ácidos em excesso são ligados aos tamponadores químicos, de maneira que possam ser excretados na urina. Dois tamponadores químicos importantes são os íons fosfato e a amônia ($NH_3$). Por meio do processo de tamponamento, os rins conseguem excretar grandes quantidades de ácido em compostos ligados, sem reduzir ainda mais o pH da urina.

### Autorregulação da pressão arterial

A regulação da pressão arterial também é desempenhada pelos rins. Vasos sanguíneos especializados existentes nos rins, conhecidos como capilares peritubulares (ou *vasa recta*), monitoram constantemente a pressão arterial à medida que o sangue começa a circular nos rins. Quando os capilares peritubulares detectam redução da pressão arterial, células justaglomerulares especializadas localizadas nas proximidades da arteríola aferente, no túbulo distal e na arteríola eferente secretam o hormônio renina. A renina não altera diretamente a pressão arterial, mas converte uma proteína plasmática circulante (angiotensinogênio) em angiotensina I, que, por sua vez, é convertida em angiotensina II, aumentando a pressão arterial em razão de suas propriedades vasoconstritoras e da secreção de aldosterona (Porth e Matfin, 2009). A aldosterona estimula a reabsorção renal de sódio e água pelos túbulos distais e ductos coletores e, desse modo, o volume é devolvido à circulação sistêmica. Qualquer fator que diminua a perfusão ou aumente a osmolalidade sérica, inclusive hemorragia ou diarreia, ativa a renina, que, por sua vez, resulta na ativação da angiotensina II e na secreção de aldosterona. O resultado é a elevação da pressão arterial. Quando os capilares peritubulares detectam aumento da pressão arterial, a secreção de renina é suprimida. A falência desse mecanismo de *feedback* é uma das principais causas de hipertensão.

### Clearance renal

O termo ***clearance* renal** (ou depuração renal) refere-se à capacidade dos rins de eliminar solutos presentes no plasma. Uma coleta da urina de 24 h é o principal exame usado para avaliar a depuração renal, que depende de vários fatores: rapidez com que a substância é filtrada no glomérulo; quantidade de substância reabsorvida ao longo dos túbulos; e quantidade de substância secretada dentro dos túbulos. É possível medir a depuração renal de qualquer substância, mas um exame especialmente útil é o *clearance* de creatinina: à medida que a função renal declina, o *clearance* de creatinina diminui.

**Creatinina** é um subproduto endógeno do metabolismo muscular filtrado no glomérulo, transportado ao longo dos túbulos com pouquíssimas alterações e excretado na urina; isso torna o *clearance* de creatinina uma medida confiável da **taxa de filtração glomerular** (TFG). Para calcular o *clearance* de creatinina, é necessário coletar a urina de 24 h. Em algum momento ao longo do período de coleta, o nível da creatinina sérica deve ser dosado.

Nos adultos, a TFG pode variar da faixa normal de cerca de 125 m$\ell$/min (1,67 a 2,0 m$\ell$/segundo), até um nível alto de 200 m$\ell$/min (Porth e Matfin, 2009).

### Regulação da produção de hemácias

Quando os rins detectam redução da pressão de oxigênio no sangue que circula no órgão, eles secretam eritropoetina. Esse hormônio estimula a medula óssea a formar hemácias e, desse modo, aumentar a quantidade de hemoglobina disponível para transportar oxigênio. Algumas doenças renais crônicas requerem que os clientes sejam tratados com eritropoetina exógena de forma a manter a produção de hemácias.

### Síntese de vitamina D

Os rins também são responsáveis pela conversão final da vitamina D inativa em sua forma ativa, ou seja, 1,25-di-hidroxicolecalciferol. A vitamina D é necessária para a manutenção da homeostasia do cálcio do organismo.

### Secreção de prostaglandinas

Os rins também produzem prostaglandina E e prostaciclina, que têm efeitos vasodilatadores e são importantes para a manutenção do fluxo sanguíneo renal.

### Excreção das escórias metabólicas

Os rins funcionam como os principais órgãos excretores do corpo e eliminam as escórias metabólicas produzidas pelo organismo. O principal produto final do metabolismo das proteínas é a ureia, que diariamente é produzida e excretada na faixa de 25 a 30 g. Toda essa ureia precisa ser excretada na urina; caso contrário, ela acumula-se nos tecidos do corpo. Outros produtos metabólicos que precisam ser excretados são creatinina, fosfatos e sulfatos. O ácido úrico – produto final do metabolismo das purinas – também é eliminado na urina. Os rins são responsáveis pelo principal mecanismo de excreção dos metabólitos dos fármacos.

### Alerta de enfermagem
*Os rins são responsáveis por excretar as escórias metabólicas, que constituem uma carga diária de solutos de aproximadamente 600 mOsm. Para excretar essa carga de solutos, é necessário um volume diário aproximado de 500 m$\ell$ de urina. Sem essa excreção de 500 m$\ell$, a concentração de toxinas e escórias metabólicas aumenta no soro ou no sangue.*

## Armazenamento da urina

A bexiga é um órgão muscular oco e distensível cujo volume, formato e posição variam dependendo do volume de urina em seu interior. O enchimento e o esvaziamento da bexiga são mediados por mecanismos de controle coordenado pelo sistema nervoso simpático e parassimpático, que envolvem o músculo detrusor e os esfíncteres vesicais. A percepção consciente de que a bexiga está cheia é possibilitada por vias neuronais simpáticas que se estendem ao longo da medula espinal até o nível de T10 a T12, quando a inervação periférica do nervo hipogástrio possibilita que o enchimento da bexiga continue. À medida que a bexiga continua a encher, receptores de estiramento da parede vesical são ativados e estimulam o desejo de urinar. Essa informação gerada pelo músculo detrusor é retransmitida ao córtex cerebral por meio dos nervos pélvicos parassimpáticos no nível de S1 a S4. A pressão vesical final permanece baixa em razão da complacência do órgão (capacidade de se expandir ou contrair) à medida que o volume urinário é alterado.

A complacência da bexiga é atribuída ao revestimento de músculos lisos vesicais e aos depósitos de colágeno existentes dentro da parede do órgão, bem como aos mecanismos neuronais que inibem a contração do músculo detrusor (especificamente, receptores adrenérgicos que produzem relaxamento). De forma a manter as taxas de filtração renal adequadas, a pressão vesical durante a fase de enchimento deve ficar abaixo de 40 cmH$_2$O. Essa pressão baixa permite que a urina saia livremente da pelve renal e entre nos ureteres. A bexiga é capaz de armazenar 1.500 a 2.000 m$\ell$ de urina. Esse valor é conhecido como *capacidade anatômica* da bexiga. A sensação de plenitude da bexiga é transmitida ao sistema nervoso central quando a bexiga acumula o volume de cerca de 150 a 250 m$\ell$ nos adultos; então o indivíduo começa a sentir vontade de urinar (Porth e Matfin, 2009). Uma sensação intensa de plenitude e desconforto com desejo forte de urinar geralmente ocorre quando a bexiga contém 350 m$\ell$ de urina ou mais (também conhecida como *capacidade funcional*). Distúrbios neurológicos da bexiga no nível dos nervos supraespinais, nervos espinais ou da própria parede da bexiga podem resultar na acumulação de volumes anormalmente altos de urina, em consequência da atenuação ou supressão completa do desejo de urinar.

Em condições normais com ingestão média de líquidos em torno de 1.500 a 2.000 m$\ell$/dia, a bexiga deve ser capaz de armazenar urina por períodos de duas a quatro horas ao longo do dia. À noite, a secreção de vasopressina em resposta à ingestão reduzida de líquidos diminui a produção da urina, que se torna mais concentrada. Isso permite que a bexiga continue cheia por intervalos de seis a oito horas nos adolescentes e nos adultos, permitindo-lhes dormir por períodos mais longos antes de sentir desejo de urinar. Esse processo, que é menos eficiente nos adultos idosos, combinado com a redução da complacência da bexiga e da redução dos níveis de vasopressina, geralmente causa **noctúria**.

## Esvaziamento da bexiga

Normalmente, os indivíduos urinam cerca de oito vezes ao longo de um período de 24 h. A micção é ativada pelo arco reflexo miccional formado pelos sistemas nervosos simpático e parassimpático, que desencadeiam uma sequência coordenada de eventos. A micção começa quando o nervo pélvico eferente, que se origina de S1 a S4, estimula a bexiga a contrair, resultando no relaxamento completo do esfíncter uretral estriado. Em seguida, há redução da pressão uretral, contração do músculo detrusor, abertura do colo vesical e da uretra proximal e eliminação da urina. Esse esforço coordenado pelo sistema parassimpático é mediado por receptores muscarínicos e, em menor grau, também colinérgicos existentes dentro do músculo detrusor. A pressão gerada na bexiga durante a micção varia entre 20 e 40 cmH$_2$O nas mulheres. Essa pressão é um pouco maior e mais variável nos homens de 45 anos ou mais, em vista da hiperplasia normal dos lobos da próstata, que circunda a uretra proximal. Qualquer obstrução do trato de saída de bexiga, inclusive hiperplasia prostática benigna (HPB) avançada, aumenta a pressão miccional. Pressões miccionais altas tornam mais difíceis os atos de iniciar e manter o fluxo de urina.

Quando as vias espinais que se originam do cérebro e chegam ao sistema urinário são destruídas (p. ex., depois de um traumatismo raquimedular), a contração reflexa da bexiga é mantida, mas o controle voluntário do processo é abolido. Nesses dois casos, o músculo detrusor pode contrair e eliminar a urina, mas as contrações geralmente não são suficientes para esvaziar a bexiga por completo e, por esta razão, acumula-se um volume residual de urina (urina que permanece na bexiga depois de urinar). Normalmente, o volume residual de urina não passa de 50 m$\ell$ no adulto de meia idade e é menor que 50 a 100 m$\ell$ nos indivíduos idosos.

### Alerta de enfermagem
*Volumes residuais de urina maiores que 100 m$\ell$ estão associados significativamente ao risco de infecção (LeBlond, Brow e DeGowin, 2009).*

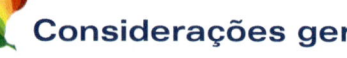

## Considerações gerontológicas

As funções das vias urinárias superiores e inferiores alteram-se com a idade (Tabela 26.2). A TFG diminui a partir da idade de 35 a 40 anos e, a partir desta idade, há declínio contínuo a uma taxa anual de cerca de 1 m$\ell$/min. Os indivíduos idosos são mais suscetíveis à insuficiência renal aguda ou crônica em consequência das alterações estruturais e funcionais dos rins. Exemplos são esclerose dos glomérulos e dos vasos sanguíneos renais, redução do fluxo sanguíneo, declínio da TFG, alteração da função tubular e distúrbios acidobásicos. Embora a função renal geralmente continue adequada apesar dessas alte-

**Tabela 26.2** Considerações gerontológicas | Alterações do sistema renal associadas ao envelhecimento.

| Componente | Alterações estruturais e funcionais | Histórico de saúde e achados do exame físico |
|---|---|---|
| Rins | O peso e o volume dos rins (principalmente do córtex renal) diminuem após os 40 anos de idade | Declínio progressivo da reserva renal (capacidade de responder às alterações do volume de líquidos ou aos distúrbios eletrolíticos) |
| Fluxo sanguíneo renal | O fluxo sanguíneo diminui em cerca de 10% por década<br>As artérias renais espessam (alterações semelhantes às que ocorrem com outros vasos sanguíneos)<br>A esclerose do glomérulo provoca atrofia das arteríolas aferentes e eferentes | Aumento do risco de desenvolver insuficiência renal em consequência do uso simultâneo de vários fármacos, comorbidades e depressão da função renal |
| Néfrons | A quantidade de néfrons diminui depois da idade de 40 anos e isso está associado ao declínio da TFG<br>Há espessamento da membrana basal glomerular | O declínio anual da TFG é de 1 m$\ell$/min (depois da idade de 40 anos)<br>Os indivíduos idosos estão sujeitos às alterações da excreção dos fármacos e às interações farmacológicas |
| Sistema tubular | Degeneração do sistema tubular, que é substituído por tecido conjuntivo<br>Redução do comprimento dos túbulos proximais | A capacidade de conservar sódio ou excretar hidrogênio diminui e isso predispõe os indivíduos idosos aos distúrbios hidreletrolíticos e acidobásicos |
| Bexiga | Redução do tônus vesical<br>Redução da capacidade vesical<br>Nas mulheres, os níveis baixos de estrogênio causam alterações do esfíncter uretral | Sensação exacerbada de urgência para urinar<br>Nas mulheres, o risco de incontinência aumenta<br>O esvaziamento parcial da bexiga causa infecção das vias urinárias |
| Próstata | Crescimento da próstata | Obstrução do fluxo urinário, que causa aumento da frequência das micções, oligúria e anúria |
| Gerais | Redução da massa muscular, resultando em menor produção de creatinina<br>Redução da síntese de vitamina D | Os níveis séricos de creatinina não variam; o *clearance* de creatinina é um indicador mais confiável da função renal<br>Osteomalacia |

De Criddle, L. (2009). Caring for the critically ill elderly patient. Em Carlson, K., *Advanced Critical Care Nursing*, American Association of Critical-Care Nursing. St. Louis: Saunders, Elsevier; e de Porth e Matfin (2009).

rações, a reserva renal diminui e pode reduzir a capacidade renal de responder eficazmente às alterações fisiológicas súbitas ou drásticas. Esse declínio contínuo da filtração glomerular, combinado com o uso de vários fármacos cujos metabólitos são eliminados pelos rins, colocam os indivíduos idosos sob risco mais alto de efeitos adversos e interações farmacológicas (Criddle, 2009).

Os idosos são mais suscetíveis a desenvolver hipernatremia e déficit de volume de líquidos porque o envelhecimento também está associado à atenuação do estímulo osmótico da sede (Criddle, 2009). A sede é um sintoma sensorial subjetivo definido pela percepção do desejo de ingerir líquidos. A sensação de sede confere tanta proteção que a hipernatremia quase nunca ocorre nos adultos jovens com menos de 60 anos.

As anormalidades estruturais ou funcionais que ocorrem com o envelhecimento também podem dificultar o esvaziamento completo da bexiga. Isso pode ser atribuído à redução da contratilidade da parede vesical; pode ser secundário a fatores miogênicos ou neurogênicos; ou pode estar relacionado com a obstrução do trato de saída da bexiga, inclusive por HPB (Porth e Matfin, 2009). As mucosas vaginais e uretrais atrofiam (tornam-se mais delgadas) nas mulheres idosas em consequência dos níveis baixos de estrogênio, resultando em redução do fluxo sanguíneo aos tecidos urogenitais com irritação uretrovaginal subsequente e, possivelmente, incontinência urinária.

Incontinência urinária é uma causa comum de internações. Muitos indivíduos idosos e seus familiares não sabem que a incontinência urinária pode ter diversas causas. A enfermeira precisa informar o cliente e seus familiares de que, com avaliação apropriada, a incontinência urinária geralmente pode ser controlada em casa e, na maioria dos casos, pode ser eliminada. Existem algumas intervenções terapêuticas para tratar incontinência urinária em idosos, inclusive medidas comportamentais não invasivas que o cliente ou seu cuidador podem adotar (Roe, Milne, Ostaszhiewicz e Wallace, 2006; Roe, Ostaszhiewicz, Milne e Wallace, 2006). As modalidades terapêuticas para incontinência urinária estão descritas com mais detalhes no Capítulo 28.

A preparação dos clientes idosos para exames complementares deve ser realizada cuidadosamente de modo a evitar desidratação, que poderia desencadear insuficiência renal em um indivíduo com reservas funcionais limítrofes. As limitações da mobilidade podem afetar a capacidade do indivíduo idoso urinar adequadamente ou ingerir volumes suficientes de líquidos (em geral, seis a oito copos de 240 m$\ell$/dia). O cliente pode restringir a ingestão de líquidos para reduzir a frequência das micções ou o risco de ter incontinência. Ensinar ao cliente e aos seus familiares quanto aos riscos da ingestão inadequada de líquidos é um papel importante da enfermeira que cuida de clientes com incontinência urinária.

## Avaliação

Obter um histórico de saúde abrangente é o primeiro passo para avaliar um cliente com disfunção das vias urinárias superiores ou inferiores.

## Histórico de saúde

De modo a obter o histórico de saúde urológico, a enfermeira deve ter habilidades competentes de comunicação, porque muitos clientes sentem-se constrangidos ou desconfortáveis para conversar sobre função ou sintomas geniturinários. É importante utilizar uma linguagem que o cliente possa entender e evitar termos técnicos ao revisar os fatores de risco, principalmente quando os clientes têm riscos elevados.

Para obter o histórico de saúde específico dos sistemas renal e urinário, a enfermeira deve fazer perguntas sobre as seguintes áreas:

- Queixa principal do cliente ou a razão que o levou a buscar atendimento de saúde; quando o problema começou; e seu efeito na qualidade de vida do indivíduo
- Localização, tipo e duração da dor (quando presente) e sua relação com a micção; fatores que provocam dor e fatores que a aliviam
- História de infecções do trato urinário (ITU), inclusive tratamento ou internação hospitalar pregressa por ITU
- Febre ou calafrios
- Exames complementares renais ou urinários realizados anteriormente
- Uso de cateteres urinários de longa permanência, cateteres suprapúbicos, coletor de urina masculino com extensão ou cateterização intermitente
- Disúria (micção dolorosa) e em que fase da micção ela ocorre (i. e., ao iniciar ou terminar de urinar)
- Tenesmo (hesitação), esforço ou dor durante ou depois de urinar
- Incontinência urinária (incontinência de esforço, de urgência, por hiperdistensão ou funcional)
- **Hematúria** (sangue na urina) ou alteração da cor ou do volume da urina
- Noctúria e número de episódios por noite
- Cálculos renais ou eliminação de cálculos ou areia na urina
- Mulheres: número e tipo (vaginal ou cesariana) de partos; uso de fórceps; infecção, secreção ou irritação vaginal; métodos anticoncepcionais
- História de anúria (< 50 m$\ell$ de urina por dia) ou outro distúrbio renal
- História ou existência de lesões genitais ou doenças sexualmente transmissíveis
- Tabagismo, etilismo ou uso drogas ilícitas
- Quaisquer fármacos utilizados com ou sem prescrição (inclusive os que foram prescritos para tratar problemas renais ou urinários).

### Queixas comuns

Fadiga, dor, alterações miccionais e sintomas GI são particularmente sugestivos de ITU. A disfunção renal pode causar um conjunto complexo de sinais e sintomas referidos a todos os órgãos do corpo.

### Fadiga

A disfunção renal progressiva pode ser insidiosa em sua apresentação clínica, mas fadiga é uma queixa comum. Fadiga, dispneia e intolerância aos esforços são atribuíveis a um distúrbio conhecido como *anemia da doença crônica*. Embora no passado o hematócrito fosse o exame hematológico preferencial para avaliar clientes anêmicos, hoje em dia se recomenda a utilização do nível de hemoglobina em vez do hematócrito porque este parâmetro é um indicador mais confiável da capacidade de transportar oxigênio no sangue.

### Dor

Em geral, a dor geniturinária é causada pela distensão de alguma estrutura do trato urinário em consequência de obstrução do fluxo urinário ou da inflamação e do edema dos tecidos. A intensidade da dor está relacionada com seu início súbito, em vez do grau de distensão.

A Tabela 26.3 descreve os diversos tipos de dor geniturinária, as características da dor, os sinais e sintomas associados e as causas possíveis. Entretanto, as doenças renais nem sempre causam dor e tendem a ser diagnosticadas porque os clientes têm outros sintomas que os levam a buscar atendimento de saúde (inclusive edema de membros inferiores, dispneia e alterações do padrão de eliminação urinária) (Stanley, Blair e Beare, 2005).

### Alterações da micção

Normalmente, a micção é um processo indolor que ocorre cerca de oito vezes ao longo de um período de 24 h. O indivíduo mediano urina entre 1.200 e 1.500 m$\ell$ em 24 h, embora este volume varie, dependendo da ingestão de líquidos, da transpiração, da temperatura ambiental ou da ocorrência de vômitos ou diarreia. Os problemas comuns associados à micção são **frequência**, urgência, disúria, tenesmo (hesitação), incontinência, enurese (incontinência no leito), **poliúria** (> 2,5 $\ell$/dia de urina), **oligúria** (< 500 m$\ell$/dia) e hematúria (Tabela 26.4). Aumentos da urgência urinária e da frequência das micções com redução dos volumes urinários são muito sugestivos de retenção urinária. Dependendo da rapidez com que esses sintomas se instalam, o esvaziamento vesical imediato por cateterização e a avaliação são necessários para evitar disfunção renal (Newman, 2003).

### Sintomas gastrintestinais

Os distúrbios urológicos podem causar sintomas GI porque as inervações autônomas e sensoriais são comuns aos dois sistemas e em razão dos reflexos nefrointestinais. Os sinais e sintomas mais comuns são náuseas e vômitos, diarreia, desconforto abdominal e distensão. Os sintomas urológicos podem simular distúrbios como apendicite, doença ulcerosa péptica e colecistite e dificultar o diagnóstico, principalmente nos indivíduos idosos que têm redução da inervação dessa área (Goshorn, 2005).

### *História patológica pregressa*

Diversas doenças ou condições clínicas podem aumentar o risco de um cliente desenvolver disfunção dos sistemas renal e urinário. A obtenção de dados sobre problemas de saúde ou doenças pregressas oferece à equipe de saúde informações úteis para avaliar a atual função urinária do indivíduo. Por exemplo, a enfermeira deve saber que as mulheres multíparas que tiveram seus filhos por parto vaginal estão mais sujeitas a ter **incontinência**

**Tabela 26.3** Características da dor geniturinária.

| Tipo | Localização | Característica | Sinais e sintomas associados | Etiologia possível |
|---|---|---|---|---|
| Renal | Ângulo costovertebral; pode estender-se até a cicatriz umbilical | Dor difusa e constante; dor intensa, aguda, em pontadas ou cólicas quando há distensão súbita da cápsula renal | Náuseas e vômitos, sudorese, palidez, sinais de choque | Obstrução aguda, cálculo renal, trombose, pielonefrite aguda, traumatismo |
| Vesical | Região suprapúbica | Dor difusa contínua; pode ser intensa durante a micção ou quando a bexiga está cheia | Urgência, dor no final da micção; esforço doloroso para urinar | Hiperdistensão da bexiga; infecção, cistite intersticial; tumor |
| Ureteral | Ângulo costovertebral, flanco, abdome inferior, testículo ou lábios vaginais | Dor aguda e grave em pontadas ou cólica | Náuseas e vômitos; íleo paralítico | Cálculo ureteral; edema ou estenose, trombos |
| Prostática | Períneo e reto | Desconforto vago, sensação de plenitude no períneo; dor lombar difusa | Hipersensibilidade suprapúbica, obstrução do fluxo urinário; aumento da frequência, urgência, disúria, noctúria | Câncer de próstata; prostatite aguda ou crônica |
| Uretral | Homem: ao longo do pênis até o meato; Mulher: da uretra até o meato | Dor variável, mais intensa durante e pouco depois de urinar | Aumento da frequência das micções, urgência, disúria, noctúria e secreção uretral | Irritação do colo vesical, infecção da uretra, traumatismo, corpo estranho nas vias urinárias inferiores |

urinária de esforço. As mulheres idosas e os clientes com doenças neurológicas, como neuropatia diabética, esclerose múltipla (EM) ou doença de Parkinson, geralmente têm esvaziamento parcial da bexiga e estase urinária, que podem causar ITU ou aumentar a pressão vesical, resultando, por fim, em incontinência por hiperdistensão, hidronefrose, pielonefrite ou insuficiência renal. Os clientes diabéticos com hipertensão persistente e os indivíduos com hipertensão primária estão sujeitos a desenvolver disfunção renal, assim como os clientes portadores de doenças autoimunes, como lúpus eritematoso sistêmico (LES). Homens idosos estão sujeitos a desenvolver hipertrofia da próstata, que causa obstrução uretral e pode resultar em ITU e insuficiência renal.

Os fatores de risco para distúrbios específicos e disfunção dos rins e das vias urinárias inferiores estão resumidos na Tabela 26.5 e são descritos nos Capítulos 27 e 28.

### História familiar

Os indivíduos que têm história familiar de distúrbios das vias urinárias estão mais sujeitos a desenvolver doenças renais, inclusive doença renal policística autossômica dominante (que ocorre em 1 dentre 400 e 1.000 habitantes), nefrite hereditária ou urolitíase (Schrier, 2006).

### História social

É especialmente importante obter uma história detalhada dos fármacos usados pelo cliente quando se trata de avaliar clientes idosos, nos quais a prevalência mais alta de doenças crônicas geralmente é responsável pelo uso simultâneo de vários fármacos (polifarmácia). O envelhecimento afeta a forma como o organismo absorve, metaboliza e excreta os fármacos, colocando os clientes idosos sob risco de reações adversas. Além disso, o envelhecimento altera o sistema geniturinário e causa distúrbios e disfunções dos sistemas renal e urinário.

Outras informações essenciais que devem ser obtidas incluem uma avaliação da condição psicossocial, do nível de ansiedade, dos riscos percebidos à imagem corporal, dos sistemas de apoio disponíveis e dos padrões socioculturais do indivíduo. A obtenção dessas informações durante as avaliações de enfermagem iniciais e subsequentes permite que a enfermeira detecte necessidades especiais, conceitos equivocados, falta de conhecimento e necessidade de ensino do cliente.

### Exame físico

Diversos sistemas do corpo podem afetar a disfunção das vias urinárias superior e inferior, e essa disfunção, por sua vez, pode afetar vários órgãos terminais; por essa razão, é necessário realizar um exame físico completo da cabeça aos pés. As regiões que precisam receber mais atenção são abdome, região suprapúbica, genitália, região lombar baixa e membros inferiores.

### Palpação dos rins

Em geral, os rins não são palpáveis e, com exceção dos indivíduos muito magros, não é comum conseguir palpar estes órgãos. Entretanto, a palpação dos rins pode detectar crescimentos que poderiam ser muito importantes (Bickley, 2009). A Figura 26.5 ilustra a técnica certa para palpação. A disfunção renal pode causar hipersensibilidade no ângulo costovertebral, que é o ângulo formado pela borda inferior da décima segunda costela e a coluna vertebral (Figura 26.6).

**Tabela 26.4** Problemas associados às alterações miccionais.

| Problema | Definição | Etiologias possíveis |
|---|---|---|
| Frequência urinária aumentada | Micções frequentes; mais de uma micção a cada 3 h | Infecção, obstrução das vias urinárias inferiores resultando em urina residual e hiperdistensão; ansiedade; uso de diuréticos; hiperplasia prostática benigna, estenose uretral; neuropatia diabética; cistite intersticial (CI), doenças neurológicas |
| Urgência | Desejo forte de urinar | Infecção, prostatite crônica, uretrite; obstrução das vias urinárias inferiores resultando em urina residual e hiperdistensão; ansiedade; uso de diuréticos; hiperplasia prostática benigna; estenose uretral; neuropatia diabética; CI; doenças neurológicas |
| Disúria | Micção dolorosa ou difícil | Infecção das vias urinárias inferiores, inflamação da bexiga ou da uretra; prostatite aguda; cálculos, corpos estranhos ou tumores na bexiga; CI |
| Tenesmo (hesitação) | Demora ou dificuldade para começar a urinar | Hiperplasia prostática benigna; compressão da uretra; obstrução do trato de saída da bexiga; bexiga neurogênica; DDE (dissinergia detrusor-esfíncter: não há coordenação entre o esfíncter e a bexiga) |
| Noctúria | O cliente acorda à noite para urinar por mais de duas vezes (Newman, 2009) | Redução da capacidade de concentração da urina; insuficiência cardíaca; diabetes melito; esvaziamento parcial da bexiga; ingestão excessiva de líquido antes de deitar; síndrome nefrótica; cirrose com ascite |
| Incontinência | Emissão involuntária de urina | Lesão do esfíncter urinário externo; lesão obstétrica; lesões do colo vesical; disfunção do detrusor; infecção; bexiga neurogênica; fármacos; doenças neurológicas |
| Enurese | Eliminação involuntária da urina durante o sono | Atraso da maturação funcional do sistema nervoso central (em geral, o controle vesical é obtido com a idade de 5 anos); doença obstrutiva das vias urinárias inferiores; fatores genéticos; incapacidade de concentrar a urina; infecção das vias urinárias; estresse psicológico; doenças neurológicas |
| Poliúria | Aumento do volume de urina eliminada (em geral, > 3 ℓ/dia) | Diabetes melito ou insípido; uso de diuréticos; ingestão excessiva de líquidos; efeito tóxico do lítio; alguns tipos de doença renal (nefropatia hipercalcêmica e hipopotassêmica) |
| Oligúria | Débito urinário < 400 mℓ/dia | Insuficiência renal aguda ou crônica (ver Capítulo 27); ingestão inadequada de líquidos |
| Anúria | Débito urinário < 50 mℓ/dia | Insuficiência renal aguda ou crônica (ver Capítulo 27); obstrução completa |
| Hematúria | Sangue na urina | Câncer do trato geniturinário; glomerulonefrite aguda; cálculos renais; tuberculose renal; discrasia sanguínea; traumatismo; exercícios extremos; febre reumática; hemofilia; leucemia, traço ou doença falciforme |
| Proteinúria | Quantidades anormais de proteína na urina | Doença renal aguda ou crônica; síndrome nefrótica; exercícios vigorosos; síncope do calor; insuficiência cardíaca grave; nefropatia diabética; mieloma múltiplo |

### Inspeção, palpação, percussão e ausculta do abdome

O abdome deve ser auscultado (ligeiramente à direita e à esquerda da linha média nos dois quadrantes superiores) para verificar a existência de sopros (sopros de tonalidade aguda indicam estenose da artéria renal ou aneurisma da aorta). Além disso, o abdome também deve ser examinado para detectar ascite (acúmulo de líquido na cavidade peritoneal), que pode ocorrer nos clientes com doenças renais e hepáticas. Durante a inspeção com o cliente deitado, percebe-se que o abdome está distendido com abaulamento dos flancos (lados) porque o peso dos líquidos acumulados pressiona os flancos. Durante a percussão, observa-se macicez na região do flanco (onde o líquido se acumula), enquanto sons timpânicos são detectados na região superior do abdome porque os intestinos cheios de gases elevam-se acima do líquido ascítico (ver mais detalhes e técnicas no Capítulo 21).

### Percussão da bexiga

Para detectar urina residual, a bexiga deve ser percutida depois que o cliente urinar. A percussão da bexiga começa na linha média (pouco acima do umbigo) e estende-se em para baixo. O som muda de timpanismo para macicez quando a bexiga é percutida. A bexiga, que pode ser palpada apenas quando está moderadamente distendida, parece massa firme, lisa e arredondada elevando-se no abdome, geralmente na linha média (Figura 26.7). Macicez à percussão da bexiga depois da micção indica esvaziamento vesical incompleto.

### Palpação da próstata e da região inguinal

Nos homens idosos, HPB ou prostatite podem causar dificuldade de urinar. A glândula prostática pode ser palpada por toque retal (TR) como parte do exame físico anual dos homens de 50 anos ou mais (ver Capítulo 34). Além disso, é necessário

**Tabela 26.5** Fatores de risco para determinados distúrbios renais ou urológicos.

| Fator de risco | Possível distúrbio renal ou urológico |
|---|---|
| Doenças infantis: faringite estreptocócica, impetigo, síndrome nefrótica | Insuficiência renal crônica |
| Idade avançada | Esvaziamento parcial da bexiga, resultando em infecção das vias urinárias |
| Instrumentação das vias urinárias, cistoscopia, cateterização | Infecção das vias urinárias, incontinência |
| Imobilização | Formação de cálculos renais |
| Exposição ocupacional, recreativa ou ambiental aos compostos químicos (plásticos, piche, alcatrão, borracha) | Insuficiência renal aguda |
| Diabetes melito | Insuficiência renal crônica, bexiga neurogênica |
| Hipertensão | Insuficiência renal aguda ou crônica |
| Esclerose múltipla | Incontinência, bexiga neurogênica |
| Doença de Parkinson | Incontinência, bexiga neurogênica |
| Lúpus eritematoso sistêmico | Nefrite, insuficiência renal crônica |
| Gota, hiperparatireoidismo, doença de Crohn, ileostomia | Formação de cálculos renais |
| Anemia falciforme, mieloma múltiplo | Insuficiência renal crônica |
| Hiperplasia prostática benigna | Obstrução urinária causando aumento da frequência das micções, oligúria e anúria |
| Radioterapia pélvica | Cistite, fibrose do ureter ou fístula nas vias urinárias; aumento da frequência das micções, hematúria |
| Cirurgia pélvica recente | Traumatismo acidental dos ureteres ou da bexiga |
| Gravidez | Proteinúria, micções frequentes |
| Lesão obstétrica, tumores | Incontinência, fístulas |
| Traumatismo da medula espinal | Bexiga neurogênica, infecção das vias urinárias, incontinência |

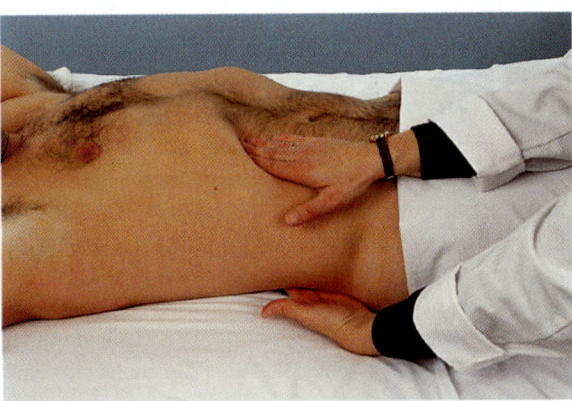

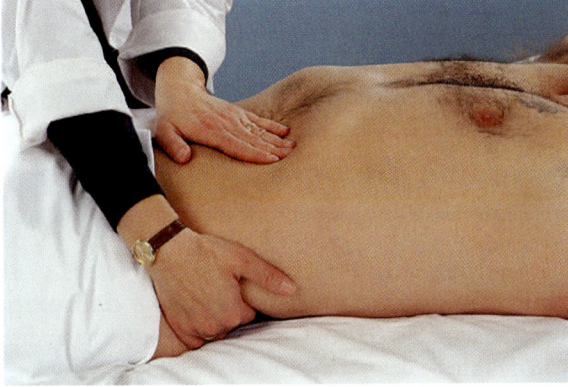

**Figura 26.5** Técnica de palpação do rim direito (*acima*). Coloque uma das mãos sob o dorso do cliente com os dedos sob a costela inferior. Coloque a palma da outra mão à frente do rim com os dedos acima da cicatriz umbilical. Empurre a mão de cima para frente à medida que o cliente inspira profundamente. O rim esquerdo (*abaixo*) pode ser palpado da mesma maneira, colocando-se ao lado esquerdo do cliente e posicionando a mão direita sob seu gradil costal esquerdo. De Weber, J.W., & Kelley, J. (2007). *Health assessment in nursing* (3rd ed.). Philadelphia: Lippincott Williams & Wilkins.

obter uma amostra de sangue para dosagem anual do nível do antígeno prostático específico (PSA); em seguida, os resultados do toque retal e do PSA são correlacionados. O sangue para dosagem do PSA deve ser retirado antes do TR, porque a manipulação da próstata pode aumentar transitoriamente os níveis do PSA. A região inguinal deve ser examinada para detectar linfonodos aumentados ou hérnia inguinal ou femoral.

### Inspeção e palpação da genitália feminina

Nas mulheres, a vulva, o meato uretral e a vagina devem ser examinados; veja detalhes adicionais sobre o exame vaginal no Capítulo 33. A uretra deve ser palpada para detectar divertículos, enquan-

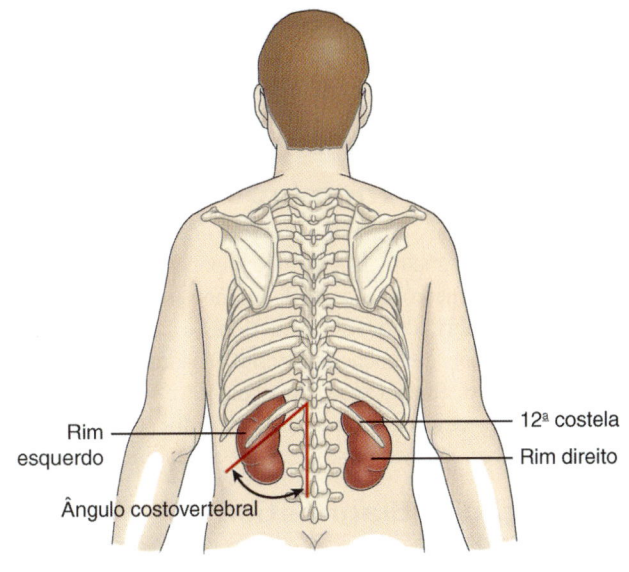

**Figura 26.6** Localização do ângulo costovertebral.

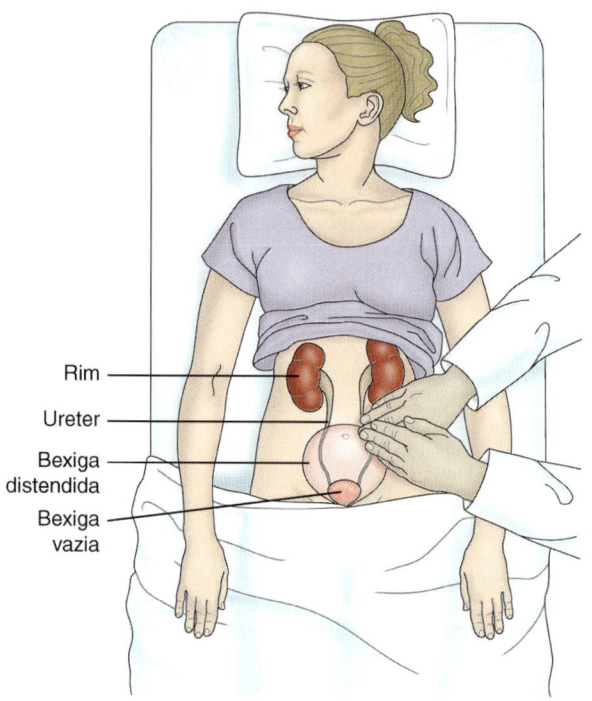

Figura 26.7 Palpação da bexiga.

to a vagina é examinada para se avaliar a adequação dos níveis de estrogênio e qualquer indício de herniação. *Uretrocele* é um abaulamento da parede anterior da vagina para dentro da uretra. Quando os músculos do assoalho pélvico, as fáscias ou os ligamentos de sustentação enfraquecem, os órgãos pélvicos podem descer e sair pela vagina. *Cistocele* é uma herniação da parede vesical para dentro da cúpula vagina anterior. A estase urinária associada à cistocele é um fator de risco para ITU. *Retocele* é uma herniação do segmento distal do reto para dentro da vagina posterior. As clientes com retocele podem referir queixas de constipação intestinal e esvaziamento retal incompleto (LeBlond, Brown e DeGowin, 2009).

### Avaliação do edema e do peso corporal

É importante avaliar se o cliente apresenta edema e alterações do peso corporal. O cliente pode apresentar edema, principalmente na face e nas partes pendentes do corpo, como tornozelos e região sacral, sugerindo retenção de líquidos. O edema geralmente está associado ao aumento do peso. O aumento do peso em 1 kg equivale a cerca de 1.000 mℓ de líquidos retidos.

### Avaliação dos membros inferiores

Os reflexos tendíneos profundos do joelho devem ser avaliados quanto à força e à simetria. Esse é um componente importante para detectar causas neurológicas de disfunção vesical, porque a região sacral, que inerva os membros inferiores, é a mesma área neural responsável pela continência urinária. O padrão da marcha de um cliente com disfunção vesical também deve ser avaliado, assim como sua capacidade de andar nas pontas dos pés. Esses testes avaliam possíveis causas supraespinais de incontinência urinária.

### Investigação diagnóstica

O histórico de saúde abrangente e o exame físico completo são usados para determinar os exames laboratoriais e diagnósticos necessários. A maioria dos clientes que fazem testes ou exames de imagem urológicos fica apreensiva, mesmo os que já realizaram estes exames no passado. Os clientes comumente sentem desconforto e constrangimento em razão de precisar avaliar uma função tão íntima e pessoal como a micção. Frequentemente, urinar na presença de outras pessoas pode desencadear defesa, um reflexo natural que inibe a micção em consequência da ansiedade circunstancial. Como os resultados desses exames determinam o plano de cuidados, a enfermeira deve ajudar o cliente a relaxar assegurando-lhe a maior privacidade possível e explicar a ele sobre o procedimento na medida do possível. As seções subsequentes revisam alguns exames comumente indicados.

### Exame simples da urina e urinocultura

O exame simples da urina (EAS) fornece informações importantes quanto à função renal e ajuda a diagnosticar outras doenças, inclusive diabetes. A urinocultura (cultura de urina) determina se há bactérias presentes na urina e também suas características de coloração e contagens. A urinocultura e os testes de sensibilidade aos antibióticos também permitem escolher os antimicrobianos mais apropriados para determinada cepa isolada na cultura, levando em consideração os antibióticos que têm mais capacidade de erradicar essas bactérias na região geográfica em questão. A investigação adequada de qualquer anormalidade presente pode ajudar a detectar doenças subjacentes graves. Veja detalhes dos componentes do exame simples da urina e seu significado potencial na Tabela 26.6.

### Provas de função renal

As provas de função renal são realizadas para avaliar a gravidade da doença renal e determinar as condições funcionais dos rins do cliente. Esses exames também fornecem informações quanto à eficiência dos rins em sua função excretora. Os resultados das provas de função renal podem estar dentro dos limites normais, até que a TFG seja reduzida a menos de 50% do normal. A função renal pode ser avaliada mais precisamente quando são realizados diversos exames e seus resultados são analisados em conjunto. As provas de função renal realizadas comumente são testes de concentração urinária, *clearance* de creatinina e dosagens dos níveis de creatinina sérica e **ureia** sanguínea. A Tabela 26.7 descreve as finalidades e fornece as faixas normais de cada exame. Outros exames potencialmente úteis para avaliar a função renal são dosagens dos eletrólitos séricos (ver Capítulo 4).

### Exames de imagem

Diversos exames de imagem desempenham papel fundamental na investigação das doenças renais e urológicas.

### Radiografia dos rins, dos ureteres e da bexiga

Esse exame radiológico demonstra as dimensões, a forma e a posição dos rins e detecta anormalidades dos rins ou das vias urinárias, hidronefrose, cistos, tumores ou deslocamento dos rins por anormalidades das estruturas adjacentes.

### Tomografia computadorizada e ressonância magnética

A tomografia computadorizada (TC) e a ressonância magnética (RM) são técnicas não invasivas que fornecem imagens excelentes em corte transversal dos rins e das vias urinárias.

**Tabela 26.6** Alguns componentes do exame simples da urina (EAS).

| Componente | Descrição |
|---|---|
| Cor | Incolor a amarelo-palha<br>(Causas possíveis: urina diluída por diuréticos, ingestão de álcool, diabetes insípido, glicosúria, ingestão excessiva de líquidos, doença renal)<br>Amarelo a branco leitoso<br>(Causas possíveis: piúria, infecção, cremes vaginais)<br>Amarelo-brilhante<br>(Causas possíveis: várias preparações vitamínicas)<br>Rosada a vermelha<br>(Causas possíveis: decomposição da hemoglobina, hemácias, sangue macroscópico, menstruações, cirurgia da bexiga ou da próstata, beterrabas, fármacos [fenitoína, rifampicina, fenotiazina, produtos à base de cáscara ou sene])<br>Azul a azul-esverdeada<br>(Causas possíveis: corantes, azul de metileno, bactérias das espécies *Pseudomonas*, fármacos [amitriptilina, triantereno, fenilsalicilato])<br>Laranja a âmbar<br>(Causas possíveis: urina concentrada por desidratação, febre; bile, excesso de bilirrubina ou caroteno; fármacos [fenazopiridina, nitrofurantoína, sulfassalazina, docusato cálcico, tiamina])<br>Castanha a negra<br>(Causas possíveis: hemácias envelhecidas, urobilinogênio, bilirrubina, melanina, porfirina, urina extremamente concentrada por desidratação; fármacos [cáscara, metronidazol, preparações de ferro, quinina, produtos à base de sene, metildopa, nitrofurantoína]; mioglobinúria) |
| Densidade | Avalia a capacidade de concentração renal de solutos na urina e é alterada quando há sangue, proteínas e cilindros na urina. (Entre os distúrbios que causam *redução* da densidade urinária [ou seja, urina diluída] estão diabetes insípido, glomerulonefrite e lesão renal grave, que pode causar densidade urinária invariável de 1.010. Glicose, proteínas ou corantes excretados na urina *aumentam* a densidade [urina concentrada]; por essa razão, as causas incluem diabetes melito, clientes que recentemente receberam contrastes radiopacos de alta densidade, além de déficit de líquidos) |
| Osmolalidade | A capacidade de concentração é perdida nos estágios iniciais da doença renal; anormalidades deste parâmetro podem indicar distúrbios iniciais da função renal |
| Hemácias (hematúria) | Pode ser causada por uma anormalidade em qualquer ponto ao longo do trato geniturinário e é mais comum nas mulheres que nos homens. As causas comuns são infecções agudas (cistite, uretrite ou prostatite), cálculos renais e neoplasia. Outras causas são doenças sistêmicas, tais como distúrbios hemorrágicos, tumores malignos e fármacos, inclusive varfarina e heparina |
| Leucócitos | A contagem deve ser muito baixa; quantidades aumentadas indicam infecção ou inflamação |
| Proteína | Perdas ocasionais de até 150 mg/dia de proteína na urina são consideradas basicamente normais e, em geral, não precisam ser avaliadas com mais detalhes. Concentração urinária, pH, hematúria e contrastes radioativos alteram os resultados. Microalbuminúria (excreção de 20 a 200 mg/d$\ell$ de proteína na urina) é um sinal precoce de nefropatia diabética. As causas benignas comuns de proteinúria transitória são febre, exercícios extenuantes e permanência de pé por períodos longos. As causas de proteinúria persistente são doenças glomerulares, tumores malignos, doenças do colágeno, diabetes melito, pré-eclâmpsia, infecção das vias urinárias, hipertireoidismo, hipertensão, insuficiência cardíaca e uso de vários fármacos (Fischbach e Dunning, 2009) |
| Glicose | Não deve estar presente; sua presença sugere diabetes |

Essas modalidades de exame são usadas para investigar massas geniturinárias, nefrolitíase, infecções renais crônicas, traumatismo dos rins ou das vias urinárias, doença metastática e anormalidades dos tecidos moles. Em alguns casos, utiliza-se um contraste radiopaco oral ou intravenoso durante a TC para melhorar a definição, mas a realização deste exame deve levar em consideração as exposições pregressas do cliente à radiação por outros exames de imagem.

## Urografia excretora

Esse exame demonstra os rins, os ureteres e a bexiga por imagens radiográficas à medida que um contraste radiopaco administrado por via intravenosa percorre as vias urinárias superiores e, depois, inferiores. Esse exame pode ser usado como avaliação inicial de muitos problemas urológicos potenciais, principalmente lesões dos rins e dos ureteres, além de oferecer uma estimativa aproximada da função renal.

## Pielografia retrógrada

Quando a urografia excretora não oferece imagens adequadas dos sistemas coletores, a pielografia retrógrada pode ser realizada. Esse exame consiste em introduzir cateteres pelos dois ureteres até a pelve renal por meio de um cistoscópio e, em seguida, injetar um contraste radioativo.

## Cistografia

Com a cistografia, o cateter é introduzido dentro da bexiga e um contraste é instilado para delinear a parede vesical. Esse exame ajuda a avaliar refluxo vesicoureteral (refluxo da urina da bexiga para um ou ambos os ureteres) e lesões da bexiga.

**Tabela 26.7** Outras provas de função renal.

| Exame | Descrição | Faixa normal | | |
|---|---|---|---|---|
| *Clearance* de creatinina | Detecta e avalia a progressão de uma doença renal. Esse exame determina o volume de sangue depurado da creatinina endógena em 1 min. e fornece uma estimativa da taxa de filtração glomerular. É um indicador sensível de doença renal e pode ser usado para acompanhar a progressão da doença | Valor em m$\ell$/min/1,73 m$^2$ | | |
| | | Idade | Homem | Mulher |
| | | < 30 | 88 a 146 | 81 a 134 |
| | | 30 a 40 | 82 a 140 | 75 a 128 |
| | | 40 a 50 | 75 a 133 | 69 a 122 |
| | | 50 a 60 | 68 a 126 | 64 a 116 |
| | | 60 a 70 | 61 a 120 | 58 a 110 |
| | | 70 a 80 | 55 a 113 | 52 a 105 |
| Nível de creatinina | Determina a eficiência da função renal. Quando a função é normal, o nível de creatinina no corpo permanece praticamente constante | 0,6 a 1,2 mg/d$\ell$ (50 a 110 mmol/$\ell$) | | |
| Ureia plasmática | Serve como indicador da função renal. A ureia é o produto nitrogenado final do metabolismo das proteínas. Os resultados são afetados pela ingestão de proteínas, decomposição dos tecidos e alterações do volume de líquidos | 7 a 18 mg/d$\ell$<br>Clientes acima de 60 anos:<br>  8 a 20 mg/d$\ell$ | | |
| Razão ureia:creatinina | Avalia o estado de hidratação. Razão elevada ocorre com hipovolemia; razões normais com níveis altos de ureia e creatinina estão associadas à doença renal intrínseca | Cerca de 10:1 | | |

## Cistouretrografia miccional

Com a cistouretrografia miccional, um cateter urinário é introduzido e o contraste é instilado dentro da bexiga. Quando a bexiga está cheia e o cliente sente vontade de urinar, o cateter é retirado e ele pode urinar. Esse exame usa radioscopia para visualizar as vias urinárias inferiores e avaliar o armazenamento da urina na bexiga. A cistouretrografia é usada como recurso diagnóstico para detectar refluxo vesicoureteral. A uretrografia retrógrada, na qual um contraste é injetado em sentido retrógrado dentro da uretra, sempre é realizada antes da cateterização uretral quando há suspeita de traumatismo da uretra.

## Cintigrafia radionuclídica

A cintigrafia radionuclídica consiste em injetar um radioisótopo no sistema circulatório; em seguida, o isótopo é monitorado à medida que percorre os vasos sanguíneos dos rins. Esse exame fornece informações sobre a perfusão e a função dos rins e é usado para investigar a causa de insuficiência renal aguda e crônica ou massas renais e avaliar o fluxo sanguíneo antes e depois do transplante de rim.

## Angiografia renal

Com a angiografia renal, um cateter é introduzido pelas artérias femorais e ilíacas até a aorta ou a artéria renal. Em seguida, o contraste é injetado para demonstrar a irrigação arterial do rim. A angiografia é usada antes e depois do transplante renal para avaliar o fluxo sanguíneo renal, hipertensão e diferenciar cistos e tumores renais.

## Ultrassonografia da bexiga

A ultrassonografia é um exame não invasivo que utiliza ondas sonoras transmitidas através dos tecidos do corpo por um transdutor de forma a detectar anormalidades dos tecidos e órgãos internos. A ultrassonografia da bexiga é uma técnica não invasiva usada para medir o volume urinário da bexiga, calculando e medindo automaticamente o volume urinário. Esse exame requer que a bexiga esteja cheia; por essa razão, os clientes são estimulados a ingerir líquidos antes do procedimento. Esse exame também pode ser realizado para determinar se o cliente está esvaziando a bexiga depois de urinar.

## Procedimentos endoscópicos urológicos

Os procedimentos endoscópicos urológicos (ou endourologia) podem ser realizados de duas maneiras: utilizando um cistoscópio (Figura 26.8), introduzido na uretra, ou por via percutânea através de uma pequena incisão (Tabela 26.8).

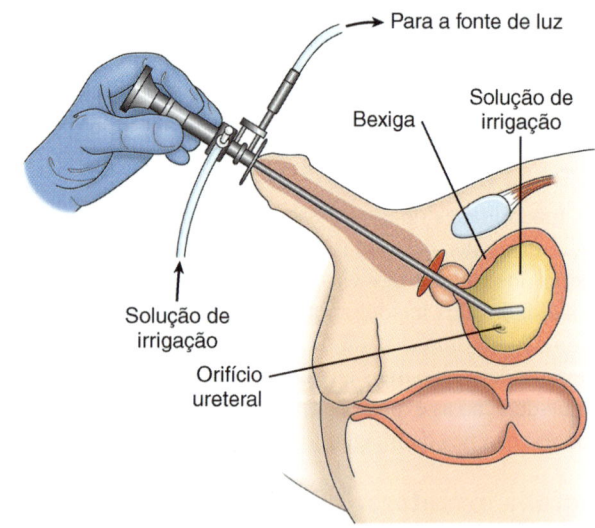

**Figura 26.8** Exame cistoscópico. Um cistoscópio rígido ou semirrígido é introduzido dentro da bexiga. O cabo superior é um fio elétrico que transmite a luz até a extremidade distal do cistoscópio. O tubo inferior leva a um reservatório com uma solução estéril de irrigação, que é usada para inflar a bexiga.

**Tabela 26.8** Procedimentos urológicos comuns.

| Procedimento | Descrição | Finalidade |
|---|---|---|
| Cistoscopia | O cistoscópio é introduzido pela uretra até a bexiga | Realizado para examinar diretamente a uretra e a bexiga, bem como os orifícios ureterais e a uretra prostática. Cálculos podem ser retirados da uretra, da bexiga e dos ureteres |
| Biopsia por escova dos rins e dos ureteres | O cateter ureteral é introduzido pelo cistoscópio e, em seguida, uma escova de biopsia é passada por dentro do cateter | A lesão suspeita é escovada para frente e para trás de forma a recolher células e fragmentos dos tecidos superficiais para exame histopatológico |
| Biopsia de rim | Um pequeno fragmento do córtex renal é retirado por via percutânea (biopsia por agulha) ou por uma pequena incisão cirúrgica realizada no flanco | Ajuda a diagnosticar e avaliar a extensão da doença renal. As indicações para biopsia são insuficiência renal aguda sem causa definida, proteinúria/hematúria persistente, rejeição do transplante ou glomerulopatias |

## Revisão do capítulo

### Exercícios de avaliação crítica

1. Descreva as alterações da função renal que ocorrem em uma mulher de 28 anos, anteriormente saudável, que se desidratou durante uma maratona.
2. Descreva algumas das alterações que podem ser encontradas durante o exame da urina de um cliente diabético com controle inadequado da glicose sanguínea. Como você poderia explicar cada alteração encontrada?

### Questões objetivas

1. Um cliente tem o diagnóstico de um pequeno cálculo renal. O clínico orientou que ele aumentasse a ingestão de líquidos e ele pergunta o motivo. Qual das seguintes opções seria a melhor resposta da enfermeira?
   A. Isso diminuirá a dor.
   B. Isso aumentará a produção de urina e ajudará a eliminar o cálculo do sistema renal.
   C. Isso ajudará a acelerar a ação dos analgésicos administrados.
   D. Isso ajudará a evitar náuseas que esteja sentindo.
2. Um homem está preocupado com as alterações do seu jato urinário. Quais das seguintes opções são sintomas associados às vias urinárias inferiores? Assinale todas as opções certas.
   A. Urgência
   B. Incontinência
   C. Poliúria
   D. Gotejamento pós-miccional
3. Qual dos seguintes hormônios precisa ser reposto aos clientes com doença renal crônica?
   A. Hormônios da adeno-hipófise
   B. Paratormônio
   C. Eritropoetina
   D. Hormônio de liberação da corticotropina
4. A enfermeira sabe que leucócitos na urina indicam qual das seguintes condições?
   A. Crescimento da próstata
   B. Disfunção renal
   C. Câncer de bexiga
   D. Infecção geniturinária
5. Um homem de 42 anos queixa-se de náuseas, vômitos e dor no flanco direito. Qual é a causa mais provável desses sintomas?
   A. Cistite intersticial
   B. Cólica renal
   C. Uretrocele
   D. Síndrome nefrítica

## Bibliografia e leitura sugerida

A bibliografia e a leitura sugerida para este capítulo estão disponíveis no **GEN-IO:** http://gen-io.grupogen.com.br/gen-io/.

# CAPÍTULO 27

## Manejo de Enfermagem | Distúrbios Renais

ANDREA ROTHMAN MANN

### Objetivos de estudo

**Após ler este capítulo, você será capaz de:**

1. Comparar e contrastar a fisiopatologia, a avaliação e o manejo de enfermagem e clínico das doenças glomerulares
2. Identificar as causas de insuficiência renal aguda e crônica
3. Resumir o manejo de enfermagem na insuficiência renal
4. Descrever as terapias de substituição renal
5. Fornecer orientações aos clientes submetidos a transplante renal
6. Relatar o cuidado ao cliente que sofreu trauma renal
7. Avaliar os resultados do cuidado ao cliente com distúrbios renais.

O sistema renal é um importante regulador do meio interno do corpo e é essencial para a manutenção da vida. Os rins regulam o volume hídrico e o equilíbrio eletrolítico, desempenham função no equilíbrio acidobásico, excretam produtos residuais, regulam a pressão arterial (PA) e a osmolaridade sanguínea, além de contribuírem para a produção de hemácias e para o metabolismo da vitamina D. A disfunção renal pode ser aguda ou crônica, podendo afetar todos os sistemas corporais. Diversos fatores colaboram para a disfunção renal. O Boxe 27.1 aborda as considerações gerontológicas. Este capítulo trata da disfunção glomerular, da insuficiência renal aguda e crônica e das opções de tratamento, bem como do trauma e transplante renal.

## DOENÇAS GLOMERULARES

### Glomerulonefrite aguda

**Glomerulonefrite** é a inflamação dos capilares glomerulares. A glomerulonefrite aguda é mais comum em crianças com mais de 2 anos de idade, porém pode ocorrer em qualquer idade.

#### Fisiopatologia

Glomerulonefrite primária e doenças glomerulares primárias são distúrbios nos quais o glomérulo é o único tecido envolvido ou o predominante (Molzahn e Butera, 2006). Glomerulonefrite pós-infecciosa, glomerulonefrite rapidamente progressiva, glomerulonefrite membranoproliferativa e glomerulonefrite membranosa são exemplos de doenças primárias. A síndrome nefrítica aguda consiste na manifestação clínica da inflamação glomerular. Na glomerulonefrite aguda, os rins se tornam maiores, edematosos e congestos. Todos os tecidos renais, inclusive os glomérulos, túbulos e vasos sanguíneos, são afetados em graus variados. O Boxe 27.2 descreve a fisiopatologia da glomerulonefrite.

#### Fatores de risco

Os fatores de risco incluem história familiar de glomerulonefrite, história preexistente de doenças conhecidas como infecção estreptocócica das vias respiratórias superiores, outras infecções causadas por microrganismos, incluindo estafilococos, como impetigo, e doenças infecciosas virais como hepatite, caxumba e catapora. Além disso, outras doenças, como síndrome de Goodpasture, granulomatose de Wegener, lúpus eritematoso sistêmico (LES), endocardite bacteriana subaguda e sepse, foram implicadas como fatores de risco.

## BOXE 27.1 Considerações gerontológicas.

### Disfunção renal

Alterações na função renal com o envelhecimento normal aumentam a suscetibilidade de clientes idosos a disfunção e insuficiência renal. Além disso, a incidência de doenças sistêmicas, como aterosclerose, hipertensão, insuficiência cardíaca, diabetes e câncer, cresce com o avanço da idade, predispondo adultos mais velhos à doença renal associada a esses distúrbios. Por isso, para evitar dano renal, os problemas agudos precisam ser evitados quando possível ou reconhecidos e tratados rapidamente. As enfermeiras que atuam nos diferentes cenários de atenção à saúde devem estar atentas aos sinais e sintomas de disfunção renal nos clientes idosos.

Uma vez que alterações na perfusão renal, filtração glomerular e depuração renal aumentam o risco de problemas na função renal associados a medicamentos ou toxicidade, a vigilância e as precauções são justificadas (Noor e Usmani, 2008). Quando clientes idosos são submetidos a exames diagnósticos ou quando novos medicamentos (como agentes diuréticos) são adicionados, é preciso adotar precauções para evitar desidratação, a qual pode comprometer a função renal marginal e levar à insuficiência renal.

Com o envelhecimento, o rim perde a capacidade de responder às alterações hídricas e eletrolíticas agudas. Clientes idosos podem desenvolver sinais e sintomas atípicos e inespecíficos de comprometimento da função renal, além de desequilíbrios hídricos e eletrolíticos. Fatores que complicam ainda mais o reconhecimento desses problemas é sua associação a distúrbios preexistentes e a concepção errônea de que esses problemas consistem em alterações normais do envelhecimento.

## Manifestações clínicas e avaliação

As primeiras características apresentadas da glomerulonefrite aguda são hematúria, edema, **azotemia** (excesso de escórias nitrogenadas no sangue) e proteinúria (> 3 a 5 g/dia) (Broscious e Castagnola, 2006; Corwin, 2007). A hematúria pode ser microscópica ou macroscópica (visível aos olhos). A colúria pode estar presente devido às hemácias e aos cilindros hemáticos; a presença de cilindros hemáticos indica lesão glomerular. A glomerulonefrite pode ser leve, e então a hematúria pode ser diagnosticada de maneira incidental por meio da urinálise microscópica de rotina; ou a doença pode ser grave, com insuficiência renal aguda (IRA) e oligúria.

Edema e hipertensão estão presentes em algum grau na maioria dos clientes. Proteinúria acentuada resultante do aumento da permeabilidade da membrana glomerular também pode ocorrer, com edema com cacifo associado e hipoalbuminemia. Os níveis séricos de ureia e creatinina podem se elevar conforme o débito urinário diminui. Ademais, anemia pode estar presente.

Na forma mais grave da doença, os clientes também se queixam de cefaleia, mal-estar e dor no flanco. Clientes idosos podem apresentar sobrecarga circulatória com dispneia, ingurgitamento das veias do pescoço, cardiomegalia e edema pulmonar. Sintomas atípicos incluem confusão, sonolência e convulsões, os quais muitas vezes são confundidos com os sintomas de um distúrbio neurológico primário.

Se o cliente melhorar, o volume de urina aumenta e a proteína e os sedimentos urinários diminuem. O percentual de adultos que se recupera não é estatisticamente conhecido. Alguns clientes desenvolvem **uremia** grave em semanas e requerem diálise para sobrevida. Outros, após um período de recuperação aparente, desenvolvem glomerulonefrite crônica de maneira insidiosa.

## Manejo clínico e de enfermagem

O manejo consiste principalmente no tratamento dos sintomas, na tentativa de preservar a função renal e no pronto manejo das complicações. A proteína consumida na dieta é restrita quando insuficiência renal e retenção de nitrogênio (ureia elevada) se desenvolvem. Quando o cliente tem hipertensão, edema ou insuficiência cardíaca, a ingestão de sódio deve ser restringida. Diuréticos de alça e medicamentos anti-hipertensivos devem ser prescritos pelo médico para controlar a hipertensão.

A farmacoterapia se concentra na causa da glomerulonefrite aguda. Se houver suspeita de infecção estreptocócica residual, o agente de escolha é a penicilina, no entanto, outros agentes antibióticos podem ser prescritos. Corticosteroides e medicamentos imunossupressores podem ser prescritos para clientes com glomerulonefrite aguda rapidamente progressiva. A ingestão de carboidratos é liberada a fim de fornecer energia e reduzir o catabolismo de proteína. A ingestão e a eliminação são cuidadosamente medidas e registradas (balanço hídrico). Líquidos são oferecidos de acordo com as perdas hídricas do cliente e com seu peso corporal diário. Considera-se a perda insensível de líquidos em aproximadamente 1 ℓ (pulmões e pele) ao se estimar a perda hídrica. Em geral, a diurese começa cerca de 1 semana após o início dos sintomas, com redução do edema e da PA. Proteinúria e hematúria microscópica podem persistir por meses e alguns clientes desenvolvem glomerulonefrite crônica.

### *Alerta de enfermagem*
*O indicador mais preciso de perda ou ganho hídrico no cliente agudo é o peso, já que a ingestão, o débito e a avaliação das perdas insensíveis podem ser difíceis. O ganho de 1 kg de peso é igual a 1.000 mℓ de líquido conservado (Porth e Matfin, 2009).*

As intervenções de enfermagem se concentram na orientação do cliente sobre o processo patológico, nas explicações dos exames laboratoriais e diagnósticos e na preparação para o autocuidado seguro e eficaz em domicílio. A orientação do cliente é direcionada ao manejo dos sintomas e ao monitoramento das complicações. A restrição alimentar e hídrica precisa ser revista com o cliente para evitar piora do edema e da hipertensão. O cliente é instruído a notificar o médico ao primeiro sinal de infecção e caso os sintomas de insuficiência renal se manifestem, os quais incluem fadiga, náuseas, vômitos e diminuição do débito urinário. As informações são fornecidas verbalmente e por escrito.

Com objetivo de avaliar a progressão da doença no cliente, a enfermeira o orienta acerca da importância das avaliações de acompanhamento da PA, urinálise para detecção de proteína e níveis séricos de ureia e creatinina. O encaminhamento para

### BOXE 27.2 — Fisiopatologia em foco.

#### Glomerulonefrite aguda

A glomerulonefrite aguda é uma doença inflamatória dos glomérulos associada à resposta antígeno-anticorpo à infecção. As causas pós-infecciosas incluem a infecção por estreptococo beta-hemolítico do grupo A da garganta e que precede a manifestação da glomerulonefrite por 2 a 3 semanas. Pode também acompanhar impetigo (infecção da pele), abscessos viscerais e infecções virais agudas (infecções no trato respiratório inferior, caxumba, catapora, vírus Epstein-Barr, hepatite e infecção pelo HIV). Em alguns clientes, antígenos fora do corpo (como medicamentos ou soro estranho) iniciam o processo, resultando na deposição de complexos antígeno–anticorpo nos glomérulos. Em outros clientes, o próprio tecido renal age como incitante.

A partir do antígeno, a sequência abaixo se desenvolve, resultando em diminuição da taxa de filtração glomerular (TFG).

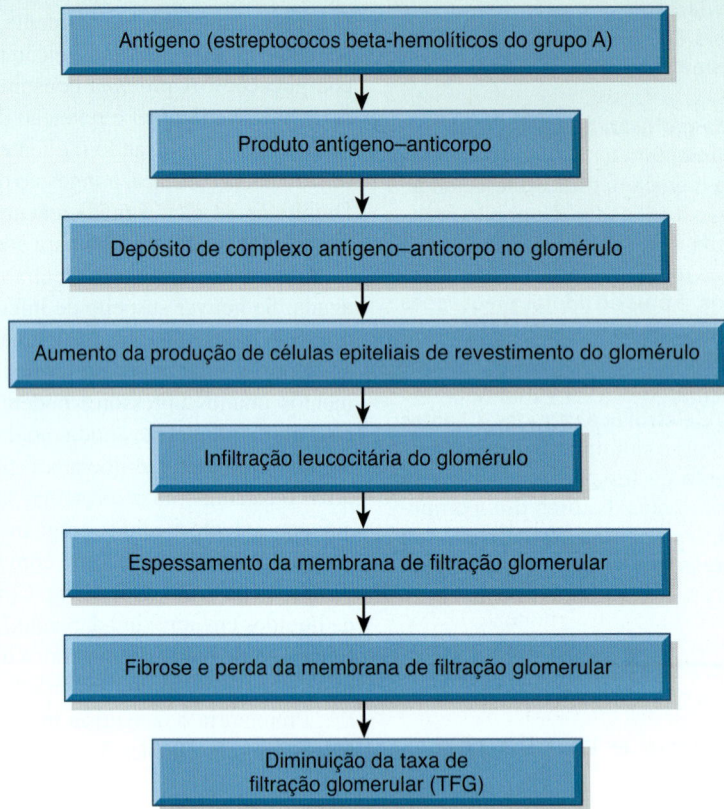

o cuidado domiciliar pode ser indicado, caracterizando uma oportunidade de pesquisar e detectar os sinais e sintomas precoces de insuficiência renal. Se corticosteroides, agentes imunossupressores ou medicamentos antibióticos forem prescritos, a enfermeira deverá revisar a dosagem, as ações desejadas, os efeitos adversos dos medicamentos e as precauções a serem implementadas.

### Complicações

As complicações da glomerulonefrite aguda incluem encefalopatia hipertensiva, insuficiência cardíaca e edema pulmonar. A encefalopatia hipertensiva é uma emergência clínica e a terapia visa à redução da PA sem comprometimento da função renal. A glomerulonefrite rapidamente progressiva é caracterizada pelo rápido declínio da função renal. Sem tratamento, a **doença renal em estágio terminal (DRET)** se desenvolve em questão de semanas ou meses. Os sinais e sintomas são similares àqueles da glomerulonefrite aguda (hematúria e proteinúria), porém o curso da doença é mais grave e rápido. Células em crescente se acumulam no espaço de Bowman, rompendo a superfície de filtragem. A troca plasmática (plasmaférese) e o tratamento com altas doses de corticosteroides e agentes citotóxicos têm sido usados para reduzir a resposta inflamatória. A diálise é iniciada na glomerulonefrite aguda se os sinais e sintomas de uremia forem graves. O prognóstico dos clientes com glomerulonefrite é favorável, com recuperação da maioria dos clientes, entretanto, 20% podem apresentar proteinúria por até 1 ano (Porth e Matfin, 2009).

> **Alerta de enfermagem**
> *Azotemia se refere ao acúmulo de compostos nitrogenados no sangue (ureia, creatinina). Habitualmente, ocorre antes de os sintomas serem notados. Uremia descreve as manifestações clínicas da insuficiência renal (desequilíbrio hidreletrolítico e acidobásico, comprometimento da função corporal [hipertensão, anemia, prurido, osteodistrofia etc.]).*

## Glomerulonefrite crônica

### Fisiopatologia

A glomerulonefrite crônica é caracterizada por proteinúria, em geral causada por episódios repetidos de lesão glomerular que resultam em destruição renal. Os rins são reduzidos a 1/5 do seu tamanho normal, consistindo majoritariamente em tecido fibroso. Os glomérulos e seus túbulos se tornam fibrosados e os ramos da artéria renal ficam espessados. O resultado é dano glomerular grave, que progride para DRET.

### Fatores de risco

Os fatores de risco incluem glomerulonefrite aguda, diabetes, **nefrosclerose** hipertensiva, hiperlipidemia, lesão tubulointersticial crônica e esclerose glomerular hemodinamicamente mediada (Corwin, 2007). As doenças glomerulares secundárias que podem resultar em efeitos sistêmicos englobam o lúpus eritematoso sistêmico e a síndrome de Goodpasture (doenças autoimunes), a glomeruloesclerose diabética e a amiloidose.

### Manifestações clínicas e avaliação

Os sintomas de glomerulonefrite crônica variam. Alguns clientes com doença grave ficam assintomáticos por muitos anos, e sua condição pode ser descoberta quando a hipertensão é constatada, os níveis elevados de creatinina e ureia são detectados ou durante o exame ocular de rotina, quando alterações vasculares ou hemorragias na retina são descobertas. A primeira indicação da doença pode ser um sangramento nasal intenso e repentino, um acidente vascular encefálico (AVE) ou uma convulsão. Muitos clientes relatam ficar com os pés ligeiramente edemaciados à noite. A maioria dos clientes pode ter outros sintomas gerais, como perda de peso e força e aumento da irritabilidade e da necessidade de urinar ao longo da noite (noctúria). Cefaleias, tonturas e distúrbios digestivos são comuns.

Conforme a glomerulonefrite crônica progride, os sinais e sintomas de insuficiência renal crônica podem se manifestar. O cliente tem aspecto de mal nutrido, com pigmentação amarela acinzentada da pele devido à uremia. Edema periorbital e periférico (dependente), com PA normal ou muito elevada, pode ser notado. As membranas mucosas ficam pálidas devido à anemia. Cardiomegalia, ritmo em galope, distensão das veias do pescoço e outros sinais e sintomas de insuficiência cardíaca podem estar presentes. Estertores podem ser ouvidos nos pulmões.

Neuropatia periférica, com diminuição dos reflexos tendinosos profundos e alterações neurossensoriais, ocorre tardiamente no curso da doença. O cliente se torna confuso e demonstra atenção limitada. Evidências de pericardite com ou sem atrito pericárdico são outro achado tardio.

Inúmeras anormalidades laboratoriais são encontradas. A urinálise revela densidade fixa de cerca de 1.010, proteinúria variável e **cilindros urinários**, que são proteínas secretadas pelos túbulos renais lesionados. Conforme a insuficiência renal progride e a taxa de filtração glomerular (TFG) diminui, as seguintes mudanças ocorrem:

- Hiperpotassemia decorrente da diminuição da excreção de potássio, acidose, catabolismo e ingestão excessiva de potássio presente em alimentos e medicamentos
- Acidose metabólica ocasionada pela redução da secreção ácida pelo rim e incapacidade de regeneração e reabsorção de bicarbonato
- Anemia secundária à diminuição da eritropoese (produção de hemácias)
- Hipoalbuminemia com edema causado pela perda de proteína pela membrana glomerular danificada
- Aumento do nível sérico de fósforo devido a sua excreção renal menor
- Redução do nível sérico de cálcio (o cálcio e o fósforo existem em proporção inversa no corpo) e diminuição da ativação de vitamina D
- Alterações no estado mental decorrentes da formação de resíduos de nitrogênio
- Comprometimento da condução nervosa devido a anormalidades eletrolíticas e uremia.

### Alerta de enfermagem
*Microalbuminúria se refere à excreção de albumina urinária superior à taxa normal de 30 mg/24 h, e pode preceder o desenvolvimento de nefropatia em 5 a 7 anos. Um exame de urina de 24 h é realizado; as tiras reagentes não são precisas até que mais de 300 a 500 mg/dia de proteína sejam excretados.*

Os sinais e sintomas de distúrbios hídricos e eletrolíticos comuns que podem ocorrer em clientes com distúrbios renais e suas estratégias gerais de tratamento estão listados na Tabela 27.1.

Os exames radiográficos podem revelar crescimento cardíaco e edema pulmonar. O eletrocardiograma (ECG) pode ser normal ou indicar hipertrofia ventricular esquerda associada à hipertensão. Sinais de distúrbios eletrolíticos, como ondas T altas e apiculadas associadas a hiperpotassemia ou arritmia, podem aparecer. A tomografia computadorizada (TC) e a ressonância magnética (RM) revelam diminuição do tamanho do córtex renal.

### Manejo clínico e de enfermagem

O tratamento é direcionado à reversão do comprometimento renal e à eliminação da causa de base, se possível. Alterações no estado hídrico, eletrolítico, cardíaco e neurológico são relatadas prontamente ao médico. Os níveis de ansiedade, tanto do cliente quanto da família, muitas vezes são extremamente altos. Ao longo do curso da doença e do tratamento, a enfermeira fornece apoio emocional, oferecendo oportunidades ao cliente e aos seus familiares de verbalizar suas preocupações, de ter suas questões respondidas e de explorar as opções de tratamento em caso de falência renal.

As orientações ao cliente incluem explicações e agendamento de avaliações de acompanhamento da PA, urinálise para detecção de proteínas e cilindros e níveis séricos de ureia e creatinina. Se a diálise a longo prazo for necessária, o cliente e seus familiares aprendem sobre o procedimento, além de como cuidar do local de acesso, as restrições alimentares e outras modificações no estilo de vida necessárias. Esses tópicos serão discutidos posteriormente neste capítulo.

A enfermeira usa cada encontro no hospital e no ambulatório para orientar o cliente e reforçar a notificação ao médico da piora dos sinais e sintomas de insuficiência renal, como

**Tabela 27.1** Distúrbios hidreletrolíticos comuns nas doenças renais.

| Distúrbio | Manifestações | Estratégias gerais de manejo |
|---|---|---|
| Excesso de volume hídrico | Ganho de peso agudo ≥ 5%, edema, estertores, dispneia, diminuição da ureia, redução do hematócrito, distensão das veias do pescoço | Restrição hídrica e de sódio, diuréticos, diálise |
| Déficit de sódio (muitas vezes dilucional) | Náuseas, mal-estar, letargia, cefaleia, cólicas abdominais, apreensão, convulsões | Dieta pobre em sódio, restrição hídrica, soluções fisiológicas ou hipertônicas durante a diálise |
| Excesso de sódio | Mucosas secas, sede, língua seca e áspera, febre, agitação, fraqueza, desorientação | Líquidos, diuréticos, restrição alimentar |
| Excesso de potássio | Diarreia, cólicas, náuseas, irritabilidade, fraqueza muscular, alterações no ECG | Restrição alimentar, diuréticos, glicose IV, bicarbonato de sódio e insulina, resina de troca catiônica, gluconato de cálcio, diálise |
| Déficit de cálcio | Cãibras abdominais e musculares, estridor, hiper-reflexia, tetania, sinal de Chvostek ou Trousseau positivo, formigamento dos dedos e ao redor da boca, alterações no eletrocardiograma (ECG) | Dieta, quelantes de fosfato, reposição de sais de cálcio (oral ou parenteral) |
| Déficit de bicarbonato | Cefaleia, confusão, sonolência, aumento da profundidade e da frequência respiratória, náuseas e vômitos, pele quente e ruborizada | Ácido cítrico–citrato de sódio, reposição de bicarbonato (rara), diálise |
| Déficit de proteína | Perda de peso crônica, depressão emocional, palidez, fadiga, flacidez muscular | Dieta, suplementos alimentares, nutrição parenteral total, albumina |
| Excesso de magnésio | Rubor facial, náuseas e vômitos, sensação de quentura, sonolência, depressão dos reflexos tendinosos profundos, fraqueza muscular, depressão respiratória, parada cardíaca | Gluconato de cálcio, ventilação mecânica, diálise |
| Excesso de fósforo | Tetania, formigamento dos dedos das mãos e ao redor da boca, espasmos musculares, calcificação de tecidos moles | Restrição da dieta, quelantes de fosfato |

náuseas, vômitos e diminuição do débito urinário. As orientações específicas incluem explicações sobre as modificações hídricas e medicamentosas (objetivo, efeitos desejados, efeitos adversos, dosagem e horários de administração). O cliente é instruído a informar todos os médicos acerca do diagnóstico de glomerulonefrite, de modo que todos os tratamentos clínicos, incluindo farmacoterapia, sejam baseados na função renal alterada.

## Complicações

A principal complicação da glomerulonefrite crônica é a insuficiência renal crônica ou DRET. Constitui a terceira doença mais comum em clientes que requerem diálise (U.S. Renal Data System [USRDS], 2008).

## Síndrome nefrótica

A síndrome nefrótica é um grupo de achados clínicos que reflete o dano orgânico de base. A síndrome nefrótica pode se desenvolver com quase toda doença renal intrínseca ou sistêmica que afete o glomérulo (Corwin, 2007). Embora geralmente considerada um distúrbio da infância, a síndrome nefrótica também acomete adultos, inclusive idosos.

## Fisiopatologia

A síndrome nefrótica é um distúrbio que causa alterações estruturais no glomérulo, resultando em perda renal de proteína (proteinúria), hipoalbuminemia, hiperlipidemia e edema. A Figura 27.1 descreve a fisiopatologia da síndrome nefrótica.

## Fatores de risco

A nefropatia diabética é a causa mais comum, no entanto, outras doenças glomerulares podem levar à síndrome nefrótica (Corwin, 2007). As causas incluem glomerulonefrite crônica, diabetes melito com glomerulonefrite intercapilar, amiloidose do rim, LES, mieloma múltiplo e trombose de veia renal.

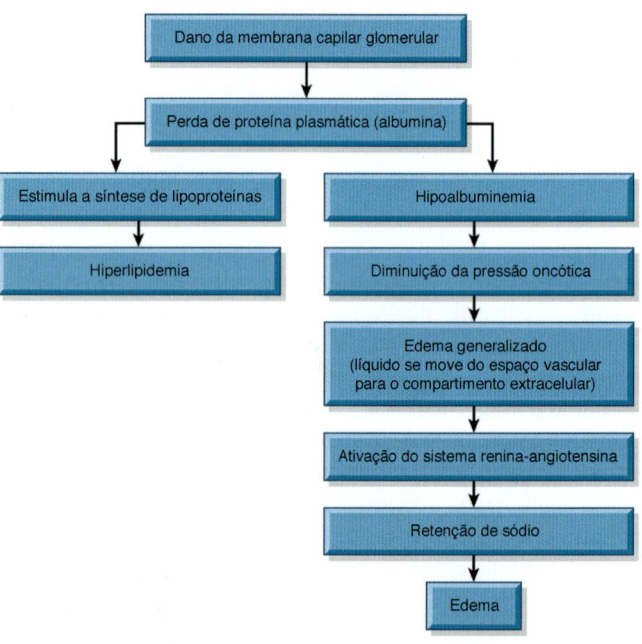

**Figura 27.1** Sequência de eventos na síndrome nefrótica.

## Manifestações clínicas e avaliação

A proteinúria, predominantemente na forma de albuminúria, na qual a excreção de albumina excede 3,5 g/dia, é o marco característico do diagnóstico de síndrome nefrótica (Corwin, 2007). A hipoalbuminúria se desenvolve, produzindo edema, edema periorbital ou anasarca. A urina também pode conter maior quantidade de leucócitos, bem como de cilindros epiteliais e granulares. A hipoimunoglobulinemia coloca o cliente em risco de infecções. A hiperlipidemia com nível elevado de lipoproteínas de alta densidade (HDL) surge, colocando o cliente em risco de doença cardiovascular. Hipertensão, irritabilidade, cefaleia e mal-estar podem se desenvolver.

### Alerta de enfermagem
*A redução do nível sérico de albumina representa diminuição dos locais de ligação nas proteínas para as medicações, portanto, a enfermeira deve ficar atenta ao fato de que os clientes precisam ser monitorados quanto à manifestação de sinais de toxicidade medicamentosa, já que a quantidade de fármaco livre ou não ligado é maior (Porth e Matfin, 2009).*

Uma biopsia do rim com agulha pode ser realizada para que o exame histológico do tecido renal possa confirmar o diagnóstico.

## Manejo clínico e de enfermagem

Os portadores de síndrome nefrótica precisam ser informados sobre a importância de seguir os regimes medicamentosos e alimentares de modo que sua condição possa permanecer estável o maior tempo possível. O cliente que não apresenta hiperpotassemia pode receber dieta hipossódica, contendo quantidades liberadas de potássio. Esse tipo de dieta aumenta o mecanismo da bomba de sódio e potássio e ajuda na eliminação do sódio para reduzir o edema. A redução de gorduras saturadas e de colesterol na dieta ajuda na lipidemia. A ingestão de proteína deve ser moderada, mas o suficiente para atender às necessidades proteicas, evitando a ingestão excessiva, o que pode acelerar a deterioração renal e acentuar as perdas de proteína na urina. Recomenda-se o consumo de 0,7 a 1 g/kg/dia, nível próximo do indicado pelas recomendações de ingestão diária de nutrientes – RDA (Dudek, 2009).

O cliente é orientado a relatar quaisquer sinais de infecção aguda prontamente, como infecção no trato respiratório, para evitar mais dano glomerular. Diuréticos podem ser prescritos para o cliente com edema grave, entretanto, é preciso cuidado devido ao risco de diminuição do volume plasmático a ponto de prejudicar a circulação com subsequente IRA pré-renal (discutida posteriormente neste capítulo). O uso de inibidores da enzima conversora de angiotensina (ECA) em combinação com diuréticos de alça muitas vezes reduz o grau da proteinúria, porém requer 4 a 6 semanas para ser efetivo.

Outros medicamentos usados no tratamento da síndrome nefrótica incluem corticosteroides, antineoplásicos (ciclofosfamida) e imunossupressores (azatioprina, clorambucila ou ciclosporina). Pode haver necessidade de repetir o tratamento com corticosteroides em caso de recaída. Os clientes devem ser instruídos a proteger a si mesmos contra infecções e a relatar qualquer infecção prontamente devido à imunossupressão. O tratamento da hiperlipidemia associada é controverso. Os medicamentos mais usados no tratamento da hiperlipidemia são muitas vezes ineficazes ou exercem efeitos colaterais de lesão muscular ou rabdomiólise (síndrome associada à rápida destruição de fibras musculares estriadas), o que pode danificar o rim.

## Complicações

As complicações da síndrome nefrótica incluem infecção secundária à perda de imunoglobulinas, aterosclerose acelerada secundária à hiperlipidemia e estado hipercoagulável devido à perda de fatores de coagulação e anticoagulação que pode resultar em tromboembolismo da veia renal e embolismo pulmonar (Porth e Matfin, 2009). A imagem corporal pode estar alterada devido a anasarca e edema, que causam mudanças na aparência.

# INSUFICIÊNCIA RENAL

A insuficiência renal se desenvolve quando os rins não conseguem remover os resíduos metabólicos do corpo ou realizar suas funções regulatórias. Esse processo pode ser agudo, desenvolvendo-se ao longo de horas ou dias, ou crônico, instalando-se ao longo de meses ou anos. A insuficiência renal resulta em azotemia, distúrbios metabólicos e desequilíbrios acidobásicos e eletrolíticos. A insuficiência renal é uma doença sistêmica e consiste na via final comum de diferentes doenças renais e do trato urinário. A cada ano, a quantidade de mortes decorrente de insuficiência renal irreversível cresce (USRDS, 2008).

## Insuficiência renal aguda

A insuficiência renal aguda (IRA) é uma síndrome clínica tipicamente reversível, na qual ocorre perda abrupta da função renal e TFG ao longo de um período que varia de horas a dias. A IRA acomete 5 a 7% dos clientes hospitalizados e até 20% dos clientes críticos. A taxa de mortalidade é de 40 a 60% e não mudou ao longo das últimas décadas devido ao envelhecimento da população com aumento das comorbidades (Morton e Fontaine, 2009).

As manifestações da IRA incluem oligúria ou anúria com azotemia resultante (elevação sérica da creatinina, ureia e outros produtos residuais do nitrogênio). Acidemia, excesso de líquido, alterações no equilíbrio de cálcio e fósforo, falência da regulação da PA e eritropoese com anemia consequente se desenvolvem rapidamente.

### Fisiopatologia

Embora a patogênese exata da IRA nem sempre seja conhecida, essa condição pode ser reversível se identificada e tratada antes do dano permanente da função renal. A IRA é classificada de acordo com a etiologia, o que ajuda a direcionar o tratamento.

### Categorias da insuficiência renal aguda

As principais categorias da IRA são azotemia pré-renal causada por hipoperfusão do rim; causas intrarrenais, nas quais o parênquima renal ou néfron está danificado; e causas pós-renais, nas quais a saída de urina é obstruída. As causas comuns de cada tipo de IRA se encontram resumidas no Boxe 27.3.

A IRA pré-renal, que ocorre em 60% dos casos de IRA, é causada por redução do fluxo sanguíneo para os rins com diminuição resultante da TFG e do débito urinário (Perrin, 2009). As situações clínicas comuns incluem os estados de depleção de volume, os quais envolvem desidratação, hemorragia e perdas gastrintestinais (GI), diminuição do débito cardíaco, como acontece no infarto do miocárdio, insuficiência cardíaca e choque cardiogênico, além de estados de vasodilatação como sepse ou anafilaxia. Embora a pressão arterial média (PAM) específica para manter a perfusão renal não tenha sido definida, muitos protocolos sugerem manutenção da PAM entre 60 e 65 mmHg. No entanto, entende-se que, para os clientes com história de hipertensão e/ou doenças vasculares renais, pressões mais elevadas possam ser necessárias para manter a perfusão renal (Venkatraman e Kellum, 2007).

A IRA intrarrenal é consequente ao dano real do parênquima dos glomérulos ou túbulos renais. A **necrose tubular aguda (NTA)** é a causa mais usual de IRA intrarrenal no cliente hospitalizado. Agentes nefrotóxicos, como aminoglicosídios e agentes de contraste, são responsáveis por 12% dos casos de NTA (Kohtz e Thompson, 2007). Isquemia, devido à diminuição da perfusão renal, é responsável por 50% dos casos de NTA. Condições como queimaduras, lesões de esmagamento, infecções e reações graves à transfusão sanguínea podem levar a **mioglobinúria** ou rabdomiólise. Nas queimaduras e lesões de esmagamento, a mioglobina (uma proteína liberada do músculo quando ocorre alguma lesão) e a hemoglobina são liberadas, causando obstrução, toxicidade renal e isquemia. O termo **rabdomiólise**, condição na qual ocorre a degradação de músculo esquelético, pode ser usado para descrever esse evento.

Reações graves à transfusão de sangue também podem produzir insuficiência intrarrenal; a hemoglobina liberada pela hemólise é filtrada pelos glomérulos e se concentra nos túbulos renais a tal grau que a precipitação da hemoglobina ocorre. Certos medicamentos, especialmente anti-inflamatórios não esteroides (AINE) e inibidores da ECA, também podem predispor um cliente a dano intrarrenal. Esses medicamentos interferem nos mecanismos autorreguladores normais do rim e podem causar hipoperfusão e isquemia eventual.

A IRA pós-renal é o resultado de uma obstrução que se desenvolve em qualquer local desde os ductos coletores do rim até a uretra, ocasionando bloqueio ureteral, como em decorrência de cálculos renais bilaterais e hiperplasia benigna da próstata (HBP) (Morton e Fontaine, 2009). A pressão se eleva nos túbulos renais e ocorre hidronefrose, comprimindo o tecido renal normal e levando à diminuição da TFG. A enfermeira deve estar alerta a toda parada completa ou repentina do débito urinário com um cateter de demora, já que isso representa uma possível obstrução. O cateter deve ser inspecionado, as dobras removidas e o cateter irrigado ou trocado para restabelecer o fluxo de urina.

### Fases da insuficiência renal aguda

Existem quatro fases clínicas da IRA: início ou instalação, oligúrica, diurética e de recuperação. O período de instalação começa com a primeira agressão ao rim e termina quando a lesão celular e oligúria se desenvolvem. Uma pequena incidência de clientes desenvolve insuficiência renal não oligúrica, em geral associada a agentes nefrotóxicos, podendo ocorrer também nos casos de queimaduras, lesão traumática e uso de agentes anestésicos halogenados.

O período de oligúria é acompanhado por elevação da concentração sérica de resíduos como ureia, creatinina, ácidos

---

**BOXE 27.3 Causas de insuficiência renal aguda.**

**Insuficiência pré-renal**
- Depleção de volume resultante de:
  - Hemorragia
  - Perdas renais (diuréticos, diurese osmótica)
  - Perdas GI (vômitos, diarreia, drenagem nasogástrica)
- Comprometimento da eficiência cardíaca consequente a:
  - Infarto do miocárdio
  - Insuficiência cardíaca
  - Arritmias
  - Choque cardiogênico
- Vasodilatação ocasionada por:
  - Sepse
  - Anafilaxia
  - Medicamentos anti-hipertensivos ou outros medicamentos que causem vasodilatação

**Insuficiência intrarrenal**
- Isquemia renal prolongada resultante de:
  - Nefropatia por pigmento (associada à degradação das hemácias contendo pigmentos que ocluem as estruturas renais)
  - Mioglobinúria (trauma, lesões de esmagamento, queimaduras)
- Hemoglobinúria (reação à transfusão, anemia hemolítica)
- Rabdomiólise
- Agentes nefrotóxicos como:
  - Antibióticos aminoglicosídios (gentamicina, tobramicina)
  - Agentes de contraste radiopacos
  - Metais pesados (chumbo, mercúrio)
  - Solventes e substâncias químicas (etilenoglicol, tetracloreto de carbono, arsênico)
  - AINE
  - Inibidores da ECA
- Processos infecciosos como:
  - Pielonefrite aguda
  - Glomerulonefrite aguda

**Insuficiência pós-renal**
- Obstrução do trato urinário, incluindo:
  - Cálculos (pedras)
  - Tumores
  - Hiperplasia benigna da próstata (HBP)
  - Estenoses
  - Coágulos sanguíneos

orgânicos e dos eletrólitos potássio, fósforo e magnésio. O período médio de oligúria é de 7 a 14 dias. Uma vez que a quantidade mínima de urina necessária para eliminar do corpo os produtos residuais metabólicos e líquidos é de 400 m$\ell$ em 24 h, a terapia de substituição renal como diálise pode ser necessária até que a função renal retorne.

A fase diurética é marcada pelo aumento gradativo do débito urinário, o que sinaliza que a filtração glomerular começou a se recuperar. O débito urinário pode ser normal, ou o cliente pode excretar grandes quantidades de urina diluída, devendo ser monitorado quanto à desidratação, o que pode lesar o rim posteriormente. Os valores laboratoriais atingem o máximo e começam a declinar.

O período de recuperação indica a melhora da função renal e do nível de energia, podendo levar de 6 a 12 meses (Perin, 2009). Se ocorrer dano residual à membrana basal glomerular, o resultado pode ser comprometimento renal residual.

## Manifestações clínicas e avaliação

Quase todos os sistemas do corpo são afetados quando ocorrem falhas nos mecanismos renais de regulação. O cliente pode parecer criticamente doente e letárgico. A Tabela 27.2 resume os achados clínicos comuns encontrados nas três categorias de IRA.

A avaliação do cliente com IRA inclui verificação das alterações no débito urinário, exames diagnósticos que analisam o contorno e a função do rim e diversos valores laboratoriais. Veja o Capítulo 26 para obter mais informações acerca das características normais da urina, achados diagnósticos e valores laboratoriais do sistema renal.

Na IRA, a oligúria (< 500 m$\ell$/dia) está tipicamente presente. Hematúria pode ser encontrada e a urina revela baixa gravidade específica devido à incapacidade dos rins de concentrar a urina (Porth e Matfin, 2009). Os clientes com IRA apresentam na urina níveis mais baixos de sódio e cilindros urinários, podendo haver outros resíduos celulares.

O nível de ureia aumenta prontamente em velocidade dependente do grau de catabolismo de proteína, perfusão renal e ingestão de líquidos e proteína. Náuseas, vômitos, letargia, cefaleia, miofasciculações e convulsões podem se manifestar. A creatinina sérica, um indicador mais sensível da função renal que a ureia, se eleva com o dano glomerular e é usada para monitorar a função renal e a progressão da doença.

Os clientes com oligúria e **anúria** (< 50 m$\ell$/dia) se encontram sob alto risco de desenvolver hiperpotassemia, que consiste em valor de potássio superior a 5,5 mEq/$\ell$ (5,5 mmol/$\ell$). A hiperpotassemia se desenvolve porque o rim danificado não consegue excretar potássio; o catabolismo de proteína e a acidose resultam em liberação de potássio intracelular no soro, o que agrava a hiperpotassemia. O ECG pode revelar alterações como ondas T altas, apiculadas ou em tenda, ausência de onda P, ampliação de QRS ou bradiarritmias. Os sintomas de hiperpotassemia podem incluir fraqueza, diarreia, arritmias e parada cardíaca. A enfermeira deve estar atenta às fontes alimentares e às fontes exógenas de potássio, como infusão ou medicamentos IV, como penicilina potássica.

Conforme a acidose metabólica se desenvolve, os mecanismos de tamponamento renal normais falham, resultando em hiperventilação. O cliente pode respirar mais rápida e profundamente para "expelir" o $CO_2$ na tentativa de restaurar o pH sérico normal. A hiperventilação para compensação da acidose pode levar a fadiga ou falência respiratória, requerendo ventilação mecânica.

Os níveis séricos de potássio aumentam; os níveis de cálcio podem diminuir em resposta à absorção reduzida de cálcio no intestino, bem como mecanismo compensatório para os níveis elevados de fosfato no sangue. A anemia é outro achado laboratorial comum na IRA, uma consequência da produção diminuída de eritropoetina, lesões GI urêmicas, espectro de vida reduzido das hemácias e perda sanguínea, normalmente do trato GI.

## Prevenção

A prevenção de IRA é essencial, já que expressa taxas de mortalidade elevadas, de 60% ou mais, especialmente em clientes com insuficiência multissistêmica – insuficiência dos sistemas orgânicos progressiva e cumulativa (Morton e Fontaine, 2009) (Boxe 27.4).

**Tabela 27.2** Comparação dos achados clínicos entre as categorias de insuficiência renal aguda.

| Características | Categorias | | |
| --- | --- | --- | --- |
|  | Pré-renal | Intrarrenal | Pós-renal |
| Etiologia | Hipoperfusão | Dano do parênquima | Obstrução |
| Valor da ureia sanguínea | Proporção > 20:1 aumentada de ureia e creatinina | Aumentado | Aumentado |
| Creatinina | Normal ou ligeiramente aumentada | Aumentada | Aumentada |
| Débito urinário | Diminuído | Varia, mas na maioria das vezes está diminuído | Varia, pode estar diminuído, ou anúria repentina |
| Sódio na urina | Diminuído a < 20 mEq/$\ell$ | Aumentado para > 40 mEq/$\ell$ | Varia, na maior parte das vezes diminuído a ≤ 20 mEq/$\ell$ |
| Sedimentos urinários | Normais, poucos cilindros hialinos | Resíduos e cilindros anormais | Em geral, normais |
| Osmolalidade urinária | Aumentada para 500 mOsm | ~ 350 mOsm similar ao soro | Varia, aumentada ou igual à sérica |
| Densidade da urina | Aumentada | Normal baixa | Varia |

## BOXE 27.4 — Promoção da saúde.

### Prevenção da insuficiência renal aguda

- Forneça hidratação adequada para os clientes em risco de desidratação:
  - Clientes perioperatórios
  - Clientes em restrição hídrica
  - Clientes submetidos a exames diagnósticos com ou requerendo agentes de contraste (como enema de bário, pielograma intravenoso, angiografia), especialmente clientes idosos que possam ter baixa reserva renal
  - Clientes com distúrbios neoplásicos e aqueles que recebem quimioterapia
  - Clientes com distúrbios metabólicos como gota e glicosúria
- Previna e trate a hipotensão ou choque prontamente com a reposição de líquidos e sangue prescritos
- Monitore a cada hora o débito urinário dos clientes criticamente doentes para detectar precocemente o início da insuficiência renal. Quando disponível, monitore as pressões centrais venosa e arterial
- Avalie de maneira contínua os valores laboratoriais renais
- Identifique de maneira adequada os clientes para evitar reações às transfusões, as quais podem precipitar a mioglobinúria
- Previna e trate infecções prontamente. As infecções podem levar a sepse e lesão renal
- Intervenha imediatamente nas feridas, queimaduras e outros precursores de sepse
- Para evitar a ascensão de infecções no trato urinário, adote medidas estritas de cuidado com os clientes com cateteres de demora. Remova os cateteres assim que possível
- Para evitar efeitos tóxicos dos fármacos, monitore a dosagem, a duração do uso e os níveis sanguíneos de todos os medicamentos metabolizados ou excretados pelos rins

---

A enfermeira analisa o uso de agentes potencialmente nefrotóxicos e a exposição a toxinas ambientais. Os clientes que usam medicamentos nefrotóxicos, como anfotericina B, vancomicina, ciclosporina e aminoglicosídios (gentamicina, tobramicina, neomicina), alguns antineoplásicos ou anestésicos, metais pesados, como cisplatina e bismuto, ou agentes de contraste radiológico, devem ser monitorados com atenção quanto a alterações na função renal. Os níveis séricos de ureia e creatinina devem ser obtidos no início, durante o tratamento e após o término da terapia, se indicado.

O uso crônico de analgésicos, sobretudo AINE, pode causar **nefrite intersticial** (inflamação dentro do tecido renal) e necrose papilar. Os clientes com insuficiência cardíaca ou cirrose com ascite se encontram particularmente sob risco de desenvolverem insuficiência renal induzida por AINE. Avanço da idade, doença renal preexistente e coadministração de agentes nefrotóxicos aumentam o risco de dano renal.

A nefropatia induzida por radiocontraste é a principal causa de IRA adquirida no hospital (Sinert e Peacock, 2006), logo, os clientes que apresentam risco de desenvolver essa complicação devem ser identificados antes da realização dos procedimentos em que os meios de contrastes serão usados. Os clientes que revelam níveis de creatinina superiores a 2 mg/d$\ell$ se encontram em risco e devem receber acetilcisteína no dia anterior ao exame e hidratação antes do procedimento. A ação da acetilcisteína não é totalmente entendida, mas acredita-se que seja um antioxidante que atue removendo radicais livres (Perrin, 2009). A enfermeira deve certificar-se de que o cliente suspendeu o uso da metformina antes dos procedimentos que requerem contraste IV. Apesar de a metformina não ser nefrotóxica, se IRA ocorrer após um procedimento, a acidose pode agravar-se.

## Manejo clínico e de enfermagem

Os rins apresentam habilidade notável de se recuperar de uma lesão. O manejo inclui manutenção do equilíbrio hídrico e eletrolítico, evitando excesso de líquidos e promovendo suporte ao cliente até que o reparo do tecido renal e a restauração da função dos rins aconteçam. A diálise pode ser indicada de maneira temporária para restaurar a homeostase.

A causa de base é identificada, tratada e eliminada quando possível (Morton e Fontaine, 2009). O tratamento da azotemia pré-renal consiste em otimização da perfusão renal com líquidos ou tratamento do débito urinário diminuído. O tratamento da insuficiência pós-renal consiste em eliminar a obstrução. Cirurgia, como prostatectomia, nefrostomia ou cateter de demora podem ser indicados. A azotemia intrarrenal é tratada com terapia de suporte, remoção dos agentes causais e manejo agressivo do choque e da infecção.

A enfermeira observa o acúmulo de líquido manifestado por dispneia, estertores, taquicardia, hipertensão e distensão das veias do pescoço, bem como edema generalizado nas áreas pré-sacrais e pré-tibiais. A pressão venosa central (PVC), quando medida, estará elevada. A restrição hídrica se torna importante para evitar sobrecarga hídrica e edema pulmonar. Diuréticos, como furosemida, podem ser prescritos para iniciar a diurese e manter a perfusão renal.

A perfusão renal adequada para os rins em clientes com causas pré-renais de IRA pode ser restaurada pela administração de líquidos IV ou transfusões sanguíneas. Se a IRA for causada por hipovolemia secundária à hipoproteinemia, uma infusão de albumina pode ser prescrita. Diálise ou terapia contínua de substituição renal pode ser usada para manter a homeostase quando hiperpotassemia, acidose metabólica, pericardite, excesso de volume hídrico e edema pulmonar ocorrerem. Espera-se que esta seja uma intervenção temporária, porém uma pequena porção de clientes (5 a 19%) não recupera a função renal e pode desenvolver insuficiência renal crônica (Perrin, 2009).

### Farmacoterapia

A hiperpotassemia pode ser reduzida pela administração de poliestirenossulfonato de sódio por via oral, por sonda NG ou por enema de retenção; trata-se de uma resina de troca catiônica que funciona trocando os íons sódio por íons potássio no trato intestinal. O sorbitol é tipicamente combinado ao poliestirenossulfonato de sódio para atrair água para o intestino, induzindo, desse modo, a diarreia e a excreção de potássio. O cliente deve reter o enema de poliestirenossulfonato de sódio por 30 a 45 min. Para facilitar a retenção, um cateter de silicone maleável com balão de retenção de baixa pressão pode ser usado. Pesquisas atuais estudam o fato de que as resinas de troca catiônica na verdade reduzem os níveis de potássio a curto prazo e oferecem risco significativo de isquemia intestinal; portanto, essa prática começou a perder aceitação entre os especialistas. Para a hiperpotassemia sintomática, glicose IV, insulina e reposição de cálcio podem ser administradas para desviar o potássio de volta às células. O sulfato de albuterol por nebulização pode diminuir a concentração de potássio plasmática a 0,5 a 1,5 mEq/$\ell$.

A acidose pode requerer terapia com bicarbonato de sódio – se a concentração sérica de bicarbonato estiver abaixo de 15 mmol/$\ell$ ou o pH arterial estiver inferior a 7,2 (Fauci, Braunwald, Kasper et al., 2008) – ou diálise. Agentes quelantes de fosfato, como acetato de cálcio ou gel de hidróxido de alumínio (apenas a curto prazo), são fornecidos para diminuir a absorção de fosfato no trato intestinal.

Medicamentos com excreção renal requerem ajuste da dosagem nos clientes com IRA. Os agentes comumente usados que requerem ajuste são os antibióticos, em especial aminoglicosídios, digitálicos, inibidores da ECA e agentes contendo magnésio.

### Terapia nutricional

A IRA prejudica o uso da glicose, causa síntese de proteína e aumenta o catabolismo tecidual. A azotemia pode causar náuseas e vômitos. A perda de peso pode resultar do balanço negativo de nitrogênio. As proteínas da dieta são restringidas (Dudek, 2009) e as demandas calóricas são atendidas por refeições ricas em carboidrato, devido a seu efeito poupador de proteína. As restrições alimentares incluem alimentos e líquidos contendo potássio, como bananas, tomates e melão, e aqueles com fósforo, encontrado em laticínios, feijões, oleaginosas, legumes e bebidas carbonatadas. A cafeína também deve ser limitada. O cliente pode requerer nutrição enteral ou parenteral. Suspeite de retenção de líquido se o cliente desenvolver hipertensão, estertores, edema ou ganho de peso. A administração de líquidos (VO ou IV) pode requerer reposição tanto da perda sensível quanto insensível. A perda insensível é estimada em 1 $\ell$. A reposição de líquidos na doença renal pode ser baseada no débito urinário, nas perdas GI (drenagem gástrica ou diarreia) e nas perdas insensíveis, assim, é preciso muita atenção a tudo que é ingerido e eliminado. O metabolismo e o processo de oxidação produzem cerca de 200 a 500 m$\ell$ de líquido por dia, o que pode diminuir as necessidades hídricas, enquanto a febre pode aumentar a demanda líquida (Dudek, 2009). Conforme a IRA se resolve, os resultados dos exames bioquímicos de sangue vão sendo usados para determinar as quantidades de sódio, potássio e água necessárias para a reposição. Após a fase diurética, o cliente é colocado em dieta rica em carboidrato com proteína suficiente para promover o balanço de nitrogênio. O cliente é estimulado a reassumir suas atividades de maneira gradativa.

### Alerta de enfermagem
*Se a ingestão calórica for insuficiente para evitar a degradação de proteína corporal, ocorre acúmulo de resíduo nitrogenado adicional, o que pode acentuar os sintomas urêmicos.*

A enfermeira monitora as complicações, participa do tratamento emergencial dos desequilíbrios hídrico e eletrolítico, avalia o progresso do cliente e sua resposta ao tratamento e fornece apoio físico e emocional. Além disso, ela mantém os membros da família informados sobre a condição do cliente, os ajuda a entender os tratamentos e fornece apoio psicológico. A IRA é um problema grave, entretanto, a enfermeira precisa proceder com as intervenções para o distúrbio de base (como queimaduras, trauma, choque, obstrução do trato urinário etc.).

### Redução da taxa metabólica

O repouso no leito pode ser indicado para reduzir o esforço e a taxa metabólica durante o estágio mais agudo do distúrbio. Tanto febre quanto infecção aumentam a taxa metabólica e o catabolismo, devendo ser prevenidas e tratadas prontamente.

### Alerta de enfermagem
*A febre aumenta a perda insensível, em torno de 13% a cada grau Celsius de elevação de temperatura (Metheny, 2000).*

### Promoção da função pulmonar

Dá-se atenção à função pulmonar e o cliente é auxiliado a trocar de posição, tossir e respirar profundamente com frequência para evitar atelectasia e infecção do trato respiratório. Sonolência e letargia podem fazer com que o cliente não se movimente nem se vire sem estimulação e assistência. A manutenção da perviabilidade das vias respiratórias por aspiração pode ser necessária.

### Prevenção de infecção

A assepsia é essencial ao manusear os cateteres e as linhas invasivas para que o risco de infecção e de subsequente intensificação do metabolismo seja minimizado. Um cateter urinário de demora é evitado sempre que possível devido ao alto risco de infecção do trato urinário (ITU) associado ao uso.

### Cuidado da pele

A pele pode estar seca ou suscetível a rachaduras devido ao edema, portanto, o cuidado meticuloso da pele é importante. Além disso, o depósito de toxinas urêmicas nos tecidos dos clientes pode resultar em escoriações e prurido da pele. Mudar o cliente de posição com frequência, promover o banho com água fresca e manter a pele limpa e bem hidratada, bem como as unhas aparadas para evitar escoriações, são muitas vezes confortantes e evitam rupturas na pele (Morton e Fontaine, 2009).

### Assistência

Apesar de a IRA ser considerada potencialmente reversível, o período de tempo em que o cliente permanece doente e a duração do tratamento variam. O cliente e sua família precisam de assistência, explicações e apoio durante esse período. A enfermeira fornece explicações frequentes sobre o propósito e as razões dos procedimentos, uma vez que a elevação do nível de ureia leva a confusão e letargia. O cliente e sua família são incluídos no aprendizado para minimizar a ansiedade e os medos.

## Considerações gerontológicas

A incidência e a mortalidade de IRA são maiores nos clientes mais velhos e hospitalizados devido à diminuição da quantidade de néfrons funcionais e do fluxo sanguíneo renal e à aterosclerose das artérias renais.

As enfermeiras precisam estar atentas ao risco de IRA em clientes idosos, sobretudo aqueles submetidos a exames diagnósticos ou procedimentos que podem resultar em desidratação. Supressão da sede, diminuição da mobilidade com a falta de acesso à água potável e confusão contribuem para que o cliente mais velho não consuma os líquidos adequados, o que pode levar à desidratação e ao comprometimento da função renal já prejudicada.

A massa muscular e a TFG podem diminuir com a idade, portanto, mesmo pequenas alterações de elevação da creatinina podem indicar comprometimento renal importante no idoso, devendo ser investigadas.

## Insuficiência renal crônica e doença renal em estágio terminal

A insuficiência renal crônica é uma deterioração progressiva e irreversível da função renal que ocorre ao longo de meses a anos. A insuficiência renal crônica leva à incapacidade do corpo de manter o equilíbrio metabólico, hídrico e eletrolítico, resultando em azotemia e subsequente uremia. Na DRET, a terapia de substituição renal com diálise ou transplante de rim é necessária para manter a vida. A incidência de DRET vem aumentando em quase 8% ao ano nos últimos 5 anos. O número estimado de clientes em diálise no Brasil em 2011 foi de 91.314. Além disso, é grande o número estimado de clientes em fila de espera para transplante renal.

### Fisiopatologia

Conforme a função renal vai sofrendo declínio, os produtos finais do metabolismo da proteína, normalmente excretados na urina, vão se acumulando no sangue. Uremia se desenvolve, afetando de maneira adversa todos os sistemas do corpo. Quanto maior a formação de produtos residuais, mais graves os sintomas. O Boxe 27.5 descreve os estágios da doença renal crônica. A doença tende a progredir mais rapidamente em clientes que excretam quantidades significativas de proteína ou apresentam PA elevada do que naqueles sem essas condições.

### Fatores de risco

Os cinco fatores de risco de DRET são: diabetes, hipertensão, proteinúria, história familiar e envelhecimento. O diabetes (36%) e a hipertensão (24%) são as duas principais causas. Outras etiologias incluem glomerulonefrite crônica, **pielonefrite**, obstrução do trato urinário, lesões hereditárias, como na doença renal policística, distúrbios autoimunes e vasculares (como LES), infecções, medicamentos e agentes tóxicos. Comorbidades que se desenvolvem durante a doença renal crônica contribuem para a alta morbidade e mortalidade entre os clientes com DRET (Broscious e Castagnnola, 2008). Os agentes ambientais e ocupacionais que foram implicados na insuficiência renal crônica incluem chumbo, cádmio, mercúrio e cromo.

A incidência de DRET é maior entre os clientes negros e pardos. A enfermeira precisa considerar essa evidência ao direcionar suas orientações de saúde para prevenção. Evidências crescentes revelam que a detecção precoce e o tratamento da doença renal crônica podem evitar ou pelo menos retardar a progressão da insuficiência renal crônica para DRET. Inibidores da ECA ou bloqueadores dos receptores de angiotensina (BRA) são usados para retardar a progressão da insuficiência renal. O controle rígido da glicose sanguínea retarda e, possivelmente, evita a progressão da nefropatia diabética (Morton e Fontaine, 2009).

## Manifestações clínicas e avaliação

Praticamente todos os sistemas corporais são afetados pela insuficiência renal crônica. A gravidade dos sinais e sintomas depende do grau de uremia e comprometimento renal, de outras condições de base e da idade do cliente.

### Manifestações sistêmicas

- *Manifestações neurológicas*: as alterações neurológicas incluem alteração do nível de consciência, incapacidade de concentração, miofasciculações, agitação, confusão e convulsões. A neuropatia periférica está presente em alguns clientes. A síndrome das pernas inquietas e a dor ou queimação nos pés podem se manifestar no estágio inicial da neuropatia periférica urêmica (Broscious e Castagnola, 2006)
- *Manifestações cardiovasculares*: a hipertensão resulta da retenção de água e sódio devido à ativação do sistema renina–angiotensina–aldosterona; volume hídrico em excesso causa insuficiência cardíaca e edema pulmonar. A pericardite é causada por irritação do pericárdio pelas toxinas urêmicas, podendo haver necessidade de diálise. A doença cardiovascular é a causa predominante de morte em clientes com DRET (Martchev. 2009). Nos clientes que recebem hemodiálise crônica, cerca de 45% da mortalidade geral são atribuídos à doença cardíaca e cerca de 20% dessas mortes cardíacas são decorrentes de infarto agudo do miocárdio (USRDS, 2008)
- *Manifestações GI*: sinais e sintomas GI são comuns e incluem anorexia, náuseas, vômitos e soluços. O hálito do cliente pode ter odor de amônia ou urina (hálito urêmico) ou o cliente pode se queixar de gosto metálico na boca
- *Manifestações imunológicas*: defeito na função das células B e T e dos granulócitos e comprometimento da fagocitose podem levar ao comprometimento da resposta imune e inflamatória (Broscious e Castagnnola, 2006)
- *Manifestações geniturinárias*: disfunção erétil, diminuição da libido, dor durante o intercurso (mulheres) e amenorreia podem ocorrer

---

**BOXE 27.5 — Estágios da doença renal crônica.**

Os estágios são baseados na TFG. A TFG é de 120 a 130 mℓ/min corrigida pelo tamanho do corpo (por 1,73 m²)

**Estágio 1:** TFG ≥ 90 mℓ/min; rim comprometido com TFG normal ou aumentada
**Estágio 2:** TGF = 60 a 89 mℓ/min; reserva renal diminuída; néfrons altamente suscetíveis a falência
**Estágio 3:** TFG = 30 a 59 mℓ/min; insuficiência renal
**Estágio 4:** TFG = 15 a 29 mℓ/min; diminuição importante da TFG
**Estágio 5:** TFG < 15 mℓ/min/1,73 m²

Fonte: Corwin, E.J. (2007).

- *Manifestações dermatológicas*: o prurido é comum. Neve urêmica (o depósito de cristais de ureia na pele) é incomum hoje em dia devido ao tratamento precoce e agressivo da DRET com diálise. A pele pode ter cor de bronze, amarela cérea ou acinzentada, particularmente nos indivíduos de pele escura. Os mecanismos precisos desses sinais e sintomas diversos ainda não foram identificados.

O Boxe 27.6 resume os sinais e sintomas observados na insuficiência renal crônica.

### Taxa de filtração glomerular

Conforme a filtração glomerular diminui, os níveis séricos de creatinina e ureia aumentam e a depuração de creatinina cai. A creatinina sérica é um indicador mais sensível da função renal devido à sua constante produção no corpo. A ureia é afetada não apenas pela doença renal como também por ingestão de proteína na dieta, catabolismo tecidual, ingestão de líquido, nutrição parenteral e medicamentos como corticosteroides. O cálculo da TFG é discutido no Capítulo 26 e os estágios da doença crônica baseados na TFG podem ser encontrados no Boxe 27.5.

### Retenção de água e sódio

Alguns clientes retêm sódio e água, aumentando, desse modo, o risco de edema, insuficiência cardíaca e hipertensão. Em geral, ocorre hiponatremia por diluição. A hipertensão também pode resultar da ativação do sistema renina–angiotensina–aldosterona e do aumento concomitante da secreção de aldosterona. Episódios de vômito e diarreia podem causar depleção de sódio e água, o que agrava o estado urêmico.

### Acidose

Na doença renal avançada, a acidose metabólica se desenvolve porque os rins são incapazes de excretar os íons hidrogênio ($H^+$). A diminuição de secreção ácida resulta da incapacidade dos túbulos renais de excretarem amônia ($NH_3^-$) e de reabsorverem bicarbonato ($HCO_3^-$). Há, também, diminuição da excreção de fosfatos e outros ácidos orgânicos.

### Anemia

A produção inadequada de eritropoetina pelos rins lesionados causa anemia. A eritropoetina, normalmente produzida pelos

---

### BOXE 27.6 — Avaliação inicial direcionada.

**Insuficiência renal crônica**

Esteja alerta aos seguintes sinais e sintomas:

**Neurológicos**
- Fraqueza e fadiga
- Confusão e alterações comportamentais
- Incapacidade de concentração
- Desorientação
- Tremores
- Convulsões
- Asterixe
- Síndrome das pernas inquietas
- Queimação nas solas dos pés

**Tegumentares**
- Cor de pele bronze-acinzentada
- Pela seca e flácida
- Prurido
- Equimose ou púrpura
- Unhas quebradiças e finas
- Cabelos finos e fracos

**Cardiovasculares**
- Hipertensão
- Edema com cacifo (pés, mãos, sacro)
- Edema periorbital
- Ingurgitamento das veias do pescoço
- Pericardite/atrito pericárdico
- Tamponamento ou derrame pericárdico
- Hiperpotassemia
- Hiperlipidemia

**Pulmonares**
- Estertores
- Escarro espesso e pegajoso
- Depressão do reflexo da tosse
- Dor pleurítica
- Dispneia
- Taquipneia
- Respiração do tipo de Kussmaul
- Pneumonite urêmica

**Gastrintestinais**
- Hálito com odor de amônia ("hálito urêmico")
- Gosto metálico na boca
- Ulcerações na boca e sangramento
- Anorexia, náuseas e vômitos
- Soluços
- Constipação intestinal ou diarreia
- Sangramento digestivo

**Hematológicos**
- Anemia
- Trombocitopenia

**Reprodutores**
- Disfunção erétil
- Amenorreia
- Atrofia testicular
- Infertilidade
- Diminuição da libido

**Musculoesqueléticos**
- Cãibras musculares
- Perda da força muscular
- Osteodistrofia renal
- Dor óssea
- Fraturas ósseas
- Queda plantar

rins, estimula a medula óssea a produzir hemácias. A anemia é ainda mais exacerbada pelo espectro de vida menor das hemácias decorrente de uremia, deficiências nutricionais e tendência do cliente a sangrar, particularmente no trato GI. A enfermeira deve avaliar fadiga, dispneia e dor torácica.

### Desequilíbrio de cálcio e fósforo

A hiperfosfatemia com hipocalcemia se desenvolve na insuficiência renal. O nível sérico mais baixo de cálcio promove a intensificação da secreção de paratormônio das glândulas paratireoides, fazendo com que o cálcio saia do osso. Podem resultar disso fraqueza óssea e fraturas. O metabólito ativo da vitamina D (1,25-di-hidroxicolecalciferol), normalmente fabricado pelos rins, diminui conforme a insuficiência renal progride, prejudicando a absorção de cálcio. A doença óssea urêmica ou osteodistrofia renal se desenvolve a partir das alterações complexas no equilíbrio entre cálcio, fosfato e paratormônio.

## Manejo clínico

O objetivo do tratamento é manter a função renal e a homeostase ao mesmo tempo que o tratamento do(s) distúrbio(s) de base continua. O manejo é realizado primariamente com medicamentos e terapia alimentar. A **terapia de substituição renal** é planejada para a doença renal em estágio 4 e é discutida em detalhes posteriormente neste capítulo.

### Farmacoterapia

As complicações podem ser evitadas ou retardadas pela administração prescrita de agentes quelantes de fosfato, suplementos de cálcio, anti-hipertensivos, medicamentos cardíacos, anticonvulsivos e eritropoetina.

#### Quelantes de cálcio e fósforo

A hiperfosfatemia e a hipocalcemia são tratadas com medicamentos que se ligam aos fósforos da dieta no trato GI. Quelantes como o carbonato de cálcio ou o acetato de cálcio são prescritos, porém existe risco de hipercalcemia. Se o cálcio estiver elevado ou o produto cálcio-fósforo exceder 55 mg/dℓ, um ligante de fosfato polimérico, como o cloridrato de sevelâmer, pode ser usado (Zonderman e Doyle, 2006). Para que sejam eficazes, a enfermeira planeja a administração dos ligantes de fosfato junto com os alimentos.

#### Agentes anti-hipertensivos e cardiovasculares

A hipertensão é tratada com restrição de líquido e sódio e agentes anti-hipertensivos. Diuréticos e inotrópicos, como digoxina ou dobutamina, podem ser usados.

#### Agentes para tratar acidose metabólica

Bicitra® (solução de Shohl/citrato de sódio e ácido cítrico) ou suplementos de bicarbonato de sódio (raramente usados) são fornecidos para corrigir a acidose. Diálise pode ser necessária conforme a doença renal se agrava (Molzahn e Butera, 2006).

#### Agentes anticonvulsivantes

Pela via IV, geralmente benzodiazepínicos ou fenitoína são administrados para controlar as convulsões, as quais podem se desenvolver frente à piora da azotemia. As grades laterais da cama devem ser elevadas e acolchoadas para proteger o cliente. O manejo de enfermagem do cliente com convulsões é discutido no Capítulo 46.

#### Eritropoetina

A anemia associada à insuficiência renal crônica é tratada com eritropoetina humana recombinante. A terapia é iniciada para alcançar hematócrito de 33 a 38% e hemoglobina-alvo de 11 a 12 g/dℓ, com objetivo de aliviar os sintomas de anemia e a necessidade de transfusões de sangue (Carter e Keen, 2007). Valores de hemoglobina acima de 12 g aumentam o risco de morte e eventos cardiovasculares e tromboembólicos graves. Ao final da diálise, eritropoetina é administrada por via IV ou subcutânea. As transfusões de sangue são indicadas em caso de dor torácica ou dispneia extrema. Efeitos adversos observados com a terapia de eritropoetina incluem cefaleia, artralgia, náuseas, hipertensão, aumento da coagulação dos locais de acesso vascular, convulsões e depleção dos estoques de ferro do corpo (Carter e Keen, 2007; Zonderman e Doyle, 2006). Os efeitos esperados nos clientes que recebem e-poitina consistem em redução dos níveis de fadiga, aumento da sensação de bem-estar, maior tolerância à diálise, níveis de energia mais altos e maior tolerância ao exercício.

O ferro, na forma de sacarose de ferro e gluconato férrico, pode ser prescrito para promover a resposta adequada da eritropoetina. A hipertensão que não pode ser controlada é uma contraindicação à terapia com eritropoetina recombinante.

### Terapia nutricional

A dieta renal inclui restrição de proteína, líquidos, sódio, potássio e fósforo. A restrição proteica para 0,7 a 1 g/kg de peso corporal ideal pode retardar a progressão da doença renal e melhorar os sintomas de uremia, inclusive as náuseas e os vômitos. A proteína permitida precisa ter alto valor biológico, as quais incluem aqueles presentes em ovos, carnes e proteínas de base vegetal. A limitação proteica é difícil para a maioria dos clientes; o *feedback* positivo e a confiança na capacidade do cliente de aderir ao plano alimentar fazem com que os clientes optem pelas melhores escolhas (Dudek, 2009). A quantidade de proteína na dieta é ligeiramente maior durante a diálise para compensar a perda de proteína e aminoácidos no dialisado. Ao mesmo tempo, é preciso garantir a ingestão calórica adequada e a suplementação de vitaminas, pois uma dieta com restrição de proteína não fornece o complemento vitamínico necessário, além de a diálise ocasionar a perda de vitaminas hidrossolúveis. As calorias são fornecidas pelos carboidratos e pela gordura para evitar atrofia.

O cliente precisa aderir ao permitido de líquido diário de 500 a 800 mℓ mais o débito urinário das 24 h do dia anterior. A enfermeira ensina ao cliente estratégias para controlar o consumo e a sede, tais como: chupar balas duras, mascar chiclete, enxaguar a boca com água gelada, chupar limão, usar pequenos copos em vez de grandes e hidratar os lábios (Dudek, 2009).

A restrição de potássio envolve a limitação de cítricos, tomates, melões e batatas. O fósforo também é limitado, sendo encontrado em laticínios, ervilhas, feijões, oleaginosas (inclusive manteiga de amendoim) e refrigerantes à base de cola. O sódio está contido em muitos alimentos enlatados e processados e em frios defumados, bem como glutamato de sódio.

## Diálise

O cliente com exacerbação dos sintomas de insuficiência renal crônica é encaminhado ao centro de diálise e transplante precocemente ao longo do curso da doença renal progressiva. A diálise é iniciada quando o cliente não consegue manter a homeostase com o tratamento conservador e é discutida em detalhes posteriormente neste capítulo.

## Manejo de enfermagem

O cliente com insuficiência renal crônica requer cuidado de enfermagem para evitar as complicações da função renal reduzida e os estresses e as ansiedades de se lidar com uma doença potencialmente fatal.

O cuidado e as orientações de enfermagem são direcionados ao equilíbrio hídrico e eletrolítico, manejo da dieta e promoção de sentimentos positivos por meio de encorajamento do aumento do autocuidado e maior independência. É extremamente importante fornecer informações e explicações claras e frequentes ao cliente e seus familiares a respeito de DRET, opções de tratamento e complicações potenciais.

### Orientações de autocuidado aos clientes

O encorajamento do autocuidado é papel essencial da enfermeira que cuida de clientes com insuficiência renal. As enfermeiras que trabalham em domicílios, centros de diálise, hospitais e ambulatórios fornecem orientações e reforço contínuo enquanto monitoram o progresso do cliente e a adesão ao regime de tratamento. A enfermeira inclui as crenças do cliente, bem como os valores e as preocupações com o regime de tratamento para melhorar os resultados do cliente (Constantin, 2006).

A enfermeira e o nutricionista reforçam a dieta renal e explicam as correlações entre sintomas e não adesão. O cliente pode ser estimulado a aferir a PA em domicílio para ilustrar o efeito dos anti-hipertensivos prescritos e da restrição hídrica nas elevações da PA ou dispneia (Kammerer, Garry e Hartigan, 2007).

O cliente e seus familiares devem relatar ao médico os seguintes sintomas de piora da função renal:

- Agravamento dos sinais e sintomas de insuficiência renal, inclusive náuseas, vômitos, alteração do débito urinário usual ou hálito com odor de amônia/urina
- Sinais e sintomas de hiperpotassemia, inclusive fraqueza muscular, diarreia e cólicas abdominais
- Se, ao receber a diálise, surgirem sinais e sintomas de problemas no acesso, como enxerto ou fístula obstruída, ou sinais de infecção no local.

### Continuidade do cuidado

A enfermeira orienta o cliente a fazer o acompanhamento com exames e tratamentos para evitar ou detectar a progressão da doença renal, reforçando o cuidado do problema primário. O cliente e seus familiares devem ficar atentos aos sintomas de piora da condição, obter explicações sobre as opções de tratamento e receber apoio psicoemocional. A enfermeira que atende no domicílio tem a oportunidade de avaliar o ambiente, o estado emocional e as estratégias de enfrentamento usadas pelo cliente e por sua família para lidar com as mudanças nos papéis desempenhados pelos familiares muitas vezes associadas à doença crônica. Avaliação, orientação contínua e reforço da dieta renal são realizados. Lembretes sobre a necessidade de atividades de promoção da saúde e avaliação de saúde, principalmente saúde cardiovascular, são importantes ao se lidar com o cliente com insuficiência renal.

## Considerações gerontológicas

A idade dos clientes que desenvolvem DRET tem aumentado constantemente a cada ano e, hoje em dia, é de 64,4 anos (USRDS, 2008). A incidência crescente de diabetes e hipertensão é uma causa desse aumento. Outras etiologias comuns de insuficiência renal crônica na população idosa são nefrite intersticial e obstrução do trato urinário. Os sinais e sintomas de doença renal nos idosos podem ser inespecíficos. Comorbidades, como insuficiência cardíaca ou demência, podem retardar o diagnóstico e o tratamento.

A hemodiálise e a diálise peritoneal têm sido usadas efetivamente no tratamento de clientes idosos. A quantidade de clientes de 75 anos ou mais em tratamento em virtude de DRET duplicou. Embora não haja limitação específica de idade para o transplante renal, distúrbios concomitantes, como doença da artéria coronária e doença vascular periférica, tornam o tratamento menos comum para o idoso. Quando um cliente idoso refuta a diálise ou o transplante, o tratamento conservador com terapia nutricional, controle dos líquidos e medicamentos pode ser usado. Diretrizes antecipadas e cuidados de final de vida baseados na qualidade de vida devem ser explorados.

## Complicações

As complicações da insuficiência renal crônica necessitam de uma abordagem colaborativa ao cuidado e incluem:

- Hiperpotassemia decorrente da diminuição da excreção, acidose metabólica, catabolismo e ingestão excessiva (dieta, medicamentos, líquidos)
- Pericardite, derrame pericárdico e tamponamento pericárdico ocasionados pela retenção de produtos residuais urêmicos e diálise inadequada
- Hipertensão consequente à retenção de líquido e sódio e mau funcionamento do sistema de renina–angiotensina–aldosterona
- Anemia secundária à diminuição da produção de eritropoetina, redução do espectro de vida das hemácias, sangramento digestivo causado por toxinas irritativas e formação de úlceras e perda de sangue durante e hemodiálise
- Doença óssea e calcificações vasculares e metastáticas decorrentes da retenção de fósforo, baixos níveis séricos de cálcio, metabolismo anormal da vitamina D e elevação dos níveis de alumínio.

## TERAPIAS DE SUBSTITUIÇÃO RENAL

*Terapia de substituição renal* é uma expressão usada para englobar os tratamentos de suporte da vida nos casos de insuficiência renal, inclusive hemodiálise, DP, hemofiltração e transplante de rim.

Apesar de essas modalidades de tratamento serem discutidas dentro do contexto da DRET, a hemodiálise e a DP também podem ser empregadas para restaurar a homeostase em clientes com IRA.

## Diálise

A diálise é usada para remover líquidos e produtos residuais urêmicos do corpo quando os rins são incapazes de fazer isso. Os métodos dessa terapia incluem hemodiálise, DP e terapia de substituição renal contínua (TSRC).

Se a doença renal for aguda ou crônica, a diálise se torna necessária na uremia quando hiperpotassemia, sobrecarga hídrica ou edema pulmonar iminente, acidose, pericardite ou confusão grave/encefalopatia se desenvolvem. Pode também ser usada para remover certos medicamentos ou outras toxinas decorrentes de envenenamento ou superdosagem de medicamento.

A decisão para iniciar a diálise é tomada após diálogo com o cliente, familiares, médicos e outros, conforme apropriado. Muitos problemas potencialmente fatais são associados à necessidade de diálise. A enfermeira pode ajudar o cliente e seus familiares respondendo seus questionamentos, esclarecendo as informações fornecidas e apoiando suas decisões. As mudanças no estilo de vida que os clientes que requerem hemodiálise a longo prazo precisam fazer são, muitas vezes, devastadoras.

Embora os custos da diálise sejam geralmente cobertos, as limitações da capacidade de trabalho do cliente resultantes da doença e diálise muitas vezes implicam grande impacto financeiro sobre o cliente e sua família.

## Hemodiálise

A hemodiálise é o método de diálise mais comum. Mais de 280.000 americanos recebem hemodiálise crônica (Martchev, 2008).[1] Os tratamentos em geral ocorrem 3 vezes/semana e levam de 3 a 5 h. A tendência no manejo da DRET é iniciar o tratamento antes que os sinais e sintomas associados à uremia se tornem graves.

## Descrição

A hemodiálise atua como um rim artificial, removendo as substâncias nitrogenadas tóxicas do sangue e água em excesso. O sangue do cliente é desviado para uma máquina, onde as toxinas são removidas; depois disso o sangue retorna para o cliente. A hemodiálise requer uma membrana semipermeável, encontrada no **dialisador** de fibra oca ou rim artificial, e usada para substituir a função dos rins comprometidos. O dialisador contém milhares de pequenos túbulos de celofane pelos quais o sangue flui; uma solução de diálise (**dialisado**) circula pelos túbulos. A troca de resíduos do sangue para o dialisado ocorre através da membrana semipermeável por **osmose**, **difusão** e **ultrafiltração** (Figura 27.2). As toxinas e os resíduos no san-

---

[1] N.R.T.: No Brasil, as doenças renais atingem 10 milhões de brasileiros, e 17% desse total precisam de hemodiálise.

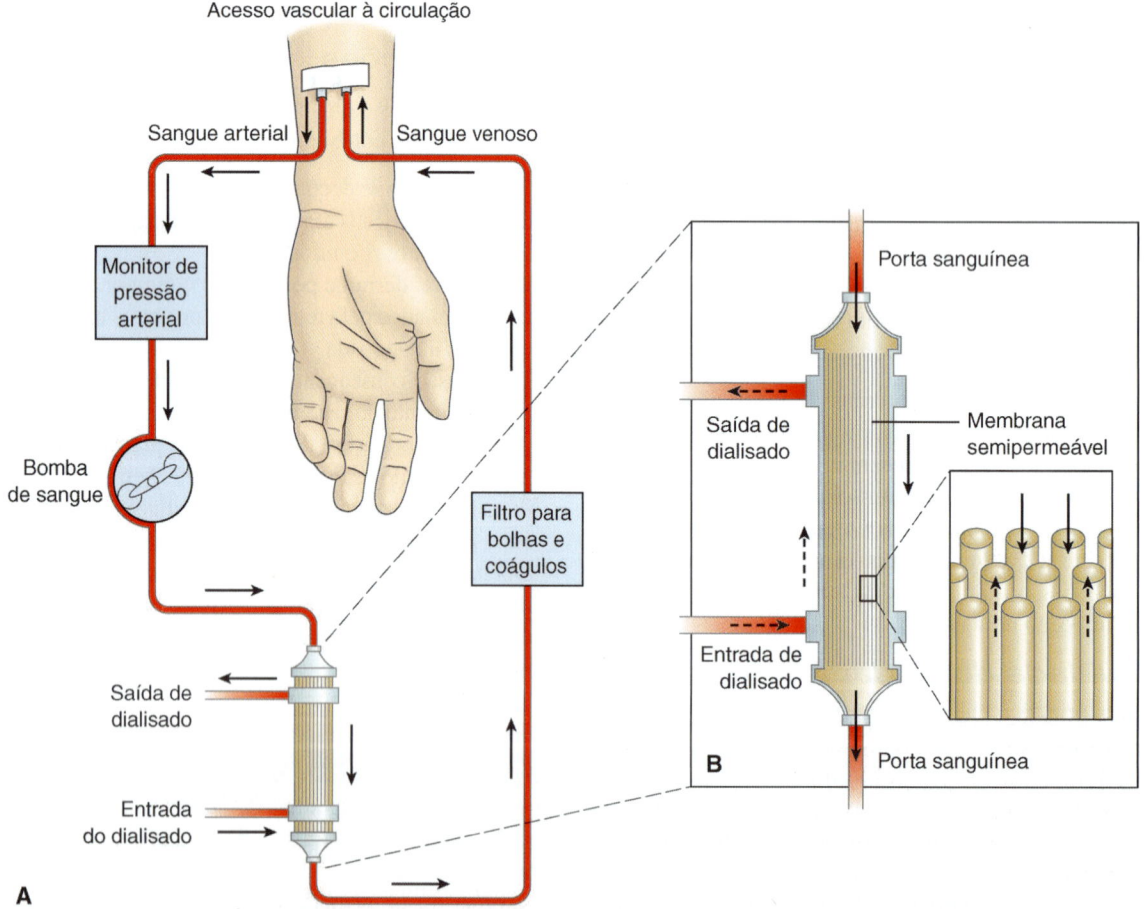

**Figura 27.2** Sistema de hemodiálise. (**A**) O sangue de uma artéria é bombeado para o (**B**) dialisador, onde flui pelos tubos de celofane, os quais atuam como membrana semipermeável. O dialisado, que tem a mesma composição química do sangue, exceto ureia e produtos residuais, flui pelos túbulos. Os produtos residuais no sangue se difundem pela membrana semipermeável no dialisado.

gue são removidos por difusão, na qual partículas se movem da área de maior concentração no sangue para a de menor concentração no dialisado. O dialisado é uma solução composta por eletrólitos em suas concentrações extracelulares ideais. O nível de eletrólitos no sangue do cliente pode ser controlado pelo ajuste do dialisado. A membrana semipermeável impede a difusão de moléculas grandes, como hemácias e proteínas, mantendo-os na corrente sanguínea.

A água em excesso é removida do sangue por osmose, processo em que a água se move da área de concentração mais elevada de soluto no sangue para uma área de concentração mais baixa de soluto no dialisado. Na ultrafiltração, a água se movimenta sob alta pressão para uma área de pressão mais baixa para facilitar sua remoção. Esse processo é realizado pela aplicação de pressão negativa ou força de sucção na membrana de diálise.

A heparina anticoagulante é administrada para manter o sangue livre de coagulação no circuito de diálise. Quando isso é perigoso para o cliente, como na trombocitopenia, irrigações com solução salina podem ser usadas. Ao final do tratamento, o dialisado, o excesso de líquido e os produtos residuais são descartados.

## Acesso vascular

O acesso ao sistema vascular do cliente precisa ser estabelecido para permitir que o sangue seja removido, filtrado e novamente enviado ao sistema vascular do cliente em velocidades de 300 a 550 mℓ/min. Diversos tipos de acesso estão disponíveis.

### Dispositivos de acesso vascular temporário

O acesso imediato à circulação do cliente para a realização de hemodiálise de emergência é obtido pela inserção de um cateter de grosso calibre e duplo lúmen na subclávia, jugular interna ou veia femoral (Figura 27.3). Esse método de acesso vascular envolve certo risco, como formação de hematoma, pneumotórax, infecção, trombose da veia subclávia ou fluxo inadequado. Para o cliente com DRET, a enfermeira deve enfatizar que esses cateteres são uma "ponte" e não acessos permanentes, sendo usados enquanto o acesso vascular permanente é criado e amadurecido.

### Fístula arteriovenosa

O padrão-ouro para o acesso permanente é uma **fístula arteriovenosa** criada por cirurgia, em geral no antebraço. A fístula é criada pela ligação (anastomose) de uma artéria a uma veia (Figura 27.4). O segmento venoso da fístula vai dilatar-se em resposta à pressão arterial maior para fornecer rápida remoção e retorno do sangue. Ao realizar a diálise, 2 agulhas de grosso calibre (14 a 16 G) são inseridas na fístula; o segmento arterial da fístula é usado para fluir para o dialisador e o segmento venoso para reinfundir o sangue dialisado. À fístula devem ser permitidos pelo menos 14 dias para cicatrizar e amadurecer, embora 4 a 6 semanas sejam preferíveis. O cliente é encorajado a fazer exercícios, como apertar uma bola de borracha, a fim de ajudar a maturação do acesso e aumentar o calibre desses vasos.

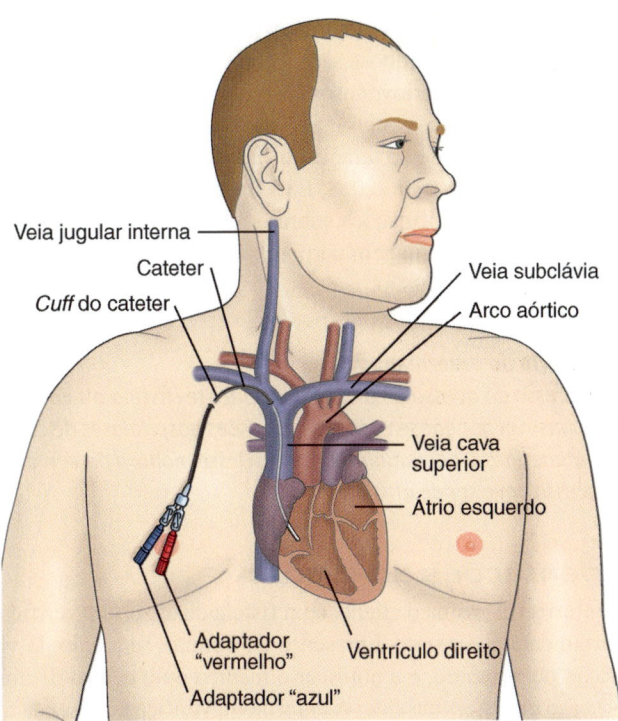

**Figura 27.3** Cateter de hemodiálise de lúmen duplo com *cuff* usado na hemodiálise emergencial. O adaptador vermelho é fixado a uma linha sanguínea pela qual o sangue é bombeado do cliente para o dialisador. Depois da passagem do sangue pelo dialisador (rim artificial), ele retorna para o cliente pelo adaptador azul.

### Enxerto arteriovenoso

Um **enxerto arteriovenoso** pode ser criado pela inserção subcutânea de material de enxerto sintético entre uma artéria e uma veia (Figura 27.4). O material de enxerto sintético mais comumente usado é o politetrafluoretileno expandido. Em geral, um enxerto é criado quando os vasos do cliente não são

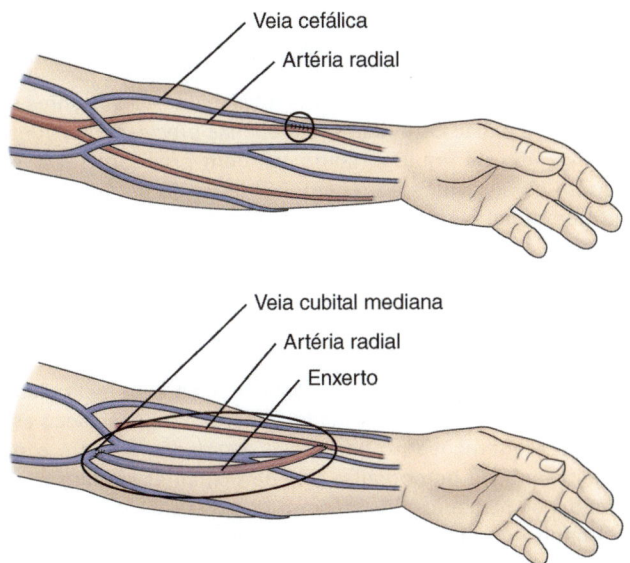

**Figura 27.4** Uma fístula arteriovenosa interna (*superior*) é criada por anastomose laterolateral da artéria e da veia. Um enxerto (*inferior*) também pode ser estabelecido entre a artéria e a veia.

adequados para a criação de uma fístula, como no cliente diabético. Infecção e trombose são as complicações mais frequentes dos enxertos arteriovenosos.

Idealmente, o acesso cirúrgico deve ser criado 2 a 6 meses antes da necessidade de terapia de substituição renal (Murigai, Noble, McGowan *et al.*, 2008; ESRDnetwork.org). Os clientes devem receber informações sobre o acesso e sobre as potenciais alterações na imagem corporal, as quais podem acarretar não adesão ou depressão.

### Alerta de enfermagem
*O insucesso do acesso de diálise permanente (fístula ou enxerto) é responsável por quase todas as admissões hospitalares de clientes submetidos à hemodiálise crônica. Desse modo, a preservação do acesso deve ser de alta prioridade.*

### Orientações ao cliente

A enfermeira ensina o cliente com fístula ou enxerto a verificar diariamente no enxerto a presença de frêmito, sensação de vibração ou zumbido, e a notificar o médico ou o centro de diálise caso ele esteja ausente. A enfermeira verifica a presença de frêmito ou ruído, som de assovio ouvido com o estetoscópio. Outras orientações incluem evitar compressão do local; não permitir que sangue seja coletado, que um acesso IV seja inserido ou PA seja aferida na extremidade com o acesso da diálise; não usar roupas apertadas nem carregar bolsas ou sacolas desse lado; além de não deitar ou dormir sobre a região. O cliente é instruído a observar o local todos os dias quanto à presença de hiperemia, edema, sangramento, drenagem, calor ou dor e a relatar esses sintomas prontamente ao médico.

A oclusão do acesso de diálise aumenta o risco de desequilíbrio hidreletrolítico potencialmente fatal, já que a falta de perviabilidade significa que a diálise não pode ser realizada (Castner e Ball, 2007). Se isso ocorrer, fibrinólise e trombectomia cirúrgica são indicadas.

## Manejo clínico e de enfermagem

Durante a diálise, o cliente, o dialisador e o dialisado requerem monitoramento constante quanto ao surgimento de complicações. A enfermeira da diálise usa esse tempo para avaliar, monitorar, apoiar e orientar o cliente. É importante discutir a dieta renal e reforçar a restrição hídrica, a qual pode causar ganho de peso interdialítico (Boxe 27.7). A enfermeira palpa a fístula ou o enxerto em busca de frêmito e ausculta um ruído ou um som de assovio, o que indica perviabilidade do acesso.

### Farmacoterapia

Já que muitos medicamentos são excretados inteiramente ou em parte pelos rins, muitas medicações são removidas do sangue durante a hemodiálise. Portanto, pode ser que o médico precise ajustar a dosagem. Os metabólitos dos fármacos que estão ligados às proteínas não são removidos durante a diálise. A retirada de outros metabólitos do fármaco depende do peso e do tamanho molecular.

---

**BOXE 27.7 — Pesquisa em enfermagem.**

### Conexão com a prática baseada em evidências

Padrões do ganho de peso interdialítico durante o primeiro ano de hemodiálise

Welch, J. *et al.* (2006). Patterns of Interdialytic weight gain during the first year of hemodialysis. *Nephrology Nursing Journal*, 33(5), 493-498.

### Objetivo

Milhares de pessoas apresentam insuficiência renal crônica, sendo tratadas com diálise. A restrição de líquidos para cerca de 1 ℓ por dia é particularmente difícil para esses clientes e a adesão é baixa. Os clientes não apenas precisam considerar a ingestão de líquidos como também precisam levar em conta os alimentos com conteúdo elevado de água, como frutas, gelatinas e sopas. O insucesso da adesão a essas restrições aumenta o ganho de peso interdialítico e sintomas como dispneia e hipertensão podem ser adquiridos.

### Delineamento

Um delineamento descritivo retrospectivo foi usado para acompanhar 27 clientes. Os pesos antes e depois da diálise foram anotados, além de idade, gênero, raça, peso seco estimado e alterações no peso seco estimadas durante o primeiro ano de hemodiálise. Os participantes tinham idade média de 58,5 anos; 55,6% eram homens e 54,2% mulheres. O ganho de peso interdialítico foi avaliado pelo ganho de peso interdialítico diário médio e percentual acima do peso seco. As escalas foram ajustadas antes de cada pesagem e calibradas mensalmente para garantir a precisão.

### Resultados

Em geral, o ganho médio de peso interdialítico diário foi de aproximadamente 1 kg e o percentual diário médio acima do peso seco foi de 1,3%. Os padrões do ganho de peso interdialítico ao longo do primeiro ano de tratamento foram analisados para determinar o melhor momento para empregar as intervenções de redução da ingestão de líquidos e para estabelecer uma medida de resultado apropriada. Tanto o ganho de peso interdialítico diário médio quanto o percentual diário médio acima do ganho de peso seco aumentaram de maneira gradativa ao longo das primeiras 12 semanas de terapia, e depois disso, o padrão pareceu se inverter.

### Implicações de enfermagem

As ligeiras diminuições no ganho de peso interdialítico constatadas após as primeiras 12 semanas de terapia sugerem que as intervenções podem ser mais relevantes para os clientes e mais provavelmente efetivas após o indivíduo estar em diálise por pelo menos 3 meses. Se as intervenções forem feitas mais cedo, o cliente pode não percebê-las como relevantes. Retardar esse aspecto na orientação do cliente pode aliviar o volume de informações que o cliente recebe quando começa a diálise. Após 32 semanas, o ganho de peso interdialítico começa a aumentar, sugerindo que o automanejo da ingestão de líquidos se torna mais difícil ao longo do tempo. A intensificação das intervenções pode ser necessária nesse momento.

Clientes submetidos à hemodiálise que requerem medicamentos, por exemplo, glicosídios cardíacos, agentes antibióticos, medicamentos antiarrítmicos ou agentes anti-hipertensivos, são monitorados com atenção para garantir que os níveis desses medicamentos no sangue e nos tecidos sejam mantidos sem acúmulo tóxico. A enfermeira deve planejar a administração desses medicamentos após a diálise para evitar a remoção.

A avaliação desses medicamentos que podem promover complicações durante a diálise faz parte do cuidado de enfermagem. Por exemplo, se um fármaco anti-hipertensivo for administrado antes da diálise, pode ocorrer hipotensão durante a diálise, causando PA perigosamente baixa. Muitos medicamentos usados 1 vez/dia podem ser mantidos e administrados depois do tratamento da diálise.

### Terapia nutricional e hídrica

A dieta é um importante fator para os clientes em hemodiálise devido aos efeitos da uremia. Com o início da hemodiálise, o cliente normalmente requer restrição alimentar de proteínas, sódio, potássio, fósforo e líquidos. A ingestão proteica é mais liberada durante a hemodiálise, porém continua limitada a cerca de 1,2 a 1,3 g/kg/dia do peso corporal ideal; portanto, a proteína precisa ter alta qualidade biológica e consistir em aminoácidos essenciais para evitar a utilização inadequada das proteínas e para manter um balanço de nitrogênio positivo. Exemplos de alimentos com alto teor de proteína biológica incluem ovos, soja, carne, leite, aves e peixe. Em geral, o sódio é restrito a 2 ou 3 g/dia; os líquidos são limitados a um volume igual ao débito de urina diário acrescido de 500 a 800 m$\ell$/dia para repor as perdas insensíveis (Porth e Matfin, 2009). A meta com os clientes em hemodiálise é manter o ganho de peso interdialítico abaixo de 1,5 kg.

A restrição alimentar é uma mudança de estilo de vida difícil para muitos clientes com insuficiência renal crônica. Muitas vezes, os clientes se sentem estigmatizados em situações sociais, pois as opções alimentares disponíveis e adequadas à sua dieta são poucas. Se as restrições forem ignoradas, complicações potencialmente fatais, como hiperpotassemia, hipertensão e edema pulmonar, podem se desenvolver. A enfermeira que cuida de um cliente com sintomas ou complicações resultantes da falta de adesão às orientações alimentares deve evitar tons rígidos e punitivos ao se comunicar com o cliente. Em vez disso, a enfermeira enfatiza a correlação entre mau comportamento alimentar e efeitos, como hipertensão ou dispneia, e promove o automanejo da doença (Constantini, 2006).

### Cuidado psicossocial

Muitas vezes, os clientes que requerem hemodiálise a longo prazo se preocupam com a imprevisibilidade da sua doença e a interrupção de suas vidas. Problemas financeiros, dificuldades no trabalho, depressão, impotência e diminuição do desejo sexual decorrentes da doença crônica ou medo de morrer podem ocorrer. Clientes mais jovens se preocupam com o casamento, em ter filhos e com o impacto sobre sua família. Os tratamentos de diálise e as restrições alimentares e à ingestão de líquidos muitas vezes impõem desafios aos clientes e seus familiares. As altas hospitalares mais precoces aumentam a expectativa no indivíduo e em sua família de ajudar no cuidado (Beanlands, Horsburgh, Fox *et al.*, 2005). O tempo que as idas à diálise e as consultas médicas demandam, o nível baixo de energia e as doenças crônicas podem criar conflitos, frustração, culpa e depressão. A enfermeira pode encorajar os cuidadores e os clientes a expressarem suas preocupações, raivas e sentimentos negativos; a raiva pode levar a depressão, desespero ou suicídio; se a raiva for projetada externamente em outras pessoas, pode destruir as relações familiares já fragilizadas.

A depressão pode requerer aconselhamento, terapia e tratamento farmacológico. Um médico especialista em saúde mental com experiência em cuidado de clientes que recebem diálise também pode ser necessário. A sensação de perda que o cliente vive não pode ser subestimada, pois todos os aspectos de uma "vida normal" são alterados.

Alguns clientes usam a negação para lidar com as inúmeras condições de saúde. Rotular o cliente como "não aderente" negligencia o impacto da insuficiência renal e seu tratamento em relação ao cliente e sua família e não encoraja as estratégias positivas de enfrentamento. As enfermeiras e a equipe da diálise devem trabalhar com o cliente para dividir as dificuldades, como o mau comportamento na ingestão líquida, de modo que isso possa ser feito durante a diálise.

Os clientes e seus familiares devem ser estimulados a discutir as opções de final de vida. Apenas 21 a 25% dos clientes que fazem hemodiálise apresentam decisões antecipadas e testamento vital.

### Orientações de autocuidado

O diagnóstico de insuficiência renal crônica e a necessidade de diálise podem causar grande impacto para os clientes e seus familiares. Muitos clientes com DRET apresentam cognição diminuída, atenção reduzida, nível de concentração mais baixo e percepção alterada. Portanto, as orientações precisam ocorrer em sessões breves de 10 a 15 min, com tempo extra para esclarecimentos, repetições, reforços e questionamentos do cliente e sua família. A enfermeira precisa ter uma atitude de não julgamento para possibilitar ao cliente e seus familiares a discussão de sentimentos sobre as opções de tratamento e material ensinado.

Um estudo indicou que níveis mais elevados de conhecimento e graus mais altos de automanejo estavam associados à melhora significativa da função e do bem-estar.

### Hemodiálise domiciliar

Embora a maioria dos clientes que requer hemodiálise seja submetida ao procedimento no ambulatório, a hemodiálise domiciliar é uma opção para alguns. Clientes que realizam sua própria hemodiálise mostraram aumento do bem-estar emocional, do nível de energia e do funcionamento social (Constantini, 2006). A hemodiálise domiciliar deixa que o cliente agende a sessão, diminui os tempos de viagem e de espera no centro de diálise e, se feito lentamente ao longo da noite, intensifica a remoção de mais fósforo e resíduos. Desse modo, é possível que o cliente não precise de tanta restrição alimentar ou terapia anti-hipertensiva. A maioria das pessoas que faz hemodiálise em domicílio tem ajudantes, como um membro da família, vizinho ou amigo próximo, que treina com ele na clínica. O centro de diálise fornece a máquina e os equipamentos, bem como a solução de diálise, que é entregue em casa 1 ou 2 vezes por mês. A equipe de treinamento se certifica de que o cliente esteja confiante na realização de cada tarefa antes de fazê-la em casa. Alguém da clínica fica disponível para responder perguntas pelo telefone 24 h por dia. A hemodiálise domiciliar precisa ser uma decisão do cliente e seus familiares. Durante o treinamento, o cliente e seu assistente aprendem a:

- Preparar o equipamento e os suprimentos
- Colocar a agulha no acesso vascular
- Monitorar a máquina
- Verificar a PA e o pulso
- Manter os registros dos tratamentos
- Limpar os equipamentos e o ambiente onde a diálise é feita
- Solicitar suprimentos.

Além disso, o treinamento inclui preparação, operação e desmonte da máquina de diálise; manutenção e limpeza do equipamento; administração de medicamentos (como heparina) nas linhas do equipamento; e reação aos problemas emergenciais, como ruptura do dialisador da hemodiálise, problemas elétricos e mecânicos, hipotensão, choque e convulsões.

Antes de começar a hemodiálise domiciliar, o ambiente domiciliar e os recursos familiares e comunitários são avaliados. A casa é inspecionada para ver se saídas elétricas, parte hidráulica e espaço para armazenamento são adequados. A casa precisa ter um quarto para a máquina de HD, suprimentos e, em alguns casos, uma máquina de purificação de água. Modificações podem ser necessárias para possibilitar que o cliente e seu assistente realizem a diálise com segurança e lidem com as emergências.

Uma vez iniciada a diálise domiciliar, a enfermeira domiciliar faz visitas periódicas com objetivo de avaliar a adesão às técnicas recomendadas, analisar o cliente quanto a complicações, reforçar as orientações prévias e tranquilizar as pessoas envolvidas. O cliente pode ser encaminhado ao centro de diálise mensalmente para consultar o nefrologista, enfermeira da diálise e nutricionista. Exames de sangue são feitos para avaliar e ajustar os tratamentos de hemodiálise.

### Continuidade do cuidado

O objetivo da equipe no tratamento de clientes submetidos à hemodiálise é maximizar seu estado funcional e qualidade de vida. Muitos clientes conseguem retomar suas vidas relativamente normais, fazendo coisas importantes, como viajar, se exercitar, trabalhar e participar de maneira ativa das atividades familiares. Os objetivos da reabilitação renal incluem emprego para aqueles capazes de trabalhar, melhora da funcionalidade física de todos os clientes, incremento da compreensão sobre a adaptação e opções para viver bem, aumento do controle sobre os efeitos da doença renal e da diálise e retomada das atividades prazerosas antes da diálise. As enfermeiras precisam desviar o cuidado do cliente do paradigma tradicional para o de autocuidado, o que aumenta a autonomia do cliente em relação ao tratamento (Constantini, 2006).

### Complicações

Embora consiga prolongar a vida indefinidamente, a hemodiálise não altera o curso natural da doença renal de base nem substitui a função renal por completo. O cliente fica sujeito a inúmeros problemas e complicações. Uma causa importante de morte entre clientes submetidos à hemodiálise de manutenção é a doença cardiovascular aterosclerótica (USRDS, 2008). Os distúrbios do metabolismo do lipídio (hipertrigliceridemia) parecem ser acentuados pela hemodiálise. Insuficiência cardíaca, doença da artéria coronária (DAC) e dor de angina, AVE e insuficiência vascular periférica podem se desenvolver e incapacitar o cliente (Broscious e Castagnola, 2006). A anemia e a fadiga contribuem para diminuir o bem-estar físico e emocional e também para a falta de energia e estímulos, além de apatia, embora o uso de eritropoetina antes do início da diálise tenha mostrado efeito positivo significativo sobre os níveis de hematócrito nos primeiros 19 meses após o início da diálise.

Úlceras gástricas e outros problemas GI resultam do estresse psicológico da doença crônica, dos medicamentos e dos problemas relacionados. O metabolismo do cálcio comprometido leva à osteodistrofia renal, a qual produz dor óssea e fraturas. Outros problemas incluem sobrecarga hídrica associada a insuficiência cardíaca, má nutrição, infecção, neuropatia e prurido.

Até 85% das pessoas submetidas a hemodiálise apresentam problemas importantes de sono que complicam ainda mais o estado geral da saúde. A diálise logo cedo ou no fim da tarde pode ser um fator de risco para o desenvolvimento de distúrbios do sono. Intervenções como mudança da temperatura do dialisado para evitar a elevação da temperatura e limitação dos cochilos durante a diálise podem reduzir os problemas de sono em pessoas submetidas à hemodiálise. Alguns centros oferecem diálise noturna por 6 a 8 h por noite (Martchev, 2008). A diálise domiciliar oferece mais liberdade e promove o paradigma do autocuidado (Thomas, Chan, Hunks et al., 2007).

Outras complicações durante a diálise incluem:

- Hipotensão associada a náuseas e vômitos, diaforese, taquicardia e tonturas devido ao desvio de líquido
- Cãibras musculares dolorosas, em geral tardias ao longo da diálise, conforme os líquidos e eletrólitos rapidamente deixam o espaço extracelular
- Exsanguinação, se as linhas sanguíneas se separam ou as agulhas de diálise se deslocam
- Arritmias resultantes das alterações de eletrólitos e pH ou da remoção de medicamentos antiarrítmicos durante a diálise
- Embolismo, uma circunstância rara, mas que pode ocorrer se ar penetrar no sistema vascular
- Dor torácica, sobretudo em clientes com anemia ou doença cardíaca aterosclerótica
- Síndrome do desequilíbrio da diálise resultante dos desvios do líquido cefalorraquidiano. Os sinais e sintomas incluem cefaleia, náuseas e vômitos, agitação, diminuição do nível de consciência e convulsões. É mais provável que ocorra na IRA ou quando os níveis de ureia estão muito elevados
- Oclusão do dialisador, que pode ser evitada pelo ajuste das doses de heparina.

### Terapias de substituição renal contínua

A TSRC, um processo similar à hemodiálise, é usada em clientes que demonstram instabilidade hemodinâmica, como hipotensão, ou naqueles que não conseguem tolerar os rápidos desvios hídricos. A TSRC (Figura 27.5) circula o sangue fora do corpo por um

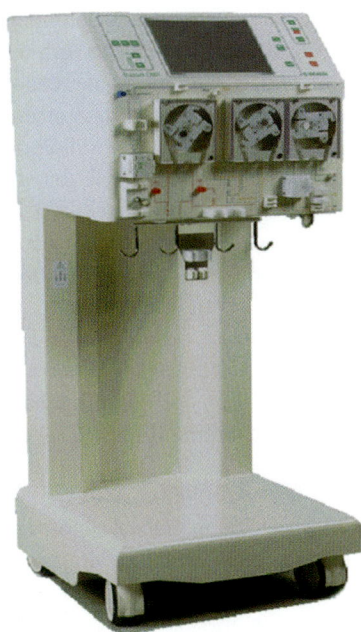

Figura 27.5 Sistema de TSRC Diapact®.

filtro similar ao filtro de hemodiálise. Uma bomba é usada para ajudar o fluxo sanguíneo. Os tipos de TSRC incluem **hemofiltração venovenosa contínua (HVVC)** e **hemofiltração venovenosa contínua com diálise (HVVCD)**. A hemofiltração arteriovenosa contínua (HAVC) está sendo substituída pelas técnicas de filtração venosa (Morton e Fontaine, 2009). A ultrafiltração contínua lenta é realizada principalmente para remover líquido.

## Hemofiltração venovenosa contínua

A HVVC é usada para tratar a IRA. O sangue proveniente de um cateter venoso de duplo lúmen é bombeado por um hemofiltro e, depois disso, mandado de volta ao cliente pelo mesmo cateter. A HVVC fornece remoção de líquido lenta e contínua (ultrafiltração), por isso, os efeitos hemodinâmicos são leves e melhor tolerados pelos clientes com condições instáveis. A HVVC não requer acesso arterial e a enfermeira pode manejar o aparelho.

## Hemodiálise venovenosa contínua

A HVVCD é similar à HVVC. O sangue é bombeado de um cateter de duplo lúmen por um hemofiltro e mandado de volta ao cliente pelo mesmo cateter. Além dos benefícios da ultrafiltração, a HVVCD usa um dialisado para criar um gradiente de concentração, facilitando, assim, a remoção de líquidos e toxinas urêmicas. O acesso necessário é o mesmo da hemodiálise de emergência (Morton e Fontaine, 2009). A enfermeira treinada pode manejar o aparelho.

## Diálise peritoneal

Os objetivos da DP são remover as substâncias tóxicas e os resíduos metabólicos e restabelecer o equilíbrio hidreletrolítico. A DP pode ser feita em tratamento ambulatorial ou em clientes críticos, embora esteja sendo cada vez menos usada nesses clientes. Os incapazes, aqueles que não querem ser submetidos à hemodiálise ou transplante renal, ou que não têm acesso à corrente sanguínea, podem se beneficiar da DP. Além disso, nos clientes que não toleram as mudanças rápidas metabólicas, hídricas e eletrolíticas que ocorrem durante a hemodiálise, esses problemas são minimizados com a velocidade mais lenta da DP. Portanto, os portadores de diabetes ou doença cardiovascular, muitos clientes idosos e aqueles que correm risco de desenvolver os efeitos adversos da heparina sistêmica são candidatos à DP. Além disso, hipertensão grave, insuficiência cardíaca e edema pulmonar não responsivos aos regimes de tratamento usuais têm sido tratados com sucesso com a DP.

Durante a DP, a fina membrana serosa peritoneal que cobre os órgãos abdominais e reveste a parede abdominal atua como membrana semipermeável ou dialisante (Morton e Fontaine, 2009). O líquido da diálise estéril é introduzido na cavidade peritoneal por um cateter peritoneal ou cateter de Tenckhoff (Figura 27.6). A difusão pela membrana semipermeável remove a creatinina e os produtos metabólicos finais normalmente excretados pelos rins. O líquido em excesso é retirado por osmose conforme a água vai se movimentando da área de menor concentração de partículas no sangue do cliente para a área de maior concentração através da membrana semipermeável do dialisado. As soluções de diálise estão disponíveis em concentrações de glicose a 1,5%, 2,5% e 4,25%. Esse gradiente de concentração para remoção de líquidos é criado por concentrações variadas de glicose; quanto maior o gradiente de concentração de glicose, maior o gradiente osmótico e mais água será removida. A DP é um processo mais lento que a hemodiálise, portanto, leva mais tempo para atingir o equilíbrio.

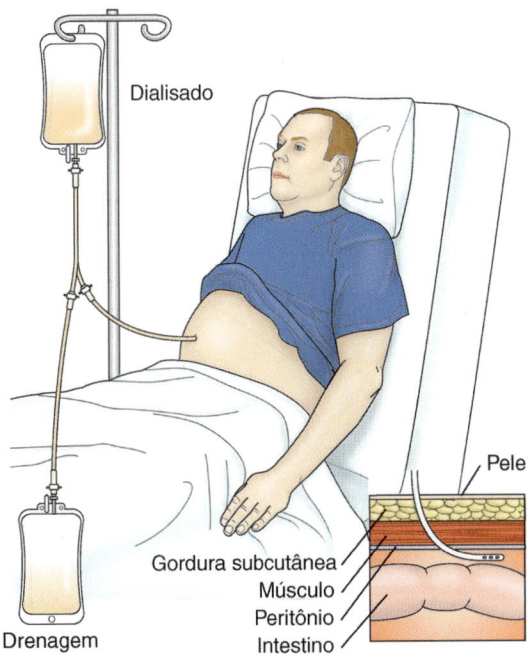

Figura 27.6 Na diálise peritoneal (DP) e na DP intermitente, o dialisado é infundido na cavidade peritoneal pela ação da gravidade e, depois disso, o clampe na linha de infusão é fechado. Após o tempo de permanência (quando o dialisado está na cavidade peritoneal), o tubo de drenagem é desclampeado e o líquido drena da cavidade peritoneal, mais uma vez por ação da gravidade. Uma nova bolsa de dialisado é infundida assim que a drenagem estiver completa. A duração do tempo de permanência depende do tipo de DP.

## Procedimento

### Preparação do cliente

A inserção de um cateter peritoneal pode ser feita à beira do leito ou no centro cirúrgico, dependendo das condições do cliente. Um antibiótico de amplo espectro pode ser administrado antes do procedimento para evitar infecção pós-operatória. O cliente é encorajado a esvaziar a bexiga e o intestino antes da inserção do cateter para reduzir o risco de punção de órgãos internos. Os sinais vitais basais, bem como o peso e os níveis séricos dos eletrólitos, são registrados. A enfermeira também avalia a ansiedade do cliente em relação ao procedimento e fornece apoio e instruções.

### Preparação do equipamento

Técnica asséptica é imperativa durante a DP. A enfermeira monta os equipamentos, inclusive o dialisado e todas as medicações a serem adicionadas. Heparina pode ser adicionada para evitar oclusão do cateter peritoneal, cloreto de potássio para evitar hipopotassemia e antibióticos para evitar ou tratar **peritonite**. O agente osmótico no dialisado é a glicose, que pode ser absorvida; portanto, insulina regular pode ser adicionada. Todos os medicamentos são adicionados imediatamente antes da instilação da solução.

> **Alerta de enfermagem**
> É importante lembrar que as soluções peritoneais contêm concentrações variadas de glicose. Uma vez que 30 a 40% dos clientes que recebem DP são diabéticos, o monitoramento glicêmico é essencial.

Antes da adição dos medicamentos, o dialisado é aquecido até a temperatura corporal para evitar desconforto abdominal e promover a dilatação dos vasos do peritônio para aumentar a depuração de ureia. Aquecimento a seco em uma estufa ou incubadora é recomendado. *Não* é recomendado o aquecimento em micro-ondas devido ao perigo de queimadura do peritônio. A enfermeira sela o tubo de DP com o dialisado para evitar a penetração de ar na cavidade peritoneal.

Os cateteres usados na DP a longo prazo (*i. e.*, Tenckhoff) são normalmente feitos de silicone e radiopacos para permitir a visualização em radiografias. O cateter tem dois *cuffs*, os quais estabilizam o cateter, limitam o movimento, evitam vazamentos e fornecem uma barreira contra microrganismos. Um *cuff* é colocado distalmente ao peritônio e o outro é subcutâneo. O túnel subcutâneo (5 a 10 cm de comprimento) protege ainda mais contra infecção bacteriana (Figura 27.7).

### Realização da troca

A DP envolve uma série de trocas ou ciclos. Uma troca é definida como a infusão, permanência e drenagem do dialisado. Esse ciclo é repetido ao longo do curso da diálise. O dialisado é infundido pela ação da gravidade na cavidade peritoneal. Em geral, um período de cerca de 5 a 10 min é necessário para infundir 2 $\ell$ de líquido. A permanência prescrita, ou tempo de equilíbrio, permite que a difusão e a osmose ocorram. Ao final do tempo de permanência, a parte de drenagem da troca começa. A solução é drenada da cavidade peritoneal pela ação da gravidade por meio de um sistema fechado e estéril. Em geral, a drenagem é finalizada dentro de 10 a 30 min. O líquido efluente ou de drenagem normalmente não tem cor ou tem cor de palha, não devendo ser turvo. Drenagem sanguinolenta pode ser observada nas primeiras trocas após a inserção de um novo cateter, mas não deve estar presente depois disso.

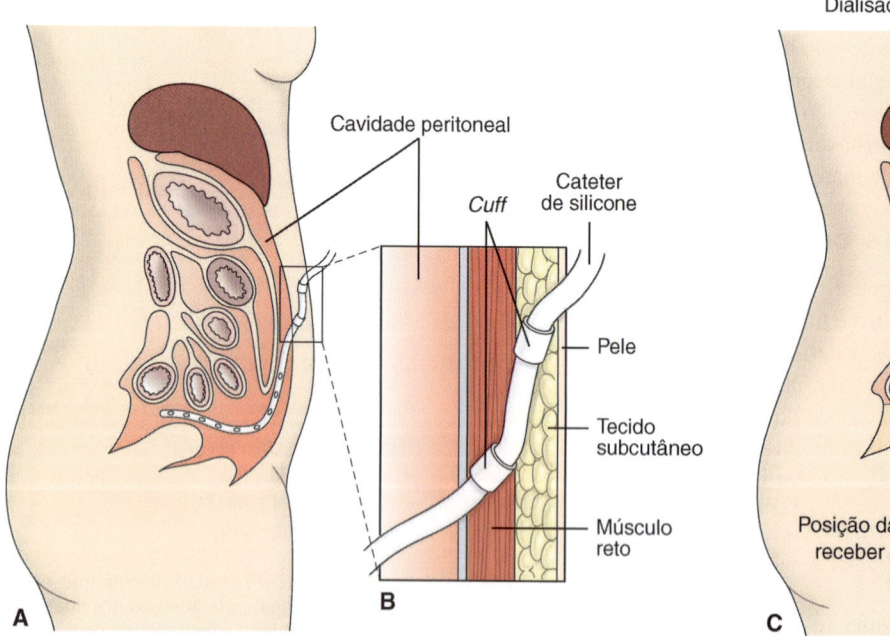
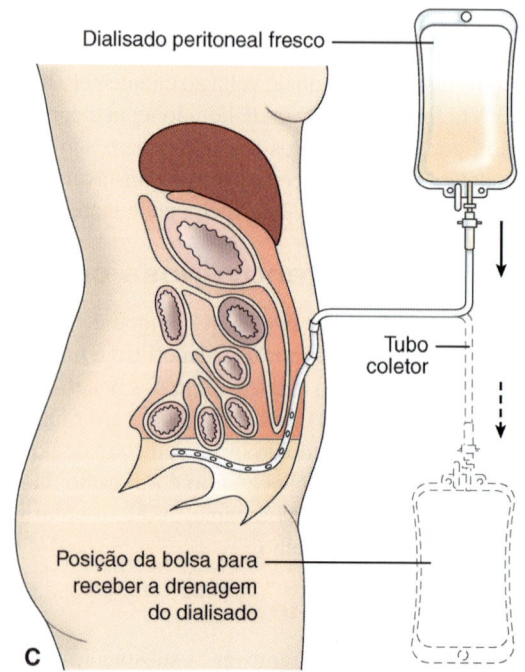

**Figura 27.7** Diálise peritoneal ambulatorial contínua. (**A**) O cateter peritoneal é implantado pela parede abdominal. (**B**) *Cuffs* de Dacron® e um túnel subcutâneo fornecem proteção contra infecção bacteriana. (**C**) O dialisado circula devido à ação da gravidade pelo cateter peritoneal na cavidade peritoneal. Após o período de tempo prescrito, o líquido é drenado por ação da gravidade e descartado. Em seguida, nova solução é infundida na cavidade peritoneal até o próximo período de drenagem.

A quantidade de ciclos ou trocas, a frequência e a concentração da solução de diálise são prescritas com base no estado físico do cliente, em seu equilíbrio hídrico e suas condições clínicas.

## Complicações

### Peritonite

A peritonite é a complicação mais grave da DP. A enfermeira avalia se o efluente está turvo e se existe febrícula e descompressão dolorosa (Morton e Fontaine, 2009).

> **Alerta de enfermagem**
> Para detectar se existe descompressão dolorosa, a enfermeira pressiona uma mão firmemente contra a parede abdominal, removendo-a com rapidez. A descompressão dolorosa é constatada quando a dor ocorre na remoção e é associada à inflamação da cavidade peritoneal.

O tratamento é implementado a partir dos resultados da cultura e dos testes de sensibilidade do líquido peritoneal. Terapia antimicrobiana com cefalosporina ou aminoglicosídio pode ser administrada por via intravenosa e/ou adicionada ao dialisado. Hipotensão e outros sinais de choque podem se manifestar. Independentemente do organismo causal da peritonite, o cliente com peritonite perde grandes quantidades de proteína pelo peritônio. Má nutrição aguda e retardo da cicatrização podem ocorrer consequentemente. Portanto, é preciso estar atento quanto à detecção e ao pronto tratamento da peritonite.

### Extravasamento

O extravasamento de dialisado pelo local de inserção do cateter precisa ser corrigido, pois a área atua como via para penetração de bactéria na cavidade peritoneal. Normalmente, o extravasamento cessa de maneira espontânea se a diálise for suspensa por alguns dias, possibilitando a cicatrização dos locais de incisão e de saída. Se necessário, o vazamento do dialisado pelo local de inserção do cateter pode ser tratado com suturas extras e diminuição da quantidade de dialisado usada. Elevações da pressão intra-abdominal, como acontece nos casos de vômito, tosse e durante os movimentos intestinais, devem ser evitadas uma vez que atrasam a cicatrização. O extravasamento pelo local de saída ou na parede abdominal pode ocorrer por meses ou anos após a inserção do cateter.

### Sangramento

Um efluente (drenagem) sanguinolento pode ser esperado no fluxo de saída inicial ou observado ocasionalmente em mulheres jovens durante a menstruação. O sangramento é comum durante as primeiras trocas após a inserção de cateter novo, pois algum sangue penetra na cavidade abdominal após a inserção. Durante a menstruação, o líquido hipertônico puxa sangue do útero, por meio da abertura nas tubas uterinas, para a cavidade peritoneal. Alguns clientes apresentam efluente sanguinolento após enema ou trauma pequeno. Invariavelmente, o sangramento cessa em 1 ou 2 dias e não requer intervenções específicas. Trocas mais frequentes durante esse tempo podem ser necessárias para evitar que coágulos sanguíneos obstruam o cateter. O sangramento intenso em qualquer momento indica um problema mais grave e precisa ser investigado imediatamente.

### Drenagem incompleta do líquido

Se a drenagem do líquido for lenta ou o volume drenado for inferior ao introduzido, a enfermeira vira o cliente de lado, eleva a cabeceira da cama ou reposiciona o cliente para facilitar a drenagem. Se fibrina ou coágulos não permitirem o fluxo de saída, heparina pode ser adicionada ao dialisado (Morton e Fontaine, 2009). A enfermeira deve se certificar de que os clientes esvaziaram o cólon (defecação regular) já que a ponta do cateter pode ir contra o intestino, evitando a drenagem adequada. O cateter propriamente dito nunca deve ser reposicionado.

Outras medidas de promoção da drenagem incluem verificação da perviedade do cateter pela inspeção de dobras, clampes fechados ou ar preso. A enfermeira precisa garantir que o cateter de DP continua fixo e que o curativo permanece seco.

### Outras complicações

A hipertrigliceridemia é comum em clientes submetidos à DP a longo prazo, bem como na hemodiálise a longo prazo. A doença cardiovascular é a principal causa de morbidade e mortalidade e é tratada com betabloqueadores, inibidores da ECA, ácido acetilsalicílico e estatinas.

Outras complicações que podem ocorrer com a DP a longo prazo incluem as hérnias abdominais (incisional, inguinal, diafragmática e umbilical), provavelmente resultantes do aumento concomitante da pressão intra-abdominal. A pressão intra-abdominal persistentemente elevada também agrava os sintomas de hérnia de hiato e hemorroidas. Lombalgia e anorexia decorrente de líquido no abdome e um gosto doce constante na boca relacionado com a absorção de glicose podem ocorrer.

## Abordagens da diálise peritoneal

A diálise peritoneal (DP) pode ser realizada por várias abordagens diferentes: DP contínua ou intermitente, **DP ambulatorial contínua (DPAC)** e **DP cíclica contínua (DPCC)**.

### Diálise peritoneal ambulatorial contínua

A DPAC trabalha com os mesmos princípios das outras formas de DP, no entanto, flutuações menos extremas nos valores laboratoriais do cliente são observadas mais com a DPAC do que com a DP intermitente ou hemodiálise, pois a diálise está constantemente em progressão. A DPAC é realizada em casa pelo cliente ou por um cuidador treinado, em geral um membro da família; o procedimento possibilita que o cliente tenha razoável liberdade e controle das atividades diárias (Boxe 27.8).

O cliente realiza as trocas 4 ou 5 vezes/dia, 24 h por dia, 7 dias por semana, em intervalos agendados ao longo do dia. O dialisado permanece na cavidade abdominal pelo período prescrito: 4 a 6 h em geral. O cliente fica livre para deambular e participar de atividades da vida diária. Ao final do tempo de permanência, o dialisado é drenado da cavidade peritoneal para a bolsa estéril vazia.

### Diálise peritoneal cíclica contínua

A DPCC combina DP intermitente ao longo da noite com tempo de permanência prolongado durante o dia. O cateter peritoneal é conectado a uma máquina cíclica todas as noites e o cliente recebe 3 a 5 trocas durante a noite. De manhã, o cliente fecha o cateter após a infusão de 1,5 a 2,5 ℓ de dialisado fres-

## BOXE 27.8 — Avaliação da adequação da diálise peritoneal ambulatorial contínua.

Embora não seja adequada para todos os portadores de DRET, a DPAC é uma terapia viável para aqueles capazes de realizar o autocuidado e as trocas e que conseguem encaixar a terapia nas suas rotinas. Muitas vezes, os clientes relatam mais energia e se sentem mais saudáveis quando começam a DPAC. As enfermeiras podem ser o instrumento de auxílio dos clientes com DRET na busca pela terapia de diálise que melhor se adéqua aos seus estilos de vida. Aqueles que consideram a DPAC precisam investigar suas vantagens e desvantagens, além das indicações e contraindicações dessa forma de terapia.

### Vantagens
- Liberdade da máquina de diálise
- Controle sobre as atividades diárias
- Oportunidade para evitar restrições alimentares, aumentar a ingestão de líquidos, elevar os valores do hematócrito sérico, melhorar o controle da PA, evitar venipuntura e manter o bem-estar

### Desvantagens
- Diálise contínua 24 h por dia, 7 dias por semana.

### Indicações
- Desejo do cliente, bem como motivação e habilidade de realizar a diálise em casa
- Forte sistema de suporte familiar e da comunidade (essencial para o sucesso), sobretudo se o cliente for um adulto com mais idade
- Problemas especiais acarretados pela hemodiálise a longo prazo, como disfunção ou falha dos dispositivos de acesso vascular, sede excessiva, hipertensão grave, cefaleias pós-diálise e anemia grave que requer transfusões frequentes
- Terapia-ponte enquanto espera o transplante renal
- DRET secundária a diabetes, pois hipertensão, uremia e hiperglicemia são mais fáceis de serem tratadas com DPAC do que com hemodiálise

### Contraindicações
- Aderências de cirurgias prévias (as aderências reduzem a liberação de solutos) ou doença inflamatória sistêmica
- Dor na coluna crônica e doença discal preexistente, a qual pode ser agravada pela pressão contínua do líquido da diálise no abdome
- Risco de complicações, por exemplo, em clientes que recebem medicamentos imunossupressores, os quais impedem a cicatrização do local de inserção do cateter, e nos clientes com colostomia, ileostomia, nefrostomia e conduto ileal devido ao risco de peritonite. O risco de complicações não é uma contraindicação absoluta para terapia DPAC
- Diverticulite, pois a DPAC tem sido associada à ruptura de divertículo
- Artrite grave e pouca força na mão, necessitando de assistência na realização das trocas; entretanto, clientes cegos ou parcialmente cegos e aqueles com outras limitações físicas podem aprender a realizar a DPAC

---

co. Esse dialisado permanece na cavidade abdominal até que o tubo seja reconectado à máquina cíclica na hora de dormir.

A DPCC tem uma taxa de infecção mais baixa do que outras formas de DP, pois existem menos oportunidades para contaminação proporcionadas pelas mudanças de bolsas e desconexões dos tubos. Além disso, livra o cliente das trocas ao longo do dia, tornando possível trabalhar e participar das atividades da vida diária com mais liberdade. O Boxe 27.9 fornece o manejo de enfermagem na DPCC.

## Transplante renal

O transplante de rim se tornou o tratamento de escolha para a maioria dos clientes com DRET. Os clientes optam pelo transplante renal por várias razões, como o desejo de evitar a diálise e de melhorar o bem-estar, além da vontade de levar uma vida normal. Além disso, o custo de manutenção de um transplante bem-sucedido é equivalente a 1/3 do custo do tratamento de diálise.

O transplante renal envolve transplante de um rim de um doador vivo ou doador cadáver para um receptor com DRET (Boxe 27.10). Tradicionalmente, os doadores de transplante renal são parentes de sangue; no entanto, doadores vivos, como esposas, amigos e aqueles em bancos de órgãos, produziram resultados comparáveis aos dos doadores parentes de sangue e vivos (Morton e Fontaine, 2009). A taxa de sucesso aumenta se o transplante renal de um doador vivo for realizado antes do início da diálise (Danovitch, 2005; Scandling, 2005).

Dependendo da causa e dos sintomas de insuficiência renal, a nefrectomia dos rins nativos do próprio cliente pode ser feita antes do transplante. O rim transplantado é colocado na fossa ilíaca do cliente anterior à crista ilíaca. A artéria renal do doador é anastomosada à artéria hipogástrica, renal ou ilíaca do receptor. O ureter do rim recentemente transplantado é anastomosado ao ureter do receptor e à veia renal do receptor (Figura 27.8). O doador renal esquerdo é preferível, pois a veia renal esquerda é mais longa que a direita (Morton e Fontaine, 2009).

## Manejo clínico e de enfermagem

### Manejo pré-operatório

Os objetivos do manejo pré-operatório incluem levar o estado metabólico do cliente ao nível mais próximo do normal possível, certificando-se de que o cliente esteja livre de infecção, e prepará-lo para a cirurgia e para a conduta pós-operatória. No pré-operatório, o medicamento imunossupressor é administrado antes do transplante para evitar rejeição do novo rim.

Um exame físico completo é realizado para detectar e tratar todas as condições que possam causar complicações após o transplante. Tipagem tecidual, tipagem sanguínea e rastreio de anticorpos são realizados para determinar a compatibilidade dos tecidos e das células do doador e receptor. Outros exames diagnósticos precisam ser completados para identificar condições que precisam ser tratadas antes do transplante. O trato urinário inferior é estudado para analisar a função do colo vesical e detectar refluxo uretral.

### BOXE 27.9 — Manejo de enfermagem na diálise peritoneal ambulatorial contínua.

**Cuidado do local de inserção do cateter**

Para reduzir o risco de peritonite no cliente que faz diálise peritoneal (DP), o cliente precisa ser bastante cuidadoso para evitar a contaminação do cateter, líquido ou tubo e para prevenir a desconexão acidental do cateter do tubo. A manipulação excessiva é evitada, e o cuidado meticuloso do local de entrada do cateter é feito usando-se um protocolo padronizado. O cliente e familiares presentes usam uma máscara e técnica asséptica rígida na preparação do dialisado e nas trocas de curativos.

A enfermeira usa todas as oportunidades para avaliar a técnica de cuidado do cateter usada pelo cliente e corrigi-la. O cuidado do cateter diário ou 3 a 4 vezes/semana recomendado é tipicamente realizado durante o banho. O local de saída não deve ser submergido em água. O método de limpeza mais comum é aquele que utiliza água e sabão; recomenda-se sabonete líquido. Durante o cuidado, a enfermeira e o cliente precisam ter certeza de que o cateter permanece seguro para evitar tensão e trauma. O cliente pode usar uma gaze ou cobertura semitransparente sobre o local de saída.

**Atendimento das necessidades psicossociais**

Além das complicações da DP previamente descritas, os clientes que elegem o uso da diálise peritoneal ambulatorial contínua (DPAC) podem demonstrar alteração da imagem corporal devido à presença do cateter abdominal, da bolsa e do tubo. A circunferência abdominal aumenta 2,5 a 5 cm (ou mais) com o líquido no abdome, afetando a seleção das roupas e podendo fazer com que o cliente se sinta "gordo". Além disso, a imagem corporal pode ser tão alterada a ponto de o cliente não querer olhar ou cuidar do cateter por dias ou semanas. A enfermeira pode promover encontros com outros clientes que se adaptaram bem à DPAC. Embora alguns clientes não tenham problemas psicológicos com o cateter – eles o consideram a linha responsável pela sua vida ou um dispositivo que mantém suas vidas – outros se sentem fazendo as trocas o dia inteiro e sem tempo livre, sobretudo no começo. Podem ficar deprimidos, pois se sentem sobrecarregados com a responsabilidade do autocuidado.

Os clientes submetidos à DPAC também podem revelar alteração nos padrões da sexualidade e disfunção sexual. O cliente e seu parceiro podem relutar a ter relações sexuais, em parte pelo fato de o cateter estar psicologicamente "no meio" do caminho do desempenho sexual. O cateter peritoneal, a bolsa de drenagem e cerca de 2 $\ell$ de dialisato podem interferir na função sexual do cliente, bem como na sua imagem corporal. Embora esses problemas possam se resolver com o tempo, alguns problemas justificam o aconselhamento especial. As perguntas das enfermeiras sobre preocupações relativas a sexualidade e função sexual muitas vezes fornecem ao cliente uma oportunidade de discutir essas questões e de dar o primeiro passo em sentido à resolução.

**Orientação aos clientes quanto ao autocuidado**

Os clientes aprendem a realizar a DP de acordo com sua própria capacidade de aprendizagem e nível de conhecimento, recebendo apenas a quantidade de informações com a qual conseguem lidar de cada vez, sem se sentirem desconfortáveis ou sobrecarregados.

Uma vez que a perda de proteína é maior com a DP do que com a hemodiálise, o cliente é instruído a ter uma dieta bem balanceada e rica em proteínas. O cliente também é encorajado a aumentar a ingestão diária de fibras para ajudar a evitar constipação intestinal, a qual pode impedir o fluxo do dialisado para dentro e para fora da cavidade peritoneal. Muitos clientes ganham 1,5 a 2,5 kg por mês no início da DPAC, de modo que podem ser solicitados a limitar o consumo de carboidrato a fim de evitar o ganho excessivo de peso. Na maioria das vezes, as restrições de potássio, sódio e líquidos não são necessárias. Os clientes comumente perdem cerca de 2 a 3 $\ell$ de líquido acima do volume do dialisado infundido no abdome durante um período de 24 h, possibilitando o consumo de líquidos mais próximo do normal.

**Continuidade do cuidado**

A enfermeira verifica se a técnica asséptica está sendo estritamente seguida. Os valores dos exames de sangue são acompanhados para certificação de que a terapia é adequada para o cliente. A enfermeira domiciliar analisa o ambiente doméstico e sugere modificações para acomodar os equipamentos e as instalações necessárias para a realização da DPAC. Avaliações adicionais incluem verificação de alterações relacionadas com a doença renal, complicações como peritonite e problemas relacionados com o tratamento, como insuficiência cardíaca, drenagem inadequada e perda ou ganho de peso. A enfermeira continua a reforçar e esclarecer as orientações sobre insuficiência renal e doença renal enquanto avalia o progresso do cliente e da família nas estratégias para lidar com o procedimento.

---

É preciso que o cliente não tenha infecções nem câncer no momento do transplante renal, pois as medicações para evitar a rejeição suprimem a resposta imune, deixando o cliente em risco. Portanto, o cliente é avaliado e tratado contra todas as infecções, inclusive doença gengival e cáries dentárias.

Uma avaliação psicossocial é conduzida com o objetivo de analisar a capacidade do cliente de se ajustar ao transplante, estilos de enfrentamento, história social, apoio social disponível e recursos financeiros. É importante obter o histórico de doença psiquiátrica, pois as condições psiquiátricas são muitas vezes agravadas pelos corticosteroides necessários à imunossupressão após o transplante. Se uma rotina de diálise foi estabelecida, a hemodiálise é muitas vezes realizada no dia anterior ao procedimento do transplante a fim de otimizar o estado físico do cliente. Entretanto, o transplante imediato antes do início da diálise resulta em melhor sobrevida do enxerto (Resende, Guerra, Santana et al., 2009).

Os aspectos de enfermagem do cuidado pré-operatório do cliente submetido a transplante renal são similares àqueles dos clientes submetidos a outros tipos de cirurgia abdominal eletiva. As orientações pré-operatórias visam à higiene pulmonar pós-operatória, opções de manejo da dor, restrições alimenta-

| BOXE 27.10 | Doação de rim. |

A quantidade insuficiente de rins disponíveis continua sendo a grande limitação ao tratamento bem-sucedido de clientes com doença renal em fase terminal. No Brasil, a Sociedade Brasileira de Nefrologia elaborou as Diretrizes de Transplante Renal com as indicações e contraindicações para doador e receptor, manuseio do doador e receptor e complicações cirúrgicas e não cirúrgicas.

res, linhas arteriais e IV, cateter de demora e, possivelmente, uma sonda nasogástrica e deambulação precoce. O cliente que recebe um rim de um parente doador vivo pode estar preocupado com o doador e como o doador irá tolerar o procedimento cirúrgico.

A maioria dos clientes faz diálise há meses ou anos antes do transplante. Muitos esperaram meses ou anos pelo transplante renal e estão ansiosos com a cirurgia, bem como com a possível rejeição e a necessidade de retornar à diálise. Ajudar o cliente a lidar com essas questões é parte da função da enfermeira no manejo pré-operatório, assim como orientar o cliente sobre o que esperar após a cirurgia.

### Manejo pós-operatório

O objetivo do cuidado é manter a homeostase até que o rim transplantado esteja funcionando bem. O cliente cujo rim funciona imediatamente tem prognóstico mais favorável do que aquele cujo rim não funciona logo.

### Administração da terapia medicamentosa

A sobrevida de um rim transplantado depende da habilidade de evitar a resposta imune do corpo ao rim transplantado. Para sobrepor ou minimizar os mecanismos de defesa do corpo, agentes imunossupressores são administrados. A princípio, os corticosteroides são parte do regime de imunossupressão, porém, não raro, são reduzidos de maneira gradativa devido aos efeitos colaterais a longo prazo (Matas, 2007). A ciclosporina está disponível na forma de uma microemulsão que fornece o medicamento de maneira confiável, produzindo assim uma concentração sérica equilibrada. O tacrolimo é similar à ciclosporina e cerca de 100 vezes mais potente. Micofenolato de mofetila, sirolimo e globulina antitimócito, bem como tacrolimo, são usados em várias combinações para evitar a rejeição do transplante. O tratamento com combinações desses novos agentes tem melhorado dramaticamente as taxas de sobrevida (Aschenbrenner e Venable, 2009).

Doses de agentes corticosteroides são gradativamente reduzidas ao longo de um período de várias semanas, dependendo da resposta imunológica do cliente ao transplante. Os corticosteroides podem ser descontinuados, entretanto, o cliente é solicitado a administrar alguma forma de terapia imunossupressora durante o tempo que tiver o rim transplantado.

Os efeitos colaterais e os riscos associados a esses medicamentos incluem nefrotoxicidade, hipertensão, hiperlipidemia, hirsutismo, tremor e vários tipos de cânceres (Ashenbrenner e Venable, 2009).

### Avaliação do cliente quanto à rejeição do transplante

Após o transplante renal, a enfermeira avalia o cliente quanto a sinais e sintomas de rejeição do transplante: oligúria, edema, febre, aumento da PA, ganho de peso, inchaço e hipersensibilidade sobre o enxerto ou rim transplantado. A leucocitose e a elevação dos níveis de ureia e creatinina devem ser avaliadas. Os clientes que recebem ciclosporina podem não exibir os sinais e sintomas usuais de rejeição aguda. Nesses clientes, o único sinal pode ser a elevação assintomática do nível de creatinina sérica (a elevação > 20% é considerada rejeição aguda). O Boxe 27.11 discute a rejeição ao transplante renal e infecção.

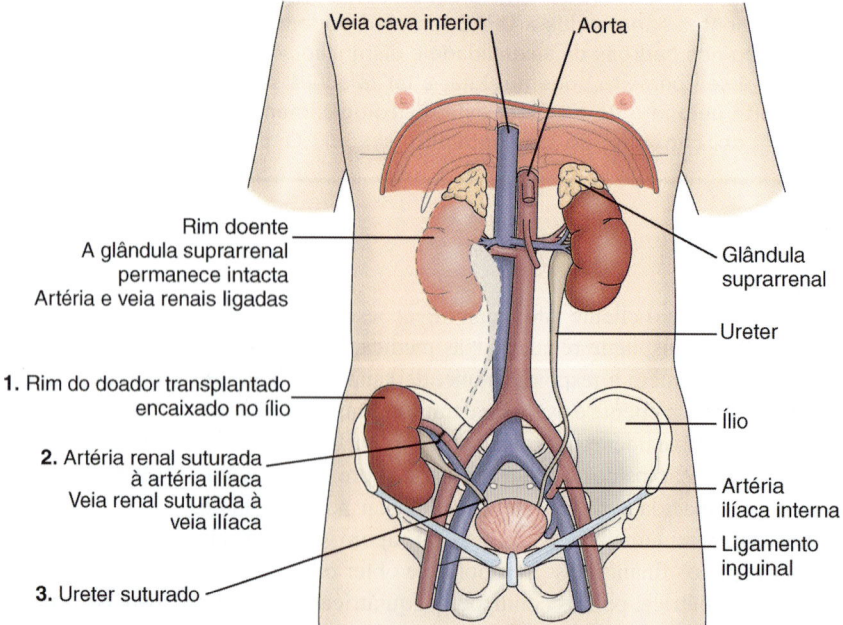

**Figura 27.8** Transplante de rim: (1) O rim doente pode ser removido e a artéria e a veia renal ligadas. (2) O rim transplantado é colocado na fossa ilíaca. (3) A artéria renal do rim doado é suturada à artéria ilíaca e a veia renal é suturada à veia ilíaca. (4) O ureter do rim doado é suturado à bexiga ou ao ureter do cliente.

## BOXE 27.11 — Rejeição e infecção de transplante renal.

A falência e a rejeição do enxerto renal podem ocorrer imediatamente (hiperaguda), nas 2 primeiras semanas, ou depois disso. A falência é potencialmente reversível (aguda) ou o rim transplantado pode ir perdendo função de maneira constante após muitos anos (crônico). Não é incomum que a rejeição ocorra durante o primeiro ano do transplante.

### Detecção da rejeição
A ultrassonografia pode ser usada para detectar aumento do rim; biopsia renal percutânea (mais confiável) e técnicas radiográficas são usadas para avaliar a rejeição do transplante. Se o corpo rejeitar o rim transplantado, o cliente precisa retornar à diálise. O rim rejeitado pode não ser removido, dependendo do risco de infecção caso o rim permaneça implantado.

### Potencial de infecção
Em torno de 75% dos receptores de transplante renal apresentam pelo menos um episódio de infecção no primeiro ano após o transplante devido à terapia imunossupressora. Os imunossupressores do passado tornavam os receptores de transplante mais vulneráveis às infecções oportunistas (candidíase, citomegalovírus, pneumonia por *Pneumocystis*) e causadas por outros fungos, protozoários ou vírus relativamente não patogênicos, as quais podem ser um grande perigo. A terapia com ciclosporina tem reduzido a incidência de infecções oportunistas, pois exerce seus efeitos de maneira seletiva, poupando as células T que protegem o cliente de infecções potencialmente fatais. Além disso, a terapia combinada imunossupressora e a melhora do cuidado clínico resultaram taxas de sobrevida em 1 ano próximas a 100% e de sobrevida do enxerto de mais de 90%. As infecções, entretanto, continuam sendo a principal causa de morte ocorrida em todas as fases do recipiente de transplante renal (Danovitch, 2005).

---

## Prevenção de infecção
O cliente é monitorado com atenção quanto à infecção devido a suscetibilidade a comprometimento da cicatrização e infecção relacionadas com a terapia imunossupressora, além de complicações de insuficiência renal. As manifestações clínicas de infecção incluem calafrios, febre, taquicardia e taquipneia, bem como aumento ou diminuição dos leucócitos (leucocitose ou leucopenia).

A infecção pode ser introduzida pelo trato urinário, trato respiratório, local cirúrgico ou outras fontes. As culturas de urina são realizadas com frequência devido à alta incidência de bacteriúria durante os estágios iniciais e tardios do transplante. Todo tipo de drenagem da ferida deve ser encarado como uma potencial fonte de infecção, pois a drenagem é um excelente meio de cultura para bactérias. As pontas do cateter e dos drenos devem ser cortadas com tesouras estéreis, colocadas em um frasco estéril e enviadas para laboratório para realização de cultura.

A enfermeira garante a proteção do cliente contra a exposição à infecção hospitalar, pelos visitantes e por outros clientes com infecções ativas. A higiene das mãos de quem entra em contato com o cliente é fundamental.

## Monitoramento da função urinária
Na maioria das vezes, o rim de um doador vivo parente do cliente começa a funcionar imediatamente após a cirurgia, podendo produzir grandes quantidades de urina diluída. O rim de um doador cadáver pode passar por necrose tubular aguda e, portanto, pode não funcionar por 2 ou 3 semanas, período durante o qual anúria, oligúria ou poliúria podem se desenvolver. Durante esse estágio, o cliente pode apresentar alterações importantes no estado hídrico e eletrolítico. Portanto, deve ser implementado o monitoramento cuidadoso do débito urinário por hora. Líquidos IV são administrados com base no volume de urina e níveis séricos de eletrólitos e de acordo com o prescrito pelo médico. A hemodiálise pode ser necessária no pós-operatório para manter a homeostase até que o rim transplantado esteja funcionando bem.

## Abordagem das preocupações psicológicas
A rejeição do rim transplantado continua sendo uma questão de grande preocupação para o cliente, seus familiares e a equipe médica. O medo de rejeição do rim e as complicações da terapia imunossupressora, as quais incluem síndrome de Cushing, diabetes, fragilidade capilar, osteoporose, glaucoma, catarata, acne e nefrotoxicidade, exercem grande estresse psicológico sobre o cliente. Ansiedade e incertezas sobre o futuro e ajustes pós-transplante difíceis são, muitas vezes, fontes de estresse para o cliente e seus familiares.

Uma importante função de enfermagem é avaliar o estresse e o enfrentamento do cliente. A enfermeira avalia, em cada visita, se o cliente e sua família têm estratégias de enfrentamento efetivas e se o cliente aderiu ao regime medicamentoso prescrito. Se indicado ou necessário, a enfermeira encaminha o cliente para terapia.

## Monitoramento e manejo das complicações potenciais
O cliente submetido a transplante renal corre o mesmo risco de desenvolvimento associado a qualquer procedimento cirúrgico. Além disso, a condição física do cliente pode estar comprometida pelas complicações associadas à insuficiência renal crônica e ao seu tratamento. Portanto, a avaliação cuidadosa das complicações relacionadas com a insuficiência renal e o uso de corticosteroides, como cicatrização retardada da ferida, são aspectos importantes do cuidado de enfermagem.

A ulceração GI e o sangramento induzido por corticosteroides podem ocorrer. A colonização fúngica do trato GI, especialmente da boca, e da bexiga urinária, pode ocorrer secundariamente à terapia com corticosteroide e antibiótico. O monitoramento atento do cliente e a notificação do médico sobre a ocorrência dessas complicações são importantes intervenções de enfermagem. Além disso, o cliente é monitorado quanto a sinais e sintomas de insuficiência suprarrenal se o tratamento incluiu o uso de corticosteroides.

## Orientação aos clientes sobre autocuidado
A enfermeira acompanha o cliente e seus familiares para se certificar de que eles entenderam a necessidade de continuar a terapia imunossupressora conforme a prescrição. Além disso, o cliente e sua família são orientados a avaliar e relatar sinais e sintomas de rejeição do transplante, infecção ou efeitos adversos significativos do regime imunossupressor. Tais efeitos incluem diminuição do débito urinário, ganho de peso, mal-estar,

febre, angústia respiratória, hipersensibilidade sobre a área do rim transplantado, ansiedade, depressão, mudanças dos hábitos alimentares, do consumo de etanol e outros, além de alterações na PA. O cliente é orientado a informar aos outros profissionais (como o dentista) sobre o transplante renal e uso de agentes imunossupressores.

### Continuidade do cuidado

O acompanhamento realizado pela equipe do transplante é uma necessidade para o resto da vida. Instruções verbais e por escrito individuais são fornecidas acerca da dieta, medicamentos, líquidos, ganho de peso, medidas diárias da urina, manejo da ingestão e do débito, prevenção de infecção, retomada das atividades e impedimento da prática de esportes de contato, nos quais o rim transplantado pode ser lesado. A doença cardiovascular é a principal causa de mortalidade e de morbidade após o transplante devido, em parte, ao avanço da idade dos clientes transplantados.

A malignidade se desenvolve com mais frequência em clientes que recebem imunossupressores a longo prazo. Clientes pós-transplante correm risco de câncer de pele; o risco de melanoma maligno é até 8 vezes mais alto, e o de carcinoma espinocelular, até 250 vezes mais alto do que na população em geral (Feuerstein e Geller, 2008). O cliente é lembrado da importância das atividades que promovem a saúde, como uso de filtro solar e avaliações de saúde, tais como exames ginecológicos preventivos, mamografia, colonoscopia e autoexame das mamas e dos testículos, conforme o apropriado.[2]

## TRAUMA RENAL

Os rins são protegidos pelo gradil costal e pela musculatura da coluna vertebral posteriormente e por um coxim de parede abdominal e vísceras anteriormente; são altamente móveis e fixados apenas no pedículo renal (tronco formado por vasos sanguíneos renais e pelo ureter). Com a lesão traumática, os rins podem ser impelidos contra as costelas inferiores, resultando em contusão e ruptura. O trauma renal acontece em cerca de 10% das lesões abdominais, sendo que 90% dos traumas renais são decorrentes de lesão não penetrante. A enfermeira deve suspeitar de lesão renal quando o cliente se apresenta com ferida abdominal ou feridas penetrantes nas costas ou no flanco; até 80% dos clientes com trauma renal apresentam lesões associadas de outros órgãos internos (Perrin, 2009).

As lesões podem ser fechadas (colisões de automóveis ou motocicletas, quedas, lesões atléticas, agressões) ou penetrantes (perfuração por arma de fogo, perfuração de arma branca). O trauma renal fechado é responsável por 80 a 90% de todas as lesões renais; já o trauma renal penetrante, pelos restantes 10% a 20% (McQuillan, Makic e Whalen, 2009). O trauma renal fechado é classificado em quatro grupos:

- *Contusão*: hematomas ou hemorragias sob a cápsula renal; cápsula e sistema coletor intactos
- *Laceração pequena*: ruptura superficial do córtex; medula renal e sistema coletor não envolvidos

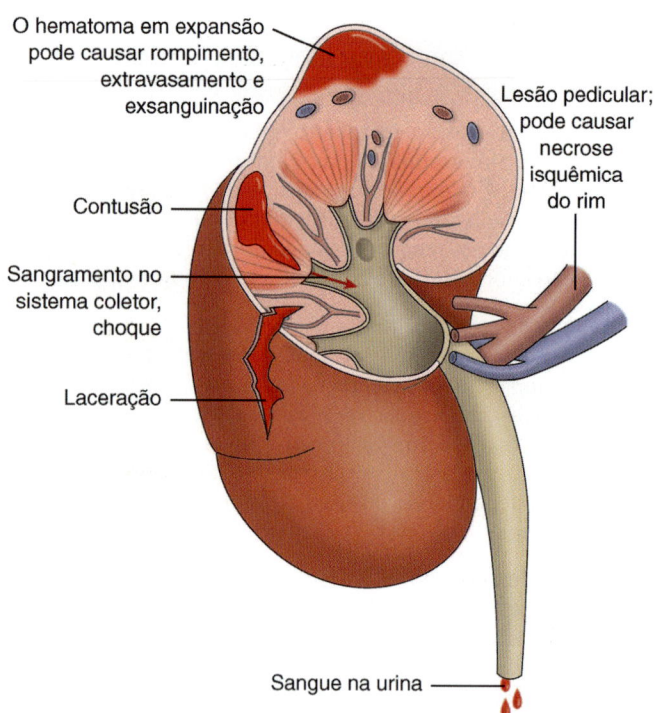

**Figura 27.9** Tipos e efeitos fisiopatológicos das lesões renais: contusões, lacerações, rupturas e lesões de pedículo.

- *Laceração grande*: rompimento do parênquima que se estende para o córtex e a medula, envolvendo, possivelmente, o sistema coletor
- *Lesão vascular*: lacerações da artéria e veia renal.

As lesões renais mais comuns são as contusões, lacerações, rupturas e lesões do pedículo renal ou pequenas lacerações internas no rim (Figura 27.9). Os rins recebem metade do fluxo sanguíneo da aorta abdominal; portanto, mesmo uma pequena laceração renal pode produzir grande hemorragia. A enfermeira deve considerar hemorragia quando existe hematúria macroscópica ou microscópica com PA inferior a 90 mmHg (McQuillan et al., 2009).

### Manifestações clínicas e avaliação

As manifestações clínicas da lesão renal incluem dor, cólica renal (devido aos fragmentos ou coágulos sanguíneos que obstruem o sistema coletor), hematúria, presença de massa ou edema no flanco, equimose e lacerações ou feridas no flanco ou região lateral do abdome. Ao mesmo tempo que a hematúria é a manifestação mais comum de trauma renal, não existe relação entre o grau de hematúria e o grau da lesão.

A enfermeira avalia a equimose sobre o flanco (sinal de Grey-Turner) e a área periumbilical (sinal de Cullen), bem como hipersensibilidade no flanco à palpação e hematúria macroscópica (Figura 27.10).

### Alerta de enfermagem

*O sinal de Grey-Turner e o de Cullen são associados a sangramentos retroperitoneais.*

---

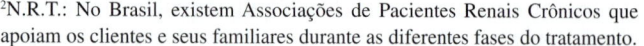
[2] N.R.T.: No Brasil, existem Associações de Pacientes Renais Crônicos que apoiam os clientes e seus familiares durante as diferentes fases do tratamento.

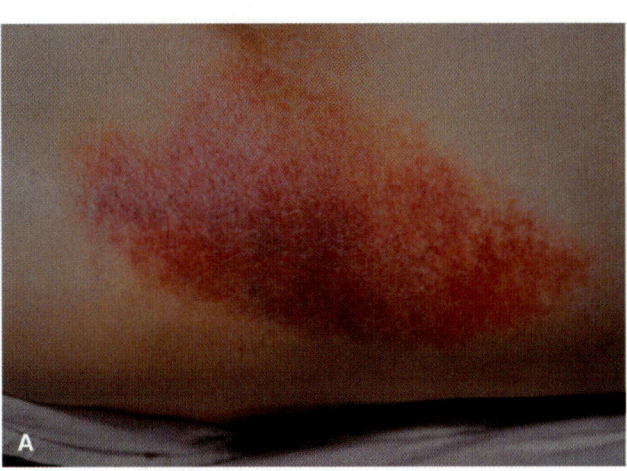
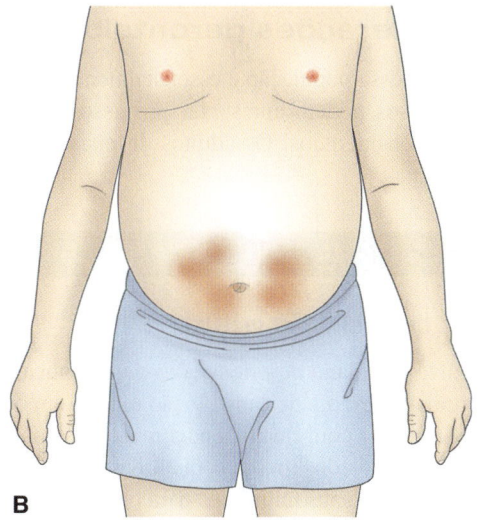

Figura 27.10 Equimose com trauma renal. (**A**) Sinal de Grey-Turner. (**B**) Sinal de Cullen. De Berg, D., & Worzala, K. (2006). *Atlas of adult physical diagnosis*. Philadelphia: Lippincott Williams & Wilkins.

Pode ocorrer hematúria microscópica, portanto, a avaliação da hemoglobina e do hematócrito é essencial. A TC do abdome pode ser feita para avaliar trauma penetrante. Ar livre, lesão do rim ou objeto penetrante é avaliado. Todo cliente com hematúria macroscópica provavelmente requer cirurgia (Perrin, 2009).

## Manejo clínico e de enfermagem

Os objetivos do manejo dos clientes com trauma renal são controlar a hemorragia e a dor, evitar infecção, preservar e restaurar a função renal. O cliente é monitorado quanto a oligúria e sinais de choque hemorrágico, pois a lesão pedicular ou laceração renal pode levar à rápida exsanguinação e morte. Um hematoma em expansão pode causar ruptura da cápsula renal. A presença de massa palpável no flanco ou abdome com hipersensibilidade local, edema e equimose sugere hemorragia renal. A área da massa original pode ser delimitada com uma caneta de modo que o examinador possa avaliar as alterações.

Muitas vezes, o trauma renal está associado à lesão dos outros órgãos próximos; por isso, o cliente é avaliado quanto à presença de abrasões cutâneas, lacerações e feridas de entrada e saída nas regiões superior do abdome e inferior do tórax, pois podem ter relação com o trauma renal. O trauma do rim direito pode estar associado à lesão hepática, ao passo que o trauma do rim esquerdo pode envolver lesão do baço. Em casos raros, o dano da glândula suprarrenal pode resultar em insuficiência suprarrenal e morte. A enfermeira deve considerar a insuficiência suprarrenal quando o cliente que recebe tratamento contra choque não responde à administração de líquidos (McQuillan *et al.*, 2009).

Em caso de contusão renal, a cicatrização é possível apenas com as medidas conservadoras. Se o cliente revela hematúria microscópica e urografia IV normal, o repouso no leito permite que a contusão se resolva com o tempo (Perrin, 2009), sendo possível o tratamento ambulatorial. Se hematúria macroscópica ou pequena laceração estiverem presentes, o cliente é hospitalizado e mantido em repouso no leito até que a hematúria cesse. Medicamentos antimicrobianos podem ser prescritos para evitar infecção decorrente do hematoma perirrenal ou urinoma (cisto contendo urina). Os clientes com hematomas retroperitoneais podem desenvolver febre de grau baixo, conforme a absorção do coágulo ocorre.

### Manejo cirúrgico

No trauma renal, toda mudança repentina na condição do cliente sugere hemorragia e requer rápida intervenção cirúrgica em até 12 h para restabelecer o fluxo sanguíneo para o rim isquêmico (Perrin, 2009). Muitas vezes, o cliente está em choque e requer reposição volêmica agressiva. É possível que a remoção do rim danificado seja necessária (nefrectomia).

As complicações pós-operatórias precoces (em 6 meses) incluem novo sangramento, formação de abscesso perinefrítico, sepse, extravasamento de urina e formação de fístula. Outras complicações englobam formação de cálculos, infecção ou abscesso, cistos, pielonefrite crônica, aneurismas vasculares e perda da função renal. A hipertensão pode ser uma complicação de qualquer cirurgia renal, porém, em geral, é uma complicação tardia da lesão renal.

O cliente submetido à cirurgia recebe instruções sobre o cuidado com a incisão e a importância da ingestão hídrica adequada. Além disso, são fornecidas orientações sobre as alterações que devem ser relatadas ao médico, como febre, hematúria, dor no flanco e sinais e sintomas de diminuição da função renal. As orientações para gradativamente aumentar as atividades, levantamento de peso e dirigir também são oferecidas de acordo com a prescrição do médico.

O acompanhamento de enfermagem inclui monitoramento da PA para detectar hipertensão e recomendação para o cliente restringir as atividades por cerca de 1 mês após o trauma para minimizar a incidência de sangramento secundário ou tardio. O cliente deve ser instruído a agendar avaliações de acompanhamento periódicas da função renal (depuração de creatinina, análise da ureia e creatinina séricas). Se uma nefrectomia foi necessária, o cliente é recomendado a usar um cartão com identificação médica.

### Considerações gerontológicas

O cuidado com essa população é essencialmente o mesmo, no entanto, os idosos podem apresentar processos crônicos que precisam ser considerados. Os adultos de mais idade muitas vezes apresentam taxa de mortalidade mais elevada após uma lesão traumática do que adultos jovens, inclusive de alterações nos sistemas cardíaco e pulmonar que reduzem a reserva fisiológica necessária para responder ao choque e hipoxia (Kaplow e Hardin, 2007; Perrin, 2009).

## Revisão do capítulo

### Exercícios de avaliação crítica

1. Desenvolva um plano de orientações para explicar os diferentes tipos de terapia de substituição renal a um cliente de 50 anos de idade com insuficiência renal secundária a diabetes mal controlado. Inclua o nível de envolvimento por parte do cliente e seus familiares para obtenção do autocuidado necessário. Como você modificaria a abordagem se o cliente parece desatento?
2. Uma mulher casada, de 45 anos de idade e com 3 filhos adolescentes visita o departamento de nefrologia para discutir as opções de tratamento de seu caso de DRET. Sua irmã gêmea saudável quer lhe doar um rim e os relatórios preliminares mostram que a compatibilidade é possível. A cliente afirma que não quer que sua irmã passe pelo processo de doação renal se a diálise for possível. Identifique os prós e os contras dos desejos dessa cliente com base nas evidências atuais sobre os resultados da diálise em comparação aos do transplante renal.
3. Você está cuidando de uma mulher de 35 anos de idade que se encontra na emergência após um acidente de carro. Ela se queixa de forte dor no flanco esquerdo. Identifique as possíveis causas da dor e os exames laboratoriais que seriam indicados. Qual avaliação e intervenções de enfermagem você faria nesse momento? Quais explicações você daria à cliente enquanto espera os resultados dos exames laboratoriais?

### Questões objetivas

1. Qual dos seguintes achados da avaliação a enfermeira prevê no cliente com IRA?
   A. Hipomagnesemia
   B. Hipercalcemia
   C. Hiperpotassemia
   D. Hipercloremia
2. Ao cuidar de um cliente com insuficiência renal crônica, a enfermeira o orienta a cuidar da dieta evitando qual dos seguintes alimentos?
   A. Vegetais folhosos verdes e cítricos
   B. Maçãs e peras
   C. Proteínas de alto valor biológico
   D. Produtos que contenham aveia, trigo e centeio
3. A enfermeira identifica que o cliente é capaz de reconhecer os sinais e sintomas de rejeição do transplante renal quando o cliente afirmar que vai monitorar:
   A. Frêmito e ruído sobre a fístula
   B. Ganho de peso e febre
   C. Palpitações e sede
   D. Dor no flanco e piúria
4. Ao planejar o cuidado de um cliente com trauma renal, a enfermeira notifica o médico imediatamente quando:
   A. Houver resultados laboratoriais de hematúria microscópica
   B. Ocorrer taquicardia e hipotensão
   C. O cliente estiver chateado e choroso
   D. Uma cicatriz for observada no flanco esquerdo do cliente
5. Qual das seguintes alternativas reflete as orientações adequadas para evitar que o cliente portador de síndrome nefrótica desenvolva complicações a longo prazo?
   A. Observar colúria e acolia
   B. Urinar a cada 2 h
   C. Evitar dirigir à noite
   D. Minimizar a ingestão de gorduras saturadas

## Bibliografia e leitura sugerida

A bibliografia e a leitura sugerida para este capítulo estão disponíveis no GEN-IO: http://gen-io.grupogen.com.br/gen-io/.

# CAPÍTULO 28

SUSANNE A. QUALLICH
MICHELLE J. LAJINESS

# Manejo de Enfermagem | Distúrbios Urinários

## Objetivos de estudo

**Após ler este capítulo, você será capaz de:**

1. Reconhecer os fatores que contribuem para as infecções do trato urinário (ITU) superior e inferior
2. Descrever o manejo da enfermagem ao cliente com ITU
3. Diferenciar os diversos padrões de micção disfuncional adulta
4. Desenvolver um plano de orientação para o cliente com incontinência urinária mista (de urgência e esforço)
5. Identificar as potenciais causas de uma obstrução do trato urinário e o manejo do cliente com essa condição
6. Desenvolver um plano de aprendizado para o cliente submetido a tratamento de cálculo renal
7. Discutir as opções disponíveis para o manejo dos cânceres no trato urinário
8. Identificar questões relevantes ao manejo inicial do trauma do trato urinário
9. Reconhecer questões importantes para o autocuidado do cliente com derivação urinária.

---

O sistema urinário é responsável pelo fornecimento de uma rota de drenagem da urina produzida pelos rins. É preciso que a enfermeira conheça anatomia, fisiologia, exames diagnósticos, cuidado de enfermagem e reabilitação de clientes que apresentem os diferentes processos fisiopatológicos que interferem no sistema urinário. Este capítulo apresenta a assistência de enfermagem aos clientes com problemas no trato urinário.

## INFECÇÕES DO TRATO URINÁRIO

As infecções do trato urinário (ITU) são causadas por microrganismos patogênicos presentes no trato urinário (o trato urinário é estéril acima da uretra). As ITU inferiores de natureza bacteriana incluem **cistite** (inflamação da bexiga), **prostatite** (inflamação da próstata) e **uretrite** (inflamação da uretra). Etiologias não bacterianas agudas ou crônicas de inflamação em qualquer uma dessas áreas podem resultar em diagnósticos errôneos de infecções bacterianas. As ITU superiores são muito menos comuns e englobam a **pielonefrite** aguda e crônica (inflamação do rim e da pelve renal), a nefrite intersticial (inflamação dos espaços entre os túbulos renais) e os abscessos renais (acúmulo localizado de pus no rim, formando uma cavidade). As ITU superiores e inferiores são, ainda, classificadas como complicadas e não complicadas, dependendo de outras condições relacionadas com o cliente (Boxe 28.1) (p. ex., se a ITU é recorrente e a duração da infecção). A maioria das ITU sem complicação é adquirida na comunidade, enquanto as ITU complicadas geralmente acometem pessoas com anormalidades urológicas ou comorbidades como diabetes ou cateterismo vesical recente.

ITU é a segunda razão mais frequente pela qual os clientes buscam assistência médica (Porth e Matfin, 2009). A maioria dos casos afeta as mulheres. O trato urinário é o local mais afetado de infecção nosocomial. A causa da maioria dessas ITU adquiridas no hospital é a instrumentação ou o cateterismo do trato urinário. Além do alto custo direto do tratamento das ITU, os clientes sofrem os custos indiretos associados ao tempo afastado do trabalho e ao impacto negativo sobre o estilo de vida.

### Infecções do trato urinário inferior

#### Fisiopatologia

Para que a infecção ocorra, as bactérias precisam ter acesso à bexiga, se fixar e colonizar o epitélio do trato urinário, escapar dos mecanismos de defesa do hospedeiro e iniciar a inflamação. Muitas ITU decorrem de microrganismos fecais que ascendem do períneo à uretra e bexiga e, depois, aderem às superfícies mucosas.

> **BOXE 28.1** **Classificação das infecções do trato urinário.**
>
> As infecções do trato urinário (ITU) são classificadas de acordo com a localização: no trato urinário inferior (que inclui a bexiga e as estruturas abaixo da bexiga) ou no trato urinário superior (que engloba os rins e os ureteres). Também podem ser classificadas como complicadas e não complicadas.
>
> **ITU inferior**
> Cistite, prostatite, uretrite
>
> **ITU superior**
> Pielonefrite aguda, pielonefrite crônica, abscessos renais, nefrite intersticial, abscessos perirrenais
>
> **ITU superior ou inferior sem complicação**
> Infecção adquirida na comunidade; comum em mulheres jovens e, normalmente, não é recorrente
>
> **ITU superior ou inferior complicada**
> Muitas vezes, nosocomial (adquirida no hospital) e relacionada com cateterismo vesical; se desenvolve em clientes com problemas urológicos, mulheres grávidas, clientes imunossuprimidos, portadores de diabetes melito e obstruções, sendo, muitas vezes, recorrente

## Invasão bacteriana do trato urinário

Por meio da intensificação da esfoliação lenta normal das células epiteliais da bexiga (resultando em remoção bacteriana), a bexiga é capaz de eliminar até mesmo grandes quantidades de bactérias. A glicosaminoglicana (GAG), uma proteína hidrofílica, normalmente exerce efeito protetor não aderente contra várias bactérias por meio da atração de moléculas de água e formação de uma barreira de água que atua como camada de defesa entre a bexiga e a urina. Alguns agentes (ciclamato, sacarina, aspartame e metabólitos do triptofano) podem comprometer a GAG. A flora bacteriana normal da vagina e da uretra também interfere na aderência de *Escherichia coli*.

## Refluxo

A obstrução ao fluxo livre de urina é um problema conhecido como **refluxo uretrovesical**, o qual consiste no fluxo retrógrado de urina da uretra para a bexiga (Figura 28.1). Com tosse, espirro e esforço, a pressão na bexiga se eleva, o que pode forçar a urina da bexiga para a uretra. Quando a pressão retorna ao normal, a urina flui de volta para a bexiga, levando consigo bactérias provenientes das porções anteriores da uretra. O refluxo uretrovesical também é causado por disfunção do colo vesical ou da uretra. O ângulo uretrovesical e a pressão de fechamento da uretra podem ser alterados pela menopausa, aumentando a incidência de infecção nas mulheres após a menopausa.

O **refluxo ureterovesical** ou **vesicoureteral** se refere ao fluxo retrógrado de urina da bexiga para um ou ambos os ureteres (Figura 28.1). Os ureteres penetram na parede vesical de modo que a musculatura da bexiga comprime uma pequena porção do ureter durante a micção normal. Quando a válvula ureterovesical está comprometida por causas congênitas ou anormalidades ureterais, as bactérias podem chegar aos rins (Porth e Matfin, 2009).

## Bactérias uropatogênicas

Em geral, **bacteriúria** é definida como mais de $10^5$ colônias de bactéria por mililitro de urina, o que distingue a bacteriúria verdadeira de contaminação, além de ser um critério importante de infecção (Porth e Matfin, 2009). Uma vez que as amostras de urina (sobretudo de mulheres) são, com frequência, contaminadas por bactérias normalmente presentes na área da uretra, a contagem bacteriana excedente a $10^5$ colônias/m$\ell$ de urina de jato médio constitui a medida que distingue a bacteriúria verdadeira da bacteriúria de baixa contagem (contaminação). Em homens, a contaminação da amostra de urina coletada ocorre com menos frequência. Os microrganismos mais constantemente responsáveis pelas ITU são aqueles normalmente encontrados no trato gastrintestinal (GI) inferior. Em um estudo de larga escala feito com os tipos e a prevalência de microrganismos em clientes com ITU tanto na comunidade quanto no hospital, a *E. coli* foi responsável por 54,7% das ITU (Porth e Matfin, 2009).

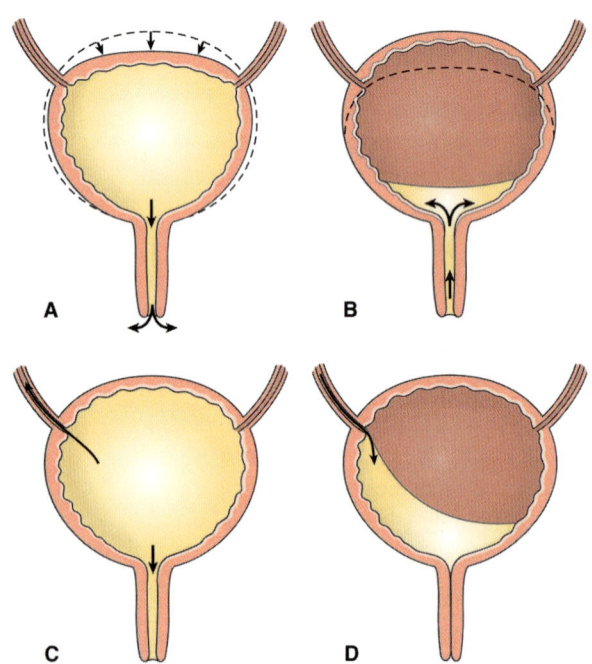

Figura 28.1 Refluxos uretrovesical e ureterovesical podem causar infecção do trato urinário. Refluxo uretrovesical: com a tosse e o esforço, a pressão na bexiga se eleva, o que pode forçar a urina da bexiga para a uretra. (**A**) Quando a pressão na bexiga retorna ao normal, a urina flui de volta à bexiga (**B**), o que introduz bactérias da uretra na bexiga. Refluxo ureterovesical: com a falha da válvula ureterovesical, a urina se move para cima nos ureteres durante a micção (**C**) e flui para a bexiga quando a micção cessa. (**D**) Isso evita o esvaziamento completo da bexiga e também leva a estase urinária e contaminação dos ureteres por urina carregada de bactérias.

## Vias de infecção

As bactérias entram no trato urinário de três maneiras bem reconhecidas: pela via transuretral (infecção ascendente), pela corrente sanguínea (disseminação hematogênica) e por meio de fístula (extensão direta). A via mais comum de infecção é a transuretral, na qual as bactérias (muitas vezes de contaminação fecal) colonizam a área periuretral e, subsequentemente, penetram na bexiga através da uretra. Nas mulheres, a uretra curta oferece pouca resistência (Porth e Matfin, 2009). A relação sexual ou a massagem da uretra força as bactérias para cima, chegando à bexiga, por isso a incidência mais alta de ITU em mulheres sexualmente ativas.

## Fatores de risco

Inúmeros mecanismos mantêm a esterilidade da bexiga: a barreira física da uretra, o fluxo de urina, a competência da junção ureterovesical, as várias enzimas antibacterianas e anticorpos e os efeitos antiaderentes mediados pelas células da mucosa da bexiga. Anormalidades ou disfunções nesses mecanismos são fatores de risco contribuintes para ITU inferior (Boxe 28.2).

Mulheres grávidas devem ser rastreadas quanto à bacteriúria assintomática, pois no período gestacional fatores mecânicos e hormonais contribuem para mudanças no trato urinário materno; nesse período, a urina é mais rica em nutrientes e vitaminas, o que propicia um meio de cultura para o crescimento bacteriano.

## Manifestações clínicas e avaliação

### Sinais e sintomas

Diversos sinais e sintomas são associados à ITU, porém cerca da metade de todos os clientes com bacteriúria não apresenta sintomas. Sinais e sintomas de ITU inferior e sem complicação incluem **disúria** (dor ou dificuldade ao urinar), queimação ao urinar, **polaciuria**, urgência, **noctúria** (micção excessiva à noite), incontinência e dor pélvica ou suprapúbica. Hematúria (urina sanguinolenta) e lombalgia também podem ocorrer (Bickley, 2009). Em idosos, esses sintomas são menos comuns.

#### Alerta de enfermagem
*Clientes idosos muitas vezes não apresentam os sintomas típicos de ITU e sepse. Embora polaciuria, urgência e disúria possam ocorrer, sintomas manifestações inespecíficas, como letargia, anorexia, a incontinência de aparecimento recente, hiperventilação e febre baixa, podem ser os únicos indícios.*

Nos clientes com ITU complicada, como aqueles em uso de cateter vesical de demora, as manifestações podem variar de bacteriúria assintomática a sepse gram-negativa com choque. ITU complicadas muitas vezes são decorrentes de microrganismos resistentes a antibióticos: os clientes apresentam resposta mais baixa ao tratamento e a infecção tende a recorrer. Muitos clientes com ITU associada a cateter vesical são assintomáticos; no entanto, todo cliente com cateter vesical que repentinamente desenvolve sinais e sintomas de choque séptico deve ser avaliado quanto a **urossepse**. Os rins recebem em torno de 25% do débito cardíaco a cada minuto. Quando o cliente tem pielonefrite, a infecção é no parênquima renal, podendo migrar do rim para a corrente sanguínea, o que é chamado de *bacteriemia*. *Septicemia* é a síndrome clínica relacionada com bacteriemia que resulta em vasodilatação, permeabilidade microvascular e resposta inflamatória extensa. As enfermeiras devem estar atentas aos sinais e sintomas de urossepse, inclusive hipotermia ou hipertermia, taquicardia, taquipneia, leucocitose ou leucopenia e mais de 10% de formas imaturas (bastões são neutrófilos imaturos que contêm um núcleo, indicando infecção). Em circunstâncias normais, apenas 1 a 3% dos neutrófilos são bastões (Fishbach e Dunning, 2009). O Capítulo 54 apresenta mais discussões sobre sepse e choque séptico.

### Exames diagnósticos

Os resultados de vários exames, como culturas de urina e antibiogramas, ajudam a confirmar o diagnóstico de ITU. Na ITU sem complicação, as cepas das bactérias determinam o antibiótico de escolha. As culturas de urina são úteis para documentar ITU e identificar o microrganismo específico presente. ITU e sepse subsequente podem ocorrer com contagens de colônia bacteriana inferiores. Cerca de 1/3 das mulheres com sintomas de infecções agudas revelam resultados negativos na cultura de urina de jato médio, podendo não ser tratadas se o valor $10^5$ de unidades formadoras de colônias (UFC)/m$\ell$ for usado como o único critério de infecção. A presença de qualquer bactéria em amostras obtidas por cateterismo (inserção de um cateter na bexiga urinária) é considerada indicativo de infecção.

Os grupos de clientes a seguir podem precisar de culturas urinárias quando existe bacteriúria:

- Todos os homens (devido à possibilidade de anormalidades estruturais e funcionais)
- Mulheres com história de função imune comprometida ou problemas renais

---

**BOXE 28.2 — Fatores de risco de infecção do trato urinário.**

- Incapacidade ou insuficiência no esvaziamento total da bexiga
- Obstrução do fluxo urinário:
  Anormalidades congênitas
  Estenoses uretrais
  Contratura do colo vesical
  Tumores na bexiga
  Cálculos nos ureteres ou rins
  Compressão dos ureteres
  Anormalidades neurológicas
- Diminuição das defesas naturais do hospedeiro ou imunossupressão
- Instrumentação do trato urinário (como cateterismo, procedimentos citoscópicos)
- Inflamação ou abrasão da mucosa uretral
- Condições clínicas contribuintes:
  Diabetes melito (a elevação dos níveis de glicose presente na urina cria um ambiente propício para infecção no trato urinário)
  Gravidez
  Distúrbios neurológicos
  Gota
  Padrão de eliminação urinária alterado causado pelo esvaziamento incompleto da bexiga e estase urinária

## BOXE 28.3 Orientações ao cliente.

### Prevenção de infecções urinárias recorrentes

**Higiene**

- Banho de chuveiro em vez de banheira, pois as bactérias na água da banheira podem penetrar na uretra
- Após defecar, limpe o períneo e o meato da uretra de frente para trás. Isso ajuda a reduzir as concentrações de patógenos na abertura da uretra e, no caso das mulheres, na abertura da vagina

**Ingestão de líquido**

- Beba muito líquido diariamente para auxiliar na eliminação das bactérias
- Evite café, chá, bebidas tipo coca-cola, álcool e outros líquidos irritantes ao trato urinário

**Hábitos de micção**

- Urine a cada 2 ou 3 h durante o dia e esvazie completamente a bexiga. Isso evita a distensão excessiva da bexiga e o comprometimento do suprimento sanguíneo para a parede vesical; ambos predispõem o cliente à ITU. As precauções específicas para as mulheres incluem urinar imediatamente após a relação sexual

**Tratamento**

- Administre as medicações *exatamente* conforme o prescrito
- Se as bactérias continuarem a aparecer na urina, terapia antimicrobiana a longo prazo pode ser necessária para evitar a colonização da área periuretral e a recorrência da infecção
- Horários especiais de administração devem ser necessários
- Em caso de infecções recorrentes, considere a acidificação da urina por ácido ascórbico (vitamina C), 1.000 mg/dia, ou suco de frutas cítricas
- Se prescrito, teste a urina quanto à presença de bactérias seguindo as instruções do fabricante ou do médico
- Notifique o médico se ocorrer febre ou se os sinais e sintomas persistirem
- Consulte o médico regularmente para acompanhar o processo

---

- Clientes com diabetes melito
- Clientes submetidos a instrumentação recente (incluindo cateterismo) do trato urinário
- Clientes recentemente hospitalizados ou que residem em casas de repouso
- Clientes com sintomas persistentes ou prolongados
- Clientes com três ou mais ITU no último ano
- Mulheres grávidas
- Mulheres após a menopausa.

O exame urinário realizado com tiras reagentes muitas vezes inclui a contagem de linfócitos, conhecida como *teste da esterase leucocitária*, e o teste de nitrito (teste de redução do nitrato pelo método colorimétrico de Griess). Se o teste da esterase leucocitária for positivo, assume-se que o cliente apresenta piúria (pus na urina), já que a esterase é uma enzima liberada por leucócitos; suspeita-se de ITU, a qual deve ser tratada. O teste de redução do nitrato é considerado positivo se bactérias que reduzem os nitratos urinários normais em nitritos estiverem presentes.

Os exames para detecção de infecções sexualmente transmissíveis (IST) podem ser realizados (ver Capítulo 35), pois a uretrite aguda causada por microrganismos sexualmente transmissíveis ou a vaginite aguda podem ser responsáveis por sintomas similares àqueles da ITU.

Exames de imagem são raramente indicados na avaliação de ITU, exceto em caso de suspeita de problemas anatômicos ou patologia adicional, como litíase renal (formação de cálculos) ou fístula (uma via ou passagem anormal).

## Manejo clínico e de enfermagem

O manejo das ITU tipicamente envolve terapia farmacológica e orientação do cliente. A enfermeira orienta o cliente quanto a regimes medicamentosos e medidas de prevenção de infecção (Boxe 28.3).

### Farmacoterapia inicial

O medicamento ideal para o tratamento de ITU é um agente antibacteriano que erradique as bactérias do trato urinário com poucos efeitos sobre as floras vaginal e GI, minimizando a incidência de infecções vaginais por fungos.[1] (A vaginite fúngica acomete aproximadamente 25% das clientes tratadas com agentes antimicrobianos que afetam a flora vaginal, causam mais sintomas e o tratamento é, desse modo, mais difícil e mais custoso que a ITU.) O agente antibacteriano deve ser acessível, exercer poucos efeitos adversos e produzir baixa resistência nos microrganismos-alvo. Uma vez que o agente causal na ITU inicial sem complicação é mais provavelmente a *E. coli* ou outro da flora fecal, o antibiótico deve ser efetivo contra esses microrganismos.

Vários regimes de tratamento obtêm sucesso no tratamento das ITU inferiores sem complicação em mulheres: regimes de administração em dose única, de tempo curto (3 a 4 dias) ou de 7 a 10 dias. A tendência é de um curso mais curto da antibioticoterapia contra ITU sem complicação, pois na maioria dos casos a infecção é erradicada após 3 dias de tratamento (Zonderman e Doyle, 2006). A fenazopiridina, um analgésico urinário, pode ser prescrita para aliviar o desconforto associado à infecção (Zonderman e Doyle, 2006). Os clientes devem ser informados de que a urina vai se tornar laranja devido à medicação. Independentemente do regime prescrito, o cliente é instruído a administrar todas as doses prescritas, mesmo que o alívio dos sintomas ocorra prontamente.

Uma fluoroquinolona é a escolha de rotina para a terapia a curto prazo de ITU sem complicação leve a moderada. É constatada alta adesão dos clientes (95,6%) ao regime de 3 dias e alta taxa de erradicação (96,4%) de todos os patógenos. Antes

---

[1]No Brasil, a Resolução RDC nº 20, de 5 de maio de 2011, dispõe sobre o controle de medicamentos à base de substâncias classificadas como antimicrobianas, de uso prescrito, isoladas ou em associação.

de iniciar a fluoroquinolona nos clientes com ITU complicada, o patógeno causal deve ser identificado; a fluoroquinolona é empregada apenas quando os antibióticos genéricos e de custo mais baixo forem provavelmente ineficazes (Zonderman e Doyle, 2006).

A nitrofurantoína não deve ser usada em clientes com insuficiência renal, pois é ineficaz em taxas de filtração glomerular inferiores a 50 m$\ell$/min. e pode causar neuropatia periférica.

Na ITU complicada (*i. e.*, pielonefrite), o tratamento geral de escolha normalmente é feito com uma cefalosporina ou uma combinação de ampicilina/aminoglicosídio; o ideal é que a escolha seja baseada nos resultados da cultura. Clientes hospitalizados podem requerer 7 a 10 dias de medicação para que o tratamento seja eficaz. Medicamentos como ampicilina e amoxicilina podem ser usados, porém a *E. coli* desenvolveu resistência a eles. Devido ao problema de resistência, a fluoroquinolona ciprofloxacino é muitas vezes usada como agente de 1ª linha (Tanagho e McAninch, 2007). Antibioticoterapia por um curso mais longo é indicada para homens, mulheres grávidas e mulheres com pielonefrite e outros tipos de ITU complicada. Às vezes, há necessidade de hospitalização e aplicação IV dos antibióticos.

### Farmacoterapia a longo prazo

Embora o breve tratamento farmacológico das ITU por 3 dias seja, em geral, adequado para mulheres, a infecção recorre em cerca de 20% das mulheres tratadas por conta de ITU sem complicação. As infecções que reaparecem em 2 semanas de terapia se dão porque os organismos da cepa original permanecem na vagina. As recaídas (recorrência da infecção causada pela mesma cepa ou dentro de 2 semanas do término da infecção original) sugerem que a fonte de bacteriúria possa ser o trato urinário superior ou que o tratamento inicial foi inadequado ou administrado por um período muito curto. As infecções recorrentes em homens geralmente resultam da persistência do mesmo microrganismo; avaliações mais específicas e outros tratamentos são indicados.

Se a infecção recorrer após o término da terapia antimicrobiana, outro curso curto (3 a 4 dias) da terapia antimicrobiana de dose total, seguida por uma dose regular na hora de dormir, pode ser prescrito. Além disso, a profilaxia contínua via curso de 4 a 12 meses de antibióticos pode ser considerada, tanto todas as noites quanto em noites alternadas (Tanagho e McAninch, 2007). O uso a longo prazo de agentes antimicrobianos diminui o risco de reinfecção e pode ser indicado em clientes com infecções recorrentes. A escolha do antibiótico se baseia no microrganismo envolvido, nas cepas de ITU prévias e na história de alergia medicamentosa do cliente. O desenvolvimento de resistência microbiana à administração prolongada de antibióticos é sempre uma preocupação, portanto, a enfermeira deve ficar alerta aos sinais e sintomas de ITU mesmo com a administração da terapia antibiótica.

A reinfecção por nova bactéria é a razão de mais de 90% das ITU recorrentes em mulheres. Se a avaliação diagnóstica não revelar anormalidades estruturais no trato urinário, a mulher com ITU recorrentes pode ser instruída a começar o tratamento por ela mesma sempre que os sintomas se manifestarem e entrar em contato com o médico apenas quando os sintomas persistirem, caso ocorra febre e a quantidade de tratamentos superar quatro em um período de 6 meses (Guay, 2009).

Se a recorrência for causada por bactérias persistentes de infecções precedentes, a causa (*i. e.*, cálculo renal, abscesso) precisa ser tratada. Após o tratamento e a esterilização da urina, terapia preventiva com dose baixa (trimetoprima com ou sem sulfametoxazol) administrada toda noite na hora de dormir pode ser prescrita. Por fim, para as mulheres que desenvolvem ITU após a relação sexual, pode ser prescrita a profilaxia pós-coito com dose baixa de antimicrobianos.

O cliente é estimulado a ingerir muito líquido (água é a melhor opção) a fim de promover o fluxo sanguíneo renal e eliminar as bactérias do trato urinário. As evidências atuais sobre a efetividade da ingestão diária de suco de *cranberry* para evitar ITU são inconclusivas (Jepson e Craig, 2008). Clientes que gostam de suco de cranberry podem ser incentivados a incluí-lo na ingestão líquida diária, ajudando a eliminar as bactérias (Dudek, 2006). Irritantes do trato urinário (como café, chá, cítricos, pimentas, refrigerantes e álcool) são evitados.

A dor associada à ITU é rapidamente aliviada assim que a terapia antimicrobiana é iniciada. Agentes analgésicos e a aplicação de calor no períneo ajudam a aliviar a dor e o espasmo. A micção frequente (a cada 2 ou 3 h) é estimulada para esvaziar a bexiga por completo, pois isso pode reduzir de maneira significativa a contagem bacteriana na urina, diminuir a estase urinária e evitar a reinfecção.

### Considerações gerontológicas

A incidência de bacteriúria em idosos difere daquela dos adultos jovens. A bacteriúria aumenta com a idade e a incapacidade, e as mulheres são afetadas com mais frequência que os homens. A ITU é a causa mais comum de sepse bacteriana aguda em clientes com mais de 65 anos de idade, nos quais a sepse gram-negativa demonstra taxa de mortalidade que excede 50%. Os urologistas tratam muitos clientes idosos assintomáticos com bacteriúria, sendo 20% deles mulheres com mais de 65 anos de idade. Nas casas de repouso, até 50% das mulheres apresentam bacteriúria assintomática (Newman e Wein, 2009). Quando cateteres de demora são usados, o risco de ITU cresce de maneira acentuada.

Na maioria da população idosa, anormalidades estruturais secundárias à diminuição do tônus da bexiga e bexiga neurogênica consequente a AVE ou neuropatia autonômica do diabetes podem evitar o esvaziamento completo da bexiga e aumentar o risco de ITU (Newman e Wein, 2009). Muitas vezes, mulheres idosas apresentam esvaziamento incompleto da bexiga e estase urinária. Na ausência de estrogênio, mulheres em fase pós-menopausa são suscetíveis a colonização e adesão maior de bactérias na vagina e uretra. Estrogênio oral ou tópico tem sido usado para restaurar o conteúdo de glicogênio das células epiteliais da vagina e o pH ácido de algumas mulheres após a menopausa com cistite recorrente.

A atividade antibacteriana das secreções prostáticas que protegem os homens da colonização bacteriana da uretra e da bexiga diminui com a idade. Embora as ITU sejam raras em homens, a prevalência de infecção em homens com mais de 50 anos chega perto daquela de mulheres da mesma faixa etária. As ITU mais frequentes em homens com o avanço da idade são amplamente decorrentes de hiperplasia prostática, estenoses da uretra e bexiga neuropática. O cateterismo vesical também pode contribuir para a incidência mais alta de ITU nesse grupo. A incidência de bacteriúria aumenta em homens com confusão, demência ou incontinência intestinal ou urinária. A causa mais usual de ITU recorrente em homens idosos é a prostatite bacteriana crônica. Nos idosos institucionalizados, como aqueles residentes de casas de repouso, os patógenos infectantes são muitas vezes resistentes a muitos antibióticos.

A higiene correta das mãos, o cuidado perianal zeloso e micção frequente podem diminuir a incidência de ITU observada em clientes de casas de repouso. Os microrganismos responsáveis pelas ITU nos idosos institucionalizados podem diferir daqueles encontrados em clientes que residem na comunidade; esse fato pode ser devido ao uso constante de agentes antibióticos pelos clientes residentes em casas de repouso. *E. coli* é o microrganismo mais isolado em clientes idosos na comunidade ou no hospital. Entretanto, os clientes com cateteres de demora são mais propensos à infecção por *Proteus*, *Klebsiella*, *Pseudomonas* e espécies de *Staphylococcus*. Os clientes previamente tratados com antibióticos podem ser infectados por espécies de *Enterococcus*. As controvérsias persistem quanto à necessidade de tratamento de bacteriúria assintomática em idosos institucionalizados, pois os microrganismos resistentes a antibióticos resultantes e a sepse podem ser ameaças maiores aos clientes. Na maioria das vezes, os regimes de tratamento são os mesmos daqueles de adultos mais jovens, embora as alterações relacionadas com a idade na absorção intestinal de medicamentos e a diminuição da função renal e do fluxo hepático possam requerer alterações na dose.

## Infecções no trato urinário superior

Pielonefrite é a infecção bacteriana da pelve, dos túbulos e do tecido intersticial de um ou de ambos os rins. As causas envolvem a disseminação ascendente das bactérias da bexiga ou a proliferação de bactérias provenientes de fontes sistêmicas que alcançam o rim por meio da corrente sanguínea. Não é incomum que as bactérias que causam a infecção vesical ascendam para os rins, produzindo pielonefrite. A válvula uretrovesical incompetente ou a obstrução que ocorre no trato urinário aumenta a suscetibilidade dos rins à infecção (Figura 28.1), pois a urina estática oferece um ótimo meio para o crescimento bacteriano. Tumores vesicais, estenoses, hiperplasia benigna da próstata (HBP) e cálculos urinários são algumas causas potenciais de obstrução que podem ocasionar infecções.

A pielonefrite pode ser aguda ou crônica. A pielonefrite aguda é geralmente manifestada por rim aumentado com infiltrações intersticiais de células inflamatórias. Os abscessos podem ser notados na cápsula renal e na junção corticomedular. Pode ocorrer atrofia e destruição dos túbulos e dos glomérulos. Quando a pielonefrite se torna crônica, os rins ficam fibrosados, contraídos, não funcionais, levando à doença renal crônica, que pode resultar na necessidade de terapias substitutivas, como transplante ou diálise.

### Pielonefrite aguda

A pielonefrite aguda é uma condição clínica que exige hospitalização para tratamento.

### Manifestações clínicas e avaliação

O cliente com pielonefrite aguda apresenta quadro agudo com calafrios, febre, leucocitose, bacteriúria e piúria. Dor na região lombar, dor no flanco, náuseas e vômitos, cefaleia, mal-estar e dor ao urinar são comuns. O exame físico revela dor espontânea e à percussão na área do ângulo costovertebral (ver Capítulo 26, Figura 26.6). Além disso, os sintomas de envolvimento do trato urinário inferior, como disúria e polaciúria, são usuais. Uma ultrassonografia ou tomografia computadorizada (TC) pode ser realizado para localizar a obstrução no trato urinário. O alívio da obstrução é essencial para evitar complicações e eventual dano renal. Cultura urinária e antibiogramas são realizados para determinar o agente causal de forma que os agentes antimicrobianos apropriados possam ser prescritos.

### Manejo clínico e de enfermagem

Clientes com pielonefrite aguda sem complicação são tratados no ambulatório quando não exibem desidratação, náuseas e vômitos ou sintomas de sepse. Recomenda-se o curso de 2 semanas de antibióticos, pois a doença do parênquima renal é mais difícil de ser erradicada do que as infecções da mucosa da bexiga. Agentes regularmente prescritos incluem TMP-SMZ (trimetoprima + sulfametoxazol), ciprofloxacino, gentamicina com ou sem ampicilina ou uma cefalosporina de 3ª geração (Zonderman e Doyle, 2006). Esses medicamentos precisam ser administrados com grande cautela quando o cliente apresenta disfunção renal ou hepática. Mulheres grávidas podem ser hospitalizadas por 2 ou 3 dias para realização de terapia antibiótica parenteral. Agentes antibióticos orais podem ser prescritos desde que o cliente esteja sem febre e mostrando melhora clínica. A hidratação é essencial em todos os clientes com ITU quando há função renal adequada, o que facilita a "lavagem" do trato urinário e reduz a dor e o desconforto.

Uma possível questão no tratamento da pielonefrite aguda é a infecção crônica ou recorrente sem sintomas que persiste por meses a anos. Após o regime antibiótico inicial, o cliente pode precisar de terapia antibiótica por até 6 semanas se evidências de relapso forem observadas. Uma cultura de urina de acompanhamento é obtida 2 semanas após o término da antibioticoterapia para documentar a eliminação da infecção.

### Pielonefrite crônica

Episódios repetidos de pielonefrite aguda podem levar à pielonefrite crônica.

### Manifestações clínicas e avaliação

O cliente com pielonefrite crônica normalmente não apresenta sintomas de infecção, a não ser que uma exacerbação aguda se desenvolva. Sinais e sintomas podem incluir fadiga, cefaleia, pouco apetite, poliúria, sede excessiva e perda de peso. A infecção recorrente e persistente pode produzir fibrose progressiva dos rins, resultando em falência renal (ver Capítulo 27).

A extensão da doença é avaliada por uma urografia excretora; e o grau de disfunção renal é avaliado por meio de medidas de depuração de creatinina, ureia e creatinina. As bactérias, se detectadas na urina, são erradicadas quando possível.

## Manejo clínico e de enfermagem

O uso a longo prazo de terapia antimicrobiana profilática ajuda a limitar a recorrência de infecções e fibrose renal (Tanagho e McAninch, 2007). A função renal comprometida altera a excreção de agentes antimicrobianos e requer monitoramento cuidadoso da função renal, sobretudo quando os medicamentos são potencialmente tóxicos aos rins.

O cliente pode requerer hospitalização ou ser tratado ambulatorialmente. Quando o cliente requer hospitalização, o balanço hídrico é cuidadosamente medido e registrado. A não ser que contraindicada, a ingestão de 3 a 4 ℓ de líquidos por dia é incentivada a fim de diluir a urina, diminuir a sensação de queimação ao urinar e evitar desidratação. A enfermeira avalia a temperatura do cliente a cada 4 h e administra agentes antipiréticos e antibióticos, conforme o prescrito. Muitas vezes, os clientes sintomáticos obtêm mais conforto com o repouso no leito. As orientações ao cliente se concentram na prevenção de outra infecção por meio do consumo adequado de líquido, esvaziamento regular da bexiga e higiene perineal recomendada. A importância da administração de medicamentos antimicrobianos exatamente conforme a prescrição é enfatizada, assim como a necessidade de manter as consultas de acompanhamento.

## Complicações

As complicações da pielonefrite crônica incluem a doença renal em estágio terminal (DRET), decorrente da perda progressiva de néfrons secundária à inflamação crônica e fibrose.

## DISFUNÇÃO DA MICÇÃO NO ADULTO

Tanto os distúrbios neurogênicos quanto os não neurogênicos podem causar disfunção da micção no adulto (Tabela 28.1). O processo de **micção** envolve várias respostas neurológicas altamente coordenadas que mediam a função vesical. O sistema urinário funcional possibilita o enchimento adequado e o completo esvaziamento da bexiga (ver Capítulo 26). Se a disfunção da micção passar despercebida e não for tratada, o sistema urinário superior pode ser comprometido. O esvaziamento vesical incompleto crônico decorrente da baixa pressão no detrusor resulta em infecção vesical recorrente. O esvaziamento incompleto da bexiga decorrente de obstrução da saída (como HBP), causando contrações de alta pressão no detrusor, pode levar à hidronefrose decorrente de alta pressão detrusora, que se irradia para os ureteres até a pelve renal.

### Bexiga hiperativa

A bexiga hiperativa (BH) é uma condição na qual a pessoa tem urgência, polaciuria e noctúria que podem ou não estar associadas à incontinência urinária (Newman e Wein, 2009). A frequência normal é de 7 micções por dia e 1 vez à noite até os 70 anos de idade. A bexiga hiperativa pode ter impacto importante sobre os indicadores de qualidade de vida. O tratamento da BH é similar ao da incontinência de urgência, discutido mais adiante neste capítulo.

**Tabela 28.1** Condições que causam disfunção da micção no adulto.

| Condição | Disfunção da micção | Tratamento |
|---|---|---|
| **Distúrbios neurogênicos** | | |
| Ataxia cerebelar | Incontinência ou dissinergia | Micção programada; anticolinérgicos |
| Acidente vascular cerebral ou encefálico | Retenção ou incontinência | Anticolinérgicos; retreinamento vesical |
| Demência | Incontinência | Micção por solicitação |
| Diabetes melito | Incontinência e/ou esvaziamento incompleto da bexiga | Micção programada; eletromielografia (EMG)/*biofeedback*; estimulação nervosa do assoalho pélvico; anticolinérgicos/antiespasmódicos; níveis de glicose bem controlados |
| Esclerose múltipla | Incontinência ou esvaziamento incompleto da bexiga | Micção programada; EMG/*biofeedback* para aprender os exercícios da musculatura pélvica e inibição da urgência; estimulação nervosa do assoalho pélvico; antiespasmódicos |
| Doença de Parkinson | Incontinência | Anticolinérgicos/antiespasmódicos |
| **Disfunção da medula espinal** | | |
| Lesão aguda | Retenção urinária | Cateter vesical de demora |
| Doença degenerativa | Incontinência e/ou esvaziamento incompleto da bexiga | EMG/*biofeedback*; estimulação nervosa do assoalho pélvico; anticolinérgicos |
| **Distúrbios não neurogênicos** | | |
| Parurese (bexiga tímida) | Incapacidade de iniciar a micção em banheiros públicos | Terapia de relaxamento; EMG/*biofeedback* |
| Bexiga hiperativa | Urgência, polaciuria e/ou incontinência de urgência | EMG/*biofeedback*; estimulação nervosa do assoalho pélvico; anticolinérgicos |
| Pós-operatório geral | Retenção urinária aguda | Cateterismo vesical |
| Pós-prostatectomia | Incontinência | *Leve*: biofeedback; estimulação nervosa do assoalho pélvico *Moderado/grave*: cirurgia – esfíncter artificial |
| Incontinência de esforço | Incontinência com tosse, risada, espirro, mudança de posição | *Leve*: biofeedback; aplicação periuretral de colágeno *Moderado/grave*: cirurgia |

## Incontinência urinária

Estima-se que milhões de adultos apresentem **incontinência urinária**, sendo que a maioria tem síndrome da BH, o que torna esse distúrbio mais prevalente que diabetes ou doença ulcerosa. Apesar da cobertura disseminada da mídia, a incontinência urinária continua sendo pouco diagnosticada e pouco relatada. Os clientes podem ter vergonha de buscar ajuda, o que faz com que ignorem ou escondam seus sintomas. Muitos clientes recorrem ao uso de absorventes ou outros dispositivos sem que sua condição seja adequadamente diagnosticada e tratada. É preciso que os médicos fiquem atentos aos sinais e sintomas sutis da incontinência urinária e atualizados sobre as estratégias de manejo atuais. Comportamentos como evitar situações sociais, depressão e relato de dermatite perianal podem ser sinais de incontinência urinária (Newman e Wein, 2009). Os custos com o cuidado de clientes com incontinência urinária incluem o custo com produtos absorventes, medicamentos e modalidades de tratamento cirúrgico e não cirúrgico, bem como os danos psicossociais da incontinência urinária, incluindo o constrangimento, a perda da autoestima e o isolamento social.

### Fatores de risco

A incontinência urinária afeta pessoas de todas as idades, no entanto, é particularmente comum em idosos, diminuindo sua capacidade de manter um estilo de vida independente. Isso aumenta a dependência dos cuidadores e pode levar à institucionalização. Mais da metade de todos os residentes de casas de repouso apresenta incontinência urinária. Embora a incontinência urinária não seja uma consequência normal do envelhecimento, alterações relacionadas com a idade no trato urinário predispõem a pessoa idosa à incontinência.

Embora seja comumente considerada uma condição que acomete mulheres idosas multíparas, a incontinência urinária também é observada em multíparas jovens, sobretudo durante as atividades vigorosas de alto impacto. Idade, sexo e quantidade de partos vaginais são fatores de risco estabelecidos (Boxe 28.4) que explicam, em parte, a incidência maior em mulheres.

---

**BOXE 28.4 — Fatores de risco de incontinência urinária.**

- Gravidez: parto vaginal, episiotomia
- Menopausa
- Cirurgia geniturinária
- Fraqueza da musculatura pélvica
- Uretra incompetente devido a trauma ou relaxamento do esfíncter
- Imobilidade
- Exercícios de alto impacto
- Diabetes melito
- AVE
- Alterações relacionadas com a idade no trato urinário
- Obesidade mórbida
- Distúrbios cognitivos: demência, doença de Parkinson
- Medicamentos: diuréticos, sedativos, hipnóticos, opioides
- Indisponibilidade de banheiro e ausência de cuidador

---

## Tipos de incontinência

Os efeitos da incontinência podem apenas ser determinados com reconhecimento apropriado do problema, coleta de dados e encaminhamento para avaliação diagnóstica e tratamento. Avaliação e tratamento devem ser considerados para todos os clientes com incontinência urinária. A incontinência urinária pode ser transitória ou reversível se a causa de base for tratada com sucesso e o padrão da micção voltar ao normal (Boxe 28.5).

A **incontinência ao esforço** consiste na perda involuntária de urina por meio da uretra intacta em resultado a espirro, tosse e mudança de posição. Afeta de maneira predominante as mulheres que tiveram partos vaginais e acredita-se que seja consequente a diminuição do suporte ligamentar e do assoalho pélvico (disfunção do assoalho pélvico) da uretra e redução ou ausência de níveis de estrogênio nas paredes uretrais e base da bexiga. Nos homens, a incontinência ao esforço é muitas vezes apresentada após a prostatectomia radical para câncer da próstata devido à perda da compressão uretral que a próstata exerce antes da cirurgia.

A **incontinência de urgência** é a perda involuntária de urina associada a forte urgência para urinar que não pode ser suprimida. O cliente tem ciência da necessidade de urinar, mas não consegue chegar ao banheiro a tempo. A contração do músculo detrusor não inibida constitui o fator precipitante. Isso pode ocorrer no cliente com disfunção neurológica que prejudique a inibição da contração da bexiga ou no cliente sem disfunção neurológica óbvia.

A **incontinência reflexa** é a perda involuntária de urina decorrente de hiper-reflexia na ausência das sensações normais geralmente associadas à micção. Acomete, com frequência, clientes com lesão na medula espinal, pois não têm controle motor neurologicamente mediado nem percepção sensorial da necessidade de urinar.

A **incontinência de sobrefluxo** é a perda involuntária de urina associada à hiperdistensão da bexiga. Essa hiperdistensão resulta da incapacidade da bexiga de se esvaziar normalmente, apesar da perda frequente de urina. Tanto anormalidades neurológicas (como lesões da medula espinal) quanto fatores que obstruem o trato de saída da urina (como tumores, estenoses e hiperplasia da próstata) podem causar incontinência de fluxo constante.

A **incontinência funcional** se refere àquelas situações em que a função do trato urinário inferior está conservada, porém outros fatores, como comprometimento cognitivo grave (mal

---

**BOXE 28.5 — Causas de incontinência transitória.**

*Delirium*
Infecção do trato urinário
Uretrite, vaginite atrófica
Agentes farmacológicos (anticolinérgicos, sedativos, álcool, analgésicos, diuréticos, relaxantes musculares, agentes adrenérgicos)
Fatores psicológicos (depressão, regressão)
Produção excessiva de urina (aumento da ingestão, diabetes insípido, cetoacidose diabética)
Restrição da atividade
Impactação fecal

de Alzheimer), dificultam o reconhecimento da necessidade de urinar ou quando comprometimentos físicos dificultam ou impossibilitam que o cliente chegue ao banheiro a tempo.

A **incontinência iatrogênica** se refere à perda involuntária de urina decorrente de fatores extrínsecos, predominantemente medicamentos. Um exemplo disso é o uso de agentes alfa-adrenérgicos para reduzir a pressão arterial. Em algumas pessoas com sistema urinário intacto, esses agentes afetam de maneira adversa os receptores alfa responsáveis pela pressão de fechamento do colo vesical; o colo da bexiga relaxa a ponto de produzir incontinência ao mínimo aumento da pressão intra-abdominal, imitando, desse modo, a incontinência por esforço. Assim que o medicamento é descontinuado, a incontinência aparente se resolve.

Alguns clientes apresentam vários tipos de incontinência urinária. Essa incontinência mista é geralmente uma combinação de incontinência de urgência e por esforço (Newman e Wein, 2009).

## Manifestações clínicas e avaliação

Uma vez identificada a incontinência, é necessário coletar a história completa, a qual inclui a descrição detalhada do problema e a história do uso de medicamentos, observando aqueles associados à incontinência urinária, tais como diuréticos de alça, bloqueadores do canal de cálcio, narcóticos, sedativos e álcool (Resnick e Yalla, 1985). História miccional do cliente, um diário da ingestão e eliminação e exames à beira do leito (como urina residual, manobras de estresse) podem ser usados para ajudar a determinar o tipo da incontinência urinária envolvida. Testes urodinâmicos extensos podem ser realizados. Além disso, urinálise e cultura de urina são feitas para identificar infecção.

## Manejo clínico

O tratamento depende do tipo de incontinência urinária e de suas causas. Estratégias de promoção da continência urinária podem ser encontradas no Boxe 28.6. O manejo da incontinência urinária pode ser de natureza comportamental, farmacológica ou cirúrgica.

---

### BOXE 28.6 — Orientações ao cliente.

**Estratégias para promover a continência urinária**

- Aumente a conscientização do volume e dos intervalos da ingestão de líquido
- Evite tomar diuréticos após as 16 h
- Evite substâncias que possam irritar a bexiga, como cafeína, álcool e aspartame
- Adote um passo a passo para evitar constipação: beba líquidos adequadamente; siga uma dieta balanceada, rica em fibras; pratique exercícios regularmente; e, se recomendado, use laxantes
- Urine regularmente, de 5 a 8 vezes por dia (aproximadamente a cada 2 ou 3 h): ao acordar, antes de cada refeição, antes de dormir e uma vez durante a noite, se necessário
- Pratique todos os exercícios prescritos para a musculatura pélvica diariamente
- Pare de fumar (tabagistas tossem com frequência, o que aumenta a incontinência)

---

### Terapia comportamental

As terapias comportamentais constituem a primeira escolha para diminuir ou eliminar a incontinência urinária e ou os sintomas de BH (Boxe 28.7). Ao utilizar essas técnicas, os profissionais de saúde ajudam os clientes a evitar potenciais efeitos adversos das intervenções farmacológicas ou cirúrgicas.

### Farmacoterapia

A farmacoterapia funciona melhor quando é usada como adjunto das intervenções comportamentais. Agentes anticolinérgicos inibem a contração da bexiga e são considerados medicamentos de primeira linha contra a incontinência de urgência. A oxibutinina é com frequência prescrita e tem ação dupla de relaxamento do músculo detrusor e inibição da contração vesical. A terapia hormonal (como estrogênio) administrada por via oral, transdérmica ou tópica foi, no passado, o tratamento de escolha da incontinência urinária de mulheres em fase pós-menopausa. Acredita-se que o estrogênio diminua a obstrução ao fluxo de urina pela restauração da integridade mucosa, vascular e muscular da uretra (Herbruck, 2008). Entretanto, os resultados do Women's Health Initiative (Mennick, 2005) e do Nurse's Health Study II (Townsend, Curhan, Resnick et al., 2009) revelaram que a incontinência urinária aumentou em mulheres que usavam estrogênio, levando os pesquisadores a analisar a relação da terapia de reposição de estrogênio com a incontinência urinária.

### Manejo cirúrgico

A correção cirúrgica pode ser indicada para clientes que não atingiram a continência usando a terapia farmacológica e comportamental. As opções cirúrgicas variam de acordo com a anatomia de base e o problema fisiológico. A maioria dos procedimentos envolve levantamento e estabilização da bexiga ou uretra a fim de restaurar o ângulo uretrovesical normal ou alongar a uretra (Newman e Wein, 2009). As mulheres com incontinência por esforço podem ser submetidas a reparo vaginal anterior, suspensão retropúbica ou suspensão com agulha para reposicionar a uretra. Procedimentos para comprimir a uretra e aumentar a resistência ao fluxo de urina incluem procedimentos de *sling* e colocação de agentes de volume periuretrais, como colágeno artificial.

A aplicação de agentes de volume periuretrais é um procedimento semipermanente no qual pequenas quantidades de colágeno artificial (ou outras substâncias) são inseridas nas paredes da uretra para aumentar a pressão de fechamento da uretra. Esse procedimento leva apenas 10 a 20 min e pode ser realizado sob anestesia local ou sedação moderada. Um cistoscópio é inserido na uretra e uma pequena quantidade de colágeno é injetada na parede da uretra. Em geral o cliente é liberado para casa após urinar. Pode haver necessidade de mais de 1 sessão de aplicação de colágeno se o procedimento inicial não resolver a incontinência urinária por esforço. O colágeno periuretral oferece uma alternativa à cirurgia para a pessoa idosa e frágil, sendo também uma opção para as pessoas com incontinência urinária por esforço que prefiram evitar a cirurgia e não tenham acesso a terapias comportamentais.

Um esfíncter urinário artificial pode ser usado para fechar a uretra e promover a continência. O *cuff* periuretral e a bomba de

## BOXE 28.7 — Intervenções comportamentais contra a incontinência urinária.

As estratégias comportamentais são amplamente realizadas, coordenadas e monitoradas pela enfermeira. Essas intervenções podem ou não ser maximizadas pelo uso de medicamentos.

### Manejo dos líquidos
Uma das abordagens mais comuns é o manejo do líquido, pois a ingestão hídrica diária adequada de cerca de 1.500 a 1.800 m$\ell$, administrada na forma de pequenos incrementos entre o café da manhã e a refeição noturna, ajuda a reduzir a urgência urinária relacionada com a produção de urina concentrada, diminui o risco de infecção do trato urinário e mantém o funcionamento intestinal (a constipação intestinal, resultante de ingestão hídrica diária inadequada, pode aumentar a urgência urinária e/ou a retenção de urina). O melhor líquido é a água. Líquidos contendo cafeína, refrigerantes, álcool e adoçantes artificiais devem ser evitados, pois irritam a parede vesical, resultando, desse modo, em urgência urinária. Alguns clientes que apresentam diagnósticos médicos coexistentes, como insuficiência cardíaca ou doença renal terminal, precisam discutir seu limite hídrico diário com o médico.

### Manejo do peso
A obesidade é associada a incontinência urinária e BH, sendo assim, o controle do peso precisa ser considerado como intervenção de primeira linha, sobretudo quando o índice de massa corporal (IMC) é superior a 27 (Newman e Wein, 2009).

### Frequência miccional padronizada
Após o estabelecimento das tendências naturais da micção e da incontinência urinária do cliente, urinar com horário definido pode ser bastante eficaz para aqueles com e sem comprometimento cognitivo, embora os clientes com comprometimento cognitivo possam requerer assistência da equipe de enfermagem e da família. O objetivo é propositalmente esvaziar a bexiga antes que ela atinja o volume crítico causador da incontinência de urgência e esforço. Essa abordagem envolve:
- **Micção programada:** inclui o estabelecimento de uma série de frequências miccionais (como a cada 2 h se os episódios de incontinência tendem a ocorrer 2 ou mais horas após a micção). O indivíduo escolhe "urinar de acordo com o relógio" durante o período que se encontra acordado, em vez de esperar a urgência urinária chegar
- **Micção por solicitação:** consiste na micção programada realizada pelos familiares ou funcionários quando o indivíduo apresenta dificuldades cognitivas que o fazem se esquecer de urinar nos momentos estabelecidos. O cuidador verifica se o cliente permanece seco e, caso esteja, ajuda o cliente a usar o banheiro ao mesmo tempo que o reforça positivamente para permanecer seco
- **O retreinamento** consiste na micção programada em vezes mais frequentes do que o indivíduo normalmente escolheria. Essa técnica ajuda a restaurar a sensação da necessidade de urinar nos indivíduos que apresentam diminuição da sensação do enchimento da bexiga devido a várias condições, como acidente cardiovascular leve
- **O retreinamento da bexiga** incorpora um esquema de micção programada e exercícios de inibição da urgência urinária para coibir a micção ou o extravasamento de urina na tentativa de permanecer seco por algum tempo. Quando o primeiro intervalo é facilmente alcançado com uma base consistente sem incontinência ou urgência urinária, um novo intervalo, em geral de 10 a 15 min além do último, é estabelecido. Mais uma vez, o indivíduo pratica exercícios de inibição da urgência para retardar a micção e evitar a incontinência até que a próxima vez preestabelecida chegue. Quando um intervalo aceitável é alcançado, o cliente continua essa sequência de micção ao longo do dia.

### Exercício da musculatura pélvica
O exercício da musculatura pélvica (EMP) visa fortalecer os músculos voluntários que ajudam na continência intestinal e vesical tanto em homens quanto em mulheres. Os pesquisadores revelam que instruções apenas verbais e/ou por escrito geralmente são inadequadas para ensinar o cliente a identificar e fortalecer o assoalho pélvico a fim de obter o controle intestinal e vesical suficiente. EMP com *biofeedback* usa eletromiografia ou manometria para auxiliar o indivíduo a identificar os músculos pélvicos ao mesmo tempo que tenta aprender qual grupo muscular está envolvido na realização do EMP. O método do *biofeedback* também possibilita a avaliação da força dessa área muscular.

O EMP envolve leve tensionamento dos mesmos músculos usados para cessar flatos ou o fluxo de urina, com incrementos de 5 a 10 segundos seguidos por fases de repouso de 10 segundos. Para serem efetivos, esses exercícios precisam ser feitos 2 ou 3 vezes/dia por, pelo menos, 6 semanas. Dependendo da força da musculatura pélvica quando inicialmente avaliada, algo entre 10 e 30 repetições do EMP são prescritas a cada sessão. Clientes idosos podem precisar se exercitar por períodos de tempo mais longos para fortalecer os músculos do assoalho pélvico. Os exercícios musculares pélvicos são úteis para mulheres com incontinência de urgência, esforço ou mista e para homens submetidos a cirurgia de próstata.

### Exercícios de retenção de cone vaginal
Os exercícios de retenção de cone vaginal são um adjunto aos exercícios musculares pélvicos (Kegel). Cones vaginais de pesos variados são inseridos na vagina 2 vezes/dia. A cliente tenta reter o cone por 15 min com a contração dos músculos pélvicos.

### Estimulação elétrica transvaginal e transretal
Comumente usada para tratar a incontinência urinária, a estimulação elétrica é conhecida por produzir contração passiva da musculatura do assoalho pélvico, reeducando, desse modo, esses músculos e proporcionando níveis mais acentuados de continência. Essa modalidade é muitas vezes usada com EMP com *biofeedback* e programas de micção. Em frequências altas, é efetiva contra a incontinência por esforço. Em baixas frequências, a estimulação elétrica também pode aliviar os sintomas de urgência e frequência urinária, além dos de incontinência de urgência. Variações intermediárias são usadas para a incontinência mista.

### Neuromodulação
A neuromodulação via estimulação nervosa transvaginal e transretal do assoalho pélvico inibe a hiperatividade do detrusor e os sinais de bexiga hipersensitiva, além de fortalecer os músculos esfincterianos fracos.

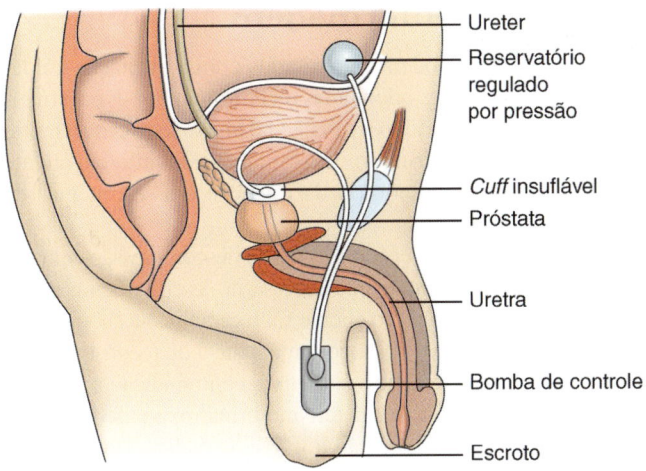

**Figura 28.2** Esfíncter urinário artificial masculino. Um *cuff* insuflável é inserido por cirurgia ao redor da uretra ou colo vesical. Para esvaziar a bexiga, o *cuff* é desinflado por compressão do controle da bomba localizada no escroto.

insuflação com *cuff* são dois tipos de esfíncteres artificiais. Essa terapia é aprovada pela FDA apenas para homens e, muitas vezes, é usada após o tratamento de câncer de próstata (Figura 28.2).

Homens com incontinência de urgência e de sobrefluxo podem ser submetidos à ressecção transuretral para alívio dos sintomas de aumento da próstata.

## Manejo de enfermagem

O manejo da enfermagem é baseado na premissa de que a incontinência não é inevitável na vigência de doença ou envelhecimento e que, muitas vezes, é reversível e tratável. As intervenções de enfermagem são determinadas pelo tipo de tratamento que é realizado. Para que a terapia comportamental seja efetiva, a enfermeira precisa fornecer apoio e incentivo, pois é fácil para o cliente se tornar desestimulado quando a terapia não melhora rapidamente o nível de continência. As orientações ao cliente são importantes e devem ser fornecidas verbalmente e por escrito (Boxe 28.6). O cliente deve ser estimulado a usar um diário para registrar a hora dos exercícios da musculatura pélvica, a frequência das micções, quaisquer alterações na função da bexiga e todos os episódios de incontinência (Newman e Wein, 2009).

Se algum tratamento farmacológico for usado, é importante orientar os clientes que apresentam incontinência mista (tanto por esforço quanto de urgência) que agentes anticolinérgicos e antiespasmódicos podem ajudar a diminuir a urgência e a frequência urinária e a incontinência de urgência, mas não reduzem a incontinência urinária relacionada com a incontinência de esforço. Se for realizada correção cirúrgica, o procedimento e seus efeitos desejados são descritos para o cliente e seus familiares. O contato de acompanhamento com o cliente possibilita que a enfermeira responda às questões do cliente e reforce as recomendações e os incentivos.

 **Considerações gerontológicas**

Muitas pessoas idosas apresentam episódios transitórios de incontinência que tendem a se manifestar abruptamente. Quando isso acontece, a enfermeira deve questionar o cliente, bem como os familiares, se possível, sobre a instalação dos sintomas e de todos os sinais e sintomas de mudanças em outros sistemas orgânicos. ITU aguda, infecção em qualquer outro lugar do corpo, constipação intestinal, impactação fecal e mudanças no padrão crônico de uma doença, como elevação dos níveis de glicose em diabéticos ou diminuição dos níveis de estrogênio em mulheres na menopausa, podem promover a instalação da incontinência urinária.

A desidratação é o problema hidreletrolítico mais comum observado em adultos idosos e pode mascarar a sensação de urgência que causa incontinência urinária. Quando a hidratação volta, a incontinência urinária se resolve (Newman e Wein, 2009). Se a causa for identificada e modificada ou eliminada precocemente no início da incontinência, a incontinência propriamente dita pode ser eliminada. Embora a bexiga da pessoa idosa seja mais vulnerável à atividade alterada do detrusor, o fator idade sozinho não é um fator de risco de incontinência urinária (Newman e Wein, 2009). A redução do tônus muscular vesical é uma alteração normal relacionada com a idade constatada em idosos que leva a diminuição da capacidade da bexiga, aumento da quantidade de urina residual e acentuação da urgência (Newman e Wein, 2009).

## Retenção urinária

Retenção urinária é a incapacidade de esvaziar a bexiga por completo durante as tentativas de urinar. A retenção urinária aguda é, com frequência, associada a obstrução, como em casos de BH ou prostatite aguda. Muitas vezes, a retenção urinária crônica leva à incontinência de fluxo constante (decorrente da pressão da urina retida na bexiga). **Urina residual** é a urina que permanece na bexiga após a micção. No adulto com menos de 60 anos de idade, o esvaziamento completo da bexiga deve ocorrer a cada micção. Em idosos com mais de 60 anos de idade, 50 a 100 m$\ell$ de urina residual podem permanecer na bexiga após cada micção devido à diminuição da contratilidade do músculo detrusor.

A retenção urinária pode ocorrer no pós-operatório em qualquer cliente que recebeu anestesia geral ou espinal. A anestesia geral reduz a inervação do músculo da bexiga e suprime a urgência de urinar, impedindo o esvaziamento da bexiga (Tanagho e McAninch, 2007). Inúmeros medicamentos foram implicados no desenvolvimento da retenção urinária, os quais são brevemente discutidos a seguir. Outras etiologias que devem ser consideradas na retenção urinária aguda são trauma, infecção (prostatite, cistite) e distúrbios neurológicos e psiquiátricos.

### Fisiopatologia

A retenção urinária pode resultar de diabetes, crescimento prostático, patologia uretral (infecção, estenose uretral, tumor, cálculo), trauma (lesões pélvicas), gravidez, distúrbios neurológicos, como AVE, lesão da medula espinal, esclerose múltipla (EM), síndrome de Guillain-Barré e doença de Parkinson.

Alguns medicamentos causam retenção urinária tanto pela inibição da contratilidade da bexiga quanto pelo aumento da resistência da saída vesical; são denominados agentes anticolinérgicos e simpaticomiméticos. Os medicamentos que promovem a retenção pela inibição da contratilidade da bexiga incluem os agentes antiespasmódicos (cloreto de oxibutinina, beladona e supositórios de opioides) e os antidepressivos tricíclicos (imipramina, doxepina). Os medicamentos que causam retenção urinária pelo aumento da resistência da saída de bexiga são os agentes alfa-adrenérgicos (sulfato de efedrina, pseudoefedrina), bloqueadores beta-adrenérgicos (propranolol) e estrogênios.

Os simpaticomiméticos "imitam" o sistema nervoso simpático e, portanto, exercem o efeito previsto de aumento da frequência cardíaca e da contratilidade, dilatando os bronquíolos e as pupilas e – pertinente a este capítulo – relaxando a parede vesical e, desse modo, fechando o esfíncter e afetando a retenção urinária. Os anticolinérgicos atuam bloqueando a resposta do sistema nervoso parassimpático, o que causa contração da bexiga e relaxamento do esfíncter. Dessa maneira, uma vez bloqueada essa resposta, clinicamente os efeitos são similares aos dos simpaticomiméticos; assim, ambos os medicamentos são implicados na retenção urinária.

## Manifestações clínicas e avaliação

A avaliação de um cliente com retenção urinária é multifacetada, pois os sinais e sintomas podem passar facilmente despercebidos. As seguintes perguntas servem de guia durante a avaliação:

- A que horas foi a última micção e quanto de urina foi eliminado?
- O cliente está urinando pequenas quantidades de urina frequentemente?
- O cliente apresenta gotejamento de urina?
- O cliente se queixa de dor ou desconforto no abdome inferior? (O desconforto pode ser relativamente leve se a bexiga se distender lentamente)
- A área pélvica está arredondada e edemaciada, indicando retenção de urina e distensão da bexiga?
- Há macicez à percussão da região suprapúbica, indicando possível retenção urinária e distensão da bexiga?
- Existem outros indicadores de retenção urinária, como agitação e inquietação?
- A ultrassonografia pós-miccional da bexiga revela urina residual?

O cliente pode ser capaz de verbalizar a consciência do enchimento vesical e da sensação de esvaziamento incompleto da bexiga. Sinais e sintomas de ITU (hematúria, urgência, frequência, noctúria e disúria) podem estar presentes. Uma série de exames urodinâmicos, descritos no Capítulo 26, pode ser realizada para identificar o tipo de disfunção vesical e ajudar na determinação do tratamento adequado. O cliente pode manter um diário miccional para obter o registro por escrito da quantidade de urina eliminada e da frequência das micções. A urina residual pós-miccional pode ser analisada tanto por cateterismo vesical de alívio quanto por ultrassonografia da bexiga, sendo considerado o diagnóstico de retenção urinária quando houver mais de 100 m$\ell$ de urina residual.

## Manejo clínico

As estratégias do tratamento são instituídas para evitar a hiperdistensão da bexiga e para tratar a infecção ou corrigir a etiologia de base da retenção. O manejo imediato envolve descompressão da bexiga por meio de cateterismo vesical, o qual é discutido posteriormente neste capítulo.

## Manejo de enfermagem

Muitos problemas podem ser evitados com a avaliação cuidadosa e as intervenções adequadas da enfermagem. A enfermeira explica por qual motivo a micção normal não está ocorrendo e monitora o débito urinário. Ela também tranquiliza o cliente quanto à natureza temporária da retenção e às estratégias de manejo bem-sucedidas.

No caso de retenção urinária aguda, a descompressão com um cateter uretral é frequentemente necessária. As enfermeiras precisam avaliar, no entanto, se o cliente foi recentemente submetido a alguma cirurgia, como prostatectomia radical ou reconstrução da uretra, já que o cateterismo via uretra é contraindicado. Não havendo contraindicação ao cateterismo urinário, a enfermeira escolhe um cateter de Foley de 14 a 18 F e, se o cliente tem história pregressa de doença prostática, recomenda-se o cateter de *coude* para facilitar a passagem pela uretra posterior. Hipotensão e hematúria são complicações associadas ao cateterismo de urgência realizado contra a retenção primária. No passado, sugeria-se o grampeamento do cateter após a liberação de 1 $\ell$ de urina para evitar hipotensão profunda. Entretanto, dados limitados não sugerem benefícios da descompressão urinária gradativa via clampeamento do cateter em relação à descompressão rápida (Curtis, Sullivan Dolan e Cespedes, 2001; Nyman, Schwenk e Silverstein, 1997; Oberst, Graham, Geller *et al.*, 1981).

### *Promoção da eliminação urinária*

As medidas da enfermagem para estimular os padrões normais de micção incluem proporcionar privacidade, garantir ambiente e posição que promovam a micção e auxiliar o cliente no uso do banheiro e de cadeira higiênica, em vez da comadre ou urinol, a fim de proporcionar um cenário mais natural de micção. O cliente homem pode ficar de pé à beira do leito enquanto usa o urinol; a maioria dos homens considera essa posição mais confortável e natural.

Medidas adicionais incluem a aplicação de calor para relaxar os esfíncteres (*i. e.*, banhos de assento, compressas mornas no períneo, banhos), oferecendo ao cliente chás quentes, estímulos e tranquilização. Técnicas de estimulação simples, como abrir a torneira enquanto o cliente tentar urinar, também podem ser usadas. Após cirurgia ou parto, os analgésicos prescritos devem ser administrados, pois a dor na área do períneo pode dificultar a micção.

Quando o cliente não consegue urinar, o cateterismo vesical é usado para evitar a hiperdistensão da bexiga (ver discussão posterior de bexiga neurogênica e cateterismo). Raramente um cateter suprapúbico é usado na HBP. Após a restauração da drenagem urinária, o retreinamento da bexiga é iniciado com o cliente que não consegue urinar de maneira espontânea.

### *Promoção do cuidado domiciliar*

Modificações no ambiente doméstico podem fornecer maneiras simples e efetivas de ajudar no tratamento da retenção e incontinência urinária. Por exemplo, pode ser que o cliente precise remover obstáculos, como tapetes ou outros objetos, para obter o acesso fácil e seguro ao banheiro. Outras modificações que a enfermeira pode recomendar são instalação de barras de suporte no banheiro, disponibilização de cadeira higiênica, comadre ou urinol ao alcance fácil, deixar luzes acesas no quarto e no banheiro e usar roupas fáceis de serem removidas com rapidez.

## Complicações

A retenção urinária pode levar à infecção crônica e, se não resolvida, predispor o cliente a cálculos renais (urolitíase ou nefrolitíase), pielonefrite e sepse. Insuficiência renal aguda ou crônica pode se desenvolver secundariamente à obstrução renal (ver Capítulo 27). Se hidronefrose ocorrer em virtude de grandes volumes de urina retida, a insuficiência renal pode se desenvolver e progredir para falência renal.

## Bexiga neurogênica

A **bexiga neurogênica** é uma disfunção consequente à lesão do sistema nervoso que leva à incontinência urinária. Pode ser causada por lesão na medula espinal, tumor espinal, herniação discal, EM, distúrbios congênitos (espinha bífida ou mielomeningocele), infecção ou diabetes melito.

## Fisiopatologia

Espástica (ou reflexa) e flácida são os dois tipos de bexiga neurogênica. A bexiga espástica é mais comum e é causada por qualquer lesão na medula espinal acima do arco reflexo da micção (lesão de neurônio motor superior). O resultado é a perda da sensação consciente e do controle motor cerebral. A bexiga espástica esvazia ao reflexo, com mínima ou nenhuma influência controladora que regule sua atividade.

A bexiga flácida é causada por lesão no neurônio motor inferior ocasionada, em geral, por trauma, porém está sendo cada vez mais identificada em clientes com diabetes melito. A bexiga continua a se encher e se torna bastante distendida, ocorrendo a incontinência por fluxo constante. O músculo da bexiga não contrai forçadamente a qualquer momento. Uma vez que a perda sensorial pode acompanhar a bexiga flácida, o cliente não sente desconforto. Isso pode também ocorrer em homens com HBP com componente obstrutivo.

## Manifestações clínicas e avaliação

A avaliação da bexiga neurogênica envolve a medida da ingestão hídrica, do débito urinário e do volume residual de urina, além de urinálise, avaliação da percepção consciente de sensação de bexiga cheia e grau de controle motor. Exames urodinâmicos abrangentes também podem ser realizados.

## Manejo clínico

Os problemas consequentes aos distúrbios de bexiga neurogênica variam de maneira considerável de cliente para cliente. Vários objetivos a longo prazo são apropriados para todos os tipos de bexigas neurogênicas:

- Prevenção da hiperdistensão da bexiga
- Esvaziamento regular e completo da bexiga
- Manutenção da esterilidade da bexiga sem formação de cálculo
- Conservação da capacidade adequada da bexiga sem refluxo.

As intervenções específicas incluem autocateterismo vesical intermitente ou contínuo, uso de cateter do tipo preservativo, dieta baixa em cálcio (para evitar a formação de cálculos) e incentivo da mobilidade e deambulação. A ingestão de líquido é estimulada para abaixar a contagem bacteriana na urina, reduzir a estase, diminuir a concentração de cálcio na urina e minimizar a precipitação de cristais urinários e subsequente formação de cálculo.

Um programa de retreinamento da bexiga pode ser efetivo no tratamento da bexiga espástica ou retenção urinária. O uso da micção programada pode ser estabelecido. O cliente aprende a "urinar duplamente": após cada micção, o cliente é instruído a permanecer no vaso, relaxar por 1 ou 2 min e, em seguida, tentar urinar mais uma vez na tentativa de esvaziar ainda mais a bexiga.

### Farmacoterapia

Os alfabloqueadores foram originalmente desenvolvidos para tratar a hipertensão; esses medicamentos bloqueiam o sistema adrenérgico e ajudam os clientes com HBP relaxando o tecido muscular liso encontrado na próstata e no colo vesical, o que facilita, desse modo, o fluxo de saída da urina. Os quatro medicamentos alfa aprovados pela US Food and Drug Administration (FDA) são: terazosina, doxazosina, tansulosina e alfuzosina.

### Manejo cirúrgico

Em alguns casos, a cirurgia é realizada para corrigir contraturas no colo vesical, obstrução da próstata ou refluxo vesicoureteral; em outros, a cirurgia é o meio de realização de algum tipo de procedimento de derivação urinária.

### Cateterismo

Nos clientes com distúrbio urológico ou função renal marginal, é preciso ter cuidado para garantir que a drenagem urinária seja adequada e a função renal, preservada. Quando a urina não puder ser eliminada naturalmente, precisando ser drenada de maneira artificial, cateteres podem ser inseridos de maneira direta na bexiga, no ureter e na pelve renal. Os cateteres variam de tamanho, forma, comprimento, material e configuração. O tipo de cateter usado depende do propósito e o cateterismo é realizado para:

- Aliviar a obstrução no trato urinário
- Ajudar na drenagem pós-operatória de cirurgias urológicas e outras
- Fornecer um meio de monitoramento do débito urinário preciso em clientes críticos
- Promover a drenagem urinária em clientes com disfunção de bexiga neurogênica ou retenção urinária
- Evitar o vazamento de urina em clientes com úlceras de pressão de estágios III a IV (ver Capítulo 52).

O cliente deve ser submetido ao cateterismo vesical apenas quando necessário, pois a instrumentação pode levar à ITU. Os cateteres impedem a maioria das defesas naturais do trato urinário inferior por obstrução dos ductos periuretrais, irritação da mucosa vesical e viabilização de uma rota artificial de penetração de microrganismos na bexiga. Os microrganismos podem ser introduzidos na bexiga pela uretra durante o cateterismo vesical ou podem migrar ao longo da superfície epitelial da uretra ou superfície externa do cateter.

#### Cateteres vesicais de demora

Quando o uso do cateter de demora não puder ser evitado, um sistema fechado de drenagem é essencial. Esse sistema de drenagem é confeccionado para evitar desconexões, reduzindo, desse modo, o risco de contaminação. A ponta distal do sistema coletor de qualquer bolsa de drenagem urinária pode se contaminar quando aberta para drenar a bolsa. A bactéria penetra na bolsa de drenagem urinária, se multiplica rapidamente e, depois disso, migra para o tubo de drenagem, para o cateter e para a bexiga. Com a manutenção da bolsa de drenagem em nível mais baixo que a bexiga do cliente, o que não permite que a urina flua de volta para a bexiga, esse risco é minimizado.

Cateteres de triplo lúmen são comumente usados após ressecção transuretral de próstata (RTUP ou TURP) (ver Capítulo 34). Esse sistema dispõe de um cateter uretral de demora de 3 lumens fixado a um sistema de drenagem estéril e fechado. Com o cateter de 3 lumens, a drenagem urinária ocorre por meio de um canal. O balão de retenção do cateter é inflado com água ou ar por meio de uma segunda via e a bexiga é continuamente irrigada com solução de irrigação estéril por um terceiro lúmen.

### Alerta de enfermagem

*Após o cliente ser submetido à RTUP, ele dispõe de um sistema de cateter de 3 vias que exerce várias funções: irrigação, tamponamento, drenagem e tração. Balanços hídricos acurados precisam ser mantidos, sobretudo se o tempo de ressecção total for superior a 90 min. Esses homens correm risco de desenvolvimento de síndrome da RTU, uma consequência da absorção do líquido de irrigação intraoperatório, a qual pode levar a hiponatremia, bradicardia e confusão (Gray e Moore, 2009).*

O balanço hídrico acurado e a avaliação do cliente são essenciais para evitar a complicação de hiponatremia e sobrecarga de volume associada à instilação de grandes volumes de solução de irrigação. As soluções usadas na irrigação urinária não apresentam eletrólitos, logo são hiposmóticas, e, em geral, usam-se glicina, sorbitol e manitol (Tanagho e McAninch, 2007). Durante a CPTU, a solução hipotônica pode ser absorvida pelas veias prostáticas com resultante sobrecarga de volume e hiponatremia por diluição. A enfermeira fica atenta aos sinais de sobrecarga hídrica, como dispneia, diminuição da saturação de $O_2$, distensão da veia jugular, desenvolvimento de galope $B_3$, hipertensão ou hipotensão (com o desenvolvimento de insuficiência cardíaca congestiva [ICC]) e arritmias. Os primeiros sinais de hiponatremia por diluição são alterações no estado mental, cefaleia, náuseas e vômitos, miofasciculação e angústia respiratória. O médico é informado de todas as alterações na condição do cliente. A infusão da irrigação visa à manutenção da urina de cor clara a rosada. Quando coágulos estiverem presentes, a velocidade de infusão é aumentada para evitar a retenção de coágulos. Quando a drenagem da irrigação e da urina retornar à bolsa de drenagem urinária, a enfermeira precisa manter o registro preciso da quantidade da solução de irrigação instilada e subtrair o volume do irrigante da quantidade de drenagem total presente na bolsa de drenagem urinária, o que é registrado como urina. Dessa maneira, se 2 ℓ foram instilados ao longo das últimas 4 h e a bolsa de drenagem urinária contiver 2.150 mℓ, o débito urinário nas últimas 4 h foi de 150 mℓ.

## Cateteres suprapúbicos

O **cateterismo suprapúbico** permite a drenagem vesical pela inserção de um cateter ou tubo na bexiga por meio de uma incisão ou punção suprapúbica (acima do púbis) (Figura 28.3). O cateter ou tubo de drenagem suprapúbico é então introduzido na bexiga e fixado com suturas ou fitas, sendo a área ao redor do cateter coberta com curativo estéril. O cateter é conectado a um sistema fechado de drenagem e o tubo é fixado para evitar tensão no cateter. Isso pode ser uma medida permanente ou temporária para desviar o fluxo de urina da uretra quando a rota uretral está impossibilitada (devido a lesões, estenoses, obstrução prostática), após cirurgia ginecológica ou outra cirurgia abdominal quando a disfunção da bexiga é provável e, ocasionalmente, depois de fraturas pélvicas. A drenagem vesical suprapúbica pode ser mantida de maneira contínua por várias semanas.

A drenagem suprapúbica oferece certas vantagens. Na maioria das vezes, os clientes se encontram mais confortáveis e conseguem urinar após a cirurgia antes que aqueles com cateteres uretrais. O cateter permite maior mobilidade, medida da urina residual sem instrumentação uretral e oferece menos risco de infecção da bexiga. O cateter suprapúbico é removido quando não for mais necessário e uma cobertura estéril é colocada sobre o local.

O cliente requer maior volume de líquido para evitar a formação de crostas ao redor do cateter. Outros problemas potenciais incluem formação de cálculos vesicais, infecções agudas e crônicas e problemas de coleção de urina. Uma enfermeira **especializada em cuidado de feridas**, ostomia e continência pode ser consultada para ajudar o cliente e sua família na seleção do sistema coletor de urina mais adequado e para ensiná-los sobre o uso e o cuidado.

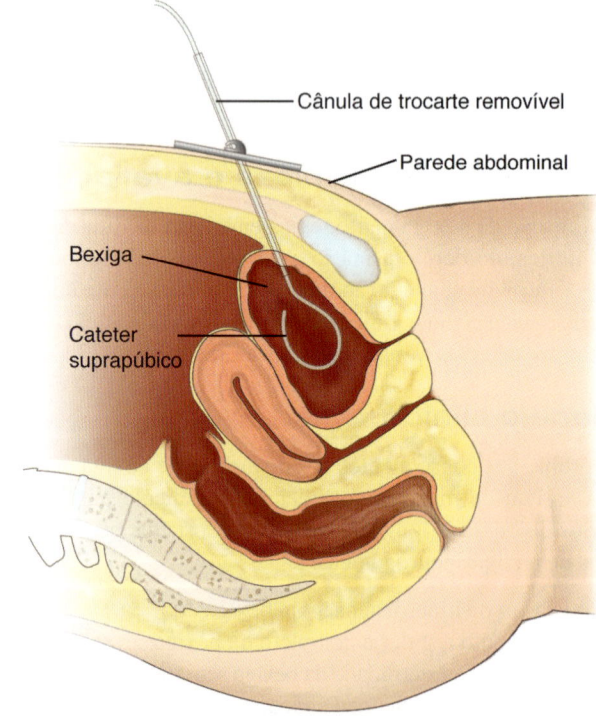

**Figura 28.3** Drenagem vesical suprapúbica. Uma cânula de trocarte é usada para puncionar as paredes abdominal e vesical. O cateter é inserido pela cânula do trocarte, a qual é então removida, deixando o cateter introduzido. O cateter é fixado por fita ou suturas para evitar a remoção não intencional.

# Manejo de enfermagem durante o cateterismo

## Avaliação do cliente e do sistema

Os serviços de saúde devem ter uma comissão de controle de infecção que fornecerá diretrizes aos profissionais de enfermagem e à equipe médica quanto aos diversos procedimentos, incluindo o cateterismo vesical. Para os clientes com cateteres de demora, a enfermeira avalia o sistema de drenagem que assegura a drenagem urinária adequada. Cor, odor e volume são também monitorados. O registro preciso da ingestão hídrica e do débito urinário fornece informações essenciais sobre a adequação da função renal e drenagem urinária. A enfermeira observa o cateter para se certificar de que esteja adequadamente posicionado, evitando pressão no meato uretral nos clientes do sexo masculino e evitando tensão e tração do tubo tanto em clientes homens quanto mulheres. O cuidado é implementado para garantir que a posição do cateter possibilite a movimentação da perna. Nos clientes do sexo masculino, o tubo de drenagem (não o cateter) é fixado com fita lateralmente na coxa para evitar pressão na uretra na junção penoescrotal, o que pode eventualmente levar à formação de uma fístula uretrocutânea. Nos clientes do sexo feminino, o tubo de drenagem fixado ao cateter é colado na coxa para evitar tensão e tração na bexiga.

Clientes em alto risco de desenvolvimento de ITU decorrente do cateterismo vesical precisam ser identificados e monitorados. Esses clientes englobam as mulheres, os idosos e os clientes debilitados, mal nutridos, cronicamente doentes, imunossuprimidos e diabéticos. A enfermeira observa esses clientes quanto aos sinais e sintomas de ITU que foram discutidos previamente. A área ao redor do óstio da uretra é observada quanto à presença de drenagem e escoriação.

O cliente idoso com cateter de demora ou os clientes com condições neurológicas (EM, AVE, lesão da medula espinal) podem não exibir os sinais e sintomas típicos de infecção. Qualquer mudança sutil na condição física ou no estado mental precisa ser considerada como uma possível indicação de infecção e deve ser investigada prontamente, pois a sepse pode se desenvolver antes do diagnóstico da infecção. A Figura 28.4 resume a sequência de eventos que leva à infecção e ao vazamento de urina que muitas vezes acompanha o uso prolongado de cateter de demora pelo cliente idoso.

## Prevenção de infecção

Certos princípios do cuidado são essenciais para evitar infecção em clientes com sistema fechado de drenagem urinária (Boxe 28.8). O cateter é um corpo estranho que produz reação na mucosa da uretra com alguma secreção uretral.

A bacteriúria é considerada inevitável em clientes com cateteres de demora. A observação contínua de febre, calafrios e outros sinais e sintomas de infecção sistêmica é necessária; esses sintomas são geralmente tratados imediatamente.

## Minimização do trauma

O trauma da uretra durante o cateterismo vesical pode ser minimizado por:

- Uso de cateter do tamanho apropriado
- Lubrificação do cateter de maneira adequada com lubrificante hidrossolúvel durante a introdução

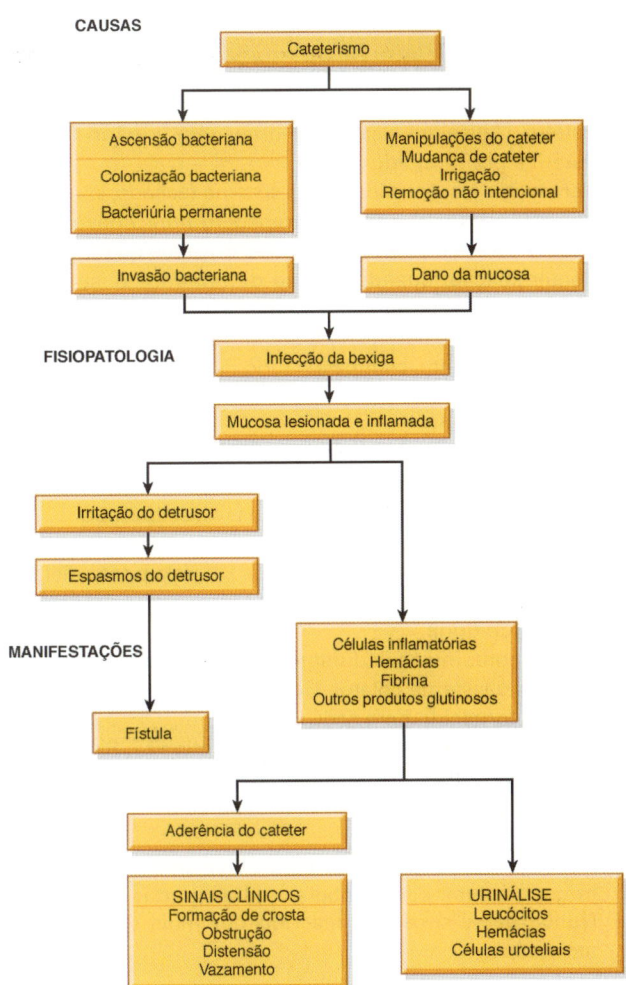

**Figura 28.4** Fisiopatologia e manifestações da infecção vesical em clientes de cateterismos prolongados.

- Inserção do cateter distante o suficiente na bexiga para evitar trauma dos tecidos uretrais quando o balão de retenção for inflado.

A manipulação do cateter é a causa mais comum de trauma da mucosa vesical no cliente submetido ao cateterismo vesical. A infecção pode ocorrer quando a urina invade a mucosa lesionada. Cuidado especial deve ser implementado para assegurar que todos os clientes confusos não removam o cateter com o balão de retenção ainda inflado, pois isso pode causar sangramento e lesão considerável na uretra.

## Retreinamento vesical

Quando um cateter urinário de demora está inserido, o músculo detrusor não contrai a bexiga de maneira ativa para estimular seu esvaziamento, pois a urina é continuamente drenada. O músculo detrusor pode não responder de imediato ao enchimento da bexiga quando o cateter é removido, o que ocasiona retenção de urina ou incontinência urinária. Essa condição, conhecida como *instabilidade pós-cateterismo do detrusor*, pode ser tratada com retreinamento vesical (Boxe 28.9).

Imediatamente após a remoção do cateter de demora, o cliente é colocado em micção programada, em geral a cada 2 ou 3 h. Após a micção, a bexiga é examinada por ultrassonografia vesical portátil. Se 100 m$\ell$ ou mais de urina permanece-

## BOXE 28.8 Prevenção de infecção no cliente cateterizado.

- Use técnica asséptica cuidadosa durante a inserção do cateter. Utilize um sistema de drenagem urinário fechado, estéril e pré-montado
- Para evitar a contaminação do sistema fechado, *nunca* desconecte o tubo. A bolsa de drenagem *nunca* deve tocar o chão. A bolsa e o tubo coletor são trocados quando ocorre contaminação, quando o fluxo de urina for obstruído ou quando as junções tubulares começam a vazar nas conexões
- Se a bolsa de coleta *precisa* ser elevada acima do nível da bexiga do cliente, clampeie o tubo de drenagem. Isso evita o fluxo retrógrado de urina contaminada da bolsa para a bexiga do cliente
- Garanta o fluxo livre de urina para evitar infecção. Drenagem imprópria ocorre quando o tubo é dobrado ou torcido, promovendo a coleção de urina nas alças do tubo
- Para diminuir o risco de proliferação bacteriana, esvazie a bolsa de coleta pelo menos a cada 8 h pela ponta distal do sistema coletor – com mais frequência se houver grande volume de urina
- Evite a contaminação durante o procedimento de esvaziamento do sistema coletor. Um receptáculo para esvaziar a bolsa é fornecido para cada cliente
- Nunca irrigue o cateter de maneira rotineira. Se o cliente tem propensão à obstrução por coágulos ou grandes quantidades de sedimento, use o sistema de 3 vias com irrigação contínua
- Nunca desconecte o tubo para obter amostras de urina, irrigar o cateter ou deambular ou transportar o cliente
- Nunca deixe o cateter inserido por mais tempo que o necessário
- Evite trocas de cateter rotineiras. O cateter é trocado apenas para corrigir problemas como vazamento, obstrução e formação de crostas
- Para remover as incrustações na superfície externa do cateter, a área pode ser lavada gentilmente com sabão durante o banho diário. O uso de cateteres de silicone minimiza a formação de crostas. A ingestão de líquidos dentro dos limites das reservas cardíaca e renal do cliente e o débito urinário mais alto precisam ser assegurados para irrigar o cateter e diluir as substâncias urinárias que podem formar crostas
- Evite o manuseio e a manipulação desnecessários do cateter pelo cliente e pela equipe
- Faça a higiene das mãos antes e depois de manusear o cateter, o sistema coletor e a bolsa de drenagem
- Lave a área do períneo com sabão e água pelo menos 2 vezes/dia; evite movimentos bruscos do cateter. A limpeza vigorosa do meato enquanto o cateter está inserido é desencorajada, pois a ação da limpeza pode mover o cateter para frente e para trás, aumentado o risco de infecção. Seque bem a região, mas evite aplicar talco, pois pode irritar o períneo
- Monitore a micção do cliente quando o cateter for removido. O cliente precisa urinar em 8 h; se não conseguir, pode haver necessidade de cateterismo de alívio
- As culturas de urina são obtidas conforme a prescrição ou indicação ao monitorar o cliente quanto à infecção; muitos sistemas coletores apresentam uma porta de aspiração (para punção) pela qual uma amostra de urina pode ser obtida

---

rem na bexiga, o cateterismo de alívio pode ser realizado para esvaziar a bexiga por completo. Após alguns dias, conforme as terminações nervosas na parede da bexiga forem se conscientizando do enchimento e esvaziamento da bexiga, a função vesical geralmente volta ao normal. Se a pessoa utilizou um cateter de demora inserido por um período de tempo estendido, o retreinamento da bexiga requer mais tempo.

### *Autocateterismo intermitente*

O autocateterismo vesical intermitente (ACI) possibilita a drenagem periódica da urina da bexiga. Pela promoção da drenagem e eliminação da urina residual excessiva, o cateterismo intermitente preserva os rins, reduz a incidência de ITU e melhora a continência. Constitui o tratamento de escolha para clientes com lesão da medula espinal e outros distúrbios neurológicos, como EM, quando a capacidade de esvaziar a bexiga está comprometida. O autocateterismo possibilita independência, previne algumas complicações e aumenta a autoestima e a qualidade de vida do cliente.

Ao orientar o cliente sobre como realizar o autocateterismo, a enfermeira precisa usar técnica asséptica para minimizar o risco de contaminação cruzada. Entretanto, o cliente pode usar uma técnica "limpa" não estéril em casa, onde o risco de contaminação cruzada é menor. Ao orientar o cliente, a enfermeira enfatiza a importância do cateterismo frequente e do esvaziamento da bexiga no tempo prescrito. O programa médio de cateterismo intermitente limpo durante o dia é de a cada 4 ou 6 h e pouco antes de ir dormir. Se o cliente for acordado durante a noite com urgência para urinar, o cateterismo pode ser feito após a tentativa de urinar normalmente. Vá ao Boxe 28.10 para obter detalhes a respeito das orientações sobre ACI.

### Complicações

A complicação mais comum da bexiga neurogênica é a infecção consequente à estase urinária e ao cateterismo. Complicações a longo prazo incluem urolitíase (cálculos no trato urinário), refluxo vesicoureteral e hidronefrose, todos podendo levar à destruição do rim.

## UROLITÍASE E NEFROLITÍASE

A urolitíase e a nefrolitíase se referem a cálculos no trato urinário e no rim, respectivamente. Os cálculos urinários são responsáveis por mais de 320.000 internações hospitalares todos os anos (Tanagho e McAninch, 2007).

### Fisiopatologia

Os cálculos se formam no trato urinário quando as concentrações urinárias de substâncias como oxalato de cálcio, fosfato de cálcio e ácido úrico aumentam. Denominado *supersaturação*, é dependente da concentração da substância, da força

### BOXE 28.9 — Retreinamento após cateterismo vesical de demora.

- Instrua o cliente a ingerir um volume médio de líquidos de 8 da manhã às 22h para evitar a hiperdistensão da bexiga. Não ofereça líquidos depois das 22h (exceto pequenos volumes)
- Em momentos específicos, peça ao cliente para urinar, aplicando pressão sobre a bexiga, percutindo o abdome ou alongando o esfíncter anal com um dedo para estimular a bexiga
- Imediatamente após a tentativa de urinar, avalie o volume residual pós-miccional (VRPM) tanto por cateterismo de alívio quanto por ultrassonografia da bexiga. O volume residual superior a 100 m$\ell$ é considerado diagnóstico de retenção urinária
- Meça os volumes de urina eliminados e obtidos por cateterismo, se indicado
- Palpe a bexiga a intervalos repetidos para examinar a distensão. Se houver suspeita de retenção urinária, percuta a bexiga (ver Capítulo 26)
- Oriente o cliente que não tem a sensação de vontade de urinar a ficar atento aos sinais que indicam bexiga cheia, como perspiração, mãos e pés frios e sensação de ansiedade
- Aumente o intervalo entre os cateterismos conforme o volume de urina residual for diminuindo. Em geral, o cateterismo é descontinuado quando o volume de urina residual é inferior a 100 m$\ell$

### BOXE 28.10 — Orientações ao cliente.

#### Autocateterismo intermitente

**Mulheres:**
- Sente
- Use um espelho para ajudar a localizar o meato urinário uma vez e, em seguida, mais uma vez depois daquela sensação de localização apropriada
- Insira o cateter lubrificado 7,5 cm na uretra, no sentido para baixo e para trás até a urina começar a fluir
- Após a remoção, descarte o cateter
- Consulte a enfermeira a intervalos regulares para avaliar a função urinária e detectar complicações

**Homens:**
- Adote a posição sentada ou de Fowler
- Lubrifique o cateter
- Retraia o prepúcio do pênis (se necessário) com uma das mãos
- Segure o pênis e o mantenha em ângulo reto em relação ao corpo (essa manobra retifica a uretra e torna a inserção do cateter mais fácil)
- Insira o cateter 15 a 25 cm até que a urina comece a fluir
- Após a remoção, descarte o cateter
- Consulte a enfermeira a intervalos regulares para que o sistema urinário seja avaliado e para que complicações sejam detectadas

*Se o cliente não conseguir realizar o autocateterismo intermitente, um membro da família pode aprender o procedimento e realizá-lo a intervalos regulares durante o dia.

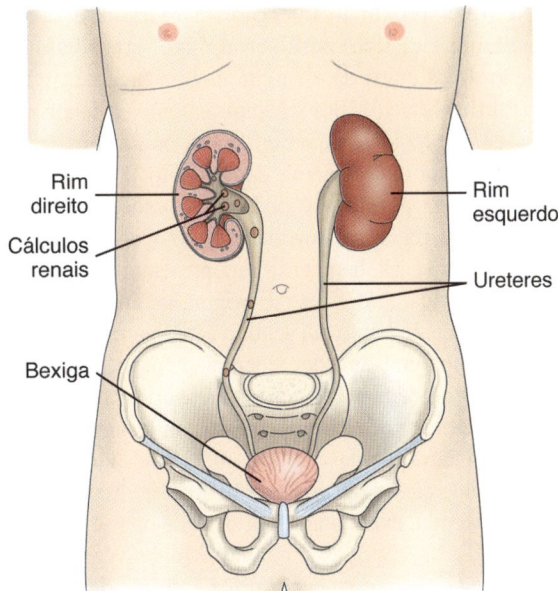

**Figura 28.5** Exemplos de locais potenciais de formação de cálculos (urolitíase) no trato urinário.

iônica e do pH da urina (o ambiente ácido promove a excreção de cálcio). Os cálculos podem ser encontrados em qualquer lugar desde o rim à bexiga (Figura 28.5) e podem variar de tamanho, desde minúsculos depósitos granulares, chamados de areia, a cálculos vesicais do tamanho de uma laranja.

Não se conhece totalmente o mecanismo de formação do cálculo, existindo inúmeras teorias sobre suas causas. Uma delas alega que existe deficiência de substâncias que normalmente evitam a cristalização na urina, como citrato, magnésio, nefrocalcina e uropontina (Porth e Matfin, 2009). Outra teoria relaciona o estado do volume hídrico do cliente (cálculos tendem a ocorrer com mais frequência em clientes desidratados). Alguns fatores favorecem a formação de cálculos; no entanto, em muitos clientes, nenhuma causa foi encontrada.

### Fatores de risco

Os cálculos urinários ocorrem de maneira predominante da terceira à quinta década de vida e afetam os homens mais que as mulheres. Cerca da metade dos clientes com um único cálculo renal tem outro episódio em 5 anos. A estrutura anatômica do trato urinário superior e inferior pode ser um risco, já que as infecções do trato urinário (cálculos de estruvita) e a estase são associadas à formação de cálculo. Defeitos metabólicos como hiperparatireoidismo e hiperuricemia (gota) também são relacionados com a formação de cálculo. A predisposição genética, como acidose tubular renal familiar, é fortemente associada à nefrolitíase. Na primavera e no verão, a incidência de formação de cálculo é mais alta, mais provavelmente devido à desidratação.

### Manifestações clínicas e avaliação

Os sinais e sintomas de cálculos no sistema urinário dependem da presença de obstrução, infecção e edema. Quando cálculos bloqueiam o fluxo de urina, a obstrução se desenvolve, promovendo elevação da pressão hidrostática e distendendo a pelve renal e o ureter proximal. Infecção (pielonefrite e ITU com calafrios, febre e disúria) pode ser um fator contribuinte para a formação de cálculos de estruvita na presença de microrganismos (Porth e Matfin, 2009). Alguns cálculos causam poucos sintomas enquanto lentamente destroem os néfrons dos rins; outros causam dor excruciante e desconforto.

Os cálculos na pelve renal podem ser associados a intensa dor profunda na região costovertebral (ver Capítulo 26, Figura 26.6). Muitas vezes, hematúria está presente; piúria também pode ser observada. A dor que se origina na área renal irradia anteriormente e para baixo em sentido à bexiga na mulher e aos testículos nos homens. Se a dor repentinamente se tornar aguda, com hipersensibilidade sobre a área costovertebral, e náuseas e vômitos surgirem, o cliente está apresentando um episódio de cólica renal. Diarreia e desconforto abdominal podem ocorrer. Cálculos alojados no ureter (obstrução do ureter) causam cólica ureteral: dor aguda, excruciante, em ondas e que se irradia para baixo para a coxa e para as genitálias. Muitas vezes, o cliente tem desejo de urinar, porém pouca urina é eliminada e, em geral, contém sangue devido à ação abrasiva do cálculo. Em grande parte dos casos, cálculos de 0,5 a 1 cm de diâmetro conseguem passar de maneira espontânea. Cálculos maiores que 1 cm de diâmetro em geral precisam ser removidos ou fragmentados de modo que possam ser removidos ou consigam passar espontaneamente. Não raro, cálculos localizados na bexiga produzem sintomas de irritação e podem ser associados a ITU e hematúria. Se o cálculo obstrui o colo vesical, ocorre retenção urinária.

O diagnóstico é confirmado pela radiografia dos rins, ureteres e bexiga ou por ultrassonografia, urografia IV ou pielografia retrógrada. Bioquímica sanguínea e exame de urina de 24 h para medida do cálcio, ácido úrico, creatinina, sódio, pH e volume total são parte da avaliação diagnóstica. A história medicamentosa e alimentar e a história familiar de cálculos renais são obtidas para identificar fatores que predisponham o cliente à formação de cálculos.

Quando os cálculos são recuperados (os cálculos podem ser eliminados espontaneamente pelo cliente ou ser removidos por meio de procedimentos especiais), a análise química é realizada para determinar sua composição. A análise do cálculo pode fornecer indicações claras do distúrbio de base (Tabela 28.2).

## Manejo clínico

Os objetivos do tratamento são erradicar o cálculo, determinar o tipo de cálculo, evitar destruição do néfron, controlar a infecção e aliviar qualquer obstrução que possa estar presente. O objetivo imediato do tratamento da cólica renal ou ureteral é aliviar a dor até que a causa seja eliminada. Analgésicos opioides são administrados; anti-inflamatórios não esteroides (AINE) também demonstram eficácia no tratamento da dor de cálculo renal. Além disso, AINE também inibem a síntese de prostaglandina E, reduzindo o edema e facilitando a passagem do cálculo. Banhos quentes ou a aplicação de calor nas áreas dos flancos também pode ser útil. A ingestão de líquidos é estimulada para aumentar a pressão hidrostática por trás do cálculo, ajudando a sua passagem para baixo.

### Terapia nutricional

A terapia nutricional é importante na prevenção de cálculos renais (Dudek, 2006). A ingestão hídrica é o pilar da maioria das terapias conservadoras para cálculos renais. A não ser que líquidos sejam contraindicados, os clientes com cálculos renais devem beber 8 a 10 copos de 250 m$\ell$ de água por dia ou receber líquidos IV prescritos para manter a urina diluída. O débito urinário excedente a 2 $\ell$ por dia é o recomendável.

### Procedimentos para tratamento de calculose

Para o cálculo que não é eliminado de maneira espontânea ou complicações que se desenvolvem, as intervenções comuns incluem procedimentos endoscópicos e outros – por exemplo, ureteroscopia, litotripsia extracorpórea por onda de choque (LEOC) ou remoção de cálculo por procedimento endourológico (percutâneo) (Figura 28.6). A Tabela 28.3 apresenta informações sobre o tratamento cirúrgico.

A remoção cirúrgica aberta era o principal modo de terapia antes do advento da litotripsia e das técnicas endoscópicas mais apuradas. Hoje em dia, procedimentos abertos são realizados em apenas 1 ou 2% dos clientes. A intervenção cirúrgica é indicada para os casos em que o cálculo não responde a outras modalidades de tratamento e para corrigir anormalidades anatômicas dentro do rim a fim de melhorar a drenagem urinária. Se o cálculo se encontra no rim, a cirurgia realizada pode ser a nefrolitotomia (incisão no rim com remoção do cálculo) ou a nefrectomia, se o rim não estiver funcional devido a infecção ou hidronefrose. Cálculos na pelve renal são removidos por pielolitotomia, os cálculos localizados no ureter por ureterolitotomia e os localizados na bexiga por cistotomia. Se o cálculo estiver na bexiga, um instrumento pode ser inserido pela uretra até a bexiga, o qual fragmenta o cálculo. Tal procedimento é chamado de cistolitolapaxia. O manejo da enfermagem após a cirurgia renal é discutido no Capítulo 27.

### Processo de enfermagem

*Cliente com cálculo renal*

#### Avaliação

O cliente com suspeita de cálculo renal é avaliado quanto a dor e desconforto, bem como sinais e sintomas associados, como náuseas, vômitos, diarreia e distensão abdominal. A gravidade e a localização da dor são determinadas, juntamente com toda irradiação de dor. A avaliação da enfermagem também inclui observação de sinais e sintomas de ITU e obstrução. A urina é inspecionada quanto à presença de sangue e é filtrada para constatar cálculos ou "areia". A história se concentra nos fatores que predispõem o cliente à formação de cálculos no trato urinário ou que possam ter precipitado o episódio atual de cólica ureteral ou renal. O conhecimento do cliente sobre cálculos renais e medidas de prevenção da ocorrência ou recorrência também são avaliados.

#### Diagnóstico

Os diagnósticos de enfermagem a clientes com cálculos renais podem incluir:

- Dor aguda relacionada com a inflamação, obstrução e abrasão do trato urinário

**Tabela 28.2** Comparação dos cálculos renais.

| Tipo de cálculo | Causas | Tratamento |
|---|---|---|
| Cálcio (aproximadamente de 75% dos cálculos renais) | • Hipercalcemia (cálcio sérico elevado) e hipercalciúria (cálcio na urina elevado)<br>• Hiperparatireoidismo<br>• Acidose tubular renal<br>• Cânceres<br>• Doenças granulomatosas (como sarcoidose, tuberculose), as quais podem causar aumento da produção de vitamina D pelos tecidos granulomatosos<br>• Ingestão excessiva de vitamina D<br>• Ingestão excessiva de leite e álcalis<br>• Doenças mieloproliferativas (leucemia, policitemia vera, mieloma múltiplo), as quais promovem proliferação incomum de células sanguíneas da medula óssea<br>• Ingestão hídrica insuficiente | • Em caso de hipercalciúria absortiva do tipo II (metade de todos os clientes com cálculos renais), ingestão restrita de cálcio<br>• Estímulo da ingestão de líquido<br>• Restrição dietética de proteína e sódio<br>• Medicamentos, como cloreto de amônia, podem ser usados<br>• Diuréticos tiazídicos podem ser benéficos na redução da perda de cálcio na urina e dos níveis elevados de paratormônio |
| Ácido úrico (~5 a 10% dos cálculos)<br>• Gota<br>• Distúrbios mieloproliferativos | • Dieta com pouca purina<br>• Alimentos ricos em purina (crustáceos, anchovas, aspargos, cogumelos e vísceras) são evitados<br>• Alopurinol pode ser prescrito para reduzir os níveis séricos de ácido úrico e a excreção urinária de ácido úrico | |
| Cálculos de estruvita (~15% dos cálculos) | • Formam-se na urina persistentemente alcalina, rica em amônia causada pela presença de bactérias produtoras de urease como *Proteus*, *Pseudomonas*, *Klebsiella*, *Staphylococcus* ou espécies de *Mycoplasma*<br>• Fatores predisponentes de cálculos de estruvita incluem bexiga neurogênica, corpos estranhos e ITU recorrentes | • A ingestão de líquidos é aumentada |
| Cistina (1 a 2% de todos os cálculos) | • Ocorre exclusivamente em clientes com defeito hereditário raro na absorção renal de cistina (um aminoácido) | • Dieta pobre em proteína<br>• Urina é alcalinizada<br>• Ingestão hídrica aumentada |
| Todos os tipos de cálculos | • Infecção, estase urinária e períodos de imobilidade, todos retardam a drenagem renal e alteram o metabolismo do cálcio<br>• Distúrbios anatômicos como doença renal policística, rins em ferradura, estenoses crônicas e doença esponjosa medular; também doença intestinal inflamatória e na ressecção do intestino e ileostomia (clientes absorvem mais oxalato) | • Suspensão dos medicamentos que podem causar cálculos, inclusive antiácidos, acetazolamida, vitamina D, laxantes e altas doses de ácido acetilsalicílico (Karch, 2010)<br>• Ingestão de sódio de 3 a 4 g/dia é recomendada. Sal de mesa e alimentos ricos em sódio devem ser reduzidos, pois o sódio compete com o cálcio na reabsorção nos rins<br>• Evite a ingestão de alimentos que contenham oxalato (como espinafre, morangos, ruibarbo, chá, amendoins, farelo de trigo)<br>• Beba 2 copos de água ao dormir e 1 copo extra a cada despertar durante a noite para evitar que a urina fique muito concentrada durante a noite<br>• Evite atividades que levem ao aumento repentino de temperatura do ambiente, o que pode causar sudorese excessiva e desidratação<br>• Entre em contato com seu médico ao primeiro sinal de infecção do trato urinário |

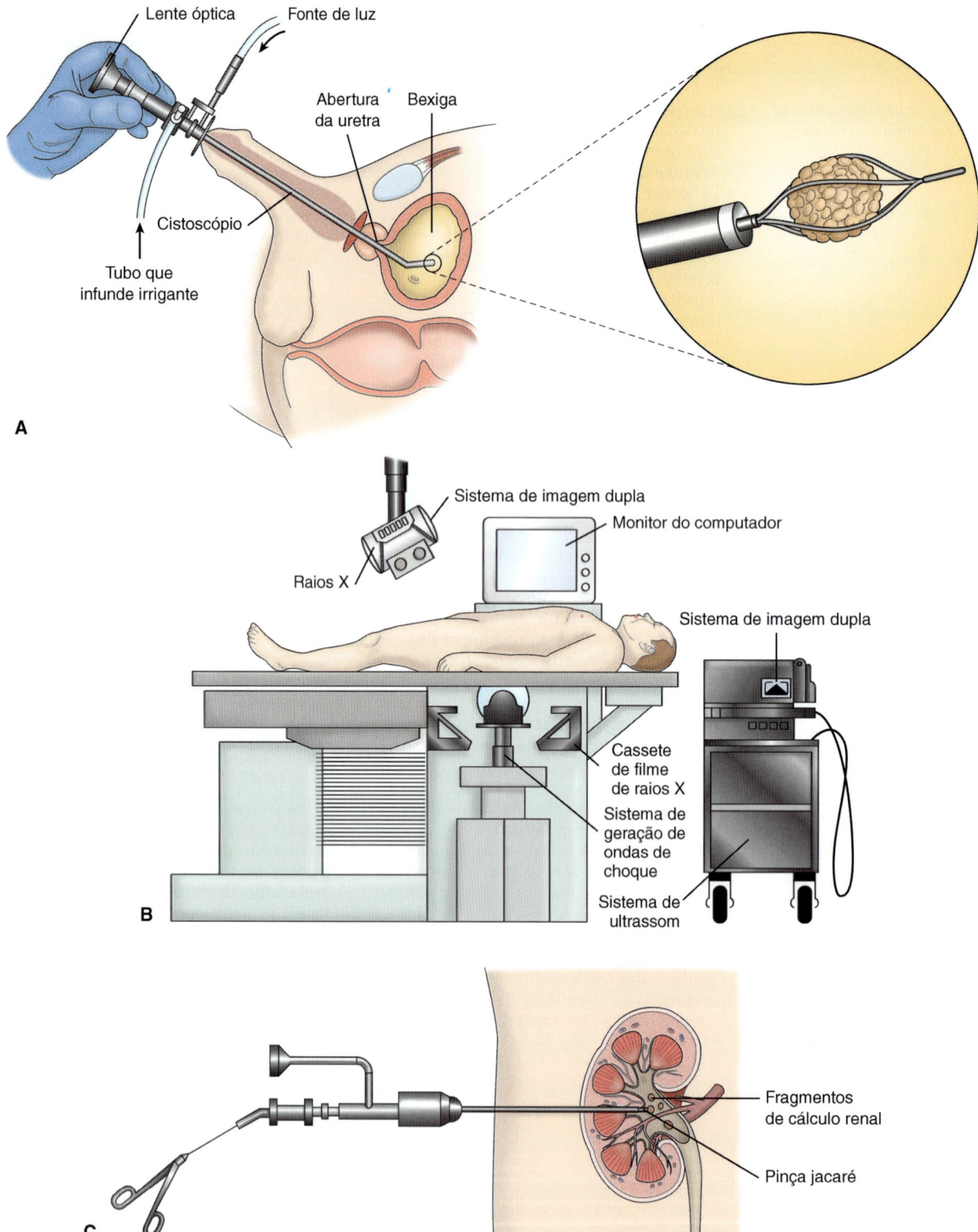

Figura 28.6 Métodos de tratamento dos cálculos renais. (A) Durante a cistoscopia, a qual é usada para remover pequenos cálculos localizados no ureter próximos à bexiga, um ureteroscópio é inserido no ureter para visualizar o cálculo. Em seguida, o cálculo é fragmentado ou capturado e removido. (B) A litotripsia extracorpórea por onda de choque (LEOC) pode ser usada para cálculos sintomáticos e não elimináveis no trato urinário superior. Ondas de choque eletromagneticamente geradas são concentradas sobre a área do cálculo renal. As ondas de choque secas de alta energia passam pela pele e fragmentam o cálculo. (C) A nefrolitotomia percutânea é usada para tratar cálculos maiores. Um trajeto percutâneo é formado e um nefroscópio é inserido por ele. Depois disso, o cálculo é extraído ou pulverizado.

**Tabela 28.3** Tratamento cirúrgico de cálculo renal.

| Procedimento | Descrição | Cuidado pós-procedimento |
| --- | --- | --- |
| Ureteroscopia (Figura 28.6A) | O acesso ao cálculo é realizado pela inserção de um ureteroscópio no ureter e, depois, dependendo do tamanho do cálculo, recolhimento ou inserção do dispositivo litotriptor eletro-hidráulico a *laser* ou ultrassom pelo ureteroscópio para fragmentar e remover os cálculos. Um *stent* pode ser inserido e deixado no local por 48 h ou mais após o procedimento para manter o ureter pérvio | *Para todos os procedimentos*<br>• Aumente a ingestão hídrica para ajudar na eliminação dos fragmentos dos cálculos<br>• Monitore sinais e sintomas que indicam complicações, como febre, diminuição do débito urinário e dor<br>*Para todos os procedimentos, exceto litotripsia eletrohidráulica:*<br>• Espere hematúria (é antecipada em todos os clientes), mas esta deve desaparecer em 4 a 5 dias |
| Litotripsia extracorpórea por onda de choque (LEOC) (Figura 28.6B) | Uma onda de choque ou amplitude de pressão de alta energia é gerada pela liberação abrupta de energia e transmitida pela água e tecidos moles; procedimento não invasivo usado para quebrar os cálculos no cálice renal. Após a fragmentação dos cálculos ao tamanho de grãos de areia, os remanescentes são espontaneamente excretados. O cliente é observado quanto a obstrução e infecção resultante de bloqueio do trato urinário por fragmentos de cálculos | |
| Métodos eudourológicos (ver Figura 28.6C): nefrostomia percutânea; nefrolitotomia percutânea<br>Litotripsia eletro-hidráulica | Um nefroscópio é introduzido por uma rota percutânea no parênquima renal. Dependendo do seu tamanho, o cálculo pode ser extraído por pinça ou por uma cesta<br>Uma descarga elétrica é usada para criar uma onda de choque hidráulico para quebrar o cálculo. Uma sonda é passada pelo cistoscópio e a ponta do litotriptor é colocada perto do cálculo. Após a extração do cálculo, o tubo de nefrostomia percutâneo é deixado inserido por um tempo para garantir que o ureter não esteja obstruído por edema ou coágulos sanguíneos | |

- Conhecimento deficiente relacionado com a prevenção da recorrência de cálculos renais
- Conhecimento deficiente relacionado com o papel da dieta no tratamento dos cálculos renais
- Eliminação urinária prejudicada relacionada com a presença de cálculos renais.

Complicações potenciais podem incluir:

- Infecção e urossepse (de ITU e pielonefrite)
- Obstrução do trato urinário por um cálculo ou edema com falência renal aguda subsequente.

### Planejamento

Os principais objetivos visam ao alívio da dor e do desconforto, à prevenção da recorrência dos cálculos renais e à ausência de complicações.

### Intervenções de enfermagem

#### Alívio da dor

Dor aguda e intensa é muitas vezes o sintoma manifestado pelo cliente que apresenta cálculos renais e urinários, requerendo atenção imediata. Agentes analgésicos opioides (IV ou intramuscular) podem ser prescritos e administrados para fornecer rápido alívio juntamente com um AINE IV. O cliente é encorajado e ajudado a assumir uma posição confortável. Se a atividade trouxer alívio da dor, o cliente é auxiliado na deambulação. O nível de dor é monitorado e o aumento da gravidade é relatado prontamente, de modo que o alívio possa ser promovido e o tratamento adicional, iniciado.

#### Monitoramento e manejo das complicações potenciais

A intensificação da ingestão hídrica é estimulada para evitar a desidratação e a elevação da pressão hidrostática dentro do trato urinário a fim de promover a passagem do cálculo. Se o cliente não consegue ingerir os líquidos adequados oralmente, são prescritos IV. O débito urinário total e os padrões de micção são monitorados. A deambulação é encorajada como meio de mover o cálculo pelo trato urinário.

Toda urina é filtrada, pois os cálculos de ácido úrico podem se fragmentar. Todos os coágulos sanguíneos que passam na urina devem ser esmagados e as laterais do urinol e comadre/urinol inspecionadas quanto à presença de cálculos aderidos. Uma vez que os cálculos renais aumentam o risco de infecção, sepse e obstrução do trato urinário, o cliente é instruído a relatar a diminuição do volume de urina e a eliminação de urina sanguinolenta ou turva.

*(continua)*

Os clientes com cálculos requerem observação frequente da enfermagem para que a passagem espontânea de um cálculo seja detectada. O cliente é orientado a relatar imediatamente qualquer intensificação repentina da dor devido à possibilidade de obstrução do ureter por um fragmento de cálculo. Os sinais vitais, inclusive a temperatura, são monitorados com atenção para detectar sinais precoces de infecção. As ITU podem estar associadas a cálculos renais devido à obstrução. Todas as infecções devem ser tratadas com o agente antibiótico apropriado antes que os esforços para dissolver o cálculo sejam feitos.

Uma vez que o risco de recorrência de cálculos renais é grande, a enfermeira orienta o cliente sobre as causas dos cálculos renais e faz recomendações para evitar a recorrência (Tabela 28.2). O cliente é estimulado a seguir um regime dietético para evitar formações extras de cálculos, mantendo, inclusive, alta ingestão de líquido, pois os cálculos se formam mais prontamente na urina concentrada. O cliente que mostrou tendência à formação de cálculos deve ingerir líquido suficiente para excretar mais de 2.000 m$\ell$.

### Continuação do cuidado

O cliente é monitorado com o acompanhamento para garantir a eficácia do tratamento e para se certificar de que nenhuma complicação, como obstrução, infecção, hematoma renal ou hipertensão, tenha se desenvolvido.

A capacidade do cliente de monitorar o pH da urina e interpretar os resultados é analisada durante as visitas de acompanhamento no ambulatório. Devido ao alto risco de recorrência, o cliente com cálculos renais precisa entender os sinais e sintomas de formação de cálculo, obstrução e infecção e a importância de relatar esses sinais prontamente. Se medicamentos forem prescritos para prevenir a formação de cálculo, as ações e a importância das medicações são explicadas ao cliente.

### Reavaliação

Os resultados esperados para o cliente são:

1. Relatos de alívio da dor
2. Maior conhecimento dos comportamentos saudáveis para evitar a recorrência:
   a. Consumo mais alto de líquidos (pelo menos 8 copos de 250 m$\ell$ de líquido por dia)
   b. Participação em atividades apropriadas
   c. Consumo de dieta prescrita para reduzir os fatores dietéticos que predispõem à formação de cálculos
   d. Reconhecimento dos sintomas (febre, calafrios, dor no flanco, hematúria) a serem relatados ao médico
   e. Monitoramento do pH urinário conforme orientado
   f. Uso dos medicamentos prescritos de acordo com as instruções para reduzir a formação de cálculos
3. Ausência de complicações
   a. Ausência de relatos de sinais ou sintomas de infecção ou urossepse
   b. Eliminação de 200 a 400 m$\ell$ de urina clara sem evidências de sangramento
   c. Ausência de disúria, polaciuria e hesitação
   d. Manutenção da temperatura corporal normal

## TRAUMA GENITURINÁRIO

Vários tipos de lesões no flanco, coluna ou região superior do abdome podem resultar em trauma dos ureteres, da bexiga ou da uretra. Cerca de 10% de todas as lesões observadas na emergência envolvem o sistema geniturinário (Tanagho e McAninch, 2007).

### *Alerta de enfermagem*
*Se um cliente for admitido com fraturas pélvicas, trauma não penetrante, trauma relacionado com acidente com veículo automotor ou lesões perfurantes, ou recentemente passou por cirurgia do colo da bexiga ou da uretra, não realize cateterismo urinário a não ser que o médico tenha avaliado o cliente quanto a possível laceração uretral.*

### Lesões específicas e manifestações clínicas

#### Trauma uretral
As lesões uretrais normalmente decorrem do trauma fechado no abdome inferior ou na região pélvica. Muitos clientes também apresentam fraturas pélvicas associadas. A tríade clássica dos sintomas compreende sangue no meato urinário, incapacidade de urinar e distensão da bexiga. A enfermeira fica atenta ao fato de que o cateterismo vesical é contraindicado quando sangue é observado no meato urinário, até que a possibilidade de laceração da uretra seja descartada.

#### Trauma ureteral
Trauma penetrante e lesão não intencional durante cirurgias são as principais causas de trauma nos ureteres. Projéteis de arma de fogo são responsáveis por 95% das lesões ureterais, as quais podem variar de contusões a completa transecção. A lesão não intencional do ureter pode ocorrer durante a cirurgia ginecológica ou urológica. Não há sinais ou sintomas específicos de lesão ureteral; muitas lesões traumáticas são descobertas durante a cirurgia exploratória. Se o trauma ureteral não for detectado e o extravasamento urinário continuar, fístulas podem se desenvolver. A urografia excretora detecta 90% das lesões ureterais e pode ser realizada na mesa de cirurgia em clientes submetidos a cirurgia de emergência. Em geral, há necessidade de reparo cirúrgico com colocação de *stents* (para desviar a urina da anastomose).

#### Trauma vesical
A lesão da bexiga pode decorrer de fraturas pélvicas e múltiplos traumas ou em consequência a uma pancada na região do abdome inferior quando a bexiga está cheia. O trauma fechado pode resultar em contusão, evidente na forma de equimose – um grande hematoma com alteração de cor resultante do escape de sangue para os tecidos, envolvendo um segmento da parede vesical – com ruptura extraperitoneal, intraperitoneal ou ambas. As complicações decorrentes dessas lesões incluem hemorragia, choque, sepse e extravasamento de sangue para os tecidos.

### Procedimentos clínicos

Os objetivos do tratamento de clientes com trauma geniturinário são controlar a hemorragia, a dor e a infecção e manter a drenagem urinária. O trauma geniturinário é frequentemente associado a trauma renal. Os níveis de hematócrito e hemoglobina são monitorados com atenção; valores decrescentes podem indicar hemorragia dentro do sistema geniturinário. O cliente também é monitorado quanto a oligúria, sinais de choque hemorrágico e sinais e sintomas de peritonite aguda (Tanagho e McAninch, 2007).

### Manejo cirúrgico

No trauma uretral, clientes instáveis que precisam de monitoramento do débito urinário podem precisar da inserção de um cateter suprapúbico. O cliente é cateterizado após a uretrografia para minimizar o risco de ruptura uretral e complicações extensivas e a longo prazo, como estenose, incontinência e disfunção erétil. O reparo cirúrgico pode ser feito imediatamente; o reparo cirúrgico tardio tende a ser o procedimento preferível, pois é associado a menos complicações a longo prazo. Após a cirurgia, um cateter urinário de demora pode permanecer inserido por até 1 mês.

### Manejo de enfermagem

O cliente com trauma geniturinário deve ser avaliado com frequência durante os primeiros dias após a lesão para detectar dor abdominal e no flanco, espasmo muscular e edema sobre o flanco.

Durante esse tempo, os clientes podem ser instruídos sobre o cuidado com a incisão e a importância da ingestão líquida adequada. Além disso, as orientações sobre as alterações que devem ser relatadas ao médico, como febre, hematúria, dor no flanco e qualquer outro sinal ou sintoma de diminuição da função renal, são fornecidas. O cliente com ruptura da bexiga pode ter sangramento grosseiro por vários dias após o reparo. As orientações para aumentar de maneira gradativa as atividades, o levantamento de peso e o ato de dirigir também são fornecidas de acordo com a prescrição médica.

O cuidado de acompanhamento da enfermagem inclui monitoramento da pressão arterial para detectar hipotensão e aconselhamento do cliente para que ele restrinja as atividades por cerca de 1 mês após o trauma a fim minimizar a incidência de sangramento secundário ou tardio.

## CÂNCER DE BEXIGA

Os cânceres do trato urinário incluem aqueles da bexiga urinária, rim, pelve renal, ureteres e outras estruturas urinárias, como a próstata. Os tumores malignos englobam os carcinomas de células transicionais (90%), carcinomas de células escamosas (5 a 8%), adenocarcinomas (1 a 2%), sarcomas (menos de 1%) e outros tipos de cânceres (Tanagho e McAninch, 2007).

### Fatores de risco

O carcinoma de células transicionais da bexiga é a forma mais comum de câncer vesical; os homens apresentam risco de 1 em cada 27, ao passo que as mulheres de 1 a cada 85 (American Cancer Society [ACS], 2009).[2] O câncer vesical tem alta incidência em todo o mundo e, quando combinado com o câncer de próstata, é a malignidade urológica mais usual, responsável por 90% de todos os tumores observados. Os cânceres que surgem da próstata, cólon e reto em homens, e do trato ginecológico inferior em mulheres, podem produzir metástase para a bexiga. O Boxe 28.11 resume os fatores de risco.

> **BOXE 28.11 Fatores de risco de câncer vesical.**
>
> - Tabagismo: risco proporcional aos maços fumados por dia e anos de tabagismo
> - Exposição a carcinogênicos ambientais: tinturas, borracha, couro, tinta
> - Infecção bacteriana crônica ou recorrente do trato urinário
> - Cálculos vesicais
> - pH urinário elevado
> - Alta ingestão de colesterol
> - Radioterapia pélvica
> - Cânceres que surgem da próstata, cólon e reto em homens

### Manifestações clínicas e avaliação

Os tumores vesicais normalmente surgem na base da bexiga e envolvem os óstios ureterais e o colo vesical. A hematúria macroscópica indolor é o sintoma mais comum de câncer da bexiga. A infecção do trato urinário é uma complicação comum, produzindo frequência, urgência e disúria. Qualquer alteração na micção ou mudança na urina pode indicar câncer da bexiga. Dor pélvica ou na coluna pode se manifestar com a metástase.

A avaliação diagnóstica inclui cistoscopia (pilar do diagnóstico), urografia excretora, TC, ultrassonografia e exame bimanual com o cliente anesteciado. As biopsias do tumor e da mucosa adjacente são os procedimentos diagnósticos definitivos. Carcinomas de células transicionais e carcinomas *in situ* eliminam células cancerígenas reconhecíveis. O exame citológico da urina fresca e os lavados vesicais com solução salina fornecem informações sobre prognóstico e estadiamento, especialmente para clientes em alto risco de recorrência de tumores vesicais primários (Tanagho e McAninch, 2007).

Embora ferramentas diagnósticas atuais como a citologia e a TC tenham alta taxa de detecção, esses exames são de alto custo. Novas ferramentas diagnósticas, como antígenos tumorais, proteínas de matriz nuclear, moléculas de adesão, proteínas citoesqueléticas e fatores de crescimento, estão sendo estudadas para respaldar a detecção precoce e o diagnóstico de câncer vesical (ACS, 2009).

### Manejo clínico e de enfermagem

O tratamento do câncer vesical depende do grau do tumor (o grau de diferenciação celular), do estágio do crescimento tumoral (grau de invasão local e presença ou ausência de metástase) e da multicentricidade (muitos centros) do tumor. A idade e os estados emocional, mental e físico do cliente são considerados ao se discutir as modalidades de tratamento. O cuidado da enfermagem específico será elaborado a partir do plano de tratamento (como comunicar as instruções dos tratamentos intravesicais).

---

[2] N.R.T.: No Brasil, segundo o Instituto Nacional de Câncer (INCA), em 2014, estimam-se 6.750 novos casos de câncer de bexiga em homens e 2.190 novos casos em mulheres.

## Manejo cirúrgico

A ressecção transuretral ou fulguração pode ser feita nos casos de papilomas simples (tumores epiteliais benignos). Esses procedimentos erradicam os tumores por meio de incisão cirúrgica ou corrente elétrica com o uso de instrumentos inseridos pela uretra. Após essa cirurgia, a administração intravesical de bacilos de Calmette-Guérin (BCG) pode ser apropriada. O BCG é uma cepa viva atenuada do *Mycobacterium bovis*, o agente causal da tuberculose. A ação exata do BCG é desconhecida, mas acredita-se que produza resposta inflamatória local, bem como resposta imunológica sistêmica (Tanagho e McAninch, 2007).

O manejo dos cânceres vesicais superficiais é um desafio, pois normalmente existem anormalidades espalhadas pela mucosa da bexiga. Todo o revestimento do trato urinário, ou urotélio, está em risco, pois as alterações carcinomatosas podem ocorrer na mucosa da bexiga, pelve renal, ureter e uretra. Aproximadamente 25 a 40% dos tumores superficiais recorrem após ressecção transuretral ou fulguração. Os clientes com papilomas benignos devem ser submetidos a citologia e cistoscopia de tempos em tempos pelo resto da vida.

Uma **cistectomia** simples ou radical é realizada contra o câncer de bexiga multifocal ou invasivo. A cistectomia radical em homens envolve remoção da bexiga, próstata, vesículas seminais e tecidos perivesicais adjacentes imediatos. Em mulheres, a cistectomia radical engloba remoção da bexiga, ureter inferior, útero, tubas uterinas, ovários, vagina anterior e uretra. A remoção da bexiga requer um procedimento de derivação urinária. A cistectomia radical continua sendo o padrão do cuidado contra o câncer vesical invasivo.

## Farmacoterapia

A poliquimioterapia (PQT) com metotrexato, 5-fluoruracila, vimblastina, doxorrubicina e cisplatina tem sido efetiva na produção de remissão parcial do carcinoma de células transicionais da bexiga em alguns clientes. A quimioterapia tópica (quimioterapia intravesical ou instilação de agentes antineoplásicos na bexiga, resultando em contato do agente com a parede vesical) é considerada quando há alto risco de recorrência, quando câncer *in situ* está presente ou quando a ressecção do tumor foi incompleta, fornecendo alta concentração de medicamento ao tumor com objetivo de promover a destruição tumoral.

O BCG é hoje considerado o agente intravesical mais efetivo contra o câncer recorrente da bexiga, sobretudo o carcinoma de célula de transição superficial, pois é um agente imunoterapêutico que aumenta a resposta imune do corpo ao câncer. O BCG é particularmente efetivo no tratamento do carcinoma *in situ*, erradicando-o em mais de 80% dos casos. Uma vez cheia a bexiga, o cliente precisa reter a solução intravesical por 2 h antes de urinar. Ao final do procedimento, o cliente é encorajado a urinar e ingerir quantidades generosas de líquido para irrigar o medicamento da bexiga.

## Radioterapia

A radiação do tumor pode ser realizada no pré-operatório para diminuir a microextensão da neoplasia e a viabilidade das células tumorais, reduzindo, desse modo, as chances de recorrência do câncer na área imediata ou a disseminação pelo sistema circulatório ou linfático. A radioterapia também é usada em combinação com a cirurgia ou para controlar a doença em clientes com tumores inoperáveis.

## DERIVAÇÕES URINÁRIAS

Os procedimentos de derivação urinária são realizados para desviar a urina da bexiga para uma nova saída, em geral para uma abertura (estoma) criada por cirurgia na pele. Esses procedimentos são realizados principalmente quando o tumor vesical requer cistectomia. A derivação urinária também tem sido usada no manejo da malignidade pélvica, em defeitos do nascimento, estenoses, trauma nos ureteres e uretra, bexiga neurogênica e infecção crônica causando lesão renal e ureteral grave e **cistite intersticial** intratável.

A discussão sobre o melhor método de estabelecimento da derivação permanente do trato urinário é controversa. Novas técnicas são frequentemente introduzidas na tentativa de melhorar os resultados e a qualidade de vida dos clientes. A idade do cliente, bem como a condição da bexiga, a composição corporal, o grau de obesidade, o grau de dilatação ureteral, o estado da função renal, a capacidade de aprendizado e o desejo de participar do cuidado pós-operatório são levados em consideração ao determinar o procedimento cirúrgico apropriado. A aceitação de uma derivação urinária depende muito de localização ou posição do estoma, se o dispositivo de drenagem (bolsa ou reservatório) estabelece selagem impermeável na pele e da capacidade do cliente de manejar a bolsa e o aparato de drenagem.

Existem 2 tipos de derivação urinária. Na derivação urinária cutânea, a urina drena por uma abertura criada na parede abdominal e na pele (Figura 28.7). Na **derivação urinária continente**, uma porção do intestino é usada para criar um novo reservatório de urina (Figura 28.8).

## Derivações urinárias cutâneas

### Conduto ileal

O **conduto ileal**, ou alça ileal, é o procedimento mais comum e mais antigo de derivação urinária em uso devido ao baixo número de complicações e à familiaridade dos cirurgiões com o procedimento. A urina é desviada com a implantação dos ureteres em uma alça de íleo de 12 cm levada para fora pela parede abdominal. Essa alça de íleo é um conduto simples (passagem) para a urina dos ureteres para a superfície. As extremidades ressecadas (cortadas) do intestino remanescente são anastomosadas (conectadas) para produzir um intestino intacto. Uma alça do cólon sigmoide também pode ser usada. Uma bolsa de ileostomia é usada para coletar a urina.

*Stents* são colocados nos ureteres para evitar a oclusão secundária ao edema pós-cirúrgico. *Stents* ureterais bilaterais permitem que a urina seja drenada do rim para o estoma e fornecem um método de mensuração precisa do débito urinário. Podem permanecer inseridos 10 a 21 dias depois da cirurgia. Drenos de Jackson-Pratt ou outros tipos de drenos são introduzidos para evitar o acúmulo de líquido no espaço criado pela remoção da bexiga.

Depois da cirurgia, uma barreira cutânea e uma bolsa coletora transparente e descartável são aplicadas ao redor do conduto e conectadas à drenagem. Um dispositivo é usado até que o edema

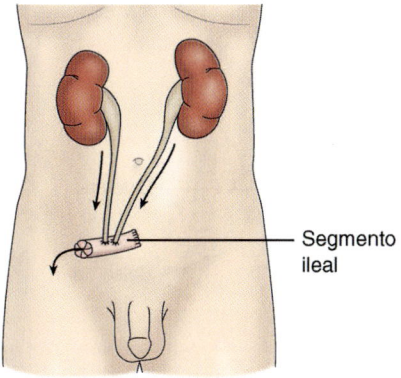

**A** Conduto ileal convencional.
O cirurgião transplanta os ureteres para uma seção isolada do íleo terminal (conduto ileal), levando uma extremidade para a parede abdominal. O ureter também pode ser transplantado no cólon sigmoide transverso (conduto de cólon) ou jejuno proximal (conduto jejunal).

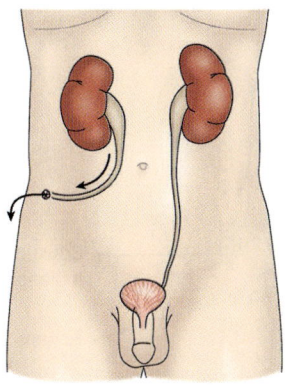

**B** Ureterostomia cutânea.
O cirurgião leva o ureter solto pela parede abdominal e o fixa a uma abertura na pele.

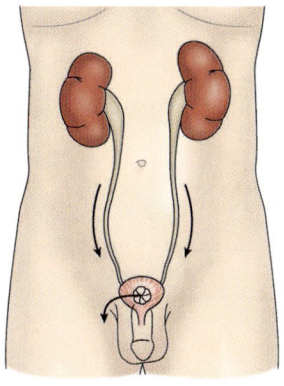

**C** Vesicostomia.
O cirurgião sutura a bexiga à parede abdominal e cria uma abertura (estoma) pelas paredes vesical e abdominal para obter a drenagem urinária.

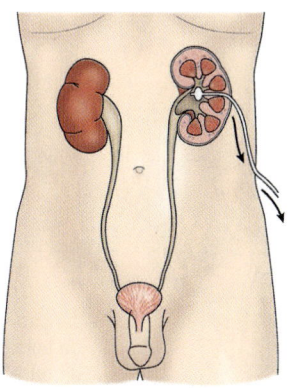

**D** Nefrostomia.
O cirurgião insere um cateter na pelve renal via incisão no flanco ou por colocação de cateter percutâneo no rim.

**Figura 28.7** Os tipos de derivações cutâneas são (**A**) conduto ileal convencional, (**B**) ureterostomia cutânea, (**C**) vesicostomia e (**D**) nefrostomia.

suma e o estoma encolha até o seu tamanho final. A bolsa transparente permite que o estoma seja inspecionado e a perviabilidade do *stent* e o débito urinário sejam monitorados. A bolsa ileal drena urina (não fezes) de maneira contínua. Em geral, o dispositivo permanece em uso até continuar impermeável; quando necessário, é trocado para evitar vazamento de urina.

### Alerta de enfermagem
*O estoma deve ser rosado ou avermelhado. Se parecer escurecido, a enfermeira suspeita de comprometimento da perfusão e alerta o cirurgião.*

## Complicações

As complicações que podem acompanhar a colocação de um conduto ileal são infecção da ferida ou deiscência da ferida, vazamento de urina, obstrução ureteral, acidose hiperclorêmica, obstrução do intestino delgado, íleo e gangrena do estoma.

As complicações tardias incluem obstrução ureteral, contração ou estreitamento do estoma (estenose), deterioração renal decorrente de refluxo crônico, pielonefrite e cálculos renais. Cerca de 10% dos clientes com conduto ileal vão demonstrar acidose hiperclorêmica, a qual pode ocorrer tanto logo após o procedimento quanto como em consequência a longo prazo da retenção de amônia urinária da mucosa do cólon e da perda de bicarbonato.

### Isquemia e necrose do estoma

O estoma é monitorado, pois isquemia e necrose do estoma podem resultar da tensão nos vasos sanguíneos do mesentério, torção do segmento intestinal (conduto) durante a cirurgia ou insuficiência arterial. O novo estoma precisa ser inspecionado pelo menos a cada 4 h para avaliar a adequação do seu suprimento sanguíneo. O estoma deve ser vermelho ou rosado. Se o suprimento sanguíneo para o estoma estiver comprometido, a cor muda para violeta, marrom ou preta. Essas alterações são relatadas imediatamente ao cirurgião. O cirurgião ou a enfermeira terapeuta/especialista em ferida pode inserir um pequeno tubo

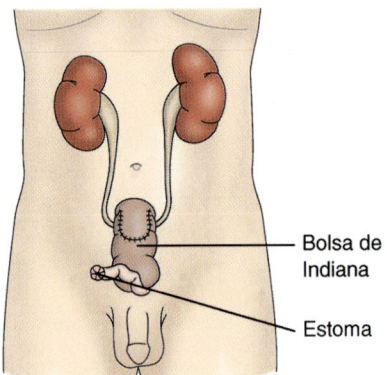

**A** Bolsa de Indiana.
O cirurgião introduz os ureteres em um segmento de íleo e ceco. A urina é drenada periodicamente pela inserção de um cateter no estoma.

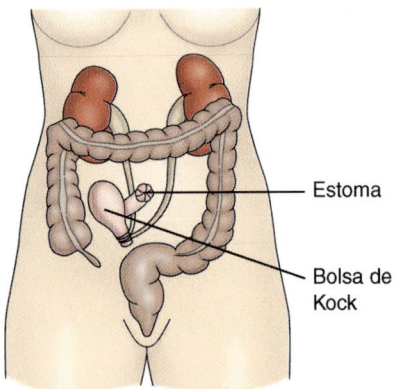

**B** Derivações urinárias ileais continentes (bolsa de Kock). O cirurgião transplanta os ureteres em um segmento isolado de intestino delgado, cólon ascendente ou segmento ileocolônico e desenvolve um mecanismo efetivo de continência ou válvula. A urina é drenada pela inserção de um cateter no estoma.

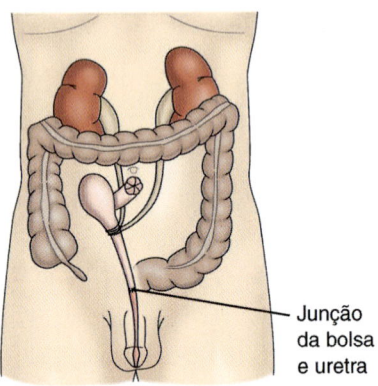

**C** Nos clientes do sexo masculino, a bolsa de Koch pode ser modificada pela fixação de uma extremidade da bolsa à uretra, permitindo a micção mais normal. A uretra feminina é muito curta para essa modificação.

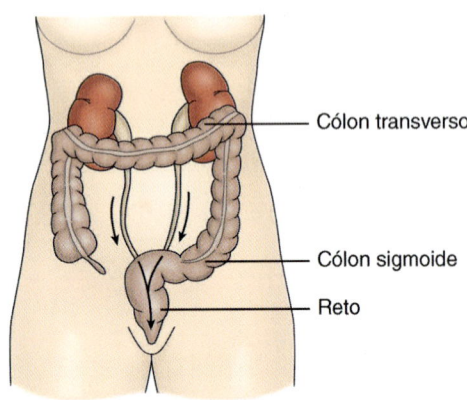

**D** Ureterossigmoidostomia.
O cirurgião introduz os ureteres no cólon sigmoide, permitindo, desse modo, que a urina flua pelo cólon e para fora do reto.

**Figura 28.8** Os tipos de derivações urinárias continentes são (**A**) bolsa de Indiana, (**B** e **C**) bolsa de Kock, também chamada de derivação ileal continente, e (**D**) ureterossigmoidostomia.

lubrificado no estoma e, com o auxílio de uma lanterna voltada para o lúmen do tubo, avaliar isquemia superficial ou necrose. Um estoma necrótico requer intervenção cirúrgica, mas se a isquemia for superficial, o estoma escurecido é observado, podendo degradar sua camada externa em alguns dias.

### Retração e separação do estoma

A retração e a separação do estoma da borda mucocutânea podem ocorrer em virtude de trauma ou tensão no segmento intestinal interno usado para a criação do estoma. A separação mucocutânea pode ocorrer quando o estoma não cicatriza em decorrência do acúmulo de urina no estoma e na borda mucocutânea. Usar uma bolsa de coleta de drenagem com válvula antirrefluxo é útil, pois a válvula evita que a urina se colecione no estoma e na borda mucocutânea. O cuidado meticuloso da pele para manter a área ao redor do estoma limpa e seca promove a cicatrização. Se separação da borda mucocutânea ocorrer, em geral não há necessidade de cirurgia. A área separada é protegida pela aplicação de pó de karaya cicatrizante, pasta adesiva de estoma e uma barreira adequada. Com a proteção da separação, a cicatrização é promovida. Se o estoma retrai no peritônio, a intervenção cirúrgica é obrigatória.

Se a cirurgia for necessária para tratar essas complicações, a enfermeira fornece explicações ao cliente e a seus familiares. A necessidade da cirurgia adicional é normalmente vista como um retrocesso pelo cliente e por sua família. Apoio emocional ao cliente e a seus familiares é oferecido juntamente com os cuidados pré-operatórios ao cliente.

## Manejo de enfermagem

### Orientações ao cliente sobre o autocuidado

O principal objetivo pós-operatório é auxiliar o cliente a alcançar o nível mais alto de independência e autocuidado possível. A enfermeira e o especialista em feridas/terapeuta enterostomal trabalham junto com o cliente e seus familiares, instruindo e assistindo-os em todas as fases do manejo da ostomia.

Suprimentos adequados e orientações completas são necessários para possibilitar que o cliente e o membro da família desenvolvam competência e confiança em suas habilidades. Instruções verbais e por escrito são fornecidas e o cliente é encorajado a entrar em contato com o médico para fazer as perguntas de acompanhamento. Telefonemas de acompanhamento feitos pela enfermeira para o cliente e sua família após a alta são um suporte a mais e fornecem outras oportunidades para responder suas questões. Visitas de acompanhamento e reforço no cuidado correto da pele e técnicas de manejo do dispositivo também promovem a integridade da pele. As técnicas específicas para o manejo do dispositivo se encontram descritas no Boxe 28.12.

O cliente é incentivado a participar das decisões a respeito do tipo de dispositivo de coleta e da hora do dia da troca. O cliente é auxiliado e encorajado a olhar e tocar o estoma precocemente para superar os medos. O cliente e seus familiares precisam conhecer as características do estoma normal:

- Rosa e úmido, como a parte interna da boca
- Insensível à dor, pois não tem terminações nervosas
- Vascular, podendo sangrar com a limpeza.

Além disso, se um segmento do trato GI for usado para criar a derivação urinária, é possível visualizar muco na urina. Por meio do conhecimento daquilo que é normal, o cliente e seu familiar ficam familiarizados com os sinais e sintomas que devem ser relatados ao médico ou à enfermeira e com os problemas que eles mesmos podem lidar.

As informações fornecidas ao cliente e a extensão do envolvimento no autocuidado são determinadas pela recuperação física do cliente e pela capacidade de aceitar e adquirir o conhecimento e a habilidade necessária para a independência. Ao cliente é dada a oportunidade de praticar e demonstrar o conhecimento e as habilidades necessárias para manejar a drenagem da urina.

### *Continuidade do cuidado*

O cuidado de acompanhamento é essencial para determinar como o cliente tem se adaptado às alterações em sua imagem corporal e aos ajustes no estilo de vida. As visitas de uma enfermeira domiciliar são muito importantes para analisar a adaptação do cliente ao ambiente doméstico e o manejo da ostomia. Orientações e reforço podem ajudar o cliente e a família a cooperar com a função urinária alterada. É também necessário avaliar as possíveis complicações a longo prazo, como vazamento ou ruptura da bolsa, formação de cálculos, estenose do estoma, deterioração da função renal ou incontinência.

O monitoramento a longo prazo de anemia é feito para identificar deficiência de vitamina B, a qual pode ocorrer quando uma porção significativa do íleo terminal é removida; pode levar vários anos para se desenvolver, podendo ser tratada com injeções de vitamina B. O cliente e sua família são informados sobre grupos de ostomizados que oferecem apoio, assistência e orientações.

## Ureterostomia cutânea

Uma ureterostomia cutânea (Figura 28.7), na qual os ureteres são direcionados pela parede abdominal e fixados a uma

---

### BOXE 28.12 — Orientações ao cliente.

**Uso dos dispositivos de coleta da derivação urinária**

**Uso de um sistema de bolsa reutilizável**

1. Junte todo o equipamento necessário
2. Prepare o novo dispositivo de acordo com as instruções do fabricante. Aplique o disco adesivo de dupla face do tamanho adequado da placa da bolsa reutilizável. Remova o papel de trás e deixe a bolsa de lado
3. Remova a bolsa suja gentilmente. Separe-a de lado para limpar depois
4. Limpe a pele periestomal (pele ao redor do estoma) com uma pequena quantidade de sabonete e água ou outra solução de limpeza recomendada. Enxágue completamente e seque. Se sabão permanecer na pele e o local não secar, o dispositivo não vai aderir da maneira adequada
5. Use um tampão ou gaze enrolada sobre o estoma para absorver a urina e manter a pele seca ao longo da troca
6. Inspecione a presença ou não de irritação na pele periestomal
7. Um lenço protetor ou barreira pode ser aplicado na pele antes de centralizar a abertura da placa anterior diretamente sobre o estoma
8. Posicione o dispositivo sobre o estoma e pressione com gentileza
9. Se desejado, use uma barreira protetora de pele para evitar a irritação da área
10. Limpe a bolsa suja e a prepare para reutilização

**Aplicação de um sistema de bolsa descartável**

1. Reúna todos os equipamentos necessários
2. Meça o estoma e prepare uma abertura no mesmo formato do estoma na barreira protetora de cerca de 3 mm maior que o estoma
3. Remova o papel de trás da barreira protetora e deixe-o de lado
4. Remova gentilmente o dispositivo antigo e deixe-o de lado
5. Limpe a pele periestomal com água ou outra solução de limpeza recomendada e seque completamente
6. Inspecione a pele periestomal (pele ao redor do estoma) quanto à irritação
7. Use um tampão ou gaze enrolada sobre o estoma para absorver a urina e manter a pele seca ao longo da troca
8. Centralize a abertura na barreira protetora sobre o estoma e aplique pressão gentil e firme para obter selagem impermeável
9. Se usar um sistema de duas peças, cole a bolsa na parte adesiva que adere à pele
10. Feche a tampa ou o bico da drenagem na parte de baixo da bolsa
11. Uma cobertura pode ser aplicada sob a bolsa ou amido de milho é polvilhado sob a bolsa para evitar perspiração e irritação da pele
12. Aplicar fita adesiva hipoalergênica em torno da barreira ("janela")
13. Descarte o dispositivo sujo

abertura na pele, é usada em clientes com obstrução ureteral (*i. e.*, câncer pélvico avançado), pois requer cirurgia menos extensiva do que os outros procedimentos de derivação urinária. É também um procedimento apropriado para clientes submetidos à radiação abdominal prévia.

Um dispositivo urinário é aplicado imediatamente após a cirurgia. O manejo do cliente com ureterostomia cutânea é similar ao cuidado do cliente com conduto ileal.

## Derivações urinárias continentes

### Reservatório urinário ileal continente (bolsa de Indiana)

A derivação urinária continente mais comum é a bolsa de Indiana, criada para o cliente cuja bexiga foi removida ou não mais funciona. A bolsa de Indiana usa um segmento de íleo e ceco para formar o reservatório de urina (Figura 28.8A). Os ureteres são tunelados pelas bandas musculares da bolsa intestinal e anastomosados. O reservatório é feito continente pelo estreitamento da porção eferente do íleo e pela costura do íleo terminal ao tecido subcutâneo, formando um estoma continente no nível da pele. A bolsa é costurada à parede abdominal anterior ao redor de um tubo de cecostomia. A urina se coleta na bolsa até um cateter ser inserido e a urina, drenada (Tanagho e McAninch, 2007).

A bolsa precisa ser drenada em intervalos regulares por um cateter para evitar a absorção de produtos residuais metabólicos da urina, refluxo de urina para os ureteres e ITU. O cuidado da enfermagem pós-operatório do cliente com bolsa urinária continente ileal é similar ao cuidado da enfermagem de clientes com conduto ileal. Esses clientes geralmente apresentam tubos de drenagem adicionais (cecostomia com cateter, cateter estomal saindo do estoma, *stents* ureterais, dreno de Penrose, bem como cateter uretral). Todos os tubos de drenagem precisam ser monitorados com cuidado quanto à perviabilidade e quantidade e tipo de drenagem. No período pós-operatório imediato, o tubo de cecostomia é irrigado 2 ou 3 vezes/dia para remover muco e evitar obstrução.

Outras variações de reservatórios de urina continentes incluem a bolsa de Kock (bolsa em forma de U construída de íleo, com uma válvula unidirecional; Figura 28.8B C) e a bolsa de Charleston (usa o íleo e o cólon ascendente como bolsa, com a junção do apêndice e cólon servindo de mecanismo de válvula unidirecional).

### Ureterossigmoidostomia

A **ureterossigmoidostomia**, outra forma de derivação urinária continente, é a implantação dos ureteres no cólon sigmoide (Figura 28.8D). Normalmente, é realizada em clientes submetidos a radiação pélvica extensa, ressecção prévia do intestino delgado ou com doença coexistente do intestino delgado. É contraindicada em clientes com insuficiência renal.

Após a cirurgia, a micção se dá pelo reto (para o resto da vida), e um ajuste no estilo de vida será necessário devido à polaciuria. A drenagem tem consistência equivalente a diarreia aquosa e o cliente apresenta certo grau de noctúria. Em geral, os clientes precisam planejar as atividades em torno da necessidade frequente de urinar, a qual, por sua vez, pode afetar a vida social do cliente. Entretanto, isso fornece a vantagem do controle urinário sem ser preciso usar um dispositivo externo.

## Revisão do capítulo

### Exercícios de avaliação crítica

1. Como enfermeira responsável por uma instituição asilar, você é abordada pela filha de uma dos residentes. Ela pede que sua mãe, a qual é capaz de deambular com assistência, seja submetida a retreinamento vesical a fim de aumentar seu nível de independência. O que você deve responder a esse pedido? Qual é a base de evidências que sustenta sua resposta? Identifique os critérios usados para avaliar a força das evidências.

2. Um homem de 62 anos de idade submetido à ureteroscopia por doença litiásica 2 dias antes se queixa de aumento da frequência urinária, disúria e exacerbação da dor abdominal. Quais instruções você forneceria? Quais procedimentos clínicos e intervenções da enfermagem você prevê?

### Questões objetivas

1. Uma mulher sexualmente ativa de 23 anos de idade se apresenta com história de três ITU nos últimos 12 meses. Qual é a primeira etapa na sua avaliação?
   A. Solicitar uma cultura da urina.
   B. Recomendar uma urografia excretora para pesquisar anormalidade anatômica.
   C. Coletar a história de saúde e realizar exame físico.
   D. Orientar o uso de antibióticos por 3 dias.

2. Uma mulher de 55 anos de idade relata incontinência ao esforço quando espirra e realiza caminhada. Ela pergunta o que pode fazer para evitar que isso aconteça. Qual das seguintes opções é a melhor resposta dada pela enfermeira?
   A. Comece com o uso de um medicamento anticolinérgico.
   B. Urine imediatamente antes de praticar a caminhada para tentar diminuir a perda urinária durante a atividade física.
   C. Reduza a ingestão de líquido de modo que a probabilidade de que isso aconteça a qualquer momento seja pequena.
   D. Restrinja a ingestão de alimentos que contenham cálcio.

3. Uma cliente apresenta um cateter de demora após uma cirurgia de colecistectomia aberta. Ela relata ter cãibras na área suprapúbica e apresenta vazamento de urina. Qual é a primeira intervenção da enfermeira?
   A. Certificar-se de que o cateter não esteja dobrado.
   B. Avaliar a dor na incisão.
   C. Explicar que os sintomas são decorrentes da peristalse.
   D. Irrigar o cateter urinário para avaliar o bloqueio do fluxo.

4. Uma mulher casada, de 29 anos de idade, constantemente apresenta ITU após as relações sexuais. Além das instruções

a respeito da micção após a relação, o manejo inicial pode incluir qual das seguintes opções?
A. Recomendação para praticar abstinência sexual.
B. Realização de teste para pesquisar anormalidades anatômicas.
C. Prescrição de antibióticos a serem usados no pós-coito.
D. Aplicação de supositórios de ácido bórico.

5. Ao serem instruídos acerca dos métodos de manejo do muco na derivação urinária, os clientes devem ser orientados a:
A. Aumentar a ingestão de fibras.
B. Consumir mais sucos e frutas cítricas.
C. Aumentar o consumo de sucos de *cranberry*.
D. Evitar o consumo de cafeína.

## Bibliografia e leitura sugerida

A bibliografia e a leitura sugerida para este capítulo estão disponíveis no GEN-IO: http://gen-io.grupogen.com.br/gen-io/.

# UNIDADE OITO

## Problemas Relacionados com a Função Endócrina

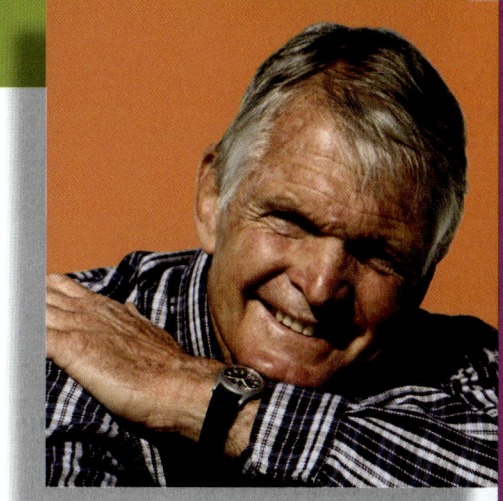

**Um cliente de 70 anos de idade,** diabético do tipo 1, está sendo acompanhado no ambulatório devido a uma ferida no pé que não cicatriza. O cliente afirma que seus níveis sanguíneos de glicose têm variado de 78 a 350 mg/dℓ e que ingere doces em todas as refeições. O material para realizar a cultura da ferida foi coletado e enviado ao laboratório.

➡ Quais perguntas ao cliente são pertinentes com relação a seus níveis flutuantes de glicose?
➡ Quais áreas do aprendizado relacionadas com o processo de cicatrização de feridas você reforçaria nesse cliente?
➡ O que ajudaria o cliente a manter um registro preciso dos níveis sanguíneos de glicose?

# CAPÍTULO 29

HAVOVI D. PATEL

# Avaliação de Enfermagem | Função Endócrina

## Objetivos de estudo

**Após ler este capítulo, você será capaz de:**

1. Identificar as principais glândulas endócrinas do corpo, sua localização anatômica e os hormônios que elas secretam
2. Resumir a principal ação dos hormônios secretados por cada glândula
3. Descrever o mecanismo de *feedback* negativo e sua importância na regulação dos processos biológicos
4. Sintetizar o papel do hipotálamo e da hipófise na regulação da secreção hormonal da tireoide e das glândulas suprarrenais
5. Nomear os distúrbios produzidos por hiper e hipossecreção das glândulas endócrinas
6. Narrar os componentes do histórico de saúde e do exame físico do sistema endócrino
7. Identificar os exames diagnósticos usados na avaliação da função alterada das glândulas endócrinas.

Entender a função das glândulas endócrinas e as consequências da sua disfunção possibilita que o profissional de saúde se antecipe às alterações fisiológicas. Os sintomas de distúrbios endócrinos normalmente se manifestam de acordo com a secreção hormonal excessiva ou insuficiente. A avaliação do sistema endócrino não é tão direta quanto a dos outros sistemas devido à sua localização anatômica e à dificuldade de se inspecionar e palpar essas glândulas, além do fato de os clientes manifestarem diversos sintomas. Para promover assistência segura e efetiva, o profissional de saúde precisa entender a função dos hormônios endócrinos e avaliar com atenção os sintomas do cliente e os diagnósticos.

## Visão geral anatômica e fisiológica

### Função e regulação dos hormônios

O sistema **endócrino** consiste em grupos de órgãos que regulam os complexos processos envolvidos no metabolismo, na função tecidual, na reprodução, no crescimento e no desenvolvimento por meio da síntese e liberação de hormônios específicos. Os **hormônios** liberados visam a um "tecido-alvo" específico, no qual se ligam e causam impactos nas reações/funções celulares. O sistema endócrino mantém a integridade celular funcional interna ideal, logo sua influência ocorre em quase todas as células, órgãos e funções do corpo. As glândulas endócrinas incluem a hipófise, a tireoide, a paratireoide, as suprarrenais, as ilhotas pancreáticas, os ovários e os testículos (Figura 29.1). As glândulas endócrinas secretam seus hormônios diretamente na corrente sanguínea, fato que as diferencia das glândulas **exócrinas**, como as sudoríparas, que secretam seus produtos através de ductos nas superfícies epiteliais da pele, e as glândulas salivares, as quais despejam sua produção diretamente no trato digestivo. As glândulas endócrinas são compostas por células secretoras organizadas em minúsculos grupos chamados de *ácinos*. Não há ductos, porém as glândulas apresentam rico suprimento sanguíneo, logo, os hormônios produzidos por elas entram rapidamente na corrente sanguínea. O hipotálamo é a ligação entre o sistema nervoso e o sistema endócrino. O hipotálamo controla a hipófise, a qual influencia a glândula-alvo pela ação dos hormônios secretados. A Tabela 29.1 lista os principais hormônios, seu tecido-alvo e algumas de suas propriedades.

No estado fisiológico saudável, a concentração hormonal na corrente sanguínea é mantida em nível relativamente constante. Quando a concentração hormonal se eleva, a produção daquele hormônio é inibida. Quando a concentração hormonal diminui, a taxa de produção daquele hormônio

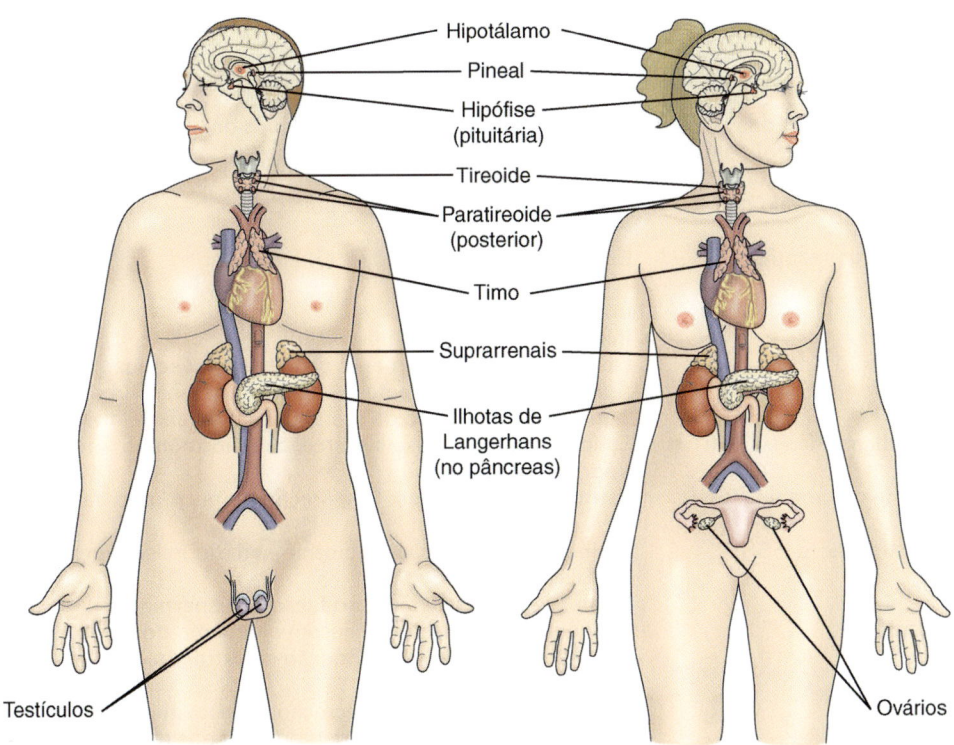

Figura 29.1 Principais glândulas secretoras de hormônio do sistema endócrino.

aumenta. Esse mecanismo de regulação da concentração hormonal na corrente sanguínea é chamado de *feedback* **negativo** e é importante para a regulação de muitos processos biológicos.

## Glândulas do sistema endócrino

### Hipófise

A glândula hipófise, ou pituitária, é uma estrutura redonda com cerca de 1,27 cm de diâmetro localizada no aspecto inferior do cérebro. Comumente referida como *glândula mestra*, a hipófise secreta hormônios que controlam a secreção de outros hormônios por outras glândulas (Figura 29.2). A hipófise propriamente dita é controlada pelo hipotálamo, uma área adjacente do cérebro conectada à hipófise pelo pedículo hipofisário. A glândula hipófise é dividida em lobo anterior e posterior.

### Hipófise anterior

Os principais hormônios da glândula hipófise anterior são o foliculoestimulante (FSH), hormônio luteinizante (LH), prolactina, **hormônio adrenocorticotrófico (ACTH)**, **hormônio estimulante da tireoide** (TSH) e o hormônio do crescimento (também chamado de somatotrofina). Fatores de liberação secretados pelo hipotálamo controlam a secreção desses hormônios principais. Esses fatores de liberação chegam à hipófise anterior pela corrente sanguínea, em uma circulação especial chamada de sistema porta-hipofisário. Outros hormônios secretados pela hipófise anterior são o hormônio estimulante de melanócitos e a betalipotropina (a função da lipotropina é pouco compreendida).

Os hormônios liberados pela hipófise anterior entram na circulação geral e são transportados até seus órgãos-alvo. A principal função dos hormônios TSH, ACTH, FSH e LH são liberar hormônios de outras glândulas endócrinas. A prolactina atua diretamente na mama para estimular a produção de leite. Os hormônios que estimulam outros órgãos e tecidos serão discutidos em conjunto com seus órgãos-alvo.

### Hipófise posterior

Os hormônios importantes secretados pelo lobo posterior da glândula hipófise (chamado de *neuro-hipófise*) incluem a **vasopressina**, também chamada de hormônio antidiurético ou ADH, e a **ocitocina**. Esses hormônios são sintetizados no hipotálamo e percorrem o trajeto do hipotálamo à glândula hipófise posterior para serem armazenados pelas vias nervosas. A liberação de vasopressina (ADH) ocasiona reabsorção de água na corrente sanguínea em vez da excreção pelos rins; a secreção da vasopressina é estimulada por aumento da osmolalidade do sangue (sangue concentrado) ou por diminuição na pressão arterial conforme a necessidade de mais água retornar à corrente sanguínea. A secreção de ocitocina é estimulada durante a gravidez e ao nascimento. A ocitocina facilita a ejeção de leite durante a lactação e intensifica as contrações uterinas durante o parto.

### Tireoide

A glândula tireoide é um órgão em forma de borboleta localizado na região inferior do pescoço, anterior à traqueia. Consiste em dois lobos laterais conectados por um istmo. A glândula tem cerca de 5 cm de comprimento e 3 cm de largura, pesando, em média, 30 g. O fluxo de sangue para a tireoide é muito elevado (cerca de 5 m$\ell$/min. por grama de tecido tireoide), aproximadamente 5 vezes o fluxo sanguíneo para o fígado, o que reflete a alta taxa metabólica da glândula tireoide. A glândula tireoide produz três hormônios: **tiroxina ($T_4$)**, **tri-iodotironina ($T_3$)** e **calcitonina**. $T_4$ e $T_3$ são chamadas coletivamente de *hormônio da tireoide*. O iodo é essencial à glândula tireoide para a síntese de seus hormônios.

**Tabela 29.1** Glândulas, hormônios e ação nos tecidos.

| Fonte | Hormônio | Ação principal |
|---|---|---|
| Hipotálamo | Hormônios liberadores e inibitórios | Controle da liberação dos hormônios da hipófise |
| | Hormônio liberador de corticotrofina (CRH) | Secreção de ACTH estimulada pelo CRH |
| | Hormônio liberador de tireotrofina (TRH) | Estimulação da liberação de TSH |
| | Hormônio liberador do hormônio do crescimento (GHRH) | Secreção de GH estimulada pelo GHRH |
| | Hormônio liberador de gonadotrofina (GnRH) | Estimulação da secreção de LH e FSH |
| | Somatostatina | Inibição do GH e TSH |
| | Dopamina | Inibição da secreção de prolactina |
| Hipófise anterior | Hormônio do crescimento (GH) | Estimulação do crescimento de ossos e músculos, promoção da síntese de proteína e metabolismo da gordura, diminuição do metabolismo do carboidrato |
| | Hormônio adrenocorticotrófico (ACTH) | Estimulação da síntese e secreção de hormônios adrenocorticais |
| | Hormônio estimulante da tireoide (TSH) | Estimulação da síntese e secreção de hormônio da tireoide |
| | Hormônio foliculoestimulante (FSH) | Mulheres: estimulação do crescimento do folículo ovariano, ovulação |
| | | Homens: estimulação da produção de esperma |
| | Hormônio luteinizante (LH) | Mulheres: estimulação do desenvolvimento do corpo lúteo, liberação de ovócitos, produção de estrogênio e progesterona |
| | | Homens: estimulação da secreção de testosterona, desenvolvimento de tecido intersticial dos testículos |
| | Prolactina | Preparação da mama feminina para a amamentação |
| Hipófise posterior | Hormônio antidiurético (ADH) | Aumenta a reabsorção de água pelos rins |
| | Ocitocina | Estimulação da contração do útero grávido, ejeção de leite das mamas após o nascimento da criança |
| Córtex suprarrenal | Mineralocorticoides, principalmente aldosterona | Aumento da absorção de sódio e perda de potássio pelo rim |
| | Glicocorticoides, especialmente cortisol | Afeta o metabolismo de todos os nutrientes; regulação dos níveis sanguíneos de glicose, afeta o crescimento, ação anti-inflamatória e diminuição dos efeitos do estresse |
| | Andrógenos suprarrenais, principalmente desidroepiandrosterona (DHEA) e androstenediona | Exerce mínima atividade androgênica intrínseca; são convertidos a testosterona e di-hidrotestosterona na periferia |
| Medula suprarrenal | Epinefrina | Servem de neurotransmissores para o sistema nervoso simpático; a resposta de luta ou fuga especificamente aumenta a frequência cardíaca, o fluxo de sangue para o músculo esquelético e produção de glicose |
| | Norepinefrina | |
| Tireoide (células foliculares) | Hormônios da tireoide: tri-iodotironina ($T_3$) e tiroxina ($T_4$) | Aumento da taxa metabólica; aumento do *turnover* proteico e ósseo; aumento da responsividade às catecolaminas; necessário para o crescimento fetal e do bebê e para o desenvolvimento |
| Células C da tireoide | Calcitonina | Redução dos níveis sanguíneos de cálcio e fosfato |
| Glândulas paratireoides | Paratormônio (PTH, hormônio da paratireoide) | Regulação do cálcio sérico |
| Células das ilhotas pancreáticas | Insulina | Redução da glicose sanguínea, facilitando o transporte de glicose pelas membranas celulares dos músculos, do fígado e do tecido adiposo |
| | Glucagon | Aumento da concentração de glicose sanguínea pela estimulação da glicogenólise e gliconeogênese |
| | Somatostatina | Retardo da absorção intestinal de glicose |
| Rim | 1,25 di-hidroxicalciferol D | Estimulação da absorção de cálcio do intestino |
| | Renina | Ativação do sistema renina–angiotensina–aldosterona |
| | Eritropoetina | Aumento da produção de hemácias |
| Ovários | Estrogênio | Afeta o desenvolvimento dos órgãos sexuais femininos e das características sexuais secundárias |
| | Progesterona | Influencia o ciclo menstrual; estimulação do crescimento da parede uterina; manutenção da gravidez |
| Testículos | Andrógenos, principalmente testosterona | Afeta o desenvolvimento dos órgãos sexuais masculinos e características sexuais secundárias; ajuda na produção de esperma |

Adaptada com permissão de Porth, C. M., & Matfin, G. (2009). *Pathophysiology: Concepts of altered health states* (8th ed.) Philadelphia: Lippincott Williams & Wilkins.

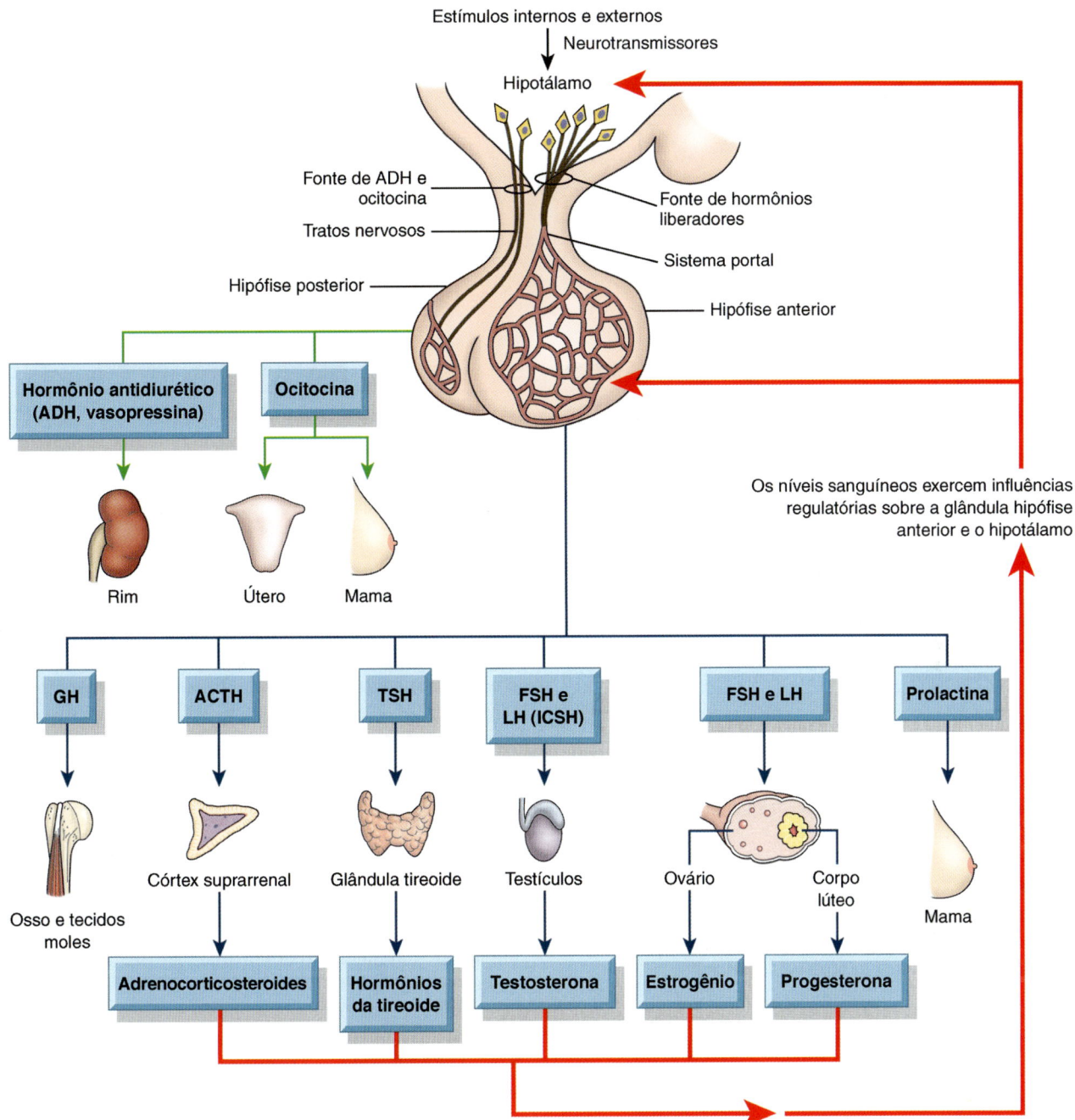

**Figura 29.2** Glândula hipófise, a relação do cérebro com a ação da hipófise, e os hormônios secretados pelos lobos anterior e posterior da hipófise.

## Hormônio da tireoide

A função principal do hormônio da tireoide é controlar a atividade metabólica celular. $T_4$, um hormônio relativamente fraco, mantém o metabolismo corporal em estado constante. O $T_3$ é cerca de 5 vezes mais potente que o $T_4$ e tem ação metabólica mais rápida. Esses hormônios aceleram todos os processos corporais que contribuem para o consumo de oxigênio e alteração da responsividade dos tecidos a outros hormônios. Os hormônios da tireoide influenciam a replicação celular, são importantes para o desenvolvimento cerebral e necessários para o crescimento normal. Os hormônios da tireoide, por meio de seus efeitos disseminados sobre o metabolismo celular, influenciam cada sistema orgânico principal. A secreção de $T_3$ e $T_4$ pela glândula tireoide é controlada pelo TSH (também chamado de *tireotrofina*) da glândula hipófise anterior. O TSH controla a taxa de liberação do hormônio da tireoide. Por sua vez, o nível de hormônio da tireoide no sangue determina a liberação de TSH. Se a concentração de hormônio da tireoide no sangue cai, a liberação de TSH aumenta, o que faz com que cresça a produção de $T_3$ e $T_4$ (isso é um exemplo de *feedback* negativo). O termo **eutireoide** se refere à produção de hormônio da tireoide dentro das variações normais. O hormônio liberador da tireotrofina (TRH) secretado pelo hipotálamo exerce influência modulatória sobre a liberação de TSH pela hipófise.

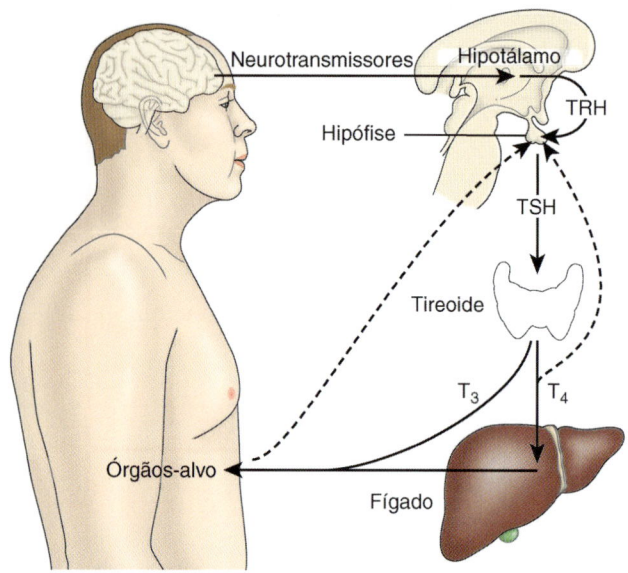

**Figura 29.3** Eixo hipotálamo–hipófise–tireoide. O hormônio liberador de tireotrofina do hipotálamo estimula a glândula hipófise a secretar hormônio estimulante da tireoide (TSH). O TSH estimula a tireoide a produzir o hormônio da tireoide ($T_3$ e $T_4$). Níveis circulantes elevados de $T_3$ e $T_4$ inibem a secreção do TSH e a produção de hormônio da tireoide pelo mecanismo de *feedback* negativo (linhas pontilhadas).

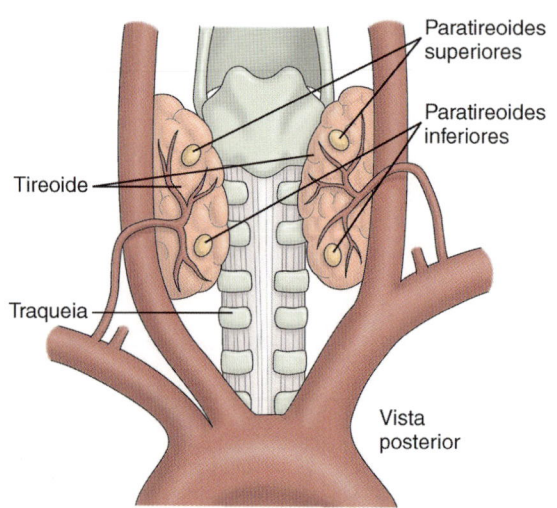

**Figura 29.4** As glândulas paratireoides estão localizadas na região posterior da glândula tireoide.

Fatores ambientais, como diminuição de temperatura, podem levar ao aumento da secreção de TRH, resultando em elevação da secreção de hormônios da tireoide. A Figura 29.3 mostra o eixo hipotálamo–hipófise–tireoide, o qual regula a produção de hormônio da tireoide.

### Calcitonina

A calcitonina é secretada em resposta aos elevados níveis plasmáticos de cálcio e sua ação reduz o nível plasmático de cálcio pela intensificação do seu depósito nos ossos.

### *Glândulas paratireoides*

As glândulas paratireoides (normalmente quatro) estão situadas no pescoço e são encontradas na região posterior da glândula tireoide (Figura 29.4). O paratormônio (hormônio paratireoide), o hormônio proteico produzido pelas glândulas paratireoides, regula o metabolismo do cálcio e fósforo. O aumento da secreção do paratormônio resulta em crescimento de osteoclasto e reabsorção óssea. Quando a reabsorção óssea é intensificada, o cálcio é liberado dos ossos para o sangue, elevando, desse modo, o nível sérico ou sanguíneo de cálcio. Algumas ações desse hormônio são exacerbadas pela vitamina D. O paratormônio também tende a reduzir o nível de fósforo no sangue. O nível sérico de cálcio ionizado regula a produção de paratormônio. O cálcio sérico aumentado leva à secreção mais baixa de paratormônio, criando um sistema de *feedback* negativo.

### *Glândulas suprarrenais*

Existem duas glândulas suprarrenais, cada uma fixada à porção superior de cada rim. Cada glândula suprarrenal consiste, na verdade, em duas glândulas endócrinas com funções independentes, separadas. A medula suprarrenal no centro da glândula secreta catecolaminas; já a porção externa da glândula, o córtex suprarrenal, secreta hormônios esteroides (Figura 29.5). O eixo hipotálamo–hipófise–suprarrenal regula a secreção de hormônios das suprarrenais. O hipotálamo secreta hormônio liberador de corticotrofina (CRH), o qual estimula a glândula hipófise a secretar ACTH, que, por sua vez, estimula o córtex suprarrenal a secretar hormônios suprarrenais (glicocorticoides, mineralocorticoides e androgênios). Níveis mais altos de hormônio suprarrenal inibem a produção ou secreção de CRH e ACTH. Esse é outro exemplo de mecanismo de *feedback* negativo.

### Medula suprarrenal

A medula suprarrenal funciona como parte do sistema nervoso autônomo. A estimulação de fibras nervosas simpáticas pré-ganglionares, as quais percorrem um trajeto direto para as células da medula suprarrenal, promove a liberação de hormônios catecolaminas epinefrina e norepinefrina. Cerca de 90% da secreção da medula suprarrenal humana é de epinefrina (também chamada de *adrenalina*). O principal efeito da liberação de epinefrina é a preparação para o enfrentamento (resposta de luta ou fuga). A secreção de epinefrina leva à diminuição do fluxo sanguíneo para os tecidos não necessários para a situação de emergência em questão, como o trato gastrintestinal (GI), e ao aumento do fluxo sanguíneo para os tecidos importantes para a resposta de luta ou fuga efetiva, como músculo cardíaco e esquelético. As catecolaminas regulam as vias metabólicas para promover o catabolismo de combustíveis armazenados e atender às necessidades calóricas de fontes endógenas, induzir a liberação de ácidos graxos, intensificar a taxa metabólica basal e elevar o nível de glicose sanguínea.

### Córtex suprarrenal

Um córtex suprarrenal funcional é necessário para a vida; as secreções adrenocorticais possibilitam que o corpo se adapte a estresses de todos os tipos. Com a hipofunção suprarrenal primária ou insuficiência (doença de Addison), o problema se origina na glândula suprarrenal propriamente dita e é caracterizado pela redução da secreção de três tipos de hormônios

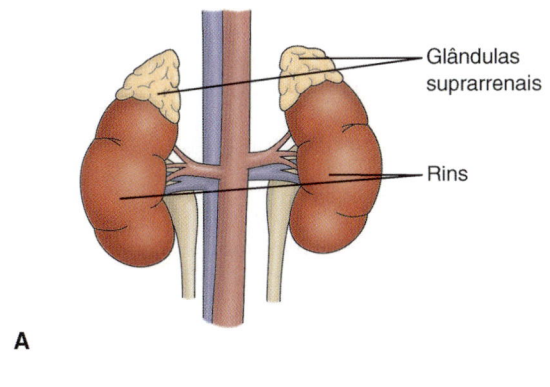

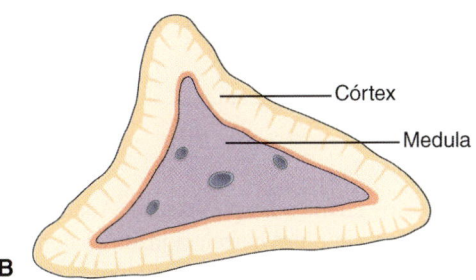

**Figura 29.5** (**A**) As glândulas suprarrenais estão localizadas acima de cada rim e na parte mais anterior. (**B**) Cada glândula é composta de córtex externo e medula interna. Cada área secreta hormônios específicos. A medula suprarrenal secreta catecolaminas – epinefrina e norepinefrina; o córtex suprarrenal secreta glicocorticoides, mineralocorticoides e hormônios sexuais.

esteroides produzidos pelo córtex suprarrenal: **glicocorticoides**, cujo protótipo é a hidrocortisona; **mineralocorticoides**, principalmente aldosterona; e hormônios sexuais, em especial os **androgênios** (hormônios sexuais masculinos). A hipofunção secundária é associada ao baixo nível de ACTH, o que pode ocorrer no pan-hipopituitarismo, sendo caracterizada por diminuição da secreção de glicocorticoide; a secreção de aldosterona não é afetada.

**Glicocorticoides.** O córtex suprarrenal secreta glicocorticoides em resposta à liberação de ACTH pelo lobo anterior da glândula hipófise. Os glicocorticoides exercem grandes efeitos sobre o metabolismo de quase todos os órgãos devido à sua influência no metabolismo da glicose (elevação dos níveis sanguíneos de glicose) e sua capacidade de inibir a resposta inflamatória frente à lesão tecidual e de suprimir as manifestações alérgicas. Sem o córtex suprarrenal, um forte estresse ocasionaria falência circulatória periférica, choque circulatório e prostração. A sobrevida na ausência de um córtex suprarrenal funcional é possível apenas com a reposição apropriada de hormônio adrenocortical exógeno, líquidos, eletrólitos e nutrientes.

**Mineralocorticoides**. Os **mineralocorticoides** exercem seus principais efeitos sobre o metabolismo eletrolítico. Atuam principalmente no epitélio GI e tubular renal para promover o aumento da absorção de íon sódio em troca da excreção de íons hidrogênio ou potássio. A aldosterona é secretada principalmente em resposta à presença de angiotensina II na corrente sanguínea. A angiotensina II é uma substância que eleva a pressão arterial por meio da constrição das arteríolas; sua concentração é maior quando a renina é liberada do rim em resposta à diminuição da pressão de perfusão. Os níveis mais elevados de aldosterona resultantes promovem a reabsorção de sódio pelos rins e pelo trato GI, a qual tende a restaurar a pressão arterial à normalidade e a acentuar a excreção renal de potássio. A liberação de aldosterona também pode, portanto, ser maior na presença de hiperpotassemia. A aldosterona é o hormônio principal da regulação a longo prazo do equilíbrio sódico.

**Hormônios sexuais.** Os androgênios, o terceiro maior tipo de hormônios esteroides produzidos pelo córtex suprarrenal, exercem efeitos similares àqueles dos hormônios masculinos. A glândula suprarrenal também pode secretar pequenas quantidades de alguns estrogênios ou hormônios sexuais femininos. O ACTH controla a secreção de androgênios suprarrenais. Quando secretado em quantidades normais, os androgênios suprarrenais parecem ter pouco efeito, mas quando secretados em excesso, como em certas deficiências enzimáticas inatas, podem promover a masculinização, o que é chamado de **síndrome adrenogenital**.

### *Ilhotas pancreáticas*

O pâncreas se acomoda transversalmente na região superior do abdome, com sua cabeça repousando na curva do duodeno e seu corpo debaixo do estômago. As células beta do pâncreas secretam insulina. A insulina facilita o transporte de glicose para as células corporais, reduzindo, desse modo, os níveis de glicose do sangue. As células alfa do pâncreas secretam o hormônio glucagon, o qual promove a gliconeogênese, aumentando, desse modo, o nível de glicose sanguínea. Em virtude da ação oposta à insulina, o glucagon pode ser chamado de *hormônio contrarregulador*. As células delta do pâncreas secretam somatostatina, a qual reduz a velocidade com a qual os alimentos são absorvidos pelo trato GI. O Capítulo 30 apresenta uma discussão mais detalhada sobre a insulina.

### Hipo e hipersecreção de hormônio

A hiper ou hipossecreção hormonal produz muitos distúrbios. A Tabela 29.2 resume os distúrbios associados a hipo e hipersecreção hormonal; mais informações são encontradas no Capítulo 30 e 31.

 ### Considerações gerontológicas

Em consequência do envelhecimento, a capacidade das glândulas endócrinas de secretar hormônios e dos órgãos-alvo de responder aos hormônios produzidos pelas diferentes glândulas vai diminuindo.

Essas alterações gerontológicas estão resumidas na Tabela 29.3.

## Avaliação do sistema endócrino

### Histórico de saúde

A enfermeira avalia o histórico do cliente quanto a distúrbios endócrinos preexistentes, adesão ao regime de tratamento e problemas de saúde coexistentes.

**Tabela 29.2** Distúrbios associados a hipo e hipersecreção hormonal.

| Hormônio | Distúrbios causados pela hipersecreção | Distúrbios causados pela hipossecreção |
|---|---|---|
| Hormônio adrenocorticotrófico (ACTH) | Síndrome de Cushing | Doença de Addison |
| Hormônio estimulante da tireoide (TSH) | Hipertireoidismo | Hipotireoidismo |
| Hormônio do crescimento | Em adultos: acromegalia<br>Em crianças: gigantismo | Em crianças: nanismo |
| Hormônio antidiurético (ADH; vasopressina) | Síndrome da secreção inapropriada do hormônio antidiurético (SSIHA) | Diabetes insípido |
| Hormônio da tireoide | Hipertireoidismo | Em adultos: hipotireoidismo ou mixedema<br>Durante o desenvolvimento fetal e neonatal: cretinismo (parada do crescimento corporal e do desenvolvimento mental) |
| Paratormônio | Hiperparatireoidismo | Hipoparatireoidismo |
| Insulina | Hipoglicemia | Diabetes melito |

Os distúrbios endócrinos, muitas vezes, manifestam-se com sintomas atípicos e não específicos ou queixas comuns que podem ser atribuídas a diversos distúrbios. A variação dos sintomas é bastante ampla e inclui ganho ou perda de peso, constipação intestinal ou diarreia, taquicardia ou bradicardia, hipotensão ou hipertensão, depressão ou ansiedade, intolerância ao calor ou ao frio etc. Além disso, a doença endócrina pode ser mascarada ou associada a outras comorbidades. Por exemplo, os sintomas do cliente idoso admitido com insuficiência cardíaca congestiva (ICC) podem ser atribuídos a doença cardíaca preexistente, sem consideração do possível diagnóstico de hipertireoidismo. Assim, uma vez que o sistema endócrino influencia quase todas as células e órgãos, a enfermeira precisa considerar a possibilidade de distúrbios endócrinos potenciais em todos os clientes hospitalizados. Ademais, é a associação dos sinais e sintomas correlacionada ao conhecimento da enfermeira da função endócrina fisiológica normal que vai alertá-la sobre o possível distúrbio endócrino de base. As apresentações clínicas dos distúrbios endócrinos são discutidas adiante, de acordo com as glândulas endócrinas específicas.

## Disfunção da hipófise

Inúmeros desequilíbrios hormonais são possíveis, uma vez que a hipófise secreta, pela hipófise anterior, diversos hormônios, inclusive FSH, LH, ACTH, hormônio do crescimento (somatotrofina), TSH, hormônio estimulante de melanócitos (MSH) e prolactina; além de ADH e ocitocina (estimula as contrações uterinas e o reflexo de ejeção de leite) pela hipófise posterior.

**Tabela 29.3** Considerações gerontológicas | Sistema endócrino e as alterações relacionadas com a idade.

| Glândula endócrina | Alterações relacionadas com a idade | Histórico de saúde e achados do exame físico |
|---|---|---|
| Tireoide | Atrofia e fibrose da glândula tireoide com diminuição da atividade glandular, resultando em queda da taxa metabólica basal<br>Redução da captação de iodo radioativo e diminuição da secreção e liberação de tireotrofina<br>Aumento da nodularidade da tireoide | Intolerância ao frio<br>Diminuição do apetite<br>Diminuição dos sinais vitais |
| Glândula paratireoide | Diminuição da absorção e ativação da vitamina D, o que pode levar a aumento da perda mineral óssea e diminuição da massa óssea | Aumento do risco de fraturas |
| Glândula suprarrenal | A redução da função suprarrenal de secretar hormônio adrenocorticotrófico (ACTH) diminui com a idade em resulta em queda de estrogênio, progesterona, androgênio e glicocorticoides | Aumento da incidência de osteoporose<br>Ressecamento da vagina e períneo<br>Tecido cutâneo frágil |
| Glândula hipófise | O volume da hipófise diminui<br>Diminuição do ACTH, hormônio estimulante da tireoide (TSH), hormônio foliculoestimulante (FSH), hormônio luteinizante (LH) | Diminuição da massa muscular<br>Redução da força e tolerância energética<br>Pele seca e fina |
| Pâncreas | Redução da secreção de insulina e diminuição da sensibilidade à insulina circulante, resultando em menor capacidade de metabolizar glicose | - |

Adaptada de Elipoulos, C. (2010). *Gerontological nursing* (7th ed.). Philadelphia: Lippincott Williams and Wilkins.

Durante a coleta do histórico de saúde, a enfermeira pergunta ao cliente sobre história de fraqueza, letargia, fraqueza muscular, alterações na função sexual (perda da libido) e nas características sexuais secundárias, bem como distúrbios menstruais nas mulheres. Além disso, a avaliação de galactorreia (fluxo de leite espontâneo e inapropriado da mama de homens e mulheres na ausência de gravidez e amamentação) é indicada, já que os prolactinomas (prolactina excessiva) são a principal forma de tumor da hipófise. A enfermeira pergunta sobre alterações de peso, altura, crescimento de partes corporais periféricas, mudanças na textura da pele ou do cabelo e alterações na micção e temperatura do corpo. Devido à proximidade da hipófise com o quiasma óptico, queixas de cefaleia e distúrbios visuais não são incomuns e devem ser verificadas. Os dados da avaliação neurológica devem considerar o nível de consciência do cliente, orientação, habilidade de obedecer a comandos e resposta apropriada aos estímulos. A enfermeira também pergunta sobre sintomas de hiper/hipotensão, palpitações, tremores e alterações de humor.

### Disfunção da glândula tireoide

Durante a coleta do histórico de saúde, a enfermeira pergunta ao cliente sobre alterações de peso, apetite, movimentos intestinais, frequência cardíaca e respiratória, tremores acentuados, irritação, excitabilidade, apreensão ou comprometimento da memória, diminuição da iniciativa e processos alterados do pensamento. A enfermeira também pergunta sobre mudanças na tolerância do cliente ao calor e ao frio. Também são observadas sudorese excessiva ou sensação de muito frio, letargia ou apatia e mudanças no cabelo e na pele. A exoftalmia, que se trata da protrusão anormal de um ou de ambos os olhos produzindo a expressão de espanto, deve ser avaliada.

### Disfunção da paratireoide

Durante a coleta do histórico de saúde, a enfermeira deve considerar que a hipofunção das paratireoides está associada à hipocalcemia, enquanto a hiperfunção resulta em hipercalcemia (Mosekilde, 2008). Se houver suspeita de hipofunção, a enfermeira avalia irritabilidade neuromuscular, já que as células nervosas ficam excitadas e superestimulam as células musculares na presença de hipocalcemia. As manifestações clínicas incluem queixas de parestesias (perioral, extremidades) e fasciculações (contração muscular); portanto, a enfermeira pergunta ao cliente sobre manifestações neuromusculares. Além disso, a hipocalcemia influencia a função cardíaca e pode prolongar o intervalo QT e causar arritmias cardíacas, hipotensão e potencial insuficiência cardíaca. A enfermeira questiona sobre queixas de palpitações, dispneia, tonturas e presença de edema periférico. Além disso, uma vez que a hipocalcemia crônica é associada à formação de catarata, a enfermeira pergunta sobre alterações visuais.

Se houver suspeita de hiperfunção da paratireoide, com os efeitos resultantes de hipercalcemia, a enfermeira entende que os sintomas podem ser vagos, englobando queixas GI (anorexia, náuseas, vômitos, hipomotilidade intestinal e constipação intestinal), musculoesqueléticas (fraqueza muscular, dor óssea), neurológicas (fadiga, diminuição da concentração), renais (poliúria já que hipercalcemia diminui a capacidade de concentração no túbulo distal) ou queixas mais graves. Por exemplo, o hiperparatireoidismo é associado ao aumento da incidência de doença ulcerosa péptica; portanto, a enfermeira deve perguntar sobre a presença de melena. Além disso, o cliente é questionado sobre queixas cardíacas, uma vez que a hipercalcemia é associada a intervalo QT mais curto, bradicardia e hipertensão. Por fim, a formação de cálculos em um ou em ambos os rins pode causar sintomas decorrentes de cálculo renal, como dor na coluna ou no flanco, náuseas, vômitos e disúria.

### Disfunção suprarrenal

A enfermeira pergunta ao cliente sobre sintomas de desequilíbrio hídrico (relacionadas com a aldosterona), sintomas de hiper/hipoglicemia (relacionadas com o cortisol) e alterações na voz, nos cabelos e na estimulação sexual (relacionadas com os androgênios). Com a hipersecreção do córtex suprarrenal (doença de Cushing), a enfermeira deve perguntar sobre problemas com acne ou hirsutismo (relacionados com a hipersecreção de androgênios), fraqueza muscular e parestesia (hipersecreção de aldosterona) e história de fraturas (hipersecreção de cortisol). Ao considerar a falência do córtex suprarrenal, a enfermeira questiona sobre sintomas de fraqueza, fadiga, perda do apetite e perda de peso, já que essas são características da doença de Addison. Se a suspeita for de um problema na medula suprarrenal, a enfermeira avalia o nível de estresse do cliente (relacionado com as catecolaminas), como cefaleia, ansiedade, irritabilidade, queixas de aceleração do coração e sudorese.

## Exame físico

### Aparência geral

A enfermeira observa as características faciais, presença de cabelo, condição da pele e proporção geral. Os hormônios adrenocorticais em excesso podem causar crescimento de cabelo facial em mulheres, "cara de lua" (rosto redondo e edemaciado), "giba de búfalo" (acúmulo de depósitos de gordura na base do pescoço), adelgaçamento da pele, obesidade do tronco e emagrecimento dos membros, estrias púrpura e cicatrização lenta de pequenos cortes e hematomas. A masculinização (em mulheres) e a obesidade truncal podem ser observadas em casos de tumores basofílicos, dando origem à síndrome de Cushing. Quando a cor de pele bronze é observada, sobretudo nas pregas das mãos ou sobre as articulações metacarpofalangeanas (dedos), cotovelos e joelhos, suspeita-se de hipofunção suprarrenal primária ou doença de Addison. Essa pigmentação mais acentuada é associada a excesso de hormônio estimulante de melanócitos. Na acromegalia, o crescimento ocorre nos tecidos moles e ossos do rosto, mandíbula, nariz, queixo, pés e mãos. O diabetes insípido pode causar ressecamento de membranas mucosas e diminuição do turgor da pele.

### Sinais vitais

A enfermeira faz uma avaliação cardíaca completa, incluindo os sinais vitais, observando a frequência e o ritmo do coração e auscultando os sons cardíacos. A bradicardia é associada ao hipotireoidismo; a taquicardia tem relação com o hipertireoidismo (ver Boxe 29.1 para mais informações sobre hipotireoidismo e hipertireoidismo). O diabetes insípido, que causa profunda poliúria, pode produzir sinais clínicos de depleção de volume, como taquicardia e hipotensão.

## BOXE 29.1 Avaliação inicial direcionada.

### Hipertireoidismo *versus* hipotireoidismo

Esteja alerta aos seguintes sinais e sintomas de hipertireoidismo:
- Perda de peso
- Pele ruborizada, úmida e quente
- Tremores, emocionalmente hiperexcitáveis
- Taquicardia, pulso irregular
- Intolerância ao calor, hipertermia
- Aumento da função gastrintestinal
- Adelgaçamento dos pelos
- Exoftalmia (protrusão dos olhos), ulcerações na córnea
- Frêmito, ruído, sopro sistólico

Esteja alerta aos seguintes sinais e sintomas de hipotireoidismo:
- Ganho de peso
- Pele seca, edema sem cacifo
- Fadiga, lentidão física e mental
- Bradicardia
- Intolerância ao frio, hipotireoidismo
- Constipação intestinal
- Encrespamento do cabelo, perda das sobrancelhas
- Síndrome do túnel do carpo
- Derrames pleurais e pericárdicos

Problemas com a paratireoide podem causar desarranjos no cálcio, o que afeta profundamente o sistema cardíaco. A hipocalcemia diminui a contratilidade miocárdica, prolonga o intervalo QT (predispondo os clientes a arritmias ventriculares) e é associada à hipotensão secundária à redução do débito cardíaco. A hipercalcemia altera a função miocárdica, causa distúrbios do ritmo, como bradicardia, bloqueios cardíacos de 1º, 2º e 3º grau e encurtamento do intervalo QT, além de estar relacionada com a hipertensão.

Feocromocitoma, um tumor da medula suprarrenal que causa secreção excessiva de catecolaminas, ocasiona taquicardia e hipertensão grave episódica.

### Tireoide

A enfermeira inspeciona e palpa a glândula tireoide rotineiramente em todos os clientes. A inspeção começa com a identificação dos marcos anatômicos. A enfermeira inspeciona a região inferior do pescoço entre os músculos esternocleidomastóideos, procurando edema e assimetria. Ela também instrui o cliente a estender ligeiramente o pescoço e deglutir. Com a deglutição, o tecido da tireoide se eleva normalmente. A tireoide é palpada, sendo analisado seu tamanho, forma, consistência, simetria e presença de hipersensibilidade. Cada um dos lobos é palpado de maneira detalhada. A enfermeira pode examinar a tireoide a partir da posição anterior ou posterior (Figura 29.6). Se a palpação deslocar uma glândula tireoide aumentada, verifique a presença de frêmitos e ausculte os dois lobos usando o diafragma do estetoscópio para identificar os ruídos.

### Olhos e visão

Avalie a visão central e o campo visual. A perda da discriminação de cor, diplopia (visão dupla) ou cegueira em uma porção do campo visual pode estar relacionada com a pressão exercida por um tumor da hipófise no quiasma óptico (localizado anterior ao pedículo hipofisário). Veja o Capítulo 49 para obter informações sobre a avaliação da visão e dos movimentos extraoculares (MEO). A exoftalmia ou *proptose* é a protrusão anterior do globo ocular associada ao hipertireoidismo.

### Outras avaliações

Quando existe suspeita de um problema na paratireoide, avalie a história de fraturas patológicas ou sintomas decorrentes de cálculos renais. Avalie irritabilidade neuromuscular (tetania) relacionada com a hipocalcemia (ver Capítulo 32 para obter dicas de avaliação).

### Avaliação diagnóstica

A avaliação diagnóstica é descrita com relação às glândulas.

### Exames da glândula hipófise anterior

A tomografia computadorizada (TC) e a ressonância magnética (RM) podem ser solicitadas para identificar a presença ou a

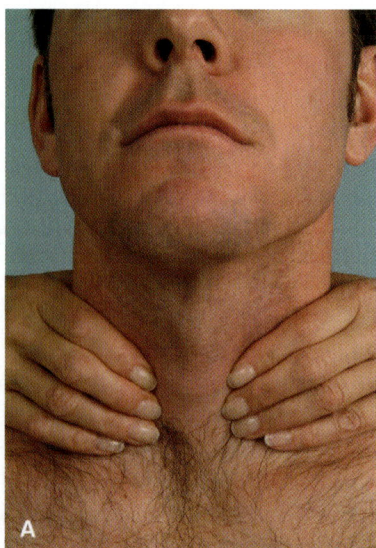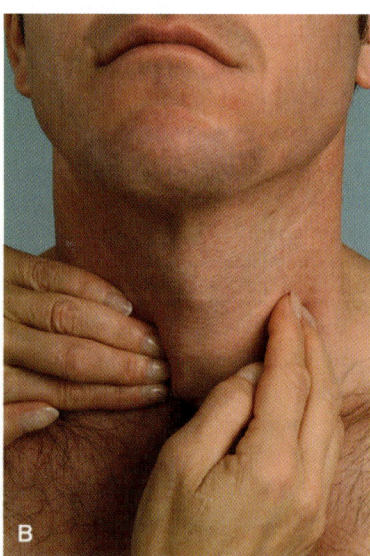

**Figura 29.6** Palpação da tireoide. (**A**) Abordagem posterior. (**B**) Abordagem anterior. De Rhoads, J. (2006). *Advanced health assessment and diagnostic reasoning.* Philadelphia: Lippincott Williams & Wilkins.

### BOXE 29.2 — Avaliação física da tireoide aumentada.

Na doença de Graves, a hipertrofia (crescimento das células) e a hiperplasia (aumento da quantidade de células) da tireoide podem fazer com que a glândula cresça e atinja duas ou três vezes seu tamanho normal. Se a tireoide estiver retroesternal, o bócio pode não ser visualizado, logo, é importante avaliar a dificuldade de deglutição. Quando a enfermeira palpa a tireoide, ela consegue sentir o fluxo de sangue acentuado para a tireoide (frêmitos). Muitas vezes, os frêmitos são descritos como a sensação de um miado de gato. A ausculta por estetoscópio avalia o ruído (som sibilante ou de sopro), o que significa fluxo sanguíneo turbulento, que pode ser encontrado em um lado ou em toda a glândula.

---

extensão dos tumores. Os níveis séricos dos hormônios da hipófise, juntamente com os hormônios das glândulas-alvo, podem ser indicados para avaliar o aumento ou a diminuição da atividade de cada glândula. Por exemplo, a elevação do fator liberador de hormônio tireotrófico (TRF), que visa à tireoide, é associada ao hipertireoidismo. A elevação no ACTH, cujo alvo é o córtex suprarrenal, vai resultar em doença de Cushing, enquanto a diminuição no ACTH será observada na insuficiência suprarrenal ou doença de Addison.

### Exames da glândula hipófise posterior

Os resultados dos níveis plasmáticos de ADH podem indicar aumento ou diminuição dos níveis. O teste de privação de água pode ser indicado nos casos de diabetes insípido. Nesse exame, a osmolalidade plasmática e a urinária são medidas, podendo os níveis estar alterados na doença. Ver o Capítulo 31 para mais detalhes acerca desse exame.

A osmolalidade da urina é analisada na avaliação de síndrome da secreção inapropriada de hormônio antidiurético (SSIHA). Uma vez que os clientes com SSIHA não excretam urina diluída, a osmolalidade da urina estará aumentada. Além disso, os níveis séricos de sódio estarão diminuídos devido à retenção de água.

### Exames da glândula tireoide

Vários testes podem ser realizados para examinar o funcionamento da glândula tireoide. O TSH sérico é o melhor teste de rastreamento de distúrbios da tireoide e ajuda a diferenciar o distúrbio da glândula tireoide propriamente dita dos distúrbios da hipófise e do hipotálamo. Níveis elevados de TSH sérico indicam normalidade ou hipotireoidismo, enquanto valores baixos apontam para hipertireoidismo. Esse é um exemplo de sistema de *feedback* negativo. Se os hormônios da tireoide ($T_3$ e $T_4$) não são secretados pela tireoide, o TSH aumenta para ajudar a estimular a tireoide a produzir esses hormônios. Se $T_3$ e $T_4$ são excretadas em grandes quantidades, como ocorre no hipertireoidismo, o nível de TSH cai. O TSH também é usado para monitorar o regime de reposição hormonal da tireoide.

Os níveis de $T_4$ livre medem os níveis de tiroxina não ligada no sangue, a qual está livre para entrar nas células e exercer seus efeitos (Porth e Matfin, 2009). Mais de 99% de $T_3$ e $T_4$ estão ligados a proteínas. Assim, os níveis séricos de $T_4$ livre estarão elevados no hipertireoidismo. $T_4$ diminui no hipotireoidismo. Os níveis de $T_3$ total ou $T_4$-$T_3$ estão elevados no hipertireoidismo.

Os anticorpos antitireóideos serão observados na doença autoimune da tireoide, como tireoidite de Hashimoto e doença de Graves. O teste da captação de iodo radioativo também pode ser feito, o qual indica a taxa de captação de iodo pela glândula tireoide que se encontra aumentada no hipertireoidismo e diminuída no hipotireoidismo. A biopsia com aspiração por agulha pode ser feita para análise da estrutura celular da tireoide.

A imagem da tireoide pode ser usada no diagnóstico diferencial de massas. Nódulos de funcionamento mais acentuado ou nódulos "quentes" são, muitas vezes, associados a adenomas benignos, enquanto áreas "frias" se referem à diminuição do funcionamento. Não raro, o câncer da tireoide se manifesta como uma área "fria".

### Exames da paratireoide

Os níveis séricos de cálcio e PTH, bem como os testes de densidade óssea, podem ser solicitados.

No hiperparatireoidismo, o cálcio sérico aumenta e o PTH sérico diminui. Os níveis de fosfato podem estar mais altos, mas, em geral, se encontram na variação mais baixa dentro do normal. Os exames de densidade óssea podem revelar diminuição da densidade devido ao aumento da atividade osteoclástica.

No hipoparatireoidismo, os níveis séricos de cálcio serão menores e os níveis de fosfato, elevados.

### Exames da medula suprarrenal

No caso de feocromocitoma, um tumor raro da medula suprarrenal, os níveis urinários e plasmáticos de catecolamina e metanefrina e os níveis séricos de epinefrina e norepinefrina estarão aumentados.

O exame do nível urinário de ácido vanililmandélico (VMA) é realizado quando há suspeita de feocromocitoma. Uma amostra de urina de 24 h apresenta níveis de urina elevados, duas vezes o normal.

Teste da supressão de clonidina, TC, RM, ultrassom e cintigrafia são outros exames que podem ser solicitados.

### Exames do córtex suprarrenal

Na doença de Addison (insuficiência suprarrenal), as glândulas suprarrenais produzem muito pouco cortisol, sendo assim, os níveis séricos de cortisol estão diminuídos, assim como a glicose sanguínea. A doença de Addison muitas vezes acarreta níveis insuficientes de aldosterona, o que resulta em redução dos níveis séricos de sódio e potássio. O cliente com insuficiência suprarrenal primária se apresenta com baixo nível sérico de cortisol e nível sérico simultaneamente elevado de ACTH. O cliente com insuficiência suprarrenal secundária (doença hipofisária) revela níveis séricos baixos de cortisol e ACTH. O Capítulo 31 aborda a insuficiência suprarrenal primária e secundária.

### Exames do córtex suprarrenal

Para avaliar a síndrome de Cushing, os testes da supressão de dexametasona durante a noite, do ACTH plasmático, do cortisol urinário e plasmático e do nível de cortisol livre na urina de 24 h podem ser solicitados para avaliar o funcionamento do córtex suprarrenal.

## Revisão do capítulo

### Exercícios de avaliação crítica

1. Explique o mecanismo pelo qual o eixo hipotálamo–hipófise–tireoide regula a produção de hormônio da tireoide.
2. Resuma as funções dos três principais tipos de hormônio secretados pelo córtex suprarrenal.

### Questões objetivas

1. Um cliente se queixa de irritabilidade e palpitações. Ao avaliar a frequência cardíaca, a enfermeira verifica a frequência de 120 bpm. Qual dos seguintes distúrbios endócrinos está associado a palpitações e aumento da frequência cardíaca?
   A. Hipotireoidismo
   B. Hipertireoidismo
   C. SSIHA
   D. Hipoparatireoidismo
2. Ao avaliar um cliente com síndrome de Cushing, a enfermeira deve esperar o resultado elevado da glicose sanguínea devido:
   A. Ao aumento da secreção da glândula tireoide
   B. Ao aumento da secreção das glândulas paratireoides
   C. Ao aumento da secreção das glândulas suprarrenais
   D. Ao aumento da secreção da glândula hipófise
3. Uma mulher idosa com queixa de ganho de peso, depressão e letargia é diagnosticada com hipotireoidismo. Ela recebe a prescrição de reposição hormonal da tireoide. Durante o início da terapia de reposição, a avaliação prioritária da enfermeira é analisar:
   A. O estado mental
   B. O estado nutricional
   C. A função cardiovascular
   D. A função intestinal
4. Uma mulher de 47 anos de idade busca atendimento com queixa de dor óssea. Os exames laboratoriais de rotina revelam cálcio sérico elevado em 12 mg/dℓ e aumento dos níveis de PTH. Qual das opções a seguir é o diagnóstico mais provável?
   A. Doença de Graves
   B. Doença de Cushing
   C. Doença de Addison
   D. Hiperparatireoidismo
5. A enfermeira avalia um cliente com acromegalia. Além de perguntar sobre alterações no tamanho do sapato e nas características faciais, a enfermeira deve também questionar sobre:
   A. Alterações na acuidade auditiva
   B. Alterações no padrão de eliminação intestinal
   C. Alterações na acuidade visual
   D. Alterações no paladar

## Bibliografia e leitura sugerida

A bibliografia e a leitura sugerida para este capítulo estão disponíveis no **GEN-IO: http://gen-io.grupogen.com.br/gen-io/**.

# CAPÍTULO 30

## Manejo de Enfermagem | Diabetes Melito

PATRICIA DALE CORK

### Objetivos de estudo

**Após ler este capítulo, você será capaz de:**

1. Diferenciar os tipos 1 e 2 do diabetes melito
2. Descrever os fatores etiológicos associados ao diabetes
3. Relacionar as manifestações clínicas do diabetes com as alterações fisiopatológicas associadas
4. Reconhecer a importância clínica e diagnóstica da glicemia
5. Explicar as modificações dietéticas adotadas para o manejo de clientes diabéticos
6. Descrever as relações entre dieta, exercícios e fármacos para os diabéticos
7. Elaborar um plano de ensino para autoaplicação de insulina
8. Entender a utilidade dos antidiabéticos orais no tratamento do diabetes
9. Diferenciar entre hiperglicemia associada à cetoacidose diabética e síndrome hiperosmolar não cetótica
10. Descrever as abordagens de manejo para um cliente diabético usar quando "estiver doente"
11. Descrever as principais complicações macrovasculares, microvasculares e neuropáticas do diabetes
12. Utilizar o processo de enfermagem como estrutura de cuidado para clientes diabéticos hospitalizados.

**Diabetes melito** é um grupo de doenças metabólicas que se caracterizam por níveis elevados de glicose no sangue (**hiperglicemia**). Diabetes é uma doença crônica que requer cuidados de saúde e autocuidado do cliente para evitar ou reduzir o risco de complicações (American Diabetes Association [ADA], 2008a). A doença afeta muitos sistemas do corpo e pode causar consequências físicas, sociais e financeiras de grande impacto a longo prazo. Diabetes é a principal causa de amputações não traumáticas, cegueira de adultos em idade laboral e doença renal em estágio terminal (DRET) (Centers for Disease Control and Prevention [CDC], 2007).

O custo financeiro do diabetes continua a aumentar em razão dos gastos crescentes com saúde e do envelhecimento populacional. O manejo de enfermagem para clientes diabéticos podem incluir o tratamento de vários distúrbios fisiológicos, dependendo das condições de saúde do indivíduo e se o cliente teve sua doença diagnosticada recentemente ou se busca atendimento por algum outro problema de saúde não relacionado. Como todos os clientes diabéticos precisam dominar os conceitos e as habilidades necessárias ao controle da doença e à prevenção das complicações potenciais da doença, a orientação do cliente é fundamental ao autocuidado competente e é um dos focos contínuos dos cuidados de enfermagem.[1]

### Diabetes melito

A incidência do diabetes (principalmente do tipo 2) está aumentando em todas as faixas etárias. A doença é especialmente prevalente nos indivíduos com mais de 60 anos (CDC e National Institutes of Health [NIH], 2008).

No Brasil havia cerca de 13,4 milhões de diabéticos em 2013.

### Classificação

As principais classificações do diabetes são tipo 1, tipo 2 e gestacional. Outros tipos de diabetes, que representam 1 a 5% de todos os casos diagnosticados, são causados por doenças genéticas, procedimentos cirúrgicos, fármacos, doenças do pâncreas e outros distúrbios (ADA, 2007a).

---

[1] No Brasil, o Sistema Único de Saúde (SUS) apresenta um conjunto de ações de promoção de saúde, prevenção, diagnóstico, tratamento, capacitação de profissionais, vigilância e assistência farmacêutica, além de pesquisas voltadas para o cuidado ao diabetes. São ações pactuadas, financiadas e executadas pelos gestores dos três níveis de governo: federal, estadual e municipal (Política de Atenção ao Diabetes no SUS). As ações de assistência são, na maioria, executadas nos municípios, sobretudo por meio da rede básica de saúde. Além disso, sociedades médicas e de outros profissionais, como a Sociedade Brasileira de Diabetes, apresentam as Diretrizes e Posicionamentos revisados para a prevenção e o tratamento adequado do diabetes.

A Tabela 30.1 resume as classificações principais do diabetes, a terminologia moderna e as principais características clínicas. Esse sistema de classificação é dinâmico sob dois aspectos. Primeiramente, podem existir muitas diferenças entre os clientes classificados em cada grupo. Em segundo lugar, com exceção dos clientes com diabetes tipo 1, os clientes podem passar de um grupo para outro. Por exemplo, uma mulher com diabetes gestacional pode, depois do parto, desenvolver diabetes tipo 2. Os termos mais antigos, como "diabetes insulinodependente", "diabetes não insulinodependente", "diabetes juvenil", "diabetes do adulto" e outros, foram eliminados para evitar confusão.

## Fisiopatologia

A **insulina** é um hormônio produzido pelo pâncreas e que controla os níveis sanguíneos de glicose ao regular a produção, o uso e o armazenamento deste carboidrato. A insulina é secretada pelas células beta das ilhotas de Langerhans do pâncreas. No diabetes, as células podem parar de responder à insulina, ou o pâncreas pode reduzir ou interromper completamente a produção de insulina. A insulina é um hormônio anabólico, ou de armazenamento. Quando os indivíduos ingerem uma refeição, a secreção de insulina aumenta e este hormônio transfere a glicose do sangue para os músculos, o fígado e as células adiposas. Depois de entrar nas células, a insulina funciona da seguinte maneira:

- Transporta e metaboliza a glicose para produzir energia
- Estimula o armazenamento da glicose na forma de glicogênio no fígado e nas células musculares
- Envia sinais às células hepáticas para que deixem de liberar glicose
- Amplia o armazenamento da gordura dietética no tecido adiposo
- Acelera o transporte dos aminoácidos para dentro das células
- Facilita o transporte do potássio para dentro das células (Porth e Matfin, 2009)
- Inibe a decomposição da glicose, das proteínas e da gordura armazenadas.

Durante os períodos de jejum (p. ex., entre as refeições e ao longo da noite), o pâncreas libera continuamente pequenas quantidades "basais" de insulina. Se o nível de açúcar no sangue tornar-se muito baixo, outro hormônio pancreático – *glucagon* – é secretado pelas células alfa das ilhotas de Langerhans. O glucagon estimula o fígado a liberar a glicose armazenada e, deste modo, eleva o nível sanguíneo de glicose. Em resumo, a insulina causa hipoglicemia, enquanto o glucagon provoca hiperglicemia. Esses dois hormônios atuam em paralelo de modo a manter um nível constante de glicose no sangue.

### Alerta de enfermagem
*Cinquenta por cento do total de insulina liberada diariamente pelo pâncreas são secretados em condições basais e o restante em resposta às refeições. A secreção de insulina basal estimada dos adultos (supondo o peso de 70 kg) varia na faixa de 18 a 32 U/24 h (0,7 a 1,3 mg) (Kahn, King, Moses et al., 2005). Alguns minutos depois de uma refeição, o nível sérico de insulina aumenta e alcança seu máximo em 3 a 5 min, voltando depois aos níveis basais dentro de duas a três horas (Porth e Matfin, 2009).*

*De modo a manter o controle da glicemia, as enfermeiras precisam controlar as infusões de insulina com base na secreção basal deste hormônio.*

O fígado colabora com o controle da glicemia armazenando glicose na forma de glicogênio. Quando o nível de açúcar no sangue torna-se muito baixo, o fígado produz glicose por decomposição do glicogênio (glicogenólise). Depois de 8 a 12 h sem alimentos, o fígado produz glicose a partir da decomposição de outros compostos além dos carboidratos, inclusive aminoácidos (gliconeogênese).

## Diabetes tipo 1

O diabetes tipo 1 representa cerca de 5 a 10% dos clientes diabéticos. A doença caracteriza-se por início agudo e, na maioria dos casos, afeta crianças e adultos jovens, embora possa ocorrer em qualquer idade (CDC, 2007). O diabetes tipo 1 caracteriza-se pela destruição das células beta do pâncreas. Fatores genéticos, imunológicos e ambientais conjugados parecem contribuir para a destruição dessas células. Embora os eventos que resultam na destruição das células beta não estejam totalmente esclarecidos, geralmente se aceita que a suscetibilidade genética seja um fator subjacente comum ao desenvolvimento do diabetes tipo 1. Os indivíduos não herdam propriamente o diabetes tipo 1, mas sim uma predisposição (ou tendência) genética para desenvolver a doença.

O diabetes tipo 1 é uma doença autoimune. As doenças autoimunes são causadas por reações imunes anormais, com as quais anticorpos são dirigidos contra tecidos normais do corpo, reagindo a estes tecidos como se fossem estranhos. A destruição imune das células beta causada por autoanticorpos contra células das ilhotas e insulina está associada a alguns tipos de antígeno leucocitário humano (HLA). Aparentemente, a destruição das células beta pelo sistema imune é desencadeada por fatores ambientais, inclusive vírus ou toxinas. O risco de desenvolver diabetes tipo 1 é três a cinco vezes maior nos indivíduos portadores de determinados tipos de HLA.

Independentemente da causa específica, a destruição das células beta resulta na redução da produção de insulina, formação descontrolada de glicose no fígado e hiperglicemia em jejum. Além disso, a glicose originada dos alimentos não pode ser armazenada no fígado e, deste modo, permanece no sangue, contribuindo para a hiperglicemia pós-prandial (depois das refeições). Se a concentração de glicose no sangue exceder o limiar renal de reabsorção da glicose (em geral, 180 a 200 mg/dℓ), os rins não conseguem reabsorver toda a glicose filtrada, que então aparece na urina (glicosúria). A glicose é um composto osmótico e, deste modo, a água é eliminada com a glicose. À medida que a glicose é excretada na urina, também há perdas excessivas de líquidos e eletrólitos. Essa condição é conhecida como *diurese osmótica*.

Como a insulina normalmente inibe a glicogenólise (decomposição da glicose armazenada) e a gliconeogênese (produção de glicose nova a partir dos aminoácidos e outros compostos), estes processos ocorrem livremente nos clientes com deficiência de insulina e contribuem para agravar a hiperglicemia. Além disso, também há decomposição das gorduras, resultando na formação aumentada de **cetonas**, que são ácidos orgânicos. Se houver excesso de cetonas no sangue, o cliente desenvolve cetoacidose.

**Tabela 30.1** Classificação do diabetes melito e distúrbios relacionados com intolerância à glicose.

| Classificação atual | Classificações antigas | Características e implicações clínicas |
|---|---|---|
| Tipo 1 (5 a 10% de todos os diabéticos) | Diabetes juvenil<br>Diabetes com início juvenil<br>Diabetes com predisposição à cetose<br>Diabetes instável<br>Diabetes melito insulinodependente (DMID) | Início em qualquer idade, mas geralmente em indivíduos jovens (< 30 anos)<br>Em geral, os clientes são magros por ocasião do diagnóstico, ou emagreceram recentemente<br>A etiologia inclui fatores genéticos, imunológicos e ambientais (p. ex., vírus)<br>Em geral, os clientes têm anticorpos contra as células das ilhotas pancreáticas<br>Em geral, os clientes têm anticorpos contra insulina, mesmo antes do tratamento com este hormônio<br>Pouca ou nenhuma produção de insulina endógena<br>A insulina é necessária à preservação da vida<br>Os clientes tendem à cetose quando não há insulina<br>Complicação aguda da hiperglicemia: cetoacidose diabética |
| Tipo 2 (90 a 95% de todos os diabéticos: obesos – 80% têm tipo 2; não obesos – 20% têm tipo 2) | Diabetes do adulto<br>Diabetes com início na maturidade<br>Diabetes resistente à cetose<br>Diabetes estável<br>Diabetes melito não insulinodependente (DMNID) | Início em qualquer idade, geralmente depois de 30 anos<br>Em geral, os clientes são obesos por ocasião do diagnóstico<br>A etiologia inclui obesidade, fatores hereditários e ambientais<br>Não há anticorpos contra as células das ilhotas pancreáticas<br>Redução da produção de insulina endógena ou aumento da resistência à insulina<br>A maioria dos clientes consegue controlar a glicemia com perda de peso (se forem obesos)<br>Os antidiabéticos orais melhoram os níveis de glicemia se a modificação da dieta e os exercícios não forem suficientes<br>Pode ser necessário usar insulina por curto ou longo período para evitar hiperglicemia<br>Não é comum ocorrer cetose, exceto em condições de estresse ou infecção<br>Complicação aguda: síndrome não cetótica hiperosmolar hiperglicêmica |
| Diabetes melito associado a outros distúrbios ou síndromes | Diabetes secundário | Acompanhado por condições que suposta ou reconhecidamente causam doença: doenças do pâncreas, distúrbios hormonais, fármacos (p. ex., corticoides) e preparações contendo estrogênio<br>Dependendo da capacidade do pâncreas de produzir insulina, o cliente pode precisar de tratamento com antidiabéticos ou insulina |
| Diabetes gestacional | Diabetes gestacional | Início durante a gravidez, geralmente no segundo ou terceiro trimestre<br>Causado pelos hormônios secretados pela placenta, que inibem a ação da insulina<br>Risco acima do normal de complicações perinatais, principalmente macrossomia (recém-nascidos anormalmente grandes)<br>Tratado com dieta e, se necessário, insulina para manter rigorosamente a glicemia na faixa normal<br>Ocorre em cerca de 2 a 5% de todas as gestações<br>A intolerância à glicose é transitória, mas pode recidivar:<br>• Nas gestações subsequentes<br>• 30 a 40% desenvolvem diabetes clássico (em geral, tipo 2) no decorrer de 10 anos (principalmente mulheres obesas)<br>Os fatores de risco são obesidade, idade > 30 anos, história familiar de diabetes, outros recém-nascidos macrossômicos (> 4,5 kg)<br>Os testes de triagem (teste de estimulação com glicose) devem ser realizados em todas as gestantes com 24 a 28 semanas de gestação |
| Tolerância reduzida à glicose | Diabetes *borderline*<br>Diabetes latente<br>Diabetes químico<br>Diabetes subclínico<br>Diabetes assintomático | Resultados do teste de tolerância à glicose entre 140 mg/dℓ (7,7 mmol/ℓ) e 200 mg/dℓ (11 mmol/ℓ)<br>A tolerância reduzida à glicose é definida por glicose plasmática em jejum entre 110 mg/dℓ (6 mmol/ℓ) e 126 mg/dℓ (7 mmol/ℓ)<br>Vinte e nove porcento acabam diabéticos<br>Suscetibilidade acima do normal à doença aterosclerótica<br>As complicações renais e retinianas geralmente não são significativas<br>Os clientes podem ser obesos ou não; os obesos devem perder peso<br>Os clientes devem fazer triagem periódica para diabetes |
| Pré-diabetes | Anormalidade preexistente da tolerância à glicose (Pré-TGA) | Metabolismo da glicose normal na ocasião<br>História pregressa de hiperglicemia (p. ex., na gravidez ou durante períodos de doença)<br>Triagem periódica da glicose sanguínea depois de 40 anos, caso exista história familiar de diabetes ou o cliente seja sintomático<br>Estimular a manutenção do peso corporal ideal, já que a perda de 5 a 7,5 kg melhora o controle da glicemia |

*(continua)*

**Tabela 30.1** Classificação do diabetes melito e distúrbios relacionados com intolerância à glicose. (*continuação*)

| Classificação atual | Classificações antigas | Características e implicações clínicas |
|---|---|---|
| Pré-diabetes | Anormalidade potencial da tolerância à glicose (PotTGA) | Não há história de intolerância à glicose<br>O risco de desenvolver diabetes é maior se:<br>• Houver história familiar positiva<br>• O indivíduo for obeso<br>• Mãe de recém-nascidos com mais de 4,5 kg<br>• A triagem e a redução do peso são as mesmas recomendadas para Pré-TGA |

## Diabetes tipo 2

O diabetes tipo 2 afeta cerca de 90 a 95% dos clientes diabéticos. Embora o diabetes tipo 2 esteja associado comumente à idade avançada e à obesidade, sua incidência está aumentando na população jovem em razão da epidemia crescente de obesidade nas crianças, nos adolescentes e nos adultos jovens (CDC, 2007). Os dois problemas principais relacionados com a insulina dos clientes com diabetes tipo 2 são resistência e secreção reduzida deste hormônio. O termo resistência à insulina refere-se à redução da sensibilidade dos tecidos ao hormônio. Normalmente, a insulina liga-se a receptores especiais existentes nas superfícies das células e desencadeia uma série de reações necessárias ao metabolismo da glicose. No diabetes tipo 2, essas reações intracelulares são dificultadas, tornando a insulina menos eficaz para estimular a captação de glicose pelas células e regular a liberação de glicose pelo fígado (Figura 30.1). Os mecanismos exatos que resultam na resistência e na redução da secreção de insulina dos clientes com diabetes tipo 2 são desconhecidos, embora fatores genéticos pareçam desempenhar um papel importante (ADA, 2007a).

De maneira a superar a resistência à insulina e evitar acumulação de glicose no sangue, quantidades crescentes do hormônio precisam ser secretadas para manter o nível de glicose. Entretanto, se as células beta não conseguirem atender à demanda aumentada de insulina, o nível de glicose aumenta e o indivíduo desenvolve diabetes tipo 2.

Apesar da secreção reduzida de insulina que caracteriza os clientes com diabetes tipo 2, há insulina suficiente para evitar a decomposição das gorduras e a formação subsequente de ácidos cetônicos. Por essa razão, a cetoacidose diabética (CAD) geralmente não ocorre nos clientes com diabetes tipo 2. Entretanto, o diabetes tipo 2 descontrolado pode causar a *síndrome não cetótica hiperosmolar hiperglicêmica*, outra complicação grave do diabetes.

Como o diabetes tipo 2 está associado à intolerância à glicose com progressão lenta, o início da doença pode passar despercebido por muitos anos. Se o cliente apresentar sintomas, eles geralmente são brandos e podem incluir fadiga, irritabilidade, poliúria, sede intensa, dificuldade de cicatrização das feridas, infecções repetidas ou distúrbios visuais.

Muitos clientes com diabetes tipo 2 são diagnosticados quando fazem exames laboratoriais ou oftalmológicos rotineiros. Uma consequência do diabetes não diagnosticado é que as complicações microvasculares (retinopatia, neuropatia e nefropatia diabética) e macrovasculares (doença vascular periférica, doença coronariana e acidente vascular encefálico) podem já estar desenvolvidas antes que o diabetes seja realmente diagnosticado (ADA, 2008c).

## Diabetes gestacional

**Diabetes melito gestacional (DMG)** é qualquer grau de intolerância à glicose que surge durante a gestação. A hiperglicemia pode ocorrer na gravidez em consequência dos hormônios placentários secretados, que causam resistência à insulina. Além disso, a hiperglicemia pode ocorrer quando o estresse fisiológico da gravidez revela anormalidades da tolerância à glicose, que não estavam evidentes antes da gestação. O diabetes gestacional ocorre em até 14% das gestantes e aumenta o risco de desenvolver distúrbios hipertensivos e outras complicações durante a gravidez (ADA, 2007).

A avaliação do risco de diabetes gestacional deve ser concluída durante a primeira consulta de pré-natal. As mulheres sob risco alto de DMG são as que têm obesidade acentuada, história pregressa desta doença, glicosúria ou história familiar conclusiva de diabetes. As gestantes de alto risco devem fazer dosagens da glicose sanguínea logo que seja possível e os testes devem ser repetidos entre a 24ª e 28ª semana de gestação, quando a primeira dosagem foi normal. As mulheres sob risco pequeno a moderado de desenvolver diabetes gestacional devem ser testadas inicialmente com 24 a 28 semanas de gestação (ADA, 2008d).

O manejo inicial do diabetes gestacional inclui dieta, exercícios e monitoramento da glicose sanguínea. Se a hiperglicemia persistir, o médico prescreve insulina. As metas dos níveis de glicose sanguínea durante a gravidez são de 95 mg/dℓ ou

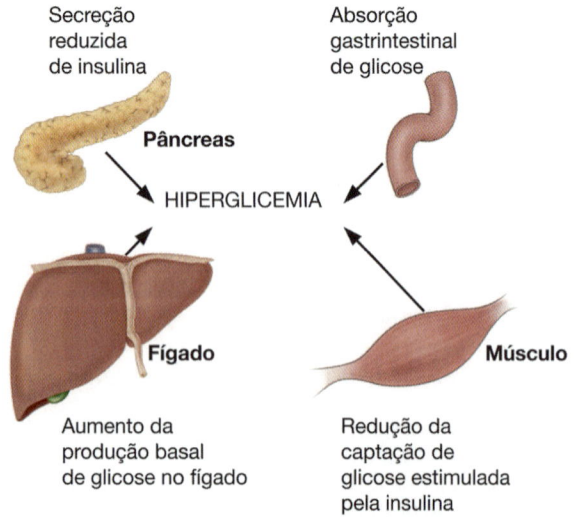

Figura 30.1 Patogenia do diabetes tipo 2.

menos antes das refeições; menos de 130 a 140 mg/dℓ uma hora depois das refeições; e menos de 120 mg/dℓ duas horas depois das refeições (ADA, 2008d).

Depois do parto, os níveis glicêmicos das mulheres com DMG geralmente voltam ao normal. Contudo, algumas mulheres que tiveram DMG desenvolvem diabetes tipo 2 nos anos subsequentes. Por essa razão, as mulheres que tiveram DMG devem ser instruídas a manter o peso corporal ideal e praticar exercícios regularmente para reduzir o risco de desenvolver diabetes tipo 2.

## Fatores de risco

Como o diabetes frequentemente não é diagnosticado até que surjam complicações, a triagem é recomendada para adultos e crianças com sobrepeso e fatores de risco para diabetes tipo 2. O Boxe 30.1 resume os fatores de risco para diabetes melito.

Em vista da incidência crescente do diabetes tipo 2 nas crianças, a triagem é recomendada para crianças sob risco a partir da idade de 10 anos (ADA, 2008c).

## Manifestações clínicas e avaliação

As manifestações clínicas dependem do grau de hiperglicemia do cliente. As manifestações clínicas clássicas dos três tipos de diabetes são três "P": poliúria, polidipsia e polifagia. A poliúria (aumento do volume urinário) e a polidipsia (sede acentuada) são causadas pelas perdas excessivas de líquido associadas à diurese osmótica. Os clientes podem apresentar polifagia (aumento do apetite) em consequência do estado catabólico induzido pela deficiência de insulina e pela decomposição das proteínas e das gorduras. Outros sinais e sintomas são desidratação, perda de peso, fadiga e fraqueza, distúrbios visuais, formigamento ou dormência nas mãos ou nos pés, pele seca, lesões cutâneas ou feridas com retardo no processo de cicatrização e infecções repetidas.

### Alerta de enfermagem
*A hiperglicemia deprime a função imune (reduz a função dos leucócitos), promove a inflamação, aumenta a viscosidade do sangue, favorece a proliferação de fungos e está associada a alterações das paredes dos vasos sanguíneos, que aumentam o risco de infecção, complicações microvasculares e macrovasculares e úlceras dos membros inferiores.*

### BOXE 30.1 — Fatores de risco para diabetes melito.

- História familiar de diabetes (i. e., pais ou irmãos diabéticos)
- Obesidade (i. e., IMC ≥ 25 kg/m²)
- Etnia (p. ex., afro-americanos, latinos, indígenas norte-americanos, pessoas de ascendência asiática e do Pacífico)
- Idade ≥ 45 anos
- Tolerância reduzida à glicose ou glicemia em jejum anormal pregressa
- Hipertensão (≥ 140/90 mmHg)
- Nível de HDL-colesterol ≤ 35 mg/dℓ (0,90 mmol/ℓ) e/ou triglicerídios ≥ 250 mg/dℓ
- História de diabetes gestacional ou nascimento de recém-nascidos com mais de 4,5 kg

Adaptado da American Diabetes Association (2007). Standards of medical care in diabetes. *Diabetes Care, 30*(S1), S6.

Nível de glicemia (glicose sanguínea) anormalmente alto é o principal achado para diagnosticar diabetes. Níveis de glicose plasmática em jejum (GPJ) iguais ou maiores que 126 mg/dℓ, ou concentrações de glicose plasmática em uma amostra aleatória acima de 200 mg/dℓ em mais de uma ocasião confirmam o diagnóstico do diabetes. O nível normal de glicose em jejum para um indivíduo não diabético é de 80 a 90 mg/dℓ, com variação de 70 a 120 mg/dℓ. O diagnóstico de pré-diabetes é firmado quando a glicose plasmática em jejum está entre 100 e 125 mg/dℓ. O teste de tolerância à glicose oral (TTGO) não é mais recomendado para uso clínico rotineiro, exceto nas gestantes. Veja os critérios diagnósticos para diabetes melito no *site* www.diabetes.org.br.

Além da avaliação e da investigação diagnóstica para confirmar o diabetes, outros elementos importantes da assistência prestada são avaliações especializadas contínuas dos clientes diabéticos e triagem para detectar complicações dos clientes com diabetes recém-diagnosticado. O Boxe 30.2 descreve os parâmetros que devem ser avaliados periodicamente.

 ## Considerações gerontológicas

A incidência global do diabetes continua a aumentar, e a população idosa apresenta a maior incidência (CDC, 2008), ressaltando a importância de avaliar os indivíduos idosos. A causa das alterações do metabolismo dos carboidratos associadas à idade não é conhecida. As possibilidades incluem dieta inadequada, inatividade física, alterações da secreção de insulina e resistência à insulina.

Em geral, os níveis altos de glicose plasmática começam na quinta década de vida e tornam-se cada vez mais frequentes à medida que a idade avança. Cerca de 20% dos indivíduos com mais de 65 anos têm hiperglicemia relacionada com a idade, sem incluir os que apresentam diabetes clínico; é provável que esta porcentagem aumente (ADA, 2008e). Como os clientes diabéticos vivem mais hoje em dia, os diabetes tipos 1 e 2 são encontrados com frequência crescente na população idosa.

Os clientes diabéticos idosos tendem a apresentar outras doenças, como hipertensão, cardiopatia, acidente vascular encefálico e outros problemas de saúde que complicam o tratamento do diabetes. As alterações fisiológicas normais do envelhecimento podem obscurecer os sinais e os sintomas do diabetes, dificultando seu diagnóstico. Por fim, os problemas de saúde associados ao envelhecimento (p. ex., polifarmácia, depressão, déficit cognitivo, incontinência urinária, quedas e dor crônica) aumentam os riscos de ter complicações do diabetes (ADA, 2008e).

Independentemente do tipo ou da duração do diabetes, pode ser necessário alterar as metas do tratamento quando se trata de clientes idosos. O foco deve ser a melhoria da qualidade de vida, inclusive a manutenção da independência funcional e a promoção do bem-estar geral. Embora o controle rigoroso dos níveis de glicose sanguínea possa não ser seguro ou apropriado, a hiperglicemia prolongada deve ser evitada. O Boxe 30.3 descreve as alterações relacionadas com a idade, que podem afetar o diabetes e seu tratamento.

## Manejo clínico

O objetivo do tratamento do diabetes é manter os níveis normais de glicose sanguínea (euglicemia) sem hipoglicemia e,

## BOXE 30.2 Avaliação do cliente diabético.

**Histórico de saúde**
- Sintomas relacionados com o diagnóstico de diabetes:
  Sinais e sintomas de hiperglicemia
  Sinais e sintomas de hipoglicemia
  Frequência, horários, intensidade e regressão
- Resultados da monitoramento da glicose sanguínea
- Condição, sintomas e manejo das complicações crônicas do diabetes:
  Olhos, rins, nervos, trato geniturinário, sexualidade, bexiga e trato gastrintestinal
  Coração, vasos sanguíneos periféricos, complicações dos pés associadas ao diabetes
- Adesão/capacidade de seguir o plano dietético prescrito
- Adesão ao esquema de exercícios prescrito
- Adesão/capacidade de seguir o tratamento farmacológico prescrito (insulina ou antidiabéticos orais)
- Tabagismo, ingestão de álcool e fármacos prescritos ou de venda livre ou drogas ilícitas
- Estilo de vida, fatores culturais, psicossociais e econômicos que podem afetar o tratamento do diabetes
- Efeitos do diabetes ou das suas complicações no estado funcional (p. ex., mobilidade, visão)

**Exame físico**
- Pressão arterial (sentado e de pé para detectar alterações ortostáticas)
- Índice de massa corporal (peso e estatura)
- Exame do fundo de olho e acuidade visual
- Exame dos pés (lesões, sinais de infecção, pulsos)
- Exame da pele (lesões e locais de aplicação da insulina)
- Exame neurológico:
  Exames da sensibilidade e da percepção vibratória utilizando monofilamento
  Reflexos tendíneos profundos
- Exame da cavidade oral

**Exames laboratoriais**
- HbA1c (A1C)
- Perfil lipídico em jejum
- Pesquisa de microalbuminúria
- Creatinina sérica
- Exame do sedimento urinário (EAS)
- Eletrocardiograma

**Encaminhamentos necessários**
- Oftalmologista
- Podólogo
- Nutricionista
- Educador em diabetes
- Outros profissionais, conforme a necessidade

## BOXE 30.3 Considerações gerontológicas.

**Alterações relacionadas com o envelhecimento, que podem afetar o diabetes e seu manejo**

**Alterações sensoriais**
- Déficit de visão
- Déficit de olfato
- Alterações gustativas
- Déficit de propriocepção
- Sede diminuída

**Alterações gastrintestinais**
- Problemas dentários
- Alterações do apetite
- Esvaziamento gástrico mais lento
- Motilidade intestinal reduzida

**Alterações do padrão de atividade/exercícios**
- Estilo de vida mais sedentário

**Alterações da função renal**
- Déficit funcional
- Eliminação mais lenta dos fármacos

**Alterações afetivas/cognitivas**
- Refeições ou fármacos omitidos ou utilizados incorretamente

**Fatores socioeconômicos**
- Dietas da moda
- Solidão ou viver sozinho
- Falta de recursos financeiros/sistema de apoio

**Doenças crônicas**
- Hipertensão
- Artrite
- Neoplasias
- Infecções agudas e crônicas

**Interações farmacológicas potenciais**
- Uso dos fármacos de outra pessoa
- Consultas com vários profissionais de saúde para tratar doenças diferentes
- Consumo/abuso de álcool

ao mesmo tempo, preservar a qualidade de vida. O manejo do diabetes tem cinco componentes:

- Nutrição
- Exercícios
- Monitoramento
- Fármacos
- Orientação.

Os clientes com diabetes tipo 1 produzem pouca ou nenhuma insulina e precisam receber injeções diárias de insulina para controlar os níveis de glicose sanguínea. Como a resistência à insulina está associada à obesidade, a principal medida terapêutica para clientes com diabetes tipo 2 é perder peso. Os exercícios também são importantes para aumentar a eficácia da insulina. Os antidiabéticos orais podem ser acrescentados se o planejamento das refeições, a terapia dietética e os exercícios não conseguirem controlar os níveis plasmáticos da glicose. Quando as doses máximas de uma única categoria de fármacos orais não conseguem reduzir a glicose a níveis satisfatórios, outros fármacos podem ser administrados. A insulina pode ser acrescentada ao tratamento oral ou o cliente pode começar a usar apenas insulina. Alguns clientes necessitam de insulina continuamente; outros precisam usar insulina apenas por algum tempo, durante períodos de estresse fisiológico agudo (p. ex., doença ou intervenção cirúrgica). O tratamento do cliente depende da gravidade da hiperglicemia por ocasião do diagnóstico.

O tratamento varia em razão das alterações do estilo de vida e das condições físicas e emocionais e também porque houve avanços nos métodos de tratamento. Por essa razão, o tratamento do diabetes consiste em avaliação contínua e modificação do plano terapêutico conforme a necessidade. Embora a equipe de saúde dirija o tratamento, cada cliente precisa controlar seu esquema terapêutico complexo. Por essa razão, a orientação do cliente e dos seus familiares é um componente essencial do tratamento do diabetes.

## *Nutrição*

A nutrição é fundamental ao controle do diabetes. Em muitos casos, o tratamento nutricional isoladamente consegue reverter a hiperglicemia do diabetes tipo 2. Os objetivos mais importantes do tratamento dietético do diabetes são controlar a ingestão calórica total de modo a alcançar ou manter um peso corporal razoável; controlar os níveis sanguíneos de glicose; e normalizar os lipídios e a pressão arterial para evitar doença cardíaca. Entretanto, nem sempre é fácil alcançar essas metas. Como o tratamento nutricional (terapia nutricional) do diabetes é complexo, o nutricionista tem a responsabilidade principal de planejar e ensinar esse aspecto do plano terapêutico. As enfermeiras e outros membros da equipe de saúde devem ter conhecimentos de terapia nutricional e apoiar os clientes que precisem adotar alterações da dieta e do estilo de vida. O manejo nutricional do diabetes inclui as seguintes recomendações:

- Fornecer todos os constituintes alimentares essenciais necessários à nutrição ideal
- Atender e manter as necessidades nutricionais
- Alcançar e manter um peso razoável
- Evitar oscilações diárias amplas dos níveis de glicose sanguínea; os níveis glicêmicos devem ser conservados mais próximos do normal quanto seja seguro e prático para evitar ou reduzir o risco de complicações
- Reduzir os níveis dos lipídios séricos (se estiverem altos) para diminuir o risco de doença macrovascular (doença das artérias coronárias, da circulação cerebral e das artérias periféricas).

Para os clientes que precisam usar insulina para ajudar a controlar os níveis de glicose sanguínea, é essencial manter a maior consistência possível no que se refere à quantidade de calorias e carboidratos ingeridos a cada refeição. Além disso, a consistência nos intervalos aproximados entre as refeições, com acréscimo de lanches conforme a necessidade, ajuda a evitar reações hipoglicêmicas e a manter o controle global da glicemia.

Para os clientes com diabetes tipo 2 e sobrepeso, a redução do peso é essencial ao tratamento. Perdas de apenas cerca de 10% do peso corporal total podem melhorar significativamente os níveis sanguíneos de glicose (Diabetes Prevention Program Research Group, 2002). Alguns clientes com diabetes tipo 2 que precisam usar insulina ou fármacos orais para controlar a glicose plasmática conseguem reduzir ou eliminar os fármacos quando perdem peso.

Para os diabéticos obesos que não usam insulina ou antidiabéticos orais, é importante manter consistência na composição ou nos horários das refeições, embora isso não seja fundamental. Em vez disso, a redução da ingestão total de calorias é mais importante. Entretanto, as refeições não devem ser omitidas. A distribuição dos alimentos ao longo de todo o dia torna mais controláveis as demandas impostas ao pâncreas. Um dos aspectos mais difíceis do tratamento do diabetes é seguir consistentemente um plano de refeições.

### Planejamento das refeições

Para todos os clientes diabéticos, o plano de refeições deve levar em consideração as preferências alimentares, o estilo de vida, os horários habituais das refeições e a constituição étnica e cultural do indivíduo. Avanços recentes do manejo do diabetes e da reposição de insulina permitem mais flexibilidade de horários e composição das refeições. Isso contrasta com o conceito mais antigo de manter uma dose constante de insulina, que exigia que os clientes ajustassem seus horários às ações e à duração dos efeitos da insulina.

Quando fornecem instruções sobre planejamento das refeições, os nutricionistas usam vários recursos, abordagens e materiais educativos. As informações iniciais enfatizam a importância de manter hábitos alimentares consistentes; a relação entre alimentos e insulina; e o fornecimento de um plano de refeições individualizado. Em seguida, as instruções detalhadas subsequentes enfatizam as habilidades de autocontrole, inclusive comer em restaurantes, ler os rótulos dos alimentos e ajustar o plano de refeições ao nível de exercícios, aos episódios de doença e às ocasiões especiais. A enfermeira desempenha um papel importante na transmissão das informações pertinentes ao nutricionista e no reforço do entendimento do cliente.

Em alguns casos, determinados aspectos do planejamento das refeições podem ser difíceis de aprender. Isso pode estar relacionado com as limitações do nível intelectual do indivíduo ou com problemas emocionais, como dificuldade de aceitar o diagnóstico do diabetes ou sentimentos de privação. De qualquer maneira, isso ajuda a enfatizar que o tratamento nutricional do diabetes propõe uma nova maneira de pensar os alimentos em vez de um novo meio de se alimentar. Também é importante simplificar as informações na medida do possível e oferecer oportunidades para que os clientes pratiquem e repitam as atividades e as informações transmitidas.

**Necessidades calóricas e distribuição das calorias.** As dietas hipocalóricas são planejadas primeiramente calculando as necessidades de energia e as demandas calóricas de um indivíduo com base em sua idade, sexo, estatura e peso. Em seguida, o elemento atividade é acrescentado ao número total de calorias necessárias para manter o peso. De modo a conseguir uma redução de peso de 0,5 a 1,0 kg por semana, 500 a 1.000 calorias devem ser subtraídas do total diário. As calorias são distribuídas entre carboidratos, proteínas e gorduras e um plano de refeições é elaborado levando em consideração o estilo de vida e as preferências alimentares do cliente. Hoje em dia, recomenda-se que, para todos os níveis de ingestão calórica, 50 a 60% das calorias devem ser fornecidos por carboidratos, 20 a 30% por gorduras e os 10 a 20% restantes por proteínas (ADA, 2004a).

*Carboidratos*. Os carboidratos são fontes importantes de energia. Em geral, os carboidratos produzem o efeito mais acentuado nos níveis da glicose sanguínea porque são digeridos mais rapidamente que os outros alimentos e são convertidos imediatamente em glicose.

As fontes de carboidratos são cereais, frutas, vegetais e leite. A maioria das opções de carboidratos da dieta do diabético provém de grãos integrais. Os alimentos que contêm sacarose (açúcar) podem ser incluídos na dieta do diabético. Entretanto, como geralmente são ricos em gordura e não contêm vitaminas, sais minerais e fibras, os alimentos que contêm sacarose devem ser limitados. Todos os carboidratos devem ser ingeridos com moderação para evitar elevação excessiva pós-prandial (depois das refeições) dos níveis de glicose sanguínea (ADA, 2008f).

*Gorduras*. As recomendações relativas ao teor de gordura da dieta do diabético incluem reduzir a porcentagem total de calorias fornecidas por gordura a menos de 30% das calorias totais e limitar as gorduras saturadas a menos de 7% do total de calorias. Outra recomendação é limitar a ingestão total de colesterol dietético a menos de 200 mg/dia. Essa abordagem pode ajudar a reduzir os fatores de risco como hipercolesterolemia, que está associada ao desenvolvimento de doença arterial coronariana, principal causa de morte e incapacidade entre os diabéticos (ADA, 2008f).

*Proteínas*. De modo a ajudar a reduzir as gorduras saturadas e a ingestão de colesterol, o plano de refeição para diabéticos deve incluir alguma fonte de proteínas não animais (p. ex., legumes e grãos integrais). A cota de proteínas pode ser reduzida quando os clientes apresentam os primeiros sinais de doença renal (ADA, 2008f).

*Fibras*. As fibras dietéticas ajudam a reduzir o colesterol total e a fração de lipoproteínas de baixa densidade (LDL) do colesterol no sangue. O aumento da ingestão de fibras dietéticas também facilita o controle dos níveis glicêmicos e reduzir a necessidade de usar insulina exógena (ADA, 2008f).

Existem dois tipos de fibras dietéticas: solúveis e insolúveis. As fibras solúveis de alimentos como legumes, farelos e algumas frutas parecem reduzir mais significativamente os níveis sanguíneos de glicose e lipídios que as fibras insolúveis. O efeito potencial de redução da glicemia pela ingestão de fibras pode ser atribuído à redução da taxa de absorção da glicose dos alimentos que contêm fibras solúveis. As fibras insolúveis estão presentes nos pães e cereais integrais e em alguns vegetais. Esse tipo de fibra é importante para aumentar o volume das fezes e evitar constipação intestinal. As fibras solúveis e insolúveis aumentam a saciedade, ajudando a reduzir o peso.

Um risco envolvido no aumento súbito da ingestão de fibras é que pode ser necessário ajustar a dose de insulina ou dos antidiabéticos orais para evitar hipoglicemia. Outros problemas podem ser distensão abdominal, náuseas, diarreia, flatulência excessiva e constipação intestinal quando a ingestão de líquidos não é adequada. Quando as fibras são acrescentadas ou aumentadas no plano de refeições, isso deve ser feito gradativamente e em colaboração com um nutricionista.

**Sistemas de classificação dos alimentos.** De modo a ensinar os princípios dietéticos e ajudar os clientes a planejar suas refeições, pesquisadores desenvolveram vários sistemas nos quais os alimentos são organizados em grupos com características comuns, inclusive quantidade de calorias, composição dos alimentos e efeito nos níveis da glicose sanguínea. A ingestão alimentar pode ser controlada de várias maneiras, inclusive por contagem de carboidratos, listas de substituição, listas de alimentos e contagens de calorias.

*Ingestão de carboidratos*. Como os carboidratos são os principais nutrientes que afetam a glicose sanguínea, o monitoramento da ingestão destes elementos pela contagem de carboidratos, listas de substituição ou estimativas baseadas em experiência pode ser um meio eficaz de conseguir o controle da glicemia.

A contagem de carboidratos oferece flexibilidade às opções alimentares e pode ser mais fácil de entender que os outros sistemas. Além disso, esse método permite o controle mais preciso com os fármacos usados e os exercícios. Para os clientes que usam insulina, pode-se prescrever uma unidade de insulina para cada 10 a 15 gramas de carboidratos. Todas as fontes alimentares de carboidratos devem ser levadas em consideração quando se elabora um plano de refeições para diabéticos utilizando a contagem de carboidratos. Os clientes que conseguem fazer os cálculos de insulina com base nos carboidratos ingeridos desfrutam de um estilo de vida mais flexível e conseguem um controle mais previsível do diabetes.

A lista de substituições também é usada no tratamento nutricional do diabetes. As Listas de Substituições para Planejamento das Refeições (ADA, 1995) consistem em seis listas de permutas principais: (1) amidos, (2) frutas, (3) leite, (4) vegetais, (5) carne e (6) gorduras. Os alimentos incluídos em cada lista, nas quantidades especificadas, contêm as mesmas quantidades de calorias e são praticamente iguais em gramas de proteínas, gorduras e carboidratos. Os planos de refeições estão baseados na quantidade recomendada de opções de cada lista de permutas. Os alimentos de uma lista podem ser substituídos pelos de outra lista, permitindo que o cliente escolha dentre uma variedade, embora mantenha a maior consistência possível no teor nutricional

**Tabela 30.2** Alguns exemplos de cardápios de almoço com base nas listas de substituições.

| Substituições | 1º exemplo de almoço | 2º exemplo de almoço | 3º exemplo de almoço |
|---|---|---|---|
| 2 de amido | 2 fatias de pão | Hambúrguer | 1 xícara de massa cozida |
| 3 de carne | 60 g de peru fatiado e 30 gramas de queijo com baixo teor de gordura | 90 gramas de tortinha de carne magra | 90 gramas de camarões cozidos |
| 1 de vegetal | Alface, tomate, cebola | Salada verde | ½ xícara de tomates-cereja |
| 1 de gordura | 1 colher de sopa de maionese | 1 colher de sopa de molho para saladas | 1 colher de sopa de azeite de oliva |
| 1 de fruta | 1 maçã média | 1 xícara e um quarto de melancia | 1 ¼ xícara de morangos frescos |
| Itens "liberados" (opcionais) | Chá gelado sem açúcar Mostarda, picles, pimenta | 1 colher de sopa de molho de tomates, picles, cebolas | Água gelada com limão Alho, manjericão |

dos alimentos ingeridos. A Tabela 30.2 ilustra três exemplos de cardápios de almoço, que são intercambiáveis em termos de teores de carboidratos, proteínas e gorduras.

*Pirâmide alimentar para diabéticos.* A Pirâmide Alimentar para Diabéticos consiste nos seguintes grupos de alimentos: (1) grãos e amidos, (2) vegetais, (3) frutas, (4) leite e outros laticínios e (5) carnes e feijões. O grupo menos numeroso (gorduras, doces e álcool) está no topo da pirâmide. Os amidos, as frutas e os vegetais, que contêm menos quantidades de calorias e gorduras e teores mais altos de fibras, devem constituir a base da dieta (ADA, 2008g). Para os clientes diabéticos e também para a população em geral, 50 a 60% da ingestão calórica diária devem ser fornecidos por esses três grupos de alimentos. Os alimentos mais ricos em gordura, principalmente gordura saturada, devem representar uma porcentagem menor da ingestão calórica diária. Gorduras, óleos e doces devem ser consumidos com parcimônia pelos clientes diabéticos de modo a controlar o peso e a glicose sanguínea e reduzir o risco de doença cardiovascular. A contagem de calorias e os sistemas de pontuação são métodos que podem ser usados para controlar o peso dos clientes com diabetes tipo 2.

## Outros componentes dietéticos

**Álcool.** O cliente diabético não precisa abster-se completamente de bebidas alcoólicas, mas deve estar ciente dos efeitos adversos potenciais do álcool no diabetes. O álcool é absorvido antes dos outros nutrientes e não precisa de insulina para sua absorção. Grandes quantidades podem ser convertidas em gorduras, aumentando o risco de cetoacidose diabética (CAD). Em geral, as mesmas precauções referentes ao uso de álcool pelos indivíduos que não são diabéticos devem ser adotadas pelos clientes diabéticos.

Um risco importante do consumo de álcool pelos clientes diabéticos é hipoglicemia, principalmente para os que usam insulina. O álcool pode reduzir as reações fisiológicas normais do organismo, que resultam na produção de glicose (gliconeogênese). Desse modo, quando um cliente diabético ingere álcool com o estômago vazio, as chances de ocorrer hipoglicemia aumentam. Além disso, a ingestão excessiva de álcool pode comprometer a capacidade do cliente de reconhecer e tratar a hipoglicemia ou seguir um plano de refeições prescrito para evitar hipoglicemia. De modo a reduzir o risco de hipoglicemia, o cliente deve ser alertado a ingerir álcool com alimentos.

O consumo de álcool pode causar ganho ponderal excessivo em razão do teor calórico elevado das bebidas alcoólicas, além de causar hiperlipidemia e níveis glicêmicos altos. As instruções ao cliente sobre consumo de álcool devem enfatizar moderação no consumo de bebidas alcoólicas. Ingestão moderada representa uma dose de bebida alcoólica por dia para mulheres e duas doses para homens (ADA, 2008f). As bebidas de baixa caloria ou menos doces (p. ex., cerveja clara, vinho seco) e a ingestão de álcool com alimentos são recomendáveis. É especialmente importante que os clientes com diabetes tipo 2 que desejem controlar o peso incluam as calorias do álcool no plano geral de refeições.

**Adoçantes.** O uso de adoçantes é aceitável aos clientes diabéticos, especialmente se aumentarem a adesão ao plano dietético global. É importante recomendar moderação da quantidade de adoçantes consumidos de maneira a evitar possíveis efeitos adversos. Existem dois tipos principais de adoçantes: nutritivos e não nutritivos. Os adoçantes nutritivos contêm calorias, enquanto os não nutritivos têm pouca ou nenhuma caloria nas quantidades usadas normalmente.

**Rótulos de alimentos que causam confusão.** Os fabricantes de alimentos são obrigados a incluir o teor nutricional dos alimentos nos rótulos da embalagem. Ler os rótulos dos alimentos é uma habilidade importante, que os clientes devem aprender e aplicar quando compram alimentos.

Os alimentos rotulados como "livres de açúcar" ou "sem açúcar", caso sejam produzidos com adoçantes nutritivos, podem ainda conter calorias iguais às dos produtos equivalentes que contêm açúcar. Por essa razão, para que haja perda de peso, esses produtos podem não ser úteis sempre. Além disso, os clientes não podem achar que esses alimentos "liberados" podem ser ingeridos em quantidades ilimitadas, visto que aumentam os níveis de glicose sanguínea.

Os alimentos rotulados como "dietéticos" não têm necessariamente teores reduzidos de calorias. Eles podem ter teores baixos de sódio ou outras indicações dietéticas especiais. Os clientes devem ser alertados de que os alimentos rotulados como "dietéticos" podem ainda conter quantidades significativas de açúcar ou gordura.

Além disso, os clientes devem ser instruídos a ler os rótulos dos "alimentos saudáveis" – principalmente lanches – porque eles comumente contêm carboidratos como mel, açúcar mascavo e xarope de milho. Por fim, esses lanches supostamente naturais frequentemente contêm gorduras vegetais saturadas

(p. ex., óleo de coco ou palma), gorduras vegetais hidrogenadas ou gorduras animais, que podem estar contraindicadas aos clientes com níveis altos de lipídios sanguíneos.

## Exercícios
### Efeitos benéficos
Os exercícios são extremamente importantes para o controle do diabetes, em razão dos seus efeitos de reduzir a glicose sanguínea e diminuir os fatores de risco cardiovascular. Os exercícios físicos reduzem os níveis glicêmicos porque aumentam a captação de glicose pelos músculos do corpo e melhoram a utilização da insulina. As atividades aeróbicas moderadas a intensas ajudam a controlar o peso e melhoram a saúde cardiovascular. Os exercícios de resistência (p. ex., levantamento de pesos) aumentam a massa muscular magra e, deste modo, aumentam a taxa metabólica em repouso (ADA, 2007c). Esses efeitos ajudam os diabéticos a perder peso, atenuar o estresse e manter a sensação de bem-estar. Além disso, os exercícios alteram as concentrações dos lipídios sanguíneos, aumentando os níveis das lipoproteínas de alta densidade (HDL) e reduzindo o colesterol total e os triglicerídios. Isso é especialmente importante para os clientes diabéticos em razão do seu risco mais alto de doença cardiovascular.

### Precauções para a prática de exercícios
Os clientes com níveis glicêmicos acima de 250 mg/dℓ e cetonas na urina não devem começar a praticar exercícios até que os resultados dos testes urinários sejam negativos para cetona e a concentração sanguínea de glicose esteja mais próxima do normal (ADA, 2007c). A prática de exercícios com níveis sanguíneos altos aumenta as secreções de glucagon, hormônio do crescimento e catecolaminas. Em seguida, o fígado libera mais glicose, resultando na elevação adicional do nível glicêmico.

Como a prática de exercícios facilita a captação intracelular de glicose, os clientes também devem ser instruídos a evitar hipoglicemia inesperada. Os clientes que usam insulina devem ser instruídos a ingerir um lanche com 15 gramas de carboidratos, ou uma refeição ligeira com carboidratos complexos e proteína antes de realizar exercícios moderados. A quantidade exata de alimento necessário varia de um indivíduo a outro e deve ser determinada pelo monitoramento da glicose sanguínea. Outro problema que pode ocorrer com os clientes que usam insulina é a hipoglicemia, que ocorre algumas horas depois do exercício. Para evitar hipoglicemia pós-exercícios, pode ser necessário que o cliente faça um lanche no final da sessão de exercícios e outro lanche à hora de deitar, além de monitorar o nível da glicose sanguínea a intervalos menores. Outros participantes ou observadores devem estar cientes de que o indivíduo que faz os exercícios tem diabetes e precisam saber como ajudar se ocorrer hipoglicemia.

Em condições ideais, os clientes diabéticos devem realizar exercícios na mesma hora do dia e com a mesma intensidade todos os dias. Ao contrário da prática esporádica de exercícios, os exercícios diários regulares devem ser recomendados. As recomendações de exercícios devem ser alteradas conforme a necessidade dos clientes com complicações diabéticas como retinopatia, neuropatia autônoma, neuropatia neurossensorial e doença cardiovascular (ADA, 2004b). A elevação da pressão arterial associada aos exercícios pode agravar a retinopatia diabética e aumentar o risco de hemorragia dentro do vítreo ou da retina. Os clientes com cardiopatia isquêmica correm risco de sofrer angina ou infarto do miocárdio. Evitar traumatismo dos membros inferiores é especialmente importante aos clientes com parestesias causadas por neuropatia.

Em geral, é recomendável aumentar gradativa e lentamente a duração dos exercícios. Em muitos casos, caminhar é uma modalidade segura e eficaz de exercício que, com exceção de calçados apropriados, não requer equipamentos especiais e pode ser praticada em qualquer local. Os clientes diabéticos devem conversar sobre a prática de exercícios com seus médicos e realizar uma avaliação médica antes de começar um programa de exercícios (ADA, 2007c).

## Monitoramento dos níveis de glicose e cetonas
### Automonitoramento da glicose sanguínea
O monitoramento da glicose sanguínea é fundamental ao controle do diabetes. O **automonitoramento dos níveis de glicose sanguínea** (**AMGS**) pelos clientes alterou profundamente os cuidados recomendados para o diabetes. A realização frequente do AMGS e a aprendizagem de como responder aos resultados permitem que os clientes diabéticos ajustem seus esquemas terapêuticos de modo a conseguir o controle ideal da glicemia. Isso permite detectar e evitar hipoglicemia e hiperglicemia e desempenha um papel crucial na normalização dos níveis sanguíneos de glicose que, por sua vez, pode reduzir o risco de complicações a longo prazo do diabetes.

O AMGS é um componente fundamental do tratamento com qualquer esquema intensivo de insulina e para o controle do diabetes durante a gestação. Essa prática também é recomendada para clientes com diabetes instável, aos que tendem a desenvolver cetose ou hipoglicemia grave e aos que apresentam hipoglicemia sem sinais e sintomas premonitórios.

Para os clientes que não usam insulina, a AMGS ajuda a monitorar a eficácia dos exercícios, da dieta e dos antidiabéticos orais. Além disso, essa prática pode ajudar a motivar os clientes a continuar com o tratamento. Para os clientes com diabetes tipo 2, o AMGS é recomendado durante os períodos de hiperglicemia (p. ex., doença) ou hipoglicemia (p. ex., níveis incomumente altos de atividade física) potencial e quando são alterados os fármacos usados ou suas doses (ADA, 2007c).

Existem vários métodos de AMGS. A maioria consiste em aplicar uma gota de sangue em uma fita reagente especial e esperar que o sangue permaneça na fita por determinado tempo especificado pelo fabricante. Os hemoglicosímetros – HGT (dosadores da glicemia) — fornecem uma leitura digital da concentração sanguínea de glicose.

**Vantagens e desvantagens dos sistemas de AMGS.** Os métodos de AMGS devem ser apropriados ao nível de habilidade dos clientes. Entre os fatores que afetam o desempenho do AMGS estão a acuidade visual, a coordenação motora, a capacidade cognitiva, a familiaridade com tecnologia e a disposição de usá-la e o custo.

O uso dos hemoglicosímetros para medir a glicose sanguínea é recomendado porque estes aparelhos tornaram-se muito menos dispendiosos e menos dependentes da técnica, tornando os resultados mais precisos. Em alguns casos, pode ser recomendável fazer o referenciamento a um assistente social dos clientes que não dispõem de recursos financeiros para adquirir um desses aparelhos.

As enfermeiras desempenham um papel importante no sentido de fornecer as informações iniciais sobre as técnicas de AMGS. Igualmente importante é avaliar as técnicas dos clientes que têm experiência com automonitoramento. Os clientes devem ser desestimulados a comprar produtos de AMGS em lojas ou catálogos que não forneçam instruções pessoais. A cada 6 a 12 meses, os clientes devem fazer uma comparação dos resultados dos seus hemoglicosímetros com dosagens laboratoriais dos níveis de glicemia durante as consultas de acompanhamento com o endocrinologista. A precisão do aparelho e das fitas também deve ser avaliada com soluções de controle específicas para cada aparelho, sempre que um novo frasco de fitas começar a ser usado e que houver dúvida quanto à precisão do resultado.

**Frequência.** Para a maioria dos clientes que necessitam de insulina, o AMGS é recomendado 2 ou 3 vezes/dia, geralmente antes das refeições principais e à hora de deitar. Para os clientes com diabetes tipo 1 e para as gestantes que usam insulina, o AMGS é recomendado 3 vezes/dia ou mais (ADA, 2007c). Os clientes que não utilizam insulina podem ser instruídos a avaliar a glicemia no mínimo 2 ou 3 vezes/semana, inclusive um teste realizado duas horas depois de uma refeição. Em todos os casos, os testes são recomendados sempre que houver suspeita de hipoglicemia ou hiperglicemia. Os clientes devem aumentar a frequência do AMGS quando houver alterações dos fármacos, do nível de atividade ou da dieta e quando se encontrarem sob estresse ou enfermos. É importante pedir aos clientes para fazer um registro ou diário com os níveis de glicemia, de maneira que seja possível identificar padrões. As instruções para AMGS devem incluir os parâmetros que devem levar o cliente a entrar em contato com o médico que o acompanha e ou o serviço de atendimento à saúde.

## Sistema de monitoramento contínuo da glicemia

O **sistema de monitoramento contínuo da glicemia (SMCG)** utiliza uma tecnologia nova capaz de monitorar continuamente o nível sanguíneo da glicose. Um sensor inserido sob a pele é ligado a um equipamento de infusão capaz de detectar níveis glicêmicos altos ou baixos. As informações fornecidas pelo SMCG são especialmente úteis aos clientes que usam bombas de insulina, mas também podem ser usados para reconhecer padrões de controle do diabetes ao longo de um período de 24 a 72 h. A Figura 30.2 ilustra um SMCG.

## Dosagem da hemoglobina glicosilada

A **hemoglobina glicosilada** (também conhecida como hemoglobina glicada, HbA1c ou A1C) é um teste sanguíneo que reflete os níveis médios de glicemia ao longo de um período de cerca de 2 a 3 meses (ADA, 2007c). Quando os níveis sanguíneos de glicose estão altos, as moléculas de glicose ligam-se à hemoglobina das hemácias. Quanto mais tempo a glicemia permanece acima do normal, mais glicose liga-se à hemoglobina e mais alto é o nível de hemoglobina glicosilada. A glicose continua ligada à hemoglobina durante todo o período de sobre-

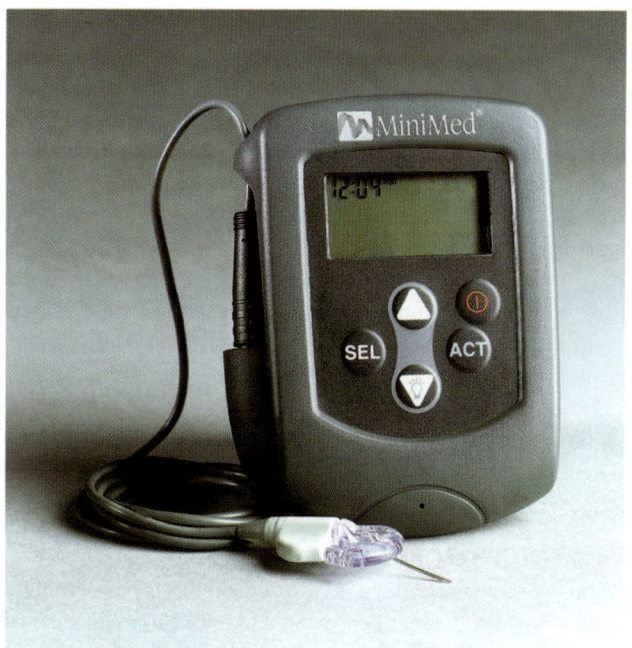

**Figura 30.2** Sistema de monitoramento contínuo da glicemia MiniMed CGMS System Gold (Medtronic, Northridge, CA).

vida das hemácias, ou seja, cerca de 120 dias. Se os níveis de glicose forem mantidos em níveis praticamente normais, com apenas elevações ocasionais, o valor global da HbA1c não é muito alto. Entretanto, se as concentrações de glicose sanguínea forem consistentemente altas, o resultado dessa dosagem pode estar elevado. Se o cliente relatar que os resultados do AMGS são normais na maioria dos testes, mas a hemoglobina glicosilada está elevada, podem ter ocorrido erros nos métodos usados para monitorar a glicemia, erros no registro dos resultados ou elevações frequentes da glicemia em horas do dia durante as quais os clientes geralmente não monitoram os níveis sanguíneos de glicose. Os valores normais diferem ligeiramente com as diversas técnicas e de um laboratório para outro, mas geralmente oscilam na faixa de 4 a 6%. Valores dentro da faixa normal indicam concentrações de glicose sanguínea consistentemente próximas da faixa normal, meta alcançada mais facilmente com o AMGS.

## Testes para glicose na urina

Antes que o AMGS fosse exequível, os testes para glicose na urina eram a única maneira de monitorar o diabetes diariamente. A vantagem desse método mais antigo é que ele é menos dispendioso que o AMGS, não é invasivo e é indolor. Entretanto, os testes para glicose na urina não são mais recomendados porque os resultados não refletem exatamente o nível de glicemia no momento do teste e porque eles são imprevisíveis. Além disso, o limiar renal de reabsorção da glicose (180 a 200 mg/d$\ell$) fica muito acima dos níveis de glicemia almejados.

Além do mais, como a idade e a função renal podem afetar o limiar renal, esse teste não é uma medida precisa do controle da glicemia. Por fim, um inconveniente potencialmente perigoso dos testes para glicose na urina é que eles não conseguem detectar ou medir hipoglicemia.

### Testes para cetonas

As **cetonas** (ou corpos cetônicos) são subprodutos da decomposição das gorduras que se acumulam no sangue e na urina. O aparecimento de cetonas na urina indica que o controle do diabetes tipo 1 está deteriorando e que o risco de desenvolver CAD é alto. Quando há pouca ou nenhuma insulina disponível, o corpo começa a decompor as gorduras armazenadas para produzir energia. O teste urinário é o método mais utilizado para o automonitoramento dos corpos cetônicos. Uma fita de teste urinário é usada para detectar cetonúria. O absorvente reagente da fita torna-se arroxeado quando há cetonas na urina. Também existem fitas disponíveis para detectar glicose e cetonas na urina.

O teste para cetonas urinárias deve ser realizado sempre que os clientes com diabetes tipo 1 tiverem glicosúria ou níveis glicêmicos persistentemente altos, bem como nos períodos de doença e na gestação.

## *Farmacoterapia*

Como já foi mencionado, a insulina é secretada pelas células beta das ilhotas de Langerhans e tem como função reduzir o nível sanguíneo de glicose depois das refeições, facilitando a captação e a utilização da glicose pelos músculos, pelo tecido adiposo e pelas células hepáticas. Quando não há quantidade suficiente de insulina, o tratamento com fármacos torna-se essencial.

### Insulina

Nos clientes com diabetes tipo 1, a insulina exógena precisa ser administrada diariamente para manter a vida, já que o organismo perdeu sua capacidade de produzir este hormônio. Nos clientes com diabetes tipo 2, a insulina pode ser necessária a longo prazo para controlar os níveis de glicemia quando o planejamento das refeições e os antidiabéticos orais são ineficazes. Além disso, alguns clientes com diabetes tipo 2, que geralmente são controlados apenas com planejamento das refeições ou por este método acrescido de um antidiabético oral, podem necessitar temporariamente de insulina durante alguma doença, infecção, gravidez, intervenção cirúrgica ou outros eventos estressantes. Em muitos casos, as injeções de insulina são aplicadas duas ou mais vezes/dia para controlar os níveis sanguíneos de glicose.

**Fontes de insulina.** No passado, todas as insulinas eram obtidas dos pâncreas de porcos e bois. Hoje em dia, a tecnologia do DNA recombinante ou a engenharia genética é usada para produzir insulina "humana". A modificação das sequências dos aminoácidos da molécula da insulina humana resultou na produção de novos análogos de insulina de ação rápida. Hoje em dia, o tratamento padronizado consiste em insulina de origem humana, que age praticamente do mesmo modo que a insulina secretada pelo pâncreas humano (Adams, Holland e Bostwick, 2008).

**Preparações de insulina.** A insulina está disponível nas seguintes preparações: ação rápida, ação curta, ação intermediária e ação longa. Em geral, espera-se que as preparações de ação rápida e curta controlem a elevação dos níveis glicêmicos depois das refeições, logo depois da aplicação da injeção; as insulinas de ação intermediária destinam-se a controlar os picos de glicemia nas refeições subsequentes; e as insulinas de ação longa oferecem controle relativamente constante (ou basal). A Tabela 30.3 resume os tipos de insulina.

As insulinas de ação rápida, com as insulinas lispro, aspart e glulisina, produzem efeitos mais rápidos com duração mais curta que a insulina regular. Em vista do seu início de ação rápido, o cliente deve ser instruído a alimentar-se no máximo 15 min depois da injeção. A duração curta das ações dessas insulinas geralmente requer que os clientes com diabetes tipo 1 e alguns indivíduos com diabetes tipo 2 ou diabetes gestacional usem outra insulina com ação mais longa para manter o controle da glicemia.

A insulina de ação curta, também conhecida como insulina regular e comercializada com a letra "R" no frasco, é uma solução límpida não modificada que, em geral, é administrada 20 a 30 min antes de uma refeição. A insulina regular é a única preparação que pode ser administrada por via intravenosa. Esse fármaco pode ser administrado isoladamente ou em combinação com insulinas modificadas de ação mais prolongada. A insulina regular é usada para tratar CAD e também pode ser usada para suplementar o tratamento.

A preparação de ação intermediária é conhecida como insulina NPH, assinalada pela letra "N" no frasco. A insulina de ação intermediária é uma solução branca e opaca e, em geral, é usada em combinação com uma insulina de ação mais curta. De maneira a evitar hipoglicemia, é importante que os clientes se alimentem em horários correspondentes ao início e ao pico de ação da insulina de ação intermediária.

As insulinas glargina e detemir são insulinas "basais" de ação longa, que são absorvidas muito lentamente ao longo das 24 h. Essas preparações são aplicadas por via subcutânea 1 vez/dia e não têm pico de ação bem demarcado. Embora a glargina e a detemir sejam soluções límpidas, sua mistura com outras preparações de insulina pode desencadear precipitação perigosa ou reduzir o efeito da insulina. A insulina glargina foi aprovada

**Tabela 30.3** Tipos de insulina para uso subcutâneo.

| Ação | Fármaco | Início | Pico | Duração | Indicações |
|---|---|---|---|---|---|
| Ação rápida | Lispro | 15 min | 1 h | | Usadas para reduzir rapidamente a glicemia, tratar hiperglicemia pós-prandial e/ou evitar hipoglicemia noturna |
| | Aspart | 15 min | 40 a 50 min | 3 a 5 h | |
| | Glulisina | 15 min | 1 h | 3 a 5 h | |
| Ação curta | Regular | ½ a 1 h | 2 a 3 h | 4 a 6 h | Em geral, é administrada 20 a 30 min antes da refeição; pode ser usada isoladamente ou em combinação com insulina de ação prolongada |
| Ação intermediária | NPH | 2 a 4 h | 6 a 8 h | 12 a 16 h | Geralmente é administrada depois da refeição |
| Ação longa | Glargina Detemir | 2 h | Contínua (sem início ou pico definido) | 24 h | Usada como dose basal |

inicialmente para ser administrada 1 vez/dia à hora de deitar; contudo, hoje esta preparação pode ser administrada 1 vez/dia a qualquer hora, mas deve ser aplicada sempre no mesmo horário do dia para evitar superposição de efeitos.

Em 2006, foi aprovada uma preparação inalável de insulina (Exubera®) para uso nos adultos. Essa insulina é aplicada em doses pré-prandiais (antes das refeições) e é administrada por um dispositivo inalador. É a primeira preparação de insulina que não é administrada por via parenteral. Embora a fabricação do produto tenha sido interrompida pelo fabricante em 2007 porque as vendas não foram satisfatórias, a via não injetável de administração ainda é uma alternativa atraente para o futuro. A Exubera® foi utilizada com sucesso em combinação com outros tipos de insulina para tratar clientes com diabetes tipo 1 e isoladamente nos clientes com diabetes tipo 2. O uso por intervalos curtos não causou quaisquer efeitos adversos nos pulmões, mas são necessários estudos adicionais sobre seus efeitos a longo prazo. O uso da insulina inalável está contraindicado para clientes tabagistas e que tenham doença pulmonar (Adams *et al.*, 2008).

Em geral, as preparações de insulina de ação rápida e curta podem controlar as elevações da glicemia depois das refeições e seus efeitos começam pouco depois da aplicação; as insulinas de ação intermediária controlam as elevações durante as refeições subsequentes; e as insulinas de ação longa fornecem um nível relativamente constante (ou basal) do hormônio.

### Esquemas de insulina.
Os esquemas de insulina podem variar de uma a quatro injeções por dia. Em geral, utiliza-se uma combinação de insulinas de ação curta e mais prolongada. O pâncreas normal secreta continuamente pequenas quantidades de insulina durante o dia e a noite. Além disso, sempre que a glicemia aumenta depois da ingestão de alimentos, há um pico rápido de secreção de insulina proporcional ao efeito do alimento na elevação da glicemia. O objetivo de todos os esquemas de insulina, com exceção dos mais simples com apenas uma aplicação diária, é reproduzir esse padrão normal de secreção de insulina em resposta à ingestão de alimentos e aos padrões de atividade física. A Tabela 30.4 ilustra vários esquemas de insulina, inclusive suas vantagens e desvantagens.

Alguns clientes podem aprender a usar os resultados do AMGS e a contagem dos carboidratos para variar as doses de insulina. Isso oferece mais flexibilidade aos clientes nos horários e nas composições das refeições e nos períodos de exercício. Os esquemas complexos de insulina exigem um nível mais avançado de comprometimento, orientação intensiva e acompanhamento rigoroso pela equipe de saúde. Além disso, os clientes que almejam manter os níveis glicêmicos normais correm mais risco de ter reações hipoglicêmicas. Existem duas abordagens gerais ao tratamento com insulina: convencional e intensiva.

### Tratamento convencional com insulina.
Uma abordagem é simplificar o máximo possível o esquema de insulina, com o objetivo de evitar complicações agudas do diabetes (hipoglicemia e hiperglicemia sintomática). O tratamento convencional com insulina consiste em uma ou mais injeções por dia com uma mistura das preparações de ação curta e intermediária. Os clientes que usam um esquema convencional não devem variar a composição das refeições ou os níveis de atividade física.

### Tratamento intensivo com insulina.
A outra abordagem é usar um esquema de insulina mais complexo para conseguir o máximo controle dos níveis glicêmicos quanto seja seguro e prático. Os esquemas intensivos de insulina consistem em três ou quatro injeções diárias. Embora o tratamento intensivo seja benéfico para reduzir o risco de complicações, nem todos os clientes diabéticos são candidatos a essa abordagem de controle da doença.

> **Alerta de enfermagem**
> *Ao administrar insulina, é muito importante para a segurança do cliente ler cuidadosamente o rótulo e certificar-se de que seja administrado o tipo certo de insulina. Esteja atento para não confundir insulina glargina (Lantus®) com insulina lispro, porque ambas começam com a letra "L", ou Lantus® com insulina regular, já que ambas são soluções límpidas.*

## Como ensinar os clientes a autoadministrar insulina.
Injeções de insulina são autoadministradas nos tecidos subcutâneos por meio de seringas especiais para aplicação de insulina. Existem várias seringas e dispositivos que facilitam as injeções.

### Conservação da insulina.
Toda insulina, inclusive os frascos de reserva que não estão em uso, deve ser mantida no refrigerador. Os extremos de temperatura devem ser evitados; além disso, é importante evitar que a insulina seja congelada e os frascos não devem ser expostos à luz solar direta ou a altas temperaturas. O frasco de insulina em uso deve ser mantido à temperatura ambiente para reduzir a irritação dos locais de aplicação, que pode ocorrer quando se injeta insulina gelada. Os frascos de insulina que serão utilizados dentro de 1 mês podem ser conservados à temperatura ambiente. O cliente deve ser instruído a sempre ter frascos de reserva com os tipos de insulina que ele utiliza.

Os frascos de insulina de ação intermediária também devem ser examinados para verificar se há floculação, que é uma cobertura esbranquiçada semelhante a uma geada que se forma na superfície interna do frasco. Quando se forma uma cobertura aderente semelhante a uma geada, parte da insulina está fixada e o produto não deve ser usado. Os frascos de insulina que foram abertos há várias semanas, ou que passaram da data de validade, também devem ser descartados.

### Escolha das seringas.
As seringas devem ser adaptadas à concentração de insulina (p. ex., U-100). Hoje em dia, estão disponíveis três tamanhos de seringas de insulina U-100:

- Seringas de 1 m$\ell$ com 100 unidades
- Seringas de 0,5 m$\ell$ com 50 unidades
- Seringas de 0,3 m$\ell$ com 30 unidades.

A concentração de insulina utilizada mais comumente é U-100, ou seja, 100 unidades de insulina por mililitro (m$\ell$). As seringas pequenas permitem que os clientes que necessitam de doses pequenas de insulina meçam e retirem a quantidade exata. Os clientes que recebem doses grandes de insulina usam seringas maiores. A concentração de insulina U-500 (500 U/m$\ell$) é fornecida por prescrição especial aos clientes que têm resistência grave à insulina e necessitam de doses volumosas.

**Tabela 30.4** Esquemas de insulina.

| Ilustração esquemática | Descrição | Vantagens | Desvantagens |
|---|---|---|---|
| **Pâncreas normal** | A secreção de insulina aumenta quando os níveis de glicemia aumentam e é mantida a uma taxa constante baixa entre as refeições | | |
| **Uma injeção por dia** | Antes do desjejum:<br>• NPH ou<br>• NPH com insulina de ação rápida | Esquema simples | É difícil controlar a glicemia em jejum quando os efeitos da insulina NPH não são persistentes<br>A hipoglicemia à tarde pode ser causada pelas tentativas de controlar o nível de glicose em jejum com aumentos da dose de NPH |
| **Duas injeções misturadas por dia** | Antes do desjejum e do jantar:<br>• NPH ou<br>• NPH com insulina de ação rápida ou<br>• Insulina pré-misturada (insulina de ação rápida) | Esquema mais simples, que tenta reproduzir o padrão normal do pâncreas | As refeições e a atividade física devem ser mantidas em níveis relativamente invariáveis |
| **Três a quatro injeções por dia** | Insulina de ação rápida antes de cada refeição com:<br>• NPH no jantar ou NPH à hora de deitar, ou<br>• Glargina, uma ou duas doses diárias | Reproduz mais diretamente o pâncreas normal que o esquema de duas injeções<br>Cada dose pré-prandial de insulina regular é definida independentemente<br>Oferece mais flexibilidade às refeições e aos exercícios | Requer mais injeções que os outros esquemas<br>Requer várias dosagens da glicemia durante o dia<br>Requer orientação intensiva e acompanhamento estrito |
| **Bomba de insulina** | Utilizada APENAS com insulina de ação rápida (lispro, aspart, glulisina) infundida a uma taxa baixa contínua, também conhecida como *taxa basal* (em geral, 0,5 a 1,5 unidade/h) e *doses adicionais* antes das refeições, que são ativadas pelo usuário da bomba | Simula mais diretamente o pâncreas normal<br>Reduz os picos imprevisíveis das insulinas de ação intermediária ou longa<br>Amplia a flexibilidade das refeições e dos exercícios | Requer treinamento intensivo e acompanhamento frequente<br>Podem ocorrer problemas mecânicos<br>Requer várias dosagens da glicemia ao longo do dia<br>Pode aumentar os custos |

AL = almoço; DJ = desjejum; JT = jantar; LA = lanche. Insulinas de ação rápida: lispro, aspart e glulisina.

A maioria das seringas de insulina é conjugada com agulha de 13 × 0,45 mm; 13 × 0,38 mm, 13 × 0,30 mm. As seringas menores são comercializadas com marcas de 1 unidade e seu uso pode ser mais fácil para os clientes com déficits visuais e que utilizam doses muito pequenas de insulina. As seringas de 1 m$\ell$ são comercializadas com marcas de 1 e 2 unidades.

*Preparação da injeção: como misturar insulinas.* Quando as preparações de ação rápida ou curta são administradas com as insulinas de ação mais prolongada, elas geralmente são misturadas na mesma seringa. A insulina regular deve ser examinada quanto à limpidez e não deve ser usada a menos que seja uma solução cristalina límpida. As insulinas modificadas são opacas e devem ser misturadas cuidadosamente girando-se o frasco suavemente. A insulina regular é aspirada primeiramente para dentro da seringa e, em seguida, a insulina modificada. A injeção da insulina opaca dentro de um frasco com insulina límpida contamina todo o frasco com solução límpida e altera sua ação.

Os clientes que encontram dificuldades para misturar as insulinas têm duas opções. Eles podem usar uma preparação de insulina pré-misturada em um frasco ou seringa pré-acondicionada. A Figura 30.3 ilustra uma seringa pré-acondicionada, que também está descrita com mais detalhes adiante. As insulinas pré-misturadas estão disponíveis em diferentes razões entre insulina NPH e insulina regular. A razão de 70/30 (70% de NPH e 30% de insulina regular) é a mais comum; esta combinação está disponível na forma de Novolin® 70/30 e Humulin® 70/30. A Humulin® também está disponível na razão de 50/50 entre as insulinas NPH e regular (Humulin® 50/50).

Para os clientes que conseguem autoadministrar a insulina mas que têm dificuldade de encher a seringa ou retirar uma dose misturada, as seringas podem ser pré-acondicionadas com a ajuda de enfermeiras que atuam na atenção básica ou familiares e amigos. Um suprimento de seringas de insulina para 3 semanas pode ser preparado e mantido no refrigerador. As seringas pré-acondicionadas também podem ser armazenadas com a agulha acoplada na posição ereta para evitar que seja obstruída. Como também ocorre com a insulina em frascos, as seringas pré-acondicionadas devem ser giradas suavemente entre as mãos para misturar e aquecer a insulina antes da injeção.

*Seleção e rodízio dos locais das injeções.* Como é possível observar na Figura 30.4, as quatro regiões principais para injeção de insulina são abdominal, exceto no espaço entre três dedos à direita ou à esquerda da cicatriz umbilical, região posterior externa do braço, no espaço entre três dedos abaixo do ombro e três dedos acima do cotovelo, região frontal e lateral superior da coxa, no espaço entre três dedos abaixo da região inguinal e três dedos acima do joelho, e região superior lateral externa do glúteo, tendo como referência a prega interglútea. A insulina é absorvida mais rapidamente em algumas áreas do corpo que em outras. A taxa de absorção é maior no abdome e diminui progressivamente nos braços, nas coxas e nos quadris, respectivamente.

O rodízio sistemático dos locais das injeções em determinada área anatômica é recomendado para evitar alterações localizadas do tecido adiposo (lipodistrofia). Para assegurar consistência de absorção da insulina, o cliente deve ser estimulado a usar todas as áreas disponíveis para injeção dentro de determinada região, em vez de alternar aleatoriamente de uma área para outra (ADA, 2004d). Por exemplo, alguns clientes usam quase exclusivamente a região abdominal, administrando cada injeção a 1,25 a 2,5 cm de distância da aplicação anterior. Quando o cliente planeja praticar exercícios, a insulina não deve injetada no membro que será exercitado, uma vez que isso acelera a absorção e pode causar hipoglicemia.

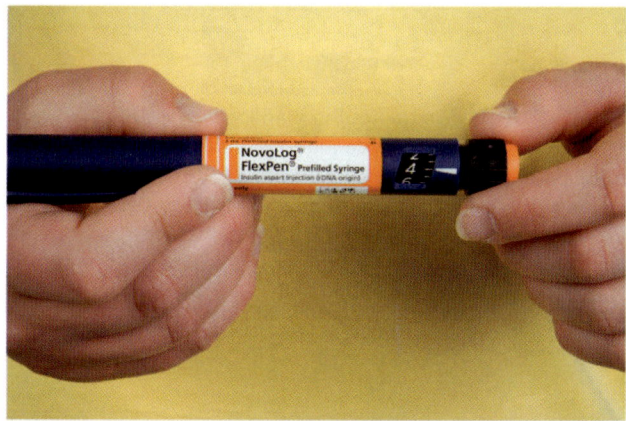

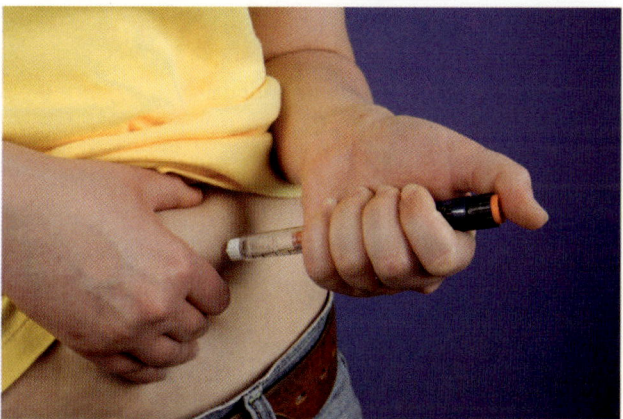

**Figura 30.3** Seringa de insulina pré-acondicionada.

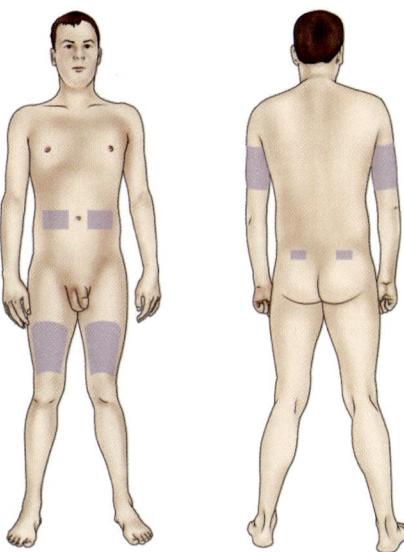

**Figura 30.4** Áreas recomendadas para injeção de insulina.

*Injeção de insulina.* O local de aplicação deve ser limpo antes da introdução da agulha. Para injetar insulina, a pele deve ser pinçada suavemente e a agulha introduzida com um ângulo de 90°. Os locais das injeções devem ficar distanciados em 2,5 cm. Injeções muito profundas ou muito superficiais podem afetar a taxa de absorção. Como a insulina é injetada nos tecidos subcutâneos, não é necessário fazer a aspiração rotineira para verificar se o sangue pode ser aspirado para dentro da seringa. Depois da injeção, deve-se aplicar pressão suave; o local não deve ser massageado porque isso pode interferir com a absorção da insulina. O Boxe 30.4 ilustra as instruções do cliente para injetar insulina. O Boxe 30.5 detalha como avaliar a eficácia da orientação para autoadministração de insulina.

*Descarte das seringas e das agulhas.* As seringas e canetas de insulina, as agulhas e as lancetas devem ser descartadas de acordo com as regulamentações locais. Algumas áreas mantêm programas especiais para descarte de agulhas para evitar que objetos perfurantes sejam descartados no sistema de aterro comum. Quando não existem programas de descarte na comunidade, os objetos pontiagudos utilizados devem ser colocados em um recipiente resistente à perfuração. Os clientes são orientados a acumular as agulhas e seringas em um vidro de conserva com tampa ou em uma garrafa PET e as encaminharem para a unidade de saúde mais próxima. Nesses locais há coleta seletiva de material perfurocortante e a destinação correta para esse tipo de lixo.

**Métodos alternativos para aplicação da insulina.** Os métodos alternativos para aplicação de insulina são canetas, injetores sem agulha (*jet injectors*) e bombas de insulina.

*Canetas de insulina.* As canetas de insulina utilizam pequenos cartuchos de insulina pré-acondicionados, que são colocados dentro de um recipiente em forma de caneta. A agulha descartável é acoplada ao dispositivo para injetar insulina. A insulina é liberada regulando-se um dispositivo dosador, ou apertando-se um botão para cada 1 a 2 unidades administradas.

---

### BOXE 30.4 — Orientações ao cliente.

#### Autoadministração de insulina

1. Com uma das mãos, estabilize a pele esticando ou levantando uma prega ampla entre os dedos.

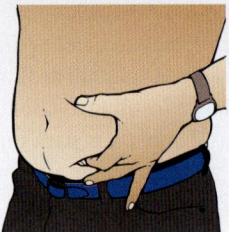

Pinçamento da pele

2. Segure a seringa com a outra mão e pegue-a como se fosse um lápis. Introduza a agulha em ângulo reto na pele.*

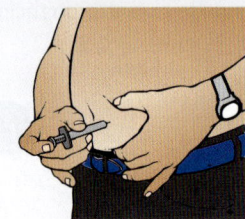

Introdução da agulha na pele

3. Para injetar a insulina, empurre o êmbolo em todo o seu trajeto.

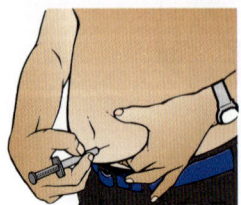

Injeção da insulina

4. Puxe a agulha em linha reta da pele. Pressione um chumaço de algodão sobre o local da injeção por vários segundos.

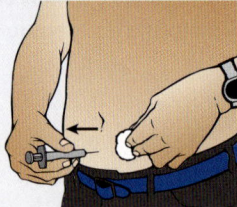

Remoção da agulha e aplicação de um chumaço de algodão no local

5. Use seringa descartável *apenas uma vez* e descarte-a em um recipiente de plástico rígido (com tampa rosqueável), por exemplo, um recipiente vazio de alvejante ou detergente.⁺

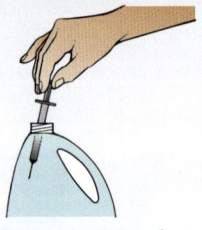

Descarte da seringa

---

*Alguns clientes aprendem a introduzir a agulha com um ângulo de 45°. ⁺Embora alguns estudos tenham sugerido que a reutilização das seringas descartáveis é segura, recomenda-se que isso seja feito apenas se não houver higiene pessoal precária, doença aguda coexistente, feridas abertas nas mãos ou resistência baixa às infecções.

## BOXE 30.5 Critérios de desempenho para determinar a eficácia das instruções para autoadministração de insulina.

### Equipamento

**Insulina**

1. Consegue entender as informações do rótulo do frasco de insulina:
   - Tipo (p. ex., NPH, regular, 70/30)
   - Espécie (humana, biossintética, suína)
   - Fabricante
   - Concentração (p. ex., U-100)
   - Data de validade
2. Examina o aspecto da insulina:
   - Límpida ou branco-leitosa
   - Observa se há floculação (grumos, aspecto semelhante a uma geada)
3. Sabe onde comprar e armazenar a insulina:
   - Diz quanto tempo aproximadamente um frasco durará (1.000 unidades por frasco de insulina U-100)
   - Sabe por quanto tempo os fracos abertos podem ser usados

**Seringas**

1. Identifica a concentração (U-100) na seringa; U-100 = 100 unidades por 1 mℓ
2. Reconhece o tamanho da seringa (p. ex., 500 unidades, 100 unidades, 50 unidades, 30 unidades). A seringa utilizada mais comumente para administrar insulina é a U-100. Entretanto, quando é necessário usar doses muito grandes ou pequenas de insulina, as seringas podem ser variadas. Por exemplo, uma seringa U-30 = 30 unidades por mℓ, permitindo a aspiração exata das doses pequenas; por outro lado, a seringa U-500 = 500 unidades por 1 mℓ pode ser necessária aos clientes com resistência à insulina
3. Descreve como descartar adequadamente as seringas usadas

### Preparação e aplicação da injeção de insulina

1. Aspira a dose certa do tipo recomendado de insulina
2. Mistura adequadamente dois tipos de insulina, ser for necessário
3. Introduz a agulha e injeta a insulina
4. Descreve como fazer o rodízio dos locais de aplicação:
   - Demonstra como injetar em todas as áreas anatômicas disponíveis
   - Descreve o padrão de rodízio, por exemplo, usando apenas o abdome, ou utilizando determinadas áreas nas mesmas horas do dia
   - Descreve o sistema de memorização dos locais de aplicação, por exemplo, padrão horizontal no abdome, como se desenhasse uma linha pontilhada

### Entendimento da ação da insulina

1. Descreve a prescrição
   - Tipo e dose de insulina
   - Horários das injeções de insulina
2. Descreve o tempo aproximado de ação da insulina:
   - Reconhece as insulinas de ação curta e longa por seus nomes
   - Descreve os tempos aproximados de demora até o início da ação da insulina
   - Reconhece a necessidade de postergar a refeição até 5 a 15 min depois da injeção de uma insulina de ação rápida (lispro, aspart)

### Incorporação das injeções de insulina na rotina diária

1. Descreve a sequência certa das atividades dos clientes diabéticos antes das refeições
   - Pode usar uma regra mnemônica como a palavra "tic", que ajuda a lembrar a ordem das atividades ("t" = testar [glicose sanguínea], "i" = injetar insulina, "c" = comer)
   - Descreve o esquema diário, por exemplo, testar, aplicar insulina e comer antes do desjejum e do jantar; testar e comer antes do almoço e jantar.
2. Descreve as informações aplicáveis à hipoglicemia:
   - Sintomas: tremores, sudorese, nervosismo, fome, fraqueza
   - Causas: excesso de insulina, excesso de exercícios, ingestão insuficiente de alimentos
   - Tratamento: 15 g de carboidratos concentrados, inclusive dois ou três cubos de açúcar, 1 tubo de glicose em gel ou ½ xícara de suco
   - Depois do tratamento inicial, fazer um lanche com amido e proteínas (p. ex., queijo e biscoitos crocantes, leite e biscoitos crocantes, meio sanduíche)
3. Descreve informações sobre prevenção da hipoglicemia:
   - Evita atrasos dos horários das refeições
   - Faz uma refeição ou lanche a intervalos aproximados de 4 a 5 h (enquanto está acordado)
   - Não omite refeições
   - Aumenta a ingestão de alimentos antes de praticar exercícios quando a glicemia for menor que 100 mg/dℓ
   - Verifica a glicemia regularmente
   - Entende a modificação segura das doses de insulina compatíveis com o plano de tratamento
   - Leva sempre um carboidrato de absorção rápida
   - Utiliza um cartão de emergência (bracelete e ou cartão de identificação médica)
   - Instrui familiares, amigos ou colegas de trabalho sobre sinais e tratamento da hipoglicemia
   - Ensina aos familiares, colegas de quarto ou companheiros de viagem como aplicar injeção de glucagon para tratar reações hipoglicêmicas graves
4. Comparece às consultas periódicas para avaliar o controle do diabetes:
   - Mantém registro por escrito da glicemia, das doses de insulina, das reações hipoglicêmicas e das variações da dieta
   - Comparece a todas as consultas agendadas com profissionais de saúde
   - Tem consultas regulares com seu médico (em geral, duas a quatro vezes por ano)
   - Descreve como entrar em contato com seu médico em caso de emergência
   - Sabe quando ligar para o médico para relatar variações dos níveis glicêmicos

Os clientes que utilizam esses dispositivos também precisam introduzir a agulha a cada injeção; contudo, eles não precisam carregar frascos de insulina ou retirar a solução do frasco a cada injeção. Esses dispositivos são mais úteis aos clientes que precisam injetar apenas um tipo de insulina de cada vez, ou que usam insulinas pré-misturadas. Eles são convenientes para os clientes que administram insulina antes do jantar, quando saem para comer fora de casa ou quando estão viajando. Além disso, esses dispositivos são úteis aos clientes com pouca destreza manual, déficit visual ou disfunção cognitiva, que dificultam a utilização das seringas convencionais.

*Injetores sem agulha.* Os dispositivos de injeção sem agulha administram insulina através da pele por pressão de um jato extremamente fino. Esses dispositivos são mais dispendiosos que os outros métodos de administração de insulina e requerem treinamento detalhado e supervisão quando são usados pela primeira vez. Além disso, os clientes devem ser alertados de que as taxas de absorção, a atividade de pico da insulina e os níveis de insulina podem ser diferentes quando se utiliza um injetor sem agulha.

*Infusão subcutânea contínua de insulina (ISCI): bombas de insulina.* A infusão subcutânea contínua de insulina (ISCI) consiste em utilizar pequenos dispositivos utilizados externamente, que reproduzem com muita precisão as funções do pâncreas normal (Skyler, Ponder, Kruger *et al.*, 2007). As bombas de insulina contêm uma seringa de 3 m$\ell$ conectada a uma agulha subcutânea por um tubo fino de lúmen exíguo com uma agulha ou cateter de Teflon conectado em sua ponta. O cliente introduz a agulha ou o cateter em seu tecido subcutâneo (geralmente no abdome) e fixa-o com fita adesiva ou um curativo transparente. A agulha ou o cateter é substituído no mínimo a cada 2 a 3 dias. A Figura 30.5 ilustra o equipamento de ISCI.

A bomba é programada para administrar insulina de ação rápida ou curta por infusão subcutânea a uma taxa constante (basal – por exemplo, 0,5 a 2,0 U/h) ao longo das 24 h. Isso oferece flexibilidade aos horários das refeições e às opções de alimentos. A bomba pode ser desconectada facilmente por períodos curtos para tomar banho, praticar exercícios ou ter relações sexuais (Skyler *et al.*, 2007).

Uma desvantagem das bombas de insulina é que podem acontecer interrupções inesperadas do fluxo de insulina quando o tubo ou a agulha são obstruídos, quando o suprimento de insulina termina ou quando a bateria fica esgotada. Essas intercorrências aumentam o risco de CDA. Outra desvantagem é a possibilidade de infecção nos locais de inserção da agulha. A orientação cuidadosa do cliente reduz esses riscos. O tratamento com bomba de insulina também pode causar hipoglicemia; contudo, essa complicação geralmente está mais relacionada com os níveis baixos de glicemia que muitos clientes apresentam do que com um problema específico da própria bomba.

Os candidatos ao uso da bomba de insulina devem estar dispostos a avaliar seus níveis sanguíneos de glicose várias vezes ao dia. Além disso, devem aceitar o fato de que têm diabetes, porque a bomba de insulina é um sinal visível para outras pessoas e um lembrete constante aos clientes de que eles têm a doença. O mais importante é que os clientes que usam bombas de insulina devem receber treinamento pormenorizado quanto ao uso da bomba e ao automonitoramento da glicemia e das doses de insulina. Algumas seguradoras de saúde cobrem os custos do tratamento com bomba de insulina. Se esse não for o caso, o custo adicional da bomba e dos suprimentos necessários pode ser um fator impeditivo para alguns clientes. Pesquisas recentes sobre administração mecânica de insulina incluem bombas de insulina implantáveis, que podem ser programadas externamente de acordo com os resultados da dosagem da glicemia. Hoje em dia, existem estudos clínicos em andamento com esses dispositivos.

**Complicações do tratamento com insulina.** O tratamento com insulina pode causar reações e outras complicações.

*Reações alérgicas localizadas.* Uma a duas horas depois da aplicação de insulina, o cliente pode desenvolver reação alérgica localizada (eritema, edema, hipersensibilidade e enduração). Essas reações tornaram-se raras depois do uso crescente das insulinas humanas.

*Reações alérgicas sistêmicas.* As reações alérgicas sistêmicas à insulina também são raras. Quando ocorrem, há uma reação cutânea local imediata que se espalha gradativamente até formar urticária generalizada. O tratamento consiste em dessensibilização com doses pequenas de insulina humana ou suína purificada e administrada em quantidades progressivamente maiores. Ocasionalmente, essas reações raras estão associadas a edema generalizado ou anafilaxia.

*Lipodistrofia associada à insulina.* O termo lipodistrofia refere-se a uma reação delimitada no local da injeção de insulina, que se evidencia por lipoatrofia ou lipo-hipertrofia. Lipoatrofia é a destruição da gordura subcutânea e evidencia-se por depressões discretas na gordura subcutânea. A lipo-hipertrofia consiste no desenvolvimento de massa de tecido fibroadiposo que se apresenta na forma de tecidos elevados e endurecidos. Como a injeção de insulina nos tecidos lesados pode retardar sua absorção, o uso dessas áreas deve ser postergado até que a lipodistrofia tenha regredido. O uso de insulina humana, o rodízio dos locais e a administração de insulina à temperatura ambiente reduzem o risco de lipodistrofia.

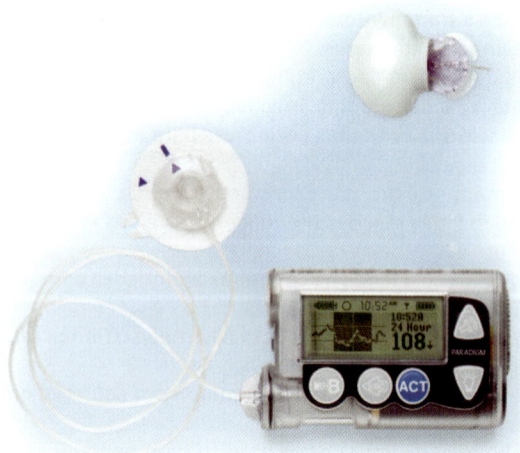

**Figura 30.5** Sistema de bomba de insulina da Medtronic (Northridge, CA).

*Resistência à insulina injetada.* Alguns clientes desenvolvem algum grau de resistência à insulina em alguma época por várias razões, dentre as quais a mais comum é obesidade; esta complicação pode ser revertida pela redução do peso. Clinicamente, a resistência à insulina tem sido definida por necessidade diária de insulina de 200 unidades ou mais. O tratamento consiste em administrar uma preparação de insulina mais concentrada (p. ex., U-500), que é fornecida por prescrição especial.

*Hiperglicemia matutina.* O nível de glicose sanguínea elevado ao acordar de manhã é causado pela quantidade insuficiente de insulina, que pode ser atribuída a vários fatores: fenômeno do alvorecer, efeito Somogyi ou declínio dos níveis de insulina. O *fenômeno do alvorecer* caracteriza-se por níveis glicêmicos relativamente normais até cerca de 3 h da madrugada, quando os níveis da glicose começam a aumentar. Esse fenômeno parece ser atribuído aos picos noturnos de secreção do hormônio do crescimento, que aumentam a necessidade de insulina nas primeiras horas da manhã nos clientes com diabetes tipo 1. O fenômeno do alvorecer deve ser diferenciado do *declínio do nível de insulina* (aumento progressivo da glicemia entre a hora de deitar e a manhã seguinte) e do *efeito Somogyi* (hipoglicemia noturna seguida de hiperglicemia de rebote).

Com base na história relatada pelo cliente, pode ser difícil dizer qual das causas citadas é responsável pela hiperglicemia matutina. Para definir a causa, o cliente deve ser despertado uma ou duas vezes durante a noite para dosar os níveis de glicose sanguínea. Os testes efetuados à hora de deitar, às 3 h e ao despertar pela manhã fornecem informações que podem ser usadas para ajustar a insulina de modo a evitar hiperglicemia matutina. A Tabela 30.5 resume as diferenças entre declínio do nível de insulina, fenômeno do alvorecer e efeito Somogyi.

## Antidiabéticos orais

Os antidiabéticos orais podem ser eficazes nos clientes com diabetes tipo 2, que não possam ser tratados eficazmente apenas com dieta e exercícios. Entre esses fármacos orais estão as sulfonilureias, as biguanidas, os inibidores de alfaglicosidase, os secretagogos de insulina não sulfonilureia (meglitinidas e derivados da fenilalanina) e as tiazolidinedionas (glitazonas). As sulfonilureias e as meglitinidas são conhecidas como *secretagogos de insulina* porque sua ação aumenta a secreção de insulina pelas células beta do pâncreas. A Tabela 30.6 fornece um resumo dos antidiabéticos orais e suas implicações de enfermagem.

Os clientes precisam entender que os fármacos orais são prescritos em acréscimo, não como substitutos para a dieta e os exercícios. O uso dos antidiabéticos orais pode ser suspenso temporariamente e a insulina pode ser prescrita durante episódios de doença, gravidez ou internação hospitalar.

Com o tempo, à medida que as contagens de células beta continuam a declinar, os antidiabéticos orais podem perder sua eficácia no controle do diabetes tipo 2. Nesses casos, o cliente deve ser tratado com insulina. Cerca de 50% dos clientes que usam inicialmente antidiabéticos orais por fim necessitam de insulina. Como os mecanismos de ação são variados, é comum usar vários fármacos orais com ações diferentes. Para alguns clientes com diabetes tipo 2, há indicação para usar fármacos orais combinados com insulina. A Figura 30.6 ilustra os mecanismos de ação dos antidiabéticos orais.

**Sulfonilureias.** As sulfonilureias exercem sua ação principal estimulando diretamente o pâncreas a secretar insulina. Por essa razão, o pâncreas funcionante é um requisito à eficácia desses fármacos, que também não podem ser usados nos clientes com diabetes tipo 1. As sulfonilureias melhoram a ação da insulina no nível celular e também podem reduzir diretamente a produção hepática de glicose.

O efeito colateral mais comum das sulfonilureias é hipoglicemia. As sulfonilureias de segunda geração (glipizida, gliburida e glimepirida) causam menos efeitos colaterais e interações farmacológicas que os fármacos de primeira geração, já que são excretadas pelo fígado e pelos rins e, deste modo, seu uso é mais seguro nos indivíduos idosos. Entretanto, quando há suspeita de insuficiência renal ou hepática, os clientes devem ser monitorados para a ocorrência de hipoglicemia. Como as sulfonilureias de segunda geração são opções mais convenientes, os fármacos de primeira geração raramente são utilizados hoje em dia.

**Secretagogos de insulina não sulfonilureias.** A repaglinida e a nateglinida têm ações semelhantes às das sulfonilureias, mas suas estruturas químicas são diferentes. Esses dois fármacos reduzem o nível sanguíneo de glicose estimulando a secreção de insulina pelas células beta do pâncreas. Os dois

**Tabela 30.5** Causas de hiperglicemia matutina.

| Característica | Tratamento |
|---|---|
| **Declínio do nível de insulina** Elevação progressiva da glicemia no período noturno (da hora de deitar até a manhã seguinte) | Aumentar a dose da tarde (antes do jantar ou à hora de deitar) da insulina de ação intermediária ou longa, ou introduzir uma dose de insulina antes da refeição noturna, caso ainda não faça parte do esquema de tratamento |
| **Fenômeno do alvorecer** Glicemia relativamente normal até cerca de 3 h da manhã, quando o nível começa a subir | Alterar o horário da injeção noturna de insulina de ação intermediária: da hora do jantar para a hora de deitar |
| **Efeito Somogyi** Glicemia normal ou elevada à hora de deitar, redução entre 2 e 3 h da madrugada até níveis hipoglicêmicos e elevação subsequente causada pela produção de hormônios contrarreguladores | Reduzir a dose noturna (antes do jantar ou à hora de deitar) da insulina de ação intermediária, ou reforçar o lanche à hora de deitar |

**Tabela 30.6** Antidiabéticos.

| Nome genérico | Ação/indicações | Efeitos colaterais | Implicações |
|---|---|---|---|
| **Sulfonilureias**<br>**Sulfonilureias de primeira e segunda gerações** | Usadas no diabetes tipo 2 para controlar os níveis glicêmicos<br>Estimulam as células beta do pâncreas a secretar insulina; podem facilitar a ligação entre a insulina e seus receptores ou aumentar a quantidade de receptores de insulina | Hipoglicemia<br>Sintomas GI brandos<br>Aumento do peso<br>Interações farmacológicas (anti-inflamatórios não esteroides, varfarina, sulfonamidas)<br>Alergia à sulfa | Monitorar o cliente para detectar hipoglicemia<br>Monitorar a glicemia e os níveis urinários de cetonas para avaliar a eficácia do tratamento<br>Clientes sob alto risco de hipoglicemia: idade avançada, insuficiência renal<br>Quando são usados com bloqueadores beta-adrenérgicos, podem mascarar os sinais e sintomas premonitórios comuns de hipoglicemia<br>Instruir os clientes a evitar ingestão de álcool |
| **Sulfonilureias de segunda geração**<br>Glipizida<br>Glucatrol<br>Gliburida<br>Glimepirida<br>**Sulfonilureias de primeira geração**<br>Clorpropamida<br>Tolazamida<br>Tolbutamida | Têm efeitos mais potentes que as sulfonilureias de primeira geração<br>Podem ser combinadas com metformina ou insulina para melhorar o controle glicêmico<br>Esse medicamento não está incluído na lista de Assistência Farmacêutica do SUS | Os mesmos do item anterior | As mesmas do item anterior |
| **Biguanidas**<br>Metformina<br>Metformina com gliburida | Inibem a produção de glicose pelo fígado<br>Aumentam a sensibilidade dos tecidos à insulina<br>Reduzem a síntese hepática de colesterol<br>Usadas no diabetes tipo 2 para controlar os níveis glicêmicos<br>A metformina tem sido eficaz para evitar diabetes tipo 2 associado à obesidade em adultos jovens | Acidose láctica<br>Hipoglicemia se a metformina for usada em combinação com insulina ou outros antidiabéticos<br>Interações farmacológicas<br>Distúrbios GI<br>Contraindicadas aos clientes com disfunção renal ou hepática, insuficiência respiratória, infecção grave ou abuso de álcool | Monitorar acidose láctica e hipoglicemia<br>Os clientes tratados com metformina correm riscos mais altos de insuficiência renal aguda e acidose láctica quando usam contrastes iodados para exames diagnósticos; a metformina deve ser interrompida 48 h antes e até 48 h depois do exame, ou até que a função renal seja avaliada e esteja normal |
| **Inibidores de alfaglicosidase**<br>Acarbose<br>Diastabol | Retardam a absorção dos carboidratos complexos no intestino e dificultam a entrada da glicose na circulação sistêmica<br>Não aumentam a secreção de insulina<br>Usados no diabetes tipo 2 para controlar os níveis glicêmicos<br>Podem ser usados isoladamente ou em combinação com sulfonilureias, metformina ou insulina para facilitar o controle da glicemia | Hipoglicemia (o risco é maior quando são utilizados com insulina ou outros antidiabéticos)<br>Efeitos colaterais GI (desconforto ou distensão abdominal, diarreia, flatulência)<br>Interações farmacológicas | Devem ser ingeridos com a primeira porção de alimentos para que sejam eficazes<br>Monitorar efeitos colaterais GI (diarreia, distensão abdominal)<br>Monitorar os níveis sanguíneos de glicose para avaliar a eficácia do tratamento<br>Monitorar as provas de função hepática a cada 3 meses durante o 1º ano; depois, a intervalos regulares<br>Contraindicados aos clientes com disfunção renal ou GI ou cirrose hepática |

*(continua)*

**Tabela 30.6** Antidiabéticos. (*continuação*)

| Nome genérico | Ação/indicações | Efeitos colaterais | Implicações |
|---|---|---|---|
| **Secretagogos de insulina não sulfonilureias** Repaglinida, classificada como uma meglitinida Nateglinida, classificada como um derivado da D-fenilalanina | Estimulação rápida e de curta duração de insulina pelo pâncreas Usados no diabetes tipo 2 para controlar os níveis glicêmicos reduzindo as elevações pós-prandiais da glicose sanguínea Podem ser usados isoladamente ou em combinação com metformina ou tiazolidinedionas para facilitar o controle da glicemia | Hipoglicemia/aumento do peso são mais prováveis que com as sulfonilureias Interações farmacológicas (com cetoconazol, fluconazol, eritromicina, rifampicina e isoniazida) | Monitorar os níveis da glicose sanguínea para avaliar a eficácia do tratamento Têm ação rápida e meia-vida curta Monitorar os clientes com disfunção hepática ou renal Não produz qualquer efeito nos lipídios plasmáticos Devem ser ingeridas antes das refeições |
| **Tiazolidinedionas (ou glitazonas)** Pioglitazona Rosiglitazona | Sensibilizam os tecidos do corpo à ação da insulina; estimulam os receptores a reduzir a glicose sanguínea e melhoram a ação da insulina Podem ser usadas isoladamente ou em combinação com sulfonilureia, metformina ou insulina | Hipoglicemia (risco mais alto com o uso de insulina ou outros antidiabéticos) Anemia Aumento do peso, edema Redução da eficácia dos anticoncepcionais orais Possível disfunção hepática Interações farmacológicas Hiperlipidemia (efeitos variáveis nos lipídios; a pioglitazona pode ser a opção preferida para clientes com anormalidades dos lipídios) Disfunção plaquetária | Monitorar os níveis sanguíneos de glicose para avaliar a eficácia do tratamento Monitorar a função hepática Providenciar orientação dietética para estabelecer um programa de controle do peso |
| **Inibidores de DPP-4/estimuladores de incretinas** Sitagliptina Saxagliptina Exenatida | Usados no diabetes tipo 2 para controlar os níveis de glicemia Estimulam a secreção de insulina; evitam a secreção de glucagon; retardam o esvaziamento gástrico pós-prandial; podem causar emagrecimento | Distúrbios GI (náuseas e diarreia) Hipoglicemia branda a moderada Podem causar pancreatite aguda | Utilizadas com metformina ou sulfonilureias para melhorar o controle da glicemia |

têm início de ação muito rápido e duração de ação curta e *devem ser ingeridos com as refeições*; por essa razão, eles não devem ser usados quando uma refeição é omitida.

**Biguanidas.** A metformina (biguanida mais utilizada) produz seus efeitos antidiabéticos reduzindo a produção hepática de glicose e facilitando a ação da insulina nos receptores periféricos. As biguanidas não produzem qualquer efeito nas células beta do pâncreas e, quando são utilizadas junto com uma sulfonilureia, podem acentuar o efeito redutor da glicemia mais que se fosse administrado apenas um destes fármacos. A metformina está contraindicada para clientes com insuficiência renal e nos indivíduos sob risco de disfunção renal. Acidose láctica induzida pela metformina é uma complicação grave do tratamento com biguanidas. A metformina não deve ser administrada por 2 dias antes de exames diagnósticos que possam requerer o uso de contraste.

A preparação de liberação prolongada e as formulações associadas combinam metformina com uma sulfonilureia (p. ex., gliburida ou glipizida). A preparação combinada atua por dois mecanismos de ação e amplia a eficácia e aumenta a adesão dos clientes, mas aumenta o risco de causar hipoglicemia.

**Inibidores de alfaglicosidase.** Acarbose e miglitol são inibidores de alfaglicosidase. Esses fármacos atuam retardando a absorção da glicose nos intestinos e isso, por sua vez, diminui o nível sanguíneo de glicose pós-prandial. A redução da glicose plasmática melhora o controle do diabetes e reduz os níveis de hemoglobina A1C.

A vantagem dos inibidores de alfaglicosidase é que eles não são absorvidos sistemicamente, tornando seu uso mais seguro. Os efeitos colaterais são diarreia e flatulência. Esses efeitos podem ser atenuados iniciando o tratamento com uma dose muito baixa, que depois é aumentada gradativamente. Como a

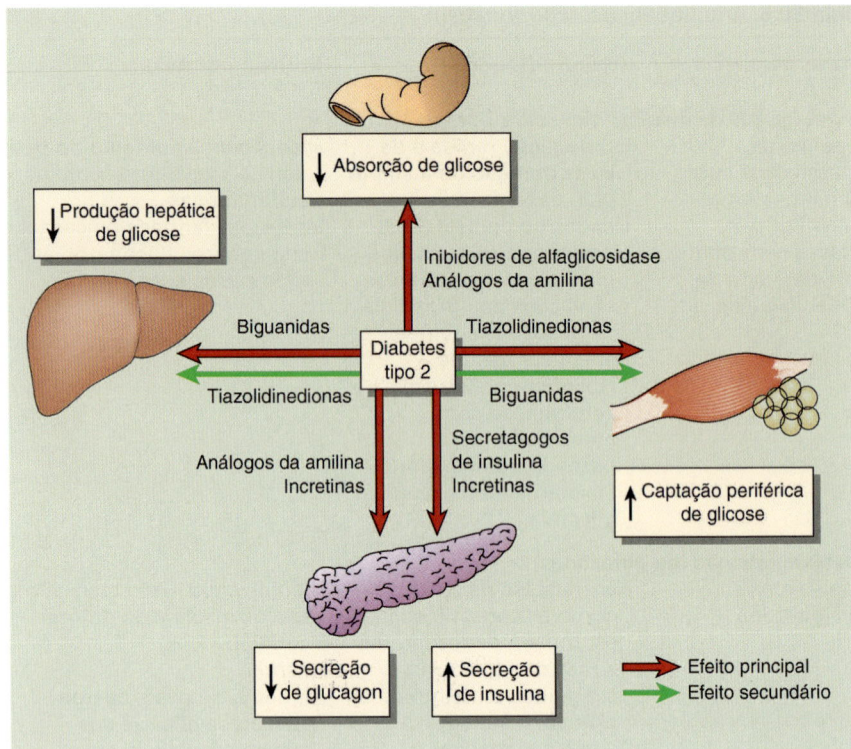

Figura 30.6 Mecanismos de ação dos antidiabéticos orais.

acarbose e o miglitol interferem com a absorção dos alimentos, eles devem ser ingeridos pouco antes da refeição, o que pode trazer problemas de adesão ao tratamento.

**Tiazolidinedionas.** A rosiglitazona e a pioglitazona são antidiabéticos orais classificados no grupo das tiazolidinedionas (TZD). Esses fármacos potencializam a ação da insulina nos receptores específicos, sem aumentar a secreção de hormônio pelas células beta do pâncreas. Os fármacos desse grupo podem ser usados isoladamente ou em combinação com sulfonilureias, metformina ou insulina. Os dois podem afetar a função hepática e também podem aumentar os riscos de infarto do miocárdio e insuficiência cardíaca congestiva. As provas de função hepática devem ser realizadas no início do tratamento e a intervalos frequentes ao longo de todo o tratamento.

### Outros tratamentos farmacológicos

A pranlintida é um análogo sintético da amilina humana, um hormônio secretado pelas células beta do pâncreas. Esse fármaco é usado como adjuvante ao tratamento do diabetes tipos 1 e 2 quando a insulina isoladamente não consegue controlar os níveis de glicemia. A pranlintida é combinada com insulina, mas não deve ser usada em substituição a este hormônio.

A exenatida é administrada por via subcutânea para tratar diabetes tipo 2 em combinação com metformina ou sulfonilureias. Esse fármaco é derivado do hormônio incretina, que é produzido no intestino delgado e encontra-se em níveis insuficientes nos clientes com diabetes tipo 2. A exenatida retarda o esvaziamento gástrico e aumenta a secreção de insulina, resultando em elevação mais branda da glicemia pós-prandial e em saciedade mais acentuada. Os inibidores de dipeptidil peptidase (DDP-4) estimulam a produção de insulina, suprimem a secreção de glucagon e prolongam o tempo de esvaziamento gástrico (Adams *et al.*, 2008).

### Transplante de células pancreáticas

O transplante de pâncreas inteiro ou de um segmento do órgão é realizado em uma população restrita, principalmente em clientes diabéticos que fazem simultaneamente transplante de rim. A questão principal consiste em pesar os riscos dos fármacos usados para evitar rejeição e as vantagens do transplante de pâncreas. O **transplante de células das ilhotas pancreáticas** – implante de células das ilhotas pancreáticas produtoras de insulina – é outra abordagem em fase de investigação (ADA, 2004c). Essa última abordagem requer um procedimento cirúrgico menos extensivo e, possivelmente, acarreta incidência mais baixa de problemas imunológicos.

### Manejo de enfermagem

Os cuidados de enfermagem para clientes diabéticos podem incluir o tratamento de vários distúrbios fisiológicos, dependendo das condições de saúde dos clientes e se a doença foi recém-diagnosticada ou se eles buscam atendimento para algum problema de saúde não relacionado com o diabetes. Como todos os clientes diabéticos precisam dominar conhecimentos e habilidades necessárias ao tratamento prolongado e evitar complicações potenciais da doença, fundamentos educacionais sólidos são necessários ao autocuidado e são componentes essenciais do cuidado de enfermagem.

O diabetes melito é uma enfermidade crônica que requer a adoção de comportamentos de autocuidado especiais para toda a vida. Como dieta, atividade física e estresses físicos e emocionais afetam o controle da doença, os clientes precisam aprender a equilibrar inúmeros fatores. Eles precisam aprender as habilidades de autocuidado diário para evitar oscilações súbitas da glicose sanguínea e também devem incorporar em seu estilo de vida alguns comportamentos preventivos que evitem as complicações do diabetes a longo prazo. Os clientes devem estar familiarizados com nutrição, efeitos principais e reações colaterais dos fármacos, exercícios físicos, progressão da doença, medidas preventivas, técnicas de monitoramento da glicose sanguínea e ajustes do tratamento farmacológico. Além disso, esses clientes precisam aprender habilidades necessárias ao monitoramento e ao tratamento do diabetes e devem incorporar algumas atividades novas em suas rotinas diárias. O entendimento dos conhecimentos e das habilidades que os clientes diabéticos precisam adquirir ajuda as enfermeiras a fornecer instruções e aconselhamento eficazes aos clientes.

## Elaboração de um plano de ensino para o diabético

As alterações do sistema de saúde em geral produziram impacto significativo na orientação e no treinamento sobre diabetes. Os clientes com diabetes tipo 1 recém-diagnosticado ficam internados por períodos muito mais curtos ou podem ser tratados exclusivamente em nível ambulatorial. Os clientes com diabetes tipo 2 de início recente raramente são hospitalizados para receber os primeiros cuidados. Como muitos clientes diabéticos são hospitalizados por outras razões além do diabetes ou suas complicações, todas as enfermeiras desempenham um papel importante na detecção dos clientes diabéticos, avaliação das habilidades de autocuidado, fornecimento de orientações básicas, reforço do que já foi ensinado e referenciamento dos clientes para acompanhamento médico depois da alta. Independentemente do contexto, todos os contatos com os clientes diabéticos são oportunidades de reforçar as habilidades de autocuidado.

Os clientes com diabetes recém-diagnosticado e os que têm diabetes há muitos anos devem ser avaliados quanto às necessidades de autocuidado. Recomenda-se que as instruções aos clientes diabéticos contemplem três níveis de cuidado. O primeiro – técnicas de sobrevivência – fornece aos clientes informações e habilidades básicas para o tratamento da doença. A seguir, há um esboço das técnicas de sobrevivência:

1. Fisiopatologia simples:
   a. Definição básica do diabetes
   b. Faixas normais de glicose sanguínea e níveis glicêmicos almejados
   c. Efeitos da insulina e dos exercícios
   d. Efeitos dos alimentos e do estresse, inclusive doença e infecções
   e. Abordagens terapêuticas básicas
2. Modalidades terapêuticas:
   a. Administração de insulina e fármacos orais
   b. Planejamento das refeições
   c. Monitoramento da glicose sanguínea e das cetonas urinárias
3. Detecção, tratamento e prevenção das complicações agudas:
   a. Hipoglicemia
   b. Hiperglicemia
4. Informações práticas:
   a. Onde comprar e armazenar insulina, seringas e suprimentos para monitoramento da glicemia.
   b. Quando e como entrar em contato com o médico.

Quando os clientes dominam as habilidades básicas e têm informações mínimas, eles estão prontos para dar continuidade ao tratamento domiciliar, que é o segundo nível de ensino. Esse nível consiste em fornecer aos clientes informações detalhadas (além das técnicas básicas de sobrevivência) para reforçar a autoconfiança e a independência para tratar o diabetes em domicílio.

As informações mais avançadas incluem habilidades e instruções para melhorar o estilo de vida e individualizar o autocontrole do diabetes. O grau de instruções avançadas sobre diabetes que o cliente recebe depende de seu interesse e de sua capacidade de entendimento a cada consulta de acompanhamento.

### Avaliação da disposição para aprender

Antes de iniciar a orientação sobre diabetes, a enfermeira deve avaliar a disposição do cliente para aprender. Quando os clientes recebem o diagnóstico de diabetes ou quando lhes é dito pela primeira vez que precisarão usar insulina, eles geralmente passam por vários estágios do processo de sofrimento. O tempo necessário para que o cliente e seus familiares aceitem os fatos de viver com diabetes é variável.

Quando as dúvidas do cliente foram sanadas e os possíveis conceitos equivocados foram corrigidos, a enfermeira focaliza a atenção nas técnicas concretas de sobrevivência. Em vista da necessidade imediata de desenvolver várias habilidades novas, o ensino deve ser iniciado logo que seja possível depois do diagnóstico. As enfermeiras cujos clientes estão hospitalizados raramente podem aguardar até que eles se sintam prontos para aprender; as internações hospitalares curtas exigem que o processo de instrução das habilidades de sobrevivência seja iniciado o mais rapidamente possível. Isso oferece ao cliente a oportunidade de praticar as habilidades sob a supervisão da enfermeira antes de receber alta hospitalar. O acompanhamento ambulatorial com consultas subsequentes por enfermeiras geralmente é necessário para reforçar as técnicas de sobrevivência.

### Escolha dos métodos de ensino

A orientação do cliente deve ser flexível e planejada com o intuito de atender às suas necessidades específicas. Ensinar habilidades e fornecer informações em uma sequência lógica nem sempre é a abordagem mais útil aos clientes. Por exemplo, alguns clientes temem aplicar injeções em si próprios. Antes de aprender como preparar insulina, os clientes devem aprender a colocar a agulha e injetar a insulina. Depois de efetivamente aplicar injeções, a maioria dos clientes está mais bem-preparada para ouvir e compreender outras informações necessárias à administração de insulina. A enfermeira deve oferecer oportunidades amplas aos clientes e seus familiares para praticar as habilidades sob supervisão.

## Execução do plano de ensino

### Como ensinar clientes experientes

As enfermeiras devem continuar a avaliar as habilidades e os comportamentos de autocuidado dos clientes que têm diabetes há muitos anos. A avaliação dos clientes experientes deve incluir observação direta das habilidades, não apenas relatos pessoais dos comportamentos de autocuidado por parte do cliente.

Além disso, esses clientes devem estar plenamente conscientes das medidas profiláticas relacionadas com cuidado dos pés, saúde ocular e controle dos fatores de risco.

### Ensino do autocuidado aos clientes

O ensino e o apoio ao autotratamento do diabetes são atribuições importantes da enfermagem. Os clientes que encontram dificuldade de seguir o plano de tratamento do diabetes precisam ser abordados com cuidado e compreensão. Quando existem problemas com o controle da glicemia ou com o desenvolvimento de complicações evitáveis, a enfermeira deve avaliar os clientes para determinar as possíveis causas. Em geral, os problemas podem ser corrigidos simplesmente fornecendo-se informações completas e assegurando-se que o cliente compreendeu o que lhe foi dito. O foco do programa de orientação sobre diabetes é a capacitação do cliente, destacando os conhecimentos, as habilidades e as atitudes necessárias para manter e melhorar a saúde pessoal e o bem-estar.

Se o déficit de conhecimento não for um problema, alguns fatores físicos ou emocionais podem interferir com a capacidade do cliente de realizar as atividades de autocuidado. Por exemplo, a acuidade visual reduzida pode interferir com a capacidade do cliente de administrar insulina corretamente, medir o nível da glicose sanguínea ou examinar a pele e os pés. A limitação da mobilidade articular ou outras limitações físicas também podem interferir com a capacidade de o cliente inspecionar corretamente os pés. Fatores emocionais, como negação do diagnóstico ou depressão, podem fazer com que o cliente tenha dificuldades para realizar as várias atividades diárias de autocuidado. Em alguns casos, os problemas familiares, pessoais ou profissionais devem ter prioridade sobre o tratamento do diabetes. Também é importante avaliar o cliente para detectar infecção ou estresse emocional, que podem aumentar os níveis de glicose sanguínea, apesar da adesão ao regime terapêutico.

> **Alerta de enfermagem**
> *Quando estamos estressados, a reação de "luta ou fuga" aumenta a secreção de catecolaminas, que estimulam a produção de glicose e inibem a secreção de insulina, aumentando os níveis séricos de glicose.*

### Como assegurar a continuidade do cuidado

A continuidade do cuidado dos clientes diabéticos é fundamental ao controle e à prevenção das complicações. O grau com que os clientes interagem com os profissionais de saúde de modo a assegurar a continuidade do cuidado depende de muitos fatores. Idade, nível socioeconômico, complicações existentes, tipo de diabetes e outros problemas de saúde podem influenciar a frequência das consultas subsequentes. Muitos clientes diabéticos recebem atendimento domiciliar por enfermeiras, que lhes fornecem instruções sobre tratamento do diabetes, cuidados com feridas, preparação de insulina ou ajuda para monitorar a glicemia. Mesmo os clientes que conseguem um controle excelente da glicemia e não têm complicações devem ser atendidos por médico especialista no mínimo duas vezes por ano para assegurar a continuidade do tratamento. Além disso, a enfermeira deve enfatizar ao cliente a importância de participar das outras atividades de promoção da saúde, inclusive imunizações e exames de triagem de saúde apropriados à idade. A participação em grupos de apoio deve ser recomendada aos clientes que têm diabetes há muitos anos, bem como aos que foram recém-diagnosticados. Os clientes que participam dos grupos de apoio geralmente têm oportunidades de compartilhar informações e experiências valiosas e aprender com as outras pessoas.

## Complicações agudas do diabetes

As três principais complicações agudas do diabetes são causadas por descontrole súbito da glicose sanguínea. Essas complicações são hipoglicemia, cetoacidose diabética (CAD) e síndrome hiperosmolar hiperglicêmica (SHH).

### Hipoglicemia (reação à insulina)

A **hipoglicemia** (nível baixo de glicose no sangue) ocorre quando a glicemia diminui a menos de 50 a 60 mg/d$\ell$.

### Fisiopatologia

A hipoglicemia pode ser causada por excesso de insulina ou hipoglicemiantes orais; ingestão insuficiente de alimentos; ou excesso de atividade física. A hipoglicemia pode ocorrer em qualquer hora do dia ou da noite e, em geral, ocorre antes das refeições, principalmente quando estas são atrasadas ou quando os lanches são omitidos. Por exemplo, a hipoglicemia do meio da manhã pode ocorrer quando a insulina regular administrada de manhã alcança seu pico de ação, enquanto a hipoglicemia que ocorre no final da tarde geralmente coincide com o pico de ação da insulina NPH administrada de manhã. A hipoglicemia do meio da noite pode ocorrer em consequência do pico de ação da insulina NPH administrada depois do almoço, principalmente nos clientes que não fazem um lanche antes de deitar.

### Manifestações clínicas e avaliação

As manifestações clínicas da hipoglicemia podem ser classificadas em dois grupos: sinais e sintomas referidos ao sistema nervoso autônomo (SNA) e ao sistema nervoso central (SNC).

No início da hipoglicemia, o sistema parassimpático é ativado e o indivíduo sente fome (Porth, 2009). Em seguida, há ativação do sistema nervoso simpático, resultando na liberação de picos de epinefrina e norepinefrina. Isso causa sinais e sintomas como sudorese, tremor, taquicardia, palpitação, ansiedade e fome.

Com hipoglicemia moderada, a redução da glicose sanguínea priva as células cerebrais do combustível necessário ao seu funcionamento. Os sinais de disfunção do SNC podem incluir incapacidade de concentração, cefaleia, tontura, confusão, lapsos de memória, dormência nos lábios e na língua, fala arrastada, dificuldade de coordenação, alterações emocionais, comportamento agressivo ou irracional, visão dupla e sonolência. O cliente pode apresentar qualquer combinação desses sinais e sintomas.

Com hipoglicemia grave, a função do SNC é deprimida a tal ponto que o cliente necessita de ajuda de outra pessoa para tratar a hipoglicemia. Os sinais e sintomas incluem comportamento desorientado, convulsões, dificuldade de ser despertado do sono ou perda da consciência.

> **Alerta de enfermagem**
> *O cérebro depende quase inteiramente da glicose como fonte de energia. Como o cérebro não consegue sintetizar ou armazenar glicose para mais que alguns minutos, a hipoglicemia causa sintomas de deterioração da função cerebral (Porth, 2009).*

Os sinais e sintomas da hipoglicemia podem começar súbita e inesperadamente e variam consideravelmente de um indivíduo para outro. Até certo ponto, isso pode estar relacionado com o nível real ao qual a glicose sanguínea cai, ou com a rapidez com que ocorre essa redução. Por exemplo, os clientes que geralmente têm níveis de glicose sanguínea na faixa hiperglicêmica (p. ex., 200 mg/dℓ ou mais) podem ter sinais e sintomas de hipoglicemia quando a glicose sanguínea diminui rapidamente a 120 mg/dℓ ou menos. Por outro lado, os clientes que comumente têm nível de glicemia na faixa normal baixa (p. ex., 80 a 100 mg/dℓ) podem ser assintomáticos quando a glicose sanguínea cai lentamente a menos de 50 mg/dℓ. Alguns clientes que têm diabetes há muitos anos têm inconsciência hipoglicêmica. Essa condição ocorre quando a resposta compensatória normal ao nível sanguíneo baixo de glicose não consegue produzir sintomas e, desse modo, o cliente não percebe o problema, podendo ter hipoglicemia profunda.

## Manejo clínico e de enfermagem
### Administração de carboidratos

Quando um cliente apresenta hipoglicemia, o tratamento deve ser imediato. A recomendação habitual é de que sejam administrados por via oral 15 g de uma fonte concentrada de carboidratos de ação rápida. As fontes de carboidratos para tratamento da hipoglicemia são:

- 1 colher de sopa rasa de açúcar com água
- 150 mℓ de refrigerante não dietético – 1 copo pequeno
- 150 mℓ de suco de laranja – 1 copo pequeno
- 3 balas de caramelo.

O açúcar *não* deve ser acrescentado ao suco, mesmo que no rótulo conste que o suco não contém açúcar. O acréscimo de um tablete de açúcar ao suco de fruta pode causar elevação rápida da glicose sanguínea e produzir hiperglicemia prolongada.

O nível sanguíneo da glicose deve ser reavaliado em 15 min e o tratamento repetido com mais 15 gramas de carboidratos se ainda estiver abaixo de 70 a 75 mg/dℓ. Quando os sinais e sintomas persistem por mais de 15 min depois do tratamento inicial, o tratamento deve ser repetido, mesmo que não seja possível reavaliar o nível da glicose sanguínea. Quando os sintomas regridem, recomenda-se a ingestão de um lanche contendo proteínas e amido (p. ex., leite ou queijo com biscoitos crocantes), a menos que o cliente planeje fazer uma refeição ou um lanche habitual dentro de 30 a 60 min (ADA, 2007d). É importante que os clientes diabéticos, principalmente os que usam insulina ou hipoglicemiantes orais, sempre tenham uma fonte de carboidratos prontamente disponível.

> **Alerta de enfermagem**
> *Se um cliente com hipoglicemia não responder aos estímulos, deve-se administrar uma injeção de glucagon ou glicose hipertônica (50%) IV, em vez de correr o risco de causar aspiração depois da administração dos carboidratos por via oral.*

### Medidas de emergência

Para os adultos com hipoglicemia que estejam inconscientes e não consigam engolir, pode-se administrar uma injeção de 1 mg de glucagon por via subcutânea ou intramuscular. O **glucagon** é um hormônio produzido pelas células alfa do pâncreas, que estimula o fígado a converter glicogênio em glicose. Em vista da duração curta da ação do glicogênio, deve-se administrar uma fonte concentrada de carboidratos e, em seguida, um lanche quando o cliente recobra a consciência. Isso evita recidiva da hipoglicemia e repõe as reservas hepáticas de glicose.

O glucagon é comercializado apenas sob prescrição e deve fazer parte dos suprimentos de emergência disponíveis aos clientes diabéticos que precisam usar insulina. Familiares, amigos e colegas de trabalho devem ser ensinados a usar glucagon, principalmente nos clientes que tenham episódios hipoglicêmicos com pouco ou nenhum sinal premonitório.

Os clientes hospitalizados que apresentam hipoglicemia grave podem ser tratados com 25 a 50 mℓ de glicose hipertônica (50%) por infusão IV a uma taxa de 10 mℓ/min. Essa intervenção aumenta a glicose sanguínea dentro de alguns minutos.

## Cetoacidose diabética

A cetoacidose diabética (CAD) é causada pela ausência ou escassez acentuada de insulina. Esse déficit de insulina causa distúrbios do metabolismo dos carboidratos, das proteínas e das gorduras. As manifestações clínicas principais da CAD são hiperglicemia, cetose, desidratação, déficits eletrolíticos e acidose.

### Fisiopatologia

Sem insulina, a quantidade de glicose que entra nas células é pequena e a produção e a liberação de glicose pelo fígado aumentam. Esses dois fatores são responsáveis pela hiperglicemia. Na tentativa de eliminar o excesso de glicose do corpo, os rins excretam grandes quantidades de glicose, causando diurese osmótica, o que resulta em desidratação e déficits eletrolíticos graves. A hiperosmolalidade do líquido extracelular estimula a sede e causa polidipsia, resultando na transferência de líquidos do espaço intracelular para o extracelular. Esse desvio de líquidos mantém os níveis séricos de sódio normais ou baixos, apesar das perdas de água secundárias à poliúria. Esse nível sérico baixo de sódio é conhecido como *pseudo-hiponatremia*.

Outro efeito da deficiência de insulina é a decomposição da gordura (lipólise) em ácidos graxos livres e glicerol. Os ácidos graxos livres são convertidos em corpos cetônicos pelo fígado. Com a CAD, a produção excessiva de cetoácidos causa acidose metabólica. A resposta característica a essa acidemia é estimular o centro respiratório e eliminar o excesso de ácido pela respiração, resultando nas incursões respiratórias rápidas e profundas conhecidas com **respiração de Kussmaul**.

> **Alerta de enfermagem**
> *Como as cetonas são ácidos voláteis, à medida que são exaladas, o cliente pode ter hálito de acetona com um odor frutado semelhante ao de maçãs maduras demais.*

As causas da CAD incluem doses omitidas ou insuficientes de insulina; estresse físico ou emocional; e doença ou infecção. O déficit de insulina pode ser causado pela prescrição de doses insuficientes de insulina ou pela administração de subdoses pelo próprio cliente. O estresse físico e emocional aumenta os níveis dos hormônios contrarreguladores ("hormônios do estresse") – glucagon, epinefrina, norepinefrina e cortisol – que aumentam a glicose sanguínea. Por fim, doenças e infecções estão associadas à resistência à insulina, que coloca o cliente sob risco de desenvolver hiperglicemia. Quando a quantidade de insulina não aumenta durante os períodos de estresse, doença e infecções, a hiperglicemia pode evoluir para CAD. Em alguns clientes com diabetes tipo 1 não diagnosticado ou tratado, a CAD é a primeira manifestação da doença.

## Manifestações clínicas e avaliação

A hiperglicemia da CAD causa poliúria e polidipsia, fraqueza e mal-estar. Além disso, o cliente pode ter visão dupla causada pelas alterações osmóticas do cristalino em virtude da hiperglicemia. A Figura 30.7 ilustra as manifestações clínicas da CAD. Os clientes com déficit acentuado de volume intravascular podem ter hipotensão ortostática, pele quente e seca, redução do turgor cutâneo, veias cervicais colapsadas e mucosas secas. O déficit de volume também pode causar hipotensão sintomática e pulsos rápidos e fracos.

A cetose e a acidose da CAD causam sinais e sintomas gastrintestinais (GI) como anorexia, náuseas, vômitos e dor abdominal. O cliente pode ter hálito cetônico (odor frutado) e respiração de Kussmaul, que refletem a tentativa do organismo de reduzir a acidose compensado o efeito da acumulação de corpos cetônicos. As alterações do estado mental dos clientes com CAD são muito variáveis; eles podem estar alertas, letárgicos ou comatosos, geralmente dependendo da osmolalidade plasmática.

> **Alerta de enfermagem**
> *Os corpos cetônicos são ácidos que alteram o equilíbrio acidobásico do organismo quando se acumulam em quantidades excessivas. A CAD resultante pode causar sinais e sintomas como dor abdominal, náuseas, vômitos, hiperventilação, hálito com odor frutado e, se não for tratada, alterações do nível de consciência, coma e morte. A iniciação do tratamento com insulina, líquidos e eletrólitos conforme a necessidade é essencial à reversão da hiperglicemia e da CAD e melhora rapidamente as anormalidades metabólicas.*

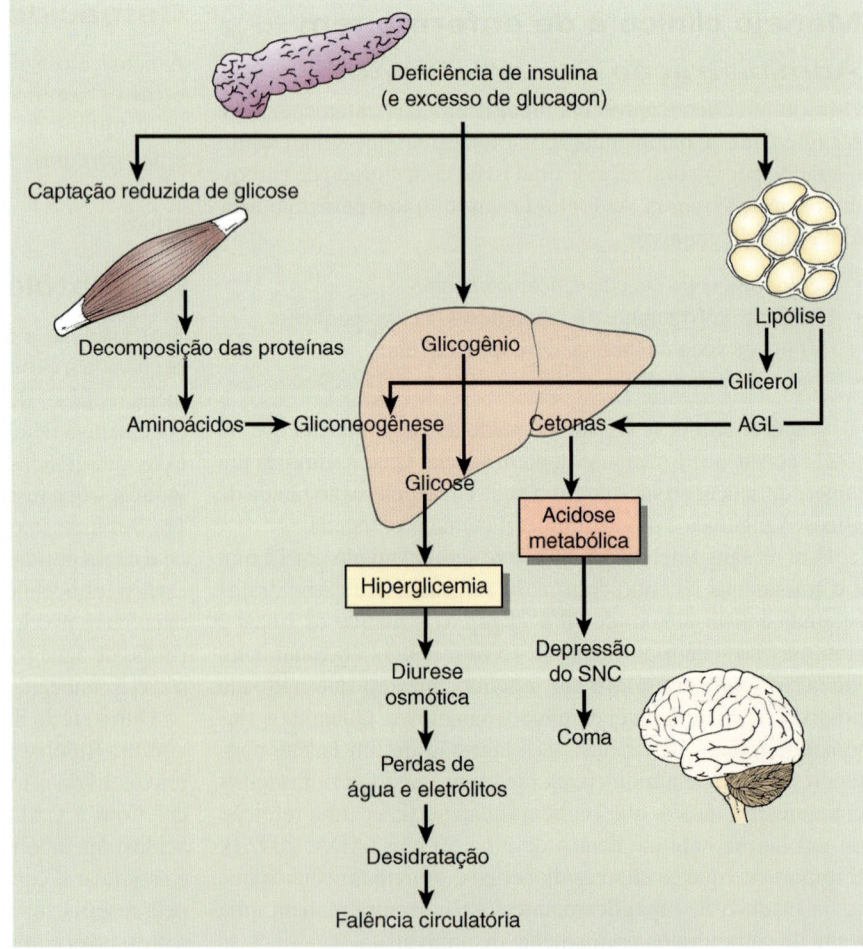

**Figura 30.7** Mecanismos da cetoacidose diabética. A cetoacidose diabética está associada a níveis muito baixos de insulina e a concentrações extremamente elevadas de glucagon, catecolaminas e outros hormônios contrarreguladores. Os níveis altos de glucagon e catecolaminas estimulam a mobilização dos substratos para a gliconeogênese e a cetogênese no fígado. A gliconeogênese em excesso, do tipo necessário para suprir glicose ao cérebro e outros tecidos dependentes de glicose, causa elevação da glicemia. A mobilização dos ácidos graxos livres das reservas de triglicerídios dos tecidos adiposos aumenta a produção de cetonas e causa cetose. AGL = ácidos graxos livres; SNC = sistema nervoso central. De Porth, C.M. (2009). *Pathophysiology: Concepts of altered health states*. Philadelphia: Lippincott Williams and Wilkins.

Os indícios diagnósticos são:

- Glicose sanguínea acima de 250 mg/d$\ell$
- pH sérico baixo (6,8 a 7,3)
- Bicarbonato sérico baixo (0 a 15 mEq/$\ell$)
- Acumulação de cetonas no soro e na urina
- Presença de glicose na urina
- Níveis anormais dos eletrólitos séricos (sódio, potássio e cloreto).

## Profilaxia

Como profilaxia para CAD relacionada com doença, os clientes devem conhecer as "regras para dias de doença" para tratar seu diabetes quando estão doentes. O Boxe 30.6 descreve as regras para os dias de doença. O conceito mais importante a ser ensinado aos clientes é não deixar de aplicar as doses de insulina se tiverem náuseas e vômitos. Em vez disso, o cliente deve aplicar a dose habitual de insulina, ou as doses especiais "para dias de doença" prescritas anteriormente e, em seguida, tentar ingerir frequentemente pequenas porções de carboidratos. A ingestão de líquidos de hora em hora é importante para evitar desidratação. A glicose sanguínea e as cetonas urinárias devem ser avaliadas a cada 3 a 4 h.

Se o cliente não conseguir ingerir líquidos sem vomitar, ou se os níveis altos de glicose ou cetona persistirem, o médico deve ser contatado. Depois da regressão da fase aguda da CAD, o cliente deve ser avaliado para determinar a causa do problema.

## Manejo clínico e de enfermagem

Além de corrigir a hiperglicemia, o tratamento da CAD tem como objetivos reverter a desidratação, os déficits eletrolíticos e a acidose.

### BOXE 30.6 Orientações ao cliente.

**Diretrizes para os períodos de doença**

- Use insulina e antidiabéticos orais como de costume
- Faça dosagens da glicose sanguínea e testes para cetonas urinárias a cada 3 a 4 h
- Relate ao seu médico se os níveis de glicose estiverem altos (> 300 mg/d$\ell$) [16,6 mmol/$\ell$] ou outro nível especificado) ou se as cetonas forem positivas na urina
- Se você usa insulina, pode ser necessário administrar doses suplementares prescritas de insulina regular a cada 3 a 4 h
- Se você não conseguir seguir seu plano dietético habitual, substitua por alimentos pastosos (p. ex., 1/3 de uma xícara de gelatina comum, 1 copo de sopa cremosa, ½ xícara de pudim, 3 biscoitos integrais), 6 a 8 vezes/dia
- Se os vômitos, a diarreia ou a febre persistirem, beba líquidos (p. ex., ½ xícara de refrigerante comum ou suco de laranja, ½ xícara de caldo, 1 xícara de repositor hidroeletrolítico) a cada meia ou uma hora para evitar desidratação e manter o aporte de calorias
- Relate ao médico se tiver náuseas, vômitos e diarreia, porque perdas extremas de líquido são perigosas
- Se você não conseguir reter os líquidos orais, é necessário internação hospitalar para evitar cetoacidose diabética e, possivelmente, coma

### Reidratação

A reidratação é importante para manter a perfusão dos tecidos dos clientes desidratados. Além disso, a reposição de líquidos facilita a excreção do excesso de glicose pelos rins. O cliente pode precisar de até 6 a 10 $\ell$ de líquidos IV para repor as perdas causadas por poliúria, hiperventilação, diarreia e vômitos.

Inicialmente, é necessário administrar solução de cloreto de sódio a 0,9% (soro fisiológico) a uma taxa rápida, geralmente 0,5 a 1,0 $\ell$/h nas primeiras duas a três horas. A reposição subsequente de líquidos depende do nível de sódio e do grau de desidratação e, nos casos típicos, consiste em soro fisiológico ou solução salina a 0,45%. As taxas moderadas a altas de infusão (200 a 500 m$\ell$/h) podem ser mantidas por várias horas a mais, dependendo dos sinais vitais, dos resultados da avaliação física e do débito urinário do cliente. A infusão muito rápida de líquido IV aumenta o risco de edema cerebral e, embora clinicamente o cliente possa ter evidências de choque hipovolêmico, é essencial monitorar atentamente suas condições para evitar edema cerebral durante a correção do déficit de volume de líquido. Quando o nível sanguíneo de glicose chega a 250 mg/d$\ell$ ou menos, as soluções IV devem ser substituídas por outras que contenham glicose (soro glicofisiológico a 5% NaCl a 0,45% + SG 5%) para evitar a redução muito rápida da glicemia com a administração de insulina (Kitabchi, Guillermo, Murphy et al., 2006).

### 🞂 Alerta farmacológico

*O início da ação da insulina regular administrada por via intravenosa é mais rápido que por via subcutânea. Em geral, quando se administra insulina regular IV, sua meia-vida é de cerca de 9 min e o equilíbrio dinâmico é alcançado em cerca de 45 min. Por essa razão, ao monitorar os níveis sanguíneos de glicose, a enfermeira deve saber que a insulina regular administrada IV continua a exercer sua ação. Quando o nível de glicemia alcança 250 mg/d$\ell$ ou menos, a profilaxia da hipoglicemia requer a substituição das soluções IV por outras que contenham glicose. Em geral, a dose de insulina para infusão IV contínua varia de 4 a 10 U/h, ou 0,1 U/kg/h (Metheny, 2005).*

O monitoramento do volume de líquidos consiste em determinações frequentes dos sinais vitais; avaliações das funções respiratória, cardíaca e neurológica; e avaliação da ingestão e das perdas. O monitoramento dos sinais de sobrecarga de líquidos é especialmente importante para os clientes idosos, portadores de disfunção renal, ou predispostos a desenvolver insuficiência cardíaca. Os sinais de sobrecarga circulatória são estertores pulmonares, distensão das veias cervicais, edema, aumento do peso, dispneia, ortopneia, dispneia paroxística noturna, hipertensão, mucosas úmidas e pulsos cheios e fortes.

### Reposição de eletrólitos

Potássio é o eletrólito mais preocupante durante o tratamento da CAD. A concentração plasmática inicial do potássio pode estar baixa, em consequência das perdas renais causadas pela diurese osmótica. Por outro lado, os níveis de potássio podem estar normais ou altos em razão da transferência deste íon para fora da célula, à medida que o hidrogênio entra nas células em consequência da acidemia. Quando o nível de potássio está alto, a enfermeira deve lembrar que a reposição deste íon deve ser postergada até que seus níveis séricos voltem ao normal; isto evita a possibilidade de parada cardíaca secundária à hiperpotassemia. O nível sérico do potássio diminui com a administração de insulina, já que este hormônio facilita a transferência do potássio para dentro das células. Além disso, a reidratação aumenta o volume plasmático e causa reduções subsequentes da concentração do potássio sérico, além de aumentar a excreção urinária deste cátion. É essencial que os níveis séricos do potássio sejam cuidadosamente monitorados durante o tratamento da CAD.

### Alerta de enfermagem
*Em geral, os sinais e sintomas de hipopotassemia não ocorrem até que o nível sérico esteja abaixo de 3,0 mEq/ℓ. Os efeitos mais pronunciados são na função cardíaca e podem causar arritmias cardíacas, predispor à intoxicação digitálica e desencadear anormalidades eletrocardiográficas (ECG), como prolongamento do intervalo PR e desenvolvimento de onda U. Além disso, os clientes queixam-se de fraqueza muscular e fadiga. Se o potássio for < 2,5 mEq/ℓ, o cliente pode ter fraqueza muscular e paralisia dos músculos respiratórios (Porth, 2009).*

A reposição cautelosa e oportuna do potássio é vital para evitar arritmias que podem ocorrer durante a hipopotassemia. O ECG deve ser obtido por ocasião da internação e o monitoramento cardíaco contínuo deve ser mantido até que a fase aguda regrida. De modo a evitar hiperpotassemia, o débito cardíaco é monitorado para confirmar que a função renal esteja normal antes de administrar potássio. As determinações laboratoriais frequentes do potássio sérico devem ser realizadas a cada duas a quatro horas durante as primeiras oito horas de tratamento.

### Correção da acidose

A acumulação de corpos cetônicos ocorre como consequência da decomposição das gorduras. A acidose associada à CAD é corrigida com insulina, que inibe a decomposição das gorduras. A insulina regular é acrescentada à solução salina e infundida por via intravenosa a uma taxa contínua lenta (p. ex., 0,1 U/kg/h) (Rewers e Rewers, 2007). Os níveis sanguíneos de glicose devem ser dosados de hora em hora para evitar reduções muito rápidas da glicemia, ou declínio insuficiente. O objetivo é reduzir a glicemia em 50 a 100 mg/dℓ/h para evitar complicações como edema cerebral. Quando a osmolalidade sérica é reduzida muito rapidamente, os líquidos são desviados para o sistema nervoso central, causando edema cerebral. Os clientes podem queixar-se de cefaleia e apresentar alterações do nível de consciência e das funções dos nervos cranianos.

De modo a evitar redução rápida da glicose sanguínea durante o tratamento, as soluções com concentrações mais altas de glicose (p. ex., soro fisiológico e soro glicosado a 5% a 1:1, ou soro glicosado a 5% com solução salina a 0,45%) são administradas quando os níveis de glicemia chegam a 250 a 300 mg/dℓ.

Embora outros tipos de insulina de ação rápida possam ser apropriados para uso IV, a insulina regular é utilizada mais comumente (Finkel e Luigi, 2008). A enfermeira precisa converter as taxas de infusão de insulina por hora (em geral, prescrita em "unidades por hora") para as taxas de infusão IV. Por exemplo, se 100 unidades de insulina regular forem misturadas com 500 mℓ de soro fisiológico a 0,9%, então 5 mℓ têm uma unidade de insulina; portanto, a taxa de infusão inicial de insulina de 5 U/h equivaleria a 25 mℓ/h. A solução de insulina deve ser infundida separadamente das soluções de reidratação para evitar alterações frequentes da taxa e da concentração destas últimas.

A insulina é infundida continuamente até que a administração subcutânea possa ser reiniciada. Mesmo quando os níveis sanguíneos da glicose estão diminuindo e voltando ao normal, a infusão de insulina não precisa ser interrompida até que o tratamento com insulina subcutânea seja iniciado. Em vez disso, a taxa ou a concentração da infusão de glicose pode ser aumentada. Em geral, os níveis sanguíneos de glicose são corrigidos antes da acidose. Por essa razão, a insulina IV pode ser mantida por 12 a 24 h, até que o nível do bicarbonato sérico aumente (no mínimo para 15 a 18 mEq/ℓ) e o cliente consiga alimentar-se (Kitabchi et al., 2006).

### Alerta de enfermagem
*Para minimizar o efeito da adsorção da insulina ao frasco ou ao equipo de infusão IV, recomenda-se que a enfermeira "revista o equipo IV" irrigando-o com solução de insulina. Quando se utiliza uma infusão IV padronizada de insulina com 100 U de insulina humana regular em 100 mℓ de soro fisiológico, a irrigação inicial com 20 mℓ é suficiente para saturar os sítios de ligação antes de conectar o equipo ao cliente (Goldberg, Kedves, Walter et al., 2006).*

## Síndrome hiperosmolar hiperglicêmica

A SHH é uma condição potencialmente fatal, que se caracteriza por hiperosmolalidade (≥ 340 mOsm/ℓ) e hiperglicemia (≥ 600 mg/dℓ) com alterações do nível de consciência. A cetose é mínima ou inexistente. A hiperglicemia persistente causa diurese osmótica, que acarreta perdas de água e eletrólitos. A Tabela 30.7 compara a CAD com a SHH.

## Fisiopatologia

A SHH ocorre mais comumente em pessoas com 50 a 70 anos, que não têm história de diabetes ou têm diabetes tipo 2. Em geral, a SHH pode ser atribuída a um evento desencadeante, inclusive infecção, doenças agudas ou crônicas (p. ex., pneumonia, acidente vascular encefálico), fármacos que agravam a hiperglicemia ou procedimentos terapêuticos como operações ou diálise. A história pode incluir dias ou semanas de poliúria e polidipsia. O que diferencia a SHH da CAD é que a cetose e a acidose geralmente não ocorrem nesta primeira condição, em parte devido às diferenças dos níveis de insulina. Com a CAD, não há insulina e isso leva à decomposição dos depósitos de gordura, proteínas e glicose, resultando na formação de corpos cetônicos e em cetoacidose. Com a SHH, o nível de insulina é muito baixo para evitar hiperglicemia e diurese osmótica subsequente, mas é suficientemente alto para evitar decomposição das gorduras.

## Manifestações clínicas e avaliação

O quadro clínico da SHH consiste em hipotensão, desidratação profunda (mucosas secas, turgor cutâneo reduzido), taquicardia e sinais neurológicos variáveis (p. ex., alteração

**Tabela 30.7** Comparação entre cetoacidose diabética (CAD) e síndrome hiperosmolar hiperglicêmica (SHH).

| Características | CAD | SHH |
|---|---|---|
| População afetada mais comumente | Pode ocorrer nos clientes com diabetes tipo 1 ou 2; mais comum com o tipo 1 | Pode ocorrer nos clientes com diabetes tipo 1 ou 2; sendo mais comum com o tipo 2, principalmente clientes idosos com diabetes tipo 2 |
| Evento desencadeante | Omissão da insulina; estresse fisiológico (infecção, procedimento cirúrgico, AVE, IAM) | Estresse fisiológico (infecção, procedimento cirúrgico, AVE, IAM) |
| Início | Rápido (< 24 h) | Mais lento (vários dias) |
| Níveis de glicose sanguínea | Geralmente > 250 mg/dℓ (13,9 mmol/ℓ) | Geralmente > 600 mg/dℓ (> 33,3 mmol/ℓ) |
| pH do sangue arterial | < 7,3 | Normal |
| Cetonas séricas e urinárias | Presentes | Ausentes |
| Osmolalidade sérica | 300 a 350 mOsm/ℓ | > 350 mOsm/ℓ |
| Nível de bicarbonato plasmático | < 15 mEq/ℓ | Normal |
| Níveis de ureia e creatinina | Elevados | Elevados |
| Taxa de mortalidade | < 5% | 10 a 40% |

AVE = acidente vascular encefálico; IAM = infarto agudo do miocárdio.

do nível de consciência, convulsões, hemiparesia). Como a SHH tende a ocorrer nos clientes idosos, dos quais muitos têm doenças cardíacas e renais coexistentes, a taxa de mortalidade oscila entre 10 e 40%, geralmente relacionada com a doença subjacente, a vulnerabilidade do indivíduo idoso e a gravidade da SHH.

A avaliação laboratorial demonstra níveis muito altos de glicose sanguínea (em geral, na faixa de 600 a 1.200 mg/dℓ) e osmolalidade sérica alta (em geral, maior que 350 mOsm/kg). Os níveis dos eletrólitos e da ureia são compatíveis com o quadro clínico de desidratação grave. As alterações do estado mental e os déficits neurológicos são comuns e atribuídos à desidratação cerebral resultante da hiperosmolalidade extrema. A desidratação pode causar hipotensão postural.

## Manejo clínico

A abordagem geral ao tratamento da SHH é semelhante à da CAD: reposição de líquidos, correção dos distúrbios eletrolíticos e administração de insulina. Como os clientes com SHH geralmente são mais idosos, o monitoramento rigoroso do volume e dos eletrólitos é importante para evitar sobrecarga de volume, insuficiência cardíaca a arritmias cardíacas. A reposição de líquidos deve ser iniciada com soro fisiológico a 0,9% ou solução salina a 0,45%, dependendo do nível de sódio e da gravidade da depleção de volume do cliente. O monitoramento da pressão venosa central ou o monitoramento hemodinâmico orienta a reposição de líquidos. O potássio prescrito pode ser acrescentado aos líquidos IV quando o débito urinário é suficiente e deve ser controlado por monitoramento contínuo do ECG e dosagens laboratoriais frequentes do potássio sérico.

As concentrações extremamente altas de glicose sanguínea diminuem à medida que o cliente é reidratado. A insulina desempenha um papel menos importante no tratamento da SHH porque ela não é necessária para reverter a acidose. A insulina é administrada a uma taxa contínua lenta para corrigir a hiperglicemia. Como também ocorre na CAD, a reposição de líquidos IV com glicose é iniciada quando a glicemia foi reduzida até 250 a 300 mg/dℓ (Kitabchi et al., 2006).

Outras medidas terapêuticas são determinadas pela doença coexistente e pelos resultados das avaliações clínicas e laboratoriais contínuas. Podem ser necessários 3 a 5 dias para que os sintomas neurológicos regridam e, em geral, o tratamento da SHH é mantido por algum tempo depois da correção das anormalidades metabólicas. Depois da recuperação da SHH, muitos clientes conseguem controlar seu diabetes apenas com dieta, ou com dieta e antidiabéticos orais. A insulina pode não ser necessária depois da recuperação do episódio de hiperglicemia aguda. O AMGS frequente é importante para evitar recidivas da SHH.

## Manejo de enfermagem

Os cuidados de enfermagem para clientes com SHH incluem monitoramento rigoroso dos sinais vitais, do volume de líquidos e dos exames laboratoriais. Além disso, a enfermeira deve adotar estratégias para manter a segurança e evitar acidentes relacionados com as alterações do nível de consciência em consequência da SHH. O volume de líquidos e o débito urinário devem ser monitorados cuidadosamente, em vista do alto risco de insuficiência renal secundária à desidratação grave. Além disso, a enfermeira deve se manter atenta à condição que pode ter desencadeado a SHH. Como essa síndrome tende a ocorrer nos clientes idosos, as alterações fisiológicas que ocorrem com o envelhecimento devem ser levadas em consideração. Também é importante avaliar cuidadosamente as funções cardiovascular, pulmonar e renal ao longo das fases aguda e de recuperação.

## Complicações do diabetes a longo prazo

As complicações a longo prazo, que se tornam mais comuns à medida que os clientes diabéticos vivem mais, podem afetar quase todos os sistemas do organismo e são causas importantes de incapacidade e morte. As categorias gerais das complicações do diabetes a longo prazo são doença macrovascular, doença microvascular e neuropatia.

As causas específicas e a patogenia de cada tipo de complicação não estão totalmente esclarecidas. Contudo, parece que os níveis altos de glicose sanguínea predispõem os clientes diabéticos à doença neuropática, às complicações microvasculares e aos fatores de risco que contribuem para as complicações macrovasculares. A hipertensão arterial quase certamente é outro fator contribuinte, especialmente para as doenças macrovascular e microvascular.

As complicações a longo prazo ocorrem nos clientes com diabetes tipos 1 e 2. Como os clientes com diabetes tipo 2 geralmente não são diagnosticados por muitos anos, os indícios de complicações podem estar presentes por ocasião do diagnóstico. A doença renal (microvascular) é mais prevalente nos clientes com diabetes tipo 1, enquanto as complicações cardiovasculares (macrovasculares) são mais prevalentes na população com diabetes tipo 2.

## Complicações macrovasculares

As complicações macrovasculares (macroangiopatia) do diabetes são causadas por alterações dos vasos sanguíneos de médio e grosso calibres. As paredes dos vasos espessam e esclerosam e os vasos ficam obstruídos por placas que aderem às paredes vasculares. Por fim, o fluxo sanguíneo é bloqueado. Essas alterações ateroscleróticas tendem a ocorrer mais comumente e em um estágio mais precoce nos clientes com diabetes mal controlado. Doença arterial coronariana, doença vascular cerebral e doença vascular periférica são os três principais tipos de complicações macrovasculares encontradas comumente na população diabética.

Doença cardiovascular é a causa principal de debilitação e morte dos clientes diabéticos (ADA, 2008b). Um aspecto singular da doença arterial coronariana nos diabéticos é que os sintomas isquêmicos típicos podem não ocorrer. Por essa razão, os clientes podem não apresentar os sinais premonitórios iniciais de redução do fluxo sanguíneo coronariano e podem apresentar infartos "silenciosos" do miocárdio. A inexistência de sintomas isquêmicos pode ser devida à neuropatia autônoma. A doença cardíaca está descrita com detalhes no Capítulo 14.

Os vasos sanguíneos cerebrais são afetados da mesma maneira pela aterosclerose acelerada. Alterações obstrutivas ou êmbolos originados de qualquer vaso sanguíneo alojam-se em um vaso sanguíneo cerebral e podem causar ataques isquêmicos transitórios (AIT) e acidentes vasculares encefálicos (AVE). Os clientes diabéticos correm risco duas vezes maior de desenvolver doença vascular cerebral e mais chances de morrer. A recuperação de um AVE provavelmente é mais difícil para os clientes com níveis sanguíneos altos por ocasião do episódio ou logo depois. Como os sinais e sintomas da doença vascular cerebral podem ser semelhantes às manifestações clínicas das complicações agudas do diabetes (SHH ou hipoglicemia), é muito importante determinar o nível de glicemia e corrigir as anormalidades rapidamente, de maneira que os exames e o tratamento para doença vascular encefálica possam ser iniciados imediatamente, caso sejam necessários.

As alterações ateroscleróticas dos vasos sanguíneos calibrosos dos membros inferiores são responsáveis pela incidência duas a três vezes maior de doença arterial periférica obstrutiva na população diabética. Os sinais e sintomas da doença vascular periférica são reduções dos pulsos periféricos e claudicação intermitente (dor nas nádegas, na coxa ou na panturrilha ao caminhar). A doença obstrutiva arterial grave dos membros inferiores é a principal responsável pelo aumento das incidências de gangrena e amputação subsequente nos clientes diabéticos. Veja determinação do índice tornozelo-braço (ITB) no Capítulo 12.

### Manejo clínico e de enfermagem

O foco do tratamento é a modificação e a redução rigorosas dos fatores de risco. Dieta e exercícios são importantes para o tratamento da obesidade, da hipertensão arterial e da hiperlipidemia. É essencial a cessação do tabagismo. Quando as metas de pressão arterial não são alcançadas dentro de 3 meses com alterações do estilo de vida, os inibidores da enzima conversora de angiotensina (ECA) ou os bloqueadores do receptor de angiotensina (BRA) estão recomendados para controlar a pressão arterial. Os fármacos redutores dos lipídios (p. ex., estatinas) podem ser acrescentados. Também é recomendável que os clientes usem ácido acetilsalicílico com revestimento entérico para reduzir a possibilidade de aterosclerose (ADA, 2008h).

Quando ocorrem complicações macrovasculares, os clientes podem necessitar de doses mais altas de insulina ou substituição dos antidiabéticos orais por insulina.

## Complicações microvasculares

A doença microvascular diabética (microangiopatia) caracteriza-se por espessamento da membrana basal dos capilares. A membrana basal circunda as células endoteliais dos capilares. Os níveis altos de glicose sanguínea desencadeiam uma série de reações bioquímicas, que culminam no espessamento da membrana basal em várias vezes sua espessura normal. Dois sistemas vasculares afetados por essas alterações são retina e rins.

### Retinopatia diabética

A retinopatia diabética é a causa principal de cegueira na faixa etária de 20 a 74 anos e está associada ao diabetes tipos 1 e 2. Glaucoma, cataratas e outros distúrbios oculares ocorrem mais precocemente e são mais comuns na população diabética (ADA, 2008h). A Tabela 30.8 resume as complicações visuais do diabetes.

A retinopatia diabética é causada por alterações dos diminutos vasos sanguíneos da retina, que é a área do olho encarregada de receber as imagens e enviar as informações correspondentes ao cérebro. A retina é profusamente vascularizada com todos os tipos de vasos: artérias e veias finas, arteríolas, vênulas e capilares. A Figura 30.8 ilustra a diferença entre uma retina saudável e a retina afetada pelo diabetes.

O risco de desenvolver retinopatia aumenta com o tempo durante o qual um indivíduo tem diabetes. Hiperglicemia e hipertensão crônicas também aumentam o risco de desenvolver retinopatia (ADA, 2008h). As alterações da microcirculação incluem microaneurismas, hemorragias intrarretinianas, exsudatos duros e obstruções capilares focais.

**Tabela 30.8** Complicações oculares do diabetes.

| Distúrbio ocular | Características |
|---|---|
| **Retinopatia** | Deterioração dos minúsculos vasos sanguíneos que nutrem a retina |
| Não proliferativa (de base) | Estágio inicial, retinopatia assintomática. Os vasos sanguíneos da retina formam microaneurismas que deixam extravasar líquidos, causando edema e formação de depósitos (exsudatos). Em alguns casos, o edema da mácula distorce a visão |
| Pré-proliferativa | Representa a destruição acentuada dos vasos sanguíneos da retina |
| Proliferativa | Proliferação anormal de vasos sanguíneos novos na retina. Os vasos recém-formados rompem, causam sangramento intravítreo e impedem a passagem da luz. Os vasos sanguíneos rompidos no vítreo formam tecido fibrótico, que pode puxar e descolar a retina |
| **Cataratas** | Opacificação do cristalino do olho; as cataratas ocorrem mais precocemente nos clientes diabéticos |
| **Anormalidades do cristalino** | O cristalino do olho pode edemaciar quando os níveis sanguíneos de glicose estão elevados. Em alguns clientes, as alterações visuais associadas ao edema do cristalino podem ser os primeiros sintomas do diabetes. Podem transcorrer até 2 meses sob controle adequado da glicemia antes que o edema causado pela hiperglicemia regrida e a visão seja estabilizada. Por essa razão, os clientes devem ser instruídos a não trocar seus óculos nos primeiros 2 meses depois de controlar a hiperglicemia |
| **Glaucoma** | Causado pela obstrução dos canais de drenagem pelos vasos sanguíneos recém-formados. O glaucoma pode ser ligeiramente mais comum na população diabética |

A retinopatia tem três estágios: não proliferativa, pré-proliferativa e proliferativa

- *Estágio I*: a retinopatia não proliferativa caracteriza-se por edema da mácula e acomete cerca de 10% dos clientes com diabetes tipo 1 ou 2. Essa retinopatia pode causar distorção da visão e perda da visão central
- *Estágio II*: a retinopatia pré-proliferativa consiste em alterações vasculares mais difusas e perda das fibras nervosas. Cerca de 10 a 50% dos clientes com retinopatia pré-proliferativa desenvolvem retinopatia proliferativa em pouco tempo (em alguns casos, dentro de 1 ano)
- *Estágio III*: a retinopatia proliferativa caracteriza-se pela formação de nossos vasos sanguíneos e tecidos fibróticos. Os vasos novos são suscetíveis a sangramentos. O tecido cicatricial fibrótico traciona a retina, podendo causar hemorragia ou descolamento com perda visual subsequente.

## Manifestações clínicas e avaliação

A retinopatia é um processo indolor. Nas fases não proliferativa e pré-proliferativa, alguns clientes têm borramento visual secundário ao edema da mácula, mas muitos são assintomáticos. Mesmo os clientes com graus significativos de retinopatia proliferativa e algumas hemorragias podem não ter alterações visuais expressivas. Os sintomas sugestivos de hemorragias incluem pontos flutuantes (moscas volantes) ou teias de aranha no campo visual, alterações visuais súbitas (inclusive visão enevoada ou borrada) ou perda completa da visão.

O diagnóstico da retinopatia é estabelecido pelo exame oftalmoscópico direto da retina com as pupilas dilatadas por um oftalmologista ou optometrista.

## Manejo clínico

O foco principal do manejo da retinopatia é a prevenção por meio do controle da glicose sanguínea. Outras medidas que

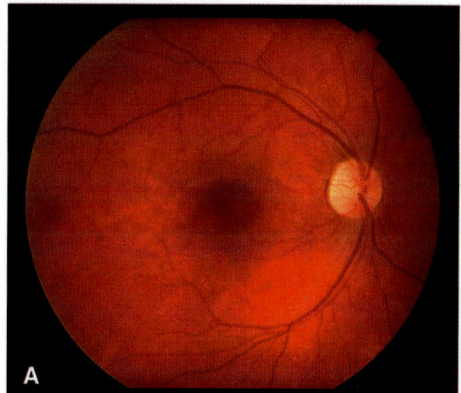 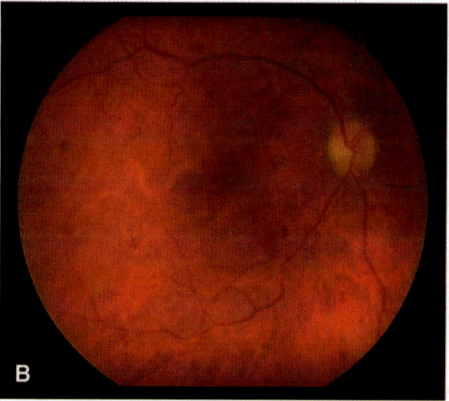

**Figura 30.8** Retinopatia diabética. (**A**) Na fotografia do fundo de olho de um indivíduo normal, a área circular mais clara para a qual convergem alguns vasos sanguíneos é o disco óptico, onde o nervo óptico entra em contato com a parte posterior do olho. (**B**) A fotografia do fundo de olho de um cliente diabético mostra lesões retinianas céreas típicas, microaneurismas dos vasos e hemorragias. (Cortesia da American Optometric Association.)

podem retardar a progressão da retinopatia diabética são controle da hipertensão e interrupção do tabagismo. Uma razão importante da triagem para retinopatia diabética é a eficácia da cirurgia de fotocoagulação a *laser* para evitar perda da visão (ADA, 2008h).

### Manejo de enfermagem

Os cuidados de enfermagem para clientes com retinopatia diabética ou outros distúrbios visuais enfatizam a orientação quanto à importância da prevenção por meio de exames oftalmológicos periódicos e controle da glicose sanguínea. É importante enfatizar a efetividade do diagnóstico precoce e do tratamento imediato. Quando há perda visual, os cuidados de enfermagem também devem contemplar a adaptação do cliente ao déficit visual e o uso de dispositivos de adaptação para o autocuidado do diabetes, bem como para as atividades da vida diária. O Capítulo 49 revisa os cuidados de enfermagem para clientes com déficit ou perda da visão.

## Nefropatia diabética

A nefropatia diabética, ou doença renal secundária às alterações microvasculares dos rins, ocorre em 20 a 40% dos clientes diabéticos e é a principal causa de doença renal em estágio terminal (DRET). Essa doença caracteriza-se por albuminúria (albumina na urina), hipertensão e insuficiência renal progressiva. Por fim, muitos clientes precisam fazer diálise ou transplante de rim (ADA, 2008h).

Os clientes com diabetes tipo 1 frequentemente desenvolvem os primeiros sinais de doença renal depois de 10 a 15 anos, enquanto os clientes com diabetes tipo 2 podem desenvolver doença renal nos primeiros 10 anos depois do diagnóstico. Contudo, como muitos clientes com diabetes tipo 2 tinham a doença há muitos anos antes do diagnóstico, eles podem ter indícios de nefropatia por ocasião do diagnóstico.

### Fisiopatologia

Se os níveis sanguíneos de glicose ficarem consistentemente elevados durante um período significativo, o mecanismo de filtração dos rins é colocado sob estresse, permitindo que proteínas do sangue extravasem para a urina. Consequentemente, a pressão dos vasos sanguíneos renais aumenta. Aparentemente, essa pressão elevada funciona como estímulo para o desenvolvimento da nefropatia.

### Manifestações clínicas e avaliação

A maioria dos sinais e sintomas da disfunção renal dos clientes diabéticos é semelhante aos que ocorrem nos clientes sem diabetes. No caso dos diabéticos, à medida que a insuficiência renal avança, o catabolismo da insulina (exógena e endógena) diminui e isso comumente causa episódios frequentes de hipoglicemia. As necessidades de insulina alteram-se em consequência das variações do catabolismo da insulina, das alterações dietéticas relacionadas com o tratamento da nefropatia e das alterações da depuração de insulina que ocorrem com a perda da função renal. À medida que a função renal diminui, os clientes geralmente têm falência de múltiplos órgãos.

A nefropatia caracteriza-se pela presença de albumina na urina. Embora quantidades pequenas de albumina possam passar despercebidas por muitos anos, a microalbuminúria é um sinal precoce de nefropatia. Os clientes diabéticos devem fazer testes anuais para microalbuminúria (ADA, 2008h).

Os clientes que estão nos estágios iniciais da doença renal frequentemente têm hipertensão. Contudo, como a hipertensão idiopática ocorre em muitos clientes diabéticos, essa alteração pode ou não ser causada pela nefropatia.

### Manejo clínico

Além de normalizar e manter os níveis sanguíneos de glicose na faixa praticamente normal, o tratamento de todos os clientes diabéticos deve incluir o controle cuidadoso da hipertensão para reduzir ou postergar o início da albuminúria inicial. Outras medidas são evitar ou tratar rigorosamente as infecções urinárias e evitar fármacos nefrotóxicos. À medida que a função renal deteriora, pode ser necessário ajustar os fármacos usados e iniciar dieta hipoproteica e hipossódica.

Para os clientes que já desenvolveram microalbuminúria, deve-se prescrever um inibidor de ECA. Os inibidores de ECA reduzem a pressão arterial e a microalbuminúria e, deste modo, protegem os rins. Alternativamente, pode-se prescrever um BRA. Essa abordagem profilática deve fazer parte do tratamento rotineiro de todos os clientes diabéticos. Quando há doença renal terminal ou insuficiência renal, existem dois tipos de tratamento disponíveis: diálise (hemodiálise ou diálise peritoneal) e transplante renal (ADA, 2008h).

## Neuropatia diabética

O termo neuropatia diabética descreve um grupo de distúrbios que afetam todos os tipos de nervos, inclusive os nervos periféricos (sensório-motores) e autônomos. Clinicamente, esses distúrbios têm apresentações variadas e dependem da localização das células nervosas afetadas. As neuropatias podem ser focais ou difusas (ADA, 2008h).

A etiologia da neuropatia parece estar relacionada com os níveis sanguíneos elevados de glicose por períodos longos. A patogenia da neuropatia pode ser atribuída a mecanismos vasculares, metabólicos ou ambos. O espessamento da membrana basal capilar e a obstrução dos capilares interrompem o fluxo sanguíneo dos nervos. Além disso, a desmielinização dos nervos (aparentemente relacionada com a hiperglicemia) e a acumulação de sorbitol nas células nervosas retardam a condução neural.

Os dois tipos mais comuns de neuropatia diabética são polineuropatia sensório-motora e neuropatia autônoma. A polineuropatia sensório-motora, também conhecida com neuropatia periférica, afeta mais comumente os segmentos distais dos nervos, principalmente os nervos dos membros inferiores. Mononeuropatias (p. ex., neuropatias cranianas envolvendo os nervos oculomotores) afetam um único nervo. As neuropatias autônoma causam várias manifestações clínicas, dependendo da área afetada.

### Neuropatia periférica

#### Manifestações clínicas e avaliação

Os primeiros sintomas podem incluir parestesias (dormência ou formigamento) e sensações de dor ou ardência, principalmente à noite. A redução da propriocepção (percepção da postura e dos movimentos do corpo e da posição e do peso dos objetos em relação ao corpo) e a diminuição da sensibilidade ao toque suave podem causar instabilidade da marcha. A redução da sensibilidade à dor e à temperatura coloca os clientes com neuropatia sob risco aumentado de acidentes e infecções não detectadas nos pés. Deformidades articulares podem ser causadas pela distribuição anormal do peso nas articulações, que resulta do déficit proprioceptivo.

Ao exame físico, pode-se detectar redução dos reflexos tendinosos profundos e diminuição da sensibilidade vibratória. Nos clientes que têm pouco ou nenhum sintoma de neuropatia, esses sinais físicos podem ser o único indício de alterações neuropáticas.

### Manejo clínico e de enfermagem

Principalmente quando acomete os membros, a dor é um sintoma incômodo para muitos clientes com neuropatia secundária ao diabetes. O primeiro passo para o tratamento da dor é conseguir o controle rigoroso da glicose sanguínea. O tratamento farmacológico da dor pode incluir analgésicos não opioides, antidepressivos e anticonvulsivantes, bem como estimulação elétrica nervosa transcutânea (TENS)

### *Neuropatias autônoma*

A neuropatia do sistema nervoso autônomo pode causar diversas disfunções envolvendo vários sistemas do corpo. Três manifestações da neuropatia autônoma estão relacionadas com os sistemas cardíaco, GI e renal. Os sintomas cardiovasculares podem ser taquicardia em repouso, intolerância aos esforços e hipotensão ortostática, ou isquemia e infarto do miocárdio silencioso (assintomático).

Os sintomas gastrintestinais como saciedade precoce, distensão, náuseas e vômitos e constipação intestinal ou diarreia podem ser atribuídos ao esvaziamento gástrico mais lento. A redução da motilidade gástrica pode dificultar o controle da glicose sanguínea em consequência da absorção mais lenta da glicose dos alimentos ingeridos.

Retenção urinária, sensação reduzida de que a bexiga está cheia e outras queixas urinárias atribuíveis à bexiga neurogênica podem ser causadas pela neuropatia autônoma. O cliente com bexiga neurogênica está predisposto a desenvolver infecções das vias urinárias porque não consegue esvaziar totalmente a bexiga. Isso é especialmente válido para os clientes com diabetes melito mal controlado porque a hiperglicemia diminui a resistência às infecções.

Disfunção sexual, principalmente disfunção erétil e distúrbios da ejaculação nos homens, é uma complicação do diabetes. A impotência é mais comum nos homens diabéticos. Alguns homens com neuropatia autônoma têm função erétil normal e podem ter orgasmos, mas não ejaculam normalmente. Os efeitos da neuropatia autônoma na função sexual feminina incluem redução da lubrificação vaginal, diminuição da libido e anorgasmia (falta de orgasmo). As infecções vaginais, que são mais comuns nas mulheres diabéticas, podem estar associadas à lubrificação reduzida, ao prurido e à hipersensibilidade.

### Manejo clínico e de enfermagem

As abordagens terapêuticas dependem dos sintomas e enfatizam a modificação e o controle dos fatores de risco. O diagnóstico precoce e o tratamento apropriado da neuropatia são importantes. Existem opções terapêuticas eficazes para neuropatia diabética sintomática, que podem oferecer alívio sintomático.

Por exemplo, o tratamento do retardo do esvaziamento gástrico inclui dieta com pouca gordura, refeições leves e frequentes, monitoramento rigoroso da glicose sanguínea e fármacos que melhoram a motilidade gástrica (p. ex., metoclopramida e betanecol). O tratamento da diarreia dos clientes diabéticos pode incluir laxantes formadores de bolo fecal ou antidiarreicos. A constipação intestinal pode ser tratada por uma dieta rica em fibras e hidratação adequada; quando a constipação intestinal é grave, podem ser necessários fármacos, laxantes e enemas. O tratamento da disfunção erétil pode incluir fármacos (p. ex., citrato de sildenafila) e dispositivos mecânicos (ADA, 2008h).

## Complicações diabéticas dos membros inferiores

Amputação e úlceras do pé – consequências da neuropatia diabética e/ou da doença arterial periférica – são comuns e causas importantes de incapacidade e morte dos clientes diabéticos. O diagnóstico precoce e o controle imediato dos fatores de risco podem evitar ou postergar essas complicações do diabetes (ADA, 2008h).

Como se pode observar na Figura 30.9, a sequência típica de eventos que resultam no desenvolvimento de uma úlcera no pé diabético começa com uma lesão dos tecidos moles do pé; formação de uma fissura entre os dedos ou em uma área de pele seca; ou formação de um calo. Clientes com insensibilidade nos pés não percebem que sofreram lesões, que podem ser térmicas (p. ex., aplicação de uma compressa de aquecimento, andar descalço no piso quente, fazer escalda-pés), químicas (p. ex., queimar o pé enquanto aplica agentes cáusticos nos calos, joanetes ou calosidades) ou traumáticas (p. ex., lesar a pele ao cortar as unhas, caminhar com um objeto estranho despercebido dentro do calçado ou usar meias e calçados mal adaptados).

Quando o cliente não tem o hábito de inspecionar cuidadosamente os dois pés diariamente, a lesão ou a fissura pode passar despercebida até que desenvolva uma infecção grave. Secreção, edema, eritema do membro ou gangrena pode ser o primeiro sinal de problemas nos pés percebidos pelo cliente. O tratamento das úlceras do pé consiste em antibióticos e des-

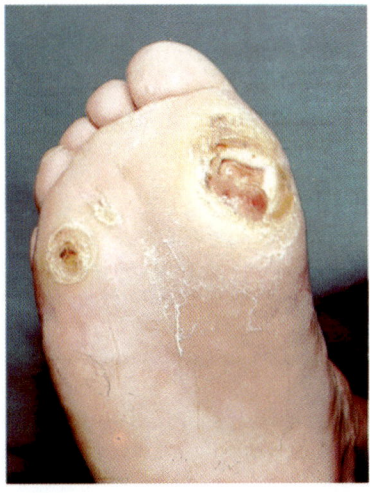

**Figura 30.9** As úlceras neuropáticas desenvolvem-se nas áreas de pressão com sensibilidade reduzida pela polineuropatia diabética. Como o indivíduo não sente dor, a úlcera pode passar despercebida.

bridamento. Além disso, o controle dos níveis glicêmicos, que tendem a aumentar quando há infecção, é importante para facilitar a cicatrização da ferida, bem como parar de fumar. Nos clientes com doença vascular periférica, as úlceras dos pés podem não cicatrizar em razão dos níveis baixos de oxigenação e nutrientes e da dificuldade dos antibióticos de alcançarem os tecidos lesados. A amputação pode ser necessária para evitar que a infecção seja disseminada.

Os riscos de amputação e outros problemas dos membros inferiores são especialmente elevados nos clientes que têm diabetes há mais de 10 anos, nos clientes que não controlam adequadamente a glicemia e nos indivíduos com doença vascular e neuropatia periféricas. O exame dos pés e as instruções sobre como cuidar dos pés são fundamentais aos clientes sob risco alto de desenvolver infecções dos pés.

## Manejo clínico e de enfermagem

Ensinar aos clientes como cuidar adequadamente dos pés é um manejo de enfermagem que pode evitar complicações onerosas e dolorosas, que resultam em incapacidade física. O Boxe 30.7 descreve os cuidados com pés para orientação dos clientes. Os cuidados preventivos dos pés começam com o exame diário cuidadoso. Os pés devem ser inspecionados para detectar eritema, bolhas, fissuras, calos, úlceras, alterações da temperatura da pele ou desenvolvimento de deformidades dos pés. Os clientes com déficit visual ou mobilidade articular reduzida podem usar um espelho para examinar as partes inferiores dos dois pés ou podem pedir ajuda de um familiar para examinar seus pés. As superfícies internas dos calçados também devem ser examinadas para detectar quaisquer áreas ásperas ou corpos estranhos. Além da inspeção visual e manual diária, os pés também devem ser examinados em todas as consultas ou, no mínimo, uma vez por ano. Os clientes com neuropatia também devem fazer avaliação da função neurológica utilizando um monofilamento, conforme ilustrado na Figura 30.10. Os clientes com áreas de pressão (p. ex., calos) ou unhas grossas dos dedos dos pés devem ser tratados por um podólogo.

O controle da glicose sanguínea é importante para evitar redução da resistência às infecções e neuropatia diabética. O cliente pode ser referenciado pelo médico a um centro de tratamento de feridas para tratar lesões persistentes dos pés ou das pernas.

## Problemas especiais do tratamento do diabetes

### Clientes diabéticos com cirurgias programadas

Durante os períodos de estresse fisiológico (p. ex., um procedimento cirúrgico), os níveis sanguíneos de glicose tendem a aumentar porque as concentrações dos hormônios do estresse aumentam. Quando a hiperglicemia não é controlada durante

---

### BOXE 30.7 — Orientações ao cliente.

#### Cuidados com os pés

- Cuide do seu diabetes:
  - Trabalhe com sua equipe de saúde para manter o nível da sua glicose sanguínea dentro da faixa normal
- Examine seus pés diariamente:
  - Examine seus pés descalços todos os dias para verificar se há cortes, bolhas, manchas vermelhas e edema
  - Use um espelho para examinar as plantas dos seus pés ou peça a um familiar para ajudá-lo se você tiver dificuldade de enxergar
  - Verifique se há alterações da temperatura
- Lave seus pés diariamente:
  - Lave seus pés com água morna, não com água quente
  - Seque bem seus pés. Não se esqueça de secar entre os dedos
  - Não faça imersões dos pés em água quente
- Mantenha a pele macia e lisa:
  - Espalhe uma camada fina de loção para a pele nas superfícies superiores e inferiores dos seus pés, mas não entre os dedos
  - Peça a um podólogo para remover calos e calosidades dos seus pés
- Examine as unhas dos pés. Todos os diabéticos devem procurar um podólogo qualificado para cuidar dos seus pés e das suas unhas
- Sempre use calçados e meias:
  - Nunca ande descalço
  - Use calçados fechados confortáveis que se adaptem bem e protejam seus pés
  - As meias devem ser bem-adaptadas (sem dobras, rugas ou costuras), confortáveis e trocadas diariamente
  - Sempre examine o interior dos seus calçados antes de colocar seus pés, de modo a certificar-se de que o revestimento seja liso e não haja objetos em seu interior
  - Use chinelos em banheiros públicos
- Proteja seus pés do calor e do frio:
  - Use calçados na praia ou em pisos quentes
  - Caso seus pés fiquem frios à noite, use meias
- Mantenha o fluxo sanguíneo dos seus pés:
  - Quando estiver sentado, coloque seus pés para cima
  - Movimente os dedos dos seus pés e os tornozelos para cima e para baixo por cinco minutos, 2 ou 3 vezes/dia
  - Não cruze as pernas por períodos longos
  - Não fume
- Verifique com a enfermeira:
  - Peça à enfermeira para examinar as plantas dos seus pés e verificar se você poderia desenvolver problemas graves nos pés. Lembre-se de que você pode não sentir dor depois de alguma lesão
  - Ligue imediatamente para a enfermeira se houver cortes, feridas, bolhas ou contusões nos seus pés que não comecem a cicatrizar depois de um dia
  - Siga as recomendações quanto aos cuidados dos pés
  - Não se automedique ou use remédios caseiros nem fármacos vendidos sem prescrição para tratar problemas dos pés

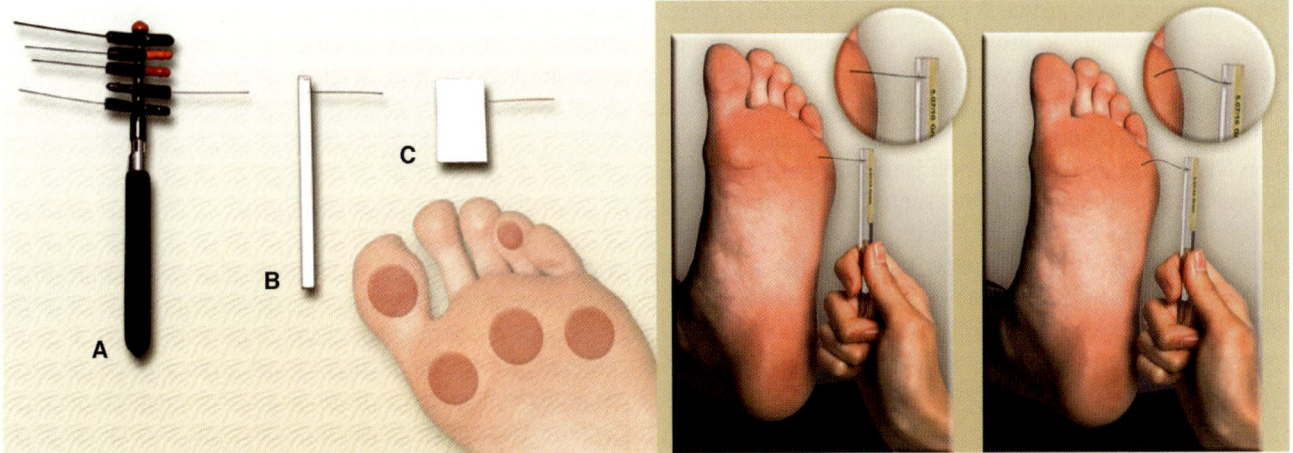

Figura 30.10 O teste com monofilamento é realizado para avaliar o limiar sensorial dos clientes diabéticos. O instrumento de teste – um monofilamento – é encostado suavemente em cerca de cinco pontos de pressão do pé (como está ilustrado na imagem à esquerda). (**A**) Exemplo de monofilamento usado para realizar avaliações quantitativas precisas. (**B**) Monofilamento de Semmes-Weinsten usado por profissionais de saúde. (**C**) Monofilamento descartável usado por clientes. O examinador encosta o monofilamento na área a ser testada para determinar se o cliente sente o contato. Adaptada com autorização de Cameron, B.L. (2002). Making diabetes management routine. *American Journal of Nursing*, 102(2), 26-32.

o procedimento cirúrgico, a diurese osmótica resultante pode causar perdas excessivas de líquidos e eletrólitos. Os clientes com diabetes tipo 1 também estão sujeitos a desenvolver cetoacidose durante os períodos de estresse.

A hipoglicemia também é preocupante nos clientes diabéticos submetidos a procedimentos cirúrgicos. Por exemplo, há uma preocupação especial no período pré-operatório quando o procedimento é postergado além das primeiras horas da manhã, depois que o cliente recebeu uma injeção de insulina de ação intermediária pela manhã.

Existem várias abordagens para controlar a glicemia durante o período perioperatório. O monitoramento frequente da glicose sanguínea é essencial durante todo o período pré-operatório e pós-operatório, independentemente do método usado para controlar a glicemia.

Durante o período pós-operatório, os clientes diabéticos também devem ser cuidadosamente monitorados para complicações cardiovasculares, tendo em vista as prevalências mais altas de aterosclerose, infecção das feridas e lesões da pele.

## Clientes diabéticos hospitalizados

Em determinado período, 10 a 20% dos clientes internados em hospitais gerais têm diabetes. Essa porcentagem pode aumentar, na medida em que os clientes idosos constituem uma proporção crescente da população hospitalizada.

Em muitos casos, o diabetes não é o diagnóstico clínico principal, mas os problemas relacionados com o controle da doença frequentemente resultam de alterações da rotina normal do cliente, de um procedimento cirúrgico ou de uma doença. A seguir, uma apresentação dos principais problemas pertinentes aos cuidados de enfermagem dos clientes diabéticos hospitalizados.

### *Questões relativas ao autocuidado*

Todos os clientes hospitalizados devem abrir mão do controle de alguns aspectos de seus cuidados diários, que ficam a cargo da equipe do hospital. No caso dos clientes diabéticos ativamente envolvidos no autocontrole de sua doença, abrir mão do controle dos horários das refeições ou da aplicação da insulina e das doses de insulina pode ser particularmente difícil.

É importante que a enfermeira reconheça as preocupações do cliente e, na medida do possível, o envolva no plano de cuidados. Quando o cliente discorda de alguns aspectos da terapêutica implementada, a enfermeira precisa comunicar isso aos outros membros da equipe de saúde e, quando necessário, fazer alterações no plano de cuidados para atender às necessidades do cliente.

### *Hiperglicemia durante a internação hospitalar*

A hiperglicemia pode ocorrer nos clientes hospitalizados em consequência da doença original que resultou na necessidade de ser internado. Outros fatores que podem contribuir para hiperglicemia durante a hospitalização são:

- Alterações do esquema de tratamento habitual
- Uso de fármacos e líquidos IV, inclusive nutrição parenteral parcial (NPP) e nutrição parenteral total (NPT), que aumentam a glicemia
- Omissão desnecessária da insulina
- Descontrole entre os horários das refeições e a aplicação da insulina.

As intervenções de enfermagem para corrigir ou controlar esses fatores são importantes para evitar hiperglicemia.

### *Hipoglicemia durante a internação hospitalar*

A hipoglicemia dos clientes hospitalizados geralmente se deve ao excesso de insulina ou aos atrasos da alimentação. As causas de hipoglicemia dos clientes internados são:

- Uso incorreto de insulina regular
- Falta de ajuste da dose de insulina quando a ingestão dietética é alterada
- Tratamento excessivamente rigoroso da hiperglicemia
- Atraso da refeição depois da administração de insulina.

A enfermeira deve avaliar o padrão das glicemias e evitar a aplicação das doses de insulina que repetidamente causam hipoglicemia. As doses sucessivas de insulina regular subcutânea não devem ser administradas com mais frequência que a cada três ou quatro horas. No caso dos clientes que usam insulina NPH antes do desjejum e do jantar, a enfermeira deve ser cautelosa ou administrar doses suplementares de insulina regular no almoço e à hora de deitar, já que pode haver hipoglicemia quando as duas preparações de insulina alcançam simultaneamente seus picos de ação. Para evitar reações hipoglicêmicas causadas pelo atraso da ingestão alimentar, a enfermeira deve providenciar lanches para o cliente quando as refeições são postergadas por procedimentos, fisioterapia ou outras atividades.

### Ajuda na higiene pessoal

As enfermeiras encarregadas de cuidar de clientes diabéticos hospitalizados devem focar sua atenção na higiene oral e nos cuidados com a pele. Como esses clientes estão mais sujeitos a desenvolver doença periodôntica, é importante que a enfermeira ajude-os com a higiene bucal diária. Além disso, o cliente pode precisar de ajuda para manter sua pele limpa e seca, principalmente nas regiões da virilha, nas axilas e sob as mamas, locais que tendem ao atrito e a infecções fúngicas.

Para os clientes restritos ao leito, os cuidados de enfermagem devem enfatizar a prevenção de lesões da pele nas áreas de pressão (EPUAP Guideline – prevenção de úlcera por pressão, 2009). Os calcanhares são especialmente suscetíveis à lesão porque há déficit de sensibilidade à dor e pressão associadas à neuropatia sensorial.

Os pés devem ser lavados, secados, lubrificados com loção e inspecionados frequentemente. Quando o cliente está deitado de costas, a pressão exercida nos calcanhares pode ser aliviada elevando-se as pernas sobre um travesseiro, com os calcanhares posicionados na borda do travesseiro. Quando o cliente está sentado em uma cadeira, os pés devem ser posicionados de modo que não seja aplicada pressão nos calcanhares. Quando o cliente tem úlcera no pé, é importante realizar cuidados preventivos para o pé normal, além de cuidados especiais com o membro afetado. Como sempre, a enfermeira deve aproveitar todas as oportunidades para ensinar o cliente sobre autotratamento do diabetes, inclusive cuidados diários dos pés, da pele e da cavidade oral.

### Manejo do estresse

O estresse fisiológico (p. ex., infecções e intervenções cirúrgicas) contribui para a hiperglicemia e pode desencadear CAD ou SHH. O estresse emocional também pode ter impacto negativo no controle do diabetes. Os aumentos dos hormônios do estresse elevam a glicemia, principalmente quando a ingestão alimentar e as doses de insulina não são alteradas. Além disso, durante os períodos de estresse emocional, os clientes diabéticos podem alterar seus padrões de ingestão alimentar, prática de exercícios e uso dos fármacos. Isso pode contribuir para a hiperglicemia ou a hipoglicemia.

Os clientes diabéticos precisam ser alertados quanto à deterioração potencial do controle do diabetes durante os períodos de estresse emocional. Durante os períodos de estresse, eles devem ser orientados a seguir o plano de tratamento do diabetes na medida do possível. Além disso, a aprendizagem das estratégias para atenuar e lidar com o estresse são aspectos importantes da orientação do cliente diabético.

#### Processo de enfermagem

*Cliente diabético como diagnóstico secundário*

Os clientes diabéticos comumente buscam atendimento de saúde por problemas que não estão diretamente relacionados com o controle da glicose sanguínea. Entretanto, durante o tratamento do diagnóstico médico principal, o controle da glicemia pode deteriorar. Por essa razão, é importante que as enfermeiras encarregadas de cuidar dos clientes diabéticos foquem sua atenção na doença de base, assim como no problema de saúde primário.

### Avaliação

A avaliação dos clientes diabéticos é a mesma recomendada para todos os clientes e está descrita em outros capítulos. Além da avaliação de enfermagem para o problema principal, a avaliação do cliente diabético também deve focar hipoglicemia e hiperglicemia, exame da pele e habilidades de autotratamento do diabetes, inclusive técnicas de sobrevivência e medidas profiláticas para evitar complicações a longo prazo. Além disso, a enfermeira deve perguntar se o cliente usa tratamentos alternativos e complementares.

A avaliação para hipoglicemia e hiperglicemia consiste em monitoramento frequente da glicose sanguínea, geralmente antes das refeições e à hora de deitar, além do monitoramento dos sinais e sintomas de hipoglicemia ou hiperglicemia persistente, inclusive CAD ou SHH.

É importante examinar cuidadosamente a pele, principalmente nos pontos de pressão e nos membros inferiores. A pele deve ser avaliada para detectar ressecamento, rachaduras, lesões da pele e eritema. A enfermeira deve investigar se o cliente tem sintomas de neuropatia, inclusive formigamento e dor ou dormência nos pés. Os reflexos tendinosos profundos devem ser avaliados.

Logo que seja possível, ela deve avaliar o cliente quanto às habilidades de autocuidado do diabetes, para determinar se há necessidade de mais instruções sobre a doença. A enfermeira deve observar o cliente enquanto ele prepara e injeta insulina, monitora a glicose sanguínea e realiza os cuidados dos pés. Os conhecimentos do cliente sobre dieta podem ser avaliados com a ajuda de um nutricionista por meio de perguntas diretas e revisão das opções do cardápio do cliente. Também é importante perguntar ao cliente sobre sinais e sintomas, tratamento e prevenção da hipoglicemia e da hiperglicemia. A enfermeira deve avaliar os conhecimentos do cliente sobre fatores de risco para doenças microvasculares e macrovasculares, inclusive hipertensão, hiperlipidemia e tabagismo. Além disso, o cliente deve informar quando fez o último exame oftalmológico que tenha incluído dilatação pupilar. Também é importante avaliar se o cliente adota medidas de saúde preventiva, inclusive vacinação anual contra gripe, data da última vacinação contra pneumonia e doses diárias de ácido acetilsalicílico, a menos que esteja contraindicado, além dos fármacos utilizados na ocasião.

## Diagnósticos

Os diagnósticos de enfermagem apropriados podem ser:

- Nutrição desequilibrada: mais que as necessidades corporais relacionadas com os aumentos dos hormônios do estresse, secundários à condição clínica principal e aos desequilíbrios entre insulina, ingestão alimentar e atividade física
- Risco de integridade da pele prejudicada, relacionado com a imobilidade e o déficit de sensibilidade
- Conhecimento deficiente acerca das habilidades de autocuidado do diabetes, relacionado com o diagnóstico recente, a falta de informações básicas sobre a doença ou a falta de instruções detalhadas e contínuas sobre controle do diabetes.

As complicações possivelmente associadas ao controle inadequado da glicose sanguínea podem ser:

- Hiperglicemia ou hipoglicemia
- CAD ou SHH.

## Planejamento

As metas principais para o cliente podem ser melhorar o estado nutricional, manter a integridade da pele, desenvolver a capacidade de realizar as atividades básicas de autocuidado do diabetes e também cuidados profiláticos para evitar complicações crônicas da doença e inexistência de complicações.

## Intervenções de enfermagem

### Melhoria do estado nutricional

A ingestão alimentar do cliente deve ser planejada com o objetivo principal de controlar a glicose sanguínea. A prescrição dietética também deve levar em consideração o problema de saúde principal, além de estilo de vida, formação cultural, nível de atividade e preferências alimentares. Pode ser necessário fazer alterações em razão do problema de saúde principal do cliente. O cliente pode ficar em dieta zero como preparação para procedimentos diagnósticos ou cirúrgicos. Outras alterações comuns ao cliente hospitalizado são dietas especiais, alimentação por sonda e líquidos parenterais. Todos esses tratamentos requerem considerações especiais quando se trata de um cliente diabético. A ingestão nutricional do cliente deve ser monitorada cuidadosamente, além da glicose sanguínea e do peso diário.

### Manutenção dos cuidados da pele

A pele deve ser avaliada diariamente para detectar ressecamento ou rachaduras. Os pés devem ser lavados com água morna e sabão. A imersão excessiva dos pés deve ser evitada. Em seguida, os pés devem ser secados cuidadosamente, especialmente entre os dedos, com aplicação de uma loção em todo o pé, exceto entre os dedos. No caso de clientes restritos ao leito, os calcanhares devem ficar elevados do leito por um travesseiro colocado sob as pernas, colocando-se os calcanhares apoiados na borda do travesseiro. As úlceras de pele são tratadas conforme a recomendação e a prescrição. A enfermeira deve promover o controle da glicose sanguínea do cliente com lesões cutâneas.

### Promoção do conhecimento

A internação hospitalar do cliente diabético oferece uma ótima oportunidade para que a enfermeira avalie o nível de conhecimento do cliente quanto à doença e ao seu tratamento. A enfermeira aproveita essa oportunidade para avaliar os conhecimentos do cliente sobre controle do diabetes, inclusive monitoramento da glicemia, administração dos fármacos, planejamento das refeições, exercícios físicos e estratégias para evitar complicações diabéticas em curto e longo prazos. Além disso, a enfermeira deve avaliar a adaptação do cliente e dos seus familiares à doença e ao seu tratamento e detectar quaisquer conceitos errôneos que eles possam apresentar.

### Monitoramento e tratamento das complicações

O controle inadequado dos níveis glicêmicos dificulta a recuperação do cliente. Os níveis sanguíneos de glicose devem ser monitorados e a insulina deve ser administrada conforme a prescrição. É importante que a enfermeira providencie para que a dose de insulina prescrita seja ajustada conforme a necessidade, de modo a compensar as alterações do esquema de tratamento ou do regime alimentar do cliente. A hipoglicemia ou a hiperglicemia deve ser corrigida. Os registros das glicemias devem ser avaliados para detectar padrões de hipoglicemia e hiperglicemia nos mesmos horários do dia e as alterações detectadas devem ser notificadas ao médico. Quando o cliente apresenta elevações persistentes da glicose sanguínea, os resultados laboratoriais e a condição física do cliente devem ser monitorados para detectar sinais e sintomas de CAD ou SHH.

O desenvolvimento de complicações agudas do diabetes, secundárias ao controle inadequado dos níveis sanguíneos de glicose, pode estar associado a outras condições de saúde em consequência das alterações do nível de atividade e da dieta. Por essa razão, o cliente deve ser monitorado para hiperglicemia e hipoglicemia e medidas devem ser adotadas para evitar e tratar imediatamente essas complicações.

### Continuidade do cuidado

O cliente hospitalizado por algum outro problema de saúde pode necessitar de encaminhamento para cuidados domiciliares quando forem detectados déficits de conhecimento sobre autocuidado. A enfermeira que atua no atendimento domiciliar reforça as instruções fornecidas durante a internação hospitalar e avalia o ambiente doméstico para determinar sua adequação ao autocuidado e sua segurança.

## Reavaliação

Os resultados esperados para o cliente podem ser os seguintes:

1. Consegue controle máximo da glicose sanguínea:
    a. Evita os extremos de hipoglicemia e hiperglicemia
    b. Adota medidas para reverter rapidamente os episódios de hipoglicemia
2. Mantém a integridade da pele:
    a. Apresenta pele íntegra, sem ressecamento e rachaduras
    b. Evita úlceras causadas por pressão e neuropatia
3. Demonstra/verbaliza as técnicas de sobrevivência ao diabetes e aos cuidados profiláticos
4. Demonstra que entende as modalidades de tratamento:
    a. Demonstra a técnica correta de administrar insulina ou antidiabéticos orais e avaliar a glicose sanguínea

*(continua)*

b. Demonstra conhecimentos apropriados sobre dieta ao escolher opções apropriadas de cardápio e identificar o padrão usado para escolher os alimentos em casa
c. Descreve os sinais, o tratamento apropriado e a profilaxia da hipoglicemia e da hiperglicemia
5. Demonstra cuidados apropriados com os pés:
   a. Examina os pés, inclusive por inspeção para detectar rachaduras ou infecções entre os dedos
   b. Lava os pés com água morna e sabão; seca-os cuidadosamente
   c. Aplica loção em todo o pé, exceto entre os dedos
   d. Entende as estratégias que reduzem o risco de úlceras dos pés, inclusive sempre usar calçados; usar a mão ou o cotovelo (não o pé) para testar a temperatura da água do banho; evitar a aplicação de compressas quentes nos pés; evitar calçados apertados; usar calçados novos apenas por intervalos curtos; evitar remédios caseiros para tratar calos e calosidades; pedir que seus pés sejam examinados em todas as consultas; e consultar um podólogo para realizar cuidados periódicos das unhas, caso seja necessário
6. Toma medidas para evitar doença ocular:
   a. Expressa verbalmente a necessidade de realizar exames oculares anuais (ou a intervalos menores) com dilatação das pupilas por um oftalmologista
   b. Informa que a retinopatia geralmente não causa alterações visuais até que tenha ocorrido lesão grave da retina.
   c. Afirma que o tratamento a *laser* em um estágio precoce e o controle adequado da glicemia e da pressão arterial podem evitar perda visual associada à retinopatia
   d. Reconhece a hipoglicemia e a hiperglicemia como duas causas de borramento visual transitório
7. Descreve as medidas para controlar fatores de risco:
   a. Cessação do tabagismo
   b. Limitação da ingestão de gorduras e colesterol
   c. Controle da hipertensão
   d. Prática de exercícios
   e. Monitoramento periódico da função renal
8. Relata que não apresentou complicações agudas:
   a. Mantém a glicose sanguínea e as cetonas urinárias dentro dos limites normais
   b. Não apresenta sinais ou sintomas de hipoglicemia ou hiperglicemia
   c. Reconhece os sinais e sintomas da hipoglicemia e da hiperglicemia
   d. Relata a ocorrência de sintomas, para que o tratamento possa ser iniciado.

## Revisão do capítulo

### Exercícios de avaliação crítica

1. Um cliente de 65 anos com diabetes tipo 2 tem uma cirurgia programada para reparo de um aneurisma da aorta abdominal. Quais modificações da avaliação de enfermagem e cuidados pré, intra e pós-operatórios estão indicados neste caso? Quais seriam as especificidades se o cliente tivesse diabetes tipo 1?
2. Você fornece instruções para alta hospitalar de um cliente submetido a uma operação de *bypass* arterial coronariano. O cliente de 52 anos tinha sobrepeso antes da cirurgia e foi tabagista, consumindo dois maços de cigarro por dia durante 20 anos. Ele informa que descuidou da saúde e que seu diabetes tipo 2 tem duas causas: (1) estresse do seu trabalho; e (2) sua crença de que ele não levou sua doença a sério, porque nunca precisou usar insulina. Identifique as áreas de instrução que você poderia fornecer a esse cliente e as razões para cada componente no que diz respeito às complicações do diabetes.
3. Uma cliente de 28 anos teve o diagnóstico recente de diabetes tipo 1. Descreva os principais focos para avaliação de enfermagem e as intervenções de enfermagem para cada uma das seguintes situações:
   (1) A cliente está grávida no primeiro trimestre
   (2) A cliente tem fobia de agulhas
   (3) A cliente é cega desde o nascimento
   (4) A cliente fala muito mal o português.
4. Uma mulher de 48 anos foi trazida ao setor de emergência por seus colegas de trabalho porque estava sonolenta e tinha fala arrastada na última hora. Seus colegas informam que ela vive sozinha e não tem familiares próximos. Eles informam que ela tem diabetes, mas não podem fornecer qualquer outra informação adicional, inclusive o tipo de diabetes ou o nome do seu médico. Quais seriam suas primeiras ações? Quais dados de avaliação você poderia obter inicialmente? Quais exames diagnósticos e tratamentos você poderia esperar? Descreva as razões desses exames e tratamentos.
5. Um cliente de 45 anos tem três filhos e é diabético há 5 anos, mas não tem aderido ao tratamento prescrito. Ele expressou: "Meu pai e meu avô morreram de diabetes. Não vejo qualquer razão para modificar minha vida, porque morrerei de qualquer modo em consequência dessa doença." Como você poderia abordar esse cliente? De que maneira você poderia alterar sua abordagem se seus primeiros esforços para convencê-lo dos benefícios do tratamento fossem infrutíferos?
6. Você cuida de um cliente diabético, ao qual foi recomendado o automonitoramento da glicose sanguínea. Descreva as estratégias de ensino para instruir o cliente sobre como monitorar a glicose sanguínea. Qual é a base de evidências da abordagem ou estratégia de ensino que você escolheu? Qual é a força das evidências? Como você poderia avaliar a eficácia das suas instruções para esse cliente? Explique como os resultados do monitoramento são usados para tratar o diabetes tipos 1 e 2.

### Questões objetivas

1. O que deve ser incluído nas instruções sobre tratamento dietético para um cliente com diabetes recém-diagnosticado?
   A. A ingestão de alimentos deve ser reduzida antes de praticar exercícios.

B. É importante manter a proporcionalidade entre a ingestão alimentar e a atividade física.
C. Os carboidratos devem ser reduzidos rigorosamente.
D. A insulina e os antidiabéticos orais reduzem a necessidade de fazer tratamento dietético.

2. A dose matutina de insulina NPH é administrada às 7h30 da manhã. Qual é o intervalo de horário esperado até o pico de ação da insulina?
   A. 11h30 às 13h30
   B. 13h30 às 15h30
   C. 15h30 às 21h30
   D. 17h30 às 23h30

3. Para qual dos seguintes clientes a enfermeira poderia esperar que a insulina pudesse ser substituída por antidiabéticos orais?
   A. Cliente hospitalizado com infecção.
   B. Cliente com dificuldade de controlar o peso.
   C. Cliente com episódios de hipoglicemia.
   D. Cliente com diabetes recém-diagnosticado.

4. Durante o tratamento inicial da cetoacidose diabética, qual solução é comumente prescrita?
   A. Soro glicosado a 5%
   B. NaCl a 0,45% com soro glicosado a 5%
   C. Solução de Ringer lactato
   D. NaCl a 0,9%

5. Qual dos seguintes sinais a enfermeira pode reconhecer como indício precoce de nefropatia?
   A. Hematúria
   B. Glicosúria
   C. Albuminúria
   D. Poliúria

## Bibliografia e leitura sugerida

A bibliografia e a leitura sugerida para este capítulo estão disponíveis no GEN-IO: http://gen-io.grupogen.com.br/gen-io/.

# CAPÍTULO 31

# Manejo de Enfermagem | Doenças Endócrinas

ELAINE SIOW

## Objetivos de estudo

**Após ler este capítulo, você será capaz de:**

1. Reconhecer os distúrbios associados a cada uma das glândulas endócrinas
2. Descrever a fisiopatologia básica de cada um dos distúrbios endócrinos
3. Reconhecer os fatores de risco associados a cada um dos distúrbios endócrinos
4. Descrever as manifestações clínicas e as etapas da investigação diagnóstica de cada um dos distúrbios endócrinos
5. Resumir o manejo clínico e de enfermagem para clientes com cada um dos distúrbios endócrinos.

---

Os distúrbios do sistema endócrino são comuns e podem afetar as funções de todos os sistemas do organismo. Ao considerar as doenças do sistema endócrino, é importante lembrar que estes distúrbios geralmente são atribuídos à insuficiência (secreção insuficiente) ou ao excesso (secreção excessiva) de hormônios ou a alguns tumores.

## Doenças da hipófise

Produção excessiva (hipersecreção) é a causa mais comum das doenças hipofisárias. Em geral, isso inclui a secreção excessiva de hormônio adrenocorticotrófico (ACHT), que acarreta síndrome de Cushing, ou a hipersecreção de hormônio do crescimento, que causa **acromegalia** ou gigantismo. A acromegalia – excesso de hormônio do crescimento nos adultos (depois da fusão das placas epifisárias) – causa deformidades dos ossos e tecidos moles e crescimento das vísceras, sem aumento da estatura. A secreção insuficiente (hipossecreção) geralmente afeta todos os hormônios da adeno-hipófise e é conhecida como *pan-hipopituitarismo*. Nesse distúrbio, a glândula tireoide, o córtex suprarrenal e as gônadas atrofiam porque perdem os estímulos tróficos (que afetam a atividade de uma glândula) dos hormônios. O hipopituitarismo pode ser causado pela destruição da adeno-hipófise.

Os níveis insuficientes de hormônio antidiurético (ADH) secretado pela neuro-hipófise causam diabetes insípido (DI), enquanto a secreção excessiva deste hormônio causa a **síndrome da secreção inadequada de ADH** (SSIADH).

### Tumores hipofisários

#### Fisiopatologia

Os tumores hipofisários geralmente são benignos, embora sua localização e seus efeitos na produção hormonal dos órgãos-alvo tenham consequências potencialmente fatais. Ainda que sintomas locais como cefaleia e distúrbios visuais possam ocorrer à medida que o tumor aumenta a pressão dentro do cérebro, os efeitos sistêmicos são variados e dependem da secreção insuficiente/excessiva de determinados hormônios. Três principais tipos de tumores hipofisários são causados pela proliferação excessiva de (1) células eosinofílicas, (2) células basofílicas ou (3) células cromofóbicas (*i. e.*, células sem afinidade pelos corantes eosinofílicos ou basofílicos). Os prolactinomas são os tumores benignos hipofisários que mais comumente causam secreção excessiva de prolactina. O excesso de prolactina pode causar amenorreia, galactorreia (fluxo espontâneo e inapropriado de leite nas mamas masculinas ou

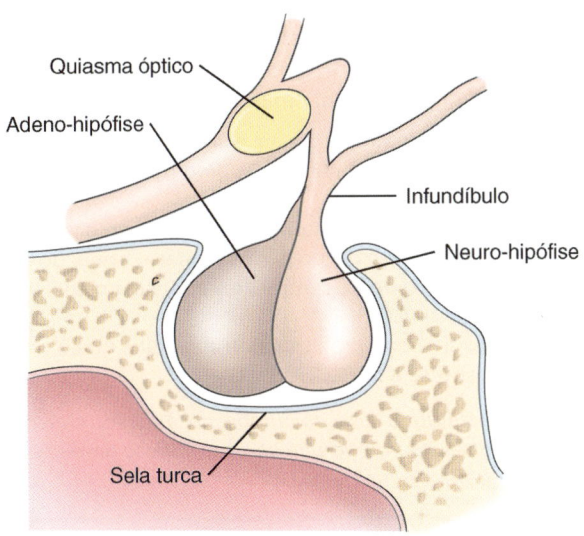

Figura 31.1 Relações entre a hipófise e o quiasma óptico.

femininas sem gravidez/amamentação) e infertilidade feminina. Nos homens, esses tumores podem causar hipogonadismo, perda da libido e disfunção erétil. Como esse distúrbio não é diagnosticado precocemente, o tumor geralmente é volumoso e, por esta razão, é comum encontrar queixas visuais causadas pela compressão do quiasma óptico (Figura 31.1) e cefaleia.

### Fatores de risco

A neoplasia endócrina múltipla do tipo 1 (NEM1) é um distúrbio hereditário diretamente associado ao desenvolvimento de tumores hipofisários.

### Manifestações clínicas e avaliação

Os tumores eosinofílicos que se desenvolvem nos primeiros anos de vida causam gigantismo. O indivíduo afetado pode ter mais de 2,10 metros de altura e aumentos proporcionais de todas as dimensões, mas pode ser tão fraco e letárgico que mal consegue ficar de pé. Quando a doença começa na vida adulta, o crescimento esquelético excessivo ocorre apenas nos pés, nas mãos, na proeminência superciliar, nas eminências malares, no nariz e no queixo, condição conhecida como *acromegalia*. Todos os tecidos e órgãos do corpo também crescem. Nos casos típicos, os clientes têm cefaleia grave e distúrbios visuais porque os tumores comprimem os nervos ópticos (Porth e Matfin, 2009). A avaliação da visão central e dos campos visuais pode indicar perda da capacidade de discriminar cores, diplopia (visão dupla) ou cegueira em parte de um campo visual. Esses tumores estimulam a síntese de proteínas, que promove o crescimento de todos os órgãos; aumentam a gliconeogênese hepática, causando hiperglicemia; e causam descalcificação do esqueleto, fraqueza muscular e distúrbios endócrinos.

Os tumores basofílicos causam doença de Cushing, cujas manifestações clínicas estão associadas à secreção excessiva de ACTH pela glândula hipófise. Isso pode causar masculinização e amenorreia nas mulheres, obesidade troncular, hipertensão, pele fina, fácies de lua cheia, estrias cutâneas arroxeadas e osteoporose.

Os tumores cromofóbicos representam 90% dos tumores hipofisários. Em geral, esses tumores não secretam hormônios, mas destroem o restante da glândula hipófise e causam hipopituitarismo. Como a glândula hipófise secreta hormônio do crescimento, hormônio tireoestimulante (TSH), ADH, hormônio adrenocorticotrófico, hormônio luteinizante, hormônio foliculoestimulante e prolactina, os sinais e sintomas variam e dependem dos hormônios específicos em níveis insuficientes, mas podem incluir: emagrecimento, sonolência, cabelos finos e ralos; pele seca, mole e pálida; estatura baixa; e ossos pequenos. Os clientes também têm cefaleia, perda da libido e déficits visuais com progressão para cegueira. Outros sinais e sintomas são poliúria, polifagia, redução da **taxa metabólica basal** e temperatura corporal abaixo do normal.

O diagnóstico baseia-se na história de saúde e no exame físico detalhados, inclusive avaliação da acuidade visual e dos campos visuais. A tomografia computadorizada (TC) e a ressonância magnética (RM) revelam a existência e as dimensões dos tumores hipofisários. Quando os outros dados são inconclusivos, os níveis séricos dos hormônios hipofisários podem ser determinados, assim como as concentrações circulantes dos hormônios secretados pelos órgãos periféricos (p. ex., tireoide e suprarrenais) para ajudar a estabelecer o diagnóstico.

## Manejo clínico

A **hipofisectomia** por abordagem transesfenoidal é o tratamento preferido para clientes com tumores hipofisários. Os tumores localizados dentro da sela turca e os adenomas hipofisários pequenos podem ser removidos por uma abordagem transesfenoidal: o cirurgião faz uma incisão sob o lábio superior (sublabial) ou por abordagem endonasal, conseguindo, assim, acesso sucessivamente à cavidade nasal, ao seio esfenoide e à sela turca. As técnicas de microcirurgia utilizadas com a abordagem transesfenoidal asseguram iluminação, amplificação e visualização mais claras, de modo que as estruturas vitais adjacentes podem ser evitadas. A abordagem transesfenoidal permite acesso direto à sela turca com riscos mínimos de traumatismo e hemorragia. Essa abordagem evita os riscos da craniotomia, e o desconforto pós-operatório é semelhante ao causado pelos outros procedimentos cirúrgicos transnasais.

No período pré-operatório, o cliente faz vários exames endócrinos, como avaliação rinológica (para determinar as condições dos seios paranasais e da cavidade nasal) e exames neurorradiológicos (Lubbe e Semple, 2008). Os exames do fundo de olho e dos campos visuais também são realizados porque, em alguns casos, os tumores hipofisários podem causar compressão localizada do nervo ou quiasma óptico. Além disso, as secreções nasofaríngeas são enviadas para cultura de maneira a detectar infecção sinusal, que seria uma contraindicação à abordagem transesfenoidal.

Os **corticoides** podem ser administrados antes e depois da cirurgia porque a hipófise secreta ACTH. Além disso, a remoção da glândula hipófise pode alterar a função de muitos sistemas do corpo. Por exemplo, a remoção parcial ou total da hipófise pode causar supressão das menstruações e infertilidade. O tratamento de reposição de corticoide e hormônio tireóideo é necessário nesses casos. Além disso, antes da cirurgia, pode-se administrar octreotida para reduzir as dimensões do tumor hipofisário e inibir a síntese ou a secreção do hormônio do crescimento e, deste modo, melhorar as condições clínicas do cliente.

Os cuidados pós-operatórios enfatizam a prevenção de infecção e a promoção da cicatrização porque o procedimento cirúrgico viola as mucosas orais e nasais. Os fármacos indicados podem incluir antimicrobianos (mantidos até que os tampões nasais sejam retirados), corticoides, analgésicos para aliviar o desconforto e fármacos para tratar DI (Comerford, 2007).

## Manejo de enfermagem

Os cuidados de enfermagem pré-operatórios para clientes submetidos à ressecção transesfenoidal de tumores hipofisários incluem ensiná-los a realizar exercícios de respiração profunda antes da cirurgia e instruí-los a evitar tossir vigorosamente, assoar o nariz, beber líquido com canudos ou espirrar, uma vez que essas ações podem aumentar a pressão na área operada e causar extravasamento de líquido cefalorraquidiano (LCR). Isso é causado por uma laceração da dura-máter, ou seja, da membrana mais externa que circunda o cérebro e a medula espinal e que contém o LCR. Se o LCR descer e sair pelas narinas (rinorreia), as bactérias também podem subir para as meninges. Por essa razão, a enfermeira deve verificar se há sinais de irritação meníngea, inclusive rigidez de nuca, elevação da temperatura e alterações do estado mental. Ela deve instruir o cliente a evitar atividades como abaixar-se ou fazer esforço para urinar ou defecar porque isso pode aumentar a pressão intracraniana (PIC).

Os cuidados de enfermagem pós-operatórios incluem o monitoramento dos sinais vitais de modo a avaliar as funções hemodinâmica, cardíaca e respiratória. A enfermeira deve avaliar a acuidade visual e os campos visuais a intervalos regulares, em vista da proximidade anatômica entre a hipófise e o quiasma óptico. Uma técnica de avaliação é pedir ao cliente para contar o número de dedos da mão levantada da enfermeira. Indícios de redução da acuidade visual podem sugerir um hematoma em expansão. Além disso, a enfermeira deve levantar a cabeceira do leito a 15 a 30° e manter a cabeça do cliente na linha média para evitar compressão das veias do pescoço, reduzir a pressão na sela turca e facilitar a drenagem venosa do cérebro (reduzindo, deste modo, a possibilidade de elevação da PIC). As dosagens dos eletrólitos séricos e a documentação do balanço hídrico orientam a reposição hidreletrolítica e avaliam a possibilidade de DI. A densidade urinária deve ser medida sempre que o cliente urinar. O peso também deve ser determinado diariamente para avaliar o volume de líquidos. Em geral, os líquidos podem ser oferecidos quando o indivíduo não sente mais náuseas e, em seguida, o cliente pode voltar a ingerir uma dieta regular.

A enfermeira deve examinar frequentemente o tampão nasal introduzido durante a cirurgia para detectar drenagem de sangue ou LCR (Boxe 31.1). Em geral, os clientes devem ser instruídos a respirar pela boca em vez de fazê-lo pelo nariz. A enfermeira deve realizar a higiene oral do cliente a cada quatro horas ou menos, já que ele pode ter ressecamento excessivo da boca. Além disso, o cliente deve ser instruído a não escovar os dentes até que a incisão realizada acima dos dentes tenha cicatrizado (caso uma abordagem sublabial tenha sido usada).

---

**BOXE 31.1 — Avaliação inicial direcionada.**

**Extravasamento de líquido cefalorraquidiano**

Esteja atenta aos seguintes sinais e sintomas:
- Drenagem copiosa de líquido límpido pelo nariz ou pela orelha
- Teste do anel duplo: o líquido eliminado pelo nariz ou pelo canal auditivo externo pode resultar no sinal do anel duplo, que é um círculo central de sangue e um anel mais claro externo de LCR
- O teste positivo para betatransferrina indica que o material eliminado seja LCR

*Nota: os resultados das dosagens de glicose, cloreto e proteínas totais do líquido não são específicos nem conclusivos para LCR.*

De Smith, M.L., Bauman, J.A., & Grady, M.S. (2009). Chapter 42: Neurosurgery. In F.C. Brunicardi, D.K. Andersen, T.R. Billiar, D.L. Dunn, J.G. Hunter, J.B. Matthews & R.E. Pollock. Schwartz's principles of surgery (9th ed.). New York: McGraw-Hill Professional.

---

As medidas para ajudar o cliente a manter a higiene oral e a umidade das mucosas incluem oferecer bochechos com soro fisiológico, usar um vaporizador, aplicar um bálsamo labial e usar umidificador ambiente. Em geral, o tampão nasal é retirado após a cirurgia 3 a 4 dias, só então a área ao redor das narinas pode ser limpa com a solução prescrita para remover sangue ressecado e umidificar as mucosas (Hickey, 2009). Além disso, os antibióticos IV devem ser administrados conforme a prescrição para evitar que o cliente desenvolva infecções.

## Diabetes insípido

O DI é um distúrbio da neuro-hipófise que se caracteriza pela deficiência de ADH (também conhecido como vasopressina). Em geral, esse distúrbio evidencia-se por sede excessiva (polidipsia) e volumes grandes de urina diluída. É útil lembrar os três "D": **d**iabetes insípido, **A**DH reduzido e **d**iurese. Existem três tipos de DI: neurogênico, nefrogênico e polidipsia psicogênica.

### Fisiopatologia

O DI neurogênico caracteriza-se por início súbito resultante da destruição da neuro-hipófise, que interrompe a produção de vasopressina. O DI nefrogênico geralmente é causado pela lesão dos túbulos renais por alguns fármacos e resulta na incapacidade de conservar água. O DI psicogênico é causado pela ingestão excessiva de água.

### Fatores de risco

O DI pode ser causado por traumatismo craniano, tumor cerebral, ablação cirúrgica ou irradiação da hipófise. Além disso, esse distúrbio pode ocorrer com infecções do sistema nervoso central (p. ex., meningite, encefalite ou tuberculose) ou tumores (p. ex., linfoma ou metástases do câncer de mama ou pulmão). Outra causa de DI é a incapacidade de os túbulos renais responderem ao ADH. Essa forma nefrogênica do DI pode estar relacionada com hipopotassemia, hipercalcemia e vários fármacos (p. ex., lítio, demeclociclina, que reduzem a capacidade renal de reabsorver água). A incidência do DI agudo depois de traumatismo craniano grave é alta, especialmente quando há lesões com perfuração. Os fatores de risco independentes para DI são escore igual ou menor que 8 na Escala de Coma de Glasgow, edema cerebral e escore igual ou maior que 3 no Escore Abreviado de Lesão Cerebral (Head Abbreviated Injury Score, ou HAIS). O DI agudo está associado ao aumento expressivo da mortalidade (Hadjizacharia, Beale, Inaba et al., 2008).

## Manifestações clínicas e avaliação

Sem a ação do ADH nos segmentos distais dos néfrons dos rins, os clientes eliminam diariamente grandes volumes (3 a 20 ℓ) de urina muito diluída com noctúria, aumento da frequência urinária e densidade urinária entre 1,001 e 1,005. Os sinais e sintomas de déficit de volume de líquidos encontrados nos clientes que não conseguem compensar a eliminação profusa de urina são:

- Emagrecimento
- Turgor cutâneo reduzido
- Mucosas ressecadas
- Frequência cardíaca alta
- Hipotensão.

Em razão da sede intensa, o cliente tende a ingerir 2 a 20 ℓ de líquidos por dia e, em geral, prefere água gelada. O início do DI pode ser repentino ou insidioso. A doença não pode ser controlada pela limitação da ingestão de líquido, porque a eliminação excessiva de urina continua mesmo que a água perdida não seja reposta. A restrição da ingestão de líquidos pode levar o cliente a sentir sede insaciável e desenvolver hipernatremia com desidratação grave.

O DI não tem um exame diagnóstico específico. Para o estabelecimento desse diagnóstico é necessário coletar cuidadosamente a urina de 24 h para determinar seu volume e dosar o nível de creatinina. Volumes urinários menores que 2 ℓ em 24 h (sem hipernatremia) descartam a existência de DI.

Se houver suspeita de DI central, o médico pode realizar um *teste de estimulação com vasopressina*. A desmopressina (DDAVP, ou desamino arginina vasopressina) é administrada por via intranasal, subcutânea ou intravenosa e, em seguida, são realizadas determinações dos volumes, da densidade e/ou da osmolalidade urinária. Se o DI for causado por um distúrbio central ou neurogênico, a administração do ADH aumenta a osmolalidade urinária em mais de 50% (a urina torna-se mais concentrada). Contudo, se a causa for nefrogênica, o aumento da osmolalidade urinária é pequeno ou nulo, já que os rins não conseguem responder ao ADH. Além disso, também devem ser realizadas dosagens plasmáticas para diabetes melito (glicose), desidratação e azotemia (ureia), hipercalcemia (cálcio), hipopotassemia (potássio) e hiperuricemia (ácido úrico).

Outros exames diagnósticos incluem determinações simultâneas dos níveis plasmáticos de ADH e das osmolalidades plasmática e urinária. A Tabela 31.1 resume as anormalidades laboratoriais. O teste de privação de líquidos também pode ser considerado; contudo, este teste é contraindicado quando o sódio sérico do cliente está elevado. Esse teste consiste em interromper a administração de líquidos por 8 a 12 h, ou até que o cliente tenha perdido 3 a 5% do peso corporal. O cliente deve ser pesado frequentemente durante o teste. As determinações das osmolalidades plasmática e urinária devem ser realizadas no início e no final do teste. A incapacidade de aumentar a densidade e a

**Tabela 31.1** Exames laboratoriais para diabetes insípido.

| Exame | Níveis normais | Níveis críticos | Implicações de enfermagem |
|---|---|---|---|
| Osmolalidade sérica | 288 a 291 mOsm/kg | > 295 mOsm/kg | Os clientes ficam sem ingerir líquidos por 4 a 18 h. A enfermeira determina a osmolalidade e a densidade urinária e o peso do cliente de hora em hora. Se o cliente perder mais de 3% do peso corporal, a osmolalidade sérica deve ser determinada |
| Osmolalidade urinária | 700 a 1.400 mOsm/kg | < 200 mOsm/kg | |
| Densidade urinária | ≥ 1,015 | 1,001 a 1,005 | |
| Sódio plasmático | 135 a 145 mEq/ℓ | > 145 mEq/ℓ | O cliente é monitorado para detectar hipernatremia causada por lesões hipotalâmicas que provocam distúrbio da regulação osmótica, mas preservam a regulação do volume por meio da secreção de hormônio antidiurético (ADH) |
| Níveis séricos de ADH | 1,3 a 4,1 pg/mℓ (os níveis variam ligeiramente entre os diferentes laboratórios) | Determinam se os níveis séricos de ADH estão baixos no diabetes insípido; por exemplo, com diabetes insípido central, os níveis devem ser < 1,1 pg/mℓ | Se três dosagens sucessivas da osmolalidade urinária de hora em hora não indicarem alteração, administre 5 unidades de vasopressina e determine a osmolalidade urinária uma hora depois. O ADH sérico é usado para definir o tipo de diabetes insípido; por exemplo, no DI primário, oscila na faixa de 3 a 7,5 pg/mℓ, enquanto no diabetes insípido nefrogênico varia de 12 a 13 pg/mℓ. A enfermeira deve lembrar que os níveis séricos do ADH sempre são interpretados com relação à osmolalidade sérica |

De Wallach, J.(2007). *Interpretation of diagnostic test* (8th ed.). Philadelphia: Lippincott Williams & Wilkins.

osmolalidade urinária é típica do DI. O cliente continua a excretar volumes grandes de urina com densidade baixa e perde peso, a osmolalidade plasmática aumenta e os níveis séricos do sódio aumentam. Durante o teste de privação, pode-se administrar ADH ou vasopressina por via subcutânea, conforme descrito antes. As condições clínicas do cliente devem ser monitoradas frequentemente em vista do risco de ocorrer desidratação grave. O teste é interrompido quando o cliente apresenta taquicardia, perda excessiva de peso ou hipotensão.

Após o diagnóstico ser confirmado, mas a causa (p. ex., traumatismo craniano) não está definida, o cliente ainda pode ser avaliado quanto à existência de tumores que possam ter causado o problema.

## Manejo clínico

Os objetivos do tratamento clínico são repor ADH (que geralmente faz parte de um programa terapêutico de longa duração), assegurar a reposição adequada de líquidos e detectar e corrigir a lesão intracraniana coexistente.

A desmopressina/DDAVP (um derivado sintético da vasopressina) é usada para controlar o balanço de líquidos e evitar desidratação. A desmopressina não tem os mesmos efeitos vasculares do ADH natural. Por essa razão, esse fármaco é especialmente valioso em razão de sua ação mais duradoura e dos efeitos colaterais menos comuns, em comparação com as outras preparações usadas no passado para tratar essa doença. A DDAVP é administrada por via intranasal por um tubo plástico flexível calibrado. Em geral, o cliente necessita de uma ou duas aplicações diárias (a cada 12 a 24 h) para controlar seus sintomas (Fitzgerald, 2007).

Outros fármacos usados para tratar clientes com DI são vasopressina (uso intramuscular), clorpropamida, diuréticos tiazídicos (que potencializam os efeitos da vasopressina) e/ou inibidores de prostaglandina (p. ex., ibuprofeno, indometacina e ácido acetilsalicílico). A administração intramuscular de ADH (solução oleosa de tanato de vasopressina) é usada quando a via intranasal não é exequível. Esse fármaco deve ser administrado a cada 24 a 96 h. O frasco com o fármaco deve ser aquecido ou agitado vigorosamente antes da administração. A injeção é aplicada ao anoitecer, de modo que os efeitos máximos ocorram durante o período de sono. Cólicas abdominais são um dos efeitos colaterais desse fármaco. O rodízio dos locais de aplicação das injeções é necessário para evitar lipodistrofia. O cliente tratado com clorpropamida deve ser alertado quanto à possibilidade de ter reações hipoglicêmicas. Quando o DI tem origem renal, os tratamentos citados antes são ineficazes. Diuréticos tiazídicos, restrição suave de sal e inibidores de prostaglandina (ibuprofeno, indometacina e ácido acetilsalicílico) são usados para tratar DI nefrogênico. Não há tratamento eficaz para DI psicogênico (Jameson e Weetman, 2008).

## Manejo de enfermagem

Os manejos de enfermagem para clientes com DI são manter o volume adequado de líquidos, monitorar o peso, administrar vasopressina prescrita, monitorar os sinais vitais e documentar o balanço hídrico do cliente. Em vista de suas propriedades vasoconstritoras, a vasopressina deve ser evitada nos clientes com doença coronariana ou vascular preexistente. Os clientes com possível DI precisam ser apoiados enquanto realizam os exames para detectar uma lesão craniana potencial. A enfermeira deve informar o cliente e seus familiares quanto ao acompanhamento clínico e às medidas de emergência; fornecer orientações específicas verbais e por escrito; demonstrar como administrar os fármacos; e observar as demonstrações do que foi aprendido (se for necessário). A enfermeira também deve fornecer orientações sobre como medir o peso diariamente para determinar quanto líquido é acumulado ou perdido. Essa informação permite que o médico titule a dose de vasopressina evitando, assim, doses excessivas ou insuficientes. Por exemplo, doses altas de vasopressina causam retenção de líquidos e aumento do peso. Por outro lado, doses baixas ou insuficientes de vasopressina causam diurese excessiva (poliúria) e perda de peso. Além disso, a enfermeira deve aconselhar o cliente a usar uma pulseira ou cartão de identificação médica e sempre portar fármacos e informações sobre sua doença.

## Síndrome de secreção inadequada de hormônio antidiurético

### Fisiopatologia

A síndrome de secreção inadequada de hormônio antidiurético (SSIADH) é causada pela secreção excessiva de ADH pela hipófise, mesmo que a osmolalidade sérica esteja abaixo do normal. Os clientes com esse distúrbio não conseguem eliminar urina diluída, retêm água e desenvolvem deficiência subsequente de sódio, conhecida como **hiponatremia dilucional**.

### Fatores de risco

Em geral, a SSIADH não tem origem endócrina. Por exemplo, essa síndrome pode ocorrer nos clientes com carcinomas (pulmão e pâncreas) ou linfomas que sintetizem e secretem ADH. A SSIADH também é encontrada nos clientes com doenças pulmonares como pneumonia grave, pneumotórax e outros distúrbios respiratórios (Porth e Matfin, 2009). Os distúrbios do sistema nervoso central, como traumatismo craniano, cirurgia ou tumor cerebral e infecção, também podem causar SSIADH por estimulação direta da hipófise. A infecção pelo HIV também está associada a essa síndrome, que pode estar relacionada com uma infecção dos pulmões (pneumonia por *Pneumocystis*) ou do sistema nervoso central, ou uma neoplasia maligna (Porth e Matfin, 2009). Fármacos como vincristina, fenotiazinas, antidepressivos tricíclicos, diuréticos tiazídicos e nicotina podem causar SSIADH, seja por estimulação direta da hipófise ou por aumento da sensibilidade dos túbulos renais ao ADH circulante.

### Manifestações clínicas e avaliação

As manifestações clínicas da SSIADH são hiponatremia (sódio < 134 mEq/$\ell$), osmolalidade sérica baixa (< 280 mOsm/kg) com osmolalidade urinária inadequadamente alta e sódio urinário maior que 20 mEq/$\ell$ (Fukagawa, Kurokawa e Papadakis, 2007). A enfermeira deve obter uma história detalhada para excluir outras causas de hiponatremia, inclusive insuficiência cardíaca, suprarrenal ou renal. À avaliação, os clientes geralmente têm sinais vitais normais, mucosas hidratadas e turgor cutâneo normal, sem edema. A água reabsorvida tende a acumular-se no compartimento intracelular em vez de intersticial e, por essa razão, os clientes têm volemia normal (euvolêmicos). Os clientes com SSIADH causada por hiponatremia grave geralmente têm sinais e sintomas mais agudos, inclusive confusão mental, letargia, fraqueza, mioclonia, asterixe, reflexos reduzidos, convulsões generalizadas e coma secundário ao edema cerebral coexistente.

## Manejo clínico

O tratamento clínico consiste em determinar e eliminar a causa subjacente. Os diuréticos como a furosemida podem ser administrados aos clientes com restrição da ingestão de líquidos (menos de 1 a 2 ℓ de água por dia). Quando há hiponatremia grave, pode ser necessário administrar cloreto de sódio a 3% por via IV com restrição de líquido e furosemida. Como a água retida é excretada lentamente pelos rins, o volume de líquidos extracelulares é reduzido e a concentração sérica de sódio aumenta gradativamente até os níveis normais.

## Manejo de enfermagem

Os cuidados de enfermagem são monitorar cuidadosamente o balanço hídrico, pesar o cliente diariamente, acompanhar as dosagens bioquímicas da urina e do sangue e avaliar o estado neurológico. A enfermeira deve verificar se há sinais neurológicos causados pela hiponatremia, inclusive confusão mental, convulsões e *delirium*.

### Alerta de enfermagem

*Nos casos apropriados, a enfermeira deve adotar precauções para convulsões a fim de proteger os clientes de acidentes e evitar aspiração. Mantenha oxigênio e equipamento de aspiração à beira do leito. Assegure que as grades laterais do leito estejam acolchoadas.*

*Caso ocorra uma convulsão, abaixe a cabeceira do leito e coloque o cliente em decúbito lateral para evitar aspiração e proteger as vias respiratórias.*

Caso tenha sido prescrito, a enfermeira deve monitorar cuidadosamente a administração de solução salina hipertônica, porque uma das complicações do tratamento excessivo com solução salina a 3% é mielinólise pontina central (MPC) (Boxe 31.2). Medidas de apoio e explicações dos procedimentos realizados ajudam os clientes com esse distúrbio.

## Doenças da tireoide

### Hipotireoidismo

O hipotireoidismo é resultante dos níveis insuficientes de hormônio tireóideo. A deficiência da tireoide pode afetar todas as funções do corpo e seu espectro pode variar dos casos subclínicos brandos até o coma mixedematoso, que é causado pelo hipotireoidismo potencialmente fatal.

Os clientes com hipotireoidismo podem ter doença primária ou tireóidea e, neste último caso, a própria glândula tireoide

### BOXE 31.2 Fisiopatologia em foco.

#### Mielinólise pontina cerebral

Mielinólise pontina cerebral (MPC) é uma complicação grave que ocorre depois da correção excessivamente rápida da hiponatremia. A elevação rápida do sódio sérico com alteração resultante da osmolalidade sérica faz com que a água seja atraída para dentro das células cerebrais. As alterações do volume dessas células (em razão da saída da água do interior das células cerebrais) danificam a bainha de mielina (que protege os nervos). Essas alterações podem causar morbidade neurológica significativa e morte. A manifestação clínica mais comum de MPC é depressão do nível de consciência.

está afetada. Se a causa da disfunção tireóidea for a falência da glândula hipófise ou do hipotálamo (ou de ambos), a doença é descrita como *hipotireoidismo central*. Se a causa for basicamente um distúrbio hipofisário, a doença pode ser descrita como *hipotireoidismo hipofisário* ou *secundário*. Se a causa for um distúrbio hipotalâmico que acarrete secreção insuficiente de TSH em razão da estimulação reduzida pelo TRH, a condição é conhecida como *hipotireoidismo hipotalâmico* ou *terciário*. Se houver deficiência da glândula tireoide desde o nascimento, o hipotireoidismo é conhecido como *cretinismo*. Nesses casos, as mães também podem ter deficiência de hormônio tireóideo.

### Fisiopatologia

Com o hipotireoidismo, a produção reduzida de tiroxina ($T_4$) acarreta a estimulação da liberação de TSH pela glândula hipófise. Em seguida, o TSH estimula a secreção de tri-iodotironina ($T_3$) para aumentar a produção de $T_4$, resultando em hipertrofia da glândula tireoide. As anormalidades laboratoriais incluem níveis baixos de $T_3$ e $T_4$ e concentrações altas de TSH.

### Fatores de risco

Nos adultos, a causa mais comum de hipotireoidismo é tireoidite autoimune (**doença de Hashimoto**), na qual o sistema imune ataca a glândula tireoide. O hipotireoidismo pode ocorrer nos clientes que já tiveram hipertireoidismo e foram tratados com iodo radioativo ou fármacos antitireoidianos, ou por **tireoidectomia**. A incidência de hipotireoidismo é mais alta entre os clientes que fizeram radioterapia para câncer da cabeça e do pescoço. Por essa razão, as provas de função tireóidea estão recomendadas para todos os clientes que fizeram radioterapia.

Alguns estudos demonstraram que o hipotireoidismo afeta mulheres com frequência cinco vezes maior que os homens e ocorre mais comumente entre as idades de 30 e 60 anos. Além disso, o hipotireoidismo brando a moderado crônico é detectado frequentemente nos indivíduos idosos. A explicação para a prevalência mais alta do hipotireoidismo na população idosa pode estar relacionada com as alterações da função imune associadas ao envelhecimento. A doença subclínica é comum entre as mulheres idosas e pode ser

> **BOXE 31.3 Considerações gerontológicas.**
>
> **Hipotireoidismo**
>
> Os indivíduos idosos frequentemente apresentam sinais e sintomas atípicos de hipotireoidismo. Por exemplo, um cliente idoso pode ter pouco ou nenhum sintoma até que a disfunção seja grave. Depressão, apatia e limitação da mobilidade são sinais e sintomas iniciais significativos, que podem ser acompanhados de aumento expressivo do peso, apesar do apetite reduzido. Além disso, constipação intestinal é uma queixa frequente, que acomete um quarto dos clientes idosos com hipotireoidismo. Nos clientes idosos com hipotireoidismo brando a moderado, a reposição de hormônio tireóideo deve ser iniciada com doses baixas e aumentada gradativamente para evitar efeitos colaterais cardiovasculares e neurológicos graves. (Lembre-se: "começar com doses baixas e aumentar lentamente".) Em geral, a reposição de hormônio tireóideo começa com um quarto a metade da dose esperada, que pode ser aumentada a incrementos pequenos com intervalos mínimos de 4 a 6 semanas. Alguns clientes podem ter angina quando a reposição de hormônio tireóideo é iniciada rapidamente, se já tiverem doença arterial coronariana secundária ao hipotireoidismo ou à aterosclerose preexistente. Insuficiência cardíaca e taquiarritmias podem se agravar durante a transição do hipotireoidismo para o estado metabólico normal. A demência pode tornar-se mais pronunciada durante o início da reposição de hormônio tireóideo nos clientes idosos.
>
> Os clientes idosos com hipotireoidismo grave e aterosclerose podem ficar confusos e agitados se a taxa metabólica aumentar muito rapidamente. Há melhora clínica acentuada depois de iniciar a reposição de hormônio tireóideo, que deve ser mantida por toda a vida. O cliente idoso deve fazer monitoramento periódico dos níveis séricos do TSH. Além disso, os clientes idosos devem ser alertados de que a interrupção do tratamento de reposição pode causar complicações. A história de saúde detalhada pode identificar a necessidade de orientações adicionais quanto à importância da administração segura dos fármacos.
>
> Complicações como mixedema e coma mixedematoso geralmente ocorrem apenas nos clientes com mais de 50 anos de idade. A taxa de mortalidade alta do coma mixedematoso indica a necessidade imediata de administrar hormônio tireóideo por via IV, bem como adotar medidas de suporte e monitorar as complicações cardíacas, principalmente nos clientes com cardiopatia isquêmica.

assintomática ou confundida com outros distúrbios clínicos. Por exemplo, sinais e sintomas sutis de hipotireoidismo, como fadiga, dores musculares e confusão mental, podem ser atribuídos ao processo de envelhecimento normal pelo cliente, por seus familiares e pelos profissionais de saúde. Desse modo, a triagem dos níveis de TSH é recomendável para as mulheres com mais de 50 anos que apresentem um ou mais sintomas. O Boxe 31.3 descreve algumas considerações gerontológicas.

## Manifestações clínicas e avaliação

As manifestações clínicas do hipotireoidismo são subdivididas em sinais e sintomas iniciais e tardios e são atribuídas à redução dos processos metabólicos. Os sinais e sintomas iniciais do hipotireoidismo são inespecíficos e podem incluir fadiga ou sonolência, perda da libido ou amenorreia, apatia ou lentidão física e mental, edema sem cacifo ou derrames pleurais e pericárdicos. As queixas de queda dos cabelos, unhas frágeis e pele seca são comuns. O cliente frequentemente se queixa de constipação intestinal. Parestesias (dormência e formigamento nos dedos das mãos) e síndrome do encarceramento neural (conhecida como síndrome pontina ventral) foram associadas aos distúrbios endócrinos como o hipotireoidismo, mas a causa não está bem definida. Alguns clientes também podem ter déficit auditivo.

Os sinais e sintomas tardios incluem fala lenta, respostas emocionais embotadas, apatia, ausência de transpiração, intolerância ao frio, constipação intestinal, espessamento da pele (atribuído à acumulação de mucopolissacarídeos nos tecidos subcutâneos), dispneia, aumento do peso, adelgaçamento dos cabelos, alopecia e surdez. À avaliação clínica, os clientes geralmente têm edema palpebral, edema com cacifo nos membros inferiores, bradicardia, hipotensão e hipotermia. A Figura 31.2 ilustra as manifestações clínicas do hipotireoidismo.

O hipotireoidismo avançado pode causar transtornos da personalidade e da função cognitiva, que são típicos da demência. As anormalidades respiratórias incluem derrame pleural, fraqueza dos músculos respiratórios, ventilação inadequada e apneia do sono.

O hipotireoidismo grave está associado a elevação dos níveis séricos de colesterol, aterosclerose, doença arterial coronariana, disfunção ventricular esquerda e derrame pericárdico. Além disso, o cliente com hipotireoidismo grave geralmente tem temperatura e frequência de pulso abaixo dos níveis normais. Em geral, o cliente começa a ganhar peso, mesmo que não aumente a ingestão alimentar, embora possa apresentar caquexia. Os cabelos ficam mais finos e caem e a face torna-se inexpressiva e impassível (como se o cliente usasse uma máscara). Os clientes frequentemente se queixam de frio, mesmo que estejam em um ambiente aquecido.

### *Alerta farmacológico*

*O cliente com hipotireoidismo avançado tem hipotermia grave (32,8 a 35°C) e é extremamente sensível aos sedativos, opioides e anestésicos. Por essa razão, esses fármacos devem ser administrados com extrema cautela. Se for necessário usar esses fármacos, os sinais vitais do cliente (frequência cardíaca, pressão arterial, temperatura corporal e frequência respiratória) devem ser monitorados cuidadosamente.*

O termo **mixedema** refere-se à acumulação de mucopolissacarídios nos tecidos subcutâneos e outros tecidos intersticiais, causando edema sem cacifo. A acumulação de líquido é responsável pelo aspecto congesto típico da face e dos olhos (edema

## Manejo clínico

### Reposição hormonal

O objetivo principal do tratamento clínico do hipotireoidismo é recuperar o estado metabólico normal por reposição do hormônio escasso, neste caso com levotiroxina (tiroxina; $T_4$). A levotiroxina sintética é a preparação preferencial para o tratamento do hipotireoidismo e para suprimir os **bócios** atóxicos (crescimento da glândula tireoide). A dose da reposição hormonal depende da concentração sérica do TSH do cliente. Quando o tratamento de reposição é adequado, os sinais e sintomas do mixedema desaparecem e a taxa metabólica normal é recuperada.

### Estabilização da função cardíaca

O cliente com hipotireoidismo de longa duração tende a apresentar distúrbios associados à doença coronariana, inclusive níveis séricos altos de colesterol, aterosclerose e doença arterial coronariana (DAC). Enquanto a taxa metabólica está abaixo do normal e os tecidos (inclusive miocárdio) necessitam de quantidades relativamente pequenas de oxigênio, a redução da irrigação sanguínea é tolerada sem sintomas evidentes de DAC. Quando o hormônio tireóideo é administrado, a demanda de oxigênio do miocárdio aumenta sem que o fornecimento de oxigênio seja ampliado e, por essa razão, os clientes devem ser monitorados para detectar complicações cardíacas, como dor torácica e insuficiência cardíaca congestiva. Além disso, os clientes podem ser tratados para angina ou arritmias secundárias à liberação de catecolaminas, cujos níveis podem aumentar durante o tratamento de reposição de hormônio tireóideo. Quando o cliente tem angina ou arritmias, a enfermeira deve avisar imediatamente o médico e interromper a administração do hormônio tireóideo. A reposição hormonal pode ser reiniciada com uma dose menor que a prescrita inicialmente e sob condições de monitoramento cuidadoso por parte do médico que prescreveu o fármaco e da enfermeira.

### Manejo de enfermagem

O plano de cuidados para clientes com hipotireoidismo inclui intervenções de enfermagem específicas, monitoramento rigoroso e orientações ao cliente e à família.

### Monitoramento das condições físicas

A enfermeira deve monitorar cuidadosamente os sinais vitais e o nível cognitivo do cliente para detectar qualquer deterioração do estado físico e mental; sinais e sintomas sugestivos de que o tratamento aumentou a taxa metabólica muito acima da capacidade de resposta dos sistemas cardiovascular e pulmonar; e limitações persistentes ou derrames pleurais e pericárdicos (complicações do mixedema). O volume normal de líquido pericárdico varia de 15 a 50 m$\ell$ e de líquido pleural entre 10 e 20 m$\ell$ (Porth, 2007). A Tabela 31.2 descreve os derrames pericárdicos e pleurais.

### Medidas de suporte à vida

Os cuidados de enfermagem para os clientes com hipotireoidismo grave e coma mixedematoso incluem a manutenção das funções vitais. A gasometria arterial (GA) pode ser avaliada para verificar se há retenção de dióxido de carbono e orientar

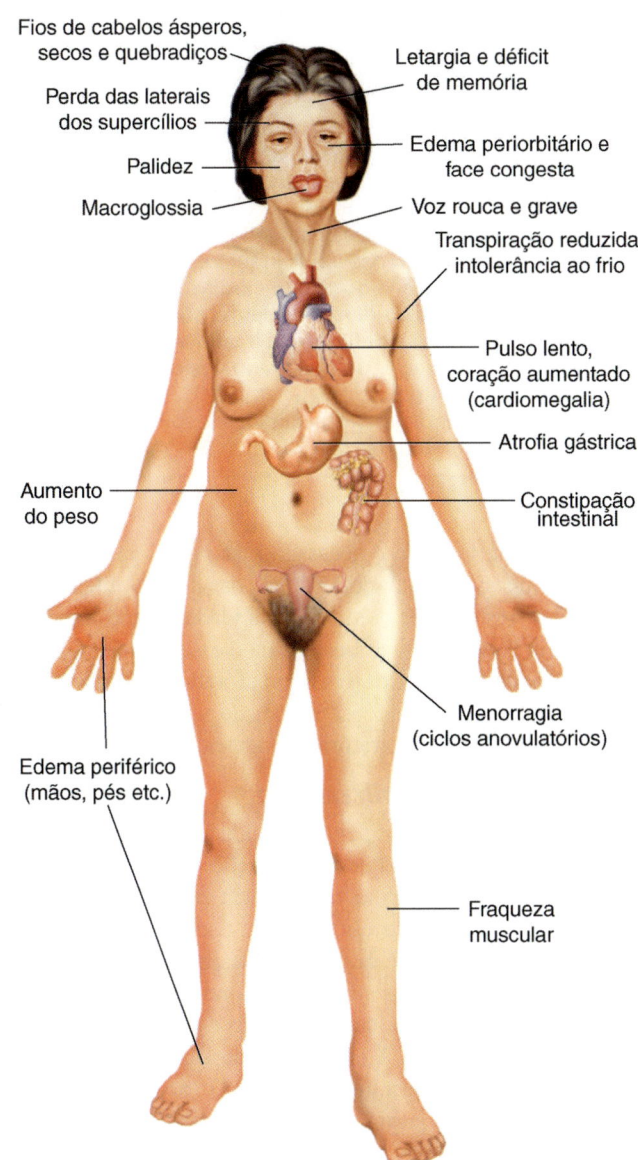

**Figura 31.2** Principais manifestações clínicas do hipotireoidismo. De Porth, C.M., & Matfin, G. (2009). *Pathophysiology: Concepts of altered health states* (8th ed.). Philadelphia: Lippincott Williams & Wilkins.

periorbitário). O líquido mixedematoso pode causar derrames pericárdicos e pleurais (Porth, 2007). O termo coma mixedematoso descreve o estágio grave e extremo do hipotireoidismo, no qual o cliente tem hipotermia e está inconsciente. A letargia crescente pode evoluir para estupor e depois coma. O coma mixedematoso também pode ocorrer nos clientes com hipotireoidismo não diagnosticado e pode ser desencadeado por infecções ou outras doenças sistêmicas, ou pela administração de sedativos ou analgésicos opioides. O *drive* respiratório do cliente está deprimido e isso causa hipoventilação alveolar, retenção progressiva de dióxido de carbono, narcose e coma. Quando combinados com colapso cardiovascular e choque, esses sinais e sintomas devem ser tratados agressiva e intensivamente de modo a assegurar a sobrevivência do cliente. O coma mixedematoso é uma condição clínica de emergência e, mesmo com tratamento rigoroso imediato, a taxa de mortalidade é alta.

**Tabela 31.2** Derrames pericárdicos e pleurais.

| Derrame | Descrição | Resultados da avaliação |
|---|---|---|
| Pericárdico | Quando se acumula líquido no pericárdio, a pressão intrapericárdica aumenta ao redor do coração, causando tamponamento cardíaco. Consequentemente, os ventrículos não conseguem se encher adequadamente, o que reduz o volume ejetado | Tríade de Beck: quando o derrame pericárdico aumenta significativamente a ponto de limitar a função cardíaca, pode ocorrer tamponamento cardíaco (três sinais clínicos)<br>• Bulhas cardíacas abafadas<br>• Distensão das veias jugulares<br>• Diminuição do débito cardíaco |
| Pleural | O líquido acumula-se no espaço pleural e causa sinais e sintomas como dispneia, tosse seca e dor torácica pleurítica | Os sinais do derrame pleural são:<br>• Macicez à percussão do lado afetado<br>• Diminuição do murmúrio vesicular no lado afetado<br>• Diminuição das excursões respiratórias do lado afetado |

o uso da ventilação assistida para reverter a hipoventilação. A oximetria de pulso também pode ajudar a monitorar os níveis de saturação de oxigênio. A enfermeira deve administrar líquidos com cautela, porque existe o risco de intoxicação hídrica. Os níveis da glicose plasmática do cliente devem ser monitorados cuidadosamente, principalmente durante o tratamento de reposição de hormônio tireóideo.

### Alerta de enfermagem
*O hipotireoidismo pode causar hipoglicemia. A causa dessa anormalidade está relacionada com a redução das funções hepáticas, tornando o indivíduo mais suscetível a ter níveis baixos de glicose plasmática.*

Se houver indícios de hipoglicemia, o médico pode prescrever glicose concentrada para fornecer glicose sem causar sobrecarga de volume. Os antidiabéticos orais ou a insulina podem ser administrados para reduzir o efeito da hiperglicemia causada pelo tratamento de reposição de hormônio tireóideo. Os corticoides podem ser necessários em razão da insuficiência adrenocortical associada.

### Prevenção de interações farmacológicas

A enfermeira deve adotar precauções durante o tratamento porque os hormônios tireóideos podem interagir com outros fármacos. Esses hormônios podem aumentar os níveis sanguíneos de glicose, tornando necessários ajustes das doses de insulina ou dos antidiabéticos orais dos clientes diabéticos. Os efeitos do hormônio tireóideo podem ser acentuados pela fenitoína e pelos antidepressivos tricíclicos. Além disso, os hormônios tireóideos podem acentuar os efeitos farmacológicos dos glicosídios digitálicos, dos anticoagulantes e da indometacina, indicando a necessidade de observação e avaliação cuidadosa por parte da enfermeira para detectar efeitos colaterais. Perda óssea e osteoporose também podem ser causadas pelo tratamento de reposição hormonal.

Mesmo em doses baixas, os hipnóticos e os sedativos podem causar sonolência profunda, que persiste por mais tempo do que seria esperado. Além disso, esses fármacos tendem a causar depressão respiratória, que pode ser rapidamente fatal em razão da redução das reservas respiratórias e da hipoventilação alveolar. Quando é necessário usar esses fármacos, as doses devem ser de um terço à metade das que se utilizam habitualmente nos clientes com a mesma idade e o mesmo peso, embora sem disfunção tireóidea. Quando esses fármacos precisam ser usados, o cliente deve ser monitorado cuidadosamente para detectar sinais de narcose (condição semelhante ao estupor) ou insuficiência respiratória iminente.

### Estímulo à mobilização

Estimule o cliente a participar das atividades dentro de sua tolerância pode ajudar a evitar complicações da imobilidade. O cliente com hipotireoidismo sente pouca energia e tem letargia moderada a grave. Por essa razão, o risco de complicações associadas à imobilidade aumenta. A capacidade de realizar exercícios e participar das atividades é ainda mais limitada pelos distúrbios das funções cardiovascular e pulmonar secundárias ao hipotireoidismo. A enfermeira deve ajudar o cliente a realizar o autocuidado e a higiene pessoal e, ao mesmo tempo, estimular o cliente a participar das atividades de acordo com sua capacidade.

### Promoção do conforto e da segurança

O cliente frequentemente tem calafrios e intolerância extrema ao frio, mesmo que o quarto pareça confortável ou quente para outras pessoas. A enfermeira deve fornecer roupas e cobertores extras e proteger o cliente contra correntes de ar. Mantas de aquecimento e cobertores elétricos devem ser evitados, em vista do risco de causar vasodilatação periférica e acentuar ainda mais a perda de calor corporal com colapso vascular. Além disso, o cliente está sujeito a sofrer queimaduras causadas por esses dispositivos quando não sabe que eles foram usados, porque suas respostas estão diminuídas e seu estado mental está deprimido em consequência do hipotireoidismo.

### Fortalecimento dos mecanismos de enfrentamento

O cliente com hipotireoidismo moderado a grave pode ter reações emocionais graves às alterações da sua aparência e imagem corporal e às demoras frequentes até estabelecer o diagnóstico. Os sinais e sintomas iniciais inespecíficos podem ter provocado reações negativas por parte dos familiares e amigos, que podem ter rotulado o cliente como mentalmente instável, rebelde ou preguiçoso para realizar as atividades de autocuidado. À medida que o hipotireoidismo é tratado eficazmente e os sintomas regridem, o cliente pode ter depressão e culpa em razão da progressão e da gravidade que os sintomas alcançaram. A enfermeira deve informar o cliente e seus familiares de que os sintomas e a impossibilidade de detectá-los são comuns e fazem parte da doença propriamente dita. O cliente e seus familiares podem necessitar de ajuda e aconselhamento para lidar com os problemas emocionais e as reações resultantes.

## Hipertireoidismo

Hipertireoidismo é o segundo distúrbio endócrino mais comum, superado apenas pelo diabetes melito.

### Fisiopatologia

O hipertireoidismo é causado pela produção excessiva de $T_3$, $T_4$ ou ambas pela glândula tireoide. A secreção excessiva dos hormônios tireóideos (hipertireoidismo) é evidenciada por taxa metabólica acentuadamente elevada. Outras características do hipertireoidismo são causadas pela resposta exagerada às catecolaminas (epinefrina e norepinefrina) circulantes. A secreção excessiva dos hormônios tireóideos geralmente está associada à glândula tireoide aumentada (bócio).

A **doença de Graves** é uma causa comum de hipertireoidismo. Essa doença é um distúrbio autoimune da glândula tireoide, que resulta na ligação de anticorpos ao TSH, resultando na produção excessiva dos hormônios tireóideos $T_3$ e $T_4$. As mulheres têm risco oito vezes maior de serem acometidas por essa doença que os homens e, em geral, a doença de Graves começa entre a segunda e a quarta décadas de vida (Fitzgerald, 2007). Os sinais e sintomas podem aparecer depois de um choque emocional, estresse ou infecção, mas o significado exato desses fatores desencadeantes não está definido. Outras causas menos comuns de hipertireoidismo são tireoidite (inflamação da tireoide), doses excessivas dos hormônios tireóideos sintéticos e nódulos da tireoide. Os sinais e sintomas do hipertireoidismo também podem ser causados pela secreção excessiva de hormônio tireóideo em consequência da inflamação causada pela irradiação da tireoide, ou da destruição dos tecidos glandulares por um tumor.

Os clientes com hipertireoidismo bem desenvolvido apresentam um conjunto característico de sinais e sintomas associados ao hipermetabolismo (a taxa metabólica basal pode aumentar entre 60 e 100% acima do normal quando um indivíduo tem hipertireoidismo [Porth, 2007]). A evolução da doença pode ser branda, nestes casos evidenciada por remissões e exacerbações seguidas de recuperação espontânea depois de alguns meses ou anos. Quando não é tratada, a doença evolui inexoravelmente e causa emagrecimento, nervosismo, *delirium*, desorientação e insuficiência cardíaca. O termo **tireotoxicose** descreve a hipertiroxinemia *sintomática*. Embora o hipertireoidismo seja um tipo de tireotoxicose, esses dois distúrbios não são idênticos. Ainda que a tireotoxicose possa ser causada pelo hipertireoidismo, outros casos de tireotoxicose estão associados à inflamação da glândula tireoide ou à ingestão de hormônio tireóideo. Nesses casos, há aumento da secreção do hormônio tireóideo armazenado ou da ingestão de hormônio exógeno, mas o cliente não sintetiza mais hormônio. Por fim, uma condição potencialmente fatal do hipertireoidismo, na qual o hipermetabolismo grave afeta vários sistemas do corpo, é conhecida como *crise tireotóxica* ou *tempestade tireoidiana*.

### Manifestações clínicas e avaliação

Os clientes com hipertireoidismo geralmente referem queixa de nervosismo. Em geral, esses clientes são emocionalmente hiperexcitáveis, irritáveis e apreensivos; não conseguem sentar-se tranquilamente. As queixas cardíacas podem incluir palpitações. Nos casos típicos, as frequências rápidas de pulso em repouso oscilam na faixa de 90 a 160 bpm. A pressão arterial sistólica está elevada e o eletrocardiograma (ECG) pode evidenciar taquicardia sinusal ou fibrilação atrial. Os clientes não toleram bem o calor e transpiram profusamente (hiperidrose, ou sudorese excessiva). A pele parece ruborizada e quente, macia e úmida. Os clientes idosos podem referir ressecamento da pele e prurido difuso. Ao exame, pode-se observar tremor fino das mãos e da língua. Os clientes geralmente têm **exoftalmia** (protrusão do globo ocular associado à acumulação anormal de líquidos por trás dos olhos), que confere à face uma expressão de espanto. Outras manifestações clínicas são ingestão alimentar exagerada, emagrecimento progressivo, fadiga muscular anormal, fraqueza (p. ex., dificuldade de subir escadas e levantar da cadeira), amenorreia, fertilidade reduzida e alterações dos padrões intestinais (peristalse exacerbada). O hipertireoidismo também pode causar osteoporose e fraturas.

Ao exame físico, a glândula tireoide está aumentada, é macia à palpação e pode ter pulsações; em muitos casos, é possível palpar um frêmito e auscultar um sopro sobre as artérias tireóideas. Esses sinais indicam ampliação do fluxo sanguíneo na glândula tireoide. Quando a tireoide está hipertrofiada, ela pode comprimir a traqueia ou o esôfago. A enfermeira deve avaliar se o cliente tem angústia respiratória, estridor ou disfagia. Os efeitos cardíacos evidenciados no ECG podem incluir taquicardia sinusal ou arritmias. Além disso, o exame físico pode detectar pulso acelerado e palpitações. Essas alterações podem ser causadas pela sensibilidade exagerada às catecolaminas, ou às alterações do *turnover* dos neurotransmissores. Hipertrofia miocárdica e insuficiência cardíaca podem ocorrer quando o hipertireoidismo é grave e não é tratado. A ausculta pode detectar sopros sistólicos. Descompensação cardíaca na forma de insuficiência cardíaca é comum, principalmente nos clientes idosos; por essa razão, a enfermeira deve avaliar se o cliente tem dispneia, estertores, edema periférico, distensão das veias jugulares e terceira bulha cardíaca ($B_3$). Veja outras considerações gerontológicas no Boxe 31.4. As anormalidades laboratoriais incluem nível sérico baixo de TSH (nos casos de hipertireoidismo primário), níveis altos de $T_3$ e $T_4$ e captação aumentada de iodo radioativo.

### Manejo clínico

O manejo apropriado ao hipertireoidismo depende da causa subjacente e, em geral, consiste em uma combinação de modalidades terapêuticas, inclusive iodo radioativo, fármacos antitireoidianos e tratamento cirúrgico. O tratamento dos clientes com hipertireoidismo tem como objetivos reduzir a hiperatividade da glândula, atenuar os sintomas e evitar complica-

> **BOXE 31.4 Considerações gerontológicas.**
>
> ### Hipertireoidismo
>
> O hipertireoidismo nos idosos é menos comum que o hipotireoidismo. Os clientes com mais de 60 anos representam 10 a 15% dos casos de hipertireoidismo. As manifestações clínicas podem ser muito vagas, inclusive anorexia e emagrecimento, ou fibrilação atrial isolada sem sinais oculares, dificultando a detecção da doença de base. Início recente ou agravação da insuficiência cardíaca ou da angina é mais provável nos clientes idosos que nos mais jovens. Além disso, os clientes idosos podem referir outras queixas cardiovasculares e ter dificuldade de subir escadas ou se levantar de uma cadeira em razão da fraqueza muscular.
>
> A remissão espontânea do hipertireoidismo é rara na população idosa. Os níveis de TSH devem ser dosados nos indivíduos idosos que apresentam deterioração física ou mental inexplicável. Em geral, o uso de iodo radioativo é recomendado para tratar tireotoxicose dos clientes idosos, a menos que a glândula tireoide esteja aumentada e comprima as vias respiratórias. O estado hipermetabólico associado à tireotoxicose deve ser controlado com fármacos antitireoidianos, antes de se administrar iodo radioativo, porque a radioterapia pode desencadear uma crise tireotóxica em razão do aumento da secreção dos hormônios tireóideos.
>
> Os fármacos antitireoidianos geralmente não são recomendados para clientes idosos, porque a incidência de efeitos colaterais (p. ex., granulocitopenia) é maior e há necessidade de monitorar esses clientes frequentemente. Em vista da taxa metabólica alterada pelo hipertireoidismo, pode ser necessário alterar as doses dos outros fármacos usados para tratar outras doenças crônicas dos clientes idosos. Além disso, os fármacos antitireoidianos são considerados menos eficazes no tratamento do bócio nodular tóxico, que é a causa mais comum de tireotoxicose dos clientes idosos.
>
> O uso dos betabloqueadores (p. ex., propranolol) está indicado para reduzir os sinais e sintomas cardiovasculares e neurológicos da tireotoxicose. Esses fármacos devem ser usados com cautela nos indivíduos idosos de modo a atenuar os efeitos adversos na função cardíaca, inclusive insuficiência cardíaca.

ções. A administração de iodo radioativo ($^{131}$I) é a modalidade mais comum de tratamento para doença de Graves (Jameson e Weetman, 2008).

### Tratamento com radioisótopo 131 do iodo ($^{131}$I)

O objetivo do tratamento com iodo radioativo ($^{131}$I) é destruir as células tireóideas hiperativas. Quase todo o iodo administrado e retido no corpo fica concentrado na glândula tireoide. Por essa razão, o isótopo radioativo do iodo também se concentra na glândula tireoide, onde destrói as células tireóideas sem colocar em risco os outros tecidos radiossensíveis. Depois de várias semanas, as células tireóideas expostas ao iodo radioativo são destruídas, reduzindo o hipertireoidismo, mas sempre causando hipotireoidismo.

O cliente deve ser instruído quanto ao que pode esperar depois da ingestão de iodo radioativo (insípido e incolor), que pode ser administrado por um radiologista. Cerca de 95% dos clientes ficam curados com uma dose de iodo radioativo. Os casos restantes (5%) necessitam de duas doses, mas raramente é necessário usar uma terceira dose. A ablação com iodo radioativo provoca inicialmente a liberação aguda de hormônios tireóideos armazenados na glândula e pode levar à agravação dos sintomas. O cliente deve ser observado quanto ao desenvolvimento de sinais de uma **crise tireotóxica** (Boxe 31.5). Betabloqueadores (p. ex., propranolol) ajudam a controlar esses sintomas.

Depois do tratamento com iodo radioativo, o cliente deve ser monitorado cuidadosamente até que alcance um estado de **eutireoidismo**. Em geral, os sinais e sintomas do hipertireoidismo regridem dentro de 3 a 4 semanas. Os clientes devem ser monitorados cuidadosamente para avaliar a função tireóidea, já que a incidência de hipotireoidismo depois desse tipo de tratamento é muito alta. Cerca de 20% dos clientes desenvolvem hipotireoidismo dentro de 2 anos depois do tratamento, em seguida, outros 3 a 5% desenvolvem essa complicação nos anos seguintes (Jameson e Weetman, 2008). Desse modo, os clientes devem ser informados quanto a essa possibilidade antes de iniciar o tratamento e precisam ser acompanhados cuidadosamente ao longo do primeiro ano e, em seguida, anualmente com provas de função tireóidea. Se for necessário, doses pequenas do hormônio tireóideo de reposição podem ser prescritas e aumentadas gradativamente ao longo de alguns meses (até cerca de 12 meses), até que os níveis de $T_4$ livre e TSH estabilizem nas faixas normais.

O iodo radioativo tem sido usado para tratar adenomas tóxicos, bócio multinodular e a maioria dos tipos de tireotoxicose (raramente com sucesso permanente); essa modalidade é preferida para tratar clientes que já passaram da faixa etária reprodutiva e desenvolvem bócio tóxico difuso. O tratamento com iodo radioativo está contraindicado na gravidez, porque pode haver irradiação fetal e risco de hipertireoidismo fetal/neonatal secundário aos anticorpos maternos que estimulam os receptores de TSH e aumentam durante o tratamento com iodo (Laurberg, Bournaud, Karmisholt *et al.*, 2009). A gravidez deve ser adiada por no mínimo 6 meses depois do tratamento.

Uma das principais vantagens do tratamento com iodo radioativo é que ele evita muitos dos efeitos colaterais associados aos fármacos antitireoidianos. Contudo, alguns clientes e seus familiares temem usar preparações radioativas. Por essa razão, os clientes podem preferir usar fármacos antitireoidianos em vez do iodo radioativo.

### Tratamento com fármacos antitireoidianos

A Tabela 31.3 resume os fármacos antitireoidianos. O objetivo do tratamento farmacológico é inibir uma ou mais etapas da síntese ou secreção do hormônio tireóideo. Os fármacos anti-

### BOXE 31.5 — Crise tireotóxica (tireotoxicose, tempestade tireoidiana).

Tireotoxicose (ou crise tireotóxica) é um tipo de hipertireoidismo grave, geralmente com início súbito. A crise tireotóxica é fatal se não for tratada, mas com tratamento apropriado a taxa de mortalidade pode ser reduzida significativamente. O cliente com crise tireotóxica ou tireotoxicose encontra-se em estado crítico e requer observação perspicaz e cuidados de enfermagem rigorosos e de suporte à vida durante e depois da fase aguda da doença.

#### Manifestações clínicas
A crise tireotóxica caracteriza-se por:
- Febre alta (hiperpirexia) acima de 38,5 °C
- Taquicardia extrema (mais de 130 bpm)
- Exacerbação dos sintomas do hipertireoidismo com distúrbios de um sistema vital do organismo – por exemplo, GI (emagrecimento, diarreia, dor abdominal) ou cardiovascular (edema, dor torácica, dispneia e palpitações)
- Estado mental ou neurológico alterado, comumente evidenciado por *delirium*, psicose, sonolência ou coma.

Em geral, a crise tireotóxica potencialmente fatal é desencadeada por estresse (p. ex., trauma, infecção, operações da tireoide ou de outros tipos, extração de dentes, reação à insulina, cetoacidose diabética, gravidez, intoxicação digitálica, interrupção abrupta do tratamento com fármacos antitireoidianos, estresse emocional extremo ou palpação exagerada da glândula tireoide). Esses fatores podem desencadear uma crise tireotóxica nos clientes com hipertireoidismo parcialmente controlado ou sem qualquer tipo de tratamento. Os métodos modernos de diagnóstico e tratamento do hipertireoidismo reduziram expressivamente a incidência das crises tireotóxicas, que hoje em dia são raras.

#### Manejo
Os objetivos imediatos são reduzir a temperatura corporal e a frequência cardíaca e evitar colapso circulatório. As medidas adotadas para alcançar esses objetivos são:
- Colocar uma manta ou cobertor de hipotermia, aplicar bolsas de gelo ou reduzir a temperatura ambiente; administrar hidrocortisona e paracetamol. Os salicilatos (p. ex., ácido acetilsalicílico) não devem ser usados porque deslocam o hormônio tireóideo ligado às proteínas e agravam o hipermetabolismo
- Oxigênio umidificado é administrado para melhorar a oxigenação dos tecidos e atender às demandas metabólicas altas. Os níveis de GA e a oximetria de pulso podem ser usados para monitorar a função respiratória
- Líquidos IV contendo glicose são administrados para repor as reservas hepáticas de glicogênio, que estão reduzidas nos clientes com hipertireoidismo
- Propiltiouracil (PTU) ou metimazol administrado para impedir a síntese de hormônio tireóideo e bloquear a conversão de $T_4$ em $T_3$, que é a forma mais ativa do hormônio tireóideo
- Hidrocortisona é administrada para reverter o choque ou a insuficiência suprarrenal
- Iodo é administrado para reduzir a liberação de $T_4$ pela tireoide. Os fármacos simpaticolíticos podem ser administrados para tratar distúrbios cardíacos como fibrilação atrial, arritmias e insuficiência cardíaca. O propranolol associado a digitálico tem sido eficaz para reduzir os sintomas cardíacos graves.

---

tireoidianos bloqueiam a utilização do iodo porque interferem com a iodação da tirosina e a ligação das iodotirosinas durante a síntese dos hormônios tireóideos. Isso impede a síntese do hormônio tireóideo. Na maioria dos casos, o propiltiouracil (PTU) ou o metimazol é usado até que o cliente volte ao estado eutireóideo. Esses dois fármacos bloqueiam a conversão de $T_4$ em $T_3$. Este último composto é cerca de quatro vezes mais potente que a tiroxina ($T_4$).

A dose terapêutica é determinada com base em critérios clínicos, inclusive alterações da frequência do pulso, da pressão do pulso, do peso corporal, das dimensões do bócio e dos resultados das provas de função tireóidea. Os fármacos antitireoidianos não interferem com a secreção ou a atividade dos hormônios tireóideos previamente produzidos. Por essa razão, podem ser necessárias várias semanas até que ocorra melhora dos sintomas. Nessa ocasião, a dose de manutenção é estabelecida e, durante os meses seguintes, o fármaco é retirado gradativamente.

As complicações tóxicas dos fármacos são relativamente incomuns. No entanto, a importância das reavaliações periódicas deve ser enfatizada porque os clientes podem desenvolver reações de hipersensibilidade aos fármacos, inclusive febre, erupção cutânea, urticária ou até agranulocitose (redução extrema das contagens de granulócitos). Se houver algum sinal de infecção (principalmente faringite ou febre) ou formação de úlceras orais, o cliente deve ser instruído a avisar o médico imediatamente e realizar exames hematológicos. A agranulocitose – efeito colateral tóxico mais grave – ocorre em cerca de 0,5% dos clientes. A incidência é mais alta entre os clientes com mais de 40 anos. Em geral, essa complicação ocorre nos primeiros 3 meses de tratamento, mas pode começar até 1 ano depois de iniciar o tratamento.

Os clientes tratados com fármacos antitireoidianos devem ser instruídos a não usar descongestionantes nasais porque estes últimos compostos não são bem tolerados. O PTU é o tratamento preferido para gestantes. Quando a tireotoxicose está controlada, a dose é reduzida progressivamente para evitar hipotireoidismo fetal e efeitos colaterais maternos, inclusive erupção cutânea (5%), *colestase*, hepatite, síndrome semelhante ao lúpus, reação febril ao fármaco e broncospasmo (Neale, Cootauco e Burrow, 2007). Os fármacos antitireóideos estão contraindicados no final da gravidez, porque o feto pode desenvolver hipotireoidismo, bradicardia, bócio e cretinismo (Neale *et al.*, 2007).

Outro objetivo do tratamento é reduzir a quantidade de tecidos tireóideos, que resulta na redução da síntese de hormônio tireóideo. Em alguns casos, o hormônio tireóideo é administrado junto com os fármacos para colocar a glândula "em repouso". Com essa abordagem, pode-se evitar o hipotireoidismo causado pelo excesso de fármaco antitireoidiano em consequência da estimulação da glândula pelo TSH. Levotiroxina sódica é o

**Tabela 31.3** Fármacos usados para tratar hipertireoidismo.

| Fármaco | Ação | Considerações de enfermagem |
|---|---|---|
| Propiltiouracil (PTU) | Bloqueia a síntese dos hormônios (conversão de $T_3$ em $T_4$) | Monitore os parâmetros cardíacos |
| | | Observe se houve conversão em hipotireoidismo |
| | | Deve ser administrado por via oral |
| | | Fique atenta a erupção cutânea, náuseas, vômitos, agranulocitose e síndrome semelhante ao lúpus |
| Metimazol | Bloqueia a síntese do hormônio tireóideo | Mais tóxico que o PTU |
| | | Fique atenta a erupção cutânea e outros sintomas iguais aos causados pelo PTU |
| Iodeto de sódio | Suprime a secreção do hormônio tireóideo | Administrado uma hora depois do PTU ou do metimazol |
| | | Fique atenta a edema, hemorragia ou desconforto GI |
| Iodeto de potássio (Ki) | Suprime a secreção do hormônio tireóideo | Interrompa a administração se ocorrer erupção cutânea |
| | | Fique atenta aos sinais de níveis tóxicos de iodo |
| Solução saturada de iodeto de potássio (SSKI) | Suprime a secreção do hormônio tireóideo | Misture com leite ou suco |
| | | Administre por canudo para evitar que os dentes fiquem manchados |
| Dexametasona | Suprime a secreção do hormônio tireóideo | Monitore o balanço hídrico |
| | | Monitore a glicose |
| | | Pode causar hipertensão, náuseas, vômitos, anorexia e infecção |
| Betabloqueador (p. ex., propranolol) | Bloqueia os receptores beta-adrenérgicos | Monitore a função cardíaca |
| | | Interrompa se houver bradicardia ou sinais de baixo débito cardíaco |
| | | Use com cuidado nos clientes com insuficiência cardíaca |

Adaptada de Morton, P.G., & Fontaine, D.K. (2009). *Critical care nursing: A holistic approach* (9th ed.). Philadelphia: Wolters Kluwer Health/Lippincott Williams & Wilkins.

hormônio tireóideo utilizado mais comumente. O efeito pleno produzido por esse fármaco demora cerca de 10 dias depois de iniciado o tratamento. A liotironina sódica tem início de ação mais rápido, mas a duração da ação é mais curta.

### Tratamento adjuvante

O iodo ou os compostos iodados, que antes eram os únicos tratamentos disponíveis para clientes com hipertireoidismo, não são mais utilizados isoladamente para tratar esta doença. Esses compostos reduzem a liberação dos hormônios tireóideos pela glândula tireoide e diminuem a vascularização e as dimensões da glândula. Os compostos como iodeto de potássio (Ki), solução de Lugol e solução saturada de iodeto de potássio (SSKI) podem ser usados em combinação com fármacos antitireoidianos ou bloqueadores beta-adrenérgicos para preparar o cliente com hipertireoidismo para uma intervenção cirúrgica. Esses compostos reduzem a atividade do hormônio tireóideo e a vascularização da glândula tireoide, tornando o procedimento cirúrgico mais seguro. As soluções de iodo e os compostos iodados são mais palatáveis quando são ingeridos com leite ou suco de frutas e devem ser ingeridos por um canudo para evitar que os dentes fiquem manchados. Esses compostos reduzem a taxa metabólica mais rapidamente que os fármacos antitireoidianos, mas seus efeitos não persistem por tanto tempo. Os bloqueadores beta-adrenérgicos são importantes para controlar os efeitos do hipertireoidismo no sistema nervoso simpático. Por exemplo, o propranolol é usado para controlar nervosismo, taquicardia, tremor, ansiedade e intolerância ao calor. O cliente deve continuar a usar propranolol até que o nível de $T_4$ livre esteja na faixa normal e a concentração de TSH esteja praticamente normalizada.

### Tireoidectomia

A **tireoidectomia** (remoção cirúrgica da maior parte da glândula tireoide) já foi o método principal de controle do hipertireoidismo (Figura 31.3). A ressecção cirúrgica de cerca de cinco sextos da glândula (tireoidectomia subtotal) obtém confiavelmente remissões prolongadas na maioria dos clientes com bócio e exoftalmia. Hoje em dia, esse procedimento cirúrgico é reser-

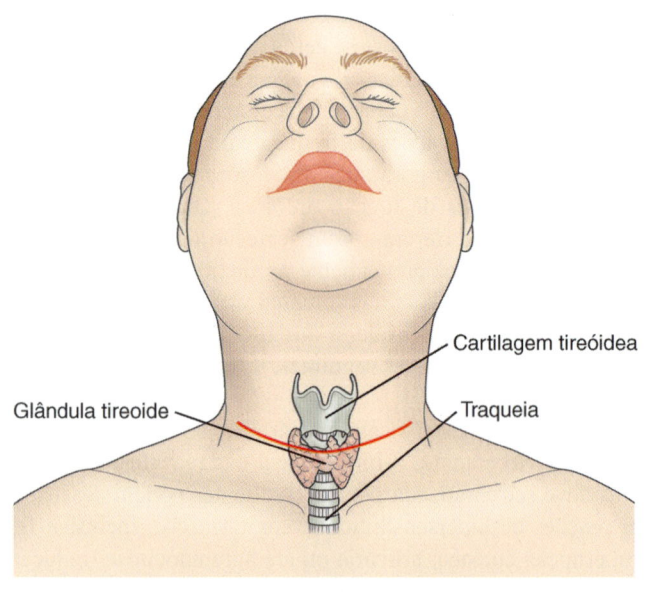

**Figura 31.3** Incisão para tireoidectomia.

vado apenas para casos especiais, ou seja, clientes com bócios nodulares suspeitos de malignidade; gestantes com tireotoxicose não controlada por doses baixas de tioureias; crianças com doença de Graves (Fitzgerald, 2007); e clientes alérgicos ou que não tolerem os fármacos antitireoidianos. O tratamento cirúrgico do hipertireoidismo é realizado logo depois da normalização da função tireóidea (cerca de 4 a 6 semanas).

No pré-operatório, o PTU é administrado até que os sinais de hipertireoidismo desapareçam. Um agente bloqueador beta-adrenérgico (propranolol) pode ser usado para reduzir a frequência cardíaca, bem como outros sinais e sintomas de hipertireoidismo; no entanto, esse procedimento não leva a um estado eutireóideo. A solução de Lugol ou KI pode ser prescrita na tentativa de reduzir a perda de sangue, mas a efetividade desse tratamento é desconhecida.

### Processo de enfermagem

*Cliente com hipertireoidismo*

### Avaliação

A avaliação da história de saúde do cliente enfatiza os sinais e sintomas relacionados com o metabolismo acelerado ou exacerbado. Isso inclui queixas como irritabilidade, reações emocionais exacerbadas e alterações das interações do cliente com familiares, amigos e colegas de trabalho. Outros sinais e sintomas são ansiedade, distúrbios do sono, apatia e letargia. A família pode fornecer informações úteis sobre alterações recentes do estado emocional do cliente.

A história de saúde também inclui uma investigação de outros fatores de estresse e da capacidade de o cliente lidar com essas situações. A enfermeira deve avaliar o estado nutricional do cliente por meio de um relato dos seus hábitos dietéticos típicos e determinar seu peso e sua altura. Além disso, a enfermeira deve investigar se há sintomas relacionados com a hiperatividade do sistema nervoso e alterações da visão e do aspecto dos olhos (protrusão). Periodicamente, a enfermeira deve avaliar e monitorar a função cardíaca do cliente, inclusive frequência cardíaca, bulhas, pressão arterial e pulsos periféricos.

### Diagnóstico

Os diagnósticos de enfermagem apropriados podem ser:

- Nutrição alterada, menor que as necessidades corporais, relacionada com a taxa metabólica acelerada, o apetite exagerado e a hiperatividade do trato gastrintestinal (GI)
- Enfrentamento ineficaz relacionado com a irritabilidade, a hiperexcitabilidade, a apreensão e a instabilidade emocional
- Baixa autoestima situacional relacionada com as alterações da aparência, o apetite exagerado e a perda de peso
- Termorregulação ineficaz, relacionada com o estado hipermetabólico
- Conforto prejudicado relacionado com as alterações oculares causadas pelo hipertireoidismo.

As complicações possíveis são as seguintes:

- Tireotoxicose ou crise tireotóxica
- Hipotireoidismo.

### Planejamento

As metas para o cliente podem ser melhorar o estado nutricional, aumentar a capacidade de enfrentamento, melhorar a autoestima, manter a temperatura corporal normal e não desenvolver complicações.

### Intervenções de enfermagem

#### Melhora do estado nutricional

O hipertireoidismo afeta todos os sistemas do corpo, inclusive o trato GI. O apetite aumenta, mas pode ser satisfeito por várias refeições (até seis por dia) leves e bem balanceadas. Os alimentos e os líquidos devem ser selecionados de modo a repor os líquidos perdidos por diarreia e sudorese e controlar a diarreia causada pela peristalse exacerbada. O trânsito acelerado dos alimentos pelo trato GI pode causar desequilíbrio nutricional e acentuar o emagrecimento. A enfermeira deve monitorar a ingestão de líquidos e eletrólitos para detectar perdas incomuns associadas à hipermotilidade do trato GI. Para reduzir a diarreia, alimentos muito condimentados e estimulantes, como café, chá, refrigerantes e álcool, não devem ser ingeridos. A enfermeira deve recomendar alimentos ricos em proteínas e calorias. Um ambiente tranquilo durante as refeições pode facilitar a digestão. A enfermeira deve documentar o peso, a ingestão dietética e os líquidos ingeridos e perdidos para monitorar o estado nutricional.

#### Ampliação da capacidade de enfrentamento

O cliente com hipertireoidismo precisa ser tranquilizado de que as reações emocionais que tem são resultantes da doença e que, com tratamento eficaz, estes sintomas serão controlados. Em razão do efeito negativo que esses sintomas produzem nos familiares e nos amigos, é necessário tranquilizá-los informando que os sintomas deverão regredir com o tratamento. É importante adotar uma abordagem tranquila e sem pressa quando se lida com o cliente e evitar situações de estresse. Por exemplo, o cliente não deve ser colocado em um quarto com outro cliente muito falante ou em estado grave. A enfermeira deve ensinar técnicas de relaxamento, inclusive colocar música suave ou manter o quarto silencioso. Na medida do possível, ela deve evitar ruídos como música alta, conversas e alarmes de equipamentos. Quando se planeja realizar uma tireoidectomia, o cliente precisa saber que o tratamento farmacológico é necessário para preparar a glândula tireoide para a ressecção cirúrgica. A enfermeira deve lembrar o cliente de fazer uso dos fármacos conforme a prescrição. Em razão da hiperexcitabilidade e da atenção reduzida, o cliente pode necessitar de repetição das informações e de orientações por escrito.

#### Melhora da autoestima

O cliente com hipertireoidismo provavelmente tem alterações da aparência, do apetite e do peso. Somados à incapacidade do cliente de lidar bem com os familiares e a doença, esses fatores podem resultar em perda da autoestima. A enfermeira deve demonstrar que entende a preocupação do cliente quanto aos seus problemas e precisa ajudá-lo a desenvolver estratégias eficazes de enfrentamento. O cliente e seus familiares precisam

*(continua)*

saber que essas alterações são resultantes da disfunção da tireoide e, na verdade, não estão sob o controle do cliente.

Se as alterações da aparência forem muito perturbadoras para o cliente, os espelhos podem ser cobertos ou retirados. Além disso, a enfermeira deve lembrar aos familiares e à equipe de saúde para evitar chamar a atenção do cliente para essas alterações. Ela também deve explicar ao cliente e aos seus familiares que essas alterações físicas deverão desaparecer com o tratamento eficaz.

### Manutenção da temperatura corporal normal

É importante que o cliente mantenha a temperatura corporal normal. O cliente com hipertireoidismo comumente acha que a temperatura ambiente normal é muito quente, já que sua taxa metabólica é acelerada e ele produz mais calor. Com o intuito de assegurar a temperatura corporal normal, a enfermeira deve manter o ambiente em uma temperatura baixa e confortável e trocar as roupas de cama e de uso pessoal conforme a necessidade. As orientações fornecidas ao cliente e aos familiares devem enfatizar que banhos frios e líquidos frios ou gelados podem oferecer alívio. Contudo, é importante evitar calafrios porque eles aumentam o consumo metabólico de energia. A enfermeira deve explicar aos familiares e à equipe de saúde a razão do desconforto do cliente e a importância de manter o ambiente refrigerado.

### Cuidados oculares

O alívio dos sintomas relacionados com a hiperatividade do sistema nervoso e das alterações da visão e do aspecto dos olhos está indicado quando necessário. Por exemplo, se o cliente tiver alterações oculares secundárias ao hipertireoidismo, os cuidados oculares e a proteção dos olhos podem ser necessários. O cliente pode necessitar de orientações sobre como instilar os colírios ou aplicar a pomada prescrita para atenuar o desconforto ocular e proteger a córnea exposta.

### Monitoramento e tratamento das complicações possíveis

**Tireotoxicose ou crise tireotóxica.** A enfermeira deve monitorar cuidadosamente o cliente com hipertireoidismo para detectar sinais e sintomas que possam indicar uma crise tireotóxica. Ela deve avaliar as funções cardíaca e respiratória com base nos sinais vitais e no débito cardíaco, no monitoramento do ECG, na gasometria arterial e na oximetria de pulso. A avaliação continua depois de iniciar o tratamento, em vista dos efeitos potenciais do tratamento na função cardíaca. O oxigênio deve ser administrado para evitar hipoxia, melhorar a oxigenação dos tecidos e atender às demandas metabólicas exacerbadas. Pode ser necessário administrar líquidos IV para manter os níveis da glicose sanguínea e repor os líquidos perdidos. Os fármacos antitireoidianos (PTU ou metimazol) podem ser prescritos para reduzir os níveis dos hormônios tireóideos. Além disso, o médico pode prescrever propranolol e digitálico para tratar os sintomas cardíacos. Se o cliente estiver em choque, as medidas terapêuticas apropriadas devem ser instituídas.

**Hipotireoidismo.** O hipotireoidismo é uma condição clínica provável que pode resultar de qualquer um dos tratamentos usados para controlar o hipertireoidismo; a enfermeira deve monitorar periodicamente seus clientes para detectar sinais e sintomas de hipotireoidismo. Além disso, como parte das orientações fornecidas ao cliente e aos seus familiares, a enfermeira deve incluir recomendações sobre a importância de manter o tratamento depois da alta e conversar sobre as consequências de interromper o uso dos fármacos.

### Reavaliação

Os resultados esperados para o cliente podem ser os seguintes:

1. Demonstra melhora do estado nutricional:
    a. Relata ingestão dietética adequada e atenuação da fome
    b. Identifica os alimentos ricos em proteínas e calorias; sabe quais são os alimentos que precisa evitar
    c. Evita ingerir álcool e outros estimulantes
    d. Relata que os episódios de diarreia diminuíram
2. Demonstra estratégias eficazes de enfrentamento para lidar com familiares, amigos e colegas de trabalho:
    a. Explica as razões da irritabilidade e da instabilidade emocional
    b. Evita situações, eventos e pessoas que causem estresse
    c. Participa das atividades de relaxamento e não estressantes
3. Melhora a autoestima:
    a. Expressa verbalmente os sentimentos acerca de si próprio e de sua doença
    b. Descreve os sentimentos de frustração e perda do controle
    c. Descreve as razões do apetite exagerado
4. Mantém a temperatura corporal normal:
5. Sente alívio dos sintomas
6. Não apresenta complicações:
    a. Mantém os níveis séricos dos hormônios tireóideos e do TSH dentro das faixas normais
    b. Reconhece os sinais e sintomas de uma crise tireotóxica e do hipotireoidismo
    c. Mantém os sinais vitais, o ECG, a gasometria arterial e a oximetria de pulso dentro dos limites normais
    d. Reconhece a importância do seguimento periódico e da manutenção do tratamento prescrito por toda a vida.

## Tireoidite

O termo **tireoidite** descreve a inflamação da glândula tireoide, que pode causar anormalidades em sua função. A classificação clínica da tireoidite baseia-se no início e na duração da doença (p. ex., aguda, subaguda ou crônica). A tireoidite pode causar inflamação da glândula tireoide, que se evidencia por sinais e sintomas de tireoidite aguda ou subaguda. A forma crônica da tireoidite geralmente se evidencia por crescimento indolor da glândula tireoide.

## Fisiopatologia

A tireoidite aguda é uma doença rara causada pela infecção da glândula tireoide por bactérias, fungos, micobactérias ou parasitas. Os agentes etiológicos mais comuns da tireoidite aguda são *Staphylococcus aureus* e outros estafilococos. A tireoidite crônica é comum nas mulheres entre 30 e 50 anos e também é conhecida como doença de Hashimoto ou tireoidite linfocítica crônica. O diagnóstico baseia-se no aspecto histopatológico da glândula inflamada. A imunidade celular pode desempenhar um papel significativo na patogenia da tireoidite crônica e alguns clientes também podem estar geneticamente predispostos à doença. Se não for tratada, a doença tem evolução lenta e progressiva e, por fim, causa hipotireoidismo.

## Manifestações clínicas e avaliação

Com a tireoidite aguda, os clientes frequentemente referem faringite ou dor na faringe. O exame físico pode detectar aumento da temperatura local, eritema (vermelhidão) e hipersensibilidade da glândula tireoide. A tireoidite aguda caracteriza-se por inflamação dolorosa na região anterior do pescoço, que se estende por 1 a 2 meses e depois desaparece espontaneamente sem efeito residual. Esse tipo de tireoidite geralmente começa depois de uma infecção respiratória. A tireoide cresce simetricamente e pode ficar dolorida. Em geral, a pele sobrejacente fica vermelha e quente. A deglutição pode ser difícil e desconfortável. Irritabilidade, nervosismo, insônia, emagrecimento, calafrios, febre e manifestações clínicas de hipertireoidismo são comuns. Ao contrário da tireoidite aguda, as formas crônicas não se acompanham de dor, sintomas compressivos ou febre e a atividade da glândula é normal ou está reduzida, em vez de aumentada. A apresentação clínica mais comum da tireoidite crônica é massa firme e indolor palpável na região da glândula tireoide. Além disso, os clientes podem ter sinais e sintomas de hipotireoidismo (20%) ou hipertireoidismo (5%) (Lal e Clark, 2009).

## Manejo clínico

O tratamento clínico da tireoidite aguda inclui antimicrobianos e reposição de líquido. A incisão cirúrgica com drenagem pode ser necessária quando o cliente tem um abscesso. Com a tireoidite subaguda, o tratamento tem como objetivo controlar a inflamação. Os anti-inflamatórios não esteroides são usados comumente para atenuar a dor no pescoço. O ácido acetilsalicílico deve ser evitado quando há sintomas de hipertireoidismo, já que ele desloca o hormônio tireóideo dos seus sítios de ligação e aumenta a concentração de hormônio circulante. Os bloqueadores beta-adrenérgicos (p. ex., propranolol) podem ser usados para controlar os sintomas de hipertireoidismo. Os fármacos antitireoidianos que bloqueiam a síntese de $T_3$ e $T_4$ não são eficazes no tratamento da tireoidite, porque a tireotoxicose associada é causada pela liberação dos hormônios tireóideos armazenados, em vez de pelo aumento da sua síntese. Nos casos mais graves, o médico pode prescrever corticoides orais para reduzir a inflamação e atenuar a dor. Em alguns casos, os clientes podem desenvolver hipotireoidismo transitório e necessitar de tratamento de reposição com hormônio tireóideo.

Na tireoidite crônica, os objetivos do tratamento são reduzir o volume da glândula e evitar hipotireoidismo. O tratamento com hormônio tireóideo é prescrito para reduzir a atividade da glândula e a produção de tireoglobulina. Quando o cliente tem sinais e sintomas de hipotireoidismo, o tratamento com hormônio tireóideo está recomendado. O tratamento cirúrgico pode ser recomendado quando os sintomas compressivos persistem.

## Manejo de enfermagem

Os manejos de enfermagem para clientes com tireoidite incluem orientá-los sobre sua doença, especialmente como controlar a dor e usar os fármacos prescritos. A maioria dos clientes que se apresentam com tireoidite deve receber orientações sobre como controlar os sintomas da doença e, em geral, não precisa ser hospitalizada.

## Tumores e câncer da tireoide

Os tumores da tireoide podem ser classificados como benignos ou malignos, com ou sem tireotoxicose associada e crescimento glandular difuso ou irregular. O bócio caracteriza-se por crescimento suficiente para causar abaulamento visível no pescoço. Bócios de todos os volumes podem ocorrer, inclusive lesões praticamente imperceptíveis até tumores que causam desfiguração. A histopatologia é variável, dependendo da etiologia do bócio. Por exemplo, alguns são simétricos e difusos, enquanto outros são nodulares. Os bócios tóxicos geralmente se acompanham de hipertireoidismo. Por outro lado, os bócios atóxicos estão associados a um estado eutireóideo (normal), que não é causado por doença inflamatória ou neoplásica.

O câncer de tireoide é menos prevalente que os outros tipos e apenas cerca de 1 em 20 nódulos da tireoide é maligno.[1] A irradiação externa da cabeça, do pescoço ou do tórax na lactância e na infância aumenta o risco de desenvolver carcinoma da tireoide (American Cancer Society, 2011b).

## Fisiopatologia

O tipo mais comum de bócio – bócio simples ou coloide – é encontrado frequentemente nas regiões geográficas em que há falta de iodo. Quando a quantidade de iodo disponível é insuficiente, o nível de $T_4$ diminui e estimula a hipófise a liberar TSH. Essa estimulação causa crescimento da tireoide. O bócio simples também pode ser causado pela ingestão de grandes quantidades de substâncias bociogênicas por clientes com glândulas excepcionalmente sensíveis. Isso inclui quantidades excessivas de iodo ou lítio, que é usado frequentemente para tratar transtornos bipolares. O excesso de iodo pode causar crescimento da glândula tireoide e resultar na secreção de hormônio tireóideo em quantidades excessivas. É importante ter em mente que muitos clientes recebem iodo por via IV durante internações hospitalares em razão de exames diagnósticos que requerem contraste (p. ex., cateterização cardíaca e TC).

O bócio simples consiste na hipertrofia compensatória da glândula tireoide causada pela estimulação da hipófise. Em geral, esses bócios não causam sintomas, exceto pelo edema do pescoço, que pode causar compressão da traqueia nos casos graves. Muitos bócios desse tipo regridem depois da correção do desequilíbrio do metabolismo do iodo. Suplementos de iodo (p. ex., SSKI) são prescritos para suprimir a estimulação da glândula tireoide pela hipófise.

Algumas glândulas tireoides são nodulares porque têm áreas focais de hiperplasia (crescimento excessivo). Os clientes podem ser assintomáticos, a menos que esses nódulos cresçam e desçam para dentro do tórax, causando sintomas de compressão localizada. Alguns nódulos tornam-se malignos e outros estão associados ao hipertireoidismo. Por fim, o cliente com muitos nódulos tireóideos pode necessitar de tratamento cirúrgico.

---

[1] N.R.T.: De acordo com as estimativas para o ano de 2014 do Instituto Nacional de Câncer (INCA), são estimados 1.150 novos casos de câncer da glândula tireoide no Brasil.

## Manifestações clínicas e avaliação

A maioria dos clientes com bócios simples é assintomática, embora possam queixar-se de pressão no pescoço. À avaliação clínica, o cliente pode ter um nódulo macio sem limites bem demarcados na região cervical. À medida que o bócio progride, o cliente pode ter sinais e sintomas como dificuldade de respirar e engolir. Em geral, esses clientes são eutireóideos, ou seja, têm níveis normais de TSH e $T_4$.

Por outro lado, lesões bem demarcadas, duras e imóveis à palpação, ou que estão associadas à linfadenopatia cervical, sugerem câncer. Embora as provas de função tireóidea possam ajudar a avaliar nódulos e massas da tireoide, os resultados raramente são conclusivos. A biopsia por agulha fina (BAF) da glândula tireoide é realizada frequentemente para estabelecer o diagnóstico de câncer da tireoide. Os objetivos da biopsia são diferenciar entre nódulos benignos e malignos e, quando se detecta um câncer, determinar seu estágio. O procedimento é seguro e, em geral, requer apenas anestesia local. Outro tipo de biopsia de aspiração utiliza uma agulha calibrosa, em vez da agulha fina convencional. Essa técnica é usada frequentemente para detectar tumores de crescimento rápido, ou quando os resultados da BAF são inconclusivos. Outros exames diagnósticos são ultrassonografia, RM, TC, cintigrafia da tireoide, estudos da captação de iodo radioativo e testes de supressão da tireoide.

## Manejo clínico

A maioria dos clientes eutireóideos com bócios simples não requer tratamento. Em geral, os clientes com bócios volumosos são tratados com hormônios tireóideos exógenos e iodo para reduzir o crescimento da glândula tireoide. O tratamento cirúrgico não é necessário, a menos que o bócio continue a crescer (1) apesar do tratamento farmacológico, (2) cause problemas relacionados com as vias respiratórias e (3) tenha aspecto sugestivo de câncer.

Entretanto, a ressecção cirúrgica é o tratamento preferido para os cânceres da tireoide. A tireoidectomia subtotal ou total deve ser realizada se possível. Os clientes com câncer de tireoide detectado precocemente e que recebem tratamento apropriado geralmente evoluem muito bem. Os clientes que tiveram câncer papilar – tumor mais comum e menos agressivo – têm índices de sobrevivência em 10 anos acima de 90%. A sobrevivência a longo prazo também é comum nos clientes com câncer folicular, que é a forma mais agressiva de carcinoma da tireoide (Fitzgerald, 2007). Por essa razão, a continuidade do tratamento de reposição com hormônio tireóideo e as reavaliações periódicas com exames diagnósticos são importantes para assegurar o bem-estar dos clientes.

Quando há acometimento dos linfonodos, o cirurgião realiza dissecção cervical modificada ou dissecção cervical mais extensiva. Também são realizados esforços para preservar as glândulas paratireoides com o intuito de reduzir o risco de hipocalcemia pós-operatória com tetania resultante. Os procedimentos de ablação são realizados com iodo radioativo para destruir por completo os tecidos tireóideos residuais quando o tumor é radiossensível.

No período pós-operatório, o cliente deve ser instruído a usar hormônio tireóideo exógeno para evitar hipotireoidismo. Se os tecidos tireóideos restantes não forem suficientes para produzir quantidades adequadas de hormônio tireóideo, o tratamento com tiroxina deve ser mantido por toda a vida. Os níveis de $T_4$ livre, TSH, cálcio e fósforo séricos devem ser monitorados para determinar se a suplementação com hormônio tireóideo é adequada e verificar se a homeostasia do cálcio está mantida. Embora possam ocorrer reações locais e sistêmicas à radiação, inclusive neutropenia ou trombocitopenia, essas complicações são raras quando se utiliza iodo radioativo. Os clientes tratados cirurgicamente e com iodo radioativo têm índices mais altos de sobrevivência que os indivíduos que são apenas submetidos a cirurgia.

O acompanhamento no período pós-hospitalização inclui avaliações clínicas para detectar recidiva dos nódulos ou massas no pescoço e sinais como rouquidão, disfagia ou dispneia. A cintigrafia de corpo inteiro deve ser realizada dentro de 2 a 4 meses depois da cirurgia para detectar tecido tireóideo residual ou doença metastática. O tratamento com hormônio tireóideo deve ser interrompido por cerca de 6 semanas antes do exame. É importante ter o cuidado de evitar alimentos que contenham iodo e contrastes iodados. A cintigrafia deve ser repetida 1 ano depois da primeira cirurgia. Se os resultados forem normais, a última cintigrafia deve ser realizada dentro de 3 a 5 anos.

## Manejo de enfermagem

### Orientações pré-operatórias

A orientação pré-operatória aos clientes é importante para conquistar sua confiança e reduzir sua ansiedade. A enfermeira deve instruir o cliente quanto à importância de consumir uma dieta rica em carboidratos e proteínas. A ingestão diária de calorias deve ser alta porque a atividade metabólica está aumentada e as reservas de glicogênio esgotam-se rapidamente. O médico pode prescrever suplementos vitamínicos, principalmente de tiamina e ácido ascórbico. A enfermeira deve alertar o cliente a evitar chá, café, refrigerantes e outros estimulantes. Ela também deve explicar a finalidade dos exames pré-operatórios e os procedimentos pré-operatórios que deverão ser realizados. Além disso, devem ser envidados esforços especiais para assegurar uma boa noite de descanso antes da cirurgia, embora muitos clientes sejam internados no dia do procedimento. As orientações pré-operatórias incluem demonstrar ao cliente como estabilizar o pescoço com as mãos depois do procedimento cirúrgico para evitar tensão na incisão. Orienta-se o cliente a levantar os cotovelos e colocar as mãos por trás do pescoço para apoiá-lo, reduzindo a tensão e o estiramento dos músculos cervicais e da incisão cirúrgica.

### Avaliação no período pós-operatório

No período pós-operatório, a enfermeira deve avaliar periodicamente os curativos cirúrgicos e reforçá-los, se for necessário. Ela deve examinar as laterais e a parte posterior do pescoço, assim como o curativo aplicado na região anterior, de modo a detectar qualquer sangramento. Além de monitorar o pulso e a pressão arterial para detectar indícios de sangramento interno, também é importante ficar atenta às queixas de sensação de pressão ou distensão no local da incisão, deglutição frequente ou engasgo. Esses sinais e sintomas podem indicar hemorragia subcutânea e formação de hematomas. Além disso, a enfermeira deve ficar atenta às alterações da voz ou rouquidão, porque isto pode indicar lesão do nervo laríngeo ou edema da laringe, que são complicações possíveis no pós-operatório. Quando são colocados drenos durante a cirurgia, a enfermeira deve documentar a cor, o volume e a consistência do material drenado e manter a função do dispositivo.

### Manutenção das vias respiratórias

As dificuldades respiratórias podem ser causadas pelo edema da glote, pela formação de hematomas ou pela lesão do nervo laríngeo recorrente. Essas complicações exigem a colocação de uma via respiratória artificial. É fundamental que a bandeja de traqueostomia esteja sempre disponível à beira do leito porque, quando há edema significativo, a introdução de um tubo endotraqueal não é provável em razão do estreitamento da via respiratória. Quando a angústia respiratória é causada por um hematoma, a drenagem cirúrgica torna-se necessária.

### Manejo da dor

A enfermeira deve avaliar a intensidade da dor e administrar os analgésicos prescritos. Ela deve antecipar-se à apreensão do cliente e dizer a ele que o oxigênio melhorará a respiração. Ao movimentar e mudar a posição do cliente, a enfermeira deve apoiar cuidadosamente sua cabeça e evitar tensão das suturas. A posição mais confortável para o cliente é de semi-Fowler com a cabeça elevada e apoiada por travesseiros.

### Hidratação

Líquido é administrado por via IV durante o período pós-operatório imediato. As enfermeiras podem esperar que, quando a ingestão de líquidos for permitida, os clientes queixem-se de dificuldade de engolir. É recomendável oferecer líquidos gelados e gelo.

### Manejo da segurança

A enfermeira deve instruir o cliente a falar o mínimo possível para reduzir o edema das pregas vocais. Os itens necessários geralmente são mantidos ao alcance do cliente, de modo que ele não precise virar a cabeça para pegar o que deseja. Uma mesa Mayo posicionada sobre o leito permite acesso fácil a itens como lenços, garrafa com água e copo e uma pequena bacia para vômito. Também é conveniente usar a mesa Mayo quando o médico prescreve inalações de vapor úmido para aliviar a acumulação excessiva de muco.

### Estímulo à nutrição e à atividade física

O cliente tem permissão para sair do leito logo que lhe seja possível, mas deve sustentar seu pescoço. A enfermeira deve estimular o cliente a ingerir alimentos macios. O médico pode prescrever uma dieta bem balanceada e rica em calorias para promover o aumento do peso.

### Orientações pós-operatórias

A orientação ao cliente deve enfatizar a importância de fazer uso dos fármacos prescritos, comparecer à(s) consulta(s) pós-operatória(s), descrever a remoção das suturas e fornecer orientações quanto ao seguimento pós-operatório recomendado. Em geral, os clientes recebem alta hospitalar no mesmo dia da cirurgia ou pouco depois, contanto que a evolução pós-operatória não seja complicada. O cliente submetido à radioterapia também deve receber orientações sobre como detectar e tratar os efeitos colaterais do tratamento.

### Manejo das complicações da tireoidectomia

Hemorragia, hematoma, edema da glote e lesão do nervo laríngeo recorrente são as complicações descritas anteriormente. É importante lembrar que os hormônios tireóideos regulam o nível de cálcio do organismo. Em alguns casos, a tireoidectomia remove também as glândulas paratireoides e causa distúrbio do metabolismo do cálcio. À medida que o nível sanguíneo de cálcio diminui (hipocalcemia), o cliente pode ter hiperirritabilidade dos nervos com espasmos das mãos e dos pés e abalos musculares. Esse conjunto de sinais e sintomas é conhecido como *tetania*. A enfermeira deve manter as vias respiratórias do cliente desobstruídas, porque laringospasmo, embora seja raro, pode ocorrer e obstruir as vias respiratórias. Em geral, a tetania é tratada com gluconato de cálcio IV. A hipocalcemia é transitória depois da tireoidectomia, a menos que todas as paratireoides tenham sido removidas.

## Doenças das glândulas paratireoides

## Hiperparatireoidismo

### Fisiopatologia

O hiperparatireoidismo caracteriza-se pelo excesso de paratormônio (PTH), que acarreta níveis extremamente altos de cálcio sérico e condições clínicas potencialmente fatais.

> **Alerta de enfermagem**
> *A hipercalcemia é definida por concentração de cálcio total maior que 10,5 mg/dℓ; a hipocalcemia ocorre quando a concentração de cálcio total é menor que 8,5 mg/dℓ.*

As ações do PTH são intensificadas pela vitamina D. O nível sérico de cálcio ionizado regula a secreção do paratormônio (Figura 31.4). O aumento do cálcio sérico diminui a secreção desse hormônio e, deste modo, estabelece um sistema de *feedback* negativo. Quando o produto do cálcio pelo fósforo séricos aumenta, o fosfato de cálcio pode precipitar e se calcificar em vários órgãos do corpo, inclusive nos rins.

### Fatores de risco

A incidência de hiperparatireoidismo aumenta 10 vezes entre as idades de 15 e 65 anos. O hiperparatireoidismo primário (tumor ou hiperplasia das paratireoides) é duas a quatro vezes mais comum nas mulheres que nos homens e é mais frequente na faixa etária de 60 a 70 anos. O hiperparatireoidismo secundário é mais comum nos clientes com insuficiência renal crônica (Boxe 31.6).

### Manifestações clínicas e avaliação

A metade dos clientes com diagnóstico de hiperparatireoidismo é assintomática. O hiperparatireoidismo secundário evidencia-se por sinais e sintomas semelhantes aos do hiperparatireoidismo primário.

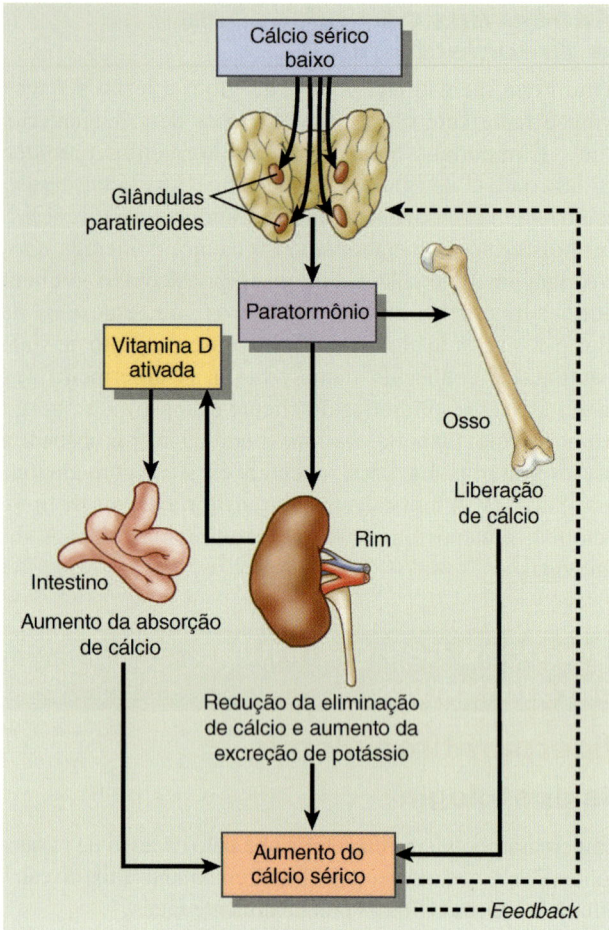

**Figura 31.4** Regulação da concentração do cálcio sérico pelo paratormônio (PTH). De Porth, C.M. & Matfin, G. (2009). *Pathophysiology: Concepts of altered health states* (8th ed.). Philadelphia: Lippincott Williams & Wilkins.

### BOXE 31.6 — Fisiopatologia em foco.

#### Insuficiência renal e hiperparatireoidismo secundário

A excreção de fosfato diminui à medida que há deterioração da função renal, o que aumenta os níveis séricos de fosfato. Há relação inversa entre cálcio e fósforo: à medida que o nível sérico de fosfato aumenta, a concentração sérica do cálcio diminui.

Essa hipocalcemia estimula a secreção de PTH que, em seguida, aumenta a liberação de cálcio armazenado nos ossos. Quando o cliente tem insuficiência renal, a capacidade renal de sintetizar vitamina D diminui, reduzindo por sua vez a absorção intestinal de cálcio. Nesses casos, a hipocalcemia estimula a secreção de PTH, que causa hiperparatireoidismo.

### BOXE 31.7 — Avaliação inicial direcionada.

#### Hipercalcemia

Esteja atenta aos seguintes sinais e sintomas:
- **Cálculos:** renais
- **Ossos:** dor óssea, osteoporose, fraturas patológicas
- **Queixas abdominais:** náuseas, vômitos e dor abdominal (a hipercalcemia pode resultar em formação de úlceras pépticas e pancreatite aguda)
- **Queixas psíquicas:** irritabilidade mental, neurose ou confusão mental

---

O cliente pode ter sinais e sintomas resultantes da interferência da doença com vários sistemas do organismo; o Boxe 31.7 resume os sinais e sintomas de hipercalcemia. Apatia, fadiga, fraqueza muscular, náuseas e vômitos e constipação intestinal podem ocorrer quando a concentração sanguínea do cálcio aumenta. O efeito direto do cálcio no cérebro e no sistema nervoso central é responsável por manifestações psíquicas como irritabilidade, neurose ou psicose. As respostas cardíacas ao nível sérico alto de cálcio incluem aumento da contratilidade miocárdica e arritmias ventriculares. É importante que a enfermeira avalie os clientes tratados com digitálicos, já que estes fármacos acentuam a resposta cardíaca à hipercalcemia.

A formação de cálculos em um ou ambos os rins, que está relacionada com a excreção urinária aumentada de cálcio e fósforo, ocorre em 55% dos clientes com hiperparatireoidismo primário. A lesão dos rins é causada pela precipitação do fosfato de cálcio na pelve e no parênquima renais, resultando em formação de cálculos, obstrução, pielonefrite e insuficiência renal.

Os sinais e sintomas musculoesqueléticos associados ao hiperparatireoidismo – inclusive dor e hipersensibilidade nos ossos, especialmente no dorso e nas articulações, dor ao sustentar peso, fraturas patológicas, deformidades e redução da estatura corporal – podem ser causados pela desmineralização dos ossos ou por tumores ósseos formados de células gigantes benignas resultantes da proliferação excessiva dos osteoclastos. A secreção excessiva de PTH estimula a atividade exagerada dos osteoclastos que, por sua vez, aumentam a reabsorção óssea. A perda resultante de cálcio dos ossos (ou desmineralização) causa cifose, fraturas de compressão e cistos ósseos que tornam os ossos frágeis, aumentando o risco de fratura. A hipercalcemia pode estimular as secreções gástricas e aumentar a incidência de úlcera péptica e dor abdominal. A pancreatite pode ser causada pela obstrução dos ductos pancreáticos por cálculos.

O hiperparatireoidismo primário é diagnosticado por elevação persistente dos níveis séricos de cálcio e pela concentração alta do PTH. O **radioimunoensaio** para PTH é sensível e consegue diferenciar entre hiperparatireoidismo primário e outras causas de hipercalcemia em mais de 90% dos clientes com níveis altos de cálcio sérico. Isoladamente, o nível alto de cálcio sérico é um achado inespecífico, porque os níveis séricos podem ser alterados por dieta, fármacos e distúrbios renais e ósseos. As alterações ósseas evidenciadas nas radiografias ou na cintigrafia óssea indicam doença avançada. O teste de anticorpo duplo para paratormônio diferencia entre hiperparatireoidismo primário e câncer como causa de hipercalcemia. Ultrassonografia, RM, cintigrafia com tálio e BAF avaliam a função das paratireoides e localizam cistos, adenomas ou hiperplasia dessas glândulas.

## Manejo clínico e de enfermagem

O tratamento recomendado para hiperparatireoidismo primário é ressecção cirúrgica dos tecidos paratireóideos anormais (paratireoidectomia). Em alguns clientes assintomáticos que apresentam apenas elevações discretas das concentrações de cálcio sérico e que têm função renal normal, a operação pode ser postergada, contanto que esses clientes sejam monitorados cuidadosamente para agravação da hipercalcemia, deterioração óssea, disfunção renal ou formação de cálculos renais. Os cuidados de enfermagem consistem em administrar hidratação prescrita, estimular a mobilização, administrar nutrientes e fármacos, oferecer apoio emocional e diagnosticar e tratar crise hipercalcêmica.

### Hidratação

Os clientes com hiperparatireoidismo estão sujeitos a formar cálculos renais porque existe a possibilidade de haver acometimento dos rins. O balanço hídrico dos clientes hospitalizados deve ser cuidadosamente monitorado. A enfermeira deve estimular a ingestão diária de 2.000 m$\ell$ de líquidos ou mais para ajudar a evitar a formação de cálculos; também é recomendável ingerir sucos cítricos porque eles reduzem o pH da urina. A enfermeira deve instruir o cliente a referir sintomas de cálculos renais, inclusive dor abdominal e hematúria. Os diuréticos tiazídicos devem ser evitados porque reduzem a excreção renal de cálcio e aumentam ainda mais seus níveis sanguíneos. Em vista do risco de crise hipercalcêmica, a enfermeira deve instruir o cliente a evitar desidratação e a buscar atendimento médico imediato se ocorrerem condições que comumente causam desidratação (p. ex., vômitos e diarreia).

### Estimulação da mobilidade

A enfermeira deve estimular o cliente a andar utilizando um andador. Os clientes com limitação da mobilidade podem usar uma cadeira de balanço porque os ossos submetidos ao estresse normal perdem menos cálcio. O repouso ao leito aumenta a excreção de cálcio e o risco de formação de cálculos renais. Os fosfatos orais reduzem os níveis séricos de cálcio de alguns clientes; contudo, seu uso prolongado não é recomendado porque existe o risco de haver deposição ectópica do fosfato de cálcio nos tecidos moles.

### Administração de nutrientes e fármacos

A ingestão de cálcio é limitada ou aumentada, dependendo da concentração do cálcio sérico do cliente. Se ele também tiver úlcera péptica, o médico pode prescrever antiácidos e refeições ricas em proteínas. As medidas para evitar constipação intestinal (comum no período pós-operatório) incluem oferecer suco de ameixas, emolientes fecais (p. ex., extrato de sene) e aumentar a atividade física e a ingestão de líquidos.

### Apoio emocional

O início insidioso e a evolução crônica do hiperparatireoidismo, somados aos sintomas vagos e diversos, podem causar depressão e frustração. Os familiares podem ter pensado que a doença do cliente era psicossomática. A ampliação crescente do conhecimento sobre a evolução da doença por meio da educação pode ajudar o cliente e seus familiares a lidar com suas reações e seus sentimentos.

## Manejo da crise hipercalcêmica

A crise hipercalcêmica aguda pode ocorrer quando os níveis de cálcio sérico estão extremamente elevados. Níveis de cálcio sérico maiores que 15 mg/d$\ell$ causam sinais e sintomas neurológicos, cardiovasculares e renais potencialmente fatais. O tratamento consiste em reidratar o cliente com grandes volumes de líquidos IV (o soro fisiológico expande o volume circulante e inibe a reabsorção do cálcio) e administrar diuréticos (para estimular a excreção renal do excesso de cálcio) e fosfato (para corrigir a hipofosfatemia e reduzir os níveis de cálcio sérico estimulando a deposição do cálcio nos ossos e reduzindo a absorção GI de cálcio). Os fármacos citotóxicos (p. ex., mitramicina), a calcitonina e a diálise podem ser usados em situações de emergência para reduzir rapidamente os níveis do cálcio sérico. Resultados satisfatórios são conseguidos em 24 h, mas se estendem por apenas cerca de 1 a 2 semanas. A combinação de calcitonina e corticoides tem sido usada nas emergências para reduzir o nível sérico de cálcio aumentando a deposição óssea deste elemento. Outros fármacos que podem ser administrados para reduzir os níveis do cálcio sérico são os bifosfonatos (p. ex., etidronato e pamidronato).

Avaliação e intervenções cuidadosas são necessárias para atenuar as complicações e reverter a hipercalcemia potencialmente fatal. É recomendável atentar especialmente à função cardíaca porque os óbitos associados à crise hipercalcêmica geralmente são causados por parada cardíaca (Porth, 2007). Os fármacos devem ser administrados com cautela e a enfermeira deve dar atenção ao balanço de líquidos para facilitar a normalização do equilíbrio hidreletrolítico. O cliente e seus familiares necessitam de apoio.

# Hipoparatireoidismo

## Fisiopatologia

O hipoparatireoidismo é causado pela hipossecreção das glândulas paratireoides, resultando em níveis baixos de PTH que, por fim, causam hipocalcemia e hiperfosfatemia. Na ausência desse hormônio, o nível sanguíneo de fosfato aumenta (hiperfosfatemia) e há redução resultante do cálcio sérico (hipocalcemia) em razão da relação inversa entre cálcio e fósforo sérico, conforme descrito no Boxe 31.6. Sem PTH, a absorção intestinal do cálcio dietético também diminui e o cliente tem redução da reabsorção de cálcio dos ossos e nos túbulos renais, causando hipocalcemia.

A causa mais comum de hipoparatireoidismo é a ressecção cirúrgica das paratireoides durante a tireoidectomia, a paratireoidectomia ou a dissecção cervical radical. Essas glândulas minúsculas facilmente passam despercebidas e podem ser removidas acidentalmente durante uma cirurgia da tireoide.

O hipoparatireoidismo também pode ocorrer nos clientes submetidos à ressecção subtotal ou à paratireoidectomia total com autotransplante de paratireoide. Outros fatores de risco são predisposição genética, exposição aos metais pesados e deficiência de magnésio (Lal e Clark, 2009).

## Manifestações clínicas e avaliação

A hipocalcemia causa irritabilidade do sistema neuromuscular e contribui para a manifestação clínica principal do hipoparatireoidismo – a tetania. A tetania caracteriza-se por hipertonia muscular generalizada com tremor e contrações espasmódicas ou descoordenadas, que ocorrem com ou sem tentativas de realizar movimentos voluntários. Os sinais e sintomas de tetania latente são parestesias (dormência e formigamento) e cãibras nos membros, mas alguns clientes também podem queixar-se de rigidez nas mãos e nos pés. Com a tetania plenamente desenvolvida, os sinais e sintomas incluem broncospasmo, espasmo da laringe, espasmo carpopedal (flexão dos cotovelos e dos punhos e extensão das articulações carpofalangeanas e dorsiflexão dos pés), disfagia, fotofobia, arritmias cardíacas e convulsões. Outras apresentações clínicas são ansiedade, irritabilidade, depressão e até mesmo *delirium*. Alguns clientes também podem ter anormalidades no ECG e hipotensão.

Ao exame físico, os **sinais de Trousseau** ou **Chvostek** positivos sugerem tetania latente. O sinal de Trousseau é positivo quando o espasmo carpopedal é induzido pela obstrução do fluxo sanguíneo do braço por três minutos utilizando um manguito de pressão arterial. O sinal de Chvostek é positivo quando a percussão firme do nervo facial, pouco à frente da glândula parótida e à frente da orelha, causa espasmo ou tremores na boca, no nariz e no olho.

O diagnóstico do hipoparatireoidismo geralmente é difícil porque os sintomas são vagos, inclusive desconforto e dores. Por essa razão, os exames laboratoriais são especialmente úteis. A tetania ocorre quando os níveis séricos de cálcio estão entre 5 e 6 mg/dℓ ou menos. Os níveis do fosfato sérico estão elevados e as radiografias dos ossos demonstram aumento da densidade. As radiografias demonstram calcificações dos tecidos subcutâneos ou dos gânglios basais paraespinais do encéfalo.

## Manejo clínico

O objetivo do tratamento é aumentar o nível do cálcio sérico para 9 a 10 mg/dℓ e eliminar os sintomas de hipoparatireoidismo e hipocalcemia. Quando ocorrem hipocalcemia e tetania depois da tireoidectomia, o tratamento imediato consiste em administrar gluconato de cálcio por via IV. Se isso não diminuir imediatamente a irritabilidade neuromuscular e a atividade convulsiva, podem ser administrados sedativos como fenobarbital. O PTH parenteral pode ser administrado para tratar hipoparatireoidismo agudo com tetania. O cliente tratado com esse hormônio deve ser monitorado cuidadosamente para detectar reações alérgicas e alterações dos níveis séricos do cálcio.

O tratamento do hiperparatireoidismo crônico é escolhido depois da dosagem dos níveis do cálcio sérico. A dieta recomendada deve ter teores altos de cálcio e pouco fósforo (Boxe 31.8). Os sais de cálcio orais (p. ex., gluconato de cálcio) podem ser administrados para suplementar a dieta. O gel de hidróxido de alumínio ou carbonato de alumínio pode ser administrado depois das refeições para se ligar ao fosfato e facilitar sua excreção pelo trato GI. Outras doses variáveis de uma preparação de vitamina D – di-hidrotaquisterol, ergocalciferol (vitamina D) ou colecalciferol (vitamina D) – geralmente são necessárias e aumentam a absorção de cálcio no trato GI.

Se o cliente desenvolver angústia respiratória secundária à irritabilidade neuromuscular, ele poderá necessitar de traqueostomia ou respiração artificial, além de fármacos broncodilatadores.

---

**BOXE 31.8 Alerta nutricional.**

### Hipoparatireoidismo

Os clientes com hipoparatireoidismo devem ingerir uma dieta rica em cálcio com quantidades limitadas de fósforo. Os alimentos relacionados a seguir são recomendados:
- Arroz doce ou farinha não láctea
- Pão branco de trigo refinado
- Feijões verdes, brócolis, pepinos
- Peixes

O consumo dos seguintes alimentos deve ser reduzido:
- Gemas de ovos
- Leite e laticínios (embora sejam ricos em cálcio, estes itens devem ser evitados porque também contêm muito fósforo)
- Espinafre (contém oxalato, que forma compostos insolúveis com o cálcio)

---

## Manejo de enfermagem

Os manejos de enfermagem para o cliente com hipoparatireoidismo agudo são os mesmos recomendados para clientes submetidos a tireoidectomia, paratireoidectomia ou dissecção cervical radical. Os cuidados são voltados à detecção dos sinais iniciais de hipocalcemia e à antecipação dos sinais de tetania, convulsões e dificuldades respiratórias. Com o intuito de preparar-se para as emergências, o gluconato de cálcio deve ser mantido à beira do leito em um frasco tampado, ou em um local no qual esteja facilmente acessível junto com os equipamentos necessários à administração por via IV. O gluconato de cálcio deve ser administrado lentamente aos clientes que também tenham doença cardíaca (inclusive arritmias) e nos indivíduos que estejam utilizando digitálicos.

O cliente deve ser monitorado continuamente e avaliado cuidadosamente, uma vez que o cálcio e os digitálicos aumentam a contração sistólica e também podem potencializar os efeitos um do outro, desencadeando arritmias potencialmente fatais.

É essencial instruir o cliente quanto aos fármacos e à dieta. O cliente precisa saber por que lhe foi recomendado ingerir muito cálcio e pouco fosfato e deve saber quais são os sintomas de hipocalcemia e hipercalcemia. Além disso, a enfermeira deve instruir o cliente a entrar em contato com seu médico se esses sintomas ocorrerem.

# Doenças das glândulas suprarrenais

## Feocromocitoma

**Feocromocitoma** é uma doença rara diagnosticada em menos de 0,3% dos clientes hipertensos. Embora apenas 0,1 a 0,5% dos indivíduos com hipertensão arterial tenham esse tumor, ele pode causar crises hipertensivas graves (Porth, 2007).

## Fisiopatologia

O feocromocitoma começa com o crescimento benigno de um tumor secretor de catecolaminas dentro da glândula suprarrenal, onde se localiza a maioria das células cromafínicas (Fitzgerald, 2007). Em 90% dos clientes, os tumores originam-se da medula, mas também podem desenvolver-se em outros tecidos cromafínicos além das suprarrenais, que se localizam dentro ou nas proximidades da aorta, dos ovários, do baço ou de outros órgãos. Essa síndrome clínica caracteriza-se pela secreção profusa de catecolaminas, que causam hipertensão grave. A liberação das catecolaminas pode ser paroxística em vez de contínua, causando episódios intermitentes de cefaleia, tremor, nervosismo e variabilidade acentuada da pressão arterial (Porth, 2007).

### Fatores de risco

A incidência anual do feocromocitoma é de 2 a 8 casos por milhão (Young, 2008). Na maioria dos casos, 10% dos tumores são bilaterais e 10% são malignos. Embora seja rara, existem evidências de que a neoplasia endócrina múltipla tipo 2 (NEM-2) possa predispor o indivíduo a desenvolver feocromocitoma (Neumann, Vortymeyer, Schmidt et al., 2007). A NEM tipo 2 é uma doença hereditária rara, que acarreta hiperatividade e crescimento das glândulas endócrinas (p. ex., produção excessiva de epinefrina nas glândulas suprarrenais). Em vista do risco de feocromocitoma nos familiares dos clientes afetados, os membros da família dos clientes devem ser alertados e avaliados quanto à existência desta doença.

### Manifestações clínicas e avaliação

O tipo e a gravidade dos sintomas causados pelos tumores secretores da medula suprarrenal dependem das frações relativas de epinefrina e norepinefrina secretadas (Tabela 31.4). O quadro clínico típico do cliente com feocromocitoma inclui: hipertensão (grave), cefaleia, hiperidrose (transpiração excessiva), hipermetabolismo e hiperglicemia (conversão do glicogênio hepático e muscular em glicose, devido à secreção de epinefrina). Outros sinais e sintomas podem ser tremor, ruborização e ansiedade. Cerca de 8% dos clientes são absolutamente assintomáticos. Em geral, os sintomas paroxísticos do feocromocitoma começam na quinta década de vida.

Nos casos típicos, o feocromocitoma caracteriza-se por episódios agudos e imprevisíveis, que se estendem por alguns segundos até várias horas. Em geral, os sintomas começam repentinamente e regridem lentamente. Durante essas crises, o cliente fica extremamente ansioso, trêmulo e fraco. O cliente também pode ter cefaleia, vertigem, visão turva, tinido, dispneia e falta de ar. Outras queixas são poliúria, náuseas e vômitos, diarreia, dor abdominal e sensação de desmaio iminente. Palpitações e taquicardia são comuns (Porth e Matfin, 2009). Os níveis pressóricos podem ficar acima de 250/150 mmHg. Essas elevações da pressão arterial podem ser fatais e causar complicações graves, inclusive arritmias cardíacas, aneurisma dissecante, acidente vascular encefálico e insuficiência renal. Cerca de 70% dos clientes com feocromocitoma não tratado têm hipotensão postural (redução da pressão arterial sistólica, vertigem e tontura ao ficar de pé).

As dosagens diagnósticas dos níveis urinários e plasmáticos das catecolaminas e seus metabólitos (metanefrina [MN], ácido vanilmandélico [AVM]) são os exames mais diretos e conclusivos para detectar hiperatividade da medula suprarrenal. A TC e a RM detectam tumores e possíveis metástases. Um teste negativo para catecolaminas praticamente exclui o diagnóstico de feocromocitoma; contudo, 10% dos clientes com hipertensão idiopática podem ter níveis altos de no mínimo uma catecolamina ou de MN. Na maioria dos casos, o feocromocitoma pode ser diagnosticado ou confirmado com base nas dosagens de catecolaminas livres, MN e AVM na urina de 24 h obtida adequadamente; esses exames podem detectar níveis até duas vezes maiores que os normais. A combinação das dosagens séricas e urinárias aumenta a precisão diagnóstica desses exames. Alguns fármacos (ácido acetilsalicílico) e alimentos como café e chá (inclusive as preparações descafeinadas), bananas, chocolate e baunilha podem alterar os resultados desses exames. Por essa razão, o cliente deve receber orientações para evitar esses itens.

A concentração plasmática total de catecolaminas (epinefrina e norepinefrina) é determinada com o cliente deitado e em repouso por 30 min. Para evitar a elevação dos níveis de catecolaminas em consequência do estresse da punção venosa, um cateter venoso pode ser introduzido 30 min antes de retirar as amostras de sangue. Os fatores que podem aumentar as concentrações das catecolaminas devem ser controlados para obter resultados válidos; isso inclui os itens dietéticos citados antes, tabagismo, estresse físico e emocional e uso de fármacos e medicamentos vendidos sem prescrição (p. ex., anfetaminas, soluções ou *sprays* descongestionantes nasais, descongestionantes sistêmicos e broncodilatadores).

**Tabela 31.4** Exames laboratoriais para epinefrina e norepinefrina.

| Exame | Níveis normais | Níveis críticos | Implicações de enfermagem |
|---|---|---|---|
| Nível plasmático de epinefrina | 100 pg/mℓ (590 pmol/ℓ) | Níveis > 400 pg/mℓ (2.180 pmol/ℓ) confirmam o diagnóstico de feocromocitoma | A enfermeira deve assegurar-se de que os clientes não estejam utilizando fármacos que contenham epinefrina (descongestionantes nasais e remédios para tosse) e norepinefrina (levodopa) porque estes fármacos podem causar elevações falsas dos níveis plasmáticos de epinefrina e norepinefrina. Além disso, a pressão arterial do cliente deve ser aferida em um ambiente tranquilo |
| Nível plasmático de norepinefrina | < 100 a 550 pg/mℓ (590 a 3.240 pmol/ℓ) | Níveis > 2.000 pg/mℓ (11.800 pmol/ℓ) confirmam o diagnóstico de feocromocitoma | |

## Manejo clínico

Embora não seja comum, esse tumor pode causar complicações cardíacas, hipotensão, choque e morte súbita. Com a confirmação do diagnóstico, o cliente deve ser submetido ao procedimento cirúrgico depois da preparação clínica apropriada (Young e Kaplan, 2008). Em geral, a abordagem terapêutica preferida é a ressecção laparoscópica do tumor.

O cliente deve ser internado na unidade de tratamento intensivo (UTI) para monitoramento rigoroso (principalmente do ECG) e administração cuidadosa de bloqueadores alfa-adrenérgicos (p. ex., fentolamina) ou relaxantes da musculatura lisa (nitroprussiato de sódio) para reduzir rapidamente a pressão arterial. A fenoxibenzamina (alfabloqueador de ação prolongada) pode ser usada depois da estabilização da pressão arterial, preparando o cliente para a cirurgia. Os bloqueadores do canal de cálcio, como nifedipino, geralmente são bem tolerados pelos clientes e reduzem as necessidades de líquidos perioperatórios. Embora o uso dos bloqueadores do canal de cálcio para tratar clientes com tumores secretores de catecolaminas não impeça as alterações hemodinâmicas, o tratamento com esses fármacos foi associado a morbidade e mortalidade mais baixas (Lebuffe, Dosseh, Tek et al., 2005). Em geral, os bloqueadores do canal de cálcio são administrados junto com bloqueadores alfa-adrenérgicos. Os bloqueadores beta-adrenérgicos, como o propranolol, podem ser usados nos clientes com arritmias cardíacas e que não melhoram com o uso de alfabloqueador. Os bloqueadores alfa-adrenérgicos e beta-adrenérgicos devem ser utilizados com cautela porque os clientes com feocromocitoma podem ter sensibilidade exacerbada a esses fármacos. Os inibidores da síntese de catecolaminas, inclusive alfametil-*p*-tirosina (metirosina), também podem ser usados antes da cirurgia quando os bloqueadores adrenérgicos não conseguem atenuar os efeitos das catecolaminas. A insulina pode ser necessária para manter os níveis glicêmicos normais.

## Manejo de enfermagem

Os cuidados de enfermagem para o cliente com feocromocitoma incluem monitorar atentamente seus sinais vitais (principalmente frequência cardíaca e pressão arterial) ao longo de vários dias na unidade de tratamento intensivo. A enfermeira deve monitorar cuidadosamente os clientes para detectar queda rápida e excessiva da pressão arterial, que pode reduzir a perfusão dos órgãos vitais (p. ex., cérebro e rins). Outros manejos de enfermagem incluem monitorar o estado mental do cliente, as alterações agudas do ECG, as pressões arteriais, o balanço de líquidos e eletrólitos e os níveis de glicose plasmática. Vários acessos IV devem ser estabelecidos para administrar líquidos e fármacos. Apesar das doses altas dos fármacos usados para reduzir a pressão arterial, alguns clientes continuam hipertensos. Isso se deve ao efeito da elasticidade reduzida dos vasos sanguíneos lesados pela hipertensão crônica.

Durante as fases de cuidado, a enfermeira deve informar o cliente quanto à importância da monitoramento ininterrupto, assegurando que não houve recidiva despercebida do feocromocitoma. Por exemplo, em vista do risco de recidiva da hipertensão, os clientes devem fazer reavaliações periódicas, principalmente os indivíduos jovens e os que apresentam história familiar de feocromocitoma. O cliente deve ter consultas de acompanhamento periódicas para confirmar a normalização da pressão arterial e dos níveis plasmáticos e urinários das catecolaminas.

## Doença de Addison

A **doença de Addison**, ou insuficiência adrenocortical primária, ocorre quando a função do córtex suprarrenal não é suficiente para atender às necessidades de hormônios corticais do indivíduo. Os três corticoides suprarrenais são glicocorticoides (principalmente cortisol, que atenua a reação inflamatória, diminui a migração dos leucócitos [glóbulos brancos] para o foco inflamatório, aumenta o metabolismo das gorduras e eleva a glicose sérica), mineralocorticoides (principalmente aldosterona, que estimula a reabsorção de sódio e água e aumenta a excreção renal de potássio) e androgênios (hormônios sexuais).

### Fisiopatologia

A atrofia autoimune ou idiopática das glândulas suprarrenais é responsável por 80 a 90% dos casos. A insuficiência suprarrenal secundária é causada pela secreção hipofisária insuficiente de ACTH, com redução resultante da síntese de cortisol, mas não de aldosterona. O ACTH influencia muito pouco a secreção de aldosterona; por outro lado, esse último hormônio é secretado principalmente em resposta à presença de angiotensina II na corrente sanguínea.

### Fatores de risco

Os fatores de risco para doença de Addison são ressecção cirúrgica das duas suprarrenais e infecção dessas glândulas. Tuberculose e histoplasmose são as infecções que mais comumente destroem os tecidos suprarrenais. Embora a destruição autoimune tenha substituído a tuberculose como causa principal da doença de Addison, essa infecção ainda deve ser considerada na investigação diagnóstica porque sua incidência tem aumentado. A secreção insuficiente de ACTH pela hipófise causa insuficiência suprarrenal secundária, já que o córtex das suprarrenais recebe estimulação reduzida. Os sinais e sintomas de insuficiência adrenocortical também podem ser causados pela interrupção súbita do tratamento de reposição com hormônio adrenocortical exógeno, que suprime a resposta normal do organismo ao estresse e interfere nos mecanismos normais de *feedback*. A administração diária de corticoides pode suprimir a função do córtex suprarrenal. Alguns estudos demonstraram que um cliente em estado crítico tratado com mais de 30 mg/dia de hidrocortisona, 7,5 mg/dia de prednisona ou 0,75 mg/dia de dexametasona por mais de 3 semanas poderia ter supressão da função do córtex suprarrenal (Cooper e Stewart, 2003).

### Manifestações clínicas e avaliação

A doença de Addison caracteriza-se por fraqueza muscular, anorexia, queixas gastrintestinais, fadiga, emagrecimento, alterações da pigmentação da pele (Boxe 31.9), hipotensão, hipoglicemia, sódio sérico baixo e potássio sérico alto. Cerca de 60 a 80% dos clientes têm depressão, labilidade emocional, apatia e confusão mental.

Nos casos graves, o distúrbio do metabolismo do sódio e do potássio pode ser agravado pela depleção de água e sódio e pela

> **BOXE 31.9 Avaliação inicial direcionada.**
>
> **Alterações cutâneas da doença de Addison**
>
> Esteja atenta aos seguintes sinais e sintomas:
> - Alterações da pigmentação da pele com aspecto bronzeado ou marrom-avermelhado (detectadas nos clientes com doença de Addison primária porque os níveis persistentemente baixos de cortisol causam secreção excessiva de ACTH pela hipófise; o aumento da síntese de melanina está associado à elevação dos níveis do ACTH e é responsável pela hiperpigmentação)
> - Hiperpigmentação nas dobras cutâneas, nas áreas submetidas a pressão (articulações dos dedos das mãos, cotovelos, joelhos) e na mucosa oral

desidratação grave. A **crise addisoniana** ocorre com a progressão da doença. A hipotensão aguda evidencia-se por cianose e sinais clássicos de choque circulatório: palidez, apreensão, pulso rápido e fraco, respirações aceleradas e pressão arterial baixa. Além disso, o cliente pode queixar-se de cefaleia, náuseas, dor abdominal e diarreia e pode mostrar sinais de confusão mental e agitação. Estímulos brandos, como um esforço leve, exposição ao frio, infecção aguda ou redução da ingestão de sal, podem causar colapso circulatório, choque e morte se não forem tratados. O estresse de um procedimento cirúrgico ou da desidratação resultante da preparação para exames diagnósticos pode desencadear uma crise addisoniana ou hipotensiva.

Com poucas exceções (principalmente a inexistência de hiperpigmentação, porque a secreção de ACTH não está aumentada), os sinais e sintomas de insuficiência suprarrenal secundária são os mesmos da insuficiência suprarrenal primária. Além disso, os sinais e sintomas são causados pela deficiência de glicocorticoides, não de mineralocorticoides. Por essa razão, os clientes têm sinais e sintomas de hipoglicemia, enquanto os sinais de hipopotassemia não ocorrem porque a aldosterona continua a ser secretada.

O diagnóstico é confirmado pelos resultados dos exames laboratoriais. As determinações simultâneas do cortisol sérico e do ACTH plasmático das primeiras horas da manhã são realizadas para diferenciar entre os clientes com insuficiência suprarrenal primária ou secundária.

Os clientes com insuficiência suprarrenal primária têm níveis acentuadamente elevados de ACTH plasmático ($>$ 22,0 pmol/$\ell$) e concentração de cortisol sérico menor que a faixa normal ($<$ 165 nmol/$\ell$) ou na variação normal ou baixa. Outras anormalidades laboratoriais são níveis baixos de glicose plasmática (hipoglicemia) e sódio sérico (hiponatremia); concentrações séricas altas de potássio (hiperpotassemia); e contagens altas de leucócitos (leucocitose). Quando o córtex suprarrenal está destruído, os níveis do cortisol basal estão baixos e a administração de ACTH não consegue causar aumento normal do cortisol plasmático e dos 17-hidroxicorticosteroides urinários. A insuficiência suprarrenal secundária caracteriza-se por níveis baixos dos hormônios adrenocorticais no sangue e na urina e por concentrações séricas baixas de cortisol. Se a glândula suprarrenal estiver normal mas não for estimulada adequadamente pela hipófise, o cliente apresenta resposta normal às doses repetidas de ACTH exógeno; contudo, essa resposta não ocorre depois da administração de metirapona, que estimula a secreção endógena de ACTH.

## Manejo clínico

O tratamento imediato tem como objetivos reverter o choque circulatório; normalizar a circulação sanguínea; administrar líquidos e corticoides; monitorar os sinais vitais e colocar o cliente na posição de decúbito com as pernas elevadas. O uso dos corticoides está descrito no Boxe 31.10 e na Tabela 31.5. A hidrocortisona é administrada por via intravenosa e deve ser seguida da infusão de glicose a 5% com soro fisiológico. As aminas vasopressoras podem ser necessárias quando a hipotensão persiste. Os antibióticos podem ser usados quando uma infecção desencadeou a crise suprarrenal em um cliente com insuficiência suprarrenal crônica. Além disso, o cliente deve ser avaliado cuidadosamente para detectar outros fatores, estresses ou doenças que possam ter desencadeado a crise aguda.

## Manejo de enfermagem

### Normalização do volume líquido

Além de encaminhar o cliente ao nutricionista, a enfermeira deve estimular o cliente a ingerir alimentos e líquidos que facilitam a normalização e a manutenção do equilíbrio hidreletrolítico e ensinar como escolher alimentos ricos em sódio quando tem distúrbios GI e a temperatura ambiente está muito alta. A enfermeira deve ensinar ao cliente e aos seus familiares como administrar a reposição hormonal conforme a prescrição e modificar a dose durante períodos de doença e outras condições de estresse. As orientações verbais e por escrito devem orientar como administrar o mineralocorticoide (fludrocortisona) ou o corticoide (prednisona).

Antes do tratamento de reposição de líquidos, a enfermeira deve monitorar o cliente para detectar quaisquer sinais e sintomas de desequilíbrio de líquidos. Com o objetivo de detectar volume de líquidos inadequado, a enfermeira deve monitorar a pressão arterial e a frequência do pulso à medida que o cliente movimenta-se da posição deitada para a posição de pé. A redução da pressão sistólica (20 mmHg ou mais) indica depleção de volume de líquidos, principalmente quando há outros sinais e sintomas associados: redução da pressão de pulso, prolongamento do tempo de enchimento capilar e colapso das veias cervicais. A enfermeira deve monitorar o cliente para detectar indícios de choque hipovolêmico: hipotensão, pulsos rápidos e fracos, frequência respiratória acelerada, palidez e fraqueza extrema. Outras considerações fundamentais são verificar se houve perda de peso, documentar o balanço hídrico, avaliar a fraqueza muscular e a fadiga e investigar qualquer doença ou situação de estresse que possa ter desencadeado a crise aguda.

### Redução do estresse

Até que a condição do cliente esteja estabilizada, é importante evitar atividade e estresse desnecessários que possam desencadear outro episódio de hipotensão. A enfermeira deve investigar se há sinais de infecção ou outros fatores de estresse. Até mesmo eventos ou fatores de estresse de pouca expressão podem ser excessivos para clientes com insuficiência suprarrenal. Durante uma crise suprarrenal do cliente, a enfermeira deve

### BOXE 31.10 Uso dos corticoides para tratar doença das suprarrenais.

Os corticoides sintéticos são administrados para tratar vários distúrbios clínicos, inclusive insuficiência suprarrenal; supressão de reações inflamatórias e autoimunes; controle de reações alérgicas; e redução do processo de rejeição de transplantes. As doses dos corticoides (prednisona, metilprednisolona e dexametasona são compostos sintéticos do cortisol [hidrocortisona]) são determinadas pelo tipo e pela cronicidade da doença, assim como por outros distúrbios clínicos que o cliente tenha. Os efeitos colaterais incluem diabetes melito, osteoporose e úlcera péptica; decomposição proteica acelerada resultando em hipotrofia muscular e cicatrização lenta das feridas; e redistribuição da gordura corporal. Por essa razão, os efeitos adversos dos corticoides devem ser contrapostos aos seus efeitos benéficos na atual doença do cliente.

Dependendo da gravidade da doença, os corticoides podem ser usados por um período curto, com redução progressiva ou gradativa das doses à medida que os sintomas regridam, para evitar os efeitos indesejáveis, como supressão suprarrenal. Tradicionalmente, a supressão suprarrenal era esperada nos clientes que usavam mais de 30 mg de hidrocortisona ou sua dose equipotente de 7,5 mg de prednisolona por dia (equivalente diário médio da secreção das glândulas suprarrenais) por mais de 3 semanas. Contudo, essa suposição tem sido questionada, porque as doses dos corticoides exógenos não se correlacionam diretamente à secreção endógena.

Quando o distúrbio primário regride, as doses dos corticoides são reduzidas progressivamente, permitindo a normalização da função suprarrenal e evitando insuficiência suprarrenal induzida pelos corticoides. Entretanto, até 1 ano ou mais depois do uso desses fármacos, o cliente ainda pode desenvolver insuficiência suprarrenal em períodos de estresse. Quando for necessário realizar uma intervenção cirúrgica, o cliente provavelmente necessitará de corticoides IV durante e depois do procedimento para reduzir o risco de uma crise suprarrenal aguda. A enfermeira desempenha um papel importante quando fornece orientações sobre doses, esquema de redução gradativa das doses e efeitos colaterais dos corticoides. A Tabela 31.5 apresenta os efeitos do tratamento corticoide e suas implicações para o cuidado de enfermagem.

Com a intenção de reproduzir a secreção natural de cortisol, a melhor hora do dia para administrar a dose total de corticoide é nas primeiras horas da manhã (entre 7 h e 8 h). A meia-vida dos corticoides sintéticos é de cerca de 8 h. Por essa razão, se for administrada uma dose alta às 8 h (quando as glândulas suprarrenais estão mais ativas), ocorre supressão máxima da função suprarrenal. O efeito supressivo suprarrenal pode persistir por 12 a 24 h. Quando os sintomas do distúrbio a ser tratado estão suprimidos, o tratamento com doses administradas em dias alternados pode ajudar a atenuar a supressão hipofisário-suprarrenal dos clientes que necessitam de tratamento prolongado. Como as doses altas de corticoides exógenos no sangue inibem a secreção de ACTH e a produção endógena dos glicocorticoides, o cliente pode ter atrofia do córtex suprarrenal se utilizar esses fármacos por muito tempo. Quando a administração do corticoide exógeno for interrompida repentinamente, o cliente pode ter insuficiência suprarrenal porque o córtex suprarrenal atrofiado não consegue responder adequadamente.

Embora os corticoides sintéticos sejam seguros para alguns clientes porque têm relativamente pouca atividade mineralocorticoide, a maioria dos corticoides naturais e sintéticos produz efeitos expressivos no metabolismo dos eletrólitos, atuando principalmente nos epitélios dos túbulos renais e do trato GI de modo que aumenta a absorção de sódio em troca da excreção de potássio ou íons hidrogênio. O ACTH influencia minimamente a secreção de aldosterona, que é secretada principalmente em resposta à presença da angiotensina II na corrente sanguínea. A angiotensina II é um composto que eleva a pressão arterial porque causa constrição das arteríolas. Sua concentração aumenta quando a renina é liberada pelos rins em resposta à redução da pressão de perfusão renal. Os níveis altos resultantes de aldosterona estimulam a reabsorção de sódio pelos rins e pelo trato GI, que tende a normalizar a pressão arterial. A secreção de aldosterona também aumenta quando há hiperpotassemia.

---

manter um ambiente tranquilo e não estressante e realizar todas as atividades (p. ex., realizar o banho, mudar de posição) pelo cliente. Manter a comunicação e explicar todos os procedimentos ao cliente e aos seus familiares pode ajudar a reduzir a ansiedade. Durante a realização de procedimentos estressantes ou doenças significativas, é necessário administrar suplementos de corticoides prescritos para evitar uma crise addisoniana.

### *Manutenção do autocuidado*

Em razão da necessidade de repor hormônios adrenocorticais pelo resto da vida para evitar crises addisonianas, o cliente e seus familiares devem receber orientações verbais e por escrito quanto às razões do tratamento de reposição e às doses apropriadas. Além disso, eles precisam aprender como modificar as doses dos fármacos e aumentar a ingestão de sal nos períodos de doença, clima muito quente e outras condições de estresse. O cliente também precisa aprender a modificar a dieta e a ingestão de líquidos para ajudar a manter o equilíbrio hidreletrolítico.

O cliente e seus familiares devem receber prescrições para adquirirem seringas de uso único com doses pré-acondicionadas de corticoides para serem injetados nas situações de emergência. A enfermeira também deve fornecer orientações específicas sobre como e quando usar essas injeções. É importante instruir o cliente a informar a outros profissionais de saúde (p. ex., odontólogos) que utiliza corticoides; a usar um pulseira ou cartão de alerta médico; e a sempre trazer consigo informações sobre sua necessidade de usar corticoides. Os clientes e seus familiares precisam conhecer os sinais de excesso ou insuficiência dos hormônios repostos. O desenvolvimento de edema ou o aumento do peso podem indicar dose excessiva; hipotensão postural e emagrecimento comumente indicam dose insuficiente.

### *Monitoramento e manejo de crises addisonianas*

Estresses físicos e psicológicos devem ser evitados porque o cliente com doença de Addison está vulnerável a desenvolver

**Tabela 31.5** Efeitos colaterais do tratamento corticoide e implicações para a prática de enfermagem.

| Efeitos colaterais | Intervenções colaborativas |
|---|---|
| **Efeitos cardiovasculares**<br>Hipertensão<br>Tromboflebite<br>Tromboembolia<br><br>Aterosclerose acelerada | Monitore pressão arterial elevada<br>Avalie sinais e sintomas de trombose venosa profunda (TVP): eritema, aumento da temperatura local, hipersensibilidade e edema unilateral de membro<br>Alerte o cliente para evitar posições e situações que limitem o fluxo sanguíneo (p. ex., cruzar as pernas, ficar sentado por muito tempo na mesma posição, usar cintos ou meias apertadas até os joelhos)<br>Estimule a prática de exercícios prescritos com as pernas e os pés<br>Reduza a ingestão de sódio<br>Limite a ingestão de gordura |
| **Efeitos imunológicos**<br>Risco aumentado de infecção e obscurecimento dos sinais de infecção | Investigue sinais sutis de infecção e inflamação<br><br>Estimule o cliente a evitar exposição a outros indivíduos com infecções das vias respiratórias superiores<br>Monitore o cliente para detectar infecções fúngicas<br>Estimule a lavagem das mãos |
| **Alterações oftálmicas**<br>Glaucoma<br>Lesões da córnea | Recomende exames oftalmológicos frequentes<br>Encaminhe o cliente ao oftalmologista se forem detectadas alterações da acuidade visual |
| **Efeitos musculoesqueléticos**<br>Atrofia muscular<br>Dificuldade de cicatrização das feridas<br>Osteoporose com fraturas com compressão vertebral, fraturas patológicas dos ossos longos, ou necrose asséptica da cabeça do fêmur | Aumente a ingestão de proteínas<br>Recomende ingestão alta de proteínas e suplementos de vitamina C<br>Recomende dieta rica em cálcio e vitamina D, ou suplementos de cálcio e vitamina D (quando necessários)<br><br>Implemente medidas para evitar quedas e outros traumas<br>Mobilize e mude a posição do cliente com cuidado<br>Estimule as mulheres pós-menopausa tratadas com corticoides a considerar a realização de densitometria óssea e tratar a osteoporose quando presente<br>Ensine o cliente a levantar-se lentamente do leito ou da cadeira para evitar quedas causadas por hipotensão postural |
| **Efeitos metabólicos**<br>Alterações do metabolismo da glicose<br><br>Síndrome de abstinência do corticoide | Monitore os níveis sanguíneos de glicose a intervalos regulares<br><br>Instrua o cliente sobre fármacos, dieta e exercícios prescritos para controlar o nível sanguíneo de glicose<br>Relate sinais de insuficiência suprarrenal<br>Administre corticoides e mineralocorticoides conforme a prescrição<br>Monitore o equilíbrio hidreletrolítico<br>Administrar líquidos e eletrólitos conforme a prescrição<br>Instrua o cliente quanto à importância de usar os corticoides conforme foram prescritos, sem interromper abruptamente o tratamento<br>Estimule o cliente a manter uma pulseira ou cartão de identificação médica<br>Oriente o cliente a avisar a todos os profissionais de saúde (p. ex., odontólogo) quanto à sua necessidade de usar corticoides |
| **Alterações do aspecto físico**<br>Fácies de lua cheia<br>Aumento do peso<br>Acne | Encorajar dieta hipocalórica e hipossódica<br>Tranquilize o cliente de que a maioria das alterações da aparência é transitória e desaparece se e quando o tratamento corticoide não for mais necessário |

crises addisonianas, que se evidenciam por colapso circulatório completo e choque. Os fatores desencadeantes são exposição ao frio, esforço excessivo, infecção e estresse emocional. O cliente em crise addisoniana requer tratamento imediato com infusão IV de líquidos, glicose e eletrólitos, principalmente sódio; reposição dos hormônios esteroides insuficientes; e vasopressores. Além disso, o cliente deve evitar esforços; por essa razão, a enfermeira deve antecipar-se às necessidades de cliente e implementar medidas para atendê-las. O monitoramento dos sintomas, sinais vitais, peso e equilíbrio hidreletrolítico é essencial para avaliar o progresso do cliente e seu retorno às condições que tinha antes da crise. Para reduzir o risco de novas crises addisonianas no futuro, devem ser realizados esforços no sentido de identificar e reduzir os fatores que possam ter causado a crise.

## Síndrome/doença de Cushing

### Fisiopatologia

A **síndrome de Cushing** (ou hipercortisolismo) é um distúrbio que se caracteriza por níveis altos de cortisol sérico. Três causas importantes dessa síndrome são:

- Tumor hipofisário com secreção excessiva de ACTH, condição conhecida como doença de Cushing
- Tumor suprarrenal com secreção excessiva de ACTH, condição conhecida como síndrome de Cushing
- Tratamento prolongado com glicocorticoides exógenos, condição conhecida como síndrome de Cushing iatrogênica.

A síndrome de Cushing é causada comumente pela administração de corticoides sintéticos e raramente é atribuída à produção excessiva de corticoides endógenos por hiperplasia ou tumor do córtex suprarrenal. A produção excessiva de corticoides endógenos pode ter vários mecanismos, inclusive um tumor hipofisário que secreta ACTH e estimula o córtex suprarrenal a aumentar a secreção hormonal, apesar da produção de quantidades suficientes (como já foi mencionado, tecnicamente essa condição é descrita como doença de Cushing). A hiperplasia primária das glândulas suprarrenais sem um tumor hipofisário é menos comum. Outra causa menos frequente da síndrome de Cushing é a secreção ectópica de ACTH por tumores malignos, dentre os quais os mais comuns são carcinomas broncogênicos. Independentemente da causa, os mecanismos de *feedback* normais que controlam a função do córtex suprarrenal são anulados e o padrão de secreção diurna normal de cortisol é abolido.

### Fatores de risco

O tratamento crônico com corticoides é um fator de risco comum para desenvolver síndrome de Cushing. Além disso, as mulheres de 20 a 40 anos têm chances cinco vezes maiores de desenvolver essa síndrome que os homens. Outros fatores de risco menos comuns que podem causar síndrome de Cushing são hiperplasia primária das glândulas suprarrenais sem tumor hipofisário e secreção ectópica de ACTH por neoplasias malignas.

### Manifestações clínicas e avaliação

Os sinais e sintomas da síndrome de Cushing são atribuídos principalmente à secreção excessiva de glicocorticoides e androgênios (hormônios sexuais), embora a secreção de mineralocorticoides também possa ser alterada. A secreção excessiva de hormônio adrenocortical causa estabilização da estatura, obesidade, distúrbios musculoesqueléticos e intolerância à glicose. Os distúrbios do metabolismo das gorduras causam o quadro clássico da síndrome de Cushing dos adultos: obesidade central, abdome protruso com "corcova de búfalo" no pescoço e nas áreas supraclaviculares e "fácies de lua" (face com aspecto arredondado) (Figura 31.5). A pele é fina, frágil e facilmente traumatizada; equimoses (marcas de contusão) e estrias arroxeadas (secundárias ao estiramento da pele fragilizada) também se desenvolvem. O cliente queixa-se de fraqueza e lassidão. O sono é conturbado em razão da secreção diurna alterada de cortisol.

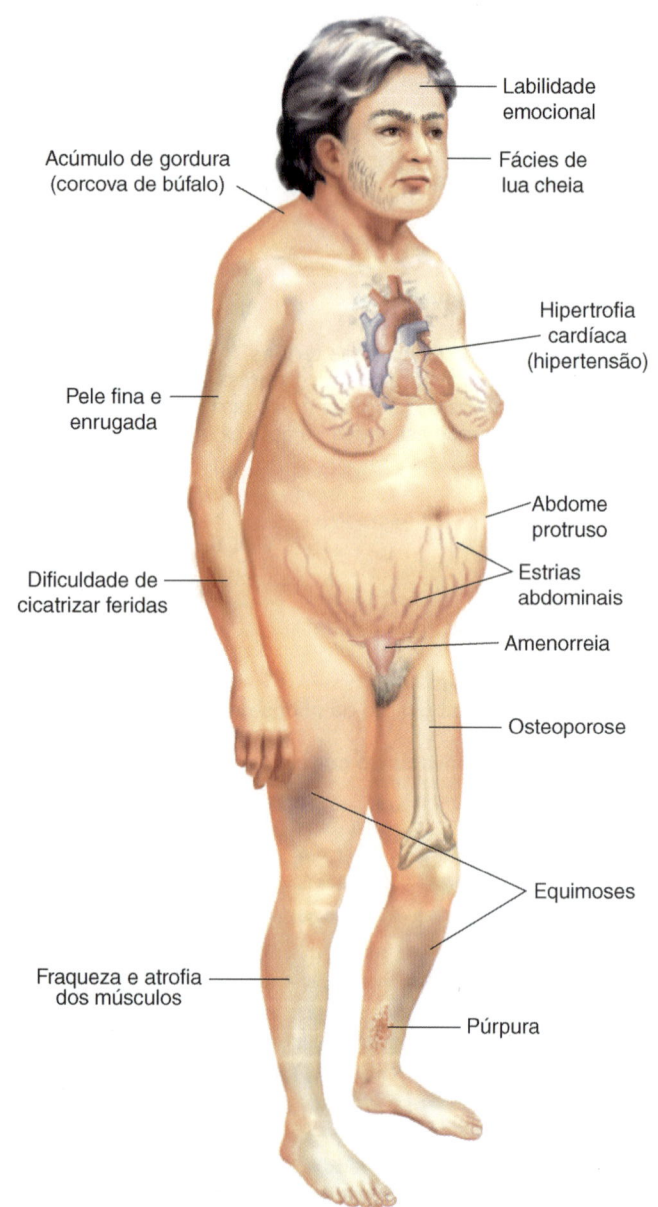

**Figura 31.5** Principais manifestações clínicas da síndrome de Cushing. De Porth, C.M. & Matfin, G. (2009). *Pathophysiology: Concepts of altered health states* (8th ed.). Philadelphia: Lippincott Williams & Wilkins.

A fraqueza, a atrofia muscular e os membros finos são causados pelo consumo das proteínas corporais. O catabolismo excessivo das proteínas ósseas pode causar osteoporose. Desse modo, os clientes podem ter cifose, dor lombar e fraturas com compressão das vértebras.

A retenção de sódio e água é causada pela atividade exagerada dos mineralocorticoides, que causam hipertensão, hipopotassemia e insuficiência cardíaca. O cliente pode ter hiperglicemia ou diabetes. Outros clientes podem referir aumento do peso, suscetibilidade aumentada às infecções e dificuldade de cicatrizar feridas mínimas.

Nas mulheres de todas as idades, pode haver virilização secundária ao excesso de androgênios. A virilização caracteriza-se pelo desenvolvimento de traços masculinos e pela atenuação dos traços femininos. Há crescimento excessivo dos pelos faciais (hirsutismo), as mamas atrofiam, as menstruações cessam, o clitóris cresce e a voz fica mais grave. Homens e mulheres perdem a libido.

Os clientes apresentam alterações do humor e das funções mentais e alguns podem desenvolver psicose. Angústia e depressão são queixas comuns intensificadas pela gravidade das alterações físicas atribuídas a essa síndrome. Quando a doença de Cushing é causada por um tumor hipofisário, os clientes podem ter distúrbios visuais secundários à compressão do quiasma óptico por um tumor em crescimento.

A investigação diagnóstica inclui um teste noturno de supressão com dexametasona (teste de triagem mais sensível e muito utilizado) para diagnosticar as causas hipofisárias e suprarrenais da doença ou síndrome de Cushing (Porth, 2011). Em geral, o teste consiste em administrar 1 mg de dexametasona por via oral às 23 h e dosar o nível do cortisol plasmático às 8 h da manhã seguinte. A supressão do nível de cortisol a menos de 5 mg/dℓ indica que o eixo hipotalâmico–hipofisário–suprarrenal esteja normal. Estresse, obesidade, depressão e fármacos como anticonvulsivantes, estrogênios (na gravidez ou em pílulas anticoncepcionais) e rifampicina podem elevar artificialmente os níveis do cortisol. Alguns estudos demonstraram que os níveis salivares de cortisol durante a noite produziram resultados promissores como teste de triagem eficaz para síndrome de Cushing. Embora não seja realizado rotineiramente como teste diagnóstico, as concentrações salivares de cortisol refletem a concentração plasmática de cortisol livre (fração ativa). Além disso, as amostras de saliva podem ser obtidas facilmente em um ambiente não estressante (p. ex., na residência do cliente); este teste é relativamente seguro e fácil de realizar, com sensibilidade entre 92 e 100% e especificidade entre 93 e 100% (Carroll, Raff e Findling, 2008).

Os sinais da síndrome de Cushing são níveis séricos elevados de sódio e glicose e concentrações baixas de potássio, redução da contagem de eosinófilos e desaparecimento dos tecidos linfoides. As dosagens do cortisol plasmático e urinário devem ser realizadas. Várias amostras de sangue podem ser obtidas para determinar se as variações diurnas normais dos níveis plasmáticos estão preservadas; essa variação geralmente desaparece quando há disfunção suprarrenal. Se for necessário obter várias amostras de sangue, elas devem ser coletadas em horários preestabelecidos e os horários das coletas devem ser anotados no pedido de exame. Outros exames diagnósticos incluem dosagem do cortisol livre na urina de 24 h e teste de supressão com dexametasona em dose reduzida. Os testes de supressão com dose reduzida são semelhantes ao teste noturno, mas as doses e a duração são diferentes.

A determinação do ACTH plasmático por radioimunoensaio é combinada com o teste de supressão com doses altas para diferenciar entre tumores hipofisários e secreção ectópica de ACTH. Níveis altos de ACTH e cortisol indicam doença hipotalâmica ou hipofisária. ACTH baixo com cortisol alto indica doença suprarrenal. TC, ultrassonografia ou RM pode ser realizada para localizar os tecidos suprarrenais e detectar tumores destas glândulas.

## Manejo clínico

O tratamento é dirigido à glândula hipófise se a doença de Cushing for causada por tumores hipofisários em vez de tumores do córtex suprarrenal (síndrome de Cushing). A ressecção cirúrgica do tumor por hipofisectomia transesfenoidal é o tratamento preferido e alcança índices de sucesso em torno de 78% (Tabafe, Arnand, Barron *et al.*, 2009). Além disso, a irradiação da hipófise tem sido eficaz, mas podem ser necessários vários meses para controlar os sintomas. **Adrenalectomia** é o tratamento preferido para clientes com hipertrofia suprarrenal primária.

No período pós-operatório, os sinais e sintomas da insuficiência suprarrenal podem começar a regredir 12 a 48 h depois da cirurgia, em consequência da redução dos níveis altos dos hormônios suprarrenais circulantes. A reposição temporária de hidrocortisona pode ser necessária por vários meses, até que as glândulas suprarrenais comecem a responder normalmente às necessidades do organismo. Se as duas suprarrenais forem removidas (adrenalectomia bilateral), torna-se necessário repor hormônios adrenocorticais por toda a vida.

Os inibidores das enzimas suprarrenais (p. ex., metirapona, aminoglutetimida, mitotano e cetoconazol) são usados para reduzir o hipercortisolismo quando a síndrome é causada por secreção ectópica de ACTH por um tumor que não possa ser erradicado. O cliente deve ser cuidadosamente monitorado porque os sintomas de hipofunção suprarrenal podem ocorrer como efeitos colaterais potenciais desses fármacos.

Se a síndrome de Cushing for causada pelo tratamento com corticoides, pode-se tentar reduzir progressivamente as doses até alcançar níveis mínimos necessários para tratar a doença subjacente (p. ex., doença autoimune ou alérgica, ou rejeição de transplantes). Em muitos casos, o tratamento com doses administradas em dias alternados reduz os sintomas da síndrome de Cushing e permite a recuperação da sensibilidade das suprarrenais ao ACTH.

## Manejo de enfermagem
### Redução dos riscos de lesão

O estabelecimento de um ambiente protegido ajuda a evitar quedas, fraturas e outras lesões dos ossos e dos tecidos moles. O cliente muito fraco pode precisar de ajuda para andar, evitando quedas ou choques contra os ângulos salientes dos móveis. Alimentos ricos em proteínas, cálcio e vitamina D devem ser recomendados para reduzir a atrofia muscular e a osteoporose. O encaminhamento a um nutricionista pode ajudar o cliente a escolher os alimentos apropriados que contenham pouco sódio e calorias.

### Redução dos riscos de infecção

O cliente deve evitar exposição desnecessária às outras pessoas com infecções. A enfermeira deve avaliar o cliente frequentemente para detectar sinais sutis de infecção, já que os efeitos anti-inflamatórios dos corticoides podem mascarar os sinais de inflamação e infecção.

### Promoção de repouso e atividade física

Fraqueza, fadiga e atrofia muscular dificultam que o cliente com síndrome de Cushing realize as atividades habituais; contudo, a enfermeira deve estimular a realização de atividades moderadas para evitar complicações da imobilidade e melhorar a autoestima. Em geral, a insônia contribui para a fadiga do cliente. É importante ajudá-lo a planejar e intercalar períodos de descanso ao longo de todo o dia. Também devem ser realizados esforços para assegurar um ambiente relaxante e tranquilo para que o cliente possa descansar e dormir.

### Promoção da integridade da pele

Os cuidados apropriados com a pele são necessários para evitar traumatismo da pele frágil do cliente. A enfermeira deve evitar o uso de esparadrapo porque ele pode irritar e dilacerar a pele frágil quando é retirado. Além disso, ela deve avaliar frequentemente e pele e as proeminências ósseas e estimular e ajudar o cliente a mudar de posição a intervalos regulares para evitar lesões da pele.

### Melhora da imagem corporal

Se a causa da síndrome de Cushing puder ser tratada eficazmente, as principais anormalidades físicas desaparecem com o tempo. O cliente se beneficia uma conversa franca sobre os efeitos que as alterações causaram em sua autoimagem e nos relacionamentos com outras pessoas. O aumento do peso e o edema podem ser atenuados com uma dieta hipocalórica, hipossódica e hiperproteica.

### Melhora dos processos mentais

As explicações ao cliente e aos seus familiares quanto à causa da instabilidade emocional são importantes para ajudá-los a lidar com as oscilações de humor, a irritabilidade e a depressão que podem ocorrer. Alguns clientes podem ter comportamento psicótico, que deve ser relatado ao médico. A enfermeira deve estimular o cliente e seus familiares a verbalizar seus sentimentos e suas preocupações.

### Monitoramento e manejo de crise addisoniana

Clientes com síndrome de Cushing, cujos sintomas sejam tratados por interrupção do uso de corticoides, por adrenalectomia ou por ressecção de um tumor hipofisário, estão sujeitos a ter hipofunção suprarrenal e crises addisonianas. Quando os níveis altos dos hormônios suprarrenais circulantes suprimem a função do córtex suprarrenal, a atrofia é provável. Quando as concentrações dos hormônios circulantes são reduzidas rapidamente depois da ressecção cirúrgica ou a interrupção repentina dos corticoides, os clientes podem desenvolver manifestações clínicas de hipofunção suprarrenal e crises addisonianas. A enfermeira deve monitorar cuidadosamente o cliente para detectar hipotensão, pulsos rápidos e fracos, aceleração da frequência respiratória, palidez e fraqueza extrema. Além disso, ele deve envidar esforços para identificar os fatores que possam ter levado à crise. O cliente pode necessitar da administração por via intravenosa de líquidos e eletrólitos e corticoides antes, durante e depois de um tratamento ou procedimento cirúrgico. A enfermeira deve avaliar o balanço hidreletrolítico monitorando os resultados dos exames laboratoriais e pesando o cliente diariamente. A retenção de sódio e água pode causar edema e hipertensão e, deste modo, a enfermeira deve avaliar os sinais vitais e detectar excesso de volume de líquidos. Além disso, ela deve ficar atenta aos sinais e sintomas de hipopotassemia ($K^+ < 3,5$ mEq/$\ell$), que pode ter impacto profundo nas funções cardíaca e neurológica. O monitoramento da glicose plasmática deve ser cuidadoso porque existe risco elevado de intolerância à glicose e hiperglicemia nos clientes com síndrome de Cushing e hipoglicemia se o cliente estiver agora sob risco de hipofunção suprarrenal secundárias às intervenções realizadas para tratar a síndrome de Cushing. Quando há uma crise addisoniana, o cliente precisa ser tratado para reverter o colapso circulatório e o choque.

### Medidas de autocuidado

Por ocasião da alta, o cliente e os familiares devem entender que interromper o tratamento com corticoides abruptamente e sem supervisão médica provavelmente causa insuficiência suprarrenal aguda, além de levar à recidiva dos sinais e sintomas da doença crônica de base. A enfermeira deve enfatizar a necessidade de assegurar doses adequadas do corticoide porque a interrupção do tratamento ou a perda de doses pode provocar insuficiência suprarrenal e crise addisoniana. Também é importante ressaltar a necessidade de efetuar modificações dietéticas, assegurando a ingestão adequada de cálcio sem aumentar os riscos de hipertensão, hiperglicemia e aumento do peso. O cliente e seus familiares podem aprender a monitorar a pressão arterial, o nível sanguíneo de glicose e o peso. O uso de uma pulseira ou de um cartão de identificação médica e a notificação dos profissionais de saúde (p. ex., odontólogo) quanto à condição do cliente também são medidas importantes.

## Hiperaldosteronismo primário

### Fisiopatologia

O hiperaldosteronismo primário, também conhecido como *síndrome de Conn*, é um distúrbio no qual as glândulas suprarrenais produzem quantidades excessivas de aldosterona em consequência de hiperplasia ou tumor. A ação principal da aldosterona é conservar sódio no organismo. Entretanto, as quantidades excessivas de aldosterona aumentam a reabsorção renal de sódio que, por sua vez, aumenta os líquidos extracelulares e a pressão arterial.

### Fatores de risco

A secreção excessiva de aldosterona ocorre em alguns clientes com tumores secretores da glândula suprarrenal. Outros fatores de risco para hiperaldosteronismo primário são hiperplasia suprarrenal bilateral (causada pela hiperatividade das duas suprarrenais), hiperaldosteronismo familiar e câncer da suprarrenal (Stewart e Young, 2007).

## Manifestações clínicas e avaliação

Os clientes com hiperaldosteronismo apresentam declínio profundo dos níveis séricos de potássio (hipopotassemia) e íons hidrogênio (alcalose), conforme se evidencia por elevações do pH e da concentração sérica de bicarbonato. O nível sérico de sódio está normal ou elevado nos casos típicos, dependendo do volume de água reabsorvido junto com o sódio ou da perda de água na urina. Hipertensão é o sinal mais importante e ocorre em praticamente todos os clientes com hiperaldosteronismo; cerca de 5 a 13% dos clientes hipertensos têm hiperaldosteronismo (Fogari, Preti, Zoppi et al., 2007).

A hipopotassemia causa fraqueza muscular, cãibras e fadiga e é responsável pela incapacidade dos rins de acidificar ou concentrar a urina. Por essa razão, o volume urinário é excessivo e o cliente tem poliúria. O sódio sérico aumenta acima dos níveis normais e isto contribui para a sede excessiva (polidipsia) e a hipertensão arterial. O aumento secundário do volume sanguíneo e os possíveis efeitos diretos da aldosterona nos receptores neurais (p. ex., seio carotídeo) também causam hipertensão.

A alcalose hipopotassêmica pode reduzir o nível sérico de cálcio ionizado e predispor o cliente à tetania e às parestesias. A intolerância à glicose é possível porque a hipopotassemia interfere na secreção de insulina pelo pâncreas.

Além do nível sérico de sódio normal ou aumentado e da concentração baixa de potássio sérico, os exames laboratoriais indicam concentrações séricas altas de aldosterona e níveis baixos de renina. A determinação da taxa de excreção de aldosterona depois da sobrecarga de sódio é um teste diagnóstico útil para hiperaldosteronismo primário. O teste de estimulação da renina–aldosterona e a coleta de amostras bilaterais das veias renais ajudam a definir a causa do hiperaldosteronismo primário. Os fármacos anti-hipertensivos podem ser interrompidos por 2 semanas antes do exame.

## Manejo clínico

Em geral, o tratamento do hiperaldosteronismo primário consiste na ressecção cirúrgica do tumor por adrenalectomia. Essa cirurgia é realizada por uma incisão no flanco ou no abdome. Em geral, os cuidados pós-operatórios são semelhantes aos recomendados para outros procedimentos cirúrgicos abdominais. O cliente é suscetível às oscilações dos hormônios adrenocorticais e precisa receber corticoides, líquido e outros fármacos para manter a pressão arterial e evitar complicações agudas. Se a adrenalectomia for bilateral, os corticoides precisam ser administrados por toda a vida. Se apenas uma glândula suprarrenal for retirada, o tratamento de reposição pode ser apenas temporário em razão da supressão da glândula restante pelos níveis altos dos hormônios suprarrenais. O nível normal de glicose plasmática pode ser mantido com insulina, líquido IV e modificações da dieta. A hipopotassemia regride em todos os casos depois da operação, mas a hipertensão pode persistir. A espironolactona (diurético que conserva potássio) pode ser prescrita para controlar a hipertensão e atenuar a hipopotassemia.

## Manejo de enfermagem

Os manejos de enfermagem durante o período pós-operatório incluem avaliar frequentemente os sinais vitais para detectar sinais e sintomas iniciais de insuficiência suprarrenal e crise addisoniana ou hemorragia. Explicar todos os tratamentos e procedimentos, adotar medidas para aumentar o conforto e assegurar períodos de descanso são medidas que podem reduzir o estresse e o nível de ansiedade do cliente.

## Revisão do capítulo

### Exercícios de avaliação crítica

1. Uma mulher de 68 anos foi recentemente diagnosticada com câncer da tireoide e tem uma tireoidectomia programada em 1 semana. Quais são os cuidados de enfermagem pré-operatórios e pós-operatórios para essa cliente? O que você deveria antecipar e conversar com a cliente e seus familiares quanto aos cuidados a longo prazo após a alta hospitalar?
2. Um homem de 70 anos tem o diagnóstico de carcinoma broncogênico e os médicos avaliam a possibilidade de que ele tenha SSIADH. O cliente e seus familiares pedem explicações sobre a síndrome e outras modalidades disponíveis para seu tratamento. Quais intervenções de enfermagem e orientações ao cliente e aos seus familiares estariam indicadas para esse cliente? Contraste o quadro clínico e os sinais e sintomas da SSIADH com os do diabetes insípido.
3. Uma adolescente de 14 anos teve o diagnóstico recente de doença de Addison. A cliente está muito preocupada de que não seja capaz de ter uma vida normal em consequência dessa doença. Quais orientações a enfermeira deve fornecer a essa cliente? Descreva todas as orientações fornecidas e justifique os benefícios para essa cliente.

### Questões objetivas

1. Depois da avaliação dos resultados dos exames laboratoriais e dos sinais e sintomas clínicos de um cliente, suspeita-se de que ele possa ter feocromocitoma. Quais dos seguintes sinais e sintomas estão diretamente relacionados com essa doença? Escolha todas as opções certas.
   A. Cefaleia grave – escore 9 em uma escala de 0 a 10
   B. Transpiração
   C. Pressão arterial de 80/90 mmHg
   D. Palidez
2. Um cliente foi internado com sinais de doença de Graves. Qual intervenção de enfermagem estaria indicada para clientes com essa doença?
   A. Fornecer um cobertor
   B. Aplicar pomada oftálmica
   C. Oferecer um banho quente ao cliente
   D. Servir café no desjejum do cliente

3. Qual das seguintes opções é uma manifestação clínica da SSIADH?
   A. Hiponatremia
   B. Hipernatremia
   C. Osmolalidade alta
   D. Mucosas secas
4. O manejo de enfermagem para um cliente no primeiro dia de pós-operatório de ressecção transesfenoidal de um tumor hipofisário inclui quais das opções seguintes? Assinale todas as opções corretas.
   A. Manter a higiene oral
   B. Remover o tampão nasal para verificar se há sangramento e extravasamento de líquido
   C. Administrar líquidos depois que as náuseas regredirem e, em seguida, liberar gradativamente a dieta habitual
   D. Elevar a cabeceira do leito para facilitar a drenagem normal
5. Qual é a primeira opção de tratamento para um cliente de 85 anos com diagnóstico recente de doença de Graves?
   A. Tireoidectomia
   B. Inibidores da enzima conversora de angiotensina (ECA) para controlar a hipertensão
   C. Metimazol e propiltiouracil
   D. Tratamento com iodo radioativo

## Bibliografia e leitura sugerida

A bibliografia e a leitura sugerida para este capítulo estão disponíveis no GEN-IO: http://gen-io.grupogen.com.br/gen-io/.

# UNIDADE NOVE

# Problemas Relacionados com a Função Reprodutiva

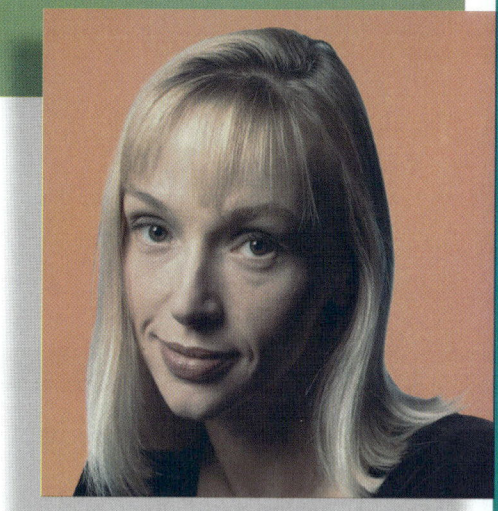

**Uma mulher de 40 anos,** mãe solteira de três crianças, teve o diagnóstico de carcinoma espinocelular do colo do útero (que representa cerca de 80% dos casos no Brasil) depois de apresentar resultados anormais no teste de Papanicolaou e realizar colposcopia. A cliente foi atendida no consultório de ginecologia para dar continuidade ao tratamento e está muito preocupada quanto ao seu prognóstico.

- Descreva os fatores de risco associados a esse tipo de câncer.
- Quais poderiam ser as manifestações clínicas dessa cliente antes do seu diagnóstico?
- Qual é a finalidade da colposcopia?
- Descreva o tratamento do câncer do colo do útero.

# CAPÍTULO 32

LIANNE F. HERBRUCK
SUSANNE A. QUALLICH

# Avaliação de Enfermagem | Funções Reprodutivas Feminina e Masculina

## Objetivos de estudo

**Após ler este capítulo, você será capaz de:**

1. Descrever a função reprodutiva feminina
2. Descrever os componentes da avaliação da função reprodutiva feminina
3. Conhecer os exames e os testes diagnósticos usados para detectar alterações da função reprodutiva feminina e doenças da mama
4. Descrever as estruturas e a função do sistema reprodutor masculino
5. Descrever a avaliação de enfermagem do sistema reprodutor masculino e conhecer os exames complementares usados para complementar esta avaliação.

## SISTEMA REPRODUTOR FEMININO

As mulheres buscam atendimento no sistema de saúde com mais frequência que os homens (Owens, 2008; Robinson, 2008; Smith, Braunack-Mayer e Wittert, 2006) e com maior frequência quando têm alterações do sistema reprodutor entre a menarca e a menopausa. O entendimento da anatomia e fisiologia normais do sistema reprodutor feminino é uma importante e necessária atribuição da enfermeira. É fundamental reconhecer os problemas complexos que podem ocorrer no sistema reprodutor feminino.

### Revisão de anatomia e fisiologia

### Anatomia do sistema reprodutor feminino

O sistema reprodutor feminino consiste nas estruturas genitais internas e externas e nas glândulas mamárias localizadas no tórax das mulheres. O hipotálamo e a glândula hipófise são responsáveis por desencadear as influências hormonais que atuam no sistema reprodutor feminino. Essas influências causam alterações cíclicas ao longo de toda a vida reprodutiva das mulheres e sua interrupção resulta na menopausa.

#### Genitália externa

As estruturas genitais externas referidas globalmente como vulva consistem em monte púbico, grandes e pequenos lábios, clitóris e vestíbulo da vagina, no qual se localizam o hímen, os orifícios uretral e vaginal e as glândulas parauretrais (de Skene) e as glândulas de Bartholin (Figura 32.1). O monte púbico é formado por tecidos adiposos localizados na junção entre as coxas e o tronco, enquanto os grandes lábios são duas pregas espessas de tecidos que formam a borda externa da vulva. Depois da puberdade, o monte púbico e os grandes lábios são recobertos com pelos púbicos. Os segmentos superiores dos pequenos lábios reúnem-se anteriormente para formar uma cobertura parcial para o clitóris, que é um órgão extremamente sensível à estimulação sexual formado por tecidos eréteis. Os pequenos lábios são pregas mais finas de tecidos localizados por dentro dos grandes lábios, que recobrem o meato uretral e o **introito** vaginal. O meato uretral está situado abaixo e atrás do clitóris, enquanto o introito vaginal está localizado logo atrás do meato uretral. As estruturas secretoras de muco localizadas na parede da uretra são conhecidas como glândulas de Skene. As glândulas de Bartholin – estruturas com formato de feijões – secretam muco e estão localizadas em cada lado do orifício vaginal. A área entre a vagina e o reto é conhecida como períneo.

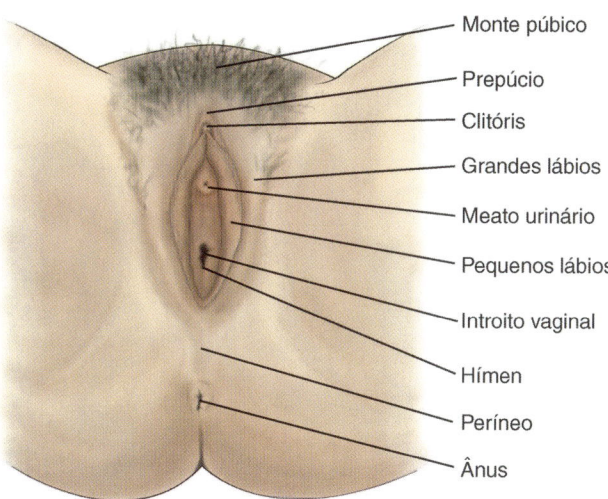

Figura 32.1 Genitália externa feminina.

## Órgãos reprodutivos internos

Os órgãos e as estruturas internas são constituídos por vagina, útero, ovários e tubas uterinas (Figura 32.2).

A vagina é um canal revestido de mucosa, que se estende da vulva até o colo do útero. O segmento superior da vagina (**fórnix**) circunda o colo do útero.

O útero é um órgão muscular com formato de pera, cujas dimensões podem variar dependendo da paridade (número de gestações viáveis) e da existência de anormalidades uterinas (p. ex., fibroides). O útero está situado atrás da bexiga e é mantido em sua posição por vários ligamentos. Esse órgão é formado pelo colo do útero, que se projeta para dentro da vagina, e pelo **fundo** ou corpo uterino. O segmento interno triangular do fundo estreita para formar um pequeno canal no colo do útero, que apresenta áreas de constrição em cada extremidade – conhecidas como *orifício interno* e *orifício externo*. As partes laterais superiores do útero são conhecidas como *cornos*. Dessas estruturas originam-se os ovidutos ou tubas uterinas, que se estendem para fora de modo a encontrar os ovários.

Os **ovários** estão situados atrás e abaixo das tubas uterinas e são estruturas ovais com cerca de 3 cm de comprimento. Ovários de crianças do sexo feminino contêm milhares de células reprodutivas minúsculas (óvulos) ao nascerem. Em conjunto, os ovários e as tubas uterinas são conhecidos como **anexos**.

## Mamas

As mamas estão localizadas sobre o músculo peitoral maior entre o esterno e a linha hemiaxilar. Uma área de tecido mamário – conhecida como cauda de Spence – estende-se até a axila. Os ligamentos de Cooper mantêm as mamas suspensas na parede torácica. Durante a puberdade, o estrogênio e outros hormônios femininos estimulam o desenvolvimento das mamas. Em geral, esse desenvolvimento ocorre entre as idades de 10 e 16 anos, embora a variação possa ser de 9 a 18 anos.

Cada mama plenamente desenvolvida (Figura 32.3) é formada por lóbulos e ductos glandulares interligados e separados por tecido fibroso e gordura. Cerca de 15 a 20 lóbulos reúnem-se para formar lobos com formato de cones (cuneiformes). Tecidos fibrosos circundam os lobos e os ductos. Tecido gorduroso preenche os espaços entre os lobos e os ductos e confere às mamas sua consistência macia. Durante a lactação, o leite é produzido nos lóbulos mamários e transportado pelos ductos até os mamilos.

## Função do sistema reprodutor feminino

A função principal do sistema reprodutor feminino é preparar mensalmente o corpo da mulher para estar pronto para acolher um óvulo fecundado (ovo) e fornecer um ambiente propício ao crescimento do feto. As alterações que ocorrem mensalmente com as mulheres durante seus anos reprodutivos – o ciclo menstrual – constituem um processo complexo regulado pelos sistemas reprodutor e endócrino. Nas meninas, os ciclos menstruais geralmente começam quando elas chegam à puberdade – entre as idades de 12 e 14 anos, embora possa ocorrer na faixa de 9 a 16 anos (Carrol, 2009). O primeiro ciclo menstrual é conhecido como **menarca**. Durante a faixa etária reprodutiva, os ciclos normais duram 28 dias em média, embora sua duração possa variar de 21 a 42 dias.

O ciclo reprodutivo feminino consiste em uma série complexa de interações entre o sistema hipotalâmico–hipofisário, os ovários, o endométrio e os diversos hormônios que eles secretam.

### Ciclo menstrual

Estrogênio e progesterona são dois hormônios essenciais à função normal do sistema reprodutor feminino. Os ovários produzem vários tipos de **estrogênio**, bem como progesterona. O estrogênio é responsável pelo desenvolvimento e pela manutenção dos órgãos reprodutivos femininos, pelas características sexuais secundárias da mulher adulta, pelo desenvolvimento das mamas e pelas alterações uterinas que ocorrem mensalmente com a menstruação. A **progesterona** desempenha um papel importante na regulação das alterações uterinas durante o ciclo menstrual, preparando o **endométrio** (por meio do **corpo lúteo**) para a implantação de um óvulo fecundado (ovo) e por sua manutenção (por meio da placenta) durante a gestação normal. Em conjunto, a progesterona e o estrogênio ajudam a preparar as mamas para a lactação. Os **androgênios** são hormônios produzidos pelos ovários em quantidades diminutas e influenciam o desenvolvimento folicular inicial e também a libido feminina (Carroll, 2009).

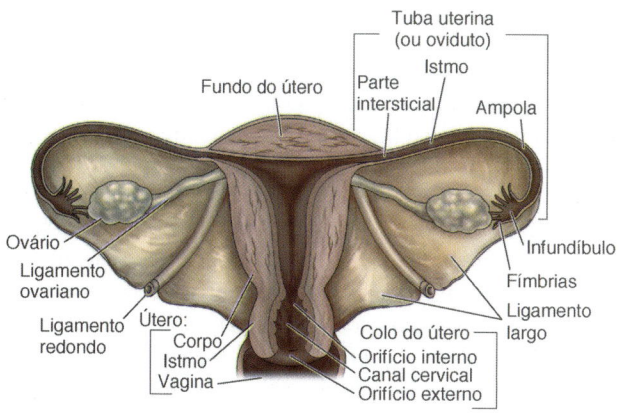

Figura 32.2 Estrutura dos órgãos reprodutivos internos.

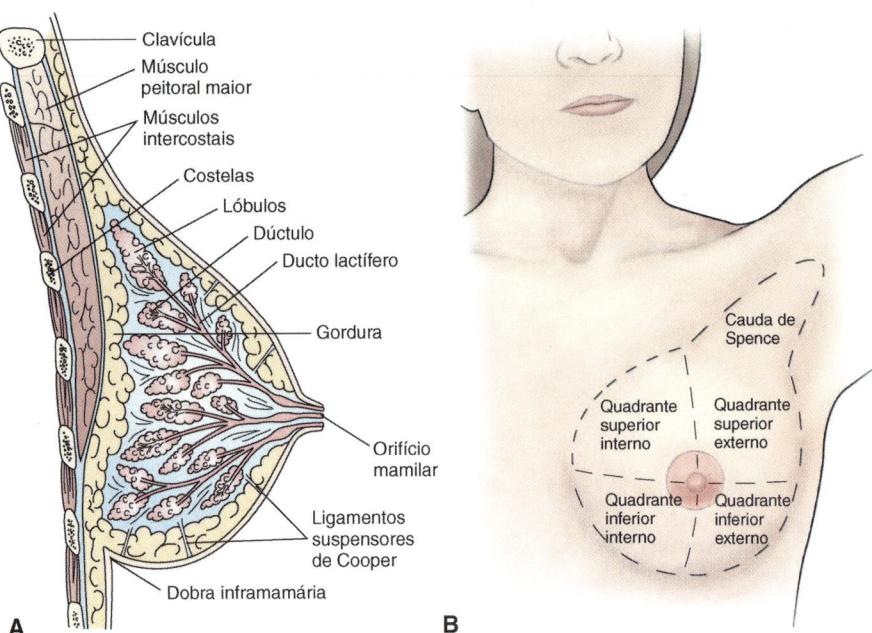

Figura 32.3 (A) Anatomia da mama. (B) Regiões da mama, inclusive a cauda de Spence.

A hipófise feminina secreta o **hormônio foliculoestimulante** (FSH) e o **hormônio luteinizante** (LH). Esse primeiro hormônio é responsável principalmente por estimular os ovários a secretar estrogênio e levar os folículos ovarianos a desenvolverem-se em óvulos, enquanto o LH é responsável basicamente por estimular a produção de progesterona e promover a liberação dos óvulos maduros por meio do pico de LH, que ocorre no meio do ciclo. Mecanismos de *feedback* ajudam a regular a secreção de FSH e LH. Os níveis altos de estrogênio no sangue inibem a secreção de FHS, mas estimulam a liberação de LH. As secreções de FSH e LH também são reguladas pelo hormônio de liberação das gonadotrofinas (GnRH), que é secretado pelo hipotálamo.

Esse sistema de *feedback* complexo é responsável pelas alterações cíclicas do endométrio uterino e dos ovários e pela menstruação (Tabela 32.1).

No início do ciclo menstrual, os níveis baixos de estrogênio estimulam o hipotálamo a secretar FSH e a maturação dos folículos começa. Os folículos em maturação secretam estrogênio, que estimula a liberação de LH. Esse pico de LH estimula a **ovulação**, que consiste na liberação de um óvulo maduro pelo ovário. Em geral, a ovulação ocorre no meio do ciclo (14º dia de um ciclo menstrual típico de 28 dias). O óvulo é liberado para as tubas uterinas, onde aguarda pela fecundação. Quando a fecundação não ocorre, os níveis hormonais diminuem e tem início a fase menstrual do ciclo.

A **menstruação** é o desprendimento cíclico do revestimento uterino, que ocorre quando a mulher não engravida. Esse fluxo menstrual é liberado pelo colo do útero dentro da vagina e, em geral, dura 4 a 5 dias. As mulheres perdem de 60 a 150 mℓ de sangue e tecidos. Depois que o fluxo menstrual termina, tem início outro ciclo (Carroll, 2009).

### Perimenopausa

A **perimenopausa** é o período de transição entre os ciclos normais e a cessação completa das menstruações por no mínimo 1 ano. Isso inclui um conjunto de alterações hormonais à medida que os órgãos reprodutivos preparam-se para terminar suas funções. Essa transição pode começar com apenas 35 anos e geralmente demora 10 anos. As mulheres podem não ter quaisquer sintomas, ou apresentar ciclos irregulares, sangramentos profusos, fogachos (ondas de calor), ressecamento vaginal, distúrbios do sono e transtorno emocional (Pick, 2009). As mulheres precisam entender que, até que as menstruações tenham cessado por 1 ano, elas ainda podem engravidar. Em geral, as mulheres têm diversas crenças quanto ao envelhecimento e, deste modo, as enfermeiras que cuidam ou instruem mulheres que se encontram no período de perimenopausa devem ser sensíveis às suas necessidades pessoais. No período de perimenopausa, as mulheres geralmente são ajudadas por informações sobre as alterações fisiológicas sutis que apresentam. Esse período é uma oportunidade para ensinar às mulheres estratégias de promoção da saúde e prevenção de doenças.

### Menopausa

A **menopausa** assinala o final da função reprodutiva feminina e, em geral, ocorre entre as idades de 45 e 52 anos. Com a menopausa, os ovários ficam inativos e os órgãos reprodutivos tornam-se menores. A menopausa não é um fenômeno patológico, mas uma fase normal do envelhecimento e da maturação. Além dos efeitos dos níveis baixos de estrogênio no sistema reprodutivo, alterações neuroendócrinas, bioquímicas e metabólicas associadas ao envelhecimento ocorrem em todo o corpo da mulher (Tabela 32.2). A menopausa pode ser precoce quando os ovários são removidos cirurgicamente, são destruídos por radioterapia ou quimioterapia ou quando há algum outro fator etiológico desconhecido. Essa transição oferece oportunidades de ensino e aconselhamento sobre promoção da saúde e prevenção de doenças, já que as mulheres que têm sintomas incômodos atribuídos à menopausa podem estar mais propensas a buscar cuidados de saúde (Wiliams, Kalinani, Di-Benedetti *et al.*, 2007). O Boxe 32.1 descreve os cuidados de enfermagem para clientes que estão entrando na menopausa.

**Tabela 32.1** Influências hormonais e ciclo menstrual.

| Fases do ciclo menstrual (dias aproximados) | Folicular | Ovulação | Lútea | Pré-menstrual |
|---|---|---|---|---|
| Dias: 1 2 3 4 5 6 7 8 9 | 10 11 12 13 14 15 | 16 17 18 19 20 | 21 22 23 24 25 | 26 27 28 1 2 |
| **Ovário** Degeneração do corpo lúteo; início do desenvolvimento folicular | Crescimento e maturação do folículo | Ovulação | Corpo lúteo em atividade | Degeneração do corpo lúteo |
| **Produção de estrogênio** Baixa | Crescente | Alta | Decrescente, depois há uma elevação secundária | Decrescente |
| **Produção de progesterona** Nenhuma | Baixa | Baixa | Crescente | Decrescente |
| **Produção de FSH** Crescente | Alta, depois decrescente | Baixa | Baixa | Crescente |
| **Produção de LH** Baixa | Baixa, depois crescente | Alta | Alta | Decrescente |
| **Endométrio** Degeneração e desprendimento da camada superficial. Artérias espiraladas se dilatam, depois se contraem novamente | Reorganização e proliferação da camada superficial | Crescimento progressivo | Secreção e dilatação glandular crescentes; profusamente vascularizado e edemaciado | Vasoconstrição das arteríolas espiraladas; início do processo de degeneração |

## Avaliação inicial

As enfermeiras, ao obterem as informações pertinentes ao histórico de saúde e realizar exames físicos, encontram-se em condições ideais para conversar sobre questões de saúde em geral, promoção da saúde e problemas de saúde da mulher. Os temas relevantes são condicionamento físico, nutrição, riscos cardiovasculares, avaliação de riscos à saúde, sexualidade, menopausa, abuso sexual, comportamentos prejudiciais à saúde e imunizações. A Tabela 32.3 resume as recomendações para avaliação de saúde. Alguns problemas podem ser eliminados quando são tratados precocemente, enquanto sua persistência pode trazer graves problemas de saúde.

**Tabela 32.2** Considerações gerontológicas | Alterações do sistema reprodutor feminino associadas ao envelhecimento.

| Alterações estruturais | Alterações funcionais | Histórico de saúde e achados do exame físico |
|---|---|---|
| Cessação da função ovariana e redução da produção de estrogênio; estreitamento dos tratos urinário e genital; rarefação dos pelos púbicos e retração dos grandes e pequenos lábios vaginais | Ovulação reduzida Início da menopausa Instabilidade vasomotora e oscilações hormonais Formação óssea reduzida Lubrificação vaginal reduzida pH vaginal aumentado | Redução/perda da capacidade de engravidar; infertilidade crescente Irregularidades menstruais culminando com a cessação das menstruações Ondas de calor ou ruborização; sudorese noturna; distúrbios do sono; variações do humor, fadiga Perda óssea e aumento dos riscos de osteoporose e fraturas osteoporóticas; redução da estatura Dispareunia resultando na falta de interesse sexual Aumento do risco de infecções urinárias Aumento da incidência de inflamação (vaginite atrófica) com secreção, prurido e ardência vulvares |
| Relaxamento da musculatura pélvica | Prolapso uterino, cistocele, retocele | Dispareunia, incontinência, sensações de pressão no períneo |

## BOXE 32.1 Cuidados de saúde durante a menopausa.

### Manifestações clínicas e avaliação inicial

Muito antes da menopausa, algumas alterações hormonais contribuem para os sinais e sintomas comuns neste período, inclusive irregularidades menstruais, hipersensibilidade das mamas, oscilações do humor, ondas de calor (fogachos) e sudorese noturna. Atribuídas às alterações hormonais, as ondas de calor indicam instabilidade vasomotora e sua intensidade pode variar de sensação de calor praticamente imperceptível até sensação de calor extremo acompanhado de sudorese profusa, que causa desconforto, distúrbios do sono e fadiga subsequente. **Osteoporose** também pode ser uma manifestação da menopausa.

Os níveis reduzidos de estrogênio afetam todo o sistema geniturinário. As alterações das estruturas vulvovaginais incluem rarefação gradativa dos pelos púbicos e retração dos pequenos e grandes lábios vaginais. As secreções vaginais diminuem e as mulheres podem queixar-se de dispareunia (desconforto durante o ato sexual). O pH vaginal aumenta na menopausa, o que predispõe as mulheres às infecções bacterianas e à vaginite atrófica. Algumas mulheres relatam fadiga, déficit de memória, aumento do peso, irritabilidade, sentimento de "tristeza" e sensação de pânico. As queixas associadas à menopausa devem ser avaliadas cuidadosamente, porque também podem indicar ou estar associadas a outros distúrbios.

As reações e os sentimentos das mulheres à perda da capacidade reprodutiva podem variar. Algumas podem vivenciar confusão quanto aos seus papéis, enquanto outras experimentam um sentimento de liberdade sexual e pessoal. A experiência pessoal de cada mulher deve ser levada em consideração e as enfermeiras devem considerar todas as possibilidades.

### Manejo clínico

As mulheres que se encontram no período de perimenopausa frequentemente têm muitas preocupações com sua saúde. Algumas referem preocupações baseadas em sua história familiar de doença cardíaca, osteoporose ou câncer. Na medida do possível, todas as mulheres devem ser aceitas independentemente de suas opções e devem ser estimuladas a conversar sobre suas preocupações com o médico de atenção básica, de modo a tomar uma decisão consciente quanto ao tratamento dos sintomas da menopausa e à manutenção da sua saúde. O sangramento pós-menopausa (ou sangramento que ocorre 1 ano depois da cessação das menstruações com a menopausa) deve ser investigado, porque deve ser considerado como um distúrbio maligno até que se confirme o contrário.

Até recentemente, o tratamento hormonal (TH) era prescrito para evitar ondas de calor, reduzir o risco de fraturas osteoporóticas e diminuir o risco de doença cardiovascular. Embora o TH reduza as ondas de calor, os riscos de fraturas osteoporóticas e o câncer colorretal, estudos demonstraram que esse tratamento aumenta os riscos de câncer de mama, ataque cardíaco, acidente vascular encefálico (AVE) e trombose (Women's Health Initiative [WHI], 2002). Os efeitos benéficos do TH foram considerados inadequados em vista do risco elevado de câncer de mama e outros distúrbios. Com esses resultados, muitas mulheres interromperam ou optaram por não iniciar o TH.

Existem várias modalidades disponíveis para tratar as mulheres que optarem por não fazer TH. As pílulas de estrogênio e progestógeno são prescritas para as mulheres que ainda têm útero. O progestógeno evita o crescimento e a hiperplasia do revestimento do útero, que são fatores associados ao aumento do risco de desenvolver câncer de útero. As mulheres que tiveram seus úteros removidos podem usar estrogênio sem progestógeno (tratamento sem oposição hormonal), embora exista risco ligeiramente maior de AVE entre as mulheres tratadas apenas com estrogênio (WHI, 2002).

Os adesivos também podem ser usados. Os adesivos de estrogênio são substituídos 1 ou 2 vezes/semana, mas as mulheres que ainda têm útero também precisam usar uma pílula de progestógeno. Outro tipo de adesivo fornece estrogênio e progestógeno. Os sintomas vaginais podem ser tratados com creme ou supositório de estrogênio ou a mulher pode usar um anel vaginal de estradiol para tratar o ressecamento vaginal ou a vaginite atrófica.

O TH está contraindicado às mulheres com história de câncer de mama, trombose vascular, disfunção hepática, alguns tipos de câncer uterino e sangramento vaginal anormal sem causa definida. Como o TH aumenta o risco de fenômenos tromboembólicos, as mulheres que optarem por fazer TH devem ser instruídas quanto aos sinais e sintomas de trombose venosa profunda e embolia pulmonar (i. e., vermelhidão e edema unilateral da perna; dor torácica; e dispneia de início súbito) e avisadas a referir imediatamente ao médico esses sinais e sintomas.

Embora os resultados do estudo Women's Health Initiative (WHI) possam facilitar as decisões relativas ao uso do TH para algumas mulheres, essa decisão ainda é difícil para as mulheres que poderiam melhorar dos sintomas incômodos da menopausa e que apresentam indícios de perda óssea. O TH pode ser útil às mulheres tratadas por intervalos curtos quando nenhum outro tratamento conseguiu reduzir seus sintomas vasomotores, mas ainda assim seu uso deve ser cauteloso porque ele pode aumentar o risco de desenvolver câncer de mama (Bernstein, 2009). As mulheres frequentemente buscam informações sobre alternativas ao TH, mas essas opções terapêuticas geralmente não são métodos padronizados ou comprovados por pesquisas e devem ser utilizadas com cautela. A avaliação das mulheres que estão na menopausa deve investigar o uso de tratamentos alternativos e complementares e outros suplementos.

As decisões que as mulheres tomam com relação ao TH devem ser individualizadas e baseadas em suas condições atuais de saúde, fatores de risco, história familiar e gravidade dos sintomas.

### Manejo de enfermagem

As enfermeiras podem estimular as mulheres a entender a menopausa como uma alteração natural, um novo ciclo na vida. Também é importante adotar medidas para promover a saúde em geral. A enfermeira pode explicar à cliente que a cessação das menstruações é normal e raramente se acompanha de doença. Alguns sintomas podem ser controlados até mesmo por alterações do estilo de vida. A expectativa de vida das mulheres que entraram na menopausa é de 30 a 35 anos e elas conservam sua função sexual por muito tempo depois da menopausa. A autoestima das mulheres, agora e no futuro, provavelmente afeta sua reação emocional à menopausa. O ensino e o aconselhamento das mulheres sobre estilo de vida saudável, promoção da saúde e avaliação de problemas de saúde têm importância fundamental nesse período.

**Tabela 32.3** Resumo dos componentes da avaliação e do aconselhamento de saúde das mulheres.*

| Componentes | Avaliação e aconselhamento | | |
|---|---|---|---|
| | 19 a 39 anos | 40 a 64 anos | 65 anos ou mais |
| Sexualidade e função reprodutiva | Exames pélvicos anuais<br>Exames clínicos anuais das mamas<br>Opções contraceptivas<br>Comportamentos sexuais de alto risco | Exames pélvicos anuais<br>Exames clínicos anuais das mamas<br>Opções contraceptivas<br>Comportamentos sexuais de alto risco<br>Preocupações com a menopausa | Exames pélvicos anuais<br>Exames clínicos anuais das mamas<br>Comportamentos sexuais de alto risco |
| Saúde e comportamentos de risco | Higiene<br>Prevenção de acidentes<br>Nutrição<br>Prática de exercícios<br>Risco de violência doméstica<br>Tabagismo e uso de drogas e álcool<br>Estresses vivenciais<br>Imunizações | Higiene<br>Prevenção de acidentes e perda óssea<br>Nutrição<br>Prática de exercícios<br>Risco de violência doméstica<br>Tabagismo e uso de drogas e álcool<br>Estresses vivenciais<br>Imunizações | Higiene<br>Prevenção de acidentes<br>Nutrição<br>Prática de exercícios<br>Risco de violência doméstica<br>Tabagismo e uso de drogas e álcool<br>Estresses vivenciais<br>Imunizações |
| Exames complementares | Esfregaço de Pap<br>Triagem para doenças sexualmente transmissíveis (DST), quando necessário | Esfregaço de Pap<br>Mamografia**<br>Colesterol e perfil lipídico<br>Triagem para câncer colorretal<br>Avaliação da densidade mineral óssea<br>Dosagem do hormônio de estimulação da tireoide (TSH)<br>Exames para acuidade visual e auditiva | Esfregaço de Pap<br>Mamografia<br>Colesterol e perfil lipídico<br>Triagem para câncer colorretal<br>Avaliação da densidade mineral óssea<br>Dosagem do hormônio de estimulação da tireoide (TSH)<br>Exames para acuidade visual e auditiva |

*Os riscos pessoais (história familiar, história pessoal) determinam a necessidade das avaliações específicas e suas frequências.
**Recomendações recentes incluem a triagem periódica por mamografia a partir da idade de 50 anos e a cada 2 anos até a idade de 69 anos.

A sexualidade e a função sexual devem ser abordadas pela enfermeira, que deve incluir esses aspectos como parte da avaliação de saúde rotineira.

## Histórico de saúde

Além de obter o histórico de saúde em geral, é necessário reunir informações relativas às doenças e às experiências pregressas relacionadas especificamente com a saúde das mulheres. Além das informações básicas da história clínica, também devem ser obtidos dados sobre os seguintes aspectos:

- História menstrual (inclusive menarca, duração dos ciclos, duração e volume do sangramento menstrual, ocorrência de cólicas ou dor, sangramento entre as menstruações ou depois de relações sexuais, sangramento depois da menopausa)
- História sexual, inclusive métodos anticoncepcionais usados no passado e no presente
- História gestacional (número e desfechos das gestações)
- Fármacos usados (dietilestilbestrol [DEB], imunossupressores, outros) no passado e no presente (vitaminas, fármacos vendidos com prescrição, fitoterápicos)
- História de secreção vaginal e odor ou prurido
- História de problemas urinários, inclusive aumento da frequência das micções, urgência e incontinência
- História de distúrbios intestinais
- História de doenças sexualmente transmissíveis (DST) e seus tratamentos
- História de tratamento para fertilidade ou reposição hormonal
- História de saúde das mamas, inclusive história familiar de doenças mamárias
- História de abuso físico ou sexual
- História de cirurgias ou outros procedimentos do sistema reprodutor (inclusive mutilação genital feminina [MGF] ou circuncisão feminina)
- História de doença ou limitação física crônica que possa afetar as condições de saúde, a função reprodutiva, a necessidade de realizar exames de triagem ou o acesso aos serviços de saúde
- História psicossocial (recursos e apoio disponíveis).

## História sexual

A incorporação da história sexual ao histórico de saúde em geral pode oferecer oportunidades de esclarecer mitos e explorar áreas preocupantes com as quais a cliente possa não ter se sentido à vontade para conversar. A enfermeira pode começar explicando seu objetivo de obter a história sexual. A obtenção da história inclui reunir dados sobre atividade sexual no passado e no presente, orientação sexual, e possível disfunção sexual. Os problemas sexuais podem estar relacionados com fármacos, alterações do estilo de vida, limitação física ou mental ou início de uma doença física ou emocional. Ao iniciar a avaliação dos problemas sexuais, a enfermeira pode assegurar um ambiente acolhedor para conversar sobre assuntos delicados e também validar que estes tópicos devem ser discutidos.

## Doenças sexualmente transmissíveis

O risco pessoal de desenvolver doenças sexualmente transmissíveis (DST) pode ser avaliado determinando-se o número de parceiros sexuais que a cliente teve no último ano ou ao longo de toda a sua vida, bem como se ela adota precauções apropriadas com seu(s) parceiro(s). As mulheres precisam saber que algumas DST (p. ex., infecção por *Chlamydia* e gonorreia), especialmente se não forem tratadas, podem afetar sua fertilidade e sua capacidade de engravidar (Centers for Disease Control and Prevention [CDC], 2008). (Ver detalhes adicionais no Capítulo 35.)

## Mutilação genital feminina

O termo mutilação genital feminina (MGF) refere-se à remoção parcial ou total da genitália feminina externa ou a outras lesões dos órgãos genitais das mulheres e ocorre quando as meninas têm idades entre 4 e 10 anos. Em todo o mundo, mais de 140 milhões de meninas e mulheres sofreram MGF. Em algumas culturas, como na África e no Oriente Médio, a MGF é um rito de passagem à vida adulta e é uma prática aceitável, porque se acredita que facilite a higiene, proteja a virgindade e a honra da família, evite promiscuidade, aumente a atratividade feminina e o prazer sexual masculino e melhore a fertilidade (Organização Mundial da Saúde [OMS], 2008). Existem quatro tipos de MGF (Tabela 32.4).

As complicações imediatas da MGF são hemorragia, celulite infecciosa, lacerações, disfunção urinária e infecção. As complicações tardias são disfunção urinária, vaginite crônica e infecções pélvicas, incapacidade de suportar um exame pélvico, dor durante o coito, atenuação da resposta sexual, anemia, risco mais alto de adquirir infecção pelo HIV (em razão da laceração das cicatrizes) e sequelas psicológicas e psicossexuais. As mulheres submetidas à MGF podem achar-se anormais. As enfermeiras que cuidam dessas mulheres devem ser sensíveis, bem-informadas, culturalmente competentes e imparciais. O respeito às crenças, às práticas e aos comportamentos alheios e o reconhecimento da complexidade dos problemas envolvidos é crucial (OMS, 2008).

## Violência doméstica

Violência doméstica é um termo geral que inclui abuso infantil, abuso do idoso e abuso de homens e mulheres. O abuso pode ser emocional, físico, sexual ou financeiro e inclui o medo que um parceiro tem do outro e o controle por ameaças, intimidação e violência física. Cerca de uma em três mulheres sofre violência doméstica ao longo de sua vida – cerca de 750.000 casos anualmente – e as mulheres espancadas são atendidas diariamente na prática de enfermagem (Boxe 32.2) (Hathaway, Zimmer, Willis *et al.*, 2008; Woods, Hall, Campbell *et al.*, 2008). A violência raramente ocorre uma única vez no contexto de um relacionamento e, em geral, persiste e avança em gravidade.

Em todas as avaliações de saúde, todas as mulheres devem ser questionadas diretamente sobre violência em alguma época de suas vidas (Koziol-McLain, Giddings, Rameka *et al.*, 2008; McCool e Durain, 2004).

### Incesto e abuso sexual infantil

Incesto e abuso sexual são crimes subnotificados porque as crianças comumente sofrem abuso por alguém em quem confiam. Alguns estudos sugeriram que as vítimas femininas do abuso sexual tenham mais problemas de saúde que as mulheres que não sofreram abuso. De acordo com esses estudos, essas mulheres têm incidências mais altas de depressão, transtorno do estresse pós-traumático, transtornos alimentares, baixa autoestima, problemas gastrintestinais e comportamentos autodestrutivos que as mulheres que não sofreram abuso; além disso, os sintomas são mais graves entre as mulheres que sofreram incesto. O transtorno do estresse pós-traumático é uma preocupação importante porque pode ser a causa de lesões autoprovocadas ou tentativas de suicídio (Seng, Sperlich e Low, 2008). A enfermeira também deve estar preparada para oferecer a essas mulheres apoio e encaminhamento a psicólogos, recursos disponíveis na comunidade e grupos de autoajuda.[1]

### Estupro e violência sexual

A triagem para abuso, estupro e violência deve fazer parte da avaliação rotineira porque as mulheres geralmente não delatam ou buscam tratamento quando sofrem violência sexual.

Tabela 32.4 Tipos de mutilação genital feminina (MGF).

| Tipo | Descrição |
|---|---|
| MGF tipo 1 (clitoridectomia) | Remoção parcial ou total do clitóris (uma minúscula estrutura erétil sensível dos órgãos genitais femininos) e, raramente, também do prepúcio (dobra de pele que circunda o clitóris) |
| MGF tipo II (excisão) | Clitoridectomia com excisão parcial ou total dos pequenos lábios, com ou sem excisão dos grandes lábios |
| MGF tipo III (infibulação) | Clitoridectomia, excisão dos lábios vaginais e costura ou estreitamento do orifício vaginal por meio da criação de uma vedação de cobertura formada por cortes e reposicionamento dos pequenos lábios e, em alguns casos, dos grandes lábios. O tipo III tem mais chances de causar infertilidade que os outros tipos de MGF |
| MFG tipo IV (não classificável) | Perfuração, colocação de *piercings* ou incisão do clitóris, dos lábios vaginais ou de ambos; estiramento do clitóris ou dos tecidos circundantes; e introdução de substâncias corrosivas na vagina |

Adaptada de na Organização Mundial da Saúde (2008). *Female genital mutilation*. Reproduzida da página http://www.who.int/mediacentre/factsheets/fs241/en/.

---

[1] N.R.T.: No Brasil, o Ministério da Saúde, em parceria com o Ministério da Educação, a Secretaria de Direitos Humanos e mais outros cinco ministérios estão desenvolvendo uma ficha de notificação compulsória de violências para o Sistema Único de Saúde (SUS) e o Sistema Único de Assistência Social (SUAS) para implantar, já em 2014, a intersetorialidade no atendimento às vítimas dessas violências para todos os municípios. O Decreto nº 7.958 de 13 de março de 2013 estabelece diretrizes para o atendimento às vítimas de violência sexual pelos profissionais de segurança pública e da rede de atendimento do Sistema Único de Saúde.

## BOXE 32.2 — Diretrizes para o cuidado de enfermagem.

No Brasil, o Decreto da Presidência da República nº 7.958 de 13 de março de 2013 estabelece diretrizes para o atendimento às vítimas de violência sexual pelos profissionais de segurança pública e da rede de atendimento do Sistema Único de Saúde observando as seguintes diretrizes: acolhimento em serviços de referência; atendimento humanizado, observados os princípios do respeito da dignidade da pessoa, da não discriminação, do sigilo e da privacidade; disponibilização de espaço de escuta qualificado e privacidade durante o atendimento, para propiciar ambiente de confiança e respeito à vítima; informação prévia à vítima, assegurada sua compreensão sobre o que será realizado em cada etapa do atendimento e a importância das condutas médicas, multiprofissionais e policiais, respeitada sua decisão sobre a realização de qualquer procedimento; identificação e orientação às vítimas sobre a existência de serviços de referência para atendimento às vítimas de violência e de unidades do sistema de garantia de direitos; divulgação de informações sobre a existência de serviços de referência para atendimento de vítimas de violência sexual; disponibilização de transporte à vítima de violência sexual até os serviços de referência; e promoção de capacitação de profissionais de segurança pública e da rede de atendimento do SUS para atender vítimas de violência sexual de maneira humanizada, garantindo a idoneidade e o rastreamento dos vestígios coletados.

---

Em muitos casos, o agressor é um companheiro, marido ou namorado.[2] As enfermeiras podem encontrar mulheres com infecções ou gestações resultantes da violência sexual, que precisam de apoio, compreensão e tratamento abrangente. As mulheres que sofreram estupro ou abuso sexual podem parecer muito ansiosas quando precisam fazer exames pélvicos, trabalho de parto, irradiação da pelve, das mamas ou qualquer tratamento/exame que exija contato manual ou a remoção das roupas.

## Exame físico

A enfermeira pode utilizar o tempo necessário ao exame físico para instruir suas clientes quanto à saúde reprodutiva (p. ex., processos fisiológicos normais como menstruação e menopausa) e avaliar possíveis anormalidades. Esta seção enfatiza o exame ginecológico e o exame das mamas como parte da avaliação física. Os exames anuais da pelve e das mamas são importantes para todas as mulheres de 18 anos ou mais e para as que são sexualmente ativas, independentemente da idade. A maioria das mulheres faz um exame ginecológico como parte da sua avaliação física anual. Em geral, o exame ginecológico é a última parte do exame físico, porque é recomendável avançar das áreas menos sensíveis para as mais delicadas. Isso também oferece à cliente a oportunidade de colocar-se à vontade com o exame e com o profissional de saúde que realizará o exame.

### Exame pélvico

O componente pélvico do exame físico consiste em realizar inspeções externa e interna e palpar as estruturas e os órgãos genitais. Os exames ginecológicos podem ser desconfortáveis ou até mesmo angustiantes para algumas mulheres. Por essa razão, é importante que a enfermeira utilize técnicas de avaliação que ajudem suas clientes a sentirem-se mais confortáveis e menos vulneráveis. A orientação da cliente é essencial, porque informações adequadas e precisas podem ajudar a atenuar o medo e os sentimentos negativos que algumas mulheres associam aos exames ginecológicos (Boxe 32.3).

---

[2] N.R.T.: No Brasil, foram registrados 50.617 casos de estupro em 2012, o que equivale a 26,1 estupros por grupo de 100 mil habitantes.

---

Antes de iniciar o exame, o examinador deve pedir à cliente que esvazie a bexiga. Isso pode facilitar o exame, porque a bexiga cheia dificulta a palpação dos órgãos pélvicos, o que pode acentuar o desconforto da cliente.

### Posicionamento

Embora várias posições possam ser usadas para realizar o exame pélvico, a posição supina de litotomia é a mais comum. Nessa posição, a cliente deita-se no leito com os pés apoiados em estribos, as nádegas posicionadas na borda do leito e as coxas mais amplamente afastadas quanto seja possível. A posição de litotomia tem várias vantagens porque é mais confortável para a maioria das mulheres e permite melhor contato visual entre as clientes e o examinador. Além disso, essa posição facilita o toque bimanual. Entretanto, essa posição pode ser desconfortável para algumas mulheres e pode ser necessário que

## BOXE 32.3 — Orientações à cliente.

### Exame pélvico

O exame pélvico inclui a avaliação dos aspectos da vulva, da vagina e do cólo do útero e das dimensões e do formato do útero e dos ovários de modo a confirmar a saúde reprodutiva e a inexistência de alguma doença. As seguintes orientações devem tornar a progressão do exame mais tranquila

- Você pode ter uma sensação de plenitude ou pressão durante o exame, mas não deve sentir dor. É importante relaxar, porque se ficar tensa, você poderá sentir desconforto
- É normal sentir-se desconfortável e apreensiva
- O examinador introduzirá um espéculo estreito e aquecido para examinar o cólo do útero
- Um esfregaço de Papanicolaou (Pap) deverá ser obtido, mas não deve causar desconforto
- Se quiser, você poderá acompanhar o exame por um espelho
- Em geral, o exame não demora mais que cinco minutos
- Campos de tecido serão usados para reduzir a exposição do seu corpo e atenuar o constrangimento

o examinador lembre às clientes que mantenham suas pernas na posição correta. A posição de Sims (cliente deitada de lado com a perna direita dobrada a 90°) pode ser usada quando a cliente não consegue manter a posição de litotomia porque tem doença aguda ou limitação física. A existência de alguma limitação física não justifica que quaisquer partes do exame físico não sejam realizadas, inclusive o exame pélvico.

### Inspeção

Depois de posicionar a cliente, o examinador inspeciona a genitália externa. É importante avaliar qualquer tipo de lesão. Nas clientes nulíparas, os pequenos lábios reúnem-se no orifício vaginal. Nas mulheres que tiveram partos vaginais, os pequenos lábios podem abrir e os tecidos vaginais podem ficar visíveis. As alterações estruturais secundárias aos partos vaginais são **cistocele** (abaulamento da bexiga para dentro da vagina), **retocele** (abaulamento do reto para dentro da vagina) ou **prolapso uterino** (útero em posição mais baixa que o normal). O examinador pode pedir à cliente para fazer força para baixo de modo a detectar essas anormalidades.

### Palpação

Com as mãos enluvadas, o examinador separa suavemente os lábios vaginais e palpa o terço inferior da vagina. Em muitas mulheres que não tiveram relações sexuais vaginais, o **hímen** pode ser palpado dentro do orifício vaginal. Nas mulheres sexualmente ativas, resquícios do hímen podem ser palpados na forma de uma borda de tecido fibrótico. As glândulas vestibulares principais (glândulas de Bartholin) estão situadas entre os pequenos lábios e o anel himenal e não devem ter abscessos e drenagem.

### Exame especular

O espéculo é um instrumento usado para afastar as paredes vaginas de modo a permitir a inspeção interna da vagina e do colo do útero, bem como para coletar um esfregaço de Papanicolaou (Pap). O aquecimento do espéculo antes de ser introduzido pode trazer mais conforto à cliente. A prática moderna não recomenda o uso de lubrificantes para facilitar a introdução do espéculo porque o gel pode contaminar a citologia do colo do útero. Embora alguns estudos tenham demonstrando que a utilização desse gel na verdade não contamina as amostras do colo do útero, ele também não aumenta significativamente a tolerância ao procedimento (Gilson, Desai, Cardoza-Favorato et al., 2006). Quando o espéculo está posicionado adequadamente, suas partes são lentamente afastadas para permitir o exame visual da pelve e, em seguida, os ajustes são fixados para facilitar a inspeção do colo do útero (Figura 32.4). O examinador deve inspecionar a superfície do colo do útero de modo a detectar quaisquer lesões ou anomalias. Nos casos típicos, o colo do útero mede 2 a 3 cm de diâmetro, tem coloração rosada

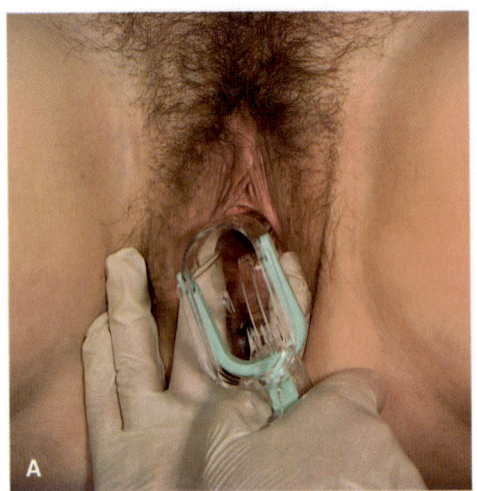

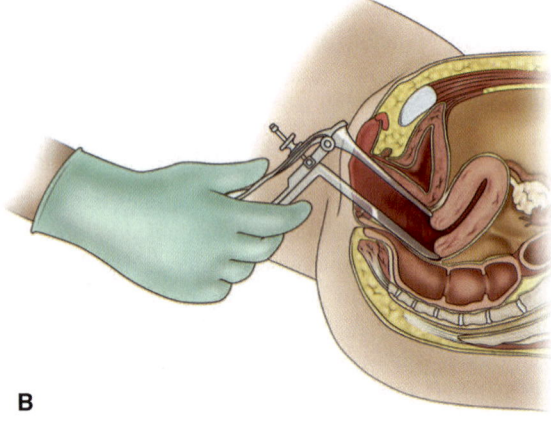

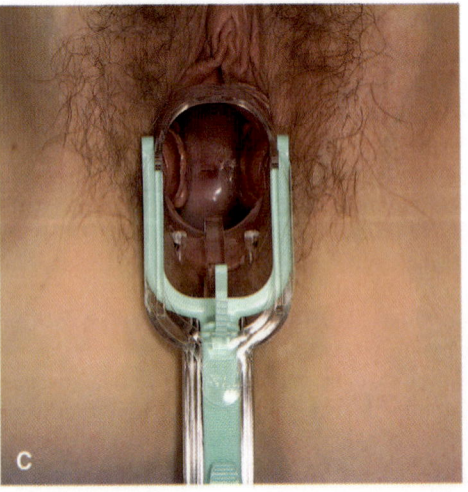

**Figura 32.4** Técnica do exame especular da vagina e do colo do útero. (**A**) Os lábios vaginais são afastados pela mão esquerda, enquanto o espéculo é mantido com a mão direita e girado em sentido anti-horário antes de ser introduzido na vagina. Quando o espéculo for introduzido, as lâminas são então afastadas (**B**) para permitir o exame do colo do útero (**C**).

**Tabela 32.5** Características das secreções vaginais.

| Causa da secreção | Sinais e sintomas | Odor | Consistência/cor |
|---|---|---|---|
| Fisiológica | Nenhum | Nenhum | Mucosa/branca |
| Infecção por *Candida* | Prurido, irritação | Odor de mofo ou nenhum | Fina a espessa, semelhante ao requeijão/branca |
| Vaginose bacteriana | Odor | Odor de peixe, geralmente percebido depois da relação sexual | Fina/cinzenta ou amarelada |
| Infecção por *Trichomonas* | Irritação, odor | Fétido | Copiosa, geralmente espumosa/amarelo-esverdeada |
| Vaginite atrófica | Ressecamento da vulva ou da vagina | Discreto odor desagradável em alguns casos | Geralmente escassa e mucoide, algumas vezes tingida de sangue |

e superfície lisa. A secreção eliminada pelo óstio uterino pode ser enviada para cultura de modo a excluir infecção ou doença.

À medida que retira o espéculo, a enfermeira deve examinar a vagina. Algumas mulheres podem ter secreção vaginal, que pode ser normal ou resultante de vaginite (Tabela 32.5). A secreção purulenta drenada do óstio uterino deve ser enviada para cultura e removida por um aplicador estéril. Nas clientes sob risco alto de infecção, as culturas para gonococos e clamídias são recomendáveis.

Enquanto o espéculo ainda está no local, a enfermeira deve coletar um esfregaço de **Papanicolaou** (Pap); este teste está descrito com mais detalhes na seção sobre Avaliação diagnóstica.

### Palpação bimanual

Depois da inspeção interna, a enfermeira pode realizar o toque bimanual dos órgãos pélvicos. O examinador introduz dois dedos lubrificados de uma mão na vagina da cliente, enquanto a outra mão comprime a pelve por fora para examinar os órgãos reprodutivos. O examinador deve avaliar as dimensões e a posição do útero e das estruturas ovarianas e, ao mesmo tempo, verificar se há hipersensibilidade à mobilização dos órgãos. As clientes comumente referem algum desconforto mínimo durante a palpação dos ovários. Muitos examinadores também realizam um toque retal nessa ocasião.

### *Exame das mamas*

Em geral, mulheres têm dificuldade para diferenciar alterações normais das anormalidades preocupantes detectadas pelo autoexame das mamas (AEM) porque ocorrem variações nos tecidos mamários durante o ciclo menstrual, a gravidez e o início da menopausa, assim como em razão do tratamento hormonal.[3] Essas alterações normais devem ser diferenciadas das que podem indicar doença. Estar familiarizada com os próprios tecidos normais ("alterações normais") pode aumentar as chances de detectar uma alteração anormal. As mulheres que detectam essas alterações podem demorar a buscar atendimento médico por medo, fatores financeiros e falta de orientações.

---

[3]N.R.T.: O exame clínico das mamas (ECM), quando realizado por um médico ou enfermeira treinados, pode detectar tumores de até 1 (um) centímetro, se superficiais. O exame deve ser feito uma vez por ano pelas mulheres a partir de 40 anos. No Brasil, O Instituto Nacional de Câncer (INCA) não estimula o autoexame das mamas como método isolado de detecção precoce do câncer de mama. A recomendação é que o exame das mamas pela própria mulher faça parte das ações de educação para a saúde que contemplem o conhecimento do próprio corpo. Reforça-se, no entanto, que ele não substitui o exame físico realizado pelo profissional de saúde (médico ou enfermeira) qualificado para essa atividade.

### Inspeção

O exame começa com a inspeção. A cliente deve remover suas roupas até a cintura e sentar-se em uma posição confortável de frente para o examinador. As mamas devem ser inspecionadas quanto às dimensões e à simetria. Ligeira diferença de tamanho entre as mamas é comum e, em geral, normal. O examinador deve inspecionar a pele quanto a cor, rede venosa, espessamento ou edema. Inversão do mamilo de uma das mamas também é comum e tem significado apenas quando ocorreu recentemente. Úlceras ou erupções devem ser avaliadas. Em seguida, as mamas devem ser inspecionadas enquanto a cliente levanta os dois braços acima da cabeça e, mais uma vez, enquanto apoia as mãos em sua cintura e encolhe os ombros. Esses movimentos provocam a contração dos músculos peitorais e não devem alterar o contorno das mamas ou a direção dos mamilos. Depressão ou retração detectada durante essas mudanças de posição sugere massa subjacente. A enfermeira deve observar se há depressões puntiformes na pele, semelhantes à casca de uma laranja (condição conhecida como *peau d'orange*), que é um sinal associado ao carcinoma de mama. Antes de iniciar a palpação, as regiões claviculares e axilares devem ser inspecionadas visualmente.

Duas anormalidades que o examinador pode detectar mais comumente nos mamilos são secreção e fissuras mamilares.

**Secreção mamilar.** Nas mulheres que não estão amamentando, secreção mamilar pode ter muitas causas (Tabela 32.6), embora qualquer secreção espontânea, persistente ou unilateral seja preocupante. Em geral, a eliminação de secreção límpida com a expressão do mamilo é normal, enquanto secreção esverdeada poderia indicar infecção. Secreção sanguinolenta nem sempre

**Tabela 32.6** Secreção mamilar e suas causas.

| Descrição da secreção | Condições associadas |
|---|---|
| Límpida | Galactorreia, traumatismo fechado, alterações fibrocísticas |
| Sanguinolenta | Tumor mamário benigno (papiloma intraductal), câncer de mama (menos comum), traumatismo fechado |
| Esverdeada | Fibroadenoma (tumor sólido benigno), galactorreia |
| Purulenta | Infecção ou abscesso mamário |
| Leitosa | Galactorreia (mulheres que não estão amamentando) |

### BOXE 32.4 Orientações à cliente.

## Autoexame das mamas (AEM)

### 1ª etapa

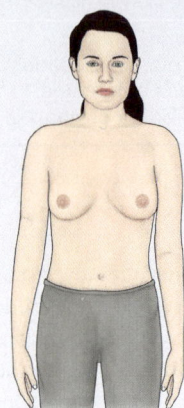

1. Fique de pé diante de um espelho
2. Observe as duas mamas para verificar se há alguma anormalidade
3. Verifique se há secreção, retração ou depressão, ou descamação da pele dos mamilos

As duas etapas seguintes são realizadas para detectar quaisquer alterações do formato das suas mamas. À medida que realiza essas etapas, você deve conseguir perceber seus músculos contraírem-se

### 2ª etapa

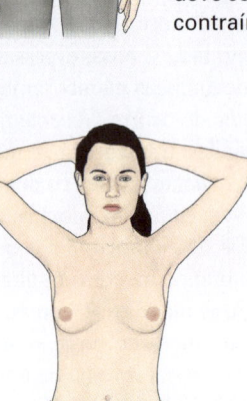

1. Olhe atentamente para o espelho à medida que você une suas mãos atrás da cabeça, empurrando-as para frente
2. Observe se há alguma alteração do contorno das suas mamas

### 3ª etapa

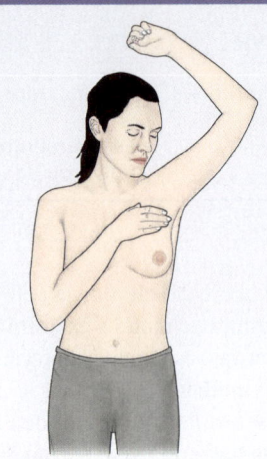

1. Levante seu braço esquerdo
2. Use três ou quatro dedos da sua mão direita para palpar sua mama esquerda firme, cuidadosa e completamente
3. Começando na borda externa, pressione a parte plana dos seus dedos em pequenos círculos, ampliando lentamente os círculos ao redor da mama
4. Avance progressivamente na direção do mamilo
5. Certifique-se de palpar toda a mama
6. Atente especialmente à área entre a mama e a axila, inclusive a própria axila
7. Tente perceber quaisquer nódulos ou massas sob a pele
8. Se aparecer secreção espontânea durante o mês – seja durante ou depois do seu AEM – procure seu médico
9. Repita o exame em sua mama direita

### 3ª etapa

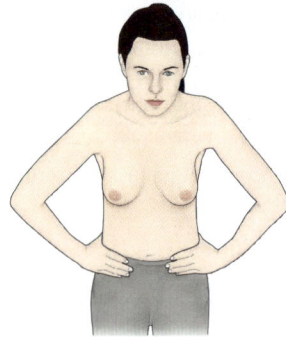

1. Em seguida, pressione com firmeza as mãos na cintura e curve-se na direção do espelho, empurrando ombros e cotovelos para frente
2. Note qualquer alteração no contorno dos seios

Algumas mulheres fazem o próximo passo do exame no chuveiro. Seus dedos deslizarão facilmente sobre a pele ensaboada, assim você pode se concentrar nas alterações dentro da mama

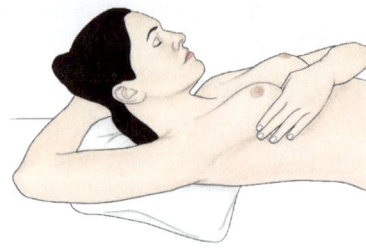

### 5ª etapa

1. Repita a primeira etapa, agora deitada de costas
2. Deite-se de costas com o braço esquerdo sob a cabeça e um travesseiro ou toalha enrolada sob o ombro esquerdo. (Essa posição aplaina sua mama e torna o exame mais fácil)
3. Faça os mesmos movimentos circulares descritos antes
4. Repita o exame em sua mama direita

Adaptado de U.S. Department of Health and Human Services. Public Health Service. *What you need to know about breast cancer*. Bethesda, MD: National Institutes of Health.

significa câncer. Tumores da hipófise ou do encéfalo, encefalite (infecção cerebral) e traumatismos cranianos também podem causar secreção mamilar. Anticoncepcionais orais, gravidez, hipertensão, tratamento com fármacos do grupo das fenotiazinas (clorpromazina) e estimulação mamária frequente podem ser fatores contribuintes. Entre as mulheres com secreção anormal, câncer de mama é a causa de menos de 10% dos casos.

A secreção mamilar unilateral provavelmente é causada por algum problema da mama afetada, inclusive tumores mamários benignos e malignos. Secreção mamilar bilateral provavelmente é causada por algum distúrbio localizado fora das mamas (inclusive tumor hipofisário) ou fármacos. Quando a secreção mamilar persiste por mais de um ciclo menstrual ou parece incomum à cliente, ela deve buscar avaliação médica. As mulheres que já estão na menopausa e apresentam secreção mamilar devem buscar atendimento médico imediato.

**Fissura**. Fissura é uma úlcera longitudinal que pode se desenvolver nas mulheres que amamentam. O posicionamento inadequado do bebê pode irritar o mamilo e formar uma área cruenta dolorosa, que pode ser uma porta de acesso de infecção. As medidas de conforto incluem limpeza diária com água, massagem das mamas com leite materno ou lanolina e exposição ao ar.

## Palpação

As duas mamas devem ser palpadas com a cliente sentada (em posição ereta) e deitada (posição supina). Todas as superfícies das mamas e as caudas axilares devem ser palpadas sistematicamente em círculos do diâmetro de uma moeda de 10 centavos, começando nos limites externos da mama e avançando na direção dos mamilos em sentido horário (Figura 32.5). Se for detectada alguma massa, a lesão deve ser descrita quanto à sua localização (p. ex., mama esquerda, 2 cm do mamilo em posição de 2 h). As dimensões, o formato, a consistência, a delimitação das bordas e a mobilidade devem ser incluídos nessa descrição. As diferentes fases do ciclo menstrual causam alterações nos tecidos mamários.

## Considerações especiais relativas à avaliação de saúde

### Aspectos culturais

O sistema de saúde é uma área na qual a diversidade cultural é notável. As visões e as crenças culturais diferem e as crenças culturais tradicionais podem afetar os contatos das mulheres com este sistema. Os profissionais de saúde podem ampliar a cooperação e a adesão oferecendo aos seus clientes cuidados culturalmente sensíveis (Tombros e Jordan, 2007). Existem muitos aspectos que precisam ser considerados quando se pretende prestar cuidados culturalmente competentes e sensíveis, e as enfermeiras encontram-se em posição especial de modo a fornecer às mulheres informações sobre saúde reprodutiva de maneira acolhedora e culturalmente sensível. As enfermeiras devem evitar fazer pressupostos acerca das clientes de qualquer grupo étnico. Ao contrário, essas profissionais devem sentir-se à vontade para fazer perguntas às suas clientes sobre como elas entendem seus cuidados de saúde e o que elas necessitam para se sentirem confortáveis e confiantes no contexto de atenção à saúde. Influências religiosas, étnicas e culturais podem determinar a maneira como mulheres cuidam de sua própria saúde e algumas clientes podem ter interpretações pessoais quanto às exigências originadas dessas influências (Berkowitz, 2008). A enfermeira também deve estar disposta a reconhecer seus próprios valores e preconceitos e como eles interferem com os cuidados prestados às mulheres de outras culturas (Tombros e Jordan, 2007).

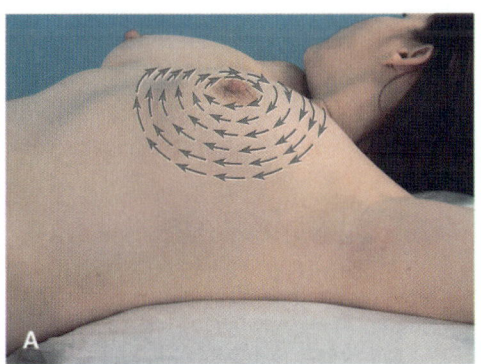
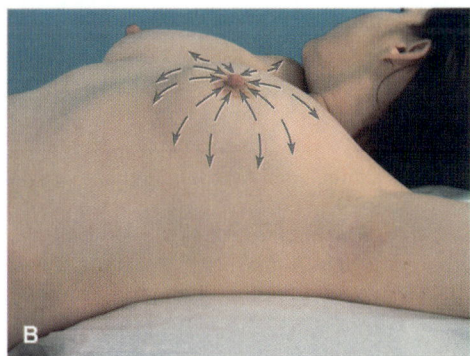
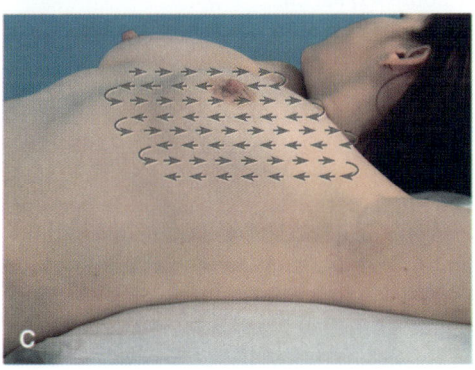

**Figura 32.5** Exame das mamas com a cliente em posição supina. Toda a superfície da mama deve ser palpada, começando na borda externa e avançando na direção do mamilo; os padrões de palpação são: circular ou em sentido horário, cuneiforme e em faixas verticais.

## Mulheres com limitações físicas

Nos EUA, cerca de 19 milhões de mulheres vivem com limitações físicas e encontram obstáculos físicos, dificuldades impostas pela arquitetura das instalações e atitudes desfavoráveis à participação plena na sociedade (Kalpakjian e Lequerica, 2006; U.S. Census Bureau, 2008). Alguns estudos demonstraram que as mulheres com limitações físicas recebem menos cuidados de saúde e fazem menos exames de avaliação de saúde preventiva que as outras clientes, geralmente por problemas de acesso e profissionais de saúde que enfatizam as causas da limitação física, em vez dos problemas de saúde que são pertinentes a todas as mulheres (Chevarley, Theirry, Gill et al., 2006). As enfermeiras que avaliam mulheres com limitações físicas podem necessitar de mais tempo para concluir uma avaliação (Boxe 32.5) quando adotam uma abordagem tranquila e sensível.

As mulheres com limitações físicas tendem a realizar exames (p. ex., mamografia) com menos frequência que se recomenda. É possível que elas tenham dificuldade de transporte ao serviço de exames de imagem ou podem ser incapazes de tirar as roupas, ficar de pé ou manter a posição necessária à mamografia sem ajuda (Ahmed, Smith, Haber et al., 2009). Uma atribuição importante das enfermeiras é lembrar às mulheres a necessidade de realizar periodicamente os exames clínicos das mamas e a mamografia conforme as recomendações.

 ### Considerações gerontológicas

As mulheres constituem a maioria da população de 65 anos ou mais. As mulheres vivem mais que os homens e, consequentemente, desenvolvem e vivem com mais limitações físicas e de saúde associadas ao envelhecimento (Robinson, 2007). As mulheres idosas mostram mais tendência a valorizar os serviços de avaliação diagnóstica (como mamografia) em vez do aconselhamento em cuidados preventivos de saúde (p. ex., áreas como nutrição e exercício) para assegurar a longevidade. Embora os exames complementares sejam apropriados, as medidas de saúde preventiva podem ter mais chances de impactar positivamente a qualidade de vida e a longevidade das mulheres idosas e, por esta razão, pode ser conveniente que os profissionais de saúde conversem sobre isso com suas clientes idosas (Schonberg, York, Davis et al., 2008). Entretanto, as enfermeiras devem estimular todas as mulheres idosas a realizar exames ginecológicos anuais e devem usar este tempo para instruir e tranquilizar suas clientes.

Cuidar de mulheres idosas com problemas ginecológicos requer que a enfermeira esteja preparada para tratar um espectro amplo de distúrbios. As mulheres idosas podem ser vivazes, enérgicas e ambiciosas, ou podem estar enfrentando diversas crises familiares, inclusive com sua própria saúde. As discrepâncias de saúde, a competência cultural e os problemas relacionados com o final de vida também devem ser levados em consideração (Rousseau, 2004). A modalidade ideal de tratamento para clientes idosas não deve ser baseada unicamente na idade. Muitas mulheres idosas, independentemente da idade cronológica avançada, mantêm condições excelentes de saúde. Por essa razão, as preferências dessas mulheres quanto ao seu tratamento devem ser levadas em consideração

---

### BOXE 32.5 — Avaliação das mulheres com limitações físicas.

**Histórico de saúde**
Faça perguntas diretas à própria cliente em vez de fazê-las às pessoas que a acompanham. Pergunte sobre:
- Limitações ao autocuidado resultantes da incapacidade (capacidade de alimentar-se e vestir-se, uso de dispositivos auxiliares, necessidades de transporte, outras ajudas necessárias)
- Limitações sensoriais (déficit de sensibilidade, visão ou audição, ou surdez)
- Problemas de acesso (capacidade de chegar ao serviço de saúde, transferência para a mesa de exame, acessibilidade do consultório ou da clínica na qual trabalha o profissional, experiências pregressas com profissionais de saúde, experiências de avaliação de saúde; entendimento quanto ao exame físico)
- Distúrbios do desenvolvimento ou da cognição que afetem a compreensão
- Limitações secundárias à incapacidade, que afetem os problemas de saúde em geral e os cuidados de saúde reprodutiva e saúde em geral
- Função sexual e preocupações (as que todas as mulheres têm e as que podem ser afetadas pela existência de um distúrbio incapacitante)
- História menstrual e práticas de higiene menstrual
- Abuso físico, sexual ou psicológico (inclusive perpetrado por profissionais de saúde; abuso ou negligência, negação ou privação dos dispositivos auxiliares ou de cuidados à saúde pessoal)
- Existência de limitações físicas secundárias (i. e., resultantes da incapacidade básica do cliente: úlceras de pressão, espasticidade, osteoporose etc.)
- Problemas de saúde relacionados com o envelhecimento como portador de uma limitação física

**Exame físico**
Forneça orientações diretamente à cliente, em vez de fazê-lo à pessoa que a acompanha; forneça orientações por escrito ou gravadas em áudio.

Pergunte à cliente qual tipo de ajuda ela necessita para submeter-se ao exame físico e, se for necessário, ajude a cliente a:
- Tirar e recolocar as roupas
- Fornecer uma amostra de urina
- Ficar de pé em uma balança para ser pesada (ofereça meios alternativos de pesagem, caso ela não consiga ficar de pé sobre a balança)
- Subir e descer da mesa de exame
- Assumir, alterar e manter posições

Leve em consideração a fadiga sentida pela cliente submetida a um exame demorado e ofereça tempo para descansar.

Forneça dispositivos auxiliares e outros recursos/métodos necessários para permitir a comunicação adequada com a cliente (intérpretes, pessoas que se comuniquem com a linguagem de sinais, materiais impressos em letras grandes).

Conclua o exame como estaria indicado para qualquer outra cliente; ter uma limitação física *nunca* justifica omitir partes do exame físico, inclusive o exame pélvico.

> **BOXE 32.6 — Acompanhamento clínico de acordo com os resultados do teste de Papanicolaou.**
>
> - Quando o teste de Papanicolaou (Pap) demonstra células atípicas, mas o risco de infecção por papilomavírus humano (HPV) é pequeno, o próximo exame de Pap deve ser realizado dentro de 1 ano
> - Se a causa da inflamação for uma infecção específica, ela deve ser tratada adequadamente e o teste de Pap deve ser repetido depois do tratamento
> - Se o primeiro teste de Pap mostrar células escamosas atípicas e infecção por HPV dos tipos de alto risco, a colposcopia deve ser realizada
> - Os testes de Pap com lesão intraepitelial escamosa de baixo grau (LSIL) devem ser repetidos dentro de 4 a 6 meses e a colposcopia deve ser realizada se a LSIL não regredir
> - As clientes com testes de Pap sugestivos de lesão intraepitelial escamosa de alto grau (HGSIL) e carcinoma in situ (CIS) devem fazer colposcopia imediatamente
>
> Adaptado de International Agency for Research on Cancer Websites (2008). The Bethesda System, http://www.screening.iarc.fr/atlasclassifbethesda.php.

no processo de decisão, o que deve incluir tomar consciência das atividades de saúde preventiva que possam ser tão importantes para a preservação de sua saúde quanto os exames complementares (Schonberg et al., 2008).

Dois problemas ginecológicos comuns nas mulheres idosas são prurido perineal, que pode indicar alguma doença, e distrofia vulvar evidenciada por tecidos espessados ou de coloração esbranquiçada. Com o relaxamento da musculatura pélvica, essas mulheres podem desenvolver prolapso uterino e relaxamento das paredes vaginais. A realização dos exercícios de Kegel para fortalecer o assoalho pélvico é recomendada frequentemente. Veja descrição dos exercícios de Kegel no Capítulo 33, Boxe 33.9.

## Avaliação diagnóstica

### Teste citológico de Papanicolaou (Pap) para câncer do colo do útero

O teste de Pap é um recurso muito eficaz usado como triagem do câncer do colo do útero. Antes da introdução desse teste por Papanicolaou na década de 1930, o câncer de colo do útero era a causa mais comum de mortes por neoplasia maligna entre as mulheres; quando é diagnosticado em um estágio precoce, o câncer do colo do útero é um dos tumores malignos tratados

> **BOXE 32.7 — Exames diagnósticos indicados quando os resultados do teste de Papanicolaou (Pap) são anormais.**
>
> **Colposcopia**
> Todos os testes de Pap com resultados suspeitos devem ser avaliados por colposcopia. Os ginecologistas precisam receber treinamento especial para realizar esse exame diagnóstico.
>
> O colposcópio é um microscópio portátil usado para examinar o colo do útero e recolher amostras dos tecidos anormais para análise. O examinador aplica ácido acético no colo do útero para ressaltar as áreas suspeitas.
>
> A biopsia do colo do útero ou a curetagem endocervical pode ser realizada durante a colposcopia. O exame histopatológico é realizado para determinar se existem alterações anormais. Quando essas amostras de biopsia mostram células pré-malignas, displasia cervical ou neoplasia intraepitelial cervical (NIC), a cliente geralmente necessita de outra intervenção (crioterapia, tratamento a laser ou conização).
>
> **Biopsia cervical**
> Os resultados anormais à colposcopia que indicam a necessidade de biopsia são leucoplasia (placas brancas visíveis antes da aplicação do ácido acético), acetobranqueamento (epitélio esbranquiçado depois da aplicação do ácido acético), punctação (capilares dilatados com padrão pontilhado ou puntiforme), mosaicismo (padrão semelhante a um piso ladrilhado) e padrões vasculares atípicos.
>
> A biopsia consiste em retirar uma amostra de tecidos do colo do útero para exame mais detalhado.
>
> **Crioterapia e tratamento a laser**
> Esses dois procedimentos são realizados ambulatorialmente. Crioterapia é o congelamento dos tecidos cervicais suspeitos pelo óxido nitroso. Essa opção é satisfatória para áreas limitadas de displasia branda a moderada.
>
> A crioterapia pode provocar cólicas e, ocasionalmente, sensação de desmaio (resposta vasovagal). A eliminação de secreção aquosa é normal por algumas semanas depois do procedimento, à medida que o colo do útero cicatriza. O congelamento não pode ser controlado com precisão e, por essa razão, células anormais podem ficar intactas.
>
> O tratamento a laser usa um feixe finíssimo de luz para vaporizar as células cervicais anormais. O feixe de laser é direcionado por um colposcópio, é mais preciso que a criocirurgia e tem a vantagem de destruir apenas os tecidos cervicais anormais. A cicatrização é muito mais rápida que com a crioterapia. Nem todos os consultórios médicos dispõem de lasers e, por essa razão, os custos aumentam quando o tratamento precisa ser realizado nos hospitais.
>
> **Procedimento de conização com excisão eletrocirúrgica por alça**
> Quando os resultados da curetagem endocervical indicam alterações anormais ou a lesão estende-se para dentro do canal, a cliente pode fazer conização (biopsia em cone). A conização pode ser realizada cirurgicamente ou por um procedimento conhecido como excisão eletrocirúrgica por alça (LEEP, em inglês).
>
> A LEEP pode ser realizada ambulatorialmente e assegura um índice elevado de sucesso na remoção dos tecidos cervicais anormais. O médico utiliza uma alça de arame fino pelo qual circula energia elétrica para remover os tecidos cervicais anormais. As amostras são enviadas ao laboratório de patologia.
>
> Em geral, a conização é realizada no centro cirúrgico com instrumentos cirúrgicos convencionais (conização a frio) ou laser. Com esse procedimento, o médico remove um fragmento cilíndrico ou cuneiforme do colo do útero. A remoção diagnóstica do cone de tecidos também pode tratar definitivamente o problema.

mais eficazmente (Martin, 2008). A inclusão do teste de Pap nos cuidados de saúde preventiva da mulher reduziu a incidência do câncer do colo do útero a níveis menores que os do câncer de ovário.

Durante o teste de Pap, as secreções devem ser removidas suavemente do colo do útero e do óstio uterino. Esse teste não deve ser realizado quando a mulher está menstruada, porque o sangue pode interferir com sua interpretação. Embora o teste de Pap seja um método de triagem excelente, podem ocorrer resultados positivos e negativos falsos. O Sistema de Classificação de Bethesda foi desenvolvido para assegurar consistência na descrição dos resultados do teste.

Embora algumas clientes possam supor erroneamente que um resultado anormal no teste de Pap signifique câncer, este geralmente não é o caso (National Cervical Cancer Coalition, 2008). Os resultados anormais do teste de Pap devem ser notificados imediatamente e as clientes acompanhadas, porque as anormalidades deste teste podem indicar alterações celulares que podem evoluir ao câncer se não forem tratadas (Boxe 32.6). Entre os fatores associados à falta de adesão às recomendações ou à interrupção do seguimento clínico incluem-se pouca idade, nível socioeconômico baixo, dificuldade de enfrentamento, falta de apoio social, medo, falta de conhecimento e experiências ginecológicas negativas (Martin, 2008). A enfermeira deve fornecer explicações claras e apoio emocional de modo a atender às necessidades de cada cliente, assegurando que façam o seguimento clínico apropriado e oportuno (Boxe 32.7).

### Exames complementares uterinos

Alguns distúrbios uterinos, como sangramento uterino disfuncional, também podem requerer exames complementares. Os exames complementares realizados com tecidos uterinos e peritoneais incluem biopsia endometrial (por aspiração), dilatação e curetagem (D&C), laparoscopia, histeroscopia e **ablação endometrial**. Veja informações sobre esses procedimentos na Tabela 32.7.

**Tabela 32.7** Exames complementares e procedimentos terapêuticos uterinos.

| Exame | Descrição |
|---|---|
| Biopsia endometrial (por aspiração) | Método usado para obter tecidos endometriais por meio da introdução de um tubo de sucção flexível dentro do útero através do colo do útero. Essa amostra de tecidos permite demonstrar alterações celulares do endométrio. Está indicada nos casos de sangramento irregular em mulheres de meia-idade, sangramento pós-menopausa e sangramentos irregulares durante o tratamento com tamoxifeno ou hormônios |
| Dilatação e curetagem (D&C) | Pode ser realizada como procedimento diagnóstico ou terapêutico. O canal cervical é dilatado e o endométrio é raspado. Pode ser usada para recolher tecidos endometriais para exame citológico, controlar sangramentos uterinos anormais e tratar abortamentos incompletos |
| Laparoscopia (peritonioscopia pélvica) | Consiste em introduzir um laparoscópio na cavidade abdominal por uma pequena incisão realizada abaixo da cicatriz umbilical de modo a permitir a visualização das estruturas pélvicas. Utilizada com finalidades diagnósticas (p. ex., nos casos de dor pélvica sem causa conhecida) e também para procedimentos cirúrgicos, inclusive ligadura tubária, biopsia de ovário, histerectomia e dissolução de aderências |
| Histeroscopia (endoscopia intrauterina transcervical) | Permite a visualização direta de todas as partes da cavidade uterina por meio de um instrumento óptico iluminado. Com anestesia local, o histeroscópio é introduzido no canal cervical e avançado por 1 a 2 cm sob visão direta. Também é necessário infundir líquidos para distender a cavidade uterina utilizando o instrumento para dilatar a cavidade e facilitar a visualização |
| Ablação endometrial (destruição do revestimento uterino) | Realizada nos casos de sangramento grave refratário às outras intervenções terapêuticas. Quando é realizada ambulatorialmente com anestesia geral, regional ou local, o útero é distendido por infusão de líquidos. Os médicos usam um histeroscópio e um ressector (alça cortante), uma esfera rolante (um eletrodo em forma de tonel) ou um feixe de *laser* para destruir o revestimento uterino. O procedimento pode causar hemorragia, perfuração e queimaduras<br>Em alguns casos, esse procedimento rápido é uma alternativa à histerectomia |
| Histerossalpingografia (HSG) | Esse exame radiográfico do útero e das tubas uterinas é realizado para avaliar infertilidade ou a patência tubária e detectar distúrbios da cavidade uterina. Com a cliente em posição de litotomia e o colo do útero exposta por um espéculo, o médico introduz uma cânula no colo do útero e injeta contraste dentro da cavidade uterina e das tubas uterinas. Em seguida, são obtidas radiografias para demonstrar o trajeto e a distribuição do contraste |
| Ultrassonografia (US) | Complemento útil do exame físico para clientes com resultados anormais ao exame pélvico. É baseada na transmissão de ondas ultrassônicas pulsadas por um transdutor aplicado no abdome (US abdominal) ou uma sonda vaginal (US vaginal). Em geral, o procedimento completo demora menos de 10 min e não requer exposição à radiação ionizante |
| Tomografia computadorizada (TC) | Mais esclarecedora que a US para clientes obesas ou que apresentem distensão intestinal; demonstra tumores e quaisquer disseminações de tumores para linfonodos retroperitoneais e ossos. Expõe a cliente à radiação. É um exame mais dispendioso que a US |
| Ressonância magnética (RM) | Fornece imagens mais claras e mais definitivas que os outros exames de imagem; não expõe a cliente à radiação. Custo elevado é sua principal desvantagem |

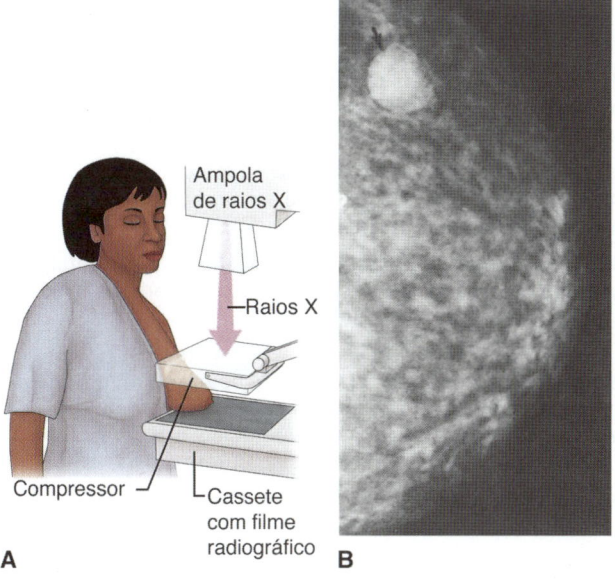

**Figura 32.6** A mamografia (**A**) baseia-se em imagens radiográficas que formam o mamograma (**B**) que, neste caso, detectou um nódulo mamário.

## Mamografia

Mamografia é um exame de imagem das mamas que leva 15 min e é realizado no setor de radiologia do hospital ou em um centro de exames de imagem particular para detectar lesões impalpáveis e ajudar a diagnosticar massas palpáveis.[4] A mama é comprimida mecanicamente de cima para baixo (incidência craniocaudal) e de um lado para o outro (incidência oblíqua mediolateral) (Figura 32.6). As sensações de desconforto discreto são atribuídas à compressão máxima necessária à visualização adequada. Embora a mamografia possa detectar um tumor mamário antes que seja palpável ao exame clínico (*i. e.*, menos de 1 cm de diâmetro), essa técnica tem limitações. O índice de resultados negativos falsos varia entre 5 e 10%. Também pode ser mais difícil detectar lesões à mamografia das mulheres mais jovens ou que fazem tratamento hormonal (TH), já que seus tecidos mamários são mais densos.[5]

As diretrizes atuais de triagem recomendam uma mamografia anual a partir da idade de 40 anos. Além disso, deve-se considerar as diretrizes do Ministério da Saúde para mulheres idosas e clientes com risco mais alto de desenvolver câncer de mama. Três outros exames complementares usados para detectar/examinar massas mamárias são galactografia, ultrassonografia (US) e ressonância magnética (RM) (Boxe 32.8).

## Exame histopatológico dos tecidos mamários

A Tabela 32.8 descreve os exames complementares realizados com os tecidos mamários.

---

[4] N.R.T.: Deve ser realizada a cada dois anos por mulheres saudáveis entre 50 e 69 anos, ou segundo recomendação médica.

[5] N.R.T.: No Brasil, O Ministério da Saúde, por intermédio da Portaria nº 189, de 31 de janeiro de 2014, instituiu o Serviço de Referência para Diagnóstico e Tratamento de Lesões Precursoras do Câncer do Colo de Útero (SRC), o Serviço de Referência para Diagnóstico de Câncer de Mama (SDM) e os respectivos incentivos financeiros de custeio e de investimento para a sua implantação.

---

### BOXE 32.8 · Outros exames radiológicos usados para avaliar massas mamárias.

A **galactografia** é um exame diagnóstico que consiste em injetar uma quantidade pequena de contraste radiopaco por uma cânula introduzida dentro de um orifício ductal da aréola e, em seguida, realizar uma mamografia. Esse exame investiga anormalidades dentro dos ductos quando a cliente tem secreção mamilar sanguinolenta por compressão dos mamilos, secreção mamilar espontânea ou um ducto dilatado solitário demonstrado pela mamografia.

A **ultrassonografia** (US) é um complemento diagnóstico à mamografia e é realizada para diferenciar entre cistos repletos de líquidos e outras lesões. Durante o procedimento, não há emissão de radiação.

A US detecta cistos com grande precisão, mas não consegue afastar definitivamente a possibilidade de lesões malignas. Esse exame é útil à triagem das mulheres com mamas densas.

A **ressonância magnética** (RM) das mamas é uma técnica altamente sensível e útil como complemento diagnóstico da mamografia e fornece imagens detalhadas da mama sem exposição à radiação. Esse exame nem sempre pode diferenciar com precisão entre doenças mamárias benignas e tumores malignos das mamas.

A RM é mais útil para avaliar doença multifocal (mais de um tumor no mesmo quadrante da mama) ou multicêntrica (mais de um tumor em diferentes quadrantes da mama), invasão da parede torácica, recidiva do tumor ou resposta à quimioterapia.

A RM também pode detectar câncer mamário oculto (indetectável ao exame) e determinar a integridade dos implantes mamários de silicone ou solução salina.

As desvantagens da RM são custo elevado, variações da técnica e da interpretação e possibilidade de o cliente sentir claustrofobia (neste caso indica-se a RM aberta).

---

## SISTEMA REPRODUTOR MASCULINO

No homem, vários órgãos funcionam simultaneamente como componentes do trato urinário e do sistema reprodutor. Os distúrbios dos órgãos reprodutivos masculinos podem interferir com as funções de um ou desses dois sistemas. Por essa razão, as doenças do sistema reprodutor masculino geralmente são tratadas por um urologista.

### Revisão de anatomia e fisiologia

As estruturas do sistema reprodutor masculino são testículos, canais deferentes e vesículas seminais, pênis e algumas glândulas acessórias, inclusive próstata e glândula de Cowper (glândula bulbouretral) (Figura 32.7).

Durante a vida embrionária, os testículos são formados dentro da cavidade abdominal nas proximidades dos rins. Durante o último mês da vida fetal, os testículos descem por trás do peritônio, atravessam a parede abdominal na virilha e avançam ao longo do canal inguinal até o escroto. Com essa descida, os testículos acompanham-se de vasos sanguíneos, linfáticos, nervos

**Tabela 32.8** Procedimentos de análise dos tecidos mamários.

| Procedimento | Descrição |
|---|---|
| Biopsia percutânea | Recolhe amostras das lesões palpáveis e impalpáveis por uma agulha de biopsia fina ou grossa (*core biopsy*), que remove tecidos por meio de uma pequena perfuração da pele. É menos invasivo que a biopsia cirúrgica |
| Punção aspirativa por agulha fina (PAAF) | Uma agulha fina acoplada a uma seringa é introduzida na massa ou área nodular. O material celular obtido durante o procedimento é espalhado em uma lâmina de vidro ou colocado em solução conservante e enviado para análise |
| Biopsia por agulha grossa (*core biopsy*) | Técnica semelhante à PAAF, exceto que se utiliza uma agulha mais calibrosa (em geral, calibre 14). Permite um diagnóstico mais conclusivo que a PAAF, porque remove tecidos, em vez de apenas células. Em geral, é realizada em tumores relativamente grandes localizados perto da superfície da pele |
| Biopsia estereotáxica com agulha grossa | Realizada em lesões impalpáveis detectadas à mamografia. Depois de usar a mamografia digital para determinar as coordenadas precisas da lesão, uma agulha calibrosa é introduzida para recolher amostras dos tecidos para exame patológico. Em geral, a biopsia estereotáxica possibilita que a cliente evite uma biopsia cirúrgica |
| Biopsia com agulha grossa dirigida por ultrassonografia | Realizada em lesões impalpáveis detectadas à ultrassonografia; não usa radiação e é mais rápida e menos dispendiosa que a biopsia estereotáxica com agulha grossa |
| Biopsia excisional (lumpectomia ou nodulectomia) | Procedimento conservador para avaliação patológica completa de massa mamária palpável. Nesse procedimento, remove-se toda a massa com margem de tecidos ao seu redor |
| Biopsia incisional | Remoção cirúrgica de parte de massa quando a excisão completa da área for inexequível ou não trouxer benefícios imediatos à cliente. A biopsia incisional não é realizada comumente porque as mesmas informações patológicas podem ser fornecidas pela biopsia por agulha grossa |
| Localização por fio e agulha | Técnica usada para localizar com precisão massas impalpáveis detectadas à mamografia, ultrassonografia ou RM e que exigem uma biopsia excisional. Um fio longo e fino é introduzido por dentro de uma agulha e dirigido até a área anormal utilizando ultrassonografia ou radioscopia. A agulha é retirada e o fio permanece no local para assegurar a localização exata da lesão |

e ductos que sustentam os tecidos e constituem o cordão espermático. Esse cordão estende-se a partir do anel inguinal interno, atravessa a parede abdominal, percorre o canal inguinal e chega ao escroto. À medida que os testículos descem para o escroto, eles são acompanhados por extensão tubular do peritônio. Esses túbulos são fechados durante o desenvolvimento fetal e a única parte remanescente é a que recobre os testículos, também conhecida como túnica vaginal.

Os testículos ficam encerrados no escroto, que os mantém a uma temperatura ligeiramente menor que a do restante do corpo para facilitar a espermatogênese. Os **testículos** desempenham duas funções: **espermatogênese** (produção de espermatozoides) e secreção do hormônio sexual masculino **testosterona**, que induz e conserva as características sexuais masculinas. Os testículos consistem em vários túbulos seminíferos, nos quais se desenvolvem os espermatozoides. Túbulos coletores transferem

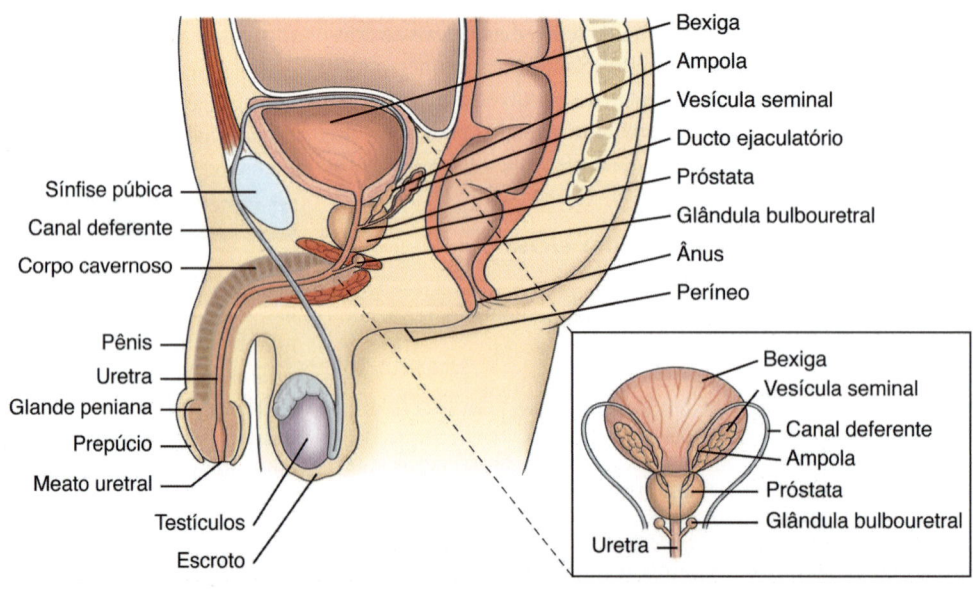

**Figura 32.7** Estruturas do sistema reprodutor masculino.

os espermatozoides para o epidídimo, que é uma estrutura semelhante a um capuz situado sobre os testículos e que contém ductos enovelados que terminam nos canais deferentes. Essa estrutura tubular firme ascende pelo canal igual como parte do cordão espermático e entra na cavidade abdominal por trás do peritônio. Em seguida, descreve um trajeto descendente até a base da bexiga. As vesículas seminais são dilatações dessa estrutura. O trajeto continua na forma de ducto ejaculatório, que atravessa a próstata e chega à uretra. As secreções produzidas pelas vesículas seminais se reúnem com as secreções prostáticas e são eliminadas pelo pênis durante a ejaculação.

O **pênis** tem duas funções: é o órgão da copulação e da micção. Anatomicamente, o pênis consiste em glande, corpo e raiz. A glande do pênis é a parte arredondada e macia localizada na extremidade distal. A uretra abre-se na ponta da glande. Essa região é coberta ou protegida naturalmente pela pele peniana alongada – prepúcio – que pode ser retraído para expor a glande. Entretanto, muitos homens são submetidos à remoção do prepúcio (circuncisão) quando recém-nascidos. O corpo do pênis é formado por tecidos eréteis contendo numerosos vasos sanguíneos, que dilatam e resultam na ereção quando há estimulação sexual. A uretra percorre todo o pênis – começa na bexiga, atravessa a próstata e chega à extremidade distal do pênis, terminando no meato uretral.

A **próstata** está localizada um pouco além do colo vesical, circunda a uretra e é atravessada pelo ducto ejaculatório, que é uma continuação do canal deferente. Essa glândula produz secreções, que são química e fisiologicamente apropriadas às necessidades dos espermatozoides durante seu trânsito desde os testículos. A glândula de Cowper está localizada abaixo da próstata, dentro do segmento posterior da uretra. Essa glândula drena suas secreções na uretra durante a ejaculação, de modo a assegurar a lubrificação do pênis.

### Considerações gerontológicas

À medida que os homens envelhecem, a próstata hipertrofia, as secreções prostáticas diminuem, o escroto torna-se pendente, os testículos diminuem de tamanho, tornando-se menos firmes, e os pelos púbicos rareiam. As alterações da função gonadal incluem declínio dos níveis plasmáticos de testosterona e redução da síntese de progesterona (Tabela 32.9). Outras alterações possíveis são redução da função sexual, respostas sexuais mais lentas, incidência crescente de câncer do trato geniturinário e incontinência urinária.

A função reprodutiva masculina é mantida à medida que os homens envelhecem. Embora ocorram alterações degenerativas nos túbulos seminíferos, a espermatogênese continua. Contudo, a libido (desejo sexual) e a potência diminuem (Maggi, Schulman, Quinton et al., 2007). As doenças vasculares causam cerca de 50% dos casos de disfunção erétil entre os homens com mais de 50 anos (Tanagho e McAninch, 2007).

Até 25% dos homens idosos têm hipogonadismo. Esse declínio é mais evidente nos homens com mais de 60 anos (Maggi et al., 2007). Nos homens idosos, a resposta sexual é mais lenta, a ereção demora mais tempo para ser alcançada e as ereções completas podem não ser obtidas até pouco antes do orgasmo. A função sexual pode ser afetada por vários fatores, inclusive problemas psicológicos, comorbidades e fármacos. Nos indivíduos idosos que perderam parcialmente a capacidade de ter ereções, pode ser difícil obter novamente ereções completas e o pênis pode voltar ao estado basal sem que haja orgasmo. A atividade sexual está diretamente relacionada com a história sexual do homem: se ele foi mais ativo que a média em sua juventude, ele quase certamente continuará mais ativo que a média quando alcançar idade avançada (Tanagho e McAninch, 2007).

Os cânceres dos rins, bexiga, próstata e pênis são mais comuns nos homens com idade acima de 50 anos.[6]

A incontinência urinária do homem idoso pode ter várias causas, inclusive fármacos e distúrbios associados ao envelhecimento (p. ex., doença neurológica ou hiperplasia prostática benigna [HPB]). Os exames complementares são realizados para excluir causas reversíveis de incontinência urinária.

## Avaliação inicial

### Histórico de saúde

A sexualidade masculina é um fenômeno complexo diretamente influenciado por fatores pessoais, culturais e sociais. A sexualidade e a função reprodutiva masculina são motivos

---

[6]N.R.T.: O câncer de próstata, segundo o INCA, é um câncer da terceira idade, já que cerca de 75% dos casos no mundo ocorrem a partir dos 65 anos. O toque retal é utilizado na investigação diagnóstica de diversas condições, incluindo o próprio câncer de próstata e no estadiamento do tumor. O **antígeno prostático específico** é utilizado na avaliação diagnóstica de homens com sinais e sintomas sugestivos de câncer de próstata, na avaliação de recorrência bioquímica após tratamento e no monitoramento de homens com diagnóstico prévio de câncer de próstata.

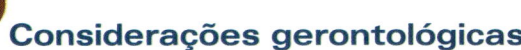

**Tabela 32.9** Considerações gerontológicas | Alterações do sistema reprodutor masculino associadas ao envelhecimento.

| Alterações estruturais | Alterações funcionais | Histórico de saúde e achados do exame físico |
|---|---|---|
| Redução da secreção dos hormônios sexuais, principalmente testosterona<br>Reduções da força muscular e do vigor sexual<br>Redução do tamanho e perda da firmeza dos testículos; espessamento dos túbulos seminíferos<br>Alterações fibróticas dos corpos cavernosos<br>Crescimento da próstata | Alterações da resposta sexual: prolongamento do tempo necessário para alcançar ereção plena, detumescência peniana rápida (rigidez reduzida) e período refratário longo<br>Redução da contagem de espermatozoides viáveis | Testículos menores<br>Disfunção erétil<br>Enfraquecimento das contrações prostáticas<br>Hiperplasia da próstata<br>Sinais e sintomas de obstrução do trato urinário inferior (urgência, aumento da frequência das micções, noctúria) |

de preocupação quando o indivíduo adoece (Emmelot-Vonk, Verhar, Nakhai Pour *et al.*, 2008). A avaliação inicial da função reprodutiva masculina tem início com a investigação da função e dos sintomas urinários. Essa avaliação também inclui a investigação focada da função sexual, assim como nas manifestações de disfunção sexual.

É importante pedir ao cliente para descrever seu estado habitual de saúde e perguntar se houve alguma alteração recente em seu estado físico geral e sua resposta sexual. A enfermeira deve avaliar e descrever detalhadamente quaisquer sintomas ou alterações funcionais. Esses sintomas podem incluir queixas associadas à obstrução causada pelo crescimento da próstata: aumento da frequência das micções, redução da força do jato urinário, micção "dupla" (o cliente precisa urinar duas ou três vezes em um intervalo de alguns minutos para esvaziar a bexiga por completo). O cliente também deve ser avaliado para disúria (dor à micção) e hematúria (sangue na urina).

A avaliação da função sexual é um componente essencial de qualquer histórico de saúde. O detalhamento desse histórico depende das queixas iniciais do cliente e da existência de fatores que possam afetar a função sexual: doenças crônicas (p. ex., diabetes, esclerose múltipla, AVE, doença cardíaca), uso de fármacos que alterem a função sexual (p. ex., alguns anti-hipertensivos e redutores do colesterol, psicotrópicos), estresse e ingestão de álcool.

Os clientes comumente se sentem constrangidos para iniciar uma conversa sobre questões sexuais com os profissionais de saúde que lhe atendem (Tanagho e McAninch, 2007). Quando inicia uma avaliação dos problemas sexuais, a enfermeira demonstra que as alterações da função sexual são tópicos pertinentes de discussão e assegura um ambiente confortável para conversar sobre estes assuntos delicados.

## Exame físico

A avaliação física inclui exame do pênis e do escroto, toque retal (TR) e palpação das mamas masculinas.

### Exame do pênis e do escroto

A genitália masculina deve ser examinada para detectar anormalidades e palpada para verificar a existência de massas ou tumores. O escroto deve ser palpado cuidadosamente para detectar nódulos, massas ou inflamação. O exame do escroto pode detectar anormalidades como hidrocele (acumulação de líquido seroso no saco escrotal), varicocele (dilatação das veias do cordão espermático) ou tumor do testículo. O pênis também deve ser inspecionado e palpado para verificar se há úlceras, placas, inflamação e secreção. O exame dos testículos oferece uma oportunidade excelente de instruir o cliente quanto às técnicas do autoexame testicular (AET) e sua importância para o diagnóstico precoce do câncer de testículo (ver Capítulo 34). O AET poderia ser iniciado durante a adolescência, mas esta prática foi questionada recentemente pela recomendação de que este exame não deve ser enfatizado (U.S. Preventive Services Task Force [USPSTF], 2008) em vista da incidência baixa do câncer de testículo e do grau elevado de ansiedade associada ao autoexame.

### Toque retal

O toque retal (TR) é recomendado como parte da avaliação de saúde periódica para todos os homens com mais de 50 anos e

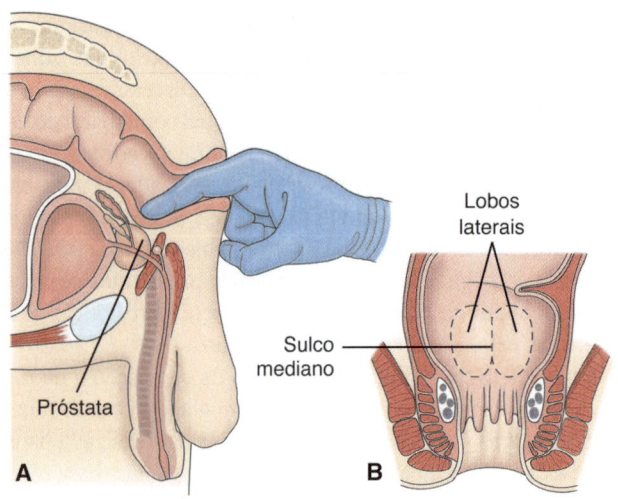

**Figura 32.8** (**A**) A palpação da próstata durante o toque retal (TR) permite que o examinador avalie o tamanho, o formato e a consistência da glândula. (**B**) A próstata é redonda com uma depressão ou um sulco mediano palpável separando os lobos laterais. A consistência deve ser semelhante à da borracha e não deve haver massas e nódulos.

tem valor inestimável na triagem do câncer de próstata. O TR permite que o examinador estime as dimensões, o formato e a consistência da próstata (Figura 32.8). Durante o exame, é importante verificar se há hipersensibilidade à palpação da próstata e existência e consistência de quaisquer nódulos presentes. Embora esse exame possa ser constrangedor para o cliente, ele é um teste de triagem importante.

### Exame das mamas masculinas

O câncer de mama também pode ocorrer nos homens. O exame das mamas e das axilas masculinas deve ser incluído na avaliação física. O mamilo e a aréola devem ser inspecionados para detectar massas e secreção mamilar.

Ginecomastia é o crescimento firme dos tecidos glandulares situados sob e imediatamente ao redor da aréola masculina. Isso é diferente do crescimento dos tecidos gordurosos moles em consequência da obesidade.

## Avaliação diagnóstica

### Dosagem do antígeno prostático específico

A próstata produz uma substância conhecida como antígeno prostático específico (PSA). O nível dessa substância pode ser determinado em amostras de sangue e aumenta quando o cliente tem determinadas doenças: câncer de próstata, hiperplasia prostática benigna (HPB), retenção urinária aguda e prostatite aguda são os exemplos mais comuns. Na maioria dos laboratórios, os valores normais geralmente variam de 0,2 a 4,0 ng/m$\ell$ e os níveis acima de 4,0 são considerados anormais. O uso das faixas de referência para populações em faixas etárias específicas ajuda a evitar biopsias desnecessárias (American Urological Association [AUA], 2009).

A triagem do câncer de próstata por meio da dosagem do PSA sérico tornou-se prática corrente (AUA, 2009), embora sua utilidade geral tenha sido questionada recentemente

(USPSTF, 2008). A American Cancer Society (ACS) e a American Urological Association (AUA) recomendam um toque retal com teste anual do PSA a partir da idade de 50 anos, embora as necessidades de triagem devam ser discutidas individualmente com cada cliente, dependendo da sua história e do seu risco. Para os homens com risco elevado, inclusive os que têm história familiar de câncer de próstata e os clientes de descendência africana, a triagem deve começar com a idade de 40 anos. O PSA também ajuda a monitorar os clientes de modo a detectar recidivas depois do tratamento do câncer de próstata.

### Ultrassonografia

A ultrassonografia transretal (USTR) pode ser oferecida aos clientes com anormalidades detectadas ao TR e aos indivíduos com níveis altos de PSA; um transdutor ultrassonográfico recoberto por um preservativo lubrificado é introduzido no reto ao longo de sua parede anterior. As biopsias da próstata por agulha geralmente são dirigidas pela USTR.

Segundo o INCA, os achados no exame clínico (toque retal) combinados com o resultado da dosagem do antígeno prostático específico no sangue podem sugerir a existência da doença. Nesses casos, é indicada a ultrassonografia pélvica (ou prostática transretal, se disponível). O resultado da ultrassonografia, por sua vez, poderá mostrar a necessidade de biopsia prostática transretal.

O diagnóstico de certeza do câncer é feito pelo estudo histopatológico do tecido obtido pela biopsia da próstata. O relatório anatomopatológico deve fornecer a graduação histológica do sistema de Gleason, cujo objetivo é informar sobre a provável taxa de crescimento do tumor e sua tendência à disseminação, além de ajudar na determinação do melhor tratamento para o cliente.

### Análise do líquido ou dos tecidos prostáticos

Amostras de líquido ou tecido prostático podem ser recolhidas para cultura quando há suspeita de doença ou inflamação da próstata, mas este exame não é comumente realizado.

### Testes da função sexual masculina

Quando o cliente não consegue ter relações sexuais satisfatórias, é importante obter uma história detalhada. O teste Rigiscan® pode ser solicitado, ou testes de tumescência peniana noturna podem ser realizados em um laboratório de polissonografia para monitorar as alterações da circunferência peniana durante o sono. Os resultados ajudam a detectar a causa da disfunção erétil. Outros exames, como o ecodoppler do pênis, ou as avaliações psicológicas também fazem parte da investigação diagnóstica e, em geral, são realizados por uma equipe especializada de profissionais de saúde.

## Revisão do capítulo

### Exercícios de avaliação crítica

1. Um cliente do sexo masculino confidencia a você que sua atividade sexual e seu nível geral de energia têm diminuído. Explique as informações que você poderia fornecer a esse cliente. Quais intervenções médicas e de enfermagem seriam esperadas nesse caso?
2. Uma mulher de 55 anos já entrou na menopausa e apresenta sangramento vaginal. A cliente não menstrua há 3 anos e faz tratamento de reposição hormonal. O sangramento vaginal é mais significativo depois de ter relações sexuais. Quais perguntas relativas ao estilo de vida você poderia fazer a essa cliente? Como você poderia priorizar seu plano de cuidados? Quais são os exames que você poderia solicitar para excluir a existência de alguma doença?

### Questões objetivas

1. Um homem de 51 anos recebeu informações por escrito e pergunta por que lhe foi recomendado fazer um teste de PSA. Qual seria a melhor resposta fornecida pela enfermeira?
   A. Esse exame determina a contagem de espermatozoides.
   B. Esse exame determina sua resposta à reposição de testosterona.
   C. Esse exame facilita a triagem para câncer de próstata.
   D. Esse exame facilita a triagem da função sexual.
2. Um homem de 21 anos pergunta por quanto tempo continuará a produzir esperma, tendo em vista que ele "sabe que as mulheres não podem engravidar depois da idade de 43 anos". Qual seria a melhor resposta fornecida pela enfermeira?
   A. "Isso está certo: homens e mulheres perdem sua capacidade reprodutiva praticamente com a mesma faixa etária".
   B. "Os homens continuam a produzir esperma, apesar da idade avançada."
   C. "A literatura recente não fornece essa informação quanto aos homens".
   D. "Os homens param de produzir esperma com a idade de 60 anos".
3. Uma mulher de 19 anos procura atendimento com a queixa de irritação vaginal. A cliente informa que saiu com seus amigos para dançar em um clube noturno há 1 semana, mas que não se lembra como saiu da boate. Ela diz que nunca teve relações sexuais, mas que teme ter sido violentada. Quais seriam as medidas apropriadas que a enfermeira poderia tomar?
   A. Não valorizar a informação da cliente.
   B. Dizer à cliente que ela não tem culpa por isso e que você deseja ajudá-la.
   C. Dizer à cliente que ela provavelmente tomou a decisão de ter relações sexuais com um homem, que agora ela tem uma DST e precisa aceitar a responsabilidade por seus próprios atos.
   D. Fornecer apoio emocional e encaminhar a cliente para aconselhamento, mas não há necessidade de tratamento médico por agora, tendo em vista que já passou muito tempo desde que ocorreu o incidente.
4. Uma jovem de 21 anos busca atendimento para fazer um exame físico rotineiro. Ela diz que tem relação monogâmica há 1 ano e que é sexualmente ativa. A cliente usa o método da temperatura corporal para evitar gravidez. Qual das seguintes afirmações indica que ela entende esse método anticoncepcional?

A. Eu fico fértil em apenas 1 dia do meu ciclo a cada mês e, por esta razão, evito ter relação sexual neste dia.
B. Eu uso um termômetro comum para determinar minha temperatura corporal basal, mas preciso fazer isto apenas 1 ou 2 vezes/semana.
C. Meu ciclo dura 28 a 29 dias e, quase no meio do ciclo, ou seja, em torno do 14º ou 15º dia, observo que meu muco cervical torna-se mais pegajoso e grosso. Eu definitivamente evito ter relações sexuais nesse dia e nos 2 dias subsequentes.
D. Eu gosto do método do ritmo porque não preciso usar preservativo e não posso adquirir DST.

5. Uma mulher de 35 anos apresenta resultados anormais no exame de Pap. Ela fará crioterapia para tratar displasia moderada. Qual das seguintes orientações deve ser incluída no plano de ensino para essa cliente?
A. Todas as células anormais serão removidas.
B. O procedimento consiste em congelar os tecidos do colo do útero.
C. A eliminação de secreção depois do procedimento não é considerada normal.
D. Um feixe fino de luz será usado para vaporizar as células do colo do útero anormais.

## Bibliografia e leitura sugerida

A bibliografia e a leitura sugerida para este capítulo estão disponíveis no GEN-IO: http://gen-io.grupogen.com.br/gen-io/.

# CAPÍTULO 33

JULIA MERRILL JONES
VANESSA POMARICO-DENINO

# Manejo de Enfermagem | Doenças da Mama e do Sistema Reprodutor Feminino

## Objetivos de estudo

**Após ler este capítulo, você será capaz de:**

1. Descrever os distúrbios mamários benignos comuns
2. Reconhecer os fatores de risco do câncer de mama
3. Conhecer os testes de triagem e de diagnóstico usados para detectar distúrbios das mamas
4. Descrever as diferentes modalidades de tratamento para câncer de mama
5. Usar o processo de enfermagem como estrutura do cuidado prestado às clientes submetidas a tratamento para câncer de mama
6. Descrever os diversos tipos de distúrbios menstruais e seus tratamentos
7. Diferenciar entre vaginite e candidíase
8. Reconhecer os fatores associados ao prolapso dos órgãos pélvicos
9. Entender os fatores de risco que predispõem ao câncer ginecológico
10. Descrever as diferenças entre os tipos de histerectomia
11. Entender os cuidados apropriados aos clientes transgêneros.

As mamas e os órgãos reprodutivos femininos desempenham um papel importante na sexualidade e na imagem corporal das mulheres. Os distúrbios das mamas ou do sistema reprodutivo, sejam brandos ou graves, podem causar muita ansiedade. Alguns distúrbios requerem apenas tratamentos simples, enquanto outros exigem intervenções significativas e podem ser fatais. Todos esses problemas exigem que as enfermeiras tenham conhecimentos, compreensão e habilidade para ensinar suas clientes.

## DISTÚRBIOS DA MAMA

### Condições benignas da mama

A maioria das condições benignas da mama resulta de processos fisiológicos. Essas condições formam um espectro de problemas que recebem atenção clínica à medida que são detectadas anormalidades nos exames de imagem, lesões palpáveis ou outras anormalidades no exame físico. Quando a natureza benigna do problema está confirmada, o tratamento geralmente enfatiza o controle sintomático e a educação da cliente. As lesões epiteliais benignas da mama são classificadas em três grupos: não proliferativas, proliferativas sem atipia e **hiperplasia atípica**. Esse último grupo aumenta de modo leve a moderado o risco de uma cliente desenvolver câncer de mama e deve indicar a necessidade de aconselhamento, recomendações de triagem e quaisquer estratégias possíveis para redução dos riscos (Sabel, 2009). A enfermeira deve trabalhar como membro integrante da equipe interdisciplinar, de modo a assegurar a obtenção da história e do exame físico detalhados e que todas as opções de investigação diagnóstica e tratamento sejam disponibilizadas à cliente. A Tabela 33.1 compara os diversos tipos de massas mamárias.

### Mastalgia

**Mastalgia** (dor na mama) é uma das queixas mais comuns. A mastalgia cíclica – tipo mais comum de dor na mama – representa cerca de 75% de todos os casos. Em geral, essa condição está relacionada com as variações hormonais que ocorrem durante a **fase lútea** do ciclo menstrual, as quais estimulam a proliferação do tecido glandular normal e causam dor. Dor esporádica ou irregular é muito menos comum e não varia com o ciclo menstrual. As mulheres que tiveram lesões ou traumatismo das mamas, ou que fizeram biopsias mamárias, podem sentir dor esporádica ou irregular. As mulheres devem ser tranquilizadas de que dor nas mamas raramente indica câncer. A cliente deve buscar atendimento médico se a dor for persistente. A eliminação da ingestão de metilxantinas, inclusive cafeína, teofilina e teobromina, atenua a dor mamária. Essas substâncias são encontradas em

**Tabela 33.1** Comparação dos diversos tipos de massas mamárias.

As massas mamárias mais comuns são cistos, fibroadenomas ou tumores malignos. Em geral, a biopsia é necessária para confirmar o diagnóstico, mas as características descritas a seguir constituem indícios diagnósticos:

| Características | Cistos | Fibroadenomas | Tumores malignos |
| --- | --- | --- | --- |
| Idade | 30 a 55 anos; regridem depois da menopausa, exceto quando se administra estrogênio | Puberdade à menopausa | 30 a 90 anos; mais comuns entre as idades de 40 e 80 anos |
| Número | Um ou vários | Geralmente um | Geralmente um |
| Formato | Redondo | Redondo, discoide ou lobulado | Irregular ou estrelado |
| Consistência | Macia a firme, geralmente elástica | Geralmente firme | Firme ou pétrea |
| Mobilidade | Móveis | Móveis | Podem estar fixados à pele ou aos tecidos subjacentes |
| Hipersensibilidade | Geralmente dolorosos à palpação | Geralmente indolores | Geralmente indolores |
| Sinais de retração | Ausentes | Ausentes | Podem estar presentes |

café, chá, chocolate e refrigerantes do tipo cola. A redução da ingestão de gorduras também pode melhorar a hipersensibilidade e a congestão cíclicas das mamas; além disso, os anti-inflamatórios não esteroides (AINE) também podem ser usados. Existem algumas evidências indicando que o óleo de prímula confere algum alívio às mulheres que apresentam níveis sanguíneos anormais de alguns ácidos graxos essenciais. O danazol (um androgênio atenuado) pode ser usado para tratar dor grave e persistente, sendo sua eficácia atribuída aos seus efeitos antiestrogênicos. A enfermeira pode recomendar que a cliente use sutiãs firmes durante o dia e a noite, reduza a ingestão de sal e cafeína e tome ibuprofeno conforme a necessidade para aliviar a dor mamária (Bland e Copeland, 2009; Sabel, 2009).

## Cistos mamários

Cistos são lesões mamárias não proliferativas comuns que não aumentam o risco de uma mulher desenvolver câncer de mama. Os cistos são massas redondas ou ovoides cheias de líquidos, originam-se da unidade ductolobular terminal e desenvolvem-se quando os ductos mamários dilatam. Os cistos são mais comuns nas mulheres de 30 a 55 anos, podendo se agravar em torno da menopausa. O crescimento rápido dos cistos, que pode ocorrer pouco antes das menstruações, pode causar dor intensa, localizada e de início súbito.

### Cistos simples

Por definição, os cistos simples são benignos e não requerem qualquer intervenção. Ao exame ultrassonográfico, esses cistos são lesões anecoicas (baixo grau de reverberação do som) bem demarcadas, têm acentuação acústica posterior e não contêm componentes sólidos. A aspiração é realizada frequentemente para atenuar o desconforto, mas os cistos simples indolores detectados casualmente à ultrassonografia não precisam ser aspirados.

### Cistos complicados

Os cistos complicados preenchem quase todos os critérios ultrassonográficos atribuídos aos cistos simples. Essas lesões podem ter ecos internos, níveis líquidos ou restos de tecidos, septações, paredes perceptíveis ou ausência de acentuação acústica posterior. Os cistos complicados raramente são malignos, mas devem ser aspirados para confirmar o diagnóstico ou monitorados por exames de imagem (Daly, Bailey, Klein et al., 2008).

### Cistos complexos

Os cistos complexos têm componentes císticos e sólidos misturados ou contêm massa sólida dentro da lesão cística. Eles devem ser avaliados por biopsia de agulha calibrosa para excluir câncer. As chances de que essas lesões sejam malignas são maiores do que as dos cistos simples ou complicados. A enfermeira deve orientar a cliente quanto ao processo de investigação diagnóstica e oferecer-lhe apoio para atenuar sua ansiedade.

## Alterações fibrocísticas da mama

A dor mamária é atribuída comumente a **alterações fibrocísticas da mama**, também conhecidas como doença fibrocística da mama. Entretanto, desconforto e nódulos mamários são muito comuns e, em muitos casos, são respostas normais às alterações hormonais que ocorrem durante o ciclo menstrual. Do ponto de vista clínico, é mais exato descrever uma mama como nodular e sensível, ou dolorosa ao toque. Justamente por essa razão, no passado os patologistas utilizavam o termo "fibrocística" para descrever achados histopatológicos como fibrose, adenose e hiperplasia (Sabel, 2009).

## Fibroadenomas

Fibroadenomas são lesões proliferativas sem atipia (anormalidades celulares). Em geral, essas lesões são evidenciadas como tumores benignos redondos, móveis e de consistência firme, que contêm tecidos glandulares e fibrosos. Em muitos casos, existem vários fibroadenomas na mesma mama, ou nas duas mamas. Essas lesões podem ocorrer desde a puberdade até a menopausa, sendo mais frequentes a partir do final da adolescência até os primeiros anos da terceira década de vida. O diagnóstico é confirmado mais facilmente pelo "teste tríplice": exame clínico, exame de imagem e biopsia de tecidos não cirúrgica. Os fibroadenomas com mais de 2 cm de diâmetro têm mais tendência de recidivar, devendo ser removidos. Em alguns casos, os fibroadenomas são excisados por inteiro quando são dolorosos ou quando a existência de massa palpável causa muita ansiedade para a cliente. As clientes com "testes tríplices negativos" (exame físico normal, aspecto benigno no exame de imagem e resultados de patologia benigna demonstrando fibroadenoma) devem fazer reavaliações a intervalos curtos com exame clínico e exames de imagem apropriados à idade (Bland e Copeland, 2009; Grady, Gorsuch e Wilburn-Bailey, 2008; Sklair-Levy, Sella, Alwess et al., 2008).

## Hiperplasia ductal atípica

O diagnóstico da hiperplasia ductal atípica é histopatológico e, em geral, é um achado casual na biopsia de uma lesão detectada radiograficamente ou de massa palpável. Esse distúrbio caracteriza-se pelo aumento anormal das células ductais da mama e pela existência de atipias sem critérios citológicos ou estruturais necessários ao diagnóstico de carcinoma ductal *in situ*. A hiperplasia ductal atípica aumenta em três a quatro vezes o risco de uma mulher desenvolver câncer de mama, em comparação com a população em geral. Lesões multifocais, especialmente as que têm microcalcificações associadas, podem acarretar aumentos ainda maiores do risco de desenvolver câncer de mama (Bland e Copeland, 2009; Worsham, Raju, Lu et al., 2009).

## Carcinoma lobular in situ

O **carcinoma lobular *in situ*** (CLIS) caracteriza-se pela proliferação de células nos lóbulos mamários. Em geral, é detectado casualmente, porque não pode ser demonstrado pela mamografia e não forma um nódulo palpável. Esse termo pode causar confusão, porque na verdade o CLIS não é um carcinoma. No passado, o CLIS era classificado como lesão pré-maligna, mas hoje é considerado um marcador de aumento do risco de ter carcinoma invasivo. O carcinoma invasivo pode ter origem ductal ou lobular, desenvolvendo-se em qualquer uma das mamas. O CLIS aumenta em cerca de 8 a 10 vezes o risco de uma mulher desenvolver câncer de mama, em comparação com a população em geral (National Cancer Institute [NCI], 2009; Sabel, 2009). As clientes com carcinomas lobulares *in situ* devem ser referenciadas a um especialista para uma descrição detalhada das opções de tratamento, em razão do seu risco expressivamente maior de ter câncer de mama. Essas opções incluem apenas acompanhamento clínico; tamoxifeno para reduzir o risco de câncer de mama no futuro; experiências clínicas de prevenção do câncer de mama; e **mastectomia profilática** bilateral sem dissecção dos linfonodos axilares (NCI, 2009; Sabel, 2009).

## Condições malignas da mama

O câncer de mama se desenvolve quando células mamárias sofrem alterações e proliferam sem controle. Alguns cânceres de mama são lesões *in situ*, ou seja, ficam confinados aos ductos mamários, mas a maioria é invasiva ou infiltrativa. Esses cânceres disseminaram-se através das paredes dos ductos ou das glândulas e invadiram os tecidos mamários circundantes. O prognóstico esperado com o carcinoma mamário invasivo depende em grande parte da extensão da disseminação quando é diagnosticado inicialmente. Câncer de mama é a neoplasia maligna diagnosticada mais comumente nas mulheres, depois dos cânceres de pele não melanoma. No Brasil, em 2011, das 13.345 mortes por câncer de mama, 120 foram em homens. A estimativa é de 57.120 casos novos de câncer de mama em 2014. O câncer de mama é o único tumor maligno que causa mais mortes entre as mulheres.[1]

### Fatores de risco

Os dois fatores de risco mais importantes para desenvolver câncer de mama são sexo feminino e idade crescente. Oitenta e cinco por cento das mulheres que desenvolvem cânceres de mama não têm outros fatores de risco além de idade e sexo. Cerca de 5 a 10% das mulheres com câncer de mama podem ter uma mutação na linhagem germinativa dos genes ***BRCA1*** e/ou ***BRCA2***. Mulheres portadoras dessas mutações têm risco entre 40 e 85% de desenvolver câncer de mama em alguma época de suas vidas. O Boxe 33.1 descreve outros fatores de risco do câncer de mama.

---

[1] N.R.T.: O Ministério da Saúde implementou o Sistema de Informação do Câncer de Mama (SISMAMA) como ferramenta para gerenciar as ações de detecção precoce do câncer de mama. Os dados gerados pelo sistema permitem estimar a cobertura da população-alvo e a qualidade dos exames, a distribuição dos diagnósticos, a situação do acompanhamento das mulheres com exames alterados e a melhoria das ações de rastreamento, diagnóstico e tratamento. As ações de controle envolvem a promoção da saúde, a prevenção, a detecção precoce, o tratamento e os cuidados paliativos.

## BOXE 33.1 — Fatores de risco do câncer de mama.

- Sexo feminino
- Idade crescente
- Herdar uma mutação genética que predisponha ao câncer de mama, inclusive *BRCA1* e/ou *BRCA2*
- História familiar de câncer de mama, em especial, parentes de primeiro grau com diagnóstico de câncer de mama em idade precoce
- História pessoal de câncer de mama
- História de doença mamária proliferativa benigna, inclusive hiperplasia atípica
- História de radioterapia torácica com doses altas, inclusive clientes tratadas para doença de Hodgkin ou linfoma não Hodgkin
- Fatores hormonais:
  - Menarca precoce (< 12 anos)
  - Menopausa tardia (> 55 anos)
  - Nuliparidade ou nenhuma gestação a termo
  - Idade avançada (> 30 anos) por ocasião da primeira gestação a termo
  - Uso recente de anticoncepcionais
  - Uso pregresso de estrogênio com progestógeno (tratamento de reposição hormonal)
- História de câncer de ovário ou endométrio
- Obesidade, principalmente depois da menopausa
- Etilismo
- Etnia judaica Asquenaze

## Rastreamento e prevenção

Câncer de mama é uma doença que pode ser diagnosticada precocemente, mas não pode ser prevenida (embora existam algumas estratégias profiláticas para as mulheres de alto risco; veja adiante). Os dois principais fatores de risco – sexo feminino e idade crescente – não são modificáveis. Isso explica por que a triagem por mamografia e o cuidado imediato com qualquer problema mamário são extremamente importantes.

Os homens também podem ter câncer de mama, mas essa doença é 100 vezes mais provável nas mulheres. Como o câncer de mama é muito raro nos homens, a triagem não é realizada rotineiramente, e por isso esse tipo de câncer não está descrito detalhadamente neste capítulo. Entretanto, qualquer nódulo ou anormalidade das mamas masculinas deve ser avaliado. O câncer de mama masculino é tratado do mesmo modo que o feminino (ACS, 2010).

## Fatores protetores

As mulheres podem optar por maximizar suas condições gerais de saúde prevenindo ganho de peso, principalmente depois da menopausa; realizando atividade física regularmente; e evitando ingestão excessiva de álcool. As mulheres que amamentaram por períodos longos (no mínimo 1 ano) têm ter alguma proteção adicional. As mulheres com risco elevado de desenvolver câncer de mama podem usar fármacos como tamoxifeno ou raloxifeno para reduzir o risco (ACS, 2010).

## Recomendações de rastreamento

Mulheres com história familiar de câncer de mama, especialmente se uma ou mais parentes de primeiro grau (mãe ou irmãs) foram acometidas antes dos 50 anos, correm maior risco de desenvolver a doença. Esse grupo deve ser acompanhado por médico a partir dos 35 anos. As mulheres saudáveis devem iniciar o rastreamento a partir dos 50 anos. Uma diretriz geral é começar a triagem 10 anos antes que a idade com que o familiar mais jovem desenvolveu câncer de mama, mas nunca antes dos 25 anos de idade.

## Estratégias profiláticas para mulheres de alto risco

Com a identificação dos grupos de mulheres com riscos mais altos de desenvolver câncer de mama, a doença pode ser detectada precocemente. As mulheres que têm vários fatores de risco devem conversar com seus médicos de modo a adotar um plano de vigilância individualizado. A decisão de realizar ou não testes genéticos e a análise dos riscos e dos benefícios das estratégias profiláticas também devem ser discutidas detalhadamente, comparando-se os benefícios potenciais com as morbidades conhecidas de cada intervenção.

### Vigilância a longo prazo

Algumas mulheres de alto risco preferem uma abordagem conservadora com triagens mais frequentes ou precoces e outros exames de imagem, inclusive ressonância magnética (RM). Os exames clínicos frequentes das mamas e o autoexame das mamas devem ser enfatizados.

### Quimioprofilaxia

A quimioprofilaxia com tamoxifeno reduziu a incidência do câncer de mama nas mulheres de alto risco. O Estudo de Prevenção do Câncer de Mama do National Surgical Adjuvant Breast and Bowel Project (NSABP) demonstrou que o tratamento com tamoxifeno reduziu em 49% o risco de desenvolver câncer de mama a curto prazo entre as mulheres saudáveis com risco aumentado (Fisher, Constantino, Wickerham et al., 2005). O raloxifeno também tem eficácia comprovada na redução do risco, e seu perfil de efeitos colaterais é mais favorável que o do tamoxifeno (Vogel, Constantino, Wickerham et al., 2006). Os riscos e os benefícios da quimioprofilaxia devem ser cuidadosamente comparados pela cliente e por seu médico.

### Mastectomia profilática

A **mastectomia total** e a salpingo-ooforectomia bilaterais profiláticas estão entre as opções disponíveis para mulheres cuidadosamente selecionadas com risco significativo de desenvolver câncer de mama e/ou ansiedade extrema associada à possibilidade de ter esse diagnóstico. Como estratégia de prevenção do câncer de mama, esse procedimento cirúrgico causou redução significativa do risco das mulheres portadores da mutação *BRCA1* ou *BRCA2* (Domcheck, Friebel, Singer et al., 2010). A decisão de submeter-se à mastectomia profilática deve ser avaliada cuidadosamente e com a ajuda de uma equipe multiprofissional. Todos os tecidos mamários devem ser retirados, mas a dissecção dos linfonodos axilares não é necessária, a menos que seja detectado câncer de mama com base no exame histopatológico das mamas retiradas (NCCN, 2010).

## Manifestações clínicas

Os cânceres de mama podem ocorrer em qualquer parte da mama, mas geralmente são detectados no quadrante superior externo, onde se localiza a maioria dos tecidos mamários das mulheres. Em geral, as lesões são indolores, fixas em vez de móveis e de consistência firme com bordas irregulares. As queixas de dor e hipersensibilidade difusas nas mamas durante a menstruação geralmente estão associadas à doença mamária benigna.

Com a utilização crescente da mamografia, mais mulheres buscam tratamento em estágios mais precoces da doença. Em geral, essas clientes não têm outros sinais e sintomas, e o único problema é a anormalidade demonstrada pela mamografia. Infelizmente, algumas mulheres com doença avançada procuram tratamento inicial depois de ignorar seus sintomas. Os sinais avançados podem ser depressões na superfície da pele da mama, retração do mamilo ou ulceração da pele.

## Exames de imagem da mama

Os exames de imagem da mama incluem todas as modalidades radiológicas utilizadas para detectar e diagnosticar anormalidades e doenças mamárias. A mamografia é a modalidade de imagem mais utilizada, tendo sido notavelmente aperfeiçoada desde que foi introduzida, na década de 1930. Outras técnicas de exame de imagem utilizadas frequentemente são ultrassonografia e RM (Bland e Copeland, 2009).

### Mamografia

A mamografia é um tipo específico de exame radiológico de imagem, que utiliza doses baixas de raios X para examinar as mamas. A mamografia é o melhor e mais utilizado dentre os exames de triagem disponíveis para detectar câncer de mama em estágios iniciais e mais passíveis de tratamento; hoje em dia, essa é a única modalidade de exame de imagem recomendada para a triagem rotineira do câncer de mama na população em geral.

Existem dois tipos de mamografia: triagem e diagnóstica. A mamografia de triagem é realizada rotineiramente a intervalos recomendados para detectar câncer de mama em mulheres assintomáticas. A mamografia de triagem deve ser realizada periodicamente de modo a reduzir a mortalidade atribuída ao câncer de mama. A mamografia diagnóstica é realizada quando a triagem mamográfica detecta alguma anormalidade radiográfica, ou quando a cliente ou seu médico detecta alguma alteração ou problema em suas mamas. A mamografia também é realizada para facilitar procedimentos de intervenção nas mamas, inclusive biopsia estereotáxica da mama e localização por agulha (Bland e Copeland, 2009; Silverstein, Recht, Lagios *et al.*, 2009).

As técnicas mais modernas de mamografia digital possibilitam avanços notáveis na visualização das lesões aos médicos encarregados de interpretar as imagens e facilitam o exame para as clientes.

A mamografia demora apenas alguns minutos e acarreta exposição mínima à radiação. Durante o exame, a mama é comprimida manualmente por um tecnólogo habilitado, de modo que seja examinada em duas incidências diferentes: craniocaudal (compressão de cima para baixo) e oblíqua mediolateral (compressão de lado a lado). Outras incidências podem ser obtidas quando a cliente tem alguma anormalidade palpável ou detectada por exame de imagem que precise ser avaliada com mais detalhes e precisão. A enfermeira deve orientar a cliente quanto à importância da triagem mamográfica periódica, de buscar imediatamente atendimento médico se for detectada alguma anormalidade palpável e quanto à existência de opções que aumentam o conforto durante a compressão das mamas, inclusive almofadas de espuma descartáveis para atenuar o desconforto.

### Ultrassonografia

A ultrassonografia é usada como adjuvante para complementar o diagnóstico por mamografia e ajudar a diferenciar entre os cistos repletos de líquido e as demais lesões. Uma camada fina de geleia lubrificante é espalhada sobre a área a ser examinada. Em seguida, o transdutor é aplicado na mama. O transdutor transmite ondas sonoras de alta frequência através da pele na direção da área preocupante. As ondas sonoras são refletidas de volta ao transdutor e formam uma imagem bidimensional, que em seguida é exibida na tela de um computador. Durante o procedimento, não há emissão de radiação. Essa técnica diagnostica cistos com grande precisão, mas não consegue excluir em definitivo a existência de lesões malignas. Em razão de sua especificidade reduzida, a ultrassonografia não deve ser usada como técnica de triagem (Silverstein, Recht, Lagios *et al.*, 2009).

### Ressonância magnética

A ressonância magnética (RM) da mama produz imagens transversais muito detalhadas utilizando campos magnéticos em vez de raios X. Para melhorar a visibilidade, o examinador injeta gadolínio (um contraste) por via intravenosa. A cliente fica deitada de bruços, e a mama é colocada em uma depressão existente na mesa de exame. Um tubo helicoidal é passado ao redor da mesa, e a cliente é colocada dentro do aparelho de RM. O procedimento completo demora cerca de 30 a 40 min.

A RM é mais útil para clientes com câncer de mama confirmado, durante a avaliação de doença multifocal (mais de um tumor no mesmo quadrante da mama) ou multicêntrica (mais de um tumor em diferentes quadrantes da mama), invasão da parede torácica, recidiva do tumor ou resposta à quimioterapia. Esse procedimento também pode detectar câncer de mama oculto (indetectável) e determinar a integridade dos implantes mamários de solução salina ou silicone. A RM não é recomendada como triagem rotineira da população em geral, mas pode ser apropriada para as mulheres com risco de 15 a 25% de desenvolver câncer de mama em alguma época de suas vidas, tendo como base modelos preditivos; clientes com história pessoal de câncer de mama invasivo ou carcinoma ductal *in situ*; ou mulheres com outros fatores que aumentam o risco desse câncer. Os riscos de resultados falso-negativos e flaso-positivos devem ser discutidos com a cliente. A triagem por RM deve ser realizada a critério da cliente e do seu médico (Silverstein, Recht, Lagios *et al.*, 2009).

Algumas desvantagens da RM são custo elevado, variações da técnica e da interpretação e possível claustrofobia da cliente. Essa técnica nem sempre consegue diferenciar claramente entre doenças mamárias benignas e malignas. A RM está contraindicada para clientes com dispositivos metálicos implantados, inclusive clipes de aneurisma, marca-passos e portas de acesso para expansores de tecidos, tendo em vista que a energia magnética atua nos objetos metálicos. Os adesivos transdérmicos de transferência de medicamentos devem ser removidos antes do exame para evitar queimaduras cutâneas.

## Biopsia de mama

A biopsia percutânea por agulha, ou biopsia de mama minimamente invasiva, é tão precisa quanto a **biopsia cirúrgica** aberta e sempre deve ser a primeira abordagem usada para obter amostras dos tecidos mamários. Esse tipo de biopsia estabelece o diagnóstico definitivo com menos morbidade que a biopsia cirúrgica e reduz o custo do procedimento (Silverstein, Recht, Lagios *et al.*, 2009). A enfermeira deve orientar a cliente antes do procedimento, responder às suas perguntas e oferecer apoio emocional.

### Biopsia de aspiração por agulha fina

A biopsia de **aspiração por agulha fina** (BAAF) é uma técnica não invasiva geralmente bem tolerada pela maioria das mulheres. Um anestésico local pode ou não ser aplicado. Quando existem massas palpáveis, o cirurgião realiza o procedimento. Uma agulha de pequeno calibre acoplada a uma seringa é introduzida na massa ou na área do nódulo. A seringa é aspirada e a agulha é introduzida e retirada várias vezes da massa. Os cistos simples geralmente desaparecem depois da aspiração e o líquido é comumente descartado. Se não for possível obter líquido, qualquer material celular recolhido no cubo da agulha é espalhado em uma lâmina de vidro ou colocado em conservante e enviado ao laboratório para exames. Quando houver lesões impalpáveis, o mesmo procedimento pode ser realizado pelo radiologista ou cirurgião utilizando imagens de ultrassonografia para orientar a introdução da agulha.

A BAAF é menos dispendiosa que os outros procedimentos diagnósticos e, em geral, os resultados ficam disponíveis rapidamente; contudo, como a sensibilidade e a especificidade são menores, é necessário fazer correlação clínica criteriosa.

### Biopsia de mama dirigida por ultrassonografia

Biopsia de mama dirigida por ultrassonografia é um procedimento minimamente invasivo durante o qual o médico utiliza ultrassonografia para demonstrar as lesões e orientar a introdução da agulha para recolher amostras (Figura 33.1). Essa é a modalidade de biopsia preferida para todas as lesões detectáveis à ultrassonografia (Silverstein, Recht, Lagios *et al.*, 2009). A cliente fica na posição supina na mesa. Depois da limpeza cuidadosa da pele, o médico injeta um anestésico subcutâneo (p. ex., lidocaína) de modo a criar um pequeno botão na pele e, em seguida, introduz a agulha para recolher amostras da lesão. A agulha pode ou não estar acoplada a um dispositivo a vácuo para facilitar a obtenção das amostras. Nos casos típicos, a agulha de biopsia é de calibre 12 a 18 e não tem aspiração a vácuo, enquanto as agulhas de calibre 7 a 12 utilizam vácuo. Várias amostras de tecido são obtidas e enviadas ao laboratório para exames. Um pequeno clipe de titânio deve ser colocado na cavidade da biopsia para documentar a localização exata da biopsia, para orientar a mamografia subsequente e para localizar a lesão se for necessário realizar tratamento adicional.

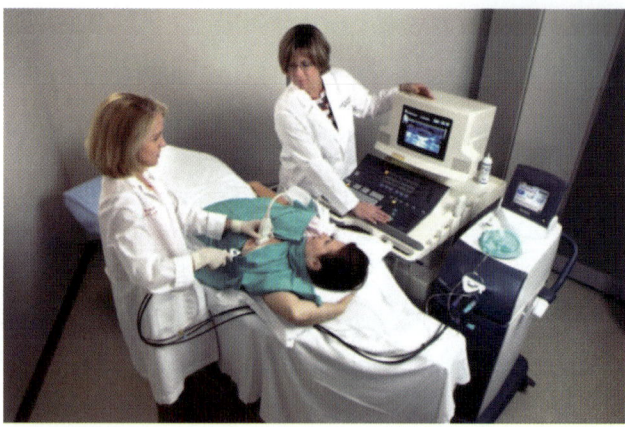

**Figura 33.1** Biopsia de mama dirigida por ultrassonografia. Cortesia da Mammotome.

### Biopsia estereotáxica da mama

A biopsia estereotáxica por agulha calibrosa é outro procedimento minimamente invasivo, orientado por raios X para obter amostras de tecidos mamários (Figura 33.2). Essa é a modalidade de biopsia preferida para microcalcificações e lesões indetectáveis à ultrassonografia. A cliente deita-se em pronação na mesa de biopsia estereotáxica e a mama fica suspensa dentro de uma abertura, sendo comprimida entre dois cassetes de raios X. As imagens digitais de mamografia são obtidas e as coordenadas exatas da lesão a ser biopsiada são localizadas com a ajuda de um computador. Depois de esterilizar a pele, o médico injeta um anestésico local no ponto de entrada da agulha na mama. Um pequeno botão é infiltrado na pele, a agulha calibrosa é introduzida e amostras de tecidos são obtidas para exame histopatológico. Em geral, são realizadas várias passagens para garantir a obtenção de amostras apropriadas. Com esse procedimento, também é necessário colocar um clipe de marcação.

### Biopsia de mama dirigida por ressonância magnética

A biopsia de mama dirigida por RM é logisticamente semelhante à **biopsia estereotáxica**, tendo sido utilizada com frequência crescente quando as lesões não podem ser demonstradas por mamografia ou ultrassonografia. Cuidados especiais

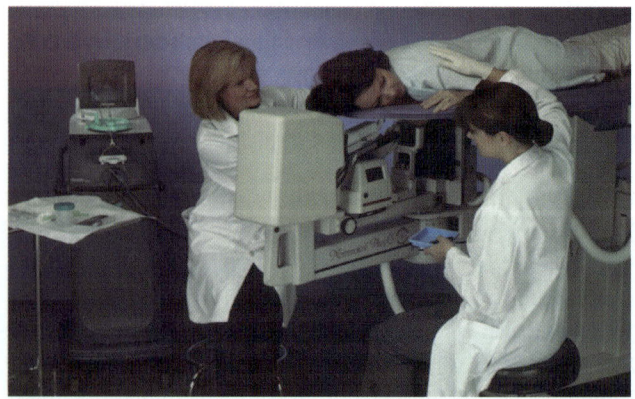

**Figura 33.2** Biopsia estereotáxica de mama. Cortesia da Mammotome.

são necessários quanto à segurança dos equipamentos expostos ao campo magnético; por essa razão, é necessário usar equipamentos especiais para RM.

## Biopsia cirúrgica

Quando a biopsia de mama minimamente invasiva não é possível, a biopsia excisional ou cirúrgica pode ser realizada para retirar a lesão por inteiro e a margem de tecidos mamários aparentemente normais ao redor. Esse tipo de biopsia também é conhecido como *nodulectomia*. Dependendo do contexto clínico, o patologista pode realizar durante o procedimento um exame histopatológico de um corte a fresco do espécime, que fornece resultados intraoperatórios imediatos e estabelece um diagnóstico provisório. Em geral, a biopsia cirúrgica é realizada sob anestesia local e sedação IV e depois da *localização por agulha e fio*, quando a mamografia ou a ultrassonografia é usada para localizar a lesão e colocar um fio-guia introduzido através da pele até a área suspeita. Em seguida, o cirurgião pode realizar uma dissecção acompanhando o fio-guia até a lesão, de modo que possa realizar sua remoção precisa com perda mínima de tecido.

A enfermeira desempenha um papel importante na equipe que realiza biopsia cirúrgica. Durante a visita pré-operatória, a enfermeira determina as necessidades específicas da cliente (educacionais, físicos ou psicossociais). Além disso, a enfermeira deve revisar as histórias de saúde e psicossocial e facilitar a expressão dos medos, preocupações e dúvidas. Em geral, as clientes estão preocupadas não apenas com o procedimento, mas quanto às implicações potenciais dos resultados histopatológico. A enfermeira deve dar uma explicação detalhada e fornecer materiais impressos para reforçar suas orientações.

A cliente deve interromper o uso de anticoagulantes antes do procedimento. O médico pode recomendar que a cliente não coma ou ingira líquidos por várias horas ou depois da meia-noite do dia anterior ao procedimento, dependendo do tipo de biopsia planejada. Atualmente, a maioria dos procedimentos de biopsia da mama é realizada sob sedação moderada e anestesia local.

A avaliação pós-operatória imediata inclui o monitoramento dos efeitos da anestesia e a inspeção do curativo cirúrgico de modo a detectar quaisquer sinais de sangramento. Quando a sedação passar, a enfermeira deve revisar com a cliente os cuidados com o local da biopsia, o controle da dor e as limitações da atividade. Antes da liberação do centro cirúrgico ambulatorial ou do consultório do cirurgião, a cliente tem de ser capaz de tolerar a ingesta de líquidos, deambular e urinar. A cliente deve contar com alguém para levá-la para sua casa. Em geral, o curativo que cobre a incisão é retirado depois de 48 h, mas fitas hipoalergênicas aplicadas diretamente sobre a incisão podem se deixadas no local por cerca de 7 a 10 dias. O uso de sutiãs bem ajustados depois da cirurgia deve ser recomendado para limitar os movimentos da mama e atenuar o desconforto. A avaliação pela enfermeira depois de 24 a 48 h do procedimento oferece à cliente a oportunidade de fazer perguntas, podendo ser uma fonte significativa de conforto e tranquilização.

A maioria das mulheres volta às suas atividades habituais no dia seguinte ao procedimento, mas elas devem ser aconselhadas a evitar traumas ou atividades de alto impacto por 1 semana, de modo a facilitar a cicatrização da área biopsiada. O desconforto geralmente é mínimo, e a maioria das mulheres acha suficiente usar paracetamol para atenuar a dor, embora possa ser prescrito um opioide suave caso seja necessário. A reavaliação depois da biopsia inclui uma consulta com o cirurgião para conversar sobre o resultado histopatológico final e avaliar a cicatrização da incisão de biopsia.

## Estadiamento

Existem dois sistemas principais de estadiamento do câncer. Os cânceres são classificados com base nas informações sobre dimensões do tumor e extensão da disseminação na mama e nos órgãos adjacentes (T), acometimento dos linfonodos (N) e metástases para órgãos distantes (M). Esse sistema de estadiamento é utilizado muito comumente na prática clínica, atribuindo um estágio (I, II, III ou IV) de acordo com a classificação TNM determinada. O estágio I indica câncer de mama em estágio inicial, enquanto o estágio IV significa doença mais avançada (Edge, Byrd, Compton et al., 2009). O sistema SEER Summary Stage é outra modalidade de classificação, sendo utilizado mais comumente para descrever dados de notificação de casos e registros de tumores. Esse sistema classifica os tumores em locais (confinados à mama), regionais (disseminados para tecidos ou linfonodos adjacentes) e distantes (metastáticos ou disseminados para órgãos distantes) (Johnson e Adamo, 2008).

## Prognóstico

Os dois fatores prognósticos mais importantes associados ao câncer de mama são dimensões do tumor e acometimento dos linfonodos axilares.

Em geral, os tumores menores têm prognóstico mais favorável. O prognóstico também depende da extensão da disseminação do câncer de mama. As mulheres com doença em estágios mais avançados por ocasião do diagnóstico têm índices de sobrevida em 5 anos relativamente menores que as clientes com tumores maiores na época do diagnóstico. Os índices relativos de sobrevida em 5 anos para doença localizada são de 98%; para doença regional, de 84%; e, para doença metastática a distância, 23% (Horner, Ries, Krapcho et al., 2009). O padrão de disseminação regional mais comum é para linfonodos axilares. Outras cadeias de linfonodos afetados comumente são mamária interna e supraclavicular. As metástases a distância podem invadir qualquer órgão, mas os mais comuns são ossos, pulmões, fígado, pleura, glândulas suprarrenais, pele e cérebro. A amplificação de determinados genes, como o *HER2/neu* (descrito mais adiante neste capítulo), ou as quantidades excessiva de seus produtos proteicos pode indicar prognóstico mais desfavorável. O Boxe 32.2 descreve outros fatores prognósticos.

---

**BOXE 33.2 — Fatores que afetam o prognóstico do câncer de mama.**

- Idade da cliente e proximidade da menopausa
- Estágio da doença
- Graus histológico e nuclear do tumor primário
- Positividade dos receptores de estrogênio e progesterona no tumor primário
- Capacidade proliferativa do tumor
- Amplificação do gene *HER2/neu*

Retirado de Breast Cancer Treatment, NCI.

## Tipos

### Carcinoma ductal in situ

O **carcinoma ductal *in situ*** (CDIS) caracteriza-se pela proliferação de células malignas nos ductos lactíferos, sem invasão dos tecidos circundantes. O CDIS comumente se evidencia à mamografia por uma lesão com calcificações, sendo considerado como estágio 0 do câncer de mama. As opções de tratamento incluem cirurgia conservadora da mama e radioterapia com ou sem tamoxifeno; mastectomia total com ou sem tamoxifeno; e cirurgia conservadora da mama sem radioterapia (NCI, 2009).

### Carcinoma ductal infiltrante

O carcinoma ductal infiltrante – tipo histológico mais comum do câncer de mama – representa 75% de todos os casos. Os tumores originam-se do sistema ductal e invadem os tecidos circundantes. Em geral, esses tumores formam massas sólidas irregulares na mama.

### Carcinoma lobular infiltrante

O carcinoma lobular infiltrante representa 5 a 10% dos cânceres de mama. Esses tumores originam-se do epitélio lobular e, nos casos típicos, desenvolvem-se em uma área de espessamento mal definida da mama. Em geral, esses tumores são multicêntricos e podem ser bilaterais.

### Carcinoma medular da mama

O carcinoma medular representa cerca de 5% dos cânceres de mama e tende a ser diagnosticado mais comumente nas mulheres com menos de 50 anos. Esses tumores crescem em uma cápsula dentro de um ducto. As lesões podem crescer e, em alguns casos, são confundidas com fibroadenomas. O prognóstico geralmente é favorável.

## Manejo clínico e de enfermagem

A abordagem ao tratamento do câncer de mama por uma equipe multiprofissional possibilita o planejamento individualizado dos cuidados necessários com base na análise cuidadosa das opções de tratamento de acordo com o estágio e as características biológicas do tumor; a preferência pessoal, o nível funcional e a idade das clientes; e os riscos e benefícios potenciais de todas as opções terapêuticos. As decisões quanto ao tratamento devem ser tomadas pela cliente e por seu médico. A maioria das mulheres com diagnóstico de câncer de mama submete-se a algum tipo de procedimento cirúrgico e também pode fazer radioterapia, quimioterapia, tratamento hormonal e/ou biológico. As recomendações quanto ao tratamento do câncer de mama estão disponíveis no *site* do Instituto Nacional de Câncer (www.inca.gov.br).

## Manejo cirúrgico

Os objetivos principais da cirurgia são assegurar o controle local da doença por meio da ressecção do câncer de mama e determinar o estágio e a extensão da doença. Como o câncer de mama é uma doença diagnosticável em estágios mais precoces hoje em dia, existem opções de procedimentos cirúrgicos menos invasivos.

## Procedimentos

**Nodulectomia.** O cirurgião remove os tecidos neoplásicos e uma borda de tecidos normais. Em geral, a cirurgia é realizada depois de um procedimento de localização por agulha e fio-guia para marcar o tumor, ou por um clipe metálico deixado por ocasião da biopsia. As clientes submetidas à nodulectomia quase sempre fazem 5 a 7 semanas de radioterapia depois do procedimento cirúrgico. As mulheres tratadas por nodulectomia ou cirurgia conservadora da mama seguida de radioterapia têm índices de sobrevida prevista a longo prazo iguais aos das clientes que optam por fazer mastectomia. A seleção cuidadosa das clientes é fundamental antes de planejar o procedimento cirúrgico (Khan e Eladoumikdachi, 2010). Uma cliente submetida à nodulectomia também pode fazer dissecção dos linfonodos regionais para determinar se o câncer disseminou para fora da mama.

**Mastectomia simples.** Na mastectomia simples ou total, o cirurgião remove a mama inteira e o complexo mamiloareolar, sem dissecção dos linfonodos axilares (DLA). A mastectomia total pode ser realizada nas clientes com câncer de mama não invasivo, ou CDIS, que não tende a disseminar-se para os linfonodos. Esse procedimento cirúrgico também pode ser realizado profilaticamente nas clientes que se encontram sob risco alto de desenvolver câncer de mama. A mastectomia total também pode ser realizada simultaneamente à **biopsia de linfonodo sentinela** (BLS) nas clientes com câncer de mama invasivo.

**Mastectomia radical modificada.** A **mastectomia radical modificada** é realizada para tratar câncer de mama invasivo. Esse procedimento consiste em remover todos os tecidos mamários, inclusive o complexo mamiloareolar. Além disso, uma parte dos linfonodos axilares também é removida por meio da DLA. O Boxe 33.3 descreve os cuidados indicados para as mãos e os braços das clientes que fazem DLA.

---

**BOXE 33.3 Orientações à cliente.**

**Cuidados com o braço e a mão depois da dissecção dos linfonodos axilares**

- Use filtro solar (FPS > 15) durante exposições prolongadas ao sol
- Evite aferição da pressão arterial, injeções e coletas de sangue no membro afetado
- Aplique um repelente de insetos para evitar picadas
- Use luvas ao realizar serviços de jardinagem
- Use luvas de cozinha para remover objetos do forno
- Evite retirar cutículas; peça à manicure para empurrá-las para trás
- Use um barbeador elétrico para raspar as axilas
- Evite levantar objetos com mais de 2,5 a 5 kg
- Se houver traumatismo ou lesão da pele, lave a área com água e sabão e aplique uma pomada antibacteriana prescrita
- Examine a área afetada e o membro por 24 h; se ocorrer hiperemia, edema ou febre, ligue para o cirurgião ou a enfermeira

Quando se pretende realizar reconstrução mamária imediata, a cliente deve ser encaminhada a um cirurgião plástico antes da mastectomia, de modo que ela tenha a oportunidade de conhecer todas as opções disponíveis. Com a mastectomia radical modificada, os músculos peitorais maior e menor permanecem intactos, ao contrário da mastectomia radical, que também remove esses músculos.

**Mastectomia radical.** A mastectomia radical inclui a remoção de toda a mama e também dos linfonodos axilares e músculos peitoral maior e menor. Hoje em dia, essa técnica raramente é utilizada em razão da eficácia comprovada e da morbidade significativamente menor associadas aos procedimentos menos agressivos, inclusive mastectomia radical modificada, mastectomia total e nodulectomia.

**Tratamento conservador da mama.** O objetivo do **tratamento conservador da mama** (inclusive nodulectomia, excisão ampla, mastectomia parcial ou segmentar e quadrantectomia) é remover inteiramente o tumor mamário, conseguir margens livres e, ao mesmo tempo, obter um resultado estético aceitável. Quando o procedimento é realizado para tratar câncer de mama não invasivo, não é necessário retirar os linfonodos. Nos casos de câncer de mama invasivo, a remoção dos linfonodos torna-se necessária. Os linfonodos são retirados por uma incisão semicircular separada na axila. De acordo com alguns estudos, o tratamento conservador da mama com radioterapia subsequente para tratar cânceres de mama nos estágios I e II conseguiu índices de sobrevivência iguais aos obtidos pela mastectomia radical modificada.

**Biopsia de linfonodo sentinela.** A BLS é realizada para determinar o estado patológico das axilas das clientes com câncer de mama. Linfonodos sentinelas são os primeiros linfonodos da cadeia linfática a receber drenagem do tumor primário da mama, sendo identificados injetando-se um marcador radioativo, um corante azul ou ambos ao redor do tumor da mama. O marcador é transportado pelos canais linfáticos até os linfonodos sentinelas. O cirurgião localiza, remove e envia esses linfonodos para exame histopatológico. Se houver células neoplásicas nos linfonodos sentinelas, a probabilidade de que haja câncer em outros linfonodos é grande; por essa razão, o cirurgião realiza DLA completa. Quando os linfonodos sentinelas não têm células cancerosas, a DLA não é necessária. A biopsia do linfonodo sentinela é considerada a melhor opção prática, sendo o padrão-ouro para o estadiamento do câncer de mama invasivo, porque é precisa e evita que as clientes tenham morbidades e sequelas significativas associadas à dissecção completa. A Figura 33.3 demonstra a drenagem linfática da mama.

Embora a BLS seja um procedimento menos invasivo que a DLA e possibilite recuperação mais rápida, a cliente submetida à BLS também enfrenta muitos problemas difíceis relacionados com o diagnóstico e o tratamento do seu câncer de mama. A enfermeira precisa implementar uma escuta ativa, oferecer apoio emocional e, quando necessário, encaminhar a cliente aos especialistas apropriados.

## Complicações pós-operatórias

**Linfedema.** O **linfedema** é causado pela redução da circulação da linfa através dos vasos linfáticos de drenagem depois da dissecção dos linfonodos. A acumulação de linfa ocorre nos tecidos adjacentes e pendentes, resultando em edema, fibrose dos tecidos moles, complicações neurológicas (inclusive dor e parestesias) e infecção. A avaliação contínua e a detecção precoce dos sinais e sintomas de linfedema devem fazer parte dos cuidados prestados às clientes tratadas para câncer de mama. O risco de desenvolver linfedema depende do tipo de tratamento realizado, sendo mais comum nas clientes que fazem dissecção dos linfonodos axilares. O tratamento do linfedema inclui medidas psicológicas (auxílio de psicoterapeuta), drenagem linfática, medidas compressivas, medidas farmacológicas, medidas de orientação de atividades de vida diária e profiláticas.

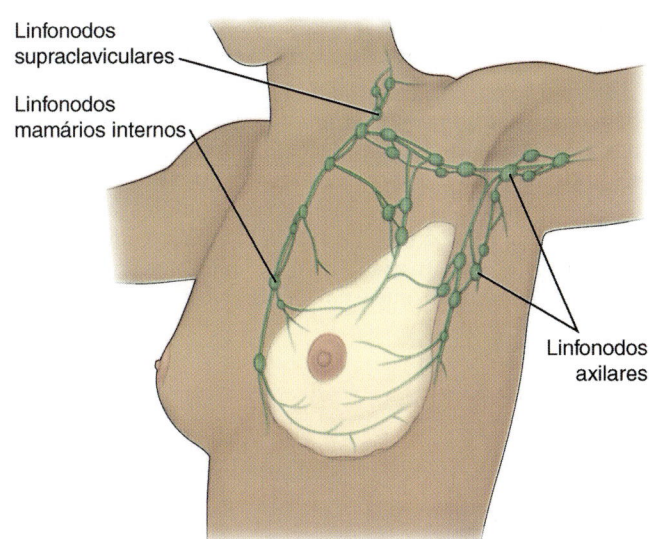

**Figura 33.3** Drenagem linfática da mama.

### Alerta de enfermagem

*Para evitar linfedema ou linfangite (infecção dos vasos linfáticos), as enfermeiras devem sinalizar tanto no prontuário quanto no leito da cliente submetida à mastectomia ou à dissecção dos linfonodos axilares, de modo que não sejam realizadas atividades como aferição da pressão arterial, coletas de sangue, injeções ou colocação de cateteres IV no lado operado. A drenagem linfática é alterada pela dissecção linfática, o que pode resultar na acumulação de líquidos no membro afetado. Complicações como infiltração, flebite ou traumatismo podem ocorrer quando o membro afetado é utilizado.*

**Formação de hematoma e seroma.** A formação de hematoma (coleção de sangue dentro da cavidade cirúrgica) pode ocorrer depois da mastectomia ou da cirurgia conservadora da mama; em geral, ocorre nas primeiras 12 h depois do procedimento. A enfermeira deve verificar se há sinais e sintomas de hematoma na área operada, inclusive edema, tensão, dor e equimoses na pele. O cirurgião deve ser avisado imediatamente se houver edema acentuado ou aumento da drenagem sanguinolenta pelo dreno. Embora a maioria dos hematomas seja pequena e regrida sem intervenção, alguns precisam ser drenados cirurgicamente. Veja cuidados com os drenos no Boxe 33.4.

### BOXE 33.4 — Cliente em pós-operatório de cirurgia para câncer de mama com um dispositivo de drenagem.

O dreno é colocado na ferida cirúrgica por ocasião da cirurgia para remover a drenagem da área operada. O tubo tem várias perfurações na extremidade distal (que fica na área operada) e é conectado a um dispositivo externo, que recolhe o material drenado. A aspiração é mantida por compressão do dispositivo. Em geral, o dreno é suturado à pele. O dispositivo típico utilizado em cirurgia da mama é conhecido como dreno de *Jackson Pratt* (JP), que é um dispositivo semelhante a um bulbo (ver figura).

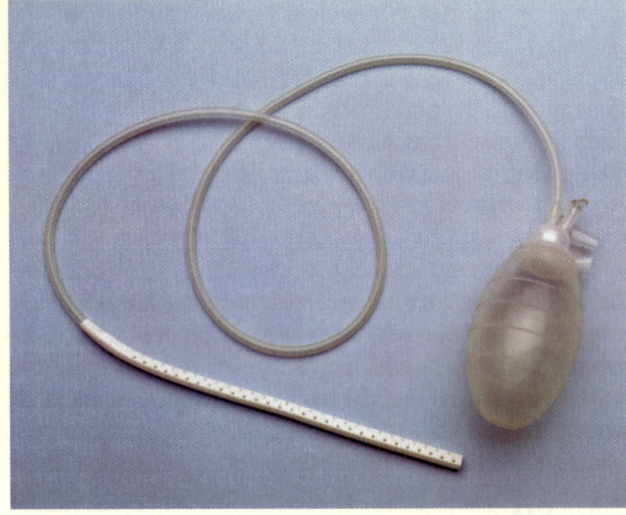

A enfermeira e a cliente ou seu cuidador estão cientes de que o dispositivo precisa ser comprimido para manter a aspiração da área operada. Se o dispositivo estiver plenamente inflado, ele deve ser esvaziado para manter o vácuo necessário para facilitar a drenagem da ferida cirúrgica.

A enfermeira deve explicar o procedimento à cliente e/ou ao seu cuidador, fornecer um dispositivo de medição, como um recipiente de 30 m$\ell$ (se a drenagem esperada for pequena) ou um cilindro graduado, e explicar a importância de lavar as mãos antes de realizar o procedimento (a capacidade máxima do JP é de cerca de 100 m$\ell$). É necessário usar luvas de procedimento.

O dispositivo de drenagem JP é desprendido das roupas da cliente e, utilizando técnica estéril, a tampa de drenagem é aberta no bulbo do JP. O dispositivo expandirá por completo porque a aspiração foi liberada (a imagem ilustrada aqui mostra um JP totalmente expandido, ou seja, sem vácuo). A enfermeira deve ter o cuidado de não tocar a parte interna do bico ou da tampa e ensinar isso à cliente e/ou ao seu cuidador. O dispositivo deve ser esvaziado virando-se a tampa para cima e apertando-se o bulbo, de modo que todo o seu conteúdo saia do dispositivo. O volume e o aspecto do material drenado devem ser documentados. O bulbo do JP **nunca** deve ser espremido, a menos que a tampa do bico esteja aberta.

Uma compressa embebida em álcool pode ser usada para limpar o bico e a tampa. Mantendo a técnica estéril, o JP é comprimido totalmente até esvaziar por completo com uma mão e, enquanto a compressão é mantida, a tampa é recolocada com a outra mão.

A enfermeira deve saber que o sistema não pode deixar o ar entrar para que funcione adequadamente. Se ela notar que houve reinsuflação rápida depois da colocação da tampa no bico, a enfermeira deve suspeitar de vazamento de ar. A enfermeira deve tentar comprimir e tampar novamente o dispositivo e, se continuar inflado, ela deve avisar ao médico. A enfermeira deve fixar o dispositivo às roupas da cliente em um nível abaixo da ferida (para facilitar a drenagem) e evitar tração do tubo no local da ferida e/ou a possibilidade de desprendimento. A enfermeira deve tirar e descarta as luvas e lavar suas mãos cuidadosamente.

Quando são utilizados vários drenos, eles devem ser rotulados numérica (1, 2) ou alfabeticamente (a, b), e a drenagem de cada dreno deve ser registrada de acordo com as normas da instituição ou o protocolo do cirurgião.

Dependendo da preferência do cirurgião e do tipo de drenagem, a cliente pode ser orientada a como "drenar coágulos" acumulados no tubo do dispositivo de drenagem; isso requer a compressão suave do tubo entre os dedos polegar e indicador, ao mesmo tempo que se estabiliza com a mão não dominante o local de saída para evitar desprendimento do tubo. É necessário segurar firmemente o tubo acima da obstrução, para evitar que ele seja tracionado e retirado de dentro da incisão. *Nota: dependendo da preferência do cirurgião, isso deve ser realizado apenas pela enfermeira.*

A enfermeira deve ensinar à cliente e/ou aos seus cuidadores os sinais da área drenada, que devem ser notificados ao médico ou à enfermeira (p. ex., alteração súbita da cor da drenagem, interrupção repentina da drenagem, sinais ou sintomas de infecção), conforme as recomendações do próprio cirurgião.

A enfermeira deve enfatizar que o dreno geralmente pode ser removido pelo cirurgião quando o volume de drenagem for < 30 m$\ell$ em um período de 24 h.

---

O seroma (coleção de líquido seroso) pode acumular-se sob a incisão mamária da mastectomia ou do tratamento conservador da mama, ou também na axila. Os sinais e sintomas são edema, sensação de peso, desconforto e sensação de líquido sob a pele. Os seromas podem acumular-se transitoriamente depois da remoção do dreno, ou quando este ainda está no local, mas está obstruído. Os seromas raramente são perigosos e podem ser tratados por desobstrução do dreno ou aspiração manual do líquido com uma agulha e seringa.

**Infecção.** As infecções podem ocorrer depois de qualquer procedimento cirúrgico. Esse risco pode ser mais alto para as clientes com comorbidades como diabetes, doenças imunes e idade avançada, assim como nas mulheres com déficit no autocuidado. As clientes devem ser orientadas a monitorar sinais e sintomas de infecção, inclusive eritema, aumento da temperatura ao redor da incisão, hipersensibilidade, drenagem com odor fétido, temperatura acima de 38°C e calafrios, e a entrar em contato com o cirurgião ou a enfermeira para que sejam avaliadas se perceberem algum desses sinais. Com infecções mais graves, o tratamento consiste em antibióticos orais ou intravenosos (IV) por 1 a 2 semanas.

O manejo de enfermagem para clientes sujeitos à cirurgia é discutido na seção *Processo de enfermagem* adiante neste capítulo.

### Cirurgia reconstrutiva da mama

Atualmente, existem várias opções de reconstrução das mamas das mulheres que desejam a correção das dimensões ou do formato das mamas, inclusive **mamoplastia** redutora, mamoplastia ampliadora e mastopexia (descrita resumidamente). Também existem várias opções para reconstruir a mama depois de uma mastectomia.

### Cirurgias reconstrutivas para nodulectomia.

As cirurgias reconstrutivas são mamoplastia redutora, mamoplastia ampliadora e mastopexia.

Em geral, a mamoplastia redutora é realizada nas mulheres que têm mamas volumosas. É um procedimento cirúrgico realizado com anestesia geral. Na maioria dos casos, o cirurgião faz uma incisão com formato de âncora ao redor da aréola, que se estende para baixo e acompanha a curvatura natural da prega inframamária. Dependendo do tamanho da mama, o mamilo pode ser movido para uma posição mais alta estando ainda ligado aos tecidos mamários, ou pode ser removido e transplantado em outro local. O cirurgião coloca drenos na incisão, que devem permanecer por 2 a 5 dias.

A mamoplastia ampliadora geralmente é realizada nas mulheres que desejam aumentar o volume das mamas. Em geral, essa cirurgia é realizada colocando-se um implante de solução salina sob o músculo peitoral. A linha da incisão pode ser colocada na prega inframamária, na axila ou ao redor da aréola. A cirurgia é realizada como procedimento com anestesia geral. Não é necessário colocar drenos.

A mastopexia reposiciona a aréola e o tecido mamário, removendo o excesso de pele e comprimindo o tecido para compor o novo contorno da mama. É realizada quando a cliente está satisfeita com o tamanho das suas mamas, mas deseja melhorar seu formato.

### Cirurgias reconstrutivas pós-mastectomia.

A reconstrução da mama pode trazer benefícios psicológicos significativos às mulheres que já precisam enfrentar o sofrimento emocional acarretado pela perda de uma mama. O parecer de um cirurgião plástico pode ajudar a cliente a entender os procedimentos que ela poderia realizar e as vantagens e desvantagens de cada um. Os fatores que devem ser considerados são tamanho e formato do corpo; comorbidades, como hipertensão, diabetes ou obesidade; hábitos pessoais, como tabagismo; e preferência da cliente. A cliente precisa ser informada de que, embora a reconstrução da mama possa conseguir resultado estético satisfatório, ela jamais recuperará exatamente o formato da mama natural. A preparação realista pode ajudar a cliente a evitar expectativas irrealistas. A reconstrução é considerada um componente importante do tratamento cirúrgico do câncer de mama.

Muitas mulheres preferem realizar reconstrução imediata depois do procedimento de mastectomia. A reconstrução tardia é preferível para mulheres que, na ocasião, demonstram dificuldade de escolher o tipo de reconstrução que desejam. Essa opção também pode ser preferível para mulheres com doença avançada (p. ex., câncer de mama inflamatório), na qual os tratamentos para o câncer devem ser iniciados sem demora. Os intervalos necessários à cicatrização depois da reconstrução imediata podem interferir com a iniciação do tratamento adjuvante.

### *Expansor de tecido seguido de implante permanente.*

A reconstrução mamária com um expansor de tecido seguido de um implante permanente é realizada comumente. Para acomodar o implante, a pele restante depois da mastectomia e o músculo subjacente precisam ser distendidos progressivamente por um processo conhecido como *expansão de tecidos*. Pela incisão da mastectomia, o cirurgião coloca um dispositivo semelhante a um balão sob o músculo peitoral. Em seguida, durante o procedimento, ele injeta uma quantidade pequena de solução salina por meio de um acesso metálico para inflar parcialmente o expansor; depois da operação, outras injeções adicionais de solução salina são realizadas semanalmente pelo mesmo acesso metálico, até que o expansor esteja totalmente inflado. O expansor deve ficar totalmente expandido por cerca de 6 semanas para permitir que a pele distenda. Em seguida, o expansor é substituído por um implante permanente.

As vantagens desse procedimento são tempos cirúrgicos mais curtos e períodos de recuperação menores que os conseguidos com a reconstrução autóloga. Uma desvantagem é a tendência de que o implante pareça firme e redondo, com pouca queda ou pendência natural. As mulheres com mamas contralaterais pequenas ou medianas e pouca queda são as candidatas ideais a esse procedimento. As mulheres que fizeram radioterapia ou que são portadoras de doenças do tecido conjuntivo não são candidatas apropriadas, porque a pele tem menos elasticidade.

A cliente deve ser orientada a não fazer RM enquanto o expansor de tecidos estiver aplicado, porque o acesso é metálico. Essa contraindicação é suspensa quando a mulher tem um implante permanente colocado. A Figura 33.4 ilustra a reconstrução da mama com um expansor de tecidos.

### *Cirurgias de transferência de tecidos.*

A reconstrução autóloga consiste em usar os tecidos da própria cliente para formar uma saliência mamária. Um retalho de pele, gordura e músculo com sua irrigação sanguínea é girado para o local da mastectomia de modo a criar um montículo mamário que simula a mama. As áreas doadoras podem ser um **retalho miocutâneo transverso do reto abdominal (TRAM)** (Figura 33.5), retalho de glúteo ou retalho de músculo latíssimo do dorso (Figura 33.6). Os resultados obtidos são mais semelhantes ao formato de uma mama real, porque a pele e a gordura retiradas da área doadora têm consistência semelhante à da mama natural. Essas cirurgias são muito mais complexas e exigem tempos de recuperação muito mais longos que o procedimento com expansor de tecidos. O risco de complicações possíveis também é maior, inclusive infecção, sangramento e necrose do retalho.

O retalho TRAM é o procedimento de transferência de tecidos realizado mais comumente. Isso requer o desprendimento completo da pele, do tecido subcutâneo, do músculo e da irrigação sanguínea de seu local no corpo e, em seguida, seu transplante para o local da mastectomia por meio de microcirurgia vascular. No período pós-operatório, as clientes submetidas à operação de retalho TRAM geralmente têm recuperação longa (8 a 10 semanas) e incisões no local da mastectomia e na

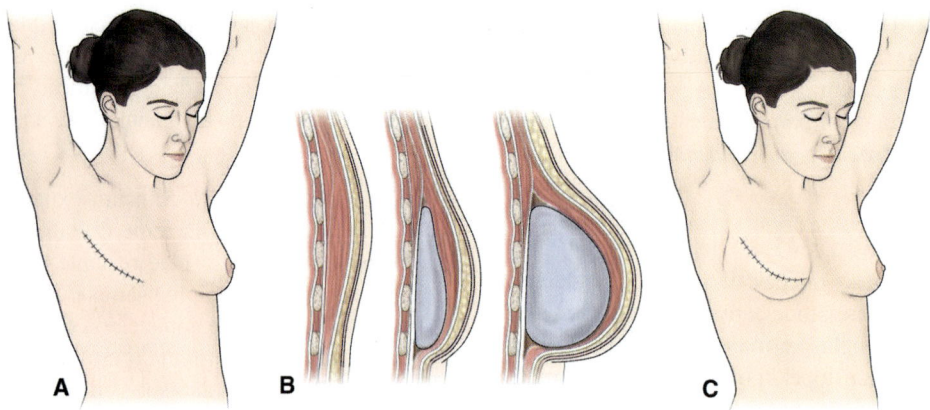

**Figura 33.4** Reconstrução da mama com expansor de tecidos. (**A**) Linha de incisão da mastectomia antes da expansão dos tecidos. (**B**) O expansor é colocado sob o músculo peitoral maior e é preenchido gradativamente com solução salina injetada por um acesso metálico, de modo a distender a pele suficientemente para acomodar um implante permanente. (**C**) O montículo mamário foi recuperado. Embora sejam permanentes, as cicatrizes ficam menos perceptíveis com o tempo. O mamilo e a aréola são reconstruídos mais tarde. (Adaptada de American Society of Plastic and Reconstructive Surgeons. *Breast reconstruction*. Arlington Heights, IL: Author.)

área doadora do abdome. A enfermeira precisa avaliar a mama recém-construída para detectar alterações da cor, da circulação e da temperatura, porque a perda do retalho é uma complicação possível. Manchas escuras ou redução evidente da temperatura da pele devem ser relatadas imediatamente ao cirurgião. Os exercícios respiratórios e com os membros inferiores são essenciais, porque a cliente tem suas atividades mais limitadas e encontra-se sob risco mais alto de complicações respiratórias e trombose venosa profunda. As medidas para ajudar a cliente a reduzir a tensão na incisão abdominal durante a primeira semana de pós-operatório são levantar a cabeceira do leito a 45° e flexionar os joelhos da cliente. Quando a cliente consegue caminhar, ela pode proteger a incisão cirúrgica firmando-a com as próprias mãos, colocando-se gradativamente em uma posição mais ereta. A cliente deve ser orientada a evitar atividades de alto impacto e levantar pesos para evitar tensão na incisão.

*Reconstrução mamiloareolar.* Depois da criação de um montículo mamário e da cicatrização da ferida, algumas mulheres optam por fazer reconstrução mamiloareolar. Essa cirurgia é um procedimento de pequeno porte, realizado em uma clínica de cirurgia especializada. O método mais comumente usado para formar um mamilo é utilizar retalhos locais de pele e gordura retirada do centro da mama recém-criada, que são envolvidos ao redor de modo a criar um mamilo saliente. A aréola é formada por um enxerto de pele. A área doadora mais comum é a região superior interna da coxa, porque a pele dessa região tem pigmentação mais escura que a pele da mama reconstruída. Depois da cicatrização do enxerto de mamilo, a micropigmentação ou a tatuagem podem ser usadas para conseguir uma coloração mais natural. Em geral, o cirurgião consegue equiparar o complexo mamiloareolar reconstruído com o complexo da mama contralateral, sendo o resultado estético aceitável.

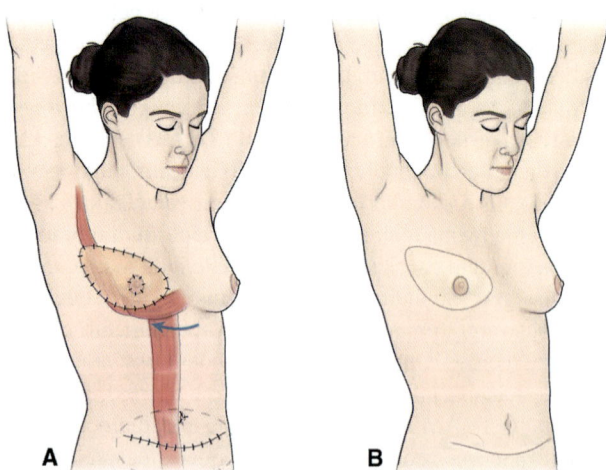

**Figura 33.5** Reconstrução da mama: retalho miocutâneo transverso do reto abdominal (TRAM). (**A**) Um montículo mamário é formado por transferência de pele, gordura e músculo para a área da mastectomia. (**B**) Posição final das cicatrizes. (Adaptada de American Society of Plastic and Reconstructive Surgeons. *Breast reconstruction*. Arlington Heights, IL: Author.)

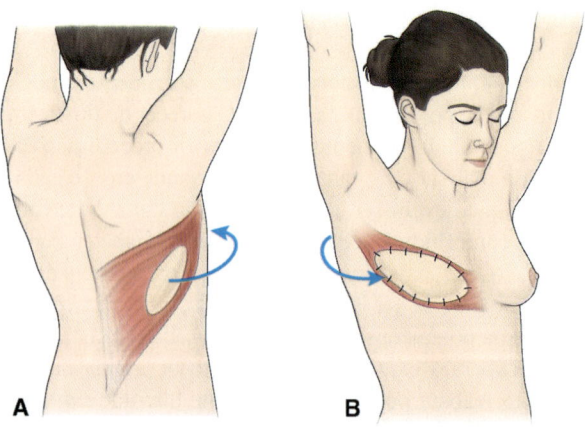

**Figura 33.6** Reconstrução da mama: retalho de músculo latíssimo do dorso. (**A**) O músculo latíssimo do dorso com uma elipse de pele é rodado do dorso para a área da mastectomia. (**B**) Como esse retalho geralmente não tem volume suficiente para formar um montículo mamário apropriado, geralmente também se utiliza um implante mamário. (Adaptada de American Society of Plastic and Reconstructive Surgeons. *Breast reconstruction*. Arlington Heights, IL: Author.)

**Próteses.** As próteses mamárias – um dispositivo externo que se assemelha a uma mama – são opções disponíveis para as mulheres que não podem ou não desejam fazer reconstrução da mama. Existem próteses com diferentes tamanhos, formatos, cores e materiais e que podem ser colocadas dentro do sutiã.

Antes da alta hospitalar, a enfermeira geralmente fornece à cliente um molde temporário leve preenchido com algodão, que pode ser usado até que a incisão esteja bem cicatrizada. Em seguida, a cliente pode ser adaptada à prótese. A prótese mamária pode trazer benefícios psicológicos e ajudar a mulher a recuperar sua postura adequada equilibrando o peso com a mama restante.

### *Radioterapia*

As clientes podem fazer radioterapia para destruir quaisquer resquícios microscópicos de células cancerosas que estejam na mama, na parede torácica ou na axila depois da cirurgia. Além disso, a radioterapia pode ser usada para reduzir o tamanho do tumor antes do procedimento cirúrgico.

O tratamento conservador da mama seguido de radioterapia para cânceres de mama nos estágios I e II consegue índices de sobrevida iguais aos oferecidos por uma mastectomia radical modificada. Quando a radioterapia (um dos componentes do tratamento conservador da mama) está contraindicada, a mastectomia seria então o procedimento recomendado.

#### Tipos

As clientes com câncer de mama podem fazer radioterapia com feixes externos, ou radioterapia interna, também conhecida como **braquiterapia**.

**Irradiação externa.** Em geral, a radioterapia com feixes externos começa cerca de 6 semanas depois da cirurgia de reconstrução da mama, de modo a permitir que a incisão cirúrgica cicatrize. Quando há indicação para quimioterapia sistêmica, a radioterapia geralmente começa depois de sua conclusão. Antes de iniciar a radioterapia, a cliente deve passar por uma sessão de planejamento conhecida como *simulação*, na qual as áreas anatômicas a serem tratadas são mapeadas e depois assinaladas com marcas de tinta indelével. A radioterapia com feixes externos emite fótons de alta energia por um acelerador linear, sendo geralmente aplicada em toda a região da mama. Cada sessão dura apenas alguns minutos, e, em geral, as aplicações ocorrem em 5 dias por semana, durante 5 a 7 semanas. Depois de concluir a radioterapia de toda a região da mama, algumas clientes recebem um "reforço", ou seja, uma dose de radiação aplicada no local da nodulectomia, onde se localizavam as células cancerosas. O reforço consiste na mesma dose de radiação, mas com menos penetração e direcionada para uma área menor. As sessões de radioterapia são indolores.

**Radioterapia interna.** A radioterapia interna (ou braquiterapia) consiste em introduzir diretamente na mama uma substância radioativa acondicionada em agulhas, microesferas, cateteres ou fios. O dispositivo MammoSite é um tipo de radioterapia interna administrada por 5 dias. Algumas clientes fazem radioterapia externa e interna. O tipo de radiação e a frequência das sessões dependem da classificação, do estágio e da localização do tumor (ACS, 2010).

### Cuidados de enfermagem para clientes submetidas à radioterapia

Em geral, a radioterapia é bem tolerada. Os efeitos colaterais agudos são eritema brando a moderado, edema da mama e fadiga. Em alguns casos, podem ocorrer lesões da pele na dobra inframamária ou nas proximidades da axila pouco antes da finalização do tratamento. A fadiga pode causar depressão, assim como as viagens frequentes à unidade de radioterapia oncológica para tratamento. A cliente precisa ser tranquilizada de que a fadiga é normal e não é um sinal de recaída. Em geral, os efeitos colaterais regridem dentro de algumas semanas ou meses depois da conclusão do tratamento. As sequelas crônicas raras da radioterapia são pneumonite, fraturas de costela e fibrose da mama.

As orientações de autocuidado para clientes submetidas à radioterapia devem ser fornecidas para ajudar a manter a integridade da pele durante o tratamento e ao longo de várias semanas depois de sua conclusão. Esses cuidados referem-se apenas à área tratada, e não ao resto do corpo.

- Use sabonete suave com esfregação mínima
- Evite sabonetes ou desodorantes com perfume
- Aplique loções hidrofílicas (Lubriderm®, Eucerin®, Aquaphor®) para atenuar o ressecamento
- Use um sabonete antipruriginoso não ressecante caso haja prurido
- Evite roupas apertadas, sutiãs com armações metálicas, temperaturas excessivas e luz ultravioleta.

Os cuidados de acompanhamento incluem ensinar a cliente a evitar exposição da área tratada ao sol, inclusive com utilização de filtro solar com FPS de 15 ou mais, além de tranquilizar a cliente de que pontadas e dores agudas de pouca intensidade na mama são normais depois da radioterapia.

### *Tratamento sistêmico*

O tratamento sistêmico utiliza fármacos antineoplásicos ou antitumorais administrados por via venosa ou oral, que são distribuídos pela corrente sanguínea para todo o corpo. As modalidades de tratamento sistêmico são quimioterapia, tratamento hormonal e tratamento biológico. O **tratamento neoadjuvante** (fármacos administrados antes da cirurgia) é usado para reduzir as dimensões dos tumores antes que sejam removidos. O tratamento adjuvante (fármacos que modificam os efeitos de outros agentes) é administrado depois da cirurgia para erradicar quaisquer metástases microscópicas ou células neoplásicas residuais do corpo. O tipo de tratamento sistêmico depende do tamanho e do tipo de tumor e da existência ou inexistência de metástases nos linfonodos, bem como da idade e do nível funcional da cliente.

Para algumas mulheres com doença metastática ou câncer de mama disseminado para outras partes do corpo, o tratamento cirúrgico não é mais exequível, e a principal opção é o tratamento sistêmico.

### Tratamento biológico

O HER2/neu é uma proteína estimuladora do crescimento presente em aproximadamente 15 a 30% dos cânceres de mama, a qual favorece o crescimento mais rápido e predispõe a um índice de recidiva mais alta, em comparação com os tumores

**Tabela 33.2** Reações adversas associadas ao tratamento hormonal adjuvante usado para tratar câncer de mama.

| Fármacos | Reações adversas/efeitos colaterais |
|---|---|
| **Moduladores seletivos dos receptores de estrogênio** | |
| Tamoxifeno | Ondas de calor, ressecamento/secreção/sangramento vaginal, irregularidades menstruais, náuseas, distúrbios do humor; aumento do risco de câncer de endométrio; aumento do risco de fenômenos tromboembólicos (trombose venosa profunda, embolia pulmonar, flebite superficial) |
| **Inibidores de aromatase** | |
| Anastrozol<br>Letrozol<br>Exemestano | Sintomas musculoesqueléticos (artrite, artralgia [dor articular], mialgia [dor muscular]), aumento do risco de osteoporose/fraturas, náuseas/vômitos, ondas de calor, fadiga, transtornos do humor |

que não produzem este fator em quantidades excessivas. O trastuzumabe é um anticorpo monoclonal dirigido contra essa proteína, reduzindo o índice de recidivas e a mortalidade das mulheres com cânceres de mama em estágios iniciais e metastáticos. O lapatinibe e o bevacizumabe também são agentes biológicos utilizados para tratar câncer de mama avançado das clientes selecionadas.

## Tratamento hormonal

O estrogênio é um hormônio produzido nos ovários que pode estimular o crescimento do câncer de mama. Mulheres cujos tumores mamários têm receptores de estrogênio podem fazer tratamento hormonal para bloquear os efeitos desse hormônio no crescimento dos tumores. Antes e depois da menopausa, as mulheres podem usar tamoxifeno quando seus tumores são positivos para receptores hormonais. O tamoxifeno é recomendado por 5 anos e produz reduções significativas comprovadas do índice de recidiva e da mortalidade. Os efeitos colaterais do tamoxifeno são câncer de endométrio e trombose.

Os **inibidores de aromatase**, como letrozol, anastrozol e exemestano, também são opções para tratamento hormonal das mulheres que já estão na menopausa. Esses fármacos bloqueiam a produção de uma enzima que sintetiza quantidades pequenas de estrogênio. Esses fármacos são ineficazes nas mulheres que ainda não estão na menopausa porque não impedem que os ovários produzam estrogênio. Os inibidores de aromatase têm perfis de efeitos colaterais mais favoráveis que o tamoxifeno, mas podem causar osteoporose, fraturas e distúrbios musculoesqueléticos (ACS, 2010). A Tabela 33.2 relaciona os efeitos colaterais possíveis dos diferentes agentes hormonais usados para tratar câncer de mama. O Boxe 33.5 descreve o tratamento dos efeitos colaterais causados por esses agentes hormonais.

## Quimioterapia

A indicação de quimioterapia depende das dimensões do tumor, da invasão dos linfonodos, da existência ou inexistência de receptores hormonais nas células tumorais e da quantidade de HER2/neu presente nas células do câncer de mama. A poliquimioterapia, ou uso simultâneo de mais de um fármaco, é comprovadamente mais eficaz que os esquemas baseados em um único agente quimioterápico. Os fármacos recomendados mais comumente nos estágios iniciais do câncer de mama são ciclofosfamida, docetaxel, doxorrubicina, epirrubicina,

---

### BOXE 33.5 — Orientações à cliente.

**Controle dos efeitos colaterais do tratamento hormonal adjuvante para câncer de mama**

**Ondas de calor**
- Usar roupas largas e transpiráveis
- Evitar cafeína e alimentos condimentados
- Realizar exercícios respiratórios (respirações compassadas)
- Considerar fármacos (vitamina E, antidepressivos) ou acupuntura

**Ressecamento vaginal**
- Usar umidificantes vaginais para atenuar o ressecamento diário (supositórios vaginais de vitamina E)
- Aplicar lubrificantes vaginais durante a relação sexual

**Náuseas e vômitos**
- Ingerir dieta branda
- Tentar ingerir os fármacos à noite

**Sintomas musculoesqueléticos**
- Usar analgésicos não esteroides de acordo com a prescrição
- Tomar banhos mornos

**Risco de câncer de endométrio**
- Relatar qualquer sangramento ginecológico ao ginecologista, de modo que seja avaliado

**Risco de fenômenos tromboembólicos**
- Relatar qualquer grau de vermelhidão, edema ou hipersensibilidade nos membros inferiores, ou dispneia de qualquer intensidade

**Risco de osteoporose ou fraturas**
- Realizar uma densitometria óssea basal
- Praticar exercícios regulares com levantamento de pesos
- Tomar suplementos de cálcio e vitamina D
- Usar bifosfonatos (p. ex., alendronato) ou calcitonina, conforme a prescrição

fluoruracila, metotrexato e paclitaxel. A maioria dos esquemas de quimioterapia é administrada por três a seis meses, e o ciclo completo deve ser administrado e concluído no menor tempo possível para ampliar sua eficácia (ACS, 2010).

## Manejo de enfermagem para clientes em quimioterapia

Os efeitos colaterais físicos comuns da quimioterapia para câncer de mama variam com o tipo de tratamento administrado e podem incluir náuseas, vômitos, supressão da medula óssea, distúrbios gustativos, alopecia (queda dos cabelos), mucosite (inflamação dolorosa e úlceras das mucosas do trato digestivo), alterações da pele e fadiga. Cerca de 50% das mulheres aumentam seu peso em mais de 5 quilos, mas a causa é desconhecida. As mulheres que ainda não estão na menopausa também podem ter **amenorreia** transitória ou irreversível, neste último caso com infertilidade resultante. As enfermeiras desempenham um papel importante no sentido de ajudar as clientes a lidar com as sequelas físicas e psicossociais da quimioterapia. Orientar a cliente quanto ao uso de antieméticos e revisar as doses ideais do esquema de quimioterapia são medidas que podem ajudar a atenuar a náuseas e os vômitos. As medidas para atenuar os sintomas de mucosite podem incluir bochechos com soro fisiológico ou solução de bicarbonato de sódio; evitar alimentos quentes e condimentados; e usar escova de dente com cerdas macias. Algumas clientes podem necessitar de fatores de crescimento hematopoéticos para atenuar os efeitos da neutropenia e da anemia induzidas pela quimioterapia. Os fatores de estimulação das colônias de granulócitos (G-CSF) aumentam as contagens de leucócitos e ajudam a reduzir a incidência de febre e infecções secundárias à neutropenia. O fator de crescimento conhecido como eritropoetina aumenta a síntese de hemácias e, deste modo, atenua os sintomas de anemia. A enfermeira deve ensinar à cliente e aos seus familiares a técnica correta de injeção dos fatores de crescimento hematopoéticos e orientar quanto aos sintomas que precisam ser avaliados pelo médico.

A enfermeira pode ajudar a cliente a conseguir uma peruca antes que os cabelos caiam de modo a atenuar o estresse associado à alopecia. Além disso, a enfermeira pode fornecer uma lista de fornecedores de perucas e organizações não governamentais que atuam na região em que a cliente reside. A familiaridade com formas criativas de usar lenços de seda e turbantes também pode ajudar a atenuar o sofrimento das clientes. A cliente deve ser tranquilizada de que novos cabelos voltarão a crescer quando o tratamento estiver concluído, embora a cor e a textura possam ser diferentes.

A quimioterapia pode afetar negativamente a autoestima, a sexualidade e o bem-estar das clientes. Somado ao estresse de ter uma doença potencialmente fatal, isso pode ser avassalador. Oferecer apoio e promover um diálogo franco são aspectos importantes do cuidado de enfermagem. O encaminhamento da cliente a um nutricionista, assistente social, psiquiatra ou orientador espiritual pode oferecer apoio adicional. Existem grupos de apoio às clientes e aos seus familiares. Os tratamentos complementares, como imaginação dirigida, meditação e exercícios de relaxamento também podem ser combinados com as abordagens terapêuticas tradicionais. Veja detalhes do tratamento do câncer no Capítulo 6.

## Tratamento do câncer de mama metastático ou recidivante

O câncer de mama pode ter recidiva local (na parede torácica ou na mama preservada), regional (nos linfonodos restantes) ou sistêmica (em órgãos distantes). Quando há doença metastática, os ossos são afetados mais comumente, em geral, quadris, coluna vertebral, costelas ou pelve. Outros focos de metástases são pulmões, fígado, pleura e cérebro.

O prognóstico global e o tratamento ideal são determinados por vários fatores, inclusive localização e extensão da recidiva; intervalo decorrido entre o diagnóstico inicial e a recidiva; história de tratamentos anteriores; nível funcional da cliente; e quaisquer comorbidades existentes. As clientes com metástases ósseas geralmente têm sobrevida global menor, quando comparadas com as que têm metástases nos órgãos internos.

A recidiva local sem doença sistêmica é tratada agressivamente com cirurgia, radioterapia ou tratamento hormonal. A quimioterapia também pode ser usada para tratar tumores que não são sensíveis ao tratamento hormonal. Recidiva local pode ser um indício de que a cliente terá doença sistêmica no futuro, principalmente quando ocorre nos primeiros 2 anos depois do diagnóstico inicial.

O tratamento do câncer de mama metastático consiste em controlar a doença, em vez de obter a cura. Isso inclui tratamento hormonal, quimioterapia e tratamento dirigido. Cirurgia ou radioterapia pode ser indicada em determinados casos. As mulheres que ainda não estão na menopausa e têm tumores sensíveis aos hormônios podem suprimir a produção de estrogênio pelos ovários por meio da **ooforectomia**, ou da supressão da síntese de estrogênio por agonistas do hormônio de liberação do hormônio luteinizante (LHRH), inclusive leuprolida ou goserelina.

As clientes com câncer de mama avançado devem ser monitoradas cuidadosamente para detectar sinais de progressão da doença. Exames devem ser realizados por ocasião da recaída. Isso pode incluir hemograma completo; perfil metabólico completo; marcadores tumorais; cintigrafia óssea; TC do tórax, do abdome e da pelve; e RM de outras áreas sintomáticas. Radiografias adicionais podem ser obtidas para avaliar áreas de dor ou anormalidades detectadas à cintigrafia. Esses exames devem ser repetidos a intervalos regulares para avaliar a eficácia do tratamento e monitorar a progressão da doença.

## Manejo de enfermagem para clientes com câncer de mama metastático ou recidivante

As enfermeiras desempenham um papel importante não apenas ao orientar suas clientes e tratar seus sintomas, como também oferecendo-lhes apoio emocional. Muitas mulheres consideram que a recidiva da doença é mais angustiante que o diagnóstico inicial do câncer. Além de precisarem lidar com outro ciclo de tratamentos, também têm que viver maior incerteza quanto ao seu futuro e à sua sobrevivência a longo prazo. A enfermeira pode ajudar a cliente a identificar estratégias de enfrentamento e a estabelecer prioridades de modo a melhorar a qualidade de vida (QV). Os familiares e outras pessoas significativas devem ser incluídos no plano de tratamento e no cuidado subsequente. Os encaminhamentos aos grupos de apoio, psiquiatra, assistente social e programas de medicina complementar (p. ex., imaginação dirigida, meditação e ioga) devem ser realizados conforme a necessidade.

As enfermeiras também são componentes fundamentais da equipe interdisciplinar que presta cuidados paliativos. As maiores prioridades devem ser aliviar a dor e oferecer medidas para aumentar o conforto. A discussão clara com a cliente e sua família quanto às preferências relativas aos últimos dias de vida deve ocorrer antes que a necessidade surja, de modo a assegurar uma transição suave sem interrupção dos cuidados prestados. Quando necessários, os encaminhamentos aos hospitais para clientes em cuidados paliativos e cuidados domiciliares devem ser realizados.

### Sobrevivência e qualidade de vida

Com a ampliação do diagnóstico precoce e os avanços das modalidades de tratamento, as mulheres com câncer de mama passaram a constituir o grupo mais numeroso de sobreviventes do câncer. As sequelas do diagnóstico e do tratamento podem afetar a cliente e seus familiares por muito tempo. É importante que as enfermeiras entendam esses efeitos e intervenham adequadamente para melhorar a qualidade de vida. A enfermeira pode ter papel fundamental quando orienta e apoia a cliente à medida que ela precise tomar decisões muito difíceis. A cliente deve estar preparada para os efeitos crônicos potenciais da doença e do seu tratamento, de modo que tenha expectativas realistas e possa tomar decisões conscientes.

Muitas sobreviventes do câncer de mama encontram dificuldade quando enfrentam problemas nas áreas de sexualidade e sintomas da menopausa. A supressão do estrogênio em consequência da menopausa induzida pela quimioterapia e pelos tratamentos hormonais também pode causar vários sintomas, inclusive ondas de calor, ressecamento vaginal, infecções do trato urinário (ITU), aumento do peso, redução da libido e aumento do risco de osteoporose. Alguns desses sintomas também podem causar fadiga e distúrbios do sono. O tratamento hormonal para aliviar esses sintomas está contraindicado às mulheres com câncer de mama. Alguns quimioterápicos podem causar efeitos cardíacos crônicos e disfunção cognitiva, inclusive dificuldade de concentrar-se. Os efeitos crônicos raros da radioterapia podem ser pneumonite e fraturas de costela. As sequelas crônicas da cirurgia mamária podem ser linfedema (principalmente depois da DLA), dor e distúrbios sensoriais.

As sequelas psicossociais crônicas podem ser ansiedade, depressão, incerteza quanto ao futuro e medo de recaída da doença. Algumas dessas sequelas podem afetar o companheiro e os filhos da cliente. No ambiente de trabalho, a cliente pode sofrer em razão do medo de discriminação, da preocupação com as reações dos colegas, do medo de perder vantagens e da falta de vigor físico. A enfermeira deve facilitar o diálogo franco com a cliente sobre seus medos e suas preocupações.

---

### Processo de enfermagem

*Cliente submetida a cirurgia para câncer de mama*

#### Avaliação

A história de saúde é um recurso valioso para avaliar a reação da cliente ao diagnóstico e sua capacidade de superar o problema. Entre as perguntas pertinentes estão as seguintes:

- Como a cliente reagiu ao diagnóstico?
- Quais mecanismos de enfrentamento a cliente considera mais úteis?
- Quais são os suportes psicológicos ou emocionais que a cliente tem e utiliza?
- A cliente conta com um companheiro, um familiar ou um amigo para ajudá-la a tomar decisões referentes ao seu tratamento?
- Quais são as necessidades educacionais da cliente?
- A cliente tem alguma dor ou desconforto?

#### Diagnóstico

Os diagnósticos de enfermagem pré-operatórios principais podem ser os seguintes:

- Conhecimento deficiente relacionado com o tratamento cirúrgico planejado
- Ansiedade relacionada com o diagnóstico de câncer
- Medo relacionado com tratamentos específicos e alterações da imagem corporal
- Risco de sentimento de impotência relacionado com o diagnóstico de câncer de mama e as opções terapêuticas relacionadas
- Conflito de decisão relacionado com as opções terapêuticas.

Os diagnósticos de enfermagem pós-operatórios principais podem ser os seguintes:

- Dor relacionada com o procedimento cirúrgico
- Distúrbio da imagem corporal relacionado com a perda ou a alteração da mama
- Déficit no autocuidado relacionado com a imobilidade parcial do membro superior no lado operado
- Padrão de sexualidade ineficaz relacionado com a perda de uma parte do corpo, a alteração da autoimagem e o medo das reações do companheiro
- Déficit de conhecimento:
  - Manuseio dos drenos depois da cirurgia de mama
  - Exercícios com os braços para readquirir a mobilidade do membro afetado
  - Cuidados com o braço e a mão depois da dissecção dos linfonodos axilares (DLA).

As complicações potenciais incluem as seguintes:

- Linfedema
- Formação de hematoma/seroma
- Infecção.

#### Planejamento

Os objetivos principais podem ser ampliar os conhecimentos sobre a doença e seu tratamento; atenuar o medo, a ansiedade e o sofrimento emocional pré-operatórios e pós-operatórios; reforçar a capacidade de tomar decisões; controlar a dor; ampliar as estratégias de enfrentamento; melhorar a função sexual; e não desenvolver complicações.

#### Intervenções de enfermagem

Os cuidados de enfermagem pré-operatórios e pós-operatórios afetam significativamente a experiência operatória da cliente.

### BOXE 33.6 — Orientações à cliente.

#### Exercícios recomendados depois da cirurgia de mama

1. *Subir pelas paredes com as mãos.* Fique de pé diante da parede com os pés afastados e os dedos dos pés o mais próximos possível da parede. Com os cotovelos ligeiramente flexionados, coloque as palmas das mãos na parede na altura do ombro. Flexionando os dedos das mãos, "suba" pela parede com as mãos até que os braços estejam totalmente estendidos. Em seguida, inverta o processo, descendo as mãos até o ponto inicial

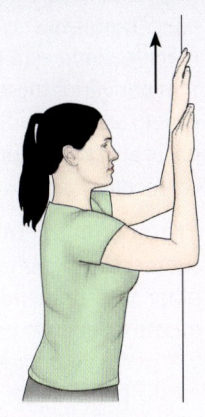

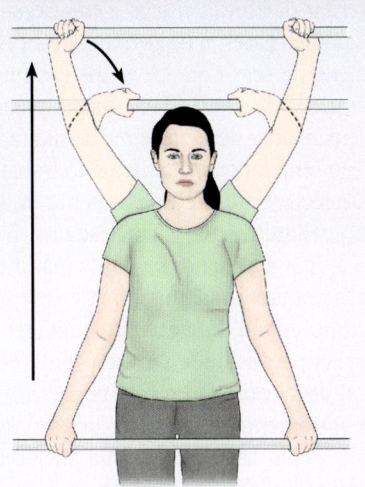

2. *Rodar corda.* Amarre uma corda leve na fechadura de uma porta. Fique de pé à frente da porta. Pegue a extremidade livre da corda com a mão do lado operado. Coloque a outra mão no quadril. Com o braço que segura a corda estendido e afastado do corpo (praticamente em paralelo ao piso), rode a corda realizando rotações o mais amplas possível. Inicialmente, comece com movimentos lentos; em seguida, faça movimentos mais rápidos

4. *Puxar sobre uma barra.* Passe uma corda leve sobre um varal de cortina de banheiro ou de quarto. Fique de pé o mais próximo possível sob a corda. Pegue uma ponta com cada mão. Estique os braços e afaste-os do corpo. Levante o braço esquerdo puxando a corda para baixo com o braço direito; em seguida, levante o braço direito e deixe-o descer com um movimento de arco de serra.

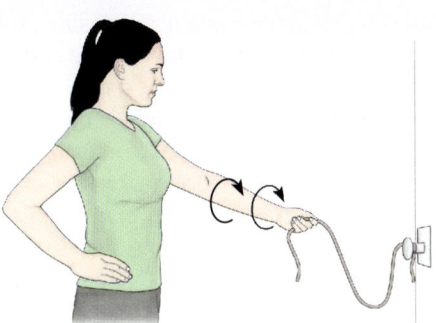

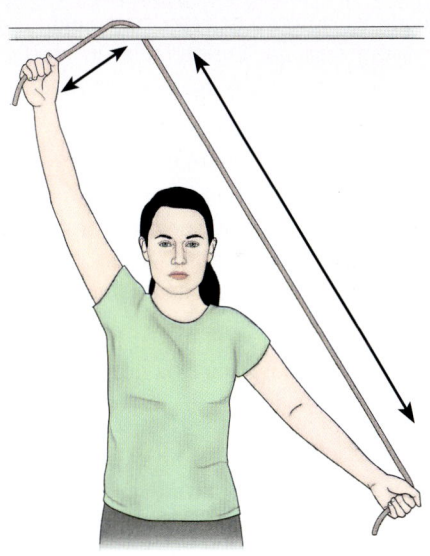

3. *Levantar uma barra ou cabo de vassoura.* Segure uma barra com as duas mãos separadas por uma distância de cerca de 60 cm. Mantendo os braços retos, levante a barra sobre a cabeça. Flexione os cotovelos para abaixar a barra por trás da cabeça. Inverta a manobra levantando a barra acima da cabeça e, em seguida, volte para a posição inicial

#### Intervenções de enfermagem pré-operatórias

**Fornecimento de orientações e preparo para os tratamentos cirúrgicos.** As clientes com câncer de mama recém-diagnosticado precisam absorver inúmeras informações novas durante um período emocionalmente muito difícil. A enfermeira desempenha um papel fundamental quando revisa as opções de tratamento e reforça as informações que foram fornecidas à cliente e responde a quaisquer perguntas. A enfermeira deve preparar completamente a cliente para o que ela deve esperar antes, durante e depois da operação. As clientes submetidas ao tratamento conservador da mama com DLA, ou mastectomia radical total ou modificada, geralmente ficam hospitalizadas durante a noite que precede a cirurgia (ou por mais tempo, quando fazem reconstrução imediata). Os drenos cirúrgicos são colocados na incisão de mastectomia e na axila quando a cliente faz DLA. A cliente deve ser informada de que irá para casa com o(s) dreno(s) e que receberá orientações detalhadas sobre como cuidar do dreno antes da alta. Além disso, a cliente deve ser informada de que é comum ter limitação da mobilidade do braço e do ombro depois da DLA e que lhe será ensinado como fazer exercícios de mobilização antes da alta. Veja a descrição dos exercícios recomendados após cirurgia da mama no Boxe 33.6. Além disso, a cliente deve ser tranquilizada de que receberá analgesia apropriada e medidas de conforto para atenuar qualquer desconforto pós-operatório.

*(continua)*

**Atenuação do medo e da ansiedade e ampliação das estratégias de superação.** A enfermeira precisa ajudar a cliente a enfrentar os efeitos físicos e emocionais da cirurgia. Muitos medos podem emergir no período pré-operatório, o que pode incluir medo de sentir dor, de mutilação (depois da mastectomia) e da perda da atratividade sexual; preocupação com a incapacidade de cuidar de si própria e de sua família; preocupação quanto ao tempo de afastamento do trabalho; e enfrentamento do futuro incerto. Oferecer à cliente expectativas realistas quanto ao processo de cicatrização e à recuperação esperada pode ajudar a aliviar os medos. A manutenção do diálogo franco e a tranquilização da cliente de que ela poderá entrar em contato com a enfermeira a qualquer hora se tiver dúvidas ou preocupações pode ser uma fonte de conforto. A cliente também deve estar consciente dos recursos disponíveis na unidade de tratamento, assim como nos serviços comunitários para clientes com câncer de mama, inclusive assistentes sociais, psicólogos e grupos de apoio. Algumas mulheres acham útil e tranquilizador conversar com uma sobrevivente que teve a mesma doença e fez tratamentos semelhantes.

**Reforço da capacidade de tomar decisões.** A escolha do melhor tratamento pode ser muito opressiva para as clientes. A enfermeira pode ter um papel fundamental ao assegurar que a cliente e seus familiares realmente compreendam suas opções e possam pesar os riscos e os benefícios de cada opção. A cliente pode ter a opção de fazer tratamento conservador da mama e, em seguida, radioterapia ou mastectomia. A enfermeira pode avaliar essas questões com cada cliente por meio das seguintes perguntas:

- Como você se sentiria quanto à possibilidade de perder sua mama?
- Você considera a possibilidade de reconstrução da mama?
- Se você optasse por conservar sua mama, você consideraria fazer radioterapia 5 dias por semana, durante 5 a 6 semanas?

Perguntas desse tipo podem ajudar a cliente a focar sua atenção. Quando a cliente toma uma decisão, é muito importante que ela seja apoiada.

### Intervenções de enfermagem pós-operatórias

**Alívio da dor e do desconforto.** Algumas clientes toleram muito bem a cirurgia de mama e sentem dor mínima no período pós-operatório. As mulheres que já fizeram procedimentos mais invasivos, inclusive mastectomia radical modificada com reconstrução imediata, podem sentir muito mais dor. Todas as clientes recebem alta domiciliar com analgésicos e são orientadas a tomar os fármacos conforme a necessidade. Algumas vezes, as clientes queixam-se de acentuação discreta da dor depois dos primeiros dias de pós-operatório, à medida que recuperam a sensibilidade na região operada e tornam-se mais ativas. As clientes que se queixam de dor grave devem ser avaliadas para excluir a existência de possíveis complicações. Os métodos alternativos de controle da dor, inclusive tomar banhos quentes e usar técnicas de distração (p. ex., imaginação dirigida) também podem ser úteis.

**Controle das sensações pós-operatórias.** Como os nervos da pele e da axila geralmente são cortados ou lesados durante a operação da mama, as clientes apresentam várias sensações, inclusive hipersensibilidade, dor difusa, dormência, sensação de constrição ou tração e pontadas ao longo da parede torácica, na axila e na superfície interna do braço. Depois da mastectomia, algumas clientes apresentam sensações "fantasmas" e referem a sensação de que a mama e/ou o mamilo ainda está presente. Em geral, essas sensações persistem por vários meses e depois começam a diminuir. As clientes devem ser tranquilizadas de que isso é um fenômeno normal da cicatrização e que essas sensações não indicam que existam problemas.

**Promoção de imagem corporal positiva.** As clientes submetidas à mastectomia geralmente acham muito difícil olhar pela primeira vez para a área operada. Independentemente de quanto preparada a cliente possa pensar que esteja, o aspecto de uma mama removida pode ser emocionalmente muito perturbador. Algumas mulheres submetidas ao tratamento conservador da mama podem achar difícil olhar para as incisões cirúrgicas, embora isso seja raro. Em condições ideais, a cliente olha para a incisão pela primeira vez quando está com a enfermeira ou outro profissional de saúde que lhe possa oferecer apoio. Inicialmente, a enfermeira deve avaliar até que ponto a cliente está pronta e, em seguida, fornecer estímulos gentis e um ambiente privado.

**Facilitação da adaptação e do enfrentamento positivo.** Para determinar a adaptação geral, é importante realizar avaliações repetidas de como a cliente lida com seu diagnóstico de câncer de mama e seu tratamento cirúrgico. Ajudar a cliente a identificar e mobilizar seus sistemas de apoio pode ser favorável ao seu bem-estar. O cônjuge ou companheiro da cliente também pode necessitar de orientação, apoio e orientações. Estimular a cliente a conversar sobre suas dúvidas e preocupações com outras mulheres que tiveram câncer de mama pode ajudá-la a entender que seus sentimentos são normais e que outras mulheres que tiveram a mesma doença podem fornecer apoio inestimável e compreensão.

A cliente também pode ter ansiedade considerável quanto aos tratamentos que precisará fazer depois da cirurgia e suas consequências. A recuperação também é facilitada quando a cliente recebe informações sobre seu plano de cuidados e encaminhamento aos membros apropriados da equipe de saúde. Algumas mulheres necessitam de apoio adicional para se adaptarem ao seu diagnóstico e às alterações subsequentes. O Boxe 33.7 cita alguns temas de conversas com as clientes e seus companheiros.

**Melhora da função sexual.** Quando recebe alta hospitalar, a maioria das clientes está fisicamente apta para ter relações sexuais. Contudo, qualquer alteração da imagem corporal ou da autoestima da cliente, ou a reação do seu companheiro, pode acentuar seu nível de ansiedade e afetar sua função sexual. Alguns companheiros têm dificuldade de olhar para a incisão, enquanto outros podem ficar totalmente indiferentes. Estimular a cliente as conversar abertamente sobre como se sente e quanto às razões possíveis para a redução da libido (inclusive fadiga, ansiedade e constrangimento pessoal) pode ajudar a esclarecer essas questões. Algumas sugestões úteis à cliente podem ser: variar a hora do dia em que tem relações sexuais, por exemplo, quando

## BOXE 33.7 — Como conversar com as clientes e seus companheiros.

**Clientes que se encontram na fase de diagnóstico:** Nós conversamos sobre seu câncer de mama recém-diagnosticado. É natural que você tenha muitos sentimentos, preocupações e medos quanto a si própria e aos seus familiares. Algumas vezes, é difícil encontrar alguém com quem falar abertamente. Você gostaria de compartilhar o que tem pensado e sentido e com o que tem se preocupado recentemente?

**Companheiros de clientes que estão na fase de diagnóstico:** Nós conversamos sobre o câncer de mama recém-diagnosticado em sua companheira. É natural que você tenha muitos sentimentos, preocupações e medos relativos à sua companheira, a si próprio e à sua família. Os companheiros comumente sentem que precisam ser fortes diante da cliente ou de outras pessoas e que não têm permissão para expressar suas próprias preocupações. Você gostaria de compartilhar o que tem pensado ou sentido, ou que lhe tem preocupado recentemente?

**Clientes que estão na fase pós-operatória:** Muitas mulheres que fizeram cirurgia de mama, principalmente mastectomia ou nodulectomia extensiva, ficam preocupadas não apenas com a perda pessoal, mas também com o modo com que seus companheiros reagirão. Como você se sente quanto ao fato de perder (parte de) sua mama? De que modo isso alterou sua imagem corporal? E sua sexualidade? E seu desejo de intimidade?

**Companheiros de clientes que estão na fase pós-operatória:** Muitos companheiros de mulheres que fizeram operações da mama ficam preocupados, assim como as mulheres ficam preocupadas consigo mesmas, com a maneira como elas reagirão à perda. Como você se sentiu quanto à perda de parte ou de toda a mama de sua companheira? Como isso alterou a atratividade que você tinha por ela? E seus sentimentos sexuais por ela? E seu desejo de intimidade?

**Clientes que estão na fase de tratamento adjuvante:** Em vista do tipo de tratamento (radioterapia, quimioterapia, tratamento hormonal) que você deverá fazer, quais efeitos colaterais você espera ter? O que você sabe sobre isso? Vamos conversar sobre modos de reduzir e controlar esses efeitos colaterais potenciais.

**Companheiros de clientes que estão na fase de tratamento adjuvante:** Em vista do tipo de tratamento (radioterapia, quimioterapia, tratamento hormonal) que sua companheira precisará fazer, quais são os efeitos colaterais que você espera que ela tenha? O que você sabe sobre isso? Vamos conversar sobre maneiras de reduzir e controlar esses efeitos potenciais e como isso poderia ajudá-lo a estar familiarizado com esses problemas.

**Clientes em fase de recuperação:** Como você planeja voltar a trabalhar em horário integral, quais medidas – ajuste de prioridades, delegação de responsabilidade, controle do estresse – poderiam ajudá-la a efetuar as adaptações físicas e emocionais necessárias? O que você aprendeu sobre equilibrar trabalho, família e lazer em sua vida?

**Companheiros de clientes em fase de recuperação:** Como sua companheira planeja voltar a trabalhar em horário integral, quais estratégias você pensou usar para efetuar suas próprias adaptações físicas e emocionais, de modo que não continue a ficar sobrecarregado no trabalho e em casa?

De Hoskins, C.N., & Haber, J. (2000). Adjusting to breast cancer. *American Journal of Nursing*. 100(4), 26-32.

---

está menos cansada; adotar posições mais confortáveis; e expressar afeto utilizando formas alternativas, como carícias, beijos e estimulação manual.

A maioria das clientes e seus companheiros adaptam-se com dificuldade mínima quando conversam abertamente sobre suas preocupações. Entretanto, se os problemas não forem resolvidos, pode ser recomendável fazer um encaminhamento. A enfermeira deve investigar se a cliente tem dificuldades na área sexual, porque muitas mulheres relutam ou ficam envergonhadas de levantar espontaneamente esses problemas.

## Reavaliação

Os resultados pré-operatórios esperados para a cliente podem ser:

1. Mostra que tem conhecimentos sobre diagnóstico e opções de tratamento cirúrgico:
   a. Faz perguntas relevantes sobre diagnóstico e tratamentos cirúrgicos disponíveis
   b. Descreve a razão do procedimento cirúrgico
   c. Descreve as vantagens e as desvantagens das opções terapêuticas
2. Verbaliza que está disposta a lidar com a ansiedade e os medos relacionados com o diagnóstico e os efeitos da operação em sua autoimagem e função sexual
3. Demonstra que é capaz de lidar com o diagnóstico e seu tratamento:
   a. Expressa verbalmente seus sentimentos de modo apropriado e reconhece a normalidade de sua instabilidade emocional
   b. Segue o tratamento dentro do plano previsto
   c. Conversa sobre o impacto do diagnóstico e seu tratamento na família e no trabalho
4. Demonstra que é capaz de tomar decisões oportunas relativas às opções de tratamento.

Os resultados pós-operatórios esperados para a cliente podem ser:

1. Refere que a dor diminuiu e diz que as estratégias de controle da dor e do desconforto são eficazes
2. Identifica as sensações pós-operatórias e reconhece que são componentes normais do processo de cicatrização
3. Tem incisões cirúrgicas limpas e secas, sem sinais de inflamação ou infecção
4. Descreve os sinais e sintomas de infecção que precisam ser relatados à enfermeira ou ao cirurgião
5. Expressa verbalmente seus sentimentos acerca da alteração da imagem corporal

*(continua)*

6. Conversa adequadamente sobre o significado do diagnóstico, do tratamento cirúrgico e dos seus medos
7. Participa ativamente das atividades de autocuidado:
   a. Pratica os exercícios prescritos
   b. Participa das atividades de autocuidado prescritas
8. Conversa sobre sexualidade e reinício das atividades sexuais
9. Demonstra que entende as recomendações e as restrições depois da alta:
   a. Descreve os cuidados e as atividades depois da alta
   b. Demonstra que sabe cuidar adequadamente das incisões e do sistema de drenagem
   c. Demonstra como fazer exercícios com o braço e descreve o esquema de exercícios e as limitações das atividades durante o período pós-operatório
   d. Descreve os cuidados com o braço e a mão afetados e cita as indicações para entrar em contato com o cirurgião ou a enfermeira
10. Não tem complicações:
    a. Reconhece os sinais e os sintomas de complicações que precisam ser relatados (p. ex., vermelhidão, aumento da temperatura local, dor ou edema)
    b. Explica como entrar em contato com os profissionais de saúde apropriados, caso tenha complicações.

## DISTÚRBIOS DO SISTEMA REPRODUTOR

### Distúrbios menstruais

Distúrbios menstruais são quaisquer irregularidades do ciclo menstrual: **amenorreia** (ausência de menstruações), **dismenorreia** (menstruações dolorosas), **menorragia** (sangramento menstrual excessivo), **metrorragia** (sangramento menstrual excessivo e prolongado), padrões de sangramento irregular, **síndrome pré-menstrual (SPM)** e **transtorno disfórico pré-menstrual** (TDPM).

Todas as alterações do ciclo menstrual devem ser discutidas com o profissional de saúde que atende à cliente, de modo que sejam realizados os procedimentos diagnósticos e terapêuticos apropriados.

### Amenorreia

Existem dois tipos principais de amenorreia: primária, ou seja, ausência de menstruações a partir da idade de 16 anos, ou inexistência de características sexuais secundárias e menarca até a idade de 14 anos; e secundária, que é mais comum e ocorre depois de um período com ciclos menstruais regulares.

### Fisiopatologia

A **amenorreia primária** é causada por hipotireoidismo, **síndrome de Turner**, distúrbios da hipófise ou exposição intrauterina ao dietilestilbestrol (DES). As mulheres com síndrome de Turner têm apenas um cromossomo "X" normal e não desenvolvem as mamas ou os pelos públicos. O DES era um fármaco administrado às gestantes entre 1940 e 1970 para ajudar a evitar abortamentos. Mais tarde, pesquisadores descobriram que esse fármaco afetava os órgãos reprodutivos das crianças do sexo feminino, causando infertilidade. Essas mulheres têm características sexuais secundárias, mas os órgãos reprodutivos não se desenvolvem por completo.

Quando as menstruações não ocorrem por 6 meses ou mais, depois de um período com ciclos menstruais regulares bem estabelecidos, diz-se que a cliente tem **amenorreia secundária**. Entre as causas patológicas de amenorreia secundária estão transtornos alimentares, gravidez, emagrecimento excessivo, índice de massa corporal (IMC) 22% abaixo da média, excesso de exercícios, disfunção endócrina, fármacos ou anomalias anatômicas como **estenose cervical** ou **hímen imperfurado**.

Esse tipo de amenorreia é comum nas atletas e nas clientes que têm emagrecimento rápido depois de cirurgia bariátrica ou dietas rigorosas de inanição. A amenorreia também pode ser causada por anticoncepcionais hormonais, inclusive pílulas, acetato de medroxiprogesterona (injetável) e implantes subcutâneos (p. ex., etonogestrel).

### Manifestações clínicas e avaliação

As clientes que tinham padrões de ciclos menstruais regulares estabelecidos referem história de ausência das menstruações ou outras queixas associadas à causa subjacente da amenorreia. As clientes de 16 anos ou mais, que já desenvolveram características sexuais secundárias, geralmente buscam atendimento médico porque ainda não começaram a menstruar; o mesmo ocorre com as meninas de até 14 anos, que ainda não desenvolveram quaisquer características sexuais secundárias. A história menstrual detalhada é essencial para determinar a anormalidade dos padrões menstruais e deve ser acompanhada das histórias de gravidez e atividade sexual, uso de anticoncepcionais, fármacos, padrões de exercícios e história de emagrecimento.

Depois de excluir a possibilidade de gravidez, os exames laboratoriais recomendados são dosagens do hormônio tireoestimulante (TSH) e da prolactina; do hormônio foliculoestimulante (FSH) e do hormônio luteinizante (LH, também conhecido como luteotropina); do nível sérico do sulfato de desidroepiandrosterona (DHEA); e da testosterona sérica. Quando é realizado por um profissional de saúde, o exame físico das genitálias externa e interna deve avaliar a presença de quaisquer anomalias anatômicas que possam causar obstrução do trato de saída da vagina.

### Manejo clínico e de enfermagem

O sangramento de privação ocorre depois da administração de 10 mg de acetato de medroxiprogesterona por 7 a 10 dias. Em seguida, a cliente pode começar a usar uma pílula anticoncepcional para ajudar a regular o ciclo menstrual. Como alternativa, a cliente pode usar progesterona na primeira semana de cada mês, ou a cada 3 meses, até ter um sangramento de privação. É importante dizer à cliente que, se ela não tiver menstruado por muitos meses, ela poderá ter sangramento profuso depois de usar medroxiprogesterona e sentir cólicas intensas em consequência disso. Os tratamentos para dismenorreia (menstruação dolorosa) estão descritos a seguir.

## Dismenorreia

Existem dois tipos de dismenorreia (menstruação dolorosa): primária e secundária. A dismenorreia primária ocorre no início da menarca e nos anos subsequentes ao estabelecimento dos ciclos regulares. Algumas estimativas sugeriram que 40 a 50% das mulheres tenham dismenorreia resultando no afastamento da escola ou do trabalho (Altman e Wolcyzk, 2010).

### Fisiopatologia

A descrição clássica da dismenorreia primária é de dor em cólicas no abdome e/ou na região lombar baixa, pouco antes do início do sangramento e persistindo nos primeiros dias do fluxo menstrual. Essa condição é causada pela secreção excessiva de **prostaglandinas** no revestimento do útero, que acarretam contrações da musculatura lisa uterina.

A dismenorreia secundária começa muito depois do estabelecimento dos ciclos menstruais regulares (em geral, depois da idade de 20 anos) e sugere alguma patologia coexistente, inclusive **endometriose** (causa mais comum) ou infecção pélvica. A dismenorreia secundária pode estar relacionada com dispositivos intrauterinos (DIU), anomalias congênitas, cistos ovarianos ou tumores benignos ou malignos.

### Manifestações clínicas e avaliação

Em geral, a dismenorreia primária caracteriza-se por dores abdominais agudas e intermitentes, que em alguns casos também se acompanham de cefaleia, fadiga, dor lombar, náuseas, diarreia ou constipação intestinal. As queixas gastrintestinais (GI) são causadas pelas prostaglandinas. Os sinais e sintomas da dismenorreia secundária começam em uma fase mais inicial do ciclo menstrual e persistem por mais tempo. Também há alterações do padrão de eliminação intestinal, sensação de pressão no reto e evacuações dolorosas por influência das prostaglandinas produzidas. A Tabela 33.3 compara as formas primária e secundária de dismenorreia.

### Manejo clínico

Os anti-inflamatórios não esteroides (AINE) e os anticoncepcionais hormonais são as bases do tratamento da dismenorreia primária, porque têm efeitos bloqueadores das prostaglandinas.

O ibuprofeno e o naproxeno são vendidos sem prescrição. Outros AINE fornecidos com prescrição são ácido mefenâmico; ibuprofeno e naproxeno em doses que exigem prescrição; e inibidores de ciclo-oxigenase 2 (COX-2). Com o bloqueio da síntese das prostaglandinas, a dor geralmente não ocorre ou é relativamente mais branda.

Embora sejam eficazes, os AINE podem causar efeitos deletérios no sistema GI; por tal razão, esses fármacos devem ser usados com cautela quando é necessário administrá-los por períodos longos. Os anticoncepcionais orais combinados (AOC) são muito eficazes como tratamento da dismenorreia primária, porque os hormônios conjugados inibem a ovulação e também reduzem a irrigação sanguínea do útero, desse modo diminuindo a contratilidade uterina. Os AOC são opções apropriadas às mulheres sexualmente ativas que não desejem engravidar e tenham dismenorreia com sintomas acentuados.

O tratamento da amenorreia secundária depende do fator etiológico e requer a realização de exames diagnósticos apropriados. Os mesmos fármacos citados antes também podem ser usados para aliviar a dor.

### Manejo de enfermagem

As enfermeiras podem ensinar às clientes como fazer diários menstruais precisos, que podem ajudar a determinar os padrões de desconforto e dor menstruais (Figura 33.7). A recomendação de um AINE 1 ou 2 dias antes do início das menstruações ajuda a inibir a síntese das prostaglandinas e atenuar a intensidade das dores e cólicas abdominais. As clientes que usam inibidores de bomba de prótons (IP) comercializados sem prescrição (p. ex., lansoprazol), ou outro fármaco desse grupo vendido com prescrição, devem ser orientadas quanto ao uso correto desses fármacos, que ajudam a proteger a mucosa gástrica dos efeitos dos AINE. A recomendação é de que os IP sejam ingeridos em jejum ou mais de 1 hora após se alimentar. A cliente pode ingerir algum alimento dentro de 30 a 60 min depois de tomar o IP, de modo a possibilitar que o fármaco comece a atuar. Além disso, a ingestão do AINE com alimentos ajuda a atenuar o desconforto gástrico.

As medidas terapêuticas não farmacológicas incluem suplementos de magnésio, cálcio e vitaminas B e E, embora sejam necessários estudos adicionais para definir com precisão as doses apropriadas e os resultados esperados (Borgelt, O'Connell, Smith et al., 2010). A aplicação intermitente de calor local (p. ex., compressas ou toalhas mornas) por 15 a 20 min pode ajudar a reduzir a contratilidade uterina. É importante orientar as clientes a não aplicarem calor excessivo ou por períodos prolongados, porque existe o risco de causar queimaduras.

**Tabela 33.3** Comparação entre dismenorreia primária e secundária.

| Característica | Dismenorreia primária | Dismenorreia secundária |
| --- | --- | --- |
| Tipo de dor | Aguda e intermitente | – |
| Parte do ciclo | Começa com o início da menstruação | Os sintomas começam precocemente no ciclo e persistem por mais tempo |
| Idade de início | Ocorre com a menarca | Ocorre entre as idades de 30 a 40 anos |
| Outros sintomas | Cefaleia, fadiga, dor lombar, tontura, náuseas, diarreia e constipação intestinal | Alteração do padrão de eliminação intestinal, sensação de pressão no reto, evacuações dolorosas, dispareunia |

**Diário do ciclo menstrual**

| Mês e data | Sangramento S/N | Sintomas | Duração | Intensidade | Tratamento | Efeito |
|---|---|---|---|---|---|---|
| 1 | | | | | | |
| 2 | | | | | | |
| 3 | | | | | | |
| 4 | | | | | | |
| 5 | | | | | | |
| 6 | | | | | | |
| 7 | | | | | | |
| 8 | | | | | | |
| 9 | | | | | | |
| 10 | | | | | | |
| 11 | | | | | | |
| 12 | | | | | | |
| 13 | | | | | | |
| 14 | | | | | | |
| 15 | | | | | | |
| 16 | | | | | | |
| 17 | | | | | | |
| 18 | | | | | | |
| 19 | | | | | | |
| 20 | | | | | | |
| 21 | | | | | | |
| 22 | | | | | | |
| 23 | | | | | | |
| 24 | | | | | | |
| 25 | | | | | | |
| 26 | | | | | | |
| 27 | | | | | | |
| 28 | | | | | | |
| 29 | | | | | | |
| 30 | | | | | | |
| 31 | | | | | | |

*LEGENDA:*
*Sintomas:*
NS – nenhum sintoma
N/V – náuseas/vômitos
DS – distúrbio do sono
S – sensibilidade a luz, odores ou som
D – distúrbios da visão
H – sangramento: profuso, moderado, leve
GI – diarreia ou constipação intestinal
IA – ingestão alimentar excessiva
DA – desejo intenso de ingerir alguns alimentos

I – irritável
N – sente-se nervosa
T – cansada

C – cólicas ou dor abdominal
DC – dor de cabeça
M – humor: deprimido, ansioso

*Intensidade:*
Branda
Moderada
Grave

*Tratamento:*
F – fármaco
RL – repouso ao leito
CPF – contato com profissional de saúde

**Figura 33.7** Diário menstrual.

## Sangramento uterino anormal

Qualquer sangramento que saia do padrão menstrual habitual da cliente é considerado um sangramento uterino anormal (SUA).

O sangramento que ocorre a intervalos regulares, mas com volume e/ou duração excessiva, é descrito pelo termo menorragia. O sangramento que ocorre frequentemente, mas a intervalos irregulares, é conhecido como metrorragia. O termo menometrorragia descreve sangramentos profusos com duração prolongada e a intervalos irregulares. Qualquer sangramento uterino anormal persistente pode causar anemia ferropriva se não for diagnosticado e tratado. Ciclos com mais de 35 dias são descritos pelo termo **polimenorreia**, enquanto ciclos com menos de 21 dias são descritos como **oligomenorreia**.

## Causas

Distúrbios da coagulação (p. ex., trombocitopenia ou doença de von Willebrand) são causas de sangramento uterino anormal e devem ser excluídos como fatores etiológicos. As mulheres que usam estrogênio sem progestógeno tendem a desenvolver sangramento uterino anormal, bem como as clientes com doenças hepáticas e síntese reduzida de fibrinogênio. Algumas doenças endócrinas, como síndrome de Cushing, doença de Addison, distúrbios da tireoide e síndrome do ovário policístico (SOPC) podem causar sangramento uterino irregular.

Outras causas são infecções pélvicas causadas por doenças sexualmente transmissíveis (DST: gonorreia, infecção por *Chlamydia* ou *Trichomonas*), endometriose, traumatismo, tumores benignos ou outras lesões. Gravidez também pode causar sangramento irregular, possibilidade que deve ser excluída. Veja detalhes sobre DST no Capítulo 35.

## Manejo clínico e de enfermagem

A contagem dos absorventes usados na menstruação ajuda o médico a determinar o volume aproximado de sangue perdido com base na descrição do grau de saturação dos absorventes ou tampões higiênicos trocados em determinado período. As características do fluxo, inclusive cor do sangue e presença de coágulos, também precisam ser determinadas. O exame físico da genitália e o esfregaço de Pap devem ser realizados. Antes de iniciar o tratamento, é importante que a cliente faça os exames diagnósticos apropriados para determinar a causa do sangramento uterino anormal, o que pode incluir ultrassonografia pélvica e exames endócrinos.

Depois de excluir a existência de alguma patologia, é conveniente que a cliente seja tratada com anticoncepcionais hormonais, que regulam o ciclo menstrual, reduzem o sangramento e as cólicas associadas às menstruações profusas e diminuem a incidência de qualquer grau de anemia associada à perda excessiva de sangue. Os DIU impregnados com progestógeno reduzem o fluxo sanguíneo, assim como os implantes de progesterona.

## Síndrome pré-menstrual e transtorno disfórico pré-menstrual

O termo síndrome pré-menstrual descreve um conjunto de sintomas físicos, comportamentais e emocionais que geralmente ocorrem na semana que precede ao início da menstruação, podendo estender-se ao longo da primeira semana do ciclo menstrual. Em geral, os sinais e sintomas regridem quando o fluxo menstrual começa, mas podem persistir nos primeiros dias de sangramento. O transtorno disfórico pré-menstrual (TDPM) é um tipo mais grave de SPM reconhecido por critérios diagnósticos elaborados pela American Psychiatric Association (APA). Os sintomas devem estar presentes repetidamente durante a fase lútea (segunda metade do ciclo menstrual) e causar algum grau de impacto negativo na vida da cliente.

Algumas estimativas sugeriram que cerca de 75 a 80% das mulheres em idade reprodutiva tenham sinais e sintomas relacionados com as alterações do ciclo menstrual que interferem com seu estilo de vida e seus relacionamentos cotidianos. A SPM/TDPM não tem causa definida, embora alguns estudos tenham indicado que esses sintomas provavelmente sejam atribuíveis aos níveis oscilantes de estrogênio, progesterona e serotonina.

## Manifestações clínicas e avaliação

Mais de 100 sintomas físicos e comportamentais estão associados à SPM/TDPM, cuja gravidade pode ser branda a profundamente incapacitante (Boxe 33.8).

Os sintomas podem ser confundidos com menopausa, ansiedade, transtorno bipolar, distúrbios metabólicos (como diabetes), síndrome da fadiga crônica ou doenças reumáticas. É importante que os profissionais de saúde adotem uma abordagem sistematizada abrangente de modo a diagnosticar corretamente as clientes com SPM/TDPM, para que o tratamento apropriado possa ser iniciado.

### BOXE 33.8 | Avaliação inicial direcionada.

**Síndrome pré-menstrual**

Fique atento aos seguintes sinais e sintomas:

Físicos:
- Aumento do peso
- Distensão abdominal
- Constipação intestinal ou diarreia
- Sensibilidade nos seios
- Acne
- Cefaleia
- Palpitações cardíacas

Comportamentais:
- Irritabilidade
- Depressão
- Variações do humor
- Aumento do apetite
- Fadiga incontrolável
- Insônia
- Acessos de choro

Cognitivos
- Dificuldade de concentrar-se
- Paranoia
- Indecisão
- Sensibilidade exagerada à rejeição
- Ideação suicida

## Manejo clínico

Os diários do ciclo menstrual (Figura 33.7) são preenchidos por dois a três ciclos menstruais. A existência ou a inexistência de sinais e sintomas deve ser assinalada diariamente, com descrição do seu impacto nas atividades cotidianas. Com base nesses diários, os médicos conseguem perceber tendências dos sintomas. As enfermeiras podem recomendar alterações do estilo de vida que consigam atenuar os sintomas das clientes. Essas alterações do estilo de vida incluem prática regular de exercícios, que melhoram a circulação de endorfinas liberadas durante a atividade física; evitar ingestão excessiva de cafeína (café, bebidas gaseificadas, chá, energéticos e chocolate) e alimentos salgados; reduzir a ingestão de álcool; e parar de fumar. Estudos randomizados avaliaram o aumento da ingestão de carboidratos complexos durante a fase lútea e demonstraram redução da gravidade dos sintomas da SPM (Medhurst, 2010). A ingestão reduzida de cálcio pode causar irritabilidade muscular; por essa razão, recomenda-se que a cliente tenha ingestão diária de 1.200 a 1.600 mg de cálcio.

A vitamina $B_6$ (50 a 500 mg/dia) tem sido utilizada com sucesso variável. Outras medidas não farmacológicas incluem suplementos orais de magnésio e vitamina E e óleo de prímula. Em razão das falhas encontradas nos estudos recentes com óleo de prímula, os resultados são preliminares e não parecem indicar qualquer melhora sintomática significativa (Bayles e Usatine, 2009).

Um estudo randomizado duplo-cego controlado por placebo avaliou o uso de *Ginkgo biloba* L e demonstrou redução significativa da gravidade dos sintomas da SMP nas mulheres que o utilizaram (Ozgoli, Selselei, Mojab et al., 2009). É necessário realizar estudos adicionais sobre tratamentos alternativos e complementares.

O tratamento farmacológico pode ser considerado para as mulheres que não melhoram com medidas não farmacológicas. O tratamento com anticoncepcionais orais foi comprovadamente benéfico nas mulheres com sintomas físicos e emocionais da SPM. Em geral, o uso contínuo de anticoncepcionais por 3 meses ou mais atenua os sintomas dessa síndrome.

Os inibidores seletivos da recaptação de serotonina (ISRS) e os inibidores da recaptação de serotonina-norepinefrina (IRSN) têm eficácia comprovada como estabilizadores do humor. O tratamento intermitente ou cíclico com ISRS também pode ser administrado durante as primeiras 2 semanas da menstruação e durante a primeira semana do fluxo menstrual.

Os agonistas do hormônio liberador de gonadotropinas (GnRH) (p. ex., acetato de leuprolida) e o acetato de medroxiprogesterona suprimem o ciclo menstrual, mas seu uso prolongado pode causar menopausa precoce, em razão da falta de estrogênio, o que pode causar osteoporose irreversível. Os AINE são eficazes para atenuar os sintomas físicos, inclusive cefaleia e dismenorreia.

## Manejo de enfermagem

As enfermeiras devem obter histórias detalhadas de saúde e nutrição e investigar a existência de sintomas de ansiedade e/ou depressão e ideação suicida ou homicida.

Quando a enfermeira detecta quaisquer sinais de incapacidade de controlar a raiva, ideação suicida/homicida, depressão ou ansiedade, ela deve recomendar que a cliente busque atendimento com um profissional de saúde competente. Além disso, as enfermeiras podem ajudar as clientes ensinando técnicas de controle do estresse, enfatizando a adesão ao tratamento prescrito e recomendando alterações do estilo de vida (p. ex., cessação do tabagismo, prática regular de exercícios e ingestão de uma dieta com pouca gordura, colesterol e sódio). O tratamento da dor é semelhante ao recomendado para a dismenorreia (AINE, IP e compressas mornas).

## Infecções vulvovaginais

Infecções bacterianas e fúngicas da vagina são doenças ginecológicas comuns e autolimitadas que ocorrem nas mulheres de todas as idades em consequência da alteração do pH vaginal normal. O pH da vagina varia de 3,5 a 4,5 e oferece as condições normais para a sobrevivência do *Lactobacillus acidophilus*. Esse microrganismo é uma bactéria favorável, que prolifera no ecossistema vaginal e confere proteção contra infecções porque inibe a proliferação dos anaeróbios.

O *Lactobacillus* metaboliza glicogênio em ácido láctico na vagina e mantém o pH vaginal normal. Antibióticos, menopausa (ou deficiência de estrogênio), anticoncepcionais orais, espermicidas e diabetes são fatores que reconhecidamente reduzem as contagens de lactobacilos normais.

Sem os lactobacilos, há proliferação de microrganismos anaeróbios, o pH da vagina é alterado e há crescimento excessivo de bactérias. A Tabela 33.4 resume os tipos de infecções vaginais e vaginites. **Vaginose bacteriana** (VB) e **candidíase vulvovaginal** (CVV) são as doenças descritas detalhadamente a seguir.

As enfermeiras desempenham um papel fundamental quando ajudam as clientes a compreender o mecanismo de infecção, o tratamento e as medidas de autocuidado. Embora não sejam classificadas entre as DST, a VB e a CVV podem coexistir com tais doenças; por essa razão, é importante efetuar os exames de triagem apropriados para essas infecções. Também é importante salientar que cremes e supositórios utilizados para tratar CVV e VB enfraquecem os preservativos de látex, os diafragmas e os capuzes cervicais; desse modo, as mulheres devem tomar precauções para evitar relações sexuais durante o tratamento.

## Vaginose bacteriana

Vaginose bacteriana (VB) é a infecção vaginal mais comum causada por *Gardnerella*, sendo responsável por cerca de 40 a 50% de todos os casos de vaginite.

### Fatores de risco

Os fatores de risco que predispõem à VB são parceiros sexuais múltiplos ou novos, aplicação de duchas, atividade sexual mais frequente e coexistência de outras DST. A VB também pode começar depois de um ciclo menstrual em razão do aumento do pH vaginal. Se não for tratada nas gestantes, a VB é um fator de risco para nascimento prematuro, endometriose puerperal e celulite (infecciosa) do coto cervical depois da histerectomia.

### Manifestações clínicas e avaliação

Muitas clientes com VB são assintomáticas. As mulheres com VB referem secreções vaginais (ou leucorreia) fétidas e aumentadas em volume, que tem coloração branco-acinzentada. As aminas presentes comumente na vagina tornam-se instáveis quando o pH é alterado e exalam um odor "típico de peixe". Em geral, esse odor é mais perceptível depois de relações sexuais, atividade sexual ou menstruação. O coito sem proteção causa secreção fétida em consequência da interação do sêmen com as aminas vaginais normais. Algumas mulheres queixam-se de prurido vaginal, disúria ou sensação de pressão pélvica semelhante à de uma ITU, em razão da irritação localizada do meato urinário pela secreção vaginal.

O esfregaço da secreção vaginal retirada das paredes da vagina e aplicada em duas lâminas de vidro é conhecido como *preparação a úmido*. Em uma das lâminas acrescenta-se solução salina e, na outra, hidróxido de potássio (KOH), que depois são examinadas ao microscópio. A presença de *células grudadas* (células do epitélio vaginal recobertas com bactérias) na lâmina de solução salina é típica do diagnóstico de VB. A lâmina preparada com KOH libera aminas e é usada para fazer o "teste do cheiro". A liberação de odor de peixe nesse teste sugere BV. O papel de nitrazina determina o pH, que é maior que 4,5 nas clientes com essa infecção.

### Manejo clínico e de enfermagem

O fármaco preferido para tratar VB é metronidazol (500 mg, 2 vezes/dia, durante 7 dias). Quando existe possibilidade de que a cliente não siga o tratamento recomendado, pode-se ad-

**Tabela 33.4** Infecções vaginais e vaginites.

| Infecção | Causa | Manifestações clínicas | Objetivos do tratamento |
|---|---|---|---|
| Candidíase | *Candida albicans, glabrata* ou *tropicalis* | Inflamação do epitélio vaginal, prurido e irritação avermelhada<br>Secreção esbranquiçada semelhante ao leite coalhado aderido ao epitélio | Erradicar o fungo administrando um antifúngico. Existem muitas preparações comerciais utilizadas comumente<br>Investigar outros fatores etiológicos (p. ex., tratamento com antibióticos, roupas íntimas de náilon, roupas apertadas, gravidez ou anticoncepcionais orais)<br>Investigar diabetes e infecção pelo HIV nas mulheres com monilíase de repetição |
| Vaginose bacteriana (*Gardnerella*) | *Gardnerella vaginalis* e anaeróbios vaginais | Em geral, não há edema ou eritema da vulva ou da vagina<br>Secreção branco-acinzentada ou branco-amarelada aderida à vulva externa e às paredes da vagina | Administrar metronidazol prescrito com orientações para evitar ingestão de álcool durante o tratamento<br>Quando a infecção recidivar, tratar também o parceiro sexual |
| Vaginite por *Trichomonas vaginalis* (DST) | *Trichomonas vaginalis* | Inflamação do epitélio vaginal com ardência e prurido<br>Secreção vaginal branco-amarelada ou amarelo-esverdeada espumosa | Atenuar a inflamação, recuperar a acidez e restabelecer a flora bacteriana normal; administrar metronidazol prescrito à cliente e ao seu parceiro |
| Bartolinite (infecção da glândula vestibular maior) | *Escherichia coli*<br>*Trichomonas vaginalis*<br>*Staphylococcus*<br>*Streptococcus*<br>*Gonococcus* | Eritema ao redor da glândula vestibular<br>Inflamação e edema<br>Glândula vestibular inflamada | Drenar o abscesso; administrar tratamento com antibióticos; remover as glândulas das clientes com bartolinite crônica |
| Cervicites aguda e crônica | *Chlamydia*<br>*Gonococcus*<br>*Streptococcus*<br>Muitas bactérias patogênicas | Secreção purulenta profusa<br>Dor lombar<br>Aumento da frequência urinária e urgência | Determinar a causa: fazer exame citológico do esfregaço cervical e culturas apropriadas<br>Erradicar gonococos, quando presentes; penicilina (quando indicada), espectinomicina ou tetraciclina se a cliente for alérgica à penicilina<br>Tetraciclina ou doxiciclina para erradicar *Chlamydia*<br>Erradicar outros agentes etiológicos |
| Vaginite atrófica | Falta de estrogênio; deficiência de glicogênio | Secreção e irritação causadas pelo pH alcalino das secreções vaginais | Administrar tratamento com estrogênio vaginal tópico; melhorar a nutrição, se for necessário; aliviar o ressecamento usando preparações umidificantes |

DST = doença sexualmente transmissível.

ministrar uma única dose de 2 g, embora os índices de cura sejam maiores com o esquema de 7 dias (Glass, 2009). O tratamento com dose única não é mais recomendado em razão de sua eficácia baixa. O gel de metronidazol a 0,75% (um aplicador vaginal de 5 g colocado à hora de deitar, durante 7 noites) é uma alternativa preferível para evitar desconforto GI acusado pelo fármaco oral. Quando a cliente tem alergia ao metronidazol, as opções são: clindamicina, 300 mg, 2 vezes/dia, durante 7 dias; creme de clindamicina a 2%, um aplicador vaginal de 5 g colocado à hora de deitar durante 7 noites; ou óvulos com 100 mg clindamicina aplicados na vagina à hora de deitar durante 3 dias. O tinidazol – um fármaco de geração mais recente relacionado clinicamente com o metronidazol – também é indicado para tratar VB. Com esse tratamento, observou-se maior adesão das clientes em razão da dose única diária e do tratamento mais curto.

Em razão da reação semelhante à que é induzida pelo dissulfiram, é extremamente importante que a enfermeira instrua a cliente a evitar qualquer bebida alcoólica enquanto usar metronidazol e por 3 dias depois da última dose; essa reação causa náuseas, vômitos, ruborização da pele, dor torácica, borramento visual, confusão mental, sudorese, dificuldade de respirar e ansiedade.

## Candidíase

A candidíase vulvovaginal (CVV) é causada principalmente por *Candida albicans*. Outras espécies de *Candida* que podem causar CVV são *C. tropicalis* e *C. glabrata*. Algumas estimativas sugeriram que cerca de 25% de todas as infecções vaginais sejam CVV, mas é difícil estimar esse número porque a disponibilidade de tratamentos disponíveis sem prescrição torna difícil determinar quantas mulheres são acometidas.

## Fatores de risco

Os fatores de risco são antibióticos de espectro amplo (inclusive penicilinas, cefalosporinas e tetraciclinas), hormônios exógenos e corticoides. Outros fatores de risco para CVV são diabetes mal controlado, obesidade e dietas ricas em açúcares ou adoçantes artificiais. Parceiros sexuais novos, brinquedos sexuais contaminados ou aumento da atividade sexual também podem alterar o pH da vagina e torná-la mais suscetível à infecção. Alguns autores sugeriram que o uso de roupas íntimas e calças apertadas e ajustadas produzidas com materiais que impedem a circulação do ar criem condições favoráveis à proliferação dos fungos (Kruger e Botha, 2007). Os homens não circuncidados e os que não têm hábitos higiênicos adequados podem ser portadores de fungos e transmitir a infecção às suas parceiras sexuais.

## Manifestações clínicas e avaliação

A queixa principal mais comum é prurido vulvar. As clientes também se queixam de disúria relacionada com a inflamação do meato urinário pela secreção vulvar. É necessário obter uma amostra de urina para excluir a existência de outras fontes de infecção. **Dispareunia** ou dor durante a relação sexual também pode ser referida por essas clientes.

A CVV difere da VB porque a secreção geralmente é espessa, inodora, branca e semelhante ao leite coalhado (aspecto semelhante ao queijo *cottage*). Ao exame com espéculo, observa-se que a secreção fica aderida às paredes vaginais. Ao exame físico, a genitália externa está edemaciada e pode haver secreção branca aderida. O diagnóstico é estabelecido com base em uma preparação a úmido (esfregaço da secreção vaginal em uma lâmina de vidro à qual se acrescentou KOH). Ao exame microscópico, observa-se a presença de hifas e o teste da nitrazina determina que o pH varia de 4,0 a 4,5. Se houver células indicadoras ou *Trichomonas*, isso indica coexistência de VB ou tricomoníase. A cultura da secreção por 48 h define o diagnóstico definitivo do agente etiológico predominante.

## Manejo clínico

Muitas mulheres fazem seu autodiagnóstico e autotratamento com base nos sintomas e utilizam preparações tópicas vendidas sem prescrição contendo um derivado imidazólico (miconazol ou clotrimazol). Essa prática deve ser desencorajada porque as clientes podem fazer autotratamento para uma infecção que pode não ser CVV. É importante orientar as clientes a buscar avaliação de um profissional de saúde que possa diagnosticar e tratar adequadamente qualquer tipo de infecção vaginal.

Os agentes antifúngicos tópicos usados por via vaginal proporcionam alívio mais rápido. O creme de terconazol está disponível em preparações para 3 e 7 dias de tratamento. Esse fármaco cobre todas as três espécies de fungos, enquanto as preparações vendidas sem prescrição cobrem apenas *C. albicans*. O fluconazol em dose única é um fármaco oral eficaz contra *Candida*, mas os sintomas começam a melhorar apenas depois de 3 dias. Contudo, o tratamento com esse fármaco é eficaz, principalmente quando a cliente também tem VB e utiliza uma preparação vaginal de metronidazol.

## Manejo de enfermagem

O papel da enfermeira em orientar as clientes com VB ou CVV inclui avaliar os comportamentos de alto risco, inclusive parceiros sexuais múltiplos e relações sexuais sem preservativos. Quando a cliente tem infecções vaginais repetidas, é importante que ela seja avaliada por um profissional de saúde para descobrir a causa.

As infecções recidivantes podem ser causadas pela falta de adesão ao tratamento farmacológico e à higiene precária. Também é importante avaliar a possibilidade de contaminação cruzada com brinquedos sexuais. Ensinar às clientes e aos seus parceiros os métodos adequados de higiene, além da esterilização dos brinquedos sexuais, pode reduzir as infecções recidivantes.

Quando a causa das infecções vaginais é diabetes, a enfermeira pode ajudar a cliente a aderir às recomendações dietéticas, ao monitoramento adequado da glicose sanguínea e às práticas de higiene.

## Distúrbios estruturais

Esforço físico ou deficiências hormonais comprometem a capacidade de sustentação dos órgãos pélvicos pela musculatura da pelve. O enfraquecimento dessa musculatura provoca graus variados de deslocamento dos órgãos pélvicos para dentro da cavidade pélvica situada abaixo.

### Prolapso

Os órgãos pélvicos são sustentados por um sistema complexo de ligamentos e músculos protegidos pela pelve óssea. A pelve óssea atua como pontos de inserção para esses ligamentos e músculos. O útero está localizado nos planos profundos da pelve óssea, mas se movimenta livremente durante o exame físico. Um conjunto de músculos conhecidos como pubococcígeos estende-se do osso púbico ao cóccix, circundando a uretra, a vagina, o ânus e o reto.

Quando os músculos e os ligamentos são enfraquecidos, o útero e a bexiga sofrem **prolapso** para dentro do canal vaginal. As clientes podem ou não perceber esses problemas estruturais, até que tenham sintomas ou a falha seja detectada ao exame físico. Os tipos de prolapso são:

- *Cistocele*: herniação da bexiga para dentro da parte anterior da vagina (Figura 33.8A)
- *Retocele*: extrusão do reto para dentro da parte posterior da vagina (Figura 33.8B)
- *Enterocele*: descida do intestino delgado para dentro da abóboda vaginal (Figura 33.8C)
- *Prolapso uterino*: descida do útero para dentro da vagina (Figura 33.9)
- *Prolapso da abóboda*: a parte superior da vagina desce depois da histerectomia.

O prolapso dos órgãos pélvicos aumenta com a idade. Anualmente, mais de 330.000 operações são realizadas para corrigir esses problemas (Blandon, Bharucha, Melton *et al.*, 2009). Até 60% dessas clientes têm história pregressa de cirurgia ginecológica.

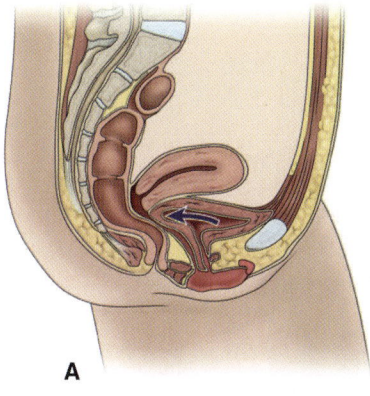 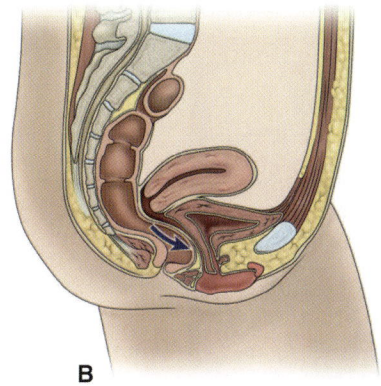 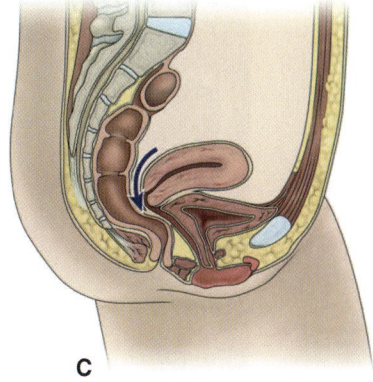

**Figura 33.8** Ilustração esquemática dos três tipos mais comuns de relaxamento do assoalho pélvico: (**A**) cistocele; (**B**) retocele; e (**C**) enterocele. As *setas* assinalam as áreas com protrusão máxima.

## Fatores de risco

O aumento da pressão no abdome ou no assoalho pélvico causado por gravidez ou obesidade pode enfraquecer os ligamentos do assoalho pélvico. A lesão direta do músculo levantador do ânus ou o estiramento dos nervos pudendos durante o parto reduz a elasticidade dos músculos do assoalho pélvico (Storey, Aston, Price *et al.*, 2009). As mulheres que tiveram mais de um parto vaginal estão mais sujeitas a desenvolver prolapso, aumentando o risco a cada parto vaginal subsequente. O estrogênio ajuda a manter a estrutura pélvica; por essa razão, as mulheres que já entraram na menopausa estão mais sujeitas a ter prolapsos devidos à insuficiência de estrogênio. As fumantes também têm risco mais alto de desenvolver prolapsos; embora o mecanismo exato seja desconhecido, isso parece ser atribuído aos afeitos do estilo de vida associado ao tabagismo (Miedel, Tegerstedt, Maehle-Schmidt *et al.*, 2009). Na verdade, atividades ocupacionais ou recreativas (inclusive levantadoras de peso, corredoras ou saltadoras) também estão associadas a prevalência mais baixa de prolapso (Miedel *et al.*, 2009). Isso está relacionado com o efeito fortalecedor dos exercícios nesses músculos pélvicos e abdominais, o que impede o deslocamento dos órgãos pélvicos.

Independentemente da idade, o esforço para evacuar imposto pela constipação intestinal e o aumento da pressão intra-abdominal causado pela tosse também são fatores de risco para prolapso.

## Manifestações clínicas e avaliação

Muitas clientes com prolapso uterino ou vesical são assintomáticas, enquanto outras podem buscar atendimento de um profissional de saúde porque perceberam um "abaulamento" na região vaginal. Também pode haver dor lombar sem história de traumatismo. Incontinência urinária é uma queixa comum quando o prolapso vesical acompanha-se de aumento da pressão pélvica. As mulheres comumente se queixam de ITU quando, na verdade, é o prolapso que causa seus sintomas. Algumas clientes também podem referir dificuldade de evacuar e, em muitos casos, precisam aplicar pressão na área perineal ou vaginal para facilitar a eliminação das fezes. O prolapso pode causar esvaziamento retal incompleto.

## Manejo clínico e de enfermagem

O tratamento depende da gravidade dos sintomas e do grau de prolapso. O estado geral de saúde e o nível de atividade da cliente também são importantes quando se considera a possibilidade de tratamento cirúrgico. Os testes urodinâmicos avaliam a função vesical. A eletromiografia (EMG) define o tipo e a gravidade da incontinência, mas também avalia o enchimento vesical e a capacidade de armazenar e eliminar urina (McGovern, 2009). Nos casos de prolapso brando, a primeira opção de tratamento é usar um **pessário**. Os pessários são dispositivos removíveis feitos de silicone, látex, plástico ou borracha, que são introduzidos na vagina para proporcionar suporte. Existem vários estilos disponíveis (Figura 33.10).

A reabilitação do assoalho pélvico, ou treinamento da musculatura do assoalho pélvico (TMAP), é uma opção não cirúrgica para clientes que estão motivadas a praticar exer-

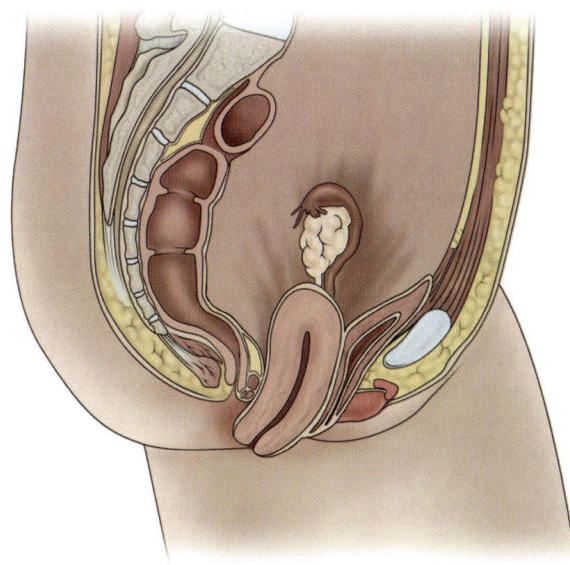

**Figura 33.9** Prolapso completo do útero pelo introito vaginal.

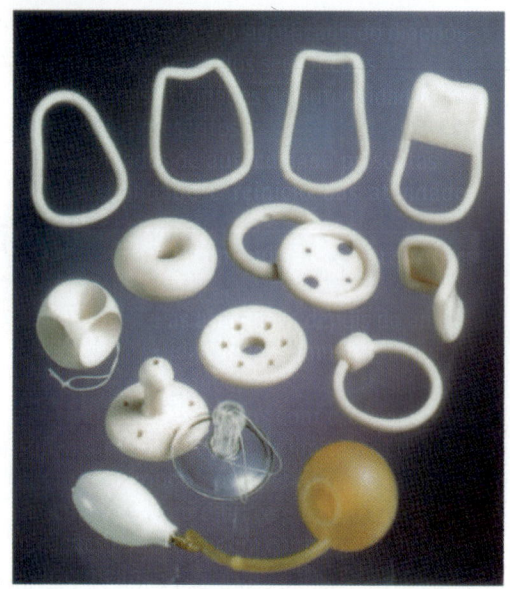 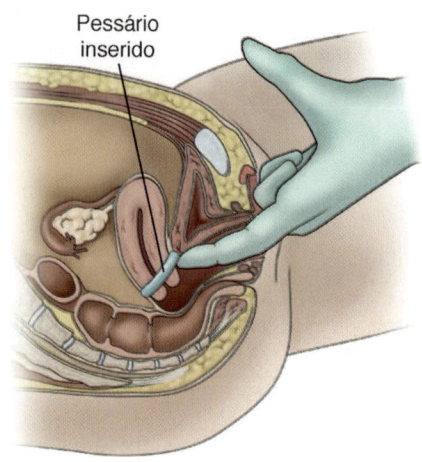

Figura 33.10 Exemplos de pessários. (**A**) Existem pessários com vários formatos e tamanhos. (**B**) Inserção de um tipo de pessário.

cícios regularmente. Os **exercícios de Kegel** são um tipo de TMAP (Boxe 33.9). Fisioterapeutas ou uroginecologistas especialmente treinados em TMAP ensinam à cliente os exercícios que aumentam a força dos músculos do assoalho pélvico. Os programas de *biofeedback* enfatizam exercícios assistidos do assoalho pélvico utilizando um estimulador elétrico funcional (EEF), sendo praticados para ajudar as clientes a contrair os músculos pélvicos apropriados. As enfermeiras podem fazer treinamento em TMAP e conseguem ensinar eficazmente suas clientes quanto ao uso apropriado do equipamento de EEF.

A cirurgia pélvica reconstrutiva depende do impacto dos sintomas na vida diária das clientes. A fixação sacroespinal, também conhecida como reparo anteroposterior, utiliza os ligamentos circundantes para apertar e fixar a musculatura frouxa aos ossos da pelve.

As enfermeiras são importantes no processo de ensinar as clientes. As orientações para perder peso, parar de fumar e evitar levantar pesos significativos possibilitam que as clientes implementem o autocuidado. A colocação, a remoção e a limpeza apropriadas dos pessários ajudam a cliente a evitar infecções vaginais. As enfermeiras podem conversar sobre medidas adequadas para evitar esforços desnecessários e constipação intestinal. As orientações antecipadas relativas aos procedimentos ou às cirurgias ajudam a atenuar a ansiedade da cliente quanto ao processo cirúrgico.

As enfermeiras que fornecem informações às clientes com prolapso dos órgãos pélvicos ajudam a capacitar essas mulheres a assumirem um papel ativo no processo de decisão relativa ao autocuidado (Richardson, Hagen, Glazener *et al.*, 2009).

## Fístulas

Fístula é uma comunicação tortuosa anormal entre dois órgãos internos ou entre um órgão oco interno e o exterior do corpo. A Figura 33.11 ilustra alguns tipos de fístula vaginal. As fístulas retovaginais são comunicações anormais que se formam entre a vagina e o reto, possibilitando que fezes e gases extravasem para dentro da vagina, causando incontinência fecal. Essas fístulas podem ser simples ou complexas. As fístulas vesicovaginais ocorrem entre a bexiga e a vagina e causam incontinência urinária. Essas fístulas podem ser causadas por anomalias congênitas, traumatismo do parto ou de intervenções cirúrgicas, radioterapia, doença de Crohn, doenças diverticulares ou neoplasias do reto ou da vagina. Infecções puerperais também podem causar fístulas em consequência de lacerações de terceiro e quarto graus, ou de degeneração dos tecidos. Essa condição causa desconforto e tem implicações sociais.

### Manifestações clínicas e avaliação

Dependendo do tipo de fístula, os sintomas podem variar. Quando são causadas por complicações obstétricas ou cirúrgicas, as fístulas podem não ser detectadas imediatamente e passar

---

**BOXE 33.9 Orientações à cliente.**

**Como praticar os exercícios de Kegel (musculatura pélvica)**

*Finalidades*: fortalecer e manter o tônus do músculo pubococcígeo, que sustenta os órgãos pélvicos; reduzir ou evitar incontinência de esforço e prolapso uterino; aumentar a sensibilidade durante as relações sexuais; e acelerar a cicatrização pós-parto.

1. Tome consciência da função dos músculos pélvicos "ativando" os músculos perivaginais e o esfíncter anal como se fosse reter a urina ou a evacuação, mas sem contrair os músculos do abdome, das nádegas ou das superfícies internas das coxas
2. Mantenha a contração dos músculos por até 10 segundos e, em seguida, faça no mínimo 10 segundos de relaxamento
3. Pratique esses exercícios 30 a 80 vezes/dia

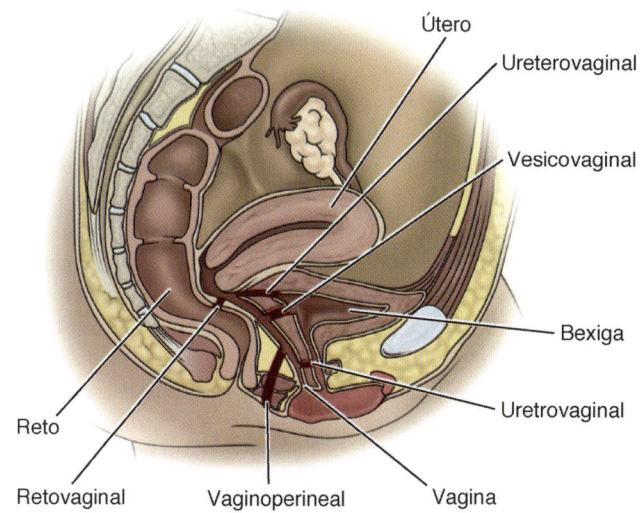

**Figura 33.11** Localizações comuns das fístulas vaginais: *vesicovaginal*, bexiga e vagina; *uretrovaginal*, uretra e vagina; *vaginoperineal*, vagina e região perineal; *ureterovaginal*, ureter e vagina; *retovaginal*, reto e vagina.

despercebidas por até 30 dias depois da lesão inicial. Incontinência urinária ou fecal é a razão principal que leva as mulheres a buscar a avaliação de um profissional de saúde. A eliminação de matéria fecal pela vagina causa secreção fétida e pode ser confundida com infecção vaginal. A definição precisa da época em que começou, da duração e da localização do problema, bem como dos sintomas que a cliente apresenta, é importante para ajudar a localizar a anormalidade estrutural. O exame físico da área genital ajuda a detectar as estruturas afetadas. A fístula pode ser palpada ao toque retal ou vaginal. Sigmoidoscopia, colonoscopia, radiografias contrastadas do intestino delgado, cistoscopia ou pielografia intravenosa ajudam a estabelecer o diagnóstico definitivo.

## Manejo clínico e de enfermagem

Quando a fístula é causada por doença de Crohn ou doença diverticular, o tratamento tem como objetivo controlar o problema primário, devendo ser realizado por um gastrenterologista.

Reparo cirúrgico é a única opção quando a fístula não cicatriza espontaneamente. O índice de recidiva das fístulas é alto, apesar do tratamento cirúrgico. As enfermeiras desempenham um papel importante quando ajudam a cliente a entender a importância da limpeza e da higiene e a conhecer os sinais e sintomas de infecção recidivante ou insucesso da cirurgia de reparação da fístula. Banhos de assentos e trocas regulares das compressas perineais ajudam a evitar infecção. É importante que a enfermeira examine a pele da cliente para detectar quaisquer sinais de eritema ou degeneração.

## Doenças benignas

### Cistos ovarianos

Os ovários produzem estrogênio, progesterona e quantidades pequenas de testosterona necessárias à função reprodutiva feminina e também à formação dos oócitos ou óvulos. Os folículos são estruturas existentes dentro dos ovários, que contém um único óvulo ou oócito. Uma vez por mês, o crescimento dos folículos é estimulado pelo FSH. Depois da ovulação (liberação do óvulo), o folículo de Graaf que abrigava o óvulo transforma-se no corpo lúteo. Essa estrutura transforma-se e regride quando a menstruação começa. Os ovários são locais comuns de formação de cistos, em consequência da influência hormonal no desenvolvimento do **folículo de Graaf** e do corpo lúteo subsequente. Quando essa sequência de transições hormonais não ocorre, a mulher pode desenvolver um cisto. Qualquer folículo de Graaf com mais de 2 cm de diâmetro é classificado como cisto. Os cistos ovarianos são subdivididos em funcionais ou não funcionais. Estatisticamente, as mulheres com menos de 50 anos têm mais tendência a desenvolver cistos benignos, enquanto as clientes com mais de 50 anos estão mais sujeitas a ter cistos malignos.

### Tipos

Os cistos funcionais também são conhecidos como *cistos simples* em razão do seu aspecto à ultrassonografia.

Esses cistos rompem e sangram, o que, ocasionalmente, pode causar dor. Essa condição é autolimitada. A dor que ocorre durante a ovulação – conhecida como **mittelschmerz** (dor do meio do ciclo menstrual, em alemão) – também causa dor ovariana unilateral e, em geral, é atenuada pelo tratamento sintomático com AINE vendidos sem prescrição. Os folículos ovarianos que se rompem durante a ovulação liberam líquido, causam dor e podem ser detectados à ultrassonografia. Em geral, dois terços dos cistos de corpo lúteo rompem entre o 20º e o 26º dia do ciclo menstrual (Bottomley e Bourne, 2009).

Os cistos não funcionais (ou endometrioma) também são conhecidos como "cistos de chocolate" em razão do seu aspecto ultrassonográfico típico. Esses cistos de cor marrom desenvolvem-se em consequência do tecido endometrial desprendido, que formou uma massa cística no ovário. Os cistos dermoides também não são funcionais, são formados por células embrionárias e contêm pelos, dentes, osso e unhas. Estatisticamente, esses tipos de cisto quase sempre são benignos, mas cerca de 3 a 5% são malignos (Levine, De Los Santos, Fleming et al., 2010).

Os cistos dermoides não funcionais são diagnosticados quando as clientes fazem ultrassonografia depois de ter falhado um ciclo menstrual e apresentar testes falso-positivos para gravidez.

Os ovários com cistos múltiplos formados por ciclos anovulatórios crônicos são conhecidos como *policísticos*. A síndrome do ovário policístico (SOPC) é a doença endócrina que mais comumente acomete mulheres em idade reprodutiva (DuRant e Leslie, 2007). Essa síndrome é um distúrbio complexo evidenciado por excesso de androgênio, resistência à insulina e um desequilíbrio entre as taxas de secreção do hormônio luteinizante (LH) e do FSH, causando **anovulação** (ou falha de ovulação). O excesso de androgênio somado aos níveis desproporcionais de LH e FSH e à redução das globulinas de ligação dos hormônios sexuais (GLHS) causa os ciclos anovulatórios. Essa oscilação dos níveis normais dos hormônios causa resistência à insulina em razão da influência da produção de hormônios hipofisários. As mulheres com

SOPC estão mais sujeitas a desenvolver diabetes tipo 2, acne, câncer de endométrio, hiperlipidemia, obesidade, hirsutismo e infertilidade.

## Manifestações clínicas e avaliação

As clientes que têm rupturas de cistos funcionais queixam-se de dor de início súbito em um dos lados da região abdominal baixa. Também pode haver náuseas e vômitos. Nos casos típicos, a dor é agravada por movimentos. O quadro clínico típico da SOPC consiste em história de ciclos menstruais irregulares (ciclos com mais de 35 dias ou menos de 8 menstruações por ano). As características do sangramento são fluxo profuso com cólicas abdominais acentuadas, algumas vezes com coágulos volumosos. A cliente pode apresentar hirsutismo facial e torácico (ou entre as mamas) e demonstrar acne branda a grave. Algumas mulheres têm calvície (ou alopecia) com padrão masculino. Cinquenta por cento das mulheres com SOPC têm obesidade central (Bartoszek, 2009). A **acantose *nigricans*** caracteriza-se por hiperpigmentação da pele ao redor do pescoço, que também pode ser percebida nas axilas, na virilha ou nas superfícies dorsais das mãos; além disso, a cliente pode ter muitos apêndices cutâneos ao redor do pescoço, sob os braços e as mamas ou na virilha.

A ultrassonografia pélvica demonstra ovários edemaciados e grandes com folículos (Bottomley *et al.*, 2009). As clientes com dor unilateral no quadrante inferior direito devem ser avaliadas quanto à possibilidade de apendicite.

## Manejo clínico e de enfermagem

Os cistos funcionais são autolimitados e, em geral, melhoram com o uso de AINE vendidos sem prescrição, inclusive ibuprofeno ou naproxeno. Quando o diagnóstico de cistos ovarianos é estabelecido, e dependendo do tamanho das lesões, o médico pode prescrever anticoncepcionais orais combinados ou acetato de medroxiprogesterona para suprimir os níveis altos de FSH. Isso reduz a incidência de formação dos folículos ovarianos, limita ou impede o aumento das dimensões de quaisquer cistos preexistentes e bloqueia a formação futura de outros cistos. Os anticoncepcionais orais combinados não são usados para tratar cistos ovarianos funcionais preexistentes com mais de 5 a 8 cm (American Congress of Obstetricians and Gynecologists [ACOG], 2010). Quando a dor persiste por mais de 48 h, pode-se realizar uma laparoscopia exploradora para excluir a existência de torção do ovário (mais comum no lado direito).

As clientes com SOPC precisam fazer exames laboratoriais detalhados e uma ultrassonografia vaginal para excluir outros fatores etiológicos. Os exames laboratoriais incluem dosagens de FSH, LH, gonadotropina coriônica humana beta (β-hCG), GLHS, testosterona livre e prolactina; perfil lipídico; dosagens dos hormônios tireoides; e glicemia em jejum. O teste de tolerância à glicose ajuda a avaliar se há intolerância à glicose. A razão LH:FSH das mulheres com SOPC geralmente é maior que 2:1 ou 3:1, mas uma razão normal não exclui essa possibilidade diagnóstica.

É importante que a avaliação laboratorial não seja realizada enquanto a cliente estiver usando anticoncepcionais orais, porque isso altera a precisão dos resultados e atrasa a confirmação do diagnóstico.

O tratamento da SOPC é voltado para a reversão dos problemas principais (acne, infertilidade ou obesidade). Em vista da incidência alta de resistência à insulina nas mulheres com essa síndrome, as clientes devem fazer um programa regular de exercícios e ingerir dieta com pouca gordura. Se a cliente não conseguir perder peso ou ovular, apesar das alterações terapêuticas do estilo de vida, deve-se iniciar tratamento com metformina para ajudar a atenuar a resistência à insulina e possibilitar a ovulação espontânea. Metformina é um fármaco sensibilizador à insulina, que reduz os níveis de testosterona e estimula a ovulação quando os níveis hormonais estão equilibrados. Os efeitos colaterais mais comuns da metformina são náuseas transitórias e diarreia (Ruby, 2008). O aumento lento e progressivo das doses de metformina e a administração dos comprimidos durante a refeição ajudam a atenuar esses efeitos colaterais e facilitam a adesão da cliente ao tratamento. Trinta por cento das mulheres com SOPC desenvolvem diabetes tipo 2 depois de 2 a 3 anos (Bartoszek, 2009). O método contraceptivo usado durante o tratamento com metformina deve ser escolhido em comum acordo com a cliente, porque o tratamento pode recuperar a fertilidade. As clientes com SOPC devem ser avaliadas por um especialista em endocrinologista da reprodução.

O anticoncepcional oral (ACO) ajuda as clientes com SOPC a regular os ciclos menstruais e reduzem o fluxo menstrual e as cólicas associadas às menstruações profusas. Além disso, o ACO aumenta a produção da globulina ligadora de hormônio sexual, que aumenta a ligação à testosterona livre. Isso melhora a acne, o hirsutismo e a alopecia. As mulheres que não apresentam ciclos menstruais regulares estão mais sujeitas a desenvolver câncer de endométrio devido à exposição prolongada ao estrogênio e à proliferação excessiva do revestimento endometrial; por essa razão, pode ser necessário fazer uma biopsia de endométrio se a cliente ficar sem menstruar por 1 ano (Bartoszek, 2009).

Espironolactona é um fármaco anti-hipertensivo que produz efeitos antiandrogênios e é benéfico para as mulheres com hirsutismo. Como esse diurético conserva potássio, as clientes com SOPC devem dosar periodicamente os níveis de eletrólitos, principalmente potássio. Existem dois anticoncepcionais orais que contêm *drospirenona*, uma progesterona de última geração que produz os mesmos efeitos antiandrogênicos que a espironolactona.

As enfermeiras podem ajudar as clientes a perder peso e seguir o programa de exercícios, bem como aderir ao tratamento prescrito. É importante ajudar as clientes a entender as implicações dessa doença na qualidade de vida e na fertilidade. As enfermeiras desempenham um papel importante quando oferecem apoio às clientes com essa doença e reconhecem quando elas precisam ser encaminhadas a um nutricionista ou necessitam de apoio psicológico.

## Miomas

Os liomiomas (ou miomas) são proliferações benignas comuns do útero (Figura 33.12). A prevalência aproximada pode ser de 70 a 80%, ou duas em cada três mulheres (Jolley, 2009). As mulheres afro-americanas têm incidência nove vezes maior de miomas uterinos (Pansky, Cowan, Frank *et al.*,

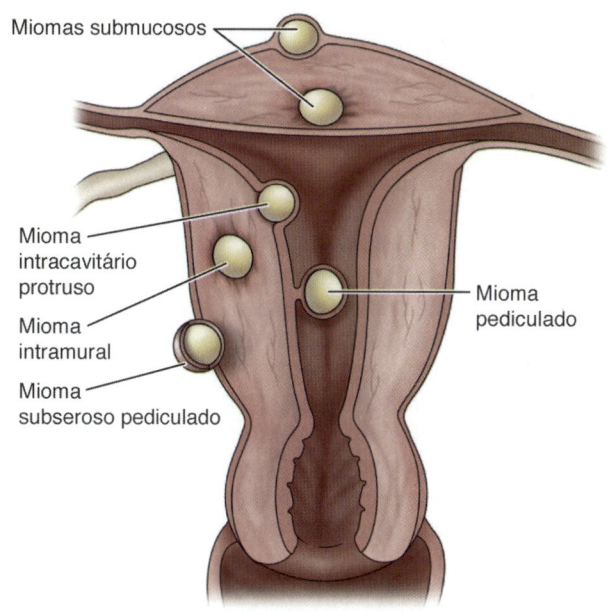

Figura 33.12 Miomas. Os miomas que se projetam para a cavidade uterina são conhecidos como intracavitários.

2009). As clientes com miomas uterinos têm índices mais altos de afastamento do trabalho em consequência do sangramento menstrual profuso e prolongado (Lerner, Mirza, Chang et al., 2008). Cerca de 50% dessas mulheres precisam ser tratadas cirurgicamente. Os sinais e sintomas dependem em grande parte do tamanho e do número de miomas. A incidência aumenta à medida que a mulher envelhece. O Boxe 33.10 descreve os tipos de miomas uterinos.

## Manifestações clínicas e avaliação

A maioria das mulheres com miomas é assintomática até que o tumor tenha crescido e esteja comprimindo outros órgãos. Os miomas podem causar sangramento uterino volumoso, dispareunia, dor pélvica incapacitante, sensação de pressão no reto e infertilidade. O diagnóstico é confirmado por ultrassonografia ou exame pélvico bimanual. Em geral, o útero está aumentado pelo mioma.

É importante excluir a possibilidade de gravidez quando as mulheres apresentam esses sinais e sintomas.

### BOXE 33.10 Tipos de mioma uterino.

- Os miomas subserosos estão localizados sob a camada mais externa do útero e crescem na direção da cavidade pélvica
- Os miomas intramurais crescem dentro da parede da musculatura uterina e são os mais comuns
- Os miomas subserosos pediculados proliferam na camada situada imediatamente abaixo da superfície interna do útero e avançam para dentro da cavidade uterina
- Os miomas pediculados originam-se da superfície interna ou externa da musculatura uterina e projetam-se para a cavidade livre.

## Manejo clínico

Existem vários tratamentos para o mioma. Apenas um utiliza agonistas do GnRH (p. ex., leuprolida) para reduzir as dimensões do mioma por meio da supressão eficaz da produção dos hormônios que sustentam a lesão. Histerectomia é outra opção (ver descrição nas páginas subsequentes deste capítulo). Para as clientes com mioma que desejam preservar a fertilidade, a opção é **miomectomia**. Esse procedimento cirúrgico consiste em remover o mioma preservando o útero. A miomectomia pode ser realizada por via laparoscópica ou por histeroscopia (inspeção da cavidade uterina por laparoscopia).

A embolização da artéria uterina (EAU) é um procedimento minimamente invasivo que utiliza partículas de gelatina ou plástico que são injetadas dentro das artérias uterinas para obstruir a irrigação sanguínea do mioma. Em seguida, o mioma regride com o tempo. Esse tipo de procedimento é realizado apenas nas mulheres que não desejam mais engravidar. A aplicação de energia ultrassônica de alta frequência dirigida por ressonância magnética utiliza ultrassom de alta intensidade (que aumenta a temperatura local) para destruir as células do mioma. Cerca de 40% das mulheres submetidas à EAU desenvolvem síndrome pós-embolização: febre, dor e leucocitose devidas à degeneração do mioma. Essa reação ao tratamento é normal, mas as clientes precisam ser monitoradas para detectar agravação dos sintomas.

## Manejo de enfermagem

As clientes ficam muito ansiosas quando têm o diagnóstico de mioma. As enfermeiras podem tranquilizá-las quanto à natureza benigna dos miomas e aos efeitos colaterais potenciais dos fármacos e dos procedimentos cirúrgicos. O uso dos agonistas do GnRH causa menopausa transitória e sintomas vasomotores associados à menopausa. A cliente pode ter ruborização, distúrbio do sono e ressecamento vaginal em consequência da perda da ação do estrogênio. Esses sintomas desaparecem quando o tratamento é interrompido. Em vista do risco elevado de sangramento associado a qualquer miomectomia ou procedimento cirúrgico, a cliente deve interromper o uso de ácido acetilsalicílico ou quaisquer fármacos que o contenham cerca de 3 a 4 semanas antes de submeter-se ao procedimento. O tratamento rigoroso da dor é recomendado porque há acentuação das cólicas causadas pelo infarto do mioma. A dor pode ser controlada adequadamente quando as enfermeiras instruem a cliente sobre como usar bombas de analgesia controlada pelo paciente (ACP) e a tomar regularmente AINE e antieméticos (Bradley, 2009). As clientes não estão enfrentando apenas uma perda física, mas também a perda psicológica da fertilidade; por essa razão, as enfermeiras precisam abordar essas questões e, se necessário, oferecer encaminhamento para terapia.

## Endometriose

A endometriose é uma doença ginecológica benigna progressiva que acomete mulheres em idade reprodutiva e causa inflamação crônica com formação de aderências. A doença regride depois da menopausa. Cerca de 10% das mulheres têm endometriose e até 80% delas referem dor pélvica crônica (Mao e

Anastasi, 2010). Essa doença pode ser incapacitante e crônica. A endometriose afeta as relações sexuais e também o bem-estar físico, social e psicológico das mulheres.

## Fisiopatologia

A endometriose caracteriza-se por tecidos semelhantes ao endométrio, que proliferam fora da cavidade uterina e causam dor pélvica persistente e retrações fibróticas que provocam infertilidade. A fisiopatologia da doença é praticamente desconhecida, mas existem algumas teorias propostas (Mao e Anastasi, 2010). A doença parece ser causada pelo fluxo retrógrado de tecidos endometriais durante as menstruações por meio das tubas uterinas; esses tecidos chegam à cavidade peritoneal, onde se implantam e formam adesões na região da pelve, da bexiga e dos intestinos. Os tecidos endometriais peritoneais são influenciados pelas alterações hormonais do ciclo menstrual e, consequentemente, desprendem-se e sangram; nos casos típicos, os sintomas dessas clientes pioram durante a menstruação.

## Manifestações clínicas e avaliação

Dor pélvica crônica é a queixa mais comum das clientes com endometriose (Mousa, Bedaiwy e Casper, 2007). Dor lombar baixa, dispareunia, disúria, **disquezia** (dificuldade em evacuar), dismenorreia e menorragia estão entre as queixas comuns. A gravidade da dor associada à endometriose não se correlaciona necessariamente ao estágio da doença. Os sintomas vesicais e intestinais cíclicos da endometriose são semelhantes aos da síndrome do colo irritável (SCI) ou da cistite intersticial (CI), dificultando a diferenciação com essas duas doenças.

A história de saúde detalhada com descrição dos sintomas da cliente com relação ao seu ciclo menstrual ajuda o médico a determinar um padrão. Ao exame físico, qualquer indício de hipersensibilidade nas tubas uterinas, nos ovários ou no útero ao toque bimanual deve ser investigado mais detalhadamente. A anormalidade detectada mais comumente é hipersensibilidade à palpação do fórnix vaginal posterior, mas o diagnóstico definitivo não pode ser firmado sem exames diagnósticos complementares. A ultrassonografia transvaginal examina a cavidade uterina e o endométrio para detectar quaisquer aderências. Esse exame não consegue detectar lesões menores; consequentemente, o diagnóstico pode não ser estabelecido.

## Manejo clínico e de enfermagem

A primeira opção de tratamento para endometriose consiste em administrar AINE para controlar a dor e anticoncepcional oral (ACO) para tratar a doença. Entretanto, existem poucas evidências de que os ACO sejam eficazes, tendo em vista que foram realizados poucos estudos randomizados (Brankin e Cackovic, 2010). Os hormônios combinados dos ACO suprimem a ovulação e a proliferação dos implantes endometriais e, desse modo, reduzem a inflamação e a dor. Os agonistas do GnRH (inclusive leuprolida), os agentes androgênios (p. ex., danazol) e os fármacos antiprogestogênicos (gestrinone) são considerados como segundas opções terapêuticas (Mao e Anastasi, 2010). Todos esses fármacos suprimem a ovulação e a proliferação do endométrio e reduzem ou impedem a menstruação, reduzindo, assim, as chances de ocorrer fluxo retrógrado para a cavidade pélvica (Mao e Anastasi, 2010). Embora os agonistas do GnRH causem incidência mais alta de queixas como ondas de calor, ressecamento vaginal e outros sintomas vasomotores associados à menopausa, não existem diferenças entre os resultados obtido com esses fármacos e com os ACO. Esses sintomas regridem quando o tratamento com GnRH é interrompido.

Estudos demonstraram que o uso ininterrupto dos anticoncepcionais reduz significativamente a dor, sendo considerado um tratamento eficaz para mulheres com endometriose sintomática (Brankin e Cackovic, 2010).

A intervenção cirúrgica é considerada a última opção de tratamento. Laparoscopia exploradora com dissolução das aderências é considerada o padrão de referência do tratamento cirúrgico e reduz temporariamente a dor e o sangramento associados à endometriose, embora 40 a 60% das mulheres tenham recidivas dentro de 2 anos depois da operação (Mao e Anastasi, 2010). A histerectomia abdominal total ainda é o tratamento definitivo para as mulheres que não pretendem mais engravidar (Mousa et al., 2007). As mulheres que conservam seus ovários têm chances 30% maiores de ter recidivas dos sintomas dentro de 4 anos depois da cirurgia (Shakiba, Bena, McGill et al., 2008).

Os tratamentos alternativos e complementares são úteis às mulheres com endometriose e devem fazer parte do plano de cuidados dessas clientes. Em razão dos problemas relativos à perda de fertilidade associada a essa doença, o controle do estresse deve ser incluído. A ioga pode ajudar a reduzir o estresse, além de aumentar a força da musculatura central e abdominal, ajudando as clientes a ter recuperação mais rápida depois do tratamento cirúrgico. Fisioterapeutas especialmente treinados podem ajudar a aliviar e tratar os sintomas associados à dor pélvica crônica. A massagem libera endorfinas, que podem atenuar a dor associada à endometriose (Kaatz, Solari-Twadell, Cameron et al., 2010).

A orientação das mulheres com endometriose e seus familiares e uma rede de apoio ajudam essas clientes a entender o impacto significativo dessa doença na qualidade de vida e na saúde física e psicológica das mulheres. Muitas clientes buscaram opiniões de vários médicos quanto ao tratamento da endometriose (Brankin e Cackovic, 2010) e muitas tiveram experiências negativas; por essa razão, é fundamental estabelecer uma relação de confiança entre a cliente e o profissional de saúde. Para assegurar melhores resultados para as clientes, é necessário um esforço colaborativo de todos os membros da equipe de saúde, inclusive enfermeira, médico, farmacêutico, especialista em tratamento da dor e assistente social.

## Doenças malignas

### Câncer do colo do útero

No Brasil o câncer do colo do útero representa o terceiro tumor mais frequente na população feminina e a quarta causa de morte de mulheres por câncer. Atualmente, segundo o Instituto Nacional de Câncer, 44% dos casos são de lesão precursora do câncer, chamada *in situ* (localizada). Mulheres diagnosticadas precocemente, se tratadas adequadamente, têm praticamente 100% de chance de cura. A incidência e a mortalidade do câncer do colo do útero diminuíram drasticamente ao longo dos últimos 50 anos em consequência da elaboração, da aceitação subsequente e da utilização do teste de Papanicolaou (esfregaço de Pap).

O tipo mais comum de câncer do colo do útero é o carcinoma de células escamosas (CCE), que representa cerca de 80% de todos os casos de câncer do colo do útero. Quando investigavam os fatores que desencadeavam as alterações dos tecidos cervicais que levavam ao câncer, cientistas implicaram o papilomavírus humano (HPV). Depois da infecção por determinados tipos de HPV, o câncer do colo do útero progride lentamente para carcinoma cervical invasivo ao longo de muitos anos (Rogers e Cantu, 2009). Existem mais de 100 tipos de HPV, mas alguns têm potencial oncogênico e comprovadamente causam anormalidades na cérvice. As mulheres são assintomáticas, a menos que desenvolvam verrugas genitais ou **condilomas**. No mínimo 50% das mulheres sexualmente ativas estão infectadas por HPV quando alcançam a idade de 50 anos (CDC, 2010). A infecção por HPV durante os primeiros anos de vida geralmente é erradicada espontaneamente ou é suprimida a níveis indetectáveis.

## Triagem e prevenção

O esfregaço de Pap é um recurso de triagem usado para detectar quaisquer anormalidades da cérvice (Tabela 33.5). Nos últimos anos, pesquisadores desenvolveram a citologia de base líquida para melhorar a adequação das amostras, que se tornam mais esclarecedoras que os espécimes tradicionais em lâmina de vidro (ACOG Practice Bulletin, dezembro de 2008).[2]

Os testes de Pap são a medida profilática mais eficaz para câncer invasivo da cérvice uterina (Tracy et al., 2010).

**Tabela 33.5** Diretrizes do rastreamento do câncer do colo do útero no Brasil | Exame de Papanicolaou.

| População de clientes | Frequência |
|---|---|
| Idades entre 25 a 64 anos | A cada 3 anos, se dois resultados do teste de Pap forem negativos com um intervalo de 1 ano |
| Idade de 65 anos ou mais | Desnecessária se não houver resultados anormais nos testes de Pap nos últimos 10 anos |
| Clientes que fizeram histerectomia por outras razões, exceto câncer | Desnecessária depois da histerectomia |
| Clientes com fatores de risco aumentado: HIV, exposição ao dietilestilbestrol, ou neoplasia intraepitelial cervical (NIC) 2 ou 3 | Logo após o início da atividade sexual, com periodicidade anual após dois exames normais consecutivos realizados com intervalo semestral |

Ministério da Saúde, 2014.

---

[2]N.R.T.: O método de rastreamento do câncer do colo do útero no Brasil é o exame citopatológico (exame de Papanicolaou), que deve ser oferecido às mulheres na faixa etária de 25 a 64 anos e que já tiveram atividade sexual.

## Fatores de risco

As mulheres lésbicas correm risco mais alto de desenvolver câncer do colo do útero por desinformação, falta de conhecimento e de adesão à triagem citológica. Muitas referem experiências negativas com profissionais de saúde e, por isso, não buscam rotineiramente cuidados preventivos (Tracy et al., 2010). O Boxe 33.11 cita outros fatores de risco do câncer cervical.

## Manifestações clínicas e avaliação

A triagem rotineira do câncer do colo do útero aumenta as chances de que esse tumor seja diagnosticado em um estágio mais precoce. A doença avançada evidencia-se por sangramento vaginal irregular, dor e sensação de pressão na região pélvica. A secreção vaginal fétida é causada pela necrose dos tecidos tumorais. Dispareunia e sensação de pressão no reto também são comuns à medida que o tumor cresce e dissemina, invadindo os tecidos adjacentes e causando outros sintomas. A conduta padronizada para as clientes com resultados anormais no teste de Pap é seguimento com **colposcopia** e biopsia dirigida. A colposcopia consiste no exame do colo do útero sob ampliação alta, depois da aplicação de uma solução de ácido acético para ajudar a diferenciar as células cervicais. As biopsias são realizadas nas áreas com padrões vasculares anormais visíveis.

Cerca de 50% das mulheres com câncer do colo do útero recém-diagnosticado têm doença no estágio 1 (Bansal, Herzog, Shaw, Burke et al., 2009). Vinte e oito por cento das mulheres com lesões intraepiteliais escamosas (LIEE) de baixo grau têm neoplasia intraepitelial cervical (NIC) 2 ou 3, que é uma lesão precursora do câncer do colo do útero (ACOG Practice Bulletin, dezembro de 2008). Os testes para HPV de alto risco nas mulheres com mais de 30 anos preveem se elas desenvolverão NIC 2 ou 3.

O diagnóstico tardio do câncer do colo do útero possibilita que a doença alcance um estágio mais avançado.

O estadiamento é o próximo passo depois da confirmação do diagnóstico de câncer do colo do útero invasivo. O estadiamento é realizado com uma escala de 0 a IVB. O estágio 0 é conhecido como carcinoma in situ (CIS). O estágio IVB é compatível com metástases a distância. O tratamento depende do tipo de carcinoma e da extensão da doença. À medida que o tamanho do tumor aumenta, o mesmo acontece com o risco de que o tratamento seja ineficaz. A ultrassonografia pélvica é um método não invasivo e fácil de avaliar qualquer patologia do colo do útero, em vista de sua capacidade de demonstrar as dimensões e a localização de uma massa cervical (Shenavi, 2008). Radiografias do tórax

### BOXE 33.11 Fatores de risco do câncer do colo do útero.

- Relações sexuais com homens não circuncidados
- Idade precoce na primeira relação sexual
- Parceiros sexuais múltiplos
- Multiparidade
- Doenças sexualmente transmissíveis
- Tabagismo
- Exposição ao papilomavírus humano

e exames de imagem (TC ou RM) do abdome/pelve são realizados para excluir a existência de metástases em outros órgãos do corpo.

## Manejo clínico

Os esfregaços de Pap anormais com lesões intraepiteliais escamosas de baixo ou alto grau (LIEBG ou LIEAG) são seguidos de colposcopia com biopsia da cérvice. Depois da confirmação do diagnóstico, deve-se realizar conização ou biopsia cuneiforme da cérvice. Outros procedimentos que podem ser realizados para tratar LIEBG ou LIEAG (lesões precursoras do câncer de cérvice) são conização a bisturi convencional e excisão eletrocirúrgica por alça. Esses procedimentos removem fragmentos cuneiformes dos segmentos altos do canal cervical com tecidos circundantes suficientes para garantir margens livres. Essa ressecção é realizada com bisturi cirúrgico, laser ou eletrocautério. Depois desses procedimentos, o prognóstico é excelente. Isoladamente, a conização cervical é apropriada para as mulheres que desejam preservar a função reprodutiva (Wright, Nathavithrana, Lewin et al., 2010). O câncer do colo do útero invasivo é raro na faixa etária menor que 20 anos, mas foi associado ao aumento comprovado do risco de nascimento prematuro entre as mulheres que foram submetidas aos procedimentos cervicais excisionais para displasia antes de engravidar.

As clientes com diagnóstico de doença no estágio IB ou IIA devem fazer histerectomia radical: ressecção do útero e do terço superior da vagina, inclusive cérvice, embora com preservação dos ovários. Exames dos linfonodos pélvicos bilaterais também devem ser realizados. A radioterapia pélvica ou a quimioterapia pode ser recomendada em seguida, dependendo das dimensões e da extensão do tumor. O estágio IIB está associado a risco elevado de recidiva. Estudos demonstraram que a quimioterapia neoadjuvante foi eficaz para reduzir o tamanho do tumor e aumentar o índice de sobrevivência quando foi realizada antes da histerectomia radical (Goksedef, Kunos, Belinson et al., 2009).

## Manejo de enfermagem

As enfermeiras que atuam em vários contextos de prática têm oportunidades de orientar as mulheres quanto à importância da triagem do câncer do colo do útero. O programa nacional de controle do câncer do colo uterino orienta a adoção de estratégias para estruturação da rede assistencial, estabelecimento de um sistema de informações para o monitoramento das ações (Sistema de Informações do Câncer do Colo do Útero – SISCOLO) e dos mecanismos para mobilização e captação de mulheres. A orientação dos pais e das mulheres jovens quanto à vacinação contra HPV é importante, quando se considera que a imunização tem de 94 a 98% de efetividade para evitar lesões de NIC causada por esses vírus (Rogers e Cantu, 2009).

Se uma mulher submeter-se a um procedimento de biopsia do colo do útero, é importante orientá-la quanto à importância de fazer repouso pélvico, ficar atenta e relatar ao seu médico se tiver febre, sangramento abundante, dor pélvica ou secreção vaginal fétida. A enfermeira deve assegurar que a cliente tenha o número do telefone do seu médico ou do hospital local, caso tenha algum desses sintomas depois do procedimento.

## Câncer de útero

O câncer de endométrio ou útero é o câncer do sistema genital feminino relatado com mais frequência, representando cerca de 6% de todas as neoplasias malignas do sistema genital diagnosticadas nos EUA. O índice de sobrevivência é de 96% quando a doença está localizada. Em geral, esse câncer é diagnosticado em estágios precoces, e os prognósticos mais favoráveis foram associados ao tratamento cirúrgico. Esse tipo de câncer raramente é diagnosticado antes da idade de 40 anos (ACS, 2010).

A maioria dos cânceres endometriais é classificada como endometrioide. As lesões não endometrioides são menos frequentes, mas incluem tumores serosos, de células claras e carcinossarcomas. Os cânceres não endometrioides são mais agressivos e a taxa de mortalidade é mais alta (Holland, 2008).

A exposição ao estrogênio sem progestógeno causa hiperplasia endometrial, ou proliferação excessiva do revestimento uterino. Em geral, a hiperplasia simples regride espontaneamente, mas a hiperplasia complexa e a hiperplasia atípica têm mais tendência a progredir para câncer (Epplien, Reed, Voigh et al., 2008). As clientes podem ser tratadas com progesterona, antes de considerar a histerectomia cirúrgica.

### Fatores de risco

O Boxe 33.12 relaciona os fatores de risco. As enfermeiras devem recomendar que as clientes com câncer colorretal sem polipose hereditária (Boxe 33.13) ou que têm risco alto comecem a realizar triagem anual com biopsias endometriais e ultrassonografia transvaginal a partir da idade de 25 anos (Sorosky, 2008).

### Manifestações clínicas e avaliação

Sangramento vaginal anormal é a queixa inicial mais comum das mulheres com câncer endometrial; 90% das clientes referem sangramento vaginal anormal como queixa principal (Abraham, Allegra, Gulley et al., 2009). As mulheres que já estão na menopausa também podem queixar-se de sangramento vaginal muito tempo depois da cessação das menstruações. Sangramento vaginal inexplicável ou irregularidade do ciclo menstrual devem ser avaliados por um profissional de saúde.

---

**BOXE 33.12 — Fatores de risco do câncer endometrial.**

- Exposição a estrogênio sem progestógeno
- Menarca em idade precoce (< 12) ou menopausa tardia (> 50)
- Nuliparidade
- Síndrome do ovário policístico (SOPC)
- Tratamento com tamoxifeno
- Obesidade
- Diabetes
- Radioterapia da pelve no passado
- História pessoal ou familiar de câncer de mama, útero, ovário ou intestino grosso
- História pregressa de hiperplasia atípica

> **BOXE 33.13 Síndrome de câncer colorretal não polipose hereditária (CCNPH).**
>
> A síndrome de CCNPH aumenta o risco de mulheres desenvolverem cânceres de ovário, cólon, endométrio, rim, bexiga, cérebro e estômago
>
> Trata-se de uma síndrome hereditária de suscetibilidade a câncer que ocorre em aproximadamente 5% de todos os cânceres.
>
> Uma mulher corre maior risco de CCNPH se tiver três ou mais parentes de primeiro grau com câncer de cólon ou endométrio, com pelo menos dois deles tendo sido diagnosticados aos 50 anos ou antes.
>
> Existe teste genético para CCNPH, que é recomendado para as pessoas de risco.

No passado, o diagnóstico era baseado na histopatologia dos espécimes obtidos por dilatação e curetagem (D&C); contudo, a biopsia de endométrio é o método preferido porque é um procedimento simples realizado no consultório do médico e não requer anestesia. Quando a biopsia não é conclusiva ou sugere câncer de endométrio, a D&C é o procedimento padronizado. Biopsia dirigida por histeroscopia é uma alternativa realizada por meio da inserção de um endoscópio pela cérvice e diretamente no útero, possibilitando o exame completo do endométrio. A ultrassonografia transvaginal pode ser realizada para medir a espessura do endométrio. Espessura maior que 16 mm indica exame histopatológico anormal; nas mulheres que já estão na menopausa, espessura maior que 5 mm é considerada anormal (Sorosky, 2008).

## Manejo clínico

Depois do diagnóstico confirmado, o tratamento tradicional consiste em histerectomia abdominal total com salpingo-ooforectomia bilateral (remoção das tubas uterinas e dos ovários). Atualmente, existe controvérsia quanto à utilidade da dissecção dos linfonodos pélvicos (Goonatillake, Khong e Hoskin, 2009). O tipo de histerectomia tem pouco impacto no prognóstico, embora alguns acreditem que a histerectomia tradicional (aberta) seja ideal porque possibilita examinar o peritônio, quando comparada com a histerectomia vaginal por laparoscopia, na qual o peritônio não é bem visualizado (Wright, Fiorelli, Kansler et al., 2009). A histerectomia vaginal laparoscópica reduz a morbidade das mulheres com obesidade mórbida ou que têm outras comorbidades associadas (Holland, 2008). O estadiamento cirúrgico é o método mais preciso para determinar se há metástases nos tecidos e nos órgãos adjacentes e consiste em realizar lavados do abdome e da pelve e examinar os linfonodos periaórticos.

A doença no estágio I pode ser curada apenas com ressecção cirúrgica, porque é considerada de baixo risco e o tumor está limitado ao útero (Diavolitsis et al., 2009). Os cânceres do estágio I (mulheres com risco alto) e os tumores do estágio II precisam ser tratados com radioterapia adjuvante pós-operatória, porque a doença tem acometimento linfático, está localizada fora do útero ou se caracteriza por tipos de células de alto risco (células papilares ou claras). A radioterapia suprime a capacidade de proliferação das células e reduz o crescimento das células tumorais. A braquiterapia vaginal consiste em colocar um dispositivo contendo material radioativo selado dentro da vagina depois do procedimento cirúrgico, retirando-o depois de 3 a 4 dias. Essa técnica é preferível à radiação com feixe externo (EBR), porque causa menos efeitos colaterais. Os implantes liberam doses baixas ou altas de radiação diretamente no tumor. A braquiterapia reduz a incidência de recidivas regionais (Diavolitsis et al., 2009). Durante esse período, a cliente deve permanecer em repouso rigoroso durante todo o tratamento. As clientes devem ficar em quartos individuais. Uma câmera fixada na parede do quarto possibilita monitorar a cliente e, ao mesmo tempo, reduz a exposição dos profissionais de saúde à radiação. O chumbo absorve mais radiação que qualquer outro material; por essa razão, um avental de chumbo deve ser utilizado para administrar fármacos, trocar frascos de solução IV ou entregar as bandejas com refeições.

As clientes recebem dieta líquida sem resíduos ou poucos resíduos para evitar a formação de fezes. Emolientes fecais e fármacos para reduzir a peristalse também são administrados. As enfermeiras devem portar crachás de filme ou dosímetros para medir o nível de exposição à radiação.

A doença do estágio II (clientes com alto risco) e do estágio III deve ser tratada com radioterapia e quimioterapia. As mulheres que não fizeram radioterapia tinham chances 48% maiores de morrer em consequência dos seus tumores (Wright et al., 2009). Os fatores de alto risco são estágio IC ou adenocarcinoma pouco diferenciado, carcinoma de células claras e carcinoma seroso papilar.

## Manejo de enfermagem

As intervenções preventivas principais da enfermagem são orientar as mulheres com fatores de risco aumentado e conversar sobre medidas para reduzir esses fatores. Controlar a obesidade e o diabetes são duas intervenções para reduzir o risco de desenvolver câncer endometrial.

As enfermeiras podem ressaltar a importância de avaliar qualquer sangramento vaginal anormal. O uso de anticoncepcionais em uma idade precoce também confere alguma proteção contra esse tipo de câncer.

As enfermeiras que cuidam de clientes que fazem braquiterapia precisam adotar precauções para evitar exposição ocupacional aos materiais radioativos. Tempo, distância e proteção constituem as regras de proteção para evitar exposição desnecessária. Pinças de cabos longos e um recipiente de chumbo devem ser mantidos no quarto da cliente depois da colocação do material radioativo em seu corpo. É fundamental que os profissionais de saúde nunca peguem o material radioativo com as próprias mãos, caso ele seja eliminado pela vagina da cliente. A equipe de segurança de radiação da instituição deve ser notificada se isso ocorrer. As clientes também devem ser avisadas quanto aos efeitos colaterais da radioterapia, inclusive enterite pós-radiação, náuseas, perda do apetite, irritação da bexiga, menopausa precoce, ressecamento vaginal e perda do interesse por relações sexuais (Lippincott Williams & Wilkins, 2008). Veja mais detalhes sobre radioterapia no Capítulo 6.

## Câncer de ovário

O câncer de ovário é conhecido como um tumor que "sussurra", porque suas manifestações clínicas não são evidentes até que a doença tenha invadido as estruturas adjacentes e cause sintomas. Em razão da agressividade desse câncer, o coeficiente de letalidade é alto. O índice de sobrevivência em 5 anos é previsível quando o câncer é diagnosticado em um estágio precoce, mas apenas 20% das mulheres com cânceres de ovário são diagnosticadas precocemente (ACS, 2010). Oitenta e cinco por cento das mulheres são diagnosticadas depois da idade de 50 anos; 15% têm mutações genéticas; 10% têm mutações do *BRCA1* e *BRCA2*; e 5% têm fatores de risco para CCSPH (Tate, 2009). Veja outros fatores de risco no Boxe 33.14. Estudos demonstraram que o uso de anticoncepcionais orais reduz em 50% o risco de desenvolver câncer de ovário, com efeitos protetores de longa duração (Tate, 2009). A contracepção hormonal causa anovulação reversível e, desse modo, reduz os ciclos ovarianos cumulativos ao longo da vida da mulher. A duração mais longa do uso de anticoncepcionais orais reduz o risco de desenvolver câncer de ovário em 20% a cada 5 anos de tratamento (Grimbizis e Tarlatzis, 2010).

Os cânceres de ovário originam-se do revestimento de células epiteliais. As células ovarianas malignas espalham-se do implante ovariano para as superfícies da cavidade peritoneal. Em seguida, essas células neoplásicas transformam-se em epitélio superficial ovariano (Martin, 2007).

### Manifestações clínicas e avaliação

Os sinais e sintomas do câncer de ovário são sutis e começam com distensão abdominal persistente, saciedade precoce ou alteração dos padrões de micção ou evacuação. Nos casos típicos, as mulheres queixam-se de aumento do peso limitado à região abdominal. Em vista da proximidade direta entre os ovários e os intestinos, as clientes geralmente se queixam de sintomas gastrintestinais (GI); consequentemente, esse câncer está associado a um índice elevado de erros diagnósticos. Muitas mulheres são tratadas como se tivessem vários outros distúrbios, inclusive SCI, doença do refluxo gastresofágico (DRGE), menopausa ou infecção do trato urinário (ITU) (Tate, 2009). Ascite (acumulação de líquido na cavidade peritoneal) é um sinal tardio e o prognóstico é desfavorável nesses casos (Bohenkamp, LeBaron e Yoder, 2007).

Nenhum exame de triagem é confiável para detectar esse tipo de câncer. O tratamento é dificultado pelo diagnóstico tardio, quando a doença já invadiu os tecidos peritoneais e as estruturas adjacentes.

O exame bimanual detecta cerca de um terço das massas ovarianas. A ultrassonografia pélvica e a determinação do nível sanguíneo do CA125 (um marcador tumoral) são os primeiros exames diagnósticos realizados como investigação de uma massa ovariana. Quando esses exames sugerem um tumor, a cliente deve fazer TC do abdome e da pelve. Essas clientes sempre devem ser referenciadas a um ginecologista oncológico para tratamento da doença.

### Manejo clínico

O estadiamento cirúrgico determina o grau histológico e o volume do tumor, possibilitando a seleção das modalidades terapêuticas e determinando o prognóstico com base no tipo de tumor (Tabela 33.6). Durante a cirurgia, os tecidos suspeitos são retirados e enviados ao laboratório para exame imediato (procedimento conhecido como *exame a fresco*). Se o resultado for positivo, o cirurgião realiza então uma cirurgia de citorredução extensiva (ou **cirurgia redutora**) para conseguir margens histológicas livres. Isso inclui histerectomia abdominal total (HAT) com salpingo-ooforectomia bilateral (SOB); ressecção do omento; lavagem peritoneal; e colectomia parcial se houver qualquer grau de acometimento do intestino grosso (Bohnenkamp *et al.*, 2007).

Os tumores do estágio 1A ou 1B são classificados como baixo risco e suscetíveis a tratamento, quando os tumores moderadamente ou bem diferenciados estão confinados ao ovário. A inexistência de tumor nas superfícies externas, a ausência de ascite e os lavados peritoneais negativos também são sinais prognósticos favoráveis. O estágio 1A ou 1B com tumores pouco diferenciados, implantes tumorais detectáveis na superfície externa do ovário, violação da cápsula ovariana e lavados peritoneais positivos são considerados sinais de risco elevado e prognóstico desfavorável. As clientes com tumores nos estágios III e IV devem ser tratadas com poliquimioterapia depois do estadiamento cirúrgico para determinar a sensibilidade das células tumorais a determinados agentes quimioterápicos.

A quimioterapia erradica qualquer tumor residual e ajuda a controlar possíveis implantes metastáticos. Os tumores avançados são tratados inicialmente com quimioterapia para reduzir as dimensões; em seguida, as clientes fazem citorredução cirúrgica para remover a maior parte possível do tumor (Tate, 2009). A quimioterapia preferida consiste em platina e paclitaxel.

---

**BOXE 33.14 Fatores de risco do câncer de ovário.**

- Idade acima de 40 anos ou pós-menopausa
- Nuliparidade
- Ascendência norte-americana ou do norte da Europa
- História pregressa de câncer de mama, intestino grosso ou endométrio
- Obesidade (IMC > 30)
- Uso de fármacos para aumentar a fertilidade
- Uso prolongado de tratamento de reposição hormonal
- Predisposição genética; história familiar positiva de câncer de ovário

---

**Tabela 33.6** Estágios do câncer de ovário.

| Estágio | Descrição |
| --- | --- |
| Estágio 1 | Tumor confinado ao ovário |
| Estágio 2 | Acometimento de um ou dois ovários com disseminação pélvica |
| Estágio 3 | Acometimento de um ou dois ovários + metástases peritoneais e/ou invasão dos linfonodos |
| Estágio 4 | Metástases a distância além da cavidade peritoneal, inclusive fígado |

Setenta e cinco por cento das clientes respondem ao tratamento inicial, mas o índice de recidiva é de 85% e a sobrevida média é de 3 anos depois do tratamento com platina. A carboplatina e o paclitaxel são considerados os fármacos preferidos para tratar câncer de ovário (Bettman, 2009). Recentemente, a carboplatina foi substituída pela cisplatina em razão da possibilidade de ser administrada ambulatorialmente e causar menos efeitos tóxicos. As clientes fazem dois ou três ciclos para avaliar sua resposta e os efeitos tóxicos antes de dar continuidade ao tratamento. A carboplatina combinada com gencitabina assegura índices de resposta mais altos, com sobrevida média mais prolongada sem a doença (Martin, 2007). As clientes com tumores platina-resistentes devem receber um único agente quimioterápico. O CA125 é um marcador sensível de recidiva da doença.

## Manejo de enfermagem

Educação e apoio começam antes do tratamento cirúrgico e continuam até a alta (Bohenkam et al., 2007). O cuidado deve ser individualizado com base nas condições físicas e psicológicas da cliente, no estágio da doença e no plano de tratamento. As clientes precisam receber orientações antecipadas sobre infecções pós-operatórias, controle da dor e efeitos colaterais potenciais da quimioterapia. No período pós-operatório, as clientes devem ser monitoradas quanto a ocorrência de sinais e sintomas de infecção, **íleo paralítico/adnâmico**, trombose venosa profunda (TVP), embolia pulmonar (EP) e sangramento. Para reduzir a incidência de TVP e atelectasias, a cliente deve ser estimulada a andar e fazer espirometria de incentivo a intervalos regulares.

O apoio emocional é extremamente importante à medida que a cliente recupera-se da cirurgia e precisa enfrentar o diagnóstico de câncer. Os efeitos colaterais da quimioterapia devem ser discutidos com as clientes e as pessoas que fazem parte do seu sistema de apoio. Queda dos cabelos, problemas nutricionais, neuropatias, náuseas e vômitos e alterações da autoimagem devem ser discutidos regularmente com a cliente durante a avaliação pré-operatória, discussões que devem ser mantidas durante o tratamento (Bohenkamp et al., 2007). Veja detalhes sobre tratamento do câncer no Capítulo 6.

## Câncer de vulva

O câncer de vulva é raro, com incidência anual de apenas 2,2 casos por 100.000 habitantes (Lanneau, Argenta, Lanneau et al., 2009). Entretanto, a incidência desse tipo de câncer tem aumentado lentamente desde 1973, aumento que parece ser atribuível à relação com a infecção por HPV. Existem evidências crescentes de aumento dos casos de neoplasia intraepitelial vulvar associada ao HPV, mas a doença oferece índices elevados de cura depois da ressecção cirúrgica com radioterapia. As mulheres com diagnóstico de câncer de vulva geralmente têm entre 70 e 80 anos. A maioria dessas mulheres (cerca de 80 a 90%) é diagnosticada em estágios iniciais (I ou II) (Likes, 2009).

A maioria (90%) dos cânceres vulvares é de CCE, que podem ser superficiais, mas invasivos. A neoplasia intraepitelial vulvar (NIV) é mais complexa, invade os tecidos profundos e é classificada como distúrbio pré-neoplásico associado aos tipos 16, 18, 31 e 33 do HPV. As mulheres com diagnóstico de carcinoma vulvar *in situ* geralmente têm menos de 65 anos, mas seu risco de câncer invasivo da vulva é maior (Lanneau et al., 2009). As mulheres que foram tratadas para condiloma, HPV ou com citologia cervical anormal e as clientes tabagistas ou com muitos parceiros sexuais correm maior risco de desenvolver câncer de vulva.

## Manifestações clínicas e avaliação

Prurido ou ardência da genitália externa são os primeiros sinais e, em geral, são tratados pelas próprias clientes com corticoides vendidos sem prescrição ou cremes antipruriginosos. Apenas cerca de 50% das mulheres queixam-se de dispareunia, edema da vulva ou dor. Os indícios de doença avançada são lesões ulceradas sugestivas de câncer (Likes, 2009). As lesões ulceradas ocorrem na região da vulva, mas se estendem para as áreas perianais e retais e, na maioria dos casos, ocorrem nas regiões que não têm pelos. Biopsia com *punch* Keyes ou biopsia convencional é o padrão de referência para diagnosticar câncer de vulva.

## Manejo clínico

A colposcopia vulvar pode ser realizada, mas a excisão ampla da área afetada ou a vulvectomia (ressecção da vulva) com exame dos linfonodos para assegurar margens livres depende das dimensões, da profundidade e da distribuição das lesões. Por essa razão, a preservação do clitóris pode ou não ocorrer (McClurg e Hagen, 2009). Uma alternativa ao tratamento cirúrgico das lesões em estágio inicial é aplicar imiquimode, que é um quimioterápico modificador da resposta imune de uso tópico com propriedades antivirais e antitumorais, geralmente usado para tratar verrugas genitais externas. O uso desse fármaco para tratar lesões iniciais do câncer de vulva não foi aprovado pela FDA e é considerado indicação *off-label* – não incluída na bula (Likes, 2009). Dependendo da extensão da vulvectomia, também pode ser necessário fazer quimioterapia e radioterapia. Existe uma relação estatisticamente significativa entre a extensão da cirurgia reconstrutora e o prognóstico da doença, porque a cirurgia reconstrutora local tem prognóstico mais favorável com redução expressiva do índice de recidivas.

## Manejo de enfermagem

As clientes estão mais vulneráveis a desenvolver infecções, dependendo da amplitude e da extensão da área cirurgiada. No período pós-operatório, é fundamental monitorar as clientes para infecções das feridas, febre, secreção e dor. Evitar contaminação cruzada dos líquidos corporais (p. ex., urina ou fezes) ajuda a reduzir as infecções. Os cuidados com o cateter de Foley e o exame da pele são importantes para detectar qualquer foco potencial de acesso dos agentes infecciosos.

Também é importante avaliar a cliente quanto à ocorrência de TVP e EP causadas pelo repouso prolongado necessário no pós-operatório para evitar tensão das suturas cirúrgicas e facilitar a cicatrização. Além da espirometria de incentivo a intervalos regulares, as alterações frequentes da posição no leito, o uso de meias compressivas e a aplicação de botas de compressão pneumática intermitente ajudam a evitar a ocorrência de TVP e EP.

As clientes submetidas à vulvectomia podem sofrer distorções da imagem corporal em consequência da ressecção cirúrgica. Em consequência da lesão da inervação delicada da região vulvar, as mulheres podem ter redução da sensibilidade com limitação da capacidade de ter relações sexuais prazerosas e disfunção do assoalho pélvico. Uma conversa com o cirurgião acerca da extensão da operação ajuda a enfermeira a responder a quaisquer perguntas que a cliente possa fazer no período pós-operatório. O envolvimento do parceiro e de um assistente social ou profissional da área de saúde mental pode ajudar as clientes e seus companheiros a entender o que devem esperar depois da alta hospitalar.

## Histerectomia

A ressecção cirúrgica dos órgãos reprodutivos femininos é realizada por várias razões: sangramento uterino disfuncional, tumores benignos ou malignos, prolapso dos órgãos pélvicos, dor pélvica, endometriose ou traumatismo. Nos EUA, a histerectomia é a operação não obstétrica de grande porte realizada com mais frequência. Anualmente, são realizadas mais de 600.000 histerectomias (Forsgren, Lundholm, Johansson et al., 2009). A maioria dessas operações é realizada para tratar distúrbios uterinos benignos que afetem a qualidade de vida (QV) das mulheres com doenças uterinas ou distúrbio menstrual.

A histerectomia consiste na ressecção cirúrgica do útero e das tubas uterinas; contudo, a conservação dos ovários e da cérvice pode ser considerada, dependendo da idade da cliente e da razão da operação. A ooforectomia bilateral está associada à redução dos riscos de desenvolver cânceres de mama e ovário, mas a um aumento global do risco de mortalidade, doença coronariana fatal ou não fatal e câncer de pulmão (Parker, Broder, Chang et al., 2009). Cinquenta por cento das mulheres que fazem histerectomia entre as idades de 40 e 44 anos têm os dois ovários retirados durante a cirurgia. Essa porcentagem aumenta para 78% na faixa etária de 45 a 64 anos. A ressecção cirúrgica dos ovários provoca cessação imediata da produção de estrogênio e androgênios, o que causa menopausa cirúrgica. A preservação da cérvice é uma tendência recente, embora atualmente não existam evidências a favor da melhoria da função sexual ou da redução da incidência de incontinência urinária (Falcone e Walters, 2008). Essa cirurgia é conhecida como **histerectomia subtotal** ou **supracervical**. É importante que as mulheres saibam que tiveram sua cérvice retirada, porque as clientes que continuam com a cérvice também precisam fazer exames anuais de Papanicolaou como triagem do câncer do colo do útero.

### Tipos

A histerectomia abdominal total (HAT) é o tipo realizado mais comumente, seguido da histerectomia vaginal total (HVT), que utiliza uma abordagem vaginal para remover os órgãos reprodutivos. A HVT causa menos sangramento, recuperação mais rápida, internações hospitalares mais curtas, menos infecções e menos dor que a abordagem abdominal, que requer incisões da musculatura abdominal. A HVT e a histerectomia vaginal videolaparoscópica (HVVL) podem ser realizadas em centros cirúrgicos de internação por um dia, enquanto a HAT e as histerectomias radicais requerem maior tempo de internação. O uso das abordagens laparoscópica e histeroscópica (inspeção da cavidade uterina por endoscopia) também é uma alternativa possível, mas depende da habilidade e da experiência do cirurgião com os equipamentos. As HVVL são tecnicamente mais difíceis de realizar que as HVT (Julian, 2008). As histerectomias radicais realizadas para tratar doenças malignas consistem na ressecção completa de todos os órgãos reprodutivos, inclusive margens dos tecidos adjacentes, terço superior da vagina e amostras dos linfonodos pélvicos. Atualmente, o número de histerectomias realizadas em geral é menor, em razão do desenvolvimento e da aplicação da ablação endometrial, dos DIU com progestógenos e da EAU. O tipo de histerectomia determina o desenvolvimento de fístulas causadas pela lesão do intestino ou da bexiga durante a cirurgia (Forsgren et al., 2009).

### Manejo de enfermagem

Todas as mulheres histerectomizadas são clientes cirúrgicas e, consequentemente, devem ser tratadas como qualquer outra cliente submetida a um procedimento cirúrgico. As preocupações principais de enfermagem são controle da dor; complicações pós-operatórias, inclusive TVP, EP, infecções das feridas e ITU; e recuperação da função intestinal. A enfermeira deve avaliar os sons respiratórios da cliente e estimular a prática da espirometria de incentivo a intervalos regulares. Além disso, a enfermeira deve monitorar a normalização da função intestinal, porque essas mulheres podem desenvolver íleo paralítico causado pela manipulação do intestino delgado durante a cirurgia e pelos efeitos da anestesia e analgesia na peristalse.

Estimular as clientes a deambular com auxílio logo que os efeitos da anestesia geral tenham regredido ajuda a melhorar a circulação e evitar a formação de trombos. Muitas clientes submetidas à histerectomia também precisam lidar com a perda da fertilidade e, possivelmente, com o diagnóstico de um câncer. A enfermeira deve possibilitar que as clientes expressem suas preocupações e seus sentimentos e deve realizar o encaminhamento necessário ao profissional de saúde mental.

O planejamento da alta deve incluir repouso pélvico por 4 a 6 semanas e orientação da cliente quanto aos cuidados com a ferida e sinais e sintomas de infecção. As clientes têm permissão para tomar banho de chuveiro e devem ser estimuladas a reiniciar gradativamente suas atividades habituais, de acordo com as recomendações do cirurgião. As mulheres que fizeram HAT geralmente não têm autorização para dirigir por 4 a 6 semanas e devem evitar atividades como levantar pesos significativos, empurrar ou puxar (p. ex., usar um aspirador para limpar a casa), até que seu cirurgião permita que elas voltem a realizar essas atividades. É normal que as mulheres histerectomizadas tenham alguma secreção vaginal. As clientes que fazem HAT normalmente têm algum sangramento vaginal por até 1 semana depois da cirurgia; as que fazem HVT e HVVL podem ter alguma secreção vaginal mucossanguinolenta por várias semanas depois da cirurgia. Qualquer secreção vaginal fétida, dor incomum ou febre deve ser notificada imediatamente ao cirurgião. Se houver evidências de edema unilateral dos membros inferiores, dispneia ou qualquer secreção ou eritema ao redor das incisões, as clientes devem entrar em contato com seus médicos.

## Cuidados de saúde para transgêneros

### Desigualdades no cuidado à saúde

Atualmente, há conscientização crescente dos clientes **transgêneros** e da sua dificuldade de acesso aos cuidados de saúde. Em sua maior parte, essa população de clientes sofre estigmatização social e tem riscos mais altos de exposição ao HIV, violência interpessoal e suicídio (Dutton, Koenig e Fennie, 2008).[3]

Muitos desses clientes compram hormônios pela internet ou de fontes não confiáveis. Se forem hospitalizados, podem ficar ansiosos de que não tenham acesso aos hormônios. Esses clientes são comumente discriminados pelos profissionais de saúde que não têm conhecimento ou treinamento, ou que têm preconceitos pessoais. O nível de ansiedade do cliente pode aumentar e ele pode ser visto como um "caso difícil". Os indivíduos que precisaram recorrer à prostituição para sobreviver, ou que foram repetidamente discriminados ao longo de toda a sua vida, podem adotar comportamentos negativos nas épocas de crise. Esses comportamentos desaparecem quando os profissionais de saúde estabelecem uma relação de confiança. Os profissionais de saúde devem ser culturalmente competentes para atenderem clientes transgêneros.

### Manejo de enfermagem

É importante que as enfermeiras sejam culturalmente diversas em todos os contextos de prática. As enfermeiras precisam compreender as necessidades específicas dos clientes transgêneros e demonstrar aceitação e mais sensibilidade, mantendo uma atitude imparcial enquanto prestam cuidados aos seus clientes. É igualmente importante que as enfermeiras eduquem outros membros da equipe de saúde, que podem não ter experiência com essa população, de modo a evitar qualquer prejuízo ao atendimento dos clientes em razão de preconceito.

Em razão do atendimento historicamente ruim da população transgênero pelos profissionais de saúde, muitos buscam cuidados de saúde apenas quando têm alguma emergência e quando problemas de saúde rotineiros agravaram e transformaram-se em uma condição grave. É vital que as enfermeiras tratem o cliente (não seu gênero) e aceitem e estimulem o envolvimento do companheiro, de outras pessoas significativas e de qualquer outro que seja considerado familiar ao ciente. Além disso, as enfermeiras devem estar familiarizadas com as normas específicas de cada instituição quanto aos parentes não sanguíneos como parentes mais próximos do cliente.

As enfermeiras encontram-se em posição singular para estabelecer uma relação de confiança com esses clientes. É importante usar termos neutros quanto ao gênero e perguntar ao cliente como ele prefere ser chamado (Williamson, 2010). Outras intervenções importantes para essa população de clientes são:

- Avaliar se o cliente tem comportamentos de alto risco, inclusive uso de drogas IV, prostituição ou uso de hormônios comprados pela internet, nas ruas ou com amigos
- Oferecer ajuda aos clientes **FTM (homem trans)** com seus atilhos para comprimir as mamas (se elas usarem) depois do banho, ou ajudar os clientes **MTF (mulher trans)** a colocar seus sutiãs acolchoados e suas roupas íntimas
- Oferecer apoio e tranquilização aos clientes que precisem fazer exames invasivos (p. ex., exame das mamas ou da pelve), porque os transgêneros enfrentam muitos conflitos emocionais entre seu corpo real e o modo como percebem seu próprio corpo. O exame ginecológico é considerado física e mentalmente traumático para transgêneros femininos (Trotsenburg, 2010).

As histerectomias são procedimentos ginecológicos realizados rotineiramente para tratar problemas clínicos e cirúrgicos específicos, conforme foi mencionado neste capítulo. Para ser considerada candidata à histerectomia cirúrgica, a cliente deve passar por um exame ginecológico. Contudo, quase todas as clientes transgêneros submetidas a essa cirurgia são nulíparas ou nunca tiveram penetração vaginal. O exame ginecológico é considerado física e mentalmente traumático para mulheres que se tornaram homens (FTM) (Trotsenburg, 2010). Se a cliente usar testosterona, ocorre atrofia vaginal significativa. Se um transgênero (MTF) estiver usando estrogênio, ocorre atrofia do pênis e do escroto. O toque retal também é obrigatório para todos os transgêneros masculinos com mais de 50 anos, porque ainda têm próstatas. Toda FTM que não fez histerectomia (ou fez histerectomia supracervical) também deve continuar a fazer triagem rotineira para câncer do colo do útero.

---

[3] N.R.T.: No Brasil é direito dos transgêneros de se submeterem a cirurgia de transgenitalização pelo Sistema Único de Saúde (SUS). Cabe à Secretaria de Atenção à Saúde adotar as providências necessárias à plena estruturação e implantação do processo de transgenitalização no SUS, definindo os critérios mínimos para o funcionamento, o monitoramento e a avaliação dos serviços.

## Revisão do capítulo

### Exercícios de avaliação crítica

1. Uma mulher de 60 anos tem história familiar irrelevante de câncer de mama, inclusive duas tias, ambas com diagnóstico da doença depois da menopausa. A cliente gostaria de fazer um teste para identificar mutações nos genes *BRCA*. Como você poderia abordar esse pedido? Quais são as implicações dos testes genéticos? O que você precisaria saber sobre a história da cliente para determinar a conveniência desse teste?

2. Uma mulher de 72 anos com comorbidades de obesidade e diabetes reside sozinha e tem uma internação programada para fazer mastectomia radical para tratar câncer de mama invasivo. Descreva os cuidados pós-operatórios dessa cliente, inclusive planejamento da alta. Como você poderia modificar os cuidados prestados se a cliente apresentasse déficit auditivo grave? Quais seriam as alterações que você faria se a cliente não tiver aderido ao tratamento clínico pregresso? Quais são os recursos apropriados disponíveis a essa cliente?

3. Ao comparecer a uma unidade de saúde para fazer a vacinação antiripal anual, uma mulher de 48 anos com história de câncer de mama e mastectomia no passado refere que tem sentido desconforto abdominal difuso, distensão do abdome, flatulência e aumento da circunferência abdominal nos últimos 6 meses. A próxima consulta com o profissional de saúde será realizada dentro de 6 meses. Que outras informações seriam importantes nesse caso? Quais recomendações adicionais de acompanhamento e cuidados de saúde você poderia fazer?

4. Uma mulher de 50 anos tem programada uma histerectomia total para tratar um mioma. A cliente relata que espera ter sintomas intensos de menopausa, porque sua mãe e sua avó tiveram sintomas intensos. A cliente pergunta a você sobre fármacos e fitoterápicos que possam evitar ou atenuar os sintomas da menopausa, sem aumentar seu risco de ter câncer de mama ou doença cardíaca. Qual é a força das evidências disponíveis sobre esses fármacos (inclusive estrogênio) e fitoterápicos para atenuar os sintomas da menopausa? Quais critérios você usaria para determinar a força dessas evidências?

## Questões objetivas

1. Uma cliente está preocupada com a possibilidade de ter câncer de mama. A enfermeira reconhece qual das seguintes opções como fatores de risco importantes para desenvolver esse tipo de câncer?
    A. Ter um parente de primeiro grau que desenvolveu câncer de mama
    B. Ser do sexo feminino e ter idade avançada
    C. Ter começado a menstruar antes da idade de 12 anos e nunca ter engravidado
    D. Tabagismo e obesidade

2. Uma cliente pergunta à enfermeira quando ela deve fazer triagem para câncer de mama. Com base nas recomendações de triagem do câncer de mama, qual seria a melhor resposta da enfermeira?
    A. Triagem anual com mamografia a partir da idade de 40 anos; exame clínico da mama a cada 3 anos a partir da idade de 20 anos e anualmente a partir da idade de 40 anos; e autoexame das mamas
    B. Triagem anual com mamografia a partir da idade de 50 anos; exame clínico da mama anualmente a partir de 50 anos
    C. Triagem com mamografia a cada 2 anos a partir da idade de 50 anos; exame clínico da mama anualmente a partir da idade de 40 anos; autoexame das mamas mensalmente
    D. Triagem inicial com mamografia com 35 anos; triagem anual com mamografia a partir da idade de 40 anos; RM das mamas a cada 5 anos a partir da idade de 40 anos; exame clínico das mamas anualmente a partir da idade de 20 anos; autoexame mensal das mamas

3. Qual das seguintes clientes corre maior risco de desenvolver linfedema no pós-operatório?
    A. Mulher de 75 anos com foco único localizado de carcinoma ductal *in situ* confirmado por biopsia
    B. Mulher de 65 anos com cisto comprovadamente benigno
    C. Mulher de 50 anos com fibroadenoma confirmado por biopsia
    D. Mulher de 62 anos com carcinoma ductal invasivo confirmado por biopsia, linfonodos axilares palpáveis e aspiração por agulha fina positiva em um linfonodo

4. Uma cliente suspeita que possa ter SPM. A enfermeira deve perguntar à cliente se ela tem sintomas em qual das seguintes fases?
    A. Sintomas durante a fase lútea do ciclo menstrual
    B. Sintomas durante a fase folicular do ciclo menstrual
    C. Sintomas piores durante a menopausa
    D. Sintomas persistentes ao longo de todo o ciclo menstrual

5. O médico acabou de prescrever leuprolida a uma cliente para tratar endometriose. A enfermeira deve incluir qual dos seguintes efeitos colaterais em suas explicações à cliente sobre o uso desse fármaco?
    A. A cliente pode ter sangramentos de escape
    B. A cliente pode ter sintomas reversíveis de menopausa
    C. O fármaco diminuirá o tamanho do mioma
    D. A cliente precisará usar um método contraceptivo de segurança durante o tratamento com esse fármaco

## Bibliografia e leitura sugerida

A bibliografia e a leitura sugerida para este capítulo estão disponíveis no **GEN-IO:** http://gen-io.grupogen.com.br/gen-io/.

# CAPÍTULO 34

SUSANNE A. QUALLICH

# Manejo de Enfermagem | Distúrbios do Sistema Reprodutor Masculino

## Objetivos de estudo

**Após ler este capítulo, você será capaz de:**

1. Discutir as causas e o manejo da disfunção sexual masculina
2. Comparar as vantagens e as desvantagens dos diferentes tipos de prostatectomia
3. Aplicar a sistematização da assistência de enfermagem como base para o cuidado ao cliente submetido a prostatectomia
4. Descrever as várias condições que afetam o pênis, inclusive a fisiopatologia, as manifestações clínicas e o tratamento
5. Relatar as diversas condições que acometem os testículos, inclusive a fisiopatologia, as manifestações clínicas e o manejo.

Os distúrbios do sistema reprodutor masculino envolvem a genitália e, em algumas situações, afetam a sexualidade; por isso, o cliente pode se mostrar ansioso e constrangido. Os efeitos de trauma, doença crônica e incapacidade física sobre a função sexual podem ser profundos. A enfermeira precisa reconhecer a necessidade do cliente de privacidade, bem como sua necessidade de orientação.

## Distúrbios da função sexual masculina

### Disfunção erétil

A **disfunção erétil** (DE), também chamada de impotência, é a incapacidade de alcançar ou manter ereção suficiente para a atividade sexual satisfatória. Até 50% dos homens com 40 anos ou mais podem relatar alguma dificuldade na função erétil (Jimbo, 2008).

### Fisiopatologia

A fisiopatologia da ereção e ejaculação é complexa e envolve componentes do sistema nervoso simpático e parassimpático. A ereção implica liberação de óxido nítrico no corpo cavernoso durante a estimulação sexual, o que libera guanosina monofosfato cíclico (cGMP) e promove o relaxamento da musculatura lisa. Isso possibilita o fluxo de sangue no corpo cavernoso, resultando em ereção (Porth e Matfin, 2009).

A DE tem causas tanto psicogênicas quanto orgânicas. As causas psicogênicas são ansiedade, fadiga, depressão e preocupação com o desempenho sexual. As causas orgânicas incluem doença vascular oclusiva, doença endócrina (diabetes, hipogonadismo, hipertireoidismo e hipotireoidismo), cirrose, insuficiência renal crônica, causas pós-cirúrgicas (cirurgia retroperitoneal), distúrbios neurológicos (neuropatias, parkinsonismo, lesão da medula espinal e esclerose múltipla), trauma na área pélvica ou genital, álcool, medicamentos (Boxe 34.1) e uso abusivo de drogas.

### Manifestações clínicas e avaliação

O diagnóstico de DE requer a coleta da história sexual e clínica; análise dos sintomas apresentados; exame físico, inclusive exame neurológico; análise detalhada de todas as medicações, álcool e drogas usadas; e exames laboratoriais. Uma vez que a DE pode ocorrer secundariamente a inúmeros distúrbios e agentes farmacológicos, as enfermeiras são incentivadas a questionar a função erétil do cliente. Existem diversas ferramentas disponíveis para ajudar as enfermeiras a introduzir o tema de saúde

> **BOXE 34.1 Classes de medicamentos associados à disfunção erétil.**
>
> - Antiadrenérgicos e anti-hipertensivos
> - Anticolinérgicos e fenotiazinas
> - Agentes anticonvulsivantes
> - Antifúngicos
> - Medicamentos antiandrogênicos (tratamento de câncer da próstata)
> - Antipsicóticos
> - Antiespasmódicos
> - Ansiolíticos, sedativo-hipnóticos, tranquilizantes
> - Betabloqueadores
> - Bloqueadores do canal de cálcio
> - Inibidores da anidrase carbônica
> - Antagonistas $H_2$
> - Diuréticos tiazídicos
> - Antidepressivos tricíclicos

de agentes anti-hipertensivos e outros medicamentos. A terapia endócrina pode reverter a condição. Os clientes com DE decorrente de causas psicogênicas são encaminhados a um terapeuta sexual. Os clientes com DE secundária a causas orgânicas podem ser candidatos a implantes penianos.

sexual para os clientes. O Boxe 34.2 apresenta o modelo BETTER (Hordern, 2008; Katz, 2006). O homem pode relatar diminuição da frequência das ereções, incapacidade de alcançar uma ereção firme ou detumescência rápida (subsidência da ereção).

O teste da tumescência peniana noturna e o teste de Rigiscan® são opções disponíveis atualmente que avaliam a função erétil e ajudam a determinar se existe uma causa orgânica ou psicológica; esses exames são solicitados a critério do médico especialista. O fluxo sanguíneo arterial para o pênis pode ser medido por sonda doppler. A Figura 34.1 descreve a avaliação e o tratamento da DE.

## Manejo clínico

O tratamento pode ser conservador, cirúrgico ou ambos, dependendo da causa (Tabela 34.1). A terapia não cirúrgica inclui o tratamento de condições associadas, como diabetes, e ajuste

> **BOXE 34.2 Modelo BETTER de avaliação da sexualidade.**
>
> Introduza o assunto.
> Explique que está preocupado com as questões de qualidade de vida, inclusive sexualidade. Embora possa ser incapaz de responder a todas as questões, você quer deixar claro que os clientes podem falar sobre qualquer coisa que os preocupe.
> Diga aos clientes que vai encontrar os meios apropriados para abordar suas preocupações.
> Talvez agora não seja o momento apropriado, mas deixe claro que eles podem pedir informações a qualquer momento.
> Oriente os clientes sobre os efeitos colaterais das medicações, dos tratamentos de câncer ou dos tratamentos de outras comorbidades.
> Registre todas as avaliações e intervenções no prontuário do cliente.
>
> Adaptado de Mick, J., Hughes, M., & Cohen, M. (2004). Using the BETTER model to assess sexuality. *Clinical Journal of Oncology Nursing, 8*(1), 85.

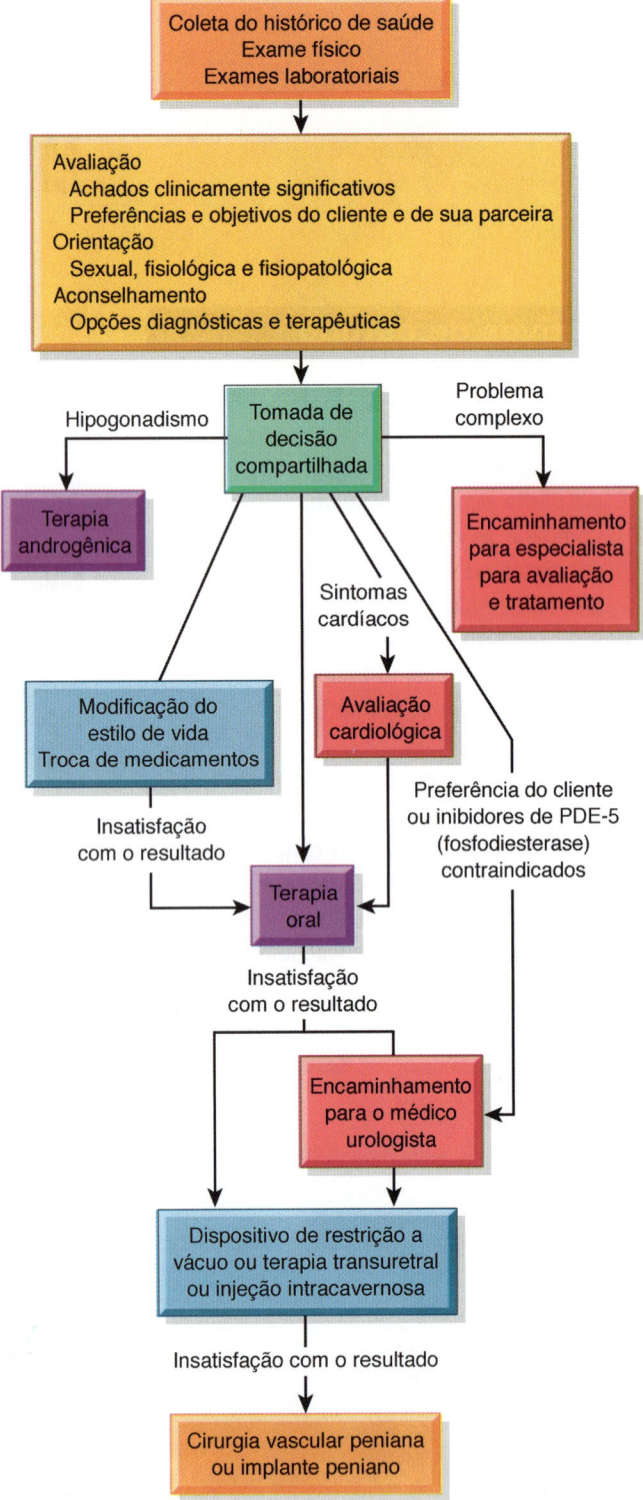

**Figura 34.1** Avaliação e tratamento de homens com disfunção erétil. De Lue, T. F. (2000). Erectile dysfunction. *New England Journal of Medicine, 342*(24), 1807. ©2000 Massachusetts Medical Society. Todos os direitos reservados. Usada com permissão.

**Tabela 34.1** Tratamentos da disfunção erétil.

| Método | Descrição | Vantagens e desvantagens | Duração |
|---|---|---|---|
| **Farmacoterapia** • Medicamentos orais (citrato de sildenafila; cloridrato de vardenafila; tadalafila) *Medicamento oral* | Relaxamento da musculatura lisa, levando sangue para o pênis | Pode causar cefaleia e obstrução de seio Contraindicado para homens que utilizam medicamentos com nitrato Usado com cuidado em clientes com retinopatia ou pouca tolerância a exercício | Administrado oralmente 1 h antes da relação É preciso estimulação para que a ereção seja obtida |
| • Injeção (alprostadil, papaverina, fentolamina) *Injeção peniana* | Relaxamento da musculatura lisa, levando sangue para o pênis | Ereções firmes são conseguidas em mais de 50% dos casos Dor no local da injeção; formação de placa, risco de priapismo | Injeção 20 min antes da relação A ereção pode durar até 1 h |
| • Supositório uretral (alprostadil) *Supositório peniano* | Relaxamento da musculatura lisa, levando sangue para o pênis | Pode ser usado 2 vezes/dia Não recomendado em caso de parceiras grávidas ou que estejam tentando engravidar | Inserido 20 a 30 min antes da relação A ereção pode durar 1 h |
| **Implantes penianos** • Haste semirrígida • Inflável *Implante peniano* | Cirurgicamente implantado no corpo cavernoso | Confiável Requer cirurgia A cicatrização leva até 3 semanas A haste semirrígida resulta em semiereção permanente | Indefinida Prótese inflável: solução salina retorna do receptáculo do pênis para o reservatório |
| **Dispositivos de pressão negativa (vácuo)** *Bomba peniana a vácuo* | Indução da ereção por vácuo; mantida com um anel de constrição ao redor da base do pênis | Alguns efeitos colaterais Cliente pode considerar o uso incômodo A vasocongestão do pênis pode causar dor e parestesia | Para evitar lesão peniana, o anel de constrição não pode ser utilizado por mais de 1 h |

## Farmacoterapia

Inibidores da fosfodiesterase-5 (PDE-5) são medicamentos orais usados no tratamento da DE. O citrato de sildenafila, o primeiro desses agentes, foi introduzido em 1998 nos EUA. O cloridrato de vardenafila e a tadalafila são outros inibidores da PDE-5. A PDE-5 é uma enzima que destrói o cGMP, o nucleotídio que causa relaxamento cavernoso necessário para que a ereção ocorra. Com a inibição da PDE-5, o cGMP consegue se acumular, facilitando, desse modo, o relaxamento da musculatura lisa do corpo cavernoso em resposta à estimulação sexual (Porth e Matfin, 2009). Quando esses inibidores da PDE-5 são administrados, cerca de 1 h antes da atividade sexual, são efetivos na produção, com estimulação, de uma ereção que pode durar de 60 a 120 min (Li e Ralph, 2010). Esses medicamentos exercem efeitos colaterais e são contraindicados em homens que usam nitratos orgânicos (relaxam o músculo liso vascular), pois, juntos, esses medicamentos podem causar hipotensão grave (Li e Ralph, 2010). A Tabela 34.2 resume a dosagem e as implicações da enfermagem desses medicamentos.

Outras medidas farmacológicas que induzem ereções incluem injeção de agentes vasoativos diretamente no pênis, como alprostadil, papaverina e fentolamina. As complicações incluem **priapismo** (ereção persistente do pênis) e desenvolvimento de placas fibróticas nos locais de injeção. O alprostadil é também formulado em gel, que pode ser inserido na uretra para promover a ereção.

## Implantes penianos

Os implantes penianos estão disponíveis em dois tipos: haste semirrígida e prótese inflável. A haste semirrígida resulta em semiereção permanente, porém é poucas vezes usada. A prótese inflável simula a flacidez e a ereção natural. As complicações após o implante incluem infecção e fraqueza dos corpos cavernosos (ver Capítulo 32, Figura 32.7), o que pode tornar necessária a remoção do implante (Quallich e Ohl, 2002). As expectativas do cliente e sua parceira são fatores que precisam ser considerados na hora de escolher a prótese peniana.

## Dispositivos de ereção a vácuo

Dispositivos de pressão negativa (vácuo) também podem ser usados para induzir a ereção. Um cilindro plástico é introduzido no pênis flácido e pressão negativa é aplicada. Quando a ereção é conseguida, um anel de constrição é inserido ao redor da base do pênis para manter a ereção.

## Manejo de enfermagem

A satisfação pessoal e a capacidade de satisfazer sexualmente a parceira são preocupações comuns dos clientes. Alguns clientes podem precisar da assistência de um terapeuta sexual para encontrar, implementar e integrar seus comportamentos e crenças sexuais em um estilo de vida saudável e satisfatório. A enfermeira deve avaliar as necessidades do cliente e oferecer recursos disponíveis, inclusive informações relacionadas com encaminhamento a um terapeuta sexual especializado.

## Distúrbios da ejaculação

Os distúrbios da ejaculação variam desde ejaculação ocasional por relação sexual ou autoestimulação até a completa incapacidade de ejacular sob quaisquer circunstâncias. Por exemplo, a ejaculação precoce ocorre quando um homem alcança o clímax antes ou logo após a penetração. As modalidades de tratamento

**Tabela 34.2** Tratamento farmacológico da disfunção erétil.

| | Citrato de sildenafila (Viagra®) | Cloridrato de vardenafila (Levitra®) | Tadalafila (Cialis®) |
|---|---|---|---|
| Dose recomendada | A dose varia de 25 a 100 mg, de acordo com a resposta individual. Administre apenas 1 vez a cada 24 h | A dose varia de 5 a 20 mg, de acordo com a resposta individual Administre apenas 1 vez a cada 24 h | A dose varia de 5 a 20 mg, de acordo com a resposta individual Administre apenas 1 vez a cada 24 h Para os clientes com diminuição da função hepática ou renal, a dose máxima é de 10 mg a cada 48 h |
| Quando administrar | Administre a medicação 30 min a 4 h antes da relação. É preciso haver estimulação sexual para produzir a ereção | Siga as mesmas orientações da sildenafila; administre o medicamento 1 h antes da relação. O pico da ação ocorre em 30 a 120 min. É preciso haver estimulação sexual para produzir a ereção | Administre a medicação antes da atividade sexual. O pico do efeito ocorre entre 30 min a 6 h; o efeito pode durar até 36 h. É preciso haver estimulação sexual para produzir a ereção |
| Efeitos colaterais | Os efeitos colaterais incluem cefaleia, hiperemia, indigestão, congestão nasal, visão turva | Os efeitos colaterais incluem cefaleia, hiperemia, coriza nasal, indigestão, sinusite. Notifique o médico se apresentar qualquer um desses efeitos | Tadalafila pode causar dor na coluna e dores musculares. Notifique o médico caso apresente algum desses sintomas |
| Contraindicações | Não utilize se estiver usando medicamentos com nitrato como nitroglicerina ou mononitrato de isossorbida Não administre em caso de hipertensão sem controle, doença da artéria coronária ou infarto do miocárdio nos últimos 6 meses Não administre se foi diagnosticado com arritmia cardíaca ou disfunção hepática ou renal | | |
| Interações medicamentosas | Esse medicamento pode reagir com outros medicamentos em uso. Forneça a seu médico uma lista completa de todos os remédios prescritos, bem como os medicamentos vendidos sem prescrição que esteja usando | | |

dependem da natureza e da gravidade do problema ejaculatório. Terapias comportamentais podem ser indicadas, as quais, muitas vezes, envolvem os dois parceiros sexuais. Em alguns casos, as terapias farmacológicas e comportamentais, associadas, podem ser eficazes.

Distúrbios neurológicos (como lesão da medula espinal, esclerose múltipla, neuropatia secundária ao diabetes), cirurgia (prostatectomia) e medicamentos são as causas mais comuns de inibição da ejaculação. Métodos químicos, vibratórios e elétricos de estimulação são usados e obtêm algum sucesso.

## Condições da próstata

### Prostatite

**Prostatite** é uma inflamação da glândula próstata causada por agentes infecciosos ou outras condições (como estenose uretral, hiperplasia prostática).

### Fisiopatologia

*Escherichia coli* é o organismo mais comumente isolado. Em geral, os microrganismos são levados à próstata pela uretra. As síndromes de prostatite são classificadas como bacteriana aguda (tipo I), bacteriana crônica (tipo II), síndrome da dor pélvica crônica/prostatite crônica (SDPC/PC) (tipo IIIa), síndrome da dor pélvica crônica/prostatite crônica, inflamatória (SDPC/PC) (tipo IIIb) e prostatite inflamatória assintomática e não inflamatória (tipo IV) (National Institute of Health; National Institute of Diabetes and Digestive and Kidney Disease [NIH/NIDDK], 2008).

### Manifestações clínicas e avaliação

O diagnóstico de prostatite requer a coleta cuidadosa da história e exame físico. Os sintomas de prostatite podem incluir desconforto perineal, disúria, urgência, frequência e dor com ou após a ejaculação. A prostatodinia (dor na próstata) é manifestada por dor à micção ou dor perineal sem evidências de inflamação ou proliferação bacteriana no líquido prostático.

A prostatite bacteriana aguda pode produzir febre repentina e calafrios, além de dor na região lombar, no reto e no períneo. Sintomas urinários, como disúria (micção dolorosa), frequência, urgência e **noctúria** (despertar no meio da noite para urinar) podem se desenvolver. A prostatite bacteriana crônica é a principal causa de relapso da infecção no trato urinário (ITU) em homens. Os sintomas são geralmente leves, consistindo de frequência, disúria e, às vezes, secreção uretral. As complicações da prostatite são edema da próstata, retenção urinária, epididimite, bacteriemia e pielonefrite (discutido no Capítulo 27).

Se o cliente não apresenta prostatite aguda, o médico realiza um exame digital retal (EDR) após a coleta de uma amostra de urina, a qual comumente revela muitos leucócitos. O EDR não deve ser realizado se houver suspeita de prostatite aguda devido ao risco mais elevado de bacteriemia e septicemia.

### Manejo clínico

O objetivo da terapia contra a prostatite bacteriana aguda é evitar as complicações de formação de abscesso e septicemia. Um hemograma completo e uma cultura sanguínea e urinária podem ser solicitados. O teste do **antígeno prostático específico** (PSA, do inglês *prostate-specific antigen*) pode não ser obtido já que em muitos clientes o processo inflamatório agudo causa elevação. No entanto, também pode ser um meio de rastrear o sucesso do tratamento, já que o valor do seu resultado deve sofrer queda com o uso de antibióticos. Um antibiótico de amplo espectro, com frequência uma fluoroquinolona, é administrado de 14 a 30 dias. O conforto é promovido com agentes analgésicos, medicamentos antiespasmódicos, sedativos vesicais (para aliviar a irritabilidade da bexiga), banhos de assento (para aliviar a dor e o espasmo) e emolientes fecais (para evitar dor da evacuação).

A prostatite bacteriana crônica pode ser difícil de ser tratada, pois a maioria dos antibióticos se difunde pouco do plasma para o líquido prostático. O tratamento inclui bloqueadores alfa-adrenérgicos para promover o relaxamento da bexiga e da próstata. Antibióticos como sulfametoxazol-trimetoprima ou uma fluoroquinolona podem ser prescritos.

O tratamento da prostatite não bacteriana é direcionado ao alívio dos sintomas.

### Manejo de enfermagem

O cliente que apresenta sintomas de prostatite aguda pode ser hospitalizado para receber terapia antibiótica IV. O manejo da enfermagem envolve administração de antibióticos prescritos e provisão de medidas de conforto, inclusive agentes analgésicos prescritos e banhos de assento. Além disso, o cliente é recomendado a evitar atividades que resultem em trauma repetitivo do períneo, como andar de bicicleta.

O cliente com prostatite crônica é geralmente tratado ambulatorialmente e precisa ser orientado quanto à importância de continuar a antibioticoterapia. A enfermeira orienta o cliente a completar o curso prescrito de antibióticos. Banhos de assento quentes (10 a 20 min) podem ser feitos várias vezes ao dia. A ingestão de líquidos é estimulada para satisfazer a sede, mas os clientes não são "estimulados", pois um nível de medicamento efetivo precisa ser mantido na urina. Para minimizar o desconforto, o cliente deve evitar permanecer sentado por longos períodos.

### Hiperplasia benigna da próstata

Aproximadamente metade dos homens de 50 anos ou mais apresenta a hiperplasia da próstata, que cresce de tamanho e obstrui o fluxo de saída de urina. A hiperplasia benigna da próstata (HBP) é um achado comum em 80% dos homens com mais de 80 anos de idade.

### Fisiopatologia

Os lobos hipertrofiados da próstata podem obstruir o colo vesical ou a uretra prostática, causando esvaziamento incompleto da bexiga e retenção urinária. Em resultado disso, dilatação gradativa dos ureteres (hidroureter) e rins (hidronefrose) pode ocorrer. ITU pode decorrer da estase urinária, já que a urina retida serve como meio para organismos infecciosos.

### Fatores de risco

A causa da HBP é incerta. Estudos recentes identificaram o tabagismo, o consumo de álcool, a hipertensão, a doença cardíaca e o diabetes como fatores de risco associados à HBP (Tanagho e McAninch, 2007). Outros estudos sugerem que fatores dietéticos podem afetar o crescimento da próstata e HBP.

## Manifestações clínicas e avaliação

Os sintomas obstrutivos e irritativos associados à HBP incluem aumento da frequência das micções, noctúria, urgência, hesitação para começar a urinar, força abdominal ao urinar, diminuição de volume e força do jato urinário, interrupção do jato de urina, gotejamento, sensação de esvaziamento incompleto, possível retenção urinária aguda e ITU recorrentes.

O EDR pode revelar glândula aumentada de tamanho, elástica e não macia, ainda que o tamanho da próstata se correlacione pouco com os relatos dos sintomas. Exames complementares podem ser indicados para determinar o grau em que a próstata está aumentada, a presença de alterações na parede vesical e a eficiência da função renal. Esses exames podem incluir urinálise, bem como exames urodinâmicos para avaliar o fluxo de urina e a função da bexiga. Os testes de função renal, inclusive níveis de creatinina sérica, podem ser solicitados para determinar se existe comprometimento renal.

## Manejo clínico

O plano de tratamento depende da gravidade da obstrução e da condição do cliente. Se o cliente é admitido na emergência devido à retenção urinária, um cateterismo emergencial é feito. O cateter comum pode ser muito macio e maleável para avançar pela uretra na bexiga. O cateter de Coude é recomendado para facilitar a passagem pela uretra posterior. Se um cateter não puder ser inserido, uma incisão é feita na bexiga (cistostomia suprapúbica) para possibilitar drenagem; entretanto, essa situação é rara. Mais detalhes são discutidos no Capítulo 28 em Retenção urinária.

### *Farmacoterapia*

O tratamento farmacológico da HBP inclui o uso de bloqueadores alfa-adrenérgicos e inibidores da 5-alfarredutase (Karch, 2010). Os bloqueadores alfa-adrenérgicos relaxam a musculatura lisa do colo vesical e da próstata, melhoram o fluxo de urina e aliviam os sintomas de HBP (Karch, 2010). Os inibidores da 5-alfarredutase interferem na conversão da testosterona em di-hidrotestosterona (DHT), a qual é associada a crescimento da próstata. Níveis mais baixos de DHT levam à diminuição da atividade celular glandular e tamanho da próstata. Os efeitos colaterais podem envolver ginecomastia, disfunção erétil e rubor.

A palmeira-anã é um produto herbáceo usado no tratamento dos sintomas associados à HBP. Em teoria, funciona interferindo na conversão de testosterona em DHT. As pesquisas têm mostrado que a eficácia da palmeira-anã é similar à de medicamentos como a finasterida; o produto herbáceo pode ser mais bem tolerado e mais barato (Tanagho e McAninch, 2007).

### *Outras terapias*

Outras alternativas de tratamento de HBP incluem opções cirúrgicas como incisão transuretral da próstata (ITUP), dilatação por balão, ressecção a *laser* transuretral, ablação por agulha transuretral e termoterapia por micro-ondas (Tanagho e McAninch, 2007). A abordagem cirúrgica de escolha depende do tamanho da glândula, da gravidade da obstrução, da idade do cliente, da presença de comorbidades e da função da bexiga. A "conduta expectante" é outra opção escolhida por muitos, na qual os clientes são monitorados de maneira periódica quanto a gravidade dos sintomas, achados físicos, exames laboratoriais, podendo ser submetidos a exames urológicos diagnósticos.

## Câncer de próstata

O **câncer de próstata** é o tipo de câncer mais frequente em homens depois do câncer de pele não melanoma. É a segunda causa mais comum de morte por câncer de homens americanos, excedido apenas pelo câncer de pulmão, sendo responsável por 10% das mortes relacionadas com câncer de homens. Entre os homens diagnosticados com câncer de próstata, a taxa de sobrevida de 5 anos é próxima a 100%, de modo que 93% sobrevivem por pelo menos 10 anos e 79% sobrevivem 15 anos (ACS, 2009).

## Fatores de risco

Predisposição familiar pode existir em homens com pai ou irmão previamente diagnosticado com câncer de próstata, sobretudo se o parente foi diagnosticado em idade jovem. Os dados sugerem que os homens que consomem dieta com quantidades excessivas de carne vermelha ou produtos derivados do leite com alto teor de gordura apresentam risco mais elevado de desenvolvimento de câncer da próstata (ACS, 2009).

## Manifestações clínicas e avaliação

O câncer da próstata em seus estágios iniciais raramente produz sintomas. Se o tumor for grande o suficiente para invadir o colo vesical, sinais e sintomas de obstrução urinária podem se manifestar (dificuldade e frequência das micções, retenção urinária e diminuição do tamanho e da força do jato de urina). Hematúria pode resultar se o câncer invadir a uretra ou a bexiga, ou ambos.

O câncer de próstata pode fazer metástase para ossos e linfonodos. Os sintomas relacionados com as metástases incluem dor na coluna e no quadril, desconforto no períneo e no reto, anemia, perda de peso, fraqueza, náuseas e oligúria (< 400 mℓ/dia). Esses sintomas podem ser as primeiras indicações de câncer da próstata.[1]

A American Cancer Society (2009) não respalda o rastreamento de rotina com exame do PSA, porém recomenda que os médicos "ofereçam o teste sanguíneo de PSA e o exame digital retal (EDR), todos os anos, começando aos 50 anos, aos homens que se encontrem em risco médio de desenvolvimento de câncer da próstata e que tenham, pelo menos, expectativa de vida de 10 anos". Esses exames são recomendados para homens mais jovens (40 a 45 anos de idade) caso o risco de câncer da próstata seja alto; isto é, homens afro-americanos e homens com parente de primeiro grau (pai, irmão ou filho) diagnosticado com câncer de próstata ainda jovem (< 65) (ACS, 2009).

---

[1] N.R.T.: A American Urological Association deixou de recomendar o *screening* desde maio de 2013. Segundo o Instituto Nacional de Câncer (INCA) não existem evidências de que o rastreamento para o câncer de próstata identifique homens que precisem de tratamento ou de que esta prática reduza a mortalidade pela doença. Deste modo, não é recomendado o rastreamento para o câncer de próstata.

O nível de PSA no sangue é proporcional à massa prostática total e não necessariamente indica malignidade. Existem limitações na relação entre PSA sérico, volume do câncer da próstata e estágios mais altos de câncer da próstata conforme medido pelo escore de Gleason, o qual constitui o sistema usado com mais frequência para graduar o câncer de próstata e orientar o médico na determinação do tratamento mais adequado (Tanagho e McAninch, 2007). Se o câncer da próstata for detectado no início, a probabilidade de cura é alta. Infelizmente, os métodos usados para identificar o câncer de próstata a partir de achados anormais no EDR e elevações séricas do PSA têm limitações de resultados tanto falso-positivos quanto falso-negativos e isso se soma à ausência de consenso com relação às melhores "ferramentas de rastreamento".

A palpação retal repetida de rotina da glândula (de preferência pelo mesmo examinador) é importante, pois o câncer em fase inicial pode ser detectado como um nódulo dentro da substância da glândula. O diagnóstico de câncer de próstata é confirmado por um exame histológico do tecido. A detecção de câncer quando a ressecção transuretral da próstata (RTUP) é realizada devido a crescimento benigno da próstata e sintomas do trato urinário inferior ocorre em cerca de 1 a cada 10 casos (Tanagho e McAninch, 2007).

Biopsias por agulha da próstata são orientadas por ultrassom transretal (USTR) e podem ser indicadas para homens que apresentam níveis de PSA elevados e achados anormais no EDR. Outros exames que podem ser usados para estabelecer a extensão da doença incluem cintigrafias para detectar metástases para ossos e tomografia computadorizada (TC) para identificar metástases nos linfonodos pélvicos.

## Manejo clínico e de enfermagem

O tratamento é baseado no estágio da doença, na idade e nos sintomas do cliente. A revisão dos dados da avaliação clínica, exames laboratoriais e radiológicos, USTR e/ou resultados da biopsia ajuda no processo de tomada de decisão do tratamento.

### Manejo cirúrgico

A prostatectomia radical consiste na remoção cirúrgica total da próstata, vesículas seminais e, muitas vezes, de gordura, nervos, linfonodos e vasos sanguíneos circunjacentes. É considerada o tratamento de primeira linha para câncer de próstata. Embora a DE comumente acompanhe a prostatectomia radical, a prostatectomia de DaVinci ou prostatectomia radical laparoscópica assistida por robô (PRLAR) oferece vantagens de baixa morbidade e menor permanência no hospital após o procedimento. (Ver discussão adiante.)

### Radioterapia

Se o câncer de próstata for detectado em estágio inicial, o tratamento pode ser a radioterapia curativa. Duas modalidades principais de radioterapia são usadas para tratar o câncer da próstata: teleterapia (externa) e braquiterapia (interna).

A teleterapia (radioterapia de feixe externo) envolve 6 a 7 semanas de tratamento radioterápico diário (5 dias/semana). A tecnologia atual estabelece uma dose para o volume-alvo e restringe a dose às estruturas adjacentes. Acredita-se que tenha precisão de 1 a 3 milímetros.

A braquiterapia envolve a implantação de sementes radioativas intersticiais sob anestesia, via períneo, na próstata. De 80 a 100 sementes são inseridas diretamente na próstata e o cliente retorna para casa após o procedimento. A exposição de outros à radiação é mínima, mas o cliente deve evitar o contato íntimo com mulheres grávidas, bem como aproximar-se de bebês de até 2 meses.

Os efeitos colaterais da teleterapia e da braquiterapia incluem inflamação do reto, intestino e bexiga devido à proximidade com a próstata e doses da radiação. A Tabela 34.3 discute as intervenções da enfermagem para minimizar os efeitos colaterais. A terapia combinada (radioterapia acompanhada de terapia hormonal) pode melhorar a taxa de sobrevida em geral.

### Terapia hormonal

A terapia hormonal contra o câncer de próstata avançado suprime os estímulos androgênicos para a próstata pela diminuição do nível de testosterona plasmática circulante ou interrupção da conversão ou ligação de DHT (di-hidrotestosterona). Consequentemente, o epitélio da próstata atrofia. Esse efeito é acompanhado ou por castração cirúrgica (**orquiectomia**) ou por administração de medicamentos. A orquiectomia é associada a grande impacto emocional. O mais apropriado momento, escolha e benefícios reais da terapia hormonal são incertos.

Alternativas hormonais efetivas à orquiectomia incluem bicalutamida antiandrogênica não esteroide (Karch, 2010). Novas terapias hormonais envolvem agonistas do hormônio liberador do hormônio luteinizante (LHRH) (leuprolida e gosererelina) e agentes antiandrogênicos, como flutamida. O LHRH suprime o androgênio testicular, enquanto a flutamida causa supressão androgênica suprarrenal. Agonistas de LHRH são usados: (1) no cenário adjuvante e neoadjuvante (i. e., antes do uso de agentes supressores hormonais) em combinação com a radioterapia; (2) combinados com a prostatectomia radical;

**Tabela 34.3** Manejo dos sintomas induzidos pela radiação.

| Sintomas | Intervenção |
|---|---|
| Cistite | Manter a hidratação |
| | Encorajar o cliente a utilizar as medicações prescritas (antiespasmódicos vesicais, alfabloqueadores, analgésicos) |
| | Evitar irritantes conhecidos da bexiga (ver Capítulo 28) |
| Diarreia | Fornecer dieta com baixo resíduo |
| | Manter a hidratação |
| | Administrar antidiarreicos, conforme prescrição |
| | Fornecer agentes de volume na dieta conforme o indicado |
| Disfunção erétil | Avaliar o nível de angústia e sugerir terapeuta sexual conforme o apropriado |
| | Fornecer orientações relacionadas com a medicação adequada |
| Proctite (inflamação do reto) | Oferecer banhos de assento |
| | Recomendar lubrificantes à base de água |
| | Manter a hidratação para evitar constipação intestinal |
| | Solicitar ajuste na dieta para evitar constipação intestinal |

e (3) no tratamento da recorrência indicada por elevação no PSA. Fogachos podem ocorrer com a orquiectomia ou com terapia agonista de LHRH.

## Tratamento conservador de segunda linha

O manejo do câncer refratário a hormônio da próstata, de alguma forma, ainda é controverso. A administração de terapia hormonal de segunda linha usando cetoconazol é uma opção que reduz a testosterona diminuindo a produção de androgênios tanto testiculares quanto endócrinos. Benefícios podem ser observados em termos de sobrevida com o tratamento quimioterápico que inclui paclitaxel e docetaxel contra o câncer da próstata não dependente de androgênio.

## Outras terapias

A **criocirurgia da próstata** (também chamada de crioterapia) é usada para extirpar o câncer da próstata em clientes que não conseguem tolerar a cirurgia e naqueles com câncer de próstata recorrente. As sondas são inseridas na próstata sob orientação ultrassonográfica com objetivo de congelar o tecido diretamente.

A manutenção da perviabilidade da passagem uretral pode requerer repetidas ressecções transuretrais (RTU). Se isso for impraticável, a drenagem por cateter é instituída por rota suprapúbica ou transuretral. Para homens com câncer de próstata avançado, medidas paliativas como manejo da dor, medicina alternativa e complementar (MAC) e privação de androgênio podem ser alternativas. Embora a cura seja improvável no caso de câncer da próstata avançado, muitos homens sobrevivem por um longo período aparentemente livres de doença metastática.

As lesões ósseas resultantes de metástases do câncer da próstata podem ser muito dolorosas. Medicamentos opioides e não opioides são usados para controlar a dor. A radioterapia de feixe externo pode ser empregada nas lesões para aliviar a dor, enquanto radiofármacos podem ser injetados via IV para tratar múltiplos locais de metástase óssea.

Mais de 1/3 dos homens com diagnóstico de câncer de próstata elegem usar alguma forma de MAC. Devido à falta de pesquisa em muitas formas de MAC, os clientes precisam recorrer a informações empíricas ou informações obtidas pela internet para tomar as decisões sobre utilização.

## Complicações

Cada tratamento contra o câncer da próstata incide de algum modo na função sexual (Boxe 34.3). Na prostatectomia radical com preservação de nervo, a probabilidade de recuperação da capacidade de ter ereções é maior em homens mais jovens e naqueles em que ambos os feixes neurovasculares foram poupados. A terapia hormonal também afeta os mecanismos do sistema nervoso central que mediam o desejo sexual e a excitabilidade. Inibidores da PDE-5 podem ser efetivos no tratamento da DE de homens mais jovens após a prostatectomia retropúbica radical, em especial se os feixes neurovasculares foram preservados. Eles podem melhorar a função erétil de homens com DE moderada ou parcial após a radioterapia para câncer localizado da próstata.

## Cirurgia da próstata

A cirurgia da próstata pode ser indicada para o cliente com HBP ou câncer da próstata. A cirurgia da próstata deve ser realizada antes do desenvolvimento da retenção urinária e de danos no trato urinário superior e sistema coletor e antes da progressão do câncer.

---

### BOXE 34.3 — Pesquisa em enfermagem.

#### Conexão com a prática baseada em evidências

Efeitos da radioterapia sobre a função sexual e a qualidade de vida.

Howlett, K., Koetters, T., Edrington, J., West, C., Paul, S., Lee, K. *et al.* (2010). Changes in sexual function on mood and quality of life in patients undergoing radiation therapy for prostate cancer. *Oncology Nursing Forum*, 37(1), E58-66.

#### Objetivo

O objetivo desse estudo foi descrever as porcentagens de homens com e sem alterações na função sexual do início ao fim da radioterapia e avaliar diferenças nas características demográficas e clínicas, estados de humor e qualidade de vida (QDV) entre os clientes que apresentaram ou não alterações na função sexual.

#### Delineamento

Um estudo descritivo e longitudinal foi conduzido com 70 homens portadores de câncer da próstata, submetidos à radioterapia primária ou adjuvante em departamentos de radioterapia no norte da Califórnia. Eles preencheram vários questionários de autorrelatos, inclusive um questionário demográfico, o *status* de Karnofsky, o inventário de depressão, a escala de ansiedade e a escala de qualidade de vida. Além disso, foram feitas revisões dos registros no prontuário. Os dados foram analisados por estatística descritiva, distribuições de frequência e análise de medidas repetidas de variância.

#### Achados

Cerca de 50% tinham algum problema na função sexual ou no começo ou ao final da radioterapia. De modo geral, os homens sem problemas sexuais tanto no começo quanto no fim da radioterapia apresentavam ansiedade e depressão significativamente menores e escores de QDV mais altos do que os clientes que desenvolveram um problema ao final do tratamento e que clientes que tiveram problema nos dois momentos. Os achados dessa amostra relativamente pequena sugerem que alterações na função sexual durante o curso da radioterapia afetam o humor e a QDV dos clientes.

#### Implicações de enfermagem

As enfermeiras devem avaliar os efeitos da radioterapia sobre a função sexual e monitorar os clientes com câncer de próstata quanto a depressão e ansiedade, bem como alterações na qualidade de vida.

## Procedimentos

Diversas abordagens podem ser usadas para remover a porção hipertrofiada da glândula próstata: RTUP, prostatectomia suprapúbica, prostatectomia perineal, prostatectomia retropúbica, ITUP e prostatectomia robótica (Tabela 34.4). O tecido hiperplásico é removido, deixando para trás a cápsula da próstata.

## Ressecção transuretral da próstata

A RTUP é realizada por endoscopia. O instrumento cirúrgico é introduzido pela uretra até a próstata, a qual pode, então, ser observada diretamente. A glândula é removida em pequenas lascas por uma alça eletrocirúrgica (Figura 34.2A). Esse procedimento pode ser usado em glândulas de tamanho

**Tabela 34.4** Abordagens cirúrgicas para o tratamento dos distúrbios da próstata.

| Abordagem cirúrgica | Vantagens | Desvantagens | Implicações de enfermagem |
|---|---|---|---|
| Ressecção transuretral (RTUP) (remoção do tecido prostático por instrumento introduzido pela uretra) | Evita a incisão abdominal<br>Mais seguro para cliente com risco cirúrgico<br>Hospitalização e período de recuperação mais curtos<br>Taxa de morbidade mais baixa<br>Causa menos dor | Obstrução recorrente, trauma uretral e estenose podem se desenvolver<br>Possibilidade de sangramento tardio | Monitorar hemorragia<br>Observar sintomas de estenose uretral (disúria, fazer força, jato de urina fraco) |
| Remoção cirúrgica aberta (para câncer da próstata; usado raramente para tratar a próstata aumentada) | | | |
| Abordagem suprapúbica | Tecnicamente simples<br>Oferece uma ampla área de exploração<br>Permite a exploração de linfonodos cancerosos<br>Possibilita a remoção mais completa da glândula obstruinte<br>Permite o tratamento de lesões vesicais associadas | Requer abordagem cirúrgica pela bexiga<br>Difícil controle da hemorragia<br>A urina pode vazar pelo tubo suprapúbico<br>A recuperação pode ser prolongada e desconfortável | Monitorar indicações de hemorragia e choque<br>Fornecer cuidado asséptico meticuloso para a área ao redor do tubo suprapúbico |
| Abordagem perineal | Oferece abordagem anatômica direta<br>Possibilita a drenagem pela gravidade do cateter<br>Particularmente efetiva para terapia radical contra o câncer<br>Permite a hemostasia sob visualização direta<br>Baixa taxa de mortalidade<br>Baixa incidência de choque | Incidência pós-operatória mais elevada de impotência e incontinência urinária<br>Possível dano do reto e esfíncter externo<br>Campo operatório restrito | Evitar usar tubos retais ou termômetros e enemas após a cirurgia perineal<br>Usar absorventes de drenagem para remover o excesso de urina drenada<br>Possível vazamento de urina ao redor da ferida após a remoção do cateter |
| Abordagem retropúbica | Evita incisão na bexiga<br>Possibilita que o cirurgião veja e controle o sangramento<br>Período de recuperação mais curto<br>Menos dano ao esfíncter da bexiga | Não pode tratar doença vesical associada<br>Aumento da incidência de hemorragia do plexo venoso prostático | Monitorar hemorragia<br>Orientar para a possibilidade de incontinência urinária por vários dias após a remoção do cateter |
| Incisão transuretral (ITUP) | Resultados comparáveis aos da RTUP<br>Baixa incidência de disfunção erétil e ejaculação retrógrada<br>Ausência de contratura do colo vesical | Obstrução recorrente e trauma da uretra<br>Sangramento tardio | Monitorar hemorragia |
| Prostatectomia robótica (prostatectomia de Da Vinci) | Técnica minimamente invasiva<br>Maior satisfação do cliente e melhora da qualidade de vida<br>Convalescença curta<br>Retorno mais rápido às atividades normais<br>Permanência mais curta do cateter vesical de demora<br>Diminuição da perda de sangue<br>Aumento do campo operatório | Tecnicamente difícil para o cirurgião<br>Falta de sensação tátil disponível com a prostatectomia aberta<br>Incapacidade de análise por palpação de endurecimento e nódulos palpáveis<br>Incapacidade de delinear a proximidade do envolvimento dos feixes neurovasculares devido à ausência da palpação | Observar sintomas de estenose uretral (disúria, força, jato de urina fraco)<br>Monitorar hemorragia e choque<br>Fornecer cuidado asséptico meticuloso à área ao redor do tubo suprapúbico<br>Evitar uso de tubos retais ou termômetros e enemas após a cirurgia perineal<br>Usar absorventes da drenagem para remover o excesso de urina drenado<br>Orientar para a possibilidade de incontinência urinária |

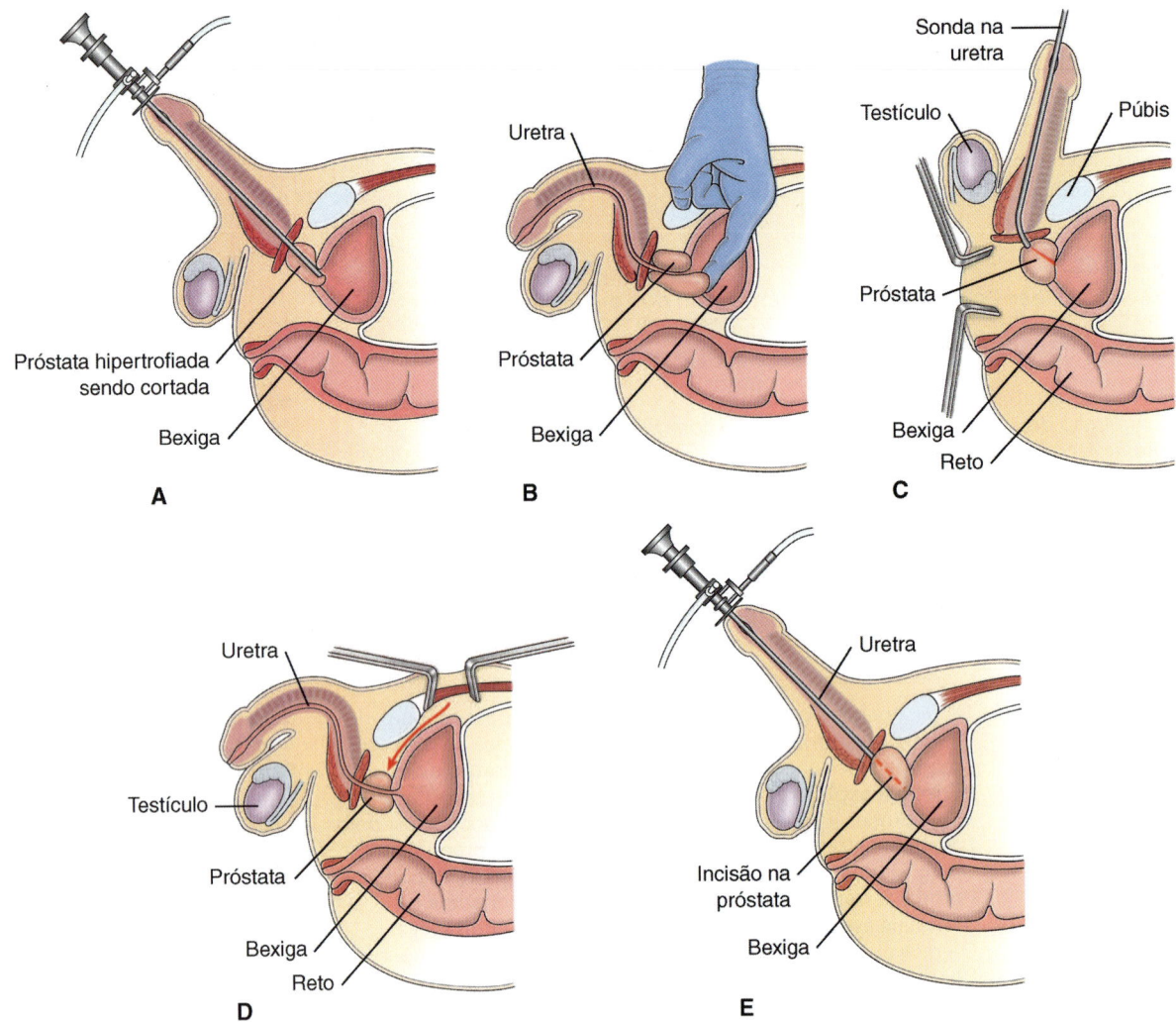

**Figura 34.2** Procedimentos cirúrgicos da próstata. (**A**) Ressecção transuretral da próstata (RTUP). Uma alça de fio conectada a uma corrente de corte faz rotação no cistoscópio para remover fragmentos de próstata no orifício da bexiga. (**B**) Prostatectomia suprapúbica. Pela abordagem abdominal, a próstata é removida de seu leito. (**C**) Prostatectomia perineal. Dois afastadores à esquerda alargam a incisão perineal para possibilitar a visão da próstata. (**D**) A prostatectomia retropúbica é realizada com incisão abdominal baixa. Observe dois afastadores abdominais e a *seta* apontando para a glândula próstata. (**E**) A incisão transuretral da próstata (ITUP) envolve uma ou duas incisões na próstata com objetivo de reduzir a pressão na uretra.

variado e é ideal para clientes que revelam glândulas pequenas e para aqueles que são considerados de baixo risco cirúrgico. As tecnologias mais novas usam eletrocirurgia bipolar e reduzem os riscos de choque elétrico, além de eliminarem o risco de síndrome da RTU (Boxe 34.4), uma complicação rara da RTUP que ocorre em aproximadamente 2% dos homens.

Em geral, a RTUP requer a permanência de uma noite no hospital. As estenoses uretrais são mais frequentes do que com os procedimentos não transuretrais e a repetição dos procedimentos pode ser necessária, pois o tecido prostático residual cresce de novo. A RTUP pode desencadear a ejaculação retrógrada devido à remoção do tecido prostático no colo vesical, o que faz com que o líquido seminal flua em sentido retrógrado para a bexiga.

### Prostatectomia suprapúbica

A prostatectomia suprapúbica é um método de remoção da glândula por meio de incisão abdominal. A incisão é feita na bexiga e a glândula próstata é removida a partir de cima (ver Figura 34.2B). A perda de sangue pode ser maior do que com outros métodos e requer incisão abdominal.

### Prostatectomia perineal

A prostatectomia perineal envolve remoção da glândula por meio de uma incisão no períneo (ver Figura 34.2C). No pós-operatório, a ferida pode facilmente se contaminar, pois a incisão fica próxima do reto, havendo mais probabilidade de desenvolvimento de incontinência, disfunção erétil e lesão retal.

### Prostatectomia retropúbica

A prostatectomia retropúbica é mais comum que a abordagem suprapúbica. Uma incisão abdominal baixa é feita, e a glândula próstata pode ser alcançada entre o arco púbico e a bexiga sem penetrar na bexiga Figura 34.2D). Tem a vantagem de possibilitar melhor controle da perda de sangue e melhor visualização do local cirúrgico.

## BOXE 34.4 — Síndrome da ressecção transuretral (hiponatremia por diluição sintomática).[2]

A síndrome da ressecção transuretral (RTU) é uma complicação rara (< 2%), porém potencialmente grave da prostatectomia transuretral (RTUP). Os sinais e sintomas são causados por desequilíbrios neurológicos, cardiovasculares e eletrolíticos associados à absorção da solução usada para irrigar o local cirúrgico durante o procedimento operatório. Hiponatremia, hiposmolalidade e hipervolemia são achados dominantes. Em geral, os sintomas são relacionados com nível sérico de sódio de 125 mEq ou menos (Leslie, 2006). A hiponatremia por diluição produz edema cerebral; com isso, o cliente exibe sintomas neurológicos, ao mesmo tempo que sobrecarga de volume é observada nos sintomas de hipertensão, arritmias e pulso cheio. Os clientes com má função ventricular esquerda podem desenvolver edema pulmonar. Devido à idade de muitos homens submetidos à RTUP e possíveis comorbidades de doença cardíaca, a enfermeira fica atenta ao fato de que o volume intravascular flutuante e o comprometimento miocárdico podem resultar em hipotensão. Além disso, se hiponatremia se desenvolver rapidamente para valores inferiores a 120 mEq/ℓ, efeitos inotrópicos negativos causam hipotensão e alterações eletrocardiográficas de ampliação dos complexos QRS e ectopia ventricular (Mutlu, Titiz e Göğüş, 2007).

### Sinais e sintomas da síndrome RTU
- Letargia e confusão
- Hipertensão
- Taquicardia
- Náuseas e vômitos
- Distúrbios visuais, como fotopsia (sensação luminosa, como de faíscas) se glicina for usada como irrigante, já que é um neurotransmissor para a retina (Gray e Moore, 2009)
- Cefaleia
- Espasmos musculares
- Convulsões

### Intervenções
- Durante o procedimento operatório, o uso de solução salina é contraindicado porque conduz eletricidade. Se o cliente demonstrar os sinais e sintomas mencionados, a solução de irrigação intraoperatória de glicina, sorbitol/manitol ou água é descontinuada e substituída por solução salina normal
- Administre diuréticos conforme a prescrição para facilitar a excreção do líquido absorvido
- Realize o balanço hídrico
- Monitore os sinais vitais e o nível de consciência do cliente
- Atente para os sintomas precoces da síndrome RTU
- Mantenha a segurança do cliente durante os momentos de confusão
- Avalie os sons cardíacos e pulmonares para indicações de edema pulmonar, insuficiência cardíaca ou ambos (líquido já presente na hiponatremia profunda)

[2] N.R.T.: Atualmente a ressecção transuretral bipolar é uma nova tecnologia disponível que utiliza a energia elétrica transmitida por um gerador bipolar. A técnica bipolar requer um meio eletrolítico para conduzir a energia elétrica do eletrodo ativo para o eletrodo de retorno. Portanto, a solução salina é utilizada na irrigação da RTU bipolar, eliminando a possibilidade de síndrome pós-RTU e também a limitação do tamanho da próstata.

## Incisão transuretral da próstata

A ITUP é indicada quando a glândula próstata é pequena (≤30 g). É um tratamento efetivo para muitos casos de HBP. O instrumento passa pela uretra (ver Figura 34.2E). As incisões são feitas na próstata e cápsula da próstata para reduzir a pressão da próstata na uretra e para diminuir a constrição uretral. É realizada no cliente ambulatorial e tem baixa taxa de complicações.

## Prostatectomia laparoscópica ou robótica

A prostatectomia laparoscópica oferece melhor visualização do local cirúrgico e das áreas circunjacentes. Os clientes submetidos a esse procedimento mostraram menos sangramento, estadia hospitalar mais curta, menos dor pós-operatória e retorno mais rápido às atividades normais em comparação àqueles submetidos a prostatectomia radical aberta (Tanagho e McAninch, 2007).

## Complicações

As complicações pós-operatórias dependem do tipo de prostatectomia realizada e podem incluir hemorragia, formação de coágulo, obstrução de cateter e disfunção sexual. Todas as prostatectomias oferecem risco de impotência devido ao potencial dano aos nervos pudendos. As alterações anatômicas na uretra posterior levam à ejaculação retrógrada. Para o cliente com DE resultante que não se resolve, existem alternativas disponíveis para produzir ereções suficientes para a relação sexual: implantes de próteses penianas, dispositivos a vácuo e intervenções farmacológicas (ver Tabela 34.1).

### Processo de enfermagem

*Cliente submetido à prostatectomia*

#### Avaliação

A enfermeira avalia como o distúrbio de base (HBP ou câncer de próstata) afeta o estilo de vida do cliente. A enfermeira pergunta sobre a história familiar do cliente de câncer e doença cardíaca ou renal, inclusive hipertensão. Além disso, ela observa perda de peso, palidez, capacidade de ir e sair da cama sem assistência e as habilidades para realizar as atividades da vida diária (AVD) do cliente. Essas informações ajudam a determinar o quão cedo ele será capaz de retornar às atividades normais após a prostatectomia.

#### Diagnóstico

Com base nos dados da avaliação, os principais diagnósticos da enfermagem do cliente incluem:

Diagnósticos da enfermagem pré-operatórios:
- Ansiedade relacionada com a cirurgia e seus resultados
- Dor aguda relacionada com a distensão vesical

*(continua)*

- Conhecimento deficiente relacionado ao distúrbio e protocolo de tratamento.

Diagnósticos pós-operatórios da enfermagem:
- Dor aguda relacionada com incisão cirúrgica, inserção de cateter e espasmos vesicais
- Conhecimento deficiente relacionado com o cuidado pós-operatório e manejo.

Com base nos dados da avaliação, as potenciais complicações são:

- Hemorragia e choque
- Infecção
- Trombose venosa profunda
- Obstrução de cateter
- Disfunção sexual.

## Planejamento

Os principais objetivos pré-operatórios relativos ao cliente são reduzir a ansiedade e fornecer informações sobre o distúrbio da próstata e experiência perioperatória. Os principais objetivos pós-operatórios incluem manutenção do equilíbrio de volume, alívio da dor e desconforto, capacidade de realizar atividades de autocuidado e ausência de complicações.

## Intervenções pré-operatórias de enfermagem

### Redução da ansiedade

A enfermeira precisa estabelecer comunicação com o cliente para avaliar sua compreensão do diagnóstico e do procedimento cirúrgico planejado. Ela esclarece a natureza da cirurgia e os efeitos pós-operatórios esperados, familiariza o cliente com as rotinas pré e pós-operatórias e inicia as medidas para promover a redução da ansiedade. Uma vez que o cliente pode estar sensível e constrangido por discutir problemas relacionados com a genitália e a sexualidade, a enfermeira deve proporcionar privacidade e instituir um relacionamento profissional e de confiança. O cliente é encorajado a verbalizar seus sentimentos e suas preocupações.

### Alívio do desconforto

Se o cliente revela desconforto antes da cirurgia, recomenda-se repouso e administração de agentes analgésicos, verificando a redução e ou controle por meio da escala de dor. Se estiver hospitalizado, a enfermeira monitora o padrão de micção, observa distensão vesical e ajuda o médico especialista no cateterismo, se indicado. O cateter pode ajudar a descomprimir a bexiga de maneira gradativa ao longo de alguns dias, especialmente se o cliente for idoso e hipertenso e apresentar função renal diminuída ou retenção urinária persistente há muitas semanas. Se o cliente não consegue tolerar um cateter urinário, ele é preparado para uma cistostomia (criação cirúrgica de uma abertura na bexiga, em geral com um cateter [como tubo suprapúbico, ver Capítulo 28]).

### Orientações

Antes da cirurgia, a enfermeira revê com o cliente a anatomia e a função das estruturas afetadas em relação ao sistema urinário e reprodutor, usando imagens e outros meios auxiliares de aprendizado quando indicado. Essas orientações, muitas vezes, acontecem durante a consulta de enfermagem. A enfermeira explica as etapas do procedimento que será realizado dependendo do tipo de prostatectomia planejada. Ela também descreve o tipo de incisão, que varia de acordo com a cirurgia escolhida, e informa o cliente sobre o provável tipo de sistema de drenagem de urina e acerca dos cuidados de enfermagem na sala de recuperação. A quantidade de informações fornecidas é baseada nas necessidades e perguntas do cliente.

### Preparação do cliente

Se o cliente estiver agendado para uma prostatectomia, a preparação pré-operatória descrita no Capítulo 5 é feita.

## Intervenções pós-operatórias de enfermagem

### Manutenção do equilíbrio hídrico

Durante o período pós-operatório, o cliente se encontra em risco de desequilíbrio do volume hídrico devido à irrigação do local cirúrgico durante e depois da cirurgia. Com a irrigação do cateter urinário para evitar obstrução por coágulos sanguíneos, o líquido pode ser absorvido e retido pelo local cirúrgico aberto, aumentando o risco de retenção excessiva de líquido, desequilíbrio hídrico e intoxicação hídrica. O cliente é observado quanto a sinais de excesso de volume hídrico, como distensão da veia jugular (DVJ), desenvolvimento à ausculta cardíaca de galope $B_3$ e estertores pulmonares. O débito urinário e a quantidade de líquido usada para irrigação precisam ser monitorados com atenção a fim de determinar se o líquido de irrigação está sendo retido e para garantir o débito urinário adequado. O registro do volume infundido e eliminado, inclusive da quantidade de líquida usado na irrigação, precisa ser precisamente realizado. O cliente também é monitorado quanto a desequilíbrios eletrolíticos (como hiponatremia), aumento da pressão arterial, confusão e angústia respiratória. Além disso, uma vez que a próstata é um órgão vascular, a hemorragia constitui uma complicação no período pós-operatório; assim, a enfermeira monitora o cliente quanto a hipotensão, taquicardia, taquipneia, hematúria macroscópica, agitação, palidez e diminuição da hemoglobina e do hematócrito. Se a condição do cliente se agravar, o cirurgião é notificado imediatamente. A enfermeira antecipa a infusão reanimação hídrica com líquidos IV prescritos.

### *Alerta de enfermagem*

*Na avaliação do débito urinário, a enfermeira deve atentar para o mínimo de 0,5 mℓ/kg/h; desse modo, se o cliente pesa 70 kg, 35 mℓ de urina são esperados por hora. Para calcular o débito urinário real, a enfermeira precisa considerar todos os líquidos irrigantes instilados na hora de observar a drenagem total na bolsa de coleta de urina. Se grandes quantidades de soluções de irrigação foram necessárias no pós-operatório, a enfermeira esvazia a bolsa de coleta com frequência para evitar o enchimento excessivo e a criação de pressão retrógrada dentro da bexiga. O registro preciso do débito urinário é necessário.*

### Alívio da dor

Em caso de dor, a causa e a localização são determinadas, e à gravidade da dor e o desconforto são avaliados por meio de uma escala de dor. A dor pode ser na incisão cirúrgica, referida para a área do flanco ou pode ser produzida por espasmos vesicais. Os clientes que apresentam espasmos vesicais tipicamente descrevem a dor como uma forte cãibra espasmódica na região suprapúbica. É possível que percebam uma sensação de pressão ou enchimento na bexiga e vazamento da uretra ao redor do cateter em vez de pelo cateter.

#### Alerta de enfermagem
*Os espasmos vesicais são associados à irritação do músculo detrusor, causando espasmo muscular. Em caso de presença de espasmos, a enfermeira assegura a perviabilidade do sistema de drenagem de urina, já que a obstrução é associada a espasmos. Além disso, ela administra medicamento antiespasmódico conforme o prescrito.*

A enfermeira monitora o tubo de drenagem e irriga o sistema de acordo com a prescrição para aliviar quaisquer obstruções que possam estar causando desconforto. Normalmente, se coágulos impedem a drenagem urinária, o cateter é irrigado com 50 a 60 mℓ de líquido de irrigação por vez. Isso é importante para ter certeza de que a mesma quantidade é recuperada no receptáculo de drenagem. Fixar o tubo de drenagem à perna ou à parte inferior do abdome pode ajudar a diminuir a tensão no cateter e evitar irritação da bexiga.

Ao ser encaminhado para o ambulatório, o cliente é encorajado a deambular e a não permanecer sentado por longos períodos, pois isso aumenta a pressão intra-abdominal e a possibilidade de desconforto e sangramento.

### Monitoramento e manejo das complicações

Após a prostatectomia, o cliente é monitorado quanto a complicações importantes como hemorragia, infecção, trombose venosa profunda, obstrução do cateter e disfunção sexual.

**Hemorragia.** Os perigos imediatos após uma cirurgia da próstata são sangramento e choque hemorrágico. Esse risco é mais alto nos casos de HBP, pois a próstata hiperplásica é muito vascular. O sangramento pode levar à formação de coágulos, que podem obstruir o fluxo de urina. Em geral, no início, a drenagem revela cor rosa-avermelhada e, depois disso, vai clareando para rosa-claro ao longo das 24 h após a cirurgia. O sangramento de cor vermelho vivo com aumento da viscosidade e presença de vários coágulos normalmente indica sangramento arterial e requer intervenção cirúrgica. O sangramento venoso, de cor vermelho-escura, pode ser controlado pelo médico por "superinsuflação" do balão do cateter urinário e aplicação de tração ao cateter de modo que o balão que está segurando o cateter urinário no lugar aplique pressão na fossa prostática. Se depois de 20 min o sangramento não for controlado, pode-se considerar a exploração cirúrgica. Uma vez que o sangramento é maior na posição sentada, o que eleva a pressão venosa e vesical, o cliente é encorajado a repousar no leito com a cabeceira da cama ligeiramente elevada.

O manejo de enfermagem inclui assistência na implementação de estratégias que visam cessar o sangramento e evitar ou reverter o choque hemorrágico. Se o choque hemorrágico ocorrer, os tratamentos descritos no Capítulo 54 são iniciados.

As intervenções de enfermagem englobam monitoramento atento dos sinais vitais; administração de medicamentos, líquidos IV e terapia com componentes sanguíneos, conforme o indicado; manutenção de um registro preciso dos líquidos infundidos e da eliminação; e monitoramento cuidadoso da drenagem para garantir o fluxo urinário adequado e a perviabilidade do sistema de drenagem.

**Infecção.** Após a prostatectomia perineal, o cirurgião normalmente troca o curativo no primeiro dia pós-operatório. É usada técnica asséptica cuidadosa, pois o potencial para infecção é grande. Termômetros e tubos retais, além de enemas, são evitados devido ao risco de lesão e sangramento na fossa prostática. Banhos de assento podem ser usados para promover a cicatrização.

ITU e epididimite (infecção do epidídimo discutida posteriormente neste capítulo) são possíveis complicações que se manifestam após a prostatectomia, por isso o cliente é monitorado. Uma vez que o risco de infecção permanece depois da alta hospitalar, o cliente e sua família precisam ser orientados a monitorar os sinais e sintomas de infecção (febre, calafrios, sudorese, mialgia, disúria, frequência urinária e urgência).

**Trombose venosa profunda (TVP).** Os clientes submetidos a prostatectomia apresentam alta incidência de TVP e embolismo pulmonar, o que requer terapia profilática com dose baixa de heparina. A enfermeira avalia o cliente com frequência após a cirurgia, observando manifestações de TVP, e aplica meias de compressão elástica. O manejo clínico e da enfermagem para a TVP e embolismo pulmonar são descritos nos Capítulos 10 e 18, respectivamente.

**Obstrução de cateter.** Após qualquer procedimento que envolva a próstata no qual um cateter seja inserido, o cateter precisa drenar bem. Um cateter obstruído leva a distensão da cápsula prostática e resultante hemorragia. Um diurético pode ser prescrito para promover a micção e iniciar a diurese pós-operatória, ajudando, desse modo, a manter o cateter pérvio. A enfermeira observa a região inferior do abdome quanto a aumento da distensão para assegurar que o cateter não tenha ficado bloqueado. À percussão, o aumento da macicez será notado na região suprapúbica.

A bolsa de drenagem urinária, os curativos e o local da incisão são inspecionados quanto à presença de hemorragia. A cor da urina é observada e documentada; a mudança de cor de rosa para âmbar indica redução do sangramento. A pressão arterial, o pulso e a respiração são monitorados e comparados aos sinais vitais basais pré-operatórios a fim de detectar hipotensão. A enfermeira também observa o cliente quanto a agitação, diaforese, palidez, quedas na pressão arterial e aumento da frequência de pulso.

A drenagem da bexiga pode ser realizada pela ação da gravidade por meio de um sistema de drenagem estéril fechado. Uma sonda com balão de três vias é indicada para irrigação da bexiga e prevenção da formação de coágulo (Figura 34.3). A irrigação contínua da bexiga pode ser usada após a RTUP para manter a drenagem do cateter urinário, remover coágulos

*(continua)*

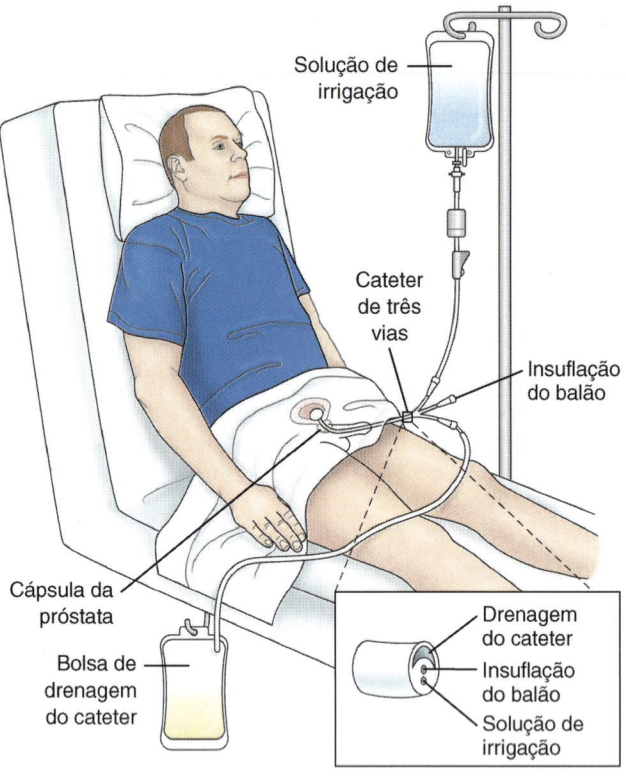

**Figura 34.3** Sistema de três vias para irrigação da bexiga.

### BOXE 34.5 — Orientações ao cliente.

#### Autocuidado após a prostatectomia

- Faça exercícios de Kegel, já que podem ajudar na reaquisição do controle urinário:
    - contraia os músculos do períneo pressionando as nádegas; mantenha essa posição; relaxe. Esse exercício pode ser feito 10 a 20 vezes a cada hora na posição sentada ou de pé
    - tente interromper o jato de urina após começar a urinar; espere alguns segundos e, em seguida, continue urinando
- Enquanto a fossa prostática estiver em processo de cicatrização (6 a 8 semanas), evite atividades que produzam efeitos da manobra de Valsalva (fazer força, levantar pesos), já que isso pode elevar a pressão venosa e produzir hematúria
- Evite longas viagens de carro e exercício vigoroso que possam exacerbar a tendência a sangramento
- Observe se a ingestão dos alimentos condimentados, álcool e café causam relato de desconforto vesical
- Mantenha a ingestão hídrica para evitar desidratação, o que pode aumentar a tendência à formação de coágulo e obstruir o fluxo de urina
- Relate sinais de complicações como sangramento, passagem de coágulos sanguíneos, diminuição do jato de urina, retenção urinária ou sintomas de ITU ao urologista

---

sanguíneos da bexiga resultantes do procedimento e limpar a área cirúrgica a fim de promover a cicatrização, bem como para evitar coágulos potencialmente obstrutores. A quantidade de líquido recuperado na bolsa de drenagem precisa ser igual à quantidade de líquido infundido. A hiperdistensão da bexiga é evitada, pois pode induzir hemorragia secundária por estiramento dos vasos sanguíneos coagulados na cápsula prostática.

Para evitar tração na bexiga, o tubo de drenagem (não o cateter) é fixado à região interna da coxa depilada.

**Disfunção sexual.** O cliente pode ter disfunção sexual relacionada com a DE, diminuição da libido e fadiga. Essas questões podem se tornar uma preocupação para o cliente logo após a cirurgia e nas semanas e nos meses de reabilitação. As opções para restaurar a função erétil envolvem medicamentos, implantes cirurgicamente inseridos e dispositivos a vácuo. O cliente deve ficar atento ao fato de que pode apresentar fadiga durante a reabilitação da cirurgia, o que pode diminuir sua libido e alterar seu prazer nas atividades usuais.

As intervenções de enfermagem incluem avaliação da presença de disfunção sexual após a cirurgia. É importante disponibilizar um ambiente reservado para discutir as questões de sexualidade. As questões emocionais relativas à cirurgia de próstata e às suas consequências precisam ser cuidadosamente exploradas com o cliente.

#### Orientação aos clientes quanto ao autocuidado

O cliente submetido à prostatectomia pode receber alta hospitalar em alguns dias. A permanência hospitalar depende do tipo de prostatectomia realizado. O cliente e sua família precisam de orientações sobre como manejar o sistema de drenagem urinária, como avaliar complicações e como promover a recuperação. Orientações verbais e por escrito devem ser fornecidas e o cliente e sua família precisam conhecer os sinais e sintomas que devem ser relatados ao médico (p. ex., presença de sangue na urina, diminuição do débito urinário, febre, mudança na drenagem da ferida, hipersensibilidade na panturrilha) (Boxe 34.5).

Após a remoção do cateter (em geral quando a urina está clara), a urina pode vazar ao redor da ferida por alguns dias. Alguma incontinência urinária pode ocorrer após a remoção do cateter e o cliente é informado de que isso provavelmente vai desaparecer com o tempo.

#### Continuidade do cuidado

O encaminhamento para o cuidado domiciliar pode ser indicado se o cliente for idoso ou tiver outros problemas de saúde, se a família não puder assumir o cuidado ou se o cliente morar sozinho, sem suporte social disponível. A enfermeira, durante o atendimento domiciliar, avalia o estado físico do cliente e cuida do cateter e da ferida. A enfermeira encoraja o cliente a deambular e a fazer exercícios perineais, conforme a prescrição. Se a prostatectomia foi realizada para tratamento de câncer da próstata, o cliente e sua família também são orientados sobre a importância do acompanhamento e monitoramento com o urologista.

#### Reavaliação

Os resultados pós-operatórios esperados no cliente incluem:

1. Relato de alívio do desconforto
2. Avaliação de equilíbrio hidreletrolítico

a. O líquido de irrigação infundido e o débito urinário estão dentro dos parâmetros determinados pelo cirurgião
b. Não demonstra sinais e sintomas de retenção de líquido
3. Participação das medidas de autocuidado:
   a. Intensifica as atividades e deambulação diárias
   b. Débito urinário dentro das variações normais e consistente com a ingestão
   c. Pratica exercícios do períneo e interrupção do jato de urina para promover o controle da bexiga
   d. Não faz força nem levanta objetos pesados
4. Está livre de complicações:
   a. Mantém os sinais vitais dentro dos limites normais
   b. Cicatrização da ferida sem sinais de infecção ou hemorragia
   c. Manutenção de nível aceitável de eliminação de urina
   d. Manutenção da drenagem ideal do cateter e outros tubos de drenagem
   e. Relato de compreensão das alterações na função sexual.

# Condições que afetam os testículos e as estruturas adjacentes

## Orquite e epididimite

**Orquite** é a inflamação dos testículos causada por vários fatores (bacteriano, viral, espiroquetal, parasítico, traumático, químico ou desconhecido). As causas bacterianas geralmente se disseminam a partir de epididimite associada, a qual, em geral, descende de infecção na próstata ou no trato urinário. Repouso, elevação do escroto por um suspensório escrotal, compressas de gelo para reduzir o edema no escroto, antibióticos, agentes analgésicos e medicamentos anti-inflamatórios são recomendados.

## Fisiopatologia

Em homens com menos de 35 anos de idade, a principal causa de epididimite ou orquite é *Chlamydia trachomatis*. A infecção sobe pela uretra e pelo ducto ejaculatório e, em seguida, ao longo dos ductos deferentes até o epidídimo, podendo migrar também para os testículos.

## Manifestações clínicas e avaliação

O cliente se queixa de dor unilateral e estado dolorido no canal inguinal ao longo do curso do canal deferente, podendo desenvolver dor e edema no escroto e na região inguinal. O epidídimo se torna edemaciado e extremamente dolorido. Bacteriúria pode ser evidente e o cliente pode ter calafrios e febre, juntamente com náuseas, frequência urinária, urgência e disúria. A avaliação laboratorial inclui urinálise e coloração Gram da drenagem uretral se houver suspeita de infecção sexualmente transmissível (IST). Se a epididimite não for tratada, pode progredir e envolver os testículos.

## Manejo clínico

O tratamento com suspensório escrotal, crioterapia e antibioticoterapia são medidas implementadas ambulatorialmente. Se a epididimite for causada por infecção clamidial, o cliente e seu(sua) parceiro(a) sexual precisam ser tratados com antibióticos. Se não ocorrer melhora em 2 semanas, um tumor testicular de base deve ser considerado. Uma epididimectomia (excisão do epidídimo a partir dos testículos) pode ser realizada como última alternativa para os clientes com episódios recorrentes e incapacitantes de epididimite ou para aqueles com condições crônicas e dolorosas.

## Manejo de enfermagem

O escroto é elevado por um suspensório escrotal ou toalha dobrada para evitar a tração no cordão espermático a fim de promover drenagem venosa e aliviar a dor. Agentes antimicrobianos são administrados conforme o prescrito até que a inflamação aguda ceda. Compressas frias intermitentes no escroto podem ajudar a amenizar a dor. Depois disso, calor local e banhos de assento podem ajudar a resolver a inflamação. Medicamentos analgésicos são administrados para alívio da dor.

A enfermeira orienta os clientes a evitar fazer força, levantar peso e ter relações sexuais até que a infecção se resolva. O cliente deve continuar fazendo uso dos agentes analgésicos e antibióticos de acordo com a prescrição e continuar usando gelo, se necessário, para aliviar o desconforto. Ele precisa saber que 2 ou 3 meses podem ser necessários para que o epidídimo volte ao normal.

## Câncer testicular

O **câncer testicular** é altamente tratável e, na maioria das vezes, uma forma de câncer curável, com taxa de cura superior a 90% em todos os estágios da doença (ACS, 2009).[3]

## Classificação dos tumores testiculares

Os testículos contêm vários tipos de células e cada uma delas pode se desenvolver em um ou mais tipos de câncer. O tipo de câncer determina o tratamento apropriado e afeta o prognóstico. Os cânceres testiculares são classificados em germinativos, os quais se originam de células germinativas das gônadas (testículos), ou não germinativos (estromal).

### Tumores germinativos

Mais de 90% de todos os cânceres do testículo são germinativos, os quais podem, ainda, ser classificados como seminomas ou não seminomas. Os seminomas são tumores que se desenvolvem a partir de células produtoras de esperma do testículo e são responsáveis por 50% dos tumores. Os seminomas tendem a permanecer localizados, enquanto os tumores não seminomas crescem rapidamente. Os não seminomas tendem a se desenvolver mais cedo na vida do que os seminomas, ocorrendo, em geral, em homens na faixa dos 20 anos. Muitos tumores constituem uma mistura de pelo menos dois tipos de tumores diferentes.

### Tumores não germinativos

O câncer testicular também pode se desenvolver nos tecidos testiculares de suporte e produtores de hormônio, ou estroma. Os dois principais tipos de tumores estromais são os de células

---

[3] N.R.T.: Dentre os tumores malignos do homem, 5% ocorrem nos testículos. O câncer testicular atinge principalmente homens entre 15 e 50 anos de idade, embora possa acometer homens de todas as idades.

de Leydig e os de células de Sertoli. Poucas vezes esses tumores se espalham para além dos testículos.

### Fatores de risco

Os fatores de risco de câncer testicular incluem testículos não descendentes (**criptorquidismo**), história familiar de câncer testicular e câncer em um testículo, o que aumenta o risco de desenvolvimento no outro testículo.

### Manifestações clínicas e avaliação

Os sintomas aparecem gradativamente, com uma massa ou nódulo no testículo que, em geral, constitui um crescimento indolor do testículo. O cliente pode relatar peso no escroto, na área inguinal ou na região inferior do abdome. Dor na coluna (de extensão do nodo retroperitoneal), dor abdominal, perda de peso e fraqueza geral podem resultar de metástase. O crescimento indolor do tamanho dos testículos é um achado diagnóstico importante. Os tumores testiculares tendem a fazer metástase precocemente, disseminando-se do testículo para os linfonodos no retroperitônio e para os pulmões.

Autoexames testiculares (AET) mensais podem detectar o câncer testicular (Boxe 34.6). Orientar homens de todas as idades a realizar o AET é uma importante intervenção de promoção da saúde para detectar precocemente o câncer testicular, porém recomendações recentes argumentam contra essa prática em adolescentes e homens adultos assintomáticos (USPSTF, 2008) devido à baixa incidência de achado de câncer testicular via AET e alta taxa de ansiedade associada a esses exames.

A gonadotrofina coriônica humana (hCG) e a alfafetoproteína (AFP) são marcadores tumorais que podem estar elevados. Os níveis de marcador tumoral no sangue são usados no diagnóstico, estadiamento e monitoramento da resposta ao

---

**BOXE 34.6 Orientações ao cliente.**

### Autoexame testicular

O autoexame testicular (AET) deve ser feito 1 vez ao mês. O exame não é difícil nem demorado. Em geral, após um banho morno, quando o escroto está mais relaxado, é um momento conveniente para realizar o exame.

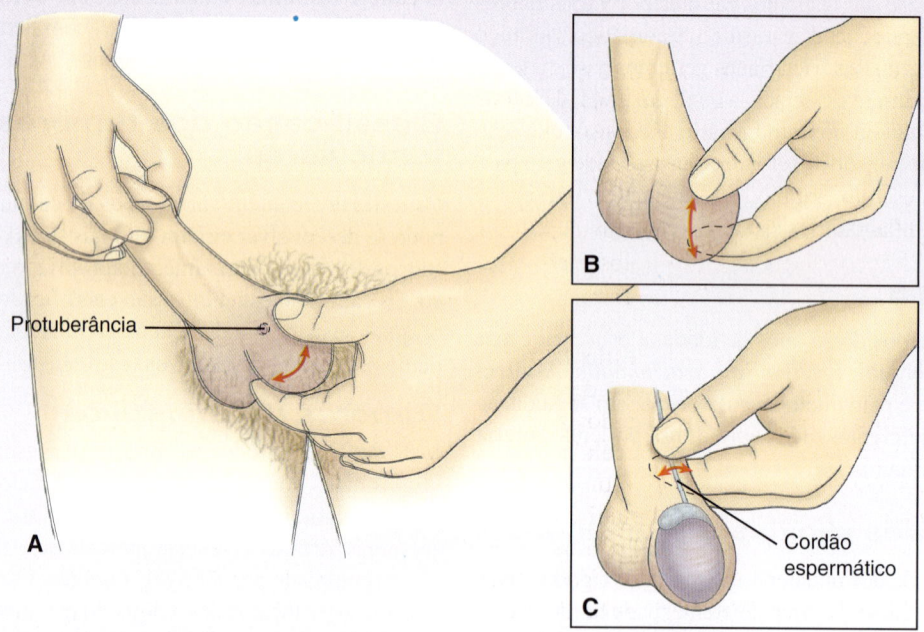

1. Use as duas mãos para palpar o testículo. O testículo normal tem consistência macia e uniforme.
2. Com o dedo indicador e o dedo médio debaixo do testículo e com o polegar por cima, role o testículo gentilmente no plano horizontal entre o polegar e os dedos (**A**).
3. Tente perceber qualquer evidência de um pequeno nódulo ou anormalidade.
4. Faça o mesmo procedimento e palpe para cima ao longo do testículo (**B**).
5. Localize e palpe o epidídimo (**C**), uma estrutura com formato de corda por cima e por trás do testículo, que armazena e transposta o esperma. Localize, também, e palpe o cordão espermático.
6. Repita o exame no outro testículo, epidídimo e cordão espermático. É normal encontrar um testículo maior que o outro.
7. Se encontrar alguma evidência de protuberância pequena, pontiaguda, ou se o testículo estiver aumentado (possivelmente em virtude de uma infecção ou tumor), consulte o médico.

tratamento. Outros exames complementares incluem níveis de desidrogenase láctica (LDH) e ultrassonografia para determinar a presença e o tamanho da massa testicular.

A TC do abdome e da pelve é realizada para determinar a extensão da doença no retroperitônio e na pelve. Uma radiografia do tórax também é solicitada para analisar metástase pulmonar. A biopsia tecidual é a única forma definitiva de determinar a presença de câncer e é realizada durante a cirurgia, para reduzir o risco de disseminação do câncer (Kovitz, Logothestis e Millikan, 2006).

### Manejo clínico

O câncer testicular é altamente responsivo a tratamento. Os objetivos do tratamento são erradicar a doença e obter a cura. A seleção do tratamento é baseada no tipo celular e na extensão anatômica da doença. O testículo é removido por orquiectomia por meio de uma incisão inguinal com uma ligação alta do cordão espermático. A dissecção do linfonodo retroperitoneal (DLNRP) pode ser feita após a orquiectomia quando há evidência de metástase para linfonodo. Embora a libido e o clímax geralmente não sejam comprometidos após a DLNRP, o cliente pode desenvolver disfunção ejaculatória. Uma vez que homens com câncer testicular demonstram subfertilidade antes do tratamento e o tratamento do câncer por si só pode produzir subfertilidade ou infertilidade, a criopreservação de esperma antes do tratamento deve ser oferecida (Tanagho e McAninch, 2007).

Tumores seminomatosos são mais sensíveis à radioterapia, a qual, isolada, produz excelentes resultados para a maioria dos clientes. A radiação pós-operatória dos linfonodos do diafragma até a região ilíaca é usada para tratar seminomas. A radiação é enviada apenas à área afetada; o outro testículo é protegido da radiação para preservar a fertilidade.

A quimioterapia é reservada ao tratamento do câncer testicular de estágio IIC, bem como para estágios mais avançados (Motzer e Bosi, 2008). A quimioterapia com regimes à base de cisplatina produz uma alta porcentagem de remissões completas. Mesmo no caso de câncer testicular disseminado, o prognóstico é favorável. Os estudos de acompanhamento podem incluir radiografias, análise dos níveis de hCG (um marcador tumoral para tumores de células germinativas não seminomas), AFP (um marcador tumoral para alguns homens com tumores de células germinativas não seminomas), LDH (uma enzima encontrada em muitos tecidos corporais como coração, músculo esquelético, fígado e rim, mas que também pode estar elevada em alguns homens com câncer testicular) e TC em série para detectar malignidade recorrente.

### Manejo de enfermagem

O manejo de enfermagem inclui avaliação do estado físico e psicológico do cliente e monitoramento da resposta a possíveis efeitos da cirurgia, quimioterapia e radioterapia (ver Capítulo 6). O cuidado de enfermagem no período perioperatório é descrito no Capítulo 5. Uma vez que o cliente pode ter dificuldades de enfrentamento com essa condição, questões relacionadas com imagem corporal e sexualidade são abordadas. O cliente também precisa saber que a radioterapia não necessariamente evitará que tenha filhos e que a excisão unilateral de um testículo não necessariamente vai diminuir sua virilidade.

### Armazenamento de sêmen

A criopreservação de sêmen em banco de esperma é uma opção para homens que serão submetidos a procedimento ou tratamento (p. ex., radioterapia na pelve, quimioterapia, DLNRP) que pode afetar a fertilidade. Isso requer visitas à instituição onde o esperma será coletado para armazenamento.

### Hidrocele

**Hidrocele** é a coleção de líquido geralmente na túnica vaginal do testículo, embora também possa se acumular dentro do cordão espermático. A hidrocele pode ser diferenciada de uma hérnia por transiluminação que confirma o conteúdo líquido. A hidrocele aguda pode ocorrer em associação a doença infecciosa aguda do epidídimo ou em consequência de trauma local. A hidrocele crônica tem causa desconhecida.

Não há necessidade de terapia a não ser que a hidrocele se torne tensa ou a massa escrotal se torne grande, desconfortável ou motivo de constrangimento. No tratamento cirúrgico da hidrocele, uma incisão é feita pela parede do escroto até a túnica vaginal distendida. O saco é ressecado e suturado junto com a parede colapsada. É recomendado ao cliente vestir um suporte escrotal no pós-operatório para obter conforto e sustentação. Hematoma é a principal complicação.

### Varicocele

**Varicocele** é a dilatação anormal das veias do plexo venoso pampiniforme no escroto (a rede de veias do testículo e epidídimo que constitui parte do cordão espermático) (Figura 34.4). Em geral, as varicoceles acometem as veias da porção superior do testículo esquerdo de adultos devido ao ângulo no qual o cordão espermático se insere na veia renal esquerda, enquanto o cordão espermático direito penetra na veia cava inferior. Em alguns homens, a varicocele é associada à infertilidade. Alguns

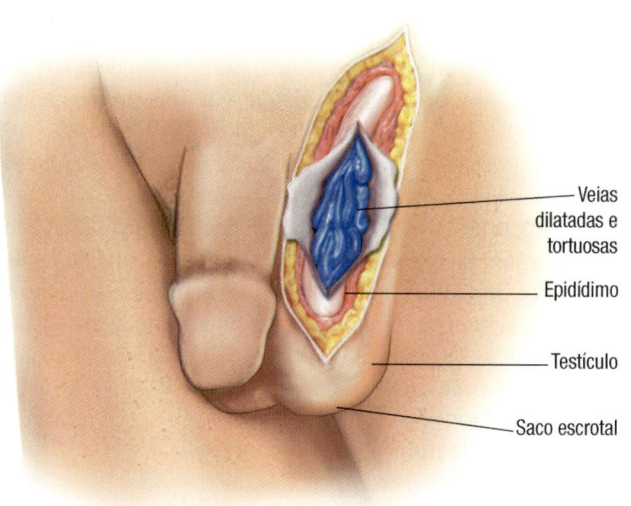

**Figura 34.4** Varicocele.

sintomas podem ser produzidos pela veia espermática aumentada, não havendo necessidade de tratamento algum a não ser que a fertilidade seja uma preocupação ou haja dor. É corrigida com microcirurgia, por ligação da veia espermática externa. Uma compressa de gelo pode ser aplicada no escroto nas primeiras horas após a cirurgia para aliviar o edema. O cliente usa um suporte escrotal.

## Condições que afetam o pênis

### Fimose e parafimose

A **fimose**, uma condição na qual o prepúcio é constrito de forma que não consegue ser retraído sobre a glande, pode ocorrer congenitamente ou em consequência a inflamação e edema. Se a área prepucial não for limpa, as secreções normais se acumulam, causando inflamação (balanite), que pode levar a aderências e fibroses. É vista com mais frequência em homens adultos com diabetes pouco controlado. Em homens idosos, carcinoma do pênis pode se desenvolver. A fimose é corrigida por circuncisão.

A parafimose é uma condição na qual o prepúcio é retraído para trás da glande e, devido ao estreitamento e subsequente edema, não consegue retornar à posição normal que cobre a glande. É uma emergência urológica e os clientes devem ser direcionados ao serviço de emergência mais próximo para realizar o tratamento. O tratamento inicial da parafimose envolve compressão firme da glande para reduzir seu tamanho e, em seguida, empurrar a glande de volta ao mesmo tempo em que se leva o prepúcio para frente.

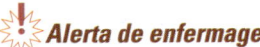

### Alerta de enfermagem

*Para fazer cateterismo no homem não circuncidado, a enfermeira retrai o prepúcio e realiza a limpeza do esmegma (secreção sebácea esbranquiçada que se acumula entre a glande e prepúcio do pênis) antes do início do procedimento estéril. A glande e o prepúcio são completamente limpos. A enfermeira segue os protocolos institucionais de cateterismo masculino. Logo após o cateterismo, o prepúcio é levado de volta à posição normal para evitar o acúmulo de líquido na glande, o que pode causar parafimose (incapacidade de retrair o prepúcio à sua posição natural devido à congestão venosa e linfática causada pela constrição do prepúcio). O médico deve ser notificado imediatamente se a enfermeira for incapaz de retrair o prepúcio.*

### Priapismo

O priapismo é uma ereção persistente que faz com que o pênis fique maior, endurecido e dolorido. É resultado de causas tanto vasculares quanto neurais, inclusive trombose falciforme, infiltração celular leucêmica e invasão tumoral do pênis ou seus vasos. É possível ocorrer com o uso de medicamentos que afetem o sistema nervoso central, agentes anti-hipertensivos, medicamentos antidepressivos e substâncias injetadas no pênis para tratar a DE.

O priapismo é uma emergência urológica. O objetivo da terapia é melhorar a drenagem venosa do corpo cavernoso, evitar isquemia, fibrose e impotência. O corpo pode ser irrigado com um anticoagulante, o qual permite que o sangue estagnado seja aspirado. Procedimentos realizados para desviar o sangue do corpo cavernoso túrgido para o sistema venoso ou para o compartimento peniano corpo esponjoso/glande podem ser tentados.

## Revisão do capítulo

### Exercícios de avaliação crítica

1. Um homem de 58 anos de idade com diabetes tipo 2 foi submetido a RTUP. Qual avaliação pós-operatória imediata é indicada durante a admissão na unidade de recuperação anestésica e nas primeiras 24h? Qual orientação de alta e preparação é indicada para este cliente?
2. Um dos seus clientes, um homem de 32 anos de idade com lesão de medula espinal, diz que viu uma propaganda na televisão sobre o cloridrato de vardenafila. Ele deseja tentar esse medicamento para melhorar sua função erétil. Qual é a orientação apropriada para esse cliente?
3. Um atleta de 21 anos de idade que descreve sua saúde como excelente procura a unidade de saúde, pois percebeu massa indolor do tamanho de uma noz no testículo enquanto tomava banho. Quais são suas preocupações e quais encaminhamentos são indicados para ele? Quais são os exames laboratoriais iniciais indicados?

### Questões objetivas

1. Um homem de 45 anos de idade se queixa de edema indolor no escroto. Ele deve ser avaliado quanto a?
   A. Prostatite
   B. Hidronefrose
   C. Varicocele
   D. Cistite
2. Um cliente de 60 anos de idade se queixa de dificuldades para sustentar a ereção. A enfermeira sabe que ele sofreu um infarto do miocárdio há cerca de 3 meses. Quais das seguintes orientações são relevantes para ele? Selecione todas que se aplicam.
   A. Se ele intensificar as atividades físicas, sua função vai melhorar.
   B. O cliente é candidato a implante peniano.
   C. Ele pode usar um dispositivo de ereção a vácuo.
   D. Homens que sofreram infarto nos últimos 6 meses não podem usar medicamentos para a disfunção erétil.
3. Um homem de 55 anos de idade foi diagnosticado com câncer de próstata. De quais alternativas a seguir dependem as opções de tratamento? Selecione todas que se aplicam.
   A. Estadiamento do tumor
   B. Preferência do cliente
   C. Dieta do cliente
   D. Idade do cliente
4. Um homem de 50 anos de idade está sendo tratado presumidamente com prostatite aguda. Ele pergunta à enfermeira

por que o curso dos antibióticos é tão longo. Qual é a melhor resposta da enfermeira?
A. Sua infecção é resistente à maioria dos antibióticos.
B. A maioria dos antibióticos se difunde mal do plasma para o líquido prostático.
C. Seu fígado não está permitindo que o antibiótico atue de maneira eficaz.
D. Homens da sua idade precisam de um curso prolongado de antibióticos.

5. Um cliente de 58 anos de idade foi submetido a uma prostatectomia. A enfermeira o está preparando para alta. É mais importante que qual das seguintes opções seja incorporada no plano de orientação?
A. Não interromper o jato após começar a urinar.
B. Permitir a intensificação das atividades.
C. Limitar a ingestão de líquido para evitar hipervolemia.
D. Observar que alimentos apimentados, álcool e café podem causar desconforto vesical.

## Bibliografia e leitura sugerida

A bibliografia e a leitura sugerida para este capítulo estão disponíveis no GEN-IO: http://gen-io.grupogen.com.br/gen-io/.

# CAPÍTULO 35

CHRISTA PALANCIA ESPOSITO

# Manejo de Enfermagem | Doenças Sexualmente Transmissíveis

## Objetivos de estudo

**Após ler este capítulo, você será capaz de:**

1. Diferenciar colonização, infecção e doença
2. Comparar os diversos tipos de doenças sexualmente transmissíveis (DST), bem como sinais, sintomas e tratamentos recomendados para cada uma delas
3. Aplicar a sistematização da assistência de enfermagem como estrutura básica do cuidado para clientes com DST
4. Elaborar um plano de ensino para os clientes com DST.

Doença sexualmente transmissível (DST), ou infecção sexualmente transmissível (IST), é adquirida por contato sexual com um parceiro infectado. As DST são as doenças infecciosas mais comuns e são epidêmicas na maioria das regiões do mundo. Para entender a fisiopatologia dessas doenças, é importante compreender o processo infeccioso.[1]

## Processo infeccioso

Doença infecciosa é qualquer distúrbio causado pela proliferação de microrganismos patogênicos no corpo. A doença pode ser transmissível (i. e., contagiosa) ou não. A enfermeira desempenha função importante no controle e na prevenção das infecções. A educação dos clientes pode reduzir seu risco de adquirir infecções ou atenuar as sequelas da infecção.

### Cadeia infecciosa

Para que ocorra uma infecção, é necessária uma cadeia completa de eventos. O Boxe 35.1 descreve os elementos necessários à ocorrência de uma infecção.

### Colonização, infecção e doença infecciosa

Relativamente poucas estruturas anatômicas (p. ex., encéfalo, sangue, osso, coração e sistema vascular) são estéreis. Em geral, as bactérias distribuídas por todo o organismo constituem a **flora normal** benéfica, que compete com os patógenos potenciais, facilita a digestão ou estabelece outras relações simbióticas com o hospedeiro.

#### Colonização

O termo *colonização* é usado para descrever a presença de microrganismos sem interferência ou interação com o hospedeiro. Os microrganismos isolados nos exames microbiológicos geralmente refletem colonização em vez de infecção. A *contagem de colônias* representa a contagem visual de micróbios presentes em uma amostra. Em geral, as contagens de colônias acima de 100.000/m$\ell$ (ou $10^5$ bactérias/m$\ell$) são representativas de infecção. Entretanto, outros sinais locais e sistêmicos de infecção devem ser considerados quando as contagens de colônias são menores, inclusive febre,

---

[1] N.R.T.: No Brasil, as estimativas de DST da Organização Mundial da Saúde (OMS) na população sexualmente ativa, a cada ano, são: sífilis: 937.000; gonorreia: 1.541.800; clamídia: 1.967.200; herpes genital: 640.900; papilomavírus humano (HPV): 685.400. É obrigatória a notificação de doenças, agravos e eventos de saúde pública constantes da Portaria nº 104, de 25 de janeiro de 2011, do Ministério da Saúde, que mantém uma agenda afirmativa que concentra ações locais e nacionais destinadas ao enfrentamento das DST nas populações vulneráveis.

> **BOXE 35.1 Cadeia epidemiológica infecciosa.**
>
> A cadeia epidemiológica infecciosa requer os seguintes elementos:
> - Um microrganismo infeccioso
> - Um reservatório de microrganismos disponíveis
> - Um portal ou mecanismo de saída do reservatório
> - Um mecanismo de transmissão do reservatório ao hospedeiro
> - Um hospedeiro suscetível
> - Um mecanismo de acesso ao hospedeiro
>
> **Microrganismo infeccioso**
> Os tipos de microrganismos que causam infecções são bactérias, riquétsias (bactérias gram-negativas transmitidas por carrapatos, pulgas e piolhos), vírus, protozoários, fungos e helmintos (vermes parasitos).
>
> **Reservatório**
> Reservatório é o termo usado para qualquer indivíduo, planta, animal, substância ou local que forneça nutrição aos microrganismos e permita sua dispersão adicional.
>
> **Mecanismo de saída**
> O microrganismo precisa ter um mecanismo de saída do reservatório. O hospedeiro infectado precisa disseminar microrganismos para outro indivíduo ou para o ambiente antes que possa haver transmissão. Os microrganismos saem pelo trato respiratório, gastrintestinal ou geniturinário, pele ou sangue.
>
> **Mecanismo de transmissão**
> O mecanismo de transmissão é necessário e específico de cada patógeno para que a fonte infectante entre em contato com um novo hospedeiro. Os microrganismos podem ser transmitidos por contato sexual, contato pele a pele, injeção percutânea, ou por partículas infecciosas transmitidas pelo ar. O indivíduo que abriga ou transmite um microrganismo, mas não tem sinais e sintomas aparentes de infecção, é descrito como *portador*.
>
> **Hospedeiro suscetível**
> Para que haja infecção, o hospedeiro precisa ser suscetível (ou não ter imunidade a determinado patógeno). Infecção ou vacinação pregressa pode tornar o hospedeiro imune (não suscetível) à infecção subsequente pelo mesmo agente infeccioso. Embora a exposição aos microrganismos potencialmente infecciosos ocorra praticamente a todo o momento, nossos sistemas imunes sofisticados geralmente evitam que haja infecção. Um cliente imunossuprimido é muito mais suscetível às infecções que um indivíduo saudável.
>
> **Porta de entrada**
> Uma porta de entrada é necessária para que o microrganismo tenha acesso ao hospedeiro. Por exemplo, o *Mycobacterium tuberculosis* transmitido pelo ar não causa doença quando se instala na pele de um indivíduo exposto; as vias respiratórias são o único acesso do *M. tuberculosis* ao hospedeiro.

leucocitose (aumento da contagem de glóbulos brancos), eritema, secreção purulenta etc.

## Infecção

O termo **infecção** descreve uma interação complexa com os microrganismos. Um indivíduo colonizado por *Staphylococcus aureus* pode ter estafilococos na pele, sem qualquer violação ou irritação cutânea. Entretanto, se o cliente sofrer um corte, o *S. aureus* pode penetrar na ferida, ser percebido como um microrganismo estranho e causar reação do sistema imune com inflamação localizada e migração dos leucócitos ao local. Os indícios clínicos, como eritema (vermelhidão), aumento da temperatura local e dor e as evidências laboratoriais de leucócitos nos esfregaços retirados da ferida, podem sugerir infecção.

## Doença infecciosa

É importante entender a diferença entre infecção e doença infecciosa. **Doença infecciosa** é o estado no qual o hospedeiro infectado tem declínio de seu bem-estar em consequência da infecção. Quando o hospedeiro interage imunologicamente com os microrganismos, mas continua assintomático, a definição de doença infecciosa não se aplica. Os resultados fornecidos pelo laboratório de microbiologia são as fontes principais de identificação das infecções bacterianas e devem ser entendidos como um recurso a ser utilizado junto aos indicadores clínicos para determinar se um cliente está colonizado, infectado ou doente. Os resultados dos exames microbiológicos realizados com amostras clínicas geralmente têm três componentes: esfregaço e coloração; cultura e identificação do microrganismo; e teste de sensibilidade (*i. e.*, suscetibilidade) aos antimicrobianos.

Como marcadores da probabilidade de infecção, o esfregaço e a coloração (conhecida como *coloração pelo Gram*) geralmente fornecem as informações mais úteis, porque descrevem o conjunto de células presentes na estrutura anatômica por ocasião da coleta da amostra e ajudam a orientar a seleção dos antibióticos, enquanto os resultados da cultura ainda não estão prontos. A coloração pelo Gram classifica os microrganismos como gram-positivos ou gram-negativos. A cultura identifica o(s) microrganismo(s) exato(s), enquanto os testes de sensibilidade especificam os antimicrobianos com mais chances de serem eficazes contra este(s) agente(s) patogênico(s).

## Doenças sexualmente transmissíveis

As DST são adquiridas por contato sexual com um indivíduo infectado. A Tabela 35.1 descreve as infecções que podem ser classificadas como DST e seus mecanismos de transmissão. As portas de entrada dos microrganismos que causam DST e os locais infectados são pele e mucosas da uretra, colo do útero, vagina, reto e orofaringe.

A educação sobre prevenção de DST inclui informações sobre fatores e comportamentos de risco que podem causar infecção. Veja os fatores de risco associados às DST no Boxe 35.2. O uso de preservativo ou de uma barreira protetora (*i. e.*, protetor dentário) colocado antes de qualquer contato sexual é fundamental para ajudar a evitar a aquisição ou a transmissão de uma DST. Veja como usar preservativo masculino no Boxe 35.3 e o feminino na Figura 35.1.

**Tabela 35.1** Infecções classificadas como doenças sexualmente transmissíveis (DST) e seus mecanismos de transmissão.

| Doença | Mecanismo(s) de transmissão |
|---|---|
| Infecção por *Chlamydia* | Sexual |
| Gonorreia | Sexual |
| Infecção por herpes simples | Sexual, percutâneo, perinatal |
| Papilomavírus humano (HPV) | Sexual, percutâneo |
| Sífilis | Sexual, perinatal |
| Tricomoníase | Sexual |

### BOXE 35.2 — Fatores de risco das doenças sexualmente transmissíveis.

- Ter relações sexuais sem proteção
- Ter múltiplos parceiros sexuais
- Ter menos de 26 anos de idade
- Começar a ter relações sexuais com pouca idade
- Consumir álcool ou usar drogas ilícitas
- Usar drogas intravenosas
- Ter história de outra DST
- Prostituição
- Usar anticoncepcionais orais como único método contraceptivo

#### Alerta de enfermagem
*A infecção por um microrganismo sexualmente transmissível sugere a possibilidade de infecção também por outros agentes patogênicos. Depois de detectar uma DST, é necessário realizar uma investigação de outras infecções do tipo.*

## SÍFILIS

### Fisiopatologia

Sífilis é uma doença infecciosa aguda ou crônica causada pelo espiroqueta *Treponema pallidum* e é adquirida principalmente por contato sexual.[2]

### Fatores de risco

Os fatores de risco são relações sexuais sem proteção e ser portador de outras DST.

### Manifestações clínicas e avaliação

Quando o cliente não é tratado, a evolução da sífilis pode ser dividida em três estágios: primário, secundário e terciário. Esses estágios refletem o intervalo decorrido entre a infecção e as manifestações clínicas observadas neste período e são fundamentais à escolha do tratamento apropriado.

---

[2]N.R.T.: No Brasil, o perfil atual da infecção da sífilis congênita abrange mulheres jovens, solteiras, usuárias de drogas, de baixo nível socioeconômico e, principalmente, que não fizeram acompanhamento pré-natal.

### BOXE 35.3 — Orientações ao cliente.

#### Como colocar o preservativo masculino

1. Coloque um preservativo novo antes de qualquer tipo de relação sexual
2. Segure o preservativo pela ponta para expulsar todo o ar

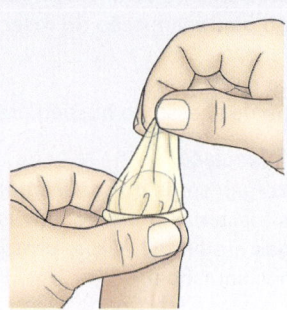

3. Desenrole todo o preservativo sobre o pênis ereto

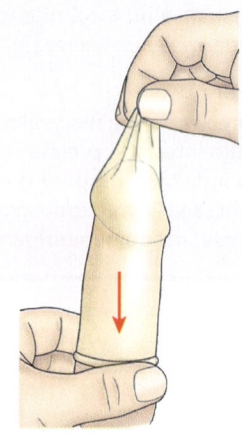

4. Tenha a relação sexual
5. Firme o preservativo de modo que ele não possa sair do pênis
6. Puxe o preservativo
7. Use um preservativo novo se você tiver nova relação sexual ou se quiser ter uma relação sexual diferente (p. ex., anal e depois vaginal).

Conserve os preservativos em ambiente frio e seco. Nunca use loções de pele, óleos, vaselina ou creme refrescante com preservativos. O óleo desses produtos provoca perfurações. Os produtos à base de água (como gel K-Y® ou glicerina) são mais seguros.

---

A sífilis primária ocorre 2 a 3 semanas depois da inoculação inicial do microrganismo. A lesão indolor que se desenvolve no local da inoculação é conhecida como *cancro* (Figura 35.2). Se não forem tratadas, essas lesões geralmente regridem espontaneamente dentro de 2 meses.

A sífilis secundária ocorre quando há disseminação hematogênica dos microrganismos localizados no cancro inicial, resultando em infecção generalizada. A erupção cutânea da sífilis secundária ocorre cerca de 2 a 8 semanas depois do cancro e acomete o tronco e os membros, inclusive as palmas das mãos e as plantas dos pés. A transmissão do microrganismo pode ocorrer pelo contato com essas lesões. Os sinais e sintomas de

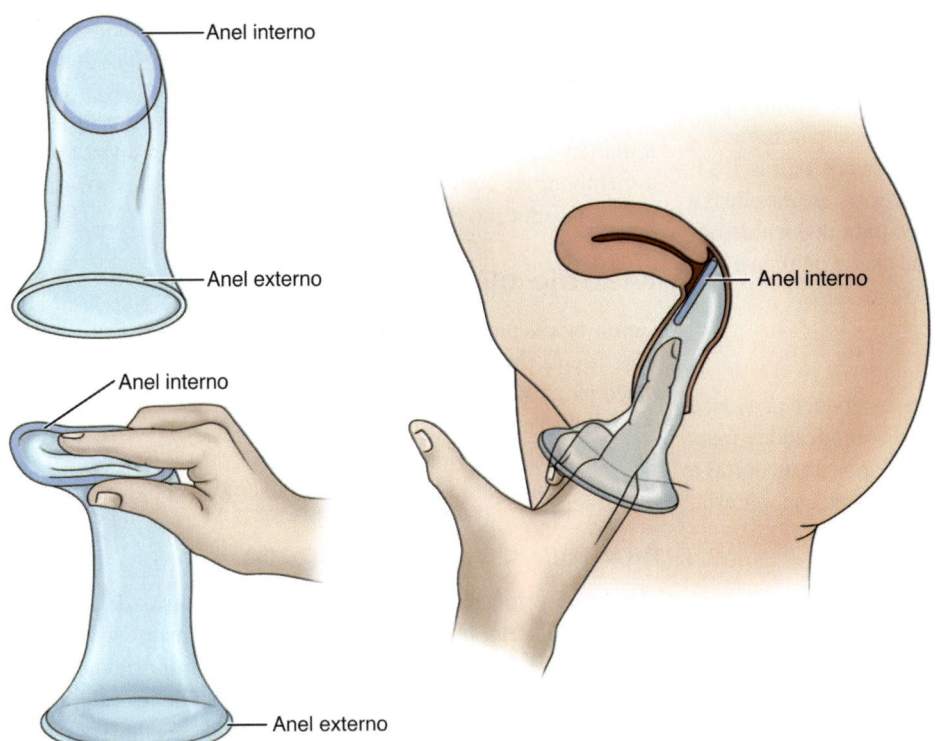

Figura 35.1 Preservativo feminino. Para colocar o preservativo feminino, segure o anel interno entre os dedos polegar e médio. Coloque o dedo indicador na bolsa formada entre o dedo polegar e os outros dedos e aperte o anel. Deslize o preservativo para dentro da vagina o mais profundamente possível. O anel interno mantém o preservativo no local.

infecção generalizada podem ser linfadenopatia (crescimento anormal dos linfonodos), artrite, meningite, queda dos cabelos, febre, mal-estar e emagrecimento. Depois do estágio secundário, há um período de **latência**, durante o qual o indivíduo infectado não tem sinais ou sintomas de sífilis. A latência pode ser interrompida por recidiva da sífilis secundária.

A sífilis terciária é o último estágio da progressão natural da doença. Algumas estimativas sugeriram que 20 a 40% dos indivíduos infectados não tenham sinais e sintomas nesse estágio final. A sífilis terciária se evidencia por doença inflamatória lentamente progressiva com acometimento potencial de vários órgãos.

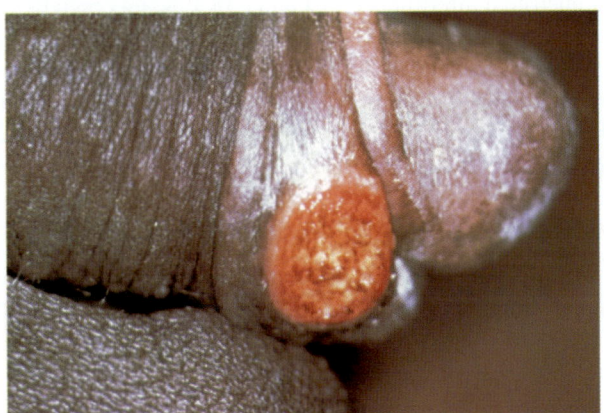

Figura 35.2 O primeiro estágio da sífilis é a formação de um cancro (úlcera arredondada e indolor, geralmente solitária) que se forma na glande do pênis, no corpo do pênis ou dentro da uretra. Se não for tratada, a lesão cicatriza; contudo, o cliente desenvolve sífilis secundária. De Goodheart, H. (2003). *Goodheart's photoguide of common skin disorders*. Philadelphia: Lippincott Williams & Wilkins.

O diagnóstico definitivo da sífilis pode ser firmado por identificação direta dos espiroquetas obtidos dos cancros da sífilis primária. Os testes sorológicos usados para diagnosticar sífilis secundária e terciária precisam ser interpretados com base nas manifestações clínicas. Os testes sorológicos podem ser resumidos da seguinte maneira:

- Testes não treponêmicos ou de reagina, inclusive VDRL (Veneral Disease Research Laboratory) ou teste da reagina plasmática rápida em cartão circular (RPR-CT), geralmente são utilizados como triagem e diagnóstico. Depois do tratamento adequado, o resultado do teste deve diminuir quantitativamente até que a leitura seja negativa, geralmente cerca de 2 anos depois de concluir o tratamento
- Testes treponêmicos, como o teste de absorção de anticorpo treponêmico fluorescente (FTA-ABS) e o teste de micro-hemaglutinação (MHA-TP), são usados para confirmar que o teste de triagem positivo não é um resultado falso-positivo. Em geral, os resultados positivos permanecem por toda a vida e, por essa razão, não são apropriados para avaliar a eficácia do tratamento.

## Manejo clínico

O tratamento recomendado para todos os estágios da sífilis é administrar antibióticos. A opção preferida para tratar sífilis inicial ou sífilis latente inicial com menos de um ano de duração é penicilina G benzatina em dose única intramuscular. Os clientes com sífilis latente tardia, ou sífilis latente com duração desconhecida, devem receber três injeções com intervalos de uma semana. Os clientes alérgicos à penicilina geralmente são tratados com doxiciclina ou tetraciclina (Centers for Disease Control and Prevention [CDC], 2010).

## Manejo de enfermagem

As intervenções de enfermagem incluem administrar os antibióticos prescritos, fazer encaminhamento para exames para outras DST e orientar os clientes quanto à fisiopatologia e à prevenção da transmissão da sífilis e de todas as outras DST. A enfermeira deve orientar o cliente a repetir os exames de 3 a 12 meses depois do tratamento. A sífilis é uma doença de notificação compulsória. O departamento de saúde pública é responsável por localizar, notificar e testar os contatos.

## Complicações

Em cerca de um terço dos casos não tratados, a doença avança ao estágio terciário (Lukehart, 2008). As complicações mais comuns da sífilis não tratada são aortite (inflamação da aorta) e neurossífilis, que se evidencia por demência, psicose, paresia, acidente vascular encefálico ou meningite.

## Chlamydia trachomatis e Neisseria gonorrhoeae

### Fisiopatologia

As infecções por *Chlamydia trachomatis* e *Neisseria gonorrhoeae* são as DST notificadas mais comumente. A coinfecção por *C. trachomatis* é comum nos clientes infectados por *N. gonorrhoeae*. Essas duas infecções são causadas por bactérias transmitidas durante a relação sexual ou podem ser transmitidas da mãe para o bebê durante o parto vaginal.

### Fatores de risco

Qualquer indivíduo sexualmente ativo pode ser infectado por *C. trachomatis* ou *N. gonorrhoeae* e o risco aumenta com o número de parceiros sexuais. O grupo de risco mais alto para infecção por *C. trachomatis* é de mulheres jovens de até 25 anos e esta predisposição pode ser atribuída à maturação incompleta do colo do útero destas clientes (CDC, 2007). O risco de infecção por *N. gonorrhoeae* também inclui mulheres jovens sexualmente ativas e homens que têm relações sexuais com indivíduos do mesmo sexo.

### Manifestações clínicas e avaliação

As infecções por *C. trachomatis* e *N. gonorrhoeae* geralmente não causam sintomas nas mulheres e, por esta razão, comumente são descritas como "silenciosas" quanto ao quadro clínico que causam. Quando há sintomas, a anormalidade mais comum é cervicite mucopurulenta com exsudatos no canal endocervical. As mulheres com gonorreia também podem ter sinais e sintomas de infecção urinária ou vaginite.

Embora os homens infectados estejam mais sujeitos a ter sintomas que as mulheres, a infecção por *N. gonorrhoeae* e/ou *C. trachomatis* também pode ser assintomática. Quando há sintomas, eles podem incluir ardência ao urinar e secreção peniana. Os clientes com gonorreia também podem referir edema doloroso dos testículos.

A avaliação inclui um exame para detectar febre, secreção (uretral, vaginal ou retal) e sinais de artrite. Os exames diagnósticos incluem amostras de urina ou espécimes de esfregaço da endocérvice, da uretra, do canal anal e da faringe. Os **testes de amplificação do ácido nucleico** (NAAT, do inglês *nucleic acid amplification tests*) são mais sensíveis para detectar *Chlamydia*. A coloração pelo Gram é mais apropriada para diagnosticar gonorreia nas secreções da uretra masculina.

Como muitos casos de infecção por *Chlamydia* são assintomáticos, os CDC recomendam que todas as mulheres sexualmente ativas com menos de 26 anos façam testes rotineiros para esta infecção (CDC, 2010).

### Manejo clínico

Como os clientes geralmente estão coinfectados por *N. gonorrhoeae* e *C. trachomatis*, o CDC recomenda o tratamento simultâneo para essas duas infecções quando não for possível excluir a infecção por *Chlamydia* com base em um NAAT. O tratamento recomendado pelos CDC para *Chlamydia* é doxiciclina ou azitromicina e para gonorreia é ceftriaxona ou cefixima (2010).

### Manejo de enfermagem

Gonorreia e infecção por *Chlamydia* são doenças de notificação compulsória. Os grupos-alvo das estratégias preventivas de ensino sobre gonorreia e infecção por *Chlamydia* são as populações de adolescentes e adultos jovens. Além de ressaltar a importância da abstinência (quando apropriado), a educação deve enfatizar a postergação da primeira experiência sexual, a limitação do número de parceiros sexuais e o uso de preservativos ou proteção de barreira. Além disso, o aconselhamento dos clientes inclui abstinência por uma semana após o tratamento e também a inclusão do parceiro sexual no tratamento. Os exames para confirmar a cura não são necessários, a menos que haja dúvida quanto à adesão ao tratamento prescrito; contudo, a repetição dos exames 3 meses depois do tratamento é recomendada para as mulheres, em vista da possibilidade de ocorrer reinfecção. A educação dos homens inclui dizer que eles devem informar suas parceiras sexuais de que estão infectados e fornecer-lhes literatura sobre DST e risco de **doença inflamatória pélvica** (DIP).

### Complicações

Nas mulheres, as complicações potenciais da infecção por *N. gonorrhoeae* ou *C. trachomatis* são DIP, **gravidez ectópica**, endometrite e infertilidade. A Figura 35.3 ilustra como os microrganismos se espalham quando há infecção pélvica.

Nos homens, a infecção por uma dessas bactérias pode causar epididimite, uma doença dolorosa que pode levar à infertilidade. Nos clientes de ambos os sexos, a *N. gonorrhoeae* pode causar artrite ou infecção sistêmica (hematogênica).

## Papilomavírus humano

A infecção por papilomavírus humano (HPV) é a DST mais comum entre as populações jovens sexualmente ativas. Milhões de indivíduos estão infectados pelo HPV, mas podem não saber que são portadores do vírus. No mínimo 50% dos homens e das mulheres sexualmente ativos adquirem a infecção genital por HPV em alguma época de suas vidas (CDC, 2010).

### Fisiopatologia

O vírus infecta a pele e as mucosas por meio do contato sexual sem proteção e coito vaginal/anal efetivo. No mínimo 40 tipos

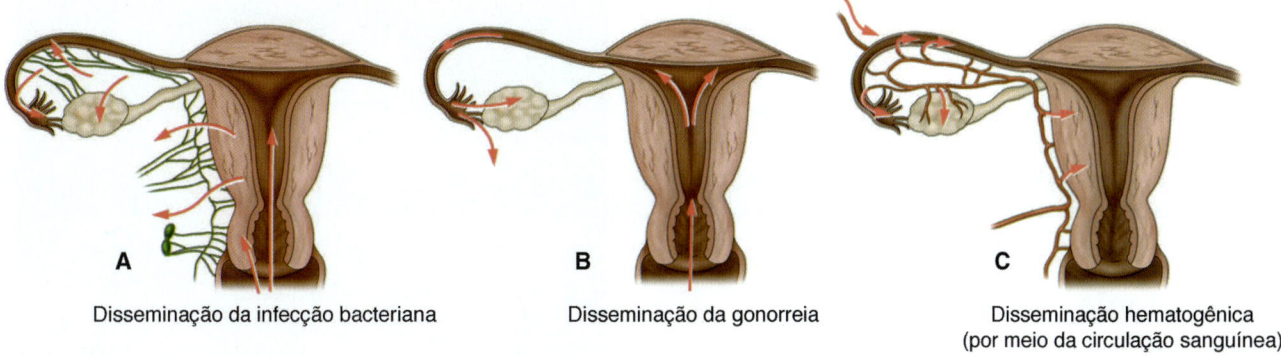

**Figura 35.3** Mecanismos de disseminação dos microrganismos nas infecções pélvicas. (**A**) A infecção bacteriana espalha-se da vagina para o útero e tem acesso aos vasos linfáticos. (**B**) A gonorreia espalha-se da vagina para o útero e, em seguida, para as tubas uterinas e os ovários. (**C**) A infecção bacteriana pode alcançar os órgãos reprodutivos por meio da corrente sanguínea (disseminação hematogênica).

de HPV podem infectar a genitália e o períneo, inclusive a pele do pênis, da vulva, do ânus e as mucosas da vagina, do colo do útero e do reto. Alguns tipos de HPV podem causar anormalidades das células cervicais, contribuindo para cerca de 70% dos casos de câncer cervical. Outros tipos de HPV podem causar verrugas genitais. O vírus pode permanecer no corpo por um período longo antes de ser detectado ou que ocorram sintomas (CDC, 2010). A infecção por HPV geralmente é autolimitada em razão da resposta eficaz do sistema imune; contudo, o tabagismo foi associado ao aumento da morbidade.

### Fatores de risco

Os fatores de risco incluem ser sexualmente ativo, ter múltiplos parceiros e manter relações sexuais com um parceiro que tem ou teve vários outros parceiros.

### Manifestações clínicas e avaliação

Existem mais de 100 tipos de HPV e a infecção pode ser latente (assintomática, detectada apenas pelos testes de hibridização do DNA para HPV), subclínica (detectada apenas depois da aplicação de ácido acético e, em seguida, da inspeção com lentes de aumento) ou clínica (verrugas visíveis).

Os tipos mais comuns do HPV (6 e 11) geralmente causam **condilomas** (verrugas genitais) na genitália dos homens e das mulheres e podem ser detectados na boca. Em geral, os condilomas são lesões papilares ou verrucosas, visíveis e planas, geralmente da cor da pele.

Alguns tipos de HPV (16, 18, 31, 33 e 45) infectam o colo do útero, causam anormalidades no esfregaço de Papanicolaou (Pap) e estão diretamente relacionados com o câncer do colo do útero (CDC, 2010). Por essa razão, o esfregaço de Pap é o exame usado para detectar o DNA do HPV. As biopsias dirigidas por **colposcopia** detectam quaisquer alterações celulares ou displasia (anormalidades das células cervicais).

### Manejo clínico e de enfermagem

O tratamento das verrugas genitais externas inclui aplicação tópica de ácido tricloroacético, podofilina e fármacos quimioterápicos, bem como injeções de interferona administradas por um profissional de saúde. Entre as preparações tópicas que podem ser aplicadas pelos próprios clientes nas lesões externas estão o podofilox e o imiquimod. Os tratamentos por eletrocauterização e *laser* são alternativas que podem ser indicadas para clientes com grandes quantidades de verrugas genitais ou acometimento de áreas amplas (CDC, 2010).

Mulheres infectadas por HPV devem fazer testes de Pap anuais porque este vírus pode causar displasia. O uso de preservativos pode reduzir as chances de transmissão, embora também possa ocorrer durante o contato direto da pele das áreas que não são cobertas pelos preservativos.

Em muitos casos, os clientes ficam furiosos quando descobrem que têm verrugas ou HPV e não sabem quem os infectou porque o período de incubação pode ser longo e os parceiros sexuais podem ser assintomáticos. O reconhecimento do sofrimento emocional que ocorre quando uma DST é diagnosticada e o oferecimento de suporte emocional e informações são tarefas importantes das enfermeiras. Do mesmo modo, é recomendável orientar os clientes quanto à possibilidade de recidiva nos primeiros 3 meses depois do tratamento.

### Complicações

Como medida preventiva, a vacinação é recomendada antes de iniciar a atividade sexual para meninas e mulheres de 9 a 26 anos e inclui quatro tipos de HPV, que são responsáveis por até 70% dos cânceres cervicais (CDC, 2010). A vacina tetravalente para HPV também pode ser administrada aos homens de 9 a 26 anos, de preferência antes que iniciem as atividades sexuais, de modo a evitar verrugas genitais. A imunização não substitui outras medidas importantes de prevenção da infecção por HPV ou a necessidade de realizar triagem para câncer cervical. Com os cuidados e o acompanhamento apropriado, deve ser possível evitar perda do útero e morte.[3]

---

[3] N.R.T.: No Brasil, o Ministério da Saúde iniciou a vacinação contra o papilomavírus humano (HPV). Meninas de 11 a 13 anos devem ser imunizadas em três momentos distintos, sendo a segunda dose aplicada seis meses após a primeira. A terceira deve ocorrer cinco anos depois.

## Infecção por herpes-vírus tipo 2 (herpes genital, herpes-vírus simples tipo 2)

Herpes genital é uma infecção viral recidivante e persistente, que causa lesões herpéticas (vesículas) na vulva, na vagina e no colo do útero da mulher e no pênis do homem. Existem dois tipos de herpes-vírus simples (HSV, de *herpes simplex virus*): HSV-1 e HSV-2, que são clinicamente indistinguíveis.

### Fisiopatologia

O HSV-1 é conhecido como o tipo oral e pode ser transmitido à genitália por meio do sexo oral ou da autoinoculação (*i. e.*, tocar em uma úlcera labial e depois tocar na região genital). O HSV-2 sempre é transmitido por contato sexual. Em geral, a infecção inicial é muito dolorosa e estende-se por uma semana, embora também possa ser assintomática. A maioria das infecções por HSV ocorre por transmissão de clientes assintomáticos, ou seja, quando o portador e o receptor não apresentam lesões (Sem e Barton, 2007).

As recidivas são mais comuns com o HSV-2 do que com o HSV-1; as lesões são menos dolorosas e, em geral, causam prurido e ardência mínima. Alguns clientes têm poucas ou nenhuma recidiva, enquanto outros têm episódios frequentes. Em geral, as recidivas são desencadeadas por estresse, queimaduras solares, procedimentos dentários ou repouso ou nutrição inadequados – todos são condições que deprimem o sistema imune.

Quando a replicação viral diminui, o vírus ascende pelos nervos sensoriais periféricos e permanece inativo nos gânglios neurais.

### Fatores de risco

Considera-se fator de risco contato com a boca, a orofaringe, as mucosas, vagina ou o colo do útero de um indivíduo infectado.

### Manifestações clínicas e avaliação

Prurido e dor ocorrem quando a área infectada se torna eritematosa e edemaciada. A infecção primária pode começar com máculas e pápulas e progredir até formar vesículas e úlceras. Em geral, o estágio vesicular evidencia-se por uma bolha que, depois, aglutina-se, ulcera e forma crostas (Figura 35.4). Sinais e sintomas semelhantes aos da *influenza* podem ocorrer 3 ou 4 dias depois do aparecimento das lesões. Linfadenopatia inguinal (crescimento dos linfonodos da virilha), elevação discreta da temperatura, mal-estar, cefaleia, mialgia (dor muscular) e disúria (dor ao urinar) são comuns. A dor é mais acentuada na primeira semana, mas, posteriormente, ela regride. As lesões persistem por cerca de duas semanas, a menos que ocorra infecção secundária.

Cultura do material retirado da lesão é o exame padronizado para diagnosticar infecção por HSV. Os exames sorológicos podem ajudar a definir se a infecção é recente ou crônica, quando são interpretados no contexto de cultura positiva da lesão.

### Manejo clínico

Atualmente, a infecção pelo HSV-2 não é curável, mas o tratamento tem como objetivo atenuar os sintomas. As doses dos fármacos antivirais variam, dependendo se o tratamento é recomendado para infecção primária ou recidivante, ou para suprimir recidivas. Os objetivos do tratamento são evitar a disseminação

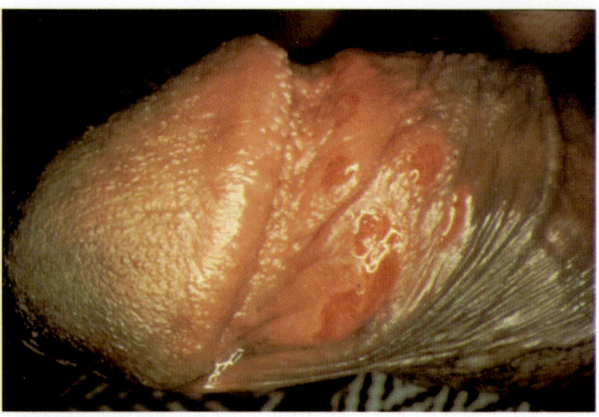

**Figura 35.4** A infecção por herpes simples pode ser evidenciada por uma úlcera aberta dolorosa, ou por um grupo de vesículas superficiais (cheias de líquido) com bases eritematosas. De Goodheart, H. (2003). *Goodheart's photoguide of common skin disorders*. Philadelphia: Lippincott Williams & Wilkins.

da infecção, melhorar o conforto dos clientes, reduzir os riscos potenciais à saúde e instituir um programa de educação e aconselhamento. Os antivirais como aciclovir, valaciclovir e fanciclovir são recomendados para suprimir a carga viral e reduzir as recidivas e a disseminação da infecção (Gupta, Warren e Wald, 2007).

### Manejo de enfermagem

A educação dos clientes é fundamental à prevenção da transmissão do HSV. As orientações sobre tratamento supressor devem ser fornecidas por ocasião do diagnóstico inicial e alguns estudos demonstraram que isso reduz o risco de recidivas em 70 a 80% e o risco de transmissão a um parceiro em 48% (Sem e Barton, 2007). A enfermeira deve dizer aos clientes que eles podem transmitir o vírus, embora não tenham sintomas ou lesões. Além disso, os clientes têm obrigação legal e possivelmente moral de revelar seu diagnóstico aos parceiros sexuais. Por fim, é fundamental ressaltar a importância dos métodos de barreira para evitar transmissão. Em geral, os clientes com diagnóstico recente de infecção por HSV necessitam de suporte emocional (CDC, 2010).

### Complicações

Em casos raros, a disseminação extragenital pode causar complicações quando os clientes tocam nas lesões primárias e depois tocam em outras áreas (p. ex., para nádegas, regiões proximais das coxas ou até mesmo olhos). Os clientes devem ser orientados a lavar as mãos depois de entrar em contato com as lesões. Outras complicações possíveis são meningite asséptica, transmissão neonatal e estresse emocional grave relacionado com o diagnóstico.

## Infecções do sistema reprodutor feminino associadas à atividade sexual

### Doença inflamatória pélvica

Doença inflamatória pélvica (DIP) é um processo inflamatório da cavidade pélvica, que pode começar com cervicite e afetar o útero (endometrite), as tubas uterinas (salpingite), os ovários (ooforite), o peritônio pélvico ou o sistema vascular da pelve. A infecção pode ser aguda, subaguda, recidivante ou crônica; localizada ou disseminada; e geralmente é causada por bactérias, embora também possa ser secundária a infecção por vírus, fungos ou parasitos. *N. gonorrhoeae* e *C. trachomatis* são os agentes etiológicos mais prováveis.

## Fisiopatologia

A DIP é causada por uma infecção polimicrobiana que ascende da vagina para o útero, as tubas uterinas e a cavidade peritoneal. Com as infecções bacterianas que ocorrem depois do parto ou aborto, os patógenos são disseminados diretamente pelos tecidos que sustentam o útero por meio dos vasos sanguíneos e linfáticos.

Com as infecções gonocócicas, os gonococos passam pelo canal cervical e chegam ao útero, onde as condições (principalmente durante a menstruação) são propícias à sua multiplicação rápida e à sua disseminação para as tubas auditivas e a pelve (Figura 35.3B). Em geral, a infecção é bilateral.

A infecção pélvica é causada mais comumente por transmissão sexual, mas também pode ocorrer com procedimentos invasivos, como biopsia de endométrio, abortamento cirúrgico, histeroscopia ou colocação de um dispositivo intrauterino. A vaginose bacteriana (uma infecção vaginal) pode predispor as mulheres à infecção pélvica.

As Figuras 35.3 e 35.5 ilustram o trajeto que os microrganismos podem percorrer entre a vagina e o peritônio estéril, causando peritonite (inflamação do peritônio).

## Fatores de risco

Os fatores de risco da DIP são pouca idade por ocasião da primeira relação sexual, parceiros sexuais múltiplos, relações sexuais frequentes, coito sem preservativo, relação sexual com um parceiro portador de DST e história pregressa de DST ou infecção pélvica (CDC, 2010).

## Manifestações clínicas e avaliação

Os primeiros sinais e sintomas da infecção pélvica geralmente incluem secreção vaginal, **dispareunia** (dor durante a relação sexual), dor abdominal baixa pélvica e hipersensibilidade depois das menstruações. A dor pode agravar-se quando a cliente urina ou evacua. Os critérios mínimos para diagnosticar DIP são hipersensibilidade na região abdominal baixa, hipersensibilidade dos anexos (anexos são os "apêndices" do útero, ou seja, ovários, tubas uterinas e ligamentos que mantêm o útero em sua posição [Shiel e Stöppler, 2008]) e hipersensibilidade à mobilização do colo do útero. Outros sinais e sintomas são febre, mal-estar geral, anorexia, náuseas, cefaleia e, possivelmente, vômitos (CDC, 2010).

## Manejo clínico

Mulheres com infecções brandas podem ser tratadas ambulatorialmente com ofloxacino ou levofloxacino com ou sem metronidazol, mas pode ser necessário internação hospitalar (CDC, 2010). O tratamento intensivo inclui repouso ao leito, líquidos IV e antibióticos IV. Quando a cliente tem distensão abdominal ou **íleo paralítico**, a intubação nasogástrica deve ser realizada para iniciar a drenagem do conteúdo abdominal. O monitoramento cuidadoso dos sinais vitais e dos sintomas ajuda a avaliar a progressão da infecção. O tratamento dos parceiros sexuais é necessário para evitar reinfecção.

## Manejo de enfermagem

As clientes hospitalizadas devem ser mantidas ao leito, em repouso. A enfermeira deve administrar analgésicos conforme a

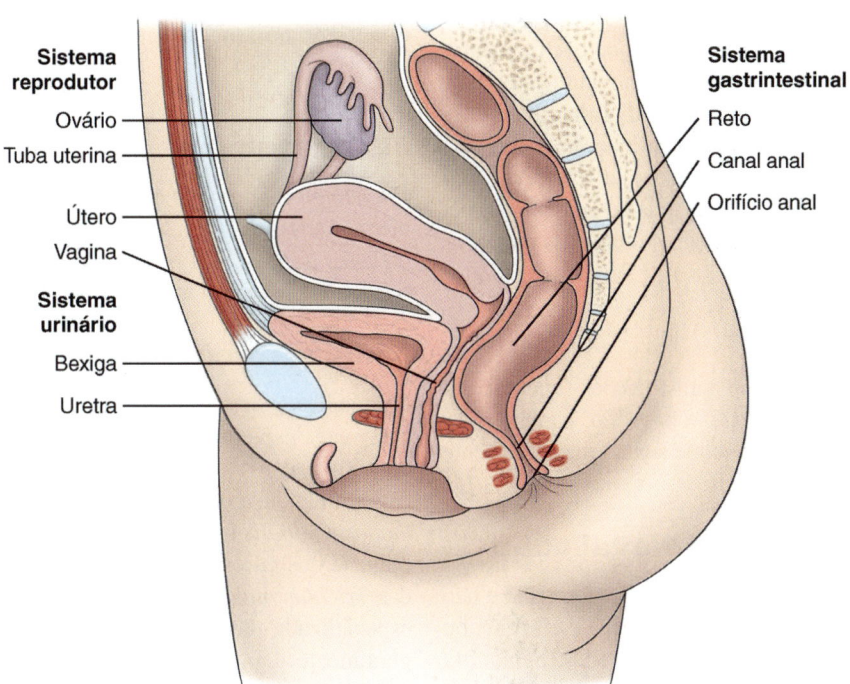

Figura 33.5 Anatomia feminina. Observe as relações entre os órgãos reprodutivos e o peritônio pélvico.

prescrição para aliviar a dor. A aplicação cuidadosa de calor no abdome também pode proporcionar algum alívio e conforto. Ambulatorialmente, a confirmação da reavaliação da cliente depois de 3 dias de tratamento é fundamental para determinar se os sintomas regrediram.

As orientações fornecidas às clientes consistem em explicar como as infecções pélvicas ocorrem, como podem ser controladas e evitadas e seus sinais e sintomas. Todas as clientes que tiveram DIP devem ser orientadas quanto aos sinais e sintomas de gestação ectópica (dor, sangramento anormal, atraso da menstruação, tontura, desmaio e dor no ombro) porque estão mais sujeitas a ter essa complicação.

### Complicações

A DIP pode causar abscesso tubo-ovariano, doença recidivante, peritonite pélvica ou generalizada, estenoses, obstrução das tubas uterinas, gravidez ectópica e infertilidade. As aderências são comuns e geralmente causam dor pélvica crônica. Outras complicações são bacteriemia com choque séptico e tromboflebite com possível embolia.

## Vaginose bacteriana

A vagina é protegida de infecções por seu pH normalmente baixo (3,5 a 4,5), que é mantido em parte pelo *Lactobacillus acidophilus*, a bactéria predominante no ecossistema vaginal saudável. Essas bactérias impedem a proliferação dos anaeróbios e produzem ácido láctico, mantendo o pH normal. Entre os fatores que podem iniciar ou predispor às infecções estão contato com um parceiro infectado e uso de roupas apertadas, não absorventes, que retenham calor e umidade. Vaginose bacteriana (VB) e tricomoníase são duas infecções vulvovaginais associadas às relações sexuais.

### Fisiopatologia

A VB é causada pela proliferação excessiva de bactérias anaeróbias e *Gardnerella vaginalis*, que normalmente estão presentes na vagina, e pela ausência dos **lactobacilos**. Essa doença caracteriza-se por odor semelhante ao de peixe, que se torna especialmente perceptível depois da relação sexual ou durante a menstruação em consequência do aumento do pH vaginal. Em geral, a VB também aumenta o volume das secreções vaginais.

### Fatores de risco

A aplicação de duchas depois das menstruações (que deixam o local mais suscetível a infecções), tabagismo, parceiros sexuais múltiplos, outras DST e atividade sexual mais frequente estão entre os fatores de risco da VB.

### Manifestações clínicas e avaliação

A VB pode ocorrer em qualquer fase do ciclo menstrual e não causa dor ou desconforto localizado. A secreção é cinzenta ou branco-amarelada e recobre suavemente as paredes vaginais. O odor de peixe pode ser detectado antes ou depois de se acrescentar uma gota de hidróxido de potássio a uma lâmina de vidro com amostras da secreção vaginal. Ao exame microscópico, as células vaginais estão recobertas por bactérias e são descritas como *células grudadas*. O pH da secreção vaginal geralmente é maior que 4,7 porque as aminas são formadas por enzimas liberadas pelos anaeróbios. Os lactobacilos que atuam como defesa natural do hospedeiro geralmente estão ausentes.

### Manejo clínico

O metronidazol administrado por via oral em duas doses diárias por 1 semana é eficaz, mas também existe um gel vaginal deste fármaco. O creme ou os óvulos (supositórios vaginais) vaginais de clindamicina também são eficazes. A VB não é considerada uma doença exclusivamente transmitida por relações sexuais, mas está associada à atividade sexual. O tratamento dos parceiros das clientes não parece ser eficaz, mas o uso de preservativos pode ser útil.

### Manejo de enfermagem

Algumas clientes queixam-se de paladar metálico desagradável e transitório quando usam metronidazol.

Os cremes de clindamicina são oleosos e diminuem a eficácia dos preservativos de látex. A enfermeira deve ensinar a higiene perineal apropriada para evitar recidivas (CDC, 2010).

> **Alerta de enfermagem**
> *As clientes tratadas com metronidazol devem ser orientadas a evitar ingestão de álcool durante e por até 24 h depois de concluir o tratamento para evitar desconforto gastrintestinal significativo (reação semelhante à causada pelo dissulfiram).*

### Complicações

A VB não é considerada uma doença grave, mas foi associada a complicações como parto prematuro, endometrite, DIP e infecções urinárias recidivantes (CDC, 2010).

## Tricomoníase

### Fisiopatologia

*Trichomonas vaginalis* é um protozoário flagelado que comumente causa vaginite sexualmente transmissível. A infecção pode ser transmitida por um portador assintomático que abriga o microrganismo no trato urogenital.

### Manifestações clínicas e avaliação

As manifestações clínicas incluem secreção vaginal fina (algumas vezes espumosa), amarela ou amarelo-esverdeada, fétida e muito irritativa. As clientes também podem ter vulvite, que causa ardência e prurido vulvovaginal. A infecção por *Trichomonas vaginalis* frequentemente causa uretrite nos homens. Na maioria dos casos, o diagnóstico é confirmado pela detecção das *Trichomonas* ao exame microscópico ou por uma cultura especializada da secreção vaginal. A inspeção com espéculo geralmente demonstra eritema (vermelhidão) da vagina e do colo do útero com várias petéquias minúsculas ("manchas de morango"). O pH das secreções das mulheres com tricomoníase geralmente é maior que 4,5.

## Manejo clínico e de enfermagem

O tratamento mais eficaz para tricomoníase é metronidazol ou tinidazol. Os dois parceiros devem usar uma única dose de saturação. O teste para confirmar a cura não é necessário, a menos que haja recidiva dos sintomas.

É fundamental orientar a cliente a se abster de relações sexuais até que os parceiros sejam tratados.

## Infecções do sistema reprodutor masculino associadas à atividade sexual

Várias infecções acometem o sistema geniturinário masculino, inclusive prostatite (ver Capítulo 34), epididimite e orquite, que geralmente são causadas por DST.

Em geral, a **epididimite** origina-se de um foco infeccioso da próstata ou das vias urinárias. A infecção ascende pela uretra, ducto ejaculatório e canal deferente até entrar no epidídimo e, em geral, é causada por DST como *N. gonorrhoeae* e *C. trachomatis*. Nos homens com menos de 35 anos, *C. trachomatis* é o agente etiológico principal da epididimite (Tracy, Steers e Costabile, 2008).

**Orquite** é uma inflamação dos testículos (congestão testicular) causada por bactérias, vírus, espiroquetas ou parasitos, ou traumatismos, exposições químicas ou fatores desconhecidos. Em geral, as bactérias patogênicas disseminam-se da epididimite coexistente nos homens sexualmente ativos. Os agentes etiológicos são *N. gonorrhoeae*, *C. trachomatis*, *Escherichia coli*, *Klebsiella*, *Pseudomonas aeruginosa*, espécies *Staphylococcus* e *Streptococcus*. Além disso, uma causa mais frequente de orquite isolada é caxumba. Quando homens pós-púberes contraem caxumba, cerca de 20% desenvolvem algum tipo de orquite dentro de 4 a 7 dias depois do aparecimento do edema do pescoço e da mandíbula, quando os testículos podem mostrar algum grau de atrofia. Por essa razão, a vacinação contra caxumba é recomendada para homens pós-púberes que não tiveram esta doença ou que não foram vacinados na infância. Veja mais detalhes sobre epididimite e orquite no Capítulo 34.

---

### Processo de enfermagem

*Cliente com doença sexualmente transmissível*

#### Avaliação

Durante o exame físico, o examinador deve buscar erupções cutâneas, lesões, drenagem, secreção ou edema. Os linfonodos inguinais devem ser palpados para detectar hipersensibilidade e verificar se estão edemaciados. As mulheres devem ser examinadas para demonstrar hipersensibilidade abdominal ou uterina.

#### Diagnóstico

Os diagnósticos de enfermagem apropriados ao cliente com DST podem ser:

- Conhecimento deficiente relacionado com a doença e com o risco de disseminação da infecção e de reinfecção
- Ansiedade relacionada com a estigmatização esperada, o prognóstico e as complicações
- Manutenção ineficaz da saúde relacionada com comportamentos sexuais de alto risco
- Risco de infecção, relacionado com a falta de medidas preventivas para evitar DST
- Risco de infecção relacionado com a transmissão da mãe para o bebê durante o parto.

#### Planejamento

As metas principais são ampliar os conhecimentos dos clientes quanto à história natural e ao tratamento da infecção; atenuar a ansiedade; aumentar a adesão ao tratamento e às medidas preventivas; e não desenvolver complicações.

#### Intervenções de enfermagem

##### Ampliação dos conhecimentos e prevenção da disseminação da doença

Em geral, a educação sobre DST e a prevenção da disseminação da doença para outras pessoas são realizadas simultaneamente. As explicações incluem detalhes sobre o agente etiológico, a evolução da infecção (inclusive intervalo do período de contágio potencial para outras pessoas) e as possíveis complicações. A enfermeira deve ressaltar a importância de seguir o tratamento prescrito e a necessidade de relatar quaisquer efeitos colaterais ou progressão dos sintomas. Ela também deve enfatizar que os mesmos comportamentos que resultaram em uma DST também aumentam o risco de adquirir qualquer outra DST. É importante conversar sobre os métodos usados para entrar em contato com os parceiros sexuais. O cliente precisa entender que, até que seu parceiro seja tratado, a continuação da exposição sexual ao mesmo indivíduo pode causar reinfecção. A enfermeira deve conversar sobre o valor relativo dos preservativos como método para reduzir o risco de adquirir DST.

##### Redução da ansiedade

Quando é apropriado, a enfermeira deve estimular o cliente a conversar sobre suas ansiedades e seu medo associado ao diagnóstico, ao tratamento ou ao prognóstico. Os clientes podem precisar de ajuda para planejar uma conversa com seus parceiros sexuais. Quando o cliente está especialmente apreensivo quanto a esse aspecto, pode ser conveniente encaminhá-lo a um assistente social ou outro especialista.

##### Promoção da adesão

No contexto de grupo ou atendimento individual, a discussão aberta das informações sobre DST facilita a orientação dos clientes. O desconforto pode ser atenuado por explicação objetiva das causas, das consequências, do tratamento e da prevenção. A utilização de recursos como informações em *sites* seguros também podem ser recomendadas.

#### Reavaliação

Os resultados esperados para o cliente podem ser os seguintes:

1. Entende a infecção e seu tratamento:
   a. Expressa verbalmente que entende o processo infeccioso
   b. Demonstra como usar os fármacos, o método de barreira e as mudanças de comportamento
2. Não tem complicações como gravidez ectópica, infertilidade, neurossífilis, meningite/artrite gonocócica e prostatite.

## Revisão do capítulo

### Exercícios de avaliação crítica

1. Durante uma consulta de rotina, uma cliente de 23 anos informa que tem um namorado novo e não está preocupada com os riscos sexuais de DST porque ela pretende fazer apenas sexo oral. Como você poderia abordar as necessidades educativas dessa cliente? Quais seriam as diferenças em suas orientações se o novo parceiro sexual também fosse do sexo feminino?

2. Um cliente de 28 anos procura tratamento na unidade de saúde para frequência urinária aumentada. Ele informa que acredita ter uma infecção urinária. Durante a obtenção da história de saúde, ele refere que tem vários parceiros sexuais fora do casamento. O cliente foi tratado para gonorreia nos últimos 6 meses. Quais seriam as preocupações principais da enfermeira acerca da queixa de aumento da frequência urinária do cliente? Descreva os aspectos importantes que precisam ser abordados ao orientar esse cliente quanto às práticas de sexo seguro. Quais recursos da comunidade a enfermeira deve disponibilizar a esse cliente e à sua sua esposa?

### Questões objetivas

1. Uma mulher de 22 anos solicita que sejam realizados testes para DST depois que um encontro recente resultou em um preservativo furado. A cliente fez culturas cervicais, mas não aceitou fazer exames de sangue. Qual dos seguintes resultados positivos poderia levar a enfermeira a recomendar que a cliente procure fazer outros exames sanguíneos para DST?
   A. Leveduras de *Candida*
   B. Estreptococos do grupo B
   C. Tricomoníase
   D. *Gardnerella*

2. Uma jovem de 16 anos se queixa de lesões vulvares dolorosas recidivantes. A enfermeira avalia os resultados do seu exame pélvico subsequente e confirma que foi detectado HSV-2. Qual recomendação é mais apropriada a esse caso?
   A. A infecção por HSV-2 é autolimitada e regredirá espontaneamente, sem necessidade de qualquer tratamento.
   B. A infecção por HSV-2 pode ser transmitida e adquirida sem sintomas ou lesões evidentes.
   C. Um exame sanguíneo pode determinar se a infecção é recente ou uma recidiva.
   D. O estresse pode ter causado as lesões; prática de exercícios e controle do estrese evitam seu reaparecimento.

3. Uma mulher de 29 anos queixa-se de dor pélvica, febre e sangramento irregular. A cliente tem tentado engravidar e teme que esteja abortando. Durante o exame, a cliente reage com um grito quando seu útero é palpado bimanualmente em razão da hipersensibilidade à mobilização do colo do útero. O teste para gravidez é negativo. Qual intervenção de enfermagem é mais apropriada para essa cliente?
   A. Administrar antibióticos prescritos para tratar DIP.
   B. Tranquilizar a cliente, dizendo-lhe que ela não está grávida.
   C. Encaminhar a cliente a um especialista em fertilidade.
   D. Orientar a cliente quanto aos sinais de gravidez ectópica.

4. Uma mulher de 24 anos fez colposcopia recentemente, o que detectou displasia cervical e HPV tipos 16 e 18, com necessidade de remover parte do colo do útero. A cliente retorna para sua consulta de seguimento dizendo "Estou feliz porque o câncer foi curado e não precisarei voltar por muito tempo". Qual seria a resposta mais apropriada da enfermeira?
   A. "Você teve sorte porque seu câncer foi detectado precocemente e a cura foi rápida."
   B. "Você precisará retornar para fazer testes de Pap frequentes para monitorar as condições do seu colo do útero."
   C. "Bom para você, mas saiba que não fumar ajuda a manter a cura da infecção por HPV."
   D. "Depois da sua cirurgia, você terá dificuldade de engravidar daqui para frente."

5. Um homem de 24 anos queixa-se de uma úlcera no corpo do pênis e também refere febre e crescimento dos linfonodos da região inguinal. O cliente foi diagnosticado como tendo um caso de sífilis e recebeu alta depois de receber uma dose de penicilina intramuscular. Qual comentário referido pelo cliente poderia alertar a enfermeira para a necessidade de revisar o plano de tratamento desse cliente?
   A. Tenho certeza de que todos os meus parceiros sexuais precisarão ser tratados.
   B. Sei que meus exames de sangue (título do VDRL ou do teste de RPR) podem demorar 12 meses para negativar.
   C. Essa doença não pode ser curada e provavelmente terei complicações.
   D. Estou ciente de que preciso usar preservativos sempre que tiver relações sexuais.

## Bibliografia e leitura sugerida

A bibliografia e a leitura sugerida para este capítulo estão disponíveis no GEN-IO: http://gen-io.grupogen.com.br/gen-io/.

# UNIDADE DEZ

# Problemas Relacionados com a Função Imunológica

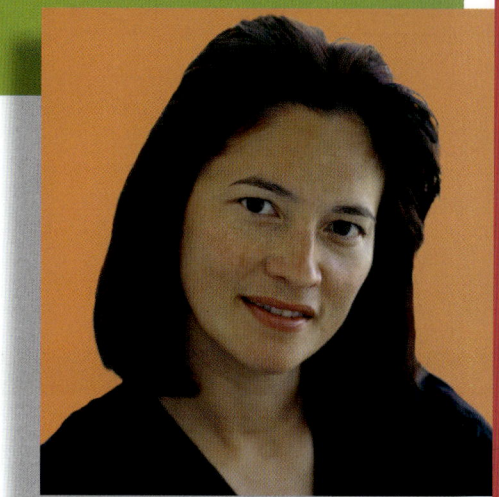

**Uma cliente de 45 anos de idade** com história pregressa de leucemia recebeu o diagnóstico de gota secundária. Ela se queixa de dor no punho e nos dedos das mãos. Recentemente, passou por procedimento cirúrgico e acredita que isso seja a causa da sua crise atual.

- ➡ Quais medicamentos a enfermeira espera que sejam prescritos para essa cliente?
- ➡ Discuta as duas fases do manejo clínico.
- ➡ Quais são os componentes importantes do manejo de enfermagem dessa cliente?
- ➡ Liste dois possíveis diagnósticos de enfermagem para essa cliente.

CAPÍTULO 36

MARY E. BARTLETT

# Avaliação de Enfermagem | Função Imunológica

## Objetivos de estudo

**Após ler este capítulo, você será capaz de:**

1. Discorrer sobre as propriedades gerais da resposta imune
2. Discutir as fases da resposta imune
3. Diferenciar as respostas imunes celulares das humorais
4. Realizar uma avaliação da função do sistema imunológico.

A capacidade mais essencial do corpo humano para se proteger contra doenças e enfermidades resulta de vários componentes do sistema imunológico. O termo *imunidade* se refere à resposta de proteção específica do corpo a um agente ou microrganismo estranho invasor. O sistema imunológico funciona como o mecanismo de defesa do corpo contra invasões e permite a rápida resposta às substâncias estranhas de maneira específica. As respostas ocorrem em níveis celular e genético.

A função imunológica é afetada por inúmeros fatores, como integridade do sistema nervoso central, estado emocional, medicamentos e estresses causados por doenças, traumas e cirurgias. As disfunções que envolvem o sistema imune se desenvolvem ao longo de toda a vida. Quando as funções do sistema imunológico estão diminuídas ou comprometidas, autoimunidade e outros distúrbios podem se desenvolver. Os distúrbios do sistema imunológico têm origem em excessos ou deficiências de células imunocompetentes, alterações na função dessas células, ataque imunológico a autoantígenos ou respostas inapropriadas ou exageradas a antígenos específicos (Tabela 36.1).

### Visão geral da anatomia e da fisiologia

Um dos mecanismos de defesa mais eficazes é a capacidade do corpo de se equipar rapidamente com armas (anticorpos) individualmente designadas a combater cada novo invasor (antígenos). Os anticorpos reagem com antígenos:

- Cobrindo as superfícies dos antígenos
- Neutralizando os antígenos se forem toxinas
- Precipitando os antígenos fora da solução se estiverem dissolvidos.

Embora esse sistema seja normalmente protetor, em alguns casos o corpo produz respostas inapropriadas ou exageradas a antígenos específicos, originando uma reação alérgica ou de hipersensibilidade. Antes de abordar a imunidade e a resposta imunológica, é necessário entender os componentes básicos do sistema imunológico.

### Anatomia do sistema imunológico

O sistema imunológico é composto por uma rede integrada de vários tipos de células, cada uma com um papel funcional designado na defesa contra infecção e invasão por outros microrganismos. Sustentando esse sistema, encontramos moléculas responsáveis pelas interações, modulações e regulações do sistema. Essas moléculas e células participam das interações específicas com **epítopos** imunogênicos (determinantes antigênicos [uma substância que, quando introduzida no corpo, estimula a produção de um

**Tabela 36.1** Distúrbios do sistema imunológico.

| Distúrbio | Descrição |
|---|---|
| Autoimunidade | A resposta imune de proteção normal paradoxalmente se volta contra ou ataca o próprio corpo, ocasionando dano tecidual |
| Hipersensibilidade | O corpo produz respostas inapropriadas ou exageradas aos antígenos específicos |
| Gamopatias | As imunoglobulinas são produzidas em excesso |
| Deficiências imunológicas | |
| Primária | A deficiência resulta do desenvolvimento inapropriado de tecidos ou células imunes; em geral, congênita ou hereditária |
| Secundária | A deficiência resulta de alguma interferência no sistema imunológico já desenvolvido; em geral, adquirida posteriormente na vida |

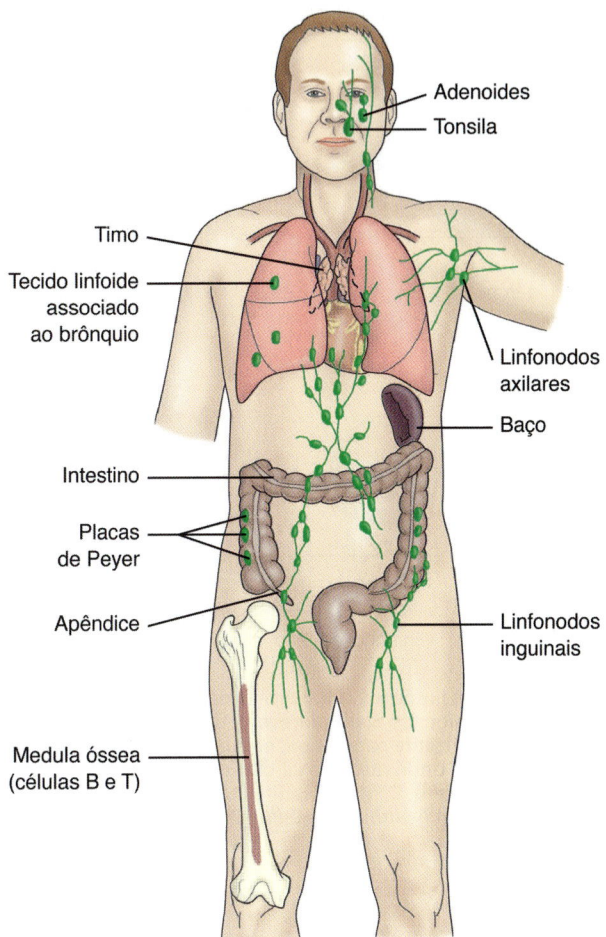

**Figura 36.1** Tecidos e órgãos linfoides centrais e periféricos. De Porth, C. M., & Matfin, G. (2009). *Pathophysiology: Concepts of altered health states* (8th ed.). Philadelphia: Lippincott Williams & Wilkins.

anticorpo]) presentes nos corpos estranhos e iniciam uma série de ações no hospedeiro, inclusive a resposta inflamatória, a lise de agentes microbianos e a eliminação de toxinas estranhas. Os principais componentes do sistema imunológico são medula óssea, leucócitos, tecidos linfoides (inclusive a glândula timo, o baço, os linfonodos e as tonsilas e adenoides) e tecidos similares nos sistemas gastrintestinal (GI), respiratório e reprodutor.

As células-tronco (células não diferenciadas) na medula óssea geram linfócitos (um tipo de leucócito) (Figura 36.2). Existem dois tipos de linfócitos: **linfócitos B** (**células B**), os quais amadurecem na medula óssea e entram na circulação como precursores de células secretoras de anticorpo ou células de memória, e **linfócitos T** (**células T**), os quais vão da medula óssea para o timo, onde amadurecem em vários tipos de células com diferentes funções auxiliares (Figura 36.3).

O timo é um órgão de dois lobos encontrado na região superior do mediastino. O baço é um órgão do tipo glandular localizado no quadrante superior esquerdo do abdome. É composto de polpa vermelha (onde hemácias amadurecidas ou anômalas são destruídas) e polpa branca (a qual contém concentrações de linfócitos) e atua como um filtro. Os linfonodos são distribuídos pelo corpo e conectados pelos canais linfáticos e capilares. Os linfonodos removem o material estranho do sistema linfático antes de entrarem na corrente sanguínea e são centros de proliferação de células imunes.

## Função imunológica

### Tipos de imunidade

Existem dois tipos gerais de imunidade: natural (inata) e adquirida (adaptativa). A imunidade natural é a imunidade não específica presente ao nascimento, a qual fornece proteção contra um agente infeccioso sem nunca antes tê-lo encontrado. A imunidade adquirida ou específica se desenvolve depois do nascimento. Embora cada tipo de imunidade desempenhe um papel distinto na defesa do corpo contra patógenos nocivos, os vários componentes geralmente atuam de maneira interdependente.

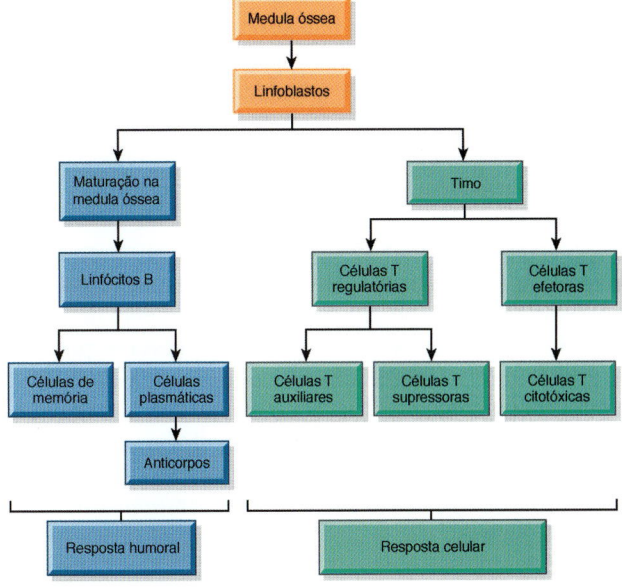

**Figura 36.2** Desenvolvimento de células do sistema imunológico.

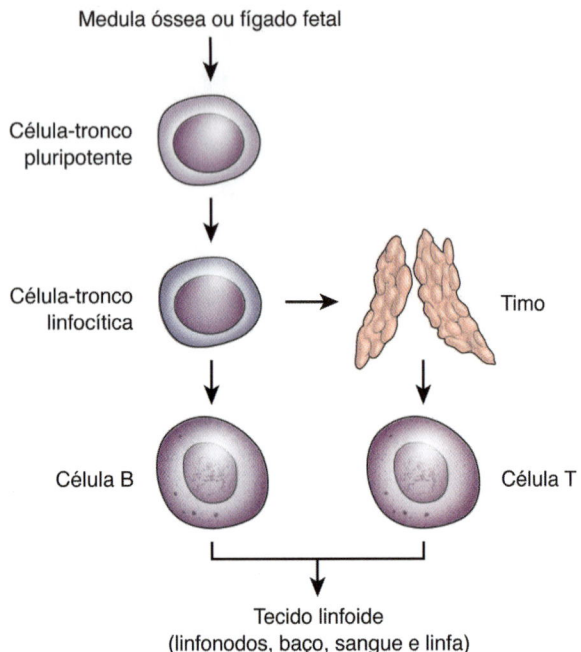

**Figura 36.3** Os linfócitos originam-se das células-tronco na medula óssea. Os linfócitos B amadurecem na medula óssea antes de penetrarem na corrente sanguínea, enquanto os linfócitos T amadurecem no timo, onde também se diferenciam em células de várias funções. De Porth, C. M., & Matfin, G. (2009). *Pathophysiology: Concepts of altered health states* (8th ed.). Philadelphia: Lippincott Williams & Wilkins.

## Imunidade natural

A imunidade natural é responsável pela resposta não específica a qualquer patógeno estranho, independentemente da composição do patógeno. Devido a sua não especificidade, a imunidade natural mantém um amplo espectro de defesa e resistência à infecção. A base desse mecanismo de defesa é a capacidade de distinção entre o "próprio" e o "não próprio". Pesquisas recentes, na área da medicina de transplante, demonstram que essa é uma diferenciação muito simplista. **Células NK** (do inglês *natural killer*) também reconhecem as células que foram transformadas ou infectadas por patógenos e não mais apresentam os marcadores usuais de membrana (Paul, 2008).[1] A imunidade natural (inata) coordena a resposta inicial aos patógenos por meio da produção de citocinas (moléculas similares a hormônios liberadas por células que exercem grande impacto sobre crescimento, desenvolvimento e ativação das células do sistema imunológico e resposta inflamatória). Coordena também outras moléculas efetoras, as quais ativam células para controlar o patógeno (por eliminação) ou promover o desenvolvimento da resposta imune adquirida. As células envolvidas nessa resposta são os macrófagos, as células dendríticas e as células NK. Essas células diretamente reconhecem e respondem a uma grande variedade de patógenos muito antes do desenvolvimento da imunidade adquirida antígeno-específica. Os eventos iniciais nessa resposta imune são essenciais na determinação da natureza da resposta imune adaptativa. Os mecanismos imunes inatos podem ser divididos em dois estágios: imediato (ocorrendo em geral em 4 h) e tardio (manifestando-se entre 4 e 96 h após a exposição).

O desenvolvimento da imunidade ocorre por barreiras físicas e químicas, resposta inflamatória e resposta imunológica.

**Barreiras físicas e químicas.** A ativação da resposta da imunidade natural é exacerbada por processos inerentes em barreiras químicas e físicas. Os processos evitam ou retardam a entrada no corpo de vários patógenos antes que a infecção possa se desenvolver. As barreiras de superfície física incluem a pele intacta, as membranas mucosas e os cílios do sistema respiratório, os quais evitam que os patógenos tenham acesso ao corpo. Os cílios do trato respiratório, juntamente com as respostas de tosse e espirro, filtram e removem os patógenos do trato respiratório superior antes que invadam o corpo ainda mais. Barreiras químicas, como muco, ácido gástrico, enzimas nas lágrimas e na saliva e substâncias nas secreções sebáceas e sudoríparas, atuam de maneira não específica para destruir os fungos e as bactérias invasoras. Por exemplo, o ácido clorídrico no estômago destrói patógenos presentes em alimentos e muco deglutidos, bem como dissolve os alimentos (Munden, 2007). Os vírus são combatidos por outros meios, como interferona (IFN). A **interferona**, um tipo de modificador da resposta biológica, é uma proteína virucida não específica naturalmente produzida pelo corpo e capaz de ativar outros componentes do sistema imunológico.

**Resposta inflamatória.** A resposta inflamatória é a principal função do sistema imunológico natural, a qual consiste em resposta a patógenos ou lesão tecidual. Mediadores químicos ajudam essa resposta, minimizando a perda de sangue, segregando o patógeno, ativando fagócitos e promovendo a formação de tecido fibroso cicatricial e a regeneração do tecido lesionado. A resposta inflamatória é facilitada pelas barreiras químicas e físicas inerentes ao corpo.

**Resposta imune.** Uma resposta imune bem-sucedida elimina o antígeno responsável. A regulação da resposta imunológica envolve equilíbrio e contraequilíbrio. A disfunção do sistema imunológico natural pode ocorrer quando os componentes imunes estão inativados ou quando permanecem ativos muito depois de seus efeitos serem benéficos. As imunodeficiências são caracterizadas por inativação ou comprometimento dos componentes imunológicos (descrito mais adiante no Capítulo 37). Os distúrbios com componente inflamatório (como asma, alergia, artrite) são caracterizados por respostas inflamatórias persistentes. Em alguns casos, o corpo produz respostas inapropriadas ou exageradas aos antígenos específicos e o resultado disso é uma reação alérgica ou de hipersensibilidade (Boxe 36.1). O reconhecimento, por parte do sistema imunológico, dos tecidos do próprio corpo como sendo "estranhos" é a base de muitos distúrbios autoimunes (ver Capítulos 38 e 39). Apesar de a resposta imunológica ser essencial para a prevenção da doença, é preciso que ela seja bem controlada para encurtar a imunopatologia. A maioria das infecções microbianas induz resposta inflamatória mediada por células T e citocinas, as quais, em excesso, podem causar dano tecidual. Portanto, os mecanismos regulatórios precisam estar prontos

---
[1] N.R.T.: Células NK protegem as células autólogas normais e eliminam as transformadas ou infectadas por patógenos.

para suprimir ou interromper a resposta imunológica, minimizando o dano tecidual. Isso é conseguido principalmente pela produção de citocinas e transformação de fatores de crescimento que inibem a ativação dos macrófagos. Em alguns casos, a ativação das células T é tão forte que esses mecanismos falham, resultando em patologia. As pesquisas atuais em câncer se concentram nas células NK T na supressão do crescimento tumoral (Terabe, 2007). Os pesquisadores em terapia genética estão tentando recrutar componentes naturais do sistema imunológico para combater o câncer por meio da ativação desses fatores inibitórios (Wang e Balasundaram, 2010; Yoshimura, Olino, Edil *et al.*, 2010).

### Imunidade adquirida

A imunidade adquirida – respostas imunológicas adquiridas durante a vida e não presentes ao nascimento – em geral se desenvolve frente à exposição a um antígeno por meio de imunização (vacinação) ou pela contração da doença, ambos gerando uma resposta imune de proteção. Semanas ou meses após a exposição inicial à doença ou à vacina, o corpo produz uma resposta imune suficiente para combater a doença em um momento de nova exposição. Em contraste à rápida, porém inespecífica, resposta imune inata, essa forma de imunidade depende do reconhecimento de antígenos estranhos específicos. Os dois componentes da resposta imunológica são fortemente inter-relacionados. Os eventos que acontecem precocemente na infecção ditam a direção da resposta adaptativa e ativam os mecanismos efetores imunes adquiridos, os quais exercem *feedback* direto nas células do sistema inato (natural). A resposta imune adquirida é amplamente dividida em dois mecanismos: a resposta mediada por células, envolvendo ativação de célula T, e os mecanismos efetores, envolvendo maturação de células B e produção de anticorpos. Com a combinação das respostas imunológicas inatas e adquiridas, o corpo é capaz de se proteger tanto imediatamente quanto em caso de ameaças futuras a sua integridade.

Os dois tipos de imunidade adquirida são conhecidos como ativo e passivo. Na imunidade adquirida ativa, as defesas imunológicas são desenvolvidas pelo corpo da própria pessoa. Essa imunidade tipicamente perdura por muitos anos ou até mesmo a vida toda. Essa resposta é mais bem demonstrada pela resposta do corpo às imunizações. A exposição ao vírus atenuado, como a vacina contra *influenza*, incita a produção de anticorpos contra *influenza*. A reexposição a *influenza* inicia uma cascata de respostas imunológicas mais rápidas e mais capazes de controlar o vírus. Os clientes ou eliminam o vírus do seu sistema ou apresentam um caso mais brando de gripe. A imunidade adquirida passiva é a imunidade temporária transmitida por uma fonte fora do corpo que tem imunidade desenvolvida por meio de doença ou imunização prévia. Por exemplo, a imunoglobulina ou o antissoro obtido do plasma de pessoas com imunidade adquirida é usado em emergências para fornecer imunidade temporária a certas doenças, como hepatite, logo após a exposição. A imunidade resultante da transferência de anticorpos da mãe para o bebê no útero ou por meio da amamentação é outro exemplo de imunidade passiva. A imunidade adquirida ativa e passiva envolve respostas imunológicas humorais e celulares (mediada por células).

### Resposta à invasão

Quando o corpo é invadido ou atacado por bactérias, vírus ou outros patógenos, ele dispõe de três meios de defesa:

- Resposta imune fagocítica
- Resposta imune humoral ou por anticorpo
- Resposta imune celular.

A primeira linha de defesa, a **resposta imune fagocítica**, envolve leucócitos (granulócitos e macrófagos), os quais têm a capacidade de ingerir partículas estranhas. Essas células se deslocam para o ponto de ataque, onde engolfam e destroem os agentes invasores. Os fagócitos também removem as próprias células mortas ou em processo de morte. As células em processo de morte no tecido necrótico liberam substâncias que desencadeiam uma resposta inflamatória. **Apoptose**, ou morte celular programada, é a maneira que o corpo encontrou de destruir células velhas, como células cutâneas ou sanguíneas, ou células que precisam ser renovadas. As células que foram danificadas por infecção ou alteração genética, ou aquelas que simplesmente se encontram em excesso no corpo, são alvo para remoção e destruição de um subgrupo de proteases chamado de *caspase*. Uma vez que o processo de apoptose começa, geralmente é irreversível (Paul, 2008).

Diferentemente dos macrófagos, os eosinófilos são apenas fracamente fagocíticos. Na ativação, é provável que os eosinófilos matem os parasitas pela liberação de mediadores químicos específicos no líquido extracelular. Além disso, os eosinófilos secretam leucotrienos (discutidos mais adiante neste capítulo), prostaglandinas e várias citocinas (Paul, 2008).

A segunda resposta de proteção, a **resposta imune humoral** (muitas vezes chamada de resposta de **anticorpo**), começa com os linfócitos B, os quais podem se transformar em células plasmáticas que produzem anticorpos. Esses anticorpos são proteínas altamente específicas que são transportadas na corrente sanguínea e tentam incapacitar os patógenos. O terceiro mecanismo de defesa, a **resposta imune celular**, também envolve os linfócitos T, que podem se transformar em células T citotóxicas especiais capazes de atacar os patógenos. A Tabela 36.2 resume os tipos de células envolvidos na resposta imunológica.

### Princípios da resposta imunológica

A parte estrutural do microrganismo invasor ou ofensor responsável pela estimulação da produção de anticorpos é chamada de **antígeno** (ou um imunógeno). Um antígeno pode ser um pequeno grupo de proteínas na superfície externa de um microrganismo. Alguns antígenos são naturalmente imunogênicos ou capazes de estimular de maneira direta uma resposta imune. A maioria dos antígenos precisa estar acoplada a outras moléculas para estimular a resposta imunológica. Uma única bactéria ou molécula grande, como a toxina do tétano ou difteria, pode ter vários antígenos, ou marcadores, em sua superfície, induzindo, desse modo, o corpo a produzir vários anticorpos diferentes. Uma vez produzido, o anticorpo é liberado na corrente sanguínea e levado ao microrganismo ofensor. Lá, ele se combina com o antígeno, ligando-se a ele como uma peça de encaixe ou quebra-cabeça (Figura 36.4). Existem quatro estágios bem definidos de uma resposta imune: fase de reconhecimento, fase de proliferação, fase de resposta e fase efetora.

## BOXE 36.1 — Fisiopatologia em foco.

### Reação alérgica

Reação alérgica é a manifestação de lesão tecidual resultante da interação entre um antígeno e um anticorpo. A alergia é uma resposta inapropriada e muitas vezes nociva do sistema imunológico a substâncias normalmente inofensivas. Nesse caso, a substância é chamada de *alergênio*.

Os mastócitos localizados nos tecidos do corpo podem ser ativados por vários estímulos, causando inflamação alérgica imediata. A ligação do antígeno e dos anticorpos nos mastócitos promove a liberação de mediadores que exercem efeitos nos vasos sanguíneos, na musculatura lisa e nas secreções glandulares. Os poderosos mediadores químicos liberados dos mastócitos produzem uma sequência de eventos fisiológicos que resultam em sintomas de hipersensibilidade imediata. Existem dois tipos de mediadores químicos: primário e secundário. Os mediadores primários são pré-formados e encontrados nos mastócitos e basófilos. Os mediadores secundários são precursores inativos formados ou liberados em resposta aos mediadores primários (como leucotrienos, bradicinina e serotonina).

Quando entra em contato com um alergênio, o corpo produz grandes quantidades de IgE, promovendo, desse modo, uma resposta alérgica ou de hipersensibilidade. As células produtoras de IgE estão localizadas nas mucosas respiratória e intestinal. Duas ou mais moléculas de IgE se ligam a um alergênio e estimulam os mastócitos ou basófilos a liberarem mediadores químicos como histamina ou leucotrienos. A intensidade máxima da liberação de histamina é alcançada em cerca de 15 min após o contato com o antígeno. Os efeitos da liberação de histamina incluem eritema, edema localizado na forma de pápulas, prurido, contração da musculatura lisa brônquica, resultando em sibilos ou broncospasmo, dilatação de pequenas vênulas e constrição de vasos maiores, além de aumento da secreção de células gástricas e mucosas, ocasionando diarreia. A ação da histamina é consequente à estimulação dos receptores de histamina-1 ($H_1$) e histamina-2 ($H_2$) encontrados em diferentes tipos de linfócitos, sobretudo nos linfócitos T supressores e basófilos. Os receptores $H_1$ são encontrados com predominância nas células da musculatura lisa vascular e bronquiolar, ao passo que os receptores $H_2$ são achados nas células parietais gástricas.

Certas medicações são categorizadas por suas ações nesses receptores. A difenidramina é um exemplo de anti-histamina, um medicamento que demonstra afinidade com os receptores $H_1$. A cimetidina e a ranitidina visam aos receptores $H_2$ para inibir o ácido gástrico na doença ulcerosa péptica.

Os leucotrienos, outros mediadores químicos liberados pelos mastócitos mucosos, causam contração da musculatura lisa, constrição brônquica, secreção de muco nas vias respiratórias e típica reação de pápula e eritema na pele. Em comparação à histamina, os leucotrienos são 100 a 1.000 vezes mais potentes na produção de broncospasmo. Muitas manifestações de inflamação podem ser atribuídas, em parte, aos leucotrienos. Os medicamentos categorizados como antagonistas ou modificadores de leucotrienos, como zileuton, zafirlucaste e montelucaste, bloqueiam a síntese ou ação de leucotrienos e evitam os sinais e sintomas associados à asma.

### Hipersensibilidade

A reação de hipersensibilidade é uma reação exacerbada e anormal a qualquer tipo de estímulo. Em geral, não ocorre com a primeira exposição ao alergênio, porém constitui um reflexo de respostas imunes atípicas ou excessivas. Para promover a compreensão da imunopatogênese da doença, as reações de hipersensibilidade foram classificadas em quatro tipos específicos de reações: hipersensibilidade anafilática (tipo 1), hipersensibilidade citotóxica (tipo II), hipersensibilidade de complexo imune (tipo III) e hipersensibilidade do tipo tardio (tipo IV). A maioria das alergias é identificada como reações de hipersensibilidade do tipo I ou IV.

### Hipersensibilidade anafilática (tipo I)

A forma mais grave de reação de hipersensibilidade ou reação imunomediada é a **anafilaxia**. Uma reação alérgica grave não prevista que, muitas vezes, surge de maneira abrupta, a anafilaxia é caracterizada por edema em muitos tecidos, inclusive da laringe, e frequentemente é acompanhada por hipotensão, broncospasmo e colapso cardiovascular em casos graves. A hipersensibilidade anafilática ou do tipo I é uma reação imediata que tem início minutos após a exposição a um antígeno. Essa reação é mediada por anticorpos IgE e tipicamente se manifesta na reexposição a um antígeno específico. Se mediadores químicos continuam sendo liberados, uma reação tardia pode ocorrer em até 24 h após a exposição ao alergênio.

### Hipersensibilidade citotóxica (tipo II)

A hipersensibilidade citotóxica, ou do tipo II, ocorre quando o sistema erroneamente identifica um constituinte anormal do corpo como estranho. Essa reação pode ser o resultado de um anticorpo de reação cruzada, possivelmente levando a dano celular e tecidual. Vários distúrbios são associados às reações de hipersensibilidade do tipo II, inclusive miastenia *gravis*, na qual o corpo de maneira equivocada gera anticorpos contra os receptores normais nas terminações nervosas; síndrome de Goodpasture, na qual anticorpos são produzidos contra o tecido renal e pulmonar, ocasionando dano pulmonar e falência renal; ou associada à anemia hemolítica imune induzida por substâncias, doença hemolítica do neonato e reações de incompatibilidade em hemotransfusão.

### Hipersensibilidade de complexo imune (tipo III)

A hipersensibilidade de complexo imune, ou do tipo III, envolve complexos imunes formados quando antígenos se ligam a anticorpos. Esses complexos são removidos da circulação por ação fagocítica. Se esses complexos do tipo III forem depositados nos tecidos ou no endotélio vascular, dois fatores contribuem para lesão: a quantidade mais alta de complexos circulantes e a presença de aminas vasoativas. Em consequência, ocorrem aumento da permeabilidade vascular e lesão tecidual. As articulações e os rins são, em particular, suscetíveis a esse tipo de lesão. A hipersensibilidade do tipo III é associada a lúpus eritematoso sistêmico, artrite reumatoide, certos tipos de nefrite e alguns tipos de endocardite bacteriana.

### Hipersensibilidade do tipo tardio (tipo IV)

A hipersensibilidade do tipo tardio ou do tipo IV, também conhecida como hipersensibilidade celular, ocorre 24 a 72 h

*(continua)*

> **BOXE 36.1 Fisiopatologia em foco. (*continuação*)**
>
> após a exposição a um alergênio. É mediada por células T sensibilizadas e macrófagos. Um exemplo dessa reação é o efeito de uma injeção intradérmica do antígeno tuberculina ou derivado proteico purificado (PPD). As células T sensibilizadas reagem com o antígeno no local de infecção ou perto dele. Linfocinas são liberadas e atraem, ativam e retêm os macrófagos no local. Esses macrófagos, por sua vez, liberam lisozimas, causando dano tecidual. Edema e fibrina são responsáveis pela reação de tuberculina positiva.
>
> Outro exemplo de reação de hipersensibilidade do tipo IV é a dermatite de contato resultante da exposição a alergênios como cosméticos, fitas adesivas, agentes tópicos (como povidona-iodo), aditivos de medicamentos e toxinas de plantas. A reação imunomediada mais comum aos anestésicos locais é a reação de hipersensibilidade do tipo IV. A exposição primária resulta em sensibilização. A reexposição causa uma reação de hipersensibilidade com sintomas como prurido, eritema e lesões elevadas.
>
>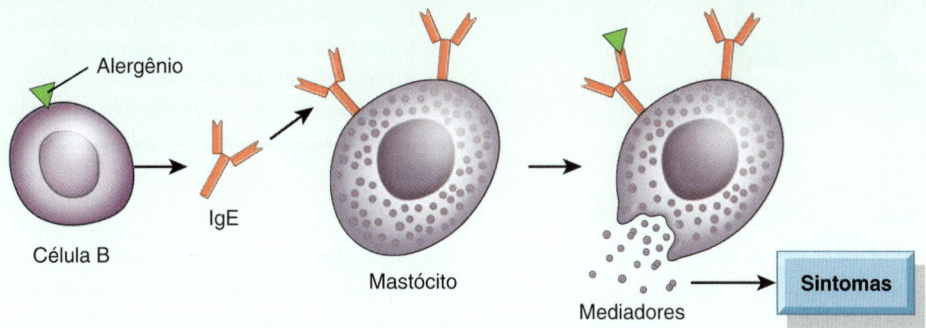
>
> O alergênio estimula a célula B a produzir anticorpo IgE, o qual se fixa aos mastócitos. Quando esse alergênio reaparece, ele se liga ao IgE e estimula os mastócitos a liberarem suas substâncias químicas.
> Cortesia de U.S. Department of Health and Human Services. National Institutes of Health.

**Tabela 36.2** Linfócitos envolvidos nas respostas imunes.

| Tipo de resposta imunológica | Tipo de célula | Função |
|---|---|---|
| Humoral | Linfócito B | Produz anticorpos ou imunoglobulinas (IgA, IgD, IgE, IgG, IgM) |
| Celular | Linfócito T | |
| | T auxiliar | Ataca patógenos estranhos (antígenos) diretamente |
| | | Inicia e exacerba a resposta inflamatória |
| | $T_1$ auxiliar | Aumenta as células T citotóxicas ativadas |
| | $T_2$ auxiliar | Aumenta a produção de anticorpo por célula B |
| | T supressor | Suprime a resposta imune |
| | T de memória | Lembra contato com o antígeno e, em exposições subsequentes, prepara uma resposta imune |
| | T citotóxico (NK) | Faz lise de células infectadas por vírus; desempenha papel na rejeição de enxerto |
| Não específica | Linfócito não B e não T | |
| | Células nulas | Destrói antígenos já recobertos por anticorpos |
| | Células NK (linfócito granular) | Defende contra microrganismos e alguns tipos de células malignas; produz citocinas |

**Fase de reconhecimento.** O reconhecimento de antígenos como estranhos, ou não próprios, pelo sistema imunológico é o evento inicial de qualquer resposta imune. O corpo faz o reconhecimento usando os linfonodos e linfócitos para vigilância. Os linfonodos continuamente liberam linfócitos na corrente sanguínea. Esses linfócitos patrulham os tecidos e vasos que drenam as áreas servidas pelo linfonodo em questão.

Os linfócitos circulantes reconhecem antígenos em superfícies estranhas por meio de reorganizações complexas de genes que produzem receptores de antígeno da célula T durante a diferenciação e a maturação celular no timo. As células T presentes no tecido linfoide primário que não foram apresentadas com antígeno são chamadas de *virgens* e são capazes de responder a uma ampla variedade de antígenos (Paul, 2008). Os macrófagos desempenham um importante papel de auxílio aos linfócitos circulantes no processamento dos antígenos. Tanto os macrófagos quanto os neutrófilos têm receptores para anticorpos e complemento (proteínas encontradas no plasma

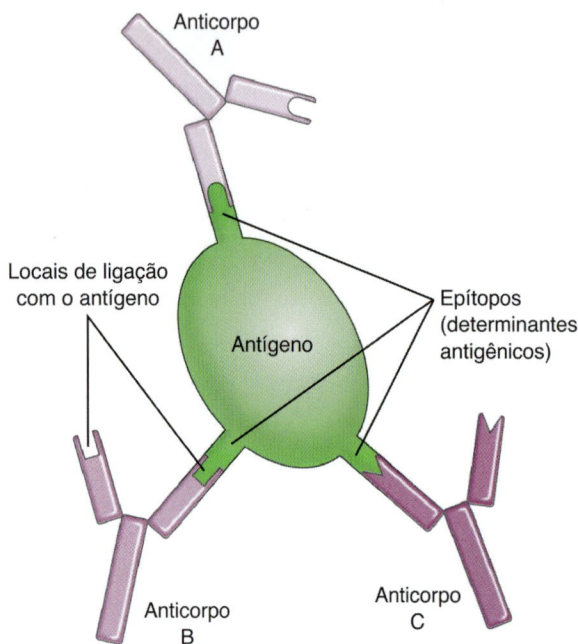

**Figura 36.4** Respostas imunológicas mediadas por complemento. De Porth, C. M., & Matfin, G. (2009). *Pathophysiology: Concepts of altered health states* (8th ed.). Philadelphia: Lippincott Williams & Wilkins.

### BOXE 36.2 — Exemplos de respostas imunes humorais e celulares.

**Respostas humorais (células B)**
- Fagocitose e lise bacteriana
- Anafilaxia
- Febre do feno e asma
- Doença de complexo imune
- Infecções bacterianas e algumas virais

**Respostas celulares (células T)**
- Rejeição de transplante
- Hipersensibilidade tardia (reação da tuberculina)
- Doença enxerto *versus* hospedeiro
- Vigilância do tumor ou destruição
- Infecções intracelulares
- Infecções virais, fúngicas e parasitárias

---

sanguíneo normal que se combinam aos anticorpos para destruir patógenos); consequentemente, eles cobrem os microrganismos com anticorpos, complemento, ou ambos, acentuando a fagocitose. Os microrganismos engolfados são, então, sujeitos a uma ampla variedade de moléculas intracelulares tóxicas. Quando materiais estranhos penetram no corpo, linfócitos circulantes entram em contato físico com as superfícies desses materiais. Ao contato com o material estranho, os linfócitos virgens, com a ajuda dos macrófagos, removem o antígeno da superfície ou obtêm uma impressão na sua estrutura, iniciando o processo de imunidade adquirida e reconhecimento de antígeno na preparação para subsequente reexposição ao antígeno (Paul, 2008).

**Fase de proliferação.** O linfócito circulante que contém a mensagem antigênica retorna ao linfonodo mais próximo. Uma vez no linfonodo, o linfócito sensibilizado estimula o crescimento, a divisão e a proliferação de alguns dos linfócitos T e B residentes dormentes. Os linfócitos T se diferenciam em células T citotóxicas, enquanto os linfócitos B produzem e liberam anticorpos. O aumento dos linfonodos no pescoço juntamente com a dor de garganta é um exemplo de resposta inflamatória durante a ativação imune.

**Fase de resposta.** No estágio da resposta, os linfócitos diferenciados funcionam com capacidade humoral ou celular. A produção de anticorpos pelos linfócitos B em resposta ao antígeno específico dá início à resposta humoral. *Humoral* se refere ao fato de que os anticorpos são liberados na corrente sanguínea e, portanto, residem no plasma (fração líquida do sangue).

Com a resposta celular inicial, os linfócitos sensibilizados que retornaram migram para áreas do linfonodo que não aquelas que contêm linfócitos programados para se tornarem plasmócitos. Aqui, eles estimulam os linfócitos residentes a se tornarem células que vão atacar os micróbios diretamente em vez de por meio da ação de anticorpos. Esses linfócitos transformados são conhecidos como células T citotóxicas. O T quer dizer *timo*, significando que, durante o desenvolvimento embrionário do sistema imunológico, esses linfócitos T passaram um tempo no timo do feto em desenvolvimento. Antígenos virais e não bacterianos induzem resposta celular. Essa resposta é manifestada pelo número crescente de linfócitos T (linfocitose) observado nos hemogramas de pessoas com doenças virais como mononucleose infecciosa (a imunidade celular é discutida com mais detalhes mais adiante neste capítulo).

A maioria das respostas imunes aos antígenos envolve as respostas tanto humoral quanto celular, embora geralmente uma delas predomine. Por exemplo, durante a rejeição do transplante, a resposta celular predomina, enquanto na pneumonia bacteriana e na sepse, a resposta humoral desempenha o papel de proteção dominante (Boxe 36.2).

**Fase efetora.** Na fase efetora, o anticorpo da resposta humoral ou a célula T citotóxica (exterminadora) da resposta celular alcança e se conecta ao antígeno na superfície do patógeno estranho. A conexão inicia uma série de eventos que na maioria das vezes resulta na total destruição dos micróbios invasores ou na completa neutralização da toxina. Os eventos envolvem interação de anticorpos (imunidade humoral), complemento e ação das células T citotóxicas (imunidade celular). A Figura 36.5 resume os estágios da resposta imunológica.

### Resposta imunológica humoral

A resposta humoral é caracterizada pela produção de anticorpos pelos linfócitos B em resposta a um antígeno específico. Embora o linfócito B seja finalmente responsável pela produção de anticorpos, tanto os macrófagos da imunidade natural quanto os linfócitos T especiais da imunidade celular estão envolvidos no reconhecimento de substância estranha e na produção de anticorpos.

**Reconhecimento de antígeno.** Os linfócitos B reconhecem e respondem aos antígenos invasores de mais de uma maneira.

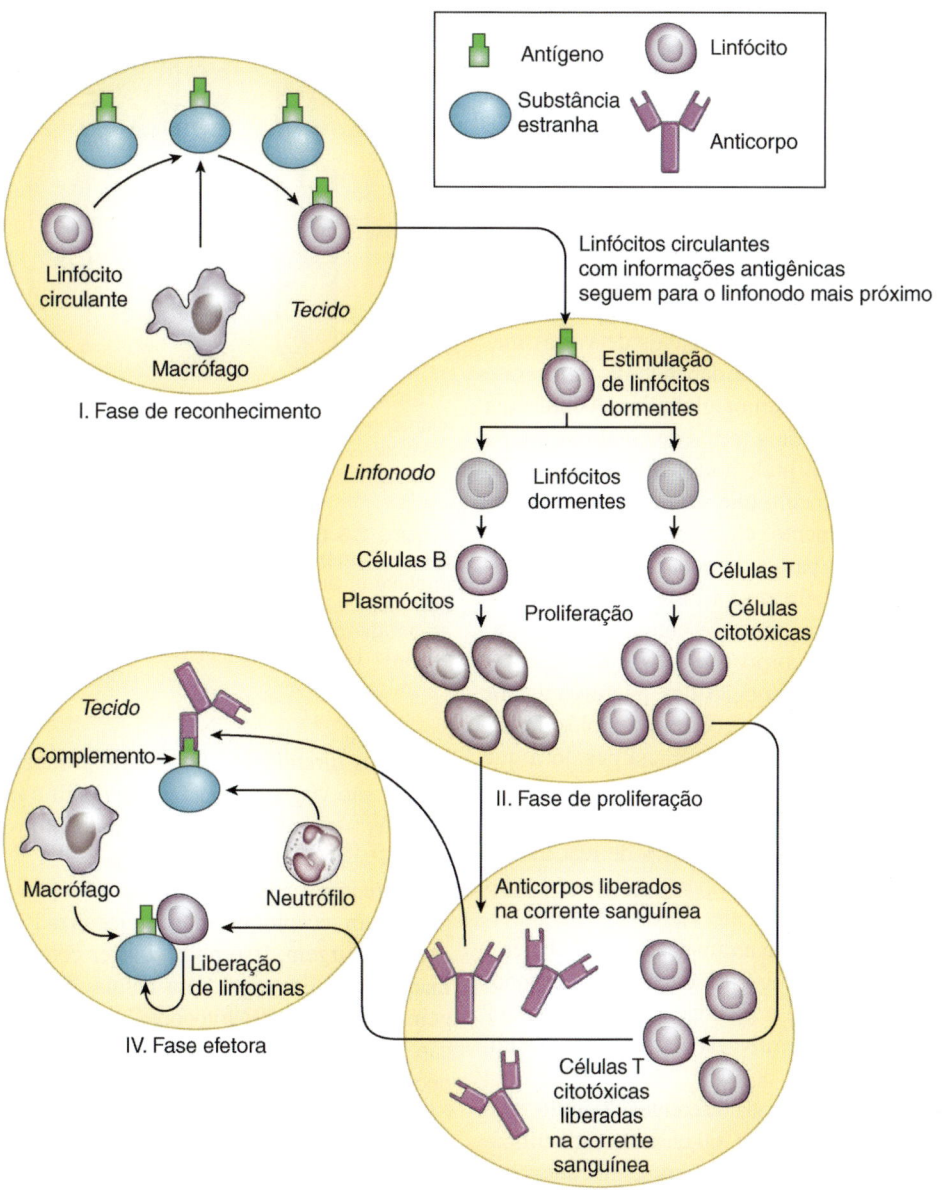

**Figura 36.5** Estágios da resposta imune. (I) Na *fase de reconhecimento*, os antígenos são reconhecidos pelos linfócitos e macrófagos circulantes. (II) Na *fase de proliferação*, os linfócitos dormentes proliferam e se diferenciam em células B ou T citotóxicas responsáveis pela formação e liberação de anticorpos. (III) Na *fase de resposta*, as células B e T citotóxicas desempenham funções celulares e humorais, respectivamente. (IV) Na *fase efetora*, os antígenos são destruídos ou neutralizados pela ação de anticorpos, complemento, macrófagos e células T citotóxicas.

Os linfócitos B parecem responder a alguns antígenos pelo estímulo direto à formação de anticorpos, entretanto, em resposta a outros antígenos, eles precisam da assistência das células T para desencadear a formação de anticorpos. Os linfócitos T são parte de um sistema de vigilância espelhado por todo o corpo, passando várias vezes na circulação geral, nos tecidos e no sistema linfático. Com a assistência de macrófagos, acredita-se que os linfócitos T reconheçam o antígeno de um patógeno estranho. O linfócito T capta a mensagem antigênica, ou "faz uma fotocópia" do antígeno e retorna ao linfonodo mais próximo com essa mensagem.

Os linfócitos B armazenados nos linfonodos são subdivididos em milhares de clones, cada um responsivo a um único grupo de antígenos com características quase idênticas. Quando a mensagem antigênica é levada de volta ao linfonodo, clones específicos do linfócito B são estimulados a crescer, se dividir, proliferar e diferenciar em células plasmáticas capazes de produzir anticorpos específicos ao antígeno. Outros linfócitos B se diferenciam em clones de linfócitos B com memória para o antígeno. Essas células de memória são responsáveis pela mais exagerada e rápida resposta imune em uma pessoa repetidamente exposta ao mesmo antígeno.

**Função dos anticorpos.** Anticorpos são proteínas grandes chamadas de *imunoglobulinas* (pois são encontradas na fração globulina das proteínas plasmáticas). Todas as imunoglobulinas são glicoproteínas e contêm certa quantidade de carboidrato. Cada molécula de anticorpo consiste em duas subunidades, cada uma contendo uma cadeia de peptídio leve e pesada. Cada subunidade tem uma porção referida como fragmento Fab, que serve de local de ligação com o antígeno específico. O fragmento Fab (local de ligação do anticorpo) se liga ao determinante antigênico, similar ao mecanismo de chave e fechadura. O fragmento Fab oferece a porção da "fechadura", a qual é altamente específica para um antígeno. Uma outra porção, conhecida como fragmento Fc, a qual contém o terminal c e não contém locais de ligação com o antígeno, permite que a molécula de anticorpo faça parte do sistema complemento (Paul, 2008).

Anticorpos combatem patógenos estranhos de várias maneiras, e o tipo de defesa empregada depende da estrutura e da composição do antígeno e da imunoglobulina. A molécula de anticorpo tem, pelo menos, dois locais de combinação, ou fragmentos Fab. Um anticorpo pode atuar como uma ligação entre dois antígenos, fazendo com que se liguem ou se agrupem. Esse efeito de agrupamento, chamado de **aglutinação**, ajuda a eliminar do corpo o patógeno pela facilitação da fagocitose. A aglutinação é usada em vários exames laboratoriais, como de sífilis, para reconhecer e enumerar a presença de complexos antígeno–anticorpo, indicativos de infecção. Alguns anticorpos ajudam na remoção dos microrganismos ofensores pela **opsonização**. Nesse processo, a molécula antígeno–anticorpo é coberta por uma substância pegajosa que também facilita a fagocitose.

Os anticorpos também promovem a liberação de substâncias vasoativas, como histamina e substâncias de reação lenta, dois dos mediadores químicos da resposta inflamatória. Os anticorpos não atuam isoladamente; em vez disso, eles mobilizam outros componentes do sistema imune para combater o patógeno. A função típica dos anticorpos é concentrar componentes do sistema imune natural no patógeno. Isso inclui ativação do sistema complemento e ativação da fagocitose (Paul, 2008).

O corpo pode produzir cinco tipos diferentes de imunoglobulinas (Ig). Cada um dos cinco tipos, ou classes, é identificado por uma letra do alfabeto derivada do nome da cadeia pesada presente na imunoglobulina: IgA para alfa ($\alpha$), IgD para delta ($\delta$), IgE para épsilon ($\varepsilon$), IgG para gama ($\gamma$) e IgM para mu ($\mu$). A classificação é baseada na estrutura química e função biológica da imunoglobulina individual.

**Ligação antígeno–anticorpo.** A porção do antígeno envolvida na ligação com o anticorpo é chamada de **determinante antigênico**. As respostas imunológicas mais eficientes ocorrem quando o anticorpo e o antígeno se encaixam como uma chave em uma fechadura (Figura 36.6). O encaixe ruim pode ocorrer com o anticorpo produzido em resposta a um antígeno diferente. Esse fenômeno é conhecido como reatividade cruzada. Por exemplo, na febre reumática aguda, o anticorpo produzido contra o *Streptococcus pyogenes* no trato respiratório superior pode reagir cruzadamente com o tecido cardíaco do cliente, levando a prolapso da valva mitral.

### Resposta imunológica celular

Os linfócitos T são principalmente responsáveis pela imunidade celular. Existem vários tipos de células T, cada uma com funções designadas na defesa contra bactérias, vírus, fungos, parasitas e células malignas. As células T atacam patógenos

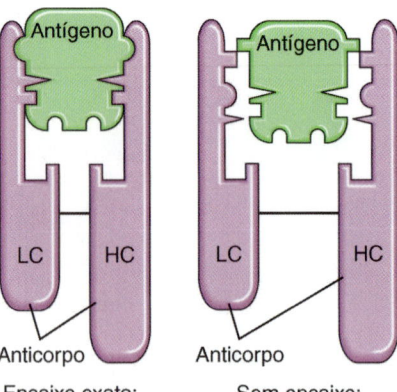

**Figura 36.6** Ligação antígeno–anticorpo. (*À esquerda*) Um complexo antígeno-anticorpo altamente específico. (*No centro*) Sem encaixe e, portanto, sem resposta imune. (*À direita*) Encaixe ou correspondência ruim com baixa especificidade; o anticorpo reage ao antígeno com características similares, produzindo reatividade cruzada. LC = cadeia leve; HC = cadeia pesada.

estranhos diretamente em vez de produzir anticorpos. As células T são virgens – capazes de reagir a novos antígenos – ou ativadas – guardando a memória da exposição prévia ao antígeno (Paul, 2008).

As reações celulares são iniciadas pela ligação de um antígeno e um receptor de antígeno localizado na superfície de uma célula T virgem. Isso pode ocorrer com ou sem assistência de macrófagos. Em seguida, as células T ativadas levam a mensagem antigênica, ou "fotocópia", aos linfonodos, onde a produção de outras células T é estimulada. Algumas células T permanecem nos linfonodos e retêm a memória do antígeno. Outras células T migram dos linfonodos para o sistema circulatório geral e, por fim, para os tecidos, onde permanecem até entrarem em contato com seus respectivos antígenos ou morrerem.

**Função dos linfócitos.** As células T incluem células T efetoras, células T supressoras e células T de memória. Há duas categorias principais de células T efetoras: as células T auxiliares e as células T citotóxicas. Essas células T efetoras participam da destruição de microrganismos estranhos. As células T interagem intimamente com as células B, indicando que as respostas imunes humorais e celulares não são processos separados, sem relação, mas sim ramos da resposta imunológica que interagem.

As **células T auxiliares** são ativadas ao reconhecimento de antígenos e estimulam o resto do sistema. Quando ativadas, as células T auxiliares secretam **citocinas**, as quais atraem e ativam células B, células T citotóxicas, células NK, macrófagos e outras células do sistema imunológico. Subpopulações separadas de células T auxiliares produzem diferentes tipos de citocinas e determinam se a resposta imune será a produção de anticorpos ou uma resposta imunológica mediada por células. As células T auxiliares fabricam **linfocinas**, uma categoria de citocinas. Essas linfocinas ativam as células T (p. ex., interleucina-2 [IL-2]), células T citotóxicas e naturais (como IFN-gama) e outras células inflamatórias (p. ex., fator de necrose tumoral). As células T auxiliares produzem IL-4 e IL-5, linfocinas que ativam o crescimento e a diferenciação das células B. A Tabela 50.2 lista as funções de alguns dos mais de 35 tipos de interleucinas descobertos até agora.

As **células T citotóxicas** atacam o antígeno de maneira direta, alterando a membrana celular, causando lise celular (desintegração) e liberando enzimas citolíticas e citocinas. As linfocinas podem recrutar, ativar e regular outros linfócitos e leucócitos. Essas células ajudam a destruir o patógeno. A hipersensibilidade do tipo tardio é um exemplo de reação imunológica que protege o corpo dos antígenos pela produção e liberação de linfocinas (ver discussão posterior).

Outro tipo de célula, a **célula T supressora**, tem capacidade de diminuir a produção de células B, mantendo, desse modo, a resposta imune em nível compatível com a saúde (p. ex., suficiente para combater a infecção de maneira adequada sem atacar os tecidos saudáveis do corpo). As **células de memória** são responsáveis pelo reconhecimento de antígenos possibilitado pela exposição prévia e montagem da resposta imunológica.

**Funções dos linfócitos nulos e das células NK.** Os linfócitos nulos e as células NK são outros linfócitos que ajudam no combate de microrganismos. Essas células são distintas das células B e T e não apresentam as características usuais destas. Os **linfócitos nulos**, uma subpopulação de linfócitos, destroem os antígenos já cobertos por anticorpo. Essas células têm receptores para a porção **Fc** das imunoglobulinas especiais nas suas superfícies que as possibilitam a ligação com a terminação Fc dos anticorpos; isso é conhecido como citotoxicidade mediada por células dependente de anticorpo.

As células NK, outra subpopulação de linfócitos, combatem microrganismos e alguns tipos de células malignas (Porth e Matfin, 2009). As células NK são capazes de matar diretamente os patógenos e produzir citocinas. As células T auxiliares contribuem para a diferenciação de células nulas e NK.

### Sistema complemento

As proteínas plasmáticas circulantes, conhecidas como **complemento**, são produzidas no fígado e em outros locais e ativadas quando um anticorpo se conecta com seu antígeno. Há mais de 35 dessas proteínas de membrana ou plasmática, constituindo um importante componente adicional do sistema imunológico (Paul, 2008).[2]

A destruição de um microrganismo ou uma toxina é conseguida pela ligação do anticorpo com o antígeno; por ativação do complemento, chegada de células T citotóxicas e atração de macrófagos (quimiotaxia). O complemento apresenta três funções fisiológicas principais: fagocitose – quando algumas proteínas ativadas do complemento se unem a bactérias, opsonizando-as para ingestão pelos fagócitos portadores de receptores do complemento; reação inflamatória – quando os pequenos fragmentos de proteínas promovem eventos vasculares e recrutam fagócitos ao local da atividade inflamatória; lise – quando desencadeada a cascata, os componentes terminais do complemento formam poros na membrana celular e lesam bactérias, vírus e células. As proteínas que formam o complemento interagem em sequência uma com a outra em um efeito cascata ou dominó. A cascata do complemento é importante para modificar o braço efetor do sistema imune. A ativação do complemento possibilita que eventos importantes como remoção dos agentes infecciosos e início da resposta inflamatória ocorram. Esses eventos envolvem partes ativas da via que aumentam a quimiotaxia dos macrófagos e granulócitos, alteram a permeabilidade do vaso sanguíneo, mudam o diâmetro dos vasos sanguíneos, promovem lise celular, alteram a coagulação sanguínea e causam outros pontos de modificação. Esses macrófagos e granulócitos continuam a defesa do corpo contra microrganismos cobertos de anticorpos e liberando produtos antibacterianos.

### Função das interferonas

As interferonas (IFN) são citocinas; apresentam propriedades antitumorais e antivirais. Além de responder à infecção viral, as IFN são produzidas pelos linfócitos T, linfócitos B e macrófagos em resposta aos antígenos. Elas modificam a resposta imunológica pela supressão da produção de anticorpo e imunidade celular. Também facilitam a função citolítica (destruição celular) de linfócitos, macrófagos e células NK. As pesquisas investigam o uso das IFN para transmitir sinais de membranas celulares ao núcleo. As IFN estão sendo submetidas a testes extensivos para avaliar sua eficácia no tratamento de tumores e AIDS (Macatangay, Zheng, Rinaldo et al., 2010). Atualmente, uma IFN usada terapeuticamente é a IFN-alfa peguilada no tratamento da hepatite C crônica (Zoller e Vogel, 2006).

## Avanços em imunologia

### *Biotecnologia e engenharia genética*

Uma das tecnologias mais notáveis em evolução é a **engenharia genética**, que usa a tecnologia de DNA recombinante. A engenharia genética é amplamente utilizada, desde a produção de insulina e hormônio do crescimento humano à utilização de ratos como modelo biológico em estudos experimentais. Há um tipo de engenharia genética que possibilita aos cientistas combinar genes de um tipo de microrganismo com os genes de um segundo organismo. Esse tipo de tecnologia permite que células e microrganismos manufaturem proteínas, monocinas e linfocinas, o que pode alterar e aumentar a função do sistema imunológico. O segundo uso da tecnologia de DNA recombinante envolve terapia genética (Lackner e Behr-Gross, 2009). Se um gene em particular é anormal ou está faltando, a tecnologia do DNA recombinante experimental pode ser capaz de restaurar a função normal do gene. Por exemplo, um gene recombinante é inserido em uma partícula viral. Quando a partícula viral emenda seus genes, o vírus automaticamente insere o gene faltante e, em teoria, corrige a anomalia genética. Pesquisas extensivas em tecnologia de DNA recombinante e terapia genética estão em andamento, inclusive experimentos clínicos de fase III de uma vacina DNA recombinante contra linfoma (Park, 2008).

### *Células-tronco*

As células-tronco são células potencialmente imortais capazes de autorrenovação e diferenciação; elas continuamente repõem todo o suprimento corporal de hemácias e leucócitos.

---

[2] N.R.T.: A ativação do sistema complemento pode ocorrer por uma de três vias: a clássica, a alternativa e a via das lectinas. A via clássica é ativada por complexos imunes, enquanto as vias alternativa e das lectinas são ativadas por microrganismos.

Algumas células-tronco, descritas como *células totipotentes*, são o único tipo capaz de originar um organismo completo, uma vez que têm a capacidade de gerar todos os tipos de células e tecidos do corpo, incluindo tecidos embrionários e extraembrionários (como a placenta). As células-tronco embrionárias, descritas como *pluripotentes*, dão origem a vários tipos celulares capazes para formar tecidos (Porth e Matfin, 2009). As células-tronco multipotentes têm a capacidade de gerar um número limitado de células especializadas. As pesquisas e os experimentos clínicos mostram que as células-tronco podem restaurar um sistema imune destruído. O transplante de células-tronco tem sido realizado em humanos portadores de alguns tipos de disfunção imune, como imunodeficiência combinada grave (IDCG) e leucemia mieloide aguda (Storb, 2009). Experimentos clínicos com uso de células-tronco estão sendo realizados em clientes com vários distúrbios com componente autoimune, inclusive lúpus eritematoso sistêmico (LES), artrite reumatoide, esclerodermia, esclerose múltipla e doença cardíaca, especificamente no reparo de células endoteliais (Sundin, Barrett, Ringdn et al., 2009). Atualmente, as células-tronco alogênicas (utilizadas no transplante de uma pessoa para outra) são submetidas à cultura, o que diminui a reação na doença enxerto *versus* hospedeiro (Van der Bogt, Schrepfer, Sheikh *et al.*, 2009). Em 9 de março de 2009, o presidente Barack Obama publicou uma ordem executiva que permite que o National Institute of Health "apoie e conduza pesquisas responsáveis, cientificamente válidas, com células-tronco humanas, incluindo pesquisa de células-tronco embrionárias humanas". Isso deu fim a uma proibição de quase 9 anos nos EUA, embora a pesquisa tenha continuado fora do país.[3]

 ### Considerações gerontológicas

As pessoas nos extremos da vida são mais propensas ao desenvolvimento de problemas relacionados com o funcionamento do sistema imunológico do que os adultos de meia-idade (Tabela 36.3). O maior impacto do envelhecimento sobre o sistema imunológico é observado na imunidade mediada por célula; na imunidade humoral, o envelhecimento tem um impacto menor, porém substancial. A frequência e a gravidade das infecções são maiores em pessoas idosas, possivelmente devido à diminuição da capacidade de responder de maneira adequada aos patógenos. Tanto a produção quanto a função dos linfócitos T e B podem ser prejudicados. As respostas à estimulação antigênica podem ser alteradas, com proporções crescentes de linfócitos se tornando não responsivos com a idade. A vacina para clientes idosos contra o herpes-zóster e a neuralgia pós-herpética causada pelo vírus da varicela ainda não está disponível no Brasil. O antígeno presente nessa vacina tem quantidade 14 vezes maior de vírus atenuado vivo do que a presente na vacina de varicela para crianças (Paul, 2008). O envelhecimento exerce um impacto sobre o sistema imunológico que pode ser mais bem resumido como *imunossenescência*, uma condição que se acredita resultar da involução do timo (Paul, 2008).

---

[3]N.R.T.: No Brasil, a lei de Biossegurança estabelece as normas e os mecanismos de fiscalização que regulamentam qualquer atividade que envolva organismos geneticamente modificados e seus derivados.

## Avaliação do sistema imunológico

A avaliação do sistema imunológico envolve quase todos os sistemas orgânicos do corpo.

### Histórico de saúde

#### *Queixas comuns*

A avaliação apurada do sistema imunológico de um cliente pode incluir sinais e sintomas não específicos, como fadiga, comprometimento da cicatrização de feridas, infecções recorrentes, perda de peso e linfadenopatia, ou específicos, como lesão em asa de borboleta no LES, deformidades articulares na artrite reumatoide, candidíase oral no HIV, ou eritema, rouquidão e dispneia na reação anafilática.

#### *História patológica pregressa*

O cliente é questionado sobre imunizações na infância e na idade adulta e acerca de doenças da infância. A exposição presente ou pregressa conhecida à tuberculose é verificada e as datas e os resultados de testes de tuberculina (PPD) e radiografias do tórax são obtidos. A exposição recente a quaisquer infecções e as datas das exposições devem ser documentadas. É importante que a enfermeira avalie se o cliente foi exposto a alguma doença sexualmente transmissível (DST) ou patógenos transmitidos pelo sangue, como vírus da hepatite B ou C e vírus HIV. História de DST como gonorreia, sífilis, infecção por HPV e clamídia pode alertar a enfermeira de que o cliente foi exposto à infecção pelo HIV ou hepatite. A história de infecções pregressas e atuais e as datas e os tipos de tratamentos, juntamente com a história de múltiplas infecções persistentes, febres de origem desconhecida, lesões ou qualquer tipo de drenagem, devem ser documentados.

#### Alergia

O cliente é questionado sobre alergias, inclusive tipos de alergênios (p. ex., polens, poeira, plantas, cosméticos, alimentos, medicamentos, vacinas, látex), os sintomas apresentados e as variações sazonais na ocorrência ou gravidade dos sintomas. A coleta da história de exames e tratamentos realizados, inclusive medicamentos prescritos e não prescritos que o cliente utilizou ou está atualmente utilizando contra essas alergias e a efetividade dos tratamentos é obtida. Todas as alergias alimentares e medicamentosas devem ser anotadas no prontuário do cliente. A avaliação continuada de potenciais reações alérgicas no cliente é essencial.

#### Distúrbios autoimunes

Os distúrbios autoimunes afetam pessoas de ambos os sexos, de todas as idades, etnicidades e classes sociais. O cliente é perguntado sobre quaisquer distúrbios autoimunes, como lúpus eritematoso sistêmico, artrite reumatoide e psoríase. Instalação, gravidade, remissões e exacerbações, limitações funcionais, tratamentos que o cliente recebeu ou está atualmente recebendo e eficácia do tratamento são descritos. A ocorrência de distúrbios autoimunes diferentes na mesma família sugere fortemente predisposição genética para mais de uma doença autoimune (Paul, 2008).

**Tabela 36.3** Considerações gerontológicas / Alterações relacionadas com a idade na função imunológica.

| Sistema corporal | Alterações estruturais e funcionais | Histórico de saúde e achado do exame físico |
|---|---|---|
| Imunológico | Comprometimento da função dos linfócitos T e B<br>Falha dos linfócitos em reconhecer células mutantes ou anormais<br>Diminuição da produção de anticorpos<br>Falha do sistema imune em diferenciar o "próprio" do "não próprio"<br>Supressão da resposta imune fagocitária | Supressão das respostas aos organismos patogênicos com aumento do risco de infecção<br>Aumento da incidência de cânceres<br>Anergia (falta de resposta a antígenos aplicados à pele [PPD, alergênios])<br>Elevação da incidência de doenças autoimunes<br>Ausência de sinais e sintomas típicos de infecção e inflamação<br>Disseminação de organismos geralmente destruídos ou suprimidos por fagócitos (como reativação ou disseminação de tuberculose) |
| Gastrintestinal | Redução do ácido gástrico e da motilidade<br>Diminuição da fagocitose pelas células de Kupffer<br>Alteração da ingestão nutricional com consumo proteico inadequado | Proliferação de microrganismos intestinais resultando em gastrenterite e diarreia<br>Aumento da incidência e gravidade de hepatite B; elevação da incidência de abscessos hepáticos<br>Supressão da resposta imunológica |
| Urinário | Diminuição da função renal e alterações na função do trato urinário inferior (crescimento da glândula próstata, bexiga neurogênica). Alteração da flora do trato geniturinário | Estase urinária e aumento da incidência de infecções no trato urinário |
| Pulmonar | Comprometimento da ação ciliar devido à exposição a tabagismo e toxinas ambientais | Comprometimento da depuração de secreções pulmonares; elevação da incidência de infecções respiratórias |
| Tegumentar | Adelgaçamento da pele com menos elasticidade; perda do tecido adiposo | Aumento do risco de lesão, ruptura e infecção da pele |
| Circulatório<br>Função neurológica | Comprometimento da microcirculação<br>Diminuição da sensibilidade e retardo dos reflexos | Estase e úlceras de pressão<br>Aumento do risco de lesão, úlceras cutâneas, abrasões e queimaduras |

### Doença neoplásica

Se houver história de câncer na família, o tipo de câncer, a idade do surgimento e a relação (materna ou paterna) do cliente com os membros da família afetados são observados. Os dados e resultados de todos os exames de rastreamento de câncer são obtidos. A história de câncer no cliente também é observada, juntamente com tipo de câncer, data do diagnóstico e modalidades de tratamento usadas. A imunossupressão contribui para o desenvolvimento de cânceres, no entanto, o câncer propriamente dito é imunossupressor. Cânceres hematológicos como leucemia e linfoma são associados à alteração da produção e da função de leucócitos e linfócitos (Paul, 2008).

Todos os tratamentos que o cliente recebeu ou está atualmente recebendo, como radioterapia ou quimioterapia, são registrados no histórico de saúde. A radioterapia é um método capaz de destruir células tumorais, empregando feixe de radiações ionizantes, e destrói os linfócitos e diminui a capacidade de resposta imunológica efetiva. O tamanho e a extensão da área irradiada determinam a extensão da imunossupressão. A irradiação em todo o corpo pode deixar o cliente totalmente imunossuprimido. A quimioterapia também afeta a função da medula óssea, destruindo células que contribuem para a resposta imune efetiva, acarretando imunossupressão.

### Doença crônica e cirurgia

A enfermeira observa todas as histórias de doenças crônicas, como diabetes melito, doença renal, doença pulmonar obstrutiva crônica (DPOC) ou fibromialgia (Mundem, 2006). O surgimento e a gravidade da doença, bem como o tratamento que o cliente está recebendo contra a doença, são obtidos. A doença crônica pode contribuir para comprometimentos no sistema imunológico de várias maneiras. A insuficiência renal é associada à deficiência de linfócitos circulantes. Além disso, as defesas imunes podem ser alteradas por acidose e toxinas urêmicas. No diabetes, o aumento da incidência de infecção tem sido associado a neuropatia, doença macrovascular e disfunção microvascular. Ainda são necessárias mais pesquisas para determinar se a hiperglicemia promove mais infecções ou se resulta da infecção. As infecções do trato respiratório recorrentes são associadas à DPOC (doença pulmonar obstrutiva crônica) como consequência de alteração da função inspiratória e expiratória e da depuração ineficaz das vias respiratórias.

### Problemas especiais

Condições como queimaduras e outras formas de lesão e infecção podem contribuir para a alteração funcional do sistema imunológico. Grandes queimaduras podem causar comprometimento da integridade da pele e da primeira linha de defesa do corpo. A grande perda de fluidos, pela passagem de plasma do compartimento intravascular para o espaço intersticial, é proporcional à extensão e à profundidade da lesão, o que resulta em perda de proteínas essenciais, inclusive imunoglobulinas. Os estressores fisiológicos e psicológicos associados à cirurgia ou lesão estimulam a liberação de cortisol da glândula suprarrenal; o aumento sérico de cortisol também contribui para supressão das respostas imunes normais.

## História social

Estado nutricional ruim, hábitos de sono inadequados, tabagismo, consumo excessivo de álcool e substâncias ilícitas, IST e exposição ocupacional ou residencial à radiação ambiental e a poluentes foram associados a comprometimento da função imune e são avaliados na coleta da história detalhada.

## Nutrição

A importância da nutrição ideal na melhora da imunidade tem ganhado mais reconhecimento. A ingestão inadequada de vitaminas essenciais para a síntese de DNA e proteína pode levar à deficiência de proteínas e calorias e, subsequentemente, ao comprometimento da função imunológica. As vitaminas também ajudam na regulação da proliferação e da maturação celular das células imunes. Em geral, o excesso ou a deficiência de elementos-traço ou microminerais (como cobre, ferro, magnésio, selênio, zinco) na dieta suprime a função imunológica.

Os ácidos graxos são os constituintes que formam os componentes estruturais das membranas celulares. Os lipídios são precursores das vitaminas A, D, E e K, bem como do colesterol. Foi constatado que tanto o excesso quanto a deficiência de ácidos graxos suprimem a função imune.

A depleção das reservas de proteína resulta em atrofia dos tecidos linfoides, depressão da resposta de anticorpo, redução da quantidade de células T circulantes e comprometimento da função fagocítica. Em consequência disso, a suscetibilidade à infecção é bastante aumentada. Durante períodos de infecção ou de doença grave, as demandas nutricionais podem estar ainda mais alteradas, contribuindo, potencialmente, para a depleção de proteína, ácidos graxos, vitamina e elementos-traço, e acarretando risco ainda mais alto de comprometimento da resposta imune e sepse. Os clientes cujo estado nutricional esteja comprometido demonstram retardo na recuperação pós-operatória e, muitas vezes, apresentam infecções mais graves e atraso da cicatrização de feridas. A enfermeira precisa avaliar o estado nutricional do cliente e a ingestão calórica. A enfermeira é responsável por assumir uma função pró-ativa na garantia da melhor ingestão nutricional possível para todos os clientes como um passo vital na prevenção de resultados indesejados do tratamento.

O Boxe 36.3 discute a função dos probióticos.

---

### BOXE 36.3 | Pesquisa em enfermagem.

#### Conexão com a prática baseada em evidências

**Suplementos probióticos são verdadeiramente benéficos ao sistema imunológico?**

Weichselbaum, E. (2009). Probiotics and health: a review of the evidence. *Nutrition Bulletin*, 34(4), 340-373.

#### Objetivo

Esse estudo compreendeu uma revisão de mais de 100 artigos com o objetivo de determinar os reais benefícios associados aos *probióticos*, microrganismos vivos (geralmente bactérias) relacionados com a melhora da saúde do hospedeiro. As espécies de lactobacilos encontradas em iogurtes são exemplos de probióticos. A maioria desses artigos pesquisa efeitos probióticos no sistema GI, especialmente como afetam a síndrome do intestino irritável, a diarreia e a constipação intestinal. Outras investigações se concentram nos efeitos dos probióticos sobre a capacidade do sistema imunológico de combater resfriado, *influenza*, alergias e eczemas.

#### Delineamento

Por meio do PubMed, os pesquisadores reuniram artigos resultantes de experimentos clínicos, meta-análises ou revisões sistemáticas em probiótica e benefícios para a saúde. Os artigos de experimentos clínicos incluídos tinham metodologia randômica, cega e controlada por placebo. Os achados desses artigos foram, então, resumidos e analisados.

#### Achados

Uma pesquisa limitada sobre colite ulcerativa foi revista, porém os resultados são promissores na capacidade dos probióticos de manter a remissão em taxas similares às terapias padrão-ouro. Na *bolsite*, uma inflamação da bolsa ileal criada durante o tratamento cirúrgico de clientes com colite ulcerativa, os efeitos do uso de probióticos são bastante promissores. O uso de probióticos após a cirurgia pode evitar o desenvolvimento de bolsite no tratamento pós-cirúrgico de clientes com colite ulcerativa. Um dos usos mais comumente recomendados dos probióticos é na prevenção de diarreia pós-antibiótica. Experimentos clínicos e meta-análises mostraram que se trata de um tratamento efetivo e seguro, porém as cepas específicas de probióticos precisam ser submetidas a mais análises para determinar qual é mais eficaz. A análise de artigos e experimentos relacionados com rinite alérgica e resfriado comum mostra que os probióticos são promissores na redução da duração e gravidade dos sintomas, porém os probióticos não foram efetivos na prevenção. Um estudo que administrou probióticos a mulheres grávidas mostrou alguma redução na ocorrência de eczemas; mais pesquisas são necessárias para que isso seja confirmado.

#### Implicações de enfermagem

A revisão da pesquisa indica potenciais benefícios do uso de probióticos em vários tipos de distúrbios. A orientação dos clientes se concentra na variedade das cepas de probióticos comercialmente disponíveis aos consumidores, de iogurte e suplementos nutricionais a missô e suco. Não há padrões desenvolvidos para adições de probióticos aos alimentos nem há dosagens recomendadas. Nesse momento, a pesquisa indica que os probióticos são seguros e potencialmente benéficos.

## Medicamentos e transfusões de sangue

Uma lista de medicamentos usados atualmente e no passado deve ser documentada. Em altas doses, antibióticos, corticosteroides, agentes citotóxicos, salicilatos, anti-inflamatórios não esteroides (AINE) e anestésicos podem causar imunossupressão (Tabela 36.4).

A hemovigilância é um conjunto de procedimentos para o monitoramento das reações transfusionais resultantes do uso terapêutico de sangue e seus componentes. A história de transfusões de sangue é coletada, pois a exposição prévia a antígenos estranhos por meio de transfusão pode ser associada à função imunológica anormal.

## Viagem e ocupação

Os clientes imunocomprometidos devem ser questionados sobre história de viagens e história ocupacional para determinar exposição específica a patógenos.

## Fatores psiconeuroimunológicos

A avaliação do cliente também visa aos fatores psiconeuroimunológicos. A via bidirecional entre o cérebro e o sistema imunológico é chamada de *psiconeuroimunologia*, um campo que tem sido foco de pesquisa e discussão ao longo das últimas décadas (Figueira, 2008). Acredita-se que a resposta imune seja regulada e modulada em parte por influências neuroendócrinas. Os linfócitos e macrófagos têm receptores capazes de responder a neurotransmissores e hormônios endócrinos. Os linfócitos podem produzir e secretar hormônio adrenocorticotrófico e compostos similares à endorfina. As células no cérebro, especialmente no hipotálamo, podem reconhecer prostaglandinas, IFN e interleucinas, bem como histamina e serotonina, as quais são liberadas durante o processo inflamatório. Como todos os outros sistemas biológicos que funcionam para garantir a homeostase, o sistema imunológico é integrado a outros processos psicofisiológicos e está sujeito a regulação e modulação pelo cérebro.

Contrariamente, os processos imunes podem afetar a função neural e endócrina, inclusive o comportamento. Evidências crescentes indicam que uma resposta do sistema imunológico mensurável pode ser positivamente influenciada por estratégias comportamentais, como relaxamento e técnicas de imagem, *biofeedback*, humor, hipnose e condicionamento. Portanto, a avaliação deve visar ao estado psicológico geral do cliente e ao uso e à resposta dessas estratégias pelo cliente.

**Tabela 36.4** Medicamentos selecionados e efeitos sobre o sistema imunológico.

| Classificação do medicamento | Efeitos sobre o sistema imunológico |
|---|---|
| **Antibióticos (em altas doses)** | **Supressão da medula óssea** |
| Ceftriaxona | Eosinofilia, anemia hemolítica, hipoprotrombinemia, neutropenia, trombocitopenia |
| Cefuroxima sódica | Eosinofilia, anemia hemolítica, hipoprotrombinemia, neutropenia, trombocitopenia |
| Cloranfenicol | Leucopenia, anemia aplásica |
| Dactinomicina | Agranulocitose, neutropenia |
| Fluoroquinolonas | Anemia hemolítica, metemoglobinemia, eosinofilia, leucopenia, pancitopenia |
| Sulfato de gentamicina | Agranulocitose, granulocitose |
| Macrolídeos | Neutropenia, leucopenia |
| Penicilinas | Agranulocitose |
| Estreptomicina | Leucopenia, neutropenia, pancitopenia |
| Vancomicina | Leucopenia transitória |
| **Medicamentos antitireóideos** | |
| Propiltiouracil (PTU) | Agranulocitose, leucopenia |
| **Anti-inflamatórios não esteroides (AINE) (em altas doses)** | **Inibição da síntese ou liberação de prostaglandina** |
| Ácido acetilsalicílico | Agranulocitose |
| Inibidores de COX-2 | Anemia, alergia, nenhum outro grande efeito adverso no sistema imunológico |
| Ibuprofeno | Leucopenia, neutropenia |
| Indometacina | Agranulocitose, leucopenia |
| Fenilbutazona | Pancitopenia, agranulocitose, anemia aplásica |
| **Corticosteroides adrenais** | **Imunossupressão** |
| Prednisona | |
| **Agentes antineoplásicos (agentes citotóxicos)** | **Imunossupressão** |
| Agentes alquilantes | Leucopenia, supressão da medula óssea |
| Ciclofosfamida | Leucopenia, neutropenia |
| Cloridrato de mecloretamina | Agranulocitose, neutropenia |
| Ciclosporina | Leucopenia, inibição da função do linfócito T |
| **Antimetabólitos** | **Imunossupressão** |
| Fluoruracila (antagonista da pirimidina) | Leucopenia, eosinofilia |
| Metotrexato (antagonista de ácido fólico) | Leucopenia, aplasia de medula óssea |
| Mercaptopurina (antagonista da purina) | Leucopenia, pancitopenia |

## Avaliação física

A disfunção imune pode se manifestar em vários sistemas corporais (Boxe 36.4). Além dos componentes da avaliação descritos a seguir, a enfermeira avalia o estado respiratório, cardiovascular, geniturinário e neurossensorial do cliente quanto a sinais e sintomas indicativos de disfunção imunológica.

### Avaliação da pele

A enfermeira avalia a pele e as membranas mucosas quanto a lesões, dermatite, púrpura (sangramento subcutâneo), urticária, inflamação e secreções. A púrpura pode indicar infecções potencialmente fatais, como meningite. A urticária indica resposta aguda ou crônica a alergênios, patógenos ou distúrbios autoimunes.

### Avaliação de sinais de infecção

A enfermeira observa quaisquer sinais de infecção. A temperatura do cliente é registrada e o cliente é observado quanto a calafrios e sudorese. Muitas vezes, a febre está associada à infecção.

### Avaliação dos linfonodos

Os linfonodos e a tireoide são palpados para constatar aumentos de tamanho. Se nódulos palpáveis forem detectados, sua localização, tamanho, consistência e relatos de hipersensibilidade à palpação são documentados. A linfadenopatia indica ativação do sistema imunológico contra patógenos.

### Avaliação das articulações

As articulações são avaliadas quanto a hipersensibilidade, edema, elevação da temperatura e limitação da amplitude de movimento. Esses achados indicam inflamação e infiltração de leucócitos, inclusive macrófagos e citocinas.

## Avaliação diagnóstica

A enfermeira precisa estar atenta aos clientes submetidos à avaliação de possível distúrbio no sistema imunológico manifestado não apenas com dor física e desconforto em certos tipos de procedimentos diagnósticos, mas também com muitas reações psicológicas. Por exemplo, os clientes podem ter medo dos resultados dos exames que demonstram diminuição da função imune, pois o sistema imune diminuído pode deixá-los mais propensos a determinadas infecções, cânceres e outros distúrbios. É função da enfermeira aconselhar, orientar e apoiar os clientes ao longo de todo o processo diagnóstico. Além disso, muitos clientes podem estar extremamente ansiosos quanto aos resultados dos exames diagnósticos e possíveis implicações desses resultados no trabalho, em atividades da vida diária e relacionamentos pessoais. Esse é o momento ideal para a enfermeira aconselhar e orientar caso essas intervenções sejam justificadas.

### Teste de imunocompetência

Uma série de exames sanguíneos e cutâneos e uma biopsia de medula óssea podem ser realizadas para avaliar a competência imunológica do cliente. Os exames diagnósticos e laboratoriais específicos são discutidos em maiores detalhes juntamente com os processos patológicos individuais nos capítulos subsequentes desta unidade. Exames laboratoriais e diagnósticos selecionados usados para avaliar a competência imunológica se encontram resumidos no Boxe 36.5.

---

**BOXE 36.4 Avaliação inicial direcionada.**

**Disfunção imune**

Fique atento aos seguintes sinais e sintomas:

**Sistema respiratório**
- Alterações na frequência respiratória
- Tosse (seca ou produtiva)
- Sons pulmonares anormais (sibilos, estertores, roncos)
- Rinite
- Hiperventilação
- Broncospasmo

**Sistema cardiovascular**
- Hipotensão
- Taquicardia
- Arritmia
- Vasculite
- Anemia

**Sistema gastrintestinal**
- Hepatoesplenomegalia
- Colite
- Vômitos
- Diarreia

**Sistema geniturinário**
- Frequência e queimação à micção
- Hematúria
- Secreção

**Sistema musculoesquelético**
- Mobilidade articular, edema e dor

**Pele**
- Erupções cutâneas
- Lesões
- Dermatite
- Hematomas ou púrpura
- Edema ou urticária
- Inflamação
- Secreção

**Sistema neurossensorial**
- Disfunção cognitiva
- Perda da audição
- Alterações visuais
- Cefaleias e enxaquecas
- Ataxia
- Tetania

## BOXE 36.5 Exames selecionados para avaliação do estado imunológico.

Vários exames laboratoriais podem ser realizados para avaliar a atividade ou a disfunção do sistema imunológico. Os estudos avaliam leucócitos e linfócitos, imunidade humoral, imunidade celular, função celular fagocítica, atividade do sistema complemento, reações de hipersensibilidade, anticorpos-antígeno específicos, infecção pelo HIV.

### Testes de leucócitos e linfócitos
- Contagem de leucócitos e diferencial
- Biopsia de medula óssea

### Testes de imunidade humoral (mediada por anticorpo)
- Quantificação de células B com anticorpo monoclonal
- Síntese *in vivo* de imunoglobulina com subgrupos de células T
- Resposta específica de anticorpo
- Imunoglobulinas individuais e globulinas séricas totais (por eletroforese, imunoeletroforese, imunodifusão radial simples, nefelometria, técnicas de isoemaglutinina)

### Testes de imunidade celular (mediada por células)
- Contagem linfocítica total
- Contagem do subgrupo de células T e células T com anticorpo monoclonal
- Teste cutâneo de hipersensibilidade tardia
- Produção de citocina
- Resposta da proliferação linfocítica a mitógenos, antígenos e células alogênicas
- Funções das células T supressoras e auxiliares

### Testes de fagocitose
- Teste nitro-azul-tetrazólio

### Testes do componente complemento
- Complemento hemolítico sérico total
- Titulações do componente complemento individual
- Imunodifusão radial
- Eletroimunoensaio
- Radioimunoensaio
- Ensaio imunonefelométrico
- Imunoeletroforese

### Testes de hipersensibilidade
- Teste de escarificação
- Teste de contato
- Teste intradérmico
- Teste radioalergossorvente (RAST)

### Testes antígeno-anticorpo específico
- Radioimunoensaio
- Imunofluorescência
- Aglutinação
- Teste de fixação do complemento

### Testes de infecção pelo HIV
- Ensaio imunossorvente ligado à enzima (ELISA)
- *Western blot*
- Contagem de células CD4 e CD8
- Teste do antígeno p24
- Reação em cadeia da polimerase (PCR)

---

## *Teste de alergia*

A avaliação diagnóstica do cliente com distúrbios alérgicos comumente inclui exames de sangue, citologia de secreções corporais (nasal, conjuntival, muco), exames cutâneos (injeções intradérmicas em diversos locais de soluções que podem provocar uma resposta alérgica) e teste radioalergossorvente (RAST).

Os resultados dos exames sanguíneos fornecem dados de várias possibilidades diagnósticas, no entanto, não são o principal critério para o diagnóstico de doença alérgica.

### Alerta de enfermagem
*Em geral, na condição alérgica, o hemograma é normal, exceto em caso de infecção. Os eosinófilos, que são leucócitos granulares, normalmente formam 1 a 3% da quantidade total de leucócitos. O nível entre 5 e 15% não é específico, mas sugere reação alérgica. A eosinofilia moderada é definida como 15 a 40% de eosinófilos e é encontrada em clientes com distúrbios alérgicos, em clientes com malignidade, imunodeficiências, infecções parasitárias ou doença cardíaca congênita e em clientes que recebem diálise peritoneal. A eosinofilia grave é definida como 50 a 90% de eosinófilos e é encontrada na síndrome hipereosinofílica idiopática.*

### Testes cutâneos

Se o teste cutâneo é indicado, é porque existe uma suspeita razoável de que um alergênio específico esteja produzindo os sintomas no cliente alérgico. Entretanto, várias etapas de precaução precisam ser observadas antes da realização do teste cutâneo com alergênios:

- O teste não é feito durante períodos de broncospasmo
- Os testes epicutâneos (testes de puntura e escarificação) são feitos antes dos outros métodos de teste na tentativa de minimizar o risco de reação sistêmica
- Os equipamentos de emergência precisam estar prontamente disponíveis para tratar a anafilaxia.

Os métodos de **teste cutâneo** englobam os testes de puntura, escarificação e intradérmico. Após o teste negativo de puntura e escarificação, o teste cutâneo intradérmico é realizado com alergênios considerados problemáticos pela história do cliente. A região do dorso é a melhor área do corpo para aplicar os testes cutâneos, pois permite a realização de muitos testes. O aplicador multiteste é um dispositivo comercialmente disponível que tem múltiplas cabeças que permitem a administração simultânea de antígenos por várias punturas em locais diferentes. A resposta negativa no teste cutâneo não pode ser interpretada como ausência de sensibilidade ao alergênio. Essa resposta pode ocorrer com sensibilidade insuficiente do teste ou com o uso de alergênio inapropriado no teste. Portanto, é essencial observar reação alérgica no cliente submetido a teste cutâneo, mesmo que a resposta prévia seja negativa.

Os resultados dos testes cutâneos complementam os dados obtidos na coleta da história de saúde. Eles indicam quais dos vários antígenos são mais provavelmente causadores dos

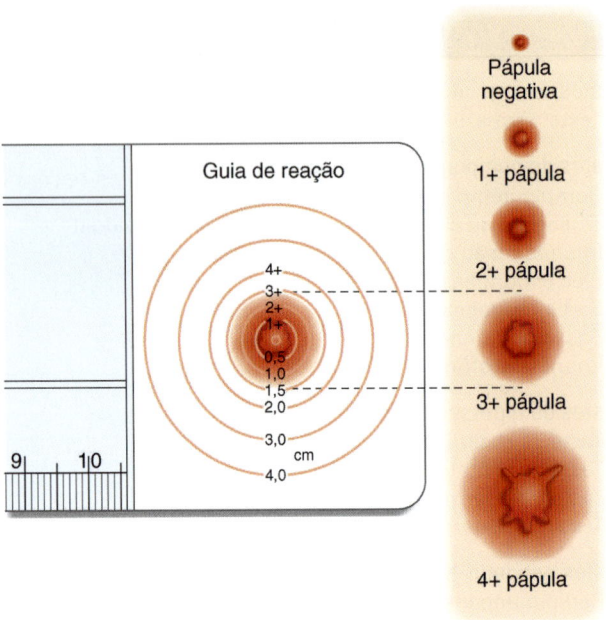

Figura 36.7 Interpretação das reações: negativa = pápula leve com mínimo eritema; 1+ = presença de pápula (5 a 8 mm) com eritema associado; 2+ = pápula (7 a 10 mm) com eritema associado; 3+ = pápula (9 a 15 mm), ligeira pseudopodia com possível eritema associado; 4+ = pápula (12 mm+) com pseudopodia e eritema difuso.

sintomas e fornecem algumas pistas da intensidade da sensibilização do cliente. A dosagem do antígeno (alergênio) injetada também é importante. A maioria dos clientes é hipersensível a mais de um alergênio. Sob condições de teste, eles podem não reagir (embora geralmente o façam) aos alergênios específicos que induzem suas crises.

A familiaridade e o uso consistente de um sistema de graduação nos testes cutâneos são essenciais. O sistema de graduação usado deve ser identificado na folha do teste cutâneo para interpretação posterior. Uma reação positiva, evidenciada pelo surgimento de uma pápula de urticária (elevação avermelhada e arredondada) (Figura 36.7), **eritema** localizado (hiperemia difusa) na área de inoculação ou contato, ou pseudópode (projeção irregular ao final de uma pápula) com eritema associado, é considerada indicativo de sensibilidade ao antígeno correspondente.

Resultados falso-negativos podem ocorrer devido a técnica inadequada, soluções de alergênios fora da validade ou uso prévio de medicamentos que suprimem a reatividade da pele. Corticosteroides e anti-histamínicos, incluindo medicamentos vendidos sem prescrição médica, suprimem a reatividade do teste cutâneo e são geralmente suspensos 48 a 96 h antes do exame, dependendo da duração da sua atividade. Resultados falso-positivos podem ocorrer devido a preparação inapropriada ou administração de soluções de alergênio.

A interpretação de testes cutâneos positivos ou negativos precisa ser baseada na história, no exame físico e nos resultados de outros exames laboratoriais. As diretrizes a seguir são usadas para interpretar os resultados dos testes cutâneos:

- Os testes cutâneos são mais confiáveis para o diagnóstico de sensibilidade atópica em clientes com rinoconjuntivite alérgica do que em clientes com asma
- Testes cutâneos positivos se correlacionam altamente a alergia alimentar
- O uso de testes cutâneos para diagnosticar hipersensibilidade imediata a medicamentos é limitado, pois os metabólitos dos medicamentos, e não os medicamentos propriamente ditos, são geralmente responsáveis pela hipersensibilidade.

Em casos de dúvida quanto à validade dos testes cutâneos, um RAST ou um teste de provocação pode ser realizado.

### Teste radioalergossorvente

RAST é um radioimunoensaio que mede a IgE do alergênio específica no sangue do cliente. Além de detectar um alergênio, o RAST indica a quantidade de alergênio necessária para evocar uma reação alérgica. Os valores são relatados em uma escala de 0 a 5. Os valores de 2 ou mais são considerados significativos. As principais vantagens do RAST em relação aos outros exames são diminuição do risco de reação sistêmica, estabilidade dos antígenos e ausência de dependência da reatividade da pele modificada por medicamentos. As principais desvantagens incluem limitação da seleção de alergênio e redução da sensibilidade em comparação aos testes cutâneos intradérmicos, não disponibilidade de resultados imediatos e custo mais elevado.

### Teste de provocação

O teste de provocação envolve a administração direta do alergênio suspeito para um tecido sensível, como conjuntiva, mucosa nasal ou brônquica ou trato GI (por ingestão do alergênio) com observação da resposta do órgão-alvo. Esse tipo de teste é útil na identificação de alergênios clinicamente importantes em clientes que apresentem grande quantidade de testes positivos. As principais desvantagens desse tipo de teste são a limitação de um antígeno por sessão e o risco de produção de sintomas graves, particularmente broncospasmo em clientes com asma.

## Revisão do capítulo

### Exercícios de avaliação crítica

1. Um homem de 36 anos de idade estava acampando e fazendo trilha com sua sua esposa quando começou a ter febre alta e a desenvolver tosse não produtiva. Ele foi diagnosticado com pneumonia por *Pneumocystis* (PCP) e começou a antibioticoterapia. Ele pergunta por que desenvolveu esse problema. O que você responde? Quais exames diagnósticos você espera que sejam solicitados? Por quê?

2. Uma mulher de 68 anos de idade está hospitalizada devido a um transplante renal e recebe prescrição de medicamentos imunossupressores. Descreva os parâmetros que você usaria para avaliar a função imunológica da cliente. Como a função imune alterada deve ser considerada no planejamento do cuidado à cliente?

## Questões objetivas

1. Em qual fase da resposta imunológica o anticorpo da resposta humoral ou a célula T citotóxica (exterminadora) alcança e se conecta com o antígeno na superfície do patógeno ofensor?
   A. Fase de reconhecimento
   B. Fase de proliferação
   C. Fase de resposta
   D. Fase efetora

2. Um cliente apresenta anafilaxia após ingerir crustáceos. Qual das seguintes reações o cliente possivelmente está apresentando?
   A. Tipo I
   B. Tipo II
   C. Tipo III
   D. Tipo IV

3. Os distúrbios do sistema imune podem se originar de excessos ou deficiências de células imunocompetentes, alterações na função dessas células, ataque imunológico em autoantígenos ou respostas inapropriadas ou exageradas a antígenos específicos. Qual tipo de distúrbio do sistema imunológico é caracterizado por superprodução de imunoglobulinas?
   A. Autoimunidade
   B. Gamopatias
   C. Hipersensibilidade
   D. Deficiência imune secundária

4. Um cliente atendido na unidade de dermatologia será submetido a exames de alergia. Qual das seguintes opções é correta em relação a esse tipo de teste?
   A. A reação positiva é evidenciada pelo surgimento de uma pápula.
   B. Os braços são as áreas mais adequadas do corpo para a realização de teste cutâneo.
   C. A resposta negativa pode ser interpretada como ausência de sensibilidade ao alergênio.
   D. Não há risco de resultado falso-negativo.

5. Um cliente demonstra preocupação com infecção pelo HIV. Qual dos seguintes exames pode ser recomendado para o cliente?
   A. Biopsia da medula óssea
   B. Teste de aglutinação
   C. Teste de escarificação
   D. *Western blot*

## Bibliografia e leitura sugerida

A bibliografia e a leitura sugerida para este capítulo estão disponíveis no GEN-IO: http://gen-io.grupogen.com.br/gen-io/.

# CAPÍTULO 37

MARY E. BARTLETT

# Manejo de Enfermagem | Imunodeficiência, Infecção pelo HIV e AIDS

## Objetivos de estudo

**Após ler este capítulo, você será capaz de:**

1. Descrever os principais aspectos da imunodeficiência primária
2. Descrever os principais aspectos da imunodeficiência secundária
3. Resumir a epidemiologia da infecção pelo HIV e da AIDS
4. Descrever a fisiopatologia, os mecanismos de transmissão e a prevenção da infecção pelo HIV
5. Explicar a profilaxia pós-exposição para profissionais de saúde
6. Explicar as considerações gerontológicas do HIV/AIDS no Brasil
7. Resumir as manifestações clínicas, a avaliação e o tratamento dos clientes com infecção pelo HIV
8. Aplicar a sistematização da assistência de enfermagem como base para o cuidado do cliente com AIDS.

As enfermeiras estão diretamente envolvidas no cuidado prestado aos clientes infectados pelo vírus da imunodeficiência humana (HIV), mesmo antes que se descobrissem a causa e a natureza infecciosa dessa doença. Atualmente, as enfermeiras atuam como clínicas, pesquisadoras, defensoras dos interesses dos clientes e educadoras. A presença das enfermeiras em posições de liderança no campo do cuidado aos clientes infectados pelo HIV é ampla. Por meio dos esforços das autoridades políticas, dos pesquisadores e dos clínicos no sentido de elaborar as melhores práticas e estratégias, a enfermagem encontra-se em posição singular para enfrentar os desafios do cuidado para clientes com HIV. Os avanços científicos na área resultam em importantes mudanças na prática de cuidar dos clientes e na abordagem à família.

A imunodeficiência, ou incapacidade das defesas naturais do organismo para proteger-se dos patógenos exteriores, apresenta-se em uma das suas formas mais complexas nos clientes com a infecção que causa a **síndrome da imunodeficiência adquirida (AIDS)**.

## Imunodeficiências primária e secundária

As imunodeficiências são classificadas como primárias ou secundárias e subdivididas com base nos componentes do sistema imune que estão afetados. As imunodeficiências primárias têm causa genética e evidenciam-se mais comumente na lactância e na infância por infecções anormalmente recidivantes. Cerca de 80% dos clientes com imunodeficiência primária têm menos de 20 anos de idade. Algumas imunodeficiências primárias podem ocorrer isoladamente ou como parte de uma síndrome. Existem descritas mais de 100 síndromes que afetam os diferentes componentes do sistema imune. O padrão de transmissão predominante dessas síndromes é ligado ao cromossomo X; por essa razão, mais de 70% dos clientes afetados são do sexo masculino. As imunodeficiências primárias, que são subclassificadas com base no componente principal do sistema imune que está afetado, incluem linfócitos B (ou IgG), linfócitos T, células *natural killer* (NK), células fagocitárias ou proteínas complementares. Mais de 50% das imunodeficiências primárias são causadas por anomalias dos linfócitos B, que diminuem os níveis de imunoglobulinas e anticorpos. A doença mais comum que afeta os linfócitos B é a deficiência seletiva de IgA (McCutchan, 2009).

Por outro lado, as imunodeficiências secundárias afetam o sistema imune normal do cliente e aumentam sua suscetibilidade às infecções e a determinados tipos de câncer. Fatores extrínsecos e intrínsecos como doenças sistêmicas não imunes (p. ex., infecção pelo HIV), tratamento imunossupressor, doença ou internação hospitalar prolongada e envelhecimento deflagram imunodeficiência secundária. Esses fatores deprimem a função imune porque resultam na perda ou na destruição dos linfócitos (p. ex., depleção de células CD4) ou diminuem a produção dos linfócitos (p. ex., efeitos da irradiação da medula óssea na formação dos linfócitos) (McCutchan, 2009). Os clientes com imunossupressão causada por imunodeficiências secundárias são descritos como *hospedeiros imunossuprimidos*. A AIDS é a causa mais comum de imunodeficiência secundária.

## Vírus da imunodeficiência humana e síndrome da imunodeficiência adquirida

O HIV no Brasil representa um caso de epidemia concentrada.[1] Segundo o Ministério da Saúde, para combater a epidemia são fortalecidos diferentes eixos de atuação, como técnicas clássicas de prevenção, mudanças de leis e políticas públicas para combater estigma e discriminação, além de novidades tecnológicas, como Tratamento como Prevenção (TasP), Profilaxia Pré-exposição (PrEP) e Profilaxia Pós-exposição (PPE). No Brasil, a vigilância epidemiológica do HIV/AIDS é baseada na notificação compulsória de casos de AIDS por meio do Sistema de Informação de Agravos de Notificação (SINAN) da Secretaria de Vigilância em Saúde do Ministério da Saúde. A partir de 2004, sistemas de informação complementares específicos do atual Departamento de DST, AIDS e Hepatites Virais (DDAHV) começaram a ser utilizados para mensurar e reduzir a subnotificação de casos de AIDS. A Portaria nº 104, de 25 de janeiro de 2011, define a notificação compulsória de casos de AIDS em adultos e crianças, gestantes HIV+ e crianças expostas ao HIV. No ano de 2012, foram notificados 39.185 casos de AIDS no Brasil e foram declarados 11.896 óbitos por essa doença. Depois da introdução da terapia antirretroviral, ou HAART (do inglês *highly active antiretroviral therapy*), a AIDS passou a ser considerada uma doença crônica que pode ser manejada e tratada de maneira adequada, diminuindo consideravelmente, assim, a probabilidade de adoecimento e morte das pessoas infectadas.

## Epidemiologia

Uma análise dos clientes com diagnóstico de infecção pelo HIV por raça/etnia e por fatores de risco realça o grande impacto dessa infecção nas populações negras e nos homens que têm relações sexuais com homens (HSH, HSM, MSM), em todas as raças. A taxa de detecção no Brasil foi de 20,2 casos para cada 100.000 habitantes. A maior taxa de detecção foi observada na Região Sul, 30,9/100.000 habitantes, seguida pela Região Norte (21,0), Região Sudeste (20,1), Região Centro-Oeste (19,5) e Região Nordeste (14,8). A taxa de detecção de casos de AIDS em menores de 5 anos, indicador utilizado no Brasil para monitorar a transmissão vertical do HIV, foi de 3,4/100.000 habitantes em 2012, o que corresponde a uma redução de 35,8% em relação a 2003. Na faixa de 5 a 9 anos, a taxa foi de 0,7/100.000 (71% de redução em relação a 2003), e na faixa de 10 a 14 anos foi de 0,9/100.000. Em países que dispõem de muitos recursos para pesquisa, a epidemia hoje se caracteriza pelo fato de que os clientes motivados conseguem sobreviver por mais tempo, ou mesmo conseguir supressão por toda a vida do vírus com fármacos seguros e toleráveis. Os clientes que têm acesso e seguem o tratamento raramente desenvolvem complicações associadas à AIDS. É mais provável que esses clientes tenham muitos cânceres (que não definem AIDS), doenças cardiovasculares ou renais, osteopenia/osteoporose, insuficiência hepática, fragilidade e deterioração neurológica. Esses processos associados ao envelhecimento normal ocorrem mais precocemente e são mais graves nos clientes infectados pelo HIV (Deeks e Phillips, 2009).

 **Considerações gerontológicas**

A fragilidade do sistema imunológico em pessoas com mais de 60 anos dificulta o diagnóstico de infecção por HIV. Isso ocorre porque, com o envelhecimento, algumas doenças se tornam comuns e seus sintomas podem ser confundidos com os da AIDS (Departamento de DST, AIDS e Hepatites Virais, Ministério da Saúde, 2014). A infecção pelo HIV nas populações de meia-idade e de idosos pode ser subnotificada e subdiagnosticada porque os profissionais de saúde acreditam erroneamente que os adultos idosos não correm risco de contrair essa infecção. Além disso, a demência associada à infecção pelo HIV dos adultos idosos pode ser semelhante à doença de Alzheimer e resultar em erros de diagnóstico.

Na verdade, vários fatores colocam os adultos idosos sob risco de contrair o HIV:

- Muitos adultos idosos são sexualmente ativos, mas não usam preservativos, porque acreditam que eles devam ser utilizados apenas como método anticoncepcional
- Muitos adultos idosos não se consideram sob risco de contrair o HIV
- Homens idosos homossexuais podem iniciar relações novas com homens mais jovens
- Adultos idosos podem ser usuários de drogas IV/injetáveis
- Adultos idosos podem ter recebido transfusões de sangue infectado pelo HIV antes de 1985
- As alterações próprias do envelhecimento incluem depressão da função imune, que coloca os adultos idosos sob risco mais alto de infecções, cânceres e doenças autoimunes. Muitos adultos idosos também passam pela perda de entes queridos, o que acarreta depressão e luto, fatores comprovadamente associados à depressão da função imune.

Estresse físico e número de comorbidades também eram previsores significativos da adequação do suporte social dos adultos idosos infectados pelo HIV.

## Transmissão

O HIV é um vírus sexualmente transmissível pelo sangue. O **HIV-1** é transmitido pelos líquidos corporais que contêm HIV ou linfócitos T CD4+ infectados. Esses líquidos são sangue, secreções seminais e vaginais, líquido amniótico e leite materno. A transmissão materno-infantil do HIV pode ocorrer durante a vida intrauterina ou por meio da amamentação, mas a maioria das infecções perinatais parece ocorrer depois da exposição durante o parto (CDC, 2006a). Inflamação e lesões da pele ou da mucosa aumentam as chances de ocorrer exposição ao HIV. Esse vírus não é transmitido pelo contato casual. Como o vírus está presen-

---

[1] N.R.T.: Ver Diretrizes de Terminologia do UNAIDS/ONUSIDA (janeiro de 2011).

> **BOXE 37.1 — Comportamentos de risco associados à infecção pelo HIV e à AIDS.**
>
> - Compartilhar equipamentos para injeção de drogas ilícitas intravenosas
> - Ter relações sexuais com indivíduos infectados (homens e mulheres)
> - Indivíduos que receberam sangue ou hemocomponentes infectados pelo HIV (principalmente antes da adoção da triagem sanguínea, em 1985)
> - Filhos nascidos de mães infectadas pelo HIV que não fazem tratamento com agentes antirretrovirais

te dentro dos linfócitos (um tipo de leucócito), qualquer exposição a sangue infectado acarreta risco significativo de infecção. A quantidade de vírus e células infectadas no líquido corporal, além de outros fatores relativos ao hospedeiro, está associada ao risco de infecção recente depois da exposição a esse líquido.

O sangue e os hemocomponentes podem transmitir o HIV aos indivíduos. Contudo, o risco associado às transfusões foi praticamente eliminado em consequência da autoexclusão voluntária, do preenchimento de uma história de saúde detalhada, dos testes rigorosos, do tratamento dos concentrados de fatores da coagulação por exposição ao calor e dos métodos mais eficazes de inativação viral. O sangue doado é testado para anticorpos contra HIV-1, **HIV-2** e antígeno p24 (um marcador inicial da infecção pelo HIV); além disso, a partir de 1999, os testes de amplificação de ácido nucleico (NAAT) começaram a ser realizados (CDC, 2006b). Entretanto, o sangue doado durante o **período de janela imunológica** depois da infecção é contagioso, mesmo que os testes sejam negativos para anticorpos contra HIV. Essa janela imunológica corresponde ao período entre a infecção inicial pelo HIV e a positividade dos testes de anticorpos para HIV. Em geral, o teste para anticorpo contra HIV torna-se positivo dentro de 4 semanas, e, com algumas exceções, todos esses testes são positivos depois de 6 meses (Sax, Cohn e Kuritzkes, 2007).

Até que seja desenvolvida uma vacina eficaz, a prevenção da infecção pelo HIV por eliminação ou redução dos comportamentos de risco é essencial (Boxe 37.1). Os esforços de prevenção primária por programas educativos eficazes são vitais ao controle e à prevenção. Como já foi mencionado, o HIV não é transmitido por contato casual.[2]

## Prevenção e orientação

A iniciação dos programas educativos eficazes orienta a população e os grupos vulneráveis acerca das práticas sexuais mais seguras e reduz o risco de transmitir a infecção pelo HIV-1 aos parceiros sexuais (Boxe 37.2). Além da abstinência, o uso consistente e adequado dos preservativos é o único método comprovadamente eficaz para reduzir o risco de transmissão sexual da infecção pelo HIV (ver Capítulo 35, Boxe 32.5, Figura 35.1). Os preservativos de látex devem ser usados durante relações sexuais vaginais ou anais. Existem preservativos que não contêm látex e são fabricados com materiais naturais (inclusive pele de ovelha) para pessoas que têm alergia ao látex, mas não protegem contra infecção pelo HIV. O preservativo deve ser usado durante o contato oral com pênis, e um protetor dentário (um pedaço de látex usado por dentistas para isolar um dente a ser tratado) deve ser colocado antes de contato oral com vagina ou reto.

O uso de um microbicida (p. ex., nonoxinol-9, ou N-9) foi amplamente recomendado para reduzir o risco de infecção pelo HIV. Um estudo clínico realizado com aproximadamente 1.000 prostitutas africanas revelou que mulheres que usavam N-9 intravaginal e preservativos tinham chances 50% maiores de contrair infecção pelo HIV que as prostitutas que não utilizavam o N-9. Com base nesses resultados, hoje em dia se recomenda que a aplicação intravaginal de N-9 não seja usada como método de prevenção da infecção pelo HIV. Outros estudos em andamento em vários países do mundo continuam a investigar o uso de outros microbicidas, principalmente porque o componente feminino da relação sexual pode controlar seu uso. O desafio está em desenvolver um microbicida que seja antiviral e, ao mesmo tempo, não cause irritação da mucosa genital.

> **BOXE 37.2 — Promoção da saúde.**
>
> **Comportamentos sexuais mais seguros**
>
> - Estimule os clientes a fazer testes para HIV
> - Oriente os clientes a abster-se do contato com secreções sexuais
> - Aconselhe os clientes a reduzir o número de parceiros sexuais a apenas um
> - Estimule os clientes a sempre usar preservativos de látex. Se o indivíduo for alérgico ao látex, ele deve usar preservativos que não contenham látex
> - Aconselhe as clientes a evitar o uso de capuz cervical (dispositivo de controle da natalidade para mulheres) ou diafragmas sem também utilizar preservativos
> - Recomende que os clientes sempre utilizem protetores dentários para estimulação orogenital ou anal
> - Aconselhe os clientes a evitar relações sexuais anais, porque essa prática traumatiza os tecidos
> - Oriente os clientes a evitar contato sexual das mãos com o ânus
> - Recomende que os clientes não ingiram urina ou sêmen
> - Oriente os clientes quanto às práticas sexuais sem penetração, inclusive massagem corporal, beijos sociais (secos), masturbação mútua, fantasia e filmes eróticos
> - Aconselhe os clientes a evitar o uso compartilhado de agulhas, barbeadores, escovas de dente, brinquedos eróticos ou objetos contaminados com sangue
> - Estimule os clientes HIV-positivos a informar seus parceiros (antigos, atuais e futuros) com os quais tenham relações sexuais ou usem drogas ilícitas sobre seu estado de positividade ao vírus
> - Oriente os clientes HIV-positivos a não doar sangue, plasma, órgãos ou esperma

---

[2] N.R.T.: No Brasil, desde o início da epidemia, a infecção pelo HIV tem sido um problema crítico de saúde principalmente entre *gays*, travestis e homens que fazem sexo com homens (HSH). Esse grupo permanece vulnerável à AIDS e a outras DST por ainda haver preconceito e estigma. Na tentativa de reduzir os casos de infecção entre *gays* e travestis, em 2008 foi lançado o Plano de Enfrentamento da Epidemia de AIDS e das DST entre População de *Gays*, HSH e Travestis. Há, ainda, o Projeto DEBi Brasil, que implementa estratégias de prevenção ao HIV e outras DST para *gays* e outros HSH, cujos resultados em termos de efetividade já foram cientificamente comprovados.

Outros temas importantes da orientação preventiva são ressaltar a importância de evitar práticas sexuais que poderiam violar ou lacerar o revestimento do reto, do pênis ou da vagina e evitar contato sexual com vários parceiros ou com indivíduos que reconhecidamente sejam HIV-positivos ou usuários de drogas IV. Além disso, os indivíduos HIV-positivos ou que usam drogas ilícitas injetáveis devem ser orientados a não doar sangue ou compartilhar equipamentos para injeção de drogas ilícitas com outros usuários.

A cada dia que passa, aumenta o número de programas de permuta de agulhas, de modo que os usuários de drogas IV/injetáveis possam obter gratuitamente equipamentos estéreis para injetá-las. Estudos pormenorizados demonstraram que os programas de permuta de agulhas não estimulam o uso de drogas ilícitas; por outro lado, eles parecem reduzir a incidência de infecções transmitidas pelo sangue entre as pessoas que usam drogas IV/injetáveis (CDC, 2007). Quando não se dispõem de programas de permuta de agulhas, os usuários de drogas IV/injetáveis devem ser orientados quanto aos métodos para limpar suas agulhas e orientados a evitar o uso compartilhado de algodão e de outros equipamentos para injetar drogas ilícitas. Os usuários de drogas ilícitas interessados em programas de tratamento devem ser encaminhados a esses programas.

### Orientação reprodutiva

Como a infecção pelo HIV nas mulheres frequentemente ocorre durante os anos reprodutivos, as questões relativas ao planejamento familiar devem ser abordadas. As tentativas de engravidar entre casais nos quais apenas um parceiro é HIV-positivo (condição conhecida como *sorodiscordância*) expõem o parceiro que não está infectado pelo vírus. Hoje em dia, existem estudos em andamento sobre inseminação artificial utilizando sêmen processado de um parceiro HIV-positivo. Em uma clínica de fertilidade da Itália, 3.000 gestações bem-sucedidas ocorreram em casais sorodiscordantes, nos quais o parceiro masculino era HIV-positivo e seu sêmen foi processado por lavagem. As mulheres HIV-positivas que consideram engravidar precisam receber informações apropriadas sobre os riscos de transmitir a infecção pelo HIV aos seus companheiros e aos seus futuros filhos e quanto aos benefícios de usar fármacos ARV para reduzir a transmissão perinatal. Em razão da disponibilidade de fármacos ARV eficazes e da testagem das gestantes e dos recém-nascidos, os índices de transmissão materno-infantil diminuíram. As mulheres HIV-positivas devem ser orientadas a não amamentar seus filhos, porque o vírus é transmitido pelo leite materno. Com a utilização dos fármacos ARV e a contraindicação da amamentação, o risco de transmitir o HIV da mãe ao filho diminui acentuadamente.

Alguns métodos contraceptivos acrescentam outros riscos à saúde das mulheres. A orientação às mulheres deve ser a de que a contracepção e a prevenção da infecção pelo HIV ou de outras doenças sexualmente transmissíveis (DST) são dois aspectos independentes. O estrogênio com progestógeno aumenta o risco de infecção pelo HIV, em consequência das alterações da mucosa cervical. Além disso, estudos demonstraram que as mulheres infectadas pelo HIV que usam anticoncepcionais orais à base de estrogênio disseminam mais vírus nas secreções vaginais e cervicais. Os dispositivos intrauterinos (DIU) também aumentam o risco de transmitir HIV em razão de uma reação inflamatória ao corpo estranho (Burr, 2011). O preservativo feminino (ver Capítulo 35, Figura 35.1) é tão eficaz para evitar gravidez quanto os outros métodos de barreira (inclusive diafragma e preservativo masculino). Ao contrário do diafragma, o preservativo feminino também é eficaz como método para evitar transmissão da infecção pelo HIV e outras DST. O preservativo feminino tem a vantagem de ser o primeiro método de barreira que pode ser controlado pela mulher.

## Profilaxia pós-exposição

### Biossegurança e precauções padronizadas

Biossegurança é o conjunto de normas e procedimentos considerados seguros e adequados à manutenção da saúde do trabalhador durante atividades de risco de aquisição de doenças profissionais. Em 1996, o CDC e seu Hospital Infection Control Practices Advisory Committee (HICPAC) elaboraram diretrizes para reduzir o risco de exposição dos profissionais de saúde ao HIV por meio da criação das Precauções Padronizadas (consistem em atitudes que devem ser tomadas por todo trabalhador de saúde frente a qualquer cliente). As precauções padronizadas incorporam os principais aspectos das Precauções Universais (destinadas a reduzir o risco de transmissão dos patógenos veiculados pelo sangue) e do Isolamento de Substâncias Corporais (destinadas a reduzir o risco de transmissão dos patógenos por substâncias corporais úmidas); essas recomendações aplicam-se a todos os clientes dos serviços de saúde, independentemente do seu diagnóstico ou imunidade suposta ao HIV (Boxe 37.3). As Precauções Padronizadas aplicam-se ao sangue; a todos os líquidos, secreções e excreções corporais (exceto suor), independentemente de conterem ou não sangue visível; pele lesada; e mucosas (CDC, 2007). A finalidade principal das Precauções Padronizadas é evitar a transmissão de infecções nosocomiais. O primeiro nível, conhecido como Precauções Padronizadas, reduz o risco de exposição a todas as fontes conhecidas ou desconhecidas de infecções hospitalares. Novos elementos, como etiqueta de Higiene Respiratória/Tosse, práticas seguras de aplicação de injeções e uso de máscaras durante a colocação de cateteres, abordam eficazmente as questões centradas na proteção dos clientes.

Estudos de ampla escala com profissionais de saúde expostos continuam a ser realizados pelos CDC e por outros grupos. No Brasil, há recomendações para prevenção e manejo de acidentes com perfurocortantes (seringas, agulhas, escalpes, ampolas, vidros de um modo geral e qualquer material pontiagudo ou que contenha fios de corte capaz de causar perfurações ou corte).

### Profilaxia pós-exposição para profissionais de saúde

A publicação *Manejo de exposição ocupacional ao HIV e recomendações para profilaxia pós-exposição*, de 2013, é um guia que atualiza/substitui o documento de diretrizes publicado em 2005. As secreções consideradas de risco para exposição ao HIV são: sangue, tecidos, liquor, líquidos pleural, sinovial, peritoneal, pericárdico e amniótico. Secreções não consideradas de risco: fezes, secreções nasais, saliva, pus, lágrima, urina, suor e vômito. A testagem rápida para HIV do cliente-fonte facilita a

## BOXE 37.3 Precauções padronizadas.[3]

As recomendações descritas a seguir evitam a transmissão de infecções durante os cuidados prestados a todos os tipos de clientes, independentemente de terem infecções conhecidas ou desconhecidas. A proteção de barreira sempre deve ser usada para evitar contaminação da pele e das mucosas com sangue, líquidos corporais contendo sangue visível ou outros líquidos corporais (cefalorraquidiano, sinovial, pleural, peritoneal, pericárdico e amniótico; sêmen; e secreções vaginais). A proteção de barreira deve ser usada com *todos* os tecidos. O tipo de proteção utilizada deve ser apropriado ao procedimento realizado e ao tipo de exposição esperada. Exemplos de proteção de barreira são aventais descartáveis de laboratório, luvas e protetores oculares e faciais. Quartos particulares e quartos especialmente equipados com sistemas de ventilação devem ser usados conforme a necessidade.

- As luvas devem ser utilizadas quando existir a possibilidade de contato das mãos ou da pele com sangue, outros materiais potencialmente contagiosos, ou objetos e superfícies contaminados com esses materiais
  - Luvas limpas não estéreis podem ser usadas para proteger as mãos da enfermeira
  - As luvas devem ser trocadas depois do contato com materiais que contenham concentrações altas de microrganismos, mesmo quando se trabalha com o mesmo cliente
  - Retire imediatamente as luvas depois do procedimento, lave as mãos imediatamente antes de tocar em objetos e superfícies que não estejam contaminados e antes de cuidar de outro cliente
- A proteção facial (protetor facial, máscara e protetor ocular) deve ser utilizada durante procedimentos que tendem a causar gotículas de sangue ou líquidos corporais de modo a evitar exposição das mucosas da boca, do nariz e dos olhos
- O controle ambiental inclui as seguintes medidas:
  - Assegure-se de que o hospital tenha procedimentos adequados para manutenção rotineira, limpeza e desinfecção de superfícies ambientais, leitos, grades dos leitos, equipamentos mantidos à beira do leito e outras superfícies tocadas frequentemente
  - Assegure-se de que os procedimentos sejam realizados
  - Recomende a aquisição e o uso apropriado dos equipamentos mais seguros
- Equipamentos utilizados para cuidar dos clientes:
  - Manuseie os equipamentos utilizados para cuidar dos clientes que estejam contaminados com sangue, líquidos corporais, secreções e excreções de modo a evitar exposição da pele e das mucosas, contaminação das roupas e transferência dos microrganismos para outros clientes e para o ambiente
  - Assegure-se de que os equipamentos reutilizáveis não sejam usados para cuidar de outro cliente, até que tenham sido lavados e reprocessados adequadamente
  - Assegure-se de que os itens descartáveis sejam descartados adequadamente
  - Utilize bocais, bolsas de reanimação e outros dispositivos ventilatórios como alternativas para a técnica de reanimação boca a boca
- Manuseie, transporte e processe as roupas de cama usadas e sujas com sangue, líquidos corporais, secreções e excreções de modo a evitar exposição da pele e das mucosas e contaminação das roupas e evitar a transferência de microrganismos para outros clientes e ambientes
- **Roupas pessoais de proteção**, inclusive aventais de laboratório descartáveis, devem ser usadas sempre que houver possibilidade de borrifo de sangue ou líquidos corporais:
  - Use um avental não estéril limpo para proteger a pele e evitar manchas na roupa durante procedimentos e atividades de cuidado do cliente que tendam a produzir esguichos ou borrifos de sangue, líquidos corporais, secreções ou excreções
  - Retire imediatamente o avental sujo, evite contato com as roupas limpas e lave as mãos/faça a higiene das mãos para evitar a transferência de microrganismos para outros clientes ou ambientes
- **Lave as mãos** cuidadosa e imediatamente se estiverem contaminadas com sangue, líquidos corporais contendo sangue visível ou outros líquidos corporais aos quais se apliquem as precauções universais:
  - Use água e sabão ou um agente antimicrobiano ou antisséptico sem água
  - Lave as mãos durante os procedimentos realizados com o mesmo cliente, de modo a evitar contaminação cruzada de diferentes partes do corpo
  - Lave as mãos imediatamente e outras superfícies cutâneas depois de retirar as luvas
- **Evite lesões acidentais** que possam ser causadas por agulhas, lâminas de bisturi, instrumentos de laboratório etc., manuseando instrumentos perfurantes, descartando agulhas ou pipetas usadas e atividades semelhantes. As agulhas usadas, as seringas descartáveis, as lâminas de bisturi, as pipetas e outros objetos perfurocortantes devem ser colocados em recipientes à prova de perfurações, que estejam marcados com um símbolo de risco biológico para descarte:
  - Sempre que possível, use corretamente sistemas "sem agulha"
  - Nunca recoloque as tampas das agulhas ou as manipule de outra maneira utilizando as duas mãos, ou use qualquer técnica que exija o direcionamento da ponta da agulha para qualquer parte do corpo
  - Use a técnica de manter a mão em concha ou um dispositivo mecânico destinado a manusear a tampa da agulha
  - Não retire as agulhas usadas das seringas descartáveis com as mãos e não dobre, quebre ou faça qualquer tipo de manipulação manual com as agulhas usadas
  - Coloque as seringas e as agulhas descartáveis, as lâminas de bisturi e outros objetos perfurocortantes em recipientes resistentes a perfuração, que devem ser colocados o mais próximos possível da área em que esses itens foram utilizados
  - Coloque as seringas e agulhas reutilizáveis em um recipiente à prova de perfuração para transporte ao setor de reprocessamento.

Adaptado de Siegel, J. D., *et al.* (2007). Guideline for Isolation Precautions: Preventing Transmission of Infectious Agents in Healthcare Settings. Acessado de http://www.cdc.gov/ncidod/dhqp/pdf/guidelines/Isolation2007.pdf.
[3]N.R.T.: No Brasil a Resolução RDC nº 306, de 7 de dezembro de 2004, dispõe sobre o Regulamento Técnico para o gerenciamento de resíduos de serviços de saúde.

## BOXE 37.4 — Profilaxia pós-exposição para profissionais de saúde.

Se você sofrer lesão perfurocortante (p. ex., por agulha), tome as seguintes providências imediatamente:
- Lave cuidadosamente a área afetada com água e sabão
- Avise seu supervisor e inicie o sistema de notificação de acidentes usado em sua instituição
- Identifique o cliente-fonte, que precisa fazer testes para HIV, hepatite B e hepatite C. Testes rápidos devem ser usados (se possível) quando a sorologia para HIV do cliente-fonte for desconhecida, porque os resultados podem ficar prontos em 20 min
- Notifique o mais rapidamente possível o serviço de saúde do trabalhador, o setor de emergência ou outro serviço de tratamento designado. Essa consulta confidencial deve ser documentada no prontuário do profissional de saúde
- Dê consentimento para os testes básicos para HIV, hepatite B e hepatite C. Os testes confidenciais para HIV podem ser realizados até 72 h depois da exposição, mas devem ser efetuados tão logo o profissional de saúde possa dar consentimento informado para realizar os testes básicos
- Faça profilaxia pós-exposição para HIV de acordo com as recomendações dos CDC. Comece a usar os fármacos profiláticos nas primeiras duas horas depois da exposição. Procure assegurar-se de que você seja monitorado quanto à ocorrência de sintomas de toxicidade. Tenha relações sexuais com proteção até que os testes de acompanhamento estejam concluídos. Mantenha o uso dos antirretrovirais por 4 semanas
- Repita os testes 1, 3 e 6 meses depois da exposição
- Certifique-se de que todo o acompanhamento seja documentado no prontuário profissional

tomada de decisão oportuna sobre a necessidade de administrar PPE depois da exposição ocupacional a fonte cujo *status* sorológico para HIV seja desconhecido. A profilaxia pós-exposição não deve ser considerada como método aceitável para evitar infecção pelo HIV.

Os fármacos recomendados para a profilaxia pós-exposição são aqueles utilizados para tratar uma infecção estabelecida pelo HIV. A PPE deve ser iniciada o mais rápido possível após a exposição, preferencialmente dentro de poucas horas. A exposição ocupacional ao HIV deve ser considerada uma urgência médica, e o tratamento deve ser iniciado imediatamente.

A PPE deve ser administrada por 4 semanas, se tolerado pelo profissional exposto. Os indivíduos que optarem pela profilaxia pós-exposição devem estar preparados para os efeitos colaterais dos fármacos e precisam aderir ao tratamento ou aceitar os possíveis riscos a longo prazo atribuíveis ao desenvolvimento de resistência. As enfermeiras devem prestar aconselhamento aos profissionais submetidos ao tratamento.

## Fisiopatologia

Como a infecção pelo HIV é uma doença infecciosa, é importante entender como o HIV incorpora-se ao sistema imune do indivíduo e como a imunidade desempenha suas funções durante a evolução da infecção. Esse conhecimento é essencial ao entendimento do tratamento farmacológico e do desenvolvimento de vacinas.

Os vírus são parasitas intracelulares. O HIV faz parte de um grupo de vírus conhecidos como **retrovírus**. Esses vírus dispõem seu material genético na forma de ácido ribonucleico (RNA), em vez de ácido desoxirribonucleico (DNA). Como se pode observar na Figura 37.1, o HIV consiste em um núcleo viral contendo o RNA do vírus circundado por um envelope, que consiste em glicoproteínas protrudentes (gp). Para que o HIV entre na célula-alvo, a membrana do envelope viral precisa ser fundida com a membrana plasmática da célula, um processo que é mediado pela glicoproteína do envelope do HIV e outros correceptores (National Institutes of Health [NIH], 2009).

Todos os vírus têm como alvos células específicas. Os linfócitos são subdivididos em três populações principais: células B, células T e células NK. As células T maduras são compostas fenotipicamente (características celulares) por duas subpopulações principais definidas pela expressão recíproca na superfície celular de CD4 ou CD8. Cerca de dois terços das células T do sangue periférico são CD4+, e cerca de um terço é CD8+. A maioria dos indivíduos tem cerca de 700 a 1.000 CD4+mm$^3$, mas as contagens de apenas 500/mm$^3$ podem ser consideradas "normais". O HIV utiliza como alvo as células que contêm a glicoproteína CD4 expressa na superfície dos linfócitos T, **monócitos**, células dendríticas e micróglia cerebral. A maioria dos HIV isolados utiliza como correceptor a quimiocina **CCR5** para entrar na célula. Os HIV-1 isolados que aparecem mais tardiamente durante a evolução da infecção geralmente utilizam outros receptores de quimiocina (inclusive CXCR4), além de CCR5 (Libman e Makadon, 2007). O HIV precisa aderir ao CD4 e ao correceptor CCR5 nos locais de ligação, de modo que possa infectar as células CD4+.

Pesquisadores identificaram uma mutação da CCR5, que é comum entre os caucasoides, mas não em outros grupos étnicos. Cerca de 1% dos caucasoides não têm CCR5 funcional e estão altamente protegidos da infecção pelo HIV, mesmo que sejam expostos (embora a proteção não seja absoluta); cerca de 18% estão acentuadamente protegidos da infecção, mas quando são infectados apresentam taxas significativamente mais lentas de progressão da doença (Libman e Makadon, 2007). O relato recente de um homem tratado em Berlim, Alemanha, que recebeu um transplante de células-tronco para tratar leucemia mieloide aguda de um doador com a mutação Delta 32 do local de ligação da CCR5, mostrou-se promissor para pesquisas adicionais sobre tratamento da infecção pelo HIV. Depois da destruição total intencional da medula óssea do cliente (um procedimento com taxa de mortalidade associada de 30%), esse cliente não apresentou vírus detectáveis por 20 meses depois do transplante e da interrupção do tratamento com ARV (Hütter, Nowak, Mossner *et al.*, 2009).

O ciclo de vida do HIV é complexo (Figura 37.1) e consiste nas seguintes etapas:

- As glicoproteínas gp120 e gp41 do HIV se ligam a um linfócito CD4+ não infectado por meio do receptor CD4 e a um dos dois correceptores, realizando a fusão das membranas celulares

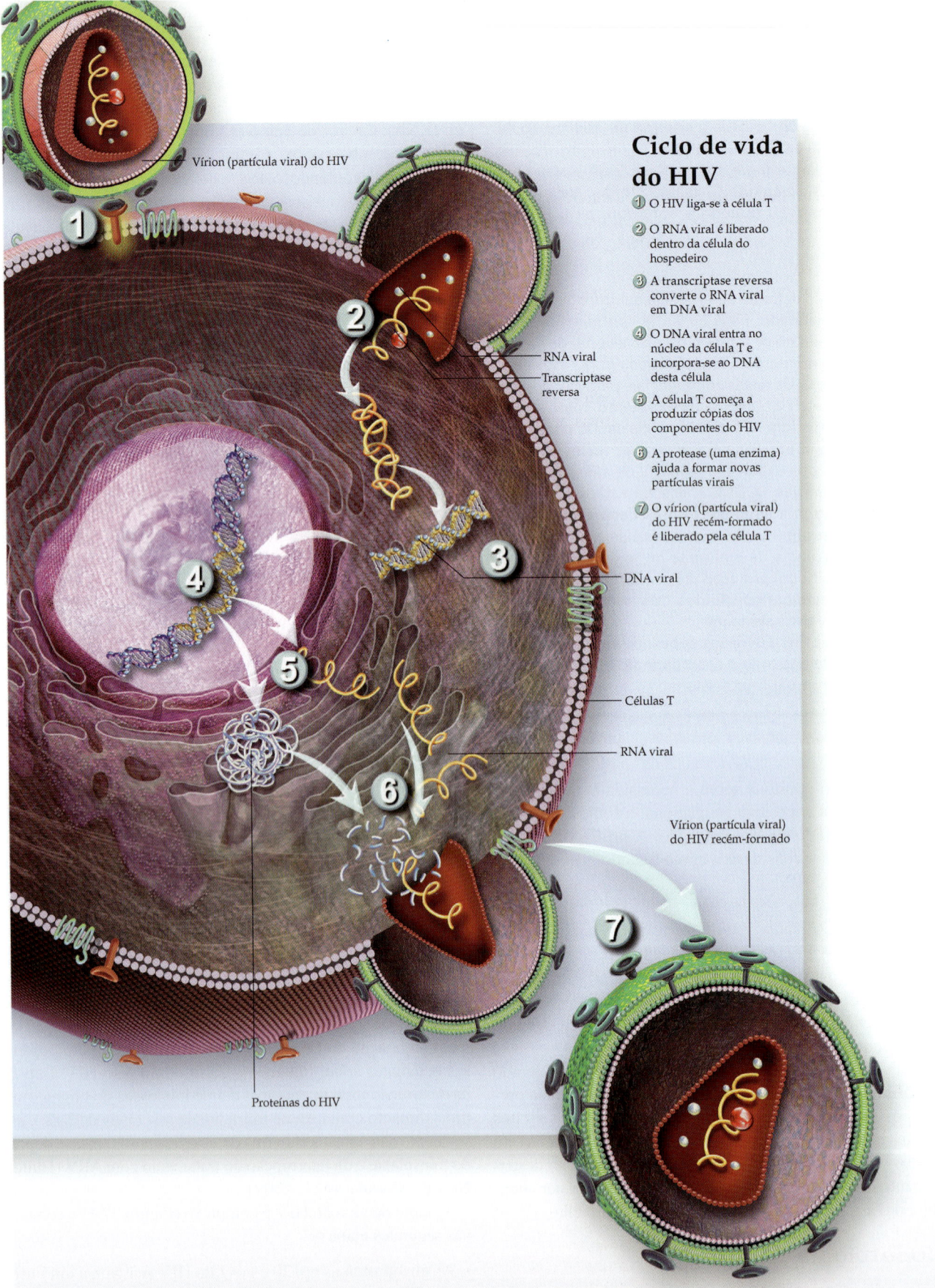

Figura 37.1 Ciclo de vida do HIV. Cortesia de Anatomical Chart Company.

- O conteúdo do núcleo viral é esvaziado dentro da célula do hospedeiro
- A enzima **transcriptase reversa** do HIV copia o material genético viral do RNA em DNA de hélice dupla
- O DNA de hélice dupla é inserido dentro do DNA da célula pela ação da integrase, outra enzima do HIV
- Durante a transcrição, o DNA integrado, ou **provírus**, produz novas proteínas e RNA virais. O provírus pode permanecer inativo dentro da célula CD4+ por muitos meses ou anos
- A protease do HIV cliva as proteínas (poliproteínas) recém-formadas
- As proteínas recém-formadas reúnem o RNA viral e formam novas partículas virais
- As novas partículas virais germinam na superfície da célula e reiniciam o processo de infecção.

Nas células em repouso (que não estão em processo de divisão), o HIV pode sobreviver aparentemente em um estado latente como provírus integrado, que produz pouca ou nenhuma partícula viral. Essas células T CD4+ inativas podem ser estimuladas a produzir novas partículas virais quando algum estímulo provoca sua reativação. A ativação da célula infectada pode ser realizada por antígenos, mitógenos, algumas citocinas (fator de necrose tumoral alfa [TNF-α] ou interleucina-1 [IL-1]), ou por produtos genéticos de outros vírus, inclusive **citomegalovírus** (CMV), vírus Epstein-Barr, herpes-vírus simples e vírus das hepatites. Consequentemente, sempre que a célula T é ativada, a replicação e a germinação do HIV recomeçam, o que, em geral, destrói a célula hospedeira. Em seguida, o HIV recém-formado é liberado na corrente sanguínea e infecta outras células CD4+ (ver Figura 37.1). O HIV sofre mutações a uma taxa relativamente constante, o que o possibilita atenuar ou suprimir completamente os efeitos dos agentes antirretrovirais.

## Avaliação e diagnóstico

A Tabela 37.1 resume os exames complementares.

**Tabela 37.1** Alguns exames laboratoriais usados para diagnosticar e monitorar a infecção pelo HIV e o estado imune.

| Teste | Resultados na infecção pelo HIV |
|---|---|
| Imunoensaio enzimático (EIA) | Anticorpos detectados, significando resultados positivos. Os resultados podem ser falso-negativos quando o indivíduo estiver na janela imunológica |
| Western blot | Detecta anticorpos anti-RNA; é usado para confirmar um EIA positivo |
| Carga viral | Quantifica o RNA do HIV no plasma. Monitora a eficácia do tratamento com ARV por meio da supressão viral. O objetivo é alcançar níveis indetectáveis |
| Razão CD4/CD8 | CD4 e CD8 são marcadores presentes nos linfócitos. O HIV destrói as células CD4+, resultando em depressão significativa do sistema imune. A razão CD4/CD8 determina quando o tratamento com ARV deve ser iniciado e o uso de fármacos profiláticos |

### BOXE 37.5 Resultados dos testes para HIV l Implicações para os clientes.

**Interpretação dos resultados positivos do teste**
- Anticorpos contra HIV são encontrados no sangue (o cliente foi infectado pelo vírus e o corpo produziu anticorpos)
- O HIV está em atividade no corpo e o cliente consegue transmitir o vírus para outras pessoas
- Apesar da infecção pelo HIV, o cliente não tem necessariamente AIDS
- O cliente não está imune ao HIV (os anticorpos não conferem imunidade)

**Interpretação dos resultados negativos do teste**
- Não existem anticorpos contra HIV no sangue nessa ocasião, o que pode significar que o cliente não foi infectado pelo vírus ou, se foi infectado, o organismo ainda não produziu anticorpos (janela imunológica – geralmente de 3 semanas a 6 meses)
- O cliente deve continuar a adotar precauções. O resultado negativo não significa que o cliente esteja imune ao vírus, nem que o cliente não esteja infectado; isso simplesmente significa que o organismo pode ainda não ter produzido anticorpos. É recomendável repetir o teste se o risco de infecção pelo HIV for grande

### Testes de anticorpos anti-HIV

Antes de realizar um teste de anticorpo para HIV, é necessário explicar o significado do exame e seus possíveis resultados. O cliente deve preencher um formulário de consentimento informado para realizar o exame. Os CDC recomendam que todos os indivíduos com idades entre 13 e 64 anos façam esse teste. Entretanto, algumas localidades ainda exigem consentimento informado por escrito e entrega pessoal dos resultados.[4]

Quando o resultado do teste de anticorpo para HIV é recebido, ele deve ser explicado cuidadosamente ao cliente em particular (Boxe 37.5). Todos os resultados dos testes são mantidos confidenciais. Orientação e aconselhamento quanto ao resultado do teste e à prevenção da transmissão são essenciais. A reação psicológica do cliente ao resultado de um teste pode incluir sentimentos de pânico, depressão e desesperança. O impacto de um teste positivo pode ser devastador. Apesar dos avanços, ainda há estigma e discriminação. O cliente pode sofrer discriminação no trabalho e em casa, além de ficar sujeito ao ostracismo social. Por essas e outras razões, os clientes com testes positivos podem necessitar de aconselhamento contínuo, além de encaminhamento aos serviços de apoio social, médico e psicológico.

Os clientes com testes soronegativos podem desenvolver uma sensação de falsa segurança, possivelmente resultando na perpetuação dos comportamentos de alto risco ou em sentimentos de que sejam imunes ao vírus. Esses indivíduos podem necessitar de aconselhamento contínuo para ajudar a modificar

---

[4]N.R.T.: No Brasil, os testes para diagnóstico da infecção por HIV são produzidos pela Fundação Oswaldo Cruz, do Ministério da Saúde. Os indivíduos podem realizar o teste gratuitamente nos Centros de Testagem e Aconselhamento (CTA) e em unidades das redes pública de saúde, incluindo as maternidades.

os comportamentos de alto risco e estimular seu retorno para repetir os testes. Outros clientes podem sentir ansiedade quanto à incerteza do seu estado.

Durante a infecção inicial pelo HIV, o sistema imune reage produzindo anticorpos contra o vírus, geralmente dentro de 3 a 12 semanas depois da infecção. Em 1985, a FDA (Food and Drug Administration), nos EUA, aprovou um ensaio de anticorpo para HIV-1, que usava cerca de 5 a 7 m$\ell$ de sangue. As amostras são testadas utilizando duas técnicas laboratoriais diferentes para detectar a presença de anticorpos contra o HIV. O **imunoensaio enzimático (EIA)**, antes conhecido como ensaio imunossorvente ligado a enzima (ELISA), detecta anticorpos dirigidos especificamente contra o HIV. O **ensaio *Western blot*** é usado para confirmar a soropositividade quando o resultado do EIA é positivo.

### Teste de carga viral

Os métodos de amplificação de moléculas quantificam os níveis de DNA ou RNA do HIV no plasma e substituíram os ensaios de captura do antígeno p24. Os métodos de amplificação molecular incluem a **reação em cadeia de polimerase** para transcriptase reversa (RT-PCR) e a amplificação baseada em sequências de ácido nucleico (NASBA). Um **teste de carga viral** amplamente utilizado mede os níveis de RNA do HIV no plasma. Hoje em dia, esses testes monitoram a carga viral e a resposta ao tratamento da infecção pelo HIV. A RT-PCR também é usada para detectar HIV nos indivíduos soronegativos de alto risco, antes que os anticorpos sejam detectáveis; para confirmar um resultado positivo de EIA; e como método de triagem dos recém-nascidos. A carga viral é um previsor mais seguro do risco de progressão da doença associada ao HIV que a contagem de células CD4+. Quanto menor for a carga viral, maior o intervalo decorrido até o diagnóstico da AIDS e maior a sobrevida dos clientes. As contagens altas de vírus causam disfunção linfoide e outras reações inflamatórias, que reduzem a sobrevivência a longo prazo (Deeks e Phillips, 2009).

### Estágios da doença causada pelo HIV

A determinação do estágio da doença causada pelo HIV é baseada na história clínica, no exame físico, nos índices laboratoriais de disfunção imune, nos sinais e sintomas e na ocorrência de infecções e neoplasias malignas. A definição padronizada de casos de AIDS proposta pelos CDC classifica a infecção pelo HIV e a AIDS dos adultos e dos adolescentes com base nas condições clínicas associadas à infecção e nas contagens de células T CD4+. Esse sistema de classificação agrupa as condições clínicas em três categorias designadas como A, B e C. Cada categoria denota progressão clínica da infecção pelo HIV do cliente, desde a categoria A, assintomática, até a categoria C, de AIDS "plenamente desenvolvida". Embora a saúde e o estado imune de um cliente possam melhorar, a classificação da sua doença com base nesse sistema não se altera.

### Infecção primária (infecção aguda pelo HIV, síndrome aguda do HIV)

O período decorrido entre a infecção pelo HIV e a produção de anticorpos contra o vírus é conhecido como **infecção primária**. Esse período caracteriza-se por replicação viral intensa e disseminação generalizada do HIV por todo o corpo. Durante a infecção primária, há um período de janela imune durante o qual um indivíduo infectado pelo HIV tem testes negativos para anticorpos no sangue. Embora os anticorpos contra as glicoproteínas do envelope do HIV geralmente possam ser detectados nos soros dos indivíduos infectados dentro de 2 a 3 semanas depois da infecção, a maioria desses anticorpos não é capaz de inibir a infecção viral. Quando os anticorpos neutralizantes podem ser detectados, o HIV-1 está firmemente estabelecido no hospedeiro. Durante esse período, a replicação viral e a destruição das células T CD4+ ocorrem em níveis altos, resultando em contagens altas de HIV no sangue e redução dramática das contagens dessas células, cujos níveis normais variam de 500 a 1.500/mm$^3$ de sangue. Níveis detectáveis do vírus podem ocorrer em apenas 72 h depois da exposição; essa é a razão para a recomendação da iniciação imediata da profilaxia pós-exposição.

Cerca de 3 semanas depois do início dessa fase aguda, o indivíduo pode apresentar sinais e sintomas semelhantes aos da mononucleose, inclusive febre, crescimento dos linfonodos, erupção cutânea, dores musculares e cefaleia. Esses sinais e sintomas regridem dentro de mais 1 a 3 semanas, à medida que o sistema imune começa a se recuperar. Ou seja, a população de células T CD4+ reage de modo que outras células imunes (inclusive linfócitos T CD8+) aumentem sua capacidade de destruir as células infectadas que produzem outros vírus. O organismo produz moléculas de anticorpo na tentativa de conter o vírus; os anticorpos ligam-se às partículas livres do HIV (fora das células) e facilitam sua remoção. Esse equilíbrio entre a quantidade de HIV no corpo e a resposta imune é conhecido como ***set point* viral** e resulta na estabilização do processo infeccioso, que pode persistir por muitos anos.

A infecção primária pelo HIV, período durante o qual é alcançado o *set point* de carga viral, inclui a fase sintomática aguda e as fases iniciais da infecção. Durante esse estágio inicial, a replicação viral está associada à disseminação nos tecidos linfoides (linfonodos, baço, tonsilas e adenoides, timo) e a uma reação imunológica singular. O nível final do *set point* viral está relacionado inversamente com o prognóstico da doença; ou seja, quanto maior é o *set point* viral, pior é o prognóstico. O estágio de infecção primária faz parte da categoria A dos CDC.

### Infecção assintomática pelo HIV (categoria A dos CDC: mais de 500 linfócitos T CD4+/mm$^3$)

Quando o *set point* viral é alcançado, começa uma fase crônica clinicamente assintomática. Apesar dos seus melhores esforços, o sistema imune raramente ou nunca consegue eliminar totalmente o vírus. Com cerca de 6 meses, a taxa de replicação viral alcança um estado de equilíbrio dinâmico mais baixo, ainda que relativamente estável, que é refletido pela manutenção das contagens virais no *set point*. Esse *set point* é amplamente variável de um cliente para outro e determina a taxa subsequente de progressão da doença; em média, 8 a 10 anos transcorrem antes que o cliente apresente complicações significativas relacionadas com o HIV. Nesse estágio crônico prolongado, o indivíduo sente-se bem e tem poucos sintomas ou nenhum. A saúde aparentemente boa é mantida porque as contagens de células T CD4+ ainda são suficientes para preservar as reações defensivas aos outros patógenos.

### Infecção sintomática pelo HIV (categoria B dos CDC: entre 200 e 499 linfócitos T CD4+/mm³)

Com o tempo, as contagens de células T CD4+ diminuem progressivamente. A categoria B consiste em distúrbios sintomáticos que os clientes infectados pelo HIV desenvolvem, mas não estão incluídos na categoria C. Essas condições também podem preencher um dos seguintes critérios: (1) o distúrbio é atribuído à infecção pelo HIV ou a uma anormalidade da imunidade celular; ou (2) o distúrbio tem evolução clínica ou requer tratamento que é complicado pela infecção pelo HIV.

### AIDS (categoria C dos CDC: menos de 200 linfócitos T CD4+/mm³)

Quando as contagens de células T CD4+ diminuem a menos de 200/mm³ de sangue, o cliente tem AIDS. À medida que as contagens diminuem a menos de 100/mm³, o sistema imune é significativamente suprimido. Depois que o cliente tem um distúrbio da categoria C, ele permanece nesta categoria. Essa classificação tem implicações à habilitação (*i. e.*, benefícios por incapacidade, moradia e suporte nutricional), porque esses programas geralmente são disponibilizados com base no diagnóstico de AIDS. Embora o sistema de classificação revisada enfatize as contagens de células T CD4+, ele também leva em consideração as porcentagens de células CD4+ (porcentagem de células T CD4+ em comparação com a contagem total de linfócitos). A porcentagem de células T CD4+ está menos sujeita às variações em determinações repetidas que a contagem absoluta dessas células. Porcentagens de células CD4+ menores que 14% do total de linfócitos são compatíveis com o diagnóstico de AIDS. Em comparação com a contagem absoluta de células T CD4+, a porcentagem torna-se particularmente importante quando o cliente tem reação imune exacerbada às outras infecções além do HIV.

## Manifestações clínicas

Durante o primeiro estágio da infecção pelo HIV, o cliente pode estar assintomático ou apresentar vários sinais e sintomas. A história de saúde do cliente deve alertar o profissional de saúde quanto à necessidade de realizar triagem para HIV com base nas práticas sexuais do indivíduo, uso de drogas IV/injetáveis e história de transfusão de sangue. Os clientes que estão nos estágios mais avançados da infecção pelo HIV podem ter vários sinais e sintomas relacionados com seu estado de imunossupressão. Em geral, o HIV causa **infecções oportunistas**. As infecções oportunistas e outras manifestações comuns estão descritas a seguir.

### *Manifestações respiratórias*

Dispneia, tosse, dor torácica e febre são as manifestações clínicas associadas às diversas infecções oportunistas, inclusive as que são causadas por *P. jiroveci*, *Mycobacterium avium-intracellulare*, CMV e espécies de *Legionella*.

### Pneumonia por Pneumocystis (PPC)

A infecção mais comum dos clientes com AIDS é a pneumonia por *Pneumocystis* (PPC). As diretrizes atuais sobre tratamento das infecções oportunistas (Burr, 2011) referem-se ao agente etiológico dessa infecção como *P. jiroveci* em vez de *P. carinii*, embora a infecção ainda seja abreviada por PPC. A PPC foi uma das primeiras infecções oportunistas descritas nos clientes com AIDS, sendo a infecção oportunista que mais comumente estabelece o diagnóstico de AIDS. Sem tratamento profilático, 80% de todos os clientes infectados pelo HIV desenvolvem PPC.

Nos clientes infectados pelo HIV, as manifestações clínicas da PPC geralmente são menos agudas que nos indivíduos imunossuprimidos por outras razões. O intervalo decorrido entre o início dos sintomas e a confirmação definitiva da doença pode ser de semanas a meses. Inicialmente, os clientes com AIDS apresentam sinais e sintomas inespecíficos, como tosse seca, febre, calafrios, dispneia e, ocasionalmente, dor torácica. A PPC pode estar presente, ainda que o cliente não tenha estertores à ausculta. As concentrações de oxigênio arterial dos clientes que respiram ar ambiente podem estar ligeiramente reduzidas, indicando hipoxemia mínima. A oximetria de pulso depois de realizar esforços (como subir e descer um lance de escada) é um teste não invasivo simples para uso ambulatorial.

Se não for tratada, a PPC finalmente progride e causa disfunção pulmonar significativa e insuficiência respiratória. Alguns clientes podem ter início dramático e evolução fulminante com hipoxemia grave, cianose, taquipneia e alterações do estado mental. A insuficiência respiratória pode começar dentro de 2 ou 3 dias depois dos primeiros sinais e sintomas.

A PPC pode ser diagnosticada definitivamente por identificação do microrganismo nos tecidos pulmonares ou nas secreções brônquicas. Isso é conseguido por procedimentos como indução de escarro, lavagem broncoalveolar e biopsia transbrônquica (por broncoscopia de fibra óptica).

### Tuberculose

O *Mycobacterium tuberculosis* tende a ocorrer nos usuários de drogas IV/injetáveis e outros grupos com prevalência alta de tuberculose (TB) preexistente. A TB que ocorre nas fases avançadas da infecção pelo HIV caracteriza-se pela inexistência de reação imune ao teste cutâneo com tuberculina. Isso é conhecido como **anergia** e ocorre porque o sistema imune deprimido não consegue mais responder ao antígeno do *M. tuberculosis*. Por essa razão, os testes para TB são essenciais quando se estabelece o diagnóstico inicial de infecção pelo HIV; os clientes que apresentam TB latente devem ser tratados adequadamente. As enfermeiras aplicam o teste de Mantoux para determinar se o cliente tem infecção por TB (ver mais detalhes no Capítulo 10). Nos estágios mais avançados da infecção pelo HIV, a TB pode estar associada à disseminação para órgãos extrapulmonares, inclusive sistema nervoso central (SNC), ossos, pericárdio, estômago, peritônio e escroto. Cepas multirresistentes (MDR) do bacilo da tuberculose têm surgido e geralmente estão associadas à falta de adesão aos esquemas de tratamento para tuberculose.

A síndrome de reconstituição imune (conjunto dos parâmetros clínicos e laboratoriais resultantes da resposta inflamatória – também conhecida como *reações paradoxais*) parece ser mais frequente entre os clientes com TB. Esses indivíduos podem ter febre alta, agravação da linfadenopatia ou deterioração transitória ou grave dos infiltrados pulmonares e expansão das lesões do SNC. A redução dos níveis de RNA do HIV-1 e os aumentos acentuados das contagens de linfócitos T CD4+ foram associados à ocorrência das reações paradoxais dos clientes com TB ou infecção pelo complexo *Mycobacterium avium* (CMA). O CMA é uma micobactéria comum, que pode causar infecção nos indivíduos imunossuprimidos. Embora afete predominantemente os pulmões, esse microrganismo pode invadir estruturas extrapulmonares, como linfonodos, ossos, pele e outros tecidos. Entretanto, a infecção por CMA não pode ser transmitida de um indivíduo para outro. Embora a maioria das reações ocorra nas primeiras semanas depois de iniciar o tratamento antirretroviral, algumas ocorrem até vários meses depois de iniciar o tratamento para TB ou o TAR (Libman e Makadon, 2007).

### *Manifestações gastrintestinais*

As manifestações gastrintestinais (GI) da AIDS incluem perda de apetite, náuseas, vômitos, candidíase (oral e esofágica) e diarreia crônica. A diarreia causa problemas para 50 a 90% de todos os clientes com AIDS. Os sintomas GI podem estar relacionados com o efeito direto do HIV nas células que revestem os intestinos. Alguns dos patógenos entéricos que ocorrem mais comumente e são identificados por culturas de fezes ou biopsia intestinal são *Cryptosporidium muris*, espécies de *Salmonella*, *Isospora belli*, *Giardia lamblia*, CMV, *Clostridium difficile* e *M. avium-intracellulare*. Nos clientes com AIDS, os efeitos da diarreia podem ser devastadores em termos de emagrecimento profundo (mais de 10% do peso corporal), distúrbios hidreletrolíticos, escoriação da pele perianal, fraqueza e incapacidade de realizar as atividades habituais da vida diária.

### Candidíase

A candidíase ou *moniliase* é uma infecção fúngica que acomete quase todos os clientes com AIDS e outros distúrbios associados à AIDS. A candidíase geralmente precede as outras infecções potencialmente fatais e caracteriza-se por placas branco-amareladas na cavidade oral (Figura 37.2). Se não for tratada, a candidíase oral progride e acomete o esôfago e o estômago. Os sinais e sintomas associados são dor e dificuldade de engolir e dor retroesternal. Alguns clientes também apresentam lesões orais ulceradas e são especialmente suscetíveis à disseminação da candidíase para outros sistemas do corpo.

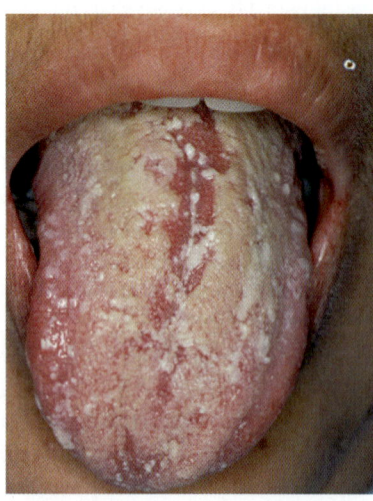

**Figura 37.2** Candidíase oral. De Goodheart, H.P. (2009). *Goodheart's photoguide of common skin disorders* (3rd ed., p. 452). Philadelphia: Lippincott Williams & Wilkins.

### Síndrome consumptiva

A síndrome consumptiva faz parte da categoria C da definição de casos de AIDS. Os critérios diagnósticos dessa síndrome são emagrecimento involuntário acentuado (mais de 10% do peso corporal basal) e diarreia crônica há mais de 30 dias, ou fraqueza crônica e febre intermitente ou constante documentada, sem qualquer doença coexistente que possa explicar essas alterações. Essa desnutrição proteico-calórica é multifatorial. Com algumas doenças associadas à AIDS, os clientes desenvolvem um estado hipermetabólico no qual há consumo excessivo de calorias e perda de massa corporal magra. Essa condição é semelhante à que se observa com sepse ou traumatismo, podendo causar falência de múltiplos órgãos. A diferenciação entre caquexia (síndrome consumptiva) e desnutrição, ou entre caquexia e emagrecimento simples, é importante porque o distúrbio metabólico associado à síndrome consumptiva pode não ser modificado apenas com suporte nutricional.

Clientes que têm apenas acometimento GI moderado e não apresentam diarreia podem ter destruição progressiva dos tecidos. O TNF e a IL-1 são citocinas que desempenham papéis importantes na síndrome consumptiva associada à AIDS. Os dois atuam diretamente no hipotálamo e causam anorexia. A febre induzida pelas citocinas aumenta o metabolismo corporal em 14% para cada elevação de 0,5°C na temperatura. O TNF causa distúrbios da utilização dos lipídios porque reduz as enzimas necessárias ao metabolismo das gorduras, enquanto a IL-1 estimula a liberação dos aminoácidos dos tecidos musculares. Aparentemente, as infecções e a sepse causam aumentos transitórios do TNF, da IL-1 e de outros mediadores celulares acima dos níveis persistentemente elevados associados à AIDS (ver descrição da sepse no Capítulo 54). Esses aumentos transitórios do TNF e da IL-1 causam deterioração muscular. Em geral, os clientes com AIDS têm metabolismo proteico aumentado em relação com o metabolismo das gorduras, resultando em reduções expressivas da massa corporal magra em consequência da decomposição dos músculos e das proteínas. A hipertrigliceridemia detectada nos clientes com AIDS é atribuída às elevações crônicas dos níveis das citocinas, podendo persistir por meses sem que haja destruição dos tecidos e perda de massa corporal magra. A hipertrigliceridemia também é causada pelos **inibidores de protease** (IP) e aumenta o risco de pancreatite.

### *Manifestações oncológicas*

Os clientes com AIDS têm incidência de câncer maior que a habitual, possivelmente relacionada com a estimulação da formação de células malignas pelo HIV ou a imunodeficiência, que possibilita que agentes causadores de câncer (p. ex., vírus) transformem células suscetíveis em células malignas. Sarcoma de Kaposi (SK), alguns tipos de linfomas de células B e carcinoma do colo do útero invasivo estão incluídos na classificação dos CDC para neoplasias malignas relacionadas com a AIDS. Os carcinomas de pele, estômago, pâncreas, reto e bexiga também são mais comuns nos clientes com AIDS do que seria esperado.

### Sarcoma de Kaposi

O sarcoma de Kaposi (SK), neoplasia maligna associada mais comumente ao HIV, acomete a camada endotelial dos vasos sanguíneos e linfáticos. Desde a introdução dos ARV, houve redução significativa da incidência dessa doença. O SK está associado à transmissão do herpes-vírus humano tipo 8 (HVH-8). O SK adquirido ocorre nos clientes que são tratados com imunossupressores, sendo comum nos indivíduos que recebem transplantes de órgãos. Nesses casos, o SK geralmente regride quando a dose do imunossupressor é reduzida ou o tratamento é interrompido. Nos clientes com AIDS, o SK epidêmico está associado mais comumente aos homossexuais e bissexuais do sexo masculino. Embora a histopatologia de todos os tipos de SK seja praticamente idêntica, as manifestações clínicas variam: o SK associado à AIDS tem evolução mais agressiva e variável, desde lesões cutâneas localizadas até doença disseminada envolvendo vários sistemas. Os sinais cutâneos podem ser a primeira manifestação da infecção pelo HIV, ocorrendo em mais de 90% dos clientes infectados, à medida que a função imune deteriora. Esses sinais cutâneos correlacionam-se às contagens de células CD4+ (em geral, menos de 50). As lesões cutâneas podem afetar qualquer parte do corpo e têm coloração róseo-acastanhada ou violáceo-escura. As lesões podem ser planas ou elevadas e circundadas por equimoses (placas hemorrágicas) e edema (Figura 37.3). O desenvolvimento rápido das lesões em áreas amplas de pele está associado a desfiguração grave. A localização e a dimensão de algumas lesões podem causar estase venosa, linfedema e dor. As lesões ulceradas rompem a integridade da pele e aumentam o desconforto e a susceptibilidade às infecções. As estruturas viscerais acometidas mais comumente são linfonodos, trato GI e pulmões. Por fim, o acometimento dos órgãos internos pode causar falência de órgãos, hemorragia, infecção e morte.

A detecção apropriada dessas lesões é difícil nos indivíduos de pele intensamente pigmentada, mas a biopsia confirma o diagnóstico. O prognóstico depende da extensão do tumor, da existência de outros sintomas da infecção pelo HIV e da contagem de células CD4+. A progressão do tumor pode levar o cliente à morte.

### Linfomas de células B
Os linfomas de células B são a segunda neoplasia maligna mais comum nos clientes com AIDS. Os linfomas associados à AIDS geralmente diferem dos que ocorrem na população em geral. Nos casos típicos, os clientes com AIDS são muito mais jovens que a população afetada comumente pelo linfoma não Hodgkin. Além disso, os linfomas associados à AIDS tendem a acometer outros órgãos além dos linfonodos, principalmente encéfalo, medula óssea e trato GI. Esses tipos de linfoma geralmente têm graus mais altos, indicando comportamento agressivo e resistência ao tratamento.

A evolução dos linfomas associados à AIDS inclui acometimento de vários órgãos e complicações relacionadas com as infecções oportunistas. Embora a poliquimioterapia intensiva geralmente seja eficaz como tratamento do linfoma não Hodgkin dos clientes HIV-negativos, esses esquemas são menos eficazes nos clientes com AIDS em consequência da toxicidade hematológica e das complicações das infecções oportunistas.

### *Manifestações neurológicas*
Algumas estimativas sugeriram que 80% de todos os clientes com AIDS tenham algum tipo de disfunção neurológica durante a evolução da infecção pelo HIV. Alguns transtornos neuropa-

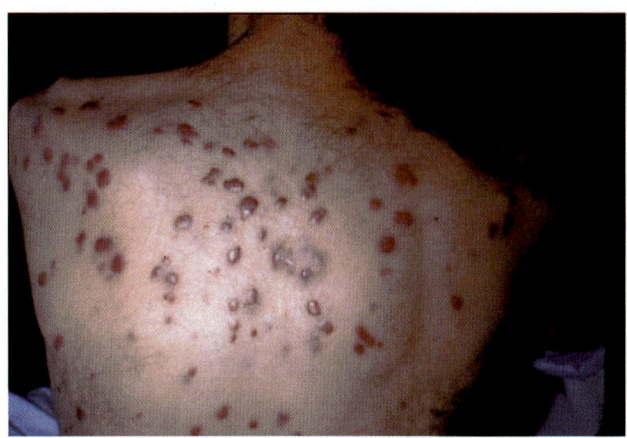

**Figura 37.3** Lesões do sarcoma de Kaposi associado à AIDS. Embora alguns clientes possam ter lesões que se mantêm planas, outros apresentam lesões elevadas e amplamente disseminadas com edema. De Hall J.C. (2000). *Sauer's manual of skin* (8th ed., p. 197). Philadelphia: Lippincott Williams & Wilkins.

tológicos são subnotificados porque os clientes podem ter acometimento neurológico sem sinais ou sintomas detectáveis. As complicações neurológicas afetam as funções centrais, periféricas e autonômicas. A disfunção neurológica resulta dos efeitos diretos do HIV nos tecidos do sistema nervoso, infecções oportunistas, neoplasias primárias ou metastáticas, alterações da circulação cerebral, encefalopatias metabólicas ou complicações do tratamento. A reação do sistema imune ao HIV no SNC inclui inflamação, atrofia, desmielinização, degeneração e necrose.

### Encefalopatia associada ao HIV
No passado, a encefalopatia ou demência associada ao HIV (DAH) era conhecida como *complexo demencial da AIDS*. Essa síndrome clínica caracteriza-se por declínio progressivo das funções cognitivas, comportamentais e motoras. Existem evidências significativas de que a encefalopatia do HIV seja um resultado direto da infecção viral. O HIV foi detectado no cérebro e no líquido cefalorraquidiano (LCR) dos clientes com encefalopatia associada ao HIV. A infecção parece desencadear a liberação de toxinas ou linfocinas, que causam disfunção celular ou interferem na função dos neurotransmissores em vez de causar lesão celular direta.

Os sinais e sintomas podem ser sutis e difíceis de diferenciar da fadiga, da depressão ou dos efeitos adversos do tratamento das infecções e das neoplasias malignas. As manifestações iniciais incluem déficits de memória, cefaleia, dificuldade de concentrar-se, confusão progressiva, lentidão psicomotora, apatia e ataxia. Os estágios mais avançados incluem déficits cognitivos globais, respostas verbais lentas, olhar inexpressivo, paraparesia espástica (fraqueza ou paralisia discreta dos dois membros inferiores), hiper-reflexia, psicose, alucinações, tremor, incontinência, convulsões, mutismo e morte.

A confirmação do diagnóstico da encefalopatia associada à AIDS pode ser difícil. Os exames neurológicos detalhados incluem tomografia computadorizada, que pode indicar atrofia cerebral difusa e dilatação dos ventrículos. Outros exames que podem detectar anormalidades são ressonância magnética cerebral, análise do LCR obtido por punção lombar e biopsia do encéfalo.

## Citomegalovírus

A retinite é a manifestação clínica mais comum da infecção por CMV. Antes do uso dos ARV, 30% dos clientes tinham retinite causada por CMV, e a incidência de cegueira era elevada. Com esses fármacos, a incidência desse tipo de retinite diminuiu em 75%.

A retinite periférica pode ser assintomática ou evidencia-se por manchas flutuantes no campo visual, escotomas (pontos cegos – perda da visão em parte do campo visual) ou diminuição da acuidade visual. A retinite causada pelo CMV evidencia-se por lesões retinianas amarelo-esbranquiçadas algodonosas típicas, com ou sem hemorragia intrarretiniana detectável no exame do fundo de olho. Os vasos sanguíneos localizados nas proximidades das lesões podem parecer revestidos. Os clientes com contagens de células CD4+ menores que 50 devem ser examinados anualmente por um oftalmologista (Burr, 2011).

## Outros transtornos neurológicos

Outros agentes infecciosos que frequentemente acometem o sistema nervoso são *T. gondii*, *M. tuberculosis* e *T. pallidum* (sífilis). Neuropatias centrais e periféricas também são manifestações neurológicas comuns. Mielopatia vascular é um distúrbio degenerativo que acomete os cornos lateral e posterior da medula espinal e causa paraparesia espástica progressiva, ataxia (incapacidade de coordenar os movimentos corporais) e incontinência. A neuropatia periférica associada ao HIV parece ser um distúrbio desmielinizante. Ela pode causar dor e dormência nos membros, fraqueza, redução dos reflexos tendinosos profundos, hipotensão ortostática e impotência. Neuropatia periférica é um efeito adverso comum de muitos fármacos usados para tratar a infecção pelo HIV.

### Manifestações depressivas

A prevalência de depressão nos clientes infectados pelo HIV é três vezes maior do que na população HIV-negativa (Treisman, Hsu e Angelino, 2009). A depressão é multifatorial, e as causas podem incluir história de transtorno mental preexistente, transtornos neuropsiquiátricos e fatores psicossociais. A depressão também ocorre nos clientes HIV-positivos como reação aos sintomas físicos, inclusive dor e emagrecimento, além do isolamento social. Os clientes com HIV/AIDS e depressão podem ter culpa irracional, perda da autoestima, sentimentos de desesperança e desvalia e ideação suicida.

### Manifestações cutâneas

A infecção pelo HIV e as infecções oportunistas e as neoplasias malignas associadas causam manifestações cutâneas. O SK (descrito antes) e as infecções oportunistas (p. ex., infecção por herpes-zóster e herpes-vírus) causam vesículas dolorosas que violam a integridade da pele. O molusco contagioso é uma infecção viral que se caracteriza pela formação de placas deformantes. A dermatite seborreica está associada a uma erupção cutânea descamativa e endurecida difusa com acometimento do couro cabeludo e da face (ver Capítulo 52). Os clientes com AIDS também podem ter foliculite eosinofílica generalizada associada a pele seca e descamativa, ou dermatite atópica com eczema ou psoríase. Até 60% dos clientes tratados com sulfametoxazol-trimetoprima (TMP-SMZ) têm farmacodermia (erupção induzida por fármacos) evidenciada por prurido com máculas e pápulas vermelho-rosadas. Independentemente da causa dessas erupções, os clientes sentem desconforto e estão mais sujeitos a desenvolver outras infecções em razão da perda da integridade da pele. Veja como avaliar e descrever as erupções cutâneas no Capítulo 51.

> **Alerta de enfermagem**
> *O exantema viral associado à síndrome retroviral aguda durante a fase inicial de infecção pelo HIV é uma das poucas erupções cutâneas descritas apropriadamente como maculopapulosas.*

### Manifestações ginecológicas

Nas mulheres, candidíase vaginal ou vaginose bacteriana persistente ou recidivante pode ser o primeiro sinal de infecção pelo HIV. Doença ulcerativa genital no passado ou no presente é um fator de risco para transmissão da infecção pelo HIV. As mulheres infectadas pelo HIV são mais suscetíveis e têm taxas de incidência e recidiva mais altas de doença ulcerativa genital e verrugas venéreas. As DST ulcerativas, inclusive cancroide, sífilis e herpes, são mais graves nas mulheres HIV-positivas. Os papilomavírus humanos (HPV) causam verrugas venéreas e são um dos fatores de risco para neoplasia intraepitelial da cérvice, que é uma alteração celular precursora comum do câncer do colo do útero. As mulheres infectadas pelo HIV têm 10 vezes mais chances de desenvolver neoplasia intraepitelial do colo do útero que as clientes HIV-negativas. As mulheres HIV-positivas com carcinoma de colo do útero apresentam-se em um estágio mais avançado do câncer e têm doença mais persistente e recidivante, além de intervalo mais curto entre o tratamento, a recidiva e a morte, quando comparadas com as clientes HIV-negativas.

Uma porcentagem expressiva das mulheres que necessitam de internação por doença inflamatória pélvica (DIP) tem infecção pelo HIV. As mulheres HIV-positivas correm risco aumentado de DIP, e a inflamação associada potencializa a transmissão da infecção pelo HIV (ver descrição da DIP no Capítulo 35). Além disso, as mulheres infectadas pelo HIV parecem ter incidência mais alta de anormalidades menstruais, inclusive amenorreia ou sangramento entre os períodos menstruais, do que as clientes HIV-negativas.

### Manifestações imunológicas

As síndromes inflamatórias de reconstituição imune (SIRI) foram descrita nos clientes com infecções por micobactérias (inclusive doença causada pelo complexo *M. avium* [CMA] e *M. tuberculosis*), PPC, toxoplasmose, hepatites B e C, infecção por CMV, infecção por vírus varicela-zoster, criptococose e leucoencefalopatia multifocal progressiva. As síndromes de reconstituição imune caracterizam-se por febre e agravação das manifestações clínicas da infecção oportunista, ou pelo desenvolvimento de outras manifestações semanas depois de começar a terapêutica antirretroviral. É importante confirmar a inexistência ou o reaparecimento da infecção oportunista subjacente, efeitos tóxicos novos dos fármacos usados, ou uma nova infecção oportunista. Se a síndrome representar uma síndrome de reativação do sistema imune, o acréscimo de anti-inflamatórios não esteroides (AINE) ou corticoides para atenuar a reação inflamatória é apropriado. A inflamação pode demorar semanas ou meses para regredir (Page e Andrade, 2009). A enfermeira deve estar atenta aos sinais da síndrome de reconstituição imune e aconselhar o cliente a buscar atendimento médico quando se sentir mais enfermo sem qualquer explicação clara.

## Manejo clínico e de enfermagem
### Regime terapêutico

Os protocolos de tratamento da doença causada pelo HIV mudam frequentemente. As decisões terapêuticas são individualizadas com base em alguns fatores, inclusive contagem de células T CD4+, nível de RNA do HIV (carga viral), sinais e sintomas graves da doença causada pelo HIV ou da AIDS e disposição do cliente de aderir a um regime terapêutico por toda a vida. Em geral, a contagem de células CD4+ é o fator mais importante para a decisão de iniciar a terapêutica antirretroviral (DHHS Panel, 2008a). O tratamento deve ser oferecido a todos os clientes com infecção primária (síndrome aguda do HIV, conforme foi descrito antes). Em geral, os fármacos ARV devem ser oferecidos aos clientes com contagens de células T CD4+ menores que 350/mm$^3$, ou níveis plasmáticos de RNA do HIV maiores que 100.000 cópias/m$\ell$ (DHHS Panel, 2008a). Entretanto, alguns médicos infectologistas e clientes preferem não iniciar o tratamento com fármacos até que a contagem de células CD4+ esteja em torno de 200/mm$^3$. Hoje em dia, as recomendações apoiam o uso dos ARV quando as contagens de células CD4+ estão na faixa de 500, de modo a preservar a função imune, reduzir o risco de ter infecções oportunistas e manter a qualidade de vida do cliente. Os novos fármacos ARV são mais fáceis de usar, causam menos reações adversas e são eficazes e potentes. Antes de iniciar o tratamento dos clientes com HIV/AIDS, é essencial acompanhar as informações do Ministério da Saúde para encontrar atualizações das recomendações.

O número crescente de fármacos ARV (Tabela 37.2) e o crescimento rápido das informações recentes introduziram uma complexidade extraordinária no tratamento da infecção pelo HIV. Os esquemas de ARV podem ser complexos, causam efeitos colaterais significativos, acarretam dificuldades de adesão e podem causar consequências potencialmente graves, o que inclui o desenvolvimento de resistência do vírus em consequência da dificuldade de adesão ao regime terapêutico, ou dos níveis insuficientes dos fármacos ARV. Os objetivos do tratamento são conseguir supressão máxima e persistente da carga viral; recompor ou preservar a função imune; melhorar a qualidade de vida; e reduzir a morbimortalidade associada ao HIV. As diretrizes atuais recomendam a determinação da carga viral por ocasião do diagnóstico da infecção pelo HIV e, em seguida, a cada 3 a 4 meses se o cliente não estiver em tratamento; as contagens de células CD4+ devem ser determinadas por ocasião do diagnóstico e, em geral, a cada 3 a 6 meses a partir de então (DHHS Panel, 2008b).

### Fármacos

Os medicamentos antirretrovirais surgiram na década de 1980 para impedir a multiplicação do vírus no organismo e para evitar o enfraquecimento imunológico. Desde 1996, o Brasil distribui gratuitamente o coquetel anti-AIDS para todos que necessitam do tratamento. Atualmente, existem 21 medicamentos divididos em cinco tipos.

Os esquemas eficazes contêm no mínimo três agentes virologicamente ativos de ao menos duas classes. Inibidores nucleosídeos nucleotídios da transcriptase reversa atuam na enzima transcriptase reversa, incorporando-se à cadeia de DNA que o vírus cria. Tornam essa cadeia defeituosa, impedindo que o vírus se reproduza (abacavir, didanosina, estavudina, lamivudina, tenofovir, zidovudina e a combinação lamivudina/zidovudina); inibidores não nucleosídeos da transcriptase reversa bloqueiam diretamente a ação da enzima e a multiplicação do vírus (efavirenz, nevirapina e etravirina); inibidores de protease atuam na enzima protease, bloqueando sua ação (atazanavir, darunavir, fosamprenavir, indinavir, lopinavir/r, nelfinavir, ritonavir, saquinavir e tipranavir); inibidores de fusão impedem a entrada do vírus na célula e, por isso, ele não pode se reproduzir (enfuvirtida); inibidores da integrase bloqueiam a atividade da enzima integrase, responsável pela inserção do DNA do HIV ao DNA humano (código genético da célula). Assim, inibe a replicação do vírus e sua capacidade de infectar novas células (raltegravir).[5]

Esses fármacos atacam o HIV em diferentes estágios do ciclo de replicação viral dentro do linfócito CD4+.

À medida que fármacos novos são desenvolvidos e estudos são concluídos, o número e os tipos de combinações recomendadas também se modificam (DHHS Panel, 2008). Além disso, algumas empresas farmacêuticas combinaram dois ou três fármacos em um único comprimido (p. ex., uma combinação de lopinavir e ritonavir), de modo que o cliente possa tomar um comprimido ou uma cápsula contendo dois compostos diferentes. Com a redução do número de comprimidos ou cápsulas que o cliente precisa ingerir ("número de comprimidos"), ele tem mais chances de aderir aos esquemas prescritos e conseguir supressão viral sustentada. Pesquisadores têm realizado esforços para desenvolver outras combinações de fármacos ARV. Um fármaco lançado em 2006 combina efavirenz, emtricitabina e disoproxilfumarato de tenofovir em um único comprimido, que é ingerido 1 vez/dia. A simplificação dos esquemas terapêuticos e a redução do número de fármacos que precisam ser ingeridos diariamente deve aumentar a adesão dos clientes ao tratamento (DHHS Panel, 2008b).

### Adesão ao tratamento

É difícil prever quais clientes seguirão os regimes terapêuticos. O índice de adesão de 95% reduz os riscos de desenvolver vírus resistentes. Os clientes precisam compreender que o primeiro regime prescrito tem as maiores chances de sucesso terapêutico a longo prazo, com impacto mínimo nas atividades diárias e prevenção de resistência. Os planos de cuidados individualizados que levam em consideração as questões de moradia e suporte social, além dos indicadores de saúde, são essenciais. A adesão ao plano de tratamento com fármacos ARV envolve comportamento complexo, que pode mudar durante o período de tratamento com o regime escolhido. As medidas de adesão autorreferidas podem diferenciar os padrões clinicamente significativos de utilização dos fármacos prescritos; por essa razão, os enfermeiros devem perguntar aos clientes se eles

---

[5]N.R.T.: Ministério da Saúde, Departamento de DST, AIDS e Hepatites Virais, 2014.

**Tabela 37.2** Antirretrovirais utilizados comumente.*

| Nome genérico (abreviatura) e nomes comerciais | Efeito na ingestão de alimentos | Efeitos adversos |
|---|---|---|
| **Inibidores nucleosídios da transcriptase reversa (INTR)** | | |
| Abacavir (ABC)<br>Ziagen®<br>Trizivir® (ABC + ZDV + 3TC)<br>Epzicom® (ABC + 3TC) | Pode ser ingerido sem considerar os alimentos. O álcool aumenta os níveis do abacavir em 41% | Reação de hipersensibilidade, que pode ser fatal; os sinais e sintomas podem ser febre, erupção cutânea, náuseas e vômitos, mal-estar ou fadiga, perda de apetite e queixas respiratórias como dor de garganta, tosse e falta de ar. O teste para HLA-B*5701 identifica os clientes sujeitos à reação de hipersensibilidade |
| Didanosina (ddI)<br>Videx®<br>Videx EC® | Os níveis diminuem em 55%; deve ser ingerido 30 min antes ou duas horas depois das refeições | Pancreatite; neuropatia periférica; náuseas; diarreia. Acidose láctica com degeneração gordurosa do fígado (efeito tóxico raro, mas potencialmente fatal associado ao uso dos INTR) |
| Emtricitabina (FTC)<br>Emtriva®<br>Truvada® (FTC + TDF) | Pode ser ingerido sem considerar a ingestão de alimentos | Efeitos tóxicos mínimos; acidose láctica com esteatose hepática (efeito tóxico raro, mas potencialmente fatal associado ao uso dos INTR) |
| Lamivudina (3TC)<br>Epivir®<br>Combivir® (3TC + ZDV)<br>Epzicom® (3TC + ABC)<br>Trizivir® (3TC + ZDV + ABC) | Pode ser ingerido sem considerar a ingestão de alimentos | Efeitos tóxicos mínimos; acidose láctica com esteatose hepática (efeito tóxico raro, mas potencialmente fatal associado ao uso dos INTR) |
| Tenofovir disoproxil fumarato (TDF)<br>Viread®<br>Truvada® (TDF + FTC) | Pode ser ingerido sem considerar a ingestão de alimentos | Astenia (perda da força e do vigor), cefaleia, diarreia, náuseas e vômitos, flatulência; insuficiência renal; acidose láctica com esteatose hepática (efeito tóxico raro, mas potencialmente fatal associado ao uso dos INTR) |
| Zidovudina (AZT ou ZDV)<br>Retrovir®<br>Combivir® (AZT + 3TC)<br>Trizivir® (AZT + 3TC + ABC) | Pode ser ingerido sem considerar a ingestão de alimentos | Supressão da medula óssea; anemia macrocítica ou neutropenia; intolerância GI, cefaleia, insônia, astenia, acidose láctica com esteatose hepática (efeito tóxico raro, mas potencialmente fatal associado ao uso dos INTR) |
| **Inibidores não nucleosídios da transcriptase reversa (INNTR)** | | |
| Efavirenz (EFV)<br>Sustiva® | As refeições ricas em gordura ou calorias devem ser evitadas, pois aumentam as concentrações plasmáticas máximas alcançadas pelas cápsulas em 39% e pelos comprimidos em 79%; deve ser ingerido com estômago vazio | Erupção cutânea (casos raros da síndrome de Stevens-Johnson foram descritos); sintomas referidos ao sistema nervoso central (tontura, sonolência, insônia, sonhos anormais, confusão, transtornos do pensamento, dificuldade de concentrar-se, amnésia, agitação, despersonalização, alucinações e euforia); aumentos dos níveis das transaminases; teste falso-positivo para canabinoides; efeito teratogênico em macacos |
| Nevirapina (NVP)<br>Viramune® | Pode ser ingerido sem considerar a ingestão de alimentos | Erupção, inclusive síndrome de Stevens-Johnson; existem casos descritos de hepatite sintomática, inclusive necrose hepática fatal |
| **Inibidores de protease (IP)** | | |
| Atazanavir (ATV)<br>Reyataz® | A administração com alimentos aumenta a biodisponibilidade. Deve ser ingerido com alimentos; evitar ingestão com antiácidos | Hiperbilirrubinemia indireta; prolongamento do intervalo PR – alguns clientes têm bloqueio AV de primeiro grau assintomático; deve ser usado com cautela nos clientes com distúrbios da condução preexistentes ou que também usem fármacos que possam prolongar o intervalo PR; hiperglicemia; distribuição anormal das gorduras; pode aumentar os episódios de sangramento dos clientes hemofílicos |
| Fosamprenavir (f-APV)<br>Lexiva® | Pode ser ingerido sem considerar a ingestão de alimentos | Erupção cutânea (19%); diarreia, náuseas e vômitos; cefaleia; hiperlipidemia; elevações das transaminases; hiperglicemia; distúrbio da distribuição das gorduras; pode aumentar os episódios de sangramento dos clientes hemofílicos |
| Lopinavir + ritonavir (LPV/r)<br>Kaletra® | Deve ser ingerido às refeições | Intolerância GI; náuseas, vômitos e diarreia; astenia; hiperlipidemia (principalmente hipertrigliceridemia); elevações das transaminases séricas; distúrbios da distribuição de gorduras; pode aumentar os episódios de sangramento dos clientes hemofílicos |
| Nelfinavir (NFV)<br>Viracept® | Deve ser ingerido com uma refeição ou lanche | Diarreia; hiperlipidemia; hiperglicemia; distúrbios da distribuição das gorduras; pode aumentar os episódios de sangramento dos clientes hemofílicos; aumentos das transaminases séricas |

*(continua)*

**Tabela 37.2** Antirretrovirais utilizados comumente.* (*continuação*)

| Nome genérico (abreviatura) e nomes comerciais | Efeito na ingestão de alimentos | Efeitos adversos |
|---|---|---|
| Ritonavir (TRV) Norvir® | Deve ser ingerido com alimentos, se possível, porque isso pode aumentar a tolerância | Intolerância GI; náuseas, vômitos e diarreia; parestesias – perioral e nos membros; hiperlipidemia, principalmente hipertrigliceridemia; hepatite; astenia; perversão do paladar (gosto diferente); hiperglicemia, distúrbios da distribuição das gorduras; pode aumentar o sangramento nos clientes hemofílicos |
| **Inibidores de fusão** Enfuvirtida (T-20) Fuzeon® | Injetado por via subcutânea | Reações no local das injeções – quase 100% dos clientes (dor, eritema, enduração, nódulos e cistos, prurido, equimoses); aumento da incidência de pneumonias bacterianas; reação de hipersensibilidade – inclusive erupção cutânea, febre, náuseas e vômitos, calafrios, tremores, hipotensão ou aumentos das transaminases séricas; pode recidivar se o fármaco for administrado novamente |
| **Antagonistas de CCR5** Maraviroque (MVC) Selzentry® | Nenhum efeito dos alimentos; deve ser ingerido com ou sem alimentos | Dor abdominal; tosse; tontura; sintomas musculoesqueléticos; hipertermia; erupção cutânea; infecções das vias respiratórias superiores; hepatotoxicidade; hipotensão ortostática |
| **Inibidores de integrase** Raltegravir (RAL) Isentress® | Pode ser ingerido com ou sem alimentos | Náuseas, cefaleia; diarreia; hipertermia; elevação da CPK |

*Os esquemas devem ser individualizados com base nas vantagens e desvantagens de cada combinação, inclusive número de comprimidos, frequência das doses, efeitos tóxicos, interações farmacológicas potenciais, comorbidades existentes e nível de RNA do HIV no plasma.

---

utilizam seus fármacos conforme são prescritos em uma escala de 1 a 6. Os fatores associados à falta de adesão incluem abuso de drogas ilícitas, depressão, falta de apoio social e fadiga causada pelo tratamento. O Boxe 37.6 resume várias estratégias que os profissionais de saúde podem adotar para facilitar a adesão ao regime terapêutico. Todos os encontros com os profissionais de saúde devem ser usados como oportunidades de resumir brevemente o regime terapêutico e detectar quaisquer problemas recentes.

Os clientes que preferem interromper o tratamento devem ser orientados de que a carga viral do HIV pode aumentar, geralmente aos níveis detectados antes de iniciar o tratamento, aumentando o risco de transmissão às outras pessoas durante atividades de alto risco, inclusive relações sexuais sem proteção e uso compartilhado de agulhas. Em consequência dos efeitos tóxicos, da resistência ao fármaco, das questões relativas à qualidade de vida e ao custo elevado dos fármacos, alguns clientes podem preferir tirar umas "férias sem tratamento", ou seguir um esquema de interrupção estruturada do tratamento. Com base em uma parceria honesta e franca entre o profissional de saúde e o cliente, essas opções podem ser exploradas e sua eficácia pode ser ampliada. O tratamento intermitente estruturado, que se caracteriza por alternar períodos curtos com e sem tratamento, parece ser ineficaz e pode até aumentar a mortalidade.

## Avaliação do tratamento

Os testes de carga viral avaliam os resultados do tratamento (DHHS Panel, 2008b). A carga viral deve ser determinada pouco antes de iniciar o tratamento com ARV e, em seguida,

---

### BOXE 37.6 Orientações ao cliente.

**Adesão ao tratamento farmacológico para HIV**

Para ajudar a garantir a adesão ao regime terapêutico, você deve ser capaz de:

- Identificar corretamente cada fármaco, de preferência pelo nome
- Descrever a ação de cada fármaco
- Dizer os horários certos nos quais o fármaco precisa ser ingerido
- Conhecer as recomendações especiais a serem seguidas ao ingerir os fármacos (p. ex., com as refeições, com o estômago vazio; fármacos que não podem ser ingeridos simultaneamente)
- Demonstrar os métodos de controlar e armazenar os fármacos e usar lembretes como sinais sonoros de despertadores e/ou caixinhas organizadoras de comprimidos
- Conhecer os exames laboratoriais específicos (p. ex., carga viral) que são necessários para monitorar a eficácia do regime terapêutico
- Relacionar os efeitos colaterais de cada fármaco
- Identificar os efeitos colaterais que devem ser notificados ao médico
- Explicar a importância e a necessidade da adesão ao regime terapêutico
- Demonstrar a maneira certa de administrar fármacos intramusculares, subcutâneos ou intravenosos (IV)
- Demonstrar o uso correto e o descarte seguro das agulhas, seringas e outros equipamentos de infusão IV
- Conversar sobre os episódios de falta de adesão ao regime terapêutico

depois de 2 a 8 semanas. Na maioria dos casos, a adesão a um esquema de ARV potentes causa redução significativa da carga viral depois desse período. A carga viral deve continuar a diminuir nas semanas subsequentes e, na maioria dos clientes, cai abaixo dos níveis detectáveis (hoje em dia, definidos como < 50 cópias de RNA/m$\ell$) em 16 a 20 semanas. A taxa de declínio da carga viral até níveis indetectáveis é influenciada pela contagem basal de células T, carga viral inicial, potência dos fármacos usados, adesão ao regime terapêutico, exposição pregressa aos ARV e coexistência de quaisquer infecções oportunistas. A inexistência confirmada de redução da carga viral em um cliente que aderiu ao tratamento deve levar a equipe de saúde a reavaliar o esquema. A contagem de células CD4+ deve aumentar em 100 a 150/mm$^3$ por ano, com resposta acelerada nos primeiros 3 meses (DHHS Panel, 2008b).

### Efeitos colaterais

Alguns dos fármacos ARV que prolongam a vida também podem causar uma síndrome de lipodistrofia e colocar o cliente em risco de hipercolesterolemia, cardiopatia e diabetes de início precoce. A síndrome de redistribuição da gordura, que consiste em lipoatrofia (Figura 37.4) ou lipo-hipertrofia (ou ambas) em áreas localizadas, também é conhecida como *síndrome de lipodistrofia*. Essa síndrome é um dos efeitos colaterais sistêmicos mais comuns do tratamento com fármacos ARV (principalmente inibidores da protease) e acomete até 58% dos clientes (Libman e Makadon, 2007). Muitos clientes com lipodistrofia têm perdas acentuadas de gordura nas pernas, nos braços e na face, ou acumulação de gordura no abdome e/ou na base do pescoço. Além disso, esses clientes podem ter aumento do tamanho das mamas.

A lipoatrofia facial, que se caracteriza por afundamento dos maxilares, dos olhos e das têmporas em consequência da perda do tecido adiposo subcutâneo, pode ser tratada com preenchedores injetáveis.

### Resistência aos fármacos

A resistência aos fármacos pode ser definida em termos gerais por capacidade de os patógenos resistirem aos efeitos dos fármacos que pretensamente seriam tóxicos. A resistência desenvolve-se por mutações genéticas espontâneas do patógeno ou em resposta à exposição aos fármacos. Entre os fatores associados ao desenvolvimento de resistência aos fármacos estão monoterapia sequencial (usar um fármaco de cada vez), que era comum durante as primeiras experiências clínicas; supressão inadequada da replicação viral com esquemas de tratamento pouco eficazes; dificuldade de aderir aos regimes terapêuticos complexos e tóxicos; e iniciação do tratamento em uma fase tardia da evolução da infecção pelo HIV. O HIV-1 pode refugiar-se em "santuários" teciduais, inclusive por trás da barreira hematoencefálica, onde as concentrações mais baixas dos fármacos no SNC poderiam induzir o desenvolvimento de mutantes resistentes. O HIV-1 persiste nos tecidos linfoides, mesmo nos clientes que parecem ter respondido bem ao tratamento antirretroviral (Libman e Makadon, 2007).

Os testes de resistência têm algumas limitações, sendo mais apropriados para eliminar os fármacos ARV do que para definir quais devem ser usados. Decidir se um regime terapêutico é eficaz ou ineficaz é uma tarefa complexa. Alguns clientes apresentam resultados inconsistentes nos parâmetros virológicos, imunológicos e clínicos. Em geral, a falência virológica ocorre primeiramente, depois a falência imune e, por fim, a progressão da doença clínica. Esses eventos podem ser intercalados por meses ou anos (DHHS Panel, 2008a). Os testes do genótipo possibilitam a detecção de mutações dos aminoácidos, que suposta ou comprovadamente estão associadas ao fenótipo de resistência. Os testes do fenótipo preveem a sensibilidade do vírus resistente à inibição por determinado fármaco (Libman e Makadon, 2007).

Além dos testes de resistência, vários fatores precisam ser considerados ao escolher os fármacos para um esquema terapêutico novo, depois que o anterior falhou. Esses fatores incluem os tratamentos pregressos realizados, a carga viral e a tolerância aos fármacos; a probabilidade de que o cliente siga o regime terapêutico; e as comorbidades clínicas coexistentes ou os outros fármacos usados. Os testes de resistência são mais úteis quando são realizados antes da interrupção dos fármacos, ou pouco depois (nas primeiras 4 semanas). A maioria dos médicos especializados em HIV solicita testes do genótipo durante o estágio inicial de diagnóstico, porque alguns clientes estão infectados por cepas resistentes de HIV. Os testes de resistência aos fármacos não são recomendados para clientes com cargas virais menores que 1.000 cópias/m$\ell$, porque a amplificação do vírus não seria confiável (DHHS Panel, 2008a).

### *Vacinas*

As pesquisas com vacinas para HIV têm duas áreas de aplicação em potencial: prevenção de infecções primárias e tratamento dos clientes que já estão infectados pelo HIV (vacina terapêutica). Desde que o HIV-1 foi descoberto, pesquisadores têm trabalhado para desenvolver uma vacina. A vacina é um substituto que estimula a produção de anticorpos para destruir o microrganismo invasor. A produção de uma vacina contra o HIV é exequível, mas os pesquisadores têm encontrado dificuldades de encontrar um modelo animal adequado, no qual possam

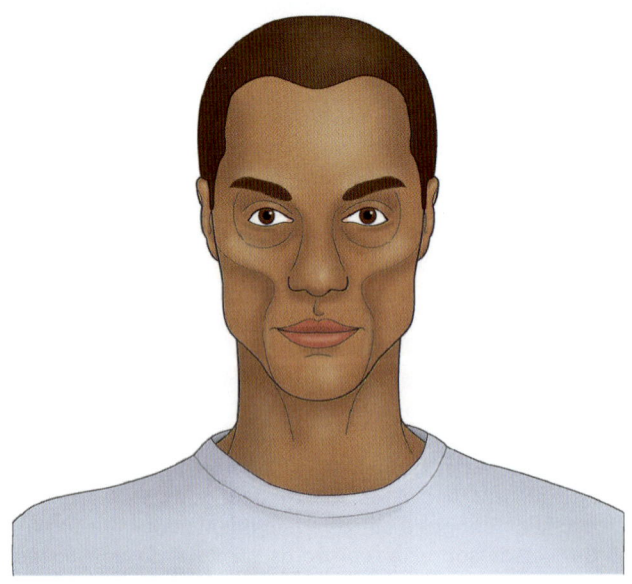

Figura 37.4 Lipoatrofia facial.

testar as novas vacinas. Como o HIV pode atacar o sistema imune humano por meio dos vírus livres ou presentes nas células, uma vacina contra esse vírus deve ser capaz de produzir anticorpos e linfócitos citotóxicos (Libman e Makadon, 2007).

A vacinação do soropositivo para prevenção de outras doenças deve ser avaliada por um médico. Se o cliente estiver com a imunidade muito baixa, não deve receber vacinas compostas por bactérias ou vírus vivos. Diversos estudos mostram que a resposta aos organismos invasores é menor em soropositivos com baixa concentração de linfócitos T CD4+, células de defesa do organismo. Os soropositivos sintomáticos não têm boa resposta às vacinas. Recomenda-se que, na tentativa de obter uma resposta imunológica ideal, todas as vacinas sejam administradas no curso da infecção pelo HIV, o mais precocemente possível.

## Tratamento das infecções oportunistas

### Pneumonia por Pneumocystis

Nos últimos anos, foram realizados vários avanços no tratamento da PPC. A combinação TMP-SMZ, que é o tratamento preferido para PPC dos clientes com AIDS e dos indivíduos imunossuprimidos HIV-negativos, está disponível em preparações oral e IV. O TMP-SMZ é um antibiótico usado para tratar vários microrganismos infecciosos. Os clientes infectados pelo HIV com contagens de células T menores que 200/mm$^3$ devem fazer quimioprofilaxia para PPC com TMP-SMZ. A profilaxia para PPC pode ser interrompida sem riscos nos clientes que estejam melhorando com a HAART, e apresentem aumentos mantidos das contagens dos linfócitos T. O TMP-SMZ também confere proteção cruzada contra toxoplasmose e algumas infecções bacterianas respiratórias comuns. Os clientes com AIDS tratados com TMP-SMZ têm incidência mais alta de efeitos adversos como febre, erupções cutâneas, leucopenia (redução das contagens de leucócitos), trombocitopenia (diminuição da contagem de plaquetas) e disfunção renal. A reintrodução do TMP-SMZ com doses progressivamente crescentes (dessensibilização) pode ser eficaz em até 70% dos casos.

A pentamidina é um fármaco antiprotozoários usado como alternativa para tratar PPC. A administração intramuscular deve ser evitada porque pode provocar a formação de abscessos estéreis dolorosos. Além disso, a pentamidina IV pode causar hipotensão grave quando é administrada muito rapidamente. Outros efeitos adversos são distúrbios do metabolismo da glicose resultando em diabetes melito secundário à lesão do pâncreas, disfunção renal ou hepática e neutropenia. Inicialmente, o sucesso da pentamidina em aerossol levou à sua utilização para tratar casos brandos a moderados de PPC. Contudo, estudos demonstraram que a pentamidina em aerossol era menos eficaz e mais dispendiosa que o TMP-SMZ, além de possibilitar recidivas precoces. Em virtude dessas limitações, a pentamidina em aerossol não deve ser usada (DHHS Panel, 2008a).

### Complexo Mycobacterium avium

A quimioprofilaxia para doença disseminada causada pelo CMA está indicada para os clientes HIV-positivos com contagens de células T menores que 50/mm$^3$. O tratamento das infecções por CMA consiste em usar claritromicina ou azitromicina. A profilaxia secundária para infecção disseminada pode ser interrompida quando os clientes têm aumentos persistentes das contagens de células CD4+ (> 100/mm$^3$) em resposta ao HAART; concluíram 12 meses de tratamento para infecção por CMA; e não apresentam sinais ou sintomas atribuíveis ao CMA. A profilaxia primária para infecção disseminada por CMA pode ser interrompida quando os clientes respondem ao HAART com contagens de células CD4+ de 100/mm$^3$ ou mais há no mínimo 3 meses, mas pode ser reintroduzido quando as contagens diminuem a 50 a 100/mm$^3$ (DHHS Panel, 2008a).

### Retinite causada por citomegalovírus

A retinite causada por CMV é uma das principais causas de cegueira dos clientes com AIDS. A profilaxia com ganciclovir oral pode ser considerada para clientes HIV-positivos com contagens de células T CD4+ menores que 50/mm$^3$. Dois agentes antivirais – ganciclovir (DHPG) e foscarnet – são alternativas para tratamento, mas não curam a retinite causada por CMV. Como o ganciclovir e o foscarnet não erradicam o vírus, mas controlam sua proliferação, eles devem ser usados por toda a vida. Os índices de recidiva associados a esses dois antivirais são semelhantes. A interrupção do uso do fármaco está associado à recidiva da retinite dentro de 1 mês.

Uma reação adversa comum ao ganciclovir é neutropenia grave, que dificulta o uso simultâneo de zidovudina (AZT). As injeções intravítreas de ganciclovir foram eficazes nos clientes que não conseguiram tolerar o uso sistêmico porque tinham neutropenia grave, infecção dos acessos venosos, ou que precisavam usar zidovudina. O AZT pode ser usado com foscarnet. As reações adversas comuns ao foscarnet são nefrotoxicidade (inclusive insuficiência renal aguda) e distúrbios eletrolíticos (p. ex., hipercalcemia, hiperfosfatemia e hipomagnesemia), que podem ser fatais. Outros efeitos colaterais comuns são convulsões, distúrbios GI, anemia, flebite no local da infusão e dor lombar baixa. A possibilidade de ocorrer supressão da medula óssea (com reduções resultantes das contagens de plaquetas e leucócitos), candidíase oral e disfunção hepática e renal requer monitoramento cuidadoso dos clientes tratados.

### Outras infecções

O aciclovir, o fanciclovir ou o valaciclovir oral pode ser usado para tratar infecções causadas por herpes-vírus simples (VHS) ou varicela-zóster (VVZ). Os clientes coinfectados pelo HIV e VHS estão mais sujeitos a transmitir e infectar outras pessoas, caso a infecção por herpes não seja tratada. A candidíase esofágica ou oral é tratada topicamente com pastilhas orais de clotrimazol ou suspensão de nistatina. A candidíase oral (moníliase) refratária crônica ou o acometimento do esôfago pode ser tratado com cetoconazol ou fluconazol.

## Tratamento antidiarreico

Embora diversos tipos de diarreia melhorem com tratamento, esse problema recidiva frequentemente e torna-se crônico nos clientes infectados pelo HIV. Alguns estudos demonstraram que o tratamento com acetato de octreotida (um análogo sintético da somatostatina) foi eficaz para controlar diarreia crônica grave. Concentrações altas de receptores da somatostatina foram encontradas no trato GI e outros tecidos. A somatostatina inibe algumas funções fisiológicas, inclusive motilidade GI e secreção intestinal de água e eletrólitos.

## Quimioterapia

### Sarcoma de Kaposi

O tratamento do sarcoma de Kaposi geralmente é difícil em razão da variabilidade dos sintomas e dos sistemas acometidos. O SK raramente é fatal, exceto quando há acometimento dos pulmões ou do trato GI. Os objetivos do tratamento são reduzir os sintomas com a diminuição do tamanho das lesões cutâneas; atenuar o desconforto associado ao edema e às úlceras; e controlar os sintomas associados ao acometimento das vísceras ou das mucosas. Nenhum tratamento aumenta comprovadamente a sobrevivência. Os tratamentos tópicos incluem ressecção cirúrgica das lesões ou aplicação de nitrogênio líquido nas lesões cutâneas localizadas e injeções de vimblastina diluída dentro das lesões intraorais. A injeção das lesões intraorais foi associada a dor e irritação da pele. A radioterapia é eficaz como medida paliativa para reduzir a dor localizada causada por massa tumoral (principalmente nas pernas) e para lesões do SK que se localizam em áreas como mucosa oral, conjuntiva, face e plantas dos pés.

A interferona é conhecida por seus efeitos antivirais e antitumorais. Os clientes com SK cutâneo tratados com **alfainterferona** apresentam regressão do tumor e melhora da função do sistema imune. Respostas favoráveis foram observadas em 30 a 50% dos clientes, mas as respostas mais satisfatórias foram obtidas com clientes portadores de doença limitada sem infecções oportunistas. A alfainterferona é administrada por via IV, intramuscular ou subcutânea. Os clientes podem autoadministrar interferona em suas casas ou receber tratamento ambulatorial.

### Linfoma

O tratamento eficaz dos linfomas associados à AIDS tem sido limitado em razão da progressão rápida dessas neoplasias malignas. Os esquemas de poliquimioterapia e radioterapia podem produzir melhora inicial, mas geralmente têm curta duração. Como os esquemas tradicionais recomendados para linfomas não associados à AIDS são ineficazes, alguns médicos sugerem que os linfomas associados à AIDS devam ser estudados em experiências clínicas como um grupo separado.

## Tratamento antidepressivo

O tratamento da depressão dos clientes HIV-positivos consiste em psicoterapia combinada com fármacos. Se os sintomas depressivos forem graves e estendem-se por tempo suficiente, o tratamento com antidepressivos pode ser iniciado. Os antidepressivos como imipramina, desipramina e fluoxetina podem ser usados porque também atenuam a fadiga e a letargia associadas à depressão. Nos clientes com distúrbio neuropsiquiátrico, pode-se utilizar um psicoestimulante como o metilfenidato em doses baixas.

## Suporte nutricional

A desnutrição aumenta o risco de infecção e pode aumentar a incidência das infecções oportunistas. A terapia nutricional deve ser incorporada ao plano terapêutico global e deve ser ajustada de modo a atender às necessidades nutricionais do cliente, seja por dieta oral, alimentação enteral ou nutrição parenteral, conforme a necessidade. Como também ocorre com todos os clientes, uma dieta saudável é essencial aos indivíduos infectados pelo HIV. Em todos os clientes com AIDS e emagrecimento inexplicável, as contagens de calorias devem ser realizadas para avaliar o estado nutricional e iniciar a reposição apropriada. O objetivo é manter o peso ideal e, quando necessário, aumentar o peso.

Os estimulantes de apetite têm sido usados com sucesso nos clientes com anorexia associada à AIDS. O acetato de megestrol, um derivado sintético da progesterona oral usado para tratar câncer de mama, promove ganho ponderal significativo e inibe a síntese da citocina IL-1. Nos clientes HIV-positivos, esse fármaco aumenta o peso corporal basicamente por ampliação das reservas de gordura. O dronabinol, um tetraidrocanabinol (THC) sintético e ingrediente ativo da maconha, tem sido usado para atenuar as náuseas e os vômitos associados à quimioterapia antineoplásica.

Suplementos orais podem ser usados para complementar as dietas deficientes em calorias e proteínas. Os suplementos orais devem ser administrados preferencialmente sem lactose, porque muitos clientes HIV-positivos não toleram esse açúcar. A nutrição parenteral é a última opção porque está associada a alguns riscos, inclusive infecções.

## Tratamentos alternativos e complementares

A medicina ocidental convencional, ou alopática, enfatiza o tratamento das doenças. Esses tratamentos ou intervenções são ensinados nas escolas de enfermagem e são aplicados pelos profissionais de saúde no cuidado aos seus clientes. Em geral, a medicina alternativa e complementar (MAC) é entendida com um conjunto de métodos de tratamentos ou intervenções não convencionais e não ortodoxas. Essas modalidades e tratamentos ressaltam a necessidade de tratar o indivíduo por inteiro, reconhecendo a interação entre corpo, mente e espírito. Os clientes HIV-positivos referem uso expressivo da MAC para controlar seus sintomas. O uso da MAC na população com infecção pelo HIV/AIDS geralmente é resultado da descrença com o tratamento médico convencional que, até o momento, não conseguiu alcançar a cura. Em combinação com os tratamentos convencionais, a MAC pode aumentar o bem-estar geral dos clientes. Entretanto, podem ocorrer algumas interações farmacológicas entre os tratamentos usados pela MAC (p. ex., hipérico) e alguns fármacos ARV (DHHS Panel, 2008).

A MAC pode ser dividida em quatro grupos:

- As terapias psicológicas ou espirituais podem incluir humor, hipnose, cura pela fé, imaginação dirigida e afirmações positivas
- As terapias nutricionais podem incluir dietas vegetarianas ou macrobióticas e suplementos de vitamina C ou betacaroteno. Ervas chinesas também podem ser usadas, além do composto Q (um extrato de pepino-chinês) e *Momordica charantia* (melão amargo)
- Os tratamentos farmacológicos e biológicos incluem fármacos e outras substâncias que não foram aprovadas pela FDA, inclusive *N*-acetilcisteína, pentoxifilina e 1-cloro-2,4-dinitrobenzeno
- Os tratamentos com forças físicas e dispositivos podem incluir acupuntura, acupressão, massoterapia, reflexologia, toque terapêutico e ioga.

Embora não existam estudos suficientes sobre os efeitos da MAC, evidências crescentes publicadas na literatura descrevem efeitos benéficos das modalidades que incluem nutrição, exercício, suporte psicossocial e medicina chinesa.

Muitos clientes que utilizam essas modalidades de tratamento não referem esse fato aos médicos e enfermeiras. Para obter uma história de saúde completa, a enfermeira deve perguntar se o cliente faz tratamentos alternativos, inclusive quaisquer fármacos vendidos sem prescrição, suplementos nutricionais e vitaminas. Os clientes podem precisar de estímulos para relatar que usam MAC. Por exemplo, pode ocorrer problema quando os clientes usam MAC enquanto participam de experiências clínicas com novos fármacos; os tratamentos alternativos podem causar efeitos colaterais adversos significativos, dificultando a avaliação dos efeitos dos fármacos investigados na experiência clínica. A enfermeira deve estar familiarizada com os efeitos colaterais adversos potenciais desses tratamentos. Quando a enfermeira suspeita que a MAC possa ser a causa de um efeito colateral, ela precisa discutir isso com seu cliente, com o profissional de saúde que prescreveu o tratamento alternativo e com o profissional de saúde que está cuidando do cliente. É importante que a enfermeira considere a MAC sem prejulgamentos e tente compreender a importância desse tratamento para o cliente. Essa abordagem facilita a comunicação com o cliente e atenua conflitos.

### *Processo de enfermagem*

## Cliente com AIDS

Os cuidados de enfermagem para clientes com AIDS representam um desafio porque praticamente qualquer sistema do organismo pode ser afetado por infecções ou câncer. Além disso, essa doença acarreta problemas emocionais, sociais e éticos.

## Avaliação

A avaliação de enfermagem inclui o reconhecimento dos fatores de risco potenciais, inclusive história de práticas sexuais perigosas ou uso de drogas injetáveis. A enfermeira deve avaliar as condições físicas e psicológicas do cliente e explorar todos os fatores que afetam o sistema imune e suas funções.

### Estado nutricional

A enfermeira deve avaliar o estado nutricional obtendo uma história dietética e identificando os fatores que possam interferir com a ingestão, inclusive anorexia, náuseas, vômitos, dor na cavidade oral ou dificuldade de deglutir. Além disso, a enfermeira deve avaliar a capacidade de o cliente comprar e preparar alimentos. Entre os parâmetros objetivos do estado nutricional estão registros do peso (p. ex., alterações ao longo do tempo), medidas antropométricas e dosagens da ureia, das proteínas, da albumina e da transferrina sérica.

### *Alerta de enfermagem*

*A transferrina sintetizada no fígado é uma proteína de transporte, que regula a absorção de ferro por meio do seu transporte dos intestinos para a corrente sanguínea; por essa razão, o nível dessa proteína pode ser monitorado para avaliar a saturação sanguínea de ferro. Níveis baixos de transferrina diminuem a produção de hemoglobina e causam anemia. Os níveis de transferrina também diminuem quando há doença hepática e ingestão proteica baixa e, por isso, podem ser solicitados exames laboratoriais para avaliar a função hepática e o estado nutricional. Os níveis altos de transferrina estão associados à função imune e à capacidade de combater infecções. Nos adultos, os níveis normais de transferrina variam de 250 a 425 mg/dℓ, ou 2,5 a 4,2 g/ℓ. Níveis baixos de transferrina são detectados em anemia microcítica (hemácias pequenas), desnutrição proteico-calórica, infecções crônicas, doença hepática aguda e síndrome nefrótica (perda de proteínas na urina) (Fischbach e Dunning, 2009).*

### Integridade da pele

A enfermeira deve examinar a cada consulta ou a cada dia durante a internação hospitalar a pele e as mucosas do cliente em busca de indícios de lesão, ulceração ou infecção. O monitoramento da cavidade oral para detectar eritema, úlceras e placas branco-amareladas aderentes consegue identificar a candidíase. Nos casos mais graves, de clientes com diarreia profusa, é importante examinar a região perianal para detectar escoriações e infecções. No mercado existem **sistemas de controle da incontinência fecal para clientes** com controle intestinal diminuído ou ausente e fezes líquidas ou semilíquidas. As culturas das secreções das feridas podem ser recomendadas e realizadas pela enfermeira para isolar microrganismos infecciosos, principalmente *Staphylococcus aureus* resistente à meticilina (SARM).

### Função respiratória

A enfermeira deve avaliar a função respiratória monitorando o cliente para detectar tosse, expectoração (*i. e.*, volume e cor), dispneia, ortopneia, taquipneia e dor torácica. A ausculta avalia a qualidade dos sons respiratórios. Outros exames da função pulmonar incluem radiografias do tórax, gasometria arterial, oximetria de pulso e provas de função respiratória.

### Função neurológica

A enfermeira deve avaliar o estado neurológico com base no nível de consciência; orientação de tempo, lugar e pessoa; e lapsos de memória. A avaliação do estado mental em uma fase mais precoce possível do cuidado inicial fornece parâmetros basais. A enfermeira deve examinar o cliente para detectar déficits sensoriais (alterações visuais, cefaleia ou dormência e parestesias nos membros), problemas motores (alterações da marcha, paresia [paralisia discreta ou parcial] ou paralisia) e atividade convulsiva.

### Balanço hidreletrolítico

O equilíbrio hidreletrolítico é avaliado examinando-se a pele e as mucosas quanto ao turgor e ao grau de hidratação. A desidratação pode ser sugerida por sede exagerada, débito urinário reduzido, hipotensão postural, pulsos rápidos e fracos e densidade urinária de 1.025 ou mais. Os distúrbios eletrolíticos (p. ex., níveis baixos de sódio, potássio, cálcio, magnésio e cloreto) geralmente são causados por diarreia profusa. A enfermeira deve examinar o cliente para detectar sinais e

*(continua)*

sintomas de distúrbios eletrolíticos, inclusive alterações do estado mental, abalos musculares, cãibras, pulsos irregulares, náuseas e vômitos e respirações superficiais.

### Nível de conhecimento

A enfermeira deve avaliar o nível de conhecimento do cliente quanto à sua doença e aos mecanismos de transmissão. Além disso, a enfermeira deve avaliar o nível de conhecimento dos familiares e dos amigos. É importante entender a reação psicológica do cliente ao diagnóstico da infecção pelo HIV ou da AIDS. As reações variam de caso a caso, mas podem incluir negação, raiva, medo, vergonha, afastamento das interações sociais e depressão. A enfermeira deve identificar os recursos de suporte disponíveis ao cliente.

## Diagnóstico

A lista dos possíveis diagnósticos de enfermagem é ampla em razão da natureza complexa da doença. Entretanto, com base nos dados obtidos inicialmente, os principais diagnósticos de enfermagem podem ser os seguintes:

- Integridade da pele prejudicada relacionada com as manifestações cutâneas da infecção pelo HIV, as escoriações e a diarreia
- Diarreia relacionada a patógenos entéricos, HIV ou fármacos ARV
- Risco de infecção relacionado com a imunossupressão
- Intolerância à atividade relacionada com fraqueza, fadiga, desnutrição, distúrbios hidreletrolíticos e hipoxia associada às infecções pulmonares
- Risco de confusão relacionado com limitação da amplitude da atenção, redução da memória e desorientação associadas ao declínio cognitivo causado pelo HIV
- Troca de gases prejudicada relacionada com a PPC, aumento das secreções brônquicas e redução da capacidade de tossir em consequência da fraqueza e da fadiga
- Dor relacionada com a perda da integridade da pele perianal secundária à diarreia, ao SK e à neuropatia periférica
- Nutrição desequilibrada, menor que as necessidades corporais, relacionada com a redução da ingestão
- Interação social prejudicada relacionada com os estigmas da doença, o afastamento dos sistemas de apoio, as medidas de isolamento e o medo de infectar outras pessoas
- Antecipação da sensação de pesar relacionada com as alterações do estilo de vida e dos papéis desempenhados e com o prognóstico desfavorável
- Conhecimento deficiente relacionado com a infecção pelo HIV, os meios de evitar a transmissão do vírus e o autocuidado.

Com base nos resultados da avaliação, as complicações potenciais são as seguintes:

- Infecções oportunistas
- Respiração difícil ou insuficiência respiratória
- Síndrome consuntiva e distúrbios hidreletrolíticos
- Reações adversas aos fármacos.

## Planejamento

As metas definidas para o cliente podem incluir recuperar e manter a integridade da pele, normalizar os padrões de fun-ção intestinal, não contrair infecções, aumentar a tolerância à atividade, melhorar os processos do pensamento, melhorar a troca de gases, ampliar o conforto, melhorar o estado nutricional, ampliar a socialização, expressar pesar, ampliar conhecimentos acerca da prevenção da doença e do autocuidado e não desenvolver complicações.

## Intervenções de enfermagem

### Promoção da integridade da pele

A enfermeira deve examinar rotineiramente a pele e as mucosas para detectar alterações do aspecto, localização e tamanho das lesões e indícios de infecção e lesão. A enfermeira deve ajudar os clientes imobilizados a trocar de posição regularmente avaliando a necessidade de cada cliente. Os dispositivos como superfícies de apoio específicas (colchões, camas e almofadas) redistribuem a pressão que o corpo do cliente exerce sobre a pele e os tecidos subcutâneos. Os clientes devem evitar escarificar a pele; usar sabonetes não abrasivos e não ressecantes; e aplicar protetores cutâneos sem perfume nas superfícies cutâneas ressecadas. Também é importante estimular a higiene oral regular.

A enfermeira deve aplicar as loções, as pomadas e os curativos prescritos nas superfícies cutâneas afetadas. É importante evitar o uso de fitas adesivas. A pele do cliente deve ser protegida de atrito e fricção mantendo as roupas de cama sem rugas e evitando roupas apertadas ou restritivas. A enfermeira deve orientar os clientes com lesões nos pés a usar meias de algodão e calçados que não causem transpiração dos pés. As preparações antipruriginosas, antibióticas e analgésicas devem ser administradas conforme a prescrição.

A enfermeira deve examinar frequentemente a região perianal para detectar perda da integridade da pele e infecção. O cliente deve manter essa região o mais limpa possível. A região perianal deve ser lavada depois de cada evacuação com um sabonete não abrasivo e água para evitar escoriação adicional e lesão cutânea. Se a região estiver muito dolorida, panos macios ou esponjas de algodão podem ser menos irritantes que toalhas de rosto. Além disso, banhos de assento ou irrigação suave podem facilitar a limpeza e aumentar o conforto. É importante secar a região cuidadosamente depois da limpeza. Loções ou pomadas tópicas podem ser prescritas para facilitar a cicatrização. Se houver suspeita de infecção, as secreções das feridas devem ser enviadas para cultura para iniciar o tratamento antibiótico apropriado. A enfermeira deve ajudar os clientes a manter seu autocuidado.

### Promoção da função intestinal normal

A enfermeira deve avaliar o padrão de defecação para detectar diarreia. Além disso, ela deve monitorar a frequência e a consistência das fezes e as queixas do cliente de dor ou cólicas abdominais associadas às evacuações. Os fatores que agravam a diarreia frequente devem ser evitados. A enfermeira deve medir a quantidade e o volume das fezes líquidas para documentar as perdas de volume de líquidos e obter amostras para coprocultura (cultura de fezes) de modo a identificar microrganismos patogênicos.

A enfermeira deve orientar o cliente quanto às formas de atenuar a diarreia. As recomendações podem limitar a ingestão oral para "repousar" o intestino durante os períodos de inflamação aguda associada às infecções entéricas graves. À medida que a ingestão dietética do cliente aumentar, ele deve evitar alimentos que atuem como irritantes intestinais, inclusive frutas e vegetais crus, pipoca, bebidas gaseificadas e alimentos condimentados. Refeições pequenas e frequentes ajudam a evitar distensão abdominal. A enfermeira deve administrar os fármacos prescritos, inclusive anticolinérgicos, antiespasmódicos ou opioides, que reduzem a diarreia porque diminuem os espasmos e a motilidade intestinal. Administrar antidiarreicos regularmente pode ser mais eficaz do que usar esses fármacos conforme a necessidade. Os antibióticos e antifúngicos também podem ser prescritos para combater os patógenos identificados pelas culturas de fezes. A enfermeira também deve avaliar as estratégias de autocuidado usadas pelo cliente para controlar a diarreia.

### Prevenção de infecções

A enfermeira deve orientar o cliente e os cuidadores a monitorar sinais e sintomas de infecção: febre, calafrios, sudorese noturna; tosse com ou sem expectoração, dispneia, dificuldade de respirar; dor na cavidade oral ou disfagia; placas branco-amareladas na cavidade oral; emagrecimento inexplicável; crescimento dos linfonodos; náuseas, vômitos e diarreia persistente; aumento da frequência, urgência ou dor ao urinar; cefaleia e alterações visuais ou lapsos de memória; eritema, edema ou secreção nas feridas cutâneas; e lesões vesiculares na face, nos lábios ou na região perianal. A enfermeira deve monitorar os resultados dos exames laboratoriais sugestivos de infecção, inclusive leucometria e contagem diferencial. As amostras de secreção das feridas, lesões cutâneas, urina, fezes, escarro, secreção oral e sangue são coletadas para cultura para identificar microrganismos patogênicos e escolher o tratamento antimicrobiano mais apropriado. A enfermeira deve orientar o cliente a evitar contato com outras pessoas com infecções ativas, inclusive infecções das vias respiratórias superiores.

### Aumento da tolerância à atividade

A enfermeira deve avaliar a tolerância aos esforços do cliente monitorando a capacidade de deambular e realizar as atividades da vida diária. Os clientes podem ser incapazes de manter o padrão de atividade diária em razão de fraqueza, fadiga, dispneia, tontura e déficit neurológico. Pode ser necessário ajudar o cliente a planejar as rotinas diárias, de modo a manter equilíbrio entre atividade e repouso. Além disso, os clientes podem ser beneficiados pelas orientações sobre técnicas para conservar energia, inclusive ficar sentado enquanto lava ou prepara as refeições. Os itens pessoais utilizados frequentemente devem ser mantidos ao alcance do cliente. As técnicas como relaxamento e imaginação dirigida podem ser benéficas porque reduzem a ansiedade, que contribui para a fraqueza e a fadiga.

A colaboração com outros membros da equipe de saúde pode identificar outros fatores associados à agravação da fadiga e estratégias para lidar com esses problemas. Por exemplo, quando a fadiga está relacionada com a anemia, a administração de alfaepoetina conforme a prescrição pode atenuar o sintoma e aumentar a tolerância aos esforços.

### Preservação do padrão mental

A enfermeira deve avaliar o cliente para detectar alterações do estado mental que possam ser causadas por transtornos neurológicos, anormalidades metabólicas, infecções, efeitos colaterais do tratamento e mecanismos de enfrentamento. As manifestações dos transtornos neurológicos podem ser difíceis de diferenciar das reações psicológicas à infecção pelo HIV, inclusive raiva e depressão.

Se o cliente tiver alterações do estado mental ou da função cognitiva, a enfermeira deve orientar os familiares a conversar com ele utilizando linguagem clara e simples e oferecer-lhe tempo suficiente para responder às perguntas. Os familiares podem orientar o cliente em sua rotina diária conversando sobre o que acontece durante essas atividades. Os familiares devem ser estimulados a proporcionar ao cliente um esquema diário regular para administração dos fármacos, atividades de cuidado pessoal, horários das refeições, hora de deitar e acordar. Afixar a rotina em um local bem visível (p. ex., na porta da geladeira), colocar luzes noturnas no quarto e no banheiro e planejar atividades seguras de lazer possibilitam que o cliente mantenha uma rotina regular sem riscos pessoais. A enfermeira deve estimular as atividades que o cliente apreciava antes. Essas atividades devem ser fáceis de realizar e ter duração bem curta. Em alguns casos, pode ser necessária supervisão ininterrupta nas 24 h e podem ser adotadas medidas para evitar que o cliente realize atividades potencialmente perigosas, como dirigir ou usar o forno. A enfermeira deve adotar estratégias para aumentar ou manter as capacidades funcionais e assegurar um ambiente seguro para os clientes com declínio cognitivo associado à infecção pelo HIV.

### Melhora da troca gasosa

No mínimo 1 vez/dia, a enfermeira deve avaliar a função respiratória, inclusive frequência, ritmo, uso dos músculos acessórios e sons respiratórios; função mental; e cor da pele. É importante documentar qualquer tosse e a quantidade e as características do escarro. A enfermeira deve obter amostras de escarro para pesquisa de microrganismos infecciosos, conforme a necessidade. A fisioterapia respiratória (tossir, respirar profundamente, drenagem postural, percussão e vibração) pode ser necessária a cada duas a quatro horas para evitar estase das secreções e facilitar a limpeza das vias respiratórias. Em razão da fraqueza e da fadiga, muitos clientes precisam de ajuda para se colocarem em determinadas posições (p. ex., posição de semi-Fowler) que facilitam a respiração e a limpeza das vias respiratórias. A enfermeira deve avaliar o volume de líquidos de modo a manter a hidratação adequada. A ingestão diária deve ser de 3 $\ell$ por dia, a menos que exista alguma contraindicação em razão de doença cardíaca ou renal. Oxigênio umidificado pode ser prescrito e, em alguns casos, podem ser necessárias aspiração nasofaríngea ou traqueal, intubação e respiração artificial para manter a ventilação adequada.

### Redução da dor e do desconforto

A enfermeira deve avaliar o cliente quanto ao tipo e à intensidade da dor associada à perda da integridade da pele perianal, às lesões do SK e à neuropatia periférica. Além disso, deve avaliar os efeitos da dor nos padrões de eliminação, nutrição, sono, afeto e comunicação, bem como seus fatores atenuantes e agravantes. Como já foi descrito, a limpeza da região perianal pode aumentar o conforto do cliente. Anestésicos ou

*(continua)*

pomadas tópicas podem ser prescritos. Quando o paciente precisar ficar sentado, a enfermeira pode aumentar o conforto dele utilizando almofadas macias ou compressas de espuma. Se for necessário, também podem ser administrados analgésicos sistêmicos prescritos. A dor causada pelo SK geralmente é descrita como sensação de pontada, pulsações e peso, como se o cliente tivesse linfedema. O tratamento da dor pode incluir AINE e opioides com medidas não farmacológicas como técnicas de relaxamento. Quando os AINE são administrados aos clientes tratados com zidovudina, a enfermeira deve atentar para o fato de que as funções hepática e hematológica precisam ser avaliadas.

O cliente com dor relacionada com neuropatia periférica geralmente refere sensação de ardência, dormência e "picadas e agulhadas". As estratégias de controle da dor podem incluir opioides, antidepressivos tricíclicos e meias elásticas compressivas para equalizar a pressão. Os antidepressivos tricíclicos potencializam as ações dos opioides e podem ser usados para atenuar a dor sem aumentar a dose dos opioides.

### Melhora do estado nutricional

A enfermeira avalia o estado nutricional monitorando o peso, a ingestão dietética e as perdas e os níveis séricos de albumina, ureia, proteínas e transferrina. O cliente deve ser avaliado quanto aos fatores que interferem com a ingestão, inclusive anorexia, candidíase, náuseas, dor, fraqueza, fadiga e intolerância à lactose. Com base nos resultados da avaliação, a enfermeira deve adotar medidas específicas para facilitar a ingestão. O nutricionista ajuda a determinar as necessidades nutricionais do cliente.

O controle das náuseas e dos vômitos com antieméticos administrados regularmente pode aumentar a ingestão dietética do cliente. A ingestão alimentar deficiente resultante da dor causada pelas lesões orais ou pela faringite pode ser melhorada administrando-se opioides e geleia de lidocaína conforme a prescrição. Além disso, a enfermeira deve estimular o cliente a ingerir alimentos de fácil deglutição e evitar alimentos de consistência dura ou áspera, condimentados ou alimentos excessivamente quentes ou frios. O cliente deve realizar a higiene oral antes e depois das refeições. Se a fadiga e a fraqueza interferirem na ingestão alimentar, a enfermeira deve estimular o cliente a descansar antes das refeições. Se o cliente estiver hospitalizado, as refeições devem ser programadas de modo que não ocorram pouco depois de procedimentos dolorosos ou desagradáveis. A enfermeira deve orientar os clientes com diarreia e cólicas abdominais a evitar alimentos que estimulem a motilidade intestinal e causem distensão abdominal, inclusive os ricos em fibras ou lactose (se ele tiver intolerância à lactose). A enfermeira deve orientar o cliente quanto às formas de aumentar o valor nutricional das refeições. Suplementos como pudins, leite gelado batido com fruta e complemento nutricional disponível no mercado desenvolvido especialmente para clientes com HIV ou AIDS podem ser úteis. Os clientes que não conseguem manter seu estado nutricional por ingestão podem necessitar de alimentação enteral ou parenteral.

### Redução do sentimento de isolamento

Os clientes com AIDS correm risco de estigmatização dupla. Os preconceitos quanto à aquisição dessa doença e às opções de estilo de vida isolam muitos indivíduos HIV-positivos. Muitos clientes com AIDS são adultos jovens, que se encontram em um estágio do desenvolvimento que geralmente está associado ao estabelecimento de relacionamentos íntimos, metas pessoais e objetivos de carreira, quando se deparam com uma doença que ameaça reduzir sua expectativa de vida sem chances de cura. Além disso, esses clientes podem ser forçados a revelar estilos de vida ou comportamentos ocultos aos familiares, amigos, colegas de trabalho e profissionais de saúde. Por essa razão, os clientes com HIV podem ser sobrecarregados de emoções como ansiedade, culpa, vergonha e medo. Eles também podem precisar enfrentar várias perdas, inclusive de segurança financeira, papéis e funções normais, autoestima, privacidade, capacidade de controlar as funções corporais, capacidade de interagir significativamente com o ambiente e função sexual, além da rejeição por parte dos parceiros sexuais, familiares e amigos. Alguns clientes podem ter sentimentos de culpa por seu estilo de vida, ou porque infectaram outras pessoas por meio dos seus relacionamentos passados ou atuais. Outros clientes podem sentir raiva dos seus parceiros sexuais que lhe transmitiram o vírus. As medidas de controle das infecções usadas no hospital ou em casa também podem contribuir para o isolamento emocional do cliente. Cada um ou todos esses fatores de estresse podem levar o cliente com AIDS a isolar-se física e emocionalmente de qualquer contato social.

As enfermeiras encontram-se em posição singular para criar um clima de aceitação e entendimento dos clientes com AIDS e seus familiares e companheiros. A enfermeira deve avaliar o nível habitual de interação social do cliente em uma fase mais precoce possível, de modo a obter parâmetros basais para monitorar as alterações comportamentais que sugerem isolamento social (p. ex., limitação das interações com a equipe de saúde ou a família, hostilidade ou falta de adesão ao tratamento). Os clientes devem ser estimulados a expressar seus sentimentos de isolamento e solidão, de modo que saibam que esses sentimentos não são incomuns ou anormais.

Fornecer informações sobre como se proteger e às outras pessoas pode ajudar os clientes a evitar isolamento social. A enfermeira deve tranquilizar os clientes, os familiares e os amigos de que a AIDS não se dissemina por contato casual. As reuniões sobre cuidado do cliente, que abordam as questões psicossociais associadas à AIDS, podem ajudar a sensibilizar a equipe de saúde às necessidades desses clientes.

### Enfrentamento

A enfermeira deve ajudar o cliente a verbalizar seus sentimentos e explorar e identificar os recursos de apoio e os mecanismos de enfrentamento, principalmente quando o indivíduo sofre antecipadamente pelas perdas esperadas. O cliente deve ser estimulado a manter contato com familiares, amigos e colegas de trabalho e a usar os grupos de apoio aos clientes com AIDS. Se for possível, as perdas são identificadas e abordadas. A enfermeira deve estimular o cliente a manter suas atividades habituais na medida do possível. As consultas com profissionais da área de saúde mental podem ser úteis a muitos clientes.

### Monitoramento e manejo das complicações potenciais

**Infecções oportunistas.** Os clientes imunossuprimidos correm risco de infecções oportunistas. Por essa razão, os fármacos antimicrobianos podem ser prescritos e os exames laboratoriais solicitados para monitorar seus efeitos. A enfermeira deve notificar sinais e sintomas de infecção oportunista, inclusive febre, mal-estar, dificuldade de respirar, náuseas e vômitos, diarreia, dificuldade de engolir e quaisquer sinais de edema ou secreção.

**Insuficiência respiratória.** O comprometimento ventilatório é uma complicação significativa, que acentua o desconforto e a ansiedade do cliente e pode causar insuficiências cardíaca e respiratória. A enfermeira deve monitorar a frequência e o padrão respiratórios e auscultar os pulmões para detectar sons respiratórios anormais. O cliente deve relatar dispneia e dificuldade crescente de realizar suas atividades habituais. A enfermeira deve monitorar a frequência e o ritmo do pulso, a pressão arterial e a saturação de oxigênio. Aspiração (se houver necessidade) e administração de oxigênio asseguram vias respiratórias livres e evitam hipoxia. A respiração artificial pode ser necessária aos clientes que não consigam manter a ventilação adequada em razão de infecções pulmonares, distúrbios hidreletrolíticos ou fraqueza da musculatura respiratória. A gasometria arterial é realizada para orientar o suporte ventilatório. A enfermeira deve orientar os clientes intubados quanto aos métodos que possibilitam comunicar-se com ele e com outras pessoas. O cliente sob ventilação mecânica deve ser avaliado quanto à maneira como lida com o estresse associado à intubação e ao suporte ventilatório. A possibilidade futura de precisar de ventilação mecânica deve ser conversada em uma fase precoce da evolução da doença, quando o cliente for capaz de expressar suas preferências quanto ao tratamento. A ventilação mecânica deve ser compatível com as decisões do cliente relativas aos tratamentos indicados na fase final da doença.

**Caquexia.** A síndrome consumptiva e os distúrbios hidreletrolíticos (inclusive desidratação) são complicações comuns da infecção pelo HIV e AIDS. A enfermeira deve avaliar o estado nutricional e eletrolítico do cliente monitorando aumentos ou reduções do peso, turgor cutâneo, níveis de ferritina e hemoglobina, hematócrito e concentrações dos eletrólitos. O estado hidreletrolítico é monitorado continuamente; o balanço hídrico e a densidade urinária podem ser monitoradas diariamente quando o cliente está hospitalizado por complicações. A enfermeira deve examinar a pele para detectar ressecamento ou confirmar se o turgor está normal. Os sinais vitais devem ser monitorados para detectar hipotensão arterial ou aceleração da frequência do pulso na posição sentada ou de pé. A enfermeira deve documentar e relatar ao médico sinais e sintomas de distúrbios eletrolíticos, inclusive cãibras musculares, fraqueza, pulso irregular, depressão do estado mental, náuseas e vômitos. Além disso, a enfermeira monitora os níveis dos eletrólitos séricos e notificar quaisquer anormalidades.

A enfermeira ajuda o cliente a escolher alimentos que reponham eletrólitos, inclusive laranjas e bananas (potássio) e queijos e sopas (sódio). Se não houver contraindicação, a ingestão diária de 3 ℓ de líquidos ou mais deve ser mantida para repor os líquidos perdidos pela diarreia, além de adotar medidas para controlar a diarreia. Se os distúrbios hidreletrolíticos persistirem, a enfermeira deve administrar líquidos e eletrólitos intravenosos, conforme a prescrição. Além disso, a enfermeira deve monitorar os efeitos do tratamento parenteral.

**Efeitos colaterais dos fármacos.** As reações adversas são preocupantes para os clientes que utilizam quaisquer fármacos para tratar a infecção pelo HIV ou suas complicações. Alguns fármacos podem causar efeitos tóxicos graves. A enfermeira deve fornecer informações sobre a finalidade dos fármacos, sua administração correta, seus efeitos colaterais e as medidas para controlar ou evitar efeitos colaterais. Os clientes e seus cuidadores precisam entender quais sinais e sintomas dos efeitos colaterais devem ser relatados imediatamente ao seu médico assistente principal.

Além dos fármacos usados para tratar a infecção pelo HIV, outros fármacos que podem ser necessários são opioides, antidepressivos tricíclicos e AINE para aliviar a dor; fármacos para tratar infecções oportunistas; anti-histamínicos (difenidramina) para aliviar o prurido; paracetamol ou ácido acetilsalicílico para controlar a febre; e antieméticos para controlar as náuseas e os vômitos. O uso simultâneo desses fármacos pode causar algumas interações farmacológicas, que acarretam distúrbios hepáticos e hematológicos. Por essa razão, é essencial monitorar cuidadosamente os resultados dos exames laboratoriais.

Durante cada consulta com o cliente, é importante que a enfermeira pergunte não apenas sobre efeitos colaterais, mas também até que ponto ele está seguindo seu regime terapêutico.

### Ensino do autocuidado ao cliente

A enfermeira deve orientar clientes, familiares e amigos quanto aos mecanismos de transmissão do HIV. Como já foi mencionado, a enfermeira deve detalhar as precauções que o cliente pode usar para evitar a transmissão do HIV por relações sexuais ou pela exposição ao seu sangue. Os clientes e seus familiares ou cuidadores devem receber orientações sobre como evitar a transmissão de doenças, inclusive técnicas recomendadas para lavar as mãos e métodos para manusear e descartar seguramente objetos contaminados com líquidos corporais. O cliente precisa receber orientações claras sobre como evitar e controlar infecções, consultas periódicas com profissionais de saúde, controle dos sintomas, nutrição, repouso e exercícios. A enfermeira deve enfatizar a importância da higiene pessoal e do ambiente. Ela deve ensinar aos cuidadores as recomendações (Precauções Padronizadas) descritas no Boxe 37.3. Os clientes e seus cuidadores devem limpar as superfícies de banheiros e cozinhas regularmente com desinfetantes para evitar a proliferação de fungos e bactérias. Os clientes com animais de estimação devem solicitar que outra pessoa limpe as áreas sujas dos animais, inclusive gaiolas e caixas de fezes. Se isso não for possível, os clientes devem usar luvas e lavar as mãos depois de limpar a área. Os clientes devem evitar a exposição a outras pessoas que estejam doentes ou que tenham recebido recentemente vacinas de vírus vivos. A enfermeira deve enfatizar a importância de evitar fumo, ingestão excessiva de álcool e uso de fármacos vendidos sem prescrição ou drogas ilícitas. Por fim, os clientes HIV-positivos ou que usem drogas ilícitas injetáveis devem ser orientados a não doar sangue. Os usuários de drogas IV/injetáveis que não pretendam parar de usar devem evitar o uso compartilhado dos equipamentos usados para injetar drogas ilícitas com outras pessoas.

A enfermeira deve ensinar aos cuidadores como administrar fármacos em suas residências. Os regimes terapêuticos usados para tratar infecção pelo HIV e AIDS geralmente são complexos

*(continua)*

e dispendiosos. Quando o cliente precisa receber nutrição enteral, a enfermeira deve fornecer orientações ao cliente e seus familiares sobre como administrar a terapia nutricional em casa. Enfermeiras de cuidados domiciliares devem fornecer orientações e apoio ininterruptos ao cliente e aos seus familiares.

### Garantia da continuidade do cuidado

Muitos clientes com AIDS permanecem em suas comunidades e mantêm suas atividades comuns da vida diária, enquanto outros não conseguem mais trabalhar ou manter sua independência. As famílias ou os cuidadores podem necessitar de ajuda para prestar cuidados de suporte. Muitas organizações comunitárias prestam vários tipos de serviços para pessoas que vivem com HIV e AIDS, e as enfermeiras podem ajudar a localizar esses serviços.

As enfermeiras podem encaminhar os clientes aos programas comunitários que oferecem diversos serviços aos clientes, amigos e familiares, inclusive ajuda financeira e jurídica. Esses serviços geralmente são prestados por profissionais e voluntários não profissionais. O assistente social pode identificar os recursos de suporte financeiro, conforme a necessidade.

As enfermeiras de cuidados domiciliares e paliativos são chamadas a prestar apoio físico e emocional aos clientes e seus familiares à medida que se aproximam dos estágios terminais da AIDS. Esse apoio tem importância especial quando os clientes com AIDS perdem amigos e quando familiares temem a doença ou sentem raiva com relação ao estilo de vida do cliente. A enfermeira deve estimular o cliente e seus familiares a conversarem sobre decisões relativas ao final da vida e assegurar que os cuidados sejam compatíveis com essas decisões, que todas as medidas sejam adotadas para aumentar o conforto e que o cliente sempre seja tratado com dignidade.

### Reavaliação

Os resultados esperados para o cliente podem ser:

1. Mantém a integridade da pele
2. Normaliza a função intestinal
3. Não desenvolve infecções
4. Mantém o nível adequado de tolerância aos esforços
5. Mantém o padrão de função mental
6. Mantém a limpeza eficaz das vias respiratórias
7. Sente mais conforto e menos dor
8. Mantém o estado nutricional adequado
9. Tem menos sensação de isolamento social
10. Avança no processo de pesar
11. Relata que compreende melhor o que é AIDS e participa das atividades de autocuidado
12. Não desenvolve complicações.

## Aspectos éticos do cuidado ao cliente soropositivo

Em todos os contextos de prática, as enfermeiras podem prestar cuidados aos clientes infectados pelo HIV. Desse modo, elas se deparam não apenas com as dificuldades físicas dessa epidemia, como também com questões emocionais e éticas. As preocupações levantadas pelos profissionais de saúde incluem questões como medo de infecção, responsabilidade de prestar cuidados, validação de valores, confidencialidade, estágios de desenvolvimento dos clientes e cuidadores e fatores prognósticos desfavoráveis.

Muitos clientes infectados pelo HIV adotam comportamentos "estigmatizados". Como esses comportamentos desafiam os valores religiosos e morais tradicionais, as enfermeiras podem sentir-se relutantes em cuidar desses clientes. Além disso, os profissionais de saúde podem ainda ter medo e ansiedade quanto à transmissão da doença, apesar das informações sobre controle de infecções e incidência baixa de transmissão do vírus a esses profissionais. As enfermeiras devem examinar suas crenças pessoais e usar o processo de validação de valores para abordar temas controversos. O Código de Ética dos Profissionais de Enfermagem (Resolução COFEN 311/2007) é usado para orientar e resolver dilemas éticos que poderiam afetar a qualidade do cuidado prestado aos clientes com infecção pelo HIV e AIDS (ver Capítulo 1).

As enfermeiras são responsáveis por proteger o direito à privacidade do cliente, salvaguardando informações confidenciais. A revelação acidental de informações confidenciais do cliente pode resultar em dificuldades pessoais, financeiras e emocionais para o cliente. A controvérsia em torno da confidencialidade refere-se às circunstâncias nas quais a informação pode ser revelada às outras pessoas. Muitos clientes evitam consultas necessárias com profissionais de saúde porque se preocupam com a confidencialidade. Os membros da equipe de saúde precisam de informações exatas sobre o cliente para realizar avaliações, planejar, executar e reavaliar o cuidado prestado aos seus clientes. A falha em revelar a sorologia do HIV pode comprometer a qualidade do cuidado ao cliente. Os parceiros sexuais dos clientes HIV-positivos devem conhecer a possibilidade de infecção e precisam adotar práticas sexuais mais seguras, bem como saber que podem precisar fazer exames e receber cuidados de saúde. Os departamentos de saúde estaduais oferecem serviços de notificação confidencial dos parceiros.[6]

A AIDS estava associada a uma taxa de mortalidade elevada, mas os avanços do tratamento com ARV e vários outros fármacos mostraram-se promissores no sentido de retardar ou controlar a progressão da doença. Ainda não está claro se os regimes terapêuticos atuais continuarão eficazes, porque o vírus já desenvolveu resistência a alguns fármacos. Entretanto, a maioria dos especialistas concorda que clientes orientados e comprometidos com seu tratamento possam sobreviver por décadas. Apesar desses avanços, muitos adultos jovens ou de meia-idade terão doenças graves e poderão morrer durante a evolução habitual de sua doença. Outro fator que contribui para o estresse são os medos pessoais de contágio ou desaprovação do estilo de vida e dos comportamentos dos clientes. Ao contrário do câncer ou de outras doenças, a AIDS está associada às controvérsias que desafiam nossos sistemas legais e políticos, além de nossas crenças religiosas e pessoais. As enfermeiras estressadas e sobrecarregadas podem sentir angústia

---

[6]N.R.T.: No Brasil, todo portador do vírus tem direito a comunicar apenas às pessoas que deseja seu estado de saúde e o resultado dos seus testes. É proibida a referência à doença de alguém, passada ou futura, ou ao resultado de seus testes para o HIV/AIDS sem o consentimento da pessoa envolvida. A privacidade do portador do vírus deve ser assegurada por todos os serviços médicos e assistenciais.

física e mental na forma de fadiga, cefaleia, alterações do apetite e transtornos do sono, desânimo, irritabilidade, apatia, negatividade e raiva (síndrome de *burnout*).

Muitas estratégias têm sido adotadas pelas enfermeiras para enfrentar o estresse associado à atividade de cuidar de clientes com AIDS. Orientação e informações atualizadas ajudam a atenuar a apreensão e preparar as enfermeiras para prestar cuidados seguros de alta qualidade aos seus clientes. Os encontros interdisciplinares possibilitam que os participantes apoiem uns aos outros e prestem cuidados abrangentes aos seus clientes. Os grupos de apoio à equipe oferecem às enfermeiras a oportunidade de resolver problemas e explorar valores e sentimentos sobre a atividade de cuidar de clientes com AIDS e seus familiares; além disso, esses grupos oferecem espaço para expressão da tristeza. Outras fontes de apoio são colegas e orientadores espirituais.

## Revisão do capítulo

### Exercícios de avaliação crítica

1. Um homem de 43 anos usa drogas ilícitas injetáveis há 20 anos e diz que não pretende parar de usá-las, mas quer reduzir o risco de ser infectado pelo HIV. Considerando a política de redução de danos, o que você poderia orientar a esse cliente?
2. Durante uma intervenção de emergência na unidade de tratamento intensivo (UTI), uma estudante de enfermagem perfurou acidentalmente seu dedo com uma agulha usada em um cliente com AIDS. A estudante diz que não está preocupada com a possibilidade de contrair qualquer doença em consequência desse acidente. Como sua supervisora clínica ou chefe de enfermagem da UTI, quais medidas deveriam ser tomadas? Que tipo de notificação e documentação é necessário? Quais exames, tratamentos e orientações estão indicados para essa estudante?
3. Durante uma visita domiciliar a uma família com dois adolescentes HIV-positivos, você fornece orientações aos adolescentes, aos seus irmãos e aos seus pais sobre medidas para proteger os clientes de outras infecções e proteger outros familiares da transmissão do HIV. Qual é a base de evidências das medidas que você planeja discutir com os adolescentes e seus familiares? Qual é a força dessas evidências e quais critérios você poderia usar para avaliar a força dessas evidências?

### Questões objetivas

1. Um cliente com contagem de células CD4+ de 100/mm$^3$ não usa qualquer fármaco antirretroviral e foi internado no hospital depois de um acidente automobilístico. Além disso, o cliente tem tosse produtiva, febre, linfadenopatia e história de sudorese noturna. O teste de PPD é negativo. Qual seria a melhor conduta de enfermagem?
   A. Apenas adotar as Precauções Padronizadas porque o cliente não tem tuberculose.
   B. Adotar apenas Precauções de Transmissão pelo Ar porque o cliente não iniciou tratamento apropriado para infecção pelo HIV.
   C. Adotar Precauções Padronizadas e de Transmissão pelo Ar porque o cliente tem tuberculose.
   D. Adotar Precauções Padronizadas e de Transmissão pelo Ar, até que os infectologistas confirmem que o cliente não tem tuberculose, e, em seguida, manter as Precauções Padronizadas.
2. Um cliente acabou de receber resultado positivo em um teste para HIV e tem linfadenopatia persistente. O cliente pergunta: "Quando transmitirei o vírus às outras pessoas?" Qual seria a melhor resposta da enfermeira?
   A. Nesse estágio, você pode transmitir o vírus apenas por doação de sangue ou hemocomponentes.
   B. Quando sua contagem de células T CD+ diminuir a menos de 200/μℓ, você seria considerado infectante.
   C. Você não transmite o vírus enquanto utilizar os fármacos prescritos.
   D. O vírus pode ser transmitido em todos os estágios e categorias de infecção pelo HIV.
3. Qual alteração detectada em um cliente com doença causada pelo HIV, que começou a fazer HAART (terapia antirretroviral altamente ativa) há 3 meses, indica que o tratamento é eficaz?
   A. Aumento das células CD4
   B. Redução das células CD4
   C. Aumento das células CD8
   D. Redução das células CD8
4. A enfermeira suspeita que um cliente tenha sinais iniciais de infecção oportunista por CMV. Qual das opções seguintes é um dos primeiros sinais que podem estar presentes?
   A. Manchas nas mucosas
   B. Arritmias cardíacas
   C. Hipotensão
   D. Distúrbios visuais
5. O sarcoma de Kaposi era manifestação comum da AIDS antes da HAART, mas hoje é raro. Um cliente com AIDS quer saber o que deve esperar. Qual seria a melhor resposta da enfermeira?
   A. Exsudato branco e espesso na cavidade oral
   B. Lesão vermelho-arroxeada no corpo
   C. Emagrecimento
   D. Aumento das secreções respiratórias

## Bibliografia e leitura sugerida

A bibliografia e a leitura sugerida para este capítulo estão disponíveis no GEN-IO: http://gen-io.grupogen.com.br/gen-io/.

# CAPÍTULO 38

NICOLE C. GORA

# Manejo de Enfermagem | Distúrbios Alérgicos

## Objetivos de estudo

**Após ler este capítulo, você será capaz de:**

1. Descrever o manejo aos clientes com distúrbios alérgicos
2. Relatar as medidas de prevenção e manejo da anafilaxia
3. Discutir os diferentes distúrbios alérgicos de acordo com o tipo.

As reações autoimunes ocorrem quando autoantígenos são reconhecidos pelos mecanismos de defesa normais do corpo como estranhos. Na presença desses antígenos "estranhos", as células B se tornam hiperativas e a quantidade de imunoglobulina E (IgE) aumenta, produzindo, desse modo, uma resposta alérgica ou de hipersensibilidade. A hipersensibilidade é uma resposta amplificada ou inapropriada a um antígeno (na segunda exposição), levando a inflamação e destruição de tecido saudável. A causa pode ser fatores genéticos, hormonais e ambientais, e, não raro, a etiologia não é conhecida. O tempo de reação varia, podendo se desenvolver em minutos a horas após a exposição ou, ainda, ser tardia. O Capítulo 36 apresenta os tipos de classificações de reações de hipersensibilidade. Os sintomas variam, dependendo da classificação, desde uma reação local a uma resposta sistêmica potencialmente fatal de anafilaxia. É importante que as enfermeiras reconheçam os sinais e sintomas das reações alérgicas, conheçam os fatores de risco associados à reação e estejam familiarizadas com o manejo do tratamento.

Há dois tipos de reações alérgicas mediadas por IgE: distúrbios atópicos e não atópicos. Embora as reações imunológicas de base dos dois tipos de distúrbio sejam as mesmas, os fatores predisponentes e as manifestações são diferentes. Os distúrbios atópicos são caracterizados por predisposição hereditária e produção de uma reação local aos anticorpos IgE, a qual se manifesta em um ou mais dos seguintes distúrbios atópicos: rinite alérgica, asma e eczema/dermatite atópica. Os distúrbios não atópicos não apresentam o componente genético nem a especificidade orgânica dos distúrbios atópicos (Porth e Matfin, 2009). A alergia ao látex (ver discussão adiante) pode ser uma reação de **hipersensibilidade** do tipo I ou IV, embora a verdadeira alergia ao látex seja considerada uma reação de hipersensibilidade do tipo I. A dermatite de contato é encarada como uma reação de hipersensibilidade do tipo IV.

## Anafilaxia

A **anafilaxia** é a resposta clínica a uma reação imunológica imediata (hipersensibilidade do tipo I) entre um **antígeno** específico e um **anticorpo**. A reação resulta da liberação rápida de substâncias químicas mediadas por IgE, as quais podem induzir reação alérgica grave potencialmente fatal.

### Fisiopatologia

A anafilaxia acontece quando o sistema imunológico do corpo produz anticorpos IgE específicos contra uma substância normalmente não tóxica (p. ex., alimentos como amendoim) (Boxe 38.1). Quando a pessoa ingere

### BOXE 38.1 | Fisiopatologia em foco.

#### Anafilaxia

Cadeia de eventos da anafilaxia:

1. **Resposta ao antígeno.** IgM e IgG reconhecem e se ligam ao antígeno.

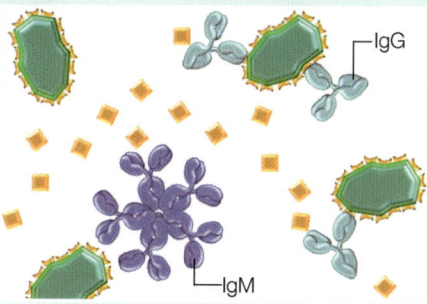

2. **Liberação de mediadores químicos.** IgE ativadas nos basófilos promovem a liberação de mediadores (histamina, serotonina e leucotrienos).

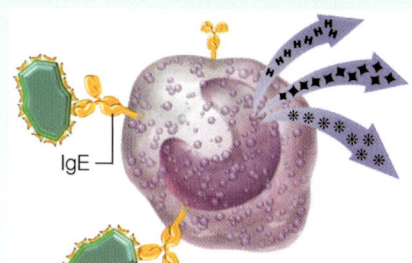

3. **Intensificação da resposta.** Os mastócitos liberam mais histamina e fator quimiotático eosinofílico de anafilaxia (ECF-A), o que cria lesões que enfraquecem vênulas.

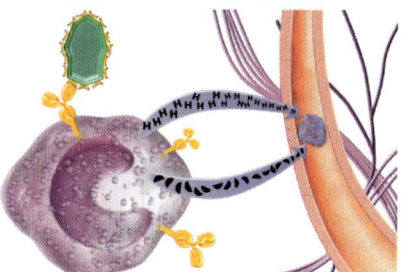

4. **Angústia respiratória.** Nos pulmões, a histamina causa destruição de células endoteliais e extravasamento de líquido nos alvéolos.

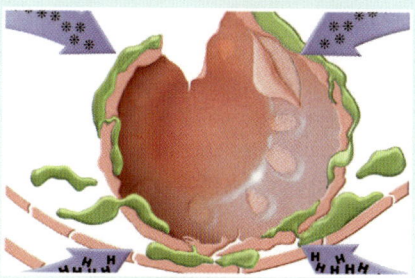

5. **Deterioração.** Enquanto isso, os mediadores acentuam a permeabilidade vascular, causando extravasamento de líquido dos vasos.

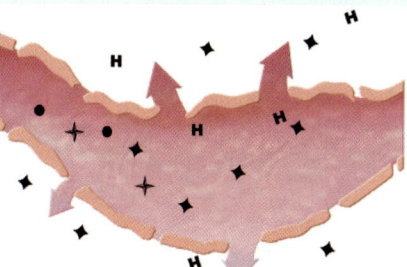

6. **Falência dos mecanismos compensatórios.** O dano das células endoteliais faz com que os basófilos e mastócitos liberem heparina e substâncias neutralizadoras dos mediadores. No entanto, nesse momento, a anafilaxia é irreversível.

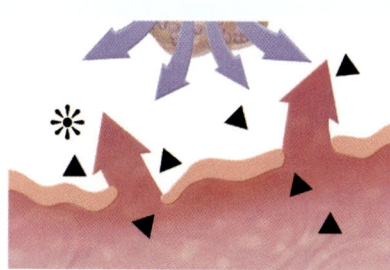

**Legenda:**

| | | | |
|---|---|---|---|
| Cascata complemento ■ | Serotonina ✶ | Prostaglandinas ✢ | Bradicinina ● |
| Histamina H | Leucotrienos ✳ | ECF-A ◖ | Heparina ▲ |

Adaptado de Lippincott (2010). *Pathophysiology: An incredibly visual pocket guide.* Philadelphia: Lippincott Williams & Wilkins.

pela primeira vez o amendoim, por exemplo, nenhuma reação física é manifestada. Em lugar disso, anticorpos são produzidos para aquela substância específica e, em seguida, esses anticorpos são armazenados no sistema imunológico para futura reexposição. Se a substância for ingerida de novo, o corpo libera quantidades excessivas da proteína **histamina**. Grandes quantidades de histamina liberadas no corpo podem causar hiperemia, urticária, angioedema, hipotensão e broncoconstrição. Essas alterações sistêmicas caracteristicamente produzem manifestações clínicas em segundos ou minutos após a exposição antigênica. Nos casos graves, esses sintomas podem causar choque. Se não houver intervenção médica imediata, pode ocorrer morte (Porth e Matfin, 2009).

As substâncias que mais comumente causam anafilaxia são alimentos, medicamentos, picadas de insetos e látex (Boxe 38.2).

O diagnóstico de risco de anafilaxia é determinado pelo teste cutâneo intradérmico e de puntura. Recomenda-se a realização do teste cutâneo em clientes com sintomas clínicos consistentes com reação mediada por IgE do tipo I. A gravidade das reações prévias não determina a gravidade das reações subsequentes, as quais podem ter a mesma, maior ou menor gravidade. A gravidade depende do grau da **alergia** e da dose de **alergênio** (Salzberg e Singer, 2007).

### BOXE 38.2 Causas comuns de anafilaxia.

**Alimentos**
Amendoins, oleaginosas (como nozes, noz-pecã, castanhas, amêndoas), crustáceos (como camarão, caranguejo, lagosta), peixe, leite, ovos, soja, trigo.

**Medicamentos**
Antibióticos, especialmente de penicilina e de sulfa, alopurinol, agentes de radiocontraste, agentes anestésicos (lidocaína, procaína), vacinas, hormônios (insulina, vasopressina, hormônio adrenocorticotrófico [ACTH], ácido acetilsalicílico, anti-inflamatórios não esteroides [AINE]).

**Outros agentes biológicos/farmacêuticos**
Soro de animais (antitoxina tetânica, antitoxina de veneno de cobra, antitoxina da raiva), antígenos usados no teste cutâneo.

**Picadas de insetos**
Abelhas, vespas, marimbondos, formigas, inclusive formigas-de-fogo.

**Látex**
Produtos hospitalares e não hospitalares contendo látex.

## Manifestações clínicas e avaliação

As reações sistêmicas leves consistem em parestesia periférica e sensação de elevação da temperatura, possivelmente acompanhadas por uma sensação de "bolo na boca ou na garganta". Congestão nasal, edema periorbital, prurido, espirros e lacrimação dos olhos também podem ser esperados.

As reações sistêmicas moderadas podem incluir hiperemia, elevação da temperatura, ansiedade e prurido, além de todo tipo de sintoma mais brando. As reações mais graves consistem em broncospasmo e edema nas vias respiratórias ou na laringe com dispneia, tosse e presença de sibilos. As reações leves e moderadas começam cerca de 2 h após a exposição; as reações sistêmicas graves, entretanto, têm incidência abrupta com os mesmos sinais e sintomas descritos anteriormente. Esses sintomas logo progridem para broncospasmo, edema de laringe, dispneia grave, cianose e hipotensão. Disfagia (dificuldade de deglutição), cólicas abdominais, vômitos, diarreia e convulsões também podem ocorrer. Parada cardíaca e coma podem ser observados. O monitoramento do cliente com anafilaxia envolve avaliação contínua do padrão e da frequência respiratória, saturação de oxigênio, análise de dificuldades de respiração ou sons pulmonares anormais e monitoramento da estabilidade hemodinâmica (frequência de pulso e ritmo e pressão arterial). A Tabela 38.1 traz um resumo das manifestações clínicas de várias alterações fisiopatológicas.

**Tabela 38.1** Manifestações clínicas da anafilaxia.

| Alteração | Sinais e sintomas |
| --- | --- |
| Ativação de IgE e subsequente liberação de mediadores clínicos | Sensação de pavor ou morte iminente |
| Liberação de histamina | Sudorese; espirros; dispneia; prurido nasal, urticária e angioedema (edema da derme profunda ou tecidos subcutâneos ou submucosos); edema de mucosa nasal; rinorreia aquosa profusa; prurido; congestão nasal |
| Aumento da permeabilidade vascular, diminuição subsequente da resistência periférica e extravasamento de líquidos plasmáticos | Hipotensão, choque e possível arritmia cardíaca |
| Acentuação da permeabilidade capilar e degranulação de mastócitos | Edema do trato respiratório superior, resultando em obstrução hipofaríngea e laríngea |
| Contração da musculatura lisa bronquiolar e intensificação da produção de muco | Rouquidão, estridores, sibilos e uso de musculatura acessória |
| Contração de musculatura lisa dos intestinos e da bexiga | Cólicas estomacais fortes, náuseas, diarreia; urgência urinária e incontinência |

## Prevenção

Evitar estritamente potenciais alergênios é uma importante medida preventiva a ser adotada pelo cliente em risco de anafilaxia. Os clientes em risco de anafilaxia decorrente de picada de insetos, por exemplo, devem evitar áreas populosas de insetos, vestir roupas adequadas, usar repelente contra inseto e ter cuidado para evitar mais picadas.

Se evitar a exposição aos alergênios for impossível, o cliente deve ser orientado a levar consigo e administrar epinefrina a fim de se resguardar contra uma reação anafilática no evento de exposição ao alergênio. Pessoas sensíveis a picadas de insetos e ferrões, aquelas que tiveram reações a medicamentos ou alimentos e as que demonstraram reações anafiláticas idiopáticas ou induzidas por exercício devem sempre carregar consigo um *kit* de emergência contendo epinefrina (Boxe 38.3). No mercado existem dispositivos comercialmente disponíveis que fornecem doses pré-medidas de 0,3 mg ou 0,15 mg de epinefrina (Figura 38.1). O sistema de autoinjeção não requer preparação, e a técnica de autoadministração não é complicada. Ao cliente deve ser oferecida a oportunidade de ser demonstrada a técnica correta de uso do dispositivo. Informações verbais e por escrito sobre o *kit* de emergência, bem como estratégias para evitar a exposição aos alergênios ameaçadores, também precisam ser oferecidas.

O rastreamento de alergias antes da prescrição ou da primeira administração de uma medicação é uma importante medida preventiva. A história de todas as sensibilidades a antígenos suspeitos precisa ser obtida com cuidado antes da administração de qualquer medicamento, sobretudo na forma parenteral, pois essa via é associada à anafilaxia mais grave. O cuidado da enfermagem dos clientes em qualquer cenário (hospitais, domicílio, locais de exames complementares ambulatoriais, instituições de cuidado prolongado) precisa avaliar os riscos do cliente de desenvolver reações anafiláticas. Os clientes são questionados sobre exposições anteriores a agentes de contraste usados em testes diagnósticos e reações alérgicas, bem como reações a quaisquer medicamentos, alimentos, picadas de insetos e látex. As pessoas predispostas à anafilaxia devem usar algum tipo de identificação, como um bracelete de alerta médico, o qual revele suas alergias a medicamentos, alimentos ou outras substâncias.

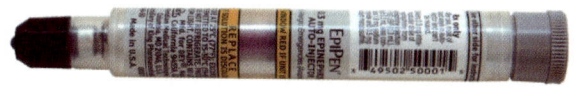

**Figura 38.1** EpiPen®. Autoinjetores são dispositivos de primeiros socorros comercialmente disponíveis que administram doses pré-medidas de epinefrina. O dispositivo de treinamento EpiPen® está disponível aos clientes para praticar a técnica correta de autoinjeção. Cortesia de Dey L.P., Napa, CA.

As pessoas alérgicas a veneno de inseto podem requerer imunoterapia com veneno, a qual é usada como medida de controle, e não de cura. A imunoterapia administrada após a picada de um inseto é muito eficaz na redução do risco de anafilaxia decorrente de picadas futuras (Salzberg e Singer, 2007). Clientes diabéticos alérgicos à insulina e aqueles alérgicos à penicilina podem requerer dessensibilização. A dessensibilização é baseada na anafilaxia controlada, com liberação gradativa de mediadores. Os clientes submetidos à dessensibilização são alertados de que não deve haver lapsos na terapia, pois isso pode levar ao ressurgimento da reação alérgica quando o uso do medicamento for retomado.

## Manejo clínico

O manejo depende da gravidade da reação. Inicialmente, as funções respiratórias e cardiovasculares são avaliadas. Se o cliente está em parada cardíaca, a reanimação cardiopulmonar é instituída. Oxigênio é fornecido em elevadas concentrações durante a reanimação cardiopulmonar ou quando o cliente se

---

### BOXE 38.3 — Pesquisa em enfermagem.

#### Conexão com a prática baseada em evidências

**Acompanhamento de anafilaxia**

Campbell, R.L., Luke, A., Weaver, A.L., St Sauver, J.L, Bergstralh, E.J., Li, J.T., Manivannan, V., & Decker, W.W. (2008). Prescriptions for self-injetable epinephrine and follow-up referral in emergency department patients presenting with anaphylaxis. Annals of Allergy Asthma & Immunology, 101(6), 631-636.

#### Objetivo

O propósito da revisão foi avaliar como clientes frequentemente liberados da emergência após o tratamento de anafilaxia recebem a prescrição de epinefrina autoinjetável ou encaminhamento para alergista.

#### Delineamento

Uma revisão de registros médicos antigos identificou clientes com anafilaxia em um estudo baseado na comunidade com recorte temporal entre 1990 e 2000. Registros de clientes com CID representando anafilaxia foram revisados, e uma amostra randômica de clientes com diagnósticos associados também foi revista. Os clientes que atenderam aos critérios para diagnóstico de anafilaxia foram incluídos no estudo.

#### Achados

Entre 208 clientes identificados com anafilaxia, 134 (64,4%) foram observados na emergência e liberados para o domicílio. Na alta, 49 clientes (36,6%; intervalo de confiança [IC], 28,4 a 44,7%) receberam prescrição de epinefrina autoinjetável e 42 clientes (31,3%; IC de 95%, 23,5 a 39,2%) foram encaminhados ao alergista. O tratamento com epinefrina no departamento de emergência (razão de chances de 3,6; IC de 95%, 1,6 a 7,9; $P = 0,001$) e a picada de inseto como o alergênio incitante (razão de chances de 4; IC de 95%, 1,6 a 10,5; $P = 0,004$) foram significativamente associados a recebimento de prescrição de epinefrina autoinjetável. A idade do cliente inferior a 18 anos foi o único fator associado ao encaminhamento para um alergista ($P = 0,007$).

#### Implicações de enfermagem

A maioria dos clientes liberados após o tratamento contra anafilaxia não recebeu prescrição de epinefrina autoinjetável ou encaminhamento para o alergista. Os profissionais que atuam nas unidades de emergência podem estar perdendo importante oportunidade de garantir o pronto tratamento de futuras reações anafiláticas e assistência especializada de acompanhamento.

encontra cianótico, dispneico ou apresentando sibilos. Epinefrina, em diluição 1:1.000, é administrada subcutaneamente no braço ou na coxa, podendo ser seguida por uma infusão IV contínua. A maioria dos efeitos adversos associados à administração de epinefrina ocorre quando a dose é excessiva ou administrada IV. Os clientes em risco de desenvolvimento de efeitos adversos são idosos e aqueles com hipertensão, arteriopatias (doenças das artérias) ou doença cardíaca isquêmica conhecida (Anand e Routes, 2010).

**Anti-histamínicos** e corticosteroides também podem ser administrados para evitar recorrências da reação e para tratar urticária e angioedema. Líquidos IV (como solução salina normal), expansores de volume e agentes vasopressores são administrados com objetivo de manter normais a pressão arterial e o estado hemodinâmico. Nos clientes com episódios de broncospasmo, história de asma brônquica ou doença pulmonar obstrutiva crônica, a aminofilina e os corticosteroides também podem ser administrados para melhorar a perviabilidade e a função das vias respiratórias. Se a hipotensão não responder aos vasopressores, glucagon pode ser administrado IV devido a seus efeitos cronotrópicos e inotrópicos (Salzberg e Singer, 2007). O glucagon estimula a enzima adenilato ciclase, e sua ativação resulta no acúmulo intracelular do segundo mensageiro monofosfato de adenosina cíclico (cAMP, de *cyclic adenosine monophosphate*). Níveis mais elevados de cAMP melhoram as ações supressoras que a epinefrina exerce nos eventos bioquímicos responsáveis pela resposta anafilática.

Os clientes que apresentaram reações anafiláticas e receberam epinefrina devem ser transportados para a unidade de emergência para observação e monitoramento devido ao risco de reação de "rebote", a qual ocorre 4 a 10 h depois da reação alérgica inicial. Os clientes com reações graves são monitorados de perto por 12 a 14 h em unidade com capacidade de oferecer assistência de emergência, se necessário. Devido ao potencial de recorrência, até mesmo os clientes que apresentam reações leves precisam ser informados sobre esse risco (Anand e Routes, 2010).

## Manejo de enfermagem

Se um cliente apresenta uma resposta alérgica, a ação inicial da enfermeira é avaliá-lo, buscando sinais e sintomas de anafilaxia. A enfermeira verifica as vias respiratórias, o padrão respiratório e outros sinais vitais. O cliente é observado quanto a sinais de acentuação de edema e da angústia respiratória. A pronta notificação do médico e a preparação para iniciar as medidas de emergência (intubação, administração de medicamentos de emergência, inserção de linhas de perfusão IV, administração de líquidos, administração de oxigênio) são importantes para reduzir a gravidade da reação e restaurar a função cardiovascular. A enfermeira documenta as intervenções implementadas e os sinais vitais do cliente, bem como a resposta ao tratamento.

O cliente que se recuperou da anafilaxia precisa receber explicações sobre o evento e orientações sobre prevenção de exposições futuras e de como administrar medicamentos emergenciais para tratar anafilaxia. Todos os clientes que tiveram uma reação anafilática devem receber prescrição de seringas pré-carregadas de epinefrina. A enfermeira orienta o cliente e seus familiares no uso e solicita que demonstrem a ela a técnica correta de administração do medicamento (Boxe 38.4).

---

**BOXE 38.4 — Orientações ao cliente.**

### Autoadministração de epinefrina

1. Após remover a caneta injetora EpiPen® do tubo de armazenamento, pegue o dispositivo com a extremidade de cor preta (ponta de injeção) apontando para baixo. Feche a mão ao redor do dispositivo com a extremidade preta para baixo e, com a outra mão, remova a capa cinza de segurança.

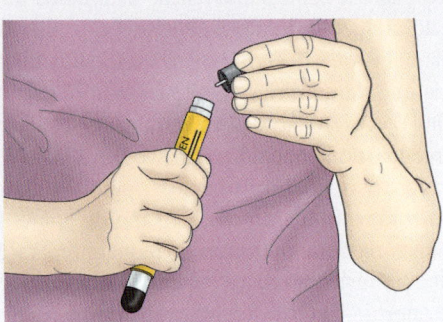

2. Aproxime a extremidade de cor preta da região externa da coxa. Introduza firmemente na região externa da coxa até ouvir um clique com o dispositivo perpendicular (ângulo de 90°) à coxa.

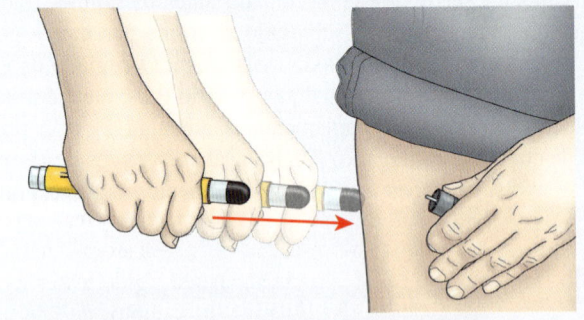

3. Mantenha-o firmemente contra a coxa por aproximadamente 10 segundos. Remova a caneta da coxa e massageie a área da injeção por 10 segundos. Peça auxílio médico imediato. Cuidadosamente, coloque a EpiPen® usada, primeiro a extremidade com a agulha, no tubo de armazenamento do dispositivo sem entortar a agulha. Feche o tubo de armazenagem completamente e leve-o com você para a unidade de emergência hospitalar.

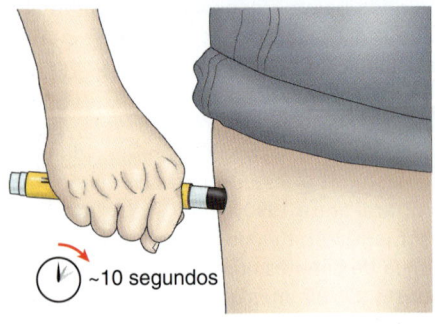

~10 segundos

## Rinite alérgica

A **rinite** alérgica (rinite alérgica sazonal ou febre do feno, como é conhecida fora do Brasil), uma reação de hipersensibilidade do tipo I, é o tipo mais comum de doença alérgica respiratória crônica e uma das razões mais frequentes de consultas médicas. Os sintomas são similares àqueles da rinite viral, porém, em geral, são mais persistentes e demonstram variação sazonal; a rinite é considerada alérgica quando os sintomas são causados por uma resposta imunológica mediada por IgE alergênio-específico. No entanto, um importante quantitativo dos clientes com rinite apresenta rinite mista ou coexistência de rinite alérgica e não alérgica (Brunton e Fromer, 2007).

A proporção de clientes portadores da forma alérgica da rinite aumenta com a idade. Muitas vezes, ocorre junto com outras condições, como conjuntivite alérgica, sinusite e asma. Se os sintomas forem graves, a rinite alérgica pode interferir no sono, no lazer e nas atividades escolares e ocupacionais. Se não tratada, muitas complicações podem aparecer, como asma alérgica, obstrução nasal crônica, otite média crônica com perda da audição, anosmia (ausência de olfato), e, nas crianças, deformidades dentárias orofaciais. O diagnóstico precoce e o tratamento adequado são essenciais para reduzir as complicações e aliviar os sintomas (Valovirta, Myrseth e Palkonen, 2008).

Uma vez que a rinite alérgica é induzida por polens no ar ou mofo, a condição é caracterizada pelas seguintes ocorrências sazonais:

- Início da primavera: pólen de árvore (carvalho, olmo, álamo), esporos de mofo
- Início do verão: pólen de rosa, pólen de grama
- Início do outono: pólen de ervas daninhas (ambrósia-americana), esporos de mofo.

A cada ano, as crises começam e terminam mais ou menos na mesma época. Os esporos de mofo no ar requerem tempo quente e úmido. Embora não haja um padrão sazonal rígido, esses esporos aparecem no início da primavera, são violentos durante o verão, vão diminuindo gradativamente até desaparecerem.

## Manifestações clínicas e avaliação

Sinais e sintomas típicos de rinite alérgica incluem espirros e congestão nasal; secreção nasal aquosa clara, prurido no nariz e olhos; e lacrimação (Valovirta et al., 2008). A drenagem de muco nasal na faringe, também conhecida como *gotejamento pós-nasal*, resulta em múltiplas tentativas de limpar a garganta e produz tosse seca, rouquidão e sensação de "garganta arranhando". Cefaleia, dor nos seios paranasais e epistaxe podem acompanhar a rinite alérgica. Os sintomas dessa condição crônica dependem da exposição ambiental e da responsividade intrínseca do hospedeiro. A rinite alérgica pode afetar a qualidade de vida, produzindo, também, fadiga, perda do sono e baixa concentração (Becker, 2007).

O diagnóstico de rinite alérgica sazonal é baseado na história de saúde do cliente, no exame físico e nos resultados dos exames complementares. Ao exame físico, o cliente que sofre de rinite alérgica pode parecer fadigado (o cliente pode se queixar de não se sentir bem descansado após noites inteiras de sono), apresentar olheiras alérgicas (descoloração escura abaixo dos olhos, que alguns chamam de "olhos de panda"), olhos inchados, líquido claro ou turvo ao redor das membranas timpânicas, congestão nasal ou rinorreia, eritema marcante da conjuntiva palpebral associado à intensificação da lacrimação, conchas nasais aumentadas de cor azul-pálida e textura pegajosa, aumento dos linfonodos cervicais anteriores, aparência pavimentada da faringe posterior (devido a gotejamento pós-nasal crônico e congestão nasal) e hipersensibilidade sinusal à palpação (Becker, 2007).

Os exames complementares incluem citologias nasais, hemogramas, IgE sérica total, teste epicutâneo e intradérmico; teste radioalergossorvente (RAST), teste de provocação de alergia e eliminação alimentar e testes de provocação nasal. Os resultados indicativos de causa alérgica de rinite incluem aumento do nível de IgE e eosinófilos e reações positivas nos testes alergênicos. Respostas falso-positivas e falso-negativas a esses exames, particularmente teste cutâneo e testes de provocação, podem ocorrer (Becker, 2007).

## Manejo clínico

O objetivo da terapia é aliviar os sintomas e encorajar a adesão aos regimes terapêuticos. A terapia pode incluir uma ou todas as seguintes intervenções: terapia de prevenção, farmacoterapia e imunoterapia. As orientações verbais precisam ser reforçadas por informações por escrito. O conhecimento de conceitos gerais a respeito da avaliação e terapia em doenças alérgicas é importante, assim o cliente pode aprender a manejar certas condições, bem como a evitar doenças e reações graves.

### Terapia preventiva

Na terapia preventiva, tudo é tentado para remover os alergênios que atuem como fatores precipitantes. Medidas simples e controles ambientais são muitas vezes eficazes na diminuição dos sintomas, como, por exemplo, usar aparelhos de ar-condicionado, purificadores de ar, umidificadores e desumidificadores; manter as janelas fechadas durante os períodos de elevada contagem de pólen e em condições de vento; usar ar-condicionado o máximo possível nos meses mais quentes; dormir com as janelas fechadas; remover mobília que acumule poeira (carpetes, animais de pelúcia, travesseiro de pena, cortinas); remover os animais de estimação de casa ou do quarto; eliminar baratas com auxílio de exterminadores profissionais, acompanhado por limpeza regular das áreas infestadas; usar capas de travesseiro e colchão impermeáveis a ácaros; e manter o ambiente livre do tabagismo (Perry, Wood, Matsui et al., 2006). Já que muitas vezes vários alergênios estão implicados, diversas medidas para evitar a exposição aos alergênios são frequentemente necessárias. Purificadores de ar particulado de alta eficiência (HEPA) e filtros de aspirador de pó também podem ser usados para reduzir os alergênios no ambiente. O cliente é orientado a reduzir a exposição a pessoas com infecções do trato respiratório superior. Se uma infecção no trato respiratório superior ocorrer, o cliente é estimulado a inspirar e expirar profundamente e a tossir com frequência para garantir a troca gasosa adequada e evitar atelectasia. O cliente é orientado a buscar auxílio médico, pois a presença de sintomas alérgicos juntamente com infecção do trato respiratório superior pode comprometer a função pulmonar adequada.

As pesquisas vêm mostrando que múltiplas estratégias de prevenção adaptadas aos fatores de risco da pessoa podem reduzir a gravidade dos sintomas, o número de dias ausentes do trabalho ou da escola devido aos sintomas e a quantidade de visitas ao médico não programadas (Becker, 2007). Em muitos casos, é impossível evitar a exposição a todos os alergênios ambientais; logo, a farmacoterapia ou a imunoterapia se faz necessária.

### Farmacoterapia

Embora a prevenção seja claramente o meio mais seguro e mais efetivo de tratar os sintomas associados à rinite alérgica, alguns indivíduos podem requerer farmacoterapia para suprimir ainda mais os efeitos da histamina no corpo. Algumas classes de medicamentos são usadas para tratar a rinite alérgica, sendo os mais comuns os **anti-histamínicos**.

#### Anti-histamínicos

Os anti-histamínicos, hoje classificados como antagonistas dos receptores $H_1$ (ou bloqueadores de $H_1$), são usados no manejo dos distúrbios alérgicos leves. Os bloqueadores de $H_1$ se ligam de maneira seletiva aos receptores $H_1$, evitando as ações da histamina nesses locais. Eles não evitam a liberação de histamina, mas protegem os tecidos circunjacentes dos efeitos da liberação de histamina.

Anti-histamínicos orais, os quais são prontamente absorvidos, são mais efetivos quando administrados na primeira ocorrência da sintomatologia, pois evitam o desenvolvimento de novos sintomas. A efetividade desses medicamentos é limitada a certos clientes com rinite alérgica, rinite vasomotora, **urticária** e asma leve (Becker, 2007). Exemplos de medicamentos anti-histamínicos incluem difenidramina, loratadina, cetirizina e fexofenadina. Atualmente, a maioria dos anti-histamínicos está disponível sem prescrição médica nas farmácias. A Tabela 38.2 apresenta mais informações.

Os clientes também precisam entender que as medicações para controle da alergia devem ser usadas apenas quando a alergia for aparente, normalmente em base sazonal. O uso continuado dos medicamentos quando não necessário pode aumentar a tolerância ao medicamento, resultando em ineficácia da medicação quando necessária.

#### Agentes adrenérgicos

**Agentes adrenérgicos**, vasoconstritores dos vasos mucosos, são usados tanto tópica (formulações oftálmicas e nasais) quanto oralmente. Esses medicamentos ajudam a aliviar a gravidade dos sintomas pelo estreitamento dos vasos sanguíneos nas passagens nasais, porém não tratam a causa de base da congestão nasal, pressão sinusal etc. O agente adrenérgico oral usado com mais frequência é o cloridrato de pseudoefedrina. Embora considerado seguro se usado conforme as orientações, alguns clientes se queixam de leve tremor, palpitações cardíacas e ansiedade logo após a ingestão. A pseudoefedrina é para ser usada com cautela ou evitada em clientes com condições cardíacas de base, transtornos de ansiedade, clientes grávidas ou que planejem engravidar, asmáticos e aqueles que usem suplementos herbáceos regularmente. Os potenciais efeitos colaterais incluem hipertensão, arritmias, palpitações, estimulação do sistema nervoso central, irritabilidade, tremores e taquifilaxia (aceleração do estado hemodinâmico) (Brunton e Former, 2007).

A via tópica (gotas e *sprays*) produz menos efeitos colaterais que a administração oral; no entanto, o uso de gotas (como cloridrato de tetraidrozolina) e *sprays* (como cloridrato de oximetazolina) deve ser limitado a alguns dias para evitar a congestão de rebote. Os descongestionantes nasais adrenérgicos são aplicados topicamente na mucosa nasal para alívio da congestão nasal. Eles ativam os locais de receptores beta-adrenérgicos na musculatura lisa dos vasos sanguíneos da mucosa nasal, reduzindo o fluxo sanguíneo local, a exsudação de líquido e o edema de mucosa. As gotas oftálmicas tópicas são usadas para alívio sintomático das irritações oculares causadas por alergias. Queixas oculares comuns que justificam o uso de gotas oftálmicas incluem lacrimejamento, eritema escleral e/ou conjuntival e prurido.

#### Estabilizadores de mastócitos

Os estabilizadores de mastócitos são usados de maneira profilática (antes da exposição aos alergênios) para evitar o surgimento dos sintomas e para tratar os sintomas uma vez que eles ocorram. Também são usados de maneira terapêutica na rinite alérgica crônica. A cromolina sódica intranasal é um *spray* que atua estabilizando os mastócitos da membrana, reduzindo, desse modo, a liberação de histamina e de outros mediadores da resposta alérgica (Anand e Routes, 2010). Esse *spray* é tão eficaz quanto os anti-histamínicos, porém menos efetivo do que os corticosteroides intranasais no tratamento da rinite alérgica sazonal. O cliente precisa ser informado de que os efeitos benéficos da medicação podem demorar 1 semana ou mais para serem percebidos.

#### Corticosteroides

**Corticosteroides** intranasais são indicados em casos mais graves de rinite alérgica e perene não controlada pelas medicações mais convencionais, como descongestionantes, anti-histamínicos e cromolina intranasal. Exemplos desses medicamentos são beclometasona, budesonida, dexametasona, flunisolida, fluticasona e triancinolona.

Devido a suas ações anti-inflamatórias, esses medicamentos são igualmente efetivos na prevenção ou supressão dos sintomas principais de rinite alérgica.

Os corticosteroides são administrados por dispositivos de *spray* com dosímetro. Se as vias nasais estiverem obstruídas, um descongestionante tópico pode ser usado para liberar as vias antes da administração do corticosteroide intranasal. Os clientes precisam estar atentos ao fato de que o benefício total pode não ser obtido antes de um período que varia de alguns dias a 2 semanas. Os efeitos adversos dos corticosteroides intranasais são leves e incluem ressecamento da mucosa nasal, podendo potencialmente causar epistaxe (sangue do nariz), a qual é resolvida com a suspensão da medicação por alguns dias, e sensação de queimação e prurido causada pelo veículo usado para administrar o medicamento (Brunton e Fromer, 2007). O uso recomendado dessa medicação é limitado a 30 dias.

### Imunoterapia

A dessensibilização alergênica (imunoterapia alergênica, hipossensibilização) é principalmente usada no tratamento de doenças mediadas por IgE por meio de injeções de extratos de alergênios. A **imunoterapia**, também chamada de terapia com vacina contra alergias, envolve a administração de quantidades cada vez maiores de alergênios específicos no cliente até que uma dose alcançada seja efetiva na redução da gravidade da doença decorrente da exposição natural (Davis, 2009). Esse tipo de terapia é um adjunto à farmacoterapia sintomática e pode

**Tabela 38.2** Anti-histamínicos H₁ selecionados.

| Anti-histamínico H₁ | Contraindicações | Principais efeitos colaterais | Implicações para a enfermagem e orientação ao cliente |
|---|---|---|---|
| **Anti-histamínico H₁ de primeira geração (sedativos)** | | | |
| Difenidramina | Alergia a qualquer anti-histamínico<br>Terceiro trimestre de gestação<br>Lactação<br>Uso com cautela em caso de glaucoma de ângulo estreito, asma, úlcera péptica estenosante, hipertrofia benigna da próstata ou obstrução do colo vesical, gravidez e clientes idosos | Sonolência, confusão, tontura, boca seca, náuseas, vômitos, fotossensibilidade, retenção urinária | Administre com alimentos se ocorrer desconforto gastrintestinal. Oriente os clientes a evitar álcool, condução de veículos ou participar de atividades de risco até que a resposta à estimulação do sistema nervoso central esteja estabilizada. Sugira pastilhas sem açúcar e gelo para aliviar a boca seca. Estimule o uso de filtro solar e chapéu enquanto estiver em ambiente externo. Avalie retenção urinária; monitore o débito urinário |
| Clorfeniramina | Alergia a qualquer anti-histamínico<br>Terceiro trimestre de gestação<br>Lactação<br>Uso com cautela em caso de glaucoma de ângulo estreito, asma, úlcera péptica estenosante, hipertrofia benigna da próstata ou obstrução do colo vesical, gravidez e clientes idosos | Sonolência, sedação e tonturas, embora menor que com outros agentes sedativos; confusão, boca seca, náuseas, vômitos, retenção urinária, desconforto epigástrico, espessamento de secreções brônquicas | Oriente os clientes a evitar álcool, conduzir veículos ou participar de atividades de risco até que a resposta do SNC à medicação esteja estabilizada. Sugira pastilhas sem açúcar e gelo para aliviar a boca seca. Recomende o uso de umidificador |
| Hidroxizina | Alergia a hidroxizina ou cetirizina, gravidez, lactação | Sonolência, boca seca, atividade motora involuntária, inclusive tremores e convulsões | Oriente os clientes a evitar álcool, conduzir veículos ou participar de atividades perigosas até que a resposta do SNC à medicação esteja estabilizada. Sugira pastilhas sem açúcar ou gelo para aliviar a boca seca. Oriente os clientes a relatar tremores |
| **Anti-histamínicos H₁ de segunda geração (não sedativos)** | | | |
| Cetirizina | Alergia a qualquer anti-histamínico<br>Glaucoma de ângulo estreito<br>Asma<br>Úlcera péptica estenosante<br>HBP ou obstrução do colo vesical<br>Lactação | Mucosa nasal seca, espessamento das secreções brônquicas | Pode ser administrado sem considerar as refeições. Oriente os clientes a ter cuidado se forem dirigir ou realizar tarefas que requeiram alerta. Recomende o uso de umidificadores |
| Desloratadina | Alergia à loratadina<br>Lactação<br>Uso com cautela em caso de comprometimento renal ou hepático ou em caso de gravidez | Sonolência, nervosismo, tonturas, fadiga, boca seca | Pode ser usado sem considerar as refeições. Sugira pastilhas sem açúcar ou gelo para aliviar a boca seca. Recomende o uso de umidificador |
| Loratadina | Alergia a qualquer anti-histamínico<br>Glaucoma de ângulo estreito<br>Asma<br>Úlcera péptica estenosante<br>HBP ou obstrução do colo vesical | Cefaleia, nervosismo, tonturas, depressão, edema, aumento do apetite | Oriente o cliente a administrar com o estômago vazio (1 h antes ou 2 h depois da refeição). Oriente o cliente a evitar álcool e ter cuidado ao dirigir ou realizar atividades que requeiram alerta. Sugira pastilhas sem açúcar e gelo para aliviar a boca seca Recomende o uso de umidificador. |
| Fexofenadina | Alergia a qualquer anti-histamínico<br>Gravidez<br>Lactação<br>Uso com cautela em caso de comprometimento renal ou hepático e em clientes idosos | Fadiga, sonolência, desconforto GI | Não deve ser administrado antes de 15 min depois da ingestão de antiácidos. Oriente os clientes a ter cuidado ao dirigir e ao realizar tarefas que requeiram alerta. Recomende o uso de umidificador |

ser usada quando evitar os alergênios não for possível. Os objetivos da imunoterapia incluem redução do nível de IgE circulante, aumentando o nível de anticorpo bloqueador IgG e reduzindo a sensibilidade mediada por células. A imunoterapia é a mais eficaz contra o pólen da ambrósia-americana; entretanto, o tratamento contra alergênios de grama, pólen de árvore, gatos e ácaros também é eficaz. As indicações e contraindicações da imunoterapia são apresentadas no Boxe 38.5.

Diferentemente da medicação antialérgica, a imunoterapia alergênica tem potencial para alterar o curso da doença alérgica após 3 a 5 anos de terapia. Uma vez que pode evitar a progressão ou o desenvolvimento de asma, além de múltiplas ou outras alergias, também é considerada uma potencial medida preventiva. O cliente precisa entender o que esperar e a importância de continuar a terapia por vários anos antes de completar a imunoterapia. O tratamento específico consiste em injeção de extratos dos alergênios que produzem sintomas no cliente em particular. As injeções começam com quantidades muito pequenas que são gradativamente aumentadas, em geral em intervalos de semanas, até que uma dose máxima tolerada seja alcançada. Injeções de reforço de manutenção são administradas em intervalos de 2 a 4 semanas, em geral por um período de alguns anos, antes que o benefício máximo seja conseguido, embora alguns clientes observem melhora dos sintomas mais precocemente. Os benefícios a longo prazo parecem estar relacionados com a dose acumulada da vacina fornecida ao longo do tempo (Davis, 2009). A imunoterapia não deve ser iniciada durante a gravidez; para as clientes que já vinham recebendo imunoterapia antes da gravidez, a dosagem não deve ser elevada durante a gestação.

Embora reações sistêmicas graves se desenvolvam em menos de 1% dos clientes que recebem imunoterapia, o risco de anafilaxia sistêmica e potencialmente fatal existe. Isso tende a ocorrer com mais frequência na fase de indução ou "elevação da dose". Portanto, o cliente precisa ser monitorado após a administração de imunoterapia (Davis, 2009).

Devido ao risco de anafilaxia, as injeções não devem ser administradas por pessoa leiga ou pelo cliente. O cliente continua no consultório ou na clínica por pelo menos 30 min após a injeção, sendo observado quanto a possíveis sintomas sistêmicos. Se um edema grande se desenvolver no local da injeção, a dose seguinte não deve ser elevada, pois isso pode ser um sinal de alerta de possível reação sistêmica.

### Alerta de enfermagem
*Uma vez que a injeção de um alergênio pode induzir reações sistêmicas, essas injeções são administradas apenas em local (como ambulatório, consultório médico, clínica) em que a epinefrina se encontre imediatamente disponível.*

A falha terapêutica é evidente quando um cliente não apresenta redução dos sintomas em 12 a 24 meses, não desenvolve mais tolerância aos alergênios conhecidos e não consegue diminuir o uso de medicamentos para reduzir os sintomas. Causas potenciais de insucesso do tratamento incluem diagnóstico equivocado de alergias, doses inadequadas de alergênio, alergias recém-desenvolvidas e controles ambientais inadequados.

## Dermatite de contato

Dermatite de contato, uma reação de hipersensibilidade tardia do tipo IV, é uma inflamação cutânea aguda ou crônica que resulta do contato direto da pele com substâncias químicas ou alergênios.

### Tipos

Existem quatro tipos básicos: alérgica, irritativa, fototóxica e fotoalérgica (Tabela 38.3). Oitenta por cento dos casos são causados por exposição excessiva ou efeitos aditivos de irritantes (como sabões, detergentes, plantas, solventes orgânicos). A sensibilidade cutânea pode se desenvolver após períodos breves ou prolongados de exposição, e o quadro clínico pode aparecer horas ou semanas após a pele sensibilizada ter sido exposta.

### Manifestações clínicas e avaliação

Os sinais e sintomas incluem prurido, queimação, **eritema**, lesões cutâneas (vesículas) e edema, acompanhados por exsudação, formação de crosta e, por fim, ressecamento e escamação da pele. Nas respostas graves, bolhas hemorrágicas podem se desenvolver. Reações repetidas podem vir acompanhadas de espessamento da pele e alterações de pigmentação. A invasão secundária por bactérias pode se desenvolver na pele esfoliada pelo ato de esfregar e coçar. Em geral, não há sinais e sintomas sistêmicos a não ser que a erupção seja disseminada.

---

**BOXE 38.5 — Imunoterapia | Indicações e contraindicações.**

**Indicações**
- Rinite alérgica, conjuntivite ou asma alérgica
- História de reação sistêmica a *Hymenoptera* e anticorpos IgE específicos ao veneno de *Hymenoptera*
- Desejo de evitar o uso prolongado, efeitos adversos potenciais ou custos da medicação
- Falta de controle dos sintomas por medidas de prevenção ou uso de medicamentos

**Contraindicações**
- Uso de betabloqueador ou terapia de inibição da conversão de angiotensina, o que pode mascarar os sinais precoces de anafilaxia
- Presença de importante doença cardíaca ou pulmonar ou falência orgânica
- Incapacidade do cliente de reconhecer ou relatar sinais e sintomas de uma reação sistêmica
- Não adesão do cliente a outros regimes terapêuticos e improbabilidade do cliente de aderir ao esquema de imunização (muitas vezes semanalmente por tempo indefinido)
- Incapacidade de monitorar o cliente por pelo menos 30 min após a administração de imunoterapia
- Ausência de equipamentos ou pessoal treinado para responder à reação alérgica caso ela ocorra

**Tabela 38.3** Tipos, testes e tratamento da dermatite de contato.

| Tipo | Etiologia | Apresentação clínica | Testes diagnósticos | Tratamento |
|---|---|---|---|---|
| Alérgica | Resulta do contato da pele com substância alergênica. Revela período de sensibilização de 10 a 14 dias | Vasodilatação e infiltrados perivasculares na derme<br>Edema intracelular<br>Geralmente observada nos aspectos dorsais da mão | Teste de contato (contraindicado na dermatite aguda e disseminada) | Evitar o material ofensor<br>Solução de Burow (solução de acetato de alumínio) ou compressas de água gelada<br>Corticosteroides sistêmicos (prednisona) por 7 a 10 dias<br>Corticosteroides tópicos para casos leves<br>Anti-histamínicos orais para aliviar o prurido |
| Irritativa | Resulta do contato com uma substância que quimicamente ou fisicamente danifique a pele em base não imunológica. Ocorre após a primeira exposição ao irritante ou exposições repetidas a irritantes mais leves ao longo do tempo | Ressecamento que perdura por dias a meses<br>Vesiculação, fissuras, rachaduras<br>Mãos e região inferior dos braços são as áreas mais comuns | Quadro clínico<br>Testes de contato apropriados negativos | Identificar e remover a fonte de irritação<br>Aplicar creme hidrofílico ou petrolato para acalmar e proteger<br>Corticosteroides tópicos e compressas para exsudato das lesões<br>Antibióticos para infecção e anti-histamínicos orais contra prurido |
| Fototóxica | Lembra o tipo irritativo, porém requer combinação de sol e substância química para danificar a epiderme. | Similar à dermatite irritativa | Teste de fotossensibilização por contato | Mesmo da dermatite alérgica e irritativa |
| Fotoalérgica | Lembra a dermatite alérgica, porém requer exposição à luz, além do contato alergênico para produzir reatividade imunológica | Similar à dermatite alérgica | Teste de fotossensibilização por contato | Mesmo da dermatite alérgica e irritativa |

O local da erupção cutânea e a história da exposição ajudam na determinação da condição (Tabela 38.3). No entanto, nos casos de irritantes obscuros ou cliente não observador, o diagnóstico pode ser extremamente difícil, envolvendo, muitas vezes, inúmeros procedimentos de tentativa e erro antes que a causa seja determinada. Os testes de contato na pele com suspeita de agentes ofensores podem esclarecer o diagnóstico (Bourke, Coulson e English, 2009). O manejo é discutido na Tabela 38.3.

## Dermatite atópica

A **dermatite atópica** é um distúrbio de hipersensibilidade imediata do tipo I, caracterizado por inflamação e hiper-reatividade da pele, causando, muitas vezes, prurido. Embora mais comumente observada em crianças, a dermatite atópica tem prevalência estimada ao longo da vida entre 10 e 20% (Lam e Friedlander, 2009). Outros termos usados para descrever esse distúrbio cutâneo são *eczema atópico*, *eczema/dermatite atópica* e *síndrome de eczema/dermatite atópica* (SEDA).

### Manifestações clínicas e avaliação

A maioria dos clientes com dermatite atópica apresenta elevações significativas de IgE sérica e eosinofilia periférica. Prurido e hiperirritabilidade da pele são os aspectos mais consistentes de dermatite atópica, sendo relacionados com grandes quantidades de histamina na pele (Figura 38.2). O ressecamento excessivo da pele com prurido resultante é relacionado com alterações no conteúdo lipídico, atividade de glândula sebácea e sudorese. Em resposta à fricção da pele, hiperemia imediata surge, a qual 15 a 30 segundos depois é seguida por palidez, que persiste por 1 a 3 min. Anos de pele cronicamente irritada ocasionando prurido excessivo podem causar liquenificação ou aparência endurecida de couro da área afetada. As lesões se desenvolvem de maneira secundária ao trauma de coçar e aparecem em áreas de aumento da sudorese e hipervascularidade. A dermatite atópica é crônica, com remissões e exacerbações. Essa condição tem tendência a recorrer, com remissão da adolescência até os 20 anos (Lam e Friedlander, 2009).

É importante observar que a dermatite atópica é, muitas vezes, o primeiro passo de um processo que leva à asma e à rinite alérgica, também conhecido como "tríade atópica/alérgica" (Lam e Friedlander, 2009). É consequência de interações entre genes de suscetibilidade, ambiente, função defeituosa da barreira cutânea e respostas imunológicas. Fatores associados a estados patológicos mais graves e taxas mais altas de exacerbações incluem história familiar de dermatite atópica, filho primogênito ou único, caso grave de dermatite em idade muito jovem, doença respiratória, surgimento precoce e níveis séricos muito elevados de IgE (Peterson e Chan, 2006).

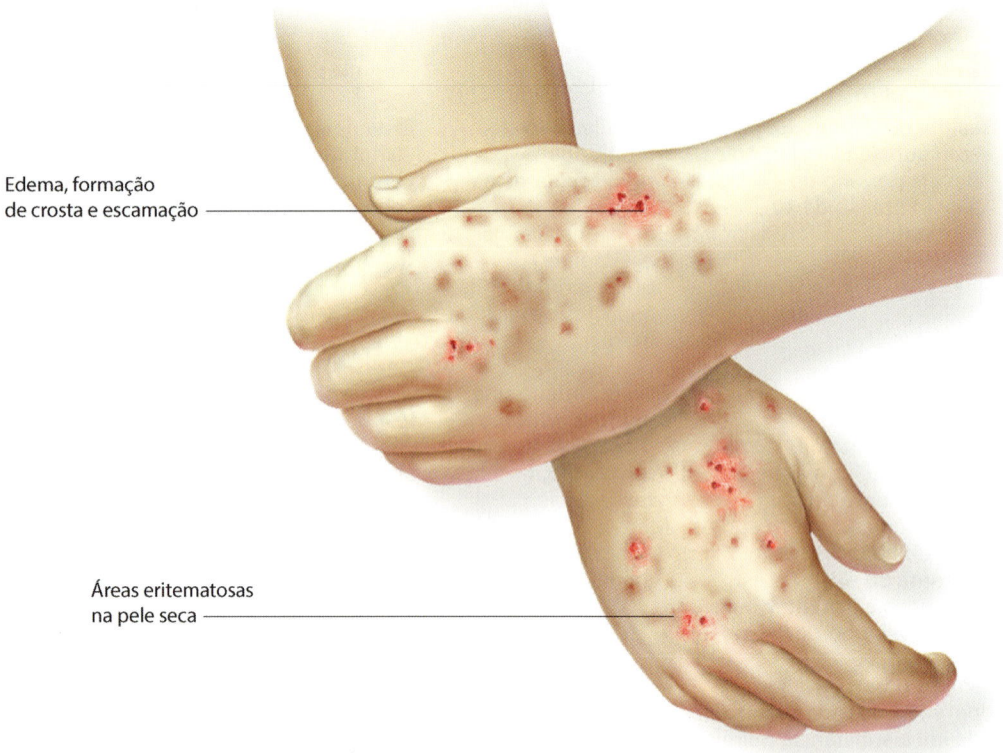

Figura 38.2 Dermatite atópica. Cortesia de Anatomical Chart Company.

## Manejo clínico

O tratamento dos clientes com dermatite atópica precisa ser individualizado. As diretrizes do tratamento incluem diminuição do prurido e das escarificações por uso de tecidos de algodão; lavagem com detergente neutro; umidificação de calor seco no inverno; manutenção da temperatura ambiente em 20°C a 22°C; uso de anti-histamínicos, como difenidramina; e evitar animais, poeira, *sprays* e perfumes. A manutenção da pele hidratada com banhos diários e o uso de emolientes tópicos são estimulados e continuam sendo o tratamento principal contra dermatite atópica (Lam e Friedlander, 2009). Corticosteroides tópicos são aplicados para evitar inflamação, e qualquer infecção é tratada com antibióticos para eliminar o *Staphylococcus aureus* quando indicado. O uso de agentes imunossupressores, como ciclosporina, tacrolimo e pimecrolimo, pode ser efetivo na inibição das células T e dos mastócitos envolvidos na dermatite atópica (Bourke *et al.*, 2009; Peterson e Chan, 2007).

## Manejo de enfermagem

Os clientes que apresentam dermatite atópica e seus familiares requerem assistência e suporte da enfermagem para lidar com o distúrbio. Os sintomas são muitas vezes perturbadores para o cliente e problemáticos para a família. A aparência da pele pode afetar a autoestima do cliente e seu desejo de interagir com outras pessoas. Orientações e aconselhamento sobre estratégias para incorporar medidas preventivas e tratamentos no estilo de vida da família podem ser úteis. As orientações incluem aconselhamento do cliente e de seus familiares sobre vários desencadeadores da dermatite atópica (como meses de inverno, calor ou exercício, estresses emocionais, fluxos hormonais em mulheres, irritantes de pele [perfumes] e microrganismos [bactérias, fungos, vírus e leveduras]) que podem levar à exacerbação. O cliente e sua família precisam estar cientes dos sinais e sintomas de infecção secundária e da necessidade de buscar tratamento em caso de infecção. A enfermeira também informa o cliente e seus familiares sobre os efeitos colaterais das medicações usadas no tratamento.

Para evitar o risco de desenvolvimento de *eczema vaccinatum*, o qual constitui uma disseminação cutânea localizada ou generalizada do vírus vaccínia, os clientes e aqueles que forem íntimos dos clientes com dermatite atópica devem ser precavidos a evitar a vacina contra varíola ou o contato com alguém que recentemente recebeu a vacina contra varíola. Embora essa doença seja normalmente leve e autolimitada, também pode ser grave ou fatal (Buttaro, TryBulski *et al.*, 2008).

## Dermatite medicamentosa (reações medicamentosas)

A dermatite medicamentosa, um distúrbio de hipersensibilidade do tipo I, é o termo aplicado às erupções cutâneas associadas a determinadas medicações. Embora as pessoas reajam de maneira diferente a cada medicamento, certas medicações tendem a induzir a erupções de tipos similares. As erupções cutâneas estão entre as reações adversas mais comuns aos medicamentos e ocorrem em aproximadamente 2 a 3% dos clientes hospitalizados.

## Manifestações clínicas e avaliação

Em geral, as reações medicamentosas aparecem de maneira repentina, apresentam cor particularmente vívida, se manifestam com características mais intensas do que as erupções similares de origem infecciosa e, com exceção das erupções do bromento e iodo, desaparecem rapidamente após a suspensão da medicação. As erupções cutâneas podem ser acompanhadas por sintomas sistêmicos ou generalizados, como broncospasmo, urticária e angioedema importante.

## Manejo clínico e de enfermagem

Na descoberta da alergia à medicação, os clientes são alertados de que são hipersensíveis ao medicamento em particular e são recomendados a não usá-lo novamente. Os clientes devem carregar consigo o tempo todo informações de identificação da hipersensibilidade e subsequente reação apresentada.

Erupções cutâneas relacionadas com a terapia medicamentosa sugerem hipersensibilidades mais graves. Avaliação frequente e pronto relato do surgimento de qualquer erupção são importantes para que o tratamento precoce possa ser iniciado. Algumas reações medicamentosas cutâneas podem ser associadas a um complexo clínico que envolve outros órgãos. São conhecidas como reações medicamentosas complexas.

## Urticária e edema angioneurótico

Urticária é a reação alérgica de hipersensibilidade do tipo I da pele caracterizada pelo aparecimento repentino de elevações edematosas rosadas que variam de tamanho e forma, causam prurido e desconforto local (Figura 38.3). Elas podem envolver qualquer parte do corpo, inclusive membranas mucosas (sobretudo as da boca), laringe (ocasionalmente com complicações respiratórias graves) e trato gastrintestinal (GI).

Cada urticária permanece por alguns minutos a algumas horas antes de desaparecer. Por horas a dias, grupos dessas lesões podem aparecer, desaparecer e retornar de maneira episódica. Se essa sequência continuar por mais de 6 semanas, a condição é chamada de urticária crônica.

O **edema angioneurótico** envolve as camadas mais profundas da pele, resultando em edema mais difuso, em vez das lesões discretas características da urticária. Às vezes, essa reação cobre todo o dorso. A pele sobre a reação pode parecer normal, porém, muitas vezes, apresenta um tom avermelhado. A pele não revela cacifo à pressão, como acontece com o edema comum. As regiões mais frequentemente envolvidas são lábios, pálpebras, bochechas, mãos, pés, genitália e língua; as membranas mucosas da laringe, os brônquios e o trato GI também podem ser afetados, particularmente no tipo hereditário (ver discussão na seção seguinte). Os edemas podem aparecer de maneira repentina, em alguns segundos ou minutos, ou lentamente, em 1 ou 2 h. Na última situação, o surgimento é muitas vezes precedido por coceira ou queimação. Em poucos casos, mais que um único edema aparece por vez, ainda que um possa se desenvolver enquanto outro está desaparecendo. Raras vezes, o edema recorre na mesma região. Em geral, as lesões individuais duram de 24 a 36 h. Em raras ocasiões, o edema pode recorrer com regularidade notável em intervalos de 3 a 4 semanas.

## Alergia alimentar

### Fisiopatologia

A alergia alimentar mediada por IgE, uma reação de hipersensibilidade do tipo I, acomete cerca de 2% da população adulta. Acredita-se que afete pessoas com predisposição genética combinada à exposição a alergênios no início da vida pelo trato GI ou respiratório ou pela mucosa nasal. Pesquisadores também identificaram um segundo tipo de alergia alimentar, uma síndrome alérgica alimentar não mediada por IgE na qual células T desempenham um papel fundamental (Ozol e Mete, 2008).

Quase todos os alimentos podem causar sintomas alérgicos, alguns produzindo até mesmo anafilaxia. Os ofensores mais comuns são frutos do mar (lagosta, camarão, caranguejo, ostras, peixe), leguminosas (amendoins, ervilhas, feijões, alcaçuz), sementes (gergelim, semente de algodão, cominho, linhaça, semente de girassol), oleaginosas, clara de ovo, trigo, leite e chocolate. O amendoim e as oleaginosas (como nozes e castanhas) são responsáveis pela maioria das reações alimentares graves e resultam em taxa mais elevada de mortalidade (Sicherer, 2009).

### Manifestações clínicas e avaliação

Os sinais e sintomas clínicos são os sinais e sintomas clássicos de alergia (urticária, dermatite, espirros, tosse, edema de laringe, angioedema) e sintomas GI (coceira, edema dos lábios, língua e palato, dor abdominal, náuseas, cólicas, vômitos e diarreia).

Marcha diagnóstica cuidadosa é necessária em todo cliente com suspeita de hipersensibilidade alimentar. Nela, estão incluídos história detalhada de alergia, exame físico e exames complementares pertinentes. O teste cutâneo é usado para identificar a fonte dos sintomas, sendo útil para reconhecer os alimentos específicos causadores da alergia.

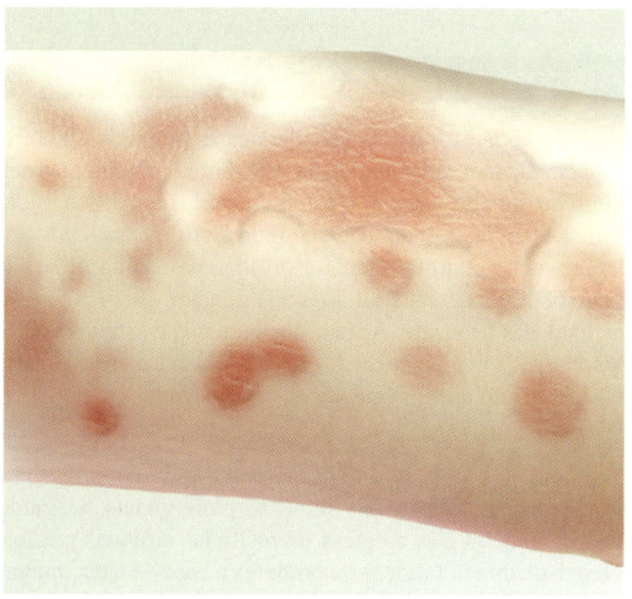

Figura 38.3 Urticária.

## Manejo clínico

A terapia contra hipersensibilidade alimentar consiste na exclusão dos alimentos responsáveis pela hipersensibilidade da dieta. A farmacoterapia é necessária para clientes que não conseguem evitar a exposição aos alimentos ofensores e para os clientes com múltiplas sensibilidades alimentares não responsivas às medidas de prevenção. A terapia medicamentosa envolve o uso de bloqueadores de $H_1$, anti-histamínicos, agentes adrenérgicos, corticosteroides e cromolina sódica. Um aspecto essencial do manejo é ensinar os clientes e familiares a reconhecer os sintomas associados à reação anafilática, quando e como administrar a medicação que vai salvar a vida do cliente e quando ligar para a emergência. Muitas alergias alimentares desaparecem com o tempo, sobretudo em crianças. Cerca de 1/3 das alergias comprovadas desaparecem em 1 ou 2 anos se o cliente cuidadosamente evitar o alimento ofensor. No entanto, relata-se que a alergia a amendoim persiste por toda a vida adulta em algumas pessoas (Sicherer, 2009).

## Manejo de enfermagem

Além de participar do manejo da reação alérgica, a enfermeira visa à prevenção de exposições futuras do cliente ao alergênio alimentar. Se uma reação anafilática ou alérgica grave a alergênios alimentares ocorreu, a enfermeira precisa orientar o cliente e seus familiares sobre estratégias para evitar a recorrência. O cliente é orientado sobre a importância de cuidadosamente avaliar os alimentos preparados por outras pessoas quanto a fontes óbvias e escondidas de alergênios alimentares e a evitar locais onde seja provável que esses alergênios estejam presentes. Isso inclui leitura atenta dos rótulos alimentares e monitoramento da preparação do alimento por outras pessoas para ter certeza de que até mesmo a mínima exposição ao alimento alergênico está sendo evitada. Um dos perigos dos alergênios alimentares é a possibilidade de estarem escondidos em outros alimentos e não aparecerem para as pessoas suscetíveis ao alergênio. Por exemplo, amendoim e manteiga de amendoim são muitas vezes usados em molhos de saladas e na culinária asiática, africana e mexicana, podendo ocasionar reações alérgicas graves, inclusive anafilaxia. A contaminação prévia de equipamentos por alergênios (como amendoim) durante a preparação de outro alimento (p. ex., bolo de chocolate) é suficiente para produzir anafilaxia em pessoas com alergia grave.

O cliente e seus familiares precisam reconhecer os sinais e sintomas precoces das reações alérgicas e precisam ser proficientes na administração emergencial de epinefrina se uma reação ocorrer. A enfermeira também recomenda ao cliente usar um bracelete de alerta médico e carregar sempre consigo identificação e equipamentos de emergência. As alergias alimentares do cliente devem ser anotadas nos registros médicos do cliente, pois podem estar sob risco de desenvolvimento de reações alérgicas não apenas ao alimento como também a algumas medicações contendo substâncias similares.

## Doença do soro

### Fisiopatologia

A doença do soro é uma hipersensibilidade de complexo imune do tipo III. Tradicionalmente, é consequência da administração de antissoro terapêutico de fontes animais para tratamento ou prevenção de doenças infecciosas, como tétano, pneumonia, raiva, difteria, botulismo e picadas de aranha viúva-negra e cobras venenosas. Com o advento dos antibióticos e do soro antitetânico, a doença do soro clássica é muito menos comum hoje em dia. Entretanto, várias medicações (principalmente penicilina) podem causar reação similar à doença do soro, parecida com aquelas causadas pelo soro estranho.

### Manifestações clínicas e avaliação

Os sintomas são causados por reação e ataque imunológico no soro ou medicamento. Os anticorpos parecem ser das classes IgE e IgM. Manifestações precoces, começando 6 a 10 dias depois da administração da medicação, incluem reação inflamatória no local da injeção do medicamento seguida por febre e linfadenopatia regional e generalizada. Em geral, há uma erupção cutânea, a qual pode ser urticária ou purpúrica. As articulações comumente estão doloridas e edemaciadas. Vasculite pode ocorrer em qualquer órgão, porém é observada com mais frequência nos rins, resultando em proteinúria e, às vezes, em cilindros na urina. Pode haver envolvimento cardíaco grave ou leve. A neurite periférica pode causar paralisia temporária dos membros superiores ou pode ser disseminada, causando síndrome de Guillain-Barré (Chen, 2010).

### Manejo clínico e de enfermagem

O objetivo principal da terapia contra a doença do soro é tratar a síndrome clínica sintomaticamente. Essa reação de hipersensibilidade perdura por vários dias a algumas semanas se não tratada, porém o cliente responde pronta e completamente se tratado com anti-histamínicos e corticosteroides (Chen, 2010). Terapia agressiva, inclusive suporte ventilatório, pode ser necessária se neurite periférica e síndrome de Guillain-Barré se desenvolverem. Se os sintomas forem graves o suficiente para justificar o suporte ventilatório ou nos casos de instabilidade hemodinâmica, o cliente deve ser admitido na unidade de terapia intensiva (Buttaro, 2007). O Capítulo 46 apresenta o manejo de enfermagem na síndrome de Guillain-Barré.

## Alergia a látex

A alergia ao látex, uma reação alérgica às proteínas da borracha natural, tem sido implicada em rinite, conjuntivite, dermatite de contato, urticária, asma e anafilaxia. Ao longo dos últimos 80 anos, a quantidade de indivíduos afetados por essa alergia vem caindo de maneira drástica devido ao processamento de luvas de material diferente do látex e sem pó usadas nas unidades de saúde. Apesar dos números e estudos confirmando isso, a gravidade da doença associada à alergia ao látex continua sendo uma prioridade da enfermagem.

### Fatores de risco

As populações vulneráveis incluem profissionais de saúde, clientes com alergias atópicas ou múltiplas cirurgias, pessoas que trabalham em fábricas de produtos à base de látex, mulheres e clientes com espinha bífida. Já que cada vez mais pessoas que lidam com alimentos, cabeleireiros, mecânicos e policiais estão usando luvas de látex, esses indivíduos também se encontram sob o risco de desenvolvimento de alergia ao látex. O látex é a segunda causa mais comum de reações anafiláticas durante o período intraoperatório (devido à exposição repetida ao látex), precedida apenas pelos relaxantes musculares (Rolland e O'Hehir, 2008).

Os alimentos manuseados por pessoas usando luvas de látex podem estimular uma resposta alérgica. Foram relatadas reações cruzadas em pessoas alérgicas a certos produtos alimentares, como kiwi, banana, abacaxi, manga, maracujá, abacate e castanha (Rolland e O'Hehir, 2008).

## Fisiopatologia

As rotas de exposição aos produtos de látex podem ser cutânea, percutânea, mucosa, parenteral ou aerossol. As reações alérgicas são mais prováveis com a exposição na membrana mucosa ou parenteral, mas também podem ocorrer com o contato cutâneo ou inalação. A fonte mais frequente de exposição é a cutânea, a qual geralmente envolve o uso de luvas de látex natural. O pó usado para facilitar a colocação da luva pode se tornar um carreador de proteínas do látex da luva; quando as luvas são calçadas ou removidas, as partículas se tornam transmissíveis pelo ar e podem ser inaladas ou depositadas sobre a pele, membranas mucosas ou roupas. A exposição mucosa pode acontecer com o uso de preservativos, cateteres, vias respiratórias e protetor de mamilos em látex. A exposição parenteral pode ocorrer de linhas de perfusão IV ou equipamentos de hemodiálise. Além dos dispositivos médicos derivados do látex, muitos itens domésticos também contêm látex. Exemplos de equipamentos médicos e domésticos e uma lista de produtos alternativos são encontrados na Tabela 38.4.

## Manifestações clínicas e avaliação

Vários tipos de reação ao látex são possíveis: dermatite de contato irritativa, dermatite de contato e alergia ao látex. A Tabela 38.5 lista as causas, os sintomas e o manejo de cada uma delas.

O diagnóstico de alergia ao látex é baseado na história e nos resultados dos exames complementares. A sensibilização é detectada por teste cutâneo, RAST e ensaio imunossorvente ligado a enzima (ELISA). Os testes cutâneos devem ser realizados apenas por médicos com experiência em administração

**Tabela 38.4** Alguns produtos contendo látex de borracha natural e algumas alternativas sem látex.

| Produtos contendo látex | Alternativas sem látex* |
|---|---|
| **Ambiente hospitalar** | |
| Atadura elástica (marrom) | Atadura elástica (branca) |
| Curativo adesivo, Band-Aid®, Telfa® | Chumaços de algodão ou fitas plásticas ou de seda, Active Strip® (3M), Duoderm® |
| Equipamento de anestesia | Kit de anestesia de neoprene (King®) |
| Aparelho de medição da pressão | Manguitos de náilon ou vinil de uso único ou envolver o manguito com bandagem ou usá-lo sobre a roupa |
| Cateteres | Cateteres de vinil ou silicone |
| Fitas de fixação de cateteres de bolsa de perna | Tiras de velcro |
| Apoio axilar e de mão de muletas, extremidades | Cobrir com algum tecido ou fitas |
| Disco adesivo para ECG | Adesivos para ECG da Baxter®, Red Dot 3M® |
| Meias de compressão elástica | Meias elásticas |
| Luvas | Luvas de vinil, polímero, dermaprene e neoprene |
| Cateteres IV | Cateteres IV Jelko®, Deseret® |
| Acessos de injeção de borracha IV | Cubra acessos venosos e em Y; não perfure. Use stopcocks de três vias em tubos plásticos |
| Tubo de Levin | Tubo de Salem |
| Ampolas de medicamentos | Remover a parte de borracha |
| Drenos de Penrose | Drenos Jackson-Pratt, drenos Zimmer Hemovac® |
| Kits de enema pré-embalados | Theravac®, Fleet enema |
| Oxímetros de pulso | Oxímetro da Nonin® |
| Bolsas de reanimação | Laerdal®, Puritan Bennett®, certos Ambus |
| Tubo do estetoscópio | Tubo de PVC; envolver com bandagem sem látex |
| Seringas – uso único | Seringas Terumo®, Abbott PCA Abboject® |
| Tubo de aspiração | PVC (Davol®, Laerdal®) |
| Fitas | Dermicel®, Micropore® |
| Sondas de termômetro | Cobertura Diatec® |
| Torniquetes | Torniquetes X-Tourn (Avcor®) |
| Thera-Band® | Novos Thera-Band®, tubos de plástico |
| **Ambiente doméstico** | |
| Balões | Balões Mylar® |
| Fraldas, absorventes de incontinência | Huggies®, Always®, alguns Attends® |
| Preservativos, diafragmas | Produtos de poliuretano, Durex/Avanti® e produtos Reality® (preservativo feminino) |
| Absorventes femininos | Produtos da Kimberly-Clark® |
| Estofamento de cadeira de rodas | Estofamento da ROHO®, estofamento macio de cama/cadeiras |

*É imprescindível confirmar se todos esses itens são sem látex antes de utilizar, especialmente se houver risco de alergia.

**Tabela 38.5** Tipos de reações ao látex.

| Tipo de reação | Causa | Sinais/Sintomas | Tratamento |
|---|---|---|---|
| Dermatite de contato irritativa | Dano à pele devido a irritação e perda da pele epidermoide; não é uma reação alérgica. Pode ser causada pelo uso excessivo de sabões e agentes de limpeza, muitas lavagens de mão, secagem inadequada das mãos, irritação mecânica (como sudorese, fricção dentro da luva com pó), exposição a substâncias químicas adicionadas durante a produção de luvas e pH alcalino das luvas com pó. A reação pode ocorrer frente à primeira exposição, em geral é benigna e não é potencialmente fatal | Agudo: hiperemia, edema, queimação, desconforto, prurido. Crônico: pele seca, espessada e rachada | Encaminhamento para exames complementares. Evitar a exposição ao irritante. Lavagem e secagem total das mãos. Usar luvas sem pó com trocas mais frequentes das luvas. Mudar o tipo de luva. Usar agentes de barreira tópica, loções ou cremes de hidratação à base de água ou silicone. Evitar agentes cutâneos à base de petrolato ou óleo com produtos de látex, pois podem causar degradação do produto de látex |
| Dermatite de contato alérgica | Hipersensibilidade tardia (tipo IV). Em geral, afeta apenas a área em contato com o látex; a reação muitas vezes é aos aditivos químicos usados na produção em vez de ao látex propriamente dito. A causa da reação é a sensibilização mediada por células T aos aditivos do látex. A reação não é potencialmente fatal e é muito mais comum que a reação do tipo I. Surgimento lento; ocorre 18 a 24 h após a exposição. Se resolve em 3 ou 4 dias após a exposição. Reações mais graves podem ocorrer com exposições subsequentes | Prurido, eritema, edema, pele espessada e com crostas, vesículas, outras lesões cutâneas | Encaminhar para diagnóstico (teste de contato) e tratamento. Lavagem e secagem total das mãos. Usar agentes de barreira tópica, loções ou cremes de hidratação à base de água ou silicone. Evitar produtos à base de óleo ou petrolato a não ser que sejam compatíveis com o látex. Evitar o agente causal identificado, pois a exposição continuada a produtos de látex na presença de descontinuidades na pele pode contribuir para a sensibilização à proteína do látex |
| Alergia ao látex | Hipersensibilidade imediata mediada por IgE do tipo I a proteínas do látex natural. Nas pessoas sensibilizadas, o anticorpo IgE antilátex estimula a proliferação de mastócitos e a liberação de histamina pelos basófilos. A exposição pode ser por contato com a pele, membranas mucosas ou tecidos internos, ou por inalação de traços de pó de luvas de látex. As reações graves normalmente ocorrem logo após a exposição parenteral ou membrana mucosa. As pessoas com qualquer tipo de reação ao látex do tipo I se encontram sob alto risco de anafilaxia. Edema local, hiperemia, edema, prurido e reações sistêmicas, inclusive anafilaxia, ocorrem em minutos após a exposição | Rinite, hiperemia, conjuntivite, urticária, edema de laringe, broncoespasmo, asma, vasoditalação grave, angioedema, anafilaxia, colapso cardiovascular, morte | Tratamento imediato da reação com epinefrina, líquidos, vasopressores, corticosteroides e suporte ventilatório e das vias respiratórias, com monitoramento estrito de recorrência nas 12 a 14 h seguintes. Pronto encaminhamento para avaliação diagnóstica. Tratamento e avaliação diagnóstica em ambiente sem látex. Evitar estritamente o teste de alergia e manejo. Avaliar todos os clientes com sintomas de alergia a látex. Orientar clientes e membros da família sobre o distúrbio e sobre a importância de prevenir futuras reações evitando o látex. Encorajar o uso de bracelete de alerta médico que identifique a alergia ao látex em situações de emergência. Rótulos de aviso podem ser fixados no vidro do carro para alertar a polícia e os paramédicos sobre a alergia ao látex do motorista ou passageiro em caso de acidente de carro. Carregar consigo uma EpiPen® e estar preparado e capacitado para usá-la |

e interpretação e que tenham os equipamentos necessários disponíveis para tratar reações alérgicas sistêmicas ou locais ao reagente.

## Manejo clínico

A Tabela 38.5 apresenta o manejo clínico.

## Manejo de enfermagem

A enfermeira pode assumir um papel central no manejo das alergias ao látex tanto em clientes quanto em profissionais. Todos os clientes devem ser avaliados sobre alergia ao látex, embora atenção especial deva ser fornecida àqueles particularmente de alto risco (como clientes com espinha bífida e aqueles submetidos a múltiplos procedimentos cirúrgicos). Toda vez que um procedimento invasivo precisar ser realizado, a enfermeira deve considerar a possibilidade de alergia ao látex. As enfermeiras que trabalham no centro cirúrgico, unidades de terapia intensiva, sala de procedimentos rápidos e emergências precisam ter atenção especial à alergia ao látex.

Embora a reação do tipo I seja a reação ao látex mais importante, é preciso ter cuidado na presença de dermatite de contato irritativa e reação de hipersensibilidade tardia para evitar mais exposição da pessoa ao látex. Os clientes com alergia ao látex são orientados a notificar os profissionais de saúde e a usar um bracelete de alerta com informações médicas. Os clientes precisam conhecer os produtos que contêm látex e as alternativas seguras, sem látex. Eles também precisam saber os sinais e sintomas da alergia ao látex, o tratamento emergencial e a autoinjeção de epinefrina em caso de reação alérgica.

As enfermeiras podem ser instrumento de estabelecimento e participação em comitês multidisciplinares, abordando a alergia ao látex e promovendo um ambiente livre de látex. Os protocolos de alergia ao látex e orientação da equipe sobre alergia ao látex e precauções são estratégias importantes que garantem a avaliação e o pronto tratamento da pessoa afetada.

## Revisão do capítulo

### Exercícios de avaliação crítica

1. Uma menina de 17 anos de idade desenvolveu sintomas de asma, os quais eram considerados uma resposta alérgica aos alergênios presentes no ambiente em que residia. Desenvolva um plano de estratégias de prevenção baseado em evidências para enquanto ela estiver vivendo em casa e para quando ela se mudar no próximo ano para um dormitório universitário. Descreva a força das evidências e os critérios usados na avaliação dessa força. Que orientações e medidas você vai usar para orientar a cliente sobre estratégias de prevenção e para avaliar a efetividade do uso dessas estratégias?
2. Um homem de 72 anos de idade é admitido para cirurgia de emergência de uma hérnia estrangulada. Ele relata que apresenta alergias graves, porém é incapaz de ser específico sobre a natureza das alergias ou reações alérgicas pregressas. Ele relata que já teve de usar epinefrina emergencial em várias ocasiões no passado devido a reações alérgicas graves. Que precauções são necessárias no pré-operatório, intraoperatório e pós-operatório para que esse cliente evite a ocorrência de reações alérgicas graves? Que intervenções e manejo da enfermagem seriam indicados se ele desenvolvesse uma reação alérgica grave?

### Questões objetivas

1. Durante uma consulta de enfermagem são discutidos os fatores relacionados com o risco de anafilaxia. Qual das seguintes afirmações feitas pelo cliente é inconsistente em relação ao risco de anafilaxia?
   A. A gravidade depende do grau de alergia.
   B. A gravidade das reações anteriores determina a gravidade das reações subsequentes.
   C. A gravidade depende da dose do alergênio.
   D. A gravidade das reações prévias não determina a gravidade das reações subsequentes.
2. Qual das seguintes reações pode ser considerada uma reação leve a um alergênio?
   A. Broncospasmo
   B. Elevação da temperatura
   C. Edema periorbital
   D. Formigamento na garganta
3. Ao rever o prontuário do cliente diagnosticado com rinite alérgica, a enfermeira entende que esse distúrbio alérgico é causado por que tipo de hipersensibilidade?
   A. Tipo I
   B. Tipo II
   C. Tipo III
   D. Tipo IV
4. Um cliente está sendo observado na clínica de dermatologia devido à urticária. Qual dos seguintes medicamentos a enfermeira espera que seja prescrito para o cliente?
   A. Pseudoefedrina
   B. Difenidramina
   C. Dexametasona
   D. Cromolina sódica
5. Qual das seguintes opções é a fonte mais frequente de exposição em caso de alergia ao látex?
   A. Preservativos de látex
   B. Linhas de perfusão IV
   C. Equipamentos de hemodiálise
   D. Luvas de látex

## Bibliografia e leitura sugerida

A bibliografia e a leitura sugerida para este capítulo estão disponíveis no GEN-IO: http://gen-io.grupogen.com.br/gen-io/.

# CAPÍTULO 39

LINDA ALESSIE PODOLAK

# Manejo de Enfermagem | Doenças Reumáticas

## Objetivos de estudo

**Após ler este capítulo, você será capaz de:**

1. Explicar a fisiopatologia das doenças ou distúrbios reumáticos
2. Descrever a avaliação inicial e os achados nos clientes com diagnóstico provável de doença ou distúrbio reumático
3. Descrever os efeitos sistêmicos de uma doença do tecido conjuntivo
4. Descrever o manejo farmacológico, médico e de enfermagem para doenças reumáticas
5. Aplicar a sistematização da assistência de enfermagem como estrutura básica do cuidado do cliente com doença reumática
6. Identificar as intervenções de enfermagem apropriadas com base nos diagnósticos de enfermagem associados comumente às doenças reumáticas.

As doenças reumáticas acometem as articulações, os ossos, os músculos e os tecidos conjuntivos. Essas doenças podem ser brandas ou potencialmente fatais. Os efeitos sistêmicos das doenças ou distúrbios reumáticos causam limitações evidentes na mobilidade física e nas atividades da vida diária (AVD), além de manifestações como dor, fadiga, insônia e alteração da imagem corporal. Falência de órgãos e morte podem ser os resultados finais de algumas doenças reumáticas. A doença reumática pode ser o problema de saúde principal do cliente, ou um diagnóstico secundário. O entendimento detalhado das doenças reumáticas e de seus efeitos na função e no bem-estar dos clientes é fundamental à elaboração de um plano de cuidados interdisciplinares.

## Considerações gerais

Geralmente conhecidas como artrites (inflamação de uma articulação) e entendidas como um único distúrbio, as doenças reumáticas na verdade compreendem mais de 100 tipos de enfermidades que acometem principalmente articulações, ossos, músculos esqueléticos e tecidos conjuntivos (Porth e Matfin, 2009). Algumas dessas doenças têm mais tendência a ocorrer em determinadas faixas etárias ou acometer mais um sexo que o outro (ver Considerações gerontológicas, Boxe 39.1). Dor é o sintoma que mais comumente leva o indivíduo a buscar assistência médica. Outros sintomas comuns são edema da articulação, limitação dos movimentos, rigidez, fraqueza e fadiga. O início dessas doenças pode ser agudo ou insidioso, mas a evolução provavelmente é marcada por períodos de remissão (período no qual os sintomas da doença são atenuados ou estão ausentes) e exacerbação (período em que o cliente tem sintomas ou estes são mais graves).

A avaliação inicial inclui uma história de saúde detalhada e, em seguida, um exame físico completo combinado com uma avaliação funcional. A inspeção do aspecto geral do cliente ocorre durante o primeiro contato. É importante observar a marcha, a postura, a massa e a estrutura musculoesqueléticas. Deformidades grosseiras e anormalidades dos movimentos devem ser avaliadas. Também é necessário avaliar e documentar a simetria, o tamanho e o contorno de outros tecidos conjuntivos, inclusive pele e tecido adiposo. Em seguida, o examinador observa as atividades que são realizadas: o cliente demonstra o que ele consegue ou não fazer, tal como vestir-se, sentar-se e levantar-se de uma cadeira. A avaliação também inclui as adaptações e os ajustes que o cliente pode precisar fazer (algumas vezes sem perceber); por exemplo, quando há acometimento do ombro ou do cotovelo, o indivíduo pode inclinar-se para alcançar o garfo em vez de levar o talher até a boca.

> **BOXE 39.1 — Considerações gerontológicas.**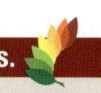
>
> Embora clientes de todas as idades possam ser acometidos, as doenças reumáticas geralmente são entendidas pelo cliente, por seus familiares e pela sociedade em geral como uma consequência inevitável do envelhecimento. Muitos indivíduos idosos esperam e aceitam a imobilidade e as dificuldades de autocuidado acarretadas pelos distúrbios reumáticos, não buscando ajuda e acreditando que nada pode ser feito. O diagnóstico cuidadoso e o tratamento apropriado são cruciais e podem melhorar a qualidade de vida dos clientes idosos. Um sistema de apoio adequado ao cliente idoso também é um fator essencial à execução de um plano de cuidados interdisciplinares que inclua exercícios, nutrição, manutenção da saúde geral, tratamento farmacológico e medidas terapêuticas não farmacológicas. Entretanto, as doenças reumáticas têm algumas implicações especiais para o adulto idoso.
>
> O próprio envelhecimento causa alterações nos exames sorológicos (p. ex., VHS, antígeno antinuclear [ANA] ou fator antinuclear [FAN], dificultando a interpretação dos resultados laboratoriais. Déficit visual e alterações do equilíbrio, ambos comuns na população idosa, podem trazer problemas quando a doença reumática dos membros inferiores afeta a locomoção. Além disso, a combinação de déficits auditivos e visuais, a perda de memória e a depressão contribuem para a incapacidade de seguir o regime terapêutico prescrito aos clientes idosos.
>
> O tratamento farmacológico das doenças reumáticas dos clientes idosos é mais difícil. O envelhecimento acarreta muitas alterações físicas e metabólicas, que podem aumentar a sensibilidade dos indivíduos idosos aos efeitos tóxicos e terapêuticos de alguns fármacos, acarretando a possibilidade de tratamento excessivo ou inadequado. Quando os fármacos alteram os sentidos (audição, cognição), esse efeito é mais intenso nos indivíduos idosos. O efeito cumulativo desses fármacos é acentuado em consequência das alterações fisiológicas do envelhecimento. Por exemplo, a redução da função renal dos indivíduos idosos altera o metabolismo de alguns fármacos, inclusive AINE. Os clientes idosos são mais propensos aos efeitos colaterais associados ao tratamento simultâneo com vários fármacos para diversas doenças (polifarmácia) (Lehne, 2010; Miller, 2009).

Os dados obtidos com a história e o exame físico são complementados pelos resultados dos exames complementares confirmatórios ou complementares. A Tabela 39.1 relaciona os exames laboratoriais sorológicos usados comumente nos clientes com doenças reumáticas. Os exames radiológicos facilitam o diagnóstico inicial, orientam o tratamento e, por fim, têm impacto no prognóstico. Cintigrafia, tomografia computadorizada (TC) e ressonância magnética (RM) não são os exames mais custo-efetivos para a detecção de doenças em estágios iniciais e não são realizados rotineiramente por ocasião do diagnóstico. Há casos em que muitos exames são usados para monitorar a evolução da doença. Por exemplo, radiografias contrastadas e RM desempenham um papel importante na detecção do acometimento progressivo dos sistemas afetados pela esclerodermia; a velocidade de hemossedimentação (VHS) reflete a atividade inflamatória e, indiretamente, a progressão ou a remissão da doença. Por fim, o médico determina quais exames são necessários com base nos sinais e sintomas, no estágio da doença, no custo e no benefício provável desses exames.

### Alerta de enfermagem

*A VHS determina o tempo que as hemácias (eritrócitos) suspensas no plasma demoram a "cair" em um tubo de ensaio. Velocidades de hemossedimentação altas estão, com frequência, associadas a estados inflamatórios. Normalmente, a distância que uma hemácia desce em uma hora é menor que 15 mm/h para os homens e ligeiramente menor para as mulheres. A velocidade com que as hemácias movimentam-se está relacionada com a formação de grumos eritrocitários. Quanto mais grumos, mais pesadas são as hemácias e maior é a velocidade com que descem. Os estados inflamatórios produzem proteínas que facilitam a formação desses grumos e, desse modo, aumentam os níveis de VHS associados à inflamação. A VHS não define o diagnóstico, mas é usada para monitorar o estado de uma doença e a resposta ao tratamento (Fischbach e Dunning, 2009).*

O tratamento pode ser simples e voltado para o alívio dos sintomas locais, ou pode ser complexo e dirigido ao alívio das manifestações sistêmicas. A natureza crônica da maioria dessas doenças exige que o cliente entenda seu problema, tenha informações necessárias para tomar decisões sensatas quanto ao seu próprio tratamento, seja encaminhado para os órgãos apropriados da comunidade (p. ex., Arthritis Foundation) de modo a receber apoio e receba um plano de tratamento compatível com seu estilo de vida. A Tabela 39.2 descreve as metas e as estratégias básicas de manejo das doenças reumáticas. A tendência terapêutica atual é no sentido de adotar uma abordagem farmacológica mais agressiva em um estágio mais precoce da evolução da doença.

O manejo farmacológico das doenças reumáticas é usado para aliviar os sinais e sintomas, controlar a dor e a inflamação e – em alguns distúrbios como artrite reumatoide (AR) – modificar a evolução da doença. Entretanto, tipicamente a doença avança inexoravelmente e, por essa razão, o tratamento farmacológico é prolongado; desse modo, o sucesso depende de motivação e cooperação por parte do cliente. A escolha dos fármacos baseia-se nas necessidades do cliente, no estágio da doença e no risco de efeitos colaterais.

Os fármacos antirreumáticos podem ser classificados em três grupos principais: anti-inflamatórios não esteroides (AINE), inclusive salicilatos (p. ex., ácido acetilsalicílico); antirreumáticos modificadores da doença (ARMD); e glicocorticoides (corticoides suprarrenais). Esses grupos diferem quanto à duração dos efeitos, à toxicidade e à capacidade de retardar a progressão da doença. A Tabela 39.3 revisa os fármacos utilizados comumente para tratar doenças reumáticas, principalmente artrite reumatoide (AR).

As medidas terapêuticas não farmacológicas incluem aplicação de calor ou frio, redução do peso, ARMD, imobilização articular e prevenção do uso excessivo das articulações, órteses (p. ex., talas e coletes) para dar suporte às articulações inflamadas, e um programa de exercícios. A terapia ocupacional e a fisioterapia podem ajudar o cliente a adotar medidas

**Tabela 39.1** Exames laboratoriais sorológicos comuns para doenças reumáticas.

| Exame | Valores normais | Implicações |
|---|---|---|
| **Sorologia** <br> *Velocidade de hemossedimentação (VHS)* <br> Mede a velocidade com que as hemácias precipitam no sangue não coagulado em 1 h | Método de Westergren: <br> *Homens*: 0 a 15 mm/h; acima de 50 anos, 0 a 20 mm/h <br> *Mulheres*: 0 a 20 mm/h; acima de 50 anos, 0 a 30 mm/h | Aumentos são comuns com doenças inflamatórias do tecido conjuntivo (p. ex., AR, LES, esclerodermia) e gota; também ocorrem nos indivíduos idosos <br> Elevação indica inflamação progressiva; quanto mais alta a VHS, maior a atividade inflamatória |
| **Ácido úrico** <br> Mede o nível de ácido úrico no soro | *Homens*: 3,4 a 7 mg/dℓ (202 a 416 μmol/ℓ) <br> *Mulheres*: 2,4 a 6 mg/dℓ (143 a 357 μmol/ℓ) <br> Ponto de cristalização biológica: ≥ 6,8 mg/dℓ (408 μmol/ℓ) | Aumentado nos clientes com gota <br> Na gota, a produção excessiva de ácido úrico ocorre quando há destruição excessiva de células e catabolismo dos ácidos nucleicos |
| **Imunologia sérica** <br> *Anticorpo antinuclear (AAN)* <br> Detecta anticorpos que reagem com vários antígenos nucleares <br> Geralmente é o primeiro exame e, se houver anticorpos, determina-se a especificidade dos anticorpos circulantes contra antígenos nucleares extraíveis (antidsDNA, anti-RNP, anti-Ro-SSA) | Triagem: negativo com os métodos ELISA e IFA <br> Quando é positivo no IFA, a amostra deve ser titulada. <br> Título: < 1:160 <br> Títulos baixos são detectados nos idosos e em alguns adultos saudáveis | O teste positivo está associado às doenças reumáticas sistêmicas, como doença mista do tecido conjuntivo, LES, AR, esclerodermia, síndrome CREST; pode ser positivo nos indivíduos idosos <br> Quanto mais alto o título, mais grave é a inflamação <br> Alguns clientes com resultados negativos no teste para AAN têm testes positivos para anti-Ro (SSA) |
| *Teste para anticorpo anticentrômero* <br> Autoanticorpo específico detectado usando células Hep-2 em vários estágios da divisão celular; a região do centrômero dos cromossomos da célula cora quando o teste é positivo | Triagem: negativo com os métodos ELISA e IFA <br> Se for positivo com IFA, a amostra deve ser titulada | O teste positivo está associado à síndrome CREST da esclerodermia <br> Positivo em 90% dos clientes com síndrome CREST |
| *Anticorpo antipeptídio citrulinado cíclico (anti-PCC)* <br> Autoanticorpo altamente específico com finalidade diagnóstica e como marcadora AR <br> Detecta clientes com AR em estágio inicial antes de iniciar o tratamento (depois de 3 a 6 meses com sintomas) <br> Teste de segunda geração: ensaio para CCP2, é ainda mais sensível | Negativo | Positivo nos clientes com AR <br> Prevê a ocorrência de artrite erosiva <br> A sensibilidade do teste para anti-PCC é comparável à do fator reumatoide (FR), mas a especificidade é maior (90 a 95%) <br> Diferencia outras doenças que podem ser semelhantes à AR e, em alguns casos, têm FR positivo |
| *Anti-DNA de dupla-hélice (anti-dsDNA)* <br> Autoanticorpo específico contra antígenos nucleares extraíveis; diferencia os anticorpos contra DNA natural (i. e., dupla-hélice) dos outros anticorpos inativos; especificidade de 95% para LES, tornando-o um marcador valioso para esta doença | Negativo: < 25 UI com o método ELISA | Os imunocomplexos de DNA e anti-dsDNA desempenham um papel importante na patogenia do LES e são encontrados em 70% dos clientes com essa doença <br> Positivo: 31 a 200 UI; fortemente positivo: > 200 UI <br> Os títulos de anti-dsDNA podem diminuir com o tratamento eficaz; podem aumentar quando há exacerbação do LES |
| *Outros autoanticorpos* <br> Autoanticorpos específicos contra antígenos nucleares extraíveis (anti-RNA, anti-Sm, anti-Sci-70); refletem os mecanismos imunes específicos de cada doença, mas não são patognomônicos | Negativos: < 20 U/mℓ com o método ELISA | Positivo: > 26 U/mℓ <br> *Anti-RNA*: doença mista do tecido conjuntivo (DMTC); 35 a 40% dos clientes com LES <br> *Anti-Sm* (Smith): LES, DMTC <br> *Anti-Sci-70*: esclerodermia |
| *Níveis de complemento – C3, C4* <br> Níveis dos componentes do complemento: dosados quando há suspeita de redução/consumo dos componentes do complemento <br> C3 representa 70% de todas as proteínas do complemento (complexos antígeno-anticorpo) | C3: 75 a 175 mg/dℓ (ou 0,75 a 1,75 g/ℓ) <br> C4: 14 a 40 mg/dℓ (ou 140 a 400 mg/ℓ) | Reduções podem ocorrer no LES em atividade ou doença causada por imunocomplexos (i. e., AR) <br> A redução indica atividade autoimune |

*(continua)*

**Tabela 39.1** Exames laboratoriais sorológicos comuns para doenças reumáticas. (*continuação*)

| Exame | Valores normais | Implicações |
|---|---|---|
| *Proteína C reativa (PCR)*<br>Detecta uma glicoproteína anormal em resposta às citocinas inflamatórias | < 1 mg/dℓ (< 10 mg/ℓ) | Resultado positivo indica inflamação em atividade<br>Geralmente é positiva na AR e no LES<br>Mais sensível que a VHS |
| *Eletroforese das imunoglobulinas*<br>Determina os níveis das imunoglobulinas | IgG: 700 a 1.500 mg/dℓ (7,0 a 15,0 g/ℓ)<br>IgM: 60 a 300 mg/dℓ (600 a 3.000 mg/ℓ) | Níveis aumentados de IgG ocorrem com AR e doenças autoimunes (*i. e.*, LES)<br>Níveis aumentados de IgM ocorrem com AR e LES |
| *Fator reumatoide (FR)*<br>Detecta fatores reumatoides, ou anticorpos dirigidos contra o fragmento Fc da IgG<br>Determina a existência de anticorpos anormais associados à doença do tecido conjuntivo | 0 a 20 U/mℓ<br>Título negativo | Título positivo: > 1:80<br>Presente em 80% dos clientes com AR; FR positivo também sugere LES ou DMTC<br>Títulos baixos podem ser detectados nos clientes com osteoartrite (OA)<br>Quanto mais alto é o título (número à direita dos dois-pontos), mais grave é a inflamação |

de autocuidado. Outras modalidades não farmacológicas, como massagem, ioga, terapia magnética pulsada, estimulação neural elétrica transcutânea (TENS) e musicoterapia, têm sido usadas para tratar a artrite. Além disso, a iontoforese pode ser usada para administrar fármacos através da pele utilizando corrente elétrica direta. Alguns clientes necessitam de vários métodos combinados, porque as diferentes modalidades geralmente funcionam melhor em diferentes ocasiões.

As modalidades comuns da medicina alternativa e complementar (MAC) usadas para tratar clientes reumáticos são suplementos dietéticos, fitoterapia, práticas holísticas (mente/corpo/espírito), terapias manuais/manipulativas, bioestimulação e pomadas tópicas. É essencial que os profissionais de saúde estejam informados quanto às indicações apropriadas de uso, aos riscos e às limitações desses tratamentos ou práticas.

As enfermeiras precisam entender a classificação das doenças reumáticas. Um sistema básico é classificar a doença em monoarticular (acometimento de uma articulação) ou poliarticular (várias articulações afetadas) e, em seguida, subclassificar em inflamatória (p. ex., artrite reumatoide) ou degenerativa e não inflamatória (p. ex., osteoartrite). Este capítulo agrupa as doenças que afetam as articulações, os ossos e os músculos e as que acometem os tecidos conjuntivos.

## Doenças que afetam articulações, ossos e músculos

Apesar da diversidade dos distúrbios reumáticos, a articulação é a estrutura afetada mais comumente e apresenta algum grau de inflamação e lesão das cartilagens articulares, que podem ocorrer simultaneamente. O entendimento da anatomia e da fisiologia normais das **articulações** é fundamental à compreensão da fisiopatologia das doenças reumáticas (Boxe 39.2).

### Osteoartrite

Também conhecida como doença articular degenerativa, a osteoartrite (OA) é um distúrbio não inflamatório (ainda que possa haver inflamação) crônico progressivo, que causa destruição das cartilagens das articulações sinoviais e das vértebras. A doença acomete preferencialmente as articulações que sustentam peso, como joelhos e quadris, além das articulações interfalangianas distais (IFD) e interfalangianas proximais (IFP) dos dedos. A OA é o mais comum e geralmente mais incapacitante de todos os distúrbios articulares; essa doença é banalizada e diagnosticada excessivamente, sendo com frequência pouco tratada ou tratada em excesso. O impacto funcional

**Tabela 39.2** Metas e estratégias terapêuticas para doenças reumáticas.

| Metas principais | Estratégias terapêuticas |
|---|---|
| Suprimir a inflamação e a reação autoimune | Otimizar o tratamento farmacológico (anti-inflamatórios e fármacos modificadores da doença) |
| Controlar a dor | Proteger as articulações; atenuar a dor com talas/órteses, modalidades térmicas e técnicas de relaxamento |
| Manter ou ampliar a mobilidade articular | Iniciar programas de exercícios de mobilização articular e fortalecimento muscular e melhoria das condições gerais de saúde |
| Manter ou melhorar o estado funcional | Utilizar dispositivos de adaptação e técnicas adaptativas |
| Ampliar os conhecimentos do cliente sobre a doença | Fornecer e reforçar as informações fornecidas ao cliente |
| Promover o autocuidado por adesão do cliente ao regime terapêutico | Promover apoio social e estimular intervenções baseadas em mudanças compatíveis com o regime terapêutico e o estilo de vida |

**Tabela 39.3** Fármacos usados nas doenças reumáticas.

| Fármaco | Ação, uso e indicação | Considerações de enfermagem |
|---|---|---|
| **Salicilatos** <br> *Acetilados* <br>    Ácido acetilsalicílico (AAS) <br> *Não acetilados* <br>    Salicilato de colina, salsalato e salicilato sódico | *Ações*: anti-inflamatória, analgésica e antipirética <br> Os salicilatos acetilados inibem a agregação plaquetária <br> Doses anti-inflamatórias resultam em níveis sanguíneos de salicilato entre 20 e 30 mg/dℓ | Administrar às refeições para evitar irritação gástrica <br> Avaliar se há tinido, intolerância gástrica, sangramento gastrintestinal (GI) e tendências à formação de púrpura <br> Monitorar a ocorrência de confusão mental nos idosos |
| **Anti-inflamatórios não esteroides (AINE)** <br> *Primeira geração (não salicilatos)* <br>    Diclofenaco, diflunisal, etodolaco, furbiprofeno, ibuprofeno, indometacina, cetoprofeno, meclofenamato, meloxicam, nabumetona, naproxeno, oxaprozina, piroxicam, sulindac, tolmetina sódica | *Ações*: anti-inflamatória, analgésica, antipirética, inibição da agregação plaquetária, inibição da síntese de prostaglandinas <br> O efeito anti-inflamatório começa 2 a 4 semanas depois de iniciar o tratamento <br> Os AINE são alternativas aos salicilatos como primeira opção para tratar várias doenças reumáticas <br> Todos os AINE são úteis para tratar crise aguda de gota por períodos curtos | Administrar os AINE com alimentos <br> Monitorar efeitos colaterais GI, SNC, cardiovascular, renais, hematológicos e dermatológicos <br> Evitar salicilatos; usar paracetamol para obter efeito analgésico mais acentuado <br> Devem ser usados regularmente para obter efeito máximo <br> Ficar atento à possibilidade de ocorrer confusão mental nos clientes idosos |
| *Segunda geração: inibidores de COX-2* <br>    Celecoxibe | *Ações*: inibição seletiva das prostaglandinas, inibição apenas da ciclo-oxigenase-2 (COX-2), que é produzida durante os processos inflamatórios; não inibe a enzima COX-1, que pode proteger a mucosa gástrica | Monitorar os mesmos efeitos causados por outros AINE <br> Aumenta o risco de complicações cardiovasculares, inclusive infarto do miocárdio e AVE <br> Apropriado para idosos e indivíduos com risco alto de úlceras gástricas |
| *Fármaco correlato* <br>    Paracetamol | *Ações*: inibição da síntese de prostaglandinas; antipirética e analgésica; não tem propriedades anti-inflamatórias | O uso excessivo (> 4 g/dia) prolongado causa hepatotoxicidade e lesão renal ou cardíaca <br> O uso simultâneo de AINE aumenta o risco de efeitos renais adversos |
| **Antirreumáticos modificadores da doença (ARMD)** <br> *ARMD de primeira opção (não biológicos)* <br> Imunossupressores <br>    Metotrexato | *Ações*: supressão imune, inibe a redutase do ácido fólico e resulta na inibição da síntese de DNA e outros efeitos celulares <br> Tem ação mais rápida que os outros ARMD <br> O metotrexato é o padrão-ouro para tratamento da AR; também é útil para tratar LES | Avaliar supressão da medula óssea, úlceras GI, erupções cutâneas, alopecia, toxicidade vesical e infecções mais frequentes <br> Monitorar hemograma completo, enzimas hepáticas e creatinina a cada 2 a 4 semanas <br> Associar com cautela com AINE <br> Fazer reposição de ácido fólico <br> Orientar as clientes a adotar medidas contraceptivas porque existe o risco de teratogenicidade |
| Antimaláricos <br>    Hidroxicloroquina, cloroquina | *Ações*: anti-inflamatória, inibição das enzimas lisossômicas <br> Ação lenta, o início da ação pode demorar 2 a 4 meses <br> Útil para tratar AR e LES | Administrar simultaneamente com AINE <br> Avaliar alterações visuais, desconforto GI, erupção cutânea, cefaleia, fotossensibilidade, clareamento dos cabelos <br> Podem causar retinopatia; enfatizar a importância dos exames oftalmológicos (a cada 6 a 12 meses) |
| Sulfonamidas <br>    Sulfassalazina | *Ações*: anti-inflamatória, redução da resposta dos linfócitos, inibição da angiogênese | Administrar simultaneamente com AINE <br> Não usar em clientes alérgicos às sulfas e aos salicilatos <br> Enfatizar a ingestão adequada de líquidos <br> Avaliar desconforto GI, erupção cutânea, cefaleia, anormalidades hepáticas e anemia |

*(continua)*

**Tabela 39.3** Fármacos usados nas doenças reumáticas. (*continuação*)

| Fármaco | Ação, uso e indicação | Considerações de enfermagem |
|---|---|---|
| **Agentes biológicos (imunomoduladores)** | | |
| *Bloqueadores do fator de necrose tumoral (TNF)*<br>Adalimumabe, etanercepte, infliximabe, golimumabe, certolizumab pegol | *Ações*: modificadores da resposta biológica, ligam-se ao TNF, uma citocina envolvida nas reações inflamatórias e imunes<br>Utilizados para tratar AR moderada a grave resistente ao metotrexato<br>Podem ser usados isoladamente ou com metotrexato ou outros ARMD<br>O adalimumabe é administrado 1 ou 2 vezes/semana, enquanto o etanercepte é administrado 2 vezes/semana<br>O golimumabe é o primeiro fármaco que pode ser administrado uma vez por mês | O cliente deve fazer um teste para tuberculose antes de iniciar o tratamento<br>Ensinar ao cliente como autoaplicar as injeções SC de adalimumabe ou etanercepte<br>O infliximabe é administrado por via IV em 2 h ou mais<br>Tem de ser mantido refrigerado<br>Monitorar reações no local da injeção<br>Orientar o cliente quanto ao risco mais alto de infecção grave e interromper o tratamento se tiver febre<br>Contraindicado para clientes com ICC classes III/IV; aumenta o risco de desenvolver insuficiência cardíaca |
| *Antagonista do receptor de interleucina-1 (IL-1)*<br>Anakinra | *Ações*: antagoniza o receptor da IL-1 humana; bloqueia os receptores de IL-1, reduzindo as reações inflamatórias e imunes<br>Utilizado para tratar AR moderada a grave resistente ao metotrexato<br>Pode ser usado isoladamente ou com metotrexato ou ARMD, mas não com bloqueadores de TNF | Administrado diariamente por injeção SC<br>Ensinar ao cliente como autoaplicar injeções SC diariamente<br>O fármaco deve ser mantido refrigerado<br>Monitorar reações no local da injeção<br>Orientar o cliente quanto ao risco mais alto de infecção e a interromper o tratamento se tiver febre |
| *Ativação das células T*<br>Abatacepte | *Ações*: modulação seletiva da ativação das células T, alterando as reações imunes (bloqueador coestimulador)<br>Pode ser usado isoladamente ou com ARMD, mas não com bloqueadores de TNF | Contém maltose, que pode causar elevações artificiais da glicemia<br>Risco mais alto de infecções<br>Não utilizar com vacinas de microrganismos vivos |
| *Direcionados às células B*<br>Rituximabe | *Ações*: anticorpo monoclonal dirigido contra o antígeno CD20 expresso pelas células pré-B e linfócitos B maduros<br>Terapia de depleção das células B: uma sequência de 2 infusões IV, com 2 semanas de intervalo, com repetição do tratamento após 6 a 12 meses | Em geral, o cliente é pré-medicado com paracetamol e difenidramina para reduzir a febre e os calafrios associados à infusão<br>Usar com cuidado nos clientes com doenças cardíacas e pulmonares |
| **ARMD moleculares pequenos mais novos** | | |
| *Inibidor da síntese de pirimidinas*<br>Leflunomida | *Ações*: antiproliferativa e anti-inflamatória; imunossupressor potente<br>Usada para tratar AR moderada a grave<br>Pode ser usada isoladamente ou com outros ARMD (exceto metotrexato)<br>Praticamente tão eficaz quanto metotrexato, mas causa mais efeitos adversos | Meia-vida longa; requer uma dose de ataque seguida de doses diárias<br>Avaliar diarreia, infecção respiratória, alopecia, erupção cutânea, úlceras orais, náuseas<br>Monitorar as provas de função hepática<br>Risco de infecções graves<br>Contraindicada para gestantes e lactantes<br>Administrada por via oral |
| Ciclosporina | *Ações*: imunossupressão por inibição dos linfócitos T<br>Utilizada para tratar AR grave progressiva e resistente aos ARMD<br>Utilizada em combinação com metotrexato | Avaliar titulação lenta da dose com aumentos progressivos até ocorrerem efeitos tóxicos<br>Avaliar efeitos tóxicos: sangramento gengival, retenção de líquidos, crescimento de pelos, tremores<br>Monitorar PA e creatinina a cada 2 semanas, até estabilizar |
| **ARMD menores** | | |
| *Compostos à base de ouro*<br>Aurotioglicose, tiomalato sódico de ouro, auranofina | *Ações*: inibição das atividades das células B e T, supressão da sinovite durante o estágio ativo da doença reumatoide<br>Ação lenta; o início da ação pode demorar 3 a 6 meses<br>As preparações IM são administradas semanalmente por 6 meses e, em seguida, a cada 2 a 4 semanas | Administrar simultaneamente com AINE<br>Avaliar prurido, estomatite, diarreia, dermatite, proteinúria, hematúria, supressão da medula óssea (contagens reduzidas de leucócitos e/ou plaquetas), hipotensão grave<br>Hemograma completo e exame simples de urina (EAS) a cada duas injeções |

(*continua*)

**Tabela 39.3** Fármacos usados nas doenças reumáticas. (*continuação*)

| Fármaco | Ação, uso e indicação | Considerações de enfermagem |
|---|---|---|
| Penicilamina | *Ações*: anti-inflamatória, inibição da função das células T; dificulta a apresentação dos antígenos<br>Ação lenta; início da ação pode demorar 2 a 3 meses<br>Útil para tratar AR e esclerose sistêmica | Administrar simultaneamente com AINE<br>Avaliar irritação GI, redução do paladar, erupção ou prurido cutâneo, supressão da medula óssea, proteinúria com hemácias; exames simples da urina a cada 2 a 4 semanas |
| *Imunossupressores menores*<br>Azatioprina, ciclofosfamida | *Ações*: imunossupressão, interferem com a síntese de DNA e outros efeitos celulares<br>Têm potencial teratogênico; a azatioprina e a ciclofosfamida são reservadas para doença mais agressiva ou resistente aos outros tratamentos | Avaliar supressão da medula óssea, úlceras GI, erupções cutâneas, alopecia, toxicidade vesical, aumento das infecções<br>Monitorar hemograma completo, enzimas hepáticas e creatinina a cada 2 a 4 semanas<br>Orientar as clientes a adotar medidas contraceptivas em razão da teratogenicidade |
| **Glicocorticoides**<br>*Corticoides suprarrenais*<br>Prednisona, succinato sódico de hidrocortisona, succinato sódico de metilprednisolona, acetato de metilprednisolona em injeção intra-articular | *Ação*: anti-inflamatória<br>Usados pelo menor tempo possível e com a menor dose eficaz para evitar efeitos adversos<br>Úteis para tratar AR resistente, LES<br>Início de ação rápido (alguns dias)<br>As injeções intra-articulares são úteis para tratar artrite resistente aos AINE | Avaliar efeitos tóxicos: cataratas, irritação GI, hiperglicemia, hipertensão, fraturas, necrose avascular, hirsutismo, psicose<br>As articulações mais propícias à injeção intra-articular são tornozelos, joelhos, quadris, ombros e mãos<br>As injeções repetidas podem causar lesão das articulações |

AINE = anti-inflamatórios não esteroides; SNC = sistema nervoso central; AR = artrite reumatoide; LES = lúpus eritematoso sistêmico.
Adaptada de Lehne, R.A. (2010). *Pharmacology for nursing care* (7th ed.). St. Louis: W. B. Saunders Elsevier.

da OA na qualidade de vida, especialmente dos clientes idosos, frequentemente é desconsiderado.

A OA pode ser classificada em primária (idiopática, sem qualquer evento ou doença preexistente associada) e secundária (resultante de lesão articular ou doença inflamatória preexistente). A diferenciação entre OA primária ou secundária nem sempre é fácil, mas o quadro clínico e os sintomas geralmente são semelhantes.

## Fatores de risco

O Boxe 39.3 resume os fatores de risco da OA. Idade é o fator de risco relacionado mais diretamente com essa doença, embora hoje em dia a obesidade seja bem reconhecida como fator contribuinte importante (Di Cesare, Abramson e Samuels, 2009).

Em geral, a OA acomete adultos de 50 anos ou mais (Nettina, 2010). A OA radiográfica é mais prevalente que a OA

---

**BOXE 39.2 Fisiopatologia em foco.**

**Doenças reumáticas**

Cada articulação **sinovial** tem determinada amplitude de movimento, e o líquido sinovial intra-articular desempenha três funções principais: lubrificação, distribuição dos nutrientes e absorção de impactos. A inflamação evidencia-se nas articulações como **sinovite**. As doenças reumáticas sempre causam lesão das cartilagens articulares. Como as cartilagens das articulações apresentam algum grau de inflamação e degeneração, as doenças reumáticas podem ser classificadas em inflamatórias (p. ex., AR) ou degenerativas e não inflamatórias (p. ex., OA).

Na classificação das doenças reumáticas inflamatórias, o processo primário começa com inflamação secundária a um distúrbio da função imune. A reação inflamatória inclui edema, dor e perda funcional (ver processos inflamatórios e imunes no Capítulo 36). Em seguida, há degeneração como um processo secundário que se espalha para as superfícies articulares. A causa da degeneração da cartilagem articular não está bem esclarecida, mas parece ser metabolicamente ativa; por essa razão, o termo mais apropriado para descrevê-la seria *degradação*.

Por outro lado, na classificação das doenças reumáticas degenerativas (não inflamatórias), a inflamação é um processo secundário. Em geral, a sinovite secundária resultante é mais branda, tende mais a ocorrer quando há doença avançada e representa um processo reativo. A sinovite parece resultar principalmente da degeneração causada pela irritação mecânica de duas superfícies ósseas. À medida que a cartilagem articular é destruída, a matriz (componente acelular do tecido) começa a decompor-se; a cartilagem exposta deixa de ser uma superfície lisa, deslizante e macia para se transformar em uma rede fibrosa áspera com fibras de colágeno. Em seguida, essa trama pode ser convertida em osso, impedindo os movimentos dos elementos articulares afetados. A rigidez de uma articulação é conhecida como **anquilose**, que elimina o atrito, mas ao custo muito alto de imobilidade.

### BOXE 39.3 — Fatores de risco da osteoartrite (OA).

- Idade
- Obesidade (índices de massa corporal mais altos foram associados ao aumento do risco de OA do joelho; a relação entre AO e leptina derivada do tecido adiposo começa a ser investigada)
- Predisposição genética
- Articulação afetada (alterações articulares próprias de cada articulação e faixa etária; reatividade articular variável às citocinas)
- Desalinhamento articular (pode causar progressão rápida da OA; doenças congênitas e distúrbios do desenvolvimento, como, por exemplo, fraturas intra-articulares mal reduzidas, displasia do desenvolvimento do quadril)
- Traumatismo (também pode causar progressão rápida da OA; uso excessivo ou exagerado das articulações, como ocorre com os esportes de alto impacto; lesão articular preexistente; sobrecarga ou forças excessivas aplicadas nas articulações, como, por exemplo, operadores de britadeiras ou indivíduos que permanecem de cócoras, quando forças até 10 vezes maiores que o peso corporal são transmitidas ao joelho)
- Sexo (depois da idade de 50 anos, as diferenças na incidência entre os sexos podem resultar da deficiência de estrogênio depois da menopausa; os condrócitos articulares têm receptores funcionais de estrogênio)

Adaptado de Di Cesare, P.E., Abramson, S.B., & Samuels, J. (2009). Pathogenesis of osteoarthritis. In G.S. Firestein, R.C. Budd, E.D. Harris, Jr. et al. (editors). *Kelley's textbook of rheumatology* (8th ed.). Philadelphia: Saunders Elsevier.

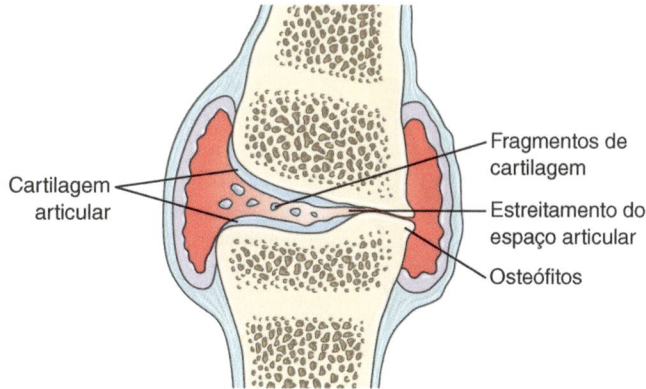

**Figura 39.1** Alterações articulares degenerativas da osteoartrite: hipertrofia das margens ósseas, resultando na formação dos osteófitos típicos (esporões ósseos) e no estreitamento do espaço articular.

sintomática. De acordo com o American College of Rheumatology (ACR), 70% dos indivíduos com mais de 70 anos têm indícios radiográficos de OA; contudo, apenas 50% destes desenvolvem sintomas em alguma época de suas vidas. A OA da mão, do quadril e do joelho torna-se mais comum à medida que o indivíduo envelhece, e as mulheres com mais de 50 anos são afetadas mais comumente que os homens (Sellam e Berenbaum, 2009).

## Fisiopatologia

A OA pode ser entendida como o resultado final de muitos fatores que, quando combinados, predispõem o cliente a desenvolver a doença. Na OA, as alterações da cartilagem articular ocorrem em primeiro lugar; por fim, pode haver alterações secundárias dos tecidos moles. A OA caracteriza-se pela erosão da cartilagem articular combinada por hipertrofia do osso nas margens da articulação, resultando na neoformação óssea conhecida como **osteófitos** (Figura 39.1), e na esclerose subcondral (lâmina óssea que sustenta a cartilagem articular). Além disso, a OA caracteriza-se por algumas alterações bioquímicas e morfológicas da membrana sinovial e da cápsula articular. Em geral, há uma combinação de degradação da cartilagem, enrijecimento ósseo e inflamação reativa da sinóvia. O conhecimento acerca da OA foi muito ampliado em relação ao que se pensava antes, ou seja, simplesmente "desgaste" associado ao envelhecimento.

## Manifestações clínicas e avaliação

As manifestações clínicas gerais da OA são dor, rigidez e perda dos movimentos e da função. Nos casos típicos, a dor acomete uma ou mais articulações, sendo agravada pela atividade física e aliviada pelo repouso. Embora a dor da osteoartrite não seja comum durante a noite ou em repouso, existem exceções, inclusive clientes com OA branda que utilizam as articulações por várias horas; OA avançada com artropatia destrutiva; e exacerbação inflamatória aguda da OA. A rigidez pode ocorrer de manhã, depois de um período de inatividade, ou principalmente ao anoitecer. Em geral, a rigidez matutina regride depois de menos de 10 min (no máximo, 30 min de duração), em contraste com a rigidez prolongada associada às doenças inflamatórias. A limitação funcional é evidenciada por redução da amplitude dos movimentos e pelo relato do cliente de que tem dificuldade de realizar suas atividades da vida diária.

O diagnóstico da OA é difícil por diversos fatores contribuintes. O ACR estabeleceu critérios de classificação clínica da OA de cada articulação, de modo a assegurar consistência no diagnóstico dessa doença. Em geral, a OA é diagnosticada com base na impressão clínica geral sugerida pela idade e história do cliente; na localização das anormalidades articulares; e nos achados radiográficos. A limitação dos movimentos passivos pode ser o primeiro e único sinal da OA sintomática. Durante o exame articular, o examinador pode ouvir ou perceber uma sensação de crepitação à medida que as articulações são mobilizadas passivamente. A avaliação física do sistema musculoesquelético demonstra aumento volumétrico da articulação, que resulta do **derrame articular**, da proliferação óssea ou de ambos. Essa alteração é detectada mais facilmente nos joelhos por demonstração de flutuação patelar ou detecção de uma onda líquida. As deformidades articulares indicam doença avançada com destruição articular, que então contribui para o desalinhamento, a instabilidade da articulação (causando a sensação de que o joelho "fraqueja" ou "trava") e o encurtamento do membro. Os dedos das mãos também podem ser desalinhados quando há nódulos de Heberden (crescimento das articulações IFD) ou de Bouchard (crescimento das articulações IFP) (Figura 39.2).

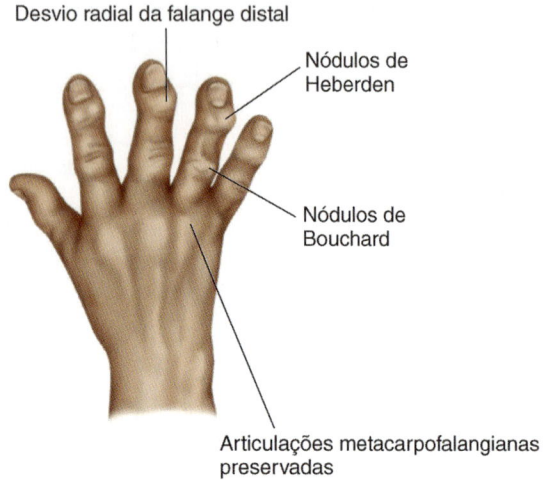

**Figura 39.2** Nódulos de Heberden e Bouchard. Segundo Bickley, L.S. (2009). Bates' guide to physical examination and history taking (10th ed.). Philadelphia: Lippincott Williams & Wilkins.

A avaliação radiográfica pode ser útil para a confirmação do diagnóstico da OA e para a determinação da gravidade da lesão articular; para monitorar a atividade, a progressão da doença e a resposta ao tratamento; e para investigar complicações da doença ou do tratamento. As radiografias convencionais das articulações afetadas demonstram osteófitos (anormalidade mais característica da OA) e, nos casos mais avançados, estreitamento do espaço articular e esclerose. A RM pode ser usada para avaliar a quantidade e a função da cartilagem, da sinóvia e do osso; contudo, esse exame ainda não é recomendado rotineiramente. A artroscopia é o padrão de referência mais confiável para avaliar OA, porque possibilita o exame direto da integridade das superfícies articulares. Os exames laboratoriais rotineiros, como VHS e proteína C reativa, geralmente são normais, mas podem ajudar a excluir outras doenças. Títulos baixos de fator reumatoide podem ser detectados. O exame do líquido sinovial pode ser realizado para diferenciar entre OA e AR. Hoje em dia, não existem marcadores bioquímicos disponíveis, e, isoladamente, nenhum marcador é suficiente para prever ou monitorar OA.

## Manejo clínico e de enfermagem

Nenhum tratamento interrompe o processo degenerativo da OA; por essa razão, o tratamento enfatiza o controle da dor e da inflamação, a prevenção ou a limitação de incapacidade e a manutenção e a melhoria da função articular. As medidas terapêuticas não farmacológicas mencionadas antes neste capítulo são fundamentais ao tratamento da OA e devem ser mantidas durante toda a evolução da doença. As intervenções consistem basicamente em repouso e proteção da articulação, aplicação de calor com alguma indicação de gelo, e redução do peso e exercícios. As modalidades de tratamento da MAC para controle sintomático têm conquistado popularidade crescente, principalmente terapias baseadas em movimento (p. ex., *tai chi*, ioga) e suplementos nutricionais (p. ex., glicosamina, geralmente combinada com condroitina). É necessário realizar mais estudos na área da suplementação dietética. Os achados nos estudos com glicosamina são inconsistentes quanto à eficácia no controle da dor da OA.

O tratamento farmacológico é combinado com medidas não farmacológicas. Na OA, o tratamento analgésico começa com paracetamol (650 a 1.000 mg a cada 6 h, com dose máxima diária de 4.000 mg/dia) (Lehne, 2010; Porth e Matfin, 2009). Contudo, existe controvérsia hoje em dia acerca da redução da dose máxima de paracetamol para 2.600 mg/dia em razão dos efeitos hepatotóxicos e da superdosagem acidental. A ingestão adequada de água (no mínimo 2.000 mℓ/dia) deve ser estimulada para facilitar a excreção do fármaco. Quando o cliente não consegue obter alívio adequado da dor com paracetamol ou tem dor moderada a grave, um AINE pode proporcionar alívio mais eficaz. Se o cliente correr risco ou apresentar complicações gastrintestinais (GI) quando usa um AINE, pode-se indicar tratamento complementar com um protetor da mucosa gástrica, inclusive misoprostol. Como alternativa aos AINE tradicionais, pode-se considerar o tratamento com o inibidor de ciclo-oxigenase 2 (COX-2) celecoxibe. O uso dos inibidores de COX-2 está descrito com mais detalhes adiante, na seção sobre tratamento da AR.

Outros fármacos que podem ser considerados são opioides e analgésicos tópicos (p. ex., capsaicina) e salicilato de metila. Outra abordagem terapêutica consiste na injeção intra-articular de ácido hialurônico, conhecida como viscossuplementação. A viscossuplementação é usada nos clientes com OA e parece produzir efeitos lubrificantes e biomecânicos de curta duração, além de um efeito analgésico, protegendo diretamente as terminações dos nervos sinoviais; além disso, promove alguns efeitos anti-inflamatórios e estimula as células do revestimento sinovial a produzir ácido hialurônico.

Nos casos de OA persistente moderada a grave e nos clientes com AR erosiva, a cirurgia reconstrutora e os corticoides são utilizados comumente. A cirurgia reconstrutora está indicada quando a dor não pode ser aliviada pelas medidas conservadoras e existe risco iminente de que o cliente venha a perder sua independência. Os procedimentos cirúrgicos são sinovectomia (excisão da membrana sinovial), artrodese (fusão cirúrgica da articulação), tenorrafia (sutura de um tendão) ou osteotomia (para alterar a distribuição do peso aplicado na articulação). A operação realizada mais comumente é **artroplastia**, que consiste em reparo cirúrgico e substituição da articulação. Essa operação não é realizada durante os episódios de exacerbação aguda da doença.

A irrigação corrente do joelho consiste em introduzir um volume significativo de solução salina na articulação por meio de cânulas e, em seguida, na remoção desse líquido. Em alguns casos, esse procedimento proporciona alívio por até 6 meses.

## Gota

Uma das artrites inflamatórias mais comuns, a gota é uma doença metabólica evidenciada por deposição de cristais de urato monossódico nas articulações e em outros tecidos. A gota forma um grupo de distúrbios heterogêneos relacionados com uma anomalia genética do metabolismo das purinas, que acarreta hiperuricemia (excesso de ácido úrico, um subproduto do metabolismo das purinas). De acordo com alguns estudos, a prevalência da gota varia de menos de 1 a 15,3% e parece estar aumentando. A doença é mais comum nos homens (90%) que nas mulheres. A incidência aumenta com a idade, o índice de massa corporal e os níveis séricos crescentes de ácido úrico (urato) (Montgomery, 2008; Wortmann, 2009). Embora a hiperuricemia possa indicar risco mais alto de desenvolver gota, a relação entre hiperuricemia e gota não está clara. Nos casos típicos, quanto maior é o nível de ácido úrico e mais duradoura é a elevação, maiores são as chances de que os clientes tenham gota e tofos (depósitos de ácido úrico). Por outro lado, alguns clientes com hiperuricemia não desenvolvem gota, enquanto outros com episódios repetidos de gota têm níveis séricos normais ou baixos de ácido úrico (os níveis laboratoriais normais na população masculina são de 7 mg/dℓ e na população feminina são de 6 mg/dℓ) (Fischbach e Dunning, 2009). Por essa razão, ainda existem controvérsias quanto ao nível exato de ácido úrico que pode ser considerado patológico.

A gota primária caracteriza-se por hiperuricemia causada pela produção excessiva de ácido úrico ou pela excreção reduzida de urato pelos rins. Em geral, a gota primária é causada por um distúrbio hereditário do metabolismo das purinas, com incidência em torno de 50% (Montgomery, 2008). A gota secundária está relacionada com diversas doenças ou fármacos que reduzem a capacidade de excreção urinária de ácido úrico, aumentam a produção desse composto ou causam uma combinação desses fatores. As doenças associadas à gota secundária são cetoacidose diabética, dietas graves ou inanição e síndrome metabólica. As doenças como mieloma múltiplo e leucemia aumentam a produção de ácido úrico porque o *turnover* e a destruição das células aumentam. Os distúrbios da função tubular renal, seja como mecanismo primário, seja como efeito colateral indesejável de determinados fármacos (p. ex., diuréticos como tiazídicos e furosemida), salicilatos em doses baixas ou etanol, podem contribuir para a redução da excreção de ácido úrico. A ingestão exagerada de alimentos ricos em purinas (mariscos, vísceras animais) provoca sinais e sintomas da gota dos indivíduos suscetíveis.

## Fisiopatologia

A hiperuricemia significa nível sanguíneo alto de ácido úrico (urato); nos últimos anos, estudos demonstraram que as faixas de referência são muito amplas. Em geral, as faixas de referência para hiperuricemia de cada laboratório são referidas com base em normas populacionais, e seus valores variam, dependendo da população em questão. De modo a definir que um indivíduo tem hiperuricemia, as revisões recentes baseadas em evidências recomendaram que é clinicamente mais relevante usar o valor biológico de 6,8 mg/dℓ como nível de ácido úrico sérico acima do ponto de saturação para formação de cristais (Chen e Schumacher, 2008; Malik, Schumacher, Dinnella *et al.*, 2009; Wortmann, 2009). A hiperuricemia assintomática é um achado laboratorial, não uma doença, mas pode contribuir para a patogenia da gota. A crise de gota parece estar relacionada com aumentos ou reduções repentinas dos níveis séricos do ácido úrico. Quando o ácido úrico precipita e depois se deposita dentro de uma articulação na forma de cristais de urato, há uma reação inflamatória e começa a crise de gota. Com as crises repetidas, acúmulos de cristais de urato sódico (conhecidos como **tofos**) depositam-se nas regiões periféricas do corpo, como o hálux, as mãos e as orelhas (áreas com temperaturas mais baixas). Alguns clientes têm litíase renal (cálculos renais) por urato, com doença renal crônica secundária à deposição de urato.

## Manifestações clínicas e avaliação

As manifestações da gota incluem artrite gotosa aguda (episódios repetidos de inflamação articular e periarticular grave), tofos (depósitos de cristais que se acumulam nos tecidos articulares e ossos, nos tecidos moles e nas cartilagens), nefropatia gotosa (disfunção renal) e cálculos urinários de ácido úrico. É possível reconhecer quatro estágios (ou fases) da gota: hiperuricemia assintomática, artrite gotosa aguda, gota intercrítica e gota tofácea crônica. A fase 1 (hiperuricemia assintomática) ocorre quando o nível sérico de urato está alto, mas o cliente ainda não tem manifestações clínicas de artrite ou nefrolitíase gotosa. Alguns clientes podem manter-se assintomáticos por toda sua vida. O desenvolvimento subsequente de gota está diretamente relacionado com a duração e a magnitude da hiperuricemia. Por essa razão, a iniciação do tratamento farmacológico para hiperuricemia por toda a vida deve ser postergada até que ocorra a primeira crise de gota (fase 2).

Artrite aguda é a manifestação clínica inicial mais comum da artrite gotosa. Em geral, a primeira crise ocorre entre as idades de 40 e 60 anos nos homens e depois dos 60 nas mulheres (Wortmann, 2009). O cliente tem dor excruciante e inflamação de uma ou mais articulações pequenas. A articulação metatarsofalangiana do primeiro pododáctilo (dedo maior do pé) é afetada mais comumente (90% dos casos), tipo de artrite que é conhecido como **podagra** (Porth e Matfin, 2009). Também pode haver acometimento da região tarsal, do tornozelo ou do joelho. Em casos mais raros, os clientes têm artrite dos punhos, dedos das mãos e cotovelos. Traumatismo, ingestão de álcool, dietas, fármacos, estresse cirúrgico ou doença podem desencadear a crise aguda. Em geral, a crise começa repentinamente à noite, acordando o cliente com dor intensa, edema e aumento da temperatura local da articulação afetada. As primeiras crises tendem a regredir espontaneamente em 3 a 10 dias, mesmo que o indivíduo não seja tratado. A primeira crise é seguida de um período assintomático (estágio intercrítico, ou fase 3), até que ocorra a próxima crise depois de alguns meses ou anos. Entretanto, com o tempo, as crises tendem a ser mais frequentes, acometem mais articulações, persistem por mais tempo e causam sequelas crônicas (fase 4).

Os tofos geralmente estão associados às crises inflamatórias mais frequentes e graves. As concentrações séricas mais altas de ácido úrico também estão associadas à formação mais extensiva de tofos. Na maioria dos casos, os tofos desenvolvem-se na sinóvia, na bursa do olécrano, no osso subcondral, nos tendões infrapatelar e do calcâneo e nos tecidos subcutâneos da superfície extensora do antebraço e nas articulações subjacentes. Os tofos também foram encontrados nas paredes da aorta, nas valvas cardíacas, nas cartilagens do nariz e da orelha, nas pálpebras, na córnea e nas escleróticas. O aumento volumétrico da articulação reduz a mobilidade articular. Os depósitos de ácido úrico podem causar cálculos e disfunção renais.

O diagnóstico definitivo da artrite gotosa é estabelecido por microscopia com luz polarizada do líquido sinovial da ar-

**Tabela 39.4** Fármacos usados para tratar a gota.

| Fármaco | Ações e indicação | Implicações de enfermagem |
|---|---|---|
| Colchicina | Reduz a deposição de ácido úrico e interfere na infiltração de leucócitos, atenuando, desse modo, a inflamação; não altera os níveis séricos do ácido úrico; utilizada para tratar estágios agudo e crônico | *Tratamento da fase aguda*: administrar quando começar a crise; aumentar a dose até que a dor seja aliviada ou o cliente tenha diarreia<br>*Tratamento da fase crônica*: causa desconforto gastrintestinal na maioria dos casos |
| Probenecida, sulfimpirazona | Fármacos uricosúricos; inibem a reabsorção renal dos uratos e aumentam a excreção urinária de ácido úrico; evitam a formação de tofos | Fique atento à ocorrência de náuseas e erupção cutânea<br>Pode causar deposição do ácido úrico nos rins; os clientes devem ingerir muito líquido |
| Alopurinol, febuxostato | Inibidor de xantina oxidase; bloqueia a destruição das purinas antes da formação de ácido úrico; inibe a xantina oxidase porque bloqueia a formação de ácido úrico | Monitorar efeitos colaterais, inclusive depressão da medula óssea, vômitos e dor abdominal |

ticulação afetada (Malik *et al.*, 2009). Os cristais de ácido úrico estão presentes dentro dos leucócitos polimorfonucleares do líquido sinovial. Embora o exame diagnóstico definitivo seja a identificação dos cristais, a impressão clínica é o critério usado mais comumente.

## Manejo clínico

O tratamento da gota tem duas fases principais: controle da inflamação gotosa aguda e tratamento de longa duração para evitar exacerbações e controlar a hiperuricemia. O tratamento imediato com um anti-inflamatório é usado para controlar os episódios de inflamação da gota. Os AINE (p. ex., indometacina ou ibuprofeno) são as primeiras opções de tratamento; outro esquema que pode ser considerado é de indometacina ou ibuprofeno com colchicina, que também podem ser combinados. A colchicina (combinada com um agente uricosúrico) foi aprovada inicialmente pela FDA (Food and Drug Administration) americana em 1939, mas em 2009 a FDA aprovou a primeira preparação oral de colchicina (600 mg) com um único ingrediente para tratar gota aguda (Kesselheim e Soloman, 2010). Outros fármacos usados para aliviar a crise aguda de gota são corticoides (orais ou parenterais) e hormônio adrenocorticotrófico (ACTH) por suas propriedades anti-inflamatórias.

A colchicina em doses baixas tem sido usada profilaticamente depois da regressão das crises agudas, mas não impede a acumulação de urato nas articulações e a formação dos tofos. O tratamento da hiperuricemia, dos tofos, da destruição articular e das complicações renais geralmente é iniciado depois da regressão do processo inflamatório agudo. O alopurinol (um inibidor de xantina oxidase) é considerado o fármaco preferido para evitar a precipitação de crises e a formação de tofos e acelerar a regressão dos tofos existentes. Os fármacos uricosúricos, como a probenecida, reduzem a hiperuricemia e dissolvem o urato depositado. O sulfimpirazona tem ação semelhante à da probenecida, mas é mais potente. Esse fármaco pode causar discrasias sanguíneas graves; por essa razão, geralmente é reservado aos clientes com sintomas resistentes aos outros tratamentos.

Quando há indicação para reduzir o nível sérico de ácido úrico, os fármacos uricosúricos são as opções preferidas. O alvo terapêutico recomendado é manter o nível sérico de ácido úrico abaixo de 6 mg/dℓ, ou seja, menor que o ponto de saturação de 6,8 mg/dℓ, no qual os cristais de urato precipitam-se quando estão suspensos em solução (Wortmann, 2009). A prática recente tem demonstrado que a redução e a manutenção dos níveis séricos de ácido úrico levam à dissolução dos cristais depositados nas articulações, diminuem as crises de gota (exacerbações) e evitam ou reduzem a formação dos depósitos tofáceos. Quando o cliente tem cálculos ou insuficiência renal ou está sujeito a desenvolver essa complicação, o alopurinol também é eficaz em uma dose menor ajustada. Em 2009, a FDA aprovou um novo fármaco – o febuxostato[1] – para tratar a gota resistente aos fármacos convencionais. Os fármacos redutores de urato mais modernos, inclusive uricase, estão em processo de estudo clínico hoje em dia e mostram-se promissores para o tratamento eficaz da gota. Os corticoides são eficazes como tratamento de curta duração da gota e podem ser usados por clientes que não melhorarem com outros fármacos. Quando o cliente tem várias crises agudas ou tem evidências de formação de tofos, a profilaxia deve ser considerada. O tratamento específico depende do nível sérico de ácido úrico, da excreção de ácido úrico na urina de 24 h e da função renal. A Tabela 39.4 descreve os fármacos usados mais comumente para tratar a gota.

## Manejo de enfermagem

Durante a fase aguda de uma crise de gota, o controle da dor é a meta principal. A articulação deve ser colocada em repouso e a aplicação de gelo (em vez de calor) pode ajudar a atenuar o desconforto. O tratamento das fases intercrítica e crônica da gota consiste em ensinar medidas de autocuidado para reduzir o risco de ter outras crises (p. ex., evitar ácido acetilsalicílico [porque doses menores que 2 a 3 g/dia diminuem a excreção renal e causam retenção de ácido úrico, enquanto doses mais altas estão associadas à excreção renal aumentada de ácido úrico], traumatismo, estresse, álcool) e evitar complicações a longo prazo (p. ex., importância de aderir ao regime terapêutico). Durante o estágio intercrítico, o cliente sente-se bem e pode abandonar as medidas preventivas, resultando potencialmente em uma crise aguda. Embora existam controvérsias quanto às restrições dietéticas especiais, alguns médicos recomendam

---
[1]N.R.T.: Ainda não aprovado no Brasil pela Anvisa.

que os clientes reduzam a ingestão de alimentos ricos em purinas, especialmente vísceras e mariscos; outros acreditam que seja suficiente reduzir a ingestão de alimentos proteicos ou evitar os alimentos que provocam crises. Os clientes devem ser orientados a reduzir a ingestão de álcool e evitar dietas hipocalóricas extremas. É importante que os clientes bebam muito líquido (no mínimo 2.000 mℓ/dia) para melhorar a disfunção renal e evitar a formação de cálculos urinários (Montgomery, 2008). Também é importante encorajar o cliente a manter seu peso corporal normal. Além disso, as restrições dietéticas de sódio, gordura e colesterol podem atenuar os sintomas da gota e diminuir os efeitos associados à síndrome metabólica coexistente. Embora existam poucos estudos, a primeira crise de gota aguda geralmente precede o diagnóstico das anormalidades metabólicas e das doenças coexistentes.

## Fibromialgia

A fibromialgia (FM) é uma síndrome dolorosa crônica que se caracteriza por dor musculoesquelética difusa, rigidez, fadiga e hipersensibilidade exagerada em 18 pontos-gatilho específicos. A dor da FM não é causada por lesão ou inflamação dos tecidos; por tal razão, essa doença é fundamentalmente diferente dos outros distúrbios reumáticos e de muitas outras doenças dolorosas. A FM acomete 2 a 4% da população mundial, mais comumente mulheres que homens (razão de 8:1) (Spaeth e Briley, 2009; Wolfe e Rasker, 2009). Embora os critérios para classificação da FM tenham sido definidos em 1990 (Wolfe, Smythe, Yunus *et al.*, 1990), existem controvérsias quanto a se esse diagnóstico representa uma única síndrome. Também não existe consenso quanto à etiologia e ao tratamento dessa síndrome. As teorias abandonaram uma patologia periférica (alterações musculoesqueléticas) e hoje sugerem disfunção central (mecanismos de processamento da dor), resultando na sensibilização central à dor (Burkham e Harris, 2009; Wolfe e Rasker, 2009).

## Manifestações clínicas e avaliação

As manifestações clínicas principais de dor espontânea e à palpação quase sempre se acompanham de uma ampla gama de sinais e sintomas, dos quais os mais comuns são distúrbios do sono, fadiga, rigidez matutina, fraqueza muscular, parestesias, disfunção cognitiva ("confusão mental da fibromialgia"), cefaleia crônica e transtornos do humor (Wolfe e Rasker, 2009). O cliente se queixa de dor generalizada em caráter de queimação e, em geral, não consegue definir se a dor está nos músculos, nas articulações ou nos tecidos moles. Nos casos típicos, o exame físico detecta hipersensibilidade localizada em 11 ou mais dos 18 pontos conhecidos (Figura 39.3).

## Manejo clínico

O tratamento consiste em controlar os sintomas específicos referidos pelo cliente. Além dos fármacos recomendados, informação, exercícios e terapia cognitiva são modalidades usadas comumente.

O tratamento farmacológico da FM está baseado no mecanismo da doença; muitos fármacos foram testados com menos ou mais detalhamento. Os AINE podem ser usados para tratar a dor e a rigidez musculares difusas. O tramadol é o único opiáceo que comprovadamente produz algum alívio. Muitos fármacos foram experimentados sem o respaldo da FDA para tratar FM. A pregabalina (análogo de GABA, um analgésico, ansiolítico e anticonvulsivante que atua ligando o receptor $\alpha_{2-\delta}$) foi o primeiro fármaco aprovado pela FDA para tratar FM. Os fármacos psicotrópicos têm sido usados para reduzir a dor no nível central, mesmo que o cliente não tenha depressão: inibidores da recaptação de serotonina e norepinefrina ou IRSN (duloxetina, milnaciprana), inibidores menos seletivos da recaptação de serotonina (fluoxetina, paroxetina), dopaminérgicos (pramipexol) e antidepressivos, principalmente tricíclicos (Clauw, 2008; Spaeth e Briley, 2009). A duloxetina também foi aprovada pela FDA para produzir alívio sintomático da FM. Os antidepressivos tricíclicos também podem ser usados para normalizar os padrões de sono. Programas individualizados de exercícios (p. ex., estratégia terapêutica multicomponente) são usados para atenuar a fraqueza muscular e o desconforto e melhorar o descondicionamento físico geral que ocorre nesses clientes (Burkham e Harris, 2009; Spaeth e Briley, 2009).

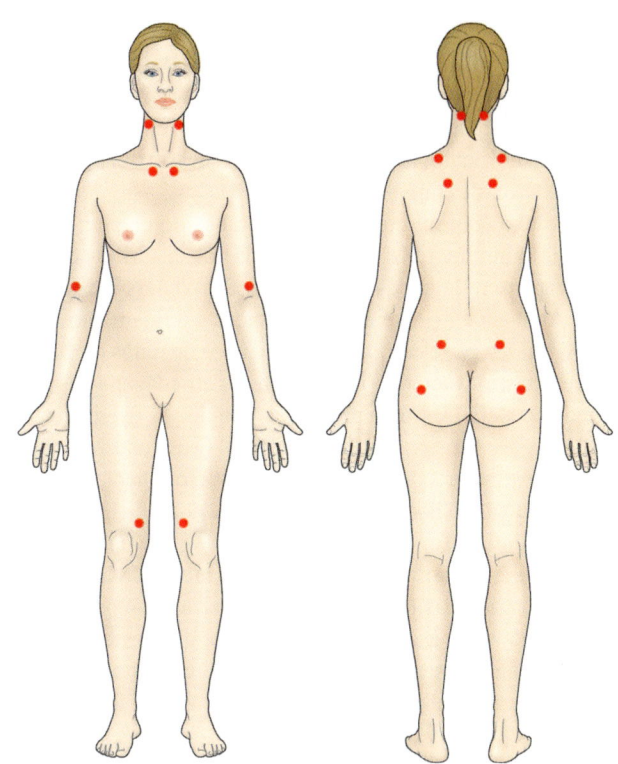

**Figura 39.3** Pontos de hipersensibilidade da fibromialgia.

## Manejo de enfermagem

Nos casos típicos, clientes com FM vêm suportando seus sintomas por muito tempo e podem achar que suas queixas não têm sido levadas a sério. As enfermeiras precisam dispensar atenção especial e apoiar esses clientes, oferecendo-lhes encorajamento à medida que iniciem seu programa de tratamento. O objetivo do tratamento da FM é melhorar a saúde física e mental dos clientes e sua qualidade de vida. As intervenções ou as estratégias devem ser elaboradas de modo a melhorar o estado funcional do indivíduo. Mais informações, medidas para reduzir a intensidade da fadiga e exercícios aeróbicos ou de treinamento de força eram fatores previsores do funcionamento físico (Rutledge, Jones e Jones, 2007). As enfermeiras devem trabalhar com o cliente no sentido de ampliar sua independência, evitar complicações do descondicionamento, atenuar limitações físicas e lidar com a incapacidade de desempenhar suas funções sociais. Além disso, as enfermeiras devem enfatizar a segurança do cliente: estudos demonstraram que a FM está associada aos distúrbios do equilíbrio e ao risco de quedas (Jones, Horak, Winters-Stone et al., 2009). Alongamento, exercícios aeróbicos e treinamento de força devem fazer parte do plano de exercícios de todos os clientes. A entrevista motivacional (EM) é uma das abordagens que as enfermeiras podem usar para promover a prática de exercícios (ver adiante a seção Processo de enfermagem). O uso da EM por telefone para estimular a prática de exercícios pelos clientes com FM foi associado à melhoria da intensidade da dor e da limitação física dos clientes (Ang, Kesavalu, Kydon et al., 2007). Os grupos de apoio para clientes também podem ser úteis. Meditação, oração e outras práticas espirituais podem ser usadas pelo cliente. Ouvir atentamente as descrições das preocupações e dos sintomas do cliente é essencial para ajudá-los a realizar as mudanças necessárias para melhorar sua qualidade de vida (Clauw, 2008).

## Doenças difusas do tecido conjuntivo

As doenças reumáticas com inflamação e degeneração difusas dos tecidos conjuntivos são conhecidas como doenças do tecido conjuntivo. Essas doenças têm manifestações clínicas semelhantes e podem afetar alguns dos mesmos órgãos. A evolução clínica característica é de exacerbações e remissões. Embora as doenças difusas do tecido conjuntivo tenham causas desconhecidas, elas parecem resultar de distúrbios imunes nos quais o sistema imune perde sua capacidade de reconhecer a diferença entre invasores estranhos e células normais do corpo. As doenças do tecido conjuntivo mais comuns – AR, lúpus eritematoso sistêmico (LES) e esclerodermia – estão descritas em detalhes a seguir.

### Artrite reumatoide

A artrite reumatoide (AR) é a artrite inflamatória mais comum e pode ser entendida como protótipo para estudar as diversas doenças inflamatórias e imunes semelhantes. A AR acomete 0,5 a 1% da população mundial em geral, e a razão entre os sexos feminino e masculino varia de 2:1 a 3:1 (Firestein, 2009).[2]

### Fisiopatologia

Diversos tipos de células são afetados pela AR, inclusive macrófagos, linfócitos B e T, fibroblastos, condrócitos e células dendríticas. A reação autoimune ocorre predominantemente no tecido sinovial. Processos imunes inatos e adaptativos que ocorrem na sinóvia foram implicados na patogenia da AR. Os anticorpos conhecidos como fator reumatoide (FR) formam-se na sinóvia e estão direcionados contra a imunoglobulina G (IgG), combinando-se para formar imunocomplexos. A ativação do sistema complemento e a liberação das enzimas lisossômicas dos leucócitos provocam inflamação. Ainda não está claro por que o corpo produz um anticorpo (FR) contra suas próprias imunoglobulinas (IgG) e, consequentemente, transforma a IgG em um antígeno ou uma proteína estranha que precisa ser destruída. A fagocitose produz enzimas (citocinas, principalmente interleucina-1 [IL-1]) dentro da articulação. As enzimas decompõem colágeno e causam edema, proliferação da membrana sinovial e, por fim, resultam na formação de **pano** (*pannus*) (Figura 39.4). A formação de tecidos de granulação vascularizados (pano) é uma característica da AR, que a diferencia das outras artrites inflamatórias. Os panos têm efeitos destrutivos nas cartilagens e nos ossos adjacentes. Alguns estudos demonstraram que o mediador químico inflamatório conhecido como fator de necrose tumoral (TNF) é produzido pelas células da transição cartilagem-pano e também pode provocar a destruição das cartilagens. As consequências são perda das superfícies articulares e limitação dos movimentos das articulações. As fibras musculares também podem ter alterações degenerativas. Por fim, há perda da elasticidade e da força contrátil dos tendões e dos ligamentos.

### Manifestações clínicas e avaliação

As manifestações clínicas da AR são variadas e, em geral, refletem o estágio e a gravidade da doença. Os sinais físicos da AR estão relacionados com a fisiopatologia da doença. Os estágios clínicos da AR podem ser classificados em doença inicial ou avançada e em acometimento articular ou extra-articular. Dor articular, edema, aumento da temperatura local, eritema (vermelhidão) e perda da função são sintomas clássicos. A palpação das articulações detecta tecidos esponjosos ou amolecidos. Em geral, é possível aspirar líquido da articulação inflamada. Nos casos típicos, o padrão de acometimento articular começa com as pequenas articulações das mãos, dos punhos e dos pés. À medida que a doença avança, a doença acomete joelhos, ombros, quadris, cotovelos, tornozelos, coluna cervical e articulações temporomandibulares. Em geral, os sintomas começam repentinamente e são bilaterais e simétricos. Além de dor e edema das articulações, rigidez matutina (que persiste por 30 a 45 min) é um sinal fundamental da artrite inflamatória, podendo ocorrer mesmo antes da dor (Firestein, 2009).

Deformidades das mãos e dos pés são comuns nos clientes com AR (Figura 39.5). Inicialmente, as articulações IFP (interfalângicas proximais) e metacarpofalangianas (MCF) das mãos geralmente são acometidas. A deformidade pode ser causada pelo desalinhamento resultante do edema, pela destruição articular progressiva ou por subluxação (deslocamento parcial), que ocorre quando um osso desliza sobre outro e elimina o espaço articular.

A AR é uma doença sistêmica com diversas manifestações extra-articulares. As mais comuns são febre, emagrecimento, fadiga, anemia, hipertrofia dos linfonodos e fenômeno de Raynaud (vasospasmo induzido por frio e estresse, que causa episódios de palidez ou cianose dos dedos). Os nódulos reumatoides podem ser detectados nos clientes com doença mais avançada e desenvolvem-se em alguma fase da evolução da AR em cerca de 15 a 20% dos clientes (Firestein, 2009). Em geral, esses nódulos são indolores e móveis no plano subcutâneo.

---

[2] N.R.T.: Segundo dados de internação hospitalar do SUS, no ano de 2011 houve 19.978 internações devido a AR e outras poliartropatias inflamatórias.

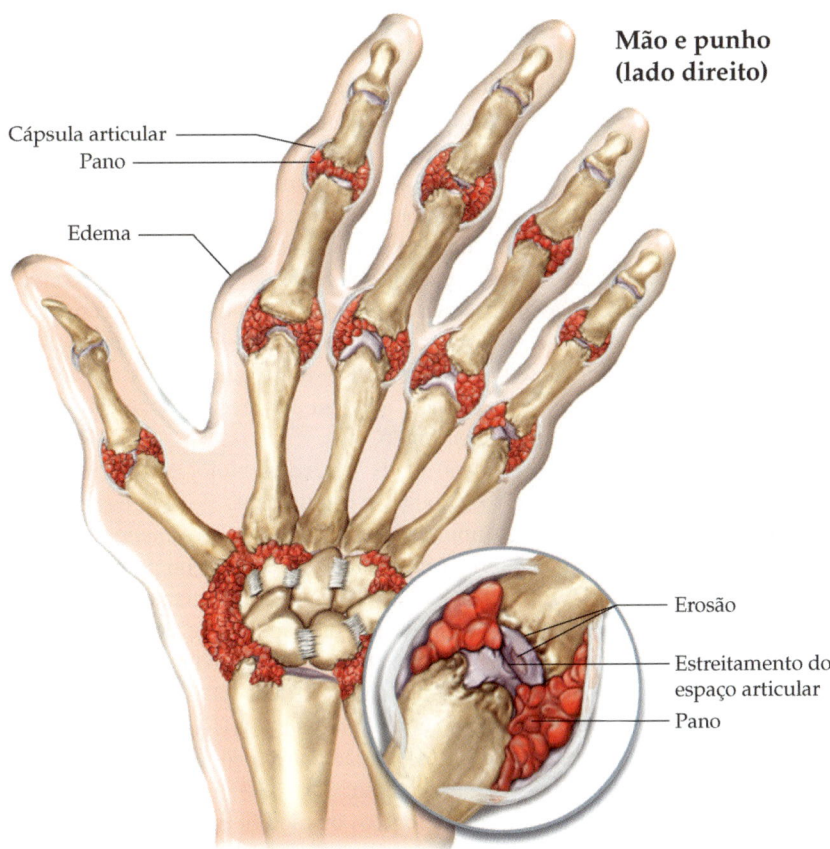

Figura 39.4 Articulações afetadas pela artrite reumatoide.

Os nódulos geralmente se formam sobre proeminências ósseas, mais comumente nas superfícies extensoras ou nos pontos de pressão (p. ex., cotovelos), têm tamanhos variados e podem desaparecer espontaneamente. Os nódulos ocorrem apenas nos clientes que têm FR positivo. Em geral, os nódulos estão associados a doença destrutiva rapidamente progressiva. Outras manifestações extra-articulares são arterite, neuropatia, esclerite, pericardite, esplenomegalia e síndrome de Sjögren (ressecamento dos olhos e das mucosas).

O exame clínico de todas as articulações sinoviais deve ser realizado em busca de sinais como hipersensibilidade, edema e redução da amplitude dos movimentos. As evidências de sinovite devem ser avaliadas por um reumatologista, de preferência nas primeiras 6 semanas depois do início dos sintomas, de modo a facilitar o diagnóstico imediato e o tratamento clínico precoce e assegurar melhores resultados aos clientes (Oliver, 2007). Edema de três ou mais articulações, acometimento das articulações MCF ou metatarsofalangianas (MTF) ou rigidez nas primeiras horas da manhã são manifestações significativas da AR (Burbage, 2008). O exame físico pode detectar deformidades, inclusive hiperextensão das articulações IFP (pescoço de cisne), flexão das articulações IFP (botoeira) e desvio ulnar (os dedos apontam na direção da ulna). Também é importante avaliar se o cliente tem outras manifestações extra-articulares, como emagrecimento, transtornos sensoriais, hipertrofia dos linfonodos e fadiga.

### Alerta de enfermagem
*Os clientes frequentemente não conseguem "torcer um pano de prato", precisam segurar uma xícara com as duas mãos e podem queixar-se da sensação de ter uma "pedra no calçado".*

Além das manifestações de inflamação articular simétrica e de nódulos reumatoides, algumas anormalidades laboratoriais podem reforçar o diagnóstico da AR. O FR é positivo em até 70 a 80% dos clientes com AR, mas isoladamente seu achado não confirma o diagnóstico dessa doença. O anticorpo contra peptídios citrulinados cíclicos (anti-PCC) é um marcador com sensibilidade semelhante, mas especificidade potencialmente maior

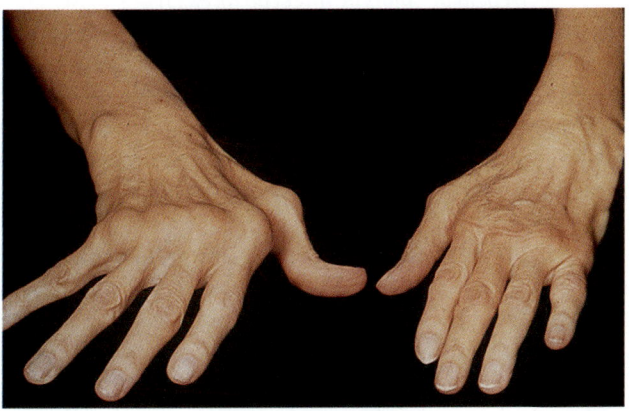

Figura 39.5 Artrite reumatoide.

que o FR (Brasington, 2008; Firestein, 2009; Nettina, 2010). Hoje em dia, alguns laboratórios utilizam um teste de segunda geração conhecido como ensaio CCP2 (peptídios cíclicos). A VHS está significativamente elevada nos clientes com AR. A proteína C reativa de alta sensibilidade também é um exame útil para avaliar inflamação e pode ser usada em substituição à VHS. A contagem de hemácias e os níveis dos componentes C3 e C4 do complemento estão reduzidos. Os componentes do complemento podem diminuir na medida em que sejam "consumidos" em algumas reações antígeno-anticorpo. Os resultados da pesquisa de anticorpos antinucleares (AAN), um teste de triagem para autoanticorpos (anticorpos contra os próprios tecidos), também podem ser positivos. A **artrocentese** demonstra líquido sinovial anormal opaco, leitoso ou verde-escuro e contém diversos componentes inflamatórios, inclusive leucócitos e complemento. A biopsia sinovial pode detectar células inflamatórias associadas à AR. Os exames radiológicos demonstram erosões ósseas típicas e estreitamento dos espaços articulares, que ocorrem nos estágios mais avançados da doença e ajudam a diagnosticar e monitorar a progressão da doença.

## Manejo clínico e de enfermagem

Na maioria dos clientes com AR, os AINE geralmente são as primeiras opções de tratamento. O uso dos AINE tradicionais e dos salicilatos inibe a formação das prostaglandinas e produz efeitos anti-inflamatórios e analgésicos. Eficácia, efeitos colaterais, custo e esquemas de doses são fatores considerados na escolha de um AINE. A incidência de efeitos adversos (p. ex., irritação gástrica, lesão renal, alterações da função hepática) dos AINE aumenta com a idade e o uso prolongado.

Uma nova classe (ou segunda geração) de AINE, conhecida como inibidores de COX-2, comprovadamente inibe os processos inflamatórios, mas não bloqueia a síntese das prostaglandinas protetoras secretadas no trato GI. Por essa razão, os clientes que estão mais sujeitos às complicações GI, principalmente sangramento GI, podem ser tratados eficazmente com inibidores de COX-2.

### Alerta farmacológico
*Os inibidores de COX-2 têm de ser utilizados com cautela, porque aumentam o risco de doença cardiovascular.*

Embora os AINE proporcionem alívio imediato dos sintomas, eles não impedem a destruição das articulações e também não evitam a progressão da doença. Quando os sintomas da AR persistem apesar do uso dos AINE, o cliente deve iniciar imediatamente o tratamento com um dos fármacos da segunda classe farmacológica principal conhecida como ARMD (antirreumáticos modificadores da doença). Os ARMD podem ser classificados do seguinte modo: (1) ARMD não biológicos de primeira opção; (2) agentes biológicos; (3) ARMD moleculares; e (4) ARMD menores. O metotrexato (padrão-ouro no tratamento da AR) é um dos ARMD de primeira opção e tornou-se o fármaco preferido em razão de sua potência e tempo de ação (mais rápida que todos os outros ARMD). Os efeitos terapêuticos ou a melhora clínica podem começar dentro de 3 a 6 semanas, em comparação com outros ARMD, que podem demorar 3 a 4 meses para começar a agir (Lehne, 2010).

A bula do produto contém um alerta em destaque indicando a possibilidade de ocorrerem reações inesperadas, graves e potencialmente fatais, como imunossupressão, anemia aplásica e toxicidade GI, quando o metotrexato (geralmente em doses altas) é combinado com alguns AINE. Além disso, o metotrexato é teratogênico (pode causar malformações congênitas) e, por essa razão, as mulheres em idade reprodutiva devem fazer um teste de gravidez antes de iniciar o tratamento.

Outro ARMD preferido – hidroxicloroquina, um fármaco com efeitos antimaláricos – pode ser iniciado precocemente e mantido nos clientes com sintomas brandos, mas geralmente é combinado com metotrexato. A hidroxicloroquina não retarda a progressão da doença, mas seu uso precoce pode melhorar o prognóstico a longo prazo.

Os ARMD mais novos – agentes biológicos e moléculas pequenas – revolucionaram o tratamento de algumas doenças reumáticas autoimunes. Esses fármacos são imunossupressores que atuam em componentes específicos do processo inflamatório. Em geral, os ARMD mais novos são combinados com metotrexato e são utilizados principalmente nos adultos com AR moderada a grave em atividade que não tenham respondido satisfatoriamente a um ou mais ARMD. Os agentes biológicos (também conhecidos como *imunomoduladores*) são dispendiosos, enquanto os ARMD moleculares pequenos custam menos e são mais fáceis de produzir.

Alguns agentes biológicos ou modificadores interferem com a ação do TNF: etanercepte, infliximabe e adalimumabe. Mais recentemente, o golimumabe e o certolizumabe pegol foram aprovados para tratar AR. As ações imunossupressoras dos bloqueadores do TNF podem aumentar o risco de o cliente ter infecções graves, inclusive sepse bacteriana, infecções fúngicas invasivas e tuberculose. Por essa razão, antes de iniciar o tratamento com bloqueadores de TNF, os clientes devem fazer um teste para tuberculose. Um agente biológico diferente – anakinra – interfere na ação da IL-1, que modula as respostas imunes e inflamatórias, sendo eficaz, desse modo, no tratamento das doenças reumáticas. Como ocorre com os bloqueadores de TNF, a anakinra aumenta o risco de infecções graves e, consequentemente, não deve ser combinada com bloqueadores de TNF.

### Alerta de enfermagem
*Os clientes tratados com agentes biológicos não devem receber vacinas de microrganismos vivos. As enfermeiras precisam monitorar a ocorrência de sinais de infecção (p. ex., febre, tosse, sintomas gripais, feridas expostas no corpo) e também insuficiência cardíaca nos clientes tratados com etanercepte ou infliximabe.*

*Os fármacos mais modernos iniciaram uma nova era no tratamento dessa doença, atuando recentemente na ativação dos linfócitos B e T e, provavelmente, no futuro, na IL-6. Isso representa novos mecanismos básicos de interferência com o processo patológico.*

O ARMD molecular conhecido como leflunomida é um imunossupressor potente e relativamente novo usado para tratar clientes com AR. Em comparação com o metotrexato, a leflunomida tem eficácia praticamente igual, mas é mais perigosa porque aumenta a incidência de insuficiência hepática; esse fármaco deve ser utilizado como segunda opção. A ciclosporina é outro ARMD molecular. Embora a ciclosporina reduza os sintomas da AR, ela pode causar lesão renal e outros efeitos adversos graves; por essa razão, a ciclosporina está indicada para tratar clientes com AR grave ou é acrescentada ao tratamento quando a resposta ao metotrexato não é adequada.

Os ARMD menores – sais de ouro, penicilamina e azatioprina – estão disponíveis há muitos anos. Esses fármacos eram utilizados comumente no passado, mas seu uso é limitado hoje em dia. Em geral, esses fármacos são reservados para clientes com AR grave e progressiva refratária ao tratamento com ARMD mais seguros.

Os glicocorticoides (corticoides suprarrenais) constituem o terceiro grupo de fármacos usados para tratar artrite. Os corticoides são anti-inflamatórios potentes usados para tratar AR, principalmente durante as exacerbações ("crises") da doença, ou quando é necessário estabelecer uma "ponte" enquanto se aguarda o início dos efeitos dos ARMD com ações mais lentas (p. ex., metotrexato). Os corticoides orais, como prednisona e prednisolona, estão indicados para clientes com sintomas difusos. O tratamento prolongado pode causar efeitos tóxicos graves (p. ex., osteoporose, úlcera gástrica, insuficiência suprarrenal, diabetes); por essa razão, os corticoides devem ser limitados aos clientes com AR resistente a todas as outras opções terapêuticas. As injeções intra-articulares podem ser aplicadas quando apenas uma ou duas articulações são afetadas, sendo utilizadas frequentemente nos clientes com AR grave. Os antibióticos derivados da tetraciclina (p. ex., minociclina e doxiciclina) são usados para atenuar os sintomas (rigidez matutina, dor e hipersensibilidade articulares e limitações das atividades da vida diária) dos clientes com AR. Estudos mostraram que esses antibióticos reduzem a ação das enzimas na degradação das cartilagens. Os antibióticos são administrados aos clientes que não respondem ao tratamento com ARMD.

A terapia com proteína A por imunoadsorção (*Prosorba Column*) consiste em um dispositivo de filtragem sanguínea usado em aférese, indicado para tratar clientes com AR mais grave e persistente que não melhoram ou não toleram o tratamento com ARMD. Esse dispositivo (uma coluna de imunoadsorção de proteínas A) é usado em sessões de aférese de duas horas por 12 semanas, de modo a remover a IgG (*i. e.*, imunocomplexos circulantes). À medida que o sangue do cliente passa pela coluna, o FR é removido.

 *Alerta farmacológico*
*Se o cliente fizer uso de inibidor da enzima conversora de angiotensina (ECA), esse fármaco deve ser interrompido antes de iniciar o tratamento com Prosorba Column®, por causa do risco de hipotensão grave.*

Ao longo de todos os estágios da AR, depressão e privação do sono podem exigir o uso breve de antidepressivos em doses baixas, inclusive amitriptilina, paroxetina ou sertralina, para restabelecer o padrão de sono satisfatório e controlar a dor crônica.

## Lúpus eritematoso sistêmico

Lúpus eritematoso sistêmico (LES) é uma doença autoimune inflamatória crônica com apresentação clínica, evolução e prognóstico variáveis, que se caracteriza por remissões e exacerbações.

## Fisiopatologia

O LES é resultante de um distúrbio da regulação imune, que causa produção excessiva de autoanticorpos e antígenos. As anormalidades imunes que caracterizam o LES ocorrem em cinco fases: suscetibilidade; respostas anormais do sistema imune inato e adaptativo; imunocomplexos de autoanticorpos; inflamação; e lesão. As interações dos fatores predisponentes (genes, sexo feminino e ambiente) resultam nas respostas imunes anormais, especialmente dos linfócitos B e T. Essas reações produzem autoanticorpos patogênicos e imunocomplexos, que ativam o complemento, acumulam-se nos tecidos e causam inflamação. A inflamação resulta na formação de antígenos que, por sua vez, estimulam a produção de mais anticorpos. O ciclo repete-se e, com o tempo, causa lesão irreversível do órgão. Alguns clientes não passam por todas essas fases.

 *Alerta farmacológico*
*Alguns fármacos, como a hidralazina, a procainamida, a isoniazida, a clorpromazina e alguns anticonvulsivantes, podem desencadear uma reação imune exagerada e causar LES farmacogênico ou químico.*

## Manifestações clínicas e avaliação

O início do LES pode ser insidioso ou agudo. Por essa razão, a doença pode não ser diagnosticada por muitos anos. As manifestações sistêmicas e musculoesqueléticas, principalmente fadiga e mialgia/artralgias, são mais prevalentes (95% dos casos) na evolução da doença (Fauci e Langford, 2010). O LES é uma doença sistêmica autoimune que pode afetar todos os sistemas do organismo. As manifestações clínicas podem ser semelhantes às da AR, podendo ser confundidas com essa última doença, principalmente nos estágios iniciais. Ao contrário da AR, a artrite do LES não é erosiva e não é detectável radiograficamente.

Várias manifestações cutâneas diferentes são comuns nos clientes com LES (80% dos casos). As erupções fotossensíveis são mais frequentes; contudo, a manifestação cutânea mais típica é uma lesão cutânea aguda com distribuição em asa de borboleta atravessando o nariz e acometendo as duas regiões malares (Pullen, Brewer e Ballard, 2009) (Figura 39.6). Essa erupção malar evidencia-se por uma lesão eritematosa plana ou elevada, pruriginosa ou dolorosa, que pode ser transitória e regredir sem deixar cicatriz. Em alguns casos de lúpus eritematoso discoide (LED), há apenas acometimento da pele. As lesões discoides (em forma de moedas) deixam cicatrizes, têm configuração esférica e podem formar placas eritematosas descamativas e causar alopecia. Em alguns clientes com LES, o acometimento cutâneo inicial precede as manifestações sistêmicas adicionais. Em geral, as lesões cutâneas pioram durante as exacerbações ("crises") da doença sistêmica e podem ser provocadas por exposição ao sol ou à luz ultravioleta B artificial.

 *Alerta de enfermagem*
*A enfermeira deve orientar os clientes a evitar exposição à luz solar ou à luz ultravioleta (UV) e a proteger-se com filtro com fator de proteção solar (FPS) de no mínimo 30, além de roupas apropriadas.*

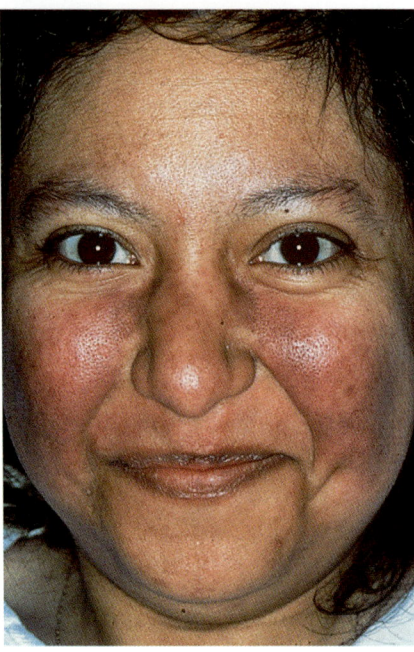

Figura 39.6 Erupção típica do lúpus eritematoso sistêmico com distribuição em asa de borboleta.

O acometimento do sistema nervoso central é difuso e inclui toda a gama de manifestações neurológicas (prevalência de 60%). Hoje em dia, as manifestações neuropsiquiátricas variadas e frequentes do LES estão bem descritas. Em geral, a doença evidencia-se por alterações sutis dos padrões de comportamento ou da função cognitiva. Transtorno do humor, depressão e psicose são comuns (Fauci e Langford, 2010; Nettina, 2010; Pullen et al., 2009).

Pericardite e pleurite são as manifestações cardiopulmonares mais comuns (ver Capítulos 16 e 10, respectivamente). As mulheres com lúpus também estão mais sujeitas à aterosclerose precoce. Cerca de 50% dos cientes com LES têm doença renal, inclusive glomerulonefrite. Os níveis séricos de creatinina e o exame simples da urina são usados como triagem do envolvimento dos rins. O diagnóstico precoce assegura tratamento imediato, de modo que a lesão renal pode ser evitada. A doença renal pode causar hipertensão, que também requer monitoramento e tratamento cuidadosos.

O diagnóstico do LES baseia-se na história clínica detalhada, no exame físico completo e nos exames complementares. O LES causa diversas manifestações clínicas sem apresentação clássica. O diagnóstico é difícil em razão dessa diversidade de manifestações clínicas e baseia-se no quadro clínico geral correlacionado aos exames laboratoriais e de imagem, possivelmente com acréscimo de biopsia de pele.

A existência de no mínimo quatro dos critérios estabelecidos pelo ACR é necessária para firmar o diagnóstico de LES. As manifestações cutâneas constituem quatro dos 11 critérios do ACR (erupção malar, lesões discoides, fotossensibilidade e úlceras orais). Durante a avaliação, é fundamental examinar a pele de modo a detectar erupções eritematosas. A enfermeira deve perguntar ao cliente se ele tem fotossensibilidade, fadiga, úlceras orais ou dores articulares. Além disso, o acometimento sistêmico pode afetar vários sistemas do corpo; por essa razão, a enfermeira deve revisar os resultados laboratoriais ou as anormalidades que possam sugerir efeitos da inflamação envolvendo outros órgãos (p. ex., VHS, hemograma completo – anemia ou trombocitopenia, creatinina, hematúria).

Isoladamente, nenhum exame laboratorial confirma LES. A maioria dos clientes com LES (> 90%) tem níveis séricos altos de AAN, que também é um dos critérios do ACR para diagnosticar essa doença. Uma porcentagem pequena dos clientes tem resultados negativos no teste para AAN, mas apresenta anticorpos contra o antígeno nuclear anti-Ro (SSA) (Nettina, 2010; Pullen et al., 2009). Outros exames imunológicos que reforçam o diagnóstico de LES nos clientes com manifestações clínicas são proteína C reativa, anticorpos anti-DNA de dupla-hélice (antids-DNA), anti-RNA, anti-Sm (Smith) e títulos altos de IgG. O teste para anti-dsDNA e os níveis de C3 e C4 indicam se existe um componente genético, que é comum nos clientes com LES (50 a 60% dos casos) (Neal-Boylan, 2009).

## Manejo clínico e de enfermagem

O LES pode ser fatal, mas os avanços em seu tratamento ampliaram a sobrevida e reduziram a morbidade da doença. O tratamento do LES inclui medidas para controlar as manifestações agudas e crônicas da doença. Os objetivos do tratamento são evitar perda progressiva das funções dos órgãos, reduzir a probabilidade de ocorrer doença aguda, reduzir as limitações físicas associadas à doença e evitar complicações do tratamento.

AINE, antimaláricos, corticoides e, nos casos de LES grave, imunossupressores (azatioprina, micofenolato de mofetila, metotrexato) são usados para tratar a doença. Isoladamente, os corticoides são os fármacos mais importantes para o tratamento do LES. Esses fármacos são aplicados topicamente para tratar as manifestações cutâneas; são administrados em doses orais baixas para controlar a atividade da doença; e são usados em doses altas para reduzir a atividade da doença grave. O tratamento com corticoides IV é uma alternativa ao uso de doses orais altas. Os efeitos tóxicos dos corticoides causam problemas significativos, sendo a redução progressiva das doses uma preocupação importante.

O tratamento dos casos moderados a graves de LES consiste em um período de imunossupressão intensiva (tratamento de indução), seguido de um período mais longo em tratamento de manutenção intensiva. Os objetivos principais do tratamento de indução são evitar lesões, recuperar função e induzir remissão por modulação da atividade imune. Os tratamentos que depletam linfócitos B, inclusive anticorpos monoclonais, como rituximabe e epratuzumabe (anticorpo anti-CD22 humanizado), são as opções mais atuais de tratamento do LES, sendo reservados para clientes com formas graves da doença que não respondem aos tratamentos mais conservadores (Tassiulas e Boumpas, 2009).

## Esclerodermia

Esclerodermia é uma doença relativamente rara e pouco esclarecida, cuja etiologia é desconhecida. A exposição a alguns fatores ambientais e ocupacionais (p. ex., pó de sílica, metais pesados, cloreto de polivinila), fármacos (p. ex., bleomicina, cocaína, supressores do apetite como fenfluramina), infecção, citomegalovírus (CMV) humano e outros vírus humanos foram implicados como desencadeantes potenciais. A esclerodermia é classificada em formas localizada e sistêmica (esclerose sistêmica), com subdivisões para cada tipo. As estimativas de incidência anual variam de 9 a 19 casos por milhão (Varga e Denton, 2009). Como também ocorre com outras doenças do tecido conjuntivo, a esclerodermia é mais comum nas mulheres que nos homens.

## Fisiopatologia

Como também ocorre com outras doenças difusas do tecido conjuntivo, a esclerodermia tem evolução variável marcada por remissões e exacerbações. A esclerodermia sistêmica é uma doença progressiva, crônica, devastadora e debilitante, com prognóstico não tão favorável quanto o do LES. A patogenia consiste em três mecanismos principais: lesão vascular, ativação dos componentes inato e adaptativo do sistema imune (autoimunidade) e fibrose vascular e intersticial difusa.

A esclerodermia geralmente começa com acometimento cutâneo. As células mononucleares acumulam-se na pele e produzem linfocinas, que estimulam a formação de pró-colágeno. O colágeno insolúvel é formado e se acumula excessivamente nos tecidos. Inicialmente, a resposta inflamatória causa edema, resultando no aspecto retesado, liso e brilhante da pele. Em seguida, a pele sofre alterações fibróticas que resultam em perda da elasticidade e da mobilidade. Por fim, os tecidos degeneram e perdem sua função. Essa cadeia de eventos – da inflamação à degeneração – também ocorre nos vasos sanguíneos, nas sinóvias, nos músculos esqueléticos e nos órgãos internos, como coração, pulmões, trato GI e rins (Babin, 2007; Harris-Akers e Ramirez, 2007; Nettina, 2010).

## Manifestações clínicas e avaliação

A esclerodermia tem início insidioso com fenômeno de Raynaud e edema das mãos. A marca característica da esclerodermia ocorre quando a pele e os tecidos subcutâneos tornam-se progressivamente mais duros e rígidos e não podem ser pinçados e levantados das estruturas subjacentes (fibrose). As rugas e as linhas da pele desaparecem. A pele é seca porque a secreção sudorípara da região afetada está suprimida. Os membros enrijecem e perdem a mobilidade. A doença evolui lentamente, e, durante muitos anos, essas anormalidades podem ficar limitadas às mãos e aos pés. A face assemelha-se a uma máscara, imóvel e inexpressiva, com a boca rígida.

Embora não sejam percebidas diretamente, as alterações dos órgãos internos são muito mais importantes que as anormalidades visíveis. O ventrículo esquerdo do coração é afetado, resultando em insuficiência cardíaca. O esôfago endurece e dificulta a deglutição. Os pulmões tornam-se fibróticos e dificultam a respiração. Os distúrbios digestivos são causados pelo enrijecimento (esclerose) da mucosa intestinal. Pode ocorrer insuficiência renal progressiva.

Os clientes podem ter sintomas cutâneos limitados, com uma apresentação clínica conhecida como síndrome CREST (Boxe 39.4).

A avaliação deve enfatizar as alterações escleróticas típicas da pele, as contraturas dos dedos e as alterações da cor ou úlceras nas pontas dos dedos das mãos, que são causadas pelas anormalidades circulatórias. A avaliação do acometimento sistêmico requer uma revisão dos sistemas com atenção especial às queixas GI, pulmonares, renais e cardíacas. As limitações da mobilidade e das atividades de autocuidado devem ser avaliadas, bem como o impacto que a doença produziu (ou produzirá) na imagem corporal.

---

**BOXE 39.4 | Avaliação inicial direcionada.**

**Manifestações cutâneas da esclerodermia**

Fique atenta aos sinais e sintomas da síndrome CREST:

- **C**alcinose (deposição de cálcio nos tecidos)
- Fenômeno de **R**aynaud (espasmo dos vasos sanguíneos em resposta ao frio ou ao estresse)
- Disfunção **e**sofágica (refluxo de ácido e redução da motilidade esofágica)
- **E**sclerodactilia (de *sclerodactyly*; espessamento e retesamento da pele dos dedos e das mãos)
- **T**elangiectasia (dilatação dos capilares com formação de redes vasculares vermelhas na superfície da pele)

---

Nenhum exame estabelece conclusivamente o diagnóstico de esclerodermia, e os exames solicitados dependem da possibilidade ou da extensão do acometimento dos órgãos. A biopsia de pele é realizada para detectar alterações celulares específicas da esclerodermia. As provas de função pulmonar demonstram anormalidades da ventilação-perfusão. A ecocardiografia avalia a função ventricular esquerda e a pressão arterial pulmonar e detecta derrame pericárdico (comum nos casos de acometimento cardíaco). Os exames do esôfago demonstram esofagite de refluxo (anormalidade discriminativa inicial) e distúrbios da motilidade na maioria dos clientes com esclerodermia. Os testes para autoanticorpos (principalmente AAN) são os exames laboratoriais mais úteis, e os resultados positivos são comuns (mais de 95%) nos clientes com esclerodermia e anticorpos específicos positivos (anticorpo antissci 70) (Varga e Denton, 2009). Nos casos de síndrome CREST, 90% têm resultados positivos no teste para anticorpo anticentrômero. Outros autoanticorpos indicam associação entre esclerodermia e um padrão clínico específico, inclusive entre anticorpos antitopoisomerase I e fibrose pulmonar, ou anticorpos antipolimerase I/III do RNA e crise renal da esclerodermia.

## Manejo clínico e de enfermagem

O tratamento da esclerodermia depende das manifestações clínicas do cliente. O tratamento dessa doença inclui medidas para tratar as manifestações agudas e crônicas. A doença aguda requer intervenções voltadas para o controle da atividade ou das exacerbações da esclerodermia, que podem afetar todos os sistemas do organismo. O tratamento das manifestações mais crônicas da doença inclui o monitoramento periódico e a detecção de alterações clínicas significativas, que requerem ajustes do tratamento. Como essa doença potencialmente fatal não tem cura, todos os clientes devem receber aconselhamento, durante o qual podem ser estabelecidas metas realistas para cada cliente. Como também ocorre com outras doenças reumáticas, as medidas de suporte incluem estratégias para atenuar a dor, limitar a incapacidade, manter exercícios moderados e evitar contraturas articulares. Nenhum regime terapêutico específico mostrou-se eficaz para modificar o processo patológico da esclerodermia, mas, além dos fármacos usados para tratar artrite, vários outros são usados para tratar o acometimento dos sistemas do corpo. Os bloqueadores do canal de cálcio e outros anti-hipertensivos podem melhorar os sintomas associados ao fenômeno de Raynaud.

Além dos problemas comuns causados pelas doenças reumáticas, as enfermeiras devem identificar outras dificuldades ou necessidades dos clientes com esclerodermia e realizar planejamento de acordo com o que eles encontram. Por exemplo, os clientes com esclerodermia têm problemas associados à perda da integridade da pele e à nutrição desequilibrada (menos que as necessidades corporais). O cliente com doença avançada também pode ter troca gasosa prejudicada, débito cardíaco diminuído, deglutição prejudicada e constipação intestinal.

Dois desafios importantes para a enfermagem são proporcionar cuidados meticulosos com a pele e evitar as consequências do fenômeno de Raynaud. As enfermeiras devem orientar os clientes a evitar exposição ao frio e proteger os dedos das mãos com luvas. Além disso, meias e calçados bem adaptados ajudam a evitar úlceras. A inspeção cuidadosa e frequente para detectar úlceras em fase inicial são medidas importantes, e é fundamental que o cliente cesse o tabagismo.

### Processo de enfermagem

*Cliente com doença reumática*

#### Avaliação

A história de saúde, o exame físico e a avaliação psicológica enfatizam os sinais e sintomas pregressos e atuais, inclusive fadiga, fraqueza, dor, rigidez, febre ou anorexia, e os efeitos desses sintomas no estilo de vida e na autoimagem do cliente. Também é importante avaliar os sistemas de apoio social do cliente (Boxe 39.5), assim como sua capacidade de participar das atividades da vida diária, aderir ao regime terapêutico e realizar as medidas de autocuidado. Outras áreas avaliadas incluem o entendimento, a motivação, o conhecimento, a capacidade de enfrentamento, as experiências pregressas, os preconceitos e os medos do cliente. O impacto da doença reumática na vida do cliente deve ser avaliado de modo a entender seus problemas específicos, para que possa ser elaborado um plano de cuidados específicos para suas necessidades. A enfermeira deve avaliar o impacto da doença perguntando: "Existe alguma coisa que você não consegue fazer agora, mas que conseguia 1 ano atrás?", "Que aspecto da sua doença você acha mais frustrante?", "O que você sentiria prazer em fazer?", "Quais atividades você acha difícil fazer, mas que gostaria de poder realizar?" e "Como você faz para realizar as tarefas que são difíceis"? (Woolf, 2008). A avaliação da enfermeira e a resposta do cliente a essas perguntas podem ajudar a identificar os problemas e as preocupações que podem ser abordadas pelas intervenções de enfermagem, e, por meio da colaboração com outros membros da equipe, os resultados esperados pelo cliente podem ser alcançados.

#### Diagnóstico

Os diagnósticos de enfermagem para clientes com doenças reumáticas podem incluir os seguintes, dentre outros:

- Dor aguda/crônica relacionada com a inflamação e/ou progressão da deterioração articular, lesão dos tecidos, fadiga, baixa tolerância aos esforços ou medidas ineficazes de controle da dor ou melhoria do conforto
- Fadiga relacionada com o processo inflamatório e a exacerbação da doença, dor, sono/repouso insuficiente, limitações físicas ou psicossociais (inclusive estresse emocional/depressão) e nutrição inadequada
- Padrão de sono prejudicado relacionado com dor, ansiedade/estresse, depressão e fármacos
- Mobilidade física prejudicada relacionada com anormalidades musculoesqueléticas, redução da amplitude dos movimentos, fraqueza muscular, dor ao realizar movimentos, resistência reduzida, falta ou uso inadequado dos dispositivos de auxílio à marcha
- Déficits no autocuidado (especificar o déficit), relacionados com as limitações secundárias a progressão da doença, dor, fadiga, contraturas ou perda da mobilidade
- Manutenção ineficaz da saúde relacionada com complexidade do problema crônico de saúde e adesão ao tratamento farmacológico, conflitos de decisão, dificuldades financeiras e déficit de conhecimento acerca do tratamento da doença
- Distúrbio na imagem corporal relacionado com as alterações físicas (p. ex., anormalidades articulares) ou psicológicas (p. ex., depressão), perda de função corporal e dependência imposta pela doença crônica
- Enfrentamento ineficaz relacionado com as alterações percebidas ou reais do estilo de vida ou dos papéis desempenhados, cronicidade da doença, prognóstico desfavorável e sentimento de impotência
- Risco de lesão relacionada com os efeitos adversos dos fármacos e as complicações potenciais.

#### Planejamento

Os objetivos principais para o cliente podem ser aliviar a dor e o desconforto, atenuar a fadiga, melhorar a nutrição e recuperar o sono, aumentar a mobilidade e a tolerância aos esforços, manter o autocuidado, motivar e aderir ao regime terapêutico, melhorar a imagem corporal, melhorar o padrão de enfrentamento, não ter complicações e promover o cuidado domiciliar.

#### Intervenções de enfermagem

Os objetivos principais da intervenção de enfermagem são controlar a dor e manter a capacidade funcional máxima, inclusive promover uma adaptação positiva e saudável aos diversos ciclos da vida. A orientação do cliente é uma intervenção de enfermagem essencial do cuidado aos portadores de doença reumática. A orientação é fundamental para que o cliente seja capacitado a manter o maior grau possível de independência, utilizar os fármacos adequada e seguramente e usar os dispositivos de adaptação corretamente. O ensino do cliente enfatiza a própria doença, as alterações possivelmente relacionadas com a doença e o regime terapêutico prescrito para tratá-la. Outros elementos do ensino estão centrados nos efeitos colaterais potenciais dos fármacos, nas estratégias para manter a independência e a função e na segurança do cliente em sua residência. As doenças que geralmente impõem os maiores desafios são as que causam

## BOXE 39.5 | Pesquisa em enfermagem.

### Conexão com a prática baseada em evidências

Qual é a evidência da relação entre função física, conhecimento da doença, suporte social e comportamento de autocuidado?

Chen, S.Y., & Wang, H. H. (2007). The relationship between physical function, knowledge of disease, social support and self-care behavior in patients with rheumatoid arthritis. *Journal of Nursing Research 15*(3), 183-19.

### Objetivo

A AR é uma doença inflamatória progressiva crônica de etiologia desconhecida que causa incapacidade e também morbidade e mortalidade. Um fator fundamental ao sucesso do tratamento dessa doença é a adoção de comportamentos apropriados ao autocuidado por parte dos clientes. Por essa razão, é importante que os profissionais de saúde tenham conhecimento mais amplo quanto aos fatores preditivos relacionados com o comportamento de autocuidado. O objetivo desse estudo foi investigar a relação entre função física, conhecimento da doença, suporte social e comportamento de autocuidado entre clientes com AR e examinar as variáveis preditivas do comportamento de autocuidado.

### Delineamento

Um estudo transversal foi desenvolvido utilizando um método convencional de amostragem. Os participantes foram recrutados de dois hospitais localizados no sul de Taiwan. Os critérios de inclusão eram clientes com diagnóstico confirmado de AR de acordo com os critérios da American Rheumatism Association; ter AR por um período maior que 6 meses; e não ter outras doenças crônicas. O consentimento informado foi obtido por escrito dos participantes elegíveis, que preencheram os seguintes questionários: dados demográficos, Health Assessment Questionnaire (questionário de avaliação da saúde), escala de conhecimento sobre artrite reumatoide, escala de suporte social e comportamento de autocuidado. Um estudo de potência sugeriu no mínimo 88 participantes; 115 dos 117 sujeitos convidados forneceram questionários válidos, resultando em um índice de resposta de 98,3%.

### Achados

A maioria dos participantes era do sexo feminino (83,5%) e casada (72,9%). A média de anos com AR era de 7,8 ($EP = 6,1$; variação = 0,5 a 25); as idades variaram de 23 a 77 anos, com média de idade de 52,7 ($EP = 10,7$). Os resultados mostraram correlação significativamente positiva entre comportamento de autocuidado e idade, função física e suporte social ($p < 0,01$ e $p < 0,05$, respectivamente). A regressão progressiva demonstrou que idade e suporte social eram os previsores efetivos do comportamento de autocuidado, explicando 13,4% da variância total do comportamento de autocuidado.

### Implicações de enfermagem

Os resultados desse estudo indicam que os clientes com AR mais idosos e que têm níveis mais altos de suporte social tenham comportamentos de autocuidado mais eficazes. Para atenuar e evitar os problemas associados à AR, as enfermeiras devem enfatizar a educação em saúde sobre sinais e sintomas dos problemas articulares dos adultos, principalmente para mulheres com mais de 30 anos e história familiar de AR. Como a AR é um distúrbio crônico, os clientes podem viver 20 a 30 anos com a doença. Motivar os clientes a realizar modificações comportamentais e promover o suporte social dos familiares e dos amigos são intervenções de enfermagem importantes para melhorar o comportamento de autocuidado.

---

manifestações sistêmicas, inclusive doenças difusas do tecido conjuntivo. O cliente e seus familiares precisam enfrentar vários problemas psicossociais.

### Alívio da dor e do desconforto

A dor tem efeitos muito diferentes em cada indivíduo. A reação à dor e o grau com que ela interfere na vida do cliente oferecem uma indicação mais significativa de sua gravidade. De que modo a dor interfere no seu sono? Como a dor tem afetado seu humor? Quais funções ou atividades específicas a dor limita? O entendimento dos problemas que a dor causa pode orientar a melhor maneira de tratar a dor do cliente.

A enfermeira precisa ensinar aos clientes como diferenciar entre dor e rigidez articulares. Os fármacos são usados por intervalos curtos para atenuar a dor aguda. Como a dor pode ser persistente, os analgésicos não opioides (inclusive paracetamol) são usados frequentemente. Depois de administrar os fármacos, a enfermeira precisa reavaliar os níveis de dor e a resposta ao tratamento. Quando a dor é persistente, os resultados da avaliação devem ser comparados com os parâmetros basais; as avaliações de outros parâmetros incluem explorar as habilidades e as estratégias pregressas de enfrentamento que foram eficazes.

A enfermeira deve ensinar aos clientes como autoadministrar os fármacos. Os clientes precisam entender a importância de usar os fármacos exatamente como foram prescritos de modo a obter benefícios máximos. Esses efeitos benéficos incluem o alívio da dor e a ação anti-inflamatória à medida que a doença seja controlada. Como o controle da doença e o alívio da dor demoram, o cliente pode acreditar erroneamente que o fármaco é ineficaz, ou pode achar que o fármaco é simplesmente um "comprimido para dor", utilizando-o apenas esporadicamente, sem conseguir controlar a atividade da doença. Por outro lado, o cliente pode não entender a necessidade de manter o fármaco por suas ações anti-inflamatórias quando a dor está controlada.

As aplicações de calor também ajudam a atenuar a dor, a rigidez e o espasmo muscular. Calor superficial pode ser aplicado em banhos de banheira ou chuveiro e compressas úmidas quentes. Os banhos (imersões) de parafina, que aplicam calor concentrado, são úteis aos clientes com dores nos punhos e nas pequenas articulações. Os exercícios terapêuticos podem ser realizados mais confortável e eficazmente depois da aplicação de calor. Contudo, em alguns casos, o calor pode na verdade acentuar a dor, o espasmo muscular e o volume de

*(continua)*

líquido sinovial. Quando o processo inflamatório é agudo, o cliente pode experimentar aplicações de frio com compressas úmidas ou bolsa de gelo. Calor e frio são analgésicos por suas ações nos receptores neurais da dor e podem relaxar os espasmos musculares (Brosseau, Yonge, Marchand et al., 2009). A enfermeira deve ensinar a aplicação segura de calor e frio em intervalos de 15 a 20 min, geralmente 3 ou 4 vezes/dia. A enfermeira deve verificar a temperatura das soluções quentes de imersão e envolver as compressas de gelo com uma toalha, principalmente quando os clientes têm déficits de sensibilidade. São necessários estudos adicionais para avaliar a eficácia dessas modalidades.

A enfermeira deve recomendar medidas para proteger as articulações acometidas. Não existem evidências claras de que o uso de dispositivos ortopédicos, como coletes, talas, colares e adaptações para calçados, ofereça alívio da dor. Contudo, existem evidências preliminares a favor do uso dos calçados com profundidade extra, com ou sem palmilhas semirrígidas, para aliviar a dor ao caminhar e apoiar o peso do corpo (Egan Brosseau, Farmer et al., 2009). Os clientes devem aprender a evitar inclinar-se para frente, flexionar o tronco ou realizar movimentos exagerados e a descansar por 5 a 10 min ao tentar concluir uma tarefa. A enfermeira deve orientar o cliente quanto às outras medidas para atenuar a dor, inclusive técnicas de relaxamento, imaginação, meditação e distração.

### Alívio da fadiga
Fadiga é um problema comum dos clientes com doenças reumáticas. A fadiga associada a essas doenças pode ser aguda (de curta duração e aliviada por repouso ou sono) e crônica. A fadiga crônica associada ao processo patológico é persistente e cumulativa, não sendo aliviada pelo repouso, embora seja afetada por fatores biológicos, psicológicos, sociais e pessoais. A enfermeira deve conversar sobre as causas associadas da fadiga com os clientes. Os fatores relacionados com a doença que podem afetar a intensidade e a gravidade da fadiga incluem dor persistente, distúrbio do sono, limitação das atividades físicas e duração da doença. A dor acentua a fadiga porque mais energia física e emocional é necessária para suportá-la. A dor também pode levar o cliente a despender mais energia para realizar as tarefas, de modo que provoquem menos dor.

### Promoção da nutrição
A ingestão de alimentos de alto valor nutricional tem diminuído nas culturas ocidentais. Cada vez mais são consumidos produtos animais e alimentos processados (ricos em ácidos graxos trans e ácidos graxos livres ômega-6), aditivos alimentares, conservantes e alimentos com alto índice glicêmico (Bonakdar e Leopold, 2009). Esses fatores estimulam direta ou indiretamente a inflamação porque aumentam os níveis de ácido araquidônico, um componente essencial de muitos mediadores inflamatórios. Algumas evidências sugerem a adoção de uma dieta anti-inflamatória para melhorar os marcadores sorológicos e clínicos da inflamação. Os suplementos de óleo de peixe e os ácidos graxos ômega-3 ou ômega-6 podem ser acrescentados à dieta.

Dieta anti-inflamatória é aquela que inclui predominantemente vegetais, evitando-se alimentos de alto valor calórico em excesso. Há forte ênfase em evitar alimentos potencialmente pró-inflamatórios (p. ex., gorduras trans, açúcares refinados, gorduras poli-insaturadas, álcool e cafeína em excesso). A maior parte do aporte dietético deve originar-se de quatro componentes: produtos à base de grãos integrais; frutas e vegetais frescos; legumes; e sementes e nozes. Essas fontes fornecem vários componentes anti-inflamatórios, inclusive fibras, isoflavonas (p. ex., soja e produtos derivados), carotenoides e ácidos graxos livres ômega-3 (p. ex., semente de linhaça). Os clientes podem ser orientados a manter um registro diário para ajudar a monitorar sua dieta atual e as alterações dos sintomas e a não esperar resultados imediatos, aguardando no mínimo 12 semanas antes de reavaliar os efeitos benéficos. A consulta com um nutricionista deve ser enfaticamente recomendada para que o cliente entenda e receba sugestões de planejamento das refeições.

> **Alerta de enfermagem**
> *Alguns fármacos (i. e., corticoides orais) usados para tratar doenças reumáticas estimulam o apetite e, quando se somam às limitações das atividades, provocam aumento do peso. Por essa razão, pode ser necessário orientar os clientes a ingerir uma dieta saudável com poucas calorias.*

### Promoção de sono reparador
Sono reparador é um fator importante para ajudar o cliente a suportar a dor, atenuar a fadiga física e lidar com as alterações exigidas por uma doença crônica. Nos clientes com doença aguda, as horas de sono geralmente são reduzidas e fragmentadas pelos despertares longos. Rigidez, depressão e fármacos também podem comprometer a qualidade do sono e acentuar a fadiga diurna. Uma rotina que induza o sono, fármacos e medidas de conforto podem ajudar a melhorar a qualidade do sono. A enfermeira deve estimular os clientes a tomar um banho morno de banheira ou chuveiro antes de deitar para relaxar os músculos; tomar outro banho nas primeiras horas da manhã pode atenuar a rigidez matutina.

Ensinar medidas que melhorem a qualidade do sono pode ajudar a promover um sono reparador. Essas medidas incluem estabelecer horários fixos para dormir e acordar; assegurar um ambiente tranquilo para dormir com temperatura ambiente confortável; evitar fatores que interfiram no sono (p. ex., ingestão de álcool e cafeína); posicionar as articulações; realizar exercícios relaxantes; e sair da cama e realizar alguma outra atividade (p. ex., ler) se não conseguir dormir dentro de 20 a 30 min (Gevirtz, 2007; Holcomb, 2007).

### Ampliação da mobilidade
Manter algum grau de mobilidade e aplicação de cargas nas articulações é essencial à preservação da integridade das cartilagens articulares. Quando o cliente tem sobrepeso, um programa de redução do peso torna-se um elemento fundamental ao alívio do estresse imposto às articulações dolorosas. O posicionamento corporal adequado é essencial para atenuar o estresse das articulações inflamadas e evitar deformidades que reduzem a mobilidade. Todas as articulações devem ser apoiadas em uma posição funcional ideal. Quando está no leito, o cliente deve deitar-se de costas em um colchão firme

com os pés apoiados em um anteparo para os pés e com apenas um travesseiro sob a cabeça, em vista do risco de acentuar a cifose dorsal. Um travesseiro deve ser colocado sob os joelhos, porque isso atenua a contratura em flexão. É recomendável que o cliente deite-se em posição de pronação várias vezes ao dia para evitar contratura em flexão do quadril.

É importante ter cuidado para que a imobilização usada para aumentar o conforto mais tarde não limite a mobilidade. A remoção periódica das talas e a realização de exercícios em toda a amplitude dos movimentos articulares devem ser medidas recomendadas para evitar "congelamento" da articulação. A modificação das talas pode ser necessária quando ocorrem alterações da estrutura articular.

Além disso, os dispositivos auxiliares podem ser necessários para assegurar a mobilidade. Esses dispositivos devem ser bem adaptados, e o cliente deve ser orientado quanto ao seu uso correto e seguro. Uma bengala suficientemente longa para possibilitar apenas ligeira flexão do cotovelo deve ser segurada com a mão oposta ao lado afetado. Muletas com apoio no antebraço (muletas plataforma) podem ser necessárias para proteger os membros superiores quando a doença também acomete as mãos e os punhos. Isso é especialmente importante para o cliente que faz reabilitação depois de uma operação reconstrutora da articulação do membro. Os dispositivos auxiliares podem significar a diferença entre dependência e independência de mobilidade. Entretanto, é importante ter em mente que o uso dos dispositivos auxiliares também pode afetar a imagem corporal do cliente, tornando-se um obstáculo potencial à adesão ao regime terapêutico.

### Encorajamento da prática de exercícios

O exercício é um componente fundamental do tratamento das doenças reumáticas. Os exercícios de mobilização ativos e ativos/autoassistidos são recomendados porque evitam rigidez articular e ampliam a mobilidade (Macedo, Oakley, Panayi et al., 2009). Os exercícios ativos/autoassistidos consistem em usar roldanas sobre a cabeça ou exercícios com bastão (exercícios com o ombro usando um bastão, uma vara ou uma bengala). As medidas para reforçar a postura corporal correta e aumentar a mobilidade incluem caminhar ereto e usar cadeiras com encostos retos. Quando está sentado, o cliente deve apoiar os pés totalmente no piso, e os ombros e os quadris devem ficar apoiados no dorso da cadeira.

Um programa formal de terapia ocupacional e fisioterapia deve ser prescrito para ensinar ao cliente os princípios da proteção articular, atividades compassadas, simplificação de tarefas, amplitude de movimentos e exercícios de fortalecimento muscular. O programa de exercícios individualizado é essencial à preservação dos movimentos. A Tabela 39.5 resume os exercícios apropriados à ampliação da mobilidade dos clientes com doenças reumáticas. Estudos demonstraram que os programas apropriados de exercícios, inclusive *tai chi*, melhoram a função e a qualidade de vida (Conn, Hafdahi e Brown, 2009; Flint-Wagner, Lisse e Lohman, 2009; Macedo, Oakley, Panayi et al., 2009; McKnight, Kasle, Going et al., 2010; Wang, Schmid, Hibberd et al., 2009). O principal desafio para o cliente e o profissional de saúde é a necessidade de ajustar todos os aspectos do tratamento de acordo com a atividade da doença. Principalmente para os clientes com doença difusa do tecido conjuntivo (p. ex., AR ou LES) em fase ativa, os níveis de atividade podem variar de um dia para outro e mesmo em um único dia.

### Facilitação do autocuidado

O autocuidado inclui práticas que os clientes adotam para promover a saúde e o bem-estar, apesar de serem portadores de doenças crônicas. As práticas de autocuidado devem ser ensinadas e reforçadas, de modo que o cliente não tenha déficits de autocuidado. A enfermeira precisa ter em mente que a deformidade de um cliente não significa necessariamente limitações graves ou incapacidade. Por exemplo, as mãos edemaciadas podem causar limitações mais expressivas que as mãos deformadas.

A enfermeira deve ajudar o cliente a identificar qualquer déficit de autocuidado e os fatores que interferem com sua capacidade de realizar as atividades de autocuidado. A enfermeira pode ajudar a preservar a independência do cliente orientando o uso de equipamentos adaptativos disponíveis para comer, usar o vaso sanitário, tomar banho e vestir-se. Além disso, a enfermeira deve enfatizar a importância de aliviar a dor, a rigidez e a fadiga e seu impacto na ampliação da capacidade de o cliente realizar as atividades de autocuidado.

### Aumento da motivação e melhora do manejo da saúde

Motivar os clientes a efetuar alterações comportamentais é uma intervenção de enfermagem importante. A entrevista motivacional (EM) é comprovadamente eficaz para tratar dependências e foi adaptada ao tratamento das doenças crônicas. A EM é um estilo clínico habilidoso de estimular os clientes a desenvolver motivação própria adequada para realizar alterações comportamentais no interesse da própria saúde. A EM é uma técnica de aconselhamento baseada em evidências, que pode ser usada pelas enfermeiras para ajudar os clientes a aderir aos regimes terapêuticos e pode ser aplicada em consultas muito breves (10 a 15 min) com os clientes (Levensky, Forcehimes, O'Donohue et al., 2007). Um elemento essencial ao entendimento da EM é conhecer o fenômeno da ambivalência (Rollnick, Miller e Butler, 2008). Os clientes podem sentir-se ambivalentes quanto à mudança. Motivações conflitantes são normais e comuns – ou seja, querer e não querer ao mesmo tempo. "Eu quero praticar exercícios, mas sinto dores", "Eu tento tomar meus medicamentos, mas continuo esquecendo". As enfermeiras precisam reconhecer que o sinal inequívoco da ambivalência é o "mas" no meio da frase. A tarefa da enfermeira é estimular a "mudança de fala", em vez de causar resistência dos seus clientes. A resistência é o modo usado pelo cliente para tentar resolver o desconforto gerado pela ambivalência. A resistência é enfrentada mais eficazmente repetindo o que foi dito, mas utilizando uma afirmação com "mas". Por exemplo: "Você diz que quer praticar exercícios, mas sente dor. O que você pode fazer para ajudar a atenuar a dor quando realiza atividades?" A enfermeira deve evitar persuadir e confrontar, mas orientar o cliente no sentido de uma resolução aceitável que leve à mudança. A motivação e a disposição do cliente para mudar são estados dinâmicos, que podem ser enormemente influenciados pelas interações entre a enfermeira e o cliente. Com a orientação do cliente quanto ao que ele vê como obstáculos (os "senões"), as enfermeiras podem desempenhar um papel vital na motivação do cliente no sentido da mudança (Boxe 39.6).

*(continua)*

**Tabela 39.5** Exercícios para ampliar a mobilidade.

| Tipo de exercício | Finalidade | Esquema recomendado | Precauções |
|---|---|---|---|
| Mobilização | Manter a flexibilidade e a mobilidade articular | Ativos ou ativos/autoassistidos, no mínimo 1 vez/dia | Reduzir o número de repetições quando há inflamação |
| Isométricos | Aumentar o tônus, a resistência estática e a força; preparar para exercícios dinâmicos e de sustentação de peso | Realizar diariamente a 70% da contração voluntária máxima | Monitorar a pressão arterial; os exercícios isométricos podem aumentar a pressão arterial e reduzir o fluxo sanguíneo dos músculos |
| Dinâmicos | Manter ou aumentar a força e a resistência dinâmicas; aumentar a força muscular; ampliar o fluxo sanguíneo sinovial; aumentar a força dos ossos e das cartilagens | Iniciar com repetições contra gravidade e acrescentar resistência crescente; realizar 2 ou 3 dias por semana | Podem aumentar o estresse biomecânico das articulações instáveis ou desalinhadas |
| Aeróbicos | Melhorar o condicionamento e a resistência cardiovasculares | Realizar exercícios de intensidade moderada, 3 a 5 dias por semana, durante 20 a 30 min | Progredir lentamente na medida em que aumentem a tolerância à atividade e o condicionamento físico |
| Aquáticos | A água apoia ou resiste aos movimentos; água quente pode causar relaxamento muscular | Oferece um meio de flutuação para realizar exercícios dinâmicos ou aeróbicos | Piscina aquecida, água morna (29 a 34°C); água profunda para atenuar a compressão articular; calçado antideslizante para aumentar a segurança; receber orientações apropriadas para um programa específico para clientes com artrite |

Adaptada de Oesch, P. R., & Bachmann, S. (2009). Introduction to physical medicine and rehabilitation. In G. S. Firestein, R. C. Budd, E.D. Harris, Jr. et al. (Editors). *Kelley's textbook of rheumatology* (8th ed.). Philadelphia: Saunders Elsevier.

Como parte da prática de enfermagem tradicional, a educação do cliente é fundamental à preservação eficaz da saúde. As enfermeiras devem usar suas habilidades terapêuticas, inclusive escuta atenciosa e perguntas abertas, antes de informar seus clientes. Pergunte ao cliente o que ele já sabe sobre determinado tema antes de avançar – use a fórmula "pergunta-gera-pergunta".

Os tópicos educativos devem incluir informações sobre natureza e tratamento da doença; estratégias de controle da dor; postura e mecânica corporal corretas; uso adequado dos dispositivos auxiliares; princípios da proteção articular; técnicas de conservação de energia e ritmo compassado; nutrição equilibrada; controle do peso e do estresse; e programa de exercícios individualizado. No espírito de motivação e estimulação, é crucial estabelecer uma parceria (colaboração) entre a enfermeira e o cliente; ouvir e obter informações do cliente; entender as perspectivas do próprio cliente (evocação); e reconhecer que o cliente pode e faz opções quanto ao curso de sua vida (autonomia). No final, o cliente deve expressar confiança em sua capacidade de tomar decisões terapêuticas e executar um regime de preservação da saúde.

### Melhora da imagem corporal e da capacidade de enfrentamento

Todos os aspectos da vida do cliente, inclusive função profissional, vida social, função sexual, condições financeiras e percepção de si próprio, podem ser alterados em razão do impacto e da imprevisibilidade da evolução de uma doença reumática. As alte-

---

**BOXE 39.6 Quatro princípios direcionadores da entrevista motivacional.**

**Refletir resistências**
Quando a enfermeira fala a favor de uma mudança e o cliente resiste e argumenta em contrário, a enfermeira não deve "confrontar a resistência do cliente" (*i. e.*, a enfermeira deve reconhecer que a resistência à mudança é esperada). O cliente é a fonte primária dos argumentos e das soluções. A enfermeira deve refletir imparcialmente sua resistência.

**Entender**
A enfermeira expressa empatia e transmite aceitação das experiências do cliente, inclusive sua ambivalência quanto à mudança. Procure interessar-se pelas preocupações, valores e motivações pessoais do cliente.

**Ouvir**
Ao ouvir o que o cliente diz, a enfermeira pode dizer a probabilidade de que ele venha a mudar. Atente aos verbos da narrativa do cliente, que indicam fala de mudança, afirmações com relação a desejo, capacidade, razões, necessidade, compromisso e ação.

**Empoderar**
As enfermeiras ajudam os clientes a explorar como podem fazer diferença em sua própria saúde, enfatizando a capacidade que eles têm de escolher e realizar um plano de mudança. Os resultados são melhores quando o cliente assume um papel ativo na manutenção da própria saúde.

Adaptado de Levensky, E.R., Forcehimes, A., O'Donohue, W.T. et al. (2007). Motivational interviewing. *American Journal of Nursing*, 107(10), 50-58; e Rollnick, S., Miller, W.R., & Butler, C.C. (2008). *Motivational interviewing in health care: Helping patients change behavior*. New York; The Gilford Press.

rações da imagem corporal podem causar isolamento social e depressão. Desse modo, a enfermeira e a família precisam entender e mostrar sensibilidade às reações emocionais do cliente à sua doença e oferecer apoio e ajuda quando necessário.

A enfermeira deve estimular o cliente e seus familiares a verbalizar seus sentimentos, suas percepções e seus medos acerca da doença. Além disso, a enfermeira deve facilitar a comunicação e ajudar o cliente e seus familiares a reconhecerem as áreas nas quais tenham algum controle sobre os sintomas e o tratamento da doença. Entrando em ação e envolvendo outras pessoas, o cliente desenvolve ou evoca habilidades de enfrentamento e, possivelmente, apoio da comunidade. A enfermeira também deve ajudar o cliente a reconhecer os mecanismos de enfrentamento usados no passado, bem como a usar estratégias de enfrentamento eficazes, que são fundamentais à obtenção de resultados positivos.

### Monitoramento e manejo de complicações potenciais

Os fármacos usados para tratar doenças reumáticas podem causar efeitos adversos graves. Por essa razão, um aspecto importante do cuidado desses clientes é evitar complicações induzidas pelos fármacos. O médico baseia o regime terapêutico prescrito nas manifestações clínicas e na história de saúde pregressa e, em seguida, monitora os efeitos colaterais por avaliações clínicas e exames laboratoriais periódicos. A enfermeira desempenha um papel importante ao trabalhar com o médico na atenção primária e o farmacêutico no sentido de ajudar o cliente a reconhecer e lidar com os efeitos colaterais dos fármacos. Quando ocorrem efeitos colaterais, o fármaco precisa ser interrompido ou sua dose reduzida. O cliente pode ter agravação dos sintomas enquanto a complicação esteja sendo resolvida ou um novo fármaco esteja sendo iniciado. Nesses casos, as orientações de enfermagem quanto ao tratamento dos sintomas pode aliviar a ansiedade e a angústia potenciais.

### Promoção dos cuidados domiciliares

Dependendo da gravidade da doença e dos recursos e apoios disponíveis ao cliente, o encaminhamento para cuidados domiciliares pode ou não estar indicado. O cliente idoso ou frágil que tem uma doença reumática que limite expressivamente sua função e que vive sozinho pode necessitar de cuidados domiciliares. Uma consulta com o nutricionista pode ser indicada para assegurar que o cliente seja orientado quanto às recomendações dietéticas, tendo em vista seu risco mais alto de ter doença cardiovascular. O cliente e seus familiares devem ser orientados quanto aos grupos de apoio.

Durante as visitas domiciliares, aa enfermeira tem oportunidade de avaliar o ambiente domiciliar e sua adequação à segurança e ao tratamento da doença do cliente. A adesão ao programa terapêutico pode ser monitorada mais facilmente no contexto doméstico, onde os obstáculos físicos e sociais à adesão podem ser identificados mais facilmente. Por exemplo, um cliente diabético que precise de insulina pode não conseguir aspirar a dosagem corretamente, ou pode não administrar corretamente a insulina porque tem limitações da mobilidade articular. Os equipamentos adaptativos apropriados necessários à ampliação da independência geralmente são identificados mais prontamente quando a enfermeira observa como o cliente age em sua residência. Desse modo, é possível identificar quaisquer obstáculos à adesão, e os encaminhamentos apropriados podem ser realizados. Os encaminhamentos ao terapeuta ocupacional e ao fisioterapeuta podem ocorrer na medida em que sejam detectados problemas e as limitações aumentem.

Além disso, a cada visita domiciliar, a enfermeira deve avaliar as condições físicas e psicológicas do cliente, a eficácia do tratamento dos sintomas e a adesão ao plano terapêutico. As orientações fornecidas antes devem ser reforçadas, com ênfase nos efeitos colaterais potenciais dos fármacos e nas alterações das condições físicas sugestivas de progressão da doença e da necessidade de entrar em contato com o médico para realizar uma reavaliação. Em razão do risco mais alto de acometimento de vários sistemas, a importância das consultas de acompanhamento deve ser enfatizada ao cliente e seus familiares. Além disso, o cliente e seus familiares devem ser lembrados da importância de participar das outras atividades de promoção da saúde e dos exames de triagem (p. ex., imunizações, dosagem do colesterol, densitometria óssea, exames ginecológicos, mamografia e colonoscopia) para evitar negligência aos outros problemas de saúde.

## Reavaliação

Os resultados esperados para o cliente podem ser os seguintes:

1. Tem alívio da dor e melhora do nível de conforto:
   a. Identifica os fatores que causam ou agravam a dor
   b. Estabelece metas realistas de alívio da dor
   c. Utiliza as estratégias de controle da dor com segurança e eficácia
   d. Refere redução da dor e aumento do nível de conforto
2. Sente redução da intensidade da fadiga:
   a. Identifica os fatores que contribuem para a fadiga
   b. Verbaliza a relação entre fadiga e atividade da doença
   c. Programa períodos de descanso periódico e identifica e adota outras medidas para evitar ou modificar a fadiga
   d. Refere que houve redução da intensidade da fadiga
   e. Pratica estratégias de conservação de energia
   f. Conversa sobre a relação entre processo inflamatório e fadiga e nutrição
3. Melhora os padrões de sono:
   a. Relata menos episódios de despertar noturno
   b. Adere à rotina de indução do sono
   c. Relata que se sente descansado ao acordar
4. Aumenta ou mantém o nível de mobilidade:
   a. Identifica os fatores que impedem a mobilidade
   b. Demonstra alinhamento e postura corporais normais ou aceitáveis
   c. Utiliza adequadamente os dispositivos auxiliares sem riscos
   d. Participa das atividades e dos exercícios que promovem ou mantêm a mobilidade
5. Mantém as atividades de autocuidado:
   a. Participa das atividades de autocuidado na medida de sua capacidade
   b. Utiliza equipamento adaptativo e métodos alternativos para ampliar a participação nas atividades de autocuidado
   c. Mantém o autocuidado no maior nível possível

*(continua)*

6. Aumenta a motivação e melhora os comportamentos de manutenção da saúde:
    a. Adota espontaneamente comportamentos voltados para metas
    b. Diz que acredita em sua capacidade de realizar atividades
    c. Elabora um contrato para preservação da saúde com metas terapêuticas estabelecidas em comum acordo
    d. Realiza as atividades de autocuidado e relacionadas com a preservação da saúde compatíveis com sua capacidade
    e. Equilibra tratamento, exercício, trabalho, lazer, repouso e nutrição
7. Tem melhora da imagem corporal e da capacidade de enfrentamento:
    a. Verbaliza suas preocupações quanto ao impacto da doença reumática em sua aparência e função
    b. Estabelece e alcança metas significativas
    c. Expressa aceitação de si próprio
    d. Adapta-se às alterações da imagem corporal causadas pela doença
    e. Identifica e utiliza estratégias de enfrentamento eficazes
8. Não desenvolve complicações:
    a. Utiliza os fármacos conforme foram prescritos
    b. Descreve os efeitos colaterais potenciais dos fármacos e nomeia os efeitos colaterais que devem ser notificados ao médico
    c. Verbaliza que compreende as razões do monitoramento
    d. Adere às recomendações de monitoramento
    e. Entende as estratégias para reduzir os riscos de efeitos colaterais.

## Revisão do capítulo

### Exercícios de avaliação crítica

1. Uma mulher de 79 anos com história de OA do joelho direito há 10 anos queixa-se de dor diária e dificuldade de andar. Na ocasião, a cliente utiliza um andador para caminhar, mas precisa parar e descansar com muita frequência, porque sente dor. Quais seriam as opções terapêuticas disponíveis? Elabore um plano de cuidados baseados em evidência para essa cliente.
2. Uma mulher de 20 anos queixa-se de alopecia, erupção cutânea, dor articular, emagrecimento e fadiga. Os familiares dizem que, ultimamente, ela "não parece ser a mesma". O que você pode explicar a essa cliente quanto ao seu diagnóstico e às opções de tratamento?
3. Você cuida de um cliente com doença reumática. O médico prescreveu AINE, corticoides e um modificador da resposta biológica. Quais são as diferenças entre as ações, os usos e as indicações desses fármacos? Quais orientações e recomendações poderiam ser oferecidas a essa cliente para assegurar o uso seguro dos fármacos?

### Questões objetivas

1. Ao avaliar um cliente, a enfermeira deve saber que as seguintes manifestações clínicas são associadas às doenças reumáticas e à OA.
    A. Estreitamento dos espaços articulares nas radiografias e níveis baixos de C4
    B. Acometimento simétrico dos joelhos e derrames articulares
    C. Tofos, aumento volumétrico da articulação e dor grave
    D. Edema, rigidez e dor articulares
2. O diagnóstico de enfermagem identificado para um cliente com OA é Dor Aguda. Qual ação adotada pelo cliente justifica a intervenção da enfermeira?
    A. Paracetamol oral, doses de até 4.000 mg/dia
    B. Capsaicina tópica conforme a necessidade, 3 a 4 vezes/dia
    C. Aplicação de gelo na área afetada por 30 min, 4 a 5 vezes/dia
    D. Imersões em parafina para aplicar calor concentrado no punho antes de deitar
3. A enfermeira acabou de receber o plantão diurno. Qual cliente ela deveria avaliar em primeiro lugar?
    A. Cliente com esclerodermia, que apresentou um episódio de dispneia durante o plantão noturno
    B. Cliente com diagnóstico de OA, que se queixa de rigidez articular matutina
    C. Cliente que precisa receber uma dose IV de corticoide às 8 h
    D. Cliente sob suspeita de um episódio agudo de gota, que tem uma artrocentese programada
4. Um cliente com LES foi internado no hospital para avaliar e tratar inflamação articular aguda. Qual informação obtida pela avaliação laboratorial à admissão é mais preocupante para a enfermeira?
    A. Ureia sanguínea elevada
    B. Proteína C reativa aumentada
    C. AAN positivo
    D. FR positivo
5. Qual afirmativa indica que o cliente precisa de orientações adicionais quanto à terapia nutricional no caso de gota?
    A. "Eu preciso reduzir minha ingestão de álcool"
    B. "Eu preciso evitar dietas hipocalóricas extremas"
    C. "Eu preciso ingerir uma dieta rica em proteínas"
    D. "Eu preciso eliminar os alimentos que provocam crises"

## Bibliografia e leitura sugerida

A bibliografia e a leitura sugerida para este capítulo estão disponíveis no GEN-IO: http://gen-io.grupogen.com.br/gen-io/.

# UNIDADE ONZE

# Problemas Relacionados com a Função Musculoesquelética

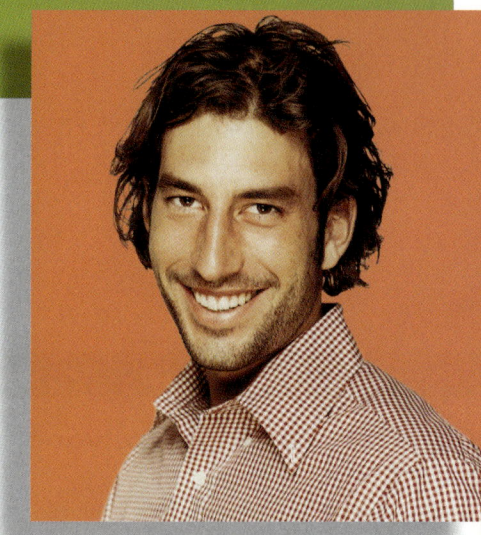

**Um homem de 26 anos de idade** é avaliado na clínica ortopédica com queixas de lombalgia. Ele trabalha na construção civil. Queixa-se de dor irradiada para o membro inferior esquerdo e afirma que a lombalgia começou após ter levantado uma viga de aço no trabalho.

- Analise os importantes dados da avaliação a serem coletados desse cliente.
- Descreva os procedimentos diagnósticos que levam ao diagnóstico definitivo.
- Discuta o manejo clínico e de enfermagem desse cliente.

# CAPÍTULO 40

GERIANN B. GALLAGHER

# Avaliação de Enfermagem | Função Musculoesquelética

## Objetivos de estudo

**Após ler este capítulo, você será capaz de:**

1. Descrever a estrutura básica e a função do sistema musculoesquelético
2. Discutir a relação entre histórico de saúde e avaliação da saúde musculoesquelética
3. Expor a importância dos achados da avaliação física para o diagnóstico da disfunção musculoesquelética
4. Especificar os testes diagnósticos usados na avaliação da função musculoesquelética.

O sistema musculoesquelético é composto por ossos, articulações, músculos, tendões, ligamentos e bursas do corpo. As funções desses componentes são altamente integradas; logo, uma doença ou lesão de algum componente afeta de maneira adversa os outros. Por exemplo, uma infecção articular (artrite séptica) promove degeneração das superfícies articulares dos ossos dentro da articulação e atrofia da musculatura local.

Não raro, doenças e lesões que envolvem o sistema musculoesquelético estão implicadas em incapacidade e morte. As quedas são responsáveis por milhares de hospitalizações de idosos todos os anos. A fratura do quadril é a condição musculoesquelética mais comum que requer hospitalização de clientes com pelo menos 65 anos de idade. Lesões e doenças musculoesqueléticas podem afetar de maneira significativa a produtividade em geral, a independência e a qualidade de vida de pessoas de todas as idades. Enfermeiras de todas as áreas lidam com clientes com problemas na função musculoesquelética.

## Visão geral da anatomia e fisiologia

A saúde e o funcionamento adequado do sistema musculoesquelético e dos outros sistemas são interdependentes. O sistema musculoesquelético tem importantes funções, inclusive de proteção dos órgãos vitais (como cérebro, coração, fígado, rins, pulmões e baço) e de fornecimento de uma estrutura firme para sustentar as estruturas corporais. Além disso, também possibilita a mobilidade. As articulações mantêm os ossos juntos e possibilitam que o corpo se movimente. Os músculos fixados ao esqueleto se contraem, movendo os ossos e produzindo calor, o que ajuda a conservar a temperatura corporal. O movimento facilita o retorno do sangue desoxigenado para o lado direito do coração pela massagem promovida na vasculatura venosa. Ademais, o sistema musculoesquelético serve de reservatório para células sanguíneas imaturas e minerais essenciais, inclusive cálcio, fósforo, magnésio e fluoreto. Mais de 98% do cálcio corporal total estão presentes no osso. Além disso, a medula óssea vermelha, localizada em cavidades ósseas, produz hemácias, leucócitos e plaquetas por meio de um processo chamado de **hematopoese**.

### Estrutura e função do sistema esquelético

A forma e a construção de um osso específico são determinadas de acordo com sua função e com as forças exercidas sobre ele.

#### Tecido e tipos ósseos

Os ossos são construídos por dois tipos de tecido ósseo: esponjoso (trabecular) ou cortical (compacto). O osso esponjoso é encontrado no interior dos ossos e tem um padrão reticular; medula óssea vermelha ou amarela preenche a estrutura reticular. O osso cortical, ou compacto, forma a camada externa do osso. Ele tem matriz intercelular calcificada densamente unida, tornando o osso cortical mais rígido que o esponjoso (Porth e Matfin, 2009). Quantidades variadas de osso esponjoso e cortical são encontradas pelo corpo em diferentes proporções, dependendo da função do osso.

Existem 206 ossos no corpo humano, divididos em quatro categorias:

- Ossos longos (p. ex., fêmur)
- Ossos curtos (p. ex., metacarpos)
- Ossos planos (p. ex., esterno)
- Ossos irregulares (p. ex., vértebras).

Os ossos longos têm forma de haste com extremidades arredondadas (Figura 40.1). A haste, chamada de **diáfise**, é composta principalmente de osso cortical. As extremidades dos ossos longos, chamadas de **epífises**, são principalmente constituídas de osso esponjoso. A placa epifisária separa as epífises da diáfise e constitui o centro de crescimento longitudinal da criança, podendo, assim, ser um indicador fundamental de potenciais problemas de crescimento se fraturada durante a infância. No adulto, ela é calcificada. As extremidades dos ossos longos são cobertas nas articulações por **cartilagem** articular, que consiste em um tecido firme, elástico e avascular. Os ossos longos são designados para sustentação de peso e movimento. Os ossos curtos consistem em osso esponjoso coberto por uma camada de osso compacto. Os ossos planos são importantes locais de hematopoese e frequentemente fornecem proteção a órgãos vitais. Eles consistem em lâmina de osso esponjoso com involtório de osso compacto. Os ossos irregulares apresentam formas únicas relacionadas com sua função. As vértebras são um exemplo de osso de formato irregular.

O osso é composto por três tipos básicos de células – **osteoblastos**, **osteócitos** e **osteoclastos**. Os osteoblastos atuam na formação do osso, secretando matriz óssea. O termo *blasto* se refere à célula imatura ou precursora; logo, constitui a fundação para a formação óssea (Stedman, 2006). A matriz consiste em colágeno e substância fundamental (glicoproteínas e proteoglicanos), que fornecem um arcabouço no qual sais minerais inorgânicos são depositados. Esses minerais são principalmente compostos de cálcio e fósforo. Os osteócitos são células ósseas maduras envolvidas na manutenção óssea. Os osteoclastos são células multinucleares envolvidas na dissolução e reabsorção de osso. A unidade funcional microscópica do osso cortical maduro é o **ósteon** (sistema de Havers). O centro do ósteon, o canal de Havers, contém vasos sanguíneos e suprimento nervoso para o ósteon. Ao redor dos canais se encontram círculos de matriz óssea mineralizada chamados de **lamelas**. As lamelas acompanham a diáfise do osso longo para nutrir o ósteon. Cobrindo o osso, encontramos uma membrana fibrosa densa conhecida como **periósteo**. Essa estrutura membranosa nutre os ossos e facilita seu crescimento. O periósteo contém nervos, vasos sanguíneos e linfáticos. Além disso, também fornece fixação aos tendões, que promovem a ligação dos músculos aos ossos e ligamentos, os quais conectam os ossos aos ossos. O **endósteo** é uma membrana fina e vascular que reveste a cavidade medular dos ossos longos e os espaços nos ossos esponjosos.

A medula óssea é um tecido vascular localizado na cavidade (diáfise) de ossos longos e em ossos planos. A medula óssea vermelha, localizada principalmente no esterno, no ílio,

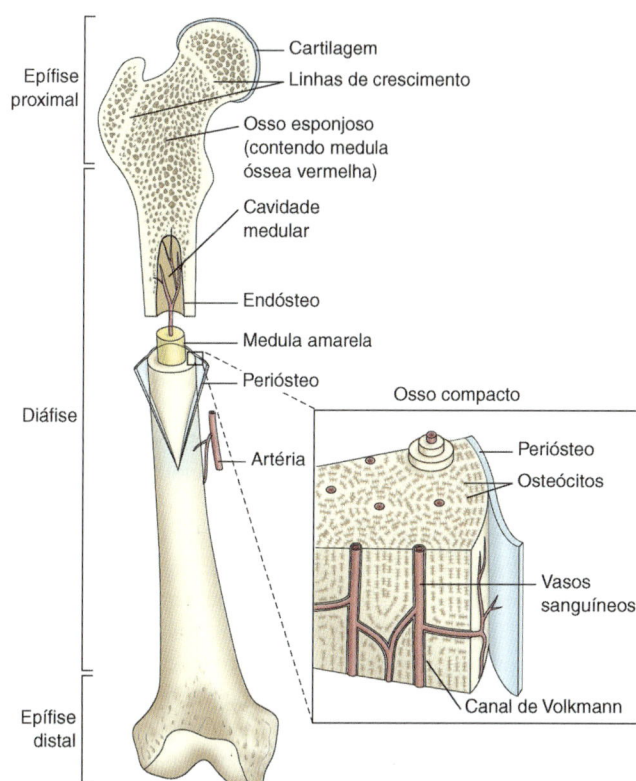

**Figura 40.1** Estrutura de um osso longo; composição do osso compacto.

nas vértebras e nas costelas de adultos, é responsável pela produção de hemácias, leucócitos e plaquetas. Nos adultos, o osso longo é preenchido por medula óssea amarela gordurosa.

O tecido ósseo é bem vascularizado. O osso esponjoso recebe um rico suprimento de sangue por meio dos vasos metafisários e epifisários. Os vasos periósteos transportam sangue ao osso compacto por meio de minúsculas aberturas chamadas de *canais de Volkmann*. Além disso, artérias nutrientes penetram no periósteo e adentram na cavidade medular por meio de forames. As artérias nutrientes levam sangue para a medula e para o osso. O sistema venoso pode acompanhar as artérias ou pode sair de maneira independente.

## Formação óssea

A **osteogênese** (formação óssea) começa muito antes do nascimento. A **ossificação** é o processo pelo qual a matriz óssea (fibras de colágeno e substância fundamental) é formada e cristais minerais duros compostos de cálcio e fósforo (como hidroxiapatita) são ligados às fibras de colágeno. Os componentes minerais do osso conferem a ele resistência característica, enquanto o colágeno proteináceo, resiliência.

## Manutenção óssea

O osso é um tecido dinâmico em estado constante de *turnover*. Durante a infância, os ossos crescem e se formam por meio de um processo chamado *modelagem*. Até o início da idade adulta (por volta dos 20 anos), o **remodelamento** é o principal processo que ocorre. O remodelamento mantém a estrutura e a função ósseas por meio da simultânea **reabsorção** (remoção/destruição de tecido) e osteogênese; como resultado disso, o *turnover* esquelético total ocorre a cada 10 anos (Allende-Vigo, 2007). O equilíbrio entre reabsorção e formação ósseas é influenciado por atividade física, ingestão alimentar de certos nutrientes, especialmente cálcio e alguns hormônios, inclusive calcitriol (p. ex., vitamina D ativa), paratormônio, calcitonina, hormônio da tireoide, cortisol, hormônio do crescimento e os hormônios sexuais estrogênio e testosterona. A atividade física, sobretudo de sustentação de peso, estimula a formação e o remodelamento ósseos. Ossos sujeitos à contínua sustentação de peso tendem a ser espessos e fortes. Contrariamente, as pessoas incapazes de praticar atividades regulares de sustentação de peso, como aqueles que ficam em repouso prolongado no leito ou aqueles com incapacidades, apresentam reabsorção óssea aumentada decorrente da perda de cálcio, e seus ossos se tornam osteopênicos e fracos. Esses ossos enfraquecidos podem fraturar com facilidade.

Bons hábitos alimentares são essenciais para a saúde óssea. Em particular, a absorção de cálcio diário, aproximadamente 1.200 mg para adultos e 1.500 mg para mulheres em fase pós-menopausa, é fundamental para manter a massa óssea adulta. Isso pode ser conseguido com a ingestão diária de alimentos ricos em cálcio (p. ex., 450 m$\ell$ a 700 m$\ell$ de leite por dia) (Boxe 40.1).

Vários hormônios são vitais para garantir que o cálcio seja adequadamente absorvido e disponibilizado para mineralização óssea e formação de matriz. A vitamina D biologicamente ativa (calcitriol) atua aumentando a quantidade de cálcio no sangue pela promoção da absorção de cálcio pelo trato gastrintestinal. Isso também facilita a mineralização de tecido osteoide. A deficiência de vitamina D resulta em déficit da mineralização óssea, deformidade e fratura.

O paratormônio e a calcitonina são os principais reguladores hormonais da homeostase. O paratormônio regula a concentração de cálcio no sangue, em parte promovendo o movimento de cálcio do osso. Em resposta aos baixos níveis sanguíneos de cálcio, níveis elevados de paratormônio estimulam a mobilização de cálcio, a desmineralização do osso e a formação de cistos ósseos. A calcitonina é secretada pela glândula tireoide em resposta aos níveis sanguíneos elevados de cálcio, o que inibe a reabsorção óssea (degradação óssea) e aumenta o depósito de cálcio no osso.

Tanto o cortisol quanto o hormônio da tireoide exercem múltiplos efeitos sistêmicos, com ações específicas sobre os ossos. A produção excessiva de hormônio da tireoide em adultos (como na doença de Graves) pode resultar em aumento da reabsorção óssea e diminuição da formação óssea. Níveis mais elevados de cortisol exercem esses mesmos efeitos. Os clientes que recebem corticosteroides ou cortisol sintético a longo prazo (como prednisona) se encontram sob risco de desenvolvimento de osteopenia induzida por esteroide e fraturas.

O hormônio do crescimento exerce efeitos diretos e indiretos sobre o crescimento e remodelamento esquelético. Ele estimula de maneira indireta o fígado e, em menor grau, os ossos a produzirem fator de crescimento insulina-símile (IGF-1), o qual acelera a modelagem óssea em crianças e adolescentes. O hormônio do crescimento promove a estimulação direta do crescimento esquelético em crianças e adolescentes. Acredita-se que os níveis baixos de hormônio do crescimento e IGF-1 observados com o envelhecimento possam ser parcialmente responsáveis pela redução da formação óssea, resultando em osteopenia.

Os hormônios sexuais testosterona e estrogênio exercem importantes efeitos sobre o remodelamento ósseo. O estrogênio estimula os osteoblastos e inibe os osteoclastos; portanto, a formação óssea é exacerbada, e a reabsorção, inibida. Níveis baixos de estrogênio ou níveis acentuados de corticosteroides causam comprometimento da homeostase normal de osteoclastos e osteoblastos. A testosterona exerce efeitos tanto diretos quanto indiretos sobre crescimento e formação ósseos. Promove diretamente o crescimento esquelético em adolescentes e exerce efeitos contínuos no crescimento de músculo esquelético ao longo da vida. O aumento da massa muscular resulta em estresses de sustentação de peso maiores nos ossos, intensificando a formação óssea. Além disso, a testosterona se converte em estrogênio no tecido adiposo, fornecendo uma fonte adicional de estrogênio que preserva o osso para o homem em envelhecimento.

O suprimento de sangue para o osso também afeta a formação óssea. Com a redução do suprimento sanguíneo ou a hiperemia (congestão), a osteogênese e a densidade óssea diminuem. A necrose óssea ocorre quando o osso é privado de sangue.

### Consolidação óssea

Quando um osso é fraturado, os fragmentos ósseos não são meramente "colados" com tecido cicatricial. Em lugar disso, o osso se regenera.

Embora o processo exato de consolidação da fratura seja debatido, os estágios da consolidação óssea são identificados a seguir, cada um estimulado pela liberação e ativação de reguladores biológicos e moléculas sinalizadoras (Porth e Matfin, 2009).

1. *Hematoma e inflamação*: O corpo responde à fratura com sangramento no tecido lesado e formação de hematoma de fratura. As extremidades do fragmento de fratura ficam desvitalizadas devido à interrupção do suprimento de sangue. Esse hematoma facilita a formação de fibrina, que se torna a estrutura na qual o novo osso vai crescer. A área lesada é invadida por macrófagos (grandes leucócitos fagocíticos), os quais debridam a área. As células inflamatórias que migram para a área lesionada liberam fatores de crescimento que estimulam a atividade dos osteoclastos e osteoblastos. Inflamação, edema e dor estão presentes. O estágio inflamatório persiste por vários dias e se resolve com diminuição da dor e do edema.

---

**BOXE 40.1 Alerta nutricional.**

**Saúde óssea**

O cálcio é importante para a saúde do osso. Fontes de cálcio incluem:
- Leite, iogurte e queijo (use produtos de leite desnatado para controlar o conteúdo de gordura)
- Ruibarbo, couve cozida, repolho-chinês e brócolis
- Sardinha, ostra, salmão enlatado com espinha
- Tofu
- Sucos de frutas fortalecidos com cálcio, bebidas de frutas e cereais

2. *Angiogênese e formação de cartilagem*: novos capilares se infiltram no hematoma, e fibroblastos (células que produzem colágeno, a principal proteína do osso) do periósteo, endósteo e medula óssea produzem uma ponte entre os ossos fraturados. Essa ponte feita de tecido não ainda ossificado – chamado de **calo** ósseo – estabelece uma conexão entre o fragmento ósseo, tornando-se, com o tempo, osso. Sob a influência de moléculas de sinalização, a proliferação e diferenciação celular ocorrem.
3. *Calcificação de cartilagem*: condrócitos (células de cartilagem) no calo cartilaginoso formam vesículas de matriz, as quais regulam a calcificação da cartilagem. Enzimas dentro dessas vesículas de matriz preparam a cartilagem para liberação de cálcio e depósito.
4. *Remoção da cartilagem*: a cartilagem calcificada, chamada de *calo ósseo*, é invadida por vasos sanguíneos e absorvida por condroblastos e osteoclastos. É substituída por osso reticulado similar àquele da placa de crescimento.
5. *Formação óssea*: minerais continuam sendo depositados até que o osso esteja firmemente unido. Nas principais fraturas de ossos longos do adulto, a ossificação (a formação de osso) leva 3 a 4 meses.
6. *Remodelamento*: O estágio final do reparo da fratura consiste no remodelamento do osso novo na sua organização estrutural anterior. O remodelamento pode levar meses a anos, dependendo da extensão da modificação óssea necessária, da função do osso e dos estresses funcionais sobre o osso. O osso esponjoso consolida e remodela mais rapidamente que o osso cortical.

Radiografias seriadas são usadas para monitorar o progresso da consolidação óssea. O tipo de osso fraturado, a adequação do suprimento sanguíneo, a superfície de contato dos fragmentos e a idade e saúde geral da pessoa influenciam a velocidade da consolidação da fratura. A imobilização adequada é essencial até que evidências radiográficas de formação óssea com ossificação sejam observadas.

Quando as fraturas são tratadas com técnicas de fixação de placa de compressão rígida aberta, os fragmentos ósseos podem ser postos em contato direto. A consolidação do osso primária ocorre por meio de remodelamento de osso cortical (Harvers). Pouco ou nenhum calo cartilaginoso se desenvolve. O osso imaturo se desenvolve a partir do endósteo. Há regeneração intensiva de novos ósteons, o que desenvolve uma linha de fratura por um processo similar à manutenção óssea normal. A resistência da fratura é obtida quando os novos ósteons são estabelecidos.

## Estrutura e função do sistema articular

A junção de dois ou mais ossos é chamada de **articulação**. Existem três tipos básicos de articulação: sinartrose, anfiartrose e diartrose. As articulações sinartroses são imóveis (como as suturas do crânio). As anfiartroses (como as articulações vertebrais e a sínfise púbica) possibilitam mobilidade limitada; os ossos das anfiartroses são unidos por cartilagem fibrosa. As articulações diartroses são livremente móveis.

Existem vários tipos de diartrose:

- As *articulações esferóideas* (p. ex., quadril e ombro) possibilitam liberdade total de movimento

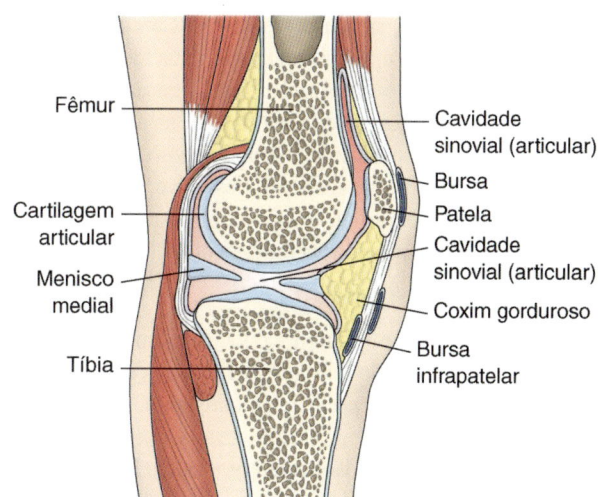

Figura 40.2 Articulação do tipo gínglimo do joelho.

- A *articulação do tipo gínglimo* possibilita dobras apenas em uma direção (como cotovelo e joelho) (Figura 40.2)
- A *articulação selar* possibilita o movimento em dois planos em ângulo reto um com o outro. A articulação na base do polegar é uma articulação selar
- A *articulação em pivô* é caracterizada pela articulação entre o rádio e a ulna; possibilita a rotação para atividades como virar uma maçaneta
- A *articulação deslizante* possibilita o movimento limitado em todas as direções, sendo representada pelas articulações dos ossos do carpo no punho.

As extremidades dos ossos articulares de uma articulação móvel típica são recobertas por cartilagem lisa hialina. Uma bainha fibrosa e firme, chamada de **cápsula articular**, envolve os ossos articulares. A cápsula é revestida por uma membrana, a **sinóvia**, a qual secreta o líquido sinovial lubrificante e absorve choques na cápsula articular. Portanto, as superfícies ósseas não se encontram em contato direto. Em algumas articulações sinoviais (como o joelho), discos de fibrocartilagem (como o menisco medial) estão localizados entre as superfícies de cartilagem articular. Esses discos realizam absorção de choque.

Os **ligamentos** (faixas de tecido conjuntivo fibroso) ligam os ossos articulares. Os ligamentos e tendões musculares, os quais passam sobre a articulação, fornecem estabilidade articular. Em algumas articulações, ligamentos interósseos (como os ligamentos cruzados do joelho) são encontrados dentro da cápsula e adicionam estabilidade à articulação.

A **bursa** é um saco cheio de líquido sinovial que fornece um coxim para o movimento dos tendões, ligamentos e ossos nos pontos de fricção. As bursas são encontradas no cotovelo, ombro, joelho e em algumas outras articulações.

## Estrutura e função do sistema musculoesquelético

**Tendões** (cordões de tecido conjuntivo fibroso) ou aponeurose (lâminas planas e largas de tecido conjuntivo) fixam os músculos aos ossos, tecido conjuntivo, outros músculos, tecido mole ou pele. Os músculos do corpo são compostos por grupos paralelos de células musculares (fascículos) envolvidos em tecido fibroso chamado de **fáscia** (ou epimísio). Quanto mais fascículos contidos no músculo, mais precisos são os movimentos. Os músculos variam de forma e tamanho de acordo com as atividades pelas quais são responsáveis. Músculos esqueléticos (estriados) estão envolvidos em movimento corporal, postura e funções de produção de calor. Os músculos se contraem para aproximar dois pontos de fixação, resultando no movimento.

### Tônus muscular

A contração de fibras musculares pode resultar em contração isotônica ou isométrica do músculo. Na **contração isométrica**, a extensão dos músculos permanece constante, porém a força gerada por eles é maior; um exemplo disso é empurrar uma parede imóvel. A **contração isotônica**, por outro lado, é caracterizada pelo encurtamento do músculo sem aumento da tensão dentro dele; a flexão do antebraço é um exemplo. Em atividades normais, muitos movimentos musculares constituem uma combinação de contração isométrica e isotônica.

Os músculos relaxados se encontram em estado de prontidão para responder aos estímulos de contração. Esse estado de prontidão, conhecido como **tônus** muscular, é produzido pela manutenção de algumas das fibras musculares em contração. Fusos musculares, que são órgãos sensoriais presentes nos músculos, monitoram o tônus muscular. O tônus muscular é mínimo durante o sono e maior quando a pessoa está ansiosa. Um músculo mole e sem tônus é descrito como **flácido**; um músculo com tônus maior que o normal é descrito como **espástico**. Em condições caracterizadas por destruição do neurônio motor inferior (como pólio), os músculos desnervados se tornam **atônicos** (moles e flácidos) e atrofiam.

### Ações musculares

Os músculos realizam movimento por contração. Por meio da coordenação de grupos musculares, o corpo é capaz de realizar uma ampla variedade de movimentos (Figura 40.3). O agonista é o músculo que produz um movimento particular. Os músculos que ajudam o agonista são conhecidos como *sinergistas*. Os músculos que fazem o movimento oposto ao agonista são conhecidos como *antagonistas*. Um músculo antagonista precisa relaxar para possibilitar a contração do agonista, produzindo movimento. Por exemplo, quando a contração do bíceps causa flexão da articulação do cotovelo, os bíceps são os principais agonistas, e os tríceps são os antagonistas. Uma pessoa com **paralisia** muscular (a perda do movimento, possivelmente decorrente de dano nervoso) pode ser capaz de retreinar músculos em funcionamento dentro do grupo sinergista para produzir o movimento necessário; os músculos do grupo sinergista, assim, se tornam os agonistas.

### Exercício, desuso e reparo

Os músculos precisam ser exercitados para manter a função e a força. Quando um músculo desenvolve repetidamente tensão máxima ou perto da máxima ao longo do tempo, como no exercício regular com pesos, a área transversal do músculo aumenta. Esse crescimento, conhecido como **hipertrofia**, resulta do aumento de tamanho das fibras musculares individuais sem aumento do número. A hipertrofia persiste apenas se o exercício continuar. O fenômeno oposto ocorre com o desuso do músculo ao longo de um período prolongado. A idade e o desuso promovem a perda da função muscular conforme o tecido fibrótico vai substituindo o tecido muscular contrátil. A diminuição do tamanho muscular é chamada de **atrofia**. Repouso no leito e imobilidade causam perda de massa e força muscular. Quando a imobilidade é resultante de uma modalidade de tratamento (como gesso, tração), o cliente pode amenizar os efeitos da imobilidade praticando exercícios isométricos dos músculos da parte imobilizada.

## Considerações gerontológicas

Múltiplas mudanças no sistema musculoesquelético ocorrem com o envelhecimento (Tabela 40.1). A massa óssea tem pico por volta dos 30 anos de idade, depois disso observa-se perda óssea universal e gradativa. Ocorre, também, diminuição da força e da massa muscular e redução real do tamanho e da quantidade de fibras musculares devido à atrofia de miofibrilas com substituição por tecido fibroso. Várias alterações metabólicas, incluindo remoção do estrogênio na menopausa e diminuição da atividade, contribuem para a **osteoporose**. Por conseguinte, as mulheres perdem mais massa óssea que os homens e se encontram sob risco mais elevado de fraturas. Nos idosos, a cartilagem articular se degenera em áreas de sustentação de peso, consolidando menos prontamente. Por fim, os ligamentos enfraquecem, o que contribui para o desenvolvimento de **osteoartrite** (doença articular degenerativa). As articulações crescem, e a amplitude de movimento (ADM) diminui, causando comprometimento funcional nos idosos. A redução da atividade, diminuição da estimulação neural e deficiências nutricionais também contribuem para a perda de força muscular. Além disso, problemas musculoesqueléticos remotos compensados pelo cliente podem se tornar novos problemas com as alterações relacionadas com a idade. Por exemplo, pessoas que tiveram pólio e que foram funcionalmente capazes usando os grupos musculares sinergistas podem perceber aumento da incapacidade devido à redução da capacidade compensatória. No entanto, muitos dos efeitos do envelhecimento podem ser retardados se o corpo for mantido saudável e ativo com comportamentos positivos de estilo de vida.

## Avaliação

A avaliação de enfermagem do cliente com disfunção musculoesquelética inclui uma análise dos efeitos do problema musculoesquelético sobre ele. A enfermeira preocupa-se em ajudar o cliente com problemas musculoesqueléticos a manter a saúde geral, realizar suas atividades de vida diária e manejar seus programas de tratamento. A enfermeira encoraja a nutrição ideal e evita problemas relacionados com a mobilidade. Por meio de um plano individualizado de cuidado de enfermagem, a enfermeira ajuda o cliente a alcançar a saúde máxima.

### Histórico de saúde

### Queixas comuns

As queixas musculoesqueléticas comuns incluem dor ou hipersensibilidade e alteração da sensibilidade.

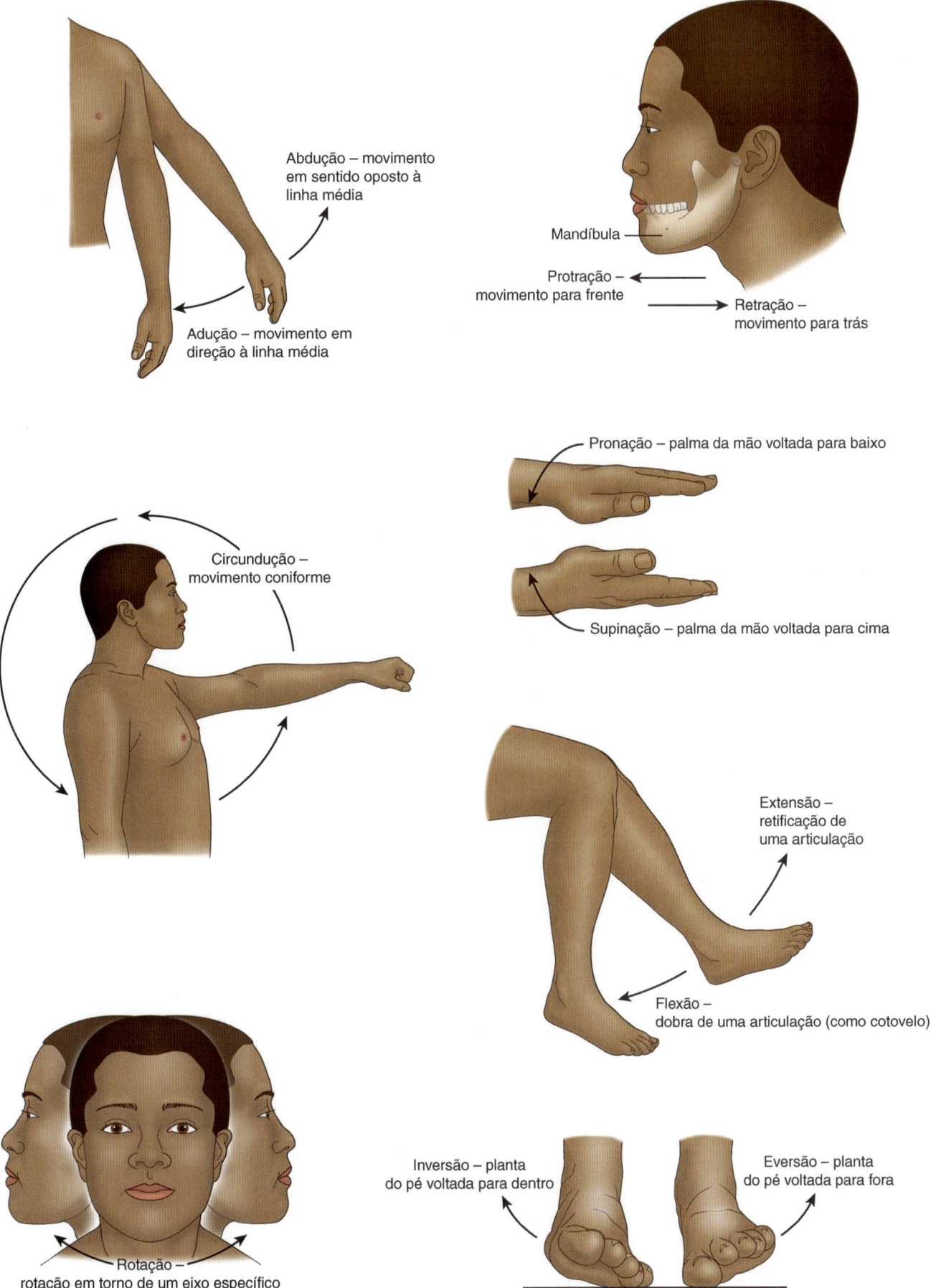

Figura 40.3 Movimentos do corpo produzidos por contração muscular.

**Tabela 40.1** Considerações gerontológicas | Alterações do sistema musculoesquelético relacionadas com a idade.

| Sistema musculoesquelético | Alterações estruturais | Alterações funcionais | Histórico de saúde e achados do exame físico |
|---|---|---|---|
| Ossos | Perda gradual e progressiva da massa óssea após os 30 anos de idade<br>Colapso vertebral | Ossos frágeis e propensos à fratura: vértebras, quadril, punho | Diminuição da altura<br>Alterações posturais<br>Cifose<br>Perda da flexibilidade<br>Flexão dos quadris e joelhos<br>Dorsalgia<br>Osteoporose<br>Fratura |
| Músculos | Aumento do colágeno e fibrose resultante<br>Diminuição do tamanho muscular (atrofia); desgaste<br>Tendões menos elásticos | Perda da força e flexibilidade<br>Fraqueza<br>Fadiga<br>Tropeções<br>Quedas | Perda de força<br>Diminuição da agilidade<br>Diminuição da resistência<br>Tempo de resposta prolongado (diminuição do tempo de reação)<br>Diminuição do tônus<br>Base ampla de apoio<br>História de quedas |
| Articulações<br><br>Ligamentos | A cartilagem revela deterioração progressiva<br>Adelgaçamento dos discos intervertebrais<br>Frouxidão ligamentar (menos que a força normal; fraqueza) | Enrijecimento, redução da flexibilidade e dor interferem nas atividades de vida diária<br>Anormalidade articular postural<br>Fraqueza | Diminuição da amplitude de movimento<br>Rigidez<br>Diminuição da altura<br>Dor articular ao movimento; desaparece com o repouso<br>Crepitação<br>Edema/aumento do diâmetro articular<br>Osteoartrite (doença articular degenerativa) |

## Dor

A maioria dos clientes com doenças, condições traumáticas ou distúrbios musculares, ósseos e articulares sente dor. A dor óssea é caracteristicamente descrita como vaga, profunda e "chata", enquanto a dor muscular é descrita como desconforto e "cãibras musculares". A dor de fratura é aguda e perfurante, sendo aliviada por imobilização. A dor aguda pode resultar também de infecção óssea, com espasmo muscular ou compressão de nervo sensitivo.

A dor que aumenta com a atividade pode indicar entorse articular ou distensão muscular, enquanto a dor constantemente crescente aponta para progressão de um processo infeccioso (osteomielite), tumor maligno ou complicações neurovasculares. A dor irradiada ocorre em condições nas quais pressão é exercida na raiz nervosa. A dor é variável, e sua avaliação e manejo de enfermagem precisam ser individualizados. É importante que a dor e o desconforto do cliente sejam manejados com sucesso. Não apenas a dor é exaustiva, como, se prolongada, pode forçar o cliente a se tornar cada vez mais preocupado e dependente (ver Capítulo 7). A enfermeira observa o posicionamento do corpo e a influência de aparelhos como gessos, tração e pinos cirúrgicos ao considerar a dor do cliente.

## Alteração da sensibilidade

Os distúrbios sensoriais são frequentemente associados a problemas musculoesqueléticos. O cliente pode descrever **parestesias**, as quais consistem em queimação ou formigamento. O Boxe 40.2 fornece questões de avaliação relacionadas com a alteração de sensibilidade. Essas sensações podem ser causadas por compressão nervosa ou comprometimento circulatório. O edema de tecido mole ou trauma direto pode prejudicar a função.

## História social, pregressa e familiar

Ao coletar a história, a enfermeira avalia a história pregressa pertinente ao sistema musculoesquelético (como fraturas ou qualquer história de doenças musculoesqueléticas, como artrite reumatoide). A enfermeira toma nota das histórias de todos os membros da família com limitações que os impeçam de realizar atividades funcionais. A enfermeira também analisa o nível de atividade do cliente. Por exemplo, o cliente faz exercícios de levantamento de peso regularmente? Pratica esportes e atividades que o coloquem em risco de lesão? Isso pode progredir para uma oportunidade de orientar o cliente sobre segurança, como usar capacete ao andar de bicicleta.

## Avaliação física

O exame do sistema musculoesquelético varia desde uma avaliação básica das capacidades funcionais até manobras de exame físico focalizado que facilitam o diagnóstico de distúrbio específico ósseo, muscular e articular. A extensão da avaliação depende das queixas físicas do cliente, da história de saúde e das indicações físicas que justifiquem mais explorações. A avaliação de enfermagem é principalmente funcional, concentrando-se na capacidade do cliente de realizar as atividades de vida diária.

> **BOXE 40.2 — Avaliação da sensibilidade alterada.**
>
> Perguntas que a enfermeira deve fazer sobre alteração de sensibilidade
> - O cliente apresenta parestesia ou alguma sensação anormal?
> - Se a sensibilidade anormal ou parestesia envolve uma extremidade, como se compara àquela na extremidade não afetada?
> - Quando a condição começou? Está piorando?
> - O cliente também apresenta dor? (Se o cliente sente dor, as perguntas e a análise da dor discutidas anteriormente devem ser incluídas)
> - Se a parte afetada for uma extremidade, a enfermeira compara a aparência geral em relação à extremidade não afetada, observando tamanho, forma e simetria
> - O cliente consegue movimentar a parte afetada?
> - Qual é a cor da parte distal à área afetada? Pálida? Escurecida? Mosqueada? Cianótica?
> - Ocorre reperfusão capilar rápida? (A enfermeira pode gentilmente pressionar uma unha até ficar esbranquiçada e depois liberar a pressão. O tempo para que a cor debaixo da unha volte ao normal é observado. A cor normalmente retorna em 2 segundos. A volta da cor é evidência de reperfusão capilar)
> - Há pulso arterial palpável distal à área afetada? Se a área afetada for uma extremidade, como o pulso se compara àquele sentido na extremidade não afetada?
> - Há edema? Se houver, demonstra cacifo?
> - Algum dispositivo de constrição ou roupa está causando compressão vascular ou nervosa?

Técnicas de inspeção e palpação são usadas para avaliar postura, marcha, integridade óssea, função articular, força e tamanho muscular do cliente. Além disso, a análise do estado neurovascular e da pele é uma importante parte da avaliação musculoesquelética completa. Quando sintomas específicos ou achados físicos de disfunção musculoesquelética são aparentes, a enfermeira cuidadosamente documenta os achados do exame e compartilha as informações com o médico, que pode decidir pela necessidade de marcha diagnóstica e de exames mais extensivos.

Precauções especiais precisam ser adotadas ao avaliar o cliente com lesão musculoesquelética (Boxe 40.3).

## Postura

A curvatura normal da coluna é convexa na porção torácica e côncava na parte cervical e lombar. As deformidades comuns da coluna incluem **cifose**, a acentuação da curvatura para frente da coluna torácica, **lordose**, a curvatura exagerada da coluna lombar, e **escoliose**, o desvio lateral da coluna (Figura 40.4). A cifose é frequentemente observada em clientes idosos com osteoporose e em alguns clientes com doenças neuromusculares. A escoliose pode ser congênita, idiopática (sem causa identificável) ou resultante de dano dos músculos paravertebrais, como na pólio. A lordose é muitas vezes observada durante a gravidez conforme a mulher vai ajustando sua postura em resposta às alterações do centro de gravidade.

## Marcha

A marcha é avaliada solicitando-se ao cliente que deambule uma curta distância para longe do examinador. A enfermeira observa a marcha do cliente quanto à leveza e ao ritmo. Qualquer inconstância ou movimentos irregulares (frequentemente notados em clientes idosos) são considerados anormais. A mobilidade articular limitada pode afetar a marcha. Além disso, várias condições neurológicas são associadas a marchas anormais, como marcha hemiparética espástica (AVE), marcha escarvante (doença do neurônio motor inferior) e marcha de pequenos passos (doença de Parkinson).

## Integridade óssea

O esqueleto ósseo é avaliado quanto a deformidades, alinhamento e simetria. Durante o exame, as partes corporais são comparadas de um lado a outro. Extremidades encurtadas, amputações e partes do corpo que não se encontrem em alinhamento anatômico são observadas. Os achados de fraturas podem incluir angulação anormal de ossos longos, movimento em pontos que não as articulações e crepitação (barulho de estalido) no local do movimento anormal. O movimento dos fragmentos de fratura precisa ser minimizado para evitar lesão adicional.

## Função articular

O sistema articular é avaliado, com atenção a ADM, deformidade, estabilidade e formação nodular. Os tecidos ao redor das articulações são examinados quanto à formação de nódulo, alterações de cor, integridade da pele, temperatura e lesão. A ADM é avaliada tanto ativa (a articulação é movimentada pelos músculos ao redor da articulação sem ajuda da enfermeira) quanto passivamente (a articulação é movimentada pelo examinador). A enfermeira precisa estar familiarizada com

> **BOXE 40.3 — Cliente com lesão musculoesquelética.**
>
> Precauções especiais precisam ser tomadas ao avaliar um cliente com trauma. Se houver lesão em uma extremidade, é importante avaliar trauma de tecidos moles, deformidade e estado neurovascular. Se existir a possibilidade de lesão na coluna cervical e o cliente estiver usando um colar cervical, o colar não deve ser removido até que a ausência de lesão medular cervical seja confirmada por exames de imagem adequados. Quando o colar é removido, a área da coluna cervical é gentilmente analisada quanto a edema, hipersensibilidade, deformidade e integridade da pele. Nos casos de trauma pélvico, lesões nos órgãos abdominais podem ocorrer. O cliente é avaliado quanto a dor abdominal, hipersensibilidade, hematomas, distensão e presença ou ausência de pulsos arteriais femorais. Se houver sangue no meato urinário, a enfermeira deve suspeitar de lesão vesical ou uretral, e o cliente não deve ser cateterizado. Em lugar disso, esses achados devem ser relatados imediatamente ao médico da emergência ou ao cirurgião.

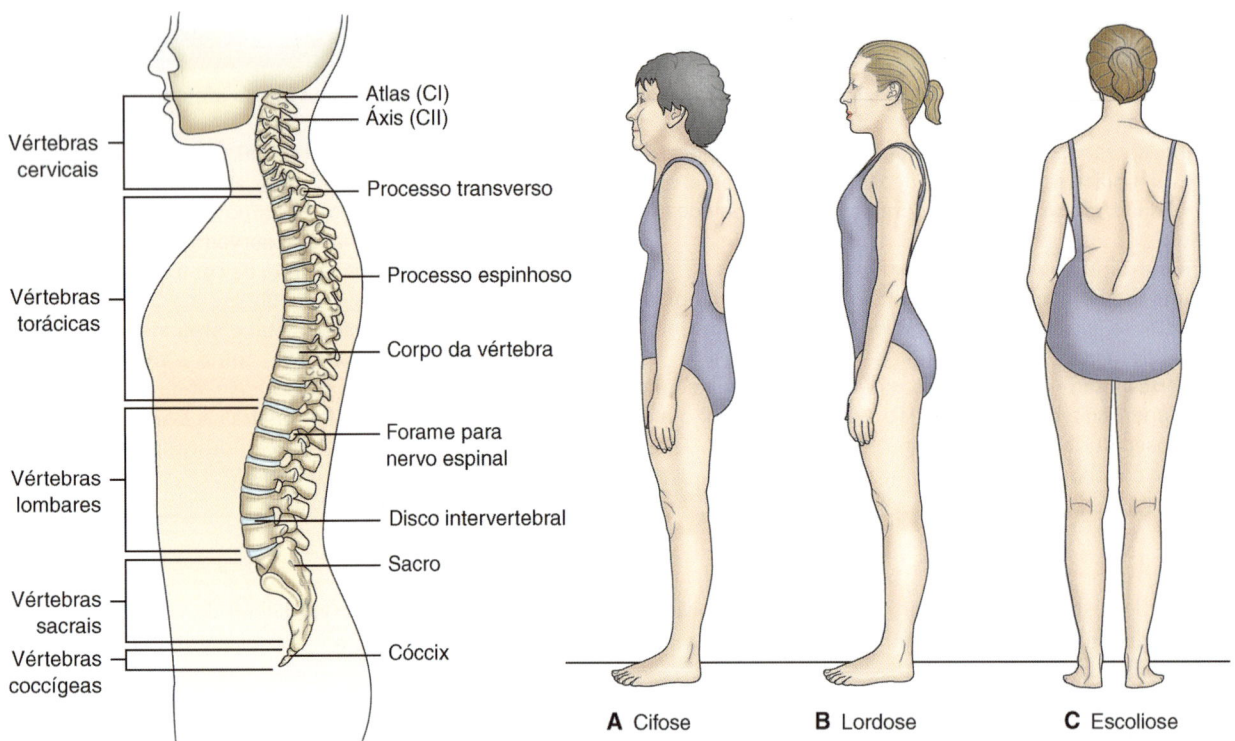

**Figura 40.4** Coluna vertebral normal e três anormalidades. (**A**) Cifose: aumento da convexidade ou arredondamento da curvatura torácica da coluna. (**B**) Lordose: exagero da curvatura lombar da coluna. (**C**) Escoliose: curvatura lateral da coluna.

a ADM normal das articulações principais. A ADM limitada pode ser resultado de deformidade esquelética, patologia articular ou **contratura** (encurtamento das estruturas articulares circunjacentes) dos músculos, tendões e cápsula articular circunjacentes. Nos clientes idosos, as limitações da ADM associadas à osteoartrite podem reduzir a capacidade de realizar atividades da vida diária.

Se a mobilidade articular estiver comprometida ou a articulação estiver dolorosa, a articulação é examinada quanto à presença de **derrame** (líquido excessivo na cápsula), edema e elevação de temperatura, o que pode refletir inflamação ativa. A suspeita de derrame surge quando a articulação se encontra edemaciada e os referenciais ósseos normais estão obscurecidos. O local mais comum de derrame articular é o joelho. Se houver suspeita de inflamação ou derrame em uma articulação, a consulta com o médico é indicada.

A deformidade articular pode ser causada por contratura, luxação (separação completa das superfícies articulares), subluxação (separação parcial das superfícies articulares) ou ruptura de estruturas que rodeiam a articulação. Fraqueza ou ruptura de estruturas de suporte articular pode resultar em fraqueza articular, o que requer um dispositivo de suporte externo (como órteses).

A palpação da articulação enquanto é passivamente movimentada fornece informações sobre a integridade da articulação. Normalmente, a articulação se movimenta com suavidade. Um estalido ou ruído pode indicar o deslizamento de um ligamento sobre uma proeminência óssea. Superfícies ligeiramente ásperas, como observadas nas condições artríticas, resultam em **crepitação** (sensação ou audição de ruídos) com o movimento das superfícies articulares irregulares uma em relação à outra.

A formação de nódulos é associada a artrite reumatoide (Figura 40.5), gota e osteoartrite. Enquanto os nódulos subcutâneos da artrite reumatoide são macios e se desenvolvem dentro e ao longo dos tendões, os nódulos da gota são duros e repousam dentro e imediatamente adjacentes à cápsula articular propriamente dita. Nódulos osteoartríticos são duros e indolores e representam um supercrescimento ósseo resultante da destruição da superfície cartilaginosa do osso dentro da cápsula articular. Com frequência, são observados em adultos mais velhos (referir ao Capítulo 39 para obter detalhes adicionais).

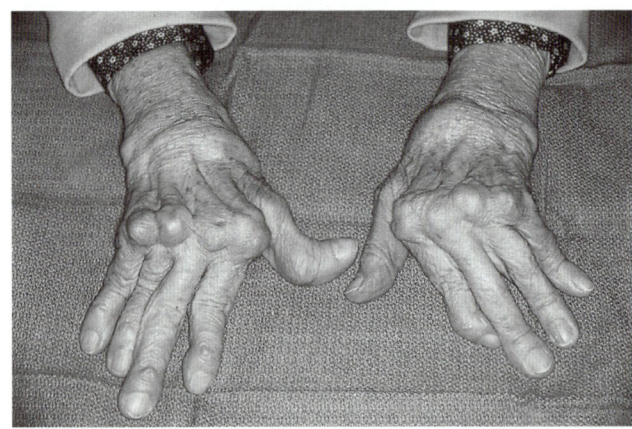

**Figura 40.5** Cliente portador de artrite reumatoide com envolvimento das articulações metacarpofalangeanas. Observe o grave desvio ulnar dos dedos. De Koopman, W. J., & Moreland, L. W. (2005). *Arthritis and allied conditions: A textbook of rheumatology* (15th ed.). Philadelphia: Lippincott Williams & Wilkins.

## Tamanho e força muscular

O sistema muscular é avaliado pela observação da força e da coordenação muscular, do tamanho dos músculos individuais e da capacidade do cliente de mudar de posição. A fraqueza de um grupo muscular pode indicar uma variedade de condições. Por meio da palpação do músculo enquanto a extremidade relaxada é passivamente movimentada, a enfermeira consegue determinar o tônus muscular. A enfermeira analisa a força muscular pedindo ao cliente para realizar certas manobras com e sem resistência. Por exemplo, quando os bíceps são testados, o cliente é solicitado a estender o braço completamente e, em seguida, a flexioná-lo contra a resistência aplicada pela enfermeira. Um simples aperto de mão pode ser uma indicação da força de preensão.

A enfermeira pode provocar **clônus** muscular (contrações rítmicas de um músculo) no tornozelo ou punho pela dorsiflexão repentina e sustentada do pé ou pela extensão do punho. **Fasciculação** (contração involuntária de grupos de fibras musculares) pode ser observada.

A enfermeira mede a circunferência de uma extremidade para monitorar o aumento de tamanho decorrente da prática de exercício, edema ou sangramento no músculo. A circunferência pode diminuir devido à atrofia muscular. A extremidade não afetada é medida e usada como padrão de referência para o membro afetado. As medidas são registradas na circunferência máxima da extremidade. É importante que as medidas sejam feitas no mesmo local no membro, com a extremidade na mesma posição e com o músculo em repouso. A distância de um referencial anatômico específico (p. ex., 10 cm abaixo do aspecto medial do joelho para medida do músculo da panturrilha) deve ser indicada no registro do cliente para que medidas subsequentes possam ser feitas no mesmo ponto. Para facilitar a avaliação serial, a enfermeira pode indicar o ponto de medida com marcações na pele. Variações no tamanho são consideradas significativas se maiores que 1 cm em mulheres e superiores a 1,5 em homens (Nettina, 2010).

## Pele

Além de avaliar o sistema musculoesquelético, a enfermeira inspeciona a pele quanto a edema, temperatura e cor. A palpação da pele pode revelar se alguma área está quente, sugerindo aumento da perfusão ou inflamação, enquanto áreas mais frias indicam diminuição da perfusão ou presença de edema. Cortes, hematomas, cor da pele e evidências de diminuição da circulação ou inflamação podem influenciar o manejo da enfermagem de condições musculoesqueléticas.

## Estado neurovascular

É importante que a enfermeira faça avaliações neurovasculares frequentes dos clientes com distúrbios musculoesqueléticos (especialmente daqueles com fraturas) devido ao risco de dano nervoso e tecidual. A Tabela 40.2 resume a avaliação vascular periférica. Uma complicação à qual a enfermeira precisa estar alerta ao avaliar o cliente é a *síndrome compartimental*, que é descrita em detalhes posteriormente nesta unidade. Esse importante problema neurovascular é causado por pressão no compartimento muscular que aumenta a tal grau que a microcirculação diminui, levando à anoxia muscular e nervosa e à necrose. A função pode ser permanentemente perdida se a si-

**Tabela 40.2** Avaliação de função nervosa periférica.

A avaliação da função nervosa periférica tem dois elementos-chave: avaliação da sensibilidade e avaliação do movimento. A enfermeira pode realizar um ou todos os exames a seguir durante uma avaliação musculoesquelética.

| Nervo | Testes de sensibilidade | Testes de movimento |
|---|---|---|
| Nervo fibular | Estimule a pele entre o hálux e o segundo dedo | Solicite ao cliente para dorsiflexionar o pé e estender os dedos |
| Nervo tibial | Estimule a superfície medial e lateral da planta do pé | Solicite ao cliente para plantiflexionar o hálux e o pé |
| Nervo radial | Estimule a pele entre o polegar e o segundo dedo | Solicite ao cliente para alongar o polegar, depois o punho, e então os dedos nas articulações metacárpicas |
| Nervo ulnar | Estimule o coxim adiposo distal do dedo mínimo | Solicite ao cliente para abduzir todos os dedos |
| Nervo mediano | Estimule a ponta ou a superfície distal do dedo indicador | Solicite ao cliente para levar o polegar ao dedo mínimo. Observe, também, se o cliente consegue flexionar o punho |

> **BOXE 40.4 Indicadores de disfunção neurovascular periférica.**
>
> **Circulação**
> - *Cor*: pálida, cianótica ou mosqueada
> - *Temperatura*: fria
> - *Reperfusão capilar*: mais de 2 segundos
>
> **Mobilidade**
> - Fraqueza
> - Paralisia
>
> **Sensibilidade**
> - Parestesia
> - Dor inexorável
> - Dor ao alongamento passivo
> - Ausência de sensibilidade

tuação de anoxia continuar por mais de 6 h. Com frequência, a análise do estado neurovascular é referida como avaliação CSM (circulação, sensibilidade e movimento). Os sintomas de disfunção neurovascular são discutidos no Boxe 40.4.

## Avaliação diagnóstica

Durante o período de avaliação, o cliente requer apoio e assistência da enfermagem, inclusive preparação física e psicológica para exames e testes. A orientação do cliente antes dos testes (o que será feito; por que será feito; o que o cliente pode esperar, inclusive sensibilidade tátil, visual e auditiva; que participação do cliente é esperada) reduz a ansiedade e capacita o cliente a ser um participante ativo no cuidado. O diagnóstico médico resultante e o regime de tratamento prescrito afetam o manejo da enfermagem do cliente.

## Exames de imagem

### Radiografias

As radiografias são importantes na avaliação de clientes com distúrbios musculoesqueléticos. As radiografias ósseas determinam a densidade óssea, a textura, a erosão e as alterações nas relações ósseas. A radiografia do córtex do osso revela alargamento, estreitamento ou sinais de irregularidade. As radiografias articulares mostram líquido, irregularidade, formação de esporão, estreitamento e alterações na estrutura articular. Múltiplas radiografias são necessárias para avaliar completamente a estrutura que está sendo examinada. Radiografias em série podem ser indicadas para determinar se a consolidação de um osso fraturado está progredindo normalmente ou para determinar se um osso afetado por uma doença degenerativa (p. ex., osteoartrite) está respondendo à terapia prescrita. Após ser posicionado para o exame, o cliente precisa permanecer parado enquanto as radiografias são realizadas.

### Tomografia computadorizada

A tomografia computadorizada (TC) mostra com detalhes um plano específico do osso envolvido e pode revelar tumores do tecido mole ou lesões dos ligamentos ou tendões. É usada para identificar o local e a extensão de fraturas em áreas difíceis de serem avaliadas (como acetábulo). As TC podem ser realizadas com ou sem o uso de agentes de contraste e duram cerca de 1 h. O cliente precisa permanecer parado durante o procedimento.

### Ressonância magnética

A ressonância magnética (RM) é uma técnica de imagem não invasiva que usa campos magnéticos, ondas de rádio e computadores para demonstrar anormalidades (como tumores ou estreitamento das vias teciduais pelo osso) de tecidos moles, como músculo, tendão, cartilagem, nervo e gordura. Uma vez que é um eletromagneto, os clientes com implantes metálicos, clipes ou marca-passos não são candidatos à RM.

> ### ⚠ Alerta de enfermagem
> *Joias, presilhas de cabelo, aparelhos auditivos, cartões de crédito com tarjas magnéticas e outros objetos contendo metal precisam ser removidos antes da realização da RM; caso contrário, esses objetos podem se tornar perigosos ou causar queimaduras. Os cartões de crédito com tarjas magnéticas podem ser apagados e os dispositivos cocleares não removíveis podem ficar inoperáveis. Além disso, adesivos transdérmicos com uma fina camada de alumínio precisam ser removidos antes da RM, pois podem causar queimaduras. O médico deve ser notificado antes de os adesivos serem removidos.*

Para aumentar a visualização das estruturas anatômicas, agente de contraste IV pode ser usado. Durante a RM, o cliente precisa permanecer deitado e parado por 1 ou 2 h e ouvir um som rítmico de batidas. Os clientes com claustrofobia podem não conseguir tolerar o confinamento do equipamento fechado de RM sem sedação. Sistemas de RM abertos estão disponíveis, porém usam campos magnéticos de intensidade menor que diminuem a qualidade da imagem; desse modo, a repetição da imagem pode ser requerida. As vantagens da RM aberta são maior conforto do cliente, amenização dos problemas com claustrofobia e redução do barulho.

### Artrografia

A artrografia é útil na identificação de lacerações agudas ou crônicas da cápsula articular ou dos ligamentos de suporte do joelho, ombro, tornozelo, quadril ou punho. Um agente de contraste radiopaco ou ar é injetado na cavidade articular para delinear as estruturas de tecido mole e o contorno da articulação. A articulação é movimentada em toda sua amplitude para distribuir o agente de contraste enquanto uma série de radiografias é obtida. Se uma laceração estiver presente, o agente de contraste vaza da articulação e fica evidente na radiografia.

Após um artrograma, uma bandagem elástica de compressão é aplicada conforme a prescrição, e a articulação geralmente fica em repouso por 12 h. A enfermeira oferece medidas de conforto adicionais (gelo, analgesia leve) de acordo com o apropriado. A enfermeira explica ao cliente que é normal apresentar um clique ou estalido na articulação 1 dia ou 2 depois do procedimento até que o agente de contraste ou o ar seja absorvido.

Se agentes de contraste forem usados na TC, RM ou artrografia, a enfermeira cuidadosamente avalia o cliente quanto à possível alergia. Isso inclui experiência prévia com exames de contraste e reações apresentadas. Além disso, a enfermeira sabe que fatores de risco de reações adversas incluem história de asma, alergias, diabetes, insuficiência renal e doença cardíaca. Por fim, a enfermeira avalia o risco de gravidez antes que as decisões relacionadas com o uso de materiais de contraste sejam tomadas.

### Densitometria óssea

A densitometria óssea é usada para estimar a densidade mineral óssea (DMO). Pode ser feita por meio de radiografias ou ultrassonografias. A absorciometria de raios X de dupla energia (DEXA) determina a densidade mineral óssea no punho, quadril ou coluna vertebral com objetivo de estimar a extensão da osteoporose e monitorar a resposta do cliente ao tratamento da osteoporose. Em particular, a DMO do quadril é recomendada como rastreamento de osteoporose em todas as mulheres caucasianas com mais de 65 anos de idade e para outras pessoas em risco mais elevado de fraturas relacionadas com a osteoporose (Pham, Colon-Emeric e Weber, 2009). Vá ao Capítulo 41 para acessar mais discussões sobre os riscos de osteoporose.

### Cintigrafia óssea

A cintigrafia óssea é realizada para detectar tumores ósseos metastáticos e primários, osteomielite, determinadas fraturas e necrose asséptica. Um radioisótopo é injetado IV. O exame é feito 2 ou 3 h depois da injeção. A essa altura, a distribuição e a concentração do isótopo no osso são medidas. O grau de captação do nucleotídeo está relacionado com o metabolismo do osso. A captação mais elevada de isótopos é observada na doença esquelética primária (osteossarcoma), doença óssea metastática, doença inflamatória do esqueleto (osteomielite) e certos tipos de fraturas.

Antes de o cliente ser submetido ao estudo de imagem, a enfermeira avalia condições que podem requerer considerações especiais durante o exame ou se existem contraindicações ao exame (como gravidez; claustrofobia; incapacidade de tolerar a posição requerida devido à idade ou a alguma debilidade ou incapacidade; implantes metálicos). Se agentes de contraste serão usados na TC, RM, cintigrafia ou artrografia, a enfermeira cuidadosamente avalia a possibilidade de alergia.

### Artroscopia

A artroscopia é um procedimento que possibilita visualizações diretas de uma articulação com objetivo de diagnosticar distúrbios articulares. O tratamento de lacerações, defeitos e processos patológicos pode ser realizado pelo artroscópio. O procedimento é realizado no centro cirúrgico sob condições estéreis; aplica-se uma injeção de anestésico local na articulação ou anestesia geral. Uma agulha de grosso calibre é inserida, e a articulação é distendida com solução salina. O artroscópio é introduzido, e as estruturas articulares, sinóvia e superfícies articulares são visualizadas. Após o procedimento, a ferida da puntura é fechada com suturas ou fitas adesivas, sendo coberta com curativo estéril. Complicações são raras, mas podem incluir infecção, hemartrose (sangramento dentro da cavidade articular), comprometimento neurovascular, tromboflebite, rigidez, derrame, aderências e retardo da cicatrização das feridas.

A articulação é envolvida com bandagem compressiva para controlar o edema. Além disso, gelo pode ser aplicado para controlar o edema e o desconforto. Com frequência, a articulação é mantida estendida e elevada para reduzir o edema. É importante monitorar o estado neurovascular. A enfermeira administra analgésicos prescritos para controlar o desconforto. A enfermeira orienta o cliente sobre quando poderá reassumir suas atividades e acerca dos limites de sustentação de peso a seguir, conforme o prescrito pelo cirurgião ortopedista. A enfermeira também informa o cliente e seus familiares que sinais e sintomas (como edema, parestesia, pele fria) devem ser observados a fim de determinar a ocorrência de complicações e que é importante notificar o cirurgião sobre essas observações. Por fim, a enfermeira explica o uso do medicamento analgésico prescrito pelo cirurgião.

## Outros exames

### Artrocentese

A artrocentese (aspiração articular) é realizada para obter líquido sinovial com propósitos de exame ou alívio da dor decorrente do derrame. O exame do líquido sinovial é útil no diagnóstico de artrite séptica e de outras artropatias inflamatórias e revela hemartrose, o que sugere trauma ou distúrbio hemorrágico. Normalmente, o líquido sinovial é claro, pálido, cor de palha e com volume escasso. Usando técnica asséptica, o médico insere uma agulha na articulação e aspira o líquido. Medicamentos anti-inflamatórios podem ser injetados na articulação. Um curativo estéril é aplicado após a aspiração. Há risco de infecção após o procedimento.

### Eletromiografia

A eletromiografia (EMG) fornece informações sobre o potencial elétrico dos músculos e dos nervos que levam a eles. O exame é realizado para avaliar fraqueza muscular, dor e incapacidade. O propósito do procedimento é determinar qualquer anormalidade de função e diferenciar problemas musculares e nervosos. Eletrodos em agulha são inseridos nos músculos selecionados, e respostas aos estímulos elétricos são registradas no osciloscópio.

### Biopsia

A biopsia pode ser realizada para determinar a estrutura e a composição do osso, da medula óssea, do músculo ou da sinóvia a fim de ajudar a diagnosticar doenças específicas. A enfermeira prepara o cliente fornecendo orientações sobre o procedimento e garantindo-lhe que agentes analgésicos serão utilizados. A enfermeira monitora o local da biopsia quanto a edema, sangramento, dor e infecção (febre, eritema, edema, drenagem e hipersensibilidade no local). Gelo é aplicado de acordo com a prescrição para controlar o sangramento e o edema. Além disso, analgésicos são administrados conforme o prescrito para proporcionar conforto.

### Exames laboratoriais

Os exames de sangue e urina do cliente podem fornecer informações sobre o problema musculoesquelético primário (como doença de Paget), uma complicação em desenvolvimento (p. ex., infecção), valores basais para instituição de terapia (como terapia anticoagulante) e resposta à terapia. O hemograma completo inclui o nível de hemoglobina (o qual é frequentemente mais baixo após sangramento associado a trauma e cirurgia) e a contagem de leucócitos (a qual está elevada com qualquer condição inflamatória, inclusive infecções agudas, trauma, hemorragia aguda e necrose tecidual). Antes da cirurgia, os exames de coagulação são realizados para detectar tendências hemorrágicas (pois o osso é um tecido muito vascular).

Os exames de bioquímica sanguínea fornecem dados sobre a ampla variedade de condições musculoesqueléticas. Os níveis séricos de cálcio estão alterados nos clientes com osteomalacia, disfunção paratireóidea, doença de Paget, tumores ósseos metastáticos e imobilização prolongada. Os níveis séricos de fósforo são inversamente relacionados com os níveis de cálcio e se encontram diminuídos na osteomalacia associada à síndrome da má absorção. A fosfatase ácida está elevada na doença de Paget e no câncer metastático. A fosfatase alcalina se encontra alta durante o início da consolidação da fratura e nas doenças com aumento da atividade osteoblástica (como tumores ósseos metastáticos). O metabolismo ósseo pode ser avaliado por meio de estudos da tireoide e determinação dos níveis de calcitonina, paratormônio e vitamina D. Os níveis enzimáticos séricos de creatinoquinase e aspartato aminotransferase se elevam com o dano muscular. A mioglobina sérica também é avaliada para verificar trauma muscular. A osteocalcina sérica (proteína GLA óssea) indica a velocidade de *turnover* ósseo. Os níveis de cálcio na urina aumentam com a destruição óssea (p. ex., disfunção paratireóidea, tumores ósseos metastáticos, mieloma múltiplo).

## Revisão do capítulo

### Exercícios de avaliação crítica

1. Uma mulher de 62 anos de idade se apresenta na clínica da família onde você é a enfermeira responsável pela realização de exames anuais. Ela lhe pergunta se deve ser submetida a um "tipo de cintigrafia óssea", pois sua irmã mais nova recentemente fraturou o quadril. Que recomendações devem ser feitas para o exame adequado dessa cliente?
2. Você está ministrando uma palestra em um centro da terceira idade sobre alterações associadas à idade no sistema musculoesquelético. Que alterações relacionadas com a idade você prevê que encontrará nessa população?

### Questões objetivas

1. Uma mulher de 78 anos de idade está se queixando de dor cervical e na região superior da coluna. A avaliação da enfermagem revela curvatura convexa anormal da área cervical e torácica. Qual é a terminologia desse achado?
   A. Cifose
   B. Lordose
   C. Cifoescoliose
   D. Escoliose
2. Uma menina de 12 anos de idade queixou-se à enfermeira da escola de dor nas costas. A avaliação da enfermagem revelou um desvio das vértebras para a direita com elevação do ombro e quadril. Qual é a terminologia desse achado?
   A. Cifose
   B. Lordose
   C. Osteoporose
   D. Escoliose
3. Um cliente com fratura de membro inferior foi imobilizado há 4 h. Qual dos seguintes achados é associado a comprometimento neurovascular?
   A. Reperfusão capilar de 5 segundos
   B. Capacidade de movimentar os dedos do pé sem limitação
   C. Sensibilidade total
   D. Dedos do pé quentes ao toque
4. Que alimento a enfermeira recomenda para um cliente com osteoporose?
   A Chá de ervas
   B. Iogurte
   C. Fígado
   D. Ovos
5. Uma RM foi solicitada para um cliente com lombalgia. Qual das seguintes alternativas deve ser incluída no plano de orientação do cliente?
   A. O cliente precisa permanecer deitado parado por 3 a 4 h
   B. Batidas rítmicas serão ouvidas durante o procedimento
   C. Não há risco de claustrofobia
   D. É uma técnica invasiva

## Bibliografia e leitura sugerida

A bibliografia e a leitura sugerida para este capítulo estão disponíveis no GEN-IO: http://gen-io.grupogen.com.br/gen-io/.

# CAPÍTULO 41

GERIANN B. GALLAGHER

# Manejo de Enfermagem | Distúrbios Musculoesqueléticos

## Objetivos de estudo

**Após ler este capítulo, você será capaz de:**

1. Descrever a reabilitação e as necessidades de orientação em saúde do cliente com lombalgia
2. Descrever os distúrbios comuns e os cuidados de enfermagem dos membros superiores e inferiores
3. Explicar a fisiopatologia, a patogenia, a profilaxia e o manejo da osteoporose
4. Descrever o manejo do cliente com doença de Paget
5. Utilizar o processo de enfermagem como referencial do cuidado para o cliente com osteomielite
6. Descrever o manejo clínico e de enfermagem para o cliente com tumor ósseo.

Os distúrbios musculoesqueléticos, particularmente os que acometem a região lombar e a coluna vertebral, estão entre os principais problemas de saúde e de incapacidade, em especial nos indivíduos em idade produtiva. As limitações funcionais e psicológicas impostas ao cliente podem ser profundas. Os custos financeiros em termos de perda de produtividade, despesas médicas e outros gastos não reembolsados chegam a 1% do produto interno bruto (PIB) anual nos EUA (Yelin e Felts, 2005). As enfermeiras devem conhecer as manifestações clínicas e o tratamento dessas doenças.

## Lombalgia aguda

Uma das razões mais comuns para a consulta médica, a lombalgia é causada, principalmente, por um dos diversos distúrbios musculoesqueléticos, como distensão lombossacra aguda, instabilidade dos ligamentos e fraqueza dos músculos lombossacros, osteoartrite da coluna vertebral, estenose do canal medular, anormalidades dos discos intervertebrais e discrepância do comprimento dos membros inferiores.

Os clientes idosos podem ter lombalgia associada a fraturas vertebrais osteoporóticas ou metástases ósseas. Outras causas são doenças renais, problemas pélvicos, tumores retroperitoneais e aneurismas da aorta abdominal.

Além disso, obesidade, estresse e, ocasionalmente, depressão são fatores contribuintes da lombalgia. Geralmente, a lombalgia ocasionada por distúrbios musculoesqueléticos é agravada por atividade física, enquanto a dor secundária às outras doenças não se altera.

### Fisiopatologia

A coluna vertebral pode ser entendida como um bastão elástico formado por unidades rígidas (vértebras) e flexíveis (discos intervertebrais) reunidas e mantidas juntas por articulações facetárias complexas, vários ligamentos e músculos paravertebrais. A conformação singular da coluna vertebral confere flexibilidade, ao mesmo tempo que oferece proteção máxima à medula espinal. Os músculos torácicos e abdominais ajudam a estabilizar a coluna vertebral e são importantes para as atividades de levantamento, trabalhando em conjunto para atenuar o estresse imposto às unidades vertebrais. O desuso enfraquece essas estruturas musculares de sustentação. Obesidade, problemas posturais, anormalidades estruturais e estiramento excessivo das estruturas de sustentação da coluna vertebral podem causar lombalgia.

A composição dos discos intervertebrais altera-se conforme o indivíduo envelhece. Os discos intervertebrais de um indivíduo jovem consistem basicamente em fibrocartilagem com matriz gelatinosa. À medida que o indivíduo envelhece, a fibrocartilagem torna-se densa e adquire formato irregular. A degeneração discal é uma causa comum de lombalgia. Os discos lombares inferiores (L4-L5 e L5-S1) estão sujeitos a maior estresse mecânico e a alterações degenerativas mais acentuadas. A protrusão discal (núcleo pulposo herniado) ou as alterações das articulações facetárias podem comprimir as raízes nos pontos em que emergem do canal medular, o que resulta em dor irradiando ao longo do nervo.

## Manifestações clínicas e avaliação

A avaliação inicial da lombalgia aguda (menos de 3 meses de duração) inclui uma entrevista sobre a história de saúde e o exame físico dirigido, com observação geral do cliente, exame da região lombar e testes neurológicos (reflexo, déficit sensorial, elevação da perna esticada, força muscular e avaliação para atrofia muscular). O cliente pode relatar dor que irradia pela perna, também conhecida como **radiculopatia** ou **ciática** (dor causada pela irritação do nervo ciático, geralmente percebida como se começasse na região lombar baixa por trás da coxa e irradiasse até abaixo do joelho). A ocorrência desse sintoma sugere o comprometimento das raízes nervosas. A marcha, a mobilidade da coluna vertebral, os reflexos, os comprimentos das pernas, a força motora dos membros inferiores e a percepção sensorial do cliente podem ser afetados. O exame físico pode detectar espasmo dos músculos paravertebrais (hipertonia muscular acentuada dos músculos posturais lombares) com desaparecimento da curvatura lombar normal e possível deformidade da coluna vertebral. Essas anormalidades sugerem sintomas lombares inespecíficos ou problemas potencialmente graves como dor ciática, fratura vertebral, câncer, infecção ou déficit neurológico rapidamente progressivo. Se o exame inicial não sugerir um problema grave, nenhum exame adicional precisa ser realizado durante as primeiras 4 semanas após o início dos sintomas.

Os exames complementares descritos no Boxe 41.1 podem ser indicados para o cliente com lombalgia potencialmente grave ou persistente. A enfermeira prepara o cliente para esses exames, oferece a ajuda necessária durante o exame e o monitora de maneira a detectar quaisquer reações adversas aos procedimentos.

## Manejo clínico e de enfermagem

O tratamento enfatiza o alívio da dor e do desconforto, a modificação das atividades, o uso de técnicas de mecânica corporal para proteger a região lombar, a melhora da autoestima e a redução do peso. A maioria dos casos de lombalgia é autolimitada e regride dentro de 4 semanas com analgésicos, repouso, redução do estresse e relaxamento.

### Alívio da dor

Para aliviar a dor, a enfermeira incentiva o cliente a reduzir o estresse aplicado nos músculos lombares e a mudar de posição frequentemente. O cliente deve aprender a controlar e reverter a dor percebida por técnicas comportamentais que reduzam a tensão psicológica e muscular. A respiração diafragmática e o relaxamento ajudam a reduzir a tensão muscular que contribui para a lombalgia. Desviar a atenção do cliente da dor para outra atividade (p. ex., ler, conversar, assistir TV) pode ser uma medida útil em alguns casos. A imaginação dirigida, na qual o cliente relaxado aprende a focar sua atenção em um evento agradável, pode ser utilizada com outras técnicas de alívio da dor.

Se o médico prescrever fármacos, a enfermeira avalia a resposta do cliente a cada um dos que foram prescritos. À medida que a dor aguda regride, as doses dos fármacos devem ser reduzidas conforme a prescrição. Em geral, os analgésicos de venda livre são eficazes no controle da dor. Em alguns casos, os clientes também podem necessitar de miorrelaxantes ou opioides. Embora a aplicação de frio ou calor geralmente ofereça alívio temporário dos sintomas, convém realizar pesquisas adicionais sobre a eficácia dessas modalidades de tratamento (French, Cameron, Walker *et al.*, 2010). Se não houver sintomas de doença (radiculopatia), a manipulação vertebral realizada por um fisioterapeuta pode ser útil. Evidências recentes sugeriram que massagem, *biofeedback*, ioga e acupuntura têm efeitos terapêuticos (Tan, Craine, Bair *et al.*, 2007). A enfermeira avalia e documenta a resposta do cliente às diversas modalidades de tratamento da dor.

### Ampliação da mobilidade física

A mobilidade física é monitorada durante todas as avaliações subsequentes. A enfermeira avalia como o cliente se movimenta e fica de pé. Conforme a lombalgia melhora, as atividades de autocuidado devem ser reiniciadas com estresse mínimo sobre as estruturas lesadas. As alterações de posição podem ser realizadas lentamente, se necessário com a ajuda da enfermeira. O cliente deve evitar movimentos de torção e abalos súbitos. Convém a enfermeira estimular o cliente a alterar frequentemente atividades nas posições deitada, sentada e de pé e orientá-lo a evitar permanecer sentado, de pé ou andando por períodos longos. O cliente pode considerar que se sentar em uma cadeira com apoios para os braços (para sustentar parte do peso do seu corpo) e um suporte macio na região lombar baixa oferece algum conforto.

Quando a dor for intensa, a enfermeira orienta o cliente a limitar as atividades físicas por 1 a 2 dias. Os períodos longos de inatividade física não são eficazes e causam descondicionamento. É recomendável usar um colchão firme sem propensão a ceder (pode-se utilizar uma prancha de leito). A flexão lombar é acentuada com a elevação da cabeça e do tórax a 30° utilizando travesseiros ou uma cunha de espuma e a flexão suave dos joelhos apoiados em um travesseiro. Uma alternativa é o cliente colocar-se na posição de decúbito lateral com joelhos e quadris flexionados (posição encurvada) com um travesseiro entre os joelhos e as pernas e outro travesseiro apoiando a cabeça. O decúbito ventral deve ser evitado, pois acentua a

---

**BOXE 41.1 Exames complementares para lombalgia.**

- **Radiografias da coluna vertebral:** podem mostrar fratura, luxação, infecção, osteoartrite ou escoliose.
- **Cintigrafia óssea e exames hematológicos:** podem revelar infecções, tumores e anormalidades da medula óssea.
- **Tomografia computadorizada (TC):** útil para detectar problemas coexistentes, como lesões obscuras dos tecidos moles adjacentes à coluna vertebral e problemas dos discos vertebrais.
- **Eletromiografia (EMG) e exames da condução neural:** usados para avaliar distúrbios das raízes nervosas espinais (radiculopatias)

lordose (curvatura da coluna vertebral para dentro). A enfermeira orienta o cliente a sair do leito virando-se para um lado e colocando suas pernas para fora, ao mesmo tempo que empurra o tronco para cima e mantém a coluna reta.

Conforme o conforto do cliente aumenta, as atividades podem ser reiniciadas gradativamente e um programa de exercícios deve ser iniciado. Inicialmente, recomenda-se realizar exercícios aeróbicos de baixo impacto (p. ex., caminhadas curtas ou natação). Após 2 semanas, os exercícios de condicionamento dos músculos do tronco e do abdome podem ser iniciados. O fisioterapeuta elabora um programa de exercícios individualizados para o cliente, de modo a reduzir a lordose, ampliar a flexibilidade e atenuar o estresse imposto na região lombar. Os exercícios começam gradativamente e são aumentados à medida que o cliente se recupera.

A enfermeira negocia com o cliente a adesão ao programa de exercícios prescritos. A prática irregular de exercícios é ineficaz. Conforme a maioria dos programas de exercícios, recomenda-se que o cliente pratique exercícios 3 a 4 vezes/semana, aumentando gradativamente o número de atividades (Wong e Transfeldt, 2007). Alguns clientes podem achar difícil seguir o programa de exercícios prescritos por um período longo. Eles devem ser incentivados a melhorar a postura, usar uma mecânica corporal apropriada e praticar exercícios regularmente (p. ex., caminhar ou nadar), de modo a manter a região lombar saudável. As atividades físicas não devem causar tensão lombar excessiva, torção ou desconforto; por exemplo, as atividades como cavalgar, jogar basquete e levantar pesos devem ser evitadas. Quando não houver melhora dentro de 1 mês, é necessário realizar outros exames para detectar anormalidades fisiológicas. O tratamento dependerá dos resultados da avaliação.

### Utilização da mecânica corporal apropriada

A mecânica corporal e a postura adequadas são essenciais para evitar recidiva da dor. O cliente precisa aprender como ficar de pé, sentar, deitar e levantar corretamente. Fornecer ao cliente uma lista de sugestões ajuda a realizar essas alterações a longo prazo (Boxe 41.2). Quando a cliente usa saltos altos, a enfermeira deve recomendar sua substituição por saltos baixos com suporte adequado para o arco plantar. O cliente que precise ficar de pé por períodos longos deve alternar o apoio do peso frequentemente e deve apoiar um dos pés em uma banqueta baixa, de maneira a reduzir a lordose lombar. Os clientes que precisam ficar de pé no mesmo local por um período longo (p. ex., caixas de banco ou mercado) devem apoiar os pés em

---

**BOXE 41.2 Promoção da saúde.**

### Atividades que promovem a saúde da região lombar

**De pé**

Oriente o cliente a adotar as seguintes recomendações:
- Evite ficar de pé ou andar por períodos muito longos
- Quando for necessário ficar de pé por muito tempo, descanse um dos pés em uma banqueta ou caixa para aliviar a lordose lombar
- Evite flexionar o corpo para frente enquanto trabalha
- Evite saltos altos.

**Sentado**

Converse sobre as seguintes medidas com o cliente:
- Evite ficar sentado por períodos longos
- Sente-se em uma cadeira com espaldar reto, com as costas bem apoiadas e com os braços apoiados de modo a sustentar parte do peso corporal; se for necessário, use um apoio para os pés de maneira a colocar os joelhos em posição mais alta que os quadris
- Elimine o espaço vazio na região lombar sentando-se com as nádegas "contraídas"
- Mantenha o dorso apoiado; use um apoio macio na região lombar
- Evite extensão do joelho e do quadril. Quando estiver dirigindo, coloque o assento puxado para frente o máximo que for possível para manter o conforto
- Evite movimentos de extensão extrema – alcançar um objeto, empurrar, sentar-se com as pernas retificadas
- Alterne períodos sentados com caminhadas.

**Deitado**

Estimule o cliente a fazer o seguinte:
- Descanse a intervalos regulares; a fadiga contribui para o espasmo dos músculos lombares
- Coloque uma prancha de leito firme sob o colchão
- Evite dormir em decúbito ventral
- Quando estiver deitado de lado, coloque um travesseiro sob a cabeça e outro entre as pernas, mantendo-as flexionadas nos joelhos e nos quadris
- Quando estiver em decúbito dorsal, coloque um travesseiro sob os joelhos para atenuar a lordose.

**Ao levantar**

Enfatize a importância das seguintes medidas:
- Ao se levantar, mantenha o dorso reto e sustente o peso o mais perto possível do seu corpo
- Levante o corpo com os músculos volumosos das pernas, não com os músculos lombares
- Use os músculos do tronco para estabilizar a coluna vertebral
- Agache mantendo o dorso reto quando for preciso pegar algum objeto no chão
- Evite torcer o tronco, levantar acima do nível da cintura e sustentar algum objeto levantado por algum tempo.

**Exercícios**

Exercícios diários são importantes para evitar problemas na região lombar
- Caminhe diariamente e aumente gradativamente a distância e o ritmo das caminhadas
- Pratique os exercícios prescritos para a região lombar 2 vezes/dia e aumente os exercícios gradativamente
- Evite atividades de saltar e pular.

um suporte de espuma ou borracha. A postura correta pode ser verificada olhando-se em um espelho para ver se o tórax está levantado, o abdome contraído e os ombros soltos e relaxados (Figura 41.1). O cliente deve evitar cruzar os joelhos quando está sentado e inclinar-se para frente por períodos longos.

Quando o cliente estiver sentado, os joelhos e os quadris devem estar flexionados e os joelhos, nivelados com os quadris ou mais altos para atenuar a lordose. Os pés devem ser apoiados totalmente no chão. O dorso deve ficar apoiado; assim, convém o cliente evitar sentar-se em bancos ou cadeiras que não ofereçam apoio firme para as costas.

A enfermeira orienta o cliente quanto à técnica segura e correta de levantar objetos – utilizando os músculos quadríceps fortes das coxas com uso mínimo dos músculos fracos do dorso. Com os pés afastados na distância da largura dos quadris para obter uma base ampla de apoio, o cliente deve flexionar os joelhos, contrair os músculos do abdome e levantar o objeto próximo do corpo com um movimento suave, evitando realizar ações de torção e arranco (Figura 41.2). São necessários cerca de 6 meses para que um indivíduo reajuste seus hábitos pos-

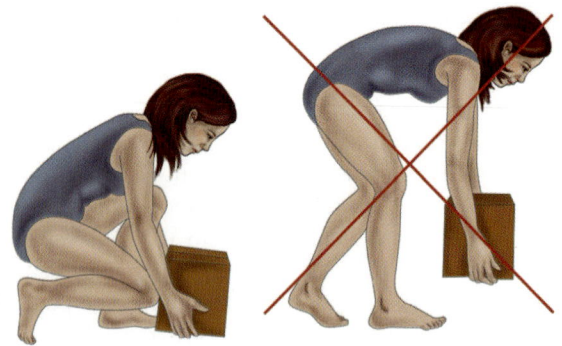

**Figura 41.2** Técnicas certa e errada de levantar peso. (*À esquerda*) Posição certa para levantar peso. Esta pessoa utiliza os músculos longos e fortes dos braços e das pernas e sustenta o objeto de modo que a linha de gravidade incida dentro da base de apoio. (*À direita*) A posição é errada para levantar peso, pois exerce-se tração sobre os músculos do dorso e a inclinação faz com que a linha de gravidade incida fora da base de apoio.

turais. A prática dessas posturas, posições e mecânica corporal defensivas e protetoras resulta no fortalecimento natural do dorso e diminui as chances de que a lombalgia recidive.

## Modificação da dieta para redução do peso

A obesidade contribui para o estresse lombar, pois força os músculos lombares relativamente fracos. Os exercícios são menos eficazes e mais difíceis de praticar quando o cliente está acima do peso. A redução do peso por modificação da dieta pode evitar recidiva da lombalgia. A redução do peso baseia-se em um plano nutricional saudável, que inclua a modificação dos hábitos alimentares para manter o peso desejável. Entre as medidas que facilitam a participação no plano estão monitorar a redução do peso, assinalar as conquistas e proporcionar estímulos e reforço positivo. Em muitos casos, os problemas lombares regridem quando o peso ideal é alcançado.

## Problemas comuns dos membros superiores

As estruturas dos membros superiores costumam ser acometidas por síndromes dolorosas. As estruturas afetadas mais frequentemente são ombros, punho e mão.

### Bursite e tendinite

**Bursite** e **tendinite** são distúrbios inflamatórios que afetam comumente o ombro. As bursas são bolsas cheias de líquido, que evitam atrito entre as estruturas articulares durante os movimentos das articulações. Quando estão inflamadas, as bursas ficam doloridas. Do mesmo modo, as bainhas dos tendões dos músculos inflamam quando são expostos ao estiramento repetitivo. A inflamação provoca proliferação da membrana sinovial e formação de *pannus* (alterações inflamatórias que destroem as cartilagens articulares subjacentes), que limitam a mobilidade articular. O tratamento conservador inclui repouso do membro, aplicação intermitente de calor e frio na articulação e anti-inflamatórios não esteroides (AINE)

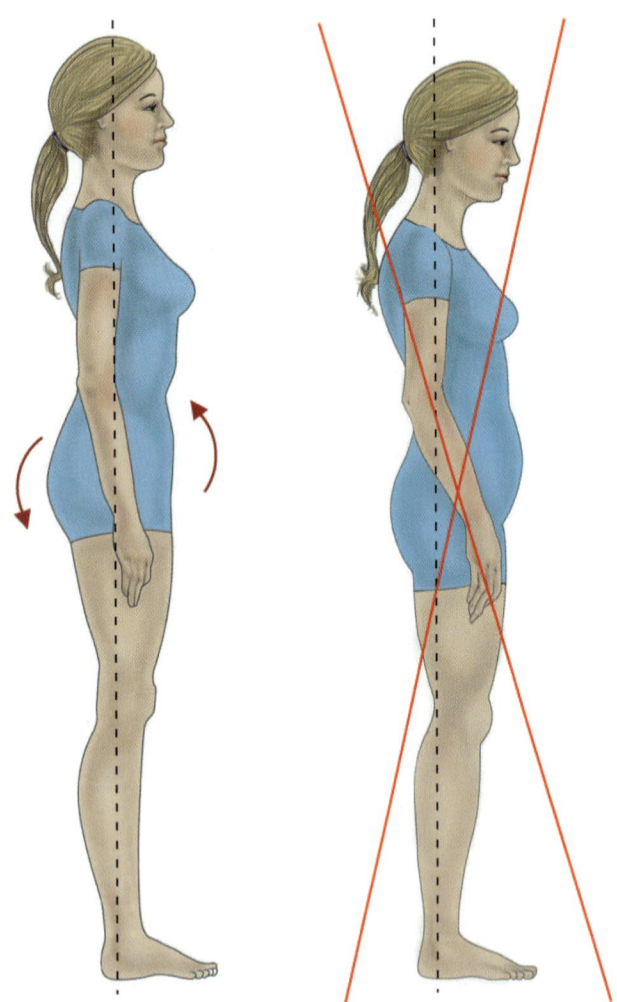

**Figura 41.1** Postura ortostática adequada e inadequada. (*À esquerda*) Os músculos abdominais estão contraídos, dando a sensação de serem puxados para cima. Enquanto isso, os músculos glúteos também contraem, produzindo a sensação de serem puxados para baixo. (*À direita*) Posição relaxada, mostrando músculos abdominais relaxados e corpo desalinhado.

para controlar a inflamação e a dor. Pode-se considerar a sinovectomia artroscópica quando a dor e a fraqueza do ombro persistirem.

## Síndrome de compressão

O uso excessivo (microtraumatismo) pode causar síndrome compressiva do ombro. Os tendões dos músculos bíceps e supraespinal tornam-se irritados e edemaciados e comprimem o processo acromial, limitando a mobilidade do ombro. O cliente tem dor espontânea e à palpação do ombro, limitação dos movimentos, espasmo muscular e atrofia. O processo pode progredir para laceração do manguito rotador (ver Capítulo 42). O tratamento conservador inclui repouso, AINE, injeções intra-articulares e fisioterapia (o Boxe 41.3 descreve as orientações que o cliente deve receber). O desbridamento artroscópico (um procedimento cirúrgico minimamente invasivo, que possibilita remover os restos intra-articulares) é realizado quando a dor persiste. Inicia-se a mobilização suave da articulação após a operação.

## Síndrome do túnel do carpo

A síndrome do túnel do carpo é uma neuropatia compressiva que ocorre quando o nervo mediano é comprimido na altura do punho pela bainha espessada de um tendão flexor, por uma área de proliferação óssea, por edema ou por massa de tecidos moles. Em geral, essa síndrome é causada por movimentos repetitivos do punho e da mão, mas também pode ser ocasionada por artrite, hipotireoidismo ou gravidez. Os clientes que realizam movimentos repetitivos ou cujas mãos ficam repetidamente expostas às temperaturas baixas, às vibrações ou à compressão direta extrema correm maior risco de desenvolver a síndrome do túnel do carpo. O indivíduo tem dor, dormência, parestesia e, possivelmente, fraqueza ao longo do nervo mediano (dedos polegar, indicador e médio). O sinal de Tinel pode ser usado para ajudar a diagnosticar essa síndrome (Figura 41.3). É comum dor à noite.

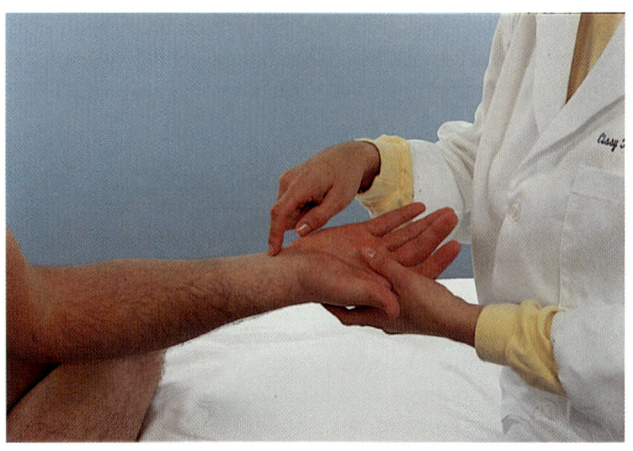

**Figura 41.3** O sinal de Tinel é pesquisado nos clientes com síndrome do túnel do carpo por percussão suave sobre o nervo mediano localizado na superfície interna do punho. Quando o cliente relata formigamento, dormência e dor, o teste de Tinel é considerado positivo. De Weber J.W. & Kelley J. (2006). *Health assessment in nursing* (3rd ed.). Philadelphia: Lippincott Williams & Wilkins. © B. Proud.

O tratamento da síndrome do túnel do carpo depende da causa. Entre as medidas que podem atenuar os sintomas estão uso de talas de punho para evitar hiperextensão e flexão prolongada do punho; evitar flexões repetitivas do punho (p. ex., por meio de alterações ergonômicas do trabalho a fim de atenuar o estresse aplicado no punho); AINE; e injeção de cortisona no túnel do carpo. Posturas de ioga específicas, relaxamento e acupuntura podem ser práticas terapêuticas alternativas para aliviar os sintomas da síndrome do túnel do carpo.

A liberação do nervo por abordagem cirúrgica convencional ou por cirurgia endoscópica a *laser* é o tratamento cirúrgico mais comum para tratar a síndrome do túnel do carpo. Esses dois procedimentos são realizados com anestesia local e consistem em fazer pequenas incisões no punho afetado e cortar o ligamento do carpo, de modo a alargar o túnel do carpo. O procedimento endoscópico a *laser* requer incisões menores, há menos formação de tecidos fibróticos e o tempo de recuperação é mais curto que com a técnica tradicional. Depois dessas operações, o cliente utiliza uma tala de imobilização na mão e limita o uso do membro durante a fase de cicatrização. O cliente pode necessitar de ajuda para realizar o autocuidado e as atividades da vida diária (AVD). A recuperação completa das funções sensoriais e motoras depois de um desses tipos de operação de liberação do nervo pode demorar várias semanas ou meses.

## Cisto sinovial

O cisto sinovial – uma coleção de material gelatinoso acumulado nas proximidades das bainhas dos tendões e das articulações – evidencia-se como uma lesão cística redonda, firme e compressível, geralmente no dorso do punho (60 a 70% dos casos). O cisto sinovial pode ou não ser doloroso. A dor pode ser descrita como persistente e incômoda, a qual talvez seja agravada por flexão ou extensão extrema. Geralmente encontrados na segunda e na terceira décadas de vida, os cistos sinoviais são três vezes mais comuns nas mulheres que nos homens (Bozentka, 2008). Os cistos sinoviais assintomáticos são apenas observados, pois cerca de 50% regridem sem tratamen-

---

### BOXE 41.3 — Orientações ao cliente.

**Medidas para promover a regressão da síndrome de compressão do ombro**

- Repouse a articulação em uma posição que reduza o estresse aplicado nas estruturas articulares de modo a evitar lesão adicional e desenvolver aderências
- Apoie o braço afetado em travesseiros quando estiver dormindo, de maneira a evitar que ele gire na direção do ombro
- Durante as primeiras 24 a 48 h da fase aguda, aplique gelo para reduzir o edema e o desconforto; em seguida, de acordo com o plano de tratamento, aplique calor intermitente para melhorar a circulação e facilitar a cicatrização
- Reinicie gradativamente os movimentos e o uso da articulação. O cliente pode precisar de ajuda para vestir-se e realizar outras atividades da vida diária (AVD)
- Evite trabalhar e levantar o braço acima do nível do ombro, ou empurrar um objeto com o ombro "travado"
- Pratique diariamente os exercícios prescritos de mobilização e fortalecimento.

to. Outros tratamentos podem ser aspiração, injeção de corticoide ou ressecção cirúrgica. Após o tratamento, o cliente deve usar um curativo compressivo e tala de imobilização.

## Doença de Dupuytren

A doença de Dupuytren é uma **contratura** lentamente progressiva da fáscia palmar, também conhecida como contratura de Dupuytren, que causa flexão do quarto e do quinto dedos da mão e, em muitos casos, também do dedo médio (Figura 41.4). Isso torna os dedos da mão mais ou menos inúteis. A doença é ocasionada por um traço autossômico dominante e ocorre mais comumente em homens com mais de 50 anos de idade, provenientes do norte europeu. A contratura de Dupuytren também foi associada ao tratamento farmacológico para epilepsia, diabetes e alcoolismo (Thorne, 2007). A contratura começa como um nódulo na fáscia palmar. O nódulo pode não se alterar, ou progredir de modo ao espessamento fibrótico estender-se e envolver a pele da região palmar distal, produzindo contratura dos dedos da mão. O cliente pode relatar desconforto doloroso persistente, dormência matutina, cãibras e rigidez dos dedos afetados. Essa doença começa em uma das mãos, mas, por fim, acomete simetricamente as duas mãos. Inicialmente, os exercícios de alongamento dos dedos evitam contraturas. Com o desenvolvimento da contratura, são fasciectomias palmar e digital realizadas para recuperar a função. Convém iniciar os exercícios com os dedos no 1º ou no 2º dia de pós-operatório.

O Boxe 41.4 descreve as intervenções de enfermagem para clientes tratados cirurgicamente para distúrbios dos membros superiores.

## Problemas comuns dos pés

Os distúrbios dos pés costumam ser causados por calçados mal adaptados, que distorcem a anatomia normal e, ao mesmo tempo, provocam deformidade e dor.

Várias doenças sistêmicas acometem os pés. Os clientes diabéticos são propensos a desenvolver calos e neuropatias periféricas em razão da redução da sensibilidade, o que resulta na formação de úlceras nos pontos de compressão dos pés. Os clientes com doença vascular periférica e arteriosclerose queixam-se de ardência e prurido nos pés, que os levam a coçar e lesar a pele. A artrite reumatoide pode causar deformidades dos pés. Doenças dermatológicas acometem comumente os pés com infecções fúngicas e verrugas plantares.

O desconforto causado por esforço excessivo dos pés é tratado com repouso, elevação, fisioterapia e dispositivos ortopédicos. O cliente precisa examinar diariamente os pés e a pele quando usa almofadas e dispositivos ortopédicos, de modo a detectar pontos de pressão e lesão da pele. Se uma "janela" for cortada nos calçados para aliviar a pressão aplicada em uma deformidade óssea, a pele deve ser monitorada diariamente para detectar lesão causada pela pressão exercida na área exposta. Os exercícios ativos com os pés melhoram a circulação e ajudam a fortalecer os membros. O exercício ideal é a caminhada com calçados apropriados.

## Fasciite plantar

A fasciite plantar – inflamação da fáscia que sustenta o pé – evidencia-se por início agudo de dor no calcanhar quando o cliente dá os primeiros passos ao acordar de manhã. A dor localiza-se na superfície medial anterior do calcanhar e diminui com o alongamento suave do pé e do tendão do calcâneo. O tratamento inclui exercícios de alongamento, utilização de calçados com acolchoamento e apoio para reduzir a dor, órteses (p. ex., suporte para calcanhar ou suportes para o arco plantar) e AINE. A fasciite plantar persistente pode progredir para lacerações fasciais no calcâneo e, por fim, resulta na formação de esporões do calcanhar.

## Hálux valgo

O hálux valgo (também conhecido como joanete) é uma deformidade na qual o primeiro pododáctilo sofre desvio lateral (Figura 41.5A). Junto a essa deformidade, há proeminência acentuada da superfície medial da primeira articulação metatarsofalangiana. Também há proliferação óssea (exostose) da superfície medial da cabeça do primeiro metatarso, sobre a qual pode formar-se uma bolsa (secundária à pressão e à inflamação). Os sintomas de bursite aguda são eritema localizado, edema e hipersensibilidade.

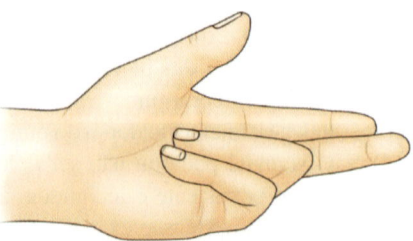

**Figura 41.4** A contratura de Dupuytren – deformidade em flexão causada por uma anomalia hereditária – é uma contratura lentamente progressiva da fáscia palmar, que limita gravemente as funções do quarto, do quinto e (em alguns casos) do terceiro dedos da mão.

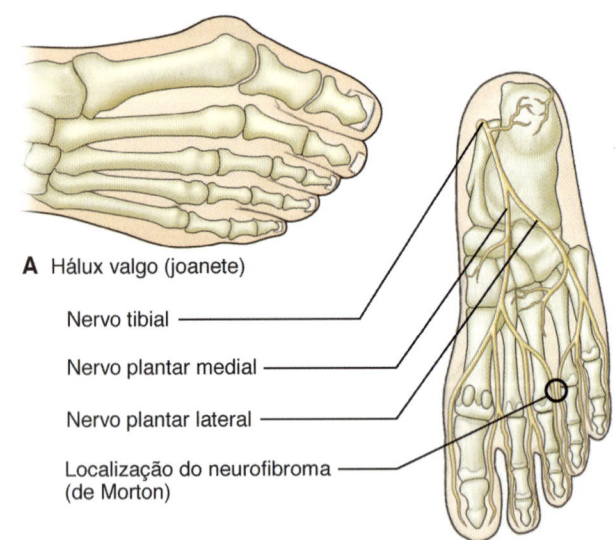

**A** Hálux valgo (joanete)
Nervo tibial
Nervo plantar medial
Nervo plantar lateral
Localização do neurofibroma (de Morton)

**B** Neurofibroma (neuroma de Morton)

**Figura 41.5 A e B.** Deformidades comuns dos pés.

## BOXE 41.4 — Intervenções de enfermagem para clientes submetidos a cirurgia para tratar condições nos membros superiores e inferiores.

### Melhora da perfusão tecidual
A avaliação neurovascular dos dedos expostos a cada uma a duas horas durante as primeiras 24 h após a cirurgia é essencial para monitorar a função dos nervos e a perfusão dos tecidos. A enfermeira compara o membro operado com o membro contralateral e a condição pós-operatória com o estado pré-operatório documentado. A perfusão é avaliada com base em temperatura, cor, tempo de enchimento capilar e força dos pulsos periféricos. A enfermeira solicita ao cliente para descrever as sensações do membro operado e a demonstrar a mobilidade da área afetada. Depois de reparos em tendões e nervos, enxertos vasculares ou cutâneos, a função motora deve ser testada conforme a necessidade. Os curativos oferecem suporte, mas não devem comprimir o membro. Quando o cliente recebe alta algumas horas depois da cirurgia, a enfermeira explica e demonstra ao cliente e aos seus familiares como avaliar o edema e a função neurovascular (circulação, sensibilidade, movimentos). A disfunção neurovascular pode agravar a dor do cliente.

### Alívio da dor
A dor sentida pelos clientes que se submetem às operações da mão e do pé está relacionada com a inflamação e o edema. A formação de um hematoma pode contribuir para esse desconforto. De modo a controlar o edema, o membro deve ser elevado sobre vários travesseiros quando o cliente está sentado ou deitado. Quando o médico prescreve elevações mais acentuadas do membro superior, uma tipoia pode ser fixada a um suporte de soro ou a uma estrutura metálica posicionada acima da cabeça. Se o cliente conseguir andar, o membro afetado é elevado por uma tipoia convencional com a mão mantida na altura do coração.

Bolsas de gelo aplicadas intermitentemente na área operada durante as primeiras 24 a 48 h podem ser prescritas para controlar o edema e proporcionar algum alívio da dor. A posição pendente do membro geralmente é desconfortável. A elevação simples do membro costuma aliviar o desconforto. Analgésicos orais podem ser usados para controlar a dor. A enfermeira orienta o cliente e seus familiares quanto ao uso apropriado desses fármacos.

### Atividade
Durante os primeiros dias após a cirurgia, o cliente pode precisar de ajuda para realizar as AVD, principalmente depois de uma operação do membro superior, quando uma das mãos está enfaixada e o autocuidado independente fica prejudicado. O cliente pode precisar de ajuda para alimentar-se, tomar banho e realizar a higiene pessoal, vestir-se, arrumar-se e ir ao banheiro. Depois de alguns dias, o cliente desenvolve habilidades para realizar as AVD com uma das mãos e, em geral, consegue executar atividades com ajuda mínima utilizando dispositivos auxiliares. A enfermeira incentiva o uso da mão afetada, a menos que haja alguma contraindicação, dentro dos limites do desconforto. Conforme a reabilitação avança, o cliente volta a utilizar a mão afetada. O terapeuta ocupacional, ou o fisioterapeuta, pode prescrever exercícios. A enfermeira deve incentivar a adesão ao regime terapêutico.

Após uma cirurgia do membro inferior, o cliente terá um curativo volumoso no pé, protegido por um aparelho gessado leve ou uma bota protetora especial. Os limites de sustentação de peso com o pé são prescritos pelo cirurgião. Alguns clientes têm permissão para andar pisando sobre os calcanhares e progredir para a sustentação de peso na medida da tolerância; outros indivíduos ficam impedidos de realizar atividades que exijam sustentação de peso. Os dispositivos auxiliares (p. ex., muletas, andador) podem ser necessários. A escolha dos dispositivos depende das condições gerais e do equilíbrio do cliente e da prescrição quanto à sustentação de peso. O uso seguro dos dispositivos auxiliares precisa ser garantido por orientação adequada do cliente e pela prática antes da alta. As estratégias para caminhar ao redor da casa em segurança, enquanto o ciente utiliza dispositivos auxiliares, devem ser discutidas antecipadamente. Conforme a cicatrização avança, o cliente recomeça gradativamente a andar dentro dos limites prescritos. A enfermeira incentiva a participação no regime terapêutico.

### Prevenção de infecção
Toda cirurgia acarreta risco de infecção. Além disso, os pinos percutâneos podem ser usados para sustentar os ossos na posição. Estes pinos funcionam como focos potenciais de infecção. É importante ter o cuidado de proteger a ferida cirúrgica contra poeira e umidade. Durante o banho, o cliente pode colocar um saco plástico sobre o curativo para evitar que seja molhado. O cliente pode necessitar de orientações sobre cuidados assépticos da ferida e cuidados com os pinos. Confira a descrição dos cuidados com pinos cirúrgicos no Capítulo 42.

A enfermeira explica e demonstra ao cliente como monitorar alterações de temperatura e infecção. Secreção no curativo, odor fétido e acentuação da dor e do edema podem indicar infecção. A enfermeira orienta o cliente a relatar imediatamente ao médico quaisquer desses sinais. Quando são prescritos antibióticos profiláticos, a enfermeira deve fornecer orientações quanto à sua utilização correta.

### Promoção de cuidados domiciliares
A enfermeira deve planejar as orientações para cuidados domiciliares (*home care*), enfatizando a função neurovascular, o controle da dor, a mobilidade e os cuidados com a ferida.

Cabe a ela orientar o cliente a relatar os seguintes sinais e sintomas, que podem indicar déficit circulatório:
- Alteração da sensibilidade
- Incapacidade de movimentar os dedos do pé
- Dedos ou membro frio ao toque
- Alterações da cor da pele

Além disso, a enfermeira explica e demonstra sobre como cuidar da ferida cirúrgica, com orientações como:
- Manter o curativo ou o aparelho gessado limpo e seco
- Relatar imediatamente sinais de infecção da ferida (p. ex., dor, secreção, febre)
- Seguir o tratamento antibiótico prescrito
- Comparecer à consulta agendada com o cirurgião para a primeira troca de curativo.

Entre os fatores que contribuem para a formação dos joanetes estão hereditariedade, calçados mal adaptados e alongamento e alargamento gradativos do pé em consequência do envelhecimento. A osteoartrite está associada comumente ao hálux valgo. O tratamento depende da idade do cliente, do grau de deformidade e da gravidade dos sintomas. Quando a deformidade do joanete não tem complicações, o uso de um calçado que se adapte ao formato do pé ou que seja moldado ao pé para evitar compressão das áreas salientes pode ser a única medida terapêutica necessária. As injeções de corticoides controlam a inflamação aguda. A ressecção cirúrgica do joanete (exostose) e a osteotomia para realinhar o dedo do pé podem ser necessárias para melhorar a função e a aparência. As complicações relacionadas com a ressecção cirúrgica dos joanetes são limitação da amplitude dos movimentos, parestesias, lesão de tendões e recidiva da deformidade.

No período pós-operatório, o cliente pode sentir dor pulsátil intensa no local operado, necessitando de doses liberais de analgésicos. O pé deve ser elevado no nível do coração para reduzir o edema e atenuar a dor. Convém a função neurovascular do dedo ser avaliada com base na temperatura, na cor, na sensibilidade, nos movimentos e no tempo de enchimento capilar dos dedos afetados. A duração da imobilização e a iniciação da deambulação dependem da cirurgia realizada. Os exercícios de extensão e flexão do dedo são iniciados para facilitar a marcha. Recomendam-se calçados que se adaptem ao formato e ao tamanho do pé.

## Neuroma de Morton

O neuroma de Morton (neuroma digital plantar, neurofibroma) é uma inflamação do terceiro ramo (lateral) do nervo plantar mediano (Figura 41.5B). O nervo do terceiro dedo, localizado no terceiro espaço intermetatarsal, é afetado mais comumente. Ao exame microscópico, as alterações da artéria digital são responsáveis pela isquemia do nervo.

O resultado é dor pulsátil e ardente no pé, geralmente aliviada quando o cliente está em repouso. O tratamento conservador consiste em usar palmilhas e almofadas para metatarsos, as quais são desenhadas de modo a afastar as cabeças dos metatarsos e equilibrar a postura do pé. Injeções locais de hidrocortisona e um anestésico local podem oferecer alívio. Se isso não for eficaz, o neuroma deve ser removido cirurgicamente. O alívio da dor e a perda de sensibilidade são imediatos e irreversíveis.

Veja as intervenções para clientes submetidos a uma operação para tratar problemas dos pés no Boxe 41.4.

## Doenças ósseas metabólicas

### Osteoporose

A osteoporose é um distúrbio dispendioso, não apenas em termos de recursos gastos com assistência à saúde, mas também de sofrimento humano, dor, incapacidade e morte. Algumas estimativas indicaram que uma entre duas mulheres e um a cada cinco homens com mais de 50 anos terão fraturas causadas por osteoporose (Compston, 2010). As características da osteoporose são redução da densidade óssea e alteração da arquitetura dos ossos. Os ossos tornam-se progressivamente porosos, quebradiços e frágeis. Ou seja, fraturam facilmente quando submetidos a estresses que não quebrariam um osso normal. A osteo-

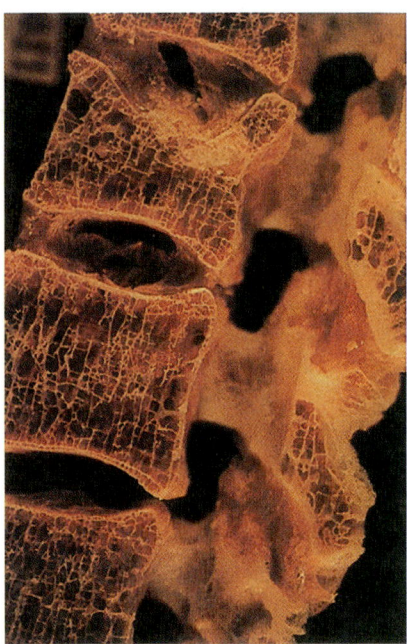

Figura 41.6 Perda óssea progressiva e fraturas por compressão associadas à osteoporose. De Rubin E., Gorstein F., Schwarting R. et al. Pathology (4th ed.). Philadelphia: Lippincott Williams & Wilkins, 2004.

porose costuma causar fraturas por compressão (Figura 41.6) das vértebras torácicas e lombares; fraturas do colo e da região intertrocantérica do fêmur; e fraturas de Colles do punho (ver Capítulo 42). Essas fraturas podem ser a primeira apresentação clínica da osteoporose. O risco de fratura aumenta com o envelhecimento e é maior entre mulheres caucasianas.

### Fisiopatologia

De acordo com alguns estudos, 60 a 80% da massa óssea máxima alcançada por um indivíduo são determinados geneticamente. Em condições normais, a massa óssea aumenta continuamente durante a infância e alcança um pico nos primeiros anos da vida adulta. Contudo, nas mulheres, a partir do período de menarca (em torno dos 14 anos), a taxa de aumento da massa óssea declina rapidamente, enquanto os homens continuam a acumular massa óssea até os 17 anos (Porth e Matfin, 2009; Rizzoli e Bonjour, 2010). A massa óssea pode ser afetada por fatores como dieta, atividade física e fármacos. O *turnover* ósseo homeostático normal é alterado e a taxa de reabsorção óssea (dissolução ou decomposição do osso) é maior que a taxa de formação óssea, o que resulta em redução da massa óssea total. A osteoporose primária ocorre nas mulheres após a menopausa (em geral, entre 45 e 55 anos) e em homens idosos. A perda de massa óssea é um fenômeno universal associado ao envelhecimento. A perda associada ao envelhecimento começa pouco depois de alcançar a massa óssea máxima (i. e., na quarta década de vida). Os níveis de calcitonina, que inibe a reabsorção óssea e aumenta a formação óssea, diminuem. O estrogênio inibe a decomposição óssea e seus níveis se reduzem com o envelhecimento. Por outro lado, o paratormônio (PTH) aumenta com a idade, ampliando o *turnover* e a reabsorção óssea. A consequência dessas alterações é a perda final de massa óssea com o passar dos anos.

A redução dos estrogênios com a menopausa ou com a ooforectomia causa reabsorção óssea acelerada, que se estende durante os anos subsequentes à menopausa. As mulheres desenvolvem osteoporose com mais frequência e gravidade que os homens, tendo em vista sua menor massa óssea máxima e o efeito da perda de estrogênio durante a menopausa.

A osteoporose primária não é simplesmente uma consequência do envelhecimento. A impossibilidade de acumular massa óssea ideal durante a infância, a adolescência e os primeiros anos da vida adulta contribui para o desenvolvimento da osteoporose, embora não haja perda óssea resultante. A identificação precoce dos adolescentes e adultos jovens em risco, o aumento da ingestão de cálcio, a prática regular de exercícios com sustentação de peso e a modificação do estilo de vida (p. ex., uso reduzido de cafeína, cigarros, bebidas gaseificadas e álcool) estão entre as intervenções que reduzem os riscos de osteoporose, fraturas e incapacidade associada nos anos finais da vida. A Figura 41.7 ilustra o metabolismo do cálcio.

A osteoporose secundária está associada a algumas doenças, deficiências nutricionais e fármacos. Doenças clínicas coexistentes (p. ex., síndromes de má absorção, intolerância à lactose, alcoolismo, insuficiência renal ou hepática, síndrome de Cushing, hipertireoidismo e hiperparatireoidismo) contribuem para a perda óssea e a ocorrência de osteoporose. Fármacos (p. ex., corticoides, anticonvulsivantes, heparina, tetraciclina, antiácidos à base de alumínio e suplementos de hormônio tireóideo) afetam o uso e o metabolismo do cálcio no organismo. A gravidade da osteoporose está relacionada com a duração do tratamento com esses fármacos. Quando se interrompe o tratamento ou se corrige o distúrbio metabólico, a osteoporose para de progredir, mas, geralmente, não há recuperação da massa óssea perdida. Doenças específicas (p. ex., doença celíaca, hipogonadismo) e fármacos (p. ex., corticoides, anticonvulsivantes) que colocam os clientes em risco devem ser identificados e os tratamentos, iniciados para reverter o desenvolvimento da osteoporose.

## Fatores de risco

As mulheres brancas, não obesas e de compleição física delicada correm maior risco de osteoporose. Além disso, as mulheres asiáticas de conformação delgada correm risco mais alto de apresentar densidade mineral óssea (DMO) máxima reduzida. As mulheres negras, que têm mais massa óssea que as caucasianas, são menos suscetíveis à osteoporose. Os homens têm

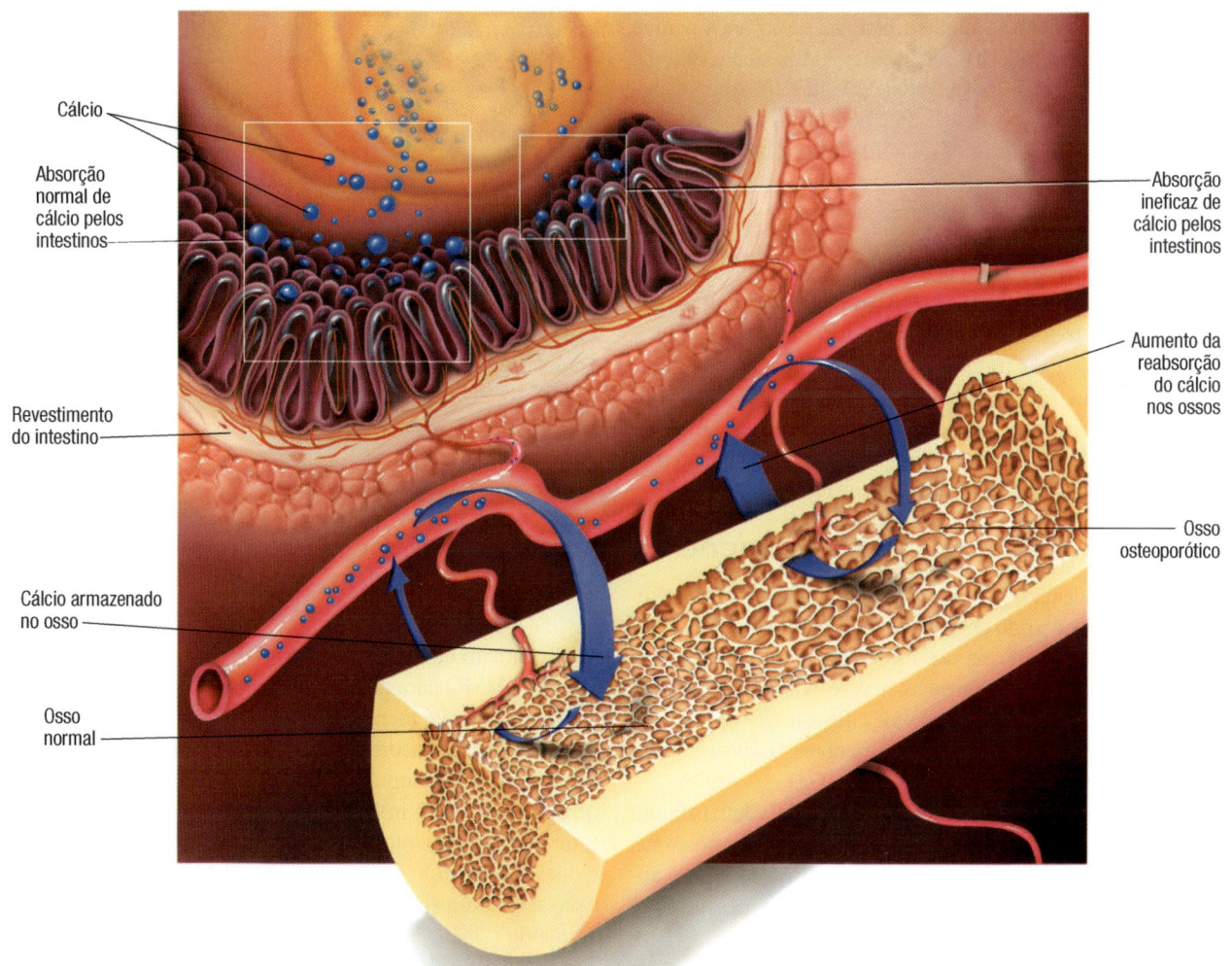

**Figura 41.7** Metabolismo do cálcio na osteoporose. Normalmente, o sangue absorve cálcio do sistema digestório e o deposita nos ossos. Quando há osteoporose, os níveis sanguíneos de cálcio estão reduzidos. Para manter os níveis sanguíneos de cálcio, o organismo aumenta a reabsorção do cálcio existente nos ossos.

mais massa óssea de pico e não estão sujeitos à redução súbita dos níveis de estrogênio. Por essa razão, a osteoporose dos homens desenvolve-se mais lentamente e em uma faixa etária mais avançada (cerca de uma década depois). Aparentemente, a testosterona e o estrogênio são importantes para a acumulação e a manutenção da massa óssea masculina.

Fatores nutricionais também contribuem para o desenvolvimento da osteoporose. A dieta ideal deve incluir calorias em quantidades adequadas e nutrientes necessários à manutenção dos ossos, cálcio e vitamina D. Esta vitamina é essencial para a absorção de cálcio e a mineralização óssea normal. O cálcio e a vitamina D fornecidos pela dieta devem ser suficientes para manter a remodelação óssea e as funções corporais.

A formação óssea aumenta com a aplicação de peso e a atividade muscular. Os exercícios de resistência e impacto são mais benéficos para desenvolver e manter massa óssea. A imobilidade contribui para a patogenia da osteoporose. Quando está imobilizado por aparelhos gessados, inatividade em geral, paralisia ou outra limitação física, o osso é reabsorvido mais rapidamente que é formado, aumentando o risco de osteoporose (Sievänen, 2010). A Figura 41.8 resume os fatores de risco da osteoporose.

### Considerações gerontológicas

A prevalência da osteoporose nas mulheres com mais de 80 anos é de 40% (Slovik, 2009). A mulher mediana de 75 anos perdeu 25% do seu osso cortical e 40% do seu osso trabecular (National Committee for Quality Assurance [NCQA], 2010). Além disso, a população idosa absorve cálcio dietético com menos eficiência e excreta cálcio em maiores quantidades por meio dos rins. Por essa razão, as mulheres pós-menopausa e os indivíduos idosos precisam ingerir grandes quantidades de cálcio. Com o envelhecimento populacional, crescem as incidências de fraturas (mais de 1,5 milhão de fraturas osteoporóticas por ano), dor e limitações físicas associadas à osteoporose. A maioria dos residentes de instituições de longa permanência tem DMO reduzida e está mais sujeita às fraturas ósseas. Anualmente, nos EUA, as fraturas associadas à osteoporose são responsáveis por mais de 800.000 atendimentos em serviços de emergência, mais de 2.600.000 consultas ambulatoriais e mais de 180.000 internações em instituições de longa permanência (NCQA, 2010).

### Manifestações clínicas e avaliação

A osteoporose pode não ser detectada por radiografias convencionais até que tenha ocorrido desmineralização de 25 a 40%, a qual aumenta a radiotransparência dos ossos. O colapso progressivo das vértebras pode ser assintomático, mas se evidencia por cifose progressiva. Com o desenvolvimento de cifose, a estatura diminui (Figura 41.9). As múltiplas fraturas por compressão das vértebras causam deformidade esquelética.

Após a menopausa, geralmente as mulheres perdem estatura em consequência de colapso vertebral. As alterações posturais causam relaxamento dos músculos abdominais e tornam o abdome saliente. A deformidade também pode causar insuficiência respiratória. Muitas clientes queixam-se de fadiga.

A osteoporose é diagnosticada pela absorciometria por meio de raios X de dupla energia (DEXA), que fornece informações quanto à DMO da coluna vertebral e do quadril. Os dados obtidos com a DEXA são analisados e relatados na forma de escores T (número de desvios-padrão [DP] acima ou abaixo do valor médio de DMO para uma mulher caucasiana jovem e saudável). A DMO normal é menos de 1 DP abaixo do valor médio de um adulto jovem. De acordo com Lyles e Beyrazov (2010), a DMO correlaciona-se comprovadamente à resistência óssea e é considerada um recurso importante para prever o risco de fratura no futuro. É fundamental descartar outros distúrbios associados à redução da DMO. Também existe um algoritmo para avaliar o risco de fratura (FRAX), elaborado pela Organização Mundial da Saúde (OMS) a fim de determinar os fatores de risco específicos e avaliar o risco absoluto de fraturas osteoporóticas em 10 anos. A OMS define osteoporose quando um indivíduo tem escore T de, no mínimo, 2,5 DP abaixo do valor médio de um adulto jovem com base na DEXA (Lindsay e Cosman, 2008).

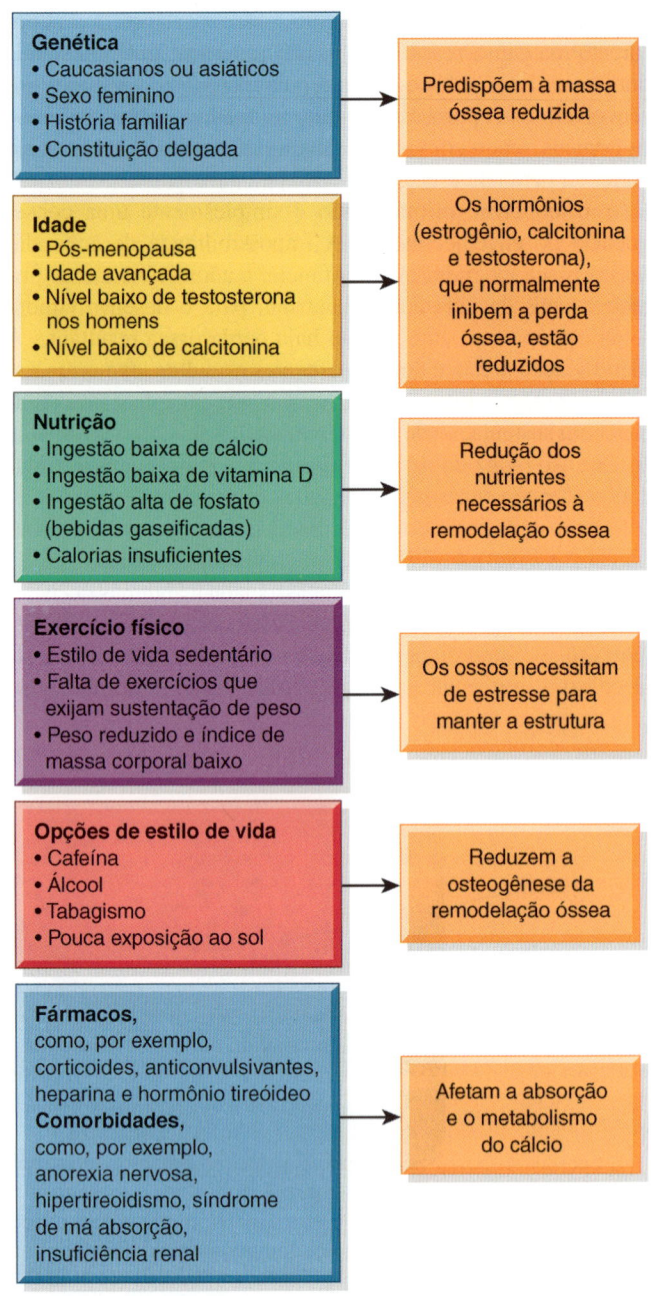

**Figura 41.8** Fatores de risco da osteoporose e efeitos destes fatores nos ossos.

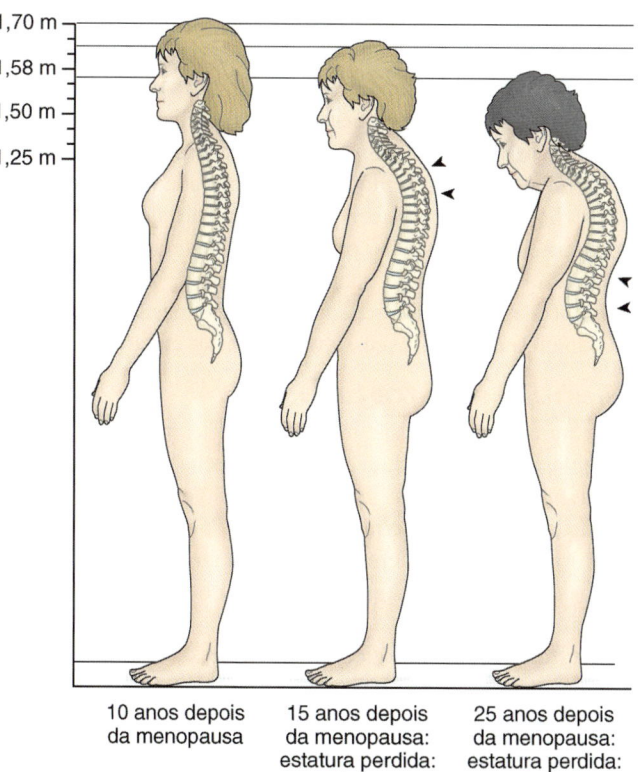

Figura 41.9 Redução típica da estatura associada à osteoporose e ao envelhecimento.

## Manejo clínico e de enfermagem

É importante enfatizar que todas as pessoas necessitam de quantidades suficientes de cálcio, vitamina D (Boxe 41.5), exposição solar e exercícios com sustentação de peso, para retardar a progressão da osteoporose.

### *Farmacoterapia*

O tratamento hormonal com estrogênio e progesterona era uma medida fundamental para retardar a perda óssea e evitar a ocorrência de fraturas após a menopausa natural ou cirúrgica. A reposição de estrogênio reduz a reabsorção óssea e aumenta a massa óssea, diminuindo a incidência de fraturas osteoporóticas. Entretanto, pesquisas evidenciaram riscos mais altos, como acidentes vasculares encefálicos, tromboembolia venosa e câncer de mama, que os benefícios do tratamento profilático da osteoporose poderiam justificar. O tratamento de reposição hormonal (TRH) não é mais recomendado para a osteoporose (Bartl, 2008).

Os moduladores seletivos dos receptores de estrogênio (MSRE) reduzem o risco de osteoporose porque conservam a DMO sem efeitos estrogênicos no útero. Esses fármacos estão

O diagnóstico de osteopenia é firmado quando o escore T da DMO está entre 1,0 e 2,5 DP abaixo do valor médio para adultos jovens. O risco de fratura aumenta progressivamente conforme o DP do escore T fica abaixo do valor médio.

A ultrassonografia quantitativa do calcâneo e a DEXA do punho, do quadril ou da coluna vertebral são utilizadas como triagem para osteoporose e para prever o risco de fraturas do quadril e não vertebrais. As diretrizes atuais baseadas em evidência científica recomendam o uso da DMO do quadril como primeiro teste de triagem para osteoporose (National Osteoporosis Foundation [NOF], 2010). Em especial, recomenda-se a DMO do quadril como teste de triagem para todas as mulheres brancas com mais de 65 anos e para outros clientes considerados em risco mais alto de fraturas osteoporóticas.

Os exames de DMO ajudam a identificar osteopenia e osteoporose e a avaliar a resposta ao tratamento. Com base na triagem precoce (avaliação dos fatores de risco e determinação da DMO), na promoção da ingestão adequada de cálcio e vitamina D, na recomendação de alterações do estilo de vida e no uso precoce dos fármacos profiláticos, é possível reduzir a perda óssea e a osteoporose. Desse modo, há diminuição da incidência de fraturas.

Os exames laboratoriais (p. ex., cálcio, fosfato e fosfatase alcalina [ALP] séricos; excreção urinária de cálcio e hidroxiprolina; hematócrito, velocidade de hemossedimentação [VHS]) e radiográficos são usados para descartar outros diagnósticos clínicos potenciais (p. ex., mieloma múltiplo, osteomalacia, hiperparatireoidismo, câncer) que contribuem para a perda óssea.

### BOXE 41.5 — Alerta nutricional.

#### Cálcio e vitamina D

Uma dieta rica em cálcio e vitamina D ao longo da vida, com aumento da ingestão de cálcio durante a adolescência, os primeiros anos da vida adulta e a meia-idade, protege contra a desmineralização óssea. Essa dieta inclui três copos de leite integral ou desnatado enriquecido com vitamina D (uma xícara de leite ou suco de laranja enriquecido com cálcio contém cerca de 300 mg de cálcio) ou outros alimentos ricos em cálcio (p. ex., queijos e outros laticínios, brócolis cozidos no vapor, salmão enlatado com espinhas) por dia. A ingestão dietética recomendada (RDA) de cálcio entre a faixa etária da puberdade até os primeiros anos da vida adulta (9 a 19 anos) é de 1.300 mg/dia. O objetivo desse aporte diário de cálcio é aumentar ao máximo a massa óssea. A RDA para adultos de 19 a 50 anos é de 1.000 mg/dia, enquanto a RDA dos adultos de 51 anos ou mais é de 1.200 mg/dia. A ingestão diária média real estimada para adultos com mais de 50 anos é de apenas 600 a 700 mg (NOF, 2010).

A NOF (2010) recomenda a ingestão de 800 a 1.000 unidades internacionais (UI) de vitamina D por dia para adultos de 50 anos ou mais. A ingestão insuficiente de cálcio ou vitamina D ao longo dos anos diminui a massa óssea e leva ao desenvolvimento de osteoporose.

A fim de assegurar a ingestão adequada de cálcio, suplementos de cálcio com vitamina D podem ser prescritos e ingeridos às refeições com uma bebida rica em vitamina C para facilitar a absorção. A dose diária recomendada deve ser dividida, e não ingerida de uma só vez. Os efeitos colaterais comuns dos suplementos de cálcio são distensão abdominal e constipação intestinal. Como distúrbios GI e distensão abdominal são efeitos colaterais frequentes dos suplementos de cálcio, a enfermeira deve orientar o cliente a ingerir estes fármacos com as refeições. Além disso, é importante orientá-lo a beber líquidos em quantidade suficiente para reduzir o risco de formar cálculos renais.

indicados como profilaxia e tratamento da osteoporose. O raloxifeno é o único MSRE aprovado para tratar osteoporose de mulheres pós-menopausa, pois não aumenta o risco de desenvolver câncer de mama ou útero, embora eleve o de tromboembolia.

Os fármacos prescritos comumente para a osteoporose são os bifosfonatos e a calcitonina. Os bifosfonatos reduzem as fraturas osteoporóticas da coluna vertebral e do quadril, pois inibem a atividade osteoclástica, reduzindo a reabsorção e o *turnover* ósseos. A ingestão adequada de cálcio e vitamina D é necessária para garantir o efeito máximo e alguns bifosfonatos são fornecidos em formulações com cálcio ou vitamina D. Os efeitos colaterais dos bifosfonatos são distúrbios gastrintestinais (GI) (p. ex., dispepsia, náuseas, flatulência, diarreia, constipação intestinal) e alguns clientes podem ter úlceras gástricas ou esofágicas ou osteonecrose mandibular associada ao uso destes fármacos. Os clientes devem ingerir bifosfonatos com o estômago vazio, ao acordar pela manhã, com um copo cheio de água. Além disso, devem permanecer de pé por 30 a 60 min depois da administração. Outros bifosfonatos são administrados por via intravenosa.

A calcitonina inibe diretamente os osteoclastos e, desse modo, reduz a perda óssea e estimula a atividade osteoblástica. Além disso, ajuda a regular o cálcio por seus efeitos ósseos, renais e GI. Administra-se a calcitonina por *spray* nasal ou injeção subcutânea ou intramuscular. A calcitonina nasal é administrada diariamente, alternando-se as narinas para evitar ressecamento da mucosa nasal. Essa preparação foi aprovada pela FDA apenas para tratar osteoporose pós-menopausa (Wehmeier, 2008). Os efeitos colaterais são irritação nasal, ruborização, distúrbios GI e aumento da frequência urinária.

A teriparatida é um fármaco administrado por via subcutânea em dose única diária para tratar osteoporose. Visto que é um PTH recombinante, a teriparatida estimula os osteoblastos a formar matriz óssea e facilita a absorção global de cálcio.

Recentemente, o denosumabe foi aprovado pela FDA para tratar osteoporose em mulheres pós-menopausa, as quais correm risco de fraturas. Trata-se de um inibidor do ligante RANK e foi considerado um indutor potente da formação dos osteoclastos. Pesquisas evidenciaram que o denosumabe aumenta a DMO da coluna lombar, do quadril em geral e do colo do fêmur (Lyles e Beyzarov, 2010).

### Melhora da defecação

A constipação intestinal é um problema associado à imobilidade e ao uso de fármacos. A introdução precoce de uma dieta rica em fibras, o aumento da ingestão de líquido e o uso de emolientes fecais prescritos ajudam a evitar ou atenuar a constipação intestinal. Quando o colapso vertebral afeta as vértebras T10 a L2, o cliente pode desenvolver íleo paralítico. Por essa razão, a enfermeira deve monitorar a ingestão, o peristaltismo e a defecação dos clientes.

### Prevenção de acidentes

A atividade física é essencial para fortalecer músculos, melhorar o equilíbrio, evitar atrofia por desuso e retardar a desmineralização óssea progressiva. A prática regular de exercícios que exigem sustentação de peso estimula a formação óssea. O esquema recomendado é de 20 a 30 min de exercícios aeróbicos (p. ex., caminhar), 3 vezes/semana ou mais. O treinamento com pesos estimula o aumento da DMO. Além disso, o exercício melhora o equilíbrio e reduz a incidência de quedas e fraturas. Os exercícios isométricos podem fortalecer os músculos do tronco. A enfermeira negocia com o cliente a implementação de um plano de caminhada, a manutenção da mecânica corporal adequada e a adoção de postura adequada. Além disso, o cliente deve ser incentivado a realizar atividades diárias com sustentação de peso, preferencialmente ao ar livre e com exposição ao sol para aumentar a síntese de vitamina D pelo corpo. Os movimentos repentinos de inclinação, abalos e levantamento de pesos excessivos devem ser evitados.

### Manejo das fraturas

As fraturas de quadril são tratadas cirurgicamente por meio de artroplastia ou pela redução aberta ou fechada com fixação interna. Intervenção cirúrgica, deambulação precoce, fisioterapia intensiva e nutrição adequada diminuem a morbidade e melhoram o prognóstico. Além disso, os clientes precisam ser avaliados quanto à existência de osteoporose e, se for necessário, devem ser tratados.

As fraturas osteoporóticas por compressão das vértebras são tratadas com medidas conservadoras. Fraturas de outras vértebras e cifose progressiva são comuns. O tratamento farmacológico e dietético tem como objetivo aumentar a densidade óssea das vértebras. A vertebroplastia/cifoplastia percutânea (injeção de cimento ósseo de polimetilacrilato na vértebra fraturada, seguida da insuflação de um balão pressurizado para recuperar o formato da vértebra colapsada), pode oferecer alívio rápido da dor aguda e melhorar a qualidade de vida (QDV). Os efeitos desse procedimento a longo prazo são desconhecidos (Hakim e Grabo, 2007). Os clientes que não melhoram com os tratamentos de primeira linha para fratura por compressão vertebral podem ser considerados candidatos a esse procedimento. Contraindica-se a vertebroplastia quando há infecção, fraturas antigas, coagulopatia resistentes ao tratamento e alergia a algum dos componentes necessários (Jensen e Evans, 2008). Veja a abordagem para o tratamento de fraturas no Capítulo 42.

O Boxe 41.6 descreve como evitar quedas. O Boxe 41.7 analisa o impacto da atuação da enfermeira no tratamento da osteoporose.

---

**BOXE 41.6** — **Considerações gerontológicas.**

#### Prevenção de quedas

Os idosos caem frequentemente em consequência de riscos ambientais, distúrbios neuromusculares, déficits de sensibilidade, reações cardiovasculares atenuadas e efeitos de fármacos. O cliente e seus familiares precisam ser incluídos no planejamento dos cuidados e no gerenciamento do tratamento preventivo. Por exemplo, o ambiente doméstico deve ser avaliado quanto à segurança e à possibilidade de eliminar riscos potenciais (p. ex., objetos espalhados no chão, quartos e vãos de escadas abarrotados, brinquedos no piso, animais de estimação no caminho). Desse modo, pode-se conseguir um ambiente seguro (p. ex., escadas bem iluminadas com corrimões seguros, barras de apoio no banheiro, calçados bem adaptados).

## BOXE 41.7 — Pesquisa em enfermagem.

### Conexão com a prática baseada em evidências

**Papel da enfermeira no manejo da osteoporose**

Greene D., Dell R. Outcomes of an osteoporosis disease-management program managed by nurse practitioners. *Journal of the American Academy of Nurse Practitioners*, 22(6), 326-329, 2010.

### Objetivo

O objetivo desta pesquisa foi detalhar os resultados de um programa de manejo da osteoporose, no qual as enfermeiras exercem um papel de liderança na triagem, no diagnóstico e no tratamento aos clientes em risco de osteoporose.

### Delineamento

O prontuário eletrônico do paciente (PEP) foi utilizado para reunir dados de demografia, uso de fármacos, resultados da DEXA e incidência de fraturas em uma população com mais de 625.000 indivíduos com um ou mais fatores de risco para osteoporose. Relatórios mensais foram produzidos e distribuídos aos profissionais de enfermagem de modo a ajudá-los a identificar os clientes que necessitavam de triagem ou tratamento.

### Achados

Ao longo de um período de 6 anos, houve aumento de 263% no número de triagens realizadas com DEXA anualmente, aumento de 153% no número de clientes em tratamento para osteoporose a cada ano e redução de 38,1% na incidência esperada de fraturas do quadril.

### Implicações de enfermagem

As enfermeiras desempenham um papel importante de liderança no manejo da osteoporose em uma instituição de saúde de grande porte. Os custos mais altos associados à realização de mais DEXA e à inclusão de mais clientes em tratamento para osteoporose foram superados em muito pela economia associada à redução das fraturas de quadril e de outros ossos frágeis (38,1%). A triagem e as intervenções realizadas podem ser aplicadas individualmente por qualquer enfermeira em qualquer contexto de prática, de modo a reduzir os índices de fratura de quadril nos EUA.

## Doença de Paget

A doença de Paget (osteíte deformante) é um distúrbio localizado de *turnover* ósseo acelerado, que afeta mais comumente crânio, fêmur, tíbia, ossos pélvicos e vértebras. Tal doença acomete cerca de 2 a 3% dos indivíduos com mais de 50 anos. A incidência é ligeiramente maior nos homens que nas mulheres e aumenta com a idade. Também há predisposição familiar, pois é comum observar irmãos com a doença. Não se conhece a causa da doença de Paget.

### Fisiopatologia

Na doença de Paget, há proliferação primária dos osteoclastos, que são responsáveis pela reabsorção óssea. Em seguida, há aumento compensatório da atividade dos osteoblastos, que estão encarregados de repor o osso perdido. O *turnover* ósseo continua e os ossos desenvolvem um padrão clássico de mosaico (desorganizado). Como o osso anormal é altamente vascularizado e estruturalmente fraco, os clientes têm fraturas patológicas. O arqueamento estrutural das pernas causa desalinhamento das articulações do quadril, dos joelhos e dos tornozelos e isso contribui para o desenvolvimento de artrite e dores lombares e articulares.

### Manifestações clínicas e avaliação

A doença de Paget é insidiosa e a maioria dos clientes nunca tem sintomas, embora apresente deformidade esquelética. Alguns clientes têm deformidade sintomática e dor. A doença costuma ser diagnosticada nas radiografias realizadas durante uma avaliação médica rotineira ou durante a investigação de algum outro problema. São encontradas alterações nas escleróticas, deformidades esqueléticas (p. ex., arqueamento do fêmur e da tíbia, crescimento do crânio, deformidade dos ossos pélvicos) e espessamento cortical dos ossos longos.

Na maioria dos casos, a deformidade esquelética afeta o crânio ou os ossos longos. O crânio pode se espessar e o cliente pode relatar que seu chapéu não cabe mais. Em alguns casos, há crescimento do crânio, mas não da face. Isso a torna pequena e triangular. A maioria dos clientes com acometimento do crânio tem déficit auditivo secundário à compressão e à disfunção dos nervos cranianos. Outros nervos cranianos também podem ser comprimidos.

Os fêmures e as tíbias tendem a arquear, produzindo marcha bamboleante. A coluna vertebral está inclinada para frente e rígida; o queixo apoia-se no tórax. O tórax é comprimido e imóvel durante a respiração. O tronco está fletido nas pernas para manter o equilíbrio, enquanto os braços são inclinados para fora e para frente e parecem mais longos em comparação com o tronco encurtado.

Os clientes referem dor, hipersensibilidade e aumento da temperatura nos ossos. A dor é branda a moderada, profunda e incômoda e persistente; se os membros inferiores forem acometidos, a dor piora quando o indivíduo sustenta peso. A dor e o desconforto podem preceder as deformidades esqueléticas da doença de Paget em muitos anos e, muitas vezes, são atribuídos erroneamente pelo cliente à idade avançada ou à artrite.

A temperatura da pele sobre os ossos afetados aumenta em razão do aumento da vascularidade óssea. Os clientes com lesões volumosas e altamente vascularizadas podem desenvolver insuficiência cardíaca de alto débito por causa das demandas circulatórias e metabólicas maiores.

A concentração sérica alta de fosfatase alcalina (ALP) (doenças que afetam o crescimento ósseo ou causam aumento da atividade das células ósseas alteram o nível sérico da ALP) e a excreção urinária de hidroxiprolina indicam atividade osteoblástica exacerbada. Níveis mais altos sugerem doença mais ativa. Os clientes com doença de Paget têm níveis normais de cálcio plasmático.

As radiografias confirmam o diagnóstico da doença de Paget. As áreas localizadas de desmineralização e proliferação ósseas causam os padrões típicos de mosaico e as irregularidades ósseas. A cintigrafia óssea revela a extensão da doença. A biopsia óssea ajuda a esclarecer o diagnóstico diferencial.

## Manejo clínico e de enfermagem

Em geral, os clientes melhoram com o uso de AINE. Os distúrbios da marcha causados pelo arqueamento das pernas são atenuados com dispositivos auxiliares, calços de sapatos e fisioterapia. O peso é controlado para reduzir o estresse imposto aos ossos enfraquecidos e às articulações desalinhadas. Os clientes assintomáticos podem ser tratados com dieta adequada em cálcio e vitamina D e exames periódicos.

Fraturas, artrite e déficit auditivo são complicações da doença de Paget. As fraturas são tratadas de acordo com o local afetado. A consolidação ocorre quando a redução da fratura, a imobilização e a estabilidade são adequadas. A artrite degenerativa grave pode precisar de artroplastia total. O déficit auditivo é corrigido com aparelhos auditivos e técnicas de comunicação usadas para portadores de deficiência auditiva (p. ex., leitura labial, linguagem corporal).

Clientes com doença moderada a grave podem melhorar com tratamento antiosteoclástico específico. Vários fármacos reduzem o *turnover* ósseo, revertem a progressão da doença, aliviam a dor e melhoram a mobilidade.

A calcitonina (um hormônio polipeptídico) retarda a reabsorção óssea, pois reduz a quantidade e a disponibilidade de osteoclastos. O tratamento com calcitonina facilita a remodelação do osso anormal em osso lamelar normal, alivia a dor óssea e ajuda a atenuar os sinais e sintomas bioquímicos e neurológicos. Administra-se a calcitonina por injeção subcutânea ou inalação nasal. Os efeitos colaterais são ruborização facial e náuseas. O efeito do tratamento com calcitonina (redução da perda óssea e alívio da dor) torna-se evidente em 3 a 6 meses.

Os bifosfonatos causam redução rápida do *turnover* ósseo e alívio da dor. Esses fármacos também reduzem os níveis de FA sérica e hidroxiprolina urinária. Os alimentos inibem a absorção desses fármacos. A ingestão recomendada de cálcio (1.500 mg em três doses de 500 mg) e vitamina D (400 a 800 UI) é necessária aos clientes com *turnover* ósseo aumentado, para evitar hipocalcemia durante o tratamento (Favus e Vokes, 2008).

A plicamicina (um antibiótico citotóxico) pode ser usada para controlar a doença. Reserva-se esse fármaco para clientes com doença grave e déficits neurológicos e indivíduos com sintomas resistentes aos outros tratamentos. A plicamicina produz efeitos notáveis na redução da dor e nos níveis séricos de cálcio e FA e nas concentrações urinárias de hidroxiprolina. Administra-se o fármaco por infusão IV; as funções hepática, renal e da medula óssea devem ser monitoradas durante o tratamento. As remissões clínicas podem persistir por meses após a interrupção do tratamento.

### Considerações gerontológicas

Como a doença de Paget tende a acometer pessoas idosas, sua dor e seu desconforto devem ser avaliados com cuidado. Orientar o cliente ajuda a entender o regime terapêutico, a necessidade de ingerir uma dieta com cotas adequadas de cálcio e vitamina D e como compensar a função musculoesquelética alterada. O ambiente doméstico deve ser avaliado quanto à segurança para evitar quedas e reduzir o risco de fratura. Também é necessário elaborar estratégias para enfrentar o problema crônico de saúde e seus efeitos na QDV.

# Infecções musculoesqueléticas

## Osteomielite

A osteomielite é uma infecção óssea. O osso é infectado por um de três mecanismos:

- Extensão de infecção dos tecidos moles (p. ex., úlcera vascular ou de pressão infectada, infecção de incisões)
- Contaminação óssea direta durante cirurgia óssea, fratura exposta ou lesão traumática (p. ex., ferida por arma de fogo)
- Disseminação hematogênica (transmitida pelo sangue) a partir de outros focos infecciosos (p. ex., tonsilas infectadas, furúnculos, dentes infectados, infecções das vias respiratórias superiores). Em geral, a osteomielite proveniente da disseminação hematogênica afeta ossos da área traumatizada ou de baixa resistência, possivelmente por traumatismo subclínico (indetectável).

Os clientes mais suscetíveis à osteomielite são os desnutridos, os idosos ou os obesos. Outros clientes de risco são os imunossuprimidos, os portadores de doenças crônicas (p. ex., diabetes, artrite reumatoide) e os usuários de corticoides ou imunossupressores por períodos longos.

As infecções das feridas cirúrgicas pós-operatórias ocorrem nos primeiros 30 dias após a cirurgia. Essas infecções classificam-se em incisionais (superficiais, localizadas acima do plano das fáscias profundas) ou profundas (que afetam os tecidos situados sob a fáscia profunda). Quando o cliente tem um implante, as infecções pós-operatórias profundas podem ocorrer dentro de 1 ano. A sepse profunda após a artroplastia (procedimento cirúrgico realizado para substituir articulações danificadas) pode ser classificada da seguinte maneira:

- *Estágio 1, fulminante agudo*: ocorre durante os primeiros 3 meses depois da cirurgia ortopédica; geralmente está associada a hematoma, secreção ou infecção superficial
- *Estágio 2, início retardado*: ocorre 4 a 24 meses depois da cirurgia
- *Estágio 3, início tardio*: ocorre 2 anos ou mais depois do procedimento cirúrgico, geralmente em consequência da disseminação hematogênica.

As infecções ósseas são mais difíceis de erradicar que as infecções dos tecidos moles, pois o osso infectado é praticamente avascular (sem vasos sanguíneos) e inacessível aos mecanismos de reação imune natural do corpo. Além disso, os antibióticos penetram com mais dificuldade. A osteomielite pode tornar-se crônica e comprometer a QDV do cliente.

## Fisiopatologia

Cerca de 70 a 80% das infecções ósseas são causadas por *Staphylococcus aureus*. Outras bactérias patogênicas encontradas frequentemente na osteomielite são espécies de *Proteus* e *Pseudomonas* e *Escherichia coli*. A incidência de infecções nosocomiais por gram-negativos e anaeróbios resistentes às penicilinas está aumentando.

A resposta inicial à infecção é inflamação, aumento da vascularidade e edema. Após 2 a 3 dias, há trombose dos vasos sanguíneos da área, o que resulta em isquemia com necrose óssea. A infecção estende-se à cavidade medular e à área subperiosteal e pode espalhar-se para os tecidos moles e as articulações adjacentes. A menos que o processo infeccioso seja tratado imediatamente, forma-se um abscesso. A cavidade do abscesso resultante contém tecidos ósseos mortos (**sequestro**), que não se liquefazem e drenam facilmente. Por essa razão, a cavidade não consegue colapsar e consolidar, como também ocorre com os abscessos dos tecidos moles. Em seguida, há formação de osso novo (**invólucro**), que circunda o sequestro (Figura 41.10). Embora a consolidação pareça ocorrer, o sequestro cronicamente infectado permanece e produz abscessos recidivantes durante toda a vida do cliente. Essa condição é conhecida como osteomielite crônica.

## Manifestações clínicas e avaliação

Quando a infecção dissemina-se pelo sangue, o início costuma ser súbito e ocorre frequentemente com manifestações clínicas e laboratoriais de sepse (p. ex., calafrios, febre alta, pulso acelerado, mal-estar geral). Inicialmente, as manifestações sistêmicas podem ser obscurecidas pelos sinais locais. Conforme a infecção estende-se pelo córtex do osso, há acometimento do periósteo e dos tecidos moles. O foco infeccioso torna-se doloroso, edemaciado e extremamente doloroso. O cliente pode descrever dor pulsátil e contínua, que piora quando faz algum movimento, em consequência da pressão produzida pelo pus acumulado. Quando a osteomielite é decorrente de disseminação de infecção adjacente ou contaminação direta, os clientes têm sinais e sintomas de sepse. A área fica edemaciada, quente, dolorosa e sensível ao toque.

Na osteomielite aguda, as radiografias iniciais mostram edema dos tecidos moles. Após aproximadamente 2 semanas, surgem áreas irregulares de descalcificação, necrose óssea, ele-

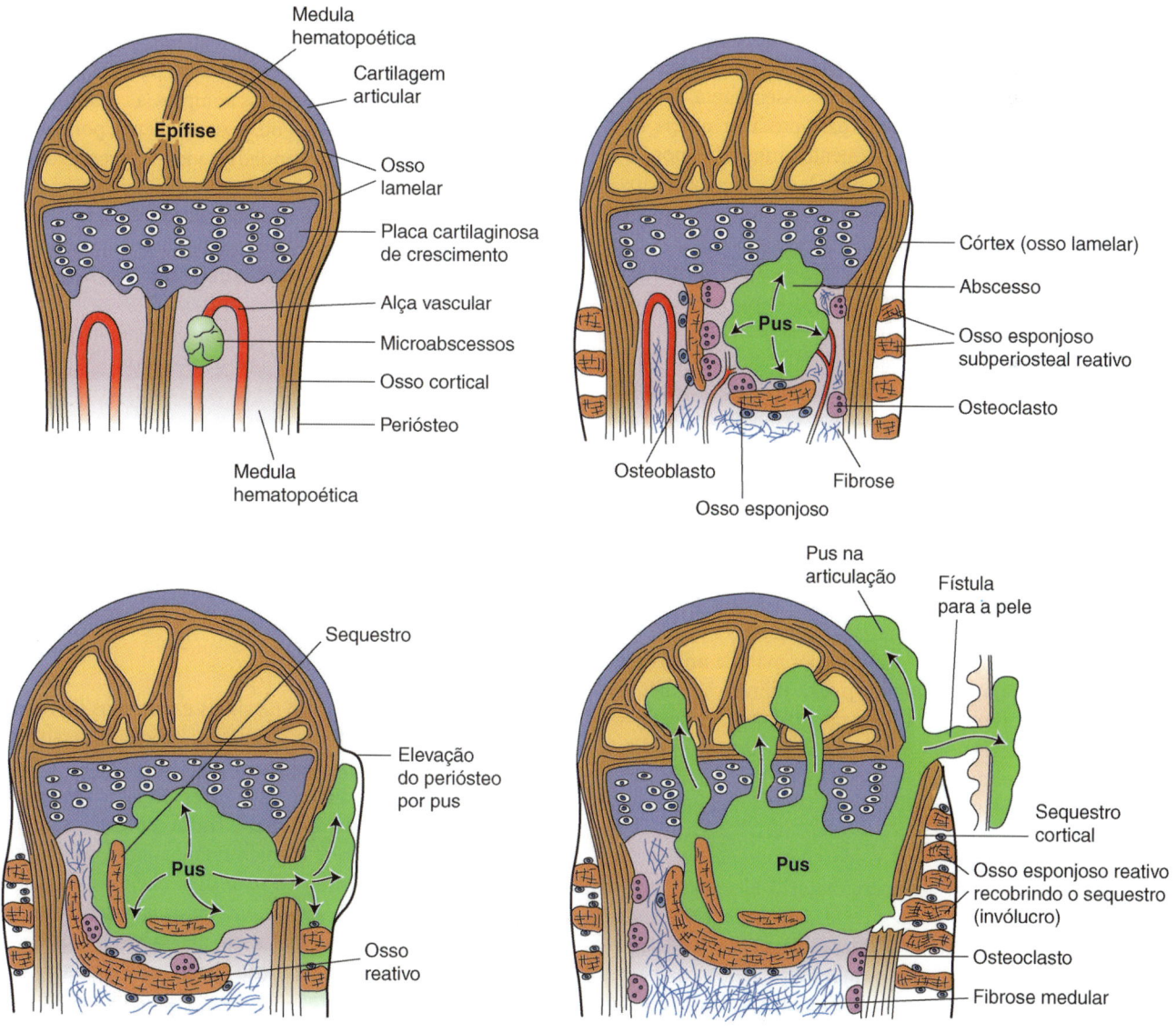

**Figura 41.10** Estágios da osteomielite.

vação do periósteo e neoformação óssea. A cintigrafia óssea (principalmente com leucócitos marcados com isótopo radioativo) e a ressonância magnética (RM) ajudam a estabelecer o diagnóstico definitivo imediato. Os exames sanguíneos mostram leucocitose e VHS aumentada. As culturas de secreção da ferida e do sangue são realizadas para orientar a escolha do tratamento antibiótico apropriado.

Na osteomielite crônica, as radiografias mostram cavidades irregulares amplas, elevação do periósteo, sequestros ósseos ou formações de osso denso. A cintigrafia óssea pode ser realizada para detectar focos infecciosos. Em geral, a VHS e a leucometria estão normais. A anemia associada à infecção crônica pode ser evidente. O material aspirado do abscesso é cultivado para isolar o agente infeccioso e determinar a escolha do antibiótico apropriado. Embora as osteomielites agudas e crônicas estejam associadas às infecções ósseas, a diferença entre elas é a existência de osso desvitalizado nos casos crônicos.

## Profilaxia

A meta é evitar a osteomielite. Os procedimentos ortopédicos eletivos devem ser postergados se o cliente tiver infecção em atividade (p. ex., infecção das vias urinárias, faringite) ou relata história recente de infecção. Durante uma operação ortopédica, dá-se atenção especial ao ambiente cirúrgico e às técnicas operatórias para reduzir a contaminação óssea direta. Os antibióticos profiláticos administrados para produzir níveis teciduais adequados durante o procedimento cirúrgico e por 24 h após a operação também são eficazes. Os cateteres urinários e os drenos devem ser retirados tão logo seja possível para reduzir a incidência de disseminação hematogênica da infecção.

O tratamento das infecções focais diminui a disseminação hematogênica. Os cuidados assépticos da ferida pós-operatória reduzem as incidências de infecções superficiais e osteomielite. Já o tratamento imediato das infecções dos tecidos moles evita a disseminação da infecção aos ossos. Quando os clientes submetidos à artroplastia fazem tratamentos dentários ou outros procedimentos invasivos (p. ex., cistoscopia), costumam-se recomendar os antibióticos profiláticos.

## Manejo clínico

O objetivo inicial do tratamento é controlar e erradicar o processo infeccioso. O tratamento antibiótico depende dos resultados das hemoculturas e das culturas das secreções da ferida. Em muitos casos, a infecção é causada por mais de um patógeno. As medidas gerais de suporte (p. ex., hidratação, dieta rica em vitaminas e proteínas, tratamento da anemia) devem ser iniciadas. Se for necessário, a área afetada pela osteomielite é imobilizada para reduzir o desconforto e evitar a fratura patológica do osso enfraquecido.

### Farmacoterapia

Logo depois que as amostras para culturas forem obtidas, o tratamento com antibióticos IV deve começar. O objetivo é controlar a infecção antes de a irrigação sanguínea da região diminuir em consequência da trombose. Os antibióticos devem ser administrados em doses fracionadas ao longo de 24 h para conseguir níveis sanguíneos terapêuticos altos. Quando os resultados da cultura e dos testes de sensibilidade são conhecidos, o médico prescreve um antibiótico ao qual o agente etiológico seja sensível. O tratamento antibiótico IV é mantido por 3 a 6 semanas. Após o controle aparente da infecção, o antibiótico pode ser administrado por via oral por até 3 meses. Para aumentar a absorção das preparações orais, os antibióticos não devem ser administrados às refeições.

### Manejo cirúrgico

Se a infecção for crônica, pode haver necessidade de realizar desbridamento cirúrgico. O osso infectado é exposto cirurgicamente, remove-se o material purulento e necrótico e irriga-se a região com soro fisiológico estéril. Esferas impregnadas com antibióticos são colocadas na ferida para liberação direta de antibióticos durante 2 a 4 semanas. Mantém-se o tratamento com antibiótico IV.

Na osteomielite crônica, os antibióticos têm efeito adjuvante ao desbridamento cirúrgico. A sequestrectomia (remoção de invólucro suficiente para possibilitar que o cirurgião retire o sequestro) deve ser realizada. Em muitos casos, o cirurgião remove osso suficiente para transformar uma cavidade profunda em uma concavidade rasa (saucerização). Todos os ossos e as cartilagens desvitalizados devem ser removidos antes que possa ocorrer cicatrização. Um sistema de irrigação e aspiração fechada pode ser usado para remover restos. A irrigação da ferida com soro fisiológico estéril pode ser realizada por 7 a 8 dias.

A ferida é fechada com pontos apertados para obliterar o espaço morto ou podem ser colocadas compressas. Assim, a ferida fecha depois por granulação ou, possivelmente, por enxertos subsequentes. A cavidade desbridada pode ser preenchida com enxerto de osso esponjoso para estimular a cicatrização. Quando a falha é ampla, a cavidade pode ser preenchida com um enxerto de osso vascularizado ou retalho muscular (no qual um músculo é transferido de uma área adjacente com sua irrigação sanguínea intacta). Essas técnicas microcirúrgicas aumentam a irrigação sanguínea, que facilita a consolidação óssea e a erradicação da infecção. Esses procedimentos cirúrgicos podem ser realizados em etapas para assegurar a cicatrização. Como o desbridamento cirúrgico enfraquece o osso, pode ser necessário usar fixação interna ou dispositivos de suporte externo para estabilizar ou apoiar o osso e evitar fratura patológica.

---

### Processo de enfermagem

*Cliente com osteomielite*

#### Avaliação

O cliente relata início súbito de sinais e sintomas (p. ex., dor localizada, edema, eritema, febre) ou secreção persistente de um trajeto fistular infectado com dor, edema e febre baixa. A enfermeira avalia os fatores de risco do cliente (p. ex., idade avançada, diabetes, tratamento crônico com corticoides) e investiga se há história de agravo, infecção ou operação ortopédica pregressos e se o cliente evita que a área seja comprimida e movimentada. Nos casos de osteomielite aguda hematogênica, o cliente apresenta fraqueza generalizada secundária à reação sistêmica à infecção.

O exame físico detecta uma área inflamada, acentuadamente edemaciada, quente e dolorosa à palpação. Também pode haver secreção purulenta. O cliente tem febre. Na osteomielite crônica, a elevação da temperatura pode ser mínima e ocorrer à tarde ou ao anoitecer.

## Diagnóstico

Os diagnósticos de enfermagem apropriados podem ser:

- Dor aguda relacionada com a inflamação e o edema
- Mobilidade física prejudicada relacionada com a dor, o uso de dispositivos de imobilização e as restrições de sustentação de peso
- Risco de infecção disseminada: formação de abscesso ósseo
- Déficit de conhecimento acerca do regime terapêutico.

## Planejamento

Os objetivos do tratamento para o cliente podem ser aliviar a dor, ampliar a mobilidade física dentro das limitações impostas pelo tratamento, controlar e erradicar a infecção e entender o regime terapêutico.

## Intervenções de enfermagem

### Alívio da dor

A região afetada pode ser imobilizada com uma tala para reduzir a dor e o espasmo muscular. A enfermeira monitora a função neurovascular do membro afetado. Geralmente, as feridas são muito dolorosas e o membro deve ser manuseado com muito cuidado e delicadeza. A elevação do membro reduz o edema e o desconforto associado. Controla-se a dor com analgésicos prescritos e outras técnicas de atenuação da dor.

### Ampliação da mobilidade física

Os regimes terapêuticos podem incluir restrição às atividades. O osso está enfraquecido pelo processo infeccioso e precisa ser protegido por dispositivos de imobilização que evitem a aplicação de estresse ao osso. A enfermeira explica ao cliente as razões das restrições das atividades. A enfermeira incentiva a participação plena nas AVD dentro das limitações físicas para melhorar o bem-estar geral.

### Controle do processo infeccioso

A enfermeira monitora a resposta do cliente ao tratamento antibiótico e examina o local de acesso IV para detectar indícios de flebite, infecção ou infiltração. Com o tratamento intensivo e prolongado com antibióticos, a enfermeira monitora o cliente para detectar sinais de superinfecção (p. ex., candidíase oral ou vaginal, fezes pastosas ou fétidas).

Se for necessário realizar um procedimento cirúrgico, a enfermeira implementa medidas para assegurar a circulação adequada na área afetada (aspiração da ferida para evitar acumulação de líquido, elevação do membro para facilitar a drenagem venosa, não compressão da área enxertada), manter a imobilidade necessária e garantir a adesão do cliente às restrições à sustentação de peso. A enfermeira troca os curativos usando técnica asséptica para facilitar a cicatrização e evitar contaminação cruzada.

A enfermeira monitora continuamente a saúde geral e a nutrição do cliente. Uma dieta rica em proteínas e vitamina C promove balanço nitrogenado positivo e facilita a cicatrização. A enfermeira também incentiva a hidratação adequada.

### Orientações de autocuidado ao cliente

A enfermeira explica ao cliente e seus familiares a razão de seguir rigorosamente o regime terapêutico com antibióticos e de prevenção de quedas ou outros acidentes que podem causar fraturas ósseas. Eles precisam aprender como manter e cuidar do acesso IV e do equipamento de infusão IV. As orientações envolvem nome do fármaco, dose, frequência, taxa de infusão, armazenamento e manuseio seguros, reações adversas e monitoramento laboratorial necessário. Além disso, a enfermeira explica e demonstra as técnicas para troca dos curativos assépticos e a aplicação de compressas mornas.

A enfermeira monitora cuidadosamente o cliente de modo a detectar o desenvolvimento de outros focos dolorosos ou elevações repentinas da temperatura. A enfermeira orienta o cliente e seus familiares a observar e relatar elevação da temperatura, secreção, odor desagradável, sinais de agravação da inflamação, reações adversas e sinais de superinfecção.

Se houver necessidade, a enfermeira realiza uma avaliação domiciliar para determinar os recursos de que a família dispõe para manter o regime terapêutico. Caso o sistema de apoio do cliente seja questionável, ou se o cliente viver sozinho, pode ser necessário designar uma enfermeira de cuidado domiciliar (*home care*) para ajudar a administrar os antibióticos IV. A enfermeira monitora o cliente para avaliar sua resposta ao tratamento, sinais e sintomas de superinfecção e reações adversas aos fármacos. A enfermeira explica a importância das consultas médicas de seguimento e recomenda as triagens de saúde apropriadas à idade.

## Reavaliação

Os resultados esperados para o cliente podem ser:

1. Sente alívio da dor
    a. Relata que a dor diminuiu
    b. Não tem hipersensibilidade no local onde havia processo infeccioso
    c. Não sente desconforto ao realizar movimentos
2. Amplia a mobilidade física:
    a. Participa das atividades de autocuidado
    b. Mantém a função plena dos membros normais
    c. Demonstra o uso correto dos dispositivos de imobilização e auxiliares
    d. Adapta o ambiente para aumentar a segurança e evitar quedas
3. Não tem sinais de infecção:
    a. Toma o antibiótico conforme foi prescrito
    b. Relata que a temperatura está normal
    c. Não apresenta edema
    d. Relata que não há secreção
    e. Os resultados dos exames laboratoriais indicam leucometria e VHS normais
    f. As culturas das secreções da ferida são negativas
4. Segue o plano de tratamento:
    a. Toma os fármacos conforme a prescrição
    b. Protege os ossos enfraquecidos
    c. Demonstra ou explica o cuidado adequado da ferida
    d. Relata imediatamente sinais e sintomas de complicações

*(continua)*

e. Consome uma dieta rica em proteínas e vitamina C
  f. Comparece às consultas médicas de seguimento
  g. Relata que sua força aumentou
  h. Relata que não houve elevação da temperatura ou recidiva da dor, do edema ou de outros sinais e sintomas locais.

## Artrite séptica (infecciosa)

A artrite séptica é uma emergência clínica importante associada a índices altos de morbidade e mortalidade. O tratamento inadequado ou tardio pode causar lesão articular e taxa de mortalidade em torno de 11% (Mathews, Weston, Jones *et al.*, 2010).

### Fisiopatologia

As articulações podem ser infectadas por disseminação de uma infecção localizada em outras partes do corpo (disseminação hematogênica) ou diretamente por traumatismo ou manipulação cirúrgica. Traumatismo articular prévio, artroplastia, artrite coexistente e redução das defesas do hospedeiro contribuem para o desenvolvimento de artrite séptica. *S. aureus* causa a maioria das infecções articulares dos adultos. Em seguida, os estreptococos são mais comuns. Os usuários de drogas ilícitas IV correm risco muito alto de infecções bacterianas incomuns e as populações mais jovens podem ter infecção gonocócica (Mathews *et al.*, 2010). O reconhecimento e o tratamento imediatos da artrite séptica são importantes, pois a acumulação de material purulento causa condrólise (destruição da cartilagem hialina), que pode levar à destruição das superfícies ósseas.

### Manifestações clínicas e avaliação

Em geral, o cliente com artrite séptica aguda apresenta articulação edemaciada, dolorosa e quente com redução da amplitude dos movimentos. Os fatores de risco são idade avançada, diabetes melito, artrite reumatoide e doença articular preexistente ou artroplastia no passado. Os clientes idosos e os que utilizam corticoides ou imunossupressores podem não apresentar as manifestações clínicas típicas de infecção. Por essa razão, tais clientes devem ser avaliados repetidamente para detectar infecção em fase mais precoce possível do processo infeccioso. É importante realizar uma investigação da origem e da causa da infecção. Hemoculturas, VHS, proteína C reativa e hemograma completo devem ser avaliados. Os exames complementares envolvem aspiração, análise e cultura do líquido sinovial. A análise do líquido sinovial pode ser fundamental à escolha do antibiótico apropriado e do plano de tratamento do cliente. A tomografia computadorizada (TC) e a ressonância magnética (RM) podem mostrar inflamação e lesão do revestimento articular, mas não conseguem diferenciar entre artrite infecciosa e outras causas de artrite inflamatória (Mathews *et al.*, 2010). A RM pode ajudar a investigar a osteomielite. A cintigrafia pode ajudar a localizar o processo infeccioso.

### Manejo clínico e de enfermagem

O tratamento imediato é essencial e pode preservar as próteses articulares dos clientes. Os antibióticos IV de espectro amplo são iniciados imediatamente e, em seguida, substituídos por antibióticos específicos para o microrganismo isolado, quando os resultados das culturas estão disponíveis. Os antibióticos sistêmicos devem ser mantidos até que os sintomas regridam. O líquido sinovial deve ser monitorado quanto à esterilidade e à redução da leucometria.

Além de prescrever antibióticos, o médico pode aspirar a articulação com uma agulha para remover o excesso de líquido articular, o exsudato e os restos acumulados. Isso melhora o conforto e reduz a destruição articular causada pela ação das enzimas proteolíticas do líquido purulento. Em alguns casos, realiza-se a artrotomia (incisão de uma articulação) ou a artroscopia para drenar a articulação e remover tecidos desvitalizados.

A articulação inflamada deve ser apoiada e imobilizada em posição funcional por uma tala para aumentar o conforto do cliente. Analgésicos podem ser prescritos para aliviar a dor. A nutrição e a hidratação do cliente devem ser monitoradas. Após a infecção regredir, o médico prescreve exercícios de mobilização progressivos.

Quando a artrite séptica é tratada imediatamente, espera-se a recuperação da função normal. O cliente deve ser avaliado periodicamente de modo a detectar recidivas. Quando a cartilagem articular é lesada durante a reação inflamatória, as consequências podem ser fibrose articular e perda parcial da função da articulação.

A enfermeira deve descrever o processo da artrite séptica ao cliente, assim como explicar e demonstrar como atenuar a dor utilizando medidas farmacológicas e não farmacológicas. Além disso, a enfermeira explica a razão de apoiar a articulação afetada, seguir o tratamento antibiótico prescrito e respeitar as restrições das atividades e da sustentação de peso. Cabe também à enfermeira demonstrar e incentivar o cliente a praticar o uso seguro dos dispositivos de facilitação da marcha e outros dispositivos auxiliares.

A enfermeira explica ao cliente as medidas para facilitar a cicatrização por meio de trocas assépticas dos curativos e cuidados adequados com a ferida. Após a infecção ter sido debelada, deve-se encorajar o cliente praticar exercícios de mobilização.

## Tumores ósseos

Existem vários tipos de neoplasias do sistema musculoesquelético, como tumores osteogênicos, condrogênicos, fibrogênicos, rabdomiogênicos (musculares) e medulares (reticulares), além de tumores de células neurais, vasculares e adiposas. Esses tumores podem ser primários ou metástases de tumores primários localizados em qualquer outra parte do corpo (p. ex., mama, pulmão, próstata, rim). Os tumores ósseos metastáticos são mais comuns que os tumores primários dos ossos.

### Tumores ósseos benignos

Os tumores benignos dos ossos e dos tecidos moles são mais comuns que os tumores ósseos primários malignos. Em geral, os tumores ósseos benignos têm crescimento lento, são bem delimitados e encapsulados; causam poucos sintomas e não levam os clientes à morte.

As neoplasias primárias benignas do sistema musculoesquelético são osteocondroma, encondroma, cisto ósseo (p. ex., cisto ósseo aneurismático), osteoma osteoide, rabdomioma e fibroma. Alguns tumores benignos (p. ex., tumores de células gigantes) podem ter transformação maligna.

O osteocondroma é o tumor ósseo benigno mais comum. Em geral, esse tumor evidencia-se por uma projeção volumosa de osso na extremidade dos ossos longos (joelho ou ombro). O osteocondroma desenvolve-se durante o crescimento e, em seguida, transforma-se em massa óssea estável. Em menos de 1% dos casos, o revestimento cartilaginoso do osteocondroma pode sofrer transformação maligna depois de traumatismo e os clientes desenvolvem condrossarcoma ou osteossarcoma.

Já o encondroma é um tumor comum de cartilagem hialina, que se desenvolve na mão, no fêmur, na tíbia ou no úmero. Em geral, dor leve é o único sintoma, mas também podem ocorrer fraturas patológicas.

Os cistos ósseos são lesões expansivas localizadas nos ossos. Os cistos ósseos aneurismáticos são detectados em adultos jovens e evidenciam-se por massas palpáveis dolorosas nos ossos longos, nas vértebras ou nos ossos chatos. Os cistos ósseos unicamerais ocorrem em crianças e causam desconforto brando e, possivelmente, fraturas patológicas do terço superior do úmero e do fêmur, que podem consolidar-se espontaneamente.

O osteoma osteoide é um tumor doloroso que ocorre em crianças e adultos jovens. O tecido neoplásico é circundado por osso reativo, que pode ser identificado em radiografias.

Os tumores de células gigantes (osteoclastomas) são benignos durante muito tempo, mas podem invadir os tecidos locais e causar destruição. Esses tumores ocorrem em adultos jovens e são moles e hemorrágicos. Por fim, os tumores de células gigantes podem sofrer transformação maligna e produzir metástases.

## Tumores ósseos malignos

Os tumores musculoesqueléticos malignos primários são relativamente raros e originam-se das células dos tecidos conjuntivos de sustentação (sarcomas) ou dos elementos celulares da medula óssea (mieloma múltiplo; ver Capítulo 20). Os tumores musculoesqueléticos primários malignos são osteossarcoma, condrossarcoma e sarcomas de Ewing. Por sua vez, os sarcomas dos tecidos moles são lipossarcoma, fibrossarcoma dos tecidos moles e rabdomiossarcoma, que se originam das células adiposas, tecidos conjuntivos fibrosos ou tecidos moles, respectivamente. As metástases pulmonares dos tumores ósseos são comuns.

O sarcoma osteogênico (osteossarcoma) é o tumor ósseo maligno primário mais comum e, geralmente, mais letal. O prognóstico depende de o tumor já apresentar metástases pulmonares quando os clientes buscam atendimento médico. O sarcoma osteogênico é mais comum em homens entre 10 e 25 anos (ossos em crescimento rápido), clientes idosos com doença de Paget e em pessoas expostas à radiação. As manifestações clínicas são dor, edema, limitação dos movimentos e emagrecimento (considerado um sinal de mau prognóstico). A massa óssea pode ser palpável, dolorosa e fixa com aumento da temperatura cutânea sobre a lesão e distensão venosa. A lesão primária pode afetar qualquer osso, mas os locais mais comuns são fêmur distal, tíbia proximal e úmero proximal.

Os tumores malignos da cartilagem hialina são conhecidos como condrossarcomas. Esses tumores são a segunda neoplasia maligna óssea primária mais comum e formam lesões grandes, volumosas e de crescimento lento em adultos. As localizações habituais do tumor são pelve, fêmur, úmero, coluna vertebral, escápula e tíbia. As metástases pulmonares ocorrem em menos de 50% dos casos. Quando esses tumores são bem diferenciados, a ressecção ampla em bloco ou a amputação do membro afetado aumenta os índices de sobrevivência. Esses tumores podem recidivar. Veja detalhes sobre o grupo de tumores de Ewing em um livro-texto da área pediátrica.

## Doença óssea metastática

A doença óssea metastática (tumor ósseo secundário) é mais comum que os tumores ósseos primários. Os tumores originados em qualquer outro tecido do corpo podem invadir o osso e causar destruição óssea (lesões osteolíticas) ou proliferação óssea (lesões blásticas) localizada. As localizações mais comuns dos tumores primários com metástases ósseas são rins, próstata, pulmões, mamas, ovários e tireoide. Os tumores metastáticos costumam invadir mais o crânio, a coluna vertebral, o fêmur e o úmero e, em muitos casos, acometem simultaneamente mais de um osso (poliostóticos).

## Fisiopatologia

O tumor ósseo induz nos tecidos ósseos normais uma resposta osteolítica (destruição óssea) ou osteoblástica (neoformação óssea). Os tumores primários causam destruição óssea, que enfraquece o osso e resulta em fraturas. O osso normal adjacente reage ao tumor, alterando seu padrão normal de remodelação. A superfície do osso modifica-se e os contornos aumentam na área do tumor.

Os tumores ósseos malignos invadem e destroem os tecidos ósseos adjacentes. Por outro lado, os tumores ósseos benignos têm padrão de crescimento simétrico e controlado e aumentam a pressão exercida no osso adjacente. Por sua vez, os tumores ósseos malignos invasivos enfraquecem a estrutura do osso, até não conseguir mais suportar o estresse gerado pelo uso habitual. Desse modo, as fraturas patológicas ocorrem comumente.

## Manifestações clínicas e avaliação

Os clientes com tumores ósseos metastáticos apresentam uma ampla gama de manifestações clínicas associadas. Esses clientes podem ser assintomáticos ou relatar dor (branda e, ocasionalmente, constante e grave), graus variáveis de limitação física e, em alguns casos, proliferação óssea evidente. Emagrecimento, mal-estar e febre também podem ocorrer. O tumor pode ser diagnosticado apenas depois de ocorrerem fraturas patológicas.

Quando há metástase vertebral, o cliente pode ter compressão da medula espinal. A compressão pode progredir lenta ou rapidamente. Os déficits neurológicos (p. ex., dor progressiva, fraqueza, distúrbio da marcha, parestesia, paraplegia, retenção urinária, perda do controle urinário ou fecal) devem ser detectados precocemente e tratados por laminectomia descompressiva, para evitar lesão irreversível da medula espinal.

O diagnóstico diferencial baseia-se no histórico de saúde, no exame físico e nos exames complementares, como TC, cintigrafia óssea, mielografia, arteriografia, RM, biopsia e ensaios bioquímicos do sangue e da urina. Geralmente, os níveis séricos de fosfatase alcalina estão elevados nos casos de sarcoma osteogênico. Com o carcinoma metastático da próstata, os níveis séricos da fosfatase ácida estão aumentados. A hipercalcemia ocorre nos casos de metástases ósseas advindas de um câncer de mama, pulmão ou rim. Os sinais e sintomas de hipercalcemia são fraqueza muscular, fadiga, anorexia, náuseas e vômitos, poliúria, arritmias cardíacas, convulsões e coma. A hipercalcemia tem de ser identificada e tratada imediatamente. Realiza-se a biopsia cirúrgica para definir a histopatologia do tumor. Durante a biopsia, é necessário tomar muito cuidado para evitar disseminação e recidiva após a excisão do tumor.

Radiografias do tórax são realizadas para investigar a existência de metástases pulmonares. O estadiamento cirúrgico dos tumores musculoesqueléticos baseia-se no grau e na localização do tumor (intracompartimentar ou extracompartimentar), assim como na existência de metástases. O estadiamento é usado para planejar o tratamento.

Durante o período de investigação diagnóstica, a enfermeira deve explicar os exames complementares e oferecer apoio psicológico e emocional ao cliente e aos seus familiares. A enfermeira avalia os comportamentos de enfrentamento e incentiva o uso dos sistemas de apoio.

## Manejo clínico

### Tumores ósseos primários

O objetivo do tratamento dos tumores ósseos primários é destruir ou remover as lesões. Isso pode ser conseguido por ressecção cirúrgica (desde excisão local até amputação e desarticulação), radioterapia se o tumor for sensível a radiação e quimioterapia (pré-operatória [neoadjuvante], intraoperatória, pós-operatória e adjuvante para eliminar possíveis micrometástases). Os exames de imagem pré-operatórios determinam a extensão da penetração do tumor e seu impacto em estruturas adjacentes. A sobrevivência e a qualidade de vida são considerações importantes quando são realizados procedimentos para preservar o membro afetado (Yoon, Hornicet, Harmon et al., 2007).

Os procedimentos de preservação do membro são realizados para remover o tumor e os tecidos adjacentes. Prótese adaptada ao cliente, artroplastia total ou implantação de tecidos ósseos retirados do cliente (autoenxerto) ou de um doador morto (aloenxerto) repõem os tecidos retirados. Também pode ser necessário enxertar tecidos moles e vasos sanguíneos, conforme a extensão da ressecção. As complicações podem ser infecção, afrouxamento ou deslocamento da prótese, não união do aloenxerto, fratura, desvitalização da pele e dos tecidos moles, fibrose articular e recidiva do tumor. A capacidade funcional e a reabilitação após um procedimento de preservação do membro dependem de motivação e redução do risco de complicações.

A ressecção cirúrgica do tumor pode exigir amputação do membro afetado e, em alguns casos, a amputação estende-se bem acima do tumor para garantir o controle local da lesão primária (ver Capítulo 42). Em vista do risco de metástases quando os tumores ósseos são malignos, a poliquimioterapia deve ser iniciada antes e mantida depois da cirurgia, a fim de tentar erradicar micrometástases. Os objetivos da poliquimioterapia são ampliar o efeito terapêutico com menos efeitos tóxicos e reduzir a resistência aos quimioterápicos. O índice de sobrevida é maior quando se retira um osteossarcoma localizado e o cliente faz quimioterapia. Os sarcomas dos tecidos moles são tratados com irradiação, ressecção com preservação do membro e quimioterápicos adjuvantes.

### Tumores ósseos secundários

O tratamento do câncer ósseo metastático é paliativo. O objetivo do tratamento é aliviar a dor e o desconforto do cliente e, ao mesmo tempo, melhorar a qualidade de vida.

Se a doença metastática enfraquecer o osso, convém assegurar apoio estrutural e estabilização para evitar fraturas patológicas. Em alguns casos, os ossos grandes com lesões metastáticas são fortalecidos por fixação interna profilática. Fixação interna de fraturas patológicas, artroplastia ou reconstrução com metilmetacrilato (cimento ósseo) reduzem a limitação física e a dor. Os clientes com doença metastática correm maior risco de congestão pulmonar, hipoxemia, trombose venosa profunda e hemorragia pós-operatórias.

A hipercalcemia resulta da destruição do osso e deve ser detectada imediatamente. O tratamento envolve hidratação com infusão IV de soro fisiológico; diurese; mobilização; e fármacos como bifosfonatos, pamidronato e calcitonina. Como a inatividade causa perda de massa óssea e aumenta o nível sanguíneo de cálcio, a enfermeira deve ajudar o cliente a aumentar sua atividade física e sua deambulação.

A hematopoese costuma ser alterada pela invasão tumoral da medula óssea ou pelo tratamento (quimioterapia ou radioterapia). A infusão de hemoderivados repõe os fatores hematológicos. A dor pode ter várias causas, como metástase óssea, procedimento cirúrgico, efeitos colaterais da quimioterapia ou da radioterapia e artrite. A dor deve ser cuidadosamente avaliada e tratada com medidas adequadas, como fármacos opioides e não opioides e intervenções não farmacológicas. Os focos metastáticos podem ser tratados com radioterapia externa. Os clientes com várias metástases ósseas podem ter controle mais satisfatório da dor com a administração sistêmica de isótopos "ávidos por osso" (p. ex., estrôncio-89). Veja mais detalhes sobre tratamento da dor no Capítulo 7.

Outras medidas são usadas para tratar o câncer primário. Radioterapia e tratamento hormonal podem controlar as lesões osteolíticas. A quimioterapia é usada para conter a doença primária (ver Capítulo 6).

## Manejo de enfermagem

Sob diversos aspectos, os cuidados de enfermagem para clientes submetidos à ressecção cirúrgica de um tumor ósseo são semelhantes aos recomendados para outros submetidos a procedimentos ortopédicos. Os sinais vitais são monitorados; a perda sanguínea, avaliada; e as complicações, detectadas, como trombose venosa profunda, embolia pulmonar, infecção, contratura e atrofia por desuso. O membro afetado é elevado para reduzir o edema e avaliar a função neurovascular do membro.

## Orientações ao cliente

As orientações ao cliente e a seus familiares quanto à doença, aos exames complementares e ao regime terapêutico é fundamental. A explicação dos exames complementares, dos tratamentos (p. ex., cuidados com a ferida) e dos resultados esperados (p. ex., redução da amplitude dos movimentos, dormência, alteração dos contornos corporais) ajuda o cliente a lidar com os procedimentos e as alterações subsequentes. A cooperação e a participação no regime terapêutico aumentam quando o indivíduo entende o que acontece. A enfermeira reforça mais eficazmente e esclarece as informações fornecidas pelo médico quando está presente durante essas conversas.

## Alívio da dor

A avaliação cuidadosa da dor é fundamental ao manejo deste sintoma. Medidas farmacológicas e não farmacológicas são usadas para aliviar a dor e aumentar o nível de conforto do cliente. A enfermeira trabalha com o cliente para elaborar o esquema mais eficaz de controle da dor. Administram-se os analgésicos IV ou epidurais prescritos durante o período pós-operatório imediato. Mais tarde, analgésicos opioides ou não opioides orais ou transdérmicos são acrescentados para aliviar a dor. Além disso, pode ser realizada radioterapia externa ou administração sistêmica de radioisótopos para aliviar a dor. Veja descrição adicional do tratamento da dor no Capítulo 7.

## Prevenção de fratura patológica

Os tumores ósseos enfraquecem o osso a ponto de as atividades normais, ou até mesmo mudanças de posição, poderem causar fraturas. Enquanto a enfermeira cuida do cliente, os membros afetados devem ser apoiados e manuseados cuidadosamente. Apoios externos (p. ex., talas) podem ser usados para aumentar a proteção. Em alguns casos, os clientes preferem submeter-se a um procedimento cirúrgico (p. ex., redução aberta com fixação interna, artroplastia) na tentativa de evitar fratura patológica. As restrições prescritas das atividades que exigem sustentação de peso têm de ser respeitadas. A enfermeira e o fisioterapeuta explicam e demonstram ao cliente como usar os dispositivos auxiliares sem riscos e como fortalecer os membros não afetados pela doença.

## Fortalecimento das habilidades de enfrentamento

A enfermeira incentiva o cliente e seus familiares a verbalizar seus medos, preocupações e sentimentos. Eles precisam ser apoiados conforme lidam com o impacto do tumor ósseo maligno. Sentimentos de choque, desespero e tristeza são esperados. Encaminhamento a um especialista em saúde mental e psiquiatria, a um psicólogo ou a um orientador ou conselheiro espiritual pode ser necessário para que o cliente receba ajuda psicológica e apoio emocional específicos.

## Promoção do autocuidado

Independência ou dependência é uma questão importante para os clientes com câncer. O estilo de vida é profundamente alterado, ao menos por algum tempo. É crucial apoiar a família ao longo do processo de adaptação necessário. A enfermeira ajuda o cliente a lidar com as alterações da imagem corporal causadas pela cirurgia e com uma possível amputação. É útil fornecer informações realistas quanto ao futuro e à possibilidade de voltar às atividades desempenhadas antes e estimular o autocuidado e a socialização. O cliente participa do planejamento das atividades diárias. A enfermeira incentiva o cliente a ser o mais independente possível. O envolvimento do cliente e dos familiares em todo o tratamento aumenta a confiança, restaura a autoestima e o sentimento de ter controle sobre a própria vida.

## Monitoramento e manejo das complicações possíveis

### Cicatrização lenta das feridas

A cicatrização das feridas pode ser mais lenta em consequência do traumatismo dos tecidos pelo procedimento cirúrgico, da exposição pregressa à radiação, da nutrição inadequada ou de uma infecção. A enfermeira avalia o estado nutricional do cliente monitorando o peso, a porcentagem de peso perdido e os níveis séricos de albumina e pré-albumina. O emagrecimento involuntário de 10% do peso corporal em 3 meses é um fator de risco para desnutrição. O monitoramento e a notificação das anormalidades laboratoriais facilitam a realização de intervenções que melhoram a homeostasia e a cicatrização das feridas. A pré-albumina sérica tem meia-vida mais curta (dois dias) que a albumina (21 dias) e não é afetada pelo balanço hídrico, o que a torna um marcador excelente de desnutrição. O nível normal de pré-albumina varia de 19 a 38 mg/dℓ e as concentrações de 0 a 5, 5 a 10 e 10 a 15 mg/dℓ indicam deficiência grave, moderada e branda de proteínas, respectivamente (Fischbach e Dunning, 2009). Espera-se que, conforme haja a cicatrização das feridas, aumentem as necessidades de calorias, proteínas, vitaminas e minerais do cliente (Dudek, 2006).

A enfermeira minimiza a pressão na área da ferida para facilitar a circulação nos tecidos. A mudança frequente de posição do cliente diminui a incidência de lesões cutâneas e úlceras de pressão. Leitos terapêuticos especiais podem ser necessários para evitar lesões cutâneas e facilitar a cicatrização das feridas após a reconstrução cirúrgica ampla com enxertos de pele.

### Nutrição inadequada

Como perda do apetite, náuseas e vômitos são efeitos colaterais frequentes da quimioterapia e da radioterapia, é necessário assegurar nutrição adequada à cicatrização e à promoção da saúde. Antieméticos e técnicas de relaxamento reduzem os efeitos adversos GI da quimioterapia. Controla-se a estomatite com colutórios anestésicos ou antifúngicos (ver Capítulo 6). A hidratação adequada é fundamental. Suplementos nutricionais e nutrição enteral ou parenteral podem ser prescritos.

### Osteomielite e infecções das feridas

Antibióticos profiláticos e técnicas assépticas rigorosas de troca dos curativos são importantes para reduzir a ocorrência de osteomielite e infecções das feridas. Durante a fase de cicatrização, outras infecções (p. ex., das vias respiratórias superiores) devem ser evitadas, para que a disseminação hematogênica não cause osteomielite. Se o cliente estiver recebendo quimioterapia, é importante monitorar a contagem de leucócitos e orientá-lo a evitar contato com pessoas com resfriado ou outras infecções.

### Hipercalcemia

A hipercalcemia é uma complicação perigosa do câncer ósseo. Os sinais e sintomas devem ser detectados e o tratamento, iniciado imediatamente. Os sinais e sintomas são fraqueza muscular, perda da coordenação motora, anorexia, náuseas e vômitos, constipação intestinal, alterações do eletrocardiograma (p. ex., encurtamento do intervalo QT e do segmento ST, bradicardia, bloqueio atrioventricular) e alterações do estado mental (p. ex., confusão, letargia, comportamento psicótico). Veja descrição da hipercalcemia e seu tratamento na Tabela 6.6 do Capítulo 6.

## Revisão do capítulo

### Exercícios de avaliação crítica

1. Na clínica geral em que você trabalha como enfermeira, uma mulher de 64 anos apresentou-se com lombalgia de início agudo. Após ler o prontuário dela, você constata que a cliente é etilista de longa data e fumou um maço de cigarros por dia nos últimos 45 anos. Quais distúrbios musculoesqueléticos essa cliente pode ter? Quais perguntas específicas você deve fazer para determinar sua saúde óssea? Descreva a força das evidências para apoiar quaisquer estratégias de redução de riscos que você considere adotar.

2. Você trabalha como enfermeira de cuidado domiciliar e está prestes a fazer uma visita a um cliente de 26 anos com osteomielite, que ocorreu após a fratura da tíbia e da fíbula esquerdas em consequência de um acidente de motocicleta. Qual é a força da evidência que identifica os fatores que afetam a consolidação óssea? Descreva a importância desses fatores para determinar suas estratégias de orientação em saúde para esse cliente.

3. Você cuida de uma cliente idosa com câncer avançado. À tarde, a cliente queixa-se de fraqueza muscular, fadiga extrema, anorexia e náuseas. O débito urinário também aumentou. Quais exames laboratoriais você deve avaliar? Quais intervenções de enfermagem você deve realizar em vista desses sintomas recentes? Qual poderia ser a fisiopatologia subjacente a esses sinais e sintomas novos?

### Questões objetivas

1. Uma mulher de 25 anos sofreu fratura exposta da fíbula direita com lesões graves dos tecidos moles da perna após um acidente automobilístico. A redução e a fixação cirúrgica da fíbula foram realizadas com desbridamento dos tecidos desvitalizados e colocação de dreno nos tecidos moles lesados. Qual das seguintes complicações essa cliente pode desenvolver?
   A. Osteoporose
   B. Osteomielite
   C. Embolia gordurosa
   D. Síndrome compartimentar

2. Qual dos seguintes achados na avaliação inicial indica à enfermeira que um cliente em recuperação de uma cirurgia do pé apresenta disfunção neurovascular periférica aguda?
   A. Palidez cutânea, atrofia do membro e tempo de enchimento capilar de 2 segundos
   B. Ausência de sensibilidade, tempo de enchimento capilar de 4 a 5 s e pele fria
   C. Atrofia do membro, ampliação da mobilidade e espessamento das unhas dos dedos do pé
   D. Palidez cutânea, fraqueza motora e queda dos pelos dos dedos do pé

3. Qual anormalidade do histórico de enfermagem inicial a enfermeira espera em um cliente com diagnóstico de leucemia aguda?
   A. Leucocitose e dor óssea localizada
   B. Leucopenia e velocidade de hemossedimentação (VHS) aumentada
   C. Leucopenia e febre alta
   D. Petéquias no tronco e resultados anormais na gasometria arterial (GA)

4. Um cliente tem o diagnóstico de osteoporose. Qual das seguintes afirmações a enfermeira deve incluir em suas orientações sobre a doença? Assinale todas as que se apliquem.
   A. A osteoporose é comum após a menopausa
   B. A osteoporose é uma doença degenerativa caracterizada por aumento da densidade óssea
   C. A osteoporose pode aumentar o risco de fratura
   D. A dose diária recomendada de cálcio deve ser ingerida de uma só vez e o cliente deve ser orientado a não se deitar por 30 min
   E. Os exercícios com sustentação de peso devem ser evitados
   F. O escore T do cliente está, no mínimo, 2,5 DP abaixo do valor médio de DMO para adultos jovens

5. Qual das seguintes opções coloca o cliente em risco de cicatrização demorada das feridas após uma cirurgia para câncer ósseo primário? Assinale todas as opções aplicáveis.
   A. Radioterapia
   B. Nível de pré-albumina de 28 mg/dℓ
   C. Emagrecimento de 18% do peso habitual nos últimos 3 meses
   D. Anorexia

## Bibliografia e leitura sugerida

A bibliografia e a leitura sugerida para este capítulo estão disponíveis no GEN-IO: http://gen-io.grupogen.com.br/gen-io/.

# CAPÍTULO 42

LINDA HONAN PELLICO

# Manejo de Enfermagem | Trauma Musculoesquelético

## Objetivos de estudo

**Após ler este capítulo, você será capaz de:**

1. Diferenciar contusão, distensão, entorse e luxação
2. Especificar as manifestações clínicas de uma fratura e o manejo emergencial do cliente com fratura
3. Descrever os princípios e métodos da redução de fratura, imobilização de fratura e manejo de fraturas abertas
4. Relatar a prevenção e o manejo das complicações das fraturas
5. Discorrer sobre o manejo de enfermagem do cliente imobilizado
6. Discutir o manejo de enfermagem do cliente submetido a amputação ou artroplastia.

A lesão de qualquer parte do sistema musculoesquelético requer avaliação da área danificada, juntamente com a das estruturas e dos órgãos próximos à fratura. Por exemplo, se um osso for fraturado, os músculos adjacentes não podem funcionar, os vasos sanguíneos e os nervos podem ser lesados com complicações neurovasculares resultantes, e os órgãos que subjacentes a fratura são danificados secundariamente ao trauma.

O tratamento da lesão do sistema musculoesquelético envolve suporte à parte lesionada até o fim da cicatrização. Com frequência, o tratamento inclui uso de dispositivos internos e externos, como bandagens, talas, aparelhos gessados, tração esquelética ou cutânea, substituição de articulação artificial, pinos ou uma combinação disso tudo. Muitas vezes, o tratamento farmacológico envolve agentes anti-inflamatórios, relaxantes musculares e analgésicos. Esses agentes ajudam a diminuir o edema e a relaxar os músculos em risco de espasmo, o que pode causar mais lesão aos músculos inflamados ou aos ossos fraturados. O alívio da dor é um importante fator que facilita a cicatrização.

A orientação do cliente é essencial para a obtenção dos resultados ideais. O cuidado de enfermagem é planejado para maximizar a eficácia das modalidades de tratamento, evitar complicações potenciais associadas às intervenções e observar o desenvolvimento de sinais e sintomas indesejados o mais rápido possível. Depois de passados os efeitos dolorosos e imediatos da lesão, os esforços do tratamento se concentram na prevenção de fibrose e atrofia ou degeneração dos músculos e das estruturas articulares lesionados, respectivamente.

## LESÕES MUSCULOESQUELÉTICAS COMUNS

### Contusões, distensões e entorses

#### Fisiopatologia

**Contusão** é a lesão dos tecidos moles produzida pela força de um trauma fechado, como um soco, um chute ou uma queda, que produz sangramento nos tecidos moles (equimose ou hematoma). Um *hematoma* (coleção de sangue nos tecidos) se desenvolve quando o sangramento é suficiente para formar uma tumefação sólida apreciável. **Distensão**, ou "músculo estirado", é a lesão de uma unidade musculotendínea causada pelo excesso de uso, estiramento ou estresse. O tendão conecta músculo a osso, enquanto o ligamento conecta os ossos. **Entorse** é a lesão de ligamentos e fibras musculares de suporte que circundam uma articulação, muitas vezes causada por um trauma ou movimento de torção. A lesão pode variar de um leve estiramento do ligamento até a ruptura completa. Ao mesmo tempo que a entrevista e o exame físico são importantes, exames diagnósticos do membro afetado podem ser solicitados para determinar o diagnóstico.

## Fatores de risco

O principal fator de risco para contusões, entorses ou distensões é a prática de esportes e atividades físicas. As entorses e distensões ocorrem após atividade intensa ou são associadas a lesões repetitivas de uso excessivo ou trauma, enquanto as contusões podem ocorrer em qualquer tecido mole que sofra trauma fechado. Tornozelos, joelhos e punhos são vulneráveis a entorse, enquanto as distensões frequentemente acontecem em pescoço, região lombar e músculos isquiotibiais. Lesões prévias são um fator de risco para nova lesão.

## Manifestações clínicas e avaliação

Uma importante questão para as enfermeiras perguntarem ao avaliar uma lesão musculoesquelética é: "O que você estava fazendo no momento da lesão?" Por exemplo, muitas entorses de tornozelo acontecem com a inversão (virar o tornozelo ao caminhar), enquanto as distensões musculares ocorrem devido a um "estiramento muscular" durante a prática de um exercício. A enfermeira avalia o tamanho, a forma e a simetria da área envolvida em comparação à região oposta. É importante o exame à procura de **edema** (tumefação), equimose (hematoma), hipersensibilidade, mobilidade articular anormal e dor. Contusões, entorses e distensões podem se apresentar com sintomas similares de dor, edema e alteração da coloração decorrente da ruptura dos vasos sanguíneos. O cliente pode guardar ou proteger a área afetada e ter dificuldades de movimentação dessa área; pode ser observado aumento da temperatura no local da lesão.

Em caso de contusão, a enfermeira faz uma inspeção à procura de equimose e edema na área lesada. O cliente pode se queixar inicialmente de dor vaga no local, que aumenta conforme o edema vai se desenvolvendo, e subsequente rigidez da área, em geral no dia seguinte. A maioria das contusões se resolve em 1 ou 2 semanas.

As distensões são graduadas ao longo de um contínuo, com base nos sintomas e na perda de função. Uma distensão de primeiro grau reflete a ruptura de algumas fibras musculares, sendo acompanhada por edema mínimo, hipersensibilidade e espasmo muscular leve, sem perda notável de função. A distensão de segundo grau envolve a ruptura de mais fibras musculares, sendo manifestada por edema, hipersensibilidade, espasmo muscular, equimose e perda notável da força de sustentação de peso da extremidade acometida. A distensão de terceiro grau engloba rompimento total de pelo menos uma unidade musculotendínea, envolvendo separação músculo-músculo, músculo-tendão ou tendão-osso. Os clientes se apresentam com dor importante, espasmo muscular, equimose, edema e perda de função. Uma radiografia deve ser obtida para descartar lesão óssea, pois uma fratura por avulsão (na qual um fragmento ósseo é arrancado do osso por um tendão) pode estar associada a distensão de terceiro grau.

Assim como as distensões, as entorses também são graduadas para refletir o grau de lesão. A entorse leve, chamada de entorse de primeiro grau, pode causar edema pequeno, hipersensibilidade e leve espasmo muscular, sem perda notável de função. Os clientes são capazes de sustentar peso com pouca dor. A entorse de segundo grau consiste na ruptura incompleta do ligamento (osso a osso); conforme os vasos sanguíneos vão se rompendo, equimose e edema são esperados, e o movimento da articulação se torna doloroso. O grau de incapacidade e dor cresce durante as primeiras 2 ou 3 h após a lesão devido ao edema e ao sangramento associado. Há restrição do movimento do membro afetado, e a sustentação de peso é dolorosa. A entorse de terceiro grau envolve ruptura ligamentar completa, com queixas resultantes de dor importante, espasmo muscular, equimose, edema e perda de função. Os clientes são incapazes de sustentar peso no membro afetado. A hipersensibilidade na tíbia distal (tornozelo interno) ou fíbula (tornozelo externo) é associada a lesão de inversão ou eversão, podendo indicar uma fratura.

## Manejo clínico e de enfermagem

O tratamento das contusões, entorses e distensões consiste em repouso e elevação da parte afetada, aplicação de frio e uso de bandagem compressiva (Boxe 42.1). A imobilização da extremidade acometida até a determinação do diagnóstico definitivo pode ser apropriada. É importante monitorar o **estado neurovascular** do membro lesado com a chamada avaliação **CSM**: **c**irculação, por meio dos pulsos, cor, temperatura e perfusão capilar; **s**ensibilidade, observando a percepção ao toque suave; e **m**ovimento, pela amplitude de movimento (ADM) dos dedos mais distais. A enfermeira compara o membro lesado com o outro não lesado.

Após o estágio inflamatório agudo (como 24 a 48 h depois da lesão), a aplicação de calor intermitente (por 15 a 30 min, 4 vezes/dia) alivia os espasmos musculares e promove a vasodilatação, a absorção e o reparo. Dependendo da gravidade da lesão, exercícios progressivos passivos e ativos podem começar entre o 2º e o 5º dia. Entorses e distensões graves podem requerer 1 ou 3 semanas de imobilização antes que os exercícios sejam iniciados. O exercício excessivo precoce no curso do tratamento atrasa a recuperação. Entorses e distensões levam semanas a meses para cicatrizar, pois os ligamentos e tendões são relativamente avasculares. Dispositivos de imobilização podem ser usados para evitar uma nova lesão.

### BOXE 42.1 RICE.

O acrônimo **RICE** – do inglês *rest*, *ice*, *compression*, *elevation* (repouso, gelo, compressão, elevação, respectivamente) – é útil para lembrar as intervenções do tratamento de lesões musculoesqueléticas.

O repouso evita lesão adicional e promove a cicatrização. A aplicação intermitente de compressas geladas (secas ou úmidas) por 20 a 30 min durante as primeiras 24 a 48 h após a lesão produz vasoconstrição, a qual diminui sangramento, edema e desconforto. Garanta o cuidado para evitar dano cutâneo e tecidual decorrente do frio excessivo. Uma bandagem elástica compressiva controla o sangramento, reduz o edema e fornece suporte para os tecidos lesados. A elevação controla o edema.

## Luxações articulares

### Fisiopatologia

Na **luxação** de uma articulação, as superfícies articulares dos ossos que formam a articulação não mais se encontram em alinhamento anatômico. Os ossos estão literalmente "fora da articulação". As luxações podem ser congênitas ou presentes ao nascimento; espontâneas ou patológicas; ou traumáticas, resultando de lesão na qual a articulação é rompida por força. **Subluxação** é a luxação parcial das superfícies articulares. As luxações traumáticas são emergências ortopédicas, pois as estruturas articulares associadas, o suprimento sanguíneo e os nervos estão distorcidos e gravemente estressados. Se a luxação não for tratada imediatamente, **necrose avascular** (NAV), morte tecidual devido à anoxia, diminuição do suprimento sanguíneo e paralisia nervosa podem ocorrer.

### Manifestações clínicas e avaliação

Sinais e sintomas de uma luxação traumática incluem dor aguda, alteração no contorno da articulação, mudança de comprimento do membro (encurtamento do membro afetado), perda da mobilidade normal e alteração do eixo dos ossos luxados. As radiografias confirmam o diagnóstico e revelam todas as fraturas associadas.

### Manejo clínico e de enfermagem

A articulação afetada precisa ser imobilizada enquanto o cliente é transportado para o hospital. A luxação é prontamente reduzida (i. e., as partes deslocadas são levadas de volta à posição normal) para preservar a função articular. Analgesia, relaxantes musculares e possível anestesia são usados para facilitar a redução fechada (p. ex., redução não invasiva ou não cirúrgica). A articulação é imobilizada por bandagens, talas, aparelhos gessados ou tração, sendo mantida em posição estável. O estado neurovascular é monitorado. Após a redução, se a articulação estiver estável, movimentos ativos e passivos suaves, estáveis e progressivos são iniciados com intuito de preservar a ADM e restaurar a força. A articulação é apoiada entre as sessões de exercício.

## Lesões musculoesqueléticas específicas

Lesões musculoesqueléticas específicas comuns incluem rupturas do **manguito rotador**, epicondilite e lesão dos ligamentos do joelho. A Tabela 42.1 resume os achados-chave e o tratamento dessas lesões frequentes.

## Fraturas

**Fratura** é a quebra da continuidade óssea causada por pancadas diretas, forças de esmagamento, movimentos repentinos de torção e contrações musculares extremas. Quando o osso é fraturado, as estruturas adjacentes também são afetadas, resultando em edema de tecido mole e hemorragia nos músculos e articulações, com potenciais luxações articulares, ruptura de tendões, separação de nervos e dano de vasos sanguíneos. Uma vez que órgãos corporais podem ser lesionados pela força que causou a fratura ou pelos fragmentos da fratura, é importante que as enfermeiras conheçam os órgãos que se encontram próximos à fratura. Por exemplo, a enfermeira examina à procura de lesões hepáticas nos casos de fratura da 6ª a 12ª costela direita e de lesões esplênicas nas situações de fratura da 9ª a 11ª costela esquerda.

### Tipos de fraturas

As fraturas são definidas de acordo com o osso envolvido (como úmero, fêmur e tíbia) e podem ser categorizadas de várias maneiras, inclusive pela direção da fratura. Uma *fratura completa* envolve a quebra ao longo de toda a área transversal do osso e, com frequência, é deslocada (fora da sua posição normal). A *fratura incompleta* (como fratura em galho verde) envolve a quebra apenas de parte da área transversal do osso. A *fratura oblíqua* corre o osso em ângulo diagonal de 45 a 60°. *Fratura cominutiva* é aquela que produz vários fragmentos ósseos, enquanto a *fratura impactada* é aquela cujas extremidades estão direcionadas uma para a outra. A *fratura fechada* (fratura simples) não rompe a pele. A *fratura aberta* (composta, ou complexa) é aquela na qual a ferida na pele ou membrana mucosa se estende até o osso fraturado. Algumas fraturas apresentam nomes específicos; por exemplo, a fratura do rádio distal (punho) é chamada de *fratura de Colles*. *Fraturas por estresse* acontecem devido a um trauma ósseo repetitivo decorrente de atividades atléticas que envolvem, na maioria das vezes, a tíbia e os metatarsos. As *fraturas de compressão* são causadas pela compressão de vértebras e frequentemente são associadas à osteoporose. A Figura 42.1 mostra os tipos de fratura.

### Manifestações clínicas e avaliação

O diagnóstico de uma fratura é baseado nos sintomas do cliente, nos sinais físicos e nos achados da radiografia. Em geral, o cliente relata lesão na área. As manifestações clínicas de uma fratura são dor, perda de função, deformidade, encurtamento, **crepitação**, edema e alteração de cor. Não necessariamente todas essas manifestações clínicas estão presentes em todas as fraturas.

#### Dor

A dor é imediata, contínua e aumenta de intensidade até que os fragmentos ósseos sejam imobilizados. Os espasmos musculares que acompanham uma fratura começam nos 20 min após a lesão e resultam em aumento da intensidade da dor e posterior fragmentação óssea ou mau alinhamento.

#### Perda da função

Após uma fratura, a extremidade não consegue funcionar da maneira adequada, pois a função normal dos músculos depende da integridade dos ossos aos quais estão fixados. A dor contribui para a perda de função. Além disso, movimento anormal (movimento falso) pode estar presente.

#### Deformidade

Deslocamento, angulação ou rotação dos fragmentos em uma fratura ou edema de tecido mole causa uma deformidade palpável ou visível. Pode ser observado movimento no local da

**Tabela 42.1** Lesões musculoesqueléticas específicas.

| Lesão | Descrição | Achados-chave da avaliação | Tratamento |
|---|---|---|---|
| Ruptura do manguito rotador | A ruptura resulta de uma lesão aguda ou de estresses articulares crônicos; ocorre quando há dano a um ou mais dos quatro músculos e seus tendões no ombro | • Dor na articulação acromioclavicular; em muitos casos, o cliente com ruptura do manguito rotador sente dor à noite e não consegue dormir sobre o lado envolvido<br>• ADM limitada; o cliente não consegue realizar atividades acima da cabeça ou atividades simples, como vestir um casaco<br>• Fraqueza muscular | • Regimes de exercícios<br>• Anti-inflamatórios não esteroides (AINE)<br>• Injeção de esteroide na articulação do ombro ou<br>• Desbridamento artroscópico (remoção de tecido desvitalizado)<br>• Acromioplastia aberta ou artroscópica com reparo do tendão |
| Epicondilite (cotovelo de tenista) | Condição crônica e dolorosa causada pelas atividades excessivas e repetitivas de flexão e extensão e/ou pronação e supinação do antebraço. Essas atividades excessivas e repetitivas resultam em inflamação (**tendinite**) e pequenas lacerações nos tendões na origem dos músculos nos epicôndilos lateral ou medial | • Dor que geralmente irradia para baixo pela superfície extensora (dorsal) do antebraço e geralmente é aliviada com repouso e evitando a atividade agravante<br>• Preensão enfraquecida | • Após a atividade, aplicação de gelo para dor<br>• AINE para dor<br>• Em algumas situações, a imobilização do braço em tala ou aparelho gessado moldado é necessária<br>• A injeção local de corticosteroide é geralmente reservada para clientes com dor intensa que não responda a AINE e imobilização devido aos efeitos degenerativos sobre os tendões<br>• Após a diminuição da dor, exercícios de reabilitação (inclusive alongamento gradativo e suave dos tendões)<br>• Uso de imobilizador de cotovelo que limite a extensão do cotovelo (pode ser prescrito quando a atividade for reassumida)<br>• Às vezes, cirurgia para liberar estenoses ou para debridar a articulação |
| Lesão no joelho | Lesão do ligamento cruzado anterior (LCA) ou ligamento cruzado posterior (LCP), os quais estabilizam os movimentos para frente e para trás do fêmur e da tíbia; ocorre quando o pé se encontra firmemente plantado e o joelho hiperestendido e a pessoa torce o tronco e o fêmur. A lesão dos ligamentos colaterais medial e lateral do joelho, os quais fornecem estabilidade lateral e medial ao joelho, ocorre quando o pé está firmemente plantado e o joelho sofre uma pancada medial ou lateralmente | • Surgimento agudo da dor<br>• Hipersensibilidade pontual (p. ex., hipersensibilidade no local da lesão)<br>• Instabilidade articular e incapacidade de andar sem ajuda<br>• Hemartrose (sangramento na articulação) pode se desenvolver, contribuindo para a dor | O tratamento vai depender da gravidade da lesão, mas pode incluir:<br>• RICE<br>• Avaliação da articulação quanto à fratura<br>• Aspiração do líquido articular para aliviar a pressão<br>• Sustentação de peso limitada<br>• Uso de bandagem elástica de proteção ou suporte<br>• Cirurgia; a operação é tipicamente realizada como cirurgia artroscópica ambulatorial, na qual o cirurgião usa um **artroscópio** para visualizar e reparar o dano |

fratura, enquanto, sob circunstâncias normais, o movimento dos ossos ocorre apenas na articulação.

### Encurtamento

Nas fraturas de ossos longos, ocorre real encurtamento do membro devido à contração dos músculos fixados distal (mais longe) e proximalmente (mais perto) ao local da fratura. Os fragmentos muitas vezes se sobrepõem de 2,5 a 5 cm.

### Crepitação

A palpação da extremidade revela uma sensação de rangido, chamada de crepitação, causada pela fricção dos fragmentos ósseos uns contra os outros.

### Edema e alteração de cor

Edema localizado e equimose se desenvolvem em resultado de trauma e sangramento nos tecidos.

Capítulo 42 | Manejo de Enfermagem | Trauma Musculoesquelético  **1073**

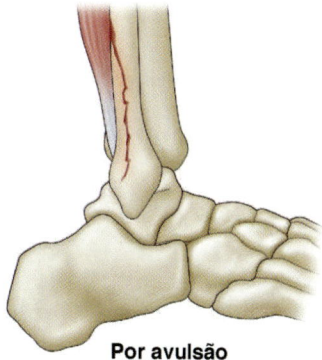
**Por avulsão**
Fratura na qual um fragmento de osso foi arrancado por um tendão e sua fixação

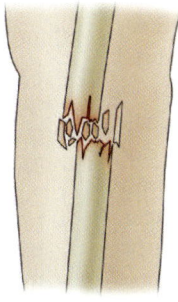
**Cominutiva**
Fratura com diversos fragmentos ósseos

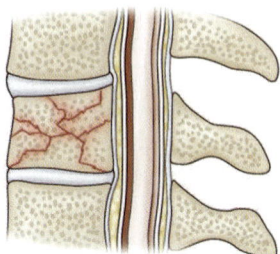
**Por compressão**
Fratura na qual o osso foi comprimido (visto nas fraturas vertebrais)

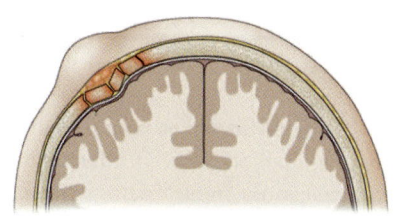
**Com afundamento**
Fratura em que os fragmentos estão direcionados para dentro (visto frequentemente em fraturas do crânio e da face)

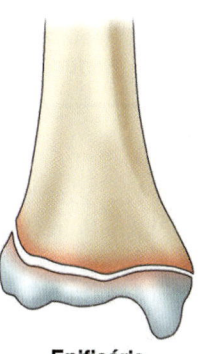
**Epifisária**
Fratura através da epífise

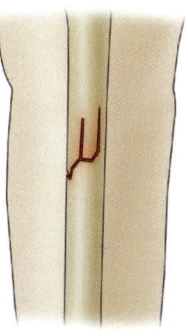
**Em galho verde**
Fratura na qual um lado do osso está quebrado e o outro encurvado

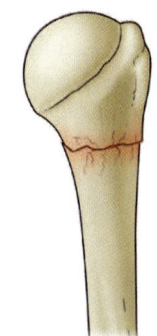
**Impactada**
Fratura na qual um fragmento de osso é direcionado para dentro do outro fragmento ósseo

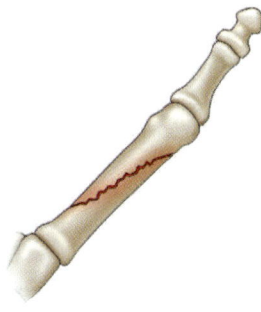
**Oblíqua**
Fratura que ocorre em ângulo através do osso (menos estável que a fratura transversa)

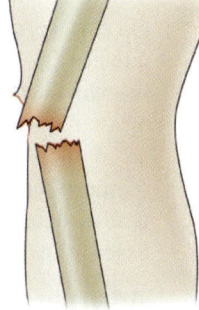
**Aberta**
Fratura na qual o dano também envolve a pele ou as mucosas, também chamada de fratura composta

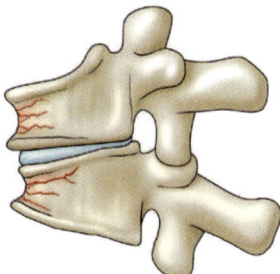
**Patológica**
Fratura que ocorre em uma área de osso doente (p. ex., osteoporose, cisto ósseo, doença de Paget, metástase óssea, tumor); pode ocorrer sem trauma ou queda

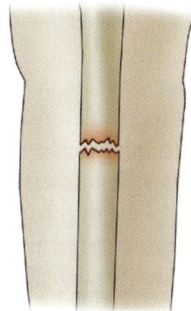
**Simples**
Fratura que permanece contida, sem comprometimento da integridade da pele

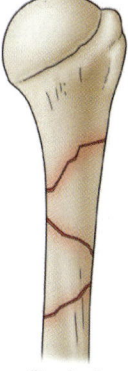
**Espiral**
Fratura ao redor da diáfise de um osso

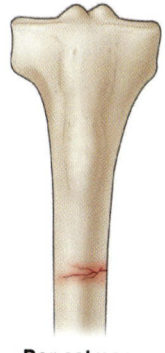
**Por estresse**
Fratura que resulta de carga repetitiva sobre o osso e o músculo

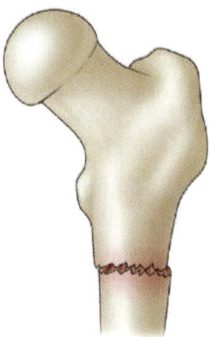
**Transversa**
Uma fratura reta através da diáfise

**Figura 42.1** Tipos específicos de fratura.

Imediatamente após a lesão, sempre que se suspeita de fratura, é importante imobilizar a parte do corpo antes que o cliente seja movido. Se um cliente lesionado precisa ser movido antes da aplicação da **imobilização**, apoie o membro tanto distal quanto proximalmente ao local da fratura para evitar rotação, bem como movimento angular. É importante reconhecer que o movimento dos fragmentos de fratura pode produzir mais dor, dano de tecido mole e comprometimento neurovascular. A imobilização da fratura pode incluir bandagem das pernas juntas, com o membro não afetado servindo de tala para o afetado. Na lesão do membro superior, o braço pode ser imobilizado junto ao tórax com bandagem, o antebraço colocado em uma **tipoia** ou um dedo pode ser preso com fita ao dedo adjacente. Bandagem, fita ou tala muito apertada pode causar comprometimento da perfusão distal, o que é evitado. A imobilização é aplicada às articulações acima e abaixo da fratura. O estado neurovascular distal à lesão é avaliado antes e depois da imobilização para determinar a adequação da perfusão do tecido periférico e da função nervosa. A avaliação do cliente também inclui observação dos cinco sinais de alerta de comprometimento neurovascular: dor, poiquilotermia (membro frio), palidez, parestesia (pode variar desde entorpecimento, "espetadas", queimação, coceira e/ou formigamento) e ausência de pulso (pulsos fracos ou demora da perfusão capilar, cujo valor normal é < 2 segundos).

Se houver suspeita de lesões na coluna cervical e toracolombar, a imobilização da coluna com colar cervical e prancha, assim como a prevenção do movimento, é essencial. Se a movimentação for necessária, a manobra de *log-rolling* com quantidade suficiente de pessoal é usada. O Capítulo 45 apresenta mais detalhes sobre fraturas espinais.

No caso de fratura aberta, a ferida é coberta com curativo estéril para evitar contaminação dos tecidos mais profundos. Nenhuma tentativa é feita para reduzir a fratura, mesmo que um dos fragmentos ósseos esteja fazendo protrusão na ferida. O cliente é transferido para o hospital para receber tratamento. Na emergência, administra-se profilaxia contra tétano quando a última dose datar de mais de 5 anos.

Uma prioridade imediata é a manutenção da estabilidade hemodinâmica. O choque hipovolêmico decorrente da hemorragia (perda sanguínea tanto visível quanto invisível) e da perda de volume intravascular no espaço intersticial pode surgir em fraturas de extremidades, tórax, pelve ou coluna vertebral. Uma vez que o osso é muito vascular, grandes quantidades de sangue podem ser perdidas em consequência do trauma, especialmente fraturas do fêmur e da pelve. Uma fratura fechada do fêmur pode ter perda de sangue estimada (PSE) de 1.000 a 1.500 mℓ, enquanto uma fratura fechada da tíbia pode ter perda de 500 a 1.000 mℓ. A fratura fechada do úmero pode ocasionar perda de 250 mℓ, ao passo que a fratura pélvica pode causar perda de 4ℓ de sangue. Uma fratura aberta pode aumentar a PSE em 50% (Lee e Porter, 2005; Simon, Sherman e Koenigsknecht, 2007). A enfermeira fica alerta para o fato de que o sangramento é um problema comum nos casos de fratura. Os idosos estão em risco mais alto, pois a vasoconstrição é insuficiente para manter a pressão do sangue. Quando uma perda aguda de 15 a 20% do volume de sangue ocorre, um estado de volume sanguíneo inadequado passa a existir. Isso exerce impacto direto sobre a perfusão; conforme a perfusão vai diminuindo, o débito cardíaco cai e a falência múltipla de órgãos

---

**BOXE 42.2 — Avaliação inicial direcionada.**

**Choque hipovolêmico**

Examine à procura dos seguintes sinais e sintomas:
- Sede
- Ansiedade, agitação e alteração da sensibilidade
- Elevação da frequência cardíaca
- Pulso fraco (filiforme)
- Diminuição da pressão sanguínea
- Pele pegajosa e fria
- Redução do débito urinário
- Diminuição da pressão de pulso (diferença entre a pressão sistólica e a diastólica)
- Queda da pressão do sangue; pressão arterial média (PAM) abaixo de 60 mmHg
- Respiração rápida e superficial
- Redução da perfusão capilar

---

pode ocorrer. O Boxe 42.2 fornece diretrizes para a avaliação inicial direcionada ao choque hipovolêmico. O tratamento do choque consiste em estabilização da fratura para evitar mais hemorragia, restauração do volume sanguíneo e da circulação, alívio da dor do cliente, emprego de imobilização adequada e proteção do cliente contra mais lesão e outras complicações.

### Manejo cirúrgico

Muitos clientes com fraturas instáveis são submetidos à cirurgia para corrigir a condição. Os procedimentos cirúrgicos frequentes nos casos de fratura são **redução aberta com fixação interna (RAFI)** e redução fechada com fixação interna (a fratura é reduzida antes da incisão cirúrgica para "fixação interna" da fratura); amputação em condições graves dos membros (como trauma grande); **enxertia óssea** para estabilização articular, defeito de enchimento ou estimulação da cicatrização óssea; e **transferência de tendão** para melhora do movimento.

### Manejo contínuo

Os objetivos de enfermagem incluem melhora da função por meio de restauração do movimento e de estabilidade e alívio da dor e da incapacidade. Os princípios do tratamento das fraturas envolvem redução, imobilização e reaquisição da força e da função normal por meio da reabilitação.

#### Redução

A redução de uma fratura ("realinhamento" do osso) se refere à restauração dos fragmentos de fratura para alinhamento anatômico e rotação. Tanto a redução fechada quanto a **redução aberta** podem ser usadas para corrigir uma fratura. Antes da **redução da fratura** e da imobilização, a enfermeira prepara o cliente para o procedimento, assegura que a permissão para o procedimento tenha sido obtida e administra analgésicos conforme a prescrição. A enfermeira gentilmente manuseia a extremidade lesada para evitar mais danos.

**Redução fechada.** Na maioria das vezes, a redução fechada é realizada por meio de manipulação e tração manual. O membro é mantido na posição desejada enquanto o médico coloca o aparelho gessado, a tala ou outro dispositivo. A redução sob anestesia com inserção de pinos percutâneos pode ser feita. O dispositivo de imobilização mantém a redução e estabiliza a extremidade a fim de obter a cicatrização do osso. Radiografias são obtidas para verificar se os fragmentos ósseos estão corretamente alinhados.

**Tração** (cutânea ou esquelética) pode ser usada para realizar a redução da fratura e a imobilização. A tração é discutida posteriormente neste capítulo.

**Redução aberta.** No caso de fratura aberta, a intervenção cirúrgica é necessária para alinhar os fragmentos ósseos. Dispositivos de fixação interna (pinos metálicos, fios, parafusos, placas, pinos ou hastes) são usados para manter os fragmentos ósseos em posição até que a cicatrização óssea ocorra (Figura 42.2). Os dispositivos de fixação interna garantem a firme aproximação e fixação dos fragmentos ósseos. Não são designados para suportar o peso corporal, podendo entortar, soltar ou quebrar em caso de estresse. A resistência estimada do osso, a estabilidade da fratura, a redução e fixação e a quantidade de osso em processo de cicatrização são considerações importantes na hora de determinar os limites de sustentação de peso. Embora a incisão possa parecer cicatrizada, o osso subjacente requer mais tempo para reparar e readquirir sua resistência normal. Alguns procedimentos ortopédicos requerem restrições de sustentação de peso. O cirurgião ortopédico prescreve os limites de sustentação de peso e o uso de dispositivos de proteção (órteses), se necessários, após a cirurgia.

## Manejo da fratura aberta

Nos clientes com fraturas abertas, há necessidade de pronta irrigação e **desbridamento** para remover corpos estranhos, resíduos óbvios e bactérias. Muitas vezes, isso é feito no centro cirúrgico. Uma vez limpa a ferida, a fratura é cuidadosamente reduzida e estabilizada por fixação interna e/ou externa. Todas as fraturas abertas são consideradas contaminadas e oferecem risco de osteomielite (infecção óssea), tétano e gangrena gasosa. Por essa razão, antibióticos sistêmicos são em geral solicitados e administrados idealmente nas primeiras 3 h após a lesão (Cross e Swiontkowski, 2008). A enfermeira tem ciência de que a fixação de fraturas oferece risco de infecção. Os objetivos do tratamento são evitar a infecção da ferida, do tecido mole e do osso e promover a cicatrização do tecido mole e ósseo. As opções incluem trocas dos curativos estéreis para possibilitar a drenagem da ferida e edema de lesões altamente contaminadas; uso de dispositivo de fechamento a vácuo; ou reexploração da ferida com desbridamento, conforme a necessidade de remover tecido infeccionado e desvitalizado (morto) e aumentar a vascularidade na região. Após ter sido determinado que não há infecção, a ferida é fechada por enxertia de pele ou retalho autógeno (tecido do próprio cliente) ou por cicatrização por intenção secundária (uma ferida de espessura total cicatriza a partir da base para cima, promovendo a formação de camadas de tecido novo). A enfermeira instrui o cliente e os familiares a monitorar a temperatura em intervalos regulares e a relatar os sinais de infecção ao médico (Boxe 42.3). As infecções precisam ser tratadas imediatamente. Em 4 a 8 semanas, pode haver necessidade de enxertia óssea para conectar defeitos ósseos e estimular a cicatrização do osso.

### Alerta de enfermagem
*Não dependa da febre como marcador de infecção em idosos. Considere alterações no nível de consciência uma indicação para a suspeita.*

### Imobilização

Após a redução da fratura, os fragmentos ósseos precisam ser imobilizados ou mantidos na posição e no alinhamento corretos até que ocorra consolidação. A fixação interna, conforme descrito anteriormente, ou a fixação externa por meio de bandagens, aparelhos gessados ou talas são métodos usados para imobilizar fraturas. Os aparelhos gessados serão discutidos posteriormente neste capítulo.

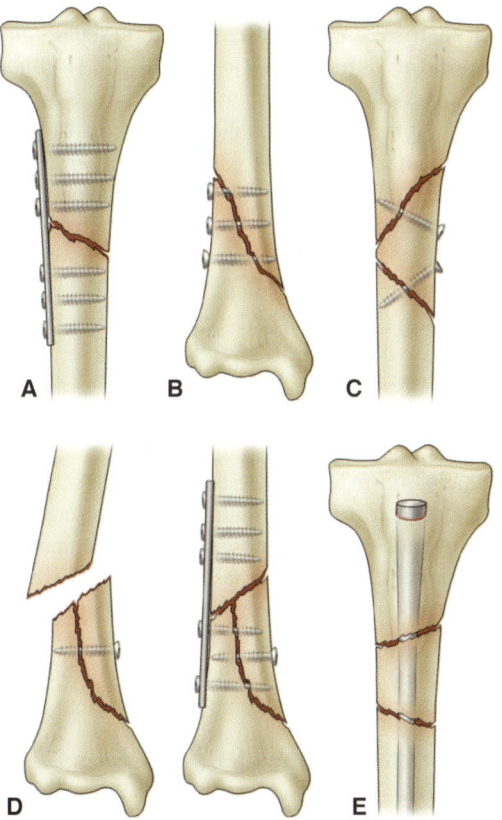

**Figura 42.2** Técnicas de fixação interna. (**A**) Placa e seis pinos para o caso de uma fratura oblíqua curta ou transversa. (**B**) Parafusos para uma fratura longa oblíqua ou em espiral. (**C**) Parafusos para um fragmento longo em borboleta. (**D**) Placa e seis parafusos para um fragmento curto em borboleta. (**E**) Haste intramedular para fratura segmentar.

### BOXE 42.3 — Avaliação inicial direcionada.

#### Infecção com fratura aberta

Examine à procura de sinais e sintomas de infecção:
- Elevação da temperatura
- Taquicardia
- Taquipneia
- Vermelhidão, temperatura acima do normal, hipersensibilidade, drenagem purulenta no local da ferida
- Leucocitose

## Manejo de enfermagem

Os principais objetivos para o cliente com fratura são entendimento sobre o regime de tratamento, alívio da dor, melhora da mobilidade física, alcance do nível máximo de autocuidado, cicatrização de todas as lacerações e abrasões associadas ao trauma, manutenção da função neurovascular adequada e ausência de complicações.

### Orientação relacionada com o regime de tratamento

Explicações prévias são fornecidas ao cliente e aos familiares sobre sinais, sons e sensações (calor decorrente da reação de endurecimento do gesso) associados à aplicação do dispositivo interno ou externo escolhido para tratar a fratura. Modalidades de tratamento específicas são discutidas mais tarde neste capítulo. Independentemente da modalidade de tratamento escolhida para a fratura, a orientação ao cliente inclui explicação e demonstração sobre autocuidado, medicamentos, monitoramento de potenciais complicações e necessidade de supervisão médica continuada. A cicatrização da fratura e restauração da força e mobilidade total pode levar meses.

### Alívio da dor

A enfermeira avalia com cuidado a dor associada às condições musculoesqueléticas, solicitando ao cliente para indicar o local exato, o caráter e a intensidade da dor a fim de ajudar a determinar sua causa. A dor associada à condição subjacente (como fratura) é frequentemente controlada pela imobilização. A dor decorrente do edema associado a trauma, cirurgia ou sangramento nos tecidos pode, na maioria das vezes, ser controlada com elevação e, se houver prescrição, aplicação intermitente de compressas frias. Bolsas de gelo (1/3 a 1/2 cheias) ou dispositivos de aplicação de frio são posicionados em cada lado do aparelho gessado ou fixador, se prescritos, certificando-se para não fazer indentação no aparelho gessado e exercer pressão indesejável sobre os pinos externos. Os analgésicos são administrados conforme a prescrição.

A dor também pode indicar complicações. A dor inexorável que não responde às medidas de tratamento usuais (narcóticos, elevação, frio) é associada à síndrome compartimental. A dor intensa sobre uma proeminência óssea pode sinalizar uma úlcera de pressão iminente. O desconforto decorrente da pressão na pele pode ser aliviado por elevação que controla edema ou pelo posicionamento que altera a pressão. Entretanto, o membro afetado precisa ser elevado não acima do nível do coração para garantir a perfusão arterial adequada. Se a fratura for imobilizada, pode haver necessidade de modificar ou aplicar um novo aparelho gessado.

**Alerta de enfermagem**
*A enfermeira nunca ignora as queixas de dor do cliente em aparelho gessado devido à possibilidade de problemas como comprometimento da perfusão tecidual ou formação de úlcera de pressão.*

### Melhora da mobilidade

As articulações e os dedos não imobilizados devem ser exercitados e movimentados ao longo de toda sua ADM a fim de manter a função. A enfermeira incentiva o cliente a ajudar no seu reposicionamento, caso não seja contraindicado, usando o **trapézio** ou a grade da cama. Se o cliente tem um aparelho gessado em 8 (aparelho que estabiliza os quadris e as coxas), uma barra de **abdução** estabilizadora pode ser incorporada ao aparelho gessado para manter as pernas na posição de abdução. Essa barra nunca deve ser usada para ajudar o cliente a se virar. Se houver necessidade de fixação interna para estabilizar a fratura, o médico determina a atividade de sustentação de peso.

Uma vez que a trombose venosa profunda (TVP) é um risco importante para o cliente imobilizado, a enfermeira o incentiva a fazer exercícios ativos de flexão e extensão do tornozelo e pé e contração isométrica dos músculos da panturrilha (exercícios de bomba) a cada hora enquanto estiver acordado para diminuir a estase venosa no membro não afetado. Além disso, meias elásticas, dispositivos de compressão intermitente, como botas Venodyne e terapia anticoagulante, podem ser prescritos para ajudar a evitar a formação de trombo. A enfermeira encoraja o cliente a movimentar os dedos e as articulações distais à lesão a cada hora enquanto desperto para evitar problemas relacionados com a inatividade (Doenges, Moorhouse e Murr, 2008; Whiteing, 2008).

### Manutenção da função neurovascular adequada

O estado neurovascular da extremidade imobilizada é avaliado pelo menos a cada hora inicialmente e, em seguida, a cada 4 h, sempre comparando o membro afetado ao não afetado. A enfermeira avalia os 5 sinais, conforme descrito anteriormente. O edema é uma resposta natural do tecido ao trauma. Se o edema for significativo, a pressão pode subir na área, comprometendo a função circulatória, nervosa e motora. O reconhecimento precoce da diminuição da circulação e da função nervosa, portanto, é essencial para evitar a perda de função. A extremidade afetada é ajustada de modo que não fique acima do nível do coração para controlar o edema nem impeça a perfusão arterial. O cirurgião é notificado se houver sinais de comprometimento neurovascular. A enfermeira avalia a função motora e sensorial dos principais nervos na área da lesão. A redução da função circulatória e nervosa precisa ser tratada prontamente com liberação das bandagens constritoras. Consulte o Boxe 42.4 quanto à avaliação dos nervos periféricos dos membros superiores.

Os achados normais do membro fraturado incluem edema mínimo e desconforto, cor rosada, quente ao toque, perfusão capilar em menos de 2 segundos, sensibilidade normal e capacidade de mover os dedos dos pés e das mãos. Parestesia, formigamento e queimação podem ser causados por lesão nervosa decorrente da pressão no local da fratura. A enfermeira instrui o cliente a relatar quaisquer alterações de sensibilidade e movimento imediatamente para que possam ser logo avaliadas.

### Manutenção e restauração da função

É importante explicar e demonstrar os exercícios para a manutenção da saúde dos músculos não afetados e para fortalecimento dos músculos necessários para a transferência, assim como o uso de dispositivos de auxílio (como muletas, andadores, utensílios especiais). A enfermeira e o fisioterapeuta orientam os clientes a usar os dispositivos de auxílio de maneira segura.

### BOXE 42.4 — Diretrizes para o cuidado de enfermagem.

**Avaliação dos nervos radial, medial e ulnar**

**Implementação**

| Ações | Justificativas |
|---|---|
| 1. Para avaliar o nervo radial, peça ao cliente para estender o dedo indicador contra resistência. Se você suspeitar de dano no nervo radial, verifique a sensibilidade no espaço interdigital entre o polegar e o dedo indicador, pedindo ao cliente para descrever a sensação ao toque leve | 1. A incapacidade de estender o dedo ou a falta de sensibilidade sugere anormalidade no nervo radial |
| 2. Para testar a integridade do nervo mediano, solicite ao cliente para fazer um sinal de "ok" usando o polegar e o dedo indicador, fazendo um anel. Verifique a força do "o" tentando abri-lo com seus dedos. Avalie a sensibilidade na superfície distal do dedo indicador | 2. A fraqueza indica anormalidade no nervo mediano |
| 3. Para analisar o nervo ulnar, peça ao cliente para separar os dedos o máximo possível. Verifique, também, a sensibilidade no dedo mínimo e na metade ulnar do dedo anelar pedindo ao cliente para descrever a sensação conforme você vai tocando na área descrita | 3. A dificuldade de separar os dedos ou a falta de sensibilidade sugere neuropatia ulnar |

Exercícios isométricos e estáticos (discutidos posteriormente neste capítulo) são estimulados para minimizar a atrofia causada pelo desuso e promover a circulação. A participação em atividades da vida diária (AVD) é encorajada para promover o funcionamento independente e a autoestima. A reassunção gradativa das atividades é feita dentro da prescrição terapêutica. Com fixação interna, o cirurgião determina a quantidade de movimento e estresse de sustentação de peso que a extremidade é capaz de suportar e prescreve o nível de atividade. Planos são elaborados para ajudar os clientes a modificar o ambiente em casa de acordo com a necessidade e para assegurar a assistência pessoal, quando preciso.

## Monitoramento e manejo das potenciais complicações

### Síndrome da embolia gordurosa

Êmbolo é um coágulo "solto" na corrente sanguínea. Em fraturas pélvicas e de ossos longos, ou nos clientes de trauma, os glóbulos de gordura liberados quando o osso foi fraturado podem obstruir os pequenos vasos sanguíneos que suprem pulmões, cérebro, rins e outros órgãos.

No momento da fratura, glóbulos de gordura podem se difundir no compartimento vascular, pois a pressão medular é maior que a pressão capilar ou porque as catecolaminas elevadas pela reação de estresse do cliente mobilizam os ácidos graxos e promovem o desenvolvimento de glóbulos de gordura na corrente sanguínea (Porth e Matfin, 2009). O surgimento dos sintomas é rápido, em geral em 24 h a 72 h após a lesão (Huang, Monu e Wandtke, 2009). Os fatores de risco de síndrome da embolia gordurosa (SEG) são trauma, fratura de ossos longos ou pélvicos, múltiplas fraturas ou lesões por esmagamento. A SEG ocorre mais frequentemente em adultos jovens (em geral naqueles de 20 a 30 anos de idade) e nos adultos idosos que sofrem fraturas da região proximal do fêmur (fratura do quadril).

As características apresentadas da SEG incluem alteração de comportamento e desorientação combinadas com comprometimento respiratório. A enfermeira examina à procura de hipoxia, petéquia axilar, subconjuntival e torácica, taquipneia, taquicardia e pirexia. A resposta da angústia respiratória inclui taquipneia, dispneia, estertores, sibilos e dor torácica subesternal. A oclusão de uma grande quantidade de vasos sanguíneos pequenos eleva a pressão pulmonar. Edema e hemorragias nos alvéolos comprometem o transporte de oxigênio, levando à hipoxia. Os valores da gasometria arterial mostram pressão parcial de oxigênio ($PaO_2$) menor que 60 mmHg, com alcalose respiratória inicial (hiperventilação) e posterior acidose respiratória (hipoventilação). As radiografias torácicas revelam um infiltrado típico em "tempestade de neve". Sem o tratamento pronto e definitivo, edema pulmonar agudo, síndrome da angústia respiratória (SARA) e insuficiência cardíaca podem se desenvolver.

Os distúrbios cerebrais (decorrentes de hipoxia e alojamento de êmbolos de gordura no cérebro) se manifestam com alterações no estado mental que variam de cefaleias e leve agitação a confusão, *delirium* e coma.

Com a embolização sistêmica, o cliente parece pálido. Petéquias, possivelmente devido à trombocitopenia transitória, são notadas nas membranas bucais e nos sacos conjuntivais, no palato duro, sobre o tórax e nas pregas axilares anteriores. O cliente desenvolve febre superior a 39,5°C. A gordura livre pode ser encontrada na urina se os êmbolos forem filtrados pelos túbulos renais. Necrose tubular aguda e insuficiência renal podem se desenvolver.

Imobilização imediata das fraturas (inclusive fixação cirúrgica precoce), manipulação mínima da fratura, suporte adequado para ossos fraturados durante as trocas de posição e manutenção do equilíbrio hídrico e eletrolítico são medidas que podem reduzir a incidência de êmbolos de gordura. A enfermeira monitora os clientes de alto risco (adultos entre 20 e 30 anos de idade com fraturas pélvicas, múltiplas, de ossos longos ou lesões por esmagamento e idosos com fraturas de quadril), buscando identificar essa complicação. O pronto início do suporte respiratório é essencial para evitar a falência respiratória e para corrigir distúrbios homeostáticos. Edema pulmonar agudo e SARA são as causas mais comuns de morte. Oxigenoterapia, ventilação mecânica e pressão expiratória final positiva (PEEP) podem ser usadas para manter a oxigenação arterial. O monitoramento contínuo da saturação de oxigênio é iniciado. Corticosteroides podem ser administrados IV para tratar a reação pulmonar inflamatória e para controlar o edema cerebral (Weinhouse, 2009). Medicamentos vasopressores para dar suporte à função cardiovascular são administrados IV, visando evitar hipotensão, choque e edema pulmonar intersticial. Registros precisos da ingestão e eliminação de líquidos facilitam a terapia de reposição hídrica adequada. Além disso, a enfermeira tranquiliza o cliente, amenizando a apreensão.

Os êmbolos de gordura são uma causa importante de morte de clientes com fraturas. Portanto, a enfermeira precisa reconhecer as primeiras indicações da SEG e relatá-las imediatamente ao médico.

### Alerta de enfermagem
*Alterações sutis de personalidade, inquietação, irritabilidade ou confusão no cliente que sofreu uma fratura são indicações para a reavaliação imediata (sinais vitais, saturação de $O_2$, exame físico, dados laboratoriais).*

## Retardo da consolidação, má consolidação e não consolidação

Quando um processo de cicatrização prolongado para união de fratura é notado, chamamos de **consolidação retardada**. A fratura acaba consolidando. Na **má consolidação**, ocorre união defeituosa do osso fraturado, enquanto a **não consolidação** resulta da falha da união em alinhamento normal das extremidades de um osso fraturado.

A **consolidação retardada** pode ser decorrente de suprimento sanguíneo inadequado, infecção ou imobilização incorreta da fratura. Pode estar associada à fratura que envolveu perda significativa de osso, hematoma no local da fratura ou comorbidade (p. ex., diabetes melito, doença autoimune). A má consolidação é relacionada com redução inadequada da fratura, mau alinhamento da fratura no momento da imobilização ou infecção no local da fratura, apresentando-se como uma deformidade no local percebida visualmente ou na radiografia. Na não consolidação, há tecido fibroso ou fibrocartilagem entre os fragmentos ósseos; nenhum sal ósseo foi depositado. A não consolidação é associada a infecção, circulação inadequada, malignidade e não adesão às restrições de atividades. O tabagismo e a nutrição inadequada colocam o cliente sob risco mais elevado de retardo da cicatrização ou não consolidação. Em geral, a não consolidação é observada nos casos de fratura no 1/3 médio do úmero, 1/3 inferior da tíbia e, nas pessoas idosas, no colo do fêmur. Os fatores que contribuem tanto para a não consolidação quanto para a má consolidação incluem interposição de tecido entre as extremidades ósseas, ou manipulação que interrompe a formação do calo ósseo, espaço excessivo entre os fragmentos ósseos (hiato ósseo), contato ósseo limitado, perda de tecido ósseo ou tecido mole e comprometimento do suprimento sanguíneo, resultando em NAV. Por fim, é comum que uma falsa articulação (pseudoartrose) se desenvolva no local da fratura.

Esteroides e agentes anticiclo-oxigenase (COX-2) não seletivos mais antigos foram implicados no atraso da cicatrização da fratura. Se anti-inflamatórios não esteroides (AINE) forem usados para analgesia de fraturas, a literatura sugere o uso preferível de inibidores da COX-2 seletivos a curto prazo de 10 dias. Ademais, esses inibidores devem ser evitados em tabagistas, diabéticos ou naqueles em uso de corticosteroides para evitar a não consolidação (Boursinos, Karachalios, Poultsides et al., 2009).

Queixas do cliente de desconforto persistente e instabilidade ou movimento anormal no local da fratura indicam potencial de retardo da consolidação, má consolidação ou não consolidação.

A não consolidação é tratada com fixação interna, enxertia óssea, estimulação óssea elétrica ou uma combinação dessas terapias. A fixação interna estabiliza os fragmentos ósseos e garante o contato ósseo. O enxerto ósseo pode ser **autólogo** (tecido, frequentemente da crista ilíaca, coletado do cliente para seu próprio uso) ou **homólogo** (tecido coletado de um doador para um recipiente). O enxerto ósseo preenche o espaço ósseo, fornece uma estrutura em treliça para invasão de células ósseas e ativamente promove o crescimento ósseo.

Após a enxertia, imobilização e exercícios sem sustentação de peso são necessários enquanto o enxerto ósseo é incorporado e a fratura ou o defeito cicatriza. Dependendo do tipo de osso enxertado, a cicatrização pode levar 6 a 12 meses ou mais. Os problemas de enxertia óssea incluem infecção da ferida ou do enxerto, fratura do enxerto, dor persistente, perda sensorial e não consolidação (Waitayawinyu, Pfaeffle, McCallister et al., 2010).

## Tromboembolismo venoso

O tromboembolismo venoso, incluindo TVP e embolia pulmonar (EP), é associado à redução das contrações musculares esqueléticas e repouso no leito. Os clientes com fraturas dos membros inferiores e da pelve se encontram sob alto risco de tromboembolismo venoso. A EP pode levar à morte em alguns dias ou semanas após a lesão.

Dependendo do tamanho e da localização dos êmbolos, os sintomas variam. Um êmbolo grande pode se apresentar com choque e perda de consciência. Os sinais mais frequentes são surgimento repentino de dispneia, agitação, aumento da frequência respiratória, taquicardia, dor torácica e febre baixa. Dor pleurítica que aumenta com a inspiração ocorre no infarto pulmonar. Hipoxemia moderada ocorre, sem retenção de $CO_2$ e tosse produtiva de esputo sanguinolento pode ser vista.

## Coagulação intravascular disseminada

A coagulação intravascular disseminada (CID) é um distúrbio sistêmico que resulta em hemorragia disseminada e microtrombose com isquemia. Suas causas são diversas e podem incluir trauma tecidual grande. As manifestações precoces de CID englobam sangramento inesperado após a cirurgia e sangramento das membranas mucosas, dos locais de venipuntura e dos tratos gastrintestinal e urinário. O tratamento da CID é discutido no Capítulo 20.

## Necrose avascular do osso

A NAV se desenvolve quando o osso perde seu suprimento sanguíneo e morre. Pode ocorrer após uma fratura com interrupção do suprimento sanguíneo (sobretudo do colo femoral). Também é observada em casos de luxações, transplante ósseo, terapia prolongada com altas doses de corticosteroide, excessiva ingestão de álcool, tabagismo, doença renal crônica, lúpus eritematoso sistêmico e outras doenças. O osso desvitalizado pode sofrer colapso ou reabsorver. O cliente manifesta dor e tem limitação do movimento. As radiografias mostram perda da matriz mineralizada e colapso estrutural. Em geral, o tratamento consiste em tentativas de revitalização do osso com enxertos ósseos, substituição protética ou **artrodese** (fusão articular).

## Reação aos dispositivos de fixação interna

Os dispositivos de fixação interna são removidos após a união óssea. Entretanto, na maioria dos clientes, os dispositivos não são removidos, a não ser que provoquem sinais e sintomas. Dor e diminuição da função são as principais indicações de que um problema se desenvolveu. Os problemas podem incluir falha mecânica (inserção e estabilização inadequadas); falha do material (aparato danificado); corrosão do dispositivo, causando inflamação local; resposta alérgica à mistura metálica usada; e remodelamento osteoporótico adjacente ao dispositivo de fixação, no qual o estresse necessário para a resistência óssea é transferido para o dispositivo, causando osteoporose por desuso (Bucholz, Heckman, Court-Brown et al., 2005). Se o dispositivo for removido, o osso precisa ser protegido contra uma nova fratura relacionada com osteoporose, alteração da estrutura óssea e trauma. O remodelamento ósseo restabelece a resistência estrutural do osso.

## Reação aos dispositivos de fixação externa

Uma vez que os pinos e parafusos são inseridos externamente (Figura 42.3), a infecção é uma complicação à qual as enfermeiras precisam estar alertas. Sinais de infecção incluem eritema, drenagem purulenta, elevação da temperatura local, leucocitose e febre. O cuidado do pino é realizado de acordo com o protocolo hospitalar e clínico.

## Síndrome da dor regional complexa

A síndrome da dor regional complexa (SDRC), antes chamada de *distrofia simpática reflexa*, ou *DSR*, é um quadro álgico ligado ao sistema nervoso simpático. Ocorre com pouca frequência, com uma incidência estimada de 5,46 a 26,2 por 100.000 pessoas-ano (Van Eijs et al., 2011). Quando ocorre, na maior parte dos casos é observada no membro superior após trauma e em 25% dos clientes com fratura de Colles, na maioria das vezes mulheres (Roberts e Heintzman, 2010).

As manifestações clínicas de SDRC incluem dor em queimação intensa, edema, hiperestesia, limitação da ADM, alteração de cor, alterações cutâneas vasomotoras (ou seja, oscilação entre pele quente, vermelha, seca e fria, suada, cianótica), unhas anormais e alterações nos pelos cutâneos. Essa síndrome é frequentemente crônica, com extensão dos sintomas para áreas adjacentes do corpo. Atrofia muscular por desuso e desossificação do osso (osteoporose) se desenvolvem com a persistência da SDRC. Os clientes podem ter como diagnóstico o enfrentamento individual ineficaz relacionado com a dor crônica. O melhor tratamento é a prevenção com suplementação de vitamina C e mobilização ativa precoce (Zollinger, Tuinebreijer, Breederverdl et al., 2007), tratamento com imaginação quanto aos movimentos das mãos e terapia do espelho para SDRC da extremidade superior, além de tratamento farmacológico (Van Eijs, 2011).

A prevenção pode incluir elevação do membro após a lesão ou cirurgia e seleção de um dispositivo de imobilização (como fixador externo) que possibilite a maior ADM e o uso funcional do resto do membro. O alívio efetivo e precoce da dor é o alvo do tratamento. Pode haver necessidade de controlar a dor com vários agentes, inclusive bloqueio de nervo anestésico, antidepressivos tricíclicos, anticonvulsivantes, AINE, corticosteroides, relaxantes musculares e, para aqueles com dor forte, opioide. Com o alívio da dor, o cliente pode praticar exercícios no ADM e usar funcionalmente a área afetada. A enfermeira precisa ajudar o cliente a cooperar com as manifestações da SDRC e a explorar as várias maneiras de controlar a dor (ver Capítulo 7).

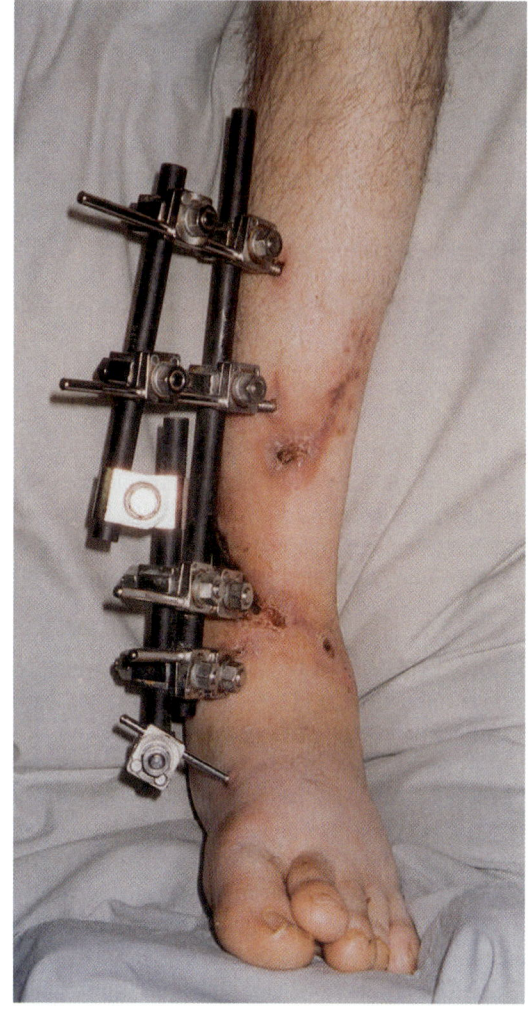

**Figura 42.3** Dispositivo de fixação externa. Pinos são inseridos no osso. A fratura é reduzida e alinhada e, em seguida, estabilizada pela fixação de pinos a uma estrutura rígida leve. O dispositivo facilita o tratamento de tecidos moles danificados em fraturas complexas.

### Alerta de enfermagem
*A enfermeira evita usar o membro envolvido nas medidas da pressão arterial e nas punções venosas.*

### Ossificação heterotópica

A **ossificação heterotópica** (miosite ossificante) é a formação anormal de osso, próximo a ossos ou no músculo, em resposta a trauma em tecidos moles após trauma não penetrante, fratura ou artroplastia total. O músculo fica dolorido, e a contração e o movimento musculares normais ficam limitados. A mobilização precoce evita que se desenvolva. AINE (como ibuprofeno) podem ser usados de maneira profilática quando ocorre contusão de músculo profundo. Em geral, a lesão óssea é reabsorvida ao longo do tempo, porém, é necessária excisão do osso anormal se os sintomas persistirem.

## Fraturas de locais específicos

As lesões à estrutura esquelética podem variar de uma simples fratura linear a uma lesão grave por esmagamento. O tipo e o local da fratura, assim como a extensão do dano às estruturas adjacentes, determinam o tratamento terapêutico. A recuperação funcional máxima é o objetivo do tratamento.

### *Clavícula*

A fratura da clavícula é uma lesão comum que resulta de uma queda ou um golpe direto no ombro. Essas lesões frequentemente são associadas a esportes equestres e ciclismo, quando o atleta é arremessado para frente e pousa sobre o ombro desprotegido. Lesões na cabeça e na coluna cervical podem acompanhar essas fraturas. Elas também são vistas na população geriátrica após queda de baixo impacto. Quando a clavícula é fraturada, o cliente assume uma posição de proteção, deprimindo os ombros e imobilizando o braço para evitar o seu movimento. Pode-se observar uma deformidade na clavícula, com dor local óbvia. O objetivo do tratamento é alinhar o ombro em sua posição normal por meio de redução fechada e imobilização ou, quando luxada, uma RAFI.

Dependendo do local da fratura clavicular, uma bandagem em 8 (também chamada de *cinta clavicular*) pode ser usada para puxar os ombros para trás, reduzindo e imobilizando a fratura (Figura 42.4). Cada tratamento tem suas vantagens e desvantagens. Quando a cinta clavicular é usada, as axilas são bem acolchoadas para evitar erosões da pele ou compressão do plexo braquial ou da artéria axilar. A enfermeira monitora a pele e as funções circulatória e nervosa dos dois braços. Uma tipoia pode ser usada para suportar o braço e aliviar a dor. A tipoia pode causar rigidez do cotovelo, então o cliente é estimulado a realizar exercícios de ADM do cotovelo para manter a função normal e evitar rigidez. Pode-se permitir que o cliente use o braço em atividades leves dentro da amplitude de conforto. Uma revisão Cochrane que analisou pesquisas sobre o uso da tipoia simples e da bandagem em 8 no tratamento não operatório de fraturas da clavícula evidenciou que nenhuma diferença importante em resultados funcionais ou outros foi observada entre os dois grupos (Lenza, Belloti, Andriolo *et al.*, 2009).

Em caso de fratura da clavícula, a enfermeira recomenda que o cliente não eleve o braço acima do nível do ombro até que as extremidades ósseas estejam consolidadas (cerca de 6 semanas), mas incentiva o cliente a exercitar o cotovelo, punho e dedos assim que possível. As atividades vigorosas ficam limitadas por 3 meses. As complicações das fraturas claviculares incluem trauma dos nervos do plexo braquial, lesão da artéria ou veia subclávia decorrente de um fragmento ósseo e má consolidação.

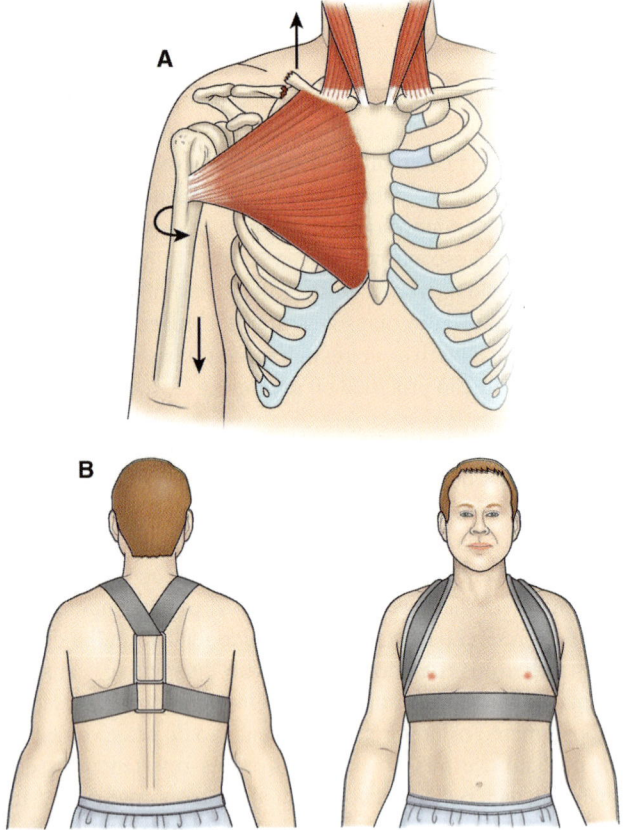

**Figura 42.4** Fratura da clavícula. (**A**) A vista anteroposterior mostra deslocamento típico na fratura medioclavicular. (**B**) A imobilização é realizada com cinta clavicular.

### *Diáfise do úmero*

As fraturas da diáfise umeral podem lesar os nervos e os vasos sanguíneos do braço afetado; portanto, a avaliação neurovascular é essencial para identificar quando a atenção imediata é necessária. A Tabela 42.2 fornece diretrizes para a avaliação neurovascular. A queda do punho é indicativa de lesão do nervo radial. Uma RAFI de uma fratura do úmero é necessária se o cliente tem paralisia nervosa, dano dos vasos sanguíneos, fratura cominutiva ou fratura patológica.

Se a fratura não for complicada, talas bem acolchoadas, enroladas com uma bandagem elástica, são usadas para inicialmente imobilizar o braço e suportá-lo em 90° de flexão do cotovelo. Uma tipoia ou colar e braçadeira suportam o antebraço (Figura 42.5). O peso do braço pendente e as talas reduzem a fratura. Órtese funcional é outro modo de tratamento usado nessas fraturas. Uma órtese termoplástica é mantida no lugar com fechamentos em velcro ao redor do braço, imobilizando, desse modo, a fratura reduzida. Conforme o edema vai diminuindo, a órtese vai sendo apertada, mantendo a pressão uniforme e a estabilidade óssea. O antebraço é sustentado com tipoia. A órtese funcional possibilita o uso ativo dos músculos, a mobilidade do ombro e do cotovelo e a boa aproximação dos fragmentos de fratura. Exercícios de pêndulo do ombro são

**Tabela 42.2** Avaliação neurovascular e achados esperados.

| Componente da avaliação | Técnica | Achados normais |
| --- | --- | --- |
| Coloração da pele | Compare a área lesada com a área íntegra | Nenhuma alteração é observada em comparação às outras partes do corpo |
| Temperatura da pele | Use o dorso da mão, parte mais sensível à temperatura | Nenhuma alteração é observada em comparação às outras partes do corpo |
| Pulsos arteriais | Avalie os pulsos distal e proximal. Classifique como 0, ausente; 1+, mais fraco que o normal; 2+, normal; ou 3+, cheio e oscilante | Nenhuma alteração é observada em comparação ao outro membro |
| Perfusão capilar | Comprima o leito ungueal e observe o retorno da cor | A perfusão capilar ocorre em menos de 2 segundos |
| Sensibilidade | Solicite para fechar os olhos e analise a capacidade do cliente de sentir o toque suave na área afetada (p. ex., no primeiro espaço interdigital do pé [entre o hálux e o segundo dedo] para avaliar o nervo fibular ou base do polegar [nervo radial] ou dedo mínimo [nervo ulnar]). Avalie a presença de parestesia ou formigamento | Nenhum déficit sensorial é observado |
| Mobilidade | Observe a ADM das articulações ou dedos distais à lesão | O movimento total dos dedos é observado |
|  | Examine à procura de edema e tensão na área lesada | Edema mínimo e equimose são observados |
|  | Marque e meça a circunferência se pertinente | No membro não traumatizado, uma diferença de 1 cm nos tornozelos e de 2 cm na região média da panturrilha é esperada |

realizados, de acordo com a prescrição, para fornecer movimento ativo do ombro, evitando, dessa maneira, aderências na cápsula articular do ombro. Exercícios isométricos podem ser prescritos para evitar atrofia muscular. As complicações observadas com as fraturas de diáfise umeral incluem retardo da consolidação e não consolidação.

### Cotovelo

As fraturas do cotovelo resultam de acidentes automobilísticos, quedas sobre o cotovelo (na posição estendida ou flexionada) ou golpes diretos. As fraturas da cabeça do rádio são as fraturas mais comuns que envolvem o cotovelo; no entanto, o úmero distal e a ulna proximal também são constantemente envolvidos. Essas fraturas podem resultar em lesão dos nervos mediano, radial ou ulnar. O cliente é avaliado quanto à parestesia e aos sinais de comprometimento da circulação no antebraço e na mão. A complicação mais grave é a *contratura de Volkmann* (síndrome compartimental aguda), a qual resulta do edema antecubital ou do dano à artéria braquial (Figura 42.6). A contratura dos dedos e do punho ocorre em consequência à obstrução do fluxo sanguíneo arterial para o antebraço e mão. O cliente é incapaz de estender os dedos das mãos, descreve sensibilidade anormal (p. ex., dor inexorável, dor ao alongamento passivo) e exibe sinais de diminuição da circulação para a mão. Embora a incidência da contratura de Volkmann seja baixa (0,5% dos casos), suas complicações devastadoras são evitáveis se detectadas precocemente (Marquis, Cheung, Dwyer *et al.*, 2008). Essa complicação grave justifica a vigilância da enfermeira para minimizar a perda do membro. A enfermeira deve monitorar o cliente regularmente quanto ao comprometimento do estado neurovascular. O Boxe 42.4 for-

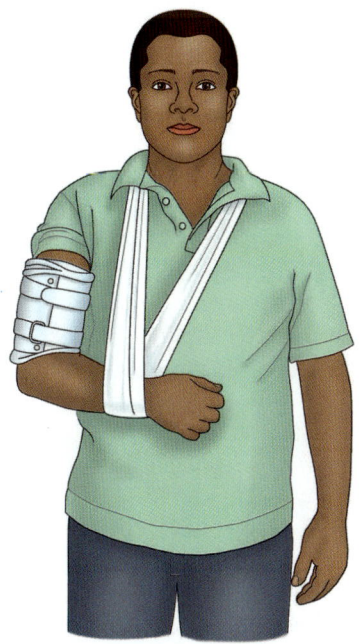

Figura 42.5 Imobilização umeral com uso de tipoia e braçadeira.

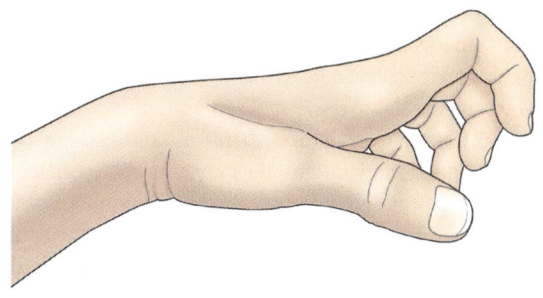

Figura 42.6 Contratura de Volkmann.

nece diretrizes da avaliação direcionada para a avaliação do nervo radial, medial e ulnar nas fraturas do membro superior. A dor grave no cotovelo e o aumento da tensão do antebraço são sinais preocupantes de aumento da pressão intracompartimental. A síndrome compartimental é discutida posteriormente neste capítulo.

### Alerta de enfermagem
*A ausência de pulso radial é um achado crítico que justifica a notificação de emergência ao médico.*

### Mão
O trauma na mão muitas vezes exige extensa cirurgia de reconstrução. O objetivo do tratamento é sempre readquirir a função máxima da mão. Para a fratura não deslocada da falange, o dedo é imobilizado por 3 a 4 semanas para aliviar a dor e proteger contra trauma adicional. Fraturas deslocadas e fraturas abertas podem requerer RAFI usando fios ou pinos.

### Braço
O osso do braço mais frequentemente quebrado é o rádio, e o local mais comumente afetado é a região distal. As fraturas do rádio distal, que podem envolver a ulna distal, chamadas de fratura de Colles, em geral são consequência de uma queda sobre a mão aberta, em dorsiflexão (Altizer, 2008). Essa fratura é, com frequência, vista em mulheres idosas com ossos osteoporóticos e tecidos moles fracos que não dissipam a energia da queda ou em pessoas mais jovens envolvidas em lesões desportivas. O cliente se apresenta com punho deformado, desvio radial, dor, edema, fraqueza, limitação da amplitude de movimento do dedo e parestesia.

Em geral, o tratamento consiste em redução fechada e imobilização com luva gessada. Para fraturas com cominuição extensiva (o osso está fraturado em vários pedaços) ou impactação, RAFI, inserção artroscópica de pinos percutâneos ou fixação externa são usadas para conseguir e manter a redução e possibilitar a reabilitação funcional precoce. O punho e o antebraço são elevados por 48 h após a redução para controlar o edema, e o movimento ativo dos dedos e ombro começa prontamente. A enfermeira monitora sinais de comprometimento neurovascular, comparando os achados no membro afetado com o outro membro.

### Tíbia e fíbula
As fraturas mais comuns abaixo do joelho são da tíbia e da fíbula, as quais tendem a resultar de golpe direto, quedas com o pé em posição flexionada ou movimento de torção violento. O cliente se apresenta com dor, deformidade, hematoma óbvio e edema considerável. Com frequência, essas fraturas são abertas e envolvem dano grave de tecido mole, pois há pouco tecido subcutâneo na área.

O nervo fibular é avaliado quanto a dano que possa ocasionar pé caído (incapacidade de elevar o pé), verificando a sensibilidade do espaço entre o hálux e o segundo dedo e aumento da sensibilidade das superfícies dorsais do pé (parte de cima). Se a função nervosa estiver comprometida, o cliente não consegue dorsiflexionar o hálux e há redução da sensibilidade no primeiro espaço interdigital (entre o primeiro metatarso e o hálux). Assim como em todas as fraturas, o cliente é observado quanto a sinais de complicações neurovasculares. O desenvolvimento da síndrome compartimental aguda (ver discussão posterior neste capítulo) requer pronto reconhecimento e resolução para evitar o déficit funcional permanente. Outras complicações incluem retardo da consolidação, infecção, comprometimento da cicatrização das margens da ferida devido à limitação de tecido mole e soltura do dispositivo de fixação externa (se RAFI for realizada para reparar a fratura).

A maioria das fraturas tibiais fechadas é tratada com redução fechada e imobilização inicial em aparelho gessado cruropodálico com salto ou bota para tendão patelar. A redução precisa ser relativamente apurada em relação à angulação e à rotação. Fraturas cominutivas podem ser tratadas com tração esquelética, fixação interna com parafusos, placas ou hastes intramedulares ou fixação externa. O suporte externo pode ser usado com fixação interna.

### Pelve
Quedas, acidentes automobilísticos e lesões por esmagamento podem causar fraturas pélvicas. As fraturas pélvicas são graves porque pelo menos 2/3 dos clientes afetados apresentam lesões múltiplas e importantes. O manejo das fraturas pélvicas graves, potencialmente fatais, consiste na coordenação com a equipe de trauma. Hemorragia e lesões torácicas, intra-abdominais e cranianas têm prioridade em relação ao tratamento das fraturas. A taxa de mortalidade de fraturas pélvicas devido a hemorragia, complicações pulmonares, êmbolos de gordura, complicações de tromboembolismos e infecção é alta.

Sinais e sintomas de fratura pélvica incluem equimose; hipersensibilidade sobre a sínfise púbica, espinhas ilíacas anteriores, crista ilíaca, sacro ou cóccix (Figura 42.7); edema local; parestesia ou formigamento no púbis, genitália e região proximal das coxas; e incapacidade de sustentação de peso sem desconforto. A avaliação neurovascular dos membros inferiores é feita para detectar lesão dos nervos e vasos sanguíneos pélvicos. Os pulsos arteriais periféricos de ambos os membros inferiores são palpados. A ausência de pulso pode indicar laceração da artéria ilíaca em um dos seus ramos.

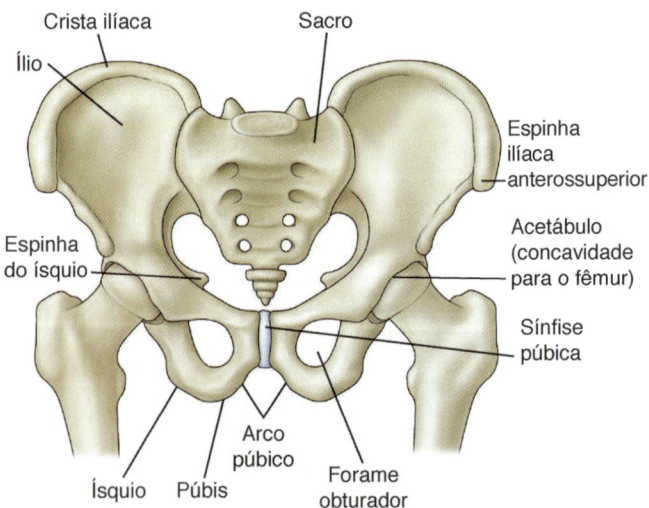

**Figura 42.7** Ossos pélvicos.

Hemorragia e choque são duas das consequências mais graves que podem ocorrer. O sangramento é proveniente das superfícies esponjosas dos fragmentos de fratura, da laceração de veias e artérias causada pelos fragmentos ósseos e, possivelmente, da laceração da artéria ilíaca. Uma lavagem peritoneal ou TC abdominal pode ser realizada para detectar a hemorragia intra-abdominal. O cliente é manuseado gentilmente para minimizar mais sangramentos e choque (Bodden, 2009).

Lesões de bexiga, reto, intestinos, outros órgãos abdominais e nervos e vasos pélvicos estão associadas à fratura pélvica. Para avaliar lesão no trato urinário, a urina do cliente é analisada quanto à presença de sangue (hematúria), assim como a presença de sangue no introito, ou, no caso dos homens, hematoma escrotal. Um cateter de drenagem urinária não deve ser inserido até que o estado da uretra seja conhecido. Equimose da parede abdominal anterior, região dos flancos, do sacro ou dos glúteos é sugestiva de sangramento interno importante. Dor abdominal intensa e difusa, sons intestinais hiperativos ou ausentes, rigidez abdominal e hiper-ressonância (ar livre) ou macicez à percussão (sangue) sugerem lesão dos intestinos ou hemorragia abdominal. Além disso, a enfermeira tem ciência de que a perda da macicez sobre o fígado (normalmente percute um som abafado) indica presença de ar livre e que, por outro lado, a macicez sobre regiões normalmente timpânicas pode indicar presença de sangue ou líquido.

Inúmeros sistemas de classificação têm sido usados para descrever as fraturas pélvicas de acordo com estabilidade, anatomia pélvica e mecanismo de lesão. Algumas fraturas da pelve não rompem o anel pélvico, outras sim – portanto, a gravidade das fraturas pélvicas varia. As complicações a longo prazo das fraturas pélvicas incluem má consolidação, não consolidação, distúrbios residuais na marcha e dor na coluna decorrente de lesão ligamentar.

### Fraturas pélvicas estáveis

As fraturas pélvicas estáveis (Figura 42.8) consolidam rapidamente, pois a maioria dos ossos pélvicos é esponjosa e apresenta um rico suprimento sanguíneo. As fraturas são tratadas com alguns dias de repouso no leito e tratamento dos sintomas até que a dor e o desconforto sejam controlados. O cliente com fratura de sacro se encontra em risco de desenvolvimento de íleo paralítico, e os sons intestinais devem ser monitorados.

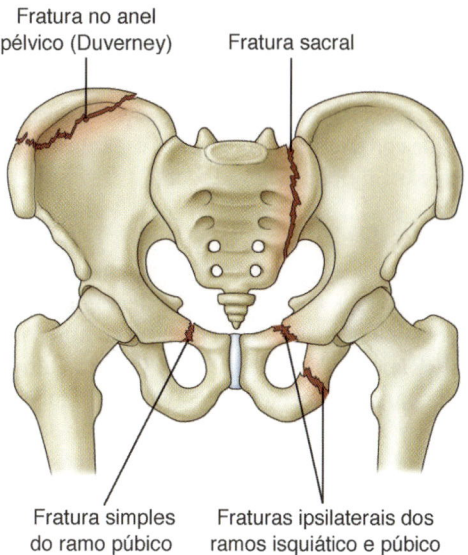

Figura 42.8 Fraturas pélvicas estáveis.

### Fraturas pélvicas instáveis

As fraturas instáveis da pelve podem resultar em instabilidade rotacional (p. ex., do tipo "livro aberto", na qual a separação ocorre na sínfise púbica com ruptura do ligamento sacral), instabilidade vertical (como do tipo cisalhamento vertical, com deslocamento superoinferior) ou uma combinação das duas (Figura 42.9).

O tratamento imediato no serviço de emergência do cliente com fratura pélvica instável inclui estabilização dos ossos pélvicos e tamponamento ou compressão dos vasos hemorrágicos. Um método simples de estabilização da pelve endossado pelo American College of Surgeons Committee on Trauma consiste em amarrar um lençol circunferencialmente ao redor dos quadris na altura do trocanter maior. Isso muitas vezes é feito no campo, e essa medida temporária aplica pressão, fecha a sínfise púbica em "livro aberto" e ajuda no controle do sangramento (Bodden, 2008).

Em caso de rompimento de vasos grandes, o sangramento pode ser cessado por meio da embolização de emergência, utilizando técnicas da radiologia intervencionista antes da cirurgia. Os clientes com fraturas pélvicas podem perder 4 ou 5 ℓ de sangue e, portanto, estão em risco de exsanguinação. A taxa

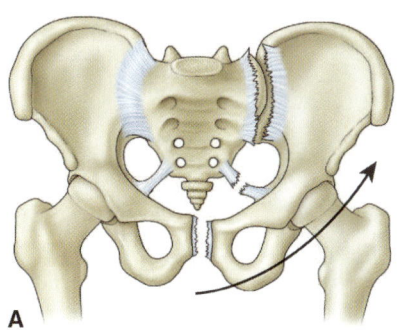 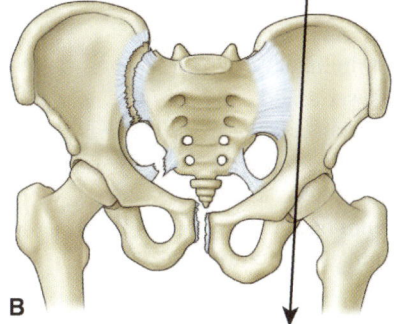 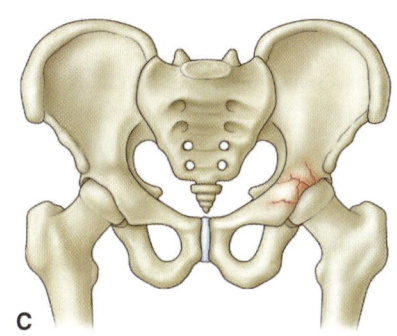

Figura 42.9 Fratura pélvica instável. (**A**) Fratura rotacionalmente instável. A sínfise púbica é separada e os ligamentos sacroilíaco anterior, sacrotuberal e sacroespinal são rompidos. (**B**) Fratura instável verticalmente. A hemipelve está deslocada anterior e posteriormente através da sínfise púbica e os ligamentos da articulação sacroilíaca estão rompidos. (**C**) Fratura sem luxação do acetábulo.

de mortalidade dos clientes que se apresentam com hipotensão associada à fratura pélvica é de cerca de 50% (Coleman e Collins, 2008). Uma vez o cliente hemodinamicamente estável, em geral, o tratamento envolve fixação externa ou RAFI. Essas medidas promovem homeostase, estabilidade hemodinâmica, conforto e mobilização precoce.

### Fraturas do acetábulo

Motoristas e passageiros sentados no assento dianteiro direito de carros envolvidos em acidentes podem compulsoriamente impelir seus joelhos no painel, lesando o complexo joelho-coxa-quadril (Rupp e Schneider, 2004). O acetábulo (ver Figura 42.7) fica particularmente vulnerável nas fraturas com esses tipos de lesão. O tratamento depende do padrão da fratura. Fraturas estáveis e sem luxação podem ser tratadas com tração e sustentação de peso com proteção, de modo que o pé afetado só é colocado no chão para equilíbrio. Fraturas acetabulares instáveis e com luxação são tratadas com redução aberta, desbridamento articular e fixação interna ou artroplastia (substituição de toda ou parte das superfícies articulares). A fixação interna possibilita a deambulação precoce sem sustentação de peso e exercícios de ADM. As complicações observadas com as fraturas acetabulares incluem paralisia nervosa, ossificação heterotópica e artrite pós-traumática.

### *Diáfise do fêmur*

Uma força considerável é necessária para quebrar a diáfise do fêmur de adultos. A maioria das fraturas femorais é observada em adultos jovens envolvidos em acidente automobilístico ou que sofreram quedas de locais altos. Com frequência, esses clientes apresentam lesões múltiplas associadas.

O cliente se apresenta com a coxa dolorida, deformada e aumentada de tamanho, não conseguindo mexer o quadril nem o joelho. A fratura pode ser transversa, oblíqua, em espiral ou cominutiva. Não raro, o cliente desenvolve choque, pois a perda de 2 ou 3 unidades de sangue para os tecidos é comum no caso dessas fraturas. O diâmetro em expansão da coxa indica persistência do sangramento.

A fratura é imobilizada de modo que dano adicional ao tecido mole não ocorra. Em geral, tração esquelética ou talas são usadas para imobilizar os fragmentos de fratura até que o cliente esteja psicologicamente estável e pronto para procedimentos de RAFI.

Em geral, a fixação interna é realizada em alguns dias após a lesão. Dispositivos intramedulares são usados para fraturas de diáfise média (diafisária). Dependendo do padrão da fratura supracondilar, a fixação com haste intramedular ou placa com parafuso pode ser usada. A fixação interna possibilita a mobilização precoce. Um imobilizador de coxa pode ser usado para suporte externo. Para preservar a força muscular, o cliente é instruído a realizar exercícios ativos dos membros superiores e inferiores regularmente. O movimento muscular ativo intensifica a cicatrização pelo aumento do suprimento de sangue e potenciais elétricos no local da fratura. Os limites prescritos para a sustentação de peso são baseados no tipo da fratura. A fisioterapia inclui exercícios de fortalecimento e de ADM, uso seguro de auxílios de deambulação e treinamento de marcha. A deambulação funcional estimula a consolidação da fratura. O tempo de consolidação é de 4 a 6 meses.

Uma complicação comum após a fratura da diáfise femoral é a restrição da mobilidade do joelho. Exercícios ativos e passivos do joelho começam o mais cedo possível, dependendo da abordagem do tratamento e da estabilidade da fratura e dos ligamentos do joelho.

### *Fêmur*

A fratura da parte proximal do fêmur é chamada de *fratura do quadril*. A fratura pode incluir a cabeça femoral, o colo do fêmur, algum ponto entre o trocanter maior e menor (chamada de *fratura intertrocantérica*) e a diáfise do fêmur abaixo do trocanter menor (chamada de *fratura subtrocantérica*) (Figura 42.10). As fraturas do colo do fêmur podem danificar o sistema vascular que supre sangue para a cabeça e colo femoral, e o osso pode se tornar isquêmico. Por essa razão, NAV é comum em clientes com fraturas do colo do fêmur. Os idosos são particularmente vulneráveis às fraturas intertrocantéricas e, em geral, apresentam um prognóstico muito pior que os clientes jovens. É importante que a enfermeira esteja alerta para o fato de que as fraturas do quadril são associadas a alta incidência de TVP e EP (20 a 50%); a taxa de mortalidade no ano após a fratura fica entre 5 e 20% (Lindsay e Cosman, 2008).

### Manifestações clínicas e avaliação

Nas fraturas do colo do fêmur, o membro encurta e revela rotação externa. O cliente se queixa de dor no quadril e na região inguinal ou no joelho. Na maioria das fraturas do colo do fêmur, o cliente não consegue movimentar a perna sem acentuação significativa da dor. As fraturas de colo do fêmur intracapsulares e impactadas causam desconforto moderado (mesmo com o movimento) e podem permitir a sustentação de peso do cliente, não apresentando encurtamento óbvio nem alterações rotacionais. Nas fraturas femorais extracapsulares das regiões trocantérica ou subtrocantérica, o membro inferior está muito encurtado com rotação externa maior que nas fraturas intracapsulares, espasmos musculares que resistem ao posicionamento do membro em posição neutra e um grande hematoma associado ou área de equimose. O diagnóstico de quadril fraturado é confirmado pela radiografia.

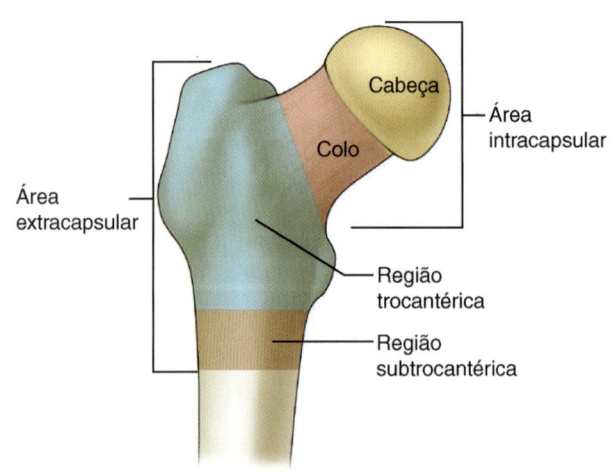

**Figura 42.10** Regiões do fêmur proximal.

## Considerações gerontológicas

Pessoas idosas (sobretudo mulheres), com ossos porosos e frágeis em consequência de osteoporose e que tendem a cair com frequência apresentam alta incidência de fratura do quadril. Músculo quadríceps fraco, fragilidade geral decorrente da idade e comorbidades que produzem diminuição da perfusão arterial cerebral (ataques isquêmicos transitórios, anemia, êmbolos, doença cardiovascular e efeitos de medicamentos) contribuem para a incidência de quedas.

Muitas vezes, a fratura do quadril é um evento catastrófico, causando grande impacto negativo no estilo e na qualidade de vida do cliente. As fraturas de quadril são um frequente contribuinte para morte depois dos 75 anos de idade. Muitas pessoas idosas hospitalizadas com fraturas de quadril exibem *delirium* em consequência de estresse causado pelo trauma, arredores não familiares, privação de sono e medicamentos. Preditores pré-operatórios de *delirium* pós-operatório incluem idade acima dos 70 anos, história de abuso de álcool, comprometimento do estado cognitivo, baixo estado funcional e concentrações séricas acentuadamente anormais de sódio, potássio e glicose. Além disso, o *delirium* que se desenvolve em alguns clientes idosos pode ser causado por isquemia cerebral leve ou hipoxemia branda. Outros fatores associados a *delirium* incluem respostas aos medicamentos e anestesia, má nutrição, desidratação, processos infecciosos, distúrbios de humor e perda de sangue.

### Alerta de enfermagem
*Quando um cliente se apresenta com alteração do nível de consciência, a enfermeira se lembra do mnemônico DOG: as drogas são revisadas para analisar a possibilidade de um medicamento estar associado à sensibilidade alterada, o nível da saturação de oxigênio é verificado para pesquisar hipoxemia via oxímetro de pulso, e o nível de glicose é obtido para avaliar hipoglicemia/hiperglicemia por meio da punção digital. Todos esses fatores estão associados à alteração do nível de consciência.*

Para evitar complicações, a enfermeira precisa avaliar o cliente idoso à procura de condições crônicas preexistentes, conforme descrito anteriormente, inclusive polifarmácia. Desidratação e nutrição inadequada podem ser constatadas, contribuindo para a hemoconcentração, o que predispõe o cliente ao desenvolvimento de tromboembolismo venoso. Portanto, o monitoramento da ingestão e da eliminação em idosos e a análise de TVP são particularmente importantes.

Fraqueza muscular e atrofia, as quais, em princípio, podem contribuir para queda e fratura, serão ainda mais comprometidas pelo repouso no leito e pela imobilidade. A enfermeira estimula o cliente a movimentar todas as articulações, exceto o quadril envolvido e o joelho. O fortalecimento dos braços e ombros vai facilitar a deambulação com os dispositivos de auxílio.

### Procedimentos clínicos

Se a cirurgia não pode ser logo realizada, a fratura é imobilizada de modo que dano adicional ao tecido mole não ocorra. Temporariamente, uma tração cutânea ou esquelética (pinos e fios inseridos nos ossos) pode ser aplicada. Cada uma tem seu risco. A tração cutânea pode colocar pressão indesejada sobre a pele por períodos prolongados de tempo, é limitada na quantidade de peso que pode ser empregada (2 a 3 kg ou menos) e, consequentemente, tem uso limitado (Smith e Giannoudis, 2008). Pesos maiores oferecem risco de dano à pele e ao estado neurovascular do membro envolvido.

A tração esquelética é usada com mais frequência para imobilizar fragmentos de fratura até que o cliente esteja fisiologicamente estável e pronto para o tratamento cirúrgico. No entanto, a tração esquelética pode aumentar o risco de infecção, visto que pinos estéreis são parafusados ou fios são inseridos no osso. O peso da tração esquelética é determinado pelo tamanho corporal e pela extensão da lesão. Nos dois tipos de tração, são necessários o monitoramento contínuo do estado neurovascular e a avaliação da pele.

Ademais, existem vários tipos de tração. A *tração horizontal* aplica a força em linha reta com a parte do corpo repousando no leito. A tração de extensão de Buck é um exemplo de tração cutânea horizontal. Pode ser usada em clientes com fraturas do quadril como medida temporária para reduzir o espasmo muscular, imobilizar a extremidade e aliviar a dor. Outro tipo de tração é a *tração com suspensão balanceada* (ver Figura 42.13 posteriormente neste capítulo), na qual a extremidade afetada "flutua" ou fica suspensa no aparato de tração pelos pesos balanceados. A linha de tração na extremidade continua sendo constante apesar do movimento do cliente, desde que a tração continue constante.

### Alerta de enfermagem
*A enfermeira nunca remove os pesos da tração esquelética, a não ser em situação de emergência. A remoção dos pesos anula completamente seu propósito e pode resultar em lesão do cliente.*

O objetivo do tratamento cirúrgico das fraturas do quadril é obter uma fixação satisfatória de modo que o cliente seja mobilizado com rapidez e evite complicações clínicas secundárias. A intervenção cirúrgica é realizada assim que possível depois da lesão. O tratamento cirúrgico consiste em:

- Redução aberta ou fechada da fratura e fixação interna; um imobilizador de coxa pode ser usado para suporte externo
- Substituição da cabeça femoral por uma prótese (**hemiartroplastia**). Em geral, é reservada para as fraturas que não podem ser satisfatoriamente reduzidas ou fixadas com segurança por pinos ou para evitar complicações de não consolidação e NAV da cabeça do fêmur. É similar à artroplastia total do quadril, porém apenas substitui a porção esférica da articulação do quadril e não a concavidade (a qual é substituída na artroplastia total do quadril [discutido mais adiante neste capítulo])
- Redução fechada com estabilização percutânea em caso de fratura intracapsular.

### Manejo de enfermagem

O cuidado pós-operatório imediato do cliente de fratura do quadril é similar àquele de outros clientes submetidos a cirurgia importante.

**Estimulação das atividades físicas.** O cliente é encorajado a se exercitar o máximo possível com auxílio de um trapézio situado na parte de cima do leito. Esse dispositivo ajuda a fortalecer os braços e ombros na preparação para a deambulação com proteção (sustentação de peso com proteção, sustentação de peso parcial). Uma complicação comum após a fratura da diáfise femoral é a restrição do movimento do joelho. Em geral, exercícios ativos e passivos do joelho começam assim que possível, dependendo da abordagem do tratamento e da estabilidade da fratura e dos ligamentos do joelho. Para preservar a força muscular, o cliente é instruído a exercitar o quadril, a perna, o pé e os dedos do membro não afetado regularmente. O cirurgião prescreve o grau de sustentação de peso e a velocidade com a qual o cliente poderá progredir para a sustentação de peso total. No primeiro dia pós-operatório, em geral, o cliente é transferido para a cadeira com ajuda e começa a deambulação assistida. A quantidade de sustentação de peso permitida depende da estabilidade da redução da fratura. Na maioria das vezes, restrições de flexão do quadril e rotação interna se aplicam *apenas* se o cliente foi submetido a uma hemiartroplastia (substituição do componente esférico do quadril). Fisioterapeutas trabalham com o cliente com exercícios de fortalecimento e de ADM, utilização segura dos artefatos de auxílio da deambulação e treinamento da marcha. A deambulação funcional estimula a consolidação da fratura. O cliente pode antecipar a alta para casa ou para uma unidade de cuidados extensivos com o uso de artefatos de auxílio da deambulação. Algumas modificações em casa podem ser necessárias, como instalação de assentos mais elevados no banheiro e barras de segurança.

**Monitoramento e manejo de complicações potenciais.** Atenção é dada ao manejo da dor, prevenção de problemas clínicos secundários, como choque hemorrágico, atelectasia, pneumonia, TVP, insuficiência cardíaca, constipação intestinal, desenvolvimento de úlcera de pressão, problemas de controle da bexiga e dor. A mobilização precoce do cliente é importante para que o funcionamento independente possa ser restaurado. Pessoas idosas com fraturas no quadril são particularmente propensas a complicações que podem requerer tratamento mais vigoroso que o da fratura. Não raro, o cliente desenvolve choque porque a perda de 2 ou 3 unidades de sangue nos tecidos é comum no caso dessas fraturas. A homeostase após a lesão e a cirurgia é conseguida por meio de monitoramento cuidadoso dos sinais vitais, drenagem de feridas de curativos e drenos externos (drenos são tipicamente removidos 24 a 48 h depois da cirurgia), dos resultados laboratoriais e dos achados da avaliação física, bem como pelo tratamento colaborativo, incluindo ajuste de intervenções terapêuticas conforme o indicado. Vá ao Boxe 43.2 para encontrar os sinais e sintomas de choque hipovolêmico.

Complicações neurovasculares podem ocorrer em consequência da lesão direta de nervos e vasos sanguíneos ou da pressão tecidual aumentada. A avaliação inclui verificação do estado neurovascular da extremidade, sobretudo perfusão circulatória do membro inferior e pé (pulsos poplíteo, tibial posterior e pedioso; tempo de perfusão capilar do hálux; cor; temperatura; sensibilidade e movimento). Ultrassonografia com doppler pode ser necessária para avaliar o fluxo sanguíneo. Com a fratura do quadril, o sangramento nos tecidos é esperado. Edema excessivo pode ser observado e comprometer ainda mais o estado neurovascular. Os clientes podem se queixar de acentuação da dor no local, e pode ser notado edema na coxa e na nádega devido à formação de hematoma. Gelo pode ser aplicado para reduzir o edema. A enfermeira marca a extensão da drenagem no curativo circulando a extensão e anotando as iniciais, a data e a hora. Se excessiva, a enfermeira deve notificar o médico.

A TVP é uma complicação pós-operatória comum que contribui para a significativa morbidade e mortalidade de clientes submetidos à cirurgia de fratura do quadril. Para evitar a TVP, a enfermeira encoraja a ingestão de líquidos e a prática de exercícios do tornozelo e pé. A enfermeira avalia a perna do cliente quanto a sinais de TVP, os quais podem incluir hipersensibilidade na panturrilha unilateral, elevação da temperatura local, vermelhidão e edema. Os sintomas têm relação com os processos inflamatórios; portanto, a enfermeira também analisa febre baixa, mal-estar, elevação da contagem de leucócitos e velocidade de hemossedimentação (Porth e Matfin, 2009). A enfermeira administra o anticoagulante e a profilaxia mecânica (como meias de compressão elástica, dispositivos de compressão sequencial e terapia anticoagulante profilática), conforme o prescrito.

As complicações pulmonares, as quais comumente incluem atelectasia e pneumonia, são uma ameaça aos clientes idosos submetidos à cirurgia do quadril. Exercícios de respiração profunda, mudança de posição pelo menos a cada 2 h e uso de espirômetro de incentivo ajudam a evitar complicações respiratórias. A enfermeira avalia os sons pulmonares pelo menos a cada 4 h para detectar sons diminuídos e adventícios. A saturação de oxigênio deve ser verificada; pode haver necessidade de oxigênio suplementar para manter o nível acima de 95%. A dor precisa ser tratada com agentes analgésicos, em geral opioides; caso contrário, o cliente pode não ser capaz de tossir, respirar profundamente nem se engajar nas atividades prescritas. Atividades fora do leito (FDL) são benéficas para a função pulmonar, bem como para a força muscular.

A insuficiência cardíaca é uma causa frequente de mortalidade de clientes idosos de fratura de quadril. O efeito cumulativo do trauma, a cirurgia importante e a história clínica concomitante colocam o cliente em risco de insuficiência cardíaca. A enfermeira fica alerta aos sinais e sintomas associados à insuficiência cardíaca esquerda, os quais englobam dispneia, tosse, dispneia aos esforços, estertores, ortopneia e dispneia noturna paroxística. A insuficiência ventricular direita se manifesta com edema periférico (pode ter cacifo), distensão da veia jugular e do abdome. O edema será encontrado nas áreas pendentes, então a enfermeira avalia a área sacral, bem como as extremidades. O balanço hídrico acurado (observando diminuição do débito urinário), a ausculta do coração (observando a presença de $B_3$) e dos sons pulmonares (estertores) e o monitoramento da saturação de $O_2$ e dos sinais vitais (observando diminuição da pressão sanguínea, taquicardia e taquipneia) são importantes responsabilidades da enfermeira. A enfermeira consulta o cirurgião quando os sinais e sintomas de excesso de volume de líquido persistem ou se agravam. A enfermeira considera a restrição hídrica e administra diuréticos conforme o solicitado. A erosão da pele é muitas vezes observada em clientes idosos com fratura do quadril. As vesículas causadas por esparadrapos têm relação com a tensão do edema de tecido mole sob o adesivo não elástico. Uma bandagem elástica aplicada no quadril em espica ou fita elástica aplicada verticalmente pode reduzir a incidência dessas vesículas. Além disso, os clientes com fratura do quadril tendem a permanecer na mesma posição, podendo desenvolver úlceras de pressão. O cuidado adequado da pele, sobretudo dos calcanhares, coluna lombar, sacro e ombros, e a troca de posição com frequência ajudam a aliviar a pressão. Colchões especiais podem ser benéficos, distribuindo a pressão uniformemente.

A redução da motilidade GI, a imobilidade e os efeitos da anestesia podem produzir constipação intestinal. Registro da ingestão e eliminação apurados, avaliação dos sons intestinais e observação da distensão do abdome são importantes intervenções de enfermagem, já que a prevenção da constipação intestinal é o objetivo. Uma dieta rica em fibras e líquidos pode ajudar a estimular a motilidade gástrica e, uma vez que a deambulação melhora a peristalse GI, a enfermeira ajuda o cliente nas atividades FDL e na deambulação de acordo com o prescrito. Se a constipação intestinal se desenvolver, as medidas terapêuticas envolvem emolientes de fezes, laxantes, supositórios e enemas. Para melhorar o apetite do cliente, a enfermeira identifica e inclui os alimentos das preferências alimentares do cliente, conforme o apropriado, dentro da dieta terapêutica prescrita.

A perda do controle da bexiga (incontinência ou retenção) pode ocorrer. Em geral, o uso rotineiro de um cateter de demora é evitado devido ao alto risco de infecção no trato urinário. Se um cateter for inserido no momento da cirurgia, na maioria das vezes, é removido na manhã do primeiro dia pós-operatório. Uma vez que retenção urinária é usual depois da cirurgia, a enfermeira precisa avaliar os padrões de micção do cliente e as quantidades, observando a distensão da bexiga e a eliminação de pequenas quantidades de urina (< 100 m$\ell$) com frequência. Para assegurar a função adequada do trato urinário, a enfermeira monitora a ingestão IV/VO, se permitido, e a eliminação. Se não houver doença cardíaca preexistente (como insuficiência cardíaca, doença de artéria coronária), a ingestão liberada de líquidos é estimulada. O cliente é informado a notificar a enfermeira se houver queixas de bexiga cheia ou incapacidade de urinar.

Suspeita-se de infecção quando o cliente se queixa de desconforto moderado e persistente no quadril, relata calafrios ou mal-estar e apresenta elevada contagem de leucócitos e velocidade de hemossedimentação. A enfermeira inspeciona a incisão cirúrgica quanto a eritema e aumento da temperatura local, além de observar a cor, quantidade e consistência da drenagem da ferida. No idoso, os sintomas de infecção podem não ser específicos (p. ex., clientes podem não ter febre nem queixas); um importante marcador é o declínio no estado funcional do cliente e/ou a presença de confusão. A secreção do sistema de drenagem fechado da ferida é analisada quanto à cor e à quantidade, além do funcionamento do dispositivo de drenagem.

As complicações tardias das fraturas do quadril incluem má consolidação, retardo da consolidação ou não consolidação, NAV da cabeça femoral (particularmente com fraturas do colo femoral) e problemas com o dispositivo de fixação (como protrusão do dispositivo de fixação pelo acetábulo, soltura do dispositivo) (discutido antes neste capítulo). O tempo de cicatrização é de 4 a 6 meses.

### BOXE 42.5 — Fatores de risco de osteoporose.

- Idade
- Sexo feminino
- Caucasianos
- Estrutura óssea pequena
- Após a menopausa
- Estilo de vida sedentário
- Doença pulmonar obstrutiva crônica
- Tabagismo
- Esteroide
- História familiar
- Deficiência de cálcio
- Dieta rica em proteína
- Ingestão alcoólica excessiva
- Ingestão excessiva de cafeína
- Malignidade
- Hipertireoidismo
- Artrite reumatoide
- Diabetes melito
- Doença de Cushing
- Gastrectomia (Lippincott, 2007).

**Promoção da saúde.** O rastreamento de osteoporose de clientes que sofreram fratura do quadril é importante para a prevenção de futuras fraturas (Boxe 42.5). Explicações e demonstrações específicas ao cliente com relação às necessidades dietéticas, alterações de estilo de vida e exercícios de sustentação de peso para promover a saúde óssea são necessárias. A prevenção de quedas também é importante e pode ser conseguida por meio de exercícios que melhoraram o tônus muscular e o equilíbrio e pela eliminação de perigos no ambiente, como tapetes. Outras considerações em relação ao ambiente consistem em uso de corrimão em escadas, superfícies não escorregadias no banheiro, instalação de barras de segurança no boxe, assentos elevados do vaso sanitário, sapatos bem encaixados com solas antiderrapantes e iluminação doméstica adequada.

## MODALIDADES DE TRATAMENTO

### Aparelho gessado

Um **aparelho gessado** é um dispositivo de imobilização externo e rígido, aplicado em vários distúrbios médico-cirúrgicos, inclusive fraturas e deformidades. Muitas lesões previamente tratadas com aparelhos gessados podem, hoje em dia, ser tratadas com outros aparatos de imobilização (como imobilizadores). Em geral, o aparelho gessado possibilita a mobilização do cliente ao mesmo tempo que restringe o movimento de uma parte do seu corpo.

### Materiais dos aparelhos

Os aparelhos gessados podem ser feitos de gesso ou não. Vá ao Boxe 42.6 para avaliar a aplicação do aparelho.

#### Fibra de vidro

Os aparelhos gessados sem o gesso tradicional são feitos de fibra de vidro (gesso sintético). Esses materiais de poliuretano

### BOXE 42.6 — Diretrizes para o cuidado de enfermagem.

**Colaboração na aplicação do aparelho gessado**[1]

#### Equipamento
Rolo de bandagem, material do molde conforme especificado pelo médico (rolos de gesso/talas gessadas); pia equipada com ralo para gesso ou balde de água, luvas, material para acolchoamento, espuma ou feltro (se necessário).

#### Implementação

| Ações | Justificativas |
|---|---|
| 1. Apoiar o membro ou a parte corporal a ser imobilizada | 1. Minimiza o movimento; mantém a redução e o alinhamento; aumenta o conforto |
| 2. Posicionar e manter a parte que será imobilizada na posição indicada pelo médico durante o procedimento | 2. Facilita a imobilização; reduz a incidência de complicações (como má consolidação, não consolidação, contratura) |
| 3. Cobrir o cliente | 3. Evita a exposição excessiva; protege outras partes do corpo do contato com materiais do aparelho |
| 4. Lavar e secar a parte que será imobilizada | 4. Reduz a incidência de erosão da pele |
| 5. Aplicar a bandagem sobre a parte que será imobilizada<br>• Aplicar sem dobras nem constrição | 5. Protege a pele do material do aparelho<br>Protege a pele de pressão<br>Dobre as bordas do aparelho ao finalizar a aplicação, crie uma borda lisa e acolchoada; proteja a pele de abrasões |
| 6. Envolver o material de acolchoamento sem trama uniformemente ao redor da parte. Usar mais acolchoamento sobre as proeminências ósseas para proteger os nervos superficiais (como cabeça da fíbula, olécrano) | 6. Protege a pele da pressão do aparelho<br>Protege a pele nas proeminências ósseas<br>Protege nervos superficiais |
| 7. Aplicar material de gesso ou não uniformemente na parte corporal<br>• Escolher a largura da bandagem apropriada<br>• Cobrir a volta anterior na metade da largura da bandagem<br>• Usar movimento contínuo, mantendo o contato constante com a parte do corpo<br>• Utilizar material de modelagem adicional (talas) nas articulações e em pontos de estresse previsto | 7. Cria um aparelho liso, sólido e bem contornado<br>Facilita a aplicação<br>Cria um aparelho liso, sólido e imobilizador<br>Molda o aparelho de maneira apropriada para suporte adequado<br>Fortalece o aparelho |
| 8. "Finalizar" o aparelho gessado:<br>• Acolchoar as bordas<br>• Aparar e remodelar com um cortador ou faca de gesso | 8. Protege a pele de abrasão<br>Possibilita a total amplitude de movimento das articulações adjacentes |
| 9. Remover as partículas do material usado da pele | 9. Evita partículas soltas e deslizando debaixo do gesso |
| 10. Apoiar o aparelho enquanto endurece<br>• Manusear os aparelhos em endurecimento com as palmas das mãos<br>• Apoiar o aparelho em superfícies firmes e planas<br>• Não repousar o aparelho em superfícies duras ou em bordas pontudas<br>• Evitar pressão no aparelho | 10. O material do aparelho começa a endurecer em minutos; a dureza máxima do aparelho não feito de gesso tradicional é alcançada em minutos; a dureza máxima do gesso convencional ocorre com a secagem (24 a 72 h, dependendo do ambiente e da espessura do aparelho)<br>Evite a formação de depressões no aparelho e o desenvolvimento de áreas de pressão |
| 11. Promover a secagem do aparelho<br>• Deixar o aparelho descoberto e exposto ao ar<br>• Virar o cliente a cada 2 h apoiando as principais articulações<br>• Ventiladores podem ser usados para aumentar o fluxo de ar e acelerar a secagem | 11. Facilita a secagem |

[1] N.R.T.: No Brasil, o Conselho Federal de Enfermagem – COFEN publicou a resolução 422/2012, que normatiza a atuação dos profissionais de enfermagem nos cuidados ortopédicos e procedimentos de imobilização ortopédica (http://novo.portalcofen.gov.br/resoluo-cofen-n-4222012_8955.html).

ativados pela água são leves, fortes, resistentes à água e duráveis. São feitos de tecido não absorvente impregnado de endurecedores ativados por água fria que colam e alcançam a resistência rígida total em minutos. O material não amolece quando molha, o que permite a hidroterapia, quando apropriado. Quando molhado, o aparelho é secado com secador de cabelo no modo vento frio; a secagem total é importante para evitar a formação de feridas na pele.

## Gesso

O gesso tradicional é feito de rolos de bandagem de gesso que são molhados em água fria e aplicados suavemente no corpo. Uma reação de cristalização ocorre e calor é emitido (uma reação exotérmica). O calor emitido durante essa reação pode ser desconfortável, e o cliente precisa estar informado sobre a sensação de aumento da temperatura, que geralmente se dissipa em 15 min. Além disso, a enfermeira explica que o aparelho gessado precisa ser exposto ao ar (*i. e.*, ficar descoberto) para possibilitar a dissipação máxima de calor e facilitar a secagem, a qual pode levar 24 a 72 h. Uma vez que o aparelho gessado tradicional permanece molhado e "mole", o aparelho precisa permanecer descoberto até que esteja completamente seco. O aparelho gessado tradicional molhado parece fosco e cinza, não ressoa à percussão, parece pegajoso e cheira a mofo. O aparelho gessado de gesso tradicional seco é branco e brilhante, ressonante à percussão, firme e inodoro.

## Manejo de enfermagem

### Monitoramento e manejo das potenciais complicações

#### Síndrome compartimental

Existem três tipos de síndrome compartimental: aguda, crônica e por esmagamento. A *síndrome compartimental aguda* envolve diminuição repentina e significativa do fluxo sanguíneo para os tecidos distais a uma área lesada que resulta em necrose isquêmica se uma intervenção decisiva e imediata não ocorrer. É uma complicação que ameaça potencialmente o membro e ocorre quando a pressão se eleva dentro de um espaço limitado (aparelho gessado, compartimento muscular), comprimindo os vasos sanguíneos e os nervos da área. A pressão dentro do espaço confinado se torna tão alta que provoca um grande comprometimento da circulação e da transmissão nervosa na extremidade afetada. O dano permanente se desenvolve em algumas horas se uma ação não for tomada.

A *síndrome compartimental crônica* é caracterizada por dor e tensão no músculo ou grupo muscular que vem sendo submetido a exercício ou estresse excessivo. Nesse caso, o volume muscular cresce cerca de 20% em um curto período de tempo, resultando em estiramento da fáscia e inflamação. A *síndrome compartimental por esmagamento* é causada por forte compressão externa ou esmagamento de um compartimento; por exemplo, isso pode ocorrer quando o macaco de um carro falha e o carro cai em cima do mecânico. Esse tipo de lesão importante promove efeitos sistêmicos, que incluem rabdomiólise, que causa insuficiência renal aguda e que pode, eventualmente, levar à síndrome da disfunção orgânica múltipla (SDOM), posteriormente discutida no Capítulo 54 (Boxe 42.7).

Um tipo específico de síndrome compartimental no braço é a contratura de Volkmann (discutida em um momento anterior neste capítulo). Com frequência, é associada a fraturas supracondilares do úmero. A discussão a seguir se concentra na síndrome compartimental aguda.

A fáscia é um tecido conjuntivo firme que circunda os grupos musculares, órgãos, nervos, vasos sanguíneos, ossos e estruturas internas. Não se expande prontamente. Portanto, se um compartimento começa a edemaciar, a pressão na área se eleva, comprometendo, possivelmente, a circulação e a função motora e nervosa a ponto de haver necessidade de amputação do membro (Figura 42.11).

Os fatores de risco para essa complicação incluem trauma decorrente de acidentes, cirurgia ou lesões por esmagamento, casos em que edema importante e sangramento são esperados. Bandagens e aparelhos gessados apertados também são associados a essa complicação, já que os dispositivos externos elevam a pressão dentro da área lesada. Além disso, pode ser causada por qualquer condição que aumenta o risco de sangramento ou edema em um espaço confinado, inclusive clientes com

---

**BOXE 42.7 Fisiopatologia em foco.**

### Rabdomiólise

Inúmeras etiologias são associadas à rabdomiólise, inclusive: convulsões, reações medicamentosas, exercício extremo, infecções de tecidos moles, queimaduras, hipertermia maligna, manutenção prolongada da posição de litotomia e decúbito lateral, uso de artigos antichoque pneumáticos e lesões elétricas e por esmagamento. Nas lesões traumáticas, a enfermeira fica alerta à rabdomiólise, na qual a lesão por esmagamento causa o colapso do músculo esquelético, resultando em liberação dos conteúdos das células musculares na circulação sistêmica, inclusive mioglobina (proteína liberada do músculo quando ocorre lesão), creatinofosfoquinase (CPK) e potássio. A mioglobina, que fornece cor ao músculo, é liberada do músculo danificado e filtrada pelo rim, resultando em urina amarronzada, cor de chá. O exame de urina em tiras reagentes para constatação de sangue pode ser positivo devido à reação cruzada com a mioglobina; entretanto, o exame microscópico da urina pode revelar ausência de hemácias. A mioglobina ameaça a função renal devido à obstrução do túbulo renal e aos efeitos tóxicos diretos, resultando em insuficiência renal aguda. Os objetivos do tratamento são evitar a insuficiência renal aguda, contornando os efeitos da mioglobina com o uso de reanimação hídrica agressiva, administração de bicarbonato (urina alcalinizada reduz a toxicidade da mioglobina) e, possivelmente, administração de manitol, um diurético osmótico para "lavar" a mioglobina. Além disso, o manejo da hiperpotassemia com insulina/glicose é esperado. A enfermeira avalia o débito urinário horário, monitora os sinais vitais, mantém registros acurados do balanço hídrico e avalia o déficit de volume hídrico (secundário ao trauma) ou o excesso de volume hídrico (secundário à super-hidratação).

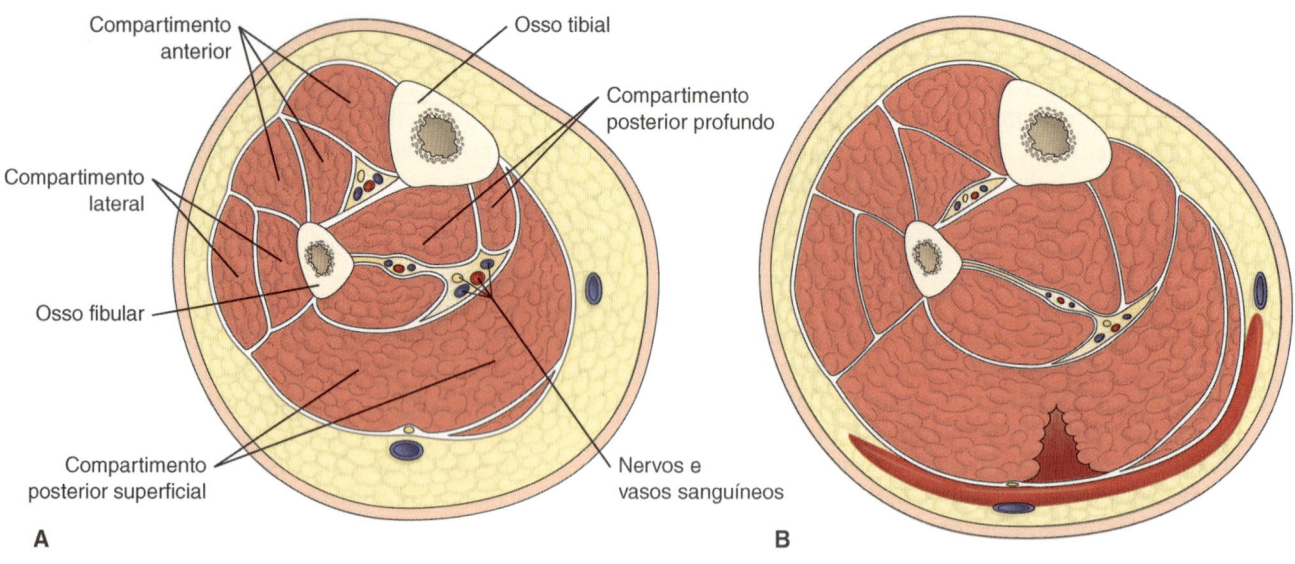

**Figura 42.11 (A)** Corte transversal do membro inferior normal com os compartimentos musculares. **(B)** Corte transversal do membro inferior com síndrome compartimental. A tumefação muscular causa compressão dos nervos e vasos sanguíneos.

lesão de tecidos moles, sem fraturas, que fazem uso de anticoagulantes ou que apresentam discrasias hemorrágicas.

É fundamental detectar essa complicação precocemente. As manifestações clínicas incluem palidez do membro, pele fria, retardo da perfusão capilar, pulsos fracos, parestesia (sensação de queimação/formigamento no músculo envolvido), diminuição da mobilidade e da sensibilidade, músculo cheio e tenso e dor (dor inexorável não aliviada pelas mudanças de posição, crioterapia ou analgesia ou dor desproporcional à lesão). Um sinal marcante é a dor que se manifesta ou intensifica com ADM passiva. Se a enfermeira suspeitar de comprometimento neurovascular, o médico é notificado imediatamente.

### Alerta de enfermagem
*É importante observar que os sinais tardios da síndrome compartimental são ausência de pulso arterial e palidez. A presença de pulso não descarta a síndrome compartimental (Murphy, Conway, McGrath et al., 2009).*

Se a complicação for secundária a uma bandagem ou aparelho gessado apertado, a enfermeira antecipa que a bandagem será afrouxada ou removida e o aparelho gessado bivalvado (cortado na metade longitudinalmente) para liberar a constrição. Enquanto o cirurgião corta o aparelho, a enfermeira ajuda na manutenção do alinhamento do membro (Boxe 42.8). O membro afetado precisa ser elevado não acima do nível do coração para garantir a perfusão arterial. O monitoramento da pressão intracompartimental pode ser necessário para diagnosticar a síndrome compartimental. Existem vários sistemas comerciais disponíveis ao médico para medir a pressão intracompartimental. A pressão intracompartimental de um compartimento muscular normal em repouso é inferior a 10 mmHg (Tzioupis, Cox e Giannoudis, 2009). A pressão tecidual elevada indica síndrome compartimental. Ainda se debate a pressão intracompartimental que requer fasciotomia, porém a pressão excedente a 30 mmHg sugere a necessidade de considerar a fasciotomia (Reurings e Verhofstad, 2007).

Se a pressão não for aliviada pela remoção da bandagem ou aparelho gessado e a circulação não for restaurada, uma **fasciotomia** pode ser necessária para aliviar a pressão dentro do compartimento muscular. A fasciotomia é um procedimento cirúrgico no qual a pele e a fáscia dos compartimentos afetados são abertas, possibilitando o alívio da pressão e a restauração da circulação. Os clientes que desenvolvem essa complicação não relacionada com o aparelho gessado ou curativo são submetidos a esse procedimento estéril. A área de fasciotomia pode ser reparada por cirurgia ou receber tecido de enxertia quando o edema diminui. As complicações que podem ocorrer após a fasciotomia são NAV e infecção.

A enfermeira monitora atentamente a resposta do cliente ao tratamento conservador e cirúrgico da síndrome compartimental. A avaliação do membro quanto à circulação, à sensibilidade e à mobilidade continua, conforme o solicitado, e a enfermeira prontamente relata as alterações ao médico.

---

### BOXE 42.8
### Procedimento para bivalvular um aparelho gessado.

As etapas do procedimento a seguir são cumpridas quando um aparelho gessado é bivalvado.
1. Com um cortador de gesso, é feito um corte longitudinal para dividir o aparelho gessado na metade
2. O acolchoamento interno é cortado com tesouras
3. O aparelho gessado é separado com separadores para aliviar a pressão e para inspecionar e tratar a pele sem interromper a redução nem o alinhamento do osso
4. Após o alívio da pressão, as partes anterior e posterior do aparelho gessado são aproximadas com uma bandagem de compressão elástica para manter a imobilização
5. Para controlar o edema e promover a circulação, o membro é elevado (mas não acima do nível do coração) para que o efeito da gravidade sobre a perfusão dos tecidos possa ser minimizado

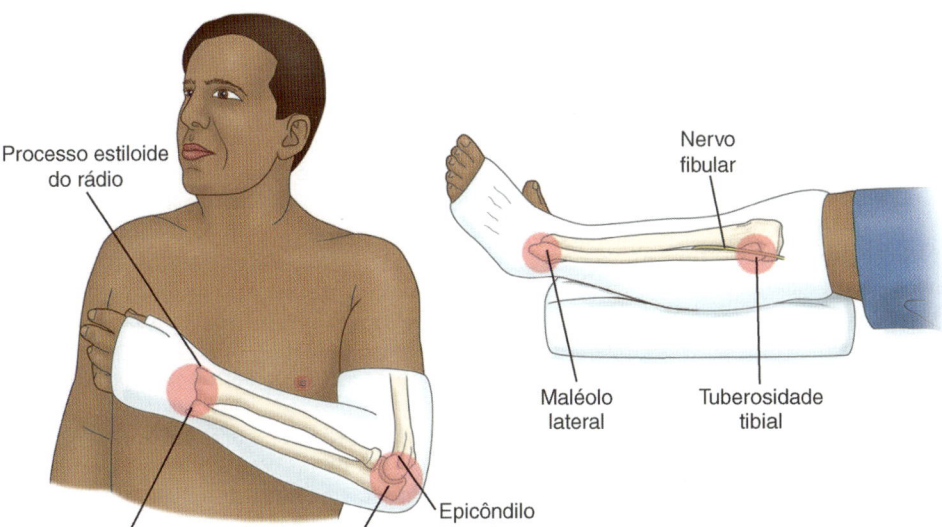

**Figura 42.12** Áreas de compressão nos tipos comuns de aparelhos gessados. *Esquerda*, aparelho gessado axilopalmar. *Direita*, bota gessada sem salto.

## Úlceras de pressão

As úlceras de pressão, também chamadas de *úlceras de decúbito*, são rupturas na pele causadas pela pressão prolongada sobre uma parte do corpo. Aparelhos gessados ou bandagens podem exercer pressão sobre os tecidos moles, causando anoxia tecidual e úlceras de pressão. Locais suscetíveis no membro inferior incluem calcanhar, maléolos, dorso do pé, cabeça da fíbula, tuberosidade tibial e superfície anterior da patela (Figura 42.12). Os locais no membro superior são epicôndilo medial ou lateral do úmero, olécrano e processo estiloide da ulna.

A fisiopatologia e os fatores de risco para úlceras de pressão são discutidos no Capítulo 52. A enfermeira suspeita fortemente de que uma úlcera de pressão está se desenvolvendo embaixo de um aparelho gessado ou curativo quando o cliente relata dor e endurecimento em uma área definida do aparelho gessado. A região é inspecionada quanto à presença de drenagem no aparelho gessado e ao odor emitido. Além disso, a enfermeira palpa a bandagem ou o aparelho gessado, observando aumento da temperatura, o que sugere eritema tecidual subjacente. Mesmo que não ocorra desconforto, pode haver perda extensiva de tecido com rompimento da pele e necrose tecidual; portanto, todos os achados suspeitos são relatados ao médico.

O aparelho gessado pode ser bivalvado ou uma abertura (janela) pode ser feita para avaliar o desenvolvimento de úlcera de pressão. A janela possibilita a inspeção da área afetada e o possível tratamento. A porção do aparelho gessado é substituída e mantida no lugar por uma fita ou cobertura compressiva e elástica. A enfermeira avalia a presença de "edema de janela" – isto é, edema do tecido subjacente que salta pela janela, o que cria pressão nas áreas ao redor das margens da janela. Os clientes com história de comprometimento da sensibilidade decorrente de neuropatia ou lesão neurológica se encontram sob alto risco de desenvolvimento de úlcera; sendo assim, órteses removíveis podem ser usadas para o tratamento de fraturas e facilitar as avaliações frequentes da pele.

## Síndrome do desuso

Quando um músculo fica inativo, ele perde força e tamanho. Risco de síndrome do desuso é o diagnóstico da enfermagem associado à inatividade musculoesquelética. Dependendo do estado do cliente e da extensão de tempo desde o trauma inicial, exercícios de fortalecimento podem ser solicitados. A enfermeira explica e demonstra aos clientes como tensionar ou contrair os músculos (contração muscular isométrica), sem mexer o osso subjacente. Os dispositivos internos e externos estabilizam o osso subjacente. A atividade isométrica, e a orientação ao cliente em aparelho gessado de braço sobre cerrar o punho, ajuda a reduzir a atrofia muscular e a manter a força muscular. Exercícios musculares estáticos (como do quadríceps e glúteos) são importantes na manutenção dos músculos essenciais para a deambulação (Boxe 42.9). Os exercícios isométricos devem ser realizados a cada hora enquanto o cliente está acordado. A fisioterapia pode ajudar no desenvolvimento de um regime de exercício para o cliente.

### BOXE 42.9 — Exercícios estáticos.

As contrações isométricas dos músculos mantêm a massa e a força musculares e evitam a atrofia.

#### Músculo quadríceps

- Posicione o cliente em decúbito dorsal com os membros inferiores estendidos
- Instrua o cliente a empurrar o joelho para trás contra o colchão, contraindo os músculos anteriores da coxa
- Estimule o cliente a manter essa posição por 5 a 10 segundos
- Solicite que o cliente relaxe
- Peça ao cliente para repetir o exercício 10 vezes a cada hora enquanto estiver acordado

#### Músculos glúteos

- Posicione o cliente em decúbito dorsal com os membros inferiores estendidos, se possível
- Instrua o cliente a contrair os músculos das nádegas
- Estimule o cliente a manter a contração por 5 a 10 segundos
- Solicite que o cliente relaxe
- Peça ao cliente para repetir o exercício 10 vezes a cada hora enquanto estiver acordado

### Orientações iniciais ao cliente

A enfermeira instrui o cliente e seus familiares de que o membro imobilizado precisa ficar descoberto até que esteja completamente seco, que o membro deve ficar apoiado em almofadas na altura do coração para controlar o edema e que compressas de gelo devem ser aplicadas conforme o prescrito sobre o local da fratura por 1 ou 2 dias. O cliente aprende a elevar o membro imobilizado quando estiver sentado para promover o retorno venoso e o controle do edema. O cliente precisa entender que a parte corporal estará imobilizada após a aplicação do aparelho gessado.

### Posicionamento

Se um aparelho gessado for aplicado, a enfermeira muda o cliente de posição como uma unidade para o lado não lesado a cada 2 h para aliviar a pressão e possibilitar a secagem do aparelho. É importante evitar torcer o corpo do cliente em aparelho gessado. Pessoas suficientes da equipe (dependendo do tamanho do cliente e do tipo de aparelho) são necessárias para virar o cliente de modo que o aparelho gessado fresco possa ser adequadamente apoiado com as palmas das mãos em pontos vulneráveis (como articulações corporais), evitando rachaduras.

### Orientações de autocuidado ao cliente

Observamos déficits no autocuidado quando uma porção do corpo é imobilizada. A enfermeira estimula o cliente a participar de modo ativo do autocuidado e a usar os dispositivos de auxílio seguramente. A enfermeira ajuda o cliente na identificação das necessidades e no desenvolvimento de estratégias para conseguir realizar as AVD de maneira independente. As explicações e demonstrações ao cliente são discutidas no Boxe 42.10.

### Cuidado contínuo

A enfermeira prepara o cliente para a mudança ou remoção do aparelho gessado, explicando que o aparelho é cortado com um cortador de gesso, o qual vibra. O cortador não penetra profundamente o suficiente para machucar a pele do cliente. O acolchoamento do aparelho gessado é cortado com tesouras. Ver Boxe 42.11.

A parte do corpo imobilizada está fraca, em decorrência do desuso, rígida e pode parecer atrofiada. Portanto, é preciso apoiá-la quando o aparelho é removido. A pele, que em geral se encontra seca e escamosa devido à pele morta acumulada, está vulnerável à lesão de escarificação. A pele precisa ser lavada gentilmente e lubrificada com loção emoliente.

A enfermeira e o fisioterapeuta ensinam ao cliente a reassumir as atividades de maneira gradativa dentro do regime terapêutico prescrito. Os exercícios prescritos para ajudar o cliente a readquirir a mobilidade articular são explicados e demonstrados. Uma vez que os músculos estão fracos em decorrência do desuso, a parte corporal que estava imobilizada não consegue suportar os estresses normais imediatamente. Além disso, a enfermeira ensina ao cliente com edema notável do membro afetado após a remoção do aparelho gessado a continuar elevando o membro para controlar o edema até que o tônus muscular normal e o uso sejam restabelecidos.

---

**BOXE 42.10 Orientações ao cliente.**

#### Cuidado do aparelho gessado

- Movimente-se o mais normalmente possível, porém evite o uso excessivo do membro lesado e evite andar em pisos molhados e escorregadios ou em calçadas
- Se o aparelho gessado estiver no membro superior, você pode usar uma tipoia para deambular. Para evitar pressão nos nervos espinais cervicais, a tipoia deve distribuir o peso sustentado por uma área grande e não na parte posterior do pescoço. Remova o braço da tipoia e eleve-o com frequência
- Faça os exercícios prescritos regularmente, conforme o determinado
- Eleve o membro imobilizado até o nível do coração com frequência para evitar edema. Por exemplo, ao deitar, eleve o braço de modo que cada articulação fique em posição mais alta que a articulação proximal precedente (p. ex., cotovelo mais alto que o ombro, mão mais alta que o cotovelo)
- Não tente coçar a pele debaixo do gesso. Isso pode machucar a pele e resultar em formação de úlcera. O ar frio de um secador de cabelos pode aliviar a coceira. Não insira objetos como cabides no aparelho gessado para coçar a pele. Se a coceira persistir, entre em contato com o médico
- Acolchoe as margens do aparelho gessado com fita
- Mantenha o aparelho gessado seco, mas não o cubra com plástico ou borracha, pois isso pode causar condensação, o que umedece o aparelho gessado e a pele. A umidade amolece o gesso tradicional (um aparelho de gesso sintético deve ser completamente seco com secador de cabelo no frio para evitar queimaduras na pele)
- Relate ao médico: dor persistente; edema que não responde à elevação; alterações de sensibilidade; diminuição da capacidade de movimentar os dedos expostos; alterações na perfusão capilar, coloração da pele e temperatura
- Observe odores exalados do aparelho gessado, áreas com alteração de cor, pontos quentes e áreas de pressão. Reporte-os ao médico
- Comunique-se com o médico em caso de aparelho gessado quebrado; não tente consertá-lo você mesmo

---

## Tração cutânea

A tração cutânea é usada para controlar os espasmos musculares e para imobilizar uma área antes da cirurgia. A tração cutânea é realizada utilizando um peso que promove a tração de uma tira ou bota acolchoada presa à pele. O peso aplicado não pode ultrapassar a tolerância da pele. Esparadrapo e pesos superiores a 3,5 kg são evitados, já que podem causar avulsão das camadas superficiais da pele (Simon e Koenigsknecht, 2007).

### Tração de Buck

A tração de Buck (unilateral ou bilateral) é a tração cutânea em extensão para o membro inferior. A tração é exercida em 1 plano quando imobilização parcial ou temporária é desejada. É usada para imobilizar fraturas do fêmur proximal antes da fixação cirúrgica.

Capítulo 42 | Manejo de Enfermagem | Trauma Musculoesquelético

### BOXE 42.11 Diretrizes para o cuidado de enfermagem.

**Remoção do aparelho gessado**

**Equipamento**

Tesouras de gesso, serra de gesso e afastador de gesso (se necessário); proteção ocular, atadura elástica, talas conforme a indicação, esparadrapo (opcional).

**Implementação**

| Ações | Justificativas |
|---|---|
| 1. Informar o cliente sobre o procedimento | 1. Facilita a cooperação e ameniza o medo do procedimento |
| 2. Tranquilizar o cliente de que a serra elétrica ou o cortador de gesso não cortará a pele. (Explique que a lâmina oscila para cortar o gesso e que as vibrações serão sentidas) | 2. Reduz a ansiedade |
| 3. Usar proteção nos olhos (cliente e operador do cortador de gesso) | 3. Protege os olhos das partículas de gesso que se soltam |
| 4. Bivalvular o aparelho gessado usando uma série de pressões alternadas e movimentos lineares da lâmina ao longo da linha a ser cortada | 4. Corta o gesso em metades; evita a sensação de queimação decorrente do contato prolongado da lâmina oscilante com o acolchoamento |
| 5. Cortar o acolchoamento com tesouras | 5. Libera todos os materiais do aparelho gessado |
| 6. Apoiar a parte corporal conforme vai sendo removida do aparelho gessado | 6. Diminui os estresses na parte corporal que estava imobilizada |
| 7. Gentilmente lavar e secar a área que estava imobilizada*. Aplicar loção emoliente | 7. Remove a pele morta que se acumulou durante a imobilização; mantém a pele flexível |
| 8. Orientar o cliente a evitar friccionar e arranhar a pele | 8. Evita a erosão da pele |
| 9. Colaborar com o fisioterapeuta na hora de instruir o cliente a reassumir o uso ativo da parte corporal de maneira gradativa, dentro das diretrizes do regime terapêutico prescrito | 9. Protege a parte enfraquecida do estresse excessivo; exercícios progressivos reduzem a rigidez, restauram a força muscular e a função |
| 10. Explicar ao cliente como controlar o edema por meio de elevação da extremidade ou uso de bandagem elástica, se prescrita | 10. Facilita a circulação (i. e., retorno venoso) e controla a coleção de líquido |

*Se um novo aparelho gessado for aplicado, siga as diretrizes para aplicação de aparelho gessado e os cuidados de enfermagem associados.

Antes da aplicação da tração, a enfermeira inspeciona a pele quanto a abrasões e distúrbios circulatórios. A pele e a circulação precisam estar em condições saudáveis para tolerar a tração. A extremidade deve ser limpa e seca antes da colocação da bota ou fita de tração.

Para aplicar a tração de Buck, a enfermeira eleva e sustenta o membro inferior no calcanhar e joelho do cliente enquanto outra enfermeira aplica a bota de espuma debaixo da perna, com o calcanhar do cliente no calcanhar da bota. Em seguida, a enfermeira fixa as faixas de velcro ao redor da perna. Tiras de tração envolvidas em bandagem elástica de maneira espiral (espica) podem ser usadas em vez da bota. Evita-se pressão excessiva sobre o maléolo e a fíbula proximal durante a aplicação para prevenir úlceras de pressão e dano nervoso. A enfermeira então passa o cabo afixado à pedaleira ou faixa de tração sobre uma roldana presa ao final do leito e fixa o peso – em geral 2,5 kg – ao cabo.

Erosão da pele, compressão nervosa e comprometimento circulatório são complicações que podem se desenvolver em consequência da tração cutânea. A erosão da pele resulta da irritação causada pelo contato da pele com a tira ou espuma e de forças de cisalhamento. Adultos mais velhos se encontram sob risco mais elevado dessa complicação devido à sensibilidade e à fragilidade da pele.

### Alerta de enfermagem
*A enfermeira investiga prontamente todos os relatos de desconforto expressados pelo cliente em tração.*

A pressão exercida sobre os nervos periféricos pode ocasionar dano nervoso. A queda do pé pode ocorrer se pressão for aplicada ao nervo fibular no ponto em que passa pelo colo da fíbula, logo abaixo do joelho.

O comprometimento circulatório é manifestado por pele fria, diminuição dos pulsos periféricos, perfusão capilar lenta e pele azulada. A TVP, um grave comprometimento circulatório, pode se manifestar com hipersensibilidade unilateral na panturrilha, elevação da temperatura local, vermelhidão e edema (ver Capítulo 18).

## Tração esquelética

Os objetivos da tração esquelética são manter o alinhamento do membro lesado e contrabalançar o encurtamento do membro acometido provocado pelo espasmo muscular antes que o tratamento definitivo possa ser feito (Wood, Mahoney e Cooper, 2009). A tração esquelética é aplicada de maneira direta ao osso. Esse método de tração é usado ocasionalmente para tratar

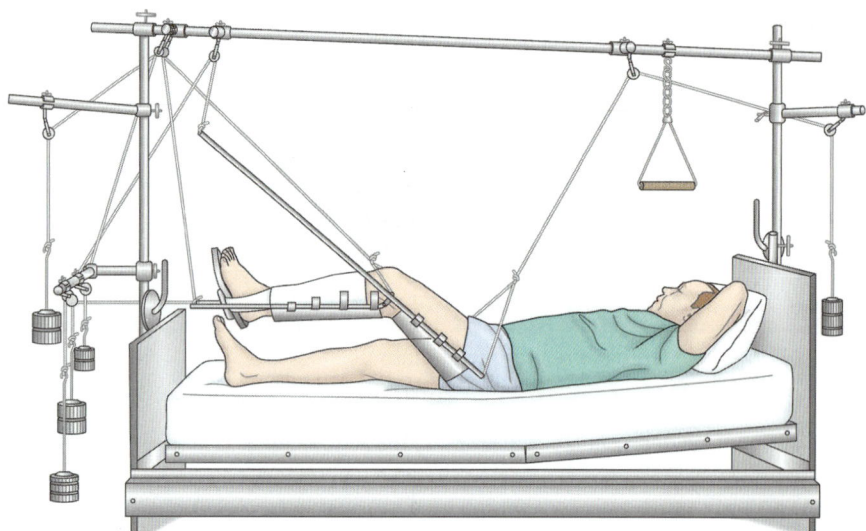

Figura 43.13 Tração esquelética com suspensão balanceada e tala de Thomas. O cliente é capaz de se movimentar verticalmente desde que a linha resultante de tração seja mantida.

fraturas do fêmur, da tíbia e da coluna cervical. A tração é aplicada diretamente ao osso por meio de um fio ou pino de metal (como pino de Steinmann ou fio de Kirschner), o qual é inserido pelo osso distalmente à fratura, evitando nervos, vasos sanguíneos, músculos, tendões e articulações. Tenazes aplicadas à cabeça são fixadas ao crânio para aplicar a tração que imobiliza as fraturas cervicais.

Após a aplicação da anestesia local e da preparação da pele feita pelo cirurgião, usando assepsia cirúrgica, uma pequena incisão na pele é feita e o fio ou pino(s) estéril é introduzido pelo osso. O cliente sente uma pressão durante o procedimento e possivelmente alguma dor quando o periósteo é penetrado.

Após a inserção, o pino ou o fio é fixado ao arco de tração. As extremidades do pino ou fio são cobertas com cortiça ou fitas para evitar a lesão do cliente ou cuidador. Os pesos são fixados ao pino ou fio por um sistema de cabos e roldanas que exerce a quantidade e a direção da tração apropriada para obter a eficácia. Com frequência, a tração esquelética usa 7 a 12 kg para alcançar o efeito terapêutico. Os pesos aplicados inicialmente precisam transpor os espasmos dos músculos afetados que puxam os ossos fraturados e encurtam o membro.

Muitas vezes, a tração esquelética é balanceada, a qual suporta o membro afetado, possibilita algum movimento do cliente e facilita a independência do cliente e o cuidado de enfermagem ao mesmo tempo em que mantém uma tração efetiva. A tala de Thomas com conexão de Pearson (Figura 42.13) é frequentemente usada com a tração esquelética em fraturas do fêmur. Já que tração para cima é necessária, uma estrutura acima da cama é usada.

Quando a tração esquelética é descontinuada, a extremidade é gentilmente sustentada enquanto os pesos são removidos. O pino é cortado próximo à pele e removido pelo médico. Fixação interna, aparelhos gessados ou talas são então usados para imobilizar e sustentar o osso em cicatrização.

**Fixadores externos** são muitas vezes usados para manter a posição de fraturas instáveis quando o uso de um aparelho gessado é proibido ou a condição do cliente é instável e impossibilita a realização do procedimento cirúrgico para estabilizar a fratura. Também podem ser usados para tratar fraturas abertas com dano de tecidos moles ou fraturas cominutivas graves ao mesmo tempo em que possibilitam o tratamento ativo dos tecidos moles afetados. As fraturas complicadas do úmero, antebraço, fêmur, tíbia e pelve, muitas vezes, são tratadas com fixadores externos. A fratura é reduzida, alinhada e imobilizada por uma série de pinos ou parafusos inseridos diretamente no osso acima e abaixo da fratura e presos a uma estrutura de metal. A posição do pino é mantida pela fixação à estrutura portátil. O fixador facilita o conforto do cliente, a mobilidade precoce e o exercício ativo das articulações adjacentes não envolvidas; desse modo, as complicações decorrentes do desuso e da imobilidade são minimizadas.

### Alerta de enfermagem
*A enfermeira nunca ajusta as plataformas de fixação dos pinos externos. Isso é responsabilidade do médico.*

## Manejo de enfermagem

### Manutenção da tração efetiva
Quando a tração esquelética é usada, a enfermeira verifica o aparato de tração pelo menos uma vez por turno para ver se os cabos se encontram encaixados nas roldanas, se os cabos não estão desgastados e se os nós nos cabos estão amarrados de maneira segura. A enfermeira também avalia a posição do paciente, pois o deslizamento na cama resulta em tração ineficaz.

### Manutenção do posicionamento
A enfermeira mantém o alinhamento do corpo do cliente em tração de acordo com o que foi prescrito a fim de promover uma linha de tração eficaz. A enfermeira posiciona o pé do cliente para evitar queda do pé (flexão plantar), rotação para dentro (inversão) e rotação para fora (eversão). O pé do cliente pode ser sustentado em posição neutra por dispositivos ortopédicos (como suportes para pés).

### Prevenção da erosão da pele
Não raro, os cotovelos do cliente ficam machucados e lesão nervosa pode ocorrer se o cliente se reposiciona por ação dos

cotovelos. Além disso, os clientes geralmente friccionam o calcanhar do membro não afetado e os cotovelos quando se elevam na cama. Portanto, a enfermeira deve proteger os cotovelos e calcanhares e inspecioná-los quanto à presença de úlceras de pressão. Um trapézio pode ser suspenso acima do cliente, para encorajar o movimento sem usar os cotovelos ou calcanhares. As áreas particularmente vulneráveis à pressão exercida pelo aparato de tração aplicado ao membro inferior são a tuberosidade isquiática, o espaço poplíteo, o tendão do calcâneo e o calcanhar. Se o cliente não puder se virar de um lado a outro, a enfermeira realiza um cuidado especial para proteção da região da coluna vertebral e para manter a cama seca e livre de pregas e farelos. O cliente pode ajudar segurando-se no trapézio acima da cabeça e elevando os quadris da cama. Se o cliente não consegue fazer isso, a enfermeira pode empurrar o colchão para baixo com uma das mãos para aliviar a pressão na coluna e nas proeminências ósseas e para possibilitar um pouco de troca de peso. Uma cobertura de colchão de espuma de alta densidade ou de ar que alivie a pressão pode reduzir o risco de formação de úlcera de pressão.

Para a troca da roupa de cama (de cima para baixo em vez de um lado para o outro), o cliente eleva o tronco enquanto enfermeiras, nos dois lados da cama, enrolam para baixo e substituem o lençol do colchão. Depois disso, quando o cliente eleva as nádegas do colchão, as enfermeiras deslizam o lençol por baixo das nádegas. Por fim, as enfermeiras substituem a parte inferior da roupa de cama enquanto o cliente se apoia sobre as costas. Lençóis e cobertores são colocados sobre o cliente de modo que a tração não seja interrompida.

### Cuidado do local de inserção do pino

A ferida da inserção do pino requer atenção. O objetivo é evitar infecção e o desenvolvimento de **osteomielite** (Boxe 42.12). Osteomielite é uma inflamação aguda ou crônica do osso causada por infecção. São vários os cuidados do pino; as pesquisas sobre isso são escassas, logo, justifica-se a realização de mais estudos (Lethaby, Temple e Santy, 2008). Entretanto, as National Association of Orthopaedic Nurses Guidelines for Orthopaedic Nursing (Holmes e Brown, 2005) oferecem recomendações específicas para o cuidado do pino. São elas:

- Pinos localizados em áreas com considerável tecido mole devem ser avaliados como em grande risco de infecção
- Em locais com interfaces osso-pino mecanicamente estáveis, o cuidado do pino deve ser feito diária ou semanalmente (após as primeiras 48 a 72 h, quando a drenagem pode ser intensa)
- A solução de clorexidina, 2 mg/m$\ell$, pode ser a solução de limpeza mais eficaz para cuidado do pino
- Clientes e familiares devem aprender a cuidar do pino antes da alta. Eles devem ser solicitados a demonstrar o cuidado prescrito e receber informações por escrito que incluem sinais e sintomas de infecção.

A enfermeira inspeciona os locais dos pinos diariamente quanto à reação (i. e., alterações normais que ocorrem no local do pino após a inserção) e à infecção. Os sinais de reação são vermelhidão, elevação da temperatura local e drenagem serosa ou ligeiramente sanguinolenta no local. Espera-se que esses sinais desapareçam após 72 h. As taxas de infecção variam de 1% para infecções importantes a 80% para infecções menos importantes (Lethaby et al., 2008). Os sinais de infecção podem ser similares àqueles de reação, mas também incluem a presença de edema, drenagem purulenta, eritema, elevação excessiva da temperatura local, hipersensibilidade, soltura do pino e exalação de odor. Ademais, a enfermeira monitora o cliente quanto à febre. A frequência do cuidado do pino precisa ser aumentada em caso de soltura mecânica dos pinos ou sinais iniciais de infecção. As infecções mais brandas podem ser prontamente tratadas com antibióticos, ao passo que as infecções com manifestações sistêmicas podem, ainda, justificar a remoção do pino até a resolução da infecção. Quando os pinos estão mecanicamente estáveis (após 48 a 72 h), o cuidado semanal do local de inserção do pino pode ser recomendado. Formação de crosta pode ocorrer no local de inserção do pino; hoje em dia, não se sabe se essas cascas ao redor dos pinos devem ser removidas. Mais pesquisas são necessárias para determinar a melhor prática para evitar infecção com fixadores externos. A enfermeira segue protocolos institucionais e explica e demonstra ao cliente e seus familiares como realizar o cuidado no local de inserção do pino antes da alta hospitalar. Instruções de acompanhamento por escrito que incluem os sinais e sintomas de infecção devem ser fornecidas.

---

**BOXE 42.12**
### Fisiopatologia em foco.

#### Osteomielite
A osteomielite é uma infecção óssea causada por inúmeros microrganismos, mais frequentemente *Staphylococcus aureus*, que penetram no corpo durante a lesão, durante a cirurgia ou provêm da corrente sanguínea. Uma vez no osso, os microrganismos se proliferam e disseminam dentro da diáfise óssea, causando uma resposta inflamatória que destrói ainda mais o osso. As culturas das feridas identificam o organismo e a sensibilidade antibiótica. Por ser difícil de tratar, em geral, recomenda-se a terapia IV por 6 semanas. A osteomielite pode ser classificada como aguda (infecção com duração < 4 semanas) ou crônica (> 4 semanas). A dor sobre o osso afetado é o achado dominante da osteomielite. A palpação do osso envolvido habitualmente provoca dor sobre a área infectada. Elevação da temperatura local, eritema e edema podem ser constatados no segmento afetado, porém nem sempre estão presentes. Na maioria das vezes, a VHS está elevada e leucocitose ocorre nas infecções agudas (mas nem sempre). Na osteomielite crônica, a contagem de leucócitos pode estar normal.

---

## Artroplastia

A cirurgia articular é um dos procedimentos ortopédicos mais realizados. Doença articular, incapacidade ou deformidade podem requerer intervenção cirúrgica para aliviar a dor, aumentar a estabilidade e melhorar a função. As condições que contribuem para a degeneração articular são osteoartrite (doença articular degenerativa), artrite reumatoide, trauma e deformidade congênita. Conforme observado anteriormente, algumas fraturas (como a fratura do colo do fêmur) podem causar interrupção do suprimento sanguíneo e subsequente necrose avascular, podendo a **artroplastia** ser eleita em relação à RAFI. Não raro, as articulações substituídas são quadril, joelho (Figura 42.14) e dedos. Com menos frequência, articulações mais complexas (ombro, cotovelo, punho e tornozelo) são substituídas.

A determinação do momento certo para a realização desses procedimentos é importante para garantir a máxima função. A cirurgia deve ser realizada antes da contratura e atrofia dos músculos circunjacentes e da instalação de anormalidades estruturais graves. O cirurgião avalia o cliente com cuidado de modo que o procedimento mais adequado seja realizado.

Os procedimentos cirúrgicos incluem excisão do tecido doente ou danificado, reparo das estruturas danificadas (como ruptura de tendão), **artroplastia** (substituição de toda ou parte das superfícies articulares) e **artrodese** (fusão de imobilização de uma articulação).

A maioria das artroplastias consiste em componentes de metal e polietileno de alta densidade. Porcelana também pode ser usada. As próteses de dedos são geralmente de Silastic® (borracha siliconizada). Os implantes articulares podem ser cimentados no osso preparado com polimetilmetacrilato (PMMA), um agente ligante ósseo que tem propriedades similares ao osso. A soltura da prótese devido à falha da interface cimento-osso é uma razão comum de insucesso da prótese. Próteses de ajuste sob pressão, para crescimento interno (componentes da articulação artificial sem cimento, microperfurada), que permitem que o osso do cliente se desenvolva e seguramente se fixe à prótese no osso, são alternativas às próteses de cimento. O encaixe preciso e a existência de osso saudável com suprimento sanguíneo adequado são importantes no uso de componentes sem cimento. Muito tem se progredido em redução da taxa de falha da prótese por meio de técnicas mais apuradas, materiais melhores e uso de enxertos ósseos.

A artroplastia propicia à maioria dos clientes um grande alívio da dor. O retorno do movimento e da função depende da condição pré-operatória dos tecidos moles, das reações dos tecidos moles e da força muscular geral. O insucesso precoce da artroplastia é associado a atividades excessivas e a patologia óssea e articular pré-operatória.

Uma vez que esses procedimentos são eletivos, muitos clientes doam o próprio sangue durante as semanas que precedem a cirurgia (doação autóloga). Esse sangue é usado para repor o que for perdido durante a cirurgia. As transfusões de sangue autólogo eliminam muitos dos riscos da terapia de transfusão.

### Artroplastia total do quadril

A artroplastia total do quadril (ATQ), ou substituição cirúrgica da articulação do quadril por próteses artificiais, é indicada em casos de osteoartrite idiopática, displasia acetabular, artrite reumatoide, necrose avascular, lesão pós-traumática e outras causas (Schoen, 2009).

### Manejo pré-operatório

A avaliação do cliente e o tratamento pré-operatório visam à saúde ideal do cliente no momento da cirurgia. No pré-operatório, é importante avaliar as funções cardiovascular, respiratória, renal e hepática. Ademais, a enfermeira considera fatores como idade (> 60), obesidade, edema pré-operatório de membro inferior, história de tromboembolismo venoso, constatação de veias varicosas, câncer, imobilidade prolongada, estrogênios e diversas condições hematológicas – já que são indicadores de risco de TVP e EP pós-operatório, as causas mais comuns de mortalidade pós-operatória naqueles submetidos à substituição total do quadril –, sendo feito tudo aquilo que for possível para evitá-los.

No período pré-operatório, também é importante avaliar o estado neurovascular do membro submetido à artroplastia. Os dados da avaliação pós-operatória são comparados aos dados da avaliação pré-operatória na tentativa de identificar alterações e déficits. Por exemplo, um déficit sensorial pós-operatório é preocupante, a não ser que também tenha sido observado no pré-operatório, visto que a cirurgia pode causar paralisia nervosa.

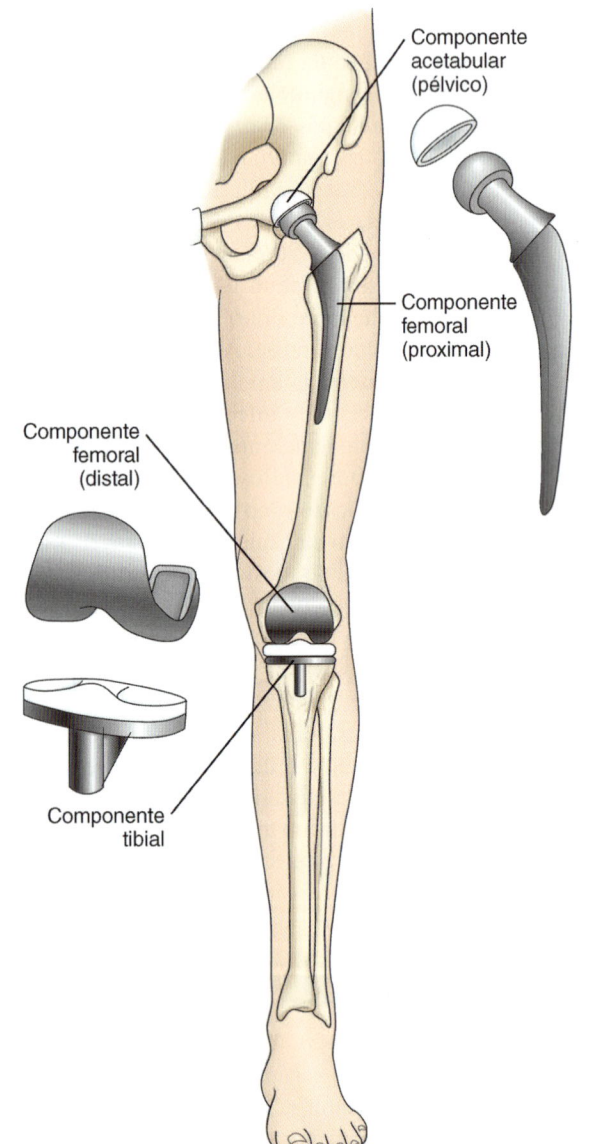

Figura 42.14 Exemplos de artroplastia do quadril e do joelho.

### Orientações ao cliente

A manutenção do componente da cabeça femoral na cúpula acetabular é essencial. A enfermeira explica e demonstra ao cliente sobre o posicionamento da perna em **abdução**, o que ajuda a evitar a luxação da prótese. O cliente fica ciente de que uma tala em abdução, um triângulo ou almofadas serão colocadas entre seus joelhos para manter o quadril em abdução. Além disso, assento de vaso sanitário mais alto, que minimize a flexão do quadril, pode ser providenciado no cuidado pós-operatório.

> **Alerta de enfermagem**
> *Na artroplastia total do quadril, os membros inferiores devem permanecer ligeiramente abduzidos. Evite a flexão do quadril além de 90° para prevenir luxação do quadril após a artroplastia.*

### Prevenção de infecção

A avaliação pré-operatória do cliente quanto à presença de infecções (inclusive infecção de pele, trato urinário e pulmão) é necessária devido ao risco de infecção pós-operatória. Qualquer infecção constatada 2 a 4 semanas antes da cirurgia planejada pode ocasionar o adiamento do procedimento. Com frequência, a preparação da pele antes da cirurgia começa 1 ou 2 dias antes da cirurgia. Antibióticos profiláticos são administrados em curso único pré-operatório ou curso perioperatório curto.

### Manejo intraoperatório

O sangue é conservado durante a cirurgia para minimizar a perda por meio de um torniquete pneumático que produz um "campo cirúrgico sem sangue". A preservação intraoperatória com reinfusão de sangue é usada quando um grande volume de perda sanguínea é previsto, o que vem mostrando redução de maneira significativa da necessidade de transfusões alogênicas (transfusão de sangue coletado de outra pessoa que não o cliente) (Keating, 2005).

As bactérias transmitidas pelo ar que contaminam a ferida no momento da cirurgia são responsáveis pela maioria das infecções profundas. Portanto, como em qualquer cirurgia, é imprescindível a adesão estrita aos princípios de assepsia, sendo a área operada controlada e mantida sem bactéria o máximo possível.

A cultura da articulação durante a cirurgia, antes do início da terapia antibiótica intraoperatória, pode ser importante na identificação e no tratamento de infecções subsequentes. Se osteomielite se desenvolve, o tratamento é difícil. A infecção persistente no local da prótese geralmente requer remoção do implante e revisão da articulação, o que é um procedimento complexo. Além disso, nem sempre é possível conseguir uma articulação funcional quando o procedimento de reconstrução precisa ser repetido.

### Manejo pós-operatório

#### Reposicionamento do cliente e prevenção de luxações

Dependendo da abordagem cirúrgica, a enfermeira pode virar o cliente sobre o membro afetado ou não afetado, conforme prescrito pelo cirurgião. A luxação é mais comum com a abordagem posterolateral, sendo vista quando o quadril se encontra em flexão total, aduzido (pernas juntas) e rotacionados internamente. Por essa razão, o cliente terá um triângulo de abdução entre suas pernas ou almofadas colocadas entre os joelhos antes do posicionamento, para que o membro afetado seja mantido na posição de abdução e a rotação interna seja evitada. As almofadas entre os membros inferiores são usadas quando o cliente estiver em decúbito dorsal ou lateral e ao virar. O quadril do cliente nunca é flexionado a mais de 90°. Para evitar a flexão do quadril, a enfermeira não eleva a cabeceira da cama mais que 60°. A flexão limitada é mantida durante as transferências e ao sentar. Quando o cliente é inicialmente auxiliado fora da cama, almofadas ou uma tala de abdução são mantidas entre os membros inferiores. A enfermeira estimula o cliente a manter o quadril afetado em extensão, instruindo-o a girar com o membro não afetado e com o auxílio da enfermeira, que protege o quadril afetado da **adução**, flexão, rotação interna ou externa e excessiva sustentação de peso.

Quando o cliente é girado para decúbito lateral, o alinhamento adequado e a abdução sustentada são mantidos com almofadas ou triângulos de abdução. A enfermeira garante que as hastes do triângulo de abdução estão seguras antes de virar o cliente sobre o lado não afetado e que as hastes não causem compressão indesejada no nervo fibular ou na pele circunjacente. Se o cliente precisa usar uma comadre, a comadre do tipo pá coletora lhe é oferecida, e a enfermeira instrui o cliente a flexionar o quadril não afetado e a usar o trapézio para elevar a pelve sobre a comadre. O cliente é também lembrado a não flexionar o quadril acometido. Ademais, o cliente fica ciente de que cruzar as pernas é proibido. Assentos de vasos sanitários elevados e cadeiras são sugeridos, bem como "dispositivos de alcance", que limitem a flexão do quadril a menos de 90°. Terapeutas ocupacionais podem disponibilizar aos clientes dispositivos de auxílio para vestir as roupas da região inferior do corpo.

Cadeiras com assentos altos (ortopédicas) e cadeiras de rodas semirreclináveis também podem ser usadas para minimizar a flexão da articulação do quadril. Quando sentado, o quadril do cliente deve ficar mais alto que os joelhos. O membro afetado do cliente não deve ser elevado quando sentado. O cliente deve flexionar o joelho. Uma bota protetora pode ser usada para evitar a rotação da perna e para suportar o calcanhar fora da cama, evitando o desenvolvimento de úlcera de pressão. Em geral, a enfermeira instrui o cliente a não dormir sobre o lado operado sem consultar o cirurgião. As precauções para o quadril devem ser seguidas por quatro ou mais meses após a cirurgia.

O deslocamento pode ocorrer com o posicionamento que excede os limites da prótese. A enfermeira examina à procura de sinais de luxação da prótese. As indicações são:

- Aumento da dor no local da cirurgia, edema e imobilização
- Dor aguda na região inguinal do quadril afetado ou aumento do desconforto
- Encurtamento do membro inferior
- Rotação interna ou externa anormal
- Restrição das habilidades ou incapacidade de mover o membro
- Relato de sensação de "estalos" no quadril.

Se uma prótese sofre luxação, a enfermeira (ou o cliente, se estiver em casa) notifica imediatamente o cirurgião, pois o quadril precisa ser reduzido e estabilizado prontamente, para que o membro não sofra dano nervoso e circulatório. Após a redução fechada, o quadril pode ser estabilizado com tração de Buck ou uma **órtese** para evitar luxações recorrentes. Conforme os músculos e a cápsula cicatrizam, a chance de luxação diminui. Estresses na nova articulação do quadril devem ser evitados nos primeiros 3 a 6 meses.

## Promoção da deambulação

Os clientes de artroplastia total do quadril começam a deambular com o fisioterapeuta, em geral no dia seguinte à cirurgia. A enfermeira e o fisioterapeuta ajudam o cliente a alcançar os objetivos da deambulação independente. Em princípio, o cliente pode ser capaz de ficar de pé apenas por um breve período devido à hipotensão ortostática.

### Alerta de enfermagem

*Hipotensão ortostática é a queda anormal da pressão arterial quando da mudança do decúbito dorsal para a posição ortostática. Cerca de 500 a 700 mℓ de sangue momentaneamente são desviados para a região inferior do corpo quando se vai do decúbito dorsal para a posição ortostática, resultando em diminuição do retorno venoso e da pressão arterial. O cliente se queixa de tonteira. A queda na pressão sistólica de 20 mmHg ou a queda na pressão diastólica de 10 mmHg ou mais é diagnóstica de hipotensão ortostática. Pode ter relação com hipovolemia, desidratação, hipotensão induzida por medicamentos ou repouso prolongado no leito. Os clientes devem ser estimulados a levantar lentamente e movimentar os membros inferiores primeiro antes de se levantarem a fim de facilitar o retorno venoso das extremidades.*

Limites específicos de sustentação de peso na prótese são determinados pelo cirurgião e baseados na condição do cliente, no procedimento usado e no método de fixação. Em geral, os clientes com próteses cimentadas podem proceder para a sustentação de peso conforme o tolerado. Se o cliente recebeu uma prótese de ajuste à pressão, sem cimento e para crescimento interno, a sustentação de peso imediatamente após a cirurgia pode ser limitada para minimizar a micromovimentação da prótese no osso. Conforme o cliente vai tolerando mais atividades, a enfermeira encoraja a transferência para uma cadeira algumas vezes por dia por curtos períodos e a deambulação de distâncias progressivamente mais longas. Vá ao Boxe 42.13 para acessar as orientações do cliente para evitar luxação do quadril.

## Monitoramento de complicações

As complicações que podem ocorrer são deslocamento da prótese do quadril, excessiva drenagem da ferida, tromboembolismo, infecção e úlcera de pressão no calcanhar. Outras complicações que a enfermeira monitora incluem aquelas associadas a imobilidade, ossificação heterotópica, NAV e afrouxamento da prótese.

---

### BOXE 42.13 | Orientações ao cliente.

#### Prevenção de luxação do quadril após artroplastia

Até que a prótese do quadril estabilize após a artroplastia do quadril, é necessário seguir as instruções para o posicionamento adequado para que a prótese permaneça no lugar. A luxação do quadril é uma complicação grave da cirurgia que causa dor e perda de função e requer redução sob anestesia para corrigir a luxação. As posições desejáveis incluem abdução, rotação neutra e flexão de menos de 90°. Quando estiver sentado, os joelhos devem permanecer abaixo do quadril.

Métodos para evitar a luxação:
- Manter os joelhos separados o tempo todo
- Colocar uma almofada entre as pernas enquanto dorme
- Nunca cruzar as pernas quando sentado
- Evitar se inclinar para frente quando sentado em uma cadeira
- Não se inclinar para frente para pegar um objeto no chão
- Usar cadeiras com assentos altos e assento sanitário elevado
- Não flexionar o quadril para vestir roupas como calças, meias, meias-calças ou calçados. As posições a serem evitadas após a artroplastia total do quadril se encontram ilustradas a seguir.

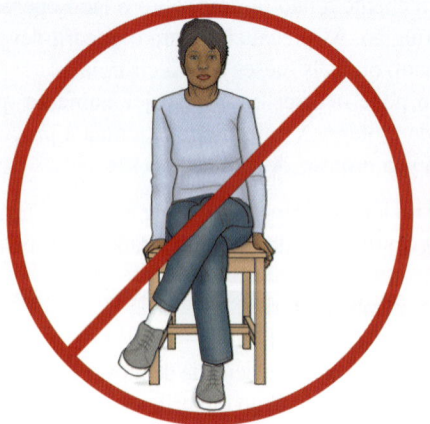

A perna afetada nunca deve cruzar o centro do corpo

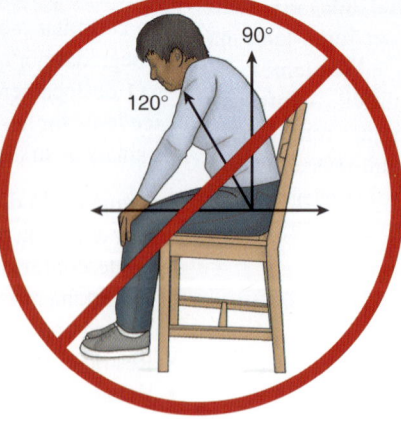

O quadril não deve ser inclinado para frente mais que 90°

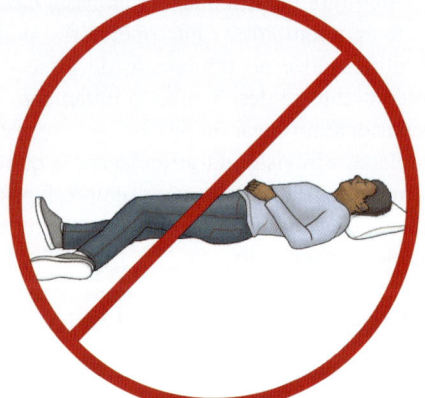

A perna afetada não deve ser guiada para dentro

## Monitoramento da drenagem da ferida

Se perda excessiva de sangue for prevista após a artroplastia total do quadril, um sistema de drenagem de autotransfusão (no qual o sangue drenado é filtrado e reinfundido no cliente durante o período pós-operatório imediato) pode ser usado para diminuir a necessidade de transfusões sanguíneas. Devido ao risco de contaminação, o sangue deve ser administrado nas primeiras 6 h após o início da coleta (Barden e Abran, 2007). A enfermeira implementa o protocolo institucional.

O acúmulo de líquido e sangue no local da cirurgia é geralmente drenado por um dispositivo de sucção portátil. Isso evita o acúmulo de líquido, o qual pode contribuir para o desconforto e propiciar um local para infecção. A drenagem de 200 a 500 m$\ell$ nas primeiras 24 h é esperada; 48 h pós-operatória, a drenagem total em 8 h geralmente diminui para 50 m$\ell$ ou menos e o dispositivo de aspiração é removido (Eby, 2008). A enfermeira prontamente notifica o cirurgião quando constata volume de drenagem maior que o previsto.

## Prevenção de trombose venosa profunda

O risco de tromboembolismo venoso é particularmente grande após a cirurgia de reconstrução do quadril. Sem profilaxia, a incidência de TVP documentada na artroplastia total do quadril é relatada entre 50 e 60% (Snyder, 2008). EP ocorre em 7 a 11% dessa população (Gregory, Lennox, Kuhlemeier et al., 2005). O pico da ocorrência é percebido entre o 2º e o 7º dia após a cirurgia. Portanto, a enfermeira precisa instituir medidas de prevenção e monitorar atentamente o cliente quanto ao desenvolvimento de TVP e EP. Os sinais de TVP incluem dor na panturrilha unilateral, edema e hipersensibilidade. Medidas de promoção da circulação e diminuição da estase são prioridades para o cliente submetido à reconstrução do quadril. A enfermeira incentiva o cliente a consumir líquido suficiente, a realizar exercícios do tornozelo e pé a cada hora em que estiver acordado, a usar meias elásticas e dispositivos de compressão sequencial conforme o prescrito e a se transferir para fora da cama e deambular com assistência, começando logo no 1º dia de pós-operatório. Heparina de baixo peso molecular (como enoxaparina, dalteparina) ou, às vezes, heparina não fracionada é frequentemente prescrita como profilaxia de TVP depois de uma artroplastia do quadril.

## Prevenção de infecção

A infecção, uma grave complicação da artroplastia total do quadril, pode requerer a remoção do implante. Os clientes idosos, obesos ou mal nutridos e aqueles portadores de diabetes, artrite reumatoide, com infecções concomitantes (como infecção no trato urinário, abscesso dental) ou grandes hematomas se encontram sob alto risco de desenvolvimento de infecção.

Uma vez que as infecções articulares totais são desastrosas, de tudo se tenta para evitá-las. As fontes potenciais de infecção são evitadas. Antibióticos profiláticos são prescritos. Se cateteres urinários de demora ou dispositivos portáteis de sucção da ferida estiverem sendo usados, eles são removidos o mais rápido possível para evitar infecção. Antibióticos profiláticos são prescritos quando o cliente precisar de procedimentos invasivos ou cirúrgicos futuros, como extração de dente ou exame de cistoscopia.

---

**BOXE 42.14 — Fatores de risco para atraso da cicatrização.**

A enfermeira sabe de que os clientes que apresentam os seguintes fatores corre risco de atraso de cicatrização das fraturas:

- Grande trauma local
- Má nutrição
- Perda óssea
- Imobilização inadequada
- Espaço ou tecido entre os fragmentos ósseos
- Infecção
- Malignidade local
- Doença óssea metabólica (p. ex., doença de Paget)
- Osso irradiado (necrose por radiação)
- Necrose avascular
- Fratura intra-articular (o líquido sinovial contém fibrolisinas, que lisam o coágulo inicial e retardam a formação do coágulo)
- Idade (idosos cicatrizam mais lentamente)
- Corticosteroides (inibem a taxa de reparo)

---

As infecções agudas ocorrem nos 3 primeiros meses após a cirurgia e têm associação com infecções superficiais progressivas e hematomas. As infecções cirúrgicas tardias ocorrem 4 a 24 meses depois da cirurgia e podem ocasionar o retorno do desconforto no quadril. As infecções que se desenvolvem em mais de 2 anos depois da cirurgia são atribuídas à disseminação de infecção pela corrente sanguínea proveniente de outro local do corpo. Se uma infecção for constatada, antibióticos são prescritos. Infecções fortes podem requerer desbridamento cirúrgico ou remoção da prótese. Vá ao Boxe 42.14 para obter os fatores de risco associados ao comprometimento da cicatrização.

## Orientações sobre o autocuidado do cliente

Antes que o cliente se prepare para deixar o cenário de cuidado agudo, a enfermeira fornece as explicações completas para promover a continuidade do regime terapêutico e a participação ativa no processo de reabilitação. A enfermeira explica ao cliente a razão do programa de exercício diário para a manutenção da mobilidade funcional da articulação do quadril e para o fortalecimento dos músculos abdutores do quadril, lembrando-o de que o fortalecimento e o retreinamento muscular demandam tempo.

Os aparatos de auxílio (muletas, andadores ou bengalas) são usados por um tempo. Após o desenvolvimento de tônus muscular suficiente para possibilitar a marcha normal sem desconforto, esses dispositivos não são mais necessários. Em geral, por volta dos 3 meses, o cliente pode reassumir suas AVD. Subir escadas é permitido, de acordo com o prescrito, porém é evitado, no mínimo, por 3 a 6 meses. Caminhadas frequentes, natação e uso de uma cadeira de balanço alta são excelentes para exercitar o quadril. As relações sexuais podem ser reassumidas com base nas recomendações do cirurgião (em geral 3 a 6 meses depois da cirurgia) e devem ser feitas com o cliente na posição pendente (decúbito dorsal) para evitar excessiva adução e flexão do quadril novo. A retomada das relações sexuais é individualizada pelo cirurgião com base tanto na posição do quadril mais instável quanto no grau de instabilidade do quadril no momento da cirurgia. As considerações gerais são para evitar as posições de instabilidade.

Em momento algum durante os primeiros 4 meses, o cliente deve cruzar as pernas ou flexionar o quadril além de 90°. Assistência para calçar sapatos e meias pode ser necessária. O cliente deve evitar cadeiras baixas e permanecer sentado por mais de 45 min por vez. Essas precauções minimizam a flexão do quadril e os riscos de deslocamento da prótese, rigidez do quadril e **contratura** em flexão. Deve-se evitar viagens de longa distância, a não ser que mudanças frequentes de posição sejam possíveis. Outras atividades a serem evitadas incluem banhos de banheira, corrida, levantar cargas pesadas e torção e inclinação excessiva (como levantamento de peso, uso de pás, viradas forçadas).

## Artroplastia total do joelho

A artroplastia total do joelho é considerada para os clientes com dor intensa e incapacidades funcionais relacionadas com a destruição das superfícies articulares por artrite (osteoartrite, artrite reumatoide, artrite pós-traumática) ou sangramento na articulação (como hemartrose), como o que pode acontecer na hemofilia. Próteses de metal e acrílico elaboradas para fornecer ao cliente uma articulação estável, indolor e funcional podem ser usadas. Se os ligamentos do cliente estiverem fracos, uma prótese totalmente restrita ou semirrestrita pode ser usada para fornecer estabilidade articular. A prótese não restrita depende dos ligamentos do cliente para obtenção da estabilidade articular.

## Manejo pós-operatório

No pós-operatório, o joelho é recoberto com uma bandagem compressiva. Gelo pode ser aplicado para controlar o edema e o sangramento. A enfermeira avalia o estado neurovascular da perna. É importante estimular a flexão ativa do pé a cada hora enquanto o cliente estiver acordado. Os esforços são direcionados para a prevenção de complicações (tromboembolismo, paralisia de nervo fibular, infecção, limitação da ADM).

Um dreno por aspiração remove o acúmulo de líquido na articulação. A drenagem varia de acordo com o evento operatório (cimento *vs.* sem cimento; uso de drenos, torniquetes) e com as comorbidades do cliente. Em geral, o cirurgião espera remover os drenos em 24 h. Se sangramento significativo for previsto, um sistema de drenagem e autotransfusão pode ser usado durante o período pós-operatório imediato. A cor, o tipo e a quantidade de drenagem são documentados, e qualquer drenagem excessiva ou mudança nas características da drenagem é prontamente relatada ao cirurgião.

Com frequência, um **aparelho de movimento passivo contínuo** (CPM) é usado (Figura 42.15). A perna do cliente é posicionada nesse aparelho, o qual aumenta a circulação e a ADM da articulação do joelho. A velocidade e a quantidade de extensão e flexão são prescritas. As pesquisas recentes não mostram diferenças estatisticamente importantes em flexão, edema ou drenagem, função ou dor ao comparar o uso de CPM com fisioterapia à prática apenas de fisioterapia (Alkire e Swank, 2010). O fisioterapeuta supervisiona os exercícios de força e

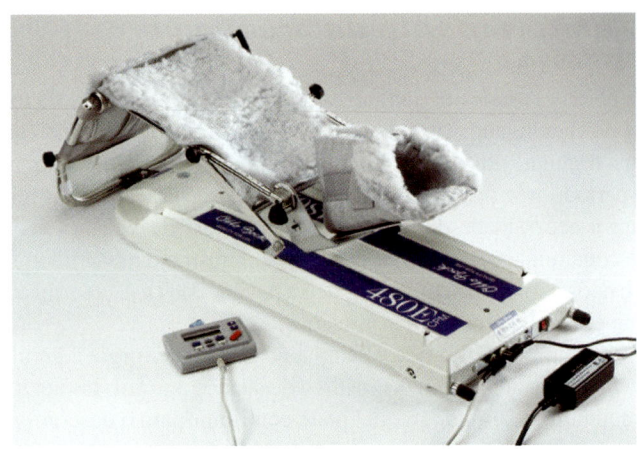

**Figura 42.15** Aparelho de movimento passivo contínuo (CPM) do membro inferior. O Otto Bock 480E Knee CPM tem 11 kg e combina durabilidade com portabilidade e facilidade de operação. O CPM é mais bem aplicado imediatamente após a cirurgia e continuado, sem interrupção, por até 6 semanas, conforme prescrição médica. Cortesia da fotografia de Otto Bock Healthcare, Minneapolis, Minnesota.

ADM. Se a flexão satisfatória não for conseguida, manipulação suave da articulação do joelho sob anestesia geral pode ser necessária cerca de 2 semanas depois da cirurgia.

A enfermeira ajuda o cliente a sair da cama na noite ou no dia seguinte à cirurgia. Em geral, o joelho está protegido com um imobilizador de joelho (tala, aparelho gessado, órtese) e deve ser elevado quando o cliente se encontra sentado em uma cadeira. O médico prescreve os limites de sustentação de peso. A deambulação progressiva, usando dispositivos de auxílio e dentro dos limites prescritos de sustentação de peso, começa no dia seguinte à cirurgia.

Após a alta do hospital, o cliente pode continuar a usar o aparelho de CPM em casa e fazer fisioterapia em esquema ambulatorial. As complicações tardias que podem ocorrer incluem infecção, soltura e dano dos componentes da prótese. Em geral, os clientes conseguem uma articulação funcional e indolor e são capazes de participar mais completamente das atividades da vida do que antes da cirurgia.

## Amputação

**Amputação** é a remoção de uma parte do corpo, em geral uma extremidade. Em geral, a amputação de uma extremidade inferior é necessária por consequência de doença vascular periférica progressiva (muitas vezes sequela de diabetes melito), gangrena gasosa fulminante, trauma (lesões por esmagamento, queimaduras, geladura, queimaduras elétricas), deformidades congênitas, osteomielite crônica ou tumor maligno. De todas essas causas, a doença vascular periférica é responsável pela maioria das amputações dos membros inferiores (ver Capítulo 18 para mais informações sobre doença vascular periférica). A amputação de um membro superior acontece com menos frequência que a amputação de um membro inferior, sendo, na maioria das vezes, necessária devido a lesão traumática ou tumor maligno. Estima-se que 1 em cada 185 norte-americanos sejam amputados (National Lower Limb Information Center, 2008).

## Níveis de amputação

A amputação é realizada no ponto mais distal que cicatrizará com sucesso. O local da amputação é determinado por dois fatores: circulação e utilidade funcional (i. e., atende às necessidades de uso de uma prótese).

O objetivo da cirurgia é conservar o máximo de comprimento possível do membro para preservar função e, possivelmente, conseguir um bom encaixe para a prótese. A preservação do joelho e do cotovelo é desejada. A maioria das amputações envolvendo os membros acaba aeitando uma prótese.

A amputação de dedos do pé e de partes do pé causa alterações mínimas na marcha e no equilíbrio. A amputação de Syme (**desarticulação** do tornozelo modificada) é realizada com mais frequência em casos de trauma importante no pé e produz uma extremidade indolor e durável, com capacidade de sustentação de peso total. A amputação abaixo do joelho é preferível à amputação acima do joelho devido à importância da articulação do joelho e das necessidades energéticas para deambulação. As desarticulações do joelho são mais bem-sucedidas em clientes jovens e ativos, que conseguem desenvolver controle preciso da prótese. Quando amputações acima do joelho são realizadas, toda extensão possível é preservada, os músculos são estabilizados e moldados e as contraturas do quadril são evitadas para obter o máximo potencial deambulatório. A maioria das pessoas amputadas com desarticulação do quadril depende de uma cadeira de rodas para se movimentar.

## Complicações

As complicações que podem ocorrer com as amputações incluem hemorragia, infecção, erosões na pele, dor do membro fantasma e contratura articular. Já que os principais vasos sanguíneos são seccionados, pode ocorrer grande hemorragia. A infecção é um risco em todos os procedimentos cirúrgicos. O risco de infecção aumenta com as feridas contaminadas após a amputação traumática. A irritação da pele causada pela prótese pode resultar em erosões cutâneas. A **dor do membro fantasma** é neuropática e resulta de alterações nos nervos periféricos. A contratura articular é causada pelo posicionamento e um padrão de retração em flexão protetor associado à dor e desequilíbrio muscular.

## Manejo clínico e de enfermagem

Os curativos variam de acordo com a preferência do médico e podem incluir um aparelho gessado rígido fechado, um curativo rígido removível ou um curativo maleável. O aparelho gessado rígido e fechado é frequentemente usado para fornecer compressão uniforme, sustentar os tecidos moles, controlar a dor e evitar contraturas articulares. Cuidado para não comprimir a circulação.

Para o cliente de amputação de um membro inferior, o aparelho gessado tradicional pode ser equipado para fixar a uma extensão de prótese simples temporária e um pé artificial. Essa técnica de curativo rígido é usada como meio de criação de um soquete para encaixe protético pós-operatório imediato. A extensão da prótese é adaptada ao cliente. A sustentação de peso mínima precoce no membro residual com curativo gessado rígido e uma prótese simples produz pouco desconforto. O aparelho gessado é trocado em 10 a 14 dias. Elevação da temperatura corporal, dor intensa ou aparelho gessado frouxo podem requerer a substituição precoce.

Um curativo rígido removível pode ser aplicado sobre o curativo maleável para controlar edema, evitar contratura articular em flexão e proteger o membro residual do trauma não intencional durante as atividades de transferência. Esse curativo rígido é removido alguns dias depois da cirurgia para que a ferida seja inspecionada e, então, é substituído para controlar o edema. O curativo facilita a modelagem do membro residual.

Um curativo maleável com ou sem compressão pode ser usado quando há drenagem importante da ferida e a inspeção frequente do membro residual (coto) é desejada. Uma tala imobilizadora pode ser incorporada ao curativo. Hematomas no coto são controlados com dispositivos de drenagem para minimizar a infecção.

### Alerta de enfermagem

*Se o curativo gessado ou a bandagem elástica inadvertidamente sair do lugar, a enfermeira precisa, na mesma hora, envolver o membro residual com uma bandagem de compressão elástica. Se isso não for feito, edema excessivo se desenvolve em um curto período de tempo, resultando em atraso da reabilitação. A enfermeira notifica o cirurgião quando o curativo gessado sair do lugar de modo que um novo possa ser aplicado prontamente.*

### Promoção da reabilitação

Em geral, mas nem sempre, os clientes que requerem amputação devido a um trauma grave são jovens e saudáveis, têm cicatrização rápida e são fisicamente capazes de participar de um programa de reabilitação vigoroso. Uma vez que a amputação é o resultado de uma lesão, o cliente precisa de apoio psicológico para aceitar a mudança repentina na imagem corporal e para lidar com os estresses de hospitalização, reabilitação a longo prazo e modificação de estilo de vida. Os clientes submetidos à amputação precisam de apoio no seu processo de pesar pela perda e tempo para trabalhar seus sentimentos em relação à perda permanente e à alteração da imagem corporal. Suas reações são imprevisíveis, podendo incluir raiva, amargura e hostilidade.

A equipe multiprofissional de reabilitação (cliente, enfermeira, médico, assistente social, fisioterapeuta, terapeuta ocupacional, psicólogo, protético, profissional que trabalha com reabilitação vocacional) ajuda o cliente a alcançar o mais alto nível possível de função e participação nas atividades da vida. As clínicas protéticas e os grupos de apoio a amputados facilitam esse processo de reabilitação. Aconselhamento vocacional e retreinamento ocupacional podem ser necessários para ajudar os clientes a retornar ao trabalho.

As questões psicológicas (como negação, recolhimento) podem ser influenciadas pelo tipo de apoio que o cliente recebe da equipe de reabilitação e pelo quão rapidamente as AVD e o uso de prótese estão sendo aprendidos. Conhecer as opções e as capacidades disponíveis com os vários dispositivos protéticos pode dar ao cliente um senso de controle sobre a incapacidade resultante.

## Minimização das percepções sensoriais alteradas

A pessoa submetida à amputação pode sentir dor do membro fantasma logo após a cirurgia ou 2 a 3 meses depois. Isso ocorre com frequência em clientes submetidos a amputação acima do joelho. O cliente descreve dor ou sensações incomuns, como parestesia, formigamento ou cãibras musculares, bem como uma sensação de que o membro ainda existe, esmagado, com cãibras ou torcido em posição anormal.

A patogênese do fenômeno do membro fantasma é desconhecida. Quando um cliente descreve dor ou sensações fantasmas, a enfermeira identifica esses sentimentos e ajuda o cliente a modificar essas percepções. Manter o cliente ativo ajuda a diminuir a ocorrência da dor no membro fantasma. A reabilitação intensa precoce e a dessensibilização do coto com massagem trazem, muitas vezes, alívio. As sensações fantasmas podem diminuir com o tempo. Estimulação elétrica nervosa transcutânea (TENS, do inglês *transcutaneous electrical nerve stimulation*), ultrassom, acupuntura ou anestésicos locais podem fornecer algum alívio para os clientes. Além disso, betabloqueadores podem aliviar o desconforto em queimação; medicamentos anticonvulsivantes controlam a dor lancinante e as cãibras; e antidepressivos tricíclicos são usados para modificar os sinais de dor e melhorar o humor e a capacidade de enfrentamento do estresse. Novas modalidades de tratamento incluem a realidade virtual na tentativa de extinguir os traços de memória mal adaptados do membro amputado e reduzir a dor (Flor, 2008).

## Auxílio ao cliente para conseguir mobilidade física

O posicionamento correto evita o desenvolvimento de contratura articular do joelho ou quadril no cliente de amputação de extremidade inferior. Abdução, rotação externa e flexão do membro inferior são evitadas. Dependendo da preferência do cirurgião, o membro residual pode ser colocado em posição estendida ou elevada por um breve período após a cirurgia. A elevação prolongada (após as primeiras 24 h) não é recomendada, já que as contrações em flexão precisam ser evitadas.

> **Alerta de enfermagem**
> *O membro residual não deve ser colocado sobre uma almofada, pois isso pode causar contratura em flexão do quadril.*

O fisioterapeuta desenvolve exercícios, se indicado, para fortalecimento muscular e prevenção de contraturas em abdução e flexão. A enfermeira estimula o cliente a virar de um lado a outro e a ficar em decúbito ventral, se possível, para alongar os músculos flexores e evitar a contratura em flexão do quadril. A enfermeira desencoraja o cliente a permanecer sentado por períodos prolongados a fim de evitar a contratura em flexão. As pernas devem permanecer fechadas para evitar a deformidade em abdução. A enfermeira encoraja o cliente a usar dispositivos de auxílio para que as atividades de autocuidado sejam mais prontamente realizadas e ajuda a identificar que modificações devem ser feitas em casa para que essas atividades sejam feitas no ambiente doméstico.

Exercícios pós-operatórios na ADM são iniciados precocemente, pois as deformidades de contratura se desenvolvem com rapidez. Exercícios de ADM incluem exercícios do quadril e do joelho nos casos de amputação abaixo do joelho e exercícios do quadril para as amputações acima do joelho. É importante que o cliente compreenda a importância de exercitar o membro residual.

Os membros superiores, o tronco e os músculos abdominais são exercitados e fortalecidos. Os músculos extensores do braço e os depressores do ombro são importantes na deambulação com muleta. Os principais problemas que podem retardar o encaixe da prótese durante esse período são (1) deformidades em flexão, (2) persistência do edema no membro residual e (3) deformidades em abdução do quadril.

A enfermeira também analisa os indicadores sistêmicos de infecção (p. ex., elevação da temperatura, leucocitose com aumento de > 10% das formas imaturas) e os relata prontamente ao cirurgião.

## Revisão do capítulo

### Exercícios de avaliação crítica

1. Você é voluntária para fornecer os primeiros socorros no campo na liga de futebol da sua vizinhança. As lesões comuns que você espera são entorses, distensões e, possivelmente, luxações e fraturas. Que avaliação específica você faria para diferenciar esses problemas? Descreva o tratamento padrão para qualquer um desses distúrbios musculoesqueléticos comuns.

2. Um homem de 68 anos de idade foi submetido a reparo de fratura da tíbia direita. Durante a noite do 2º dia pós-operatório, ele se queixa de aumento da dor e ligeira parestesia nos dedos do pé direito. Analgésicos opioides aliviaram apenas moderadamente a dor desse cliente. A enfermeira do turno da noite documenta os achados e pede a você, enfermeira do turno do dia, para reportá-los ao cirurgião ortopédico quando ele fizer a ronda. Você avalia o cliente após relatar e constata que, agora, ele descreve uma sensação de "aperto" e pontadas na perna direita. O membro inferior direito do cliente está brilhoso, a perfusão capilar demora mais que 3 segundos e os dedos do pé direito estão muito mais gelados que os do pé esquerdo. Que avaliação adicional você poderá fazer nesse momento? Quais são o diagnóstico e a intervenção prioritários de enfermagem?

3. A Sra. Y, uma cliente no pós-operatório de reparo total do quadril com história de úlceras, está se queixando de dor abdominal. O hematócrito dessa manhã é de 8/24. Uma unidade de concentrado de hemácias é administrada. Uma hora depois da infusão da unidade, você é solicitada a coletar um novo H/H. Se a Sra. Y não apresenta outras fontes de perda de sangue, quanto você espera que o H/H se eleve na repetição desse exame laboratorial?

## Questões objetivas

1. No período pós-operatório imediato, que medida melhor previne a TVP?
   A. Adição de um multivitamínico à medicação do cliente
   B. Deambulação precoce
   C. Balanço hídrico
   D. Manutenção dos membros inferiores abaixo do nível do coração

2. Um homem de 22 anos de idade é admitido na emergência com lesão por esmagamento nas duas pernas. Ele ficou preso debaixo de um carro por 3 h. Na admissão, seus sinais vitais estão estáveis; encontra-se alerta e orientado, queixando-se de dor intensa nas pernas. Os pulsos poplíteos estão fortes; os pulsos pedal e tibial posterior estão fracos. O tornozelo e o pé parecem escuros; a pele está tensa, porém íntegra. As radiografias não mostram fraturas ósseas. Com base nesses dados, que intervenções são mais apropriadas?
   A. Notificar o médico e antecipar que uma cintigrafia de ventilação-perfusão será realizada para descartar a possibilidade de êmbolo de gordura.
   B. Notificar o médico e preparar para tração cutânea com objetivo de diminuir a pressão no músculo da panturrilha.
   C. Notificar o médico e antecipar que o médico medirá a pressão no compartimento e, possivelmente, realizará uma fasciotomia se a pressão elevada for constatada.
   D. Notificar o médico e preparar a administração de antibióticos IV para reduzir o risco de osteomielite.

3. Durante a avaliação do cliente da questão anterior, ele fica semiconsciente e continua a gemer de dor. A pressão arterial caiu e a frequência do pulso aumentou. Qual é o problema mais potencialmente fatal imediato desse cliente?
   A. Arritmias decorrentes da hipopotassemia
   B. Hipovolemia
   C. Depressão respiratória decorrente da medicação contra dor
   D. Êmbolo gorduroso no pulmão

4. A Sra. L, de 73 anos de idade, é colocada em tração esquelética antes da cirurgia de RAFI de fêmur fraturado. Ela desenvolve dor torácica, taquipneia e taquicardia no segundo dia na tração. Que manifestação adicional indicaria que seus sintomas estão relacionados a um êmbolo de gordura, e não a um evento tromboembólico pulmonar?
   A. Hipotensão
   B. Agitação
   C. Petéquias na região anterior da parede torácica
   D. Áreas avermelhadas e quentes no membro inferior

5. Richard S., de 23 anos de idade, teve uma fratura exposta da tíbia esquerda com lesão significativa dos tecidos moles da perna em um acidente de bicicleta. A redução cirúrgica e a fixação da tíbia foram realizadas com desbridamento de tecido inviável e colocação de dreno nos tecidos moles lesionados. Qual achado encontrado pela enfermeira mais provavelmente indica o desenvolvimento de osteomielite?
   A. Taquicardia
   B. VHS elevada
   C. Parestesia no membro inferior esquerdo e nos dedos desse membro
   D. Espasmos musculares ao redor do osso afetado

## Bibliografia e leitura sugerida

A bibliografia e a leitura sugerida para este capítulo estão disponíveis no **GEN-IO: http://gen-io.grupogen.com.br/gen-io/**.

# UNIDADE DOZE

# Problemas Relacionados com a Função Neurológica

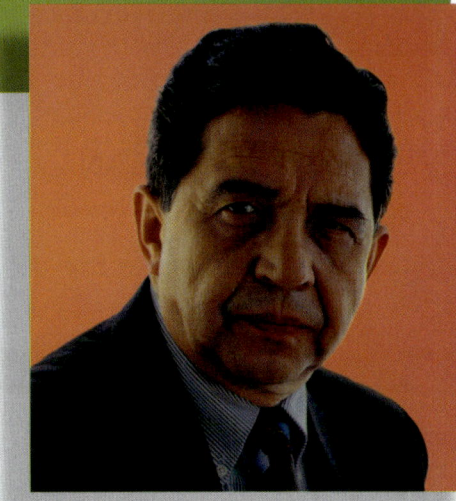

**Um cliente de 65 anos** chega ao setor de emergência de ambulância. Os paramédicos dizem que sua esposa presenciou início súbito de confusão mental, fraqueza da perna e do braço do lado direito e dificuldade para falar (ele não conseguia pronunciar as palavras corretamente); os sintomas começaram duas horas antes da chegada ao hospital. O cliente tem história de tabagismo, hipertensão, fibrilação atrial e ataques isquêmicos transitórios (AIT). A TC de crânio sem contraste realizada inicialmente não mostrou indícios de hemorragia intracerebral. O diagnóstico suspeito é de acidente isquêmico agudo no hemisfério esquerdo.

➡ Descreva o tratamento de emergência de um acidente vascular encefálico (AVE) quando o cliente apresenta sintomas sugestivos.
➡ Qual subtipo de acidente isquêmico esse cliente provavelmente teve?
➡ Descreva as intervenções de enfermagem para um cliente tratado com tPA.
➡ Descreva três dos oito parâmetros de desempenho padronizados, que são avaliados em um cliente com acidente isquêmico.

# CAPÍTULO 43

DAWN K. BELAND
DONNA M. AVANECEAN

# Avaliação de Enfermagem I Função Neurológica

## Objetivos de estudo

**Após ler este capítulo, você será capaz de:**

1. Descrever as estruturas e as funções do sistema nervoso central e periférico
2. Diferenciar entre as alterações patológicas que afetam o controle motor e as que comprometem as vias sensoriais
3. Comparar as funções do sistema nervoso simpático e parassimpático
4. Descrever as alterações da função neurológica associadas ao envelhecimento e seu impacto nos resultados da avaliação neurológica
5. Descrever a importância do exame físico no diagnóstico das doenças neurológicas
6. Descrever os exames diagnósticos usados para avaliar casos suspeitos de doenças neurológicas e as implicações de enfermagem pertinentes.

As enfermeiras que atuam em diferentes contextos de prática encontram clientes com alterações da função neurológica. As doenças do sistema nervoso podem ocorrer em qualquer faixa etária e causar sintomas autolimitados brandos, ou distúrbios devastadores e potencialmente fatais. As enfermeiras devem ter habilidades para avaliar o sistema neurológico, seja por meio de um histórico de enfermagem geral ou focado em áreas específicas da função neurológica. De qualquer maneira, a avaliação requer conhecimentos de anatomia e fisiologia do sistema nervoso, além de entendimento dos diversos exames e procedimentos aplicados para diagnosticar doenças neurológicas. Também é fundamental estar ciente das implicações e das intervenções de enfermagem relacionadas com os resultados da avaliação e dos exames diagnósticos.

## Revisão de anatomia e fisiologia

A função do sistema nervoso é controlar todas as atividades motoras, sensoriais, autonômicas, cognitivas e comportamentais. O sistema nervoso é subdividido em dois grandes componentes: sistema nervoso central (SNC), que inclui o encéfalo e a medula espinal, e sistema nervoso periférico (SNP), que inclui os nervos cranianos e espinais que se localizam fora do cérebro e da medula espinal. O SNP também pode ser subdividido em sistema nervoso somático (ou voluntário) e sistema nervoso autônomo (ou involuntário).

### Anatomia do sistema nervoso

#### Células e neurotransmissores do sistema nervoso

As células do cérebro interligam as vias sensoriais e motoras, monitoram os processos corporais, respondem aos estímulos internos e externos, mantêm a homeostasia e dirigem todos os processos psicológicos, biológicos e físicos por meio de mensagens químicas e elétricas complexas. A unidade funcional básica do encéfalo é o neurônio (Figura 43.1), que é formado por corpo celular, dendrito e axônio. O **dendrito** é uma estrutura ramificada com sinapses (um espaço entre dois neurônios, no qual os impulsos saltam de uma célula para outra), para receber mensagens eletroquímicas. O **axônio** é uma projeção longa que transporta os impulsos originados do corpo celular. Os corpos das células neurais que se reúnem em grupos são conhecidos como *gânglios* ou *núcleos*. Um conjunto de corpos celulares com a mesma função é conhecido como *centro* (p. ex., centro respiratório).

Os neurotransmissores transmitem mensagens de um neurônio para outro ou de um neurônio para um tecido-alvo específico, e são responsáveis

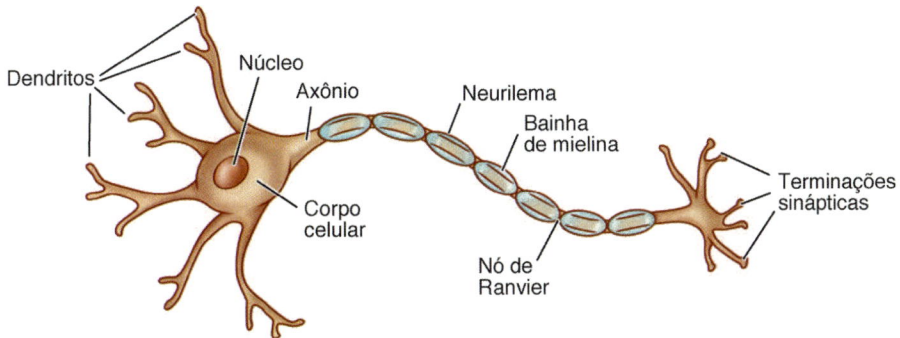

Figura 43.1 Neurônio.

por todos os tipos de atividade cerebral. Cada neurotransmissor tem afinidade por receptores específicos existentes no bulbo pós-sináptico; quando são liberados, os neurotransmissores atravessam a fenda sináptica e ligam-se aos receptores da membrana celular pós-sináptica. A ação de um neurotransmissor é potencializar, interromper ou modular uma ação específica, e pode estimular ou inibir a atividade da célula-alvo. Em geral, vários neurotransmissores atuam na mesma sinapse neuronal. Os desequilíbrios ou as deficiências de determinado neurotransmissor podem causar disfunção neurológica. A Tabela 43.1 descreve os principais neurotransmissores.

## Sistema nervoso central

### Encéfalo

O encéfalo pode ser dividido em três áreas principais: cérebro, tronco cerebral e cerebelo. O cérebro é formado por dois hemisférios, tálamo, hipotálamo e gânglios basais. Além disso, as conexões com os nervos olfatório (I nervo craniano) e óptico (II nervo craniano) estão localizadas no cérebro. O tronco cerebral consiste em mesencéfalo, ponte, bulbo e conexões dos nervos cranianos III a XII. O cerebelo está localizado sob o cérebro e por trás do tronco cerebral (Figura 43.2).

**Cérebro.** O cérebro é formado por dois hemisférios parcialmente separados pela fissura longitudinal maior; esse sulco (uma depressão ou fenda) separa o cérebro em hemisférios direito e esquerdo. Os dois hemisférios estão interligados na porção inferior da fissura pelo corpo caloso. A superfície exterior dos hemisférios dispõe de muitas camadas dobradas ou circunvoluções, conhecidas como *giros*, que aumentam a área do cérebro. A parte externa ou exterior do cérebro (córtex cerebral) é formada por substância cinzenta com espessuras entre 2 e 5 mm. A substância branca constitui a camada interna e é composta de fibras nervosas e neuróglia (tecido de sustentação), que estabelece os tratos ou as vias que interligam as diversas partes do cérebro. Os hemisférios cerebrais são divididos em lobos frontais, parietais, temporais e occipitais. Os quatro lobos são os seguintes (Figura 43.2):

- Frontal: o lobo frontal é o maior, localizado na parte anterior do crânio. As funções principais são concentração, pensamento abstrato, armazenamento de informações ou memória

**Tabela 43.1** Principais neurotransmissores.

| Neurotransmissor | Origem | Ação | Exemplo de disfunção |
| --- | --- | --- | --- |
| Acetilcolina (neurotransmissor principal do sistema nervoso parassimpático) | Muitas áreas do cérebro; sistema nervoso autônomo | Geralmente excitatória; em alguns casos, os efeitos parassimpáticos são inibitórios (estimulação do coração pelo nervo vagal) | ↓ A deficiência causa miastenia *gravis* |
| Serotonina | Tronco cerebral, hipotálamo, corno dorsal da medula espinal | Inibitória, ajuda a controlar o humor e o sono; inibe as vias da dor | ↓ A deficiência causa depressão |
| Dopamina | Substância negra e gânglios da base | Geralmente inibitória; afeta o comportamento (atenção, emoções) e os movimentos delicados | ↓ A deficiência causa doença de Parkinson |
| Norepinefrina (neurotransmissor principal do sistema nervoso simpático) | Tronco cerebral, hipotálamo, neurônios pós-ganglionares do sistema nervoso simpático | Geralmente excitatória; afeta o humor e a atividade em geral | Raramente causa doença |
| Ácido gama-aminobutírico (GABA) | Medula espinal, cerebelo, gânglios da base, algumas áreas corticais | Inibitória | ↓ A deficiência causa convulsões |
| Encefalina, endorfina | Terminações nervosas da medula espinal, tronco cerebral, tálamo e hipotálamo, hipófise | Excitatória; sensações agradáveis, inibem a transmissão da dor | |

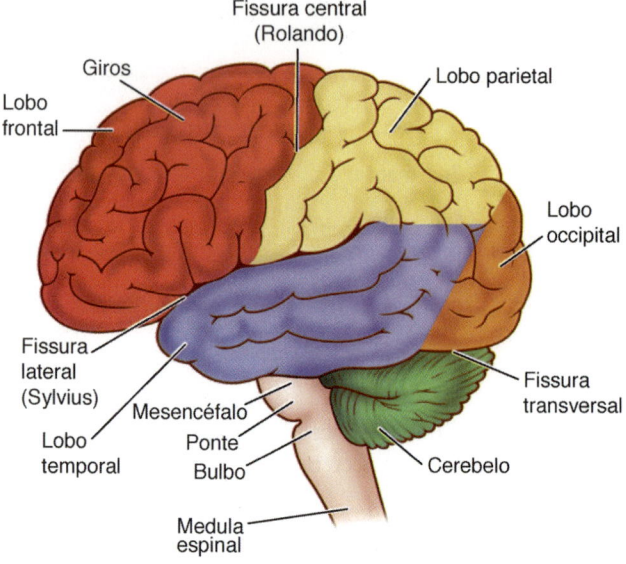

**Figura 43.2** Imagem da superfície externa do cérebro, mostrando os lobos, o cerebelo e o tronco cerebral.

e atividade motora. A faixa motora, que está localizada no lobo frontal à frente do sulco central, é responsável pelos movimentos musculares. Observe as localizações específicas do controle dos movimentos motores na Figura 43.3. O lobo frontal também contém a área de Broca (região do lobo frontal esquerdo, na maioria dos indivíduos), que é essencial ao controle motor da fala. Esse lobo é responsável, em grande parte, por atos de afeto, pelo raciocínio, pela personalidade, pelas emoções, atitudes e inibições de um indivíduo, além de contribuir para a formação dos processos mentais

- Parietal: o lobo parietal constitui o córtex sensorial primário, que está localizado em posição posterior à faixa motora e está organizado topograficamente de maneira semelhante à faixa motora. Esse lobo analisa as informações sensoriais como pressão, vibração, dor e temperatura; e retransmite a interpretação dessa informação do córtex sensorial ao tálamo. O lobo parietal também é essencial à percepção do próprio corpo no espaço e também à orientação no espaço e as relações espaciais. Por exemplo, nessa área, a estereognosia (ou capacidade de perceber um objeto utilizando o sentido do tato) é processada
- Temporal: o lobo temporal contém as áreas receptoras auditivas localizadas ao redor das têmporas. A área interpretativa do lobo temporal é responsável pela integração das áreas visual e auditiva e desempenha o papel mais importante dentre todas as áreas do córtex envolvidas com o pensamento. A área responsável pela fala receptiva, também conhecida como *área de Wernicke*, está localizada na região posterior do lobo temporal. Na maioria dos indivíduos, sejam destros ou sinistros, a área de Wernicke está localizada no lobo esquerdo; a memória a longo prazo também está associada a esse lobo
- Occipital: o lobo occipital está localizado na parte posterior dos hemisférios cerebrais e é conhecido como córtex visual primário. O lobo occipital também participa de alguns reflexos visuais, além de possibilitar alguns movimentos oculares involuntários.

Corpo caloso (Figura 43.4) é uma coleção espessa de fibras nervosas, que conectam os dois hemisférios do cérebro e transmitem informações de um lado para o outro. Os indivíduos destros e alguns canhestros têm dominância cerebral no lado esquerdo do cérebro para as funções verbal, linguística, aritmética, cálculo e analítica. O hemisfério não dominante é responsável pelas funções geométrica, espacial, visual, musical e reconhecimento de padrões.

Os gânglios da base são massas de núcleos localizados nos planos profundos da substância branca dos hemisférios cerebrais e são responsáveis por controlar os movimentos motores delicados. O tálamo está localizado nos dois lados do terceiro ventrículo e, com exceção do olfato, atua basicamente como estação de retransmissão de todas as sensações. Toda a memória também passa por essa parte do cérebro.

O hipotálamo (Figura 43.4) está em posição anterior e inferior ao tálamo e fica localizado nas proximidades do terceiro

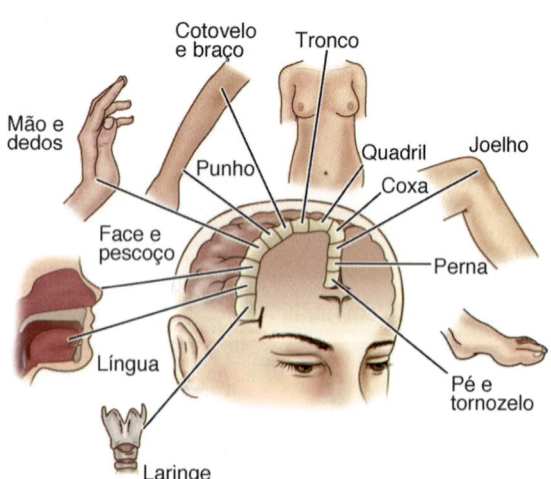

**Figura 43.3** Ilustração esquemática do cérebro, mostrando as localizações do controle dos movimentos motores das diversas partes do corpo.

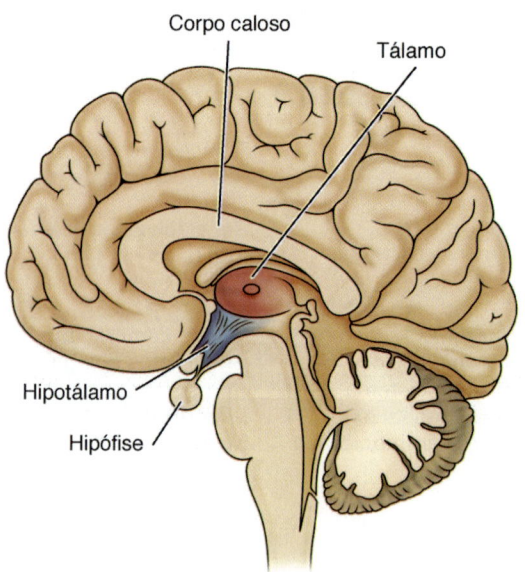

**Figura 43.4** Visão medial do cérebro.

ventrículo. O hipotálamo inclui o quiasma óptico (em que os dois tratos ópticos cruzam) e os corpos mamilares (envolvidos nos reflexos olfatórios e na resposta emocional aos odores). O infundíbulo do hipotálamo comunica-se com a glândula hipófise posterior. O hipotálamo é uma estrutura importante do sistema endócrino e regula a secreção hipofisária dos hormônios que ajustam o metabolismo, a reprodução, a resposta ao estresse e a formação de urina. O hipotálamo trabalha em conjunto com a hipófise na função de manter o balanço hídrico (ver mais detalhes no Capítulo 29); além disso, também participa do controle do apetite, pois é nele que o centro da fome está localizado. Também contém centros que regulam o ciclo de sono-vigília, a pressão arterial, os comportamentos sexuais e agressivos e as reações emocionais (p. ex., vergonha, raiva, depressão, pânico e medo). O hipotálamo controla e regula o sistema nervoso autônomo e mantém a regulação da temperatura, causando vasoconstrição ou vasodilatação.

A glândula hipófise está localizada na sela túrcica na base do cérebro. A hipófise é uma localização comum de tumores cerebrais dos adultos, que geralmente são detectados por sinais e sintomas atribuíveis a esta glândula, inclusive distúrbios hormonais ou visuais, causados pela compressão do quiasma óptico (ver Capítulo 31).

Fibras nervosas originadas do córtex convergem em cada hemisfério e emergem por um feixe espesso de fibras nervosas, também conhecido como *cápsula interna*. Depois de entrar na ponte e no bulbo, cada um desses feixes cruza para o lado oposto. Embora as diversas células do córtex cerebral tenham aspecto muito semelhante, suas funções são muito variadas, de acordo com a localização.

**Tronco cerebral.** O tronco cerebral é responsável pelas funções autônomas, tais como frequência cardíaca, respiração e deglutição. O tronco cerebral é formado por **mesencéfalo, ponte** e **bulbo** e contém vias sensoriais e motoras (Figura 43.2). O mesencéfalo conecta a ponte e o cerebelo aos hemisférios cerebrais e funciona como centro dos reflexos auditivos e visuais. Os nervos cranianos III e IV originam-se do mesencéfalo. A ponte está localizada à frente do cerebelo, entre o mesencéfalo e o bulbo, e funciona como ligação entre o cérebro, o cerebelo e o bulbo. Os nervos cranianos V a VIII conectam-se ao cérebro na ponte; algumas áreas da ponte também controlam a frequência cardíaca, a respiração e a pressão arterial.

O bulbo contém fibras motoras que se estendem do encéfalo à medula espinal e fibras sensoriais que se dirigem da medula espinal ao encéfalo. A maioria dessas fibras cruza (ou faz *decussação*) nesse nível. Os nervos cranianos IX a XII conectam-se ao cérebro no bulbo. O bulbo e a ponte são essenciais à função respiratória.

**Cerebelo.** O cerebelo está separado dos hemisférios cerebrais por uma dobra de dura-máter conhecida como *tentório cerebelar*. O cerebelo é responsável, em grande parte, pela coordenação de todos os movimentos e também controla os movimentos finos, o equilíbrio, a **posição (sentido postural)** ou propriocepção (percepção da posição de cada parte do corpo) e a integração sensorial.

### Estruturas de proteção do cérebro

**Crânio.** O cérebro está contido pelo crânio rígido, que o protege de traumatismo. Os ossos principais do crânio são frontal,

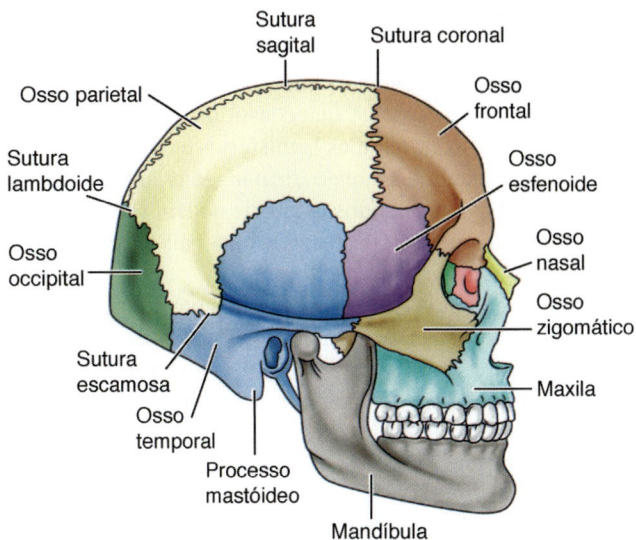

Figura 43.5 Ossos e suturas do crânio.

temporal, parietal e occipital (Figura 43.5), os quais articulam-se por linhas de sutura.

**Meninges.** As meninges (tecidos conjuntivos fibrosos) cobrem o cérebro e a medula espinal e conferem proteção, suporte e nutrição. As três camadas das meninges são dura-máter, aracnoide e pia-máter (Figura 43.6). Um método fácil de memorizar as camadas das meninges é usar o acrônimo "PAD" (*p*ia, *a*racnoide e *d*ura), que em inglês significa "acolchoar".

A camada mais externa (dura-máter) recobre o cérebro e a medula espinal; ela é rígida, espessa, inelástica, fibrosa e cinzenta. Existem quatro extensões da dura-máter: foice cerebral, que separa os dois hemisférios no plano longitudinal; tentório,

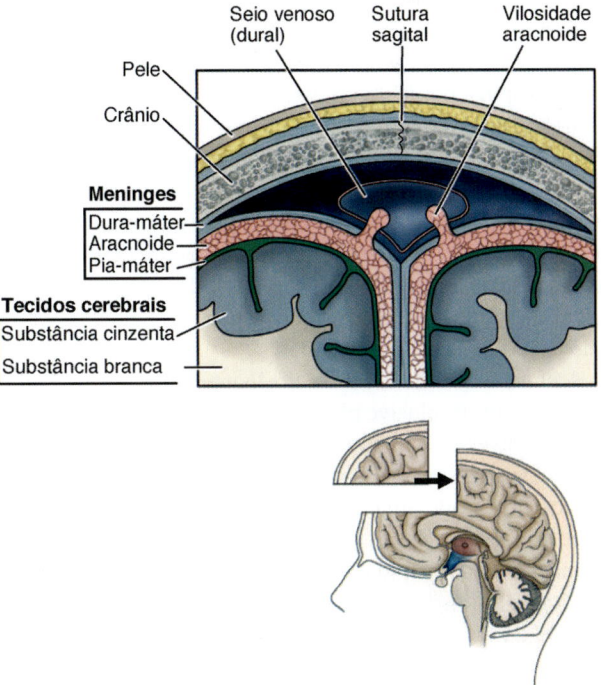

Figura 43.6 Meninges e estruturas relacionadas.

que é uma invaginação da dura-máter, que forma uma prateleira membranosa firme entre o cérebro e o cerebelo; foice cerebelar, que está localizada entre os dois lobos laterais do cerebelo; e diafragma selar, que constitui o "telhado" da sela túrcica. O tentório sustenta os hemisférios e os separa da parte inferior do cérebro. Quando a cavidade craniana acumula pressão excessiva, os tecidos cerebrais podem ser comprimidos contra o tentório ou deslocados para baixo, processo conhecido como *herniação*.

O espaço epidural – um espaço virtual que tem capacidade de expandir ligeiramente – está localizado por fora da camada mais externa da dura-máter. No canal medular, a dura-máter forma uma bainha tubular ao redor da medula espinal. Nesse espaço estreito entre a dura-máter e o periósteo (revestimento dos ossos), os anestésicos locais são injetados para produzir analgesia.

A membrana intermediária – aracnoide – é uma lâmina extremamente fina e delicada, semelhante a uma teia de aranha (daí o nome aracnoide). Essa camada parece branca pelo fato de não ter vasos sanguíneos. Essa membrana apresenta projeções digitiformes singulares (vilosidades aracnoides) que absorvem líquido cefalorraquidiano (LCR). No adulto normal, cerca de 500 mℓ de LCR são produzidos diariamente e, com exceção de 125 a 150 mℓ, todo este volume é absorvido pelas vilosidades (Hickey, 2009). Quando o sangue entra no sistema (por traumatismo ou acidente vascular encefálico hemorrágico), as vilosidades são obstruídas e o cliente pode ter hidrocefalia (ampliação das dimensões dos ventrículos). O espaço subaracnóideo está localizado entre a aracnoide e a pia-máter e contém LCR.

A camada mais interna (pia-máter) é uma lâmina fina e transparente que envolve firmemente o cérebro e estende-se para dentro de cada dobra da superfície cerebral; ela é profusamente vascularizada.

## Líquido cefalorraquidiano

O LCR (líquido límpido e incolor) é produzido nos ventrículos laterais pelo plexo coroide e circula ao redor do cérebro e da medula espinal por meio do sistema ventricular. Existem quatro ventrículos. Os dois ventrículos laterais, que normalmente contêm 25 mℓ de LCR de cada lado, drenam para o terceiro ventrículo pelo forame interventricular (ou forame de Monro). O terceiro e o quarto ventrículos comunicam-se por meio do aqueduto de Sylvius. O quarto ventrículo libera o LCR ao espaço subaracnóideo, que desce pela superfície dorsal da medula espinal. O LCR é devolvido ao cérebro e, depois de circular, é absorvido pelas vilosidades aracnoides.

A composição do LCR é semelhante à dos outros líquidos extracelulares (inclusive plasma sanguíneo), mas as concentrações dos diversos componentes são diferentes. Em geral, o resultado da análise laboratorial do LCR contém informações sobre cor, densidade, nível de proteína, contagem de leucócitos, nível de glicose e concentrações de outros eletrólitos. O LCR normal contém quantidades mínimas de leucócitos e nenhuma hemácia. A pressão intracraniana (PIC) dentro do crânio é resultante da combinação de tecidos cerebrais, fluxo sanguíneo e volume de LCR. A pressão normal do LCR varia de 10 a 15 mmHg, enquanto pressões acima de 20 mmHg indicam hipertensão intracraniana (HIC).

### Alerta de enfermagem
*Quando ocorre uma fratura de crânio, a enfermeira deve ficar alerta aos sinais de extravasamento de LCR. Rinorreia (extravasamento de LCR pelas narinas) sugere fraturas das placas cribriformes da fossa craniana anterior, enquanto otorreia (extravasamento de LCR pelas orelhas) indica fraturas da base do crânio. Conforme a localização da fratura, o cliente pode apresentar sinal dos olhos de guaxinim (equimoses ao redor dos olhos) ou sinal de Battle (equimose no processo mastoide do osso temporal). O extravasamento de LCR coloca o cliente em risco de meningite; quando há suspeita de extravasamento, a enfermeira não pode colocar objeto algum no nariz ou na orelha do cliente (cateter nasogástrico ou de aspiração, curativos, tampões etc.).*

## Circulação cerebral

A circulação cerebral recebe aproximadamente 15% do débito cardíaco, ou 750 mℓ/min. O cérebro não armazena nutrientes, apresenta demandas metabólicas altas e requer irrigação sanguínea volumosa. A irrigação sanguínea do cérebro é singular, visto que circula contra a gravidade; suas artérias enchem de baixo para cima e as veias drenam de cima para baixo. O cérebro tem fluxo sanguíneo colateral escasso, o que causa lesão tecidual irreversível quando o fluxo sanguíneo é impedido, mesmo que por períodos curtos.

**Artérias.** Duas artérias carótidas internas e duas artérias vertebrais e seu sistema extensivo de ramos fornecem irrigação sanguínea ao cérebro (Figura 43.7). As carótidas internas originam-se da bifurcação da carótida comum e irrigam grande parte da circulação anterior. As artérias vertebrais ramificam-se a partir das artérias subclávias e o sangue reflui e sobe a cada lado das vértebras cervicais, até entrar no crânio pelo forame magno. As artérias vertebrais reúnem-se para formar a artéria basilar no tronco cerebral; em seguida, esta se divide para formar os dois ramos das artérias cerebrais posteriores. As artérias vertebrobasilares irrigam a maior parte da circulação posterior do cérebro.

O polígono de Willis, ou círculo arterial do cérebro, é formado pelos ramos das circulações anterior e posterior, interligados por uma artéria comunicante anterior e duas artérias comunicantes posteriores (Figura 43.8). As artérias do polígono de Willis podem fornecer circulação colateral quando uma ou mais das quatro artérias que o irrigam são obstruídas.

As bifurcações (ramos) arteriais que fazem parte do polígono de Willis são pontos frequentes de dilatação aneurismática. Os aneurismas podem ser congênitos ou causados por alterações da parede vascular, associadas à doença aterosclerótica. Quando uma artéria com aneurisma rompe, dependendo do seu diâmetro e da sua localização, podem ocorrer consequências catastróficas. Além disso, quando um vaso sanguíneo é comprimido por vasospasmo, isso pode reduzir o fluxo sanguíneo e causar lesão potencial dos neurônios distais à área de constrição, resultando em morte celular. Se o problema não for tratado rigorosamente, isso pode causar um acidente vascular encefálico isquêmico. Os efeitos da vasoconstrição dependem dos vasos afetados e das áreas que essas artérias irrigam.

**Veias.** A drenagem venosa do cérebro não acompanha a circulação arterial, como ocorre com outras estruturas do corpo. As veias alcançam a superfície do cérebro, reúnem-se às veias mais

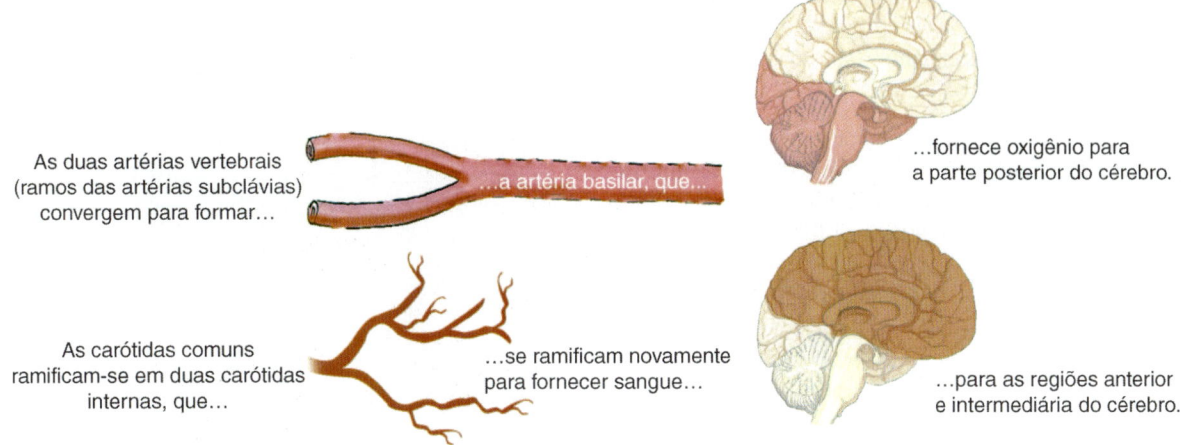

**Figura 43.7** Circulação arterial do cérebro. De Lippincott (2009). *Anatomy and physiology made incredibly visual!* (p. 63). Philadelphia: Lippincott Williams & Wilkins.

calibrosas, depois atravessam o espaço subaracnóideo e drenam para os seios durais, que são canais vasculares existentes dentro da dura-máter (Figura 43.6). A rede de seios durais drena para a veia jugular interna e o sangue volta ao coração. As veias e os seios durais do cérebro são singulares porque, ao contrário das outras veias, não contêm válvulas para impedir que o sangue reflua e dependem da gravidade e da pressão arterial.

### Barreira hematoencefálica

O SNC e seus neurônios são inacessíveis às diversas substâncias que circulam no plasma sanguíneo (p. ex., contrastes, fármacos e antibióticos), porque existe a barreira hematoencefálica, a qual é formada pelas junções estreitas das células endoteliais dos capilares cerebrais. Todas as substâncias que chegam ao LCR precisam ser filtradas pelas células endoteliais dos capilares e pelos astrócitos (Hickey, 2009). A barreira hematoencefálica desempenha função protetora, mas pode ser alterada por traumatismo, edema cerebral e hipoxemia cerebral; isso tem implicações no tratamento e na escolha dos fármacos usados para tratar doenças do SNC.

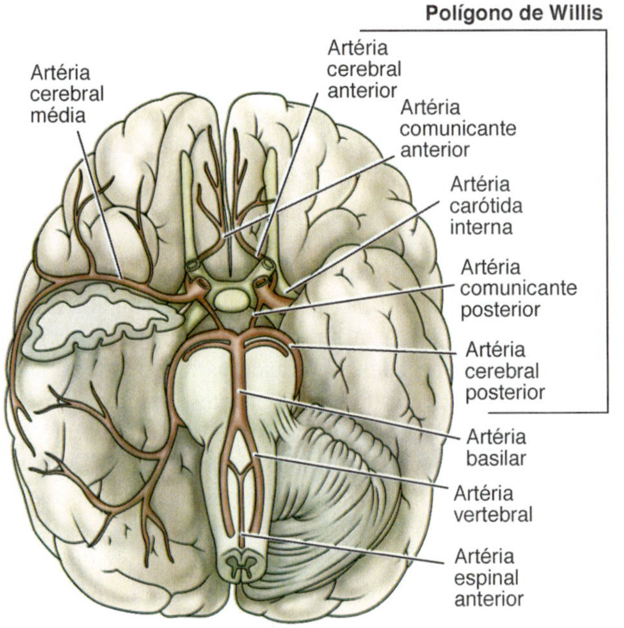

### Medula espinal

A medula espinal e o bulbo formam uma estrutura contínua que começa nos hemisférios cerebrais e funciona como conexão entre o encéfalo e os órgãos periféricos. Com aproximadamente 45 cm de comprimento e a espessura aproximada de um dedo, a medula estende-se do forame magno da base do crânio até a borda inferior da primeira vértebra lombar, na qual afina para formar uma faixa fibrosa, conhecida como *cone medular*. Em continuação, abaixo do segundo espaço lombar, estão as raízes nervosas, que se estendem além do cone e são conhecidas como *cauda equina*, em virtude da semelhança à cauda de um cavalo. Como também ocorre com o cérebro, a medula espinal é formada de substâncias branca e cinzenta. A substância cinzenta do encéfalo é externa e a branca é interna; na medula espinal, a substância cinzenta está no centro e é circundada dos dois lados pela substância branca (Figura 43.9). A medula

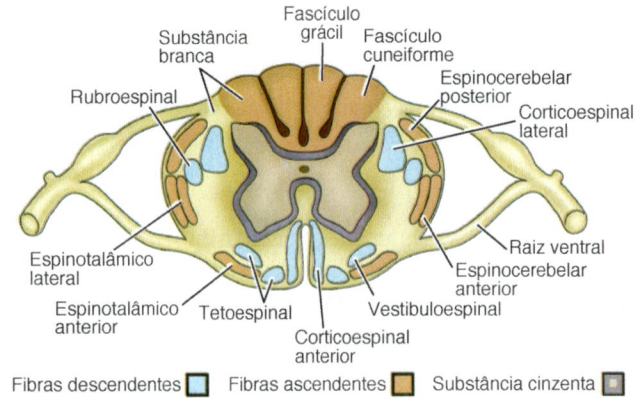

**Figura 43.8** Irrigação arterial do cérebro, inclusive polígono de Willis, conforme observado na superfície ventral.

**Figura 43.9** Ilustração do corte transversal da medula espinal, mostrando os principais tratos espinais.

espinal é uma estrutura com formato de H, na qual os corpos das células neurais (substância cinzenta) estão circundados pelos tratos ascendentes e descendentes (substância branca).

**Vias sensoriais e motoras | Os tratos espinais.** A substância branca da medula é formada por fibras de nervos mielinizados e não mielinizados. As fibras mielinizadas de condução rápida formam feixes, que também contêm células gliais; os feixes de fibras com a mesma função são conhecidos como *tratos*.

Existem seis tratos ascendentes (Figura 43.9). Dois conduzem sensações, principalmente percepção de tato, pressão, vibração, posição e movimentos passivos do mesmo lado do corpo. Antes de chegar ao córtex cerebral, essas fibras cruzam para o lado oposto no bulbo. Os dois tratos espinocerebelares conduzem impulsos sensoriais dos feixes musculares, fornecendo os estímulos necessários à contração muscular coordenada. Esses tratos ascendem praticamente sem cruzar e terminam no cerebelo. Os dois últimos tratos espinotalâmicos são responsáveis por conduzir estímulos de dor, temperatura, propriocepção, toque suave e vibração da parte superior do corpo ao encéfalo. Esses tratos ascendem, cruzam para o lado oposto do cérebro e terminam no tálamo.

Existem oito tratos descendentes. Os dois tratos corticoespinais conduzem impulsos motores às células do corno anterior, que são originados do lado oposto do cérebro e controlam a atividade muscular voluntária. Os três tratos vestibuloespinais descem sem cruzar e participam de algumas funções autonômicas (sudorese, dilatação das pupilas e circulação) e do controle dos músculos involuntários. O trato corticobulbar transmite impulsos responsáveis pelos movimentos voluntários dos músculos da cabeça e da face e cruzam no nível do tronco cerebral. Os tratos rubroespinal e reticuloespinal conduzem impulsos necessários aos movimentos musculares involuntários.

**Coluna vertebral.** Os ossos da coluna vertebral circundam e protegem a medula espinal e, em condições normais, consistem em sete vértebras cervicais, 12 torácicas e cinco lombares, além do sacro (massa fundida de cinco vértebras) e do cóccix terminal. As raízes nervosas emergem da coluna vertebral pelos forames (orifícios) intervertebrais. As vértebras são separadas por discos, exceto a primeira e a segunda vértebras cervicais, as sacrais e coccígeas. O corpo vertebral, o arco, os pedículos e as lâminas circundam e protegem a medula espinal.

## Sistema nervoso periférico

O SNP inclui os nervos cranianos, os nervos espinais e o sistema nervoso autônomo.

## Nervos cranianos

Doze pares de nervos cranianos emergem da superfície inferior do cérebro e atravessam os forames cranianos (Figura 43.10). Três desses nervos são totalmente sensoriais (I, II, VIII), cinco são motores (III, IV, VI, XI e XII) e quatro são mistos (V, VII, IX e X), porque desempenham funções motoras e sensoriais. A maioria dos nervos cranianos inerva a cabeça, o pescoço e estruturas sensoriais especializadas. A Tabela 43.2 descreve os nomes e as funções principais dos nervos cranianos.

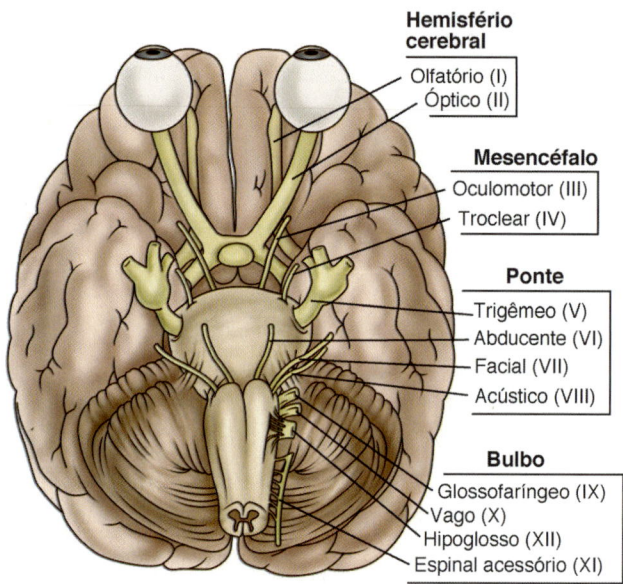

**Figura 43.10** Ilustração da base do crânio, mostrando a entrada ou a saída dos nervos cranianos. A coluna da direita descreve a localização anatômica da conexão de cada nervo craniano com o sistema nervoso central.

## Nervos espinais

A medula espinal é composta de 31 pares de nervos espinais: oito cervicais, 12 torácicos, cinco lombares, cinco sacrais e um coccígeo. Cada nervo espinal tem uma raiz ventral e uma raiz dorsal (Figura 43.11).

As raízes dorsais são sensoriais e transmitem impulsos sensoriais originados de áreas específicas do corpo, conhecidas como *dermátomos* (Figura 43.12) até os gânglios dorsais. A fibra sensorial pode ser somática – transmitindo informações sobre dor, temperatura, toque e posição (propriocepção) dos tendões, das articulações e das superfícies corporais – ou viscerais (neste caso, transmitindo informações dos órgãos internos).

As raízes ventrais são motoras e transmitem impulsos da medula espinal para o corpo; essas fibras também são somáticas ou viscerais. O componente visceral inclui as fibras viscerais que controlam os músculos cardíacos e as secreções glandulares.

## Sistema nervoso autônomo

O **sistema nervoso autônomo** regula as atividades dos órgãos internos, tais como coração, pulmões, vasos sanguíneos, trato digestivo e glândulas. A manutenção e a recuperação da homeostasia interna dependem, em grande parte, do sistema nervoso autônomo. Existem dois componentes principais: **sistema nervoso simpático**, com respostas predominantemente excitatórias (principalmente reação de "luta ou fuga"); e **sistema nervoso parassimpático**, que controla basicamente as funções viscerais (reação de "descanso e digestão").

O sistema nervoso autônomo é regulado pelos centros existentes na medula espinal, no tronco cerebral e no hipotálamo. Seus efeitos reguladores não são exercidos individualmente nas células, mas em grandes áreas de tecidos e em órgãos inteiros. As respostas desencadeadas ocorrem depois de um

**Tabela 43.2** Nervos cranianos.

| Nervo craniano (NC) | Tipo | Avaliação | Disfunção |
|---|---|---|---|
| I (olfatório) | Sensorial | Com os olhos fechados, peça ao cliente para identificar dois odores familiares (p. ex., café, fumo). Cada narina deve ser testada separadamente. Evite usar odores fortes como amônia, porque o nervo trigêmeo pode ser estimulado. Em geral, o teste deste NC não é realizado | Incapacidade de perceber odores, condição conhecida como anosmia |
| II (óptico) | Sensorial | Avalie a acuidade visual, utilizando uma tabela visual portátil ou, se não houver, avalie superficialmente a visão, pedindo ao cliente para ler um cartão ou jornal, desde letras grandes a pequenas. Avalie os campos visuais, testando a visão periférica: comece diretamente à frente do cliente. Peça para fechar um olho e focar a visão em seu nariz, à medida que você avalia a capacidade de o cliente ver seus dedos posicionados em quatro campos visuais (superiores direito e esquerdo e inferiores direito e esquerdo). Em combinação com o III NC, avalie as pupilas (a luz incidida na pupila inicia o reflexo que resulta em constrição; a constrição é uma função do III NC) | Redução da acuidade visual<br>Redução dos campos visuais |
| III (oculomotor) | Motor | O III NC controla a maioria dos movimentos extraoculares (MEO), a elevação das pálpebras e a constrição das pupilas. Para avaliar os MEO, peça ao cliente para acompanhar seu dedo em seis posições cardinais (use a letra H como guia para avaliar a capacidade de movimentar o olho para os ângulos superior esquerdo, lateral esquerdo, inferior esquerdo, superior direito, lateral direito e inferior direito). O III NC é responsável por todos os movimentos, exceto o movimento lateral (VI NC) e o movimento do olho para baixo e para dentro (IV NC). Enquanto o cliente olha para as seis posições, sustente o dedo brevemente e verifique se há nistagmo (oscilação rotatória do olho). Teste os reflexos pupilares (constrição da pupila em resposta à luz) e examine as pálpebras para detectar ptose (queda da pálpebra) | Incapacidade de movimentar os olhos no campo visual descrito<br>Ptose do olho afetado<br>Pupila não reagente ou dilatada |
| IV (troclear) | Motor | Esse nervo é avaliado pelos MEO descritos antes. O IV NC movimenta o olho para baixo e para dentro (como se o cliente olhasse para o próprio nariz) | Incapacidade de olhar para baixo e para dentro |
| V (trigêmeo) | Misto | Avalie a sensibilidade facial, o reflexo córneo (função sensorial) e a mastigação. Peça ao cliente para fechar os olhos. Toque com um algodão na fronte, nas bochechas e na mandíbula. Teste a sensibilidade à dor superficial dessas mesmas três áreas, usando as pontas aguda e romba de um abaixador de língua quebrado. Alterne entre as pontas aguda e romba. A cada movimento, o cliente deve dizer "aguda" ou "romba". Quando as respostas forem incorretas, teste a sensibilidade à temperatura. Os tubos de teste com água quente e fria são aplicados alternadamente. Para avaliar a mastigação, ao palpar os músculos temporais e masseter, peça ao cliente para trincar os dentes. O reflexo córneo pode ser avaliado pedindo-se ao cliente para olhar para cima e para fora, enquanto você fricciona a córnea com um chumaço de algodão; os dois olhos devem piscar. *Nota: o uso de lentes de contato atenua essa resposta*. Como também ocorre com o reflexo pupilar (II e III NC), os reflexos córneos são mediados pelo V e VII NC | Ausência do reflexo córneo<br>Redução da sensibilidade na fronte e nas regiões maxilar e mandibular<br>Fraqueza dos músculos responsáveis pela mastigação |
| VI (abducente) | Motor | O nervo abducente movimenta o olho lateralmente (de um lado ao outro, ou horizontalmente) e é avaliado pelos MEO | Incapacidade de olhar para os lados, visão dupla |
| VII (facial) | Misto | Avalie a simetria dos movimentos faciais; peça ao cliente para sorrir, levantar os supercílios, manter os olhos e os lábios fechados enquanto você tenta abri-los e insuflar as bochechas. O paladar também é uma função deste NC, embora o teste geralmente não seja realizado. A resposta motora de fechar o olho em resposta aos estímulos é avaliada pelo reflexo córneo (combinação do V e VII NC) | Paralisia facial<br>Assimetria facial, ptose da boca<br>Sulco nasolabial ausente<br>Redução da capacidade de sentir paladares |

*(continua)*

**Tabela 43.2** Nervos cranianos. (*continuação*)

| Nervo craniano (NC) | Tipo | Avaliação | Disfunção |
|---|---|---|---|
| VIII (acústico) | Sensorial | Avalie a audição esfregando seus dedos, posicionando um relógio mecânico ou sussurrando perto de cada orelha. O equilíbrio pode ser avaliado pelo teste de Romberg, que geralmente não é realizado | Redução da audição na orelha afetada |
| IX (glossofaríngeo) | Misto | A função deste NC é basicamente inervar a faringe e a língua, os músculos faríngeos e a deglutição. Peça ao cliente para abrir a boca e dizer "ah". Observe a elevação simétrica do palato superior e da úvula na linha média. A avaliação do reflexo de engasgo testa este nervo e o X NC, porque ambos têm a mesma função. Para testar o reflexo de engasgo, use um cotonete ou um abaixador de língua e toque na faringe posterior. Observe se o cliente engasga | Disfagia. Ausência do reflexo de engasgo |
| X (vago) | Misto | Este NC é avaliado pela deglutição e pelo reflexo de engasgo, conforme foi descrito anteriormente. Além disso, é importante avaliar a qualidade da voz do cliente | Rouquidão ou tonalidade anasalada da voz |
| XI (espinal acessório) | Motor | Peça ao cliente para levantar os ombros e girar a cabeça de um lado para outro; avalie a simetria dos músculos esternocleidomastóideo e trapézio | Incapacidade de levantar os ombros |
| XII (hipoglosso) | Motor | Examine a língua para detectar atrofia em repouso. Para avaliar os movimentos da língua, peça ao cliente para colocar a língua para fora e movimentá-la dentro da boca de uma bochecha para a outra | Fraqueza da língua |

intervalo, e não instantaneamente. Essas respostas são sustentadas por mais tempo que as outras respostas neurogênicas, de modo a assegurar eficiência funcional máxima dos órgãos receptores, inclusive vasos sanguíneos. O sistema nervoso autônomo transmite seus impulsos por meio de tratos neurais potencializados por mediadores químicos.

Os estímulos simpáticos são mediados pela norepinefrina, enquanto os parassimpáticos são mediados pela acetilcolina; esses dois componentes produzem efeitos estimuladores e inibidores. A Tabela 43.3 compara os efeitos simpáticos e parassimpáticos nos diversos sistemas do corpo.

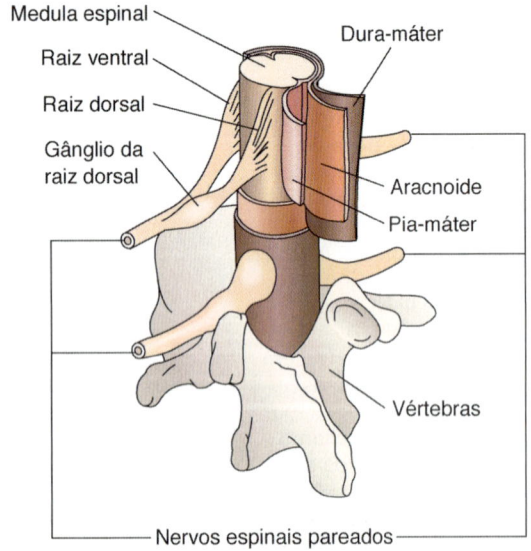

**Figura 43.11** Medula espinal e meninges. De Porth CM, Matfin G (2009). *Pathology: Concepts of altered health states* (8th ed.). Philadelphia: Lippincott Williams & Wilkins.

## Funções sensoriais e motoras do sistema nervoso

### Função do sistema motor

O córtex motor (uma faixa de cada hemisfério cerebral) controla os movimentos voluntários do corpo. São conhecidos os locais exatos dentro do cérebro, nos quais se originam os movimentos voluntários dos músculos da face, do polegar, da mão, do braço, do tronco e da perna (Figura 43.3). A estimulação dessas células provoca contração muscular. Em seu trajeto até a ponte, as fibras motoras convergem para formar um feixe estreito, conhecido como *cápsula interna*. Uma lesão relativamente pequena da cápsula causa paralisia de mais músculos que uma lesão muito maior do próprio córtex.

Dentro do bulbo, os axônios motores originados do córtex formam os tratos corticoespinais ou piramidais. Nesse local, a maioria das fibras cruza (ou atravessa) para o lado oposto; as fibras restantes entram na medula espinal do mesmo lado, formando o trato piramidal direto. Todas as fibras motoras dos nervos espinais representam extensões das células do corno anterior e cada uma dessas fibras comunica-se com apenas uma fibra muscular específica. O sistema motor é complexo e a função motora depende da integridade dos tratos corticoespinais, do sistema extrapiramidal e da função cerebelar.

### Neurônios motores superiores e inferiores

O sistema motor voluntário consiste em dois grupos de neurônios: neurônios motores superiores e inferiores. Os neurônios motores superiores originam-se do córtex cerebral, do cerebelo e do tronco cerebral, em que cruzam e descem ao longo de todo o trato corticoespinal. Suas fibras constituem as vias motoras descendentes, estão localizadas inteiramente no SNC e modulam as atividades dos neurônios motores inferiores. Tais neurônios estão localizados no corno anterior da substância cinzenta

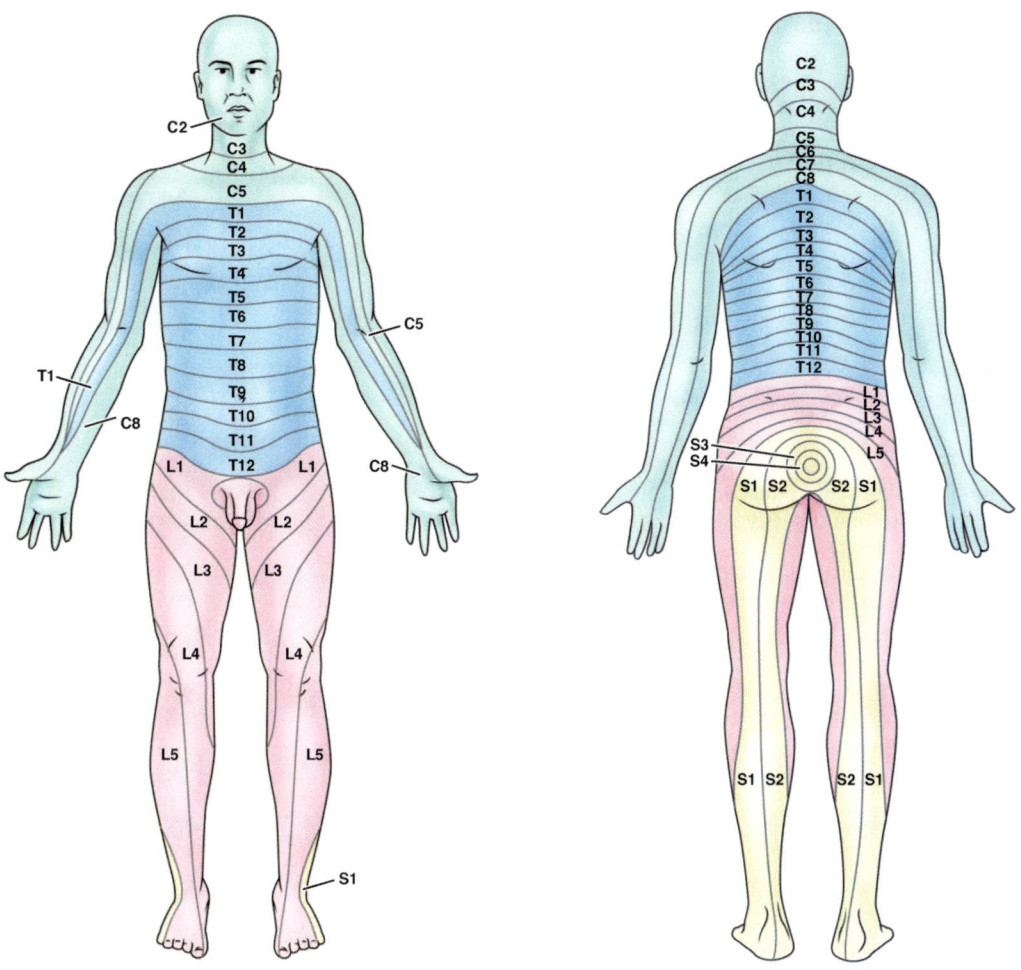

Figura 43.12 Distribuição dos dermátomos.

da medula espinal ou dentro dos núcleos dos nervos cranianos do tronco cerebral. Os axônios dos neurônios motores inferiores dessas duas estruturas estendem-se ao longo dos nervos periféricos e terminam na junção mioneural dos músculos esqueléticos. Os neurônios motores inferiores estão localizados no SNC e no SNP. As manifestações clínicas das lesões dos neurônios motores superiores e inferiores estão descritas na Tabela 43.4.

### Coordenação do movimento

A suavidade, a precisão e a força que caracterizam os movimentos musculares são atribuídas às influências do cerebelo e dos gânglios da base.

O cerebelo (Figura 43.2) é responsável pela coordenação, pelo equilíbrio e pela sincronização de todos os movimentos musculares. Graças à ação do cerebelo, as contrações de músculos opositores são ajustadas entre si, de maneira a conseguir vantagem mecânica máxima.

Os gânglios da base desempenham um papel importante no planejamento e na coordenação dos movimentos motores e da postura. Conexões neurais complexas ligam os gânglios da base ao córtex cerebral. O efeito principal dessas estruturas é inibir a atividade muscular involuntária; os distúrbios dos gânglios basais causam movimentos descontrolados e exagerados.

A disfunção cerebelar que pode ocorrer como consequência de uma lesão intracraniana ou de algum tipo de tumor expansivo causa hipotonia muscular, fraqueza e fadiga. Os clientes podem apresentar sinais cerebelares, tais como ataxia e perda da coordenação motora, além de obstrução da circulação de LCR e compressão do tronco cerebral. Os sinais de HIC, inclusive vômitos, cefaleia e alterações dos sinais vitais e do nível de consciência (NC), são especialmente comuns quando há obstrução da circulação de LCR.

A destruição ou a disfunção dos gânglios da base não causa paralisia, mas rigidez muscular com distúrbios da postura e dos movimentos. O cliente tende a apresentar movimentos involuntários, que podem se tornar tremores grosseiros, mais comumente nos membros superiores, principalmente nos segmentos distais dos membros; atetose (movimentos lentos de contorção, estremecimento ou torção); ou coreia (movimentos espasmódicos, involuntários, irregulares e descoordenados do tronco e dos membros; caretas faciais). Os distúrbios causados pelas lesões dos gânglios da base são doença de Parkinson, doença de Huntington e torcicolo espasmódico.

### *Função do sistema sensorial*

### Integração dos impulsos sensoriais

O tálamo – centro importante de recepção e transmissão dos estímulos originados dos nervos sensoriais aferentes – é uma estrutura volumosa conectada ao mesencéfalo (Figura 43.4). O tálamo integra todos os impulsos sensoriais, com exceção

**Tabela 43.3** Efeitos autônomos do sistema nervoso.

| Estrutura ou atividade | Efeitos parassimpáticos | Efeitos simpáticos |
|---|---|---|
| **Pupila do olho** | Constrição | Dilatação |
| **Sistema circulatório** | | |
| Frequência e força dos batimentos cardíacos | Redução | Aumento |
| Vasos sanguíneos | | |
|   No músculo cardíaco | Contração | Dilatação |
|   No músculo esquelético | * | Dilatação |
| Vísceras abdominais e pele | * | Contração |
| Pressão arterial | Redução | Aumento |
| **Sistema respiratório** | | |
| Bronquíolos | Constrição | Dilatação |
| Frequência respiratória | Redução | Aumento |
| **Sistema digestivo** | | |
| Movimentos peristálticos do tubo digestivo | Aumento | Redução |
| Esfíncteres musculares do tubo digestivo | Relaxamento | Contração |
| Secreção das glândulas salivares | Saliva fina e aquosa | Saliva espessa e viscosa |
| Secreções do estômago, dos intestinos e do pâncreas | Aumento | * |
| Conversão do glicogênio hepático em glicose | * | Aumento |
| **Sistema geniturinário** | | |
| Bexiga | | |
|   Paredes musculares | Contração | Relaxamento |
|   Esfíncteres | Relaxamento | Contração |
| Músculos do útero | Relaxamento; variável | Contração em algumas condições; varia com o ciclo menstrual e gravidez |
| Vasos sanguíneos da genitália externa | Dilatação | * |
| **Sistema tegumentar** | | |
| Secreção de suor | * | Aumento |
| Músculos pilomotores | * | Contração (pele de ganso) |
| **Medula suprarrenal** | * | Secreção de epinefrina e norepinefrina |

*Nenhum efeito direto. De Hickey J. (2009). Clinical practice of neurological and neurosurgical nursing (6th ed.). Philadelphia: Lippincott Williams & Wilkins.

do olfato. Essa estrutura desempenha um papel importante na percepção consciente da dor e no reconhecimento de variações da temperatura e do toque; é responsável pelo sentido de movimento e posição e pela capacidade de reconhecer o tamanho, o formato e a qualidade dos objetos.

### Recepção dos impulsos sensoriais

Os impulsos aferentes estendem-se diretamente dos seus pontos de origem até seus destinos no córtex cerebral por meio das vias ascendentes, ou podem cruzar no nível da medula espinal ou do bulbo, conforme o tipo de sensação que é registrada. A informação sensorial pode ser integrada no nível da medula espinal ou retransmitida ao cérebro. O conhecimento dessas vias é importante para a avaliação neurológica, o entendimento dos sintomas e suas relações com os diversos tipos de lesão.

### Déficits sensoriais

A destruição de um nervo sensorial causa perda total da sensibilidade em sua área de distribuição. A transecção da medula espinal causa anestesia total abaixo do nível da lesão. A degeneração seletiva ou a destruição das colunas posteriores da medula espinal é responsável por um déficit dos sentidos de posição e vibração nos segmentos distais à lesão, sem interferência na percepção do toque, dor ou temperatura. Uma lesão (p. ex., cisto) localizada no centro da medula espinal causa dissociação da sensibilidade – perda da sensibilidade à dor no nível da lesão. Isso ocorre porque as fibras que transmitem estímulos de dor e temperatura cruzam dentro da medula pouco depois de entrar; assim, qualquer lesão que divida longitudinalmente a medula interrompe essas fibras. Outras fibras sensoriais sobem pela medula por distâncias variáveis antes de cruzar (algumas até ao bulbo) e, desse modo, não são afetadas pela lesão e não são destruídas.

As lesões que afetam as raízes dos nervos espinais posteriores podem causar distúrbios da sensibilidade tátil, inclusive dor intensa intermitente referida à área de distribuição. Formigamento dos dedos das mãos e dos pés pode ser um sintoma

**Tabela 43.4** Comparação das lesões dos neurônios motores superiores e inferiores.

| Lesões dos neurônios motores superiores | Lesões dos neurônios motores inferiores |
|---|---|
| Perda do controle voluntário | Perda do controle voluntário |
| Hipertonia muscular | Hipotonia muscular |
| Espasticidade muscular | Paralisia muscular flácida |
| Nenhuma atrofia muscular | Atrofia muscular |
| Reflexos hiperativos e anormais | Reflexos reduzidos ou abolidos |

importante de doença da medula espinal, provavelmente em consequência das alterações degenerativas das fibras sensoriais que se estendem ao tálamo (ou seja, que fazem parte do trato espinotalâmico).

## Considerações gerontológicas

Com o processo de envelhecimento normal, o sistema nervoso passa por algumas alterações e torna-se extremamente sensível às doenças sistêmicas em geral. A intensidade das alterações que afetam todo o sistema nervoso e estão associadas ao envelhecimento é variável. As fibras nervosas que se conectam diretamente aos músculos apresentam pouco declínio funcional com o envelhecimento, assim como as funções neurológicas simples que envolvem algumas conexões na medula espinal. Em geral, as doenças que acometem clientes idosos dificultam a diferenciação entre normal e anormal. É importante que os profissionais de saúde não atribuam uma anormalidade ou disfunção ao envelhecimento, sem antes realizar os exames apropriados. Por exemplo, dor sem alguma doença não faz parte do envelhecimento normal e deve ser avaliada, diagnosticada e tratada. A Tabela 43.5 resume as alterações estruturais.

### Alterações estruturais

Com o envelhecimento, ocorrem algumas alterações estruturais. O peso do cérebro diminui, e o mesmo ocorre com o número de sinapses; em determinadas regiões do cérebro, há perda de neurônios. O fluxo sanguíneo e o metabolismo cerebrais diminuem. A regulação da temperatura torna-se menos eficiente. No SNP, há perda de mielina, que diminui a velocidade de condução de alguns nervos; também ocorre redução global da massa muscular e da atividade elétrica dos músculos. As papilas gustativas atrofiam e as fibras das células neurais do bulbo olfatório degeneram. Os neurônios do sistema vestibular da orelha interna, do cerebelo e das vias proprioceptivas também degeneram. Os reflexos tendíneos profundos podem ser reduzidos ou abolidos em alguns casos. A função hipotalâmica também sofre alterações, de modo que a duração do estágio IV do sono diminui. Há lentidão generalizada das respostas do sistema nervoso autônomo; as reações pupilares diminuem ou podem ser totalmente imperceptíveis nos casos em que os clientes têm cataratas.

### Alterações motoras

Em geral, as alterações da função motora são responsáveis por postura em flexão, marcha oscilante e rigidez de movimentos. Essas alterações acarretam dificuldades ao indivíduo idoso para manter ou recuperar o equilíbrio. A força e a agilidade diminuem e o tempo de reação e movimento é reduzido. Durante o exame, é possível detectar movimentos repetitivos e tremores discretos, e podem ser preocupantes para o cliente. A observação da marcha pode revelar base ampla com dificuldades de manter o equilíbrio.

### Alterações sensoriais

A privação sensorial causada pelos déficits visuais e auditivos pode acarretar confusão mental, ansiedade, desorientação, erros de interpretação do ambiente e sentimentos de inadequação. As alterações sensoriais podem exigir modificações do ambiente doméstico, inclusive materiais de leitura impressos com letras grandes ou amplificação sonora do telefone, bem como estímulos adicionais de orientação quando há mudanças de ambiente. Explicações simples das rotinas, da localização do banheiro e como acionar a campainha ou a luz de chamada são apenas alguns exemplos de informações que os idosos podem necessitar quando são hospitalizados.

### Regulação da temperatura e percepção da dor

Outras manifestações das alterações neurológicas estão relacionadas com a regulação da temperatura e a percepção da dor. O indivíduo idoso pode sentir mais frio que calor e pode precisar de cobertores extras quando está no leito; manter a temperatura ambiente um pouco mais alta que a habitual pode ser mais confortável. Com a idade, a reação aos estímulos dolorosos pode diminuir. Como a dor é um sinal de alerta importante, a enfermeira deve ter cuidado ao aplicar compressas quentes ou geladas. O cliente idoso pode ser queimado ou desenvolver uma geladura, antes que possa perceber qualquer desconforto. As queixas de dor (p. ex., desconforto abdominal ou dor torácica) podem ser mais intensas que a percepção do cliente poderia indicar e, por este motivo, requerem avaliação cuidadosa. Duas síndromes dolorosas comuns no sistema neurológico do adulto idoso são neuropatias diabéticas e neuropatia pós-herpética (ver mais detalhes nos Capítulos 30 e 52).

### Alterações gustativas e olfatórias

A acuidade das papilas gustativas diminui com a idade e, quando combinada com a alteração do sentido do olfato, pode causar redução do apetite e emagrecimento subsequente. Em geral, o acréscimo de mais temperos pode aumentar a ingestão alimentar, desde que não cause irritação gástrica. A redução do sentido do olfato em consequência da atrofia dos órgãos olfatórios pode acarretar riscos à segurança, visto que os indivíduos idosos que vivem sozinhos podem não perceber vazamentos de

**Tabela 43.5** Considerações gerontológicas | Alterações do sistema neurológico associadas ao envelhecimento.

| | |
|---|---|
| **Alterações estruturais** | Redução do peso do cérebro<br>Perda de neurônios cerebrais<br>Redução do fluxo sanguíneo do cérebro<br>Redução da mielina, resultando em condução neural mais lenta em alguns nervos<br>Redução da massa muscular<br>Lentidão dos reflexos tendíneos profundos<br>Reduções globais das funções do sistema nervoso simpático e parassimpático (autônomo)<br>Perda de eficiência na regulação da temperatura |
| **Alterações sensoriais** | Redução da reatividade pupilar<br>Atrofia das papilas gustativas<br>Degeneração do bulbo olfatório<br>Degeneração das células neurais do sistema vestibular da orelha interna, do cérebro e das vias proprioceptivas<br>Redução do estágio IV do sono<br>Cataratas<br>Atenuação da sensibilidade tátil |

gás ou incêndios em suas residências. Os detectores de fumaça e monóxido de carbono, importantes para todos, são fundamentais aos indivíduos idosos.

### Alterações táteis e visuais

Outra alteração neurológica do cliente idoso é a redução da sensibilidade tátil. Os indivíduos idosos podem apresentar dificuldade para identificar objetos pelo toque e, como menos estímulos táteis são recebidos da parte inferior do pé, pode ser mais difícil perceber a posição e a localização do corpo.

Em combinação com a sensibilidade exagerada às luzes ofuscantes, esses fatores reduzem a visão periférica e a limitação dos campos visuais pode causar desorientação, principalmente à noite, quando há pouca ou nenhuma luz no quarto. Como o indivíduo idoso demora mais tempo para recuperar a sensibilidade visual quando se movimenta de uma área iluminada para outra escura, luzes noturnas e a disposição segura e conhecida da mobília são essenciais.

### Alterações do estado mental

O estado mental é avaliado a partir da história de saúde. É importante avaliar áreas como raciocínio, inteligência, memória, afeto, humor, orientação, fala e asseio pessoal. Os familiares que trazem o cliente ao médico podem ter percebido alterações do seu estado mental. Quando o cliente apresenta alterações do estado mental, efeitos tóxicos dos fármacos sempre devem ser considerados como causa do problema. O *delirium* (confusão mental, geralmente com ilusões e alucinações) ocorre nos clientes idosos que apresentam lesões agudas do SNC ou têm algum distúrbio agudo, inclusive infecção, reação adversa a um fármaco ou desidratação. Muitos clientes idosos internados no hospital desenvolvem *delirium* e, em geral, a causa é reversível e tratável (p. ex., efeito tóxico de um fármaco, deficiência de vitamina B, doença da tireoide). A depressão pode causar reduções da atenção e da memória. Nos clientes idosos, o *delirium* (uma alteração aguda do estado mental atribuível a um distúrbio médico reversível) deve ser diferenciado da demência, que é uma deterioração crônica e irreversível do estado cognitivo.

### Implicações de enfermagem

Nos casos de clientes com alterações do sistema nervoso central associadas ao envelhecimento e de indivíduos com doenças neurológicas de longa duração em processo de envelhecimento, os cuidados de enfermagem incluem as modificações que foram citadas anteriormente. Além disso, no planejamento dos cuidados prestados ao cliente, é importante avaliar e levar em consideração as consequências de qualquer déficit neurológico e seu impacto na função global, inclusive atividades da vida diária, uso de dispositivos auxiliares e capacidade de enfrentamento individual.

A orientação do cliente também é afetada, porque a enfermeira, antes de iniciar o processo de ensino, precisa entender as respostas alteradas e as mudanças das necessidades do indivíduo idoso. Ao cuidar de um cliente idoso, a enfermeira adapta as atividades (p. ex., orientações pré-operatórias, terapia dietética e orientações sobre fármacos recém-introduzidos, seus horários e suas doses) às necessidades e à capacidade do cliente; ela considera a existência de declínio dos movimentos motores delicados e da visão. Quando utiliza materiais visuais para ensinar ou escolher cardápios, a iluminação adequada sem ofuscação, as cores contrastantes e as letras grandes são usadas para compensar os déficits visuais causados por rigidez e opacificação do cristalino do olho e reação pupilar mais lenta.

Mesmo quando há déficit auditivo, o cliente idoso costuma ouvir adequadamente quando o interlocutor usa uma voz clara e grave; gritar apenas dificulta o entendimento. Fornecer indícios auditivos e visuais facilita a compreensão; quando o cliente tem déficit visual ou auditivo significativo, pode ser necessário usar dispositivos auxiliares, um sinalizador ou um tradutor.

Fornecer orientações em um ritmo tranquilo e usar reforços facilita a aprendizagem e a retenção das informações; o material deve ser resumido, conciso e concreto. O vocabulário deve ser ajustado à capacidade do cliente e os termos precisam ser definidos claramente. O cliente idoso necessita de tempo suficiente para receber e responder aos estímulos, aprender e reagir. Essas medidas facilitam a compreensão, a memorização e a formação de associações e conceitos.

## Avaliação

### Histórico de saúde

A obtenção da história de saúde durante a avaliação neurológica é fundamental e, em muitos casos de doença neurológica, torna possível o diagnóstico preciso. A entrevista inicial oferece uma oportunidade excelente para explorar sistematicamente a condição atual do cliente e os acontecimentos relacionados, ao mesmo tempo que possibilita observar o aspecto geral, o estado mental, a postura, os movimentos e o afeto. Conforme a condição do cliente, pode ser necessário que a enfermeira baseie-se em respostas de sim ou não às perguntas, em uma revisão do prontuário médico, nas informações fornecidas por familiares ou uma combinação desses dados.

### Queixas comuns

Um aspecto importante da avaliação neurológica é a história da doença atual. A doença neurológica pode ser aguda ou progressiva, caracterizada por períodos assintomáticos e também variações dos sintomas. Por esse motivo, a enfermeira pergunta quando começaram, quais são as características, a gravidade, a localização, a duração e a frequência dos sinais e sintomas; as queixas associadas; os fatores desencadeantes, agravantes e atenuantes; a progressão, a remissão e a exacerbação; e a existência ou inexistência de sintomas semelhantes em outros familiares.

As manifestações clínicas da doença neurológica são tão variadas quanto os próprios processos patológicos. Os sinais e sintomas podem ser sutis ou graves, oscilantes ou contínuos, inconvenientes ou devastadores. Neste capítulo, há uma introdução aos sinais e sintomas associados mais comumente às doenças neurológicas. As descrições detalhadas de como cada sintoma está relacionado com determinada doença são apresentadas nos capítulos subsequentes desta unidade.

### Dor

Dor é entendida como uma percepção sensorial desagradável, com sua experiência emocional associada à lesão potencial ou real dos tecidos, ou descrita em termos referidos a esses danos.

Por essa razão, a dor é considerada multidimensional e absolutamente subjetiva. Ela pode ser aguda ou crônica. Em geral, a dor aguda estende-se por um período relativamente curto e regride à medida que a causa patológica desaparece. Nas doenças neurológicas, esse tipo de dor geralmente está associado ao acometimento dos discos intervertebrais, à neuralgia do trigêmeo ou a alguma outra patologia neuropática (p. ex., neuralgia pós-herpética ou neuropatias dolorosas). Por outro lado, a dor crônica ou persistente estende-se por períodos longos e pode representar um processo patológico mais brando; esse tipo de dor pode ocorrer com muitas doenças neurológicas crônicas e degenerativas (p. ex., paralisia cerebral).

### Cefaleia e enxaqueca

Cefaleia (ou cefalalgia) é uma das queixas físicas mais comuns dos seres humanos. Trata-se de um sintoma, em vez de uma doença, e pode indicar doença orgânica (neurológica ou outros distúrbios); resposta ao estresse; vasodilatação (enxaqueca); tensão dos músculos esqueléticos (cefaleia de tensão); ou uma combinação de fatores. **Cefaleia primária** é a aquela para a qual não é possível encontrar uma causa orgânica. As cefaleias primárias incluem enxaqueca, cefaleia de tensão e cefaleia em salvas. A **enxaqueca (cefaleia hemicrânica)** caracteriza-se por episódios transitórios e repetidos de cefaleia intensa, que se estendem por 4 a 72 h nos adultos. A causa da enxaqueca não foi claramente definida, mas é um distúrbio predominantemente vascular, que ocorre mais comumente nas mulheres e tem tendência familiar marcante. Em geral, a doença tem início na puberdade e a incidência é mais alta nos adultos de 20 a 35 anos. A enxaqueca pode ser ou não precedida de aura (uma sensação que precede o início da cefaleia); contudo, a maioria dos clientes não relata auras.

**Cefaleia secundária** é um sintoma associado a alguma causa orgânica, como tumor ou aneurisma cerebral. Embora a maioria das cefaleias não indique doença grave, as cefaleias persistentes devem ser investigadas mais detalhadamente. Dentre as doenças graves que causam cefaleia estão tumores cerebrais, hemorragia subaracnóidea, acidente vascular encefálico, hipertensão grave, meningite e traumatismos cranianos.

Arterite temporal é uma causa de cefaleia na população idosa e tem incidência mais alta depois da idade de 70 anos. A inflamação das artérias cranianas caracteriza-se por cefaleia intensa localizada na região das artérias temporais. A inflamação pode ser generalizada (a arterite temporal faz parte de uma doença vascular) ou focal (apenas as artérias cranianas são afetadas) e pode causar cegueira.

### Convulsões

As convulsões são causadas por descargas paroxísticas anormais no córtex cerebral que, em seguida, evidenciam-se por alterações da sensibilidade, do comportamento, do movimento, da percepção ou da consciência. A alteração pode ter curta duração (um episódio de ausência durante alguns segundos) ou ser mais longa (p. ex., convulsão tônico-clônica com duração de vários minutos). O tipo de atividade convulsiva é resultado direto da área afetada do cérebro. As convulsões podem ser eventos isolados (p. ex., quando são provocadas por febre alta, abstinência de álcool ou droga ilícita, ou hipoglicemia) ou indicar o primeiro sinal claro de uma lesão cerebral.

### Tontura e vertigem

Tontura é uma sensação anormal de desequilíbrio ou movimento. Esse sintoma é muito mais comum nos indivíduos idosos e é uma das queixas encontradas mais comumente pelos profissionais de saúde. A tontura pode ser causada por várias doenças clínicas, inclusive síndromes virais, hipotensão, arritmia cardíaca, hipoglicemia e infecções da orelha média, dentre outras. Uma dificuldade enfrentada pelos médicos que avaliam a tontura são os termos vagos e diversos que os clientes utilizam para descrever tal sensação.

Cerca de 50% de todos os clientes com tontura têm **vertigem**, que geralmente é definida por uma ilusão de movimento, em geral rotativo. Em geral, vertigem é a manifestação da disfunção vestibular e pode ser muito grave, a ponto de causar desorientação espacial, sensação de desmaio, perda do equilíbrio (oscilação), náuseas e vômitos.

### Distúrbios visuais

Os distúrbios visuais que levam os clientes a buscar atendimento médico podem variar de redução da acuidade visual associada ao envelhecimento até cegueira repentina provocada por glaucoma agudo. A visão normal depende do funcionamento adequado das vias visuais que começam na retina, passam pelo quiasma óptico e irradiam-se ao córtex visual dos lobos occipitais. As lesões oculares (p. ex., catarata), as das vias de transmissão (p. ex., tumor) ou as do córtex visual (p. ex., acidente vascular encefálico) interferem na acuidade visual normal. Anormalidades dos movimentos oculares também podem comprometer a visão, pois causam diplopia (ou visão dupla).

### Fraqueza

Fraqueza, principalmente quando é muscular, é manifestação comum das doenças neurológicas. Esse sintoma frequentemente coexiste com outras queixas da doença e pode afetar vários músculos, causando diversos tipos de limitação física. A fraqueza pode ser súbita e irreversível (p. ex., acidente vascular encefálico) ou progressiva (p. ex., algumas doenças neuromusculares, inclusive esclerose lateral amiotrófica). Qualquer grupo muscular pode ser afetado.

### Sensibilidade anormal

Dormência, sensações anormais ou perda da sensibilidade são manifestações neurológicas das doenças do SNC e do SNP. A sensibilidade alterada pode afetar áreas pequenas ou amplas do corpo. Em geral, essa queixa está associada à fraqueza ou à dor e pode causar limitações físicas. Dormência e fraqueza podem afetar profundamente o equilíbrio e a coordenação.

## *História patológica pregressa*

A revisão da história patológica pregressa, inclusive uma avaliação de cada sistema, faz parte da história de saúde. A enfermeira deve estar ciente de qualquer episódio de traumatismo ou quedas que possa ter afetado a cabeça ou a medula espinal.

## *História familiar*

A enfermeira também usa a entrevista inicial para investigar qualquer história familiar de doenças genéticas, inclusive doença de Huntington, distonia e epilepsia.

## História social

A enfermeira entrevista o cliente à procura de informação quanto ao uso de álcool, fármacos e drogas ilícitas, e investiga se há sinais e sintomas de abstinência. Além disso, verifica se alguns medicamentos (p. ex., sedativos, analgésicos ou bloqueadores neuromusculares) interferem na avaliação neurológica precisa.

A enfermeira avalia o impacto que qualquer distúrbio neurológico tem no estilo de vida do cliente. Dentre as questões que devem ser consideradas estão as limitações impostas ao cliente pelo déficit e o papel do indivíduo na sociedade, inclusive família e comunidade. O plano de cuidados que a enfermeira elabora deve contemplar e facilitar a adaptação ao déficit neurológico e a preservação funcional, na medida do possível, dentro do sistema de apoio do cliente.

## Exame físico

O exame neurológico é um processo sistemático que inclui vários testes, observações e avaliações clínicas destinadas a avaliar o estado funcional de um sistema complexo. Embora o exame neurológico geralmente se limite a uma triagem simples, o examinador deve ser capaz de realizar uma avaliação neurológica detalhada quando a história ou outras alterações do exame físico do cliente indicam essa necessidade. A escala de coma de Glasgow (ECGla; Tabela 43.6) é um exemplo de instrumento de triagem simples para clientes com traumatismo craniano. O escore da ECGla baseia-se em três respostas do cliente: abertura dos olhos, resposta motora e resposta verbal. O cliente recebe um escore para sua melhor resposta em cada uma dessas três áreas e os três escores são totalizados. O escore total varia de 3 a 15; quanto maior a soma, melhor. Escores de 8 ou menos costumam indicar coma.

O cérebro e a medula espinal não podem ser examinados diretamente como os outros sistemas do corpo. Por esse motivo, grande parte do exame neurológico é uma avaliação indireta que investiga a função da(s) parte(s) específica(s) do corpo controlada(s) ou inervada(s) pelo sistema nervoso. A avaliação neurológica é dividida em cinco componentes: função cerebral, nervos cranianos, sistema motor, sistema sensorial e reflexos. Assim como também ocorre com outros componentes do exame físico, a avaliação neurológica segue uma sequência lógica e avança dos níveis superiores da função cortical (p. ex., pensamento abstrato) para os níveis funcionais mais rudimentares (p. ex., determinação da integridade dos nervos periféricos).

## Avaliação da função cerebral

As doenças cerebrais podem causar distúrbios na função mental ou intelectual, no conteúdo do pensamento e nos padrões de comportamento emocional. Além disso, podem ocorrer alterações na percepção, funções motoras, linguagem e estilo de vida.

A interpretação e a documentação das anormalidades neurológicas, principalmente do estado mental, devem ser específicas e imparciais. É necessário evitar descrições exaustivas e termos como *inadequado* ou *demenciado*. Termos como esses geralmente têm significados diferentes para cada indivíduo e, por esse motivo, não são úteis para descrever comportamentos. O examinador registra e descreve suas observações objetivas quanto à orientação, ao nível de consciência (NDC), ao estado emocional ou ao conteúdo do pensamento; todas essas avaliações podem ser comparadas por outras pessoas ao longo do tempo. Em geral, a análise e as conclusões que podem ser tiradas a partir dessas alterações dependem dos conhecimentos de neuroanatomia, neurofisiologia e neuropatologia do examinador.

### Nível de consciência

O primeiro indício de alteração da função neurológica de um cliente pode ser uma alteração do NDC, que é avaliada clinicamente pela capacidade que o indivíduo tem de responder adequadamente aos estímulos. Isso inclui nível de atenção e cognição. A enfermeira compara os resultados atuais com a avaliação basal do cliente e avisa ao médico quando percebe que houve deterioração. Em vez de usar termos como *estuporoso* ou *obnubilado*, é melhor descrever o comportamento detalhadamente, evitando termos amplos.

> **Alerta de enfermagem**
> A fonte principal de energia para o cérebro é glicose. Os neurônios cerebrais não conseguem produzir ou armazenar glicose. Assim, o cérebro depende do fluxo sanguíneo para receber glicose. Quando a glicose sanguínea diminui depois da administração de insulina, os clientes apresentam sinais de redução das funções mentais com progressão para inconsciência. Quando um cliente tem história de diabetes ou é tratado com insulina por outras razões, a enfermeira deve fazer testes da glicemia capilar, a fim de avaliar o nível sanguíneo de glicose quando percebe alterações do NDC.

### Estado mental

A avaliação do estado mental começa com a observação do aspecto e do comportamento do cliente, atentando para roupas, asseio e higiene pessoal. Postura, gestos, movimentos, expressões faciais, fala e atividades motoras geralmente fornecem informações importantes quanto ao estado do cliente.

A avaliação da orientação no tempo, no espaço e na individualidade ajuda a determinar o estado mental. O cliente sabe que dia e que ano é hoje e onde ele está? O cliente sabe quem é o examinador e o motivo de ele estar internado?

A avaliação do estado mental também inclui a memória de curto e longo prazos e a capacidade de concentrar-se e reali-

**Tabela 43.6** Escala de coma de Glasgow.

| Componente | Resposta | Escore |
|---|---|---|
| Melhor resposta de abertura dos olhos | Abre espontaneamente | 4 |
| | Em resposta à voz | 3 |
| | Em resposta à dor | 2 |
| | Nenhuma resposta | 1 |
| Melhor resposta motora | Obedece aos comandos verbais | 6 |
| | Localiza a dor | 5 |
| | Movimentos involuntários | 4 |
| | Flexão anormal | 3 |
| | Extensão anormal | 2 |
| | Nenhuma reação | 1 |
| Melhor resposta verbal | Orientado | 5 |
| | Conversação confusa | 4 |
| | Fala inadequada | 3 |
| | Sons incompreensíveis | 2 |
| | Nenhuma resposta | 1 |

**Tabela 43.7** Tipos de agnosia e localizações das lesões correspondentes.

| Tipo de agnosia | Área cerebral afetada |
|---|---|
| Visual | Lobo occipital |
| Auditiva | Lobo temporal (áreas laterais e superiores) |
| Tátil | Lobo parietal |
| Partes e relações corporais | Lobo parietal (regiões posteroinferiores) |

**Tabela 43.8** Tipos de afasia e regiões cerebrais afetadas.

| Tipo de afasia | Área cerebral afetada |
|---|---|
| Auditivo-receptiva | Lobo temporal |
| Visual-receptiva | Região parieto-occipital |
| Fala expressiva | Regiões frontais inferoposteriores |
| Escrita expressiva | Região frontal posterior |

zar tarefas solicitadas. Uma avaliação mais detalhada do estado mental pode incluir a determinação da capacidade de o indivíduo calcular e fazer raciocínios abstratos, como "o que você faria se descobrisse um incêndio em sua cozinha?".

### Percepção

Em seguida, o examinador pode avaliar áreas mais específicas da função cortical superior. **Agnosia** é a incapacidade de interpretar ou reconhecer objetos percebidos por meio dos sentidos especiais. O cliente pode ver um lápis, mas não saber qual é o nome deste objeto ou o que fazer com ele; ele pode até conseguir descrever, mas não interpretar sua função. Outros clientes podem apresentar agnosia tátil, auditiva ou visual. Cada uma dessas disfunções indica uma região diferente do córtex (Tabela 43.7).

A triagem para agnosia visual ou tátil fornece indícios quanto à capacidade de interpretação cortical do cliente. O examinador apresenta um objeto familiar ao cliente e pede para que ele diga o nome. Para avaliar a percepção tátil, colocar um objeto familiar (p. ex., uma chave ou moeda) na mão do cliente e pedir-lhe que o identifique com os olhos fechados é um teste fácil.

### Função motora

As enfermeiras avaliam a integração motora pedindo ao cliente para realizar uma atividade que exija habilidade (p. ex., pentear os cabelos, escovar os dentes). O desempenho eficaz depende da capacidade de entender a atividade desejada e da força motora normal. A incapacidade de realizar essas atividades indica disfunção cerebral.

### Linguagem

O indivíduo com função neurológica normal pode entender e comunicar-se com linguagem falada e escrita. O cliente responde às perguntas adequadamente? Ele pode ler uma frase no jornal e explicar seu significado? O indivíduo consegue ler seu nome ou copiar uma figura simples que o examinador desenhou? *Afasia* é o termo usado para descrever uma deficiência na função da linguagem. Os diversos tipos de afasia resultam de lesões em diferentes partes do cérebro (Tabela 43.8).

### Avaliação dos nervos cranianos

Veja como avaliar os nervos cranianos na Tabela 43.2. Durante todo o exame, os lados opostos da face e do pescoço devem ser comparados. A avaliação de diversos nervos cranianos pode ser combinada, por exemplo, movimentos oculares (NC III, IV e VI) e **disfagia** ou dificuldade de engolir (NC IX, X e XII).

### Exame do sistema motor

O exame cuidadoso do sistema motor inclui uma avaliação da massa, do tônus e da força musculares; da coordenação motora e do equilíbrio. Os músculos devem ser inspecionados e, se for necessário, palpados para determinar seu volume e sua simetria. É importante atentar para quaisquer indícios de atrofia ou movimentos involuntários (tremores, tiques). O **tônus** muscular (tensão presente em um músculo em repouso) é avaliado palpando-se vários grupos musculares em repouso e durante movimentos passivos. A resistência a esses movimentos deve ser avaliada e documentada. Anormalidades do tônus muscular são **espasticidade** (hipertonia muscular), **rigidez** (resistência ao estiramento passivo) e **flacidez**.

### Força

A avaliação da capacidade de o cliente flexionar ou estender os membros contra resistência testa a força muscular. A função de um músculo específico ou de um grupo muscular é avaliada colocando-se esses músculos em desvantagem. A avaliação da força muscular deve comparar os dois lados do corpo.

Os profissionais de saúde utilizam uma escala de cinco pontos para graduar a força muscular. O grau 5 indica força plena de contração contra gravidade e resistência, ou força muscular normal; grau 4 indica força razoável, embora não plena contra a gravidade e resistência moderada, ou fraqueza suave; o grau 3 descreve força suficiente apenas para superar a força da gravidade, ou fraqueza moderada; o grau 2 indica capacidade de realizar movimentos, mas não de suplantar a força de gravidade, ou fraqueza grave; o grau 1 indica força contrátil mínima (a contração muscular fraca pode ser palpada, mas não há movimentos perceptíveis), ou fraqueza muito grave; o grau 0 indica ausência de movimentos. É importante documentar os resultados das avaliações da força nos segmentos proximais e distais dos membros superiores e inferiores.

#### Alerta de enfermagem

*Existem condições especiais nas quais a fraqueza dos membros superiores pode ser tão sutil que a enfermeira não tem certeza de que o cliente exibe fraqueza. Nesses casos, a força dos músculos pronadores pode ajudar a avaliar se há fraqueza. O cliente estica os braços para a frente com as palmas voltadas para o teto. O examinador deve pedir ao cliente para manter os braços nessa posição e fechar os olhos por cerca de 20 s. Se houver pronação (as palmas ou os braços viram para dentro) ou movimento para baixo de um braço, o membro está enfraquecido. O teste positivo da força dos pronadores está associado às lesões do neurônio motor superior do encéfalo e da medula espinal, que controla os movimentos voluntários.*

### Equilíbrio e coordenação

A ação do cerebelo no sistema motor é refletida no controle do equilíbrio e da coordenação. É possível testar a coordenação dos membros superiores e inferiores pedindo-se ao cliente para realizar movimentos alternantes e rápidos e pelo teste de ponto a ponto. Com isso, avalia-se a velocidade, a simetria e o grau de dificuldade.

O teste de ponto a ponto para coordenação dos membros superiores é realizado pedindo-se ao cliente para tocar no dedo esticado do examinador e, em seguida, em seu próprio nariz. Esse movimento deve ser repetido várias vezes com cada braço. A coordenação dos membros inferiores pode ser testada pedindo-se ao cliente para colocar seu calcanhar na superfície anterior da tíbia da outra perna. Cada perna deve ser testada separadamente. A definição de **ataxia** é perda da coordenação da ação muscular voluntária, principalmente dos grupos musculares utilizados em atividades como andar ou alcançar objetos. A existência de ataxia ou tremores (movimentos rítmicos involuntários) durante essas ações sugere doença cerebelar.

O **teste de Romberg** é de triagem do equilíbrio. O cliente fica de pé com os pés juntos e os braços soltos ao lado do corpo, primeiramente com os olhos abertos e, depois, com os olhos fechados por 20 a 30 s. O examinador deve ficar próximo para tranquilizar o cliente de que ele será apoiado caso comece a cair. Oscilação suave é normal, mas perda do equilíbrio é anormal e significa um teste de Romberg positivo.

## Exame dos reflexos

Os reflexos motores são contrações involuntárias dos músculos ou grupos musculares, em resposta ao estiramento súbito nas proximidades do ponto de inserção do músculo. Em geral, os reflexos testados são tendíneos profundos (reflexos bicipital, braquiorradial, tricipital, patelar e do tornozelo, Figura 43.13) e reflexos superficiais ou cutâneos (reflexos abdominais e reflexo plantar ou de **Babinski**).

### Reflexos tendíneos profundos

O tendão é estimulado diretamente com um martelo de reflexos, ou indiretamente pela percussão do dedo do examinador com o martelo, que é apoiado firmemente contra o tendão do cliente. Os testes desses reflexos possibilitam ao examinador avaliar os arcos reflexos involuntários, que dependem da existência de receptores de estiramento aferentes, sinapses medulares, fibras motoras eferentes e várias influências modificadoras dos níveis superiores.

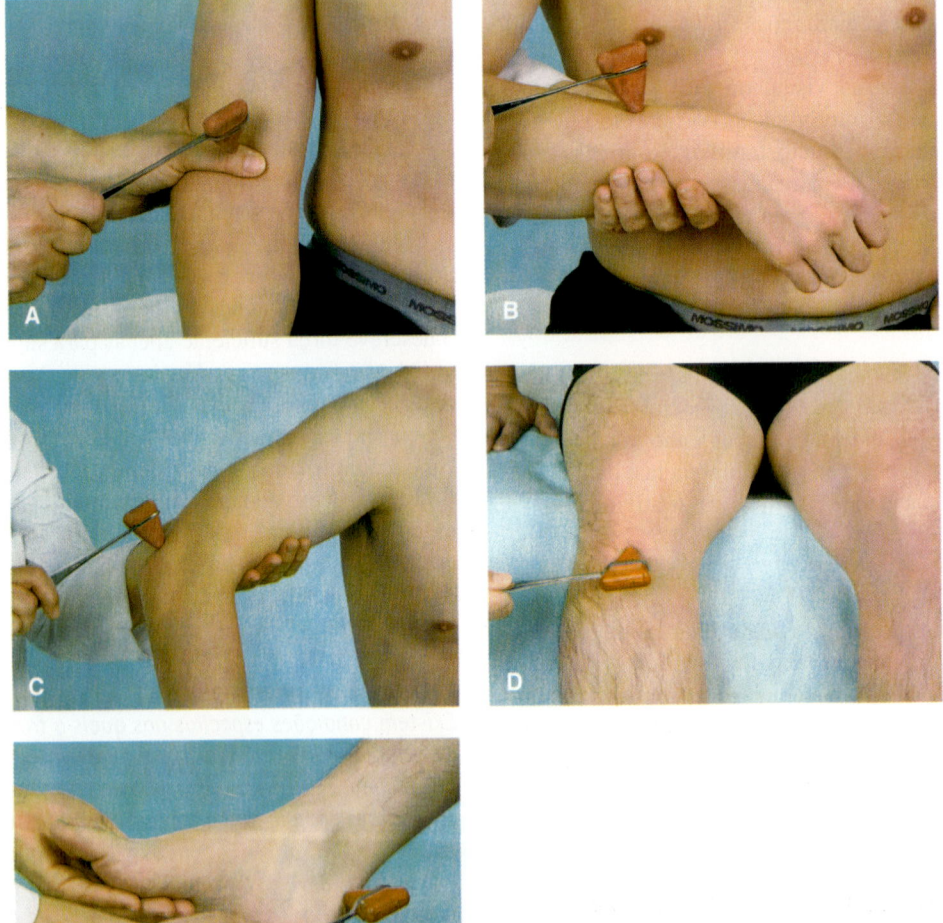

**Figura 43.13** Reflexos tendíneos profundos: (**A**) bicipital, (**B**) braquiorradial, (**C**) tricipital, (**D**) patelar e (**E**) do tornozelo. De Rhoads J. (2006). *Advanced health assessment and diagnostic reasoning.* Philadelphia: Lippincott Williams & Wilkins.

> **BOXE 43.1 Descrição dos reflexos.**
>
> Os reflexos tendíneos profundos são graduados em uma escala de 0 a 4+:
>
> 0   Nenhuma resposta
> 1+  Reduzida (hipoativo)
> 2+  Normal
> 3+  Exagerado (pode ser interpretado como normal)
> 4+  Hiperativo (hiper-reflexia)
>
> As respostas tendíneas profundas e os reflexos plantares costumam ser registrados em uma figura de traços. As setas apontam para baixo quando a resposta plantar é normal e para cima quando é anormal.

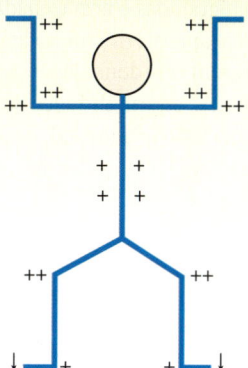

**Graduação.** A abolição dos reflexos é significativa, embora os reflexos do tornozelo (tendão do calcâneo) possam estar ausentes nos indivíduos idosos normais. Em geral, os reflexos tendíneos profundos são graduados em uma escala de 0 a 4+. O Boxe 43.1 descreve como documentar os reflexos utilizando essa escala. Como já foi mencionado, essa escala de avaliação é altamente subjetiva. Os resultados da avaliação podem ser registrados na forma de uma fração, que indica uma faixa da escala (p. ex., 2/4). Alguns examinadores preferem usar os termos *presente, ausente* e *reduzido* para descrever os reflexos.

**Clônus.** Quando os reflexos são muito hiperativos, é possível observar um fenômeno conhecido como **clônus**. Quando o pé realiza um movimento de dorsiflexão súbita, ele pode continuar a "bater" duas ou três vezes antes de descansar em uma posição de repouso. Em alguns clientes com doença do SNC, essa atividade persiste e o pé não entra em repouso enquanto o tendão é estirado, mas mantém sua atividade repetitiva. O clônus intermitente associado aos reflexos normais, embora hiperativos, não é considerado patológico. Clônus persistente sempre indica doença do SNC e deve ser avaliado mais detalhadamente.

### Reflexos superficiais

Os reflexos superficiais principais são córneo, de engasgo (ou deglutição), abdominal superior/inferior, cremastérico (apenas nos homens), plantar e perianal. Esses reflexos são graduados diferentemente dos motores e são descritos como presentes (+) ou ausentes (–). Dentre esses reflexos, apenas costumam ser testados os seguintes: córneo, de engasgo e plantar.

O reflexo córneo é testado cuidadosamente utilizando um chumaço de algodão limpo para tocar suavemente na esclerótica do ângulo externo de cada olho. O reflexo está preservado quando o estímulo desencadeia um pestanejo. Os distúrbios como acidente vascular encefálico ou coma podem causar abolição desse reflexo, seja unilateral ou bilateralmente. A supressão desse reflexo indica a necessidade de usar proteção ocular e, possivelmente, lubrificação para evitar lesão da córnea.

O reflexo de engasgo é testado tocando-se suavemente na parte posterior da faringe com um aplicador com ponta de algodão, primeiro de um lado da úvula e depois do outro. A resposta positiva consiste na elevação igual da úvula e em "engasgo" com a estimulação. Pode não ocorrer resposta em um ou dois lados depois de um acidente vascular encefálico, e requer avaliação cuidadosa e tratamento da disfunção resultante da deglutição, de maneira a evitar aspiração de alimentos e líquidos.

O reflexo plantar, também conhecido como reflexo de Babinski, é testado estimulando-se a superfície lateral do pé com um abaixador de língua ou o cabo de um martelo para examinar reflexos. Quando o indivíduo tem SNC normal, a estimulação da superfície lateral da planta do pé provoca contração e aproximação dos dedos. No entanto, se o cliente apresentar doença do sistema motor do SNC, os dedos do pé abrem-se em leque. Essa resposta é normal nos recém-nascidos, mas nos adultos indica disfunção cerebral.

### Exame da sensibilidade

O sistema sensorial é ainda mais complexo que o sistema motor, porque as modalidades de sensibilidade são transmitidas por tratos diferentes localizados em diversas regiões da medula espinal. O exame da sensibilidade é altamente subjetivo e requer a cooperação do cliente. O examinador deve estar familiarizado com os dermátomos que representam a distribuição dos nervos periféricos, que emergem da medula espinal (Figura 43.12). As exceções a essa regra incluem as lesões destrutivas graves do encéfalo; a perda de sensibilidade, que pode afetar todo um lado do corpo; e as neuropatias associadas ao alcoolismo, que acompanham a distribuição em meia e luva (ou seja, em toda a mão ou pé, áreas tradicionalmente cobertas por uma luva ou meia).

A avaliação do sistema sensorial consiste em realizar testes da sensibilidade tátil, dor superficial, vibração e sentido de posição (propriocepção). Durante o exame da sensibilidade, os olhos do cliente devem ficar fechados. Orientações simples e tranquilização de que o examinador não machucará ou assustará o cliente estimulam a cooperação. As comparações dos lados direito e esquerdo devem ser documentadas, dependendo de qual modalidade apresenta algum déficit.

### Investigação diagnóstica

#### Tomografia computadorizada

A tomografia computadorizada (TC) utiliza um feixe estreito de raios X para escanear a parte do corpo em camadas sucessivas. As imagens fornecem uma visão transversal do encéfalo, demonstrando diferenças de densidades dos tecidos do crânio, córtex, estruturas subcorticais e ventrículos. As imagens são mostradas no monitor, fotografadas e armazenadas em meio digital.

As lesões cerebrais aparecem como variações de densidade dos tecidos, que diferem das densidades dos tecidos cerebrais normais circundantes. As anormalidades dos tecidos podem indicar massas tumorais, infarto cerebral, deslocamento dos ventrículos e atrofia cortical.

### Procedimento

Em geral, a TC é realizada primeiramente sem contraste e, em seguida, com acentuação depois da administração de contraste IV. O cliente deita-se em uma mesa ajustável com a cabeça mantida em posição fixa, enquanto o sistema de escaneamento gira ao redor da cabeça ou da coluna vertebral e produz imagens transversais. Para não distorcer a imagem, o cliente deve ficar absolutamente imóvel, sem falar ou realizar qualquer movimento.

A TC é um exame não invasivo e indolor e é muito sensível para detectar lesões. Com os avanços dessa tecnologia, tem aumentado o número de doenças e lesões que podem ser diagnosticadas.

### Intervenções de enfermagem

As intervenções de enfermagem essenciais incluem preparar para o procedimento e monitorar o cliente; a preparação inclui orientar o cliente quanto à necessidade de ficar absolutamente imóvel durante todo o exame. Uma revisão das técnicas de relaxamento pode ajudar os clientes com claustrofobia.

A sedação pode ser usada se o cliente estiver agitado, inquieto ou confuso e isso interferir na adequação do exame. Durante a sedação, o cliente deve ser monitorado continuamente. Quando se utiliza um contraste, o cliente deve ser avaliado antes da TC de modo a investigar se há alergia a iodo/mariscos, visto que o contraste é iodado. Um cateter IV para infusão do contraste e um período de jejum (em geral, 4 h) são necessários antes do exame. Os clientes que recebem contraste IV ou inalatório devem ser monitorados durante e depois do procedimento, a fim de detectar reações alérgicas, avaliar a função renal e diagnosticar outros efeitos colaterais, inclusive ruborização, náuseas e vômitos.

## Tomografia por emissão de pósitrons

Tomografia por emissão de pósitrons (PET) é uma técnica de cintigrafia computadorizada, que produz imagens do funcionamento real dos órgãos.

### Procedimento

O cliente inala um gás radioativo ou recebe injeções de uma substância radioativa que emite partículas com cargas positivas. Quando esses pósitrons combinam-se com elétrons carregados negativamente (encontrados normalmente nas células do corpo), os raios gama resultantes podem ser detectados por um cintilógrafo que produz uma série de imagens bidimensionais de vários níveis do cérebro. Essa informação é integrada por um computador e fornece um quadro detalhado do cérebro em funcionamento.

A PET possibilita a avaliação do fluxo sanguíneo, da composição dos tecidos e do metabolismo cerebral e, assim, avalia indiretamente a função do cérebro. O encéfalo é um dos órgãos metabolicamente mais ativos e consome 80% da glicose utilizada no corpo. A PET quantifica essa atividade em áreas específicas do cérebro e pode detectar alterações da utilização de glicose.

Além disso, ajuda a demonstrar alterações metabólicas do cérebro (doença de Alzheimer); localizar lesões (tumor cerebral, lesões epileptogênicas); avaliar o fluxo sanguíneo e o metabolismo do oxigênio nos clientes que tiveram acidentes vasculares encefálicos; investigar novas modalidades de tratamento para tumores cerebrais; e revelar anormalidades bioquímicas associadas às doenças mentais. Os isótopos usados têm meias-vidas muito curtas e seu custo de produção é alto, pois requer equipamentos especializados.

### Intervenções de enfermagem

A principal intervenção de enfermagem é preparar o cliente, o que inclui explicar o exame e orientá-lo quanto às técnicas de inalação e às sensações (p. ex., tontura, confusão e cefaleia) que podem ocorrer. A injeção IV da substância radioativa produz efeitos colaterais semelhantes. Os exercícios de relaxamento podem reduzir a ansiedade durante o exame.

## Tomografia computadorizada por emissão de fóton único

### Procedimento

A tomografia computadorizada por emissão de fóton único (SPECT) é uma técnica de exame de imagens tridimensionais, que utiliza radionuclídeos e aparelhos para detectar fótons únicos. Esse exame é um estudo da perfusão, que analisa visualmente os movimentos do fluxo sanguíneo cerebral no momento da injeção de um radionuclídeo. Os fótons gama são emitidos por um composto radiofarmacêutico administrado ao cliente e são detectados por uma ou mais câmeras gama rotativas; as imagens são enviadas a um minicomputador. Essa técnica possibilita examinar visualmente áreas situadas por trás de estruturas mais superficiais ou o plano de fundo, aumentando acentuadamente o contraste entre os tecidos normais e anormais. O custo do exame é relativamente baixo e sua duração é semelhante à da TC.

A SPECT ajuda a determinar a extensão e a localização de áreas cerebrais com perfusão anormal e, dessa maneira, torna possível detectar, localizar e dimensionar a área de um acidente vascular encefálico (antes que seja detectável à TC); localizar focos de epilepsia convulsiva; acompanhar a progressão de tumores e avaliar a perfusão antes e depois de intervenções neurocirúrgicas. Gravidez e amamentação são contraindicações da SPECT.

### Intervenções de enfermagem

As intervenções de enfermagem consistem basicamente em preparar e monitorar os clientes submetidos à SPECT. Antes do exame, a informação sobre o que esperar pode atenuar a ansiedade e assegurar a colaboração do cliente durante o procedimento. As mulheres na pré-menopausa devem ser orientadas a usar um método contraceptivo eficaz antes e vários dias depois do exame, enquanto as clientes que estão amamentando devem ser orientadas a coletar e armazenar o leite, pois é preciso interromper a amamentação durante o período recomendado pelo departamento de medicina nuclear.

A enfermeira acompanha e monitora o cliente durante sua transferência ao setor de medicina nuclear para realizar o exame. Os clientes devem ser monitorados durante e depois do exame, a fim de detectar reações alérgicas ao composto radiofarmacêutico.

## Ressonância magnética
### Procedimento
A ressonância magnética (RM) utiliza um campo magnético potente para produzir imagens das diferentes partes do corpo. Esse exame diagnóstico baseia-se nas alterações dos íons hidrogênio no organismo. A colocação do cliente em um campo magnético potente faz com que os núcleos (prótons) de hidrogênio do corpo alinhem-se como pequenos ímãs em um campo magnético. Em combinação com pulsos de radiofrequência, os prótons emitem sinais que são convertidos em imagens. A RM pode ser realizada com ou sem contraste e, em comparação com outras modalidades de exame diagnóstico, pode revelar anormalidades cerebrais com mais nitidez e em um estágio mais precoce. A RM pode fornecer informações sobre distúrbios bioquímicos intracelulares, tornando possível que o médico monitore a resposta de um tumor ao tratamento. Essa modalidade de exame é especialmente útil ao diagnóstico da esclerose múltipla e pode descrever a atividade e a extensão da doença no cérebro e na medula espinal. A RM não utiliza radiação ionizante. Atualmente, essa técnica é a mais valiosa para diagnosticar doenças crônicas, visto que o teste pode demorar até 1 h para ser concluído.

Várias técnicas mais modernas de RM, inclusive angiorressonância magnética (ARM), imageamento ponderado em difusão (IPD), imageamento ponderado em perfusão (IPP) e recuperação de inversão atenuada por líquido (FLAIR – *fluid attenuation inversion recovery*), são utilizadas com frequência crescente. O uso da RM possibilita examinar a circulação cerebral sem administrar contraste arterial; no entanto, se utilizado, a nitidez das imagens aumenta. A função renal deve ser avaliada quando se pretende utilizar contraste.

### Intervenções de enfermagem
A preparação do cliente deve consistir em explicar e demonstrar as técnicas de relaxamento e informar que ele poderá conversar com os membros da equipe por um microfone localizado dentro do escâner. Alguns serviços de RM fornecem fones de ouvido, de modo que o cliente possa ouvir música de sua preferência durante o exame.

Antes que o cliente entre na sala em que será realizado o exame de RM, devem ser retirados todos os objetos metálicos e os cartões de crédito (o campo magnético pode danificá-los). Isso inclui adesivos com medicamentos que tenham uma camada metálica, pois podem causar queimaduras caso não sejam retirados. Nenhum objeto metálico pode ser levado para dentro da sala do exame; isso inclui cilindros de oxigênio, respiradores convencionais ou até estetoscópios. O campo magnético produzido pelo equipamento é tão forte que qualquer objeto contendo metal será violentamente atraído e poderá ser literalmente puxado com força extrema, o que faria com que voasse como projéteis na direção do magneto. Existe um risco de acidentes graves e morte; além disso, pode haver danos a um componente do equipamento altamente dispendioso. A história do cliente deve ser obtida para verificar a existência de quaisquer objetos metálicos (p. ex., clipes de aneurisma, próteses ortopédicas, marca-passos, valvas cardíacas artificiais, dispositivos intrauterinos). Esses objetos poderiam ser danificados, deslocados ou aquecidos à medida que absorvem energia. Os implantes cocleares são inativados pela RM; por esse motivo, é necessário considerar outras modalidades de exame.

O cliente deita-se em uma plataforma plana, que é movimentada para dentro da câmara tubular do magneto. O processo de rastreamento é indolor, mas o cliente pode ouvir os baques fortes dos espirais magnéticos à medida que o campo magnético é pulsado. Como o escâner de RM é um tubo estreito, os clientes podem ter claustrofobia e, nesses casos, o médico pode recomendar sedação. As versões mais modernas dos equipamentos de RM (RM aberta) causam menos claustrofobia que os aparelhos mais antigos e estão disponíveis em alguns serviços. Contudo, as imagens produzidas por esses aparelhos não são perfeitas e os equipamentos tradicionais são preferíveis para um diagnóstico preciso.

### *Alerta de enfermagem*
*Para garantir a segurança do cliente, a enfermeira precisa certificar-se de que os equipamentos utilizados (p. ex., cilindros portáteis de oxigênio) contendo metais ou componentes metálicos não entrem na sala em que será realizada a RM. O cliente deve ser avaliado quanto ao uso de adesivos com medicamentos com camada metálica (p. ex., adesivo de nicotina), que podem causar queimaduras.*

## Angiografia cerebral
### Procedimento
Angiografia cerebral é um exame radiográfico da circulação cerebral, com injeção de contraste em uma artéria selecionada. A angiografia cerebral é um recurso valioso para investigar doença vascular, aneurismas e malformações arteriovenosas, e ainda é o padrão de referência para diagnosticar essas lesões.

A maioria das angiografias cerebrais é realizada introduzindo-se um cateter na artéria femoral no nível da virilha, que em seguida é avançado até o vaso desejado. Depois de tricotomizar e preparar a virilha, o médico aplica um anestésico local para evitar dor no local da introdução e reduzir o espasmo arterial. O cateter é introduzido na artéria femoral, irrigado com soro fisiológico heparinizado e enchido com contraste. A radioscopia é usada para dirigir o cateter até os vasos apropriados. Durante a injeção do contraste, as imagens são obtidas das fases arterial e venosa da circulação cerebral.

### Intervenções de enfermagem
O cliente deve estar hidratado e, em geral, tem permissão para ingerir líquidos claros até a hora do exame de arteriografia convencional. Antes de ir para o setor de radiologia, o cliente deve ser solicitado a urinar. As localizações dos pulsos periféricos apropriados são identificadas com uma caneta marcadora. O cliente deve ser orientado a permanecer imóvel durante o exame de angiografia e precisa saber que pode ocorrer uma

sensação breve de calor na face, por trás dos olhos ou na mandíbula, dentes, língua e lábios, além de paladar metálico quando se injeta o contraste.

Depois da angiografia cerebral, os cuidados de enfermagem incluem monitorar sinais e sintomas de alteração do fluxo sanguíneo cerebral. Em alguns casos, os clientes podem apresentar obstruções arteriais brandas ou graves, em consequência de embolias, tromboses ou hemorragias, e desenvolver déficits neurológicos. Os sinais dessas complicações são alterações dos níveis de reatividade e consciência; fraqueza em um lado do corpo; déficits sensoriais ou motores e distúrbios da fala. Por esse motivo, a enfermeira deve observar o cliente frequentemente, a fim de detectar esses sinais e relatá-los imediatamente quando ocorrerem.

O local da injeção do contraste deve ser examinado para detectar formação de hematoma (uma coleção localizada de sangue) e pode-se aplicar intermitentemente uma bolsa de gelo no local da punção para atenuar o edema e o desconforto. Como um hematoma no local da punção ou a embolização para uma artéria distante afetaria os pulsos periféricos, estes devem ser examinados frequentemente. A cor e a temperatura do membro utilizado para injetar o contraste devem ser avaliadas para detectar possível embolia.

## Mielografia
### Procedimento
Mielografia é um exame radiográfico do espaço subaracnóideo da medula espinal, que é realizado depois de injetar um contraste por punção lombar. O exame delineia o espaço subaracnóideo e revela qualquer distorção da medula espinal ou do saco dural causado por tumores, cistos, hérnias de disco vertebral ou outras lesões. Os contrastes oleosos foram substituídos pelos hidrossolúveis, que reduziram a incidência de efeitos colaterais e complicações; tais contrastes dispersam em direção proximal por meio do LCR. Atualmente, a mielografia é realizada menos comumente, em vista da sensibilidade da TC e da RM.

### Intervenções de enfermagem
Como muitos clientes têm conceitos equivocados sobre mielografia, a enfermeira deve esclarecer as explicações fornecidas pelo médico e responder a quaisquer perguntas. O cliente deve ser informado quanto ao que esperar durante o procedimento e deve estar ciente de que é possível realizar alterações da posição durante o exame. A refeição que normalmente seria ingerida antes do exame deve ser omitida. Um sedativo pode ser prescrito para ajudar o cliente a suportar esse exame muito demorado. A preparação do cliente para uma punção lombar está descrita adiante neste capítulo.

Depois da mielografia, o cliente deve deitar-se no leito com a cabeceira elevada de 30 a 45°. Ele deve ser orientado a permanecer no leito na posição recomendada por 3 h, ou conforme a orientação do médico. Além disso, ele deve ser estimulado a beber quantidades livres de líquidos para reidratação e reposição do LCR. A enfermeira monitora a pressão arterial, o pulso, a frequência respiratória e a temperatura, assim como a capacidade de urinar. Os sinais desfavoráveis são cefaleia, febre, rigidez de nuca, **fotofobia** (hipersensibilidade à luz), convulsões e sinais de meningite química ou bacteriana.

## Exames não invasivos da circulação carotídea
### Procedimento
Os exames não invasivos da circulação carotídea utilizam ultrassonografia e determinações do fluxo sanguíneo arterial por meio do doppler, para avaliar a circulação carotídea e orbitária profunda. O gráfico produzido indica a velocidade do sangue. Aumentos da velocidade do sangue podem indicar estenose ou obstrução parcial. Em geral, esses exames são realizados antes da arteriografia, que acarreta risco maior de acidente vascular encefálico ou morte. Doppler e ultrassonografia das carótidas, oculopletismografia e oftalmodinamometria são quatro procedimentos vasculares não invasivos comuns, que tornam possível avaliar o fluxo sanguíneo arterial e detectar estenose, obstrução e placas arteriais. Esses exames vasculares possibilitam a visualização não invasiva das circulações extracraniana e intracraniana.

### Intervenções de enfermagem
Quando existe um exame programado da circulação carotídea, o procedimento deve ser descrito antecipadamente ao cliente. Ele deve ser informado, em linguagem simples, de que esse exame não é invasivo, que um transdutor portátil será aplicado no pescoço ou nas órbitas dos olhos e que algum tipo de gel hidrossolúvel será usado no transdutor.

## Eletroencefalografia
### Procedimento
O eletroencefalograma (ECG) representa o registro da atividade elétrica produzida no cérebro. O exame é realizado por meio de eletrodos aplicados no couro cabeludo ou por microeletrodos colocados dentro dos tecidos cerebrais, possibilitando uma avaliação fisiológica da atividade cerebral.

O ECG é um exame útil para diagnosticar e avaliar distúrbios convulsivos, coma ou síndrome cerebral orgânica. Tumores, abscessos cerebrais, trombos e infecção podem causar padrões anormais de atividade elétrica. O ECG também é usado para confirmar morte cerebral.

De modo a realizar um exame convencional, o cliente deve deitar-se tranquilamente com os olhos fechados. O técnico solicita que o cliente faça hiperventilação por 3 a 4 min e, em seguida, olhe para uma luz brilhante e reverberante (estimulação fótica). Esses procedimentos de ativação são realizados para estimular descargas elétricas anormais, inclusive potenciais epilépticos. O ECG do sono pode ser registrado depois de sedação, porque algumas ondas cerebrais anormais aparecem apenas quando o indivíduo dorme.

### Intervenções de enfermagem
A fim de aumentar as chances de detectar atividade epiléptica, algumas vezes, recomenda-se que o cliente fique privado de sono durante a noite que precede o exame de EEG. Anticonvulsivantes, tranquilizantes, estimulantes e depressivos devem ser suspensos por 24 a 48 h antes do exame, pois esses fármacos podem alterar os padrões das ondas do EEG ou obscurecer os padrões anormais dos distúrbios epilépticos (Hickey, 2009).

O cliente deve ser informado de que o EEG convencional demora de 45 a 60 min (12 h no caso de um EEG do sono).

O cliente deve ser tranquilizado de que o exame não causa choque elétrico e que o EEG é um teste diagnóstico, e não um tipo de tratamento. O EEG requer a cooperação do cliente e depende de sua capacidade de deitar-se tranquilamente durante o exame. Sedação não é recomendável, pois pode reduzir o limiar convulsivo dos clientes com um distúrbio epiléptico e alterar a atividade das ondas cerebrais de todos os clientes. A enfermeira verifica com o médico a necessidade de administrar anticonvulsivantes antes do exame.

O EEG de rotina utiliza um lubrificante hidrossolúvel para melhorar o contato dos eletrodos que, ao final do exame, pode ser removido e lavado com xampu. Para aumentar o contato dos eletrodos, o EEG do sono requer a aplicação de cola de colódio, que deve ser removida com acetona.

### *Eletromiografia*

#### Procedimento

A eletromiografia (EMG) é realizada introduzindo-se eletrodos de agulha nos músculos esqueléticos, a fim de detectar alterações do potencial elétrico dos músculos e dos nervos que terminam nesses músculos. Os potenciais elétricos são evidenciados em um osciloscópio e amplificados, de maneira que o som e o aspecto das ondas possam ser analisados e comparados simultaneamente.

A EMG é útil para detectar a existência de distúrbios neuromusculares e miopatias. Esse exame ajuda a diferenciar entre fraqueza secundária a uma neuropatia (alterações funcionais ou patológicas do SNP) e fraqueza resultante de outras causas.

#### Intervenções de enfermagem

O exame deve ser explicado ao cliente, que também precisa ser avisado a respeito da ocorrência de sensação semelhante à de uma injeção intramuscular, à medida que a agulha é introduzida no músculo. Depois do exame, os músculos examinados podem ficar doloridos por algum tempo.

### *Punção lombar e exame do líquido cefalorraquidiano*

#### Procedimento

A punção lombar é realizada introduzindo-se uma agulha no espaço subaracnóideo lombar para obter amostras de LCR. O exame pode ser realizado para obter LCR para exame, medir e reduzir a pressão do liquor, investigar infecção e determinar a existência ou não de sangue no LCR. Os antibióticos podem ser administrados por via intratecal (dentro do canal medular) em determinados casos de infecção, ou são injetados contrastes com finalidades diagnósticas.

Em geral, a agulha é introduzida no espaço subaracnóideo entre a terceira e quarta, ou quinta e sexta vértebras lombares. Como a medula espinal divide-se em um feixe de nervos na primeira vértebra lombar, a introdução de uma agulha abaixo do nível da terceira vértebra lombar evita que a medula seja puncionada.

O sucesso da punção lombar depende de o cliente estar relaxado; um indivíduo ansioso fica tenso, o que pode aumentar o nível de pressão registrada. Em geral, a pressão do LCR com o cliente em posição de decúbito lateral varia de 70 a 200 mmH$_2$O; pressões maiores que 200 mmH$_2$O são consideradas anormais.

A punção lombar pode ser perigosa quando o cliente tem uma lesão expansiva intracraniana, porque a PIC diminui quando o LCR é retirado e o cérebro pode sofrer herniação em direção inferior através do tentório e forame magno. De modo a evitar essa complicação, a TC deve ser realizada antes do procedimento nos clientes com lesões intracranianas tumorais suspeitas. No Boxe 43.2, veja recomendações de enfermagem para colaborar na realização de uma punção lombar.

#### Análise do líquido cefalorraquidiano

O LCR deve ser límpido e incolor. LCR róseo, tingido de sangue ou claramente sanguinolento pode ser sinal de hemorragia subaracnóidea. Em alguns casos, quando a punção lombar é difícil, o LCR é inicialmente sanguinolento em virtude do traumatismo dos tecidos locais, mas depois se torna límpido. Em geral, as amostras são enviadas para contagem de células, cultura e dosagens da glicose e das proteínas. As amostras devem ser enviadas imediatamente ao laboratório, pois ocorrem alterações que podem modificar os resultados quando os espécimes não são processados de imediato.

#### Cefaleia pós-punção lombar

A cefaleia pós-punção lombar, leve ou intensa, pode ocorrer algumas horas ou vários dias depois do procedimento. Essa é a complicação mais comum e ocorre em 15 a 30% dos clientes. A cefaleia é pulsátil, frontal ou occipital bilateral, persistente e profunda; é especialmente intensa quando o cliente está sentado ou de pé, mas melhora ou desaparece quando ele está deitado.

A cefaleia é causada pelo extravasamento de LCR no local da punção. O líquido continua a vazar para dentro dos tecidos pelo trajeto da agulha até o canal medular. Em seguida, o LCR é absorvido imediatamente pelos canais linfáticos. Em consequência desse extravasamento, o volume de LCR do crânio é reduzido a um ponto em que não é suficiente para manter a estabilização mecânica apropriada do cérebro. O extravasamento de LCR torna possível a acomodação do cérebro quando o cliente fica de pé, produzindo tensão e estiramento dos seios venosos e das estruturas sensíveis à dor. A tração e a dor diminuem e o extravasamento é atenuado quando o cliente está deitado.

A cefaleia pós-punção lombar pode ser evitada quando se utiliza uma agulha fina. Caso o cliente apresente queixa de cefaleia pós-punção lombar, o repouso no leito produz efeitos benéficos comprovados (Sudlow e Warlow, 2010).

Em geral, a cefaleia pós-punção lombar é tratada com repouso no leito, analgésicos e hidratação. Em alguns casos, quando a cefaleia persiste, é possível colocar um remendo epidural de sangue. O sangue é retirado de uma veia do antebraço e injetado no espaço epidural, geralmente no mesmo local da punção espinal anterior. A explicação é que o sangue funciona como um tampão gelatinoso e sela o orifício da dura-máter, evitando perda adicional de LCR.

#### Outras complicações da punção lombar

Herniação do conteúdo intracraniano, abscesso e hematoma epidurais e meningite são complicações raras, mas potencialmente graves da punção lombar. Outras complicações são problemas miccionais transitórios, elevações discretas da temperatura, dor lombar ou espasmos e rigidez da nuca.

## BOXE 43.2 — Como ajudar a realizar uma punção lombar.

A agulha é introduzida no espaço subaracnóideo entre o terceiro e o quarto, ou o quarto e o quinto espaços intervertebrais lombares, para retirar líquido espinal (liquor, ou LCR).

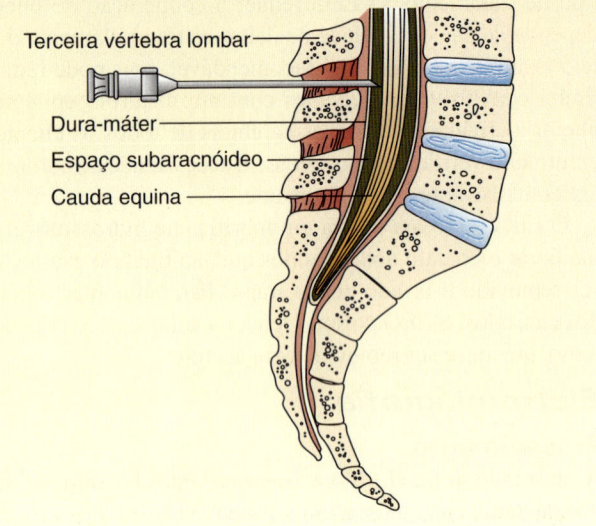

### Antes do procedimento
1. Verifique se foi obtido o consentimento por escrito para o procedimento.
2. Explique o procedimento ao cliente e descreva as sensações que provavelmente ele sentirá durante o exame (p. ex., sensação de frio à medida que a região é preparada com solução; picada de agulha quando o anestésico local é injetado).
3. Determine se o cliente tem alguma pergunta, dúvida ou conceito equivocado sobre o procedimento; tranquilize-o de que a agulha não deverá entrar na medula espinal ou causar paralisia.
4. Peça ao cliente para urinar antes do exame.

### Durante o procedimento
1. O cliente deve ser posicionado em decúbito lateral (posição de joelho contra o tórax) na borda do leito ou da mesa de exame, com as costas voltadas para o médico; as pernas são flexionadas o máximo possível para ampliar o espaço entre os processos espinhosos das vértebras e facilitar o acesso ao espaço subaracnóideo.
2. Para manter a coluna vertebral na posição horizontal, é possível colocar um travesseiro pequeno sob a cabeça do cliente; outro travesseiro pode ser colocado entre as pernas, para evitar que a de cima role para a frente.
3. A enfermeira ajuda o cliente a manter a posição, de modo a evitar movimentos súbitos, que podem causar punção traumática.
4. O cliente deve ser estimulado a relaxar e respirar normalmente, pois a hiperventilação pode reduzir a pressão elevada.
5. A enfermeira descreve o procedimento passo a passo ao cliente, conforme ele é realizado.
6. Utilizando técnica asséptica, o médico limpa o local da punção com uma solução antisséptica e coloca os campos cirúrgicos.
7. O médico injeta o anestésico local para anestesiar a área da punção e, em seguida, introduz uma agulha espinal no espaço subaracnóideo entre o terceiro e o quarto ou o quarto e o quinto espaços intervertebrais.
8. O médico retira uma amostra do LCR que, em geral, é dividida em três tubos de exame rotulados com a ordem em que foram recolhidos. A determinação da pressão pode ser realizada e a agulha é retirada.
9. O médico aplica um pequeno curativo no local da punção.
10. Os tubos com LCR são enviados imediatamente ao laboratório.

### Depois do procedimento
1. Em geral, os cientes são orientados a descansar no leito por algumas horas depois da punção lombar, embora um estudo de revisão recente não tenha demonstrado diferenças significativas nos efeitos do repouso ao leito dos clientes submetidos à punção lombar (Sudlow e Warlow, 2010). A enfermeira deve consultar os protocolos institucionais relacionados com os cuidados recomendados depois do exame.
2. É necessário monitorar o cliente para detectar complicações da punção lombar; em caso de complicações, o médico deve ser avisado:
   a. Complicações comuns: cefaleia pós-punção lombar, dificuldades para urinar, ligeira elevação da temperatura, dor lombar ou espasmos, rigidez da nuca.
   b. Complicações raras: herniação do conteúdo intracraniano, abscesso epidural espinal, hematoma epidural, meningite.
3. Estimule o cliente a aumentar a ingestão de líquidos para reduzir o risco de cefaleia pós-punção lombar.

## Revisão do capítulo

### Exercícios de avaliação crítica

1. Uma mulher de 68 anos chega a sua unidade com queixas de fraqueza, cefaleia e letargia. Depois de concluir a avaliação pela escala de coma de Glasgow, a enfermeira foi chamada para realizar uma avaliação dos nervos cranianos. Descreva os testes incluídos nesta avaliação.
2. Um cliente de 78 anos com história de dor crônica foi internado no hospital para investigar acidente vascular encefálico isquêmico e tem uma RM programada. Explique por que a RM está indicada e quais as precauções (se houver) que devem ser tomadas, sabendo-se que o cliente tem dor crônica. Quais observações e avaliações de enfermagem estão indicadas em virtude desses dois distúrbios? Quais precauções de segurança são essenciais na sala de exame e por quê?
3. Uma enfermeira está encarregada de cuidar de um cliente com punção lombar programada. Como ajudar e apoiar melhor o cliente durante o procedimento? Quais exames laboratoriais deveriam ser solicitados para a amostra de LCR? Quais restrições poderiam ser esperadas depois do procedimento e que o cliente deveria estar preparado para seguir?

## Questões objetivas

1. Um cliente fez angiografia cerebral para excluir aneurisma. Ao preparar o cliente para o exame, qual das seguintes orientações a enfermeira poderia incluir?
   A. Espere sentir um paladar metálico quando o contraste for injetado.
   B. Você deverá estar com a bexiga cheia antes do exame.
   C. Você deverá ficar em dieta zero.
   D. Será administrada sedação geral antes do procedimento.

2. A enfermeira ajuda o médico a realizar uma punção lombar. Qual das seguintes complicações ela sabe que podem ocorrer depois do procedimento?
   A. Cefaleia pós-punção lombar
   B. Herniação do conteúdo intracraniano
   C. Abscesso epidural espinal
   D. Meningite

3. Um cliente tem um EEG programado para o dia seguinte. Qual das seguintes informações a enfermeira deveria fornecer ao cliente antes do exame?
   A. Os anticonvulsivantes devem ser usados antes do exame.
   B. Ele receberá sedação antes do exame.
   C. Há um pequeno risco de choque elétrico.
   D. O cliente não poderá dormir na noite que antecede ao exame.

4. Um cliente com doença de Parkinson foi atendido em uma clínica de neurologia para iniciar tratamento. A enfermeira sabe que essa doença é causada pela falta de qual dos seguintes neurotransmissores?
   A. Acetilcolina
   B. Dopamina
   C. Serotonina
   D. Ácido gama-aminobutírico (GABA)

5. A enfermeira realiza testes dos nervos cranianos de um cliente com diagnóstico de miastenia *gravis*. Ela pede ao cliente para contrair a mandíbula enquanto palpa os músculos temporal e masseter. Qual nervo craniano a enfermeira está testando corretamente?
   A. Abducente
   B. Trigêmeo
   C. Acústico
   D. Hipoglosso

## Bibliografia e leitura sugerida

A bibliografia e a leitura sugerida para este capítulo estão disponíveis no **GEN-IO:** http://gen-io.grupogen.com.br/gen-io/.

# CAPÍTULO 44

JILL KELLER

# Manejo de Enfermagem | Distúrbios Oncológicos do Cérebro e da Medula Espinal

## Objetivos de estudo

**Após ler este capítulo, você será capaz de:**

1. Descrever os diferentes tipos de tumores cerebrais e da medula espinal, inclusive classificação, manifestações clínicas, diagnóstico, manejo clínico e de enfermagem
2. Diferenciar os tumores cerebrais primários dos metastáticos
3. Relatar sintomas e efeitos da pressão intracraniana aumentada
4. Discorrer sobre os sintomas e efeitos da compressão da medula espinal.

## Tumores cerebrais primários

Os tumores cerebrais primários são lesões intracranianas localizadas que começam no cérebro e ocupam espaço dentro do crânio. Tumor é o crescimento anormal de células que forma massa, mas que também pode aumentar difusamente. Os efeitos das neoplasias (tumores ou lesões), como convulsão e sinais neurológicos focais, são causados pela compressão ou pela infiltração tecidual, ou ambos. Os tumores podem ser benignos ou malignos. Os benignos, em geral, crescem de maneira lenta, mas podem se desenvolver em uma área vital, onde talvez cresçam o suficiente para produzir efeitos graves. Os malignos apresentam crescimento rápido, conseguem se propagar para o tecido circunjacente e são considerados potencialmente fatais. Em raras ocasiões, os tumores cerebrais primários espalham-se para outras partes do corpo.

Os distúrbios oncológicos (câncer) do cérebro englobam vários tipos de neoplasias, cada um com biologia, prognóstico e opções de tratamento próprios. Devido à singularidade da anatomia e da fisiologia do sistema nervoso central (SNC), é um desafio diagnosticar e tratar essa coleção de neoplasias.

### Tipos de tumores cerebrais

Existem muitos tipos diferentes de tumores cerebrais e eles são classificados em vários grupos: os que se originam no tecido cerebral (como o glioma), os que emergem dos revestimentos do cérebro (como o meningioma dural), os que se desenvolvem nos nervos cranianos (p. ex., neuroma do acústico) e as lesões metastáticas que se originam de um câncer em outro local do corpo. Os tumores das glândulas hipófise e pineal e dos vasos sanguíneos cerebrais também são considerados tipos de tumores cerebrais. A localização, o tamanho e o caráter histológico, além de se o tumor pode ser cirurgicamente removido ou não, são considerações clínicas relevantes quando se desenvolve um plano de tratamento.

#### *Gliomas*

Os gliomas são um tipo de neoplasia intracerebral. Os gliomas são divididos em muitas categorias. (O Boxe 44.1 lista a classificação desses e outros tumores cerebrais.) O glioblastoma multiforme (GBM) é o tumor cerebral maligno mais comum e mais agressivo (Chandana, Movva, Arora e Sigh, 2008). Em quase todos os casos, a biopsia tecidual, que pode ser obtida no momento da remoção cirúrgica, é necessária para confirmar o diagnóstico. O grau do tumor baseia-se na densidade celular, na mitose celular e na aparência. Geralmente, esses tumores se formam no encéfalo e

### BOXE 44.1 — Classificação dos tumores cerebrais em adultos.

I. Tumores intracerebrais
   A. Gliomas – infiltram qualquer porção do cérebro
      1. Astrocitomas (graus I e II)
      2. Glioblastoma multiforme (astrocitoma de graus III e IV)
      3. Oligodendrocitoma (graus baixo e alto)
      4. Ependimoma (graus I a IV)
      5. Meduloblastoma

II. Tumores que emergem das estruturas de suporte
   A. Meningiomas
   B. Neuromas (neuroma do acústico, schwannoma)
   C. Adenomas hipofisários

III. Tumores do desenvolvimento
   A. Angiomas
   B. Dermoide, epidermoide, teratoma, craniofaringioma

IV. Lesões metastáticas

---

se espalham, infiltrando-se no tecido conjuntivo neural circundante. O tratamento desse tipo de tumor pode envolver cirurgia, radioterapia e/ou quimioterapia. É difícil conseguir a ressecção cirúrgica total sem causar dano considerável às estruturas vitais. No entanto, esse procedimento é capaz de melhorar o tempo de sobrevida (Armstrong, 2009). Em geral, o prognóstico desse tipo de tumor cerebral agressivo é ruim.

### Meningiomas

Meningiomas são os tumores cerebrais mais comuns, e representam 34% de todos os tumores cerebrais primários (American Brain Association [ABTA], 2011). Caracterizam-se como tumores benignos, encapsulados e de crescimento lento, que acometem pessoas de 35 a 85 anos de idade. São encontrados com mais frequência em mulheres (Central Brain Tumor Registry of the United States [CBTRUS], 2011). O tumor cresce nas membranas que revestem o cérebro, as meninges. Devido à natureza de crescimento lento desse tumor, não é incomum que pessoas morram sem a noção de que tinham um meningioma. As manifestações dependem da área envolvida e resultam mais da compressão do que da invasão do tecido cerebral. O tratamento padrão consiste em cirurgia com remoção completa ou dissecção parcial do tumor.

### Neuromas do acústico

O neuroma do acústico (schwannoma vestibular) é um tumor benigno do oitavo nervo craniano, o qual é responsável, principalmente, pela audição e pelo equilíbrio. Em geral, emerge dentro do meato acústico interno. O neuroma do acústico pode crescer lentamente e alcançar um tamanho considerável antes de ser corretamente diagnosticado. Na maioria das vezes, o cliente apresenta perda da audição, zumbido, episódios de vertigem e marcha cambaleante. Conforme o tumor vai crescendo, sensações dolorosas no rosto no mesmo lado podem se manifestar pela compressão tumoral do quinto par de nervo craniano (nervo trigêmeo), o que produz parestesia facial e dor. O diagnóstico é sugerido pela perda de audição neurossensorial unilateral. Os testes de Weber e Rinne podem ser úteis na avaliação da perda auditiva assimétrica (ver Capítulo 48). A maioria dos neuromas acústicos pode ser removida por cirurgia ou submetida à radioterapia estereotáxica. Quando os clientes apresentam tumores pequenos com sintomatologia limitada, as opções de tratamento podem envolver observação, já que alguns tumores não evoluem ou, até mesmo, diminuem de tamanho.

### Adenomas da hipófise

Os tumores da hipófise representam, aproximadamente, 13% de todos os tumores cerebrais (ABTA, 2011). A natureza de seu crescimento é lenta. A maioria desses tumores é benigna, porém, em casos raros, pode ser maligna. Tumores na hipófise são classificados como funcionantes e não funcionantes. Os tumores não funcionantes não produzem hormônios. Os funcionantes podem produzir um ou mais hormônios, em geral pela hipófise anterior. Há adenomas da hipófise secretores de prolactina (prolactinomas), adenomas da hipófise secretores de hormônio do crescimento que causam acromegalia em adultos e adenomas da hipófise produtores de hormônio adrenocorticotrófico (ACTH), os quais resultam em doença de Cushing. Os adenomas da hipófise são mais comuns nas mulheres durante os anos férteis. A amenorreia sugere lesão da hipófise (Khan, Turnbull, Rudralingam et al., 2009). Os distúrbios endócrinos consequentes a esses tumores são discutidos no Capítulo 31.

Um adenoma hipofisário pode comprimir os nervos ópticos, o quiasma óptico, os tratos ópticos, o hipotálamo ou o terceiro ventrículo. Os sintomas são cefaleia, disfunção visual, distúrbios hipotalâmicos (transtornos do sono, do apetite e emocionais, além de variações da temperatura corporal) e aumento da pressão intracraniana (PIC). A cirurgia é o tratamento de escolha. Entretanto, dependendo do tipo de tumor, certos medicamentos podem ser usados para encolher o tumor. A radiação é utilizada nos casos de recorrência ou persistência tumoral.

### Angiomas

Os angiomas cerebrais (massas compostas, principalmente, por vasos sanguíneos anormais) são encontrados tanto no cérebro quanto em sua superfície. Na maioria das vezes, ocorrem no cerebelo. Alguns persistem por toda a vida de maneira assintomática, enquanto outros causam sintomas de tumor cerebral, como convulsões e cefaleias. Ocasionalmente, o diagnóstico sugere a ocorrência de outro angioma em outro local da cabeça ou por um ruído (som anormal) audível sobre o crânio. Visto que as paredes dos vasos sanguíneos dos angiomas são finas, os clientes afetados se encontram sob risco de um choque hemorrágico. De fato, a hemorragia cerebral em pessoas com menos de 40 anos de idade sugere a possibilidade de angioma.

### Metástases cerebrais

As lesões metastáticas (disseminação de células cancerígenas provenientes de seu local primário) no cérebro são constatadas com mais frequência que os tumores primários (ABTA, 2011). Os cânceres primários que costumam fazer metástase para o cérebro são o pulmonar e o mamário. Esse fato é clinicamente importante, já que mais clientes com todas as formas de câncer estão vivendo mais tempo devido às terapias mais acuradas.

## Fatores de risco

A causa da maioria dos tumores cerebrais é desconhecida. Os únicos fatores de risco conhecidos são exposição à radiação ionizante e substâncias químicas causadoras de câncer. Outros possíveis fatores de risco que requerem mais investigações são radiação não ionizante, traumatismo acústico e físico e fatores relacionados com a dieta. Tem-se sugerido que síndromes genéticas podem aumentar o risco de certos tipos de tumores cerebrais (National Cancer Institute [NCI], 2009). Entretanto, a causa da maioria dos tumores cerebrais ainda é obscura.

A incidência de tumores cerebrais parece ter aumentado nas últimas décadas. Dados epidemiológicos sugerem que isso decorra dos diagnósticos mais precisos e mais agressivos, e não da elevação da incidência propriamente dita. A maior acessibilidade a tratamentos e o crescimento da população em envelhecimento podem contribuir para a elevação das taxas. Foram estimados 64.530 novos casos de tumores primários de SNC e de cérebro (não maligno e maligno) diagnosticados em 2011. A taxa de incidência de tumores primários cerebrais e do SNC é mais alta em mulheres do que em homens (CBTRUS, 2011).

## Manifestações clínicas

Os tumores cerebrais podem produzir sintomas neurológicos focais (localizados) ou generalizados. Os sintomas refletem a invasão cerebral, a compressão das estruturas adjacentes pela massa ou a elevação da PIC. O cliente pode manifestar convulsões, náuseas e vômitos, comprometimento da cognição e distúrbios visuais. Além disso, alguns sinais e sintomas específicos são consequentes a tumores em regiões específicas do cérebro que interferem nas funções. Esses sintomas focais podem também envolver fraqueza, perda sensorial, afasia, disfunção visual e outras manifestações relacionadas com a disfunção neurológica específica decorrente do envolvimento localizado. A Figura 44.1 indica os locais comuns de tumor no cérebro.

### Aumento da pressão intracraniana

Os sintomas de PIC elevada, os quais serão discutidos no Capítulo 45, resultam da compressão do cérebro ocasionada por edema ou tumor em crescimento. O edema vasogênico (cerebral) desempenha um importante papel na manifestação dos sintomas promovidos pelo crescimento da massa. O edema pode exceder a massa propriamente dita, elevando a pressão e interrompendo o fluxo sanguíneo local (Stummer, 2007). Muitas vezes, os sintomas são cefaleia, náuseas com ou sem vômitos e papiledema (edema do disco óptico) (Lee e Armstrong, 2008). Alterações de personalidade e vários déficits focais, inclusive disfunção de nervo craniano, sensorial e motora, são comuns. A enfermeira permanece alerta às alterações de nível de consciência (NDC) do cliente e notifica o médico de quaisquer alterações no estado mental. Os sinais tardios associados à elevação da PIC são sinais vitais como a hipertensão com ampliação da pressão de pulso (diferença entre pressão sistólica e diastólica), a bradicardia e a depressão respiratória, denominadas tríade de Cushing.

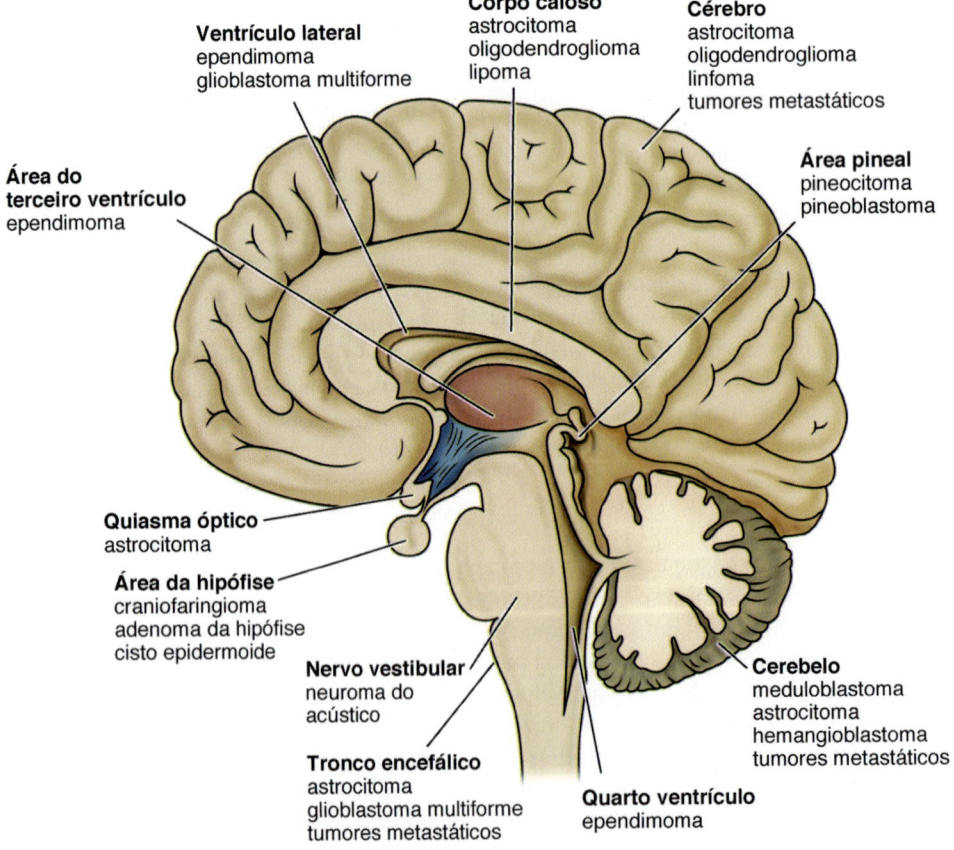

Figura 44.1 Locais comuns de tumor no cérebro.

## Cefaleia

A cefaleia, embora nem sempre presente, é mais comum no início da manhã e agravada pela tosse, pela tensão ou por algum movimento repentino. As cefaleias podem melhorar com os vômitos. Acredita-se que a cefaleia seja causada pela invasão ou pela compressão tumoral, pela distorção das estruturas sensíveis à dor ou pelo edema que acompanha o tumor. Desse modo, as cefaleias têm relação com o edema intracerebral e o aumento da PIC. Não parecem estar diretamente relacionadas com o tamanho do tumor (Palmieri, 2007). Em geral, elas são descritas como profundas e expansivas ou brandas, porém implacáveis. Geralmente, os tumores frontais produzem cefaleia frontal bilateral. Os tumores da glândula hipófise causam dor que irradia para entre as duas têmporas (bitemporal). Nos casos de tumores cerebelares, a cefaleia pode estar localizada na região suboccipital da parte posterior da cabeça.

> **Alerta de enfermagem**
> *A enfermeira sabe que as cefaleias manifestadas de manhã sugerem tumor. Quando existe queixa de cefaleia, a enfermeira avalia a temperatura do cliente. A enfermeira sabe que febre com cefaleia é associada a processo infeccioso, como meningite ou encefalite, enquanto cefaleia sem febre pode estar associada a tumor ou sangramento intracerebral.*

## Alterações de personalidade

A localização, a pressão, o grau de infiltração do tumor e o edema, quando presentes, influenciam as alterações de personalidade e o estado mental. O cliente pode apresentar dificuldades de concentração, perda de memória (a memória a curto prazo pode ser mais afetada que a de longo prazo), confusão e alterações de temperamento.

## Fadiga

A fadiga é um sintoma manifestado pelos clientes tanto com tumores malignos quanto não malignos. A etiologia da fadiga pode ser multifatorial. O tumor propriamente dito, a cirurgia, os medicamentos, a quimioterapia e a radiação, todos contribuem para o aumento da fadiga. Os clientes podem se queixar de uma sensação constante de exaustão, fraqueza e falta de energia. Também é importante identificar condições de base como estresse, ansiedade e depressão, as quais podem contribuir para a fadiga (National Brain Tumor Society, 2009).

## Vômitos

Vômitos, raramente relacionados com a ingestão alimentar, costumam resultar da irritação dos centros vagais na medula. O vômito vigoroso é descrito como *vômito em jato*.

## Distúrbios visuais

O papiledema é associado a distúrbios visuais, como diminuição da acuidade visual, diplopia (visão dupla) e déficits de campo visual.

## Novas crises de convulsão

Convulsões são episódios de atividade anormal motora, sensorial, autônoma ou psíquica (ou uma combinação dessas) resultantes de descargas elétricas paroxísticas anormais no cérebro. Podem ser desencadeadas por irritação do cérebro causada diretamente pelo tumor, pela elevação da PIC ou pela alteração de potencial elétrico no cérebro (Palmieri, 2007). Cerca de 50% dos clientes com tumores cerebrais manifestam convulsões durante a doença. As convulsões podem ser o sintoma apresentado inicialmente. O tipo e a frequência da convulsão variam de acordo com o tamanho, o local e o tipo do tumor. Convulsões parciais simples, convulsões parciais complexas e convulsões tônico-clônicas generalizadas costumam ser observadas com mais frequência (Palmieri, 2007).

### Sintomas localizados

Os sintomas comuns focais, ou localizados, são hemiparesia (fraqueza em um dos lados do corpo), convulsões e alterações no estado mental (Palmieri, 2007). Quando regiões específicas do cérebro são afetadas, sinais e sintomas locais adicionais se desenvolvem, como anormalidades motoras e sensoriais, alterações visuais, auditivas, cognitivas e distúrbios de linguagem. A progressão dos sinais e sintomas é importante, pois indica o crescimento e a expansão tumoral. Por exemplo, se um tumor está presente na área cerebelar, a enfermeira pode esperar alterações no equilíbrio e na coordenação. A Figura 44.2 oferece uma revisão da função e das estruturas cerebrais específicas.

## Avaliação e achados diagnósticos

A história da doença, a maneira e o período de tempo no qual os sintomas se desenvolveram são componentes-chave no diagnóstico de tumor cerebral. Um exame neurológico pode ser útil na indicação de áreas do SNC que estejam envolvidas. Para ajudar na identificação do local preciso da lesão, pode ser que uma bateria de exames seja necessária.

A ressonância magnética (RM) é o padrão-ouro para a detecção de tumores cerebrais (National Comprehensive Cancer Network [NCCN], 2009), particularmente lesões menores, e tumores nas regiões do tronco encefálico e hipófise, onde o osso é espesso (Figura 44.3). A tomografia computadorizada (TC) contrastada costuma oferecer informações específicas a respeito da quantidade, do tamanho e da densidade das lesões, além da extensão do edema cerebral secundário. A TC também pode fornecer informações sobre o sistema ventricular.

A tomografia por emissão de pósitrons (PET), a qual mede a atividade cerebral em vez de simplesmente a estrutura, é útil na diferenciação entre tumor, tecido cicatricial e necrose de radiação. A biopsia estereotáxica assistida por computador (tridimensional) está sendo usada para diagnosticar tumores cerebrais profundos. A angiografia cerebral possibilita a visualização dos vasos sanguíneos cerebrais e é capaz de localizar a maioria dos tumores cerebrais.

Exames citológicos do LCR são feitos para detectar células malignas, pois os tumores de SNC podem liberar células no LCR.

## Manejo clínico dos tumores cerebrais primários

Inúmeras modalidades de tratamento clínico, inclusive quimioterapia e terapia por radiação de feixe externo, são usadas sozinhas ou em combinação com a ressecção cirúrgica (Wen e

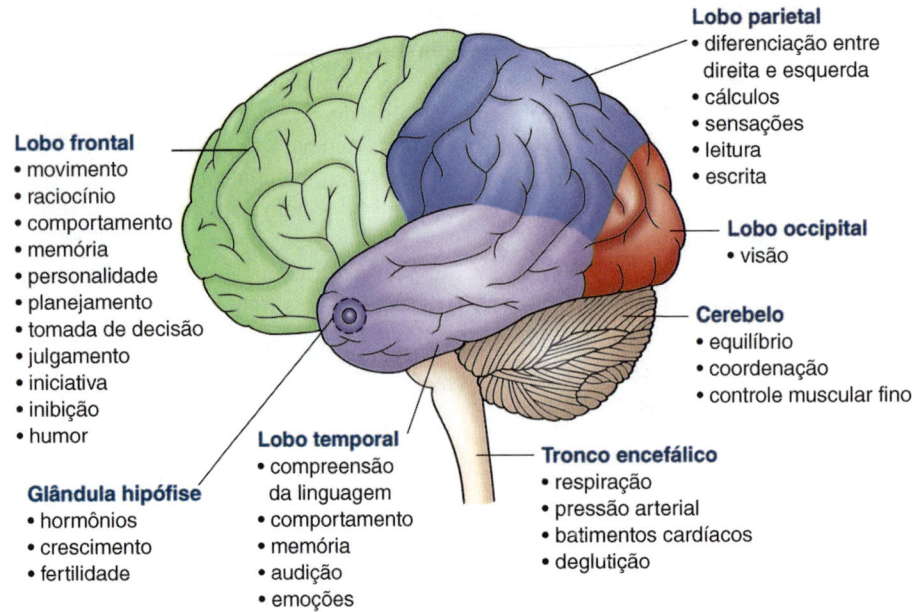

**Figura 44.2** Estruturas cerebrais e suas funções. Adaptada com permissão de *The essential guide to brain tumors*. National Brain Tumor Society (2010), p. 9, http://www.braintumor.org/patients-family-friends/about-brain-tumors/publications/essentialguide.pdf.

Kesari, 2008). Conforme o tipo e a extensão do tumor, o manejo clínico pode ser feito com o propósito de tratar os sintomas e não de curar o cliente com um tumor cerebral. Esse tipo de tratamento clínico é relatado como *cuidado paliativo* e ajuda a melhorar a qualidade de vida do indivíduo quando a cura não é possível.

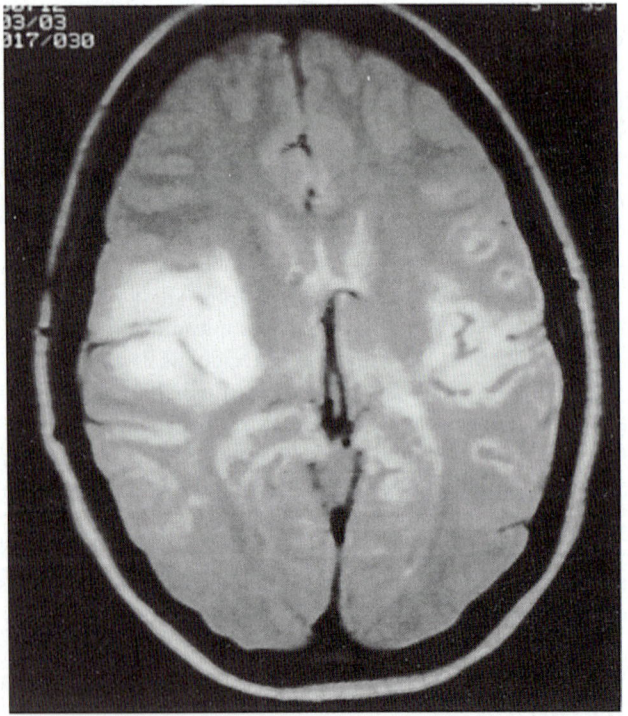

**Figura 44.3** Glioma de grau baixo. A imagem da ressonância magnética revela densidade anormal no lobo temporal direito. Cortesia do Hospital of the University of Pennsylvania, Nuclear Medicine Section, Philadelphia, PA.

## Manejo cirúrgico

A intervenção cirúrgica oferece o melhor resultado para a maioria dos tipos de tumor. O objetivo do tratamento cirúrgico é remover parte ou todo o tumor sem agravar o déficit neurológico. A abordagem cirúrgica depende do tipo de tumor, da localização e da acessibilidade. As opções são biopsia estereotáxica, biopsia aberta, craniotomia com citorredução e ressecção tumoral total ou subtotal (NCCN, 2009).

## Radioterapia

A irradiação, o pilar do tratamento de muitos tumores cerebrais, diminui a recorrência de tumores incompletamente ressecados. A radioterapia de feixe externo pode ser usada sozinha ou em combinação com a ressecção cirúrgica. Realiza-se a radioterapia estereotáxica usando um acelerador linear. Esses procedimentos possibilitam o tratamento de tumores profundos, inacessíveis, muitas vezes em uma única sessão. Consegue-se a localização precisa do tumor pela abordagem estereotáxica, por medidas minúsculas e pelo posicionamento preciso do cliente. A braquiterapia é feita por meio da implantação de sementes de radiação próximas ou no tumor. Essa terapia não é o tratamento padrão e não é considerada útil em todos os tipos de tumor cerebral.

## Farmacoterapia e quimioterapia

A quimioterapia pode ser administrada por via intravenosa, oral ou intratecal (injetada diretamente no espaço subaracnóideo). O mais novo agente quimioterápico oral, a temozolomida, é muitas vezes parte da terapia sistêmica, devido à capacidade de atravessar a barreira hematencefálica (NCCN, 2009). A quimioterapia administrada por injeção intratecal ultrapassa a barreira hematencefálica. Geralmente, outros agentes quimioterápicos são administrados como terapia de resgate após o insucesso dos tratamentos iniciais. Corticosteroides são usados durante o tratamento para reduzir o edema cerebral e para amenizar os efeitos colaterais do tratamento, como náuseas e vômitos. Também são úteis no alívio da cefaleia e de alterações do nível de consciência. Agentes anticonvulsivantes são usados no tratamento de convulsões, quando ocorrem. Devido à potencial interação grave entre medicamentos anticonvulsivantes e antineoplásicos (Smith, 2010), é preciso considerá-los especialmente na hora de tratar as convulsões. Os clientes com tumores cerebrais encontram-se sob risco mais elevado de desenvolvimento de trombose venosa profunda (TVP) e embolismo pulmonar (EP). Pelo risco de hemorragia no SNC, quando se prescreve terapia anticoagulante, é preciso considerá-la com cuidado.

Trata-se a dor por meio da progressão gradativa da dosagem, método de administração e tipo de agentes analgésicos necessários para o alívio. Muitas vezes, a cefaleia é uma queixa comum de dor nessa população de clientes. Se o cliente apresentar dor intensa, pode-se infundir morfina no cateter epidural inserido o mais próximo do segmento espinal para onde a dor é projetada. Pequenas doses de morfina são administradas conforme intervalos prescritos (ver Capítulo 7).

## Manejo clínico do câncer cerebral metastático

O tratamento do câncer cerebral metastático é paliativo e envolve eliminação ou redução dos sintomas graves. Mesmo quando se objetiva a paliação, sinais e sintomas angustiantes podem ser aliviados, o que melhora a qualidade de vida tanto do cliente quanto de seus familiares. A abordagem terapêutica envolve radioterapia, cirurgia (em geral, para metástase intracraniana única) e quimioterapia. Considera-se a radiocirurgia com Gamma Knife® quando três ou menos lesões estão presentes. As taxas de sobrevida variam, conforme o tipo e a extensão do tumor no momento do diagnóstico. O prognóstico geral é ruim na maioria dos casos.

## Manejo de enfermagem

Os efeitos da PIC elevada causada pela massa tumoral serão revistos no Capítulo 45. A enfermeira faz checagens neurológicas, monitora os sinais vitais, mantém a ficha de avaliação neurológica, organiza as intervenções da enfermagem para evitar o aumento rápido da PIC e reorienta o cliente quando necessário com relação à pessoa, ao tempo e ao lugar. Os clientes com alterações cognitivas causadas pelas lesões requerem reorientação frequente e uso de dispositivos de orientação (p. ex., pertences pessoais, fotografias, listas, um relógio). Pode ser necessário supervisão e assistência no autocuidado, monitoramento contínuo e intervenções para prevenção de lesão. Os clientes que apresentam convulsões são cuidadosamente monitorados e protegidos contra lesões. O Boxe 44.2 explora o impacto emocional de ser diagnosticado com um tumor cerebral agressivo.

O processo de enfermagem de clientes submetidos à neurocirurgia é discutido no Capítulo 45. O cliente com tumor cerebral pode estar em maior risco de aspiração decorrente de disfunção de nervo craniano. Se o cliente correr risco de aspiração, ele deve ser posicionado em decúbito lateral, com a cabeceira elevada a 10 a 30°. A enfermeira precisa garantir

---

### BOXE 44.2 — Pesquisa em enfermagem.

#### Conexão com a prática baseada em evidências

Identificação do impacto emocional de ser diagnosticado com um tumor cerebral agressivo

Lucas, M. R. (2010). Psychossocial implications for patients with a high-grade glioma. *Journal of Neurosciency Nursing*, 42(2), 104-108.

#### Objetivo

Clientes diagnosticados com um glioma de grau alto podem vivenciar diversas emoções – ansiedade, medo da morte, preocupação excessiva, insônia e dificuldades de concentração. O objetivo deste estudo foi identificar as implicações psicossociais experimentadas pelos clientes para melhor orientar os cuidadores e profissionais sobre as experiências do cliente.

#### Delineamento

O trabalho baseou-se em um estudo qualitativo por um assistente social neuro-oncologista que coletou dados de centenas de entrevistas não estruturadas com clientes ou grupos, entre 2001 e 2008, em uma grande clínica em região metropolitana especializada em tratamento ambulatorial de tumor cerebral. As entrevistas foram conduzidas no consultório do autor ou em uma sala de exame, tentando produzir o ambiente menos estressante possível para diminuir a ansiedade. A confiabilidade foi medida pela repetição dos temas de perda.

#### Achados

As entrevistas identificaram três temas principais: perda da independência, perda do ego e perda de relacionamento. A perda da independência envolveu tanto a independência física quanto a financeira. Incapacidade de dirigir, déficits cognitivos e fraqueza foram identificados como perda da independência. Os clientes que não eram mais capazes de trabalhar nem de contribuir com algum tipo de renda sentiram a perda da independência financeira. A perda do ego foi definida como a perda das qualidades que definiam o cliente como um indivíduo. Estas englobavam perda do senso de humor e da personalidade única. A perda de relacionamentos foi expressa como a perda da capacidade de relacionar-se e compartilhar interesses em comum com a família e o parceiro.

#### Implicações de enfermagem

Este estudo pretende ajudar as enfermeiras que lidam com esses clientes a identificar não apenas as alterações neurológicas que podem ocorrer em pessoas com tumores cerebrais de alto grau, mas também a ficar alertas às implicações psicossociais que acompanham o diagnóstico. O desenvolvimento da compreensão de que os clientes podem requerer avaliações psicológicas, aconselhamento e terapia cognitiva possibilita que as enfermeiras reconheçam melhor as necessidades psicossociais do cliente.

que o equipamento de sucção esteja à beira do leito. No pré-operatório, o reflexo de vômito e a capacidade de deglutir são avaliados, tocando-se suavemente cada lado da parede faríngea posterior com um *swab* ou cateter de sucção e observando a força do reflexo. A enfermeira espera observar a elevação simultânea da úvula e o reflexo de vômito com a estimulação da faringe posterior. A função deve ser reavaliada no pós-operatório, pois mudanças podem ocorrer devido a alterações nos nervos cranianos IX (glossofaríngeo) e X (vago), na ponte ou na medula. Se o reflexo de vômito estiver comprometido, o médico é avisado e os alimentos e líquidos são restringidos até que a avaliação da deglutição seja determinada.

## Tumores da medula espinal

Os tumores na medula classificam-se de acordo com sua relação anatômica com a medula espinal. Os tumores intramedulares surgem dentro da medula espinal. Os extramedulares intradurais encontram-se dentro ou debaixo da dura, mas não na medula espinal propriamente dita. Já os tumores extradurais estão localizados fora da dura e, muitas vezes, envolvem os corpos vertebrais. Esses tumores podem ter natureza primária ou metastática. Os tumores espinais que causam compressão medular são considerados uma emergência neurológica.

### Tumores medulares metastáticos

O câncer pode se disseminar para a medula espinal. Os três cânceres mais comuns que fazem metástase para a medula são os de mama, próstata e pulmão. O câncer pode invadir o osso, causando metástases vertebrais (Schiff, 2009).

### Compressão da medula espinal

A compressão da medula espinal (CME) ocorre devido à extensão tumoral no espaço epidural. A medula pode ser comprimida em qualquer área da coluna, o que resulta em paralisia permanente se não tratada. Clientes com mieloma ou linfoma, bem como com câncer de mama, pulmão, próstata e rim, encontram-se sob alto risco de desenvolvimento de CME. A enfermeira fica alerta às queixas precoces de dor na coluna, a qual ocorre na região do tumor. Tipicamente, a dor aumenta quando o cliente se encontra em decúbito ventral (Colen, 2008). Os primeiros sinais associados à CME também são disfunção vesical e intestinal (retenção ou incontinência urinária; incontinência fecal ou constipação intestinal). Os sintomas tardios envolvem evidências de fraqueza motora e déficits sensoriais que progridem para paralisia. Exames radiológicos são usados para diagnosticar CME. A RM é considerada o exame preferencial (Colen, 2008).

Considera-se a CME uma emergência clínica que requer tratamento imediato, a fim de evitar dano neurológico permanente. O objetivo do tratamento é aliviar a compressão medular com o uso de esteroides IV, como a dexametasona, para reduzir o edema. Além disso, espera-se que a quimioterapia, a radioterapia ou a cirurgia para citorredução preservem a função neurológica. Com a intervenção precoce, 75 a 100% dos clientes que eram deambulatórios antes da CME continuam assim após a terapia (Colen, 2008).

### Avaliação e achados diagnósticos

Os sinais e sintomas iniciais podem ser dor radicular (dor que irradia ao longo do dermátomo [distribuição sensorial] de um nervo), fraqueza, disfunção esfincteriana e alterações sensoriais (Vaillant e Loghin, 2009). Utilizam-se o exame neurológico e os estudos diagnósticos para fazer o diagnóstico. O exame neurológico envolve avaliação de dor, perda dos reflexos acima do nível do tumor, perda progressiva da função sensorial ou motora e existência de fraqueza e paralisia. Tais alterações na função neurológica estão relacionadas com a massa exercendo pressão, assim como com a compressão das raízes nervosas ou medula espinal. A RM é a ferramenta diagnóstica mais comumente usada, a qual detecta CME epidural e metástases (Vaillant e Loghin, 2009).

### Manejo clínico

O tratamento dos tumores de medula espinal depende do tipo, da localização do tumor, dos sintomas apresentados e do estado físico do cliente. A intervenção cirúrgica, se apropriada, consiste no tratamento primário da maioria dos tumores. Outras modalidades de tratamento envolvem a remoção parcial do tumor com descompressão da medula espinal. Para lesões metastáticas da coluna, a radioterapia pode ser usada para diminuir o tamanho do tumor. Devido à barreira hematencefálica, a quimioterapia contra neoplasias espinais malignas tem benefício limitado (Harrop e Ashwini, 2009). A dexametasona é usada temporariamente para reduzir o edema e melhorar a função neurológica até que outros tratamentos façam efeito.

A remoção do tumor é desejável, mas nem sempre possível. O objetivo é remover o máximo de tumor ao mesmo tempo que se poupam as porções não envolvidas da medula espinal para evitar dano neurológico. Técnicas microcirúrgicas melhoraram o prognóstico de clientes com tumores intramedulares. O prognóstico tem relação com o grau de comprometimento neurológico no momento da cirurgia, velocidade com a qual os sintomas ocorrem e origem do tumor. Os clientes com déficits neurológicos extensos normalmente não conseguem recuperação funcional significativa, mesmo após a remoção tumoral bem-sucedida.

O cuidado paliativo é uma opção para o manejo clínico de alguns clientes. O alívio dos sintomas e o controle da dor são os objetivos do cuidado. Os clientes podem receber tratamentos paliativos como radiação e, em seguida, ser transferidos para uma instituição apropriada quando os tratamentos de suporte não conseguem controlar o crescimento do tumor. Outras terapias integrativas (complementar/alternativa) consistem em música, massagem, Reiki e imagem guiada (Johnson e O'Brien, 2009).

### Manejo de enfermagem

#### *Cuidado pré-operatório*

Os objetivos do cuidado pré-operatório envolvem reconhecimento das alterações neurológicas por meio de avaliações constantes, controle da dor e manejo das atividades alteradas da vida diária (AVD). A enfermeira examina à procura de fraqueza, atrofia muscular, espasticidade, alterações sensoriais, disfunção intestinal e vesical e potenciais problemas respiratórios, especialmente em caso de tumor cervical. O cliente também é avaliado quanto às deficiências de coagulação. As estratégias de tratamento da dor pós-operatória são discutidas com o cliente antes da cirurgia.

### Avaliação do cliente no pós-operatório

O cliente é monitorado quanto à deterioração do estado neurológico. O surgimento repentino de déficit neurológico é um sinal ameaçador e pode decorrer do colapso vertebral associado ao infarto da medula espinal. Avaliações neurológicas frequentes são feitas, com ênfase no movimento, na força e na sensibilidade dos membros superiores e inferiores. A coloração do curativo pode indicar extravasamento de LCR da ferida cirúrgica, o que pode levar a infecção grave ou a reação inflamatória nos tecidos circunjacentes. Isso pode causar dor intensa no período pós-operatório (ver Capítulo 43 para avaliação de vazamento de LCR).

### Manejo da dor

O medicamento prescrito deve ser administrado nas quantidades adequadas e em intervalos apropriados, a fim de aliviar a dor e evitar sua recorrência. Os sintomas iniciais de tumor na medula espinal envolvem rigidez e dor que continua a piorar. A dor é um marco da metástase espinal. A dor pode aumentar na posição deitada, o que não acontece na doença articular degenerativa (Huff, 2009). A dor óssea à noite é outro sintoma preocupante de doença metastática.

O leito costuma ser mantido plano, a princípio. A enfermeira muda o decúbito do cliente como uma unidade, mantendo os ombros e os quadris alinhados e a coluna vertebral reta. Geralmente, a posição de decúbito lateral é a mais confortável, pois essa posição impõe menor pressão sobre os pontos cirúrgicos. A colocação de um travesseiro entre os joelhos do cliente em decúbito lateral ajuda a evitar a flexão extrema do joelho.

### Promoção do cuidado em casa e na comunidade

Na preparação para a alta, o cliente é avaliado quanto à habilidade de funcionar de maneira independente em casa, bem como à disponibilidade de recursos, como membros da família que possam ajudar no cuidado. Segurança é o componente-chave quando se organiza o cuidado em casa. Os clientes com envolvimento sensorial residual são precavidos acerca dos perigos dos extremos de temperatura. Eles devem ser alertados dos perigos oferecidos pelos dispositivos de aquecimento (como bolsas de água quente, compressas quentes, aquecedores). Ensina-se ao cliente a verificar a integridade da pele diariamente. Os indivíduos com comprometimento da função motora relacionado com a fraqueza muscular ou paralisia podem requerer treinamento das AVD e uso seguro de dispositivos de assistência, como bengalas, andadores e cadeira de rodas. O cliente e seus familiares recebem orientações sobre estratégias de manejo da dor, manejo vesical e intestinal e avaliação dos sinais e sintomas de disfunção neurológica, os quais devem ser relatados prontamente.

## Revisão do capítulo

### Exercícios de avaliação crítica

1. Um homem de 48 anos, casado e pai de dois filhos pequenos, foi recentemente diagnosticado com um tumor metastático na medula espinal. Uma cirurgia para citorredução do tumor foi marcada. Que avaliações de enfermagem devem ser realizadas no pré-operatório? E no pós-operatório? Que avaliações alertam a enfermeira de possíveis complicações? Que intervenções pode a enfermeira realizar para promover o conforto no pré e no pós-operatório?

2. Um cliente de 60 anos, com história de linfoma, que desenvolveu um novo episódio de lombalgia, é recebido na clínica. Que perguntas pertinentes a enfermeira deve fazer ao cliente para ajudar a identificar a causa da dor? Descreva a avaliação de enfermagem prioritária. Identifique os déficits que indicam a urgência dessa condição e por quê. Que tipo de medicamento você indicaria para esse cliente?

3. Um cliente de 50 anos foi recentemente diagnosticado com tumor cerebral (glioblastoma). Ele foi submetido à cirurgia há algumas semanas e, agora, está recebendo quimioterapia. Ele se queixa de exaustão e incapacidade de fazer seu trabalho normal em casa. Que recursos você usa para identificar as diretrizes atuais para o tratamento da fadiga? Como essa informação o ajuda a desenvolver um plano de ensino ao seu cliente com as mudanças de estilo de vida?

### Questões objetivas

1. Um cliente admitido na emergência tem história de tumor espinal. Qual dos seguintes sinais e sintomas deve alertar a enfermeira da possibilidade de CME?
   A. Convulsões
   B. Cefaleia
   C. Dorsalgia
   D. Diplopia

2. Um cliente com diminuição do nível de consciência e ausência de reflexo da ânsia foi admitido na unidade neurológica. Em que posição a enfermeira deve colocar o cliente?
   A. Decúbito ventral
   B. A cabeceira da cama deve ficar elevada 45 a 90°.
   C. Plano (decúbito dorsal)
   D. Decúbito lateral com a cabeceira da cama elevada a 10 a 30°

3. Qual das seguintes alternativas é sinal tardio de PIC elevada?
   A. Papiledema
   B. Alteração de NDC
   C. Vômitos
   D. Hipertensão arterial

4. Uma enfermeira está cuidando de um cliente com 8 h de pós-cirúrgico de tumor na medula espinal. Qual das opções a seguir deve estar incluída nas avaliações neurológicas? Selecione todas as alternativas que se apliquem.

A. Movimento dos membros superiores e inferiores
B. Monitoramento da sensibilidade
C. Função vesical e intestinal
D. Avaliação de força

5. Uma cliente acaba de ser admitida no hospital com o diagnóstico de tumor cerebral. Ela faz um comentário, dizendo que a ingestão de álcool é a responsável pelo seu tumor cerebral. Qual das seguintes alternativas a enfermeira entende ser a causa do tumor cerebral?
A. Tabagismo
B. Radiação ionizante
C. Dieta rica em gordura
D. Exposição ao sol

## Bibliografia e leitura sugerida

A bibliografia e a leitura sugerida para este capítulo estão disponíveis no **GEN-IO: http://gen-io.grupogen.com.br/gen-io/.**

# CAPÍTULO 45

**TARA JENNINGS**

# Manejo de Enfermagem | Traumatismo Neurológico

## Objetivos de estudo

**Após ler este capítulo, você será capaz de:**

1. Diferenciar os clientes com lesões cranianas de acordo com o mecanismo da lesão, os sinais e sintomas clínicos, os exames diagnósticos e as opções de tratamento
2. Descrever as diversas necessidades do cliente com alteração do nível de consciência
3. Reconhecer as manifestações clínicas iniciais e tardias da pressão intracraniana (PIC)
4. Descrever o tratamento do cliente com PIC elevada
5. Identificar a população em risco de traumatismo raquimedular (TRM)
6. Reconhecer as complicações comuns e seu tratamento nos clientes com TRM
7. Utilizar o processo de enfermagem como referencial do cuidado para clientes com TRM.

O traumatismo do sistema nervoso central frequentemente pode ser fatal; até mesmo quando não acarreta riscos à vida, as lesões do cérebro e da medula espinal podem causar distúrbios físicos e psicológicos significativos e alterar inteiramente a vida do cliente. O traumatismo neurológico afeta o cliente, a família, o sistema de saúde e a sociedade em geral, em consequência das suas sequelas significativas e dos custos imediatos e tardios do tratamento dos clientes com traumatismo do cérebro e da medula espinal.

Dentre as intervenções de enfermagem essenciais à recuperação dos clientes vítimas de traumatismo neurológico, estão: avaliar continuamente sua função neurológica e suas necessidades de saúde; detectar problemas, estabelecer metas em comum acordo, elaborar e executar planos de cuidado (inclusive atividades de ensino, aconselhamento e coordenação); assim como avaliar os resultados dos cuidados prestados. Além disso, a enfermeira deve colaborar com outros membros da equipe de saúde, de modo a prestar os cuidados essenciais, oferecer várias soluções para os problemas, ajudar o cliente e seus familiares no controle de suas vidas e explorar os recursos educativos e de apoio disponíveis na comunidade. Os objetivos são alcançar o nível funcional mais alto possível e melhorar a qualidade de vida do cliente vítima de traumatismo neurológico e a de seus familiares.

## Traumatismo craniano

**Traumatismo craniano** ou cranioencefálico (TCE) é um termo amplo que inclui lesões do couro cabeludo, do crânio ou do encéfalo. Nos EUA,[1] essa é a causa mais frequente de morte por traumatismo. Anualmente, cerca de 1,5 milhão de pessoas fazem tratamento para traumatismo craniano (Cekic e Stein, 2010). Dentre esses, 1,1 milhão são tratados e recebem alta dos serviços de emergência; 235.000 são hospitalizados; 80.000 apresentam limitações físicas irreversíveis; 60.000 desenvolvem distúrbios convulsivos; e 50.000 morrem (Lettieri, 2008). Lesão cerebral traumática (LCT) é o tipo mais grave de traumatismo craniano. As causas mais comuns de LCT são quedas (28%), acidentes automobilísticos (20%), colisões com objetos fixos ou em movimento (17%) e agressões físicas (11%) (Brain Trauma Foundation, 2007). Homens com idades entre 15 e 24 anos correm riscos mais altos de LCT; as crianças muito pequenas (< 5 anos de idade) e os indivíduos muito idosos (> 75 anos) também

---

[1] N.R.T.: No Brasil, os dados não são precisos. Em 2011, foram realizadas 547.468 internações devido a causas externas variadas (traumatismo craniano, inclusive) e, destas, resultaram 12.800 óbitos representando 2,34% da taxa de mortalidade no ano (http://bvsms.saude.gov.br/bvs/publicacoes/diretrizes_atencao_reabilitacao_traumatismo_cranioencefalico.pdf).

## BOXE 45.1 — Promoção da saúde.

### Prevenção de traumatismos cranianos e raquimedulares

- Oriente os motoristas a respeitar as leis de trânsito e evitar dirigir em alta velocidade ou quando estiverem sob a ação de drogas ilícitas ou álcool
- Oriente todos os motoristas e passageiros a usar cintos de segurança com almofadas para os ombros
- Recomende que passageiros não viajem na parte traseira aberta de caminhonetes e *pick-ups*
- Oriente os motociclistas, os usuários de motonetas (*scooters*), os ciclistas, os skatistas e os patinadores a usar capacetes
- Promova programas educativos dirigidos ao combate da violência e à prevenção de suicídios na comunidade
- Difunda as orientações de segurança na água
- Explique e demonstre aos clientes as medidas que podem ser adotadas para evitar quedas, principalmente idosos
- Oriente os atletas a usar equipamentos de proteção. Recomende que os técnicos e treinadores sejam orientados em técnicas de treinamento apropriado
- Recomende que os proprietários de armas de fogo mantenham as armas guardadas em uma área segura, onde as crianças não possam ter acesso

## BOXE 45.2 — Fisiopatologia em foco.

### Lesão cerebral traumática

Quando o cérebro é traumatizado, não há espaço para acumulação de edema na abóbada craniana. Qualquer sangramento ou edema aumenta o volume do conteúdo intracraniano que, por sua vez, eleva a pressão intracraniana (PIC). A pressão elevada causa vasoconstrição e redução do fluxo sanguíneo cerebral. Isso provoca hipoxia e isquemia dos tecidos cerebrais. Quando a PIC elevada continua a aumentar, o cérebro finalmente sofre herniação e o cliente tem morte cerebral.

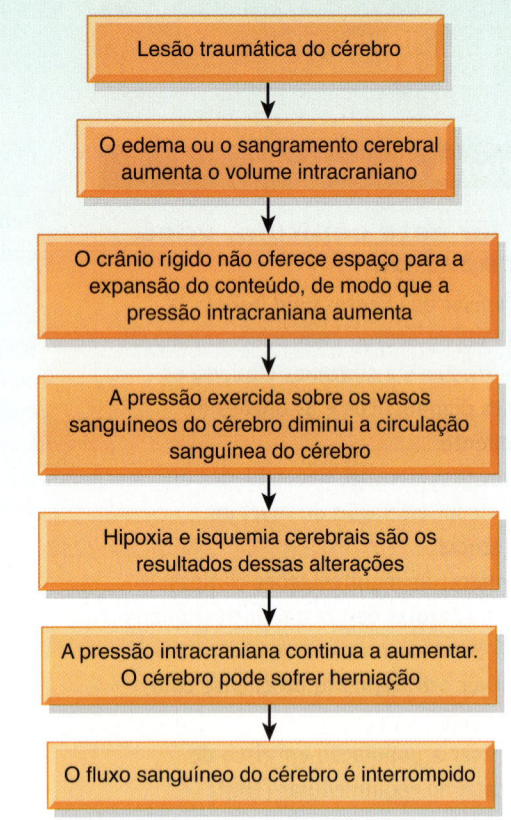

---

estão mais sujeitos à LCT. De acordo com uma estimativa, atualmente, 5,3 milhões de americanos vivem com limitações físicas resultantes de LCT (Brain Trauma Foundation, 2007; Lettieri, 2008). Apesar dos avanços terapêuticos, apenas 40% dos clientes com LCT grave apresentam evoluções favoráveis (Aarabi e Simard, 2009). A melhor abordagem ao traumatismo craniano é enfatizar a prevenção (Boxe 45.1).

## Fisiopatologia

Alguns estudos demonstraram que nem todas as lesões cerebrais ocorrem no momento do impacto. A lesão cerebral traumática assume duas formas: lesões primárias e secundárias. A lesão primária é o dano inicial que o cérebro sofre em consequência do evento traumático. Isso inclui contusões, lacerações e rupturas de vasos sanguíneos em consequência do impacto, da aceleração/desaceleração ou da penetração de objetos estranhos (Porth e Matfin, 2008). A lesão secundária desenvolve-se ao longo das horas e dos dias subsequentes ao traumatismo inicial; pode ser causada por edema cerebral, isquemia, convulsões, infecções, hipertermia, hipovolemia e hipoxia (Mittal, Vermani, Tweedie *et al.*, 2009).

No cérebro, o traumatismo é diferente do que ocorre em outras partes do corpo, em vista das características singulares deste órgão. O cérebro está localizado dentro do crânio, que é um compartimento rígido e fechado (Hickey, 2009). Ao contrário das outras partes do corpo, os limites do crânio não permitem a expansão do conteúdo craniano. Qualquer sangramento ou edema dentro do crânio aumenta o volume do conteúdo e, consequentemente, pode causar a elevação da **pressão intracraniana** (PIC). Quando tal elevação é suficientemente alta, ela pode causar **herniação** do cérebro contra ou através das estruturas rígidas do crânio. Isso provoca limitação do fluxo sanguíneo cerebral e resulta em isquemia, infarto, lesão cerebral irreversível e, por fim, **morte cerebral** (Boxe 45.2).

## Fraturas de crânio

Fratura de crânio é uma perda de continuidade do crânio, causada por um traumatismo violento. Isso pode ocorrer com ou sem danos ao cérebro. As fraturas de crânio podem ser classificadas como simples, cominutivas, deprimidas (com afundamento) ou basilares. Fratura simples (linear) é uma perda de continuidade óssea; a fratura cominutiva do crânio consiste em uma linha de fratura com fragmentos; quando os fragmentos ósseos estão embebidos nos tecidos cerebrais, a fratura é deprimida; a fratura da base do crânio é conhecida como fratura basilar (Figura 45.1) (Porth e Matfin, 2008). A fratura pode ser exposta (indicando uma laceração do couro cabeludo ou da dura-máter) ou fechada – neste caso, sem violação da dura-máter.

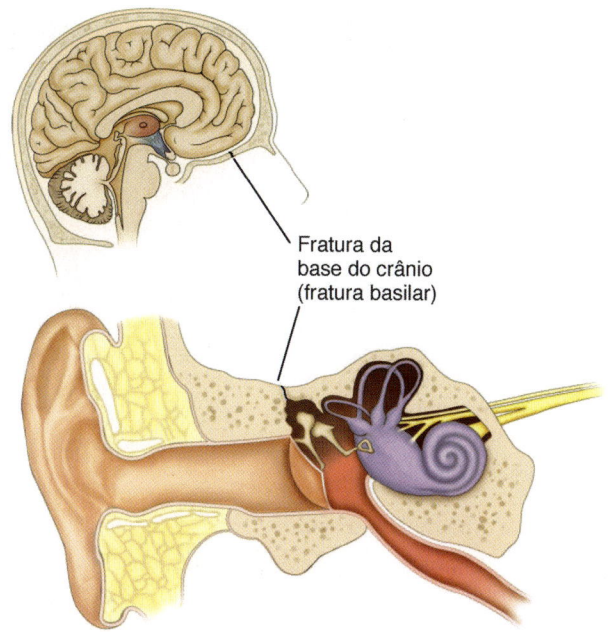

**Figura 45.1** As fraturas da base do crânio tornam possível que o líquido cefalorraquidiano extravase pelo nariz e pelas orelhas. Adaptada de Hickey, J.V. (2009). *The clinical practice of neurological and neurosurgical nursing* (6th ed.). Philadelphia: Lippincott Williams & Wilkins.

## Manifestações clínicas

Além das alterações causadas pela lesão local, os sintomas dependem da gravidade e da distribuição da lesão cerebral subjacente; dor localizada e persistente sugere a existência de uma fratura. As fraturas da calota craniana podem ou não causar edema na região fraturada.

As fraturas da base do crânio tendem a atravessar o seio paranasal do osso frontal ou a orelha média localizada no osso temporal. Por esse motivo, essas fraturas frequentemente causam hemorragias do nariz, da faringe ou das orelhas, e pode aparecer sangue na conjuntiva. Uma área de equimose pode formar-se no processo mastoide (sinal de Battle). Fraturas da base do crânio devem ser consideradas quando líquido cefalorraquidiano (LCR) sai pelas orelhas (otorreia liquórica) e pelo nariz (rinorreia liquórica). O sinal do halo (uma mancha de sangue circundada por uma coloração amarelada) pode ser detectado nas roupas de cama ou nos curativos da cabeça, e é muito sugestivo de extravasamento de LCR. A drenagem de LCR é um problema grave, porque pode haver infecção das meninges se microrganismos tiverem acesso ao conteúdo craniano por meio do nariz, da orelha ou do trajeto de uma laceração atravessando a dura-máter.

## Avaliação e achados diagnósticos

O exame radiológico confirma a existência e a extensão de uma fratura de crânio (Porth e Matfin, 2008). Um exame físico sucinto e a avaliação da função neurológica detectam lesões cerebrais evidentes, enquanto a tomografia computadorizada (TC) realiza feixes de raios X em alta velocidade, a fim de detectar anormalidades menos aparentes.

A ressonância magnética (RM) é usada para avaliar clientes com traumatismo craniano nos casos em que é necessário obter um quadro mais preciso da natureza anatômica da lesão e quando o cliente encontra-se suficientemente estável para tolerar esse procedimento diagnóstico mais demorado. Veja descrição detalhada da TC e da RM no Capítulo 43.

## Manejo clínico e de enfermagem

Em geral, as fraturas de crânio sem afundamento não requerem tratamento cirúrgico; contudo, é fundamental que o cliente seja atentamente observado. A equipe de enfermagem pode monitorar o cliente no hospital, mas se não houver lesão cerebral subjacente, ele pode ter permissão para voltar para casa. Se o cliente receber alta domiciliar, a família deve receber orientações específicas.

As fraturas de crânio com afundamento geralmente precisam ser tratadas cirurgicamente, especialmente se houver fraturas contaminadas ou deformadas. Falhas grandes podem ser reparadas imediatamente com osso ou enxertos artificiais; quando há edema cerebral significativo, o reparo cirúrgico da falha pode ser postergado por 3 a 6 meses. As feridas penetrantes devem ser desbridadas cirurgicamente para retirar corpos estranhos e tecidos cerebrais desvitalizados e controlar sangramento. O tratamento com antibióticos IV deve ser iniciado imediatamente, em especial quando há uma laceração da dura-máter; os hemoderivados devem ser administrados conforme a necessidade.

Como já mencionado, as fraturas da base do crânio são graves, visto que geralmente são expostas (afetam os seios paranasais, a orelha média ou o meato acústico externo). O extravasamento de LCR ocorre em 15 a 20% dos clientes com fraturas da base do crânio (Mandrioli, Tieghi, Galie *et al.*, 2008). O líquido límpido que drena pelo nariz ou pelas orelhas deve ser recolhido e testado quanto ao nível de glicose; se o líquido for LCR, o teste será positivo para glicose. A suspeita de extravasamento de LCR deve ser notificada imediatamente ao médico.

O cliente consciente deve ser orientado a não assoar o nariz no caso de extravasamento de LCR, porque isso poderia agravar o vazamento. A cabeça deve ser elevada a 30° para reduzir a PIC e facilitar o fechamento espontâneo do vazamento (Hickey, 2009). O diagnóstico precoce de um vazamento de LCR pode ajudar a evitar complicações, tais como meningite ou pneumocéfalo (ar na abóbada craniana). O cliente com fratura da base do crânio não deve ter seu nariz aspirado. As lacerações da dura-máter (cobertura protetora localizada diretamente sobre o cérebro) são comuns quando há fraturas da base do crânio. O cateter de aspiração é uma fonte potencial de infecção e pode levar ao desenvolvimento de meningite. A rinorreia liquórica imediata (que regride dentro de 3 a 5 dias) geralmente não precisa ser tratada cirurgicamente. Em geral, a rinorreia liquórica de início tardio (7 dias ou mais depois da lesão inicial) e persistente requer intervenção cirúrgica para evitar meningite. Nos casos típicos, a otorreia liquórica não precisa ser tratada cirurgicamente (Mandrioli *et al.*, 2008).

### *Alerta de enfermagem*
*Todos os clientes com fraturas faciais extensivas ou suspeita de fratura da base do crânio também podem ter fraturas da lâmina cribriforme (parte do osso esfenoide que separa a cobertura do*

nariz da cavidade craniana). As tentativas de intubação ou aspiração nasotraqueal ou nasogástrica estão proibidas para evitar penetração intracraniana do tubo ou do cateter.

# Lesão cerebral

A consideração mais importante com qualquer tipo de traumatismo craniano é se o cérebro foi ou não lesado. Mesmo traumatismos aparentemente brandos podem causar lesão cerebral significativa secundária à obstrução do fluxo sanguíneo e à redução da perfusão tecidual. O cérebro não consegue armazenar oxigênio ou glicose. Como os neurônios precisam fornecimento ininterrupto de sangue para conseguir esses nutrientes, o cliente apresenta lesão cerebral irreversível e morte celular quando a circulação sanguínea é interrompida, mesmo que por alguns minutos. As manifestações clínicas da **lesão cerebral** (lesão do cérebro com gravidade suficiente para interferir com as funções normais) estão listadas no Boxe 45.3. A lesão cerebral fechada (oculta) ocorre quando a cabeça é acelerada e, em seguida, desacelerada rapidamente, ou então colide com outro objeto (*i. e.*, parede, painel de um automóvel) e os tecidos cerebrais são lesados, mas não há penetração do crânio ou da dura-máter. A lesão cerebral aberta (exposta) ocorre quando um objeto penetra no crânio, entra no cérebro e danifica os tecidos cerebrais delicados em seu trajeto (lesão perfurante), ou quando um brusco traumatismo craniano é suficientemente grave para abrir o couro cabeludo, o crânio e a dura-máter e expor o encéfalo.

## Tipos de lesão cerebral

### Concussão

A **concussão** (também conhecida como LCT branda) causa alteração do estado mental em consequência do traumatismo, e pode ou não incluir perda da consciência. Em geral, essas alterações não se estendem por mais de 24 h e podem incluir sinais e sintomas como cefaleia, náuseas e vômitos, fotofobia (hipersensibilidade à luz), amnésia e borramento visual (McConnell e Shubrook, 2009).

---

**BOXE 45.3 Avaliação inicial direcionada.**

**Lesão cerebral traumática**

Fique alerta aos seguintes sinais e sintomas:
- Alteração do nível de consciência (NDC)
- Confusão mental
- Anormalidades pupilares (alterações do formato, do diâmetro e da reatividade à luz)
- Déficits neurológicos de início súbito
- Alterações dos sinais vitais (padrão respiratório alterado, ampliação da pressão do pulso, bradicardia, taquicardia, hipotermia ou hipertermia)
- Déficits visuais e auditivos
- Disfunção sensorial
- Cefaleia
- Convulsões

---

**BOXE 45.4 Orientações ao cliente e seus familiares.**

**Diretrizes educativas depois de concussão cerebral**

Depois que o cliente receber alta, ele deve ser mantido em observação rigorosa nas 24 h seguintes e despertado a cada 2 h. O cliente e seus familiares devem ser orientados a atentar aos seguintes sinais e sintomas e avisar ao médico (ou levar o cliente a um serviço de emergência) se ocorrerem:

- Dificuldade de ser despertado
- Dificuldade de falar
- Confusão mental
- Convulsões
- Cefaleia grave
- Vômitos
- Fraqueza em um lado do corpo.

O cliente também deve evitar participar de esportes de contato, dirigir, ingerir álcool e usar equipamentos pesados até ser liberado pelo médico.

---

O tratamento consiste em manter o cliente em observação para detectar sinais e sintomas como cefaleia, tontura, letargia, irritabilidade, ansiedade, fotofobia, dificuldade de concentrar-se e déficits de memória. A ocorrência dessas manifestações clínicas depois de um traumatismo é conhecida como *síndrome pós-concussiva* (Dischinger, Ryb, Kufera *et al.*, 2009). Fornecer ao cliente informações, explicações e encorajamento pode ajudar a reduzir alguns dos problemas associados à síndrome pós-concussiva. O cliente deve ser instruído a voltar lentamente às atividades habituais, mas o tempo exato de recuperação não está definido (McConnell e Shubrook, 2009). Quando o cliente recebe alta domiciliar, ele deve ser mantido em observação rigorosa nas próximas 24 h e despertado a cada 2 h, de maneira a detectar quaisquer alterações do estado mental. O Boxe 45.4 fornece informações detalhadas que devem ser oferecidas ao cliente e aos seus familiares. Exames neurológicos de imagem (TC e RM) geralmente não são necessários depois de uma concussão cerebral.

### Contusão

**Contusão cerebral** é uma lesão mais grave que a concussão e envolve esmagamento do cérebro com possível hemorragia na superfície. O cliente fica inconsciente por mais de alguns segundos ou minutos. Os sinais e sintomas clínicos dependem do tamanho da contusão e do grau de edema cerebral associado. O cliente pode ficar imóvel, com pulso fraco, respirações superficiais e pele fria e pálida. Ele pode ser despertado com esforço, mas logo volta ao seu estado de inconsciência. A pressão arterial e temperatura estão abaixo do normal e o quadro clínico é um pouco semelhante ao do choque. Os clientes podem recobrar a consciência, mas entram em estágio de irritabilidade cerebral. Nesse estágio, o cliente está consciente e é facilmente perturbado por qualquer tipo de estímulo, inclusive ruídos, luzes e vozes; em alguns momentos, o cliente fica hiperativo.

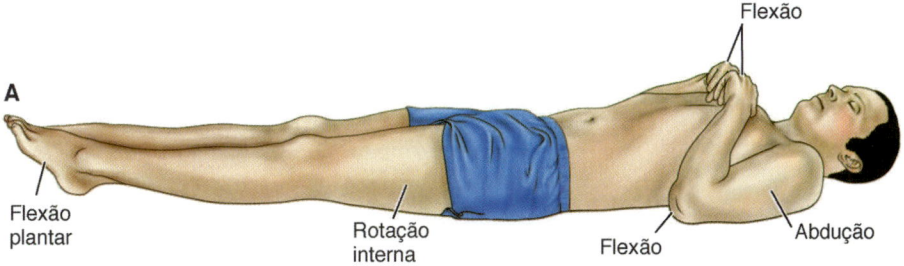
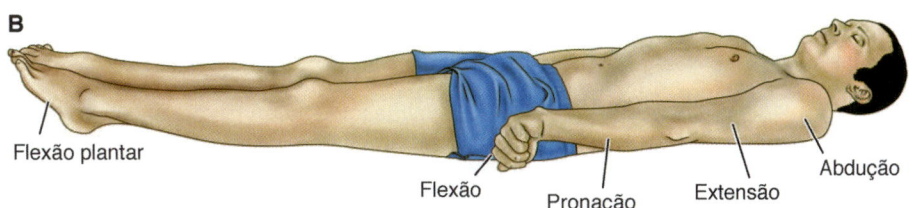

Figura 45.2 Posturas anormais em resposta à estimulação. (**A**) Postura de decorticação, envolvendo adução e flexão dos membros superiores, rotação interna dos membros inferiores e flexão plantar dos pés. (**B**) Postura de descerebração, que consiste em extensão e rotação externa dos membros superiores e flexão plantar dos pés.

### Alerta de enfermagem

*Quando o cliente começa a sair do estado de inconsciência, devem ser tomadas todas as medidas apropriadas e exequíveis para acalmá-lo e aquietá-lo. Qualquer tipo de contenção provavelmente será recebido com resistência, resultando em lesões autoprovocadas ou elevação perigosa da PIC. Por esse motivo, as contenções físicas devem ser evitadas, se possível.*

Gradativamente, o pulso, a respiração, a temperatura e outras funções corporais voltam ao normal, mas a recuperação completa pode demorar meses. Cefaleia e vertigem residuais são comuns, e a lesão cerebral irreparável pode causar deterioração da função mental ou convulsões.

### Lesão axonial difusa

A lesão axonial difusa consiste na destruição generalizada dos axônios dos hemisférios cerebrais, do corpo caloso e do tronco cerebral. Isso pode ocorrer depois de traumatismos brandos, moderados ou graves. O cliente entra imediatamente em coma e tem edema cerebral; apresenta *postura* ou rigidez de decorticação e descerebração (Figura 45.2). A postura de **decorticação** caracteriza-se por flexão anormal dos membros superiores e extensão dos membros inferiores; indica lesão do mesencéfalo superior. A postura de **descerebração** envolve extensão extrema dos membros superiores e inferiores; indica lesão cerebral do mesencéfalo inferior e da parte superior da ponte (Barrett, Barman, Boitano *et al*., 2009). O diagnóstico da lesão axonial difusa é estabelecido pelos sinais e sintomas clínicos, complementados por uma TC ou RM. Em geral, esses exames são normais e é possível confirmar o diagnóstico definitivo apenas à necropsia. A recuperação depende da gravidade da lesão axonial.

### Hemorragia intracraniana (hematoma intracraniano)

Os hematomas (coleções de sangue) que se desenvolvem na abóbada craniana são as lesões cerebrais mais graves (Hickey, 2009). O hematoma pode ser epidural (acima da dura-máter), subdural (abaixo da dura-máter) ou intracerebral (Figura 45.3). Em geral, os sinais e sintomas principais demoram a surgir, até que o hematoma seja suficientemente volumoso para distorcer o cérebro e elevar a PIC. Os sinais e sintomas de isquemia cerebral resultante da compressão por um hematoma são variáveis e dependem da rapidez com que as áreas vitais foram afetadas e da área que foi lesada (American Association of Neuroscience Nurses [AANN], 2005).

### Hematoma epidural (hematoma ou hemorragia extradural)

Depois de uma lesão encefálica, o sangue pode acumular-se no espaço epidural (extradural) entre o crânio e a dura-máter. Isso pode resultar de uma fratura do crânio que cause ruptura ou laceração da artéria meníngea média, que é a artéria que se estende

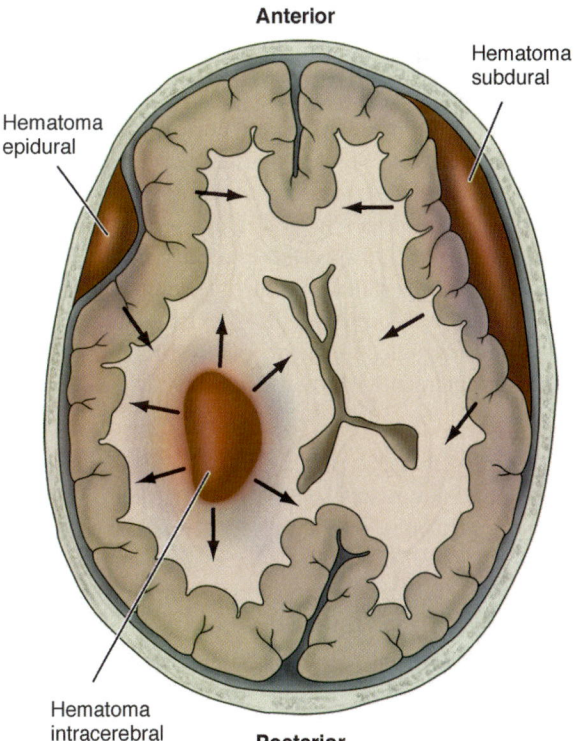

Figura 45.3 Localização dos hematomas epidural, subdural e intracerebral.

entre a dura-máter e o crânio, abaixo de uma região delgada do osso temporal. A hemorragia originada dessa artéria causa aumento rápido da pressão dentro do cérebro.

Os sinais e sintomas são causados pelo hematoma em expansão. Em geral, o cliente tem perda transitória da consciência no momento do acidente e, em seguida, há um intervalo de recuperação aparente (intervalo lúcido). Embora este seja considerado um traço característico do hematoma epidural, muitos clientes com esse tipo de lesão cerebral não apresentam intervalos lúcidos (Hickey, 2009) e, consequentemente, isso não deve ser considerado um critério fundamental à definição. Durante o intervalo lúcido, a compensação do hematoma em expansão ocorre por absorção rápida do LCR e por redução do volume intravascular; esses dois mecanismos ajudam a manter a PIC na faixa normal – quando não conseguem mais compensar, até mesmo um aumento discreto do volume do hematoma causa elevação acentuada da PIC. Então, geralmente de modo repentino, o cliente apresenta sinais de compressão (em geral, deterioração da consciência e déficits neurológicos focais, inclusive dilatação e fixação de uma pupila ou paralisia de um membro) e a condição clínica do cliente deteriora rapidamente.

O hematoma epidural é considerado uma emergência máxima, pois déficits neurológicos graves e parada respiratória podem ocorrer em questão de minutos. O tratamento consiste em fazer orifícios no crânio (trepanação do crânio) para reduzir rapidamente a PIC, retirar o coágulo e controlar o sangramento. A craniotomia (operação realizada para remover parte do crânio de maneira a ter acesso ao cérebro) pode ser necessária para retirar o trombo e controlar o sangramento. Depois da criação de orifícios por trepanação ou da craniotomia, o cirurgião pode colocar drenos para evitar reacumulação do sangue.

## Hematoma subdural

Hematoma subdural (HSD) é uma coleção de sangue entre a dura-máter e o cérebro, espaço normalmente ocupado por uma lâmina fina de LCR (Figura 45.3). A causa mais comum de HSD é traumatismo, mas isso também pode ser causado por coagulopatias (distúrbios hemorrágicos) ou ruptura de aneurismas. Os clientes idosos estão especialmente sujeitos à hemorragia subdural secundária à atrofia cerebral global. O Boxe 45.5 descreve a ocorrência de HDS na população idosa. O HSD pode ser agudo, subagudo ou crônico, dependendo de quando o sangramento ocorreu.

### Hematomas subdurais agudos e subagudos.
Os HSD agudos estão associados a uma lesão grave do cérebro, envolvendo contusão ou laceração. Os sinais e sintomas clínicos começam nas primeiras 24 a 48 h e incluem alterações do nível de consciência (NDC), anormalidades da reatividade pupilar e hemiparesia (fraqueza de um lado do corpo). Quando as coleções de sangue são pequenas, os clientes podem apresentar sinais e sintomas brandos ou são assintomáticos. Coma, elevação progressiva da pressão arterial e reduções gradativas das frequências cardíaca e respiratória são sinais de massa em expansão rápida, que requer intervenção imediata.

Os HSD subagudos são causados por contusões e traumatismos cranianos menos graves. Em geral, as manifestações clínicas começam dentro de 48 h a 2 semanas depois do acidente. Os sinais e sintomas são semelhantes aos de um HSD agudo.

Se o cliente puder ser transportado rapidamente ao hospital, é possível efetuar uma intervenção cirúrgica imediata para abrir a dura-máter e possibilitar a remoção do trombo subdural. O sucesso do tratamento depende do controle da PIC e do monitoramento cuidadoso da função respiratória. A taxa de mortalidade dos clientes com HSD agudos ou subagudos é alta, em vista da lesão cerebral associada (Hickey, 2009).

### Hematoma subdural crônico.
Os HSD crônicos podem desenvolver-se depois de lesões cerebrais aparentemente mínimas e são mais comuns nos indivíduos idosos. O intervalo entre o traumatismo e o início dos sinais e sintomas pode ser longo (i. e., 3 semanas até alguns meses) e, por esse motivo, o episódio que desencadeou a lesão pode ter sido esquecido.

O tratamento do HSD crônico geralmente consiste em remoção cirúrgica do trombo quando o cliente apresenta sintomas e a área de sangramento mede pelo menos 1 cm de diâmetro. Os sangramentos menores devem ser monitorados até que o sangue tenha sido totalmente reabsorvido (Hickey, 2009).

## Hemorragia e hematoma intracerebrais

Hemorragia intracerebral é um sangramento no parênquima do cérebro. Isso costuma ocorrer depois de traumatismos cranianos quando a força é aplicada em uma pequena área da cabeça

---

**BOXE 45.5 — Considerações gerontológicas.**

### Hematomas subdurais

Os hematomas subdurais (HSD) são mais comuns na população idosa, especialmente na faixa etária de 60 a 70 anos. Os HSD constituem uma causa reversível de demência e, por este motivo, sua detecção é essencial ao diagnóstico preciso da demência na população idosa.

Os idosos são mais propensos a desenvolver HSD em consequência da atrofia cerebral. Isso fragiliza as veias intercomunicantes que se estendem entre a dura-máter e o cérebro, que então rompem à medida que o cérebro atrofiado afasta-se da dura-máter. Traumatismo é a causa principal dos HSD e geralmente é tão trivial que o idoso não se lembra de que ocorreu. Os alcoólicos e os clientes que usam anticoagulantes também são mais suscetíveis a desenvolver HSD.

Na população idosa, os sinais e sintomas iniciais comuns dos HSD são distúrbios da marcha, cefaleia, afasia (incapacidade de falar), alterações do estado mental e hemiparesia (fraqueza de um lado do corpo). A apresentação inicial de um HSD geralmente é muito sutil, porque o cliente torna-se confuso e facilmente agitado. O diagnóstico é confirmado pela TC. Nos casos típicos, o tratamento consiste na drenagem cirúrgica do hematoma.

Ao cuidar de clientes idosos, é importante que a enfermeira considere o risco de eles desenvolverem HSD, que constitui uma causa comum de demência reversível e, em virtude da sutileza dos sinais e sintomas iniciais, facilmente passa despercebida.

(p. ex., feridas causadas por projéteis de arma de fogo e perfurações de objetos cortantes). Essas hemorragias intracerebrais podem resultar de:

- Hipertensão sistêmica, que causa degeneração e ruptura de um vaso
- Ruptura de um aneurisma sacular
- Anomalias vasculares
- Tumores intracranianos
- Distúrbios hemorrágicos, tais como leucemia, hemofilia, anemia aplásica e trombocitopenia
- Complicações do tratamento anticoagulante.

O início pode ser insidioso, começando com o desenvolvimento de déficits neurológicos seguidos de cefaleia. O tratamento inclui medidas de suporte, controle da PIC e administração cuidadosa de líquidos, eletrólitos e fármacos anti-hipertensivos. A intervenção cirúrgica por craniotomia possibilita a remoção do trombo (sangue coagulado) e o controle da hemorragia, mas nem sempre é possível, em vista da localização inacessível do sangramento ou da inexistência de uma área nitidamente delimitada de hematoma que possa ser removida. Algumas pesquisas evidenciaram que a craniectomia descompressiva realizada nas primeiras 24 h depois da lesão inicial melhora o prognóstico. Esse procedimento é realizado para acomodar o edema cerebral e, assim, reduzir a PIC. Quanto mais precocemente for realizada a craniectomia, maior o benefício que o cliente pode obter (Marinkovic, Strbian, Pedrono et al., 2009).

## Manejo das lesões cerebrais

A avaliação e a investigação diagnóstica da extensão da lesão são feitas a partir de exames físico e neurológico iniciais. A TC e a RM são as principais modalidades de exame neurológico de imagem e ajudam a avaliar a estrutura do cérebro.

Cerca de 5 a 10% dos clientes com LCT também têm traumatismo da coluna cervical. Os clientes mais suscetíveis à lesão da coluna cervical são as vítimas de acidentes de motocicleta e os que apresentam escores mais baixos (≤ 8) na escala de coma de Glasgow (Tian, Guo, Hu et al., 2009). O cliente deve ser transportado do local do acidente em uma prancha, com a cabeça e o pescoço mantidos alinhados com o eixo do corpo. Um colar cervical firme deve ser aplicado e mantido até que sejam realizadas radiografias da coluna cervical revelando que não houve traumatismo raquimedular (TRM) cervical.

Todas as medidas terapêuticas visam preservar a homeostasia do cérebro e evitar lesões cerebrais secundárias. As causas comuns de lesão cerebral secundária são edema cerebral, hipotensão e depressão respiratória. As intervenções terapêuticas para evitar lesão secundária consistem em estabilizar as funções cardiovascular e respiratória para manter a perfusão cerebral adequada; controlar a hemorragia e a hipovolemia; e manter os níveis normais de gasometria arterial.

### Alerta de enfermagem
*Todos os clientes com traumatismo craniano são considerados portadores de traumatismo da coluna cervical, até que se prove o contrário; dessa maneira, é essencial imobilizar a coluna com um colar cervical (ou prancha vertebral) e evitar qualquer movimento.*

## Alteração do nível de consciência e elevação da pressão intracraniana

A **alteração do nível de consciência** ocorre quando o cliente não está orientado, não responde aos comandos verbais ou precisa de estímulos repetidos para manter um estado de alerta. O NDC é graduado em um *continuum*, no qual o estado normal de alerta e percepção plena (consciência) está em um extremo e o coma, em outro extremo. **Coma** é um estado clínico evidenciado por incapacidade de responder e ser despertado, no qual não há respostas voluntárias aos estímulos internos ou externos, embora as respostas involuntárias aos estímulos dolorosos e os reflexos do tronco cerebral possam estar preservados (Hickey, 2009). Em geral, a duração do coma limita-se a 2 a 4 semanas. *Estado vegetativo persistente* é uma condição na qual o cliente não responsivo reinicia os ciclos de sono-vigília depois do coma, mas não demonstra função cognitiva ou mental afetiva. A **síndrome do encarceramento** resulta de uma lesão que afeta a ponte ou o mesencéfalo e causa **tetraplegia** (anteriormente conhecida como quadriplegia) e incapacidade de falar, embora os movimentos verticais dos olhos e a elevação das pálpebras geralmente estejam preservados e sejam utilizados para responder aos estímulos (Hickey, 2009). O NDC é o indicador mais importante da condição do cliente.

O volume da abóbada craniana rígida é de cerca de 1.700 m$\ell$ e contém tecidos cerebrais (1.400 m$\ell$ ou 80%), sangue intravascular (150 m$\ell$ ou 10%) e LCR (150 m$\ell$ ou 10%). Em geral, o volume e a pressão desses três componentes estão em equilíbrio e, em conjunto, determinam a PIC. A alteração do NDC pode ser causada pela elevação da PIC, a qual é explicada pela hipótese de Monro-Kellie. A **hipótese de Monro-Kellie** propõe que, em virtude do espaço limitado de expansão dentro do crânio, o aumento de qualquer um dos componentes causa alteração do volume dos demais. Como o tecido cerebral tem pouco espaço para se expandir, a compensação geralmente é conseguida por aumento da absorção ou diminuição da produção de LCR, ou pela redução do volume sanguíneo cerebral. Sem essas alterações, a PIC começa a aumentar. Em geral, a PIC é medida nos ventrículos laterais e os valores normais variam de 5 a 15 mmHg. O tratamento da PIC geralmente deve ser iniciado quando a pressão é de 20 mmHg (Hickey, 2009).

### Fisiopatologia

Alteração do NDC não é um distúrbio propriamente dito, mas um resultado de vários processos fisiopatológicos. A causa pode ser neurológica (traumatismo craniano, acidente vascular encefálico), tóxica (superdosagem de drogas ilícitas, intoxicação alcoólica) ou metabólica (insuficiência hepática ou renal, cetoacidose diabética). Muitos clientes com doenças neurológicas agudas têm elevação da PIC; isso ocorre pelo fato de essas doenças alterarem a relação entre volume intracraniano e PIC. A PIC elevada está associada mais comumente a traumatismo craniano, embora também possa ocorrer com outros distúrbios neurológicos, inclusive tumores cerebrais e hemorragias subaracnóideas. A PIC elevada por qualquer causa reduz a perfusão cerebral, promove a acumulação de mais edema e pode desviar os tecidos cerebrais pelos orifícios existentes na

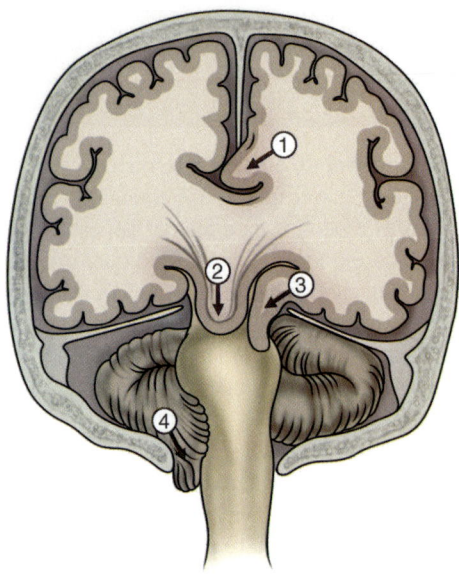

**Figura 45.4** Lesões supratentoriais com desvio do cérebro para outras áreas intracranianas. (**1**) Herniação do giro cingulado sob a foice cerebral. (**2**) Herniação transtentorial central. (**3**) Herniação uncal do lobo temporal para a incisura temporal. (**4**) Herniação infratentorial das tonsilas cerebrais. Adaptada de Porth, C.M., & Matfin, G. (2009). *Pathophysiology: Concepts of altered health states* (8th ed.). Philadelphia: Lippincott Williams & Wilkins.

dura-máter, resultando em herniação (Figura 45.4). Os tecidos cerebrais herniados exercem pressão na região cerebral para a qual foram desviados e isso interfere na circulação sanguínea dessa área. A cessação do fluxo sanguíneo cerebral causa isquemia, infarto e morte cerebrais. A herniação cerebral costuma ser um evento terrível e, muitas vezes, fatal (Hickey, 2009).

A PIC elevada pode reduzir expressivamente o fluxo sanguíneo cerebral e causar isquemia e morte cerebral. Nos estágios iniciais da isquemia cerebral, os centros vasomotores são estimulados e a pressão sistêmica aumenta para manter o fluxo sanguíneo do cérebro; em geral, isso se acompanha de pulsos lentos e fortes e irregularidades respiratórias. Essas alterações da pressão arterial, do pulso e da respiração são clinicamente importantes, pois sugerem elevação da PIC.

O edema cerebral é definido por acumulação anormal de água ou líquidos no espaço intracelular, extracelular ou ambos, e está associado ao aumento do volume dos tecidos cerebrais; o edema pode se acumular em qualquer parte do cérebro. À medida que os tecidos cerebrais edemaciam dentro do crânio rígido, vários mecanismos tentam compensar a elevação progressiva da PIC; tais mecanismos compensatórios incluem autorregulação e redução da produção e da circulação de LCR. O termo **autorregulação** refere-se à capacidade que o cérebro tem de alterar automaticamente o diâmetro dos seus vasos sanguíneos para manter o fluxo sanguíneo cerebral constante, apesar das alterações da pressão arterial sistêmica. Nos clientes com elevações anormais persistentes da PIC, esse mecanismo pode estar prejudicado.

O fenômeno clínico conhecido como **reação de Cushing** (ou reflexo de Cushing) ocorre quando o fluxo sanguíneo cerebral diminui expressivamente. Quando sofre isquemia, o centro vasomotor deflagra a elevação da pressão arterial, na tentativa de superar a elevação da PIC. Uma resposta mediada por estímulos simpáticos aumenta a pressão arterial sistólica, com aplicação da pressão do pulso e redução da frequência cardíaca. Esse é um sinal tardio que requer intervenção mediata; contudo, a perfusão pode ser recuperada se a reação de Cushing for revertida rapidamente.

Em determinado ponto, a capacidade de autorregulação do cérebro torna-se ineficaz e a descompensação começa (isquemia e infarto). Quando isso ocorre, o cliente apresenta alterações significativas do estado mental e dos sinais vitais. A bradicardia, a hipertensão e a bradipneia, associadas a essa deterioração, são conhecidas como **tríade de Cushing**, que é um sinal de prognóstico desfavorável. Nesse ponto, a herniação do tronco cerebral e a obstrução do fluxo sanguíneo cerebral ocorrem quando a intervenção terapêutica não é realizada imediatamente.

## Manifestações clínicas

As alterações do NDC estendem-se ao longo de um *continuum* e as manifestações clínicas dependem do ponto em que o cliente está neste processo. À medida que o estado de alerta e a consciência do cliente diminuem, por fim, ocorrem alterações da reatividade pupilar e das respostas de abertura dos olhos, reação verbal e atividade motora. No entanto, as alterações iniciais do NDC podem ser evidenciadas por alterações comportamentais sutis, tais como agitação ou ansiedade acentuada. As pupilas – normalmente redondas e fortemente reativas à luz – tornam-se "preguiçosas" (reagem mais lentamente); à medida que o cliente entra em coma, as pupilas passam a ser fixas (não respondem à luz). O cliente em coma não abre os olhos, não responde aos comandos verbais e não movimenta os membros quando é solicitado.

É importante estar familiarizado com a condição basal do cliente, visto que alguns dos sinais iniciais da elevação da PIC são sutis; isso inclui início súbito de agitação (sem causa aparente), confusão mental e sonolência crescente. À medida que a PIC aumenta, o cliente torna-se torporoso e reage apenas aos estímulos dolorosos ou sonoros fortes. Nesse estágio, provavelmente ocorre redução grave da circulação cerebral e a intervenção terapêutica deve ser imediata. À medida que a função neurológica deteriora ainda mais, o cliente entra em coma e apresenta posturas de descorticação e descerebração, ou flacidez (Figura 45.2). Se o coma for profundo (pupilas fixas e dilatadas e respirações deprimidas ou ausentes), a morte geralmente é inevitável.

## Avaliação e achados diagnósticos

O cliente com alteração do NDC corre risco de desenvolver alterações em todos os sistemas do organismo. A avaliação deve ser completa, com atenção especial ao sistema neurológico. O exame neurológico deve ser tão completo quanto o NC permita (AANN, 2005); isso inclui avaliações do estado mental, das funções dos nervos cranianos, da função cerebelar (equilíbrio e coordenação), dos reflexos e das funções sensorial e motora.

O nível de consciência (NDC) – um indicador sensível da função neurológica – pode ser avaliado com base nos critérios da ECGla, que incluem abertura dos olhos (E), resposta verbal (V) e resposta motora (M). As respostas do cliente são computadas em uma escala de 3 a 15. O Boxe 45.6 ilustra a classifi-

## BOXE 45.6 Avaliação inicial direcionada.

### Escala de coma de Glasgow

A escala de coma de Glasgow é um recurso usado para avaliar a resposta do cliente aos estímulos. Os escores variam de 3 (coma profundo) a 15 (normal).

| Resposta de abertura dos olhos | Espontânea | 4 |
| --- | --- | --- |
| | Em resposta à voz | 3 |
| | Em resposta à dor | 2 |
| | Nenhuma | 1 |
| Melhor resposta verbal | Orientado | 5 |
| | Confuso | 4 |
| | Palavras inadequadas | 3 |
| | Sons incompreensíveis | 2 |
| | Nenhuma | 1 |
| Melhor resposta motora | Obedece aos comandos | 6 |
| | Localiza a dor | 5 |
| | Retira o membro | 4 |
| | Flexão | 3 |
| | Extensão | 2 |
| | Nenhuma | 1 |
| Total | | 3 a 15 |

cação completa da Escala de Coma de Glasgow. A gravidade da LCT pode ser classificada com base neste escore – entre 3 e 15, LCT branda; de 9 a 12, LCT moderada; e de 3 a 8, LCT grave (Hickey, 2009; Stiver e Manley, 2008). O escore 3 indica limitação grave da função neurológica, coma profundo, morte cerebral ou inibição farmacológica da resposta neurológica; os escores de 8 ou menos geralmente indicam inconsciência; e o escore 15 descreve um cliente totalmente alerta e orientado.

A orientação do cliente no tempo, no espaço e quanto à identidade pessoal avalia a resposta verbal. O examinador deve pedir ao cliente para dizer o nome, em que local ele está e que dia é hoje do mês, ou qual é a estação do ano. Outras perguntas como "quem é o presidente do país?" podem ajudar a determinar o processamento das informações do ambiente pelo cliente. A resposta verbal não pode ser avaliada quando o cliente está intubado ou tem uma traqueostomia; tal fato deve ser claramente documentado.

O nível de alerta é determinado pela capacidade de o cliente abrir os olhos espontaneamente ou em resposta a um estímulo vocal ou doloroso (dor ou pressão). Os clientes com disfunção neurológica grave não conseguem fazer isso. A enfermeira verifica se há traumatismo ou edema periorbitário (edema ao redor dos olhos), capaz de impedir que o cliente abra os olhos; além disso, é importante documentar qualquer problema que interfira na abertura dos olhos.

A resposta motora inclui movimentos voluntários e espontâneos (p. ex., o cliente acordado pode movimentar todos os quatro membros com a mesma força ao ser solicitado), movimentos apenas em resposta aos estímulos dolorosos ou postura anormal. Nos casos em que o cliente não responde aos comandos, a resposta motora é testada aplicando-se um estímulo doloroso e utilizando o menor grau de pressão para desencadear uma resposta. As sugestões incluem aplicar pressão central, como esfregar o esterno ou comprimir grupos musculares e tendões. A estimulação central desencadeia uma resposta corporal global, em comparação com a estimulação periférica por compressão do leito ungueal, que pode produzir uma resposta reflexa que não representa um indicador confiável da atividade motora (Noah, 2004). Quando o cliente tenta evitar ou se afastar, a resposta é registrada como voluntária e apropriada ("o cliente afasta-se dos estímulos dolorosos"). Essa resposta é considerada voluntária quando o cliente pode cruzar a linha média de um lado do corpo para o outro em resposta aos estímulos dolorosos; a resposta involuntária ou inadequada é aleatória e sem finalidade. Movimentos em apenas um lado do corpo sugerem hemiparesia; enquanto afastamento do estímulo doloroso indica comportamento voluntário. A resposta motora não pode ser desencadeada quando o cliente recebeu fármacos paralisantes, cujo efeito é demorado; antes de tentar desencadear uma resposta motora, é preciso esperar algum tempo para que seus efeitos regridam.

Além do NDC, a enfermeira monitora continuamente parâmetros, tais como função respiratória, reatividade pupilar e sinais vitais. A Tabela 45.1 resume a avaliação e o significado clínico dos resultados anormais. As funções corporais (circulação, respiração, eliminação e balanço hidreletrolítico) devem ser examinadas sistemática e continuamente.

Se o cliente estiver em coma e apresentar sinais localizados (p. ex., reatividade pupilar e respostas motoras anormais), presume-se que haja alguma doença neurológica, até que se prove o contrário. Se o cliente estiver em coma, mas os reflexos pupilares à luz estão preservados, deve-se suspeitar de um distúrbio tóxico ou metabólico. A Tabela 45.2 relaciona os exames laboratoriais e os procedimentos diagnósticos realizados comumente nos clientes com depressão do NDC e elevação da PIC.

## Manejo clínico e de enfermagem

A primeira prioridade do tratamento do cliente com alteração do NDC é estabelecer e manter uma via respiratória livre. O cliente pode ser intubado por via oral ou nasal (a menos que haja suspeita de fratura da base do crânio ou traumatismo facial) ou o cirurgião pode realizar uma traqueostomia. Até que seja avaliada a capacidade de o cliente respirar espontaneamente, o respirador artificial deve ser usado para manter a oxigenação e a ventilação adequadas. O estado circulatório (pressão arterial, frequência cardíaca) deve ser monitorado, de modo a assegurar a perfusão adequada do corpo e do cérebro. Um cateter IV deve ser colocado para conseguir acesso para infusão intravenosa de líquidos e fármacos.

A PIC elevada é uma verdadeira emergência e deve ser tratada imediatamente. O monitoramento invasivo da PIC é um componente importante do tratamento. As medidas terapêuticas imediatas para reduzir a PIC consistem em diminuir o edema cerebral, reduzir o volume de LCR e limitar o volume sanguíneo sem comprometer a perfusão cerebral. Essas metas são alcançadas com: administração de diuréticos osmóticos; limitação dos líquidos administrados; drenagem do LCR; controle da febre; estabilização da pressão arterial sistêmica e da oxigenação; e redução das demandas metabólicas das células. Os corticoides não são recomendados quando a PIC resulta de uma LCT (Hickey, 2009).

**Tabela 45.1** Avaliação de enfermagem para clientes inconscientes.

| Exame | Avaliação clínica | Significado clínico |
|---|---|---|
| Nível de reatividade ou consciência | Abertura dos olhos; respostas verbais e motoras; reatividade pupilar (diâmetro, simetria e reação à luz) | Obedecer aos comandos é uma resposta favorável e demonstra recuperação da consciência |
| Padrão respiratório | Padrão respiratório | Distúrbios do centro respiratório do cérebro podem causar vários padrões respiratórios |
| | Respiração de Cheyne-Stokes | Sugere lesões profundas dos dois hemisférios; área dos núcleos da base e tronco encefálico superior |
| | Hiperventilação | Sugere início de um distúrbio metabólico ou lesão do tronco encefálico |
| | Respiração atáxica com irregularidade de profundidade/frequência | Sinal desfavorável de lesão do centro bulbar |
| Olhos | | |
| Pupilas (diâmetro, simetria, reação à luz) | Pupilas iguais e normalmente reativas | Sugere que o coma tenha causa tóxica ou metabólica |
| | Diâmetro igual ou desigual | Ajuda a determinar a localização da lesão |
| | Dilatação progressiva | Indica elevação progressiva da pressão intracraniana |
| | Pupilas fixas e dilatadas | Indica lesão no nível do mesencéfalo |
| Movimentos oculares | Em geral, os olhos devem se mover de um lado para o outro | A integridade estrutural e funcional do tronco encefálico é avaliada pelo exame dos movimentos oculares; geralmente estão ausentes quando o coma é profundo |
| Reflexo córneo | Quando a córnea é tocada com um chumaço de algodão estéril, a resposta de pestanejar é normal | Testa V e VII nervos cranianos; ajuda a determinar a localização de uma lesão unilateral; ausente no coma profundo |
| Simetria facial | Assimetria (flacidez, redução das rugas) | Sinais de paralisia |
| Reflexo de deglutição | Salivação excessiva ou deglutição espontânea | Ausente no coma<br>Paralisia de X e XII nervos cranianos |
| Pescoço | Rigidez da nuca | Hemorragia subaracnóidea, meningite |
| | Ausência de movimentos espontâneos do pescoço | Fratura ou luxação das vértebras cervicais |
| Resposta do membro aos estímulos nocivos | Pressão firme aplicada em uma articulação dos membros superiores e inferiores | Resposta assimétrica quando há paralisia |
| | Observar movimentos espontâneos | Ausentes no coma |
| Reflexos tendíneos profundos | Percussão da patela e dos tendões do bíceps | Resposta vigorosa pode ter valor localizador<br>Resposta assimétrica na paralisia<br>Ausentes no coma profundo |
| Reflexos patológicos | Pressão firme com um objeto rombo na planta do pé, estendendo-se ao longo da margem lateral e cruzando as articulações metatársicas do pé | Flexão dos dedos (especialmente do primeiro pododáctilo) é normal, exceto nos recém-nascidos<br>Dorsiflexão dos dedos (principalmente do primeiro pododáctilo) indica lesão contralateral do trato corticoespinal (reflexo de Babinski)<br>Ajuda a determinar a localização da lesão cerebral |
| Postura anormal | Observação da postura (espontânea ou em resposta a estímulos nocivos) | Lesão cerebral extensa e profunda |
| | Flacidez sem resposta motora | Ocorre na lesão patológica do hemisfério cerebral e depressão metabólica da função cerebral |
| | Postura de descorticação (flexão e rotação interna dos antebraços e das mãos) | Postura de decorticação indica lesão do mesencéfalo superior |
| | Postura de descerebração (extensão e rotação externa) | Postura de descerebração indica disfunção mais grave e mais profunda que a postura de decorticação; indica lesão cerebral; sinal de prognóstico desfavorável |

**Tabela 45.2** Exames laboratoriais e diagnósticos para clientes com lesão cerebral traumática.

| Exame | Valores normais | Valores críticos | Implicações de enfermagem |
|---|---|---|---|
| Hemograma completo | Leucometria: 4 a 10,5 (× 1.000/mm³) Ht: mulheres: 37 a 47%; homens: 42 a 52% | Leucometria: > 10,5 (× 1.000/mm³) Ht: < 32% | Avaliar se há sinais e sintomas de infecção quando a contagem de leucócitos está aumentada; verificar se há sinais ou sintomas de sangramento oculto quando o Ht está baixo |
| Glicose | 60 a 150 mg/dℓ | > 150 mg/dℓ | A hiperglicemia pode agravar o prognóstico; administrar insulina quando a glicose está elevada |
| Osmolalidade sérica | 278 a 300 mOsm/ℓ | ≥ 320 mOsm/ℓ | A osmolalidade deve ser < 320 mOsm/ℓ para evitar insuficiência renal nos clientes tratados com manitol |
| Sódio sérico | 135 a 145 mEq/ℓ | < 130 mEq/ℓ ou > 145 mEq/ℓ | Hiponatremia pode indicar depleção salina de causa cerebral, ou SSIADH. Hipernatremia pode indicar diabetes insípido, ou pode ser causada pelo tratamento com manitol |
| Densidade urinária | 1,005 a 1,015 | < 1,005 ou > 1,015 | Densidade baixa pode significar diabetes insípido, enquanto densidade alta sugere SSIADH |
| Radiografias do tórax | Negativas para pneumonia ou infiltrados | Positivas para pneumonia ou infiltrados | Os clientes em ventilação mecânica são propensos a aspiração e pneumonia |
| TC do crânio sem contraste | Negativa para hemorragia aguda | Positiva para hemorragia epidural, subdural ou intracerebral | Verificar se há sinais ou sintomas de sangramento intracraniano |
| Potássio sérico | 3,5 a 5,0 mEq/ℓ | < 3,5 mEq/ℓ | Hipopotassemia pode ser uma consequência do tratamento com manitol |
| Magnésio sérico | 1,6 a 2,4 mg/dℓ | < 1,6 mg/dℓ | A hipomagnesemia pode reduzir o limiar convulsivo e causar lesão cerebral secundária; os níveis baixos devem ser corrigidos |

Leucometria = contagem total de leucócitos; Ht = hematócrito; SSIADH = síndrome de secreção inadequada de hormônio antidiurético; TC = tomografia computadorizada.

## Monitoramento da pressão intracraniana

Os cuidados de enfermagem enfatizam a detecção dos sinais iniciais de elevação da PIC, visto que as intervenções médicas geralmente são ineficazes quando os clientes apresentam sinais tardios. As avaliações neurológicas frequentes e a documentação e a análise das tendências detectam alterações sutis, que podem indicar elevação progressiva da PIC.

### Detecção dos indícios iniciais de elevação da pressão intracraniana

A enfermeira avalia e relata imediatamente quaisquer dos seguintes sinais ou sintomas iniciais de elevação da PIC:

- Desorientação, agitação, esforço exagerado para respirar, movimentos sem propósito e confusão mental; esses sinais são indícios clínicos iniciais de elevação da PIC, porque as células cerebrais responsáveis pela cognição são extremamente sensíveis à redução da oxigenação
- Alterações pupilares e redução dos movimentos extraoculares; isso ocorre à medida que a pressão desloca o cérebro contra os nervos oculomotores e óptico (II, III IV e VI nervos cranianos), que se originam do mesencéfalo e do tronco encefálico (ver Capítulo 43)
- Fraqueza em um membro ou lado do corpo; isso ocorre à medida que a PIC crescente comprime os tratos piramidais que controlam a função motora
- Cefaleia constante com intensidade crescente e agravada por movimentos ou esforços; isso ocorre porque a PIC crescente comprime e distende veias e artérias da base do crânio.

### Alerta de enfermagem
*O sinal mais precoce de elevação da PIC é alteração do NDC. É necessário relatar ao médico quaisquer alterações do NDC.*

### Detecção dos indícios tardios de elevação da pressão intracraniana

À medida que a PIC aumenta, a condição do cliente deteriora e os seguintes sinais e sintomas podem ser detectados:

- O NDC continua a deteriorar até que o cliente entre em coma
- A frequência respiratória diminui ou oscila; a pressão arterial e a temperatura aumentam. A pressão de pulso aumenta e a frequência do pulso varia rapidamente entre bradicardia e taquicardia
- O cliente apresenta padrões respiratórios anormais, inclusive respirações de Cheyne-Stokes (variações rítmicas da frequência e da profundidade das respirações) e respiração atáxica (respiração irregular, com sequência aleatória de respirações superficiais e profundas)
- Vômitos em jato podem ocorrer quando a pressão elevada afeta o centro reflexo do bulbo
- À medida que a pressão no tronco encefálico aumenta, o cliente pode desenvolver hemiplegia ou postura de decorticação ou descerebração; flacidez bilateral ocorre antes da morte
- Abolição dos reflexos do tronco cerebral, inclusive reflexos pupilar, córneo, faríngeo e deglutição; trata-se de um sinal de morte iminente.

Como a avaliação clínica nem sempre é um parâmetro confiável para detectar elevação da PIC, especialmente nos clientes em coma, o monitoramento da PIC é um elemento essencial ao tratamento desses indivíduos (Hickey, 2009). A PIC deve ser monitorada cuidadosamente, para detectar elevação contínua ou aumento significativo da pressão basal. A tendência dos níveis de PIC ao longo do tempo é um indício importante do estado do cliente. Ao detectar elevação da PIC, os sinais vitais devem ser avaliados.

A PIC pode ser monitorada com o uso de um cateter intraventricular (ventriculostomia) ou um pino ou parafuso subaracnóideo (Figura 45.5). Quando a **ventriculostomia** é usada para monitorar a PIC, o médico introduz um cateter fino dentro do ventrículo lateral, de preferência no hemisfério não dominante do cérebro (Hickey, 2009). O cateter é conectado por um tubo cheio de líquido a um transdutor, que registra a pressão na forma de um impulso elétrico. Além de obter registros contínuos da PIC, o cateter ventricular possibilita retirar LCR, principalmente quando ocorrem aumentos repentinos da pressão; a ventriculostomia também pode ser usada para retirar sangue do ventrículo. A drenagem contínua do LCR com controle da pressão é uma técnica eficaz de tratamento da elevação da PIV. As complicações associadas ao uso desse sistema são: infecções, meningite, colapso ventricular, obstrução do cateter por tecidos cerebrais ou sangue e problemas associados ao sistema de monitoramento (Gardner, Engh, Atteberry et al., 2009). A drenagem do LCR é realizada frequentemente, porque a remoção de LCR por um dreno de ventriculostomia pode reduzir drasticamente a PIC e recuperar a perfusão cerebral. Contudo, é importante ter cuidado durante a drenagem do LCR, pois a remoção de líquido em excesso pode causar colapso dos ventrículos e herniação.

O **pino** ou **parafuso subaracnóideo** é um dispositivo oco introduzido através do crânio e da dura-máter, até o espaço subaracnóideo craniano (Hickey, 2009). Esse sistema tem a vantagem de não necessitar de uma punção ventricular. O pino subaracnóideo é conectado a um transdutor de pressão e os níveis pressóricos são exibidos em um osciloscópio. Essa técnica também tem a vantagem de evitar complicações causadas pelos desvios dos tecidos cerebrais e por um ventrículo pequeno. Uma desvantagem associada ao uso do pino subaracnóideo é a impossibilidade de obter LCR para análise ou drenagem. As complicações são infecção e bloqueio do pino por um trombo ou tecido cerebral, que interrompe o traçado de registro da pressão e diminui a precisão dos registros da PIC elevada.

Embora o monitoramento da PIC seja realizado apenas em uma UTI, a drenagem de LCR pode ser realizada no centro cirúrgico, no setor de emergência ou na unidade de tratamento intensivo. A ventriculostomia sem cateter de monitoramento da PIC é conhecida como *dreno ventricular externo* (DVE). O Boxe 45.7 descreve os cuidados de enfermagem recomendados para um cliente com DVE.

## Monitoramento e manejo das complicações

As complicações potenciais do cliente com alteração do NDC incluem insuficiência respiratória, pneumonia, úlceras de pressão e aspiração. A insuficiência respiratória pode ocorrer pouco depois de o cliente perder a consciência. Se o cliente não consegue manter respirações eficazes, uma via respiratória artificial deve ser estabelecida e a respiração iniciada para fornecer ventilação adequada e proteger as vias respiratórias. Pneumonia é uma complicação comum dos clientes mantidos em respiração artificial e dos indivíduos que não conseguem manter e limpar as vias respiratórias. O cliente com alteração do NDC está sujeito a todas as complicações associadas à imobilidade, inclusive úlceras de pressão, estase venosa, deterioração musculoesquelética e distúrbios da função gastrintestinal. A aspiração do conteúdo gástrico ou dos alimentos pode ocorrer e desencadear pneumonia de aspiração ou obstrução das vias respiratórias.

Distúrbios endócrinos, inclusive diabetes insípido e síndrome de secreção inadequada de hormônio antidiurético (SSIADH), são complicações comuns da LCT. O diabetes insípido é causado pela secreção reduzida de hormônio antidiurético (ADH). O cliente tem débito urinário excessivo, osmolalidade urinária baixa e osmolaridade sérica alta. O tratamento consiste em administrar líquidos, repor eletrólitos e infundir vasopressina (desmopressina, DDAVP). A SSIADH é causada pela secreção excessiva de ADH. O cliente acumula sobrecarga de líquido e, assim como o débito urinário, a concentração sérica de sódio diminui (sódio < 134 mEq/ℓ). O tratamento da SSIADH inclui restrição de líquidos (em geral, menos de 1 ℓ/dia sem qualquer volume de água livre), que geralmente é suficiente para corrigir a hiponatremia. Os casos graves requerem a administração criteriosa de solução salina hipertônica (3%). A hiponatremia evidencia-se comumente por alteração do estado mental, que pode variar de confusão mental branda até coma; os níveis baixos de sódio (< 115 mEq/ℓ) podem causar convulsões. Quanto mais rapidamente se desenvolve essa complicação, mais graves são os sinais e sintomas. Para corrigir hiponatremia, pode ser necessário tratamento intensivo, porque a postergação do tratamento pode causar lesão cerebral irreversível. Contudo, a correção exagerada do nível de sódio predispõe o cliente à mielinólise pontina central, um distúrbio no qual a substância branca da ponte perde mielina (bainha protetora que circunda os nervos); isso causa tetraplegia com déficits dos nervos cranianos (Rhoney e Parker, 2006). De maneira a evi-

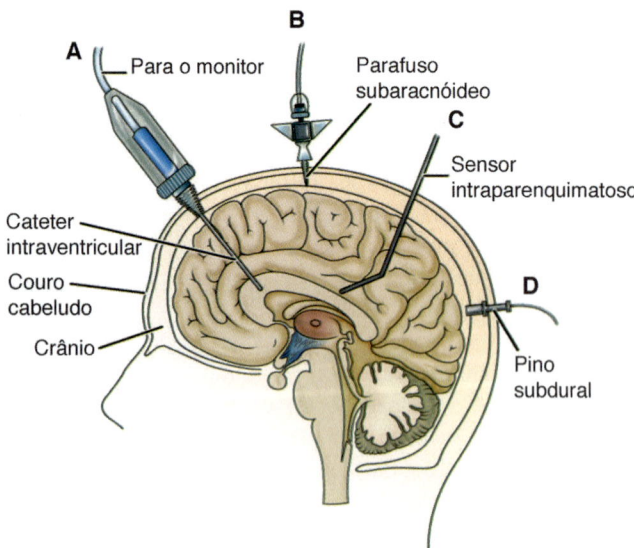

**Figura 45.5** Monitoramento da pressão intracraniana. O dispositivo pode ser colocado (**A**) no ventrículo, (**B**) no espaço subaracnóideo, (**C**) no parênquima cerebral ou (**D**) no espaço subdural.

## BOXE 45.7 — Diretrizes para o cuidado de enfermagem.

### Cuidados para um cliente com dreno ventricular externo

As enfermeiras que atuam em vários contextos de cuidado para clientes com doenças agudas podem receber clientes com um dreno ventricular externo (DVE) instalado para drenar excesso de LCR. A enfermeira é responsável por manter o DVE e, ao mesmo tempo, monitorar a ocorrência de quaisquer sinais ou sintomas de infecção ou extravasamento de LCR.

#### Equipamento

- Régua com nível
- Luvas estéreis
- Gaze 4 × 4 estéril
- Curativo adesivo estéril de filme transparente com dimensões suficientes para cobrir a compressa de gaze

#### Implementação

| Ações | Justificativas |
|---|---|
| 1. Posicionar a cabeceira do leito a 30° com a cabeça e o pescoço do cliente na linha média, tendo o cuidado de evitar flexão do pescoço. | 1. O posicionamento da cabeceira do leito a 30° facilita o retorno venoso e ajuda a manter a PIC dentro dos limites normais. Manter a cabeça e o pescoço na linha média e evitar flexão são medidas que ajudam a evitar quaisquer elevações da PIC. |
| 2. Usar uma régua com nível para ajustar a bolsa de coleta nivelada com o MAE da orelha no nível que foi solicitado pelo médico (medido em centímetros acima ou abaixo do MAE). | 2. O MAE é o nível que corresponde ao forame de Monro. Um nível abaixo do MAE aumenta a drenagem do LCR, enquanto um nível acima do MAE diminui a drenagem. |
| 3. O registro em prontuário deve incluir a posição da bolsa de coleta, o volume de LCR drenado e a cor e as características do LCR (límpido, opaco, sanguinolento etc.). | 3. A documentação apropriada da posição da bolsa de coleta e do volume de drenagem é importante para que os neurocirurgiões possam avaliar quando fazer ajustes no nível e quando o DVE não é mais necessário. Qualquer alteração das características do LCR pode indicar infecção ou sangramento dentro dos ventrículos, que deve ser relatado imediatamente. |
| 4. Se for necessário mudar o decúbito, a cabeceira do leito deve ser ajustada; quando o cliente precisar ser retirado do leito, o sistema de drenagem deve ser desligado até que ele possa ser recolocado na posição prescrita. Quando o cliente voltar ao leito e o sistema tiver sido nivelado novamente, a drenagem pode ser aberta mais uma vez. | 4. Se o sistema de drenagem não for fechado e a cabeça do cliente for movimentada, o LCR pode ser empurrado violentamente para fora dos ventrículos, causando possível herniação cerebral. |
| 5. O DVE sempre deve ser manuseado com técnica estéril durante as trocas do curativo que recobre o local de inserção. O curativo consiste em uma compressa de gaze 4 × 4 estéril, que é dobrada de maneira a cobrir inteiramente o local da inserção e, em seguida, cobre-se com um curativo adesivo estéril transparente. O local de inserção deve ser monitorado para detectar sinais ou sintomas de infecção e deve ser mantido limpo e seco. Quando o curativo estiver sujo, deve ser trocado e o médico precisa ser avisado. | 5. O DVE é um sistema estéril fechado. O risco de infecção é grande e todas as precauções devem ser tomadas para evitar que alguma infecção tenha acesso ao cérebro. A gaze precisa ser coberta com um curativo estéril e transparente, de modo que ela possa ser facilmente examinada para verificar se está suja e manchada de sangue. Quando o curativo fica umedecido, o líquido provavelmente é LCR; um curativo úmido pode indicar extravasamento de LCR. |

MAE = meato auditivo externo; DVE = dreno ventricular externo; PIC = pressão intracraniana; LCR = líquido cefalorraquidiano.

---

tar essa complicação, a enfermeira monitora os níveis de sódio (inicialmente, as dosagens podem ser solicitadas de hora em hora) e a resposta do cliente à administração de solução salina hipertônica. Como regra geral, a concentração plasmática de sódio provavelmente não deve ser elevada em mais de 12 mEq nas primeiras 24 h.

Como os reflexos protetores do cliente inconsciente estão abolidos, a qualidade dos cuidados de enfermagem prestados literalmente significa a diferença entre a vida e a morte. A enfermeira assume a responsabilidade pelo cliente, até que seus reflexos básicos (p. ex., tossir, pestanejar e deglutir) sejam normalizados e o cliente esteja consciente e orientado. Por esse motivo, a principal meta de enfermagem é compensar a ausência desses reflexos protetores.

As complicações possíveis são edema cerebral, febre alta, alterações da pressão arterial e da oxigenação, aumento da demanda metabólica e convulsões. A enfermeira deve manter a higiene oral, monitorar a ocorrência de úlceras de pressão, evitar quaisquer complicações oculares, verificar o débito urinário e a função intestinal e avaliar o estado nutricional. A enfermeira sempre deve procurar atuar como defensora do cliente, visto que os indivíduos inconscientes não conseguem defender seus próprios interesses.

### Redução do edema cerebral | Diuréticos osmóticos, restrição de líquidos e hipotermia

Edema cerebral é a causa principal de lesão cerebral secundária (Mittal *et al.*, 2009). Os diuréticos osmóticos (p. ex., manitol) podem ser administrados para desidratar os tecidos cerebrais e reduzir o edema cerebral; eles produzem um gradiente que atrai a água pelas membranas normais e, deste modo, reduz o volume do cérebro edemaciado. Além disso, esses diuréticos reduzem a viscosidade sanguínea e o hematócrito e aumentam o fluxo sanguíneo cerebral (Rauen, Chulay, Bridges *et al.*, 2008). Se o cliente for tratado com diuréticos osmóticos, a osmolalidade sérica deve ser determinada para avaliar o grau de hidratação.

#### Alerta farmacológico
*O manitol deixa de ser efetivo quando a osmolalidade sérica é maior que 320 mOsm.*

Solução salina hipertônica é outra preparação usada para reduzir o edema cerebral. Embora o manitol seja considerado o fármaco preferido para reduzir a PIC elevada, a solução salina hipertônica tem conquistado popularidade crescente como diurético osmótico eficaz (Infanti, 2008). Ainda é preciso determinar a concentração, a dose, os intervalos e a duração do tratamento com solução salina hipertônica (Rauen *et al.*, 2008).

Outra medida usada para reduzir o edema cerebral é restringir o aporte de líquido. A limitação do aporte total de líquidos causa desidratação e hemoconcentração, que atrai líquidos por gradiente osmótico e reduz o edema cerebral. Inicialmente, as necessidades de líquidos devem ser atendidas com a administração dos líquidos IV necessários.

#### Alerta farmacológico
*Soluções hipotônicas devem ser evitadas nos clientes com LCT, porque podem agravar o edema cerebral.*

Há muitos anos, alguns pesquisadores sugeriram que abaixar a temperatura corporal poderia reduzir o edema cerebral, diminuindo as demandas metabólicas e o consumo de oxigênio do cérebro e, assim, protegendo o órgão contra isquemia persistente. Se o metabolismo corporal puder ser reduzido pela diminuição da temperatura corporal, a circulação colateral do cérebro pode fornecer irrigação sanguínea suficiente ao cérebro (Rupich, 2009). O efeito da hipotermia na PIC ainda precisa ser estudado; até o momento, não há relato de estudo que tenha evidenciado consistentemente que a hipotermia produz efeitos benéficos nos clientes com lesão cerebral. A literatura recente sugere que seja benéfica, mas apenas quando é mantida por pelo menos 48 h. A indução e a manutenção da hipotermia são tratamentos clínicos importantes, que requerem conhecimento e observações e intervenções habilidosas da enfermeira (Brain Trauma Foundation, 2007).

### Controle da febre

No cliente inconsciente, a febre alta pode ser causada por infecção das vias respiratórias ou urinárias, reações farmacológicas ou lesão do centro regulador da temperatura do hipotálamo. Cerca de 20 a 50% dos casos de febre nunca são explicados, apesar da investigação diagnóstica detalhada (Badjatia, 2009). Em virtude da lesão do centro de controle da temperatura do cérebro, ou de uma infecção intracraniana grave, o cliente inconsciente frequentemente apresenta temperaturas muito altas. Essas elevações da temperatura devem ser controladas, porque as demandas metabólicas aumentadas podem ser maiores que a oferta de sangue e a oxigenação do cérebro, resultando em deterioração das funções cerebrais (Hickey, 2009). Algumas pesquisas evidenciaram que febre na primeira semana depois do traumatismo está associada a um prognóstico desfavorável e deve ser controlada rigorosamente (Badjatia, 2009). Hipertermia persistente sem um foco de infecção clínica detectável indica lesão do tronco cerebral com prognóstico desfavorável.

As medidas recomendadas para reduzir a febre são:

- Remover todas as roupas de cama que cobrem o cliente (exceto talvez por lençol fino ou camisola leve)
- Administrar paracetamol conforme a prescrição
- Dar banhos de esponja com água gelada e usar um ventilador ligado sobre o corpo do cliente, a fim de aumentar o resfriamento da superfície
- Utilizar uma manta de hipotermia.

O monitoramento frequente da temperatura está indicado para avaliar a resposta do cliente ao tratamento e evitar redução excessiva da temperatura e calafrios, que aumentam a produção de calor.

### Manutenção da pressão arterial, da oxigenação e da hiperventilação

Os clientes com LCT podem desenvolver lesões secundárias se tiverem hipotensão ou hipoxia. Por motivos éticos, não existem pesquisas randomizadas controladas para estudar os efeitos da hipotensão e da hipoxia; contudo, evidências crescentes demonstram efeitos deletérios quando o cliente desenvolve uma dessas condições. É recomendável que a pressão arterial sistólica seja mantida acima de 90 mmHg e a saturação de oxigênio fique acima de 90% (Brain Trauma Foundation, 2007).

No passado, a hiperventilação (que causa vasoconstrição) era usada nos clientes com PIC elevada; pesquisas recentes demonstraram que a hiperventilação pode não ser tão benéfica quanto se pensava (Brain Trauma Foundation, 2007). A redução da pressão parcial de dióxido de carbono ($PaCO_2$) pode causar hipoxia, isquemia e aumento dos níveis de lactato no cérebro (Hickey, 2009). A hiperventilação é opcional para clientes com PIC elevada que não apresentam melhora com os tratamentos convencionais, mas deve ser utilizada com cautela e ser evitada nas primeiras 24 h depois do traumatismo inicial (Brain Trauma Foundation, 2007).

### Redução das demandas metabólicas

As demandas metabólicas das células podem ser reduzidas com a administração de doses altas de barbitúricos quando o cliente não melhora com as medidas terapêuticas tradicionais. Os mecanismos pelos quais os barbitúricos reduzem a PIC e protegem o cérebro parecem ser inibição da formação de radicais livres, alterações do tônus vascular e supressão do metabolismo (Hickey, 2009). A administração de barbitúricos em doses altas deve ser reservada aos clientes com PIC elevada refratária, que não apresentam melhora com outros tratamentos clínicos ou cirúrgicos. Os barbitúricos não devem ser usados profilaticamente para evitar a elevação da PIC (Brain Trauma Foundation, 2007).

Outro método usado para reduzir a demanda metabólica das células e melhorar a oxigenação é administrar fármacos paralisantes, tais como pancurônio, vecurônio e cisatracúrio. Os clientes tratados com esses fármacos não conseguem se mover; isso reduz as demandas metabólicas e diminui o consumo de oxigênio do cérebro. Como o cliente não consegue responder ou se queixar de dor, é necessário administrar sedação e analgesia, pois os agentes paralisantes não causam esses efeitos.

Os clientes tratados com doses altas de barbitúricos ou agentes paralisantes devem receber monitoramento cardíaco contínuo, intubação endotraqueal, respiração artificial, monitoramento da PIC e da pressão arterial.

A possibilidade de realizar avaliações neurológicas sequenciais é perdida quando se administram barbitúricos ou agentes paralisantes. Dessa maneira, é necessário usar outros recursos de monitoramento para avaliar a condição do cliente e sua resposta ao tratamento. Dentre os parâmetros importantes que precisam ser avaliados, estão PIC, pressão arterial, frequências cardíaca e respiratória e resposta à respiração artificial (p. ex., "oposição" ou "luta" com o respirador). Veja considerações relativas aos respiradores nos Capítulos 10 e 55. As complicações potenciais são hipotensão secundária à redução do tônus simpático e depressão miocárdica (Hickey, 2009).

### Profilaxia para convulsões

Os clientes com LCT grave estão sujeitos a ter convulsões. Quando ocorrem depois de um traumatismo craniano, são conhecidas como convulsões pós-traumáticas (CPT) e classificadas de acordo com a fase em que se desenvolvem. Caso ocorram nos primeiros 7 dias depois do traumatismo, as convulsões são descritas como CPT precoces; quando incidem mais de 7 dias depois do acidente, são conhecidas como CPT tardias (Hickey, 2009). O Boxe 45.8 relaciona os fatores de risco para desenvolver CPT. Há evidências a favor do uso profilático dos anticonvulsivantes apenas para controlar CPT precoces. Nos casos em que os clientes não tiveram convulsões anteriormente, não é recomendável iniciar a profilaxia anticonvulsivante mais de 1 semana depois do traumatismo. Quando os clientes desenvolvem CPT tardias, as convulsões devem ser controladas da mesma maneira que as crises convulsivas de início recente (Brain Trauma Foundation, 2007). Veja descrição mais detalhada do tratamento das convulsões no Capítulo 46.

---

**BOXE 45.8 Fatores de risco para desenvolvimento de convulsões pós-traumáticas.**

- Fratura de crânio com afundamento
- Ferida penetrante do crânio
- Hemorragia epidural, subdural ou intracerebral
- Escore da ECGla < 10
- Contusão cortical

---

### Cuidados orais

A boca deve ser examinada para verificar se há ressecamento, inflamação e formação de crostas. O cliente inconsciente requer cuidados orais criteriosos, devido ao risco de desenvolver parotidite (inflamação das glândulas salivares) quando a boca não é mantida rigorosamente limpa. A boca deve ser lavada e enxaguada cuidadosamente para remover secreções e crostas e manter as mucosas úmidas. Uma camada fina de vaselina nos lábios ajuda a evitar ressecamento, rachaduras e formação de crostas. Se o cliente estiver com um tubo endotraqueal, ele deve ser mobilizado para o lado oposto da boca diariamente, a fim de evitar ulceração da boca e dos lábios.

### Manutenção da integridade da pele e das articulações

A prevenção das lesões de pele requer avaliações e intervenções contínuas de enfermagem. Atenção especial deve ser dirigida aos clientes inconscientes, visto que eles não são capazes de responder aos estímulos externos. A avaliação inclui um esquema regular de mudanças de posição para evitar pressão, que pode causar lesão e necrose da pele. As mudanças de posição também fornecem estimulação cinestésica (sensação de movimento), proprioceptiva (percepção da posição) e vestibular (equilíbrio). Depois de mudar a posição, o cliente deve ser reposicionado cuidadosamente, para evitar necrose isquêmica das áreas submetidas à pressão.

### Preservação da integridade das córneas

Os clientes inconscientes podem ficar com os olhos abertos e apresentar reflexos córneos inadequados ou abolidos. A córnea pode ficar irritada, ressecada ou arranhada, resultando em ulceração. Os olhos são limpos com chumaços de algodão embebidos em soro fisiológico estéril, para remover detritos e secreções (Hickey, 2009). Caso sejam prescritas lágrimas artificiais, elas são instiladas a cada 2 h. Edema periorbitário é comum depois de cirurgias cranianas. Compressas frias podem ser prescritas, mas é necessário cuidado para evitar contato com a córnea. Os tampões oculares devem ser usados com cautela, pois podem causar abrasão da córnea caso ela entre em contato com o protetor ocular.

### Manutenção das necessidades nutricionais

Se o cliente não se recuperar rapidamente e a ponto de poder ingerir líquidos e calorias em quantidades suficientes por via oral, um tubo nasogástrico ou de gastrostomia deve ser colocado para administrar alimentação enteral. O nutricionista deve participar do cuidado prestado ao cliente inconsciente; esse profissional determina as necessidades calóricas do cliente e faz recomendações quanto à quantidade e aos tipos adequados de alimentação por tubo. O balanço hídrico deve ser registrado, bem como o peso diário para assegurar que a ingestão calórica do cliente esteja adequada (Hickey, 2009). O Boxe 45.9 descreve considerações nutricionais aplicáveis aos clientes com depressão do NDC e aumento da PIC.

### Prevenção de retenção urinária

O cliente com alteração do NDC geralmente tem incontinência ou retenção urinária. A bexiga deve ser palpada a intervalos regulares, para determinar se há retenção urinária. Quando o

> **BOXE 45.9 — Alerta nutricional.**
>
> **Suporte nutricional depois de uma lesão cerebral traumática**
>
> - Os clientes com lesão cerebral traumática (LCT) apresentam demandas metabólicas aumentadas e, por esse motivo, têm necessidades calóricas altas
> - O suporte nutricional pleno deve ser iniciado no máximo 72 h depois do acidente, de modo a assegurar reposição calórica plena até o sétimo dia após o traumatismo
> - As proteínas devem representar 15% das calorias totais
> - Quando a alimentação for reiniciada, os níveis de glicose devem ser monitorados cuidadosamente, porque a hiperglicemia está associada à deterioração do prognóstico
> - O parecer de um nutricionista é recomendável para assegurar suporte nutricional ideal (Brain Trauma Foundation, 2007)

cliente não está urinando, um cateter urinário de longa permanência deve ser introduzido e conectado a um sistema de drenagem fechado. Para monitorar o débito urinário, o cateter também pode ser colocado durante a fase aguda da doença. Como os cateteres são fontes importantes de infecção do trato urinário (ITU), o cliente deve ser monitorado com relação a febre e opacificação da urina. O cateter urinário geralmente é retirado quando o cliente tem função cardiovascular estável e se não apresentava anúria, sepse ou disfunção miccional antes de entrar em coma. Se for necessário, um programa de cateterização intermitente pode ser iniciado para assegurar o esvaziamento completo da bexiga a intervalos regulares.

### Preservação da função intestinal

O abdome deve ser avaliado para detectar distensão, auscultando-se os ruídos peristálticos e medindo-se a circunferência do abdome. O cliente pode ter diarreia secundária a uma infecção, aos antibióticos e aos líquidos hiperosmolares.

Imobilidade e escassez de fibras dietéticas podem causar constipação intestinal. A enfermeira monitora a frequência das evacuações e a consistência das fezes e, se houver sinais de impactação fecal, realiza o toque retal. Emolientes fecais podem ser prescritos e administrados com os alimentos por meio da sonda. Na tentativa de facilitar o esvaziamento intestinal, pode-se prescrever um supositório de glicerina; o cliente pode necessitar de enemas em dias alternados para esvaziar o intestino grosso (Hickey, 2009).

### Proteção do cliente

É importante tomar cuidado para evitar lesões causadas pelos cateteres invasivos e equipamentos, além de identificar outras fontes potenciais de acidentes, tais como contenções, curativos apertados, irritantes ambientais, roupas de cama ou curativos úmidos e tubos e drenos.

A proteção também inclui garantir a dignidade do cliente com alteração do NDC. Medidas simples, como assegurar privacidade e conversar com o cliente durante as atividades de cuidado de enfermagem, preservam sua dignidade. Além disso, é importante não falar negativamente sobre a condição ou o prognóstico do cliente, porque indivíduos em coma superficial podem ouvir as conversas. O cliente em coma tem maior demanda por proteção e a enfermeira é responsável por assegurar que suas necessidades sejam atendidas (Hickey, 2009).

### Novos tratamentos

Por mais de 30 anos, não foram desenvolvidos novos tratamentos para a fase aguda da LCT (Cekic e Stein, 2010). As pesquisas recentes começam a enfatizar mais tratamentos novos para LCT, porque cerca de 30% dos soldados sofrem esse tipo de lesão (Stein e Sayeed, 2009). O hormônio progesterona é um fármaco que, de acordo com alguns estudos, mostrou-se promissor no sentido de melhorar o prognóstico. Recentemente, o National Institute of Neurological Disorders and Stroke (NINDS) patrocinou uma experiência clínica de fase II (estudo ProTECT) para avaliar a eficácia do tratamento com progesterona para clientes com LCT moderada a grave. Os clientes tratados por 3 dias com progesterona IV, a partir de 6 a 8 h depois do traumatismo inicial, tiveram redução da mortalidade em mais de 50%, quando comparados com os controles, na avaliação realizada 30 dias depois do acidente (Wright, Kellermann, Hertzberg et al., 2007). Atualmente, outros estudos clínicos estão em andamento.

### Cirurgia intracraniana

A craniectomia descompressiva é um procedimento cirúrgico que pode ser realizado para atenuar a PIC elevada – consiste em retirar um fragmento de osso do crânio para permitir a expansão do cérebro. Em seguida, o fragmento ósseo é implantado no abdome, de maneira que o osso permaneça viável. Quando o edema cerebral tiver diminuído, o fragmento é recolocado no crânio. Nenhum estudo randomizado controlado avaliou a utilidade da craniectomia descompressiva, embora alguns estudos tenham sugerido sua eficácia (Hickey, 2009; Lettieri, 2008; Marinkovic et al., 2009).

## Morte cerebral

Quando um cliente sofre lesão neurológica grave incompatível com a vida, o diagnóstico de morte cerebral deve ser considerado. Em geral, a enfermeira é a primeira a perceber sinais de descompensação e inicia o processo para determinar se o cliente preenche os critérios de morte cerebral. Em torno de 5 a 10% dos clientes em coma mantidos nas UTI são declarados em morte cerebral. As causas mais frequentes de morte cerebral são hemorragia intracraniana ou hemorragia subaracnóidea, LCT (32%) e lesão cerebral anóxica (11%) (Wijdicks, Rabinstein, Manno et al., 2008).

Em 1968, o Ad Hoc Committee da Harvard Medical School definiu morte cerebral como "coma irreversível". Em 1981, a President's Commition for the Study of Ethical Problems in Medicine and Biomedical and Behavioral Research publicou as *Guidelines for the Determination of Death*. Estas ressaltavam que os clientes considerados em morte cerebral devem ter confirmação da cessação de todas as funções cerebrais em consequência de uma causa irreversível. As condições reversíveis (p. ex., choque, hipotermia e intoxicação por drogas ilícitas) devem ser excluídas antes de se firmar tal diagnóstico. Esse estudo serviu como base para a lei Uniform Death and

Determination Act (UDDA), que atualmente é reconhecida por todos os 50 estados americanos. A UDDA declara que a morte é determinada por padrões médicos aceitos e que indica perda irreversível de todas as funções cerebrais.

As diretrizes práticas mais recentes foram publicadas pela Quality Standards Subcommittee of the American Academy of Neurology (1995) e incluem três critérios essenciais: coma ou inexistência de resposta; reflexos do tronco cerebral abolidos e apneia. Os critérios atuais para morte cerebral são: a condição tem causa conhecida e é irreversível; o cliente está em apneia; o cliente não tem reflexos do tronco cerebral; a temperatura corporal central está acima de 32°C; há evidências de uma lesão catastrófica do SNC nos exames de imagem do cérebro.[2]

A enfermeira colabora com a realização do exame clínico, procurando determinar se o cliente tem morte cerebral e facilitar o processo de doação de órgãos. Em geral, há uma reunião entre o médico assistente, a enfermeira, o assistente social e o representante da organização de doação de órgãos, com o intuito de informar aos familiares sobre o processo de doação. A família geralmente procura a enfermeira com perguntas sobre doação de órgãos e solicita explicação das dúvidas relacionadas com a confirmação da morte cerebral (Peiffer, 2007).

## Traumatismo raquimedular

**Traumatismo raquimedular** (TRM) é um problema importante de saúde. Nos EUA, estima-se que 259.000 clientes vivam com alguma limitação física causada por TRM e que, anualmente, ocorram cerca de 12.000 acidentes deste tipo (National Spinal Cord Injury Statitistical Center [NSCISC], 2009). Indivíduos jovens na faixa de 16 a 30 anos representam mais de 50% dos casos registrados anualmente de TRM. Acidentes automobilísticos são a causa mais comum, representando 42% dos casos de TRM; as lesões relacionadas com violência representam 15% dos casos de TRM, enquanto as quedas causam 26,7% e os acidentes esportivos são responsáveis por 7,6% dos casos (NSCISC, 2009). A frequência das lesões coexistentes e das complicações médicas do TRM é ata. A frequência com que esses fatores de risco estão associados ao TRM enfatiza a importância da prevenção primária. As mesmas intervenções recomendadas nas seções anteriores deste capítulo para prevenção dos traumatismos cranianos também ajudam a reduzir a incidência de TRM (Boxe 45.1).

### Fisiopatologia

A lesão da medula espinal varia de concussão transitória (da qual os clientes recuperam-se por completo) até contusão, laceração e compressão da medula (isoladas ou combinadas) e **transecção** total da medula (o cliente fica paralisado abaixo do nível da lesão).

Assim como os traumatismos cranianos, o TRM pode ser dividido em dois grupos: lesões primárias e secundárias (Porth e Matfin, 2008). As lesões primárias são resultantes do traumatismo ou da lesão inicial e, em geral, são irreversíveis. As lesões secundárias geralmente são causadas por uma contusão ou laceração, depois da qual as fibras nervosas começam a edemaciar e desintegrar-se. Uma sequência secundária de eventos causa isquemia, hipoxia, edema e lesões hemorrágicas que, por sua vez, resultam na destruição da mielina e dos axônios (Hickey, 2009). Essas reações secundárias – as quais acredita-se que sejam as causas principais da degeneração da medula espinal no nível da lesão – atualmente são consideradas reversíveis durante as primeiras 4 a 6 h depois do acidente. Por essa razão, quando a medula não sofreu danos irreparáveis, é necessário realizar algum método de tratamento imediato para evitar que a lesão parcial evolua para lesão total e irreversível (Hickey, 2009) (ver seções subsequentes).

As vértebras afetadas mais comumente pelo TRM são a quinta, a sexta e a sétima vértebras cervicais (C5-C7); a décima segunda vértebra torácica (T12); e a primeira vértebra lombar (L1). Essas vértebras são mais suscetíveis porque a coluna vertebral tem mais mobilidade nesses segmentos (Porth e Matfin, 2008).

### Manifestações clínicas

As manifestações do TRM dependem do tipo e do nível da lesão (Boxe 45.10). As **lesões raquimedulares parciais** (as fibras sensoriais ou motoras, ou ambas, estão preservadas abaixo da lesão) são classificadas com base na área da lesão medular: central, lateral, anterior ou periférica. A American Spinal Injury Association (ASIA) propõe outra classificação padronizada para TRM, com base na gravidade dos déficits sensoriais e motores presentes depois da lesão (Boxe 45.11). O *nível neurológico* refere-se ao nível mais baixo no qual as funções sensoriais e motoras estão normais. Um TRM completo motor (graus A e B da ASIA) acarreta perda total da função motora abaixo do nível neurológico. O grau A da ASIA consiste em ausência de função sensorial ou motora ao longo de todo o trajeto até os segmentos sacrais de S4 e S5. O grau B da ASIA caracteriza-se por preservação da sensibilidade, mas nenhuma função motora abaixo do nível neurológico, embora com preservação dos segmentos sacrais de S4 e S5. O TRM parcial motor (graus C e D da ASIA) consiste em preservação da função motora abaixo do nível neurológico. O grau C da ASIA caracteriza-se por preservação da função motora abaixo do nível neurológico, com pelo menos a metade dos músculos principais apresentando grau de força menor que 3 (ver descrição da graduação da força muscular no Capítulo 43). O grau D da ASIA consiste em preservação da função motora abaixo do nível neurológico, com pelo menos a metade dos músculos principais apresentando grau de força maior que 3. A **lesão raquimedular completa** (perda total da sensibilidade e do controle muscular voluntário abaixo da lesão) pode causar **paraplegia** (paralisia da parte inferior do corpo) ou **tetraplegia** (antes conhecida como **quadriplegia** – paralisia dos quatro membros). O TRM completo também inclui abolição de todos os reflexos espinais abaixo do nível da lesão; perda da capacidade de transpirar abaixo do nível da lesão; disfunções da bexiga e do intestino; e ausência de sensibilidade visceral e somática abaixo do nível da lesão (Hickey, 2009).

Se estiver consciente, o cliente geralmente se queixa de dor aguda no dorso ou no pescoço, que pode irradiar-se ao longo do nervo afetado. Contudo, a inexistência de dor não

---

[2]N.R.T.: No Brasil, a Lei Federal nº. 9434/97 regulamenta o procedimento para o diagnóstico de morte encefálica e doação de órgãos (http://www.planalto.gov.br/ccivil_03/leis/l9434.htm).

### BOXE 45.10 — Efeitos do traumatismo raquimedular.

#### Síndrome medular central
- Características: déficits motores (dos membros superiores mais que dos inferiores; o déficit sensorial varia, mas é mais acentuado nos membros superiores); a disfunção vesical/intestinal é variável, ou a função pode estar totalmente preservada
- Causa: lesão ou edema da região central da medula, geralmente na região cervical. Pode ser causada por lesões de hiperextensão

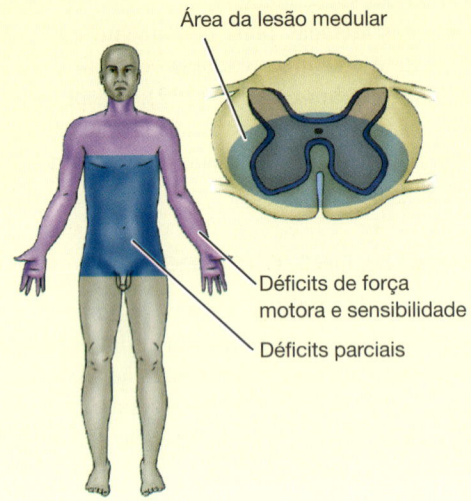

Síndrome medular central

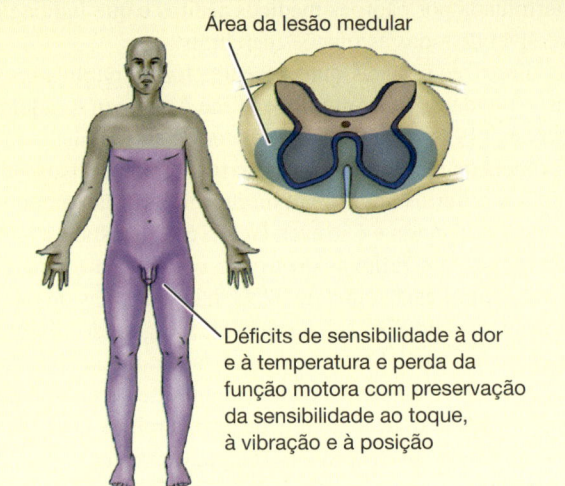

Síndrome medular anterior

#### Síndrome medular anterior
- Características: déficits de sensibilidade à dor e à temperatura e perda da função motora abaixo do nível da lesão; a sensibilidade ao toque suave, à posição e à vibração está preservada
- Causa: a síndrome pode ser causada por herniação aguda dos discos intervertebrais ou lesões de hiperextensão associadas à fratura-luxação da vértebra. Isso também pode ocorrer como consequência da lesão da artéria espinal anterior, que irriga os dois terços anteriores da medula

#### Síndrome de Brown-Séquard (síndrome medular lateral)
- Características: paralisia ou paresia ipsolateral com déficits ipsolaterais de sensibilidade ao toque, à pressão e à vibração com déficits contralaterais da sensibilidade à dor e à temperatura
- Causa: a lesão é causada por hemissecção transversa da medula (a metade da medula é cortada de cima para baixo), geralmente em consequência de uma facada ou projétil de arma de fogo, fratura-luxação de um processo articular lateral ou, possivelmente, ruptura discal aguda

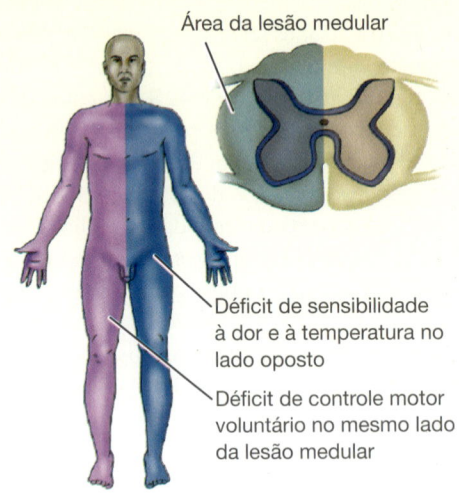

Síndrome de Brown-Séquard

Adaptado de Hickey, L. (2009). *The clinical practice of neurological and neurosurgical nursing* (6th ed., pp. 423-425). Philadelphia: Lippincott Williams & Wilkins.

---

exclui lesão medular, e é necessário realizar a avaliação cuidadosa da coluna vertebral quando o mecanismo do traumatismo envolveu força significativa (*i. e.*, traumatismo craniano simultâneo).

A disfunção respiratória está relacionada com o nível da lesão. Os músculos que participam da respiração são abdominais e intercostais (T1-T11) e diafragma (C3-C5); com as lesões raquimedulares altas, a insuficiência respiratória aguda é a causa principal dos óbitos. A Tabela 45.3 descreve as limitações funcionais correspondentes aos níveis da lesão.

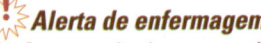 *Alerta de enfermagem*
*Na fase aguda do traumatismo, o edema ascendente da medula espinal pode causar dificuldade respiratória, que requer intervenções imediatas. Por esse motivo, a função respiratória do cliente deve ser monitorada frequentemente.*

> **BOXE 45.11 — Escala de disfunção da ASIA.**
>
> A = **Completa**: nenhuma função sensorial ou motora preservada, inclusive nos segmentos sacrais de S4-S5
> B = **Incompleta**: função sensorial preservada, mas função motora abolida abaixo do nível neurológico, inclusive nos segmentos sacrais de S4-S5
> C = **Incompleta**: função motora preservada abaixo do nível neurológico e mais de 50% dos músculos principais abaixo do nível neurológico têm grau de força muscular menor que 3
> D = **Incompleta**: função motora preservada abaixo do nível neurológico e pelo menos 50% dos músculos principais abaixo do nível neurológico têm grau de força muscular igual ou maior que 3
> E = **Normal**: funções sensorial e motora normais

Reproduzido, com autorização, da American Spinal Injury Association.

## Avaliação e achados diagnósticos

A enfermeira realiza um exame neurológico detalhado. A princípio, o cliente geralmente deve realizar exames radiográficos (radiografias da coluna cervical na incidência lateral) e TC. A RM pode ser solicitada como exame complementar se houver suspeita de lesões ligamentares, visto que pode haver lesão significativa da medula espinal mesmo sem outras lesões ósseas. Além disso, é importante avaliar a coexistência de outras lesões traumáticas, porque o traumatismo raquimedular comumente se acompanha de lesões cranianas e torácicas. O monitoramento cardíaco contínuo pode ser necessário no caso de suspeita de TRM, porque bradicardia e assistolia são comuns nos clientes em fase aguda.

## Manejo de emergência

Os cuidados imediatos prestados no local do acidente são fundamentais, visto que o manuseio inadequado do cliente pode agravar a lesão e causar perda da função neurológica. Todos os clientes envolvidos em acidentes automobilísticos, de mergulho ou de esportes de contato, queda ou traumatismo direto da cabeça e do pescoço devem ser considerados portadores de TRM, até que esta lesão tenha sido excluída. Os cuidados iniciais incluem avaliação rápida, imobilização, liberação, estabilização ou controle das lesões potencialmente fatais e transporte ao serviço médico mais apropriado (Haut, Kalish, Efron et al., 2010; Kattail, Furlan e Fehlings, 2009).

No local do acidente, o cliente deve ser imobilizado em uma prancha vertebral com a cabeça e o pescoço em posição neutra, a fim de evitar que uma lesão parcial transforme-se em lesão completa. Até 25% das lesões medulares ocorrem depois do traumatismo inicial, durante o trânsito para um centro médico ou nas primeiras horas do tratamento (Hadley, Walters, Grabb et al., 2001). Um membro da equipe deve assumir o controle da cabeça do cliente para evitar flexão, rotação ou extensão; isso é possível colocando-se as mãos nos dois lados da cabeça do cliente no nível das orelhas, para limitar os movimentos e manter o alinhamento enquanto outros profissionais colocam a prancha vertebral ou um dispositivo de imobilização cervical. Quando possível, pelo menos quatro pessoas devem deslizar o cliente cuidadosamente para cima da prancha, de maneira a ser transferido ao hospital. Qualquer movimento de torção pode lesar irreversivelmente a medula espinal, tornando possível que um fragmento ósseo da vértebra corte, esmague ou transeccione a medula por completo (Hickey, 2009).

O padrão de assistência é que o cliente seja referenciado a um centro de traumatologia ou lesão raquimedular da região, que disponha de uma equipe multiprofissional e dos serviços de apoio necessários para evitar as alterações destrutivas que ocorrem nas primeiras 24 h depois do traumatismo. Durante o tratamento realizado no setor de emergência e na sala de radiologia, é necessário manter o cliente na prancha de transferência; ele sempre deve ficar em posição estendida. Nenhuma parte do corpo deve ser torcida ou virada, nem o cliente deve ter permissão para sentar-se. Depois que a extensão da lesão for conhecida, o cliente pode ser colocado em um leito giratório ou em um colar cervical. Mais tarde, depois de excluir TRM e instabilidade óssea, o cliente pode ser transferido para um leito convencional ou o colar cervical pode ser removido sem riscos. Se for necessário usar um leito rotativo, mas não houver disponibilidade, o cliente deve ser mantido com o colar cervical rígido em um colchão firme.

## Manejo clínico e de enfermagem

Os objetivos do tratamento são evitar agravação do TRM e detectar sinais e sintomas de deterioração neurológica progressiva. Durante os últimos 20 anos, houve várias alterações no tratamento dos clientes com TRM. As modalidades terapêuticas como hipotermia, corticoides e naloxona foram estudadas e usadas durante a década de 1980; dentre estas, os corticoides em doses altas mostravam-se mais promissores, mas seu uso ainda é controvertido. Nos National Acute Spinal Cord Injury Studies (NASCIS), realizados entre 1990 e 1997, os pesquisadores evidenciaram que a administração de corticoides em doses altas (no caso, metilprednisolona) melhorou o prognóstico sensorial e motor com 6 semanas, 6 meses e 1 ano, contanto que fossem administrados nas primeiras 8 h depois do traumatismo (Nicholas, Selassie, Lineberry et al., 2009). Em 2001, a American Association of Neurological Surgeons e o Congress of Neurological Surgeons fizeram uma revisão da literatura disponível e concluíram que o tratamento por 24 ou 48 h era recomendado como opção. No entanto, os autores observaram que havia mais evidências sugestivas de efeitos colaterais perigosos que de efeitos clínicos benéficos (Hadley et al., 2001).

Ainda existem debates quanto à necessidade de a metilprednisolona em doses altas fazer parte do protocolo padronizado. Apesar da literatura atual, muitos centros ainda utilizam protocolos com metilprednisolona em doses altas para tratar clientes com TRM agudo (Ito, Sugimoto, Tomioka et al., 2009). Em uma revisão mais recente dos tratamentos disponíveis para TRM, os autores concluíram que a administração de metilprednisolona em doses altas estava justificada para clientes não diabéticos e imunossuprimidos, visto que, atualmente, não existem outros tratamentos disponíveis (Hawryluk, Rowland, Kwon et al., 2008).

**Tabela 45.3** Limitações funcionais de acordo com o nível da lesão raquimedular.

| Nível da lesão | Função sensorimotora segmentar | Vestir-se e alimentar-se | Eliminação | Mobilidade* |
|---|---|---|---|---|
| C1 | Pouca ou nenhuma sensibilidade ou controle da cabeça e do pescoço; nenhum controle do diafragma; requer respiração artificial contínua | Dependente | Dependente | Limitada. Cadeira de rodas elétrica controlada por voz ou acionada por sopro |
| C2-C3 | Sensibilidade na cabeça e no pescoço; algum controle do pescoço; independente de respiração artificial por períodos curtos | Dependente | Dependente | Igual a C1 |
| C4 | Sensibilidade e controle motor satisfatórios da cabeça e do pescoço; movimentos diafragmáticos | Dependente; pode conseguir comer com um suporte adaptativo | Dependente | Limitado a uma cadeira de rodas elétrica controlada por voz, boca, cabeça, queixo ou ombro |
| C5 | Controle completo da cabeça e do pescoço; força do ombro; flexão do cotovelo | Independente com ajuda | Requer ajuda em grau máximo | Cadeira de roda elétrica ou manual adaptada; requer ajuda para realizar transferências |
| C6 | Ombro plenamente inervado; extensão ou dorsiflexão dos punhos | Independente, ou dependente de ajuda mínima | Independente ou dependente com ajuda mínima | Independente para transferências e uso de cadeira de rodas |
| C7-C8 | Extensão plena dos cotovelos; flexão plantar e do punho; algum controle dos dedos | Independente | Independente | Independente; cadeira de rodas manual |
| T1-T5 | Controle pleno das mãos e dos dedos; usa os músculos intercostais e torácicos | Independente | Independente | Independente; cadeira de rodas manual |
| T6-T10 | Controle dos músculos abdominais, equilíbrio parcial ou adequado com músculos do tronco | Independente | Independente | Independente; cadeira de rodas manual |
| T11-L5 | Flexores e abdutores dos quadris (L1-L3); extensores dos joelhos (L2-L4); flexores dos joelhos e dorsiflexores do tornozelo (L4-L5) | Independente | Independente | Anda curta distância com ajuda |
| S1-S5 | Controle total da perna, do pé e do tornozelo; inervação dos músculos perineais que controlam as funções intestinal, vesical e sexual (S2-S4) | Independente | Normal ou disfunção vesical e intestinal | Anda de modo independente, com ou sem ajuda |

*Assistência refere-se ao uso de equipamentos adaptativos, instalações especiais ou suporte físico. De Porth, C.M., & Matfin, G. (2008). *Pathophysiology: Concepts of altered health states*. (8th ed.) Philadelphia: Lippincott Williams & Wilkins.

Nos dias atuais, os agentes biológicos têm sido estudados no tratamento das fases aguda e crônica do TRM. Os tratamentos à base de células, inclusive células-tronco e células gliais, mostraram resultados promissores em estudos com animais (Rowland, Hawryluk, Kwon *et al.*, 2008).

### Manejo não cirúrgico

O tratamento do TRM tem como objetivos descomprimir, estabilizar e realinhar a medula espinal, ao mesmo tempo que preserva ou melhora a função neurológica (Hickey, 2009). As fraturas cervicais devem ser reduzidas e a coluna cervical alinhada com algum tipo de tração esquelética (p. ex., tenazes ou compassos esqueléticos) ou com o uso do dispositivo halo. Estão disponíveis vários compassos esqueléticos e todos requerem fixação do crânio em alguma posição. O compasso de Gardner-Wells não requer orifícios pré-perfurados no crânio; os compassos de Crutchfield e Vinke são introduzidos por orifícios produzidos no crânio com um trépano especial sob anestesia local.

O dispositivo halo pode ser utilizado, inicialmente, para exercer tração ou pode ser aplicado depois da remoção do compasso. Esse dispositivo consiste em um aro de aço inoxidável, que é fixado ao crânio por quatro pinos. O aro é fixado a uma **vestimenta de halo** removível, que suspende o peso da unidade circunferencialmente ao redor do tórax; uma estrutura metálica conecta o aro ao tórax. Os dispositivos halo viabilizam a imobilização da coluna cervical, enquanto, simultaneamente, possibilitam deambulação precoce (Figura 45.6). Veja as responsabilidades da enfermeira no cuidado com os pinos no Capítulo 42.

Em geral, as lesões torácicas e lombares são tratadas com intervenção cirúrgica seguida da imobilização com um colete ajustado. A tração não é recomendada antes ou depois da operação, em vista da estabilidade relativa da coluna vertebral desses segmentos.

### Manejo cirúrgico

A cirurgia é necessária nas seguintes condições:

• Compressão da medula espinal
• Corpo vertebral fragmentado ou instável

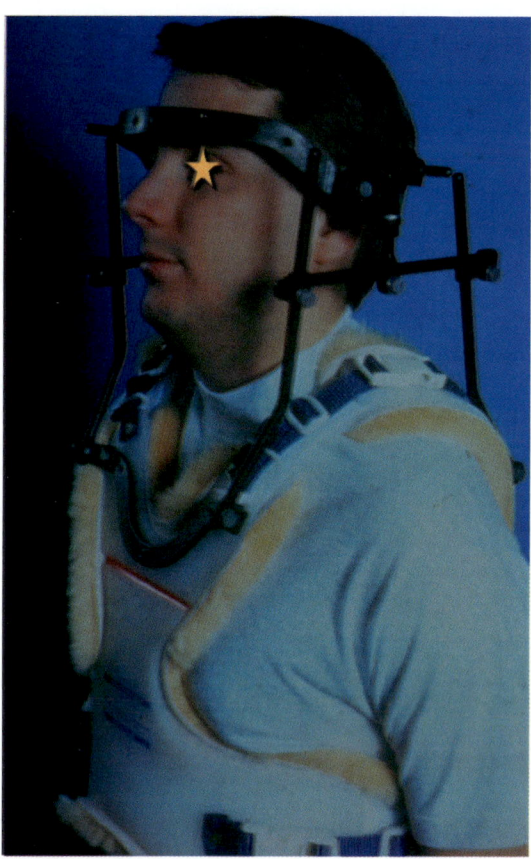

**Figura 45.6** Vestimenta de halo.

- Ferida com perfuração da medula espinal
- Fragmentos ósseos no canal medular
- Deterioração da condição neurológica do cliente.

A intervenção cirúrgica é realizada para descomprimir a medula espinal, reduzir fraturas ou luxações das vértebras ou estabilizar a coluna vertebral. **Laminectomia** é o procedimento cirúrgico mais realizado para descomprimir ou estabilizar a coluna vertebral; consiste em remover a lâmina (parte do arco posterior) e os processos espinhosos de uma vértebra. Várias técnicas (i. e., fusão ou fixação) são usadas para estabilizar a coluna cervical (Hickey, 2009).

## Monitoramento e manejo das complicações do traumatismo raquimedular

### Choques medular e neurogênico

O choque medular associado ao TRM é causado por depressão súbita da atividade reflexa da medula espinal (arreflexia) abaixo do nível da lesão. Os músculos inervados pela parte do segmento medular situado abaixo do nível da lesão perdem a sensibilidade e ficam paralisados e flácidos. Em especial, os reflexos que ativam as funções vesical e intestinal são abolidos. Distensão intestinal e íleo paralítico podem ser causados pela supressão dos reflexos e são tratados com descompressão intestinal por sonda nasogástrica (Hickey, 2009).

O choque neurogênico é atribuído à perda da função do sistema nervoso autônomo abaixo do nível da lesão (Hickey, 2009); os órgãos vitais são afetados e a pressão arterial e a frequência cardíaca diminuem. Essa perda da inervação simpática causa várias outras manifestações clínicas, inclusive redução do débito cardíaco, acúmulo do sangue venoso nos membros e vasodilatação periférica, causando hipotensão branda, bradicardia e aumento da temperatura cutânea. Além disso, o cliente não transpira nas partes paralisadas do corpo, porque a atividade simpática está bloqueada; dessa maneira, o cliente deve ser mantido em observação rigorosa para detectar imediatamente febre de início súbito.

### Trombose venosa profunda

Tromboflebite – inflamação de uma veia causada por trombose venosa profunda (TVP) – é uma complicação potencial relativamente comum da imobilidade e é frequente nos clientes com TRM (Teasell, Hsieh, Abut et al., 2009). A TVP ocorre em uma porcentagem alta (67 a 100%) dos clientes com TRM, e é a terceira causa mais frequente das mortes desses indivíduos (Ploumis, Ponnappan, Maltenfort et al., 2009). O cliente deve ser avaliado quanto à ocorrência de sinais e sintomas de TVP e embolia pulmonar (EP); febre baixa pode ser o primeiro sinal de TVP. As manifestações clínicas da embolia pulmonar são dor torácica pleurítica, ansiedade e dispneia.

As medições da coxa e da panturrilha devem ser realizadas diariamente. O cliente deve ser avaliado quanto à existência de TVP quando a circunferência de um membro aumenta significativamente. Os exames diagnósticos realizados para detectar TVP e EP são ecodoppler, flebografia contrastada e cintigrafia da ventilação/perfusão pulmonar (Hickey, 2009).

O tratamento anticoagulante para evitar TVP e EP deve ser iniciado depois de excluir traumatismo craniano e outras lesões sistêmicas e quando o risco de sangramento for pequeno. Existem evidências fortes a favor do uso da heparina de baixo peso molecular e também da preparação não fracionada. O tratamento parenteral pode ser seguido de anticoagulação oral crônica com um antagonista da vitamina K (p. ex., varfarina) ou injeções subcutâneas de heparina fracionada (Teasell et al., 2009). Em uma revisão da literatura sobre tratamento da tromboembolia, os pesquisadores mostraram que a heparina de baixo peso molecular apresentava mais eficácia para evitar TVP e causava menos complicações hemorrágicas que a heparina não fracionada. Contudo, ambas eram igualmente eficazes para evitar EP (Ploumis et al., 2009). O tratamento anticoagulante deve ser mantido por no mínimo 6 a 12 semanas depois do traumatismo.

As medidas não farmacológicas, tais como uso de meias elásticas compressivas ou dispositivos de compressão pneumática, além dos exercícios de mobilização passiva, são intervenções preventivas importantes para reduzir o acúmulo de sangue e aumentar o retorno venoso. Os dispositivos de compressão devem ser usados por 2 semanas depois do acidente. Em alguns casos, podem ser colocados filtros de longa permanência na veia cava, para evitar que êmbolos (trombos desprendidos) migrem para os pulmões e causem EP nos clientes que desenvolveram trombos mesmo com o tratamento anticoagulante (Gorman, Qadri e Rao-Patel, 2009).

### Hipotensão ortostática

Durante as primeiras 2 semanas depois do TRM, a pressão arterial tende a ficar instável e muito baixa. A pressão retorna gradativamente aos níveis habituais, mas os episódios transitórios de hipotensão ortostática grave frequentemente interferem nos esforços para mobilizar o cliente. A definição de hipotensão ortostática é redução da pressão arterial sistólica no mínimo em 20 mmHg, ou redução da pressão diastólica no mínimo em 10 mmHg, independentemente dos sintomas do cliente (Krassioukov, Eng, Warburton et al., 2009). Os clientes com TRM estão sujeitos a desenvolver hipotensão ortostática durante as mudanças de posição, em vista da perda da vasoconstrição reflexa e da acumulação do sangue nos membros inferiores e nas vísceras abdominais. Isso diminui o retorno venoso ao coração e reduz o débito cardíaco. Para compensar, os clientes têm taquicardia reflexa, embora isso quase nunca seja suficiente para aumentar a pressão arterial aos níveis normais (Krassioukov et al., 2009). Hipotensão ortostática é um problema especialmente comum dos clientes com lesões acima de T7 e com tetraplegia (Hickey, 2009).

Algumas técnicas podem ser usadas para reduzir a frequência dos episódios de hipotensão. É essencial o monitoramento cuidadoso dos sinais vitais antes e durante das mudanças de posição. Fármacos vasopressores podem ser usados para reverter a vasodilatação grave. Meias elásticas compressivas devem ser aplicadas para aumentar o retorno venoso dos membros inferiores. Cintas abdominais também podem ser usadas para aumentar o retorno venoso e proporcionar suporte ao diafragma quando o cliente está de pé. As atividades devem ser planejadas antecipadamente e o cliente deve ter tempo necessário para avançar lentamente durante as mudanças de posição de decúbito para sentado e de pé.

## Disreflexia autonômica

A **disreflexia autonômica**, também conhecida como hiper-reflexia autonômica, é uma emergência aguda que ocorre como consequência das respostas autonômicas exageradas aos estímulos inofensivos em indivíduos normais. Isso ocorre apenas depois que o choque medular regrediu nos clientes com lesões localizadas acima do nível de T6. Essa síndrome caracteriza-se por cefaleia pulsátil grave com hipertensão paroxística, sudorese profusa (mais comumente na fronte), náuseas, congestão nasal e bradicardia (Hickey, 2009). A elevação súbita da pressão arterial pode causar ruptura de um ou mais vasos sanguíneos do cérebro ou aumentar a PIC. A disreflexia autonômica é mais comum nos clientes com lesões raquimedulares completas e nos estágios crônicos do TRM (Krassioukov et al., 2009).

Alguns estímulos podem desencadear esse reflexo: distensão da bexiga (causa mais comum); distensão ou contração dos órgãos viscerais, principalmente intestinos (por constipação intestinal ou impactação); ou estimulação da pele (tátil, dolorosa, térmica ou úlceras de pressão). Por se tratar de uma situação de emergência, os objetivos são eliminar os estímulos desencadeantes e evitar complicações potencialmente graves.

As seguintes medidas devem ser adotadas:

- A cabeceira do leito deve ser levantada e o cliente colocado imediatamente na posição sentada, para reduzir a pressão arterial
- É necessária uma avaliação rápida para identificar e eliminar a causa
- A bexiga deve ser esvaziada imediatamente por um cateter urinário. Se o cateter de longa permanência não estiver desobstruído, ele deve ser irrigado ou substituído por outro
- O reto deve ser examinado para verificar a existência de massa fecal. Se houver, pode-se aplicar um anestésico tópico (p. ex., lidocaína) 10 a 15 min antes de remover a massa fecal, porque a distensão ou a contração visceral pode agravar a disreflexia autonômica. Enquanto faz o toque retal, a enfermeira fica alerta aos sinais e sintomas (tais como ruborização, sudorese, congestão nasal e cefaleia) e, caso ocorram, ela deve interromper o procedimento e aferir a pressão arterial
- A pele deve ser examinada para detectar quaisquer áreas de pressão, irritação ou lesão
- Qualquer outro estímulo que possa desencadear o episódio de disreflexia (inclusive um objeto colocado perto da pele ou uma lufada de vento frio) deve ser eliminado
- Quando essas medidas não controlam a hipertensão e a cefaleia excruciante, o médico prescreve um bloqueador ganglionar (cloridrato de hidralazina), que deve ser administrado lentamente por via IV
- O prontuário do cliente deve ser assinalado com um aviso bem nítido quanto ao risco de disreflexia autonômica
- O cliente deve receber orientações sobre como evitar disreflexia e adotar as medidas recomendadas
- Todos os clientes com lesões acima do segmento T6 devem ser informados de que esses episódios de disreflexia podem ocorrer, mesmo após alguns anos da lesão inicial.

### Processo de enfermagem

*Cliente com traumatismo raquimedular agudo*

#### Avaliação

Por meio do histórico de enfermagem, a enfermeira examina o padrão respiratório, avalia a força da tosse e ausculta os pulmões, visto que a paralisia dos músculos abdominais e respiratórios diminui a eficácia da tosse e dificulta a limpeza das secreções brônquicas e faríngeas.

O cliente deve ser monitorado cuidadosamente para detectar quaisquer alterações da função sensorial ou motora e sinais e sintomas de deterioração neurológica progressiva. Nos estágios iniciais do TRM, pode ser muito difícil determinar se a medula espinal foi lesada, porque os sinais e sintomas de edema medular são indistinguíveis dos causados por uma transecção. O edema da medula espinal pode ocorrer em qualquer cliente com traumatismo raquimedular grave e aumentar a disfunção da medula espinal.

As funções sensoriais e motoras devem ser avaliadas por exame neurológico cuidadoso. Em geral, os resultados do exame são registrados em uma folha de evolução, de modo que as alterações do estado neurológico basal possam ser monitoradas cuidadosa e precisamente. A classificação da ASIA é utilizada frequentemente para descrever o nível funcional dos clientes com TRM. O Boxe 45.10 fornece exemplos dos efeitos da disfunção da medula espinal. No mínimo:

- A função motora deve ser testada, pedindo-se ao cliente para abrir os dedos da mão, apertar a mão do examinador e virar o pé ou movimentar os dedos
- A sensibilidade deve ser avaliada pinçando-se a pele ou tocando-a suavemente com um objeto (como um abaixador de língua), a começar do ombro e descendo pelos dois lados

dos membros superiores e inferiores. O cliente deve ficar com os dois olhos fechados, para que o exame detecte alterações reais, não as que o cliente espera que sejam detectadas. O cliente deve dizer quando a sensação é percebida
- Qualquer deterioração da função neurológica deve ser relatada imediatamente ao médico.

Além disso, o cliente deve ser avaliado para detectar choque medular, retenção urinária, hiperdistensão da bexiga e íleo paralítico.

## Diagnóstico

### Diagnósticos de enfermagem

Com base nos resultados da avaliação inicial, os principais diagnósticos de enfermagem do cliente podem ser os seguintes:

- Padrão respiratório ineficaz relacionado com a fraqueza ou a paralisia dos músculos abdominais e intercostais e com a incapacidade de eliminar secreções
- Eliminação traqueobrônquica ineficaz, relacionada com a fraqueza dos músculos intercostais
- Mobilidade física prejudicada, inclusive no leito, relacionada com os déficits sensoriais e motores
- Sensopercepção alterada, relacionada com os déficits sensoriais e motores
- Risco de integridade da pele prejudicada, relacionado com a imobilidade e o déficit sensorial
- Eliminação urinária prejudicada, relacionada com a incapacidade de urinar espontaneamente
- Constipação intestinal relacionada com a existência de atonia intestinal secundária à disfunção autonômica
- Dor aguda e desconforto relacionados com o tratamento e a imobilidade prolongada.

### Problemas colaborativos/complicações potenciais

As complicações que podem ocorrer nos clientes com TRM são:
- TVP/EP (tromboflebite)
- Hipotensão ortostática
- Disreflexia autonômica.

## Planejamento e metas

As metas estabelecidas para o cliente podem ser: melhorar o padrão respiratório e a limpeza das vias respiratórias; ampliar a mobilidade; aumentar a sensibilidade e a percepção; manter a integridade da pele; aliviar a retenção urinária; melhorar a função intestinal; aumentar o grau de conforto e não desenvolver complicações.

## Intervenções de enfermagem

### Melhoria da respiração e da limpeza adequada das vias respiratórias

O oxigênio deve ser administrado para manter a saturação normal, porque a hipoxemia pode causar ou agravar um déficit neurológico associado à lesão da medula espinal. Quando é necessário fazer intubação endotraqueal, é necessário cuidado extremo para evitar a flexão ou a extensão do pescoço do cliente, visto que isso pode agravar a lesão da medula cervical.

A possibilidade de insuficiência respiratória iminente é detectada pela observação do cliente, atentando-se para frequência e profundidade das respirações, ausculta dos sons respiratórios, uso dos músculos acessórios, monitoramento da saturação de oxigênio por oximetria de pulso e dos resultados da gasometria arterial. Os cuidados imediatos e rigorosos com a limpeza das secreções brônquicas e faríngeas podem evitar retenção de secreções e atelectasia. A aspiração pode ser necessária, mas a enfermeira deve ser cuidadosa, pois este procedimento pode estimular o nervo vago e causar bradicardia que, em alguns casos, provoca parada cardíaca.

Se o cliente não conseguir tossir eficazmente devido à redução do volume inspiratório e à incapacidade de produzir pressão expiratória suficiente, pode ser necessário realizar fisioterapia respiratória e estimulação da tosse.

### Ampliação da mobilidade

O alinhamento corporal adequado deve ser sempre mantido. É necessário reposicionar o cliente com frequência e auxiliá-lo a sair do leito tão logo a coluna vertebral esteja estabilizada. Os pés estão sujeitos à queda plantar; assim, vários tipos de talas são usados para evitar essa complicação. Quando usadas, as talas devem ser retiradas e reaplicadas a cada 2 h. Os rolos de trocanter, que são aplicados da crista ilíaca até a região intermediária das duas coxas, ajudam a evitar rotação externa das articulações dos quadris.

Os clientes com lesões localizadas acima do nível torácico intermediário têm perda do controle simpático da atividade vasoconstritora periférica, o que provoca hipotensão. Esses clientes podem não tolerar bem mudanças posturais e requerem monitoramento da pressão arterial quando a posição do corpo é alterada. Em geral, a posição do cliente deve ser alterada a cada 2 h por rolagem sobre o corpo. Essa técnica de rolagem assegura o alinhamento adequado da medula durante a troca de posição. O cliente não deve ser virado, a menos que a coluna esteja estabilizada e o médico tenha indicado que é seguro fazê-lo.

Com a imobilidade e a paralisia muscular, as contraturas desenvolvem-se rapidamente. Uma articulação imobilizada por muito tempo torna-se enrijecida em consequência das contraturas dos tendões e da cápsula articular; o desuso dos membros acarreta atrofia. Contraturas e outras complicações podem ser evitadas pelos exercícios de mobilização ativa e passiva, que ajudam a preservar a mobilidade e estimulam a circulação. Os exercícios de mobilização passiva devem ser iniciados tão logo seja possível após o acidente.

### Facilitação da adaptação às alterações da sensibilidade e da percepção

A enfermeira ajuda o cliente a compensar as alterações da sensibilidade e da percepção, que são causadas pelo TRM. Os sentidos preservados acima do nível da lesão devem ser estimulados por toque, aromas, alimentos e bebidas saborosos, conversação e música. Outras estratégias de estimulação são as seguintes:

- Fornecer óculos prismáticos para possibilitar que o cliente veja mesmo em decúbito dorsal
- Estimular o uso dos aparelhos auditivos (se houver necessidade) para que o cliente possa ouvir as conversas e os sons do ambiente

*(continua)*

- Oferecer apoio emocional ao cliente
- Explicar e demonstrar ao cliente medidas para compensar ou enfrentar os problemas causados por esses déficits.

### Manutenção da integridade da pele

Como os clientes com TRM ficam imobilizados e não têm sensibilidade abaixo do nível da lesão, eles constituem o grupo com prevalência mais alta de úlceras de pressão nos EUA. Até 85% dos clientes com doenças da medula espinal desenvolvem úlceras de pressão ao longo de suas vidas. Nessa população, a taxa de mortalidade associada a tais úlceras fica em torno de 8% (Srivastava, Gupta, Taly et al., 2009). Os locais mais comuns das úlceras de pressão são acima das tuberosidades isquiáticas, trocanter maior, sacro, região glútea e região occipital (parte posterior da cabeça). Os clientes que usam colares cervicais por períodos longos podem desenvolver lesões causadas pela pressão exercida pelo colar sob o queixo, nos ombros e na região occipital. A enfermeira segue o protocolo institucional quanto aos cuidados com esses colares, que geralmente incluem substituição dos acolchoados a cada 24 h e inspeção e limpeza da pele a cada turno.

A posição do cliente deve ser mudada a cada 2 h e a inspeção cuidadosa da pele deve ser realizada sempre que ele for virado. É necessário examinar a pele sobre os pontos de pressão, para detectar eritema ou lesão. A pele do cliente deve ser mantida limpa por lavagem com sabonete suave, enxágue cuidadoso e secagem com panos absorventes. As áreas sensíveis à pressão devem ser mantidas bem lubrificadas e macias, com aplicação de creme ou loção para as mãos.

### Manutenção da eliminação urinária

Pouco depois do TRM, a bexiga pode tornar-se atônica e incapaz de contrair por atividade reflexa; em geral, esses clientes desenvolvem retenção urinária. Como o cliente não tem sensação de distensão da bexiga, pode haver estiramento excessivo do órgão e do músculo detrusor, que retarda a recuperação da função vesical.

A cateterização intermitente deve ser realizada para evitar hiperdistensão da bexiga e infecções do trato urinário (ITU). Se isso não for exequível, um cateter urinário de longa permanência pode ser utilizado temporariamente. Em uma fase precoce, os familiares devem aprender como realizar cateterização intermitente e devem ser estimulados a participar desta atividade de cuidado, visto que deverão colaborar com o tratamento a longo prazo, e devem ser capazes de reconhecer as complicações, de modo que o tratamento possa ser instituído.

O cliente deve aprender a registrar a ingestão de líquidos, o padrão miccional, as características da urina e quaisquer sensações incomuns que possa apresentar. O tratamento da bexiga neurogênica (disfunção vesical resultante de um distúrbio do sistema nervoso) está descrito detalhadamente no Capítulo 28.

### Melhoria da função intestinal

Pouco depois do TRM, o cliente pode ter íleo paralítico em consequência da paralisia neurogênica do intestino; por esse motivo, geralmente é necessário usar uma sonda nasogástrica para aliviar a distensão e evitar vômitos e aspiração.

Em geral, a atividade intestinal retorna na primeira semana depois do acidente. Logo que os ruídos peristálticos forem auscultados, o cliente pode começar a ingerir uma dieta rica em calorias, proteínas e fibras, com aumentos gradativos do volume das refeições. A enfermeira administra os emolientes fecais prescritos para contrabalançar os efeitos da imobilidade e dos analgésicos. Um regime intestinal deve ser iniciado tão logo seja possível. A disfunção intestinal é mais comum nos clientes com TRM completo motor, mas também ocorre nos casos de TRM parcial motor (Valles e Mearin, 2009).

### Oferecimento de medidas para aumentar o conforto

Os clientes com pinos, ou outros dispositivos aplicados para manter a estabilidade da coluna cervical podem referir cefaleia ou desconforto por vários dias depois da colocação dos pinos. Inicialmente, eles podem ficar incomodados com o aspecto realmente assustador desses dispositivos, mas geralmente se adaptam facilmente, pois o dispositivo oferece conforto ao pescoço instável. O cliente pode queixar-se da sensação de estar engaiolado e do barulho produzido por qualquer objeto que entre em contato com a estrutura metálica do dispositivo halo; no entanto, ele pode ser tranquilizado de que logo se adaptará.

As áreas ao redor dos quatro pinos de um dispositivo halo devem ser limpas diariamente e examinadas para detectar eritema, secreção e dor. Os pinos devem ser examinados para verificar se estão frouxos, pois isso pode predispor à infecção. Caso um dos pinos se solte, a cabeça deve ser estabilizada em posição neutra por um profissional, enquanto outro procura avisar o neurocirurgião. Uma chave de fenda deve ficar prontamente disponível, caso seja necessário apertar os parafusos da estrutura metálica.

A pele sob a vestimenta halo deve ser examinada para detectar transpiração excessiva, eritema e bolhas cutâneas, principalmente nas proeminências ósseas. A vestimenta deve ser aberta dos lados para que seja possível lavar o tronco. O revestimento da vestimenta não deve ficar úmido, porque a umidade causa escoriação da pele; é necessário substituir o revestimento periodicamente, a fim de manter a higiene e o cuidado adequado da pele. Se o cliente receber alta com a vestimenta, os familiares devem receber orientações detalhadas e ter tempo suficiente para demonstrar as habilidades necessárias ao cuidado com esse dispositivo.

### Garantia da continuidade do cuidado no lar e na comunidade

**Ensino de autocuidado ao cliente.** Na maioria dos casos, os clientes com TRM (i. e., clientes com tetraplegia ou paraplegia) necessitam de reabilitação prolongada. O processo começa durante a internação hospitalar, à medida que os sintomas agudos comecem a regredir ou estejam mais bem controlados e os déficits globais e os efeitos crônicos da lesão fiquem evidentes. As metas começam a mudar de simplesmente sobreviver ao acidente para aprender as estratégias necessárias ao enfrentamento das alterações que a lesão acarreta nas atividades da vida diária (AVD). A ênfase deixa de ser em assegurar que o cliente esteja estável e livre de complicações e passa a ser em avaliação e planejamento específicos, destinados a atender às necessidades de reabilitação do indivíduo. Inicialmente, o ensino do cliente pode enfatizar a lesão e seus efeitos na mobilidade, na atividade de vestir-se e nas funções intestinal, vesical e sexual. À medida que o cliente e seus familiares entendem as consequências do acidente e a limitação física resultante, o foco do ensino amplia-se para incluir as questões necessárias à realização das atividades da vida diária e ao autocuidado. O processo de ensino começa na fase aguda e estende-se ao longo de toda a reabilitação. As intervenções têm como propósitos melhorar a função, facilitar a adaptação, aumentar as interações sociais e reduzir os estigmas sociais (Wilson, Huston, Koval et al., 2009).

Inicialmente, cuidar do cliente com TRM em sua residência pode ser uma tarefa aparentemente assustadora. O cliente e seus familiares precisam de apoio de enfermeiras dedicadas, de modo que possam assumir progressivamente o cuidado pleno do cliente. Embora ainda seja importante manter a função e evitar complicações, as metas relativas ao autocuidado e à preparação para a alta facilitam a transição suave para a fase de reabilitação e, por fim, à vida em comunidade.

**Continuidade do cuidado.** A meta final do processo de reabilitação é independência. A enfermeira oferece apoio ao cliente e aos seus familiares, ajudando-os a assumir responsabilidades crescentes pelas atividades de cuidado e tratamento do cliente. Os cuidados para clientes com TRM envolvem membros de todas as disciplinas da área de saúde, inclusive enfermagem, medicina, reabilitação, terapia respiratória, fisioterapia e terapia ocupacional, gerenciamento do caso e serviço social.

Em geral, a enfermeira atua como coordenadora da equipe de tratamento e como elo com os centros de reabilitação e os órgãos que prestam cuidados domiciliares (*home care*) (Johnson, Bailey, Rundquist et al., 2008). O Boxe 45.12 descreve outro papel importante que a enfermeira pode assumir no tratamento dos clientes com TRM. Em geral, o cliente e seus familiares precisam de ajuda para lidar com o impacto psicológico do acidente e suas consequências; o referenciamento a uma enfermeira de saúde mental ou outro profissional de saúde especializado em psiquiatria costuma ser útil. É importante começar a avaliação do estado psicológico do cliente em uma fase precoce do processo de reabilitação, porque a intervenção imediata aumenta a satisfação do cliente a longo prazo (van Koppenhagen, Post, van der Woude et al., 2009).

À medida que mais clientes sobrevivem ao TRM, eles enfrentam os problemas associados ao envelhecimento e às limitações físicas. Dessa maneira, o ensino na residência e na comunidade enfatiza a promoção da saúde e contempla a necessidade de reduzir fatores de risco que predisponham ao aumento da mortalidade. Alguns fatores de risco identificados incluem doença cardiovascular, diabetes, transtornos psiquiátricos e uso abusivo de álcool ou drogas ilícitas (Krause, Zhai, Saunders et al., 2009). As enfermeiras que prestam cuidados domiciliares e outros profissionais que entram em contato com clientes que sofreram

---

### BOXE 45.12 — Pesquisa em enfermagem.

#### Conexão com a prática baseada em evidências

De que modo as enfermeiras ajudam a aumentar a satisfação dos clientes e dos médicos em um centro de grande porte especializado em lesões raquimedulares?

Crosslev, L., Mueller, L. & Horstman, P. (2009). Software-assisted spine registered nurse care coordination and patient triage: One organization's approach. *Journal of Neuroscience Nursing*, 41(4), 217-224.

#### Objetivo

Os problemas do dorso incluem diversos distúrbios, desde transtornos agudos de curta duração até doenças que se estendem por toda a vida. Os clientes com dorsalgia geralmente precisam esperar muito tempo por referenciamentos aos centros especializados em doenças da coluna, enfrentam dificuldades de comunicação entre os médicos assistentes e contam com pouca coordenação do cuidado. O West Virginia University Spine Center é um centro de referência multidisciplinar em tratamento da coluna, com grande número de clientes novos referenciados anualmente. Estes clientes eram agendados para a primeira consulta disponível, sem que fosse levado em consideração o grau de urgência. O resultado disso eram níveis altos de insatisfação dos clientes e dos médicos que os referenciavam. Por esse motivo, o WVU Spine Center criou a função de enfermeira coordenadora habilitada e desenvolveu um *software* para ajudar a realizar a triagem dos referenciamentos novos e coordenar os cuidados dos clientes.

#### Delineamento

A função de enfermeira coordenadora do cuidado foi criada para otimizar a triagem dos clientes referenciados e facilitar a comunicação com os clientes e seus médicos assistentes. Para cada cliente novo, a enfermeira revisa suas informações médicas e, caso não haja necessidade de uma consulta imediata, um especialista em referenciamento liga para o cliente e conclui a história de saúde. Depois de a enfermeira revisar o prontuário e os exames radiológicos apropriados, um médico revisa as informações e formula uma impressão e um plano de tratamento inicial. A enfermeira liga para o cliente e também para seu médico assistente, com o intuito de conversar sobre a impressão médica e o plano, além de coordenar qualquer exame adicional que seja necessário realizar antes da consulta na clínica.

#### Achados

Depois da criação da função de enfermeira coordenadora, os níveis de satisfação do cliente e dos médicos aumentaram significativamente. Os clientes gostaram de contar com alguém para responder às suas perguntas de maneira oportuna e que pudesse explicar a tecnologia médica complexa, enquanto o médico assistente conseguia receber *feedback* oportuno. O tempo global de espera foi reduzido de 9 a 12 semanas para 1 a 2 semanas; também houve aumento de 17% no número de clientes operados e aumento de 21% no volume de referenciamentos.

#### Implicações de enfermagem

Esse estudo serve para lembrar o papel vital que as enfermeiras desempenham no contexto ambulatorial. Foi demonstrado que, com a criação da função de enfermeira coordenadora do cuidado, houve melhoras significativas na eficiência, na produtividade e nos serviços prestados pela clínica, bem como aumentos da satisfação do cliente e dos médicos com a clínica especializada em problemas da coluna.

TRM encontram-se em posição singular para orientá-los quanto aos estilos de vida saudáveis, lembrá-los da necessidade de realizar exames de triagem da saúde e, quando necessário, realizar os referenciamentos. Ajudar os clientes a identificar os profissionais de saúde acessíveis, os serviços médicos e os centros de exame de imagem pode aumentar as chances de que eles participem da triagem de saúde.

### Reavaliação

#### Resultados esperados para o cliente

Os resultados esperados para o cliente podem ser os seguintes:

1. Apresenta melhoria da troca de gases e eliminação das secreções, conforme se evidencia por sons respiratórios normais à ausculta:
   a. Respira facilmente sem dispneia
   b. Realiza os exercícios de respiração profunda de hora em hora, tosse eficazmente e elimina as secreções pulmonares
   c. Não apresenta infecção (i. e., tem temperatura, frequência respiratória, pulso e ausculta pulmonar normais, sem escarro purulento)
2. Realiza movimentos dentro das limitações impostas pela disfunção e demonstra que, apesar de suas limitações funcionais, conclui os exercícios
3. Demonstra adaptação às alterações sensoriais e perceptivas:
   a. Utiliza dispositivos auxiliares (i. e., óculos de prisma, aparelho auditivo, computadores), conforme a necessidade
   b. Descreve as alterações da sensibilidade e da percepção em consequência do acidente
4. Apresenta integridade cutânea ideal:
   a. Exibe turgor cutâneo normal; a pele não tem áreas de eritema ou lesão
   b. Participa das atividades de cuidado com a pele e dos procedimentos de monitoramento dentro de suas limitações funcionais
5. Readquire controle da função vesical:
   a. Não apresenta sinais e sintomas de ITU (i. e., tem temperatura normal; a urina é clara e diluída)
   b. Tem ingestão adequada de líquidos
   c. Participa do programa de condicionamento vesical dentro de suas limitações funcionais
6. Readquire o controle da função intestinal:
   a. Refere padrão regular de evacuações
   b. Ingere dieta com quantidades adequadas de fibras e líquidos orais
   c. Participa do programa de condicionamento intestinal dentro de suas limitações funcionais
7. Não se queixa de dor e desconforto
8. Não tem complicações:
   a. Não apresenta sinais e sintomas de TVP ou EP
   b. Não apresenta manifestações clínicas de EP (i. e., não tem dor torácica ou dispneia; os valores da gasometria estão dentro dos limites normais)
   c. Mantém a pressão arterial na faixa normal
   d. Não se queixa de tontura ao realizar mudanças de posição
   e. Não apresenta manifestações clínicas de disreflexia autonômica (i. e., não tem cefaleia, congestão nasal, bradicardia ou sudorese).

## Revisão do capítulo

### Exercícios de avaliação crítica

1. Um cliente de 70 anos foi trazido ao setor de emergência depois de ter caído e batido com a cabeça; ele ficou inconsciente por cerca de 2 min. No momento, o cliente está alerta e orientado. Qual tipo de lesão é mais provável que ele tenha sofrido? Quais orientações para alta devem ser fornecidas aos familiares ou ao cuidador desse cliente? Como a enfermeira modificaria suas orientações para alta se o cliente vivesse sozinho?
2. Seu cliente de 25 anos com LCT apresenta sinais iniciais de elevação da PIC. Descreva o tratamento clínico que a enfermeira esperaria para controlar a PIC e as medidas de enfermagem que estariam indicadas. Como a enfermeira poderia determinar se suas intervenções conseguiram reduzir a PIC alta? Qual é a força da evidência para essas intervenções?
3. Um homem de 47 anos foi internado com paraplegia secundária a um TRM, diabetes e obesidade. Quais são as complicações que ele pode apresentar? Quais intervenções seriam apropriadas para evitar essas complicações?

### Questões objetivas

1. A enfermeira avalia o NDC de um cliente que sofreu traumatismo craniano e conclui que o escore da Escala de Coma de Glasgow deste cliente é de 15. Quais das seguintes respostas a enfermeira avaliou para determinar o escore da Escala de Coma de Glasgow? Assinale todas as opções que se aplicam.
   A. Abertura espontânea dos olhos
   B. Taquicardia, hipotensão, bradicardia
   C. Capacidade de obedecer aos comandos
   D. Diâmetro pupilar desigual
   E. Orientação no tempo, no espaço e na identificação pessoal
2. Um cliente sofreu TRM de C6 há 4 h. Qual dos seguintes diagnósticos de enfermagem é prioritário?
   A. Retenção urinária
   B. Risco de integridade da pele prejudicada
   C. Padrão respiratório ineficaz
   D. Impotência
3. A enfermeira observa drenagem de líquido límpido do nariz de um cliente que sofreu traumatismo craniano há 2 h. Isso pode indicar a existência de qual das seguintes complicações?
   A. Concussão cerebral
   B. Fratura da base do crânio
   C. Tumor cerebral
   D. Infecção dos seios paranasais
4. Um homem de 18 anos foi internado por traumatismo craniano fechado depois de um acidente de motocicleta.

O cliente tem apresentado tendência crescente nas aferições da PIC. Qual das seguintes intervenções deveria ser a primeira medida tomada pela enfermeira?
A. Administrar 100 mg de pentobarbital IV, de acordo com a prescrição
B. Aumentar os ajustes do respirador para a frequência respiratória de 20 respirações/min
C. Administrar 20 g de manitol IV, conforme a prescrição
D. Reposicionar o cliente, de modo a evitar flexão do pescoço

5. Quais intervenções o plano de cuidados da enfermeira deveria incluir para evitar disreflexia autonômica em um cliente com TRM? Assinale todas as opções aplicáveis.
A. Verificar se há impactação fecal
B. Monitorar a pressão arterial para detectar hipotensão
C. Examinar o sistema de drenagem urinária para detectar alguma obstrução
D. Monitorar as evacuações
E. Orientar o cliente a usar um bracelete de alerta médico

## Bibliografia e leitura sugerida

A bibliografia e a leitura sugerida para este capítulo estão disponíveis no GEN-IO: http://gen-io.grupogen.com.br/gen-io/.

# CAPÍTULO 46

# Manejo de Enfermagem | Distúrbios Neurológicos

CYNTHIA BAUTISTA

## Objetivos de estudo

**Após ler este capítulo, você será capaz de:**

1. Identificar os vários tipos e causas de crises convulsivas
2. Usar o processo da enfermagem para desenvolver um plano de cuidado para o cliente com crises convulsivas
3. Diferenciar os distúrbios infecciosos do sistema nervoso de acordo com as causas, manifestações, cuidado clínico e manejo de enfermagem
4. Descrever a fisiopatologia, as manifestações clínicas, o manejo clínico e de enfermagem da esclerose múltipla, miastenia *gravis* e síndrome de Guillain-Barré
5. Relatar os distúrbios dos nervos cranianos, suas manifestações e intervenções de enfermagem indicadas
6. Usar o processo de enfermagem como referencial para o cuidado de clientes com distúrbios neurológicos degenerativos.

## Distúrbios convulsivos

### Convulsões, epilepsia e estado de mal epiléptico

**Crises convulsivas** são episódios temporários anormais de atividade motora, sensorial, autônoma ou psíquica (ou uma combinação destes) que resultam da descarga elétrica excessiva e repentina dos neurônios corticais (Hickey, 2009); uma parte ou todo o cérebro pode estar envolvido. O termo *ictal* se refere a uma crise convulsiva verdadeira ou *evento ictal*.

**Epilepsia** é um grupo de síndromes caracterizado por convulsões recorrentes e não provocadas (Bazil e Pedley, 2010). As síndromes epilépticas são classificadas por padrões específicos de características clínicas, inclusive idade ao surgimento, história familiar e tipo de convulsão. Os tipos de epilepsia são diferenciados pela maneira como a atividade convulsiva se manifesta, geralmente detectada pelo eletroencefalograma (EEG) (Boxe 46.1). As síndromes mais comuns são aquelas com crises convulsivas generalizadas (que envolvem o cérebro difusamente) e aquelas que apresentam convulsões parciais (limitadas a um lado do hemisfério cerebral). A epilepsia pode ser idiopática (antes chamada de primária), na qual nenhuma causa é identificada, ou sintomática (antes chamada de secundária), quando a causa é conhecida e a epilepsia é um sintoma de outra condição de base, como tumor cerebral. Embora algumas evidências sugiram que a suscetibilidade a alguns tipos de epilepsia seja hereditária, a causa das convulsões em muitas pessoas é desconhecida. A epilepsia pode acompanhar um trauma de nascimento, asfixia neonatal, lesões na cabeça, algumas doenças infecciosas (bacteriana, viral, parasítica), toxicidade (monóxido de carbono e envenenamento por chumbo), problemas circulatórios, febre, distúrbios nutricionais e metabólicos e intoxicação medicamentosa e alcoólica (Criddle, Everly, Franges *et al.*, 2008). Além disso, é associada a tumores cerebrais, abscessos e malformações congênitas; a maioria dos casos de epilepsia é idiopática (*i. e.*, a causa é desconhecida).

A epilepsia não está associada ao nível intelectual. Os portadores de epilepsia sem outros problemas no cérebro ou no sistema nervoso se enquadram nas mesmas variações de inteligência que a população em geral. A epilepsia não é sinônimo de doença ou retardamento mental; no entanto, muitas pessoas com problemas de desenvolvimento devido a dano neurológico grave também apresentam epilepsia.

### BOXE 46.1 — Classificação internacional das crises convulsivas.

**Crises convulsivas parciais (convulsões de início focal)**
Crises convulsivas parciais simples (com sintomas elementares, geralmente sem comprometimento da consciência):
- Com sintomas motores
- Com sintomas somatossensoriais ou sensoriais especiais
- Com sintomas autônomos
- Formas compostas (motora e sensorial)

Crises convulsivas parciais complexas (com sintomas complexos, geralmente com comprometimento da consciência):
- Com comprometimento da consciência apenas
- Com sintomas cognitivos
- Com sintomas afetivos
- Com sintomas psicossensoriais
- Com sintomas psicomotores (automatismos)
- Formas compostas (motora e sensorial)

Crises convulsivas parciais secundariamente generalizadas

**Crises convulsivas generalizadas (convulsiva ou não convulsiva, bilateralmente simétrica, sem início local)**
- Convulsões tônico-clônicas: crises convulsivas generalizadas que afetam todo o cérebro; começam com rigidez (fase tônica), seguida por atividade clônica repetitiva de todas as extremidades caracterizada por enrijecimento ou abalos do corpo
- Convulsões tônicas: crises convulsivas caracterizadas por enrijecimento muscular, dilatação das pupilas e alteração dos padrões respiratórios; o corpo endurece e a pessoa pode cair para trás. Em geral, a crise dura menos de 1 min e a recuperação é rápida
- Convulsões clônicas: caracterizadas por movimentos bruscos, os quais envolvem músculos dos dois lados do corpo
- Crises de ausência (pequeno mal): episódios curtos de olhar fixo e perda da consciência
- Convulsões atônicas: perda repentina do tônus muscular, resultando em quedas ao chão, com recuperação rápida
- Convulsões mioclônicas (epiléptica disseminada bilateralmente): caracterizada por movimentos bruscos (mioclônicos) de um músculo ou grupo muscular, sem perda da consciência
- Convulsões não classificadas: crises convulsivas que não podem ser classificadas

---

**Alerta de enfermagem**

*Nem todas as crises convulsivas implicam epilepsia. Embora as convulsões sejam a manifestação cardinal da epilepsia, as crises convulsivas também ocorrem como manifestação de um problema de base tratável, como hiponatremia ou febre alta. Uma vez identificada e tratada a causa, as crises convulsivas cessam. Epilepsia é uma doença crônica e se associa a convulsões recorrentes, imprevisíveis e não provocadas.*

O **estado de mal epiléptico** (atividade convulsiva aguda prolongada) consiste em crises convulsivas generalizadas que ocorrem sem recuperação total da consciência entre os ataques (Hickey, 2009). O termo foi ampliado para incluir convulsões elétricas ou clínicas contínuas (no EEG), com duração de pelo menos 30 min, mesmo sem comprometimento da consciência. É considerada uma emergência clínica, com taxa de mortalidade de 20% (Bradley, Daroff, Fenichel *et al.*, 2008). O estado de mal epiléptico produz efeitos cumulativos; as contrações musculares vigorosas impõem uma pesada demanda metabólica e podem interferir na respiração. As dificuldades respiratórias que ocorrem durante o estado de mal epiléptico podem resultar em hipoxia cerebral. Episódios repetidos de anoxia cerebral e edema podem levar a dano cerebral irreversível e fatal. A duração das crises convulsivas não controladas aumenta os efeitos sistêmicos do comprometimento respiratório, acidemia, hipoglicemia e hipotensão (Bradley, 2008). Os fatores que precipitam o estado de mal epiléptico são abstinência de medicamentos anticonvulsivos, febre, infecção concomitante e abstinência de álcool e substâncias ilícitas.

## Fisiopatologia das crises convulsivas

As mensagens do corpo são transmitidas pelos neurônios do cérebro por meio de descargas de energia eletroquímica. Esses impulsos ocorrem em disparos sempre que uma célula nervosa tem uma tarefa a realizar; às vezes, essas células ou grupos celulares continuam disparando após o término da tarefa. Durante o período de descargas não desejadas, partes do corpo controladas pelas células errantes podem trabalhar de maneira irregular. A disfunção resultante varia de leve a incapacitante e, muitas vezes, causa perda da consciência (Hickey, 2009). Caso essas descargas descontroladas e anormais aconteçam de maneira repetitiva, diz-se que a pessoa tem uma *síndrome epiléptica* (Hickey, 2009). A classificação internacional das convulsões diferencia dois tipos principais: convulsões parciais, que começam em uma parte do cérebro; e convulsões generalizadas, que envolvem descargas elétricas em todo o cérebro (ver Boxe 46.1). Nas convulsões parciais simples, a consciência continua intacta; na convulsão parcial complexa, a consciência é comprometida. No entanto, entende-se que nem todas as convulsões ou síndromes se encaixam precisamente nessa classificação, e os clientes podem apresentar mais de um tipo de crise convulsiva.

As causas específicas das crises convulsivas são variadas e podem ser categorizadas como idiopáticas (defeitos genéticos, do desenvolvimento) e adquiridas. As causas das convulsões adquiridas são:

- Doença cerebrovascular
- Hipoxemia de qualquer causa, inclusive insuficiência vascular
- Febre (infância)
- Lesão cerebral
- Hipertensão
- Infecções no sistema nervoso central
- Condições metabólicas e tóxicas (como insuficiência renal, hiponatremia, hipocalcemia, hipoglicemia, pesticidas)
- Tumor cerebral
- Abstinência de álcool e drogas
- Alergias.

## Manifestações clínicas e avaliação

O padrão inicial das convulsões indica a região do cérebro da qual a convulsão se origina (ver Boxe 46.1). Nas convulsões parciais simples, apenas uma das mãos ou um dedo pode tremer ou a boca ter espasmos de maneira descontrolada. A pessoa pode falar de maneira ininteligível, apresentar tontura e ter visões, ouvir barulhos, sentir cheiros e gostos incomuns ou desagradáveis, mas sem perda de consciência (Hickey, 2009).

Nas convulsões parciais complexas, a pessoa permanece imóvel ou se movimenta automaticamente, mas de maneira inapropriada para a hora e o local; pode expressar emoções excessivas de medo, raiva, euforia ou irritabilidade. Independentemente das manifestações, a pessoa não se lembra do episódio quando acaba.

As convulsões generalizadas, antes chamadas de *crises convulsivas de grande mal*, envolvem ambos os hemisférios cerebrais, fazendo com que os dois lados do corpo reajam (Hickey, 2009). É possível observar rigidez intensa em todo o corpo, seguida por alternância de relaxamento e contração muscular (contração tônico-clônica generalizada). As contrações simultâneas do diafragma e dos músculos do tórax podem produzir um choro epiléptico característico. Muitas vezes, o cliente morde a língua e tem incontinência de urina e fezes; após 1 ou 2 min, os movimentos convulsivos começam a ceder; o cliente relaxa e entra em coma profundo, respirando sonoramente. A essa altura, as respirações são principalmente abdominais. No estado pós-ictal (após a crise convulsiva), o cliente muitas vezes fica confuso e com dificuldades para despertar, podendo dormir por horas. Muitos clientes relatam cefaleia, músculos doloridos, fraqueza de extremidades, fadiga e depressão (Lippincott Williams & Wilkins, 2008).

A história clínica é coletada, inclusive o histórico de crises convulsivas anteriores, uso de substâncias ilícitas, álcool e medicamentos, estado alérgico e história familiar. O cliente também é questionado quanto a doenças e lesões cerebrais que podem ter afetado o cérebro. Com relação às mulheres, é necessário obter informações sobre o último período menstrual (observa-se aumento na frequência das crises durante o período menstrual) e gestações (a incidência de anomalias fetais é duas vezes mais alta em mulheres que usam medicamentos antiepilépticos). Questiona-se o cliente sobre desencadeadores comuns associados às crises convulsivas, que podem ter natureza olfatória (certos odores), visual (luzes) ou auditiva (certos tipos de músicas), ou se há relação com fadiga, privação de sono, hipoglicemia, estresse emocional, choque elétrico, doença febril, consumo de álcool, determinadas substâncias, ingestão excessiva de água, constipação intestinal e hiperventilação (Hickey, 2009).

Além das avaliações físicas e neurológicas, os exames complementares incluem estudos bioquímicos, hematológicos e sorológicos. Exames de imagem – tais como ressonância magnética (RM), espectroscopia por ressonância magnética (ERM) e tomografia por emissão de pósitron (PET) – podem ser usados para detectar lesões estruturais como anormalidades focais e cerebrovasculares, além de alterações degenerativas do cérebro (Bradley *et al.*, 2008). A tomografia computadorizada por emissão de fóton único (SPECT) é uma ferramenta adicional, muitas vezes aplicada na marcha diagnóstica. É útil para a identificação da zona epileptogênica, de modo que a área cerebral que origina as convulsões pode ser removida por cirurgia.

O EEG fornece evidências diagnósticas em muitos clientes com epilepsia e ajuda na classificação do tipo da crise convulsiva (Lippincott Williams & Wilkins, 2008). As alterações no EEG costumam persistir entre as crises ou, caso não sejam aparentes, podem ser evocadas por hiperventilação ou durante o sono. Microeletrodos (eletrodos profundos) podem ser inseridos profundamente no cérebro para pesquisar a ação de células cerebrais únicas. Algumas pessoas com convulsões clínicas apresentam EEG normais, ao passo que outras que nunca tiveram crises convulsivas revelam EEG anormais. Equipamentos computadorizados e de telemetria são utilizados para monitorar a atividade cerebral elétrica, enquanto o cliente realiza suas atividades normais, e para armazenar as leituras em fitas de computador para análise. Para determinar o tipo de convulsão, é útil o registro em vídeo das convulsões (realizado de maneira simultânea com a telemetria e o EEG), bem como da sua duração e magnitude. Esse tipo de monitoramento intensivo está mudando o tratamento da epilepsia grave.

## Manejo clínico e de enfermagem

Os objetivos do tratamento são: parar as convulsões o mais rápido possível; garantir a oxigenação cerebral adequada; manter o cliente em estado livre de convulsão. No caso de crises convulsivas prolongadas, como no estado de mal epiléptico, a enfermeira realiza o manejo padrão de emergência (checar vias respiratórias, respiração e circulação). Taxas de mortalidade de até 30% são observadas quando a convulsão dura mais de 1 h (Pourmand, 2008); são estabelecidas via respiratória adequada e oxigenação apropriada. Para evitar aspiração, o cliente é gentilmente posicionado de lado e uma via respiratória oral pode ser inserida se os dentes do cliente não estivem travados. Observe que as vias respiratórias *nunca* são forçadas. O oxigênio é administrado conforme o solicitado via cânula nasal ou pode haver necessidade de intubação; a administração é feita pelas vias respiratórias artificiais e o monitoramento por oxímetro de pulso. A sucção das vias respiratórias também pode ser necessária. Uma linha IV é estabelecida e diazepam, lorazepam ou fosfenitoína é infundido lentamente, na tentativa de cessar a convulsão imediatamente. Outras medicações (fenitoína, fenobarbital) são administradas mais tarde para manter o estado livre de convulsão. Em geral, utiliza-se um único medicamento para controlar a convulsão. Chamado de *monoterapia*, o medicamento selecionado é determinado pelo tipo de convulsão e a dose é aumentada até que os sintomas se resolvam ou a dose máxima seja requerida ou os sinais de toxicidade medicamentosa surjam, momento em que os agentes terapêuticos alternativos são considerados e a primeira medicação pode ser reduzida de maneira gradativa. A linha IV é monitorada com atenção, pois pode se deslocar durante as crises convulsivas.

### *Alerta de enfermagem*

*A fenitoína, se prescrita por via IV, precisa ser administrada lentamente devido aos seus efeitos sobre o miocárdio e potencial para desenvolvimento de arritmia; além disso, irrita as veias. Logo, a enfermeira examina à procura do desenvolvimento de flebite. A velocidade de administração não é superior a 50 mg/min em soro fisiológico, visto que o medicamento precipita em soro glicosado a 5%. Se a solução preexistente apresentar glicose, a enfermeira "lava" o equipo com soro fisiológico antes da administração do medicamento. Muitos medicamentos antiepilépticos são altamente ligados à proteína plasmática e a enfermeira sabe que apenas a concentração sérica não ligada (ou "livre") fica disponível para uso pelo corpo. Os clientes em tubos de alimentação com alto teor de proteína (ver Capítulo 22) podem requerer doses mais elevadas para manter os níveis sanguíneos terapêuticos; enquanto aqueles com hipoalbuminemia devido a má nutrição, queimaduras, doença renal ou hepática podem requerer dosagem alternativa para evitar intoxicação por fenitoína. A variação terapêutica de fenitoína é de 10 a 20 mg/ℓ (Lassiter e Henkel, 2009).*

Amostras de sangue são obtidas para monitorar o nível sérico de eletrólitos e glicose, contagem de células sanguíneas e análise de substâncias ilícitas/toxicologia, e os níveis de medicamentos (tais como fenobarbital ou fenitoína) podem ser monitorados se o cliente tem sido tratado com a medicação. Se a concentração sérica do medicamento anticonvulsivo estiver abaixo dos níveis terapêuticos, é possível que o cliente não esteja usando o medicamento ou que a dosagem seja muito baixa; além disso, fatores como farmacocinética do medicamento podem estar envolvidos. O monitoramento por EEG pode ser útil na determinação da natureza da atividade convulsiva. Os sinais vitais e neurológicos são monitorados de maneira contínua. Uma infusão IV de glicose é administrada se a convulsão for causada por hipoglicemia. Se o tratamento inicial não for bem-sucedido, é possível usar anestesia geral com barbitúrico de curta ação. O envolvimento cardíaco ou a depressão respiratória pode ser potencialmente fatal. Também existe potencial para edema cerebral pós-ictal, que tem apresentação clínica variada, podendo incluir deterioração dos sinais neurológicos, tais como sonolência até coma, náuseas, vômitos, resposta pupilar lenta, arritmias cardíacas e alteração dos padrões de respiração. A enfermeira inicia a avaliação e o monitoramento contínuo da função cardíaca e respiratória, devido ao risco de depressão tardia da respiração ou da pressão arterial secundária à administração de medicamentos anticonvulsivos e sedativos que cessam as convulsões. A avaliação de enfermagem também inclui monitoramento e documentação da atividade convulsiva e da responsividade do cliente.

Uma pessoa que recebeu terapia anticonvulsivante a longo prazo apresenta risco significativo de fraturas consequentes à doença óssea (osteoporose, osteomalacia e hiperparatireoidismo), um efeito colateral da terapia. Portanto, durante as crises convulsivas, o cliente fica protegido de lesão com a realização do protocolo de precauções quanto à convulsão, o qual inclui acolchoamento das grades laterais da cama; manutenção da cama em posição baixa; garantia de que as grades laterais estejam elevadas e de que aspiração, uma cânula oral e oxigênio estejam disponíveis à beira do leito, assim como o monitoramento atento do cliente (Hickey, 2009). Nenhum esforço deve ser feito para restringir movimentos. O cliente em crise convulsiva pode inadvertidamente machucar pessoas próximas; assim, a enfermeira deve proteger a si mesma. No Boxe 46.2 são apresentadas outras intervenções de enfermagem para a pessoa em crise convulsiva.

### Durante uma crise convulsiva

A maior responsabilidade da enfermeira é observar e registrar a sequência dos sinais. Antes e durante uma crise convulsiva, o cliente é avaliado e os seguintes itens são documentados:

- Circunstâncias antes da convulsão (estímulos visuais, auditivos ou olfatórios; estímulos táteis; distúrbios psicológicos ou emocionais; sono; hiperventilação)
- Ocorrência de aura (sensação premonitória ou de aviso que pode ser visual, auditiva, gustativa ou olfatória) apresentada no começo de uma crise convulsiva e lembrada (Hickey, 2009)
- Primeira atitude que o cliente tem na convulsão – em qual parte do corpo o movimento ou a rigidez começa; desvio conjugado (termo que denota ambos os olhos trabalhando em uníssono) e a posição da cabeça no início da crise convulsiva. Essas informações ajudam a identificar o local cerebral de origem da convulsão (no registro, é importante afirmar se o começo da convulsão foi observado)
- Tipo de movimento na parte do corpo envolvida
- Áreas do corpo envolvidas (remova as cobertas para expor o cliente)
- Tamanho das duas pupilas e se os olhos estão abertos
- Direção para a qual a cabeça ou os olhos estão voltados
- Ocorrência ou não de automatismos (atividade motora involuntária, como estalar dos lábios ou deglutição repetida)
- Incontinência de urina ou fezes
- Duração de cada fase da convulsão
- Inconsciência, se presente, e sua duração
- Fraqueza ou paralisia óbvia dos braços ou pernas após a convulsão
- Incapacidade de falar depois da crise
- Movimentos ao final da crise convulsiva
- Sonolência e repouso após a crise
- Estado cognitivo (confuso ou não confuso) após a convulsão.

Além de fornecer dados sobre a convulsão, o cuidado de enfermagem é direcionado à prevenção e ao suporte do cliente, tanto físico quanto psicológico. As etapas para evitar ou minimizar lesões são apresentadas no Boxe 46.2.

### Após uma crise convulsiva

Após o cliente ter uma crise convulsiva, o papel da enfermeira é documentar os eventos causais e que ocorrem durante e depois de uma crise convulsiva, além de evitar complicações (como aspiração, lesão). O cliente está em risco de hipoxia, vômitos e aspiração pulmonar. A fim de evitar complicações, ele é colocado em decúbito lateral para facilitar a drenagem de secreções orais; a aspiração é feita, se necessário, para manter as vias respiratórias pérvias e evitar aspiração (Boxe 46.2). As precauções das convulsões são mantidas, incluindo a disponibilidade de equipamentos de aspiração com um cateter de sucção e vias respiratórias orais. A cama é colocada em posição baixa, com duas ou três grades laterais elevadas e acolchoadas, se necessário, para evitar que o cliente se machuque. O cliente pode estar sonolento e apresentar vontade de dormir após a crise; é possível que o cliente não se lembre dos eventos que levaram à convulsão e de um curto período depois disso.

### Farmacoterapia

Embora haja disponibilidade de muitas medicações para controlar as crises convulsivas, a enfermeira enfatiza que o tratamento não é curativo. O objetivo é conseguir o controle da convulsão com mínimos efeitos colaterais. Os medicamentos são selecionados com base no tipo de convulsão do cliente e na efetividade e segurança dos medicamentos. Se forem adequadamente prescritos e administrados, os medicamentos controlam as crises convulsivas em 70 a 80% dos clientes com

### BOXE 46.2 — Diretrizes para o cuidado de enfermagem.

#### Cuidado de enfermagem durante uma crise convulsiva

- Dê privacidade e proteja o cliente de curiosos (o cliente que apresenta aura [alerta de uma convulsão iminente] pode ter tempo para buscar um local seguro e privado)
- Acomode o cliente no chão, se possível
- Proteja a cabeça com uma almofada para evitar lesão (do impacto em superfície dura)
- Afrouxe roupas apertadas, remova os óculos
- Afaste todos os móveis que possam machucar o cliente durante a crise convulsiva
- Se o cliente estiver na cama, remova travesseiros e eleve as grades laterais
- Se uma aura preceder a crise convulsiva, insira uma via respiratória oral para reduzir a possibilidade de o cliente morder a língua e a bochecha
- Não tente forçar a abertura da mandíbula cerrada em espasmo ou inserir algum objeto; esta ação pode produzir dentes quebrados e lesão dos lábios e da língua
- Nenhuma tentativa deve ser feita para conter o cliente durante uma crise convulsiva, pois as contrações musculares são fortes e a restrição pode provocar lesão
- Se possível, posicione o cliente de lado com a cabeça flexionada para a frente, o que faz com que a língua caia para esta direção, facilitando a drenagem de saliva e muco. Se aspiração estiver disponível, use-a se houver necessidade para remover secreções

#### Cuidado de enfermagem após uma crise convulsiva

- Mantenha o cliente em decúbito lateral para evitar aspiração. Certifique-se de que as vias respiratórias estejam pérvias
- Em geral, há um período de confusão após uma crise de grande mal
- Um curto período de apneia pode ocorrer durante ou imediatamente após uma convulsão generalizada
- O cliente, ao despertar, deve ser reorientado ao ambiente
- Se o cliente ficar agitado após uma crise convulsiva (pós-ictal), seja calmamente persuasiva e faça restrições gentis

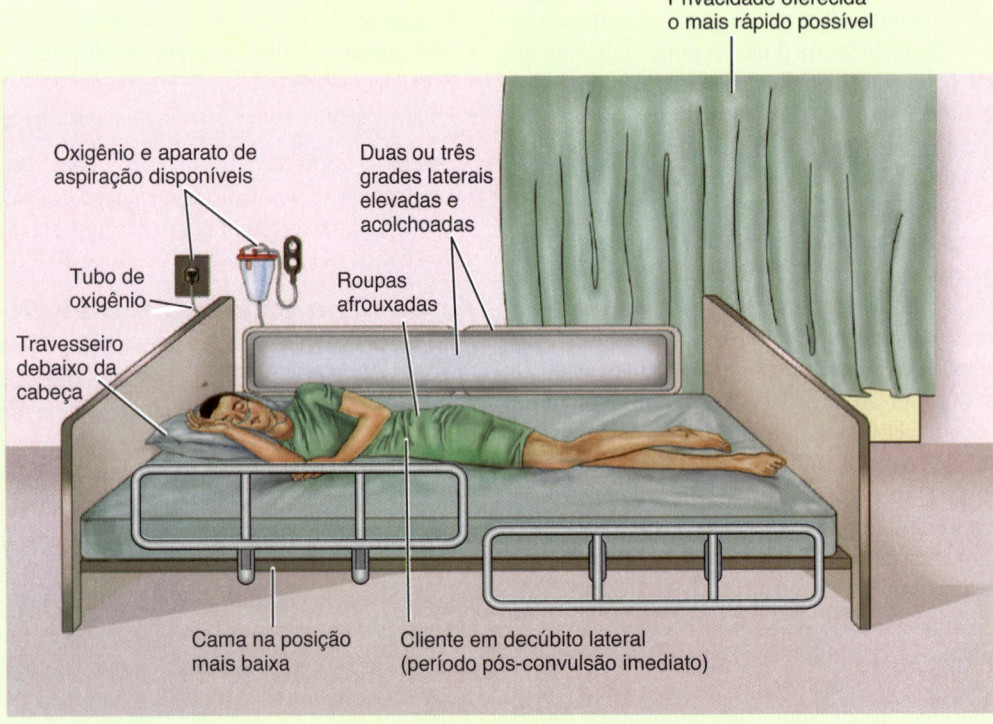

convulsões (Lowenstein, 2009), embora 20 a 30% dos clientes com epilepsia sejam resistentes aos medicamentos antiepilépticos. Nessas situações, a cirurgia pode reduzir a frequência das crises convulsivas ou controlá-las totalmente.

Em geral, o tratamento começa com uma única medicação. A dose inicial e a frequência com a qual a dosagem é aumentada dependem da ocorrência dos efeitos colaterais. Os níveis do medicamento no sangue são monitorados, pois a taxa de absorção da medicação varia entre os clientes. Se o controle das convulsões não for conseguido ou se a toxicidade impossibilitar a elevação da dosagem, pode ser necessário mudar para outro medicamento. Pode haver necessidade de ajustar a medicação devido a doença concomitante, alterações de peso ou acentuação do estresse. A remoção repentina desses medicamentos pode causar convulsões em frequência mais alta ou precipitar o desenvolvimento de estado do mal epiléptico (Hickey, 2009).

Os efeitos colaterais dos agentes anticonvulsivantes podem ser divididos em três grupos: (1) distúrbios alérgicos ou idiossincráticos, os quais se manifestam primariamente como reações cutâneas; (2) toxicidade aguda, que pode ocorrer quando a medicação é inicialmente prescrita; e (3) toxicidade crônica, a qual ocorre tardiamente no curso da terapia.

As manifestações de toxicidade medicamentosa são variáveis e qualquer sistema orgânico pode estar envolvido. A hiperplasia da gengiva (gengivas edemaciadas e sensíveis) pode estar associada ao uso a longo prazo da fenitoína, por exemplo (Lassiter e Henkel, 2009). Exames dentários, físicos e laboratoriais periódicos são realizados nos clientes que recebem medicamentos conhecidos pelos efeitos hematopoéticos, geniturinários e hepáticos. A Tabela 46.1 lista os medicamentos em uso atual.

### Manejo cirúrgico

A cirurgia é indicada aos clientes cuja epilepsia resulte de tumores intracranianos, abscessos, cistos ou anomalias vasculares. Alguns clientes apresentam distúrbios convulsivos intratáveis que não respondem às medicações. Um processo atrófico focal (localizado ou limitado) pode ocorrer secundariamente a trauma, inflamação, AVE ou anoxia. Se as convulsões se originam em uma área razoavelmente bem circunscrita do cérebro, que pode ser removida sem produzir déficits neurológicos significativos, a retirada da área original das crises convulsivas pode promover controle a longo prazo e melhora (Lowestein, 2009).

Inúmeros avanços vêm auxiliando esse tipo de neurocirurgia, inclusive as técnicas microcirúrgicas, EEG com eletrodos profundos, melhor iluminação e homeostase e introdução de agentes neuroleptoanalgésicos (droperidol e fentanila). Essas técnicas, combinadas com o uso de agentes anestésicos locais, possibilitam que o neurocirurgião realize a cirurgia no cliente alerta e cooperativo. Usando dispositivos especiais de testes, mapeamento eletrocortical e respostas do cliente à estimulação, as fronteiras do foco epileptogênico (área anormal do cérebro) são determinadas. Depois disso, realiza-se a excisão do foco epileptogênico anormal (Hickey, 2009).

Como adjunto da medicação e cirurgia em adolescentes e adultos com crises convulsivas parciais, um gerador pode ser implantado na fossa acima da clavícula. O dispositivo é conectado ao nervo vago na área cervical, em que fornece sinais elétricos ao cérebro para controlar e reduzir a atividade convulsiva (Hickey, 2009). Um sistema de programação externo é usado pelo médico para ajustar o estimulador, o qual pode ser ligado e desligado pelos clientes. A cirurgia de ressecção reduz de maneira significativa a incidência das convulsões em clientes com epilepsia refratária; no entanto, são necessárias mais pesquisas para determinar o efeito da cirurgia sobre os problemas com qualidade de vida, ansiedade e depressão que esses clientes sofrem.

### Considerações gerontológicas

Pessoas idosas (com 65 anos ou mais) apresentam elevada incidência de epilepsia de início recente (Hickey, 2009). A doença cerebrovascular é a causa principal de crises convulsivas em idosos; contudo, TCE, demência, infecção, alcoolismo e envelhecimento também são fatores de risco associados (Collins, Shapiro e Ramsay, 2006). O tratamento depende da causa de base. Uma vez que muitas pessoas idosas apresentam problemas crônicos de saúde, é muito possível que estejam utilizando outros medicamentos, os quais podem interagir com aqueles prescritos para o controle das convulsões. Além disso, a absorção, a distribuição, o metabolismo e a excreção dos

**Tabela 46.1** Principais medicamentos anticonvulsivos.

| Medicamento | Efeitos colaterais relacionados com a dose | Efeitos tóxicos |
|---|---|---|
| Carbamazepina | Tontura, sonolência, falta de equilíbrio, náuseas e vômitos, diplopia, leucopenia leve | Erupção cutânea grave, discrasias sanguíneas, hepatite |
| Clonazepam | Sonolência, alterações de comportamento, cefaleia, hirsutismo, alopecia, palpitações | Hepatotoxicidade, trombocitopenia, disfunção da medula óssea, ataxia |
| Etossuximida | Náuseas e vômitos, cefaleia, desconforto gástrico | Erupção cutânea, discrasias sanguíneas, hepatite, lúpus eritematoso sistêmico |
| Felbamato | Comprometimento cognitivo, insônia, náuseas, cefaleia, fadiga | Anemia aplásica, hepatotoxicidade |
| Fenitoína | Problemas visuais, hirsutismo, hiperplasia da gengiva, arritmias, disartria, nistagmo | Reação cutânea grave, neuropatia periférica, ataxia, sonolência, discrasias sanguíneas |
| Fenobarbital | Sedação, irritabilidade, diplopia, ataxia | Erupção cutânea, anemia |
| Gabapentina | Tonturas, sonolência, fadiga, ataxia, ganho de peso, náuseas | Leucopenia, hepatotoxicidade |
| Lamotrigina | Sonolência, tremores, náuseas, ataxia, tonturas, cefaleia, ganho de peso | Erupção cutânea grave (síndrome de Stevens-Johnson) |
| Levetiracetam | Sonolência, tonturas, fadiga | Desconhecidos |
| Oxcarbazepina | Tonturas, sonolência, visão dupla, fadiga, náuseas, vômito, perda da coordenação, visão anormal, dor abdominal, tremores, marcha anormal | Hepatotoxicidade |
| Primidona | Letargia, irritabilidade, diplopia, ataxia, impotência | Erupção cutânea |
| Tiagabina | Tonturas, fadiga, irritabilidade, tremores, dificuldades de concentração, disartria, fraqueza dos joelhos, dor abdominal | Desconhecida |
| Topiramato | Fadiga, sonolência, confusão, ataxia, anorexia, depressão, perda de peso | Nefrolitíase |
| Valproato | Náuseas e vômitos, ganho de peso, perda de cabelo, tremores, irregularidades menstruais | Hepatotoxicidade, erupção cutânea, discrasias sanguíneas, nefrite |
| Zonisamida | Sonolência, tonturas, anorexia, cefaleia, náuseas, agitação, erupção cutânea | Leucopenia, hepatotoxicidade |

medicamentos estão alterados nos idosos em virtude das mudanças na função renal e hepática relacionadas com o envelhecimento. Portanto, clientes idosos precisam ser monitorados com atenção quanto ao desenvolvimento de efeitos tóxicos e adversos de medicamentos anticonvulsivantes e osteoporose. O custo dos medicamentos anticonvulsivantes pode fazer com que os clientes idosos com orçamentos fixos apresentem baixa adesão ao regime prescrito.

### Processo de enfermagem

*Cliente com epilepsia e crises convulsivas*

### Avaliação

A enfermeira obtém informações sobre a história convulsiva do cliente. Ele é indagado sobre os fatores ou eventos que podem precipitar suas convulsões; a ingestão de álcool é documentada. A enfermeira determina se o cliente apresenta aura antes de uma crise convulsiva epiléptica, o que pode apontar a origem da convulsão (p. ex., ver *flashes* de luz pode indicar que a convulsão se originou no lobo occipital). Observação e avaliação durante e depois ajudam a identificar o tipo de convulsão e seu tratamento.

Os efeitos da epilepsia sobre o estilo de vida do cliente são avaliados. Quais limitações são impostas pelo distúrbio convulsivo? O cliente tem um programa de recreação? Contatos sociais? Está trabalhando? É uma experiência positiva ou estressante? Quais mecanismos são utilizados para enfrentar o estresse?

### Diagnóstico

#### Diagnóstico de enfermagem

Com base nos dados da avaliação, os principais diagnósticos de enfermagem incluem:

- Risco de lesão relacionado com a atividade convulsiva
- Medo associado à possibilidade de convulsões
- Enfrentamento ineficaz relativo ao estresse imposto pela epilepsia
- Déficit de conhecimento acerca da epilepsia e seu controle.

#### Problemas colaborativos/potenciais complicações

As principais potenciais complicações desenvolvidas pelos clientes com epilepsia são: estado de mal epiléptico e efeitos colaterais dos medicamentos (toxicidade).

### Planejamento e metas

As metas do cliente podem incluir prevenção de lesão, controle das crises convulsivas, alcance de um ajuste psicossocial satisfatório, aquisição de conhecimento e entendimento sobre a condição e ausência de complicações.

### Intervenções de enfermagem

#### Prevenção de lesão

A prevenção de lesão no cliente com crises convulsivas é uma prioridade. Se o tipo de convulsão que o cliente está tendo o coloca em risco de lesão, ele deve ser levado gentilmente ao chão (caso não esteja na cama) e todos os itens potencialmente perigosos circunjacentes (p. ex., móveis, óculos) devem ser removidos. O cliente nunca deve ser restringido ou forçado em uma posição, nem ninguém deve tentar inserir qualquer objeto em sua boca uma vez iniciada a crise convulsiva, visto que a proteção das vias respiratórias é uma prioridade. Os clientes para os quais são instituídas precauções contra convulsões devem ter acolchoamento aplicado às laterais da cama.

#### Redução do medo quanto às crises convulsivas

O medo de que uma crise convulsiva possa ocorrer de maneira inesperada pode ser reduzido pela participação ativa do cliente no planejamento do regime de tratamento. A cooperação do cliente e de seus familiares e sua confiança no regime prescrito são essenciais para o controle das crises. A enfermeira enfatiza que a medicação anticonvulsivante prescrita precisa ser administrada de maneira contínua e que não ocorre dependência da substância ou vício. O monitoramento periódico é necessário para garantir a adequação do regime de tratamento, evitar efeitos colaterais e monitorar a resistência medicamentosa.

Na tentativa de controlar as crises convulsivas, são identificados fatores que possam precipitá-las, tais como distúrbios emocionais, novos estressores ambientais, início da menstruação em mulheres, hipoglicemia ou febre. O cliente é estimulado a seguir uma rotina regular e moderada em estilo de vida, dieta (evitando estimulantes excessivos), exercício e repouso (a privação de sono pode reduzir o limiar de convulsão). A atividade moderada é terapêutica; exercícios em excesso, contudo, devem ser evitados. Uma intervenção alimentar adicional, chamada de dieta cetogênica, tem sido sugerida para controle de crises convulsivas em alguns clientes; no entanto, as pesquisas realizadas sobre dietas ricas em gordura e proteína e pobres em carboidrato apenas evidenciaram efetividade em crianças, sendo necessários mais estudos para avaliar sua eficácia em adultos. Além disso, devido ao componente gordura elevado dessa dieta e reposição limitada de nutrientes essenciais, devem ser consideradas outras complicações na saúde em clientes mais velhos (Liu e Henry, 2009).

A fotoestimulação (luzes fortes e irregulares, assistir à televisão) pode precipitar as crises convulsivas; usar óculos escuros ou cobrir um olho pode ser preventivo. Em alguns clientes, os estados de tensão (ansiedade, frustração) induzem à convulsão – aulas de gerenciamento do estresse podem ser valiosas. Uma vez que se sabe que crises convulsivas se desenvolvem com a ingestão de álcool, bebidas alcoólicas devem ser evitadas.

#### Melhora dos mecanismos de enfrentamento do estresse

Problemas comportamentais, psicológicos e sociais que frequentemente acompanham a epilepsia podem ser um fator incapacitante maior que as convulsões propriamente ditas. A epilepsia pode vir acompanhada de sensações de estigmatização, alienação, depressão e incerteza. O cliente precisa combater o medo constante de desenvolver uma crise convulsiva e as consequências psicológicas. Os adultos enfrentam questões potenciais, tais como dificuldades para encontrar trabalho, restrições na capacidade de dirigir, preocupações com relacionamentos e gestações, problemas com seguro e barreiras legais. O uso abusivo de álcool pode complicar ainda mais a situação. As relações familiares podem variar desde rejeição total da pessoa com epilepsia a superproteção. Consequentemente, pessoas com epilepsia apresentam grande risco de desenvolver problemas psicológicos e comportamentais.

O aconselhamento ajuda o cliente e seus familiares a entender a condição e as limitações impostas. Oportunidades sociais e de recreação são necessárias para a boa saúde mental. As enfermeiras podem melhorar a qualidade de vida dos clientes com epilepsia, explicando e demonstrando a eles e aos seus familiares os sintomas e seu tratamento.

### Orientação do cliente e de seus familiares

É provável que a faceta mais valiosa do cuidado prestado pela enfermeira à pessoa com epilepsia seja a explicação fornecida, além da demonstração da prática necessária para modificar as atitudes do cliente e da família com relação ao transtorno. A pessoa que apresenta crises convulsivas pode considerar cada convulsão uma fonte potencial de humilhação e vergonha, o que pode resultar em ansiedade, depressão, hostilidade e segregação por parte do cliente e da família. É necessário fornecer aos clientes explicações e demonstrações contínuas, assim como estímulos, para possibilitá-los superar essas reações. O portador de epilepsia deve levar consigo um cartão de identificação ou usar um bracelete com informações médicas. O cliente e seus familiares precisam ser orientados sobre os medicamentos, bem como sobre a conduta durante uma crise convulsiva.

### Monitoramento e manejo de potenciais complicações

O estado de mal epiléptico, a maior complicação, já foi descrito previamente. Outra complicação é a toxicidade medicamentosa. O cliente e seus familiares são orientados quanto aos efeitos colaterais e recebem diretrizes específicas para avaliar e relatar sinais e sintomas que indicam superdosagem medicamentosa. Muitos medicamentos anticonvulsivantes requerem monitoramento especial dos níveis terapêuticos. O cliente deve planejar avaliações dos níveis séricos do medicamento em intervalos regulares. Muitas interações medicamentosas conhecidas acontecem com medicamentos anticonvulsivantes. O perfil farmacológico completo deve ser revisto com o cliente, a fim de evitar interações que potencializem ou iniban a efetividade dos medicamentos.

## Reavaliação

### Resultados esperados para o cliente

Os resultados incluem:

1. Ausência de lesão durante uma atividade convulsiva
    a. Participação no regime de tratamento e identificação dos perigos da interrupção do uso da medicação
    b. Identificação, juntamente com seus familiares, sobre o cuidado adequado durante a crise convulsiva
2. Relato de diminuição do medo
3. Enfrentamento individual efetivo
4. Conhecimento e entendimento de epilepsia
    a. Reconhecimento dos efeitos colaterais dos medicamentos
    b. Hábito de evitar fatores ou situações que possam precipitar as crises convulsivas (como luzes cintilantes, hiperventilação, álcool)
    c. Estilo de vida saudável, com sono adequado e refeições em intervalos regulares para evitar hipoglicemia
5. Ausência de complicações.

## Distúrbios neurológicos infecciosos

### Meningite

Meningite é a inflamação das membranas que revestem o cérebro e a medula espinal (meninges). Especificamente, a pia-máter (mais próxima ao sistema nervoso central [SNC]), a aracnoide, o espaço subaracnóideo cheio de líquido cefalorraquidiano (LCR) e a dura-máter (mais próxima do crânio) podem estar envolvidos (Criddle et al., 2008). A meningite é classificada como séptica ou asséptica. A meningite séptica é causada por bactérias; em geral, *Streptococcus pneumoniae* e *Neisseria meningitidis* (meningococos) são microrganismos infectantes, com taxas de mortalidade de até 34% para *S. pneumoniae* e 10% para *N. meningitidis* (Centers for Disease Control and Prevention [CDC], 2010; Koedel, Klein e Pfister, 2010). Os clientes com mais de 50 anos de idade revelam outros microrganismos causais, tais como *Listeria monocytogenes* e bacilos aeróbios gram-negativos (Bloch, 2010). *Haemophilus influenzae* já foi uma causa comum de meningite em crianças; no entanto, devido à vacinação, a infecção causada por esse organismo é rara atualmente nos EUA. Contudo, ainda é uma preocupação naqueles não imunizados contra *H. influenzae*. Surtos de infecção por *N. meningitidis* ocorrem mais provavelmente em grupos densos de comunidade, como *campus* de universidades e instalações militares. Embora a infecção ocorra o ano inteiro, o pico da incidência é relatado no inverno e início da primavera. Fatores que aumentam o risco de meningite bacteriana incluem o consumo de tabaco e a infecção respiratória alta viral, visto que aumentam a quantidade de produção de gotículas. Otite média e mastoidite elevam o risco de meningite bacteriana, pois as bactérias podem cruzar a membrana epitelial e penetrar no espaço subaracnóideo. Diabetes preexistente e uso abusivo de álcool, asplenia (ausência de baço) e deficiências no sistema imune (quimioterapia, tratamento imunossupressor, AIDS) também são fatores de risco para o desenvolvimento de meningite bacteriana (Nicolasora e Kaul, 2008). A causa da meningite asséptica é viral ou secundária a linfoma, leucemia, HIV ou irritantes químicos (Simon, Greenberg e Aminoff, 2009).

### Fisiopatologia

O cérebro é protegido pelo crânio, pelas meninges e pela barreira hematencefálica; qualquer violação dessas defesas por um patógeno pode resultar em meningite. As infecções meníngeas geralmente se originam de duas maneiras: pela corrente sanguínea em virtude de outras infecções no coração, pulmão ou vísceras; por disseminação direta, como pode ocorrer após lesão traumática dos ossos do rosto, infecção do crânio ou medula espinal, sinusite, otite, abscesso cerebral ou em consequência de procedimentos invasivos, tais como punção lombar e métodos de derivação ventricular.

Uma vez que o organismo causal penetra na corrente sanguínea, ele cruza a barreira hematencefálica e prolifera no LCR. A resposta imune do hospedeiro quebra a integridade celular do microrganismo e os produtos da degradação (fragmentos de parede celular e lipolissacarídios [LPS]), os quais acentuam a resposta inflamatória nas meninges envolvidas. Parte dessa resposta consiste no recrutamento de neutrófilos para o local da inflamação, resultando em espessamento (aumento na viscosidade) do LCR. Uma vez que a abóbada craniana apresenta pouco espaço para expansão, a inflamação pode causar elevação da pressão intracraniana (PIC). O LCR circula pelo espaço subaracnóideo, em que materiais celulares inflamatórios do tecido meníngeo afetado entram e se acumulam. O LCR espessado pode interferir na absorção do LCR, resultando em hidrocefalia. Exames do LCR revelam diminuição de glicose, elevação dos níveis de proteína e aumento da contagem de leucócitos (Bloch, 2010).

O prognóstico de meningite bacteriana depende do organismo causal, da gravidade da infecção e da doença, assim como do momento do tratamento. A apresentação aguda fulminante pode envolver dano adrenal, colapso circulatório e hemorragias disseminadas (síndrome de Waterhouse-Friderichsen). Tal síndrome é consequência do dano endotelial e da necrose vascular causada pelas bactérias. As complicações incluem comprometimento visual, surdez, convulsões, paralisias, hidrocefalia e choque séptico. Um estudo recente revelou que fatores associados à morte decorrente de meningite incluíam residência em área rural, apresentação ao hospital depois de 24 h, contagem de leucócitos total inferior a 15.000, nível de neutrófilos no LCR menor que 75%, escala de coma de Glasgow baixa no momento da admissão e nível elevado de creatinina (Vibha, Bhatia e Prasad *et al.*, 2010).

## Manifestações clínicas e avaliação

Cefaleia e febre costumam ser os sinais e sintomas iniciais. Na maioria das vezes, a cefaleia é contínua ou latejante e muito intensa, em consequência da irritação da meninge (Simon *et al.*, 2009a); a febre tende a permanecer alta ao longo do curso da doença. Alteração do nível de consciência (NDC) é frequentemente observada; no entanto, 1/3 dos clientes se apresenta com a mente normal (Bloch, 2010). A irritação da meninge resulta em vários outros sinais bem reconhecidos, comuns a todos os tipos de meningites:

- *Rigidez de nuca*: é um sinal precoce observado em 30 a 70% dos clientes (Bloch, 2010). Todas as tentativas de flexão da cabeça são difíceis devido aos espasmos dos músculos do pescoço. Com o cliente em decúbito dorsal, a cabeça é gentilmente flexionada e avaliada quanto à rigidez
- *Sinal de Kernig positivo*: quando o cliente se encontra em decúbito dorsal com o quadril flexionado a 90°, a resistência à extensão passiva do joelho consiste em sinal de Kernig positivo (Figura 46.1A)
- *Sinal de Brudzinski positivo*: quando o pescoço do cliente é flexionado (após descartar trauma ou lesão cervical), a flexão dos joelhos e quadris é produzida; quando o membro inferior de um lado é passivamente flexionado, um movimento similar é visto na extremidade oposta (Figura 46.1B)
- Fotofobia (extrema sensibilidade à luz): trata-se de um achado comum, embora a causa seja desconhecida.

Uma erupção cutânea pode ser uma característica notável de infecção por *N. meningitidis*, ocorrendo em cerca da metade dos clientes com esse tipo de meningite. Lesões na pele se desenvolvem, variando de erupções petequiais com lesões púrpuras a grandes áreas de equimose.

Desorientação e comprometimento da memória são comuns no início do curso da doença; as alterações dependem da gravidade da infecção, bem como da resposta individual aos processos fisiológicos. Conforme a doença vai progredindo, letargia, irresponsividade e coma podem se desenvolver.

Convulsões se desenvolvem em 40 a 50% dos adultos com meningite bacteriana na primeira semana e são resultantes de áreas de irritabilidade no cérebro (Hickey, 2009). A PIC sobe em consequência de acúmulo de exsudato purulento e edema cerebral; os sinais iniciais desta elevação incluem diminuição do NDC e déficits motores focais. O vômito é um achado frequente associado à elevação da PIC. Se a PIC não for controlada, o unco do lobo temporal pode herniar pelo tentório, causando pressão no tronco encefálico. A herniação no tronco encefálico é um evento potencialmente fatal que causa disfunção de nervo craniano e deprime os centros de funções vitais, como a medula. (Consulte o Capítulo 45 para rever as alterações nos sinais vitais, chamadas de resposta de Cushing.) Uma infecção aguda fulminante ocorre em cerca de 10% dos clientes com

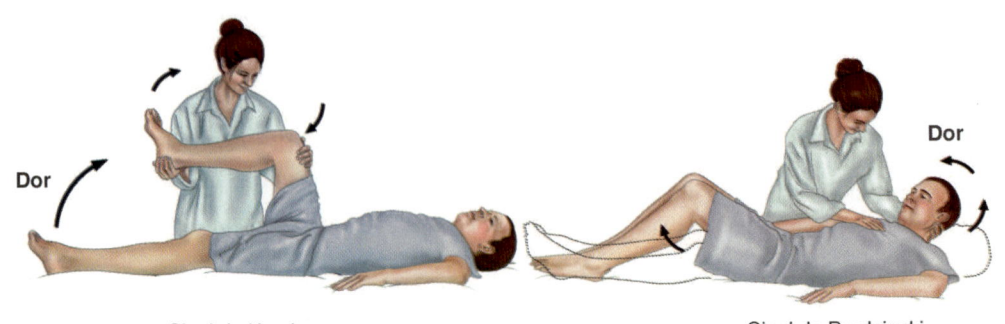

**Figura 46.1** Teste de irritação meníngea. (**A**) Sinal de Kernig. (**B**) Sinal de Brudzinski.

meningite meningocócica, produzindo sinais de septicemia devastadora: início abrupto de febre alta; lesões purpúricas extensivas (no rosto e nas extremidades); choque e sinais de coagulopatia intravascular disseminada (CID). (Consulte o Capítulo 20 para obter detalhes sobre CID.) A morte pode acontecer em algumas poucas horas após o início da infecção.

Se a apresentação clínica sugerir meningite, testes diagnósticos são conduzidos para identificar o organismo causal. Cultura bacteriana e coloração de Gram do LCR e sangue são os exames complementares-chave (Fishbach e Dunning, 2009).

## Manejo clínico e de enfermagem

O sucesso nos resultados terapêuticos depende da administração precoce de antibióticos que cruzem a barreira hematencefálica em direção ao espaço subaracnóideo em concentração suficiente para cessar a multiplicação das bactérias. É possível utilizar antibióticos derivados da penicilina (como ampicilina, piperacilina) ou uma das cefalosporinas (como ceftriaxona sódica, cefotaxima sódica). O cloridrato de vancomicina sozinho ou em combinação com a rifampicina pode ser usado em caso de identificação de cepas resistentes. Doses elevadas do antibiótico apropriado são administradas por via intravenosa (IV).

Tem sido considerado o uso de dexametasona como terapia adjunta no tratamento da meningite bacteriana aguda e da meningite pneumocócica, se administrada antes da primeira dose do antibiótico. No entanto, resultados recentes de uma metanálise não evidenciaram redução importante nas mortes ou incapacidades neurológicas com o uso de esteroide (Lin e Safdieh, 2010; Van de Beek, Farrar, de Gans *et al*., 2010). Para determinar a eficácia da dexametasona nos casos de meningite, são necessárias mais pesquisas.

A desidratação e o choque são corrigidos com expansores de volume. As crises convulsivas, as quais podem ocorrer precocemente no curso da doença, são controladas com fenitoína. A PIC aumentada é tratada conforme a necessidade (ver Capítulo 45).

O cliente com meningite é um doente crítico; logo, muitas das intervenções de enfermagem são colaborativas com o médico, terapeuta respiratório e outros membros da equipe de saúde. A segurança e o bem-estar do cliente dependem do discernimento e do bom senso da enfermeira.

O estado neurológico e os sinais vitais são continuamente avaliados. Os valores da oximetria de pulso e da gasometria arterial são usados para rapidamente identificar a necessidade de suporte ventilatório quando a PIC em ascensão está comprometendo o tronco encefálico. Inserção de um tubo endotraqueal com balonete (ou traqueotomia) e ventilação mecânica podem ser necessárias para manter a oxigenação tecidual adequada.

As pressões arteriais são monitoradas para avaliar choque incipiente, o qual precede a insuficiência cardíaca ou respiratória. A reposição rápida IV de líquidos pode ser prescrita, mas é preciso cuidado para evitar a sobrecarga hídrica; a febre também aumenta a carga de trabalho do coração e o metabolismo cerebral. A PIC vai subir em resposta às demandas metabólicas cerebrais maiores; portanto, medidas para reduzir a temperatura corporal são tomadas o mais rápido possível.

Outros componentes importantes do cuidado de enfermagem incluem as seguintes medidas:

- Proteção do cliente de lesão secundária à atividade convulsiva ou NDC alterado
- Monitoramento diário do peso corporal; eletrólitos séricos; volume, gravidade específica e osmolalidade da urina, sobretudo em caso de suspeita de síndrome da secreção inapropriada de hormônio antidiurético (SSIHAD) (ver Capítulo 31)
- Prevenção de complicações associadas à imobilidade, tais como úlceras de pressão e pneumonia
- Instituição de precauções de controle de infecção até 24 h após o início da antibioticoterapia (as secreções orais e nasais são consideradas infecciosas).

Qualquer doença crítica repentina pode ser devastadora para a família. Uma vez que a condição do cliente é muitas vezes crítica e o prognóstico restrito, a família precisa ser informada sobre a condição do cliente. Visitas familiares periódicas são essenciais para facilitar o enfrentamento do estresse pelo cliente e pela família. Um aspecto importante da função da enfermeira é apoiar a família e ajudar na identificação de outras pessoas que possam oferecer conforto durante as crises. Além disso, é importante considerar que sequelas neuropsicológicas e otológicas a longo prazo afetam até 50% dos sobreviventes (Koedel *et al*., 2010, p. 217).

## Encefalite

Encefalite é um processo inflamatório agudo do tecido cerebral (córtex cerebral), secundário a vírus, bactérias, fungos ou parasitas (Hickey, 2009). Os vírus são a causa mais frequente de encefalite nos EUA, sendo o herpes-vírus simples (HSV) o mais comum deles (Bolon e Weber, 2009; Chamberlain, 2009). Existem dois tipos de herpes-vírus simples, HSV-1 e HSV-2. O HSV-1 costuma afetar crianças e adultos; o HSV-2 acomete neonatos com mais frequência.

### Fisiopatologia

O HSV-1 causa encefalite, seguindo uma via intraneuronal retrógrada até o cérebro. Os nervos olfatório e trigêmeo são as vias mais comumente envolvidas; pesquisadores também consideram que o vírus latente no tecido cerebral possa reativar e produzir encefalite. O organismo invasor causa edema cerebral e hemorragias petequiais no cérebro, podendo invadir o cérebro de maneira direta, danificando neurônios (Jacewicz, 2009).

### Manifestações clínicas e avaliação

Os sinais e sintomas iniciais incluem febre, cefaleia, rigidez do pescoço e confusão. Os sinais e sintomas neurológicos focais refletem as áreas de inflamação cerebral e necrose e envolvem alterações comportamentais, convulsões focais, disfasia, hemiparesia e alteração do NDC (Hickey, 2009). Os clientes também podem ter alucinações auditivas e visuais (Chamberlain, 2009).

Exames de neuroimagem, EEG e exame do LCR são usados para diagnosticar encefalite por HSV. O EEG mostra picos de alta voltagem periódicos de origem no lobo temporal e a RM pode revelar edema de lobo temporal. A punção lombar, muitas vezes, revela elevada pressão de abertura, níveis baixos de glicose e elevados de proteína nas amostras do LCR. As culturas virais são quase sempre negativas. A reação em cadeia da polimerase (PCR) é o exame padrão para o diagnóstico precoce de encefalite por HSV-1. A validade do PCR é muita alta entre o terceiro e o décimo dia da instalação dos sintomas.

### Manejo clínico e de enfermagem

Aciclovir, um agente antiviral, é o medicamento de escolha para o tratamento de HSV. Os estudos indicam que a administração precoce de aciclovir melhora o prognóstico associado à encefalite por HSV-1 e reduz a taxa de mortalidade de 70% para 28% quando o tratamento é iniciado antes do coma (Hickey, 2009). Para evitar a recorrência, o tratamento deve continuar por até 3 semanas. A administração por via intravenosa lenta em pelo menos 1 h, juntamente com a hidratação adequada, pode evitar a cristalização do medicamento nos túbulos renais, o que é refletido por elevação do nível sérico de creatinina e ureia. A avaliação da função neurológica é a chave para o monitoramento da progressão da doença. Medidas de conforto para reduzir a cefaleia incluem diminuir a luz, limitar os barulhos e administrar agentes analgésicos. Medicamentos analgésicos opioides podem mascarar os sintomas neurológicos e, portanto, são usados com cautela. Convulsões focais e alteração do NDC requerem cuidado direcionado para a prevenção de lesão e segurança. O cuidado de enfermagem que busca a redução das ansiedades da família e do cliente é contínuo ao longo de todo o curso da doença. O monitoramento dos resultados dos exames bioquímicos do sangue e do débito urinário a cada hora alerta a enfermeira a respeito da existência de complicações renais relacionadas com a terapia feita com aciclovir.

### Encefalite por vírus transmitido por artrópode

Os vetores artrópodes transmitem vários tipos de vírus que causam encefalite; na América do Norte, o vetor principal é o mosquito. No caso do vírus do oeste do Nilo, os humanos são o hospedeiro secundário; os pássaros são os primários. A infecção por arbovírus (transmitido por vetores artrópodes) ocorre em áreas geográficas específicas durante o verão ou no início do outono quando os vetores estão mais ativos. O vírus do oeste do Nilo, o tipo mais comum de encefalite por arbovírus, foi primeiramente observado nos EUA, em 1999 (Chamberlain, 2009). A encefalite se desenvolve em menos de 1% dos casos e os idosos são as pessoas sob risco mais elevado (Jubelt, 2010). O arbovírus de St. Louis é observado no oeste dos EUA e os idosos são afetados com mais frequência.

### Fisiopatologia

A replicação viral ocorre no local da picada do mosquito; a resposta imune do hospedeiro tenta controlar a replicação viral. Se a resposta imune for inadequada, a consequência será uma viremia. O vírus ganha acesso ao SNC por meio de capilares cerebrais, resultando em encefalite. Espalha-se de neurônio para neurônio, afetando predominantemente a substância cinzenta cortical, o tronco encefálico e o tálamo. O exsudato meníngeo compõe a apresentação clínica pela irritação das meninges e elevação da PIC.

### Manifestações clínicas e avaliação

A encefalite por arbovírus começa com sintomas similares aos de um resfriado; no entanto, as manifestações neurológicas específicas dependem do tipo de vírus. Após um breve pródromo febril, os sintomas neurológicos vão refletir a área do cérebro envolvida. Por exemplo, se as meninges estão acometidas, os clientes podem se apresentar com rigidez de nuca e cefaleia. Uma característica clínica única de encefalite de St. Louis é o desenvolvimento de síndrome da secreção inapropriada de hormônio antidiurético (SIADH) com hiponatremia em 25 a 33% dos clientes afetados (Jubelt, 2010). (SIADH foi detalhada no Capítulo 31.) Os sinais e sintomas específicos de encefalite do oeste do Nilo incluem exantema maculopapular ou morbiliforme no pescoço, tronco, braços e pernas, assim como paralisia flácida. Tanto a encefalite do oeste do Nilo quanto a encefalite de St. Louis podem resultar em movimentos parkinsonianos, refletindo inflamação dos núcleos da base. Crises convulsivas, um indicador ruim do prognóstico, ocorrem nos dois tipos de encefalite, embora sejam mais comuns no tipo de St. Louis (Jubelt, 2010).

Neuroimagem e avaliação do LCR são úteis no diagnóstico de encefalite por arbovírus. A RM revela inflamação do gânglio da base (em casos de encefalite de St. Louis) e inflamação na área periventricular (nos casos de encefalite do oeste do Nilo). Anticorpos ou imunoglobulina M contra o vírus do oeste do Nilo são observados no soro e LCR (Chamberlain, 2009). As culturas séricas não são úteis, pois a viremia é breve.

### Manejo clínico e de enfermagem

Não existe medicamento específico contra encefalite por arbovírus. Os procedimentos clínicos buscam o controle das convulsões e da PIC aumentada e o suporte à função respiratória. Se o cliente estiver muito doente, pode ser necessária a hospitalização. Cuidadosamente, a enfermeira avalia o estado neurológico e identifica melhora ou deterioração da condição do cliente. A prevenção de lesão é um fator-chave, considerando o potencial para quedas e crises convulsivas. A encefalite por arbovírus pode resultar em morte ou problemas de saúde residuais para toda a vida, tais como déficits neurológicos e convulsões. A família precisa de apoio e orientações para enfrentar esses resultados.

A educação pública visando à prevenção de encefalite por arbovírus é um papel fundamental da enfermeira. Para controlar a doença, é importante utilizar roupas que forneçam cobertura; aplicar repelentes aprovados pela EPA (Environmental Protection Agency) à pele exposta, em áreas de alto risco, para evitar picadas de mosquitos e carrapatos; evitar atividades externas e promover o controle do vetor do mosquito. As telas devem estar em bom estado e toda água parada deve ser removida. Centros de doação de sangue rastreiam o vírus do oeste do Nilo; tais casos são relatados ao Centers for Disease Control and Prevention (CDC). As pessoas precisam ser alertadas a não manusear pássaros mortos e a chamar o departamento de saúde local para obter orientações a respeito de relato e eliminação do corpo.

## Processos autoimunes

### Esclerose múltipla

A esclerose múltipla (EM) é a principal causa de incapacidade não traumática em adultos jovens. Trata-se de uma doença imunomediada, progressivamente desmielinizante do SNC. *Desmielinização* refere-se à destruição da mielina, o material proteináceo e gorduroso que circunda certas fibras nervosas no cérebro e medula espinal, resultando em comprometimento da transmissão dos impulsos nervosos (Figura 46.2). A EM pode ocorrer em qualquer idade, mas costuma se manifestar em adultos jovens, com idades entre 20 e 40 anos; afeta mulheres com mais frequência que homens e raramente acomete aqueles com mais de 60 anos de idade (Ramagopalan, Dobson, Meier *et al.*, 2010; Riley e Tullman, 2010).

A etiologia de EM é desconhecida, podendo resultar de interações complexas entre fatores ambientais e indivíduos geneticamente suscetíveis que desencadeiam uma resposta imune anormal, que danifica a bainha de mielina, oligodendrócitos, axônios e neurônios (Riley e Tullman, 2010). Evidências de predisposição genética são vistas em risco mais elevado em descendentes caucasianos do norte da Europa, e em risco menor em outros (indígenas) (Riley e Tullman, 2010). Pesquisadores acreditam que algumas exposições ambientais em idade jovem possam ter um papel no desenvolvimento de ES mais tardiamente na vida.

### Fisiopatologia

Em geral, células T sensibilizadas cruzam a barreira hematencefálica, com a função de verificar a existência de antígenos no SNC e, depois disso, ir embora. Na EM, as células T sensibilizadas permanecem no SNC e promovem a infiltração de outros agentes que danificam o sistema imune (Riley e Tullman, 2010). O ataque do sistema imune leva à inflamação e destrói a mielina (a qual geralmente isola o axônio e acelera a condução dos impulsos ao longo do axônio) e as células oligodendrogliais que produzem mielina no SNC.

A desmielinização interrompe o fluxo dos impulsos nervosos e resulta em várias manifestações, dependendo dos nervos afetados. Placas aparecem nos axônios desmielinizados, interrompendo ainda mais a transmissão dos impulsos. Os axônios desmielinizados são espalhados de maneira irregular por todo o SNC. As áreas mais frequentemente afetadas são: tratos, quiasma e nervo óptico; cérebro; tronco encefálico e cerebelo; e medula espinal. Eventualmente, os próprios axônios começam a degenerar, resultando em dano permanente e irreversível (Simon *et al.*, 2009b).

### Manifestações clínicas e avaliação

O curso da EM pode assumir muitos padrões diferentes (Figura 46.3) (Riley e Tillman, 2010). Dos clientes com EM, 85 a 90% apresentam o curso recorrente-remitente (RR). Para cada reincidência, a recuperação costuma ser total; no entanto, déficits residuais podem permanecer e se acumular ao longo do tempo, contribuindo para o declínio funcional. Cerca de 40% daqueles com o curso RR de EM progridem para o curso progressivo secundário, no qual a progressão da doença ocorre com ou sem reincidências. Cerca de 10 a 15% dos clientes apresentam curso progressivo primário, no qual os sintomas incapacitantes pioram permanentemente, com raras estabilizações e melhoras temporárias (Riley e Tillman, 2010). A EM progressiva primária pode resultar em quadriparesia, disfunção cognitiva, perda visual e síndromes do tronco encefálico. A apresentação menos comum é a forma progressiva recorrente da EM, que acomete cerca de 5% dos clientes e é caracterizada por reincidências com progressão incapacitante contínua entre as exacerbações (Hauser e Goodin, 2008).

Os sinais e sintomas de EM são variados e múltiplos, refletindo a localização da lesão (placa) ou uma combinação de lesões. Os sintomas primários relatados com mais frequência são perda visual unilateral, geralmente precedida ou acompanhada por dor orbital mais intensa com o movimento do olho (neurite óptica aguda), fadiga, depressão, fraqueza, claudicação, parestesia, dificuldades de coordenação, perda de equilíbrio e dor. Os distúrbios visuais decorrentes das lesões nos nervos ópticos ou suas conexões podem também incluir borramento visual, **diplopia** (visão dupla), nistagmo (oscilação rotatória dos olhos), escotoma e cegueira total.

A fadiga, definida como a falta subjetiva de energia física e mental que interfere na atividade desejada, é um dos sintomas mais comuns de EM; em geral, é pior nas horas da tarde. Depressão, calor,

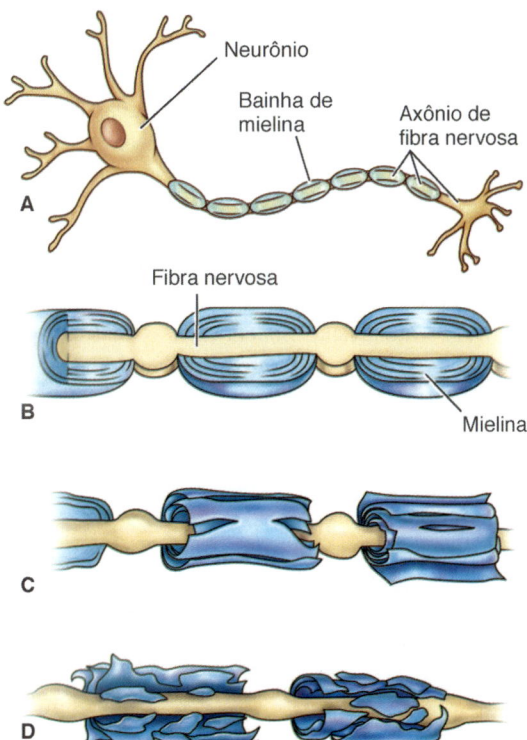

**Figura 46.2** O processo de desmielinização. **A** e **B** descrevem uma célula nervosa normal e um axônio com mielina. **C** e **D** mostram desintegração lenta da mielina, resultando em interrupção da função do axônio.

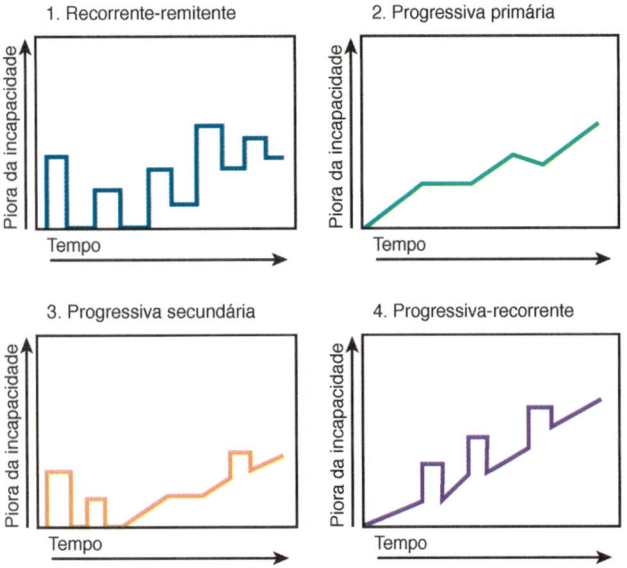

**Figura 46.3** Tipos e cursos de esclerose múltipla (EM). **1.** A EM recorrente-remitente (RR) é caracterizada por ataques claramente agudos com recuperação total ou sequelas e déficits residuais à recuperação. Os períodos entre as recorrências da doença são caracterizados por não progressão da doença. **2.** A EM progressiva primária (PP) é caracterizada pela progressão da incapacidade desde o início, sem períodos de estabilidade nem pequenas melhoras temporárias. **3.** EM progressiva secundária (PS) começa com curso RR inicial, seguido de progressão em velocidade variada, a qual pode também incluir recorrências ocasionais e remissões mínimas. **4.** A EM progressiva recorrente (PR) mostra progressão desde o início, mas com recorrências agudas claras com ou sem recuperação. (De Lublin, F. D., & Reingold, S. C. (1996). Defining the clinical course of multiple sclerosis: Results of an international survey. Neurology, 46(64), 907-911. Usada com permissão de Lippincott Williams & Wilkins.)

anemia, descondicionamento e medicamentos podem contribuir para a fadiga. A etiologia da fadiga relacionada com a EM é pouco entendida, mas as pesquisas não demonstram associação entre fadiga e curso da doença (Riley e Tillman, 2010).

Assim como a fadiga, a dor é um sintoma que pode contribuir para o isolamento social. Cerca de 70% dos clientes portadores de EM relatam dor em algum momento, com 50% se queixando de dor crônica (Riley e Tillman, 2010). As lesões das vias sensitivas produzem dor. Muitas pessoas com EM precisam de analgésicos diários. Em alguns casos, a dor é tratada com opioides, medicamentos anticonvulsivos ou antidepressivos; raramente, há necessidade de cirurgia para interromper as vias de dor.

As manifestações sensoriais adicionais incluem parestesias (sensações anormais na pele, tais como formigamento, prurido ou queimação), disestesia (sensação anormal desagradável ao toque) e perda da propriocepção (capacidade de perceber o posicionamento, a localização, a orientação e o movimento do corpo e suas partes) (Ropper e Samuels, 2009). Perda sensorial objetiva (posição, vibração, formato e textura) é notada em 50% dos clientes com EM (Hickey, 2009). Dentre as mulheres em fase perimenopausa, aquelas com EM são mais propensas a ter dor relacionada com osteoporose. Além da perda de estrogênio, a imobilidade e a terapia com corticosteroide desempenham um papel no desenvolvimento de osteoporose em mulheres com EM. Pesquisas recentes revelam que a duração da doença e a diminuição da capacidade funcional são os principais fatores que afetam a densidade mineral óssea (DMO) nas clientes pré-menopausa de EM (Terzi, Terzi, Tander *et al.*, 2010). O exame da DMO é recomendado para esse grupo de alto risco (ver Capítulo 40). O diagnóstico e o tratamento de osteoporose foram discutidos no Capítulo 41.

A **espasticidade** (hipertonicidade muscular) dos membros (em geral, das pernas) e a perda dos reflexos abdominais resultam do envolvimento das principais vias motoras (tratos piramidais) da medula espinal. Muitas vezes, a espasticidade acontece com espasmos dolorosos, os quais interferem na mobilidade, no sono e nas atividades da vida diária (AVD). Anormalidades na marcha são comuns e geralmente são consequentes a ataxia, fraqueza ou espasticidade; a interrupção dos axônios sensoriais pode produzir disfunção sensorial (parestesia, dor). Problemas psicossociais e cognitivos podem refletir o envolvimento do lobo frontal ou parietal. Algum grau de comprometimento cognitivo (como perda de memória e diminuição da concentração) é observado em aproximadamente 65% dos clientes; no entanto, são raras as alterações cognitivas graves com demência (distúrbio mental orgânico progressivo).

O envolvimento do cerebelo ou dos núcleos da base pode produzir **ataxia** (comprometimento da coordenação dos movimentos) e tremores. A perda das conexões de controle entre o córtex e os núcleos da base pode ocorrer e causar labilidade emocional e euforia; disfunções vesicais, intestinais e sexuais são comuns. A disfunção da bexiga (urgência urinária, frequência, nictúria e incontinência de urgência) afeta em torno de 75% dos clientes e, em aproximadamente 15% desses, os sintomas podem apresentar gravidade suficiente para isolar o cliente socialmente (Riley e Tillman, 2010).

As complicações secundárias da EM são infecções do trato urinário, constipação intestinal, úlceras de pressão, deformidades de contratura, edema podal pendente, pneumonia, depressão reativa e diminuição da densidade óssea. Problemas emocionais, sociais, matrimoniais, econômicos e vocacionais também podem ser consequências da doença.

As exacerbações e remissões são características de EM. Durante as exacerbações, novos sintomas aparecem e os existentes pioram; durante as remissões, os sintomas amenizam ou desaparecem. Quinze anos depois da instalação, apenas 20% dos clientes não apresentam limitações funcionais (Hauser e Goodin, 2008). As reincidências podem estar associadas a períodos de estresse físico e emocional; tempo quente, frio ou úmido; banhos quentes; superaquecimento; febre; fadiga e gravidez (Hickey, 2009). Para o diagnóstico de EM, não existe um exame; ele é estabelecido com base nos exames clínicos, resultados da RM, estudos de potencial evocado (EPS) e exame do LCR. Aproximadamente 95% dos exames de RM dos clientes com EM revelam anormalidades. A eletroforese do LCR identifica a existência de bandas oligoclonais. O EPS pode ajudar a definir a extensão do processo de doença e a monitorar as alterações.

## Manejo clínico e de enfermagem

Não existe cura da EM; no tratamento, os objetivos são tratar as exacerbações agudas, retardar a progressão da doença e manejar os sintomas crônicos. Muitos portadores de EM apresentam um curso estável da doença, requerendo apenas tratamento intermitente, enquanto outros mostram progressão contínua da doença. Os sintomas que requerem intervenções são espasticidade, fadiga, disfunção vesical e ataxia. As estratégias do tratamento visam aos vários sintomas sensoriais e motores e aos efeitos da imobilidade que podem ocorrer.

### Terapias modificadoras da doença

Os medicamentos modificadores de doença reduzem a frequência das reincidências, a duração das recidivas e a quantidade e o tamanho das placas observadas na RM. Todas as medicações requerem injeção.

Interferona beta-1a e interferona beta-1b são administradas por via subcutânea. Há outra preparação de interferona beta-1a que é administrada por via intramuscular (IM) 1 vez/semana. Os efeitos colaterais de todos os medicamentos de interferona beta são sintomas similares aos da gripe, os quais podem ser minimizados pela administração na hora de dormir e pelo tratamento com paracetamol e ibuprofeno; esses efeitos colaterais podem se resolver em alguns meses. Os efeitos colaterais adicionais incluem reação no local da injeção (visto com menos frequência com as preparações IM), trombocitopenia, anemia, leucopenia, dano hepático potencial, anormalidades fetais e depressão. Para o controle ideal da incapacidade, o tratamento com medicamentos modificadores de doença deve ser estabelecido no início do curso da doença (Riley e Tillman, 2010).

O acetato de glatirâmer reduz a frequência da reincidência no curso RR da EM; diminui a quantidade de placas notadas na RM e aumenta o tempo entre as recorrências. A medicação é administrada diariamente por via subcutânea e atua aumentando as células T supressoras antígeno-específicas; os efeitos colaterais e as reações no local da injeção são raros. O acetato de glatirâmer é uma opção para aqueles que apresentam o curso RR; contudo, pode levar 6 meses para que as evidências de resposta imune apareçam.

Metilprednisolona IV, o agente-chave no tratamento da reincidência aguda no curso RR, encurta a duração da recidiva; exerce efeitos anti-inflamatórios atuando nas células T e citocinas. Um grama é administrado IV diariamente por 3 a 5 dias, com ou sem redução gradativa de prednisona oral (Riley e Tullman, 2010). Os efeitos colaterais incluem oscilações de humor, ganho de peso e desequilíbrios eletrolíticos.

O medicamento mitoxantrona, o qual apresenta propriedades imunossupressoras e imunomoduladoras, pode ser administrado se os benefícios compensarem os riscos. É administrado via infusão IV, a cada 3 meses, e é limitado a uma dose cumulativa em toda a vida de 140 mg/m$^2$ devido a sua cardiotoxicidade irreversível (Riley e Tillman, 2010). A mitoxantrona pode reduzir a frequência das recorrências clínicas em clientes com EM RR em piora ou progressiva secundária. Os clientes precisam ser muito bem monitorados quanto aos efeitos colaterais, principalmente os cardiotóxicos.

### Manejo dos sinais e sintomas

Medicamentos também são prescritos para o tratamento de sintomas específicos. Baclofeno, um agonista do ácido gama-aminobutírico (GABA), é o medicamento de escolha para o tratamento de espasticidade; pode ser administrado por via oral ou intratecal. Benzodiazepinas, tizanidina e dantroleno também podem ser usados para tratar espasticidade. Os clientes com contraturas e espasmos incapacitantes podem requerer bloqueios nervosos ou intervenção cirúrgica. A fadiga que interfere nas atividades da vida diária pode ser tratada com amantadina, pemolina ou fluoxetina. A ataxia é o problema crônico mais resistente ao tratamento. Os medicamentos usados para tratar a ataxia são bloqueadores beta-adrenérgicos, agentes anticonvulsivantes e benzodiazepinas.

Os problemas vesicais e intestinais estão, muitas vezes, dentre as maiores dificuldades para os clientes, sendo possível prescrever vários medicamentos (anticolinérgicos, bloqueadores alfa-adrenérgicos, agentes antiespasmódicos). Estratégias não farmacológicas também ajudam no estabelecimento de eliminação vesical e intestinal efetiva.

Muitas vezes, a infecção no trato urinário se sobrepõe à disfunção neurológica de base. Pode-se prescrever ácido ascórbico (vitamina C) para acidificar a urina, tornando o crescimento bacteriano menos provável. Antibióticos são prescritos quando apropriado.

Um programa individualizado de fisioterapia, reabilitação e educação é combinado ao apoio emocional. Um plano de cuidado educacional é desenvolvido para possibilitar que a pessoa com EM lide com os problemas fisiológicos, sociais e psicológicos que acompanham a doença crônica.

### Promoção da mobilidade física

Exercícios de relaxamento e coordenação promovem eficiência muscular. Os exercícios com resistência progressiva são usados para fortalecer os músculos fracos, pois a diminuição da força muscular é muitas vezes significativa na EM.

**Exercícios.** A deambulação melhora a marcha e ajuda particularmente com o problema da perda de percepção da posição dos membros inferiores. Caso certos grupos musculares estejam irreversivelmente afetados, outros músculos podem ser treinados para compensá-los. Orientações sobre o uso de dispositivos de ajuda podem ser necessárias para garantir a segurança e o uso correto.

**Minimização da espasticidade e das contraturas.** A espasticidade muscular é comum e, nos estágios finais, é caracterizada por espasmos adutores graves dos quadris, com espasmo do flexor do quadril e joelho. Sem alívio, contraturas fibrosas dessas articulações de desenvolvem. Compressas mornas podem ser benéficas; banhos quentes, no entanto, devem ser evitados devido ao risco de lesão por queimadura secundária à perda sensorial e piora dos sintomas, que pode ocorrer com a elevação da temperatura corporal.

Exercícios diários de alongamento muscular são prescritos para minimizar as contraturas articulares. Atenção especial é dada aos músculos do jarrete, gastrocnêmios, adutores do quadril, bíceps e flexores do punho e dos dedos. A espasticidade muscular é comum e interfere na função normal. Uma rotina de "alonga–mantém–relaxa" é útil para o relaxamento e o tratamento da espasticidade muscular. Natação e bicicleta ergométrica são benéficas e a sustentação de peso progressiva pode aliviar a espasticidade nos membros inferiores. O cliente não deve ser apressado na prática de nenhuma dessas atividades, pois isso muitas vezes agrava a espasticidade.

**Atividade e repouso.** O cliente é estimulado a trabalhar e se exercitar até o ponto pouco antes da fadiga. Exercícios físicos muito vigorosos não são recomendados, pois elevam a temperatura corporal, podendo agravar os sintomas; recomenda-se que o cliente faça curtos períodos regulares de repouso, de preferência deitado. A fadiga extrema pode contribuir para a exacerbação dos sintomas.

### Minimização dos efeitos da imobilidade.
Devido à diminuição da atividade física que muitas vezes acontece na EM, é necessário considerar e evitar as complicações associadas à imobilidade, inclusive úlceras de pressão, fraqueza dos músculos expiratórios e acúmulo de secreções brônquicas. As medidas para evitar essas complicações incluem avaliação e manutenção da integridade da pele e solicitação do cliente a tossir e fazer exercícios de respiração profunda.

### Prevenção de lesão
Se uma disfunção motora causar problemas de coordenação, ou se a ataxia for aparente, o cliente tem grandes chances de sofrer quedas. Para superar esse problema, ele é ensinado a andar com os pés separados, a fim de ampliar a base de apoio e aumentar a estabilidade ao deambular. Se houver perda do senso de posição, orienta-se ao cliente a olhar para os pés enquanto caminha. No treinamento da marcha, podem ser necessários dispositivos de assistência (andador, bengala, órteses, muletas, barras paralelas) e orientações sobre o uso, fornecidas por um fisioterapeuta. Se a marcha continuar ineficiente, uma cadeira de rodas ou carrinho motorizado pode ser a solução. O terapeuta ocupacional é um profissional com recursos valiosos na sugestão de auxílios para promover a independência. O cliente recebe treinamento em transferência de peso e nas AVD.

Uma vez que pode haver perda sensorial além da perda motora, as úlceras de pressão são uma ameaça constante à integridade da pele. A necessidade de usar uma cadeira de rodas continuamente aumenta o risco. (Consulte o Capítulo 25 para discussão sobre prevenção e tratamento das úlceras de pressão.)

### Melhora do controle vesical e intestinal
Em geral, os sintomas vesicais são classificados nas seguintes categorias: (1) incapacidade de armazenar urina (hiper-reflexia, não inibida); (2) incapacidade de esvaziar a bexiga (hiporreflexia, hipotonia); (3) mistura dos dois tipos. O cliente com frequência, urgência ou incontinência urinária requer suporte especial. A sensação da necessidade de urinar precisa ser logo considerada, de maneira que um penico ou urinol possa estar prontamente disponível. Um esquema agendado para urinar é elaborado (a cada 1,5 a 2 h, a princípio, com aumento gradativo dos intervalos). O cliente é orientado a ingerir líquido a cada 2 h e, então, tentar urinar 30 min depois. O uso de um cronômetro ou relógio de pulso com alarme pode ser útil para o cliente que não dispõe de sensação suficiente para sinalizar a necessidade de esvaziar a bexiga. A enfermeira explica ao cliente como usar os medicamentos prescritos para tratar a espasticidade da bexiga, pois isso lhe proporcionará mais independência. O autocateterismo intermitente tem sucesso na manutenção do controle da bexiga de clientes com EM. No caso de cliente do sexo feminino com incontinência urinária permanente, procedimentos de derivação urinária podem ser considerados; o cliente do sexo masculino pode usar um preservativo para coletar urina.

Os problemas intestinais englobam constipação intestinal, impactação fecal e incontinência. Líquidos adequados, dieta rica em fibras e um programa de treinamento do intestino são frequentemente eficazes na solução desses problemas.

### Melhora da comunicação e manejo das dificuldades de deglutição
Caso os nervos cranianos que controlam os mecanismos da fala e da deglutição estejam afetados, é possível observar disartria (defeitos da articulação) marcada por fala em volume baixo e ininteligível e dificuldades de fonação. A **disfagia** (dificuldade de deglutição) também pode ocorrer. Um fonoaudiólogo avalia a fala e a deglutição e orienta o cliente, seus familiares e os membros da equipe médica sobre as estratégias de compensação dos problemas de fala e deglutição. A enfermeira reforça essas orientações e estimula o cliente e a família a participar ativamente no plano. O comprometimento da deglutição aumenta o risco de aspiração do cliente; portanto, é preciso instituir estratégias para diminuir o risco, as quais incluem a disponibilização de um aparelho de aspiração, alimentação cuidadosa e posicionamento adequado no momento de se alimentar. (Consulte os Capítulos 9 e 10 para obter mais informações relacionadas com a aspiração.)

### Melhora da função sensorial e cognitiva
Medidas precisam ser tomadas quando defeitos visuais ou mudanças no estado da cognição se desenvolvem.

### Visão.
Os nervos cranianos responsáveis pela visão podem ser afetados pela EM. Um tampão ocular ou a cobertura de uma lente dos óculos pode ser usado para bloquear os impulsos visuais de um olho quando o cliente apresenta diplopia (visão dupla). Óculos prismáticos podem ser úteis para os clientes confinados ao leito e com dificuldades de leitura em decúbito dorsal. As pessoas que não conseguem ler normalmente os materiais impressos são elegíveis aos serviços gratuitos de "livro falado" ou podem ser obtidos *audiobooks* nas livrarias locais.[1]

### Respostas emocionais e cognitivas.
Em alguns clientes, comprometimento cognitivo e labilidade emocional são observados precocemente na EM e podem impor inúmeros estresses sobre a família e o cliente. Alguns portadores de EM ficam absortos e se distraem com facilidade.

Os clientes se adaptam à doença de várias maneiras, incluindo negação, depressão, abstinência e hostilidade. O apoio emocional ajuda clientes e familiares a se adaptar às alterações e incertezas associadas à EM e a enfrentar as rupturas em suas vidas. O cliente é auxiliado a traçar objetivos realistas e significativos, a permanecer o mais ativo possível e a manter os interesses e as atividades sociais. As atividades de lazer podem ajudar a moral do cliente e constituem interesses satisfatórios quando a doença progride para um estágio em que atividades anteriormente agradáveis não podem mais ser realizadas.

A família deve estar ciente da natureza e do grau de comprometimento cognitivo. O ambiente é mantido estruturado e listas e outros artifícios para a memória são usados para ajudar

---

[1] N.R.T.: No Brasil, este recurso do livro falado é oferecido pelo Instituto Benjamin Constant (http://www.ibc.gov.br/?%20itemid=382).

o cliente com alterações cognitivas a manter uma rotina diária. O terapeuta ocupacional pode ser útil na formulação de uma rotina diária estruturada.

**Fortalecimento dos mecanismos de enfrentamento.** O diagnóstico de EM é sempre angustiante para o cliente e seus familiares. Eles precisam saber que dois portadores de EM apresentam sintomas e cursos distintos da doença. Ao mesmo tempo que alguns apresentam incapacidade significativa precocemente, outros clientes têm uma vida quase normal, com incapacidades mínimas. Algumas famílias, no entanto, enfrentam frustrações e problemas devastadores. A EM afeta pessoas muitas vezes em fase produtiva da vida, preocupadas com a carreira e com as responsabilidades com a família. Conflitos familiares, desintegração, separação e divórcios não são incomuns. Muitas vezes, membros da família muito jovens assumem a responsabilidade de cuidar de um pai ou de uma mãe com EM. As intervenções de enfermagem nessa área incluem alívio do estresse e encaminhamentos adequados para aconselhamento e apoio, a fim de minimizar os efeitos adversos de lidar com uma doença crônica.

A enfermeira, ciente desses problemas complexos, inicia o cuidado domiciliar e coordena uma rede de serviços, englobando serviço social, fonoaudiólogo, fisioterapeuta e funcionários domésticos. Para fortalecer as habilidades do cliente quanto ao enfrentamento do estresse, é fornecido o máximo de informações. Os clientes precisam de uma lista atualizada dos dispositivos de auxílio, serviços e recursos disponíveis.

O enfrentamento por meio da solução de problemas envolve ajudar o cliente a definir o problema e a desenvolver alternativas de manejo. Para a adaptação psicológica e física, são úteis o planejamento cuidadoso e a manutenção da flexibilidade e de atitudes esperançosas.

### Melhora do manejo doméstico

A EM pode afetar todas as facetas da vida diária; muitas vezes, é impossível readquirir habilidades perdidas. A função física pode variar de dia para dia. É necessário implementar as modificações que possibilitam independência no manejo em casa, tais como: dispositivos de auxílio para se alimentar; elevação de assentos sanitários; aparato para ajudar no banho; modificações no telefone; escovas de cabo longo; roupas adaptadas. A exposição ao calor acentua a fadiga e a fraqueza muscular; assim, a instalação de um aparelho de ar condicionado é recomendada em pelo menos um cômodo. A exposição ao frio extremo pode aumentar a espasticidade.

### Promoção da função sexual

Os clientes com EM e seus parceiros enfrentam problemas que interferem na vida sexual, tanto como consequência direta de dano nervoso quanto de reações psicológicas à doença. Fadiga fácil, conflitos decorrentes de dependência e depressão, labilidade emocional e perda da autoestima compõem o problema. Distúrbios ejaculatórios e eréteis (em homens) e disfunção do orgasmo e espasmos adutores dos músculos da coxa (em mulheres) podem dificultar ou impossibilitar a relação sexual. Incontinência vesical e intestinal e infecções no trato urinário se acrescentam às dificuldades.

Um conselheiro sexual experiente ajuda a colocar em foco os recursos sexuais do cliente e seu parceiro e sugere informações relevantes e terapia de suporte. Sentimentos de comunicação e compartilhamento, planejamento da atividade sexual (para minimizar os efeitos da fadiga) e pesquisa de métodos alternativos de expressão sexual podem abrir uma ampla variedade de experiências e deleite sexual.

## Miastenia gravis

A miastenia *gravis* (MG), um distúrbio autoimune que afeta a junção neuromuscular, é caracterizada por fadigabilidade e graus de fraqueza muscular dos músculos voluntários. De acordo com o Myasthenia Gravis Foundation of America, a prevalência de MG nos EUA é estimada em cerca de 20 para cada 100.000 pessoas. A miastenia *gravis* acomete tanto homens quanto mulheres em idades mais avançadas; no entanto, antes dos 40 anos, a doença é três vezes mais frequente em mulheres (Penn e Rowland, 2010). Em mulheres, a idade mais comum do surgimento é a segunda ou terceira década de vida; em homens, na sétima ou oitava década (Barker, 2008).

### Fisiopatologia

Em geral, um impulso químico precipita a liberação de acetilcolina das vesículas no terminal nervoso na junção neuromuscular. A acetilcolina se fixa aos receptores na placa terminal motora e estimula a contração muscular; para a sustentação desta, é necessária a ligação contínua da acetilcolina no receptor.

Na miastenia *gravis*, há redução na quantidade de locais disponíveis nos receptores de acetilcolina, pois os anticorpos direcionados aos locais de recepção da acetilcolina prejudicam a transmissão de impulsos pela junção neuromuscular. Portanto, menos receptores estão disponíveis para estimulação, resultando em fraqueza muscular voluntária, que se intensifica com a atividade continuada (Figura 46.4). Hiperplasia e tumores do timo (localizado atrás do esterno) são frequentemente encontrados nos portadores de MG (Barker, 2008).

### Manifestações clínicas e avaliação

A manifestação inicial da MG geralmente envolve os músculos oculares. Diplopia e ptose (queda palpebral) são comuns. No entanto, a maioria dos clientes também apresenta fraqueza dos músculos da face e da garganta (sintomas bulbares) e fraqueza generalizada. A fraqueza dos músculos faciais resulta em perda da expressão facial. O envolvimento da laringe produz **disfonia** (comprometimento da voz) e aumenta o risco de engasgo e aspiração. A fraqueza generalizada afeta todas as extremidades e os músculos intercostais, resultando em diminuição da capacidade vital e insuficiência respiratória. A MG é um distúrbio puramente motor, sem efeito sobre sensibilidade ou coordenação.

O exame da acetilcolinesterase é usado para diagnosticar MG. O inibidor da acetilcolinesterase interrompe a degradação da acetilcolina, aumentando, assim, sua disponibilidade na junção neuromuscular. O fármaco utilizado é o cloreto de edrofônio, pois tem rápida ação em 30 s e curta duração de 5 min (Hickey, 2009). A melhora imediata da força muscular após a administração desse agente é um teste positivo e geralmente confirma o diagnóstico.

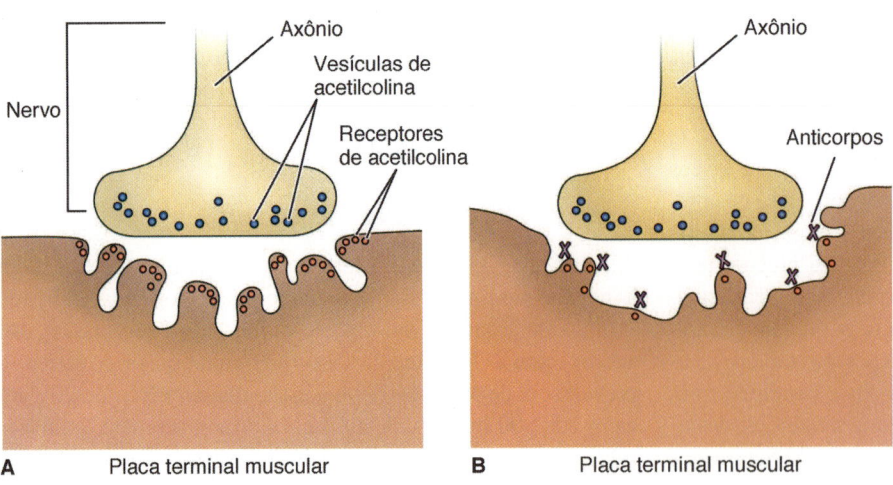

Figura 46.4 Miastenia *gravis* (MG). (**A**) Local do receptor normal de acetilcolina. (**B**) Local de receptor de acetilcolina na MG.

A existência de anticorpos antirreceptores de acetilcolina é identificada no soro. A estimulação nervosa receptiva revela diminuição dos potenciais de ação sucessivos. A glândula timo pode estar aumentada na MG, e uma TC do mediastino é realizada para detectar timoma ou hiperplasia do timo.

## Manejo clínico e de enfermagem

O tratamento da miastenia *gravis* é direcionado à melhora da função, assim como à redução e à remoção dos anticorpos circulantes. As modalidades terapêuticas incluem administração de medicamentos anticolinesterásicos, terapia imunossupressora, plasmaférese, imunoglobulina intravenosa e timectomia.

### *Farmacoterapia*

O brometo de piridostigmina, um medicamento anticolinesterásico, é a terapia de primeira linha. Oferece alívio sintomático, inibindo a degradação da acetilcolina e aumentando a concentração relativa de acetilcolina disponível na junção neuromuscular. A dosagem é gradativamente aumentada até a dose máxima diária, sendo administrada em doses divididas (em geral, 4 vezes/dia). Os efeitos adversos mais comuns são desconforto gastrintestinal, aumento das secreções brônquicas e orais e fasciculações musculares e cãibras (Barker, 2008). A piridostigmina tende a exercer menos efeitos colaterais que os outros medicamentos anticolinesterásicos (Box 46.3).

Caso o brometo de piridostigmina não melhore a força muscular e o controle da fadiga, os próximos agentes usados são os imunossupressores. O objetivo da terapia imunossupressora é reduzir a produção de anticorpo. Os corticosteroides suprimem a resposta imune do cliente, diminuindo a quantidade da produção de anticorpo, o que se correlaciona a melhora clínica. Uma dose inicial de prednisona é fornecida diariamente; conforme os sintomas apresentam melhora, a medicação vai sendo reduzida de maneira gradativa e uma dose de manutenção em dias alternados pode ser considerada (Jani-Acsadi e Lisak, 2010; Penn e Rowland, 2010). Uma vez que esteroides a longo prazo oferecem riscos substanciais de inúmeros efeitos colaterais dose-dependentes (diabetes, osteoporose, hipertensão), esse tratamento costuma ser reservado aos clientes com sintomas oculares. Conforme a dosagem de corticosteroide vai subindo de maneira gradual, a dosagem de anticolinesterásico passa a ser reduzida. Medicamentos citotóxicos são usados para tratar a MG quando houver resposta inadequada aos esteroides. A azatioprina, um medicamento imunossupressor, inibe os linfócitos T e reduz os níveis de anticorpos contra os receptores de acetilcolina; os efeitos terapêuticos podem não ser evidentes por 3 a 12 meses. Leucopenia e hepatotoxicidade são efeitos adversos graves; logo, são necessárias avaliações mensais das enzimas hepáticas e contagem de leucócitos.

Inúmeros medicamentos são contraindicados para os clientes com MG, pois exacerbam os sintomas. O médico e o cliente devem ponderar os riscos e benefícios antes que qualquer novo medicamento seja prescrito, inclusive antibióticos, medicamentos cardiovasculares, anticonvulsivantes e psicotrópicos, morfina, quinina e agentes relacionados, betabloqueadores e medicamentos não prescritos. A procaína deve ser evitada e o dentista do cliente deve ser avisado do diagnóstico de MG. Uma vez que agentes bloqueadores neuromusculares podem

### BOXE 46.3 Efeitos adversos potenciais dos medicamentos anticolinesterásicos.

**Sistema nervoso central**
Irritabilidade
Ansiedade
Insônia
Cefaleia
Disartria
Síncope
Convulsões
Coma
Diaforese
**Respiratório**
Relaxamento brônquico
Aumento das secreções brônquicas
**Cardiovascular**
Taquicardia
Hipotensão

**Gastrintestinal**
Cólicas abdominais
Náuseas
Vômitos
Diarreia
Anorexia
Aumento da salivação
**Músculos esqueléticos**
Fasciculações
Espasmos
Fraqueza
**Geniturinários**
Polaciuria
Urgência
**Tegumentar**
Erupção cutânea
Vermelhidão

apresentar efeito muito prolongado nos clientes com MG, todo medicamento analgésico deve ser avaliado pelo médico para garantir que não acentue a fraqueza miastênica (Ropper e Samuels, 2009).

### Plasmaférese | Imunoglobulina intravenosa

A plasmaférese (troca de plasma) é uma técnica usada para tratar exacerbações. O plasma do cliente e os componentes plasmáticos são removidos por meio de um cateter de lúmen duplo e grosso calibre, inserido centralmente. As células sanguíneas e o plasma contendo anticorpos são separados e, depois disso, as células e um plasma substituto são infundidos. A troca plasmática produz uma redução temporária do nível de anticorpos circulantes. O curso típico da plasmaférese consiste em tratamento diário ou em dias alternados, e a quantidade de tratamentos é determinada pela resposta do cliente. A troca plasmática melhora os sintomas em 75% dos clientes; no entanto, a melhora dura apenas algumas semanas após o término do tratamento. Quando feito com imunoglobulina intravenosa (IGIV), o tratamento envolve a administração de um *pool* de gamaglobulina humana, o qual, na maioria das vezes, produz alívio a curto prazo relativamente rápido da fraqueza da MG (Barker, 2008). Embora a IGIV seja de administração mais fácil que a plasmaférese, a resposta à plasmaférese é mais rápida. Nenhum tratamento cura a MG, pois não cessa a produção de anticorpos antirreceptores de acetilcolina.

### Manejo cirúrgico

A timectomia (remoção cirúrgica da glândula timo) pode produzir imunossupressão antígeno-específica e resultar em melhora clínica; o procedimento promove remissão parcial ou total. Toda a glândula precisa ser removida para que os resultados ideais sejam obtidos; por esse motivo, os cirurgiões preferem a abordagem cirúrgica transesternal. Após a cirurgia, o cliente é monitorado na unidade de terapia intensiva, com atenção especial à função respiratória. O cliente é desmamado da ventilação mecânica após avaliação respiratória completa. A timectomia promove a melhora em quase todos os clientes; no entanto, é possível que meses se passem até que o cliente perceba algum benefício do procedimento.

### Manejo de enfermagem

Uma vez que a MG é uma doença crônica e a maioria dos clientes é tratada no ambulatório, grande parte do cuidado de enfermagem se concentra no ensino ao cliente e seus familiares. Para o cliente em nível ambulatorial, explicações e demonstrações sobre o autocuidado incluem administração dos medicamentos, conservação de energia, estratégias para ajudar as manifestações oculares e prevenção e tratamento das complicações.

A administração dos medicamentos é um componente crucial do cuidado contínuo. Enfatiza-se o entendimeno sobre as ações dos medicamentos e a administração de maneira esquematizada, assim como as consequências do atraso da utilização do medicamento e os sinais e sintomas das crises miastênicas e colinérgicas. O cliente pode determinar os melhores momentos para a dosagem diária, mantendo um diário para determinar a flutuação dos sintomas e notar quando o medicamento está perdendo efeito. Dessa maneira, o esquema medicamentoso pode ser manipulado para maximizar a força ao longo do dia.

#### Alerta de enfermagem
*A manutenção de níveis sanguíneos estáveis dos medicamentos anticolinesterásicos é imperativa para estabilizar a força muscular; portanto, os anticolinesterásicos precisam ser administrados na hora certa. Qualquer atraso na administração dos medicamentos pode exacerbar a fraqueza muscular e impossibilitar que o cliente use os medicamentos oralmente.*

Para minimizar o risco de aspiração, o horário das refeições deve coincidir com o pico dos efeitos do medicamento anticolinesterásico. Além disso, estimula-se que o cliente faça repouso antes das refeições, para reduzir a fadiga muscular. O cliente é recomendado a sentar-se ereto durante as refeições, com o pescoço ligeiramente flexionado, para facilitar a deglutição. Os alimentos macios em pasta ou molhos podem ser deglutidos com mais facilidade; caso ocorra engasgo com frequência, a enfermeira pode sugerir alimentos pastosos com consistência de pudim. Aparato de aspiração deve estar disponível em casa, e o cliente e seus familiares precisam ter sido treinados com relação ao uso. Em alguns clientes, podem ser necessários alimentos suplementares para garantir a nutrição adequada.

O comprometimento da visão resulta da ptose de uma ou ambas as pálpebras, da diminuição do movimento ocular ou da visão dupla. Para evitar dano à córnea quando as pálpebras não se fecham completamente, muitos médicos podem orientar o cliente a ocluir ou cobrir os olhos por períodos curtos e a instilar lágrimas artificiais regularmente. Se for ocluído, é importante garantir que a pálpebra cubra o olho para evitar abrasão da córnea decorrente do tampão. Os clientes que usam óculos podem ter "muletas" fixadas para ajudar a levantar as pálpebras. A oclusão de um olho pode ajudar na correção da visão dupla.

Explica-se ao cliente o motivo de manter práticas de promoção da saúde e de seguir tais recomendações. É necessário observar e evitar fatores que exacerbem os sintomas e potencialmente causem crises; estresse emocional, infecções (sobretudo infecções respiratórias), atividade física vigorosa, alguns medicamentos e temperatura ambiental elevada.

Estratégias para conservar energia também são ensinadas ao cliente. Para isso, a enfermeira ajuda o cliente a identificar os momentos ideais para repouso ao longo do dia. Se o cliente mora em uma casa de dois andares, a enfermeira pode sugerir que os itens usados com frequência (p. ex., produtos de higiene, limpeza, lanches) sejam mantidos em cada andar para minimizar a viagem de um andar para outro. O cliente é encorajado a solicitar uma placa de licença de portador de necessidade especial para atenuar as caminhadas pelos estacionamentos e a agendar as atividades de modo a coincidir com o pico dos níveis de força e energia. Os clientes são estimulados a usar um bracelete de alerta médico, identificando-os com MG. A Myasthenia Gravis Foundation of America indica grupos de apoio, serviços e materiais educacionais para clientes, famílias e profissionais de saúde (Howard, 2008).[2]

---

[2] N.R.T.: No Brasil, um recurso é a Associação Brasileira de Miastenia (http://www.abrami.org.br/home).

## Complicações

### Crises colinérgicas

Uma crise colinérgica, a qual é essencialmente um problema de supermedicação, resulta em fraqueza muscular grave generalizada, comprometimento respiratório e produção excessiva de secreções pulmonares que podem ocasionar insuficiência respiratória. Músculos respiratórios fracos não sustentam a inalação. Tosse inadequada e reflexo da ânsia comprometido, causados por fraqueza bulbar, provocam eliminação traqueobrônquica ineficaz e risco de aspiração. A fraqueza bulbar envolve de maneira específica os músculos da mandíbula, do rosto, do palato, da faringe, da laringe, da língua, o nervo glossofaríngeo (IX), o vago (X) e o hipoglosso (XII). O primeiro sinal clínico de comprometimento respiratório é a tendência para baixo em dois testes da função respiratória, a força inspiratória negativa e a capacidade vital.

Intubação endotraqueal e ventilação mecânica podem ser necessárias. Inibidores da colinesterase são suspensos quando ocorre insuficiência respiratória, sendo gradativamente reinseridos após a apresentação de melhora do cliente. Pode haver necessidade de suporte nutricional se o cliente for intubado por um longo período.

### Crise miastênica

A crise miastênica é a exacerbação repentina e temporária dos sintomas da MG. Um evento precipitante comum de crise miastênica é a infecção. Angústia respiratória e graus variados de disfagia (dificuldades de deglutição), disartria (dificuldades de fala), ptose da pálpebra, diplopia e fraqueza muscular proeminente são sinais e sintomas de crise miastênica.

Fornecer assistência ventilatória é prioridade do tratamento imediato do cliente com crise miastênica; é essencial a avaliação contínua da insuficiência respiratória. A enfermeira avalia a frequência e a profundidade respiratória, os sons respiratórios e monitora os parâmetros de função pulmonar (capacidade vital e força inspiratória negativa), a fim de detectar problemas pulmonares antes que a disfunção respiratória progrida. As saturações de oxigênio são analisadas e a análise da gasometria arterial é feita conforme a necessidade. A intubação endotraqueal e a ventilação mecânica podem ser necessárias.

Se os músculos abdominais, intercostais e faríngeos estiverem gravemente enfraquecidos, o cliente não consegue tossir, respirar profundamente nem eliminar as secreções. A fisioterapia torácica, incluindo drenagem postural para mobilizar secreções e aspiração para remover secreções, pode ser necessária com frequência. (A drenagem postural não deve ser feita nos 30 min seguintes à alimentação.)

Várias estratégias e medidas de suporte devem ser realizadas durante essa crise, incluindo monitoramento do trabalho laboratorial, balanço hídrico, peso diário, juntamente com avaliações pulmonares cuidadosas. Caso o cliente não consiga deglutir, tubos nasogástricos podem ser prescritos. Sedativos e tranquilizantes são evitados, pois agravam a hipoxia e a hipercapnia, podendo causar depressão respiratória e cardíaca.

## Síndrome de Guillain-Barré

A síndrome de Guillain-Barré (SGB) é um ataque autoimune à mielina do nervo periférico. A consequência é desmielinização segmentar rápida e aguda de nervos periféricos e alguns nervos cranianos, produzindo fraqueza progressiva com **discinesia** (incapacidade de executar movimentos voluntários), hiporreflexia e **parestesia** (formigamento). Um evento antecedente (na maioria das vezes, uma infecção viral) precipita a apresentação clínica. *Campylobacter jejuni*, citomegalovírus, vírus Epstein-Barr, *Mycoplasma pneumoniae*, *H. influenzae* e HIV são os agentes infecciosos mais comuns associados ao desenvolvimento de SGB. Em algumas situações, o cliente relata que recebeu vacina antes da instalação da SGB (Hickey, 2009).

Na América do Norte, aproximadamente 1,5 a 2 casos de SGB ocorrem a cada 100.000 pessoas por ano. A SGB afeta homens e mulheres de todas as idades e etnias. Dada a relação da SGB com doenças similares a gripe e resfriados, espera-se que a SGB ocorra com mais frequência no outono e no inverno, quando essas infecções são mais prováveis (Parry, 2007).

### Fisiopatologia

Mielina é uma substância complexa que reveste os nervos, fornecendo isolamento e velocidade de condução dos impulsos do corpo celular para os dendritos. A célula que produz mielina no sistema nervoso periférico é chamada de célula de Schwann. Na SGB, esta célula é poupada, tornando possível a remielinização na fase de recuperação da doença.

A SGB é o resultado de um ataque imuno-humoral e mediado por células às proteínas da mielina do nervo periférico que causa desmielinização inflamatória. O sistema imunológico não consegue distinguir as duas proteínas; portanto, ataca e destrói a mielina do nervo periférico. A exata localização do ataque imune dentro do sistema nervoso periférico é o gangliosídio GM1b. Com o ataque autoimune, ocorre influxo de macrófagos e outros agentes imunomediados que atacam a mielina, causam inflamação e destruição e deixam o axônio incapaz de suportar a condução nervosa.

### Manifestações clínicas e avaliação

A SGB geralmente começa com fraqueza muscular e diminuição dos reflexos dos membros inferiores; a hiporreflexia e a fraqueza podem progredir para tetraplegia (paralisia de todos os quatro membros). A desmielinização dos nervos que inervam o diafragma e os músculos intercostais resulta em insuficiência respiratória neuromuscular. Os sintomas sensoriais incluem parestesias das mãos e dos pés e dor relacionada com a desmielinização das fibras sensoriais.

O evento antecedente normalmente ocorre 2 semanas antes do começo dos sintomas. Em geral, a fraqueza tem início nos membros inferiores e progride para cima. A fraqueza máxima, o *platô*, varia em duração, mas geralmente inclui insuficiência respiratória neuromuscular e fraqueza bulbar. A duração dos sintomas varia; a recuperação funcional completa pode levar até 2 anos (Hickey, 2009). Quaisquer sintomas residuais são permanentes e refletem dano axônico decorrente da desmielinização.

A desmielinização de nervo craniano pode resultar em várias manifestações clínicas; a do nervo óptico pode resultar em cegueira. A fraqueza do músculo bulbar relacionada com desmielinização dos nervos glossofaríngeo e vago resulta em incapacidade de deglutir ou expelir secreções. A desmielinização do nervo vago resulta em disfunção autônoma, manifestada por instabilidade do sistema cardiovascular. A apresentação é variável e pode incluir taquicardia, bradicardia, hipertensão ou hipotensão ortostática. Os sintomas de disfunção autônoma ocorrem e se resolvem rapidamente. A SGB não afeta a função cognitiva ou o NDC.

Embora as características clínicas clássicas incluam arreflexia e fraqueza ascendente, é possível observar que a apresentação varia. Pode haver apresentação sensorial com sintomas sensoriais progressivos, destruição axônica típica, ou a variante de Miller-Fisher, a qual inclui paralisia dos músculos oculares, ataxia e arreflexia (Hickey, 2009).

O cliente se apresenta com fraqueza simétrica, diminuição dos reflexos e progressão ascendente da fraqueza motora. Alterações na capacidade vital e força inspiratória negativa são avaliadas para identificar insuficiência respiratória neuromuscular iminente. Os exames laboratoriais séricos não são úteis no diagnóstico. No entanto, níveis de proteínas elevados são detectados na avaliação do LCR, sem aumento das outras células. EPS revela perda progressiva da velocidade de condução nervosa.

### Manejo clínico e de enfermagem

Devido à possibilidade de rápida progressão e insuficiência respiratória neuromuscular, a SGB é uma emergência médica que deve ser tratada na unidade de tratamento intensivo. Após a identificação dos valores basais, a avaliação das alterações de força muscular e função respiratória alertam o médico para as necessidades físicas e respiratórias do cliente. A terapia respiratória ou ventilação mecânica pode ser necessária para sustentar a função pulmonar e a oxigenação adequada. Alguns médicos recomendam intubação eletiva antes do surgimento da fadiga muscular respiratória extrema. A ventilação mecânica pode ser necessária por um período estendido. O cliente é desmamado da ventilação mecânica após os músculos respiratórios conseguirem novamente realizar a respiração espontânea e manter a oxigenação tecidual adequada.

Outras intervenções visam à prevenção de complicações devido à imobilidade, as quais podem incluir o uso de agentes anticoagulantes e meias de alta compressão até a coxa ou botas de compressão sequencial, a fim de evitar trombose e embolia pulmonar (EP).

Plasmaférese e IGIV são usadas para afetar diretamente o nível de anticorpo antimielina do nervo periférico. Ambas as terapias diminuem os níveis de anticorpo circulante e reduzem a quantidade de tempo que o cliente fica imobilizado e dependente da ventilação mecânica. Estudos indicam que IGIV e plasmaférese são igualmente efetivas no tratamento da SGB; no entanto, a IGIV é associada a menos efeitos colaterais. Os riscos cardiovasculares representados pela disfunção autônoma requerem monitoramento eletrocardiográfico (ECG) contínuo. Taquicardia e hipertensão são tratadas com medicamentos de ação curta, tais como agentes bloqueadores alfa-adrenérgicos. O uso de agentes de ação curta é importante, pois a disfunção autônoma é muito lábil. A hipotensão é tratada com aumento da quantidade de líquido IV administrado.

### Manejo da função respiratória

A função respiratória pode ser maximizada com espirometria de incentivo e fisioterapia torácica. O monitoramento das alterações na capacidade vital e força inspiratória negativa é a chave para a intervenção precoce contra a insuficiência respiratória neuromuscular. A ventilação mecânica é necessária quando a capacidade vital cai, tornando a respiração espontânea impossível e a oxigenação tecidual inadequada.

Os parâmetros que determinam o tempo apropriado para começar a ventilação mecânica incluem capacidade vital inferior a 15 m$\ell$/kg. A necessidade potencial de ventilação mecânica deve ser discutida com o cliente e sua família na admissão, para oferecer tempo para a preparação psicológica e tomada de decisão. A intubação e a ventilação mecânica produzem menos ansiedade quando são iniciadas em base não emergencial ao cliente bem informado; ele pode requerer ventilação mecânica por um longo período.

Fraqueza bulbar, que prejudica a capacidade de deglutir e eliminar secreções, é outro fator no desenvolvimento da insuficiência respiratória no cliente com SGB. A aspiração pode ser necessária para manter a via respiratória limpa.

A enfermeira avalia a pressão arterial e a frequência cardíaca periodicamente, a fim de identificar disfunção autônoma, de maneira que as intervenções possam ser iniciadas rapidamente quando necessárias. Os medicamentos são administrados contra os sintomas clinicamente importantes.

### Melhora da mobilidade física

As intervenções de enfermagem para melhorar a mobilidade física e evitar as complicações da imobilidade são a chave para a funcionalidade e sobrevida desses clientes. As extremidades paralisadas são apoiadas em posições funcionais e são realizados exercícios passivos em toda a amplitude de movimento (ADM), pelo menos 2 vezes/dia. A trombose venosa profunda (TVP) e a EP são ameaças ao cliente paralisado. As intervenções de enfermagem visam à prevenção de TVP. Exercícios de ADM, mudanças de posição, anticoagulação, uso de meias de compressão elástica até a coxa ou botas de compressão sequencial e hidratação adequada diminuem o risco de TVP.

As proeminências ósseas, tais como os cotovelos e os calcanhares, podem ser acolchoadas para reduzir o risco de úlceras de pressão. A necessidade de mudanças constantes de posição a cada 2 h não pode ser enfatizada em excesso. A enfermeira avalia os resultados dos exames laboratoriais que possam indicar má nutrição ou desidratação, fatores que podem aumentar o risco de úlceras de pressão. Ela colabora com o médico e nutricionista para desenvolver um plano que atenda às necessidades de nutrição e de hidratação do cliente.

### Nutrição adequada

Íleo paralítico pode resultar de atividade parassimpática insuficiente. Nesse evento, a enfermeira administra líquidos IV e nutrição parenteral, conforme a prescrição, e monitora o retorno dos sons intestinais e da função intestinal. Caso o cliente não consiga engolir devido à **paralisia bulbar** (imobilidade dos músculos), é possível instalar um tubo de gastrostomia para administrar nutrientes. A enfermeira avalia com cuidado o retorno do reflexo da ânsia e dos sons intestinais antes da volta à nutrição oral.

### Melhora da comunicação

Devido à paralisia, o cliente não consegue falar, rir ou chorar e, portanto, não dispõe de um método para comunicar suas necessidades e expressar suas emoções. Estabelecer algum tipo de comunicação com cartões ou um sistema de piscar de olhos produz uma alternativa para o cliente se comunicar. A colaboração do fonoaudiólogo pode ser útil no desenvolvimento de um mecanismo de comunicação mais efetivo para o cliente em particular.

### Diminuição do medo e da ansiedade

O cliente e seus familiares são confrontados com uma doença repentina e potencialmente fatal, e a ansiedade e o medo são temas constantes na vida deles; o impacto da doença sobre a família depende do papel do cliente na família. O encaminhando para um grupo de apoio pode possibilitar o acesso a informações e suporte para o cliente e seus familiares.

Os familiares podem se sentir inúteis no cuidado do cliente; a ventilação mecânica e os dispositivos de monitoramento podem assustar e intimidar. Muitas vezes, os membros da família querem participar do cuidado físico e, com orientações e apoio da enfermeira, devem ter a permissão para fazer isso.

Além do medo, o cliente pode sofrer com isolamento, solidão e falta de controle. As intervenções de enfermagem que aumentam o senso de controle do cliente incluem informações sobre a condição, enfatizando a abordagem positiva dos recursos de enfrentamento, assim como explicação e demonstração de exercícios de relaxamento e técnicas de distração. A atitude e a atmosfera positivas da equipe multiprofissional são importantes para promover o senso de bem-estar.

Atividades de diversão são estimuladas para amenizar a solidão e o isolamento. Encorajar visitas, estimular que visitantes e voluntários leiam para o cliente, escutar música ou *audiobooks* e assistir à televisão são maneiras de aliviar o sentimento de isolamento do cliente.

### Complicações

A avaliação completa da função respiratória em intervalos frequentes e regulares é essencial, pois a insuficiência respiratória e a subsequente falência que decorre da fraqueza ou paralisia dos músculos intercostais e diafragma podem se desenvolver rapidamente. Além da frequência respiratória e da qualidade das respirações, a capacidade vital é monitorada com frequência e em intervalos regulares, de maneira que a insuficiência respiratória pode ser prevista. A diminuição da capacidade vital associada à fraqueza dos músculos usados na deglutição, o que causa dificuldades tanto na tosse quanto na deglutição, indica falência respiratória iminente. Os sinais e sintomas incluem ausência de respiração durante a fala, respiração superficial e irregular, uso de músculos acessórios, taquicardia e alterações no padrão respiratório.

Parâmetros para determinar o início da insuficiência respiratória são estabelecidos no momento da admissão, possibilitando a intubação e a instalação da ventilação mecânica em base não emergencial. Isso também possibilita que o cliente seja preparado para o procedimento de maneira controlada, o que diminui a ansiedade e as complicações.

Outras complicações são arritmias cardíacas, as quais precisam de monitoramento por ECG; hipertensão transitória; hipotensão ortostática; TVP; EP; retenção urinária e outras ameaças a qualquer cliente imobilizado e paralisado. Essas complicações requerem monitoramento e atenção para evitá-las e incitar o pronto tratamento, se indicado.

## Distúrbios dos nervos cranianos

### Paralisia de Bell

A paralisia de Bell (paralisia facial) é causada por inflamação unilateral do sétimo nervo craniano, o que resulta em fraqueza ou paralisia dos músculos faciais ipsilaterais, ou no mesmo lado, do nervo facial afetado (Figura 46.5).

### Fisiopatologia

Embora a etiologia seja desconhecida, teorias sobre as causas incluem isquemia vascular, doença viral (herpes simples, herpes-zóster), doença autoimune ou a combinação de todos esses fatores. A paralisia de Bell pode ser um tipo de paralisia de compressão. O nervo inflamado e edemaciado se torna comprimido, a ponto de sofrer dano e seu suprimento sanguíneo ser obstruído, produzindo necrose isquêmica do nervo.

### Manifestações clínicas e avaliação

O rosto fica distorcido com a paralisia dos músculos faciais; há aumento da lacrimação e sensações dolorosas no rosto, atrás das orelhas e no olho do lado afetado. A dor na orelha pode preceder a paralisia 24 a 48 h. O cliente pode ter dificuldades de fala e não conseguir comer no lado afetado, em consequência da fraqueza ou paralisia dos músculos faciais. Distúrbio do paladar é um achado comum. Quando solicitado a mostrar os dentes ou a sorrir, nota-se a fraqueza do nervo envolvido, havendo ausência de rugas na testa e aparência de máscara do lado afetado.

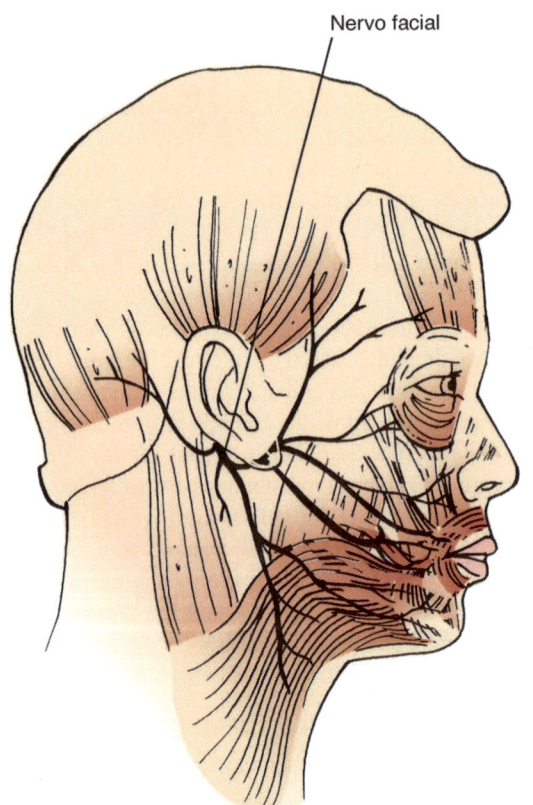

**Figura 46.5** Distribuição do nervo facial.

## Manejo clínico e de enfermagem

A terapia com corticosteroide (prednisona) pode ser prescrita para amenizar a inflamação e o edema, reduzindo a compressão vascular e possibilitando a restauração da circulação sanguínea para o nervo. A administração precoce de terapia com corticosteroide parece diminuir a gravidade da doença, aliviar a dor e evitar ou minimizar a desnervação.

A dor facial é controlada por agentes analgésicos. É possível aplicar calor no lado envolvido do rosto, para promover conforto e fluxo sanguíneo para os músculos. Para evitar atrofia muscular, a estimulação elétrica pode ser empregada no rosto.

Enquanto a paralisia dura, o cuidado de enfermagem envolve proteção do olho contra lesão. Com frequência, o olho não fecha completamente e o reflexo do piscamento está diminuído, de maneira que o olho fica vulnerável à lesão causada por poeira e partículas estranhas; podem ocorrer irritação e ulceração da córnea. A distorção da pálpebra inferior altera a drenagem adequada das lágrimas. Para evitar lesão, o olho deve ser coberto com uma barreira protetora à noite; no entanto, o tampão do olho pode fazer abrasão na córnea, pois é difícil a manutenção das pálpebras paralisadas parcialmente fechadas. Pomada ocular pode ser aplicada antes de dormir, para promover a aderência das pálpebras e evitar lesão durante o sono. O cliente pode ser ensinado a fechar a pálpebra paralisada manualmente no momento de dormir. Óculos de sol fechados podem ser usados durante o dia para diminuir a evaporação normal do olho.

## Doença de Parkinson

A doença de Parkinson (DP) é um distúrbio neurológico do movimento lento e progressivo que eventualmente leva à incapacidade. A forma degenerativa ou idiopática é a mais comum; há também a secundária, de causa suspeita ou conhecida. Embora a etiologia da maioria dos casos seja desconhecida, pesquisas sugerem vários fatores de causa, inclusive genética, aterosclerose, acúmulo excessivo de radicais livres de oxigênio, infecções virais, traumas na cabeça, uso crônico de medicamentos antipsicóticos e algumas exposições ambientais. Em geral, os sintomas parkinsonianos aparecem pela primeira vez na quinta década de vida; no entanto, casos vêm sendo diagnosticados mais cedo, aos 30 anos de idade. Trata-se da quarta doença **neurodegenerativa** mais comum. A DP afeta homens com mais frequência que mulheres.

## Fisiopatologia

A DP é associada a níveis mais baixos de dopamina, resultante da destruição de células neuronais pigmentadas na substância negra, na região dos gânglios basais do cérebro. Fibras ou vias neuronais se projetam da substância negra para o corpo estriado, em que neurotransmissores são essenciais para o controle dos movimentos corporais complexos. Por meio dos neurotransmissores acetilcolina (excitatório) e dopamina (inibitório), os neurônios estriatais transmitem mensagens aos centros motores mais altos, que controlam e refinam os movimentos motores. A perda dos depósitos de dopamina nessa área do cérebro resulta em quantidade mais alta de neurotransmissores excitatórios que inibitórios, levando a um desequilíbrio que afeta o movimento voluntário. Os sintomas clínicos não se manifestam até que 60% dos neurônios pigmentados estejam perdidos e o nível de dopamina estriatal esteja 80% diminuído. A degeneração celular compromete os tratos extrapiramidais que controlam as funções semiautomáticas e os movimentos coordenados; células motoras do córtex motor e os tratos piramidais não são afetados.

## Manifestações clínicas e avaliação

A DP tem início gradativo e os sintomas progridem lentamente ao longo de um curso crônico e prolongado. Os sinais cardinais formam o acrônimo TRAP: **t**remor, **r**igidez, **a**cinesia/bradicinesia (movimento corporal ausente ou diminuído) e distúrbios **p**osturais.

### Tremor

A ocorrência de tremor de repouso é a motivo mais comum pelo qual os indivíduos buscam uma avaliação médica. Caracteristicamente, este tipo de tremor desaparece com os movimentos propositais, mas é evidente quando as extremidades estão paradas. O tremor pode se manifestar como um movimento rítmico, de troca lenta (pronação – supinação) do antebraço e da mão e um movimento do polegar contra os dedos, como se estivesse contando dinheiro. Ocorre enquanto o cliente está em repouso; acentua-se quando o cliente está andando, concentrado ou ansioso.

### Rigidez

A resistência ao movimento passivo do membro caracteriza rigidez muscular. A *rigidez em roda dentada* é caracterizada por contrações rítmicas similares a uma catraca ao alongamento muscular passivo (Hickey, 2009). A rigidez involuntária da extremidade passiva aumenta quando a outra é engajada em movimento voluntário ativo. No início da doença, o cliente pode queixar-se de dor no ombro decorrente da rigidez.

### Acinesia/bradicinesia

Acinesia significa falta de movimento; bradicinesia refere-se à lentidão para iniciar e executar o movimento. Os clientes podem levar mais tempo para completar as atividades e apresentam dificuldades para iniciar o movimento, como levantar-se da posição sentada ou virar-se na cama.

### Distúrbios posturais

Ocorre perda dos reflexos posturais, o cliente fica de pé com a cabeça inclinada para a frente e caminha com uma marcha propulsiva. A postura é causada pela flexão para frente do pescoço, quadris, joelhos e cotovelos. O cliente pode andar de maneira cada vez mais rápida, tentando mover os pés para a frente sob o centro de gravidade do corpo (marcha em pequenos passos). Dificuldades para rodar o corpo em que há perda de equilíbrio (tanto para a frente quanto para trás) colocam o cliente em risco de sofrer quedas.

### Outras manifestações

Muitas vezes, o efeito da DP sobre os gânglios basais produz sintomas autônomos que incluem sudorese excessiva e descontrolada, hiperemia paroxística, hipotensão ortostática, retenção urinária e gástrica, constipação intestinal e disfunção sexual.

Alterações cognitivas e psiquiátricas estão, com frequência, inter-relacionadas, podendo ser preditivas uma da outra. A depressão é comum; não se sabe se é uma reação ao distúrbio ou se está relacionada com uma anormalidade bioquímica. Embora o intelecto não costume ser afetado, as alterações cognitivas podem se manifestar por meio de déficits de julgamento, raciocínio, tomada de decisão e memória. Inúmeras manifestações psiquiátricas (alterações de personalidade, psicose, demência, confusão aguda) são recorrentes nos clientes idosos com DP.

Os clientes com DP apresentam distúrbios do sono, os quais podem estar relacionados com depressão, demência ou medicamentos. Alucinações auditivas e visuais também foram relatadas na DP e podem estar associadas a depressão, demência, falta de sono e efeitos adversos dos medicamentos.

A hipocinesia (movimento anormalmente diminuído) também é comum e pode aparecer após o tremor. O *fenômeno do congelamento* se refere à incapacidade transitória de realizar movimento ativo e acredita-se que seja uma apresentação extrema de bradicinesia. Além disso, o cliente tende a arrastar os pés e exibe diminuição do balanço dos braços. Conforme a destreza vai reduzindo, **micrografia** (diminuição das letras manuscritas) se desenvolve. Cada vez mais, o rosto apresenta aspecto de máscara e fica inexpressivo; a frequência das piscadas diminui. Disfonia (fala mansa, baixa e menos audível) pode se desenvolver devido à fraqueza dos músculos responsáveis pela fala e paralisia do palato mole, resultando em fala anasalada. Em muitos casos, o cliente desenvolve disfagia, começa a babar e fica sob o risco de engasgos e aspiração.

Complicações associadas à DP são constantes e geralmente relacionadas com os distúrbios do movimento. Conforme a doença vai progredindo, aumenta o risco de os clientes desenvolverem infecção urinária e respiratória, rachaduras na pele e lesão decorrente de quedas. Os efeitos adversos dos medicamentos usados no tratamento dos sintomas são associados a inúmeras complicações, tais como discinesia e hipotensão ortostática.

O diagnóstico precoce pode ser difícil, pois os clientes não costumam ser capazes de apontar quando os sintomas começaram. Não raro, um membro da família observa algumas mudanças, tais como postura inclinada, um braço rígido, ligeira claudicação, tremor ou escrita lenta e pequena. Ao fazer o diagnóstico, avaliam-se cuidadosamente a história médica, os sintomas apresentados, os exames neurológicos e a resposta ao tratamento farmacológico. Atualmente, a doença é diagnosticada clinicamente a partir da história clínica do cliente e da ocorrência de duas das quatro manifestações cardinais: tremor, rigidez, acinesia/bradicinesia e desequilíbrios posturais (Figura 46.6).

## Manejo clínico e de enfermagem

O tratamento é direcionado ao controle dos sintomas e manutenção da independência funcional. O cuidado é individualizado para cada cliente, com base nos sintomas apresentados e nas necessidades sociais, ocupacionais e emocionais. O tratamento farmacológico é o pilar do tratamento, embora avanços nas pesquisas estejam levando ao aumento das opções cirúrgicas. Em geral, os clientes são cuidados em casa e admitidos no hospital apenas quando complicações se desenvolvem ou para iniciar novos tratamentos.

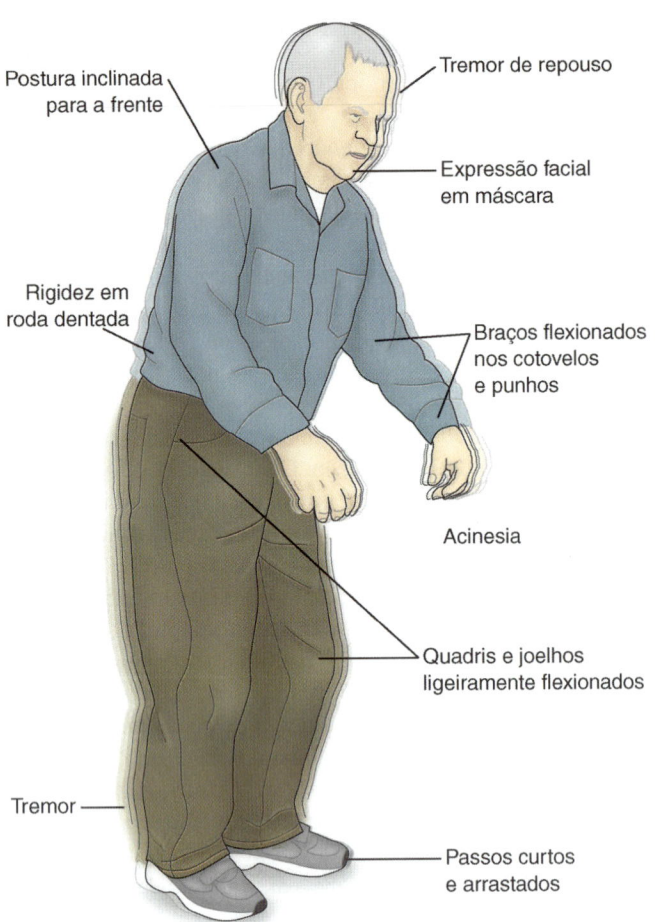

**Figura 46.6** Características clínicas de doença de Parkinson: TRAP (**t**remor, **r**igidez, **a**cinesia/bradicinesia e distúrbio **p**ostural). Adaptada de Timby, B (2010). Introductory medical-surgical nursing (10th ed., p. 535). Philadelphia: Lippincott Williams & Wilkins.

## Medicamentos antiparkinsonianos

A levodopa é o agente mais eficaz e o pilar do tratamento; é convertida em dopamina nos núcleos da base, produzindo alívio dos sintomas. Os efeitos benéficos da levodopa são mais pronunciados nos primeiros anos de tratamento. Com o passar do tempo, os benefícios começam a sumir e os efeitos adversos se tornam mais sérios. Confusão, alucinações, depressão e alterações do sono são associadas ao uso prolongado. Em geral, a levodopa é administrada em combinação com a carbidopa, um aminoácido inibidor da descarboxilase, que ajuda a maximizar os efeitos benéficos da levodopa.

Em um período que varia de 5 a 10 anos, a maioria dos clientes desenvolve uma resposta ao medicamento, caracterizada por **discinesia** (movimentos involuntários anormais), incluindo careta ou tique facial, movimentos rítmicos das mãos, tremor da cabeça, movimentos de mastigação e estalo dos lábios e movimentos involuntários do tronco e das extremidades. O cliente pode apresentar o fenômeno de liga e desliga, no qual períodos repentinos de quase imobilidade ("efeito desliga") são seguidos pelo retorno súbito da eficácia do medicamento ("efeito liga"). Consulte a Tabela 46.2 para terapias adicionais.

**Tabela 46.2** Medicamentos antiparkinsonianos.

| | |
|---|---|
| **Terapia anticolinérgica**<br>Cloridrato de triexifenidil<br>Mesilato de benztropina | Usada para controle do tremor, contra-agindo a ação do neurotransmissor acetilcolina; muitas vezes, é pouco tolerada pelos clientes idosos. A pressão intraocular precisa ser monitorada com atenção; esses medicamentos são contraindicados em clientes com glaucoma de ângulo estreito. Os clientes com hiperplasia da próstata são monitorados quanto ao surgimento de sinais de retenção urinária |
| **Terapia antiviral**<br>Cloridrato de amantadina | Usado contra sintomas relacionados com acinesia, bem como tremores. Observa-se baixa incidência de efeitos colaterais, mas pode incluir distúrbios psiquiátricos (alterações de humor, confusão, depressão, alucinações), edema de membro inferior, náuseas, desconforto epigástrico, retenção urinária, cefaleia e comprometimento visual |
| **Agonistas da dopamina**<br>Mesilato de bromocriptina<br>Pergolida<br>Cloridrato de ropinirol<br>Pramipexol | Útil na postergação do início da terapia com carbidopa ou levodopa, ou adicionado ao regime medicamentoso após a perda da efetividade da carbidopa ou levodopa. As reações adversas a esses medicamentos incluem náuseas, vômitos, diarreia, tonturas, hipotensão, impotência e efeitos psiquiátricos. Cloridrato de ropinirol e pramipexol não exercem os efeitos adversos potencialmente graves da pergolida e mesilato de bromocriptina |
| **Inibidores da monoamina oxidase**<br>Selegilina<br>Rasagilina<br>Cloridrato de selegilina | Usado em combinação com um agonista da dopamina, para retardar o uso da terapia com carbidopa ou levodopa. Efeitos adversos são similares aos da levodopa |
| **Inibidores da catecol-O-metiltransferase (COMT)**<br>Entacapona<br>Tolcapona | Quando administrados em combinação com a carbidopa ou levodopa, podem aumentar a duração da ação. Inibidores da COMT bloqueiam uma enzima que metaboliza a levodopa, disponibilizando mais levodopa para conversão em dopamina no cérebro |
| **Antidepressivos**<br>**Antidepressivos tricíclicos**<br>Cloridrato de amitriptilina | Usados para tratar depressão; a dosagem é menor em clientes com doença de Parkinson, geralmente 1/3 a metade da dosagem usual<br>Usados para efeitos anticolinérgicos e antidepressivos |
| **Inibidores da recaptação de serotonina**<br>Cloridrato de fluoxetina<br>*Antidepressivos atípicos*<br>Cloridrato de bupropiona | Efetivo para o tratamento da depressão, mas pode agravar os sinais e sintomas da doença de Parkinson<br>Efetivo no tratamento da depressão, mas pode agravar os sinais e sintomas da doença de Parkinson. |

## *Estimulação profunda do cérebro*

A estimulação profunda do cérebro consiste na estimulação elétrica de alta frequência de um alvo selecionado no cérebro. Nesta estimulação, um eletrodo é inserido no tálamo e conectado a um gerador de pulso, implantado na camada subcutânea em uma bolsa abdominal ou subclavicular. O gerador de pulso movido a bateria envia impulsos elétricos de alta frequência por meio de um fio inserido sob a pele, até uma derivação ancorada no crânio. O eletrodo bloqueia as vias nervosas no cérebro que causam tremores. A estimulação cerebral profunda geralmente faz com que os clientes mantenham o seu melhor estado por períodos mais longos do dia, do que se estivessem apenas usando a medicação. A maioria dos clientes consegue reduzir a utilização do medicamento, com prevalência mais baixa de efeitos colaterais (Barker, 2008).

## *Melhora da mobilidade*

Um programa progressivo de exercícios diários aumenta a força muscular, melhora a coordenação e a destreza, reduz a rigidez muscular e evita contraturas que ocorrem quando os músculos não são usados. Caminhar, andar de bicicleta ergométrica, nadar e praticar jardinagem são exercícios que ajudam a manter a mobilidade articular. Alongamento (alongar–manter–relaxar) e exercícios de ADM promovem a flexibilidade articular. Exercícios posturais são importantes para contrapor a tendência da cabeça e do pescoço de cair para frente e para baixo. Um fisioterapeuta pode ser útil no desenvolvimento de um programa de exercícios individualizado e pode orientar o cliente e seu cuidador sobre a prática segura dos exercícios. A adesão total ao programa de exercícios e à caminhada ajuda a retardar o progresso da doença. Banhos mornos e massagem, além de exercícios ativos e passivos, ajudam a relaxar os músculos e a aliviar espasmos musculares dolorosos que acompanham a rigidez.

O equilíbrio pode estar adversamente afetado devido à rigidez dos braços (o balanço dos braços é necessário para a deambulação normal). Técnicas de deambulação especiais precisam ser aprendidas para compensar a marcha em pequenos passos arrastados e a tendência de se inclinar para a frente. O cliente é ensinado a se concentrar em andar de maneira ereta, a olhar para o horizonte e a usar uma marcha de base larga (*i. e.*, andar com os pés separados). Um esforço consciente precisa ser feito para balançar os braços, elevar os pés enquanto deambula e usar a colocação calcanhar-dedos com passos longos. O cliente é recomendado a praticar deambulação com música marcada ou som de um metrônomo, pois isso consiste em reforço sensorial. Enquanto deambula, exercícios de respiração ajudam a movimentar a caixa torácica e a aerar partes dos pulmões. Períodos de repouso frequentes ajudam na prevenção de frustração e fadiga.

## *Melhora das atividades de autocuidado*

Modificações ambientais são necessárias para compensar as incapacidades funcionais. Os clientes podem apresentar problemas graves de mobilidade que impossibilitam as atividades normais. Dispositivos adaptativos ou de assistência podem ser úteis. Uma cama hospitalar em casa com grades laterais, uma estrutura acima da cama com um trapézio ou uma corda amarrada ao pé da cama podem auxiliar no levantar sem ajuda. Um terapeuta ocupacional pode avaliar as necessidades do cliente em casa, fazer recomendações acerca de dispositivos de adaptação e ensinar o cliente e o cuidador a improvisar.

### *Melhora da defecação*

O cliente pode apresentar problemas graves de constipação intestinal; dentre os fatores responsáveis pela sua causa estão fraqueza dos músculos usados na defecação, falta de exercício, ingestão inadequada de líquidos e diminuição da atividade do sistema nervoso autônomo. Os medicamentos usados no tratamento da doença também inibem as secreções intestinais normais. É possível instituir uma rotina intestinal regular, encorajando o cliente a estabelecer uma hora específica do dia para usar o banheiro, sem distrações, aumentar conscientemente a ingestão de líquido e ingerir alimentos com conteúdo de fibra moderado. Laxantes devem ser evitados. O vaso sanitário elevado é útil, pois o cliente tem dificuldades de movimentação da posição de pé para sentada.

### *Melhora da nutrição*

Os clientes podem apresentar dificuldades de manutenção do peso. As refeições se tornam um processo muito lento, requerendo concentração devido a boca seca causada pelos medicamentos e dificuldades de mastigação e deglutição. Esses clientes têm chances de aspiração devido ao comprometimento da deglutição e ao acúmulo de saliva. Eles podem não ter noção de que estão aspirando; subsequentemente, broncopneumonia pode se desenvolver.

O monitoramento do peso em base semanal indica se a ingestão calórica está adequada; suplementos alimentares aumentam a ingestão calórica. Conforme a doença vai progredindo, poder ser necessário um tubo nasogástrico ou de gastrostomia endoscópica percutânea para manter a nutrição adequada. Um nutricionista pode ser consultado sobre as necessidades nutricionais.

Uma bandeja de aquecimento elétrico mantém o alimento quente e possibilita que o cliente repouse durante o tempo prolongado que pode levar para se alimentar. Utensílios especiais também ajudam no momento da refeição. Um prato estável, um copo ou caneca antivazamento e utensílios de alimentação com cabos especiais são úteis. O terapeuta ocupacional pode ajudar na identificação dos dispositivos de adaptação apropriados.

### *Melhora da deglutição*

Dificuldades de deglutição são comuns na DP. Elas podem levar a problemas, tais como pouco controle da cabeça, tremores da língua, hesitação para iniciar a deglutição, dificuldades de transformar o alimento em bolo e distúrbios na motilidade da faringe. Para compensar esses problemas, o cliente deve sentar-se em posição ereta durante a refeição. Uma dieta semissólida com líquidos espessos é mais fácil de deglutir que a dieta sólida; líquidos finos devem ser evitados. É valido pensar na sequência da deglutição. O cliente é ensinado a colocar a comida na língua, fechar os lábios e os dentes, levar a língua para cima e, depois, para trás e deglutir; ele é estimulado a mastigar primeiro de um lado da boca e, depois, do outro. Para controlar o acúmulo de saliva, o cliente é lembrado a manter a cabeça ereta e fazer um esforço consciente para deglutir.

### *Melhora da comunicação*

A maioria dos portadores de DP revela distúrbios da fala. A fala baixa, monótona e suave requer que o cliente faça um esforço consciente para falar lentamente, com atenção deliberada ao que está dizendo. Ele é lembrado a encarar o ouvinte, exagerar na pronúncia das palavras, falar em sentenças curtas e fazer algumas inspirações profundas antes de falar. Um fonoaudiólogo pode ser útil na elaboração de exercícios de melhora da fala e auxílio da família e pessoal da equipe médica, para desenvolver e usar um método de comunicação que atenda às necessidades do cliente. Um pequeno amplificador eletrônico é útil caso o cliente tenha dificuldades de ser escutado.

### *Suporte às habilidades de enfrentamento do estresse*

É possível dar suporte ao encorajar o cliente e indicar quais atividades serão mantidas por meio da participação ativa. A combinação de fisioterapia, psicoterapia, farmacoterapia e participação em grupos de apoio pode ajudar a reduzir a depressão que se desenvolve em muitos casos.

Muitas vezes, o cliente se sente envergonhado, apático, inadequado, entediado e sozinho. Esses sentimentos podem ser decorrentes, em parte, à lentidão física e ao grande esforço que até mesmo pequenas tarefas requerem. Ele é auxiliado e estimulado a estabelecer metas atingíveis (como melhora da mobilidade).

Uma vez que a DP pode causar afastamento e depressão, os clientes precisam ser participantes ativos nos programas terapêuticos, inclusive eventos recreacionais e sociais. Um programa planejado de atividades diárias evita o sono excessivo durante o dia, bem como o desinteresse e a apatia.

Todo esforço deve ser feito para encorajar os clientes a realizar as tarefas envolvidas no atendimento de suas próprias necessidades diárias e para continuar independente. A realização de atividades para o cliente apenas para economizar tempo sabota o objetivo básico de melhorar as ações de enfrentamento e promoção de um autoconceito positivo.

## Doença de Alzheimer

A doença de Alzheimer (DA) é uma doença neurológica degenerativa, progressiva e irreversível, que começa de maneira insidiosa e é caracterizada por perdas gradativas da função cognitiva e distúrbios de comportamento e afeto. Embora a DA possa acometer pessoas com menos de 40 anos de idade, é incomum antes dos 65 anos. A DA pode ser classificada em dois tipos: familiar (ou DA de início precoce) e esporádica (ou de surgimento tardio). A DA familiar é rara, sendo responsável por apenas 5 a 10% de todos os casos, e é frequentemente associada a mutações genéticas; acomete adultos de meia idade. Se membros da família apresentarem pelo menos outro parente com DA, pode-se dizer que existe um componente familiar, o qual não inclui de maneira específica desencadeadores ambientais e determinantes genéticos. Em geral, a DA esporádica afeta pessoas com mais de 65 anos de idade e não tem um padrão óbvio de hereditariedade (Barker, 2008).

## Fisiopatologia

Alterações neuropatológicas e bioquímicas específicas são encontradas em clientes com DA, as quais incluem novelos neurofibrilares (massas emaranhadas de neurônios não funcionantes) e placas senis ou neuríticas (depósitos de proteína amiloide, parte de uma proteína maior chamada de proteína precursora de amiloide [PPA]) no cérebro. O dano neuronal ocorre principalmente no córtex cerebral e resulta em atrofia cerebral. Alterações similares são encontradas no tecido cerebral normal de adultos mais velhos, porém em uma extensão menor. As células que usam o neurotransmissor acetilcolina são aquelas principalmente afetadas pela DA. Do ponto de vista bioquímico, a enzima ativa na produção de acetilcolina, a qual está especificamente envolvida no processamento da memória, está reduzida.

## Manifestações clínicas e avaliação

Nos estágios iniciais da DA, ocorrem esquecimentos e perda sutil de memória. Os clientes podem ter pequenas dificuldades no trabalho e em atividades sociais; no entanto, apresentam função cognitiva adequada para esconder a perda e funcionar de maneira independente. Pode ocorrer depressão. Com a progressão da DA, os déficits não podem mais ser escondidos. Os esquecimentos são manifestados em muitas ações diárias; os clientes podem perder a capacidade de reconhecer rostos, lugares e objetos familiares, podendo se perder em ambientes familiares; repetem as mesmas histórias, pois esquecem que já a contaram. Tentar trazer a pessoa com DA à razão e usar orientação da realidade apenas aumenta a ansiedade sem melhorar a função. A conversa se torna difícil, havendo dificuldades para encontrar as palavras. A habilidade de formular conceitos e pensar de maneira abstrata desaparece; por exemplo, um cliente pode interpretar um provérbio apenas em termos concretos. Muitas vezes, os clientes são incapazes de reconhecer as consequências das suas ações e exibem, portanto, um comportamento impulsivo. Por exemplo, em um dia quente, um cliente pode decidir ir caminhar no parque da cidade completamente agasalhado. Os clientes mostram dificuldades com as atividades cotidianas, como operação de aparelhos simples e manuseio de dinheiro.

Alterações de personalidade também costumam ser evidentes; os clientes podem se tornar deprimidos, suspeitos, paranoicos, hostis e até mesmo agressivos. A progressão da doença intensifica os sintomas: as habilidades de fala se deterioram em sílabas sem sentido; agitação e atividade física aumentam e os clientes podem sair vagando durante a noite. Por fim, há necessidade de assistência para a maioria das AVD, inclusive alimentação e higiene, pois disfagia e incontinência podem se desenvolver. Os estágios finais, nos quais os clientes permanecem geralmente imóveis e requerem cuidado total, podem durar meses ou anos. Eventualmente, os clientes conseguem reconhecer os membros da família e seus cuidadores. A morte ocorre em consequência de complicações, tais como pneumonia, má nutrição e desidratação.

O diagnóstico definitivo de DA é feito com base no atendimento de critérios clínicos e evidências histológicas a partir do exame do tecido cerebral obtido da biopsia ou necropsia. O objetivo mais importante é descartar outras causas de demência e causas reversíveis de confusão, como outros tipos de demência, depressão, *delirium*, uso abusivo de álcool ou drogas ilícitas e dosagem inapropriada de medicamentos ou toxicidade medicamentosa (Hickey, 2009). Consulte a Tabela 46.3 para obter um resumo das diferenças entre demência e *delirium*.

Para o diagnóstico de DA provável, é essencial obter a história da saúde (inclusive história médica, familiar, social e cultural e medicamentosa) e o exame físico, incluindo estado da saúde mental e funcional. Os exames complementares, inclusive hemograma completo, perfil bioquímico, nível de vitamina $B_{12}$ e hormônio da tireoide, bem como exames de EEG, TC, RM e do LCR, podem refutar ou respaldar o diagnóstico provável de DA.

A depressão pode imitar de maneira bastante parecida a DA em estágio inicial e coexistir em muitos clientes. Uma escala de depressão é útil para rastreio de depressão de base. Exames de função cognitiva, como o Miniexame do Estado Mental e o teste do desenho do relógio são úteis para o rastreamento; TC e RM do cérebro são válidas para excluir hematoma, tumor cerebral, AVE, hidrocefalia de pressão normal e atrofia, porém não são confiáveis para o diagnóstico definitivo de DA. Infecções, distúrbios fisiológicos como hipotireoidismo, DP e deficiência de vitamina $B_{12}$ podem causar comprometimento cognitivo, que pode ser mal diagnosticado como DA. Anormalidades bioquímicas podem ser excluídas por meio de exame de sangue e do liquor, mas os achados não são suficientemente específicos para fazer o diagnóstico. A DA é um diagnóstico de exclusão, e é realizado um de provável DA quando a história médica, o exame físico e os exames laboratoriais excluíram todas as causas conhecidas de outras demências.

## Manejo clínico e de enfermagem

O objetivo principal dos procedimentos clínicos na DA é tratar os sintomas cognitivos e comportamentais. Não há cura e nenhuma maneira de retardar a progressão da doença. Inibidores da colinesterase, tais como cloridrato de donepezila, tartarato de rivastigmina e hidrobrometo de galantamina, aumentam a captação de acetilcolina no cérebro, mantendo, dessa maneira, as habilidades de memória por um período de tempo. O medicamento memantina é um antagonista do receptor de N-metil-D-aspartato, o qual se acredita que interfira na superestimulação glutaminérgica. A habilidade cognitiva melhora em 6 a 12 meses de terapia; contudo, a interrupção dos medicamentos resulta em declínio cognitivo proporcional à progressão da doença. Recomenda-se que o tratamento continue pelo menos pelo estágio moderado da doença (Downey, 2008).

Problemas comportamentais como agitação e psicose podem ser tratados com terapia comportamental e psicossocial. Depressão e problemas comportamentais associados também podem ser tratados com antidepressivos e os novos neurolépticos atípicos, os quais estão substituindo os neurolépticos típicos, como haloperidol; os novos medicamentos provocam menos efeitos adversos.

As intervenções de enfermagem na DA visam à promoção da função e independência do cliente pelo máximo de tempo possível. Outros objetivos importantes incluem: segurança física do cliente; independência em atividades de autocuidado; redução da

**Tabela 46.3** Resumo das diferenças entre demência e *delirium*.

| | **Doença de Alzheimer (DA)** | ***Delirium*** |
|---|---|---|
| Etiologia | Familiar (genética [cromossomos 14, 19, 21]) <br> Esporádica | Interações e toxicidade medicamentosas; doença aguda; trauma; exacerbação de doença crônica <br> Distúrbio hidreletrolítico |
| Fatores de risco | Idade avançada; genética | Comprometimento cognitivo preexistente |
| Ocorrência | 50 a 60% das demências | 20% das pessoas idosas hospitalizadas |
| Início | Lento | Instalação rápida e aguda <br> Prenúncio de doença aguda |
| Idade de início (anos) | DA de início precoce: 30 a 65 anos <br> DA de instalação tardia: 65+ <br> Mais comumente: 85+ | Qualquer idade, mas predominantemente em pessoas mais velhas |
| Gênero | Homens e mulheres, igualmente | Homens e mulheres, igualmente |
| Curso | Crônico, irreversível; progressivo, regular, declinante | Agudo |
| Duração | 2 a 20 anos | 1 dia a 1 mês |
| Progressão sintomática | Instalação insidiosa. *Precoce* – leve e sutil <br> *Média e tardia* – intensificada <br> Progressão até a morte (infecção ou má nutrição) | Os sintomas são totalmente reversíveis com o tratamento adequado; pode progredir para cronicidade ou morte, se a condição de base for ignorada |
| Humor | Depressão precoce (30%) | Variável |
| Fala/linguagem | A fala permanece intacta até estágio avançado da doença <br> *Precoce*: anomia leve (não consegue nomear objetos); os déficits progridem até que a fala passa a não ter sentido; ecos e palavras e sons repetidos; mutismo | Oscilante; muitas vezes, não consegue se concentrar tempo suficiente para falar |
| Sinais físicos | *Precoce*: nenhum déficit motor <br> *Médio*: apraxia (70%) (não consegue realizar movimento proposital) <br> *Tardio*: disartria (comprometimento da fala) <br> *Estágio terminal*: perda de toda atividade voluntária; sinais neurológicos positivos | Sinais e sintomas da doença de base |
| Orientação | Torna-se perdido em ambientes familiares (desorientação topográfica) <br> Apresenta dificuldades de desenhar objetos tridimensionais (desorientação visual e espacial) <br> Desorientação relacionada com tempo, lugar e pessoa – com progressão da doença | Pode oscilar entre lucidez e desorientação total, com relação ao tempo, lugares e pessoas |
| Memória | A perda é um sinal precoce de demência; a perda da memória recente é logo seguida por declínio progressivo da memória remota também | Memória recente e remota comprometida; pode oscilar entre lucidez e confusão |
| Personalidade | Apatia, indiferença, irritabilidade <br> *Início da doença* – comportamento social intacto; esconde os déficits cognitivos <br> *Doença avançada* – desestimulado com relação a atividades e relacionamentos; suspeitoso; ilusões paranoicas causadas pela perda de memória; agressivo, reações catastróficas | Oscilante; não consegue focar atenção para conversar; alarmado pelos sintomas (quando lúcido); alucinações; paranoia |
| Estado funcional, atividades da vida diária | Sem discernimento nas atividades cotidianas; tem declínio progressivo da capacidade de lidar com dinheiro, uso do telefone, função em casa e no trabalho | Comprometido |
| Limiar de atenção | Distraído; baixo limiar de atenção | Muito comprometido; não consegue manter ou desvia a atenção |
| Atividade psicomotora | Errante, hiperatividade, rítmico, agitado | Variável; alternância entre grande agitação, hiperatividade, agitação psicomotora e letargia |
| Ciclo sono–vigília | Muitas vezes comprometido; errante e agitado durante a noite | Tira sonecas breves ao longo do dia e da noite |

ansiedade e da agitação; melhora da comunicação, socialização e intimidade; promoção de nutrição adequada, atividades balanceadas e repouso e apoio; orientação aos familiares e cuidadores.

### Suporte à função cognitiva

Uma vez que a demência de qualquer tipo é degenerativa e progressiva, os clientes apresentam declínio na função cognitiva ao longo do tempo. Na fase inicial da demência, pequenos estímulos e orientações podem ser tudo o que o cliente precisa para seguir de maneira independente por vários anos. No entanto, conforme a habilidade cognitiva do cliente vai declinando, os membros da família precisam prover mais e mais assistência e supervisão. Um ambiente calmo e previsível ajuda as pessoas com DA a interpretar os arredores e as atividades. Estímulos ambientais são limitados e uma rotina regular é estabelecida. Uma maneira calma e agradável de falar, explicações claras e simples e o uso de auxílios e estímulos de memória ajudam a minimizar a confusão e a desorientação, dando aos clientes um senso de segurança. Calendários e relógios posicionados em destaque podem melhorar a orientação no tempo. Cores usadas para demarcar caminhos podem ajudar os clientes com dificuldades de localizar o seu quarto; a participação ativa pode ajuda-los a manter as habilidades cognitivas, funcionais e de interação social por um período mais longo.

### Promoção da segurança física

Um ambiente doméstico seguro possibilita que o cliente se movimente o mais livremente possível e alivia as preocupações constantes da família com relação à segurança. Para evitar quedas e outras lesões, todos os perigos óbvios são removidos e corrimões são instalados. Um ambiente sem perigos torna possível ao cliente máxima independência e senso de autonomia. É necessária iluminação adequada, especialmente em corredores, escadas e banheiros; luzes noturnas são úteis, sobretudo se a confusão do cliente for maior à noite (**fenômeno crepuscular**). Dirigir é proibido e fumar é permitido apenas com supervisão. O cliente pode ter atenção limitada e ficar esquecido. O comportamento errante pode muitas vezes ser reduzido por persuasão gentil ou distração. Restrições devem ser evitadas, pois aumentam a agitação. Portas da casa devem ser trancadas; fora de casa, todas as atividades precisam ser supervisionadas para proteger o cliente, o qual deve usar alguma identificação em caso de separação do cuidador.

### Promoção da independência nas atividades de autocuidado

As alterações fisiopatológicas no cérebro dificultam que as pessoas com DA mantenham a independência física. Os clientes devem ser auxiliados a permanecer funcionalmente independentes o máximo de tempo possível. Uma maneira de fazer isso é simplificando as atividades diárias, organizando-as em etapas curtas e alcançáveis, de modo que o cliente tenha senso de realização. Frequentemente, terapeutas ocupacionais podem sugerir maneiras de simplificar as tarefas ou recomendar equipamentos de adaptação. A supervisão direta do cliente é muitas vezes necessária, mas manter a dignidade e a autonomia pessoal é importante para a pessoa com DA, a qual deve ser estimulada a fazer escolhas quando apropriado e a participar das atividades de autocuidado o máximo possível.

### Redução da ansiedade e da agitação

Apesar das profundas perdas cognitivas, os clientes muitas vezes estão cientes do declínio das suas capacidades; eles precisam de apoio emocional constante, que reforce uma autoimagem positiva. Quando as perdas de capacidade ocorrem, os objetivos são ajustados para adequar a habilidade que está em declínio.

O ambiente deve ser mantido familiar e sem ruídos; a excitação e confusão podem ser perturbadoras e precipitam um estado agitado e agressivo, conhecido como reação catastrófica (reação excessiva ao excesso de estímulos). O cliente pode responder chorando, gritando ou ficando agressivo (física e verbalmente); essa pode ser a única maneira de expressar uma incapacidade de enfrentar o ambiente. Quando isso ocorre, é importante permanecer calmo e não ter pressa; forçar o cliente a proceder com a atividade apenas piora a agitação. É melhor postergar a atividade para mais tarde ou até mesmo para outro dia. Com frequência, o cliente rapidamente esquece o que desencadeou a reação. Mudar para um ambiente familiar, escutar música, receber afagos, balançar e se distrair são medidas que podem aquietar o cliente; atividades estruturadas também são úteis. Familiarizar-se com as respostas previsíveis particulares do cliente a certos estressores ajuda os cuidadores a evitar situações similares.

Em geral, muitas pessoas mais velhas com DA que progrediram para os estágios finais da doença residem em casas de repouso e são predominantemente cuidadas por auxiliares de enfermagem. Fazer com que os cuidadores recebam orientações sobre demência é essencial para minimizar a agitação do cliente, as quais podem ser efetivamente explicadas e demonstradas por enfermeiras mais experientes.

### Melhora da comunicação

Para promover a interpretação das mensagens do cliente, a enfermeira não deve ter pressa e precisa reduzir os barulhos e as distrações. O uso de sentenças claras e de fácil compreensão para transmitir informações é essencial, pois os clientes frequentemente esquecem o significado das palavras ou têm dificuldades de organizar e expressar pensamentos. Nos estágios mais iniciais da DA, listas e orientações simples por escrito, servindo como lembretes, podem ser válidas. Nos estágios mais avançados, o cliente pode ser capaz de apontar para um objeto ou usar linguagem não verbal para se comunicar. Estímulos táteis, como abraços e tapinhas nas mãos, são geralmente interpretados como sinais de afeição, preocupação e segurança.

### Socialização e necessidades de intimidade

Uma vez que a socialização com amigos pode ser confortante, visitas, cartas e telefonemas são estimulados. As visitas devem ser breves e não estressantes; a limitação dos visitantes a uma ou duas pessoas por vez ajuda a reduzir a estimulação excessiva. Recreação é importante e as pessoas com DA são encorajadas a participar em atividades simples; objetivos realistas em atividades que promovem satisfação são apropriados. Trabalhos manuais e atividades como caminhada, exercício e socialização podem melhorar a qualidade de vida. A amizade genuína de um animal de estimação pode ser estimulante, trazer conforto e contentamento. O cuidado de plantas ou de um animal de estimação também pode ser satisfatório e um modo de escape de energia.

A DA não elimina a necessidade de intimidade; clientes e seus cônjuges podem continuar tendo atividade sexual. Os cônjuges devem ser encorajados a falar sobre questões sexuais, podendo haver necessidade de aconselhamento neste assunto. Expressões simples de amor, como toques e abraços, são muitas vezes significativos.

### *Promoção da nutrição adequada*

A hora da refeição pode ser uma ocasião social agradável ou um momento de chateação e angústia, devendo ser mantida simples e calma, sem confrontos. Os clientes preferem alimentos familiares que pareçam apetitosos e tenham gosto bom. Para evitar qualquer dispersão com a comida, um prato é oferecido por vez. O alimento é cortado em pedaços pequenos para evitar engasgos; líquidos podem ser mais fáceis de serem deglutidos se forem convertidos em gelatina. Alimentos e bebidas quentes são servidos mornos e a temperatura dos alimentos deve ser verificada para evitar queimaduras.

Quando a falta de coordenação interfere na autoalimentação, equipamentos adaptativos são úteis. Alguns clientes podem se alimentar bem com o auxílio de uma colher ou dos dedos; se for o caso, um avental, em vez de um babador, é usado para proteger as roupas. Conforme os déficits vão intensificando, talvez seja preciso alimentar o cliente. Esquecimento, desinteresse, problemas dentários, falta de coordenação, estimulação excessiva e engasgos podem servir de barreiras à boa nutrição e hidratação.

### *Promoção de atividades e repouso balanceados*

Muitos clientes com DA apresentam distúrbios do sono, comportamentos errantes e atitudes que podem ser consideradas inapropriadas. É mais provável que essa conduta ocorra quando existem necessidades psicológicas ou físicas de base não atendidas. Os cuidadores precisam identificar as necessidades dos clientes que estão exibindo esses comportamentos, pois a saúde pode piorar se a causa do problema não for corrigida. A prática de exercícios físicos e o sono adequado são essenciais. Se o sono for interrompido ou o cliente não conseguir dormir, música, leite quente ou um carinho nas costas podem ajudar o cliente a relaxar. Durante o dia, os clientes devem ser encorajados a participar de exercícios, pois um padrão regular de atividades e repouso melhora o sono à noite. Longos períodos de sono durante o dia devem ser desestimulados.

### *Sobrecarga do cuidador*

A carga emocional sobre as famílias de clientes com DA é enorme. A saúde física do cliente é muitas vezes estável e a degeneração mental é gradativa. Os membros da família são confrontados com várias decisões difíceis (p. ex., como e quando o cliente deve parar de dirigir, quando deve assumir a responsabilidade das questões financeiras do cliente). Agressão e hostilidade exibidas pelo cliente são muitas vezes interpretadas de maneira errada pelos familiares e cuidadores, os quais se sentem depreciados, frustrados e com raiva. Sentimentos de culpa, nervosismo e preocupação contribuem para a fadiga do cuidador, depressão e disfunção familiar.

Em alguns casos, os próprios cuidadores podem ficar tão exaustos por conta de todo o estresse, a ponto de se autonegligenciar ou abusar do cliente. Isso vem sendo documentado nos cenários domésticos, bem como em instituições. A assistência temporária é um serviço comumente prestado, que consiste no cuidado do cliente enquanto seu cuidador fica fora de casa por curtos períodos (folga).

## Esclerose lateral amiotrófica

A esclerose lateral amiotrófica (ELA) é uma doença degenerativa, caracterizada pela perda tanto dos neurônios motores superiores quanto inferiores. Ganhou mais reconhecimento quando Lou Gehrig, um jogador de beisebol do New York Yankees, foi diagnosticado com a doença e morreu em seguida (Barker, 2008). Conforme as células motoras vão morrendo, as fibras musculares supridas por elas passam por alterações atróficas. A degeneração neuronal pode ocorrer tanto no sistema de neurônios motores superiores quanto inferiores. Teorias sobre a causa de ELA incluem doença autoimune, excitotoxicidade do glutamato, lesão por radical livre, estrangulamento axônico, disfunção mitocondrial e estresse oxidativo (Barker, 2008).

### Manifestações clínicas e avaliação

As manifestações clínicas dependem da localização dos neurônios motores afetados, pois neurônios específicos ativam fibras musculares específicas. Os principais sintomas são fadiga e fraqueza de membros; ocorre instalação gradativa de fraqueza assimétrica e progressiva. O acometimento do membro superior causa redução da destreza e os sintomas no membro inferior podem ser tropeços, quedas e mudanças na marcha (Barker, 2008). Em geral, espasticidade está presente e os reflexos tendíneos profundos ficam rápidos e superativos. Em geral, a função dos esfíncteres anal e vesical permanece intacta, pois os nervos espinais que controlam os músculos do reto e da bexiga urinária não são afetados.

Em aproximadamente 25% dos clientes, a fraqueza começa nos músculos supridos pelos nervos cranianos, ocorrendo dificuldades para falar, deglutir e, por fim, respirar. Quando o cliente ingere líquidos, a fraqueza do palato mole e do esôfago superior faz com que o líquido seja regurgitado pelo nariz. A fraqueza da língua posterior e do palato compromete a capacidade de rir, tossir e até mesmo de assoar o nariz. Se os músculos bulbares estiverem comprometidos, falar e deglutir se tornam progressivamente mais difíceis e a aspiração passa a ser um risco. A voz assume um som nasal e a articulação é tão afetada, que a fala fica ininteligível. Alguma labilidade emocional pode estar presente; no entanto, a função intelectual não é prejudicada. A função respiratória acaba sendo comprometida.

Em geral, o prognóstico baseia-se na área do SNC envolvida e na velocidade com a qual a doença progride. Na maioria dos casos, a morte é resultante de infecção, insuficiência respiratória ou aspiração.

A ELA é diagnosticada a partir dos sinais e sintomas, pois nenhum exame laboratorial ou clínico é específico para essa doença. O eletromiograma (EMG) revela fibrilações, as quais são sinais de desnervação e atrofia muscular (Hickey, 2009). A RM pode mostrar intensidade de sinal alta nos tratos corticoespinais; isso diferencia a ELA da neuropatia motora multifocal.

## Manejo clínico e de enfermagem

Não existe terapia específica contra ELA. O principal foco do tratamento são as intervenções para manter ou melhorar a função, bem-estar e qualidade de vida.

A maioria dos clientes com ELA é tratada em casa e na comunidade, com hospitalização em caso de problemas agudos. As causas mais comuns de hospitalização são desidratação e má nutrição, pneumonia e insuficiência respiratória; reconhecer esses problemas em estágio inicial da doença torna possível o desenvolvimento de estratégias preventivas.

O riluzol, um antagonista do glutamato, é o único medicamento aprovado pela US Food and Drug Administration (FDA), em 1995, após experimentos clínicos constatarem que uma dose de 100 mg/dia mostra melhora modesta da sobrevida (Barker, 2008). A ação do riluzol não é clara, mas suas propriedades farmacêuticas sugerem que pode ter um efeito neuroprotetor nos estágios iniciais da ELA.

O tratamento sintomático e as medidas de reabilitação são empregados para aliviar o cliente. Baclofeno, dantroleno sódico e diazepam podem ser úteis aos clientes com problemas de espasticidade, a qual causa dor e interfere no autocuidado.

Um cliente que apresente problemas de aspiração e deglutição pode requerer alimentação enteral. As diretrizes para a prática da American Academy of Neurology sugerem a inserção de um tubo de gastrostomia endoscópica percutânea, antes da queda da capacidade vital forçada para abaixo de 50% do valor preditivo.

O tratamento respiratório é guiado pelos resultados da capacidade vital e parâmetros de força inspiratória negativa, que são medidos em intervalos regulares. O uso de ventilação mecânica com pressão positiva não invasiva (VPPNI) é iniciado de acordo com o indicado por essas medidas. Conforme a doença progride, a VPPNI vai se tornando inadequada e, se a decisão tomada for prolongar a vida com tecnologia avançada, o cliente pode proceder para traqueotomia e ventilação invasiva (Barker, 2008).

As decisões a respeito das medidas de suporte da vida são tomadas pelo cliente e seus familiares e devem ter como base a compreensão total da doença, o prognóstico e as implicações de iniciar tal terapia. Os clientes são estimulados a preencher diretivas antecipadas de vontade ou "testamento em vida", a fim de preservar sua autonomia na tomada de decisão.

## Doença discal degenerativa

A lombalgia é um distúrbio importante de saúde pública nos EUA, embora sua prevalência seja de difícil quantificação. As estimativas atuais são: 22 a 65% das pessoas apresentam um episódio de lombalgia em qualquer ano; entre 11 e 84% dos adultos apresentam um episódio alguma vez na vida. A lombalgia aguda dura menos de 3 meses, enquanto a doença crônica ou degenerativa tem duração superior a 3 meses. A maioria dos problemas de coluna tem relação com doença discal.

### Fisiopatologia

O disco intervertebral é uma lâmina cartilaginosa que forma um coxim entre os corpos vertebrais (Figura 46.7A). Esse material forte e fibroso está incorporado em uma cápsula. Um coxim esférico no centro do disco é chamado de núcleo pulposo. Na herniação do disco intervertebral (ruptura do disco), o núcleo do disco faz protrusão no anel (o anel fibroso ao redor do disco), com subsequente compressão nervosa. Protrusão ou rompimento do núcleo pulposo geralmente é precedido por alterações degenerativas que ocorrem com o envelhecimento. A perda de proteína e polissacarídios no disco diminui o conteúdo de água do núcleo pulposo. O desenvolvimento de rachaduras radiais no anel enfraquece a resistência à herniação do núcleo; após o trauma (quedas e estresses pequenos e repetitivos, como levantamento de peso em postura incorreta), a cartilagem pode ser lesada.

Para a maioria dos clientes, os sintomas imediatos de trauma são rápidos, e aqueles que resultam de lesão discal não se manifestam por meses ou anos. Com a degeneração do disco, a cápsula vai de encontro ao canal medular ou pode romper e possibilitar que o núcleo pulposo extravase e encontre o saco dural ou um nervo espinal ao emergir da coluna espinal (Figura 46.7B). Essa sequência produz dor decorrente de **radiculopatia** (pressão na área de distribuição das terminações nervosas envolvidas). A pressão contínua pode produzir alterações degenerativas no nervo envolvido, como alterações de sensibilidade e dos reflexos tendíneos profundos.

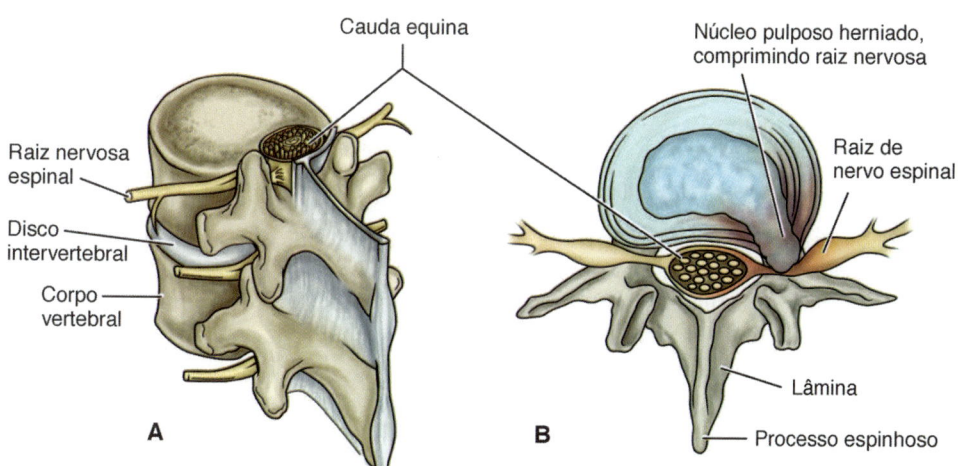

Figura 46.7 (A) Vértebras lombares normais, discos intervertebrais e raiz de nervo espinal. (B) Disco intervertebral roto.

## Manifestações clínicas e avaliação

As manifestações clínicas comuns são: dor, déficits motores e sensoriais e alterações de reflexos. Um exame neurológico é realizado para determinar se há comprometimento motor, sensorial ou reflexo decorrente de compressão de raiz e para fornecer uma linha basal para avaliação futura.

A RM se tornou o exame de escolha para localizar até mesmo protrusões discais pequenas, sobretudo na doença da coluna lombar. Se os sintomas clínicos não forem consistentes com a patologia vista na RM, TC e mielografia são realizadas. A EMG pode ser usada para localizar as raízes nervosas específicas envolvidas.

## Manejo clínico e de enfermagem

A maioria dos casos pode melhorar com o tratamento conservador, que consiste em 1 ou 2 dias de repouso no leito, anti-inflamatórios não esteroides (AINE), regime de exercícios, esteroides epidurais e orientação do cliente (Barker, 2008).

Em geral, a cirurgia é indicada se o disco degenerativo estiver comprimindo a medula espinal ou se o cliente apresentar radiculopatia sem melhora com o tratamento conservador. O procedimento mais comum é a laminectomia descompressiva, a qual consiste na remoção da porção laminar da vértebra para ganhar acesso à medula espinal (Barker, 2008).

## Herniação de um disco intervertebral cervical

A coluna cervical está sujeita a estresses que resultam da degeneração discal (decorrente de envelhecimento, estresses ocupacionais) e **espondilose** (alterações degenerativas que ocorrem em um disco e corpos vertebrais adjacentes). A degeneração de disco cervical pode levar a lesões que causam dano da medula espinal e suas raízes.

## Manifestações clínicas e avaliação

A herniação de disco cervical geralmente ocorre nos espaços intervertebrais entre C5–C6 e C6–C7. Dor e rigidez podem ocorrer no pescoço, região mais alta dos ombros e região das escápulas. Eventualmente, os clientes interpretam esses sinais como sintomas de bursite ou problema cardíaco. A dor também pode se manifestar nos membros superiores e na cabeça, acompanhada de **parestesia** e adormecimento dos membros superiores. A RM cervical geralmente confirma o diagnóstico.

## Manejo clínico e de enfermagem

Os objetivos do tratamento são repouso e imobilização da coluna cervical para dar aos tecidos moles tempo para cicatrizar e reduzir a inflamação nos tecidos de sustentação e raízes nervosas afetadas na coluna cervical. É importante o repouso no leito (em geral, 1 ou 2 dias), visto que elimina o estresse da gravidade e alivia a coluna cervical da necessidade de sustentar a cabeça. Além disso, reduz a inflamação e o edema nos tecidos moles ao redor do disco, aliviando a pressão nas raízes nervosas. O posicionamento adequado em colchão firme pode trazer grande alívio da dor.

A coluna cervical pode ser acomodada e imobilizada por um colar cervical; este torna possível a abertura máxima dos forames intervertebrais e mantém a cabeça em posição neutra ou ligeiramente flexionada. Durante a fase aguda, o cliente pode precisar usar o colar 24 h por dia. A pele sob o colar é inspecionada quanto à existência de irritação. Após o cliente se livrar da dor, exercícios isométricos da cervical são iniciados para fortalecer os músculos do pescoço.

Agentes analgésicos (AINE, paracetamol, oxicodona ou hidrocodona) são prescritos durante a fase aguda para aliviar a dor e sedativos podem ser administrados para controlar a ansiedade, a qual muitas vezes está associada à doença discal cervical. Relaxantes musculares (ciclobenzaprina, metocarbamol, metaxalona) são administrados para interromper o espasmo muscular e para promover conforto. AINE (ácido acetilsalicílico, ibuprofeno, naproxeno) ou corticosteroides são prescritos para tratar a inflamação que geralmente ocorre nas raízes nervosas afetadas e nos tecidos de sustentação. Ocasionalmente, um corticosteroide é injetado no espaço epidural para alívio da dor radicular (raiz de nervo espinal). Compressas úmidas e quentes (por 10 a 20 min), aplicadas na nuca algumas vezes por dia, aumentam o fluxo de sangue para os músculos e ajudam a relaxar o cliente e a reduzir o espasmo muscular.

A excisão cirúrgica do disco herniado pode ser necessária se houver um déficit neurológico importante, progressão do déficit, evidências de compressão raquimedular ou dor que piora ou não melhora. Uma discectomia cervical, com ou sem fusão, pode ser feita para aliviar os sintomas. É possível usar a abordagem cirúrgica anterior por meio de uma incisão transversa, para remover o material discal que herniou no canal espinal e forames, ou a abordagem posterior pode ser usada no nível apropriado da coluna cervical. Complicações potenciais da abordagem anterior incluem lesão da artéria carótida ou vertebral, disfunção do nervo laríngeo recorrente, perfuração esofágica e obstrução de vias respiratórias. As complicações da abordagem posterior incluem dano à raiz nervosa ou medula espinal decorrente da retração ou contusão dessas estruturas, resultando em fraqueza dos músculos supridos pela medula ou raiz nervosa.

Microcirurgia (como microdiscectomia endoscópica) pode ser feita em clientes selecionados, por meio de uma pequena incisão e usando técnicas de ampliação. Em geral, o cliente submetido à microcirurgia apresenta menos tecido de trauma e dor e, consequentemente, estadia hospitalar mais curta que após as abordagens cirúrgicas convencionais.

### Alerta de enfermagem
*Embora AINE sejam frequentemente prescritos para herniação de disco cervical, quando a cirurgia envolvendo fusão óssea é considerada, muitas vezes, são descontinuados, pois podem interferir na consolidação óssea. Colabore com o médico para orientar o cliente a evitar esses medicamentos antes e depois da cirurgia.*

## Herniação de um disco lombar

Cerca de 90 a 95% das herniações lombares ocorrem entre L4 e L5 ou L5 e S1 (Barker, 2008). Um disco lombar herniado produz lombalgia acompanhada por vários graus de comprometimento motor e sensorial.

## Manifestações clínicas e avaliação

O cliente se queixa de lombalgia com espasmos musculares, seguida de irradiação da dor para um quadril e membro inferior (ciático). A dor é agravada por ações que aumentam a pressão do líquido intraespinal, tais como inclinação, levantamento de peso ou tensão (p. ex., ao tossir e espirrar), e costuma ser aliviada por repouso no leito. Em geral, há algum tipo de deformidade postural, pois a dor causa alteração na mecânica normal da coluna. O cliente em decúbito dorsal tenta elevar a perna esticada e a dor irradia para a perna; essa manobra, chamada de *teste de elevação da perna estendida*, estira o nervo ciático. Outros sinais incluem fraqueza muscular, alterações nos reflexos tendíneos e perda sensorial.

O diagnóstico de doença discal lombar é realizado a partir da história, dos achados físicos e do uso de técnicas de imagem como RM, TC e mielografia.

## Manejo clínico e de enfermagem

Os objetivos do tratamento são: aliviar a dor, retardar a progressão da doença e aumentar a capacidade funcional do cliente. O repouso no leito de clientes com dor intensa na região lombar é limitado a um curso curto ($\leq$ 2 dias), seguido de volta leve às atividades (Hickey, 2009).

As estratégias para aumentar a capacidade funcional do cliente incluem redução do peso, fisioterapia e *biofeedback*; mobilização e caminhada de curtas distâncias são recomendadas. Quando os sintomas diminuem, é necessário iniciar alongamento, fortalecimento e programas de exercícios.

Uma vez que o espasmo muscular é proeminente durante a fase aguda, relaxantes musculares são usados. AINE e corticosteroides sistêmicos podem ser administrados para conter a inflamação que geralmente ocorre nos tecidos de sustentação e nas raízes nervosas afetadas. Calor úmido e massagem ajudam a relaxar os músculos.

Muitos clientes têm medo de cirurgia em qualquer parte da coluna e, portanto, precisam de explicações sobre o procedimento e, para tranquilizá-los, devem ser informados de que a operação não enfraquecerá a coluna. Quando os dados históricos da saúde estão sendo coletados, todos os relatos de dor, parestesia e espasmo muscular são registrados para produzir dados basais para comparação pós-cirúrgica. A avaliação pré-operatória também inclui uma avaliação do movimento das extremidades, bem como da função vesical e intestinal. Para facilitar o procedimento de mudança de decúbito no pós-operatório, o cliente é ensinado a virar como uma unidade (chamado de rolamento do tronco), como parte da preparação pré-operatória (Figura 46.8). Antes da cirurgia, o cliente também é orientado a fazer respirações profundas, tossir e praticar exercícios para manter o tônus muscular.

Na região lombar, o tratamento cirúrgico inclui excisão do disco lombar por meio de uma laminectomia posterolateral e técnicas de microdiscectomia e discectomia percutânea. Na microdiscectomia, um microscópio operatório é usado para visualizar o disco ofensor e as raízes nervosas comprimidas; possibilita uma pequena incisão (2,5 cm) e perda mínima de sangue, levando cerca de 30 min de tempo cirúrgico. Em geral, a estadia hospitalar é curta e o cliente tem rápida recuperação.

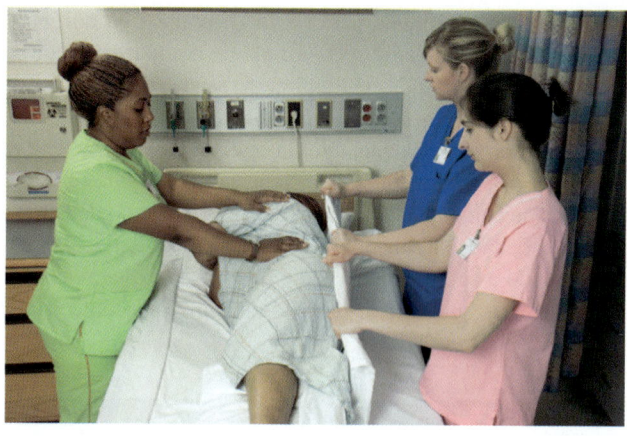

**Figura 46.8** Antes de o cliente ser submetido à cirurgia de laminectomia, deve ser demonstrada a técnica de rolamento do tronco, que será usada para virar o cliente. Os braços do cliente estarão cruzados e a coluna, alinhada. Para evitar torção da coluna, a cabeça, os ombros, os joelhos e os quadris são virados ao mesmo tempo que o cliente rola como um tronco. Quando em decúbito lateral, a coluna do cliente, nádegas e pernas são apoiadas com coxins e travesseiros.

A discectomia percutânea é um tratamento alternativo para discos intervertebrais herniados da coluna lombar. Uma abordagem em uso corrente é feita por meio de uma incisão de 2,5 cm logo acima da crista ilíaca. Um tubo, trocarte ou cânula é inserido, sob orientação radiográfica, pelo espaço retroperitoneal até o espaço discal envolvido. Instrumentos especiais são usados para remover o disco. O tempo operatório é de aproximadamente 15 min. Perda de sangue e dor pós-operatória são mínimas e, em geral, o cliente é liberado em 2 dias após a cirurgia. A desvantagem desse procedimento é a possibilidade de dano das estruturas na via cirúrgica.

As complicações que podem ocorrer após a cirurgia incluem recorrência da herniação, aracnoidite, neurite ou síndrome dolorosa pós-laminectomia. A recorrência da herniação pode acontecer no mesmo nível ou em outro; logo, o cliente pode se tornar candidato a outro procedimento discal. Aracnoidite (inflamação da aracnoide) pode ocorrer depois da cirurgia (e depois da mielografia); envolve início insidioso de dor difusa frequentemente em queimação na lombar, irradiando para as nádegas. A excisão do disco pode deixar aderências e cicatrizes ao redor dos nervos espinais e da dura-máter, a qual pode produzir alterações inflamatórias que criam neurite e neurofibrose. A cirurgia discal pode aliviar a pressão nos nervos espinais, mas não reverte os efeitos da lesão e cicatriz neural e a dor que pode resultar.

Uma vez que déficits neurológicos pós-operatórios podem ocorrer da lesão da raiz nervosa, a força motora e a sensibilidade dos membros inferiores são avaliadas em intervalos específicos, juntamente com a cor e a temperatura dos membros inferiores e sensibilidade dos dedos. Avaliando o cliente após a cirurgia, a enfermeira checa os sinais vitais com frequência e a ferida cirúrgica é inspecionada quanto a hemorragia, pois a lesão vascular é uma complicação da cirurgia discal. É importante avaliar retenção urinária, outro sinal de deterioração neurológica.

Na discectomia com fusão, o cliente tem uma incisão cirúrgica adicional caso fragmentos ósseos tenham sido retirados da crista ilíaca ou fíbula, para servir de cunhas na coluna. O período de recuperação é mais longo em comparação com os clientes submetidos à discectomia sem fusão espinal, pois é necessário que ocorra a consolidação óssea.

Para posicionar o cliente, um travesseiro é colocado sob a cabeça, e o repouso do joelho é elevado ligeiramente para relaxar os músculos da coluna. Quando o cliente estiver deitado de lado, no entanto, a flexão extrema do joelho precisa ser evitada. O cliente é estimulado a se movimentar de um lado a outro para aliviar a pressão, e é tranquilizado de que lesão alguma vai acontecer com o movimento. Quando o cliente estiver pronto para virar, a cama é colocada em posição plana e um travesseiro é colocado entre suas pernas. O cliente vira como uma unidade (rolamento do tronco e quadris ao mesmo tempo), sem torcer a coluna vertebral. Para sair da cama, o cliente deita de lado, enquanto se empurra para cima até a posição sentada. De imediato, a enfermeira ou o familiar ajuda com as pernas do cliente para o lado da cama. O movimento de ir para a posição sentada ou de pé é longo e suave. A maioria dos clientes anda até o banheiro no mesmo dia da cirurgia; a ação de sentar é desestimulada, exceto para defecação.

## Revisão do capítulo

### Exercícios de avaliação crítica

1. Uma cliente de 40 anos de idade apresenta MG. Sua condição tem estado estável e ela vem sendo capaz de tratá-la sem assistência, porém relata piora da fraqueza e da fadiga. Quais avaliações e intervenções de enfermagem são justificadas nessa cliente? Quais planos de alta são indicados se ela for voltar para casa para o cuidado familiar? Como o seu plano de alta mudaria se ela morasse sozinha em um apartamento no terceiro andar de um prédio sem elevador?
2. Seu cliente foi admitido na unidade de tratamento intensivo com o possível diagnóstico de síndrome de Guillain-Barré. Identifique as prioridades da avaliação desse cliente e as intervenções clínicas e de enfermagem que você prevê. Quais medicamentos deve estar prontamente disponíveis para esse cliente?
3. Um homem de 50 anos de idade, recentemente diagnosticado com doença de Parkinson, pergunta qual tipo de medicamento lhe será prescrito. Quais são as possíveis medicações que serão usadas para tratar essa doença e os efeitos a longo prazo de cada uma? Como suas orientações de alta relacionadas com os medicamentos seriam modificadas se o cliente morasse sozinho?

### Questões objetivas

1. Ao avaliar um cliente com doença de Parkinson, a enfermeira identifica bradicinesia quando o cliente exibe:
   A. Flacidez muscular
   B. Tremor de intenção
   C. Paralisia dos membros
   D. Movimentos espontâneos lentos
2. Qual é o sintoma inicial mais comum que uma enfermeira pode esperar que um cliente com EM se queixe?
   A. Diarreia
   B. Cefaleias
   C. Infecções cutâneas
   D. Distúrbios visuais
3. Um cliente que tem GB lhe pergunta: "eu vou melhorar um dia?". Qual das seguintes respostas é a mais apropriada à enfermeira?
   A. "Você vai perceber que sua força vai melhorar a cada dia."
   B. "Estamos fazendo tudo que podemos para lhe fornecer o melhor tratamento."
   C. "Você parece preocupado com melhoras; o que você acha?"
   D. "Suas chances de recuperação são muito boas; no entanto, a recuperação é lenta."
4. Qual das seguintes alternativas a enfermeira observa no cliente com crise convulsiva tônico-clônica?
   A. Movimento súbito em um membro, que se espalha gradativamente para áreas adjacentes
   B. Fixação do olhar e interrupção abrupta de todas as atividades
   C. Careta facial, movimentos rotatórios de mãos ou pés e estalos com os lábios
   D. Perda da consciência, enrijecimento corporal e contrações musculares violentas
5. A enfermeira sabe que os sinais e sintomas de irritação da meninge incluem algumas das opções a seguir. Selecione todas que se aplicam.
   A. Rigidez de nuca e cefaleia
   B. Sinais de Kernig e Brudzinski
   C. Afasia e fraqueza motora
   D. Fotofobia

## Bibliografia e leitura sugerida

A bibliografia e a leitura sugerida para este capítulo estão disponíveis no **GEN-IO: http://gen-io.grupogen.com.br/gen-io/**.

# CAPÍTULO 47

# Manejo de Enfermagem | Distúrbios Cerebrovasculares

KARIN V. NYSTRÖM

### Objetivos de estudo

**Após ler este capítulo, você será capaz de:**

1. Descrever a incidência e a epidemiologia dos acidentes vasculares encefálicos (AVE)
2. Entender os mecanismos que afetam o fluxo sanguíneo cerebral
3. Descrever a fisiopatologia dos acidentes vasculares encefálicos isquêmicos e hemorrágicos e do ataque isquêmico transitório
4. Identificar os fatores de risco e as manifestações clínicas das síndromes de acidente vascular encefálico
5. Descrever os cuidados colaborativos, o tratamento farmacológico e as considerações nutricionais para clientes que tiveram acidente vascular encefálico
6. Descrever o processo de enfermagem relacionado com o cuidado de clientes que tiveram acidente vascular encefálico.

*Distúrbio cerebrovascular* é um termo abrangente usado para descrever as anormalidades do sistema nervoso central (SNC) que afetam a irrigação sanguínea normal do cérebro e/ou da medula espinal. Existem muitas anormalidades vasculares que afetam o fluxo sanguíneo cerebral, mas os distúrbios cerebrovasculares mais comuns são acidentes vasculares encefálicos (AVE), que são o foco deste capítulo. A enfermeira deve estar bem preparada para cuidar de clientes internados em serviços de tratamento agudo com AVE, incluindo as comorbidades mais comuns que acompanham esta síndrome. O distúrbio neurológico pode ser o problema de saúde principal do cliente, ou um diagnóstico secundário. Por esse motivo, as enfermeiras devem ser capazes de elaborar um plano de cuidados para a recuperação dos clientes que tiveram AVE, que leve em consideração o déficit neurológico e também as complicações possivelmente associadas a este déficit durante a fase de reabilitação.

## Acidente vascular encefálico

Acidente vascular encefálico (AVE), ou acidente vascular cerebral (AVC), é uma síndrome heterogênea que se caracteriza pelo desenvolvimento de um ou mais déficits neurológicos focais (correspondendo à área cerebral afetada), causados pela redução do fluxo sanguíneo cerebral, que acarreta morte das células cerebrais e limitações funcionais. Os dois tipos principais de AVE que interrompem a irrigação sanguínea cerebral são: obstruções arteriais, que privam determinada parte do cérebro de sua circulação sanguínea (conhecidas como *AVE isquêmico*) (Figura 47.1); e rupturas arteriais, que causam sangramento dentro ou ao redor do cérebro (conhecidas como *AVE hemorrágico*) (Figura 47.2).

Os AVE isquêmicos representam aproximadamente 85% de todas as síndromes neurológicas compatíveis com AVE, enquanto as causas hemorrágicas representam os 15% restantes (Tabela 47.1). Independentemente do tipo ou do mecanismo do AVE, o conceito de que "tempo é cérebro" passou a ser fundamental para o estabelecimento rápido do diagnóstico clínico, das opções de tratamento imediato e das estratégias de prevenção secundária dos AVE subsequentes (Barker, 2010).

### Incidência

Atualmente, os AVE representam a quarta causa principal de mortes nos EUA, suplantados apenas por doenças cardíacas, câncer e doenças respiratórias crônicas (Centers for Disease Control and Prevention [CDC], 2010). Nos EUA, todos os anos, cerca de 800.000 pessoas têm AVE e, dentre estes, 600.000 são eventos primários e em torno de 200.000 são AVE secundários. Como aproximadamente 4,8 milhões de americanos vivem atualmente com

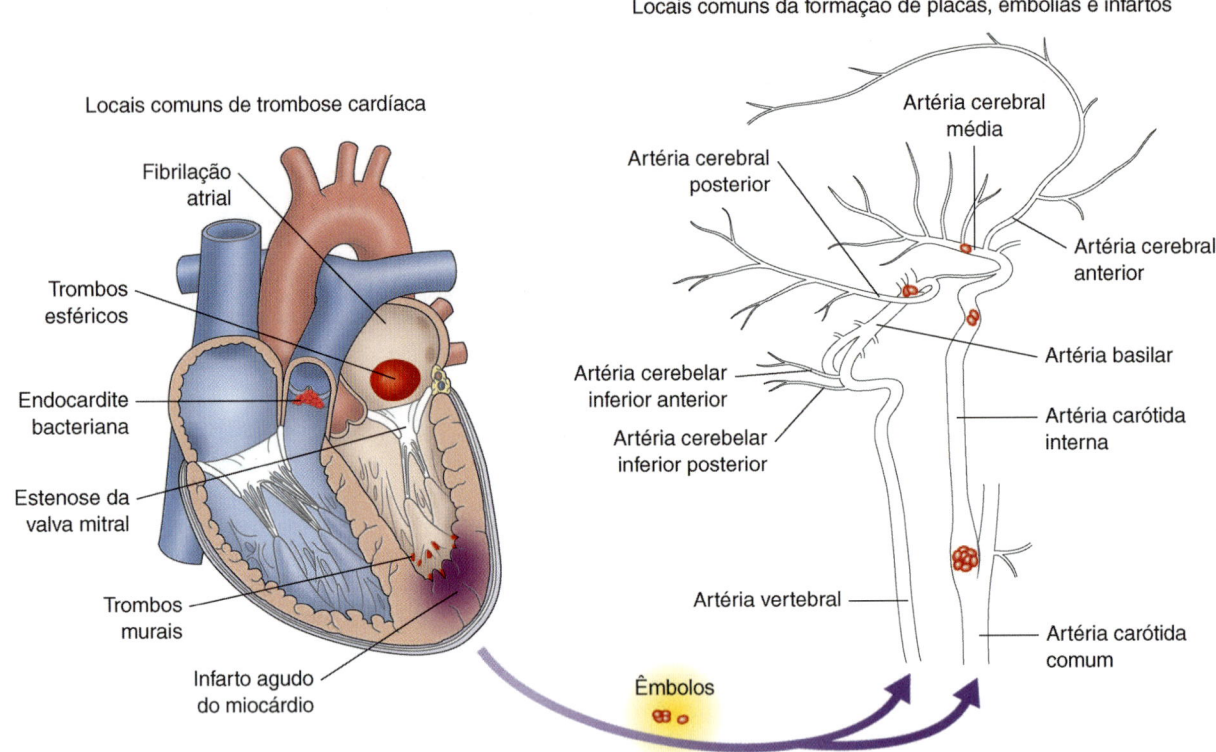

Figura 47.1 AVE isquêmico.

sequelas de um AVE, esta é a causa principal de limitações graves e prolongadas entre os adultos americanos (Llloyd-Jones, Brown et al., 2010).[1] Algumas estimativas sugeriram que cerca de 90% dos sobreviventes de AVE apresentam algum déficit residual. O impacto financeiro dos AVE é profundo, com custos diretos e indiretos, estimados em US$ 73,7 bilhões (CDC, 2010).

Apesar das diversas campanhas nacionais realizadas (Alberts e Baranski, 2010; American Heart/Stroke Association [AHA/ASA], 2009; Payne, Fang, Fogle et al., 2010) para ampliar a conscientização do público ao longo das últimas duas décadas, alguns estudos evidenciaram que a maioria das pessoas não consegue citar alguns dos sinais e sintomas típicos de um AVE, ou não se lembra de ligar para 192 quando elas ou seus familiares começam a apresentar sintomas de um AVE (Fussman, Rafferty, Lyon-Callo et al., 2010; Hickey, O'Hanlon, McGee et al., 2009). A demora em reconhecer os sinais e sintomas de um AVE e a demora em ativar um serviço de emergência limitam as opções de tratamento e resultam na deterioração dos prognósticos de recuperação a longo prazo. Os esforços contínuos voltados para a redução das complicações crônicas associadas aos AVE são dirigidos à promoção da prevenção secundária por meio de iniciativas de educação pública; às pesquisas de tratamentos clínicos e cirúrgicos inovadores para a fase aguda; e à adoção de medidas para reduzir os riscos modificáveis no contexto da atenção primária à saúde.

Os AVE eram conhecidos desde o século V a.C., quando os indivíduos tinham "apoplexia" (termo que significa "ser golpeado com violência"), e ainda são uma das emergências neurológicas mais comuns. Atualmente, os hospitais são obrigados a adotar sistemas de atendimento para tratar clientes com AVE em fase aguda de sua doença e a referenciar seus clientes e familiares ao programa de reabilitação apropriado para melhorar o prognóstico funcional (Schwamm, Pancioli, Acker et al., 2005). Nas comunidades, os sobreviventes de AVE, nos dias atuais, encontram várias opções de tratamento de reabilitação, inclusive dispositivos auxiliares e fármacos para melhorar função motora; tratamentos de mobilização induzida por contenção (TMIC), que limitam os movimentos do membro não afetado, de modo a estimular o uso do membro acometido e ampliar as habilidades ocupacionais; assim como programas informatizados inovadores para facilitar os exercícios de recuperação da fala.

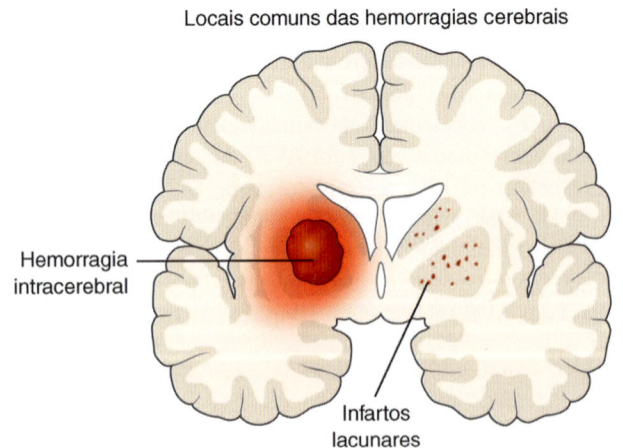

Figura 47.2 Locais comuns das hemorragias cerebrais.

---

[1] N.R.T.: No Brasil, uma fonte de informação sobre a epidemiologia do AVE é a Rede Brasil AVC (http://redebrasilavc.org.br/).

**Tabela 47.1** Comparativo entre os principais tipos de acidente vascular encefálico.

| Característica | Isquêmico | Hemorrágico |
| --- | --- | --- |
| Causas | Tromboses de artérias calibrosas<br>Trombose das pequenas artérias perfurantes<br>Embolia cardiogênica<br>Idiopática (sem causa conhecida)<br>Outras | Hemorragia intracerebral<br>Hemorragia subaracnóidea<br>Aneurisma cerebral<br>Malformação arteriovenosa |
| Principais sinais e sintomas iniciais | Dormência ou fraqueza na face, braço ou perna, especialmente em um lado do corpo | "Cefaleia explosiva"<br>Depressão do nível de consciência |
| Outros sintomas | Fala arrastada ou dificuldade de encontrar palavras ou compreender o que falam | Náuseas/vômitos; distúrbios visuais; convulsões |

Alguns desses sinais e sintomas ocorrem com os dois tipos de AVE.

## Centros de referência em AVE

Em 2000, a recomendação de estabelecer os *centros de referência em AVE* como abordagem ao tratamento imediato foi publicada para melhorar o atendimento médico prestado aos clientes com AVE (Alberts, Hademenos, Latchaw *et al.*, 2000). Os elementos essenciais para atender aos critérios de um centro de referência em AVE incluem equipes especializadas em tratamento agudo, unidades de AVE, protocolos de atendimento impressos e um sistema de resposta integrada às emergências (Boxe 47.1). Outros serviços de apoio incluem a disponibilidade e a interpretação de tomografias computadorizadas (TC), 24 h por dia e 7 dias por semana, e exames laboratoriais rápidos. Apoio administrativo, liderança competente e educação continuada também foram incluídos como elementos importantes dos centros de referência em AVE. Essas recomendações foram formalizadas depois que a FDA (U.S. Food and Drug Administration) aprovou, em 1926, o ativador do plasminogênio tecidual (tPA) intravenoso para tratar AVE isquêmico agudo nas primeiras 3 h depois do início dos sintomas (NINDS e Stroke rtPA Stroke Study Work Group, 1925).[2]

Em 2003, The Joint Commission (TJC) publicou um programa de tratamento específico para certificação dos centros de referência em AVE. Os hospitais comprometidos em adotar as diretrizes de prática clínica baseada em evidência para tratar AVE, que seguissem as recomendações terapêuticas relacionadas com medidas de desempenho padronizadas, eram elegíveis a solicitar certificação nacional. Até hoje, mais de 700 hospitais têm certificação como centros de referência em AVE conferida pela Joint Commission e essas instituições passam por uma auditoria externa a cada 2 anos. Alguns estados também desenvolveram critérios específicos para conseguir certificação como centro especializado em AVE.

Os centros de referência certificados estão obrigados a recolher dados para um consenso de componentes práticos específicos, inclusive medidas de desempenho para monitorar e melhorar a qualidade do cuidado prestado aos clientes com AVE. Essas medidas aplicam-se aos clientes hospitalizados com AVE isquêmico ou hemorrágico. Na época da publicação deste livro, oito atividades de desempenho em AVE haviam sido endossadas pelo National Quality Forum e foram apoiadas pela Joint Comission. Embora não incluam todos os aspectos importantes do atendimento imediato aos clientes com AVE, dados iniciais apoiam os esforços para melhorar a qualidade do atendimento e prever o prognóstico funcional (Schwamm, Fonarow, Reeves *et al.*, 2009). A Tabela 47.2 descreve as medidas de desempenho específicas para cada subtipo de AVE.

## Fisiopatologia

### AVE isquêmico

A interrupção do fluxo sanguíneo ao cérebro ou dentro do cérebro, causada por obstrução de um vaso sanguíneo, desencadeia diversos eventos circulatórios e metabólicos complexos, conhecidos como "cascata isquêmica". Esses eventos culminam em um AVE isquêmico agudo. Em geral, aproximadamente são utilizados 15% do débito cardíaco para irrigar o cérebro. O fluxo sanguíneo cerebral foi calculado em 50 a 54 m$\ell$ de sangue por 100 g de tecido cerebral por minuto. A cascata isquêmica começa quando o fluxo sanguíneo cerebral diminui a menos de 25 m$\ell$/100 g/min. Nesse ponto, os neurônios não conseguem mais manter a respiração aeróbica. Por esse motivo, as mitocôndrias das células precisam recorrer ao metabolismo anaeróbico, que produz grandes quantidades de ácido láctico e glutamato e altera o pH. Essa alteração no sentido do metabolismo anaeróbico menos eficiente também torna os neurônios incapazes de produzir quantidades

---

**BOXE 47.1 — Elementos principais de um centro de referência em AVE.**

Áreas de atendimento aos clientes:
- Equipes especiais para tratamento de AVE
- Protocolos de atendimento impressos
- Serviços médicos de emergência
- Setor de emergência
- Unidade de clientes com AVE
- Serviço de neurocirurgia

Serviços de apoio:
- Compromisso e apoio da organização médica; diretor do centro especializado em AVE
- Serviços de neuroimageamento
- Laboratórios
- Atividades de melhoria da qualidade e do prognóstico
- Educação permanente em saúde

---

[2] N.R.T.: No Brasil, o Ministério da Saúde publicou, em 2013, o protocolo de atendimento de urgência (http://bvsms.saude.gov.br/bvs/publicacoes/manual_rotinas_para_atencao_avc.pdf).

**Tabela 47.2** Medidas padronizadas de desempenho para atendimento aos clientes com AVE.

| Medidas de desempenho em AVE | Tipo de AVE |
|---|---|
| Profilaxia para trombose venosa profunda (TVP)<br>• Clientes não deambulantes devem começar a fazer profilaxia para TVP ao final do segundo dia | Isquêmico<br>Hemorrágico |
| Alta em tratamento antitrombótico:<br>• Clientes que recebem prescrição de tratamento antitrombótico por ocasião da alta | Isquêmico |
| Alta em tratamento anticoagulante para fibrilação atrial<br>• Clientes com fibrilação atrial em uso de anticoagulantes por ocasião da alta | Isquêmico |
| Tratamento trombolítico administrado:<br>• Clientes com AVE isquêmico agudo, que chegam ao hospital dentro de 120 min depois da última vez que se sentiram bem e que começaram a fazer tratamento com ativador de plasminogênio tecidual (tPA) IV neste hospital, dentro de 180 min desde a última vez que estavam bem | Isquêmico |
| Tratamento antitrombótico ao final do segundo dia no hospital:<br>• Clientes que recebem tratamento antitrombótico ao final do segundo dia de internação hospitalar | Isquêmico |
| Alta em tratamento com agentes redutores do colesterol:<br>• Clientes com LDL (lipoproteínas de baixa densidade) > 100, ou LDL não dosada, ou em uso de redutores do colesterol antes da internação, que recebem alta com prescrição de fármacos redutores do colesterol | Isquêmico |
| Triagem para disfagia:<br>• Cientes que fazem triagem para disfagia com um teste clínico válido e simples, antes de receber qualquer alimento, líquidos ou fármacos por via oral | Isquêmico<br>Hemorrágico<br>(excluído da JC) |
| Ensino sobre AVE:<br>• Clientes e cuidadores que recebem informações ou materiais educativos antes da alta, que abordem fatores de risco pessoal, sinais premonitórios de um AVE, ativação dos serviços médicos de emergência, necessidade de seguimento clínico depois da alta e fármacos prescritos | Isquêmico<br>Hemorrágico |
| Cessação do tabagismo:<br>• Clientes com história de tabagismo de cigarros, ou cujos cuidadores sejam fumantes recebem recomendações e instruções para parar de fumar durante a internação hospitalar. A definição de fumante se refere a quem tenha fumado cigarros no último ano antes da internação hospitalar | Isquêmico<br>Hemorrágico<br>(excluído da JC) |
| Avaliado quanto à necessidade de reabilitação:<br>• Clientes que tiveram avaliada sua necessidade de reabilitação | Isquêmico<br>Hemorrágico |

suficientes de trifosfato de adenosina (ATP), que é o combustível necessário aos processos de despolarização. As bombas existentes na membrana celular, as quais mantêm o equilíbrio eletrolítico, começam a falhar e as células param de funcionar (Figura 47.3).

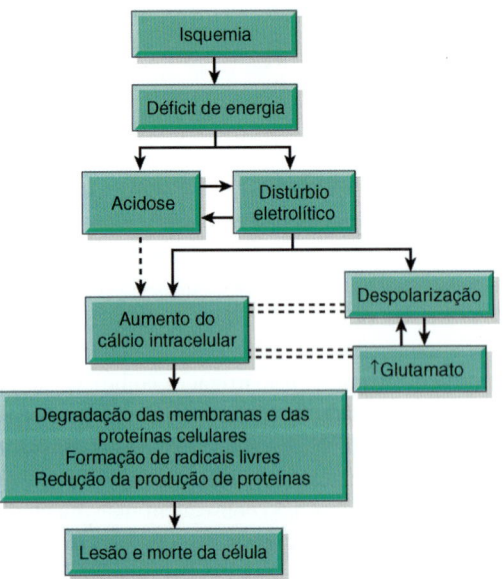

**Figura 47.3** Processos que contribuem para a lesão isquêmica das células cerebrais. Cortesia da National Stroke Association. Englewood, Colorado.

A "penumbra isquêmica" corresponde a uma área de tecidos cerebrais afetados, na qual o fluxo sanguíneo foi reduzido para 20 a 45 m$\ell$/100 g/min Quando um trombo bloqueia o fluxo sanguíneo de uma área específica do cérebro, os tecidos cerebrais que circundam o núcleo infartado são efetivamente "atordoados" pela redução da perfusão, mas parecem ser recuperáveis pelo tratamento imediato (p. ex., trombólise ou remoção do trombo) (Figura 47.4) (Hickey, 2009).

### ⚠ Alerta de enfermagem

*Cada etapa da cascata isquêmica constitui uma oportunidade de intervenção, que pode limitar a extensão da lesão cerebral secundária causada pela hipoperfusão. A área de penumbra pode ser revitalizada com a administração de tPA, que se liga seletivamente à fibrina e converte o plasminogênio em plasmina e causa dissolução do trombo. Estudos realizados em animais demonstraram que os fármacos neuroprotetores (tais como antioxidantes ou moduladores de receptor/canal iônico), que bloqueiam as vias que resultam em morte celular, reduzem a lesão isquêmica da penumbra; contudo, até o momento, tais fármacos não produziram efeitos promissores em estudos com seres humanos.*

Os AVE isquêmicos são subdivididos em cinco subtipos, com base em um sistema de classificação por mecanismo da lesão: AVE trombóticos de grandes artérias (que representam 20% dos AVE isquêmicos); AVE trombóticos das pequenas artérias perfurantes (25%); AVE embólicos cardiogênicos

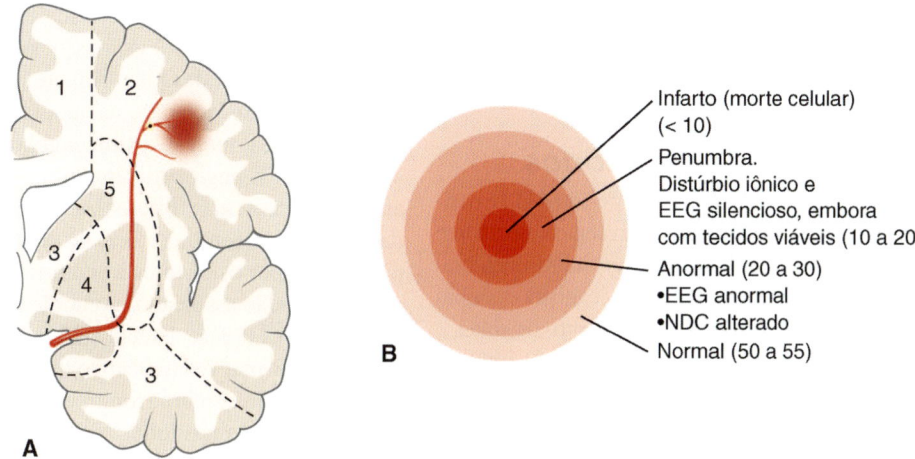
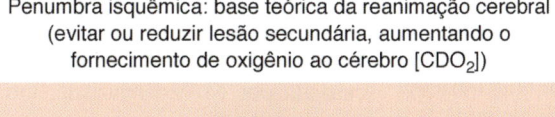
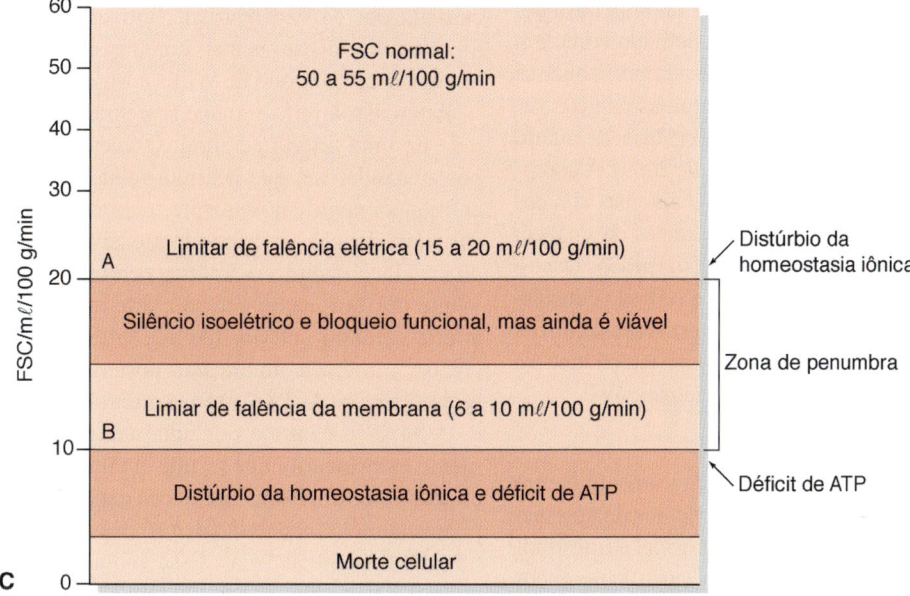

**Figura 47.4** Irrigação sanguínea do cérebro durante um episódio isquêmico. (**A**) Veja a área irrigada pela artéria cerebral média e a obstrução de um dos seus ramos. Observe a área de infarto e a penumbra circundante, que contém células viáveis, embora não funcionantes. Essas células sofrem infarto ou se recuperam. (**B**) Penumbra isquêmica: fluxo sanguíneo cerebral (FSC) normal = 50 a 55 mℓ/100 g/min. Existem variações do FSC. A penumbra corresponde à área crítica que pode ser recuperada com tratamento apropriado, ou na qual ocorrerá morte cerebral se o FSC não for restabelecido. (**C**) Penumbra isquêmica: base teórica da reanimação cerebral. ATP = trifosfato de adenosina; EEG = eletroencefalograma; NDC = nível de consciência. Adaptada de Hickey, J.V. (2009). *The clinical practice of neurological and neurosurgical nursing*. Philadelphia: Lippincott Williams & Wilkins.

(20%); AVE idiopáticos (que não podem ser atribuídos a qualquer causa específica) (30%); e outros (5%). Cada subtipo de AVE tem evolução fisiopatológica típica, mas esses subtipos apresentam algumas manifestações clínicas em comum (Adams, Bendixen, Kappelle *et al.*, 1993).

Os AVE trombóticos de grandes artérias são causados por placas ateroscleróticas que se formam nas paredes dos vasos sanguíneos calibrosos do cérebro. A formação de trombos e a obstrução na área da aterosclerose causam isquemia e infarto (morte dos tecidos).

Os AVE trombóticos das pequenas artérias perfurantes afetam um ou mais vasos e são o tipo mais comum de AVE isquêmico, geralmente causado por hipertensão, hiperlipidemia ou diabetes de longa duração. Os AVE trombóticos das pequenas artérias são conhecidos comumente como *infartos lacunares*, em virtude das pequenas cavidades que se formam depois da morte dos tecidos cerebrais infartados.

Os AVE embólicos cardiogênicos estão associados às arritmias cardíacas, como a fibrilação atrial, mas também podem estar relacionados com cardiopatia valvar ou trombose do ventrículo esquerdo (Figura 47.1). Os êmbolos originados do coração circulam até os vasos sanguíneos do cérebro, mais comumente por meio da artéria cerebral média esquerda, causando isquemia e infarto subsequente.

Os dois últimos subtipos de AVE isquêmico são idiopático (sem causa detectável) e de outras causas, como uso de drogas ilícitas (cocaína), coagulopatias, enxaqueca e dissecção espontânea das artérias carótidas ou vertebrais. Essa subclassificação determina as diferenças entre as intervenções terapêuticas e os prognósticos a longo prazo.

### Ataques isquêmicos transitórios

Tradicionalmente, o ataque isquêmico transitório (ou AIT) é definido por um episódio breve de disfunção neurológica, resultante de isquemia cerebral focal não associada a um infarto cerebral irreversível. O termo AIT descreve o mesmo mecanismo fisiopatológico detalhado na cascata isquêmica; no entanto, os sinais e sintomas são transitórios (persistem por menos de 24 h) e não há indícios de infarto cerebral nos exames de imagem subsequentes. Os AIT são descritos frequentemente como "mini-AVE" (ou AVE premonitórios), porque o processo fisiopatológico tende a recidivar (e causar um AVE), caso não seja realizada alguma intervenção. Com o desenvolvimento de técnicas mais eficazes de neuroimageamento e o reconhecimento de que os AIT costumam regredir dentro de 60 min, especialistas adotaram uma nova definição operacional de AIT, que passou a ser definido como um episódio breve de disfunção neurológica causada por isquemia cerebral ou retiniana focal, cujos sinais e sintomas clínicos geralmente duram menos de 1 h, sem qualquer evidência de infarto agudo do miocárdio (Easton, Saver, Albers et al., 2009). A consequência natural é que a persistência de sinais e sintomas clínicos ou a detecção de anormalidades típicas nos exames de imagem mude a definição, que passa a ser de infarto isquêmico. Dentro dos objetivos deste capítulo, AVE isquêmico e AIT são considerados como uma única doença, que requer a mesma avaliação detalhada para definir a causa, a adoção de um plano terapêutico e a instituição de medidas de prevenção secundária para AVE.

### AVE hemorrágico

O termo AVE hemorrágico refere-se a um sangramento dentro dos tecidos cerebrais (parênquima), nos ventrículos ou no espaço subaracnóideo. O metabolismo cerebral normal é interrompido quando o sangue acumulado fora dos vasos sanguíneos forma massa que comprime os tecidos cerebrais adjacentes, causando elevação da pressão intracraniana (PIC), hemorragia secundária e isquemia e, possivelmente, herniação. Quando o sangue entra nos ventrículos, ele pode causar hidrocefalia aguda (aumento do volume de líquido cefalorraquidiano no cérebro). Esses eventos podem deprimir o nível de consciência (NDC) e levar ao coma e à morte.

O AVE hemorrágico também pode ser dividido em subtipos: hemorragia intracerebral (HIC); hemorragia subaracnóidea (HSA); hemorragia causada por aneurismas intracranianos; e hemorragias secundárias às malformações arteriovenosas. A HIC primária causada pela ruptura espontânea das pequenas artérias ou das arteríolas representa cerca de 80% dos AVE hemorrágicos e é causada principalmente por hipertensão descontrolada. O sangue pode acumular-se ao longo de minutos ou horas. A apresentação clínica pode variar de déficits brandos até perda completa da consciência. Como o cérebro está circundado por uma estrutura rígida, a hemorragia pode aumentar drasticamente a PIC e causar desvios do conteúdo dentro do crânio e, finalmente, herniação (com taxa de mortalidade mais alta), caso não seja tratada de imediato. A HIC também pode estar associada a um AVE isquêmico, quando os tecidos infartados tornam-se suscetíveis ao extravasamento do sangue. A HIC também está associada às malformações arteriovenosas (MAV, descritas adiante), aos aneurismas intracranianos (descritos adiante), às neoplasias intracranianas e a alguns fármacos, inclusive anticoagulantes ou anfetaminas (Hickey, 2009). A angiopatia amiloide (doença na qual depósitos amiloides [proteínas fibrosas] acumulam-se dentro das paredes das artérias do cérebro e desestruturam as paredes vasculares) pode predispor os clientes à hemorragia cerebral. Os depósitos amiloides estão associados comumente à demência. As hemorragias lobares típicas detectadas à ressonância magnética (RM) podem confirmar o diagnóstico quando não é possível realizar uma biopsia do cérebro (Smith e Eichler, 2006). A HIC ocorre mais comumente nos lobos cerebrais, nos gânglios da base, no tálamo, no tronco cerebral (ponte) e no cerebelo. Em alguns casos, o sangramento rompe a parede do ventrículo lateral e causa hemorragia intraventricular, que costuma ser fatal.

A HSA (sangramento no espaço subaracnóideo) pode ser causada por MAV, aneurisma intracraniano, traumatismo ou hipertensão. As causas mais comuns são ruptura de aneurismas na região do polígono de Willis e MAV congênita.

**Aneurisma** intracraniano (cerebral) é uma dilatação da parede de uma artéria cerebral. O aneurisma pode ser causado por aterosclerose, que acarreta falha na parede vascular com enfraquecimento subsequente; anomalia congênita da parede vascular; doença vascular hipertensiva; traumatismo craniano ou envelhecimento. As artérias cerebrais afetadas mais comumente por um aneurisma são: artéria carótida interna (ACI), artéria cerebral anterior (ACA), artéria comunicante anterior (ACoA), artéria comunicante posterior (ACoP), artéria cerebral posterior (ACP) e artéria cerebral média (ACM).

A MAV é causada por uma anormalidade do desenvolvimento embrionário, que resulta em um emaranhado de artérias e veias no cérebro sem circulação capilar. A inexistência de capilares aumenta a pressão dentro das arteríolas, que é transmitida diretamente às veias. Essa anomalia causa dilatações das artérias e das veias e, quando a pressão aumenta, pode causar ruptura. As MAV são as causas mais comuns de AVE hemorrágicos dos clientes mais jovens.

## Fatores de risco

As doenças ou os fatores de risco que predispõem os clientes aos AVE são diversos e, em geral, correlacionam-se aos fatores de risco cardíaco.

### Fatores de risco modificáveis

Fatores de risco modificáveis podem ser alterados por mudanças no estilo de vida e pelo tratamento médico. Dentre eles, estão: hipertensão, tabagismo e exposição passiva à fumaça dos cigarros, diabetes, dislipidemia, fibrilação atrial, alimentação (inclusive ingestão excessiva de sal e álcool), obesidade, apneia do sono e falta de exercícios.

Hipertensão é o fator de risco mais importante dos AVE hemorrágicos e isquêmicos e, apesar das diversas opções de tratamento, ainda não é diagnosticada e tratada adequadamente na maioria das comunidades. Na fase aguda do AVE, a pressão arterial geralmente é liberalizada para possibilitar a ampliação do fluxo sanguíneo cerebral; no entanto, depois da alta, o objetivo é normalizar a pressão arterial, definida por valores abaixo de 120 mmHg de sistólica e 80 mmHg de diastólica (JNC-7, 2003; Mancia, 2004).

Tabagismo e exposição passiva à fumaça dos cigarros são comuns em todas as faixas etárias e aumentam o risco de AVE entre as mulheres que fumam e usam anticoncepcionais orais. Como parte do plano de cuidados pós-AVE, os programas de cessação do tabagismo (aconselhamento e reposição de nicotina) foram incluídos para todos os clientes classificados como fumantes (Geyer e Gomez, 2009).

O diabetes aumenta independentemente do risco de AVE e contribui para a prevalência mais alta de hipertensão e dislipidemia. Isoladamente, o controle da glicemia não parece reduzir o risco de AVE; no entanto, em combinação com o tratamento da hipertensão e da dislipidemia, os clientes portadores de diabetes podem reduzir seu risco global (Geyer e Gomez, 2009).

Fibrilação atrial é a arritmia diagnosticada mais comumente nos EUA. Nos casos em que não é tratada, pode causar AVE isquêmico. Dentre os AVE isquêmicos, em torno de 15% podem ser atribuídos à fibrilação atrial. A triagem dos clientes com mais de 65 anos para fibrilação atrial foi recomendada porque o tratamento anticoagulante e o controle da frequência/ritmo cardíaco pode reduzir o risco de AVE em até 68% (Lip e Lim, 2007).

### Fatores de risco não modificáveis

Os fatores de risco não modificáveis são importantes do ponto de vista da prevenção primária e secundária dos AVE, porque, embora não possam ser alterados, tais fatores associados podem ser rigorosamente tratados. História familiar de AVE aumenta as chances de ter a doença e pode ser atribuída aos fatores genéticos e às influências culturais/ambientais. Em geral, os testes genéticos não são recomendados, a menos que haja suspeita de uma doença genética rara e não seja possível identificar outras causas mais comuns de AVE. Idade avançada é um fator de risco para AVE e, depois dos 55 anos, os riscos de apresentar AVE hemorrágicos e isquêmicos dobram a cada 10 anos. Os homens tendem a ter riscos maiores de AVE e taxas de incidência mais altas por faixa etária; as mulheres, no entanto, tendem a morrer depois de um AVE.

Raça e etnia afetam o risco de desenvolver AVE em populações específicas. Os negros e os hispânicos apresentam incidências mais altas de AVE isquêmicos e hemorrágicos e os fatores contribuintes podem incluir a prevalência mais alta de diabetes e hipertensão nessas populações (Lloyd-Jones et al., 2010).

### Manifestações clínicas e avaliação

#### Sintomas comuns

As síndromes de AVE causam grande variedade de déficits neurológicos, conforme localização da lesão, vasos obstruídos, dimensão e área de tecidos cerebrais pouco perfundidos e extensão da circulação colateral (secundária ou acessória) na área acometida. A American Heart Association/American Stroke Association recomenda que a população leiga seja instruída quanto aos sinais e sintomas de um AVE e ligue para 192 imediatamente. Os sintomas mais comuns de um AVE são:

- Dormência ou fraqueza súbita da face, do braço ou da perna, principalmente em um lado do corpo

> **BOXE 47.2 — Avaliação inicial direcionada.**
>
> **AVE dos hemisférios esquerdo e direito**
>
> Fique alerta aos seguintes sinais e sintomas:
>
> **AVE do hemisfério esquerdo**
> - Paralisia ou fraqueza do lado direito do corpo
> - Déficit do campo visual direito
> - Afasia (expressiva, receptiva ou global)
> - Alteração das funções intelectuais
> - Comportamento lento e cauteloso
>
> **AVE do hemisfério direito**
> - Paralisia ou fraqueza do lado esquerdo do corpo
> - Déficit do campo visual esquerdo
> - Déficits de percepção espacial
> - Dificuldade de concentração
> - Comportamento impulsivo e raciocínio prejudicado
> - Incapacidade de perceber os próprios déficits

- Confusão ou alteração repentina do estado mental
- Dificuldade repentina de falar ou compreender a fala
- Distúrbios visuais súbitos
- Dificuldade de andar, tontura ou perda do equilíbrio ou da coordenação
- Cefaleia intensa de início súbito.

Contudo, é necessário que a enfermeira clínica seja capaz de correlacionar os déficits neurológicos iniciais ao local (ou as áreas) do cérebro afetado pela isquemia ou hemorragia. O Boxe 47.2 compara os sintomas e os comportamentos observados nos AVE que afetam os hemisférios esquerdo e direito. Assim como ocorre nos casos de AVE isquêmico, os clientes com AVE hemorrágico podem apresentar grande variedade de déficits neurológicos.

Muitas das mesmas funções motoras, sensoriais, cognitivas, dos nervos cranianos e outras, que são afetadas depois de um AVE isquêmico, também podem ser alteradas depois de um AVE hemorrágico. Quando o cliente está consciente, o sintoma inicial mais comum é cefaleia intensa. Outros sinais e sintomas que podem ser detectados são vômito, alteração lenta ou súbita do NDC ou convulsões focais. Em geral, os clientes com ruptura de MAV apresentam cefaleia grave e perda repentina da consciência. Além disso, pode haver dor na região posterior do pescoço ou na coluna vertebral associada à cefaleia. Quando há extravasamento lento do sangue e formação de um trombo no local da ruptura, o cliente pode apresentar poucos déficits neurológicos. Nos casos de sangramento profuso, pode haver lesão extensiva do cérebro e o cliente pode entrar em coma e morrer. Os sinais e sintomas estão descritos detalhadamente adiante.

#### Déficit motor

Hemiparesia, ou fraqueza de um lado do corpo, é a disfunção motora causada mais comumente por um AVE. Os neurônios motores superiores e inferiores desempenham um papel importante na atividade muscular e nos reflexos tendíneos. Como os axônios dos neurônios motores superiores cruzam (decussação), os distúrbios do controle motor voluntário de um lado do corpo podem refletir lesão dos neurônios motores superiores do lado oposto do cérebro.

### Déficit de comunicação

A linguagem e a comunicação também podem ser afetadas por um AVE. Os distúrbios da linguagem e da comunicação relacionados com uma lesão cerebral são:

- *Disartria*: dificuldade de falar, causada pela paralisia dos músculos responsáveis pela produção da fala; também conhecida como fala arrastada
- *Disfasia ou afasia*: disfunção parcial ou total da linguagem, resultante de uma lesão cerebral, afetando a linguagem falada e a compreensão
- *Apraxia*: incapacidade de realizar uma atividade que antes era dominada, inclusive dificuldade de pronunciar sons e sílabas juntas na ordem correta para formar palavras e falar.

### Distúrbios de percepção

Percepção é a capacidade de interpretar sensações. O AVE pode causar disfunções visuoperceptivas, distúrbios das relações visuoespaciais ou déficit sensorial.

As disfunções visuoperceptivas são causadas por anormalidades das vias sensoriais primárias entre os olhos e o córtex visual. A hemianopsia homônima (perda da metade do campo visual) pode ser causada por um AVE e pode ser transitória ou irreversível. Os distúrbios das relações visuoespaciais (percepção da relação entre dois ou mais objetos no espaço) são detectados frequentemente nos clientes com lesões do hemisfério direito.

### Déficit sensorial

Os déficits sensoriais causados por um AVE podem ser evidenciados por redução discreta da sensibilidade tátil, ou podem ser mais graves com perda da propriocepção (capacidade de perceber a posição e o movimento das partes do corpo), bem como por dificuldade de interpretar estímulos visuais, táteis e auditivos. O termo *agnosia* refere-se à incapacidade de reconhecer objetos que anteriormente eram familiares e percebidos por um ou mais órgãos dos sentidos.

### Déficit cognitivo e efeitos psicológicos

Quando a lesão ocorre no lobo frontal, a capacidade de aprendizagem, a memória ou outras funções intelectuais do córtex superior podem ser prejudicadas. Essa disfunção pode ser evidenciada por limitação da atenção, dificuldades de compreensão, perda de memória e falta de motivação. Depressão é comum e pode ser acentuada pela resposta natural do cliente a esse evento catastrófico. Durante a fase de recuperação, labilidade emocional, hostilidade, frustração, ressentimento, falta de cooperação e outros transtornos psicológicos podem ocorrer a qualquer momento e, em geral, são tratados depois da alta.

### *Avaliação do AVE agudo*

A American Heart/Stroke Association adotou a Cadeia de Sobrevivência a um AVE, semelhante à Cadeia de Sobrevivência Cardíaca estabelecida para cuidar de clientes com doenças cardíacas, de modo a executar uma abordagem de cuidados pré-hospitalares e imediatos à avaliação dos clientes com sintomas de um AVE agudo. Também conhecidos como "7 D", esses componentes ressaltam aspectos fundamentais ao reconhecimento e à avaliação de um caso suspeito de AVE, de forma a reforçar um método eficiente de abordagem rápida aos cuidados imediatos depois do evento (Boxe 47.3).

A Emergency Nurses Association e o American College of Emergency Physicians recomendam que os clientes com AVE sejam considerados no Nível 2 de emergência da ESI (ver explicação dos cinco níveis do Índice de Gravidade da Emergência [*Emergency Severity Index*, ou ESI, em inglês]). Isso significa que o cliente com AVE suspeito "requer avaliação imediata", exatamente igual a um cliente traumatizado instável ou com evento cardíaco grave (Gilboy, Tanabe, Travers *et al.*, 2005).

Enfermeiras que atuam no contexto pré-hospitalar ou na triagem do setor de emergência devem estar familiarizadas com a triagem e as avaliações pré-hospitalares que são realizadas pelos membros da equipe do DE, de maneira que possam relatar essas informações à equipe de AVE antes da chegada do cliente (ver explicação detalhada dos cuidados pré-hospitalares para clientes com AVE em *Implementation Strategies for Emergency Medical Services within Stroke Systems of Care: A Policy Statement from the American Heart Association/American Stroke Association Expert Panel on Emergency Medical Services Systems and the Stroke Council* [Acker, Pancioli, Crocco *et al.*, 2007]).

Os cuidados imediatos de um cliente com AVE são divididos da seguinte maneira: fase hiperaguda (primeiras 24 h) e fase 2 (cuidados agudos durante a internação hospitalar). As enfermeiras desempenham um papel fundamental desde a triagem até a alta, porque as avaliações neurológicas contínuas e o monitoramento das intervenções determinam as opções terapêuticas e impactam o prognóstico funcional.

---

**BOXE 47.3 Cadeia de sobrevivência a um AVE: os "7 D".**

1. ***D**etecção dos primeiros sinais e sintomas de um AVE agudo*. O reconhecimento imediato dos sinais e sintomas típicos de um AVE agudo é fundamental à melhoria do prognóstico dos clientes.
2. ***D**iscagem para os Serviços de Atendimento Médico de Urgência (SAMU) pelo telefone 192*. Essa ligação ativa os sistemas de SAMU e assegura resposta imediata.
3. ***D**eslocamento do cliente até um serviço de atendimento médico*. Os clientes devem ser transportados a um hospital especializado em AVE ou outro serviço capaz de prestar cuidados imediatos a um cliente com AVE; a notificação pré-hospitalar pormenorizada deve ser fornecida ao serviço médico escolhido.
4. ***D**epartamento de emergência (DE)*. Logo depois da chegada, o cliente deve passar por uma avaliação geral e um exame neurológico no DE.
5. *Coleta de **d**ados objetivos*, inclusive tomografia computadorizada e exames neurológicos sequenciais, além das revisões do perfil do cliente para detectar contraindicações ao tratamento fibrinolítico (tPA) potencial.
6. ***D**ecisão quanto ao tratamento do AVE*. Quando o cliente ainda é um candidato ao tratamento com ativador do plasminogênio tecidual (tPA), os riscos e os benefícios devem ser revisados com o cliente e seus familiares.
7. *Administração do fármaco (do inglês, **d**rug)* conforme a decisão e o monitoramento depois da infusão.

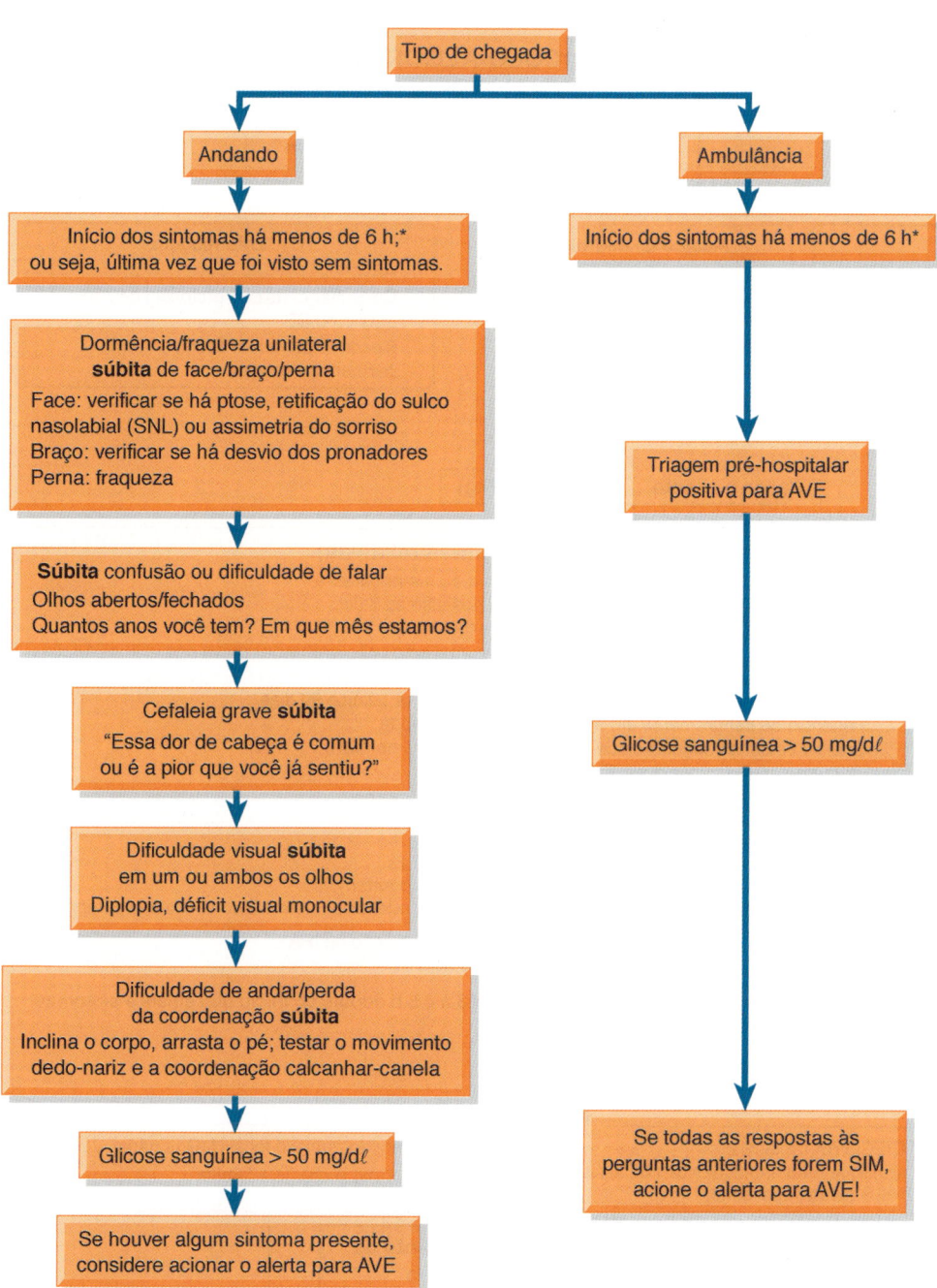

Figura 47.5 Triagem do AVE. *Embora o tratamento com tPA intravenoso tenha sido aprovado para clientes elegíveis nas primeiras 3 h depois do início dos sinais e sintomas, os clientes costumam ser avaliados dentro de 6 a 8 h depois do início dos sintomas, a fim de determinar a elegibilidade aos procedimentos terapêuticos neurológicos intervencionistas.

Na fase hiperaguda, utiliza-se um algoritmo para realizar a avaliação inicial de um cliente que apresenta sinais e sintomas de um AVE agudo (Figura 47.5). A enfermeira desempenha um papel fundamental em todas as etapas da avaliação imediata. Para os clientes que chegam de ambulância (com pré-notificação dos paramédicos de um caso suspeito de AVE em transferência) ou de automóvel, a enfermeira da triagem deve reconhecer os sinais e sintomas comuns e menos frequentes de AVE. Muitas das mesmas funções motoras, sensoriais, cognitivas e dos nervos cranianos são afetadas pelos AVE isquêmicos e hemorrágicos; contudo, alterações do NDC, vômitos, cefaleia grave de início súbito e convulsões estão associados comumente aos AVE hemorrágicos.

A triagem inclui a obtenção de uma história detalhada e a determinação do tempo decorrido desde o início dos sintomas do cliente. Nos casos em que não é possível definir claramente quando os sintomas começaram, é possível usar a ocasião em que o cliente foi visto pela última vez em suas condições normais como parâmetro para determinar o início dos sintomas. A determinação da duração dos sintomas torna-se importante porque as opções de tratamento farmacológico e as intervenções terapêuticas de remoção de trombos depois de um AVE isquêmico dependem do tempo decorrido. A enfermeira avalia as vias respiratórias, a respiração e a circulação (ABC) e determina os níveis iniciais dos sinais vitais.

A Figura 47.6 ilustra um protocolo típico para AVE agudo.

### Avaliação diagnóstica

O diagnóstico de um AVE é estabelecido com base na história, no exame neurológico e nos exames de neuroimageamento; a TC de crânio inicial é realizada para determinar se o cliente

## PROTOCOLO-ALGORITMO DE AVE AGUDO DO YALE-NEW HAVEN HOSPITAL
*"triagem para tPA ≤ 60 min"*
*"triagem para TC ≤ 10 min"*

**PLANILHA**

Nº DA UNIDADE
NOME:
DATA DE NASCIMENTO:
NÚMERO DO ATENDIMENTO
(se for escrito à mão, anotar nome, nº da unidade, data de nascimento e nº do atendimento)

### Médico do DE
- ABC, obter história, determinar tempo desde o início dos sintomas
- Laboratório de AVE/ajudar a aplicar a NIHSS
- Ligar para o setor de TC @ 688-5952

### Médico da neurologia
- Obter história e exame físico detalhados
- Aplicar NIHSS _____
- **Encaminhar para TC**

### Enfermagem
- ABC
- Consultar cartaz de protocolo do AVE agudo no DE
- Recomendar que o acompanhante permaneça no local

Resultado da TC (interpretação inicial)

**Pesar o cliente _____ (kg)**

### INCLUSÃO
- Idade igual ou maior que 18 anos
- Diagnóstico clínico de AVE isquêmico causando déficit neurológico mensurável (déficit de linguagem, motor ou cognitivo, negligência ou olhar/visão anormal)
- Intervalo bem-definido menor que 270 min antes de iniciar o tratamento
- TC sem evidências de hemorragia intracerebral/subaracnóidea, tumor ou outras causas que expliquem o quadro clínico

### EXCLUSÃO (contraindicações absolutas/relativas)
- História de HIC, HSA recente, MAV, aneurisma ou tumor cerebral
- PL/punção arterial (**área não compressível**) nos últimos 7 dias
- Sinais e sintomas em regressão ou melhora espontânea
- Procedimento cirúrgico de grande porte ou traumatismo (**não craniano**) grave nos últimos 14 dias
- Hemorragia GI/GU nos últimos 21 dias
- Traumatismo craniano, AVE ou IM (**ou pericardite**) nos últimos 90 dias
- Evidência de sangramento em atividade ou fratura aguda
- Sinais e sintomas sugestivos de HSA, mesmo com TC normal
- Hemorragia intracraniana na TC
- Início dos sintomas há mais de 4,5h
- Plaquetas < 100.000; INR > 1,7; PTT acima do normal
- Glicose < 50 mg/dℓ
- Convulsão sem déficits neurológicos residuais pós-ictais
- PAS > 185 mmHg ou PAD > 110 mmHg na ocasião do tratamento
- Déficits significativos (**escore alto da NIHSS**) e/ou hipodensidade em 1/3 do hemisfério cerebral

\*\* Antiplaquetário usado no mesmo dia NÃO é contraindicação ao tPA
\*\* Sangramento menstrual NÃO é contraindicação ao tPA

**RELACIONADOS COM O ECASS III (tPA IV de 3 a 4,5 h depois do início dos sinais e sintomas)**
- Idade > 80 anos
- História de diabetes & AVE no passado
- NIHSS > 25
- Qualquer anticoagulante

---

- Revisar TC/ECG/RXT/exames laboratoriais/toque retal/anotações do MD assistente
- Repetir NIHSS (caso necessário)
- Teste do guáiaco fecal/HcG urinária
- Informar o cliente/a família

**Meta de tempo entre a chegada ao Departamento de Emergência e a decisão de tratar = 45 min**

### Candidatos ao tPA
**Processo de consentimento**
Conversar sobre finalidade, benefícios e riscos potenciais, alternativas e inconveniência, inclusive se o cliente não for tratado
- Documentar o consentimento ou a recusa verbal do cliente, ou sua incapacidade de consentir
- Documentar o consentimento ou a recusa verbal do responsável, ou sua incapacidade de consentir
- Documentar a condição clínica do cliente; iniciar trombólise

### Não é candidato ao tPA
- Documentar o motivo
- Considerar a inclusão em protocolo de pesquisa sobre AVE
- Internar na UTI de AVE
- Informar o cliente/a família

- Ligar para o farmacêutico (688-1111), misturar/administrar o tPA
- Administrar o tPA: dose inicial e infusão (bomba)
- Documentar (enfermeira) os sinais vitais depois da infusão do tPA/avaliações do neurologista
- Internar – UTI neurológica

**ENTRAR EM CONTATO COM OS RESPONSÁVEIS PELO CLIENTE – INFORMAR O ESTADO DO CLIENTE À CENTRAL**

F5130 (Rev. 11/10)
Pág. 1

**Figura 47.6** Protocolo para AVE agudo. Cortesia da Yale-New Haven Hospital. NIHSS, Escala de AVE dos National Institutes of Health; INR = razão normalizada internacional; PAS = pressão arterial sistólica; PAD = pressão arterial diastólica; ECASS = European Cooperative Acute Stroke Study; tPA = ativador do plasminogênio tecidual; IM = infarto do miocárdio.

**YALE-NEW HAVEN HOSPITAL**

**PLANILHA DE GRADUAÇÃO DO AVE – NATIONAL INSTITUTES OF HEALTH (NIH)**

Nome do cliente:
Nº da unidade:
Nº do atendimento:

| ITEM DA ESCALA DE AVE DO NIH | FUNÇÃO | ESCORE | Inicial | Pré-tratamento | Pós-tratamento | 24 h pós-tratamento |
|---|---|---|---|---|---|---|
| 1a. Nível de consciência (NDC) | Alerta / Sonolento / Estuporoso (requer estímulos repetidos) / Coma (apenas respostas reflexas) | 0 / 1 / 2 / 3 | | | | |
| 1b. Perguntas para avaliar NDC (mês, idade) | Ambas corretas / Uma correta / Incorretas | 0 / 1 / 2 | | | | |
| 1c. Comandos para avaliar NDC (abrir, fechar os olhos, cerrar o punho, deixar cair) | Obedece a ambos corretamente / Obedece a um corretamente / Respostas incorretas | 0 / 1 / 2 | | | | |
| 2. Melhor resposta do olhar (com os olhos abertos, peça ao cliente para acompanhar o dedo ou a face do examinador) | Normal / Paralisia parcial do olhar / Desvio forçado | 0 / 1 / 2 | | | | |
| 3. Visual (apresente estímulo visual/teste os quadrantes do campo visual do cliente) | Nenhum déficit / Hemianopsia parcial / Hemianopsia total / Hemianopsia bilateral | 0 / 1 / 2 / 3 | | | | |
| 4. Paralisia facial (mostrar os dentes, levantar os supercílios, contrair as pálpebras) | Normal / Assimetria discreta / Parcial (paralisia da parte inferior da face) / Total | 0 / 1 / 2 / 3 | | | | |
| 5a. Motor, braço esquerdo (levantar o membro a 90° [sentado] ou a 45° [deitado], por 10 s, e graduar impulso/movimento) | Nenhum impulso / Impulso / Algum esforço contra a gravidade / Nenhum esforço contra a gravidade / Nenhum movimento / Amputação; fusão articular | 0 / 1 / 2 / 3 / 4 / N/A | | | | |
| 5b. Motor, braço direito (levantar o membro a 90° [sentado] ou a 45° [deitado], por 10 s, e graduar impulso/movimento) | Nenhum impulso / Impulso / Algum esforço contra a gravidade / Nenhum esforço contra a gravidade / Nenhum movimento / Amputação; fusão articular | 0 / 1 / 2 / 3 / 4 / N/A | | | | |
| 6a. Motor, perna esquerda (elevar o membro a 30° por 5 s e graduar força/movimento) | Nenhum impulso / Impulso / Algum esforço contra a gravidade / Nenhum esforço contra a gravidade / Nenhum movimento / Amputação; fusão articular | 0 / 1 / 2 / 3 / 4 / N/A | | | | |
| 6b. Motor, perna direita (elevar o membro a 30° por 5 s e graduar força/movimento) | Nenhum impulso / Impulso / Algum esforço contra a gravidade / Nenhum esforço contra a gravidade / Nenhum movimento / Amputação; fusão articular | 0 / 1 / 2 / 3 / 4 / N/A | | | | |
| 7. Ataxia dos membros (teste dedo-nariz, calcanhar-canela) | Ausente / Presente em um membro / Presente em mais de um membro | 0 / 1 / 2 | | | | |
| 8. Sensorial (espetar a face, o braço, o tronco e a perna com um alfinete e comparar os lados) | Normal / Déficit parcial / Déficit intenso | 0 / 1 / 2 | | | | |
| 9. Melhor resposta verbal (nomeia objetos, descreve uma gravura, lê uma frase) | Nenhuma afasia / Afasia branda-moderada / Afasia grave / Mutismo | 0 / 1 / 2 / 3 | | | | |
| 10. Disartria (avalie a clareza da fala; peça ao cliente para repetir as palavras mencionadas) | Articulação normal / Dificuldade branda-moderada / Grave/quase ininteligível/pior | 0 / 1 / 2 | | | | |
| 11. Extinção e desatenção (usar informações dos testes anteriores para detectar negligência, ou testes de estimulação dupla) | Nenhuma negligência / Negligência em uma área / Negligência em mais de uma área | 0 / 1 / 2 | | | | |

EXAMINADOR 1 Nome impresso_____ Assinatura _____
EXAMINADOR 2 Nome impresso_____ Assinatura _____
EXAMINADOR 3 Nome impresso_____ Assinatura _____
EXAMINADOR 4 Nome impresso_____ Assinatura _____

| | Escore 1 | Escore 2 | Escore 3 | Escore 4 |
|---|---|---|---|---|
| | Hora | Hora | Hora | Hora |
| | Data | Data | Data | Data |

Figura 47.6 (*Continuação*).

teve ou não um AVE hemorrágico. A isquemia não é claramente visível na TC inicial, quando é realizada nas primeiras horas depois do início dos sintomas; contudo, os indícios de hemorragia quase sempre são visíveis. A existência de sangue na TC confirma hemorragia. Os elementos fundamentais à avaliação são: localização do hematoma; existência e quantidade de sangue no sistema ventricular; e indícios de PIC elevada. Outros exames diagnósticos são realizados para determinar se a hemorragia foi causada pela ruptura de um aneurisma ou MAV intracraniana.

Apesar de a TC e a RM serem exames iniciais aceitáveis, a maioria dos serviços tem acesso imediato à TC rápida para excluir hemorragia. A TC e a RM ajudam a determinar o tipo de AVE, o tamanho e a localização do infarto ou do hematoma, quaisquer desvios dos tecidos cerebrais, existência de sangue nos ventrículos e de hidrocefalia. Os exames bioquímicos rotineiros, o perfil da coagulação, o hemograma completo, a avaliação do ritmo cardíaco e o acesso IV também são necessários (Tabela 47.3).

Embora os clientes que apresentaram sintomas sugestivos de AIT geralmente estejam assintomáticos quando chegam ao setor de emergência, é necessário que eles passem pela mesma avaliação diagnóstica realizada nos clientes com sinais e sintomas persistentes, considerando-se que seus sintomas iniciais podem indicar um AVE em progressão.

A Escala de AVE do National Institutes of Health Stroke (NIHSS) tornou-se um instrumento de avaliação aceito para determinar a gravidade do AVE e avaliar o prognóstico dos clientes depois do tratamento (Tabela 47.4) A NIHSS é uma escala de avaliação com 42 pontos, em que 0 indica nenhum déficit neurológico e 42 assinala o pior escore possível. Esse sistema enfatiza seis áreas principais do exame neurológico: (1) NDC, (2) função visual, (3) função motora, (4) sensibilidade e negligência (incapacidade de prestar atenção aos estímulos aplicados em um lado do corpo), (5) função cerebelar e (6) linguagem. Essa escala é usada principalmente pelas equipes de atendimento a clientes com AVE, mas pode ser aprendida e

**Tabela 47.3** Exames diagnósticos para ataques isquêmicos transitórios (AIT) e acidentes vasculares encefálicos (AVE).

| Exame diagnóstico | Informações obtidas |
|---|---|
| Tomografia computadorizada (TC) sem contraste | Exame diagnóstico importante para avaliar rapidamente a existência de sangue (hemorragia), que poderia impedir o tratamento trombolítico |
| TC com contraste | Útil para excluir lesões que podem simular isquemia, principalmente quando os sintomas estão relacionados com déficits hemisféricos; áreas hipodensas na TC sugerem infarto |
| Ressonância magnética (RM) | Possibilita diferenciar variações de contraste das partes moles com demarcação mais nítida da lesão expansiva das estruturas circundantes, inclusive áreas de isquemia e infarto; visualização adequada das estruturas vasculares; útil para diagnóstico de AVE nas primeiras 72 h; a RM ponderada por difusão pode mostrar isquemia nas primeiras horas |
| Angiorressonância magnética (ARM) | Menos disponível e mais dispendiosa; exame não invasivo das carótidas, vertebrais e das principais artérias intracranianas e extracranianas para detectar obstrução; útil para revelar trombos |
| Ultrassonografia das carótidas | Exame não invasivo; muito utilizada na investigação inicial dos clientes com sintomas referidos ao território das carótidas, para os quais se considera endarterectomia carotídea (EAC) |
| Doppler transcraniano (DTC) | Monitoramento não invasivo das velocidades do fluxo sanguíneo nas principais artérias cerebrais e nas carótidas, de maneira a avaliar a gravidade das estenoses; pode ser incluída como parte da investigação para AVE |
| Angiografia cerebral | Solicitada para definir com precisão a porcentagem da obstrução e nos clientes com apresentações clínicas incomuns de aneurisma, vasculite e estenoses graves |
| Ecocardiografia transtorácica (ETT) | Útil para detectar fontes de êmbolos cardíacos; a ETT é especialmente útil para diagnosticar trombos nos ventrículos esquerdos, mixomas atriais esquerdos e trombos que se estendem para dentro da cavidade atrial; é menos confiável para detectar tumores pequenos, trombos laminares e trombos limitados ao átrio esquerdo ou direito |
| Ecocardiografia transesofágica (ETE) | A vantagem da ETE é a sensibilidade maior para detectar a fonte de êmbolos cardiogênicos (exceto doença ventricular); a ETE oferece visualização mais clara das estruturas cardíacas, principalmente as que se localizam nos planos mais profundos em relação à parede torácica e as lesões atriais (trombos do apêndice atrial associados à fibrilação atrial), anomalias do septo interatrial (forame oval pérvio, comunicações interatriais), vegetações da valva mitral e doença aterosclerótica do segmento ascendente do arco aórtico |
| Eletrocardiograma (ECG); inicialmente, recomenda-se um ECG de 12 derivações | O ECG de 12 derivações é recomendado imediatamente em vista da alta incidência de cardiopatia nos clientes com AVE; o ECG também é útil quando se suspeita de AVE embólico cardiogênico ou doença arterial coronariana coexistente |
| Monitoramento ambulatorial do ECG | Reservado aos clientes com palpitações suspeitas, arritmias ou crescimento do átrio esquerdo |
| Exames usados para diagnosticar estados de hipercoagulabilidade (protrombóticos) | Proteína C, proteína S, antitrombina III, tempo de protrombina, hemoglobina, eletroforese, anticorpo anticardiolipina, anticoagulante lúpico e sorologia para sífilis |

De Adams, H.P. Jr., del Zoppo, G., Alberts, M.J., Bhatt, D.L., Brass, L., Furlan, A. et al. (2007). Guidelines for the early management of adults with ischemic stroke. Stroke, 38, 1655-1711, reproduzida com autorização. © 2007 American Heart Association, Inc.

**Tabela 47.4** Resumo da Escala de AVE do National Institutes of Health (NIHSS).

| Item da Escala | Descrição | Escore |
|---|---|---|
| 1a. Nível de consciência | Alerta | 0 |
| | Pode ser despertado por estimulação mínima | 1 |
| | Obnubilado, requer estímulos vigorosos para responder | 2 |
| | Não responde ou tem apenas respostas reflexas | 3 |
| 1b. Perguntas para avaliar o NDC (mês, idade) | Responde duas corretamente | 0 |
| | Responde uma corretamente | 1 |
| | Duas respostas incorretas | 2 |
| 1c. Comandos para avaliar o NDC (abrir, fechar os olhos; cerrar os punhos, deixar cair) | Obedece a dois comandos corretamente | 0 |
| | Obedece a um comando corretamente | 1 |
| | Duas respostas incorretas | 2 |
| 2. Melhor resposta do olhar (olhos abertos – cliente acompanha o dedo ou a face do examinador) | Normal | 0 |
| | Paralisia parcial do olhar | 1 |
| | Desvio forçado | 2 |
| 3. Visual (apresentar estímulo visual/testar os quadrantes do campo visual do cliente) | Nenhum déficit visual | 0 |
| | Hemianopsia parcial | 1 |
| | Hemianopsia total | 2 |
| | Hemianopsia bilateral | 3 |
| 4. Paralisia facial (mostrar os dentes, elevar os supercílios e comprimir as pálpebras) | Normal | 0 |
| | Branda | 1 |
| | Parcial | 2 |
| | Total | 3 |
| 5a. Motor – braço esquerdo (elevar o membro a 90° e graduar o impulso/movimento) | Nenhum impulso | 0 |
| | Impulso, mas mantém no ar | 1 |
| | Incapaz de manter no ar | 2 |
| | Nenhum esforço contra a gravidade | 3 |
| | Nenhum movimento | 4 |
| | Amputação, fusão articular (explicar) | N/A |
| 5b. Motor – braço direito (elevar o membro a 90° e graduar o impulso/movimento) | Nenhum impulso | 0 |
| | Impulso, mas mantém no ar | 1 |
| | Incapaz de manter no ar | 2 |
| | Nenhum esforço contra a gravidade | 3 |
| | Nenhum movimento | 4 |
| | Amputação, fusão articular (explicar) | N/A |
| 6a. Motor – perna esquerda (levantar o membro a 30° e graduar impulso/movimento) | Nenhum impulso | 0 |
| | Impulso, mas mantém no ar | 1 |
| | Incapaz de manter no ar | 2 |
| | Nenhum esforço contra a gravidade | 3 |
| | Nenhum movimento | 4 |
| | Amputação, fusão articular (explicar) | N/A |
| 6b. Motor – perna direita (levantar o membro a 30° e graduar impulso/movimento) | Nenhum impulso | 0 |
| | Impulso, mas mantém no ar | 1 |
| | Incapaz de manter no ar | 2 |
| | Nenhum esforço contra a gravidade | 3 |
| | Nenhum movimento | 4 |
| | Amputação, fusão articular (explicar) | N/A |
| 7. Ataxia do membro (teste dedo-nariz e calcanhar-canela) | Ausente | 0 |
| | Presente em um membro | 1 |
| | Presente em dois membros | 2 |
| 8. Sensorial (espetar com alfinete a face, o braço, o tronco e a perna – comparar um lado com o outro) | Normal | 0 |
| | Déficit brando a moderado | 1 |
| | Déficit grave ou total | 2 |
| 9. Melhor resposta verbal (nomear objetos, descrever uma gravura e ler frases) | Nenhuma afasia | 0 |
| | Afasia branda a moderada | 1 |
| | Afasia grave | 2 |
| | Mutismo | 3 |
| 10. Disartria (avaliar a clareza da fala pedindo ao cliente para repetir palavras) | Normal | 0 |
| | Disartria branda a moderada | 1 |
| | Disartria grave, quase ininteligível ou pior | 2 |
| | Intubado ou outro impedimento físico | N/A |
| 11. Extinção e desatenção (usar informações do teste anterior para graduar) | Nenhuma anormalidade | 0 |
| | Extinção visual, tátil, auditiva ou de outra modalidade à estimulação bilateral simultânea | 1 |
| | Heminegligência profunda ou extinção por mais de uma modalidade | 2 |
| Escore total | | |

Adaptada da versão disponível em National Institute of Neurological Disorders and Stroke, National Institutes of Health, Bethesda, MD 20892. Reproduzida da página http://www.ninds.nih.gov/doctors/NIH_Stroke_Scale.pdf. É recomendável utilizar a escala inteira com todas as instruções.

aplicada por qualquer clínico. A NIHSS possibilita que o clínico determine rapidamente a gravidade e a localização possível do AVE. Embora enfatize isquemia cerebral correspondente às anormalidades que afetam a circulação anterior, essa escala geralmente deixa passar déficits correspondentes aos territórios cerebrais dependentes da circulação posterior. No entanto, a NIHSS torna possível que os clínicos comuniquem seus resultados utilizando um instrumento de avaliação padronizado. A certificação para a utilização dessa escala está disponível no centro de treinamento da American Stroke Association (ASA).

## Manejo clínico

### AVE isquêmico agudo

A investigação diagnóstica inicial rápida e o tratamento do AVE isquêmico são motivados por opções terapêuticas farmacológicas e por dispositivos de remoção de trombos, que dependem do tempo decorrido. Atualmente, a trombólise com ativador do plasminogênio tecidual recombinante (rtPA) é o único tratamento farmacológico aprovado pela FDA para AVE isquêmico agudo com menos de 3 h desde o início dos sintomas. O tPA liga-se à fibrina e converte o plasminogênio em plasmina, que é responsável pela dissolução do trombo. Os resultados do estudo NINDS (realizado em 1995) demonstraram melhoras significativas do prognóstico funcional dentro de 3 meses depois do AVE dos clientes que foram tratados com tPA nas primeiras 3 h do início dos sintomas (NINDS e Stroke rtPA Stroke Study Work Group, 1995). Os resultados recentes do European Cooperative Acute Stroke Study (ECASS 3), realizado em 2008, demonstraram melhora clinicamente significativa do prognóstico funcional dos clientes tratados em até 4,5 h depois do início dos sintomas (Hacke, Kaste, Bluhmi et al., 2008). Depois de excluir hemorragia e confirmar o diagnóstico clínico de um AVE isquêmico, a equipe de atendimento imediato aos clientes com AVE deve revisar os critérios de elegibilidade ao tratamento com tPA.

Os clientes com pressão arterial persistentemente elevada (sistólica > 185 mmHg; diastólica > 110 mmHg) ou com indícios de um AVE, procedimento cirúrgico de grande porte ou traumatismo craniano grave recente poderiam apresentar riscos altos de sangramento intracraniano depois do uso de tPA (ver critérios de inclusão/exclusão na Figura 47.6).

Em geral, as enfermeiras são responsáveis por administrar o tPA e alguns serviços esperam que a elas misturem e preparem o fármaco para ser administrado. O peso do cliente deve ser determinado para calcular a dose apropriada, que é de 0,9 mg/kg (dose máxima de 90 mg); é necessário administrar 10% da dose calculada em injeção IV rápida (1 min). O restante da dose (90%) é administrado em 1 h, por uma bomba de infusão. Sangramento é o efeito colateral mais comum do tPA. O cliente deve ser monitorado cuidadosamente para detectar sangramento (nos locais de acesso IV, gengivas, urina/fezes e no compartimento intracraniano com base nas alterações do NDC). Além disso, os clientes devem ser monitorados para detectar angioedema (edema da língua/cavidade oral) e anafilaxia (reação alérgica).

Durante a fase hiperaguda de um AVE, é essencial realizar avaliações contínuas e documentação meticulosa das condições hemodinâmicas e neurológicas do cliente, independentemente do tipo de AVE e do uso ou não do rtPA.

A Tabela 47.5 resume os cuidados de enfermagem durante a trombólise e os tratamentos não trombolíticos dos clientes com AVE isquêmico agudo (Summers, Leonard, Wentworth et al., 2009). Os parâmetros da pressão arterial são definidos especificamente pelo médico, de maneira que podem variar de acordo com o uso do tratamento trombolítico, a história pregressa de hipertensão, o emprego de anti-hipertensivos e a resposta neurológica ao tratamento.

Nos últimos anos, passou a ser mais comum o uso da trombólise intra-arterial (administrar tPA diretamente no trombo intracerebral por meio de uma abordagem dirigida por cateter). As diretrizes propostas em 2007 recomendaram a abordagem intra-arterial como opção de tratamento para clientes selecionados nas primeiras 6 h depois do início dos sintomas e clientes com indícios de um trombo acessível por cateter nos exames de imagem. Em geral, esse procedimento é reservado aos hospitais que contam com neurointervencionistas experientes e com recursos para realizar angiografia cerebral. Além disso, atualmente, existem dois dispositivos mecânicos (removedor MERCI e Penumbra System) utilizados para remover trombos dos clientes que foram tratados com tPA IV, mas que não melhoraram ou não são candidatos à trombólise IV. Estudos em andamento fornecerão dados adicionais sobre a eficácia desses tratamentos.

### AVE hemorrágico agudo

Durante a fase hiperaguda, o tratamento dos clientes com AVE hemorrágico enfatiza as vias respiratórias, a ventilação e a circulação (ABC), com atenção especial para o NDC. As complicações imediatas da hemorragia são o extenso sangramento causando elevação da PIC, hidrocefalia aguda, herniação e lesão cerebral secundária. Qualquer indício de deterioração e alteração da PIC (ver Capítulo 45) deve ser relatado imediatamente à equipe de saúde. Nos clientes com AVE hemorrágico, a Escala de Coma de Glasgow (ECGl) também é usada como parte da avaliação contínua. Nos clientes com ECGl igual ou menor que 8, a intubação imediata está indicada; o monitoramento da oxigenação periférica por oximetria de pulso deve ser esperado. As enfermeiras são instruídas a elevar a cabeceira do leito a 30°, monitorar a sedação (se for usada) e preparar o cliente para uma ou mais das seguintes intervenções terapêuticas: reversão da anticoagulação, se o cliente usar anticoagulante; hiperventilação (a hipocapnia causa vasoconstrição transitória e diminui o fluxo sanguíneo dos vasos que não foram afetados pela lesão); colocação de um cateter ventricular para drenar o LCR; administração de manitol – todas são medidas para reduzir a PIC elevada. Como a hipertermia (temperatura > 37,5°C) está associada a um prognóstico mais desfavorável depois de um AVE agudo, a enfermeira monitora a temperatura do cliente e fica preparada para adotar medidas para evitar e controlar a febre em colaboração com outros profissionais da equipe de saúde. Além disso, como o risco de aspiração é significativo, os clientes devem ser mantidos em dieta zero, até que seja realizada uma triagem para disfagia (Hickey, 2009).

A drenagem cirúrgica do sangue também pode ser considerada em alguns casos que requeiram intervenção imediata e quando o hospital conta com serviços de neurocirurgia. Dependendo da localização e do volume do sangue intracerebral, do grau de deterioração neurológica e da existência de hidrocefalia e obstrução ventricular, os clientes podem ser submetidos a uma craniotomia para remover o hematoma. Os fárma-

**Tabela 47.5** Esquema de avaliações neurológicas, determinações dos sinais vitais e outros exames no estágio agudo de clientes tratados por trombólise e outras modalidades não trombolíticas.

| Clientes tratados por trombólise | Clientes tratados sem trombólise |
|---|---|
| Avaliação neurológica e sinais vitais (exceto temperatura) a cada 15 min, durante a infusão do tPA; em seguida, a cada 30 min, durante 6 h; depois, a cada 60 min, durante 16 h (total: 24 h). Nota: pode ser necessário aumentar a frequência das aferições da pressão arterial (PA) quando a PA sistólica permanecer acima de 180 mmHg ou a diastólica acima de 105 mmHg. A temperatura é determinada a cada 4 h ou conforme a necessidade. Reduzir a temperatura acima de 37,5°C com paracetamol, conforme a prescrição | Na unidade de tratamento intensivo (UTI), avaliações neurológicas de hora em hora, ou com mais frequência se for necessário. Fora da UTI, dependendo da condição e das avaliações neurológicas do cliente; no mínimo, avaliações neurológicas e verificação dos sinais vitais a cada 4 h |
| Chame o médico quando a PA sistólica for > 185 ou < 110 mmHg; ou a PA diastólica for > 150 ou < 60 mmHg; a frequência do pulso for < 50 ou > 110 por min; frequência respiratória de 24 por min; temperatura acima de 37,5°C; ou houver agravação dos sinais e sintomas do AVE ou outro sinal de deterioração da função neurológica | Chame o médico para prescrever tratamento adicional com base nos protocolos/diretrizes clínicos ou da instituição: PA sistólica > 220 ou < 110 mmHg; PA diastólica > 120 ou < 60 mmHg; pulso < 50 ou > 110 por min; temperatura > 37,5°C; frequência respiratória de 24 por min; ou deterioração dos sinais ou sintomas do AVE, ou outro sinal de deterioração da função neurológica |
| Quando a saturação de $O_2$ for < 92%, administre $O_2$ por cânula a 2 a 3 ℓ/min | Quando a saturação de $O_2$ for < 92%, administre $O_2$ por cânula a 2 a 3 ℓ/min |
| Monitore complicações hemorrágicas brandas ou graves | Não se aplica |
| Monitoramento cardíaco contínuo por até 72 h ou mais | Monitoramento cardíaco contínuo por 24 a 48 h |
| Documente a ingestão e as perdas | Documente a ingestão e as perdas |
| Repouso ao leito | Repouso ao leito |
| Líquidos IV (soro fisiológico) a 75 a 100 mℓ/h | Líquidos IV (soro fisiológico) a 75 a 100 mℓ/h |
| Não administre heparina, varfarina, ácido acetilsalicílico, clopidogrel ou ácido acetilsalicílico/dipiridamol de liberação prolongada nas primeiras 24 h; em seguida, inicie o tratamento antitrombótico conforme a prescrição | Os antitrombóticos devem ser prescritos nas primeiras 24 h da internação hospitalar |
| TC ou RM do cérebro depois do tratamento com rtPA | O médico pode solicitar a repetição da tomografia computadorizada (TC) ou da ressonância magnética (RM) do cérebro dentro de 24 a 48 h depois do AVE, ou conforme a necessidade |

De Summers *et al.* (2009). Reproduzida com autorização. *Circulation, 40*:2911-2944. © 2009 American Heart Association, Inc.

cos anti-hipertensivos e antiepilépticos também são essenciais ao tratamento agudo para controlar o sangramento e as possíveis convulsões. As metas para a pressão arterial são prescritas com base no perfil clínico de cada cliente. Atualmente, existem estudos clínicos em andamento para determinar as faixas almejadas de pressão arterial para clientes com AVE isquêmico (Morgenstern, Hemphill, Anderson *et al.*, 2010). Dor, febre e hiperglicemia devem ser controladas nas primeiras 24 h para reduzir a lesão cerebral (Morgenstern *et al.*, 2010).

Nos casos confirmados de ruptura de aneurismas e HSA subsequente, as diretrizes de 2009 da AHA recomendam clampeamento cirúrgico e colocação de espirais endovasculares como opções benéficas para reduzir o risco de recidiva do sangramento (Bederson, Connolly, Batjer *et al.*, 2009). O clampeamento cirúrgico requer craniotomia com colocação de um clipe no colo da artéria, para fechar a área de ruptura. A colocação de espirais é um procedimento endovascular que utiliza um cateter introduzido pela artéria femoral e dirigido por via intravascular até o local do aneurisma. Em seguida, várias espirais são liberadas pelo cateter e acondicionadas dentro da dilatação aneurismática para provocar trombose e fechar o aneurisma. A opção de tratamento do aneurisma depende das condições gerais de saúde do cliente, do tipo e da localização da lesão e dos recursos disponíveis nos hospitais.

Em geral, os cuidados recomendados para a fase aguda do AVE estendem-se durante o período da internação hospitalar do cliente; esta pode variar de alguns dias até algumas semanas, dependendo do tipo e da gravidade do AVE e dos déficits e das complicações associadas à recuperação. Além de monitorar as possíveis complicações associadas ao AVE, inclusive descondicionamento físico, aspiração, infecção, disfunções vesical e intestinal e incapacidade de realizar o autocuidado, os planos de cuidados devem incluir o início imediato do processo de reabilitação para melhorar o prognóstico funcional. Alguns estudos evidenciaram que os clientes com AVE apresentam prognósticos funcionais melhores quando são internados em um serviço especializado dedicado (Douglas, Tong, Gillum *et al.*, 2005).

### Reabilitação pós-AVE

O potencial de recuperação depois de um AVE estende-se além da internação hospitalar e do período despendido em um serviço de cuidados para clientes agudos ou subagudos. Embora o planejamento da reabilitação comece no dia da internação hospitalar, as intervenções de enfermagem e a colaboração com a equipe multiprofissional de reabilitação continuam ao longo de todo o período de recuperação do cliente. É importante entender como era o estado do cliente antes de ter o AVE. A história de outras doenças coexistentes, as características comportamentais, as atividades da vida diária (AVD) e os escores neurológicos (p. ex., escala de Rankin modificada) fornecem informações que ajudam a elaborar um plano de recuperação realista. A Classificação Internacional Funcional (CFI) da Organização Mundial da Saúde (OMS) foi adotada como estrutura organizacional para a AHA's Scientific Statement on the Comprehensive Overview of Nursing and Interdisciplinary Rehabilitation Care of the Stroke Patient (Miller, Murray, Richards et al., 2010). Os três componentes desse modelo são:

1. Os processos fisiopatológicos relacionados diretamente com o AVE e suas comorbidades associadas
2. O impacto que essa condição tem no indivíduo
3. As variáveis contextuais, inclusive recursos pessoais e ambientais de cada sobrevivente.

As metas principais para o cliente (e seus familiares) devem incluir todos os esforços para que ele retorne ao seu nível funcional antes de ter o AVE. Conforme a localização da lesão cerebral inicial, os clientes são avaliados quanto às necessidades de reabilitação para melhorar a mobilidade, a comunicação, a cognição, a coordenação e o equilíbrio e aliviar a dor (causada pelas contraturas). As complicações potenciais – tais como aspiração, incontinência, lesões cutâneas, quedas, depressão e desestruturação da dinâmica familiar – são os alvos das ações preventivas.

## Prevenção

Nas populações saudáveis, os fatores de risco devem ser identificados e revertidos por um programa de prevenção primordial e primária. O termo *prevenção primordial* refere-se às medidas destinadas a reduzir o desenvolvimento dos fatores de risco da doença (p. ex., esforços para reduzir o desenvolvimento de obesidade, aumentar a prática de exercícios e promover uma dieta bem balanceada). A prevenção primordial engloba toda a população e não se limita aos indivíduos com fatores de risco reconhecidos para AVE ou outras doenças cardiovasculares (Schwamm et al. 2005). O termo *prevenção primária* refere-se ao tratamento dos fatores de risco estabelecidos para a doença, mas para os indivíduos que ainda não tiveram um AVE. As Diretrizes de Prevenção Primária de AVE, publicadas em 2011, oferecem uma visão geral abrangente dos fatores de risco modificáveis e não modificáveis recém-definidos e estabelecidos para AVE (Goldstein, Bushnell, Adams et al., 2011).

Para os clientes que já tiveram AVE, a modificação dos fatores de risco é um componente fundamental do plano de prevenção secundária. A educação dos clientes e dos seus familiares contempla as causas potenciais de AVE, identifica os fatores de risco potenciais, reforça a adesão ao tratamento farmacológico e negocia as alterações aplicáveis ao estilo de vida, a fim de reduzir o risco de ter AVE. As diretrizes de 2010 para prevenção de episódios subsequentes depois do primeiro AVE ou AIT ressaltam os seguintes fatores de risco fundamentais: hipertensão, diabetes, dislipidemia, tabagismo, ingestão de álcool, obesidade e estilo de vida sedentário. A educação do cliente passou a ser uma medida de desempenho padronizado para a prática dos centros certificados e especializados em AVE.

O tratamento clínico ideal inclui a prescrição de um fármaco antiplaquetário (inclusive ácido acetilsalicílico, clopidogrel ou ácido acetilsalicílico/dipiridamol de liberação prolongada); uma estatina (como atorvastatina ou sinvastatina); e um anti-hipertensivo (diurético tiazídico, inibidor da enzima conversora da angiotensina [ECA] ou betabloqueador). Para os clientes com fibrilação atrial paroxística ou irreversível, também é recomendável usar anticoagulante (varfarina ou outro fármaco deste grupo) (Furie, Kasner, Adams et al., 2010).

Para os clientes que tiveram um AVE hemorrágico, o controle da pressão arterial é fundamental. A recomendação de iniciar ou reiniciar o tratamento antitrombótico depende principalmente do tipo e da gravidade da hemorragia e do risco de um avento trombótico subsequente (como nos clientes com fibrilação atrial ou valva cardíaca mecânica).

Para os clientes com sinais e sintomas de AIT ou AVE aparentemente causado por estenose significativa (70 a 99%) das artérias carótidas, pode-se recomendar endarterectomia carotídea (EAC). A EAC consiste na remoção de uma placa aterosclerótica ou de um trombo localizado na artéria carótida interna para evitar recidiva do AVE. Angioplastia carotídea com colocação de *stents* é um procedimento alternativo (menos invasivo) realizado em alguns clientes, nos casos em que o procedimento cirúrgico acarreta risco mais alto e a abordagem endovascular impõe risco mais baixo de complicações perioperatórias. Em geral, esses procedimentos são recomendados quando o cliente está hemodinamicamente estável e comumente nas primeiras 2 semanas depois do AVE inicial.

Como preparação para a alta, o foco da enfermeira, da equipe de reabilitação e do planejador da alta é a instrução dos clientes e dos seus familiares com relação ao que podem esperar quando são transferidos para casa ou para um serviço de reabilitação. Os recursos disponíveis na comunidade, inclusive grupos de apoio, associações regionais e nacionais de AVE e doença cardíaca, e apoio social com base no hospital também devem fazer parte dos materiais abordados na preparação para a alta.

---

### *Processo de enfermagem*

### Cliente com AVE

#### Avaliação

Um diagrama de fluxo de enfermagem deve ser mantido para documentar a avaliação neurológica completa. A abordagem sistemática ao exame e à documentação dos resultados deve incluir uma avaliação do estado mental (orientação, afeto, percepção, memória, atenção, fala e linguagem), controle motor, deglutição, balanço hídrico, integridade da pele e nível de atividade. O histórico de enfermagem contínuo enfatiza as alterações dos déficits cognitivos e funcionais e determina os diagnósticos de enfermagem apropriados.

#### Diagnóstico

Os diagnósticos de enfermagem apropriados podem ser:

- Hemodinâmica alterada, relacionada com arritmias cardíacas, hipertensão/hipotensão, distúrbios hidreletrolíticos
- Mobilidade física prejudicada, relacionada com hemiparesia, déficit sensorial, perda do equilíbrio ou da coordenação ou déficits do campo visual
- Comunicação verbal prejudicada, relacionada com disartria, afasia ou disfunção cognitiva

- Deglutição prejudicada/risco de aspiração, relacionada com incapacidade de proteger as vias respiratórias ou alteração do NDC
- Risco de infecção, relacionado com história de tabagismo, acessos invasivos, cateter de Foley ou sonda nasogástrica (SNG)
- Risco de perfusão tissular periférica ineficaz, relacionado com risco de trombose venosa profunda (TVP)/imobilidade
- Alto risco de lesão, relacionado com déficits do campo visual, motores ou perceptivos
- Déficit de conhecimento sobre os fatores de risco de AVE, fármacos usados na profilaxia secundária do AVE, alterações potenciais do estilo de vida e fisioterapia e terapia ocupacional.

## Planejamento

Embora a reabilitação comece no dia em que o cliente teve o AVE, o processo é intensificado durante a fase de convalescença e requer um esforço coordenado em equipe. É importante que a equipe conheça o nível funcional basal, a história médica pregressa, o estado mental e emocional, as características comportamentais e as AVD do cliente. Além disso, os clínicos devem estar familiarizados com a importância relativa dos previsores prognósticos do AVE (idade, comorbidades como diabetes e escore da NIHSS por ocasião da apresentação inicial), de modo a descrever uma trajetória de recuperação realista aos clientes e aos seus familiares. Por exemplo, existe uma correlação direta entre os escores da NIHSS maiores que 15 e prognóstico desfavorável em 3 meses (Diepenbrock, 2008). Veja detalhes da NIHSS na Tabela 47.4.

As metas principais para o cliente (e seus familiares) podem ser: ampliar a mobilidade; evitar dor nos ombros; realizar o autocuidado; atenuar a privação sensorial e perceptiva; evitar aspiração; manter a continência urinária e fecal; melhorar os processos mentais; facilitar a comunicação; manter a integridade da pele; restaurar o funcionamento familiar; aprimorar a função sexual e não desenvolver complicações.

## Intervenções de enfermagem

Os cuidados de enfermagem têm impacto significativo na recuperação dos clientes. Em geral, diversos sistemas do corpo são prejudicados pelo AVE e os cuidados conscienciosos e as intervenções oportunas podem evitar complicações debilitantes. Durante e depois da fase aguda, as intervenções de enfermagem incluem uma abordagem abrangente aos cuidados físicos e a facilitação da recuperação, ouvindo o que o cliente tem a dizer e respondendo às suas perguntas para esclarecer o significado que o AVE tem para ele.

### Ampliação da mobilidade e impedimento de deformidades articulares

Quando o indivíduo perde o controle dos músculos voluntários, os músculos flexores vigorosos sobrepõem-se aos extensores. O braço tende a aduzir (os músculos adutores são mais fortes que os abdutores) e a rotacionar internamente. O cotovelo e o punho costumam flexionar, a perna acometida tende a rotacionar externamente na articulação do joelho e a flexionar no joelho e os pés supinam nas articulações do tornozelo e tendem a efetuar flexão plantar.

O posicionamento adequado é importante para evitar contraturas; algumas medidas são adotadas para aliviar pressão, ajudar a manter o alinhamento corporal apropriado e evitar neuropatias compressivas, principalmente dos nervos ulnar e fibular. Como os músculos flexores são mais fortes que os extensores, a aplicação de talas posteriores no membro afetado durante a noite pode evitar flexão e manter a posição correta enquanto o indivíduo dorme. Quando as talas estão colocadas, a enfermeira avalia a pele para detectar indícios de déficits de circulação, sensibilidade e/ou mobilidade, além de qualquer sinal de alteração da integridade da pele.

### *Alerta de enfermagem*
*O decúbito dorsal é reservado apenas para os clientes conscientes, em vista da possibilidade de ocorrer aspiração ou obstrução das vias respiratórias pela língua. Os clientes inconscientes devem ser posicionados em decúbito lateral com a cabeceira do leito elevada em 10 a 30°, a fim de facilitar a drenagem das secreções orais (Hickey, 2009).*

**Prevenção da adução do ombro.** De modo a evitar a adução do ombro afetado enquanto o cliente está no leito, deve-se colocar um travesseiro na axila quando a rotação externa estiver limitada (isso mantém o braço afastado do tórax). Outro travesseiro deve ser colocado sob o braço, que deve ficar em posição neutra (flexão discreta), com as articulações distais em nível mais alto que as proximais (*i. e.*, o cotovelo é colocado em nível mais alto que o ombro, e o punho mais elevado que o cotovelo). Isso ajuda a evitar acumulação de edema e fibrose articular resultante, que limitam a amplitude dos movimentos quando o cliente readquire o controle do braço.

**Posicionamento da mão e dos dedos.** Os dedos devem ser posicionados de maneira que fiquem ligeiramente flexionados. A mão deve ser colocada em supinação suave (palma voltada para cima), que é a posição mais funcional. Nos casos em que o membro superior estiver flácido, uma tala pode ser usada para apoiar o punho e a mão em uma posição funcional. É necessário realizar todos os esforços para evitar acumulação de edema na mão.

A espasticidade, especialmente da mão, pode ser uma complicação incapacitante depois do AVE. Alguns pesquisadores demonstraram que as injeções intramusculares repetidas de toxina botulínica A nos músculos do punho e dos dedos da mão reduziram significativamente a espasticidade do membro superior depois do AVE, mas não evidenciaram melhoras da destreza, da habilidade manual ou da qualidade de vida (Liepert, 2010).

A terapia com espelhos também produziu melhoras comprovadas nas funções motoras e nas AVD, que persistiram depois de 6 meses. Com essa terapia, o cliente olha para um espelho enquanto são realizados movimentos com a mão normal, deixando a impressão de que sua mão afetada está sendo movimentada. Essa terapia tem como objetivo ativar uma rede motora cortical bi-hemisférica e facilitar a recuperação (Liepert, 2010).

**Mudança de posição.** A posição do cliente deve ser alterada a cada 2 h. Para colocar o cliente em posição lateral

*(continua)*

(deitado de lado), a enfermeira coloca um travesseiro entre as pernas, antes que o corpo dele seja virado. De modo a facilitar o retorno venoso e evitar edema, a parte superior da coxa não deve ser flexionada acentuadamente. O cliente pode ser virado de um lado para o outro, mas se ele tiver déficit de sensibilidade, o tempo passado sobre o lado afetado deve ser menor.

**Estabelecimento de um programa de exercícios.** Os membros afetados devem ser exercitados passivamente e mobilizados em toda a amplitude dos movimentos, 4 ou 5 vezes/dia para manter a mobilidade articular; recuperar o controle motor; evitar contraturas do membro paralisado e deterioração adicional do sistema neurológico; e melhorar a circulação. A repetição de uma atividade estabelece novas vias no SNC e, assim, amplia novos padrões de movimento. Inicialmente, os membros costumam ficar flácidos; se houver retração em alguma área, os exercícios de mobilização devem ser realizados mais frequentemente (a regularidade dos exercícios é muito importante). O aumento da força muscular e a manutenção da amplitude dos movimentos podem ser conseguidos apenas por meio de exercícios diários.

O cliente deve ser estimulado e lembrado a realizar os exercícios com o lado não afetado a intervalos regulares ao longo de todo o dia. É recomendável elaborar um esquema por escrito para lembrar o cliente de realizar os exercícios; a enfermeira supervisiona e apoia o cliente durante essas atividades. O cliente pode aprender a colocar a perna normal sob a perna afetada, de modo a facilitar seus movimentos quando for necessário mudar de posição ou fazer exercícios. Os exercícios de flexibilidade, fortalecimento, coordenação, resistência e equilíbrio preparam o cliente para andar. Os exercícios de fortalecimento dos músculos quadríceps e glúteos devem ser iniciados imediatamente, a fim de aumentar a força muscular necessária à marcha; estes exercícios devem ser realizados pelo menos 5 vezes/dia, durante 10 min de cada vez.

**Preparação para andar.** Logo que seja possível, o cliente deve ser auxiliado a sair do leito. Em geral, o programa de reabilitação ativa começa tão logo o cliente recobre a consciência. Primeiramente, ele deve aprender a equilibrar-se quando está de pé; se tiver dificuldade de manter o equilíbrio na posição ereta, pode-se utilizar uma mesa inclinável, que traz lentamente o cliente para a posição ereta. Quando a hipotensão ortostática causa problemas, a enfermeira pode elevar gradativamente a cabeceira do leito e avaliar a pressão, o pulso, a cor da pele e qualquer queixa de tontura ou vertigem. Se a enfermeira detectar hipotensão, taquicardia, palidez, sudorese, tontura ou vertigem, a cabeceira do leito pode ser abaixada até que os sintomas desapareçam.

Em geral, o cliente está pronto para andar assim que readquirir o equilíbrio na posição ereta; barras paralelas ajudam a realizar esses primeiros esforços. Uma cadeira comum ou de rodas deve estar facilmente acessível, caso o cliente fique repentinamente cansado ou tonto.

Os períodos de treinamento para andar devem ser curtos e frequentes. À medida que o cliente readquire força e confiança, uma bengala ajustável pode ser usada como apoio. Em geral, uma bengala de três ou quatro pontos de apoio oferece uma base estável nas fases iniciais da reabilitação.

### Inibição da dor no ombro

Cerca de 70% dos clientes com AVE referem dor no ombro, que os impede de readquirir a mobilidade plena do membro; enquanto 88% apresentam algum grau de disfunção do membro superior (Zeferino e Aycock, 2010). A função do ombro é fundamental à manutenção do equilíbrio e à realização de transferências e atividades de autocuidado. Podem ocorrer alguns problemas: ombro doloroso, subluxação (luxação parcial) do ombro e síndrome ombro-mão ou síndrome de distrofia simpática reflexa (SDSR), que também causa dor (em geral, "ardência"). Além disso, pode ocorrer hipersensibilidade, resfriamento do membro causado por vasoconstrição, alterações tróficas dos pelos, das unhas e da pele e edema.

A articulação flácida do ombro pode ser hiperestendida pelo uso de força excessiva durante a mudança de posição do cliente ou por movimentos exagerados do braço e do ombro. Para evitar dor no ombro, a enfermeira nunca deve levantar o cliente pelo ombro flácido ou puxar o braço ou o ombro afetado. Nos casos em que o braço está paralisado, a subluxação do ombro pode ocorrer como consequência da hiperextensão da cápsula articular e da musculatura pela força da gravidade, quando o cliente está sentado ou de pé nos estágios iniciais depois de um AVE, o que causa dor grave. A síndrome ombro-mão (ombro doloroso e edema generalizado da mão) pode causar "congelamento" do ombro e, por fim, atrofia dos tecidos subcutâneos. Quando o ombro fica rígido, o cliente costuma sentir dor.

Alguns problemas do ombro podem ser evitados pela movimentação e pelo posicionamento corretos do cliente. O braço flácido deve ser posicionado sobre uma mesa ou com travesseiros quando o cliente estiver sentado; ao começar a andar, alguns clínicos recomendam que o cliente use uma tipoia bem ajustada, de maneira a evitar que o membro superior paralisado fique balançando sem apoio. Os exercícios de mobilização são importantes para evitar dor no ombro e movimentos exagerados do braço devem ser evitados. O cliente deve ser instruído a entrelaçar os dedos, colocar as palmas juntas e empurrar as mãos espalmadas lentamente para a frente, de modo a puxar as escápulas para a frente; em seguida, ele deve levar as duas mãos acima da cabeça. É necessário repetir esse exercício ao longo de todo o dia. O cliente também deve ser instruído a flexionar o punho afetado a intervalos regulares e a movimentar todas as articulações dos dedos afetados. A enfermeira incentiva o cliente a tocar, percutir suavemente, esfregar e olhar para as duas mãos. Empurrar firmemente a palma da mão sobre uma superfície é um exercício útil. A elevação do braço e da mão também é importante para evitar edema pendente da mão. Ao vestir o cliente, a sequência utilizada deve ser braço mais fraco, cabeça e, em seguida, braço mais forte (Zeferino e Aycock, 2010). Os clientes com dor persistente depois de tentar realizar movimentos e mudar a posição podem necessitar de mais analgésicos em seu plano de tratamento.

Alguns fármacos ajudam a tratar a dor que ocorre depois de um AVE. Em geral, os opioides são prescritos para tratar dores agudas, mas podem ser considerados para clientes com dor crônica. Se esses fármacos forem prescritos, a enfermeira avalia efeitos colaterais, tolerância, dependência e uso abusivo. Os fármacos adjuvantes, tais como antidepressivos, anticonvulsivantes e ansiolíticos, também podem ser considerados. Os antidepressivos tricíclicos são prescritos comumente para tratar dor neuropática, enquanto os anticonvulsivantes são usados por sua capacidade de estabilizar as membranas neuronais. A gabapentina tornou-se a primeira opção de tratamento da dor neuropática (Hickey, 2009). Alguns estudos demonstraram que o anticonvulsivante lamotrigina foi eficaz como tratamento da dor pós-AVE. Os analgésicos tópicos (p. ex., creme ou adesivo de lidocaína) também podem ser considerados.

### Facilitação do autocuidado

Assim que o cliente conseguir se sentar, as atividades de higiene pessoal devem ser estimuladas. A enfermeira negocia com o cliente o estabelecimento de metas realistas; se for possível, uma nova tarefa deve ser acrescentada a cada dia. O primeiro passo é realizar as atividades de autocuidado do lado normal. As ações como pentear os cabelos, escovar os dentes, usar um barbeador elétrico, tomar banho e comer podem ser realizadas com uma das mãos e são suficientes para o autocuidado. Embora o cliente possa sentir-se desajeitado de início, várias habilidades motoras podem ser aprendidas por repetição e, com o uso, o lado normal é fortalecido. A enfermeira deve certificar-se de que o cliente não negligencia o lado afetado. Os dispositivos auxiliares ajudam a compensar alguns dos déficits do cliente – é mais fácil manusear uma toalha pequena enquanto o cliente seca o corpo depois do banho; além disso, lenços de papel em caixa são mais fáceis de usar que um rolo de papel higiênico.

A recuperação da capacidade funcional é importante para os clientes que se recuperam de um AVE. A avaliação basal da capacidade funcional por um instrumento como medida de independência funcional – MIF (Functional Independence Measure) – é importante ao planejamento em equipe e ao estabelecimento das metas para o cliente. O MIF® é amplamente utilizado durante a reabilitação de um AVE e fornece informações valiosas sobre as funções motora, social e cognitiva (Hickey, 2009). A disposição de ânimo do cliente melhora quando as atividades ambulatoriais são realizadas com roupas de sair. A família deve ser instruída a trazer roupas, de preferência de um tamanho maior que as que o cliente usava normalmente. As roupas que podem ser fechadas com fechos frontais ou laterais ou velcro são mais apropriadas. O cliente tem mais equilíbrio quando a maioria das atividades de vestir-se é realizada na posição sentada.

O cliente com distúrbios de percepção podem ter dificuldade para se vestir sem ajuda, em virtude da incapacidade de adaptar as roupas às diferentes partes do corpo. Para ajudá-lo, a enfermeira pode tomar medidas para manter o ambiente organizado e desimpedido, visto que o cliente com déficit de percepção distrai-se facilmente. O cliente precisa realizar alguns movimentos compensatórios para se vestir; isso pode causar fadiga e torção dolorosa dos músculos intercostais. A enfermeira fornece apoio e estímulo para evitar que o cliente fique excessivamente cansado e desestimulado. Mesmo com treinamento intensivo, nem todos os clientes conseguem adquirir independência para vestir-se.

### Compensação dos déficits sensoriais ou perceptivos

Os clientes com redução do campo visual devem ser abordados pelo lado que conserva a percepção visual; todos os estímulos visuais (p. ex., relógio, calendário, TV) devem ser colocados desse lado. Para compensar essa perda, o cliente pode aprender a virar a cabeça na direção do campo visual deficiente. A enfermeira estabelece contato visual com o cliente e chama sua atenção para o lado afetado, estimulando-o a movimentar a cabeça. Ela também pode preferir ficar de pé em uma posição que estimule o cliente a movimentar-se ou se virar para ver quem está no quarto. Aumentar a iluminação natural ou artificial do quarto e fornecer óculos são medidas importantes para melhorar a visão.

O cliente com hemianopsia homônima (perda da metade do campo visual) vira-se para o lado contrário ao lado afetado do corpo e tende a negligenciar a parte afetada e o espaço deste lado; isto é conhecido como *amorfossíntese*. Nesses casos, o cliente não consegue ver os alimentos colocados na metade da bandeja e pode ver apenas a metade do quarto. Para manter o alinhamento dos membros, é importante que a enfermeira lembre constantemente ao cliente sobre o lado oposto do seu corpo e, se possível, coloque os membros em uma posição em que fiquem visíveis.

### Melhora da nutrição

O AVE pode causar distúrbios da deglutição (disfagia). Os clientes devem ser observados para que sejam detectados paroxismos de tosse, acumulação ou eliminação do alimento por um lado da boca, retenção dos alimentos por períodos longos na boca ou regurgitação nasal durante a deglutição de líquidos. Os distúrbios da deglutição colocam os clientes em risco de aspiração, pneumonia, desidratação e desnutrição. O fonoaudiólogo avalia os reflexos de engasgo e a capacidade de deglutir do cliente. Para detectar distúrbios da deglutição, um instrumento validado de triagem para disfagia, aplicado por enfermeiras, foi recomendado como parte do cuidado prestado aos clientes com AVE. O fonoaudiólogo pode ser consultado nos casos em que os clientes não apresentam resultados satisfatórios na triagem inicial e precisam de uma avaliação mais formal. Quando a função da deglutição estiver parcialmente prejudicada, alguns clientes podem recuperá-la com o tempo ou aprender técnicas alternativas de deglutição (ou seja, devem ser instruídos a colocar pequenas porções de alimento na boca, colocar o alimento no lado normal da boca e aprender a escolher os alimentos mais fáceis de engolir). O cliente pode começar com uma dieta líquida grossa ou pastosa, pois esses alimentos são mais fáceis de engolir que os líquidos. A fim de evitar aspiração, a enfermeira pede ao cliente para sentar-se com as costas retas, de preferência fora do leito, em uma cadeira, e o instrui a aproximar seu queixo do peito à medida que engole. A dieta pode ser avançada à medida que o cliente adquire maior domínio da deglutição; quando ele não consegue reiniciar a ingestão oral, coloca-se uma sonda de alimentação enteral para administrar os alimentos sem interrupções.

Os tubos enterais podem ser nasogástricos (colocados no estômago) ou nasoentéricos (colocados no duodeno), para reduzir o risco de aspiração. O tubo de gastrostomia é preferível quando a alimentação enteral é usada por períodos longos. Veja detalhes sobre alimentação enteral no Capítulo 22. As responsabilidades da enfermeira na alimentação incluem elevar a cabeceira do leito a pelo menos 30°, para evitar aspiração; verificar a posição do tubo antes de administrar o alimento; avaliar os resíduos; assegurar que o balonete (*cuff*) da cânula de traqueostomia (se o cliente tiver) esteja inflado.

*(continua)*

### Reaquisição dos controles vesical e intestinal

Depois de um AVE, o cliente pode apresentar incontinência urinária transitória causada por confusão mental; dificuldade para comunicar suas necessidades e incapacidade de usar o urinol ou a comadre devido aos déficits motores e de controle postural. Em alguns casos, a bexiga torna-se atônica depois de um AVE, com déficit de sensibilidade em resposta ao enchimento do órgão. Em outros casos, o controle do esfíncter urinário externo é abolido ou reduzido; durante esse período, é necessário realizar a cateterização intermitente com técnica estéril. Depois que o tônus muscular aumenta e os reflexos tendíneos profundos retornam, o tônus vesical fica maior e o cliente pode desenvolver espasticidade vesical. Como o sentido de consciência do cliente está reduzido, incontinência ou retenção urinária persistente pode ser um sintoma de lesão cerebral bilateral. O padrão miccional deve ser avaliado e o urinol ou a comadre deve ser oferecido a intervalos regulares. As posições ereta e sentada ajudam os clientes do sexo masculino durante essa fase da reabilitação.

Os clientes podem ter problemas para controlar o intestino, principalmente constipação intestinal. A menos que haja contraindicações, o cliente deve ingerir uma dieta rica em fibras e líquido em volume adequado (2 a 3 ℓ/dia) e um horário fixo (em geral, depois do desjejum) deve ser estabelecido para a defecação.

### Melhora dos processos mentais

Depois de um AVE, os clientes podem apresentar alterações da cognição e do comportamento e períodos de labilidade emocional. Em geral, essas alterações estão associadas à lesão do hemisfério direito; elas costumam ser transitórias e, com reabilitação cuidadosa, os clientes conseguem recuperar tais funções.

A triagem para detectar esses problemas geralmente é incorporada à avaliação inicial das necessidades de reabilitação e, em seguida, repetida depois da alta. Um neuropsicólogo costuma ser consultado para realizar testes neuropsicológicos formais, de modo a estabelecer recomendações quanto ao tratamento subsequente apropriado. Um programa de tratamento para compensar qualquer déficit detectado deve ser estabelecido em colaboração com o neurologista e o médico assistente do cliente.

O papel da enfermeira é dar apoio ao cliente. Ela revisa os resultados dos testes neuropsicológicos, observa o desempenho e os progressos do cliente, fornece *feedback* positivo e, acima de tudo, transmite uma atitude de confiança e esperança. As intervenções devem capitalizar os pontos fortes e as capacidades restantes do cliente e, ao mesmo tempo, tentar melhorar o desempenho das funções afetadas. Outras intervenções são semelhantes às recomendadas para melhorar a função cognitiva depois de um traumatismo craniano.

### Facilitação da comunicação

A afasia, que limita a capacidade de o cliente expressar-se e entender o que as outras pessoas dizem, pode ser evidenciada de várias maneiras. A região cortical responsável pela integração das inúmeras vias necessárias à compressão e à formulação da fala é conhecida como *área de Broca*; está localizada em uma circunvolução adjacente à artéria cerebral média. Essa área é responsável pelo controle das combinações de movimentos musculares necessários à expressão de cada palavra. Os clientes com paralisia do lado direito (decorrente de um traumatismo ou uma lesão do lado esquerdo do cérebro) não conseguem falar; enquanto os clientes com paralisia do lado esquerdo têm menos tendência a desenvolver distúrbios da fala. O fonoaudiólogo avalia as necessidades de comunicação do cliente com AVE, descreve o déficit exato e sugere o melhor método geral de comunicação. A maioria das estratégias de intervenção na fala pode ser ajustada a cada cliente. É necessário que o cliente assuma um papel ativo no processo de estabelecimento das metas.

As intervenções de enfermagem incluem medidas para tornar o ambiente propício à comunicação – isso inclui ser sensível às reações e às necessidades do cliente e responder adequadamente a elas. Horários, rotinas e repetições consistentes ajudam o cliente a atuar até mesmo com déficits significativos. Uma cópia impressa dos horários diários, um cartaz com informações pessoais (data de nascimento, endereço, nomes dos parentes), listas de verificação e uma série gravada em áudio ajudam a melhorar a memória e a concentração do cliente. Além disso, é possível ajudá-lo por uma tábua de comunicação, que tem gravuras com as necessidades e frases comuns. Quando a enfermeira conversa com o cliente, é importante chamar sua atenção, falar lentamente e manter consistente a linguagem das instruções. Uma instrução deve ser fornecida de cada vez e o cliente deve ter tempo para processar o que lhe foi dito (o uso de gestos pode facilitar a compreensão). Ao trabalhar com um cliente com afasia, a enfermeira deve lembrar-se de conversar com ele enquanto realiza as atividades de cuidado diário – isso assegura contato social a ele.

### Manutenção da integridade da pele

O cliente que sofreu um AVE pode desenvolver lesões da pele e dos tecidos em consequência dos déficits de sensibilidade e da incapacidade de reagir à pressão e ao desconforto, alterando a posição do corpo e movimentando-se. A prevenção das lesões cutâneas e teciduais requer avaliações frequentes da pele, enfatizando as áreas ósseas e as partes pendentes do corpo. Durante a fase aguda, um leito especial (p. ex., colchão de ar com pouca perda de pressão) pode ser usado até que o cliente seja capaz de movimentar-se de maneira independente ou ajudar a mover-se.

Um esquema regular de mudanças de posição (pelo menos a cada 2 h) deve ser adotado, mesmo quando são utilizados dispositivos para atenuar a pressão, de modo a evitar lesões da pele e dos tecidos. Quando o cliente for posicionado ou sua posição for alterada, a enfermeira deve ter cuidado para reduzir as forças de cisalhamento e atrito.

A pele do cliente deve ser mantida limpa e seca; massagens suaves da pele saudável (sem eritema) e nutrição adequada também são fatores que ajudam a manter a pele normal e a integridade dos tecidos.

### Facilitação do enfrentamento familiar

Os familiares desempenham papel importante na recuperação do cliente. Os membros da família devem ser estimulados a participar do aconselhamento e a usar os sistemas de apoio que os ajudem a enfrentar o estresse físico e emocional de cuidar do cliente. Envolver pessoas significativas no cuidado do cliente, explicar e demonstrar técnicas de controle do estresse, assim como métodos para manter a saúde pessoal também facilitam o enfrentamento familiar.

A família pode ter dificuldade de aceitar a incapacidade do cliente e manter expectativas não realistas. Os familiares devem receber informações a respeito dos prognósticos esperados e ser aconselhados a não fazer pelo cliente as atividades que ele pode executar. Eles devem ser assegurados de que seu amor e interesse fazem parte do tratamento.

A família deve ser informada de que a reabilitação do cliente hemiplégico requer muitos meses e que o desenvolvimento pode ser lento; os progressos efetuados pelo cliente no hospital ou na unidade de reabilitação precisam ser mantidos. Todos os cuidadores devem abordar o cliente com uma atitude sustentadora e otimista, enfatizando as capacidades que ele ainda conserva. A equipe de reabilitação, as equipes de médicos e enfermeiras, o cliente e os familiares precisam estar envolvidos no estabelecimento de metas alcançáveis pelo cliente em sua residência.

A maioria dos parentes dos clientes que tiveram AVE lida melhor com as alterações físicas do que com os aspectos emocionais do cuidado. Os familiares devem estar preparados para esperar episódios ocasionais de labilidade emocional. O cliente pode rir ou chorar facilmente e ficar irritável e exigente, ou deprimido e confuso. A enfermeira explica aos familiares que o riso do cliente não significa necessariamente felicidade, assim como o choro pode não refletir tristeza, e que, em geral, a labilidade emocional melhora com o tempo.

### Ajuda ao cliente com disfunção sexual

A função sexual pode ser alterada pelo AVE e são várias as causas. Podem existir razões clínicas para a disfunção (déficits neurológicos e cognitivos, doenças preexistentes, fármacos) e também vários fatores psicossociais. O AVE pode ser uma doença tão catastrófica que o cliente perde autoestima e valor pessoal como um indivíduo sexuado. Esses fatores psicossociais desempenham um papel importante como determinantes do desejo, da atividade e da satisfação sexuais depois de um AVE.

As enfermeiras que trabalham nos serviços de reabilitação desempenham um papel crucial no estabelecimento de um diálogo entre o cliente e cônjuge quanto à sexualidade depois de um AVE. As avaliações detalhadas para determinar a história sexual antes e depois do AVE devem ser seguidas de intervenções apropriadas. As intervenções para o cliente e cônjuge consistem basicamente em fornecer informações relevantes, instruir, tranquilizar, ajustar os fármacos, orientar quanto às habilidades de enfrentamento, sugerir posições sexuais alternativas e um meio de expressão e satisfação sexual.

### Fornecimento de informações e preparo do cliente para a alta domiciliar

A orientação do cliente e dos seus familiares é um componente fundamental da reabilitação. A enfermeira explica sobre AVE, suas causas e prevenção e o processo de reabilitação. Nos serviços de cuidados agudos e de reabilitação, a ênfase consiste em ensinar o cliente a reassumir a maior parte possível das atividades de autocuidado. Isso pode incluir o uso de dispositivos auxiliares ou a modificação do ambiente doméstico, a fim de ajudar o cliente a viver com uma limitação física.

O terapeuta ocupacional pode auxiliar a avaliar o ambiente doméstico e recomendar modificações que ajudem o cliente a tornar-se mais independente. Por exemplo, para os clientes hemiplégicos, um chuveiro é mais conveniente que uma banheira, visto que a maioria não readquire força suficiente para entrar e sair de uma banheira. Sentar em uma banqueta de altura mediana com tampo de borracha aderente possibilita que o cliente banhe-se com mais facilidade. Uma escova de banho com cabo longo e um recipiente de sabão líquido ajuda o cliente que dispõe de apenas uma das mãos funcionante. Se não houver um chuveiro disponível, a banqueta pode ser colocada na banheira e uma mangueira de chuveiro portátil pode ser acoplada à torneira. É possível fixar corrimões nas paredes da banheira e do vaso sanitário. Outros dispositivos auxiliares incluem utensílios especiais para alimentar-se, arrumar-se, vestir-se e escrever.

Um programa de fisioterapia domiciliar pode trazer benefícios ao cliente. Uma técnica que comprovadamente reduz a limitação motora concentra-se em exercícios intensificados com o membro afetado. Outra técnica que se mostrou promissora consiste no treinamento sensorimotor do membro superior e do punho.

Depois de um AVE, depressão é um problema grave e comum; terapia e antidepressivos podem ajudar quando a depressão domina a vida do cliente. À medida que forem efetuados progressos no programa de reabilitação, alguns problemas diminuirão. A família pode ajudar, continuando a apoiar o cliente e oferecendo *feedback* positivo aos progressos efetuados.

Os grupos de apoio comunitário para clientes que tiveram AVE possibilitam que os clientes e seus familiares aprendam com outras pessoas que tiveram problemas semelhantes e compartilhem suas experiências. Os grupos de apoio podem consistir em encontros pessoais ou programas de apoio com base na internet. O cliente deve ser estimulado a manter seus passatempos, suas atividades recreativas e seus interesses de lazer; assim como a manter contato com amigos, para evitar isolamento social. Além disso, ele deve ser estimulado a manter-se ativo, seguir o programa de exercícios e sustentar o maior grau possível de independência.

A enfermeira precisa entender os efeitos possíveis do cuidado do cliente em sua família. Nem todas as famílias dispõem de habilidades de enfrentamento adaptativo e estrutura psicológica adequada e necessária para cuidar de outra pessoa por períodos longos. O cônjuge do cliente pode ser idoso e ter seus próprios problemas de saúde; em alguns casos, o cliente pode ter atuado como cuidador do cônjuge. Mesmo os cuidadores saudáveis podem achar difícil manter um esquema que exija que estejam disponíveis 24 h por dia.

É mais provável que cuidadores deprimidos pratiquem maus-tratos físicos ou emocionais com o cliente e tendam a colocar seus parentes em asilos. Os períodos de descanso (afastamento curto e planejado do cuidado para aliviar a família da responsabilidade de cuidar do cliente 24 h por dia) podem ser conseguidos por meio de um centro de cuidados diários para adultos. Alguns hospitais também oferecem descanso em finais de semana, que proporcionam aos cuidadores o tempo necessário para cuidar de si. A enfermeira incentiva os familiares a recorrer a esses serviços e fornece informações que possam ajudá-los.

A enfermeira de cuidado domiciliar também precisa lembrar ao cliente e aos familiares a necessidade de continuar as atividades de triagem e promoção da saúde. Os clientes que

*(continua)*

## Reavaliação

Os resultados esperados para o cliente podem ser os seguintes:

1. Apresenta função neurológica preservada e sinais vitais e padrões respiratórios normais:
    a. Exame do estado mental normal, processos cognitivos preservados
    b. Padrões de fala e função de linguagem normais
    c. Força, movimentos e sensibilidade normais ou iguais nos quatro membros
2. Entende os procedimentos diagnósticos e o plano de tratamento:
    a. Revisa os fármacos que utiliza e os que foram recém-introduzidos
    b. Fisioterapia e terapia ocupacional recomendadas
    c. Executa o autocuidado; utiliza equipamentos de adaptação
3. Marca consultas de seguimento clínico com neurologista ou médico assistente.

## Revisão do capítulo

### Exercícios de avaliação crítica

1. Um homem de 74 anos chega ao departamento de emergência com confusão mental, fraqueza do lado direito e dificuldade de pronunciar palavras. O escore da NIHSS é de 8. Os sintomas começaram uma hora antes da internação hospitalar. A TC de crânio não revelou indícios de sangramento. O cliente pesa 78 kg. Quais são os critérios de inclusão para administrar tPA intravenoso? Qual é o intervalo aceito para a administração do tPA? Qual é a dose de tPA para esse cliente?
2. Uma mulher de 80 anos foi internada no hospital com HSA volumosa e foi submetida a um procedimento de colocação de espirais em um aneurisma roto. Quais intervenções de enfermagem devem ser realizadas para evitar recidiva do sangramento durante a internação hospitalar?
3. Um homem de 48 anos com história de hipertensão, dislipidemia, doença arterial coronariana e tabagismo foi internado no hospital com história de náuseas e vertigem há 2 dias. A investigação realizada no hospital mostrou um AVE isquêmico no cerebelo direito. Quais fármacos poderiam ser prescritos para tratamento depois da alta? Quais modificações dos fatores de risco seriam recomendadas? Quais instruções adicionais seriam importantes enfatizar, para que o cliente entendesse sua necessidade de procurar atendimento médico?

### Questões objetivas

1. Um cliente internado na unidade de neurologia tem o diagnóstico de AVE, que afetou seu hemisfério esquerdo. Qual dos seguintes déficits a enfermeira esperaria encontrar?
    A. Fraqueza no lado direito do corpo
    B. Afasia
    C. Déficit do campo visual esquerdo
    D. Falta de percepção dos déficits
2. Um cliente com diagnóstico de AVE apresenta fala arrastada. A enfermeira poderia documentar com precisão essa anormalidade descrevendo qual das seguintes manifestações clínicas do AVE?
    A. Afasia
    B. Disfasia
    C. Disartria
    D. Apraxia
3. Um homem de 73 anos teve o diagnóstico de AVE isquêmico depois de realizar exames diagnósticos. Qual fármaco deveria ser administrado nas primeiras 3 h depois do início dos sintomas, de modo a conseguir a dissolução eficaz do trombo?
    A. Heparina
    B. Varfarina
    C. Clopidogrel
    D. tPA
4. Qual das seguintes anormalidades a enfermeira deveria esperar em um cliente com diagnóstico de AVE do hemisfério direito?
    A. Afasia
    B. Comportamento lento e cauteloso
    C. Déficit do campo visual direito
    D. Comportamento impulsivo
5. Qual dos seguintes exames diagnósticos iniciais está recomendado para avaliar uma hemorragia cerebral?
    A. RM
    B. TC sem contraste
    C. TC com contraste
    D. Angiografia cerebral

## Bibliografia e leitura sugerida

A bibliografia e a leitura sugerida para este capítulo estão disponíveis no GEN-IO: http://gen-io.grupogen.com.br/gen-io/.

# UNIDADE TREZE

# Problemas Relacionados com a Função Neurossensorial

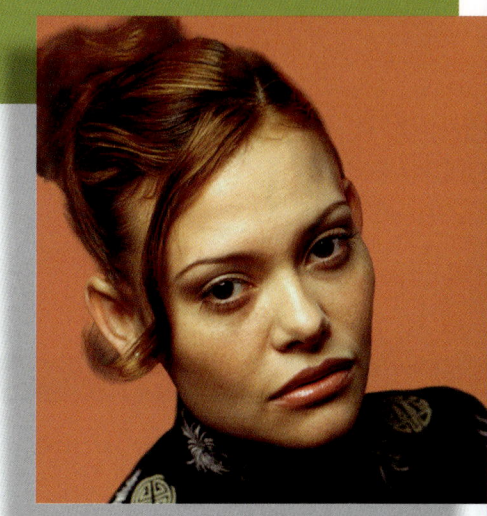

**Uma cliente** com perda auditiva bilateral está sendo examinada na clínica de audição. Sua perda auditiva decorreu de um traumatismo. O profissional de saúde está lhe dando informações sobre implante coclear.

➡ Quais são os critérios necessários para receber um implante coclear?
➡ O que envolve o procedimento cirúrgico?
➡ No que consiste o período de reabilitação?

# CAPÍTULO 48

# Avaliação de Enfermagem | Função Neurossensorial

LINDA S. DUNE
BICKLEY, L. S.
SZILAGYI, P. G.

### Objetivos de estudo

**Após ler este capítulo, você será capaz de:**

1. Identificar as estruturas importantes do olho e descrever suas funções
2. Descrever os componentes da avaliação do olho
3. Relatar os exames complementares usados no exame da visão e na avaliação dos problemas visuais
4. Identificar as estruturas da orelha e descrever suas funções
5. Explicar os componentes da avaliação da orelha
6. Descrever os métodos usados na avaliação da audição e no diagnóstico dos distúrbios da audição e do equilíbrio.

## OLHO

O olho é um órgão sensorial altamente especializado e sensível, sujeito a vários distúrbios, muitos dos quais causam o comprometimento da visão. A visão comprometida pode afetar a independência da pessoa relacionada com o autocuidado, as escolhas de trabalho e estilo de vida, o senso de autoestima, a segurança, a capacidade de interação com a sociedade, o ambiente e a qualidade de vida em geral.

Embora a maioria das pessoas com distúrbios oculares seja tratada no ambulatório, muitos dos clientes que recebem cuidados apresentam o problema ocular como uma doença comórbida. Além de atuar na prevenção, no tratamento e nas consequências dos distúrbios oculares, as enfermeiras de todos os setores examinam a acuidade visual dos clientes em risco, encaminham-nos ao oftalmologista, conforme apropriado, implementam medidas para evitar mais perdas visuais e ajudam os clientes a se adaptarem à visão comprometida.

### Visão geral da anatomia e da fisiologia

Diferentemente da maioria dos órgãos do corpo, o olho está disponível ao exame externo e sua anatomia é avaliada com mais facilidade do que a maioria das outras partes do corpo (Figura 48.1). O globo ocular repousa em uma estrutura óssea protetora conhecida como *órbita*. O nervo óptico e a artéria oftálmica penetram na órbita em seu ápice pelo forame óptico. O globo ocular é movimentado por todas as posições do olhar pelos músculos extraoculares. Os quatro músculos retos e os dois oblíquos (Figura 48.2) são inervados pelos nervos cranianos (NC) III, IV e VI. Normalmente, os movimentos dos dois olhos são coordenados e o cérebro percebe uma imagem única.

#### Olho externo

As pálpebras, compostas por uma fina pele elástica que cobre os músculos estriados e lisos, protegem a porção anterior dos olhos. As pálpebras contêm múltiplas glândulas, inclusive sebáceas, sudoríparas e lacrimais acessórias, e são revestidas por material conjuntival. Em geral, a pálpebra superior cobre a porção mais superior da íris e é inervada pelo nervo oculomotor (NC III). As margens da pálpebra contêm glândulas meibomianas, as quais produzem uma substância oleosa, constituinte das lágrimas e que ajuda a evitar o ressecamento dos olhos, dos pontos inferior e superior e dos cílios. Os espaços triangulares formados pela junção das pálpebras são conhecidos como *canto interno ou medial* e *canto externo ou lateral*. As lágrimas são vitais para a saúde do olho. Elas são formadas pela glândula lacrimal e pelas glândulas

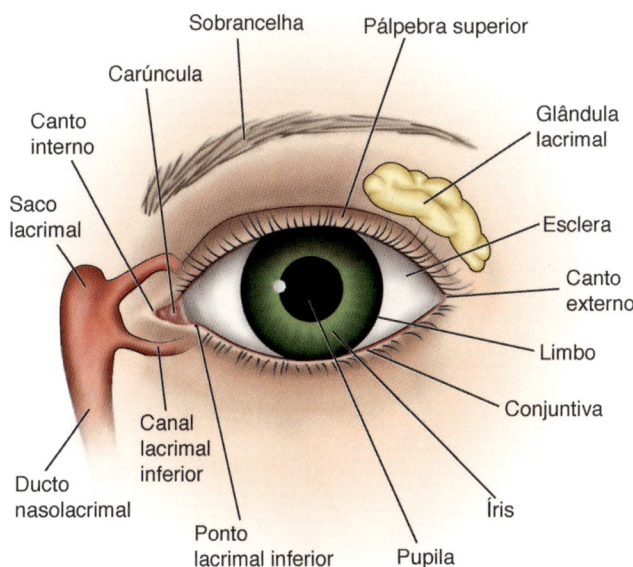

**Figura 48.1** Estruturas externas do olho e posição das estruturas lacrimais.

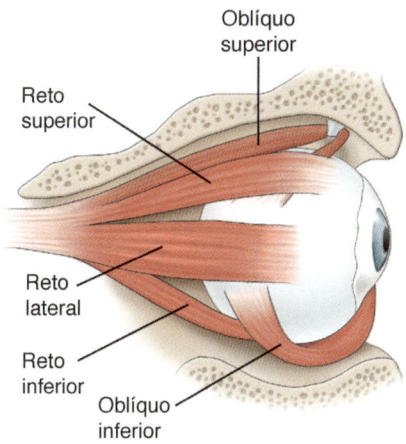

**Figura 48.2** Os músculos extraoculares responsáveis pelo movimento do olho. O músculo reto medial (*não ilustrado*) é responsável pela oposição do movimento do músculo reto lateral.

lacrimais acessórias. A lágrima saudável é composta de três camadas: lipoide, aquosa e mucoide. Se houver defeito na composição de qualquer uma dessas camadas, a integridade da córnea pode ser comprometida. As lágrimas são secretadas em resposta aos estímulos emocionais e reflexos. A cada piscada dos olhos, as pálpebras limpam a córnea e a conjuntiva com lágrimas.

### Alerta de enfermagem
*O aparato lacrimal está localizado na pálpebra e no canto interno, sendo essencial para a formação das lágrimas e da secreção necessárias para lubrificar os olhos. O aparato lacrimal, no canto interno, contém uma minúscula prega de membrana mucosa que pode ser bloqueada por resíduos ao se fazer a higiene do olho (Jarvis, 2008). Ao limpar os olhos, a fim de remover crostas ou secreções, a enfermeira procede do canto interno para o externo. Use uma bola de algodão ou gaze para cada olho a fim de remover resíduos e evitar que penetrem o ducto lacrimal.*

## Olho interno

A conjuntiva, uma membrana mucosa, oferece uma barreira ao ambiente externo e nutre o olho. As células caliciformes da conjuntiva secretam muco lubrificante. A conjuntiva bulbar cobre a esclera, enquanto a conjuntiva palpebral reveste a superfície interna das pálpebras superiores e inferiores. A junção das duas porções é conhecida como *fórnix*.

A esclera, comumente conhecida como branco do olho, é uma estrutura fibrosa e densa que ajuda a manter a forma do globo ocular e protege os conteúdos intraoculares de trauma (Figura 48.3). A esclera pode ter cor ligeiramente azulada em crianças pequenas, branca em adultos, levemente amarelada em idosos ou acastanhada em afrodescendentes. Externamente, é recoberta por conjuntiva, a qual consiste em uma delgada membrana mucosa transparente que contém vasos sanguíneos finos. A conjuntiva encontra a córnea no **limbo** na borda mais externa da íris.

A córnea (Figura 48.4) é uma estrutura transparente, avascular, côncava, que cobre a íris, a pupila e a câmara anterior. É a porção mais anterior do globo ocular e é a principal superfície refratária do olho. As células epiteliais da córnea são capazes de se replicar com rapidez e são completamente substituídas a cada 7 dias. Por trás da córnea repousa a **câmara anterior**, cheia de humor aquoso claro, o qual nutre a córnea e é renovado continuamente. O humor aquoso é produzido pelo corpo ciliar, e sua produção tem relação com a pressão intraocular (PIO). A PIO normal varia entre 10 e 21 mmHg.

A úvea é composta pela íris, pelo corpo ciliar e pela coroide. A íris, a parte colorida dos olhos, é uma coleção de fibras pigmentadas altamente vascularizadas que circundam a pupila. A pupila é um espaço que se dilata e contrai em resposta à luz. As pupilas normais são redondas e constringem de maneira simétrica frente à exposição a uma luz forte. A dilatação e a constrição são controladas pelos músculos esfíncteres e dilatadores da pupila. Os músculos dilatadores são controlados pelo sistema nervoso simpático, enquanto os músculos esfincterianos são controlados pelo sistema nervoso parassimpático.

### Alerta de enfermagem
*Vinte a 40% da população tem pupilas de tamanho um pouco desigual, mas que respondem igualmente à luz. O termo para pupilas desiguais é anisocoria, podendo ser uma variante benigna (em geral < 1 mm de diferença entre as pupilas) ou a manifestação de doença (> 1 mm de diferença) (Riordan-Eva e Hoyt, 2007).*

Diretamente atrás da pupila e da íris, encontramos o cristalino, ou lente, uma estrutura biconvexa incolor e quase completamente transparente. É avascular e não tem fibras nervosas nem dolorosas. O cristalino possibilita o foco da visão de perto e a visão a distância. A habilidade de focalizar é chamada de **acomodação**. O cristalino se encontra suspenso por trás da íris por zônulas e é conectado ao corpo ciliar. O corpo ciliar controla a acomodação por meio das fibras zonulares e dos músculos ciliares (Figura 48.4). O humor aquoso é anterior ao cristalino; já o humor vítreo é posterior ao cristalino. A **câmara posterior** é um pequeno espaço entre a íris e o vítreo. O corpo ciliar na câmara posterior produz líquido aquoso.

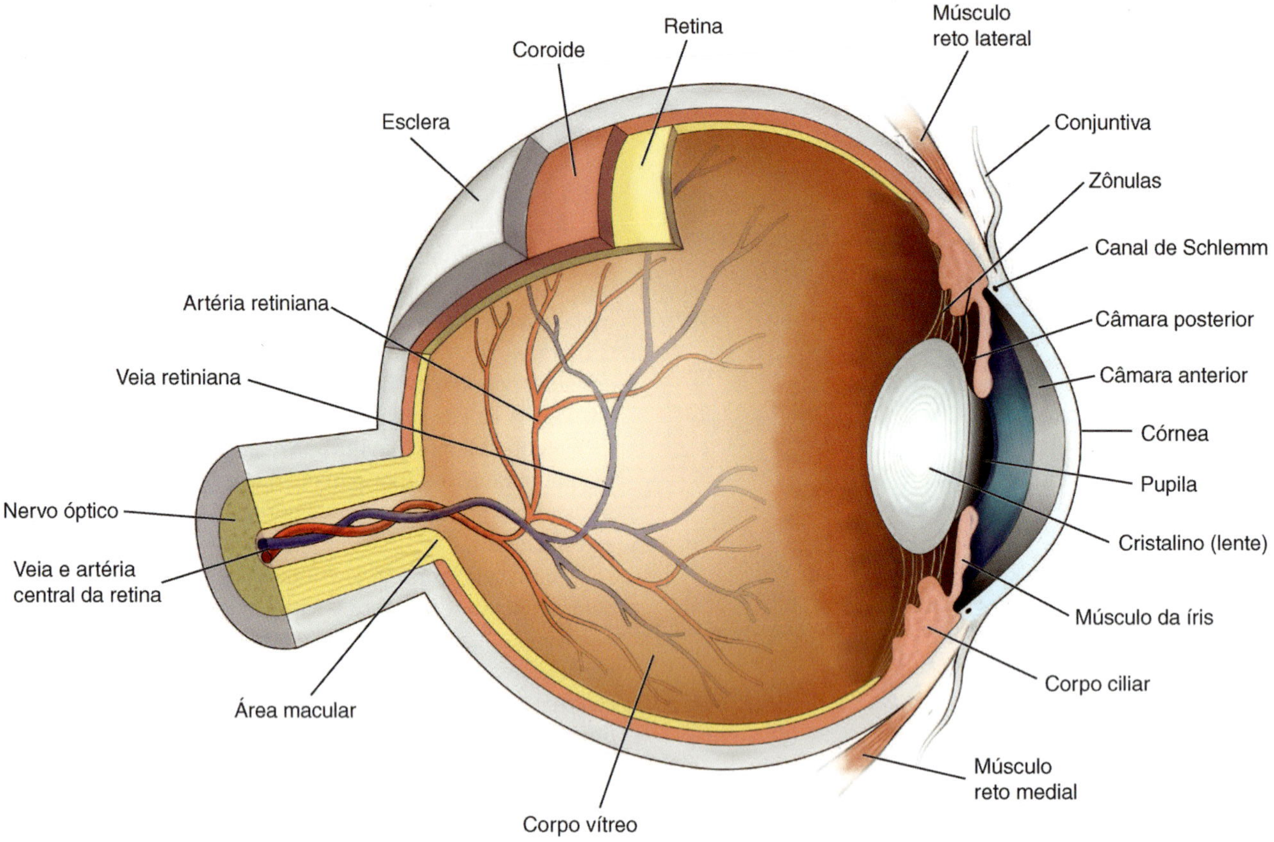

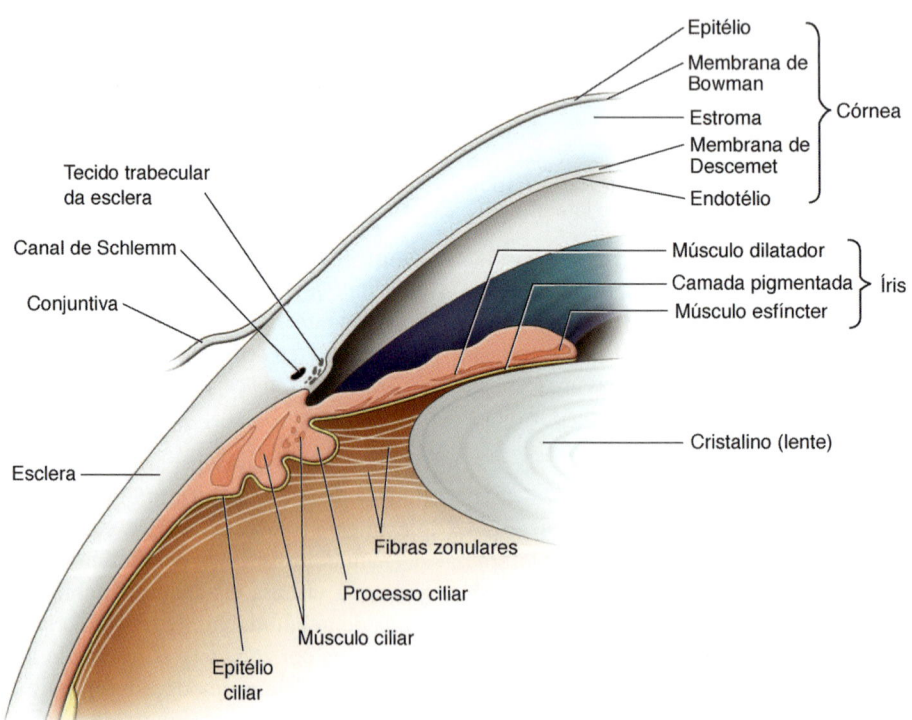

**Figura 48.3** Corte transversal e tridimensional do olho.

**Figura 48.4** Estruturas internas do olho. Redesenhada de American Society of Ophthalmic Registered Nurses (2008). *Core curriculum for ophthalmic nursing*. Dubuque, IA: Kendall/Hall Publishing.

Esse líquido aquoso flui da câmara posterior para a anterior, da qual drena pelo tecido trabecular da esclera no canal de Schlemm.

A coroide repousa entre a retina e a esclera. É um tecido avascular, suprindo sangue para a porção da retina sensorial mais perto dela.

O fundo ocular é a maior câmara do olho e contém o **humor vítreo**, uma substância clara e gelatinosa, composta principalmente de água, encapsulada por membrana hialoide. O humor vítreo ocupa cerca de 2/3 do volume ocular e ajuda a manter a forma do olho. O vítreo está em contato contínuo com a retina, sendo fixado a ela por filamentos de colágeno espalhados. A superfície mais interna do fundo é a retina. A retina é composta por 10 camadas microscópicas e tem a consistência de um lenço de papel molhado; é tecido neural, uma extensão do nervo óptico. Visto pela pupila, os referenciais da retina são o disco óptico, os vasos retinianos e a mácula. O ponto de penetração do nervo óptico na retina é o disco óptico. O disco óptico é rosa, oval ou circular e tem margens definidas. No disco, há uma depressão fisiológica ou um cálice presente centralmente, de onde emanam os vasos sanguíneos da retina. Os tecidos retinianos saem do disco óptico e revestem a superfície mais interna da câmara vítrea. Os vasos retinianos também penetram no olho por meio do nervo óptico, ramificando-se pela retina e formando ramos superiores e inferiores. A mácula é a área da retina responsável pela visão central. O resto da retina é responsável pela visão periférica. A fóvea, a área mais sensível, se encontra no centro da mácula, a qual é avascular e circundada pelas arcadas vasculares superior e inferior (arcos de vasos sanguíneos). O epitélio pigmentar da retina (EPR) e a retina sensorial são duas camadas importantes da retina. Uma única camada de células constitui o EPR, e essas células apresentam inúmeras funções, inclusive absorção de luz. A retina sensorial contém células fotorreceptoras: **bastonetes** e **cones**. Essas células são longas e têm forma de bastão ou cones. Os bastonetes são principalmente responsáveis pela visão noturna ou visão com pouca luz, enquanto os cones fornecem a melhor visão para a luz brilhante, a visão colorida e os detalhes finos. Os cones são distribuídos pela retina, com maior concentração na fóvea. Os bastonetes estão ausentes na fóvea (Porth e Matfin, 2009).

## Visão

A acuidade visual depende de um globo ocular saudável e funcional e de uma via visual intacta (Figura 48.5). Essa via é composta por retina, nervo óptico, quiasma óptico, tratos ópticos, corpos geniculados laterais e radiações ópticas e pela área do córtex visual do cérebro. A via é uma extensão do sistema nervoso central. Assim, o exame fundoscópico é o único que possibilita a visualização direta de artérias, veias e do sistema nervoso central (SNC).

O nervo óptico é também conhecido como o segundo nervo craniano (NC II). Seu propósito é transmitir impulsos da retina para o lobo occipital do cérebro. A cabeça do nervo óptico, ou disco óptico, é o ponto cego fisiológico em cada olho. O nervo óptico deixa o olho e, em seguida, encontra o nervo óptico do outro olho no **quiasma óptico**. O quiasma é o ponto anatômico no qual as fibras nasais da retina nasal de cada olho cruzam para o lado oposto do cérebro. As fibras nervosas da retina temporal de cada olho permanecem não cruzadas. As fibras da metade direita de cada olho, ou o campo visual esquerdo, transportam impulsos para o lobo occipital direito. As fibras da metade esquerda de cada olho,

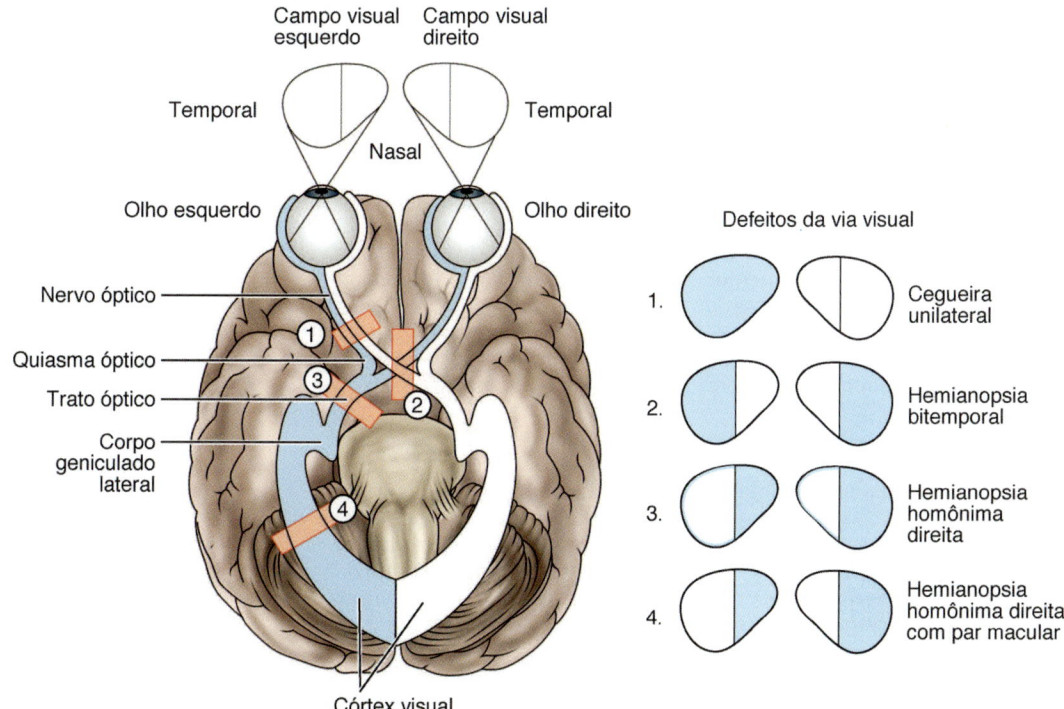

**Figura 48.5** A via visual. Redesenhada de Fuller, J., & Schaller-Ayers, J. (2000). *Health assessment: A nursing approach* (3rd ed.). Philadelphia: Lippincott Williams & Wilkins.

ou o campo visual direito, transportam impulsos para o lobo occipital esquerdo. Depois do quiasma, essas fibras são conhecidas como *trato óptico*. O trato óptico continua no corpo geniculado lateral, o que leva às radiações ópticas e ao córtex do lobo occipital do cérebro.

## Considerações gerontológicas

O olho é submetido a muitas alterações conforme o corpo envelhece. Todas as células formadas ao longo da vida são retidas no cristalino, o que torna a estrutura celular do cristalino suscetível aos efeitos degenerativos do envelhecimento. O cristalino continua a crescer ao longo da vida, armazenando fibras em anéis concêntricos. Conforme o corpo envelhece, as características similares a um gel do humor vítreo vão sendo gradativamente perdidas, e vários cilindros celulares e fibrosos fazem sombras, as quais o cliente percebe como "flutuantes". O vítreo encolhe e se modifica com a idade. Outras alterações relacionadas com a idade são resumidas na Tabela 48.1.

## Avaliação

### Histórico de saúde

A enfermeira, por meio de um questionamento completo e cuidadoso, obtém as informações necessárias que podem levar ao diagnóstico da condição oftalmológica.

### Queixas comuns

Os sintomas comuns incluem alterações de visão, dor ou desconforto e secreção. Para cada sintoma, a enfermeira pergunta:

- Os dois olhos estão afetados?
- É uma recorrência de uma condição prévia?
- Como o cliente tem se cuidado?
- O que piora e melhora os sintomas?
- Qual é a duração do problema?

### Alterações da visão

A enfermeira pergunta sobre alterações de visão, inclusive diminuição da acuidade visual e visão turva, dupla ou distorcida. As alterações de visão podem estar associadas a problemas como miopia (os objetos distantes parecem embaçados), hiperopia (hipermetropia), presbiopia (diminuição, com a idade, da capacidade de focalizar objetos próximos, um tipo de hipermetropia), catarata (opacidade do cristalino), glaucoma (PIO anormalmente alta que pode danificar o nervo óptico), envelhecimento, diabetes, hipertensão, tumores cranianos, TCE ou elevação da pressão intracraniana.

### Dor ou desconforto

A enfermeira pergunta sobre o tipo de dor (aguda ou vaga) e se é pior ao piscar. A dor ao piscar pode estar presente em eventos traumáticos superficiais, como abrasões na córnea, lacerações da córnea ou presença de um corpo estranho. O desconforto pode incluir prurido ou sensação de um corpo estranho. Essa

**Tabela 48.1** Considerações gerontológicas | Alterações oculares relacionadas com a idade.

| Componente | Alterações estruturais | Alterações funcionais | Histórico de saúde e achados do exame físico |
|---|---|---|---|
| Pálpebras e estruturas lacrimais | Perda da elasticidade da pele e gordura orbital, diminuição do tônus muscular; desenvolvimento de rugas | As margens da pálpebra se voltam para dentro, fazendo com que os cílios irritem a córnea e a conjuntiva (entrópio); ou as margens da pálpebra podem se virar para fora, resultando em aumento da exposição da córnea (ectrópio) | Relatos de queimação, sensação da presença de um corpo estranho; aumento da lacrimação (epífora); injeção, inflamação e ulceração podem ocorrer |
| Alterações de refração; presbiopia | Perda do poder de acomodação no cristalino com o envelhecimento | Os materiais de leitura precisam ser mantidos em distância cada vez maior para que o foco seja conseguido | O cliente relata que "os braços estão muito curtos"; necessidade do aumento da luz; necessidade de óculos de leitura ou bifocais |
| Catarata | Opacidades no cristalino normalmente transparente | Interferência no foco da imagem definida na retina | Os clientes relatam aumento do ofuscamento, diminuição da visão, alteração nos valores de cor (azul e amarelo especialmente afetados) |
| Descolamento de vítreo posterior | Liquefação e encolhimento do corpo vítreo | Pode levar a lacerações e descolamento de retina | Relatos de *flashes* de luz, "teias de aranha" e flutuantes |
| Degeneração macular relacionada com a idade (DMI) | Drusas (manchas amareladas do envelhecimento na retina) aparecem e coalescem na mácula. Vasos sanguíneos coroidais anormais podem levar à formação de cicatrizes disciformes e fibróticas na mácula | A visão central é afetada; a instalação é mais gradativa na DMI seca e mais rápida na úmida; distorção e perda da visão central podem ocorrer | A visão para leitura é afetada; as palavras podem ter letras faltando, áreas apagadas aparecem na página, linhas retas podem parecer onduladas; drusas, alterações de pigmentação na retina; vasos coroidais submaculares anormais |

sensação de um corpo estranho está, muitas vezes, presente em doenças associadas à irritação da conjuntiva. A irritação da conjuntiva pode ser encontrada em condições como olho seco, infecções bacterianas ou virais (conjuntivite) e reações alérgicas (Collins, 2008; Erdem, Ozdegirmenci, Sobaci et al., 2007).

### Secreção

É importante observar a cor, a consistência e o odor de todas as secreções. A secreção ocular normalmente resulta de inflamação ou infecção da conjuntiva. Outros distúrbios não oculares podem se manifestar com secreção ocular, como eritema multiforme maior (síndrome de Stevens-Johnson), herpes-zóster e psoríase vulgar (ver Capítulo 52).

### *História pregressa*

A enfermeira questiona a possibilidade de recorrência de uma condição prévia e observa a presença de quaisquer outras doenças sistêmicas e medicamentos usados no tratamento. Milhares de distúrbios oculares são efeitos colaterais de medicamentos para inúmeras condições. Por exemplo, se esteroides forem administrados a longo prazo contra artrite, é possível o desenvolvimento de catarata. A enfermeira também pergunta sobre condições oftálmicas concomitantes e história de cirurgia oftálmica.

### *História familiar*

A enfermeira pergunta se algum membro da família teve os mesmos sintomas ou condição, como glaucoma, distúrbios de refração e alergias.

### *História social*

Em oftalmologia, o bem-estar físico, emocional, financeiro, social e espiritual do cliente pode estar em risco quando a visão é ameaçada. O cliente pode corresponder a uma diminuição da acuidade visual com perda da independência. A perda da carteira de motorista pode forçar o cliente a realocar, desistir ou mudar de carreira.

Os objetivos principais devem incluir a preservação da visão e a prevenção da piora da perda visual em clientes que já apresentam algum grau de perda. As linhas de comunicação precisam ser mantidas abertas, de modo que o cliente fique confortável para explorar todas as opções de tratamento para promover a reabilitação.

## Avaliação física

### *Avaliação da acuidade visual*

Após a história de saúde, a acuidade visual do cliente é avaliada. A maioria das pessoas está familiarizada com a escala de Snellen padrão. Essa escala é composta por uma série de fileiras de letras progressivamente menores e é usada para examinar a visão a distância. O cliente é posicionado na distância prescrita, em geral 6 metros, da escala e solicitado a ler a menor linha visível. O cliente deve usar correção da distância (óculos ou lentes de contato), se necessário, e cada olho deve ser testado separadamente. A fração 6/6 é considerada o padrão da visão normal. O numerador denota a distância entre o cliente e a escala, enquanto o denominador quantifica a distância em que o olho normal consegue ler a linha de letras. Uma pessoa cuja visão é 6/60 consegue ler a 6 metros de distância o que a pessoa com visão 6/6 consegue ler a 60 metros (Bickley, 2009). A maioria das pessoas consegue ler as letras na linha designada como 6/6 a uma distância de 6 metros.

Se o cliente não consegue ler a linha 6/6, ele recebe um tampão e é solicitado a ler novamente usando o olho em questão. O cliente deve ser estimulado a ler cada letra possível. As acuidades visuais específicas são registradas para cada olho. Se o cliente consegue ler todas as cinco letras da linha 6/6 com o olho direito (OD) e três letras da linha 6/4 ½ com o olho esquerdo (OE), o examinador registra OD 6/6, OE 6/4 ½-2.

Se o cliente não consegue ler a maior letra da tabela (a linha 6/60), ele deve ser conduzido a outra escala, ou a escala é levada na direção do cliente até que ele consiga identificar a maior letra na escala. Se o cliente é capaz de reconhecer apenas a letra E na linha de cima a uma distância de 3 metros, a acuidade visual deve ser registrada como 6/60. Se o cliente não consegue ler a letra E a nenhuma distância, o examinador deve verificar se o cliente consegue contar os dedos (CD). O examinador mostra uma quantidade aleatória de dedos e pede ao cliente para contar a quantidade de dedos que vê. Se o cliente corretamente identifica a quantidade de dedos a 1 metro, o examinador registra CD/1′.

Se o cliente não consegue contar os dedos, o examinador movimenta uma mão para cima e para baixo ou de um lado a outro e pergunta em que direção está movendo a mão. O nível de visão é conhecido como movimento de mão (MM). O cliente que consegue perceber apenas luz é descrito como tendo percepção de luz (PL). A visão de um cliente que não consegue perceber a luz é descrita como sem percepção de luz (SPL).

O teste da visão de perto é realizado para identificar a necessidade de óculos de leitura. **Presbiopia** é um termo usado para a visão de perto comprometida, sendo, muitas vezes, encontrada em pessoas de meia-idade e idosas. Uma escala portátil especialmente elaborada é mostrada a 35 cm dos olhos do cliente, que é solicitado a ler a escala. Pessoas com presbiopia são comumente capazes de ler a escala quando disposta mais de longe.

### *Exame externo do olho*

Após o registro da acuidade visual, o exame do olho externo é realizado. De pé, diretamente em frente ao cliente, a enfermeira observa a posição das pálpebras e o alinhamento dos olhos. Em geral, os 2 mm superiores da íris estão cobertos pela pálpebra superior. O cliente é examinado quanto à **ptose** (queda da pálpebra) e à retração palpebral (olho excessivamente exposto). Às vezes, ocorre a eversão da pálpebra superior ou inferior, o que é chamado de ectrópio, afetando o fechamento. Além disso, a pálpebra pode se inverter, o que é chamado de entrópio e causa irritação do olho. A margem da pálpebra e os cílios não devem ter edema, eritema ou lesões. O examinador procura escamações ou crostas e inspeciona a esclera. A esclera normal é opaca e branca. Lesões na conjuntiva, secreção, lacrimação e piscadas são observadas.

As pupilas são inspecionadas quanto a tamanho, forma e simetria. Uma pupila normal tem cor preta, forma redonda e é simétrica. O tamanho da pupila varia entre 2 mm e 8 mm, dependendo dos extremos de luz. Em luz ambiente, o tamanho usual da pupila é de 3 a 5 mm. A sala deve ser escurecida de modo que as pupilas possam ser examinadas. A enfermeira verifica a resposta pupilar com uma fonte de luz, determinando se as pupilas estão igualmente reativas e regulares. O cliente é solicitado a fixar o olhar em um alvo; cada olho é coberto e descoberto rapidamente enquanto o examinador percebe algum desvio da fixação do olhar. Lembre-se de que a desigualdade pupilar de menos de 1 mm pode ser detectada em 20 a 40% das pessoas normais (Riordan-Eva e Hoyt, 2007). Um olho artificial terá anisocoria. Outra irregularidade notável pode ser resultado de trauma, cirurgia prévia ou doença.

A resposta pupilar à luz é determinada pela aplicação de luz oblíqua em cada pupila. As pupilas são avaliadas quanto à *reação direta*, na qual a pupila testada constringe, e quanto à *reação consensual*, que consiste na constrição também da pupila do olho oposto. A enfermeira fica alerta ao fato de que a pupila de um olho cego não constringe; entretanto, se uma luz direta for refletida no "olho bom", uma reação à luz consensual pode ser notada no olho comprometido. Obviamente, não haverá reação na prótese ocular.

O examinador também observa **nistagmo** (*i. e.*, movimento oscilatório do globo ocular). Os movimentos extraoculares (MEO) são testados; o examinador solicita ao cliente que acompanhe o dedo do examinador, uma caneta ou uma fonte de luz portátil pelas seis direções cardinais do olhar, em um padrão de H amplo (*i. e.*, para cima, para baixo, para a direita, para a esquerda e ambas as diagonais). Os MEO normais devem produzir movimentos conjugados dos olhos em todas as direções. Isso é especialmente importante quando se avaliam clientes com trauma ocular ou distúrbios neurológicos.

## Avaliação diagnóstica
### Oftalmoscopia direta

O oftalmoscópio direto é um instrumento portátil que possibilita a magnificação da córnea, do cristalino e da retina. Na maioria das vezes, o cliente recebe agentes midriáticos para dilatar as pupilas e ajudar o exame da visão. As contraindicações ao uso de substâncias midriáticas são lesão na cabeça e glaucoma de ângulo estreito. O cliente recebe um alvo para fixar o olhar. O examinador segura o oftalmoscópio na mão direita e usa o olho direito para examinar o olho direito do cliente. O examinador faz o mesmo no lado esquerdo. Durante esse exame, o ambiente deve ser escurecido e o examinador deve estar a cerca de 40 cm do cliente e 15° lateralmente à linha de visão do cliente. O cliente deve estar relaxado e ser capaz de manter os dois olhos abertos e fixos.

O examinador aplica luz na pupila do cliente para examinar o fundo (Figura 48.6). O fundo do olho é a estrutura interior oposta ao cristalino que inclui a retina, o disco óptico, a mácula, a fóvea e o polo posterior. Um brilho laranja normal é observado quando luz é aplicada na pupila, o que é conhecido como **reflexo vermelho**. A ausência de reflexo vermelho pode indicar opacidade do cristalino, o que é consistente com catarata, descolamento de retina ou retinoblastoma em crianças. Quando o fundo é examinado, a vasculatura entra no foco primeiro. O examinador focaliza um vaso grande e o segue conforme vai aumentando de diâmetro, levando ao nervo óptico. A depressão central no disco é conhecida como *cálice*. O cálice normal tem cerca de 1/3 do tamanho do disco. O tamanho do cálice óptico fisiológico deve ser estimado e as margens do disco, descritas como embaçadas ou bem definidas. A periferia

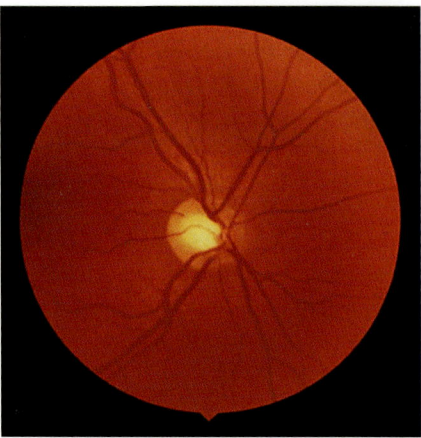

**Figura 48.6** Fundo normal.

da retina é examinada solicitando-se ao cliente para desviar o olhar. A última área do fundo a ser examinada é a mácula, pois é a área mais sensível à luz.

O fundo saudável não deve ter lesões. O examinador busca hemorragias intrarretinianas, as quais podem aparecer como lamas avermelhadas ou, se o cliente tiver hipertensão, podem parecer em forma de chama. Um lipídio amarelo pode estar presente na retina de clientes com hipercolesterolemia ou diabetes. O examinador busca microaneurismas, os quais parecem pequenos pontos vermelhos, e nevo. Drusas (pequenos crescimentos globulares de hialina), comumente encontrados na degeneração macular, aparecem como áreas amareladas com margens indistintas. O examinador deve desenhar o fundo e documentar as anormalidades.

### Tela de Amsler

A tela de Amsler é um teste muitas vezes usado em clientes com problemas maculares, como degeneração macular. Consiste em uma tela geométrica com quadrados idênticos com um ponto de fixação central. A tela deve ser visualizada pelo cliente usando óculos de leitura normais. Cada olho é testado separadamente. O cliente é orientado a se fixar no ponto central na tela e relatar as distorções nos quadrados da própria tela. Os clientes com problemas maculares tipicamente observam que alguns quadrados podem parecer ondulados, embaçados ou distorcidos. Não raro, os clientes com degeneração macular relacionada com a idade recebem essas telas de Amsler para levar para casa. O cliente é estimulado a usá-la com frequência, quase que diariamente, para detectar quaisquer sinais precoces de distorção que possam indicar o desenvolvimento de uma membrana neovascular coroidal, que consiste em estágio avançado da degeneração macular caracterizado pelo crescimento de vasos coroidais anormais.

### Tonometria

A tonometria mede a PIO, determinando a quantidade de força ou pressão necessária para achatar (aplanar) uma pequena área anterior do globo ocular. Leituras altas indicam pressão alta; leituras baixas apontam para pressão baixa. O procedimento não é invasivo e geralmente é indolor. Um anestésico ocular tópico é instilado no saco conjuntival inferior e, em seguida, o tonômetro é usado para medir a PIO.

Dois dos tonômetros mais comumente usados são o tonômetro de aplanação e o Tono-Pen (não comercializado no Brasil). O tonômetro de aplanação é geralmente usado pelo examinador mais habilidoso. Uma gota de corante de fluoresceína e um colírio anestésico são instilados no olho. A ponta de aplanação é pressionada contra a córnea, e o examinador, olhando pela lâmpada de fenda, obtém a leitura da PIO. O Tono-Pen é um tonômetro portátil, manual e movido à bateria que comumente é usado em muitos cenários clínicos. Uma cobertura descartável é colocada sobre a ponta do instrumento a ser mantida contra a córnea anestesiada por alguns segundos. A leitura da tensão é revelada em uma tela de cristal líquido.

### Perimetria

A perimetria avalia o campo de visão. *Campo visual* é a área ou extensão de espaço físico visível a um olho em uma dada posição. Tem contorno tridimensional, representando áreas de relativa sensibilidade retiniana; a acuidade visual é mais aguda na parte mais superior do campo e declina de maneira progressiva em sentido à periferia. É mais útil na detecção de **escotomas** centrais (áreas cegas no campo visual) em degeneração macular e defeitos no campo periférico no glaucoma e na retinite pigmentar.

Os dois métodos de teste da perimetria são a perimetria manual e a automatizada. A perimetria manual envolve o uso de alvos ou estímulos em movimento (cinéticos) ou estacionários (estáticos). Um exemplo de perimetria manual cinética é a tela tangente. A tela tangente consiste em um material de feltro preto montado em uma parede que tem uma série de círculos concêntricos bisseccionados por linhas retas que emanam do centro. Ela testa os 30° centrais do campo visual. A perimetria automatizada usa alvos estacionários, os quais são de detecção mais difícil que os alvos em movimento. Nesse teste, um computador projeta luz de maneira randômica em diferentes áreas da mancha cega enquanto o cliente olha por uma abertura telescópica e pressiona um botão sempre que detecta o estímulo luminoso. A perimetria automatizada é mais precisa que a perimetria manual.

### Exame da lâmpada de fenda

A lâmpada de fenda é um microscópio binocular montado em uma mesa que possibilita ao clínico examinar o olho com ampliação de 10 a 40 vezes a imagem real. A iluminação pode ser variada de um feixe de luz amplo a estreito para diferentes partes do olho. Por exemplo, variando a largura e a intensidade da luz, sinais de inflamação podem ser examinados na câmara anterior. A catarata pode ser avaliada pela mudança do ângulo da luz. Quando uma lente manual, como lente de três espelhos, é usada com a lâmpada de fenda, o ângulo da câmara anterior pode ser examinado, assim como o fundo ocular.

### Teste da visão colorida

A habilidade de diferenciar cores tem um efeito dramático sobre as atividades da vida diária das pessoas. Por exemplo, a incapacidade de diferenciar verde e vermelho pode comprometer a segurança no trânsito. Algumas carreiras (como arte comercial, fotografia colorida, piloto de aeronave, eletricista) podem não ser possíveis para pessoas com deficiências de cor importantes. A discriminação de cor possibilita a visualização de um amplo espectro de cor. As células fotorreceptoras responsáveis pela visão colorida são os cones, e a maior área de sensibilidade colorida está na mácula, área de concentração mais densa de cones. Um defeito ou deficiência nos cones (vermelho, azul ou verde) resulta em visão colorida anormal. Existem três tipos básicos de cegueira colorida: vermelho-verde, que consiste na deficiência mais comum; azul; e a cegueira de cor total, também conhecida como *acromatopsia*.

Um teste de rastreamento, como o das placas policromáticas, pode ser usado para estabelecer se a visão colorida de uma pessoa está dentro da variação normal. Os déficits de visão colorida podem ser hereditários. Por exemplo, as deficiências das cores verde e vermelha são hereditárias e, de maneira ligada ao X, afetam aproximadamente 8% dos homens e 0,5% das mulheres. Perdas da visão colorida adquiridas podem ser causadas por doenças crônicas (como diabetes, degeneração macular, glaucoma), medicamentos (como digitálicos), trauma, toxinas industriais ou envelhecimento (como catarata). Um teste simples, como perguntar ao cliente se a tampa vermelha de um frasco de colírio parece mais vermelha para um olho do que para outro, pode ser uma ferramenta efetiva. A diferença na percepção da intensidade da cor vermelha entre os dois olhos pode ser sintoma de um problema neurológico e pode fornecer informações sobre a localização da lesão.

### Ultrassonografia

Lesões no globo ou na órbita podem não ser diretamente visíveis. Elas são avaliadas pela ultrassonografia, que é uma técnica diagnóstica muito valiosa, sobretudo quando a visualização da retina é obscurecida por meio opaco, como catarata ou hemorragia. A ultrassonografia pode ser usada para identificar tumores orbitais, descolamento de retina e alterações na composição tecidual.

Técnicas especiais também podem ser usadas para calcular o poder de um implante de lente intraocular e para obter mais informações anatômicas, mostrando imagens transversais. Hemorragia vítrea, descolamento de retina e tumores podem ser avaliados com mínimo desconforto para o cliente. Imagens tridimensionais podem ser criadas, e todo o exame de ultrassom pode ser registrado para uso posterior.

### Angiografia com fluoresceína

A angiografia com fluoresceína avalia edema macular clinicamente importante, documenta não perfusão capilar macular e identifica neovascularização retiniana e coroidal (crescimento de novos vasos sanguíneos anormais) na degeneração macular relacionada com a idade. É um procedimento invasivo no qual corante de fluoresceína é injetado, normalmente na veia cefálica. Em 10 a 15 segundos, é possível visualizar esse corante cursando pelos vasos retinianos. Ao longo de um período de 10 min, fotografias seriais em preto e branco são obtidas da vasculatura da retina. O corante pode passar um tom dourado para a pele de alguns clientes, e a urina pode ficar laranja ou amarela forte, o que normalmente desaparece em 24 h.

## ORELHA

A orelha é um órgão sensorial com duas funções – audição e equilíbrio. O sentido da audição é essencial para o normal desenvolvimento e manutenção da fala, bem como para a capacidade de se comunicar com os outros. O equilíbrio é fundamental para a manutenção de movimento, posicionamento e coordenação do corpo.

## Visão geral da anatomia e da fisiologia

### Orelha externa

A **orelha externa** inclui a aurícula (**pavilhão**) e o **meato acústico externo** (Figura 48.7). A orelha externa é separada da orelha média por uma estrutura em forma de disco chamada de **membrana timpânica** (tímpano). A aurícula, fixada por pele à lateral da cabeça, é composta principalmente de cartilagem, exceto pela gordura e tecido subcutâneo do lóbulo da orelha. A aurícula coleta as ondas sonoras e direciona as vibrações no meato acústico externo.

O meato acústico externo tem aproximadamente 2,5 cm de comprimento. O meato acústico externo termina na membrana timpânica. A pele do canal contém pelos, glândulas sebáceas e ceruminosas, as quais secretam uma substância cerosa chamada de **cerume**. O mecanismo de autolimpeza da orelha move células cutâneas velhas e o cerume para a parte externa da orelha.

### Orelha média

A **orelha média**, uma cavidade cheia de ar, inclui a membrana timpânica lateralmente e a cápsula ótica medialmente. A orelha média é conectada pela **tuba auditiva** à nasofaringe e é contínua com células cheias de ar na porção mastoide adjacente do **osso temporal**. Em geral, a tuba auditiva é fechada, porém se abre quando a pessoa faz uma manobra de Valsalva, boceja ou deglute. A estrutura drena secreções normais e anormais da orelha média e equaliza a pressão na orelha média com aquela da atmosfera.

A membrana timpânica tem cerca de 1 cm de diâmetro, é muito fina e normalmente translúcida e de cor cinza-perolado. A membrana timpânica protege a orelha média e conduz as vibrações sonoras do meato acústico externo aos **ossículos**. A Figura 48.8 ilustra os referenciais de distinção da membrana timpânica.

A orelha média contém os três menores ossos (ossículos) do corpo: **martelo**, **bigorna** e **estribo**. Os ossículos, os quais são mantidos no lugar por articulações, músculos e ligamentos, ajudam na transmissão do som. Duas fenestras pequenas (janela redonda e oval), localizadas na parede medial da orelha média, separam a orelha média da orelha interna. A base do estribo repousa na **janela oval**, fixada por um anel fibroso (estrutura com formato de anel). A base do estribo transmite o som para a orelha interna. A **janela redonda**, coberta por uma fina membrana, fornece uma saída para as vibrações sonoras (Figura 48.7).

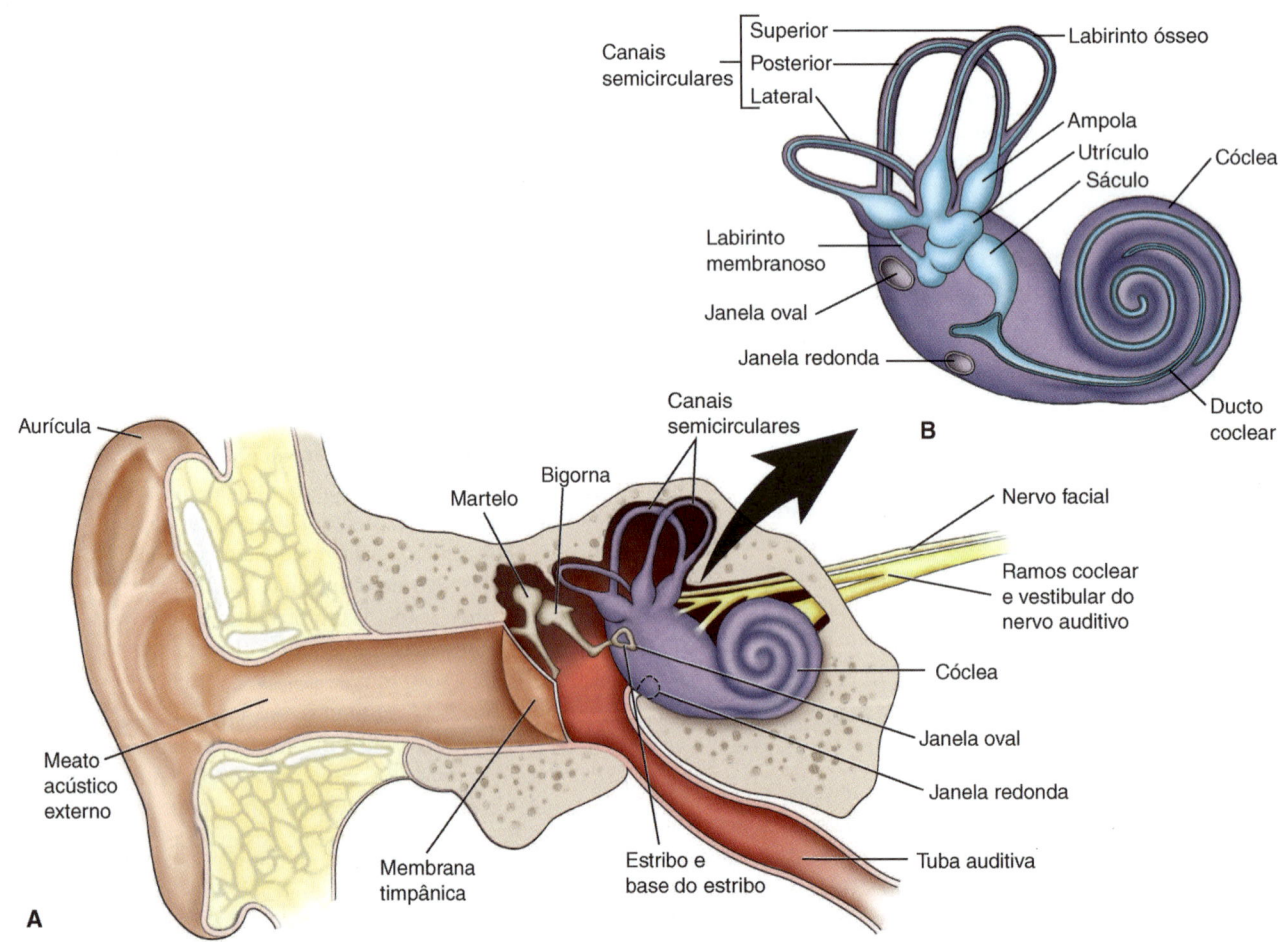

**Figura 48.7** (**A**) Anatomia da orelha. (**B**) Orelha interna.

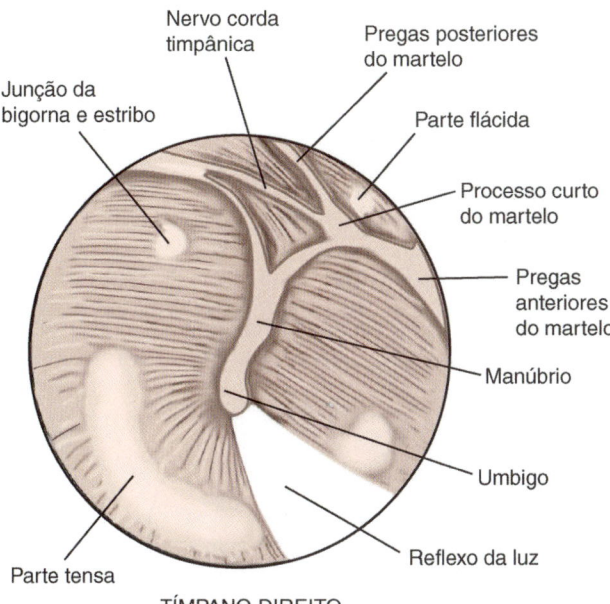

Figura 48.8 Membrana timpânica.

## Orelha interna

A **orelha interna** se encontra profundamente no osso temporal. Os órgãos da audição (**cóclea**) e equilíbrio (**canais semicirculares**), bem como os pares de nervo craniano VII (nervo facial) e VIII (**nervo vestibulococlear**), são todos integrantes dessa anatomia complexa (Figura 48.7). Os três canais semicirculares – posterior, superior e lateral, os quais se dispõem em ângulos de 90° um em relação ao outro – contêm órgãos receptores sensoriais, dispostos para detectar movimento rotacional. Esses órgãos receptores terminais são estimulados por alterações na velocidade e direção do movimento da pessoa.

O **órgão de Corti**, também chamado de *órgão terminal da audição*, transforma energia mecânica em atividade neural e separa os sons em diferentes frequências. Esse impulso eletroquímico viaja pelo nervo **acústico** até o córtex temporal do cérebro para ser interpretado como um som significativo. No **meato acústico interno**, o **nervo coclear (acústico)** se une ao nervo vestibular para se tornar o nervo vestibulococlear (nervo craniano VIII).

## Audição

A audição é conduzida por duas vias: ar e osso (Figura 48.9). Os sons transmitidos por condução aérea viajam pelas orelhas média e externa cheias de ar por meio da vibração da membrana timpânica e dos ossículos. Os sons transmitidos por condução óssea viajam diretamente pelo osso para a orelha interna, desviando da membrana timpânica e dos ossículos. Normalmente, a condução aérea é a via mais eficiente. Entretanto, um defeito na membrana timpânica ou uma interrupção na cadeia ossicular bloqueia a condução aérea normal, o que resulta em **perda auditiva de condução**.

## Equilíbrio

O equilíbrio corporal é mantido pela cooperação de músculos e articulações do corpo (sistema proprioceptivo), olhos (sistema visual) e labirinto (sistema vestibular). Essas áreas enviam suas informações sobre equilíbrio ao cérebro (sistema cerebelar) para serem coordenadas e percebidas no córtex cerebral. O aparato vestibular da orelha interna fornece retroalimentação relativa aos movimentos e posição da cabeça e do corpo no espaço.

 ## Considerações gerontológicas

A perda auditiva é um achado comum na população geriátrica, com 1/3 das pessoas com mais de 65 anos apresentando déficits auditivos detectáveis (Bickley e Szilagyi, 2009). O termo *presbiacusia* se refere à perda auditiva associada a alterações degenerativas. A Tabela 48.2 resume as mudanças relacionadas com a idade.

## Avaliação

A avaliação da orelha inclui o histórico de saúde e o exame físico.

### Histórico de saúde

A enfermeira inclui questões sobre perda auditiva, aparelhos auxiliares da audição, medicamentos, prurido, secreção da orelha, zumbido (sensação de um ruído como campainha ou rugido), vertigem (sensação de movimento), dor na orelha e exposição ambiental a ruídos altos e contínuos na história de saúde.

#### Queixas comuns

A enfermeira precisa explorar as queixas comuns, como alterações na acuidade auditiva, dor na orelha, secreção e zumbido. A queixa comum de dor na orelha é associada a vários distúrbios, inclusive impactação de cerume, otite externa aguda, mastoidite aguda, otite média aguda e corpo estranho. A impactação de cerume pode causar otalgia (uma sensação de orelha cheia ou dor na orelha), com ou sem perda auditiva. Se, na manipulação da aurícula, o cliente se queixar de dor, a enfermeira suspeita de que a etiologia da dor seja otite externa aguda. A hipersensibilidade à palpação na área do mastoide pode indicar mastoidite aguda ou inflamação do linfonodo auricular posterior. A otite média aguda, uma infecção aguda da orelha média, pode ocorrer em qualquer idade, embora seja mais comumente observada em crianças. Os sintomas variam com a gravidade da infecção. Nos adultos, queixas de dor são normalmente unilaterais, e a dor é aliviada após a perfuração espontânea ou incisão terapêutica da membrana timpânica.

O zumbido é outro sintoma comum de um distúrbio de base da orelha, o qual é associado a comprometimento e perda da audição, substâncias ototóxicas (ver Capítulo 50), diversos distúrbios auditivos (otosclerose, doença de Ménière, neuroma acústico) e sistêmicos (doença da tireoide, problemas neurológicos). O ruído pode variar de leve a grave e frequentemente é descrito como um rugido, zumbido ou assovio em uma ou nas duas orelhas. Ver Capítulo 50 para obter mais detalhes.

#### História pregressa

A história pregressa de infecções que afetem a orelha pode indicar perda auditiva causada por doenças das membranas timpânicas. Medicamentos podem alterar a função auditiva; logo, cada agente deve ser avaliado quanto aos efeitos potenciais nos

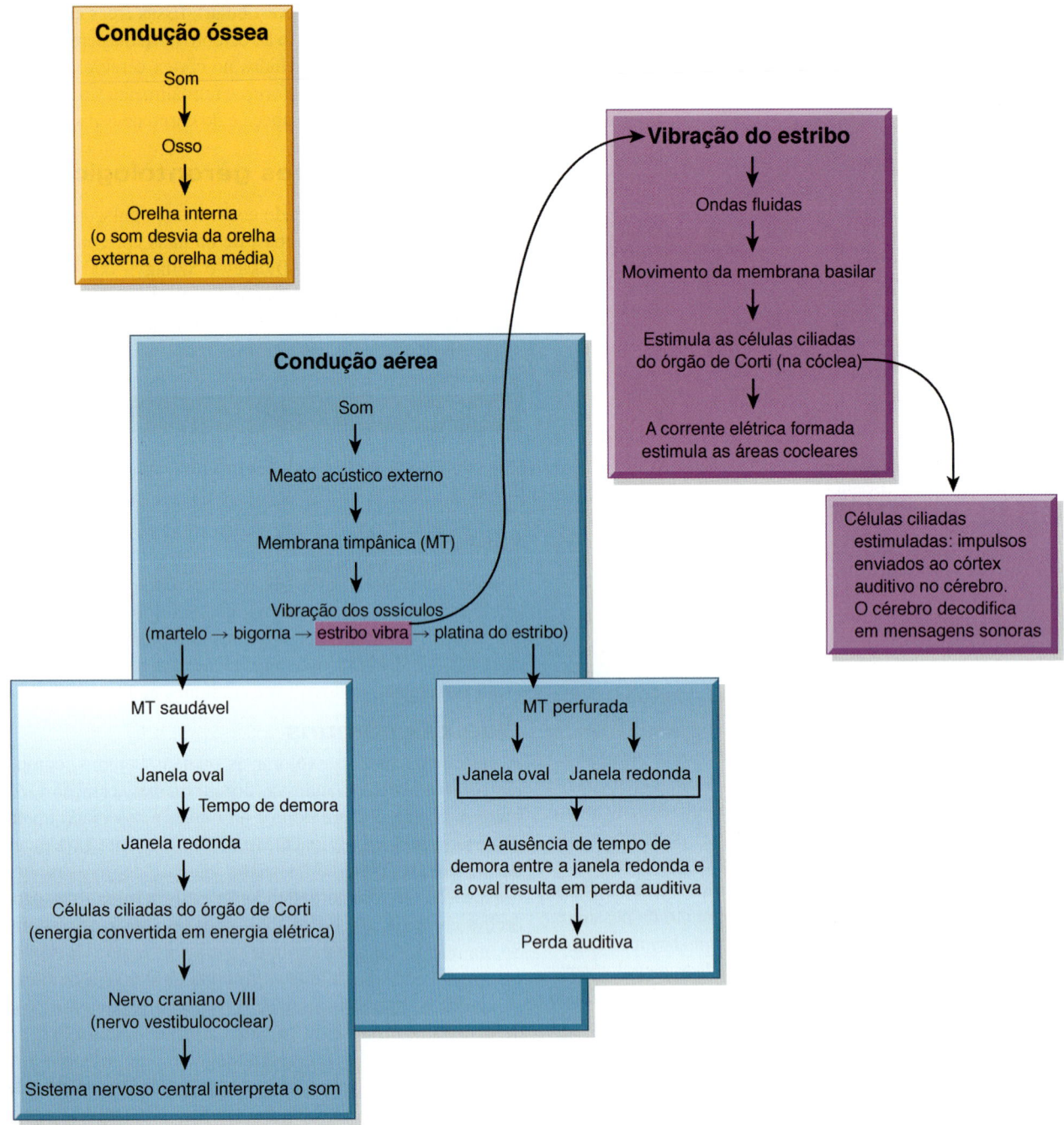

Figura 48.9 Condução óssea comparada a condução aérea.

distúrbios da orelha. Alguns medicamentos ototóxicos comuns são antibióticos, diuréticos e anti-inflamatórios não esteroides. Abordagens cirúrgicas que podem ter sido feitas para melhorar a função auditiva do cliente precisam ser exploradas. É necessário avaliar a experiência do cliente com aparelhos auditivos no passado, se tiverem sido usados. A efetividade de terapias anteriores vai determinar as decisões do cliente acerca das intervenções na orelha.

A exposição a ruídos altos deve também ser explorada. Outras condições associadas à perda auditiva incluem trauma na cabeça, tumores cerebrais, esclerose múltipla e distúrbios vasculares, como hipertensão e arteriosclerose.

### História familiar

Muitos casos de perda auditiva são hereditários. Os distúrbios hereditários da orelha incluem doença de Hallgren, síndrome de Alport, doença de Refsum e doença de Treacher Collins. Alguns desses distúrbios são associados a outros problemas orgânicos, como doença renal.

### História social

A presença de problemas sociais precisa ser explorada no cliente com perda auditiva. Os clientes com diminuição da audição podem se retirar de situações para as quais são necessárias habilidades de comunicação. Eles podem se tornar

**Tabela 48.2** Considerações gerontológicas | Alterações na orelha relacionadas com o envelhecimento.

| Componente | Alterações estruturais | Alterações funcionais | Histórico de saúde e achados do exame físico |
|---|---|---|---|
| Atrofia das orelhas externas | A aurícula perde a flexibilidade | Adelgaçamento e ressecamento do canal auditivo | Aurícula mais longa e mais fina com cerume seco no meato acústico externo |
| Endurecimento do cerume | Cerume mais seco e mais espesso | Acúmulo de cera na orelha | Cera visível e comprometimento da audição de condução |
| Espessamento do tímpano | Enrijecimento do tímpano | Comprometimento da transmissão do som | Leve comprometimento auditivo |
| Alteração do reflexo vestibuloespinal | Perda dos neurônios e aferentes vestibulares | Desequilíbrio progressivo e aumento das quedas | Testes do equilíbrio e da marcha provocam sintomas de tonturas e instabilidade postural |
| Degeneração do órgão de Corti | Perda dos neurônios da via coclear, atrofia do tecido vascular da cóclea | Perda da habilidade de discriminar palavras ou compreender conversas | Diminuição da habilidade de escutar frequências elevadas ou de interpretar sons consoantes |

deprimidos e incapazes de continuar nas profissões escolhidas. Explore a capacidade do cliente de trabalhar e se engajar em interações sociais. Dados a respeito da idade ao surgimento e da gravidade da perda auditiva ajudam a enfermeira a entender o impacto pessoal da perda auditiva.

### Exame físico

O exame físico inclui inspeção e palpação da orelha externa, inspeção da orelha interna e avaliação da audição.

### Inspeção e palpação da orelha externa

A inspeção da orelha externa é um procedimento simples, porém, muitas vezes, ignorado. A orelha externa é examinada por inspeção e palpação direta; a aurícula e os tecidos circunjacentes devem ser inspecionados quanto à presença de deformidades, lesões e secreção, bem como ao tamanho, à simetria e ao ângulo de fixação na cabeça. Se a manipulação da aurícula for dolorosa, suspeita-se de otite externa aguda. A hipersensibilidade à palpação na área do mastoide pode indicar mastoidite aguda ou inflamação do linfonodo auricular posterior. Uma vez que a orelha fica exposta à luz solar, a enfermeira examina a concha da orelha quanto à presença de lesões. Toda lesão com mais de 2 semanas de duração deve ser encaminhada para um especialista para que seja avaliada a possibilidade de câncer de pele. A enfermeira aproveita a oportunidade para informar os clientes sobre a aplicação de filtro solar na pele exposta, inclusive nas orelhas.

### Inspeção da orelha interna

A membrana timpânica é inspecionada com um otoscópio e palpação indireta com otoscópio pneumático. Para examinar o meato acústico externo e a membrana timpânica, o examinador deve segurar o otoscópio com a mão direita, como se segurasse um lápis, com a mão apoiada no rosto do cliente (Figura 48.10). Usando a mão oposta, a aurícula é apanhada e gentilmente tracionada para trás para retificar o canal no adulto.

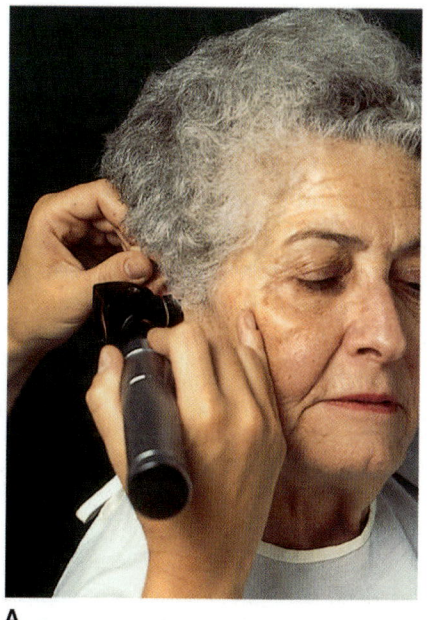
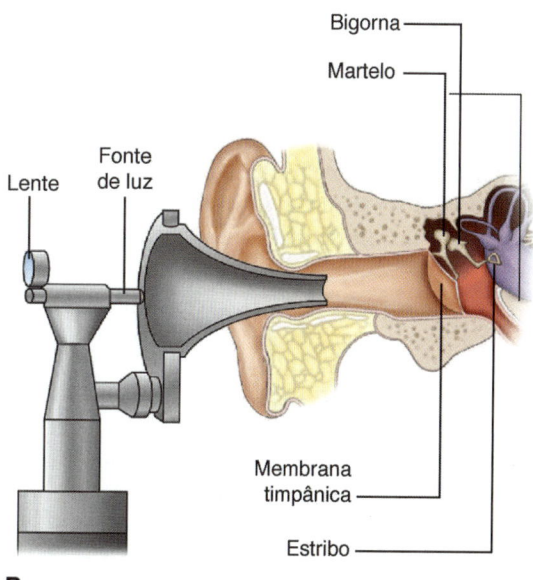

**Figura 48.10** Técnica apropriada para exame da orelha. (**A**) Segure o otoscópio com a mão direita ou esquerda, como se segurasse um lápis. (**B**) Estabilize a mão contra a cabeça do cliente para evitar inserção excessiva do otoscópio no meato acústico externo.

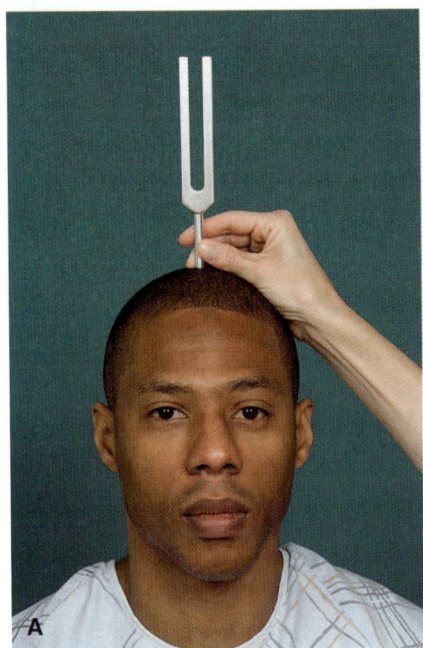 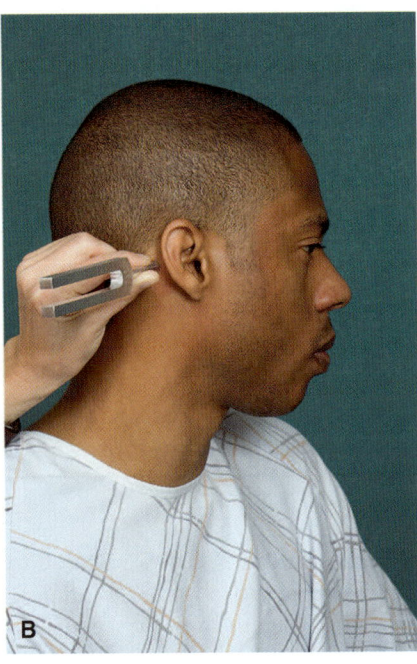

Figura 48.11 (**A**) O teste de Weber avalia a condução óssea do som. (**B**) O teste de Rinne avalia tanto a condução óssea quanto a aérea do som.

Se o canal não for retificado com essa técnica, a visualização da membrana timpânica fica mais difícil, pois o canal obstrui a visão. O espéculo é lentamente inserido no meato acústico, com o olho do examinador próximo à lente ampliadora do otoscópio para visualizar o meato e a membrana timpânica. O meato acústico externo é examinado quanto à presença de secreção, inflamação ou corpo estranho.

A posição e a cor da membrana e todos os referenciais ou desvios incomuns ao normal são documentados (Figura 48.8). Se a membrana timpânica não pode ser visualizada devido a cerume, pode-se removê-lo com irrigação suave do meato externo com água morna (a não ser que seja contraindicado).[1] Se cerume aderente estiver presente, uma pequena quantidade de óleo mineral ou emoliente de cerume de venda livre pode ser instilado dentro do meato. O cliente é orientado a retornar para remoção subsequente do cerume e inspeção da orelha.

### Avaliação da acuidade auditiva

A estimativa geral da audição pode ser feita pela avaliação da habilidade do cliente de ouvir uma frase sussurrada ou o tique-taque de um relógio, testando uma orelha de cada vez. Os testes de Weber e Rinne podem ser usados para distinguir a perda de condução da perda neurossensorial quando a audição é comprometida.

### Teste do sussurro

Para excluir uma orelha do teste, o examinador cobre a orelha não testada com a palma da mão. Em seguida, o examinador sussurra suavemente a uma distância de 30 a 60 cm da orelha não tampada e fora do campo de visão do cliente. O cliente com acuidade auditiva normal consegue repetir corretamente o que foi sussurrado.

### Teste de Weber

O teste de Weber usa a condução óssea para testar a lateralização do som. Um diapasão (idealmente, 512 Hz), acionado, é colocado na cabeça ou na testa do cliente (Figura 48.11). Uma pessoa com audição normal escuta o som igualmente nas duas orelhas ou descreve o som como centralizado no meio da cabeça. O teste de Weber é útil na detecção da perda auditiva unilateral (Tabela 48.3).

### Teste de Rinne

No teste de Rinne, o examinador muda a posição da haste de um diapasão em vibração para duas posições: a 5 cm da abertura do meato auditivo (para condução aérea) e contra o osso mastoide (para condução óssea). Com a mudança da posição, o cliente é solicitado a indicar que tom é mais alto ou quando o tom não é mais audível. O teste de Rinne é útil para distinguir a perda auditiva de condução da **neurossensorial** (Tabela 48.3).

**Tabela 48.3** Comparação do teste de Weber e Rinne.

| Estado da audição | Weber | Rinne |
| --- | --- | --- |
| Audição normal | O som é ouvido igualmente nas duas orelhas | A condução aérea é audível de modo mais longo do que a condução óssea |
| Perda auditiva de condução | O som é ouvido melhor na orelha afetada (perda auditiva) | O som é ouvido do mesmo modo ou é mais longo na orelha afetada (perda auditiva) |
| Perda auditiva neurossensorial | Som ouvido melhor na orelha normal | A condução aérea é audível de modo mais longo do que a óssea na orelha afetada |

[1] N.R.T.: No Brasil, o COFEN publicou em seu portal uma parecer técnico do COREN-AL sobre irrigação do ouvido pela enfermeira devidamente capacitada (http://al.corens.portalcofen.gov.br/wp-content/uploads/sites/3/2013/07/parecer-tecnico-009-2009.pdf).

## Avaliação diagnóstica

Existem muitos exames complementares disponíveis para medir os sistemas auditivo e vestibular indiretamente. Em geral, esses testes são realizados por um audiologista, cuja competência clínica é certificada pela American Speech-Language-Hearing Association.

### Audiometria

Na detecção da **perda auditiva**, a audiometria é o instrumento diagnóstico mais importante. O teste audiométrico é de dois tipos: *audiometria de tom puro*, na qual o estímulo sonoro consiste em um tom puro ou musical (quanto mais alto o tom antes de o cliente percebê-lo, maior a perda auditiva) e *audiometria vocal*, na qual a palavra falada é usada para determinar a habilidade de escutar e discriminar sons e palavras. As respostas são plotadas em um gráfico conhecido como *audiograma*, que diferencia perda auditiva condutiva da neurossensorial.

Ao avaliar a audição, três características são importantes: frequência, tom e intensidade. A *frequência* faz referência à quantidade de ondas sonoras que emanam de uma fonte por segundo, medida em ciclos por segundo, ou Hertz (Hz). A orelha humana normal percebe sons que variam em frequência de 20 a 20.000 Hz. *Tom* é o termo usado para descrever frequência; um tom com 100 Hz é considerado grave, e um tom de 10.000 Hz é considerado agudo. A unidade de medida do volume (*intensidade* do som) é o decibel (dB), a pressão exercida pelo som. A perda auditiva é medida em decibéis, uma função logarítmica de intensidade que não é facilmente convertida em porcentagem. O nível crítico de altura é de aproximadamente 30 dB. O embaralhar de papéis em ambientes quietos tem de cerca de 15 dB. A Tabela 48.4 classifica a perda auditiva baseada no nível de decibel.

### Timpanograma

Um timpanograma ou audiometria de impedância é usado para avaliar a membrana timpânica e o estado da orelha média. Esse teste mede o reflexo muscular da orelha média à estimulação sonora (movimento da membrana timpânica) e a complacência da membrana timpânica pela mudança na pressão aérea no canal auditivo selado. A complacência está comprometida na doença da orelha média, como acúmulo de líquido na orelha média ou ruptura da membrana timpânica.

### Potencial evocado auditivo de tronco encefálico

O potencial evocado auditivo de tronco encefálico é um potencial elétrico detectável do nervo craniano VIII e das vias auditivas ascendentes do tronco encefálico em resposta à estimulação sonora. Os eletrodos são colocados na testa do paciente. Estímulos acústicos (como cliques) são aplicados na orelha. As medidas eletrofisiológicas resultantes podem determinar a que nível de decibel o paciente ouve e se existem comprometimentos ao longo das vias nervosas (p. ex., tumor no nervo craniano VIII).

### Eletronistagmografia

A eletronistagmografia é a medida e o registro gráfico das alterações nos potenciais elétricos criados pelos movimentos oculares durante o nistagmo evocado caloricamente, espontâneo ou posicional. É também usado para avaliar os sistemas vestibular e oculomotor e sua interação correspondente. Ajuda a diagnosticar condições como doença de Ménière e tumores do meato acústico interno ou fossa posterior. Supressores vestibulares, como sedativos, tranquilizantes, anti-histamínicos e álcool são suspensos 24 h antes do exame. Antes do teste, o procedimento é explicado ao cliente.

### Posturografia em plataforma

A posturografia de plataforma é usada para investigar as capacidades de controle postural, como **vertigem**. Pode ser usada para avaliar se a vertigem de uma pessoa está piorando ou para avaliar a resposta da pessoa ao tratamento. A integração de pistas visuais, vestibulares e proprioceptivas (*i. e.*, integração sensorial) com a produção da resposta motora e coordenação dos membros inferiores é testada. O cliente fica de pé em uma plataforma, circundado por uma tela, e condições diferentes, como uma plataforma em movimento com uma tela em movimento ou uma plataforma estacionária com uma tela em movimento, são apresentadas. As respostas do cliente em seis diferentes condições são medidas e indicam qual dos sistemas anatômicos pode estar comprometido. A preparação para o teste é a mesma para a eletronistagmografia.

### Aceleração harmônica sinusoidal

A aceleração harmônica sinusoidal, ou cadeira rotatória, é usada para avaliar o sistema vestíbulo-ocular por meio da análise dos movimentos oculares compensatórios em resposta à rotação em sentido horário e anti-horário da cadeira. Embora esse teste não consiga identificar o lado da lesão na doença unilateral, ajuda a identificar doença (como doença de Ménière e tumores do canal auditivo) e avalia o curso da recuperação. É necessária a mesma preparação do cliente para eletronistagmografia.

### Endoscopia da orelha média

Com endoscópios de diâmetros muito pequenos e ângulos agudos, a orelha pode ser examinada por um endoscopista especializado em otorrinolaringologia. A endoscopia da orelha média é um procedimento realizado segura e efetivamente no próprio consultório que avalia a suspeita de fístula perilinfática, nova perda auditiva de condução, anatomia da janela redonda antes do tratamento transtimpânico da doença de Ménière e cavidade timpânica antes da cirurgia da orelha para tratar infecções crônicas mastóideas e da orelha média.

A membrana timpânica é anestesiada topicamente por cerca de 10 min antes do procedimento. Em seguida, o meato acústico externo é irrigado com solução salina estéril normal. Com a ajuda de um microscópio, uma timpanotomia é criada com um feixe a *laser* ou um bisturi de **miringotomia** de modo que o endoscópio possa ser inserido na cavidade da orelha média. A documentação em vídeo e fotografia pode ser feita pelo escópio.

**Tabela 48.4** Gravidade da perda auditiva.

| Perda em decibéis | Interpretação |
|---|---|
| 0 a 15 | Audição normal |
| > 15 a 25 | Ligeira perda auditiva |
| > 25 a 40 | Perda auditiva leve |
| > 40 a 55 | Perda auditiva moderada |
| > 55 a 70 | Perda auditiva moderada a grave |
| > 70 a 90 | Perda auditiva grave |
| > 90 | Perda auditiva profunda |

## Revisão do capítulo

### Exercícios de avaliação crítica

1. Alison é uma mulher de 82 anos de idade que vive em casa com sua filha. Ela tem uma posturografia agendada. Ela cozinha para a família e frequentemente cozinha para amigos mais velhos doentes, residentes da clínica geriátrica local, e os visita. Ela é muito ativa e caminha na esteira 3 vezes/semana. Após a posturografia, ela planeja ir para a igreja, onde realiza um trabalho na parte da noite. Como você deve orientá-la a respeito do planejamento pré-procedimento?
2. Sua cliente é uma mulher de 24 anos de idade. Ela foi transportada para a emergência após sofrer irritação da córnea por exposição química. Após a entrevista sobre a história de saúde, a acuidade visual da cliente foi avaliada. O teste da acuidade visual era para ser feito com a escala de Snellen. A cliente foi posicionada a 6 metros da escala e solicitada a ler a menor linha visível. Ela não foi capaz de ver a escala com o olho afetado. Ela começou a chorar e relatou que antes conseguia ver perfeitamente com os dois olhos. Que outra avaliação é necessária nesse momento? Como você explicaria esse achado à cliente?

### Questões objetivas

1. Qual das seguintes informações obtida pela entrevista sobre a história de saúde de um idoso de 70 anos de idade deve ser ainda mais analisada como um sinal de presbiacusia?
   A. "Eu não tenho saído com amigos."
   B. "Sou um motorista de caminhão aposentado."
   C. "Meu passatempo é cuidar dos animais."
   D. "Eu assisto à televisão à noite com minha esposa."
2. A enfermeira avalia um menino de 7 anos de idade com queixa de dor de ouvido. Que achado da avaliação a enfermeira espera?
   A. Membrana timpânica azul
   B. Formação de cerume
   C. Hipersensibilidade mastóidea
   D. Retração timpânica
3. Um homem de 45 anos de idade que tem problemas de visão de perto está ficando cada vez pior. A enfermeira explica a razão do problema. Qual das seguintes afirmações mostra que o cliente entendeu as orientações?
   A. "Esse é um sinal de que devo ter hipertensão."
   B. "Eu posso estar tendo sinais precoces de presbiopia."
   C. "Então você acha que devo ter tido algum tipo de trauma ocular?"
   D. "Qual dos meus medicamentos causou isso?"
4. Um cliente chega à emergência com queixa de dor ocular após um incidente com veículo motorizado. O que a enfermeira espera encontrar durante a avaliação?
   A. Uma lesão no olho oposto
   B. Dor ao piscar
   C. Sangramento do canal lacrimal
   D. Alteração na visão de longe
5. A perda auditiva de um cliente está sendo avaliada se é condutiva ou neurossensorial. A enfermeira realiza o teste de Rinne. Se o cliente apresentar perda auditiva neurossensorial, qual dos seguintes resultados a enfermeira deve esperar?
   A. O som é ouvido igualmente nas duas orelhas.
   B. A condução aérea é igual à condução óssea na orelha afetada.
   C. A condução aérea é audível por mais tempo que a óssea na orelha afetada.
   D. A condução aérea é mais breve que a condução óssea na orelha afetada.

## Bibliografia e leitura sugerida

A bibliografia e a leitura sugerida para este capítulo estão disponíveis no GEN-IO: http://gen-io.grupogen.com.br/gen-io/.

# CAPÍTULO 49

CAROLYNN SPERA BRUNO

# Manejo de Enfermagem | Distúrbios Oculares e Visuais

## Objetivos de estudo

**Após ler este capítulo, você será capaz de:**

1. Definir as condições clínicas de baixa visão e cegueira e diferenciar entre déficits funcionais e visuais
2. Citar e descrever as estratégias de avaliação e manejo para baixa visão
3. Demonstrar técnicas de orientação e mobilidade segura aos clientes com baixa visão no ambiente hospitalar
4. Descrever a avaliação e o manejo das doenças da retina
5. Descrever a avaliação e o manejo do traumatismo ocular
6. Descrever a avaliação e o manejo dos distúrbios oculares inflamatórios e infecciosos
7. Demonstrar como instilar colírios e pomadas oftálmicos
8. Descrever o manejo pós-operatório e as orientações para a alta dos clientes submetidos a procedimentos cirúrgicos oculares.

Clientes hospitalizados podem apresentar problemas agudos, que afetam seus olhos, ou comorbidades associadas à disfunção da visão. Algumas das principais causas de disfunção visual estão associadas ao envelhecimento (p. ex., cataratas, glaucoma, degeneração macular) e 2/3 da população com déficits visuais têm mais de 65 anos. Os indivíduos mais jovens também estão sujeitos a desenvolver distúrbios oculares, principalmente lesões traumáticas. Com o entendimento da prevenção, do tratamento e das consequências dos distúrbios oculares, enfermeiras que trabalham em todos os contextos devem avaliar a acuidade visual dos clientes de risco (p. ex., clientes idosos, diabéticos ou com AIDS); referenciar seus clientes aos especialistas em cuidados visuais (quando necessário); adotar medidas para evitar agravação do déficit visual; e ajudar os clientes a se adaptarem à disfunção visual.

## Déficit visual

As principais causas do déficit visual são retinopatia diabética e doenças oculares relacionadas com o envelhecimento, inclusive cataratas, degeneração macular e glaucoma. Algumas estimativas sugerem que a cegueira possa ser evitada em 50% dos casos. Em vista do aumento projetado da população idosa e do reconhecimento de que muitos distúrbios oculares não são diagnosticados, é fundamental que as enfermeiras avaliem a acuidade visual dos seus clientes e atuem como educadores, de maneira que possam ser realizadas intervenções mais precoces.

### Distúrbios da refração, baixa visão e cegueira

Com os distúrbios da refração, a visão é reduzida porque o bulbo ocular encurtado ou alongado impede que os raios luminosos sejam focalizados nitidamente na retina. O borramento visual causado pelos distúrbios da refração pode ser corrigido com óculos ou lentes de contato. O **exame da refração** determina as lentes de contato ou os óculos apropriados. Este exame oftalmológico consiste em colocar vários tipos de lentes na frente dos olhos do cliente, para identificar qual delas produz melhora mais significativa da sua visão.

A profundidade do bulbo ocular é um fator importante para determinar a ocorrência dos distúrbios da refração. Os clientes nos quais a imagem visual é focalizada precisamente na mácula e que não precisam usar óculos ou lentes de contato são descritos como **emetropes** (emetropia ou visão normal). Os indivíduos com **miopia** são descritos como míopes. Esses clientes têm bulbos oculares mais profundos e, por esse motivo, a imagem visual distante é focalizada à frente ou antes da retina; eles apresentam borramento visual das imagens distantes. Quando os bulbos oculares são mais curtos, a imagem visual é focalizada depois da retina; os olhos são mais rasos e essa condição é conhecida como **hiperopia** ou **hipermetropia**. Os clientes hipermetropes têm turvação das imagens próximas, enquanto sua visão de objetos distantes é excelente.

Outra causa importante de distúrbios da refração é **astigmatismo**, uma irregularidade da curvatura da córnea. Como o astigmatismo causa distorção da imagem visual, a acuidade das imagens visuais próximas e distantes pode ser reduzida. Para corrigir astigmatismo, em vez de óculos, lentes de contato duras ou gelatinosas podem ser usadas.

A oftalmologia entrou na era da correção visual customizada em sua busca por conseguir visão "supernormal". Um método recente usado para avaliar distúrbios da refração é conhecido como *tecnologia de ondas*, cuja aplicação mais promissora é a cirurgia de refração dirigida por frente de ondas.

*Baixa visão* é um termo geral usado para descrever déficits visuais que exigem que os clientes usem dispositivos e outras medidas (além das lentes corretivas) para realizar as atividades visuais rotineiras. A definição de baixa visão é a melhor acuidade visual corrigida (MAVC) de 20/70 a 20/200.

A **cegueira** é definida por MAVC, que pode variar na faixa de 20/400 a nenhuma percepção de luz (NPL). A definição clínica de cegueira absoluta é incapacidade de perceber qualquer luz. A cegueira parcial é uma condição de déficit visual, na qual um indivíduo tem MAVC que não passa de 20/200 no olho melhor ou cujo diâmetro do campo visual mais amplo é de 20° ou menos. Essa definição não corresponde à capacidade funcional, nem classifica os graus de limitação visual. A cegueira parcial varia de incapacidade de perceber luz até algum grau de visão restante. Um indivíduo que preenche os critérios de cegueira parcial pode ser elegível à ajuda financeira do governo.

Em geral, a baixa visão acompanha-se de dificuldade de realizar atividades funcionais. Os indivíduos com acuidade visual de 20/80 a 20/100 e limitação do campo visual a 60° ou mais de 20° podem ler a uma distância praticamente normal com recursos ópticos. Sua orientação visual é praticamente normal, mas eles precisam "rastrear" o ambiente com mais cuidado (*i. e.*, precisam realizar sistematicamente movimentos com a cabeça e os olhos). Na faixa de acuidade visual de 20/200 a 20/400 com limitação do campo visual a mais de 10° e menos de 20°, o indivíduo consegue ler devagar com recursos ópticos; sua orientação visual é lenta e ele precisa "rastrear" constantemente o ambiente. Os indivíduos classificados nesse grupo podem ser capazes de movimentar-se no ambiente sem recursos auxiliares (essa capacidade é conhecida como "visão de viagem"). Os indivíduos com visão de movimentos da mão (MM) ou sem visão podem ser beneficiados com o uso de dispositivos de mobilidade (p. ex., bengala, cão-guia) e devem ser aconselhados a aprender a ler em Braille e usar recursos computadorizados.

Dentre os adultos de 40 anos ou mais, as causas mais comuns de cegueira e déficit visual são retinopatia diabética (ver Capítulo 30), degeneração macular, glaucoma e cataratas (descritos mais adiante neste capítulo). A degeneração macular é mais prevalente entre os caucasoides, enquanto o glaucoma é mais comum entre os afro-americanos. O Capítulo 48 descreve as alterações oculares associadas ao envelhecimento.

## Manifestações clínicas e avaliação

A avaliação da baixa visão inclui: história de saúde detalhada e exame da acuidade visual para perto e para longe, avaliação dos campos visuais, sensibilidade ao contraste, ofuscação, percepção de cores e refração (ver Capítulo 48). Gráficos de acuidade visual especialmente desenvolvidos para indivíduos com déficit visual são usados para avaliar esses clientes.

Durante a obtenção da história de saúde, é importante definir a causa e a duração do déficit visual do cliente. Por exemplo, clientes com retinopatia pigmentosa apresentam anormalidade genética. Clientes com edema macular diabético geralmente têm acuidade visual flutuante. Os indivíduos com degeneração macular relatam distúrbios da acuidade central, que causam dificuldade de realizar atividades que exigem visão mais detalhada, inclusive ler. Os clientes com anormalidades dos campos visuais têm mais dificuldades para se movimentarem. No plano de cuidados, é necessário identificar e incluir as atividades cotidianas do indivíduo (AVD, ou atividades da vida diária), o regime terapêutico, os hábitos (p. ex., tabagismo), a aceitação das limitações físicas desencadeadas pelo déficit visual e as expectativas realistas dos recursos disponíveis para clientes com baixa visão, inclusive com fornecimento de orientações quanto à segurança e encaminhamento aos serviços sociais.

O teste de sensibilidade ao contraste avalia a acuidade visual com diferentes graus de contraste. O exame inicial pode consistir simplesmente em acender luzes enquanto o cliente faz um teste da acuidade para longe. Quando o cliente consegue ler melhor com as luzes acessas, ele pode aperfeiçoar com o uso de lentes de aumento. O teste da ofuscação possibilita que o examinador faça uma avaliação mais realista da capacidade de o cliente atuar em seu próprio ambiente. A ofuscação pode reduzir a capacidade visual do indivíduo, principalmente se houver histórico de cataratas. Os dispositivos utilizados para testar ofuscação são calibrados para imitar determinados objetos que produzem ofuscação, inclusive faróis de automóveis à noite.

## Manejo clínico

A correção da baixa visão consiste em amplificar e melhorar as imagens por meio do uso de recursos e estratégias para clientes com déficit visual e encaminhamento aos serviços sociais e aos órgãos comunitários que prestam serviços aos indivíduos com déficits visuais. Os objetivos são otimizar a visão restante do cliente, seja central ou periférica, e ajudá-lo a realizar suas atividades cotidianas. Os recursos para corrigir baixa visão são dispositivos ópticos e não ópticos (Tabela 49.1). Os dispositivos ópticos são lentes convexas (inclusive lentes de aumento e óculos); dispositivos telescópicos; lentes antirreflexivas que diminuem a ofuscação; e sistemas de leitura eletrônica, inclusive televisão de circuito fechado e computadores com letras grandes. Os avanços constantes dos *softwares* de computador oferecem muitos produtos úteis aos clientes com déficit visual. Escâneres e *softwares* apropriados possibilitam que o usuário digitalize o material impresso e coloque-o para ser lido por um sistema de voz computadorizado ou amplie a fonte para facilitar a leitura. As lentes de aumento podem ser portáteis ou fixadas a uma armação com ou sem iluminação. Os dispositivos telescópicos podem ser telescópios oculares ou lupas portáteis ou acopláveis.

**Tabela 49.1** Atividades afetadas pelos déficits visuais e recursos para melhorar a visão.

| Atividade | Recursos ópticos | Recursos não ópticos |
|---|---|---|
| Fazer compras | Lentes de aumento | Iluminação, códigos de cores |
| Preparar um lanche | Lentes bifocais | Códigos de cores, plano de armazenamento consistente |
| Ingerir alimentos | Lupa de mão | Lanterna, lâmpada portátil |
| Reconhecer notas e moedas | Lentes bifocais, lupa de mão | Separar as notas em compartimentos da carteira |
| Ler materiais impressos | Óculos de grande aumento, lentes bifocais, lupa de mão | Iluminação, impressão com cores contrastantes, letras grandes, lentes de aumento para leitura, televisão com circuito fechado, livros eletrônicos |
| Escrever | Lupa de mão, telescópio focalizável, televisões com circuito fechado | Iluminação, caneta com luz na ponta, televisão com circuito de tinta preta |
| Utilizar um telefone | Lupa de mão | Teclado com impressão de números/letras grandes ou botões de toque de tom, diretório impresso à mão |
| Atravessar ruas | Telescópio | Uso de bengala, pedir orientações |
| Encontrar pontos de táxi e ônibus | Telescópio | Pedir ajuda |
| Ler rótulos dos fármacos | Lupa de mão | Códigos de cores, letras grandes |
| Ler temperaturas do forno | Lupa de mão | Códigos de cores, pontos salientes |
| Ajustar o termostato | Lupa de mão | Modelo com números grandes |
| Usar um computador | Óculos | Cores contrastantes, programa com letras grandes |
| Ler sinais | Óculos | Aproximar o objeto |
| Assistir a um evento esportivo | Telescópio | Sentar-se nas primeiras filas |

Adaptada de Riordan-Eva, P., Whitcher (Eds.) (2008). *Vaughan & Asbury's general ophthalmology* (17th ed.). New York: McGraw-Hill Companies.

A expansão da tecnologia possibilitou o desenvolvimento de um sistema telefônico que permite o acesso à internet e o uso de *e-mails* por comandos de voz (Boxe 49.1).

Os encaminhamentos aos serviços domiciliares de atenção à saúde podem ser necessários aos clientes com baixa visão que vivem sozinhos e não conseguem administrar seus próprios fármacos. Além disso, recomenda-se o treinamento para desenvolver habilidades necessárias à vida independente; atividades ocupacionais e recreativas; e grande variedade de dispositivos de ajuda para melhorar a visão e facilitar a orientação e a mobilidade.

## Manejo de enfermagem

Lidar com a cegueira requer três tipos de adaptação: emocional, física e social. A adaptação emocional à cegueira ou a um déficit visual grave determina o sucesso das adaptações física e social do cliente. Adaptação emocional bem-sucedida significa aceitar a cegueira ou o déficit visual grave.

---

**BOXE 49.1**

**Acesso à internet para deficientes visuais.**

Os indivíduos com deficiência visual não precisam ser excluídos da era da informática, pois há disponibilidade de várias tecnologias. A seguir, é apresentada uma lista dos equipamentos gerais disponíveis:
- *Computador*: *softwares* desenvolvidos especialmente para clientes com deficiência visual
- *Prestador de serviços de internet*
- *Programa de leitura de tela*: converte texto na tela do computador em voz sintetizada
- *Programa de navegador para usar internet*

---

### Promoção do enfrentamento

O enfrentamento eficaz pode não ocorrer até que o cliente reconheça a irreversibilidade da cegueira. Ficar apegado a falsas esperanças de recuperar a visão dificulta a adaptação eficaz à cegueira. Um cliente que ficou cego recentemente e seus familiares (especialmente os que vivem com ele) passam por várias fases de sofrimento: negação, raiva, negociação, depressão, resolução e aceitação (Kübler-Ross, 1969). A capacidade de aceitar as alterações que precisam ser efetuadas com a perda visual e a disposição de adaptar-se às alterações influenciam a reabilitação bem-sucedida do cliente que está cego. Outros aspectos a considerar são: alterações de valores, conflitos de dependência-independência, enfrentamento de estigmas e aprendizagem de como atuar em condições sociais sem estímulos e recursos visuais.

### Melhora da orientação espacial e da mobilidade

Um indivíduo cego ou portador de deficiência visual grave requer estratégias para adaptar-se ao ambiente. As AVD (como sair de uma cadeira para a cama) dependem de orientação espacial. Um cliente cuja deficiência visual resultou de uma doença ocular progressiva crônica (p. ex., glaucoma) tem mais habilidades de mapeamento cognitivo que outro que ficou cego repentinamente. Os clientes com distúrbios oculares progressivos aprendem a usar conceitos espaciais e topográficos desde o início e gradativamente; dessa maneira, para eles, é mais fácil lembrar-se da disposição dos móveis em um quarto. Os clientes que ficaram cegos repentinamente têm mais dificuldades de adaptação, e os problemas emocionais e comportamentais de lidar com a cegueira podem dificultar sua aprendizagem. Esses clientes necessitam de apoio físico e emocional intensivo.

No hospital, a mesa de cabeceira e o botão de chamada devem sempre ficar ao alcance do cliente. Os componentes do botão de chamada devem ser explicados e o cliente deve aprender a tocar e apertar os botões ou os discos, até que a atividade seja dominada. O cliente deve familiarizar-se com a localização do telefone, da garrafa com água e de outros objetos colocados na mesa de cabeceira. A composição da bandeja de alimentos deve ser comparada ao mostrador de um relógio; por exemplo, o prato principal pode ser localizado como se estivesse na posição de 12 h, ou a xícara de café na posição de 3 h. Todos os objetos e móveis sempre devem ficar na mesma posição durante a internação hospitalar do cliente. É necessário realizar a apresentação da equipe hospitalar quando os profissionais entram e saem do quarto.

A enfermeira sempre deve se lembrar da importância das técnicas recomendadas para prestar ajuda física, estimular a independência e garantir a segurança. O Boxe 49.2 descreve recomendações específicas de como interagir com clientes portadores de déficit visual. Antes de iniciar o treinamento de orientação e mobilidade, a enfermeira deve avaliar a disposição de aprender do cliente e dos seus familiares.

### Promoção de cuidados domiciliares e na comunidade

A enfermeira, o assistente social, a família e outras pessoas colaboram para a avaliação das condições de moradia e o sistema de apoio do cliente. Quando houver disponibilidade, é necessário consultar um profissional especialista em baixa visão ou um terapeuta ocupacional, principalmente no caso de clientes com dificuldades de identificar e administrar fármacos.

Outras intervenções apropriadas a alguns clientes com déficit visual ou cegueira são o método Braille e os cães-guias. Também conhecidos como cães-guias de cegos, esses animais são selecionados, criados e rigorosamente treinados para ajudar indivíduos cegos. O cão-guia é uma companhia constante da pessoa cega (também conhecida como controlador do animal) e tem permissão para entrar em aviões e restaurantes, lojas, hotéis e outros locais públicos. O cão-guia em coleira é um animal de trabalho e não deve ser abordado sem permissão do dono. Com a ajuda do cão-guia, o indivíduo cego pode ter ampla mobilidade e realizar as atividades normais dentro e fora de casa ou do seu local de trabalho.

## Glaucoma

O termo glaucoma é usado para descrever um grupo de distúrbios que se caracterizam por lesão do nervo óptico, que está relacionada com a pressão intraocular (PIO) alta, causada pela acumulação de humor aquoso no olho. Existe uma faixa de pressão considerada "normal", mas esses níveis podem causar perda visual em alguns clientes. Glaucoma é uma das causas principais de cegueira irreversível em todo o mundo e é a prin-

---

### BOXE 49.2 — Diretrizes para interagir com indivíduos cegos ou portadores de déficits visuais.

- Lembre-se de que a única diferença entre você e um indivíduo cego ou que tenha baixa visão é que ele não consegue enxergar com seus próprios olhos o que você vê com os seus
- Não se sinta desconfortável quando está em companhia de um indivíduo cego ou portador de baixa visão. Converse com ele como se estivesse conversando com qualquer outra pessoa, honestamente e sem piedade; não fique preocupado se você usar palavras como "veja" e "olhe". Não há necessidade de elevar a voz, a menos que o indivíduo peça que o faça
- Ao se aproximar do indivíduo e antes de fazer qualquer contato físico, apresente-se. Diga ao cliente seu nome e sua função. Se outra pessoa aproximar-se, apresente-a. Quando você sair do quarto, não se esqueça de dizer ao cliente que você sairá e se alguém mais ficará no quarto
- Em geral, é apropriado tocar suavemente na mão ou no braço do cliente para indicar-lhe que você começará a falar
- Ao falar, fique de frente para o cliente e fale diretamente a ele, utilizando um tom de voz normal
- Seja claro e objetivo ao transmitir orientações. Quando possível, mencione uma distância específica ou use marcas de tempo (p. ex., caminhe cerca de 1 km; caminhe aproximadamente 2 m para a direita; o telefone está na posição de 2 h); evite usar frases como "lá fora"
- Quando você se oferece para ajudar alguém, deixe que o cliente se apoie no seu braço pouco acima do cotovelo e caminhe meio passo atrás de você
- Ao oferecer seu assento para outra pessoa, coloque a mão dela no encosto ou no braço do assento
- Quando você estiver para subir ou descer um lance de escadas, diga ao cliente e coloque sua mão no corrimão
- Procure assegurar-se de que o ambiente esteja livre de obstáculos; feche as portas e as gavetas, de modo que não fiquem no caminho
- Ofereça-se para ler informações por escrito, inclusive cardápio
- Ao servir alimentos a um cliente, use marcas do relógio para especificar onde os itens estão posicionados no prato
- Quando o cliente cego ou com baixa visão está internado em um serviço de saúde:
  - Procure assegurar que todos os objetos de que precisa estejam ao alcance das mãos
  - Identifique a posição dos objetos que o cliente possa precisar (p. ex., "a luz de chamada está perto da sua mão direita"; "o telefone está em cima da mesa, à esquerda da sua cama")
  - Remova os obstáculos que eventualmente estejam no caminho do cliente e que possam provocar quedas
  - Coloque todos os dispositivos auxiliares que o cliente usa ao alcance de suas mãos; deixe o cliente tocar nesses dispositivos, de modo que saiba onde estão
- Não distraia o cão-guia (animal de serviço), a menos que o proprietário dê permissão
- Pergunte ao cliente: "como posso ajudá-lo?". Em algumas ocasiões, o indivíduo requer auxílio; em outras, no entanto, a ajuda pode ser desnecessária

Este material foi adaptado com base no *Achieving Physical and Communication Accessibility*, uma publicação do National Center for Access Unlimited; *Community Acesss Facts*, uma publicação do Adaptative Environments Center; e *The Ten Commandments of Interacting with People with Mental Health Disabilities*, uma publicação do The Ability Center of Greater Toledo.

cipal de cegueira entre adultos. O glaucoma não tem cura e as pesquisas têm como objetivo identificar os fatores de risco e evitar déficit visual e cegueira.

## Fisiopatologia

A circulação do humor aquoso ocorre entre a íris e o cristalino e sua função é nutrir a córnea e o cristalino. Em seguida, a maior parte (90%) desse líquido sai da câmara anterior e drena por uma rede trabecular esponjosa para dentro do canal de Schlemm e para as veias episclerais (Figura 49.1). Cerca de 10% do humor aquoso sai pelo corpo ciliar e entra no espaço supracoroidal e, por fim, drena para a circulação venosa do corpo ciliar, da coroide e da esclerótica. A drenagem livre do humor aquoso depende da integridade do sistema de drenagem e de um ângulo aberto (cerca de 45°) entre a íris e a córnea. Os ângulos mais fechados colocam a íris em contato mais próximo com a rede trabecular, o que reduz a drenagem. A quantidade de humor aquoso produzido tende a reduzir com a idade, com doenças sistêmicas (p. ex., diabetes) e com distúrbios oculares inflamatórios.

A PIO é determinada pela taxa de produção do humor aquoso, pela resistência encontrada para a saída do humor aquoso à medida que passa pelo sistema de drenagem e pela pressão venosa das veias episclerais que drenam para a veia ciliar anterior. Quando a produção e a drenagem de humor aquoso são equilibradas, a PIO varia entre 10 e 21 mmHg; se houver algum impedimento à circulação do humor aquoso, a pressão intraocular aumenta. Oscilações da PIO ocorrem conforme hora do dia, esforço, dieta e uso de fármacos. A PIO tende a aumentar nas condições como piscar os olhos, fechar firmemente as pálpebras e olhar para cima. As doenças sistêmicas (p. ex., hipertensão arterial) e os distúrbios intraoculares (p. ex., uveíte e descolamento da retina) foram associados à elevação da PIO.

Existem duas teorias aceitas para explicar o modo como a PIO alta danifica o nervo óptico dos clientes com glaucoma. A teoria mecânica direta sugere que a PIO elevada danifique a retina na região em que ela passa pela cabeça do nervo óptico. A teoria isquêmica indireta propõe que a PIO alta comprima a microcirculação da cabeça do nervo óptico, resultando em lesão e morte das células. Alguns glaucomas parecem ser exclusivamente mecânicos, enquanto outros são unicamente isquêmicos; em geral, a maioria dos casos é causada por uma combinação desses dois mecanismos. Independentemente da causa da lesão, as alterações glaucomatosas geralmente passam por estágios nitidamente discerníveis (Boxe 49.3).

## Classificação dos glaucomas

Existem vários tipos de glaucoma. Embora sua classificação seja modificada à medida que se ampliam o conhecimento sobre a doença, os tipos clínicos reconhecidos atualmente são: glaucoma de ângulo aberto; glaucoma de ângulo fechado (também conhecido como bloqueio pupilar); glaucoma congênito; e glaucoma associado a outras doenças, inclusive anomalias do desenvolvimento ou tratamento com corticoides. O glaucoma pode ser primário ou secundário, dependendo se os fatores associados contribuem para a elevação da PIO. Os dois tipos clínicos comuns de glaucoma encontrados nos adultos são os glaucomas de ângulo aberto e os de ângulo fechado. Esses tipos são diferenciados pelos mecanismos que limitam a drenagem do humor aquoso. A Tabela 49.2 resume as características dos diferentes tipos de glaucomas de ângulo aberto e ângulo fechado.

## Fatores de risco

O glaucoma é mais prevalente na faixa etária acima de 40 anos e a incidência aumenta com a idade; além disso, é mais comum entre os homens que as mulheres e nos grupos étnicos afro-americano e asiático (Boxe 49.4).

> **BOXE 49.3**
> **Progressão do glaucoma.**
>
> 1. **Eventos desencadeantes**
> Os fatores desencadeantes são doenças, estresse emocional, ângulos estreitos congênitos, uso prolongado de corticoides e instilação de agentes midriáticos (*i. e.*, fármacos que provocam dilatação das pupilas).
>
> 2. **Alterações estruturais do sistema de drenagem do humor aquoso**
> As alterações celulares e teciduais causadas pelos fatores que alteram a dinâmica do humor aquoso causam anormalidades estruturais.
>
> 3. **Alterações funcionais**
> Os distúrbios como elevação da pressão intraocular ou redução do fluxo sanguíneo provocam alterações funcionais.
>
> 4. **Lesão do nervo óptico**
> A atrofia do nervo óptico caracteriza-se pela destruição das fibras nervosas e da circulação sanguínea. Esse quarto estágio progride inevitavelmente para o quinto estágio.
>
> 5. **Perda da visão**
> Perda progressiva da visão, que se caracteriza por limitações ou déficits dos campos visuais.

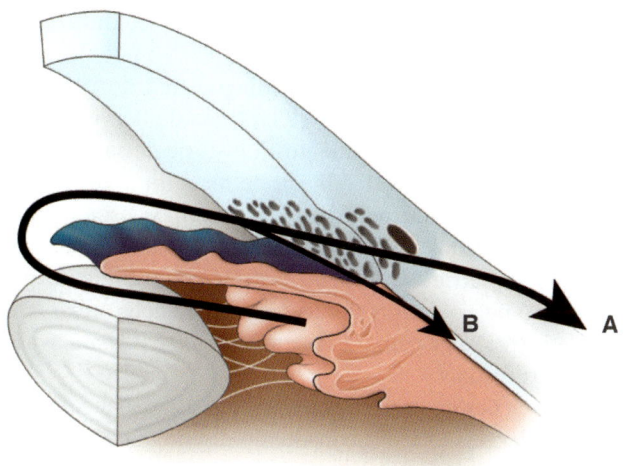

**Figura 49.1** Drenagem normal do humor aquoso. (**A**) Rede trabecular. (**B**) Via uveoescleral. Segundo Kanski, J. J. (2007). *Clinical ophthalmology*. Oxford: Butterworth-Heinemann Ltd.

**Tabela 49.2** Tipos, manifestações clínicas e tratamento dos glaucomas.

| Tipo de glaucoma | Manifestações clínicas | Tratamento |
|---|---|---|
| **Glaucoma de ângulo aberto** | | |
| Geralmente é bilateral, mas um olho pode ser afetado mais gravemente que o outro. Com todos os três tipos de glaucoma de ângulo aberto, o ângulo da câmara anterior é aberto e aparentemente normal. | | |
| Glaucoma de ângulo aberto crônico (GAAC) | Lesão do nervo óptico, déficits dos campos visuais, PIO > 21 mmHg. Pode ter PIO oscilante. Em geral, é assintomático, embora possa haver dor ocular, cefaleia e halos | Reduzir a PIO em 20 a 50%. Aplicar também fármacos tópicos e orais, conforme a necessidade. Quando o tratamento clínico é ineficaz, a trabeculoplastia a *laser* (TL) pode reduzir a pressão intraocular em 20%. A operação de filtragem para glaucoma é indicada quando a lesão do nervo óptico persiste, apesar do tratamento farmacológico e da terapia a *laser* |
| Glaucoma de pressão normal | PIO ≤ 21 mmHg; lesão do nervo óptico; déficits dos campos visuais | Tratamento semelhante ao do GAAC, mas as melhores intervenções para tratar glaucoma de pressão normal ainda não estão definidas. O objetivo é reduzir a PIO em pelo menos 30% |
| Hipertensão ocular | PIO elevada. Pode causar dor ocular ou cefaleia | Reduzir a PIO em pelo menos 20% |
| **Glaucoma de ângulo fechado (bloqueio pupilar)** | | |
| A obstrução da drenagem do humor aquoso é causada pelo fechamento parcial ou total do ângulo do ponto de transição entre a íris periférica e as trabéculas. A obstrução aumenta a PIO. | | |
| Glaucoma de ângulo fechado agudo (GAFA) | Déficit visual rapidamente progressivo, dor periocular, hiperemia conjuntival e congestão. A dor pode causar náuseas, vômitos, bradicardia e sudorese profusa. Redução da acuidade visual central, PIO muito alta, edema da córnea. Pupilas verticalmente ovaladas, fixas em posição de dilatação parcial e não reativas à luz ou à acomodação visual | Trata-se de uma emergência oftalmológica, que requer administração de agentes hiperosmóticos, acetazolamida e agentes hipotensores oculares tópicos, inclusive pilocarpina e betabloqueadores (betaxolol). Possível incisão da íris (iridotomia) a *laser*, para liberar o humor aquoso bloqueado e reduzir a PIO. O olho contralateral também deve ser tratado com colírio de pilocarpina e/ou intervenção cirúrgica, para evitar uma crise espontânea semelhante |
| Glaucoma de ângulo fechado subagudo | Borramento transitório visual, halos ao redor das luzes; cefaleias temporais e/ou dor ocular; pupilas parcialmente dilatadas | Iridotomia periférica a *laser* profilática. Pode causar glaucoma de ângulo fechado agudo ou crônico, se não for tratado |
| Glaucoma de ângulo fechado crônico | Progressão da concavidade glaucomatosa e déficit significativo dos campos visuais; a PIO pode estar normal ou alta; dor ocular e cefaleia | O tratamento é semelhante ao do GAAC, inclusive iridotomia a *laser* e fármacos |

## Manifestações clínicas e avaliação

O glaucoma também é conhecido como "ladrão silencioso da visão" porque a maioria dos clientes não sabe que tem esta doença, até o momento que apresenta alterações visuais e déficit de visão. Os clientes podem não buscar atendimento à saúde antes de apresentar borramento visual ou "halos" ao redor das luzes; dificuldade de focar e de adaptar os olhos à iluminação reduzida; perda da visão periférica; dor ou desconforto ao redor dos olhos e cefaleia.

Os objetivos da investigação diagnóstica do glaucoma são determinar o tipo, avaliar se há lesão do nervo óptico e elaborar um plano de tratamento. A história de saúde e ocular do cliente deve ser detalhada de maneira a verificar se existem fatores predisponentes. Quatro tipos principais de exames são usados para avaliar, diagnosticar e tratar glaucomas: tonometria, para medir a PIO; oftalmoscopia, para examinar o nervo óptico; gonioscopia, para determinar o ângulo de filtração da câmara anterior; perimetria, para avaliar os campos visuais.

As alterações do nervo óptico, associadas ao glaucoma, são palidez e depressão (concavidade) do disco óptico. A palidez do nervo óptico é causada pela irrigação sanguínea precária resultante da destruição celular; a depressão (concavidade) caracteriza-se por curvatura exagerada dos vasos sanguíneos, à medida que cruzam o disco óptico, resultando na ampliação da cúspide óptica, que se assemelha mais a uma bacia em com-

### BOXE 49.4 Fatores de risco do glaucoma.

- História familiar de glaucoma
- Etnia afro-americana
- Idade avançada (> 60 anos)
- Diabetes melito
- Doença cardiovascular
- Síndromes hemicrânicas (enxaquecas)
- Miopia
- Traumatismo ocular
- Uso prolongado de corticoides tópicos ou sistêmicos.

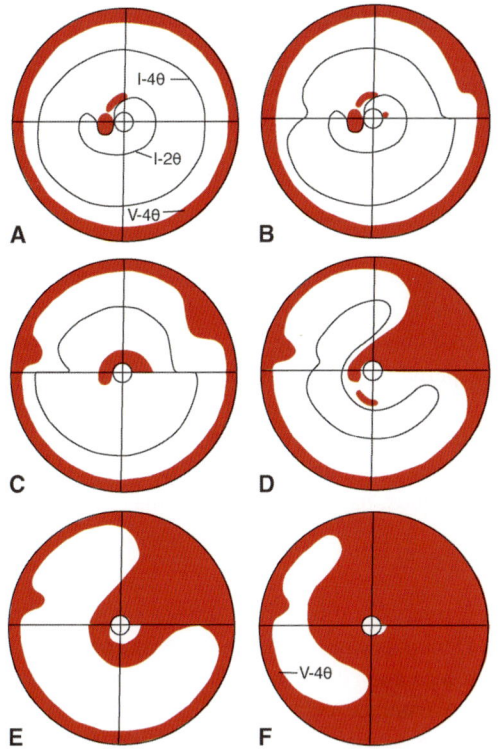

**Figura 49.2** Progressão dos déficits dos campos visuais associados ao glaucoma. A anormalidade inicial mais significativa é um escotoma central entre 10 e 20° de fixação, perto da mancha cega (**A, B**). À medida que o glaucoma avança, os escotomas crescem e agravam, resultando na perda da visão periférica. (**C**) Déficit dentro de 5° de fixação em direção nasal. (**D**) O acometimento dos campos periféricos aumenta. (**E**) Escotoma com formato de anel. (**F**) Por fim, a visão está perdida. A "ilha de visão" resultante forma o campo visual típico do glaucoma e correlaciona-se à "visão em túnel", na qual a visão periférica foi perdida. De Kanski, J. J. (2007). *Clinical Ophthalmology*. Oxford: Butterworth-Heinemann Ltd.

paração com a cúspide normal. A progressão da depressão do disco óptico é causada pela perda gradativa das fibras nervosas da retina e pela destruição dos vasos sanguíneos, resultando em palidez exagerada do disco.

À medida que a lesão do nervo óptico avança, a percepção visual da área afetada é perdida. As áreas localizadas de perda visual (*i. e.*, **escotomas**) representam a perda da sensibilidade da retina e são medidas e mapeadas por perimetria. Nos clientes com glaucoma, há um padrão típico que difere das outras doenças oculares e ajuda a confirmar este diagnóstico. A Figura 49.2 demonstra a progressão dos déficits dos campos visuais dos clientes com glaucoma.

## Manejo clínico

O objetivo de todas as intervenções terapêuticas propostas para os clientes com glaucoma é evitar lesão do nervo óptico. Pelo fato de não existir cura para o glaucoma, os clientes quase sempre precisam ser tratados por toda a vida. O tratamento consiste basicamente em fármacos, procedimentos a *laser*, cirurgia ou uma combinação destas abordagens, embora todas possam causar complicações e efeitos colaterais. O objetivo é obter os maiores benefícios com menor risco, custo e inconveniência para os clientes. Ainda que o tratamento não consiga reverter a lesão do nervo óptico, é possível controlar a progressão da lesão. A meta é manter a PIO dentro de uma faixa que provavelmente não cause lesão adicional.

A meta inicial da PIO para clientes com níveis altos e para os indivíduos com glaucoma de pressão baixa e perda visual progressiva costuma ser 30% menor que a pressão atual. O cliente deve ser monitorado para detectar alterações do aspecto do nervo óptico. Quando houver indícios de lesão progressiva, a PIO estabelecida como meta deve ser novamente reduzida, até que o nervo óptico mostre estabilidade.

O tratamento clínico do glaucoma consiste em fármacos oculares tópicos e sistêmicos que reduzem a PIO. Os exames de monitoramento periódico são essenciais para monitorar a PIO, o aspecto do nervo óptico, os campos visuais e os efeitos colaterais dos fármacos. O tratamento leva em consideração as condições de saúde do cliente e o estágio do seu glaucoma. Conforto, disponibilidade, conveniência, estilo de vida e personalidade são fatores que precisam ser considerados para aumentar a adesão do cliente ao regime terapêutico.

Em geral, o tratamento começa com a dose mais baixa do fármaco tópico e, em seguida, as concentrações são aumentadas até alcançar e manter o nível desejado de PIO. Em virtude de sua eficácia, das doses mínimas necessárias (podem ser aplicados 1 vez/dia) e do custo reduzido, os betabloqueadores são os primeiros fármacos preferidos. Os betabloqueadores diminuem a produção de humor aquoso e, consequentemente, reduzem a PIO. Inicialmente, apenas um olho é tratado, enquanto o outro é usado como controle para determinar a eficácia dos fármacos; quando a eficácia está confirmada, inicia-se o tratamento do olho contralateral. Quando a PIO está elevada nos dois olhos, ambos devem ser tratados. Caso os resultados não sejam satisfatórios, o fármaco inicial deve ser substituído por outro. Os indicadores principais de eficácia dos fármacos no controle do glaucoma são redução da PIO até a faixa desejada, aparecimento da cabeça do nervo óptico e menos deterioração dos campos visuais.

O tratamento cirúrgico do glaucoma inclui vários procedimentos. Com a trabeculoplastia a *laser*, o médico produz queimaduras na superfície interna da rede trabecular para abrir os espaços intratrabeculares e ampliar o canal de Schlemm e, assim, facilitar a drenagem do humor aquoso e reduzir a PIO. A iridotomia a *laser*, realizada para tratar glaucoma de bloqueio pupilar, é uma abertura produzida na íris para desimpedir o bloqueio; está contraindicada para clientes com edema da córnea, que interfere na focalização e na potência do *laser*.

Os procedimentos de filtragem para glaucoma crônico são realizados para criar um orifício ou uma fístula na rede trabecular, de modo a drenar o humor aquoso da câmara anterior para o espaço subconjuntival, formando uma bolha e, assim, derivando as estruturas de drenagem usuais. Isso possibilita que o humor aquoso flua e saia por diferentes vias (*i. e.*, absorção pelos vasos conjuntivais ou mistura com as lágrimas). Trabeculotomia é a técnica de filtragem convencional usada para remover parte da rede trabecular. As complicações são hemorragia, PIO extremamente baixa (hipotonia) ou alta, uveíte, cataratas, rompimento ou vazamento da bolha e endoftalmite. Ao contrário dos outros métodos cirúrgicos, o objetivo do procedimento de filtragem para tratar glaucoma é conseguir a cicatrização parcial da ferida cirúrgica.

## Manejo de enfermagem

### Ensino do autocuidado aos clientes

Os manejos clínico e cirúrgico do glaucoma retardam a progressão da doença, mas não levam à cura. O regime terapêutico recomendado ao longo de toda a vida requer que o cliente seja orientado. A natureza da doença e a importância da adesão rigorosa ao regime terapêutico devem ser tópicos incluídos no plano de ensino, a fim de ajudar a assegurar a adesão. A entrevista detalhada com o cliente é fundamental para determinar a coexistência de doenças sistêmicas, os fármacos oculares e sistêmicos usados atualmente, a história familiar e os problemas que impedem a adesão ao tratamento farmacológico do glaucoma. Além disso, é importante explicar os efeitos visuais dos fármacos usados para controlar o glaucoma. Os agentes **mióticos** e simpaticomiméticos reduzem o diâmetro da pupila e facilitam a drenagem do humor aquoso e a redução da PIO, mas também alteram o foco de visão; por esse motivo, os clientes precisam ser cautelosos quando deambulam em seu ambiente.

As enfermeiras que atuam em todos os contextos de prática encontram clientes com glaucoma. Até mesmo os clientes com doença de longa duração e os que têm glaucoma como um diagnóstico secundário devem ser avaliados quanto ao seu nível de conhecimento e adesão ao regime terapêutico. O Boxe 49.5 descreve os pontos que devem ser revisados com os clientes portadores de glaucoma.

---

**BOXE 49.5 — Orientações ao cliente.**

**Manejo do glaucoma**

- Conheça o nível da sua pressão intraocular (PIO) e a faixa desejada
- Esteja informado quanto à extensão da sua perda visual e da gravidade da lesão do nervo óptico
- Mantenha um registro das determinações da sua pressão ocular e dos resultados dos exames dos campos visuais para monitorar seu próprio progresso
- Revise com seu oftalmologista todos os fármacos (inclusive preparações vendidas sem receita e fitoterápicos) que você utiliza e, a cada consulta, descreva quaisquer efeitos colaterais
- Pergunte ao médico sobre efeitos colaterais e interações farmacológicas potenciais com seus fármacos oftálmicos
- Verifique se existem preparações genéricas ou menos dispendiosas dos seus fármacos oftálmicos
- Revise o esquema de doses com seu oftalmologista e informe se você tiver alguma dificuldade para seguir o esquema
- Participe do processo de decisão. Diga ao seu médico qual esquema posológico funciona melhor com você e outras preferências relacionadas com o tratamento ocular
- Peça à enfermeira para observá-lo enquanto instila os fármacos oculares para avaliar se sua técnica está correta
- Lembre-se de que os fármacos para tratar glaucoma podem causar efeitos adversos quando não são administrados adequadamente. Os colírios devem ser usados conforme a prescrição, e não quando os olhos estão irritados
- Peça ao seu oftalmologista para enviar um relatório de cada consulta
- Compareça a todas as consultas de acompanhamento

---

### Continuidade do cuidado

Os clientes com glaucoma grave e déficit visual podem necessitar de encaminhamentos aos serviços que possam ajudá-los a realizar as atividades da vida diária (AVD). A perda da visão periférica pode interferir na mobilidade e os clientes são beneficiados pelos serviços de reabilitação para indivíduos com déficit visual. Aos clientes que preenchem os critérios de cegueira legal, devem ser oferecidos encaminhamentos aos órgãos que podem orientá-los a obter auxílio do governo federal.

Tranquilização e apoio emocional são aspectos importantes do cuidado. Uma doença de longa duração com possibilidade de causar perda da visão tem impactos psicológicos, físicos, sociais e vocacionais. Os familiares precisam ser incluídos no plano de cuidados e, como a doença tem tendência familiar, eles devem ser estimulados a fazer exames pelo menos uma vez a cada 2 anos, para detectar glaucoma em estágio inicial.

## Catarata

Catarata é uma opacificação ou turvação do cristalino (Figura 49.3). Dentre as causas principais de incapacidade dos adultos idosos, a catarata é superada apenas pelas artrites e doenças cardíacas. A catarata afeta milhões de pessoas de 40 anos ou mais, ou cerca de um dentre seis indivíduos desta faixa etária. Em torno da idade de 80 anos, mais da metade das pessoas apresenta cataratas ou passou por esse tipo de cirurgia (NEI, 2008).

### Fisiopatologia

As cataratas podem acometer um ou os dois olhos em qualquer idade e apresentam várias causas (Boxe 49.6). O déficit visual geralmente progride com a mesma rapidez em ambos os olhos ao longo de alguns anos, ou em questão de meses. Os três tipos mais comuns de catarata senil (associada à idade) são definidos com base em sua localização no cristalino: nuclear, cortical e subcapsular posterior. A gravidade do déficit visual depende do tamanho, da densidade e da localização da opacidade do cristalino; pode haver mais de um tipo de catarata no mesmo olho.

A catarata nuclear é causada pela opacificação central do cristalino e tem um componente genético importante; esse tipo

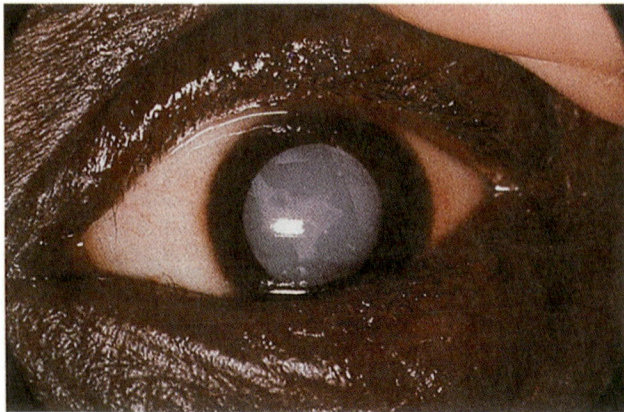

**Figura 49.3** Catarata é uma opacificação ou turvação do cristalino. À inspeção visual, o cristalino parece cinzento ou leitoso. De Rubin, E., & Strayer, D.S. (Eds.) (2008). *Rubin's pathology* (5th ed.). Philadelphia: Lippincott Williams & Wilkins.

## BOXE 49.6 — Fatores de risco das cataratas.

Senil (associada ao envelhecimento):
- Redução da transparência do cristalino
- Formação de grumos ou agregados de proteínas no cristalino (que provocam dispersão da luz)
- Acumulação de um pigmento amarelo-acastanhado formado pela decomposição das proteínas do cristalino
- Redução da captação de oxigênio
- Aumentos das concentrações de sódio e cálcio
- Redução dos níveis de vitamina C, proteínas e glutationa (um antioxidante)

Doenças oculares associadas:
- Retinite pigmentosa
- Miopia
- Descolamento da retina e cirurgia da retina
- Infecção (p. ex., herpes-zóster, uveíte)

Fatores tóxicos:
- Corticoides, principalmente em doses altas e por períodos longos
- Queimaduras oculares por substâncias químicas alcalinas, intoxicações
- Tabagismo
- Cálcio, cobre, ferro, ouro, prata e mercúrio, que tendem a depositar na região pupilar do cristalino

Fatores nutricionais:
- Níveis reduzidos de antioxidantes
- Desnutrição
- Obesidade

Fatores físicos:
- Desidratação associada à diarreia crônica, uso de laxantes na anorexia nervosa e oxigenoterapia hiperbárica
- Traumatismo fechado, perfuração do cristalino por objeto pontiagudo ou corpo estranho, choque elétrico
- Radiação ultravioleta da luz solar e raios X

Doenças e síndromes sistêmicas
- Diabetes melito
- Síndrome de Down
- Doenças do metabolismo lipídico
- Distúrbios renais
- Doenças musculoesqueléticas

---

de catarata está associado à miopia (i. e., dificuldade de enxergar objetos distantes), que piora quando a catarata avança. Quando a catarata é densa, o cliente apresenta borramento visual grave. As alterações periódicas dos óculos prescritos ajudam a controlar esse tipo de catarata.

A catarata cortical acomete o córtex anterior, posterior ou equatorial do cristalino. A catarata do equador ou da periferia do córtex não interfere na passagem da luz pelo centro do cristalino e tem pouco efeito na visão. As cataratas corticais progridem a uma taxa amplamente variável; em ambientes muito iluminados, a visão é pior.

As cataratas subcapsulares posteriores ocorrem à frente da cápsula posterior. Em geral, esse tipo de catarata acomete indivíduos mais jovens e, em alguns casos, está associada ao uso prolongado de corticoides, ao diabetes ou ao traumatismo ocular. A visão de perto diminui e o olho torna-se progressivamente sensível ao brilho das luzes fortes (p. ex., luz do sol, faróis de automóveis).

## Manifestações clínicas e avaliação

Borramento visual indolor é a queixa típica dos clientes com cataratas. O indivíduo percebe que seu ambiente está mais obscurecido, como se os óculos precisassem de limpeza. A dispersão da luz é comum e o cliente refere redução da sensibilidade aos contrastes, hipersensibilidade à ofuscação e redução da acuidade visual. Outros efeitos são: desvio miópico, astigmatismo, **diplopia** (visão duplicada) monocular, desvio de cores (o cristalino senescente torna-se progressivamente mais absorvente na faixa azul do espectro luminoso), opalescência (tonalidades de cor desviadas para amarelo-castanho) e redução da transmissão da luz.

A redução da acuidade visual é diretamente proporcional à densidade da catarata. A gravidade da catarata é determinada a partir do teste de acuidade visual de Snellen, da oftalmoscopia e do exame biomicroscópico com lâmpada de fenda. O grau de opacificação do cristalino nem sempre se correlaciona ao estado funcional do indivíduo. Alguns clientes conseguem realizar as atividades normais, apesar de terem cataratas clinicamente significativas. Outros com menos opacificação dos cristalinos apresentam reduções desproporcionais da acuidade visual; por esse motivo, a acuidade visual não é uma medida confiável da limitação visual.

## Manejo clínico

### Manejo não cirúrgico

O manejo não cirúrgico (fármacos, colírios, óculos) não torna possível a cura da catarata, nem impede o desenvolvimento das cataratas associadas ao envelhecimento. Tabagismo, uso prolongado de corticoides (principalmente em doses altas), exposição à luz solar e à radiação ionizante, diabetes, obesidade e traumatismo ocular podem aumentar o risco de desenvolver cataratas. Nos estágios iniciais de desenvolvimento das cataratas, a visão pode melhorar com óculos, lentes de contato, lentes bifocais fortes ou lentes de aumento.

### Manejo cirúrgico

O manejo cirúrgico das cataratas é considerado quando a redução da visão interfere nas atividades habituais. Para decidir quando a cirurgia de catarata deve ser realizada, a principal consideração deve ser o estado funcional e visual do cliente. A cirurgia é realizada ambulatorialmente e, em geral, demora menos de 1 h. Embora as complicações da cirurgia de catarata não sejam comuns, elas podem causar efeitos visuais significativos. O objetivo do tratamento cirúrgico é recuperar a função visual por um procedimento seguro e minimamente invasivo.

Quando os dois olhos têm cataratas, um deles deve ser tratado primeiramente, com pelo menos algumas semanas (de preferência, meses) entre os dois procedimentos. Como a cirurgia de catarata é realizada para melhorar a função visual, a postergação da cirurgia do outro olho oferece tempo para que o cliente e o cirurgião avaliem se os resultados da primeira cirurgia são suficientes para prescindir de um segundo procedimento.

### Extração intracapsular da catarata

Com a extração intracapsular da catarata, todo o cristalino (*i. e.*, núcleo, córtex e cápsula) é removido e são aplicadas suturas finas para fechar a incisão. Entre o final do século 19 até a década de 1970, essa era a técnica preferida para a extração de cataratas. Atualmente, essa cirurgia não é realizada comumente, mas ainda está indicada quando há necessidade de retirar o cristalino inteiro; por exemplo, quando há subluxação da catarata (*i. e.*, deslocamento parcial ou completo do cristalino).

### Extração extracapsular da catarata

A técnica de extração extracapsular da catarata consiste em realizar incisões menores (menos traumatismo do olho) e manter a cápsula posterior do cristalino; reduzindo, assim, as complicações pós-operatórias, principalmente descolamento afácico da retina e edema macular cistoide. Uma parte da cápsula anterior é removida, tornando possível a extração do núcleo e do córtex do cristalino. A cápsula posterior e o suporte zonular permanecem intactos; um diafragma zonular-capsular intacto oferece fixação segura necessária para a lente intraocular (LIO) colocada na câmara posterior. Depois de dilatar a pupila, o cirurgião faz uma pequena incisão na borda superior da córnea e injeta uma substância viscoelástica (gel límpido) no espaço entre a córnea e o cristalino. Isso evita que o espaço entre em colapso e facilita a colocação da LIO.

### Facoemulsificação

Essa técnica de cirurgia extracapsular utiliza um dispositivo ultrassônico que liquefaz o núcleo e o córtex que, em seguida, são aspirados por um tubo. A cápsula posterior é mantida intacta. Como a incisão é ainda menor que a necessária para realizar a extração extracapsular convencional, a ferida cicatriza mais rapidamente e ocorre estabilização mais imediata do distúrbio da refração com menos astigmatismo. Os avanços dos aparelhos e dos *softwares* da tecnologia ultrassônica – inclusive agulhas de facoemulsificação modernas, que são usadas para cortar e aspirar a catarata – tornam possível a remoção segura e eficaz de quase todas as cataratas por uma incisão asséptica da córnea. Com frequência crescente, incisões assépticas autocicatrizantes da córnea (parte temporal da córnea) são realizadas com facoemulsificação, reduzindo o astigmatismo pós-operatório e, assim, amenizando o sangramento e a hemorragia subconjuntival e, consequentemente, acelerando a recuperação da acuidade visual.

### Substituição do cristalino

Depois da remoção do cristalino, o cliente tem afacia (*i. e.*, não tem cristalino). O cristalino focaliza a luz na retina e precisa ser substituído para que o cliente consiga enxergar com clareza. Existem três opções para substituição do cristalino: óculos afácicos, lentes de contato e implantes de lentes intraoculares (LIO).

Embora sejam eficazes, os óculos afácicos raramente são usados; os objetos são amplificados em 25%, o que os faz parecer mais próximos que realmente estão (essa ampliação causa distorção). A visão periférica também é limitada e a visão binocular (*i. e.*, capacidade de focar os dois olhos em um objeto e fundir as duas imagens em uma) é impossível quando o outro olho é fácico (normal).

As lentes de contato oferecem visão praticamente normal ao cliente; no entanto, como elas precisam ser removidas ocasionalmente, o cliente também deve ter um par de óculos afácicos. As lentes de contato não são recomendadas para clientes que apresentam dificuldade de colocá-las, retirá-las e limpá-las. O manuseio frequente e a desinfecção inadequada aumentam o risco de infecção.

A colocação de LIO durante a operação de catarata é a técnica habitual usada para repor o cristalino; depois de extração da catarata ou da facoemulsificação, o cirurgião implanta uma LIO. A extração extracapsular da catarata e as LIO colocadas na câmara posterior estão associadas a uma incidência relativamente pequena de complicações (p. ex., **hifema** [sangramento dentro da câmara anterior do olho], edema macular, glaucoma secundário, lesão do endotélio da córnea). O implante de LIO está contraindicado aos clientes com uveíte recidivante, retinopatia diabética proliferativa, glaucoma neovascular ou irite por rubéola.

A LIO utilizada mais comumente é unifocal. Os óculos ainda são necessários para visão de perto ou distante, porque a lente unifocal (ao contrário do cristalino natural do olho) não consegue alterar seu formato para colocar em foco objetos a distâncias diferentes. As LIO multifocais reduzem a necessidade de usar óculos, mas os clientes podem perceber halos e ofuscação. No futuro, os clientes idosos poderão ser beneficiados por uma abordagem cirúrgica combinada, que utilize LIO customizadas e cirurgia refrativa para correção individualizada da visão.

### Síndrome tóxica do segmento anterior

Também conhecida como destruição tóxica das células endoteliais ou endoftalmite estéril, a síndrome tóxica do segmento anterior é uma inflamação não infecciosa causada por um agente tóxico; ocorre depois de uma cirurgia sem complicações e intercorrências. Trata-se de uma complicação da cirurgia da câmara anterior. Alguns estudos demonstraram que a síndrome pode ser causada por toxinas e isso requer cuidados com soluções, fármacos e dispositivos oftálmicos, assim como limpeza e esterilização do equipamento cirúrgico (Mamalis, Edelhauser, Dawson *et al.*, 2006).

A síndrome tóxica do segmento anterior caracteriza-se por edema da córnea com menos de 24 h depois da cirurgia e acumulação de leucócitos na câmara anterior do olho. Como ocorre com a endoftalmite clássica, os sinais e sintomas incluem redução da acuidade visual e dor. Quando não há proliferação de microrganismos, os clientes melhoram com aplicação apenas de corticoides tópicos.

## Manejo de enfermagem

O cliente com catarata deve receber os cuidados pré-operatórios habituais, recomendados aos clientes que são submetidos a procedimentos cirúrgicos oculares ambulatoriais.

### *Cuidados pré-operatórios*

Interromper o uso de quaisquer agentes anticoagulantes (p. ex., ácido acetilsalicílico, varfarina) tem sido uma prática corrente para reduzir o risco de hemorragia retrobulbar (depois da injeção retrobulbar), 5 a 7 dias antes do procedimento cirúrgico. Os colírios midriáticos (que dilatam as pupilas) são administrados a cada 10 min, em quatro doses, no mínimo 1 h antes do procedimento cirúrgico. Outros colírios midriáticos podem ser administrados no centro cirúrgico (pouco antes da operação), quando o olho afetado não estiver totalmente dilatado. Colírios antibióticos, corticoides e anti-inflamatórios podem ser instilados profilaticamente para evitar infecção e inflamação pós-operatórias.

## Cuidados pós-operatórios

Depois da recuperação da anestesia, o cliente deve receber orientações verbais e por escrito quanto às medidas necessárias à proteção do olho, à administração dos fármacos, à detecção dos sinais de complicações e onde buscar atendimento de emergência. O Boxe 49.7 descreve as atividades que devem ser evitadas. Além disso, é função da enfermeira explicar ao cliente que ele deverá sentir desconforto mínimo depois da cirurgia e, conforme a necessidade, usar um analgésico (p. ex., paracetamol). As pomadas ou os colírios antibióticos, anti-inflamatórios e corticoides são prescritos profilaticamente.

## Ensino do autocuidado ao cliente

Para evitar que o cliente esfregue ou mexa acidentalmente no olho, ele deve usar um tampão ocular protetor nas primeiras 24 h depois da operação e, em seguida, óculos durante o dia e um protetor metálico durante a noite, ao longo de 1 a 4 semanas. A enfermeira deve orientar o cliente e seus familiares a colocar e a cuidar do protetor ocular. O cliente deve usar óculos de sol ao ar livre durante o dia, visto que o olho fica sensível à luz.

### BOXE 49.7 Orientações ao cliente.

#### Implante de lente intraocular

- Depois da operação, sempre use óculos ou protetor ocular metálico, conforme as orientações do médico
- Sempre lave as mãos depois de tocar ou limpar o olho operado
- Limpe o olho operado com um lenço macio; passe suavemente com o olho fechado, em um movimento contínuo do ângulo interno para o externo
- Tome banho de chuveiro ou banheira; lave os cabelos cuidadosamente com xampu ou peça ajuda
- Na primeira noite depois da operação, evite deitar-se sobre o lado do olho operado
- Faça atividades leves (p. ex., caminhar, ler, assistir TV). Volte a realizar as seguintes atividades apenas quando o cirurgião permitir: dirigir, relações sexuais, atividades geralmente extenuantes
- Lembre-se de não levantar peso, empurrar ou puxar objetos mais pesados que 8 kg
- Evite inclinar-se ou ficar abaixado por períodos longos
- Tenha cuidado ao subir ou descer escadas
- Saiba quando entrar em contato com o cirurgião*

*Entre imediatamente em contato com o cirurgião se houver qualquer um dos seguintes problemas antes da próxima consulta: (1) alterações da visão; (2) percepção de luzes brilhantes contínuas no olho afetado; (3) acentuação da vermelhidão, do edema ou da dor no olho operado; (4) alteração do volume ou do tipo de secreção ocular; (5) ocorrência de qualquer tipo de traumatismo no olho operado; (6) dor significativa, apesar do uso de paracetamol.

Durante alguns dias, pode-se esperar secreção discreta pela manhã, algum eritema (vermelhidão) e sensação como se o olho estivesse arranhando. Um lenço limpo e úmido pode ser usado para remover a secreção ocular nas primeiras horas da manhã. Como a operação de catarata aumenta o risco de descolamento da retina, o cliente deve notificar o médico caso perceba pontos flutuantes no campo visual, luzes brilhantes, redução da visão, dor ou acentuação do eritema.

## Continuidade do cuidado

O tampão ocular deve ser retirado depois da primeira consulta de acompanhamento; o cliente pode apresentar borramento visual por vários dias ou semanas. Quando são aplicadas, as suturas deixadas no olho alteram a curvatura da córnea e causam borramento visual e astigmatismo. A visão melhora gradativamente à medida que o olho cicatriza. Os clientes com implantes de LIO têm visão funcional no primeiro dia depois da operação. A visão é estabilizada quando o olho está completamente cicatrizado, geralmente dentro de 6 a 12 semanas, momento em que o médico prescreve a lente corretiva definitiva. A correção visual é necessária para manter a visão de perto ou de longe (mesmo para clientes que receberam implantes de LIO).

## Distúrbios da retina

Embora a retina seja formada por várias camadas microscópicas, as duas camadas mais internas – retina sensorial e epitélio pigmentado da retina (EPR) – são as mais importantes com relação às doenças comuns da retina. Assim como o filme de uma câmera captura uma imagem, a retina (tecido nervoso dos olhos) desempenha a mesma função. Os cones e os bastonetes – células fotorreceptoras – estão localizados na camada sensorial da retina; sob esta camada está o EPR, que é formado por tecidos pigmentados. Quando os cones e os bastonetes são estimulados pela luz, um impulso elétrico é produzido e a imagem é transmitida ao cérebro.

### Descolamento de retina

O termo descolamento de retina descreve uma separação entre a camada sensorial e o EPR. Os quatro tipos de descolamento da retina são: regmatogênico; tracional; regmatogênico e tracional combinados; e exsudativo. O descolamento regmatogênico é o tipo mais comum; nesses casos, um orifício ou uma laceração forma-se na retina sensorial, possibilitando que algum líquido do humor vítreo entre na retina sensorial e provoque seu descolamento do EPR (Figura 49.4). Os clientes mais suscetíveis a esse tipo de descolamento são os portadores de miopia grave ou afacia (ausência do cristalino) depois de uma operação de catarata. O traumatismo também pode desempenhar um papel importante no descolamento regmatogênico da retina. Cerca de 5 a 10% de todos os descolamentos regmatogênico estão associados à retinopatia proliferativa – uma doença da retina associada à neovascularização diabética (ver Capítulo 30).

A tensão ou força de tração é responsável pelo descolamento de retina tracional. O oftalmologista precisa examinar todas as áreas de laceração da retina, além de localizar e liberar cicatrizes e faixas de material fibrótico que possam tracionar a retina. Em geral, os clientes com esse tipo de descolamento têm

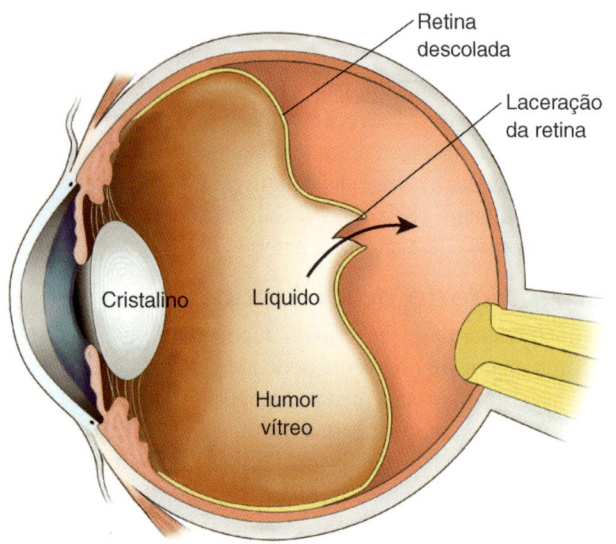

Figura 49.4 Descolamento regmatogênico: tipo mais comum de descolamento de retina.

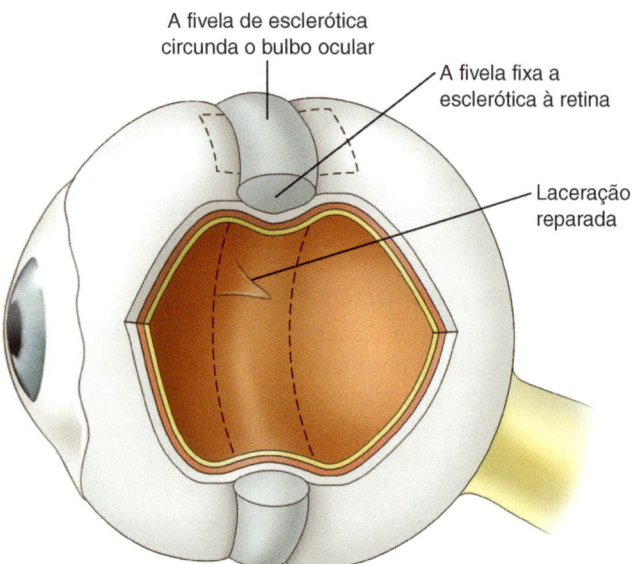

Figura 49.5 Fivela de esclerótica.

tecidos cicatriciais fibrosos originados de doenças, tais como retinopatia diabética, hemorragia do vítreo ou retinopatia da prematuridade. As hemorragias e a proliferação fibrosa associada a esses distúrbios tracionam a retina delicada.

Os clientes podem ter descolamento regmatogênico e tracional combinados. Os descolamentos de retina exsudativos são causados pela produção de líquido seroso originado da coroide sob a retina. Os distúrbios como uveíte e degeneração macular podem resultar na formação desse líquido seroso.

## Manifestações clínicas e avaliação

Embora não se queixem de dor, os clientes podem referir uma sensação de sombra ou cortina à frente da visão de um olho, teias de aranha, luzes brilhantes ou aparecimento súbito de grandes quantidades de pontos flutuantes.

Depois de avaliar a acuidade visual, o cliente precisa passar por um exame do **fundo de olho** com pupila dilatada, utilizando um oftalmoscópio (oftalmoscopia indireta) e biomicroscopia com lâmpada de fenda. Durante essa avaliação, as técnicas usadas comumente são estereofotografia do fundo de olho e angiografia com fluoresceína.

A cada dia que passa, a tomografia de coerência óptica e a ultrassonografia são utilizadas para concluir a avaliação da retina, especialmente quando a visão está obscurecida por catarata densa ou hemorragia do vítreo. É necessário identificar e tratar todas as faixas fibrosas da retina que possam estar causando a tração da retina e todas as alterações degenerativas.

## Manejo clínico

Com o descolamento regmatogênico, o cirurgião faz uma tentativa de refixar cirurgicamente a retina sensorial ao EPR. Com o descolamento tracional, a causa da tração deve ser eliminada e a retina descolada deve ser refixada. Técnicas cirúrgicas modernas e avanços da instrumentação aumentaram o índice de sucesso da refixação cirúrgica e melhoraram o prognóstico quanto à visão. As intervenções cirúrgicas realizadas mais comumente são fivela de esclerótica, vitrectomia da parte plana e retinopexia pneumática. A fivela de esclerótica é um procedimento no qual um fragmento de silicone plástico ou esponja é costurado à esclerótica no local da laceração da retina. A fivela fixa a retina à esclerótica até que a laceração cicatrize (Figura 49.5).

## Manejo de enfermagem

As intervenções de enfermagem principais consistem em orientar e prestar cuidados de suporte ao cliente.

### Promoção do conforto do cliente

Depois da cirurgia, os clientes precisam de ajuda para fazer as refeições e andar. Embora alguns procedimentos necessitem de internação hospitalar, muitos procedimentos cirúrgicos para colocação de fivela de esclerótica são realizados ambulatorialmente. A enfermeira deve orientar os clientes a evitar levantamento de objetos pesados ou atividades extenuantes que possam aumentar a pressão intraocular. O cliente pode ficar impedido de ler até que o cirurgião dê autorização. Durante o dia, os clientes devem usar óculos de sol e, à noite, um tampão ocular. Em geral, os clientes queixam-se de dor, eritema e sensação de raspagem do olho depois da cirurgia; bolsas de gelo podem ser aplicadas para reduzir o edema associado à conjuntiva. Quando os clientes fazem vitrectomia com colocação de uma fivela de esclerótica, pode ser necessário dormir com a cabeceira elevada. As viagens aéreas devem ser evitadas até que seja absorvida a bolha de ar (injetada durante a cirurgia na cavidade vítrea para posicionar a retina). O cliente pode ficar impedido de dirigir até que a visão seja estabilizada; dentro de 6 a 8 semanas depois da cirurgia, ele deve retornar para reavaliar a visão e receber uma prescrição de lentes corretivas.

### Orientação sobre complicações

As complicações pós-operatórias podem ser elevação da PIO, endoftalmite (inflamação da camada interna do olho), desenvolvimento de outros descolamentos de retina, cataratas e perda do turgor ocular. Os clientes devem ser orientados quanto aos sinais e sintomas de complicações, principalmente elevação da PIO e infecção pós-operatória, inclusive dor ocular, alteração súbita da visão, febre, edema palpebral ou congestão (vermelhidão) da conjuntiva e/ou córnea. Dor, edema e sangramento excessivos devem ser relatados imediatamente ao cirurgião.

## Degeneração macular

Degeneração macular é a principal causa de perda visual grave e irreversível na faixa etária acima de 50 anos, com incidência estimada em 8,7% da população mundial. É provável que, à medida que a população envelhece, a prevalência duplique (Vision 2020, 2009). Conhecida comumente como degeneração macular relacionada com a idade (DMRI), essa doença caracteriza-se por minúsculas manchas amareladas (drusas; Figura 49.6) sob a retina. A maioria dos clientes com mais de 60 anos tem ao menos algumas drusas. A perda visual varia amplamente entre os clientes com degeneração macular, mas a maior parte não tem cegueira total. Em geral, a visão central é mais afetada e muitos clientes conservam a visão periférica (Figura 49.7). Existem dois tipos de DMAE, conhecidos comumente como tipos seco e úmido.

## Fisiopatologia

Em torno de 85 a 90% dos clientes com DMRI têm o tipo seco ou não exsudativo, que apresenta início insidioso e causa déficit visual brando a moderado, embora a visão periférica seja preservada (Seewoodhary e Watkinson, 2009). Com a DMRI seca, as camadas mais externas da retina degeneram lentamente (Figura 49.8); com essa degeneração, ocorre o aparecimento das drusas. Quando as drusas ocorrem fora da área macular, os clientes não costumam apresentar sintomas; contudo, quando as drusas estão localizadas dentro da mácula, há borramento progressivo da visão, que os clientes podem perceber quando tentam ler. Não existe tratamento curativo para esse tipo de DMRI.

A DMRI úmida ou exsudativa caracteriza-se por **neovascularização da coroide** (NVC) ou neoformação de vasos sanguíneos sob a retina, que causa perda de visão grave em 90% dos clientes (Chappelow e Kaiser, 2008); seu início pode ser súbito.

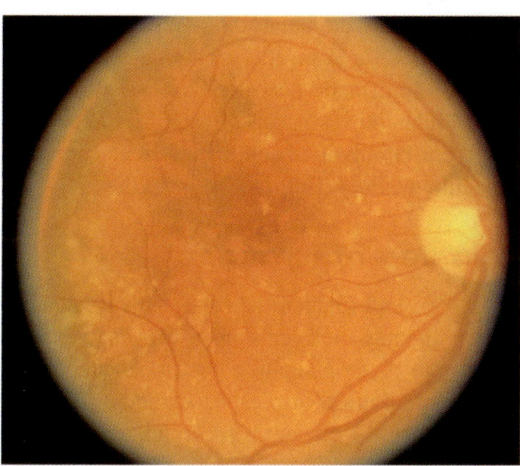

**Figura 49.6** Retina com drusas e degeneração macular relacionada com a idade (DMRI).

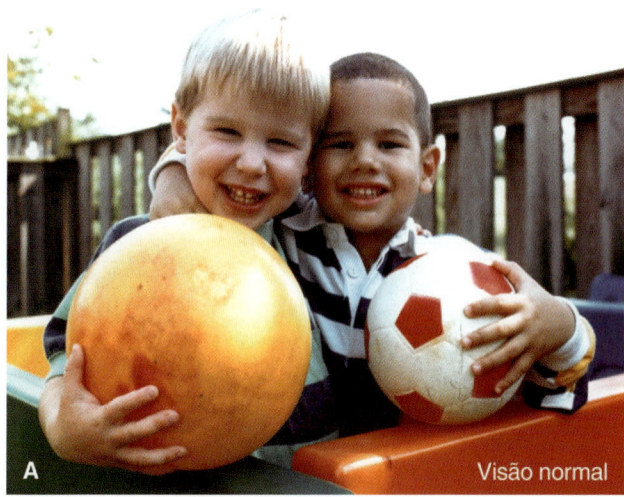

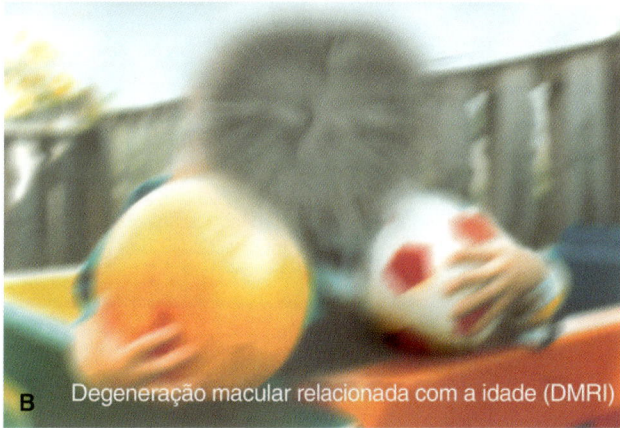

**Figura 49.7** (**A**) Visão normal. (**B**) Déficit visual associado à degeneração macular. Fotografias cedidas por cortesia do National Eye Institute/National Institutes of Health.

Os vasos afetados podem extravasar líquido e sangue, elevando a retina. Os clientes referem que as linhas retas parecem tortas e distorcidas, ou que as letras das palavras parecem quebradas. Alguns clientes podem ser tratados com *laser* de argônio para interromper o extravasamento desses vasos. Contudo, esse tratamento não é ideal porque a visão pode ser afetada pelo *laser* e os vasos anormais geralmente reaparecem depois do tratamento.

## Manejo clínico

O déficit visual causado pelas lesões com neovascularização da coroide associada à DMRI é um problema crescente. Com a proliferação desses vasos sanguíneos novos na camada coriocapilar, formam-se tecidos fibrosos que podem destruir a visão central depois de alguns meses. O tratamento a *laser* tem sido realizado para fechar esses vasos anormais, mas o próprio processo de fotocoagulação pode causar alguma destruição da retina, embora menor que a fibrose natural que ocorreria se o olho não fosse tratado.

O tratamento fotodinâmico (TFD) foi desenvolvido com os objetivos de atenuar a neovascularização da coroide e, ao mesmo tempo, causar lesão mínima da retina. Alguns estudos demonstraram que o TFD pode reduzir o risco de perda visual em determinados grupos de clientes que apresentam neovasculari-

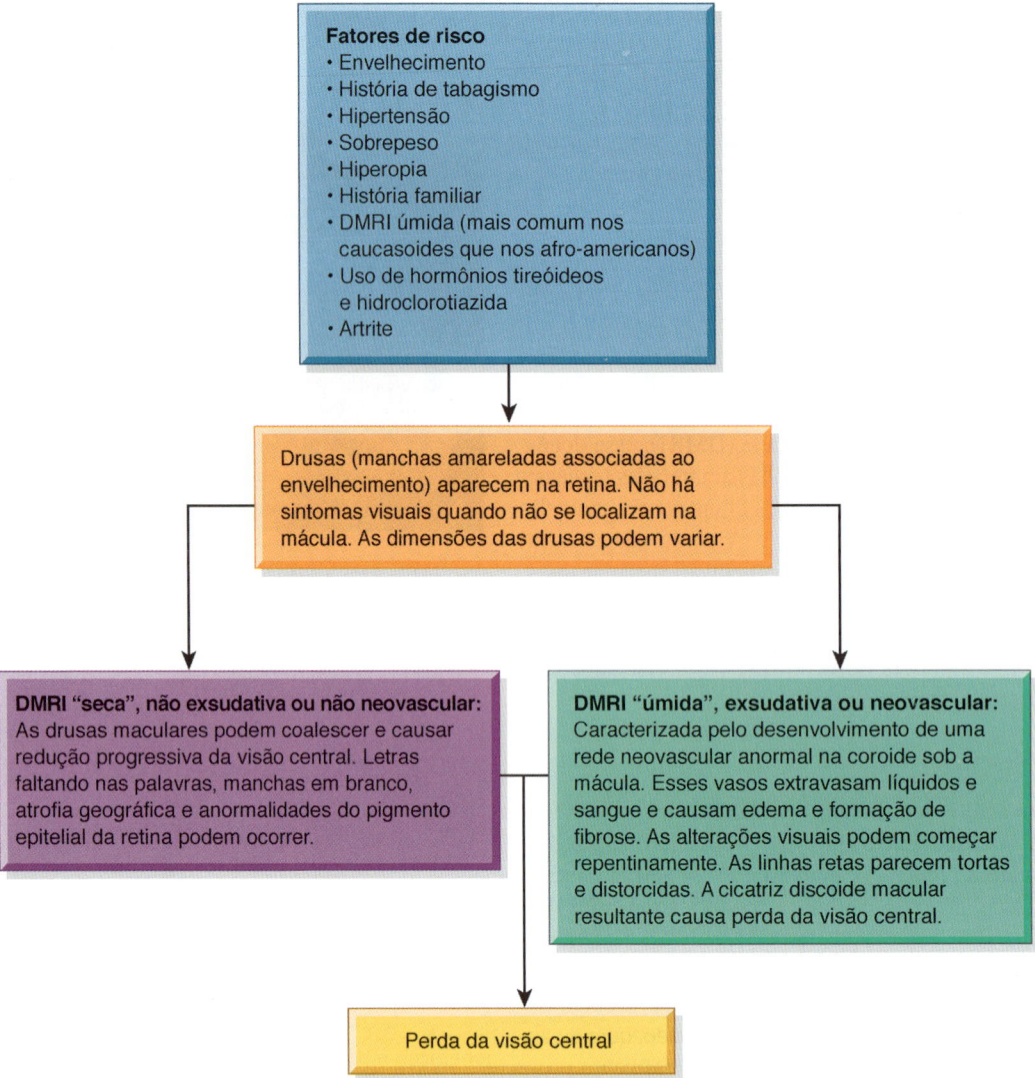

Figura 49.8 Progressão da degeneração macular relacionada com a idade (DMRI): etapas até a perda da visão.

zação da coroide subfoveal clássica associada à degeneração macular. O TFD é um procedimento em duas etapas. Inicialmente, um corante fotossensível – verteporfina – é infundido por via intravenosa durante 10 min; 15 min depois de iniciar a infusão, o *laser* de diodo é usado para destruir a rede de vasos sanguíneos anormais. O corante dentro dos vasos capta a energia do *laser* de diodo, mas a retina circundante não, evitando assim a lesão das áreas adjacentes. Podem ser necessárias várias sessões de tratamento ao longo do tempo.

A verteporfina é um corante ativado pela luz e, por esse motivo, as orientações ao cliente são importantes no período pós-operatório. O corante localizado dentro do vaso sanguíneo nas proximidades da superfície da pele poderia ser ativado pela exposição à luz solar forte. Isso poderia incluir luz solar brilhante, exposições em câmaras de bronzeamento, luzes halógenas e luzes fortes usadas nos consultórios dentários e nos centros cirúrgicos; a luz comum usada nos ambientes não causa problemas. O cliente deve ser orientado a trazer os seguintes itens para o setor onde será realizada a TFD: óculos de sol escuros, luvas, chapéu de abas largas, camisas de mangas longas e calças compridas. Além disso, o cliente deve ser alertado a evitar exposição direta ao sol ou luzes fortes nos primeiros 5 dias depois do tratamento. A exposição acidental ao sol pode causar bolhas graves na pele e queimaduras solares, que podem necessitar de cirurgia plástica.

Outras opções de tratamento são usadas frequentemente para tratar DMRI úmida avançada, embora nenhum estudo prospectivo tenha confirmado sua eficácia. Esses tratamentos incluem corticoides ou ressecção cirúrgica da hemorragia subretiniana recém-desenvolvida em combinação com ativador do plasminogênio tecidual (Bourla e Young, 2006).

## Manejo de enfermagem

Os cuidados de enfermagem são basicamente educativos. A maioria dos clientes melhora com o uso de iluminação forte e dispositivos de ampliação, e pode ser beneficiada com o encaminhamento a um centro especializado em déficit visual. Alguns desses centros enviam representantes ao lar do cliente ou ao seu ambiente profissional, para avaliar as condições de moradia e trabalho e propor recomendações para aperfeiçoar a iluminação e, assim, melhorar a visão e garantir a segurança.

As telas de Amsler são fornecidas aos clientes de maneira que possam ser usadas em suas casas para monitorar a ocorrência súbita de distorção da visão. Essa alteração é o primeiro sinal de agravamento da degeneração macular. Os clientes devem ser orientados a olhar (um olho de cada vez) ao menos 1 vez/dia para a tela, várias vezes por semana, utilizando seus óculos. Quando houver distorção da tela (p. ex., as linhas ou os quadrados parecem distorcidos ou apagados), é necessário avisar imediatamente seu oftalmologista e agendar uma consulta o quanto antes.

## Traumatismos orbitários e oculares

Independentemente se afeta o olho ou a órbita, o traumatismo do olho e das estruturas adjacentes pode ter consequências devastadoras para a visão. A prevenção desses acidentes é mais eficaz que seu tratamento. O Boxe 49.8 descreve detalhadamente as medidas de segurança para evitar traumatismos oculares e orbitários.

## Tipos de traumatismo

### Traumatismo orbitário

Em geral, as lesões traumáticas da órbita estão associadas ao traumatismo craniano; assim, antes de realizar um exame ocular, é necessário estabilizar as condições clínicas gerais do cliente. Em seguida, o globo ocular pode ser avaliado para detectar lesões dos tecidos moles. Durante a inspeção, a face deve ser examinada meticulosamente para detectar fraturas subjacentes, que sempre devem ser consideradas nos casos de traumatismo fechado. Para determinar a extensão da lesão ocular, a acuidade visual deve ser avaliada tão logo seja possível, ainda que apenas por uma estimativa grosseira. As lesões dos tecidos

---

**BOXE 49.8 Promoção da saúde.**

### Prevenção dos traumatismos oculares

**Dentro e ao redor da casa**

Oriente os clientes a:
- Certificar-se de que todos os bicos de *sprays* estejam direcionados para longe de si próprios, antes de acionar o dispositivo
- Ler cuidadosamente as orientações antes de usar líquidos de limpeza, detergentes, amônia ou substâncias químicas corrosivas e, depois do uso, lavar cuidadosamente as mãos
- Usar protetores de gordura nas panelas com frituras para reduzir respingos
- Usar óculos especiais para proteger os olhos contra fumaças e borrifos durante a utilização de produtos químicos potentes
- Utilizar óculos opacos para evitar queimaduras por lâmpadas de bronzeamento

**No local de trabalho**

Oriente os clientes a:
- Utilizar óculos de segurança para proteger seus olhos dos fragmentos de estilhaços, fumaça, partículas de poeira, fagulhas e substâncias químicas borrifadas
- Ler cuidadosamente as orientações antes de usar ferramentas e substâncias químicas e seguir as precauções de uso

**Próximo a crianças**

Oriente os clientes a:
- Prestar atenção à idade e ao nível de maturidade da criança ao escolher brinquedos e jogos e evitar brinquedos que lancem projéteis (p. ex., dardos e revólveres que lançam bolinhas)
- Supervisionar as crianças quando estão brincando com brinquedos ou jogos potencialmente perigosos
- Ensinar às crianças a maneira correta de manusear objetos potencialmente perigosos, inclusive tesouras e lápis

**No jardim**

Oriente os clientes a:
- Evitar deixar qualquer objeto ao lado ou à frente de um cortador de grama móvel
- Catar pedras e rochas antes de usar um cortador de grama móvel (as pedras podem ser lançadas violentamente pelas lâminas giratórias e ricochetear nos meios-fios ou nas paredes, causando lesão ocular grave)
- Certificar-se de que os frascos de *sprays* de inseticidas não estejam dirigidos para sua face
- Evitar galhos pendentes baixos

**Nos automóveis**

Oriente os clientes a:
- Retirar todos os materiais fumegantes e fósforos antes de abrir o capô do automóvel
- Usar uma lanterna (e não fósforos acesos ou isqueiros) para examinar a bateria do automóvel à noite
- Ao realizar reparos no automóvel, usar óculos ao amolar metais ou raspar metal contra metal
- Adotar as precauções de segurança convencionais ao usar cabos auxiliares de ignição (usar óculos; certificar-se de que um automóvel não toque no outro; certificar-se de que os grampos do cabo nunca toquem um ao outro; nunca passar o cabo sobre a bateria ao conectar os grampos; nunca ligar o cabo ao terminal negativo de uma bateria esgotada)

**Nos esportes**

Oriente os clientes a:
- Usar óculos de proteção, principalmente com esportes como tênis, beisebol e basquetebol
- Usar gorros de proteção, capacetes ou protetores faciais, quando necessário

**Próximo a fogos de artifício**

Oriente os clientes a:
- Usar óculos comuns ou especiais de proteção
- Evitar o uso de fogos de artifício explosivos
- Nunca deixar que crianças acendam fogos de artifício
- Evitar ficar perto de pessoas que acendem os fogos de artifício
- Mergulhar as bombas falhadas em água, em vez de tentar reacendê-las

moles das órbitas costumam causar danos ao nervo óptico. As lesões oculares graves indicadas por um globo ocular mole, prolapso de tecidos, ruptura do globo ocular e hemorragia requerem intervenção cirúrgica imediata.

### Lesão dos tecidos moles e hemorragia

Os sinais e sintomas de lesão dos tecidos moles em consequência de traumatismo com ou sem perfuração incluem hipersensibilidade, equimose, edema pálpebra, **proptose** (i. e., deslocamento do bulbo ocular para baixo) e hemorragia. O traumatismo fechado causa contusões com hemorragia subconjuntival, comumente conhecida como *olho preto*; o sangue acumula-se nos tecidos da conjuntiva. A hemorragia pode ser causada por uma lesão dos tecidos moles da pálpebra ou por uma fratura subjacente.

Em geral, o tratamento das hemorragias dos tecidos moles que não ameaçam a visão é conservador e consiste em inspeção cuidadosa, limpeza e reparo das feridas. Na fase inicial, são aplicadas compressas geladas e, em seguida, mornas. Os hematomas que se evidenciam por áreas edemaciadas e flutuantes podem ser drenados cirurgicamente ou aspirados; quando causam compressão orbitária significativa, podem ser drenados cirurgicamente.

Os traumatismos com perfuração ou o traumatismo craniano grave podem causar lesão do nervo óptico. A perda visual pode ser súbita ou tardia e progressiva; a perda imediata da visão depois de um traumatismo ocular geralmente é irreversível. A perda visual tardia tem prognóstico mais favorável. O tratamento com corticoide está indicado para reduzir o edema do nervo óptico. Procedimentos cirúrgicos, como descompressão do nervo óptico, também podem ser realizados.

### Fraturas orbitárias

As fraturas orbitárias são detectadas por radiografias da face. Dependendo das estruturas orbitárias afetadas, as fraturas da órbita podem ser classificadas em explosivas, zigomáticas ou trípodes, maxilares, mesofaciais, do ápice orbitário e do assoalho orbitário. As fraturas explosivas resultam da compressão dos tecidos moles e do aumento repentino da pressão orbitária quando a força é transmitida ao assoalho da órbita, que é uma área de menor resistência.

Os músculos reto inferior e oblíquo inferior com suas inserções fasciais e gordura, ou o nervo que se estende ao longo do músculo oblíquo inferior, podem ficar encarcerados e o globo ocular pode ser desviado para dentro (i. e., enoftalmia). A tomografia computadorizada (TC) pode identificar o músculo e suas estruturas associadas que estão encarcerados. Em geral, essas fraturas são causadas por estruturas rombas e pequenas, inclusive punho cerrado, joelho, cotovelo ou bola de tênis ou golfe.

As fraturas do teto orbitário são perigosas porque podem causar complicações cerebrais; o tratamento cirúrgico dessas fraturas requer um neurocirurgião e um oftalmologista. As indicações mais comuns de intervenção cirúrgica são deslocamento de fragmentos ósseos causando desfiguração dos contornos faciais normais; interferência na visão binocular normal, causada pelo encarceramento de um músculo extraocular; interferência na mastigação, em consequência de uma fratura zigomática; obstrução do ducto nasolacrimal. Em geral, o procedimento cirúrgico não é realizado em caráter de emergência e o oftalmologista aguarda um período de 10 a 14 dias para avaliar a função ocular, principalmente os músculos extraoculares e o ducto nasolacrimal. O reparo cirúrgico de emergência não costuma ser realizado, a menos que o bulbo ocular esteja deslocado na direção do seio maxilar. O reparo cirúrgico tem como objetivo principal liberar as estruturas oculares encarceradas e recuperar a integridade do assoalho orbitário.

### Corpos estranhos

Os corpos estranhos que penetram na órbita geralmente são tolerados, com exceção de cobre, ferro e material vegetal (p. ex., partes de plantas ou árvores), que podem causar infecção purulenta. Radiografias e TC são usadas para localizar o corpo estranho. A história detalhada é importante, principalmente quando o corpo estranho está localizado na órbita há um período significativo e o incidente foi esquecido. É importante detectar corpos estranhos metálicos, pois eles impedem a utilização da ressonância magnética (RM) como exame diagnóstico.

Depois de avaliar a extensão da lesão orbitária, o médico precisa decidir entre tratamento conservador ou ressecção cirúrgica. Em geral, os corpos estranhos orbitários são removidos quando são superficiais e estão em posição anterior; dispõem de bordas agudas que possam afetar as estruturas orbitárias adjacentes; ou têm em sua composição cobre, ferro ou matéria vegetal. Os objetivos da intervenção cirúrgica são evitar danos adicionais ao olho e manter a integridade das áreas afetadas. Em geral, devem ser obtidas amostras para cultura e o cliente começa a usar antibióticos profiláticos por via intravenosa (IV), que depois são substituídos por suas preparações orais correspondentes.

## Traumatismo ocular

Traumatismo ocular é a principal causa de cegueira em crianças e adultos jovens, principalmente quando as vítimas são do sexo masculino. As circunstâncias mais comuns associadas ao traumatismo ocular são acidentes ocupacionais (p. ex., construção civil), esportes (p. ex., beisebol, basquete, esportes com raquetes, boxe), armas (p. ex., armas de ar comprimido, revólveres e pistolas), agressões, colisões de automóveis (p. ex., para-brisas quebrados) e explosões (p. ex., fragmentos de bombas).

Existem dois tipos de traumatismo ocular, nos quais a resposta imediata é fundamental: queimadura química e corpos estranhos nos olhos. Com as queimaduras químicas, o olho deve ser imediatamente irrigado com água de torneira ou soro fisiológico. Com os corpos estranhos oculares, não se deve realizar qualquer tentativa de remover o objeto estranho. O objeto deve ser protegido para evitar abalos ou movimentos e, assim, impedir que haja lesão adicional do olho. Não se deve aplicar nenhuma pressão ou curativo no olho afetado. Todas as lesões oculares traumáticas devem ser protegidas por um protetor metálico (se estiver disponível) ou um "protetor" de papelão em formato de cúpula, até que possa ser realizado tratamento médico (Figura 49.9).

### Manifestações clínicas e avaliação

A enfermeira deve obter uma história detalhada, principalmente com a avaliação da história ocular do cliente, inclusive visão do olho afetado antes do acidente ou história de cirurgia ocular. Os detalhes relacionados com o acidente, que ajudam

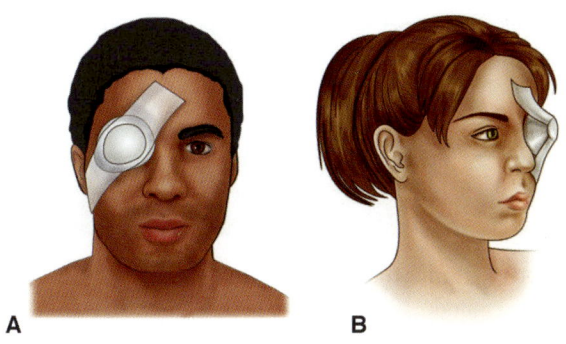

**Figura 49.9** Dois tipos de protetores oculares. (**A**) Protetor de alumínio. (**B**) Protetor de papelão em formato de cúpula (um substituto criativo quando não se dispõe do protetor de alumínio).

a diagnosticar e determinar a necessidade de exames adicionais, incluem: o tipo de traumatismo ocular (*i. e.*, fechado ou com perfuração); a atividade que causou a lesão, de modo a determinar a intensidade da força que traumatizou o olho; e se a perda da visão foi súbita, lenta ou progressiva. Nos casos de queimaduras químicas, é necessário identificar a substância química e determinar seu pH quando houver amostra disponível. A enfermeira deve examinar a superfície da córnea para detectar corpos estranhos, feridas e abrasões e, em seguida, as outras estruturas do olho. O diâmetro, o formato e a reatividade da pupila do olho afetado à luz devem ser comparados com o outro olho. É necessário que a enfermeira avalie a mobilidade ocular (capacidade de movimentar os olhos sincronicamente para cima, para baixo, para a direita e para a esquerda).

## Manejo clínico

### Lesões causadas por borrifos

Antes de qualquer avaliação adicional, as lesões causadas por borrifos devem ser irrigadas com soro fisiológico. Nos casos de ruptura do bulbo ocular, a aplicação de soluções cicloplégicas (fármacos que paralisam o músculo ciliar) ou de antibióticos tópicos deve ser postergada, porque isso pode causar efeitos tóxicos nos tecidos intraoculares expostos. A manipulação adicional do olho deve ser evitada, até que o cliente esteja em anestesia geral. Os antibióticos de amplo espectro são administrados por via parenteral. Quando houver necessidade, também é importante administrar antitoxina tetânica e analgésicos. A profilaxia do tétano é recomendada quando houver feridas dos olhos e da pele com envolvimento de todos os planos (espessura total).

### Corpos estranhos e abrasões da córnea

Depois de remover um corpo estranho da superfície do olho, deve-se aplicar uma pomada antibiótica e cobrir o olho com um protetor. É necessário examinar o olho diariamente a fim de detectar indícios de infecção, até que a ferida esteja totalmente cicatrizada.

O uso de lentes de contato é uma causa frequente de abrasões da córnea. O cliente queixa-se de dor intensa e **fotofobia** (dor nos olhos expostos à luz). As falhas do epitélio córneo devem ser tratadas com pomada antibiótica e curativo compressivo para imobilizar as pálpebras. Colírios anestésicos tópicos não devem ser fornecidos ao cliente para uso repetido em casa depois de uma lesão da córnea, porque seus efeitos podem obscurecer outras lesões mais graves, retardar a cicatrização e causar fibrose irreversível da córnea. Os corticoides devem ser evitados enquanto houver alguma falha no epitélio.

### Lesões com perfuração e contusões do bulbo ocular

Um objeto perfurante pontiagudo ou a força de uma contusão fechada pode romper o bulbo ocular. Quando houver ruptura da parede ocular, da córnea e da esclerótica, poderá haver descompressão rápida ou herniação do conteúdo orbitário para dentro dos seios paranasais adjacentes. Em geral, as lesões traumáticas fechadas (com incidência mais alta de descolamento de retina, avulsão dos tecidos intraoculares e herniação) têm prognóstico mais desfavorável em comparação com as lesões com perfuração. A maioria das lesões com perfuração causa perda visual acentuada, com os seguintes sinais e sintomas: **quemose** (edema conjuntival) hemorrágica; laceração da conjuntiva; câmara anterior superficial com ou sem pupila posicionada excentricamente; hifema (hemorragia dentro da câmara anterior) ou hemorragia do vítreo.

O hifema é causado por forças traumáticas que laceram os vasos sanguíneos da íris e danificam o ângulo da câmara anterior. O objetivo do tratamento do hifema é evitar recidiva do sangramento e elevação persistente da PIO. Nos casos graves, os clientes são hospitalizados e suas atividades são moderadamente restringidas; é necessário aplicar um protetor ocular. Os corticoides tópicos são prescritos para reduzir a inflamação. Um agente antifibrinolítico (ácido aminocaproico) estabiliza o coágulo formado no local da hemorragia; o ácido acetilsalicílico está contraindicado.

A ruptura do bulbo ocular e as lesões graves com hemorragia intraocular devem ser tratadas cirurgicamente. Vitrectomia (remoção cirúrgica do vítreo e estabilização da retina) é realizada para tratar descolamentos de retina traumáticos. A **enucleação** primária (remoção completa do bulbo ocular e parte do nervo óptico) deve ser considerada apenas quando o bulbo for irrecuperável e o cliente não tiver percepção de luz. Existe uma regra geral de que a enucleação seja realizada nas primeiras 2 semanas depois da lesão inicial (quando o olho não tem visão útil depois de sofrer perfuração), para evitar o risco de **oftalmia simpática** (uveíte granulomatosa – inflamação formada no olho normal pelo olho afetado, que pode causar cegueira do olho normal).

### Corpos estranhos intraoculares

Os clientes que se queixam de borramento visual e desconforto devem ser avaliados cuidadosamente quanto à possibilidade de traumatismos e exposições recentes; eles podem sofrer traumatismos em diferentes circunstâncias e apresentar corpos estranhos intraoculares (CEIO). As circunstâncias desencadeantes podem incluir: trabalhar em construção civil; raspar metal contra metal; sofrer um acidente automobilístico com traumatismo facial; ter uma ferida causada por projéteis de arma de fogo; trabalhar com pedra de esmeril; e ser alvo de explosão.

O CEIO é diagnosticado e localizado por biomicroscopia com lâmpada de fenda e oftalmoscopia indireta, bem como por TC e ultrassonografia. A RM está contraindicada porque a maioria dos corpos estranhos é metálica e magnética. É importante determinar a composição, o tamanho e a localização do CEIO e as estruturas oculares afetadas. Além disso, é essencial envidar todos os esforços para descobrir o tipo de CEIO e se o material é magnético; ferro, aço, cobre e matéria vegetal podem causar reações inflamatórias graves. A incidência de endoftalmite também é alta. Quando houver perfuração da córnea, deverão ser administrados antibióticos IV e profilaxia antitetânica.

### Queimaduras oculares

Álcalis, ácidos e outros compostos orgânicos quimicamente ativos (inclusive *spray* de pimenta para autodefesa e gás lacrimogênio) causam queimaduras químicas. As queimaduras por álcalis (p. ex., lixívia ou barrela, amônia) causam lesões mais graves porque penetram rapidamente nos tecidos oculares e continuam a causar danos muito tempo depois da exposição inicial. Além disso, os álcalis provocam elevação imediata da PIO. Os ácidos (p. ex., produtos de limpeza de banheiro, água sanitária, fluido para bateria de automóveis, refrigerativos) geralmente causam menos lesão, porque as proteínas precipitadas dos tecidos necróticos formam uma barreira que impede a penetração e a destruição adicionais. As queimaduras químicas podem ser evidenciadas por ceratopatia puntiforme (*i. e.*, lesão da córnea), hemorragia subconjuntival ou "marmorificação" completa da córnea.

No tratamento das queimaduras químicas, cada minuto é importante. A irrigação imediata com água de torneira deve ser iniciada no local do acidente, antes de transportar o cliente para o setor de emergência. É necessário apenas obter uma história sucinta e fazer um exame físico rápido. As superfícies da córnea e os fórnices conjuntivais devem ser imediatamente irrigados com quantidades copiosas de soro fisiológico ou qualquer outra solução neutra. Em seguida, pode-se aplicar um anestésico local e um espéculo palpebral para superar o blefaroespasmo (*i. e.*, espasmos dos músculos das pálpebras, que resultam em seu fechamento). As partículas sólidas devem ser retiradas dos fórnices por meio de aplicadores com pontas de algodão umedecidas e compressão mínima do bulbo ocular. A irrigação deve ser repetida até que o pH conjuntival normalize (entre 7,3 e 7,6). O pH da superfície da córnea pode ser determinado colocando-se uma tira de papel dosador de pH no fórnice. Por fim, são instilados antibióticos e o olho é coberto com um protetor.

Os objetivos do tratamento secundário são evitar úlcera de córnea e acelerar a recomposição do epitélio. É essencial manter a lubrificação copiosa, utilizando lágrimas artificiais sem conservantes (para evitar reações alérgicas). A recomposição do epitélio é facilitada com a aplicação de tampões oculares ou lentes terapêuticas macias; em geral, o cliente deve ser monitorado diariamente durante vários dias. O prognóstico depende do tipo de lesão e da adequação da irrigação realizada imediatamente depois da exposição. O tratamento a longo prazo consiste em duas fases: recuperação da superfície ocular por procedimentos de enxertia e restauração cirúrgica da integridade da córnea e da limpidez óptica.

A lesão térmica é causada pela exposição a um objeto quente (p. ex., prancha de alisar/enrolar cabelo, cigarro, cinza), enquanto a lesão fotoquímica é resultante da exposição à radiação ultravioleta ou infravermelha (p. ex., ofuscação do sol, observação de um eclipse solar sem um filtro adequado). Essas lesões podem causar falhas no epitélio córneo, opacificação da córnea, quemose (edema) conjuntival e **congestão** (ingurgitamento dos vasos sanguíneos). Antibióticos e curativo compressivo por 24 h são as medidas recomendadas como tratamento das lesões brandas. A fibrose das pálpebras pode requerer cirurgia oculoplástica, enquanto as retrações fibróticas da córnea podem ser tratadas por cirurgia da córnea.

## Doenças infecciosas e inflamatórias

Inflamação e infecções das estruturas oculares são comuns. Em todo o mundo, as infecções oculares estão dentre as causas principais de cegueira. A Tabela 49.3 resume algumas infecções frequentes e seus tratamentos. Adiante, veremos descrições sobre conjuntivite e celulite orbitária.

### Conjuntivite

Conjuntivite (inflamação da conjuntiva) é a doença ocular mais comum em todo o mundo. O aspecto do olho varia de coloração ligeiramente rosada da conjuntiva (daí o termo *olho vermelho*) em consequência da congestão dos vasos sanguíneos subconjuntival, até os casos com secreção purulenta abundante.

### Manifestações clínicas e avaliação

A conjuntivite pode ser unilateral ou bilateral; no entanto, a infecção geralmente começa em um dos olhos e depois passa para o outro por meio do contato das mãos.

As manifestações clínicas importantes são o tipo de secreção (aquosa, mucosa, purulenta ou mucopurulenta), a existência ou não de linfadenopatia (crescimento dos linfonodos pré-auriculares e submandibulares, para onde drena o sistema linfático das pálpebras) e queixas significativas, inclusive sensação de corpo estranho, de raspagem ou ardência e de congestão ao redor dos olhos, prurido e fotofobia (Riordan-Eva, Whitcher, Vaughan *et al.*, 2008). Os microrganismos isolados comumente são *Streptococcus pneumoniae*, *Haemophilus influenzae* e *Staphylococcus aureus*. *Chlamydia trachomatis* e *Neisseria gonorrhoeae* são dois agentes etiológicos sexualmente transmissíveis que podem causar conjuntivite. O diagnóstico baseia-se nas características marcantes dos sinais oculares, na apresentação clínica aguda ou crônica e na identificação de quaisquer fatores desencadeantes. Os resultados positivos das preparações dos espécimes obtidos por raspagem e as culturas confirmam o diagnóstico.

### Tipos de conjuntivite

As conjuntivites são classificadas com base em suas causas. As etiologias principais são infecções microbianas, alergia e estímulos tóxicos irritativos. Diversos microrganismos podem causar conjuntivite, inclusive bactérias (p. ex., *Chlamydia*), vírus, fungos e parasitos. Além disso, a conjuntivite pode ser causada por uma infecção ocular preexistente ou ser manifestação de uma doença sistêmica.

### Conjuntivite infecciosa

#### Conjuntivite bacteriana

A conjuntivite bacteriana pode ser aguda ou crônica; o tipo agudo pode se transformar em crônico. Os sinais e sintomas podem ser brandos a graves. A conjuntivite bacteriana crôni-

Tabela 49.3 Doenças infecciosas e inflamatórias comuns das estruturas oculares.

| Doença | Descrição | Tratamento |
|---|---|---|
| Hordéolo (terçol) | Infecção supurativa aguda das glândulas oculares, causada por *Staphylococcus aureus*. A pálpebra fica vermelha e edemaciada, com pequena coleção de pus formando um abscesso. O desconforto é significativo | Compressas mornas aplicadas diretamente na região afetada da pálpebra, 3 a 4 vezes/dia, durante 10 a 15 min. Caso o hordéolo não melhore depois de 48 h, pode ser necessário realizar incisão e drenagem. Em seguida, o médico pode prescrever antibióticos tópicos |
| Calázio | Processo inflamatório estéril evidenciado por inflamação granulomatosa crônica das glândulas meibomianas; pode ser evidenciado por um ou vários granulomas nas pálpebras superiores ou inferiores | Compressas mornas aplicadas 3 a 4 vezes/dia, durante 10 a 15 min, podem reverter a inflamação nos estágios iniciais. Contudo, na maioria dos casos, há necessidade de ressecção cirúrgica. A injeção de corticoide na lesão do calázio pode ser realizada para tratar lesões menores |
| Blefarite | Inflamação bilateral crônica das bordas palpebrais. Existem dois tipos: estafilocócica e seborreica. Em geral, a blefarite estafilocócica é ulcerativa e mais grave, porque há acometimento dos folículos pilosos. Pode haver retração fibrótica irreversível | O tipo seborreico é crônico e geralmente resistente ao tratamento, mas os casos mais brandos podem melhorar com a limpeza cuidadosa das pálpebras. A blefarite estafilocócica requer tratamento com antibióticos tópicos. O cliente deve receber orientações sobre higiene das pálpebras (manter as bordas palpebrais limpas e livres de exsudatos) |
| Queratite bacteriana | Infecção da córnea por *Staphylococcus aureus*, *Streptococcus pneumoniae* ou *Pseudomonas aeruginosa* | Colírios antibióticos potentes (em concentrações altas) devem ser aplicados a cada 30 min durante as primeiras horas e, em seguida, a cada 1 a 2 h. Antibióticos sistêmicos também podem ser usados. Os agentes cicloplégicos são usados para reduzir a dor causada pelo espasmo ciliar. O tratamento com corticoide e as injeções subconjuntivais de antibióticos são medidas controvertidas |
| Queratite por herpes simples | É uma das causas principais de cegueira por lesão da córnea. Os sinais e sintomas são dor intensa, lacrimejamento e fotofobia. A úlcera dendrítica tem um padrão ramificado linear com bordas entrecortadas e bulbos terminais em suas pontas. A queratite por herpes simples pode causar queratite estromal recidivante e persistir por 12 meses, com retração residual da córnea | Muitas lesões cicatrizam sem tratamento e anormalidades residuais. O objetivo do tratamento é reduzir o efeito deletério da reação inflamatória e bloquear a replicação do vírus na córnea. A ceratoplastia penetrante está indicada quando há retrações fibróticas e deve ser realizada quando a infecção herpética estiver inativa há muitos meses |

ca costuma ocorrer nos clientes com obstrução dos ductos lacrimais, dacriocistite (infecção da bolsa nasolacrimal) crônica e blefarite (inflamação da pálpebra) crônica. Os microrganismos isolados mais comumente como agentes etiológicos são *S. pneumoniae*, *H. influenzae* e *S. aureus*.

A conjuntivite bacteriana caracteriza-se pelo início súbito de eritema, ardência e secreção; além disso, há irritação da conjuntiva e congestão dos fórnices. Os exsudatos são variáveis, mas geralmente são mais evidentes pela manhã, no despertar (pode ser difícil abrir os olhos devido às aderências causadas pelo exsudato). Com as infecções bacterianas agudas graves, ocorre secreção purulenta, enquanto os casos brandos causam secreção mucopurulenta. Com a conjuntivite gonocócica, os sinais e sintomas são mais agudos e podem ser exsudato purulento profuso, linfadenopatia e pseudomembranas.

As conjuntivites causadas por *Chlamydia* incluem **tracoma** (conjuntivite folicular crônica bilateral da infância que, se não for tratada, acarreta cegueira na vida adulta) e conjuntivite de inclusão. O tracoma é prevalente nas regiões de clima quente, seco e poeirento e nas populações que vivem em condições de pobreza. A infecção dissemina-se por contato direto ou objetos contaminados e os vetores podem ser insetos (p. ex., moscas e mosquitos). Os sinais e sintomas incluem olhos vermelhos e inflamados, lacrimejamento, fotofobia, dor ocular, exsudato purulento, linfadenopatia pré-auricular (à frente da aurícula da orelha) e edema palpebral. No estágio intermediário da doença, há inflamação aguda e, em seguida, o cliente começa a desenvolver triquíase (inversão dos folículos pilosos para dentro) e entrópio, causando erosão e úlcera de córnea. O estágio tardio da doença caracteriza-se por fibrose conjuntival, queratite (inflamação da córnea) subepitelial, vascularização anormal da córnea (panos) e retrações fibróticas residuais dos folículos pilosos. Úlceras de córnea grave podem causar perfuração e cegueira.

A conjuntivite de inclusão acomete indivíduos sexualmente ativos portadores de infecção genital por *Chlamydia*. A transmissão ocorre por contato sexual orogenital ou por contato das mãos com os olhos. A transmissão indireta pode ocorrer em piscinas mal cloradas. Em geral, as lesões oculares começam 1 semana depois da exposição e podem estar associadas a uretrite ou cervicite inespecífica.

### Conjuntivite viral

A conjuntivite viral pode ser aguda ou crônica. A secreção é aquosa e os folículos são proeminentes. Os casos graves incluem a formação de *pseudomembranas*, que se evidenciam por tecidos que recobrem a conjuntiva ou a esclerótica, mas, na verdade, são constituídas de muco, fibrina, bactérias e células do sistema imune. Os agentes etiológicos comuns são adenovírus e herpesvírus simples. A conjuntivite causada por adenovírus é altamente contagiosa. Em geral, a conjuntivite é precedida de sinais e sintomas de infecção das vias respiratórias superiores; o acometimento da córnea causa fotofobia extrema. Os sinais e sintomas incluem lacrimejamento profuso, eritema e sensação de corpo estranho, que pode acometer um ou os dois olhos. Além disso, há edema palpebral, ptose e **hiperemia** conjuntival (dilatação dos vasos sanguíneos da conjuntiva) (Figura 49.10). Esses sinais e sintomas podem ser brandos ou graves e persistir por 2 semanas. Embora seja autolimitada, a conjuntivite viral tende a ter evolução mais longa que a conjuntivite bacteriana.

Ceratoconjuntivite viral (CCV) é uma conjuntivite viral altamente contagiosa, facilmente transmitida entre os membros da mesma família, crianças de escola e profissionais de saúde. O surto epidêmico é sazonal, principalmente no verão, quando as piscinas são mais frequentadas. Na maioria dos casos, a CCV acompanha-se de linfadenopatia pré-auricular e, ocasionalmente, dor periorbitária; pode causar ceratopatia (doença da córnea).

### Conjuntivite alérgica

A conjuntivite imune ou alérgica é uma reação de hipersensibilidade, que faz parte da rinite alérgica ou pode ser uma reação alérgica independente. Em geral, os clientes referem história de atopia, ou seja, predisposição genética às reações de hipersensibilidade. Os distúrbios atópicos são alergias (p. ex., alimentos e quadros sazonais), asma e dermatite atópica (p. ex., eczema). A conjuntivite alérgica caracteriza-se por prurido extremo, epífora (*i. e.*, secreção lacrimal excessiva), congestão e, em geral, fotofobia grave. Secreção mucoide semelhante a uma linha geralmente se forma em consequência da esfregação dos olhos devido ao prurido intenso. A conjuntivite vernal também é conhecida como *conjuntivite sazonal*, porque ocorre principalmente nos meses quentes do ano.

### Conjuntivite tóxica

A conjuntivite química pode ser causada por fármacos; cloro das piscinas; exposição aos gases tóxicos em trabalhadores das indústrias; exposição a outros compostos irritantes, inclusive fumaça, *sprays* de cabelo, ácidos e álcalis.

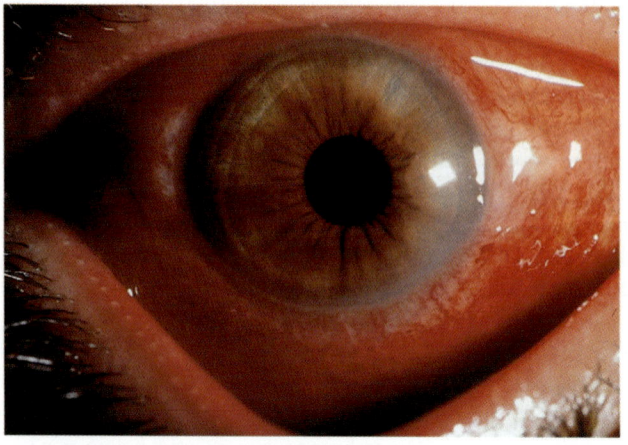

**Figura 49.10** Hiperemia conjuntival da conjuntivite viral.

## Manejo clínico e de enfermagem

O tratamento da conjuntivite é feito de acordo com o tipo (Tabela 49.4). A maioria dos casos de conjuntivite viral branda é autolimitada e benigna, sem necessidade de qualquer tratamento. O Boxe 49.9 inclui informações para orientação dos clientes com conjuntivite viral. Nos casos mais graves, o médico prescreve antibióticos tópicos em colírios ou pomadas. Os clientes com conjuntivite gonocócica devem ser tratados urgentemente com antibióticos; se não for tratada, essa doença ocular pode causar perfuração da córnea e cegueira. As complicações sistêmicas podem ser meningite e septicemia generalizada.

## Celulite orbitária

Celulite orbitária é inflamação dos tecidos ao redor do olho.

## Fisiopatologia

A celulite orbitária pode ser causada por doenças inflamatórias ou infecciosas (bacterianas, fúngicas ou virais) das estruturas adjacentes, inclusive face, orofaringe, dentes ou estruturas intracranianas. A celulite também pode ser causada por corpos estranhos e uma infecção ocular preexistente, ou começar depois da septicemia generalizada. As infecções dos seios paranasais são as causas mais comuns. A infecção originada dos seios paranasais pode espalhar facilmente para a órbita depois de atravessar as paredes ósseas finas e os forames, ou por meio do sistema venoso intercomunicante da órbita e dos seios paranasais. Os agentes etiológicos mais comuns são estafilococos e estreptococos nos adultos e *H. influenzae* nas crianças.

## Manifestações clínicas e avaliação

Os sinais e sintomas são dor, edema palpebral, edema conjuntival, **proptose** e redução da mobilidade ocular. Com esse grau de edema, pode ocorrer compressão do nervo óptico e elevação da PIO.

Na celulite orbitária, a tensão intraorbitária grave causada pela formação de um abscesso e a limitação da função do nervo óptico podem causar cegueira irreversível. Em virtude da contiguidade da órbita e do cérebro, a celulite orbitária pode resultar em complicações potencialmente fatais, inclusive abscesso e trombose do seio cavernoso.

## Manejo clínico e de enfermagem

Antibióticos sistêmicos de espectro amplo em doses altas devem ser administrados imediatamente; é necessário realizar esfregaços corados pelo Gram e culturas. É extremamente importante monitorar as alterações da acuidade visual, o grau de proptose, a função do sistema nervoso central (p. ex., náuseas, vômitos, febre, alterações cognitivas), o deslocamento do bulbo ocular, os movimentos extraoculares, os sinais pupilares e o fundo de olho. Além disso, deve ser realizada consulta com um otorrinolaringologista, principalmente quando houver suspeita de sinusite. Quando houver formação de abscesso ou perda visual progressiva, deve ser feita a drenagem cirúrgica do abscesso ou do seio paranasal. Sinusotomia e irrigação com antibióticos também são realizadas.

**Tabela 49.4** Tratamento das conjuntivites.

| Conjuntivite | Tratamento |
|---|---|
| Conjuntivite bacteriana | A conjuntivite bacteriana aguda quase sempre é autolimitada; ou seja, estende-se por 2 semanas se não for tratada. Quando é tratada com antibióticos, a conjuntivite pode persistir por poucos dias, exceto se for gonocócica e estafilocócica<br>Nos casos de tracoma, antibióticos de espectro amplo geralmente são aplicados topicamente e por via sistêmica. O tratamento sistêmico inclui a reversão da triquíase (cílios que crescem para dentro, na direção da conjuntiva e da córnea) para evitar fibrose conjuntival<br>A conjuntivite de inclusão dos adultos deve ser tratada com antibióticos por 1 semana. A profilaxia da reinfecção é importante e os clientes e seus parceiros sexuais devem buscar tratamento para doença sexualmente transmissível, caso seja necessário |
| Conjuntivite viral | A conjuntivite viral não responde a qualquer tipo de tratamento. Compressas frias podem atenuar alguns sintomas. É extremamente importante lembrar que as conjuntivites virais (principalmente a ceratoconjuntivite epidêmica) são altamente contagiosas. As orientações fornecidas aos clientes devem enfatizar a higiene das mãos e evitar o uso compartilhado de toalhas de mão e rosto e colírios. Os lenços devem ser descartados diretamente em uma lata de lixo coberta<br>Todos os tipos de tonometria devem ser evitados, a menos que haja indicação médica. Ao final do dia, é necessário descartar todos os fármacos que contenham doses múltiplas ou quando estiverem contaminados. Os profissionais e outros clientes infectados não devem ter permissão para trabalhar ou frequentar escolas até que os sintomas tenham regredido, o que pode demorar de 3 a 7 dias |
| Conjuntivite alérgica | Os clientes com conjuntivite alérgica, principalmente conjuntivite vernal ou sazonal recidivante, geralmente são tratados com preparações oftálmicas de corticoides. Dependendo da gravidade da doença, esses clientes podem usar preparações orais. O uso de vasoconstritores (p. ex., solução de epinefrina tópica), compressas geladas, bolsas de gelo e ventilação fria geralmente proporciona conforto, pois reduz o edema |
| Conjuntivite tóxica | Nos casos de conjuntivite causada por irritantes químicos, o olho deve ser irrigado imediata e profusamente com soro fisiológico ou água estéril. |

## BOXE 49.9 Orientações ao cliente.

### Orientações para clientes com conjuntivite viral

Conjuntivite viral é uma infecção ocular extremamente contagiosa, que pode ser transmitida facilmente de uma pessoa para outra. Os sinais e sintomas podem ser alarmantes, mas não são graves. As seguintes informações ajudam você a entender essa doença ocular e como cuidar de si próprio e/ou dos seus familiares em casa:

- Com cerca de 1 semana, os olhos ficam vermelhos com eliminação de secreção aquosa e as pálpebras tornam-se edemaciadas
- Há dor ocular, sensação de areia nos olhos e hipersensibilidade à luz
- Os sinais e sintomas regridem depois de aproximadamente 1 semana
- É possível aplicar compressas geladas suaves nos olhos por cerca de 10 min, 4 a 5 vezes/dia, para atenuar a dor
- Lágrimas artificiais podem ser usadas para aliviar a sensação de areia nos olhos, além de analgésicos suaves (como paracetamol)
- É preciso ficar em casa; as crianças não podem brincar em área externa. O retorno ao trabalho ou à escola deve ser depois de 7 dias, quando a vermelhidão e a secreção regredirem. É possível conseguir atestado do médico, dizendo que há permissão para voltar ao trabalho ou à escola
- Não compartilhe toalhas, roupas de cama, maquiagem ou brinquedos
- Lave as mãos cuidadosa e frequentemente com água e sabão, inclusive antes e depois de aplicar lágrimas artificiais ou compressas geladas
- Use um lenço novo cada vez que limpar as secreções dos olhos. O lenço pode ser umedecido com água limpa para lavar as áreas ao redor do olho
- É possível lavar o rosto e tomar banho como normalmente faz
- Descarte todos os artigos de maquiagem; não deve ser aplicada maquiagem até que a doença tenha regredido
- Óculos escuros podem ser usados caso as luzes fortes sejam um incômodo
- Se a secreção do olho ficar amarelada e semelhante ao pus ou se forem notadas alterações da visão, é necessário procurar novamente o médico para uma reavaliação

## Modalidades de tratamento para lesões e doenças oculares

Os tratamentos comuns descritos nesta seção são intervenções farmacológicas e cirúrgicas.

### Procedimentos cirúrgicos

#### Cirurgias orbitárias

As cirurgias orbitárias podem ser realizadas para reparar fraturas, retirar um corpo estranho ou remover tumores benignos ou malignos. O bulbo ocular é recoberto por músculos, tecido conjuntivo e tecido adiposo e fica abrigado dentro da órbita óssea, que mede cerca de 4 cm de comprimento, largura e profundidade. A configuração da órbita é praticamente semelhante a uma pirâmide de quatro faces e está circundada em três lados pelos seios paranasais: etmoide (em posição medial), frontal (em cima) e maxilar (embaixo). Os procedimentos cirúrgicos da órbita e das pálpebras afetam a estética facial. Os objetivos desses procedimentos são recuperar e preservar funções vitais e manter as relações anatômicas das estruturas oculares, de modo a obter melhor aparência (efeito estético). Durante o reparo das fraturas orbitárias, os ossos da órbita são realinhados para seguir as linhas anatômicas das estruturas faciais.

Os procedimentos cirúrgicos da órbita requerem que o cirurgião trabalhe ao redor de estruturas delicadas do olho, inclusive nervo óptico, vasos sanguíneos da retina e músculos oculares. Uma complicação dos procedimentos cirúrgicos orbitários pode ser cegueira causada por lesão do nervo óptico e sua irrigação sanguínea. Dor e perda visual súbita podem indicar hemorragia intraorbitária ou compressão do nervo óptico. Ptose e diplopia podem ser causadas por traumatismo dos músculos extraoculares durante o procedimento cirúrgico, mas essas complicações costumam regredir depois de algumas semanas.

O uso profilático de antibióticos IV é recomendado geralmente no período pós-operatório das cirurgias da órbita, principalmente quando há reparação de fraturas orbitárias e remoção de corpos estranhos intraorbitários. Os corticoides são administrados IV quando há preocupação de que o cliente tenha edema do nervo óptico. Em geral, os antibióticos oculares tópicos são instilados e as pomadas de antibiótico são aplicadas externamente nas suturas da pele.

Durante as primeiras 24 a 48 h depois da cirurgia, compressas de gelo devem ser aplicadas na região periocular para reduzir o edema periorbitário e facial e o hematoma. A cabeceira do leito do cliente deve ser elevada a uma altura confortável (30 a 45°).

A preparação para a alta deve incluir orientações quanto ao uso dos antibióticos orais, à instilação dos fármacos oftálmicos e à aplicação das compressas oculares.

#### Enucleação

Enucleação é a remoção de todo o olho e de parte do nervo óptico. Essa cirurgia pode ser realizada nas seguintes condições

- Lesão grave resultando em prolapso dos tecidos uveais (íris, corpo ciliar e coroide) ou perda da reatividade (capacidade de identificar a direção da fonte luminosa) ou percepção da luz
- Olho irritado, cego, doloroso, deformado ou desfigurado, geralmente em consequência de glaucoma, descolamento de retina ou inflamação crônica
- Olho sem visão útil, que esteja causando ou tenha causado oftalmia simpática (inflamação do olho ou da conjuntiva) do outro olho
- Tumores intraoculares que não possam ser tratados de outra maneira.

A cirurgia de enucleação consiste em separar e cortar cada um dos músculos oculares, dissecar a cápsula de Tenon (membrana fibrosa que recobre a esclerótica) e cortar o nervo óptico do bulbo ocular. Em geral, depois da operação, o cirurgião implanta uma prótese ocular e a conjuntiva é fechada; aplica-se um curativo compressivo volumoso sobre a órbita. O Boxe 49.10 descreve as próteses oculares.

#### Evisceração

A **evisceração** consiste na ressecção cirúrgica do conteúdo intraocular por uma incisão ou abertura da córnea ou da esclera. A evisceração pode ser realizada para tratar traumatismo ocular grave com ruptura do bulbo ocular, inflamação grave do olho ou infecção ocular grave. O nervo óptico, a esclerótica, os músculos extraoculares e, em alguns casos, a córnea permanecem intactos. Em comparação com a enucleação, a vantagem principal da evisceração é que o resultado estético final e a motilidade depois da adaptação da prótese ocular são melhores. Esse procedimento cirúrgico poderia ser mais aceitável para um cliente cuja imagem corporal esteja profundamente ameaçada. A desvantagem principal é o risco elevado de oftalmia simpática.

#### Exenteração

**Exenteração** é a remoção das pálpebras, do olho e de quantidades variáveis do conteúdo orbitário. Essa operação está indicada para tratar tumores malignos da órbita potencialmente fatais, ou quando as modalidades terapêuticas mais conservadoras falham ou não são apropriadas. Um exemplo é o carcinoma espinocelular dos seios paranasais, da pele e da conjuntiva com acometimento orbitário profundo. Em sua apresentação mais ampla, a exenteração pode incluir a ressecção de todos os tecidos e ossos da órbita.

### Tratamento farmacológico

O principal objetivo da administração de fármacos oculares é ampliar a quantidade da substância que chega ao local de ação dos fármacos em concentração suficiente para produzir efeitos terapêuticos favoráveis. Isso é determinado pela dinâmica da farmacocinética ocular: absorção, distribuição, metabolismo e excreção.

#### Conceitos sobre administração de fármacos oculares

A administração tópica dos fármacos oculares resulta na absorção de apenas 1 a 7% da dose pelos tecidos oculares; a absorção ocular depende da entrada no fármaco no humor aquoso por diferentes vias de administração ocular. A taxa e a amplitude da absorção no humor aquoso são determinadas pelas características

## BOXE 49.10 Próteses oculares.

Os implantes orbitários e os conformadores (próteses oculares geralmente feitas de borracha de silicone) mantêm o formato do olho depois da enucleação ou evisceração, de maneira a impedir que o cliente fique com aparência de olhos encovados ou fundos. O conformador temporário é colocado sobre a conjuntiva fechada depois da colocação de um implante orbitário. O conformador é colocado depois da enucleação ou evisceração para proteger a linha de sutura, manter os fórnices, evitar contratura da bolsa orbitária em preparação para a colocação da prótese ocular e manter a integridade das pálpebras.

Todas as próteses oculares têm limitações de sua mobilidade. Existem dois tipos de configuração das próteses oculares (ver figura). As próteses oculares anoftálmicas são usadas quando o bulbo ocular foi retirado. As conchas escleróticas assemelham-se à prótese anoftálmica, mas são mais finas e adaptam-se sobre o bulbo ocular com sensibilidade da córnea preservada. Em geral, as próteses oculares duram aproximadamente 6 anos, dependendo da qualidade da adaptação, do conforto e do aspecto cosmético. Quando a bolsa anoftálmica cicatriza por completo, os conformadores são substituídos pelas próteses oculares.

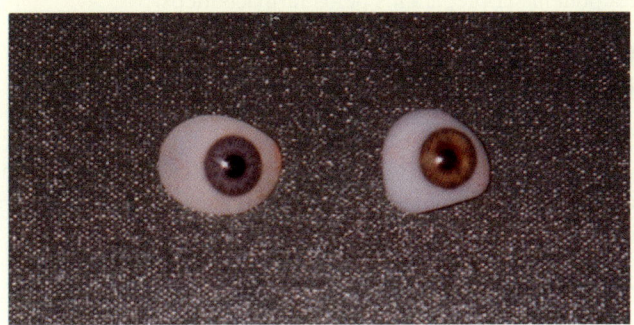

Próteses oculares – (*à esquerda*) prótese ocular anoftálmica; (*à direita*) concha esclerótica.

O oculista é o técnico de óptica e de laboratório de produtos oftálmicos especialmente treinado que produz próteses oculares. Quando o oftalmologista tem certeza de que a bolsa anoftálmica está totalmente cicatrizada e pronta para receber a prótese, o cliente é encaminhado a um oculista. Em geral, o período de cicatrização varia de 6 a 8 semanas. É recomendável que o cliente faça uma consulta com o oculista antes de adaptar a prótese. Receber informações detalhadas e expressar suas preocupações podem atenuar a ansiedade quanto à utilização de uma prótese ocular.

### Manejo clínico

A remoção de um olho tem implicações físicas, sociais e psicológicas para qualquer pessoa; assim, o significado da perda de um olho e da visão deve ser considerado durante o planejamento do cuidado. A preparação do cliente deve incluir informações sobre o procedimento cirúrgico e a colocação de implantes e conformadores orbitários, além da disponibilidade de próteses oculares para melhorar o aspecto estético. Em alguns casos, os clientes preferem uma consulta com o oftalmologista antes da operação para conversar sobre próteses oculares.

### Manejo de enfermagem
#### Orientação dos cuidados pós-operatórios

Os clientes submetidos ao procedimento de remoção de um olho precisam saber que geralmente usarão um curativo compressivo ocular volumoso, que costuma ser removido depois de 1 semana, e que será necessário aplicar pomada oftálmica antibiótica tópica na bolsa anoftálmica, 3 vezes/dia. Quando a remoção cirúrgica do olho é imediata e inesperada (p. ex., depois de um traumatismo ocular), é crucial o papel da enfermeira de oferecer apoio emocional.

Depois da remoção de um olho, o cliente perde a capacidade de perceber profundidade. Os clientes devem ser orientados a tomar cuidado adicional ao andar e realizar movimentos, de modo a evitar erros de cálculo que possam causar acidentes. Pode ser necessário algum tempo para se adaptar à visão monocular. Os clientes que usam conformadores devem ser alertados de que a prótese pode cair acidentalmente da bolsa. Se isso acontecer, é necessário lavar, secar e recolocar o conformador na bolsa.

#### Orientação do autocuidado ao cliente

Os clientes precisam aprender como colocar, retirar e cuidar da prótese ocular. A higiene adequada das mãos deve ser realizada antes de colocar e retirar a prótese ocular. Uma ventosa de sucção pode ser usada quando houver dificuldades causadas pela falta de destreza manual. É necessário adotar precauções, tais como forrar a pia com uma toalha e fechar o ralo, para evitar que a prótese seja perdida. Ao orientar os clientes ou seus familiares, é importante que eles demonstrem o que aprenderam para avaliar seu nível de entendimento e sua capacidade de realizar o procedimento.

Antes da colocação, a superfície lateral externa ou do ponto lacrimal interno e as superfícies superior e inferior da prótese devem ser determinadas por localização das marcas de identificação, inclusive a cor vermelha na região do ponto lacrimal interno. Para os clientes com baixa visão, são usados outros tipos de marcadores de identificação (inclusive pontos ou incisuras). A pálpebra superior é levantada suficientemente para abrir espaço; em seguida, o cliente aprende a reconhecer os lados que devem ficar para cima, para baixo e por trás da pálpebra superior. Ao mesmo tempo, o cliente puxa a pálpebra inferior para baixo para ajudar a prótese a entrar e a ter sua borda inferior escorregada gradativamente pela pálpebra inferior. A pálpebra inferior deve ser examinada para confirmar a posição correta da prótese.

Para retirar a prótese, o cliente forma uma concha com a mão ao redor da região maxilar para segurar a prótese, coloca o dedo indicador da mão livre contra a porção intermediária da prótese inferior e olha para cima. O movimento de olhar para cima coloca a borda inferior da prótese mais próxima da borda da pálpebra inferior. Com o dedo empurrando para dentro, para fora e para o lado contra a pálpebra inferior, a prótese desliza e sai, ao mesmo tempo que a mão em formato de concha funciona como receptáculo.

#### Continuidade do cuidado

A prótese ocular pode ser usada e deixada no local por vários meses. Em geral, a higiene e o conforto são mantidos por

*(continua)*

> **BOXE 49.10 Próteses oculares. (continuação)**
>
> irrigações diárias da prótese com soro fisiológico, solução para lentes de contato ou lágrimas artificiais. Quando o cliente apresenta sintomas de ressecamento ocular, pode ser útil aplicar pomadas lubrificantes oftálmicas ou colírios à base de óleo, inclusive vitamina E e óleo mineral. A remoção de crostas e secreções mucosas que se acumulam durante a noite é realizada com a prótese no local. O deslocamento da prótese pode ocorrer no momento em que o cliente limpa ou esfrega a prótese dentro da bolsa. A prótese pode ser recolocada com os dedos limpos. A limpeza adequada da prótese deve ser um movimento suave, do lado temporal para o nasal, de modo a evitar que se desloque.

do fármaco e pela anatomia e fisiologia do olho. Os obstáculos naturais à absorção, que diminuem a eficácia dos fármacos oculares, são os seguintes:

- *Volume exíguo do saco conjuntival.* O saco conjuntival consegue abrigar apenas 50 μℓ e qualquer volume acima deste é desprezado. Em geral, o volume de uma gota das soluções oculares tópicas vendidas comercialmente varia de 20 a 35 μℓ
- *Barreiras da membrana da córnea.* As camadas epitelial, estromal e endotelial da córnea são obstáculos à absorção
- *Barreiras hemato-oculares.* As barreiras hemato-oculares impedem que os fármacos oftálmicos alcancem concentrações altas nos tecidos oculares, porque esses tecidos separam a corrente sanguínea dos tecidos oculares e impedem que substâncias estranhas entrem no olho e, assim, limitam a eficácia dos fármacos
- *Lacrimejamento, pestanejo e drenagem.* A produção e a drenagem aumentadas de lágrimas causadas pela irritação ou por uma doença ocular podem diluir ou "lavar" um colírio ocular instilado; o pestanejar expele do saco conjuntival o colírio instilado.

A distribuição de um fármaco ocular pelos diversos tecidos dos olhos varia conforme o tipo de tecido: os diferentes tecidos (p. ex., conjuntiva, córnea, cristalino, íris, corpo ciliar, coroides) absorvem quantidades variáveis do fármaco. Os fármacos penetram no epitélio córneo por difusão, atravessando (via intracelular) ou passando entre as células (via intercelular). Os fármacos hidrossolúveis (hidrofílicos) difundem-se por via intracelular, enquanto os lipossolúveis (lipofílicos) difundem-se por via intercelular. Em geral, a administração tópica não produz concentrações significativas do fármaco na retina. Pelo fato de o espaço entre o processo ciliar e o cristalino ser pequeno, a difusão dos fármacos no humor vítreo é lenta. Quando são necessárias concentrações altas do fármaco no vítreo, a injeção intraocular geralmente é preferida, visto que faz um *bypass* em torno das barreiras anatômicas e fisiológicas naturais do olho.

As soluções aquosas são usadas mais comumente nos olhos. Essas preparações são menos dispendiosas e interferem menos na visão; contudo, o tempo de contato com a córnea é pequeno, porque as lágrimas diluem o fármaco. As pomadas oftálmicas têm tempo de permanência mais amplo no saco conjuntival e alcançam concentrações mais altas que os colírios. A desvantagem principal das pomadas é o borramento visual resultante da aplicação. Em geral, as pálpebras e suas bordas são tratadas mais eficazmente com pomadas. As lentes de contato e as coberturas de colágeno embebidas em antibióticos são métodos de administração alternativa para tratar infecções da córnea.

Dentre todos os métodos de administração, a via tópica – instilação de colírios e aplicação de pomadas oftálmicas – ainda é a mais comum. A instilação tópica, que é o método menos invasivo, possibilita a autoadministração do fármaco e causa menos efeitos colaterais.

Os conservantes são usados comumente nos fármacos oculares. Por exemplo, o cloreto de benzalcônio evita a proliferação de microrganismos e aumenta a permeabilidade da córnea à maioria dos fármacos; contudo, alguns clientes são alérgicos a esse conservante. Essa possibilidade pode ser considerada quando o cliente nunca teve reações alérgicas ao uso sistêmico do fármaco em questão. Os colírios sem conservantes podem ser preparados pelos farmacêuticos.

## Fármacos oculares utilizados comumente

Tais fármacos são anestésicos tópicos, midriáticos e cicloplégicos que reduzem a PIO; antibióticos, corticoides e anti-inflamatórios não esteroides (AINE); e antialérgicos, soluções para irrigação ocular e lubrificantes.

### Anestésicos tópicos

Antes de realizar procedimentos diagnósticos como tonometria, o médico instila uma ou duas gotas de cloridrato de proparacaína e cloridrato de tetracaína. Os anestésicos tópicos também são usados para atenuar a dor ocular grave e tornar possível que o cliente abra seus olhos para exame ou tratamento. É necessário que a enfermeira oriente o cliente a não esfregar os olhos quando eles estão anestesiados, pois isso pode causar lesão da córnea.

Os clientes com abrasões e erosões da córnea têm dor intensa e geralmente ficam tentados a aplicar doses excessivas dos anestésicos tópicos locais, o que pode causar amolecimento da córnea. O uso prolongado dos anestésicos pode retardar a cicatrização da lesão e causar opacificação e fibrose irreversíveis da córnea, resultando em perda da visão.

### Midriáticos e cicloplégicos

Midríase (ou dilatação da pupila) é o objetivo principal quando se administram fármacos midriáticos e cicloplégicos (Tabela 49.5). Esses dois grupos de fármacos atuam diferentemente e são combinados para conseguir dilatação máxima, que é necessária durante procedimentos cirúrgicos e exame do fundo de olho, para que o oftalmologista tenha visão mais clara das estruturas internas do olho. Os **midriáticos** potencializam os efeitos simpáticos alfa-adrenérgicos, que provocam relaxamento do músculo ciliar, resultando em dilatação da pupila. O cliente pode ter dificuldade de ler e deve ser orientado a usar

**Tabela 49.5** Midriáticos e mióticos.

| Fármaco | Preparações | Indicação/doses | Ação | Duração | Considerações de enfermagem |
|---|---|---|---|---|---|
| Fenilefrina | Solução (0,12%; 2,5%; 10%) | Instilar 1 gota por dose, que pode ser repetida em 1 h para: Midríase Sinequias posteriores e irritação ocular branda | Dilata a pupila por contração do músculo dilatador Pico de ação em 10 a 90 min | 3 a 7 h | Monitore a ocorrência de efeitos sistêmicos como hipertensão, se for administrada solução a 10% |
| Atropina | Pomada (1%) Solução (0,5 a 2%) | Instilar 1 a 2 gotas para tratar irite ou uveíte aguda; ou efeito cicloplégico para exame da refração, 3 a 4 vezes/dia | Dilata a pupila por ação anticolinérgica. Pico de ação de 30 min a 3 h | 7 a 10 dias | Tenha disponível um antídoto (salicilato de fisostigmina) para uso IM ou IV Monitore o cliente para detectar sinais e sintomas de glaucoma |
| Escopolamina, brometo de | Solução (0,25%) | Instilar 1 a 2 gotas para tratar irite ou uveíte aguda; ou efeito cicloplégico para exame da refração, 1 a 4 vezes/dia | Alguma ação semelhante à da atropina. Pico em 15 a 45 min | 3 a 7 dias | Observar atentamente o cliente para detectar dissociação ou *delirium* Pode ser administrado a clientes sensíveis à atropina |
| Pilocarpina, cloridrato de | Gel (4%) Solução (0,25 a 1%) | Aplicar uma fita de gel no saco conjuntival inferior, 1 vez/dia, ao deitar. Instilar 1 a 2 gotas da solução para tratar glaucoma de ângulo aberto, glaucoma de ângulo fechado agudo, ou reverter a midríase causada por midriáticos ou cicloplégicos | Efeito colinérgico na constrição pupilar (miose) e aprofundamento da câmara anterior. Pico em 30 a 85 min | 4 a 8 h | Monitore os sinais vitais Verifique cuidadosamente o nome do fármaco |

óculos de sol (a maioria das clínicas de oftalmologia oferece óculos protetores). A capacidade de dirigir depende da idade, da visão e do grau de conforto do cliente.

### Alerta de enfermagem

*Os fármacos midriáticos e cicloplégicos afetam o sistema nervoso central. Os efeitos desses fármacos são mais acentuados nas crianças e nos idosos; estes clientes devem ser cuidadosamente avaliados quanto à ocorrência de sintomas, tais como hipertensão arterial, taquicardia, tontura, ataxia, confusão mental, desorientação, fala incoerente e alucinação. Esses fármacos estão contraindicados para clientes com ângulos estreitos ou câmaras anteriores superficiais, assim como para clientes que usam inibidores de MAO ou antidepressivos tricíclicos.*

## Fármacos para tratar glaucoma

Os fármacos indicados para tratar glaucoma são usados para reduzir a PIO por diminuição da produção ou aumento da drenagem de humor aquoso. Como o glaucoma precisa ser tratado por toda a vida, o cliente deve ser orientado quanto aos efeitos colaterais oculares e sistêmicos desses fármacos.

A maioria dos fármacos usados para tratar glaucoma afeta a **acomodação** do cristalino e dificulta a entrada da luz pela pupila contraída. A acuidade visual e a capacidade de focalizar a visão podem ser afetadas. Dentre os fatores considerados na seleção dos fármacos para tratar glaucoma estão eficácia, efeitos colaterais e sistêmicos, conveniência e custo.

### Antimicrobianos

Os antimicrobianos incluem fármacos antibióticos, antifúngicos e antivirais. A maioria está disponível em colírios, pomadas ou injeções subconjuntivais ou intravítreas. Os antibióticos são penicilina, cefalosporinas, aminoglicosídios e fluoroquinolona; o antifúngico principal é anfotericina B. Os efeitos colaterais da anfotericina são graves e incluem dor intensa, necrose conjuntival, irite e toxicidade retiniana. Os antivirais são aciclovir e ganciclovir. Os clientes tratados com fármacos oculares estão sujeitos aos mesmos efeitos colaterais e às mesmas reações adversas que os indivíduos que usam antimicrobianos orais ou parenterais.

### Corticoides e anti-inflamatórios não esteroides

As preparações tópicas dos corticoides são usadas frequentemente nos distúrbios inflamatórios das pálpebras, conjuntivas, córnea, câmara anterior, cristalino e úvea. Como esses colírios tópicos são suspensões, o cliente deve ser orientado a agitar o frasco várias vezes, para facilitar a mistura do fármaco e maximizar seu efeito terapêutico. Os efeitos colaterais oculares mais comuns do tratamento prolongado com corticoides tópicos são glaucoma, cataratas, predisposição às infecções, dificuldade de cicatrização das feridas, midríase, ptose e elevação da PIO. De modo evitar os efeitos colaterais dos corticoides, os AINE são usados como alternativa para controlar doenças oculares inflamatórias e reduzir a inflamação do período pós-operatório.

### Antialérgicos

As reações de hipersensibilidade ocular são extremamente comuns e resultam basicamente das respostas aos alergênios ambientais. A maioria dos alergênios é transportada pelo ar ou carreada aos olhos pela mão ou por outros meios, embora também possam ocorrer reações alérgicas causadas por fármacos. Corticoides são usados frequentemente como anti-inflamatórios e imunossupressores para controlar as reações de hipersensibilidade ocular.

### Soluções de irrigação e lubrificantes oculares

As soluções de irrigação são usadas para limpar as pálpebras externas e manter a higiene da pálpebra; irrigar a superfície externa da córnea para normalizar o pH (p. ex., depois de queimaduras químicas); irrigar a superfície da córnea para remover detritos; ou inflar o bulbo ocular durante procedimentos cirúrgicos. Essas soluções apresentam várias composições (sódio, potássio, magnésio, cálcio, bicarbonato, glicose e glutationa) e são seguras para aplicação na superfície córnea intacta. A superfície da córnea, no entanto, não deve ser irrigada quando houver risco de perfuração. Também existem soluções de irrigação estéreis para limpeza das pálpebras. Nos clientes com úlcera de córnea grave, a enfermeira deve buscar orientação específica do médico para saber se é seguro irrigar a superfície da córnea ou se deve apenas limpar as pálpebras externas. Embora a promoção da higiene seja uma prática apropriada, a prevenção de complicações deve ser a meta principal.

Os lubrificantes (p. ex., lágrimas artificiais) ajudam a atenuar a irritação da córnea, inclusive nos clientes com síndrome de ressecamento ocular. As lágrimas artificiais são preparações tópicas de metilcelulose ou hidroxipropilcelulose, que são preparadas como colírios, pomadas ou insertos oculares (introduzidos no saco conjuntival inferior 1 vez/dia).

## Manejo de enfermagem

Os objetivos em administrar fármacos oculares são assegurar a administração adequada, de modo a maximizar os efeitos terapêuticos e garantir a segurança do cliente com o monitoramento dos efeitos colaterais locais e sistêmicos. A absorção dos colírios oculares pelo ducto nasolacrimal não é desejável, porque isso pode causar efeitos colaterais sistêmicos. De maneira a reduzir a absorção sistêmica e atenuar os efeitos colaterais, é importante ocluir os pontos nasolacrimais (Boxe 49.11).

Antes de administrar fármacos oculares, a enfermeira deve alertar o cliente de que borramento visual, sensação de pontadas e ardência são sintomas que ocorrem comumente depois da instilação, embora sejam transitórios. Além disso, é importante enfatizar o risco da ocorrência de interações dos fármacos oculares com outras preparações oculares e sistêmicas; assim, é fundamental a realização de uma entrevista detalhada com o cliente, a fim de saber quais são os fármacos que ele utiliza.

É importante enfatizar as técnicas de higiene das mãos antes e depois da instilação de um fármaco. O bico do frasco com o colírio ocular ou do tubo de pomada nunca deve tocar em qualquer parte do olho; o fármaco deve ser tampado novamente, logo depois de ser utilizado. O cliente ou seu cuidador domiciliar deve ser solicitado a demonstrar como instilar colírio ou pomada ocular e comprimir os pontos nasolacrimais.

---

### BOXE 49.11 — Diretrizes para o cuidado de enfermagem.

**Instilação de fármacos oculares**

**Equipamento**

- Fármaco(s) prescrito(s)
- Bolas de algodão ou gaze
- Opcional: curativo ocular

**Execução**

| Ações | Justificativas |
|---|---|
| 1. Assegurar iluminação adequada | 1. A iluminação adequada garante que o procedimento seja realizado utilizando técnica adequada |
| 2. Fazer a higiene das mãos | 2. Higiene das mãos e técnica asséptica são importantes para reduzir a contaminação dos suprimentos e disseminar infecções |
| 3. Colocar luvas limpas e, se necessário ou prescrito, remover suavemente quaisquer crostas ou secreções das bordas das pálpebras, esfregando do ângulo interno para o externo e usando uma compressa de gaze ou uma bola de algodão limpa, umedecida com água morna a cada aplicação | 3. A limpeza dos olhos aumenta o conforto do cliente e facilita a absorção dos fármacos; além disso, crostas e secreções são removidas s do ducto nasolacrimal |
| 4. Preparar o fármaco; ler o rótulo do fármaco ocular para certificar-se de que seja o certo; agitar as suspensões ou soluções "leitosas" para obter a concentração desejada do fármaco; verificar qual olho deve ser tratado | 4. A verificação cuidadosa do fármaco e de qual olho deve ser tratado garante a segurança do cliente; é necessária a mistura das preparações em suspensão |

## BOXE 49.11 Diretrizes para o cuidado de enfermagem. (*continuação*)

| Ações | Justificativas |
|---|---|
| 5. Colocar o cliente em posição apropriada para instilar os fármacos oculares | 5. A colocação da cabeça em posição supina ou, se o cliente estiver sentado, a hiperextensão do pescoço possibilita a instilação correta dos fármacos oftálmicos, principalmente colírios |
| 6. Não tocar com o bico do frasco do fármaco em qualquer parte do olho ou da face; puxar a pálpebra inferior para baixo; não pressionar o bulbo ocular; aplicar pressão suave no osso maxilar para apoiar o dedo que puxa a pálpebra inferior | 6. A manutenção da técnica asséptica evita contaminação dos materiais, inclusive do frasco do fármaco. A utilização do osso maxilar como apoio para firmar o dedo possibilita a aplicação mais segura do fármaco |
| 7. Aplicar o fármaco; instilar os colírios antes de aplicar as pomadas<br>*Aplicação de colírios*:<br>   Os colírios devem ser instilados a uma distância de aproximadamente 2,5 cm do olho. Antes de instilar as gotas, peça ao cliente para olhar para cima e para fora. A pálpebra inferior deve ser puxada suavemente para baixo, de maneira a instilar as gotas no saco conjuntival. Logo depois de instilar as gotas, aplique pressão suave no ângulo interno do olho (oclusão pontual) nas proximidades da ponte nasal, por 3 a 5 min<br>   Utilizando um lenço limpo, seque suavemente a pele para absorver o excesso de colírio que escorre para as bochechas<br>*Aplicação de pomadas*:<br>   Aplique uma fita de pomada com 1,25 cm de largura no saco conjuntival inferior. Logo depois da aplicação da pomada, peça ao cliente para virar os olhos por trás das pálpebras fechadas | 7. O fármaco deve ser administrado no saco conjuntival e não no bulbo ocular, porque isso pode causar desconforto<br>   A compressão suave do ângulo interno do olho é realizada para reduzir o risco de absorção sistêmica do fármaco |
| 8. Aguardar 5 min antes de instilar outro fármaco ocular | 8. Oferece tempo para que um fármaco seja absorvido, antes que outro seja aplicado |
| 9. Fazer a higiene das mãos | 9. A higiene das mãos evita contaminação adicional depois da instilação |

## Revisão do capítulo

### Exercícios de avaliação crítica

1. Uma enfermeira trabalha em uma clínica de oftalmologia, na qual a maioria dos clientes é idosa e a maior parte dos fármacos prescritos para esses clientes é de preparações tópicas. Elabore um plano de ensino com base em evidências para esses clientes e cuidadores, que forneça orientações sobre administração correta de colírios e pomadas oculares. Qual evidência apoia as técnicas de administração dos fármacos e as precauções de segurança aplicáveis, que devem ser incluídos no plano de ensino? Qual evidência apoia os princípios de aprendizagem levados em consideração para a população idosa que a clínica atende? Qual é a força dessas evidências? Quais critérios poderiam ser usados para determinar a força das evidências?

2. No setor de emergência, a enfermeira cuida de um homem que se envolveu em uma colisão de automóveis, na qual o para-brisa foi quebrado. Ele diz que sente dor de cabeça, que seu pescoço está rígido, que sua visão está "embaçada" e que sente "dor como se estivessem raspando seu olho direito". O cliente pede uma compressa gelada para colocar nos olhos. Como é possível responder à solicitação desse cliente? Quais exames diagnósticos devem ser realizados para determinar a causa das queixas de borramento visual e dor ocular desse cliente? Qual informação deve-se transmitir ao médico?

### Questões objetivas

1. Enquanto obtém a história de saúde de um cliente com diagnóstico recente de glaucoma, ele faz o seguinte comentário com a enfermeira. Qual afirmação seria compatível com o diagnóstico do cliente?
   A. "Eu comecei a ver halos ao redor das luzes e minha visão diminuiu"
   B. "Eu tinha dificuldade de encontrar minhas meias azuis"
   C. "Meus olhos começaram a lacrimejar e coçar"
   D. "Eu consigo ver os sinais de trânsito com mais clareza que minhas mãos"

2. Qual das afirmações seguintes indica que um cliente com diagnóstico de conjuntivite viral necessita de mais orientações?
   A. "Eu lavarei minhas mãos frequentemente."
   B. "Eu usarei uma toalha de rosto para limpar meus olhos, começando com o olho infectado e depois o olho normal."
   C. "Eu evitarei contato com outras pessoas, até que meus sintomas regridam."
   D. "Eu jogarei fora qualquer fármaco ocular que reste depois do tratamento da infecção."
3. A enfermeira cuida de um jogador de beisebol, que refere ter sofrido um golpe na cabeça com a bola, 1 h antes de chegar ao setor de emergência. Qual das afirmações seguintes deve ser notificada imediatamente ao médico?
   A. Dor no olho
   B. Luzes brilhantes no campo visual
   C. Cefaleia com intensidade classificada em 2/10
   D. Abrasão superficial da cabeça
4. Um cliente com déficit visual significativo pede ajuda para realizar suas AVD. A enfermeira ajuda o cliente a servir o alimento quando realiza qual das seguintes ações?
   A. Deixa a bandeja na mesa de cabeceira do cliente
   B. Serve os alimentos quentes no menor tempo possível
   C. Descreve os alimentos que estão na bandeja com relação ao mostrador de um relógio
   D. Assegura que todos os alimentos sejam macios.
5. Um cliente é atendido em uma clínica de oftalmologia. Ele tem o diagnóstico de glaucoma. Qual dos seguintes fármacos tópicos a enfermeira esperaria que estivesse primeiro no plano de tratamento desse cliente?
   A. Midriático
   B. Antifúngico
   C. Betabloqueador
   D. Miótico

## Bibliografia e leitura sugerida

A bibliografia e a leitura sugerida para este capítulo estão disponíveis no **GEN-IO: http://gen-io.grupogen.com.br/gen-io/**.

# CAPÍTULO 50

CAROLYNN SPERA BRUNO

# Manejo de Enfermagem | Distúrbios da Audição e do Equilíbrio

### Objetivos de estudo

**Após ler este capítulo, você será capaz de:**

1. Listar as manifestações que podem ser exibidas por uma pessoa com distúrbio auditivo
2. Identificar maneiras de se comunicar efetivamente com a pessoa com distúrbio auditivo
3. Diferenciar os problemas da orelha externa daqueles da orelha média e interna
4. Comparar os vários tipos de procedimentos cirúrgicos usados no manejo dos distúrbios da orelha média e o cuidado de enfermagem apropriado
5. Descrever os diferentes tipos de distúrbios da orelha interna, inclusive as manifestações clínicas, o diagnóstico e o manejo.

A função e a estrutura delicada da orelha tornam necessários a detecção precoce e o diagnóstico preciso dos distúrbios, para que o equilíbrio e a audição normal possam ser preservados. As enfermeiras no cenário médico-cirúrgico cuidam de clientes com perda auditiva em virtude de inúmeros motivos. Este capítulo visa à avaliação e ao tratamento dos distúrbios da audição e do equilíbrio comuns à população adulta.

## Perda auditiva

Mais de 36 milhões de pessoas nos EUA relatam algum tipo de perda auditiva.[1] O *Healthy People 2010* deu início à meta de promover a saúde auditiva da nação por meio de prevenção, detecção precoce, tratamento e reabilitação.

### Fisiopatologia

A perda auditiva pode ser resultante de um problema de condução, de perda neurossensorial, de uma questão mista ou psicogênica. Em geral, a perda auditiva de condução é decorrente de um distúrbio na orelha externa, como impactação de cerume, ou de um problema na orelha média, como **otite média** e otosclerose. Nessas circunstâncias, a transmissão eficiente do som pelo ar para a orelha interna é interrompida. A perda neurossensorial envolve dano da cóclea ou do nervo vestibulococlear. Os clientes com perda auditiva mista apresentam perda de condução e neurossensorial, ocasionada pela disfunção da condução óssea e aérea. Uma perda auditiva funcional (ou psicogênica) não é orgânica nem relacionada com alterações estruturais detectáveis nos mecanismos de audição; em geral, trata-se da manifestação de um distúrbio emocional.

Muitos fatores ambientais exercem efeito adverso no sistema auditivo e, gradativamente, vão produzindo **perda auditiva neurossensorial** permanente. O mais comum é o ruído (som indesejado e inevitável), o qual tem sido identificado como um dos perigos ambientais dos dias atuais. O volume do ruído que nos circunda diariamente vem aumentando e virou uma fonte potencialmente perigosa de dano físico e psicológico.

### Fatores de risco

A perda auditiva é maior em homens que em mulheres. Existe uma forte relação entre idade e perda auditiva relatada; 18% dos americanos adultos de 45 a 64 anos de idade, 30% dos adultos de 65 a 74 anos e 47% dos adul-

---

[1]N.R.T.: No Brasil, o governo avalia que 15 milhões de pessoas tenham perda auditiva (http://www.brasil.gov.br/saude/2012/04/perda-de-audicao).

> **BOXE 50.1 Fatores de risco de perda da audição.**
>
> - História familiar de comprometimento neurossensorial
> - Malformações congênitas da estrutura craniana (orelha)
> - Baixo peso ao nascimento (< 1.500 g)
> - Uso de medicamentos ototóxicos (como gentamicina, diuréticos de alça)
> - Infecções recorrentes da orelha
> - Meningite bacteriana
> - Exposição crônica a ruídos altos
> - Perfuração da membrana timpânica

tos com mais de 75 anos sofrem de algum comprometimento da audição (National Institute on Deafness and Other Communication Disorders [NIDCD], 2008). O Boxe 50.1 apresenta um resumo dos fatores de risco.

O National Institute on Deafness and Other Communication Disorders (NIDCD) estima que aproximadamente 15% (26 milhões) dos americanos com idade entre 20 e 69 anos apresentem perda auditiva de alta frequência, decorrente da exposição a sons altos ou ruído produzido pelas atividades laborais e recreacionais. A *perda auditiva induzida por ruído* se refere à perda da audição após um longo período de exposição a ruídos altos (como maquinário pesado, motores, artilharia). Ocupações como carpinteiro, encanador e em mineração de carvão oferecem risco mais elevado de perda auditiva induzida por ruído.

*Trauma acústico* faz referência à perda auditiva causada pela exposição única a um ruído extremamente intenso como uma explosão. Em geral, a perda auditiva induzida por ruído ocorre à alta frequência (cerca de 4.000 Hz); no entanto, com a continuação da exposição ao ruído, a perda auditiva pode se tornar mais grave e englobar frequências adjacentes. O nível mínimo de ruído conhecido por causar perda auditiva induzida por ruído, independentemente da duração, é de aproximadamente 85 a 90 dB.

A exposição a ruídos é inerente a muitos trabalhos (tais como mecânicos, tipógrafos, pilotos e músicos) e *hobbies*. A Occupational Safety and Healthy Administration requer que os trabalhadores usem proteção auditiva para evitar a perda da audição induzida por ruído quando expostos a sons acima dos limites legais. A proteção da orelha contra ruído é a medida de prevenção mais eficaz disponível. Não há medicamentos que promovam a proteção contra a perda auditiva induzida por ruído; a perda da audição é permanente, porque as células ciliadas do órgão de Corti são destruídas.

## Manifestações clínicas e avaliação

As primeiras manifestações do comprometimento e da perda da audição podem ser **zumbido**, aumento da incapacidade de ouvir quando se encontra em grupo e necessidade de elevar o volume da televisão. O comprometimento da audição também pode desencadear mudanças de atitude, na capacidade de comunicação, na percepção dos arredores e até mesmo na capacidade de se proteger, afetando a qualidade de vida da pessoa. Em uma sala de aula, um estudante com audição prejudicada pode ficar desinteressado, desatento e apresentar notas cada vez mais baixas. Em casa, a pessoa pode se sentir isolada devido à incapacidade de escutar o relógio, o barulho do refrigerador, o canto dos pássaros e a passagem de outros indivíduos. Um pedestre com problemas auditivos pode tentar atravessar a rua e não escutar um carro que está se aproximando. Quem tem deficiência auditiva pode perder partes de uma conversa. Muitas pessoas não têm noção do seu comprometimento gradativo da audição; não raro, são as pessoas com as quais elas se comunicam que reconhecem o problema primeiro (Boxe 50.2).

> **BOXE 50.2 Avaliação inicial direcionada.**
>
> **Perda auditiva**
>
> Esteja alerta aos seguintes sinais e sintomas:
> - *Deterioração da fala*: a pessoa cujas palavras são indistintas, que pula o final das palavras ou produz uma fala monótona pode não estar escutando corretamente; as orelhas orientam a voz, tanto a altura quanto a pronúncia
> - *Fadiga*: se a pessoa se cansa facilmente ao escutar uma conversa ou ao falar, a fadiga pode ser o resultado do esforço para ouvir; sob essas circunstâncias, a pessoa pode se tornar irritável com muita facilidade
> - *Indiferença*: é fácil para a pessoa que não consegue escutar o que os outros dizem ficar deprimida e desinteressada na vida em geral
> - *Abstinência social*: não conseguir escutar o que está acontecendo faz com que a pessoa com problema de audição se abstenha de situações que possam lhe ser embaraçosas
> - *Insegurança*: a falta de autoconfiança e o medo de errar criam um sentimento de insegurança em muitas pessoas com problemas auditivos; ninguém gosta de dizer algo errado ou fazer qualquer coisa que possa lhe fazer parecer um bobo
> - *Indecisão e procrastinação*: a perda da autoconfiança torna a tomada de decisões cada vez mais difícil para a pessoa com comprometimento auditivo
> - *Suspeita*: a pessoa com problema de audição, a qual muitas vezes escuta apenas parte do que está sendo dito, pode suspeitar que os outros estejam falando sobre ela ou que partes da conversa estão sendo faladas deliberadamente baixo para que ela não possa escutar
> - *Falso orgulho*: a pessoa com a audição comprometida quer esconder a perda auditiva e, assim, finge que está escutando, enquanto, na realidade, não está
> - *Solidão e infelicidade*: embora todos desejem o silêncio eventualmente, o silêncio *imposto* pode ser desagradável e até mesmo assustador; as pessoas com perda auditiva muitas vezes se sentem isoladas
> - *Tendência a dominar a conversa*: muitas pessoas com problemas de audição tendem a dominar a conversa, sabendo que, desde que estejam no centro da conversa e que consigam controlá-la, é bem mais provável que não se envergonhem com algum erro

Por diversas razões, algumas pessoas com perda auditiva se recusam a buscar ajuda médica ou a usar aparelho de audição; outros se sentem desconfortáveis usando o aparelho. Pessoas perspicazes geralmente pedem àqueles com os quais estão tentando se comunicar que os deixe saber se há dificuldades de comunicação. Essas atitudes e comportamentos devem ser levados em consideração ao aconselhar os clientes que precisam de aparelhos auxiliares da audição. A decisão de usar um aparelho auditivo é pessoal e afetada por essas atitudes e comportamentos.

## Considerações gerontológicas

Com o envelhecimento, ocorrem alterações na orelha que, eventualmente, podem levar a déficits auditivos. Embora poucas mudanças aconteçam na orelha externa, o cerume tende a ficar mais duro e mais seco, implicando uma chance maior de impactação. Na orelha média, a membrana timpânica pode atrofiar ou esclerosar; na orelha interna, as células na base da cóclea degeneram. Uma predisposição familiar à perda neurossensorial também é observada, manifestada pela incapacidade de ouvir sons de alta frequência, seguida, em tempo, pela perda das frequências médias e mais baixas. O termo **presbiacusia** é usado para descrever essa perda auditiva progressiva.

Além das alterações relacionadas com a idade, outros fatores podem afetar a audição da população idosa, como exposição ao longo da vida a ruídos altos (p. ex., aviões, armas, maquinário pesado, serras). Determinadas medicações, como ácido acetilsalicílico e aminoglicosídios, exercem efeitos ototóxicos quando alterações renais (como na pessoa mais velha) resultam em retardo da excreção do medicamento e níveis mais elevados deste no sangue. Muitas pessoas idosas usam quinina no tratamento de cãibras na perna, a qual pode causar perda auditiva. Fatores psicogênicos e outros processos patológicos (como diabetes) também podem ser parcialmente responsáveis pela perda auditiva neurossensorial.

Quando ocorre perda da audição, justifica-se a realização de avaliação e tratamento apropriados. O *Healthy People 2010* identificou oito metas a serem seguidas para diminuir os problemas causados pela perda da audição. Uma delas, com as pessoas diagnosticadas com perda auditiva ou surdez, é usar os serviços de reabilitação e dispositivos suplementares para melhorar a comunicação com outras pessoas. Os recursos estão disponíveis em locais de trabalho e em escolas. O Individuals with Disabilities Education Act (IDEA) foi desenvolvido para garantir que crianças e adultos, inclusive idosos, recebam as mesmas oportunidades no sistema educacional que aqueles sem deficiência.[2]

O cuidado de clientes idosos inclui o reconhecimento das reações emocionais relacionadas com a perda auditiva, como desconfiança de outras pessoas devido à incapacidade de escutar adequadamente; frustração e raiva, com a repetição de frases como "não ouvi o que você disse"; e sentimentos de insegurança devido à incapacidade de escutar o telefone e os alarmes. O Americans with Disabilities Act (ADA), de 1990, exigiu que todos os serviços de emergência sejam acessíveis às pessoas, oferecendo telefones que também disponham da função mensagem de texto. Além disso, em 1998, o Departamento de Justiça determinou que todos os centros de emergência nos EUA se tornassem acessíveis às pessoas por meio da tecnologia de telefone com função mensagem de texto.

## Manejo clínico

### Dispositivos de audição implantados

Três tipos de aparelhos de audição implantados estão comercialmente disponíveis ou em estágio de pesquisa: o implante coclear, o dispositivo de condução óssea e o aparelho auditivo semi-implantado. Os implantes cocleares foram elaborados para os clientes com pouca ou nenhuma audição e são discutidos mais adiante. Os dispositivos de condução óssea, os quais transmitem o som pelo crânio para a orelha interna, são usados em clientes com perda auditiva de condução, quando um aparelho auditivo é contraindicado (como aqueles com infecção crônica). O dispositivo é implantado na região pós-auricular, debaixo da pele, no crânio, e um dispositivo externo – usado acima da orelha, não no canal – transmite o som pela pele. Atualmente, existem dois tipos de aparelhos auditivos implantáveis. O BAHA (*bone-anchored hearing aid*) é implantado atrás da orelha na área mastóidea. O dispositivo de orelha média é implantado na cavidade da orelha média. O BAHA é usado quando há perda auditiva mista ou de condução, enquanto o de orelha média é usado na perda auditiva neurossensorial.

### Implante coclear

O implante coclear é uma prótese auditiva usada em pessoas com profunda perda auditiva neurossensorial bilateral, que não se beneficiam dos aparelhos convencionais. A perda da audição pode ser congênita ou adquirida. O implante não restaura a audição normal; em vez disso, ajuda a pessoa a detectar sons ambientais médios a altos e conversas. O implante fornece estimulação diretamente no nervo auditivo, desviando das células ciliares não funcionais da orelha interna. O microfone e o processador de sinais, usados fora do corpo, transmitem estímulos elétricos aos eletrodos implantados. Os sinais elétricos estimulam as fibras dos nervos auditivos e, em seguida, o cérebro, no qual são interpretados.

Os candidatos a implante de cóclea, os quais normalmente têm pelo menos 1 ano de idade, são selecionados após a análise cuidadosa de história otológica, exame físico, teste audiológico, radiografias e teste psicológico. Os critérios para escolher adultos que possam se beneficiar do implante coclear são:

- Perda auditiva neurossensorial profunda nas duas orelhas
- Incapacidade de ouvir e reconhecer bem a fala com aparelhos auditivos
- Sem contraindicação médica a um implante coclear ou anestesia geral
- Indicações de que a capacidade de audição vai melhorar a vida do cliente.

A cirurgia envolve implantação de um pequeno receptor no osso temporal por meio de uma incisão pós-auricular e inserção de eletrodos na orelha interna (Figura 50.1); o microfone e o transmissor são usados como uma unidade externa. O cliente é submetido a extensa reabilitação coclear com uma equipe multiprofissional, a qual inclui um fonoaudiólogo e um audio-

---

[2]N.R.T.: No Brasil, o Ministério da Educação e Cultura segue legislação semelhante (http://portal.mec.gov.br/index.php?option=com_content&view=article&id=290&Itemid=816).

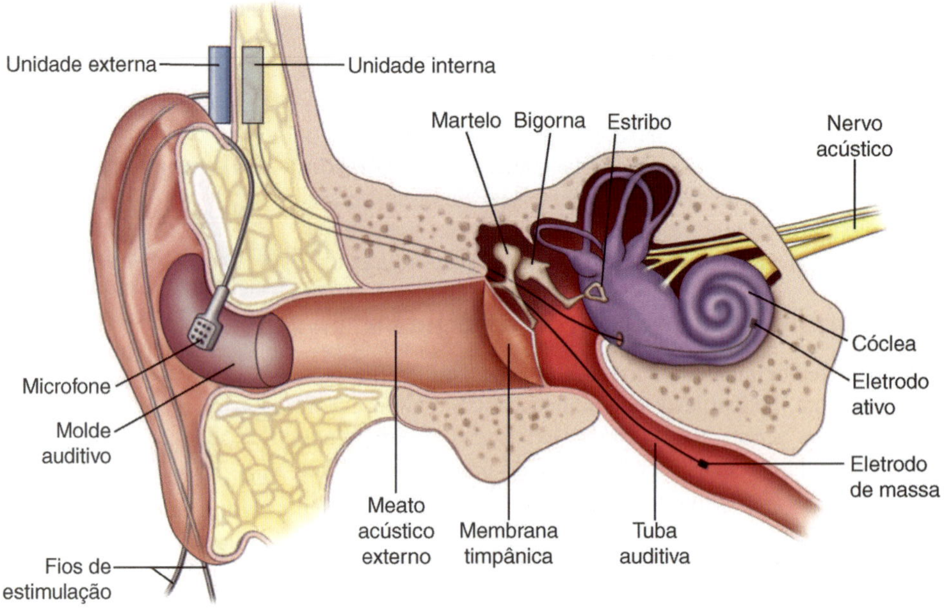

**Figura 50.1** Implante coclear. A unidade interna apresenta um eletrodo de derivação. O eletrodo é inserido pela janela redonda na rampa timpânica da cóclea. A unidade externa (o transmissor) é mantida em alinhamento com a unidade interna (o receptor) por um magneto. O microfone recebe o som. O fio estimulador recebe o sinal após ter sido filtrado, ajustado e modificado, de modo que o som se encontra em um nível confortável para o cliente. O som passa pelo transmissor externo para a unidade interna por condução magnética e, em seguida, é transmitido pelo eletrodo até a cóclea.

logista. Podem ser necessários meses para o aprendizado da interpretação dos sons ouvidos. Crianças e adultos que perdem a audição antes de aprender a falar podem levar muito mais tempo para adquirir a fala. O sucesso dos implantes cocleares é bastante variado e existem, também, controvérsias a respeito do uso, especialmente entre a comunidade surda. Os clientes com implante coclear são precavidos de que a ressonância magnética (RM) inativa o implante e somente é utilizada quando não há outra opção diagnóstica.

### Reabilitação aural

Caso a perda auditiva seja permanente ou não puder ser tratada por meios clínicos ou cirúrgicos, ou se o cliente decidir não se submeter à cirurgia, a reabilitação aural pode ser benéfica. O objetivo da reabilitação aural é maximizar as habilidades comunicativas da pessoa com comprometimento auditivo. A reabilitação aural inclui treinamento auditivo, leitura da fala, treinamento da fala e o uso de aparelhos de audição e cães-guia.

O treinamento auditivo enfatiza as habilidades da audição de maneira que a pessoa com problema auditivo se concentra no falante. A leitura da fala (anteriormente chamada de leitura labial) pode ajudar a preencher lacunas deixadas pelas palavras perdidas ou não ouvidas. Os objetivos do treinamento da fala são conservar, desenvolver e evitar a deterioração das habilidades atuais de comunicação.

É importante identificar o tipo de comprometimento auditivo que a pessoa apresenta, de modo que os esforços da reabilitação possam ser direcionados à sua necessidade particular. A correção cirúrgica pode ser suficiente para tratar e melhorar a perda auditiva de condução pela eliminação da causa. Com os avanços na tecnologia dos aparelhos de audição, a amplificação para os clientes com perda auditiva neurossensorial é mais útil que nunca.

### Aparelho auditivos

Um aparelho auditivo é um dispositivo pelo qual os sons ambientes e da fala são recebidos por um microfone, convertidos em sinais elétricos, amplificados e reconvertidos em sinais acústicos. Muitos aparelhos disponíveis para os casos de perda neurossensorial deprimem as frequências baixas, ou tons, e aumentam a audição para frequências altas. Uma diretriz geral para avaliação da necessidade de um cliente por um aparelho auditivo consiste na perda auditiva superior a 30 dB, na variação de 500 e 2.000 Hz na orelha que ouve melhor.

A evolução da tecnologia vem disponibilizando aparelhos auditivos muito menores e mais efetivos. Estima-se que 98% de todos os aparelhos auditivos vendidos atualmente sejam dos tipos retroauricular, intra-auricular e intracanal (Tabela 50.1).

O aparelho auditivo deve ser adequado às necessidades do cliente (p. ex., tipo de perda auditiva, destreza manual e preferências) e não à marca, e distribuído por um fonoaudiólogo licenciado e certificado. Muitos estados têm leis de proteção ao consumidor que permitem que o aparelho auditivo seja devolvido após um período de uso experimental, caso o cliente não fique completamente satisfeito.

O aparelho auditivo torna o som mais alto, porém não melhora a capacidade do cliente de discriminar palavras e de entender a fala. As pessoas que apresentam baixos índices de discriminação (i. e., 20%) nos audiogramas podem obter poucos benefícios com um aparelho auditivo. Esses aparelhos amplificam todos os sons, inclusive os de fundo, o que pode ser perturbador ao usuário. O Boxe 50.3 identifica os problemas adicionais associados ao uso de aparelhos de audição. Os aparelhos de audição computadorizados compensam o barulho de fundo ou possibilitam a amplificação em certas frequências programadas em vez de todas as frequências. Ocasionalmente, dependendo do tipo de perda auditiva, aparelhos binaurais (i. e., um para cada orelha) podem ser indicados. O Boxe 50.4 fornece dicas para o cuidado do aparelho auditivo.

### Cães-guia

Existem cachorros especialmente treinados para ajudar pessoas com perda auditiva. As pessoas que moram sozinhas são elegíveis para solicitar um cão treinado pelo International

**Tabela 50.1** Aparelhos de audição.

| Locais (e variação da perda auditiva) | Vantagens | Desvantagens |
|---|---|---|
| Corpo, geralmente no tronco (leve–profunda) | A separação do receptor e do microfone evita o *feedback* acústico, possibilitando alta amplificação; geralmente usado no cenário escolar | Volumoso; requer fio longo, o qual pode ser esteticamente desconfortável; alguma perda da resposta de alta frequência |
| Retroauricular (leve–profunda) | Econômico; poderoso, sem fios longos; facilmente usado por crianças – adapta-se facilmente conforme a criança vai crescendo, havendo a necessidade de substituição apenas do molde | Tamanho grande |
| Intra-auricular (leve–moderadamente grave) | Aparelho feito sob medida, de uma peça só, que se encaixa ao contorno da orelha; ausência de tubos e fios; o microfone em miniatura está localizado na orelha, posição mais natural; aparência mais estética por ficar mais escondido | O tamanho menor limita a produção; os clientes com artrite ou que não consigam realizar tarefas que requeiram boa destreza manual podem ter dificuldades com o tamanho pequeno do aparelho e/ou bateria; pode requerer mais reparo que o aparelho retroauricular |
| Intracanal (leve–moderadamente grave) | Mesmas dos aparelhos intra-auriculares; menos visível, logo, mais esteticamente agradável | Ainda menor que os aparelhos intra-auriculares; requer boa destreza manual |

## BOXE 50.3 Problemas com os aparelhos auditivos.

### Seleção inapropriada do aparelho
Existem muitos aparelhos auditivos no mercado. Muitas vezes, os consumidores chegam à conclusão de que não conseguem se adaptar ao aparelho de audição. Uma questão a considerar é a amplificação do som. O amplificador é um transformador que aumenta a amplitude do sinal elétrico enviado ao receptor; este capta o som e o transmite à orelha. Uma incongruência entre receptor e amplificador aumenta a distorção do som e pode se tornar intolerável aos clientes. O modelo aberto fornece um instrumento de concha completa ou meia-concha. Os aparelhos precisam transmitir bem o som, se encaixar confortavelmente e ser esteticamente agradáveis.

### Amplificação inadequada
- Baterias inoperantes
- Cerume na orelha
- Cerume ou outro material no molde
- Fios ou tubos desconectados do aparelho
- Aparelho desligado ou volume muito baixo
- Molde inadequado
- Aparelho inapropriado para o grau de perda

### Dor decorrente do molde
- Molde inadequadamente encaixado
- Infecção da cartilagem ou pele da orelha
- Infecção da orelha média
- Tumor da orelha
- Condições não relacionadas da articulação temporomandibular, garganta ou laringe

### Ruído de assovio
- Molde frouxo da orelha
- Feito de maneira inadequada
- Usado de maneira inadequada
- Desgastado

Hearing Dog Inc. O cão reage ao som de telefone, campainha, despertador, choro de bebê, batidas na porta, alarme de incêndio e ruídos produzidos por um intruso. O cão alerta seu guia por contato físico; em seguida, ele corre para a fonte do som. Em público, o cão se posiciona entre a pessoa com a audição comprometida e o perigo em potencial que a pessoa não consegue ouvir, como um veículo ou uma pessoa hostil e barulhenta. Em muitos estados, é legalmente permitida a entrada de cães-guia certificados em transportes públicos, locais públicos de alimentação e lojas, inclusive mercados.

## Manejo de enfermagem

### Comunicação efetiva

As enfermeiras que conhecem os diferentes tipos de perda auditiva apresentam melhor desempenho no momento de adotar um estilo de comunicação que se adéque às necessidades e às preferências de cada cliente. Tentar falar em voz alta com uma pessoa que não consegue ouvir sons de alta frequência apenas torna a compreensão ainda mais difícil. No entanto, estratégias como falar próximo à orelha menos comprometida e usar gestos e expressões faciais podem ajudar (Boxe 50.5).

Uma importante questão para muitas pessoas surdas ou com deficiência auditiva é a existência de outros problemas de saúde que muitas vezes não recebem atenção, em grande parte devido às barreiras de comunicação entre o cliente e os profissionais de saúde. Para atender às necessidades relativas à saúde desses clientes, os profissionais são legalmente obrigados a fazer ajustes à incapacidade do cliente de ouvir. Disponibilizar intérpretes para aqueles que conseguem se comunicar por meio da linguagem de sinais é essencial em muitas situações, para que o profissional possa se comunicar com o cliente de maneira eficaz.

Durante os procedimentos de triagem e cuidado da saúde, a enfermeira precisa estar alerta ao fato de que os clientes surdos ou com deficiência auditiva apresentam certas

## BOXE 50.4 Orientações ao cliente.

### Dicas para o cuidado do aparelho auditivo

#### Limpeza

- Os aparelhos retroauriculares podem ser lavados com pouca frequência, usando sabão e água. Certifique-se de que o aparelho esteja totalmente seco após a limpeza
- Recomenda-se a utilização de um chumaço de algodão macio para limpar e remover o cerume seco da maioria dos aparelhos auditivos, como os intra-auriculares
- Muitos fabricantes de aparelhos auditivos disponibilizam informações *on-line*, inclusive sobre limpeza
- Limpe a cânula com um pequeno dispositivo, similar a um limpador de cachimbo
- Evite complicações com o cuidado adequado do aparelho auditivo e manutenção do canal auditivo limpo e seco

#### Mau funcionamento

Amplificação inadequada, ruído de assovio ou dor proveniente do molde podem ocorrer quando o aparelho auditivo não está funcionando de maneira adequada

- Verifique o mau funcionamento:
  - Está ligado apropriadamente?
  - As baterias estão carregadas e posicionadas da maneira correta?
- Se o aparelho auditivo ainda não estiver trabalhando bem, entre em contato com o fabricante do aparelho
- Se a unidade requerer um longo período para reparo, o vendedor pode emprestar um aparelho até que o reparo seja feito

#### Reconhecimento das complicações

As complicações clínicas comuns são otite média externa e úlceras de pressão no meato acústico externo

- Fique alerta aos sinais e sintomas dessas infecções, os quais incluem dor na orelha, especialmente quando a orelha externa é tocada; edema de canal; vermelhidão; dificuldades de audição; dor que irradia para a área da mandíbula e febre
- Se houver algum desses sintomas, notifique seu médico para que seja avaliado; pode haver necessidade de medicamentos para tratar infecção, dor ou ambos

## BOXE 50.5 Comunicação com pessoas com problemas de audição.

Para a pessoa com deficiência auditiva cuja fala seja difícil de entender:

- Leve em consideração o modo como a pessoa prefere se comunicar com os outros; não suponha que escrever, fazer gestos ou outros meios seja a melhor técnica ou a preferível
- Leve em conta se a pessoa usa a linguagem de sinais. A American Sign Language Inc., Interpreting Service (ASLI) disponibiliza intérpretes pessoalmente ou por vídeo; esses especialistas fornecem os melhores meios de comunicação e serviços profissionais precisos
- Preste total atenção ao que a pessoa está falando; olhe e escute – não tente fazer outra tarefa enquanto escuta
- Engaje o falante na conversa sempre que possível, para que você antecipe as respostas; isso faz com que você se acostume a todas as peculiaridades do padrão da fala da pessoa
- Tente determinar o contexto essencial do que está sendo falado; muitas vezes, é possível obter detalhes a partir do contexto
- Não tente parecer que entendeu caso não tenha, de fato, entendido
- Se você não consegue entender tudo ou tem sérias dúvidas sobre sua capacidade de entender o que está sendo falado, para evitar erros, peça que a pessoa escreva a mensagem. Pedir que a pessoa repita a mensagem da fala, após você saber o conteúdo, também lhe ajuda a se acostumar com o padrão da fala da pessoa
- A comunicação por escrito é um excelente recurso; tal material deve ser escrito em nível elementar, de maneira que a maioria das pessoas possa entender.

Para a pessoa com deficiência auditiva que leia a fala:

- Se você precisa da atenção do cliente, balance as mãos em frente ao campo visual dele
- Ao falar, sempre encare o cliente o mais diretamente possível e sorria
- Certifique-se de que seu rosto esteja bem iluminado e o mais visível possível; posicione-se de maneira que seu rosto fique iluminado; evite sombras contra luz forte; não obscureça a visão da pessoa para a sua boca de maneira alguma; evite falar com objeto na boca
- Assegure-se de que o cliente conheça o tópico ou o assunto antes de prosseguir com o que planeja dizer. Isso possibilita que a pessoa use pistas contextuais na leitura do discurso
- Fale lenta e distintamente, pausando com mais frequência do que faria normalmente
- Caso você pergunte se alguma direção ou instrução importante foi compreendida, certifique-se de que o cliente entendeu o total sentido da sua mensagem
- Se, por alguma razão, sua boca precisa ser coberta (p. ex., com uma máscara) e você precisar orientar o cliente, escreva a mensagem

## BOXE 50.6 — Pesquisa em enfermagem.

### Conexão com a prática baseada em evidências

Ruídos no cenário clínico

Deitrick, LM, Kennedy, P, Cyriax, C, & Davies-Hathen, N (2009). Using rapid assessment to evaluate noise on an in-patient unit. *Journal of Nursing Care Quality*, 24(1), 27-32.

### Objetivo

O excesso de ruído nos cenários clínicos causa impactos negativos nos clientes e nos funcionários de várias maneiras, inclusive na perda de sono, elevação da pressão arterial, menor satisfação geral, aumento das taxas de readmissão e acentuação dos níveis de estresse dos empregados. Os autores propuseram usar uma rápida avaliação como abordagem para identificar e resolver problemas de ruído no cenário hospitalar.

### Delineamento

O estudo envolveu a coleta de dados (inclusive fotografias, mapas, medidores de ruídos e entrevistas) rápida e eficiente de vários profissionais da área de saúde. O estudo foi conduzido com 34 clientes de uma unidade médico-cirúrgica, internados e acamados por um período de 4 semanas.

### Achados

Seis fontes de ruído foram identificadas: (1) ruído produzido pelas conversas, (2) ruído de portas se abrindo ou fechando, (3) ruído de atividades próximas à sala de serviços gerais, (4) ruído do sistema pneumático de mensagens/tubos, (5) ruído do corredor e (6) outros ruídos. A fonte mais alta de ruído foi a produzida pelas conversas e associada à mudança de turno. O barulho foi mais alto em frente à estação da enfermagem e alcançou um nível de decibel de 99,6 na troca de turno do meio da tarde (são recomendados níveis de decibéis de 45 durante o dia e, à noite, 35 decibéis). O ruído das portas foi responsável por níveis de decibéis de 76 quando a maçaneta foi usada e de 87 quando deixaram que a porta batesse. Outra área de decibéis altos foi o vestiário dos funcionários, em que foi incluído o ruído da porta do vestiário se fechando e a conversa entre os funcionários conforme eles entravam/saíam da sala. O ruído produzido pelas atividades de serviço geral englobou o barulho do enchimento e da movimentação de baldes de metal; a área da sala de serviços gerais também produziu registros de decibéis elevados (78,4 decibéis). O ruído do sistema pneumático de mensagens/tubos e o dos tubos sendo jogados nas caçambas de coleta tiveram o nível médio de 75,1 decibéis. Outras fontes de ruído foram de sapatos de sola dura ou saltos muito altos ou finos no piso de linóleo, da abertura e fechamento dos armários de metal em que são guardados os prontuários dos clientes fora do quarto e dos carrinhos totalmente carregados que passam pela unidade.

### Implicações de enfermagem

Esse estudo revelou as inúmeras fontes de ruído às quais os funcionários e clientes estão expostos diariamente, e enfatizou o papel de todos os profissionais na redução do nível de ruído nas unidades. Mudanças na infraestrutura e engenharia são sugeridas juntamente com o uso de sinais não sonoros, para que os profissionais sejam lembrados da importância de se criar um ambiente silencioso.

---

limitações.[3] Eles são incapazes de ler lábios, ver um sinal ou ler materiais escritos nas salas escuras necessárias para a realização de alguns exames diagnósticos. A mesma situação é observada quando o profissional está usando uma máscara ou não está na linha direta de visão do cliente. As enfermeiras e outros profissionais de saúde precisam trabalhar com os clientes surdos ou com deficiência auditiva e suas famílias para identificar meios práticos e efetivos de comunicação e para garantir que sejam feitos ajustes.

## Manutenção de um ambiente silencioso

Constatou-se que o ruído alto e persistente causa constrição dos vasos sanguíneos periféricos, eleva a pressão arterial e a frequência cardíaca (devido à intensificação da secreção de epinefrina), aumenta a atividade gastrintestinal e causa distúrbio nos padrões de sono. Embora exista a necessidade de pesquisas que abordem os efeitos gerais do ruído no corpo humano, um ambiente calmo contribui mais para a paz da mente (Boxe 50.6). Uma pessoa doente se sente melhor quando o ruído é mantido em nível mínimo. A Organização Mundial da Saúde estabeleceu diretrizes de ruídos para hospitais, uma vez que o ruído afeta de maneira negativa os resultados dos clientes e o desempenho dos funcionários (Berglund, Lindvall e Schwela, 1999). Modelos de infraestrutura, tais como sistemas de campainha sem som e paredes e pisos que mascarem os ruídos, são tentativas de diminuir os ruídos nos hospitais.

# Condições da orelha externa

## Impactação de cerume

O cerume costuma se acumular no canal externo em várias quantidades e cores. Em geral, embora a cera não precise ser removida, eventualmente, ocorre a impactação.

## Manifestações clínicas e avaliação

A impactação causa **otalgia**, uma sensação de plenitude ou dor na orelha, com ou sem perda auditiva. O acúmulo de cerume como causa de perda auditiva é especialmente importante na população idosa. As tentativas de limpar o meato acústico externo com fósforos, grampos de cabelo e outros objetos inadequados são perigosas, pois podem ocasionar trauma na pele, infecção e dano da membrana timpânica.

---

[3] N.R.T.: Termo presente na Convenção sobre os Direitos das Pessoas com Deficiência, da Organização das Nações Unidas (ONU), que o Brasil ratificou com valor de emenda constitucional em 2008 (http://www.pessoacomdeficiencia.curitiba.pr.gov.br/conteudo/terminologia/116#.U6CUaShFtBY).

## Manejo clínico e de enfermagem

O cerume pode ser removido por irrigação, aspiração ou instrumentação. A não ser que o cliente tenha tímpano perfurado ou orelha externa inflamada (como **otite externa**), a irrigação cuidadosa, em geral, ajuda a remover o cerume impactado, principalmente se não estiver fortemente impactado no meato acústico externo. Para o sucesso da remoção, uma corrente de água precisa fluir por trás do cerume obstrutivo para movê-lo primeiro lateralmente e, depois, para fora do canal. Para evitar lesão, usa-se a pressão efetiva mais baixa; no entanto, se o tímpano por trás da impactação estiver perfurado, a água pode penetrar na orelha média, produzindo infecção e vertigem aguda. Se a irrigação não obtiver sucesso, o médico deve fazer a remoção visual e mecânica direta no cliente cooperativo.

A instilação de algumas gotas de glicerina aquecida, óleo mineral ou peróxido de hidrogênio a meia-força no canal auditivo por 30 min pode amolecer o cerume antes da remoção. Existem agentes ceruminolíticos, tais como peróxido em glicerila, disponíveis; esses compostos, no entanto, podem causar uma reação de dermatite alérgica. A aplicação de uma solução emoliente 2 ou 3 vezes/dia durante vários dias costuma ser suficiente. Se esses métodos não conseguirem deslocar o cerume, instrumentos como cureta de cerume, sucção aural e um microscópio binocular para amplificação podem ser usados pelo médico com treinamento especializado.

## Corpos estranhos

Alguns objetos são inseridos intencionalmente na orelha por adultos que tentam limpar o meato externo ou aliviar o prurido; insetos também podem penetrar no canal. Nos dois casos, os efeitos podem variar desde ausência de sintomas a dor profunda e diminuição da audição.

## Manejo clínico e de enfermagem

A remoção de um corpo estranho do meato acústico externo pode ser bastante desafiadora. Os três métodos padrão de remoção de corpos estranhos são os mesmos da remoção de cerume: irrigação, sucção e instrumentação. As contraindicações à irrigação também são as mesmas. Corpos vegetais estranhos e insetos tendem a inchar; logo, a irrigação é contraindicada. Em geral, um inseto pode ser deslocado com a instilação de óleo mineral, que mata o inseto e possibilita a remoção.

Tentativas de remover um corpo estranho do meato externo podem ser perigosas em mãos não habilidosas; o objeto pode ser empurrado completamente para a porção óssea do canal, lacerando a pele e perfurando a membrana timpânica. Em algumas circunstâncias, pode haver necessidade de extrair o corpo estranho no centro cirúrgico com o cliente sob anestesia geral.

### Condições da orelha média

## Perfuração da membrana timpânica

A perfuração da membrana timpânica é geralmente causada por infecção ou trauma. As fontes de trauma são fratura de crânio, lesão explosiva ou um soco potente na orelha. Com menos frequência, a perfuração é causada por objetos estranhos (como hastes flexíveis com ponta de algodão, grampos, chaves) que foram excessivamente empurrados no meato acústico externo. Além da perfuração da membrana timpânica, pode ocorrer lesão dos ossículos e até mesmo da orelha interna; assim, as tentativas dos clientes de limpar o meato acústico externo devem ser desencorajadas. Durante a infecção, a membrana timpânica pode romper quando a pressão na orelha média excede a pressão atmosférica no meato acústico externo.

## Manifestações clínicas e avaliação

Os sintomas de perfuração da membrana timpânica incluem sons em assovio ao espirrar e assoar o nariz, redução da audição, secreção purulenta da(s) orelha(s) e/ou otalgia.

## Manejo clínico e de enfermagem

Embora a maioria das perfurações de membrana timpânica cicatrize de maneira espontânea em semanas após a ruptura, algumas podem levar vários meses para cicatrizar. Certas perfurações persistem porque o tecido cicatricial cresce sobre as margens da perfuração, evitando a extensão das células epiteliais pelas margens e, assim, a cicatrização. No caso de lesão da cabeça ou fratura de osso temporal, o cliente é observado quanto a evidências de líquido cefalorraquidiano: **otorreia** ou **rinorreia** – uma secreção aquosa e clara que sai da orelha ou do nariz, respectivamente. Se presente, a enfermeira sabe que isso representa uma comunicação anormal entre o espaço subaracnóideo e o espaço timpanomastóideo, com risco de infecção no sistema nervoso central (SNC). Enquanto cicatriza, a orelha precisa ser protegida da água.

As perfurações que não cicatrizam por si só requerem cirurgia. A decisão por realizar uma **timpanoplastia** (reparo cirúrgico da membrana timpânica) costuma basear-se na necessidade de evitar infecção potencial decorrente da água que penetra na orelha ou no desejo de melhorar a audição do cliente. Realizada no ambulatório, a timpanoplastia pode envolver inúmeras técnicas cirúrgicas. Em todas as técnicas, um tecido (comumente da fáscia temporal) é aplicado na perfuração para possibilitar a cicatrização. Em geral, a cirurgia é bem-sucedida no fechamento permanente da perfuração e melhora a audição. As orientações pós-operatórias de orelha média são encontradas no Boxe 50.7.

## Otosclerose

A **otosclerose** envolve o estribo e acredita-se que seja consequência da formação de um novo osso esponjoso anormal, especialmente ao redor da janela oval, com resultante fixação do estribo. A transmissão eficiente de som não acontece, pois os estribos não vibram, nem levam o som conforme é conduzido do martelo e bigorna para a orelha média. A otosclerose é mais comum em mulheres e, com frequência, é hereditária; a gravidez pode agravá-la.

## Manifestações clínicas e avaliação

A otosclerose pode envolver uma ou as duas orelhas e se manifesta como perda auditiva mista ou de condução progressiva.

> **BOXE 50.7 Orientações ao cliente.**
>
> **Autocuidado após cirurgia de mastoide ou orelha média**
>
> As explicações e demonstrações sobre os cuidados pós-operatórios fornecidas aos clientes submetidos à cirurgia de mastoide ou orelha média podem variar entre os otorrinolaringologistas. As diretrizes gerais do ensino ao cliente podem incluir:
> - Usar antibióticos e outros medicamentos conforme o prescrito
> - Assoar o nariz suavemente, um lado de cada vez, por 1 semana depois da cirurgia
> - Espirrar e tossir com a boca aberta por algumas semanas após a cirurgia
> - Evitar levantar peso (> 5 kg), fazer força e se inclinar por algumas semanas após a cirurgia
> - Perceber ruídos de estouro ou estalidos na orelha operada é normal por 3 a 5 semanas
> - Perder temporariamente a audição é normal na orelha operada, devido à existência de líquido, sangue ou tampão na orelha
> - Relatar secreção purulenta ou excessiva da orelha ao médico; um pouco de secreção ligeiramente sanguinolenta ou serossanguínea da orelha é normal depois da operação
> - Trocar o algodão da orelha conforme a necessidade
> - Evitar água na orelha operada por 2 semanas depois da cirurgia. É possível lavar o cabelo 2 ou 3 dias depois da operação, desde que a orelha esteja protegida contra a entrada de água por um chumaço de algodão saturado em vaselina (ou alguma outra substância insolúvel em água), inserido frouxamente na orelha. Se a linha de sutura pós-auricular ficar molhada, seque com cuidado (e não esfregue) a área e passe uma fina camada de pomada antibiótica

O cliente pode ou não se queixar de zumbido no ouvido. O exame otoscópico geralmente revela membrana timpânica normal. A condução óssea é melhor que a condução aérea no teste de Rinne. O audiograma confirma a perda auditiva condutiva ou a perda mista, sobretudo em baixas frequências.

## Manejo clínico e de enfermagem

Não existem tratamentos conservadores contra a otosclerose. Alguns médicos, no entanto, acreditam que o uso de fluoreto de sódio favoreça a maturação do crescimento ósseo esponjoso anormal e evite o colapso do tecido ósseo. A amplificação com um aparelho auditivo também pode ser útil.

Um dentre dois procedimentos cirúrgicos pode ser realizado – a estapedectomia ou a estapedotomia. A estapedectomia envolve a remoção da superestrutura do estribo e parte da base do estribo, inserção de um enxerto tecidual e uma prótese adequada (Figura 50.2). O cirurgião faz um pequeno orifício na base do estribo para fixar a prótese; esta preenche a lacuna entre a bigorna e a orelha interna, fornecendo melhor condução do som. A cirurgia do estribo é muito bem-sucedida; aproximadamente 95% dos clientes conseguem a resolução da perda auditiva condutiva. Durante o período pós-operatório, distúrbio do equilíbrio ou vertigem verdadeira, que raramente ocorrem nos procedimentos cirúrgicos na orelha interna, podem se desenvolver por vários dias.

## Massas na orelha média

Com exceção do **colesteatoma** (tumor do mastoide ou orelha média), massas na orelha média são raras. O tumor no glomo jugular emerge da veia jugular e aparece como uma mancha vermelha na membrana timpânica ou atrás dela ao exame otoscópico. Os tumores do glomo jugular são raramente malignos; no entanto, devido a sua localização, pode haver necessidade de tratamento para aliviar os sintomas. O tratamento dos tumores no glomo consiste em excisão cirúrgica, exceto naqueles não candidatos à cirurgia, nos quais a radioterapia é usada.

O neuroma de nervo facial é um tumor no nervo craniano VII, o nervo facial. Esses tipos de tumores geralmente não são visíveis ao exame otoscópico, mas são suspeitados quando o cliente se apresenta com paresia de nervo facial. Avaliação radiográfica é usada para identificar o local do tumor ao longo do nervo facial; o tratamento consiste em remoção cirúrgica.

## Condições da orelha interna

Problemas de equilíbrio ou vestibulares são relatados em aproximadamente 9% da população adulta com mais de 65 anos de idade. O equilíbrio corporal é mantido pela cooperação de músculos e articulações do corpo (sistema proprioceptivo), olhos (sistema visual) e labirinto (sistema vestibular). Essas áreas enviam suas informações sobre equilíbrio ao cérebro (sistema cerebelar) para que sejam coordenadas e percebidas no córtex cerebral. Uma vez que o cérebro obtém seu suprimento sanguíneo do sistema cardiovascular, a arteriosclerose também pode causar um distúrbio no equilíbrio. Da mesma maneira, o comprometimento da visão pode ter impacto sobre o equilíbrio. O aparato vestibular da orelha interna fornece *feedback* relacionado com os movimentos e com a posição da cabeça e do corpo no espaço. Na população idosa, os distúrbios de equilíbrio são a principal causa de quedas (NIDCD, 2008).

Os clientes e profissionais de saúde frequentemente usam o termo *tontura* para descrever qualquer alteração na sensação de orientação no espaço. **Vertigem** é definida como a percepção errônea ou ilusão de movimento da pessoa ou do ambiente ao seu redor. A maioria das pessoas com vertigem descreve a sensação de estar rodando ou diz que sente como se os objetos estivessem se movendo ao seu redor. *Ataxia* é uma falha da coordenação muscular e pode ocorrer em clientes com doença vestibular. Síncope, desmaio e perda da consciência não são tipos de vertigem e, em geral, indicam doença no sistema cardiovascular.

**Nistagmo** é o movimento rítmico involuntário dos olhos; patologicamente, é um distúrbio ocular, mas também é associado à disfunção vestibular. O nistagmo pode ser horizontal, vertical ou rotatório e ser causado por um distúrbio no sistema nervoso central ou periférico.

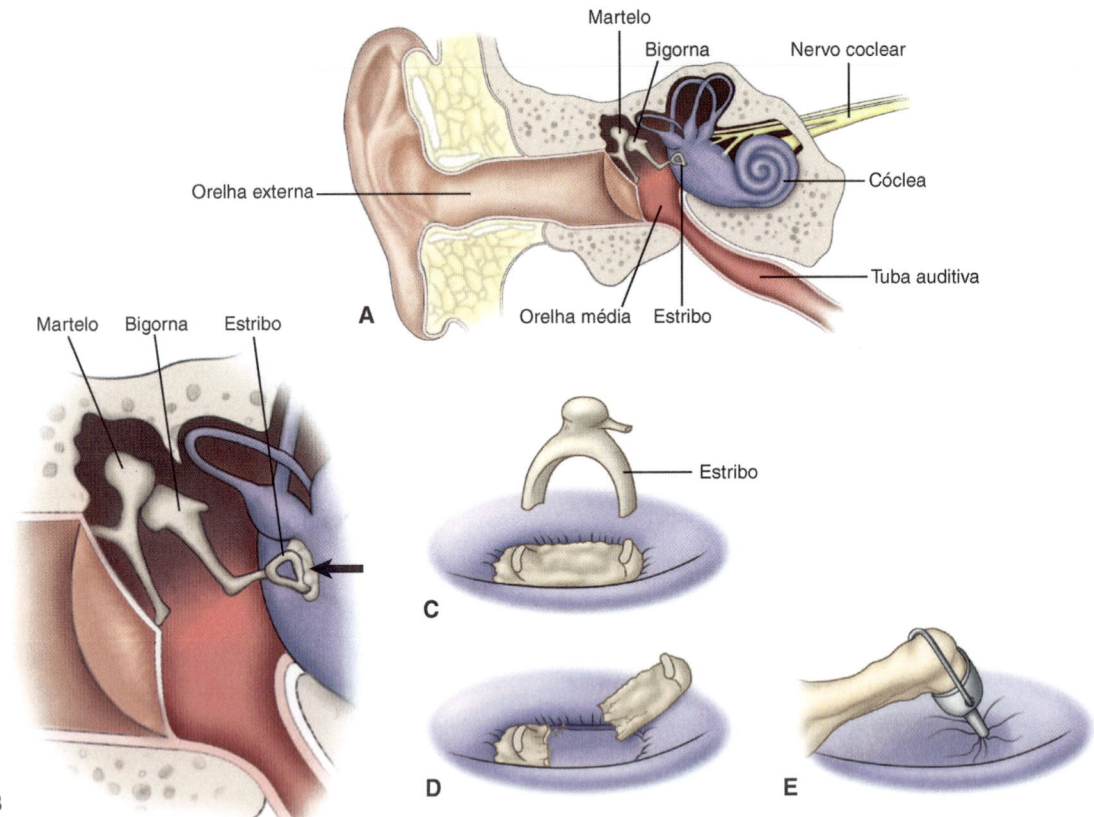

**Figura 50.2** Estapedectomia para otosclerose. (**A**) Anatomia normal. (**B**) A seta aponta para o processo esclerótico na base do estribo. (**C**) Estribo separado cirurgicamente da sua base doente. O orifício na base do estribo fornece uma área em que um instrumento pode se prender à placa. (**D**) A base do estribo é removida do seu leito. Algum tecido otosclerótico pode permanecer e o tecido é aplicado sobre ele. (**E**) Prótese de aço inoxidável de Robinson em posição.

## Cinetose

Cinetose é um distúrbio do equilíbrio causado pelo movimento constante (p. ex., a bordo de um navio, em carrossel ou balanço ou no banco traseiro do carro).

### Manifestações clínicas e avaliação

A síndrome se manifesta com sudorese, palidez, náuseas e vômitos causados pela superestimulação vestibular. Essas manifestações podem persistir por várias horas após o término da estimulação.

### Manejo clínico e de enfermagem

Anti-histamínicos de venda livre, como dimenidrinato ou cloridrato de meclizina, podem promover algum alívio das náuseas e do vômito por meio do bloqueio da condução da via vestibular da orelha interna. Medicamentos anticolinérgicos, como adesivos de escopolamina, também podem ser efetivos, pois antagonizam a resposta da histamina. Eventualmente, é preciso substituir esses adesivos. Efeitos colaterais como boca seca e sonolência podem ser observados. Quando ocorrer sonolência, atividades potencialmente perigosas, tais como dirigir carro ou manipular maquinário pesado, devem ser evitadas.

## Doença de Ménière

A **doença de Ménière** é um distúrbio da orelha interna que causa vertigem, zumbido, sensação de plenitude ou pressão na orelha e perda auditiva flutuante.

### Fisiopatologia

Acredita-se que a doença de Ménière seja resultante de pressão flutuante dentro da orelha interna ou de mistura de líquidos da orelha interna. O labirinto membranoso da orelha interna contém um líquido chamado *endolinfa*. As membranas podem se dilatar devido à má absorção do líquido no saco endolinfático ou a um bloqueio na drenagem de líquido no ducto endolinfático dentro do labirinto. Essa dilatação é chamada de **hidropisia endolinfática** ou dilatação do labirinto membranoso, o que ocasiona aumento da pressão no sistema ou ruptura da membrana da orelha interna, produzindo sintomas de doença de Ménière.

### Fatores de risco

A doença de Ménière afeta mais de 2,4 milhões de pessoas nos EUA. Mais comum em adultos, a média de idade ao surgimento fica na faixa dos 40 anos; no entanto, os sintomas costumam ter início entre as idades de 20 e 60 anos. A doença de Ménière parece ser igualmente comum nos dois gêneros, acometendo bilateralmente cerca de 20% dos clientes. Dentre os clientes com doença de Ménière, aproximadamente 50% apresentam história familiar positiva da doença. Os clientes sob risco mais elevado são aqueles com doença viral recente ou infecção respiratória alta, alérgicos, tabagistas, estressados, com fadiga, que fazem uso de álcool e de ácido acetilsalicílico.

## Manifestações clínicas e avaliação

Os sintomas da doença de Ménière incluem perda auditiva neurossensorial progressiva e flutuante, zumbido ou som de rugido, sensação de pressão ou plenitude na orelha e vertigem episódica incapacitante, muitas vezes acompanhada por náuseas e vômitos. A gravidade desses sintomas varia de um leve incômodo a incapacidade extrema, especialmente se os ataques de vertigem forem intensos. No início da doença, talvez apenas um ou dois sintomas se manifestem.

Alguns médicos acreditam que haja dois subtipos da doença, conhecidos como doença de Ménière atípica: coclear e vestibular. A doença de Ménière coclear é reconhecida como a perda auditiva neurossensorial progressiva e flutuante, associada a zumbido e pressão aural na ausência de sintomas ou achados vestibulares. A doença de Ménière vestibular é caracterizada como a ocorrência de vertigem episódica, associada à pressão aural, porém sem sintomas cocleares. Os clientes podem revelar sintomas de doença coclear ou vestibular; no entanto, eventualmente, todos esses sintomas se desenvolvem.

Em geral, a vertigem é a queixa mais incômoda da doença de Ménière. A história é coletada com cuidado para determinar a frequência, a duração, a gravidade e o caráter dos ataques de vertigem. A vertigem pode durar de minutos a horas, possivelmente acompanhada por náuseas e vômitos. Diaforese e uma sensação persistente de desequilíbrio podem acordar o cliente durante a noite. Alguns clientes relatam que essas sensações duram dias; no entanto, em geral, se sentem bem entre os ataques. A perda auditiva pode flutuar, com idas e vindas de zumbido e pressão aural com alterações na audição. Esses sentimentos podem ocorrer durante ou antes dos ataques ou podem ser constantes; eventualmente, são observados longos períodos de remissão.

Na maior parte das vezes, os achados do exame físico são normais, com exceção daqueles do nervo craniano VIII. O som de um diapasão (teste de Weber) pode se lateralizar para a orelha não afetada. Com frequência, o teste de Rinne constata o achado normal de condução aérea remanescente maior que a condução óssea. Na maioria das vezes, o audiograma revela perda auditiva neurossensorial na orelha afetada, que pode ser como um padrão em "Pico Pikes", o qual parece um morro ou uma montanha. Conforme a doença vai progredindo, ocorre perda neurossensorial nas frequências baixas. O eletronistagmograma pode ser normal ou mostrar redução da resposta vestibular. A imagem da ressonância magnética também pode ser útil no diagnóstico de lesões do SNC.

## Manejo clínico

A maioria dos clientes com doença de Ménière pode ser tratada com sucesso por meio de dieta e medicamento. Muitos clientes conseguem controlar os sintomas aderindo a uma dieta pobre em sódio (2.000 mg/dia), sem cafeína nem álcool. O Boxe 50.8

---

**BOXE 50.8 — Alerta nutricional.**

**Diretrizes nutricionais para os clientes com doença de Ménière**

Recomendações aos clientes:
- Limite o consumo de alimentos ricos em sal e açúcar; fique atento aos alimentos com sal e açúcar "escondidos"
- Faça refeições e lanches em intervalos regulares para manter a hidratação; pular refeições ou lanches pode alterar o nível de líquido na orelha interna
- Coma frutas e vegetais frescos e grãos integrais. Limite a quantidade de alimentos enlatados, congelados e processados com alto conteúdo de sódio
- Beba muito líquido diariamente – água, leite e sucos de fruta sem açúcar são recomendados; restrinja a ingestão de café, chá e refrigerantes; evite cafeína devido ao efeito diurético
- Reduza a ingestão de álcool; o álcool pode mudar o volume e a concentração do líquido da orelha interna e pode piorar os sintomas
- Evite glutamato monossódico, o qual pode agravar os sintomas
- Evite ácido acetilsalicílico e medicamentos que o contenham; o ácido acetilsalicílico pode aumentar o zumbido e a tontura

---

descreve as diretrizes da dieta que podem ser úteis na doença de Ménière. A quantidade de sódio é um dos muitos fatores que regulam o equilíbrio de líquido dentro do corpo. A retenção de líquido e sódio rompe o delicado equilíbrio entre a endolinfa e a perilinfa na orelha interna. Os medicamentos para controlar alergias ou melhorar a circulação sanguínea da orelha interna mostram-se úteis; a eliminação do tabaco e a redução do estresse também podem amenizar a gravidade dos sintomas. A avaliação psicológica pode ser indicada, visto que a comorbidade de vertigem e ansiedade está bem estabelecida na literatura.

### Farmacoterapia

A farmacoterapia para a doença de Ménière consiste em anti-histamínicos, como a meclizina, que suprime o sistema vestibular. Tranquilizantes como diazepam podem ser usados em situações agudas para ajudar a controlar a vertigem. Antieméticos, como supositórios de prometazina, ajudam a controlar as náuseas, os vômitos e a vertigem por meio do efeito anti-histamínico. O cloridrato de beta-histina e a terapia diurética podem amenizar a gravidade dos sintomas, reduzindo a pressão no sistema endolinfático. A ingestão de alimentos contendo potássio (como bananas, melão e laranjas) é necessária quando o cliente usa diurético que promova a perda de potássio. Não existe base científica para o uso de vasodilatadores, tais como ácido nicotínico, cloridrato de papaverina e brometo de metantelina, com objetivo de aliviar os sintomas; contudo, são muitas vezes usados junto a outras terapias.

### Manejo cirúrgico

Embora a maioria dos clientes responda bem à terapia conservadora, alguns continuam tendo crises de vertigem incapacitantes. Caso essas crises reduzam a qualidade de vida, os clientes podem eleger o tratamento químico ou cirúrgico para obter alívio. Procedimentos cirúrgicos como labirintectomia, neurectomia vestibular e descompressão do saco endolinfático podem ser considerados.

### Descompressão do saco endolinfático

Teoricamente, a descompressão do saco endolinfático, ou *shunt*, equaliza a pressão no espaço endolinfático. Um *shunt* ou dreno é inserido no saco endolinfático por meio de uma incisão pós-auricular. Muitos otorrinolaringologistas são a favor desse procedimento como abordagem cirúrgica de primeira linha para tratar a vertigem da doença de Ménière, pois é relativamente simples e seguro e pode ser realizado no ambulatório.

### Perfusão da orelha interna e média

Medicamentos ototóxicos, como estreptomicina e gentamicina, podem ser administrados aos clientes por infusão na orelha interna ou média. Esses medicamentos são usados para destruir a função vestibular e diminuir a vertigem. A taxa de sucesso de eliminação da vertigem é de aproximadamente 85%; no entanto, o risco de perda auditiva significativa é alto. Após o procedimento, muitos clientes apresentam um período de desequilíbrio ao longo de várias semanas.

### Cateteres intraotológicos

Na tentativa de administrar medicamento diretamente à orelha interna, cateteres estão sendo desenvolvidos para produzir um conduto da orelha externa à interna. A rota do cateter vai do meato acústico externo através ou ao redor da membrana timpânica até a membrana ou nicho da janela redonda. Os líquidos medicinais podem ser introduzidos contra a janela redonda por uma rota direta aos líquidos da orelha interna.

As potenciais utilizações desses cateteres são no tratamento da perda auditiva repentina e de vários distúrbios que causem vertigem intratável. As aplicações futuras podem vir a englobar o zumbido e a perda auditiva neurossensorial progressiva lenta. Injeções intratimpânicas de medicamentos ototóxicos para difusão da membrana da janela redonda podem ser usadas para diminuir a função vestibular. Técnicas cirúrgicas estabelecidas podem ser usadas no cliente com vertigem que não respondeu às modalidades terapêuticas físicas e médicas.

### Secção do nervo vestibular

A secção do nervo vestibular é o método que obtém a mais elevada taxa de sucesso (em torno de 98%) na eliminação das crises de vertigem. Pode ser realizado pela abordagem translabiríntica (*i. e.*, pelo mecanismo de audição) ou de maneira que possa conservar a audição (*i. e.*, fossa craniana média ou suboccipital), conforme o grau de perda auditiva. A maioria dos clientes com doença de Ménière incapacitante apresenta pouca ou nenhuma audição efetiva. Cortar o nervo evita que o cérebro receba estímulos dos canais semicirculares. Esse procedimento requer uma breve estadia hospitalar.

## Zumbido

O zumbido é um sintoma de um distúrbio de base da orelha associado à perda auditiva. Essa condição afeta aproximadamente 10% da população norte-americana com idade entre

---

**BOXE 50.9 — Substâncias ototóxicas selecionadas.**

- *Diuréticos*: ácido etacrínico, furosemida, acetazolamida
- *Agentes quimioterápicos*: cisplatina, mostarda nitrogenada
- *Agentes antimaláricos*: quinina, cloroquina
- *Agentes anti-inflamatórios*: salicilatos (ácido acetilsalicílico), indometacina
- *Químicos*: álcool, arsênico
- *Antibióticos aminoglicosídios*: amicacina, gentamicina, canamicina, netilmicina, neomicina, estreptomicina, tobramicina
- *Outros antibióticos*: eritromicina, minociclina, polimixina B, vancomicina
- *Metais*: ouro, mercúrio, chumbo

---

40 e 70 anos de idade; a gravidade do zumbido pode variar de leve a grave. Os clientes descrevem o zumbido como um som de rugido, zunido ou chiado em uma ou nas duas orelhas. Vários fatores podem contribuir para o desenvolvimento do zumbido, inclusive várias substâncias ototóxicas (Boxe 50.9). Os distúrbios de base que contribuem para o zumbido são doença da tireoide, hiperlipidemia, deficiência de vitamina $B_{12}$, distúrbios psicológicos (p. ex., depressão, ansiedade), fibromialgia, distúrbios otológicos (doença de Ménière, neuroma acústico) e neurológicos (lesão da cabeça, esclerose múltipla).

Um exame físico deve ser realizado para determinar a causa do zumbido. Testes diagnósticos determinam se há perda auditiva; um teste audiográfico de discriminação da fala ou um timpanograma pode ser usado na determinação da causa. Alguns tipos de zumbido são irreversíveis; portanto, os clientes podem precisar de orientações e aconselhamento sobre as maneiras de se ajustar aos tratamentos e lidar com o zumbido no futuro.

## Vertigem posicional paroxística benigna

A vertigem posicional paroxística benigna (VPPB) é um breve período de vertigem incapacitante que ocorre quando a posição da cabeça do cliente muda em relação à gravidade, geralmente com a colocação da cabeça para trás e a orelha afetada voltada para baixo. O surgimento é repentino e acompanhado por predisposição à vertigem posicional, em geral por horas a semanas, ocasionalmente por meses ou anos. Outros sintomas podem incluir tontura, borramento visual, náuseas e vômitos.

### Fisiopatologia

Acredita-se que a VPPB seja decorrente da ruptura de resíduos no labirinto, chamados de **otólitos** (pequenas partículas de cristal de carbonato de cálcio que se soltam e boiam na endolinfa e causam a sintomatologia). Com frequência, são estimulados por um trauma na cabeça, infecção (sobretudo do trato respiratório) e outros eventos. Os fatores precipitantes incluem espirros ou tosse ou a vertigem pode ser induzida por qualquer mudança no posicionamento da cabeça. Aos clientes com sintomas agudos, recomenda-se repouso no leito.

## Manifestações clínicas e avaliação

O diagnóstico de VPPB é feito após o exame da orelha, audiograma, teste das respostas nervosas e uso do teste Dix-Hallpike, também chamado de teste de Nylen-Barany. O teste consiste em submeter o cliente à rápida mudança da posição sentada ereta para a posição deitada com a cabeça pendendo na borda da mesa de exame para a esquerda, direita ou centro. Tonturas e vertigem periférica serão produzidas quando a orelha afetada estiver apontando para baixo. Os olhos são examinados para detectar um breve período de nistagmo, o qual também acompanha a vertigem na maioria das vezes.

## Manejo clínico e de enfermagem

Técnicas de reposicionamento podem ser usadas no tratamento da vertigem, como a manobra de Epley, a qual é elaborada para o reposicionamento canalicular e envolve movimentos rápidos da cabeça. O procedimento não invasivo é realizado com o cliente na posição sentada, voltando sua cabeça a um ângulo de 45° para o lado afetado e 30 a 45° para trás. Em seguida, o cliente é rapidamente levado à posição deitada. O procedimento é repetido, inclinando a cabeça para o lado oposto. É preciso que o cliente não se deite horizontalmente por um período de 48 a 72 h após o reposicionamento, a fim de evitar que as partículas penetrem novamente no canal posterior. O procedimento é seguro, barato e de fácil realização.

Os clientes com vertigem aguda são tratados com medicamentos que visem a vertigem e seus sintomas relacionados com náuseas, vômitos e ansiedade. Os supressores vestibulares comumente usados são originários das classes de anticolinérgicos (escopolamina), anti-histaminas (meclizina, dimenidrinato) e benzodiazepinas. A meclizina é muitas vezes o fármaco de escolha, com clientes tratados por 1 ou 2 semanas. Medicamentos antieméticos, como fenotiazinas, são usados no tratamento de náuseas. A meclizina tem tanto efeito supressor vestibular quanto antiemético.

A reabilitação vestibular pode ser usada no tratamento de distúrbios vestibulares. Essa estratégia promove o uso ativo do sistema vestibular por meio de uma abordagem com equipe multiprofissional, incluindo cuidado de enfermagem e clínico, tratamento do estresse, *biofeedback*, reabilitação vocacional e fisioterapia. Um fisioterapeuta prescreve exercícios que ajudam o cérebro a compensar o comprometimento do sistema de equilíbrio.

## Ototoxicidade

Inúmeros medicamentos podem exercer efeitos adversos sobre a cóclea, aparato vestibular e nervo craniano VIII. Com exceção de alguns, tais como ácido acetilsalicílico e quinina, a maioria causa perda auditiva irreversível. Em doses elevadas, a toxicidade por ácido acetilsalicílico pode produzir zumbido bilateral. Medicamentos IV, sobretudo os aminoglicosídios, são a causa mais comum de ototoxicidade e destroem as células ciliares do órgão de Corti (Boxe 50.9).

Para evitar a perda da audição ou do equilíbrio, os clientes que recebem medicamentos potencialmente ototóxicos devem ser informados sobre os efeitos colaterais desses medicamentos. Esses fármacos devem ser usados com cuidado nos clientes de alto risco de complicações, tais como crianças, idosos, grávidas, clientes com problemas renais ou hepáticos e naqueles com distúrbios auditivos no momento. Os níveis sanguíneos do medicamento devem ser monitorados e os clientes que recebem antibióticos IV a longo prazo devem ser monitorados com audiograma 2 vezes/semana durante a terapia.

## Neuroma acústico

Neuromas acústicos se desenvolvem em 1 a cada 10.000 pessoas por ano. Esses neuromas são responsáveis por 5 a 10% de todos os tumores intracranianos e parece que acometem com a mesma frequência homens e mulheres de todas as idades, embora a maioria esteja na meia-idade.

## Fisiopatologia

Neuromas acústicos são tumores benignos de crescimento lento do nervo craniano VIII, em geral emergindo das células de Schwann da porção vestibular do nervo. A maioria dos tumores acústicos surge no meato acústico interno e se estende ao ângulo cerebelopontino para comprimir o tronco encefálico, destruindo, possivelmente, o nervo vestibular.

## Manifestações clínicas e avaliação

Os achados mais comuns da avaliação de clientes com neuromas acústicos são zumbido unilateral e perda auditiva, com ou sem vertigem, ou distúrbio do equilíbrio. É importante identificar assimetria nos resultados dos testes audiovestibulares, de modo que a marcha diagnóstica possa ser realizada para descartar a possibilidade de neuroma acústico. A RM com agente de contraste paramagnético (*i. e.*, gadolínio) é o exame de imagem de escolha. Se o cliente for claustrofóbico ou não puder ser submetido à RM por alguma outra razão, ou se o exame não estiver disponível, realiza-se uma tomografia computadorizada (TC) com contraste; no entanto, a RM é mais sensível que a TC na delineação do tumor pequeno.

## Manejo clínico e de enfermagem

Esses tumores não respondem bem a radiação ou quimioterapia; assim, a remoção cirúrgica de tumores acústicos é o tratamento de escolha. Uma vez que o tratamento dos tumores acústicos engloba várias especialidades, o interdisciplinar envolve um neurologista e um neurocirurgião. O objetivo da cirurgia é remover o tumor e preservar, ao mesmo tempo, a função do nervo facial. A maioria dos tumores acústicos danifica a porção coclear do nervo craniano VIII e a audição é prejudicada. Nesses clientes, a cirurgia é feita usando-se uma abordagem translabiríntica e o mecanismo da audição é destruído. Se a audição ainda for boa antes da cirurgia, uma abordagem pela fossa craniana média ou suboccipital para remover o tumor pode ser usada. Esse procedimento expõe o terço lateral do meato acústico interno e preserva a audição.

As complicações da cirurgia incluem paralisia de nervo facial, fístula cerebroespinal, meningite e edema cerebral. A morte decorrente de cirurgia de neuroma acústico é rara.

## Revisão do capítulo

### Exercícios de avaliação crítica

1. A enfermeira faz uma visita domiciliar pós-operatória de colecistectomia a um homem idoso. Ele diz que vinha tendo fortes cãibras nas pernas durante a noite e que começou a utilizar quinina diariamente; depois disso, ele relata melhora significativa da cãibra nas pernas. Durante a avaliação, a enfermeira fica sabendo que ele também tem uma perda significativa da audição que, de acordo com a esposa do cliente, apresentou piora nos últimos meses; no entanto, ela atribui essa perda auditiva à idade avançada e à ansiedade relacionada com essa cirurgia recente à qual o cliente foi submetido. Elabore um plano de ensino para esse cliente e sua esposa. Explique e demonstre cada parte do plano.
2. Um homem de 20 anos de idade, membro da equipe de natação da universidade, apresenta otite externa recorrente – terceiro episódio nas últimas 6 semanas. Ele está sendo tratado na clínica de otorrinolaringologia. Com base na prática baseada em evidência, elabore um plano de ensino para este cliente.

### Questões objetivas

1. Uma colonoscopia é agendada para um cliente de 56 anos de idade com deficiência auditiva. Qual das seguintes ações de enfermagem é a mais apropriada no ensino ao cliente antes do procedimento?
   A. Olhe o cliente diretamente, sorria e fale devagar
   B. Continue administrando medicamentos enquanto orienta o cliente
   C. Balance a cabeça positivamente para compensar o silêncio constrangedor, mesmo que você não saiba o que está sendo dito
   D. Use apenas gestos para comunicar os pontos principais do conteúdo a ser abordado

2. Selecione todos os alimentos que a enfermeira restringe do plano alimentar de um cliente com doença de Ménière.
   A. Café
   B. Vinho
   C. Batata cozida
   D. Queijo

3. Durante as explicações e demonstrações pré-operatórias, o cliente de 25 anos de idade que receberá um implante coclear afirma: "vou recuperar totalmente minha audição com os implantes". Qual é a melhor resposta da enfermeira ao cliente?
   A. "Os implantes o ajudarão a detectar conversas e sons ambientais médios a altos e não vão restaurar sua audição normal"
   B. "O implante o ajudará a restaurar sua audição normal completamente"
   C. "Os implantes serão imediatamente efetivos"
   D. "O implante vai requerer reabilitação mínima para que você possa reconhecer os sons"

4. Como o cliente com zumbido descreve o som ouvido à enfermeira?
   A. Burburinho
   B. Abafado
   C. Alto
   D. Zunido

5. Um cliente que usou ácido acetilsalicílico para prevenção de AVE relata o desenvolvimento de distúrbios da audição. A intervenção apropriada é diminuir a dose para evitar qual das seguintes condições?
   A. Ototoxicidade
   B. Vertigem
   C. Nistagmo
   D. Otite externa

## Bibliografia e leitura sugerida

A bibliografia e a leitura sugerida para este capítulo estão disponíveis no GEN-IO: http://gen-io.grupogen.com.br/gen-io/.

# UNIDADE QUATORZE

# Problemas Relacionados com a Função Tegumentar

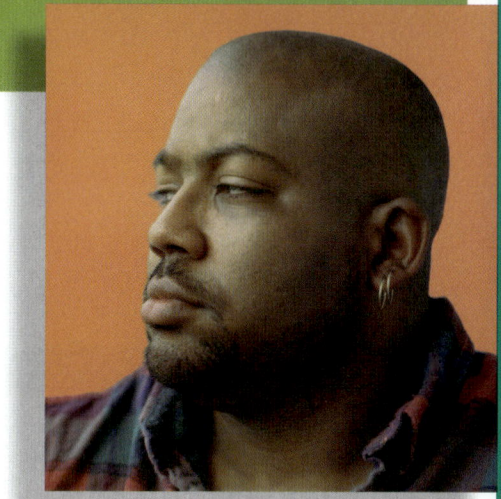

**Um homem de 48 anos,** eletricista, chegou ao setor de emergência de ambulância depois de cair e sofrer uma queimadura elétrica de alta voltagem. O cliente tem uma queimadura de terceiro grau no abdome e precisará fazer autoenxerto.

- Descreva o manejo de enfermagem para este cliente na fase de emergência das lesões por queimadura.
- Descreva os cuidados com as áreas doadora e receptora depois de um autoenxerto.
- Quais são as complicações a longo prazo para este cliente?

# CAPÍTULO 51

# Avaliação de Enfermagem | Função Tegumentar

PATINA S. WALTON-GEER

## Objetivos de estudo

**Após ler este capítulo, você será capaz de:**

1. Identificar as estruturas e as funções da pele
2. Diferenciar a composição e a função de cada camada da pele: epiderme, derme e tecidos subcutâneos
3. Descrever o processo de envelhecimento normal da pele e as alterações cutâneas comuns dos clientes idosos
4. Citar as perguntas apropriadas que ajudam a obter informações durante a avaliação da pele
5. Descrever os componentes da avaliação física, que são mais úteis quando se examinam a pele, os pelos e as unhas
6. Identificar e descrever as lesões cutâneas primárias e secundárias, seu padrão e sua distribuição
7. Descrever os exames e procedimentos dermatológicos usados comumente para diagnosticar doenças cutâneas e distúrbios relacionados.

A pele é o maior órgão do corpo e representa aproximadamente 12% do peso corporal; é responsável pela regulação da temperatura corporal, manutenção do equilíbrio hidreletrolítico normal e proteção contra infecções e agressões ambientais. As enfermeiras cuidam de clientes com queimaduras, infecções cutâneas, feridas cirúrgicas e distúrbios cutâneos secundários associados às doenças sistêmicas; este capítulo fornece os conhecimentos necessários à avaliação, ao diagnóstico e ao tratamento dos distúrbios cutâneos e descreve quando realizar referenciamentos ao médico de atenção primária ou a um especialista.

## Revisão de anatomia e fisiologia

O sistema tegumentar compreende a pele e seus apêndices, inclusive pelos, unhas e glândulas sudoríparas e sebáceas, que estão revestidas por células epidérmicas (Wysocki, 2007).

### Anatomia da pele

A pele é formada por três camadas: epiderme (plano mais externo), derme (plano intermediário) e hipoderme (plano mais profundo) (Figura 51.1). Quatro camadas diferentes compõem a epiderme: dos planos mais profundos para os mais superficiais, essas camadas são estrato germinativo, estrato granuloso, estrato lúcido e estrato córneo. Cada camada se torna diferenciada (*i. e.*, passa por processo de maturação e adquire mais funções específicas) à medida que avança do estrato germinativo basal para as camadas mais superficiais do estrato córneo. A epiderme e a derme estão separadas por uma estrutura conhecida como membrana basal (Wysocki, 2007). A derme é a camada mais espessa da pele e é constituída predominantemente de fibroblastos, que são importantes para a remodelação e a reparação da pele. Essa camada de tecido conjuntivo contém terminações nervosas, receptores sensoriais, capilares e fibras elásticas. A derme é subdividida em duas zonas: derme papilar e derme reticular.

#### Epiderme

A epiderme consiste em células em divisão contínua, cobertas na superfície por células mortas, que originalmente estavam nas camadas mais profundas da derme, mas foram empurradas para cima pelas células mais diferenciadas recém-desenvolvidas nos planos mais profundos. Essa camada externa é praticamente substituída por completo a cada 3 a 4 semanas. As células mortas contêm grandes quantidades de **queratina**, uma proteína fibrosa insolúvel que constitui a barreira externa da pele e é capaz de

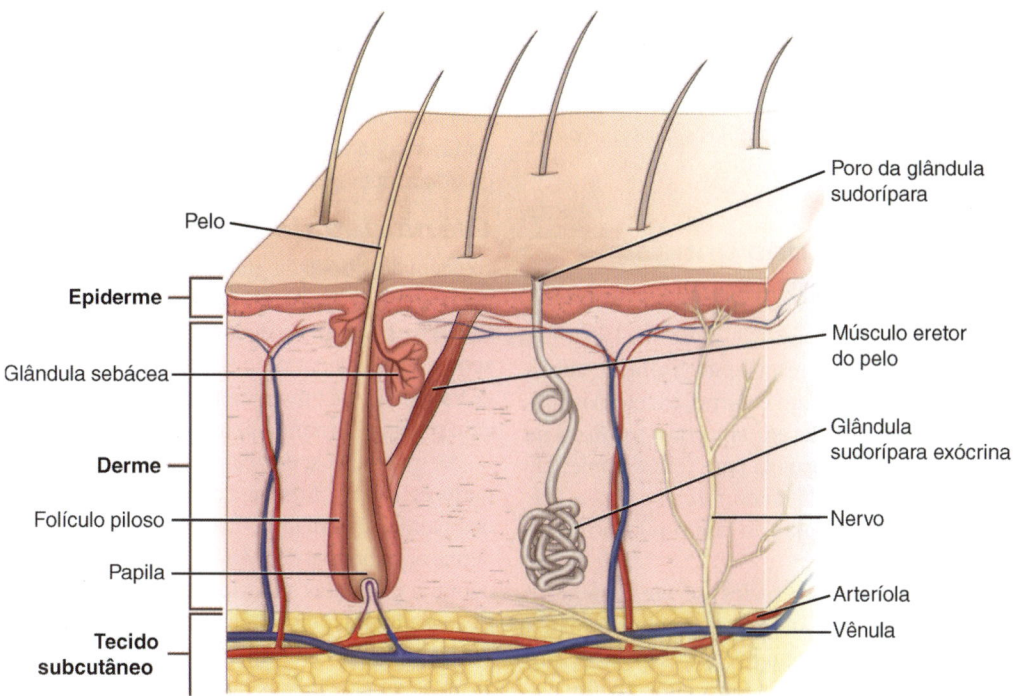

Figura 51.1 Estruturas anatômicas da pele.

repelir patógenos e evitar perda excessiva de líquidos corporais. A queratina é o principal componente que confere resistência aos pelos e às unhas.

Os **melanócitos** são células especializadas da epiderme, cuja principal função é produzir o pigmento **melanina**, que confere cor à pele e aos pelos. A maior parte da pele dos indivíduos mais pigmentados e as áreas mais escuras da pele dos indivíduos mais claros (p. ex., aréola) contêm quantidades maiores desse pigmento. O albinismo está associado à ausência de melanina e está descrito nas seções subsequentes deste capítulo. A produção de melanina é controlada por um hormônio secretado pelo hipotálamo do cérebro, conhecido como *hormônio de estimulação dos melanócitos*. A melanina confere proteção natural contra os efeitos deletérios da radiação (luz) ultravioleta; contudo, esse pigmento não confere proteção total contra os raios destrutivos da luz solar.

Dois outros tipos celulares são comuns na epiderme: células de Merkel e células de Langerhans. As **células de Merkel** são receptores que transmitem estímulos ao axônio por meio de uma sinapse química e, por esse motivo, estão associadas à sensibilidade tátil. As **células de Langerhans** são células acessórias do sistema imune aferente e desempenham um papel importante nas reações imunes cutâneas (imunidade da pele); essas células processam os antígenos invasores e os transportam ao sistema linfático, no qual ativam os linfócitos T.

A junção da epiderme com a derme (zona da membrana basal, ZMB) é uma área formada por muitas ondulações e sulcos, conhecidos como **cristas interpapilares**. Essa junção ancora a epiderme à derme e possibilita a troca livre de nutrientes essenciais entre essas duas camadas. Quando a ZMB é danificada, ela precisa ser recomposta para que os tecidos possam cicatrizar adequadamente (Wysocki, 2007).

## Derme

A derme constitui a maior parte da pele e confere resistência e estrutura; ela é formada por duas camadas; papilar e reticular. A derme papilar está localizada exatamente abaixo da epiderme e é composta basicamente de fibroblastos capazes de produzir um tipo de colágeno, que é um dos componentes do tecido conjuntivo. A derme reticular fica sob a derme papilar e também produz colágeno e fibras elásticas. Além disso, a derme contém vasos sanguíneos e linfáticos, nervos, glândulas sudoríparas e sebáceas e raízes dos pelos. Em geral, é conhecida como "pele verdadeira" e é especialmente espessa nas palmas e nas plantas e mais fina nas pálpebras e no escroto; assim, não é surpreendente que os clientes com excesso de volume de líquidos acumulem edema nas áreas de pele mais fina, resultando em edema periorbitário e escrotal. *Celulite* é uma infecção da derme que se espalha rapidamente na pele e nos tecidos subcutâneos. Em geral, essa infecção é causada por estafilococos ou estreptococos e provoca eritema, aumento da temperatura local, edema e hipersensibilidade ao toque, geralmente nos membros.

## Hipoderme

A hipoderme (ou tecidos subcutâneos) constitui o plano mais profundo da pele e é composta basicamente de tecido adiposo, que forma um amortecedor entre as camadas da pele e os músculos e os ossos. A hipoderme aumenta a mobilidade da pele, forma os contornos corporais e isola o corpo. A gordura é depositada e distribuída de acordo com o sexo do indivíduo e, em parte, explica as diferenças de conformação corporal entre os homens e as mulheres. A ingestão alimentar excessiva aumenta a deposição de gordura sob a pele. Os tecidos subcutâneos e a quantidade de gordura depositada são fatores importantes para a regulação da temperatura corporal.

> **Alerta de enfermagem**
> Esclerose é uma área de pele endurecida (espessada) em consequência da deposição de colágeno nos tecidos cutâneos e subcutâneos por inflamação crônica. Exemplos são os queloides, a dermatite de estase e a esclerodermia.

## Anatomia dos pelos, das unhas e das glândulas cutâneas

### Pelos

Os pelos (apêndices da pele com crescimento filiforme acima da superfície) estão presentes em todo o corpo, exceto nas palmas e nas plantas. O pelo consiste em uma raiz formada na derme e uma haste pilosa que se projeta para fora da pele; ele cresce em uma cavidade conhecida como *folículo piloso* (Figura 51.1). A proliferação das células do bulbo piloso resulta na formação do pelo.

Os folículos pilosos passam por ciclos de crescimento e repouso. A taxa de crescimento é variável; os pelos de barba crescem de maneira mais rápida, seguidos dos pelos de couro cabeludo, axilas, coxas e supercílios. O crescimento (ou **fase anagênica** [anágena]) pode estender-se por até 6 anos no couro cabeludo; a fase de repouso (ou **telogênica** [telógena]), estende-se por aproximadamente 4 meses e, nela, os pelos desprendem-se do corpo. O folículo piloso volta a crescer espontaneamente ou tal processo pode ser induzido quando os pelos são arrancados. Os pelos em crescimento e em repouso podem ser encontrados lado a lado em todas as partes do corpo. Cerca de 90% dos 100.000 folículos pilosos do couro cabeludo de um indivíduo normal estão em fase de crescimento em determinado momento e, diariamente, cerca de 50 a 100 cabelos são perdidos. Nos distúrbios em que a inflamação danifica as raízes dos pelos, novo crescimento é possível; contudo, quando a inflamação danifica os folículos pilosos, as células-tronco são destruídas e os pelos não voltam a crescer.

Os pelos das diferentes partes do corpo desempenham diversas funções. Os pelos dos olhos (i. e., supercílios e cílios), do nariz e das orelhas filtram poeira, micróbios e detritos transportados pelo ar. A cor dos pelos é determinada pelas quantidades variáveis de melanina dentro da haste pilosa; os cabelos brancos ou grisalhos refletem a perda de pigmento. A quantidade e a distribuição dos pelos podem ser afetadas por distúrbios endócrinos. Por exemplo, a síndrome de Cushing causa **hirsutismo**, principalmente nas mulheres; por outro lado, o hipertireoidismo (i. e., produção excessiva de hormônio tireóideo) torna os pelos finos. Em muitos casos, a quimioterapia e a radioterapia causam adelgaçamento dos pelos ou enfraquecimento da haste pilosa, resultando em **alopecia** parcial ou total do couro cabeludo e de outras partes do corpo.

### Unhas

Nas superfícies dorsais dos dedos das mãos e dos pés, uma placa rígida e transparente de queratina recobre a pele e é conhecida como *unha*; esta cresce de sua raiz, que está localizada sob uma dobra fina de pele conhecida como cutícula. A unha protege os dedos das mãos e dos pés e preserva suas funções sensoriais altamente desenvolvidas, inclusive a apreensão de objetos muito pequenos.

O crescimento da unha é ininterrupto durante toda a vida e a taxa média é de 0,1 mm por dia. O crescimento é mais rápido nas unhas dos dedos das mãos que nas unhas dos pés e tende a ficar mais lento com o envelhecimento. A renovação completa de uma unha do dedo da mão demora cerca de 170 dias, enquanto as unhas dos pés são renovadas a cada 12 a 18 meses.

### Glândulas da pele

Existem dois tipos de glândulas cutâneas: sebáceas e sudoríparas (Figura 51.1). As **glândulas sebáceas** estão associadas aos folículos pilosos; os ductos das glândulas sebáceas despejam **sebo** no espaço entre o folículo piloso e a haste do pelo. Junto de cada pelo, há uma glândula sebácea, cujas secreções lubrificam o pelo e tornam a pele macia e flexível.

As glândulas sudoríparas são encontradas na pele da maior parte do corpo, mas se concentram em quantidades maiores nas palmas das mãos e nas plantas dos pés. Apenas a glande peniana, as bordas dos lábios, a orelha externa e o leito ungueal não têm glândulas sudoríparas. Essas glândulas são subclassificadas em dois tipos: écrinas e apócrinas.

As glândulas sudoríparas écrinas estão presentes em todas as áreas da pele e seus ductos abrem-se diretamente na superfície cutânea. A secreção fina e aquosa conhecida como *suor* é produzida na parte basal espiralada da glândula écrina e é liberada dentro do seu ducto estreito.

As glândulas sudoríparas apócrinas são maiores que as écrinas e estão localizadas nas axilas, na região anal, no escroto e nos grandes lábios vaginais; em geral, seus ductos abrem-se dentro dos folículos pilosos. As glândulas apócrinas entram em atividade na puberdade; nas mulheres, crescem e regridem a cada ciclo menstrual. Essas glândulas produzem suor leitoso que, em alguns casos, é decomposto por bactérias e é responsável pelo odor característico nas axilas.

## Funções da pele

### Proteção

A pele que recobre a maior parte do corpo não tem mais que 1 mm de espessura, mas confere proteção muito eficaz contra a invasão por patógenos virais e bacterianos, além de outros materiais estranhos. A pele espessa das palmas e das plantas protege contra os efeitos do traumatismo repetitivo que ocorre nessas partes do corpo.

O estrato córneo, ou camada mais externa da epiderme, constitui a barreira mais eficaz contra a perda epidérmica de água, de modo a manter a homeostasia do corpo e evitar a penetração de materiais presentes no ambiente, inclusive compostos químicos, micróbios e venenos de insetos. Vários lipídios são sintetizados no estrato córneo e constituem a base da função de barreira dessa camada. Esses lipídios têm cadeias longas e são mais apropriados que os fosfolipídios na resistência à água; no estrato córneo, esses lipídios produzem uma barreira relativamente impermeável à saída da água e à entrada de toxinas, micróbios e outras substâncias que entram em contato com a superfície da pele.

Algumas substâncias penetram na pele, mas encontram resistência quando tentam atravessar os canais existentes entre as camadas de células do estrato córneo. Micróbios e fungos, que fazem parte da flora normal do corpo, não conseguem penetrar, a menos que haja uma violação na barreira cutânea.

## Sensibilidade

Os receptores das terminações nervosas da pele possibilitam que o corpo monitore continuamente as condições do ambiente imediato. A principal função dos receptores cutâneos é sentir temperatura, dor, toque suave e pressão (ou toque grosseiro). Terminações nervosas diferentes respondem a cada um desses estímulos. Embora essas terminações estejam distribuídas por todo o corpo, sua quantidade é maior em algumas áreas que em outras. Por exemplo, as pontas dos dedos da mão são inervadas mais profusamente que a pele do dorso.

## Homeostasia de líquidos

A camada mais externa da epiderme – estrato córneo – é capaz de absorver água e, assim, evitar perda excessiva de água e eletrólitos do interior do corpo e reter umidade nos tecidos subcutâneos. Quando a pele é lesada (p. ex., depois de uma queimadura grave), grandes quantidades de líquidos e eletrólitos podem ser perdidas rapidamente, o que pode causar colapso circulatório, choque e morte.

A pele não é totalmente impermeável à água. Quantidades diminutas de água evaporam continuamente na superfície da pele. Em um adulto normal, essa evaporação – conhecida como *transpiração imperceptível* – é responsável pela perda de cerca de 600 m$\ell$/dia. A perda de água imperceptível varia conforme as temperaturas do corpo e do ambiente. Em um indivíduo com febre, a perda de líquidos aumenta. Quando a febre oscila entre 38,5 e 39,5°C, o indivíduo pode perder cerca de 500 m$\ell$ em 24 h; contudo, quando a temperatura fica acima de 39,5°C, a perda mínima esperada é de 1.000 m$\ell$ (Outzen, 2009).

## Termorregulação

O corpo produz continuamente calor como resultado do metabolismo dos alimentos, que geram energia; esse calor é dissipado principalmente por meio da pele.

A evaporação na superfície cutânea facilita a perda de calor por condução. O calor é conduzido para as moléculas de água presentes na superfície da pele, causando evaporação da água. A água da superfície cutânea pode originar-se da transpiração imperceptível, da sudorese ou do ambiente.

Em condições normais, a produção de calor pelo metabolismo é equilibrada pela perda de calor e a temperatura interna do corpo é mantida em torno de 37°C. A taxa de perda de calor depende basicamente da temperatura da superfície cutânea, que varia com o fluxo sanguíneo da pele. Este fluxo aumenta o calor transferido à pele e a taxa de perda de calor corporal. Por outro lado, a redução do fluxo sanguíneo da pele diminui a temperatura cutânea e ajuda a conservar o calor do corpo. Quando a temperatura corporal começa a diminuir, como ocorre em um dia frio, os vasos sanguíneos da pele contraem-se e, assim, reduzem a perda de calor pelo corpo.

Sudorese (transpiração) é outro processo que o corpo pode usar para regular a taxa de perda de calor. A transpiração não ocorre até que a temperatura corporal central passe de 37°C, independentemente da temperatura da pele. Nos ambientes extremamente quentes, a taxa de produção de suor pode chegar a 1 $\ell$ por hora. Em algumas condições (p. ex., estresse emocional), a transpiração pode ser reflexa e pode não estar relacionada com a necessidade de dissipar calor corporal.

## Síntese de vitaminas

A pele exposta à luz ultravioleta pode converter as substâncias necessárias à síntese de vitamina D (colecalciferol). A vitamina D é essencial à prevenção da osteoporose e do raquitismo, este último uma doença que causa deformidades ósseas e resulta das deficiências de vitamina D, cálcio e fósforo (Boxe 51.1).

## Função de reatividade imune

Estudos recentes confirmaram definitivamente a participação das **células de Langerhans** (células cutâneas especializadas) como facilitadores da captação dos alergênios relacionados com IgE. Essa função desempenha um papel fundamental na patogenia da dermatite atópica e de outras doenças alérgicas,

---

### BOXE 51.1 — Pesquisa em enfermagem.

#### Conexão com a prática baseada em evidências

Existe alguma evidência de que a vitamina D esteja relacionada com a saúde cardiovascular?

Wallis D, Penckofer S, Sizemore G (2008). The "sunshine deficit" and cardiovascular disease. *Circulation, 118*, 1476-1485.

#### Objetivo

A deficiência de vitamina D tem sido reconhecida como causa de doença óssea metabólica (raquitismo, osteomalacia e hiperparatireoidismo secundário). Contudo, como existem receptores dessa vitamina em vários tipos de tecidos, principalmente miocárdio e vasos sanguíneos, essa revisão da literatura foi realizada para descrever a relação entre níveis baixos de vitamina D e doenças cardiovasculares.

#### Achados

O estudo evidenciou que os níveis insuficientes de vitamina D também estão associados a cardiopatia isquêmica, hipertensão, hipertrofia miocárdica, insuficiência cardíaca diastólica e síndrome metabólica. Os fatores de risco incluem várias síndromes de má absorção (*i. e.*, *bypass* gástrico, doença intestinal inflamatória, diarreia crônica); exposição insuficiente ao sol (clientes institucionalizados, obstáculos cutâneos como filtros solares); distúrbios da síntese de vitamina D, como ocorre com doença renal; e fármacos (corticoides, rifampicina, fenobarbital).

#### Implicações de enfermagem

Os clientes em risco de deficiência de vitamina D (deficiência dietética, exposição insuficiente à luz solar e doenças clínicas citadas) devem ser considerados candidatos à triagem dos níveis de vitamina D. Muitos clientes são assintomáticos ou, quando apresentam sintomas (dor e/ou fraqueza muscular ou óssea, neuropatia), sua atribuição pode ser a vários outros problemas médicos. As recomendações terapêuticas variam de acordo com a população e as condições específicas. As enfermeiras devem reconhecer a associação entre deficiência de vitamina D e doença cardiovascular.

inclusive asma e rinite alérgica (Galli, Tsai e Piliponsky, 2008). Essas descobertas reforçam o conceito de um mecanismo regulador sistêmico como fator desencadeante das doenças alérgicas e sugerem que o estímulo desencadeante possa ser agravado pela inflamação local (Morris, 2009).

### Alerta de enfermagem

*A abertura localizada das junções endoteliais normalmente estreitas acarreta edema intersticial das camadas profundas da pele e dos tecidos subcutâneos da face, da língua, das mãos e da genitália. Em alguns casos, também pode haver acometimento da língua ou da faringe. Essa condição pode ter origem alérgica ou idiopática. A histamina presente nos mastócitos é liberada por vários estímulos imunes, não imunes, físicos ou químicos. A histamina liberada aumenta a permeabilidade da microcirculação, que possibilita o extravasamento de líquidos na área afetada e causa o aspecto clínico característico. As enfermeiras devem ficar alertas ao edema labial tenso que se desenvolve rapidamente. O angioedema está associado comumente a uma reação alérgica e pode ser evidenciado por urticária. Quando o cliente também tem dispneia, o médico deve ser contatado imediatamente, porque o edema grave das vias respiratórias e da língua pode levar à morte.*

## Considerações gerontológicas

A pele sofre algumas alterações fisiológicas associadas ao envelhecimento normal. Uma vida inteira de exposição excessiva ao sol, doenças sistêmicas e desnutrição podem ampliar a gama de distúrbios dermatológicos e a rapidez com que se desenvolvem. Além disso, alguns fármacos (p. ex., anti-histamínicos, antibióticos, diuréticos) são fotossensibilizantes e agravam os danos resultados da exposição ao sol. O resultado final é suscetibilidade agravada às lesões e a algumas doenças. Na população idosa, são comuns os distúrbios dermatológicos; na Tabela 51.1, é possível ver as alterações cutâneas associadas ao envelhecimento.

Algumas alterações e lesões cutâneas fazem parte do envelhecimento normal. O reconhecimento dessas lesões possibilita que o examinador ajude o cliente a atenuar sua ansiedade quanto às alterações da sua pele. O Boxe 51.2 resume algumas alterações esperadas à medida que a pele envelhece. Essas alterações são normais e não requerem cuidados especiais, a menos que as lesões estejam infectadas ou irritadas.

## Avaliação

Algumas condições podem sujeitar o cliente a uma doença prolongada, acarretando sentimentos de depressão, frustração, insegurança, autoimagem insatisfatória e rejeição. Prurido e irritações da pele (manifestações clínicas de algumas doenças cutâneas) podem causar incômodo persistente. Esses desconfortos podem provocar perda de sono, ansiedade e depressão, que reforçam a aflição em geral e a fadiga, que comumente estão associadas às doenças dermatológicas.

Com os clientes que apresentam esses desconfortos físicos e psicológicos, a enfermeira deve ser compassiva, fornecer explicações do problema, dar orientações apropriadas relativas ao tratamento, prestar os cuidados de enfermagem em geral e encorajá-los. É fundamental superar qualquer aversão que a enfermeira possa sentir ao cuidar de clientes com doenças dermatológicas

**Tabela 51.1** Considerações gerontológicas | Alterações cutâneas associadas ao envelhecimento.

| Alterações estruturais | Achados do exame físico associados |
|---|---|
| O adelgaçamento da junção entre a derme e a epiderme diminui os pontos de ancoragem entre essas duas camadas cutâneas; isso significa que até mesmo traumatismos ou estresse mínimo da epiderme podem causar desprendimento dessas inserções | A pele envelhecida é mais suscetível aos traumatismos |
| A epiderme e a derme afinam e achatam | Rugas, frouxidão e superposição das dobras cutâneas |
| Perdas de elastina, colágeno e gordura dos tecidos subcutâneos | Perdas de proteção e amortecimento dos tecidos e órgãos subjacentes; redução do tônus muscular; perda das propriedades de isolamento da gordura |
| A reposição de células torna-se mais lenta em consequência do envelhecimento e há adelgaçamento das camadas da derme | A pele torna-se frágil e translúcida |
| A irrigação sanguínea da pele também se altera com a idade. Os vasos sanguíneos, principalmente os capilares, diminuem em calibre e quantidade | As alterações vasculares estão associadas à cicatrização mais lenta das feridas |
| As glândulas sudoríparas e sebáceas diminuem numericamente e perdem sua capacidade funcional | Pele ressecada e descamada |
| Redução dos níveis dos hormônios androgênicos | Associada ao declínio das funções das glândulas sebáceas |
| O crescimento dos pelos diminui gradativamente, em especial nas regiões inferiores das pernas e no dorso dos pés. O adelgaçamento dos pelos é comum no couro cabeludo, nas axilas e nas regiões públicas | Redução do crescimento dos pelos, perda de pelos |
| Fotoenvelhecimento (danos causados pela exposição excessiva ao sol) | Rugas profundas; perda da elasticidade da pele; áreas manchadas e pigmentadas; atrofia cutânea; lesões benignas ou malignas |

## BOXE 51.2 — Alterações benignas da pele envelhecida.

- Angiomas em cereja ("sinais" vermelho-brilhantes)
- Redução dos pelos, principalmente do couro cabeludo e da região púbica
- Discromia (variações de cor):
  - Lentigo solar (lentigo senil)
  - Melasma (coloração escura da pele)
  - Efélides (sardas)
- Neurodermatite (manchas pruriginosas)
- Queratoses seborreicas (placas crostosas castanhas "aderentes")
- Angiomas aracneiformes (rede de capilares dilatados irradiados de uma arteríola central)
- Telangiectasias (marcas vermelhas na pele causadas pela dilatação dos vasos sanguíneos superficiais)
- Rugas (pequena dobra, sulco ou prega da pele)
- Xerose (ressecamento)
- Xantelasma (depósitos cerosos amarelados nas pálpebras superiores e inferiores)
- Ictiose (pele com aspecto semelhante às escamas de peixe)

## BOXE 51.3 — Histórico de saúde pertinente aos distúrbios dermatológicos.

A história clínica relevante aos distúrbios dermatológicos pode ser obtida por meio das seguintes perguntas:
- Quando você notou seu problema cutâneo pela primeira vez? (Determine também a duração e a intensidade)
- O problema já tinha ocorrido antes?
- Você apresenta algum outro sintoma?
- Qual foi a primeira região afetada?
- Qual era o aspecto da lesão ou da erupção quando apareceu pela primeira vez?
- Para onde e com que rapidez as lesões espalharam?
- Você tem alguma sensação de prurido, ardência, formigamento ou de "vermes" rastejando?
- Há alguma perda de sensibilidade?
- O problema piora em alguma hora específica ou estação do ano?
- Como você acha que isso começou?
- Você tem história de rinite alérgica, asma, urticária, eczema ou alergias?
- Quem em sua família tem problemas ou erupções cutâneas?
- As erupções apareceram depois da ingestão de algum alimento específico? Qual?
- Quando o problema começou, você tinha ingerido álcool recentemente?
- Qual relação parece existir entre algum evento específico e o aparecimento da erupção ou lesão?
- Quais são os fármacos que você usa?
- Quais preparações tópicas (pomada, creme, unguento) você colocou na lesão (inclusive fármacos de venda livre)?
- Quais produtos dermatológicos ou cosméticos você usa?
- Qual é sua profissão ou ocupação?
- Em seu ambiente imediato, o que (plantas, animais, substâncias químicas, infecções) poderia ter desencadeado esse problema? Há algum fato novo ou alguma alteração recente em seu ambiente?
- Algo que toque em sua pele provoca erupções?
- De que modo esse problema afeta você e sua vida?
- Existe algo mais que você queira dizer sobre esse problema cutâneo?

---

de aspecto desagradável. Ela não deve mostrar sinais de hesitação ao se aproximar dos clientes com doenças cutâneas; essa atitude apenas reforça o trauma psicológico causado pela doença.

Pelo fato de os clientes com doenças dermatológicas poderem ser percebidos negativamente por outras pessoas, eles podem se sentir desamparados e evitar interações com os demais. Os distúrbios cutâneos podem causar desfiguração, isolamento, perda do emprego e dificuldades financeiras.

## Histórico de saúde

Durante a entrevista para obter o histórico de saúde, a enfermeira pergunta se há história pessoal ou familiar de alergias cutâneas; reações alérgicas a alimentos, fármacos e substâncias químicas; problemas dermatológicos ocorridos no passado e câncer de pele. É importante obter os nomes dos cosméticos, sabonetes, xampus e outros itens de higiene pessoal, nos casos em que o cliente apresentou problemas dermatológicos recentes associados ao uso de tais produtos. O histórico de saúde contém informações específicas quanto ao início, aos sinais e sintomas, à localização e à duração de qualquer dor, erupção ou outro desconforto experimentado pelo cliente. A enfermeira deve verificar se o cliente tem tatuagem, pois isso envolve a injeção de tinta na derme e tem associação ao aumento dos riscos de doenças transmitidas pelo sangue, infecções cutâneas e reações alérgicas. O Boxe 51.3 relaciona algumas perguntas úteis com a obtenção de informações adequadas.

## Exame físico

O exame da pele deve ser realizado em toda a superfície do corpo, inclusive em mucosas, couro cabeludo, pelos e unhas. A pele é um reflexo da saúde geral do indivíduo e as anormalidades cutâneas geralmente se relacionam com doenças de outros órgãos. A inspeção e a palpação são técnicas usadas comumente para examinar a pele; o ambiente deve estar bem iluminado e aquecido (para iluminar as lesões, uma caneta-lanterna pode ser usada). O cliente deve tirar toda sua roupa e colocar um avental de exame apropriado. Quando for necessário palpar as lesões, o examinador deve usar luvas.

Avalia-se o aspecto geral da pele por observação de cor, temperatura, umidade ou desidratação, textura da pele (lisa ou áspera), lesões, vasos sanguíneos, mobilidade e condições dos pelos e das unhas. A palpação avalia o turgor cutâneo, a possibilidade de edema e a elasticidade.

### Avaliação da cor

A cor da pele varia individualmente e pode ser cor de marfim, castanho-escuro ou quase totalmente preta. A pele das áreas expostas do corpo, principalmente nos climas quentes e ensolarados, tende a ser mais pigmentada que o restante do corpo.

Quase todos os problemas que afetam a pele causam alguma alteração de cor. A **hipopigmentação**, por exemplo, pode ser causada por infecções fúngicas, eczema ou **vitiligo**; a **hiperpigmentação** pode ocorrer depois de exposição prolongada ao sol, envelhecimento ou distúrbios como doença de Addison, em consequência da ação do hormônio de estimulação dos melanócitos. A vasodilatação associada à febre, à queimadura solar e à inflamação causa uma tonalidade rósea ou avermelhada na pele. A palidez caracteriza-se por desaparecimento ou redução da cor e da vascularização normal da pele e é percebida mais claramente nas conjuntivas ou ao redor da boca. Nos clientes de pele escura, pode ser útil a avaliação da palidez nas palmas e plantas (Bickley e Szilagyi, 2009).

Neles, a melanina é produzida a uma taxa mais acelerada e em quantidades maiores que nas pessoas de pele clara. A pele escura saudável tem meio-tom ou base avermelhada. A mucosa oral, a língua, os lábios e as unhas geralmente são rosados. A pigmentação escura reage com manchas depois de lesões ou inflamação e os clientes de pele escura desenvolvem mais comumente hiperpigmentação pós-inflamatória, quando comparados com os indivíduos de pele mais clara. Por fim, a hiperpigmentação desaparece, mas isso pode levar meses ou até 1 ano. A Tabela 51.2 descreve uma revisão das alterações de cor observadas nos indivíduos de pele clara e escura.

Em geral, os indivíduos de pele escura têm os mesmos problemas cutâneos que os clientes de pele clara. O primeiro grupo tem menos chance de desenvolver câncer de pele, mas está mais sujeito a formar queloides ou cicatrizes e a ter distúrbios resultantes da obstrução ou do bloqueio dos folículos pilosos.

### Eritema

Eritema é a vermelhidão da pele causada por congestão dos capilares. De modo a averiguar a existência de inflamação, a pele deve ser palpada para determinar se há aumento da temperatura local e maciez (*i. e.*, edema) ou endurecimento (*i. e.*, infiltração intracelular).

### Cianose

Cianose é a coloração azulada resultante da escassez de oxigênio no sangue. Isso ocorre no choque ou na insuficiência circulatória ou respiratória. Nos indivíduos de pele clara, a cianose evidencia-se por uma tonalidade azulada nos lábios, nas pontas dos dedos e nos leitos ungueais (Figura 51.2). Nos indivíduos de pele escura, a pele pode parecer azulada e opaca ou adquirir tonalidade acinzentada. O termo *cianose central* refere-se à insaturação de oxigênio do sangue e evidencia-se nas mucosas e na pele. Por sua vez, *cianose periférica* significa aumento da extração de oxigênio do sangue em consequência da lentidão do fluxo sanguíneo ou da vasoconstrição relacionada com a exposição às temperaturas baixas, acometendo mais as extremidades. A enfermeira examina o cliente de modo a detectar outros indícios de redução da perfusão tecidual, inclusive pele fria e úmida; pulso rápido e filiforme; respirações rápidas e superficiais. As conjuntivas dos olhos devem ser examinadas para detectar palidez e **petéquias**.

> **Alerta de enfermagem**
> *Cianose é um sinal e sintoma tardio de hipoxemia, porque é necessário que haja insaturação de 5 g de hemoglobina (nível normal de 15 g/dℓ) para que ocorra cianose evidente. Nos casos de intoxicação por monóxido de carbono, o nível de carboxihemoglobina não altera a cor da pele e, consequentemente, o cliente pode ter hipoxemia profunda sem indícios de cianose.*

### Icterícia

A icterícia – coloração amarelada da pele – está diretamente relacionada com as elevações da bilirrubina sérica e, em geral, é detectada primeiramente nas escleróticas e nas mucosas (Figura 51.2). O termo *icterícia conjuntival* é usado para descrever a cor amarelada das escleróticas (branco dos olhos).

### Estrias

A enfermeira verifica se o cliente tem estrias (marcas de estiramento), que ocorrem quando as fibras elásticas da derme reticular se rompem. As estrias ocorrem em condições que acarretam aumento do peso (inclusive gravidez e obesidade), musculação, no uso prolongado de corticoides tópicos ou orais ou em casos de síndrome de Cushing (hiperatividade do córtex suprarrenal) (ver Capítulo 31).

## Avaliação da erupção

Quando o cliente queixa-se de prurido (coceira), a enfermeira pede que ele indique as áreas do corpo que são afetadas. Em seguida, a pele deve ser esticada suavemente para reduzir o tom avermelhado e tornar a erupção mais visível. Utilizar iluminação lateral da pele com uma caneta-lanterna pode realçar a erupção e facilitar seu exame. Em seguida, a enfermeira verifica se há diferenças de textura da pele passando as pontas dos seus dedos suavemente na pele; as bordas da erupção podem ser palpáveis. A boca e as orelhas do cliente devem ser incluídas no exame (em alguns casos, a rubéola ou o sarampo causam o aparecimento de manchas vermelhas nas orelhas). É necessário determinar a temperatura do cliente e palpar os linfonodos.

## Avaliação das lesões cutâneas

As lesões cutâneas são as manifestações mais importantes dos distúrbios dermatológicos. O tamanho, o formato e a causa das lesões variam e elas são classificadas de acordo com seu aspecto e sua causa. As lesões cutâneas podem ser primárias ou secundárias. As primárias são as primeiras alterações que ocorrem e são típicas da doença em questão; as secundárias resultam de causas externas, tais como escarificação, traumatismo, infecções ou alterações causadas pela cicatrização das feridas. Dependendo do estágio de desenvolvimento, as lesões cutâneas também podem

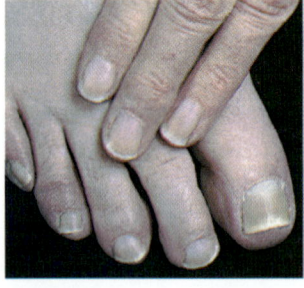
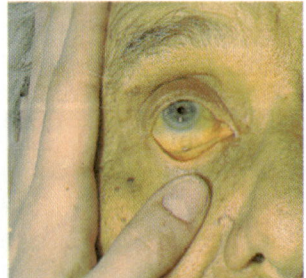

**Figura 51.2** Exemplos de alterações da cor da pele: tonalidade azulada da cianose (*à esquerda*) e tonalidade amarelada da icterícia (*à direita*).

**Tabela 51.2** Alterações de cor nas peles clara e escura.

| Etiologia | Pele clara | Pele escura |
|---|---|---|
| **Palidez** | | |
| Anemia: redução do hematócrito<br>Choque: redução da perfusão, vasoconstrição | Palidez generalizada | A pele parda parece amarelo-acastanhada e opaca; a pele negra parece acinzentada e opaca (examine as áreas com menos pigmentação: conjuntivas, mucosas) |
| Insuficiência arterial localizada | Palidez localizada acentuada (membros inferiores, principalmente quando estão elevados) | Acinzentada e opaca; fria à palpação |
| Albinismo: ausência total do pigmento melanina | Rosa-esbranquiçada | Castanha, cor de creme, branca |
| Vitiligo: doença caracterizada por destruição dos melanócitos em áreas delimitadas da pele (pode ser localizado ou difuso) | Manchas branco-cremosas variegadas, geralmente com distribuição bilateral simétrica | Idem |
| **Cianose** | | |
| Aumento da quantidade de hemoglobina não oxigenada | Azul-opaco | Escura, mas opaca e sem vida; apenas a cianose grave é detectada na pele (examine as conjuntivas, a mucosa oral e os leitos ungueais) |
| Central: doenças cardíacas e pulmonares crônicas causam insaturação arterial | Coloração azulada da pele, das mucosas e dos leitos ungueais | |
| Periférica: exposição ao frio, ansiedade | Leitos ungueais pardacentos | |
| **Eritema** | | |
| Hiperemia: aumento do fluxo sanguíneo pelas artérias congestionadas, como ocorre com inflamação, febre, ingestão de álcool, ruborização | Vermelha, rosada e brilhante | Tonalidade arroxeada, mas difícil de perceber (palpe para detectar aumento da temperatura local, pele retesada e endurecimento dos tecidos profundos) |
| Policitemia: aumento das hemácias, estase capilar | Tonalidade avermelhada na face, mucosa oral, conjuntiva, mãos e pés | Obscurecida pela pigmentação da pele (verifique se há eritema dos lábios) |
| Intoxicação por monóxido de carbono | Vermelho-cereja brilhante na face e na parte superior do tronco | Vermelho-cereja nos leitos ungueais, lábios e mucosa oral |
| A dermatite de estase (estase venosa) é causada pela redução do retorno venoso dos membros inferiores, acarretando manchas de hemossiderina e rachaduras da pele (lesões cutâneas), que formam úlceras de estase ou úlceras venosas<br>Úlceras venosas: as alterações comuns são edema, hiperpigmentação da pele circundante, aumento da temperatura dos pés com pulsos palpáveis (exceto se também houver doença arterial) | Coloração castanha ou ferruginosa na pele, resultante da acumulação de hemossiderina (pigmento contendo ferro derivado da decomposição da hemoglobina) no líquido intersticial | Nos indivíduos de pele escura, é mais difícil detectar sinais de insuficiência venosa, inclusive manchas de hemossiderina (cor castanho-avermelhada) (Kelly AP, Bethell E, 2009) |
| **Icterícia** | | |
| Aumento da concentração sérica de bilirrubina (> 2,5 a 3 mg/dℓ) secundário à disfunção hepática ou à hemólise, bem como depois de queimaduras graves ou algumas infecções | Cor amarelada primeiramente nas escleróticas, no palato duro e nas mucosas; depois em toda a pele | Examine as escleróticas para detectar linhas amarelas ao redor do limbo; não confundir com deposição gordurosa amarelada normal na periferia sob as pálpebras (a icterícia é mais evidente na junção dos palatos mole e duro e nas palmas das mãos) |
| Carotenemia: aumento do nível sérico de caroteno em consequência de ingestão de grandes quantidades de alimentos ricos em caroteno | Tonalidade amarelo-alaranjada na fronte, nas palmas e plantas e nos sulcos nasolabiais, mas sem coloração amarelada das escleróticas ou mucosas | Tonalidade amarelo-alaranjada das palmas e plantas |
| Uremia: a insuficiência renal causa retenção do pigmento urocromo no sangue | Tonalidade laranja-esverdeada ou acinzentada recobrindo a palidez da anemia; também pode haver equimoses e púrpura | Facilmente passa despercebida (determine as manifestações clínicas e os resultados laboratoriais) |

*(continua)*

**Tabela 51.2** Alterações de cor nas peles clara e escura. (*continuação*)

| Etiologia | Pele clara | Pele escura |
|---|---|---|
| **Pigmentação melânica** | | |
| Doença de Addison: a deficiência de cortisol estimula a produção de melanina generalizada | Aspecto bronzeado, "bronzeamento externo"; mais evidente ao redor dos mamilos, períneo, genitália e pontos de pressão (superfícies internas das coxas, nádegas, cotovelos e axilas) | Facilmente passa despercebida (avalie as manifestações clínicas e os resultados dos exames laboratoriais) |
| Manchas *café-au-lait* (café com leite): causadas pelo aumento do pigmento melanina na camada de células basais | Castanha a marrom-clara, placas ovais com formatos irregulares e bordas bem demarcadas, geralmente imperceptíveis nos indivíduos de pele muito escura | Facilmente passam despercebidas (avalie as manifestações clínicas e os resultados dos exames laboratoriais) |

ser classificadas de acordo com o tipo e o aspecto (Tabela 51.3). O grau de pigmentação da pele do cliente pode afetar o aspecto de uma lesão. Nos clientes de pele mais escura, as lesões podem ser pretas, marrons, arroxeadas ou cinzentas, em vez de castanhas ou vermelhas, como se observa nos clientes de pele clara.

A avaliação preliminar da erupção ou da lesão ajuda a determinar o tipo de **dermatose** e indica se a lesão é primária ou secundária. Ao mesmo tempo, a distribuição anatômica da erupção deve ser observada porque algumas doenças acometem determinadas partes do corpo e são distribuídas em padrões e formatos típicos (Figuras 51.3 e 51.4). De modo a determinar a extensão da distribuição regional, os lados esquerdo e direito do corpo devem ser comparados, enquanto a cor e o formato das lesões são avaliados. Depois da inspeção, as lesões devem ser palpadas para determinar sua textura, configuração e borda e se são macias e cheias de líquido ou duras e fixadas aos tecidos circundantes.

Uma régua descartável pode ser usada para medir o tamanho das lesões, de maneira que seja possível comparar qualquer ampliação adicional com essas medidas iniciais. As lesões cutâneas devem ser descritas com clareza e em detalhes no prontuário do cliente, utilizando terminologia precisa.

### Características das lesões

Depois de determinar a distribuição característica das lesões, as seguintes informações devem ser obtidas e descritas clara e detalhadamente:

- Cor da lesão
- Qualquer indício de eritema, aumento da temperatura local, dor ou edema
- Tamanho e localização da área afetada
- Padrão da erupção (p. ex., maculosa, papulosa, descamativa, exsudativas, discreta, confluente)
- Distribuição da lesão (p. ex., bilateral, simétrica, linear, circular).

Quando a inspeção da pele detecta feridas ou lesões agudas expostas, a enfermeira realiza uma avaliação abrangente e documenta seus resultados. Tal avaliação deve incluir os seguintes elementos:

- *Base da ferida*: verifique se há tecidos necróticos, crosta, tecido epitelial ou de granulação, exsudato, cor e odor
- *Bordas e limites da ferida*: observe se as bordas são solapadas (*i. e.*, a ferida estende-se sob a superfície da pele) ou se há epibolia (bordas enroladas) e avalie as condições da lesão
- *Dimensões da ferida*: meça em centímetros (cm) e, quando necessário, determine o diâmetro e a profundidade da ferida, assim como a área de eritema circundante
- *Pele circundante*: avalie a cor, a elasticidade e a umidade; verifique se há irritação, enduração (espessamento anormal dos tecidos) e descamação.

### Avaliação da circulação

Depois de determinar a cor da pele e inspecionar as lesões, a enfermeira avalia as alterações vasculares da pele. A descrição das alterações vasculares inclui localização, distribuição, cor, tamanho e presença de pulsos. As alterações vasculares comuns são petéquias, equimoses, **telangiectasias**, angiomas e estrelas venosas. As petéquias são lesões pequenas (< 2 mm de diâmetro), de cor vermelha ou purpúrea. Essas lesões estão associadas ao rompimento dos capilares ou indicam distúrbios plaquetários, principalmente trombocitopenia (contagens baixas de plaquetas).

### Avaliação da hidratação

A umidade, a temperatura e a textura da pele são avaliadas principalmente por palpação. O turgor (*i. e.*, elasticidade) da pele, que diminui com o envelhecimento normal, pode ser um dos fatores considerados na avaliação do grau de hidratação do cliente. Nos indivíduos idosos, é recomendável avaliar o turgor no antebraço, no esterno ou na fronte (e não nas mãos), porque o envelhecimento causa perda de elasticidade. A enfermeira pinça a pele do esterno com os dedos polegar e indicador, formando uma dobra cutânea. Ao soltar a pele, a pele túrgida normal volta imediatamente à sua posição inicial, enquanto a persistência da elevação ou da dobra indica déficit do volume de líquidos.

### Avaliação das unhas

A inspeção sucinta das unhas inclui configuração, cor e consistência. Algumas alterações da unha ou do leito ungueal refletem distúrbios locais ou sistêmicos em atividade, ou resultam de eventos passados (Figura 51.5). As depressões transversais conhecidas como *linhas de Beau* podem indicar

**Tabela 51.3** Lesões cutâneas primárias e secundárias.

| Lesão | Descrição | Exemplos |
|---|---|---|
| **Lesões primárias** | | |
| Mácula, mancha | Alteração da cor da pele, plana e impalpável (a cor pode ser marrom, branca, castanha, roxa ou vermelha)<br>• *Mácula*: menos de 1 cm, borda bem demarcada<br>• *Mancha*: mais de 1 cm, pode ter borda irregular | Sardas, sinais planos, petéquias, rubéola, vitiligo, manchas em vinho do Porto, equimoses |
| Pápula, placa | Massa sólida elevada e palpável com borda bem demarcada<br>A placa pode ser formada pela coalescência de pápulas planas<br>• *Pápula*: menos de 0,5 cm<br>• *Placa*: mais de 0,5 cm | *Pápulas*: nevos elevados, verrugas, líquen plano<br>*Placas*: psoríase, queratose actínica |
| Nódulo, tumor | Massa sólida elevada e palpável que se estende aos planos mais profundos da derme que uma pápula<br>• *Nódulo*: 0,5 a 2 cm; bem demarcado<br>• *Tumor*: mais de 1 a 2 cm; os tumores nem sempre têm bordas bem demarcadas | *Nódulos*: lipoma, carcinoma espinocelular, injeção mal absorvida, dermatofibroma<br>*Tumores*: lipoma maior, carcinoma |
| Vesícula, bolha | Massa elevada, palpável e bem demarcada contendo líquido seroso<br>• *Vesícula*: menos de 0,5 cm<br>• *Bolha*: mais de 0,5 cm | *Vesículas*: herpes simples/zóster, varicela, hera venenosa, queimadura de segundo grau (empola)<br>*Bolha*: pênfigo, dermatite de contato, empolas de queimaduras amplas, hera venenosa, impetigo bolhoso |
| Lesão urticada | Massa elevada com bordas evanescentes; geralmente irregular; o tamanho e a cor variam<br>Causada pela transferência de líquido seroso para a derme; não contém líquido livre em uma cavidade (p. ex., como ocorre com a vesícula) | Urticária (lesões urticadas), picadas de inseto |
| Pústula | Vesícula ou bolha cheia de pus | Acne, impetigo, furúnculos, carbúnculos |
| Cisto | Massa semissólida ou encapsulada cheia de líquido nos tecidos subcutâneos ou na derme | Cisto sebáceo, cistos epidermoides. |

*(continua)*

**Tabela 51.3** Lesões cutâneas primárias e secundárias. (*continuação*)

| Lesão | Descrição | Exemplos |
|---|---|---|
| **Lesões secundárias** | | |
| Erosão | Destruição da epiderme superficial sem alcançar a derme; área deprimida e úmida | Vesículas rompidas, marcas de escarificação |
| Úlcera | Destruição ou lesão da pele no nível da epiderme ou nos planos mais profundos; pode incluir tecidos necróticos, sangramento ou fibrose | Úlcera de estase da insuficiência venosa, úlcera de pressão |
| Fissura | Rachadura linear da pele, que pode chegar até a derme | Lábios ou mãos rachados, pé de atleta |
| Escamas | Escamas secundárias ao epitélio morto e descamado, que podem aderir à superfície da pele; a cor (prateada, branca) e a textura (grossa, fina) variam | Caspa, psoríase, ressecamento da pele, pitiríase rósea |
| Crosta | Resíduos ressecados de soro, sangue ou pus na superfície da pele<br>A crosta grande e aderente é conhecida como escara | Restos deixados depois da ruptura de vesículas: impetigo, herpes, eczema |
| Cicatriz | Marca na pele formada depois da cicatrização de uma ferida ou lesão; representa a substituição dos tecidos lesados por tecido conjuntivo<br>• *Cicatrizes recentes*: vermelhas ou roxas<br>• *Cicatrizes antigas*: brancas ou brilhantes | Feridas ou incisão cirúrgica cicatrizada |
| Queloide | Tecido cicatricial hipertrófico secundário à formação excessiva de colágeno durante a cicatrização; elevado, irregular e vermelho<br>A incidência é maior entre os afrodescendentes | Queloide depois da colocação de *piercings* nas orelhas ou incisão cirúrgica |

*(continua)*

**Tabela 51.3** Lesões cutâneas primárias e secundárias. (*continuação*)

| Lesão | Descrição | Exemplos |
| --- | --- | --- |
| Atrofia | Epiderme fina, ressecada e transparente; desaparecimento das marcas superficiais; secundária à destruição do colágeno e da elastina; os vasos subjacentes podem ficar visíveis | Envelhecimento cutâneo, insuficiência arterial |
| Liquenificação | Espessamento e rugosidade da pele ou acentuação das marcas cutâneas, que pode ser secundária a esfregação, irritação e escarificação repetidas | Dermatite de contato |

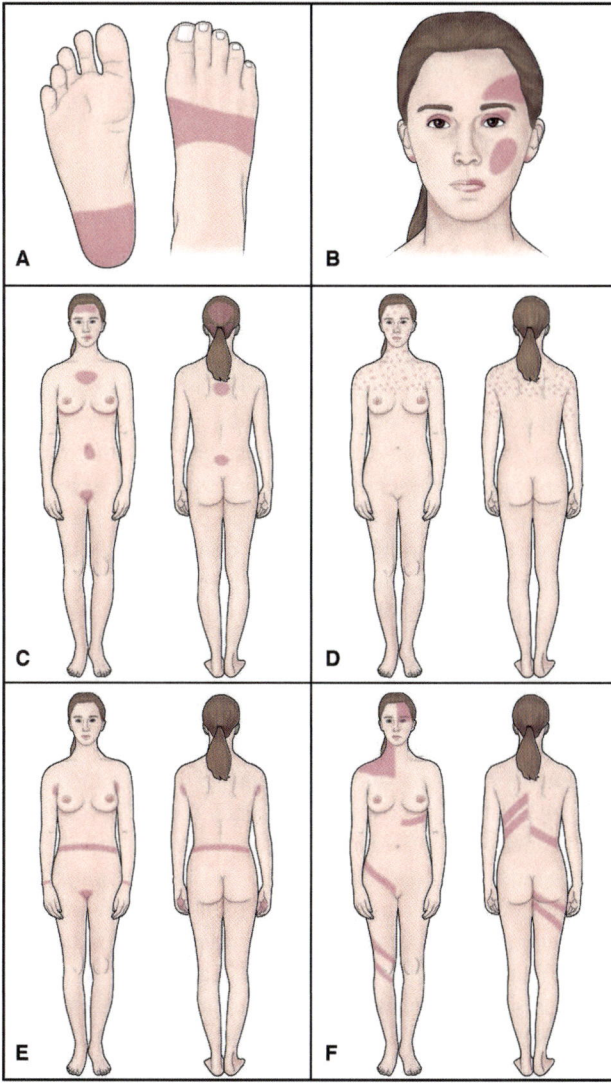

Figura 51.3 Distribuição anatômica das doenças dermatológicas comuns. (**A**) Dermatite de contato (calçados). (**B**) Dermatite de contato (cosméticos, perfumes, brincos). (**C**) Dermatite seborreica. (**D**) Acne. (**E**) Escabiose. (**F**) Herpes-zóster (cobreiro).

retardo do crescimento da matriz ungueal em consequência de uma doença grave ou, mais comumente, de um traumatismo local. Saliências, hipertrofia e outras alterações também podem ser causadas por traumatismo da unha. A paroníquia – inflamação da pele ao redor da unha – geralmente é acompanhada de hipersensibilidade e eritema. O ângulo entre a unha normal e sua base é de 160°. Ao ser palpada, a base da

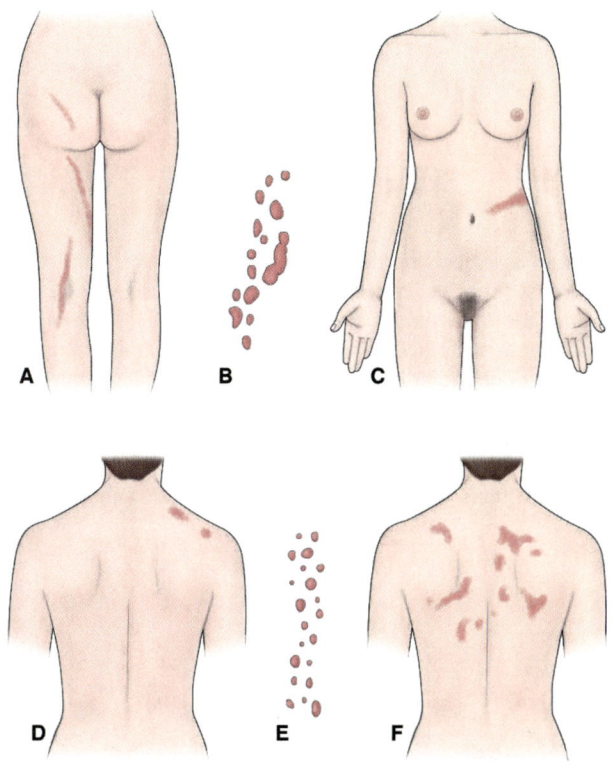

Figura 51.4 Configurações das lesões cutâneas. (**A**) Linear (em linha). (**B**) anular ou arciforme (circular ou em formato de arco). (**C**) Zosteriforme (linear ao longo do trajeto de um nervo). (**D**) Agrupada (em grupos). (**E**) Isolada (separada e bem demarcada). (**F**) Confluente (misturada).

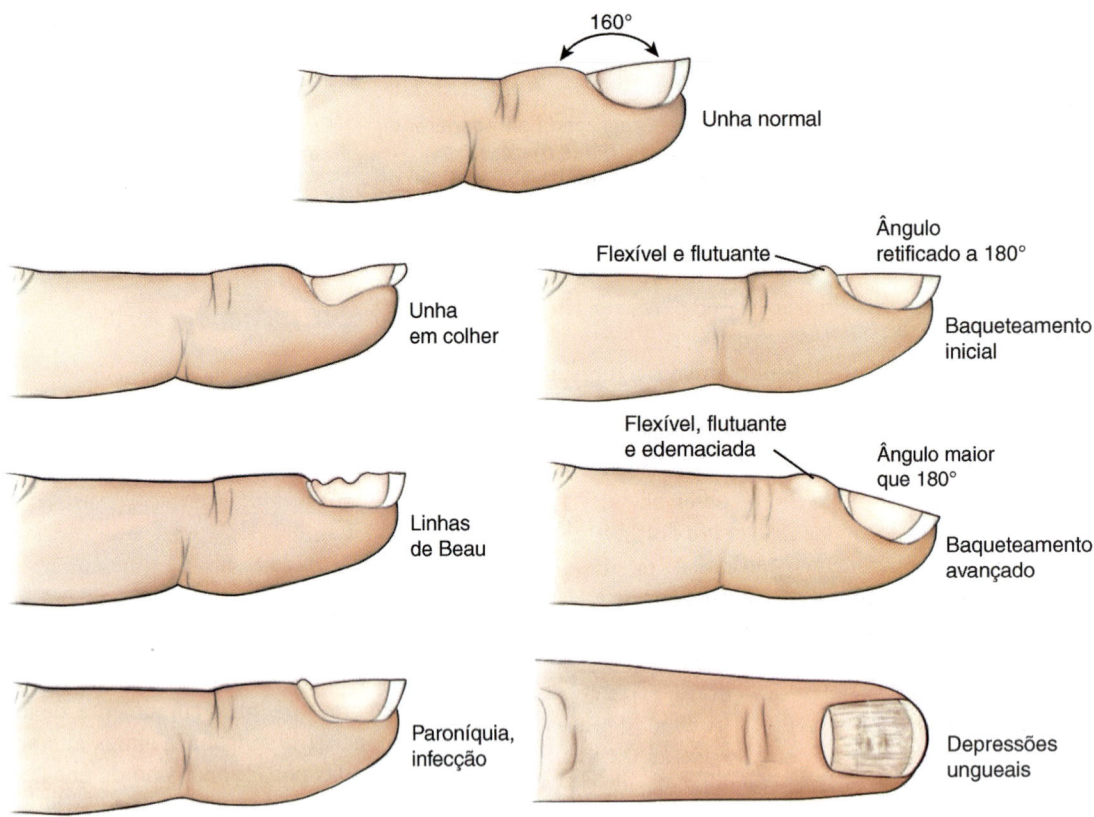

Figura 51.5 Distúrbios comuns das unhas.

unha geralmente é firme. O baqueteamento evidencia-se por retificação do ângulo normal (≥ 180°) e amolecimento da base da unha (Boxe 51.4). A área amolecida parece esponjosa quando é palpada.

### BOXE 51.4 Avaliação para detectar baqueteamento dos dedos.

Embora o mecanismo das alterações ungueais características seja desconhecido, o baqueteamento está associado comumente à hipoxemia. As alterações ungueais são indolores e geralmente bilaterais. Quando a causa é removida, o baqueteamento pode regredir. Para determinar se há baqueteamento dos dedos, peça ao cliente para colocar as duas unhas dos dedos indicadores e observe o espaço entre elas. Se houver um diminuto espaço em formato de diamante na base da unha, então as unhas *não* estão baqueteadas (sinal de Schamroth).

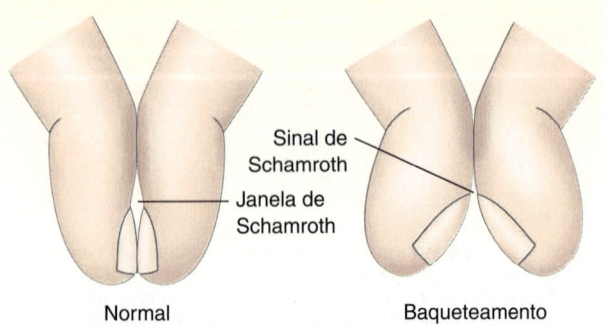

## Avaliação dos pelos

A avaliação dos pelos consiste em inspeção e palpação. O examinador deve usar luvas e a sala de exames deve estar bem iluminada. Separando os cabelos de modo que a condição da pele subjacente possa ser avaliada facilmente, a enfermeira determina a cor, a textura e a distribuição. A ponta arredondada de um aplicador pode ser usada para fazer pequenas separações dos cabelos, para que o couro cabeludo possa ser examinado. Quaisquer lesões anormais, indícios de prurido, inflamação, descamação ou sinais de infestação (*i. e.*, piolhos ou ácaros) devem ser documentados.

### Cor e textura

A cor dos cabelos naturais varia de branco a preto. Os cabelos começam a ficar grisalhos à medida que o indivíduo envelhece, inicialmente durante a terceira década de vida, quando a perda de melanina começa a ficar aparente. Contudo, não é raro que os cabelos de indivíduos mais jovens fiquem grisalhos em consequência de traços hereditários. Os clientes com albinismo (*i. e.*, perda parcial ou total da pigmentação) têm predisposição genética a nascer com cabelos brancos. A condição natural dos cabelos pode ser alterada pela aplicação de tinturas, clareadores e produtos de relaxamento ou ondulação. Os tipos de produtos usados devem ser definidos durante a avaliação.

A textura dos cabelos pode ser fina ou áspera, sedosa ou quebradiça, oleosa ou ressecada e brilhante ou opaca; além disso, os cabelos podem ser retilíneos, encaracolados ou quebrados. Cabelos secos e quebradiços podem ser causados pelo uso excessivo de tinturas, secadores de cabelos e chapas para frisar ou enrolar, ou por doenças endócrinas como disfunção da tireoide. Em geral, os cabelos oleosos são causados pelo aumento da secreção das glândulas sebáceas nas proximidades do couro cabeludo. Quando o cliente refere alteração recente da textura dos seus cabelos, a razão deve ser investigada; a alteração pode ser causada simplesmente pelo uso excessivo de produtos comerciais para cabelos, ou pela troca por um xampu novo.

### Distribuição

A distribuição dos pelos corporais varia conforme o local considerado. Os pelos da maior parte do corpo são finos, com exceção das axilas e das regiões púbicas, nas quais são grossos. Os pelos púbicos, que começam a desenvolver-se na puberdade, formam uma configuração de diamante que se estende até o umbigo nos rapazes e nos homens. Os pelos púbicos femininos assemelham-se a um triângulo invertido. Quando o padrão observado é mais característico do sexo oposto, isso pode indicar um distúrbio endócrino que precisa ser avaliado com mais detalhes. As diferenças raciais dos pelos são esperadas, ou seja, pelos retos nos asiáticos e enrolados e grossos nos indivíduos de descendência africana.

Os homens tendem a ter mais pelos corporais e faciais que as mulheres. A queda de pelos (alopecia) pode ocorrer em todo o corpo ou ficar limitada a uma área específica. A queda dos cabelos pode ser localizada em áreas dispersas ou variar de adelgaçamento generalizado até calvície total. Quando a enfermeira avalia um cliente com queda de cabelos, é importante que investigue a causa. Queda variegada capilar pode ser causada por hábito de puxar ou torcer os cabelos; tração excessiva dos cabelos (p. ex., tranças muito apertadas); uso excessivo de tinturas, tonificantes e óleos; tratamento com quimioterápicos (p. ex., doxorrubicina, ciclofosfamida); infecção fúngica; ou sinais ou lesões do couro cabeludo. O recrescimento dos cabelos pode ser irregular e a distribuição pode nunca voltar ao que era antes.

**Queda dos cabelos.** A causa mais comum de queda dos cabelos é calvície com padrão masculino, que afeta mais de 50% dos homens e parece estar relacionada com fatores hereditários, envelhecimento e níveis de androgênio (hormônio masculino). O androgênio é necessário ao desenvolvimento da calvície com padrão masculino; o qual começa com retrocesso da linha dos cabelos na região frontotemporal e avança para adelgaçamento gradativo e perda completa dos cabelos na parte superior do couro cabeludo e na coroa.

**Outras alterações.** O padrão masculino de distribuição dos pelos pode ser observado em algumas mulheres na menopausa, quando o hormônio estrogênio deixa de ser produzido pelos ovários. Nas mulheres com hirsutismo, o excesso de pelos pode ocorrer na face, no tórax, nos ombros e na região púbica. Depois de excluir a menopausa como causa da queda dos cabelos, é preciso investigar as anormalidades hormonais relacionadas com a disfunção hipofisária ou suprarrenal.

## Exames complementares

### Biopsia de pele

A fim de obter tecidos para exame microscópico, a biopsia de pele pode ser realizada por excisão com bisturi ou por um instrumento dermatológico conhecido como *punch*, que remove um pequeno fragmento de tecido. As biopsias são realizadas em nódulos, placas, bolhas, úlceras e outras lesões cutâneas para excluir câncer e estabelecer o diagnóstico exato.

### Teste de placas

Realizado para identificar substâncias às quais um cliente desenvolveu alergia, o teste de placas consiste em aplicar os alergênios suspeitos na pele normal sob placas oclusivas. A formação de eritema, elevações discretas ou prurido é classificada como reação positiva fraca; bolhas finas, pápulas e prurido grave indicam reação moderadamente positiva; e bolhas, dor e ulceração definem uma reação positiva forte.

### Raspados cutâneos

Com uma lâmina de bisturi umedecida em óleo, amostras de tecidos são raspadas das lesões fúngicas suspeitas, de maneira que a pele raspada fique aderida à lâmina. O material raspado é transferido para uma lâmina de vidro, coberto com uma lamínula e examinado ao microscópio. Com isso, é possível detectar esporos e hifas nas infecções por dermatófitos e também infestações (p. ex., escabiose).

### Fotografias clínicas

As fotografias são obtidas para documentar a natureza e a extensão da doença cutânea e são usadas para avaliar o progresso ou a melhora resultante do tratamento. Em alguns casos, as fotografias são utilizadas para acompanhar o estado dos sinais e documentar que houve alterações de suas características.

## Revisão do capítulo

### Exercícios de avaliação crítica

1. Uma enfermeira está encarregada de cuidar de uma mulher idosa negra, que foi hospitalizada depois de um AVE. A cliente tem hemiparesia do braço e da perna do lado direito e faz fisioterapia. Em virtude da idade e da limitação da mobilidade da cliente, quais parâmetros de avaliação poderiam ser usados para examinar a pele dela?

2. Uma enfermeira trabalha como voluntária de uma tenda de triagem do câncer de pele durante uma feira de saúde na comunidade. Um homem de meia-idade aproxima-se para falar de uma lesão cutânea. Ele diz que é um golfista habitual e joga durante todo o ano. Explique como poderiam ser descritas as lesões depois da avaliação.

3. Um homem de 70 anos foi internado no hospital depois de uma consulta realizada no consultório do seu médico. Por meio do histórico de enfermagem inicial, detectou-se que o cliente tem turgor cutâneo reduzido. Quais efeitos isso teria na integridade de sua pele?

### Questões objetivas

1. Um cliente de 90 anos com vários problemas clínicos foi internado na unidade de cuidados geriátricos do hospital.

Por meio do histórico de enfermagem, detectou-se letargia, perfusão capilar reduzida e turgor cutâneo diminuído. Essas alterações deveriam alertar a enfermeira gerontóloga para qual dos seguintes problemas?
A. Aspiração
B. Hidratação
C. Contraturas
D. Lesões

2. Durante a avaliação, a enfermeira reconhece um dos seguintes itens como função normal da pele:
A. Termorregulação
B. Produção de vitamina E
C. Produção de vitamina C
D. Eliminação de dióxido de carbono

3. Ao avaliar um cliente que voltou do centro cirúrgico depois de um procedimento, qual é o objetivo principal do exame dos seus leitos ungueais?
A. Detectar cianose
B. Avaliar a frequência respiratória
C. Detectar edema
D. Detectar celulite

4. Ao avaliar as características de uma lesão, é importante que a enfermeira verifique qual dos seguintes parâmetros?
A. Edema
B. Redução da temperatura local
C. Dimensões
D. Distribuição

5. Qual das seguintes alterações do idoso descreve mais claramente o motivo de o envelhecimento aumentar o risco de perda da integridade da pele?
A. Contratilidade da epiderme
B. Espessura da derme
C. Reduções da elastina, do colágeno e da gordura
D. Maceração

## Bibliografia e leitura sugerida

A bibliografia e a leitura sugerida para este capítulo estão disponíveis no GEN-IO: http://gen-io.grupogen.com.br/gen-io/.

# CAPÍTULO 52

# Manejo de Enfermagem | Doenças Dermatológicas

PATINA S. WALTON-GEER

## Objetivos de estudo

**Após ler este capítulo, você será capaz de:**

1. Descrever o manejo geral do cliente com um distúrbio dermatológico
2. Reconhecer os estágios das úlceras de pressão e descrever os princípios gerais dos cuidados de feridas
3. Descrever as manifestações clínicas e os cuidados necessários aos clientes com psoríase
4. Descrever as necessidades de orientação ao cliente com infecções da pele e doenças cutâneas parasitárias
5. Descrever os cuidados para clientes com dermatoses inflamatórias não infecciosas
6. Descrever o manejo de enfermagem para clientes com câncer de pele
7. Descrever as características dos diversos tipos de sarcoma de Kaposi.

Independentemente do ambiente no qual trabalham, as enfermeiras cuidam da pele dos seus clientes. Além disso, as enfermeiras identificam os clientes com risco de desenvolver problemas cutâneos, avaliam as alterações da pele e intervêm de modo a evitar lesão e manter a viabilidade da pele. E, no exercício da enfermagem, também é importante adotar práticas preventivas para reduzir a transmissão de infecção ou agravar lesões existentes e manter a viabilidade da pele.

## MANEJO GERAL DE CUIDADO DA PELE

As intervenções de enfermagem para clientes com distúrbios dermatológicos incluem proteger a pele, evitar infecção, controlar a inflamação, ministrar banhos terapêuticos e administrar fármacos.

### Cuidados com a pele

#### Proteção da pele

Alguns distúrbios dermatológicos são agravados pelos banhos. O princípio fundamental do cuidado com a pele é banhar os clientes com distúrbios dermatológicos adotando as seguintes medidas:

- Utilizar um sabonete suave sem gordura ou um substituto
- Enxaguar completamente a área afetada e secar cuidadosamente com uma toalha macia
- Evitar a aplicação de sabonetes desodorantes.

Cuidados especiais são necessários durante a troca dos curativos. Pequenas compressas (geralmente de algodão ou gaze) impregnadas com óleo, soro fisiológico ou água estéril, agentes de limpeza das feridas ou outra solução prescrita ajudam a soltar crostas, remover exsudatos ou soltar um curativo seco aderido.

#### Prevenção de infecções

As lesões cutâneas potencialmente contagiosas devem ser tratadas rigorosamente como infectantes, e precauções apropriadas devem ser adotadas, até que o diagnóstico esteja confirmado. A maioria das lesões com secreção purulenta contém material infectante. O profissional de saúde deve adotar as precauções padrão de contato, que fazem parte das regulamentações da Occupational Safety and Health Administration (OSHA).

> **Alerta de enfermagem**
> A enfermeira precisa saber que, ao lidar com clientes para os quais se recomendam precauções de contato, ela deve usar avental e luvas em todas as interações que possam envolver contato com o cliente ou áreas potencialmente contaminadas no ambiente em que ela está. Os equipamentos de proteção individual (EPI) devem ser colocados antes de entrar no quarto e descartados depois de sair (Siegel, J., Rhinehart, E., Jackson, M., Chiarello, L., 2006).

## Controle de inflamação

O tipo de lesão cutânea (p. ex., exsudativas, infectada ou seca) geralmente determina o tipo de preparação ou tratamento local prescrito. Como regra geral, quando a pele tem inflamação aguda (i. e., tem aumento da temperatura local), eritema (vermelhidão) e edema (tumefação) e secreção, é melhor aplicar curativos úmidos ou especiais e/ou loções suavizantes. Com os distúrbios crônicos nos quais a superfície cutânea está seca e descamada, devem ser usadas emulsões, cremes, pomadas e pastas hidrossolúveis. O tratamento é modificado de acordo com as reações da pele ao tratamento. O cliente e a enfermeira devem avaliar se o fármaco aplicado ou os curativos parecem irritar a pele. O sucesso ou o insucesso do tratamento geralmente depende de orientação e motivação adequadas do cliente e dos seus familiares, sendo que o apoio oferecido pela equipe de saúde facilita a adesão às orientações.

## Banhos terapêuticos (balneoterapia)

Os banhos ou as imersões, conhecidos como **balneoterapia**, são úteis quando áreas extensas de pele são acometidas. Os banhos removem crostas, escamas e fármacos acumulados e aliviam a inflamação e o prurido (coceira) que acompanham algumas dermatoses agudas. O Boxe 52.1 descreve outras informações sobre banhos terapêuticos.

## Farmacoterapia

### Preparações tópicas

A Tabela 52.1 relaciona algumas preparações tópicas utilizadas comumente.

### Loções

As loções são utilizadas frequentemente para recompor a oleosidade cutânea perdida ou atenuar o prurido. Em geral, as loções são aplicadas diretamente na pele, mas um curativo embebido na loção pode ser colocado na área afetada. As loções precisam ser aplicadas a cada 3 a 4 h para conservar seus efeitos terapêuticos, porque, se forem deixadas por mais tempo, podem formar crostas e endurecer a pele.

Existem dois tipos de loção: suspensões e linimentos. As **suspensões** são preparações medicinais misturadas com um líquido (geralmente água) no qual não podem ser dissolvidas; consequentemente, permanecem intactas na forma de partículas pequenas. O requisito importante a ser lembrado é o de agitar a preparação antes de aplicar cada dose, de modo que as partículas medicinais sejam distribuídas uniformemente no líquido. Um exemplo é a loção de calamina, que proporciona efeitos refrescantes e secativos rápidos à medida que evapora, deixando uma camada fina de pó medicinal na pele afetada. Os **linimentos** são loções com óleo acrescentado para evitar formação de crostas. Exemplos são as preparações à base de mentol a 5% para aliviar dores musculares.

### Pós

Em geral, os pós contêm uma base de talco, óxido de zinco, bentonita ou amido de milho e são espalhados na pele com um polvilhador ou aplicados com compressas de algodão. Embora sua ação terapêutica seja breve, os pós atuam como agentes **higroscópicos** que absorvem e retêm umidade do ar e reduzem o atrito entre as superfícies cutâneas e as roupas pessoais ou de cama.

### Cremes

Os cremes podem ser suspensões de óleo em água ou emulsões de água em óleo, com ingredientes acrescentados para evitar proliferação de bactérias e fungos. Os dois tipos podem causar reação alérgica, inclusive dermatite de contato. Os cremes de óleo em água são aplicados facilmente e, em geral, são mais aceitáveis cosmeticamente pelos clientes. Embora possam ser aplicados na face, eles tendem a produzir um efeito dissecante. As emulsões de água em óleo são mais gordurosas e preferidas para dermatoses evidenciadas por ressecamento e descamação.

### Géis

Os géis são emulsões semissólidas que se tornam líquidas quando aplicadas na pele ou no couro cabeludo. Os géis

---

**BOXE 52.1 — Banhos terapêuticos.**

**Tipos de banhos terapêuticos**

| Solução de banho | Efeitos e indicações |
|---|---|
| Água | Algum efeito nos curativos úmidos |
| Soro fisiológico | Usado para lesões amplamente disseminadas |
| Coloidal (aveia, aveia coloidal) | Antipruriginoso, suavizante |
| Bicarbonato de sódio | Refrescante |
| Amido | Suavizante |
| Alcatrão medicado | Psoríase e eczema crônico |
| Óleos de banho | Antipruriginoso e emoliente; erupções eczematosas generalizadas agudas e subagudas |

**Intervenções de enfermagem**

- Encha a banheira pela metade
- Mantenha a água a uma temperatura confortável
- Não deixe a água esfriar excessivamente
- Utilize um tapete de boxe, porque os *fármacos acrescentados ao banho podem tornar a banheira escorregadia*
- Aplique um creme emoliente para umedecer a pele depois do banho, caso seja necessária ação lubrificante
- Como os alcatrões são voláteis, a área banhada deve ser bem ventilada
- Mantenha a temperatura ambiente constante, sem exposição às correntes de ar
- Recomende que o cliente use roupas leves e largas depois do banho

**Tabela 52.1** Preparações e fármacos tópicos utilizados comumente.

| Preparação | Nome comercial do produto |
|---|---|
| **Preparações para banho** | |
| Com alcatrão | Balnetar®, Doak Oil®, Lavatar® |
| Com aveia coloidal | Aveeno Oilated Bath Powder® |
| Com aveia e óleo mineral | Aveeno Bath Oil®, Nutra Soothe® |
| Com óleo mineral | Nutraderm Bath Oil®, Lubath®, Alpha-Keri Bath Oil® |
| **Cremes umidificantes** | Acid Mantle Cream®, Curel Cream®, Dermasil®, Eucerin®, Lubriderm®, Noxzema Skin Cream® |
| **Pomadas umidificantes** | Aquaphor Oitment®, Eutra Swiss®, Skin Cram®, Vaseline Ointment® |
| **Anestésicos tópicos** | Lidocaína em várias potências na forma de *spray*, pomada ou gel; creme EMLA® (lidocaína a 2,5% com prilocaína a 2,5%) |
| **Antibióticos tópicos** | Bacitracina, bacitracina com polimixina B, mupirocina em pomada ou creme, eritromicina a 2%, fosfato de clindamicina a 1%, sulfato de gentamicina a 1% em creme ou pomada, sulfadiazina de prata a 1% em creme |

hidrossolúveis parecem penetrar na pele mais eficazmente, são menos gordurosos e inodoros e causam menos sensações de pinicamento durante a aplicação. Essas preparações são especialmente úteis para tratar dermatites agudas, nas quais há exsudação (p. ex., erupção causada por hera venenosa).

## Pastas

As pastas são misturas de pós e pomadas e são usadas nos distúrbios inflamatórios bolhosos. As pastas aderem à pele e podem ser difíceis de remover sem utilizar um óleo (p. ex., óleo de oliva ou óleo mineral). As pastas são aplicadas com um abaixador de língua de madeira ou com os dedos enluvados.

## Pomadas

As pomadas retardam a perda de água e lubrificam e protegem a pele. As pomadas são os veículos preferíveis para administrar fármacos nos distúrbios dermatológicos secos localizados ou crônicos, inclusive eczema ou psoríase (p. ex., triancinolona). Outras pomadas são usadas para facilitar a cicatrização e o tratamento das úlceras de pressão, das úlceras varicosas e das feridas com deiscência (p. ex., Xenaderm). As pomadas são aplicadas com um abaixador de língua de madeira ou com os dedos enluvados.

## Sprays e aerossóis

As preparações em *spray* e aerossol podem ser usadas em qualquer distúrbio dermatológico generalizado (p. ex., película polimérica não alcoólica, contendo hexametil disiloxane, copolímero acrílico, polifenil-metil-ziloxane). Essas preparações evaporam quando entram em contato com a pele e não devem ser aplicadas frequentemente.

## Corticoides

Os corticoides são amplamente utilizados para tratar doenças dermatológicas em razão dos seus efeitos anti-inflamatórios, antipruriginosos e vasoconstritores. O cliente deve aprender a aplicar o produto com parcimônia e a espalhar cuidadosamente o fármaco em toda a área afetada. A absorção do corticoide tópico aumenta quando a pele está hidratada ou quando a área afetada é coberta por um curativo oclusivo ou retentivo de umidade. O uso inadequado dos corticoides tópicos pode causar efeitos colaterais locais e sistêmicos, principalmente quando o fármaco é absorvido pela pele inflamada e escoriada ou quando eles são usados por períodos longos em áreas sensíveis. Os efeitos colaterais locais podem incluir atrofia e adelgaçamento da pele, **estrias** (linhas em forma de faixa) e telangiectasia (diminutos vasos sanguíneos dilatados na superfície da pele). O adelgaçamento da pele é atribuído à capacidade que os corticoides têm de inibir a síntese de colágeno cutâneo. O processo de adelgaçamento pode ser revertido com a interrupção da aplicação, mas as estrias e as telangiectasias são irreversíveis. Os efeitos colaterais sistêmicos podem incluir hiperglicemia e sinais e sintomas da síndrome de Cushing (ver Capítulo 31). É necessário cuidado ao aplicar corticoides ao redor dos olhos por duas razões: (1) o uso prolongado pode causar glaucoma ou cataratas; e (2) o efeito anti-inflamatório dos corticoides pode obscurecer infecções virais ou fúngicas preexistentes.

Os corticoides concentrados (fluorados) nunca devem ser aplicados na face ou nas áreas intertriginosas (*i. e.*, axilas e virilha), porque essas regiões têm estratos córneos mais finos e absorvem os fármacos mais rapidamente que outras áreas, como antebraços ou pernas.

### *Alerta de enfermagem*
*É importante que a enfermeira entenda que a penetração dos corticoides tópicos depende da área cutânea tratada, que varia dependendo da densidade do estrato córneo, da irrigação sanguínea e da integridade dos tecidos na área afetada. De acordo com Valencia e Kerdel (2008), a penetração dos corticoides tópicos aplicados nas pálpebras ou no escroto é quatro vezes maior que na fronte e 36 vezes maior que nas palmas e plantas. Desse modo, a pele mais fina e menos intacta absorve mais corticoide e, consequentemente, está mais sujeita aos efeitos colaterais desses fármacos.*

## *Tratamento intralesional*

O tratamento intralesional consiste em injetar uma suspensão estéril de um fármaco (geralmente corticoide) dentro ou pouco abaixo de uma lesão. Embora esse tratamento possa produzir efeito anti-inflamatório, pode ocorrer atrofia localizada quando o fármaco é injetado na gordura subcutânea. As lesões cutâneas tratadas com preparações intralesionais incluem psoríase, queloides e acne cística.

## *Fármacos sistêmicos*

Fármacos sistêmicos também são prescritos para tratar doenças dermatológicas. Isso inclui corticoides para tratamento de curta duração da dermatite de contato ou por períodos longos para **dermatoses** crônicas como pênfigo vulgar. Outros fármacos sistêmicos utilizados comumente são antibióticos, antifúngicos, anti-histamínicos, sedativos, tranquilizantes, analgésicos e agentes **citotóxicos** (que destroem as células).

## Cuidados com as feridas

### Curativos para feridas

Existem três tipos de curativos para feridas: passivos, interativos e ativos. Os curativos passivos desempenham apenas função protetora e mantêm um ambiente úmido propício à cicatrização natural. Isso inclui os curativos que cobrem apenas a área afetada (p. ex., DuoDERM®, Tegaderm®) e podem ser mantidos aplicados por vários dias. Os curativos interativos conseguem absorver o exsudato da ferida e, ao mesmo tempo, (1) mantêm um ambiente úmido na área da ferida e (2) asseguram que a pele ao redor da lesão seja mantida seca. Isso inclui hidrocoloides, alginato e hidrogéis. Os curativos interativos conseguem modificar a fisiologia do ambiente da ferida porque modulam e estimulam a atividade celular e resultam na liberação de fatores de crescimento (Morin e Tomaselli, 2007). Os curativos ativos melhoram o processo de cicatrização e reduzem o tempo de cicatrização. Isso inclui enxertos de pele e substitutos biológicos da pele. Os curativos interativos e ativos promovem um ambiente úmido na interface entre a ferida e o curativo.

Como existem muitos produtos para cuidar de feridas, frequentemente é difícil escolher o produto mais apropriado para determinada lesão. A escolha dos produtos deve ser cuidadosa, tendo em vista seu custo. A eficácia clínica e os efeitos associados à saúde (p. ex., atenuação da dor, ampliação da mobilidade) devem ser usados para avaliar o sucesso de um produto no tratamento da ferida. Ainda que existam inúmeros curativos disponíveis, a escolha pode ser acertada quando determinados princípios são seguidos. A Tabela 52.2 é um guia que descreve as funções e os tipos de curativos para feridas.

### Curativos oclusivos

Os curativos oclusivos cobrem um fármaco tópico aplicado na lesão cutânea. A área é mantida sem contato com o ar em razão da aplicação de uma película plástica (p. ex., envoltório plástico). A película plástica é fina e adapta-se facilmente a todos os tamanhos, formatos de corpo e superfícies cutâneas. Em geral, o envoltório plástico não deve ser usado por mais de 12 h por dia.

### Películas transparentes

As películas transparentes são películas de poliuretano fino, transparente, impermeável e aderente, que são usadas para feridas de espessura parcial, com drenagem mínima ou lesões fechadas. Essas películas possibilitam o exame visual da ferida, facilitam a autólise, atenuam o atrito e, em alguns casos, são usadas como curativos secundários. Exemplos são Op-Site® e Tegaderm®.

**Tabela 52.2** Guia rápido das funções e dos tipos de curativos para feridas.

| Função | Ação | Exemplo |
|---|---|---|
| Absorção | Absorve exsudatos | Alginatos, curativos compostos, espumas, gaze, hidrocoloides, hidrogéis |
| Limpeza | Remove secreção purulenta, materiais estranhos residuais e tecidos desvitalizados | Limpadores de feridas |
| Desbridamento | *Autolítico*: cobre uma ferida e permite que enzimas estimulem a autodigestão da pele descamada<br>*Químico ou enzimático*: aplicado topicamente para decompor tecidos desvitalizados<br>*Mecânico*: remove os tecidos desvitalizados por forças mecânicas | Contas, pastas e pós de absorção; alginato; curativos compostos; espumas; gaze hidratada; hidrogéis; hidrocoloides; películas transparentes; sistemas de cuidado da ferida<br>Agentes de desbridamento enzimático |
| Diatermia | Produz corrente elétrica para aumentar o calor e promover o crescimento de tecidos novos | Ultrassom e micro-ondas (diatermia) |
| Hidratação | Acrescenta umidade a uma ferida | Gaze (impregnada com soro fisiológico), hidrogéis, sistemas de cuidado da ferida |
| Manter o ambiente úmido | Controla os níveis de umidade de uma ferida e mantém ambiente úmido | Compósitos, camadas de contato, espumas, gaze (impregnada ou saturada), hidrogéis, hidrocoloides, películas transparentes, sistemas de cuidado da ferida |
| Controlar feridas com exsudação profusa | Controla as quantidades excessivas de exsudato | Sistemas de bolsa de ostomia |
| Compactar ou preencher espaço morto | Evita o fechamento prematuro da ferida ou preenche áreas superficiais e facilita a absorção | Contas, pós e pastas absorventes; alginato, compósitos, espumas, gaze (impregnada e não impregnada) |
| Proteger e cobrir a ferida | Confere proteção do ambiente exterior | Compósitos, bandagens/envoltórios compressivos, espumas, curativos de gaze, hidrogéis, hidrocoloides, curativos de películas transparentes |
| Proteger a pele em torno da ferida | Evita que umidade e forças mecânicas danifiquem os tecidos delicados ao redor da ferida | Compósitos, espumas, hidrocoloides, sistemas de bolsa de ostomia, selantes de pele, curativos de películas transparentes |
| Produzir compressão terapêutica | Proporciona níveis apropriados de pressão nos membros inferiores dos clientes com estase venosa | Bandagens e envoltórios compressivos, meias compressivas |

## Curativos absortivos especiais

Esses curativos são usados para feridas com exsudação profusa. Os curativos absorvem grandes quantidades de secreções. Exemplos são Exudry® e compressas ABD®.

## Curativos retentivos de umidade

O curativo retentivo de umidade produzido comercialmente pode desempenhar as mesmas funções que os curativos úmidos, mas é mais eficiente para remover exsudatos em razão de sua taxa mais alta de umidade-transferência de vapor; alguns têm reservatórios que podem recolher o exsudato excessivo. Alguns curativos retentivos de umidade já vêm impregnados com soro fisiológico, vaselina, solução salina com zinco, hidrogel ou antimicrobianos e, por essa razão, evitam a necessidade de cobrir a pele para evitar maceração. Dependendo do produto usado e do tipo de problema dermatológico tratado, a maioria dos curativos retentivos de umidade pode permanecer aplicada por 12 a 24 h; alguns podem permanecer por até 1 semana.

## Hidrogéis

Hidrogéis são polímeros com teores de água entre 90 e 95%. Esses produtos estão disponíveis em lâminas impregnadas ou na forma de gel em tubo. O teor elevado de umidade desses produtos torna seu uso ideal para desbridamento autolítico das feridas. Eles são semitransparentes e possibilitam o exame da ferida sem remover o curativo. Os hidrogéis são confortáveis e suavizantes quando aplicados nas feridas dolorosas, mas necessitam de um curativo secundário de modo que sejam mantidos no local da aplicação. Os hidrogéis são apropriados para feridas superficiais com secreção serosa profusa, inclusive abrasões, enxertos de pele e úlceras venosas com secreção.

## Hidrocoloides

Os hidrocoloides são compostos de um revestimento externo de poliuretano impermeável à água, que é separado da ferida por um material hidrocoloide. Esses curativos são aderentes e impermeáveis ao vapor de água e ao oxigênio. À medida que a água evapora da ferida, ela é absorvida pelo curativo, que amolece e muda de cor quando o teor de água aumenta. O curativo pode ser removido sem danificar a ferida. À medida que o curativo absorve água, ele forma uma cobertura amarelada de odor fétido sobre a lesão. Isso se deve a uma interação química normal entre o curativo e o exsudato da ferida, e não deve ser confundido com secreção purulenta da lesão. A maioria dos hidrocoloides pode ser mantida aplicada por até 7 dias.

## Curativos de espuma

Os curativos de espuma não são aderentes e requerem um curativo secundário para que sejam mantidos no local. A umidade é absorvida pela camada de espuma, atenuando a maceração dos tecidos circundantes. O ambiente úmido é mantido e a remoção do curativo não danifica a lesão. As espumas são opções adequadas para feridas exsudativas e são especialmente úteis quando aplicadas nas proeminências ósseas, porque proporcionam amortecimento homogêneo.

## Alginatos

Os alginatos de cálcio (p. ex., AlgiSite M®, Laltostat®, Sorbsan®, Algicell®) são originados das algas marinhas marrons e consistem em fibras de alginato de cálcio muito absorventes, que podem absorver 20 vezes seu peso (Morin e Tomaselli, 2007). Os alginatos são úteis nas áreas em que os tecidos estão altamente irritados ou macerados. Os curativos de alginato formam uma bolsa úmida sobre a ferida, ao mesmo tempo que mantêm a pele circundante seca. O curativo também reage com o líquido da ferida e forma uma cobertura com odor fétido. Os alginatos são muito eficazes quando aplicados dentro de uma cavidade, uma ferida ou um trajeto fistular profundo com secreção profusa. Os curativos desse tipo não são aderentes e requerem um curativo secundário. Os curativos devem ser substituídos diariamente quando forem utilizados em feridas infectadas (Rolstad e Ovington, 2007).

## Curativos antimicrobianos

Os curativos antimicrobianos são usados nas feridas de espessura parcial ou total. Esses curativos ajudam a controlar ou reduzir as contagens bacterianas e o odor das feridas com exsudação mínima ou profusa. Os curativos antimicrobianos são agentes antifúngicos e antibióticos tópicos acrescentados em pomadas, géis, gaze impregnada, hidrofibra e compressas. Exemplos são Acticoat 7® e Aquacel Ag® (hidrofibra).

## Curativos de colágeno

Esses curativos estimulam os tecidos e aceleram a cicatrização da ferida. Alguns produtos podem permanecer por até 7 dias. Os curativos de colágeno são usados em feridas de espessura parcial ou total com exsudação mínima a moderada. Exemplos desses produtos são Promogran® e ColActive®.

## Fatores de crescimento

O gel Regranex contém bacaplermina, um fator de crescimento derivado das plaquetas, que é aplicada na ferida para estimular a cicatrização, aumentando os níveis de citocinas na lesão e, desse modo, estimulando a proliferação celular e a granulação da pele. Em 2008, a FDA (Food and Drug Administration) publicou um alerta quanto ao aumento do risco de morte por câncer entre os clientes que utilizam três ou mais tubos do produto. Por essa razão, a FDA alertou os profissionais de saúde a avaliar criteriosamente os riscos e os benefícios de tratar clientes com esse produto. O Regranex® não é recomendado para clientes com neoplasias (tumores) malignas conhecidas (U.S. Food and Drug Administration [FDA], 2008).

## Pele desenvolvida por engenharia de tecidos

Apligraf® e Dermagraft® são curativos produzidos com matriz bioabsorvível de colágeno e material de sutura que contém citocinas e fibroblastos vivos. Quando são aplicados nas feridas, esses produtos estimulam a atividade das plaquetas e podem reduzir o tempo de cicatrização das feridas (Rolstad e Ovington, 2007). A pele desenvolvida por engenharia de tecidos é eficaz porque mantém a umidade da lesão, proporciona estrutura para a regeneração das células e fornece as citocinas favoráveis à cicatrização.

# Desbridamento

Desbridamento é a remoção dos tecidos inviáveis das úlceras de pressão e vasculares, das queimaduras, das feridas cirúrgicas ou traumáticas e de outros tipos de lesão.

### Desbridamento autolítico

**Desbridamento** autolítico é um processo que utiliza as enzimas digestivas do próprio organismo para decompor tecidos necróticos. A ferida é mantida úmida com curativos oclusivos. A escara e os restos necróticos são amolecidos, liquefeitos e desprendidos da base da lesão.

### Desbridamento enzimático

Vários produtos disponíveis no comércio contêm as mesmas enzimas que o corpo produz naturalmente. Esses produtos são conhecidos como agentes desbridantes enzimáticos, sendo um exemplo a colagenase. A aplicação desses produtos acelera a taxa de remoção dos tecidos necróticos. Esse método é mais lento e não é mais eficaz que o desbridamento cirúrgico.

### Desbridamento mecânico

Os curativos úmidos a secos ainda são utilizados, embora não tanto quanto antes. Esses curativos são classificados como método de desbridamento não seletivo, porque removem tecidos necróticos e absorvem volumes pequenos ou grandes de exsudato. Esse método expõe os tecidos saudáveis da ferida, que também podem ser danificados.

No passado, os curativos úmidos (compressas úmidas aplicadas na pele) eram utilizados para tratar lesões inflamatórias agudas com exsudação. Esses curativos praticamente se tornaram obsoletos porque existem muitos produtos mais modernos para tratar feridas (Spear, 2008).

## Tratamento de feridas com pressão negativa

Com esse tipo de tratamento, uma espuma reticulada de células abertas, uma compressa de gaze ou um curativo especialmente produzido é aplicado na ferida, selado com fita semioclusiva e exposto à pressão subatmosférica por um tubo de extração de ar conectado a uma bomba computadorizada. Esse sistema é usado para tratar feridas abertas agudas e crônicas e também pode ser usado em lesões de espessura parcial ou total, bem como em queimaduras de espessura parcial.

## Oxigenoterapia hiperbárica

A oxigenoterapia hiperbárica (OTH) é uma modalidade terapêutica adjuvante, que requer a inalação de oxigênio a 100% enquanto o cliente é mantido sob pressão atmosférica mais alta em uma câmara pressurizada. É recomendável que a oxigenoterapia hiperbárica seja utilizada para tratar feridas diabéticas e úlceras de pressão dos membros inferiores com risco à viabilidade dos membros. Além disso, a OTH é usada para tratar feridas vasculares hipóxicas dos membros inferiores (Thackman et al., 2008). Os clientes que fizeram OTH como parte do seu esquema de tratamento das feridas tiveram cicatrização mais rápida que os que receberam tratamento convencional (Lyon, 2008).

## Farmacoterapia

Alguns fármacos orais estão em processo de investigação quanto aos seus efeitos benéficos na cicatrização de úlceras venosas crônicas dos membros inferiores. Alguns estudos evidenciaram que a pentoxifilina melhora a microcirculação e a cicatrização das úlceras (Carr, 2008). Esse fármaco tem alguma ação **fibrinolítica** e reduz a adesão dos leucócitos às paredes dos vasos sanguíneos.

# DISTÚRBIOS DERMATOLÓGICOS

## Prurido

Embora não seja um distúrbio, mas sim uma manifestação clínica, prurido (coceira) é um dos sintomas mais comuns referidos pelos clientes com doenças dermatológicas.

### Prurido generalizado
#### Fisiopatologia

Os receptores de prurido são terminações nervosas não mielinizadas peniciliformes (em forma de escova), que estão presentes exclusivamente na pele, nas mucosas e na córnea. Embora o prurido geralmente seja causado por um distúrbio dermatológico primário com erupções ou lesões resultantes, esse sintoma também pode ocorrer sem lesões ou erupções visíveis. Isso é conhecido como *prurido idiopático*, que geralmente tem início súbito, pode ser intenso e interfere nas atividades cotidianas normais.

Prurido pode ser a primeira indicação de uma doença interna sistêmica, como diabetes melito, distúrbios hematológicos ou câncer (neoplasia maligna oculta de mama ou intestino grosso; doença de Hodgkin ou outros linfomas). Também pode ocorrer nos clientes com doenças renais, hepáticas e tireóideas (Boxe 52.2). Alguns fármacos orais utilizados comumente, inclusive ácido acetilsalicílico, antibióticos, hormônios (i. e., estrogênios, testosterona ou anticoncepcionais orais) e opioides (i. e., morfina ou cocaína), podem causar prurido por sua ação direta ou em razão do aumento da sensibilidade à luz ultravioleta. Alguns sabonetes e compostos químicos, radioterapia,

---

**BOXE 52.2 Doenças sistêmicas associadas a prurido generalizado.**

- Doença renal crônica
- Doença biliar obstrutiva (cirrose biliar primária, obstrução biliar extra-hepática, colestase induzida por fármacos)
- Doença endócrina (tireotoxicose, hipotireoidismo, diabetes melito)
- Transtornos psiquiátricos (estresse emocional, ansiedade, neurose, fobias)
- Neoplasias malignas (policitemia vera, doença de Hodgkin, linfoma, leucemia, mieloma múltiplo, micose fungoide e cânceres de pulmão, mama, sistema nervoso central e trato GI)
- Doenças neurológicas (esclerose múltipla, abscesso ou tumor cerebral)
- Infestações (escabiose, piolho e outros insetos)
- Prurido da gravidez (pápulas urticariformes pruriginosas da gravidez [PUPG], colestase gestacional, penfigoide gestacional)
- Foliculite (causada por bactérias, *Candida* ou dermatófitos)
- Doenças dermatológicas (dermatite seborreica, foliculite, anemia ferropriva, dermatite atópica)

sudâmina (fogagem) e contato com roupas de lã também podem causar prurido. Esse sintoma também pode ser causado por fatores psicológicos, inclusive estresse excessivo na família ou no ambiente de trabalho.

O ato de coçar a área pruriginosa provoca liberação de histamina pelas células inflamatórias e terminações nervosas, o que acentua o prurido e inicia um círculo vicioso de prurido-esfregação. Quando o cliente reage ao prurido esfregando a pele, a integridade cutânea pode ser alterada e as consequências podem ser escoriação, eritema, áreas elevadas (p. ex., lesões urticadas), infecção ou alterações da pigmentação. Em geral, o prurido é mais intenso à noite e referido menos comumente enquanto o indivíduo está acordado, quase certamente porque ele está distraído pelas atividades do cotidiano. À noite, quando as distrações são poucas, o mais leve prurido não pode ser facilmente ignorado. Prurido intenso pode ser um sintoma incapacitante.

### Considerações gerontológicas

Prurido é um sintoma comum dos indivíduos idosos, sendo causado pelo ressecamento da pele. Clientes dessa faixa etária frequentemente também têm doenças sistêmicas que causam prurido, estão mais sujeitos a desenvolver neoplasias malignas ocultas e têm maiores chances de usar mais fármacos que os indivíduos mais jovens. Todos esses fatores aumentam a incidência de prurido na população idosa.

### Manejo clínico e de enfermagem

A história e o exame físico detalhados geralmente fornecem indícios quanto à causa básica do prurido, inclusive rinite alérgica, alergia, uso recente de um fármaco recém-introduzido, ou alteração dos cosméticos ou sabonetes usados. Depois de identificar e eliminar o agente causador (quando possível), o tratamento do problema deve aliviar o prurido. Também é importante identificar sinais de infecção e fatores ambientais desencadeantes, inclusive ar quente e seco ou roupas de cama que causam irritação. Em geral, os clientes devem evitar lavar-se com água quente e sabonete. Banhos de óleo contendo um surfactante que facilite a mistura do óleo com a água de banho (p. ex., Alpha-Keri®) podem ser suficientes para limpar a pele. Um banho morno com sabonete suave e, em seguida, aplicação de um emoliente suave na pele úmida podem controlar a **xerose** (ressecamento da pele). A aplicação de compressas geladas ou agentes refrescantes à base de mentol e cânfora (que provocam vasoconstrição) também pode ajudar a aliviar o prurido. Quando o médico prescreve banhos, a enfermeira deve lembrar o cliente de usar água tépida (não quente), remover o excesso de umidade e secar suavemente as áreas intertriginosas (dobras do corpo) com uma toalha. A esfregação vigorosa da toalha deve ser evitada porque provoca estimulação excessiva da pele e mais prurido. A esfregação também remove a água do estrato córneo (camada mais externa da epiderme). Logo depois do banho, o cliente deve lubrificar a pele com um emoliente para reter umidade. A enfermeira orienta o cliente a evitar situações que provoquem vasodilatação, inclusive exposição a ambientes excessivamente quentes e ingestão de álcool ou alimentos e líquidos quentes. As atividades que provocam transpiração devem ser limitadas porque a perspiração pode irritar a pele e agravar o prurido. Quando o cliente é incomodado à noite pelo prurido, que interfere em seu sono, a enfermeira pode recomendar a utilização de roupas de algodão em contato direto com a pele, em vez de roupas de materiais sintéticos. O quarto deve ser mantido fresco e umidificado. A esfregação vigorosa deve ser evitada e as unhas devem ser cortadas para evitar danos à pele e à infecção. Quando a causa básica do prurido não for conhecida e forem necessários exames adicionais, a enfermeira explica todos os exames e resultados esperados.

Os corticoides tópicos podem produzir efeitos benéficos como anti-inflamatórios para reduzir o prurido. Os anti-histamínicos orais são ainda mais eficazes porque podem suprimir os efeitos da histamina liberada pelos mastócitos lesados. Um anti-histamínico (p. ex., difenidramina ou hidroxizina) prescrito em doses sedativas à hora de deitar pode ser benéfico porque estimula o sono reparador e confortável. Os anti-histamínicos não sedativos (p. ex., fexofenadina) são mais apropriados para aliviar o prurido que ocorre durante o dia. Os antidepressivos tricíclicos podem ser prescritos para controlar prurido de causa psicogênica. Quando o prurido persistir, recomenda-se que o cliente faça uma investigação mais detalhada para detectar um possível problema sistêmico.

## Prurido perineal e perianal

### Fisiopatologia

O prurido das regiões genitais e anais pode ser causado por minúsculas partículas de matéria fecal alojadas nas fissuras perianais ou fixadas aos pelos anais. Outra explicação pode ser a lesão cutânea perianal causada por esfregação, umidade e redução da resistência da pele em consequência do tratamento com corticoide ou antibiótico. Outras causas possíveis de prurido perianal incluem irritantes locais (p. ex., escabiose e piolhos), lesões localizadas (inclusive hemorroidas), infecções por fungos ou leveduras e oxiuríase. Entre os alimentos associados a prurido anal estão café, chá, bebidas à base de cola, cerveja, chocolate e tomates. Em alguns casos, não é possível definir a causa do prurido genital e anal.

### Manejo clínico e de enfermagem

A enfermeira orienta o cliente a adotar medidas de higiene mais adequadas e interromper o uso de remédios caseiros e fármacos de venda livre. A área perineal ou anal deve ser enxaguada com água morna e seca com chumaços de algodão. Lenços pré-umedecidos podem ser usados depois de evacuar. O amido de milho pode ser aplicado nas dobras de pele para absorver a transpiração.

Como parte do processo de educação em saúde, a enfermeira orienta o cliente a evitar banhos com água muito quente, banhos de espuma e aplicação de bicarbonato de sódio e sabonetes detergentes, porque tudo isso agrava o ressecamento. Para manter a pele perineal ou perianal o mais seca possível, os clientes devem evitar o uso de roupas íntimas de tecidos sintéticos. Os anestésicos locais não devem ser aplicados porque podem causar alergias. Além disso, o cliente deve evitar agentes vasodilatadores ou estimulantes (p. ex., álcool e cafeína) e irritantes mecânicos, inclusive roupas ásperas ou de lã. Uma dieta que inclua fibras em quantidades adequadas pode ajudar a manter as fezes moles e evitar traumatismo mínimo da mucosa anal.

## Úlceras

A perda superficial dos tecidos da superfície da pele em consequência da morte das células é conhecida como úlcera. A **úlcera** simples, como a que é encontrada depois de uma pequena queimadura superficial de espessura parcial, tende a cicatrizar por granulação se for mantida limpa e protegida de danos adicionais. Quando fica exposto ao ar, o soro que drena resseca e forma uma crosta, sob a qual as células epiteliais proliferam e cobrem inteiramente a superfície. Os quatro tipos de úlcera encontrados mais comumente são arteriais, venosas, neuropáticas/diabéticas e de pressão (Tabela 52.3).

### Úlceras arteriais

As úlceras associadas aos distúrbios da circulação arterial são encontradas nos clientes com hipertensão, diabetes, tabagismo, hipercolesterolemia, obesidade e estilo de vida sedentário. As úlceras arteriais são causadas por doença arterial do membro inferior (DAMI), que se evidencia por fluxo sanguíneo insuficiente para os tecidos, resultando em isquemia grave e formação de úlceras extremamente dolorosas (Doughty e Holbrook, 2007). A DAMI também é conhecida como doença arterial periférica (DAP), doença vascular periférica (DVP) ou doença arterial obstrutiva periférica (DAOP). Nos clientes com DAMI e úlceras, o tratamento das lesões deve ser combinado com o tratamento da doença arterial. Isso inclui a aplicação de curativos e/ou a melhoria da perfusão dos tecidos. A perfusão e a oxigenação dos tecidos podem melhorar os resultados das intervenções cirúrgicas (cirurgia de *bypass*, angioplastia), dos fármacos (antiplaquetários, vasodilatadores, hemorreológicos [que reduzem a viscosidade do sangue], antilipêmicos [que reduzem os lipídios] e analgésicos), das alterações do estilo de vida e dos tratamentos adjuvantes (oxigenoterapia hiperbárica) (Camden, 2007). Quando essas intervenções são realizadas precocemente ao longo da evolução da úlcera, o problema geralmente pode ser controlado eficazmente. Amputação cirúrgica do membro afetado é o último recurso.

### Úlceras venosas

As úlceras venosas são mais comuns que as arteriais e são causadas pela redução do retorno do sangue venoso dos tecidos ao coração, condição também conhecida como insuficiência venosa crônica (IVC) ou doença venosa do membro inferior (DVMI). Os fatores de risco incluem disfunção valvular causada por obesidade, gestações múltiplas, tromboflebite, traumatismo do membro inferior (trombose venosa profunda ou fraturas) e distúrbios trombofílicos (que aumentam a coagulabilidade do sangue). Outros fatores de risco são artrite e disfunção dos músculos da panturrilha, uso de substâncias intravenosas com acometimento dos membros, estilo de vida sedentário, ou permanência de pé por períodos longos. A cicatrização pode ser afetada por diabetes, tabagismo, nutrição e fármacos (Doughty e Holbrook, 2007). O tratamento inclui redução do edema, prevenção de complicações e tratamento tópico ou curativos especiais apropriados (Doughty e Holbrook, 2007).

### Úlceras neuropáticas

As úlceras do pé diabético também são conhecidas como úlceras neuropáticas ou doença neuropática do membro inferior (DNMI). Essas úlceras são causadas pela redução da irrigação sanguínea dos nervos (condição também conhecida como lesão da microcirculação), que pode causar neuropatia. A neuropatia é classificada como perda da sensibilidade. Os fatores de risco incluem história pregressa de amputações ou úlceras, diabetes e/ou controle glicêmico inadequado de longa duração, limitação da mobilidade articular, história de tabagismo prolongado, obesidade, déficit visual, uso de calçados inadequados, insuficiência vascular, deformidades estruturais e formação de calos, perda de sensibilidade protetora e neuropatia autonômica com supressão da transpiração e ressecamento dos pés (Driver, Landowski e Madsen, 2007).

A prevenção precoce pode ser conseguida com exames anuais dos pés, controle da glicemia, redução das outras complicações de saúde e atenuação (alívio) da pressão. O tratamento da ferida pode incluir desbridamento da infecção (quando necessário), aplicação de produtos tópicos e curativos especiais e/ou tratamentos adjuvantes (Driver *et al.*, 2007). Veja informações adicionais sobre neuropatia diabética no Capítulo 30.

### Úlceras de pressão

#### Fisiopatologia

As úlceras de pressão consistem em áreas de destruição da pele em consequência de pressão, atrito e forças de cisalhamento aplicadas persistentemente, assim como devido à irrigação sanguínea insuficiente, geralmente nas proeminências ósseas.

**Tabela 52.3** Características das úlceras.

| Tipo de úlcera | Localização | Descrição da base da lesão | Exsudato | Descrição das bordas da lesão |
|---|---|---|---|---|
| Arterial | Pontas dos dedos dos pés, áreas de pressão ou de traumatismo | Pálida ou necrótica | Mínimo | Bem definidas |
| Venosa | Entre os tornozelos e os joelhos | Vermelho-escura, "rosada" | Moderado a profuso | Mal definidas; irregulares |
| Neuropática | Superfície plantar das cabeças dos metatarsos | Geralmente vermelha (a menos que também haja isquemia) | Moderado a profuso | Bem definidas |
| Pressão | Qualquer proeminência óssea | Eritematosa ou arroxeada em consequência da pressão | Mínimo ou profuso | Bem ou mal definidas |

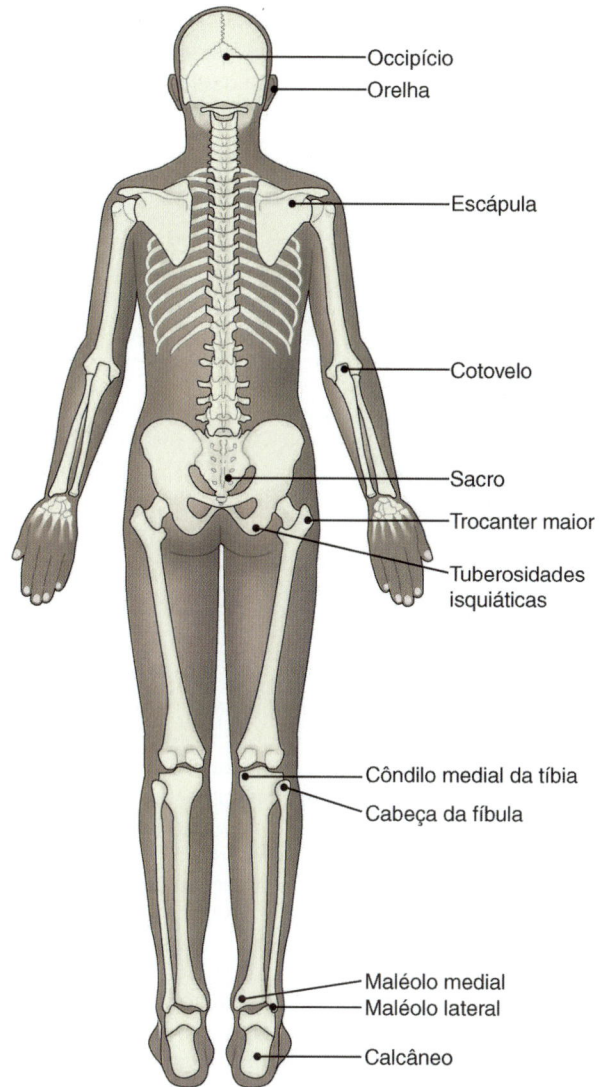

Figura 52.1 Áreas sujeitas às úlceras de pressão.

> **BOXE 52.3 Fatores de risco para úlcera de pressão.**
>
> - Imobilidade, limitação da mobilidade
> - Pressão prolongada sobre os tecidos
> - Alterações da umidade da pele: excessivamente seca ou excessivamente úmida (transpiração, urina, fezes ou secreções causem maceração [amolecimento] da pele)
> - Equipamentos: aparelhos gessados, tração, contenções
> - Distúrbios da sensibilidade ou da cognição
> - Redução da perfusão tecidual (associada ao diabetes, à obesidade e ao edema). Clientes em estado crítico têm pressões de oclusão capilar menores e, por essa razão, estão mais sujeitos às úlceras de pressão
> - Distúrbios nutricionais (anemia, hipoalbuminemia, deficiência de vitaminas)
> - Atrito e forças de cisalhamento

As úlceras de pressão são áreas localizadas de tecidos moles infartados, que se formam quando a pressão aplicada na pele é maior que a pressão de oclusão capilar normal (ou seja, cerca de 32 mmHg). As proeminências ósseas que sustentam peso são mais suscetíveis às úlceras de pressão, porque são recobertas apenas por pele e quantidades pequenas de tecidos subcutâneos. As áreas suscetíveis são sacro e regiões coccígeas, tuberosidades isquiáticas (principalmente nos clientes que ficam sentados por períodos longos), trocanter maior, calcâneo, joelho, maléolos, côndilo medial da tíbia, cabeça da fíbula, escápula e ombro (Figura 52.1).

## Fatores de risco

O Boxe 52.3 resume os fatores de risco das úlceras de pressão.

## Manifestações clínicas e avaliação

O primeiro sinal de uma úlcera de pressão é eritema (vermelhidão da pele) causado pela hiperemia reativa, que normalmente regride em menos de uma hora. A pressão persistente causa isquemia ou anoxia dos tecidos. Os tecidos cutâneos são danificados ou destruídos, resultando em decomposição e necrose progressivas do tecido mole subjacente e na formação da úlcera de pressão, que é dolorosa e demora a cicatrizar. A enfermeira avalia a mobilidade, a percepção sensorial, a função cognitiva, a perfusão tecidual, o estado nutricional, as forças de atrito e cisalhamento, as fontes de umidade da pele, a idade e as condições da pele do cliente. Instrumentos como a escala de Braden ou a de Norton podem ser usados para facilitar a avaliação sistemática e a determinação do risco de um cliente desenvolver úlcera de pressão; contudo, a enfermeira deve saber que a confiabilidade dessas escalas não está bem evidenciada para todas as populações de clientes. Quando a enfermeira detecta uma área de pressão, ela documenta sua dimensão e localização e usa um sistema de graduação para descrever sua gravidade (Boxe 52.4 – normas atuais para avaliação e estadiamento das úlceras de pressão). Um estudo recente sobre confiabilidade entre examinadores para determinar a gravidade das úlceras de pressão demonstrou que o índice de concordância era pequeno; por essa razão, é fundamental que as enfermeiras utilizem sempre a mesma escala (Kottner, Raeder, Halfens *et al.*, 2009).

### Alerta de enfermagem
*A partir de 2008, as regulamentações do sistema de saúde americano deixaram de reembolsar o tratamento das úlceras de pressão adquiridas nos hospitais, mesmo quando estavam presentes por ocasião da internação, mas não foram detectadas. Isso serve de alerta, pois é fundamental que o diagnóstico e o estadiamento precisos das úlceras de pressão sejam realizados em todos os clientes (Zulkowski e Gray-Leach, 2009).*

## Manejo clínico e de enfermagem

O tratamento depende do estágio da lesão (Boxe 52.4). As intervenções de enfermagem com vistas à prevenção e ao tratamento das úlceras de pressão incluem mudar a posição e reposicionar o cliente a cada uma a duas horas quando está acamado

## BOXE 52.4 Estágios das úlceras de pressão.

### Estágio 1

**Descrição**

A úlcera evidencia-se por uma área de pele intacta com eritema que não empalidece quando se aplica pressão em uma região bem demarcada, geralmente sobre uma proeminência óssea. Em pessoas de pele escura, pode não apresentar palidez visível, mas sua cor pode diferir das áreas circundantes.

A área pode estar dolorida, firme, macia e mais quente ou mais fria que os tecidos adjacentes. O estágio I pode indicar indivíduos "em risco" (um sinal sugestivo de risco).

**Tratamento**

Para assegurar a cicatrização das úlceras de pressão do estágio I, a pressão deve ser aliviada para melhorar a perfusão dos tecidos; a nutrição e o equilíbrio hidreletrolítico devem ser mantidos; o atrito e as forças de cisalhamento devem ser reduzidos; a umidade da pele deve ser evitada.

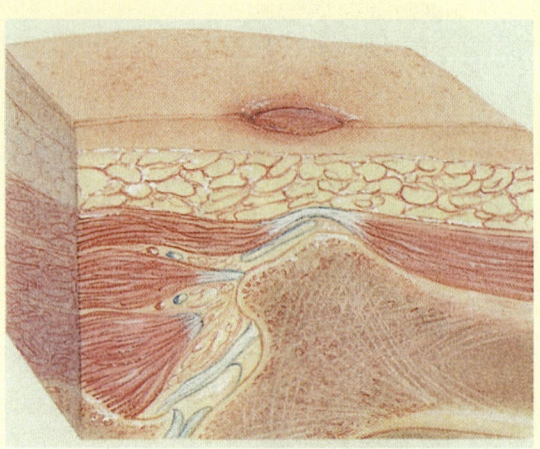

### Estágio II

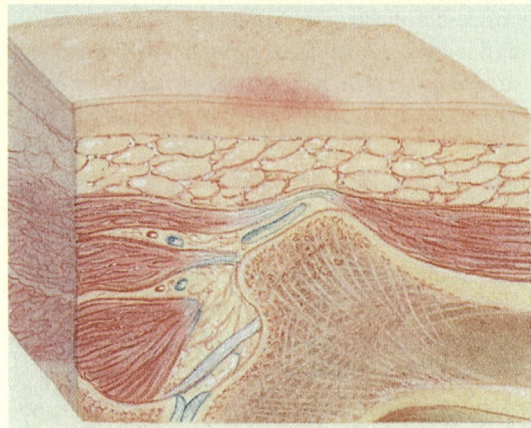

**Descrição**

A úlcera apresenta perda da espessura parcial da derme e uma úlcera aberta superficial com base vermelho-rosada, mas sem esfacelo. Esse estágio também pode ser evidenciado por uma bolha intacta cheia de soro ou uma bolha rompida.

A lesão pode ser uma úlcera superficial brilhante ou seca, sem esfacelo ou equimose (equimose indica a possibilidade de lesão dos tecidos profundos). Esse estágio não deve ser usado para descrever lacerações da pele, queimaduras provocadas por esparadrapo, dermatite perineal, maceração ou escoriação.

**Tratamento**

Além das medidas descritas para tratar úlceras de pressão do estágio I, deve-se assegurar um ambiente úmido, no qual a migração das células epidérmicas sobre a superfície da lesão possa ocorrer mais rapidamente para apressar a cicatrização da úlcera. A lesão deve ser limpa suavemente com soro fisiológico estéril. A exposição da lesão a uma lâmpada incandescente para secar a ferida exposta deve ser evitada, bem como a aplicação de soluções antissépticas que danifiquem os tecidos normais e retardem a cicatrização da ferida. Os curativos oclusivos semipermeáveis, os *wafers* de coloide ou os curativos úmidos com soro fisiológico ajudam a assegurar a umidade local para facilitar a cicatrização e reduzir a perda de líquidos e proteínas do corpo.

### Estágio III

**Descrição**

A perda de tecidos afeta todas as camadas da pele. A gordura subcutânea pode estar visível, mas não há exposição de ossos, tendões ou músculos. A lesão pode ter esfacelo, mas ela não encobre a profundidade da perda de tecidos. As bordas podem ser solapadas e pode haver trajetos fistulares.

A profundidade da úlcera de pressão do estágio III varia com a localização anatômica. A ponte nasal, a orelha, o occipício e os maléolos não têm tecido subcutâneo e, nessas áreas, as úlceras do estágio III podem ser rasas. Por outro lado, as áreas com tecido adiposo significativo podem formar úlceras de pressão do estágio III extremamente profundas. Não é possível ver ou palpar diretamente ossos ou tendões.

**Tratamento**

As úlceras de pressão dos estágios IIII e IV caracterizam-se por destruição grave dos tecidos. Além das medidas recomendadas para as lesões do estágio I, essas úlceras de pressão avançadas e necrosadas com secreções devem ser limpas (desbridadas) para formar uma área propícia à cicatrização. Os tecidos necróticos ou desvitalizados favorecem a proliferação de bactérias, retardam o processo de granulação e inibem a cicatrização. A limpeza da ferida e a aplicação dos curativos causam dor; por essa razão, a enfermeira precisa preparar o cliente para o procedimento, explicando-lhe o que ocorrerá e administrando a analgesia prescrita.

O desbridamento pode ser realizado por trocas de curativos úmidos/ligeiramente úmidos, irrigação mecânica do exsudato infectado ou necrótico, aplicação de preparações enzimáticas prescritas para dissolver os tecidos necróticos, ou dissecção cirúrgica. Quando há esfacelo cobrindo a úlcera, ele deve ser removido cirurgicamente para conseguir uma ferida limpa e vitalizada. O exsudato pode ser absorvido por curativos ou pós, contas ou géis **hidrofílicos** especiais. As culturas das secreções das úlceras de pressão infectadas devem ser realizadas para orientar a escolha dos antibióticos.

Quando a úlcera de pressão está limpa, o médico prescreve um tratamento tópico para estimular a granulação.

*(continua)*

## BOXE 52.4 Estágios das úlceras de pressão. (*continuação*)

O tecido de granulação recém-formado deve ser protegido para evitar reinfecção, ressecamento e danos e, além disso, devem ser tomadas medidas para evitar pressão e traumatismo adicional da área. Os curativos, as soluções e as pomadas aplicadas na úlcera não devem impedir o processo de cicatrização. Várias preparações e protocolos são utilizados para tratar úlceras de pressão, mas um elemento fundamental ao sucesso é a consistência do tratamento. A avaliação objetiva da úlcera de pressão (p. ex., medição das dimensões e da profundidade da úlcera, inspeção do tecido de granulação) para determinar a resposta ao protocolo de tratamento deve ser realizada a cada 4 a 6 dias. A obtenção de fotografias semanais é um método confiável de monitorar o processo de cicatrização, que pode demorar semanas ou meses.

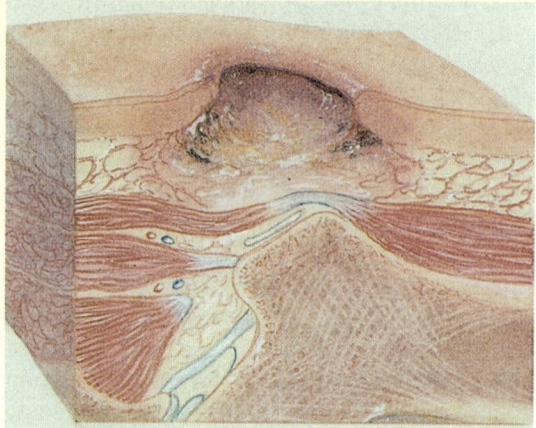

### Estágio IV
#### Descrição

Essa lesão caracteriza-se por destruição de toda a espessura da pele com exposição de ossos, tendões ou músculos. Uma crosta ou esfacelo pode formar-se em algumas partes da base da lesão. Em geral, essas úlceras incluem bordas solapadas e formação de fístulas.

A profundidade da úlcera de pressão do estágio IV varia com a localização anatômica. A ponte nasal, a orelha, o occipício e os maléolos não têm tecido subcutâneo, e as úlceras desses locais podem ser rasas. As úlceras do estágio IV podem chegar aos músculos e/ou às estruturas de sustentação (p. ex., fáscia, tendão ou cápsula articular), predispondo à osteomielite. O osso/tendão exposto pode estar visível ou diretamente palpável.

#### Tratamento

Veja tratamento das lesões do estágio III. Além disso, a intervenção cirúrgica pode ser necessária quando a úlcera é ampla, quando ocorrem complicações (p. ex., fístula) e quando a lesão não melhora com o tratamento usado. Os procedimentos cirúrgicos realizados são desbridamento, incisão e drenagem, ressecção óssea e enxertia de pele. Osteomielite é uma complicação comum das úlceras de pressão do estágio IV. Veja mais informações sobre osteomielite no Capítulo 41.

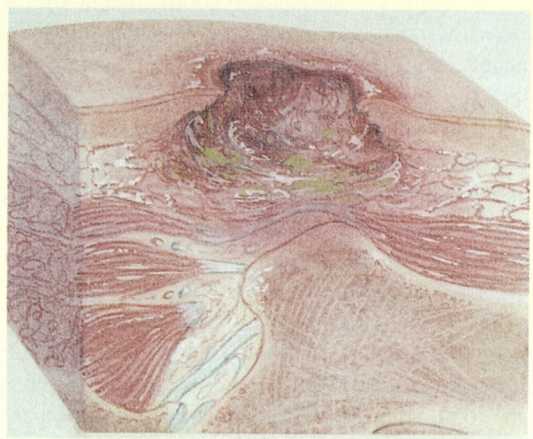

### Úlceras de estágio indeterminado

As lesões de estágio indeterminado consistem em áreas de destruição de toda a espessura dos tecidos cutâneos, nas quais a base da úlcera está coberta por uma crosta (amarela, marrom, verde ou castanha) e/ou esfacelo (castanho, marrom ou preto).

Até que quantidades suficientes da crosta e/ou do esfacelo tenham sido removidos para expor a base da lesão, a profundidade e, consequentemente, o estágio da úlcera não pode ser determinado. A crosta estável (seca, aderente, intacta sem edema ou flutuação) dos calcanhares funciona como cobertura natural (biológica) do corpo e não deve ser removida.

### Suspeita de lesão dos tecidos profundos

A suspeita de lesão dos tecidos profundos (LTP) evidencia-se por uma área localizada arroxeada ou marrom com pele intacta escura ou uma bolha cheia de sangue, que se forma em consequência da lesão dos tecidos moles subjacentes pela pressão e/ou força de cisalhamento. Antes disso, a área pode ficar dolorida, firme, carnuda, mole e mais quente ou mais fria que os tecidos adjacentes.

A LTP pode ser difícil de detectar nos indivíduos mais escuros. A evolução pode incluir uma bolha minúscula sobre a base escura de uma ferida. A lesão também pode avançar e ficar coberta por uma crosta fina. A evolução pode ser rápida, com exposição de outras camadas de tecidos, mesmo com tratamento ideal.

---

e alternar as áreas que sustentam peso a cada 15 min quando está sentado, de modo a permitir que o sangue circule nas áreas isquêmicas e ajude os tecidos a recuperarem-se dos efeitos da pressão. A posição de decúbito dorsal é preferível à posição de semi-Fowler porque a área do corpo que sustenta peso aumenta nessa primeira posição; além disso, deve-se atentar cuidadosamente ao reposicionamento dos tornozelos, cotovelos e ombros do cliente. A enfermeira examina a pele a cada troca de posição e verifica se há elevação da temperatura. Quando se detecta eritema ou aumento da temperatura local, ou quando o cliente queixa-se de desconforto, a pressão aplicada na área deve ser atenuada.

Um travesseiro ou um protetor de calcanhar à venda no comércio pode ser usado para apoiar os calcanhares fora do leito quando o cliente está na posição supina. A sustentação do cliente em decúbito lateral a 30° evita pressão no trocanter. Em alguns casos, pode ser necessário usar equipamentos e leitos especiais para ajudar a aliviar a pressão na pele, inclusive almofadas para cadeira de rodas e dispositivos de sustentação estática (p. ex., coberturas para colchão de ar, espuma de alta densidade ou água). O cisalhamento ocorre quando os clientes são tracionados, puxados, escorregam ou movimentam-se com os calcanhares ou os cotovelos mergulhados no colchão. A elevação da cabeceira do leito, mesmo em alguns centímetros, acentua as forças de cisalhamento na região sacral; por essa razão, a posição semirreclinada deve ser evitada com os clientes de risco. Também é importante recomendar que o cliente se mantenha ativo e ande sempre que possível. Exercícios e mudanças de posição aumentam a perfusão tecidual. Massagens nas áreas eritematosas devem ser evitadas porque podem provocar lesão dos capilares e dos tecidos profundos.

Entre as medidas para melhorar a função cognitiva e a percepção sensorial estão estimular o cliente a ampliar a percepção de si próprio no ambiente; recomendar que o cliente participe do autocuidado; ou apoiar os esforços do cliente para compensar ativamente sua perda de sensibilidade (p. ex., cliente com paraplegia levantar-se da posição sentada a cada 15 min).

A umidade constante da pele deve ser evitada por medidas meticulosas de higiene. Suor, urina, fezes e secreções devem ser removidos da pele imediatamente. A pele deve ser lubrificada com uma loção suave para mantê-la macia e flexível. Agentes dissecantes e pós devem ser evitados. As pomadas de barreira tópica (p. ex., vaselina) podem ajudar a proteger a pele do cliente com incontinência. Compressas absorventes que mantêm a umidade longe do corpo devem ser aplicadas para absorver secreções.

O estado nutricional do cliente deve ser satisfatório, e o balanço nitrogenado positivo deve ser mantido porque as úlceras de pressão evoluem mais rapidamente e são mais resistentes ao tratamento nos clientes com distúrbios nutricionais. Uma dieta hiperproteica com suplementos de proteínas pode ser útil. As preparações de ferro podem ser necessárias apara aumentar a concentração de hemoglobina, de modo que os níveis de oxigênio dos tecidos possam ser mantidos nas faixas aceitáveis. O ácido ascórbico (vitamina C) é necessário à cicatrização dos tecidos. Outros nutrientes associados a uma pele saudável são vitaminas A e B, zinco e enxofre.

### Considerações gerontológicas

Nos idosos, a espessura da epiderme é menor, o colágeno da derme diminui e a elasticidade dos tecidos é perdida. A pele está mais seca em consequência das secreções reduzidas das glândulas sebáceas e sudoríparas. Os distúrbios cardiovasculares diminuem a perfusão tecidual. Os músculos atrofiam e as estruturas ósseas tornam-se proeminentes. As reduções da sensibilidade e da capacidade de reposicionar o próprio corpo contribuem para a aplicação de pressão prolongada na pele. Por essa razão, os idosos são mais suscetíveis às úlceras de pressão, que provocam dor e sofrimento e comprometem negativamente a qualidade de vida.

## Dermatite seborreica

A seborreia consiste na produção excessiva de sebo (secreção das glândulas sebáceas) nas áreas em que as glândulas sebáceas são encontradas normalmente em grandes quantidades, inclusive face, couro cabeludo, pálpebras, supercílios, superfícies laterais do nariz e do lábio superior, regiões malares (bochechas), orelhas, axilas, região inframamária, virilha e sulco interglúteo das nádegas. A dermatite seborreica é uma doença inflamatória crônica da pele com predileção por áreas bem supridas de glândulas sebáceas, ou se desenvolve entre as dobras da pele, onde a contagem de bactérias é alta.

### Manifestações clínicas e avaliação

Existem dois tipos de dermatite seborreica: as formas oleosa e seca. Os dois tipos podem começar na infância e persistir ao longo da vida. A forma oleosa parece úmida ou "gordurosa". Os clientes podem ter placas de pele gordurosa vermelho-amareladas ou branco-acinzentadas com máculas e/ou pápulas descamativas secas brancas e eritema discreto, principalmente na fronte, no sulco nasolabial, na região da barba, no couro cabeludo e entre superfícies cutâneas adjacentes nas regiões das axilas, das virilhas e das mamas (Botfitz, 2009). Pústulas ou papulopústulas pequenas semelhantes a acne podem formar-se no tronco. A forma seca, que se evidencia por descamação flocosa do couro cabeludo com grande quantidade de escamas pulverulentas finas, é conhecida comumente como caspa. As formas brandas da doença são assintomáticas. Quando há descamação, os clientes geralmente se queixam de prurido, que pode provocar esfregação, escoriações e infecção secundária.

A dermatite seborreica tem predisposição genética. Hormônios, fatores nutricionais, infecção e estresse emocional influenciam sua evolução. As remissões e as exacerbações dessa doença devem ser explicadas ao cliente. Quando um indivíduo com dermatite seborreica ainda não havia sido diagnosticado e repentinamente desenvolve um episódio grave, a história e o exame físico completos devem ser realizados.

### Manejo clínico e de enfermagem

Como não há cura conhecida para seborreia, o objetivo do tratamento é controlar a doença e possibilitar que a pele seja reparada por seus próprios meios. A dermatite seborreica do corpo e da face pode melhorar com a aplicação de um creme de corticoide tópico ou de corticoides tópicos de baixa potência (p. ex., desonida), que atenuam a resposta inflamatória secundária (Borfitz, 2009). Entretanto, os corticoides devem ser utilizados com cautela nas proximidades das pálpebras, porque podem causar glaucoma e cataratas nos clientes predispostos. Os clientes com dermatite seborreica podem desenvolver candidíase (moniliíase) secundária nas dobras ou pregas do corpo e podem precisar usar um antimicótico tópico (p. ex., ciclopirox ou cetoconazol) (Borfitz, 2009). Para evitar isso, os clientes devem ser orientados a manter aeração máxima da pele e a limpar cuidadosamente as áreas do corpo onde existem dobras ou sulcos. Os clientes com candidíase persistente devem ser avaliados para diabetes. O tratamento com luz ultravioleta também pode ser eficaz como uma forma de tratamento.

A medida fundamental ao tratamento da caspa é a aplicação frequente (no mínimo 3 vezes/semana) de xampus medicados apropriados. Dois ou três tipos diferentes de xampu devem ser aplicados alternadamente para evitar que a dermatite seborreica fique resistente a determinado produto. O xampu deve permanecer aplicado por no mínimo 5 a 10 min. À medida que a condição do couro cabeludo melhore, o tratamento pode ser menos frequente. Os xampus antisseborreicos são produtos que contêm suspensão de sulfeto de selênio, piritiona de zinco, ácido salicílico ou enxofre. As orientações de aplicação dos xampus medicados devem ser reforçadas para os clientes com caspa que precise ser tratada. A lavagem frequente dos cabelos não é comum em algumas culturas, e a enfermeira deve ser sensível a essas diferenças culturais ao planejar os cuidados domiciliares junto com seus clientes.

Os clientes com dermatite seborreica devem ser orientados a evitar irritantes externos, calor excessivo e transpiração; esfregação e escarificação prolongam a doença. Para evitar infecção secundária, o cliente deve arejar a pele e manter as dobras cutâneas limpas e secas.

O cliente deve ser orientado de que a dermatite seborreica é um distúrbio crônico que tende a recidivar. O objetivo é manter a doença controlada. Os clientes devem ser estimulados a seguir o programa de tratamento. Os indivíduos que se sentem desanimados e abatidos pelos efeitos da doença em sua imagem corporal devem ser tratados com sensibilidade e estimulados a expressar seus sentimentos.

## Infecções cutâneas virais

### Herpes-zóster

Herpes-zóster (também conhecido como *cobreiro*) é uma infecção causada pelo vírus varicela-zóster, que faz parte de uma família de vírus de DNA. Os vírus que causam varicela e herpes-zóster são indistinguíveis, o que explica o nome vírus varicela-zóster. A doença caracteriza-se por erupção vesicular dolorosa ao longo da área de distribuição dos nervos sensoriais originados de um ou mais gânglios posteriores.

### Fisiopatologia

Depois da evolução natural de um caso de varicela, os vírus varicela-zóster responsáveis pelo episódio inicial ficam dormentes dentro das células nervosas localizadas nas proximidades do cérebro e da medula espinal. Mais tarde, quando esses vírus latentes são reativados em consequência do declínio da imunidade celular, eles são transportados pelos nervos periféricos até a pele, onde se multiplicam e provocam uma erupção eritematosa com pequenas vesículas cheias de líquido. Cerca de 10% dos adultos desenvolvem herpes-zóster em alguma época de suas vidas, geralmente depois da idade de 50 anos. Os episódios de herpes-zóster são mais comuns entre os clientes com sistemas imunes deprimidos e cânceres (principalmente leucemias e linfomas), que fazem quimioterapia ou que têm infecção pelo HIV.

### Manifestações clínicas e avaliação

Em geral, a erupção é precedida ou acompanhada de dor, que pode irradiar para toda a região inervada pelos nervos afetados.

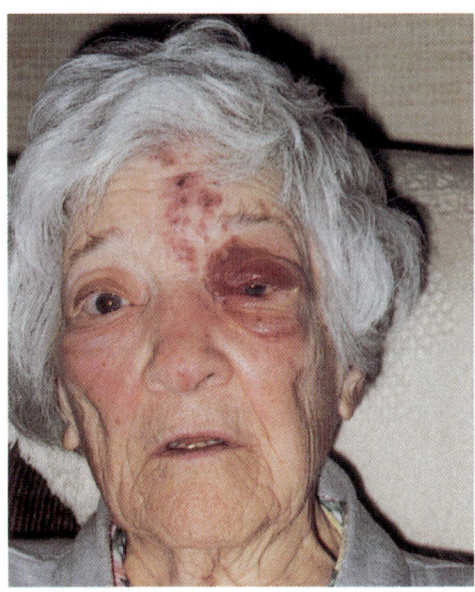

**Figura 52.2** Herpes-zóster (cobreiro).

A dor pode ser em ardência, lancinante (dilacerante ou cortante e aguda), em pontadas, ou incômoda e persistente. Alguns clientes não sentem dor, mas podem ter prurido e hipersensibilidade na área afetada. Em alguns casos, mal-estar e distúrbios gastrintestinais (GI) precedem a erupção. As placas de vesículas agrupadas formam-se na pele vermelha e edemaciada. As vesículas iniciais, que contêm soro, depois se tornam purulentas, rompem e formam crostas. A inflamação geralmente é unilateral e acomete os nervos torácicos, cervicais ou cranianos com configuração em faixas. As bolhas geralmente ficam confinadas em uma região estreita da face ou do tronco (Figura 52.2). A evolução clínica varia de 1 a 3 semanas. Quando há acometimento de um nervo oftálmico, o cliente pode queixar-se de dor ocular. A inflamação e a erupção do tronco podem causar dor ao mais leve contato. O tempo de cicatrização varia de 7 a 26 dias.

Nos adultos saudáveis, o herpes-zóster geralmente é localizado e benigno. Contudo, nos clientes imunossuprimidos, a doença pode ser grave e incapacitante.

### Manejo clínico e de enfermagem

Existem evidências de que a infecção possa ser suprimida quando os antivirais orais (p. ex., aciclovir, valaciclovir ou fanciclovir) são administrados nas primeiras 24 h depois do aparecimento da erupção. Quando é administrado imediatamente, o aciclovir intravenoso (IV) consegue reduzir significativamente a dor e sustar a progressão da doença. Nos clientes idosos, a dor causada pelo herpes-zóster pode persistir como neuralgia pós-herpética por meses depois do desaparecimento das lesões cutâneas.

Os objetivos do tratamento do herpes-zóster são aliviar a dor e reduzir ou evitar complicações, inclusive infecção, cicatrizes, neuralgia pós-herpética e complicações oculares. A dor pode ser controlada com analgésicos, porque o controle adequado da dor durante a fase aguda ajuda a evitar os padrões de dor persistente. Os corticoides sistêmicos podem ser prescritos aos clientes com mais de 50 anos para reduzir a incidência e a duração da neuralgia pós-herpética (dor persistente do nervo afetado depois da cicatrização). Em geral, a cicatrização ocorre mais rapidamente nos clientes que são tratados com corticoides. A triancinolona injetada nos tecidos subcutâneos das áreas dolorosas é eficaz como anti-inflamatório.

O herpes-zóster oftálmico ocorre quando há acometimento de um olho. Essa infecção é considerada uma emergência oftalmológica, e o cliente deve ser encaminhado imediatamente a um oftalmologista para evitar as sequelas potenciais de queratite, uveíte, ulceração e cegueira.

Os clientes expostos ao vírus varicela-zóster por infecção primária ou vacinação não estão sujeitos a desenvolver a doença depois da exposição aos clientes com herpes-zóster.

## Herpes simples

Herpes simples é uma infecção cutânea comum. Existem dois tipos de herpes-vírus, que são identificados pela tipagem viral. Em geral, o herpes-vírus simples tipo 1 infecta a boca, enquanto o tipo 2 acomete a região genital, mas os dois tipos podem ser isolados dessas duas áreas. Mundialmente, cerca de 85% dos adultos são soropositivos para o herpes-vírus tipo 1. A prevalência do tipo 2 é menor, e essa infecção viral geralmente é contraída quando os indivíduos iniciam suas atividades sexuais. O herpes-vírus simples tipo 2 está descrito detalhadamente no Capítulo 35. Estudos sorológicos evidenciaram que o número de pessoas infectadas era muito maior do que a história clínica poderia sugerir.

A infecção pelos herpes-vírus simples é classificada como infecção primária verdadeira, episódio inicial não primário ou episódio recidivante. A infecção primária corresponde à exposição inicial ao vírus. O episódio inicial não primário caracteriza o primeiro episódio da infecção pelo vírus tipo 1 ou 2 em um indivíduo que já estava infectado por outro tipo. Os episódios recidivantes são os que ocorrem com o mesmo tipo de vírus.

## Tinha

Os fungos – membros microscópicos de uma subdivisão do reino vegetal, que se alimentam de matéria orgânica – são responsáveis por várias infecções cutâneas comuns. Em alguns casos, os fungos acometem apenas a pele e seus apêndices (pelos e unhas). Em outros, há acometimento dos órgãos internos e as doenças podem ser fatais. Entretanto, as infecções superficiais raramente causam limitações físicas (ainda que transitórias) e, em geral, respondem prontamente ao tratamento. A infecção secundária por bactérias, *Candida* ou ambas pode ocorrer.

**Tinha** é a infecção fúngica cutânea mais comum, sendo também conhecida como *impigem*, porque as lesões típicas assemelham-se a um anel ou túnel arredondado sob a pele. As tinhas afetam o couro cabeludo, o corpo, a virilha, os pés e as unhas. A Tabela 52.4 resume os diferentes tipos de tinha.

Para conseguir uma amostra para exame diagnóstico, a lesão deve estar limpa, e o médico utiliza uma lâmina de bisturi ou vidro para remover escamas da margem da lesão. As escamas são depositadas em uma lâmina, à qual se acrescenta hidróxido de potássio. O diagnóstico é confirmado pelo exame microscópico das escamas infectadas de modo a detectar esporos e hifas, ou por isolamento dos microrganismos em cultura. Ao exame com lâmpada de Wood, uma amostra de pelo infectado emite fluorescência, o que pode ajudar a diagnosticar alguns tipos de tinha do couro cabeludo.

## Escabiose

Escabiose é uma infestação cutânea pelo ácaro *Sarcoptes scabiei* (agente etiológico da sarna). Essa doença pode ser encontrada nos indivíduos que vivem em condições precárias de higiene, mas também pode acometer qualquer pessoa. As infec-

**Tabela 52.4** Tinhas (impigem).

| Tipo e localização | Manifestações clínicas | Tratamento |
|---|---|---|
| Tinha do corpo (corporal) | • Começa com uma mácula vermelha, que se espalha para formar um anel de pápulas ou vesículas com centro mais claro<br>• As lesões formam-se em grupos<br>• Em alguns casos, as lesões se espalham para os pelos, o couro cabeludo ou as unhas<br>• As lesões são muito pruriginosas<br>• A fonte da infecção pode ser um animal doméstico infectado | • Casos brandos: cremes antifúngicos tópicos<br>• Casos graves: griseofulvina ou terbinafina |
| Tinha da virilha (crural); coceira do jóquei | • Começa com pequenas placas descamativas vermelhas, que se espalham para formar placas elevadas circulares<br>• Muito pruriginosas<br>• Grupos de pústulas podem ser encontrados ao redor das lesões | • Casos brandos: cremes antifúngicos tópicos<br>• Casos graves: griseofulvina ou terbinafina |
| Tinha do pé ("pé de atleta") | • A planta de um ou dos dois pés apresenta descamação e eritema discreto com maceração das membranas interdigitais<br>• As infecções mais agudas podem formar grupos de vesículas claras em bases pardacentas | • Imersão dos pés em solução de água e vinagre<br>• Infecções resistentes: griseofulvina ou terbinafina<br>• Aplicações diárias de terbinafina por 3 meses |
| Tinha da unha (dedo do pé; acomete cerca de 50% dos adultos) | • Unhas espessadas, quebram facilmente, perdem o brilho<br>• A unha pode ser totalmente destruída | • Itraconazol em ciclos de 1 semana por mês, durante 3 meses, quando a terbinafina não for eficaz |

ções podem ou não estar relacionadas com atividade sexual. Os ácaros acometem frequentemente os dedos das mãos, e a infecção pode ser adquirida por contato das mãos. Nas crianças, as noites passadas nas casas dos amigos ou as trocas de roupas podem ser a causa da infecção. Os profissionais de saúde que têm contato físico prolongado das mãos com clientes infectados podem adquirir a doença (Hay, 2009).

## Manifestações clínicas e avaliação

Cerca de 4 semanas transcorrem entre o contato e o início dos sintomas do cliente. O cliente queixa-se de prurido intenso causado por uma reação imune do tipo retardado aos ácaros ou às suas fezes. Durante a avaliação inicial, a enfermeira pergunta ao cliente onde o prurido é mais intenso. Uma lente de aumento e uma caneta-lanterna devem ser mantidas em ângulo oblíquo com a pele, de modo que a enfermeira possa detectar pequenas perfurações (túneis) elevadas sob a pele, que são produzidas pelos ácaros. Os túneis podem ser lesões filiformes múltiplas, retilíneas ou tortuosas, castanhas ou marrons, que se localizam mais comumente entre os dedos das mãos e nos punhos. Outras áreas afetadas são superfícies extensoras dos cotovelos e dos joelhos, bordas dos pés, pontas dos cotovelos, ao redor dos mamilos, nas dobras axilares, sob as mamas pendentes e na virilha ou ao seu redor ou nas dobras glúteas, no pênis e no escroto. Em geral, erupções vermelhas pruriginosas aparecem entre as áreas de pele adjacente. Contudo, os túneis nem sempre são detectáveis. Todos os clientes com erupções podem ter escabiose.

Um sinal clássico da escabiose é a acentuação do prurido que ocorre durante a noite, talvez porque o aumento da temperatura da pele produza um efeito estimulante no parasito. A hipersensibilidade aos ácaros e aos seus produtos excretórios também pode contribuir para o prurido. Quando a infecção é generalizada, outros familiares e amigos próximos também podem queixar-se de prurido cerca de 1 mês depois.

As lesões secundárias são muito comuns e incluem vesículas, pápulas, escoriações e crostas. A superinfecção bacteriana pode ser causada pela escoriação constante dos túneis e das pápulas.

O diagnóstico é confirmado pela recuperação do *S. scabiei* ou dos subprodutos dos ácaros na pele. Uma amostra da epiderme superficial é raspada da cobertura dos túneis ou das pápulas com uma pequena lâmina de bisturi. O material raspado deve ser colocado em uma lâmina de microscópio e examinado microscopicamente com grande aumento para detectar indícios dos ácaros (Hay, 2009).

### Considerações gerontológicas

Os clientes idosos que vivem em instituições asilares estão sujeitos aos surtos de escabiose porque ficam em quartos com outras pessoas, têm higiene precária em consequência de limitações físicas e podem ter disseminação acidental dos microrganismos pelos profissionais de saúde. Embora o prurido possa ser intenso nos clientes idosos, a reação inflamatória nítida observada nos indivíduos mais jovens raramente ocorre. A escabiose pode passar despercebida na população idosa, e o prurido pode ser atribuído erroneamente ao ressecamento da pele em consequência do envelhecimento ou à ansiedade.

Os profissionais de saúde das instituições asilares devem usar luvas ao prestar cuidados para clientes que possam ter escabiose, até que o diagnóstico seja confirmado e o tratamento concluído. É recomendável tratar simultaneamente todos os residentes, os membros da equipe e os familiares dos clientes para evitar reinfecção. Como os clientes geriátricos podem ser mais sensíveis aos efeitos colaterais dos escabicidas, eles devem ser observados atentamente para detectar reações adversas.

## Manejo clínico e de enfermagem

O cliente deve ser orientado a tomar banhos de banheira ou chuveiro com água morna e espuma para remover os restos da descamação das crostas e, em seguida, secar cuidadosamente e deixar a pele secar. Uma camada fina do escabicida prescrito (p. ex., lindano, crotamiton ou permetrina a 5%) é aplicada em toda a pele do pescoço para baixo, preservando apenas a face e o couro cabeludo (que não são afetados pela escabiose). O fármaco deve permanecer no corpo por 12 a 24 h e, em seguida, o cliente é orientado a lavar o corpo por inteiro. Uma aplicação pode curar a infecção, mas é recomendável repetir o tratamento depois de 1 semana.

# Dermatite de contato

Dermatite de contato é uma reação inflamatória da pele aos agentes físicos, químicos ou biológicos.

## Fisiopatologia

A epiderme é danificada pelas irritações físicas e químicas repetidas. A dermatite de contato pode ser irritativa primária quando a reação não alérgica resulta da exposição a uma substância irritante; ou pode ser uma reação alérgica resultante da exposição de um indivíduo sensibilizado aos alergênios de contato. As causas comuns de dermatite irritativa são sabonetes, detergentes, produtos de limpeza e substâncias químicas industriais. Os fatores predisponentes incluem extremos de frio e calor, contato frequente com sabão e água e doenças cutâneas preexistentes (Boxe 52.5).

## Manifestações clínicas e avaliação

As erupções começam quando o agente etiológico entra em contato com a pele. As primeiras reações são prurido, ardência e eritema seguidos rapidamente de edema, pápulas, vesículas e exsudação ou secreção. Na fase subaguda, essas alterações vesiculares são menos marcantes e alternam com formação de crostas, ressecamento, fissuras e descamação. Quando ocorrem reações repetidas ou o cliente continua a coçar a pele, os resultados são **liquenificação** (espessamento da camada córnea da pele) e hiperpigmentação. Em seguida, pode ocorrer infecção bacteriana secundária.

## Manejo clínico e de enfermagem

Os objetivos do tratamento são "descansar" e proteger a pele afetada para evitar danos adicionais. O padrão de distribuição da reação deve ser definido para diferenciar entre as dermatites de contato alérgica e irritativa. A história detalhada deve ser obtida. Quando possível, o agente desencadeante

## BOXE 52.5 — Orientações ao cliente.

### Medidas para evitar dermatite de contato

As precauções descritas a seguir podem ajudar a evitar episódios repetidos de dermatite de contato. Siga as orientações apresentadas adiante por no mínimo 4 meses depois da cicatrização completa das suas lesões cutâneas

- Examine o padrão e a localização da sua dermatite e procure determinar o que tocou sua pele e o que poderia ter causado o problema
- Tente evitar contato com esses compostos ou substâncias
- Evite calor, sabonete e esfregação, porque todos são irritantes externos
- Escolha sabonetes de banho, detergentes de lavanderia e cosméticos que não tenham fragrância
- Evite usar películas amaciantes de roupas. Os amaciantes de roupas acrescentados na máquina de lavar podem ser usados
- Evite fármacos, loções ou pomadas tópicas, exceto os que são prescritos especificamente para tratar sua doença
- Lave cuidadosamente a pele logo depois da exposição aos irritantes em potencial
- Ao usar luvas (p. ex., para lavar pratos ou limpeza em geral), certifique-se de que sejam revestidas com algodão. Não use essas luvas por mais de 15 a 20 min de cada vez

deve ser evitado. A irritação local precisa ser evitada, e os clientes geralmente não devem usar sabonetes até que haja cicatrização.

Algumas preparações são recomendadas para aliviar a dermatite. Em geral, uma loção não medicada suave é usada nas áreas pequenas de placas ou eritema. Curativos úmidos refrescantes também são aplicados nas áreas pequenas de dermatite vesicular. Gelo moído fino acrescentado à água frequentemente acentua seu efeito antipruriginoso.

Os curativos úmidos geralmente ajudam a limpar as lesões eczematosas exsudativas. Em seguida, pode-se aplicar uma camada fina de creme ou pomada contendo corticoide. Os banhos medicados com água em temperatura ambiente são prescritos para tratar áreas mais extensivas de dermatite. Nos casos graves de doença disseminada, o médico pode prescrever um ciclo breve de corticoide sistêmico.

## Dermatoses inflamatórias não infecciosas

### Psoríase

Considerada uma das doenças dermatológicas mais comuns, a psoríase afeta cerca de 2% da população em geral, sendo mais comum nos indivíduos de descendência europeia. Aparentemente, essa doença inflamatória não infecciosa crônica é causada por uma anomalia hereditária que resulta na produção excessiva de queratina. A doença pode começar em qualquer idade, mas é mais frequente nos indivíduos de 15 a 35 anos. A psoríase tende a melhorar e depois recidivar periodicamente ao longo de toda a vida (Mrowietz e Reich, 2009).

## Fisiopatologia

Embora a causa básica da psoríase seja desconhecida, uma combinação de predisposição genética específica e estímulos ambientais pode desencadear o início da doença. Evidências recentes sugerem uma base imune para a doença (Mrowietz e Reich, 2009). Os períodos de estresse emocional e ansiedade agravam a doença, e traumatismo, infecções e variações sazonais e hormonais também são fatores desencadeantes.

As células epidérmicas são produzidas a uma taxa entre seis a nove vezes maior que o normal. As células da camada basal da pele dividem-se muito rapidamente, e as células recém-formadas movem-se tão rapidamente para a superfície da pele que se tornam aparentes, como escamas profusas ou placas de tecido epidérmico. A célula epidérmica de um cliente com psoríase pode ir da camada basal da epiderme até o estrato córneo e desprender-se em 3 a 4 dias, contrastando acentuadamente com o intervalo normal de 26 a 28 dias. Em consequência das quantidades aumentadas de células basais e do trânsito rápido dessas células, os eventos normais de maturação e crescimento celulares não podem ocorrer. Esse processo anormal não permite que se formem as camadas protetoras normais da pele.

## Manifestações clínicas e avaliação

As lesões consistem em placas vermelhas elevadas de pele coberta com escamas prateadas. As placas descamativas são formadas pela acumulação de pele viva e morta resultante do aumento expressivo da taxa de proliferação e *turnover* das células cutâneas (Figura 52.3). Quando as escamas são raspadas, a base vermelho-escura da lesão fica exposta, formando vários pontos de sangramento. Essas placas não são úmidas e podem ser pruriginosas. Uma variação dessa doença é conhecida como *psoríase gutata* (em forma de gota), porque as lesões medem cerca de 1 cm de diâmetro e são dispersas como pingos de chuva no corpo. Essa variação parece estar associada a uma infecção faríngea estreptocócica recente. A gravidade da psoríase pode variar de uma causa de desconforto estético a uma doença desfigurante e fisicamente incapacitante.

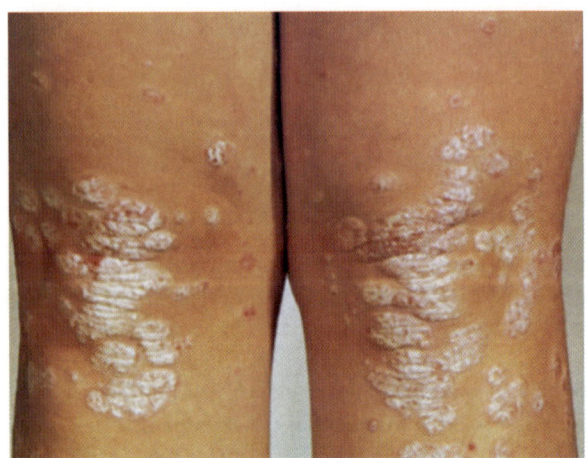

**Figura 52.3** Psoríase. Reproduzida, com autorização, de Bickley, L.S. (2009). *Bates' guide to physical examination and history taking*. Philadelphia: Lippincott Williams & Wilkins.

Algumas áreas específicas do corpo tendem a ser afetadas mais comumente pela psoríase, inclusive couro cabeludo, superfícies extensoras dos cotovelos e dos joelhos, parte inferior do dorso e região genital. A simetria bilateral é uma característica da psoríase. Em cerca de 25 a 50% dos clientes, as unhas são acometidas e têm depressões, manchas, decomposição da unha sob as bordas livres e desprendimento da lâmina ungueal. Quando a psoríase acomete as palmas e as plantas, a doença pode causar lesões pustulosas estéreis conhecidas como *psoríase pustulosa palmoplantar.*

A existência de lesões clássicas em forma de placas geralmente confirma o diagnóstico da psoríase. Como a histologia das lesões tende a mudar à medida que progridem das placas iniciais para as mais avançadas, a biopsia de pele tem pouco valor diagnóstico. Nenhum exame sanguíneo é específico para diagnosticar a doença. Quando há dúvida, o profissional de saúde deve verificar se há sinais ungueais e acometimento do couro cabeludo e se o cliente tem história familiar positiva.

## Complicações

Cerca de 5% dos clientes com psoríase têm artrite assimétrica com acometimento de várias articulações e fator reumatoide negativo. A artrite pode começar antes ou depois do aparecimento das lesões cutâneas. A relação entre artrite e psoríase não está esclarecida, embora estudos recentes tenham sugerido uma inter-relação de fatores genéticos e ambientais e sistema imune (Mrowietz e Reich, 2009). A psoríase eritrodérmica – um estado psoriático esfoliativo – caracteriza-se pela progressão da doença com acometimento de todo o corpo. O cliente apresenta-se em estado agudo com distúrbio da termorregulação e déficits de líquidos e proteínas. Em geral, a psoríase eritrodérmica acomete clientes com doença crônica que tiveram infecções, foram expostos a determinados fármacos ou interromperam o uso de corticoides sistêmicos.

## Manejo clínico e de enfermagem

Os objetivos do tratamento são retardar o *turnover* rápido da epiderme, estimular a regressão das lesões psoriáticas e controlar os ciclos naturais da doença. A psoríase não tem cura.

A abordagem terapêutica deve incluir a participação ativa do cliente, deve ser cosmeticamente aceitável e não pode interferir em seu estilo de vida. O tratamento requer tempo e esforços do cliente e, possivelmente, também dos seus familiares. Primeiramente, é importante controlar quaisquer fatores agravantes ou desencadeantes. O estilo de vida deve ser avaliado porque a psoríase é significativamente afetada pelo estresse. O cliente deve ser informado de que o tratamento da psoríase grave pode ser demorado, dispendioso e esteticamente desagradável em algumas ocasiões.

### Remoção das escamas

O princípio mais importante do tratamento da psoríase é a remoção suave das escamas. Isso pode ser conseguido com banhos. Óleos (p. ex., óleo de oliva ou óleo mineral, aveia coloidal) ou preparações à base de alcatrão (p. ex., Balnetar) podem ser acrescentados à água do banho, e uma escova macia pode ser usada para esfregar suavemente as placas psoriáticas. Depois do banho, a aplicação de cremes emolientes contendo ácidos alfa-hidroxílicos (p. ex., Lac-Hydrin, Penederm) ou ácido salicílico também amacia as escamas espessas. O cliente e seus familiares devem ser estimulados a estabelecer uma rotina de cuidados com a pele, que pode ser mantida mesmo quando a doença não está em sua fase aguda.

### Farmacoterapia

Com o acréscimo recente dos fármacos biológicos, hoje em dia existem quatro tratamentos usados comumente: tópico, intralesional, oral e injetável (Tabela 52.5).

### Fármacos tópicos

Os fármacos aplicados topicamente são usados para retardar a hiperatividade da epiderme sem afetar outros tecidos. Esses fármacos incluem loções, pomadas, pastas, cremes e xampus. Os corticoides tópicos podem ser aplicados por seus efeitos anti-inflamatórios. A escolha da potência certa do corticoide para tratar a área afetada e a seleção do veículo mais eficaz são aspectos importantes do tratamento tópico. Em geral, os corticoides tópicos de alta potência não devem ser aplicados na face e nas áreas intertriginosas, e seu uso em outros locais deve ser limitado a um ciclo de 4 semanas com duas aplicações diárias. Antes de repetir o tratamento com corticoides de alta potência, é preciso fazer uma pausa de 2 semanas. Para o tratamento prolongado, os corticoides de potência moderada podem ser usados. Na face e nas áreas intertriginosas, apenas os corticoides de baixa potência são convenientes para uso prolongado (Tabela 52.6).

Os curativos oclusivos podem ser aplicados para aumentar a eficácia dos corticoides. Folhas largas de filme plástico podem ser usadas para cobrir os braços e as pernas. Outra opção é uma roupa de *jogging* de vinil. O fármaco é aplicado e a roupa é colocada sobre o fármaco. As mãos podem ser envolvidas por luvas, os pés por sacos plásticos e a cabeça por uma touca de banho. Os curativos oclusivos não devem permanecer no local por mais de oito horas. A pele deve ser examinada cuidadosamente para detectar atrofia, hipopigmentação, estrias e telangiectasias – todos efeitos colaterais dos corticoides.

Quando a psoríase acomete áreas amplas do corpo, o tratamento com corticoides tópicos pode ser dispendioso e acarreta algum risco de efeitos sistêmicos. Quando são aplicados em áreas amplas do corpo, os corticoides mais potentes podem causar supressão das suprarrenais porque os fármacos são absorvidos pela pele. Nesses casos, outras modalidades de tratamento (p. ex., preparações tópicas não corticoides, luz ultravioleta) podem ser usadas em seu lugar ou em combinações para reduzir a necessidade de usar corticoides.

Dois tratamentos tópicos, não corticoides, introduzidos nos últimos anos são calciopotrieno e tazaroteno. O tratamento com esses fármacos tende a suprimir a **epidermopoese** (*i. e.*, o desenvolvimento das células epidérmicas) e causar descamação das células epidérmicas em proliferação rápida. O calciopotrieno a 0,05% é um derivado da vitamina $D_2$. Esse fármaco atua reduzindo o *turnover* mitótico das placas de psoríase, sendo seu efeito colateral mais comum a irritação local. As áreas intertriginosas e a face devem ser evitadas durante a aplicação desse fármaco. O cliente precisa ser monitorado porque pode desenvolver sinais e sintomas de hipercalcemia. O calciopotrieno está disponível em forma de creme

**Tabela 52.5** Tratamento farmacológico atual da psoríase.

| Agentes tópicos | Indicação | Exemplos |
|---|---|---|
| Biológicos | Lesões moderadas a graves | Ciclosporina, alefacepte, etanercepte, infliximabe |
| Corticoides tópicos | Lesões brandas a moderadas | Triancinolona, betametasona |
| | Lesões moderadas a graves | Fluocinonida, diflorasona, fluticasona |
| | Lesões graves | Clobetasol, dipropionato de betametasona, halobetasol |
| | Lesões na face e virilha | Alclometasona, desonida, hidrocortisona 2,5% |
| Preparações não corticoides tópicas | Lesões brandas a graves | Retinoides, inclusive tazaroteno<br>Calcipotrieno (derivado da vitamina $D_3$) |
| Produtos à base de alcatrão | Lesões brandas a moderadas | Pomada com alcatrão e ácido salicílico; antralina; Neutrogena T-Derm, Psori Gel |
| Xampus medicados | Lesões do couro cabeludo | Neutrogena T-Gel, T-Sal, Zeta, Head & Shoulders, Desenex, Selsun Blue, Bakers P&S (agente emulsificante com fenol, solução salina e óleo mineral) |
| Tratamento intralesional | Placas espessas e unhas | Triancinolona, fita impregnada com flurandrenolida, fluorouracil |
| Tratamento sistêmico | Lesões extensivas e acometimento das unhas | Metotrexato, hidroxiureia; ácido retinoico (não deve ser usado nas mulheres em idade reprodutiva) |
| | Artrite psoriática | Sal de ouro, etretinato, metotrexato |
| Fotoquimioterapia | Lesões moderadas a graves | Luz UVA ou UVB com ou sem fármacos tópicos<br>PUVA (combina luz UVA com psoralenos orais, ou trisolaren tópico) |

para aplicação no corpo e solução para o couro cabeludo. Esse fármaco não é recomendado para clientes idosos porque sua pele é mais frágil, nem para gestantes ou mulheres que estejam amamentando.

O tazaroteno (um retinoide) causa desprendimento das escamas que recobrem as placas da psoríase. Como também ocorre com outros retinoides, esse fármaco aumenta a sensibilidade à luz solar porque a camada mais externa da pele é perdida; por essa razão, os clientes devem ser alertados a usar um filtro solar eficaz e evitar fármacos fotossensibilizantes (p. ex., tetraciclinas, anti-histamínicos). O tazaroteno está incluído na classe X sobre riscos dos medicamentos à gravidez; alguns relatos indicam evidências de risco fetal, e o risco do seu uso nas gestantes certamente suplanta quaisquer efeitos benéficos potenciais. Antes de iniciar o tratamento das mulheres em idade reprodutiva com tazaroteno, deve-se obter um resultado negativo para gravidez e, durante o tratamento, as clientes devem manter um método contraceptivo eficaz. Os efeitos colaterais são ardência, eritema ou irritação no local da aplicação e agravação da psoríase.

### Corticoides intralesionais

As injeções intralesionais do corticoide triancinolona acetonida podem ser administradas diretamente dentro das placas mais visíveis ou isoladas de psoríase, que sejam resistentes aos outros tipos de tratamento. É preciso ter o cuidado de assegurar que o fármaco não seja injetado na pele normal.

### Fármacos sistêmicos

Embora os corticoides sistêmicos possam produzir melhoras rápidas da psoríase, seus riscos comuns e a possibilidade de desencadear uma exacerbação grave quando o tratamento é interrompido limitam o uso desses fármacos. Os fármacos citotóxicos sistêmicos (p. ex., metotrexato) têm sido usados para tratar psoríase extensiva que não melhora com outros tipos de tratamento.

O metotrexato parece inibir a síntese de DNA nas células epidérmicas e, desse modo, reduzir o tempo de *turnover* da epiderme psoriática. Contudo, esse fármaco pode ser tóxico, principalmente ao fígado, aos rins e à medula óssea. Os exames laboratoriais devem ser monitorados para se ter certeza de que os sistemas hepático, hematopoético e renal funcionem adequadamente. O cliente deve evitar a ingestão de álcool durante o tratamento com metotrexato, porque o álcool aumenta a possibilidade de lesão hepática. Esse fármaco é teratogênico (causa anomalias físicas no feto) e, por essa razão, não deve ser administrado a gestantes.

A hidroxiureia também inibe a replicação celular porque interfere na síntese de DNA. O cliente deve ser monitorado para sinais e sintomas de supressão da medula óssea.

Alguns estudos evidenciaram que a ciclosporina A (um peptídio cíclico usado para evitar rejeição dos órgãos transplantados) foi eficaz para tratar casos graves de psoríase resistente ao tratamento. Entretanto, o uso desse fármaco é limitado por seus efeitos colaterais, inclusive hipertensão e nefrotoxicidade.

**Tabela 52.6** Potência dos corticoides tópicos.

| Potência | Corticoides tópicos |
|---|---|
| Preparações de venda livre | Hidrocortisona de 0,5 a 1,0% |
| Baixa | Dexametasona a 0,1%<br>Alclometasona a 0,05%<br>Hidrocortisona a 2,5% |
| Baixa a intermediária | Desonida a 0,05%<br>Fluocinolona acetonida a 0,025%<br>Valerato de hidrocortisona a 0,2%<br>Valerato de betametasona a 0,1%<br>Propionato de fluticasona a 0,05% |
| Intermediária a alta | Triancinolona acetonida de 0,1 a 0,5%<br>Fluocinonida a 0,05%<br>Desoximetasona de 0,05 a 0,25%<br>Fluocinolona a 0,2%<br>Diacetato de diflorasona a 0,05% |
| Muito alta | Propionato de clobetasol<br>Dipropionato de betametasona a 0,05%<br>Propionato de halobetasol a 0,05% |

Os retinoides orais (i. e., derivados sintéticos da vitamina A e seus metabólitos ácidos) modulam a proliferação e a diferenciação dos tecidos epiteliais. O etretinato é especialmente útil para tratar psoríase pustulosa grave ou psoríase eritrodérmica. O etretinato é teratogênico e tem meia-vida muito longa; esse fármaco não pode ser usado pelas mulheres que possam engravidar.

### Fotoquimioterapia

Um tratamento para psoríase gravemente incapacitante é a combinação de um fármaco fototóxico (psoralenos como metoxisaleno) com luz ultravioleta A (PUVA). A luz ultravioleta faz parte do espectro eletromagnético, que inclui os comprimentos de onda na faixa de 180 a 400 nm. Com esse tratamento, o cliente ingere um agente fotossensibilizante (geralmente 8-metoxipsoraleno) na dose padronizada e, em seguida, é exposto à luz ultravioleta com comprimento de onda longo, à medida que os níveis plasmáticos do fármaco alcançam patamares mais altos. Embora o mecanismo de ação não esteja totalmente esclarecido, parece que, quando a pele tratada com psoralenos é exposta à luz ultravioleta A, o fármaco liga-se ao DNA e reduz a proliferação celular. O PUVA não é isento de riscos, tendo sido associado a complicações a longo prazo, como câncer de pele, cataratas e envelhecimento prematuro da pele (Mrowietz e Reich, 2009).

A unidade de PUVA consiste em uma câmara que contém lâmpadas de luz negra de alta potência e um sistema de refletância externa. O tempo de exposição é calibrado de acordo com a unidade específica em uso e a tolerância esperada da pele do cliente. Em geral, o cliente é tratado 2 ou 3 vezes/semana, até que as lesões da psoríase regridam. É necessário um intervalo ininterrupto de 48 h entre as sessões, para que sejam detectadas quaisquer queimaduras resultantes do tratamento com PUVA.

Depois da regressão da psoríase, o cliente começa um programa de manutenção. Quando há pouca ou nenhuma doença em atividade, tratamentos menos potentes são usados para manter as exacerbações discretas sob controle.

A luz ultravioleta B (UVB) também é usada para tratar placas generalizadas. A luz UVB varia na faixa de 270 a 350 nm, embora alguns estudos tenham demonstrado que uma faixa estreita (310 a 312 nm) represente o espectro de ação. A UVB é usada isoladamente ou em combinação com a aplicação tópica de alcatrão. Os efeitos colaterais são semelhantes aos do tratamento com PUVA. Quando o acesso a uma unidade de fototerapia não está disponível, o cliente pode expor-se à luz solar. Os riscos de todos os tratamentos à base de luz são semelhantes e incluem queimaduras solares agudas, exacerbação de doenças fotossensíveis, inclusive lúpus, rosácea e erupção polimorfa à luz (uma erupção causada por fotossensibilidade, que pode evidenciar-se por vários tipos de lesão), e também outras anormalidades cutâneas, inclusive rugas acentuadas, espessamento da pele e aumento do risco de desenvolver câncer de pele.

## Dermatite esfoliativa

Dermatite esfoliativa é uma doença grave que se caracteriza por inflamação progressiva com eritema e descamação generalizados. Os sinais e sintomas associados podem ser calafrios, febre, prostração, toxemia grave e descamação pruriginosa da pele.

### Fisiopatologia

Com essa doença, há perda profunda do estrato córneo (i. e., a camada mais externa da pele), que causa extravasamento do sangue capilar, hipoproteinemia e balanço nitrogenado negativo. Em consequência da dilatação generalizada dos vasos sanguíneos da pele, há perda de grande quantidade de calor corporal e a dermatite esfoliativa causa consequências profundas em todo o corpo.

A dermatite esfoliativa tem várias causas, sendo entendida como um processo reativo ou secundário a uma doença dermatológica ou sistêmica coexistente. Essa doença pode fazer parte do grupo de linfomas e pode preceder as manifestações clínicas do linfoma.

### Manifestações clínicas e avaliação

A dermatite esfoliativa começa repentinamente com erupção eritematosa variegada ou generalizada acompanhada de febre, mal-estar e, ocasionalmente, sintomas gastrintestinais (GI). A cor da pele muda de rósea para vermelho-escura. Depois de 1 semana, começa a esfoliação (i. e., descamação) típica, geralmente na forma de escamas finas que deixam a pele subjacente lisa e vermelha, com formação de novas escamas à medida que as mais antigas desprendem-se. Essa doença também pode causar queda dos cabelos. As recidivas são frequentes. Os efeitos sistêmicos incluem insuficiência cardíaca de alto débito, distúrbios intestinais, crescimento das mamas, níveis altos de ácido úrico no sangue (i. e., hiperuricemia) e oscilações da temperatura.

### Manejo clínico e de enfermagem

Os objetivos do tratamento são manter o equilíbrio hidreletrolítico e evitar infecção. O tratamento deve ser individualizado, incluindo medidas de suporte, que devem ser iniciadas tão logo a doença seja diagnosticada.

O cliente pode ser hospitalizado e colocado em repouso ao leito. Todos os fármacos que possam estar implicados devem ser interrompidos. A temperatura do ambiente deve ser mantida em uma faixa confortável, porque o cliente não tem controle termorregulador normal em razão das oscilações de temperatura causadas pela vasodilatação e pela perda de água por evaporação. O equilíbrio hidreletrolítico deve ser mantido porque há perdas expressivas de água e proteínas na superfície da pele. A administração de expansores do volume plasmático pode ser necessária.

## Doenças bolhosas

### Pênfigo

O termo pênfigo refere-se a um grupo de doenças dermatológicas graves, que se caracterizam pela formação de bolhas de vários tamanhos na pele e nas mucosas aparentemente normais (Figura 52.4).

### Fisiopatologia

Pênfigo é uma doença autoimune associada à imunoglobulina G (IgG). Aparentemente, o anticorpo do pênfigo está dirigido contra um antígeno específico da superfície das células da

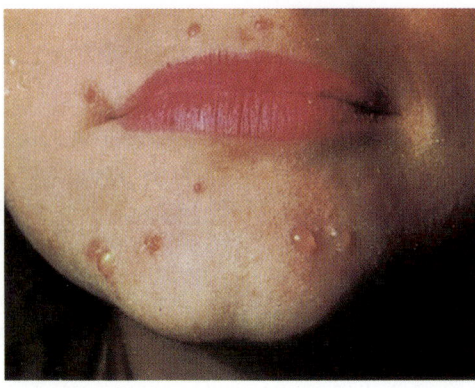

**Figura 52.4** Vesículas no queixo (um caso de pênfigo). De Hall, J.C. (2006). *Sauer's manual of skin diseases*. Philadelphia: Lippincott Williams & Wilkins.

epiderme. As bolhas formam-se depois da reação entre o antígeno e o anticorpo. O nível do anticorpo sérico prevê a gravidade da doença.

### Fatores de risco

Fatores genéticos também podem ser importantes para a patogenia dessa doença, porque a incidência é mais alta entre os judeus descendentes do Mediterrâneo. Em geral, essa doença acomete homens e mulheres de meia idade ou idosos. O pênfigo pode estar associado ao uso de penicilinas e captopril e à doença miastenia *gravis*.

### Manifestações clínicas e avaliação

A maioria dos clientes tem lesões orais evidenciadas por erosões com configurações irregulares, dolorosas, que sangram facilmente e cicatrizam lentamente. As bolhas cutâneas crescem, rompem-se e formam grandes áreas erodidas e dolorosas, que depois são cobertas por crostas e exsudato. Um odor desagradável típico emana das bolhas e do soro exsudado. Há formação de bolhas ou desprendimento da pele não afetada quando se aplica pressão mínima (sinal de Nikolsky). A pele erodida cicatriza lentamente e, por fim, há acometimento de amplas áreas do corpo. Superinfecção bacteriana é comum.

### Complicações

As complicações mais comuns ocorrem quando a doença é generalizada. Antes do advento dos corticoides e do tratamento imunossupressor, os clientes eram muito suscetíveis às infecções bacterianas secundárias. As bactérias da pele têm acesso relativamente fácil às bolhas, na medida em que se rompem, drenam exsudato e formam áreas expostas (perda da epiderme) ao ambiente. Os distúrbios hidreletrolíticos resultam das perdas de líquidos e proteínas quando as bolhas rompem. Hipoalbuminemia é comum quando a doença acomete áreas muito amplas da superfície corporal e das mucosas.

### Manejo clínico e de enfermagem

Os objetivos do tratamento são controlar a doença no menor tempo possível, evitar perda de soro e ocorrência de infecções secundárias e estimular e reepitelialização (*i. e.*, renovação do epitélio).

Os corticoides são administrados em doses altas para controlar a doença e manter a pele livre de bolhas. As doses altas são mantidas até que a remissão seja evidente. Em alguns casos, o tratamento com corticoide precisa ser mantido por toda a vida. O tratamento com corticoides em doses altas causa efeitos tóxicos graves.

Os imunossupressores (p. ex., azatioprina, ciclofosfamida, ouro) podem ser prescritos para ajudar a controlar a doença e reduzir a dose do corticoide. A **plasmaférese** reduz temporariamente os títulos do anticorpo sérico e tem sido usada com sucesso variável, embora geralmente seja reservada para os clientes com doença potencialmente fatal.

## Penfigoide bolhoso

Penfigoide bolhoso é uma doença adquirida que se evidencia por bolhas flácidas na pele normal ou eritematosa.

### Manifestações clínicas e avaliação

O penfigoide bolhoso parece acometer mais comumente as superfícies flexoras dos braços, das pernas, das axilas e da virilha. Quando estão presentes, as lesões orais geralmente são transitórias e mínimas. Quando as bolhas se rompem, a pele forma erosões rasas que cicatrizam rapidamente. O prurido pode ser intenso, mesmo antes do aparecimento das bolhas. O penfigoide bolhoso é comum na população idosa, com pico de incidência em torno da idade de 60 anos. Não há predileção por sexo ou raça, e a doença pode ser diagnosticada em todas as regiões do mundo.

### Manejo clínico e de enfermagem

O tratamento médico inclui corticoides tópicos para tratar erupções localizadas e corticoides sistêmicos para os clientes com acometimento generalizado. Os corticoides sistêmicos (p. ex., prednisona) podem ser mantidos por alguns meses com doses administradas em dias alternados. O cliente precisa entender as implicações do tratamento crônico com corticoides.

### Complicações

#### Infecção e sepse

O cliente com penfigoide bolhoso é mais suscetível a infecções porque a função de barreira protetora da pele está comprometida. As bolhas também podem ser infectadas e o cliente pode entrar em sepse. A pele deve ser limpa para remover restos e tecidos mortos e evitar infecção.

A infecção secundária pode acompanhar-se de um odor desagradável na pele ou nas lesões orais. A infecção da cavidade oral por *Candida albicans* (*i. e.*, moníliase) acomete clientes tratados com corticoides em doses altas. A cavidade oral deve ser examinada diariamente, e quaisquer anormalidades devem ser relatadas ao médico. As lesões orais demoram a cicatrizar.

Infecção é a causa principal das mortes dos clientes com doenças bolhosas. A enfermeira deve atentar especialmente à avaliação dos sinais e sintomas de infecções localizadas e sistêmicas. Queixas aparentemente triviais ou alterações mínimas devem ser investigadas, porque os corticoides podem obscurecer ou alterar os sinais e sintomas típicos das infecções. Os sinais vitais do cliente devem ser monitorados e as variações de temperatura devem ser documentadas. Além disso, é importante observar se o cliente tem calafrios, e todas as secreções e excreções devem ser monitoradas para detectar alterações sugestivas de infecção. Os resultados das culturas e dos testes de sensibilidade devem ser monitorados. Os antibióticos devem ser administrados conforme a prescrição, e também é necessário avaliar a resposta ao tratamento. Os profissionais de saúde devem realizar a higiene cuidadosa das mãos e usar luvas.

Com os clientes hospitalizados, a contaminação do ambiente deve ser mantida nos níveis mais baixos possíveis. As medidas de isolamento protetor e as precauções padronizadas devem ser adotadas.

### Distúrbios hidreletrolíticos

O desnudamento extensivo da pele causa distúrbios hidreletrolíticos porque há perda significativa de líquidos e cloreto de sódio pela pele. Essa perda de cloreto de sódio é responsável por muitos sinais e sintomas sistêmicos associados à doença, devendo ser reposta pela infusão IV de soro fisiológico.

Os clientes também perdem grandes quantidades de proteínas e sangue nas áreas de pele desnuda. A reposição de hemocomponentes pode ser prescrita para manter o volume sanguíneo, a concentração de hemoglobina e os níveis das proteínas plasmáticas. Os níveis séricos de albumina, proteínas e hemoglobina e o hematócrito devem ser monitorados.

O cliente deve ser estimulado a manter a ingestão adequada de líquidos orais. Líquidos gelados e não irritantes devem ser oferecidos para manter a hidratação. Refeições leves e frequentes ou lanches com alimentos ricos em proteínas e calorias (p. ex., suplementos nutricionais orais, clara de ovo, *milkshakes*) ajudam a manter o estado nutricional. A nutrição parenteral pode ser considerada quando o cliente não consegue ingerir uma dieta adequada.

## Necrólise epidérmica tóxica e síndrome de Stevens-Johnson

Necrólise epidérmica tóxica (NET) e síndrome de Stevens-Johnson (SSJ) são doenças dermatológicas potencialmente fatais, sendo as formas mais graves do eritema multiforme.

Essas doenças são reações mucocutâneas que representam um espectro de respostas, no qual a NET é a forma mais grave. A taxa de mortalidade associada à NET varia de 30 a 35%. A SSJ e a NET são desencadeadas por uma reação a algum fármaco. Antibióticos (principalmente sulfas), anticonvulsivantes, anti-inflamatórios não esteroides (AINE) e sulfonamidas são os fármacos implicados mais comumente (Knowles e Shear, 2009).

### Fatores de risco

A NET e a SSJ ocorrem em todas as faixas etárias e acometem ambos os sexos. A incidência é mais alta nos indivíduos idosos, porque eles utilizam muitos fármacos. Os clientes imunossuprimidos, inclusive os portadores de infecção pelo HIV e AIDS, estão mais sujeitos a desenvolver NET e SSJ. Embora a incidência dessas duas doenças na população em geral seja de cerca de 2 a 3 casos por milhão nos EUA, o risco associado às sulfonamidas entre os clientes HIV-positivos pode chegar a 1 por 1.000 (Knowles e Shear, 2009). A maioria dos clientes com NET tem metabolismo anormal do fármaco, e o mecanismo que resulta na doença parece ser uma reação citotóxica mediada por células.

### Manifestações clínicas e avaliação

A NET e a SSJ caracterizam-se inicialmente por ardência ou prurido nas conjuntivas, hipersensibilidade cutânea, febre, tosse, dor de garganta, cefaleia, mal-estar extremo e mialgias (*i. e.*, desconforto e dores musculares). Esses sinais são seguidos do início rápido de eritema envolvendo grande parte da superfície cutânea e das mucosas, inclusive mucosa oral, conjuntivas e genitália. Nos casos de acometimento grave das mucosas, pode haver acometimento da laringe, dos brônquios e do esôfago pelas úlceras. Bolhas grandes e flácidas formam-se em algumas áreas; em outras áreas, lâminas grandes de epiderme desprendem-se e expõem a derme subjacente. As unhas dos dedos das mãos e dos pés, os supercílios e os cílios podem desprender-se junto com a epiderme circundante. A pele é extremamente sensível, e seu desprendimento deixa uma superfície úmida semelhante a uma queimadura de espessura parcial em todo o corpo; por isso, essa doença também é conhecida como "síndrome da pele escaldada".

Exames histológicos das células cutâneas retiradas de uma lesão recente e congeladas e o citodiagnóstico das coleções de material celular retirado de uma área recém-desnudada são procedimentos realizados. A história de uso dos fármacos que reconhecidamente desencadeiam NET ou SSJ pode confirmar que a causa da doença é uma reação a um fármaco.

Os exames de imunofluorescência podem ser realizados para detectar autoanticorpos epidérmicos atípicos. A predisposição genética ao eritema multiforme foi sugerida, mas não foi confirmada em todos os casos.

### Manejo clínico e de enfermagem

Os objetivos do tratamento são controlar o balanço hidreletrolítico e evitar sepse e complicações oftálmicas. As medidas de suporte são essenciais ao tratamento.

Todos os fármacos que não forem essenciais devem ser interrompidos imediatamente. Se for possível, o cliente deve ser tratado em um centro regional especializado em queimaduras, porque o tratamento intensivo é semelhante ao recomendado para queimaduras graves. A perda da pele pode chegar a 100% da superfície corporal total. O desbridamento cirúrgico ou a hidroterapia em um tanque de Hubbard (uma banheira de aço inoxidável grande) pode ser realizado para remover a pele afetada.

Para isolar microrganismos patogênicos, devem ser recolhidos para cultura: amostras de secreções ou tecidos retirados da nasofaringe, dos olhos e das orelhas; sangue, urina e pele; e espécimes das bolhas intactas. Líquidos IV são prescritos para manter o equilíbrio hidreletrolítico, principalmente quando os clientes têm acometimento grave das mucosas e não conseguem ingerir uma dieta oral adequada. Como os cateteres IV de longa permanência podem ser focos de infecção, a reposição de líquidos é realizada por tubo nasogástrico e, tão logo seja possível, por via oral.

O tratamento inicial com corticoides sistêmicos é controvertido. Alguns especialistas recomendam o tratamento inicial com corticoides em doses altas. Contudo, na maioria dos casos, o risco de infecção, os distúrbios hidreletrolíticos, o retardo do processo de cicatrização e a dificuldade em iniciar os corticoides orais nos estágios iniciais de evolução da doença suplantam os efeitos benéficos aparentes. Nos clientes com NET resultante de uma reação farmacológica, os corticoides podem ser administrados; entretanto, esses clientes devem ser cuidadosamente monitorados para detectar efeitos adversos.

A proteção da pele com preparações tópicas é crucial. Várias preparações anestésicas e antibacterianas tópicas são utilizadas para evitar sepse da ferida e facilitar o controle da dor. O tratamento com antibiótico sistêmico é usado com cautela extrema. Curativos biológicos temporários (p. ex., pele de porco, membrana amniótica) ou curativos plásticos semipermeáveis (p. ex., Vigilon®) podem ser aplicados para reduzir a dor e a evaporação e evitar infecção secundária até que o epitélio seja regenerado. Os cuidados orofaríngeos e oculares meticulosos são essenciais quando há acometimento grave das mucosas e dos olhos.

À medida que o cliente passa pelo estágio agudo da internação hospitalar, o foco das atenções é voltado para a reabilitação e os cuidados ambulatoriais ou os cuidados em um centro de reabilitação. Durante todo esse estágio, o cliente e seus familiares são envolvidos no tratamento e devem ser orientados quanto aos procedimentos, como cuidados com as feridas e trocas de curativos, que deverão ser mantidos em casa. O cliente e seus familiares devem ser auxiliados a adquirir os suprimentos para os curativos que serão necessários em sua casa.

Além disso, o cliente e seus familiares também devem receber orientações quanto ao tratamento da dor, à nutrição, às medidas para ampliar a mobilidade e à prevenção das complicações, inclusive prevenção de infecções. Eles devem reconhecer os sinais e sintomas das complicações e ser orientados sobre quando precisam notificar seus médicos. Se for necessário, as orientações devem ser fornecidas por escrito ao cliente e aos seus familiares, para que eles possam consultá-las mais tarde, caso seja necessário.

Os cuidados multiprofissionais de seguimento são fundamentais para assegurar a continuidade dos progressos do cliente. Alguns clientes requerem cuidados em um centro de reabilitação, antes de retornarem aos seus lares. Outros necessitam de fisioterapia e terapia ocupacional ambulatoriais por períodos longos. Quando o cliente volta para casa, a enfermeira de cuidado domiciliar coordena a assistência prestada por vários membros da equipe de saúde (p. ex., médico de atenção primária, fisioterapeuta, terapeuta ocupacional, nutricionista). Além disso, a enfermeira monitora os progressos do cliente, realiza avaliações repetidas para detectar complicações e monitora a participação ativa do cliente no plano de cuidados. A adaptação do cliente ao ambiente doméstico e as necessidades de apoio e ajuda por parte do cliente e dos seus familiares também devem ser avaliadas. Os encaminhamentos aos órgãos comunitários devem ser realizados conforme a necessidade.

## Complicações

### Sepse

Infecção é a causa principal das mortes dos clientes com NET, e os focos infecciosos mais frequentes são pele e mucosas, pulmões e sangue. Os microrganismos isolados mais comumente são *Staphylococcus aureus*, *Pseudomonas*, *Klebsiella*, *Escherichia coli*, *Serratia* e *Candida*. O monitoramento cuidadoso dos sinais vitais e a notificação das alterações das funções respiratórias, renais e GI podem detectar imediatamente o início de uma infecção. A assepsia rigorosa sempre deve ser mantida durante os cuidados rotineiros com a pele. A higiene das mãos e o uso de luvas estéreis durante a realização de procedimentos são essenciais. Quando a doença acomete grande parte do corpo, o cliente deve ficar em um quarto isolado para evitar a possibilidade de infecção cruzada transmitida por outros clientes. Os visitantes devem usar roupas de proteção e lavar suas mãos antes e depois de entrar em contato com os clientes. Indivíduos com quaisquer infecções ou doenças infecciosas não devem visitar o cliente, até que não acarretem mais riscos.

### Retração e fibrose da conjuntiva e lesões da córnea

A enfermeira examina os olhos do cliente diariamente para detectar sinais como prurido, ardência e ressecamento, que podem indicar progressão para ceratoconjuntivite, principal complicação ocular. A aplicação de compressa úmida e fria nos olhos pode atenuar a sensação de ardência. Os olhos devem ser mantidos limpos e examinados para detectar sinais como secreção ou desconforto; a progressão dos sintomas deve ser documentada e relatada. A aplicação de um lubrificante ocular (quando prescrito) pode atenuar o ressecamento e evitar abrasão da córnea. Usar tampões oculares ou lembrar ao cliente de piscar periodicamente também pode atenuar o ressecamento. O cliente deve ser orientado a evitar esfregar os olhos ou colocar quaisquer fármacos oculares que não tenham sido prescritos ou aprovados pelo médico.

## Tumores benignos da pele

A Tabela 52.7 descreve as lesões cutâneas benignas comuns e seus tratamentos.

## Tumores malignos da pele

Câncer de pele é a neoplasia maligna mais comum nos EUA. Se a taxa de incidência continuar nos níveis atuais, estima-se que um em cada oito americanos caucasoides acabará desenvolvendo câncer de pele, principalmente carcinoma basocelular. Como a pele pode ser examinada facilmente, o câncer de pele é prontamente percebido e detectado, sendo o tipo de neoplasia maligna tratada com maior sucesso.

Exposição ao sol é a causa principal do câncer de pele, e a incidência está relacionada com o tempo total de exposição solar. Os danos provocados pelo sol são cumulativos, e os efeitos deletérios podem ser graves, mesmo na segunda década de vida. A incidência do câncer de pele provavelmente está relacionada com as alterações do estilo de vida e a ênfase em banhos de sol

**Tabela 52.7** Lesões cutâneas benignas.

| Lesão | Descrição | Tratamento |
|---|---|---|
| Cistos | Os cistos da pele são cavidades revestidas de epitélio, que contêm material líquido ou sólido | |
| | Os **cistos epidérmicos** (epidermoides) ocorrem frequentemente, são tumores elevados e firmes de crescimento lento e são detectados na face, no pescoço, na região superior do tórax e no dorso | A remoção dos cistos leva à cura |
| | Os **cistos pilares** (triquilêmicos), antes conhecidos como cistos sebáceos, são detectados comumente no couro cabeludo. Esses cistos originam-se da porção intermediária do folículo piloso e das células do revestimento externo da raiz dos pelos | O tratamento consiste na ressecção cirúrgica |
| Queratoses seborreicas e actínicas | As **queratoses seborreicas** são lesões verrugosas benignas com diversos tamanhos e cores, que geralmente se localizam na face, nos ombros, no tórax e no dorso | O tratamento consiste em remover os tecidos tumorais por excisão, eletrodissecção e curetagem, ou aplicação de dióxido de carbono ou nitrogênio líquido |
| | As **queratoses actínicas** são lesões pré-malignas que se desenvolvem nas áreas do corpo expostas repetidamente ao sol. As lesões consistem em placas ásperas e descamativas com eritema subjacente. Uma porcentagem pequena dessas lesões transforma-se progressivamente em carcinoma espinocelular da pele | Em geral, as queratoses actínicas são removidas por crioterapia ou excisão por raspagem |
| Verrugas | As **verrugas** são tumores benignos comuns da pele, causados pela infecção por papilomavírus humanos, que pertencem ao grupo dos vírus de DNA. Clientes de todas as idades podem ser acometidos, mas as verrugas são mais comuns na faixa etária de 12 a 16 anos | Podem ser tratadas com *laser* em aplicações locais, nitrogênio líquido, emplastos de ácido salicílico ou eletrodissecção |
| | As verrugas genitais e perianais são conhecidas como condilomas acuminados. Essas verrugas podem ser transmitidas por relação sexual. Os condilomas que afetam a cérvice uterina predispõem as mulheres ao câncer cervical | Os condilomas são tratados com nitrogênio líquido, criocirurgia, eletrocirurgia, aplicação tópica de ácido tricloroacético e curetagem |
| Angiomas | Os **angiomas** são tumores vasculares benignos que acometem a pele e os tecidos subcutâneos. As lesões estão presentes desde o nascimento e podem formar placas vermelho-violáceas planas (angiomas em vinho do Porto); ou elevadas, lesões nodulares vermelho-brilhantes (angiomas em morango) elevadas. Esse último tipo tende a regredir espontaneamente nos primeiros anos de vida, mas os angiomas em vinho do Porto geralmente persistem indefinidamente | A maioria dos clientes usa maquiagens cosméticas (*i. e.*, Covermark ou Dermablend) para esconder as lesões. O *laser* de argônio é usado para tratar vários tipos de angioma com algum sucesso. O tratamento dos angiomas em morango é mais eficaz quando é realizado no menor tempo possível depois do nascimento |
| Nevos pigmentados: sinais | Os **sinais** são tumores cutâneos comuns com dimensões e cores variadas, inclusive marrom-amarelado a preto. As lesões podem ser maculosas e planas, ou pápulas ou nódulos elevados que, em alguns casos, contêm pelos. A maioria dos nevos pigmentados é benigna. Entretanto, em casos raros, pode haver transformação maligna e o cliente desenvolve melanoma no local de um nevo. Os nevos que apresentam alterações de cor ou tamanho, que causam sintomas (p. ex., prurido) ou desenvolvem bordas irregulares devem ser retirados para determinar se houve alterações malignas. Os sinais que se desenvolvem em locais incomuns devem ser examinados cuidadosamente para detectar qualquer irregularidade, incisura nas bordas e variações de cor. Os nevos com mais de 1 cm devem ser examinados cuidadosamente. Os nevos excisados devem ser enviados para exame histopatológico | |
| Queloides | Os **queloides** são proliferações benignas de tecido fibroso na área de uma cicatriz ou um traumatismo. Essas lesões parecem ser mais comuns nos indivíduos de pele mais escura. Os queloides são assintomáticos, mas podem causar desfiguração e problema estético | O tratamento nem sempre é satisfatório e consiste em excisão cirúrgica, injeção de corticoide intralesional e irradiação |

> **BOXE 52.6**
>
> ### Fatores de risco do câncer de pele.
>
> - Indivíduos de pele e cabelos claros e olhos azuis, principalmente os de descendência céltica com pouca pigmentação cutânea para proteger os tecidos subjacentes
> - Indivíduos que sofrem queimaduras solares e não se bronzeiam
> - Exposição crônica ao sol (alguns profissionais como agricultores e trabalhadores da construção civil)
> - Exposição aos poluentes químicos (trabalhadores da indústria de arsênio, nitratos, carvão, alcatrão e piche, óleos e parafinas)
> - Fotoenvelhecimento cutâneo (indivíduos idosos)
> - História de radioterapia para acne ou lesões benignas
> - Cicatrizes de queimaduras graves
> - Irritação cutânea crônica
> - Imunossupressão
> - Fatores genéticos

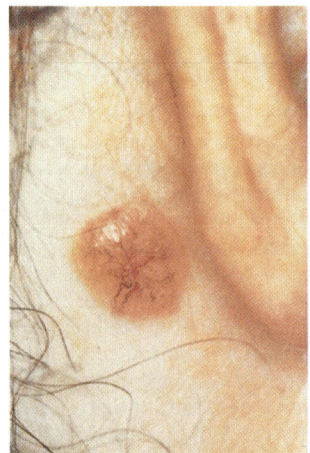 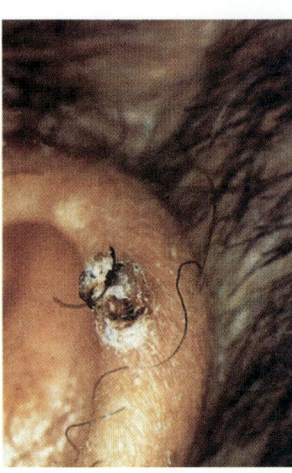

**Figura 52.5** Carcinoma basocelular (à esquerda) e carcinoma espinocelular (à direita). Reproduzida, com autorização, do *New England Journal of Medicine, 326,* 169-170, 1992.

e atividades relacionadas, tendo em vista as alterações ambientais, como os buracos da camada de ozônio da Terra. As alterações da camada de ozônio, em consequência dos efeitos globais dos poluentes industriais no ar (inclusive clorofluorcarbonos), têm suscitado preocupação de que a incidência dos cânceres de pele (especialmente melanoma maligno) aumente. A camada de ozônio – uma manta estratosférica de gás azulado explosivo formado pela radiação ultravioleta do sol – varia em espessura com a estação do ano, sendo mais grossa nos Polos Norte e Sul e mais fina no equador. Cientistas acreditam que essa camada ajude a proteger a Terra dos efeitos da radiação ultravioleta do sol. Os defensores dessa teoria preveem um aumento dos cânceres de pele em consequência das alterações da camada de ozônio. O Boxe 52.6 relaciona outros fatores de risco para câncer de pele. As medidas protetoras devem ser adotadas durante toda a vida, e as enfermeiras devem informar seus clientes quanto aos fatores de risco associados ao câncer de pele.

## Carcinomas basocelulares e espinocelulares

Os tipos mais comuns de câncer de pele são carcinomas basocelular (CBC) e espinocelular (CEC). O terceiro tipo mais comum – melanoma maligno – está descrito separadamente. O câncer de pele é diagnosticado por biopsia e exame histopatológico.

### Manifestações clínicas e avaliação

O CBC é o tipo mais comum de câncer de pele. Em geral, esse câncer desenvolve-se nas áreas do corpo expostas ao sol e é mais prevalente nas regiões em que a população está sujeita a exposição intensa e prolongada ao sol. A incidência é proporcional à idade do cliente (em média, 60 anos) e ao tempo total de exposição ao sol, e é inversamente proporcional à quantidade de melanina da pele.

Em geral, o CBC começa como um pequeno nódulo ceroso com bordas peroladas, translúcidas e entrecortadas, algumas vezes com vasos telangiectásicos. À medida que o tumor cresce, a lesão sofre ulceração central e forma crostas em alguns casos (Figura 52.5). Os tumores são mais comuns na face. O CBC caracteriza-se pela invasão e erosão dos tecidos adjacentes e raramente produz metástases, embora as recidivas sejam comuns. Entretanto, uma lesão negligenciada pode causar destruição do nariz, da orelha ou do lábio. Outras variantes do CBC podem ser evidenciadas por placas brilhantes, planas, cinzentas ou amareladas.

O CEC é uma proliferação maligna que se origina da epiderme. Embora geralmente se desenvolva na pele danificada pelo sol, esse tipo de câncer pode originar-se da pele normal ou de lesões cutâneas preexistentes. O CEC é mais preocupante que o CBC porque é um carcinoma realmente invasivo e produz metástases para o sistema linfático ou sanguíneo.

As metástases são responsáveis por 75% das mortes causadas por CEC. As lesões podem ser primárias (originadas da pele e das mucosas) ou podem desenvolver-se a partir de lesões pré-cancerosas, como queratoses actínicas (lesões que se desenvolvem nas áreas expostas ao sol), leucoplaquia (lesão pré-maligna da mucosa) ou lesões cicatriciais ou ulceradas. O CEC evidencia-se por um tumor áspero, espessado e descamativo, que pode ser assintomático ou causar sangramento (ver Figura 52.5). A borda da lesão de um CEC pode ser mais larga, mais infiltrada e mais inflamatória que a de uma lesão do CBC. É possível ocorrer infecção secundária. As áreas expostas, principalmente membros superiores e face, lábio inferior, orelhas, nariz e fronte, são acometidas mais comumente.

As incidências do CEC e do CBC são mais altas nos indivíduos imunossuprimidos, inclusive clientes infectados pelo HIV. Clinicamente, os tumores têm o mesmo aspecto observado nos indivíduos HIV-negativos; contudo, nos clientes HIV-positivos, os tumores podem crescer mais rapidamente e recidivar com mais frequência. Esses tumores são tratados da mesma maneira que na população em geral. Reavaliações clínicas frequentes (a cada 4 a 6 meses) são recomendadas para detectar recidivas.

### Manejo clínico

O objetivo do tratamento é erradicar o tumor. A abordagem terapêutica depende da localização do tumor; do tipo celular, da localização e da profundidade da lesão; dos desejos estéticos do cliente; do tipo de tratamento realizado no passado; da invasividade do tumor; e da existência de metástases nos linfonodos. Os procedimentos terapêuticos realizados nos clientes com CBC e CEC são excisão cirúrgica, cirurgia micrográfica de Mohs, eletrocirurgia, criocirurgia e radioterapia.

### Manejo cirúrgico

O objetivo principal é remover o tumor por inteiro. O melhor modo de manter o aspecto estético é realizar a incisão exatamente ao longo das linhas de tensão natural da pele e das linhas anatômicas naturais do corpo. Nesse caso, as cicatrizes ficam menos perceptíveis. O tamanho da incisão depende das dimensões e da localização do tumor, mas geralmente mantém uma razão de 3:1 entre comprimento e largura.

A eficácia da ressecção cirúrgica é confirmada pelo exame microscópico de cortes do espécime. Quando o tumor é grande, pode ser necessária uma operação de reconstrução com utilização de um retalho cutâneo ou enxerto de pele. A incisão é fechada em camadas para melhorar o efeito estético. Um curativo compressivo é aplicado sobre a ferida para oferecer suporte. Infecção depois da excisão simples não é comum quando o cirurgião mantém assepsia cirúrgica adequada.

### Cirurgia micrográfica de Mohs

Cirurgia micrográfica de Mohs é a técnica mais precisa e que melhor conserva os tecidos normais. Esse procedimento remove o tumor camada por camada. A primeira camada excisada inclui todo o tumor visível e uma pequena margem de tecidos com aspecto normal. O espécime é congelado e analisado em corte para determinar se todo o tumor foi retirado. Se não, outras camadas de tecidos são raspadas e examinadas até que todas as margens teciduais estejam livres do tumor. Desse modo, apenas o tumor e uma margem segura de tecidos normais são retirados. A cirurgia de Mohs é o procedimento recomendado para preservar tecidos e assegura índices de cura extremamente altos para CBC e CEC. Esse é o tratamento preferido e mais eficaz para tumores ao redor dos olhos, no nariz e no lábio superior e nas regiões auriculares e periauriculares.

### Eletrocirurgia

Eletrocirurgia é a destruição ou ressecção de tecidos por energia elétrica. A corrente elétrica é convertida em calor, que depois passa para os tecidos por eletrodo frio. A eletrocirurgia pode ser realizada antes da curetagem (excisão do tumor cutâneo por raspagem da sua superfície com uma cureta). Em seguida, a eletrodissecção é realizada para conseguir hemostasia e destruir quaisquer células malignas viáveis na base da ferida ou em suas bordas. A eletrodissecção é útil para tratar lesões com menos de 1 a 2 cm de diâmetro.

Esse método aproveita-se do fato de que o tumor é mais macio que a pele circundante e, por essa razão, pode ser delineado por uma cureta, que "sente" a extensão do tumor. O tumor é retirado e a base da lesão é cauterizada. O processo é repetido duas vezes. Em geral, a cicatrização ocorre em 1 mês.

### Criocirurgia

A criocirurgia destrói o tumor por congelamento dos tecidos a uma temperatura muito baixa. O aparelho de agulhas termopares é introduzido dentro da pele e o nitrogênio líquido é direcionado para o centro do tumor até que a base da lesão alcance temperaturas entre −40° até −60°C. O nitrogênio líquido tem ponto de ebulição mais baixo dentre todos os criógenos, é menos dispendioso e fácil de conseguir. Os tecidos do tumor são congelados, descongelados e depois recongelados. A lesão descongela naturalmente e, em seguida, torna-se gelatinosa e cicatriza espontaneamente. Depois do congelamento, ocorrem inflamação e edema. O aspecto da lesão varia. A cicatrização normal pode demorar 4 a 6 semanas e ocorre mais rapidamente nas áreas com irrigação sanguínea adequada.

### Radioterapia

A radioterapia é usada comumente para tratar cânceres da pálpebra, da ponta do nariz e das áreas dentro ou próximo de estruturas vitais (p. ex., nervo facial). Essa modalidade é reservada para clientes idosos, porque as alterações causadas pelos raios X podem aparecer 5 a 10 anos depois e as alterações malignas das cicatrizes podem ser induzidas pela irradiação 15 a 30 anos depois.

O cliente deve ser informado de que a pele pode ficar vermelha e formar bolhas. Uma pomada dermatológica suave é prescrita pelo médico para ser aplicada para aliviar o desconforto. O cliente também deve ser alertado a evitar exposição ao sol.

## Manejo de enfermagem

Como muitos cânceres de pele são removidos por excisão, os clientes geralmente são tratados nas unidades cirúrgicas ambulatoriais. O papel da enfermeira é explicar e demonstrar ao cliente os métodos de prevenção do câncer de pele e as medidas de autocuidado depois do tratamento.

### Orientações de autocuidado

Em geral, a ferida é coberta com um curativo para proteger a área contra traumatismo local, irritantes externos e contaminantes. A enfermeira orienta o cliente sobre quando retornar para a troca de curativo, ou fornece informações verbais e por escrito sobre como trocar curativos, inclusive o tipo de curativo a ser comprado, como retirar os curativos e aplicar outro novo e a razão da higiene das mãos antes e depois do procedimento.

O cliente deve ficar atento a sangramento excessivo e aos curativos muito apertados que possam comprometer a circulação. Quando a lesão está localizada na região perioral, o cliente deve ser orientado a ingerir líquidos por um canudo e a evitar falar e realizar movimentos faciais. Procedimentos odontológicos devem ser evitados nessa região até que a cicatrização esteja concluída.

Depois da retirada dos pontos, pode-se aplicar um creme emoliente para reduzir o ressecamento. A aplicação de um filtro solar sobre a ferida é recomendada para evitar hiperpigmentação pós-operatória quando o cliente passa algum tempo ao ar livre.

Os exames de seguimento devem ser realizados a intervalos regulares, geralmente a cada 3 meses no primeiro ano, incluindo-se palpação dos linfonodos adjacentes. A enfermeira orienta o cliente a buscar tratamento se tiver quaisquer sinais submetidos a atrito e irritação repetidos e a ficar atento aos indícios de transformação maligna dos sinais, conforme mencionado antes. A importância das reavaliações subsequentes ao longo de toda a vida deve ser enfatizada.

## Orientações sobre prevenção do câncer de pele

Alguns estudos evidenciaram que o uso diário de um filtro solar com fator de proteção solar (FPS) no mínimo de 15 pode reduzir a recidiva do câncer de pele em até 40% (Boxe 52.7). O filtro solar deve ser aplicado no rosto, no pescoço, nos braços e nas mãos a cada manhã, no mínimo 30 min antes de sair de casa; em seguida, deve ser reaplicado a cada quatro horas se o indivíduo transpirar. Alguns estudos evidenciaram que a aplicação intermitente do filtro solar apenas quando se espera que haja exposição é menos eficaz que o uso diário. Outro estudo (Darlington, Williams, Neale et al., 2003) mostrou que o uso diário do filtro solar nas mãos e na face reduz a incidência total de queratoses solares, que são lesões precursoras do CEC, embora não tenham efeito na incidência global do CBC. Esses dados são inconsistentes, mas uma teoria é que os indivíduos têm uma falsa sensação de segurança quando utilizam filtro solar e tendem a permanecer no sol por períodos mais longos. Essa exposição mais longa parece contribuir para a incidência crescente do melanoma. Embora ainda não existam evidências suficientes, as enfermeiras devem conversar sobre essas questões com seus clientes que se encontram em risco alto de desenvolver câncer de pele.

As enfermeiras também devem recomendar o autoexame da pele (Boxe 52.8).

## Melanoma maligno

Melanoma é um tumor maligno no qual se desenvolvem melanócitos atípicos na epiderme e na derme (e, em alguns casos, nos tecidos subcutâneos). O melanoma é o mais letal dentre os cânceres de pele, sendo responsável por cerca de 3% de todas as mortes por câncer (Mohr, Eggermont, Hauschild et al., 2009).

O melanoma maligno pode apresentar-se de várias formas: melanoma extensivo superficial, melanoma lentigo maligno, melanoma nodular e melanoma lentiginoso acral. Esses tipos têm características clínicas e histológicas específicas, bem como comportamentos biológicos diferentes. A maioria dos melanomas origina-se dos melanócitos epidérmicos da pele, mas alguns se desenvolvem em nevos (i. e., sinais) preexistentes na pele, ou no trato uveal do olho. Em alguns casos, os melanomas aparecem simultaneamente com cânceres de outros órgãos.

A incidência mundial do melanoma duplica a cada 10 anos, aumento que provavelmente está relacionado com a ampliação da exposição recreativa ao sol, às alterações da camada de ozônio e aos avanços dos métodos de detecção precoce. O pico de incidência ocorre entre as idades de 20 e 45 anos. A incidência do melanoma está aumentando mais rapidamente do que quase todos os outros tipos de câncer, e a taxa de mortalidade aumenta mais rápido do que de qualquer outro câncer, exceto carcinoma de pulmão. Entre 1973 e 1995, a incidência ajustada por idade do melanoma aumentou em mais de 100% – de 5,7 por 100.000 habitantes para 13,3 por 100.000. Os homens com mais de 65 anos constituem 22% dos casos recém-diagnosticados, enquanto as mulheres com mais de 65 anos representam 14% dos melanomas recém-diagnosticados (Mohr et al., 2009).

### Fatores de risco

A etiologia do melanoma maligno não é conhecida, mas os raios ultravioleta são fortemente suspeitos com base nas evidências indiretas, inclusive a incidência mais alta do melanoma nos países situados perto do equador e nos indivíduos com menos de 30 anos que usaram câmaras de bronzeamento artificial mais de 10 vezes por ano. Etnia também é um fator de risco; em geral, um dentre cada 100 caucasoides desenvolve melanoma a cada ano. Cerca de 10% dos clientes com melanomas fazem parte de famílias sujeitas a esse câncer, que apresentam vários sinais (nevos displásicos) que se modificam e são suscetíveis à transformação maligna. Os clientes com a síndrome dos nevos displá-

---

**BOXE 52.7 — Promoção da saúde.**

**Prevenção do câncer de pele**

- Explique ao cliente que os filtros solares são graduados em potência de 4 (mais fracos) até 50 (mais fortes). O fator de proteção solar (ou FPS) indica por quanto tempo um indivíduo pode ficar no sol antes que a pele fique avermelhada. Por exemplo, se um indivíduo pode ficar normalmente no sol por 10 min antes que a vermelhidão comece, um filtro com FPS 4 permitirá que ele fique cerca de 40 min sem ter vermelhidão. Filtros solares com FPS de 15 ou mais são recomendados na maioria das situações e indicam proteção de 93%; um filtro com FPS de 34 indica proteção de 97%
- É importante lembrar aos clientes que até 50% dos raios ultravioleta podem penetrar livremente nas roupas de tecidos comuns
- Também é importante que o cliente saiba que a luz ultravioleta consegue penetrar nos dias nublados e, por isso, os filtros solares ainda precisam ser usados
- Explique às crianças como evitar qualquer tipo de exposição solar, exceto as mais brandas, e como usar regularmente um filtro solar para obter proteção por toda a vida
- Aconselhe o cliente a:
  - Evitar bronzear-se se sua pele queima facilmente, nunca bronzeia ou bronzeia apenas com dificuldade
  - Evitar exposição desnecessária ao sol, principalmente durante as horas do dia em que a radiação ultravioleta (luz solar) é mais intensa (10:00 às 15:00 h)
  - Evitar queimaduras de sol
  - Aplicar diariamente um filtro solar para bloquear os raios solares nocivos
  - Utilizar um filtro solar com FPS de 15 ou mais, que proteja contra radiações ultravioleta A (UVA) e ultravioleta B (UVB)
  - Reaplicar os filtros solares resistentes à água depois de nadar, quando transpirar profusamente e a cada duas a três horas durante períodos prolongados de exposição ao sol
  - Evitar o uso de óleos antes ou durante a exposição ao sol (óleos não protegem contra raios solares ou queimaduras)
  - Aplicar um protetor labial que contenha filtro solar com FPS de 15 ou mais
  - Usar roupas de proteção, inclusive um chapéu de abas largas e camisas de mangas compridas
  - Evitar o uso de lâmpadas solares para bronzeamento artificial e evitar cabines de bronzeamento comercial

### BOXE 52.8 | Orientações ao cliente.

#### Autoexame periódico

A prevenção do melanoma/câncer de pele é a melhor arma contra essas doenças, mas, quando o indivíduo desenvolve um melanoma, ele quase sempre é curável quando é detectado em seus estágios iniciais. Pratique o autoexame periódico para facilitar a detecção precoce de qualquer lesão nova ou em desenvolvimento. A seguir, há uma descrição do autoexame, que assegura que nenhuma área do corpo seja esquecida. Para realizar seu autoexame, você precisa de um espelho de corpo inteiro, um espelho de mão e um ambiente bem iluminado.

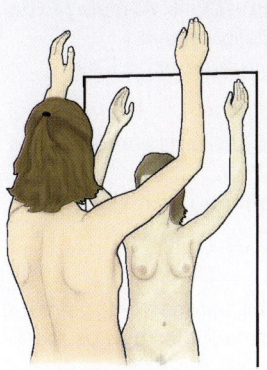
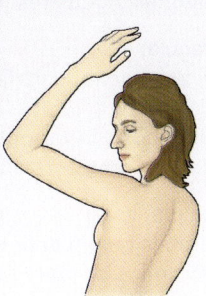
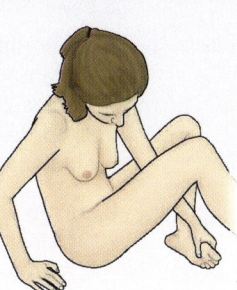
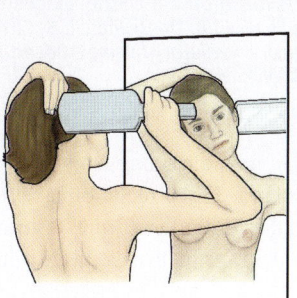
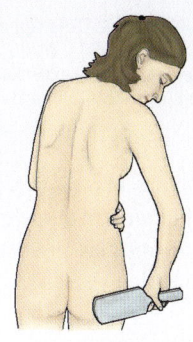

1. Examine seu corpo de frente e de costas para o espelho, depois os lados direito e esquerdo, com os braços levantados.
2. Dobre os cotovelos e examine cuidadosamente os antebraços, a parte posterior dos braços e as palmas das mãos.
3. Em seguida, examine a parte posterior das pernas e dos pés, os espaços entre os dedos dos pés e as plantas dos pés.
4. Examine a parte posterior do pescoço e o couro cabeludo com um espelho de mão. Reparta os cabelos antes de levantá-los.
5. Por fim, examine as costas e as nádegas com o espelho de mão.

De: American Academy of Dermatology. Todos os direitos reservados.

---

sicos têm sinais incomuns, sinais maiores e mais numerosos, lesões com bordas irregulares e pigmentação localizada em várias partes do corpo. O exame microscópico dos sinais displásicos revela proliferação desordenada anormal. O Boxe 52.9 relaciona os fatores de risco do melanoma maligno.

## Tipos

### Melanoma extensivo superficial

O melanoma extensivo superficial ocorre em qualquer parte do corpo e é o tipo mais comum. Em geral, esse tipo de melanoma acomete indivíduos de meia-idade e ocorre mais comumente no tronco e nos membros inferiores. A lesão tende a ser circular com bordas externas irregulares. As bordas da lesão podem ser planas ou elevadas e palpáveis (Figura 52.6). Esse tipo de melanoma pode formar-se com diversas combinações de cores – tonalidades do castanho, marrom e preto misturados com cinza, azul-ardósia ou branco. Em alguns casos, pode-se detectar coloração rosada em uma pequena área da lesão.

### Melanoma lentigo maligno

O melanoma lentigo maligno é uma lesão pigmentada lentamente progressiva, que se desenvolve nas áreas expostas do corpo, principalmente dorso da mão, cabeça e pescoço dos indivíduos idosos. Em geral, essa lesão está presente durante anos antes que seja examinada pelo médico. Inicialmente, a lesão é castanha e plana, mas com o tempo apresenta alterações de cor e diâmetro.

### Melanoma nodular

O melanoma nodular é um nódulo esférico semelhante a um martilho com superfície relativamente lisa e cor azul-escura relativamente uniforme (Figura 52.6). A lesão pode ser cupuliforme (em forma de cúpula) com superfície lisa. Também pode ter outras tonalidades de vermelho, cinza ou púrpura. Em alguns casos, os melanomas nodulares evidenciam-se por placas com configurações irregulares. O cliente pode descrever essa lesão como uma bolha de sangue que não desaparece. O melanoma nodular invade diretamente a derme adjacente (i. e., crescimento vertical) e, por essa razão, tem prognóstico mais desfavorável.

### Melanoma lentiginoso acral

O melanoma lentiginoso acral ocorre nas áreas que não são expostas excessivamente à luz solar e onde não existem folículos pilosos. Esse tipo de melanoma é detectado nas palmas das

### BOXE 52.9 | Fatores de risco do melanoma maligno.

- Indivíduos de descendência escandinava ou céltica, de pele clara ou sardenta, olhos azuis e cabelos louros
- Indivíduos que se queimam e não bronzeiam, ou que referem história significativa de queimaduras solares graves
- Exposição ambiental à luz solar intensa (americanos idosos que se mudam para as regiões do sudoeste dos EUA parecem ter incidência mais alta)
- História de melanoma (no próprio indivíduo ou na família)
- Pele com nevos congênitos gigantes

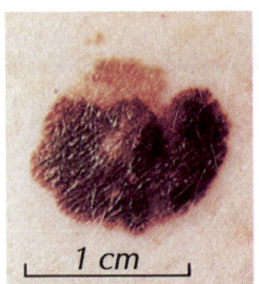
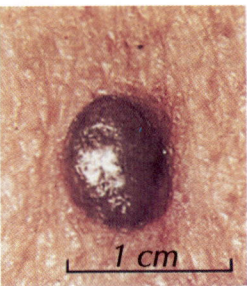

Figura 52.6 Dois tipos de melanoma maligno: extensivo superficial (à esquerda) e nodular (à direita). De Bickley, L.S. (2009). *Bates' guide to physical examination and history taking* (10th ed.). Philadelphia: Lippincott Williams & Wilkins.

---

**BOXE 52.10 Avaliação do ABCDE dos sinais (nevos).**

**A, de assimetria**
- A lesão não parece proporcional nos dois lados. Se fosse traçada uma linha imaginária no meio da lesão, as duas metades não seriam iguais
- A lesão tem superfície irregular com elevações desiguais (topografia irregular) palpáveis ou visíveis. A alteração da superfície pode ser de lisa para descamativa
- Alguns melanomas nodulares têm superfícies lisas

**B, de borda irregular**
- Endentações anguladas ou várias incisuras aparecem nas bordas
- A borda é entrecortada ou indefinida, como se tivesse sido apagada com uma borracha

**C, de cor variegada**
- Os sinais normais geralmente têm cor marrom, de claro a médio, uniforme. Cor mais escura indica que os melanócitos penetraram a um plano mais profundo da derme
- As cores que podem indicar neoplasia maligna, quando são encontradas juntas na mesma lesão, são tonalidades de vermelho, branco e azul; tons de azul são sinais perigosos
- Áreas brancas dentro de uma lesão pigmentada são suspeitas
- Entretanto, alguns melanomas malignos não têm cores variegadas, mas apresentam coloração uniforme (preto-azulado, cinza-azulado, vermelho-azulado)

**D, de diâmetro**
- Diâmetros maiores que 6 mm (diâmetro aproximado de uma borracha de lápis) são considerados mais suspeitos, embora o diâmetro sem outros sinais não seja significativo. Algumas lesões cutâneas proliferativas benignas medem mais de 6 mm, enquanto alguns melanomas podem ser menores

**E, de elevação, expansão e/ou evolução**
- A lesão é elevada acima da superfície, expansiva e/ou tem superfície irregular; o termo Evolução refere-se a uma lesão que apresentou alterações significativas (diâmetro, configuração) ou produziu sinais e sintomas (p. ex., prurido, hipersensibilidade, formação de crostas, sangramento) com o transcorrer do tempo

---

mãos, nas plantas dos pés, nos leitos ungueais e nas mucosas dos indivíduos de pele escura. Esses melanomas evidenciam-se por máculas pigmentadas irregulares, que se transformam em nódulos. As lesões podem ser invasivas desde o início.

## Manifestações clínicas e avaliação

Os resultados da biopsia confirmam o diagnóstico de melanoma. O espécime retirado por biopsia excisional fornece informações quanto a tipo, nível de invasão e espessura da lesão. Um espécime de biopsia excisional que inclua uma margem de 1 cm de tecidos normais e uma parte do tecido adiposo subcutâneo subjacente é suficiente para definir o estágio de melanoma *in situ* ou melanoma não invasivo em estágio inicial. A biopsia incisional deve ser realizada quando a lesão suspeita é muito grande para ser retirada sem riscos de cicatrizes graves. Os espécimes de biopsia obtidos por raspagem, curetagem ou aspiração por agulha não são considerados como prova histológica confiável da doença.

A história e o exame físico detalhados devem incluir um exame meticuloso da pele e palpação dos linfonodos regionais que drenam a região da lesão. O Boxe 52.10 descreve como avaliar sinais. Como o melanoma incide em determinadas famílias, a história familiar positiva desse câncer deve ser investigada, de modo que os parentes de primeiro grau, que podem estar mais sujeitos a desenvolver melanomas, possam ser avaliados quando têm lesões atípicas. Depois de confirmar o diagnóstico de melanoma, os exames realizados geralmente para determinar a extensão da doença são radiografias do tórax, hemograma completo, provas de função hepática e cintigrafia ou tomografia computadorizada.

## Manejo clínico e de enfermagem

O tratamento depende do nível da invasão e da profundidade da lesão. Excisão cirúrgica é o tratamento preferido para lesões pequenas e superficiais. As lesões mais profundas requerem excisão local ampla e, em seguida, pode ser necessário fazer enxerto de pele. A dissecção dos linfonodos regionais é realizada comumente para excluir a existência de metástases, embora as abordagens cirúrgicas modernas recomendem apenas biopsia do linfonodo sentinela. O linfonodo sentinela é o primeiro linfonodo para o qual o câncer provavelmente se dissemina a partir do tumor primário, antes de acometer outros linfonodos. Essa técnica é usada para colher amostras dos linfonodos situados mais perto do tumor e poupar o cliente das sequelas crônicas da ressecção extensiva dos linfonodos quando a biopsia é negativa.

A imunoterapia tem conseguido sucesso variado como tratamento do melanoma. A imunoterapia modifica a função imune e outras respostas biológicas ao câncer. Várias modalidades de imunoterapia (p. ex., vacina de bacilos de Calmette-Guérin, *Corynebacterium parvum*, levamisol) oferecem resultados encorajadores. Algumas modalidades experimentais são modificadores da resposta biológica (p. ex., alfainterferona, interleucina-2), imunoterapia adaptativa (*i. e.*, células citotóxicas ativadas por linfocinas) e anticorpos monoclonais dirigidos contra os antígenos do melanoma. Um desses fármacos – aldesleucina – produziu resultados promissores como prevenção das recidivas do melanoma. O ensaio laboratorial para tirosinase – uma enzima que parece ser produzida apenas pelas células do melanoma – está em fase de investigação. Vários outros estudos procuram desenvolver e testar imunização autóloga contra células tumorais específicas. Esses estudos estão em fase experimental, mas mostram resultados promissores quanto ao desenvolvimento futuro de uma vacina contra melanoma.

Os tratamentos atuais para melanoma metastático raramente ou nunca produzem resultados satisfatórios. A intervenção cirúrgica adicional pode ser realizada para reduzir o tumor ou remover parte do órgão afetado (p. ex., pulmão, fígado ou intestino grosso). Entretanto, a razão de uma intervenção cirúrgica mais ampla é atenuar os sintomas, não alcançar a cura. A quimioterapia para melanoma metastático pode ser usada, mas apenas alguns fármacos (p. ex., dacarbazina, nitrosoureias, cisplatina) mostraram-se eficazes para controlar esse câncer.

Quando o melanoma está localizado em um membro, a perfusão regional pode ser realizada; o agente quimioterápico é perfundido diretamente na região que abriga o melanoma. Essa abordagem fornece uma concentração alta dos agentes citotóxicos e, ao mesmo tempo, evita efeitos colaterais tóxicos sistêmicos. O membro é perfundido por uma hora com concentrações altas do fármaco em temperaturas de 39 a 40°C por uma bomba de perfusão. A hipertermia induzida acentua o efeito da quimioterapia, de modo que doses totais menores podem ser usadas. O objetivo da perfusão regional é controlar a metástase, especialmente quando é combinada com excisão cirúrgica da lesão primária e dissecção dos linfonodos regionais.

## Tumores metastáticos na pele

A pele é um órgão importante afetado pelas metástases de outros cânceres, embora isso não seja comum. Todos os tipos de câncer podem produzir metástases na pele, mas o carcinoma de mama é a fonte principal das metástases cutâneas das mulheres. Outras fontes são cânceres de intestino grosso, ovários e pulmões. Nos homens, os focos primários mais comuns são pulmões, intestino grosso, cavidade oral, rins e estômago. As metástases cutâneas dos melanomas são detectadas nos dois sexos. O aspecto clínico das lesões metastáticas da pele não é característico, exceto talvez por alguns casos de câncer de mama, nos quais há endurecimento lenhoso difuso da pele da mama afetada. Na maioria dos casos, as lesões metastáticas apresentam-se como nódulos cutâneos ou subcutâneos múltiplos com dimensões variadas, que podem ser da mesma cor da pele ou de tonalidades avermelhadas diferentes.

## Sarcoma de Kaposi

Sarcoma de Kaposi (SK) é uma neoplasia maligna das células endoteliais que revestem os vasos sanguíneos pequenos. Clinicamente, o SK evidencia-se por lesões da pele, da cavidade oral, do trato GI e dos pulmões. As lesões cutâneas consistem em máculas, placas ou nódulos vermelho-arroxeados ou azul-escuros. O SK é subdivido em três tipos:

- O **SK clássico** ocorre predominantemente nos homens de descendência judia ou do Mediterrâneo com idades entre 40 e 70 anos. A maioria dos clientes têm nódulos ou placas nos membros inferiores, que raramente produzem metástases para outras áreas. O SK clássico é crônico, relativamente benigno e raramente fatal
- O **SK endêmico (africano)** acomete predominantemente populações da metade oriental da África, nas proximidades do equador. Os homens são afetados mais comumente que as mulheres, e as crianças também podem ter a doença. As lesões são semelhantes ao SK clássico, ou podem infiltrar e produzir formas linfadenopáticas
- O **SK associado à imunossupressão** ocorre nos receptores de transplantes e nos clientes com AIDS. Esse tipo de SK caracteriza-se por lesões cutâneas localizadas e acometimento visceral e mucocutâneo disseminado. Quanto mais profundo for o nível de imunossupressão, maior a incidência do SK. O SK associado à imunossupressão resultante da AIDS é um tumor agressivo que acomete vários órgãos do corpo. A apresentação clínica da doença é semelhante ao SK associado ao tratamento imunossupressor. A maioria dos clientes tem entre 20 e 40 anos de idade. Veja mais detalhes sobre SK e AIDS no Capítulo 37.

## Revisão do capítulo

### Exercícios de avaliação crítica

1. Você cuida de uma mulher idosa em sua casa. A cliente tem história de doença vascular periférica crônica e, na ocasião, desenvolveu uma úlcera de estase venosa na perna, pouco acima do tornozelo. O médico prescreveu um curativo retentivo de umidade impregnado com hidrogel. O curativo precisa ser trocado a cada 3 dias, e a cliente pergunta a você por que o curativo não é trocado diariamente. Como você poderia explicar à cliente o propósito desse curativo? Encontre evidências a favor do uso dos curativos retentivos de umidade para tratar úlceras venosas. Descreva a força das evidências acerca de sua eficácia na promoção da cicatrização da ferida.
2. Você cuida de uma mulher de meia-idade que teve diabetes melito diagnosticado recentemente. Em preparação para sua alta, a cliente diz que há anos sua pele tem ficado seca, descamativa e pruriginosa durante os meses de inverno e que ela toma banho 2 vezes/dia, de manhã e à noite, para tentar atenuar a coceira e o ressecamento. Além disso, a cliente diz que é difícil evitar coçar a pele. Quais orientações você poderia dar a essa cliente? Quais são os riscos de que essa cliente desenvolva lesões cutâneas mais graves, se o ressecamento e o prurido da pele persistirem?
3. Você foi designado para trabalhar no setor de emergência e cuida de um adulto jovem que está sendo tratado porque teve um episódio de insolação depois de uma partida de golfe em um dia muito quente. Enquanto aguarda a alta, o cliente diz que está preocupado quanto à possibilidade de desenvolver câncer de pele, porque passa muito tempo no sol. Depois de fornecer ao cliente informações sobre fatores de risco e

prevenção de insolação, quais outras orientações você poderia dar? Quais são os fatores de risco do câncer de pele? Quais estratégias de promoção da saúde poderiam ser recomendadas para esse cliente?

## Questões objetivas

1. Um cliente é atendido em uma clínica especializada em feridas porque tem uma úlcera de pressão na perna esquerda. A lesão tem perda de toda a espessura da pele com exposição de osso. A enfermeira poderia descrever corretamente essa ferida por qual dos seguintes estágios?
   A. I
   B. II
   C. III
   D. IV

2. O médico prescreveu pomada de colagenase para um cliente com úlcera necrótica da perna esquerda. A enfermeira sabe que a razão do uso desse fármaco é:
   A. Remover tecidos necróticos e absorver quantidades pequenas ou grandes de exsudato.
   B. Utilizar as enzimas digestivas do próprio corpo para decompor tecidos necróticos.
   C. Aumentar a taxa de remoção dos tecidos necróticos.
   D. Aumentar a taxa de transmissão de umidade-vapor para remover o exsudato.

3. Um homem de 20 anos é atendido em uma clínica de dermatologia porque tem carcinoma basocelular no olho. A enfermeira pode esperar que o médico realize qual intervenção?
   A. Eletrocirurgia
   B. Cirurgia micrográfica de Mohs
   C. Criocirurgia
   D. Radioterapia

4. O médico prescreveu tratamento com corticoide tópico para um cliente com prurido. Qual das seguintes orientações deveria ser incluída no plano de cuidados desse cliente?
   A. Aplicar o fármaco liberalmente na área prescrita.
   B. A absorção aumenta quando a pele está seca.
   C. Os efeitos colaterais locais podem incluir atrofia e adelgaçamento da pele.
   D. A absorção diminui quando a pele é coberta com um curativo oclusivo.

5. Uma cliente de 55 anos com leucemia é avaliada na clínica porque se queixa de dor ardente na região lombar. A cliente tem o diagnóstico de herpes-zóster. A enfermeira poderia esperar que qual classe de fármacos fosse prescrita para reduzir a dor e interromper a progressão da doença?
   A. Anti-inflamatório
   B. Antiviral
   C. Antibiótico
   D. Antifúngico

## Bibliografia e leitura sugerida

A bibliografia e a leitura sugerida para este capítulo estão disponíveis no **GEN-IO:** http://gen-io.grupogen.com.br/gen-io/.

# CAPÍTULO 53

SALLY R. DALTON

# Manejo de Enfermagem | Queimaduras

## Objetivos de estudo

**Após ler este capítulo, você será capaz de:**

1. Descrever o sistema de classificação das queimaduras
2. Descrever os efeitos locais e sistêmicos de uma queimadura grande
3. Descrever os distúrbios hidreletrolíticos potenciais da fase de emergência/reanimação e da fase aguda do manejo das queimaduras
4. Descrever o manejo de enfermagem para o cliente com queimaduras.

Em comparação com a população de clientes atendidos no sistema de saúde, os clientes queimados são poucos. Contudo, as queimaduras ainda estão entre as lesões catastróficas mais dispendiosas em termos de gastos com tratamento e sofrimento humano (American Burn Association [ABA], 2009a). As queimaduras são classificadas como térmicas (inclusive queimaduras elétricas), elétricas, químicas ou causadas por radiação. A pele e as mucosas das vias respiratórias superiores são os tecidos destruídos. A destruição da pele pode causar perdas acentuadas de líquidos, infecção, hipotermia, imunossupressão e alterações da função, da aparência e da imagem corporal. A enfermeira que cuida de clientes queimados precisa ter habilidades avançadas de avaliação e um nível elevado de conhecimentos sobre as alterações fisiopatológicas que ocorrem depois de queimaduras graves, de modo que possa detectar alterações sutis das condições dos seus clientes.

## Visão geral sobre queimaduras

### Incidência das queimaduras

As duas causas principais de queimaduras são chamas e líquidos ferventes (escaldaduras). Em geral, as queimaduras domésticas ocorrem nas cozinhas durante a preparação dos alimentos, nos banheiros em consequência de água fervente, ou na sala de estar depois de incêndios provocados por cigarros (Aherns, 2009). A queimadura pode ocorrer em qualquer pessoa, a qualquer hora e em qualquer lugar. As queimaduras ocorrem em pessoas de todas as idades e de todos os grupos socioeconômicos. Anualmente, cerca de 500.000 clientes com queimaduras recebem tratamento médico e ocorrem 4.000 mortes relacionadas com incêndios e queimaduras. Os incêndios domésticos são responsáveis por 3.500 dessas mortes, enquanto os 500 casos restantes estão relacionados com acidentes automobilísticos e aéreos, ou contato com eletricidade, compostos químicos ou líquidos e substâncias quentes (ABA, 2009a).

Cerca de 71% de todas as vítimas de queimaduras são do sexo masculino. As crianças com menos de 5 anos de idade representam 17%, e os indivíduos com mais de 60 anos constituem 12% dos queimados (ABA, 2009a).

Os grupos mais predispostos a queimaduras são idosos, fumantes e indivíduos portadores de limitações físicas ou mentais, doença neurológica, problemas de abuso de drogas e transtornos psiquiátricos.[1]

---

[1]N.R.T.: No Brasil, a Universidade de São Paulo e a Organização Pan-Americana da Saúde (OPAS) publicaram uma pesquisa cujos resultados indicaram que crianças menores de 10 anos e adultos em idade produtiva (entre 20 e 29 anos) foram os mais atendidos com o problema, sendo a residência o local mais frequente da ocorrência (62,1%) (Fonte: http://portal.fiocruz.br/pt-br/content/levantamento-aponta-que-brasil-apresenta-n%C3%BAmero-alto-de-queimados).

**Tabela 53.1** Características das queimaduras com base na profundidade.

| Profundidade da queimadura | Causas | Acometimento da pele | Sintomas | Aspecto da lesão | Evolução da recuperação |
|---|---|---|---|---|---|
| **Espessura parcial superficial** (semelhante à queimadura de 1º grau) | Queimadura solar Chama de pouca intensidade | Epiderme; possivelmente, parte da derme | Formigamento Hiperestesia (sensibilidade exacerbada) Dor aliviada pelo resfriamento da pele | Avermelhada; empalidece quando se aplica pressão; seca Pouco ou nenhum edema Pode haver bolhas | Recuperação completa em 1 semana; não forma cicatrizes Descamação |
| **Espessura parcial profunda** (semelhante à queimadura de 2º grau) | Escaldaduras Fogo e chamas Contato | Epiderme, camada superior da derme, partes da derme mais profunda | Dor Hiperestesia Sensível ao ar frio | Bolhosa, base vermelha e úmida; epiderme destruída; exsudação na superfície | Recuperação em 2 a 4 semanas Alguma cicatriz, despigmentação e contraturas Pode ser transformada em queimadura de espessura total se houver infecção |
| **Espessura total** (semelhante à queimadura de 3º grau) | Chama Exposição prolongada a líquidos quentes Corrente elétrica Compostos químicos Contato | Epiderme, toda a derme e, algumas vezes, tecidos subcutâneos; pode acometer tecidos conjuntivos, músculos e ossos | Ausência de dor Choque Hematúria (sangue na urina) e possivelmente hemólise (destruição de hemácias) Pode haver feridas nos locais de entrada e saída da corrente elétrica | Seca; branco-pálida, coriácea ou chamuscada Pele destruída com exposição de gordura Edema | Desprendimento de esfacelo É necessário fazer enxertia de pele Cicatriz e perda do contorno e da função; contraturas Pode haver perda de dedos ou membros |

## Considerações gerontológicas

Os indivíduos com mais de 60 anos tendem a viver sozinhos e a desenvolver limitações de mobilidade, déficits visuais e redução da sensibilidade dos pés e das mãos. Essas alterações colocam essa população em risco de queimaduras. A morbidade e a mortalidade associadas às queimaduras são maiores na população idosa (ABA, 2009a). O adelgaçamento e a perda da elasticidade da pele predispõem esses indivíduos a queimaduras profundas depois de uma lesão térmica que, nos indivíduos mais jovens, poderia causar queimaduras menos graves. Além disso, as doenças crônicas reduzem a resistência dos clientes idosos aos estresses multissistêmicos impostos pelas queimaduras graves. As campanhas de prevenção bem-sucedidas foram relacionadas com detectores de fumaça, detectores de monóxido de carbono, extintores de incêndio, planos de fuga (Taira et al., 2011), sistemas de borrifação, reforço dos códigos de incêndio e cigarros sem fumaça (ABA, 2009b, n.d.).

## Classificação das queimaduras

As queimaduras são classificadas com base na profundidade das lesões e na extensão da superfície corporal total (SCT) queimada.

### Profundidade

As queimaduras são classificadas de acordo com a profundidade da destruição dos tecidos. A profundidade depende da quantidade de derme destruída. A profundidade da queimadura determina se ocorrerá cicatrização espontânea e ajuda a elaborar o plano de cuidados (Jaskille, Ramella-Roman, Shupp et al., 2010). Os seguintes fatores devem ser levados em consideração para determinar a profundidade de uma queimadura:

• Como a lesão ocorreu
• O agente causador, ou seja, chamas, líquidos ferventes, compostos químicos ou carvão em brasa
• Temperatura do agente que causou a queimadura
• Duração do contato com o agente
• Espessura da pele da área queimada.

As queimaduras são descritas como superficiais; lesões de espessura parcial superficiais; lesões de espessura parcial profundas; ou lesões de espessura total (Tabela 53.1 e Figura 53.1). Antes conhecida como queimadura de primeiro grau, a queimadura superficial danifica apenas a **epiderme** (camada mais externa da pele). A região fica rosada ou vermelha com descamação suave, mas não há bolha. Com a queimadura de espessura parcial superficial (um dos dois tipos de queimadura de segundo grau), a epiderme é destruída e uma pequena parte da **derme** subjacente (camada vascularizada mais profunda da pele) é danificada. Essa lesão é muito dolorosa, rosada e úmida; os folículos pilosos estão preservados e, em geral, há formação de bolhas. Essas queimaduras cicatrizam em 5 a 10 dias, sem deixar marcas.

A queimadura de espessura parcial profunda (segundo tipo de queimadura de segundo grau) estende-se até a camada reticular da derme (tecidos conjuntivos densos que conferem resistência e elasticidade à pele e abrigam glândulas sudoríparas, vasos linfáticos e folículos pilosos) e é difícil de dife-

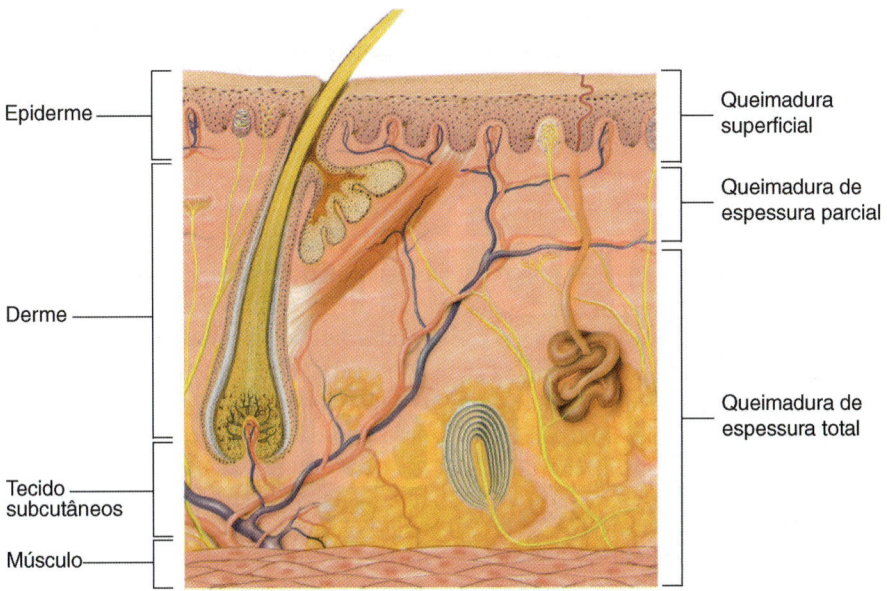

Figura 53.1 Profundidade da queimadura.

renciar das queimaduras de espessura total. A lesão é vermelha ou branca, mosqueada, e pode ser úmida ou muito seca. O cliente sente dor intensa, e essas queimaduras demoram até 14 dias para cicatrizar, com graus variáveis de formação de cicatrizes.

A queimadura de espessura total (antes conhecida como queimadura de terceiro ou quarto grau) consiste na destruição completa da derme e estende-se até a gordura subcutânea. A lesão também pode envolver músculos e ossos. Esse tipo de queimadura cicatriza por contração ou migração das células epiteliais e requer enxertos de pele. A cor da ferida varia amplamente, de branco mosqueado a vermelho, marrom ou preto. As lesões parecem coriáceas (semelhantes ao couro), e os folículos pilosos e as glândulas sudoríparas são destruídos.

### Alerta de enfermagem

*É importante que a enfermeira saiba que, mesmo quando a pele não está mais em contato com a fonte da queimadura, a lesão da pele pode continuar. Nos casos de queimaduras por escaldadura, um segundo de contato com água quente a 70°C pode causar queimadura com destruição da epiderme e da derme, resultando em uma lesão de espessura total. Quinze segundos de exposição à água quente a 56°C causam lesões de espessura total semelhantes. Uma queimadura de espessura parcial profunda pode avançar para queimadura de espessura total nas primeiras horas depois da lesão, e, por essa razão, a avaliação e o tratamento imediatos, inclusive irrigação com água da torneira, são importantes para reduzir o risco de lesão térmica. É fundamental que a enfermeira remova todas as joias (geralmente metálicas), porque elas podem reter calor, causar lesão térmica e funcionar como um torniquete quando os tecidos edemaciam. A aplicação de água gelada nas queimaduras extensivas pode causar hipotermia e aumentar a mortalidade, enquanto a água de torneira atenua a dor e pode reduzir a progressão da necrose dos tecidos e a necessidade de realizar enxertia de pele (Singer, Taira, Lee et al., 2009).*

## Extensão da superfície corporal queimada

Existem vários métodos usados para estimar a superfície corporal total (SCT) afetada pelas queimaduras, inclusive a regra dos nove e o método de Lund e Browder.

### Regra dos nove

A **regra dos nove** (Figura 53.2) é um método rápido para estimar a extensão das queimaduras. Esse sistema atribui porcentagens em múltiplos de nove às principais superfícies corporais.

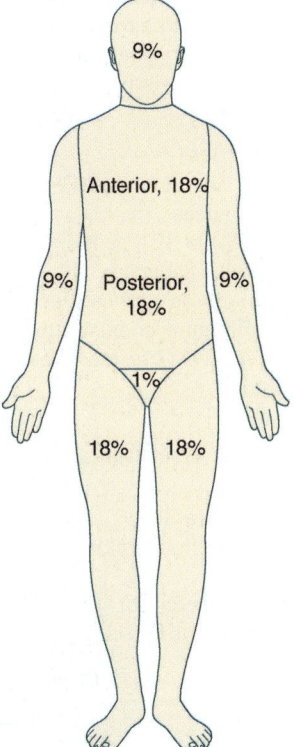

Figura 53.2 Regra dos nove: a porcentagem estimada da superfície corporal total (SCT) do adulto pode ser calculada dividindo-se a superfície corporal em áreas com um valor numérico múltiplo de nove. (Nota: as regiões anterior e posterior da cabeça representam 9% da SCT).

## Método de Lund e Browder

O método de Lund e Browder é mais preciso para determinar a extensão de uma queimadura, porque considera as porcentagens da área corporal das diferentes partes do corpo, principalmente cabeça e pernas, com relação aos estágios de crescimento. Como ocorrem alterações das porcentagens das áreas corporais com o crescimento, a SCT calculada também se altera com a idade. Quando se divide o corpo em áreas muito pequenas e obtém-se uma estimativa da porcentagem da SCT atribuída a cada parte do corpo, pode-se conseguir uma estimativa confiável da SCT queimada. A avaliação inicial deve ser realizada quando o cliente chega ao hospital, sendo repetida no segundo e no terceiro dia depois da queimadura, porque a demarcação (limites entre os tecidos normais e necróticos) geralmente não é nítida por ocasião da primeira avaliação.

### Sistema de determinação da gravidade

O Sistema de Determinação da Gravidade (Boxe 53.1) adotado pela ABA inclui: queimaduras leves, moderadas e graves.

## Fisiopatologia

Queimaduras são lesões dinâmicas que desencadeiam uma série de efeitos inflamatórios teciduais locais e sistêmicos, dependendo da porcentagem da área queimada. Os efeitos locais são desnaturação das proteínas (que causa distúrbios celulares e pode resultar na destruição das células), liberação de substâncias vasoativas e acumulação de edema. Em consequência da destruição das células, os gradientes de pressão osmótica e hidrostática são alterados e há extravasamento de líquido intravascular para os espaços intersticiais. Essas anormalidades são distribuídas para todas as partes da área lesada, à medida que algumas células morrem instantaneamente, algumas são danificadas irreversivelmente e outras sobrevivem – contanto que sejam realizadas intervenções apropriadas. Existem três zonas bem diferenciadas, configurando o padrão de olho de boi. A zona de coagulação (ao centro), na qual os tecidos estão completamente destruídos; a zona de estase, que circunda os tecidos viáveis e pode ser recuperada; e a zona de hiperemia, com ampliação do fluxo sanguíneo em consequência da resposta inflamatória normal (Figura 53.3). As queimaduras que acometem mais de 25% da SCT podem causar reações locais e sistêmicas e são consideradas lesões graves. A incidência e o significado das alterações fisiopatológicas são proporcionais à extensão da queimadura, com respostas máximas quando as queimaduras cobrem 60% ou mais da SCT (Lumenta, Kamloz e Manfred, 2009). Esses pacientes são mais bem atendidos quando são transferidos para um centro especializado em queimaduras, porque estão sujeitos à complicação do choque pós-queimadura.

## Choque do cliente com queimadura | Distúrbios cardiovasculares

O choque ocorre quando o fornecimento de oxigênio não consegue atender à demanda dos tecidos. O choque do cliente com queimadura é causado por vários distúrbios circulatórios. O evento sistêmico inicial é a instabilidade hemodinâmica, que resulta da perda da integridade capilar e da transferência sub-

---

**BOXE 53.1 Classificação da extensão das queimaduras.**

### Queimadura leve
- Queimadura de segundo grau < 15% da superfície corporal total (SCT) dos adultos, ou < 10% da SCT das crianças
- Queimadura de terceiro grau < 2% da SCT, sem envolvimento de áreas que exijam cuidados especiais (olhos, orelhas, face, mãos, pés, períneo e articulações)
- Exclui todos os clientes com queimaduras elétricas, lesão provocada por inalação ou traumatismo coexistente e todos os clientes com riscos desfavoráveis (i. e., faixas etárias extremas, doença coexistente)

### Queimadura moderada sem complicações
- Queimaduras de segundo grau de 15 a 25% da SCT dos adultos, ou 10 a 20% da SCT das crianças
- Queimaduras de terceiro grau < 10% da SCT, sem envolvimento de áreas que exijam cuidados especiais
- Exclui todos os clientes com queimaduras elétricas, lesão provocada por inalação ou traumatismo coexistente e todos os clientes com risco desfavorável (i. e., faixas etárias extremas, doença coexistente)

### Queimadura grave
- Queimaduras de segundo grau > 25% da SCT dos adultos ou > 20% da SCT das crianças
- Queimaduras de terceiro grau ≥ 10% da SCT
- Todas as queimaduras que envolvam olhos, orelhas, face, mãos, pés, períneo ou articulações
- Todos os pacientes com lesão provocada por inalação, queimadura elétrica ou traumatismo coexistente; todos os clientes com risco desfavorável

De Morton, P.G., & Fontaine, D. (2008). *Critical care nursing: A holistic approach* (9th ed). Philadelphia: Lippincott Williams & Wilkins.

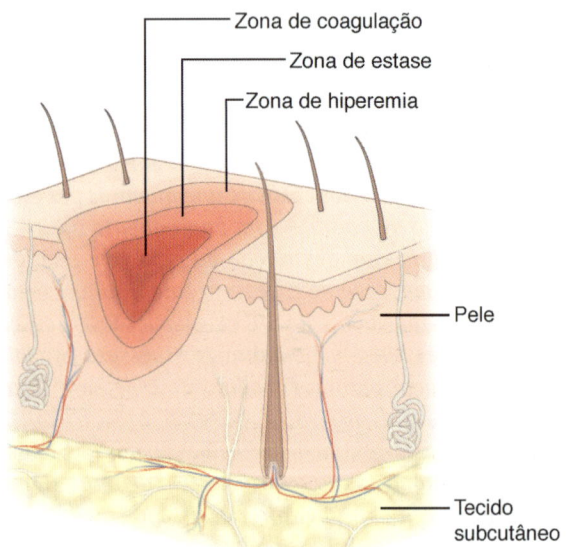

**Figura 53.3** Zonas da queimadura. Cada área queimada tem três zonas de lesão. A zona mais interior (conhecida como área de coagulação, na qual houve morte celular) sofre os danos mais graves. A zona intermediária, ou área de estase, tem circulação sanguínea reduzida, inflamação e lesão dos tecidos. A zona mais externa – área de hiperemia – sofre danos menos graves.

sequente de líquidos, sódio e proteínas do espaço intravascular para os espaços intersticiais. Essa síndrome de extravasamento capilar aumenta a permeabilidade celular na área queimada, assim como em todo o corpo. Quando ocorre uma queimadura grave, essa síndrome suplanta acentuadamente o efeito favorável da resposta inflamatória. O cliente acumula edema crescente nos tecidos e nos órgãos, causando hipoperfusão e choque hipovolêmico. À medida que a perda de líquidos continua e o volume vascular diminui, o débito cardíaco (DC) e a pressão arterial (PA) também diminuem. Isso caracteriza o início do choque do cliente com queimadura. A reação sistêmica é causada pela liberação de citocinas e outros mediadores na circulação sistêmica. O resultado é avassalador: a resistência vascular periférica aumenta em consequência da acumulação de edema; o volume sanguíneo diminui; e o DC é reduzido (Jeschke, Chinkes, Finnerty et al., 2008). Desse modo, o choque do cliente com queimadura caracteriza-se por extravasamento capilar, acumulação de líquidos no "terceiro espaço", hipovolemia grave e redução do DC. Quando o cliente com queimadura não é reanimado adequadamente, ele entra em colapso circulatório.

## Distúrbios hidreletrolíticos

A reposição imediata de líquidos mantém a PA na faixa subnormal-normal e aumenta o DC. Em geral, a perda mais significativa de volume ocorre nas primeiras 24 a 36 h depois da queimadura. À medida que os capilares começam a recuperar sua integridade, o choque do cliente com queimadura regride e os líquidos voltam ao compartimento vascular. À medida que os líquidos são reabsorvidos dos tecidos intersticiais para o compartimento vascular, o volume sanguíneo aumenta. Quando as funções cardíaca e renal estão normais, o débito cardíaco aumenta. A solução de lactato de Ringer (LR) é o líquido IV preferido para a reposição nos casos de queimaduras, porque as concentrações de sódio (130 mEq/$\ell$) e potássio (4 mEq/$\ell$) são semelhantes aos níveis intravasculares normais (sódio entre 135 e 145 mEq/$\ell$ e potássio entre 3,5 e 5,0 mEq/$\ell$). O LR também contém lactato (28 mEq/$\ell$), que pode ser convertido pelo fígado em bicarbonato (tampão natural do sangue) para ajudar a corrigir a acidose metabólica, que ocorre comumente nos clientes em choque por queimadura.

Os clientes com queimaduras extensivas estão sujeitos à síndrome compartimentar abdominal, principalmente quando a reposição de líquidos demora a ser iniciada. Os líquidos são desviados para a cavidade abdominal e agravam a distensão abdominal, que interfere na ventilação pulmonar. A perda de volume para o espaço peritoneal diminui o DC, causa hipotensão e reduz o débito urinário. A pressão intra-abdominal elevada comprime a veia cava inferior e limita o fluxo sanguíneo e a perfusão dos órgãos abdominais, acentuando os distúrbios funcionais dos rins, do fígado e dos órgãos viscerais. A pressão intra-abdominal normal (que varia com as respirações) é de cerca de 5 mmHg, mas pode ser mais alta nos indivíduos obesos (World Society of Abdominal Compartment Syndrome; disponível na página www.wsacs.org). As pressões intravesicais acima de 20 a 25 mmHg indicam pressão intra-abdominal crescente (Alarcon, 2009), resultando em perfusão inadequada do órgão e indicando a necessidade de descompressão do abdome. A drenagem de líquidos por punção abdominal ou laparotomia ajuda a reduzir a pressão abdominal. As manifestações clínicas podem incluir abdome tenso e distendido, oligúria progressiva (débito urinário < 400 m$\ell$) e agravamento da necessidade de suporte ventilatório.

### Alerta de enfermagem

*As enfermeiras podem medir a pressão intravesical (PIV) utilizando um cateter vesical (Foley), um monitor de pressão (ou manômetro), solução salina à temperatura ambiente e uma seringa de 60 m$\ell$. O monitor de pressão é instalado e conectado à bolsa de drenagem do cateter no acesso de aspiração por uma torneirinha ou uma agulha, dependendo da bolsa de drenagem. Quando a bexiga está vazia, a enfermeira deve instilar 25 a 50 m$\ell$ [dependendo das normas da instituição] de solução salina pelo cateter utilizando a seringa de 60 m$\ell$ e, em seguida, o cateter é clampeado. Alguns estudos evidenciaram que a PIV pode estar falsamente elevada quando se instila mais de 50 m$\ell$ da solução salina; entretanto, ainda não está definido qual é o melhor volume a ser instilado (Malbrain e Deeren, 2006). A sínfise púbica é usada como ponto de referência zero quando a bolsa de drenagem está na linha hemiaxilar. A pressão é registrada, o clampe é liberado e a urina é deixada fluir para a bolsa de drenagem (Murcia-Sáez et al.) (Figura 53.4).*

Os clientes com grandes queimaduras acumulam edema sistêmico grave. À medida que a reposição de líquidos continua, o edema se agrava. Como os tecidos queimados tornam-se retesados ao edema sob sua superfície, eles começam a funcionar como um torniquete, principalmente quando a queimadura é circunferencial. Essa complicação é semelhante à síndrome compartimentar. O médico pode precisar fazer **escarotomia** (incisão cirúrgica da **crosta**, também conhecida como "ferida preta", porque os tecidos necróticos produzem uma ferida espessa, seca e escura) para aliviar o efeito constritivo dos tecidos queimados. Veja detalhes da síndrome compartimentar no Capítulo 42.

O volume sanguíneo circulante diminui drasticamente durante o choque do cliente com queimadura, em consequência do extravasamento capilar profuso com variações dos níveis séricos de sódio em resposta à reposição de líquidos. Em geral, os clientes com queimaduras têm hiponatremia (deficiência de sódio). Pouco depois da queimadura, há hiperpotassemia (excesso de potássio) resultante da destruição maciça das células. Mais tarde, o cliente pode ter hipopotassemia (deficiência de potássio) se ocorrerem desvios de líquidos e reposição inadequada de potássio. A acidose láctica é comum no choque do cliente com queimadura em consequência da hipovolemia e da hipoperfusão; por essa razão, embora o lactato da solução de LR possa ser convertido em bicarbonato para corrigir a acidemia, o objetivo do tratamento é reverter a hipoperfusão. Entretanto, os níveis plasmáticos de lactato são marcadores significativos de choque e reposição de líquidos e, aparentemente, estão relacionados com a morbidade e o prognóstico (Andel, Kamolz, Roka et al., 2007). Os níveis séricos normais de ácido láctico no sangue venoso variam de 0,5 a 2,2 mEq/$\ell$. A acidose láctica está presente se a concentração plasmática de lactato estiver acima de 4 a 5 mEq/$\ell$ (Rose e Post, 2009). Veja descrição dos distúrbios hidreletrolíticos na seção Fase de emergência/reanimação, adiante neste capítulo.

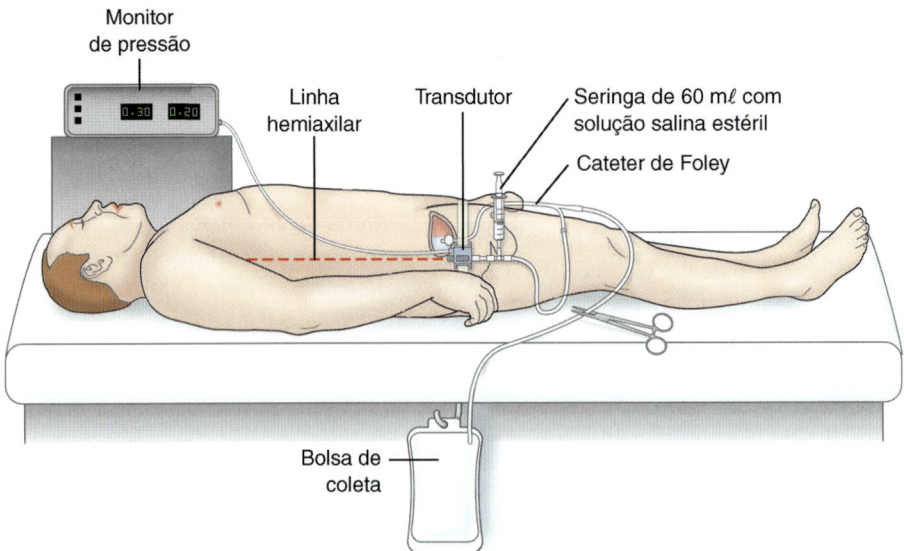

Figura 53.4 Determinação da pressão intravesical. Para avaliar se o cliente desenvolveu síndrome compartimentar abdominal, a pressão intravesical pode ser monitorada. Isso requer um cateter de Foley, um sistema transdutor (monitor de pressão com transdutor), solução salina à temperatura ambiente e uma seringa de 60 mℓ. A bexiga deve ser esvaziada, o cateter de Foley é desconectado do tubo de drenagem – utilizando a seringa cheia de uma solução pré-selecionada (em geral, solução salina) –, a solução é instilada dentro da bexiga e o cateter é clampeado imediatamente. O cateter de Foley clampeado é reconectado ao tubo de drenagem. O sistema transdutor é conectado ao cateter pelo acesso de aspiração do tubo de drenagem utilizando uma torneirinha ou uma agulha (o clampe deve ficar no tubo de drenagem abaixo do acesso de aspiração para possibilitar a aferição da pressão vesical). A pressão vesical é exibida no monitor de pressão. Esse número deve ser registrado, o clampe é retirado e a solução é deixada a drenar para dentro da bolsa de coleta. O volume de solução usado é subtraído do débito urinário, de modo a manter a precisão do registro do débito urinário.

## Distúrbios pulmonares

A lesão provocada por inalação requer internação hospitalar prolongada e é uma das causas principais de morbidade e mortalidade. Esse tipo de lesão ocorre quando um indivíduo fica preso dentro de uma estrutura em combustão, ou é afetado por uma explosão que resulta na inalação de ar e gases nocivos superaquecidos. A lesão provocada por inalação tem impacto significativo nas chances de sobrevivência do cliente.

As lesões pulmonares podem ser classificadas em dois grupos: lesão das vias respiratórias superiores e lesão por inalação das vias subglóticas, inclusive intoxicação por monóxido de carbono. A lesão das vias respiratórias superiores é causada diretamente pelo calor e pelo edema e se evidencia por obstrução mecânica das vias respiratórias superiores. Em razão do efeito resfriador da vaporização rápida nas vias respiratórias, a lesão térmica direta geralmente não ocorre abaixo do nível dos brônquios. A lesão das vias respiratórias superiores é tratada por intubação nasotraqueal ou endotraqueal imediata, ou traqueotomia. O edema das estruturas da laringe e da região supraglótica depois de queimaduras da face e do pescoço e a exposição das vias respiratórias superiores ao calor podem ocorrer rapidamente, dificultando a intubação e, desse modo, exigindo a realização de uma traqueostomia de emergência (Breederved e Kreis, 2009).

A lesão subglótica provocada por inalação é causada pelos gases tóxicos. Esse tipo de lesão resulta diretamente da irritação química dos tecidos pulmonares no nível alveolar. Essas lesões podem destruir a ação ciliar, aumentar as secreções, causar edema grave das mucosas e, possivelmente, resultar em broncospasmo. O surfactante pulmonar diminui, o que causa atelectasia (colapso dos alvéolos). A expectoração de partículas de carbono no escarro é o sinal clássico desse tipo de lesão.

O monóxido de carbono provavelmente é a causa mais comum da lesão provocada por inalação, porque é um subproduto da combustão de materiais orgânicos, estando presente, portanto, na fumaça. Os efeitos fisiopatológicos são causados pela hipoxia tecidual, um resultado da combinação do monóxido de carbono com a hemoglobina para formar **carboxi-hemoglobina**, que compete com o oxigênio pelos locais de ligação disponíveis na hemoglobina. A afinidade da hemoglobina pelo monóxido de carbono é 250 vezes maior que a afinidade pelo oxigênio. Em geral, o tratamento consiste em intubar e iniciar imediatamente respiração artificial com oxigênio a 100%. A administração de oxigênio a 100% é essencial para acelerar a remoção do monóxido de carbono ligado à molécula de hemoglobina.

As anormalidades pulmonares nem sempre se evidenciam de imediato. Mais de 50% dos clientes com queimaduras e lesões pulmonares não apresentam sinais e sintomas respiratórios inicialmente. Todos os clientes com possível lesão provocada por inalação devem ser mantidos em observação por no mínimo 24 h, de modo que sejam detectadas complicações respiratórias. Os indicadores de possível lesão pulmonar são os seguintes:

- História sugestiva de que a queimadura ocorreu em um ambiente fechado
- Queimaduras da face ou do pescoço
- Pelos do nariz chamuscados
- Rouquidão, alteração da voz, tosse seca ou estridor
- Escarro sanguinolento ou fuliginoso
- Dificuldade de respirar ou taquipneia (respirações rápidas) e outros sinais de redução dos níveis de oxigênio (hipoxemia)
- Eritema e formação de bolhas na mucosa oral ou faríngea.

O diagnóstico da lesão provocada por inalação é uma prioridade importante. As circunstâncias do acidente, os níveis de carboxi-hemoglobina e a broncoscopia de fibra óptica são usados para avaliar esse tipo de lesão. As complicações respiratórias causadas pela lesão por inalação incluem insuficiência respiratória aguda e síndrome de angústia respiratória aguda (SARA). A insuficiência respiratória ocorre quando a disfunção respiratória e os distúrbios da troca de gases são potencialmente fatais. A intervenção imediata consiste em intubação e respiração artificial. A SARA pode ocorrer nos primeiros dias depois da queimadura e é secundária às respostas pulmonares e sistêmicas à queimadura e à lesão por inalação (Palmieri, 2007). Veja mais informações sobre SARA no Capítulo 10.

### Distúrbios renais

A função renal pode ser alterada em consequência da redução do volume sanguíneo circulante. A destruição das hemácias na área queimada resulta no aparecimento de hemoglobina livre na urina. Quando há lesão muscular, a mioglobina é liberada das células musculares e excretada pelos rins. A reposição adequada do volume de líquidos recupera o fluxo sanguíneo normal e aumenta a taxa de filtração glomerular e o volume urinário. Quando o fluxo sanguíneo renal não é adequado, a hemoglobina e a mioglobina obstruem os túbulos renais e acarretam necrose tubular renal com insuficiência renal. Os níveis sanguíneos de ureia e creatinina e o débito urinário devem ser monitorados para avaliar a função renal.

### Distúrbios imunológicos

As defesas imunes do organismo são profundamente alteradas por queimaduras graves, porque a resistência às infecções diminui. A perda da integridade da pele é agravada pela liberação de mediadores inflamatórios anormais. Há redução significativa da formação e da liberação dos granulócitos e dos macrófagos pela medula óssea; a imunossupressão resultante coloca o cliente com queimadura em risco alto de sepse.

### Distúrbios da termorregulação

A destruição da pele também resulta na incapacidade de regular a temperatura corporal. Por essa razão, os clientes com queimaduras podem ter temperaturas corporais baixas nas primeiras horas depois do acidente. Assim, à medida que o estado de hipermetabolismo reajusta as temperaturas centrais, o cliente tem hipertermia durante grande parte do período que se segue a uma queimadura grave, ainda que não haja infecção.

### Distúrbios gastrintestinais

Duas complicações gastrintestinais (GI) podem ocorrer: íleo paralítico (inexistência de peristalse intestinal) e úlcera de Curling. Reduções da peristalse e dos ruídos peristálticos são indícios do íleo paralítico resultante das queimaduras. Distensão gástrica e náuseas podem causar vômitos, a menos que seja iniciada descompressão gástrica. O sangramento gástrico secundário ao estresse fisiológico grave pode ser sugerido por sangue oculto nas fezes, regurgitação de material semelhante a "borra de café" proveniente do estômago, ou vômito sanguinolento. Esses sinais sugerem erosão gástrica ou duodenal (úlcera de Curling).

## Manejo das queimaduras

O tratamento das queimaduras depende da profundidade da lesão e da resposta local; da extensão da queimadura; e da coexistência de reações sistêmicas. O tratamento das queimaduras é dividido em três fases: fase de emergência/reanimação; fase aguda/intermediária; e fase de reabilitação. Embora existam prioridades em cada uma dessas fases, todas se superpõem, e a avaliação e o tratamento dos problemas e das complicações específicas não se limitam a essas fases, mas se estendem ao longo de todo o tratamento dos clientes com queimaduras. A Tabela 53.2 descreve as três fases e as medidas terapêuticas prioritárias. O Boxe 53.2 resume os cuidados de emergência no local do acidente.

### Fase de emergência/reanimação

#### Cuidados imediatos

No período imediato depois de uma queimadura, é importante lembrar-se do ABC aplicável a todos os casos de traumatismo: A, de vias respiratórias (*airway*, em inglês), B, de respiração (*breathing*, em inglês), e C, de circulação.

**Tabela 53.2** Fases do tratamento da queimadura.

| Fase | Duração | Prioridades |
|---|---|---|
| Emergência/reanimação | Do momento do acidente até a finalização da reposição de líquidos | • Primeiros socorros<br>• Prevenção do choque<br>• Prevenção da insuficiência respiratória<br>• Detecção e tratamento das lesões coexistentes<br>• Avaliação e cuidados iniciais com as feridas |
| Aguda/intermediária | Do início da diurese até pouco antes do fechamento completo das feridas | • Cuidados e cobertura das feridas<br>• Prevenção ou tratamento das complicações, inclusive infecção<br>• Suporte nutricional |
| Reabilitação | Do fechamento das feridas principais até o retorno do indivíduo ao seu nível máximo de adaptação física e psicológica | • Prevenção de cicatrizes e contraturas<br>• Reabilitação física, ocupacional e vocacional<br>• Reconstrução funcional e estética<br>• Aconselhamento psicossocial |

## BOXE 53.2 — Procedimentos de emergência no local.

- *Apagar as chamas*: quando as roupas pegam fogo, as chamas podem ser apagadas quando a vítima cai no piso ou no solo e rola sobre o próprio corpo ("cair e rolar"); qualquer coisa disponível para abafar as chamas pode ser usada, inclusive cobertas, tapetes ou casacos. Ficar de pé força a vítima a respirar as chamas e a fumaça, e ventiladores alimentam as chamas. Quando a causa da queimadura é elétrica, a fonte de energia deve ser desligada
- *Resfriar a queimadura*: depois de apagar as chamas, a área queimada e as roupas aderidas devem ser molhadas com água *fria*, por pouco tempo, de modo a resfriar a ferida e interromper o processo da queimadura. Quando o cliente sofre uma queimadura, a aplicação de água fria é a melhor medida de primeiros socorros. Molhar a área queimada a intervalos regulares com água fria ou aplicar toalhas molhadas proporciona alívio imediato e acentuado da dor e limita o edema e a lesão dos tecidos locais. Contudo, *nunca* se deve aplicar gelo diretamente na queimadura, envolver o corpo da vítima com gelo e realizar imersões em água fria ou curativos frios por mais de alguns minutos; essas medidas podem agravar a lesão dos tecidos e causar hipotermia nos indivíduos com queimaduras extensivas
- *Retirar objetos constritivos*: se for possível, deve-se remover as roupas imediatamente. As roupas aderidas podem permanecer depois de serem resfriadas. Outras roupas e todas as joias, inclusive todos os *piercings*, devem ser removidos para facilitar o exame e evitar constrição provocada pelo edema que se acumula rapidamente
- *Cobrir a ferida*: a queimadura deve ser coberta o mais rapidamente possível para evitar contaminação bacteriana e atenuar a dor, impedindo que o ar entre em contato com a superfície exposta. Curativos estéreis são mais apropriados, mas qualquer pano limpo e seco pode ser usado como curativo de emergência. Pomadas e unguentos *não* devem ser usados. Além do curativo, nenhum fármaco ou material deve ser aplicado na queimadura
- *Irrigar as queimaduras químicas*: as queimaduras químicas resultantes do contato com materiais corrosivos devem ser irrigadas imediatamente. A maioria dos laboratórios químicos dispõe de um chuveiro de alta pressão para essas emergências. Quando esses acidentes ocorrem em casa, o indivíduo deve lavar e remover a substância química, retirar imediatamente as roupas e enxaguar todas as áreas do corpo que possam ter entrado em contato com a substância. A lavagem pode ser realizada no chuveiro ou em qualquer outra fonte de água corrente contínua. Quando a substância química cai nos olhos ou ao seu redor, os olhos devem ser irrigados imediatamente com água limpa fria. O prognóstico dos clientes com queimaduras químicas melhora expressivamente com a irrigação rápida e contínua da ferida no local do acidente

---

É importante estabilizar as *vias respiratórias* e proteger a coluna cervical. Quando o cliente tem edema das vias respiratórias, a intubação endotraqueal pode ser necessária.

A enfermeira avalia e melhora a *respiração*. Nos casos de lesão pulmonar branda, deve-se administrar oxigênio umidificado a 100%. Intubação e respiração artificial podem ser necessárias. A enfermeira monitora a frequência respiratória, os sons respiratórios e a saturação de oxigênio e avisa o médico se o cliente tiver dispneia, estridor ou alterações dos padrões respiratórios e quando os níveis de saturação indicam declínios da ventilação e da oxigenação.

### Alerta de enfermagem
*A respiração deve ser avaliada e uma via respiratória livre deve ser estabelecida imediatamente durante os primeiros minutos do atendimento de emergência. O tratamento imediato é dirigido ao estabelecimento da via respiratória e à administração de oxigênio a 100%. Quando se dispõe de pessoal qualificado e equipamentos adequados e a vítima tem angústia respiratória ou edema grave das vias respiratórias, os socorristas podem colocar um tubo endotraqueal e iniciar a ventilação manual.*

A *circulação* deve ser avaliada rapidamente. Os batimentos apicais e a PA devem ser monitorados frequentemente. Taquicardia (frequência cardíaca anormalmente rápida, ou > 100 bpm) e hipotensão branda são alterações esperadas pouco depois da queimadura. Um cateter urinário deve ser instalado, e o aporte e as perdas de líquidos devem ser monitorados. O monitoramento do débito urinário horário e a pesagem diária fornecem indícios quanto ao estado do volume de líquidos. Qualquer indício de redução do débito urinário ou de instabilidade hemodinâmica deve ser notificado ao médico. Um cateter IV calibroso (número 16 ou 18) deve ser instalado em uma área que não esteja queimada para assegurar a reposição de líquidos.

### Alerta de enfermagem
*Quando há queimadura elétrica de alta voltagem, a lesão da medula espinal pode ser causada pelo efeito direto da corrente elétrica ou pode ser secundária ao traumatismo associado a uma lesão fechada. Desse modo, a coluna cervical deve ser imobilizada. Além disso, as queimaduras elétricas interferem na condução cardíaca e podem causar traumatismo direto das fibras do músculo cardíaco, resultando em algumas arritmias, inclusive assistolia, fibrilação ventricular, taquicardia sinusal e contrações ventriculares prematuras (CVP). Como as arritmias podem começar algumas horas depois do acidente, recomenda-se o monitoramento cardíaco dos clientes com qualquer tipo de queimadura elétrica por no mínimo 24 h depois da supressão da arritmia.*

Além disso, o estado neurológico do cliente com queimaduras extensivas deve ser avaliado rapidamente. A enfermeira examina à procura de agitação, confusão mental, dificuldade de responder a perguntas ou depressão progressiva do nível de consciência, todos indicativos de hipoxia cerebral. Em muitos casos, o cliente está acordado e alerta inicialmente, ocasião em que a enfermeira pode obter informações vitais. Uma avaliação completa (da cabeça aos dedos dos pés) deve ser realizada em seguida para identificar outras lesões potencialmente fatais.

## Avaliação

As prioridades iniciais no setor de emergência ainda são vias respiratórias, respiração e circulação. Depois da estabilização das funções respiratória e circulatória adequadas e quando o cliente estiver estável, as atenções poderão ser voltadas para as queimaduras propriamente ditas.

As informações devem incluir a hora do acidente, a fonte da queimadura, como a queimadura foi tratada no local do acidente e qualquer história de queda seguida de lesão. A história de doenças preexistentes, alergias, uso de fármacos ou drogas, álcool e tabagismo deve ser obtida nessa ocasião para facilitar o planejamento dos cuidados necessários ao cliente. Como as queimaduras estão associadas à hipoperfusão dos tecidos, apenas analgesia IV (em geral, morfina) pode ser usada com titulação das doses de acordo com a necessidade do cliente.

Quando a queimadura acomete mais de 25% da SCT, deve-se introduzir uma sonda nasogástrica conectada a um sistema de aspiração de baixa potência. Todos os clientes intubados devem ter uma sonda nasogástrica para descomprimir o abdome e evitar vômitos.

A avaliação da SCT queimada e da profundidade da queimadura é concluída nessa ocasião. É muito importante manter o cliente aquecido durante a avaliação das feridas. É necessário obter dados iniciais de estatura, peso, gasometria arterial, níveis de carboxi-hemoglobina, hematócrito, níveis dos eletrólitos, concentração de álcool no sangue, triagem toxicológica, exame simples de urina e eletrocardiograma (ECG) basal. Como as queimaduras são feridas contaminadas, a profilaxia antitetânica deve ser administrada quando o estado de imunização não estiver atualizado (mais de 5 anos desde a última dose) ou for desconhecido (Advanced Burn Life Support [ABLS], 2007).

## Transferência para um centro especializado em queimaduras

A profundidade e a extensão da queimadura são avaliadas para determinar se o cliente deve ser transferido a um centro especializado em queimaduras. Entretanto, quando o prognóstico do cliente não recomenda o transporte a um centro especializado, as enfermeiras podem entrar em contato com as enfermeiras desse centro por telefone e pedir ajuda para tratar dos seus clientes. No Brasil, a Sociedade Brasileira de Queimadura disponibiliza em seu *site* procedimentos em caso de queimaduras (http://sbqueimaduras.org.br/queimaduras-conceito-e-causas/primeiros-socorros-e-cuidados/).

## Tratamento da perda de volume e do choque

Depois de estabilizar os problemas respiratórios, a necessidade mais urgente é evitar choque irreversível com reposição dos líquidos e dos eletrólitos perdidos (Tabela 53.3). O volume total e a taxa de reposição de líquidos IV são determinados pela resposta do cliente e orientados pela fórmula de reanimação. Existem diversas fórmulas para reposição de líquidos, e a enfermeira deve estar familiarizada com os protocolos atuais de sua instituição. A eficácia da reposição de líquidos é determi-

**Tabela 53.3** Alterações hidreletrolíticas da fase de emergência/reanimação.

Fase de acumulação de líquidos (fase do choque)
Plasma → líquido intersticial (edema da área queimada)

| Anormalidade observada | Explicação |
|---|---|
| Desidratação generalizada | O plasma extravasa pelos capilares lesados |
| Redução do volume sanguíneo | Secundária à perda de plasma, à redução da pressão arterial e à diminuição do débito cardíaco |
| Redução do débito urinário | Secundária à: Perda de líquidos; Redução do fluxo sanguíneo renal; Retenção de sódio e água causada pela atividade exacerbada do córtex suprarrenal; Hemólise das hemácias, causando hemoglobinúria e mionecrose ou mioglobinúria |
| Excesso de potássio ($K^+$) | A destruição maciça de células provoca liberação de $K^+$ para o espaço extracelular (normalmente, a maior parte do $K^+$ está dentro das células) |
| Déficit de sódio ($Na^+$) | Grandes quantidades de $Na^+$ são perdidas no edema retido e no exsudato e por sua transferência para dentro das células, à medida que o $K^+$ é expulso das células (normalmente, a maior parte do $Na^+$ fica fora das células – extracelular) |
| Acidose metabólica (déficit de bases de bicarbonato) | A perda de íons bicarbonato é proporcional à perda de sódio |
| Hemoconcentração (hematócrito alto) | O componente líquido do sangue é transferido para o espaço extravascular |

nada principalmente por monitoramento dos sinais vitais e pelos totais de débito urinário, que são indicadores da perfusão renal. Totais de débito urinário entre 30 e 50 mℓ/h (ou 0,5 a 1,0 mℓ/kg/h) têm sido estabelecidos como metas da reanimação (Zaletel, 2009). Nas primeiras 24 h depois do acidente, quando o débito urinário fica acima de 50 mℓ/h, a taxa de infusão dos líquidos IV pode ser reduzida porque a reposição de líquidos em excesso pode ser deletéria aos clientes queimados. O uso de tecnologia avançada (p. ex., monitoramento por cateter arterial pulmonar e ecodoppler esofágico) para avaliar a resposta hemodinâmica durante a reposição de líquidos nos clientes queimados em choque é útil, mas acarreta riscos como infecção e aspiração. Desse modo, as variáveis tradicionais, como as avaliações do débito urinário e dos sinais vitais a cada hora, são usadas para determinar a eficácia do tratamento de reposição de líquidos. Nos clientes com doença cardíaca ou renal preexistente, ou que estejam nas faixas etárias extremas (muito pequenos ou idosos), outros parâmetros hemodinâmicos podem ser necessários para avaliar o estado do volume de líquidos (Wang, Ma, Tang *et al.*, 2008). Entre os fatores associados às necessidades mais volumosas de líquidos estão reanimação tardia, queimaduras por escaldadura, lesões provocadas por inalação, queimaduras elétricas de alta voltagem, hiperglicemia, intoxicação por álcool e tratamento crônico com diuréticos.

As necessidades estimadas de líquidos para as primeiras 24 h são calculadas pelo médico com base na extensão da queimadura. Existem fórmulas desenvolvidas para estimar as perdas de líquidos com base na porcentagem estimada da SCT queimada e no peso do cliente. O intervalo decorrido desde a queimadura é muito importante para o cálculo das necessidades estimadas de líquidos. As fórmulas devem ser ajustadas, para que a iniciação da reposição de líquidos reflita o tempo decorrido desde o acidente. As fórmulas de reanimação são apenas aproximações e precisam ser individualizadas para atender às necessidades específicas do cliente.

### Alerta de enfermagem
*As fórmulas para reposição intravenosa podem ser usadas apenas como orientação geral. A resposta do cliente, evidenciada por frequência cardíaca, pressão arterial e débito urinário, é o determinante principal do tratamento de reposição de líquidos eficaz, devendo ser avaliada no mínimo de hora em hora.*

A fórmula consensual proposta pela ABA recomenda que o volume de uma solução isotônica (p. ex., LR) seja administrado durante as primeiras 24 h na faixa de 2 a 4 m$\ell$/kg/porcentagem de SCT queimada. A metade do volume total calculado deve ser administrada nas primeiras 8h depois da queimadura, e a outra metade, nas 16 h seguintes. A taxa e o volume da infusão devem ser regulados de acordo com a resposta do cliente, alterando-se as taxas de infusão por hora. Outra fórmula amplamente utilizada é a fórmula de Parkland, que consiste em 4 m$\ell$/kg/porcentagem de SCT queimada em 24 h (com LR). Esse protocolo também recomenda a administração da metade do volume nas primeiras 8h depois da queimadura e o volume restante ao longo das 16 h seguintes. O uso das fórmulas e os métodos para calcular a SCT podem aumentar a precisão e facilitar o cálculo das necessidades de reposição de líquidos (Lindford, Lim, Klass *et al.*, 2009). Novamente, os profissionais de saúde devem lembrar que a fórmula para reposição serve apenas como orientação geral, e que a resposta do cliente à reposição é o melhor parâmetro a ser utilizado.

O exemplo seguinte ilustra o uso da fórmula consensual para um cliente de 70 kg com queimadura de 50% da SCT:

1. Fórmula consensual: 2 a 4 m$\ell$/kg/porcentagem da SCT queimada
2. $2 \times 70 \times 50 = 7.000$ m$\ell$/24 h
3. Plano de administração: primeiras 8 h = 3.500 m$\ell$, ou 437 m$\ell$/h; próximas 16 h = 3.500 m$\ell$, ou 219 m$\ell$/h.

### Implicações para a enfermagem

Na fase de emergência das queimaduras, a avaliação de enfermagem enfatiza as prioridades principais de qualquer cliente traumatizado. Os sinais vitais e a função respiratória devem ser monitorados rigorosamente. A circulação, a sensibilidade e a mobilidade (CSM) da área queimada devem ser avaliadas de hora em hora. Veja detalhes da avaliação musculoesquelética no Capítulo 40. De hora em hora, a enfermeira avalia a temperatura, o tempo de enchimento capilar, os pulsos, a sensibilidade e os movimentos do membro afetado utilizando o membro normal como comparação. O ecodoppler (aparelho de ultrassonografia) ajuda a avaliar a perfusão do membro afetado.

A elevação dos membros queimados é crucial para reduzir o edema. O desaparecimento do pulso ou da sensibilidade deve ser relatado imediatamente ao médico. Quando um manguito de aferição da pressão arterial é colocado ao redor do braço, ele deve ser retirado entre as aferições, porque pode funcionar como torniquete à medida que o membro edemaciar.

### Alerta de enfermagem
*Os curativos impedem a circulação quando são aplicados com muita tensão. Os pulsos periféricos devem ser avaliados periodicamente, e os membros queimados devem ser elevados por dois travesseiros.*

A avaliação inclui o monitoramento dos líquidos administrados e perdidos. O débito urinário deve ser medido de hora em hora. A densidade urinária também precisa ser determinada frequentemente. Urina cor de vinho da Borgonha sugere lesão muscular. Uma das principais responsabilidades da enfermeira é administrar e monitorar o tratamento de reposição de líquidos IV.

A temperatura, o peso corporal, as doenças coexistentes e o uso de fármacos devem ser avaliados. A enfermeira deve realizar um exame completo (da cabeça aos dedos dos pés) à procura de sinais e sintomas de doença coexistente, outras lesões e ocorrência de complicações. A avaliação da extensão da área queimada, facilitada por diagramas anatômicos (descritos antes), deve ser repetida.

As comorbidades associadas às queimaduras contribuem para as taxas de mortalidade elevadas dos clientes de 60 anos ou mais. As reduções das funções renal, cardiovascular e pulmonar acentuam a razão do monitoramento rigoroso dos clientes idosos, mesmo que tenham queimaduras relativamente pequenas, durante as fases de emergência e aguda. A insuficiência renal aguda é muito mais comum nos clientes idosos que nos indivíduos com menos de 40 anos. A margem de diferença entre hipovolemia e sobrecarga de líquidos é muito pequena. A resposta imunossuprimida, a prevalência alta de desnutrição e a incapacidade de resistir aos fatores de estresse metabólico agravam ainda mais a dificuldade de cicatrização dos indivíduos idosos. Por essas razões, o monitoramento rigoroso e o tratamento imediato das complicações são fundamentais.

## Fase aguda/intermediária

A fase aguda ou intermediária do tratamento das queimaduras vem depois da fase de emergência/reanimação e começa 48 a 72 h depois do acidente. Durante esse período, as atenções são voltadas para a avaliação contínua e a manutenção das funções respiratória e circulatória, a reposição hidreletrolítica (Tabela 53.4) e a função GI. Prevenção de infecções, cuidados com a ferida, controle da dor e suporte nutricional são as prioridades dessa fase.

### Manutenção das funções circulatória e respiratória

À medida que se tornam evidentes os efeitos da reposição de líquidos, assim como as reações químicas aos componentes da fumaça nos tecidos pulmonares, o estado do cliente pode mudar. As complicações pulmonares são frequentes. Pneumonia é a complicação clínica relacionada mais comum (ABA, 2009a). Em condições ideais, a melhor conduta é retirar o tubo endo-

**Tabela 53.4** Alterações hidreletrolíticas da fase aguda.

Fase de mobilização dos líquidos (diurese)
Líquido intersticial → plasma

| Anormalidade observada | Explicação |
|---|---|
| Hemodiluição (hematócrito baixo) | A hemoconcentração é diluída à medida que os líquidos retornam para o compartimento intravascular; há perda de hemácias destruídas na área queimada |
| Aumento do débito urinário | O líquido transferido para o compartimento intravascular aumenta o fluxo sanguíneo renal e a produção de urina |
| Déficit de sódio ($Na^+$) | Com a diurese, o sódio é eliminado junto com a água; o sódio sérico é diluído com a entrada de água |
| Déficit de $K^+$ (ocorre em alguns clientes durante a fase aguda) | A partir do 4º ou 5º dia depois da queimadura, o $K^+$ sai do líquido extracelular e entra nas células |
| Acidose metabólica | A perda de sódio reduz as bases fixas; a concentração relativa de dióxido de carbono aumenta |

traqueal tão logo seja possível para reduzir o risco de transmissão de infecções. Os resultados da gasometria arterial e outros parâmetros determinam a necessidade de manter a intubação e a respiração artificial. Oxigênio umidificado é administrado conforme a necessidade para manter a saturação de oxigênio e umidificar os tecidos danificados. A enfermeira avalia os sons respiratórios, a frequência respiratória, o ritmo e a profundidade das respirações e a simetria do tórax e notifica os médicos quando verifica que há deterioração da função respiratória, inclusive agravação da dispneia, estridor e alterações dos padrões respiratórios. À medida que os capilares recuperam sua integridade, a diurese começa. Quando a função cardíaca ou renal está comprometida, o cliente tem sobrecarga de líquidos e pode apresentar sinais e sintomas de insuficiência cardíaca congestiva. O diagnóstico imediato possibilita intervenções precoces e ajustes cuidadosos do aporte de líquidos. A administração cautelosa de líquidos e eletrólitos continua durante essa fase do tratamento das queimaduras. Hemocomponentes são administrados conforme a necessidade para repor sangue e corrigir anemia.

### Prevenção de infecção

A imunossupressão que acompanha as queimaduras extensivas coloca o cliente sob risco alto de sepse. Apesar das precauções assépticas e do uso dos antimicrobianos tópicos, as queimaduras são meios excelentes para o crescimento e a proliferação das bactérias. Enquanto as feridas cicatrizam, elas devem ser protegidas para evitar infecção. Uma das fontes principais de infecção bacteriana é o trato intestinal do cliente, que abriga a maioria dos microrganismos. Outra fonte de micróbios patogênicos é o ambiente. O controle de infecção é um dos principais papéis da equipe encarregada de cuidar de clientes queimados. Gorro, avental, máscara e luvas devem ser usados quando se cuida de um cliente com queimaduras expostas. Técnica asséptica deve ser usada quando se cuida diretamente das feridas das queimaduras.

Os antibióticos raramente são prescritos profilaticamente em vista do risco de facilitar o desenvolvimento de cepas bacterianas resistentes. Os antibióticos sistêmicos são administrados quando há comprovação de culturas positivas (p. ex., culturas de urina, escarro ou sangue). Cuidados especiais devem ser adotados durante o uso de antibióticos, porque seu uso inadequado afeta significativamente a flora microbiana presente e aumenta o risco de resistência aos antibióticos (Shankar, Melstrom e Gamelli, 2007).

### Cuidados com as feridas

Depois da fase de emergência, os cuidados com as feridas são os procedimentos que consomem mais tempo durante o tratamento das queimaduras. A enfermeira realiza avaliações precisas das condições das feridas, usa abordagens criativas para aplicar curativos e apoia o cliente durante a experiência emocionalmente angustiante e muito dolorosa imposta pela necessidade de cuidar das feridas.

Várias medidas são adotadas para limpar a ferida da queimadura. Quando as feridas estão limpas, a enfermeira adota o método prescrito para cuidar da lesão. As preferências do médico, a disponibilidade de enfermeiras habilitadas e os recursos em termos de número de profissionais, suprimentos e tempo devem ser levados em consideração na escolha do melhor método. O objetivo é proteger a ferida até que haja cicatrização espontânea ou seja possível realizar enxertia de pele. O conforto do cliente e sua capacidade de participar do tratamento prescrito também são considerações importantes.

### Tratamento antibacteriano tópico

Existe consenso geral de que algum tipo de tratamento antimicrobiano aplicado nas feridas da queimadura seja o melhor método de cuidado local. O tratamento antibacteriano tópico não esteriliza a ferida, mas simplesmente reduz as contagens de bactérias. Há mais de 50 anos, sabe-se que a prata tem propriedades bacteriostáticas e bactericidas que a tornam um fármaco excelente para tratar queimaduras (Tabela 53.5).

Os critérios para a escolha dos agentes tópicos são os seguintes:

- Eficácia contra bactérias gram-negativas e fungos
- Eficácia clínica
- Penetração na escara, embora sem efeitos tóxicos sistêmicos
- Preservação da eficácia, evitando o desenvolvimento de outras infecções
- Relação custo-benefício favorável, disponibilidade e aceitabilidade pelo cliente
- Facilidade de aplicação e remoção, reduzindo o tempo necessário ao cuidado de enfermagem.

### Desbridamento da ferida

À medida que se acumulam restos na superfície da ferida, isso pode retardar o processo de cicatrização. O **desbridamento** tem duas finalidades:

- Remover tecidos contaminados por bactérias e corpos estranhos
- Remover tecidos desvitalizados ou crostas da queimadura em preparação para enxertia de pele e cicatrização da ferida.

**Tabela 53.5** Revisão de alguns antibacterianos tópicos usados nas feridas de queimadura.

| Agente | Indicação | Aplicação | Implicações de enfermagem |
|---|---|---|---|
| Sulfadiazina de prata, creme de base aquosa | • Agente principalmente bactericida<br>• Penetração mínima na escara | Aplicar uma camada de 0,5 cm de creme com luva estéril, 1 a 3 vezes/dia | • Fique alerta à ocorrência de leucopenia 2 a 3 dias depois de iniciar o tratamento (em geral, a leucopenia regride dentro de 2 a 3 dias)<br>• Conte com a formação de pseudoescaras (gel proteináceo), que podem ser removidas facilmente depois de 72 h |
| Acetato de mafenida de 5 a 10%, creme em base hidrofílica | • Eficaz contra bactérias gram-positivas e gram-negativas<br>• Difusão rápida na escara<br>• Com a potência de 10%, é o fármaco preferível para queimaduras elétricas porque consegue penetrar na escara espessa | Aplicar uma camada fina com luva estéril 2 vezes/dia e deixar a lesão exposta, conforme a prescrição; se a ferida estiver coberta com curativo, troque-o a cada 6 h, conforme a prescrição | • Monitore os níveis da gasometria arterial e interrompa o tratamento se houver acidose, conforme a recomendação médica. O acetato de mafenida é um inibidor potente da anidrase carbônica, que pode bloquear o tamponamento renal e causar acidose metabólica<br>• Antes de aplicar o acetato de mafenida, pré-medique o cliente com analgésico, porque esse agente causa dor ardente intensa por até 20 min depois da aplicação |
| Nitrato de prata a 0,5% em solução aquosa | • Bacteriostático e fungicida<br>• *Não* penetra na escara ou crosta | Aplicar a solução em um curativo de gaze e colocar na ferida. Manter o curativo úmido, mas coberto com gaze seca e cobertas secas para reduzir a vaporização<br>Aplicar mais umidade a cada duas horas e cobrir novamente a ferida 2 vezes/dia | • Monitorar o sódio ($Na^+$) e o potássio ($K^+$) séricos e repor conforme a necessidade. A solução de nitrato de prata é hipotônica e atua como solução atrativa para o sódio e o potássio<br>• Proteja as roupas de cama e de uso pessoal do contato com o nitrato de prata, que mancha de preto tudo em que toca |
| Acticoat (2 camadas de malha de polietileno de alta densidade recoberta com prata nanocristalina e 1 camada de raiom e poliéster absorvente para ajudar a manter o ambiente úmido na interface ferida-curativo) | • Eficaz contra bactérias gram-positivas e gram-negativas e alguns fungos e leveduras<br>• Libera uma concentração antimicrobiana uniforme de prata na ferida da queimadura | Umidifique apenas com água estéril (*nunca* aplique soro fisiológico). Aplique diretamente na ferida. Cubra com curativo secundário absorvente. Umedeça novamente a cada 3 a 4 h com água estéril | • Não use produtos à base de óleo ou antimicrobianos tópicos com o curativo Acticoat. Mantenha o Acticoat úmido, mas não saturado. Pode formar uma "pseudoescara" de prata depois da aplicação<br>• Pode ser mantido aplicado por 3 a 5 dias. Também disponível na forma de Acticoat 7, que pode permanecer aplicado por até 7 dias sem necessidade de trocar o curativo |

A excisão cirúrgica imediata para remover tecidos desvitalizados e a cobertura precoce das lesões das queimaduras são reconhecidas como os fatores mais importantes para a sobrevivência dos clientes com queimaduras extensivas.

### Cobertura da ferida

Quando as queimaduras são de espessura total ou são extensivas, a cicatrização espontânea não é possível, e o tratamento da ferida deve ser realizado até que seja possível cobrir a lesão com enxertos de pele do próprio cliente (**autoenxertos**). Os autoenxertos são a cobertura ideal para queimaduras, porque os enxertos provêm da pele do próprio cliente e, por essa razão, não estão sujeitos à rejeição pelo sistema imune do indivíduo.

As finalidades da cobertura das feridas são: reduzir o risco de infecção; evitar perdas adicionais de proteínas, líquidos e eletrólitos nas feridas; e reduzir a perda de calor por evaporação. Quando a ferida é desbridada cirurgicamente, deve-se aplicar uma cobertura para manter a área úmida e promover o processo de granulação.

Homoenxerto é pele retirada de um cadáver. Esse curativo biológico tem várias aplicações. Nas queimaduras extensivas, os homoenxertos salvam vidas porque fornecem uma cobertura temporária das lesões e protegem os tecidos de granulação até que seja possível realizar autoenxertia. Os curativos biológicos também oferecem cobertura imediata transitória para queimaduras superficiais limpas e reduzem a evaporação de água e a perda de proteínas nas feridas. Esses curativos atenuam a dor porque protegem as terminações nervosas e formam uma barreira eficaz contra a perda de água e a entrada de bactérias. Os substitutos sintéticos e biossintéticos da pele estão assumindo rapidamente o lugar dos curativos biológicos como coberturas temporárias das queimaduras.

Na tentativa de desenvolver um produto ideal para cobertura das queimaduras, pesquisadores desenvolveram substitutos da derme. Aparentemente, os substitutos da pele facilitam o processo de cicatrização das feridas expostas quando não se dispõe de pele autóloga.

**Cuidados com a área enxertada.** De início, curativos oclusivos são aplicados comumente depois da enxertia para imobilizar o enxerto. Curativos sintéticos podem ser usados para proteger os enxertos. O cliente deve ser posicionado e recolocado cuidadosamente em outras posições para evitar interferência ou compressão do local do enxerto. Quando o enxerto é aplicado em um membro, ele deve ser elevado para reduzir o edema.

**Cuidados com a área doadora.** Um curativo de gaze úmida é aplicado durante a cirurgia para manter a pressão e controlar qualquer sangramento brando. Com todos os tipos de cobertura, as áreas doadoras devem permanecer limpas, secas e livres de pressão. Como a área doadora geralmente forma uma ferida de espessura parcial, ela cicatriza espontaneamente dentro de 7 a 14 dias quando são realizados os cuidados apropriados. As áreas doadoras ficam doloridas e doses adicionais de analgésicos devem ser administradas como parte do tratamento do cliente.

## Manejo da dor

A dor é inevitável durante a recuperação de qualquer queimadura. A dor da queimadura tem sido descrita como uma das formas mais graves de dor aguda. A dor está relacionada com a destruição dos tecidos, bem como a resposta inflamatória que causa liberação de histamina, bradicinina e prostaglandina; esses mediadores inflamatórios irritam as terminações expostas dos nervos periféricos (Connor-Ballard, 2009).

Os clientes queimados referem três tipos de dor: dor basal ou em repouso, dor durante o procedimento e dor resistente ao tratamento. A dor basal persiste por 24 h. A dor provocada pelos procedimentos é causada pela manipulação da base da ferida durante as trocas dos curativos ou os exercícios de mobilização. A enfermeira deve lembrar que a pré-medicação com analgésicos antes dos procedimentos dolorosos é essencial. A dor basal ocorre quando os níveis sanguíneos dos analgésicos diminuem abaixo da concentração necessária para controlar essa dor.

A dor modifica-se com o tempo, à medida que a ferida é coberta por pele nova, que a cicatrização ocorre e que se formam crostas. O tratamento da dor geralmente intensa é uma das tarefas mais difíceis enfrentadas pela equipe de tratamento de queimados. Alguns fatores contribuem para a experiência dolorosa. Isso inclui a intensidade da dor, a adequação da avaliação da dor pelos profissionais de saúde, a eficácia do tratamento farmacológico da dor, os diversos procedimentos necessários ao cuidado da queimadura e a avaliação da eficácia das medidas usadas para atenuar a dor. Artigos publicados na literatura sugerem que, apesar dos avanços no controle da dor, muitos clientes queimados não são tratados adequadamente (Connor-Ballard, 2009). Os aspectos mais importantes da dor das queimaduras são sua intensidade e duração longa; desse modo, todos os profissionais de saúde devem entender que a tolerância aos opioides não é drogadição e que a dor deve ser tratada conforme a necessidade do cliente. Além disso, os procedimentos necessários ao cuidado com as feridas provocam dor e ansiedade antecipadas. Veja descrição de tolerância *versus* drogadição no Capítulo 7.

Com as queimaduras de espessura parcial, as terminações nervosas ficam expostas e provocam dor excruciante quando são expostas às correntes de ar. Embora as terminações nervosas sejam destruídas pelas queimaduras de espessura total, as bordas da ferida são hipersensíveis à dor e as estruturas adjacentes ficam doloridas. A cicatrização das queimaduras de espessura total causa desconforto significativo à medida que as terminações nervosas em regeneração ficam retidas dentro da cicatriz. As queimaduras mais graves incluem feridas de espessura parcial e total.

A intensidade da dor do cliente deve ser avaliada ao longo de todo o dia, porque cada tipo de dor é diferente e várias estratégias de tratamento podem ser necessárias para controlar os diversos tipos de dor. A enfermeira usa uma escala de intensidade da dor para avaliar seu nível (p. ex., 1 a 10) e documenta consistentemente as respostas ao plano de tratamento. A administração de opioide por via intravenosa (IV), principalmente na fase de emergência e na fase intermediária do tratamento das queimaduras, ainda é a medida fundamental ao tratamento farmacológico da dor. A titulação da dose dos analgésicos para aliviar a dor e, ao mesmo tempo, evitar efeitos colaterais é crucial. As necessidades de analgesia do cliente geralmente são grandes, mas o medo de drogadição por parte dos clientes e dos profissionais de saúde impede a administração de doses adequadas dos opioides. O sulfato de morfina ainda é o analgésico preferido, e sua dose deve ser titulada de modo a conseguir alívio da dor com base na intensidade da dor referida pelo próprio cliente.

Fentanila é outro opioide útil, principalmente para controlar a dor causada por procedimentos, porque tem início de ação rápido, potência elevada e curta duração – todas essas características a tornam eficaz durante procedimentos.

A analgesia controlada pelo cliente (ACC) mantém um nível estável de opioide para aliviar a dor e permite que o cliente administre doses intermitentes do fármaco.

Os opioides de liberação contínua, como sulfato de morfina de ação prolongada ou oxicodona, também têm sido utilizados com sucesso para tratar dor das queimaduras. Esses fármacos podem tratar eficazmente a dor em repouso, que está associada a queimaduras. Outros fármacos precisam ser prescritos com os opioides para controlar a dor refratária ao tratamento.

Existem outras intervenções de enfermagem úteis, inclusive explicar e demonstrar ao cliente técnicas de relaxamento, permitir que o cliente tenha algum controle sobre os cuidados com a ferida e a analgesia e tranquilizar repetidamente o cliente. Outras abordagens que atenuam a dor são distração por meio de programas de vídeo ou *videogames*, hipnose, *biofeedback* e modificação comportamental.

Ansiedade e dor andam de mãos dadas. A experiência de sofrer queimaduras pode causar ansiedade grave, que, por sua vez, acentua a dor. Por essa razão, o esquema ideal de controle da dor deve ser incorporado ao tratamento da dor e da ansiedade e deve ser individualizado para cada cliente.

É importante que a enfermeira diferencie entre inquietude causada pela dor e agitação provocada por hipoxia; nesse sentido, uma avaliação completa da função respiratória pode ajudar a determinar a causa com base na saturação de oxigênio, nos sons respiratórios, na expansibilidade torácica e na frequência respiratória. Além disso, a enfermeira avalia os padrões de sono do cliente, porque a falta de sono e repouso interfere na cicatrização, no conforto e na recuperação das energias. Se for necessário, sedativos podem ser prescritos.

### Suporte nutricional

As queimaduras causam anormalidades metabólicas graves, que são mantidas pela resposta exagerada ao estresse desencadeado pelas lesões. É essencial controlar essa resposta melhorando os processos anabólicos por nutrição adequada, redução da perda de calor pelas feridas e manutenção do ambiente aquecido. O controle do estresse secundário, inclusive da dor e da ansiedade, também ajuda a controlar a resposta ao estresse.

O elemento mais importante dessas intervenções é fornecer nutrição e calorias adequadas. A cicatrização da ferida consome grandes quantidades de energia. Existem várias fórmulas para estimar o consumo metabólico diário e as necessidades calóricas. A via de alimentação enteral é muito melhor que a via parenteral. A alimentação oral deve ser iniciada logo que for possível. Suplementos de vitaminas e sais minerais podem ser prescritos, e a enfermeira colabora com o nutricionista para planejar uma dieta rica em calorias e proteínas, que seja aceitável pelo cliente. Outras modalidades de tratamento incluem desbridamento e enxertia imediata de pele na ferida da queimadura, prevenção ou tratamento rigoroso das infecções e exercícios apropriados de fisioterapia para atenuar a atrofia e aumentar a força dos músculos.

### Promoção da mobilidade

Uma das primeiras prioridades é evitar as complicações da imobilidade. Respiração profunda, mudança de posição e posicionamento adequado são intervenções essenciais de enfermagem, que impedem atelectasia e pneumonia, controlam edema e evitam úlceras de pressão e contraturas. Essas intervenções são modificadas para atender às necessidades dos clientes. Os leitos de rotação e baixa perda de ar podem ser úteis, e é recomendável que o cliente sente-se e ande no menor tempo possível. Quando os membros inferiores estiverem queimados, deverão ser aplicadas bandagens elásticas compressivas antes que o cliente seja colocado na posição ereta.

### Apoio psicológico e emocional

Os relacionamentos familiares são prejudicados pelo acidente de queimadura. Uma das responsabilidades da enfermeira é dar apoio ao cliente e aos seus familiares. Os familiares precisam ser orientados sobre como podem apoiar o cliente à medida que transcorrer o processo de adaptação ao trauma da queimadura. As queimaduras acarretam enormes impactos econômicos, psicológicos e práticos na vida do cliente e dos seus familiares. Quando necessário, devem ser realizados encaminhamentos para o serviço social ou aconselhamento psicológico.

### Fase de reabilitação

A reabilitação começa pouco depois do acidente e comumente se estende por vários anos. Após os estágios agudos das queimaduras, o cliente focaliza cada vez mais as alterações da autoimagem e do estilo de vida que podem ocorrer. Cicatrização das lesões, apoio psicossocial e recuperação da capacidade funcional máxima ainda são prioridades, de modo que o cliente possa ter melhor qualidade de vida pessoal e social. O corpo passa por muitas alterações conforme as lesões cicatrizam. À medida que as feridas transformam-se em cicatrizes, o sobrevivente pode precisar enfrentar novas complicações. Operações reconstrutivas para melhorar a aparência e a função geralmente são necessárias.

### Cicatrizes hipertróficas

As feridas estão em processo dinâmico por 18 a 24 meses depois da queimadura. Quando são adotadas medidas apropriadas durante esse período ativo, os tecidos cicatriciais perdem sua coloração avermelhada e amolecem. As áreas lesadas sujeitas à cicatrização hipertrófica exigem que o cliente use roupas compressivas. A pressão deve ser contínua. Massagens superficiais suaves ajudam a amolecer o tecido conjuntivo. Os clientes devem ser orientados quanto à necessidade de lubrificar e proteger a pele em processo de cicatrização e de usar roupas compressivas por no mínimo 1 ano depois do acidente. O tratamento durante o período de reabilitação provavelmente inclui o uso de roupas elásticas compressivas, talas de imobilização e exercícios sob supervisão de uma equipe de fisioterapeutas e terapeutas ocupacionais experientes.

### Continuidade do cuidado

Cuidados continuados de uma equipe multiprofissional especializada no tratamento de pessoas com queimaduras são necessários. Os clientes que recebem cuidados em um centro especializado em queimaduras geralmente retornam à clínica especializada para reavaliação por uma equipe perita em queimaduras, para atualização das orientações de cuidados domiciliares e planejamento das cirurgias reconstrutoras. Muitos clientes requerem fisioterapia ou terapia ocupacional ambulatorial. Em geral, a enfermeira é responsável por coordenar todos os aspectos do cuidado e assegurar que as necessidades dos clientes sejam atendidas.

Os clientes que retornam para casa depois de sofrerem queimaduras graves precisam ser encaminhados a um serviço de cuidado domiciliar (*home care*). O serviço social e o serviço de enfermagem comunitária devem ser contatados para assegurar cuidados ideais e supervisão depois da alta hospitalar. A enfermeira de *home care* avalia as condições físicas e psicológicas do cliente, bem como a adequação do ambiente doméstico quanto à segurança e aos cuidados necessários. A enfermeira monitora o plano de cuidados e detecta quaisquer problemas que interfiram na capacidade de o cliente realizar seu autocuidado.

Clientes que sobrevivem a queimaduras frequentemente têm perdas profundas. Isso inclui não apenas a perda da imagem corporal causada pela desfiguração, mas também perdas de bens pessoais, lares, entes queridos e capacidade de trabalhar.

A equipe de saúde promove ativamente imagem corporal e autoconceito saudáveis, de modo que esses clientes possam aceitar ou enfrentar as impressões individuais enquanto pessoa com uma desfiguração ou incapacidade. Vários grupos de apoio aos clientes com queimaduras e outras organizações distribuídas em todo o território dos EUA oferecem serviços para as vítimas de queimaduras. Esses grupos indicam cuidadores (em geral, indivíduos que também se recuperaram de queimaduras) que podem visitar o cliente no hospital ou nos lares, ou entrar em contato telefônico com o cliente e seus familiares periodicamente, oferecendo-lhes apoio e orientações sobre cuidados da pele, aspectos estéticos e problemas relacionados com a adaptação psicossocial (www.phoenix-society.org).

Essas organizações e muitos centros regionais especializados em queimaduras promovem encontros de grupos e reuniões sociais nos quais os clientes ambulatoriais são bem-vindos. Algumas também oferecem programas de readmissão escolar e promovem atividades de prevenção de queimaduras. Se for necessário obter mais informações acerca da prevenção de queimaduras no Brasil, há a Sociedade Brasileira de Queimaduras (http://sbqueimaduras.org.br).

## Revisão do capítulo

### Exercícios de avaliação crítica

1. Uma mulher de 75 anos foi escaldada na banheira, quando sofreu queimaduras de espessura total em 25% do corpo nas duas pernas, antes de ser encontrada por seu sobrinho. Ninguém sabia quanto tempo ela ficou na banheira. A cliente era uma mulher independente, que vivia sozinha nos últimos 15 anos; contudo, seu sobrinho convidou sua tia para que viesse morar com sua família. No momento da sua chegada ao setor de emergência, a temperatura da cliente era de 35,5°C e seu peso era de 50 kg. Ela era diabética e tinha história de insuficiência cardíaca e hipertensão. Quais seriam as prioridades dos cuidados médicos e das intervenções de enfermagem durante a fase de emergência do tratamento das suas queimaduras? Quais parâmetros de avaliação você poderia monitorar cuidadosamente? Essa cliente provavelmente seria candidata a uma enxertia de pele?

2. Uma mulher de 18 anos sofreu queimaduras de segundo grau em uma câmara de bronzeamento. As queimaduras cobriam todo o seu tórax, abdome, dorso e pernas. A cliente tinha bolhas enormes no peito e nas regiões posteriores dos joelhos. Com a aplicação da regra dos nove, estime a porcentagem da SCT queimada. Calcule as necessidades de reposição de líquido dessa cliente. Descreva os cuidados de enfermagem, inclusive as orientaçõs que seriam importantes para essa cliente. A jovem classificou a intensidade da dor em 10 em uma escala de 0 a 10. Quais medidas de conforto você poderia usar para controlar a dor da cliente?

3. Um homem de 50 anos pesava 50 kg e foi transferido ao setor de emergência depois que seu caminhão pegou fogo. O cliente apresentava queimaduras circunferenciais nas duas pernas, na região anterior do tórax e em todo o membro superior direito. Ele não conseguiu soltar-se do caminhão e também sofreu queimaduras por inalação. Utilizando a tabela da regra dos nove, estime a porcentagem da SCT queimada. Quais seriam as prioridades do tratamento de emergência desse cliente? Quais seriam as necessidades de reposição de líquido desse cliente com base na porcentagem do corpo que foi queimada e seu peso? Quais parâmetros de avaliação você poderia monitorar cuidadosamente? Quais medidas para controlar a dor poderiam estar indicadas para esse cliente?

### Questões objetivas

1. A enfermeira cuida de um homem de 32 anos com queimaduras circunferenciais de espessura total no braço direito e no tronco. Qual intervenção de enfermagem tem mais prioridade no seu plano de cuidados?
   A. Avaliar os pulsos radiais várias vezes por dia.
   B. Reforçar as medidas de controle de infecções transmitidas pelo ar.
   C. Realizar exercícios de mobilização várias vezes por dia.
   D. Remover as bolhas da área queimada.

2. Um cliente com queimaduras graves no abdome e nas pernas torna-se agressivo quando chega a hora de trocar os curativos. Qual das seguintes intervenções seria mais eficaz nesse caso?
   A. Permitir que o cliente escolha os horários das trocas dos curativos.
   B. Pré-medicar o cliente com analgésico e ansiolítico antes de trocar o curativo.
   C. Dizer ao cliente que ele pode gritar, contanto que fique imóvel.
   D. Explicar a razão das trocas dos curativos.

3. A enfermeira poderia suspeitar de lesão por inalação quando encontra qual das seguintes anormalidades? Escolha todas as opções que se aplicam.
   A. História de queimadura em local fechado
   B. Escarro carbonáceo
   C. Escarro sanguinolento
   D. Estridor

4. Quais dos itens seguintes são opções razoáveis para o tratamento da dor de um homem de 50 anos, que acabou de sofrer queimaduras de espessura parcial em 20% do corpo (perna direita e abdome)?
   A. Fentanila, 50 $\mu$g IV
   B. Sulfato de morfina, 10 mg IM no deltoide esquerdo
   C. Falar de modo tranquilo e calmo para ajudar a relaxar o cliente
   D. Oxicodona, 10 mg VO

5. Um cliente de 34 anos sofreu queimaduras graves durante um incêndio doméstico e foi transferido à unidade de queimaduras. Durante a fase aguda do tratamento das suas queimaduras, a enfermeira deve focalizar quais distúrbios hidreletrolíticos?
   A. Alcalose metabólica
   B. Déficit de sódio
   C. Hematócrito alto
   D. Redução do débito urinário

## Bibliografia e leitura sugerida

A bibliografia e a leitura sugerida para este capítulo estão disponíveis no GEN-IO: http://gen-io.grupogen.com.br/gen-io/.

# UNIDADE QUINZE

## Outros Problemas Agudos

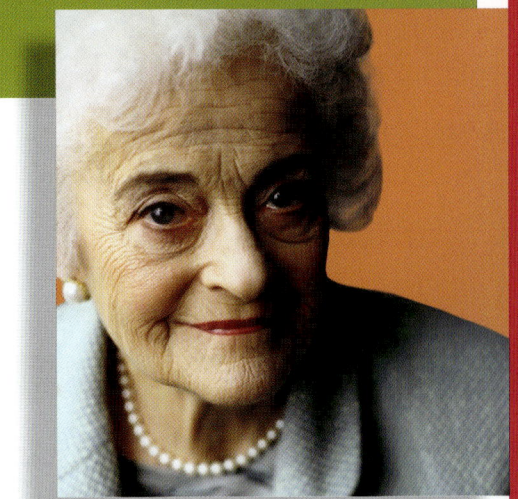

**Uma cliente de 80 anos** apresenta insuficiência renal aguda e foi diagnosticada com síndrome de disfunção de múltiplos órgãos (SDMO). Dois dias antes, ela havia sido submetida a artroplastia do quadril direito e, no momento, sua temperatura é de 39,2°C.

- Quais são as intervenções terapêuticas usadas para reverter a SDMO?
- Quais populações de clientes estão mais vulneráveis a desenvolver essa síndrome?
- Descreva os cuidados de enfermagem para clientes com SDMO.

# CAPÍTULO 54

AARON C. HUSTON

# Manejo de Enfermagem | Choque e Falência de Múltiplos Sistemas

## Objetivos de estudo

**Após ler este capítulo, você será capaz de:**

1. Descrever choque e sua fisiopatologia
2. Comparar as manifestações clínicas dos estágios do choque: pré-choque, choque e disfunção de múltiplos órgãos
3. Descrever semelhanças e diferenças entre os choques hipovolêmico, cardiogênico, obstrutivo e distributivo
4. Entender as prioridades do manejo clínico e de enfermagem no tratamento dos clientes em choque
5. Citar os fármacos vasoativos usados para tratar choque e descrever as implicações de enfermagem associadas à sua utilização.

**Choque** é um distúrbio potencialmente fatal com várias causas subjacentes. A progressão do choque não é linear nem previsível. As enfermeiras que cuidam de clientes em choque e dos indivíduos que podem desenvolver essa síndrome precisam entender os mecanismos que levam ao seu desenvolvimento e reconhecer seus sinais sutis e também os mais evidentes. A avaliação e a intervenção rápidas são essenciais à recuperação dos clientes.

## VISÃO GERAL

O choque pode ser definido mais precisamente como uma condição na qual a perfusão dos tecidos não é suficiente para fornecer oxigênio e nutrientes e manter os órgãos vitais e a função celular. Essa definição difere dos conceitos mais tradicionais de choque, porque não depende de critérios ou parâmetros absolutos, inclusive pressão arterial (PA).

### ⚠ Alerta de enfermagem
*Quando a PA diminui, já houve lesão das células e dos tecidos. Por essa razão, o cliente em risco de choque deve ser avaliado e monitorado cuidadosamente, antes que a PA diminua.*

O fluxo sanguíneo adequado para os tecidos e as células depende dos seguintes fatores: função contrátil normal do coração; vasos sanguíneos e sistema circulatório eficazes; e volume sanguíneo suficiente. Quando um desses componentes está alterado, a perfusão dos tecidos fica ameaçada ou comprometida. Se não for corrigido, o fluxo sanguíneo inadequado aos tecidos diminui o fornecimento de oxigênio e nutrientes às células, provoca "inanição" e morte celulares, causa disfunção e falência dos órgãos e, por fim, leva à morte.

O choque afeta todos os sistemas do corpo e, dependendo da causa básica, pode ter progressão lenta ou rápida. Durante o choque, o corpo luta para sobreviver, utilizando vários mecanismos homeostáticos compensatórios para recuperar o fluxo sanguíneo. Qualquer lesão do corpo pode desencadear uma série de reações, que culminam em perfusão tecidual reduzida, o que significa que as enfermeiras devem ficar atentas aos sinais e sintomas do choque.

## Fisiopatologia

A perfusão tecidual depende do débito cardíaco (DC) e da resistência vascular sistêmica (RVS). O DC é o volume de sangue ejetado pelo coração em litros por minuto (o DC normal varia de 4 a 6 ℓ/min, mas pode osci-

> **BOXE 54.1 — Classificação do choque.**
>
> - O **choque hipovolêmico** ocorre quando o volume intravascular diminui. A hipovolemia pode ser causada por um desequilíbrio entre ingestão e perdas de líquidos, como ocorre na **desidratação** ou na **hemorragia**
> - O **choque cardiogênico** ocorre quando o coração perde sua função contrátil; isso pode ser causado por doença coronariana ou outros distúrbios não coronarianos
> - O **choque obstrutivo** ocorre quando a redução do fornecimento de oxigênio é prvocada por uma causa obstrutiva, como tamponamento pericárdico, pneumotórax de tensão, embolia pulmonar (EP) ou síndrome compartimental abdominal
> - O **choque distributivo** é causado por alterações do tônus da musculatura lisa dos vasos sanguíneos, que pode ser devida a uma lesão do sistema nervoso, à liberação de mediadores inflamatórios que causam vasodilatação ou às complicações associadas ao uso de alguns fármacos, inclusive anestésicos epidurais. Tecnicamente, o **choque séptico** é classificado como um tipo de choque "distributivo". Sepse é uma condição complexa causada por infecção com vasodilatação grave

estados de estresse como o choque, o corpo libera catecolaminas, cortisol, glucagon e citocinas inflamatórias, que causam hiperglicemia e resistência à insulina na tentativa de mobilizar as reservas de glicose para o metabolismo celular.

### Alerta de enfermagem
*Alguns estudos sugeriram que o controle glicêmico rigoroso (glicose sanguínea entre 80 e 110 mg/dℓ) reduziria a morbidade e a mortalidade dos clientes em estado crítico. Contudo, pesquisas recentes demonstraram resultados inconsistentes, sugerindo que, nos clientes em estado crítico, o controle menos rigoroso da glicemia (140 a 180 mg/dℓ) seja apropriado (Dokun, 2010).*

À medida que a hipoxemia se agrava, o metabolismo anaeróbico aumenta o nível de ácido láctico, resultando no aumento da permeabilidade capilar e na redução adicional do DC. A membrana celular torna-se mais permeável, possibilitando a entrada e a saída de eletrólitos e líquidos nas células. A bomba de sódio-potássio entra em falência; as estruturas celulares – principalmente mitocôndrias – são danificadas; e a célula morre.

lar em faixas mais amplas, dependendo das necessidades metabólicas do corpo), enquanto a RVS é a resistência à circulação do sangue que sai dos ventrículos. O entendimento é facilitado quando se pensa na RVS como um "alicate de pressão" colocado na aorta. Quando o alicate é apertado, a RVS aumenta e torna-se muito mais difícil ao ventrículo ejetar o sangue de seu interior; por outro lado, quando o alicate é afrouxado da aorta, há pouca resistência à ejeção do sangue pelo coração. Por convenção, o processo fisiopatológico primário é usado para classificar os estados de choque (o Boxe 54.1 descreve os tipos de choque). Quando consideram as causas possíveis do choque e as intervenções potenciais, as enfermeiras devem lembrar que a inter-relação desses dois fatores é o que determina a fase de evolução do choque e o prognóstico do cliente.

Com todos os tipos de choque, as células não recebem suprimentos adequados de sangue e, por essa razão, têm oxigenação reduzida; desse modo, as células precisam produzir energia por metabolismo anaeróbio. Isso torna o ambiente intracelular acidótico, além de causar diversos distúrbios eletrolíticos. Nos

## Estágios do choque

O choque parece evoluir ao longo de um *continuum*. Um modo de entender as respostas fisiológicas e os sinais e sintomas clínicos subsequentes é dividir esse *continuum* em três estágios:

1. Pré-choque (compensado)
2. Choque (descompensado)
3. Disfunção dos órgãos-alvo (resultando em falência irreversível dos órgãos).

Quanto mais precocemente forem realizadas intervenções ao longo desse *continuum*, maiores as chances de sobrevivência do cliente. A Tabela 54.1 compara as manifestações clínicas dos diferentes estágios do choque.

### Pré-choque

#### Fisiopatologia

No pré-choque, ou estágio compensado do choque, a PA geralmente se mantém nos limites normais. A vasoconstrição, a aceleração da frequência cardíaca e o aumento da contratilidade

**Tabela 54.1** Manifestações clínicas dos estágios do choque.

| Parâmetro clínico | Estágio | | |
|---|---|---|---|
| | Pré-choque | Choque | Disfunção dos órgãos-alvo |
| Pressão arterial | Próxima aos valores normais | Sistólica < 80 a 90 mmHg | Requer suporte farmacológico ou mecânico |
| Frequência cardíaca | > 100 bpm | 100 a 150 bpm | Irregular ou assistolia |
| Frequência respiratória | > 20 incursões/min | Respirações rápidas e superficiais; estertores | Requer suporte ventilatório |
| Pele | Fria e úmida | Manchada, petéquias | Icterícia |
| Débito urinário | Ligeiramente reduzido | Profundamente reduzido | Anúria; requer diálise |
| Estado mental | Confusão | Letargia | Não responde aos estímulos |
| Equilíbrio acidobásico | Alcalose respiratória | Acidose metabólica | Acidose grave |

cardíaca contribuem para a manutenção do DC e da RVS adequados. Isso é atribuído à ativação do sistema nervoso simpático e à liberação subsequente de catecolaminas (epinefrina e norepinefrina). Os clientes geralmente se encontram em uma condição conhecida como "reação de luta ou fuga". O corpo desvia o sangue dos órgãos como pele, rins e trato gastrintestinal (GI) para o cérebro e o coração, de modo a assegurar suprimento sanguíneo adequado a esses órgãos vitais. Por essa razão, a pele fica fria e úmida, os ruídos peristálticos são hipoativos, e o débito urinário diminui. Os clientes adultos geralmente conseguem compensar perdas de até 10% do volume circulante total por ativação dos mecanismos homeostáticos normais. Por outro lado, os clientes portadores de outros distúrbios clínicos, ou que usam determinados fármacos, podem ter capacidade compensatória reduzida.

## Manifestações clínicas e avaliação

Apesar de a PA manter-se próxima aos valores normais, o cliente pode demonstrar outros sinais clínicos sugestivos de perfusão tecidual inadequada. Taquicardia, vasoconstrição periférica e ansiedade são sinais comuns.

## Manejo clínico e de enfermagem

Nesse estágio, os objetivos do tratamento são identificar a causa do choque, corrigir o distúrbio primário e adotar medidas rigorosas de modo a reforçar os mecanismos compensatórios do corpo. Como a compensação não pode ser mantida indefinidamente, devem ser adotadas medidas como reposição de líquidos e administração de fármacos para manter a PA adequada e restabelecer e manter a perfusão tecidual adequada. *A intervenção precoce ao longo do* continuum *do choque é fundamental à melhoria do prognóstico do cliente.* Por essa razão, a enfermeira precisa avaliar sistematicamente os clientes em risco de choque, de modo a detectar sinais clínicos sutis do estágio compensado, antes que eles evoluam para a fase descompensada do choque. O Boxe 54.2 ressalta algumas considerações que ajudam a detectar choque nos clientes idosos.

Nesse estágio, as atribuições da enfermeira são monitorar o estado hemodinâmico do cliente e relatar imediatamente ao médico quaisquer anormalidades; ajudar a detectar e tratar o distúrbio subjacente por avaliações contínuas criteriosas do cliente; administrar os líquidos e os fármacos prescritos; e garantir a segurança do cliente. Para avaliar a perfusão tecidual, a enfermeira deve observar especificamente as alterações do nível de consciência, os sinais vitais, o débito urinário, a pele e os resultados dos exames laboratoriais. Nesse estágio, os clientes devem ser repetidamente reavaliados. As enfermeiras devem procurar manter um ambiente tranquilo para o bem do cliente e dos seus familiares, além de assegurar que as avaliações e as intervenções sejam rápidas e ininterruptas. Fornecer explicações sucintas sobre os procedimentos diagnósticos e terapêuticos, apoiar o cliente durante esses procedimentos e dar informações sobre seu prognóstico reduzem o estresse e a ansiedade, promovendo, desse modo, o bem-estar físico e mental do cliente. Quando a enfermeira usa um tom de voz calmo e tranquilizador e toca suavemente no cliente, ela também atenua suas preocupações.

---

**BOXE 54.2**

### Considerações gerontológicas.

**Diagnóstico do choque nos clientes idosos**

As alterações fisiológicas associadas ao envelhecimento, quando combinadas com estados patológicos crônicos, colocam os indivíduos idosos em risco mais elevado de desenvolver choque e, possivelmente, síndrome de disfunção de múltiplos órgãos (SDMO). Os clientes idosos podem recuperar-se do choque se ele for detectado e tratado imediatamente com tratamentos agressivos e medidas de suporte. As enfermeiras desempenham um papel fundamental quando avaliam e interpretam as alterações sutis das reações dos indivíduos idosos às doenças

- Nos estados de hipovolemia, os fármacos como betabloqueadores (metoprolol), usados para tratar hipertensão, podem mascarar a taquicardia, que é um mecanismo compensatório primário para aumentar o DC
- O sistema imune dos clientes idosos podem não desencadear uma resposta febril clara (temperatura > 40°C), mas a enfermeira deve detectar tendências de elevação da temperatura
- O coração não funciona bem em condições de hipoxemia, e o coração dos indivíduos idosos pode responder à redução da oxigenação miocárdica com arritmias, que podem ser interpretadas erroneamente como alteração normal do processo de envelhecimento
- As alterações do estado mental podem ser interpretadas equivocadamente como demência. Indivíduos idosos com alterações súbitas do estado mental devem ser rigorosamente avaliados quanto à existência de infecção e hipoperfusão dos órgãos

---

## Choque

No estágio de choque, o cliente perde a capacidade de compensar a lesão, a infecção ou os danos sofridos. Durante esse estágio, os sinais clínicos tornam-se mais evidentes.

### Fisiopatologia

O coração e os rins estão entre os primeiros órgãos a apresentar sinais de disfunção. Até esse estágio do *continuum*, o miocárdio conseguia compensar aumentando o DC, mas isso pode ser mantido apenas por um período curto. A incapacidade de atender às demandas de oxigênio do corpo causa isquemia, e os mediadores bioquímicos provocam depressão miocárdica. Isso resulta na falência da bomba cardíaca, mesmo que a causa básica do choque não seja cardíaca.

> *Alerta de enfermagem*
> *Embora isoladamente as aferições da PA não sejam indicadores confiáveis do estado circulatório, níveis de PA sistólica menores que 100 mmHg no setor de emergência estão associados ao aumento de três vezes na mortalidade hospitalar e ao aumento de 10 vezes na taxa de mortes súbitas (Marx, Hockberger e Walls, 2010).*

O impacto sistêmico da hipotensão e, consequentemente, da hipoperfusão nos rins leva à redução do débito urinário. Um cateter de Foley deve ser inserido para determinar rigorosamente o débito urinário: volumes menores que 30 mℓ/h ou 0,5 mℓ/kg/h indicam hipoperfusão renal e/ou hipovolemia. Além disso, a reação inflamatória à lesão básica é ativada, e as citocinas e os mediadores pró-inflamatórios e anti-inflamatórios são liberados, os quais, por sua vez, ativam o sistema da coagulação na tentativa de restabelecer a homeostasia. Ao mesmo tempo, a acidose deprime as funções de todas as enzimas, inclusive da coagulação. A Figura 54.1 ilustra a sequência da falência progressiva dos órgãos, que resulta da perfusão tecidual reduzida.

Mesmo quando a causa básica do choque é revertida, a sequência de respostas compensatórias à redução da perfusão tecidual perpetua o estado de choque, tendo início um círculo vicioso. Aparentemente, a resposta apropriada ou inapropriada do corpo nesse estágio do choque pode ser o fator determinante principal da sobrevivência do cliente.

### Manejo clínico e de enfermagem

Intervenções rigorosas e imediatas são essenciais à sobrevivência dos clientes em choque; por essa razão, é fundamental identificar os clientes que possam estar em choque e notificar o médico quando ocorrem alterações sutis em sua avaliação. Os clientes em choque geralmente são tratados em unidades de tratamento intensivo (UTI) para facilitar o monitoramento rigoroso (monitoramento hemodinâmico, monitoramento eletrocardiográfico [ECG], gasometria arterial [GA], dosagens dos eletrólitos séricos, alterações do estado físico e mental); a administração rápida e frequente de vários fármacos e líquidos prescritos; o controle rigoroso dos líquidos administrados e eliminados (ingestão e perda); e, possivelmente, as intervenções com tecnologias de suporte, inclusive ventilação mecânica, diálise e bomba de balão intra-aórtico. Os cuidados de enfermagem para clientes em choque requerem experiência para avaliar e compreender essa síndrome e o significado das alterações da avaliação.

O tratamento específico do choque depende do tipo e da causa primária do choque, mas geralmente tem como objetivo alcançar as seguintes metas:

- Aumentar o volume intravascular
- Fornecer suporte à função contrátil do coração
- Melhorar a competência do sistema venoso
- Fornecer suporte ao sistema respiratório
- Avaliar e reavaliar continuamente a resposta do organismo ao choque
- Envolver o cliente e seus familiares no cuidado prestado, principalmente no que se refere às decisões relativas ao final da vida.

### Falência dos órgãos-alvo (irreversível)

#### Fisiopatologia

Quando a perfusão tecidual não é restabelecida, o cliente tem falência irreversível dos órgãos-alvo. Isso representa o ponto ao longo do *continuum* do choque no qual a lesão dos órgãos é tão grave que o cliente não responde ao tratamento e não pode sobreviver. Por exemplo, apesar do tratamento, a PA continua baixa. As insuficiências renal e hepática, agravadas pela liberação de toxinas dos tecidos necróticos, produzem acidose metabólica irreversível. O metabolismo anaeróbico contribui para a agravação da acidose láctica. A falência do sistema respiratório impede a oxigenação e a ventilação adequadas, apesar do suporte da ventilação mecânica; o sistema cardiovascular não consegue manter a pressão arterial média (PAM; PAM = $[(2 \times$ pressão diastólica $+$ pressão sistólica$)/3]$) adequada à perfusão tecidual. A disfunção de múltiplos órgãos evolui para falência completa dos órgãos, e a morte é iminente. A disfunção de múltiplos órgãos pode ser um estágio da progressão do *continuum* do choque, uma síndrome independente descrita com mais detalhes adiante neste capítulo.

### Manejo clínico e de enfermagem

Nesse estágio, os tratamentos específicos geralmente são os mesmos recomendados para o estágio de choque. Embora o cliente possa ter progredido do choque para a falência irreversível dos órgãos-alvo, a constatação de que o choque é irreversível pode ser conseguida apenas retrospectivamente com base na inexistência de resposta ao tratamento. Como também ocorre com o choque, a enfermeira deve enfatizar a administração dos tratamentos prescritos, monitorar o cliente, evitar complicações, proteger o cliente de lesões e assegurar seu conforto. Oferecer explicações sucintas ao cliente sobre o que está acontecendo é fundamental, ainda que não se possa ter certeza de que ele compreenda o que lhe é dito. Medidas de conforto, inclusive toques tranquilizadores, devem ser mantidas, apesar da inexistência de resposta do cliente aos estímulos verbais.

À medida que fica evidente que o cliente provavelmente não sobreviverá, a família precisa ser informada quanto ao prognóstico e ao desfecho provável. Durante todo o processo de assistência ao cliente, devem ser oferecidas oportunidades para que os familiares vejam, toquem e conversem com o cliente. Os amigos íntimos da família ou os conselheiros espirituais podem trazer conforto aos familiares, de modo que consigam lidar com a morte inevitável do seu ente querido. Sempre que for possível, os familiares do cliente devem ser consultados quanto às diretivas para o final de vida (diretivas antecipadas) ou outros desejos expressos verbalmente ou por escrito que o cliente possa ter compartilhado na eventualidade de que se tornasse incapaz de participar das decisões relativas ao final de sua vida. Em alguns casos, comissões de ética podem ajudar os familiares e as equipes de saúde a tomar decisões difíceis.

## Estratégias terapêuticas gerais do choque

Como foi mencionado antes e de acordo com a descrição dos tipos de choque apresentada a seguir, o tratamento de todos os tipos e de todos os estágios do choque inclui o seguinte:

- Reposição de líquidos para recuperar o volume intravascular
- Administração de **fármacos vasoativos** para recuperar o tônus vasomotor e melhorar a função cardíaca
- Administração de suporte nutricional para atender às necessidades metabólicas, que geralmente aumentam drasticamente no choque.

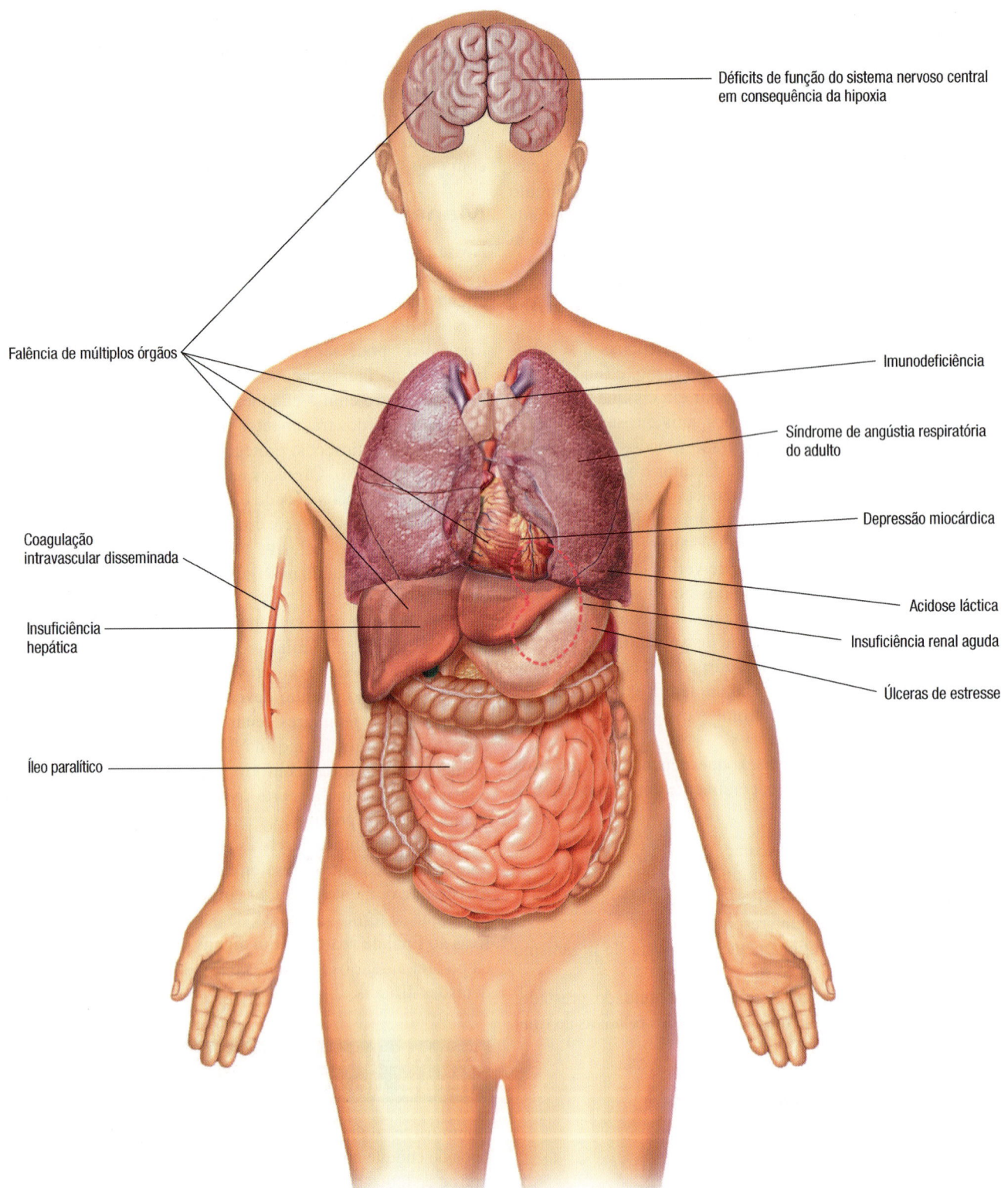

**Figura 54.1** Efeitos do choque nos diversos sistemas do corpo.

Os tratamentos descritos nesta seção exigem a colaboração de todos os membros da equipe de saúde, de modo a assegurar que as manifestações clínicas do choque sejam prontamente detectadas e que o tratamento adequado e oportuno seja instituído para garantir o melhor prognóstico possível.

## Reposição de líquido

Os líquidos administrados variam, mas podem incluir **soluções cristaloides** (soluções eletrolíticas que circulam livremente entre os espaços intravascular e intersticial), **soluções coloides** (soluções intravenosas de moléculas grandes) e hemocomponentes (Tabela 54.2). O melhor líquido para tratar o choque ainda não está definido. Nas situações de emergência, o "melhor" líquido geralmente é aquele de que se dispõe para uso imediato. A reposição de líquidos deve ser iniciada imediatamente no choque, de modo a ampliar o volume intravascular. As soluções cristaloides (p. ex., soro fisiológico e solução de lactato de Ringer [LR]) e coloides (p. ex., albumina) podem ser administradas para recuperar o volume intravascular. Existem controvérsias quanto a se as soluções cristaloides ou coloides devem ser administradas, mas uma revisão de Cochrane realizada por Perel, Roberts e Pearson (2007) não demonstrou qualquer diferença de prognóstico dos clientes tratados com esses dois líquidos. Os hemocomponentes devem ser administrados para tratar choque hipovolêmico causado por traumatismo e/ou sangramento.

As soluções cristaloides utilizadas comumente para repor líquidos aos clientes em choque hipovolêmico são cloreto de sódio a 0,9% (soro fisiológico) e solução de LR. O LR é uma solução eletrolítica que contém íons lactato, que não devem ser confundidos com ácido láctico. O lactato exógeno é convertido em bicarbonato pelo fígado e, desse modo, ajuda a reverter a acidose. É importante avaliar se o cliente tem doença hepática antes de administrar essa solução, porque a acidose pode piorar quando se infunde LR aos clientes com disfunção hepática grave (Marx *et al.*, 2010). Também é importante ter o cuidado de evitar a administração rápida de soluções cristaloides isotônicas, para evitar "reposição excessiva" e, desse modo, causar edema grave. Por essa razão e dependendo da causa da hipovolemia, algumas vezes se administra uma solução cristaloide hipertônica (p. ex., cloreto de sódio a 3%) aos clientes em choque hipovolêmico. As soluções hipertônicas produzem uma força osmótica potente, que atrai os líquidos do espaço intracelular para o espaço intravascular de modo a manter o equilíbrio de líquidos. O efeito osmótico das soluções hipertônicas faz com que menos líquidos sejam administrados para recuperar o volume intravascular. Entretanto, a solução salina hipertônica está associada à osmolalidade sérica excessiva e à hipernatremia e, se for administrada muito rapidamente, pode causar mielinólise pontina central (ver detalhes adicionais no Boxe 31.2 do Capítulo 31).

As soluções coloides expandem o volume intravascular porque exercem pressão oncótica e, desse modo, atraem líquidos para dentro do espaço intravascular. As soluções coloides produzem os mesmos efeitos que as soluções hipertônicas – ampliam o volume intravascular –, mas são necessários volumes menores de líquido que os necessários para os cristaloides. A albumina é uma solução coloide prescrita comumente para tratar choque hipovolêmico. A desvantagem das soluções coloides é seu custo alto, e seu uso em substituição aos cristaloides ainda não está bem apoiado em experiências clínicas controladas.

O cliente que recebe reposição de líquidos porque está em choque deve ser monitorado frequentemente quanto aos seguintes parâmetros: débito urinário adequado, alterações do estado mental, perfusão cutânea e variações dos sinais vitais. Os sons respiratórios devem ser auscultados frequentemente para detectar sinais de acumulação de líquidos.

Em geral, é necessário instalar um cateter venoso central para medir a pressão venosa central. Além do exame físico, a pressão venosa central (PVC) ajuda a monitorar a resposta do cliente à reposição de líquidos. A PVC normal varia de 2 a 8 mmHg. É necessário realizar várias medições para determinar uma faixa, e a reposição de líquidos deve ser mantida de modo a conservar a PVC entre 8 e 12 mmHg; os níveis de PVC "acima do normal" são desejáveis porque os ventrículos tendem a ficar mais rígidos no choque (Marx *et al.*, 2010).

**Tabela 54.2** Reposição de líquidos no choque.

| Líquidos | Vantagens | Desvantagens |
|---|---|---|
| **Soluções cristaloides** | | |
| Cloreto de sódio a 0,9% (soro fisiológico, solução salina normal) | Amplamente disponível, baixo custo | Requer infusão de grandes volumes; pode causar edema pulmonar |
| Ringer Lactato | O íon lactato ajuda a tamponar a acidose metabólica | Requer infusão de grandes volumes; pode causar edema pulmonar |
| Solução salina hipertônica (3%, 5% ou 7%) | O volume de líquido necessário para recuperar o volume intravascular é pequeno | Pode causar hipernatremia, mielinólise pontina central e osmolalidade sérica excessiva |
| **Soluções coloides** | | |
| Albumina (5%, 25%) | Expande rapidamente o volume plasmático | Custo elevado; requer doadores humanos; suprimento limitado; pode causar insuficiência cardíaca |
| Dextrana (40 ou 70) | Expansor plasmático sintético | Interfere na agregação plaquetária; não é recomendado para tratar choque hemorrágico |
| Hetastarch (coloide sintético não proteico derivado de amido ceroso composto, principalmente de amilopectina) | Sintético; menos dispendioso que a albumina; seu efeito dura até 36 h | Prolonga os tempos de sangramento e de coagulação |

Com as tecnologias mais modernas, cateteres podem ser colocados para possibilitar o monitoramento das pressões intravasculares e dos níveis de oxigênio venoso. A avaliação da oxigenação venosa ($S_VO_2$ ou $S_{CV}O_2$ quando se utiliza um cateter de PVC) ajuda a avaliar a adequação do volume de líquidos, assim como a PA, o débito urinário e o déficit de bases. O monitoramento hemodinâmico por cateteres arteriais centrais e pulmonares pode ser iniciado para possibilitar o controle rigoroso da perfusão e da função cardíaca do cliente, bem como sua resposta ao tratamento. Veja informações adicionais sobre monitoramento hemodinâmico no Capítulo 55.

### Tratamento com fármacos vasoativos

Os fármacos vasoativos podem ser utilizados em todos os tipos de choque para melhorar a estabilidade hemodinâmica do cliente quando apenas a reposição de líquidos não conseguir manter a PAM adequada. Os diversos fármacos atuam em diferentes componentes do DC, e os agentes vasoativos específicos são selecionados com base na causa primária do choque (ver Capítulo 55, Tabela 55.8). Embora a maioria dos fármacos produza vários efeitos, eles são usados para: (1) aumentar a força das contrações miocárdicas; (2) regular a frequência cardíaca; (3) reduzir a resistência enfrentada pelo miocárdio; e (4) causar vasoconstrição.

Os receptores do sistema nervoso simpático são subclassificados em alfa-adrenérgicos e beta-adrenérgicos. Os receptores beta-adrenérgicos também são subdivididos em receptores beta-1 e beta-2. Quando os receptores alfa-adrenérgicos são estimulados, os vasos sanguíneos contraem nos sistemas cardiorrespiratório e GI, na pele e nos rins. Quando os receptores adrenérgicos beta-1 são ativados, a frequência cardíaca e a contração miocárdica aumentam. Quando os receptores adrenérgicos beta-2 são estimulados, há vasodilatação nos músculos cardíaco e esquelético e relaxamento dos bronquíolos. Os fármacos usados para tratar choque consistem em diversas combinações de agentes vasoativos para melhorar a perfusão tecidual por estimulação ou ativação dos receptores alfa-adrenérgicos e beta-adrenérgicos.

Quando os fármacos vasoativos são administrados, a enfermeira deve monitorar frequentemente os sinais vitais (no mínimo a cada 15 min, até que as condições se estabilizem, ou com mais frequência se for necessário). Os agentes vasoativos devem ser administrados por um cateter venoso central, porque o extravasamento e a infiltração de alguns fármacos vasoativos podem causar necrose e descamação dos tecidos. Também é importante usar uma bomba de infusão para assegurar que os fármacos sejam administrados em doses exatas e seguras. Em geral, o cliente é colocado em monitoramento invasivo por um cateter arterial usado para titular as doses dos fármacos com exatidão. As doses de cada fármaco geralmente são titulados pela enfermeira, que ajusta as taxas de infusão com base na dose prescrita e na resposta do cliente. As doses são alteradas para manter a PAM em uma faixa fisiológica que assegure perfusão tecidual adequada (em geral, mais de 65 mmHg). As doses dos fármacos vasoativos devem ser reduzidas progressivamente quando isso é possível, e o cliente deve ser "desmamado" da infusão por monitoramento frequente da PA (no mínimo a cada 15 min).

### Suporte nutricional

Suporte nutricional é um elemento importante do cuidado prestado aos clientes em choque. As taxas metabólicas altas associadas ao choque aumentam as demandas de energia e, consequentemente, as necessidades calóricas. A secreção de catecolaminas nos estágios iniciais do *continuum* do choque esgota as reservas de glicogênio em 8 a 10 h. Desse modo, as necessidades energéticas passam a ser atendidas pela decomposição da massa corporal magra (músculos). Nesse processo catabólico, a massa de músculos esqueléticos é decomposta, ainda que o cliente tenha grandes reservas de gordura ou tecido adiposo. A decomposição dos músculos esqueléticos prolonga acentuadamente o tempo de recuperação do cliente. O suporte nutricional enteral ou parenteral deve ser iniciado tão logo seja possível, sempre com administração de algum tipo de suporte nutricional enteral. A integridade do sistema GI depende da exposição direta aos nutrientes. As úlceras de estresse são frequentes nos clientes em estado crítico porque a irrigação sanguínea do trato GI é comprometida. Por essa razão, antiácidos (sucralfato), bloqueadores $H_2$ (famotidina, ranitidina) e/ou inibidores da bomba de prótons (p. ex., lansoprazol) são prescritos para evitar a formação de úlceras por inibição da secreção ácida do estômago ou pelo aumento do pH gástrico.

### Suporte respiratório

O oxigênio é administrado para aumentar a quantidade carreada pela hemoglobina disponível no sangue. Um cliente confuso pode sentir-se apreensivo quando é colocada uma máscara ou uma cânula de oxigênio; as explicações frequentes quanto à necessidade de usar a máscara podem atenuar o medo e a ansiedade do cliente. A avaliação frequente do estado respiratório é necessária porque muitos clientes em choque profundo requerem ventilação mecânica; desse modo, a enfermeira provavelmente precisa monitorar continuamente a saturação de oxigênio.

## Tipos de choque

### Choque hipovolêmico

O **choque hipovolêmico** – tipo mais comum de choque – caracteriza-se por redução do volume intravascular. Os líquidos intracelulares representam cerca de dois terços da água corporal total. O terço restante está no espaço extracelular, que se subdivide em dois compartimentos: espaço intravascular (EIV, dentro dos vasos sanguíneos) e espaço intersticial (EI, ao redor dos tecidos). Cerca de três quartos dos líquidos extracelulares estão no EI, enquanto o restante está localizado dentro do EIV. Desse modo, o volume intravascular normal é de 4 a 6 ℓ. O choque hipovolêmico ocorre quando há redução do volume intravascular em 15 a 25%, representando perdas entre 750 e 1.500 mℓ de sangue por um indivíduo de 70 kg.

### Fisiopatologia

O choque hipovolêmico pode ser causado por perdas súbitas de líquidos (inclusive hemorragia) ou por um déficit gradativo entre ingestão e perdas (p. ex., desidratação). Mais informações sobre choque hemorrágico estão disponíveis na Tabela 56.1 do

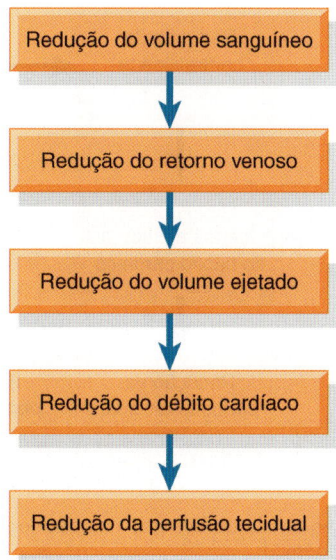

**Figura 54.2** Sequência de eventos fisiopatológicos associados ao choque hipovolêmico.

Capítulo 56. A Figura 54.2 ilustra a sequência de eventos que ocorrem com o choque hipovolêmico. O Boxe 54.3 descreve os fatores de risco do choque hipovolêmico.

## Manejo clínico

Os objetivos principais do tratamento do choque hipovolêmico são (1) repor o volume intravascular, (2) reverter a sequência de eventos que resultou na perfusão tecidual inadequada e (3) corrigir a causa primária da perda de líquidos no menor tempo possível. Dependendo da gravidade do choque e das condições do cliente, é provável que sejam realizados esforços para alcançar simultaneamente todas as três metas.

Quando o cliente tem sangramento (hemorragia), os esforços são voltados para conter a perda sanguínea. Isso pode exigir aplicação de pressão no local do sangramento, uma intervenção cirúrgica ou um procedimento para cessar a hemorragia interna. Quando a causa da hipovolemia é diarreia ou vômitos, o cliente deve ser tratado com fármacos para conter a diarreia e os vômitos, ao mesmo tempo que são realizados esforços para descobrir e tratar a causa. Nos indivíduos idosos, desidratação é uma causa comum de hipovolemia.

Quando a causa básica da hipovolemia é desidratação, também são administrados fármacos para reverter a causa. Por exemplo, a insulina é administrada quando a desidratação é secundária à hiperglicemia, enquanto a desmopressina (DDAVP) é usada para tratar diabetes insípido.

Além de reverter a causa primária da redução do volume intravascular, a reposição de líquidos (também conhecida como reanimação com líquidos) é extremamente importante. No mínimo dois acessos intravasculares calibrosos devem ser instalados para administrar líquidos. Os dois acessos IV possibilitam a administração simultânea de líquidos, fármacos e hemocomponentes, conforme a necessidade. Como o objetivo da reposição de líquidos e recuperação do volume intravascular, é necessário administrar líquidos que permaneçam nesse compartimento, para evitar desvios de líquidos do compartimento intravascular para o espaço intracelular ou intersticial. Os hemocomponentes (produtos retirados do sangue) também são coloides e podem ser administrados, principalmente quando a causa do choque hipovolêmico for hemorragia. Os concentrados de hemácias são transfundidos para repor a capacidade do cliente de transportar oxigênio, em combinação com outros líquidos que vão expandir o volume circulante. As transfusões de plasma e plaquetas podem facilitar a reposição de líquidos e também tratar outros problemas subjacentes. O volume de hemocomponentes necessário depende do déficit de perfusão do cliente, que pode ser determinado com base nos sinais vitais, nos resultados da gasometria e nas manifestações clínicas, mais que em valores laboratoriais arbitrários. Uma área de pesquisas ativas é o desenvolvimento de substitutos sintéticos do sangue (*i. e.*, compostos capazes de carrear oxigênio, do mesmo modo que o sangue) como alternativas potenciais para as transfusões sanguíneas. Os riscos inerentes à transfusão de sangue incluem a possibilidade de ocorrerem reações transfusionais.

Em geral, a colocação da cabeceira do leito em posição baixa (conhecida como *posição de Trendelenburg*) era recomendada para aumentar o fluxo sanguíneo aos órgãos vitais por ampliação da pré-carga. Estudos não demonstraram que essa prática esteja baseada em evidências, podendo, na verdade, agravar a troca de gases pulmonares e causar aspiração (Rivers e Amponsah, 2010). Uma alternativa é elevar ligeiramente as pernas do cliente para aumentar a circulação cerebral e facilitar o retorno venoso ao coração, posição que é contraindicada para clientes com traumatismos cranianos.

## Manejo de enfermagem

A profilaxia primária do choque é uma prioridade fundamental do cuidado de enfermagem. Em alguns casos, o choque hipovolêmico pode ser evitado por monitoramento rigoroso dos clientes suscetíveis a desenvolver déficits de líquidos e facilitando a reposição de líquidos antes que ocorra depleção de volume. Em outros casos, os cuidados de enfermagem consistem basicamente em ajudar a tratar a causa básica do choque e recuperar o volume intravascular.

---

**BOXE 54.3 Fatores de risco do choque hipovolêmico.**

Externos – perda de líquidos:
- Traumatismo
- Procedimentos cirúrgicos
- Vômitos
- Diarreia
- Diurese excessiva
- Diabetes insípido
- Dieta zero

Internos – transferências de líquidos:
- Hemorragia
- Queimaduras
- Ascite
- Peritonite
- Desidratação

As medidas gerais de enfermagem incluem garantir a administração segura dos líquidos e fármacos prescritos e documentar sua administração e seus efeitos. Outra atribuição importante das enfermeiras é monitorar sinais de complicações e efeitos colaterais do tratamento e notificar imediatamente sua ocorrência durante o tratamento.

A administração segura de transfusões sanguíneas é uma atribuição vital da enfermagem. Em situações de emergência, é importante coletar rapidamente amostras de sangue, obter um hemograma completo basal e realizar a classificação sanguínea e a prova cruzada em antecipação à necessidade de fazer transfusões de sangue. Os clientes que recebem transfusões de hemocomponentes devem ser monitorados atentamente para detectar efeitos adversos (ver Capítulo 20).

A reposição de líquidos também pode causar complicações, geralmente quando volumes grandes são administrados rapidamente. Por essa razão, a enfermeira deve monitorar atentamente seus clientes para detectar sobrecarga cardiovascular e edema. O risco de desenvolver essas complicações aumenta nos indivíduos idosos e nos clientes com doença cardíaca preexistente. A pressão hemodinâmica, os sinais vitais, a GA, os níveis séricos de lactato, a hemoglobina e o hematócrito e o aporte e as perdas de líquidos estão entre os parâmetros monitorados. A temperatura também deve ser rigorosamente monitorada para assegurar que a reposição rápida de líquidos não cause hipotermia. Em alguns casos, pode ser necessário aquecer os líquidos durante a administração de grandes volumes. A avaliação física deve enfatizar a observação das veias jugulares para detectar distensão e monitorar a PVC. Em geral, a PVC é baixa nos clientes em choque hipovolêmico, mas aumenta com o tratamento eficaz e alcança níveis muito altos quando há sobrecarga de volume e insuficiência cardíaca. A enfermeira deve monitorar cuidadosamente as funções cardíaca e respiratória e relatar ao médico as alterações da PA, da pressão do pulso, da frequência e do ritmo cardíacos e dos sons respiratórios.

## Choque cardiogênico

O **choque cardiogênico** ocorre quando a função contrátil do coração e sua capacidade de bombear sangue estão reduzidas e o fornecimento de oxigênio ao coração e aos tecidos não é suficiente. O choque cardiogênico é diagnosticado mais comumente nos clientes com infarto agudo do miocárdio (IAM). Outras causas de choque cardiogênico estão relacionadas com as condições que sobrecarregam o miocárdio (p. ex., hipoxemia, acidose, hipoglicemia e hipocalcemia graves), bem como com os distúrbios que deprimem a função miocárdica (p. ex., miocardiopatia, doença valvar e arritmias).

### Fisiopatologia

Nos clientes em choque cardiogênico, o débito cardíaco (DC), que depende do volume ejetado e da frequência cardíaca, está reduzido. Quando o volume ejetado e a frequência cardíaca diminuem ou se tornam instáveis, a PA é reduzida e a perfusão tecidual sistêmica fica comprometida (o débito urinário diminui, a pele torna-se fria e úmida, o estado mental é alterado, o cliente tem ansiedade evidente e o tempo de enchimento capilar é prolongado). O fornecimento de sangue ao próprio

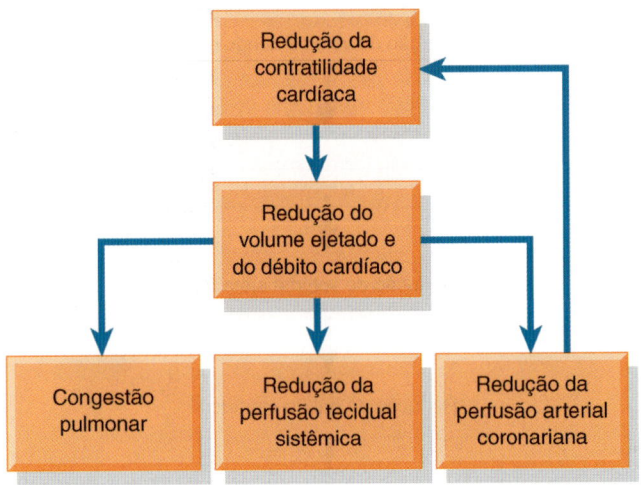

**Figura 54.3** Sequência de eventos fisiopatológicos associados ao choque cardiogênico.

músculo cardíaco não é suficiente, reduzindo ainda mais o DC. Essas alterações podem ocorrer rapidamente ou ao longo de alguns dias. Os clientes em choque cardiogênico podem ter angina e desenvolver arritmias e instabilidade hemodinâmica. A Figura 54.3 ilustra a fisiopatologia do choque cardiogênico.

### Alerta de enfermagem
*Nos casos de insuficiência cardíaca com choque cardiogênico resultante, a enfermeira deve avaliar se há distensão das veias jugulares (DVJ), estertores, dispneia e galope por $B_3$.*

### Manejo clínico

Os objetivos do tratamento do choque cardiogênico são (1) limitar a lesão adicional do miocárdio e preservar o miocárdio normal e (2) melhorar a função cardíaca por aumento da contratilidade cardíaca, redução da pós-carga ventricular, ou ambos. Em geral, esses objetivos são alcançados quando se aumenta o fornecimento de oxigênio ao músculo cardíaco e, ao mesmo tempo, se reduzem as demandas de oxigênio.

Como ocorre com todos os tipos de choque, a causa primária do choque cardiogênico deve ser revertida. Primeiramente, é necessário atender às necessidades de oxigenação do músculo cardíaco de modo a manter sua capacidade de bombear sangue para outros órgãos. Nos casos de choque cardiogênico causado por isquemia ou infarto, o cliente pode precisar de tratamento trombolítico, angioplastia, cirurgia de revascularização arterial coronariana, tratamento com bomba de balão intra-aórtico, ou alguma combinação dessas modalidades. As intervenções gerais indicadas no choque cardiogênico são administrar oxigênio suplementar e fármacos vasoativos, controlar a frequência cardíaca com fármacos ou marca-passo e, se for necessário, usar um dispositivo de suporte mecânico. Também é importante dosar repetidamente os marcadores laboratoriais de disfunção ventricular (p. ex., peptídio natriurético cerebral, ou PNC) e os níveis das enzimas cardíacas (i. e., CK-MB e troponina-I); obter repetidos ECG de 12 derivações; e realizar ecocardiografias frequentes conforme a prescrição para avaliar a gravidade da lesão ou disfunção miocárdica.

## Farmacoterapia

### Oxigênio
Nos estágios iniciais do choque, os suplementos de oxigênio são administrados por cânula nasal a uma taxa suficiente para manter a saturação de oxigênio acima de 90%. O monitoramento dos resultados da GA e dos níveis da oximetria de pulso ajuda a determinar se o cliente requer uma modalidade mais invasiva de oxigenoterapia.

### Analgesia
Quando o cliente tem dor torácica, deve-se administrar um analgésico IV (em geral, sulfato de morfina) para aliviar a dor. Além de atenuar a dor, a morfina dilata os vasos sanguíneos. Isso diminui a carga imposta ao coração porque reduz a pressão de enchimento do coração (pré-carga) e a pressão contra a qual o músculo cardíaco precisa ejetar sangue (pós-carga).

### Antiplaquetários e betabloqueadores
Os antiplaquetários, como o ácido acetilsalicílico, devem ser administrados aos clientes com IAM. Além disso, um betabloqueador deve ser usado para reduzir a sobrecarga cardíaca e preservar o músculo cardíaco. O uso desses fármacos nos clientes em choque cardiogênico pode ser complicado, porque os betabloqueadores reduzem a PA. Veja descrição do tratamento para dor torácica aguda e IAM no Capítulo 14.

### Fármacos vasoativos
O tratamento com fármacos vasoativos consiste no uso de várias estratégias farmacológicas para recuperar e manter o DC adequado. Nos clientes em choque cardiogênico, os objetivos do tratamento com fármacos vasoativos são melhorar a contratilidade cardíaca, equilibrar a pré-carga e a pós-carga, reduzir a demanda miocárdica de oxigênio e estabilizar a frequência e o ritmo cardíacos. Os fármacos usados comumente para tratar choque cardiogênico são dobutamina, dopamina e nitroglicerina. Veja uma revisão dos fármacos vasoativos usados comumente na Tabela 55.9.

#### Alerta farmacológico
*A enfermeira deve ficar atenta à resposta do cliente aos fármacos vasoativos, porque existe a possibilidade de ocorrer agravação da isquemia miocárdica quando a sobrecarga cardíaca aumenta.*

A dobutamina causa efeitos inotrópicos porque estimula os receptores beta-adrenérgicos do coração e aumenta a força das contrações cardíacas e o DC. Os receptores alfa-adrenérgicos do miocárdio também são estimulados, o que diminui as resistências vasculares pulmonar e sistêmica (redução da pós-carga). A dobutamina aumenta a força das contrações cardíacas e, consequentemente, amplia o volume ejetado e o DC final.

A dopamina é um fármaco simpaticomimético, que pode ser usado com dobutamina e nitroglicerina para aumentar a perfusão tecidual. Os fármacos simpaticomiméticos devem ser utilizados com cautela nos clientes em choque cardiogênico, porque eles aumentam a demanda miocárdica de oxigênio e podem agravar a insuficiência cardíaca. Além disso, quando há acidose metabólica grave nos estágios mais avançados do choque, a eficácia da dopamina diminui.

Em doses baixas, a nitroglicerina intravenosa atua como vasodilatador venoso e, consequentemente, reduz a pré-carga. Em doses mais altas, a nitroglicerina causa vasodilatação arterial e, desse modo, também diminui a pós-carga. Em combinação com a dobutamina, esses efeitos aumentam o DC e, ao mesmo tempo, reduzem a sobrecarga do coração. Além disso, a vasodilatação aumenta o fluxo sanguíneo do miocárdio e melhora o fornecimento de oxigênio ao músculo cardíaco enfraquecido.

Outros fármacos vasoativos que podem ser usados para tratar choque cardiogênico são norepinefrina, epinefrina, milrinona, anrinona, vasopressina e fenilefrina. Cada um desses fármacos estimula diferentes receptores do sistema nervoso simpático. O médico pode prescrever uma combinação desses fármacos, dependendo da resposta do cliente ao tratamento. Todos os fármacos vasoativos produzem efeitos adversos, o que explica por que alguns agentes são mais úteis que outros nos diversos estágios do choque.

#### Alerta farmacológico
*Os agentes vasoativos nunca devem ser interrompidos repentinamente, porque isso pode causar instabilidade hemodinâmica e perpetuar o estado de choque.*

### Diuréticos
Os diuréticos, como a furosemida, podem ser administrados para reduzir a sobrecarga do coração por meio da redução dos líquidos acumulados. Os diuréticos devem ser utilizados com cautela, porque podem causar hipovolemia. Além disso, a diurese profusa pode causar alcalose metabólica, comumente conhecida como *alcalose de contração*. O tratamento com diuréticos também pode causar distúrbios eletrolíticos, dentre os quais o mais comum é a hipopotassemia.

### Antiarrítmicos
Vários fatores, como hipoxemia, distúrbios eletrolíticos e desequilíbrios acidobásicos, contribuem para a ocorrência de arritmias cardíacas graves em todos os clientes em choque. Além disso, como resposta compensatória às reduções da PA e do DC, o coração aumenta a frequência dos batimentos acima dos limites normais. Isso reduz ainda mais o DC porque abrevia a diástole e, dessa maneira, reduz o tempo de enchimento ventricular. Consequentemente, fármacos antiarrítmicos são necessários para estabilizar a frequência cardíaca. Veja descrição detalhada das arritmias cardíacas e também dos fármacos prescritos comumente no Capítulo 17.

### Volume de líquido
A administração adequada de líquido também é necessária ao tratamento do choque cardiogênico. A infusão de líquido deve ser monitorada rigorosamente para detectar sinais de sobrecarga de volume. O volume crescente de líquido IV é administrado cautelosamente para determinar as pressões de enchimento ideais e aumentar o DC. As enfermeiras devem ser cautelosas ao administrar líquido rapidamente, porque a infusão rápida nos clientes com insuficiência cardíaca pode causar edema agudo de pulmão.

## Dispositivos de suporte mecânico

Quando o DC não aumenta, apesar dos suplementos de oxigênio, dos fármacos vasoativos e dos volumes de líquidos injetados, os dispositivos de suporte mecânico podem ser utilizados em alguns casos para melhorar temporariamente a função contrátil do coração. A contrapulsação com balão intra-aórtico ou os dispositivos de suporte biventricular (ventrículos direito e esquerdo) e os corações artificiais temporários completos são maneiras de fornecer suporte circulatório temporário. Eles estão descritos no Capítulo 55.

## Manejo de enfermagem

### Prevenção do choque cardiogênico

Em muitas circunstâncias, é possível evitar choque cardiogênico com a identificação imediata dos clientes em risco, a manutenção da perfusão adequada do músculo cardíaco e a redução da sobrecarga imposta ao coração. Isso pode ser conseguido com a conservação de energia pelo cliente, a atenuação imediata da angina e a administração de oxigênio suplementar, ácido acetilsalicílico e betabloqueadores. Quando o cliente está em choque cardiogênico, as intervenções de enfermagem incluem trabalhar com outros membros da equipe de saúde para evitar que o choque evolua e recuperar a função cardíaca e a perfusão tecidual adequada.

### Monitoramento do estado hemodinâmico

Uma atribuição importante do enfermeiro é monitorar a função cardíaca e o estado hemodinâmico do cliente. Os cateteres arteriais e o equipamento de monitoramento por ECG devem ser estar bem conservados e em perfeitas condições de uso. A enfermeira deve estar preparada para administrar fármacos e líquidos IV e instalar equipamentos que poderiam ser usados, além de estar pronto para ajudar a adotar essas medidas. As alterações das condições hemodinâmicas, cardíacas, pulmonares e renais e dos resultados laboratoriais devem ser documentadas e notificadas imediatamente. Além disso, a enfermeira deve relatar imediatamente ruídos adventícios, alterações do ritmo cardíaco e outras anormalidades da avaliação física.

### Administração de líquidos e fármacos

A enfermeira desempenha um papel fundamental na administração segura e precisa de líquidos e fármacos por via IV. Sobrecarga de líquidos e edema pulmonar são riscos potenciais, porque a função cardíaca está comprometida e líquidos e sangue acumulam-se nos tecidos pulmonares. A enfermeira deve documentar e registrar os fármacos e os tratamentos administrados, bem como a resposta do cliente ao tratamento.

A enfermeira deve estar familiarizada com os efeitos desejados e as reações colaterais aos fármacos. Por exemplo, é importante monitorar o cliente para detectar redução da PA depois de administrar morfina ou nitroglicerina. Os clientes tratados com agentes trombolíticos devem ser monitorados para detectar sangramento. Os locais das punções arteriais e venosas devem ser observados para detectar sangramento; se isso ocorrer, a enfermeira deve comprimir esses locais. A avaliação neurológica é essencial depois da administração do tratamento trombolítico, de modo a detectar possíveis complicações, como hemorragia cerebral associada ao tratamento. As infusões intravenosas devem ser observadas atentamente, porque podem ocorrer necrose e descamação dos tecidos quando os vasopressores infiltram os tecidos. O débito urinário e os níveis plasmáticos de ureia e creatinina devem ser monitorados para detectar disfunção renal secundária aos efeitos do choque cardiogênico ou do seu tratamento.

### Promoção da segurança e do conforto

Durante todo o tratamento, a enfermeira deve assumir um papel ativo em defesa da segurança do cliente, na promoção do seu conforto e na atenuação de sua ansiedade. Isso inclui administrar fármacos para aliviar a dor torácica, evitar infecções nos diversos acessos arteriais e venosos, proteger a pele e monitorar as funções respiratória e renal. O posicionamento adequado do cliente facilita a respiração eficaz sem reduzir a PA, podendo também aumentar o conforto do cliente e, consequentemente, atenuar sua ansiedade.

Explicações sucintas sobre os procedimentos que são realizados e o toque suave geralmente tranquilizam o cliente e a família. Em geral, os familiares ficam ansiosos e são tranquilizados quando têm oportunidades de ver e conversar com o cliente. Em geral, as explicações dos tratamentos e das respostas do cliente são confortadoras para os familiares.

## Choque distributivo

O **choque distributivo** (também conhecido como choque circulatório) ocorre quando a capacidade de ajustar o tônus vascular do corpo está comprometida e, desse modo, o volume sanguíneo está distribuído anormalmente no sistema vascular (p. ex., quando o sangue acumula-se nos vasos sanguíneos periféricos). A redistribuição do volume sanguíneo causa hipovolemia relativa, porque a quantidade de sangue que retorna ao coração não é suficiente, o que torna a perfusão tecidual inadequada. O tônus vascular é determinado pelos mecanismos reguladores centrais (p. ex., controle da PA) e pelos mecanismos reguladores locais (p. ex., demandas de oxigênio e nutrientes dos tecidos). Por essa razão, o choque distributivo pode ser causado pela perda do tônus simpático ou pela liberação de mediadores bioquímicos pelas células.

Os diversos mecanismos que causam a vasodilatação inicial do choque distributivo também subdividem esse tipo de choque em três subtipos: (1) **choque séptico**, (2) **choque neurogênico** e (3) **choque anafilático**. Outras causas do choque distributivo são raras, mas incluem síndrome do choque tóxico, crise addisoniana e coma mixedematoso. Com todos os tipos de choque distributivo, a dilatação arteriovenosa maciça possibilita que o sangue acumule-se na periferia. Os diferentes tipos de choque causam eventos fisiopatológicos diferentes. O Boxe 54.4 resume os fatores de risco do choque distributivo.

### Choque séptico

O choque séptico – subtipo mais comum de choque distributivo – é causado por uma infecção generalizada incontrolável em combinação com uma resposta desregulada do sistema imune.

### BOXE 54.4 — Fatores de risco do choque distributivo.

Choque séptico:
- Imunossupressão
- Faixas etárias extremas (< 1 e > 65 anos)
- Desnutrição
- Doenças crônicas
- Procedimentos invasivos

Choque neurogênico:
- Traumatismo raquimedular
- Anestesia espinal
- Ação depressora de fármacos
- Deficiência de glicose

Choque anafilático:
- Hipersensibilidade às penicilinas
- Reação transfusional
- Alergia a picadas de abelha
- Hipersensibilidade ao látex
- Alergia grave a alguns alimentos ou fármacos

Apesar da sofisticação crescente do tratamento antibiótico e dos avanços do tratamento intensivo, a incidência do choque séptico continua a aumentar. Com taxas de mortalidade entre 25 e 30% dos clientes com sepse grave e incidência de choque séptico entre 40 e 70% desses casos (Stenbit e Serio, 2010), essa é a causa mais comum de mortes em UTI não coronarianas americanas. O diagnóstico e o tratamento imediatos do foco infeccioso e também o suporte cardiopulmonar intensivo são determinantes importantes do prognóstico clínico.

## Fatores de risco

As infecções hospitalares (complicações relacionadas com a assistência à saúde) dos clientes em estado crítico, que podem progredir para choque séptico, frequentemente se originam dos pulmões e das vias urinárias, embora também possam começar em qualquer parte do corpo (ver focos infecciosos comuns associados à sepse na Tabela 54.3). Outros fatores de risco que contribuem para a incidência crescente do choque séptico são a percepção mais ampla e o diagnóstico mais preciso dessa síndrome; o número crescente de clientes imunossuprimidos (por desnutrição, alcoolismo, câncer, diabetes melito e AIDS); a realização mais comum de procedimentos invasivos e uso de dispositivos médicos de longa permanência; o número crescente de microrganismos resistentes; e o envelhecimento populacional progressivo. Os clientes idosos ainda têm risco especial de sepse porque têm reservas fisiológicas reduzidas e sistemas imunes senescentes. A incidência do choque séptico pode ser reduzida com a adoção das práticas de controle de infecção, inclusive técnica asséptica rigorosa, limpeza e manutenção adequada dos equipamentos e adoção de técnicas cuidadosas de higiene das mãos.

**Tabela 54.3** Focos e doenças associados comumente a sepse/síndrome da resposta inflamatória sistêmica (SRIS).

| Sistema do corpo | Localização | Doença |
|---|---|---|
| Respiratório | Vias respiratórias superiores | Sinusite |
|  |  | Mastoidite |
|  | Vias respiratórias inferiores | Pneumonia |
|  |  | Abscesso pulmonar |
|  |  | Empiema |
| Gastrintestinal | Mediastino | Ruptura/perfuração do esôfago |
|  | Hepatobiliar | Abscesso hepático |
|  |  | Colangite |
|  |  | Colecistite |
|  | Intra-abdominal | Infarto/perfuração intestinal, pancreatite |
|  |  | Abscesso intra-abdominal/diverticular |
| Cardiovascular | Mediastino | Mediastinite pós-operatória |
|  | Valva cardíaca natural ou artificial | Endocardite |
| Geniturinário | Rim, ureter e bexiga | Abscesso perinefrético |
|  |  | Pielonefrite |
|  |  | Cistite |
| Neurológico | Cérebro e meninges | Meningite |
|  |  | Abscesso intracraniano |
| Cutâneo | Ferida traumática, ferida cirúrgica, queimadura | Abscesso dos tecidos moles |
|  |  | Fasciite necrosante |
|  |  | Úlcera de pressão infectada |
|  |  | Queimaduras de espessura parcial e total |
| Próteses | Cateter venoso central/periférico | Infecção do cateter |
|  | Cateter arterial |  |
|  | *Shunt* ventriculoperitoneal |  |
|  | Cateter de diálise |  |
|  | Prótese articular | Infecção da prótese |
|  | Enxerto/*shunt* de diálise |  |
| Outros | Sistema vascular | Tromboflebite séptica |

Reproduzida, com autorização, de Stenbit, A., & Serio, A. (2010). Sepse. In R. Irwin, & J. Rippe (Eds.), *Manual of intensive care management* (Chapter 123). Philadelphia: Lippincott Williams & Wilkins.

## Fisiopatologia

Quando microrganismos invadem os tecidos do corpo, os clientes iniciam uma reação imune. Essa resposta imune provoca a ativação de citocinas e mediadores bioquímicos associados a uma reação inflamatória e desencadeia uma série complexa de eventos fisiológicos, que resultam em redução da perfusão tecidual. O aumento da permeabilidade capilar, que resulta no extravasamento dos líquidos dos capilares, e a vasodilatação são dois desses efeitos que suprimem a capacidade de fornecer perfusão, oxigênio e nutrientes em quantidades adequadas ao corpo e às células. Além disso, as citocinas pró-inflamatórias e anti-inflamatórias liberadas durante a reação inflamatória ativam o sistema da coagulação, que começa a formar coágulos nas áreas em que não seriam necessários, comprometendo ainda mais a perfusão dos tecidos. Os desequilíbrios da resposta inflamatória e dos sistemas da coagulação e fibrinólise são considerados elementos fundamentais à progressão fisiológica devastadora, que ocorre nos clientes em sepse grave.

## Manifestações clínicas e avaliação

Sepse é um processo progressivo, sem sinais e sintomas clínicos claramente definíveis e sem evolução linear previsível. No passado, o choque séptico era descrito em duas fases – uma fase hiperdinâmica (quente) e uma fase hipodinâmica (fria). Embora a divisão em fases possa facilitar a compreensão da sepse, sua progressão definitiva para sepse grave e choque séptico nem sempre é fácil de reconhecer clinicamente. De início, há uma resposta hiperdinâmica, que se caracteriza por DC aumentado e vasodilatação sistêmica. A PA pode manter-se dentro dos limites normais, ou o cliente pode ter hipotensão, mas responde à infusão de líquidos. A frequência cardíaca aumenta e chega aos níveis de taquicardia. Febre com pele quente e ruborizada e pulso fino e taquicárdico são evidentes. A frequência respiratória aumenta. O débito urinário pode permanecer nas faixas normais ou diminuir. A função GI pode ser comprometida, o que se evidencia por náuseas, vômitos, diarreia ou redução dos ruídos peristálticos. Os sinais de hipermetabolismo incluem nível sérico alto de glicose e resistência à insulina. Alterações sutis do estado mental podem ocorrer, inclusive confusão ou agitação.

À medida que a condição de sepse avança, a hipoperfusão aumenta e os tecidos entram em acidose, os mecanismos compensatórios começam a falhar e o cliente torna-se mais hipodinâmico. O sistema cardiovascular também começa a falhar, a PA não responde aos fármacos vasoativos e à reposição de líquidos, e os sinais de disfunção dos órgãos-alvo são evidentes (p. ex., insuficiência renal, pulmonar ou renal). À medida que a sepse progride para choque séptico, a PA diminui e a pele torna-se fria e pálida. A temperatura pode ser normal ou indicar hipotermia. As frequências cardíaca e respiratória continuam aceleradas. O débito urinário diminui, e o cliente desenvolve disfunção de múltiplos órgãos.

Na tentativa de facilitar o reconhecimento e o tratamento mais precoce dos clientes em sepse, 68 especialistas e 30 entidades mundiais prepararam, em 2012, novas diretrizes para o tratamento da sepse (Campanha Mundial de Sobrevivência à Sepse, 2012). Um conjunto comum de termos e indícios clínicos é apresentado no Boxe 54.5.

---

**BOXE 54.5 Definições usadas na sepse.**

*Bacteriemia*: presença de bactérias no sangue

*Infecção*: presença de microrganismos que desencadeiam uma reação inflamatória

*Síndrome da resposta inflamatória sistêmica (SRIS)*: síndrome resultante de uma *lesão clínica grave*, que inicia a reação inflamatória descontrolada do corpo; essa síndrome é definida por duas ou mais das seguintes condições:
- Temperatura > 38,5°C ou < 35,0°C
- Frequência cardíaca > 90 bpm
- Frequência respiratória > 20 respirações/min, ou $PaCO_2$ < 32 mmHg
- Contagem de leucócitos > 12.000 células/mℓ

*Sepse*: reação sistêmica à *infecção*; pode ocorrer depois de queimadura, intervenção cirúrgica ou doença grave e é definida pela existência de SRIS acrescida de um foco infeccioso (confirmado por cultura ou por detecção visual de um foco infeccioso)

*Sepse grave*: definida por sepse acrescida de no mínimo um dos seguintes sinais de hipoperfusão de órgãos:
- Áreas de pele manchada
- Tempo de enchimento capilar > 3 segundos
- Débito urinário reduzido (< 0,5 mℓ/kg/h)
- Nível de lactato > 2 mmol/ℓ
- Alteração súbita do estado mental
- Contagem de plaquetas abaixo de 100.000 ou coagulação intravascular disseminada (CID)
- Lesão pulmonar aguda ou síndrome da angústia respiratória aguda
- Disfunção cardíaca

*Choque séptico*: choque associado à sepse; definido por sepse grave acrescida de um dos seguintes fatores:
- Pressão arterial média (PAM) < 60 depois da reposição de líquidos
- Necessidade de usar fármacos vasoativos para manter a PAM > 60

Adaptado de Annane, D., & Cavaillon, J.M. (2005). Septic shock. *Lancet, 365*(9453), 63-78; e de Sommers, M.S. (2003). The cellular basis of septic shock. *Critical Care Nursing Clinics of North America, 15*(1), 13-26.

---

A **síndrome da resposta inflamatória sistêmica** (SRIS) causa um quadro clínico semelhante ao da sepse. A única diferença entre SRIS e sepse é que não há uma fonte detectável de infecção. A SRIS desencadeia reações imunes e hormonais semelhantes às que ocorrem nos clientes sépticos. Qualquer lesão incontrolável pode desencadear a SRIS, que pode evoluir para sepse. Por essa razão, embora não haja infecção, os antibióticos ainda podem ser administrados porque existe a possibilidade de um foco infeccioso mascarado. Os outros tratamentos usados para manter os clientes com SRIS são semelhantes aos recomendados para sepse. Quando o processo inflamatório avança, o cliente pode desenvolver choque séptico.

## Manejo clínico

O tratamento atual do choque séptico consiste em *diagnosticar e eliminar o foco infeccioso e fornecer suporte cardiopulmonar rigoroso*. Amostras de sangue, urina, escarro e secreção de feridas devem ser obtidas para cultura utilizando técnica asséptica. Em alguns casos, as pontas dos cateteres centrais são enviadas para cultura, embora essa prática tenha sido questionada recentemente (Smith, Ptak, Dugan *et al.*, 2006). Quaisquer fontes potenciais de infecção devem ser eliminadas. Os cateteres IV são retirados e novos locais são repuncionados. Quando possível, os cateteres urinários são retirados ou substituídos. Todos os abscessos devem ser drenados, e as áreas necróticas, debridadas.

A reposição de líquidos deve ser iniciada para corrigir a hipovolemia resultante da incompetência do sistema vascular e da reação inflamatória. Cristaloides, coloides e hemocomponentes podem ser administrados para ampliar o volume intravascular. Recentemente, alguns estudos têm enfatizado o tratamento inicial dirigido por metas, que foi descrito inicialmente por Rivers *et al.*, (2001). Essa abordagem consiste em usar a PVC, a PAM, o débito urinário e a $S_VO_2$ para orientar o tratamento. A resposta do cliente ao tratamento deve ser rigorosamente monitorada, e a reanimação é mantida até que a PVC fique acima de 8, a PAM, maior que 65 mmHg, o débito urinário, de 0,5 m$\ell$/kg/h ou mais, e a $S_VO_2$ maior que 70%. Essa abordagem está associada à redução da mortalidade e deve ser considerada como padrão de assistência aos clientes em choque séptico.

### Alerta de enfermagem
*$S_VO_2$ é uma abreviação de saturação venosa de oxigênio. A hipoxia tecidual é determinada pela $S_VO_2$ ou pelo nível de oxigênio no sangue venoso misto, que é obtido por um cateter arterial pulmonar especial que tem fibras ópticas capazes de calcular a saturação de oxigênio da hemoglobina, ou por meio da análise dos gases sanguíneos de uma amostra de sangue obtida por cateter venoso central. A $S_VO_2$ reflete a quantidade de oxigênio do sangue venoso e, consequentemente, a quantidade de oxigênio que foi extraída ou utilizada pelo corpo. Os valores normais de $S_VO_2$ variam de 60 a 80% e indicam perfusão tecidual adequada. Quando a $S_VO_2$ diminui, isso indica consumo aumentado de oxigênio e necessidade de realizar alguma intervenção.*

## Farmacoterapia
### Antibióticos
Antes de iniciar o tratamento com antibióticos, é importante que todas as amostras para culturas sejam obtidas. A enfermeira deve antecipar-se à necessidade de colher amostras de sangue, escarro, urina e secreções das feridas para cultura e, dependendo da localização do foco infeccioso suposto, pode também recolher outras amostras para cultura de líquido cefalorraquidiano (casos suspeitos de meningite) ou líquido pleural (quando há suspeita de empiema). Quando o agente etiológico é desconhecido, o tratamento empírico começa com antibióticos de espectro amplo. Quando os resultados das culturas e dos testes de sensibilidade estão disponíveis, os antibióticos podem ser substituídos por outros, mais específicos para esses agentes infecciosos e menos tóxicos para o cliente.

### Glicocorticoides
Os glicocorticoides têm sido usados para tratar choque séptico há décadas, mas os resultados são variados. A base teórica geral é de que, como choque séptico representa uma condição de estresse fisiológico significativo, a disfunção do eixo hipotalâmico-hipofisário-suprarrenal pode ser um dos fatores responsáveis pela mortalidade elevada. Vários estudos tentaram avaliar o efeito do tratamento dos clientes sépticos com corticoides. Os inconvenientes da administração de corticoides são aumentos da incidência de infecção, deterioração do controle glicêmico e cicatrização mais lenta das feridas. Uma revisão recente da literatura sugeriu que a administração de hidrocortisona aos clientes em sepse grave, cuja PA sistólica continua inadequada apesar do suporte vasopressor, poderia ser benéfica (Annane, Bellissant, Bollaert *et al.*, 2009).

## Suporte nutricional e controle glicêmico
A suplementação nutricional rigorosa é fundamental ao tratamento do choque séptico, porque a desnutrição compromete ainda mais os mecanismos compensatórios do cliente. A suplementação nutricional deve ser iniciada nas primeiras 24 a 48 h depois da internação na UTI (McClave, Martindale, Vanek *et al.*, 2009). A alimentação enteral (em vez da nutrição parenteral) está associada à melhoria do prognóstico, embora as razões disso ainda sejam desconhecidas. As evidências são especialmente convincentes a favor da nutrição enteral dos clientes cirúrgicos em estado crítico. Como também ocorre com todos os clientes em estado crítico, alguns estudos demonstraram que o controle glicêmico diminui a mortalidade e as enfermeiras devem manter rigorosamente a glicemia sanguínea na faixa de 140 a 180 mg/d$\ell$.

## Manejo de enfermagem
As enfermeiras que cuidam de clientes em qualquer contexto de prática devem ter em mente os riscos de sepse e a taxa de mortalidade alta associada à sepse grave e ao choque séptico. Todos os procedimentos invasivos devem ser realizados com técnica asséptica, depois da higiene cuidadosa das mãos. Além disso, cateteres IV, locais de punções arteriais e venosas, incisões cirúrgicas, feridas traumáticas, cateteres urinários e úlceras de pressão devem ser monitorados para detectar sinais de infecção em todos os clientes. As enfermeiras devem identificar os clientes especialmente sujeitos à sepse e ao choque séptico (*i. e.*, clientes idosos e imunossuprimidos e indivíduos com traumatismo grave, queimaduras ou diabetes), tendo em mente que esses grupos de alto risco podem não ter os sinais clássicos ou típicos de infecção e sepse. Por exemplo, confusão mental pode ser o primeiro sinal de infecção e sepse dos clientes idosos.

O monitoramento e as reavaliações contínuas são atribuições básicas da enfermagem dos clientes em choque séptico. Sinais vitais, parâmetros hemodinâmicos (PVC, $S_VO_2$, RVS, DC), débito urinário, estado mental e resultados do exame físico devem ser relatados com precisão e oportunamente, de modo que as intervenções possam ser realizadas. Quando cuida de um cliente em choque séptico, a enfermeira deve colaborar com outros membros da equipe de saúde para identificar o local e a origem da sepse e os microrganismos específicos envolvidos. As amostras apropriadas para cultura e testes de sensibilidade geralmente são obtidas pelas enfermeiras.

Temperatura corporal elevada (hipertermia) é comum com a sepse e aumenta a taxa metabólica e o consumo de oxigênio do cliente. Febre é um dos mecanismos naturais que o corpo utiliza para combater infecções. Por essa razão, as temperaturas elevadas podem não ser tratadas, a menos que alcancem níveis perigosos (> 40°C), ou que o cliente esteja desconfortável. Também é importante envidar esforços para reduzir a temperatura com paracetamol ou aplicação de manta hipotérmica. Durante esses tratamentos, a enfermeira deve monitorar rigorosamente o cliente para detectar calafrios, que aumentam o consumo de oxigênio. As medidas para aumentar o conforto são importantes quando o cliente tem febre, calafrios ou tremores.

A enfermeira deve administrar os líquidos e os fármacos intravenosos prescritos, inclusive antibióticos e agentes vasoativos usados para repor volume vascular. Em consequência da perfusão reduzida dos rins e do fígado, as concentrações séricas dos antibióticos que normalmente são eliminados por esses órgãos podem aumentar e causar efeitos tóxicos. Por essa razão, a enfermeira deve monitorar os níveis sanguíneos (antibiótico, ureia, creatinina, contagem de leucócitos, hemoglobina, hematócrito, contagem de plaquetas e estudos da coagulação) e relatar ao médico quando ocorrem alterações. A determinação diária do peso e o monitoramento cuidadoso dos níveis séricos de pré-albumina ajudam a determinar as necessidades proteicas do cliente.

## Choque neurogênico

### Fisiopatologia

Com o choque neurogênico, a vasodilatação é uma consequência da perda do equilíbrio entre os estímulos simpáticos e parassimpáticos. A estimulação simpática causa contração dos músculos lisos dos vasos sanguíneos, enquanto a ativação do sistema parassimpático causa dilatação ou relaxamento da musculatura lisa dos vasos sanguíneos. O cliente tem ativação predominantemente parassimpática, que causa vasodilatação por um período longo. Entretanto, o volume sanguíneo é adequado, mas, como o sistema vascular está dilatado, o volume de sangue está desviado, o que causa hipotensão (PA baixa) (ver Boxe 54.1). Desse modo, isso ocorre quando o volume sanguíneo é estável, mas a dilatação grave do sistema vascular causa hipovolemia relativa. A estimulação parassimpática exagerada que ocorre com o choque neurogênico causa redução profunda da resistência vascular sistêmica do cliente e, em alguns casos, bradicardia. A PA baixa causa hipoperfusão dos tecidos e das células, o que é comum em todos os tipos de choque.

O choque neurogênico pode ser causado por traumatismo raquimedular (geralmente acima do nível de T6), anestesia espinal ou lesões do sistema nervoso. Esse tipo de choque também pode ser causado pelas ações depressoras dos fármacos, ou pela deficiência de glicose (p. ex., reação à insulina ou choque). O choque neurogênico pode ter evolução longa (traumatismo raquimedular) ou curta (síncope ou desmaio). Normalmente, durante as condições de estresse, a estimulação simpática aumenta a PA e a frequência cardíaca. Com o choque neurogênico, o sistema simpático não consegue responder às condições de estresse que o corpo enfrenta.

### Manifestações clínicas e avaliação

As características clínicas do choque neurogênico são sinais de estimulação parassimpática. Essa condição caracteriza-se por pele seca e quente, em vez de pele fria e úmida associada ao choque hipovolêmico. Outra característica é hipotensão com bradicardia, em vez da taquicardia que caracteriza outros tipos de choque.

### Manejo clínico

O tratamento do choque neurogênico consiste em recuperar o tônus simpático, seja por estabilização de uma lesão da medula espinal ou, se a causa for anestesia espinal, pela colocação do cliente em posição apropriada. O tratamento específico depende da causa do choque. No Capítulo 45, há mais detalhes sobre o tratamento dos clientes com traumatismo raquimedular. Quando a causa for hipoglicemia (choque insulínico), a glicose deve ser administrada rapidamente. A hipoglicemia e o choque insulínico estão descritos com mais detalhes no Capítulo 30.

### Manejo de enfermagem

Nos casos suspeitos de traumatismo raquimedular, o choque neurogênico pode ser evitado pela imobilização cuidadosa do cliente para evitar danos adicionais à medula espinal. A enfermeira deve saber que a hipotensão ortostática causada pela perda do tônus vasomotor abaixo do nível da lesão da medula espinal pode ocorrer com as alterações da posição do corpo. Até mesmo levantar ligeiramente a cabeceira do leito de um cliente tetraplégico recém-traumatizado pode causar hipotensão drástica (Hickey, 2009).

As intervenções de enfermagem são voltadas para o suporte das funções cardiovascular e neurológica, até que o episódio de choque neurogênico (geralmente transitório) regrida. A aplicação de meias elásticas compressivas e a elevação dos pés da cama são medidas que podem diminuir a estase de sangue nas pernas. O sangue acumulado aumenta o risco de trombose. Por essa razão, o enfermeiro deve examinar diariamente os membros inferiores do cliente para detectar dor, eritema, hipersensibilidade, edema unilateral e aumento da temperatura da panturrilha. Quando o cliente queixa-se de dor e a avaliação objetiva da panturrilha é suspeita, o cliente deve ser avaliado para trombose venosa profunda. A administração de heparina não fracionada ou de heparina de baixo peso molecular conforme a prescrição, a aplicação de meias elásticas compressivas ou o uso de compressão pneumática nas pernas pode evitar trombose. Os exercícios de mobilização passiva dos membros imóveis também ajudam a melhorar a circulação.

Os clientes que tiveram traumatismo raquimedular podem não referir dor causada por lesões internas. Por essa razão, no período imediato depois do acidente, a enfermeira deve monitorar atentamente seus clientes para detectar sinais de sangramento interno, que poderia causar choque hipovolêmico. Com o choque hemorrágico, a enfermeira deve lembrar que o cliente tem taquicardia em vez de bradicardia associada ao choque neurogênico.

## Choque anafilático

O choque anafilático ocorre rapidamente e é uma condição potencialmente fatal. Como o choque anafilático ocorre nos clientes que já foram expostos a um antígeno e que desenvolveram anticorpos, esse tipo de choque pode ser evitado em alguns casos. Os clientes com alergias conhecidas devem entender as consequências da exposição subsequente ao antígeno e devem usar um cartão de identificação médica que relacione as sensibilidades de que são portadores. Isso pode evitar a administração inadvertida de um fármaco que possa provocar choque anafilático. Além disso, os clientes e seus familiares devem receber orientações para utilizar fármacos para reverter choque anafilático em situações de emergência.

### Fisiopatologia

O choque anafilático é causado por uma reação alérgica grave quando os clientes que já produziram anticorpos contra uma substância estranha (antígeno) desenvolvem uma reação antígeno-anticorpo sistêmica. Essa reação provoca liberação de substâncias vasoativas potentes pelos mastócitos (inclusive histamina ou bradicinina), que causam vasodilatação generalizada, aumento da permeabilidade capilar e colapso vascular potencialmente catastrófico. Um aspecto igualmente importante do choque anafilático é a ocorrência de broncospasmo grave, que compromete as vias respiratórias (estridor, sibilos, dispneia), e urticária. Em alguns casos, pode haver recidiva tardia da reação, sem qualquer exposição subsequente a alergênios. Essa condição é conhecida como *reação bifásica* e ocorre mais comumente em 8 a 10 h depois do início dos sintomas.

### Manejo clínico

O tratamento do choque anafilático consiste em eliminar o antígeno desencadeante (p. ex., interromper o tratamento com um antibiótico), administrar fármacos para recuperar o tônus vascular e fornecer suporte de emergência às funções vitais básicas. A epinefrina (administrada geralmente por via intramuscular) é utilizada por seus efeitos vasoconstritores e atenuadores do broncospasmo. A difenidramina (administrada por via intramuscular ou intravenosa) é usada para reverter os efeitos da histamina e, desse modo, reduzir a permeabilidade capilar. Os fármacos nebulizados (p. ex., albuterol) também podem ser administrados para reverter o broncospasmo induzido pela histamina. Em alguns casos, corticoides sistêmicos são usados para evitar uma reação bifásica de rebote, embora essa prática não tenha sido avaliada adequadamente (Tole e Lieberman, 2007).

Quando a parada cardiorrespiratória for iminente ou já tiver ocorrido, a reanimação cardiopulmonar deve ser iniciada. A intubação endotraqueal ou a traqueostomia pode ser necessária para estabelecer uma via respiratória patente. Cateteres IV são instalados para possibilitar a administração de líquidos e fármacos. A anafilaxia e os mediadores químicos específicos estão descritos com mais detalhes no Capítulo 38.

### Manejo de enfermagem

A enfermeira desempenha um papel importante na prevenção do choque anafilático. A enfermeira precisa avaliar todos os clientes para detectar alergias ou reações pregressas aos antígenos (p. ex., fármacos, hemocomponentes, alimentos, contrastes, látex) e comunicar a existência dessas alergias ou reações aos demais profissionais. Além disso, a enfermeira deve avaliar o nível de entendimento do cliente quanto às reações pregressas e às medidas tomadas por ele e por seus familiares para evitar exposição subsequente aos antígenos. Quando alergias forem detectadas inicialmente, a enfermeira deve orientar o cliente a usar ou portar um cartão de identificação com os nomes dos alergênios ou antígenos específicos.

Ao começar a administrar qualquer fármaco, a enfermeira deve observar todos os clientes para detectar reações alérgicas. Isso é especialmente importante quanto aos fármacos intravenosos. A alergia à penicilina é uma das causas mais comuns de choque anafilático. Os clientes alérgicos à penicilina também podem ter alergia a outros fármacos semelhantes. Por exemplo, esses clientes podem reagir à cefazolina sódica, porque esse fármaco tem ação antimicrobiana semelhante quando se liga às proteínas de ligação da penicilina, que estão presentes nas paredes das bactérias. As reações adversas à penicilina anteriores aumentam o risco de que o cliente tenha reações indesejáveis a outro fármaco do mesmo grupo. Quando o cliente refere alergia a um fármaco, a enfermeira deve estar ciente dos riscos envolvidos com a administração de outros fármacos do mesmo grupo.

Nos hospitais e nos serviços ambulatoriais que realizam exames diagnósticos, a enfermeira deve identificar os clientes em risco de desenvolver reações anafiláticas aos contrastes (substâncias radiopacas, semelhantes a um corante, que contêm iodo) usados nos exames diagnósticos. Isso inclui clientes com alergia conhecida ao iodo ou aos frutos do mar e os indivíduos que tiveram reações alérgicas aos contrastes no passado. Essa informação deve ser compartilhada com a equipe do serviço diagnóstico, inclusive os profissionais do setor de radiologia.

A enfermeira deve estar familiarizada com os sinais e sintomas clínicos da anafilaxia, deve agir imediatamente se esses sinais e sintomas ocorrerem e precisa estar preparado para iniciar a reanimação cardiopulmonar se o cliente tiver parada cardiorrespiratória. Além de monitorar a resposta do cliente ao tratamento, o enfermeiro deve ajudar o médico na realização da intubação (se for necessário), monitorar o estado hemodinâmico, assegurar um acesso IV para administração de fármacos, administrar os líquidos e os fármacos prescritos e documentar os tratamentos e seus efeitos.

As enfermeiras que trabalham com saúde comunitária e assistência domiciliar (*home care*) e administram fármacos, inclusive antibióticos, nas residências dos seus clientes ou em outras condições devem estar preparados para administrar epinefrina, prescrita em caso de emergência, por via subcutânea ou intramuscular se o cliente tiver uma reação anafilática.

Depois da recuperação da anafilaxia, o cliente e seus familiares devem receber explicações sobre o que ocorreu. Além disso, a enfermeira deve fornecer orientações e aconselhamento sobre como evitar exposição futura aos antígenos e como administrar fármacos para tratar anafilaxia em situações de emergência.

## Choque obstrutivo

O **choque obstrutivo** é causado por uma obstrução física ao fluxo sanguíneo, seja no coração ou nos grandes vasos sanguíneos. Isso diminui o DC e, consequentemente, reduz a perfusão tecidual. As causas comuns de choque obstrutivo são tamponamento cardíaco, pneumotórax hipertensivo e embolia pulmonar (EP). O choque obstrutivo é comum nos clientes traumatizados.

## Fisiopatologia

Quando ocorre pneumotórax ou hemotórax hipertensivo, ar ou sangue entrou no espaço pleural e causou a restrição da expansibilidade dos pulmões. Quando um volume suficiente de ar fica retido, a pressão finalmente aumenta e comprime os vasos sanguíneos e o miocárdio. Essa compressão reduz a pré-carga e aumenta a pós-carga, além de restringir a expansão do miocárdio durante a fase de enchimento. As manifestações clínicas podem incluir distensão das veias jugulares, crepitação, dispneia, dor torácica, taquicardia e taquipneia, desvio da traqueia para o lado contrário ao do pneumotórax hipertensivo e redução do murmúrio vesicular do lado afetado. O pneumotórax hipertensivo é comum depois de traumatismos, mas também pode ocorrer espontaneamente ou como complicação de algum procedimento (p. ex., colocação de um cateter venoso central). Os clientes mantidos em respirador artificial estão mais sujeitos a desenvolver pneumotórax clinicamente significativo em consequência das pressões ventilatórias altas.

O tamponamento cardíaco resulta da acumulação de sangue ou líquido em quantidades excessivas dentro do pericárdio (membrana que circunda o coração). Isso pode ser causado por traumatismo ou infecção, resultando na limitação da capacidade contrátil do coração. Os sinais e sintomas do tamponamento cardíaco incluem redução da pressão do pulso, dor torácica, bulhas cardíacas distantes ou abafadas, distensão das veias jugulares, hipotensão e taquicardia.

A embolia pulmonar (EP) é causada por um trombo que se aloja nos vasos sanguíneos pulmonares e causa isquemia no sistema capilar. Quando é suficientemente grande, a embolia interfere significativamente com o fluxo sanguíneo pulmonar, o que causa o refluxo do sangue para o coração direito. O coração tenta superar essa condição bombeando contra essa obstrução, resultando na elevação das pressões arteriais pulmonares. Em geral, o DC diminui à medida que o cliente desenvolve insuficiência cardíaca direita. Os trombos originados dos membros inferiores causam a maioria dos casos de EP. Os sinais e sintomas da EP são dor torácica pleurítica, dispneia, taquicardia e hipoxia (ver mais detalhes no Capítulo 10).

## Manejo clínico

Nos casos de tamponamento cardíaco e pneumotórax hipertensivo, um procedimento realizado por um médico qualificado deve ser efetuado imediatamente para aliviar a obstrução. Quando o cliente tem choque obstrutivo, esses procedimentos são realizados à beira do leito em caráter de emergência. Em geral, as radiografias do tórax são usadas para diagnosticar pneumotórax, embora a tomografia computadorizada (TC) e até mesmo a ultrassonografia sejam mais sensíveis. Um dreno torácico ou a descompressão por agulha é o procedimento principal usado para aliviar um pneumotórax hipertensivo. O tamponamento cardíaco também é diagnosticado pelos mesmos exames, mas a ecocardiografia é mais esclarecedora. Pericardiocentese é o tratamento do tamponamento cardíaco e consiste em introduzir uma agulha dentro do saco pericárdico para remover líquido ou sangue.

O tratamento da EP geralmente tem como objetivo evitar a expansão do trombo, embora outros tratamentos (p. ex., fármacos trombolíticos ou embolectomia cirúrgica) possam ser considerados quando o cliente tem choque obstrutivo. Dependendo da gravidade da EP, respiração artificial e suporte hemodinâmico podem ser necessários para estabilizar o cliente. Em geral, a EP é diagnosticada por angiotomografia computadorizada, mas outros exames de imagem e testes laboratoriais também podem ser usados.

## Manejo de enfermagem

Como os clientes com pneumotórax hipertensivo e tamponamento cardíaco em choque obstrutivo necessitam de um procedimento de emergência, as enfermeiras devem enfatizar as medidas para facilitar esse processo. Isso inclui reunir e instalar equipamentos, comunicar-se eficazmente com a equipe e ajudar a obter consentimento do cliente e/ou dos familiares. O monitoramento cuidadoso do cliente antes, durante e depois do procedimento é fundamental. Quando o médico insere um tubo torácico, também é necessário instalar um sistema de drenagem torácica, que deve ser ligado ao sistema de sucção, conforme a prescrição. As conexões do dreno torácico precisam ser monitoradas para assegurar que estejam funcionando corretamente e também para registrar o volume drenado. O médico solicita uma radiografia de tórax depois do procedimento, e os resultados devem ser avaliados atentamente.

Os cuidados de enfermagem para um cliente com EP e choque obstrutivo consistem em monitorar e iniciar suportes ventilatório e hemodinâmico semelhantes aos utilizados nos outros tipos de choque. Nesses casos, uma atribuição fundamental da enfermeira é facilitar a realização dos exames laboratoriais e dos exames de imagem e, em seguida, iniciar o tratamento imediatamente. Os clientes com EP suficientemente volumosas para causar choque obstrutivo têm taxas de mortalidade muito altas e, em geral, morrem na primeira hora depois do início dos sintomas.

Os clientes em choque obstrutivo geralmente adoecem subitamente. Isso afeta toda a equipe de saúde, porque é necessário tomar medidas rápidas e o enfermeiro deve transmitir segurança para trabalhar em equipe e para manter um ambiente tranquilo. Como o choque obstrutivo geralmente tem início súbito, os familiares frequentemente ficam surpresos quando recebem a notícia de que o cliente teve uma EP maciça ou tem choque obstrutivo de outra causa. É recomendado que outros profissionais de apoio estejam em prontidão, inclusive assistente social ou capelão para oferecer apoio aos familiares.

# SÍNDROME DE DISFUNÇÃO DE MÚLTIPLOS ÓRGÃOS

A síndrome de disfunção de múltiplos órgãos (SDMO) caracteriza-se por alterações das funções dos órgãos dos clientes em estado crítico, que requerem intervenções farmacológicas para manter os órgãos em funcionamento. Essa síndrome é outra fase do *continuum* de progressão do choque. É difícil determinar a incidência real da SDMO, porque ela ocorre com doenças agudas que comprometem a perfusão tecidual. Essa síndrome é definida por disfunção grave de no mínimo dois sistemas do corpo, com duração mínima de 24 a 48 h em vigência de sepse, traumatismo, queimaduras ou distúrbios inflamatórios graves (Fakhry e Fata, 2010). É importante salientar que essa definição inclui o número de órgãos disfuncionais e a duração da síndrome. As taxas de mortalidade quando dois sistemas do corpo estão afetados é de 40%; por outro lado, a disfunção persistente (mais de 72 h) de três sistemas pode causar risco de mortalidade de 80%.

## Fisiopatologia

A inflamação, a lesão de tecidos e as outras sequelas associadas à SDMO parecem ser causadas por uma reação desregulada do hospedeiro. Essa síndrome pode ser causada por qualquer tipo de choque, porque todos causam perfusão tecidual inadequada. Como já foi apresentado, nos estados de choque, todos os sistemas do corpo sofrem danos em consequência da perfusão inadequada, que acarreta disfunção dos órgãos.

## Manifestações clínicas e avaliação

Existem várias causas descritas da SDMO, inclusive tecidos mortos ou destruídos, infecção e déficits de perfusão. Entretanto, hoje em dia não é possível prever quais clientes terão SDMO, em parte porque a maior parte da lesão dos órgãos ocorre no nível celular e, consequentemente, não pode ser observada ou medida diretamente. Os tipos mais comuns de disfunção associada à SDMO são insuficiência renal aguda e síndrome de angústia respiratória aguda. Nos clientes em estado crítico, idade avançada, desnutrição e doenças coexistentes parecem aumentar o risco de SDMO.

## Manejo clínico

A prevenção ainda é a prioridade máxima do controle da SDMO. Os clientes idosos estão mais sujeitos a desenvolver essa síndrome porque não têm reservas fisiológicas em consequência do envelhecimento e em razão do processo degenerativo natural, especialmente do sistema imune. O diagnóstico precoce e a documentação dos sinais iniciais de infecção são essenciais ao controle da SDMO dos clientes idosos. Alterações sutis do estado mental e elevação progressiva da temperatura são sinais de alerta iniciais. Outros clientes em risco de desenvolver essa síndrome são portadores de doenças crônicas, desnutrição, imunossupressão ou feridas cirúrgicas ou traumáticas.

Quando as medidas preventivas falham, as medidas terapêuticas usadas para reverter a SDMO são (1) controlar o evento desencadeante; (2) assegurar a perfusão adequada dos órgãos; e (3) administrar suporte nutricional.

## Manejo de enfermagem

O plano geral de cuidados de enfermagem para clientes com SDMO é o mesmo recomendado para os clientes em choque séptico. As intervenções principais de enfermagem têm como objetivos manter as condições do cliente e monitorar a perfusão dos órgãos até que os danos primários sejam revertidos. Fornecer informações e apoio aos familiares é uma atribuição fundamental da enfermeira. É importante que a equipe de saúde converse sobre as decisões relativas ao fim da vida, de modo a assegurar que os tratamentos de manutenção da vida sejam compatíveis com a vontade expressa pelo cliente (ver Capítulo 3).

## Revisão do capítulo

### Exercícios de avaliação crítica

1. Você administra um antibiótico a um cliente antes que ele seja levado ao centro cirúrgico. O prontuário do cliente diz que ele não tem alergias conhecidas a qualquer fármaco. Depois de 15 min, o cliente queixa-se de ansiedade, dificuldade de respirar e desconforto torácico. O cliente fica ruborizado e visivelmente desconfortável. Quais são as prioridades de enfermagem ao prestar cuidados a esse cliente? Quais sinais e sintomas clínicos você deveria investigar se o cliente tivesse choque anafilático? Quais intervenções de enfermagem e tratamentos clínicos você esperaria fazer?
2. Uma mulher idosa foi internada na enfermaria de clínica médica para tratar infecção urinária. Você observa que a cliente apresenta taquicardia persistente e que o débito urinário diminuiu para 50 mℓ nas últimas oito horas. Como você poderia avaliar essa cliente quanto à possibilidade de ter sepse?
3. Uma vítima de uma colisão de automóveis chega de ambulância. A pelve parece deformada, o cliente está pálido e sudoreico e a frequência cardíaca é de 124 bpm. Qual tipo de choque é mais provável que esse cliente tenha? O que o levou a chegar a essa conclusão? Cite algumas intervenções indicadas para esse cliente.
4. Na UTI, você cuida de um cliente que sofreu traumatismo raquimedular. A PA não aumentou depois da infusão de volumes repetidos de líquidos. Qual tipo de choque é mais provável nesse caso? Cite algumas intervenções apropriadas.

### Questões objetivas

1. Durante uma conversa sobre um cliente, um enfermeiro recém-formado diz: "Como sua PA é de 92/50, ele não pode estar em choque". Qual das seguintes afirmações indica que o enfermeiro não conhece claramente os sinais e sintomas do choque?
   A. Os clientes podem ter PA praticamente normal e, ainda assim, podem apresentar perfusão tecidual inadequada.
   B. O limite de pressão sistólica que define choque é de 100 mmHg.
   C. O choque é determinado pela pressão arterial média.
   D. O choque é determinado pela frequência cardíaca acima de 100.
2. Um cliente com sangramento GI chega ao setor de emergência com os seguintes sinais vitais: temperatura de 37,4°C, FC de 112, FR de 26 e PA de 88/44. O enfermeiro percebe que esse cliente quase certamente tem ou está em risco de desenvolver qual tipo de choque?
   A. Anafilático
   B. Neurogênico

C. Hipovolêmico
D. Séptico

3. Uma cliente chega ao setor de pronto-atendimento e diz que foi picada por uma abelha. Ela refere dificuldade de respirar e tontura. A cliente estava pálida e perdeu a consciência no setor de espera. Qual dos seguintes fármacos o enfermeiro sabe que deve ser considerado primeiramente?
   A. Difenidramina
   B. Fenitoína
   C. Epinefrina IV
   D. Epinefrina IM

4. Com o tratamento inicial dirigido por metas, quais dos seguintes parâmetros a enfermeira sabe que devem ser monitorados para avaliar a eficácia do tratamento?
   A. Frequência cardíaca e PA
   B. $S_vO_2$ e saturação de $O_2$
   C. Déficit de bases e hematócrito
   D. $S_vO_2$ e PVC

5. Um cliente tem PA baixa e taquicardia e está muito agitado. A enfermeira lembra que um cateter venoso central foi instalado há cerca de três horas. Os sons respiratórios estão reduzidos em um dos lados e o cliente tem desvio da traqueia. A enfermeira sabe que esse cliente tem mais chances de apresentar qual tipo de choque?
   A. Hipovolêmico
   B. Obstrutivo
   C. Anafilático
   D. Neurogênico

## Bibliografia e leitura sugerida

A bibliografia e a leitura sugerida para este capítulo estão disponíveis no GEN-IO: http://gen-io.grupogen.com.br/gen-io/.

# CAPÍTULO 55

KELLY S. GRIMSHAW

# Manejo de Enfermagem | Cuidados Intensivos

### Objetivos de estudo

**Após ler este capítulo, você será capaz de:**

1. Descrever o papel da enfermeira de cuidados intensivos na instituição de saúde
2. Descrever as intervenções de enfermagem para problemas comuns no ambiente de cuidados intensivos
3. Entender as intervenções frequentes e os equipamentos usados comumente no ambiente de cuidados intensivos.

A prioridade da enfermeira que cuida de clientes em estado crítico é evitar danos e prestar cuidados físicos, informações e apoio emocional aos clientes e aos seus familiares, na tentativa de trazê-los de volta ao melhor estado de saúde possível, ou ajudá-los a ter uma morte tranquila. As enfermeiras encontram-se em posição singular porque acompanham o cliente e seus familiares no fulcro de atividades multissetoriais. As enfermeiras estão à beira do leito atuando como prestadoras de cuidados e elementos de ligação com outros profissionais de saúde com o objetivo de coordenar os cuidados prestados. Este capítulo descreve o papel das enfermeiras no cuidado aos clientes em estado crítico e as responsabilidades e modalidades de cuidados intensivos.

## Ambiente de cuidados intensivos

A tradição determina que o ambiente de cuidados intensivos fique em local ou unidade separada dentro do prédio do hospital. A partir do lançamento da 100.000 Lives Campaign, do Institute for Healthcare Improvement, ocorreu uma profunda mudança de paradigma (The Joint Commission, 2008). Essa campanha foi lançada com ênfase nos requisitos de segurança e melhoria do prognóstico dos clientes de acordo com a Joint Commission. As equipes de resposta rápida (RRT, do inglês *rapid response teams*) geralmente consistem em um médico; um profissional de nível médio, como um técnico de enfermagem ou assistente médico; um terapeuta respiratório; e uma enfermeira especializada em cuidados intensivos. Essas equipes foram formadas nos hospitais para lidar com os problemas que esses clientes encontravam fora da unidade de tratamento intensivo (UTI), quando se percebia que eles necessitavam de um nível de cuidados mais sofisticados. Hoje em dia, as RRT existentes conseguem prestar os cuidados necessários em um nível progressivo, quando os clientes deixam a UTI e aguardam por um leito na unidade; desse modo, os cuidados críticos são entendidos como um processo, não um local com instalações físicas próprias.

## Problemas neurológicos

Um indivíduo neurologicamente saudável é aquele que se encontra desperto, alerta e orientado e mantém sua capacidade de responder adequadamente ao seu ambiente, sem apresentar limitações físicas ou sensoriais. Independentemente se um cliente foi internado no hospital com um diagnóstico neurológico ou neurocirúrgico específico, outros

**Tabela 55.1** Causas de alteração do estado mental.

| | Causa | Exemplo | Intervenções de enfermagem potenciais |
|---|---|---|---|
| A | Álcool | Intoxicação | Adotar precauções para evitar quedas |
| | | Abstinência | Adotar precauções para evitar convulsões |
| | | | Iniciar o protocolo de sedação na UTI |
| E | Epilepsia | De início recente ou atribuída ao nível baixo dos fármacos antiepilépticos | Dosar o nível do fármaco antiepiléptico |
| | Endócrina | Hipotireoidismo | Dosar os níveis dos hormônios tireóideos |
| | Eletrólitos | Hipernatremia | Líquidos IV e dosagens repetidas do sódio sérico, conforme a prescrição |
| I | Insulina | Hipoglicemia | Dosar o nível de glicose |
| | | | Administrar glicose conforme a prescrição |
| O | Opioides e outras substâncias | Superdosagem de narcóticos | Administrar antídoto conforme a prescrição |
| | | | Proteger as vias respiratórias com elevação da cabeceira do leito |
| U | Uremia | Insuficiência renal aguda ou crônica | Monitorar as tendências dos níveis de ureia e creatinina |
| | | | Assegurar que *shunts* de acesso dialítico e cateteres IV estejam pérvios |
| T | Traumatismo | Hipotermia | Aferições repetidas da temperatura |
| | Temperatura | | Manta de aquecimento |
| | | | Administrar líquidos IV aquecidos, conforme a prescrição |
| I | Infecção | Sepse | Obter amostras de sangue e líquidos corporais para cultura, conforme a prescrição |
| | | | Administrar antibióticos prescritos |
| | | | Assegurar que os cateteres IV e os cateteres de Foley sejam substituídos de acordo com as normas do hospital |
| P | Intoxicação (do inglês *poison*) | Confusão, convulsões, coma | Medidas de suporte até que o tóxico seja neutralizado ou eliminado |
| S | Choque (do inglês *shock*) | Hipovolemia | Líquidos IV e vasopressores para manter o fluxo sanguíneo cerebral |
| | AVE (do inglês *stroke*) | Trombótico ou hemorrágico | Acionar o alerta de AVE se forem detectados sintomas agudos |
| | Lesão expansiva (do inglês *space occupying*) | Tumor | Monitorar sinais de hipertensão intracraniana (HIC) |
| | Hemorragia subaracnóidea (do inglês *subarachnoid hemorrhage*) | Traumatismo ou uso de anticoagulante sem controle | Confirmar o funcionamento do monitor de pressão intracraniana (PIC) ou dos *shunts* ventriculares |

De Meyers JW, Neighbors M, & Tannehill-Jones R (2002). *Principles of pathophysiology and emergency medical care*. Florence, SC: Delmar Cengage Learning.

problemas ou intervenções médicas podem afetar seu estado neurológico.

## Alteração do nível de consciência

Existem diversas causas de alteração do estado mental, mas elas podem ser memorizadas utilizando a regra mnemônica apresentada na Tabela 55.1 (AEIOU TIPS, em inglês). A maioria dos clientes de UTI está sujeita a ter alterações do estado mental em consequência de inúmeros fatores potenciais: doença mental preexistente, idade avançada, gravidade da doença e das comorbidades, privação de sono e/ou fármacos. A avaliação das alterações do nível de consciência (NDC) alerta a enfermeira para disfunção neurológica. A revisão detalhada das causas possíveis e das intervenções imediatas impacta na recuperação do cliente a longo prazo. Veja como realizar uma avaliação do estado mental no Capítulo 43.

## Delirium

*Delirium*[1] é um estado confusional de início súbito, que se estende por dias ou semanas e caracteriza-se por hiperatividade e reversibilidade potencial. Por exemplo, o cliente que rapidamente se torna confuso e agitado, tentando arrancar os cateteres IV e sair do leito, está em *delirium*. Esses clientes demandam tempo da enfermagem e, em geral, precisam que alguém fique com eles no quarto a todo o momento para evitar acidentes. As consequências do *delirium* não podem ser subestimadas, porque alguns estudos mostraram que, embora não seja diagnosticada, essa condição afetava até 70% dos adultos com mais de 65 anos

---

[1] N.R.T.: É importante diferenciar *delirium* e delírio. *Delirium* é um quadro **agudo** evidenciado por transtornos da cognição, da percepção, da memória e/ou do comportamento. Desse modo, é uma síndrome geralmente causada por fatores orgânicos ou ambientais. Já o termo "delírio" é usado para descrever um sintoma psiquiátrico, que se caracteriza por percepção distorcida da realidade, geralmente associada a uma doença mental **crônica** coexistente.

internados em UTI; o *delirium* pode ser usado como indicador de disfunção cerebral e pode aumentar a taxa de mortalidade de 6 meses em mais de duas vezes (Meyer e Hall, 2006).

## Dor e ansiedade

Dor e ansiedade estão inter-relacionadas e devem ser avaliadas em conjunto. Por exemplo, dor torácica geralmente causa muita ansiedade.

### Dor

Os clientes em estado crítico podem sentir dor em consequência de sua lesão ou doença, ou do tratamento recebido. É um fato bem conhecido que a dor desencadeia uma reação de estresse, que resulta em um estado catabólico com sobrecarga cardíaca e depressão da função imune. Os profissionais de saúde devem ter o cuidado de assegurar que todos os clientes de UTI sejam avaliados quanto à existência de dor de qualquer intensidade, ainda que não sejam capazes de comunicar a intensidade da dor. A prevenção e o tratamento da dor devem incluir medidas farmacológicas e não farmacológicas e envolver o cliente (se tiver capacidade) e a equipe de saúde.

### Ansiedade

A ansiedade é definida como uma sensação subjetiva de inquietude, medo ou pressentimento desagradável (Fauci, Braunwald, Kasper *et al.*, 2008). Cada hospital também adota escalas para determinar objetivamente os sinais e os sintomas de ansiedade, inclusive a Escala de Agitação e Sedação de Richmond (RASS, ou *Richmond Agitation and Sedation Scale*, em inglês), de modo a padronizar o tratamento e atenuar seus efeitos colaterais. A Tabela 55.2 resume a avaliação da ansiedade. A internação na UTI traz consigo fatores de estresse intrínsecos, como dor, falta de controle sobre o próprio ambiente, dificuldade de comunicação e, possivelmente, medo de morte iminente; todos esses problemas causam ansiedade grave. Alguns estudos estimaram que no mínimo 15% dos clientes internados em UTI tinham transtorno do estresse pós-traumático (TEPT) como consequência de sua internação, de modo que a prevenção desse transtorno tem importância fundamental quando se considera a recuperação do cliente (Myhren, Toien, Ekeberg *et al.*, 2009).

## Dependência química e abstinência

O uso e o abuso de drogas lícitas e ilícitas são muito comuns nos EUA. Algumas estimativas calcularam que 9,4% da população em geral e 5 a 30% da população internada em UTI utilizavam repetidamente e/ou eram dependentes de uma ou mais drogas ilícitas (de Wit, Wan, Gill *et al.*, 2007). É importante entender que indivíduos de todas as idades e de todas as classes sociais podem ter problemas de dependência química e que a internação na UTI não "cura" esse problema. É mais provável que esses clientes necessitem de doses mais altas de analgésicos e sedativos para obter os efeitos desejados, além de medidas para evitar a síndrome de abstinência e suas sequelas.

## Depressão

A literatura médica está repleta de artigos e estudos evidenciando que a depressão (ou humor deprimido) é um dos componentes das doenças agudas e crônicas. Também não restam dúvidas de que muitos dos fármacos prescritos na UTI, inclusive betabloqueadores, podem causar depressão. Os clientes internados em uso de antidepressivos devem continuar o tratamento e, se for necessária, a interrupção deve ser a mais breve possível. Os clientes que apresentam sinais de humor exagerado ou prolongado devem ser avaliados por um médico psiquiatra, de modo a estabelecer o diagnóstico e o tratamento apropriados e facilitar o processo de recuperação.

Ideação suicida e atos cometidos com a intenção de matar-se também são problemas que exigem avaliação no ambiente hospitalar. O suicídio ocupa a 11ª posição entre as causas mais comuns de morte nos EUA e é o evento-sentinela relatado mais comumente nas instituições de saúde (The Joint Commission, 2008). Hoje em dia, nos EUA, os hospitais são obrigados a avaliar os clientes com ideação suicida no momento da admissão e ao longo de toda a sua internação, porque isso acarreta riscos enormes a essas instituições. A internação em UTI durante a hospitalização não diminui a necessidade de avaliar os clientes para detectar quaisquer pensamentos ou atos suicidas.

## Funções sensorial e motora

Os déficits das funções sensorial e motora (capacidades de sentir e reagir fisicamente ao próprio ambiente) podem ser causados por vários fatores, inclusive traumatismo raquimedular, doença vascular periférica e/ou dispositivos de contenção médica. As alterações da sensibilidade e do movimento podem ser classificadas em um *continuum*, que se estende de sinais negativos (perda total da sensibilidade ou dormência) aos sinais positivos (sensibilidade normal, formigamento ou dor).

**Tabela 55.2** Avaliação da ansiedade.

| Avaliação | Intervenções de enfermagem potenciais |
|---|---|
| Meu cliente está ansioso? Em caso afirmativo, qual é o grau de ansiedade? | Suponha que todos os clientes de UTI estejam sujeitos a ansiedade! Utilize uma escala apropriada para avaliar o nível de ansiedade, inclusive a Richmond Agitation and Sedation Scale |
| Por que o cliente está ansioso? | Forneça sempre informação, porque, além de outras causas, a falta de informações pode resultar em ansiedade |
| Qual é o fármaco mais apropriado? Qual é a via de administração mais apropriada? | Administre os fármacos para tratar ansiedade (ansiolíticos) conforme a prescrição |
| Quais são as medidas não farmacológicas disponíveis para atenuar a ansiedade? | Permita visitas e distrações Autorize a terapia com animais domésticos, caso esteja disponível e seja aceitável ao cliente |
| Nosso plano para atenuar a ansiedade é eficaz? O meu cliente tem ansiedade e não consegue comunicar esse sintoma? | Reavalie o cliente periodicamente |

## Comunicação

A comunicação possibilita que os clientes e seus familiares interajam com os profissionais de saúde de modo a terem atendidas suas necessidades físicas, emocionais e espirituais. O ambiente de UTI e os déficits da função neurológica podem dificultar a comunicação. É fundamental que as enfermeiras de cuidados intensivos trabalhem para melhorar a comunicação de modo a satisfazer as necessidades citadas de seus clientes e familiares. As técnicas sugeridas podem ser:

- Fazer perguntas que possam ser respondidas com sim ou não, de modo que os clientes possam acenar com a cabeça
- Utilizar uma prancheta com frases pré-impressas, para as quais os clientes possam apontar
- Utilizar intérpretes de idiomas e linguagem de sinais (profissionais do próprio hospital ou de serviços de intérprete)
- Colocar lápis e papel à disposição do cliente.

## Problemas cardiovasculares

Em termos gerais, os distúrbios cardiovasculares podem ser classificados entre os que são originados dos sistemas cardíaco e vascular e os que afetam o coração e os sistemas arterial e venoso (Tabela 55.3). Os clientes podem ser internados na UTI porque têm história de doença cardíaca que requer observação rigorosa, embora não sejam internados especificamente para tratar uma doença cardiovascular; ou porque apresentam um problema cardíaco que requer intervenção complexa; ou têm outro problema clínico que afeta o sistema cardiovascular (inclusive hemorragia ou sepse).

### Monitoramento do cliente

Dependendo da condição específica do cliente, diferentes níveis de monitoramento e intervenção tornam-se necessários. A Tabela 55.4 descreve um resumo dos diversos níveis de monitoramento.

**Tabela 55.3** Causas de doença cardíaca.

| Causas | Exemplo |
|---|---|
| **Cardíaca** | |
| Miocárdica | Hipertrofia ventricular esquerda, insuficiência cardíaca congestiva |
| Isquêmica | Doença arterial coronariana, infarto do miocárdio |
| Referida ao sistema de condução | Fibrilação atrial, bloqueios cardíacos |
| Valvar | Regurgitação mitral, estenose aórtica |
| **Outras** | |
| Infecciosa | Pericardite, sepse, miocardiopatia viral |
| Sistema neurológico | Choque raquimedular |
| Sistema vascular periférico | Hipertensão, trombose venosa profunda, embolia pulmonar |
| Sistema respiratório | Hipertensão pulmonar |
| Sistema renal | Insuficiência renal com sobrecarga de líquidos |
| Traumática | Contusão cardíaca, tamponamento cardíaco |
| Hemorrágica | Colapso circulatório |

É importante lembrar que os monitores, os cateteres invasivos e outros dispositivos destinam-se a ajudar a confirmar ou refutar os resultados do exame físico e da avaliação clínica, não a substituí-los.

**Tabela 55.4** Monitoramento do cliente cardiopata.

| Condições e circunstâncias | Monitoramento e intervenções associados |
|---|---|
| Clientes com evolução favorável esperada, mas que necessitam de monitoramento adicional caso ocorram complicações inesperadas, inclusive hemorragia ou arritmias | Avaliação dos sinais vitais Monitoramento cardíaco Acesso IV periférico em casos de emergência |
| Clientes prestes a ter alta da UTI e que estejam despertos, hemodinamicamente estáveis e capazes de ingerir alimentos e líquidos | Todos os itens anteriores |
| Clientes internados por motivos específicos, inclusive intervenção cirúrgica eletiva ou doenças clínicas sem complicações, que se espera sejam recuperados, mas que tenham história de doença cardíaca (esses clientes podem necessitar de líquidos e fármacos IV por um período curto) | Todos os itens anteriores + Líquidos e fármacos intravenosos, ou hemocomponentes mínimos |
| Clientes portadores de distúrbios clínicos ou cirúrgicos, nos quais a recuperação dependa do monitoramento mais rigoroso efetuado pela equipe de saúde (inclusive insuficiência cardíaca) | Todos os itens anteriores + Cateter venoso central e/ou cateter arterial |
| Clientes predispostos a complicações, ou nos quais o monitoramento básico tenha sido infrutífero; clientes que necessitem de suporte vasopressor cardíaco (esses clientes geralmente têm seu estado comprometido por sepse) | Todos os itens anteriores + Fármacos vasoativos e/ou hemocomponentes adicionais |
| Clientes portadores de um distúrbio cardíaco indefinido, que não melhoraram satisfatoriamente com as intervenções menos complexas, ou que foram submetidos a uma cirurgia cardíaca | Todos os itens anteriores + Cateterização arterial pulmonar |
| Insuficiência cardíaca de qualquer causa | Todos os itens anteriores + Contrapulsação por balão intra-aórtico |
| Falência cardíaca completa | Todos os itens anteriores + Dispositivo de suporte ventricular |

## Acesso intravenoso do cliente cardiopata

### Acesso intravenoso periférico

Todos os clientes internados na UTI devem ter no mínimo um acesso periférico. Os cateteres intravenosos (IV) periféricos oferecem à equipe de saúde acesso ao sistema vascular em situações de emergência, para colher amostras de sangue e administrar líquidos, fármacos e nutrientes. As contraindicações às posições específicas (lado direito *versus* esquerdo) incluem história de mastectomia, colocação de *shunts* arteriovenosos, cateter central introduzido por veia periférica (PICC, do inglês *peripherally inserted central cateter*), trombose, traumatismo e outros dispositivos colocados (inclusive talas e aparelhos gessados). Os cateteres IV instalados nos pés são reservados apenas para situações de emergência. Eles devem ser retirados tão logo seja possível e nunca devem ser usados nos clientes com diabetes. As complicações potenciais são equimoses, infecção, extravasamento de líquidos e fármacos, assim como embolia gasosa.

O cateter arterial é um acesso periférico ao sistema arterial utilizado para monitoramento frequente da pressão arterial quando o cliente precisa usar fármacos vasoativos (p. ex., nitroprussiato) e é preciso obter frequentemente amostras de sangue. O acesso arterial não serve para administrar líquidos ou fármacos. As complicações que podem ocorrer com os cateteres arteriais são isquemia, trombose, infiltração e hemorragia maciça (exsanguinação).

### Cateteres intravenosos centrais

Os cateteres intravenosos (IV) centrais são usados por algumas razões, inclusive:

- Impossibilidade de obter ou manter um acesso periférico
- Complicações do acesso periférico
- Necessidade de vários acessos ou nutrição parenteral
- O insucesso da reposição de líquidos IV requer o primeiro nível de monitoramento hemodinâmico para aferição da pressão venosa central (PVC)
- Necessidade de usar fármacos vasoativos que coloquem o cliente em risco, caso ocorra infiltração.

O cateter de lúmen triplo é um acesso central que mede a PVC ou o volume de sangue que retorna ao coração no nível do átrio direito (também conhecido como *pré-carga*; Tabela 55.5). Veja mais informações sobre monitoramento da PVC no Capítulo 12.

### Cateter arterial pulmonar

O cateter arterial pulmonar (CAP) é usado quando as intervenções descritas antes não conseguem alcançar os resultados esperados (aumento do débito urinário com a reposição de líquidos IV), ou quando o cliente tem algum fator agravante (p. ex., insuficiência cardíaca ou renal, ou hipertensão pulmonar), que dificulte a realização da avaliação clínica sem informações adicionais. Depois de várias décadas de uso clínico, ainda não há consenso sobre se o CAP melhora o prognóstico do cliente. Sem essa evidência, e porque pode causar complicações (inclusive pneumotórax, arritmias cardíacas e ruptura da artéria pulmonar), o uso do CAP tem diminuído. Entretanto, esse cateter ainda pode ser um recurso útil para facilitar a avaliação global do cliente.

**Tabela 55.5** Efeitos da pré-carga e da pós-carga no coração.

| Fator | Causa possível | Efeitos cardíacos |
|---|---|---|
| Pré-carga aumentada | Volume excessivo de líquidos Vasoconstrição | Aumenta o volume ejetado Aumenta o trabalho ventricular Aumenta as necessidades de oxigênio do miocárdio |
| Pré-carga reduzida | Hipovolemia Vasodilatação | Reduz o volume ejetado Reduz o trabalho ventricular Reduz as necessidades de oxigênio do miocárdio |
| Pós-carga aumentada | Hipovolemia Vasoconstrição | Reduz o volume ejetado Aumenta o trabalho ventricular Aumenta as necessidades de oxigênio do miocárdio |
| Pós-carga reduzida | Vasodilatação | Aumenta o volume ejetado Reduz o trabalho ventricular Reduz as necessidades de oxigênio do miocárdio |

De Lippincott Williams & Wilkins. (2010). Understanding the cardiac system. In *Hemodynamic monitoring made incredibly visual* (2nd ed., p. 15). Philadelphia: Lippincott Williams & Wilkins.

O CAP possibilita que as equipes de saúde monitorem, intervenham e avaliem:

- O volume sanguíneo
- O fluxo sanguíneo
- A oxigenação tecidual.

A Figura 55.2 ilustra os componentes do sistema de um CAP.

#### Volume sanguíneo

Volume sanguíneo é a quantidade de sangue que circula nos sistemas arterial e venoso fechados. Esse líquido exerce ou produz uma pressão, que pode ser monitorada para determinar a pré-carga: quanto maior é o volume sanguíneo, maior a pressão (contanto que outras variáveis não interfiram, inclusive hipertensão grave). Com base na curva de Starling, o volume pode ser aumentado para possibilitar ao coração maior estiramento ou energia potencial para bombear o sangue ao corpo, sem causar estiramento excessivo e falência das fibras miocárdicas. Isso pode ser comparado a um estilingue esticado indefinidamente para atirar uma pedra a uma distância cada vez maior, sem esticar o elástico a ponto de romper.

O CAP mede e calcula as pressões descritas na Tabela 55.6.

É importante lembrar que as determinações do volume sanguíneo descrevem a pressão total exercida no sistema vascular por determinado volume de líquidos. Elas não descrevem os componentes do sangue, inclusive porcentagem de células sanguíneas (hematócrito) ou volume plasmático. Valores laboratoriais específicos (p. ex., hemograma completo) determinam esses valores. Os objetivos do tratamento são recuperar e manter o volume sanguíneo adequado com proporções certas entre os componentes sanguíneos, de modo a manter mais eficazmente a perfusão dos órgãos.

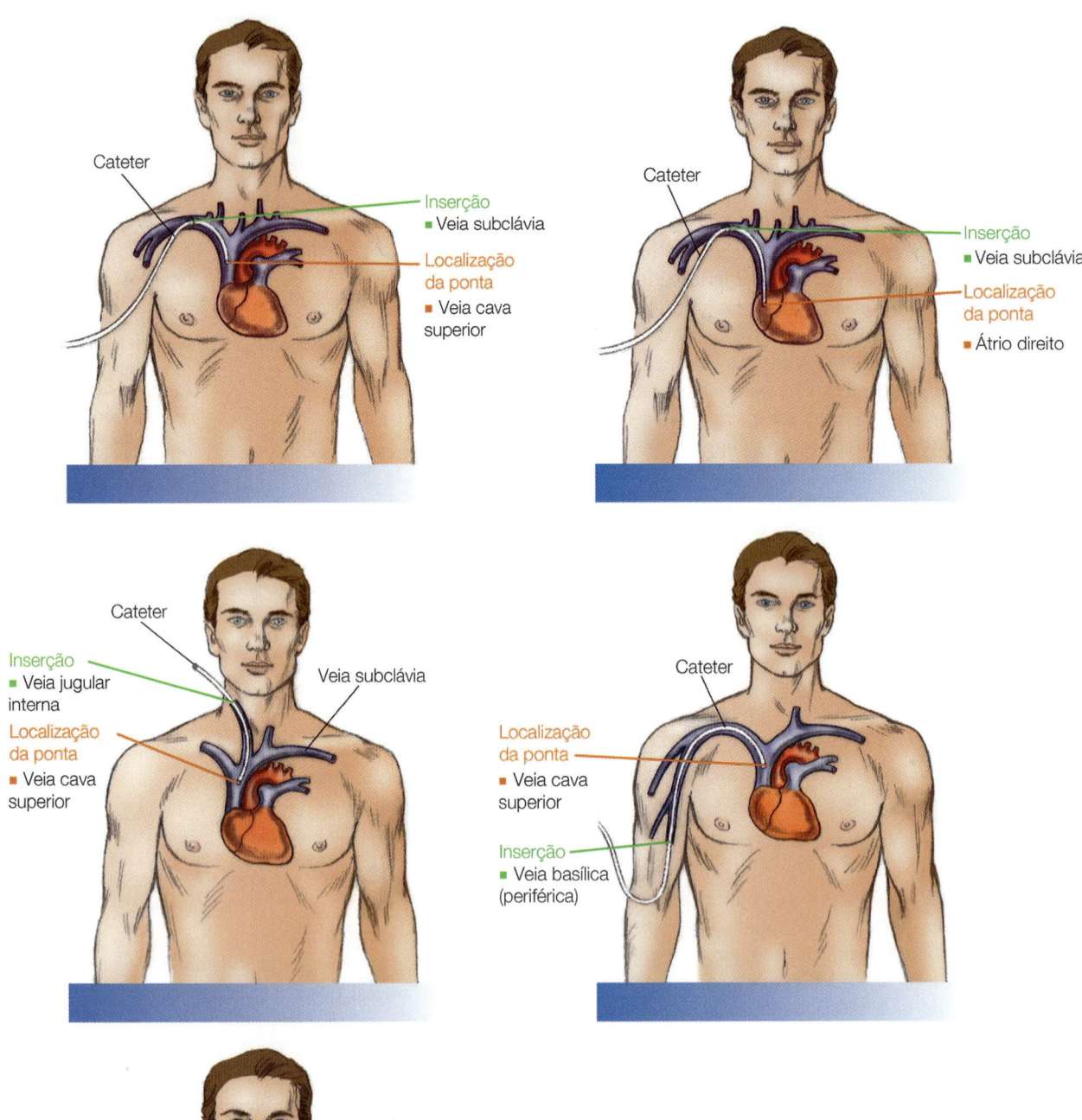

**Figura 55.1** Vias de colocação do cateter venoso central ilustrando diversos acessos para inserção e locais de estabilização. Nos casos típicos, o cateter venoso central é introduzido na veia subclávia ou jugular interna. De Lippincott Williams & Wilkins (2010). *Hemodynamic monitoring made incredibly visual* (2nd ed.). Philadelphia: Lippincott Williams & Wilkins.

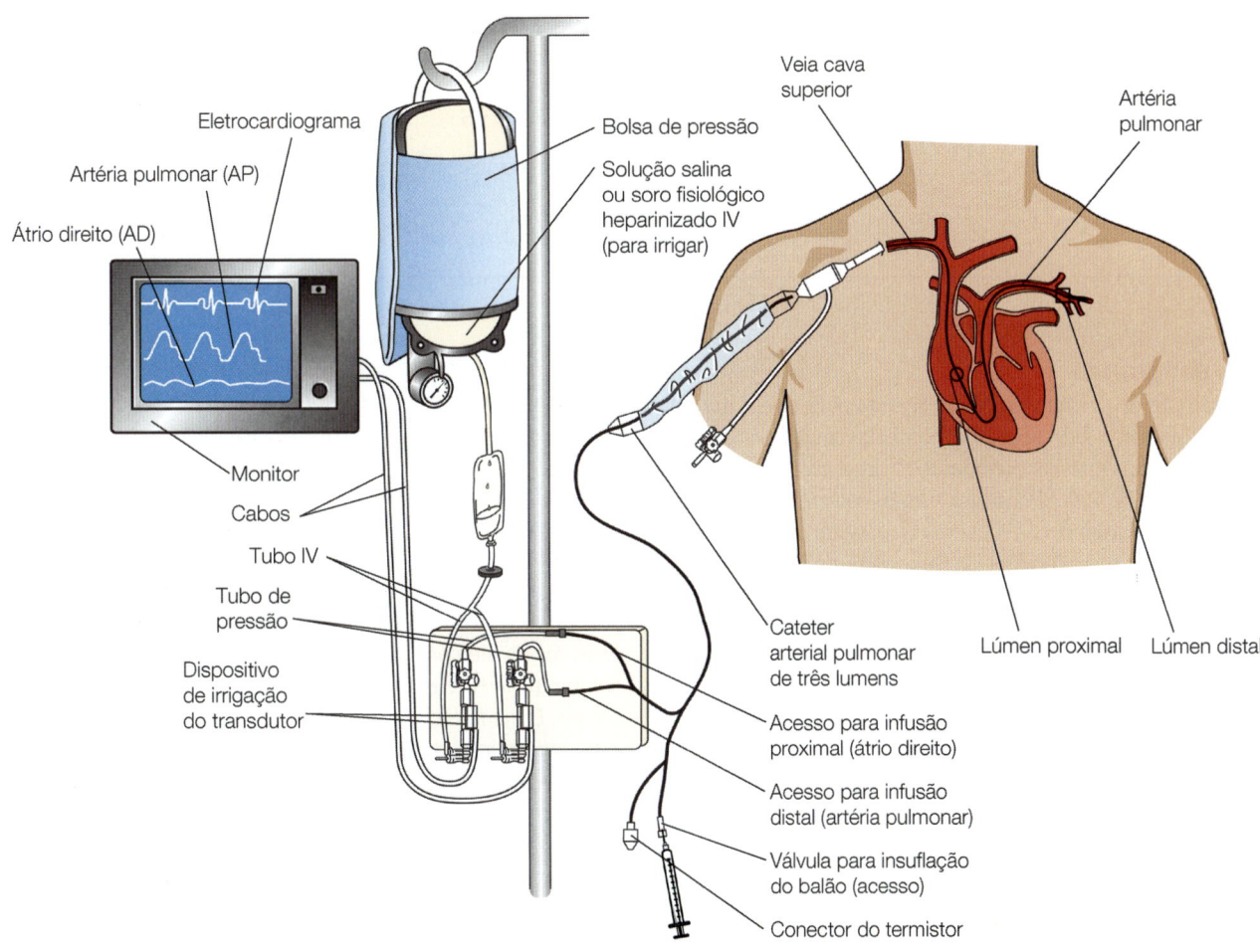

**Figura 55.2** Componentes do sistema de monitoramento por cateter arterial pulmonar (CAP). De Lippincott Williams & Wilkins (2010). *Hemodynamic monitoring made incredibly visual* (2nd ed.). Philadelphia: Lippincott Williams & Wilkins.

**Tabela 55.6** Determinações das pressões por cateter arterial pulmonar.

| Determinação | Definição | Fórmula (quando aplicável) | Valores normais |
|---|---|---|---|
| Pressão arterial média (PAM) | Pressão arterial média durante todo o ciclo cardíaco | PA sistólica + 2(PA diastólica)/3 | 70 a 105 mmHg |
| Pressão atrial direita (PAD) | Pressão no nível do átrio direito (igual à PVC) | - | 2 a 8 mmHg |
| Pressão sistólica da artéria pulmonar (PSAP) | Pressão da artéria pulmonar durante a sístole | - | 20 a 30 mmHg |
| Pressão diastólica da artéria pulmonar (PDAP) | Pressão da artéria pulmonar durante a diástole | | 8 a 15 mmHg |
| Pressão média da artéria pulmonar (PAPm) | Pressão média na artéria pulmonar durante o ciclo cardíaco | PSAP + 2(PDAP)/3 | 10 a 15 mmHg |
| Pressão de oclusão da artéria pulmonar (POAP) | Determinação indireta da pressão no ventrículo esquerdo ao final da diástole | - | 6 a 12 mmHg |

**Tabela 55.7** Determinações do fluxo sanguíneo por cateter arterial pulmonar.

| Determinação | Definição | Fórmula (quando aplicável) | Valores normais |
|---|---|---|---|
| Frequência cardíaca (FC) | Número de batimentos por minuto (bpm) | - | 60 a 100 bpm |
| Volume ejetado (VE) | Volume de sangue ejetado pelo ventrículo esquerdo a cada batimento | Volume diastólico final – volume sistólico final | Depende do cliente |
| Débito cardíaco | Volume de sangue bombeado ao corpo por minuto | FC × VS | 4 a 8 $\ell$/min |
| Resistência vascular pulmonar (RVP) | - | PAM – POAP/DC × 80 | 50 a 150 dinas/s/cm$^{-5}$ |
| Resistência vascular sistêmica | - | PAM – PVC/DC × 80 | 900 a 1.200 dinas/s/cm$^{-5}$ |

## Fluxo sanguíneo

O lado direito do coração bombeia sangue para o sistema pulmonar, enquanto o lado esquerdo bombeia sangue para si próprio por meio das artérias coronárias e para o restante do corpo por meio da aorta. O CAP avalia a função contrátil do coração e como os vasos sanguíneos recebem ou resistem ao fluxo. A Tabela 55.7 descreve as aferições do fluxo sanguíneo por um CAP.

É importante lembrar que esses valores são retirados dos livros-texto, e que um cliente idoso com 45 kg teria valores diferentes de um jogador de futebol com 100 kg. Para que se levem em consideração as diferenças de tamanho corporal, as determinações utilizadas são indexadas (Tabela 55.8).

## Oxigenação tecidual

A capacidade de receber e usar oxigênio nos tecidos depende de algumas variáveis, inclusive distúrbios fisiológicos e procedimentos médicos, como fármacos prescritos e suas interações. A equipe de saúde é responsável por gerenciar essas variáveis de modo a facilitar a administração e a utilização. Em geral, os seguintes fatores indicam como o cliente evolui:

- pH e pressão parcial arteriais
- pH e pressão parciais venosos
- Funções dos órgãos-alvo, inclusive formação de urina
- Nível de ácido láctico
- Saturação de oxigênio do sangue venoso misto (SvO$_2$).

### Alerta de enfermagem
*O nível de ácido láctico representa o produto final do metabolismo aeróbico utilizado pelo corpo durante os períodos de fornecimento insuficiente de oxigênio. Esse nível aumenta quando os déficits de suprimento de oxigênio são maiores e mais prolongados. A concentração sérica normal de ácido láctico no sangue venoso varia de 0,5 a 2,2 mEq/$\ell$. No sistema arterial, o nível normal de ácido láctico oscila entre 0,5 e 1,6 mEq/$\ell$ (Fischbach e Dunning, 2009). A acidose láctica está presente quando a concentração plasmática de lactato é maior que 4 a 5 mEq/$\ell$ (Fischbach e Dunning, 2009). Entretanto, a enfermeira pode encontrar elevações do ácido láctico quando o suprimento de oxigênio ao sangue começa a ser recuperado. Considere um cliente com obstrução vascular do membro inferior, durante a qual a perna não recebe sangue suficiente e o membro fica frio e pálido, sem pulsos palpáveis. O ácido láctico acumula-se na perna, mas essa quantidade não é medida porque o fluxo sanguíneo está bloqueado. Quando o fluxo sanguíneo é restabelecido e a temperatura do membro e os pulsos periféricos retornam ao normal, o nível de ácido láctico aumenta inicialmente, à medida que o corpo libera esse composto na corrente sanguínea recuperada.*

### Alerta de enfermagem
*Como nossos corpos não produzem nem armazenam oxigênio, os seres humanos evoluíram e adaptaram-se com um mecanismo de segurança que garante o fornecimento ininterrupto de oxigênio durante os períodos de suprimento reduzido e/ou consumo aumentado. O organismo utiliza apenas uma parte do oxigênio liberado na corrente sanguínea durante uma passagem do sangue pelo coração e pelos pulmões, distribuindo-se por todo o corpo e voltando ao coração. Considere o caso de um indivíduo em parada cardiopulmonar, no qual 4 a 6 min podem decorrer sem batimentos cardíacos e sem lesão cerebral. Isso ocorre porque ainda resta oxigênio no sangue fornecido pela última respiração. O valor nor-*

**Tabela 55.8** Índices fornecidos pelo cateter arterial pulmonar.[2]

| Índice | Definição | Fórmula | Valores normais |
|---|---|---|---|
| Índice de volume sistólico (IVS) | Igual ao VS dividido pela superfície corporal (SC) | VS/SC | 30 a 60 m$\ell$/batimento/m$^2$ |
| Índice cardíaco | Igual ao DC dividido pela SC | DC/SC | 2,4 a 5 $\ell$/min/m$^2$ |
| Índice de resistência vascular pulmonar (IRVP) | Igual à RVP dividida pela SC | (PAM – PAPC) × 80/DC | 200 a 350 dinas/s/cm$^{-5}$ |
| Índice de resistência vascular sistêmica (IRVS) | Igual à RVS dividida pela SC | (PAM – PAD) × 80/DC | 1.800 a 2.800 dinas/s/cm$^{-5}$ |

[2] N.R.T.: Com informações retiradas do *site* da UNIFESP sobre Hemodinâmica Conceitos & Medidas (http://www.unifesp.br/denf/NIEn/hemodinamica/pag/conceitosmedidas.htm).

*mal do MvO₂ é de 75%. Desse modo, o corpo utilizou apenas 25% do oxigênio fornecido durante a última passagem do sangue pelo corpo. A redução do MvO₂ abaixo de 75% significa que o corpo não está recebendo oxigênio suficiente e/ou tem consumo aumentado de oxigênio.*

Os diferentes cateteres intravenosos e intra-arteriais descritos na seção anterior são usados para monitorar a função cardíaca, mas não podem alterá-la. Para melhorar a função cardíaca do cliente, os médicos eliminam a causa do problema e fornecem suporte adicional com líquidos IV, hemocomponentes, fármacos vasoativos e dispositivos de suporte.

## Líquidos intravenosos e hemocomponentes

Os líquidos IV são administrados para alcançar e manter um estado euvolêmico e isotônico no corpo. O tipo e o volume de líquido dependem das condições clínicas de cada cliente. As soluções cristaloides em diversas concentrações e combinações contêm eletrólitos e, em alguns casos, açúcares:

- Soro fisiológico (solução salina a 0,9%)
- Lactato de Ringer
- Soro glicosado a 5%.

As soluções intravenosas que contêm moléculas maiores são usadas para expandir o volume IV com pressões oncóticas mais altas e incluem:

- Albumina
- Expansores do volume plasmático (coloides sintéticos não proteicos derivados de amido ceroso composto principalmente de amilopectina; por exemplo, Hespan® ou Hetastarch®).

Os hemocomponentes podem ajudar a hidratar e expandir o volume circulante, bem como fornecem ou recompõem a capacidade de transportar oxigênio, fatores da coagulação e plaquetas:

- Concentrado de hemácias (CH)
- Plasma fresco congelado (PFC)
- Concentrado de plaquetas (CP)
- Crioprecipitado.

Williams e Gettinger (2006) verificaram que até 40% dos clientes internados em UTI recebem no mínimo uma transfusão de hemocomponentes. Infelizmente, não existem diretrizes baseadas em evidências que ajudem os médicos a determinar quando os efeitos benéficos das transfusões superam os riscos associados a erros humanos, à depressão do sistema imune e às infecções que acompanham essas transfusões.

## Fármacos vasoativos

Muitos fármacos são usados para ajudar a manter a função cardiovascular. Os fármacos vasoativos utilizados na UTI destinam-se a alterar a pré-carga, a pós-carga, a contratilidade e o ritmo cardíaco, conforme as necessidades impostas pela doença e pelas condições fisiopatológicas do cliente. Esses fármacos são potentes e causam inúmeros efeitos adversos potenciais, exigindo a titulação rigorosa da dose e o monitoramento do cliente em UTI. A Tabela 55.9 resume os fármacos intravenosos utilizados mais comumente nas UTI.

## Dispositivos de suporte

Os clientes internados nas UTI necessitam de dispositivos de suporte para manter sua função cardíaca.

**Tabela 55.9** Fármacos vasoativos.

| Fármaco | Ação ou efeito | Indicações | Faixa de doses |
|---|---|---|---|
| Amiodarona | Reduz a frequência cardíaca | Taquicardia ventricular<br>Fibrilação atrial* | Depende da arritmia |
| Diltiazem | Reduz a frequência cardíaca e a pressão arterial | Fibrilação atrial<br>Taquicardia supraventricular paroxística<br>Hipertensão | 5 a 15 mg/h |
| Dobutamina | Aumenta a contratilidade cardíaca<br>Aumenta a pressão arterial | Insuficiência cardíaca congestiva<br>Baixo débito cardíaco | 2,5 a 20 μg/kg/min |
| Dopamina | Aumenta a frequência cardíaca e a pressão arterial | Bradicardia<br>Hipotensão | 2 a 20 μg/kg/min |
| Epinefrina | Aumenta a frequência cardíaca e a pressão arterial | Anafilaxia<br>Choque* | 1 a 10 μg/min |
| Esmolol | Reduz a frequência cardíaca | Taquicardia<br>Hipertensão | 500 μg/kg em dose inicial<br>50 a 200 μg/kg/min |
| Nitroglicerina | Reduz a pressão arterial<br>Causa vasodilatação arterial | Isquemia miocárdica<br>Insuficiência cardíaca congestiva<br>Hipertensão | 10 a 20 μg/min |
| Nitroprussiato | Reduz a pressão arterial | Insuficiência cardíaca congestiva<br>Crise hipertensiva | 3 μg/kg/min – titular de acordo com o efeito |
| Norepinefrina | Aumenta a pressão arterial | Parada cardíaca<br>Hipotensão | 1 a 20 μg/min |
| Fenilefrina | Aumenta a pressão arterial | Hipotensão | 40 a 200 μg/min |
| Vasopressina | Aumenta a pressão arterial | Diabetes insípido<br>Sangramento gastrintestinal<br>Choque séptico | 0,02 a 0,04 unidade/min |

## Marca-passos

Os marca-passos são dispositivos de suporte utilizados geralmente para tratar doenças cardíacas causadas por distúrbios da condução. Esses aparelhos podem ser colocados temporária ou permanentemente para melhorar a função cardíaca, com ou sem o uso concomitante de fármacos. Veja descrição dos marca-passos permanentes no Capítulo 17.

Os marca-passos temporários são usados em cirurgias cardíacas e emergências médicas. Existem vários métodos de aplicação:

- *Marca-passos externos*: os eletrodos são colocados na parte anterior ou no dorso do tórax para aplicar choques repetidos
- *Marca-passos transvenosos*: um cabo é colocado no ventrículo direito por um cateter intravenoso central
- *Marca-passo epicárdico*: requer um procedimento cirúrgico para colocar os cabos dentro do epicárdio de modo a evitar e tratar distúrbios da condução cardíaca depois de procedimentos cirúrgicos
- *Marca-passos cardíacos transtorácicos*: um cabo é introduzido no ventrículo direito e ligado a um gerador.

Independentemente se o marca-passo é temporário ou permanente, os cuidados com um cliente com marca-passo incluem monitorar a função do equipamento e a resposta física do cliente à ativação do marca-passo. Isso inclui o controle da dor e a sedação para clientes com marca-passos externos; controle de infecções dos marca-passos recém-colocados; e avaliação física das funções cardíaca e vascular periférica. Veja descrição mais detalhada no Capítulo 17.

## Balão intra-aórtico

Os clientes com lesão transitória ou irreversível da musculatura do coração não conseguem irrigar adequadamente seus próprios corações e outros órgãos. As primeiras tentativas de melhorar a função do músculo cardíaco consistem em administrar líquidos e fármacos, mas alguns clientes necessitam de suporte adicional fornecido por um balão intra-aórtico (BBIA). Um balão é colocado no segmento descendente da aorta através da artéria femoral. O balão pode ser inflado e desinflado alternadamente (Figura 55.3). O dispositivo é programado para inflar durante a diástole, de modo a impulsionar o sangue de volta ao próprio músculo cardíaco e também para o cérebro. O balão esvazia pouco antes da fase de ejeção sistólica e atua como um dispositivo de vácuo, que puxa o sangue para dentro da aorta com menos esforço para o ventrículo esquerdo. Essencialmente, a BBIA reduz a sobrecarga do coração e possibilita que o músculo cardíaco "descanse" e recupere-se, ao mesmo tempo que melhora a perfusão dos órgãos distais. O próprio equipamento pode ser programado para dar suporte a cada batimento cardíaco, ou a cada segundo, terceiro ou quarto batimento alternado, dependendo das necessidades do cliente. Os cuidados prestados aos clientes com BBIA incluem monitorar a função cardíaca por meio de um CAP e avaliar a circulação periférica do membro abaixo do local de inserção do cateter.

## Dispositivo de suporte ventricular

O dispositivo de suporte ventricular (DSV) é um aparelho implantável, no qual cânulas são introduzidas nos átrios ou nos ventrículos para reforçar a função do coração direito, do coração esquerdo ou dos dois lados, realizando o trabalho de fornecer sangue para a artéria pulmonar e/ou para a aorta (Figura 55.4). Existem três tipos de DSV. O DSV direito (dispositivo de suporte ventricular direito [DSVD]) fornece suporte à circulação pulmonar desviando o sangue proveniente do átrio ou ventrículo direito insuficiente para o DSV que bombeia o sangue para a circulação pulmonar por meio da conexão do dispositivo com a artéria pulmonar esquerda.

No caso do DSV esquerdo (dispositivo de suporte ventricular esquerdo [DSVE]), o sangue circula do átrio ou ventrículo esquerdo para o DSV, que, em seguida, bombeia o sangue para todo o corpo por meio da conexão do dispositivo com a aorta. O uso simultâneo do DSVD e do DSVE é conhecido como *suporte biventricular* (DSBiV).

Os DSV são reservados para clientes que não conseguem estabilizar sem o suporte de volume/fármacos inotrópicos em doses máximas ou da BBIA; aguardam por um transplante de

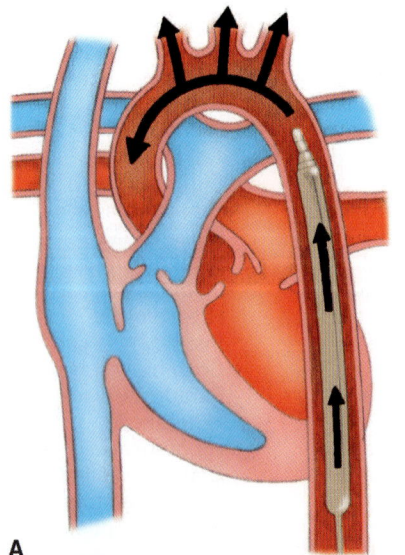
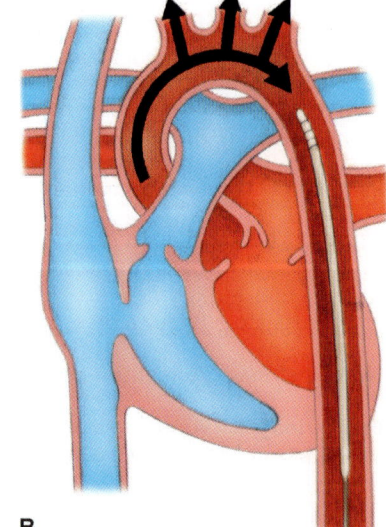

Figura 55.3 Direção do fluxo sanguíneo quando a bomba enche e esvazia o balão. (**A**) Insuflação do balão: o balão infla à medida que a valva aórtica fecha e a diástole começa. A diástole aumenta a perfusão das artérias coronárias. (**B**) Desinflação do balão: o balão esvazia antes da ejeção ventricular, quando a valva aórtica abre. Esse esvaziamento possibilita a ejeção do sangue pelo ventrículo esquerdo contra resistência mais baixa. Desse modo, a pressão diastólica final da aorta e a pós-carga diminuem e o débito cardíaco aumenta. De Lippincott Williams & Wilkins (2010). *Hemodynamic monitoring made incredibly visual* (2nd ed.). Philadelphia: Lippincott Williams & Wilkins.

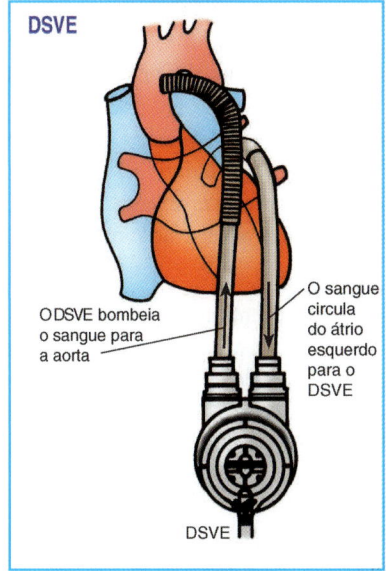 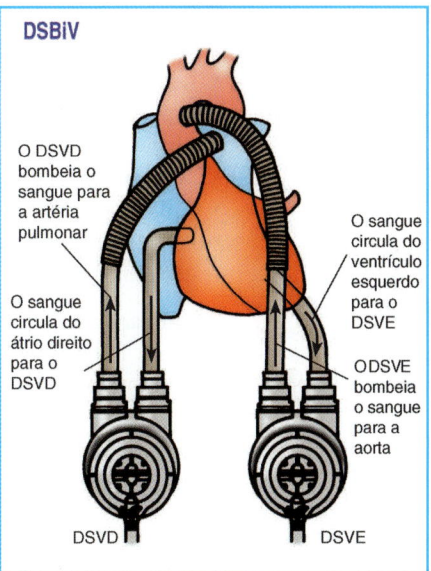 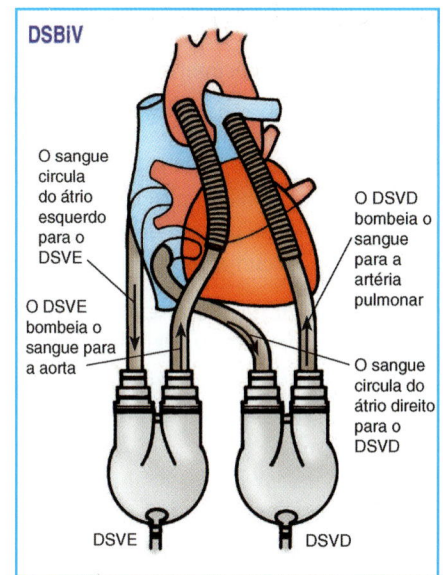

**Figura 55.4** Opções para instalação das cânulas. Os dispositivos de suporte ventricular (DSV) desviam o sangue dos ventrículos insuficientes para uma bomba, que pode ejetá-lo facilmente. Essa derivação pode ocorrer por cateterização dos átrios ou dos ventrículos. DSVE, DSV esquerdo; DSVD, DSV direito; DSBiV, suporte biventricular. De Lippincott William & Wilkins (2010). *Hemodynamic monitoring made incredibly visual* (2ª ed.). Philadelphia: Lippincott Williams & Wilkins.

coração; ou têm insuficiência cardíaca classe IV, mas não são candidatos a um transplante. Essa intervenção é o tratamento mais moderno para insuficiência cardíaca e requer cuidados de enfermagem altamente especializados para monitorar a função cardíaca e os inúmeros efeitos adversos potenciais, inclusive infecções, sangramento, déficits neurológicos, insuficiência renal ou falha de funcionamento do equipamento. Embora o DSV geralmente seja entendido como uma medida temporária, os clientes com insuficiência cardíaca refratária que não estão aptos a um transplante constituem um grupo que necessita de suporte contínuo sem chances de cura definitiva.

## Problemas respiratórios

### Insuficiência respiratória

A insuficiência respiratória e o advento da ventilação mecânica resultaram no desenvolvimento dos cuidados intensivos como um serviço especializado. A possibilidade crescente de estabilizar doenças crônicas e o envelhecimento populacional resultante têm ampliado ainda mais o número de clientes que necessitam de suporte respiratório de curto ou longo prazo em consequência de doenças crônicas, intervenções cirúrgicas e insuficiência respiratória. Nos EUA, as estimativas grosseiras das taxas de incidência anuais de lesão pulmonar aguda e síndrome de angústia respiratória aguda são de 78,9 e 58,7 casos por 100.000 habitantes (Sorbo e Slutsk, 2010). O número de clientes que necessitam de suporte respiratório deverá aumentar nas próximas décadas. Em geral, a insuficiência respiratória pode ser subdividida em dois grupos principais (Boxe 55.1).

### Fornecimento de oxigênio

No ambiente de cuidados intensivos, o oxigênio é utilizado como fármaco e, por essa razão, requer prescrição de um médico e avaliações da enfermeira quanto à resposta do cliente a essa medida terapêutica. A necessidade de oxigenoterapia e seu método específico de administração variam de acordo com as condições do cliente. Alguns clientes fazem oxigenoterapia como medida preventiva. Os suplementos de oxigênio ajudam alguns clientes com suprimentos adicionais de oxigênio durante episódios agudos, inclusive infarto do miocárdio. No caso dos clientes em estado mais crítico, a oxigenoterapia é uma intervenção usada para assegurar o fornecimento de oxigênio quando os clientes não conseguem manter sua função respiratória. O oxigênio é o gás prescrito mais comumente no ambiente de cuidados intensivos. Veja informações detalhadas sobre sistemas de administração de oxigênio e cuidados de enfermagem no Capítulo 10.

---

**BOXE 55.1 Causas de insuficiência respiratória.**

Insuficiência respiratória hipoxêmica (a quantidade de oxigênio que chega aos tecidos é muito pequena):
- Anemia
- Hemorragia
- *Shunts* intracardíacos
- Síndrome de angústia respiratória aguda (SARA)

Insuficiência respiratória (a quantidade de oxigênio permutada por dióxido de carbono é muito pequena):
- Obstrução das vias respiratórias (bronquite crônica, enfisema, fibrose cística)
- Enfraquecimento do esforço respiratório (intoxicação aguda, obesidade com apneia do sono)
- Fraqueza muscular (traumatismo raquimedular, distrofia muscular)
- Doença pulmonar (pneumonia, edema pulmonar)
- Anormalidades da parede torácica (escoliose, cifose grave)

## Pressão positiva não invasiva

Os métodos de fornecimento de oxigênio por pressão positiva não invasiva são usados nos clientes que estão sujeitos a desenvolver insuficiência respiratória e que necessitam de suporte respiratório para que os gases sejam forçados positivamente para dentro dos seus pulmões, mas para os quais a intubação endotraqueal foi postergada porque eles expressaram desejo em contrário, ou porque tentam adiar ou evitar a intubação em definitivo.

### Pressão positiva contínua nas vias respiratórias

As máscaras de pressão positiva contínua nas vias respiratórias (CPAP, do inglês *continuous positive airway pressure*) fornecem ar sob pressões entre 4 e 20 cmH$_2$O para manter as vias respiratórias e os alvéolos abertos durante a inspiração e a expiração. Para isso, é preciso usar uma máscara firmemente adaptada ao redor do nariz, ou da boca e do nariz. Esse método é usado comumente nas residências por clientes com apneia do sono. Nos hospitais, essa técnica é usada para clientes em risco de hipercapnia (PCO$_2$ alta), clientes com exacerbações da asma e da doença pulmonar obstrutiva crônica (DPOC), e clientes com insuficiência cardíaca congestiva. Quando é utilizada inicialmente, a CPAP geralmente é introduzida em um ambiente rigorosamente monitorado com o fim de determinar se o cliente tem claustrofobia e náuseas ou vômitos. Além disso, o cliente precisa conseguir tolerar alguns períodos sem máscara, de modo que possa alimentar-se e ingerir líquidos ou realizar higiene oral e avaliações da pele.

### Pressão positiva binível nas vias respiratórias

Os dispositivos de pressão positiva binível nas vias respiratórias (BiPAP, ou *bi-level positive airway pressure*) evoluíram da CPAP e podem fornecer dois níveis de pressão na faixa entre 4 e 30 cmH$_2$O. A pressão inspiratória é ajustada no nível expiratório mais baixo, de modo a possibilitar a expiração mais fácil. A BiPAP também dispõe de três modos de fornecimento de gás:

- *Espontânea*: o cliente inicia todas as respirações fornecidas
- *Programada*: o equipamento é ajustado para fornecer um número predefinido de respirações por minuto
- *Espontânea + programada*: o cliente inicia as respirações, mas o aparelho fornece um número predefinido de respirações de suporte, de modo a assegurar a ventilação adequada.

## Intubação e ventilação mecânica

Muitos clientes internados em UTI necessitam de intubação e ventilação mecânica durante a internação. Nesses casos, espera-se que a ventilação mecânica seja necessária apenas por períodos curtos para ajudar a melhorar a recuperação do cliente que tem uma lesão ou sofreu um acidente. Entretanto, essa tecnologia sofisticada saiu do ambiente de cuidados agudos para as instituições que prestam cuidados prolongados e até mesmo para as residências. A intubação e a ventilação mecânica possibilitam:

- Proteger as vias respiratórias quando há deterioração neurológica ou intoxicação aguda
- Proteger as vias respiratórias durante a sedação usada em exames e procedimentos
- Limpar as vias respiratórias dos clientes que não conseguem expelir as próprias secreções
- Manter a função respiratória durante procedimentos cirúrgicos
- "Descansar" o cliente com fadiga muscular
- Aumentar a FIO$_2$ do cliente com hipoxia arterial
- Aumentar o fluxo e a pressão para assegurar ventilação adequada.

Cuidar de clientes mantidos com ventilação mecânica tornou-se parte integrante dos cuidados de enfermagem para clientes em estado crítico e nas unidades de cuidados progressivos. Os prognósticos favoráveis dos clientes dependem do entendimento das indicações e dos princípios da ventilação mecânica, assim como dos objetivos desse tipo de tratamento.

> **Alerta de enfermagem**
> *É importante lembrar que o brônquio fonte direito é mais largo, mais curto e mais vertical que o esquerdo. Essa diferença fisiológica pode causar intubação acidental apenas do pulmão direito. É fundamental auscultar os dois lados do tórax para verificar se os dois pulmões têm murmúrio vesicular; marcar a posição correta do tubo endotraqueal no lábio ou nas narinas; e monitorar os alarmes de pressão alta ou baixa.*

### Tipos de respiradores

Os respiradores utilizados mais comumente hoje em dia são programados para fornecer oxigênio sob pressão positiva (*i. e.*, o respirador impulsiona o ar para dentro dos pulmões, em vez de produzir vácuo ou pressão negativa que propicie a passagem do ar para dentro dos pulmões) quando o indivíduo respira espontaneamente. A expiração ocorre passivamente e a intubação orotraqueal ou a traqueostomia é necessária. Existem três tipos de respiradores de pressão positiva:

- *Respiradores regulados por tempo*: esses equipamentos terminam a inspiração depois de um intervalo predefinido. O volume de ar que o cliente recebe é regulado pela duração da inspiração e pela taxa de fluxo do ar. Esses respiradores raramente são utilizados na população adulta
- *Respiradores regulados por volume*: esses são os respiradores utilizados mais comumente. O volume de ar fornecido a cada inspiração é preestabelecido. Quando esse volume é fornecido ao cliente, o respirador desliga e a expiração ocorre passivamente. O volume de ar fornecido pelo respirador é relativamente constante, assegurando respirações adequadas e regulares apesar das oscilações das pressões das vias respiratórias
- *Respiradores regulados por pressão*: esses aparelhos liberam um fluxo de ar (inspiração) até que seja alcançada uma pressão preestabelecida; em seguida, o respirador desliga para permitir que a expiração ocorra espontaneamente. A limitação principal desses equipamentos é que o volume de ar ou de oxigênio pode variar, à medida que a resistência ou a complacência das vias respiratórias altera-se. O volume corrente (a quantidade de ar inalado e exalado com uma respiração normal) fornecido pode ser irregular.

## Modos de funcionamento do respirador

### Respiradores regulados por volume

**Ventilação obrigatória controlada.** A ventilação obrigatória controlada (CMV, do inglês *controlled mandatory ventilation*) fornece um volume corrente preestabelecido a uma frequência predefinida. Esse modo é utilizado nos clientes em paralisia muscular e sedação químicas, ou cuja função neurológica deteriorou a ponto de não existir estímulo para respirar.

**Assistido-controlado.** O modo assistido-controlado (AC, do inglês *assist control*) também libera um volume corrente preestabelecido a uma frequência predefinida, mas permite que os clientes façam respirações espontâneas. Quando respiram espontaneamente, os clientes recebem todo o volume corrente predefinido e, desse modo, reduzem seu esforço para respirar. Quando a frequência é ajustada a um nível suficientemente alto, o modo de AC é praticamente igual ao de CMV.

**Ventilação obrigatória intermitente.** A ventilação obrigatória intermitente (IMV, do inglês *intermitente mandatory ventilation*) fornece um número de respirações com volume corrente predefinido para assegurar um número mínimo de respirações com volume corrente suficiente. Os clientes podem respirar espontaneamente, mas recebem apenas o volume corrente que conseguem inspirar por si próprios.

**Ventilação com razão invertida.** A ventilação com razão invertida (IRV, do inglês *inverse ratio ventilation*) altera as razões normais entre inspiração:expiração, que são de uma parte para a inspiração e duas partes para a expiração (1:2), alterando-a por uma razão de 1:1 ou mais (até 1:4). O prolongamento do tempo inspiratório permite o recrutamento alveolar (mais alvéolos são usados durante a respiração) com níveis de pressão mais baixos. Esse é um modo desconfortável de respirar e os clientes precisam ser sedados.

**Ventilação com frequência alta.** A ventilação com frequência alta (HFV, do inglês *high-frequency ventilation*) – ou respiradores oscilantes – fornece volumes correntes muito pequenos (3 a 6 m$\ell$/kg, ou 50 a 80 m$\ell$) a uma frequência na faixa de 60 a mais de 200 respirações por minuto. Isso funciona com base no princípio da difusão do oxigênio, que oscila levemente entre as diversas regiões dos pulmões. Os clientes mantidos com esse modo de ventilação também precisam ser sedados.

### Respiradores regulados por pressão

**Ventilação com suporte de pressão.** A ventilação com suporte de pressão (PSV, do inglês *pressure support ventilation*) é um modo de ventilação no qual o cliente respira espontaneamente, mas recebe pressão adicional durante todo o ciclo respiratório para aumentar o fluxo de ar pelos tubos do respirador e das vias artificiais, de modo a reduzir o esforço respiratório produzido por uma via respiratória estreitada. Os clientes que recebem suporte de pressão geralmente estão em processo de "desmame" do respirador.

**Pressão positiva contínua nas vias respiratórias.** O fluxo de ar sob pressão positiva é administrado pelo tubo orotraqueal, enquanto o cliente está ligado ao respirador (em vez de utilizar uma máscara, conforme foi descrito antes). Essa modalidade também é usada como método para reduzir o esforço respiratório durante o "desmame" do respirador.

**Ventilação com liberação de pressão nas vias respiratórias.** A ventilação com liberação de pressão nas vias respiratórias (APRV, do inglês *airway pressure release ventilation*) é um modo mais moderno de suporte, que possibilita escolher entre respirações espontâneas ou não, ao mesmo tempo que se aumenta o recrutamento alveolar com pressões mais baixas. Basicamente, esse modo é igual à BiPAP com respirador, utilizando uma razão ventilatória invertida. A APRV possibilita que os clientes respirem com pressão expiratória final positiva nos alvéolos, mas essa pressão é momentaneamente reduzida para permitir a permuta de $O_2$ por $CO_2$.

## Ajustes do respirador

O médico responsável prescreve ajustes individualizados do respirador para cada cliente, que estão descritos a seguir.

### Frequência

Frequência é o número de respirações que o aparelho fornece a cada minuto.

### Fração de ar inspirado

Cada respiração fornece um nível de oxigênio inspirado ($FIO_2$) predefinido. O objetivo é manter o $FIO_2$ no menor ajuste possível para fornecer pressão parcial de oxigênio ($PaO_2$) suficiente na corrente sanguínea, sem os efeitos colaterais das concentrações altas de oxigênio, inclusive eliminação de nitrogênio e colapso alveolar.

### Volume corrente

Volume corrente (VC) é a quantidade de ar administrada a cada respiração. Em geral, o VC oscila entre 5 e 7 m$\ell$ de ar por quilograma de peso corporal. Isso possibilita que o ar circule sem distender excessivamente e lesar os alvéolos. O VC multiplicado pela frequência é igual ao volume por minuto (Vm).

### Pressão expiratória final positiva

A teoria que embasa o uso de pressão expiratória final positiva (PEEP, do inglês *positive end expiratory pressure*) é que esse modo simula a pressão que permanece nos pulmões depois do fechamento da glote, que está interrompida pela colocação do tubo orotraqueal (TOT). A PEEP é usada para manter os alvéolos abertos durante a expiração, oferecer mais tempo para a troca de gases e reduzir a *capacidade residual funcional* (ou volume de ar que permanece nos pulmões ao final da expiração). Os níveis de PEEP acima de 5 cm$H_2O$ colocam o cliente em risco de ruptura alveolar, pneumotórax e redução do débito cardíaco pela pressão referida em sentido contrário ao fluxo do sangue proveniente do coração. A lesão induzida pelo respirador é conhecida como *barotrauma*.

## Manejo de enfermagem

Os cuidados de enfermagem para clientes mantidos com ventilação mecânica requerem habilidades técnicas especializadas.

É importante ter o cuidado de avaliar, intervir e reavaliar simultaneamente o cliente e os equipamentos.

## Avaliação do cliente

A resposta fisiológica do cliente à doença ou à lesão e as indicações específicas da ventilação mecânica determinam as prescrições específicas do respirador. A enfermeira avalia continuamente as condições do cliente e o aumento ou a redução resultante do suporte respiratório exigido por determinada condição. Por exemplo, um cliente com redução recente da função neurológica não consegue mais realizar respirações espontâneas e necessitará de aumento do número de respirações fornecidas pelo respirador.

Os clientes precisam "permitir" que o respirador realize sua função sem interferência causada por ansiedade, mordida do TOT ou problemas como tosse ou secreções excessivas. Quando o cliente é capaz de permitir que isso aconteça e coordena suas próprias respirações com o respirador, diz-se que há *sincronismo* com o respirador. A enfermeira avalia a causa básica da intolerância à ventilação mecânica e a corrige de modo a facilitar a recuperação da função respiratória. As intervenções comuns são sedação, controle da dor e aspiração adequada.

## Avaliação do equipamento

O respirador precisa ser avaliado para certificar-se de que funcione corretamente e que os ajustes sejam apropriados. Embora não seja basicamente responsável pelo funcionamento do respirador, a enfermeira é responsável pelo cliente e, assim, precisa avaliar como a função do equipamento afeta as condições gerais do seu cliente.

Os alarmes do respirador destinam-se a indicar que o equipamento não consegue fornecer o que foi programado a administrar ao cliente, ou que o cliente não consegue tolerar os ajustes utilizados.

Os problemas comuns durante o uso do respirador são:

- Desconexão ou dobras dos circuitos
- Desconexão dos circuitos do TOT ou da cânula de traqueostomia
- Água no circuito
- Alteração da temperatura do ar além dos limites estabelecidos.

Os problemas comuns com os ajustes do respirador são:

- Limites muito altos ou muito baixos, especialmente quando o cliente está se exercitando ou está em processo de "desmame".

Os problemas comuns com o cliente são:

- Padrão respiratório dessincronizado entre o cliente e o respirador
- Mordida do TOT
- Posição incorreta ou mobilização acidental do TOT
- Tosse e/ou secreções interferindo com o fluxo de ar
- Problemas com líquidos e pressão dentro da cavidade torácica ou dos pulmões, por exemplo, insuficiência cardíaca congestiva, edema pulmonar e pneumotórax.

### Alerta de enfermagem

*Os limites de pressão são ajustes do respirador com alarme. Também nesse caso, a condição do cliente ou o equipamento pode ser a causa do disparo de um alarme. Os alarmes de pressão do respirador podem indicar uma situação perigosa. Os alarmes de pressão baixa podem indicar desconexão do equipamento ou deslocamento da via respiratória mecânica.*

*Em geral, o alarme de pressão alta indica resistência ou obstrução do fluxo de ar causada por mordida do TOT, dobra do circuito ou, em alguns casos, broncospasmo ou pneumotórax grave.*

## Como evitar e tratar os efeitos adversos da ventilação mecânica

Como ocorre com muitos procedimentos médicos, a ventilação mecânica pode causar complicações ou efeitos secundários indesejáveis. A prioridade da enfermeira é a segurança do cliente, com ênfase na prevenção dos problemas associados a qualquer modalidade de tratamento.

**Pneumonia associada ao respirador.** Na era atual dos cuidados intensivos, a pneumonia associada ao respirador (PAV) tem recebido muita atenção dos grupos de defesa dos clientes, dos profissionais de saúde e dos órgãos regulamentadores. Essa complicação ocorre quando o cliente fica ligado a um respirador por no mínimo 48 h, quando as secreções orais e nasais acumuladas acima do balão do TOT descem aos pulmões com o movimento do balonete. Infelizmente, a ventilação mecânica tanto é uma causa quanto a cura de pneumonias. A bactéria geralmente isolada dos clientes com PAV é a *Pseudomonas*, mas qualquer infecção que não estava presente quando o cliente foi conectado ao respirador constitui uma PAV.

Essa infecção força os hospitais a desenvolver, adotar e monitorar normas para sua prevenção. Em termos práticos, isso significa a necessidade de realizar higiene oral no mínimo a cada quatro horas para manter a integridade das mucosas, evitar acumulação das secreções e manter a cabeceira do leito do cliente elevada no mínimo a 30°.

**Hipertensão intracraniana.** Quando o cliente é ventilado, a pressão positiva dentro do tórax diminui o retorno venoso e pode resultar na acumulação de mais sangue no crânio. Isso pode causar alterações do nível de consciência.

**Alteração do estado mental.** A ansiedade e o desconforto causados pelo fato de estar ligado a um respirador, a frequência dos cuidados de enfermagem (aspiração) e os alarmes persistentes do respirador podem facilmente causar privação de sono. Por sua vez, a privação de sono pode causar alterações do estado mental e retardar a recuperação, conforme descrito adiante neste capítulo.

**Redução do débito cardíaco.** A pressão mais alta nas vias respiratórias dos pulmões dificulta o retorno do sangue proveniente de outras partes do corpo ao coração. Quando o retorno de sangue diminui, há menos sangue para ser bombeado ao resto do corpo, o que causa hipotensão e redução do débito cardíaco.

**Hipervolemia.** A pressão baixa percebida pelos barorreceptores da aorta pode ludibriar o corpo, levando-o a entender que há hipovolemia; a reação do organismo é estimular a produção de hormônio antidiurético (ADH). A secreção excessiva desse hormônio pode acarretar acumulação excessiva de líquidos no sistema vascular, o que requer tratamento com diuréticos.

**Tromboembolia venosa.** Os clientes ventilados estão sujeitos a passar mais tempo no leito em consequência da instabilidade ou das dificuldades práticas de caminhar ao redor estando ligado ao respirador. A acumulação do sangue nas veias calibrosas das pernas enquanto o cliente está deitado (e também nos membros superiores) pode resultar na formação de trombos e aumentar as chances de ocorrer embolia pulmonar (EP). Com incidência variando entre 7 e 60%, dependendo das populações específicas das UTI, a trombose venosa profunda é um dos efeitos adversos com morbidade significativa e mortalidade potencial (Leeper, 2008). A profilaxia com aplicação de meias antitrombóticas, botas compressivas, exercícios de mobilização passiva e ativa, mobilidade precoce e administração de agentes anticoagulantes (como heparina) é recomendável a todos os clientes intubados.

**Barotrauma.** Como o nome indica, barotrauma é a lesão de órgãos e vasos sanguíneos causada por pressões altas na cavidade torácica. É importante lembrar que esse mesmo traumatismo também pode ocorrer na cavidade abdominal.

**Pneumotórax.** Pneumotórax é um tipo específico de barotrauma que resulta no colapso de um pulmão (é útil comparar essa complicação com o estouro de um balão de ar excessivamente cheio). Em geral, é necessário realizar uma intervenção corretiva na forma de um dreno torácico.

**Sangramento gastrintestinal.** De acordo com alguns estudos, nas primeiras 24 h de internação nas UTI, 75 a 100% dos clientes têm evidências de erosão da mucosa gástrica, que pode causar sangramentos hemodinamicamente significativos em 2 a 6% dos casos (Spirt e Stanley, 2006). A intubação com ventilação mecânica por mais de 24 h e a internação em UTI por mais de 1 semana foram consideradas previsores independentes de sangramento gastrintestinal (GI). Embora as causas ainda não estejam definidas, parece que a isquemia intestinal e a lesão de reperfusão acarretam lesões da mucosa e/ou dos tecidos mais profundos do estômago e do duodeno, resultando em formação de úlceras e sangramentos. A incidência do sangramento GI diminuiu ao longo das últimas décadas, em grande parte devido à administração universal de antagonistas do receptor $H_2$ de histamina (como ranitidina) ou inibidores da bomba de prótons (como pantoprazol) aos clientes com episódios pregressos ou atuais de sangramento GI. Embora sejam menos frequentes, os efeitos adversos do sangramento significativo associado às úlceras de estresse não devem ser subestimados, e a profilaxia com os fármacos citados anteriormente ainda é uma medida padronizada nessa população.

### Promoção da limpeza eficaz das vias respiratórias

A presença do TOT e a ventilação com pressão positiva contínua aumentam a produção de secreções, independentemente da condição do cliente. As intervenções de enfermagem enfatizam a manutenção das vias respiratórias limpas por meio da mudança de posição e do posicionamento apropriado, da higiene oral meticulosa e da aspiração orotraqueal/traqueal conforme a necessidade.

### Promoção do nível ideal de mobilidade

O uso de ventilação mecânica limita a mobilidade do cliente. A enfermeira ajuda o cliente em condições estáveis a sair do leito e passar para uma poltrona de conforto tão logo isso seja possível. A mobilização e a atividade muscular são benéficas porque estimulam as respirações e melhoram o estado psicológico do cliente. Quando o cliente não consegue sair do leito, a enfermeira supervisiona a realização de exercícios de mobilização ativa a cada 6 a 8 h. Quando o cliente não consegue executar esses exercícios, a enfermeira realiza exercícios de mobilização passiva a cada 8 h para evitar contraturas e estase venosa.

### Promoção da comunicação ideal

É importante desenvolver métodos alternativos de comunicação com o cliente mantido em ventilação mecânica. A enfermeira avalia os recursos de comunicação do cliente. Quando as limitações do cliente são conhecidas, a enfermeira pode oferecer várias modalidades de comunicação apropriada: leitura labial (pronunciar as palavras principais pausadamente), prancheta com lápis e papel ou lousa mágica, quadro de comunicação, gestos, linguagem de sinais ou laringe eletrônica. O uso de uma cânula de traqueostomia fenestrada ou "vocalizável" pode ser sugerido ao médico; isso possibilita que o cliente converse enquanto é ventilado. A enfermeira assegura-se de que os óculos, o aparelho auditivo, o intérprete de sinais e o tradutor de idioma estejam disponíveis, caso sejam necessários para facilitar a comunicação com o cliente.

### Promoção da capacidade de enfrentamento

Estimular os familiares a verbalizar seus sentimentos quanto ao respirador, à condição do cliente e ao ambiente em geral é uma medida benéfica. As explicações dos procedimentos ajudam a atenuar a ansiedade e familiarizam o cliente com os procedimentos necessários durante o uso do respirador. Para recuperar o sentimento de controle, a enfermeira incentiva o cliente a participar das decisões relativas ao seu cuidado, conforme o caso. O cliente pode tornar-se retraído ou deprimido quando é mantido com ventilação mecânica. É importante oferecer diversões. As técnicas de redução do estresse (p. ex., massagem no dorso, técnicas de relaxamento) ajudam a aliviar a tensão e a lidar com a ansiedade e os medos quanto à dependência do respirador.

## "Desmame" do respirador

A ventilação mecânica não é uma condição natural, e a intubação prolongada causa vários efeitos colaterais potencialmente graves; por essa razão, todos os esforços são envidados para tornar breve essa intervenção, iniciando o "desmame" do respirador tão logo seja possível, embora garantindo a segurança do cliente. O objetivo é colocar o cliente nas melhores condições possíveis para que ele consiga deixar o respirador. Embora existam muitos indicadores que levam o médico a acreditar que o cliente esteja pronto para o "desmame", os seguintes fatores mostraram-se mais preditivos:

- Capacidade vital (volume máximo de ar que pode ser expelido depois de uma inspiração máxima)
- Força inspiratória negativa (FIN, ou capacidade de realizar respirações profundas e produzir tosse suficientemente vigorosa para expelir as secreções; a FIN deve ser de no mínimo $-20\ cmH_2O$)
- Volume corrente (volume de ar inalado e exalado com uma respiração normal; deve ser de no mínimo 5 m$\ell$/kg)
- Ventilação por minuto (volume total de ar inalado e exalado em um minuto; deve ser $< 10\ \ell$/min)
- Índice de respiração superficial rápida (IRSR, uma razão determinada pela frequência das respirações [respirações por minuto] dividida pelo volume corrente [medido em litros]);

um IRSR < 105 é considerado como critério para "desmame" ou extubação, enquanto níveis > 120 são considerados preditivos da necessidade de manter o suporte respiratório.

Outros critérios a considerar são:
- Estabilidade cardiovascular
- Gasometria arterial satisfatória e estável
- Nutrição adequada com níveis normais ou crescentes de fosfato, magnésio e albumina
- Capacidade de deglutir e controlar saliva e secreções.

## Problemas endócrinos

Em colaboração com o sistema neurológico, o sistema endócrino participa da regulação das funções corporais, como crescimento e desenvolvimento, manutenção dos tecidos, metabolismo e até mesmo humor. Os distúrbios do sistema endócrino resultam da secreção de quantidades insuficientes ou excessivas de hormônio, assim como da sensibilidade atenuada ou reduzida a determinado hormônio.

Esta seção descreve os hormônios particularmente importantes no contexto dos cuidados intensivos.

### Distúrbios relacionados com o hormônio antidiurético

O hormônio antidiurético (ADH) é secretado pela glândula hipófese posterior e ajuda a conservar a água do corpo. Traumatismo craniano e doenças renais podem reduzir a secreção, enquanto traumatismo em geral, diversos tipos de câncer, hemorragia e infecção podem causar secreção excessiva desse hormônio. A secreção reduzida causa diabetes insípido (DI), enquanto a secreção excessiva causa síndrome da secreção inadequada de hormônio antidiurético (SSIADH).

Os clientes suscetíveis às alterações da secreção de ADH devem ser monitorados para detectar alterações neurológicas, e seu volume de líquidos deve ser avaliado com base nos cálculos de aporte e perdas de líquidos, níveis séricos de sódio e osmolalidades sérica e urinária. O tratamento da secreção excessiva consiste em restrição da ingestão de água, infusão de solução salina e uso de demeclociclina, que bloqueia a resposta dos rins ao ADH. O tratamento da secreção reduzida consiste em repor o hormônio por meio do uso de uma das diversas preparações de ADH, dentre as quais a mais comum é conhecida como *arginina vasopressina*.

### Distúrbios relacionados com os hormônios tireóideos

A glândula tireoide usa iodo para produzir tiroxina ($T_4$) e triiodotironina ($T_3$). Esses dois hormônios estão envolvidos com metabolismo corporal, nível de alerta, humor, temperatura corporal e consumo de oxigênio e energia em geral. Os distúrbios da secreção dos hormônios tireóideos são entendidos em relação com a função normal, e os estados podem ser:

Coma mixedematoso ↔ Hipotireoidismo ↔
Função normal ↔ Hipertireoidismo ↔
Doença de Graves ↔ Crise tireotóxica

As doenças graves, como cânceres e infecções, podem alterar a secreção desses hormônios. O metabolismo é aumentado ou reduzido desfavoravelmente em um tempo no qual o controle metabólico é necessário. O excesso de hormônio causa nervosismo, ansiedade, hipertermia e, por fim, insuficiência cardíaca. Outros clientes com história de doença ou cirurgia da tireoide, ou que não respondam aos diversos tratamentos clínicos, devem fazer dosagens dos hormônios tireóideos e, quando necessário, receber suplementos hormonais para conseguir atender às demandas metabólicas aumentadas.

### Distúrbios relacionados com o cortisol

O cortisol secretado pelas glândulas suprarrenais é mais conhecido como hormônio do estresse, ou da reação de luta ou fuga. Os níveis desse hormônio são mais altos quando o indivíduo acorda de manhã, em resposta ao aumento dos níveis de atividade.

Os problemas relacionados com a deficiência ou o excesso de cortisol podem ser entendidos como um *continuum* com os seguintes estados:

Doença de Addison ↔ Função normal ↔ Doença de Cushing

Em alguns casos, o nível desse hormônio aumenta em razão de fatores como estresse acentuado e prolongado, causando disfunção cognitiva, hipertensão, distúrbios da imunidade e da função tireóidea, hiperglicemia e perdas de densidade óssea e massa muscular.

Principalmente durante a internação na UTI, os níveis de cortisol são baixos em consequência dos estados de hipoperfusão, infecções ou efeitos adversos dos fármacos. Os clientes com níveis baixos de cortisol não conseguem desenvolver uma reação física às condições de estresse corporal e tendem a apresentar fadiga, temperatura corporal baixa e hipotensão. Os clientes que preenchem os critérios clínicos de hipocortisolismo (cortisol sérico baixo) comumente fazem um teste de estimulação do cortisol para determinar se é necessário reposição para melhorar a resposta metabólica do corpo à doença.

### Distúrbios relacionados com a insulina

As células beta do pâncreas secretam insulina, que ajuda na entrada da glicose nas células para ser utilizada como substrato energético. A maioria dos clientes com distúrbios da insulina tem diabetes melito tipo I ou tipo II e está especialmente sujeita a ter episódios agudos de hiperglicemia ou hipoglicemia em face do estresse acentuado de uma doença grave. Os clientes com doença especialmente instável podem ser afetados pelos níveis de glicose, formando o seguinte *continuum*:

Hipoglicemia ↔ Nível normal de glicose ↔ Cetoacidose diabética ou Síndrome hiperglicêmica hiperosmolar não cetótica (SHHNC)

Muitos estudos evidenciaram que a reposição de insulina para manter os níveis de glicose entre 80 e 110 mg/dℓ reduzia a disfunção dos órgãos, as infecções nosocomiais e a taxa de mortalidade (Falciglia, 2007). Os clientes com diabetes são internados frequentemente em UTI com complicações da sua doença, mas essa doença também é diagnosticada comumente pela primeira vez durante a internação hospitalar. Todos os clientes internados em UTI devem ter sua glicose sanguínea monitorada 3 a 4 vezes/dia, de modo a assegurar que sejam capazes de manter seus níveis glicêmicos abaixo do limite superior prescrito no hospital. Nos clientes que não conseguem manter um nível mais baixo de glicose, o tratamento com insulina deve ser iniciado de acordo com o protocolo do hospital, assegurando o monitoramento frequente dos níveis de glicose para manter níveis mais baixos sem causar hipoglicemia.

## Problemas gastrintestinais

Como também ocorre com o oxigênio, alimentos e líquidos passam a fazer parte da prescrição médica na UTI. Isso também é regulado por aspectos práticos, como horário de funcionamento da cozinha e tempo da enfermeira para fornecer alimentos ou alimentar seus clientes.

### Suporte nutricional

Na unidade de tratamento intensivo, o suporte nutricional é necessário para evitar catabolismo das reservas de proteínas e fornecer os elementos necessários à cicatrização ou à recuperação. Na UTI, a questão não é saber se os clientes devem ou não ser alimentados, mas quando e como. As tendências atuais em nutrição apontam para a iniciação do suporte nutricional nas primeiras 24 a 48 h da internação na UTI (Davies, 2007).

### *Alimentos*

Como a natureza é mais sábia, o método ideal para alimentar clientes internados em UTI é por ingestão oral de alimentos e líquidos. Dependendo dos diagnósticos do cliente, dietas específicas podem ser mudadas. Isso pode incluir alterações dos teores de algum componente (restrição de sal ou gordura), alterações da consistência (macios ou com consistência de purê) ou alterações do aporte de líquidos (restrição de líquidos). A enfermeira assegura as condições físicas e ambientais que tornam a alimentação atrativa ao cliente. Prevenção de náuseas e vômitos, alívio da dor e posicionamento apropriado em uma cadeira ou na posição ereta no leito são medidas que melhoram o apetite do cliente. Em alguns casos, refeições menores e mais frequentes, consistindo em itens que o cliente aprecie, podem ajudar a aumentar a ingestão, manter o peso e oferecer distração do ambiente da UTI.

### *Nutrição enteral*

Uma porcentagem dos clientes tem função GI preservada, mas não consegue ingerir alimentos porque tem distúrbios fisiopatológicos (demência com disfagia) ou intervenção médica (intubação endotraqueal). Esses clientes são alimentados por tubo. Uma fórmula líquida especial é recomendada com a colaboração do nutricionista e do médico. Também nesses casos, a fórmula propriamente dita depende do diagnóstico e das condições atuais do cliente. O Boxe 55.2 descreve os cuidados de enfermagem com os clientes alimentados por tubo. As bombas infusoras de alimentação enteral administram nutrientes por vários tipos de tubo, inclusive:

- *Tubo nasogástrico* (*NG*): tubo introduzido pela narina até o estômago; usada para drenagem gástrica ou alimentação

---

**BOXE 55.2 — Cuidados com clientes alimentados por tubo.**

Com os clientes alimentados por tubo, a enfermeira é responsável por:
- Documentar que a posição do tubo foi confirmada pela equipe médica por radiografias, que é o padrão de referência para confirmação da posição do tubo
- Verificar duplamente a posição do tubo auscultando a insuflação de ar sobre o estômago; esse método é usado comumente, mas sua precisão é controvertida
- Evitar desprendimento acidental pelo cliente ou pela equipe
- Manter o tubo desobstruído
- Monitorar a intolerância aos alimentos
- Monitorar a ocorrência de constipação intestinal e diarreia

---

- *Tubo alimentar flexível*: tubo sintético grosso ou fino (calibre) introduzido pela narina até o estômago; mais macia e mais flexível que o tubo NG, embora não possa ser usada como tubo de drenagem se for necessário
- *Tubo pós-pilórico*: variedade mais longa do tubo alimentar flexível, que passa pelo estômago e alcança o duodeno, de modo a utilizar o intestino delgado quando o estômago não conseguir tolerar alimentos, ou o risco de aspiração for grande
- *Tubo de gastrostomia endoscópica percutânea* (*GEP*, ou *percutaneous endoscopic gastrostomy*, em inglês)*:* tubo introduzido pelo médico diretamente no estômago através da parede abdominal; elimina o desconforto, a possibilidade de desprendimento acidental e o potencial de infecção sinusal causada pelos tubos introduzidos pela narina
- *Tubo de gastrojejunostomia* (*G-J*): tubo que possibilita simultaneamente a alimentação pelo intestino e a drenagem do estômago.

### *Alerta de enfermagem*

*A intolerância alimentar é uma questão complicada e suas consequências são deterioração do estado nutricional e pneumonia de aspiração. A aspiração do conteúdo GI para os pulmões aumenta a morbidade e prolonga a internação hospitalar. Os fatores de risco de aspiração são estado mental deprimido, posicionamento da cabeceira do leito a menos de 30°, sedativos, vômitos e volumes gástricos residuais maiores que 200 m$\ell$ (Metheny, Schallom, Oliver et al., 2008).*

### *Nutrição parenteral*

Infelizmente, existem ocasiões nas quais o cliente não consegue tolerar alimentação enteral e o suporte nutricional precisa ser administrado por via intravenosa. A nutrição parenteral total (NPT) ou nutrição parenteral central (NPC) fornece aminoácidos, glicose e gordura. Em razão de sua osmolalidade alta, a solução deve ser administrada por um cateter central (p. ex., um cateter de Hickman® de lúmen triplo) ou por infusão IV em veia periférica que termine em uma veia central (p. ex., um cateter PICC). Esse tipo de suporte é usado para suplementar ou substituir inteiramente a alimentação enteral. Contudo, essa técnica pode causar diversas complicações, inclusive pneumotórax durante a colocação do cateter, infecção do cateter (atribuída à concentração alta de glicose na solução) e insuficiência hepática. O objetivo é utilizar esse suporte pelo menor tempo possível antes de reiniciar a alimentação enteral e, por fim, fazer com que o próprio cliente ingira os alimentos. A nutrição parenteral parcial (NPP) pode ser administrada por um cateter IV periférico, porque a solução tem osmolalidade mais baixa. Algumas complicações metabólicas estão associadas à nutrição parenteral, inclusive hiperglicemia, distúrbios eletrolíticos e irritação da pele no local de inserção do cateter.

## Imunonutrição

Um conjunto de nutrientes pode reduzir os índices de infecção, a duração da internação hospitalar e a morbidade. Esses nutrientes são suplementos adicionais aos diferentes métodos de alimentação. Dependendo do diagnóstico e das condições do cliente, os nutrientes relacionados na Tabela 55.10 devem ser considerados.

## Motilidade lenta

Quando o cliente tolera a alimentação oral, o estômago precisa esvaziar seu conteúdo no intestino delgado, onde os nutrientes realmente são digeridos. Esse esvaziamento é regulado em parte pelas concentrações de colecistocinina (CCK) e polipeptídio YY (PYY), que atuam retardando o esvaziamento gástrico. Infelizmente, alguns estudos evidenciaram que os níveis desses compostos estão elevados durante as doenças agudas e graves, retardando mais ainda o esvaziamento gástrico. Diabetes, gastroparesia (prolongamento do tempo de esvaziamento gástrico) e peristalse intestinal lenta em consequência do uso de analgésicos são causas comuns de motilidade lenta. Essa motilidade lenta do conteúdo gastrintestinal pode causar náuseas, vômitos, aspiração e deficiências nutricionais, que precisam ser evitadas ou corrigidas no menor tempo possível. As tendências modernas favorecem o uso de fármacos que melhoram a motilidade, inclusive metoclopramida e/ou eritromicina. Ainda não está evidenciado se esses fármacos contribuem para a melhoria do prognóstico; no futuro, as recomendações poderão mudar depois da conclusão de estudos em andamento. Hidratação adequada e atividade física também ajudam a manter a função GI apropriada.

Quando a motilidade não puder ser aumentada, o consenso geral recomenda usar alimentação enteral antes de acrescentar ou substituir os alimentos enterais por nutrição parenteral.

## Diarreia

Diarreia é um problema comum na UTI, tendo sido relacionada com alimentação enteral, hipoalbuminemia, tratamento com antibióticos e sepse. Isso torna o problema da diarreia muito difícil, porque a alimentação enteral é o tratamento recomendado para estados hipoproteicos, e os antibióticos são necessários para tratar infecções graves. Quando o diagnóstico de diarreia é confirmado, a causa primária, a sintomatologia e os efeitos adversos potenciais devem ser investigados e atenuados.

**Tabela 55.10** Imunonutrição.

| Elemento | Efeitos | Comentário |
|---|---|---|
| Arginina (aminoácido condicionalmente não essencial) | • Estimulação do hormônio de crescimento<br>• Precursor da síntese de óxido nítrico<br>• Melhora a função imune<br>• Reduz o tempo de cicatrização das lesões (principalmente ósseas)<br>• Aumenta a massa muscular<br>• Aumenta a sensibilidade à insulina | Ainda existem controvérsias quanto ao seu uso nos clientes sépticos, porque os efeitos da sepse no metabolismo da arginina, ou do metabolismo da arginina na sepse, são desconhecidos |
| Glutamina (aminoácido condicionalmente não essencial) | • Substrato para a síntese de DNA<br>• Função principal na síntese de proteínas<br>• Fonte principal de combustível para os enterócitos<br>• Precursor metabólico para as células imunes em divisão rápida, razão por que melhora a função imune<br>• Regulação do equilíbrio acidobásico renal por produção de amônia<br>• Fonte alternativa de combustível para o cérebro<br>• Bloqueia o catabolismo proteico induzido pelo cortisol | Ainda não está evidenciado se o prognóstico melhora com a administração enteral ou intravenosa |
| Ácidos graxos ômega-3 | • Reduzem a inflamação<br>• Reduzem a circulação dos lipídios na corrente sanguínea<br>• Reduzem a agregação plaquetária<br>• Reduzem a produção de citocinas<br>• Aumentam a sensibilidade à insulina | – |
| Cobre | • Aumenta a produção de eritrócitos<br>• Aumenta a absorção de ferro<br>• Mantém o ciclo do citocromo p450<br>• Participa do metabolismo da vitamina C | – |
| Selênio | • Mantém o sistema do citocromo p450<br>• Participa da reparação do DNA | – |
| Zinco | • Aumenta o nível de hormônio do crescimento<br>• Aumenta a captação de insulina<br>• Estimula a divisão celular e a cicatrização das feridas<br>• Tratamento da diarreia | – |

## Causas

### Nutição enteral

A administração de alimentos por tubo é necessária frequentemente para evitar e tratar desnutrição dos clientes internados na UTI. A equipe médica precisa avaliar a composição da alimentação prescrita de modo a determinar as possíveis alterações necessárias no teor de fibras ou água, ou na osmolalidade. As tendências atuais indicam que a alimentação contínua por meio de uma bomba infusora, em vez de alimentação intermitente, reduz a incidência de diarreia. Os cuidados com o cliente e os exames necessários geralmente requerem mudanças posturais, transferências ou dieta zero, eventos que interrompem a alimentação, pois não é considerado seguro alimentar um cliente quando ele fica deitado no plano durante as mudanças de posição e as transferências. Por sua vez, a dieta zero recomendada com o uso de alguns fármacos (p. ex., meperidina) ou exames também reduz a ingestão nutricional. Quando é possível, a enfermeira precisa planejar os cuidados prestados de modo a limitar as interrupções da alimentação. Menos interrupções da alimentação mantêm a ingestão calórica ideal e reduzem as oscilações da glicose e o risco de ocorrer diarreia.

### Hipoalbuminemia

Albumina é uma proteína responsável por manter a pressão oncótica do sistema vascular e, consequentemente, a distribuição dos líquidos do corpo. Os níveis baixos de albumina possibilitam a saída de água dos vasos sanguíneos e sua acumulação em outras partes do corpo, inclusive trato GI e outros tecidos.

### Antibióticos

O uso de antibióticos altera a flora intestinal normal, dependendo da sensibilidade das bactérias aos fármacos prescritos. O uso de cefalosporinas e quinolona coloca comprovadamente os clientes em risco mais alto de proliferação excessiva de *Clostridium difficile*, que forma uma membrana que reveste a superfície interna do trato GI. Essa membrana impede a absorção de líquidos e nutrientes e causa diarreia. Essa infecção específica também precisa ser tratada com antibióticos (metronidazol e vancomicina).

### Sepse

Infecções generalizadas não relacionadas especificamente com o trato GI podem trazer consequências a esse sistema. Inflamação, liberação de citocinas e alterações do fluxo sanguíneo e da permeabilidade da mucosa GI também são causas conhecidas de diarreia.

## Sintomas e efeitos adversos

A diarreia pode ser desconfortável, dolorosa e constrangedora para o cliente. Além disso, requer tempo considerável da equipe de enfermagem para manter os clientes limpos e isentos de complicações. Os efeitos adversos da diarreia são numerosos e podem afetar o prognóstico. A instabilidade hemodinâmica secundária às perdas hidreletrolíticas precisa ser corrigida por reposição de líquidos, eletrólitos e sais minerais por via intravenosa. Isso evita arritmias cardíacas e estados de hipoperfusão. A desnutrição causada pela absorção alterada pela diarreia em uma fase na qual as necessidades metabólicas são maiores requer intervenção, possivelmente com alteração da fórmula alimentar ou suplementação com nutrição parenteral. A matéria fecal e até mesmo os produtos usados para limpar a pele alteram o pH normal da pele e podem causar lesões e úlceras de pressão.

## Profilaxia e tratamento da diarreia

O primeiro objetivo é evitar diarreia. O segundo é controlar o problema tão logo seja possível, caso as medidas profiláticas não sejam eficazes. Algumas dessas medidas são prescritas pelos médicos, enquanto a enfermeira fica encarregada de monitorar a resposta do cliente. As intervenções são:

- Alterar a fórmula alimentar com aumento do teor de fibras ou redução da osmolalidade
- Prescrever probióticos (p. ex., *Lactobacillus*) para alterar a flora intestinal
- Administrar antidiarreicos, como a loperamida
- Mudar frequentemente a posição do cliente de modo a atenuar a pressão e facilitar a avaliação da pele
- Utilizar loções cutâneas bloqueadores que impeçam o contato da pele com a matéria fecal.

## Constipação intestinal

Os clientes de UTI também estão sujeitos a ter constipação intestinal, cuja incidência relatada foi estimada em até 80% dos clientes em estado crítico (Asai, 2007). A constipação intestinal pode ser definida como dificuldade ou incapacidade de defecar por no mínimo 3 dias. As causas possíveis são ingestão reduzida de líquidos ou hipovolemia, imobilidade e efeitos colaterais dos fármacos (inclusive narcóticos). As complicações variam de desconforto brando e distensão abdominal até intolerância à alimentação, obstrução e perfuração do intestino. Alguns estudos também evidenciaram que a constipação intestinal favorece a proliferação excessiva de bactérias e sepse e também está associada ao aumento da duração do suporte necessário com ventilação mecânica (Asai, 2007). O objetivo é evitar constipação intestinal com hidratação adequada, ingestão de fibras e uso de fármacos conforme a prescrição. Vários esquemas intestinais semelhantes aos utilizados nos clientes com motilidade lenta são recomendados, inclusive extração digital do conteúdo fecal, enemas e supositórios. Quando o trato GI inferior está limpo, é possível administrar fármacos pelas vias intestinais superiores para eliminar o conteúdo fecal das áreas que não podem ser alcançadas por outras técnicas.

# Problemas renais

Muitos clientes internados em unidades de tratamento intensivo encontram-se em risco de desenvolver ou têm problemas renais preexistentes, principalmente quando têm história de diabetes ou hipertensão. A lesão do sistema renal pode ser aguda, crônica ou crônica agudizada. As causas de disfunção renal são classificadas em pré-renais, intrarrenais e pós-renais (ver mais detalhes no Capítulo 27).

## Melhora da função renal

Apesar das estatísticas citadas anteriormente, muitos clientes internados nas UTI têm função renal normal. Entretanto, a internação na UTI coloca os clientes em risco de desenvolver disfunção renal; por essa razão, as enfermeiras monitoram o débito urinário e os resultados dos exames laboratoriais, inclusive ureia e creatinina séricas, *clearance* de creatinina e taxa de filtração glomerular (TFG), para confirmar a função preservada ou intervir logo que seja possível na eventualidade de um declínio da função renal.

### Micção espontânea

O método mais confortável de urinar é ser capaz de ir de modo independente ao banheiro. A possibilidade de fazer isso requer rins funcionais, funções mentais preservadas para perceber a necessidade de urinar, assim como força física e equilíbrio necessários à deambulação. Quando os clientes conseguem urinar espontaneamente, a enfermeira deve oferecer-lhes oportunidades de fazê-lo. Isso elimina a possibilidade de infecções associadas aos cateteres urinários. Contudo, é importante lembrar que precisar ir ao banheiro é uma razão muito comum pela qual os clientes confusos tentam sair do leito. A prática de realizar a higiene dos clientes a intervalos de algumas horas evita as consequências das quedas, da incontinência e das lesões cutâneas.

### Cateteres com preservativo

Os cateteres com preservativo são colocados nos homens quando eles não conseguem urinar espontaneamente e o monitoramento do débito urinário de hora em hora não é necessário. Além disso, quando os clientes estão confusos, incapazes de perceber a necessidade de urinar, ou não podem usar o banheiro ou um urinol, esses cateteres oferecem uma alternativa para controlar a incontinência. Infelizmente, não existe uma alternativa aos cateteres com preservativo para mulheres.

### Cateteres urinários

Os cateteres urinários são introduzidos na bexiga através da uretra e são usados para recolher amostras de urina para exame, monitorar o débito urinário quando existe possibilidade de instabilidade hemodinâmica, e controlar incontinência e evitar lesão da pele. Embora sejam convenientes, os cateteres urinários estão associados a mais de 30% de todas as infecções hospitalares diagnosticadas nos clientes hospitalizados (Centers for Disease Control and Prevention [CDC], 2009). A prática convencional deve incluir colocação asséptica; limpeza preventiva diária do cateter com água e sabão; limpeza higiênica, da área limpa para a suja, ou seja, com movimentos da uretra para outras áreas; limpeza higiênica a cada episódio de defecação; manutenção do sistema fechado; e fixação apropriada do cateter à perna para evitar que seja tracionado desnecessariamente. Estudos evidenciaram aumento de 50% das infecções do trato urinário (ITU) nos hospitais quando os cateteres urinários de longa permanência foram deixados por mais de 48 h depois de procedimentos cirúrgicos (Wald, Ma, Bratzler *et al.*, 2008); portanto, recomenda-se retirar o cateter tão logo seja possível.

### Disfunção renal

Os clientes com TFG menor que 60 m$\ell$/min são classificados como portadores de disfunção renal; ou seja, sua capacidade de filtrar e excretar escórias metabólicas está reduzida. A prevenção de deterioração adicional da função renal é fundamental. Isso inclui suporte hemodinâmico para manter o fluxo sanguíneo, na medida em que os rins necessitam de até 20% do débito cardíaco. Além disso, a equipe médica e os farmacêuticos precisam avaliar as doses dos fármacos, porque a depuração de alguns deles é afetada pela excreção renal. Os clientes que necessitam usar contrastes para exames radiográficos geralmente recebem "proteção renal" na forma de soro fisiológico e fármacos (p. ex., acetilcolina) antes do exame. Apesar de todos os esforços, alguns clientes evoluem de disfunção para insuficiência renal; por essa razão, a enfermeira deve ficar alerta à deterioração da função renal.

### Insuficiência renal

Nos clientes em estado crítico, o desenvolvimento de insuficiência renal aguda (IRA) foi associado ao aumento da mortalidade em 50% ou mais (Chertow, Soroko, Paganini *et al.*, 2006). Desse modo, devem ser adotadas medidas para substituir a função renal normal por meio de tratamento renal substitutivo (ou diálise), até que a função renal seja normalizada. Os clientes com doença renal em estágio terminal (DRET) têm a opção de ficar em tratamento substitutivo renal total por períodos longos.

### Tratamento renal substitutivo

O tratamento renal substitutivo é realizado por hemodiálise, diálise peritoneal ou transplante renal de rim de cadáver ou doador vivo. A diálise pode ser usada por um período curto para possibilitar que os rins tenham tempo de recuperar-se de uma lesão aguda, como necrose tubular aguda (NTA); como medida temporizadora até um transplante renal; ou em caráter permanente. Outras indicações para iniciar o tratamento renal substitutivo são:

- Encefalopatia urêmica: confusão, asterixe e convulsões
- Pericardite
- Sangramento
- Sobrecarga de líquidos sem melhora com diuréticos
- Pleurite
- Distúrbios metabólicos: acidose metabólica, hiperpotassemia, hiperfosfatemia, hipercalcemia ou hipocalcemia
- Náuseas e vômitos persistentes
- Emagrecimento ou sinais de desnutrição
- Superdosagem de fármacos/tóxicos dialisáveis.

Os tratamentos renais substitutivos estão descritos detalhadamente no Capítulo 27.

## Problemas musculoesqueléticos

Os clientes internados em unidades de tratamento intensivo geralmente ficam confinados ao leito por períodos longos. Instabilidade neurológica, cardiovascular e respiratória são as razões pelas quais os clientes ficam restritos aos leitos da UTI. Em alguns casos, intervenções (monitores de PIC, bombas de balão) ou o desejo de evitar aumento das demandas de oxigênio por movimentos (insuficiência cardíaca, insuficiência respiratória) exigem repouso ao leito. Outras razões para o repouso prolongado ao leito incluem prioridades conflitantes da equipe de enfermagem ("Devo dispender meu tempo com meu cliente que tem uma hemorragia aguda, ou com outro que precisa sair do leito?") ou falta de conhecimento acerca da impor-

**Tabela 55.11** Efeitos do repouso ao leito.

| Sistema | Efeitos potenciais |
|---|---|
| Neurológico | Ansiedade |
| | Alucinações |
| Cardiovascular | Hipovolemia |
| | Atenuação da resposta dos barorreceptores carotídeos |
| | Hipotensão ortostática |
| | Trombose venosa profunda |
| Respiratório | Atelectasia |
| | Pneumonia |
| | Embolia pulmonar |
| Gastrintestinal | Íleo adinâmico |
| | Constipação intestinal |
| Geniturinário | Estase urinária |
| | Cálculos renais |
| Endócrino | Resistência à insulina |
| | Hiperglicemia |
| Musculoesquelético | Atrofia muscular |
| | Desmineralização óssea |
| | Contraturas |
| Tegumentar | Úlceras de pressão |
| Psicossocial | Depressão |
| Outros | Aumento do catabolismo da imunoglobulina G |
| | Aumento da colonização por *Staphylococcus aureus* |

De Timmerman, R.A. (2007). A mobility protocol for critically ill adults. *Dimensions of Critical Care Nursing, 26(5)*, 175-179; e Rubin, M. (1988). The physiology of bed rest. *The American Journal of Nursing, 88(1)*, 50-58.

tância da atividade física. Permanecer na posição de decúbito não é um estado natural, e o repouso prolongado ao leito causa diversos efeitos adversos, conforme descrito na Tabela 55.11. O descondicionamento físico ocorre nesses clientes depois de apenas 3 dias em repouso ao leito. Isso leva ao declínio da capacidade funcional em geral e aumenta a necessidade de transferência aos centros de reabilitação depois da internação hospitalar. É importante que as enfermeiras estejam conscientes dessas complicações potenciais e ofereçam oportunidades de mobilização e limitação do repouso ao leito.

## Fraqueza adquirida na UTI

Fraqueza adquirida na UTI é um problema diagnosticado com frequência crescente e caracteriza-se pela incapacidade de um cliente movimentar-se contra resistência. Essa definição é um termo geral que inclui miopatias e neuropatias com causas multifatoriais, que não estão no âmbito deste capítulo. Os clientes suscetíveis a ter esse problema são portadores da síndrome de resposta inflamatória sistêmica (SRIS), sepse ou hiperglicemia e também os que são tratados com corticoides ou bloqueadores neuromusculares. A fraqueza pode ser difícil de diagnosticar na UTI porque existem problemas coexistentes, inclusive estado mental alterado, mas geralmente é percebida primeiramente quando os clientes não conseguem ser "desmamados" (extubados) do respirador. Deem (2006) revisou alguns estudos e evidenciou que 25 a 60% dos clientes de UTI tinham fraqueza significativa, acarretando um aumento de custo médio de US$ 66.000 por cliente, além de aumentar as taxas de mortalidade. A única intervenção que comprovadamente reduziu a incidência de fraqueza adquirida na UTI foi manter a glicose sanguínea entre 80 e 100 mg/d$\ell$. Embora a fisioterapia seja prescrita comumente nas UTI, existem poucas evidências prospectivas de que essa medida melhore o prognóstico. Estudos mais recentes evidenciaram que falência de múltiplos órgãos, inatividade muscular, hiperglicemia e uso de corticoides e bloqueadores neuromusculares eram fatores de risco para fraqueza adquirida na UTI. Os autores concordaram que ainda não existiam evidências definitivas quanto à eficácia das medidas preventivas e recomendaram o diagnóstico e o tratamento imediatos das causas potenciais de falência de múltiplos órgãos (principalmente sepse grave e choque séptico), com adoção das seguintes medidas: evitar sedação profunda desnecessária e hiperglicemia, estimular a mobilização precoce e tomar decisões refletidas quanto aos riscos e benefícios dos corticoides para reduzir potencialmente a incidência e a gravidade da fraqueza adquirida na UTI (De Jonghe, Sharshar, Lefaucheur et al., 2002).

## Contraturas

Contraturas são limitações da amplitude dos movimentos de uma articulação, com incapacidade resultante de realizar as atividades da vida diária. Um estudo realizado por Claret et al. (2008) evidenciou que mais de um terço dos clientes que passaram algum tempo em UTI ficou com limitações significativas da função de uma ou mais articulações, algumas das quais persistiram até depois da alta para centros de reabilitação ou residência. Outro estudo revelou que a incidência de contraturas aumentava em 7 vezes depois de 8 semanas de internação na UTI (Claret, Hebert, Fergusson et al., 2008).

Ptose do pé é um tipo específico de contratura definida por incapacidade de levantar o dorso (superfície anterior) do pé e os pododáctilos (dorsiflexão). Isso pode ser causado por doenças neurológicas ou musculares, bem como por inatividade durante o repouso ao leito. A incapacidade de levantar o pé limita a capacidade de andar e melhorar a função em geral. As intervenções de enfermagem recomendadas são usar pranchas para manter os pés em dorsiflexão, permitir alguma sustentação do peso inclinando o leito para frente, bem como estimular a deambulação precoce na UTI.

## Déficit de nitrogênio

Para manter um estado saudável, o corpo depende do equilíbrio entre as quantidades de proteínas fornecidas e a decomposição/renovação da massa muscular. Em geral, as doenças agudas e graves aumentam as necessidades de proteínas em um período em que elas são usadas na cicatrização ou perdidas em taxas mais aceleradas em consequência da imobilidade e/ou das doenças existentes.

## Desmineralização óssea

A sustentação de peso contribui para a captação de cálcio pelos ossos, mantém a resistência e promove a formação óssea. Quando o cliente fica em repouso ao leito, o cálcio é excretado pelos ossos em níveis mais altos e, ao mesmo tempo, o indivíduo geralmente está com a ingestão alimentar reduzida em consequência de anorexia ou intolerância aos alimentos.

### Alerta de enfermagem

*Os diversos efeitos deletérios do repouso ao leito, demonstrados em toda a literatura e neste livro, devem alertar todas as enfermeiras quanto à necessidade de que seus clientes façam movimentos. Se houver limitação à realização de atividades fora do leito, os exercícios de mobilização ativa e passiva devem ser realizados, ao menos uma vez a cada turno. É importante notar que, embora ficar sentado em uma poltrona de conforto ajude, a necessidade de deambular é fundamental em termos de melhoria das condições cardiovasculares, respiratórias, gastrintestinais e musculoesqueléticas. Em resumo, se houver permissão, a enfermeira deve ajudar o cliente a sair do leito.*

## Problemas tegumentares

A internação em uma UTI coloca a pele do cliente em risco. Em consequência do estado mental deprimido ou da capacidade limitada de mudar a posição do corpo, da hipoperfusão, da febre, da imobilidade e da contenção, o cliente pode não conseguir mover-se em resposta ao desconforto. As condições da pele do cliente devem ser documentadas no momento em que ele é admitido na UTI, de modo a detectar quaisquer alterações subsequentes.

### Soluções de continuidade consequentes da intervenção clínica

#### Acessos intravenosos

Normalmente, a pele é uma unidade contínua. O simples ato de colocar um cateter intravenoso periférico no cliente rompe a continuidade da pele e funciona como uma violação medicamente planejada da pele e uma fonte potencial de infecção. Todos os cateteres IV devem ser monitorados para detectar sinais de infecção e substituídos de acordo com o protocolo do hospital.

#### Procedimentos

Procedimentos de pequeno porte, como colocação de um marca-passo ou uma GEP, também são exemplos de intervenções médicas planejadas que requerem a violação da pele. Também nesses casos, o controle de infecção tem importância fundamental.

#### Intervenções cirúrgicas

As intervenções cirúrgicas violam a integridade da pele e dos tecidos. As infecções pós-operatórias podem originar-se dos tecidos e órgãos profundos, mas as incisões cirúrgicas requerem cuidados específicos e atenção de modo a evitar infecção e problemas de cicatrização.

### Soluções de continuidade imprevistas

#### Lacerações da pele

A maioria dos clientes internados em UTI é idosa e apresenta alterações naturais da pele. Em termos mais específicos, a derme torna-se mais fina e a mobilidade da epiderme sobre a derme aumenta. Quando essas duas camadas são separadas, o cliente desenvolve uma laceração cutânea. Os clientes de UTI estão sujeitos às lacerações cutâneas em razão de sua idade, do uso de fármacos (tratamento prolongado com corticoides), da imobilidade e do estado mental alterado. Além disso, os clientes de UTI também estão sujeitos a lacerações cutâneas causadas por intervenções de enfermagem, inclusive remoção de esparadrapos, além de causadas pelo atrito e pelas forças de cisalhamento quando os clientes são arrastados no leito. A proteção dos membros contra lacerações cutâneas requer atenção e paciência por parte da enfermeira. Isso significa pedir ajuda suficiente para virar ou movimentar um cliente pesado.

### Úlceras de pressão

Úlcera de pressão é uma lesão localizada da pele e/ou dos tecidos subjacentes, geralmente localizada em uma proeminência óssea, causada por pressão (ou pressão combinada com força de cisalhamento e/ou atrito). Como os músculos e os tecidos subcutâneos são mais suscetíveis à lesão induzida por pressão que a pele, as úlceras de pressão geralmente são mais graves que seu aspecto inicial poderia sugerir. As úlceras de pressão são classificadas para facilitar a descrição clínica da profundidade da destruição visível dos tecidos (ver Capítulo 52). As úlceras de pressão são violações da integridade da pele, que podem começar na pele e chegar aos tecidos subcutâneos e aos ossos. Nos EUA, a incidência anual estimada nos serviços de cuidados agudos variou de 0,4 a 38% com custo médio estimado de US$ 11 bilhões e 60.000 mortes por ano (Institute of Healthcare Improvement [IHI], n.d.). O Boxe 55.3 descreve os fatores de risco das úlceras de pressão.

Infelizmente, muitos clientes em estado crítico têm um ou mais desses fatores de risco.

### Alerta de enfermagem

*As enfermeiras assumem a maior parte da responsabilidade de avaliar a pele do cliente, mudar frequentemente sua posição e cuidar da pele para evitar úlceras de pressão. O diagnóstico precoce e o tratamento rigoroso dessas úlceras são necessários.*

Veja estadiamento e tratamento das úlceras de pressão no Capítulo 52.

---

**BOXE 55.3 Fatores de risco das úlceras de pressão.**

- Desnutrição
- Instabilidade hemodinâmica
- Doenças predisponentes, inclusive diabetes
- Idade avançada
- Infecção
- Déficits motores/sensoriais
- Estado mental alterado
- Incontinência
- Limitação da mobilidade/atividade
- Fármacos, inclusive sedativos
- Contraturas
- Espasmos

## Problemas psicossociais

A internação em uma UTI é estressante para os clientes e seus amigos e familiares. Problemas psicossociais também podem ser uma das razões da internação na UTI. Dependência de drogas lícitas ou ilícitas, violência e comportamento negligente podem causar acidentes e doenças graves. As enfermeiras sempre devem considerar a possibilidade de problemas psicossociais e as dificuldades que os clientes e os familiares precisam enfrentar.

### Medo

Todos os clientes e seus familiares devem ser avaliados de modo a determinar a existência de problemas psicossociais. Medo ou apreensão, pavor ou ansiedade devida a um perigo percebido são condições comuns no contexto do cuidado intensivo. Os clientes e seus familiares podem temer a morte, a incapacidade permanente e o próprio ambiente de cuidados intensivos no qual o cliente ou um ente querido está entregue aos cuidados de estranhos. A falta de informações acerca do plano de cuidados e do prognóstico, assim como a falta de entendimento sobre as informações fornecidas, também são causas comuns de medo. Os clientes que utilizam repetidamente o botão de chamada ou a campainha para pedir ajuda e os familiares que se mostram confrontadores ou demandam a presença constante das enfermeiras no quarto do cliente são exemplos de indivíduos que não lidam adequadamente com o estresse causado pela internação na UTI. Os métodos disponíveis para atenuar o medo dos clientes e dos seus familiares não são complexos, embora demandem tempo e paciência de parte da equipe de enfermagem. Algumas sugestões para atenuar o medo são:

- Apresentar ao cliente os membros da equipe e suas funções específicas
- Explicar o que a enfermeira fará com o cliente e suas razões
- Permitir que familiares e amigos fiquem no quarto
- Orientar os clientes e familiares de acordo com as necessidades e os desejos
- Informar os clientes e seus familiares quanto ao progresso ou a inexistência de melhoras.

### Luto

O luto é o processo pelo qual um indivíduo passa até aceitar uma perda, como, por exemplo, a própria morte iminente, a morte de um ente querido, a perda de função e liberdade, a perda da autoimagem e a perda de oportunidades futuras. Os estágios desse processo estão bem definidos na literatura e todas as enfermeiras devem estar familiarizadas com sua descrição. Existem variações quanto aos recursos pessoais de enfrentamento do estresse do luto, e as enfermeiras ajudam as pessoas a adotar suas melhores práticas de enfrentamento. Isso é um processo difícil, que geralmente demanda tempo. Quando as enfermeiras não conseguem passar muito tempo com os clientes e seus familiares que sofrem por uma perda, é fundamental encontrar ajuda de outras fontes: um colega com mais experiência em lidar com esses clientes, um religioso, um assistente social, voluntários do hospital, familiares ou amigos.

## Violência

A violência doméstica e no local de trabalho nunca deve ser tolerada, mas é um fato que as enfermeiras que trabalham com cuidados intensivos precisam enfrentar. Os clientes podem ter sido vítimas de violência recente ou no passado. O fato triste é que muitas enfermeiras também podem ser vítimas de violência de parte dos seus clientes. De acordo com Ericksen (2008), os profissionais de saúde têm chances 16 vezes maiores de enfrentar violência no local de trabalho do que os demais prestadores de serviços. Isso pode incluir intimidação, abuso verbal, ameaças de violência física ou violência real (Hader, 2008). Os objetivos da enfermeira são identificar os clientes em risco de sofrer abuso de outras pessoas em suas vidas; reconhecer os clientes ou os familiares com potencial de praticar violência contra a equipe hospitalar; e estabelecer uma política de tolerância zero à violência no local de trabalho em todo o país.

### Segurança do cliente

Muitos indivíduos convivem com a violência em seus lares, seja por negligência, seja por abuso físico declarado. Os idosos que demandam tempo e recursos significativos dos familiares podem estar mais sujeitos ao abuso, à medida que seus cuidadores fiquem frustrados com suas limitações crescentes. Por essa razão, a enfermeira deve investigar se há história de lesões pregressas ou evidência de lesões atuais e realizar os encaminhamentos apropriados.[3]

Os clientes com ideação suicida também precisam ser protegidos no contexto do cuidado intensivo. Isso pode incluir:

- Prescrição médica para manter o cliente em observação direta a todo o momento
- Prescrição médica para usar contenção química ou mecânica
- Remoção dos objetos perigosos do quarto
- Limitação de acordos e negociação com o cliente
- Intervenção de familiares e/ou amigos, conforme a necessidade.

### Segurança da equipe

Os clientes em risco de causar danos aos membros da equipe requerem intervenções específicas:

- Notificar a violência aos departamentos de administração e segurança do hospital
- Manter o cliente sempre sob observação direta
- Abordar o cliente com uma atitude tranquila, porém firme, apenas com apoio dos colegas (e da segurança hospitalar, se for necessário).

## Problemas relacionados com a terminalidade da vida

A enfermeira que trabalha no contexto de cuidados intensivos encontra muitos clientes de diversas idades que vivem seus últimos momentos.

---

[3] N.R.T.: No Brasil, é compulsória a notificação da violência pelo profissional de saúde, conforme a Portaria 104/2011 do Ministério da Saúde (http://bvsms.saude.gov.br/bvs/saudelegis/gm/2011/prt0104_25_01_2011.html). As orientações sobre a notificação estão em http://bvsms.saude.gov.br/bvs/publicacoes/viva_instrutivo_notificacao_violencia_domestica.pdf.

Algumas dessas mortes são inesperadas, enquanto outras são previstas. Todas as enfermeiras que prestam cuidados intensivos devem estar conscientes do prognóstico médico dos seus clientes e da reação dos familiares e dos próprios clientes a um prognóstico desfavorável. Os mecanismos de enfrentamento variam amplamente, inclusive a presença vígil junto ao paciente ou a retração social. Um componente importante do cuidado é fornecer informações realistas aos clientes quanto ao prognóstico e aos cuidados na terminalidade da vida, ao mesmo tempo que a enfermeira oferece apoio emocional para que possam ajustar-se à ideia da morte.

## Morte inesperada

A sociedade espera que pessoas jovens não morram. Infelizmente, acidentes e doenças ceifam vidas de jovens. Isso requer que as enfermeiras estejam cientes desses problemas e apoiem os clientes e seus familiares durante os estágios de raiva, negação e outras etapas do processo de luto. Alguns estudos evidenciaram que estar com o cliente no final de sua vida é importante para muitas pessoas, e os que desejam devem estar presentes sempre que quiserem – inclusive durante os esforços de reanimação.

Quando não há qualquer consolo pela morte de um jovem ou de um indivíduo relativamente jovem, os familiares podem sentir-se consolados quando aceitam a doação de órgãos e tecidos. Os clientes que preenchem os critérios de saúde pregressa e têm o diagnóstico de morte cerebral estão aptos para doar órgãos aos que estão nas listas de transplante. Algumas vezes, isso coloca as enfermeiras em uma posição difícil, em vista de suas atribuições simultâneas de cuidar de determinado cliente e seus familiares e, ao mesmo tempo, informar aos serviços de doação de órgãos sobre um doador em potencial. Quando o diagnóstico de morte cerebral está confirmado, a atribuição de abordar a família quanto à possibilidade de doar órgãos geralmente cabe à equipe médica mais experiente e aos serviços de busca de doadores.

## Morte esperada

Os clientes com doenças crônicas graves ou que têm idade avançada mostram mais tendência de ter vivenciado experiências pregressas com o sistema de saúde e, de alguma maneira, podem estar mais preparados mental e emocionalmente para a morte. As enfermeiras que trabalham em UTI precisam estar cientes dos testamentos vitais quanto ao final de vida, de modo a respeitar os desejos dos seus clientes durante a internação hospitalar.[4] Os clientes podem ter colocado limites aos tratamentos que aceitariam na eventualidade de que não pudessem mais falar, e as enfermeiras precisam apoiar esses desejos, ou as alterações de seus desejos. Nesse estágio da vida, as enfermeiras podem oferecer meios para que o cliente sinta-se o mais confortável possível, ao mesmo tempo possibilitando que os familiares e os amigos consigam aceitar a perda de um ente querido.

---

[4]N.R.T.: No Brasil, o Conselho Federal de Medicina publicou a Resolução CFM nº 1.995, que institui diretivas antecipadas de vontade como conjunto de desejos expressos e manifestados pelo paciente (http://www.cremesp.org.br/?siteAcao=Legislacao&id=680).

# Outros problemas

## Transtornos do sono

O sono é uma função corporal fundamental, com impacto significativo na recuperação da doença. Os clientes em estado crítico são reconhecidamente privados de sono em razão de sua doença, internação na UTI, dor, procedimentos médicos e cuidados de enfermagem. Independentemente da causa, a privação de sono foi "associada a várias consequências adversas, inclusive anormalidades da função imune e dos mecanismos de defesa do hospedeiro; alterações do metabolismo, do balanço nitrogenado; catabolismo proteico; e alterações dos parâmetros de qualidade de vida" (Friese, 2008). Essa lista é comparável aos efeitos conhecidos do repouso prolongado ao leito e serve para ressaltar a necessidade de que os clientes tenham sono ininterrupto.

Os cuidados de enfermagem interferem na capacidade de o cliente avançar nos diversos estágios do sono até alcançar a fase de movimentos oculares rápidos (REM, do inglês *rapid eye movement*) e, em seguida, os estágios mais profundos. Em média, são necessários cerca de 90 min para se chegar ao sono REM. Com que frequência um cliente permanece confortável sem perturbações por no mínimo 90 min em uma UTI? A resposta é: não com frequência suficiente.

Algumas intervenções podem ajudar a melhorar o sono:

- Concentrar os horários das atividades de cuidado de enfermagem
- Assegurar o alívio da dor
- Confirmar o sincronismo com o respirador
- Reduzir ruídos e luzes
- Estabelecer rotinas diurnas e noturnas
- Administrar fármacos que induzam o sono, inclusive melatonina
- Fazer relaxamento, massagens e usar sons relaxantes
- Ajustar os alarmes nos níveis mais amplos possíveis, de modo a reduzir os ruídos do quarto sem risco para o cliente.

## Quedas

Algumas estimativas sugeriram que 2 a 12% dos clientes atendidos em serviços de cuidados intensivos sofram quedas em alguma época de suas internações hospitalares. Apesar dos programas de prevenção de quedas, pesquisas evidenciaram pouco impacto na redução dos índices de quedas durante a internação hospitalar (Coussement, de Paepe, Schwendimann et al., 2008). Na verdade, as quedas sempre representam o grupo mais amplo de acidentes notificados nos hospitais (The Joint Commission, 2005). Em condições ideais, a única maneira de evitar quedas é assegurar que um indivíduo física e mentalmente forte fique com o cliente a todo o momento, algo que não é financeiramente viável para a maioria dos hospitais. Em termos realistas, o que pode ser feito é identificar os fatores de risco de queda e dispor o ambiente em que são prestados os cuidados intensivos da melhor maneira possível, visando reduzir a possibilidade de ocorrerem quedas (Tabela 55.12).

## Transporte do cliente de UTI

Os clientes em estado crítico geralmente estão mais seguros dentro da UTI, onde a equipe e os equipamentos estão disponí-

**Tabela 55.12** Redução de quedas.

| Fatores de risco | Intervenções de enfermagem para reduzir o risco individual |
|---|---|
| História de quedas | • Identificar o cliente em risco de quedas<br>• Seguir o protocolo de prevenção de quedas |
| Medo de cair | • Estimular o cliente a expressar verbalmente seus sentimentos<br>• Solicitar o parecer do serviço de fisioterapia para ajudar o cliente a demonstrar sua capacidade de movimentar-se em segurança |
| Incontinências urinária e fecal | • Adotar uma rotina de práticas higiênicas<br>• Monitorar a função intestinal para evitar diarreia e constipação intestinal |
| Disfunção cognitiva | • Avaliar o cliente para detectar causas reversíveis de disfunção cognitiva (*delirium*) e, quando possível, eliminar os fatores evitáveis<br>• Iniciar observação rigorosa colocando o cliente ao alcance da visão da equipe de enfermagem<br>• Iniciar observação pessoal (uma enfermeira para cada cliente)<br>• Utilizar dispositivos de monitoramento, inclusive alarmes que disparem quando o cliente sair do leito ou da cadeira |
| Distúrbios do humor | • Estimular a expressão verbal dos sentimentos<br>• Avaliar a capacidade de concentração e aprendizagem de novas informações pelo cliente<br>• Estimular a participação na rotina diária de atividades<br>• Oferecer atividade recreativa<br>• Encaminhar para o psiquiatra com especialidade em geriatria, conforme a necessidade |
| Tontura | • Monitorar a pressão arterial nas posições deitada, sentada e de pé e avaliar continuamente os fatores que contribuem para a tontura<br>• Dispor o ambiente de modo a evitar movimentos que provoquem tontura/vertigem<br>• Quando o cliente tiver diabetes, monitorar a glicose sanguínea e facilitar as intervenções para manter a glicemia normal |
| Limitações funcionais | • Estimular a participação do cliente nas atividades de autocuidado na medida de suas possibilidades (*i. e.*, quando possível, estimular o cliente a andar até o banheiro, em vez de usar a comadre)<br>• Encaminhar o cliente ao serviço de fisioterapia ou terapia ocupacional, conforme a necessidade |
| Fármacos | • Revisar os fármacos com o médico e avaliar a necessidade de usar cada um dos fármacos<br>• Assegurar que os fármacos sejam utilizados nas menores doses possíveis para obter os efeitos desejados |
| Problemas médicos | • Assegurar ao cliente que os problemas médicos não são razões para permanecer confinado ao leito e evitar sua participação nas atividades funcionais |
| Fatores ambientais | • Retirar a poltrona quando o cliente não conseguir sentar-se e colocar os pés no piso<br>• Arrumar a desordem no quarto<br>• Assegurar que os móveis e quaisquer dispositivos auxiliares estejam em perfeitas condições de uso<br>• Assegurar que a iluminação seja apropriada<br>• *Evitar* o uso de quatro grades laterais e outros tipos de contenção |

De Gray-Micelli, D. (2007). Preventing falls in acute care. In E. Capezuti, D. Zwicker, M. Mezey & T. Fulmer (Eds.), *Evidence-based geriatric nursing protocols for best practice* (3rd ed.). New York: Springer Publishing Company.

veis para o monitoramento, conforme a necessidade. Tecnologias modernas resultaram na oferta de um número sempre crescente de exames e intervenções que podem ser realizados à beira do leito. Isso inclui equipamentos portáteis de radiografia, endoscopia e ultrassonografia e até mesmo procedimentos cirúrgicos de pequeno porte, como traqueostomia e colocação de um tubo GEP. Entretanto, existem casos em que os clientes precisam ser transportados da UTI ao centro cirúrgico ou, mais comumente, ao setor de radiologia. O setor de radiologia pode ser necessário para realizar exames como tomografia computadorizada (TC) ou intervenções como colocação de *stents* coronarianos. A transferência intra-hospitalar dos clientes é um fator há muito reconhecido como causa de efeitos adversos: dor, hipoxia, PAV, aporte nutricional reduzido, hipoglicemia ou hiperglicemia, desconexão acidental dos equipamentos e quedas.

Os clientes ficam em risco durante transportes quando o número de profissionais disponíveis na equipe é reduzido, quando há interrupção dos cuidados prestados, quando ocorre limitação da capacidade de monitorar os clientes (p. ex., dentro do aparelho de ressonância magnética) e quando ocorrem efeitos adversos potencialmente causados pelo próprio exame. Com esses riscos conhecidos à segurança dos clientes, pesquisadores desenvolveram alguns instrumentos e algumas diretrizes para atenuar os efeitos adversos associados ao transporte. O IHI (Agency for Healthcare Research and Quality, 2007) descreveu um instrumento – Situation-Background-Assessment-Recommendation (SBAR) – para relato de informações quando o cliente é transferido aos cuidados de outro profissional de saúde. Esse recurso assegura que todas as informações pertinentes necessárias estejam atualizadas e disponíveis na ficha ou no prontuário, como referência para o profissional encarregado de cuidar do cliente. As diretrizes do National Claringhouse of Government (Agency for Healthcare Research and Quality, 2007) procuraram reduzir os efeitos adversos atribuídos ao transporte dos clientes de UTI propondo as recomendações descritas no Boxe 55.4.

## Transporte da UTI para outros setores

Por fim, todos os clientes com algum nível de recuperação recebem alta da UTI. Em geral, isso ocorre depois das visitas médicas da manhã, quando se decide que o cliente tem

> **BOXE 55.4 Recomendações para o transporte de clientes.**
>
> **Comunicação:**
> - Confirmar que o transporte seja absolutamente necessário
> - Assegurar que o setor esteja pronto para receber o cliente
> - Assegurar o relato pessoal aos profissionais responsáveis quando deixar o cliente no setor de radiologia
>
> **Equipe:**
> - No mínimo duas pessoas (uma enfermeira e outro profissional) devem estar com o cliente durante o transporte
> - Se as condições forem instáveis, o médico deve acompanhar o cliente
>
> **Equipamento:**
> - Monitor/desfibrilador cardíaco, aparelho de pressão arterial e oxímetro de pulso devem ser levados com o cliente, sem exceção
> - Equipamentos de reanimação (máscara com bolsa-válvula) e fármacos básicos (inclusive epinefrina e antiarrítmicos) devem ser transportados com cada cliente, de modo que sejam utilizados em caso de parada cardíaca ou arritmia
>
> **Monitoramento:**
> - O mesmo nível e a mesma frequência de monitoramento que o cliente recebia na UTI devem ser mantidos durante o transporte

condições suficientes para deixar a unidade e passar para um nível de cuidados menos intensivos, inclusive unidade de cuidados progressivos/reduzidos ou outra unidade de enfermagem apropriada. Contudo, a necessidade de leitos de UTI ainda é alta nos EUA e, em muitos casos, o cliente menos doente da UTI é transferido mais tarde no mesmo dia, para dar vaga para alguém em estado crítico. Isso geralmente acontece no final do dia ou durante a noite, quando o número de profissionais de enfermagem do andar é menor.

Um estudo evidenciou que os clientes transferidos da UTI depois das 19 h tinham mais chances de voltar à UTI e a ter uma internação hospitalar prolongada (Hanane, Keegan, Seferian et al., 2008). Embora a decisão de transferir um cliente seja médica e administrativa, as enfermeiras precisam defender o direito de seus clientes permanecerem na UTI, ou assegurar que sejam colocados nas melhores condições fora da UTI. Ter uma evolução favorável fora da UTI é a meta para todos os clientes.

## Revisão do capítulo

### Exercícios de avaliação crítica

1. Durante a troca de plantão, você recebeu um relatório dizendo que seu paciente, que sofreu uma fratura de fêmur em um acidente automobilístico, estava alerta e orientado. Ao realizar sua primeira avaliação, você percebe que o cliente está agitado e confuso. Quais são algumas das causas possíveis dessa alteração do estado mental?
2. Seu cliente com insuficiência cardíaca congestiva está intubado e tem um cateter arterial pulmonar instalado. As aferições que você realiza fornecem resultados muito diferentes dos obtidos durante o último turno de plantão. Quais são as possíveis razões para essas diferenças? Cite algumas.
3. Seu cliente internado há 14 dias com insuficiência respiratória não consegue ser "desmamado" do respirador. Quais são as causas possíveis de sua incapacidade de "desmamar" do suporte respiratório?

### Questões objetivas

1. Uma cliente usuária de drogas injetáveis passou por uma cirurgia para estabilizar uma fratura de fêmur ocorrida depois de um acidente automobilístico. A cliente solicita sulfato de morfina para aliviar a dor de hora em hora, embora esse fármaco tenha sido prescrito para ser administrado a cada três horas. Qual seria a resposta mais apropriada da enfermeira?
    A. Dizer que ela só pode usar morfina a cada três horas.
    B. Dizer que ela está reforçando sua dependência.
    C. Administrar uma dose adicional de morfina assim mesmo.
    D. Avisar ao médico que a cliente solicita doses mais frequentes de morfina.
2. A enfermeira cuida de uma mulher de 72 anos que foi internada com pneumonia e usa uma cânula nasal. Durante sua primeira avaliação, a enfermeira constata que a saturação de $O_2$ é de 87%. Qual seria a primeira medida a ser adotada?
    A. Continuar a avaliação física.
    B. Aumentar o oxigênio colocando uma máscara facial.
    C. Chamar o médico.
    D. Verificar se o oxigênio realmente está fluindo e se o tubo não está dobrado.
3. Um cliente acabou de chegar do centro cirúrgico, onde foi submetido a uma gastrectomia total para tratar câncer. O cliente tem uma sonda de Salem Sump (SSS; tubo nasogástrico de lúmen duplo). Os cuidados com esse cliente e sua SSS incluem quais das seguintes intervenções? Assinale todas as que se aplicarem.
    A. Ligar a SSS a um sistema de aspiração contínua sob baixa pressão.
    B. Irrigar vigorosa e frequentemente o tubo NG para confirmar que está desobstruída.
    C. Colocar um aviso na cabeceira do leito para lembrar à equipe que não altere a posição do tubo.
    D. Assegurar que o tubo NG esteja firmemente fixada ao nariz do cliente e anotar essa medida no plano de cuidados.

4. A enfermeira sabe que a incapacidade de "desmamar" um cliente do respirador está associada a qual das seguintes alterações?
   A. Nível de albumina de 4,0 g/d$\ell$
   B. Volume corrente de 7 m$\ell$/kg
   C. Ritmo sinusal no ECG
   D. Força inspiratória negativa (FIN) de –15 cmH$_2$O

5. A enfermeira sabe que as complicações associadas ao repouso no leito incluem quais das opções seguintes? Assinale todas as opções aplicáveis.
   A. Hipertensão
   B. Constipação intestinal
   C. Úlcera de pressão
   D. Cálculos renais

## Bibliografia e leitura sugerida

A bibliografia e a leitura sugerida para este capítulo estão disponíveis no GEN-IO: http://gen-io.grupogen.com.br/gen-io/.

# CAPÍTULO 56

SHARON DRUCE

# Manejo de Enfermagem | Emergências e Desastres

## Objetivos de estudo

**Após ler este capítulo, você será capaz de:**

1. Descrever as medidas de emergência prioritárias instituídas no caso de urgência
2. Descrever os componentes das avaliações primárias e secundárias e a avaliação no caso de emergência
3. Descrever as prioridades e a avaliação do cliente traumatizado
4. Descrever os elementos fundamentais de um plano hospitalar para desastres
5. Descrever como a triagem depois de um desastre difere da triagem em uma emergência
6. Avaliar os diferentes níveis de proteção pessoal e procedimentos de descontaminação, que podem ser necessários durante um evento envolvendo muitas vítimas ou armas de destruição em massa
7. Reconhecer os efeitos dos agentes químicos e neurais, os procedimentos de descontaminação e os tratamentos necessários.

A enfermeira que atua em unidades de urgência e emergência recebeu orientação e treinamento especializados e tem experiência e habilidades necessárias à avaliação e à identificação dos problemas de saúde dos clientes em situações de crise. Ela estabelece prioridades; monitora e avalia continuamente clientes traumatizados em estado crítico de todas as idades; apoia e atende às famílias; supervisiona os profissionais de saúde afins e orienta clientes e familiares em condições de tempo exíguo e pressão extrema. Outro componente da enfermagem de emergência é prestar cuidados durante desastres, quando os recursos locais estão sobrecarregados.

## PROCESSO DE ENFERMAGEM NA EMERGÊNCIA

O processo de enfermagem estabelece uma estrutura lógica para a solução de problemas no setor de emergência (SE). Os clientes atendidos nos serviços de emergência apresentam grande variedade de problemas reais ou potenciais e suas condições podem ser alteradas continuamente. Por esse motivo, o histórico ou a avaliação de enfermagem têm de ser ininterruptos e os diagnósticos de enfermagem têm de ser ajustados às condições do cliente.

Os profissionais de enfermagem que atuam em unidades de emergência conhecimentos sobre triagem, avaliação e manejo das doenças e lesões agudas comuns.

### Fundamentos da enfermagem de emergência

#### Triagem

A **triagem** é realizada para separar os clientes em grupos com base na gravidade dos seus problemas de saúde e na rapidez com que esses problemas precisam ser tratados. Todos os SE têm em comum essa característica de hierarquia baseada no potencial de morte. Um sistema de triagem básica, amplamente utilizado durante muitos anos, consistia em três categorias: casos de **emergência, urgência** e **não urgência** (Gilboy, Tanabe, Travers et al., 2005) (Boxe 56.1). Com base nesse sistema de definição de acuidade utilizado no passado, os clientes necessitassem de muitos recursos, embora tivessem um nível de acuidade mais baixo, poderiam ter sido classificados em um nível mais baixo de triagem, que não refletiria os cuidados de que necessitassem. Além disso, o sistema de três categorias não levava em consideração questões como gerenciamento do fluxo dos clientes nos SE, problemas de superlotação e tempo de espera e não apresentavam confiabilidade e validade consistentes.

## BOXE 56.1 | Sistema tradicional de triagem.

**Três categorias:**
- *Emergência*: clientes com prioridade máxima ou condições potencialmente fatais
- *Urgência*: clientes com problemas de saúde graves, que não são considerados potencialmente fatais de imediato
- *Não urgência*: clientes que não apresentam doenças potencialmente fatais.

Uma quarta categoria foi incluída – "atendimento rápido" – e consistia em clientes que necessitavam de primeiros socorros simples ou cuidados primários básicos e poderiam ser tratados no setor de emergência, ou encaminhados sem riscos para o ambulatório ou um consultório médico.

## BOXE 56.2 | Dados obtidos pela enfermeira da triagem.

- Queixa atual do cliente com doença ou lesão
- Intensidade da dor
- Nível de consciência
- Circunstâncias, eventos desencadeantes, local e hora do acidente ou início da doença
- Tratamento da lesão ou da doença antes de chegar ao setor de emergência (SE)
- Método de transferência ao SE
- Médicos ou outros profissionais de saúde procurados para receber cuidados não emergenciais
- Condição de saúde antes do agravo ou da doença
- História da doença atual e procedimentos cirúrgicos realizados no passado
- Internações hospitalares anteriores
- Alergias, incluindo fármacos, ovos, látex, nozes etc.
- Fármacos usados atualmente
- Uso de substâncias psicoativas
- História de tabagismo
- Avaliação da validade das imunizações (antitetânica)
- Avaliação sucinta dos sistemas corporais, inclusive triagem do estado comportamental para detectar depressão ou ideação suicida
- Último período menstrual (mulheres em idade fértil)
- Tempo decorrido desde a última refeição ou ingestão
- Avaliação direcionada do sistema referido à queixa principal
- Circunstâncias ou solicitações especiais do cliente, principalmente as que se relacionam com restrições aos tratamentos (p. ex., autorização para reanimação ou recusa de hemocomponentes)

---

Um sistema de triagem mais abrangente e aperfeiçoado foi desenvolvido para incorporar as alterações da utilização dos SE para atendimento aos problemas de saúde emergenciais e de rotina. Esse sistema tem cinco níveis, numerados de 1 a 5 em ordem decrescente de gravidade:

1. *Reanimação*: o cliente está morrendo
2. *Emergência*: o cliente não pode esperar
3. *Urgência*: prevê-se que o cliente necessita de dois ou mais recursos
4. *Não urgência*: prevê-se que o cliente necessita de um recurso
5. *Rotina*: prevê-se que o cliente não necessita de quaisquer recursos (Gilboy *et al.*, 2005).

A ampliação do número de níveis de triagem ajuda a enfermeira que executa essa função a determinar com mais precisão as necessidades do cliente e a urgência do tratamento. O Índice de Gravidade da Emergência (ESI, do inglês *Emergency Severity Index*) foi apoiado pelo American College of Emergency Physicians e pela Emergency Nurses Association como sistema de triagem padrão para os EUA; este considera a apresentação clínica e os sinais vitais do cliente, assim como o número e o tipo de recursos (p. ex., exames laboratoriais, hidratação IV, exames radiológicos, procedimentos simples ou complexos, fármacos, pareceres etc.) necessários para tratá-lo (Gilboy *et al.*, 2005; Lahdet, Suserud, Jonsson e Lundberg, 2009; Shelton, 2009). As enfermeiras que atuam no setor de triagem reúnem dados basais: sinais vitais completos, inclusive avaliação da dor; história do evento e história patológica pregressa; fármacos usados na ocasião; avaliação sucinta do estado mental/comportamental; peso; alergias; e revisão dos sistemas com ênfase na queixa principal e no quadro clínico. Esses dados são registrados como referência para todos os membros da equipe de saúde que tratam do cliente. O Boxe 56.2 descreve os dados de avaliação reunidos comumente.

## Avaliações primária e secundária

Uma abordagem sistemática utilizada para identificar e tratar de maneira efetiva os problemas de saúde prioritários é o processo de avaliação primária e secundária. A avaliação primária enfatiza a estabilização das condições potencialmente fatais. A equipe do SE trabalha de modo colaborativo e segue o método ABCD (vias respiratórias [*airway*], respiração [*breathing*], circulação e limitação física ou mental [*disability*]):

- Estabelecer acesso respiratório pérvio
- Fornecer ventilação adequada, se necessário, utilizando medidas de reanimação. A proteção da coluna cervical dos clientes traumatizados é fundamental quando são necessárias medidas de ventilação e reanimação
- Avaliar e recuperar o débito cardíaco com controle de hemorragia, prevenção e tratamento do choque e manutenção ou recuperação da circulação eficaz, inclusive prevenção e tratamento da hipotermia
- Determinar o grau de incapacidade neurológica por avaliação da função neurológica com base na escala de coma de Glasgow. Investigar traumatismo raquimedular, se necessário.

Depois de considerar essas prioridades, a equipe do SE realiza a avaliação secundária, que inclui:

- Obter a história de saúde detalhada e a realização de exame físico completo
- Realização de exames complementares e laboratoriais
- Instalação de dispositivos de monitoramento, inclusive eletrodos de eletrocardiografia (ECG), cateteres arteriais ou urinários
- Imobilização das fraturas suspeitas

- Limpeza, fechamento e aplicação de curativos nas feridas
- Realização de outras intervenções necessárias, de acordo com as condições do cliente.

## Atendimento às condições potencialmente fatais

Obstruções das vias respiratórias e hemorragias são comuns em clientes NOSE. Essas condições são potencialmente fatais e exigem intervenção imediata para evitar a morte.

### Obstrução das vias respiratórias

A obstrução aguda das vias respiratórias superiores é uma emergência clínica potencialmente fatal. As vias respiratórias podem estar parcial ou totalmente obstruídas. A obstrução parcial pode causar hipoxia progressiva, hipercapnia (aumento dos níveis de dióxido de carbono no sangue) e parada cardiorrespiratória. Se as vias respiratórias estiverem totalmente obstruídas, o cliente apresenta lesão cerebral irreversível ou morre dentro de 3 a 5 min em consequência da hipoxia. Na obstrução total das vias respiratórias, não há fluxo de ar. A saturação de oxigênio do sangue diminui rapidamente, porque a via respiratória obstruída impede a entrada do ar nos pulmões. O cérebro tem déficit de oxigênio e isso causa perda da consciência, seguida rapidamente de morte.

### Causas

São várias as causas da obstrução das vias respiratórias superiores, inclusive aspiração de corpos estranhos, anafilaxia, infecções virais ou bacterianas, traumatismo e inalação ou queimaduras químicas. Na população idosa, especialmente clientes que vivem em instituições de cuidados ampliados, os fatores de risco para asfixia provocada por alimentos são o uso de sedativos e hipnóticos, as doenças que afetam a coordenação motora (p. ex., doença de Parkinson) e transtorno mental (p. ex., demência, retardo mental). Nos adultos, a aspiração de um bolo de alimentos é a causa mais comum de obstrução das vias respiratórias. Nas crianças, além dos alimentos, outros objetos aspirados comumente são: brinquedos muito pequenos, botões, moedas e outros. Abscessos peritonsilares, epiglotite e outras infecções agudas da faringe posterior também podem causar obstruções das vias respiratórias.

### Manifestações clínicas e avaliação

Nos casos típicos, o cliente com obstrução das vias respiratórias por corpos estranhos não consegue falar, respirar ou tossir; ele pode apertar o próprio pescoço entre os dedos polegar e indicador (*i. e.* conhecido como *sinal universal de angústia*). Outros sinais e sintomas comuns são sufocação, aspecto apreensivo, estridores inspiratórios e expiratórios, respiração difícil, uso dos músculos acessórios (retrações supraesternais e intercostais), batimento das asas do nariz, ansiedade crescente, inquietude e confusão mental. Cianose e perda da consciência ocorrem quando a hipoxia se agrava.

A avaliação do cliente que tem um corpo estranho obstruindo as vias respiratórias pode consistir simplesmente em perguntar-lhe se ele está engasgado e precisa de ajuda. Se o cliente não estiver consciente, a inspeção da orofaringe revela o objeto. Além disso, pode ser necessário realizar radiografia, laringoscopia ou broncoscopia.

Se o cliente conseguir respirar e tossir espontaneamente, suspeitar de obstrução parcial.

### Manejo clínico e de enfermagem

Quando houver obstrução parcial, o cliente deve ser estimulado a tossir vigorosamente e persistir em respirar e tossir espontaneamente, até que a troca de gases seja adequada. A saturação de oxigênio deve ser monitorada para avaliar a oxigenação; também é necessário administrar oxigênio suplementar. Entre os episódios de tosse, o cliente pode ter sibilos. Nos casos em que o cliente apresenta tosse fraca e ineficaz, emite um som agudo quando inala, tem dificuldade respiratória crescente ou cianose, ele deve ser tratado como se houvesse uma obstrução total das vias respiratórias.

Depois de remover a causa da obstrução, o suporte respiratório deve ser iniciado quando o cliente não respira adequadamente ou se seu esforço respiratório não for suficiente. Quando o cliente não tem pulsos palpáveis, as compressões cardíacas devem ser iniciadas. Essas medidas fornecem oxigênio ao cérebro, ao coração e aos outros órgãos vitais, até que o tratamento médico definitivo possa recuperar e manter as funções cardíaca e respiratória normais.

#### *Como estabelecer acesso respiratório*

O estabelecimento de uma via respiratória pérvia pode ser tão simples quanto reposicionar a cabeça do cliente para evitar que a língua obstrua a faringe. Em outros casos, podem ser necessárias outras manobras para desobstruir as vias respiratórias, remover um corpo estranho ou estabilizar a via respiratória, inclusive compressões abdominais (também conhecidas como compressões abdominais subdiafragmáticas), manobra de inclinação da cabeça e elevação do queixo, manobra de tração da mandíbula ou colocação de um dispositivo especial. O Boxe 56.3 descreve orientações sobre como realizar a manobra de Heimlich e as compressões toracoabdominais. Durante a realização de qualquer manobra, a coluna cervical precisa ser protegida para evitar lesões. Depois de realizar essas manobras, o cliente é avaliado para saber se ele respira, observando atentamente os movimentos torácicos, bem como ouvindo e sentindo o movimento do ar.

A manobra de inclinação da cabeça e elevação do queixo é realizada apenas se não houver suspeita de traumatismo da coluna cervical. Essa manobra é realizada da seguinte maneira:

- O cliente é colocado em decúbito dorsal sobre uma superfície plana e firme
- Se o cliente estiver em decúbito ventral, seu corpo deve ser virado em bloco, de modo que a cabeça, os ombros e o dorso se movimentem simultaneamente, sem torção
- Em seguida, as vias respiratórias são desobstruídas pela manobra de inclinação da cabeça e elevação do queixo, ou pela manobra de tração da mandíbula
    - Na manobra de inclinação da cabeça e elevação do queixo, uma das mãos é colocada na frente da vítima e usada para aplicar pressão firme para trás com a palma, de

> **BOXE 56.3** Tratamento da obstrução das vias respiratórias por um corpo estranho.

### Manobra de Heimlich (compressões abdominais subdiafragmáticas)

*Clientes conscientes (sentados ou de pé):*

1. Fique de pé por trás do cliente e envolva seus braços ao redor da cintura da vítima. Quando a vítima for mais baixa que o resgatador, ele pode ficar de joelhos por trás da vítima
2. Cerre o punho de uma das mãos
3. Coloque o lado do polegar do punho cerrado contra o abdome da vítima, na linha média e ligeiramente acima do umbigo e bem abaixo do esterno
4. Segure seu punho cerrado com a outra mão e pressione seu punho contra o abdome da vítima, com uma compressão rápida para cima
5. Repita as compressões até que o objeto seja expelido da via respiratória ou a vítima fique inconsciente
6. Aplique cada compressão seguinte com um movimento independente e separado, para aliviar a obstrução.

As compressões abdominais podem ser realizadas quando a vítima está sufocada e encontra-se deitada de costas.

### Compressões torácicas

*Clientes conscientes, sentados ou de pé, que estejam em estágios avançados de gestação ou sejam extremamente obesos.*

1. Fique de pé por trás do cliente com os braços sob suas axilas, de modo a circundar o tórax do cliente
2. Coloque o lado do polegar do seu punho cerrado na linha média do esterno do cliente, tendo o cuidado de evitar o processo xifoide e as bordas do gradil costal
3. Segure seu punho cerrado com a outra mão e realize compressões para trás, até que o corpo estranho seja expelido ou o cliente perca a consciência. Cada compressão deve ser aplicada com a intenção de eliminar a obstrução.

### Vítima sufocada inconsciente; adulto sufocado e deitado de costas

Quando a vítima de sufocação não responder aos estímulos, inicie a sequência de reanimação cardiopulmonar (RCP) e peça ajuda (ou acione o sistema de resposta de emergência se estiver em um hospital). Ao desobstruir a via respiratória para administrar respirações de resgate, abra amplamente a boca da vítima, verifique se há algum corpo estranho e remova quaisquer objetos que você encontrar. Tome cuidado para não empurrar quaisquer objetos para uma posição mais profunda na via respiratória; não é recomendável usar um dedo às cegas para verificar se há corpos estranhos. Quando a via respiratória estiver desimpedida, reposicione a cabeça do cliente e tente administrar novamente respirações de resgate. Inicie as compressões e dê prosseguimento às medidas avançadas de suporte à vida.

Adaptado da American Heart Association (2006). *BLS for healthcare providers.* American Heart Association. Copiado da página http://www.americanheart.org.

---

modo a inclinar a cabeça para trás. Isso traz a língua para a frente (afastando-se da garganta). Os dedos da outra mão são colocados sob a parte óssea da mandíbula (parte inferior do queixo), nas proximidades do queixo, que deve ser levantado suavemente (Figura 56.1). O queixo e os dentes são levantados de maneira que a arcada superior quase fique em contato com a inferior

- Com a manobra de tração da mandíbula, depois de colocar uma das mãos em cada lado da mandíbula do cliente, os ângulos da mandíbula inferior são segurados e levantados, de modo a deslocar a mandíbula para a frente. Essa é uma manobra segura para desobstruir as vias respiratórias de um cliente no qual há suspeita de traumatismo cervical, porque pode ser realizada sem causar extensão do pescoço.

### *Cânula orofaríngea Guedel*

A cânula orofaríngea é um tubo semicircular ou dispositivo plástico tubular, que é introduzido por sobre a superfície posterior da língua até chegar à faringe posterior inferior de um cliente que respira espontaneamente, mas está inconsciente. Esse tipo de cânula impede que a língua retroceda sobre a faringe posterior e obstrua as vias respiratórias. Além disso, esse dispositivo possibilita que os profissionais de saúde aspirem as secreções do cliente (Boxe 56.4).

### *Intubação*

A intubação endotraqueal é realizada para estabelecer e manter a perviedade das vias respiratórias em clientes com insuficiência respiratória ou hipoxia. A intubação endotraqueal está indicada pelos seguintes motivos: (1) estabelecer um acesso respiratório artificial no cliente que não pode ser ventilado adequadamente por uma cânula orofaríngea; (2) estabelecer um acesso no caso de obstrução das vias respiratórias superiores;

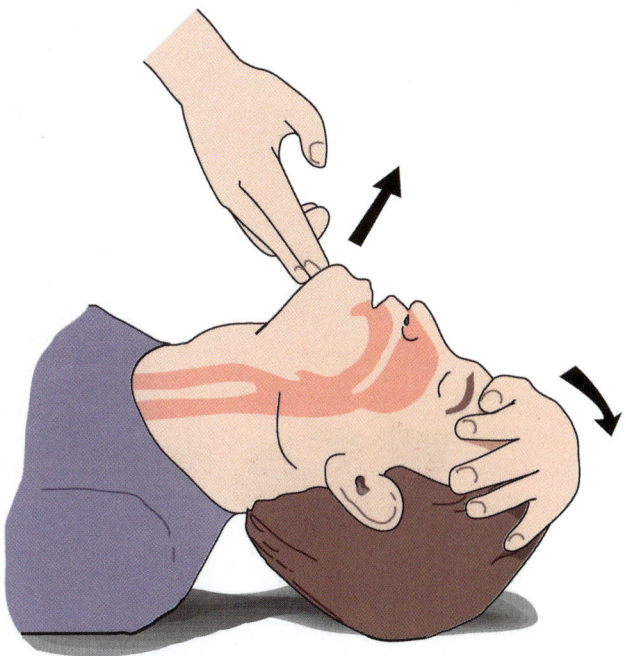

**Figura 56.1** Manobra de inclinação da cabeça e elevação do queixo. LifeART image (©2010). Lippincott Williams & Wilkins. Todos os direitos reservados.

(3) evitar aspiração; (4) possibilitar a conexão do cliente a uma bolsa de reanimação ou ao respirador mecânico; e (5) facilitar a remoção das secreções traqueobrônquicas. Como esse procedimento requer habilidade, a intubação endotraqueal é realizada apenas por profissionais que receberam treinamento substancial. Contudo, a enfermeira emergencista frequentemente é chamada para ajudar na intubação (Figura 56.2).

Se o cliente não estiver hospitalizado e não puder ser intubado no local do atendimento, a equipe de emergência médica pode colocar um Combitube® (tubo esofagotraqueal). Com

---

### BOXE 56.4 — Diretrizes para o cuidado de enfermagem.

**Como introduzir uma cânula orofaríngea**

**Equipamento**
- Cânula orofaríngea
- Luvas não estéreis
- Óculos de proteção (se houver secreções abundantes ou o cliente estiver tossindo)
- Equipamento para aspiração

**Execução**

| Ações | Justificativas |
|---|---|
| 1. Inserir apenas nos clientes inconscientes. Antes de introduzir o dispositivo, retire as dentaduras (se houver) | 1. Vômitos e laringospasmo podem ser provocados pela cânula orofaríngea colocada nos indivíduos conscientes ou semiconscientes. Retire as dentaduras para evitar que causem obstrução das vias respiratórias |
| 2. Determine a medida da via respiratória oral pela superfície lateral da cabeça. A cânula deve estender-se do ângulo da boca até a ponta do lóbulo da orelha (Reardon, Mason e Clinton, 2010) | 2. A medida deve ser precisa para assegurar que a cânula orofaríngea tenha tamanho suficiente para evitar que a língua obstrua as vias respiratórias do cliente |
| 3. Estique o pescoço do cliente colocando uma das mãos sob a parte óssea do queixo (*apenas se não houver lesão da coluna cervical*). Com a outra mão, incline a cabeça para trás, aplicando pressão na fronte e, ao mesmo tempo, eleve o queixo para a frente; abra a boca do cliente | 3. Durante o posicionamento da cabeça para introduzir o dispositivo, esta pode ser inclinada para trás *apenas* se não houver indícios de lesão da coluna cervical. Nos clientes com possível lesão da coluna cervical, faça apenas a manobra de tração da mandíbula para ajudar a posicionar a cabeça antes de introduzir a cânula artificial. Essa posição facilita a introdução do dispositivo |
| 4. (A) Introduza a cânula orofaríngea com a ponta voltada para a abóbada da boca, até que ela passe da úvula. (B) Gire a ponta em 180°, de modo que fique apontada para baixo na direção da faringe | 4. Isso desloca a língua para a frente e, então, o cliente consegue respirar pela cânula artificial e ao seu redor |
| 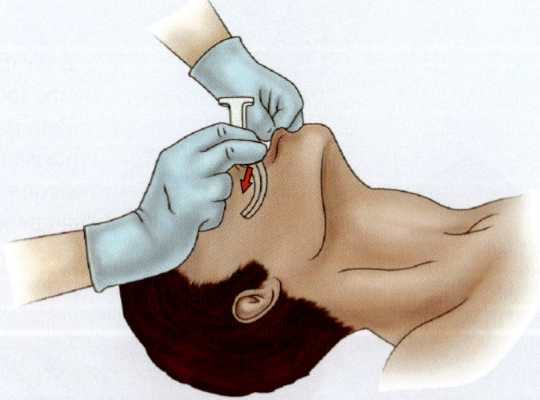 | 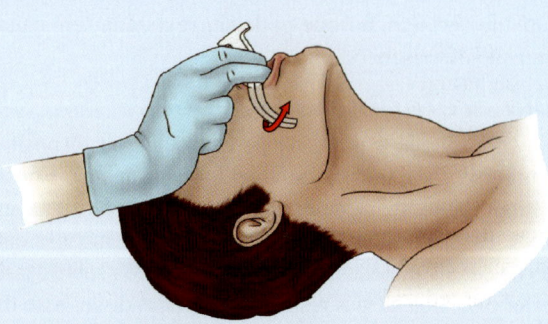 |
| 5. Assegure-se de que a extremidade distal da cânula orofaríngea esteja na hipofaringe e o flange esteja posicionado adequadamente nos lábios do cliente. Verifique se a língua não foi empurrada para dentro da via respiratória do cliente | 5. A cânula artificial colocada incorretamente pode causar obstrução das vias respiratórias do cliente, porque empurra a língua para trás e fecha a hipofaringe |

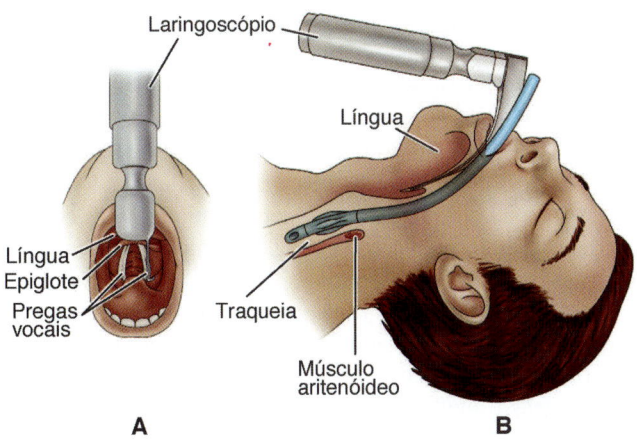

**Figura 56.2** Intubação endotraqueal de um cliente sem lesão da coluna cervical. (**A**) Principais pontos de referência da glote para a intubação traqueal, conforme são visualizados com o posicionamento correto do laringoscópio. (**B**) Posição do tubo endotraqueal.

esse tipo de tubo, é possível realizar rapidamente ventilação faríngea. Quando o tubo é introduzido na traqueia, ele funciona como um tubo endotraqueal (Figura 56.3).

Depois da colocação do tubo, os dois balonetes que o circundam são inflados. Um balonete é grande (100 m$\ell$) e obstrui a orofaringe. Isso possibilita a ventilação pela passagem forçada do ar pela laringe. O balonete menor é inflado com 15 m$\ell$ de ar e pode obstruir a traqueia caso seja colocado acidentalmente em seu interior (Gomella e Haist, 2007). Os sons respiratórios devem ser auscultados depois da insuflação do balão, de modo a ter certeza de que o balonete (*cuff*) orofaríngeo não obstruiu a glote. O cliente pode ser ventilado por um dos dois acessos (p. ex., traqueal ou esofágico) do tubo, dependendo se o dispositivo é colocado na traqueia ou no esôfago.

### Cricotireoidostomia

**Cricotireoidostomia** é a abertura da membrana cricotireóidea para estabelecer um acesso respiratória artificial. Esse procedimento é realizado em situações de emergência nas quais não seja possível ou esteja contraindicada a intubação endotraqueal, como ocorre quando há obstrução das vias respiratórias depois de traumatismo maxilofacial extensivo, lesões da coluna cervical, laringospasmo, edema da laringe (depois de reação alérgica ou da extubação), hemorragia para os tecidos cervicais ou obstrução da laringe.

### Manutenção do acesso respiratório

Depois de confirmar que a via respiratória está desobstruída, a enfermeira assegura que a ventilação adequada seja mantida; a manutenção da ventilação satisfatória evita hipoxia e hipercapnia. A enfermeira avalia rapidamente se os sons respiratórios estão ausentes ou reduzidos e se há dificuldade na ventilação ao cliente. Ela monitora a oximetria de pulso, a capnografia (monitoramento da concentração de dióxido de carbono exalado) e a gasometria arterial (GA) se o cliente necessitar de suporte das vias respiratórias ou da ventilação.

É necessário que a enfermeira saiba que o pneumotórax de tensão pode simular um quadro de hipovolemia e, por este motivo, a avaliação da respiração deve ser realizada antes da avaliação da hemorragia. O pneumotórax ou uma ferida torácica aspirativa (aberta) pode ser tratado com um tubo torácico; com a colocação do tubo, deve haver alívio imediato da pressão intrapleural positiva crescente (em geral, a pressão intrapleural é negativa) e manutenção da ventilação adequada (ver descrições do pneumotórax e da colocação e da manutenção do tubo torácico no Capítulo 10).

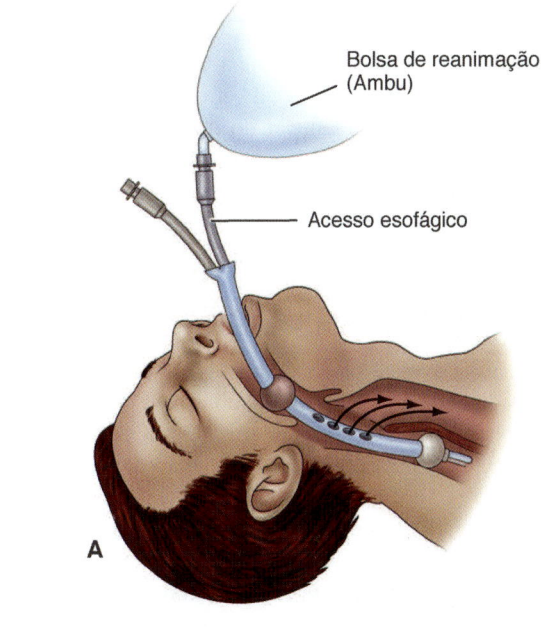

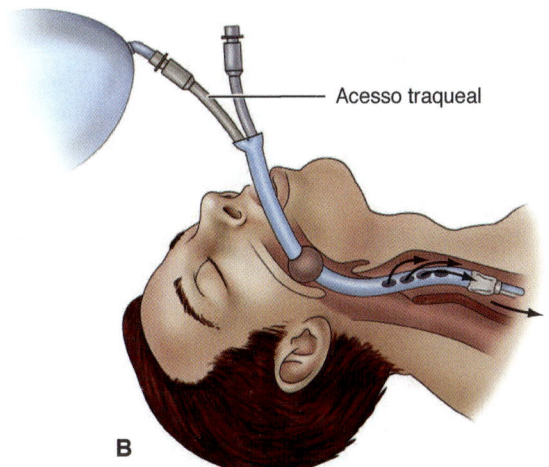

**Figura 56.3** (**A**) Combitube na posição esofágica. (**B**) Combitube na posição traqueal.

### *Alerta de enfermagem*
*As vítimas de traumatismo são mantidos em maca para imobilizar a coluna vertebral. Uma tábua dorsal pode ser usada para transportar o cliente ao setor de raios X, ao centro cirúrgico ou à UTI. A imobilização da coluna cervical é mantida até que as radiografias da coluna cervical sejam realizadas e excluam a existência de lesões destas vértebras. São fundamentais os exames neurológicos repetidos para avaliar comprometimento da medula espinal e alteração do nível de consciência.*

## Hemorragia

Controlar a hemorragia é essencial ao cuidado e à sobrevivência dos clientes em situações de emergência ou desastres. Hemorragia que acarreta redução do volume sanguíneo circulante é uma das causas principais de choque. Os sangramentos mais brandos, que geralmente são venosos, costumam parar espontaneamente, a menos que o cliente tenha uma discrasia hemorrágica ou tenha utilizado anticoagulantes.

### Manifestações clínicas e avaliação

O cliente é avaliado de modo a averiguar se há sinais e sintomas de choque: pele fria e úmida (resultante da redução da perfusão periférica); pressões arterial e de pulso decrescentes; frequência cardíaca crescente; prolongamento do tempo de enchimento capilar; e débito urinário decrescente. Esses critérios estão associados a uma perda sanguínea estimada em torno de 1.500 a 2.000 m$\ell$, ou 30 a 40% do volume sanguíneo; a enfermeira também atenta ao primeiro sintoma de sangramento: ansiedade crescente. Na Tabela 56.1, é possível ver como estimar as perdas de líquidos e sangue.

### Manejo clínico e de enfermagem

Os objetivos do tratamento de emergência dos clientes com perdas sanguíneas são controlar o sangramento, manter um volume sanguíneo circulante adequado à oxigenação dos tecidos e evitar choque. Os clientes com hemorragia podem ter parada cardíaca causada por hipovolemia com anoxia secundária; por este motivo, é provável que o ECG seja monitorado continuamente. As intervenções de enfermagem são realizadas em colaboração com os outros membros da equipe de atendimento do setor de emergência.

#### Reposição de líquido

Sempre que um cliente tem hemorragia – seja externa ou interna – a perda de sangue circulante causa déficit de volume de líquidos e redução do débito cardíaco. Assim, a reposição de líquidos é fundamental para a manutenção da circulação. Nos casos típicos, dois cateteres IV calibrosos são instalados para repor líquidos e sangue; amostras de sangue devem ser obtidas para exames, tipagem e prova cruzada. As soluções de reposição são administrados conforme a prescrição, de acordo com as estimativas clínicas do tipo e do volume de líquidos perdidos. As soluções de reposição podem ser eletrolíticas isotônicas (lactato de Ringer, soro fisiológico), coloides e hemocomponentes (transfusões de sangue).

Concentrados de hemácias são transfundidos quando há sangramento profuso. Nas emergências, sangue O-negativo é preferido para mulheres em idade fértil e sangue O-positivo, para homens e mulheres depois da menopausa (Shaz, Dente, Harris et al., 2009). Durante o processo de reanimação de um cliente com sangramento profuso, não há tempo para realizar a classificação sanguínea e as provas cruzadas ou para determinar o tipo sanguíneo e selecionar sangue compatível. O sangue O-negativo possibilita a administração imediata e segura de sangue, sem sensibilizar uma mulher Rh-negativa com o sangue Rh-positivo (a sensibilização pode causar complicações neonatais em uma gestação subsequente).

Plaquetas e fatores da coagulação também são administrados quando é necessário transfundir grandes volumes de concentrados de hemácias, porque este hemocomponente não contém fatores da coagulação em quantidades suficientes. Os hemocomponentes adicionais são administrados com base nos resultados dos estudos da coagulação sugerindo deficiência de plaquetas ou fatores da coagulação.

#### Controle do sangramento

Se houver hemorragia externa (p. ex., de uma ferida), a avaliação física rápida é realizada à medida que suas roupas são cortadas e removidas na tentativa de identificar a origem do sangramento. Compressão firme e direta deve ser realizada na área do sangramento ou em um segmento da artéria envolvida proximal (acima) à ferida (Figura 56.4). A maioria dos sangramentos pode ser interrompida ou pelo menos controlada com a compressão direta. Quando isso não é possível, o sangramento

**Tabela 56.1** Níveis de choque hemorrágico.

| Hemorragia classe I: perdas de até 15% do volume sanguíneo (até 750 m$\ell$ em um adulto de 70 kg) | Hemorragia classe II: perdas de 15 a 30% do volume sanguíneo (750 a 1.500 m$\ell$) | Hemorragia classe III: perdas de 30 a 40% do volume sanguíneo (1.500 a 2.000 m$\ell$) | Hemorragia classe IV: perdas > 40% do volume sanguíneo (> 2.000 m$\ell$) |
|---|---|---|---|
| Frequência cardíaca (FC) < 100 | FC > 100 | FC > 120 | FC > 140 |
| Pressão arterial (PA) sistólica normal | PA sistólica normal | PA sistólica reduzida | PA sistólica acentuadamente reduzida |
| Frequência respiratória (FR) de 14 a 20 | FR de 20 a 30 | FR de 30 a 40 | FR > 35 |
| Pressão de pulso normal ou aumentada | Pressão de pulso reduzida | Pressão de pulso reduzida | Pressão de pulso muito reduzida |
| Ansiedade branda | Ansiedade moderada | Alteração significativa do estado mental; ansiedade ou confusão | Estado mental deprimido: confusão, letargia, perda da consciência |
| Débito urinário de 30 m$\ell$/h | Redução discreta do débito urinário (20 a 30 m$\ell$/h) | Redução acentuada do débito urinário (5 a 15 m$\ell$/h) | Débito urinário desprezível |

Adaptada de Chan, T. (2007). Hemorrhagic shock. In J. Schaider, S. Hayden, R. Barkin & P. Rosen (Eds.). *Rosen & Barkin's 5-minute emergency medicine consult*. Philadelphia: Lippincott Williams & Wilkins.

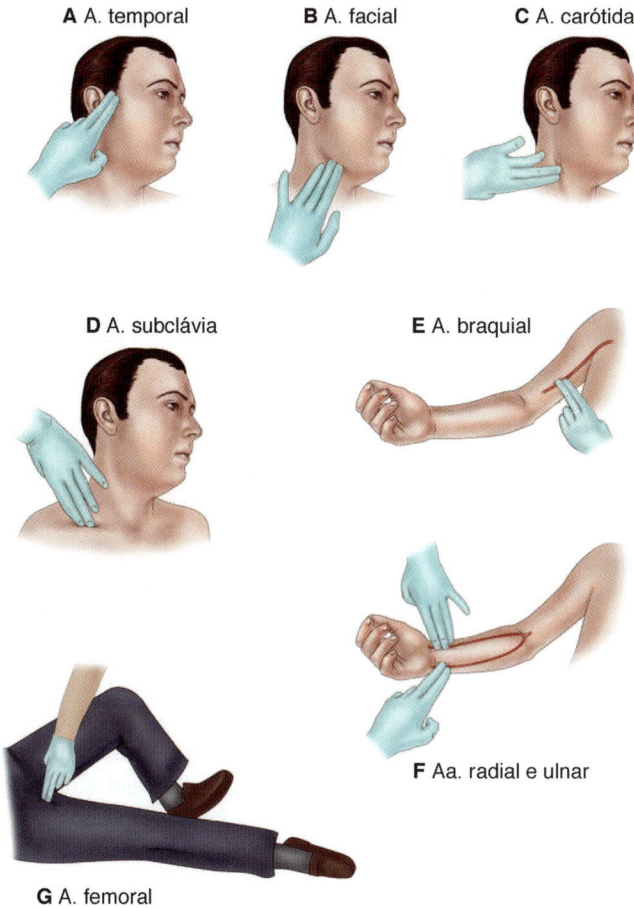

Figura 56.4 Pontos de compressão para controlar hemorragia.

arterial descontrolado leva à morte. Além disso, é necessário aplicar um curativo compressivo e o segmento lesado deve ser elevado para sustar o sangramento venoso e, se possível, também o sangramento capilar. Quando a área lesada está em um membro, a extremidade deve ser imobilizada para controlar o sangramento.

Um torniquete pode ser aplicado em um membro apenas como *último recurso*, quando a hemorragia externa não pode ser controlada por qualquer outro meio e o cliente não pode ser operado imediatamente. É importante ter cuidado ao aplicar um torniquete, pois há risco de acarretar perda do membro. O torniquete deve ser aplicado um pouco acima da ferida e apertado com pressão suficiente para controlar o fluxo sanguíneo arterial. A documentação da aplicação do torniquete é fundamental, de modo que todos os profissionais estejam cientes do tempo e do local. Algumas sugestões incluem documentar o procedimento na ficha de evolução; usar caneta de marcação da pele ou fita adesiva na fronte com a letra "T"; e marcar o local de aplicação e o tempo durante o qual o torniquete foi aplicado. Quando o sangramento arterial estiver controlado, o torniquete poderá ser retirado e, em seguida, deve-se aplicar um curativo compressivo. Quando o cliente sofreu amputação traumática com hemorragia descontrolada, o torniquete deve continuar aplicado até que o cliente chegue ao centro cirúrgico.

Quando o cliente não mostra sinais de hemorragia externa, mas apresenta taquicardia, pressão arterial decrescente, sede, apreensão, pele fria e úmida ou tempo de enchimento capilar prolongado, a enfermeira deve suspeitar de hemorragia interna. Nos casos típicos, os concentrados de hemácias são infundidos rapidamente e o cliente é preparado para tratamento mais definitivo (p. ex., intervenção cirúrgica, endoscopia, tratamento farmacológico). Além disso, amostras para exames laboratoriais como hemograma completo, eletrólitos, estudos da coagulação, tipagem sanguínea e prova cruzada e GA são obtidas para avaliar a função pulmonar e a perfusão tecidual e estabelecer parâmetros hemodinâmicos basais, que, mais tarde, são usados comparativamente para determinar tanto o volume de reposição de líquidos que o cliente pode tolerar quanto a resposta ao tratamento. O cliente deve ser mantido em decúbito dorsal e monitorado atentamente, até que os parâmetros hemodinâmicos ou circulatórios melhorem ou até que seja transportado para tratamento definitivo ou contínuo.

A impossibilidade de repor líquidos em volumes adequados e controlar definitivamente a hemorragia pode causar choque hipovolêmico (hemorrágico). Essa é a causa mais comum de morte pós-traumatismo e deve ser considerada em todos os clientes traumatizados hipotensos, até que se prove o contrário (Cowell e Moore, 2010). O choque hipovolêmico deve ser antecipado em qualquer situação de emergência na qual tenham ocorrido perdas graves de líquido (vômito ou diarreia) ou sangue. Os objetivos do tratamento são recuperar e manter a perfusão tecidual e corrigir as anormalidades fisiológicas. O Capítulo 54 fornece informações detalhadas sobre tratamento do choque hipovolêmico.

As enfermeiras mantêm vigilância contínua do *cliente por inteiro*. É necessário monitorar continuamente pressão arterial, frequências cardíaca e respiratória, temperatura e cor da pele, oximetria de pulso, estado neurológico, PVC, GA, ECG, hematócrito e hemoglobina, perfil da coagulação, eletrólitos e débito urinário, a fim de avaliar a resposta do cliente ao tratamento. Em geral, uma folha de evolução (fluxograma) é usada para documentar esses parâmetros, tornando possível analisar tendências em vez de valores absolutos, de modo a detectar melhora ou deterioração da condição do cliente.

Além disso, os mecanismos de defesa do corpo são apoiados. O cliente deve ser tranquilizado e confortado. A sedação pode ser utilizada criteriosamente para atenuar a apreensão; os analgésicos devem ser administrados com cautela para aliviar a dor. A temperatura corporal é mantida dentro dos limites normais para evitar aumento das demandas metabólicas, que o organismo pode ser incapaz de suprir. A administração por via intravenosa de grandes volumes de soluções cristaloides, hemocomponentes ou ambos pode causar hipotermia; esta pode ser evitada pelo aquecimento das soluções infundidas.

## Atendimento em caso de traumatismo

Traumatismo (ferida ou lesão infringida involuntária ou intencionalmente no corpo por um mecanismo contra o qual não é possível proteger-se) é a quinta causa principal de mortes nos EUA (Heron, Hoyert, Murphy *et al.*, 2009). O consumo excessivo de álcool e drogas ilícitas está comumente implicado como fator predisponente aos traumatismos fechados e com perfuração.

Durante a avaliação e o tratamento de qualquer cliente em situações de emergência, mais especialmente em caso de sofreu traumatismo, a documentação é fundamental, inclusive descrições de todas as feridas, mecanismo da lesão, hora da ocorrência e obtenção de evidências. No atendimento ao cliente traumatizado, a enfermeira deve ser extremamente cuidadosa com todas as evidências em potencial, de modo a manuseá-las e documentá-las adequadamente.

Os princípios básicos do atendimento aos clientes com lesões traumáticas incluem o entendimento de que o traumatismo de qualquer pessoa (viva ou morta) tem implicações legais ou forenses potenciais quando há suspeita de atividade criminosa. Por esse motivo, a conduta apropriada é essencial dos pontos de vista médico e forense. O Boxe 56.5 descreve o recolhimento de provas.

O politraumatismo é causado por um único evento catastrófico que provoca diversas lesões potencialmente fatais, no mínimo em dois órgãos ou sistemas diferentes. A morte dos clientes politraumatizados está relacionada com a gravidade das lesões e com o número de órgãos e sistemas acometidos. Pouco depois do acidente, o corpo entra em hipermetabolismo, estado de hipercoagulabilidade e estresse agudo.

O atendimento ao cliente com lesões múltiplas exige abordagem em equipe, com um profissional responsável por coordenar o tratamento. A equipe de enfermagem assume a responsabilidade de avaliar e monitorar o cliente, assegurar acesso respiratório e um acesso IV, administrar os fármacos prescritos, coletar amostras para exames laboratoriais e documentar as atividades e a resposta do cliente.

As evidências externas de traumatismo podem ser sutis ou inexistentes. Os clientes com lesões traumáticas múltiplas devem ser considerados portadores de traumatismo raquimedular, até que se prove o contrário. Uma lesão aparentemente menos significativa pode ser a mais letal. Por exemplo, as fraturas da pelve, que são identificadas apenas depois da obtenção das radiografias, podem ser as lesões responsáveis pela exsanguinação do cliente com sangramento na cavidade pélvica. Outro exemplo é um pneumotórax hipertensivo, que aumenta insidiosamente em volume e, por fim, comprime o coração e os pulmões, enquanto a equipe do SE está focada em reparar lacerações externas. O sangramento originado de uma amputação inequívoca do braço pode já ter sido controlado pelas reações normais do corpo (vasoconstrição), embora seja uma lesão evidente e devastadora; enquanto isso, o cliente pode estar morrendo devido a uma lesão interna menos evidente.

Os objetivos do tratamento são determinar a extensão das lesões e estabelecer prioridades terapêuticas. Qualquer lesão que interfira com uma função fisiológica vital (p. ex., vias respiratórias, respiração e circulação) acarreta risco imediato à vida e deve ter prioridade máxima para tratamento emergencial. Os procedimentos essenciais capazes de salvar a vida do cliente devem ser realizados simultaneamente pela equipe de emergência. Logo depois de finalizar a reanimação, as roupas geralmente são cortadas e os médicos realizam uma avaliação física rápida. A transferência do local do acidente para o SE deve ser coordenada e controlada, com atenção ao relato verbal dos serviços médicos de emergência. O tratamento em um centro de traumatologia de nível I é apropriado aos clientes com traumatismos graves.

## Feridas

As feridas que acarretam danos aos tecidos moles podem ser lacerações brandas ou lesões com esmagamento grave. O objetivo do tratamento é recuperar a integridade física e a função dos tecidos lesados e, ao mesmo tempo, reduzir a possibilidade de formação de cicatrizes e evitar infecção. A documentação cuidadosa das características da ferida usando termos precisos e terminologia correta é essencial; no futuro, essa informação pode ser necessária como prova forense. As fotografias são úteis porque possibilitam uma descrição objetiva e precisa da ferida. Além disso, as fotografias tornam-se importantes nos casos de feridas fugazes (feridas que cicatrizarão e, mais tarde, não poderão mais ser identificadas). Os clientes vítimas de violência doméstica ou traumatismo podem necessitar de fotografias para descrever visualmente a extensão das lesões no futuro.

Determinar *quando* e *como* a ferida ocorreu é importante, porque a postergação do tratamento aumenta o risco de infecção. Utilizando técnica asséptica, o médico inspeciona a ferida para determinar a extensão do dano às estruturas subjacentes. A contaminação visível da ferida aumenta o risco de infecção. Além disso, a enfermeira deve saber que as feridas causadas por mordida acarretam risco significativo de infecção, em virtude do índice elevado de contaminação bacteriana da boca.

---

**BOXE 56.5 Recolhimento de provas.**

Quando as roupas forem retiradas de um cliente que sofreu traumatismo, a enfermeira deve ter o cuidado de não cortar ou romper quaisquer rasgos, orifícios, manchas de sangue ou sujeira presentes nas roupas, caso exista suspeita de atividade criminosa. Cada peça de roupa deve ser colocada em um saco de papel separado. Se as roupas estiverem úmidas, elas devem ser penduradas para secar. As roupas não devem ser entregues aos familiares. Os objetos de valor devem ser colocados no setor de guarda do hospital ou objetivamente documentado a qual membro da família eles foram entregues. Se houve um policial presente para recolher as roupas ou quaisquer outros objetos do cliente, cada item deve ser rotulado. A transferência da custódia ao policial, o nome do policial, a data e a hora devem ser documentados.

Se houver suspeita de suicídio ou homicídio de uma vítima traumatizada morta, o médico deve examinar o corpo no próprio local ou transferir ao necrotério para necropsia. Todos os tubos e cateteres têm de ser mantidos em suas posições. As mãos do cliente têm de ser cobertas com sacos de papel para proteger as provas que existem nas mãos ou sob as unhas dos dedos. Quando o cliente estiver vivo, amostras de tecidos podem ser recolhidas das mãos e das unhas como prova em potencial. Fotografias das feridas ou das roupas são essenciais e devem incluir uma régua de referência em uma foto e outra foto sem a régua.

A documentação também deve incluir quaisquer alegações feitas pelo cliente em suas próprias palavras e colocadas entre aspas. A cadeia de evidências é essencial. Se o caso do cliente for a julgamento no futuro, a documentação explícita ajuda no processo judicial e facilita a identificação das atividades que foram realizadas no setor de emergência.

As funções sensorial, motora e vascular devem ser avaliadas para detectar alterações potencialmente sugestivas de complicações.

Os pelos ao redor da ferida podem ser aparados quando se espera que eles possam interferir no fechamento da lesão. No entanto, a tricotomia dos pelos deve ser evitada, porque isso pode aumentar a incidência de infecção das feridas, na medida em que muitas bactérias proliferam nos folículos pilosos (Hollander e Singer, 2010). É necessário evitar a remoção dos supercílios, pois esses pelos nem sempre voltam a crescer.

Quando há indicação, a área é infiltrada com um anestésico local, aplicado por via intradérmica nas bordas da ferida ou por bloqueio regional. Clientes com lesões dos tecidos moles geralmente têm dor localizada nas feridas. Em seguida, a enfermeira colabora com o médico ou com enfermeira estomatoterapeuta ou, ainda, com um assistente médico, para limpar e desbridar a ferida.

A limpeza da ferida exige a seleção dos métodos que atenuam o traumatismo químico e mecânico dos tecidos da lesão e, ao mesmo tempo, removem restos e contaminantes da superfície (Gardner e Frantz, 2008). Nos casos típicos, a área ao redor da ferida é lavada com soro fisiológico ou um polímero (p. ex., Shur-Clens). Os compostos antibacterianos como iodopovidona ou clorexedina podem ser usados para "pintar" a pele intacta ao redor da ferida, mas não devem ser colocados dentro da lesão, porque essas soluções diminuem os mecanismos de defesa e, deste modo, aumentam o risco de infecção da ferida. Com o desenvolvimento de resistência aos antibióticos, alguns pesquisadores recomendam uma reavaliação do uso das soluções antissépticas, principalmente para tratar feridas contaminadas e infectadas (Khan e Naqvi, 2006). Atualmente, ainda não existe um esquema padronizado para limpeza de feridas.

De modo a reduzir a incidência de infecção da ferida, a enfermeira prepara o material para irrigar a lesão e desbridar os tecidos desvitalizados. A ferida é irrigada suave a abundantemente com soro fisiológico estéril para remover as sujeiras da superfície. Em geral, recomenda-se aproximadamente 50 a 100 mℓ de soro fisiológico por cada centímetro de laceração (Sherman e Webber, 2007). A enfermeira assegura que sejam utilizados **equipamentos de proteção individual** (EPI) para proteger a face. Os tecidos desvitalizados e os corpos estranhos são removidos pelo médico, visto que eles impedem a cicatrização e podem favorecer infecção. Todos os vasos pequenos com sangramento devem ser clampeados ou suturados. Como alternativa, a hemostasia dos pequenos vasos hemorrágicos pode ser conseguida por clampeamento, sutura ou cauterização. Depois de tratar a ferida, geralmente se aplica um curativo não aderente para proteger a lesão. O curativo pode ajudar a imobilizar a área e também atua como um lembrete que a região está machucada.

A decisão de suturar uma ferida depende do tipo de lesão, do tempo decorrido desde o acidente, do grau de contaminação e da vascularização dos tecidos. Quando o fechamento primário está indicado, a ferida é suturada ou grampeada e o cliente recebe anestesia local ou sedação moderada. As suturas são aplicadas perto das bordas da lesão, aproximando-se cuidadosamente as bordas da pele para facilitar a cicatrização ideal. Em vez de suturas, outras opções para fechar feridas superficiais limpas são: grampos estéreis, fita microporosa reforçada ou agente colante (cola de pele).

O fechamento primário tardio pode ser indicado quando há perda de tecidos ou risco potencialmente alto de infecção. Nesses casos, pode-se usar uma camada fina de gaze (para assegurar a drenagem e evitar acumulação de exsudato) coberta com um curativo oclusivo. Outras opções são aloenxertos (obtidos de cadáveres) de espessura parcial ou xenoenxertos suínos, para estimular a função do epitélio. A ferida é imobilizada em uma posição funcional para evitar movimentos e reduzir a possibilidade de contratura. O uso de antibióticos para evitar infecção depende de fatores como mecanismo da lesão, duração da ferida, risco de contaminação e fatores de risco existentes na história clínica do cliente, capazes de reduzir a cicatrização da ferida (diabetes, tratamento com corticoides ou quimioterápicos, insuficiência renal crônica, doença vascular periférica, idade avançada, anemia, desnutrição). A área deve ser imobilizada e elevada para reduzir a acumulação de líquidos nos espaços intersticiais da ferida.

A profilaxia antitetânica deve ser administrada conforme a prescrição, com base nas condições da ferida e no estado de imunização do cliente. Caso o último reforço contra tétano tenha sido administrado há mais de 5 anos, ou quando o estado de imunização do cliente for desconhecido, deve-se aplicar um reforço antitetânico. O cliente deve ser orientado a observar os sinais e sintomas de infecção e a entrar em contato com o médico ou a clínica se houver dor súbita ou persistente, febre ou calafrios, sangramento, edema acumulado rapidamente, odor fétido, secreção ou vermelhidão ao redor da ferida.

## Lesões intra-abdominais

As lesões intra-abdominais são classificadas em traumatismo fechado ou traumatismo com perfuração. O traumatismo abdominal com perfuração (p. ex., feridas por armas de fogo ou causadas por objetos cortantes) está associado a um índice elevado de lesão das vísceras ocas, principalmente intestino delgado; assim, essas lesões são graves e geralmente exigem intervenção cirúrgica. O fígado é o órgão sólido lesado mais comumente. Nas feridas causadas por projéteis de armas de fogo (PAF), o fator mais importante é a velocidade com que o projétil (bala) entra no corpo. Quanto maior a velocidade, mais extensa é a lesão esperada dos tecidos. É necessário explorar cirurgicamente todas as feridas abdominais causadas por armas de fogo que atravessam o peritônio ou estão associadas a sinais de irritação peritoneal. Por outro lado, as feridas causadas por armas cortantes podem ser tratadas sem intervenção cirúrgica. A enfermeira documenta cuidadosamente a localização e o número de feridas. Quando as vísceras abdominais estão expostas, a região deve ser coberta imediatamente com compressas cirúrgicas umedecidas em soro fisiológico estéril para evitar que os órgãos ressequem; deve-se esperar que o cliente seja levado imediatamente ao centro cirúrgico para fechar a ferida.

### Alerta de enfermagem
*A enfermeira deve ficar atenta aos seguintes sinais de peritonite: defesa ou proteção de uma região abdominal extremamente dolorosa e rigidez abdominal em tábua. Dor provocada pela tosse também é um indício de inflamação peritoneal: a enfermeira deve pedir ao cliente para tossir e, se a dor piorar, este é considerado um sinal positivo de acometimento do peritônio (Bickley e Szilagyi, 2009).*

O traumatismo abdominal *fechado* (não penetrante) pode ser causado por acidentes automobilísticos, quedas, agressões físicas ou explosões. O traumatismo fechado geralmente está associado às lesões extra-abdominais do tórax, do crânio ou dos membros. Os clientes com traumatismo fechado são um desafio, porque nem sempre é fácil identificar as lesões internas. A incidência de complicações tardias associadas ao traumatismo é maior que depois de feridas penetrantes. Isso é especialmente válido com os traumatismos fechados que afetam fígado, rins, baço ou vasos sanguíneos e podem causar sangramentos volumosos na cavidade peritoneal.

## Manifestações clínicas e avaliação

À medida que se obtém o relato do evento traumático, o abdome deve ser inspecionado em busca de sinais evidentes de lesão, inclusive perfurações, equimoses e abrasões. O exame do abdome continua com a ausculta dos ruídos peristálticos, de modo a obter dados iniciais para detectar alterações subsequentes. A ausência de ruídos peristálticos pode ser um sinal inicial de lesão intraperitoneal. A avaliação mais detalhada do abdome pode detectar distensão abdominal progressiva, defesa involuntária, hipersensibilidade, dor, rigidez muscular ou hipersensibilidade de rebote, além das alterações dos ruídos peristálticos; todos eles são sinais de irritação peritoneal (ver mais detalhes sobre a avaliação gastrintestinal [GI] no Capítulo 21). Hipotensão e sinais e sintomas de choque também podem ser detectados. Além disso, o tórax e outros sistemas do corpo devem ser examinados em busca de lesões, que frequentemente acompanham as lesões intra-abdominais.

Dentre os exames que facilitam a avaliação do abdome, estão:

- Exame simples de urina, para detectar hematúria (sugestiva de lesão das vias urinárias)
- Ultrassonografia do abdome, para avaliar acumulação anormal de líquidos
- Lavagem peritoneal, para verificar se há acumulação anormal de líquido
- Radiografias e/ou tomografia computadorizada (TC), para investigar lesões dos órgãos abdominais, acumulação anormal de líquidos e partículas estranhas
- Dosagens repetidas da hemoglobina e do hematócrito, para detectar tendências que sugiram ou refutem a existência de sangramento
- Leucometria (contagem de leucócitos), para detectar aumentos (em geral, associados aos traumatismos)
- Dosagem da amilase sérica, para detectar níveis crescentes, que indicam lesão pancreática ou perfuração do trato GI.

Em geral, as lesões abdominais se acompanham de hemorragia, principalmente quando há traumatismo do fígado ou do baço. Por esse motivo, o cliente deve ser avaliado repetidamente para detectar sinais e sintomas de sangramentos internos ou externos. A região anterior do corpo, os flancos e o dorso devem ser inspecionados para detectar manchas azuladas, assimetria, abrasão e contusões (ver descrições das manchas de Cullen e do sinal de Grey-Turner no Capítulo 21). A TC do abdome possibilita o exame detalhado do conteúdo abdominal e das estruturas retroperitoneais. A ultrassonografia do abdome pode avaliar rapidamente os clientes com instabilidade hemodinâmica, de modo a detectar sangramento intraperitoneal; isso é conhecido como Avaliação Dirigida por Exame Ultrassonográfico do Cliente Traumatizado (FAST, do inglês *Focused Assessment for Sonographic Examination of the Trauma Patient*).

A enfermeira deve suspeitar de hemoperitônio e lesões do baço quando o cliente queixa-se de dor no ombro esquerdo. Esse sintoma é conhecido como *sinal de Kehr* e é atribuído à irritação diafragmática associada à lesão esplênica ou à hemorragia intra-abdominal. A dor no ombro direito pode ser causada por uma laceração do fígado. Dor referida é um sinal significativo, pois sugere lesão intraperitoneal. O abdome deve ser avaliado para detectar hipersensibilidade ao toque, hipersensibilidade de rebote, defesa, rigidez, espasmo, distensão progressiva e dor. De modo a determinar se há lesão e sangramento intraperitoneais, o cliente geralmente é preparado para ser submetido a procedimentos diagnósticos como ultrassonografia ou TC do abdome. O método FAST substituiu rapidamente a **lavagem peritoneal diagnóstica (LPD)**, devido a sua sensibilidade (90%), especificidade (95%) e precisão (99%) para determinar a existência de líquido intra-abdominal (Manthey e Nicks, 2008). Além disso, em virtude de sua rapidez e dos resultados detalhados que fornece, a TC do abdome praticamente substituiu a LPD para clientes estáveis. Contudo, a lavagem peritoneal ainda é útil para investigar lesões das vísceras ocas ou quando a TC sequencial não pode ser realizada (p. ex., clientes com traumatismo craniano fechado ou lesão raquimedular alta). A LPD consiste em instilar 1 ℓ de lactato de Ringer ou soro fisiológico aquecido na cavidade abdominal. Depois de retirar pelo menos 400 mℓ de líquido refluente, uma amostra do líquido deve ser enviada ao laboratório para análise. Os resultados laboratoriais positivos incluem hemácias acima de 100.000/mm$^3$; leucometria maior que 500/mm$^3$; ou existência de bile, fezes ou alimento.

Nos clientes com feridas produzidas por objetos cortantes, a enfermeira deve esperar que o cirurgião faça uma avaliação para determinar se o espaço peritoneal foi perfurado. A reposição de líquidos pode ser necessária e, quando a perfuração é confirmada, o cliente deve ser levado ao centro cirúrgico para exploração. Além disso, é importante avaliar a necessidade de aplicar um reforço antitetânico e os antibióticos são antecipados.

## Manejo clínico e de enfermagem

De acordo com as condições do cliente, os procedimentos de reanimação (estabilização das vias respiratórias, da ventilação e da circulação) devem ser iniciados. A via respiratória patente é mantida e devem ser realizadas tentativas de estabilizar os sistemas respiratório, circulatório e nervoso. Os sangramentos são controlados com a aplicação de pressão direta em quaisquer feridas hemorrágicas externas e por oclusão de quaisquer feridas torácicas. O volume sanguíneo circulante é mantido com reposição de soluções IV (inclusive hemocomponentes) e a enfermeira monitora os sinais vitais, a saturação de oxigênio, o débito urinário e o estado mental do cliente, a fim de avaliar se a condição estabilizou ou se surgiram indícios de deterioração.

Nos casos típicos, quando o cliente apresenta lesões intra-abdominais, os líquidos orais são suspensos em preparação para uma intervenção cirúrgica, e uma sonda nasogástrica pode ser colocada para descomprimir o estômago e reduzir o risco de aspiração. A profilaxia antitetânica e os antibióticos de espectro amplo são administrados conforme a prescrição.

Durante toda a permanência do cliente no SE, suas condições devem ser monitoradas continuamente, para detectar alterações. Quando há sinais persistentes de choque, sangramento, ar livre sob o diafragma, evisceração, hematúria, traumatismo craniano grave ou lesão abdominal suspeita ou confirmada, o cliente deve ser transportado rapidamente ao centro cirúrgico. Na maioria dos casos, as lesões hepáticas e esplênicas sem perfuração são tratadas com medidas conservadoras.

## Lesões por esmagamento

As lesões por esmagamento ocorrem quando um indivíduo fica preso entre duas forças contrárias (p. ex., atropelado por um veículo em movimento, comprimido por uma máquina, esmagado entre dois veículos, esmagado sob um prédio desmoronado).

### Manifestações clínicas e avaliação

É importante avaliar o cliente, a fim de detectar as seguintes condições:

- Choque hipovolêmico resultante do extravasamento de sangue e plasma para os tecidos lesados depois da liberação da compressão
- Paralisia de uma parte do corpo
- Eritema e formação de bolhas na pele
- Lesões de partes do corpo (geralmente membros), que parecem edemaciadas, tensas e duras
- Disfunção renal (a hipotensão prolongada causa disfunção renal e insuficiência renal aguda; a mioglobinúria secundária à lesão muscular pode causar necrose tubular aguda e insuficiência renal aguda). Ver fisiopatologia da rabdomiólise no Boxe 42.7, do Capítulo 42.

### Manejo clínico e de enfermagem

Em conjunto com a estabilização das vias respiratórias, da ventilação e da circulação, o cliente deve ser observado para detectar sinais de insuficiência renal aguda. O traumatismo da região lombar pode causar rabdomiólise, que consiste na liberação de quantidades significativas de mioglobina dos músculos esqueléticos isquêmicos e pode acarretar necrose tubular aguda. Além disso, as lesões significativas dos tecidos moles devem ser imobilizadas imediatamente, para controlar sangramento e dor. Conforme já descrito, a reposição de líquidos é provável – além da estabilização dos sinais vitais, do débito urinário e dos parâmetros hemodinâmicos –, e a concentração sérica de ácido láctico pode ser monitorada como parâmetro do sucesso da reanimação. Os níveis de ácido láctico estão descritos no Capítulo 55.

Se houver lesões de um membro, ele deve ser elevado para reduzir a acumulação de edema e a pressão. Com o objetivo de recuperar a função neurovascular, o médico pode realizar uma **fasciotomia** (incisão cirúrgica até o nível das fáscias). Em seguida, analgésicos e ansiolíticos são administrados conforme a prescrição, e o cliente é transportado imediatamente ao centro cirúrgico para desbridamento das feridas e reparo das fraturas.

Quando estiver disponível, a câmara hiperbárica poderá ser usada para hiperoxigenar os tecidos esmagados, caso haja necessidade.

## Lesões do trato geniturinário

O toque retal ou vaginal deve ser realizado pelo médico responsável para determinar se há lesões da pelve, da bexiga ou da parede intestinal. De modo a descomprimir a bexiga e monitorar o débito urinário, deve-se introduzir um cateter de longa permanência depois do exame visual da região geniturinária e do toque retal (não antes disso). Nos homens, a glândula prostática localizada em um plano mais elevado (posição anormal) durante o toque retal indica possível lesão da uretra. Ver detalhes do traumatismo geniturinário no Capítulo 28.

## Reação anafilática

Trata-se de uma reação de hipersensibilidade sistêmica aguda, que ocorre dentro de segundos ou minutos depois da exposição a determinadas substâncias estranhas (p. ex., fármacos) e outros compostos, tais como látex, picadas de insetos ou alimentos. A administração repetida de fármacos orais ou parenterais (p. ex., exposições repetidas à penicilina) também pode desencadear uma reação anafilática nos casos em que, inicialmente, ocorria apenas uma reação alérgica branda. Ver descrições da fisiopatologia e das manifestações da anafilaxia no Capítulo 38.

Com a reação anafilática, a medida fundamental é estabilizar uma via respiratória patente e a ventilação. Isso é realizado enquanto outro profissional administra epinefrina. A intubação endotraqueal imediata é essencial para assegurar a patência das vias respiratórias, e a aspiração orofaríngea pode ser necessária para remover secreções em excesso. As medidas de reanimação são iniciadas, especialmente quando os clientes têm estridor e edema pulmonar progressivo. Se houver edema da glote, a cricotireoidostomia de emergência pode ser necessária para estabelecer uma via respiratória patente.

Ao mesmo tempo que é realizada a estabilização das vias respiratórias, deve-se administrar epinefrina conforme a prescrição, para conseguir alívio rápido da reação de hipersensibilidade. A epinefrina pode ser administrada repetidamente, conforme a necessidade e a prescrição; é importante escolher criteriosamente a via de administração desse fármaco:

- Injeção subcutânea para clientes com sintomas generalizados brandos
- Injeção intramuscular (IM) quando a reação é mais grave e progressiva, lembrando que o colapso vascular retarda a absorção do fármaco
- Infusão IV (solução de epinefrina diluída com soro fisiológico e administrada *lentamente*) usada em casos raros, nos quais há perda completa da consciência e colapso cardiovascular grave. Essa técnica de administração pode causar arritmias cardíacas e, assim, é necessário iniciar monitoramento do ECG e dispor de um desfibrilador para uso imediato. Essa técnica é controvertida e geralmente não é recomendada, visto que pode provocar problemas mais graves que os causados inicialmente pela reação anafilática. A infusão IV de soro fisiológico deve ser iniciada para assegurar um acesso venoso de emergência e tratar a hipotensão.

Outras medidas terapêuticas podem incluir:

- Anti-histamínicos (p. ex., difenidramina), para bloquear a ligação de mais histamina às células efetoras
- Aminofilina em infusão IV com doses tituladas, para tratar broncospasmo grave e sibilação refratária às outras medidas
- Albuterol por inalação ou vaporização com oxigênio umidificado, para reduzir a broncoconstrição; soluções cristaloides, coloides ou vasopressoras para tratar hipotensão prolongada
- Isoproterenol ou dopamina, para aumentar o débito cardíaco; oxigênio para melhorar a perfusão tecidual
- Benzodiazepínicos (p. ex., diazepam) intravenosos, para controlar convulsões e corticoides (p. ex., hidrocortisona), para reverter reação prolongada com hipotensão ou broncospasmo persistente.

Dependendo da gravidade dos sinais e sintomas agudos, o cliente pode ser hospitalizado para observação; ele deve ser orientado quanto às medidas, para evitar reações anafiláticas.

## Tratamento das intoxicações

Substância tóxica é aquela que, quando ingerida, inalada ou absorvida (aplicada na pele ou produzida do corpo em quantidades relativamente pequenas) causa danos ao corpo por seus efeitos químicos. As intoxicações por inalação e ingestão de materiais tóxicos (involuntária ou voluntária) estão dentre os principais riscos à saúde e constituem situações de emergência. O tratamento de emergência deve ser iniciado com os seguintes objetivos:

- Remover ou inativar o tóxico antes que seja absorvido
- Iniciar medidas de suporte para manter os sistemas vitais do corpo
- Administrar um antídoto específico para neutralizar um tóxico específico
- Iniciar tratamentos que acelerem a eliminação do tóxico absorvido.

### Ingestão de substâncias tóxicas

As substâncias tóxicas engolidas podem ser corrosivas. Entre os **corrosivos** estão substâncias alcalinas e ácidas que causam destruição dos tecidos quando entram em contato com as mucosas. Dentre os produtos alcalinos estão lixívia, desentupidores de ralos, produtos de limpeza de vasos sanitários, alvejantes, detergentes não fosfatados, limpadores de fornos e baterias (usadas em relógios, calculadoras ou câmeras). Os produtos ácidos incluem produtos de limpeza de vasos sanitários, produtos de limpeza de piscina, limpadores de metais, removedores de ferrugem e ácido de bateria.

### Manejo clínico e de enfermagem

É essencial a estabilização das vias respiratórias, da ventilação e da oxigenação. Quando não há lesão cerebral ou renal, o prognóstico do cliente depende basicamente do sucesso da estabilização da ventilação e da circulação. É necessário adotar algumas medidas para estabilizar a função cardiovascular e outras funções do corpo; ECG, sinais vitais e estado neurológico devem ser monitorados atentamente para detectar possíveis alterações. O choque pode ser causado pela ação cardiodepressora da substância ingerida; pela acumulação do sangue venoso nos membros inferiores ou pela redução do volume sanguíneo circulante em consequência do aumento da permeabilidade capilar. É importante colocar um cateter urinário de longa permanência para monitorar a função renal. Amostras de sangue devem ser obtidas para dosar a concentração do fármaco ou do tóxico.

Além disso, devem ser adotadas medidas para descobrir qual substância foi ingerida; a quantidade; o tempo decorrido desde a ingestão; sinais e sintomas, inclusive dor ou sensação de ardência, qualquer indício de eritema ou queimadura na boca ou na garganta, dor ao engolir ou incapacidade de deglutir, vômitos ou salivação excessiva; idade e peso do cliente; e história de saúde pertinente.

Outras medidas são adotadas para remover o tóxico ou reduzir sua absorção. A consulta ao Centro Nacional de Intoxicações é altamente recomendável para saber o antídoto definitivo e o monitoramento continuado. O cliente que ingeriu um tóxico corrosivo deve beber água ou leite para diluir o produto. No entanto, a diluição não deve ser tentada quando o cliente apresenta edema ou obstrução aguda das vias respiratórias ou se houver indícios clínicos de queimadura ou perfuração esofágica, gástrica ou intestinal. Os seguintes procedimentos de esvaziamento gástrico podem ser realizados, conforme a prescrição:

- Xarope de ipeca, para induzir vômito se o cliente estiver consciente (*nunca* administrar depois da ingestão de agentes corrosivos)
- Lavagem gástrica quando o cliente está obnubilado. O material aspirado do estômago deve ser recolhido e enviado ao laboratório para triagem toxicológica
- Administração de carvão ativado se o agente puder ser adsorvido ao carvão
- Catártico, conforme a necessidade.

O antagonista (antídoto) fisiológico ou químico específico deve ser administrado o mais rapidamente possível para reverter ou atenuar os efeitos do tóxico. Quando essa medida é ineficaz, podem ser iniciados procedimentos para remover a substância ingerida – isso inclui administrar várias doses de carvão, estimular a diurese (no caso de substâncias excretadas pelos rins), diálise ou hemoperfusão depois da hospitalização do cliente. A hemoperfusão consiste na desintoxicação do sangue por seu processamento por meio de um circuito extracorporal e um cartucho adsorvente contendo carvão ou resina; depois de ser filtrado, o sangue é devolvido ao cliente.

Durante todo o processo de desintoxicação, é necessário que os sinais vitais, a PVC e o equilíbrio hidreletrolítico do cliente sejam cuidadosamente monitorados. Hipotensão e arritmias cardíacas podem ocorrer. Convulsões também são possíveis em consequência da excitação do sistema nervoso central (SNC) pelo tóxico ou da privação de oxigênio. Quando o cliente queixa-se de dor, os analgésicos devem ser administrados com cautela. A dor intensa causa colapso vasomotor e inibição reflexa das funções fisiológicas normais.

Os clientes que ingeriram substâncias tóxicas precisam ser avaliados de modo a descobrir se a ingestão foi acidental ou intencional, em consequência de uma tentativa de suicídio ou de outro transtorno psiquiátrico. Depois de estabilizar as condições do cliente, a enfermeira deve fornecer-lhe material impresso, descrevendo os sinais e os sintomas de complicações potenciais associadas ao tóxico ingerido e os que precisam ser avaliados pelo médico responsável.

## Intoxicação por monóxido de carbono

A intoxicação por monóxido de carbono pode ocorrer por acidentes domésticos ou industriais, ou como tentativa de suicídio. Com exceção do álcool, esse tóxico causa mais mortes que todos os outros compostos tóxicos.

Quando ocorre intoxicação acidental por monóxido de carbono, o departamento de saúde deve ser contatado, de maneira que seja possível inspecionar a residência ou o prédio em questão. O monóxido de carbono produz seus efeitos tóxicos quando se liga à hemoglobina circulante e, assim, reduz a capacidade de transportar oxigênio no sangue.

### Manifestações clínicas e avaliação

Como o SNC necessita fundamentalmente de oxigênio, os sinais e sintomas referidos a esse sistema predominam nos casos de intoxicação por monóxido de carbono. Um cliente com intoxicação por monóxido de carbono pode parecer embriagado (em consequência da hipoxia cerebral). Outros sinais e sintomas são cefaleia, fraqueza muscular, palpitação, tontura e confusão mental, que pode evoluir rapidamente ao coma. A cor da pele, que pode variar de rosada a vermelho-cereja ou cianótica e pálida, não é um sinal confiável. A oximetria de pulso também não é válida, porque a hemoglobina está bastante saturada. A hemoglobina não está saturada de oxigênio, mas o oxímetro de pulso detecta apenas se este composto está saturado; nesse caso, a hemoglobina está saturada de monóxido de carbono em vez de oxigênio.

### Manejo clínico e de enfermagem

A exposição ao monóxido de carbono requer tratamento imediato. Os objetivos do tratamento são reverter a hipoxia cerebral e miocárdica e acelerar a eliminação do monóxido de carbono. Sempre que um cliente inala um gás tóxico, as seguintes medidas gerais são aplicáveis:

- Levar imediatamente o cliente a um ambiente onde possa respirar ar fresco; abrir as portas e as janelas
- Afrouxar todas as roupas apertadas
- Iniciar a reanimação cardiorrespiratória, se for necessário; administrar oxigênio a 100%
- Evitar resfriamento; envolver o cliente em cobertores
- Manter o cliente o mais imóvel possível
- Não administrar álcool de qualquer tipo ou permitir que o cliente fume.

Além disso, nos casos de intoxicação por monóxido de carbono, os níveis de **carboxi-hemoglobina** devem ser determinados no momento da chegada ao SE, se possível, antes de iniciar a administração de oxigênio. O oxigênio a 100% deve ser administrado à pressão atmosférica ou, preferencialmente, sob pressões hiperbáricas a fim de reverter a hipoxia e acelerar a eliminação do monóxido de carbono. O oxigênio deve ser administrado até que o nível de carboxi-hemoglobina seja menor que 5%. É necessário monitorar o cliente de maneira contínua. Psicoses, paralisia espástica, ataxia, distúrbios visuais e deterioração do estado mental e do comportamento podem persistir depois da reanimação e podem ser indícios de lesão cerebral irreversível.

## ENFERMAGEM EM SITUAÇÕES DE DESASTRE

A Organização Mundial da Saúde (OMS) define desastre como qualquer evento natural ou provocado pelo homem que suplante os recursos da comunidade local. Os recursos podem ser fornecidos pelos órgãos locais, estaduais e federais. Nos casos em que é preciso realizar intervenção extensiva, o apoio dos órgãos internacionais pode ser necessário. Atos de terrorismo, guerras, acidentes aéreos ou ferroviários, pandemias, eventos climáticos, derramamentos de substâncias tóxicas ou acidentes geológicos (inclusive deslizamentos e terremotos) são exemplos de alguns desastres comuns, que podem causar mortes e sobrecarregar os recursos dos serviços de saúde e suas comunidades.

### Respostas locais, estaduais e federais às emergências

Quando ocorre um **incidente com múltiplas vítimas (IMV)**, a inspeção e a resposta iniciais ocorrem no local. Os órgãos que atuam nos locais das emergências (inclusive órgãos voluntários) geralmente são os primeiros a responder a esses acidentes. À medida que a magnitude de um IMV é avaliada e a complexidade dos serviços necessários é determinada, os canais oficiais podem solicitar a ajuda de recursos estaduais e, depois, federais. As agências locais e estaduais dos escritórios da Proteção e Defesa Civil coordenam os esforços dos diversos órgãos. Essas organizações mantêm uma unidade de profissionais especializados em atendimento às emergências, inclusive intervencionistas primários, planejadores e profissionais administrativos e de apoio. Em geral, a solicitação de recursos federais é realizada quando os recursos locais foram (ou se espera que sejam) esgotados em consequência da magnitude do acidente. Os recursos federais estão disponíveis em vários departamentos, embora seu propósito seja apoiar os esforços locais e estaduais em vez de assumir a responsabilidade de atuar em qualquer tipo de desastre. A Tabela 56.2 descreve os recursos federais disponíveis.

O Incident Command System (ICS) é a organização local que coordena as equipes, as instalações, os equipamentos e a comunicação em qualquer situação de emergência. O ICS tem autoridade federal e é um dos componentes do National Incident Management System (NIMS). De acordo com a Federal Emergency Management Administration (FEMA), o ICS pode ser utilizado em todos os níveis de atendimento aos desastres, de modo a desencadear uma resposta padronizada de atendimento aos desastres, que organize e integre a coordenação da resposta dos profissionais, dos serviços e dos equipamentos. Esse sistema estabelece as respostas comuns de planejamento e organização dos recursos de todos os níveis de resposta.[1]

---
[1]N.R.T.: No Brasil, o governo federal, por meio da Secretaria Nacional de Proteção e Defesa Civil – SEDEC, implementa sistema semelhante (http://www.integracao.gov.br/web/guest/sedec/apresentacao).

**Tabela 56.2** Recursos federais norte-americanos disponíveis em desastres.

| Recursos federais disponíveis em desastres | Tipo de apoio oferecido |
|---|---|
| **Department of Health and Human Services (DHHS)** | |
| Centers for Disease Control and Prevention (CDC) | Colabora no sentido de criar habilidades, informações e recursos necessários à proteção da saúde do país e do mundo |
| National Disaster Medical System (NDMS) | Conta com muitas equipes de suporte médico, inclusive Disaster Medical Assistance Teams (DMAT), Disaster Mortuary Response Teams (DMORT), Veterinary Medical Assistance Teams (VMAT) e National Medical Response Teams for Weapons of Mass Destruction (NMRT) |
| **Department of Justice (DOJ)** | |
| Federal Emergency Management Agency (FEMA) | Realiza o controle no local do acidente e recolhe evidências forenses |
| **Department of Homeland Security** | |
| Federal Bureau of Investigation (FBI) | Pode ativar equipes como a Urban Search and Rescue Teams (USRT) |

## Planos de contingência de emergência hospitalar

A Joint Commission exige que os serviços de saúde elaborem um plano de contingência para emergências, que contemplem desastres internos e externos. Esse plano deve ser desenvolvido visando aos desastres internos e externos potenciais mais prováveis. Os exercícios de desastres são exigidos para simular acidentes com grande número de vítimas e a participação de vários órgãos.

### Componentes

A Joint Commission elaborou normas de acreditação, que cobrem oito áreas principais dos planos de operação em desastres. Esses padrões de atendimento às emergências incluem: expectativas quanto aos planos de atendimento às consequências das emergências; elaboração e manutenção de um plano de operações de emergência; estabelecimento de estratégias de comunicação em emergências; planejamento do gerenciamento de recursos e instalações durante emergências; manutenção da segurança e da proteção durante emergências; definição das funções e das responsabilidades das equipes; estabelecimento de estratégias para gerenciar os serviços públicos durante emergências; e elaboração de estratégias de gerenciamento das atividades clínicas e de suporte aos clientes durante uma emergência (Joint Commission, 2008).

### Ativação do plano de contingência para desastres

A notificação de um desastre a um serviço de saúde varia de acordo com a situação em questão. Em geral, a notificação do serviço de saúde provém de fontes externas, a menos que o acidente inicial tenha ocorrido nas próprias instalações do serviço. O plano de ativação do plano de contingência em desastres deve estabelecer claramente como o Plano de Operação de Emergência (POE) deve ser ativado. Quando a comunicação está mantida, o comando do atendimento de campo transmite o número aproximado de vítimas, embora a quantidade de clientes autorreferidos não seja conhecida e possa impactar o gerenciamento dos recursos.

### Identificação dos clientes

A triagem dos clientes é um componente fundamental do atendimento aos acidentes com grande número de vítimas. Para transmitir informações sobre os clientes, são usadas as etiquetas de desastre, que são numeradas e incluem a prioridade de triagem, o nome, o endereço, a localização e a descrição das lesões e dos tratamentos ou dos fármacos administrados. A etiqueta deve ser fixada firmemente ao cliente e permanecer com ele o tempo todo. O número da etiqueta e o nome do cliente são documentados em um registro de desastres; este é usado pelo centro de comando para rastrear os clientes, reservar leitos e fornecer informações aos familiares.

### Triagem durante acidentes com grande número de vítimas

Em situações que não caracterizam um desastre, os profissionais de saúde atribuem um nível alto de prioridade e alocam a maioria dos recursos aos clientes que estão em estado mais crítico. No entanto, em um desastre, quando os profissionais de saúde deparam-se com grande número de vítimas, o princípio fundamental a orientar a alocação dos recursos é realizar o maior bem possível ao máximo de pessoas. As decisões devem ser baseadas nas chances de sobrevivência e no consumo dos recursos disponíveis. Por esse motivo, os clientes em condições associadas a taxas elevadas de mortalidade podem ter níveis mais baixos de prioridade na triagem em situações de desastre, mesmo que estejam conscientes. Embora isso possa parecer cruel do ponto de vista ético, o consumo de recursos escassos com clientes que têm poucas chances de sobrevivência e a omissão desses recursos para outros que estão em condições graves, mas podem ser recuperados, não se justificam.

O profissional responsável pela triagem avalia rapidamente as vítimas no local do desastre; os clientes são imediatamente etiquetados e transportados ou submetidos às intervenções que salvam vidas. Um indivíduo realiza a triagem inicial, enquanto outro profissional do Serviço Médico de Emergência (SME) executa as medidas salvadoras (p. ex., intubação) e transporta as vítimas. Embora a equipe do SME realize a triagem inicial de campo, é essencial fazer a triagem secundária e sua continuidade em todos os níveis subsequentes de cuidado.

A equipe deve controlar todas as entradas ao setor de emergência, de modo que os clientes que cheguem sejam direcionados primeiramente para a área de triagem; a qual pode ser externa ou exatamente após a porta do SE. Isso possibilita que todos os clientes, inclusive os que chegam por transporte médico e os que chegam andando, passem pela triagem. Alguns clientes que já foram atendidos no local do desastre podem ser reclassificados na área de triagem com base em suas condições atuais.

As categorias de triagem separam os clientes de acordo com a gravidade das lesões. Um sistema de etiquetas com código

**Tabela 56.3** Categorias de triagem durante um incidente com múltiplas vítimas (IMV).

| Categoria de triagem | Prioridade | Cor | Condições típicas |
|---|---|---|---|
| **Imediata:** as lesões são potencialmente fatais, mas recuperáveis com intervenção mínima. As vítimas desse grupo podem evoluir rapidamente para a categoria expectante, caso o tratamento demore | 1 | Vermelha | Ferida torácica aspirativa, obstrução das vias respiratórias secundárias a uma causa mecânica, choque, hemotórax, pneumotórax hipertensivo, asfixia, tórax instável e feridas abdominais, amputações parciais, fraturas expostas de ossos longos e queimaduras de segundo/terceiro grau em 15 a 40% da superfície corporal total |
| **Demorada:** as lesões são significativas e requerem cuidados médicos, mas podem aguardar horas sem risco à vida ou à viabilidade de um membro. As vítimas desse grupo são tratadas apenas depois que as vítimas classificadas na categoria imediata foram tratadas | 2 | Amarela | Feridas abdominais estáveis sem indícios de hemorragia significativa; lesões dos tecidos moles; feridas maxilofaciais sem comprometer as vias respiratórias; lesões vasculares com controle adequado da circulação; lesões do trato geniturinário; fraturas que exigem redução aberta, desbridamento e fixação externa; a maioria das lesões oculares e do sistema nervoso central |
| **Mínima:** as lesões são brandas e o tratamento pode ser adiado por horas a dias. As vítimas desse grupo devem ser removidas da área de triagem principal | 3 | Verde | Fraturas dos membros superiores, queimaduras leves, entorses, lacerações pequenas sem sangramento significativo, transtornos comportamentais ou psicológicos |
| **Expectante:** as lesões são extensivas e as chances de sobrevivência são mínimas, mesmo com tratamento definitivo. As vítimas dessa categoria devem ser separadas das outras, mas não abandonadas. Medidas de conforto devem ser oferecidas, quando possível | 4 | Preta | Clientes inconscientes com feridas penetrantes cranianas, traumatismo raquimedular alto envolvendo várias áreas anatômicas e diversos órgãos; queimaduras de segundo/terceiro graus em mais de 60% da superfície corporal; convulsões e vômitos nas primeiras 24 h depois da exposição à radiação; choque profundo com várias lesões; respirações agônicas; pulso impalpável, pressão arterial zerada, pupilas fixas e dilatadas |

especial de cores é usado durante o IMV, de maneira que a categoria de triagem seja imediatamente visível. Existem vários sistemas de triagem em uso em todo o país, e cada enfermeira deve estar ciente do sistema utilizado em sua instituição e sua comunidade. O sistema de triagem da OTAN (Organização do Tratado do Atlântico Norte, ou NATO em inglês) é um dos mais amplamente utilizados e está descrito aqui. Esse sistema consiste em quatro cores – vermelho, amarelo, verde e preto (Tabela 56.3); cada cor significa um nível diferente de prioridade, em que a cor vermelha representa as lesões mais significativas, embora potencialmente recuperáveis, enquanto a cor verde representa as lesões mais brandas. A cor preta designa morte "esperada" em decorrência de lesões irrecuperáveis ou clientes nos quais a morte parece iminente.

## Comunicação com a mídia e as famílias

Comunicação é um componente fundamental do atendimento aos desastres. A comunicação entre a equipe ampla de pessoas que respondem aos desastres é essencial; contudo, a comunicação efetiva e esclarecedora com a mídia e os familiares preocupados também é crucial e deve ser contemplada no plano de desastre da instituição e orientada à equipe.

Embora a mídia tenha obrigação de relatar notícias e possa desempenhar um papel positivo e significativo na comunicação, o número de repórteres e jornalistas e suas equipes de apoio pode ser esmagador, possivelmente comprometendo as operações e a confidencialidade dos clientes. Em desastres, é necessário que haja um processo claramente definido de gerenciar os pedidos da mídia, que inclui um porta-voz designado, uma área para disseminação das informações (longe da área de atendimento às vítimas) e um horário regular de emissão de atualizações.

O plano de desastres ajuda a evitar a liberação de informações imprecisas ou contraditórias. Os primeiros pronunciamentos devem enfatizar os reforços em andamento e o que está sendo realizado para entender mais claramente o alcance e o impacto do desastre. A informação sobre vítimas não deve ser divulgada; a equipe de segurança não deve permitir que o pessoal da mídia tenha acesso às áreas de atendimento às vítimas.

Os amigos e os familiares que vão ao local do desastre precisam ser atendidos pela equipe da instituição. Eles podem apresentar ansiedade extrema, choque ou culpa e devem receber informações e boletins atualizados quanto às condições dos seus entes queridos, tão logo isso seja possível e a intervalos regulares a partir daí. Eles não devem ficar na área de triagem ou tratamento, mas em uma área designada, atendida por profissionais como assistentes sociais, orientadores, terapeutas e/ou religiosos. O acesso a essa área deve ser controlado para evitar que os familiares sejam incomodados.

Os efeitos emocionais e comportamentais variam entre os diversos indivíduos afetados. Dentre os fatores que influenciam a resposta de uma pessoa ao desastre, estão a gravidade e o tipo de exposição ao desastre; a perda de amigos e entes queridos; as estratégias de enfrentamento disponíveis; os recursos e os apoios disponíveis; e o significado pessoal atribuído ao evento. Outros fatores, tais como perda de residências e bens materiais, exposição prolongada ao perigo e exposição à contaminação tóxica, também influenciam a resposta e aumentam o risco de que ocorram problemas de adaptação. Os indivíduos expostos às vítimas mortas e traumatizadas, os que participaram do desastre, os idosos, as crianças, as pessoas que atuaram no local e os profissionais de saúde que cuidam das vítimas são considerados em risco mais alto de ter sequelas emocionais.

As enfermeiras podem ajudar as vítimas de desastres e seus familiares quando utilizam a escuta ativa e oferecem apoio emocional; fornecem informações e referenciam os clientes aos terapeutas ou assistentes sociais. É necessário que os profissionais de saúde referenciem os clientes aos serviços de saúde mental, porque a experiência mostra que poucas vítimas de desastres buscam esses serviços e que a intervenção precoce atenua as consequências psicológicas. As enfermeiras também podem desestimular as vítimas de submeterem-se às exposições repetidas ao evento por meio de *replays* da mídia e artigos de jornais; além de recomendar que elas voltem às suas atividades habituais e, se possível, às funções que desempenhavam antes.

## Função do profissional de enfermagem nos planos de resposta aos desastres

A atuação do profissional de enfermagem durante um desastre varia. Ele pode ser solicitada a realizar atividades fora da sua área de competência e pode assumir responsabilidades que normalmente são pertinentes aos médicos ou às enfermeiras. Embora o papel exato que uma enfermeira desempenha no atendimento aos desastres dependa das necessidades específicas da instituição na ocasião, deve ficar explícito qual enfermeira ou qual médico está encarregado de determinada área de atendimento às vítimas e quais procedimentos cada enfermeira pode ou não executar. Os profissionais podem pedir ajuda ao centro de comando do desastre e, quando possível, os profissionais não médicos podem prestar serviços.

Durante um desastre, a enfermeira encontra contextos novos e desempenha funções incomuns; por exemplo, ela pode prestar atendimento de acolhimento em uma área de abrigo temporário ou suporte às pessoas que perderam entes queridos e ajudar na identificação das vítimas mortas. As pessoas podem necessitar de intervenção em crise ou a enfermeira pode participar do aconselhamento de outros membros da equipe e do manejo do estresse em incidente crítico (CISM, do inglês *critical incident stress management*, descrito mais adiante neste capítulo). Cuidados especiais podem ser indicados para populações de risco durante um desastre, inclusive pessoas com deficiências físicas, idosos, jovens, gestantes e outros grupos vulneráveis.

Os desastres podem ressaltar uma disparidade entre os recursos do serviço de saúde e as necessidades das vítimas. Isso provoca dilemas éticos para as enfermeiras e outros profissionais de saúde e inclui conflitos relacionados com os seguintes aspectos:

- Escassez de recursos de atendimento e tratamento
- Tratamento inútil
- Consentimento
- Dever
- Confidencialidade
- Reanimação.

As enfermeiras podem achar difícil não prestar cuidados médicos a uma vítima moribunda, ou reter informações para evitar a disseminação do medo e do pânico. Cenários clínicos inimagináveis em condições normais confrontam as enfermeiras em situações extremas. Outros dilemas éticos podem despertar os instintos dos profissionais de saúde como autoproteção e proteção de seus familiares.

As enfermeiras podem planejar-se para os dilemas éticos que enfrentarão durante os desastres, estabelecendo um referencial básico para análise crítica das questões éticas antes que ocorram e identificando e explorando as possíveis respostas às situações clínicas difíceis. As enfermeiras podem refletir sobre como os princípios éticos fundamentais (tais como utilitarismo, beneficência e justiça) influenciam suas decisões e o cuidado prestado em resposta a um desastre. Treinamento e prática do plano de resposta aos desastres podem ajudar a enfermeira a compreender as alterações de funções e dos dilemas que poderiam afetar seu desempenho profissional.

## Manejo do estresse em incidente crítico

O manejo do estresse em incidente crítico (CISM, do inglês *critical incident stress management*) é uma abordagem usada para evitar e tratar o trauma emocional que pode afetar as pessoas que atuam em resposta aos desastres em virtude de suas ocupações e que também podem afetar qualquer pessoa envolvida em um desastre ou IMV. O CISM é aplicado pelas equipes treinadas para executar suas técnicas.

Os componentes do plano de CISM incluem neutralização, troca de informações, desmobilização e cuidados de seguimento depois do desastre. *Neutralização* é um processo pelo qual o indivíduo recebe orientações sobre como reconhecer as reações de estresse e utilizar as estratégias de controle do estresse. *Troca de informações (debriefing)* é uma intervenção mais complicada; consiste em um processo de 2 a 3 horas, durante o qual os participantes são questionados quanto às suas reações emocionais ao incidente, quais sintomas têm experimentado (p. ex., lembranças vívidas recorrentes, dificuldades de dormir, pensamentos intrusivos) e outras implicações psicológicas. Como intervenção, a *desmobilização* geralmente é reservada para desastres em larga escala com grandes números de participantes de várias disciplinas. Quando as intervenções de neutralização foram tentadas em cada grupo, os recursos do CISM poderiam estar sobrecarregados. Semelhante à intervenção de neutralização, os indivíduos que responderam ao desastre recebem informações a respeito das reações esperadas ao estresse que poderiam vivenciar e como lidar com elas. As pessoas envolvidas também podem ter oportunidade de descansar e alimentar-se antes de voltar às suas rotinas normais antes da ocorrência do desastre. Nos casos de desastres em larga escala, poderia ser conveniente participar do processo de desmobilização depois de cada turno de trabalho. No *seguimento*, os membros da equipe de CISM entram em contato com os participantes de uma reunião de troca de informações e, se necessário, agendam um encontro de seguimento. Os indivíduos com reações persistentes ao estresse devem ser referenciados aos especialistas da área de saúde mental.

## Prontidão e resposta

Como profissional de saúde, a prontidão para terrorismo e outros desastres inclui a conscientização quanto à possibilidade de uso dissimulado de armas de destruição em massa (WMD, do inglês *weapons of mass destruction*), autoproteção e detecção imediata, retenção ou **descontaminação** das substâncias e dos agentes que possam afetar outras pessoas por exposição secundária. A potência de algumas toxinas, a mobilidade social atual e os períodos de incubação longos de alguns microrganismos e doenças podem resultar em epidemias, que podem se espalhar rápida e silenciosamente por todo o país. Por exemplo, é importante estar ciente de que um indivíduo previamente saudável que tenha início súbito de sintomas gripais pode ter uma doença grave, tal como antraz ou síndrome da angústia respiratória aguda grave (SARG), ambos descritos com mais detalhes neste capítulo.

### Detecção

O profissional de saúde deve ter um nível alto de percepção das tendências que possam sugerir a dispersão intencional de agentes tóxicos ou infecciosos. Alguns princípios gerais devem ser considerados, inclusive os seguintes:

- Atenção ao aumento atípico do número de clientes que buscam atendimento com febre e sintomas gastrintestinais ou respiratórios
- Quaisquer grupos de clientes que se apresentem com a mesma doença incomum no mesmo local. Os grupos de casos podem provir de uma área geográfica específica (p. ex., uma cidade) ou de um único evento esportivo ou de entretenimento
- Grandes números de casos rapidamente fatais, especialmente quando as mortes ocorrem nas primeiras 72 h depois da internação hospitalar
- Aumento da incidência de uma doença em populações normalmente saudáveis. Esses casos devem ser notificados ao departamento de saúde do estado e, nos EUA, aos Centers for Disease Control and Prevention (CDC), inclusive informações sobre viagem recente e contato com outras pessoas doentes ou que morreram recentemente com uma doença fatal.

As suspeitas ou as descobertas devem ser notificadas aos órgãos apropriados da instituição e às autoridades encarregadas na comunidade. Os recursos podem incluir departamento de controle de infecções, folhas de dados de segurança dos materiais (MSDS, do inglês, *material safety data sheets*), departamento de saúde do estado, CDC, centro de controle de intoxicação local e muitos *sites* da internet. A notificação fornece elementos de dados para os órgãos responsáveis pela epidemiologia e resposta ao evento. Além disso, a notificação torna possível compartilhar informações entre as instituições e jurisdições e pode ajudar a determinar a origem das infecções ou da exposição e evitar casos adicionais de exposições e até mortes.

### Proteção individual

Prontidão e resposta consistem em proteger o profissional de saúde com o uso de equipamentos de proteção individual (EPI) adicionais, antes do contato com um cliente contaminado ou infectado. A finalidade dos EPI é proteger os profissionais de saúde contra riscos químicos, físicos, biológicos e radiológicos que existem quando se trata de clientes contaminados. A U.S. Environmental Protection Agency (EPA) dividiu as roupas de proteção e os equipamentos de proteção respiratória em quatro categorias – níveis A até D (Boxe 56.6) (U.S. Environmental Protection Agency [EPA], 2009).

### BOXE 56.6 Categorias de roupas protetoras e equipamentos de proteção respiratória de acordo com a Environmental Protection Agency.

- A proteção de nível A é usada quando for necessário o mais alto nível de proteção do trato respiratório, da pele, dos olhos e das mucosas. Isso inclui um aparelho de respiração autocontido (ARAC) e uma roupa de encapsulamento completo e vapores com luvas e botas, todos resistentes a substâncias químicas
- A proteção de nível B é usada quando é preciso o mais alto nível de proteção respiratória, mas um nível mais baixo de proteção cutânea e ocular que a exigida para situações do nível A. Esse nível de proteção inclui um ARAC facial completo com pressão positiva ou um respirador de ar suprido com pressão positiva e ARAC de escape, luvas internas e externas, protetor facial, roupas vedadas, capotes completos e botas externas, todos resistentes a substâncias químicas
- A proteção de nível C consiste em um respirador de ar purificado, que utilize filtros ou materiais absorventes para remover substâncias perigosas do ar. Nesse nível de proteção, estão incluídos capotes com capuz contra respingos, luvas e botas, todos resistentes a substâncias químicas
- A proteção de nível D é o uniforme comum de trabalho. Os equipamentos de proteção do nível D podem incluir luvas, óculos de proteção ou máscara facial.

### Descontaminação

A **descontaminação** – processo de remover contaminantes acumulados – é fundamental à saúde e à segurança dos profissionais de saúde pelo fato de evitar contaminação secundária. O plano de descontaminação deve estabelecer procedimentos e treinar os funcionários quanto aos procedimentos de descontaminação; identificar os equipamentos necessários e os métodos usados; e estabelecer métodos de descarte dos materiais contaminados.

A descontaminação efetiva tem de incluir pelo menos duas etapas. A primeira é remover as roupas e joias do cliente e, em seguida, lavar seu corpo com água. Dependendo do tipo de exposição, essa etapa pode ser suficiente para remover contaminações maciças e reduzir a contaminação secundária. Em condições ideais, os serviços médicos definem áreas nas quais os clientes possam ser descontaminados antes de entrar na instituição, de modo a evitar contaminação acidental das áreas em que são prestados serviços de emergência, da equipe de emergência e de outras áreas e funcionários do hospital. A segunda etapa consiste em um banho cuidadoso e enxágue de todo o corpo com água e sabão. Quando o cliente chega ao hospital depois de ser avaliado e tratado por um profissional pré-hospitalar, não se deve supor que ele tenha sido totalmente descontaminado.

## Desastres naturais

Os desastres naturais podem causar grande número de vítimas; podem ocorrer em qualquer local e a qualquer hora e incluem eventos como tornados, furacões, inundações, avalanches, ondas gigantes (p. ex., *tsunamis*), terremotos e erupções vulcânicas. Em muitos casos, a preparação prévia para um desastre natural é o melhor plano a ser adotado. Na eventualidade de um desastre natural, a interrupção das comunicações, a perda dos suprimentos de água potável e o bloqueio da transmissão de energia elétrica costumam ser os maiores obstáculos a uma resposta de emergência bem coordenada. Até mesmo a tecnologia sem fio ou *wireless* (p. ex., telefones celulares, computadores e outros dispositivos de comunicação) pode não funcionar.

A maioria das vítimas imediatas sofre traumatismo. Esses desastres com grande número de vítimas levam o sistema de atendimento ao traumatismo aos seus limites, porque o obrigam a realizar triagem, transportar clientes (em condições de tráfego e clima desfavoráveis) e coordenar o tratamento das vítimas nos centros de traumatologia. Eletrocussão também é um acidente comum e pode causar morte.

A exposição excessiva aos elementos naturais e a necessidade de alimentos e água (tanto para os clientes quanto para os que respondem à situação de emergência) são aspectos críticos. Sem abrigo (p. ex., os prédios podem ser inseguros ou estar destruídos) ou água potável (p. ex., a água pode estar contaminada ou indisponível), podem ocorrer lesões causadas por exposição ao calor, ao frio, à água ou aos alimentos contaminados. Os equipamentos de segurança que protegem a equipe de resgate contra acidentes, exposição e animais potencialmente perigosos devem estar prontamente disponíveis. A hipotermia pode ocorrer rapidamente nos membros da equipe de resgate que ficam expostos à água em temperaturas iguais ou menores que 24°C. Como também ocorre em todos os desastres, profissionais de saúde mental e abrigos são necessários a toda a comunidade. O suporte de veterinários também é essencial, visto que os animais domésticos frequentemente são abandonados e estão machucados. Depois de inundações ou desastres causados pela água, as doenças de veiculação hídrica causadas por *Escherichia coli,* salmonelose, shigelose, febre tifoide, leptospirose, malária e tularemia são comuns e causam doença generalizada.

Em alguns casos, sistemas de alerta imediato têm conseguido reduzir o número de mortes por tornados e furacões. Quando ocorrem desabamentos de prédios, a resposta rápida para identificar e remover vítimas presas nos escombros é a única maneira de aumentar as chances de sobrevivência. Existe uma relação direta entre o tempo passado soterrado e a sobrevivência, o tipo de construção e o número de andares da estrutura desabada. Os problemas mais gerais que podem causar mais morbidade e mortalidade tardias são inexistência de um sistema de purificação da água, impossibilidade de remover a água acumulada, permanência de corpos humanos e de animais insepultos e controle de vetores. Além disso, é necessário considerar a remoção ou o descarte dos agentes biológicos, químicos e nucleares.

## Agentes biológicos

Armas biológicas são armamentos que disseminam doença na população em geral ou nos militares, como parte de uma **guerra biológica**. Os agentes biológicos são dispersos na forma líquida ou em pó, colocados nos alimentos ou na água, ou vaporizados para inalação ou contato direto. A vaporização pode ser conseguida por *sprays* ou explosivos carregados com o agente biológico. Devido à ampliação do número de viagens de trabalho e lazer nas populações dos países industrializados, um agente biológico poderia ser disseminado em uma cidade e afetar populações de outras cidades localizadas a milhares de quilômetros de distância. O vetor pode ser um inseto, animal ou pessoa, ou pode haver contato direto com o próprio agente biológico.

Os agentes etiológicos do antraz e da varíola são os aqueles com mais chances de utilização como armas biológicas. A Tabela 56.4 descreve outros agentes biológicos que podem ser transformados facilmente em arma biológica.

### Antraz

A forma inalatória do antraz é reconhecida como o agente biológico com mais chances de ser utilizado como arma biológica.

O *Bacillus anthracis* é uma bactéria gram-positiva encontrada na natureza, um bastonete encapsulado que vive no solo em esporos dispersos por todo o mundo. A bactéria é liberada quando fica exposta ao ar e causa infecção apenas como esporos. A infecção é causada pelo contato com produtos animais infectados (carnes cruas) ou por inalação dos esporos.

### Fisiopatologia

Estudos realizados com animais sugeriram que quantidades diminutas de esporos de antraz inalados (apenas 50 a 98 esporos) possam ser suficientes para causar a morte de 10% das vítimas expostas (Center for Infectious Disease Resarch and Policy, 2011). Em aerossol, o antraz é inodoro e invisível e pode percorrer grandes distâncias antes de ser disseminado; por essa razão, a distância entre o local em que é liberado e a área contaminada pode ser de muitos quilômetros. A incubação dos esporos inalados pode ser de até 7 dias.

### Manifestações clínicas

Os primeiros sinais e sintomas são semelhantes aos de um resfriado comum. O antraz não causa pneumonia; depois de vários dias, os sintomas progridem para distúrbios respiratórios graves e choque.

### Manejo clínico e de enfermagem

A forma inalatória do antraz costuma ser fatal, mesmo com tratamento antibiótico e medidas rigorosas de suporte. Em vista da existência dos esporos, o tratamento com antibióticos deve

**Tabela 56.4** Exemplos de agentes biológicos que podem ser usados como armas.

| Agente ou microrganismo | Contágio | Descontaminação e equipamentos de proteção | Sinais e sintomas | Tratamento (taxa de mortalidade) |
|---|---|---|---|---|
| Tularemia (*Francisella tularensis*); cocobacilo gram-negativo, uma das bactérias mais contagiosas conhecidas | Contato direto com animais infectados ou dispersão de aerossóis como arma de terrorismo; mordidas. Não há transmissão por contato entre seres humanos | Precauções de isolamento convencionais. As roupas de uso pessoal e de cama devem ser lavadas de acordo com o protocolo geral do hospital | *Inicial*: início súbito de febre, fadiga, calafrios, cefaleia, dor lombar, mal-estar, tremores, coriza, tosse seca e dor de garganta sem linfadenopatia; náuseas e vômitos ou diarreia podem ocorrer. *À medida que a doença avança*: sudorese, febre, fraqueza progressiva, anorexia e emagrecimento com a persistência da doença. *Morte causada por*: pneumonite (se a fonte for inalatória) com expectoração aquosa ou purulenta copiosa, hemoptise, insuficiência respiratória, sepse e choque | Estreptomicina ou gentamicina/aminoglicosídio por 10 a 14 dias. A inalação do bacilo da tularemia deve ser tratada nas primeiras 48 h depois do início. Nas situações com grande número de vítimas, recomenda-se usar doxiciclina ou ciprofloxacino. Para indivíduos expostos à tularemia, recomenda-se usar tetraciclina ou doxiciclina por 14 dias. (Taxa de mortalidade = 2%) |
| Botulismo (*Clostridium botulinum*): o bacilo bloqueia a fusão das vesículas que contêm acetilcolina com as membranas terminais da placa terminal do neurônio motor, resultando em paralisia flácida | Contato direto. Não há contágio por contato entre seres humanos | Qualquer exposição cutânea à toxina botulínica pode ser tratada com limpeza com água e sabão, ou solução de hipoclorito a 0,1%. Cuidados padrão são usados quando clientes com botulismo são tratados | *Botulismo gastrintestinal*: cólicas abdominais, náuseas, vômitos e diarreia. *Botulismo inalatório*: febre; paralisia flácida descendente simétrica com paralisias de vários nervos cranianos. Os sinais e sintomas clássicos incluem diplopia, disfagia, boca seca, ausência de febre e estado mental preservado. Outros sintomas possíveis são ptose palpebral, borramento visual, pupilas dilatadas e pouco reativas, disartria e disfonia. *Morte secundária a*: obstrução das vias respiratórias e volume corrente insuficiente | Suporte ventilatório necessário quando houver infecção respiratória. Aminoglicosídios e clindamicina estão contraindicados porque agravam o bloqueio neuromuscular. A antitoxina equina é usada para limitar a lesão neural subsequente. O índice de reações anafiláticas à antitoxina é de 2%; assim, deve-se dispor de difenidramina e epinefrina para uso imediato. Medidas de suporte: ventilação mecânica, nutrição, líquidos, prevenção das complicações. (Taxa de mortalidade = 5%) |
| Peste (*Yersinia pestis*): cocobacilo gram-negativo não formador de esporos. A bactéria causa destruição e necrose dos linfonodos | Doença contagiosa. *Peste bubônica*: transmitida por picadas de pulgas, sem transmissão por contato interpessoal. *Peste pneumônica*: transmitida pelo contato com secreções respiratórias | Precauções de isolamento com respiradores faciais completos. O cliente deve usar uma máscara. Os quartos devem receber uma limpeza terminal. As roupas de uso pessoal e de cama contaminadas com líquidos corporais devem ser lavadas com o desinfetante comum. Precauções rotineiras devem ser adotadas em caso de morte | *Peste bubônica*: febre e calafrios de início súbito, linfonodos aumentados e dolorosos (bubões) na virilha, na axila ou na região cervical. A bacteriemia resultante evolui para septicemia causada pela endotoxinas e, finalmente, choque e morte. *Peste septicêmica primária*: coagulação intravascular disseminada (CID), necrose dos pequenos vasos sanguíneos, púrpura e gangrena dos dedos e do nariz (peste negra). *Peste pneumônica*: broncospasmo grave, dor torácica, dispneia, tosse e hemoptise. Se a peste pneumônica não for tratada nas primeiras 24 h, a mortalidade é de 100% | Estreptomicina ou gentamicina por 10 a 14 dias. Tetraciclina ou doxiciclina é uma alternativa aceitável quando não for possível usar aminoglicosídio. Os indivíduos que tiveram contato direto (< 2 m) precisam fazer profilaxia com doxiciclina por 7 dias. (Taxa de mortalidade = 50%) |

ser mantido por 60 dias. O antraz não pode ser disseminado por contato pessoal, e as precauções universais padronizadas do nível D são suficientes.

## Varíola

### Fisiopatologia

O vírus da varíola é classificado como um vírus de DNA. Tem um período de incubação varia de 10 a 12 dias. O vírus é altamente contagioso e é disseminado por contato direto, contato com roupas pessoais ou de cama, ou por inalação de gotículas de saliva durante o contato com um cliente infectado. No período de incubação, não há sinais e sintomas. Quando o vírus multiplica-se em número suficiente para causar febre e erupção cutânea típica, o cliente infectado não apenas parece enfermo, como também se encontra no período de maior contagiosidade (National Institute of Allergy and Infectious Disease, 2009). A dispersão do vírus em aerossol poderia resultar em disseminação generalizada.

### Manifestações clínicas e avaliação

Os sinais e sintomas da infecção pelo vírus da varíola são semelhantes aos da *influenza* e incluem febre alta, mal-estar, cefaleia, dor lombar e fadiga. Depois de 2 a 3 dias, surge uma erupção cutânea caracterizada por lesões planas avermelhadas, evoluindo com a mesma rapidez e com início na face, na boca, na faringe e nos antebraços. Depois de vários dias, essas lesões ficam cheias de pus (Figura 56.5) e formam crostas na segunda semana. Com aproximadamente 3 semanas, essas crostas formam escamas e começam a desprender-se (National Institute of Allergy and Infectious Diseases, 2008). O número de vírus presentes na saliva e nas pústulas é grande. A varíola é contagiosa apenas depois do aparecimento da erupção. Existem dois tipos de varíola – maior e menor. A maior é mais comum e causa febre mais alta com erupção mais difusa; a taxa de mortalidade é de 30%. A varíola hemorrágica – um subtipo da varíola maior – inclui todos os sinais e sintomas citados anteriormente, mas eritema pardacento e petéquias ou hemorragia evidente na pele e nas mucosas, resultando na morte em 5 ou 6 dias.

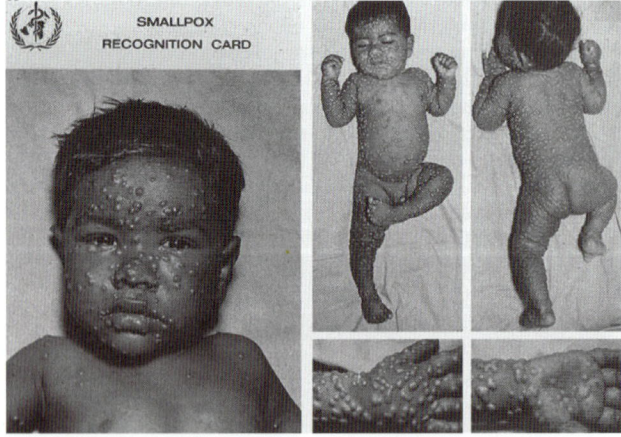

**Figura 56.5** Criança com varíola. De Knipe, D.M. & Howley, P.M. (Eds.) (2001). *Field's virology* (4th ed.). Philadelphia: Lippincott Williams & Wilkins.

### Manejo clínico e de enfermagem

A varíola não tem tratamento específico e a vacinação é preventiva. O tratamento inclui medidas de suporte com antibióticos para erradicar infecção associada. O cliente precisa ser isolado com a adoção de precauções de transmissão. As roupas sujas e os detritos biológicos devem ser autoclavados antes de serem lavados com água quente e hipoclorito. A **descontaminação** padronizada do quarto é efetiva. Todos os indivíduos que tiveram contato familiar ou face a face com o cliente que já apresentava febre devem ser vacinados nos primeiros 4 dias para evitar infecção ou atenuar sua gravidade (National Institute of Allergy and Infectious Diseases, 2009).

## Síndrome de angústia respiratória aguda grave

Nem todos os desastres biológicos com múltiplas vítimas têm origem terrorista. O surto de SARG, ocorrido em 2003, é um exemplo clássico de acidente biológico não terrorista com grande número de vítimas. A doença começou com pneumonia "atípica" na China em fevereiro desse ano e se espalhou para 29 países de todo o mundo em julho do mesmo ano. Viagens aéreas e comércio mundial aumentaram a possibilidade de que qualquer doença infecciosa seja disseminada rapidamente. O período de incubação varia de 2 a 10 dias.

### Manifestações clínicas e avaliação

Considera-se a SARG nos seguintes casos: quando há um surto de pneumonia atípica depois de viajar a uma região que reconhecidamente tem um surto da doença; em um profissional de saúde que teve contato direto com clientes; nos funcionários de laboratório que trabalham com vírus vivos da SARG-CoV. Os primeiros sinais sistêmicos são tosse seca e dispneia com ou sem outras queixas respiratórias. Além de febre e sintomas respiratórios, depois de 7 a 10 dias, os clientes têm pneumonia confirmada por radiografias ou síndrome de angústia respiratória aguda.

### Manejo clínico e de enfermagem

O isolamento de precaução para contato por perdigotos e o controle das visitas aos clientes expostos são fundamentais; o tratamento consiste em medidas de suporte. A taxa de mortalidade geral é de 10%, mas aumenta para mais de 50% entre os clientes com mais de 60 anos, o que significa que os clientes idosos e frágeis correm risco mais alto.

#### *Alerta de enfermagem*

*A meta das precauções de contato por perdigotos é evitar a transmissão dos patógenos disseminados pelo contato direto com as secreções respiratórias destas vias. Como os patógenos não se mantêm infectantes em distâncias mais longas, cuidados especiais de manutenção do ar e ventilação não são necessários para evitar transmissão. Um quarto para cada cliente é preferível quando os indivíduos necessitam de precauções de contato por perdigotos; contudo, se isso não for possível, recomenda-se consultar a equipe de controle de infecções quanto à acomodação conjunta dos clientes. Além disso, é necessário usar uma máscara quando o contato for próximo (1 m) com o cliente contagioso, que geralmente é colocada antes de entrar no quarto. Se o cliente precisar ser transportado para fora do quarto, deve-se colocar uma máscara (se for tolerada) e ele deve ser orientado quanto aos cuidados ao tossir ou espirrar (cobrir a boca/nariz, usar e descartar lenços). Além disso, a higiene das mãos deve ser realizada depois de entrar em contato com secreções respiratórias (Siegel, Rhinehart, Jackson et al., 2007).*

## Agentes químicos

Os agentes que podem ser usados como **armas químicas** ou em ações de terrorismo são *"declarados"*, porque seus efeitos são mais aparentes e ocorrem mais rapidamente que os causados pelas armas biológicas. Os agentes disponíveis e bem conhecidos causam morbidade e mortalidade altas e provocam pânico e desorganização social. Existem muitos agentes nesse grupo, inclusive os que acometem os nervos (sarin, soman); os que atuam no sangue (cianeto); os que causam bolhas ou vesicantes (lewisite, mostarda nitrogenada ou sulfurada, fosgênio); metais pesados (arsênio, chumbo); toxinas voláteis (benzeno, clorofórmio); agentes respiratórios (cloro); e ácidos corrosivos (ácido nítrico, ácido sulfúrico) (Tabela 56.5).

Os agentes químicos podem variar quanto à absorção e aos seus efeitos. A *volatilidade* de um agente químico refere-se à capacidade que ele tem de transformar-se em vapor. A maioria dos compostos químicos é mais pesada que o ar (com exceção do cianeto de hidrogênio) e a exposição mais grave ocorre nos níveis mais próximos do chão. *Persistência* de um agente químico significa que o composto apresenta menor tendência de vaporizar e dispersar. Os compostos químicos mais voláteis não evaporam rapidamente e são utilizados mais comumente em ações militares e terroristas (e não na indústria química).

A *toxicidade* de um agente químico é sua capacidade de causar danos ao corpo; é influenciada pela concentração e pelo tempo de exposição. *Latência* é o tempo decorrido entre a absorção e o início dos sintomas. As mostardas sulfuradas e os agentes respiratórios têm latências mais longas, enquanto os agentes vesicantes, os agentes neurais e o cianeto causam sintomas dentro de alguns segundos.

### "Agentes dos nervos"

Os agentes mais tóxicos disponíveis são os agentes neurais como sarin, soman, tabun, VX e organofosforados (pesticidas). Esses compostos têm custo reduzido, são efetivos em doses pequenas e são dispersos facilmente. Na forma líquida, os agentes neurais evaporam em gases inodoros e incolores. Os organofosforados são semelhantes aos agentes neurais usados como armas químicas e estão facilmente disponíveis. Os "agentes dos nervos" podem ser inalados ou absorvidos por via percutânea ou subcutânea. Esses compostos ligam-se à acetilcolinesterase e, desse modo, a acetilcolina não pode ser inativada; o efeito deletério é a estimulação contínua (hiperestimulação) das terminações nervosas.

Uma gotícula de um agente desses é suficiente para causar transpiração e tremores musculares no local da exposição; uma quantidade maior causa sintomas mais sistêmicos. Os efeitos podem começar entre 30 min a 18 h depois da exposição. Os organofosforados e os carbamatos mais comuns (p. ex., Sevin e malation) usados na agricultura causam sintomas menos graves que os compostos utilizados como armas químicas ou em ataques terroristas. Em condições comuns (p. ex., em situações que não envolvem conflitos ou ataques terroristas), um cliente poderia chegar ao SE depois de ser exposto acidentalmente ou voluntariamente (tentativa de suicídio) aos organofosforados.

**Tabela 56.5** Agentes químicos comuns.

| Agente | Ação | Sinais e sintomas | Descontaminação e tratamento |
|---|---|---|---|
| **Agentes neurais** Sarin Soman (organofosforados) | Inibição da colinesterase | Secreções aumentadas, aumento da motilidade gastrintestinal, diarreia, broncospasmo | Água e sabão Medidas de suporte Benzodiazepínico Pralidoxina Atropina |
| **Agente sanguíneo** Cianeto | Inibição do metabolismo aeróbico | Inalação – taquipneia, taquicardia, coma, convulsões. Pode progredir para insuficiência ou parada respiratória, parada cardíaca e morte | Nitrito de sódio Tiocianato de sódio Nitrato de amilo Hidroxicobalamina |
| **Agentes vesicantes** Lewisite Mostarda sulfurada Mostarda nitrogenada Fosgênio | Causam a formação de bolhas | Queimadura superficial ou de espessura parcial com vesículas que coalescem | Água e sabão Enxugar sem esfregar com pano seco |
| **Agentes pulmonares** Fosgênio Cloro | Separação dos alvéolos do leito capilar | Edema pulmonar, broncospasmo | Desobstrução das vias respiratórias Suporte ventilatório Broncoscopia |

## Manifestações clínicas e avaliação

Os sinais e sintomas da exposição aos agentes neurais são os de uma crise colinérgica e incluem miose (contração da pupila) bilateral, distúrbios visuais, aumento da motilidade GI, náuseas e vômitos, diarreia, espasmo subesternal, indigestão, bradicardia e bloqueio atrioventricular, broncoconstrição, espasmo laríngeo, fraqueza, fasciculações (pequenos "espasmos musculares" localizados) e incontinência. O cliente deve ser examinado em uma área escura, para que seja possível realmente detectar miose. As reações neurológicas incluem insônia, amnésia, transtornos do raciocínio, depressão e irritabilidade. Uma dose letal causa perda de consciência, convulsões, secreções copiosas, fasciculações, flacidez muscular e apneia.

## Manejo clínico e de enfermagem

É fundamental a descontaminação com muita água e sabão ou soro fisiológico por 8 a 20 min. A água é derramada sem esfregar a pele; também pode ser utilizada solução de hipoclorito (água sanitária) a 0,5% (Agency for Toxic Substances and Disease Registry, 2011). As vias respiratórias devem ser desobstruídas e aspiradas conforme a necessidade. As cânulas de plástico usadas para estabilizar as vias respiratórias absorvem o gás sarin e isso pode resultar na persistência da exposição ao tóxico.

A atropina é administrada por via IV na dose inicial de 2 a 4 mg e, em seguida, 2 mg a cada 3 a 8 min, por até 24 h de tratamento. Como alternativa, a atropina é administrada por infusão IV a 1 a 2 mg/h, até que os sinais de hiperatividade colinérgica tenham regredido (as secreções, a taquicardia e a hipermotilidade GI diminuem). Outro fármaco que pode ser usado como antídoto é pralidoxina, que impede que a colinesterase decomponha a acetilcolina. A pralidoxina é administrada na dose de 1 a 2 g, em 100 a 150 m$\ell$ de soro fisiológico infundidos em 15 a 30 min. A pralidoxina não tem efeito nas secreções e pode produzir os seguintes efeitos colaterais: hipertensão, taquicardia, fraqueza, tontura, borramento visual e diplopia.

O diazepam ou outros benzodiazepínicos devem ser administrados para controlar as convulsões, reduzir as fasciculações e atenuar a apreensão e a agitação. Os militares potencialmente em risco de um ataque químico devem portar injetores automáticos Mark I, que contêm 2 mg de atropina e 600 mg de cloridrato de pralidoxina. O diazepam deve ser aplicado por um companheiro.

## Agentes sanguíneos

Os tóxicos sanguíneos como cianeto de hidrogênio e cloreto de cianogênio produzem efeitos diretos no metabolismo celular, resultando em asfixia por alterações da hemoglobina. O cianeto causa efeitos sistêmicos graves e é usado comumente na mineração de ouro e prata e nas indústrias de plásticos e corantes.

Em geral, a dispersão do cianeto está associada a odor de amêndoas azedas. Nos incêndios domésticos, o cianeto é liberado durante a combustão de plásticos, tapetes, móveis e outros materiais de construção. Existe correlação significativa entre os níveis sanguíneos de cianeto e monóxido de carbono nos clientes que sobrevivem a incêndio e, em muitos casos, a causa da morte é intoxicação por cianeto.

## Manifestações clínicas e avaliação

O cianeto pode ser ingerido, inalado ou absorvido através da pele e pelas mucosas; ele se liga às proteínas e inibe o metabolismo aeróbico, resultando em paralisia dos músculos respiratórios, parada cardiorrespiratória e morte. A inalação de cianeto causa ruborização, taquipneia, taquicardia, sintomas neurológicos inespecíficos, estupor, coma e convulsões antes de parada respiratória.

## Manejo clínico e de enfermagem

O tratamento da intoxicação por cianeto inclui a administração rápida de nitrato de amilo, nitrito de sódio e tiossulfato de sódio, que são fundamentais ao sucesso do tratamento dos clientes expostos ao cianeto. Primeiramente, o cliente deve ser intubado e colocado no respirador; em seguida, as esferas de nitrito de amilo são trituradas e colocadas no reservatório do respirador, para causar metemoglobinemia. O cianeto tem afinidade de 20 a 25% maior por metemoglobina que por hemoglobina e, assim, liga-se à metemoglobina para formar cianometemoglobina ou sulfametemoglobina. Em seguida, a cianometemoglobina é destoxificada no fígado pela enzima rodanese. A seguir, deve-se administrar nitrito de sódio por via IV, para induzir a formação rápida de metemoglobina. Por fim, o tiossulfato de sódio é administrado por via IV; este composto tem mais afinidade pelo cianeto que a metemoglobina e estimula a conversão do cianeto em tiocianato de sódio, que pode ser excretado pelos rins. Embora essas medidas possam salvar vidas, esses fármacos de emergência causam efeitos colaterais: o nitrito de sódio pode causar hipotensão grave, enquanto o tiocianato pode provocar vômitos, psicose, artralgia e mialgia.

A formação de metemoglobina está contraindicada aos clientes que inalaram fumaça, pois eles já apresentam redução da capacidade de transportar oxigênio devido à carboxi-hemoglobina produzida pela fumaça inalada. Nos serviços que dispõem de uma câmara hiperbárica, este procedimento é usado para manter a oxigenação, ao mesmo tempo que se administram os fármacos descritos anteriormente. Uma alternativa sugerida para o tratamento da intoxicação por cianeto é hidroxicobalamina (vitamina $B_{12}$) – esta liga-se ao cianeto e forma cianocobalamina (vitamina $B_{12}$); esse composto deve ser administrado em doses IV grandes. A administração de vitamina $B_{12}$ pode causar coloração rosada transitória das mucosas, da pele e da urina. Em doses altas, pode ocorrer taquicardia e hipertensão, que geralmente regridem dentro de 48 h.

## Revisão do capítulo

### Exercícios de avaliação crítica

1. Uma mulher jovem chega ao SE de ambulância depois de um acidente automobilístico. A cliente está imobilizada em uma prancha de madeira, com colar cervical e máscara de oxigênio instalada. Há uma equimose transversal no abdome, no local em que estava o cinto de segurança. A cliente queixa-se de náuseas e dor abdominal. Você percebe que o lado esquerdo do tórax está imóvel e que o braço direito está angulado. A cliente não tem pulsos arteriais palpáveis nos membros inferiores e não consegue movimentar as pernas. Quais seriam as prioridades para sua cliente? Elabore uma estratégia de avaliação, selecione os exames complementares que poderiam beneficiar a cliente e descreva as necessidades terapêuticas do caso.
2. Os cinco clientes descritos a seguir chegaram ao setor de triagem com intervalos de alguns minutos entre cada um. Como é possível priorizar e classificar cada um desses clientes? Quais deles requerem atenção imediata? Quais medidas iniciais você poderia iniciar no setor de triagem?
   A. Uma criança com asma controlada com fármacos apresenta incursões respiratórias rápidas e superficiais, cianose labial e ansiedade extrema; ela está nessas condições há 20 min.
   B. Uma mulher com resfriado há 3 dias diz que não tem médico de atenção primária e precisa ser atendida imediatamente porque não consegue respirar. As incursões respiratórias estão normais, a saturação de oxigênio é de 100% e a cliente queixa-se de secreção dos seios paranasais.
   C. Uma mulher foi atropelada por um automóvel quando andava de bicicleta. Em vez de ligar para 192, um amigo a trouxe ao SE. A cliente queixa-se de dor no pescoço e formigamento nos membros superiores desde que sofreu o acidente e, no momento, começa a ter dificuldade de respirar profundamente.
   D. Um jovem andava de *skate* e chegou ao SE com desvio do punho. Os pulsos arteriais estão normais, mas ele sente dor no punho.
   E. Uma mulher idosa chega ao SE com queixas de vômitos há 24 h. Os sinais vitais estão normais, mas a cliente tem sudorese e parece fraca.
3. Você é a enfermeira da triagem de um hospital encarregado de receber vítimas de um furacão e cinco clientes chegam ao mesmo tempo. Em colaboração com o cirurgião encarregado, você precisa identificar as necessidades dos clientes. Quais são as necessidades dos cinco clientes descritos a seguir? Como você classificaria esses clientes?
   A. Homem idoso com frequência respiratória de 8 incursões/min, cor acinzentada, sem responder aos estímulos, apenas com pulsos carotídeos palpáveis.
   B. Criança de 7 anos com laceração e sangramento do couro cabeludo, que precisa ser intubada
   C. Mãe da criança de 7 anos, que chora histericamente e parece não ter dor nem lesões visíveis
   D. Menino de 15 anos que se queixa de dor na perna esquerda, com deformidade evidente na panturrilha, mas com pulsos arteriais palpáveis no pé
   E. Mulher de 65 anos, que foi trazida por uma viatura policial segurando o punho direito, o qual está frio, equimótico e doloroso, embora com pulsos arteriais palpáveis
4. Vários clientes chegam ao SE com queixas de ardência ocular e dificuldade de respirar. Todos trabalham em uma estação ferroviária, onde caminhões-tanques transportam frequentemente agentes químicos. O que você deve fazer primeiramente? Onde você encontra informações sobre agentes químicos e seu tratamento?

### Questões objetivas

1. Durante a avaliação de um cliente traumatizado no SE, qual das seguintes opções é a prioridade mais importante para a enfermeira?
   A. Controlar hemorragia
   B. Instalar dois cateteres IV calibrosos para reposição de líquido
   C. Conseguir o nome e o número de telefone do parente mais próximo para informá-lo de que o cliente está no hospital
   D. Estabilizar um acesso respiratório pérvio
2. Um cliente de 25 anos foi transportado ao SE depois de sofrer uma queda de um balcão no segundo andar durante uma festa. Durante a avaliação primária, a enfermeira observa que o cliente apresenta respirações ruidosas e exala hálito alcoólico forte. Ele está recebendo $O_2$ a 100% por máscara facial e sua saturação de oxigênio é de 91%. Quando são aplicados estímulos dolorosos, ele retrai os membros, mas não fala nem responde adequadamente aos comandos. Quais são as prioridades imediatas de cuidado?
   A. Desobstruir as vias respiratórias com a manobra de inclinação da cabeça e elevação do queixo e realizar radiografias do tórax para investigar pneumotórax
   B. Coletar amostras para triagem toxicológica e administrar 0,5 mg de lorazepam para evitar convulsões de abstinência
   C. Realizar a manobra de tração mandibular e reavaliar o esforço respiratório
   D. Transportar rapidamente o cliente para fazer TC do crânio, de modo a investigar traumatismo neurológico.
3. Houve uma explosão de gás natural em um prédio de escritórios de vários andares da cidade. Os relatos iniciais indicam que o SE receberá grande número de vítimas, que suplantarão os recursos disponíveis no momento. Qual necessidade a enfermeira que trabalha no SE deverá antecipar?
   A. Iniciar o plano de operação de emergência do hospital
   B. Ligar para os colegas que estão de folga para virem ao hospital para ajudar
   C. Solicitar compressas para queimaduras no almoxarifado central
   D. Fazer um lanche rápido antes que os clientes cheguem
4. Uma cidade foi acometida por um tornado e os relatórios indicam que o número de vítimas e lesões seja significativo. O hospital não foi atingido e todos os sistemas estão funcionando na ocasião. À medida que os clientes chegam, eles são etiquetados pela equipe de atendimento de campo com

códigos de cores da OTAN para classificar a gravidade. O que a enfermeira que trabalha no SE deve saber sobre esse sistema?
- A. Os clientes classificados com etiquetas verdes precisam de recursos imediatos e extensivos logo que chegam
- B. Os clientes classificados com etiquetas vermelhas têm lesões brandas e podem esperar por atendimento
- C. As crianças devem receber etiquetas vermelhas
- D. Os clientes com etiquetas pretas não são prioridades para tratamento, de acordo com as normas do IMV

5. Uma mulher de 50 anos chega ao SE com queixas de febre e calafrios nas últimas 72 h e dor no corpo, aparentando ter uma doença aguda. A cliente também chama a atenção para as lesões nos braços e nas pernas, que ela percebeu desde as primeiras horas da manhã e que pareciam estar se espalhando rapidamente. Quais são as prioridades imediatas de cuidado?
- A. Investigar viagem recente
- B. Administrar um antipirético para reduzir a febre e as dores no corpo
- C. Isolar dos outros clientes e assegurar que todos os membros da equipe adotem precauções de isolamento
- D. Ajudar a cliente a vestir o avental de hospital para exame imediato e devolver suas roupas aos familiares

## Bibliografia e leitura sugerida

A bibliografia e a leitura sugerida para este capítulo estão disponíveis no **GEN-IO**: http://gen-io.grupogen.com.br/gen-io/.

# APÊNDICE A

## Principais Distúrbios Hidreletrolíticos

| Distúrbio | Fatores contribuintes | Sinais/sintomas e anormalidades laboratoriais |
|---|---|---|
| Déficit do volume de líquido (DVL) (hipovolemia) | Perdas de água e eletrólitos (p. ex., por vômitos, diarreia, fístulas, febre, transpiração excessiva, queimaduras, sangramento, aspiração gastrintestinal e desvios de líquido para o terceiro espaço); assim como ingestão reduzida (p. ex., anorexia, náuseas e incapacidade de ter acesso aos líquidos) Diabetes insípido e diabetes melito não controlado também contribuem para a depleção de volume do líquido extracelular | Perda rápida de peso; redução do turgor cutâneo; oligúria; urina concentrada; pulsos fracos e rápidos; prolongamento do tempo de enchimento capilar; PVC baixa; ↓ pressão arterial; hipotensão ortostática; veias jugulares aplainadas; tontura; fraqueza; sede e confusão; ↑ frequência de pulso; cãibras musculares; olhos encovados. *Exames laboratoriais:* ↑ hemoglobina e hematócrito; ↑ osmolalidades sérica e urinária e densidade urinária; ↓ sódio urinário; ↑ ureia desproporcional a ↑ creatinina sérica |
| Excesso do volume de líquido (EVL) (hipervolemia) | Mecanismos reguladores comprometidos (p. ex., insuficiência renal ou cardíaca e cirrose); administração excessiva de líquidos contendo sódio; desvios de líquido (i. e., tratamento das queimaduras). Tratamento prolongado com corticoides, estresse grave e hiperaldosteronismo agravam o excesso do volume de líquido | Aumento rápido do peso, edema periférico e ascite, distensão das veias jugulares, estertores pulmonares e PVC alta, dispneia, ↑ pressão arterial, pulso vigoroso e tosse, ↑ frequência respiratória. *Exames laboratoriais:* ↓ hemoglobina e hematócrito, ↓ osmolalidades sérica e urinária, ↓ sódio urinário e da densidade da urina, ureia reduzida (em consequência da diluição do plasma) |
| Déficit de sódio (hiponatremia) Sódio sérico < 135 mEq/ℓ | Perda de sódio (p. ex., tratamento com diurético), perda de líquidos do trato GI, doença renal e insuficiência suprarrenal. Retenção de água (p. ex., administração excessiva de soro glicosado a 5% e suplementos de água aos clientes com nutrição enteral com soluções hipotônicas); doenças associadas a SSIADH, inclusive traumatismo craniano e câncer pulmonar de pequenas células; fármacos associados à retenção de água (ocitocina e alguns tranquilizantes); e polidipsia psicogênica. Clientes com insuficiência cardíaca congestiva ou doença hepática podem ter hiponatremia, apesar do excesso de sódio corporal total | As manifestações clínicas da hiponatremia dependem da causa, da gravidade e da velocidade com que o déficit ocorre. Os sinais e sintomas são: anorexia, náuseas e vômitos, cefaleia, letargia, tontura, confusão, cãibras e fraqueza musculares, tremores musculares, convulsões, papiledema, pele seca, ↑ frequência de pulso, ↓ PA, aumento do peso e edema. *Exames laboratoriais:* ↓ sódio sérico; o nível de Na urinário depende da causa da hiponatremia |
| Excesso de sódio (hipernatremia) Sódio sérico > 145 mEq/ℓ | Privação de água em clientes que não conseguem ingerir líquidos à vontade; nutrição enteral com soluções hipertônicas sem suplementos adequados de água; diabetes insípido; insolação; hiperventilação; diarreia líquida; queimaduras; transpiração; administração excessiva de corticoides, bicarbonato de sódio e cloreto de sódio; e vítimas de semiafogamento em água salgada | Sede, temperatura corporal elevada, língua seca e edemaciada e mucosas pegajosas, alucinações, letargia, agitação, irritabilidade, convulsões focais ou generalizadas, edema pulmonar, hiper-reflexia, abalos musculares, náuseas, vômitos, anorexia, ↑ frequência de pulso e PA. *Exames laboratoriais:* ↑ sódio sérico, ↑ osmolalidade sérica; ↑ densidade e osmolalidade urinárias (desde que a perda de água seja por outra via que não os rins); ↓ PVC |
| Déficit de potássio (hipopotassemia) Potássio sérico < 3,5 mEq/ℓ | Perdas aumentadas de K⁺ (diarreia, vômitos, aspiração gástrica, ileostomia recente, drenos intestinais, diurese osmótica); ingestão reduzida de K⁺ (dieta zero, anorexia, vômitos, alcoolismo, dietas exageradas); ou redistribuição do K⁺ (alcalose metabólica, tratamento com insulina) | Fadiga, anorexia, náuseas e vômitos, fraqueza muscular, peristalse intestinal reduzida, distensão abdominal, íleo paralítico, arritmias ventriculares, parestesias, cãibras nas pernas, reflexos hipoativos, hipersensibilidade aos digitálicos. *ECG:* ondas T achatadas, ondas U proeminentes, depressão de ST, intervalo PR prolongado |

| Distúrbio | Fatores contribuintes | Sinais/sintomas e anormalidades laboratoriais |
|---|---|---|
| Excesso de potássio (hiperpotassemia) Potássio sérico > 5,0 mEq/ℓ | Pseudo-hiperpotassemia, insuficiência renal oligúrica, uso de diuréticos poupadores de potássio por clientes com insuficiência renal, acidose metabólica, doença de Addison, lesão por esmagamento, queimaduras, transfusões de sangue armazenado e administração rápida de potássio por via IV | Fraqueza muscular difusa, taquicardia → bradicardia, arritmias, paralisia flácida, parestesias, cólica intestinal **ECG**: ondas T apiculadas e altas, intervalo PR e duração do QRS prolongados, ondas P ausentes, depressão do segmento ST |
| Déficit de cálcio (hipocalcemia) Cálcio sérico < 8,5 mg/dℓ | Hipoparatireoidismo (pode começar depois de uma cirurgia da tireoide ou da dissecção radical do pescoço), má absorção, pancreatite, alcalose, deficiência de vitamina D, infecção subcutânea extensiva, peritonite generalizada, transfusão maciça de sangue citratado, diarreia crônica, PTH reduzido, insuficiência renal, ↑ $PO_4$, fístulas pancreáticas e do intestino delgado, hipomagnesemia, hipoalbuminemia | Dormência, formigamento dos dedos das mãos e dos pés e da região perioral; sinais de Trousseau e Chvostek positivos; crises convulsivas, espasmos carpopodais, reflexos tendíneos profundos hiperativos, irritabilidade, espasmo da laringe, ansiedade **ECG**: intervalo QT prolongado e segmento ST alargado, predispondo a *torsade de pointes* (um tipo de taquicardia ventricular) **Exames laboratoriais**: concentração baixa de cálcio sérico; o nível de cálcio sérico ionizado também está reduzido; ↓$Mg^{++}$ (inibe a secreção do PTH) |
| Excesso de cálcio (hipercalcemia) Cálcio sérico > 10,5 mg/dℓ | Hiperparatireoidismo, doença neoplásica maligna, imobilização prolongada, superdosagem de suplementos de cálcio, excesso de vitaminas A e D, fase oligúrica da insuficiência renal, acidose, tratamento com diuréticos tiazídicos | Fraqueza muscular, confusão, constipação intestinal, anorexia, náuseas e vômitos, poliúria e polidipsia, desidratação, reflexos tendíneos profundos hipoativos, letargia, dor óssea profunda, fraturas patológicas, dor no flanco e cálculos de cálcio **ECG**: segmento ST e intervalo QT abreviados, bradicardia, bloqueio atrioventricular |
| Déficit de magnésio (hipomagnesemia) Magnésio sérico < 1,8 mg/dℓ | Alcoolismo crônico, hiperparatireoidismo, hiperaldosteronismo, fase diurética da insuficiência renal, distúrbios de má absorção, cetoacidose diabética, reintrodução da alimentação depois de um período de inanição, nutrição parenteral, uso crônico de laxantes, diarreia, níveis séricos baixos de $K^+$ e $Ca^{++}$ e uso de alguns fármacos (p. ex., gentamicina, cisplatina e ciclosporina) | Irritabilidade neuromuscular, sinais de Trousseau e Chvostek positivos, insônia, alterações do humor, anorexia, vômitos, reflexos tendíneos exacerbados e potencialização das arritmias supraventriculares e ventriculares **ECG**: CVP, ondas T planas ou invertidas, segmento ST deprimido, intervalo PR prolongado e QRS alargado |
| Excesso de magnésio (hipermagnesemia) Magnésio sérico > 2,7 mg/dℓ | Insuficiência renal (principalmente quando são administrados fármacos que contenham magnésio por via IV, ou há ingestão excessiva de antiácidos ou laxantes à base de magnésio), insuficiência suprarrenal | Náuseas, vômitos, hipotensão, sonolência, reflexos hipoativos, respirações deprimidas com progressão para apneia, bradicardia e hipotensão **ECG**: intervalos PR e QT prolongados |
| Déficit de fósforo (hipofosfatemia) Fósforo sérico < 2,5 mg/dℓ | Reintrodução da alimentação depois de um período em inanição, abstinência alcoólica, cetoacidose diabética, alcalose respiratória, ↓ magnésio, ↓ potássio, hiperparatireoidismo, diarreia, deficiência de vitamina D associada a distúrbios que causam má absorção, queimaduras, distúrbios acidobásicos, nutrição parenteral e tratamento com diurético e antiácidos | Parestesias, fraqueza muscular, dor e hipersensibilidade ósseas, dor torácica, confusão, miocardiopatia, insuficiência respiratória, convulsões, hipoxia dos tecidos e aumento da suscetibilidade às infecções |
| Excesso de fósforo (hiperfosfatemia) Fósforo sérico > 4,5 mg/dℓ | Insuficiência renal aguda ou crônica, ingestão excessiva de fósforo, excesso de vitamina D, acidose respiratória, hipoparatireoidismo, depleção de volume, leucemia/linfoma tratado com fármacos citotóxicos, destruição tecidual aumentada, rabdomiólise | Tetania, sinais e sintomas de hipocalcemia; reflexos hiperativos; calcificações dos tecidos moles dos pulmões, do coração, dos rins e da córnea |
| Déficit de cloreto (hipocloremia) Cloreto sérico < 96 mEq/ℓ | Drenagem GI por tubo, vômitos e diarreia graves, laxantes, ileostomia e fístulas; déficits de sódio e potássio; alcalose metabólica; tratamento com diuréticos tiazídicos ou de alça; superdosagem de bicarbonato; remoção rápida do líquido ascítico com teor elevado de sódio; infusão IV de líquidos sem cloreto (soro glicosado) | Os sinais e sintomas de hipocloremia estão associados à hiponatremia, à hipopotassemia e à alcalose metabólica **Exames laboratoriais**: ↓ cloreto sérico, ↓ sódio sérico, ↑ pH, ↑ bicarbonato sérico, ↑ concentração total de dióxido de carbono, ↓ potássio sérico |

| Distúrbio | Fatores contribuintes | Sinais/sintomas e anormalidades laboratoriais |
|---|---|---|
| Excesso de cloreto (hipercloremia) Cloreto sérico > 108 mEq/ℓ | Infusões excessivas de cloreto de sódio com perda de água; hipernatremia; insuficiência renal; tratamento com corticoides; desidratação; diarreia profusa (perda de bicarbonato); alcalose respiratória; tratamento com diuréticos; superdosagem de salicilatos; uso de sulfonato sódico de poliestireno (Kayexalate®), acetazolamida, fenilbutazona e cloreto de amônio; hiperparatireoidismo; acidose metabólica | Os sinais e sintomas de hipercloremia geralmente estão associados à acidose metabólica (taquipneia, respirações de Kussmaul, letargia, déficit cognitivo) e à hipernatremia (retenção de líquidos, dispneia, taquicardia, hipertensão) **Exames laboratoriais**: ↑ cloreto sérico, ↑ sódio sérico, ↓ pH sérico; ↓ bicarbonato sérico, *anion gap* normal |

↑ = elevação; ↓ = redução; PA = pressão arterial; PVC = pressão venosa central; CAD = cetoacidose diabética; GI = gastrintestinal; IV = intravenoso/a; CVP = contrações ventriculares prematuras; SSIADH = síndrome de secreção inadequada do hormônio antidiurético; PTH = paratormônio.

# GLOSSÁRIO

## A

**Abdução:** movimento afastando-se do centro ou da linha média do corpo.

**Ablação:** destruição intencional de células musculares cardíacas, geralmente na tentativa de suprimir uma arritmia.

**Ablação endometrial:** procedimento realizado por meio de um histeroscópio, no qual o revestimento uterino é destruído ou ressecado para tratar sangramento uterino anormal.

**Abscesso:** coleção localizada de material purulento circundado por tecidos inflamados, geralmente associada a sinais de infecção.

**Absorção:** fase do processo digestivo que ocorre quanto moléculas pequenas, vitaminas e sais minerais atravessam as paredes dos intestinos delgado e grosso e entram na corrente sanguínea.

**Acalasia:** peristalse (contrações em ondas) ausente ou ineficaz do esôfago distal, acompanhada de incapacidade de relaxar o esfíncter esofágico em resposta à deglutição.

**Acantose nigricante:** hiperpigmentação da pele, geralmente localizada no pescoço, no dorso das mãos, nas axilas ou nas regiões inguinais.

**Acatisia:** inquietude, necessidade urgente de andar de um lado para outro e agitação.

**Ácido clorídrico:** ácido secretado pelas glândulas do estômago; mistura-se com o quimo, de modo a decompô-lo em moléculas absorvíveis e facilitar a destruição de bactérias.

**Acidose:** desequilíbrio acidobásico evidenciado por aumento da concentração de $H^+$ (pH sanguíneo baixo); pH arterial baixo devido à reduzida concentração de bicarbonato define a acidose metabólica; pH arterial baixo devido à elevação da $P_{CO_2}$ define a acidose respiratória.

**Acloridria:** ausência de ácido clorídrico nas secreções digestivas do estômago.

**Acomodação:** processo por meio do qual os olhos adaptam-se a uma distância curta (p. ex., leitura), alterando a curvatura da lente, ou cristalino, de modo a focalizar uma imagem nítida na retina.

**Acromegalia:** doença resultante da secreção excessiva de somatotropina (hormônio do crescimento); causa crescimento progressivo das estruturas corporais periféricas, geralmente face, cabeça, mãos e pés e crescimento de alguns órgãos do corpo.

**Acústico:** relativo ao som ou ao sentido da audição.

**Adesão:** processo de seguir piamente as recomendações ou as instruções.

**Adição:** padrão comportamental de utilização de substâncias que se caracteriza por compulsão a usar uma substância (drogas ilícitas ou álcool), principalmente para experimentar seus efeitos psíquicos.

**Adrenalectomia:** remoção cirúrgica de uma ou duas glândulas suprarrenais (também chamadas adrenais). Sinônimo: suprarrenalectomia.

**Adução:** movimento na direção do centro ou da linha média do corpo.

**Afasia:** distúrbio da linguagem (inclusive da capacidade de falar, ler, escrever ou compreender) causado por uma lesão encefálica.

**Afasia de expressão:** dificuldade de expressar pensamentos por meio da fala ou da linguagem escrita; incapacidade de expressar-se; geralmente está associada à lesão da área do lobo frontal esquerdo (também conhecida como afasia de Broca).

**Afasia de recepção:** dificuldade de entender a linguagem falada ou escrita; em geral, está associada à lesão da área do lobo temporal (afasia de Wernicke).

**Afonia:** limitação da capacidade de usar a própria voz em consequência de uma doença ou lesão da laringe.

**Aglutinação:** formação de grumos, que ocorre quando um anticorpo funciona como interligação entre dois antígenos.

**Agnosia:** perda da capacidade de reconhecer objetos por meio de um sistema sensorial específico; pode ser visual, auditiva ou tátil.

**Agonista:** substância que, quando combinada com seu receptor, produz o efeito farmacológico desejado; as endorfinas e a morfina são agonistas dos receptores opioides.

**AIDS:** síndrome da imunodeficiência adquirida; ocorre quando um indivíduo infectado pelo vírus da imunodeficiência humana (HIV) desenvolve infecção oportunista ou tem contagem de linfócitos $CD4^+$ menor que 200.

**Alcalose:** desequilíbrio acidobásico que se caracteriza por redução da concentração de $H^+$ (pH sanguíneo alto); pH arterial alto causado por elevação da concentração de bicarbonato define alcalose metabólica; pH arterial alto causado por redução da PCO define alcalose respiratória.

**Aldosterona:** hormônio sintetizado e liberado pelo córtex suprarrenal; estimula os rins a absorver sódio (e, assim, causa retenção de água) e eliminar potássio.

**Alergênio:** substância que causa manifestações alérgicas.

**Alergia:** resposta inadequada e geralmente deletéria do sistema imune às substâncias que geralmente são inofensivas.

**Alfainterferona:** composto proteico que o organismo produz em resposta à infecção.

**Algogênico:** causa dor.

**Aloenxerto:** tecidos retirados de um doador para serem usados em outro indivíduo da mesma espécie com características genéticas desiguais (*sinônimo*: homoenxerto).

**Alopecia:** queda dos cabelos por qualquer causa.

**Alterações fibrocísticas da mama:** termo usado para descrever certas alterações benignas da mama, geralmente associadas a nódulos ou "caroços" palpáveis, edema ou dor.

**Amenorreia:** ausência de menstruação, que pode ser primária ou secundária.

**Amenorreia primária:** ausência de menstruação até a idade de 16 anos, ou inexistência de características sexuais secundárias e menstruação até a idade de 14 anos.

**Amenorreia secundária:** ausência de menstruação por 6 meses ou mais depois do estabelecimento de ciclos menstruais regulares.

**Amilase:** enzima pancreática; facilita a digestão dos carboidratos.

**Amputação:** remoção de uma parte do corpo.

**Anafilaxia:** resposta clínica a uma reação imunológica imediata entre um antígeno e um anticorpo específicos.

**Analgesia balanceada:** utilização simultânea de mais de uma modalidade de analgesia para conseguir mais alívio da dor com menos efeitos colaterais.

**Analgesia controlada pelo cliente (ACC):** autoadministração de analgésicos por um cliente instruído quanto ao procedimento.

**Andrógenios:** hormônios secretados pelo córtex suprarrenal; estimulam a atividade dos órgãos sexuais masculinos acessórios e o desenvolvimento das características sexuais masculinas; hormônios produzidos pelos ovários e pelas glândulas suprarrenais, que afetam diversos aspectos da saúde feminina, inclusive desenvolvimento dos folículos ovarianos, libido, oleosidade da pele e dos cabelos e crescimento de pelos.

**Anemia:** contagem reduzida de hemácias (eritrócitos).

**Anergia:** perda ou enfraquecimento da imunidade do organismo a um agente irritante ou um antígeno.

**Anestesia:** estado de narcose, analgesia, relaxamento e abolição dos reflexos.

**Anestesia monitorada (AM):** sedação moderada administrada por um anestesiologista ou anestesista.

**Anestésico:** substância (composto químico ou gás) usada para induzir anestesia.

**Anestesiologista:** médico especialista em administrar anestesia e monitorar as condições do cliente durante um procedimento cirúrgico.

**Aneurisma:** enfraquecimento ou dilatação localizada, congênita ou adquirida, de uma artéria, que se forma em uma área enfraquecida da parede vascular.

**Anexos:** tubas uterinas e ovários.

**Angina de peito:** dor torácica desencadeada por isquemia miocárdica.

**Angiogênese:** formação de vasos sanguíneos novos, por exemplo, em uma ferida em processo de cicatrização ou em um tumor maligno.

**Angiografia:** imagem radiográfica do interior de um vaso, obtida depois da injeção de um contraste radiopaco.

**Angioplastia:** procedimento invasivo realizado para dilatar um vaso sanguíneo estenosado.

**Angioplastia com balão:** técnica que utiliza um balão ligado a um cateter, que é inflado para recuperar o fluxo sanguíneo das artérias obstruídas.

**Angioplastia coronariana transluminal percutânea (ACTP):** um tipo de intervenção coronariana percutânea, no qual um balão é inflado dentro de uma artéria coronária para romper um ateroma e abrir o lúmen de um vaso, aumentando o fluxo sanguíneo da artéria.

**Angiorressonância magnética (ARM):** utilização de campos magnéticos e ondas de rádio para produzir imagens bidimensionais ou tridimensionais dos vasos sanguíneos.

**Angiotomografia computadorizada (ATC):** imagens tridimensionais produzidas por uma técnica radiográfica especializada para estudar o fluxo sanguíneo.

**Anovulação:** falta de ovulação.

**Anquilose:** fixação ou imobilidade de uma articulação.

**Antagonista:** substância que bloqueia ou reverte os efeitos do agonista ocupando seu local receptor, sem produzir o efeito farmacológico; a naloxona é um antagonista opioide.

**Antagonista do receptor 2 de histamina ($H_2$):** fármaco que impede a ação da histamina nos receptores $H_2$ do estômago, resultando na inibição da secreção ácida do estômago.

**Antiarrítmico:** fármaco que suprime ou evita arritmia.

**Anticorpo:** composto proteico produzido pelo organismo em resposta a um antígeno específico, com o qual interage.

**Antígeno:** composto que induz a produção de anticorpos.

**Antígeno prostático específico (PSA):** substância produzida pela próstata e dosada em amostras de sangue; os níveis de PSA aumentam no câncer de próstata; a dosagem do PSA é usada em combinação com o toque retal para detectar câncer prostático.

**Anti-histamínico:** fármaco que se opõe à ação da histamina.

**Antrectomia:** ressecção da região pilórica (antro) do estômago com anastomose (conexão cirúrgica) ao duodeno (gastroduodenostomia ou operação de Billroth I), ou anastomose ao jejuno (gastrojejunostomia ou operação de Billroth II).

**Anuloplastia:** reparo do anel externo de uma valva cardíaca.

**Anúria:** débito urinário total menor que 50 m$\ell$ em 24 h.

**Ânus:** último segmento do trato GI; saída para as escórias metabólicas do organismo.

**Aparelho gessado:** dispositivo rígido de imobilização externa, moldado aos contornos de uma parte do corpo.

**Aplasia:** supressão do desenvolvimento celular (p. ex., células da medula óssea).

**Apneia:** cessação da respiração/ventilação por, no mínimo, 10 s.

**Apoptose:** morte celular programada.

**Apraxia:** incapacidade de realizar intencionalmente atividades motoras voluntárias que já foram aprendidas.

**Apraxia construtiva:** incapacidade de desenhar figuras em duas ou três dimensões.

**Aprendizagem:** ato de adquirir conhecimento e habilidade.

**Área doadora:** área da qual a pele é retirada para obter um enxerto de pele a ser transplantado em outra parte do corpo.

**Arma biológica:** uso de um agente biológico (p. ex., antraz) como arma de destruição em massa.

**Arma de destruição em massa (ADM):** armas usadas para causar mortes e destruição generalizadas.

**Arma química:** utilização de um agente químico (p. ex., clorina) como arma de destruição em massa (ADM).

**Arritmia:** também conhecida como *distúrbio do ritmo cardíaco*; alteração da formação ou da condução (ou ambas) do estímulo elétrico dentro do coração, interferindo na frequência ou no ritmo cardíaco (ou ambos); pode alterar a perfusão sanguínea dos órgãos.

**Articulação:** área na qual se encontram as extremidades de dois ossos; possibilita movimento e flexibilidade; junta; área de contato direto entre dois ou mais ossos.

**Artrocentese:** aspiração do líquido sinovial por agulha.

**Artrodese:** fusão cirúrgica de uma articulação.

**Artroplastia:** reparo de distúrbios articulares por um artroscópio cirúrgico (um instrumento que possibilita que o cirurgião opere dentro de uma articulação, sem necessidade de realizar uma incisão ampla) ou por cirurgia articular aberta.

**Artroplastia ou substituição articular total:** substituição das duas superfícies articulares de uma articulação por materiais sintéticos ou metálicos.

**Artroplastia ou substituição articular:** substituição das superfícies articulares por materiais sintéticos ou metálicos.

**Artroscópio:** instrumento cirúrgico usado para examinar as estruturas articulares internas.

**Asbestose:** fibrose pulmonar difusa resultante da exposição às fibras do asbesto.

**Ascite:** acumulação de líquido na cavidade abdominal.

**Asma:** doença com vários mecanismos desencadeantes, que se caracteriza por interação entre inflamação coexistente, hiper-reatividade das vias respiratórias e obstrução ao fluxo de ar.

**Aspiração:** remoção de substâncias por sucção; também se refere à aspiração de líquidos ou alimentos para dentro da traqueia e dos pulmões.

**Aspiração por agulha fina:** introdução de uma agulha pela parede torácica para recolher células de uma massa ou um tumor; em geral, é realizada com controle radioscópico ou TC do tórax.

**Assepsia cirúrgica:** ausência de microrganismos no ambiente cirúrgico, de modo a reduzir o risco de infecção.

**Asterixe:** movimentos adejantes involuntários das mãos, associados à disfunção hepática de causa metabólica.

**Astigmatismo:** distúrbio da refração, no qual os raios luminosos espalham-se por uma área difusa, em vez de ficarem nitidamente focalizados na retina; trata-se de um distúrbio causado por diferenças entre as curvaturas da córnea e do cristalino.

**Ataque isquêmico transitório (AIT):** episódio breve de disfunção neurológica causada por isquemia focal da retina ou do cérebro, cujos sintomas clínicos geralmente se estendem por menos de 1 h, sem evidências de infarto agudo.

**Ataxia:** incapacidade de coordenar os movimentos musculares, resultando em dificuldade de andar, falar e realizar as atividades de autocuidado; movimentos descoordenados e irregulares.

**Atelectasia:** colapso ou inexistência de ar dentro dos alvéolos; causada por hipoventilação, obstrução das vias respiratórias ou compressão.

**Ateroma:** capa fibrosa composta de células musculares lisas, que se formam sobre depósitos lipídicos dentro das artérias e que invadem o lúmen do vaso, estreitando seu interior e obstruindo o fluxo sanguíneo; também conhecido como *placa*.

**Aterosclerose:** doença resultante da acumulação de lipídios, cálcio, componentes sanguíneos, carboidratos e tecido fibroso na íntima (uma camada da parede do vaso sanguíneo) das artérias.

**Atividade elétrica sem pulso (AESP):** condição na qual há atividade elétrica, mas não há pulso ou pressão arterial adequada porque a contração cardíaca ou o volume sanguíneo circulante não é suficiente.

**Atonia:** inexistência de tônus muscular normal.

**Atônico:** sem tônus; músculo desnervado que atrofia.

**Atrofia:** redução do tamanho de um músculo, como se tivesse encolhido.

**Autoenxerto:** enxerto retirado de uma parte do corpo do próprio cliente e colocado em outra parte do seu corpo.

**Automonitoramento da glicose sanguínea (AMGS):** método de dosagem da glicose do sangue capilar, no qual uma gota de sangue é colocada em uma fita reagente, que é lida por um glicosímetro.

**Autonomia:** autodeterminação; no contexto do cuidado de saúde, refere-se ao direito que um indivíduo tem de fazer escolhas quanto ao uso e à interrupção de um tratamento médico.

**Autorregulação:** capacidade que os vasos sanguíneos cerebrais têm de dilatar ou contrair, de modo a manter o fluxo sanguíneo cerebral estável, apesar das oscilações da pressão arterial sistêmica.

**Autorresponsabilidade:** responsabilidade pessoal por suas ações ou seus comportamentos.

**AVE (acidente vascular encefálico):** síndrome evidenciada por morte das células cerebrais, que ocorre quando há interrupção do fluxo sanguíneo cerebral.

**AVE (acidente vascular encefálico) hemorrágico:** AVE resultante de um sangramento dentro do próprio tecido cerebral, ou para dentro do espaço subaracnóideo ou dos ventrículos.

**AVE (acidente vascular encefálico) isquêmico:** AVE resultante da irrigação sanguínea insuficiente do cérebro em consequência da obstrução parcial ou total de uma artéria.

**Axônio:** parte do neurônio que conduz os estímulos para fora dos corpos celulares.

**Azotemia:** nível alto de ureia e outras escórias nitrogenadas no sangue.

# B

**Babinski (reflexo ou sinal):** ação reflexa dos dedos dos pés, que indica anormalidades das vias de controle motor que se originam do córtex cerebral.

**Bacteriúria:** bactérias na urina; contagem de bactérias acima de 100.000 colônias/m$\ell$.

**Balneoterapia:** banho com aditivos terapêuticos.

**Bandagem variceal:** procedimento que consiste na aplicação endoscopia de um dispositivo semelhante a uma faixa de borracha em torno das varizes esofágicas, de modo a ligar o vaso e interromper um sangramento.

**Bariátrica:** termo que se origina das palavras gregas que significam "peso" e "tratamento".

**Barorreceptores:** fibras nervosas localizadas no arco aórtico e nas artérias carótidas, que são responsáveis pelo controle reflexo da pressão arterial.

**Basófilo:** tipo de granulócito (leucócito); participa da reação inflamatória.

**Bastão:** neutrófilo imaturo.

**Bastonetes:** células fotorreceptoras da retina, essenciais à visão de luminosidade intensa e reduzida.

**Batimento apical:** também conhecimento como *ponto de impulso máximo* (PIM); em geral, o batimento apical é palpado no quinto espaço intercostal, na linha hemiclavicular esquerda (ou 7 a 9 cm do rebordo esternal esquerdo); causado pela contração do ventrículo esquerdo.

**Bem-estar:** condição de saúde física e mental adequada, que é mantida por um estilo de vida saudável.

**Bexiga neurogênica:** disfunção vesical resultante de um distúrbio ou disfunção do sistema nervoso; pode causar retenção urinária ou hiperatividade vesical, que acarreta urgência urinária e incontinência de urgência.

**Bigorna:** segundo dos três ossículos da orelha média; articula-se com o martelo e o estribo.

**Biopsia:** procedimento diagnóstico realizado para retirar uma amostra pequena de tecidos para ser examinada ao microscópio a fim de detectar células malignas.

**Biopsia cirúrgica:** procedimento no qual massa por inteiro ou parte dela é retirada cirurgicamente para exame microscópico por um patologista.

**Biopsia estereotáxica:** técnica de biopsia com agulha oca orientada por computador, que é útil quando massas mamárias não podem ser percebidas ao toque, mas podem ser reveladas por mamografia.

**Biopsia pulmonar aberta:** biopsia de tecidos pulmonares, realizada por meio de uma incisão de toracotomia limitada.

**Blasto:** leucócito primitivo.

**Boca:** primeira parte do trato GI, a partir da qual os alimentos são ingeridos.

**Bócio:** crescimento da glândula tireoide; em geral, é causado por dieta com deficiência de iodo.

**Bolsa de Kock:** um tipo de ileostomia, na qual o cirurgião forma um reto artificial a partir de um segmento do íleo.

*Bolus:* grande volume de alimento administrado por via oral e a intervalos designados ou uma quantidade concentrada de um fármaco administrado por via IV com propósito diagnóstico ou terapêutico.

**Borborigmo:** som borbulhante causado pelo movimento dos gases dentro dos intestinos.

**Bradicinesia:** movimentos voluntários e fala com muita lentidão.

**Braquiterapia:** administração de radioterapia por meio de implantes internos.

**BRCA-1 e BRCA-2:** genes do cromossomo 17 que, quando estão danificados ou sofreram mutações, aumentam o risco de que uma mulher desenvolva câncer de mama ou ovário, em comparação com as mulheres que não apresentam essa anomalia genética.

**Broncoscopia:** exame direto da laringe, da traqueia e dos brônquios, utilizando um endoscópio.

**Bronquite obstrutiva crônica:** doença das vias respiratórias, definida pela ocorrência de tosse e produção de escarro por período mínimo total de 3 meses, durante 2 anos consecutivos, com obstrução das vias respiratórias; é um tipo de DPOC.

**Bursa:** cavidade cheia de líquido, localizada nos tecidos conjuntivos, geralmente nas áreas articulares.

**Bursite:** inflamação de um espaço articular preenchido com líquido.

*By-pass* **arterial:** redirecionamento cirúrgico do sangue, utilizando um enxerto, em torno de uma artéria obstruída.

# C

**Calcitonina:** hormônio secretado pelas células parafoliculares da glândula tireoide; participa da regulação do cálcio (reduz os níveis sanguíneos de cálcio e fosfato).

**Calo ósseo:** tecido cartilaginoso/fibroso em uma área de fratura.

**Câmara anterior:** espaço do olho limitado anteriormente pela córnea e, posteriormente, pela íris e pupila.

**Câmara posterior:** espaço entre a íris e o vítreo.

**Canais semicirculares:** tubos ósseos superior, posterior e lateral que constituem parte da orelha interna; contêm os órgãos receptores do equilíbrio.

**Câncer:** doença na qual as células proliferam anormalmente, ignorando os sinais reguladores do crescimento no ambiente que as circunda.

**Câncer de testículo:** câncer mais comum nos homens de 15 a 35 anos e segunda neoplasia maligna mais comum na faixa etária de 35 a 39 anos; a causa é desconhecida.

**Candidíase vulvovaginal:** infecção vaginal causada por fungo ou levedura.

**Cápsula articular:** tecido fibroso que recobre as extremidades ósseas e outras superfícies articulares.

**Carboxi-hemoglobina:** hemoglobina ligada ao monóxido de carbono e, devido a isso, incapaz de ligar-se ao oxigênio, resultando em hipoxia.

**Carcinogênese:** processo de transformação das células normais em células malignas.

**Carcinoma ductal** *in situ* **(CDIS):** células cancerosas que se originaram do sistema ductal da mama, mas ainda não penetraram nos tecidos circundantes.

**Carcinoma lobular** *in situ* **(CLIS):** alteração e proliferação atípicas das células lobulares da mama; no passado, era considerada uma condição pré-maligna, mas hoje se considera um marcador de risco aumentado de desenvolver carcinoma invasivo da mama.

**Cardioversão:** corrente elétrica aplicada em sincronia com o complexo QRS do próprio cliente, de modo a suprimir uma arritmia.

**Cardioversor-desfibrilador implantável (CDI):** dispositivo implantado no tórax para controlar arritmias.

**Cartilagem:** tecido avascular elástico e flexível localizado nas extremidades dos ossos.

**Cateter central introduzido por via periférica (PICC):** dispositivo usado para administrar tratamento intravenoso por períodos longos.

**Cateter suprapúbico:** cateter urinário introduzido na bexiga por uma incisão suprapúbica.

**CCR5:** correceptor ou molécula da superfície celular que, junto com a molécula $CD4^+$, é necessário para que o HIV infecte as células do sistema imune do receptor.

**Cefaleia primária:** cefaleia sem causa orgânica específica definida.

**Cefaleia secundária:** cefaleia identificada como sintoma de outra doença orgânica (p. ex., tumor cerebral, hipertensão).

**Cegueira:** incapacidade de ver, geralmente definida por acuidade visual corrigida de 20/400 ou menos, ou uma falha do campo visual com, no máximo, 20° no olho melhor.

**Células (linfócitos) T:** células importantes para a formação das respostas imunes celulares.

**Células (ou linfócitos) B:** células importantes para a produção da resposta imune humoral.

**Células de Langerhans:** células dendríticas claras da epiderme, que contêm receptores de superfície para imunoglobulinas e que participam ativamente da reação de hipersensibilidade retardada da pele; além disso, essas células são responsáveis por transportar as bactérias invasoras aos linfócitos localizados nos linfonodos, em que são neutralizadas.

**Células de memória:** células responsáveis por reconhecer antígenos de exposições anteriores e desenvolver uma reação imune.

**Células de Merkel:** células epidérmicas que desempenham papel importante na transmissão dos estímulos sensoriais.

**Células fagocíticas:** células que engolfam, ingerem e destroem corpos estranhos ou toxinas.

**Células *natural killer* (células NK):** linfócitos que defendem o organismo contra microrganismos e células malignas.

**Células T auxiliares:** linfócitos que atacam patógenos (antígenos) diretamente.

**Células T citotóxicas:** linfócitos que destroem células infectadas por vírus; também desempenham papel importante na rejeição dos enxertos.

**Células T supressoras:** linfócitos que reduzem a atividade das células B a um nível no qual o sistema imune seja compatível com a vida.

**Célula-tronco:** célula primitiva capaz de autorreplicar-se e diferenciar-se em células-tronco mieloides ou linfoides.

**Cerume:** secreção amarelada ou marrom, semelhante à cera, que se acumula no canal auditivo externo.

**Cetoacidose diabética (CAD):** distúrbio metabólico associado ao diabetes tipo 1, que resulta da deficiência de insulina; o cliente produz corpos cetônicos extremamente ácidos, que causam acidose; em geral, os clientes precisam ser hospitalizados para tratamento e a doença costuma ser causada pela falta de adesão ao esquema de insulina, por uma doença coexistente, ou por infecção.

**Cetona:** substância altamente ácida, formada quando o fígado decompõe ácidos graxos na ausência de insulina.

**Choque:** estado fisiopatológico no qual há perfusão tecidual inadequada.

**Choque anafilático:** choque distributivo resultante de uma reação alérgica grave, que acarreta vasodilatação sistêmica incontrolável e hipovolemia relativa, além de broncospasmo.

**Choque cardiogênico:** estado de choque resultante da disfunção ou da falência do músculo cardíaco (miocárdio).

**Choque distributivo:** estado de choque resultante da transferência do volume sanguíneo, causando hipovolemia relativa e oxigenação inadequada das células.

**Choque hipovolêmico:** estado de choque resultante da redução do volume intravascular em consequência de perda ou déficit de líquidos; as causas são hemorragia e desidratação.

**Choque neurogênico:** um tipo de choque distributivo resultante da perda do tônus vascular simpático com redução da pressão arterial.

**Choque obstrutivo:** estado de choque resultante da obstrução dos grandes vasos ou do próprio coração; exemplos são: tamponamento cardíaco, pneumotórax de tensão, embolia pulmonar e síndrome compartimental abdominal.

**Choque séptico:** choque distributivo resultante da combinação de um fator infeccioso desencadeante e uma resposta deprimida do hospedeiro; resulta na diminuição da perfusão dos tecidos.

**Cianose central:** coloração azulada da pele ou das mucosas, causada pelo transporte de quantidades reduzidas de oxigênio pela hemoglobina; em geral, é um sinal tardio de hipoxia.

**Ciática:** inflamação do nervo ciático, que acarreta dor e hipersensibilidade ao longo do nervo que atravessa a coxa e a perna.

**Cicatrização em primeira intenção:** modalidade de cicatrização na qual as bordas da ferida são aproximadas cirurgicamente e a continuidade da pele é recuperada sem formação de tecidos de granulação.

**Cicatrização em segunda intenção:** tipo de cicatrização no qual as bordas da ferida não são aproximadas cirurgicamente e a continuidade dos tecidos é recuperada por um processo conhecido como granulação.

**Cicatrização em terceira intenção:** tipo de cicatrização no qual a aproximação cirúrgica das bordas da ferida é postergada e a continuidade dos tecidos tegumentares é recuperada pela aproximação das áreas com granulação.

**Cifose:** acentuação da curvatura convexa da coluna vertebral.

**Cilindros urinários:** proteínas secretadas pelos túbulos renais danificados.

**Cílios:** pelos curtos que produzem movimentos oscilantes constantes, que ajudam a empurrar muco e corpos estranhos para fora dos pulmões na direção da laringe.

**Circulante:** profissional que coordena e documenta os cuidados prestados aos clientes no centro cirúrgico.

**Cirrose:** doença hepática crônica que se caracteriza por alterações fibróticas e formação de tecidos conjuntivos densos dentro do fígado, alterações degenerativas subsequentes e destruição das células normais.

**Cirurgia ambulatorial:** inclui operações ambulatoriais (no mesmo dia) que não exigem que o cliente passe a noite no hospital ou que requerem internações breves com admissão do cliente em uma instalação hospitalar por menos de 24 h.

**Cirurgia de *bypass* arterial coronariano (CBAC):** procedimento cirúrgico no qual um vaso sanguíneo retirado de outra parte do corpo é enxertado na artéria coronária obstruída adiante do local da obstrução, de modo que o fluxo sanguíneo seja desviado e contorne o bloqueio (revascularização).

**Cistectomia:** remoção da bexiga.

**Cistite:** inflamação da bexiga.

**Cistite intersticial:** inflamação da parede da bexiga que, por fim, resulta na desintegração do revestimento e perda da elasticidade do órgão.

**Cistocele:** fraqueza da parede vaginal anterior, que possibilita que a bexiga sofra protrusão para dentro da vagina.

**Citocinas:** hormônios produzidos pelos leucócitos, que são vitais à regulação da hematopoese, da apoptose e das respostas imunes; é um termo genérico utilizado para descrever proteínas (exceto anticorpos) que atuam como mediadores intercelulares (p. ex., na formação da resposta imune).

**Citólise:** destruição das células.

**Citotóxico:** causa destruição das células.

**Claudicação intermitente:** dor muscular semelhante à cãibra nos membros, que é repetidamente reproduzida com a mesma intensidade de esforço ou atividade e aliviada em repouso.

**Clônus:** movimento anormal marcado por contrações e relaxamentos alternados de um músculo, que ocorrem em sucessão rápida.

**CMS:** Center for Medicare Services; órgão federal americano que administra os programas Medicare, Medicaid e Children's Health Insurance.

**Cóclea:** estrutura tubular óssea espiralada em formato de caracol, que forma parte da orelha interna e contém o órgão de Corti, que é o transdutor da audição.

**Colaboração interdisciplinar:** comunicação e cooperação entre os membros das diversas disciplinas de saúde, que se reúnem para planejar, executar e avaliar os cuidados.

**Colágeno:** proteína presente na pele, nos tendões, nos ossos, nas cartilagens e no tecido conjuntivo.

**Colangiopancreatografia retrógrada endoscópica (CPRE):** procedimento endoscópio que utiliza tecnologia de fibra óptica para visualizar o sistema biliar.

**Colateral:** vasos finos que podem dilatar para transportar sangue ao redor de um vaso sanguíneo obstruído.

**Colecistectomia laparoscópica:** remoção da vesícula biliar por um procedimento endoscópico.

**Colecistectomia:** remoção da vesícula biliar.

**Colecistite:** inflamação da vesícula biliar.

**Colecistocinina-pancreozimina (CCK-PZ):** hormônio; estímulo principal para a secreção das enzimas digestivas; estimula a contração da vesícula biliar.

**Colelitíase:** cálculos na vesícula biliar.

**Colesteatoma:** tumor da orelha média ou do mastoide (ou ambos), que pode destruir as estruturas do osso temporal.

**Colesterol:** lipídio que compõe as membranas celulares, é transportado no sistema circulatório ligado às lipoproteínas de alta e baixa densidades.

**Colete:** dispositivo aplicado externamente para apoiar o corpo ou parte dele, controlar movimentos e evitar lesão.

**Colo do útero:** parte inferior do útero onde é encontrado o óstio que faz a comunicação com a vagina.

**Coloides:** soluções intravenosas que contêm moléculas muito grandes para atravessar as membranas capilares.

**Colonização:** microrganismos presentes dentro ou na superfície de um hospedeiro, sem interferir em suas funções ou interagir e sem provocar sintomas no hospedeiro.

**Colposcopia:** exame microscópico do trato genital inferior, utilizando um instrumento de ampliação conhecido como colposcópio.

**Coma:** estado prolongado de inconsciência.

**Comissurotomia:** desdobramento ou separação das cúspides fundidas das valvas cardíacas.

**Complemento:** conjunto de proteínas enzimáticas do soro que, quando ativadas, destroem bactérias e outras células.

**Complexo QRS:** parte do eletrocardiograma (ECG) que reflete a condução de um estímulo elétrico pelos ventrículos; corresponde à despolarização (contração) ventricular.

**Compressão da medula espinal:** disseminação de um tumor para o espaço epidural.

**Comunicação alaríngea:** métodos alternativos de falar, que não utilizam a laringe normal; é utilizada pelos clientes que tiveram suas laringes removidas cirurgicamente.

**Comunidade:** população interativa de indivíduos que vivem juntos em uma sociedade mais ampla.

**Concussão:** disfunção neurológica transitória causada por traumatismo craniano; é classificada em branda ou clássica, conforme os sintomas (branda: sem perda da consciência ou da memória; clássica: inclui perdas da consciência e da memória).

**Condensação:** os tecidos pulmonares tornam-se mais sólidos em consequência do colapso dos alvéolos ou de um processo infeccioso (pneumonia).

**Condicionamento físico:** condição de bem-estar fisicamente saudável em consequência da prática adequada de exercícios e da nutrição apropriada.

**Condiloma:** verrugas da genitália externa, causadas por papilomavírus humanos.

**Condução:** transmissão de estímulos elétricos de uma célula para outra.

**Conduto ileal:** transplante dos ureteres a um segmento isolado do íleo terminal, com uma extremidade do ureter trazido até a superfície da parede abdominal.

**Cones:** células fotorreceptoras da retina, essenciais à acuidade visual e à discriminação das cores.

**Congestão vascular:** ingurgitamento dos vasos sanguíneos.

**Consentimento informado:** decisão autônoma de um cliente de submeter-se a um procedimento cirúrgico; com base no tipo de doença, nas opções de tratamento e nos riscos e benefícios envolvidos.

**Consolidação tardia:** prolongamento do tempo esperado de consolidação de uma fratura.

**Consolidação viciosa:** consolidação de um osso fraturado em posição desalinhada.

**Contagem absoluta de neutrófilos (CAN):** cálculo matemático do número real de neutrófilos na circulação, derivado a partir da contagem de leucócitos totais e da porcentagem de neutrófilos contados no campo visual de um microscópio; fornece uma estimativa do risco de infecção.

**Contração isométrica:** tensão muscular aumentada, comprimento inalterado, nenhum movimento articular.

**Contração isotônica:** tensão muscular inalterada, músculo encurtado, movimento articular.

**Contratilidade:** capacidade que o músculo cardíaco tem de contrair-se em resposta a um estímulo elétrico.

**Contratura:** encurtamento anormal de um músculo ou uma articulação, ou de ambos; fibrose.

**Controle:** contenção da proliferação das células cancerosas.

**Controle do estresse:** comportamentos e técnicas usadas para fortalecer os recursos pessoais para enfrentamento do estresse.

**Contusão:** lesão dos tecidos moles causada por uma força sem perfuração.

**Contusão cerebral:** formação de equimoses na superfície do cérebro.

**Convulsões:** distúrbio transitório paroxístico do encéfalo, resultante da deflagração de atividade elétrica anormal.

*Cor pulmonale*: insuficiência cardíaca direita causada pela elevação das pressões arteriais pulmonares ou doença cardíaca.

**Coração artificial total:** dispositivo mecânico usado para sustentar um coração insuficiente, mantendo as funções dos ventrículos direito e esquerdo.

**Cordoplastia:** reparo das fibras tendíneas que conectam as bordas dos folhetos das valvas atrioventriculares aos músculos papilares.

**Corpo lúteo:** localização de um folículo, que se modifica depois da ovulação, produzindo progesterona.

**Corticoides:** hormônios produzidos pela córtex suprarrenal ou seus equivalentes sintéticos; também conhecidos como hormônios adrenocorticais ou corticoides suprarrenais.

**Creatinina:** escória endógena gerada pelo metabolismo de energia nos músculos.

**Creatinoquinase (CK):** enzima encontrada nos tecidos humanos; um dos três tipos de CK é específico do músculo cardíaco e pode ser usado como indicador de lesão do miocárdio.

**Crepitação:** sensação ou som crepitante ou rangente; pode ocorrer com a mobilização das extremidades de um osso fraturado, ou de uma superfície articular irregular.

**Cricotireoidotomia:** abertura cirúrgica da membrana cricotireóidea para estabelecer uma via respiratória, que é mantida por um tubo endotraqueal ou de traqueostomia.

**Criocirurgia da próstata:** tratamento localizado da próstata por aplicação de temperaturas congelantes.

**Crise addisoniana:** insuficiência adrenocortical aguda; em geral, caracteriza-se por choque (hipotensão aguda, depleção de volume), náuseas e vômitos; as anormalidades laboratoriais comuns são hiponatremia, hiperpotassemia e, eventualmente, hipoglicemia; em geral, a crise addisoniana é desencadeada por estresse ou interrupção repentina do tratamento com glicocorticoides.

**Crise tireotóxica:** tipo grave e potencialmente fatal de hipertireoidismo, que é desencadeado por estresse; geralmente tem início súbito evidenciado por febre alta, taquicardia extrema e alteração do estado mental.

**Cristaloides:** soluções eletrolíticas intravenosas que circulam livremente no compartimento intravascular e nos espaços intersticiais.

**Cristas interpapilares:** ondulações e depressões que aparecem na junção dermoepidérmica e são responsáveis pela fixação entre as duas camadas.

**Cuidado paliativo:** cuidados abrangentes prestados aos clientes cujas doenças não podem ser curadas; os cuidados também são estendidos aos familiares dos clientes.

**Cura:** sobrevivência prolongada e desaparecimento de todos os indícios de uma doença, de modo que o cliente tem a mesma expectativa de vida que qualquer outra pessoa de sua faixa etária.

## D

**Débito cardíaco:** volume de sangue bombeado por cada ventrículo (em litros por minuto); no coração de um adulto em repouso, o débito cardíaco normalmente varia de 4 a 6 ℓ por minuto.

**Deficiência de alfa$_1$-antitripsina:** distúrbio genético resultante da deficiência de alfa$_1$-antitripsina, uma enzima protetora dos pulmões; esta deficiência aumenta o risco de desenvolver enfisema, mesmo nos clientes que não fumam.

**Deficiência:** perda ou anormalidade de uma estrutura ou função anatômica, fisiológica ou psicológica no nível de um órgão (p. ex., disfagia, hemiparesia); uma anormalidade da estrutura, do aspecto e da função de um órgão ou sistema resultante de qualquer causa.

**Deiscência:** separação parcial ou completa das bordas de uma ferida.

**Déficit auditivo de condução:** perda ou redução da audição, na qual a transmissão eficiente dos sons até a orelha interna é interrompida por alguma obstrução ou doença.

**Déficit auditivo neurossensorial:** déficit auditivo relacionado com a lesão do órgão-alvo da audição ou do VIII nervo craniano, ou de ambos.

**Déficit auditivo:** disfunção de qualquer componente do sistema auditivo (déficit auditivo de condução, déficit auditivo neurossensorial ou déficit auditivo misto).

*Delirium*: perda transitória da função intelectual, geralmente em consequência de distúrbios sistêmicos.

**Demência:** transtorno mental orgânico progressivo, que se caracteriza por alterações da personalidade, confusão, desorientação e deterioração intelectual associada à perda de memória e raciocínio.

**Dendrito:** parte do neurônio que conduz os estímulos na direção do corpo celular.

**Densidade celular:** número de células vivas em uma unidade.

**Dependência:** ocorre quando um cliente que tem usado opioides desenvolve uma síndrome de abstinência quando esses fármacos são interrompidos; em geral, ocorre com tolerância aos opioides e não indica adição.

**Depuração renal:** volume de plasma que os rins conseguem depurar de determinado soluto (p. ex., creatinina); é expressa em mililitros por minuto.

**Derivação urinária continente (bolsa de Kock ou Charleston):** transplante dos ureteres para um segmento do intestino, com construção de um mecanismo ou válvula continente eficaz.

**Dermatite atópica:** reação de hipersensibilidade do tipo I, que se evidencia por inflamação da pele com prurido, eritema e vários tipos de lesão cutânea.

**Dermatose:** qualquer condição anormal da pele.

**Derme:** segunda camada da pele; contém glândulas sudoríparas, folículos pilosos e nervos.

**Derrame:** excesso de líquido em uma articulação.

**Derrame articular:** escapamento de líquido dos vasos sanguíneos ou linfáticos para dentro do espaço articular.

**Derrame pleural:** acumulação anormal de líquido no espaço pleural.

**Desarticulação:** amputação no nível de uma articulação.

**Desbaste:** ressecção cirúrgica de todo o tumor visível no abdome.

**Desbridamento:** remoção de material estranho e tecido desvitalizado, até que os tecidos saudáveis circundantes fiquem expostos.

**Descerebração:** postura anormal associada a uma lesão cerebral grave; caracteriza-se por extensão extrema dos membros superiores e inferiores (extensão, adução e rotação interna do braço e flexão do punho e dos dedos da mão; extensão das pernas; e flexão plantar dos pés).

**Descompressão (intestinal):** remoção do conteúdo intestinal para evitar que gases e líquidos distendam as alças intestinais.

**Descontaminação:** processo de remover ou tornar inofensivos os contaminantes que se acumularam na equipe profissional, nos clientes e nos equipamentos.

**Descorticação:** postura anormal associada a lesão cerebral grave; caracteriza-se por flexão anormal dos membros superiores (adução do ombro, flexão do cotovelo e do punho) e extensão dos membros inferiores (inclusive quadris e joelhos).

**Desencadeado:** com referência aos marca-passos, é um termo usado para descrever a liberação de um impulso cardíaco em resposta a algum estímulo.

**Desfibrilação:** corrente elétrica aplicada para interromper uma arritmia; não é sincronizada com o complexo QRS do cliente.

**Desmame do respirador:** processo de interrupção ou remoção gradativa e sistemática do respirador, do tubo de respiração e do oxigênio.

**Despolarização:** estimulação elétrica que provoca contração do músculo cardíaco.

**Desvio à esquerda:** excesso de leucócitos imaturos liberados pela medula óssea na corrente sanguínea; significa infecção ou inflamação.

**Determinante antigênico:** parte específica de um antígeno, que se liga ao local receptor de um anticorpo e determina a especificidade da reação antígeno-anticorpo.

**Diabetes insípido:** doença na qual volumes anormalmente grandes de urina diluída são excretados em consequência da produção deficiente de vasopressina (ADH).

**Diabetes melito:** grupo de doenças metabólicas, as quais se caracterizam por hiperglicemia resultante de anormalidades da secreção ou da ação da insulina (ou ambas).

**Diabetes melito gestacional (DMG):** qualquer grau de intolerância à glicose com início durante a gestação.

**Diabetes tipo 1:** doença metabólica evidenciada por nenhuma produção e secreção de insulina em consequência da destruição autoimune das células beta das ilhotas de Langerhans do pâncreas; antes conhecido como diabetes *juvenil* ou *insulinodependente*.

**Diabetes tipo 2:** doença metabólica evidenciada por deficiência relativa de insulina e por ação reduzida deste hormônio com resistência aumentada dos tecidos-alvo; antes conhecida como diabetes do *adulto* ou *não insulinodependente*.

**Diáfise:** parte mediana e mais longa de um osso longo.

**Dialisado:** solução que circula pelo dialisador na hemodiálise e pela membrana peritoneal na diálise peritoneal.

**Dialisador:** "rim artificial" ou máquina de diálise; contém uma membrana semipermeável, através da qual podem passar partículas de determinado tamanho.

**Diálise peritoneal:** procedimento que utiliza o revestimento da cavidade peritoneal do cliente como membrana semipermeável para a troca de líquidos e solutos.

**Diálise peritoneal ambulatorial contínua (DPAC):** técnica de diálise peritoneal, por meio da qual um paciente realiza quatro a cinco trocas completas (ou ciclos) durante o dia.

**Diálise peritoneal cíclica contínua (DPCC):** técnica de diálise peritoneal, por meio da qual o aparelho de diálise peritoneal (regulador de ciclos) realiza automaticamente as trocas, geralmente enquanto o cliente dorme.

**Diástole:** período de relaxamento ventricular que resulta no enchimento dos ventrículos.

**Diferenciação:** desenvolvimento de funções e características diferentes das que são próprias da célula-tronco original.

**Difusão:** transferência de solutos (escórias metabólicas) de uma área com concentração mais alta para outra com concentração mais baixa, *ou* troca de moléculas gasosas entre áreas com concentrações altas para áreas com concentrações baixas.

**Digestão:** fase do processo digestivo que ocorre quando as enzimas e as secreções digestivas misturam-se com o alimento ingerido e quando proteínas, gorduras e açúcares são decompostos de moléculas menores que os compõem.

**Dímero D:** teste que avalia a degradação da fibrina; é considerado mais específico que a dosagem dos produtos da degradação da fibrina no diagnóstico da coagulação intravascular disseminada (CID).

**Diplopia:** visão duplicada, ou percepção de duas imagens do mesmo objeto, que se formam diante de um ou dos dois olhos.

**Disartria:** distúrbios da articulação da fala.

**Discinesia:** limitação da capacidade de realizar movimentos voluntários.

**Disfagia:** dificuldade de engolir, aumentando o risco de aspiração.

**Disfonia:** anormalidade da qualidade da voz causada por fraqueza e perda da coordenação dos músculos responsáveis pela fala.

**Disfunção erétil:** incapacidade de iniciar ou manter uma ereção suficiente para concluir uma relação sexual.

**Dislipidemia:** níveis anormais dos lipídios sanguíneos, inclusive lipídios totais, LDL e triglicerídios, além de níveis baixos de HDL.

**Dismenorreia:** menstruação dolorosa não relacionada com qualquer tipo de processo patológico.

**Dispareunia:** dor durante as relações sexuais.

**Displasia:** proliferação anormal das células, que diferem quanto ao tamanho, ao formato ou à disposição em comparação com as outras células do mesmo tipo de tecido.

**Dispneia:** respiração dificultada ou falta de ar.

**Dispneia aos esforços (DE):** dificuldade de respirar ao realizar esforços físicos.

**Dispositivo de acesso venoso central (DAVC):** dispositivo desenvolvido e usado para administrar fármacos e líquidos em veias centrais por longos períodos.

**Dispositivo de gastrostomia discreto (LPGD, botão G):** um dispositivo de acesso para alimentação enteral, que é nivelado com a pele e usado para alimentar um cliente por períodos longos.

**Dispositivo de mobilização passiva contínua (DMPC):** dispositivo que estimula a mobilização, a circulação e a cicatrização.

**Dispositivo de suporte ventricular:** dispositivo mecânico usado para sustentar a função do ventrículo direito ou esquerdo.

**Dispositivo espaçador:** dispositivo conectado a um inalador dosimetrado (IDM), para facilitar o uso do equipamento por um cliente.

**Disquezia:** dor ao defecar.

**Disreflexia autônoma:** também conhecida como hiper-reflexia autônoma; é uma emergência potencialmente fatal dos pacientes com traumatismo raquimedular, que causa uma emergência hipertensiva e ocorre quando a lesão da medula localiza-se no nível de T6 ou nos segmentos mais proximais.

**Distensão:** lesão musculotendínea.

**Distúrbios ou condições secundárias:** distúrbios físicos, mentais ou sociais evitáveis, que resultam direta ou indiretamente de uma condição incapacitante inicial.

**Distúrbios temporomandibulares:** grupo de distúrbios que causam dor ou disfunção da articulação temporomandibular (ATM) e das estruturas adjacentes.

**Disúria:** dificuldade ou dor ao urinar.

**Diverticulite:** inflamação de um divertículo, causada por obstrução (fezes).

**Diverticulose:** vários divertículos no intestino; comum nos indivíduos de meia idade.

**Doença arterial periférica (DAP):** doença causada por redução do fluxo sanguíneo aos tecidos.

**Doença de Addison:** insuficiência adrenocortical crônica secundária à destruição das glândulas suprarrenais.

**Doença de Graves:** um tipo de hipertireoidismo, que se caracteriza por bócio difuso e exoftalmia.

**Doença de Hashimoto:** tireoidite (inflamação da tireoide), que se evidencia por níveis altos de anticorpos antimicrossomiais; é uma doença autoimune e a causa mais comum de hipotireoidismo nos EUA.

**Doença de Ménière:** doença da orelha interna, evidenciada por uma tríade de sintomas: episódios de vertigem, tinido e déficit auditivo neurossensorial flutuante.

**Doença enxerto-*versus*-hospedeiro (DEVH):** resposta imune iniciada pelos linfócitos T dos tecidos do doador contra os tecidos do receptor (pele, trato gastrintestinal, fígado); é uma resposta indesejável.

**Doença infecciosa:** consequência resultante da invasão do organismo por microrganismos que podem causar danos ao corpo e levar à morte.

**Doença inflamatória pélvica (DIP):** infecção do útero e das tubas uterinas, geralmente causada por patógenos sexualmente transmissíveis.

**Doença mamária proliferativa benigna:** vários tipos de tecidos mamários atípicos, embora não cancerosos, que aumentam o risco de desenvolver câncer de mama.

**Doença pulmonar obstrutiva crônica (DPOC):** doença que se caracteriza por limitação do fluxo de ar e não é totalmente reversível.

**Doença pulmonar restritiva:** doença pulmonar que reduz os volumes dos pulmões.

**Doença renal em estágio terminal (DRET):** deterioração progressiva e irreversível da função renal, que causa retenção de escórias metabólicas urêmicas.

**Doença terminal:** doença progressiva e irreversível que, apesar dos tratamentos clínicos objetivando a cura, leva o cliente à morte.

**Doenças crônicas:** problemas clínicos ou de saúde com sintomas ou limitações físicas que requerem tratamento prolongado (3 meses ou mais).

**Dor:** experiência sensorial e emocional desagradável resultante de lesão real ou potencial dos tecidos.

**Dor do membro fantasma:** dor percebida como se tivesse origem em um membro amputado.

**Dor em repouso:** dor persistente no pé em repouso, que pode piorar à noite e indica insuficiência arterial significativa.

**Dor radicular:** dor que irradia ao longo de um nervo; causada pela irritação ou compressão da raiz nervosa.

**Dor referida:** dor percebida como se começasse em uma área diferente da qual se encontra a patológica que a causa.

**Dor refratária:** aumento súbito e transitório da dor, que ocorre nos clientes tratados com analgésicos opioides.

**Drenagem postural:** posicionamento do cliente capaz de tornar possível a drenagem de todos os lobos dos pulmões e das vias respiratórias.

**Duodeno:** primeiro segmento do intestino delgado, que se comunica com o piloro gástrico e estende-se até o jejuno.

# E

**Eco-doppler:** combina o imageamento dos tecidos em escala cinza com alterações de velocidade.

**Edema:** distensão dos tecidos moles em consequência da acumulação de líquidos.

**Edema angioneurótico:** condição evidenciada por urticária e edema difuso nos planos mais profundos da pele.

**Edema cerebral:** acumulação de edema no cérebro.

**Edema pulmonar:** aumento da quantidade de líquido extravascular do pulmão.

**Educação em saúde:** várias experiências de aprendizagem destinadas a promover comportamentos que melhorem a saúde.

**Efeito enxerto-*versus*-tumor:** reação das células do doador contra um tumor maligno; é uma resposta desejável.

**Efeito placebo:** analgesia resultante da expectativa de que uma substância produza algum efeito, não que a substância tenha realmente algum efeito.

**EIA (imunoensaio enzimático):** exame sanguíneo capaz de detectar a existência de anticorpos contra o HIV no sangue ou na saliva; também conhecido como *ensaio imunossorvente ligado a enzima* (ELISA); os resultados positivos são confirmados pelo teste de *Western blot*.

**Eliminação:** fase do processo digestivo que ocorre depois da digestão e da absorção, quando as escórias metabólicas são eliminadas do corpo.

**Embolia pulmonar:** obstrução dos vasos sanguíneos do pulmão por um êmbolo; o êmbolo pode ser um coágulo sanguíneo, bolhas de ar ou gotículas de gordura.

**Êmbolo:** fragmento de um trombo que é levado por um vaso sanguíneo e bloqueia outro vaso mais fino.

**Emergência hipertensiva:** condição na qual a pressão arterial está extremamente elevada e há indícios de lesão potencial ou real dos órgãos-alvo.

**Emergente:** nível da escala de triagem que significa lesões ou doenças potencialmente fatais, que requerem tratamento imediato.

**Emetropia:** ausência de erros da refração.

**Empiema:** acumulação de material purulento no espaço pleural.

**Encefalopatia hepática:** disfunção do sistema nervoso central resultante de uma doença hepática; geralmente está associada aos níveis altos de amônia, que causam alterações do estado mental e do nível de consciência e levam ao coma.

**Endócrino:** secreção interna; secreção hormonal de uma glândula sem ductos.

**Endométrio:** revestimento do útero.

**Endometriose:** proliferação de células semelhantes às do revestimento endometrial fora da cavidade uterina, causando menstruações profusas e dolorosas.

**Endorfinas, encefalinas e dinorfinas:** substâncias semelhantes à morfina, que são produzidas no organismo; são encontradas principalmente no sistema nervoso central e podem atenuar a dor.

**Endósteo:** membrana vascularizada fina que recobre a cavidade medular dos ossos longos e os espaços do osso esponjoso.

**Enduração:** lesão ou reação anormal dura; por exemplo, depois de um teste cutâneo positivo à tuberculose.

**Enfermeira instrumentadora:** enfermeira, ou técnico de enfermagem habilitado, ou tecnólogo cirúrgico que, após os procedimentos de degermação e colocação das roupas cirúrgicas estéreis, prepara os instrumentos e suprimentos e passa os instrumentos ao cirurgião durante um procedimento cirúrgico.

**Enfisema:** doença das vias respiratórias evidenciada por obstrução das paredes dos alvéolos hiperdistendidos; é um tipo de DPOC.

**Engenharia genética:** tecnologia moderna destinada a conseguir a reposição de genes ausentes ou anormais.

**Ensaio de *Western blot*:** teste sanguíneo que detecta anticorpos contra o HIV e é usado para confirmar os resultados de um teste de imunoensaio enzimático (EIA ou ELISA).

**Ensino:** maneira sistemática de transmissão de conhecimento com o propósito de instruir.

**Enteróclise:** exame radioscópico do intestino delgado; uma sonda é introduzida pelo nariz ou pela boca, passa pelo esôfago e estômago e é avançada até o duodeno; um material de contraste líquido à base de bário é injetado pela sonda e radiografias são obtidas à medida que a sonda avança pelo duodeno.

**Entorse:** lesão de ligamentos e outros tecidos moles de uma articulação.

**Enucleação:** remoção completa do bulbo ocular e parte do nervo óptico.

**Enxaqueca (cefaleia hemicrânica):** cefaleia grave e persistente, geralmente acompanhada de sintomas como náuseas, vômitos e distúrbios visuais.

**Enxerto arteriovenoso:** tipo de acesso vascular formado cirurgicamente para diálise, por meio do qual um segmento de material biológico, semibiológico ou sintético interliga uma artéria e uma veia do cliente.

**Enxerto ósseo:** colocação de tecido ósseo (enxertos autólogos ou homólogos) para facilitar a cicatrização, estabilizar ou repor um osso anormal.

**Eosinófilo:** tipo de granulócitos; participa das reações alérgicas.

**Epiderme:** camada mais externa da pele.

**Epidermopoese:** desenvolvimento das células epidérmicas.

**Epididimite:** infecção do epidídimo, geralmente a partir das vias urinárias ou da próstata infectada; também pode ser uma complicação da gonorreia.

**Epífise:** extremidade do osso longo.

**Epilepsia:** conjunto de síndromes que se caracterizam por distúrbios paroxísticos transitórios da função cerebral.

**Epistaxe:** hemorragia nasal causada pela ruptura dos vasos minúsculos distendidos na mucosa de qualquer parte do nariz.

**Epítopo:** qualquer componente de uma molécula antigênica que funcione como determinante antigênico, possibilitando a fixação de determinados anticorpos.

**Equimose:** contusão.

**Equipamento de proteção individual (EPI):** equipamento usado como complemento às precauções padronizadas; pode incluir equipamentos dos níveis A, B, C e D.

**Eritema:** vermelhidão da pele causada por congestão dos capilares.

**Eritrócito:** *ver* **hemácia**.

**Eritropoese:** processo de formação das hemácias (eritrócitos).

**Eritropoetina:** hormônio produzido principalmente pelos rins; necessário à eritropoese.

**Escara:** tecidos desvitalizados resultantes de uma queimadura.

**Escarotomia:** excisão linear realizada em uma crosta para liberar a compressão dos tecidos subjacentes.

**Escleroterapia:** injeção de substâncias dentro ou ao redor das varizes esofagogástricas de modo a causar constrição, espessamento e enrijecimento do vaso e, assim, bloquear um sangramento.

**Escoliose:** curvatura lateral da coluna vertebral.

**Escotomas:** áreas de cegueira parcial ou total no campo visual.

**Esôfago:** tubo colapsável que interliga a boca ao estômago, pelo qual os alimentos passam à medida que são ingeridos.

**Esofagogastroduodenoscopia (EGD):** passagem de um tubo de fibra óptica pela boca e garganta até o trato digestivo, de modo a examinar visualmente o esôfago, o estômago e o intestino delgado; biopsias podem ser realizadas.

**Espaço pleural:** área entre as pleuras visceral e parietal; é um espaço virtual.

**Espasticidade:** aumento persistente da tensão de um músculo quando ele é alongado ou estirado passivamente; hipertonia muscular com resistência aumentada ao estiramento, geralmente associada a fraqueza, reflexos tendíneos profundos exacerbados e redução dos reflexos superficiais.

**Espástico:** tônus muscular maior que o normal.

**Espermatogênese:** produção do esperma nos testículos.

**Espiritualidade:** sistema de crenças pessoais que enfatiza a busca por significado e propósito na vida; elementos intangíveis que conferem significado e vitalidade à vida; e um sentido de conexão com uma dimensão mais elevada ou transcendente.

**Espirometria de incentivo:** técnica de respiração profunda com *feedback* visual para ajudar o cliente a inalar profunda e lentamente e produzir insuflação máxima dos pulmões.

**Espirometria:** provas de função pulmonar que determinam volumes (p. ex., $VEF_1$, volume expiratório forçado em 1 s), capacidades (p. ex., CVF, capacidade vital forçada) e taxas de fluxo pulmonares específicas; os clientes podem ser testados antes e depois da administração de um broncodilatador.

**Espondilólise:** anquilose ou enrijecimento das vértebras cervicais ou lombares.

**Estadiamento:** processo usado para determinar as dimensões e a disseminação (ou metástases) de um tumor.

**Estado epiléptico:** episódio no qual o cliente tem vários episódios de convulsão, sem intervalo de recuperação.

**Estado neurovascular:** funções neurológicas (componentes motor e sensorial) e circulatórias de uma parte do corpo.

**Esteatorreia:** fezes espumosas e fétidas com teor elevado de gorduras; resulta da digestão parcial das proteínas e das gorduras em consequência da ausência do suco pancreático no intestino.

**Estenose:** estreitamente ou constrição de um orifício ou passagem do corpo.

**Estenose cervical:** estreitamento ou abertura parcial do orifício da cérvice uterina.

**Estertores:** sons de crepitação suave e intermitente durante a inspiração; são causados pelo retardo da reabertura das vias respiratórias.

**Estoma:** orifício criado artificialmente entre uma cavidade do corpo (p. ex., intestino) e a superfície do corpo.

**Estômago:** bolsa distensível na qual o bolo alimentar passa para ser digerido pelas enzimas gástricas.

**Estomatite:** inflamação da mucosa oral.

**Estomatoterapeuta:** enfermeira habilitada em realizar cuidados apropriados com a pele, a ferida, a ostomia e a continência; em geral, a profissional é conhecida como enfermeira especialista em cuidados com feridas, ou enfermeira especialista em cuidados com ferida-ostomia-continência (EEFOC).

**Estrias:** faixas irregulares da pele, que podem ser diferenciadas por sua cor, textura, depressão ou elevação com relação aos tecidos nos quais ocorrem; em geral, são violáceas ou brancas.

**Estribo:** terceiro (e mais distal) ossículo da orelha média; articula-se com a bigorna e sua base encaixa dentro da janela oval.

**Estrogênio:** hormônio que desenvolve e mantém o sistema reprodutivo feminino.

**Eutanásia:** do grego, "boa morte"; o termo passou a significar a morte intencional, por ato ou omissão, de um ser humano dependente para seu alegado benefício.

**Eutireóideo:** estado de produção normal dos hormônios tireóideos.

**Evisceração (ferida):** protrusão dos órgãos por uma incisão cirúrgica.

**Evisceração (ocular):** remoção do conteúdo intraocular por uma incisão da córnea ou esclerótica; o nervo óptico, a esclera, os músculos extraoculares e (eventualmente) a córnea permanecem intactos.

**Exame pré-admissional (EPA):** exames diagnósticos realizados antes da internação hospitalar.

**Exames citológicos:** exames de amostras de tecidos (inclusive líquidos corporais) ao microscópio, com descrição da estrutura, da composição e/ou da patologia das células.

**Excisão:** remoção cirúrgica de tecidos.

**Exenteração:** remoção cirúrgica de todo o conteúdo da órbita, inclusive bulbo ocular e pálpebras.

**Exercícios de Kegel:** exercícios que contraem e relaxam a musculatura do assoalho pélvico, ajudando a fortalecê-los.

**Exócrino:** secreção externa; secreção hormonal por ductos excretores.

**Exoftalmia:** protrusão anormal de um ou dos dois bulbos oculares; resulta em uma expressão sobressaltada; geralmente é causada por hipertireoidismo.

**Extravasamento:** extravasamento de fármacos das veias para os tecidos subcutâneos.

## F

**Fagocitose:** processo de ingestão e digestão de bactérias por células.

**Falha de consolidação:** incapacidade de união dos fragmentos de um osso fraturado.

**Faringite:** inflamação da garganta; geralmente tem causa viral ou bacteriana.

**Fármacos vasoativos:** fármacos que atuam nos vasos sanguíneos e produzem contração ou dilatação, resultando em aumento ou redução da pressão arterial e/ou da frequência cardíaca.

**Fáscia (epimísio):** tecido fibroso que cobre, sustenta e separa os músculos.

**Fasciculação:** tremores involuntários das fibras musculares.

**Fasciotomia:** incisão e afastamento da fáscia muscular para aliviar a compressão de um músculo (p. ex., síndrome compartimental) ou reduzir uma contratura fascial.

**Fase anágena:** fase ativa de crescimento dos pelos (ou cabelos).

**Fase intraoperatória:** intervalo que se estende desde o momento que o cliente é transferido ao centro cirúrgico até quando é recebido na unidade de cuidados pós-anestésicos (UCPA).

**Fase lútea:** segunda metade ou fase secretória do ciclo menstrual, que ocorre depois da ovulação.

**Fator intrínseco:** secreção gástrica que se combina com a vitamina $B_{12}$, de modo que esta vitamina possa ser absorvida.

*Feedback*: retorno da informação relativa aos resultados do *input* fornecido a um indivíduo ou sistema.

*Feedback* **negativo:** mecanismo de regulação no qual um aumento ou uma redução do nível de determinada substância diminui ou aumenta a função do órgão que produz tal substância.

**Feocromocitoma:** tumor de células cromafínicas, geralmente benigno, localizado na medula suprarrenal; este tumor caracteriza-se pela secreção de catecolaminas, que acarretam hipertensão, cefaleia grave, sudorese profusa, turvação da visão, ansiedade e náuseas.

**Fibrina:** proteína filamentar; base dos trombos e coágulos sanguíneos.

**Fibrinogênio:** proteína convertida em fibrina para formar trombos e coágulos.

**Fibrinólise:** processo de decomposição do trombo de fibrina.

**Fibrinolítico:** substância que decompõe a fibrina, que são os filamentos finos dos coágulos sanguíneos.

**Fibroscopia (gastrintestinal):** sondagem de parte do sistema GI com um tubo flexível iluminado para ajudar a diagnosticar e tratar doenças dessas estruturas.

**Fimose:** condição na qual o prepúcio é tão apertado que não pode ser retraído sobre a glande; pode ser congênita ou causada por inflamação e edema.

**Fisioterapia torácica (FTT):** tratamento usado para remover secreções brônquicas, melhorar a ventilação e aumentar a eficiência dos músculos respiratórios; as modalidades incluem drenagem postural, percussão torácica e vibração.

**Fístula arteriovenosa:** tipo de acesso vascular para diálise; é estabelecida cirurgicamente por conexão de uma artéria com uma veia.

**Fixação interna:** estabilização da fratura reduzida por meio do uso de parafusos, placas, fios, cavilhas e pinos metálicos.

**Fixador externo:** estrutura metálica externa fixada aos fragmentos ósseos a fim de estabilizá-los.

**Flácido:** estrutura mostra ausência de tônus muscular; mole e relaxado.

**Flora normal:** microrganismos não patogênicos que colonizam persistentemente um hospedeiro.

**Folículo de Graaf:** células ovarianas que se transformam em uma estrutura localizada na superfície do ovário, que abriga o óvulo ou ovo não fecundado.

**Fórnix:** parte superior da vagina.

**Fotofobia:** dor ocular com a exposição à luz.

**Fração de ejeção:** porcentagem do volume diastólico final, que é ejetada pelo ventrículo a cada batimento cardíaco; os valores normais variam de 55 a 70%.

**Fração de oxigênio inspirado ($FI_{O_2}$):** concentração de oxigênio administrado (1,0 = oxigênio a 100%).

**Fratura:** perda de continuidade de um osso.

**Fundo:** ou região em formato de cúpula do corpo do útero, *ou* superfície interior do olho (por trás do cristalino), que inclui a retina, o disco óptico, a mácula e a fóvea e o polo posterior.

## G

**Gangrena:** tecido morto.

**Gástrico:** relativo ao estômago.

**Gastrite:** inflamação do estômago.

**Gastrostomia:** criação cirúrgica de um orifício de acesso ao estômago com a finalidade de administrar alimentos e líquidos.

**Gastrostomia endoscópica percutânea (GEP):** procedimento endoscópico realizado para colocar um tubo de alimentação no estômago a fim de assegurar suporte nutricional de longa duração.

**GDR:** grupo diagnóstico relacionado; categorias diagnósticas usadas pelo sistema de saúde americano (Medicare) para classificar clientes quando precisa pagar prospectivamente às instituições de atenção à saúde pelos cuidados prestados aos clientes.

**Glândulas sebáceas:** glândulas que se localizam na epiderme e secretam sebo para manter a maciez e flexibilidade da pele.

**Glicocorticoides:** hormônios esteroides (*i. e.*, cortisol, cortisona e corticosterona) secretados pelo córtex suprarrenal em resposta ao ACTH; aumentam o glicogênio hepático e a glicose sanguínea e atenuam as respostas inflamatórias.

**Glicose em jejum desregulada (GJD), tolerância reduzida à glicose (TRG):** estágio metabólico intermediário entre homeostasia da glicose e diabetes; não são condições patológicas propriamente ditas, mas fatores de risco para desenvolver diabetes e doença cardiovascular no futuro.

**Glicose plasmática em jejum (GPJ):** determinação da glicose sanguínea realizada no laboratório depois do jejum de mais de 8 h; embora os níveis plasmáticos estejam especificados nos critérios diagnósticos, as concentrações sanguíneas de glicose (ligeiramente maiores que os níveis plasmáticos) são usadas mais comumente.

**Glicosúria renal:** eliminação persistente ou recidivante de glicose na urina.

**Glomérulo:** tufo de capilares que formam parte do nefro, em que ocorre a filtração.

**Glomerulonefrite:** inflamação dos capilares glomerulares.

**Glucagon:** hormônio secretado pelas células alfa das ilhotas de Langerhans do pâncreas; aumenta o nível sanguíneo de glicose, estimulando o fígado a converter o glicogênio armazenado em glicose.

**Graduação de um tumor:** identificação do tipo de tecido do qual um tumor originou-se e o grau com que as células tumores conservam as características funcionais e estruturais do tecido original.

**Granulócito:** leucócito granulado (neutrófilo, eosinófilo ou basófilo); eventualmente, o termo é usado como sinônimo de neutrófilo.

**Granulomas:** células circundadas por linfócitos, que podem ser encontradas em todas as camadas da parede intestinal; quando estão presentes, são muito sugestivos de doença de Crohn.

**Gravidez ectópica:** o ovo fecundado é implantado em qualquer outro local fora do corpo uterino, geralmente na tuba uterina.

## H

**Hálito hepático:** odor adocicado ligeiramente fecal na respiração, provavelmente de origem intestinal; é comum quando o cliente tem circulação porta colateral extensiva (p. ex., doença hepática crônica).

*Helicobacter pylori*: bactéria gram-negativa espiralada que coloniza a mucosa gástrica; é responsável pela maior parte dos casos de doença ulcerosa péptica.

**Hemácia:** também conhecida como *eritrócito*; componente celular do sangue envolvido no transporte de oxigênio e dióxido de carbono.

**Hemácias nucleadas (reticulócitos):** formas imaturas das hemácias; parte do núcleo permanece dentro da hemácia; não são encontradas normalmente no sangue circulante.

**Hematêmese:** vômito de sangue.

**Hematócrito:** porcentagem do volume sanguíneo total representado pelas hemácias.

**Hematopoese:** processo complexo de desenvolvimento e maturação das células sanguíneas.

**Hematúria:** hemácias na urina.

**Hemianopsia:** perda da visão de metade do campo visual de um ou dos dois olhos.

**Hemiartroplastia:** substituição de uma das superfícies articulares (p. ex., com a hemiartroplastia do quadril, a cabeça e o colo do fêmur são substituídos por uma prótese femoral – o acetábulo é preservado).

**Hemiplegia/hemiparesia:** paralisia/fraqueza de um lado do corpo, ou de parte dele, causada por uma lesão das áreas motoras do cérebro.

**Hemodiálise:** procedimento durante o qual o sangue do cliente circula por um dialisador, de modo a remover escórias metabólicas e excesso de líquido.

**Hemodiálise venovenosa contínua (HVVC ou HDVVC):** modalidade de tratamento substitutivo renal contínuo, que resulta na remoção de líquidos e escórias metabólicas; o sangue venoso circula por um hemofiltro e volta ao cliente.

**Hemoglobina:** proteína das hemácias que contém ferro; libera oxigênio aos tecidos.

**Hemoglobina glicosilada (hemoglobina glicada, $HbA_{1C}$ ou A1C):** medida que reflete o controle da glicemia a longo prazo; resulta da fixação da glicose à hemoglobina durante o período de sobrevivência das hemácias (120 dias); o objetivo do tratamento do diabetes é alcançar níveis normais ou praticamente normais de hemoglobina glicosilada (iguais aos da população sem diabetes).

**Hemólise:** destruição das hemácias; pode ocorrer dentro ou fora dos vasos sanguíneos.

**Hemoptise:** tosse e expectoração de sangue originado das vias respiratórias inferiores.

**Hemostasia:** processo dinâmico que envolve a cessação do sangramento de um vaso lesado e depende da atividade de componentes vasculares, plaquetas, proteínas da coagulação e sistema fibrinolítico; consiste no equilíbrio delicado entre formação e desintegração do coágulo (trombo).

**Hemotórax:** colapso parcial ou total do pulmão em consequência da acumulação de sangue no espaço pleural; pode ocorrer depois de procedimento cirúrgico ou traumatismo.

**Hérnia:** protrusão de qualquer órgão (ou parte de um órgão) através da parede da cavidade que normalmente o contém.

**Herniação:** protrusão anormal de tecidos por uma falha ou um orifício natural.

**Herpes simples:** úlcera do frio (infecção viral cutânea evidenciada por vesículas e erosões dolorosas na língua, no palato, na gengiva, nas mucosas orais ou nos lábios).

**Hidrocefalia:** excesso de líquido cefalorraquidiano (LCR) na cavidade intracraniana, geralmente causado pela obstrução do fluxo no sistema ventricular ou no espaço subaracnóideo.

**Hidrocele:** coleção de líquido, geralmente na túnica vaginal do testículo, embora também possa localizar-se dentro do cordão espermático.

**Hidrofílico:** material que absorve umidade.

**Hidropisia endolinfática:** dilatação do espaço endolinfático da orelha interna; é o correspondente patológico da doença de Ménière.

**Hifema:** sangue na câmara anterior.

**Higroscópico:** material que absorve umidade do ar.

**Hímen:** tecido que recobre parcial ou totalmente o orifício vaginal antes da penetração vaginal.

**Hímen imperfurado:** membrana localizada no orifício ou introito vaginal, que ainda está intacta e causa obstrução.

**Hiperemia:** "olho vermelho" resultante da dilatação dos vasos sanguíneos da conjuntiva.

**Hiperglicemia:** nível alto de glicose sanguínea; glicose em jejum acima de 100 mg/dℓ; glicose pós-prandial (2ª hora) acima de 140 mg/dℓ.

**Hiperopia:** hipermetropia; distúrbio da refração no qual o foco dos raios luminosos provenientes de um objeto distante incide por trás da retina.

**Hiperpigmentação:** aumento da melanina da pele, resultando na intensificação da pigmentação.

**Hiperplasia:** proliferação excessiva de células normais.

**Hiperplasia atípica:** aumento anormal do número de células de uma área específica dentro das estruturas ductais ou lobulares da mama; essa proliferação anormal aumenta o risco de desenvolver câncer.

**Hiperplasia prostática benigna (HPB):** crescimento ou hipertrofia não cancerosa da próstata; a HPB é a condição patológica mais comum dos homens idosos e a segunda causa mais frequente de intervenção cirúrgica realizada nos homens com mais de 60 anos de idade.

**Hipersensibilidade:** reação intensificada e anormal a qualquer tipo de estímulo.

**Hipertensão arterial:** pressão arterial igual ou maior que 140/90 mmHg.

**Hipertensão de rebote:** pressão controlada com tratamento, que se torna anormalmente alta depois da sua interrupção (geralmente repentina).

**Hipertensão porta:** pressão elevada da circulação porta, resultante da obstrução do fluxo venoso ao fígado e dentro do órgão.

**Hipertensão primária:** também conhecida como hipertensão idiopática (ou essencial); refere-se à hipertensão arterial sem causa conhecida.

**Hipertensão secundária:** pressão alta com causa identificada (p. ex., doença renal).

**Hipertrofia:** crescimento; aumento do tamanho de um músculo.

**Hipocromia:** palidez da hemácia (eritrócito) causada pela concentração reduzida de hemoglobina.

**Hipofisectomia:** ressecção cirúrgica de parte ou de toda a hipófise.

**Hipoglicemia:** nível baixo de glicose sanguínea (< 60 mg/dℓ [< 2,7 mmol/ℓ]).

**Hiponatremia diluicional:** deficiência de sódio que se desenvolve em consequência da retenção de líquidos; está associada à secreção excessiva de hormônio antidiurético nos clientes com síndrome de secreção inadequada de hormônio antidiurético (SSIADH).

**Hipopigmentação:** redução da melanina da pele, resultando em perda da pigmentação.

**Hiposmia:** déficit do sentido do olfato.

**Hipotensão:** redução da pressão arterial a menos de 90/60 mmHg.

**Hipotensão postural (ortostática):** redução da pressão arterial sistólica (PAS) no mínimo em 20 mmHg, ou da pressão arterial diastólica (PAD) no mínimo em 10 mmHg nos primeiros 3 min depois de ficar sentado ou de pé; os sinais e sintomas associados são tontura, vertigem ou síncope.

**Hipótese de Monro-Kellie:** teoria que afirma que, em consequência da limitação de espaço para expansão dentro do crânio, o aumento de volume de qualquer um dos componentes do crânio – tecidos cerebrais, sangue ou LCR – precisa ser compensado por uma redução de volume dos outros.

**Hipoxemia:** redução da pressão de oxigênio do sangue arterial.

**Hipoxia:** redução do fornecimento de oxigênio aos tecidos e às células.

**Hirsutismo:** condição evidenciada por crescimento excessivo de pelos.

**Histamina:** substância do corpo que aumenta a secreção gástrica, dilata os capilares e provoca contração da musculatura lisa dos brônquios.

**Histerectomia subtotal ou supracervical:** remoção do útero, das tubas uterinas e dos ovários com preservação da cérvice.

**HIV-1:** retrovírus isolado e confirmado como agente etiológico da AIDS.

**HIV-2:** vírus muito semelhante ao HIV-1, que também causa AIDS; é encontrado principalmente no leste da África.

**Homeostasia:** manutenção do equilíbrio interno constante de um sistema biológico, que inclui mecanismos de *feedback* (retroalimentação) positivos e negativos.

**Hormônio adrenocorticotrófico (ACTH):** hormônio secretado pela hipófise anterior, essencial ao crescimento e ao desenvolvimento; sua função principal é estimular as suprarrenais a secretar glicocorticoides (principalmente cortisol), mineralocorticoides (principalmente aldosterona) e androgênios (hormônios sexuais).

**Hormônio antidiurético (ADH):** hormônio secretado pela hipófise posterior; estimula os rins a reabsorver mais água; também conhecido como *vasopressina*.

**Hormônio tireoestimulante (TSH):** secretado pela hipófise, estimula a glândula tireoide a secretar $T_3$ e $T_4$.

**Hormônio foliculoestimulante (FSH):** hormônio liberado pela glândula hipófise para estimular a produção de estrogênio e a ovulação.

**Hormônio luteinizante (LH):** hormônio secretado pela hipófise, cuja ação é estimular a produção de progesterona.

**Hormônios:** substâncias químicas transmissoras produzidas em um órgão ou parte do corpo e transportadas pela corrente sanguínea para outras células ou órgãos, nos quais produzem efeitos reguladores específicos; são produzidos principalmente pelas glândulas endócrinas (p. ex., hipófise, tireoide e gônadas).

*Hospice* **(cuidados paliativos):** programa coordenado de cuidados e serviços interdisciplinares prestados principalmente nas residências dos clientes fora de possibilidade terapêutica e aos seus familiares.

**Humor vítreo:** material gelatinoso (transparente e incolor) que preenche o bulbo ocular por trás da lente ou cristalino.

# I

**Icterícia:** coloração amarelada da pele, causada pelos níveis anormalmente altos de bilirrubina no sangue.

**Íleo paralítico:** redução da motilidade do trato GI, geralmente resultante da irritação do peritônio; os sinais e sintomas são desconforto abdominal difuso, náuseas, vômitos, distensão abdominal, ruídos peristálticos reduzidos ou inaudíveis, evacuações ou emissão de flatos ausente.

**Imunidade:** resposta protetora específica do organismo a um agente ou microrganismo estranho invasor.

**Imunopatologia:** estudo das doenças resultantes de disfunções do sistema imune.

**Imunorregulação:** sistema complexo de verificações e sistemas de regulação que controlam ou regulam as respostas imunes.

**Inalador de pó seco (IPS):** dispositivos de inalação usados para administrar fármacos nos pulmões na forma de pó seco em suspensão.

**Inalador dosimetrado (IDM):** dispositivo clínico que é ativado pelo cliente para produzir um aerossol do medicamento a ser inalado aos pulmões.

**Incapacidade:** restrição ou perda da capacidade de realizar normalmente uma atividade; consequência da limitação em termos de desempenho funcional e atividade de um indivíduo; as incapacidades referem-se às dificuldades que o indivíduo encontra (p. ex., tomar banho, vestir-se, comunicar-se, andar ou se arrumar).

**Incidente com múltiplas vítimas:** situação na qual o número de vítimas é maior que os recursos disponíveis para atendê-las.

**Incontinência de esforço:** perda involuntária de urina pela uretra normal, em consequência da elevação repentina da pressão intra-abdominal.

**Incontinência de transbordamento:** perda involuntária de urina associada à distensão excessiva da bexiga em consequência de obstrução anatômica ou mecânica do trato de saída da bexiga.

**Incontinência de urgência:** perda involuntária de urina associada à urgência de urinar, em consequência de distúrbios da sensibilidade vesical, instabilidade motora, ou ambos.

**Incontinência funcional:** limitações físicas dificultam ou impossibilitam que o cliente chegue ao banheiro a tempo de urinar.

**Incontinência iatrogênica:** perda involuntária de urina em consequência de fatores médicos extrínsecos, principalmente fármacos.

**Incontinência reflexa:** perda involuntária de urina em consequência da hiper-reflexia ou do relaxamento involuntário da uretra quando a sensibilidade está anormal; em geral, está associada à micção.

**Incontinência urinária:** perda involuntária ou descontrolada de urina pela bexiga, suficiente para causar problemas higiênicos ou sociais.

**Índice tornozelo-braço (ITB):** razão entre a pressão sistólica do tornozelo e o valor mais alto das duas pressões sistólicas dos braços; parâmetro objetivo de doença arterial.

**Infarto do miocárdio (IAM):** morte dos tecidos cardíacos causada pela escassez de sangue oxigenado; quando o infarto é agudo, a condição é abreviada pela sigla IAM.

**Infecção:** condição na qual o hospedeiro interage fisiológica e imunologicamente com um microrganismo.

**Infecção oportunista:** doença causada por vários microrganismos, dentre os quais alguns geralmente não causam doenças nos indivíduos com sistemas imunes normais.

**Infecção primária:** período de 4 a 7 semanas de replicação viral rápida, que se segue imediatamente à infecção; também conhecida como infecção aguda pelo HIV.

**Infusão subcutânea contínua de insulina:** dispositivo pequeno que fornece um nível basal de insulina ao longo das 24 h; o aparelho também é programado pelo cliente para administrar uma dose intermitente antes das refeições, na tentativa de simular a função pancreática normal.

**Ingestão:** fase do processo digestivo que ocorre quando o alimento é introduzido no trato GI pela boca e pelo esôfago.

**Inibidor de protease:** fármaco que inibe a função da protease, uma enzima necessária à replicação do HIV.

**Inibidores da bomba de prótons:** fármacos que bloqueiam a secreção ácida ligando-se irreversivelmente e inibindo a bomba de hidrogênio-potássio-trifosfato de adenosina na superfície secretória das células parietais do estômago; são inibidores muito potentes da secreção ácida do estômago.

**Inibidores da enzima conversora de angiotensina (iECA):** fármacos que inibem a enzima conversora da angiotensina.

**Inibidores de aromatase:** fármacos que bloqueiam a produção de estrogênios pelas glândulas suprarrenais.

**Insuficiência cardíaca (IC):** incapacidade de o coração bombear sangue suficiente para atender às necessidades de oxigênio e nutrientes dos tecidos; o cliente pode ou não apresentar sinais e sintomas de congestão pulmonar e sistêmica.

**Insuficiência cardíaca congestiva (ICC):** sobrecarga de líquidos (congestão) associada à falência do coração.

**Insuficiência cardíaca diastólica:** incapacidade de o coração bombear sangue suficiente em consequência de uma anormalidade do enchimento das câmaras cardíacas; termo moderno usado para descrever um tipo de insuficiência cardíaca.

**Insuficiência cardíaca sistólica:** incapacidade de o coração bombear sangue em volume suficiente, em consequência de uma alteração da função contrátil do órgão; este é o termo usado atualmente para descrever um tipo de insuficiência cardíaca.

**Insuficiência hepática fulminante:** início súbito de insuficiência hepática aguda grave, que ocorre dentro das primeiras 8 semanas depois do início da icterícia.

**Insulina:** hormônio secretado pelas células beta das ilhotas de Langerhans do pâncreas; é necessário ao metabolismo dos carboidratos, das proteínas e das gorduras.

**Interferonas:** proteínas formadas quando as células são expostas aos vírus ou agentes estranhos; podem ativar outros componentes do sistema imune.

**Intervalo auscultatório:** intervalo silencioso (ausência da fase II) entre os sons de Korotkoff sistólico (fase I) e diastólico (fase IV ou V), resultando na subestimativa da pressão sistólica.

**Intervalo PR:** parte do eletrocardiograma (ECG) que reflete a condução de um estímulo elétrico do nodo sinoatrial (SA) ao nodo atrioventricular (AV).

**Intervalo QT:** parte do eletrocardiograma (ECG) que reflete o intervalo entre a despolarização e a repolarização (estado de repouso) do ventrículo.

**Intervenção coronariana percutânea (ICP):** procedimento invasivo no qual um cateter é introduzido em uma artéria coronária e um dentre vários métodos é utilizado para remover ou reduzir um bloqueio intra-arterial.

**Intestino delgado:** porção mais longa do trato GI formada por três segmentos – duodeno, jejuno e íleo – ao longo dos quais passam os alimentos misturados com todas as secreções e enzimas, à medida que continuam a ser digeridos e começam a ser absorvidos para a corrente sanguínea.

**Intestino grosso:** parte do trato GI, no qual as escórias metabólicas provenientes do intestino delgado passam à medida que a absorção continua e a eliminação começa; consiste em vários segmentos – cólon ascendente, cólon transverso, cólon descendente, cólon sigmoide e reto.

**Introito:** orifício perineal da vagina.

**Intubação endotraqueal:** colocação de um tubo de respiração na traqueia por meio da boca ou do nariz.

**Invólucro:** crescimento de osso novo ao redor de um sequestro ósseo.

**Isquemia:** oxigenação insuficiente dos tecidos.

**Isquemia aguda do membro (IAM):** redução súbita da perfusão arterial de um membro com risco à sua viabilidade.

**Isquemia crítica do membro (ICM):** obstrução arterial grave crônica com dor intensa.

## J

**Janela imunológica:** intervalo entre a infecção pelo HIV e a soroconversão detectada por um teste para anticorpo anti-HIV.

**Janela oval:** orifício entre o vestíbulo da orelha interna e a orelha média, ocupado pela base do estribo.

**Janela redonda:** orifício entre a orelha média e a orelha interna na base da cóclea; é ocupada pela membrana da janela redonda.

**Jejuno:** segunda porção do intestino delgado, que se estende do duodeno ao íleo.

**JNC 7** – Seventh Joint National Commitee on the Prevention, Detection, Evaluation and Treatment of High Blood Pressure; comissão criada para estudar e propor recomendações a respeito da hipertensão nos EUA; os resultados e as recomendações da JNC 7 estão detalhadas em um relatório extensivo publicado em 2003.

## L

**Lactobacilos:** bactérias comuns da flora vaginal que limitam a proliferação de outras bactérias, produzindo peróxido de hidrogênio.

**Lamelas:** estruturas de osso compacto maduro, que formam os anéis concêntricos da matriz óssea; corresponde ao osso lamelar.

**Lamentação:** expressões de pesar e comportamentos relacionados apresentados por indivíduos, famílias e/ou grupos culturais.

**Laminectomia:** excisão dos arcos posteriores e dos processos espinhosos de uma vértebra.

**Laringectomia:** ressecção de parte ou de toda a laringe e das estruturas circundantes.

**Laringite:** inflamação da laringe; pode ser causada por uso excessivo da voz, exposição a substâncias irritantes ou agentes infecciosos.

**Latência:** intervalo depois da infecção primária, durante o qual um microrganismo vive no hospedeiro sem causar evidência clínica de infecção.

**Lavagem:** irrigação do estômago por um tubo gástrico com água ou outros líquidos, de modo a limpar a cavidade do órgão.

**Lavagem peritoneal diagnóstica:** instilação de lactato de Ringer ou soro fisiológico na cavidade abdominal para detectar hemácias, leucócitos, bile, bactérias, amilase ou conteúdo gastrintestinal indicativo de uma lesão abdominal.

**Lesão completa da medula espinal:** condição que envolve perda total da sensibilidade e do controle voluntário dos músculos abaixo do nível da lesão da medula espinal.

**Lesão da medula espinal (LME):** lesão traumática da medula espinal, da coluna vertebral, dos tecidos moles de sustentação ou dos discos intervertebrais.

**Lesão parcial da medula espinal:** condição na qual há preservação das fibras sensoriais ou motoras (ou de ambas) abaixo de uma lesão da medula espinal.

**Lesão pulmonar aguda (LPA):** termo abrangente usado para descrever a insuficiência respiratória hipoxêmica; a SARA é um tipo grave de LPA.

**Leucemia:** doença maligna progressiva, que se caracteriza pela proliferação descontrolada dos leucócitos.

**Leucócito:** componentes celulares do sangue envolvidos na defesa do organismo; os subtipos são neutrófilos, eosinófilos, basófilos, monócitos e linfócitos.

**Leucopenia:** contagens de leucócitos abaixo do normal no sangue circulante.

**Ligamento:** faixa fibrosa que interliga ossos.

**Limbo:** junção entre a córnea e a esclerótica.

**Limiar da dor:** ponto no qual um estímulo passa a ser percebido como doloroso.

**Linfedema:** edema crônico de um membro em consequência da interrupção da circulação linfática, geralmente depois da dissecção dos linfonodos axilares.

**Linfocinas:** substâncias liberadas pelos linfócitos sensibilizados, quando entram em contato com antígenos específicos.

**Linfócito:** um tipo de leucócito envolvido nas funções imunes.

**Linfócitos *null*:** linfócitos que destroem antígenos que já estão recobertos por anticorpo.

**Linfoide:** relativo aos linfócitos.

**Linfonodo sentinela:** primeiro(s) linfonodo(s) da cadeia linfática que recebe a drenagem do tumor primário da mama; sua identificação é feita por radioisótopo e/ou corante azul.

**Linha isoelétrica:** linha de base ou parte plana do eletrocardiograma (ECG), frequentemente observada entre as ondas T e P, ou entre a onda P e o complexo QRS; a elevação ou a depressão do segmento ST é detectada por observação da relação entre este segmento e a linha isoelétrica (acima ou abaixo).

**Linimentos:** loções com óleo acrescentado para amolecer a pele.

**Lipase:** enzima que facilita a digestão das gorduras.

**Lipoproteína de alta densidade (HDL):** lipídio ligado a uma proteína, que transporta o colesterol ao fígado para ser excretado na bile; é formada por uma porcentagem mais alta de proteínas que de lipídios, em comparação com a lipoproteína de baixa densidade; produz efeitos benéficos na parede arterial.

**Lipoproteína de baixa densidade (LDL):** lipídio ligado a uma proteína, que transporta o colesterol aos tecidos do corpo; é formado por porcentagem menor de proteínas que lipídios, em comparação com a lipoproteína de alta densidade; produz efeitos deletérios na parede arterial.

**Liquenificação:** espessamento da camada córnea da pele.

**Lordose:** acentuação da curvatura da coluna lombar.

**Luto:** período durante o qual um indivíduo lamenta-se por uma perda ocorrida.

**Luxação:** afastamento das superfícies articulares.

## M

**Macrófago:** células do sistema reticuloendotelial (SER) capazes de realizar fagocitose.

**Maligno:** apresentar células ou processos que são típicos do câncer.

**Mamoplastia:** procedimento cirúrgico realizado para reconstruir ou modificar o tamanho ou o formato da mama; pode ser redutora ou ampliadora.

**Manguito rotador:** músculos do ombro (supraespinhoso, subescapular, infraespinhoso e redondo menor) e seus tendões.

**Manobra de Valsalva:** expiração forçada contra a glote fechada, seguida de elevação da pressão intratorácica e possível elevação expressiva da pressão arterial; pode ocorrer durante um esforço para defecar.

**Martelo:** primeiro (e mais lateral) e maior dos três ossículos da orelha média; articula-se lateralmente com a membrana timpânica e com a bigorna.

**Mastalgia:** dor na mama, geralmente relacionada com as oscilações hormonais ou irritação de um nervo.

**Mastectomia profilática:** remoção da mama para reduzir o risco de câncer de mama das mulheres consideradas em risco elevado de desenvolver esta doença.

**Mastectomia radical modificada:** ressecção dos tecidos mamários, do complexo mamiloareolar e de parte dos linfonodos axilares.

**Mastectomia total:** remoção dos tecidos mamários e do complexo mamiloareolar.

**Meato acústico externo:** canal que comunica o meato auditivo externo com a membrana timpânica; mede aproximadamente 2,5 cm de comprimento.

**Meato acústico interno:** canal existente na parte petrosa do osso temporal, que abriga os nervos facial e vestibulococlear (VII e VIII nervos cranianos).

**Medicare Hospice Benefit:** um benefício do sistema de saúde norte-americano (Medicare) que custeia cuidados e serviços paliativos interdisciplinares abrangentes para beneficiários elegíveis portadores de doenças terminais com expectativa de vida menor que 6 meses.

**Megacólon:** dilatação anormal do intestino grosso, congênita ou adquirida.

**Melanina:** substância responsável pela pigmentação da pele.

**Melanócitos:** células da pele que produzem a pigmentação da pele.

**Melena:** fezes pretas ou cor de piche; indicam sangue nas fezes.

**Membrana timpânica:** membrana que separa a orelha média do canal auditivo externo; também conhecida como *tímpano*.

**Menarca:** início da função menstrual.

**Meniscectomia:** excisão da fibrocartilagem articular danificada.

**Menopausa:** cessação permanente da menstruação, resultante da perda da atividade dos folículos ovarianos.

**Menorragia:** sangramento excessivo que ocorre a ciclos regulares.

**Menstruação:** descamação e eliminação do revestimento do útero quando a concepção não ocorre.

**Metaplasia:** conversão de um tipo de célula adulta em outro tipo celular.

**Metástase:** disseminação das células cancerosas de um tumor primário para focos distantes.

**Metrorragia:** sangramento vaginal irregular profuso e prolongado.

**Micção:** eliminação de urina.

**Microcitose:** hemácias (eritrócitos) menores que as normais.

**Micrografia:** escrita com letras minúsculas e geralmente ilegíveis.

**Midriáticos:** fármacos instilados nos olhos para causar dilatação das pupilas.

**Mieloide:** que pertence à linhagem de células sanguíneas não linfoides, que se diferenciam em eritrócitos, plaquetas, monócitos e macrófagos, neutrófilos, eosinófilos, basófilos e mastócitos.

**Mielopoese:** formação e desenvolvimento das células derivadas da célula-tronco mieloide.

**Mielossupressão:** supressão da função de produzir células sanguíneas na medula óssea.

**Mineralocorticoide:** corticoide produzido pelo córtex suprarrenal, principalmente aldosterona, que estimula retenção de sódio (e, consequentemente, de água) e excreção de potássio.

**Miocárdio:** camada muscular do coração responsável pela ação contrátil do coração.

**Miocardiopatia:** doença do músculo cardíaco.

**Mioglobinúria:** proteína das células musculares que contém ferro e aparece na urina, geralmente depois de traumatismos.

**Miomectomia:** ressecção cirúrgica de fibroides uterinos com preservação da fertilidade.

**Miopia:** distúrbio da refração, no qual o foco dos raios luminosos provenientes de um objeto distante incide antes da retina.

**Mióticos:** fármacos que causam contração das pupilas.

**Mistura de nutrientes totais (MNT):** mistura de emulsões lipídicas, proteínas, carboidratos, eletrólitos, vitaminas, oligoelementos e água.

*Mittelschmerz:* dor que ocorre no meio do ciclo ovulatório e é causada pela ruptura do corpo lúteo.

**Mixedema:** refere-se às alterações dos tecidos moles do plano subcutâneo e de outros tecidos intersticiais de um cliente com hipotireoidismo.

**Monitoramento hemodinâmico:** uso de equipamentos para avaliar a função cardiovascular.

**Monócito:** leucócito grande que se transforma em macrófago quando é transportado aos tecidos.

**Morte cardíaca súbita:** cessação imediata de qualquer atividade cardíaca efetiva.

**Morte cerebral:** perda irreversível de todas as funções cerebrais, inclusive as do tronco cerebral.

# N

**Nadir:** nível mais baixo de redução da contagem de leucócitos depois de um tratamento com efeitos tóxicos na medula óssea.

**Não urgente:** nível de classificação de triagem que descreve lesão ou doença transitória ou branda, para a qual o tratamento pode ser postergado por várias horas ou mais, sem agravar a morbidade.

**Necrose avascular:** morte dos tecidos por irrigação sanguínea insuficiente.

**Necrose tubular aguda:** tipo de insuficiência renal aguda, na qual há lesão efetiva dos túbulos renais.

**Nefrite intersticial:** inflamação dentro dos tecidos renais.

**Néfron:** unidade estrutural e funcional do rim, responsável pela formação da urina.

**Nefropatia:** complicação a longo prazo do diabetes, na qual as células renais são danificadas; caracteriza-se por microalbuminúria nos estágios iniciais e doença renal terminal à medida que o processo avança.

**Nefrosclerose:** aterosclerose das artérias renais, que causa fibrose, lesão glomerular e isquemia.

**Neoplasia/tumor/lesão:** massa anormal de tecidos, que podem ser benignos ou malignos.

**Neovascularização da coroide:** proliferação de novos vasos sanguíneos sob a retina; é considerada uma condição patológica.

**Nervo coclear (acústico):** divisão do oitavo nervo craniano (vestibulococlear), que se estende até a cóclea.

**Nervo vestibulococlear:** VIII nervo craniano; é formado pela divisão coclear (acústico) e vestibular.

**Neurodegenerativo:** doença, processo ou distúrbio que resulta na deterioração das células normais, ou da função do sistema nervoso.

**Neuropatia:** complicação a longo prazo do diabetes, resultante da lesão das células neurais.

**Neutrófilo:** leucócito plenamente desenvolvido capaz de realizar fagocitose; é o principal mecanismo de defesa contra infecção bacteriana.

**Neutropenia:** contagem absoluta de neutrófilos anormalmente baixa.

**Nictúria:** acordar durante a noite para urinar.

**Nistagmo:** oscilação involuntária do bulbo ocular.

**Nível de consciência alterado:** condição evidenciada por redução da reatividade e da percepção dos estímulos do ambiente.

**Nível de desempenho:** nível de atividade do cliente; capacidade de realizar atividades da vida diária (AVD), trabalhar e andar; existem vários instrumentos para determinar o nível de desempenho.

**Nó sinoatrial (SA):** marca-passo primário do coração, localizado no átrio direito.

**Nocicepção:** ativação da transdução sensorial dos nervos por estímulos térmicos, mecânicos ou químicos, aplicados nas terminações nervosas especializadas; os nervos envolvidos transmitem informações sobre os tecidos lesados ao sistema nervoso central.

**Nociceptor:** receptor sensível preferencialmente a um estímulo nocivo.

**Normocítica:** hemácia com dimensões normais.

**Normocrômica:** hemácia de cor normal, indicando que a concentração de hemoglobina é normal.

**Nosocomial:** referido ou originado de uma internação hospitalar; condição que não estava presente por ocasião da admissão ao hospital.

**Nutrição:** ciência que lida com alimentos e nutrição humana.

**Nutrição parenteral (NP):** método de administração de nutrientes ao corpo por via intravenosa.

# O

**Obesidade mórbida:** mais de duas vezes acima do peso corporal ideal; 50 kg ou mais acima do peso corporal ideal; ou índice de massa corporal (IMC) acima de 30 kg/m$^2$.

**Obstrução pilórica:** qualquer condição que impeça mecanicamente o esvaziamento gástrico normal; há obstrução do canal pilórico e do duodeno, por onde o estômago é esvaziado.

**Ocitocina:** hormônio secretado pela hipófise posterior; causa contrações miometriais na gestante a termo e secreção de leite durante a lactação.

**Odinofagia:** dor à deglutição.

**Oftalmia simpática:** distúrbio inflamatório produzido no olho sadio pelo olho afetado (sem visão útil); este problema pode ser crônico e causar cegueira (do olho normal).

**Oligomenorreia:** menstruações escassas ou infrequentes, algumas vezes ocorrendo a intervalos maiores que 35 dias.

**Oligúria:** débito urinário total menor que 400 mℓ em 24 h.

**Omento:** dobra do peritônio que circunda o estômago e outros órgãos do abdome.

**Oncologia:** campo de estudo do câncer.

**Onda P:** parte do eletrocardiograma (ECG) que representa a condução de um estímulo elétrico pelo átrio; despolarização (contração) atrial.

**Onda T:** parte do eletrocardiograma (ECG) que reflete a repolarização dos ventrículos.

**Onda U:** parte do eletrocardiograma (ECG) que pode refletir a repolarização das fibras de Purkinje; em geral, não é detectável, a menos que o nível de potássio sérico do cliente esteja baixo.

**Ooforectomia:** ressecção cirúrgica dos ovários.

**Opioide:** composto semelhante à morfina na produção de efeitos no corpo, inclusive alívio da dor, sedação, constipação intestinal e depressão respiratória; este termo é preferível em vez de *narcótico*.

**Opsonização:** revestimento das moléculas de antígeno-anticorpo com uma substância pegajosa para facilitar a fagocitose.

**Orelha externa:** parte da orelha formada pelo pavilhão auricular e pelo canal auditivo externo; está separada da orelha média pela membrana timpânica.

**Orelha interna:** parte da orelha formada pela cóclea, vestíbulo e canais semicirculares.

**Orelha média:** pequena cavidade cheia de ar localizada no osso temporal; contém três ossículos.

**Órgão de Corti:** órgão terminal da audição, localizado na cóclea.

**Orquiectomia:** ressecção cirúrgica de um ou dois testículos.

**Orquite:** inflamação dos testículos (congestão testicular) causada por infecções piogênicas, virais, espiroquéticas ou parasitárias e por fatores traumáticos, químicos ou desconhecidos.

**Ortopneia:** dificuldade de respirar na posição deitada.

**OSHA:** Occupational Safety and Health Administration; órgão federal norte-americano que supervisiona as organizações que garantem a segurança dos empregados no local de trabalho.

**Osmolalidade:** número de osmoles (unidade padrão da pressão osmótica) por quilograma de solução, expresso em mOsm/kg; utilizado mais comumente na prática clínica que o termo *osmolaridade* para avaliar o soro e a urina; além da ureia e da glicose, o sódio contribui com o maior número de partículas que refletem a osmolalidade.

**Osmolaridade:** número de osmoles (unidade padrão da pressão osmótica) por litro da solução, expressa em miliosmoles por litro (mOsm/ℓ); descreve a concentração de solutos ou partículas dissolvidas.

**Osmose:** processo por meio do qual um líquido atravessa uma membrana semipermeável de uma área com concentração baixa de solutos para outra área com concentração alta; o processo continua até que as concentrações de soluto sejam iguais nos dois lados da membrana.

**Ossículo:** osso diminuto; existem três ossículos na orelha média: martelo, bigorna e estribo.

**Ossificação:** processo por meio do qual minerais (cálcio) são depositados na matriz óssea.

**Osso cortical:** osso compacto.

**Osso esponjoso:** estrutura óssea reticulada; osso trabecular.

**Osso temporal:** um dos ossos localizados a cada lado da base do crânio; formado por partes escamosa, mastoide e petrosa.

**Osteoartrite:** doença articular degenerativa evidenciada por destruição da cartilagem articular e proliferação óssea exagerada.

**Osteoblasto:** célula responsável pela formação do osso.

**Osteócito:** célula óssea adulta.

**Osteoclasto:** célula responsável pela reabsorção do osso.

**Osteófito:** proliferação exagerada ou protuberância óssea; esporão.

**Osteogênese:** formação óssea.

**Osteoide:** referente aos tecidos da matriz óssea; "precursor ósseo".

**Osteomielite:** infecção do osso.

**Ósteon:** unidade funcional microscópica do osso.

**Osteoporose:** doença na qual os ossos perdem densidade e tornam-se porosos e frágeis.

**Otalgia:** sensação de congestão ou dor na orelha.

**Otite externa:** inflamação do canal auditivo externo.

**Otite média:** inflamação da orelha média; pode ser aguda (menos de 6 semanas) ou crônica, causando destruição irreversível dos tecidos e perfuração persistente da membrana timpânica.

**Otoconia:** restos acumulados na orelha interna, formados por pequenos cálculos cristalinos de carbonato de cálcio.

**Otorreia:** secreção da orelha.

**Otosclerose:** doença evidenciada por formação de osso esponjoso anormal ao redor do estribo.

**Ovários:** órgãos reprodutores com formato de amêndoas, que produzem os óvulos durante a ovulação e desempenham papel significativo na produção hormonal.

**Oxi-hemoglobina:** forma combinada de oxigênio e hemoglobina, encontrada no sangue arterial.

## P

**Paliação:** alívio dos sintomas associados ao câncer.

**Pancitopenia:** redução anormal dos leucócitos, das hemácias e das plaquetas.

**Pancreatite:** inflamação do pâncreas; pode ser aguda ou crônica.

**Pancreatojejunostomia:** reunião do ducto pancreático ao jejuno por anastomose laterolateral; torna possível a drenagem das secreções pancreáticas no jejuno.

**Pano (*pannus*):** proliferação de tecidos sinoviais recém-formados infiltrados por células inflamatórias.

**Papiledema:** edema do disco óptico.

**Parafuso ou pino subaracnóideo:** dispositivo colocado no espaço subaracnóideo para medir a pressão intracraniana.

**Paralisia:** inexistência de movimentos musculares, sugerindo lesão neural.

**Paralisia bulbar:** imobilidade dos músculos inervados pelos nervos cranianos cujos corpos celulares estão localizados nas regiões inferiores do tronco cerebral.

**Paraplegia:** paralisia dos membros inferiores com disfunção do intestino e da bexiga em consequência de uma lesão do segmento torácico, lombar ou sacral da medula espinal.

**Parestesia:** sensibilidade tátil anormal (p. ex., ardência, formigamento, dormência).

**Parotidite:** inflamação da glândula parótida.

**Paroxística:** arritmia que começa e/ou termina repentinamente e geralmente tem duração curta.

**Pavilhão auditivo:** parte exterior da orelha externa que coleta e direciona as ondas sonoras para o canal auditivo externo; também conhecido como orelha.

**Pênis:** órgão masculino para copulação e micção; consiste em glande, corpo e raiz.

**Penumbra:** área potencialmente reversível de tecidos cerebrais isquêmicos ao redor do infarto central (e, assim, um conceito importante para as opções terapêuticas recomendadas para clientes com AVE isquêmico em evolução).

**Pepsina:** enzima gástrica importante para a digestão das proteínas.

**Percussão torácica:** percussão da parede do tórax com as mãos em formato de conchas, de forma a mobilizar secreções viscosas ou aderentes acumuladas nos pulmões, deslocando-as mecanicamente.

**Perfusão pulmonar:** fluxo sanguíneo que circula nos vasos sanguíneos do pulmão.

**Pericardiocentese:** procedimento que consiste na aspiração de líquido do saco pericárdico.

**Pericardiotomia:** formação cirúrgica de uma abertura no pericárdio.

**Perimenopausa:** período imediatamente antes da menopausa e primeiro ano depois da menopausa.

**Período perioperatório:** período de tempo que constitui a experiência operatória; inclui as fases pré-operatória, intraoperatória e pós-operatória dos cuidados de enfermagem.

**Período pós-operatório:** período que começa com a admissão do cliente à UCPA e termina depois da reavaliação realizada no ambulatório ou na sua residência.

**Período pré-operatório:** período que se estende do momento em que se toma a decisão de realizar uma intervenção cirúrgica e o momento em que o cliente é transferido para a mesa cirúrgica.

**Periósteo:** tecidos conjuntivos fibrosos que cobrem os ossos.

**Peristalse:** movimentos ondulatórios que ocorrem involuntariamente no canal alimentar e facilitam a passagem dos alimentos pelo intestino.

**Peritônio:** membrana fina que reveste a superfície interna da parede abdominal e cobre todos os órgãos do abdome.

**Peritonite:** inflamação do revestimento da cavidade abdominal, geralmente em consequência da infecção bacteriana de uma área do trato gastrintestinal com extravasamento do conteúdo na cavidade abdominal.

**Pesar:** sentimentos pessoais que acompanham uma perda real ou esperada.

**Pessário:** dispositivo de plástico, silicone, borracha ou látex, que é introduzido dentro da vagina para sustentação da musculatura pélvica.

**Petéquias:** manchas vermelhas puntiformes que não empalidecem quando são pressionadas e aparecem na pele em consequência do extravasamento de sangue para os tecidos cutâneos.

**Pielonefrite:** inflamação da pelve renal.

**Piloro:** orifício entre o estômago e o duodeno.

**Piloroplastia:** procedimento cirúrgico realizado para ampliar a abertura do orifício pilórico.

**Pirose:** azia

**Piúria:** leucócitos na urina.

**Plaqueta:** trombócito; um dos componentes celulares do sangue, que participa da coagulação sanguínea.

**Plasma:** parte líquida do sangue.

**Plasmaférese:** remoção de todo o sangue do corpo, separação dos seus elementos celulares por centrifugação e sua devolução em suspensão de solução salina ou algum outro substituto do plasma; deste modo, o plasma do próprio cliente é reduzido, sem alterar as contagens de suas células sanguíneas.

**Plasminogênio:** proteína convertida em plasmina para dissolver trombos e coágulos.

**Pneumotórax:** colapso parcial ou total do pulmão em consequência da pressão positiva dentro do espaço pleural.

**Pneumotórax de tensão:** pneumotórax evidenciado por elevação progressiva da pressão positiva dentro do espaço pleural a cada respiração; trata-se de uma situação de emergência e a pressão positiva precisa ser descomprimida ou liberada imediatamente.

**Podagra:** gota, principalmente quando afeta o primeiro pododáctilo (dedão do pé).

**Polaciuria:** micções a intervalos menores que 3 h.

**Policitemia:** aumento da contagem de eritrócitos ou hemácias no sangue; na doença pulmonar obstrutiva crônica (DPOC), o corpo tenta aumentar a capacidade de transportar oxigênio produzindo cada vez mais hemácias.

**Polimenorreia:** menstruações frequentes, que ocorrem a cada 21 dias ou menos.

**Poliúria:** débito urinário total maior que 3 $\ell$ em 24 h.

**Pós-carga:** grau de resistência à ejeção do sangue pelos ventrículos.

**Pré-carga:** grau de estiramento das fibras musculares cardíacas no final da diástole.

**Pré-diabetes:** condição evidenciada por distúrbios do metabolismo dos carboidratos, que aumentam o risco de desenvolver diabetes.

**Pré-hipertensão:** pressão arterial entre 120 e 129 (sistólica) e entre 80 e 89 mmHg (diastólica).

**Presbiacusia:** perda progressiva da audição associada ao envelhecimento.

**Presbiopia:** termo usado para descrever uma condição na qual o olho, com o envelhecimento, tem redução progressiva de focar em objetos localizados nas proximidades.

**Pressão expiratória final positiva (PEEP):** pressão positiva mantida pelo ventilador no final da expiração (em vez da pressão nula normal) para ampliar a capacidade residual funcional e abrir alvéolos colapsados; melhora a oxigenação com uso de $F_{I_{O_2}}$ menor.

**Pressão hidrostática:** pressão gerada pelo peso de um líquido contra a parede que o contém; no corpo humano, a pressão hidrostática dos vasos sanguíneos resulta do peso do próprio líquido e da força resultante da contração cardíaca.

**Pressão intracraniana:** pressão exercida pelo volume do conteúdo intracraniano dentro da caixa craniana.

**Pressão positiva contínua nas vias respiratórias (CPAP):** pressão positiva aplicada durante todo o ciclo respiratório em um cliente que respira espontaneamente, de modo a melhorar a estabilidade das vias respiratórias e dos alvéolos; pode ser administrada por tubo endotraqueal ou de traqueostomia, ou por uma máscara.

**Priapismo:** ereção persistente e incontrolável do pênis causada por distúrbios neurais ou vasculares, inclusive fármacos, trombose de células falciformes, infiltração de células leucêmicas, tumores da medula espinal e invasão tumoral do pênis ou dos seus vasos sanguíneos.

**Progesterona:** hormônio produzido pelo corpo lúteo.

**Prolapso:** deslizamento ou queda de um órgão do seu local de origem.

**Prolapso (de uma valva):** alongamento da cúspide de uma valva cardíaca atrioventricular para dentro do átrio durante a sístole.

**Prolapso uterino:** relaxamento da musculatura pélvica, possibilitando a descida do colo do útero e do útero para o terço inferior da vagina.

**Promoção da saúde:** arte e ciência de ajudar às pessoas a modificar seus estilos de vida de modo a alcançar um nível mais alto de bem-estar.

**Prontidão para aprender:** ocasião ideal para que haja aprendizagem; em geral, corresponde à necessidade e ao desejo percebido do aprendiz de obter conhecimento específico.

**Proptose:** deslocamento inferior do bulbo ocular resultante de uma condição inflamatória da órbita, ou de uma massa localizada dentro da cavidade orbital.

**Prostaglandina:** substância semelhante aos hormônios, que causa contração e relaxamento rítmicos da musculatura lisa.

**Prostaglandinas:** substâncias químicas que aumentam a sensibilidade dos receptores da dor, acentuando o efeito da bradicinina como desencadeante da dor.

**Próstata:** glândula localizada abaixo do colo vesical, que circunda a uretra e é atravessada pelo ducto ejaculatório, uma continuação do canal deferente; produz uma secreção química e fisiologicamente apropriada às necessidades dos espermatozoides depois de eliminados dos testículos.

**Prostatite:** inflamação da próstata.

**Proteinúria:** proteína na urina.

**Provírus:** material genético viral na forma de DNA, incorporado ao genoma das células do hospedeiro; quando está em estado de latência nas células humanas, o HIV é um provírus.

**Ptose palpebral:** queda da pálpebra.

**Pulso paradoxal:** pressão arterial sistólica, durante a expiração, mais de 10 mmHg acima do valor durante a inspiração; em geral, essa diferença é menor que 10 mmHg.

**Purulento:** que consiste, contém ou libera pus.

## Q

**QA/QI:** garantia/melhoria da qualidade; um sistema de monitoramento e avaliação contínuos dos produtos ou dos serviços de modo a manter e/ou melhorar a qualidade.

**Quemose:** edema da conjuntiva.

**Queratina:** proteína fibrosa insolúvel que forma a camada mais externa da pele.

**Quiasma óptico:** área do cérebro na qual as fibras do nervo óptico (II nervo craniano) entrecruzam parcialmente.

**Quimioterapia:** uso de fármacos para destruir células tumorais interferindo em suas funções celulares e sua reprodução.

**Quimioterapia adjuvante:** uso de fármacos antineoplásicos em combinação com outros tratamentos, inclusive intervenção cirúrgica ou radioterapia, para retardar ou evitar recidiva do câncer.

**Quimioterapia intratecal:** injeção de fármacos quimioterápicos diretamente no espaço subaracnóideo.

**Quimioterapia neoadjuvante:** quimioterapia pré-operatória administrada antes de um procedimento cirúrgico para reduzir o volume de tumores grandes.

**Quimo:** mistura de alimentos e saliva, enzimas salivares e secreções gástricas, que se forma à medida que os alimentos passam pela boca, esôfago e estômago.

## R

**Rabdomiólise:** acumulação de subprodutos da destruição do músculo esquelético nos túbulos renais.

**Radiculopatia:** doença de uma raiz nervosa.

**Radioimunoensaio:** determinação do nível de um hormônio ou outra substância antigênica marcada com radioisótopo.

**Radioisótopos:** átomos instáveis que emitem quantidades diminutas de energia na forma de raios gama; utilizados em exames de medicina nuclear do coração.

**Radioterapia:** uso de radiação ionizante para interromper a proliferação das células malignas.

**Razão normalizada internacional (INR):** técnica padronizada de monitoramento dos níveis de protrombina dos clientes tratados com anticoagulante oral (varfarina); elimina as variações dos resultados dos exames entre diferentes laboratórios.

**Razão ventilação–perfusão:** razão entre ventilação e perfusão no pulmão; compatibilização da ventilação com a perfusão, de modo a otimizar a troca gasosa.

**Reabsorção:** remoção/destruição de tecidos (p. ex., osso).

**Reabsorção tubular:** transferência de uma substância do túbulo renal para o sangue dos capilares peritubulares ou *vasa recta*.

**Reação de Cushing:** resposta compensatória ativada na tentativa de recuperar o fluxo sanguíneo com o aumento da pressão arterial para superar a elevação da pressão intracraniana; isso inclui elevação da pressão sistólica, ampliação da pressão de pulso e bradicardia.

**Reação em cadeia de polimerase (PCR):** técnica laboratorial sensível capaz de detectar e quantificar os níveis de HIV no sangue ou nos linfonodos de um cliente.

**Reanimação:** nível de classificação de triagem que significa lesões ou doenças potencialmente fatais, que requerem intervenção imediata.

**Redução aberta:** correção e alinhamento da fratura depois da dissecção e exposição cirúrgicas de uma fratura.

**Redução aberta com fixação interna (RAFI):** procedimento cirúrgico aberto para reparar e estabilizar uma fratura.

**Redução de fratura:** recolocação dos fragmentos fraturados em alinhamento anatômico e rotação.

**Reflexo:** resposta autônoma aos estímulos.

**Reflexo vermelho:** reflexo vermelho-alaranjado originado da retina do olho, que é observado durante um exame oftalmoscópico em condições de iluminação reduzida ou escuridão.

**Refluxo gastresofágico:** refluxo do conteúdo gástrico ou duodenal para o esôfago.

**Refluxo ureterovesical ou vesicoureteral:** fluxo retrógrado de urina da bexiga para dentro de um ou dois ureteres.

**Refluxo uretrovesical:** fluxo retrógrado de urina da uretra para a bexiga.

**Reforço:** processo de fortalecer determinada resposta ou comportamento para aumentar as chances de que ele continue.

**Regime terapêutico:** uma rotina que promove a saúde e a cura.

**Regra dos nove:** método para calcular a superfície corporal queimada, dividindo-se o corpo em múltiplos de nove.

**Regurgitação:** fluxo retrógrado do sangue por uma valva cardíaca.

**Remodelagem:** processo que assegura a manutenção óssea por reabsorção e formação simultâneas do osso.

**Reparo das cúspides:** reparo das cúspides ou "folhetos" móveis de uma valva cardíaca.

**Repolarização:** retorno da célula ao estado de repouso; causada pela reentrada do potássio na célula, ao mesmo tempo em que o sódio sai da célula.

**Resistência vascular pulmonar:** resistência produzida pelos vasos sanguíneos dos pulmões à ejeção do sangue pelo ventrículo direito.

**Resistência vascular sistêmica:** resistência provocada pela circulação periférica à ejeção de sangue pelo ventrículo esquerdo.

**Respiração:** troca de gases entre o ar atmosférico e o sangue, ou entre o sangue e as células do corpo.

**Respirações de Kussmaul:** aumento da respiração, principalmente do volume corrente, associado à acidose metabólica.

**Respirador mecânico:** dispositivo de ventilação respiratória com pressão positiva ou negativa, que sustenta a ventilação e a oxigenação.

**Resposta imune celular:** terceira linha de defesa do sistema imune, que consiste no ataque das células T aos patógenos.

**Resposta imune fagocitária:** primeira linha de defesa do sistema imune, que envolve os leucócitos capazes de ingerir partículas estranhas.

**Resposta imune humoral:** segunda linha de defesa do sistema imune; em geral, é descrita como *resposta de anticorpo*.

**Ressecção transuretral da próstata (RTU ou TURP ou TUR):** ressecção da próstata por endoscopia; instrumentos ópticos e cirúrgicos são introduzidos diretamente pela uretra até a próstata e, em seguida, a glândula é retirada em pequenos fragmentos com uma alça cortante elétrica.

**Retalho miocutâneo transverso do músculo reto do abdome (TRAM):** técnica de reconstrução mamária, na qual um retalho de pele, gordura e músculo retirado da parte inferior do abdome com sua irrigação sanguínea é transferido até a área da mastectomia.

**Reticulócitos:** hemácias (eritrócitos) ligeiramente imaturas; geralmente representam apenas 1% das contagens totais de hemácias circulantes.

**Retinopatia:** complicação a longo prazo do diabetes, na qual a microcirculação do olho é danificada.

**Retocele:** fraqueza da parede vaginal posterior, que possibilita que a cavidade retal sofra protrusão para dentro da submucosa da vagina.

**Retrovírus:** vírus que abriga material genético na forma de RNA em vez de DNA e contém transcriptase reversa.

**RGCE:** acrônimo de *R*epouso, *G*elo, *C*ompressa e *E*levação.

**Rigidez:** aumento do tônus muscular em repouso, evidenciado por resistência aumentada ao estiramento passivo.

**Rigidez da nuca:** rigidez do pescoço ou incapacidade de flexionar o pescoço.

**Rinite:** inflamação das mucosas do nariz; pode ter causa infecciosa, alérgica ou inflamatória.

**Rinorreia:** drenagem de grande volume de líquido pelo nariz.

**Rinossinusite:** inflamação dos seios paranasais; pode ser aguda ou crônica; a etiologia pode ser viral, bacteriana ou fúngica.

**Ritmo sinusal:** atividade elétrica do coração, iniciada pelo nodo sinoatrial (SA).

**Rotina:** nível de classificação de triagem que significa uma lesão ou uma doença que não acarreta risco à sobrevivência; pode ser tratada rotineiramente em uma clínica ou consultório médico, ou não requer cuidados médicos.

**Rubor:** coloração vermelho-azulada da pele, que ocorre quando um membro fica em posição pendente.

## S

**Sebo:** secreção gordurosa das glândulas sebáceas.

**Secreção tubular:** transferência de uma substância do sangue dos capilares peritubulares (ou *vasa reta*) para o túbulo renal.

**Secretina:** hormônio responsável por estimular a secreção de suco pancreático; também é usado como complemento para diagnosticar doenças do pâncreas exócrino e retirar células pancreáticas descamadas para exame citológico.

**Sedação moderada:** uso de sedativos para deprimir o nível de consciência sem alterar a capacidade de o cliente manter as vias respiratórias patentes e responder aos estímulos físicos e aos comandos verbais; no passado, era conhecida como *sedação consciente*.

**Sedação paliativa:** uso de fármacos por solicitação dos clientes em estado terminal para induzir sedação quando os sintomas não respondem às outras medidas terapêuticas; a finalidade não é apressar a morte do cliente, mas aliviar os sintomas intratáveis.

**Segmento ST:** parte do eletrocardiograma (ECG) compreendida entre o complexo QRS e o início da onda T.

**Sensibilização:** resposta exagerada observada depois da exposição a um estímulo nocivo; a resposta ao mesmo estímulo é sentir mais dor.

**Sentido de posição (postural):** percepção da posição das partes do corpo sem olhar; também conhecido como *propriocepção*.

**Sepse urinária (urossepse):** sepse resultante da urina infectada; na maioria dos casos, uma infecção do trato urinário (ITU).

**Sequestro:** osso desvitalizado na cavidade de um abscesso.

**Serosa:** membrana fina que forma a camada mais externa de um órgão; por exemplo, o estômago.

***Set point* viral:** concentração de vírus presente no sangue depois do episódio inicial de viremia e resposta imune subsequente.

**Sialadenite:** inflamação das glândulas salivares.

**Sibilos:** sons musicais contínuos associados ao estreitamento ou à obstrução parcial das vias respiratórias.

**Síndrome adrenogenital:** masculinização feminina e feminilização masculina, ou desenvolvimento sexual prematuro das crianças; é causada pela secreção anormal de hormônios adrenocorticais, principalmente androgênios.

**Síndrome compartimental:** pressão crescente de um compartimento muscular, causando disfunção de nervos e vasos sanguíneos.

**Síndrome coronariana aguda (SCA):** sinais e sintomas sugestivos de angina instável ou infarto agudo do miocárdio.

**Síndrome da angústia respiratória aguda (SARA):** resposta pulmonar inflamatória a vários processos deletérios pulmonares e extrapulmonares; caracteriza-se por infiltrados intersticiais difusos, extravasamento alveolar/capilar, atelectasia, redução da complacência pulmonar, hipoxemia refratária e nenhum sinal de insuficiência cardíaca primária (cardiogênica).

**Síndrome da resposta inflamatória sistêmica (SRIS):** resposta inflamatória incontrolável sem uma causa infecciosa conhecida, resultando em redução da perfusão dos tecidos.

**Síndrome da vagotomia:** síndrome de *dumping*, evidenciada por sintomas gastrintestinais, tais como diarreia e cólicas abdominais, resultantes do esvaziamento gástrico rápido.

**Síndrome de Budd-Chiari:** trombose da veia hepática, que acarreta hipertensão portal não cirrótica.

**Síndrome de Cushing:** sintomas resultantes do excesso de cortisol livre secretado pelo córtex suprarrenal na circulação; a síndrome caracteriza-se por obesidade do tronco, "fácies de lua", acne, estrias abdominais e hipertensão.

**Síndrome de *dumping*:** esvaziamento rápido do conteúdo gástrico no intestino delgado; caracteriza-se por sudorese e fraqueza.

**Síndrome de encarceramento:** condição causada por uma lesão localizada abaixo ou na ponte ou no mesencéfalo, que resulta na incapacidade de realizar movimentos, embora a consciência esteja preservada; a comunicação está profundamente limitada.

**Síndrome de secreção inadequada do hormônio antidiurético (SSIADH):** secreção excessiva de hormônio antidiurético pela hipófise, apesar da osmolalidade sérica baixa; é uma das causas de hiponatremia.

**Síndrome de Turner:** doença genética feminina causada por um cromossomo X ausente ou incompleto.

**Síndrome de Zollinger-Ellison:** hipersecreção de ácido gástrico, resultando na formação de úlceras pépticas em consequência de um tumor das células não beta das ilhotas pancreáticas.

**Síndrome do ovário policístico (SOPC):** doença endócrina mais comum das mulheres em idade fértil, também pode causar produção excessiva de estrogênio e testosterona, resultando no espessamento anormal do revestimento uterino, períodos menstruais irregulares e/ou muito profusos, acne facial e crescimento de pelos na face.

**Síndrome metabólica:** conjunto de anormalidades metabólicas que inclui resistência à insulina, obesidade, dislipidemia e hipertensão; aumenta o risco de desenvolver doença cardiovascular.

**Síndrome não cetótica hiperosmolar hiperglicêmica (SNCHH):** distúrbio metabólico associado ao diabetes tipo 2, resultante da deficiência relativa de insulina desencadeada por uma doença intercorrente que aumenta a demanda de insulina; está associada à poliúria e desidratação grave.

**Síndrome pré-menstrual (SPM):** conjunto de sinais e sintomas associados às oscilações hormonais que ocorrem durante a fase lútea do ciclo menstrual.

**Sinóvia:** membrana da articulação que secreta líquido lubrificante.

**Sinovial:** relativo a uma articulação complexa delimitada por cápsula articular contendo líquido sinovial.

**Sinovite:** inflamação da membrana sinovial.

**Sistema de drenagem torácica:** uso de um dreno torácico e um sistema de drenagem fechada para reexpandir o pulmão e remover excesso de ar, líquido e sangue.

**Sistema de monitoramento contínuo da glicose (SMCG):** um dispositivo utilizado por 72 h, que monitora continuamente os níveis da glicemia sanguínea; os dados são recuperados e analisados quanto aos padrões glicêmicos durante o período analisado; atualmente, este recurso é utilizado com finalidade diagnóstica para determinar padrões e ajustar o tratamento.

**Sistema nervoso autônomo:** divisão do sistema nervoso que controla as funções corporais involuntárias.

**Sistema nervoso parassimpático:** divisão do sistema nervoso autônomo, que é ativada basicamente durante condições não estressantes; controla a maior parte das funções viscerais.

**Sistema nervoso simpático:** divisão do sistema nervoso autônomo com respostas predominantemente excitatórias; é o sistema de "luta ou fuga".

**Sistema reticuloendotelial (SRE):** sistema complexo de células distribuídas por todo o corpo, que são capazes de realizar fagocitose.

**Sístole:** período durante o ciclo cardíaco, no qual os ventrículos contraem e provocam ejeção do sangue dos ventrículos direito e esquerdo na artéria pulmonar e na aorta, respectivamente.

**Solução hipertônica:** solução com osmolalidade maior que a do soro.

**Solução hipotônica:** solução com osmolalidade menor que a do soro.

**Solução isotônica:** solução com a mesma osmolalidade do soro e de outros líquidos corporais; a osmolalidade está dentro da faixa normal do soro (280 a 300 mOsm/kg).

**Sons cardíacos normais:** com referência a $B_1$ e $B_2$, são produzidos pelo fechamento das valvas atrioventriculares (AV) (tricúspide e mitral) e das valvas semilunares (pulmonar e aórtica), respectivamente.

**Sopro:** som produzido pelo fluxo turbulento em um vaso sanguíneo irregular, tortuoso, estenosado ou dilatado.

**Sopros:** sons produzidos pelo fluxo turbulento anormal do sangue no coração.

**Soro:** parte do sangue que resta depois que ocorre coagulação.

*Stent*: estrutura artificial que confere suporte estrutural a uma artéria coronária de modo a impedir seu fechamento.

*Stent*-enxerto: tubo composto de tecidos sintéticos sustentados por uma rede metálica.

**Subluxação:** separação ou deslocamento parcial das superfícies articulares.

**Substituição valvar:** colocação de uma prótese valvar no local de uma valva cardíaca anormal, a fim de recuperar o fluxo sanguíneo unidirecional dentro do coração.

**Suicídio assistido:** uso de fármacos para apressar a morte de um cliente em estado terminal; ilegal na maioria dos países.

**Surdez:** perda parcial ou total da capacidade de ouvir.

**Suspensões:** preparações líquidas nas quais um pó é suspenso, sendo necessário agitá-las antes de usar.

# T

**Tala de imobilização:** dispositivo desenvolvido especialmente para sustentar e imobilizar uma parte do corpo em determinada posição almejada.

**Tamponamento por balão:** utilização de balões colocados dentro do esôfago e do segmento proximal do estômago e inflados para comprimir vasos hemorrágicos (varizes esofágicas e gástricas) depois da insuflação dentro dos vasos.

**Taquicardia ventricular (TV):** ritmo rápido originado dos ventrículos.

**Taxa de filtração glomerular (TFG):** volume de plasma filtrado do glomérulo para os túbulos renais por minuto; a TFG normal é de cerca de 120 m$\ell$/min.

**Taxa metabólica basal:** reações químicas que ocorrem quando o corpo está em repouso.

**Telangiectasias:** marcas vermelhas da pele com formato de aranha, causadas pela dilatação dos vasos sanguíneos superficiais que empalidecem quando pressionados.

**Telemetria:** monitoramento eletrocardiográfico ambulatorial utilizando um equipamento transmissor operado por bateria, que é portado pelo cliente.

**Tendão:** cordão de tecidos fibrosos que conectam um músculo a um osso.

**Tendinite:** inflamação de um tendão.

**Tenesmo:** esforço ineficaz e (em alguns casos) doloroso para eliminar as fezes ou a urina, resultando na formação de abscesso.

**Teste de carga viral:** mede a quantidade de RNA do HIV no sangue.

**Teste de esforço:** teste usado para avaliar a função do sistema cardiovascular durante um período de demanda aumentada de oxigênio, com a simulação de uma caminhada em esteira ou com o uso de fármacos que reproduzem a resposta fisiológica do corpo aos esforços.

**Teste de Romberg:** teste para disfunção cerebelar, que requer que o cliente fique de pé com os pés juntos, olhos fechados e braços estendidos; a incapacidade de manter essa posição, com oscilação ou instabilidade significativa, indica resultado positivo.

**Testes de amplificação do ácido nucleico (NAAT):** teste que utiliza ácido nucleico para avaliar a existência de patógenos específicos.

**Testículos:** glândulas sexuais de formato ovoide localizadas dentro do escroto; os testículos produzem esperma.

**Testosterona:** hormônio sexual masculino secretado pelos testículos; induz e preserva as características sexuais masculinas.

**Tetraplegia (antes conhecida como quadriplegia):** paralisia dos dois braços e das duas pernas com disfunções vesical e intestinal causadas por uma lesão dos segmentos cervicais da medula espinal.

**Timpanoplastia:** reparo cirúrgico da membrana timpânica.

**Tinha:** infecção fúngica superficial da pele ou do couro cabeludo.

**Tinido:** percepção subjetiva de som de origem interna; ruídos desagradáveis na cabeça ou na orelha.

**Tipoia:** bandagem usada para sustentar o braço.

**Tireoidectomia:** remoção cirúrgica de parte ou toda a glândula tireoide.

**Tireoidite:** inflamação da tireoide; pode causar hipotireoidismo crônico ou regredir espontaneamente.

**Tireotoxicose:** resposta hipermetabólica causada pelo excesso de hormônio tireóideo ($T_3$ e/ou $T_4$) endógeno ou exógeno.

**Tiroxina ($T_4$):** hormônio tireóideo; composto iodado ativo produzido e armazenado na tireoide; o iodo é removido (desiodação) nos tecidos periféricos para formar tri-iodotironina ($T_3$); mantém o metabolismo do corpo em equilíbrio.

**Tofos:** acumulação de depósitos de cristais nas superfícies articulares, ossos, tecidos moles e cartilagem.

**Tolerância:** ocorre quando um cliente tratado com opioides torna-se menos sensível aos seus efeitos analgésicos (e, em geral, aos efeitos colaterais); condição marcada pela necessidade de aumentar as doses para manter o mesmo nível de alívio da dor.

**Tolerância à dor:** intensidade máxima ou duração da dor que um indivíduo consegue suportar.

**Tonicidade:** determinação da pressão osmótica de uma solução; outro termo para *osmolalidade*.

**Tônus:** tensão (resistência ao estiramento) normal do músculo em repouso.

**Tontura:** sensação alterada da orientação no espaço.

**Toracocentese:** introdução de uma agulha no espaço pleural para remover líquidos que se acumularam e reduzir a pressão imposta aos tecidos pulmonares; também pode ser realizada com finalidade diagnóstica para determinar as causas potenciais de um derrame pleural.

**Toracotomia:** abertura cirúrgica da cavidade torácica.

**Tóxico corrosivo:** substância ácida ou alcalina; causa destruição dos tecidos depois do contato.

**Trabécula:** estrutura óssea trançada; osso esponjoso.

**Tração:** tendência de alongamento em parte do corpo na direção de uma força atuante (tração).

**Tracoma:** conjuntivite folicular crônica bilateral da infância que causa cegueira na vida adulta, caso não seja tratada.

**Transbrônquica:** através da parede brônquica (p. ex., biopsia pulmonar transbrônquica).

**Transcriptase reversa:** enzima que transforma o RNA de hélice simples em DNA de hélice dupla.

**Transecção:** corte e separação da medula espinal; pode ser completa (toda a circunferência da medula) ou parcial (parte da circunferência).

**Transexual feminino-masculino (TFM):** mulher biológica que está em processo de transformação em homem.

**Transexual masculino-feminino (TMF):** homem biológico que se torna mulher.

**Transferência de tendão:** procedimento cirúrgico pelo qual um tendão é cortado em sua inserção e aplicado em um local distante do local de inserção original, a fim de recuperar ou normalizar a função de um músculo.

**Transgênero:** indivíduo que identifica seu gênero com o do sexo oposto.

**Transplante de células das ilhotas pancreáticas:** procedimento experimental no qual células das ilhotas purificadas de doadores mortos são injetadas na veia porta do fígado, com o objetivo de conseguir que secretem insulina e curem o diabetes tipo 1.

**Transplante hepático ortotópico (THO):** transplante do fígado do doador para a área anatômica normal com remoção do fígado doente do receptor.

**Transplante ortotópico:** o coração do receptor é retirado e o coração doente é transplantado no mesmo local; o cliente fica com um coração.

**Transporte ativo:** bomba fisiológica que transfere líquido de uma área com concentração mais baixa para outra com concentração mais alta; o transporte ativo requer energia fornecida pelo trifosfato de adenosina (ATP).

**Transtorno disfórico pré-menstrual (TDPM):** um tipo mais grave de síndrome pré-menstrual (SPM), que ocorre ao final da fase lútea e recidiva periodicamente.

**Trapézio:** dispositivo auxiliar colocado sobre a cabeceira para facilitar a mobilização do cliente no leito.

**Traqueotomia:** criação cirúrgica de um orifício até a traqueia.

**Tratamento com modificadores da resposta biológica (MRB):** uso de fármacos ou modalidades terapêuticas que podem alterar a relação imunológica entre o tumor e o hospedeiro, de modo a resultar em um efeito terapêutico benéfico.

**Tratamento conservador da mama:** cirurgia para retirar um tumor mamário e uma margem de tecidos normais ao redor da lesão, sem remover qualquer outra parte da mama; pode ou não incluir ressecção de linfonodos e radioterapia.

**Tratamento renal substitutivo:** termo usado para englobar tratamentos de sustentação da vida dos clientes em insuficiência renal; inclui hemodiálise, diálise peritoneal, hemofiltração e transplante renal.

**Tratamento renal substitutivo contínuo (TRSC):** vários métodos usados para repor a função renal normal por circulação do sangue do cliente por um filtro que, em seguida, é devolvido ao indivíduo.

**Tratamentos direcionados:** tratamentos antineoplásicos que buscam minimizar os efeitos negativos nos tecidos normais bloqueando funções específicas das células cancerosas, inclusive transformação maligna, vias de comunicação, processos necessários ao crescimento e à metástase e codificação genética.

**Traumatismo craniano:** lesão traumática do couro cabeludo, do crânio e/ou do cérebro.

**Traumatismo cranioencefálico (TCE):** lesão do crânio ou do encéfalo, suficientemente grave a ponto de interferir nas funções normais.

**Tríade de Cushing:** três sinais clássicos – bradicardia, hipertensão e bradipneia – que são causados pela perda dos mecanismos compensatórios em consequência da disfunção do tronco cerebral.

**Triagem:** processo de avaliar clientes para determinar as prioridades terapêuticas.

**Tri-iodotironina ($T_3$):** hormônio tireóideo produzido e armazenado na tireoide; liberado em quantidades pequenas, é biologicamente mais ativo e tem início de ação mais rápido que a tiroxina ($T_4$); produz efeitos generalizados no metabolismo celular e afeta praticamente todos os órgãos do corpo.

**Tripsina:** enzima pancreática; facilita a digestão das proteínas.

**Trombectomia percutânea:** técnica endovascular usada para remover trombos.

**Trombina:** enzima necessária para converter fibrinogênio em trombo de fibrina.

**Trombócito:** *veja* **plaqueta**.

**Trombocitopenia:** contagem reduzida de plaquetas.

**Trombocitose:** contagem de plaquetas acima do normal.

**Trombólise:** desintegração de um trombo por intervenções farmacológicas.

**Trombolítico:** fármaco ou processo que dissolve coágulos sanguíneos.

**Troponina:** proteína do miocárdio; a determinação do seu nível sanguíneo é usada para avaliar se houve lesão do músculo cardíaco.

**Tuba auditiva:** tubo de 3 a 4 cm que se estende da orelha média até a nasofaringe.

**Tubo de traqueostomia:** tubo de longa permanência, que é introduzido diretamente na traqueia para facilitar a ventilação.

**Tubo nasoduodenal:** tubo introduzido pelo nariz até os segmentos iniciais do intestino delgado (duodeno).

**Tubo nasogástrico (NG):** tubo introduzido pelo nariz até o estômago.

**Tubo nasojejunal:** tubo introduzido pelo nariz até a segunda porção do intestino delgado (jejuno).

# U

**UCPA fase I:** área destinada ao cuidado dos clientes cirúrgicos imediatamente depois do procedimento e aos clientes cujas condições justificam monitoramento cuidadoso.

**UCPA fase II:** área destinada ao cuidado dos clientes cirúrgicos transferidos da UCPA fase I, porque suas condições não exigem mais monitoramento rigoroso realizado na UCPA fase I.

**UCPA fase III:** área na qual o cliente é cuidado no período pós-operatório imediato e, em seguida, é preparado para a alta da instituição ou do serviço.

**Úlcera:** área de erosão dos tecidos ou uma ferida aberta.

**Ultrafiltração:** processo por meio do qual a água é retirada do corpo por um gradiente de pressão entre o sangue do cliente e o dialisado.

**Ultrassonografia:** exame de imagem que utiliza ondas sonoras de alta frequência para diagnosticar massas sólidas ou cheias de líquido.

**Ultrassonografia com doppler:** procedimento diagnóstico não invasivo usado para avaliar a direção, a velocidade e a turbulência do fluxo sanguíneo.

**Unidade de cuidados pós-anestésicos (UCPA):** área na qual os clientes em pós-operatório são monitorados à medida que se recuperam da anestesia; no passado, era conhecida como *sala de recuperação* ou *sala de recuperação pós-anestésica*.

**Ureia:** produto final nitrogenado do metabolismo das proteínas.

**Uremia:** síndrome clínica associada ao excesso de ureia e outras escórias nitrogenadas no sangue (desequilíbrios hidreletrolíticos, hormonais e metabólicos).

**Ureterossigmoidostomia:** transplante dos ureteres para o colo sigmoide, possibilitando que a urina flua pelo intestino grosso e seja eliminada pelo reto.

**Uretrite:** inflamação da uretra.

**Urgência hipertensiva:** condição na qual a pressão arterial está extremamente elevada, mas não há indícios de lesão dos órgãos-alvo.

**Urgente:** categoria de triagem que significa doença ou lesão grave que não acarreta risco imediato à vida.

**Urina residual:** urina que permanece na bexiga depois de urinar.

**Urticária:** pápulas e placas eritematosas e pruriginosas.

**Uvulopalatofaringoplastia (UPPP):** remoção cirúrgica da úvula, das tonsilas e de parte do palato mole para ampliar a abertura da orofaringe posterior como meio de tratar apneia obstrutiva do sono.

# V

**Vaginose bacteriana:** infecção vaginal causada pela proliferação excessiva de bactérias anaeróbias.

**Valva aórtica:** valva semilunar localizada entre o ventrículo esquerdo e a aorta.

**Valva mitral:** valva atrioventricular localizada entre o átrio e o ventrículo esquerdos.

**Valva pulmonar:** valva semilunar localizada entre o ventrículo direito e a artéria pulmonar.

**Valva tricúspide:** valva atrioventricular localizada entre o átrio e o ventrículo direitos.

**Valvoplastia:** reparo de uma valva cardíaca estenótica ou regurgitante por comissurotomia, anuloplastia, reparo de cúspide ou cordoplastia (ou uma combinação desses procedimentos).

**Válvula antirrefluxo:** válvula que impede o retorno ou o refluxo de líquidos.

**Varicocele:** dilatação anormal das veias do plexo venoso pampiniforme do escroto (rede de veias que se originam do testículo e do epidídimo e fazem parte do cordão espermático).

**Vasculite:** inflamação de um vaso sanguíneo ou linfático.

**Vasopressina:** hormônio antidiurético (ADH) secretado pela neuro-hipófise; causa retenção de água e eleva a pressão arterial por contração do músculo liso, principalmente dos vasos sanguíneos.

**Velocidade de hemossedimentação (VHS):** exame laboratorial que mede a velocidade de deposição das hemácias; níveis altos indicam inflamação.

**Ventilação:** movimento do ar para dentro e para fora das vias respiratórias.

**Ventilação assistido-controlada (A/C):** modalidade de respiração artificial (ventilação mecânica), na qual o padrão respiratório do cliente pode ativar o respirador, que fornece um volume corrente preestabelecido; quando o cliente não respira espontaneamente, o aparelho libera uma respiração controlada com frequência e volume corrente mínimos preestabelecidos.

**Ventilação com liberação de pressão nas vias respiratórias (APRV):** modalidade de respiração artificial (ventilação mecânica) que possibilita respirações espontâneas sem restrições durante todo o ciclo ventilatório; durante a inspiração, o cliente recebe um nível pré-estabelecido de pressão contínua nas vias respiratórias e essa pressão é interrompida periodicamente para facilitar a expiração.

**Ventilação com suporte de pressão (VSP):** modalidade de ventilação mecânica (respiração artificial) na qual uma pressão positiva pré-estabelecida é aplicada às respirações espontâneas, de modo a reduzir o esforço para respirar.

**Ventilação com suporte proporcional (VSP):** modalidade de ventilação mecânica (respiração artificial) que fornece suporte ventilatório parcial proporcional aos esforços inspiratórios do cliente; isso reduz o esforço para respirar.

**Ventilação obrigatória intermitente (VOI):** modalidade de respiração artificial (ventilação mecânica) que fornece uma combinação de respirações mecanicamente assistidas e respirações espontâneas.

**Ventilação obrigatória intermitente sincronizada (VOIS):** modalidade de ventilação mecânica (respiração artificial), na qual o ventilador torna possível que o cliente respire espontaneamente, embora forneça um número predefinido de respirações para assegurar a ventilação adequada; as respirações artificiais são sincronizadas com as respirações espontâneas.

**Ventriculostomia:** cateter colocado em um dos ventrículos laterais do cérebro para medir a pressão intracraniana e possibilitar a drenagem de líquido cefalorraquidiano (LCR) ou sangue.

**Vertigem:** ilusão de movimento, no qual o indivíduo ou o ambiente parece mover-se, geralmente em rotação.

**Vesicante:** substância que pode causar lesão e necrose dos tecidos, principalmente quando é extravasada.

**Vibração:** um tipo de massagem aplicada por percussões rápidas e suaves do tórax com as pontas dos dedos, ou alternando os dedos em padrão rítmico, ou ainda por utilização de um dispositivo mecânico para facilitar a mobilização das secreções pulmonares.

**Vitiligo:** distúrbio localizado ou generalizado evidenciado por destruição dos melanócitos de áreas delimitadas da pele, resultando na formação de placas brancas.

**Volume ejetado (VE):** volume de sangue ejetado pelo ventrículo a cada batimento cardíaco.

**Vólvulo:** torção anormal dos intestinos, causando obstrução intestinal.

## X

**Xenoenxerto:** substituto de valva cardíaca produzido com tecidos retirados das valvas cardíacas de animais (*sinônimo*: heteroenxerto).

**Xerose:** pele excessivamente seca.

**Xerostomia:** ressecamento da cavidade oral resultante da disfunção das glândulas salivares.

## Z

**Zona irrestrita:** área do centro cirúrgico que fica em contato com outros setores; inclui a área de recepção dos clientes e a área de espera.

**Zona restrita:** área do centro cirúrgico na qual são necessárias roupas assépticas e máscaras cirúrgicas; inclui o centro cirúrgico e as áreas centrais estéreis.

**Zona semirrestrita:** área do centro cirúrgico na qual é necessário usar roupas cirúrgicas assépticas; pode incluir as áreas em que os instrumentos cirúrgicos são processados.

# Respostas Sugeridas aos Estudos de Casos das Unidades

### UNIDADE UM — Fundamentos da Enfermagem na Saúde do Adulto

**a.** As áreas importantes de educação em saúde são:
- Participação no regime terapêutico
- Motivação em aprender
- Alfabetismo em saúde
- Necessidades de aprendizagem
- Prontidão para aprender

**b.** Dentre as variáveis que podem afetar a adesão ao tratamento farmacológico, estão:
- Déficits sensoriais, inclusive audição e visão
- Limitações financeiras
- Sistemas de apoio ineficientes
- Tratamento prolongado com fármacos de venda livre
- Limitações da mobilidade
- Distúrbios da função cognitiva, psicomotora ou linguística
- Medo de não participar da tomada de decisão

**c.** As estratégias de ensino para esse cliente incluem:
- Entendimento dos efeitos colaterais dos fármacos prescritos
- Estratégias de ensino adequadas aos déficits de acuidade visual e auditiva
- Quantidades reduzidas de materiais por vez, repetições frequentes das informações, uso de técnicas de reforço
- Redução da distração

### UNIDADE DOIS — Conceitos e Desafios na Assistência aos Clientes

**a.** Os aspectos psicossociais deste diagnóstico incluem:
- Imagem corporal
- Autoestima
- Capacidades funcionais e cognitivas
- Plano de reabilitação pós-operatória
- Prognóstico

**b.** As complicações pós-operatórias possíveis são:
- Infecção
- Sangramento
- Retardo da cicatrização das feridas
- Distúrbios da função pulmonar ou renal
- Trombose venosa profunda
- Hipertensão intracraniana
- Convulsões

**c.** As necessidades especiais do cliente submetido à quimioterapia são:
- Monitoramento para náuseas, vômitos, fadiga e depressão
- Monitoramento das contagens de hemácias, nível de hemoglobina, hematócrito e contagem de plaquetas
- Administração segura dos quimioterápicos
- Monitoramento dos sinais de supressão da medula óssea, inclusive sangramento, infecção e anemia
- Estado nutricional
- Instruções sobre autocuidado

### UNIDADE TRÊS — Problemas Relacionados com a Troca Gasosa e a Função Respiratória

**a.** As complicações que podem ocorrer depois de uma laringectomia total são:
- Angústia respiratória, hipoxia
- Hemorragia
- Infecção
- Deiscência da ferida
- Aspiração
- Estenose da traqueostomia, ansiedade e depressão

**b.** Os tópicos para o ensino ao cliente sobre autocuidado incluem:
- Higiene adequada das mãos
- Ingestão dietética adequada
- Higiene segura (p. ex., evitar que entre água no estoma durante o banho)
- Sinais de infecção, indícios que devem ser notificados ao médico
- Como evitar atividades extenuantes e fadiga
- Uso do bracelete ou cartão de identificação médica
- Cuidados orais
- Importância dos exames físicos periódicos
- Aspiração da traqueostomia (se for necessário)
- Necessidade de cuidados domiciliares

**c.** Os grupos de apoio para clientes laringectomizados são:
- International Association of Laryngectomies (IAL)
- I Can Cope (American Cancer Society)
- Grupos de apoio da localidade

### UNIDADE QUATRO — Problemas Relacionados com as Funções Circulatória e Cardiovascular

**a.** Os problemas atuais e potenciais relacionados com a falta de adesão do cliente ao tratamento farmacológico incluem:
- Obesidade
- Não participação no esquema terapêutico
- Tabagismo
- Insuficiência cardíaca congestiva

**b.** As principais áreas de ensino para enfatizar incluem:
- Alterações do estilo de vida (p. ex., parar de fumar, emagrecer, praticar exercícios regularmente)
- Foco no conceito de controle permanente da pressão arterial, em vez da cura
- Circunferência abdominal menor que 120 cm
- Dieta DASH
- Limitação da ingestão de álcool
- Adesão ao regime terapêutico
- Comparecimento às consultas

**c.** Os sistemas/órgãos-alvo que podem ser afetados pela falta de adesão do cliente incluem:
- Cardíaco-coração (infarto agudo do miocárdio)
- Renal-rins (insuficiência renal, níveis altos de ureia e creatinina)
- Cerebrovascular-cérebro (AIT ou AVE)

## UNIDADE CINCO — Problemas Relacionados com a Função Hematológica

a. O único tratamento curativo para leucemia mieloide crônica (LMC) é o transplante de células-tronco alogênicas:
   - A eficácia do imatinibe justifica esse tratamento de primeira linha
   - O tratamento, com base na mortalidade relacionada com os transplantes de células-tronco, dificulta a realização deste procedimento nos clientes com risco alto ou doença recidivada, ou que não respondem ao tratamento com TKI

b. As três fases da LMC são:
   - Fase crônica: geralmente há quantidades adequadas de células normais para combater infecções; o resultado esperado é a correção da anormalidade cromossômica
   - Fase acelerada: as células anormais são produzidas a uma taxa mais rápida
   - Crise blástica: o tipo celular predominante é imaturo; o tratamento pode ser semelhante ao de indução para leucemia aguda, utilizando os mesmos fármacos para leucemia mieloide aguda (LMA) ou leucemia linfocítica aguda (LLA)
   - A maioria dos clientes é diagnosticada na fase crônica

c. Considerações de enfermagem aplicáveis ao cliente submetido à quimioterapia (Gleevec):
   - Monitoramento dos efeitos colaterais da quimioterapia, inclusive retenção de líquidos
   - Monitoramento do hemograma
   - Monitoramento do cliente para detectar infecção; instruir o cliente quanto aos sinais de infecção que poderiam justificar a notificação do médico
   - Explicar aos clientes que antiácidos e suco de toranja podem limitar a absorção dos fármacos

## UNIDADE SEIS — Problemas Relacionados com as Funções Digestiva, Gastrintestinal e Metabólica

a. Os critérios de seleção dos clientes para cirurgia bariátrica incluem:
   - Critérios de seleção para cirurgia bariátrica, Tabela 23.5
   - Insucesso das intervenções não cirúrgicas anteriores para reduzir o peso
   - Expectativa de que o cliente participe nos cuidados pós-operatórios
   - IMC igual ou maior que 35, com comorbidade associada à obesidade
   - IMC igual ou maior que 40, sem comorbidades

b. As alterações possíveis do estilo de vida são:
   - Diretrizes alimentares para os clientes submetidos a cirurgia bariátrica, Boxe 23.2
   - Não ingerir alimentos e líquidos ao mesmo tempo
   - Comer lentamente e incluir dois lanches proteicos por dia
   - Os clientes precisam ser cuidadosamente orientados antes e depois da cirurgia
   - Todos os clientes devem ser monitorados por toda a vida quanto à manutenção da perda de peso, comorbidades, estado nutricional e metabólico, hábitos dietéticos e comportamentos relacionados com a atividade física, visto que eles estão sujeitos a desenvolver desnutrição e ganho de peso

c. As complicações que podem estar associadas à cirurgia bariátrica incluem:
   - Sangramento, trombose, obstrução intestinal, hérnias incisionais ou ventrais e infecção
   - Peritonite, obstrução ou úlceras do intestino delgado
   - Atelectasia e pneumonia
   - Náuseas, síndrome de *dumping*, diarreia e constipação intestinal
   - As complicações a longo prazo estão relacionadas com a deficiência nutricional

## UNIDADE SETE — Problemas Relacionados com a Função das Vias Urinárias

a. As áreas de ensino aplicáveis a esse cliente incluem:
   - Alterações do estilo de vida
   - Restrições dietéticas
   - Promoção do autocuidado
   - Instruções ao cliente e aos familiares a respeito dos sintomas de agravação da função renal; explicações e informações frequentes e explícitas
   - Instruções sobre diálise
   - Cuidados com o acesso vascular; clientes com fístulas ou enxertos devem ser instruídos a examinar diariamente a existência de frêmito sobre o enxerto (sensação de vibração ou zumbido) e a avisar o médico ou o centro de diálise, caso o frêmito desapareça

b. As modalidades de tratamento para essa população de clientes incluem:
   - Fármacos, inclusive cálcio, fixadores de fósforo, anti-hipertensivos, anticonvulsivantes, eritropoetina e preparações para tratar acidose metabólica
   - Tratamento nutricional e restrição de líquidos
   - Transfusões sanguíneas potenciais

c. Os cuidados de enfermagem poderiam incluir:
   - Prevenção de infecções associadas ao acesso e aos cateteres invasivos
   - Cuidados meticulosos com a pele
   - Apoio psicossocial; ensinar em sessões breves de 10 a 15 min
   - Reposição de líquidos e nutrientes; monitoramento do equilíbrio hidreletrolítico
   - Controle de peso
   - Orientação ao cliente quanto às restrições dietéticas
   - Monitoramento de complicações da insuficiência renal crônica

## UNIDADE OITO — Problemas Relacionados com a Função Endócrina

a. Dentre as perguntas que devem ser feitas ao cliente a respeito das oscilações dos seus níveis sanguíneos de glicose, estão:
   - Em quais horas do dia você mede a glicose sanguínea?
   - Você adoeceu ultimamente?
   - Você começou a usar algum fármaco recentemente?
   - Você tem alguma dificuldade em medir sua glicose sanguínea?
   - Você tem todos os suprimentos necessários para testar sua glicose sanguínea?
   - Descreva uma de suas refeições típicas.
   - Descreva os tipos de atividade física que você realiza.

b. Os tópicos de ensino sobre feridas dos pés desse cliente devem incluir:
   - Inspecionar os pés diariamente; utilizar um espelho para examinar as solas dos pés
   - Lavar os pés em água morna (em vez de quente) e secar bem
   - Sempre usar calçados e meias; nunca andar descalço
   - Colocar os pés para cima quando estiver sentado
   - Entrar em contato com seu médico se houver corte, ferida, bolha ou contusão do pé, que não cicatrize depois de um dia
   - Estar ciente de que as lesões demoram mais para cicatrizar em clientes com diabetes

- Lembrar-se de que o cliente com diabetes pode apresentar redução da sensibilidade nas pernas e pés
- Manter o controle adequado da glicose facilita a cicatrização e ajuda a evitar infecção
- Monitorar sua ingestão alimentar, utilizando um guia de planejamento das refeições e monitorando a ingestão de carboidratos

c. Dentre os recursos que ajudam o cliente a manter registros mais exatos de sua glicose sanguínea, estão:
- Fazer um diário com resultados da glicose sanguínea
- Medir os níveis de glicose sempre no mesmo horário do dia
- Medir a glicose sanguínea antes das refeições

### UNIDADE NOVE — Problemas Relacionados com a Função Reprodutiva

a. Os fatores de risco associados ao câncer do colo do útero incluem:
- Mulheres homossexuais têm risco mais alto de câncer do colo do útero devido à falta de informação e conhecimentos insuficientes e por não fazerem triagem
- Papilomavírus humano (HPV) implicado
- Relações sexuais com homens não circuncidados, número grande de filhos, tabagismo e múltiplos parceiros sexuais
- Veja também Boxe 33.11, Fatores de risco do câncer cervical

b. As manifestações clínicas que a cliente pode ter apresentado antes do diagnóstico são:
- Sangramento vaginal irregular e dor e sensação de pressão na pelve
- Secreção vaginal fétida, que ocorre em consequência da necrose do tumor
- Dispareunia e sensação de pressão retal também são comuns à medida que o tumor cresce e invade os tecidos adjacentes, causando outros sinais e sintomas

c. O objetivo da colposcopia é:
- Ampliar a cérvice na qual foi aplicada solução de ácido acético para ajudar a diferenciar as células malignas. As biopsias são realizadas nas áreas com padrões vasculares anormais visíveis
- Cerca de 50% das mulheres com câncer cervical recém-diagnosticado têm doença no estágio I

d. O tratamento clínico do câncer de colo de útero inclui:
- Conização cervical ou biopsia em cone
- Conização a bisturi frio e procedimento de excisão eletrocirúrgica por alça (PEEC) também são realizados para tratar lesões intraepiteliais escamosas de grau baixo ou alto, que são precursoras do câncer de cérvice
- Isoladamente, a conização cervical é adequada para tratar mulheres que desejam preservar a capacidade reprodutiva
- As clientes com doença no estágio IB ou IIA são submetidas à histerectomia radical: remoção do útero e do terço superior da vagina, inclusive cérvice, embora com preservação dos ovários. Irradiação da pelve e quimioterapia podem ser realizadas em seguida, mas isso depende do tamanho e da extensão do tumor
- O estágio IB está associado a um risco mais alto de recidiva
- De acordo com alguns estudos, a quimioterapia neoadjuvante reduziu a dimensão dos tumores e aumentou a sobrevivência quando foi realizada antes da histerectomia radical

### UNIDADE DEZ — Problemas Relacionados com a Função Imunológica

a. A enfermeira poderia esperar que os seguintes fármacos sejam prescritos a esse cliente:
- Anti-inflamatórios não esteroides (indometacina ou ibuprofeno) são considerados os fármacos preferidos como primeira opção
- Indometacina ou ibuprofeno com colchicina também podem ser considerados como alternativa ou em combinação
- Colchicina em doses baixas tem sido usada profilaticamente depois da regressão das crises
- Alopurinol é considerado o fármaco preferido para evitar o desencadeamento de uma crise e a formação de tofos e também para facilitar a regressão dos tofos existentes
- Fármacos uricosúricos como a probenecida revertem a hiperuricemia e dissolvem o urato depositado
- Quando é necessário reduzir o nível sérico de urato, os fármacos uricosúricos são preferidos
- Febuxostato foi aprovado para tratar gota refratária ao tratamento convencional. Os redutores de urato mais modernos (inclusive uricase) estão em processo de investigação atualmente, mas mostraram-se promissores como tratamento eficaz da gota
- Corticoides são úteis como tratamento a curto prazo para gota aguda e podem ser usados por clientes que não apresentaram melhora com outras modalidades de tratamento

b. As duas fases do tratamento clínico da gota são:
- Controle da inflamação aguda associada à gota
- Controle a longo prazo para evitar recidivas e controlar a hiperuricemia

c. Os cuidados de enfermagem para clientes com gota são:
- O controle da dor é o objetivo principal durante a fase aguda de uma crise de gota. É necessário colocar a articulação em repouso e aplicar gelo (em vez de calor) para ajudar a reduzir o desconforto
- Os clientes devem ser instruídos a reduzir a ingestão de álcool e evitar dietas de inanição para obesidade
- O cliente deve ingerir bastante líquido (no mínimo 2.000 mℓ por dia) para atenuar o acometimento dos rins e evitar a formação de cálculos urinários
- As restrições dietéticas de sódio, gordura e colesterol podem atenuar os sintomas da gota e reduzir os efeitos associados à síndrome metabólica existente
- Consulte a Tabela 39.3, Fármacos usados nas doenças reumáticas, e a Tabela 39.4, Fármacos usados para tratar a gota

d. Os diagnósticos de enfermagem desse cliente podem ser:
- Dor aguda ou crônica, relacionada com inflamação e/ou progressão da deterioração articular
- Déficit de autocuidado (especificar), relacionado com limitações secundárias à progressão da doença, dor, fadiga, contraturas e perda de mobilidade
- Risco de lesão, relacionado com os efeitos adversos dos fármacos e suas complicações potenciais
- Insônia relacionada com dor, ansiedade/estresse, depressão e fármacos

### UNIDADE ONZE — Problemas Relacionados com a Função Musculoesquelética

a. Os dados da avaliação inicial incluem:
- Ênfase na história e no exame físico, inclusive observação geral do cliente, exame do dorso e testes neurológicos (reflexos, déficit sensorial, força muscular, elevação da perna esticada e atrofia muscular)
- O cliente pode referir dor com irradiação ao longo da perna, que é conhecida como radiculopatia ou ciática
- A marcha, a mobilidade vertebral, os reflexos, os comprimentos e a força motora das pernas e a percepção sensorial do cliente podem estar alterados

**b.** Os procedimentos diagnósticos que poderiam levar a um diagnóstico definitivo incluem:
- Radiografias da coluna vertebral, TC, RM e EMG
- Veja o Boxe 41.1, Procedimentos diagnósticos para lombalgia

**c.** Os cuidados médicos e de enfermagem para esse cliente incluem:
- O tratamento enfatiza controle da dor e alívio do desconforto, modificação das atividades, uso de técnicas de mecânica corporal que preservem a coluna lombar, melhora da autoestima e redução do peso
- A maioria dos episódios de dor lombar é autolimitada e regride dentro de 4 semanas com analgésicos, repouso, redução do estresse e relaxamento
- Imaginação dirigida, analgésicos vendidos sem prescrição, respiração diafragmática e relaxamento
- Os movimentos e as alterações devem ser realizados lentamente e, caso seja necessário, com ajuda de outra pessoa; o cliente deve evitar movimentos de torção e abalos; alternar frequentemente atividades deitado, sentado e caminhando; evitar ficar sentado ou de pé ou andar por períodos longos
- À medida que o cliente se sentir mais confortável, as atividades serão reiniciadas gradativamente e ele poderá iniciar um programa de exercícios (Boxe 41.2).

## UNIDADE DOZE — Problemas Relacionados com a Função Neurológica

**a.** O tratamento de emergência para AVE inclui:
- Os cuidados para cliente com AVE agudo podem ser divididos em duas fases: fase hiperaguda (cuidados nas primeiras 24 h) e fase 2 (cuidados agudos durante a internação hospitalar)
- Na fase hiperaguda, utiliza-se um algoritmo para realizar a investigação inicial de um cliente que apresente sinais e sintomas de AVE agudo (Figura 47.5)
- O diagnóstico é estabelecido com base na história, no exame neurológico e nos exames de neuroimagem. A TC de crânio inicial determina se o cliente teve um AVE hemorrágico.
- A Escala de AVE do National Institutes of Health (NIHSS) tornou-se o instrumento de avaliação aceito para quantificar a gravidade de um AVE e avaliar o prognóstico dos clientes depois do tratamento (ver Tabela 47.4)
- Consulte a Tabela 47.1, Comparativo entre os principais tipos de acidente vascular encefálico
- Consulte o Boxe 47.3, Cadeia de sobrevivência a um AVE: os "7 D"

**b.** O tipo de AVE que o cliente teve pode ser isquêmico
- Com um AVE isquêmico, a interrupção do fluxo sanguíneo cerebral causado pela obstrução de um vaso sanguíneo desencadeia uma série de reações metabólicas complexas, conhecidas como "cascata isquêmica"

**c.** As medidas de desempenho padronizadas para determinar os cuidados necessários aos clientes com AVE são:
- Clientes que não conseguem andar devem fazer profilaxia para TVP a partir do final do segundo dia
- No momento da alta, o cliente deve receber prescrição de um fármaco antitrombótico
- Os clientes com fibrilação atrial devem receber alta em uso de anticoagulante
- Os clientes com AVE isquêmico agudo que chegam ao hospital nos primeiros 180 min decorridos desde a última vez em que foram vistos em bom estado podem receber tPA
- Ensino sobre AVE, triagem para disfagia, fármacos para reduzir colesterol e interrupção do tabagismo
- Consulte a Tabela 47.2, Medidas padronizadas de desempenho para atendimento aos clientes com AVE

**d.** As considerações de enfermagem aplicáveis ao cliente tratado com tPA incluem:
- A área de penumbra pode ser revitalizada com a administração do ativador de plasminogênio tecidual (tPA), que se liga seletivamente à fibrina (converte o plasminogênio em plasmina), resultando na dissolução dos trombos.
- A investigação diagnóstica inicial rápida e o tratamento imediato do AVE isquêmico são justificados pelas opções farmacológicas e pelos dispositivos de remoção de trombos, cuja eficácia depende do tempo decorrido.
- Atualmente, a trombólise com ativador de plasminogênio tecidual recombinante (rtPA) é a unidade de modalidade de tratamento aprovada para tratar AVE isquêmico agudo no espaço de 3 h depois do início dos sintomas
- Depois de excluir hemorragia e confirmar o diagnóstico clínico inicial de um AVE isquêmico, a equipe de AVE agudo deve revisar os critérios de elegibilidade ao tratamento com tPA
- Consulte os critérios de inclusão/exclusão na Figura 47.6, Protocolo para AVE agudo
- A Tabela 47.5, Esquema de avaliações neurológicas, determinações dos sinais vitais e outros exames no estágio agudo de clientes tratados por trombólise e outras modalidades não trombolíticas – resume os cuidados de enfermagem durante o tratamento trombolítico dos clientes com AVE isquêmico agudo

## UNIDADE TREZE — Problemas Relacionados com a Função Neurossensorial

**a.** Os critérios para colocação de um implante coclear são:
- Idade mínima de 1 ano
- Cliente selecionado depois de triagem cuidadosa por história otológica, exame físico, teste audiológico, radiografias e testes psicológicos

Dentre os clientes que são beneficiados por implantes cocleares, estão:
- Portadores de déficit auditivo neurossensorial grave bilateral
- Clientes que não conseguem ouvir e reconhecer perfeitamente a fala com aparelhos auditivos
- Clientes sem contraindicações clínicas à colocação de um implante coclear ou à anestesia geral
- Clientes com indícios de que a recuperação da capacidade auditiva poderia melhorar sua qualidade de vida

**b.** O implante coclear envolve:
- Implantação de um receptor minúsculo no osso temporal por uma incisão retroauricular e colocação dos eletrodos na orelha interna
- Uso do microfone e do transmissor na orelha externa

**c.** O período de reabilitação inclui:
- Reabilitação coclear extensiva com equipe multiprofissional, que inclui um audiólogo e um especialista em distúrbios da fala
- Vários meses podem ser necessários para interpretar os sons ouvidos
- As crianças e os adultos que perderam a audição antes de aprender a falar demoram muito mais tempo para adquirir essa capacidade

## UNIDADE QUATORZE — Problemas Relacionados com a Função Tegumentar

**a.** Os cuidados de enfermagem para esse cliente durante a fase de emergência da queimadura são:
- ABC

- Com choques elétricos de alta voltagem, pode haver lesão da medula espinal; imobilização da coluna cervical
- Arritmias podem ser causadas pelo choque elétrico; monitoramento cardíaco
- Avaliação neurológica
- Reposição dos líquidos e dos eletrólitos perdidos e estabilização do choque (Tabela 53.3)
- Avaliação secundária da cabeça às pontas dos pés
- Anotar o horário do acidente, a fonte da queimadura, qual foi o tratamento prestado às queimaduras no local do acidente e qualquer história de queda depois do acidente
- História de doença preexistente, alergia, fármacos usados e uso de drogas ilícitas, álcool e tabaco
- Analgesia IV
- Avaliação da superfície corporal total e da profundidade das queimaduras
- Peso, estatura e exames laboratoriais basais

**b.** Os cuidados com a área receptora do enxerto incluem:
- Posicionar e mudar o decúbito cuidadosamente para evitar que o enxerto seja danificado ou pressionado
- Elevar os membros para atenuar o edema
- Usar curativos oclusivos para imobilizar o enxerto

Os cuidados com a área doadora incluem:
- Aplicação de um curativo de gaze úmida no momento do procedimento cirúrgico, para manter a pressão e interromper qualquer sangramento
- Durante a fase de cicatrização, o local deve permanecer limpo, seco e livre de pressão
- A cicatrização ocorre espontaneamente dentro de 7 a 14 dias
- Controle da dor

**c.** As complicações a longo prazo, neste caso, são:
- Cicatrizes hipertróficas
- Imobilidade
- Distúrbio da imagem corporal causado pela desfiguração
- Impactos psicológicos e financeiros
- Dor

## UNIDADE QUINZE | Outros Problemas Agudos

**a.** As medidas terapêuticas para reverter a SDMO têm como objetivos:
- Controlar o evento desencadeante
- Promover a perfusão adequada dos órgãos
- Assegurar suporte nutricional
- A enfermeira deve lembrar-se de que as taxas de mortalidade são de 40% quando dois sistemas do corpo estão afetados e que a disfunção persistente (> 72 h) em três sistemas pode aumentar o risco de mortalidade para 80%. Em geral, os órgãos afetados são rins (insuficiência renal aguda) e pulmões (síndrome da angústia respiratória aguda)

**b.** As populações de clientes mais suscetíveis a desenvolver SDMO são:
- Indivíduos idosos, portadores de doenças crônicas e desnutridos, imunossuprimidos ou clientes com feridas cirúrgicas ou traumáticas
- O diagnóstico imediato e a documentação dos sinais iniciais de infecção são fundamentais ao tratamento da SDMO dos clientes idosos. Alterações sutis do estado mental e elevação progressiva da temperatura são sinais iniciais de alerta

**c.** Os cuidados de enfermagem para clientes com SDMO incluem:
- O plano geral de cuidados de enfermagem do cliente com SMDO é o mesmo recomendado para os clientes em choque séptico
- As intervenções principais de enfermagem têm como objetivos manter o cliente e monitorar a perfusão dos órgãos, até que os fatores desencadeantes da disfunção primária dos órgãos tenham regredido
- Um papel fundamental da enfermeira é fornecer informações e apoio aos familiares. A equipe de saúde precisa considerar as decisões relativas ao final de vida, de modo a assegurar que os tratamentos de sustentação da vida sejam compatíveis com os desejos do cliente.

# ÍNDICE ALFABÉTICO

## A

AAS (ácido acetilsalicílico), 1012
Abacavir, 980
Abatacepte, 1013
Abdome
- ausculta, 708
- avaliação, 355
Abuso sexual infantil, 862
Acalasia, 589
Aceleração harmônica sinusoidal, 1235
Acetábulo, fraturas, 1084
Acetilcolina, 555, 1107
Acidente vascular encefálico (AVE), 1199
- ataques isquêmicos transitórios, 1204
- centros de referência, 1201
- hemorrágico, 1204
- - agudo, 1212
- incidente, 1199
- isquêmico, 1201
- - agudo, 1212
- processo de enfermagem, 1214
- reabilitação pós-AVE, 1213
Ácido(s)
- acetilsalicílico, 198
- clorídrico, 554
- fólico
- - deficiência, 514
- - metabolismo, 497
- gama-aminobutírico (GABA)
- - ação, 1107
- - disfunção, 1107
- - origem, 1107
- nicotínico, 383
- orgânicos, concentrações, 51
- úrico, 1010
Acidose(s)
- aguda, 79
- *anion gap* normal, 78
- crônica, 79
- hiato aniônico, 80
- metabólica com *anion gap* alto, 80
- metabólicas, 79
- respiratórias, 81
Acinesia, 1187
Acloridria, 610
Acomodação, 1223
Acromatopsia, 1229
Acromegalia, 824
Acuidade
- auditiva, avaliação, 1234
- - testes
- - - Rinne, 1234

- - - sussurro, 1234
- - - Weber, 1234
- - visual, 1225
- - avaliação, 1227
Adalimumabe, 1013
Adenoides, 209
Adenomas da hipófise, 1131
Adesão ao regime terapêutico, 12
Adoçantes, diabetes melito, 793
Adrenalina, 778
Afasia, 1121
Aférese terapêutica, 538
Afonia, 241
Agência nacional
- saúde suplementar, 9
- vigilância sanitária, 9
Agentes
- adrenérgicos, 998
- biológicos, 1406
- químicos, 1409
Aglutinação, 956
Agnosia, 1121
Agranulócitos, 498
- linfócitos, 498
- monócitos, 498
Alcaloides vegetais, 156
Alcalose(s)
- metabólicas
- - aguda, 80
- - crônica, 80
- respiratórias, 82
Álcool, abuso
- diabetes melito, 793
- pré-operatório, 101
Aldosterona, 55, 702
Alentuzumabe, 161
Alergia, 958
- alimentar, 1003
- látex, 1004
Alfaepoetina, efeitos colaterais, 162
Alfainterferona, 984
Alfentanila, analgesia, 115
Alopecia, 1282
- câncer, 153
Alopurinol, 1018
Alteração do nível de consciência, 1145
Alvéolos, 211
Ambiente cirúrgico, 110
- alergia ao látex, 113
- controles ambientais, 112
- exposição ao sangue e aos líquidos corporais, 113
- prevenção de incêndio, 111
- riscos
- - à saúde, 112

- - do *laser*, 113
- vestiário apropriado, 112
Amenorreia, 896
Amilase, 554, 555
Amoxicilina, 611
Ampola hepatopancreática, 554
Amputação, 1100
- complicações, 1101
- níveis, 1101
Anafilaxia, 121, 952
Anakinra, 1013
Analgesia
- balanceada, 199
- controlada pelo cliente, 200
Analgésicos
- abordagens para utilização, 198
- insuficiência aguda do miocárdio, 401
- opioides, 192
- - alívio inadequado da dor, 193
- - drogadição, 196
- - efeitos colaterais, 192
- - tolerância, 194
- - uso em condições especiais e com outros fármacos, 194
- vias de administração, 200
Análise
- líquido cefalorraquidiano (LCR), 1127
- suco gástrico, 575
Androgênios, 156, 857
Anemia, 497
- adquirida
- aplásica, 513
- classificação, 506
- complicações, 511
- Cooley, 516
- definição, 506
- doença crônica, 508, 706
- fadiga, 510
- ferro, deficiência, 508, 635
- folato, deficiência, 508
- hemolítica, 515
- - imune, 516
- hemorragia, 508
- idosos, 501
- macrocítica e normocrômica, 507
- megaloblástica, 513
- microcítica, 497, 507
- normocítica e normocrômica, 507, 512
- nutrição adequada, 510
- produção reduzida de eritropoetina
Anergia, 523, 975
Anestesia, 96, 113

- bloqueios dos nervos periféricos, 117
- epidural, 117
- espinal (raquidiana), 116
- geral, 113
- inalação, 114
- local, 116
- regional, 116
Anestésicos locais, 197
Anestesiologista, 111
Aneurisma, 356, 476
- aorta abdominal, 476
- aorta torácica, 478
- cirúrgicos, 479
- dissecante, 478
- fusiforme, 476
- intracraniano, 1204
- micóticos, 476
- periféricos, 478
- sacular, 476
Angina de peito, 346, 380
- estável, 383
- farmacoterapia, 384
- - agentes bloqueadores
- - - beta-adrenérgicos, 385
- - - canal de cálcio, 385
- - anticoagulantes, 385
- - antiplaquetários, 385
- - nitratos, 384
- instável, 383
- intervenções coronárias percutâneas, 386
- - angioplastia coronariana transluminal percutânea, 386
- - cirurgia e revascularização do miocárdio, 390
- - cuidado após o procedimento, 387
- - revascularização do miocárdio, 389
- - *stent* na artéria coronária, 387
- oxigenoterapia, 386
- Prinzmetal, 383
- refratária, 383
- variante, 383
Angiogênese, 145, 526
Angiografia, 361
- cerebral, 1125
- coronária, 361
- finalidade, 472
- fluoresceína, 1229
- pulmonar, 231
- renal, 712
Angiomas, 1131, 1317
Angioplastia coronariana transluminal percutânea (ACTP), 384, 386

**1449**

- com balão, 473
- complicações, 388
Angiorressonância magnética, 472
Angiotomografia computadorizada, 472
Angústia respiratória, laringectomia, 253
*Anion gap*, 79, 80
Ânions totais, concentrações, 51
Anlodipino
Anorexia, paciente terminal, 39
Anoscopia, 566, 573
Anquilose, 1014
Ansiedade, dor, 184
Anti-histamínicos, 996, 998, 999
Anti-inflamatórios não esteroides (AINE), 197, 198
Anticoagulantes, 385, 535
Anticonvulsivantes, 197
Anticorpos, 955
Antidepressivos, 197
Antidiabéticos orais, 803
- biguanidas, 805
- inibidores de alfaglicosidase, 805
- secretagogos de insulina não sulfonilureias, 803
- sulfonilureias, 803
- tiazolidinedionas, 806
Antígeno prostático específico, 921
Antineoplásicos, 156
Antiplaquetários, 385
Antraz, 1406
Antrectomia, 616, 618
Anuloplástica, 424
Anúria, 708
Ânus, 552
Aortografia, 361
Aparelhos
- auditivos, 1268
- - problemas, 1269
- gessado, 1087
- - autocuidado, 1092
- - cuidado contínuo, 1092
- - fibra de vidro, 1087
- - gesso, 1089
- - manejo de enfermagem, 1089
- - orientações ao cliente, 1092
- - posicionamento, 1092
- - síndrome do desuso, 1091
- - úlceras de pressão, 1091
Apendicite, 636
Apneia, 225
- obstrutiva do sono (AOS), 243
Apoptose, 144, 951
Área de Wernicke, 1108
Argatrobana, 483
Arritmias, 440-465
- atriais, 448
- eletrocardiograma, 440
- juncionais, 451
- pós-operatório, 126

- processo de enfermagem, 458
- sinusal, 446
- tratamento e recursos, 459
- - cardioversão, 459
- - cirurgia para distúrbios da condução cardíaca, 465
- - desfibrilação, 459
- - estudos eletrofisiológicos, 464
- - marca-passo terapêutico, 462
- ventriculares, 451
Artérias, 338
- cérebro, 1110
- coronárias, 340
Arteríolas, 338
Articulações, 1037
- alterações, 1040
- cápsula articular, 1037
- deslizante, 1037
- em pivô, 1037
- esferóideas, 1037
- luxação, 1071
- selar, 1037
- temporomandibular, distúrbios, 583
- tipo gínglimo, 1037
Artrite
- reumatoide, 1020
- séptica, 1064
Artrocentese, 1022, 1045
Artrografia, 1044
Artroplastia, 1095
- total do joelho, 1100
- total do quadril, 1096
- - autocuidado, 1099
- - complicações, monitoramento, 1098
- - drenagem da ferida, monitoramento, 1099
- - infecção, prevenção, 1099
- - manejo
- - - intraoperatório, 1097
- - - pós-operatório, 1097
- - - pré-operatório, 1096
- - prevenção de luxações, 1097
- - promoção da deambulação, 1098
- - trombose venosa profunda, prevenção, 1099
Artroscopia, 1045
Asbestose, 295
Ascite, 562, 662
- diuréticos, 663
- modificação da dieta, 663
- paracentese, 663
- *shunt* portossistêmico intra-hepático transjugular, 663
Asma, 328
- ausculta, 229
- avaliação, 330
- frêmito toracovocal, 229
- percussão, 229
Asparaginase, 156
Aspiração, 310
- fisiopatologia, 310

- laringectomia, 254
- medula óssea, 503
- prevenção, 311
- transtorácica por agulha fina, 298
Assepsia cirúrgica, 118
Assistente cirurgiã, 111
Assistolia ventricular, 455
Asterixe, 667
Astigmatismo, 1238
Ataques isquêmicos transitórios, 1204
- exames diagnósticos, 1210
Ataxia, 1122, 1178
Atazanavir, 980
Atelectasia, 264
- absortiva, 264
- ausculta, 229
- compressiva, 264
- frêmito toracovocal, 229
- obstrutiva, 264
- percussão, 229
- tratamento
- - agentes mucolíticos, 266
- - espirometria de incentivo, 266
- - fisioterapia respiratória, 266
- - nebulizador, 266
Atenolol, 375
Ateromas, 379
Aterosclerose, 344, 468
- coronária, 378
- - desequilíbrios do colesterol, controle, 381
- - diabetes melito, controle, 382
- - fatores de risco, 379
- - fisiopatologia, 378
- - hiperlipidemia, tratamento, 381
- - hipertensão, manejo, 382
Atividade elétrica sem pulso (AESP), 417, 455
Atorvastatina, 383
Atrito
- pericárdico, 437
- pleural, 229
Audição, 1231
Audiometria, 1235
Ausculta
- abdome, 708
- coração, 353
- tórax, 27
Autoexame testicular, 932
Automonitoramento dos níveis de glicose sanguínea (AMGS), 794
- desvantagens, 794
- frequência, 795
- vantagens, 794
Autorregulação da pressão arterial, 703
Avanços tecnológicos, 9
Axônio, 1106
5-azacitidina, 156

Azatioprina, 1014
Azotemia, 715, 716

## B

Baço, 559
Bactérias, câncer, 146
Bacteriúria, 744
BAHA, 1267
Baixa visão, 1237
Balanço hídrico, 59
Baqueteamento dos dedos das mãos, 222
Barorreceptores, 55
Barreira hematoencefálica, 8, 1111
Basófilos, 498
- função, 495
Bem-estar, 6
Betabloqueadores, 385
Bevacizumabe, 161
Bexiga, 700
- câncer, 765
- estimativa de câncer, 144
- esvaziamento, 704
- hiperativa, 749
- neurogênica, 755
- percussão, 708
- radiografia, 710
- ultrassonografia, 712
Bicarbonato, concentrações, 51
Bifosfonatos, 1058
Biguanidas, 805
Bile, 555, 558
Biomarcadores cardíacos, 356
Biopsia
- hepática, 576
- linfonodo sentinela, 885
- mama, 882
- medula óssea, 503
- pele, 1293
- rins, 713
- sistema musculoesquelético, 1045
Bioquímica do sangue, 566
BiPAP, 244
Blasto, 1035
- mieloides, 497
Blefarite, 1255
- tratamento, 1255
Bleomicina, 156
Bloqueadores do canal de cálcio, 385
Bloqueio atrioventricular
- primeiro grau, 455
- segundo grau, tipo I, 456
- segundo grau tipo II, 456
- terceiro grau, 457
Boca, 552
- inspeção, 222
Bócio, 839
Bolhas, doença pulmonar obstrutiva crônica, 320
Bolsa de Kock, 646
Bólus, 601

Bomba de sódio-potássio, 52
Borborigmo, 632
Botulismo, 1407
Braço, fratura, 1082
Bradicardia
- sinusal, 446
Bradicinesia, 1187
Bradipneia, 225
Braquiterapia, 152, 889
BRCA 1 e 2, 150
Brometo de piridostigmina, 1182
Broncofonia, 228
Broncoscopia, 232
Brônquio, estimativa
    de câncer, 144
Bronquíolos, 211
Brônquios, 210
Bronquite
- ausculta, 229
- crônica, 314
- frêmito toracovocal, 229
- percussão, 229
Bulectomia, 320
Bulhas cardíacas, 354
- anormais, 354
- normais, 354
Bursa, 1037
Bursite, 1050
Bussulfano, 156
*Bypass* arterial, 473

## C

Caixa torácica, 211
Calázio, 1255
- tratamento, 1255
Cálcio
- concentrações, 51
- distúrbios, 69
- - hipercalcemia, 71
- - hipocalcemia, 69
- saúde óssea, 1036
Calcitonina, 72, 108, 778
Cálculos urinários, 758
Calo ósseo, 1037
Canais de Volkmann, 1035
Câncer, 142-180
- agentes
- - físicos, 146
- - químicos, 146
- bexiga, 765
- características das células
    malignas, 143
- carcinogênese, 145
- cavidade oral, 584
- cirurgia, 150
- colo do útero, 908
- colorretal, 650
- diagnóstico, 148
- distribuição por sexo, 143
- emergências, 173
- - coagulação intravascular
    disseminada (CID), 176
- - compressão da medula
    espinal, 174
- - derrame pericárdico, 176
- - hipercalcemia, 175
- - síndromes
- - - lise tumoral (SLT), 178
- - - secreção inadequada de
    hormônio antidiurético
    (SSIADH), 177
- - - veia cava superior
    (SVCS), 174
- - tamponamento cardíaco, 176
- epidemiologia, 142
- esôfago, 593
- estadiamento do tumor, 149
- estimativas, 144
- etiologia, 145
- falência do sistema imune, 147
- fatores
- - dietéticos, 146
- - genéticos e familiares, 146
- função do sistema imune, 147
- gástrico, 620
- graduação do tumor, 149
- hormônios, 146
- idosos, 173
- laringe, 248
- mama, 879
- manejo, 149
- metástase, 145
- oncogenes, 144
- ovário, 912
- pâncreas, 693
- pele, 1316
- prevenção, 147
- - primária, 147
- - secundária, 147
- processo de enfermagem, 162
- processo maligno, 143
- próstata, 922
- pulmão, 296
- quimioterapia, 153
- - administração dos
    fármacos, 155
- - classificação de
    fármacos, 154
- - destruição da célula e ciclo
    celular, 154
- - dose, 155
- - eventos relacionados com
    a infusão, 155
- - manejo de enfermagem, 159
- - risco ocupacional, 157
- - toxicidade, 157
- radioterapia, 151
- - dose, 152
- - efeitos tóxicos, 153
- - irradiação externa, 152
- - irradiação interna, 152
- - manejo de enfermagem, 153
- respostas imunes normais, 147
- terminalidade da vida, 173
- testicular, 931
- tireoide, 839
- transplante de células-tronco
    hematopoéticas (TCTH), 159
- tratamentos direcionados
    (modificadores da resposta
    biológica), 161
- útero, 910
- vírus, 146
- vulva, 913
Cancro, 938
Candidíase, 901
Cânulas
- orofaríngea Guedel, 1391
- punção venosa, 88
Capacidades pulmonares, 213
- inspiratória, 214
- pulmonar total, 214
- residual funcional, 214
- vital, 214
Capecitabina, 156
Capilares, 339
Captopril, 375
Caquexia, paciente
    terminal, 39
Carbamazepina, efeitos, 1171
Carboplatina, 156
Carcinogênese, 145
Carcinoma(s)
- ductal
- - *in situ*, mama, 884
- - infiltrante, mama, 884
- hepatocelular, 682
- lobular
- - *in situ* mama, 879
- - infiltrante, mama, 884
- medular da mama, 884
Cardioversão, 459
- elétrica, 460
Cardioversor-desfibrilador
    implantável, 461
Carmustina, 156
Cartilagem, 1035
- aritenóideas, 209
- cricóidea, 209
- tireóidea, 209
Carvedilol
- ação, 375
- efeitos colaterais, 375
Catarata, 1244
Cateter venoso central de
    inserção periférica, 89
Cateterismo cardíaco, 360
Cátions totais,
    concentrações, 51
Cauda equina, 1111
Cavidade oral, estimativa
    de câncer, 144
Cefaleia, 1119, 1133
- pós-punção lombar, 1127
Cegueira, 1237
Celecoxibe
- ação, 1012
- considerações, 1012
- indicação, 1012
- uso, 1012
Células
- cérebro, 1106
- Kupffer, 557
- Langerhans, 1281, 1283
- malignas
- - características, 143
- - processo maligno, 143
- memória, 957
- Merkel, 1281
- NK, 950
- T
- - auxiliares, 956
- - citotóxicas, 957
- - supressora, 957
- tronco, 495
- - anemia aplásica, 513
- - definição, 957
- - diferenciação, 496
- - mieloide, 513
Celulite, 490
- definição, 1281
- orbitária, 1256
Cerebelo, 1109
Cérebro, 1107
- estruturas de proteção, 1109
- lobos
- - frontal, 1107
- - occipital, 1109
- - parietal, 1108
- - temporal, 1109
Certolizumab pegol, 1013
Cerume, 1230
Cetirizina, 999
Cetoacidose diabética, 809
- correção da acidose, 812
- profilaxia, 811
- reidratação, 811
- reposição de eletrólitos, 811
Cetonas, 786
- testes, 796
Cetoprofeno
Cetuximabe, 161
*Checklists*, 108
*Chlamydia trachomatis*,
    infecções, 940
Choque, 125
- anafilático, 1356
- cardiogênico, 415
- distributivo, 1352
- estágios, 1343
- hipovolêmico, 1348
- neurogênico, 1356
- obstrutivo, 1357
Cianose, 221, 470
- central, 286
- definição, 1286
Cicatrização
- feridas, 131
- fatores que afetam, 133
- - nutrientes importantes, 102
- - primeira intenção, 131
- - princípios, 131
- - segunda intenção, 131
- - terceira intensão, 132
- - troca do curativo, 134
- óssea, 1036

Ciclo
- cardíaco, 342
- menstrual, 857
Ciclofosfamida, 156, 1014
Ciclosporina, 1013
Cifoescoliose, 223
Cifose, 1041
Cilostazol, 473
Cimetidina, 611
Cinetose, 1274
Cintigrafia
- óssea, 1045
- pulmonar, 231
- radionuclídica, 712
Cintilografia de perfusão do miocárdio, 359
Circulação
- cerebral, 1110
- pulmonar, 215, 339
Cirrose, 679
Cirurgião, 111
Cirurgia(s), 96
- ambiente cirúrgico, 110
- ambulatorial, 96
- anestesia e sedação, 113
- assepsia cirúrgica, 118
- bariátrica, 619
- câncer, 150
- laringe, 250
- - manejo de enfermagem, 150
- - procedimento, 150
- classificação, 98
- clientes com limitações físicas ou mentais, 100
- complicações, monitoramento, 121
- - anafilaxia, 121
- - coagulação intravascular disseminada, 123
- - hipertermia maligna, 122
- - hipotermia, 122
- - hipoxia, 121
- - náuseas e vômitos, 121
- distúrbios da condução cardíaca, 465
- eletiva, 98
- emergência, 98
- equipe cirúrgica, 100
- fármacos que podem afetar os procedimentos, 105
- gástrica, 623
- - processo de enfermagem, 625
- idosos, 98
- integralidade da assistência no centro cirúrgico, 121
- intraoperatório, cuidados, 110
- manejo de enfermagem no período pós-anestésico, 123
- necessária, 98
- obesos, 100
- opcional, 98
- orbitárias, 1258
- pós-operatório, cuidados, 123
- - admissão à unidade de recuperação pós-anestésica, 123
- - alta, 126
- - ansiedade, controle, 126
- - arritmias, 126
- - avaliação do cliente, 124
- - choque, 125
- - cliente hospitalizado, manejo de enfermagem, 127
- - dor, controle, 126
- - estabilidade cardiovascular, 125
- - hemorragia, 125
- - hipertensão arterial, 126
- - hipotensão, 125
- - náuseas e vômitos, controle, 126
- - respiratório, 124
- pré-operatório, cuidados, 100
- - avaliação de saúde, 101
- - formulário de consentimento informado, 100
- - manejo de enfermagem, 105
- - prevenção de lesões por posicionamento intraoperatório, 118
- próstata, 924
- - complicações, 927
- - procedimentos, 925
- reconstrutiva da mama, 887
- redução da ansiedade, 118
- revascularização do miocárdio, 381
- urgente, 98
Cisplatina, 156
Cistite, 743
- intersticial, 766
Cistografia, 711
Cisto(s)
- mamários, 878
- ovarianos, 905
- - tipos, 905
- pilonidal, 658
- sinovial, 1051
Cistouretrografia miccional, 712
Citarabina, 156
Citocinas, 956
Cladribina, 156
Claritromicina, 611
Claudicação intermitente, 345, 470
Clavículas, fraturas, 1080
*Clearance* renal, 703
Clister opaco, 567, 571
Clofibrato, 383
Clonazepam, efeitos, 1171
Clonidina
Clônus muscular, 1043, 1123
Clorambucila, 156
Cloreto
- concentrações, 51
- distúrbios, 77
- - hipercloremia, 78
- - hipocloremia, 77
Clorfeniramina, 999
Cloroquina
Clorpromazina, interação com anestésicos, 105
Coagulação intravascular disseminada (CID), 123
Codeína, alívio da dor, 195
Colangiopancreatografia retrógrada endoscópica, 574
Colchicina, 1018
Colecistectomia, 689
- laparoscópico, 688
Colecistite, 687
Colecistocinina, 555
Colecistocinina-pancreozimina (CCK-PZ), 558
Colecistografia, 566, 576
Colectomia, 150
Colelitíase, 685
Colesevelam, 383
Colesteatoma, 1273
Colesterol, 477
- nível, 358
Colestiramina, 383
Colite ulcerativa, 643
Colo do útero
- detecção precoce de câncer, 148
- estimativa de câncer, 144
Cólon e reto
- detecção precoce de câncer, 148
- estimativa de câncer, 144
Colonização, 936
Colonoscopia de fibra óptica, 567, 572
Coluna vertebral, 1112
Coma, 1145
- encefalopatia hepática, 667
- hepático, 559
Combivir®, 980
Complacência, pulmões, 213
Complexo(s)
- atriais prematuros, 448
- ventricular prematuro, 452
Comunicação
- alaríngea, 251
- doenças crônicas, 29
- intérprete, utilização, 17
- paciente em fase terminal, 36
- problemas, 14
Concussão, 1142
Candesartana, 375
Condução ventricular anormal, 451
Conduto ileal, 766
Congestão venosa, 562
Conjuntiva, 1223
Conjuntivite, 1254
- alérgica, 1256
- avaliação, 1254
- bacteriana, 1254
- manifestações clínicas, 1254
- tóxica, 1256
- tratamento, 1257
- viral, 1255
Consciência
- alteração do nível, 1145
- anestésica, 113
Consentimento informado, formulário, 100
Constipação intestinal, 629
Contração muscular
- isométrica, 1038
- isotônica, 1038
- Volkmann, 1081
Contrapulsação por balão intra-aórtico, 433
Contratura, 1042
Contusão, 1069
- cerebral, 1142
- pulmonar, 308
Convulsões, 119, 1166
- tumor cerebral, 1133
Coordenação do movimento, 1115
Coração, 340
- anatomia, 340
- artérias, 340
- ausculta, 353
- - bulhas cardíacas, 354
- - procedimento, 355
- câmaras, 341
- considerações sobre sexo, 344
- doenças infecciosas, 434
- fisiologia, 340
- função, 55
- grandes vasos, 341
- hemodinâmica cardíaca, 342
- idosos, 343
- inspeção, 353
- palpação, 353
- sistema de condução cardíaco, 341
- totalmente artificial, 434
- valvas, 341
Cordas vocais, 209
Córnea, 1223
Corpos estranhos
- deglutidos, 591
- oculares, 1253
- orelha, 1272
Córtex suprarrenal, exame, 783
Corticosteroides, 998
Costelas, fratura, 306
Cotovelo, fratura, 1081
COX-1, 197
COX-2, 197
CPAP, 244
Craniectomia, 1154
Crânio, 1109
- fraturas, 1140
Creatinina, 703
Creatinoquinase, 356
Crepitação, 226, 1042
Cricotireoidostomia, 1393
Criocirurgia da próstata, 924

Crise(s)
- addisoniana, 847
- convulsivas, 1166
- hipercalcêmica, 72
- hipertensivas, 376
- tireotóxica, 835
Cuidados enfermagem
- doenças crônicas, 29
- - comunicação, habilidades, 29
- - recebimento de más notícias, 30
- intensivos, 1361
- - ambiente, 1361
- - problemas
- - - cardiovasculares, 1364
- - - endócrinos, 1376
- - - gastrintestinais, 1377
- - - musculoesqueléticos, 1380
- - - neurológicos, 1316
- - - psicossociais, 1383
- - - renais, 1379
- - - respiratórios, 1371
- - - tegumentares, 1382
- - - terminalidade da vida, 34, 43, 1383
- modelos, 6
- oral, 582
Curativos para ferida, 1298
- absortivos especiais, 1299
- alginatos, 1299
- antimicrobianos, 1299
- colágeno, 1299
- espuma, 1299
- fatores de crescimento, 1299
- hidrocoloides, 1299
- hidrogéis, 1299
- oclusivos, 1298
- pele desenvolvida por engenharia de tecidos, 1299
- películas
- - transparentes, 1298
- - retentivos de umidade, 1299
- troca, 134

## D

Dacarbazina, 156
Dactinomicina, 156
Daunorrubicina, 156
Débito
- cardíaco, 342
- urinário, redução, 51
Defeitos na parede septal, 428
Deficiências
- ácido fólico, 514
- vitamina, 514, 535, 670
Déficit
- sensoriais, 1116
- visual, 1237
Degeneração macular, 1249
Deglutição, 554
Deiscência da ferida, 138
*Delirium*, 1192
- paciente terminal, 41
- pós-operatório, idosos, 140

Dendrito, 1106
Denosumabe, 1058
Densitometria óssea, 1045
Depressão, dor, 184
Derivações urinárias, 766
- continentes, 770
- cutâneas, 766
- - conduto ileal, 766
- - ureterostomia cutânea, 769
Dermatite
- atópica, 1001
- contato, 1000
- esfoliativa, 131
- medicamentosa, 1002
- seborreica, 1306
Dermátomos, 1112, 1115
Dermatosclerose, 485
Dermatose, 1288
Derme, 1281
Derrame
- articular, 1015, 1042
- pericárdico, 415
- pleural, 283
- - ausculta, 229
- - frêmito toracovocal, 229
- - percussão, 229
Desastres, 1401
- armas biológicas, 1406
- naturais, 1406
- prontidão e resposta, 1405
- respostas locais, estaduais e federais, 1401
Desbridamento, 1299
Descolamento da retina, 1247
Desfibrilação, 459, 461
Desidratação, 58
Desloratadina, 999
Desmielinização, 1177
Desolação, 45
Destruição das hemácias, 497
Diabetes
- insípido, 826
- melito, 785
- - adoçantes, 793
- - álcool, 793
- - automonitoramento da glicose sanguínea, 794
- - avaliação, 789
- - classificação, 785
- - complicações, 808
- - - cetoacidose diabética, 809
- - - hipoglicemia, 808
- - - macrovasculares, 814
- - - membros inferiores, 817
- - - microvasculares, 814
- - - nefropatia diabética, 816
- - - neuropatia diabética, 816
- - - retinopatia diabética, 814
- - - síndrome hiperosmolar hiperglicêmica, 812
- - dosagem da hemoglobina glicosilada, 795
- - exercícios, 794
- - farmacoterapia, 796

- - - antidiabéticos orais, 803
- - - exenatida, 806
- - - insulina, 796
- - - pranlintida, 806
- - gestacional, 788
- - idosos, 789
- - nutrição, 791
- - processo de enfermagem, 820
- - rótulos de alimentos que causam confusão, 793
- - sistema de monitoramento contínuo da glicemia, 795
- - testes
- - - cetonas, 796
- - - glicose na urina, 795
- - tipo 1, 786
- - tipo 2, 788
- - transplante de células pancreáticas, 806
- - tratamento, problemas especiais, 818
- - - clientes com cirurgias programadas, 818
- - - clientes hospitalizados, 819
Diáfise, 1035
- fêmur, fratura, 1084
- úmero, fratura, 1080
Diafragma, 211
Diálise, 728
- hemodiálise, 728
- peritoneal, 733
- - abordagens, 735
- - complicações, 735
- - procedimento, 734
- terapias de substituição renal contínua, 732
Diarreia, 632
Diástole, 342
Diazepam, 116
Diclofenaco, 1012
Didanosina, 980
Dieta, câncer, 146
Dietilestilbestrol, câncer, 146
Difenidramina, 999
Diflunisal, 1012
Difusão, 52
- pulmonar, 213
Digestão, 554, 582
- produtos residuais, 556
Diltiazem, 375
Dímero D sanguíneo, 481
Dipeptidase, 555
Diplopia, 1177
Discinesia, 1188
Disfagia, 248, 589, 1121
Disfunção
- erétil, 917
- hipófise, 780
- parede torácica, 285
- renal, 715
Dismenorreia, 897
Dispareunia, 902
Dispepsia, 560

Dispneia, 218
- graduação, 218
- paciente terminal, 41
Dispositivos
- assistência ventricular, 433
- audição implantados, 1267
- ereção a vácuo, 920
Disquezia, 908
Disreflexia autonômica, 1160
Dissecção do pescoço, 585
- processo de enfermagem, 586
Distensão, 1069
- abdominal, 355
Distração, alívio da dor, 203
Distúrbios
- ácido carbônico, 81
- acidobásicos, 79
- - mistos, 82
- - - compensação, 82
- - - gasometria sanguínea, 83
- autoimunes, 958
- bicarbonato, 79
- cálcio, 69
- - hipercalcemia, 71
- - hipocalcemia, 69
- cerebrovascular, 1199
- cloreto, 77
- - hipercloremia, 78
- - hipocloremia, 77
- condução, 455
- ejaculação, 920
- esôfago, 589
- fósforo, 75
- - hiperfosfatemia, 76
- - hipofosfatemia, 75
- glândulas salivares, 584
- hemorrágicos, 529
- hidreletrolíticos, 1315
- magnésio, 73
- - hipermagnesemia, 74
- - hipomagnesemia, 73
- neurológicos, 1166
- - convulsivos, 1166
- - doença
- - - Alzheimer, 1190
- - - discal degenerativa, 1195
- - - Parkinson, 1187
- - - encefalite, 1175
- - - esclerose
- - - - lateral amiotrófica, 1194
- - - - múltipla, 1177
- - - herniação de um disco
- - - - intervertebral cervical, 1196
- - - - lombar, 1196
- - - meningite, 1173
- - - miastenia *gravis*, 1181
- - - paralisia de Bell, 1186
- - - síndrome de Guillain-Barré, 1184
- oral, 582
- plaquetários, 533
- potássio, 65
- - hiperpotassemia, 67

- - hipopotassemia, 65
- refração, 1237
- retina, 147
- sódio, 62
- - hipernatremia, 64
- - hiponatremia, 62
- temporomandibular (ATM), 583
- trombóticos, 537
- visuais, 1119
Disúria, 708, 745
Diurese osmótica, 52, 786
Divertículo, 590, 638
DNA, testes, 570
Doação
- rins, 738
- sangue, 540
- - autóloga, 542
- - complicações, 543
- - convencional, 541
- - direcionada, 541
- - hemodiluição, 543
- - processamento do sangue, 543
- - recuperação intraoperatória de sangue, 542
Docetaxel, 156
Doença(s)
- Addison, 846
- alterações dos padrões, 8
- Alzheimer, 1190
- anorretais, 655
- arterial
- - obstrutiva dos membros superiores, 475
- - periférica, 467
- - - alterações do aspecto e da temperatura da pele, 470
- - - trombólise, 473
- Buerger, 476
- cardiovascular, 338
- - angina de peito, 383
- - aterosclerose, 378
- - infarto do miocárdio, 398
- cerebrais, 1120
- Crohn, 643
- crônicas, 24
- discal degenerativa, 1195
- Dupuytren, 1052
- Graves, 833
- hepática, 535
- hipófise, 824
- infecciosa, 937
- infecciosas do coração, 434
- - endocardite, 434
- - miocardite, 436
- inflamatória pélvica, 942
- inflamatórias do sistema arterial, 475
- intestinal inflamatória, 644
- linfáticas, 488
- Ménière, 1274
- mucosa associada ao estresse (DMAE), 613
- neoplásica, 959
- óssea metastática, 1065
- Paget, 1059
- pâncreas, 689
- paratireoides, 841
- - hiperparatireoidismo, 841
- - hipoparatireoidismo, 843
- Parkinson, 1187
- - acinesia, 1187
- - bradicinesia, 1187
- - distúrbios posturais, 1187
- - enfrentamento do estresse, 1190
- - estimulação profunda do cérebro, 1189
- - medicamentos antiparkinsonianos, 1188
- - melhora
- - - comunicação, 1190
- - - defecação, 1190
- - - deglutição, 1190
- - - mobilidade, 1189
- - - nutrição, 1190
- - rigidez, 1187
- - tremor, 1187
- pleura, 283
- - derrame pleural, 283
- - empiema, 283
- - pleurisia, 283
- pulmonar
- - obstrutiva crônica (DPOC), 212, 313-328
- - - abandono do tabagismo, 316
- - - bronquite crônica, 314
- - - cirurgia, 320
- - - enfisema, 314
- - - exacerbações, 321
- - - oxigenoterapia, 319
- - - reabilitação pulmonar, 320
- - ocupacionais, 295
- Raynaud, 476
- - avaliação, 476
- refluxo gastroesofágico, 592
- renal em estágio terminal, 716, 724
- reumáticas, 1008
- - artrite
- - artrite reumatoide, 1020
- - esclerodermia, 1024
- - fármacos, 1012
- - fibromialgia, 1019
- - gota, 1016
- - idosos, 1009
- - lúpus eritematoso sistêmico, 1023
- - osteoartrite, 1011
- - processo de enfermagem, 1026
- sexualmente transmissíveis, 658, 862, 936
- - *Chlamydia trachomatis*, 940
- - definição, 937
- - epididimite, 945
- - herpes genital, 942
- - *Neisseria gonorrhoeae*, 940
- - orquite, 945
- - papilomavírus humano (HPV), 940
- - processo de enfermagem, 945
- - processo infeccioso, 936
- - sífilis, 938
- - tricomoníase, 944
- - vaginose bacteriana, 944
- - soro, 1004
- - manifestações clínicas, 1004
- tireoide, 829
- - hipertireoidismo, 833
- - hipotireoidismo, 829
- - tireoidite, 838
- - tumores e câncer, 839
- valvar, 420-428
- - estenose aórtica, 425
- - estenose mitral, 421
- - prolapso da valva mitral, 423
- - regurgitação
- - - aórtica, 426
- - - mitral, 423
- - reparo da valva e procedimentos de substituição, 426
- venosas, 480
- vesícula biliar, 685
- von Willebrand, 534
Dopamina, 1107
Dor, 181-206
- abordagem, 1118
- - neurológicas e neurocirúrgicas, 204
- aguda, 182
- - efeitos, 182
- ansiedade, 184
- aspectos culturais, 185
- associada ao câncer, 182
- avaliação, 181
- - enfermeira, 187
- - estratégias do manejo, 205
- características, 187, 188
- carta de direitos ao cuidado, 182
- ciática, 1048
- comportamentos reativos, 188
- crônica, 182
- - efeitos, 183
- cronologia, 187
- depressão, 184
- em repouso, 470
- embolia pulmonar, 295
- estratégias de manejo, 192
- experiências pregressas, 184
- fatores que afetam a resposta, 184
- fatores que agravam e atenuam, 188
- fisiopatologia, 183
- gastrointestinal, 560
- idade, 186
- instrumentos para avaliar a percepção, 188
- - diretrizes
- - - clientes com limitações físicas ou mentais, 191
- - - utilização das escalas de avaliação, 190
- - escalas
- - - analógicas visuais, 188
- - - com expressões faciais, 190
- intensidade, 187
- interrupção das vias e transmissão da dor, 205
- intervenções
- - distração, 203
- - estimulação nervosa elétrica transcutânea (TENS), 203
- - farmacológicas, 192
- - analgésicos, 192, 198
- - anestésicos locais, 197
- - anti-inflamatórios não esteroides (AINE), 197
- - anticonvulsivantes, 197
- - antidepressivos, 197
- - - efeito placebo, 203
- - hipnose, 204
- - imaginação dirigida, 204
- - massagem, 203
- - musicoterapia, 204
- - relaxamento, 204
- - terapias alternativas, 204
- - terapias térmicas, 203
- limiar, 187
- localização, 188
- manejo da dor, papel da enfermeira, 191
- - ansiedade associada, 192
- - cuidados físicos, 191
- - identificação das metas para o controle, 191
- - orientações ao cliente, 191
- neuromodulação, 205
- olhos, 1226
- prostática, 707
- referida, 188
- renal, 707
- resposta do sistema nervoso
- - central, 184
- - periférico, 183
- sexo, 186
- significado pessoal, 188
- sistema musculoesquelético, 1040
- terminalidade da vida, 38
- tipos, 182
- tolerância, 187
- torácica, 220, 345
- - importância clínica, 220
- - medidas de alívio, 221
- ureteral, 707
- uretral, 707
- vesical, 707
Doxazosina, 375
Doxorrubicina, 156

**Índice Alfabético**

Drenagem postural, atelectasia, 266
Drenos de feridas, 132
Drogadição, 196
Drogas, abuso, pré-operatório, 101
Duodeno, 611

**E**

Ecocardiografia
- tradicional, 359
- transesofágica, 359
Ecocardiograma, 400
Ecodoppler, 472
- venoso, 472
Edema, 488
- angioneurótico, 1003
- pulmonar, 282, 414
- - frêmito toracovocal, 229
Educação em saúde
- adesão ao regime terapêutico, 12
- ambiente, 17
- avaliação inicial, 13
- conhecimentos sobre saúde e disposição para aprender, 12
- disposição para aprender, 13
- estágios da mudança, 16
- estimativa rápida do grau de conhecimento de um adulto sobre medicina, 14
- idosos, 13
- implementação, 19
- objetivo, 12
- ocasião, 17
- pacientes com limitações físicas ou mentais, 18
- planejamento, 16
- problemas de comunicação, 14
- promoção da saúde ao longo da vida, 20
- reavaliação, 19
- técnicas de ensino, 17
- tendências, 11
Efeito placebo, 203
Egofonia, 228
Elefantíase, 488
Eletrocardiograma, 358, 440
- ambulatorial (Holter), 444
- análise do ritmo, 446
- complexo QRS, 444
- doze (12) derivações, 440
- insuficiência aguda do miocárdio, 399
- interpretação, 444
- intervalo
- - PR, 444
- - QT, 445
- monitoramento
- - cardíaco remoto, sistema, 444
- - contínuo, 442
- - transtelefônico, 444
- ondas
- - P, 444
- - T, 444
- - U, 444
- posição certa dos eletrodos, 443
- segmento ST, 444
Eletroencefalografia, 1126
- intervenções de enfermagem, 1126
Eletroforese das imunoglobulinas, 1011
Eletrólitos, 51
- regulação da excreção, 702
Eletromiografia, 1045
- intervenções de enfermagem, 1127
- procedimento, 1127
Eletronistagmografia, 1235
Eliminação, sistema digestivo, 554
Embolectomia cirúrgica, 294
Embolia pulmonar, 137, 290
Êmbolo, 480
Emergência, 1388-1412
- avaliação primária e secundária, 1389
- desastres, 1401
- feridas, 1396
- hemorragia, 1394
- hipertensiva, 376
- intoxicações, 1400
- lesões
- - esmagamento, 1399
- - intra-abdominais, 1397
- - trato geniturinário, 1399
- - obstrução das vias respiratórias, 1390
- oncológicas
- - coagulação intravascular disseminada (CID), 176
- - compressão da medula espinal, 174
- - derrame pericárdico e tamponamento cardíaco, 176
- - hipercalcemia, 175
- - síndrome
- - - lise tumoral, 178
- - - secreção inadequada de hormônio antidiurético, 177
- - - veia cava superior, 174
- planos de contingência, 1402
- reação anafilática, 1399
- traumatismo, 1395
- triagem, 1388
Emetropes, 1237
Empiema, 283
Empregados, responsabilidades, 10
Emtricitabina, 980
Emtriva®, 980
Enalapril, 375
Enalaprilato, 375
Encefalinas, 184
Encefalite, 1175
- vírus transmitido por artrópodes, 1176
Encéfalo, 1107
Endocárdio, 340
Endocardite infecciosa, 434
Endométrio, 857
Endometriose, 907
Endorfinas, 184
Endoscopia
- digestiva alta, 569 571
- estoma, 566
- orelha média, 1235
- por estoma, 575
- varizes esofágicas, 574
- vascular, 472
Endósteo, 1035
Endourologia, 712
Enfermagem, 2
- ampliação das funções, 4
- atenção à saúde, 4
- cliente/paciente/usuário, 5
- código de ética, 4
- cuidados
- - doenças crônicas, 29
- - modelo, 6
- - terminalidade da vida, 34, 43
- delegação de tarefas, 4
- funções de liderança, 5
- fundamentos, 3
- intraoperatório, 118
- - integralidade da assistência no centro cirúrgico, 121
- - monitoramento das complicações potenciais, 121
- - prevenções de lesões, 118
- - redução da ansiedade, 118
- modelos de cuidados, 6
- oncológica, 142-180
- perioperatória, 96-141
- - cirurgia de emergência, 98
- - classificação das intervenções cirúrgicas, 98
- - clientes com limitações físicas ou mentais, 100
- - contextos cirúrgicos, 96
- - cuidados
- - - intraoperatórios, 110
- - - pós-operatórios, 123
- - - pré-operatórios, 100
- - fases, 96
- - idosos, 98
- - obesos, 100
- - pré-operatório, 105
- - administração de fármacos, 109
- - atendimento às necessidades da família, 110
- - controle da dor, 106
- - cronologia e técnica, 105
- - cuidados imediatos, 108
- - instruções aos clientes submetidos a procedimentos ambulatoriais, 108
- - manutenção do registro, 108
- - nutrição e líquidos, manejo, 108
- - preparo
- - - intestinal, 108
- - - pele, 108
- - promoção da mobilidade, 106
- - respiração, 106
- - transporte do cliente à área pré-operatória, 110
- promoção da saúde, 22
- sociedade brasileira, 2
Enfisema, 314
- ausculta, 229
- frêmito toracovocal, 229
- percussão, 229
- subcutâneo, 310
Enfuvirtida, 981
Engenharia genética, 957
Enteroscopia do intestino delgado, 568, 574
Entorse, 1069
Enucleação, 1253, 1258
Enurese, 708
Envelhecimento, 57
Enxaqueca, 1119
Eosinófilo, 497
- função, 495
Epicárdio, 340
Epicondilite, 1072
Epiderme, 1280
Epididimite, 931, 945
Epífises, 1035
Epiglote, 209
Epilepsia, 1166
Epinefrina, autoadministração, 996
Epistaxe, 245
Epítopos, 948
Epivir®, 980
Epzicom®, 980
Equilíbrio
- acidobásico, 50
- - regulação, 703
- acidobásico, regulação, 703
- avaliação, 1122
- corporal, 1231
- hidreletrolítico, 50
Equimoses, 519
Equipe cirúrgica, 110
Eritema, 1286
Eritrócitos megaloblásticos, 513
Eritromicina, interação com anestésicos, 105
Eritropoese, 496, 512
Eritropoetina, 497, 541
Escabiose, 1308
Escala de coma de Glasgow, 1120

Escarro
- exames, 220
- produção, 220
Esclera, 1223
Esclerodermia, 1024
Esclerose
- lateral amiotrófica, 1194
- múltipla, 1177
- - terapias modificadoras da doença, 1179
Escleroterapia, 485, 665
- endoscópica, 665
Escoliose, 1041
Escotomas, 1229
Esfregaço de sangue periférico, 501
Esôfago, 552
- Barrett, 592
- câncer, 593
- distúrbios, 589
- estimativa de câncer, 144
Esofagogastroduodenografia, 569, 570
Esofagogastroduodenoscopia, 569
Esomeprazol, 612
Espaço morto anatômico, pulmão, 211
Espasticidade, 1178
Espirometria de incentivo, 266
Espironolactona, 375
Esplenectomia, 538
Estabilizadores de mastócitos, 998
Estado
- mal epiléptico, 1167
- mental, 1120
- vegetativo persistente, 1145
Esteapsina, 555
Esteatorreia, 643
Estenose, 420
- aórtica, 425
- mitral, 421
- pilórica, 609
- traqueostoma, 254
Esterno, fraturas, 306
Estertores, 228
- bolhosos, 229
- crepitantes finos, 229
- geral, 229
Estimulação nervosa elétrica transcutânea (TENS), alívio da dor, 203
Estômago, 552
- estimativa de câncer, 144
Estomatite, 586
- câncer, 153
Estreptozocina,1 156
Estrias, 1286
Estridor, 228
Estrogênios, 156, 857, 1036
Estudos eletrofisiológicos, 464
Estupro, 862
Esvaziamento da bexiga, 704
Etanercepte, 1013

Etodolaco, 1012
Etomidato, analgesia
- comentários, 116
- desvantagens, 116
- vantagens, 116
Etoposídeo, 156
Etossuximida, efeitos, 1171
Eupneia, 223, 225
Eutireoide, 777
Evisceração, 138, 1258
Exame(s)
- escarro, 230
- hematológicos, 501
- laboratoriais para avaliar o equilíbrio hídrico, 53
- mamas, 865
- não invasivos da circulação carotídeo, 1126
- neurológico, 1120
- pélvico, 863
- refração, 137
Exenatida, 806
Exenteração, 1258
Exercícios/atividade física no diabetes melito, 794
Expectoração, 230

## F

Facoemulsificação, 1246
Fadiga, tumores cerebrais, 1133
Fagocitose, 497
Falência
- respiratória, doença pulmonar obstrutiva crônica, 327
- sistema imune, 147
Famotidina, 612
Faringe, 209
- inspeção, 222
Faringite, 240
Fáscia, 1038
Fasciculações, 1043
Fasciite plantar, 1052
Fasciotomia, 1090
Fator de estimulação das colônias de granulócitos (G-CSF), 541
- macrófagos (GM-CSF), 541
Febuxostato
- ações, 1018
- implicações de enfermagem, 1018
- indicação, 1018
Felbamato, efeitos, 1171
Felodipino, 375
Fêmur, fratura, 1084
Fenitoína, efeitos, 1171
Fenobarbital, efeitos, 1171
Fenofibrato, 383
Fenômeno
- crepúsculo, 1193
- Raynaud, 476

Fentanila, analgesia, 198
Feocromocitoma, 844
Feridas
- curativos, 1298
- emergência, 1396
- laringectomia, 254
Ferro
- metabolismo, 497
- reserva, 497
Fexofenadina, 999
Fibrilação
- atrial, 449
- ventricular, 453
Fibrina, 499
Fibrinólise, 495
Fibroadenomas, mamas, 879
Fibromialgia, 1019
Fíbula, fratura, 1082
Fígado, 556
- ascite, 662
- carcinoma hepatocelular, 682
- cirrose, 679
- coma da encefalopatia hepática, 667
- deficiência de vitaminas, 670
- hepatites
- - alcoólica, 676
- - medicamentosa, 677
- - não virais, 676
- - virais, 671
- hipertensão portal, 662
- icterícia, 660
- insuficiência hepática fulminante, 678
- transplante, 683
- varizes esofágicas, 664
Filgrastim, efeitos colaterais, 162
Filtração, 52
- glomerular, 701
Fimose, 934
Fisioterapia respiratória, atelectasia, 266
Fissura anal, 657
Fístula
- anal, 657
- vaginal, 904
Flacidez muscular, 1038
Flebografia, 472
Flebotomia terapêutica, 539
Floxuridina, 156
Fludarabina, 156
5-fluorouracila, 156
*Flutter* atrial, 449
Fluvastatina, 383
Fluxo sanguíneo arterial, 339
Folatos, 514
Força, avaliação, 1121
Formulário de consentimento informado, 100
Fórnix, 857
Fosamprenavir, 980
Fosfato
- concentrações, 51

Fósforo, distúrbios, 75
- hiperfosfatemia, 76
- hipofosfatemia, 75
Fosinopril
- ação, 375
- efeitos colaterais, 375
Fotofobia, 1126, 1253
Fotografias clínicas, 1293
FR (fator reumatoide), 1011
Fraqueza, 1119
Fratura(s), 1071
- aberta, 1071, 1073
- afundamento, 1073
- avaliação, 1071
- avulsão, 1073
- braço, 1082
- cicatrização, 1036
- - angiogênese e formação de cartilagem, 1037
- - calcificação de cartilagem, 1037
- - formação óssea, 1037
- - hematoma e inflamação, 1036
- - remoção da cartilagem, 1037
- - remodelamento, 1037
- clavícula, 1080
- Colles, 1071
- cominutiva, 1071, 1073
- completa, 1071
- compressão, 1073
- costelas, 306
- cotovelo, 1081
- cranianas, 1140
- crepitação, 1072
- deformidade, 1071
- diáfise
- - fêmur, 1084
- - úmero, 1080
- dor, 1071
- edema e alteração de cor, 1072
- encurtamento, 1073
- epifisária, 1073
- espiral, 1073
- esterno, 306
- estresse, 1071, 1073
- fechada, 1071
- fêmur, 1084
- fíbula, 1082
- galho verde, 1073
- imobilização, 1074, 1075
- impactada, 1071, 1073
- incompleta, 1071
- mão, 1082
- nariz, 246
- oblíqua, 1071, 1073
- orbitárias, 1252
- patológica, 1073
- pelve, 1082
- perda da função, 1071
- quadril, 1084
- redução, 1074
- simples, 1073
- tíbia, 1082

- tipos, 1071
- transversa, 1073
Frêmito toracovocal, 226
Frequência urinária aumentada, 708
Furbiprofeno, 1012
Furosemida, 375
Fuzeon®, 981

## G

Gabapentina, efeitos, 1171
Gangrena do dedo do pé, 487
Gases intestinais, 561
Gasometria
- arterial, 230
- sanguínea, 83
Gastrina, 555
Gastrite, 609
Gastrostomia, 602
- complicações, 604
- endoscópica percutânea (GEP), 602
- indicações clínicas, 602
- tipos, 602
Gencitabina, 156
Genitália feminina, 856
- inspeção, 709
- palpação, 709
Gentuzumabe, 161
Gesso, 1089
Glândulas
- hipófise, 775
- paratireoides, 778
- - função, 55
- pele, 1282
- salivares, distúrbios, 584
- sebáceas, 1282
- suprarrenais, 779
- - funções, 55
- tireoide, 775
Glaucoma, 1240
Glicocorticoides, 779
Glicose na urina, testes, 795
Glicosúria renal, 701
Gliomas, 1130
Glomerulonefrite, 714
- aguda, 714, 716
- crônica, 717
Glote, 209
Glucagon, 809
Golimumabe, 1013
Gota, 1016
Granulócitos, 497
Guerra biológica, 1406

## H

Hábitos intestinais, alterações, 561
Hálito hepático, 562, 668
Hálux valgo, 1052
*Helicobacter pylori*, 609
Hemácias, 494, 496
- destruição, 497
- função, 495
- regulação da produção, 703
Hematócrito, 501
- níveis baixos, avaliação, 501
Hematoma, 137
- epidural, 1143
- intracerebral, 1144
- intracraniano, 1143
- subdural, 1144
- - agudo, 1144
- - crônico, 1144
- - idosos, 1144
- - subagudo, 1144
Hematopoese, 494, 1034
- anemia aplásica, 513
- extramedular, 495
Hematúria, 708
Hemilaringectomia, 250
Hemocomponentes, 539
Hemoconcentração, 58
Hemodiálise, 728
- acesso vascular, 729
- venovenosa contínua, 733
Hemodiluição, 543
Hemodinâmica cardíaca, 342
- ciclo cardíaco, 342
- débito cardíaco, 342
Hemofiltração venovenosa contínua, 733
Hemoglobina, 215, 496
- glicosilada, 795
- níveis baixos, 501
Hemólise, 497, 509
Hemoptise, 218, 220, 355
Hemorragia, 125
- emergência, 1394
- intracerebral, 1144
- intracraniana, 1143
- laringectomia, 254
Hemorroidas, 657
Hemostasia, 495
- arterial, 361
- definição, 499
- secundária, 499
Hemotórax, 268
Hemovigilância, 961
Heparina, 481
- baixo peso molecular, 481
- não fracionada, 481
Hepatite(s)
- alcoólica, 676
- medicamentosa, 677
- não virais, 676
- viral, 671
- - A, 671, 672
- - B, 671, 672
- - C, 671, 672, 674
- - D, 671, 672, 675
- - E, 671, 672, 675
- - G, 672, 676
Hérnia hiatal, 589
Herniação de um disco
- intervertebral cervical, 1196
- lombar, 1196

Herpes
- genital, 237, 942
- simples, 1308
- zóster, 1307
Hiato diafragmático, 552
Hidralazina, 375
Hidratação
- laringectomia, 253
- paciente terminal, 39
- pele, 1288
- pneumonia, 276
Hidrocele, 933
Hidroclorotiazida
- ação, 375
- interações com anestésicos, 105
Hidrocodona, alívio da dor, 195
Hidroxicloroquina, 1012
Hidroxiureia, 156
Hidroxizina, 999
Hiper-homocisteinemia, 468
Hiperaldosteronismo primário, 852
Hipercalcemia, 71, 841
Hipercloremia, 78
Hiperemia, 1256
Hiperfosfatemia, 76
Hiperlipidemia, tratamento, 381
Hipermagnesemia, 74
Hipermetropia, 1238
Hipernatremia, 64
Hiperopia, 1238
Hiperparatireoidismo, 841
- insuficiência renal, 842
Hiperpigmentação, 1286
Hiperplasia
- benigna da próstata, 921
- ductal atípica, mama, 879
Hiperpotassemia, 67
Hipersensibilidade, 952, 992
- anafilática, 952
- citotóxica, 952
- complexo imune, 952
- tipo tardio, 952
Hipertensão
- arterial
- - pós-operatório, 126
- - pulmonar, 289
- - rebote, 374
- portal, 562, 662
Hipertermia maligna, 122
Hipertimpanismo, 227
Hipertireoidismo, 833
Hiperventilação, 225
Hipervolemia, 60
Hipnose, alívio da dor, 204
Hipocalcemia, 69
Hipocloremia, 77
Hipocromia, 515
Hipoderme, 1281
Hipófise, 775
- anterior, 775
- - exame, 782
- - diabetes insípido, 826
- - disfunção, 780

- função, 55
- posterior, 775
- - exame, 783
- - síndrome de secreção inadequada de hormônio antidiurético, 828
- tumores, 824
Hipofisectomia, 825
Hipofosfatemia, 75
Hipoglicemia, 808
Hipomagnesemia, 73
Hiponatremia, 62
- dilucional, 828
Hipoparatireoidismo, 843
Hipopigmentação, 1285
Hipopotassemia, 65
Hiposmia, 239
Hipotensão, 125
- postural, 352
Hipotermia, 122
Hipótese de Monro-Kellie, 1145
Hipotireoidismo, 829
Hipoventilação, 225
Hipovolemia, 58
Hipoxemia, 215, 232, 243
Hipoxia, 121, 215
- anêmica, 272
- causas, 272
- circulatória, 272
- hipoxêmica, 272
- histotóxica, 272
- laringectomia, 253
Hirsutismo, 1282
Histamina, 555, 994
Histerectomia, 914
- tipos, 914
HIV, ver Vírus da imunodeficiência humana
Homeostasia, 50
Homocisteína, 358
Hordéolo, 1255
Hormônio(s), 774
- adrenocorticotrófico (ACTH), 775
- antidiurético (ADH), 56, 701
- câncer, 146
- crescimento, 1036
- estimulante da tireoide (TSH), 775
- foliculoestimulante (FSH), 858
- luteinizante (LH), 858
- sexuais, 779, 1036
- tireóideo, 777
- - interação com anestésicos, 105
Hospice, 31, 32
HPV (papilomavírus humano), 146
Humor vítreo, 1225

## I

Ibritumomabe tiuxetana, 161
Ibuprofeno, 198
- ação, 1012

# Índice Alfabético

- indicação, 1012
- uso, 1012
Icterícia, 558, 561, 660, 1286
Idarrubicina, 156
Idioma, barreira, 8
Idosos
- anemia, 501
- câncer de pulmão, 299
- câncer, 173
- - pulmão, 299
- cirurgia, 98
- diabetes melito, 789
- divertículos, 639
- doença de Paget, 1060
- educação em saúde, 13
- envelhecimento, 57
- epilepsia, 1171
- fratura do quadril, 1085
- função respiratória, 215
- hematomas subdurais, 1144
- hipertireoidismo, 834
- medula óssea, 500
- mieloma múltiplo, 528
- olhos, 1226
- pele, 1284
- perda auditiva, 1267
- pneumonia, 275
- pós-operatório, 140
- promoção da saúde, 22
- sistema
- - cardiovascular, 343
- - musculoesquelético, 1038
- sistema nervoso, 1117
- tuberculose pulmonar, 280
Ifosfamida, 156
Ileostomia, 646
Ilhotas pancreáticas, 779
Imaginação dirigida, alívio da dor, 204
Impactação de cerume, 1271
Implantes
- coclear, 1267
- penianos, 920
Impotência, 917
Impulso
- apical, 353
- respiratório reduzido, 285
- sensorial, 1115
- - recepção, 1116
Imunidade, 948
- adquirida, 951
- barreiras
- - físicas, 950
- - químicas, 950
- celular, 498
- humoral, 498
- natural, 950
- resposta
- - imune, 950
- - inflamatória, 950
- tipos, 949
Imunoglobulina, 539, 955
- intravenosa, 1183
Imunologia sérica, 1010

Imunoterapia, 998
Incesto, 862
Incisão transuretral da próstata, 927
Incontinência
- fecal, 633
- urinária, 706-707, 708
- - funcional, 750
- - iatrogênica, 751
- - reflexa, 750
- - sobrefluxo, 750
- - tipos, 750
- - urgência, 750
Incursão
- diafragmática, 227
- respiratória, 223
Índice tornozelo braquial, 364, 472
Indometacina, 1012
Infarto agudo do miocárdio, 379, 398
Infecções, 937
- doença pulmonar obstrutiva crônica, 326
- ferida, 137
- laringectomia, 254
- respiratória
- - pneumonia, 268
- - tuberculose pulmonar, 278
- - trato urinário, 743
- - - inferior, 743
- - - - bactérias uropatogênicas, 744
- - - - invasão bacteriana, 744
- - - - refluxo, 744
- - - - vias de infecção, 745
- - - superior, 748
- - - - pielonefrites, 749
- vias respiratórias superiores, 236
- - faringite, 240
- - laringite, 241
- - processo de enfermagem, 241
- - rinite, 236
- - rinossinusite, 238
- vulvovaginais, 900
Infliximabe, 1013
Ingestão, 554
Inibidores
- alfaglicosidase, 805
- bomba de prótons, 614
- enzima conversora de angiotensina, 401
Inorfinas, 184
Inspeção
- boca, 222
- coração, 353
- faringe, 222
- genitália feminina, 709
- nariz, 222
- orelha, 1233
- pulsações da veia jugular, 353
- seios paranasais, 222
- tórax, 223
Instrumentador, 111

Instrumentos para avaliar a percepção da dor, 188
- - avaliação dos clientes com limitações físicas ou mentais, 191
- - utilização das escalas de avaliação, 190
- escalas
- - analógicas visuais, 188
- - expressões faciais, 190
Insuficiência
- cardíaca, 405-415
- - aguda, 414
- - crônica, 405
- - diastólica, 406
- - sistólica, 406
- hepática fulminante, 560, 678
- renal, 69, 75
- - aguda, 719
- - crônica, 724
- respiratória, 285
- - aguda, 285
- - crônica, 185
- venosa crônica, 485
Insulina, 558, 786, 796
- aplicação, 800
- autoadministração, 797
- canetas, 800
- complicações do tratamento, 802
- - hiperglicemia matutina, 803
- - lipodistrofia, 802
- - reações alérgicas, 802
- - resistência à insulina injetada, 803
- conservação, 797
- descartes das seringas e agulhas, 800
- escolha das seringas, 797
- esquemas, 797, 798
- fontes, 796
- infusão subcutânea contínua (ISCI), 802
- injeção, 800
- injetores sem agulha, 802
- locais das injeções, 799
- misturas, 799
- preparações, 796
- tipos, 796
- tratamento, 797
Intensidade, dor, 187
Interferon alfa, efeitos colaterais, 162
Interferona, 950
- função, 957
Interleucina-1 (IL-1), 1013
Interlucina-2, efeitos colaterais, 162
Intérpretes, 17
Intervenção coronária percutânea, 381, 386
- angioplastia coronariana transluminal percutânea (ACTP), 386

- revascularização do miocárdio, 389
- *stent* na artéria coronária, 387
Intestino
- delgado, 552, 554
- - obstrução, 653
- grosso, 553
- - função, 556
- - obstrução, 655
Intoxicações, 1400
Intraoperatórios, cuidados, 110
- ambiente cirúrgico, 110
- anestesia, 113
- - administração por inalação, 114
- - bloqueio dos nervos periféricos, 117
- - epidural, 117
- - espinal (raquidiana), 116
- - geral, 113
- - local, 116
- - regional, 116
- assepsia cirúrgica, 118
- equipe cirúrgica, 110
- experiência cirúrgica, 113
- manejo de enfermagem, 118
- - anafilaxia, 121
- - ansiedade, redução, 118
- - coagulação intravascular disseminada, 123
- - hipertermia maligna, 122
- - hipotermia, 122
- - hipoxia, 121
- - integralidade da assistência no centro cirúrgico, 121
- - monitoramento das complicações potenciais, 121
- - náuseas e vômitos, 121
- - prevenção de lesões por posicionamento intraoperatório, 118
- sedação, 113, 118
Introito vaginal, 856
Intubação
- endotraqueal, 255
- - pneumonia adquirida, 269
- gastrintestinal, 595
- - administração de medicamentos, 599
- - avaliação do cliente antes da inserção do tubo, 596
- - avaliação do resíduo gástrico, 601
- - complicações, 599, 602
- - confirmação da posição, 597
- - desobstrução dos tubos, 599
- - fixação do tubo, 598
- - fórmulas enterais, 601
- - frequência e métodos de administração, 602
- - higiene oral e nasal, 599
- - indicações, 595
- - introdução do tubo, 596
- - manejo de enfermagem, 596

- - manutenção da função do tubo, 598
- - monitoramento do cliente, 598
- - nutrição enteral, 600
- - osmolalidade, 601
- - osmose, 601
- - preparação do cliente, 596
- - redução do risco de aspiração, 601
- - remoção do tubo, 600
- - síndrome do esvaziamento gástrico, 601
- - tubos, 595
- - - nasogástricos, 595
- - - orogástricos, 595
- - - pós-pilóricos, 596
Irbesartana, 375
Irinotecana, 156
Irradiação, radiação
- externa, 152
- interna, 152
- intracavitária, 152
- segurança, 152
Isentress®, 981
Isquemia, 380
- aguda do membro, 469
- crítica do membro, 469
Isradipino
- ação, 375
- efeitos colaterais, 375

## J
Joanete, 1052
Joelho, lesão, 1072
Junção uretrovesical, 700

## K
Kaletra®, 980
Kegel, exercícios, 904

## L
Lactase, 555
Lamelas, 1035
Laminectomia, 1159
Lamivudina, 980
Lamotrigina, efeitos, 1171
Lâmpada de fenda, exame, 1229
Lansoprazol, 612
Laparoscopia, 567, 574
Laringe, 209
- câncer, 248
- estimativa de câncer, 144
- obstrução, 247
Laringectomia
- parcial, 250
- supraglótica, 250
- total, 250
Laringite, 241
Lavagem gástrica, 592
Laxantes, 631
Leflunomida, 1013

Lepirudina, 483
Lesão
- cerebral, 1142
- - axonial difusa, 1143
- - concussão, 1142
- - contusão, 1142
- - hemorragia intracraniana, 1143
- - traumática, 1140
- cutâneas, 1286
- - atrofia, 1291
- - cicatriz, 1290
- - cisto, 1289
- - crosta, 1290
- - erosão, 1290
- - escamas, 1290
- - fissura, 1290
- - liquenificação, 1291
- - mácula, mancha, 1289
- - nódulo, tumor, 1289
- - pápula, placa, 1289
- - pústula, 1289
- - queloide, 1290
- - úlcera, 1290
- - urticada, 1289
- - vesícula, bolha, 1289
- epicondilite, 1072
- esmagamento, 1399
- intra-abdominais, 1397
- joelho, 1072
- musculoesquelética, 1041
- pulmonar aguda, 286
- raquimedulares
- - completa, 1155
- - parciais, 1155
- ruptura do manguito rotator, 1072
- trato geniturinário, 1399
Leucemias, 509
- definição, 518
- estimativa de câncer, 144
- linfocítica aguda, 521
- linfocítica crônica, 522
- mieloide aguda, 519
- mieloide crônica, 520
Leucócitos, 494, 497
- anemia aplásica, 513
- função, 495
- funções, 498
- níveis baixos, 502
Leucocitose, 518
Leucopenia, 501
Levetiracetam, efeitos, 1171
Lexiva®, 980
Ligadura elástica das varizes esofágicas, 665
Ligamentos, 1037
- alterações, 1040
- exame, achados, 1040
Limitações físicas ou mentais dos clientes
- cirurgia, 100
- educação em saúde, 18
Linfa, 343, 488

Linfadenite, 488
Linfangite, 488
Linfedema, 488
Linfocinas, 498, 956
Linfócitos, 498
- B, 949
- função, 495, 956
- nulos, 957
- T, 949
Linfoma, 523
- Hodgkin, 524
- não Hodgkin, 525
Linguagem, 1121
Lipase, 554
Lipoatrofia facial, 982
Lipoproteínas, medicamentos que afetam o metabolismo, 383
Líquido(s)
- cefalorraquidiano (LCR), 1110
- - análise, 1127
- corporais
- - composição, 50
- - distúrbios
- - - ácido carbônico, 81
- - - acidobásicos mistos, 82
- - - bicarbonato, 79
- - - cálcio, 69
- - - cloreto, 77
- - - fósforo, 75
- - - magnésio, 73
- - - potássio, 65
- - - sódio, 62
- - - volume, 58
- - exames laboratoriais para avaliar o equilíbrio, 53
- - extracelular (LEC), 50
- - intracelular (LIC), 50
- - mecanismos de ganho e perda, 52
- - mecanismos homeostáticos, 54
- - regulação dos compartimentos, 52
- - volume, 50
- hipertônicas, 87
- hipotônicas, 87
- isotônicos, 86
Lise tumoral, 520
Lisinopril, 375
Lobos pulmonares, 211
Lombalgia, 1195
- aguda, 1047
- - ampliação da mobilidade física, 1048
Lomustina, 156
Loratadina, 999
Lordose, 1041
Losartana, 375
Lovastatina, 383
Lúpus eritematoso sistêmico, 1023
Luto, 36, 45
Luxações articulares, 1071
Luz solar, câncer, 146

## M
Má absorção, 635
Macrófago, 498
Magnésio
- concentrações, 51
- distúrbios, 73
- - hipermagnesemia, 74
- - hipomagnesemia, 73
Maltase, 555
Mama feminina
- alterações fibrocísticas, 879
- câncer, 879
- - biopsia, 882
- - estadiamento, 883
- - exames de imagem, 881
- - manejo
- - - clínico, 884
- - - enfermagem, 884
- - manifestações clínicas, 881
- - prevenção, 880
- - prognóstico, 883
- - rastreamento, 880
- - tipos, 884
- carcinoma lobular *in situ*, 879
- cistos, 878
- condições
- - benignas, 877
- - malignas, 879
- detecção precoce de câncer, 148
- estimativa de câncer, 144
- exame, 865
- fibroadenomas, 879
- hiperplasia ductal atípica, 879
Mamas, 857
Mamografia, 881
Mamoplastia, 887
Manejo de enfermagem
- anemia, 510
- - aplásica, 513
- - associada à doença renal, 512
- - ferropriva, 511
- - hemolítica autoimune, 516
- - megaloblástica, 515
- apendicite, 637
- apneia obstrutiva do sono, 245
- asma, 335
- assistolia vetricular, 455
- atelectasia, 265
- bradicardia sinusal, 447
- câncer, 149, 150, 153, 159
- - esôfago, 594
- - laringe, 252
- - - angústia respiratória e hipoxia, 253
- - - aspiração, 254
- - - atenuação da ansiedade e da depressão, 252
- - - deiscência da ferida, 254
- - - estenose do traqueostoma, 254
- - - hemorragia, 254
- - - infecção, 254

## Índice Alfabético

- - - instruções de autocuidado, 255
- - - instruções pré-operatórias ao cliente, 252
- - - manutenção da perviedade das vias respiratórias, 252
- - - monitoramento e manejo das complicações potenciais, 253
- - pulmão, 299
- cirurgia bariátrica, 620
- coagulação intravascular disseminada, 537
- complexo ventricular prematuro, 452
- complexos atriais prematuros, 448
- constipação intestinal, 630
- derrame pericárdico, 416
- derrame pleural, 285
- diabetes melito, 806
- diarreia, 632
- distúrbios
- - articulação temporomandibular, 583
- - hemorrágicos, 529
- - plaquetários, 534
- doenças
- - arterial periférica, 474
- - pulmonar obstrutiva crônica, 321
- - - aumento da tolerância ao exercício, 325
- - - autocuidado, 327
- - - avaliação do cliente, 321
- - - continuação do tratamento, 328
- - - dispneia crônica, 322
- - - exacerbações e complicações, 326
- - - melhora das estratégias individuais de enfrentamento, 327
- - - nutrição, promoção, 325
- - - promoção do abandono do tabagismo, 322
- - - tosse e depuração ineficaz das vias respiratórias, 324
- - - troca gasosa comprometida, 323
- edema pulmonar, 283, 415
- embolia pulmonar, 294
- endocardite infecciosa, 435
- epistaxe, 246
- estenose
- - aórtica, 425
- - mitral, 422
- fibrilação
- - atrial, 450
- - ventricular, 454
- *flutter* atrial, 449
- fraturas, 1076
- - costelas, 306

- - esterno, 306
- nariz, 246
- gastrite, 610
- hipertensão arterial pulmonar, 290
- hipotireoidismo, 831
- insuficiência respiratória aguda, 286
- leucemia
- - linfocítica
- - - aguda, 522
- - - crônica, 523
- - mieloide
- - - aguda, 520
- - - crônica, 521
- - má absorção, 635
- - mieloma múltiplo, 528
- obstrução
- - laringe, 248
- - nasal, 246
- pericardite, 437
- pleurisia, 283
- pneumonia, 271
- - fármacos, 271
- - medidas de suporte, 275
- - oxigenoterapia inalatória, 271
- pneumotórax, 310
- policitemia
- - secundária, 518
- - vera, 518
- prolapso da valva mitral, 423
- púrpura trombocitopênica imune, 533
- regurgitação
- - aórtica, 426
- - mitral, 424
- reparo e substituição de valva, 427
- ritmo
- - idioventricular, 455
- - juncional, 451
- síndrome de angústia respiratória aguda, 288
- taquicardia
- - sinusal, 448
- - ventricular, 452
- transfusão de sangue, 545
- traqueostomia, 256
- trombocitemia primária, 530
- trombocitopenia, 531
- trombose venosa, 482
- tuberculose pulmonar, 281
- tumor
- - hipófise, 826
- - mediastino, 299
- veias varicosas, 485
Manobra de Valsalva, 631
MAO (inibidores da monoaminaoxidase), interação com anestésicos, 105
Mão, fratura, 1082
Maraviroque, 981
Marca-passo terapêutico, 462

- complicações, 463
- configurações, 462
- funções do gerador, 462
- monitoramento, 464
Marcha, avaliação, 1041
Massagem, alívio da dor, 203
Massas na orelha média, 1273
Mastalgia, 877
Mastectomia, 150
- radical, 885
- - modificada, 884
- simples, 884
- total, 880
Mastigação, 554
Meato acústico, 1230, 1231
Mecanismos homeostáticos, 54
Meclofenamato, 1012
Mediastino, 211
- tumores, 299
Medula
- espinal, 1111
- óssea, 495
- - abordagem, 1035
- - aspiração, 503
- - hemácias, 496
- - leucócitos, 497
- - plaquetas, 499
Megacariócitos, 499
Megacólon, 631
Meias elásticas, trombose venosa, 483
Melanina, 1281
Melanócitos, 1281
Melanoma, 1320
- estimativa de câncer, 144
Melena, 561, 614
Melfalana, 156
Melhoria contínua de qualidade (MCQ), 10
Meloxicam, 1012
Membrana timpânica, 1230
Menarca, 857
Meninges, 1109
Meningiomas, 1131
Meningite, 1173
Menopausa, 858
Menstruação, 858
- distúrbios, 896
- - amenorreia, 896
- - dismenorreia, 897
- - sangramento uterino anormal, 898
- - síndrome pré-menstrual, 899
- - transtorno disfórico pré-menstrual, 899
Meperidina, alívio da dor, 195
6-mercaptopurina, 156
Mesentério, 553
Mesilato de fenoldopam, 375
Metabolismo
- ácido fólico, 497
- ferro, 497

- vitamina B12, 498
Metástase, 145
- angiogênese, 145
- cerebrais, 1131
- disseminação
- - hematogênica, 145
- - linfática, 145
Metazolona, 375
Metildopa, 375
Metoexital sódico, analgesia, 116
Metoprolol, 375, 385
Metotrexato, 156, 1012
Metronidazol, 611
Miastenia *gravis*, 1181
- imunoglobulina intravenosa, 1183
- plasmaférese, 1183
Micção, 700
- alterações, 706, 708
Microalbuminúria, 717
Microcitose, 515
Micrografia, 1188
Midazolam, analgesia, 116
Mielinólise pontina cerebral, 829
Mielografia, 1126
- intervenções de enfermagem, 1126
Mieloma múltiplo, 526
Mielopoese, 497
Mielossupressão, 158
Mineralocorticoides, 779
Minopeptidase, 555
Minoxidil, 375
Miocárdio, 340
Miocardiopatia, 428
- arritmogênica do ventrículo direito, 430
- dilatada, 429
- dispositivo de assistência circulatória mecânica, 433
- hipertrófica, 429
- induzida por estresse, 430
- restritiva, 430
- transplante cardíaco, 431
Miocardite, 436
Mioglobina, 356, 400
Mioglobinúria, 720
Miomas, 906
Miomectomia, 907
Miopia, 1237
Miringotomia, 1235
Misoprostol, 612
Mitomicina, 156
Mitoxantrona, 156
Modelos de cuidados de enfermagem, 6
Modificadores da resposta biológica (MRB), 161
Monitoramento hemodinâmico, 361
Monócitos, 498
- função, 495

# Índice Alfabético

Morfina (sulfato), analgesia, 115, 195
Morte, 35
- cerebral, 1140, 1154
- cuidados pós-morte, 45
- fatores que influenciam a maneira de morrer, 34
- iminente, sinais, 44
Mostarda nitrogenada, 156
Mucosa gástrica, 609
MUGA, 360
Músculos
- ações, 1038
- alterações, 1040
- antagonistas, 1038
- contração, 1038
- espástico, 1038
- exame, achados, 1040
- exercícios, 1038
- flácido, 1038
- força, avaliação, 1043
- hipertrofia, 1038
- paralisia, 1038
- respisratórios, 211
- sinergistas, 1038
- tamanho, avaliação, 1043
- tônus, 1038
Musicoterapia, alívio da dor, 204
Mutilação genital feminina, 862

## N

Nabumetona, 1012
Nadolol, 375
Naproxeno, 1012
Narcóticos, 475
Nariz, 208
- fratura, 246
- inspeção, 222
- palpação, 222
Náuseas e vômitos, 561
- cirurgia, 121
Nebulizador, atelectasia, 266
Necrólise epidérmica tóxica, 1315
Necrose
- avascular, 1071
- tubular aguda, 720
Nefrite intersticial, 722
Nefrolitíase, 758
Néfrons, 699
Nefropatia diabética, 816
*Neisseria gonorrhoeae*, infecções, 940
Nelfinavir, 980
Neoplasias
- benignas, 144
- malignas, 144
Nervo(s)
- cranianos, 1112
- - abducente (VI), 1113
- - acústico (VIII), 1114
- - espinal acessório (XI), 1114
- - facial (VII), 1113
- - glossofaríngeo (IX), 1114
- - hipoglosso (XII), 1114
- - oculomotor (III), 1113
- - olfatório (I), 1113
- - óptico (II), 1113
- - trigêmeo (V), 1113
- - troclear (IV), 1113
- - vago (X), 1114
- espinais, 1112
Neuroanatomia da respiração, 212
Neuroma(s)
- acústicos, 113, 1277
- Morton, 1054
Neuromodulação, alívio da dor, 205
Neurônios, 1114
Neuropatia diabética, 816
- autônoma, 817
- periférica, 816
Neurotransmissores do sistema nervoso, 1106
- acetilcolina, 1107
- ácido gama-aminobutírico, 1107
- dopamina, 1107
- encefalina, 1107
- endorfina, 1107
- norepinefrina, 1107
- serotonina, 1107
Neutrófilos, 494, 497
- cálculo da contagem absoluta, 502
- função, 495
Neutropenia, 158
- anemia aplásica, 513
Nevirapina, 980
Nevos pigmentados, 1317
Niacina, 383
Nifedipino, 375
Nistagmo, 1228, 1273
Nitratos, doença vascular coronariana, 384
Nível de consciência, 1120
Nizatidina, 612
Nó sinoatrial, 341
Nociceptores, 183
Noctúria, 708, 745, 921
Nodulectomia, 884
Norepinefrina, 555, 1107
Norvir®, 981
Nutrição
- anemia, 510
- diabetes melito, 791
- doença pulmonar obstrutiva crônica, 325
- enteral, 600
- - avaliação do resíduo gástrico, 601
- - complicações, 602, 603
- - fórmulas enterais, 601
- - frequência e métodos de administração, 602
- - redução de risco de aspiração, 601
- - síndrome do esvaziamento gástrico, 601
- imunidade, 960
- laringectomia, 253
- paciente terminal, 39
- parenteral, 604
- - descontinuação, 607
- - fórmulas, 605
- - indicações, 605
- - início da terapia, 605
- - métodos de administração, 606
- pneumonia, 277
- pré-operatório, 101
- síndrome de angústia respiratória aguda, 288
Nutrientes importantes à cicatrização das feridas, 102

## O

Obesidade mórbida, 619
Obesos, cirurgia, 100
Obstrução
- aterosclerótica, 469
- intestino, 652
- - delgado, 654
- - grosso, 655
- laringe, 247
- nasal, 246
- pilórica, 618
- vias respiratórias, 1390
- - cânula orofaríngea Guedel, 1391
- - causas, 1390
- - cricotireoidostomia, 1393
- - manutenção do acesso respiratório, 1393
Ocitocina, 775
Odinofagia, 589
Oftalmia simpática, 1253
Oftalmoscopia direta, 1228
Olho, 1222
- abrasões da córnea, 1253
- acomodação, 1223
- anatomia, 1222
- aparato lacrimal, 1223
- astigmatismo, 1238
- avaliação, 1226
- - acuidade visual, 1227
- - alterações da visão, 1226
- - angiografia com fluoresceína, 1229
- - dor ou desconforto, 1226
- - exame da lâmpada de fenda, 1229
- - externo do olho, 1227
- - oftalmoscopia direta, 1228
- - secreção, 1227
- - tela de Amsler, 1228
- - teste da perimetria, 129
- - teste da visão colorida, 1229
- - tonometria, 1228
- - ultrassonografia, 1229
- - catarata, 1244
- cegueira, 1238
- celulite orbitária, 1256
- cirurgias orbitárias, 1258
- conjuntiva, 1223
- conjuntivite, 1254
- córnea, 1223
- corpos estranhos, 1253
- corte tranversal e tridimensional, 1224
- déficit visual, 1237
- deslocamento da retina, 1247
- distúrbios
- - refração, 1237
- - retina, 1247
- enucleação, 1258
- esclera, 1223
- estruturas internas, 1224
- evisceração, 1258
- exenteração, 1258
- externo, 1222
- glaucoma, 1240
- hipermetropia, 1238
- hiperopia, 1238
- humor vítreo, 1225
- idosos, 1226
- interno, 1223
- íris, 1223
- lesões
- - borrifos, 1253
- - perfuração e contusões do bulbo ocular, 1253
- miopia, 1237
- nistagmo, 1228
- órbita, 1222
- presbiopia, 1227
- próteses oculares, 1259
- ptose, 1227
- queimaduras oculares, 1254
- tratamento farmacológico, 1258
- - anestésicos tópicos, 1260
- - anti-inflamatórios não esteroides, 1261
- - antialérgicos, 1262
- - antimicrobianos, 1261
- - cicloplégicos, 1260
- - corticoides, 1261
- - glaucoma, 1261
- - lubrificantes oculares, 1262
- - midriáticos, 1260
- - soluções de irrigação, 1262
- - traumatismo(s)
- - ocular, 1252
- - orbitário, 1251
- - orbitários e oculares, 1251
- úvea, 1223
- visão, 1225
Oligomenorreia, 898
Oligúria, 706, 708
Olmesartana, 375
Omento, 553
Omeprazol, 612
Oncogenes, 144
Ooforectomia, 150

Opioides, 182, 198
Oprelvecina, efeitos colaterais, 162
Opsonização, 956
Orelha, 1229
- anatomia, 1230
- audição, 1231
- avaliação, 1231
- - aceleração harmônica sinusoidal, 1235
- - acuidade auditiva, 1234
- - audiometria, 1235
- - eletronistagmografia, 1235
- - endoscopia da orelha média, 1235
- - física, 1233
- - histórico de saúde, 1231
- - inspeção e palpação, 1233
- - posturografia em plataforma, 1235
- - potencial evocado auditivo de tronco encefálico, 1235
- - timpanograma, 1235
- cerume, 1230
- cóclea, 1231
- equilíbrio, 1231
- externa, 1230
- idosos, 1231
- interna, 1231, 1273
- média, 1230
- - massas, 1273
- órgão de Corti, 1231
- ossículos, 1230
- osso temporal, 1230
- tuba auditiva, 1230
Órgão de Corti, 1231
Orquiectomia, 923
Orquite, 931, 945
Ortofonia, 251
Ortopneia, 218
Osmolalidade, 52, 53, 701
Osmolaridade, 53, 701
Osmorreceptores, 56
Osmose, 52
Ossículos da orelha, 1230
Ossificação, 1035
- heterotópica, 1080
Ossos, 1034
- alterações, 1040
- articulação, 1037
- cartilagem, 1035
- cicatrização, 1036
- cortical, 1034
- curtos, 1035
- diáfise, 1035
- epífises, 1035
- esponjoso, 1034
- exame físico, achados, 1040
- formação, 1035
- integridade, avaliação, 1041
- irregulares, 1035
- longos, 1035
- manutenção, 1035
- planos, 1035

- saúde óssea, 1036
- tumor, 1064
Osteoartrite, 1011
Osteoblastos, 1035
Osteócitos, 1035
Osteoclastos, 1035
Osteocondroma, 1065
Osteófitos, 1015
Osteogênese, 1035
Osteoma osteoide, 1065
Osteomielite, 1060
Osteoporose, 860
Osteossarcoma, 1065
Otite
- externa, 1272
- média, 1265
Otólitos, 1276
Otosclerose, 1272
Ototoxicidade, 1277
Ovários, 857
- estimativa de câncer, 144
Ovulação, 858
Oxaliplatina, 156
Oxaprozina, 1012
Oxi-hemoglobina, 496
Oxcarbazepina, efeitos, 1171
Oxicodona, alívio da dor, 195
Oxigenoterapia inalatória, 271
- complicações, 274
- dispositivos para administrar, 273
- doença pulmonar obstrutiva crônica, 319
- embolia pulmonar, 295
- indicações, 271
- métodos de administração do oxigênio, 272
Oximetria de pulso, 230
Ozogamicina, 161

## P

Paclitaxel, 156
Palpação
- coração, 353
- genitália feminina, 709
- nariz, 222
- orelha, 1233
- próstata, 708
- rins, 707
- seios paranasais, 222
- tórax, 223
- traqueia, 222
Pan-hipopituitarismo, 824
Pancitopenia, 518
Pâncreas, 558
- câncer, 693
- doenças, 689
- endócrino, 558
- exócrino, 558
Pancreatite, 689
- aguda, 689
- crônica, 692
Pano (*pannus*), 1020, 1050
Pantoprazol, 612

Papilomavírus humano (HPV), 940
Paracentese, 576, 663
Paracetamol, 198, 1012
Parada cardiorrespiratória, 417
Parafimose, 934
Paralisia de Bell, 1186
Paraplegia, 1155
Paratireoides, 778
- disfunção, 781
- exame, 783
- hiperparatireoidismo, 841
- hipoparatireoidismo, 843
Parênquima pulmonar, anormalidades, 286
Parestesias, 1040
Parotidite, 584
PCR (proteína C reativa), 1011
Pectorilóquia afônica, 228
*Pectus carinatum*, 223
Pele, 1280
- anatomia, 1280
- avaliação, 1043
- balneoterapia, 1296
- banhos terapêuticos, 1296
- cianose, 1286
- cor, avaliação, 1285
- cuidados, 1295
- dermatite
- - contato, 1309
- - esfoliativa, 1313
- - seborreica, 1306
- derme, 1281
- desbridamento, 1299
- epiderme, 1280
- eritema, 1286
- erupção, avaliação, 1286
- escabiose, 1308
- estrias, 1286
- farmacoterapia
- - corticoides, 1297
- - cremes, 1296
- - géis, 1296
- - loções, 1296
- - pastas, 1297
- - pomadas, 1297
- - pós, 1296
- - sistêmicos, 1297
- - *sprays* e aerossóis, 1297
- feridas, curativos, 1298
- funções, 1282
- herpes simples, 1308
- herpes-zóster, 1307
- hidratação, avaliação, 1288
- hipoderme, 1281
- homeostasia de líquidos, 1283
- icterícia, 1286
- idosos, 1284
- inflamação, controle, 1296
- lesões, avaliação, 1286
- líquidos corporais, 52
- necrólise epidérmica tóxica, 1315

- pênfigo, 1313
- penfigoide bolhoso, 1314
- prevenção de infecções, 1295
- proteção, 1282, 1295
- prurido, 1300
- psoríase, 1310
- reatividade imune, 1283
- sensibilidade, 1283
- síndrome de Stevens-Johnson, 1315
- síntese de vitaminas, 1283
- termorregulação, 1283
- tinha, 1308
- tumores malignos, 1316
- úlceras, 1302
Pelos, 1282
- avaliação, 1292
- cor, 1292
- distribuição, 1292
- textura, 1292
Pelve, fratura, 1082
- estáveis, 1083
- instáveis, 1083
Pênfigo, 1313
Penfigoide bolhoso, 1314
Penicilamina, 1014
Pentostatina, 156
Pepsina, 554, 555
Peptídio natriurético
- atrial (PAN), 57
- cerebral, 358
Percussão
- bexiga, 708
- tórax, 227
- - atelectasia, 266
Perda, 45
- auditiva, 1235
- - aparelhos auditivos, 1268
- - cães-guias, 1268
- - condução, 1231
- - dispositivos de audição implantados, 1267
- - neurossensorial, 1265
- - reabilitação aural, 1268
Perfil lipídico, 356
Perfuração
- esôfago, 591
- membrana timpânica, 1272
Perfusão pulmonar, 213
Pericárdio, 340
- parietal, 340
- visceral, 340
Pericardiocentese, 416
Pericardiotomia, 417
Pericardite, 436
Perimenopausa, 858
Periósteo, 1035
Peristalse intestinal, 556, 589
Peritoneoscopia, 574
Peritônio, 611
Peritonite, 638
- bacteriana espontânea, 663
Personalidade, alterações, 1133

# Índice Alfabético

Pés, problemas, 1052
- fasciite plantar, 1052
- hálux valgo, 1052
- neuroma de Morton, 1054
Pesar, 45
Pesquisa de sangue oculto nas fezes, 569
Pessário, 903
Peste, 1407
Petéquias, 519
Pielografia retrógrada, 711
Pielonefrite, 743
- aguda, 748
- crônica, 748
Piloro, 611
Piloroplastia, 616
Pioglitazona, 806
Pirose, 614
Piroxicam, 1012
Planejamento, ensino-aprendizagem, 16
Plaquetas, 499
- função, 495
Plasma, 499
Plasmaférese, 1183
Plasminogênio, 500
Plasmócito, função, 495
Pleura, 211
- doenças, 283
Pleurisia, 283
Pleurite, 283
Plicamicina, 156
Pneumoconiose do carvoeiro, 295
Pneumonia, 268
- adquirida
- - comunidade, 268
- - hospital, 269
- associada
- - cuidados de saúde, 269
- - imunossupressão, 269
- - ventilação mecânica, 269
- frêmito toracovocal, 229
- nosocomial, 268
Pneumopletismografia, 472
Pneumotórax, 308
- doença pulmonar obstrutiva crônica, 326
- frêmito toracovocal, 229
- simples, 308, 309
- tensão, 300, 308, 309
- traumático, 308, 309
Podagra, 1017
Polaciúria, 745
Policitemia, 320
- secundária, 518
- vera, 517
Polimenorreia, 898
Pólipos, intestino grosso e reto, 648
- não neoplásicos, 648
Política de atenção à saúde no Brasil, 2
Poliúria, 706, 708

Pós-operatórios, cuidados, 123
- planejamento, 128
Postura, avaliação, 1041
- descerebração, 1143
- descorticação, 1143
- distúrbios, 1187
Posturografia em plataforma, 1235
Potássio, 703
- concentrações, 51
- distúrbios, 65
- - hiperpotassemia, 67
- - hipopotassemia, 65
Potencial evocado auditivo de tronco encefálico, 1235
Pranlintida, 806
Pravastatina, 383
Pré-operatórios, cuidados, 100
- administração de fármacos, 109
- ambiente cirúrgico, 110
- atendimento às necessidades da família, 110
- avaliação de saúde, 101
- *checklists*, 108
- controle da dor, 106
- crenças culturais e espirituais, 104
- doenças genéticas, 105
- equilíbrio hídrico, 101
- equipe cirúrgica, 110
- experiência cirúrgica, 113
- fármacos em uso, 103
- fatores psicossociais, 104
- formulário de consentimento informado, 100
- função(ões)
- - cardiovascular, 102
- - endócrina, 103
- - hepática, 103
- - imune, 103
- - renal, 103
- - respiratórias, 102
- imediatos, 108
- instruções em procedimentos ambulatoriais, 108
- manejo de enfermagem, 105
- nutrição, 101, 108
- orientações, 105
- preparo
- - intestinal, 108
- - pele, 108
- promoção da mobilidade, 106
- respiração, 106
- transporte do cliente à área pré-operatória, 110
- uso de álcool ou substâncias psicoativas, 101
Prednisona, 1014
Prednisona, interação com anestésicos, 105
Pregas cordas vocais, 209
Presbiacusia, 1267
Presbiopia, 1227

Pressão
- arterial
- - autorregulação, 703
- - avaliação, 352
- - monitoramento, 374
- - pulmonar, 362
- atmosférica, 211
- avaliação, 352
- expiratória final positiva (PEEP), 287
- hidrostática, 51
- intracraniana, aumento, 1132
- intrapleural, 211
- intrapulmonar, 211
- pulso, 352
- venosa central, 362
Priapismo, 934
Primidona, efeitos, 1171
Probenecida, 1018
Procarbazina, 156
Processo de enfermagem
- câncer, 162
- cirurgia
- - gástrica, 625
- dissecção do pescoço, 586
- emergência, 1388
- ensino-aprendizagem, 13
- hipertireoidismo, 837
- infecção das vias respiratórias superiores, 241
- osteomielite, 1062
- pericardite, 438
- pneumonia, 275
- traumatismo raquimedular, 1160
Proctoscopia, 566, 573
Progesterona, 857
Prolapso
- uterino, 902
- valva mitral, 420, 423
Promoção da saúde, 6, 20
- adultos jovens e de meia-idade, 21
- autorresponsabilidade, 20
- definição, 20
- idosos, 22
- longo da vida, 20
Propofol, analgesia
- desvantagens, 116
- vantagens, 116
Propoxifeno, alívio da dor, 195
Propranolol, 375
Prostaglandinas, secreção, 703
Próstata
- câncer, 922
- cirurgia, 924
- detecção precoce de câncer, 148
- estimativa de câncer, 144
- hiperplasia benigna, 921
- palpação, 708
Prostatectomia
- laparoscópica ou robótica, 927

- perineal, 926
- processo de enfermagem, 927
- retropúbica, 926
- suprapúbica, 926
Prostatite, 743, 921
Proteína(s)
- C reativa, 358
- plasmáticas, 499
Proteinato, concentrações, 51
Proteinúria, 701, 708
Próteses
- oculares, 1259
- valvares, 426
Provas de função
- hepática, 575
- pulmonar 228
- renal, 710
Provírus, 973
Prurido, 1300
- generalizado, 1300
- perianal, 1301
- perineal, 1301
Psoríase, 1310
Ptialina, 555
Ptose, 1227
Pulmões, 210
- alvéolos, 211
- bronquíolos, 210
- brônquios, 210
- câncer, 296
- - estadiamento, 297
- capacidade, 213
- complacência, 213
- difusão, 213
- doenças ocupacionais, 295
- estimativa de câncer, 144
- funções, 55
- líquidos corporais, 52
- lobos, 211
- mediastino, 211
- perfusão, 213
- pleura, 211
- volume, 213
Pulso(s)
- arteriais, 471
- - palpação, 352
- - - amplitude, 352
- - - frequência, 352
- - - ritmo, 352
- paradoxal, 416
Punção
- lombar e exame do líquido cefalorraquidiano, 1127
- venosa
- - cânulas, 88
- - cateter venoso central de inserção periférica, 89
- - fatores que afetam o fluxo, 91
- - interrupção, 91
- - manejo das complicações, 92
- - monitoramento do fluxo, 91
- - orientações ao cliente, 91
- - preparação do acesso, 91

- - realização, 91
- - sistemas de infusão IV sem agulha, 89
Púrpura trombocitopênica imune, 531

## Q

Quadril, fratura, 1084
Quadriplegia, 1155
Quedas, prevenção, 1058
Queimaduras, 1325
- distúrbios
- - gastrintestinais, 1331
- - hidreletrolíticos, 1329
- - imunológicos, 1331
- - pulmonares, 1330
- - renais, 1331
- - termorregulação, 1331
- idosos, 1326
- incidência, 1325
- manejo, 1331
- oculares, 1254
- profundidade, 1326
- químicas, 591
- - manejo
- - - clínico, 592
- - - enfermagem, 592
- - manifestações clínicas, 591
Queloides, 1317
Quemose, 1253
Queratina, 1280
Queratite
- bacteriana, 1255
- - tratamento, 1255
- herpes simples, 1255
- - tratamento, 1255
Queratoses seborreicas e actínicas, 1317
Quetamina, analgesia
- comentários, 116
- desvantagens, 116
- vantagens, 116
Quiasma óptico, 1225
Quilomícrons, 381
Quimioterapia, 153
- administração dos fármacos, 155
- câncer
- - mama, 890
- - pulmão, 298
- classificação dos fármacos, 154
- destruição da célula e ciclo celular, 154
- dose, 155
- eventos relacionados com a infusão, 155
- manejo de enfermagem, 159
- risco ocupacional, 157
- toxicidade dos sistemas, 157
- - gastrintestinal, 158
- - genital, 158
- - hematopoético, 158
- - tumor cerebral, 1134

Quimioterápicos, 154
Quimo, 554
Quinapril, 375

## R

Rabdomiólise, 720, 1089
Rabeprazol, 612
Radiculopatia, 1048, 1195
Radiografias
- bexiga, 710
- rins, 710
- sistema musculoesquelético, 1044
- tórax, 231
- ureteres, 710
Radioisótopos, 359
Radionuclídios, exame, 359
Radioscopia, 231
Radioterapia, 151
- câncer
- - laringe, 251
- - próstata, 923
- - pulmão, 298
- dose de radiação, 152
- efeitos tóxicos, 153
- irradiação, 152
- mama, 889
- manejo de enfermagem, 153
- tumor cerebral, 1134
Raltegravir, 981
Ramipril
- ação, 375
- efeitos colaterais, 375
Ranitidina, 612
Raspados cutâneos, 1293
Reabilitação
- aural, 1268
- cardíaca, 402
Reação
- alérgica, 952, 992
- anafilática, 1399
REALM-SF, 14
Reanimação cardiopulmonar, 417
Recuperação pós-anestésica (RPA), 123
Reflexos, exame, 1122
- superficiais, 1123
- tendíneos profundos, 1122
Refluxo
- gastroesofágico, 592
- hepatojugular, 355
- ureterovesical, 744
- uretrovesical, 744
Regime terapêutico, adesão, 12
Regulação da excreção
- água, 701
- eletrólitos, 702
Regurgitação
- aórtica, 426
- - avaliação, 426
- mitral, 420, 423
Relaxamento, alívio da dor, 204
Remifentanila, analgesia
- comentários, 115

- desvantagens, 115
- vantagens, 115
Remodelamento ósseo, 1035
Renina, 55
Reposição parenteral de líquidos, 84
- manejo de enfermagem, 87
- objetivo, 84
- soluções IV, 84
- - hipertônicas, 87
- - isotônicos, 86
Reservatório urinário ileal, 770
Resistência das vias respiratórias, 213
Respiração, 212
- Biot, 225
- celular, 212
- Cheyne-Stokes, 225
- neuroanatomia, 212
- pulmonar, 212
- ventilação, 212
Resposta
- imunológica, 147, 950
- - celular, 951, 956
- - fagocítica, 951
- - humoral, 951, 954
- - inflamatória, 950
Ressecção cirúrgica, 298
- transuretral da próstata, 925
Ressonância magnética, 1125
- gastrenterologia, 571
- intervenções de enfermagem, 1125
- mama, 881
- procedimento, 1125
- rins e vias urinárias, 710
- sistema musculoesquelético, 1044
- tórax, 231
Retenção
- líquido, 710
- urinária, 753
Reticulócitos, 496, 497
Retina, distúrbios, 1247
Retinopatia diabética, 814
Retrovírus, 971
Revascularização do miocárdio, 389, 390
- complicações, 391
Reyataz®, 980
Rigidez, 1187
Rinite alérgica, 236, 997
- terapia
- - agentes adrenérgicos, 998
- - anti-histamínicos, 998
- - corticosteroides, 998
- - estabilizadores de mastócitos, 998
- - preventiva, 997
Rinorreia, 1272
Rinossinusite, 238
- bacteriana aguda, 238
- viral aguda, 238

Rins, 698
- diálise, 727
- funções, 54
- glomerulonefrite
- - aguda, 714
- - crônica, 717
- insuficiência renal
- - aguda, 719
- - crônica, 724
- irrigação sanguínea, 699
- líquidos corporais, 52
- néfrons, 699
- palpação, 707
- radiografia, 710
- síndrome nefrótica, 718
- transplante, 736
- trauma, 740
- volume urinário, 52
Ritmo
- idioventricular, 454
- juncional, 451
Ritonavir, 981
Rituximabe, 161, 1013
Rocurônio, analgesia
- desvantagens, 115
- vantagens, 115
Roncos, 229
Rosiglitazona, 806
Rosuvastatina, 383
Rouquidão, 241
Roxatidina, 612
Rubor da pele, 470
Ruídos adventícios, 228
Ruptura do manguito rotador, 1072

## S

Sacarase, 555
Sangramento uterino anormal, 898
Sangue, 494
Sarcoma de Kaposi, 1323
Sargramostim, efeitos colaterais, 162
Saúde, 6
- educação, 11
- - adesão ao regime terapêutico, 12
- - avaliação inicial, 13
- - conhecimento sobre saúde e disposição para aprender, 12
- - diagnóstico, 15
- - disposição para aprender, 13
- - estágios da mudança, 16
- - implementação, 19
- - objetivo, 12
- - pacientes com limitações físicas ou mentais, 18
- - planejamento, 16
- - problemas de comunicação, 14
- - reavaliação, 19
- - tendências, 11

- - pré-operatória, avaliação, 101
- - - crenças culturais e espirituais, 104
- - - doenças genéticas, 105
- - - equilíbrio hídrico, 101
- - - fatores psicossociais, 104
- - - funções
- - - - cardiovascular, 102
- - - - endócrina, 103
- - - - hepática, 103
- - - - imune, 103
- - - - renal, 103
- - - - respiratória, 102
- - - nutrição, 101
- - - uso de álcool ou substâncias psicoativas, 101
- - - uso de fármacos, 103
- promoção, 6, 20
- - autorresponsabilidade, 20
- - definição, 20
- - implicações para a enfermagem, 22
- - longo da vida, 20
- triagem, 21
Schwannoma vestibular, 113
Sebo, 1282
Secreções
- ocular, 1227
- pacientes terminais, 42
- peptídio natriurético atrial (PAN), 57
Secretagogos de insulina não sulfonilureias, 803
Secretina, 555, 558
Sedação, 118
- paliativa na terminalidade da vida, 43
Sede, 56
Seios paranasais, 209
- inspeção, 222
- palpação, 222
Selzentry®, 981
Semustina, 156
Sensibilidade
- anormal, 1119
- avaliação, 1123
Sepse da ferida, 137
Serotonina, 1107
Serviços de saúde, avaliação, 9
*Shunt* portossistêmico intra-hepático transjugular, 663, 666
*Shunting*, 215
Sialadenite, 584
Sibilos, 218, 221, 228
- geral, 229
- sibilantes, 229
- sonoros, 229
Sífilis, 938
Sigmoidoscopia, 566, 573
Silicose, 295
Sinal
- Homans, 480

- Trousseau, 70
Síndrome
- adrenogenital, 779
- angústia respiratória, 286
- angústia respiratória aguda grave, 1408
- cólon irritável, 634
- compartimental, 474, 1043, 1089
- - crônica, 1089
- - esmagamento, 1089
- - compressão, 1051
- coronariana aguda, 347
- Cushing, 850
- desuso, 1091
- encarceramento, 1145
- esvaziamento gástrico, 601
- Guillain-Barré, 1184
- hiperosmolar hiperglicêmica, 812
- leite-álcali, 72
- metabólica, 380
- não cetótica hiperosmolar hiperglicêmica, 788
- nefrótica, 718
- pré-menstrual e transtorno disfórico pré-menstrual, 899
- ressecção transuretral, 927
- secreção inadequada de hormônio antidiurético, 828
- Stevens-Johnson, 1315
- túnel do carpo, 1051
- Zollinger-Ellison, 575, 613
Sinóvia, 1037
Sinovite, 1014
Sinvastatina, 383
Sistema(s)
- cardiovascular, 338-364
- - artérias, 338
- - - coronárias, 340
- - arteríolas, 338
- - avaliação, 344
- - - atividade e exercício, 349
- - - autoconceito, 350
- - - autopercepção, 350
- - - cognição e percepção, 349
- - - dor torácica, 345
- - - eliminação, 349
- - - enfrentamento e tolerância ao estresse, 350
- - - física, 350
- - - história de saúde, 344
- - - nutrição e metabolismo, 349
- - - queixas comuns, 344
- - - sexualidade e reprodução, 350
- - - síndrome coronariana aguda, 347
- - - sono e repouso, 349
- - - complemento, 957
- - - diagnóstica, 356
- - - física, 350
- - - história de saúde, 344
- - capilares, 339

- - coração, 340
- - grandes vasos, câmaras e valvas do coração, 341
- - hemodinâmica cardíaca, 342
- - idosos, 343
- - necessidades circulatórias dos tecidos, 339
- - sistema de condução cardíaco, 341
- - veias, 339
- - vênulas, 339
- condução cardíaco, 341
- endócrino, 774
- - avaliação, 779
- - doenças, 824
- - - hipófise, 824
- - - paratireoides, 841
- - - suprarrenais, 844
- - - tireoide, 829
- - glândulas, 775
- fagocítico mononuclear, 499
- gastrintestinal (GI), 552
- - alterações dos hábitos intestinais, 561
- - anatomia, 552
- - ascite, 562
- - avaliação, 559
- - baço, 559
- - biopsia hepática, 576
- - câncer gástrico, 620
- - cirurgia gástrica, 623
- - colecistografia, 576
- - congestão venoso, 562
- - dispepsia, 560
- - dor, 560
- - efeitos da quimioterapia, 158
- - esôfago, 552
- - estômago, 552
- - exame
- - - fezes, 565
- - - físico, 562
- - - imagem, 570
- - fígado, 556
- - função, 554
- - gases intestinais, 561
- - gastrite, 609
- - icterícia, 561
- - intestino
- - - delgado, 552
- - - grosso, 553
- - investigação diagnóstica, 564
- - náuseas e vômitos, 561
- - obesidade mórbida, 619
- - pâncreas, 558
- - paracentese, 576
- - procedimentos endoscópicos, 571
- - testes
- - - DNA, 570
- - - respiratórios, 569
- - tumores duodenais, 627
- - úlcera péptica, 610
- - ultrassonografia do abdome, 569

- - vesícula biliar, 558
- genital, efeitos da quimioterapia, 158
- hematológico, 494
- - aférese terapêutica, 538
- - alternativas farmacológicas para as transfusões de sangue, 539
- - anemia, 506
- - - aplásica, 513
- - - associada à doença renal, 512
- - - doenças crônicas, 512
- - - ferropriva, 511
- - - hemolítica, 515
- - - megaloblástica, 513
- - avaliação, 501
- - coagulação intravascular disseminada, 535
- - complicações do tratamento anticoagulante, 535
- - deficiência de vitamina K, 535
- - diagnóstico, 501
- - distúrbios
- - - hemorrágicos, 529
- - - plaquetários, 533
- - - trombóticos, 537
- - doação de sangue, 540
- - doença
- - - hepática, 535
- - - von Willebrand, 534
- - esplenectomia, 538
- - flebotomia terapêutica, 539
- - hemostasia, 499
- - idosos, 500
- - leucemia, 518
- - - linfocítica aguda, 521
- - - linfocítica crônica, 522
- - - mieloide aguda, 519
- - - mieloide crônica, 520
- - linfoma, 523
- - - Hodgkin, 524
- - - não Hodgkin, 525
- - medula óssea, 495
- - mieloma múltiplo, 526
- - plasma e proteínas plasmáticas, 499
- - policitemia, 517
- - processamento do sangue, 543
- - púrpura trombocitopênica imune, 531
- - sangue, 494
- - sistema reticuloendotelial, 499
- - terapia transfusional, 543
- - tratamento com hemocomponentes, 539
- - trombocitopenia, 531
- - trombocitemia primária, 529
- - trombocitose secundária, 531
- hematopoético, efeitos da quimioterapia, 158
- imunológico, 948
- - anatomia, 948
- - avaliação, 958

## Índice Alfabético

- - biotecnologia, 957
- - câncer, 147
- - células-tronco, 957
- - distúrbios, 949
- - engenharia genética, 957
- - resposta à invasão, 951
- - tipos de imunidade, 949
- linfático, 343
- monitoramento contínuo da glicemia (SMCG), 795
- motor, avaliação, 1121
- musculoesquelético, 1034
- - abordagem, 1034
- - ações musculares, 1038
- - articulações, 1037
- - avaliação, 1038
- - - diagnóstica, 1044
- - - dor, 1040
- - - física, 1040
- - - queixas comuns, 1039
- - - sensibilidade, 1040
- - desuso e reparo, 1038
- - distúrbios, 1047
- - - artrite séptica, 1064
- - - bursite, 1050
- - - cisto sinovial, 1051
- - - doença de Dupuytren, 1052
- - - fasciite plantar, 1052
- - - hálux valgo, 1052
- - - lombalgia, 1047
- - - neuroma de Morton, 1054
- - - osteíte deformante, 1059
- - - osteomielite, 1060
- - - osteoporose, 1054
- - - síndrome de compressão, 1051
- - - síndrome do túnel do carpo, 1051
- - - tendinite, 1050
- - - tumores ósseos, 1064
- - exercícios, 1038
- - fraturas, 1071
- - idosos, 1038
- - lesões, 1069
- - - contusões, 1069
- - - distensões, 1069
- - - entorses, 1069
- - - específicas, 1071
- - - luxações articulares, 1071
- - modalidades de tratamento, 1087
- - - amputação, 1100
- - - aparelho gessado, 1087
- - - artroplastia, 1095
- - - tração cutânea, 1092
- - - tração esquelética, 1093
- - ossos, 1034
- - tendões, 1037
- - tônus muscular, 1038
- - nervoso, 1106
- - - anatomia, 1106
- - - autônomo, 1112
- - - avaliação, 1118
- - - cefaleia, 1119
- - - convulsões, 1119
- - - distúrbios visuais, 1119
- - - dor, 1118
- - - enxaqueca, 1119
- - - fraqueza, 1119
- - - queixas comuns, 1118
- - - sensibilidade anormal, 1119
- - - tontura, 1119
- - - vertigem, 1119
- - - células, 1106
- - - central, 1107
- - - barreira hematoencefálica, 1111
- - - circulação cerebral, 1110
- - - encéfalo, 1107
- - - estimativa de câncer, 144
- - - estruturas de proteção do cérebro, 1109
- - - líquido cefalorraquidiano (LCR), 1110
- - - medula espinal, 1111
- - - resposta à dor, 184
- - - diagnósticos, investigação, 1123
- - - angiografia cerebral, 1125
- - - eletroencefalografia, 1126
- - - eletromiografia, 1127
- - - exames não invasivos da circulação carótida, 1126
- - - mielografia, 1126
- - - punção lombar e exame do líquido cefalorraquidiano, 1127
- - - ressonância magnética, 1125
- - - tomografia computadorizada, 1123
- - - tomografia computadorizada por emissão de fóton único, 1124
- - - tomografia por emissão de pósitrons, 1124
- - - exame físico, 1120
- - - função cerebral, avaliação, 1120
- - - idosos, 1117
- - nervos cranianos, avaliação, 1121
- - neurotransmissores, 1106
- - parassimpático, 1112
- - periférico, 1112
- - - nervos cranianos, 1112
- - - nervos espinais, 1112
- - - resposta à dor, 183
- - reflexos, exame, 1122
- - sensibilidade, exame, 1123
- - simpático, 1112
- - traumatismo, 1139
- - - alterações do nível de consciência e elevação da pressão intracraniana, 1145
- - - craniano, 1139
- - - lesão cerebral, 1142
- - - morte cerebral, 1154
- - - raquimedular, 1155
- renal e urinário, 698
- - armazenamento da urina, 704
- - autorregulação da pressão arterial, 703
- - avaliação, 706
- - - alterações da micção, 706
- - - dor, 706
- - - fadiga, 706
- - - histórico de saúde, 706
- - - queixas comuns, 706
- - - sintomas gastrintestinais, 706
- - bexiga, 700
- - *clearance* renal, 703
- - esvaziamento da bexiga, 704
- - exame físico, 707
- - - ausculta do abdome, 708
- - - inspeção, 708
- - - palpação, 708
- - - palpação dos rins, 707
- - - percussão, 708
- - excreção das escórias metabólicas, 7-3
- - formação da urina, 700
- - idosos, 704
- - investigação diagnóstica, 710
- - - angiografia renal, 712
- - - cintigrafia radionuclídica, 712
- - - cistografia, 711
- - - cistouretrografia miccional, 712
- - - exame simples da urina, 710
- - - pielografia retrógrada, 711
- - - procedimentos endoscópicos urológicos, 712
- - - provas de função renal, 710
- - - radiografia dos rins, ureteres e da bexiga, 710
- - - ressonância magnética, 710
- - - tomografia computadorizada, 710
- - - ultrassonografia da bexiga, 712
- - - urinocultura, 710
- - - urografia excretora, 711
- - osmolalidade, 701
- - osmolaridade, 701
- - regulação
- - - equilíbrio acidobásico, 703
- - - excreção de eletrólitos, 702
- - - regulação da produção de hemácias, 703
- - rins, 608
- - secreção de prostaglandinas, 703
- - síntese de vitamina D, 703
- - ureteres, 700
- - uretra, 700
- - renina-angiotensina-aldosterona, 55
- reprodutor
- - feminino, 856
- - - avaliação, 859
- - - ciclo menstrual, 857
- - - função, 857
- - - genitália externa, 856
- - - mamas, 857
- - - órgãos internos, 857
- - masculino, 871
- - - avaliação, 873
- - - distúrbios, 917
- respiratório, 208-235
- - anatomia das vias respiratórias, 208
- - - adenoides, 209
- - - faringe, 209
- - - laringe, 209
- - - músculos respiratórios, 211
- - - nariz, 208
- - - pulmões, 210
- - - seios paranasais, 209
- - - tonsilas, 209
- - - traqueia, 210
- - avaliação, 216
- - - exame físico, 221
- - - história da saúde, 216
- - - investigação diagnóstica, 228
- - - câncer de laringe, 248
- - - epistaxe, 245
- - - fraturas do nariz, 246
- - - função, 212
- - - difusão, 213
- - - equilíbrio e desequilíbrio entre ventilação e perfusão, 215
- - - perfusão, 213
- - - respiração, 212
- - - troca gasosa, 215
- - - ventilação, 212
- - - volumes e capacidades pulmonares, 213
- - infecções das vias respiratórias superiores, 236
- - - faringite, 240
- - - laringite, 241
- - - rinite, 236
- - - rinossinusite, 238
- - intubação endotraqueal, 255
- - neuroanatomia da respiração, 212
- - obstruções
- - - laringe, 247
- - - nasal, 246
- - síndrome da apneia obstrutiva do sono, 243
- - traqueostomia, 256
- reticuloendotelial, 499
- sensorial, função, 1115
- tegumentar, 1280
- urinário, 743
- - bexiga hiperativa, 749
- - bexiga neurogênica, 755
- - câncer de bexiga, 765
- - conduto ileal, 766
- - derivações urinárias continentes, 770
- - incontinência urinária, 750
- - infecções, 743

- - nefrolitíase, 758
- - retenção urinária, 753
- - trauma geniturinário, 764
- - ureterostomia cutânea, 769
- - urolitíase, 758
- vascular, 338
- - doenças, 467
Sístole, 342
Sódio, 702
- concentrações, 51
- distúrbios, 62
- - hipernatremia, 64
- - hiponatremia, 62
Soluções
- hipertônicas, 84, 87
- hipotônicas, 84, 87
- isotônicas, 84, 86
- salinas, 87
Sons
- respiratórios, 228
- vocais, 228
Sopros cardíacos, 355
- ausculta, 471
Soro, 499
Stent na artéria coronária, 387
Subluxação, 1071
Subsalicilato de bismuto, 611
Substituição da valva mitral, 423
Succinato sódico
- hidrocortisona, 1014
- metilprednisolona, 1014
Sucralfato, 612
Sufentanila, 198
- analgesia
- - desvantagens, 115
- - vantagens, 115
Sulfassalazina, 1012
Sulfato, concentrações, 51
Sulfimpirazona, 1018
Sulfonilureias, 803
Sulindac, 1012
Suor, 1282
Suplementos de potássio, 67
Suprarrenais, 778
- córtex, 778
- disfunção, 781
- doença de Addison, 846
- exames da medula, 783
- feocromocitoma, 844
- hiperaldosteronismo primário, 852
- medula, 778
- síndrome de Cushing, 850
SUS (sistema único de saúde), 9
Sustiva, 980

## T

Tabagismo
- câncer, 146
- doença pulmonar obstrutiva crônica, 316
Tálamo, 1115
Talassemias, 509, 515
Tamponamento

- cardíaco, 308, 416
- gastresofágico por balão, 666
Tanila, 198
Taquicardia
- sinusal, 447
- ventricular, 452
Taquipneia, 225
Taxa de filtração glomerular, 703, 725
Técnica de enfermagem circulante, 111
Tela de Amsler, 1228
Telangiectasias, 1288
Telemetria, 358
Telmisartana, 375
Tempestade tireoidiana, 835
Tendinite, 1050
Tendões, 1037
Tenesmo, 632, 708
Teniposídeo, 156
Terapia(s)
- alternativa para alívio da dor, 204
- substituição renal, 727
- - contínua, 732
- térmica para alívio da dor, 203
Terazosina, 375
Teriparatida, 1058
Terminalidade da vida, 30
- alterações da consciência e *delirium*, 41
- câncer, 173
- comunicação com o cliente, 36
- contexto sociocultural, 30
- controle da dor, 38
- cuidados
- - culturalmente competentes, 36
- - domiciliares, 32
- - enfermagem, 34, 43
- - paliativos, 31
- - pós-morte, 45
- dispneia, 41
- enfrentamento da morte e do morrer, 46
- fatores que influenciam a maneira de morrer, 34
- hidratação, 39
- manejo dos sinais e sintomas, 37
- nutrição, 39
- perda, 45
- períodos críticos, 35
- - antes da morte, 35
- - luto, 36, 45
- - morte, 35
- pesar, 45
- secreções, 42
- sedação paliativa, 43
- sinais de morte iminente, 44
- tomada de decisão ética nos cuidados, 36
Termoablação, 484
Teste(s)
- alergia, 963

- anticorpos anti-HIV, 973
- carga viral, 974
- cutâneos, 963
- ergométrico, 472
- esforço, 358
- perimetria, 1229
- provocação, 964
- QuantiFERON-TB Gold (QFT-G), 280
- radioalergossorvente, 964
- Rinne, 1234
- Romberg, 1122
- sussurro, 1234
- tuberculínico, 279
- Weber, 1234
Testosterona, 1036
Tetania, 70
Tetraciclina, 611
Tetraplegia, 1145, 1155
Tiagabina, efeitos, 1171
Tiazolidinedionas, 806
Tíbia, fratura, 1082
Timectomia, 1183
Timolol, 375
Timpanograma, 1235
Timpanoplastia, 1272
Tinha, 1308
6-tioguanina, 156
Tiopental sódico, analgesia
- desvantagens, 116
- vantagens, 116
Tiotepa, 156
Tireoide, 775
- câncer, 839
- disfunção, 781
- estimativa de câncer, 144
- exame, 783
- hipertireoidismo, 833
- hipotireoidismo, 829
- tumor, 839
Tireoidectomia, 836
Tireoidite, 838
Tireotoxicose, 833, 835
Tofos, 1017
Tolmetina sódica, 1012
Tomografia
- computadorizada, 1123
- - emissão de fóton único, 1124
- - - intervenções de enfermagem, 1124
- - - procedimento, 1124
- - intervenções, 1124
- - procedimento, 1124
- - rins e vias urinárias, 710
- - sistema musculoesquelético, 1044
- - tórax, 231
- emissão de pósitrons (PET), 568, 571
- - definição, 1124
- - intervenções de enfermagem, 1124
- - procedimento, 1124

Tonicidade, 52
Tonometria, 1228
Tonsilas, 209
Tontura, 1119
Tônus muscular, 1038
Topiramato, efeitos, 1171
Topotecana, 156
Toque retal, 564
Toracocentese, 232, 268
Toracotomia, 283
Tórax
- ausculta, 227
- cifoescoliose, 223
- configuração, 223
- em funil, 223
- em tonel, 223
- frequência respiratória, 223
- inspeção, 223
- instável, 307
- padrões respiratórios, 223
- palpação, 223
- *pectus carinatum*, 223
- percussão, 227
- pontos de referência, 224
- radiografias, 231
- ressonância magnética, 231
- tomografia computadorizada, 231
- tumores, 296
Torsades de pointes, 70
Tositumomabe, 161
Tosse, 219
- importância clínica, 219
- medidas de alívio, 219
TP53, 144
Tração
- cutânea, 1092
- - Bruck, 1092
- esquelética, 1093
Tracoma, 1255
Tramadol, alívio da dor, 195
Transfusão de sangue, 543
- administração, 544
- alternativas farmacológicas, 539, 541
- contaminação bacteriana, 547
- doenças transmitidas, 546
- indicações clínicas, 543
- manejo de enfermagem, 545
- orientações ao cliente, 545
- reação
- - alérgica, 547
- - febril não hemolítica, 545
- - hemolítica
- - - aguda, 546
- - - tardia, 547
- sobrecarga circulatória, 547
Transgêneros, cuidados de saúde, 915
Transpiração, 52
Transplante
- cardíaco, 431
- - ortotópico, 431
- células pancreáticas, 806

- células-tronco hematopoéticas (TCTH), 159
- fígado, 683
- - complicações, 684
- - contraindicações, 683
- - indicações, 683
- - manejo
- - - cirúrgico, 683
- - - enfermagem, 684
- - seleção e avaliação, 683
- renal, 736
- - autocuidado, 739
- - continuidade do cuidado, 740
- - infecção, 739
- - manejo
- - - clínico, 736
- - - enfermagem, 736
- - monitoramento da função urinária, 739
- - preocupações psicológicas, 739
- - rejeição, 739
Transporte ativo, 52
Traqueia, 210
- estimativa de câncer, 144
- palpação, 222
Traqueostomia, 156
- aspiração do tubo traqueal, 257
- complicações, 256
- cuidados com o balonete, 257
- manejo de enfermagem, 256
- procedimento, 256
- tipos de tubos, 256
Trastuzumabe, 161
Tratamento intravenoso, 87
- seleção do local de acesso, 87
Tratos
- espinais, 1112
- gastrintestinal, líquidos corporais, 53
Trauma
- acústico, 1266
- geniturinário, 764
- musculoesquelético, 1069
- - contusões, 1069
- - distensões, 1069
- - entorses, 1069
- - fraturas, 1071
- - luxações articulares, 1071
- - modalidades de tratamento
- - - amputação, 1100
- - - aparelho gessado, 1087
- - - artroplastia, 1095
- - - tração cutânea, 1092
- - - tração esquelética, 1093
- renal, 740
- ureteral, 764
- uretral, 764
- vesical, 764
Traumatismo
- craniano, 1139
- oculares, 1252
- orbitários, 1251
- raquimedular, 1155

- - choques medular e neurogênico, 1159
- - disreflexia autonômica, 1160
- - hipotensão ortostática, 1159
- - trombose venosa profunda, 1159
- torácico, 299
- - avaliação, 300
- - contusão pulmonar, 308
- - enfisema subcutâneo, 310
- - fisiopatologia, 300
- - fraturas do esterno e das costelas, 306
- - manejo clínico, 301
- - manifestações clínicas, 300
- - penetrante e não penetrante, 300
- - pneumotórax, 308
- - tamponamento cardíaco, 308
- - tórax instável, 307
Tremor, 1187
Tríade de Virchow, 480
Triagem, 1388
Tricomoníase, 944
Triglicerídios, 358
Tripsina, 554, 555
Trizivir®, 980
Troca gasosa, 215
Trombina, 499
Tromboangiite obliterante (doença de Buerger), 476
Trombocitopenia, 531
- câncer, 153
- primária, 529
- induzida por heparina (TIH), 386
Trombócitos, 494, 499
Trombocitose secundária, 531
Tromboembolia, fatores de risco, 291
Trombólise, 473
- medicamentosa arterial e venosa, 474
Trombolíticos, 401
Trombopoetina, 541
Trombose venosa, 480
- avaliação, 480
- fisiopatologia, 480
- manejo
- - anticoagulantes orais, 482
- - cirúrgico, 482
- - clínico, 481
- - enfermagem, 482
- - heparina, 481
- - medidas de conforto, 483
- - meias elásticas, 483
- - posicionamento corporal e exercícios, 484
- - trombolíticos, 482
- - manifestações clínicas, 480
- - prevenção, 481
- - profunda, 137, 151

Tronco cerebral, 1109
Troponinas, 356, 400
Truvada®, 980
Tuba
- auditiva, 1230
- uterinas, 857
Tuberculose pulmonar, 278
Tubos
- torácicos, 301
- traqueostomia, 256
Tularemia, 1407
Tumor(es)
- cerebrais primários, 1130
- - achados diagnósticos, 1133
- - adenomas da hipófise, 1131
- - alterações de personalidade, 1133
- - angiomas, 1131
- - aumento da pressão intracraniana, 1132
- - avaliação, 1133
- - câncer cerebral metastático, manejo clínico, 1135
- - cefaleia, 1133
- - convulsões, 1133
- - distúrbios visuais, 1133
- - fadiga, 1133
- - farmacoterapia, 1134
- - fatores de risco, 1132
- - gliomas, 1130
- - meningiomas, 1131
- - metástases cerebrais, 1131
- - neuromas acústicos, 1131
- - quimioterapia, 1134
- - radioterapia, 1134
- - sintomas localizados, 1133
- - vômitos, 1133
- duodenais, 627
- hipofisários, 824
- mediastino, 299
- medula espinal, 1136
- - compressão da medula espinal, 1136
- - metastáticos, 1136
- ósseos, 1064
- - benignos, 1064
- - doença óssea metastática, 1065
- - malignos, 1065
- - metastático, 1065
- tireoide, 839
- tórax, 296
- - câncer de pulmão, 296
- - mediastino, 299
Turgor cutâneo, 59

## U

Úlcera(s), 1302
- arteriais, 1302
- duodenal, 613
- gástrica, 613
- neuropáticas, 1302
- pé, diabetes melito, 817
- péptica, 610

- - hemorragia, 616
- mudanças no estilo de vida, 615
- obstrução pilórica, 618
- perfuração e penetração, 618
- pressão, 1091, 1302
- vasculares, 486
- - manejo
- - - cicatrização estimulada, 488
- - - clínico, 487
- - - compressão, 488
- - - curativos da ferida, 487
- - - enfermagem, 487
- - - limpeza e desbridamento da ferida, 487
- - - oxigenoterapia hiperbárica, 488
- venosas, 1302
Ultrassonografia
- abdominal, 566, 569
- bexiga, 712
- *doppler*, vasos sanguíneos, 472
- mama, 881
- olhos, 1229
Unhas, 1282
Ureia, 710
Uremia, 715
Ureteres, 700
- radiografia, 710
Ureterossigmoidostomia, 770
Ureterostomia cutânea, 769
Uretra, 700
Uretrite, 743
Urgência
- hipertensiva, 376
- urinária, 708
Urina
- armazenamento, 704
- exame simples, 710
- formação, 700
- residual, 753
- volume diário, 52
Urinocultura, 710
Urografia excretora, 711
Urolitíase, 758
Urossepse, 745
Urotélio, 700
Urticária, 1003
Útero, 857
- estimativa de câncer, 144
Úvea, 1223
Uvulopalatofaringoplastia, 244

## V

Vacinas para HIV, 982
Vagina, 857
Vaginose bacteriana, 900, 944
Valproato, efeitos, 1171
Valsartana, 375
Valvas do coração, 341
- doença, 420
- homoenxerto, 427
- mecânicas, 426

- próteses, tipos, 426
- reparo e substituição, 425, 426
- teciduais, 427
- xenoenxerto, 427
Valvoplastia mitral percutânea, 422
Varfarina, 482
- interação com anestésicos, 105
Varicocele, 933
Varíola, 1408
Varizes esofágicas, 664
- escleroterapia endoscópica, 665
- ligadura elástica das varizes esofágicas, 665
- *shunt* portossistêmico intra-hepático transjugular, 666
- tamponamento gastresofágico por balão, 666
Vasculite, 476
Vasopressina, 665, 775
Vasos sanguíneos, função, 55
Vecurônio, analgesia
- desvantagens, 115
- vantagens, 115
Veias, 339
- cérebro, 1110
- jugular, inspeção das pulsações, 353
- varicosas, 484
Ventilação, respiração, 212
- complacência, 213
- desequilíbrio entre V/Q, 215
- resistência das vias respiratórias, 213
Vênulas, 339
Verapamil, 375
Verrugas, 1317
Vertigem, 1119
- definição, 1273
- posicional paroxística benigna, 1276
Vesícula biliar, 558
- doenças, 685
- - colecistite, 687
- - colelitíase, 685
VHS (velocidade de hemossedimentação), 1009
Vias respiratórias
- artificiais, 255

- - intubação endotraqueal, 255
- - traqueostomia, 256
- inferiores
- - aspiração, 310
- - atelectasia, 264
- - doença
- - - pleura, 283
- - - pulmonar ocupacional, 295
- - edema pulmonar, 282
- - embolia pulmonar, 290
- - hipertensão arterial pulmonar, 289
- - insuficiência respiratória aguda, 285
- - músculos respiratórios, 211
- - pneumonia, 268-278
- - pulmões, 210
- - síndrome de angústia respiratória aguda, 286
- - traqueia, 210
- - traumatismo torácico, 299
- - tuberculose pulmonar, 278
- - tumores do tórax, 296
- - resistência, 213
- superiores
- - adenoides, 209
- - faringe, 209
- - infecções, 236
- - - faringite, 240
- - - laringite, 241
- - - processo de enfermagem, 241
- - - rinite, 236
- - - rinossinusite, 238
- - laringe, 209
- - nariz, 208
- - obstrução, tratamento, 249
- - seios paranasais, 209
- - tonsilas, 209
Videx®, 980
Vimblastina, 156
Vincristina, 156
Vindesina, 156
Vinorelbina, 156
Violência
- doméstica contra as mulheres, 862
- sexual, 862
Viracept®, 980
Viramune®, 980
Vírus
- câncer, 146

- imunodeficiência humana (HIV)/síndrome da imunodeficiência adquirida, 967
- - AIDS, 975
- - aspectos éticos do cuidado ao cliente soropositivo, 990
- - avaliação, 973
- - biossegurança, 969
- - candidíase, 976
- - ciclo de vida do vírus, 972
- - citomegalovírus, 978
- - complexo *Mycobacterium avium*, 983
- - comportamentos de risco, 968
- - diagnóstico, 973
- - efeitos colaterais dos fármacos, 982
- - encefalopatia associada, 977
- - epidemiologia, 967
- - estágios da doença, 974
- - fisiopatologia, 971
- - idosos, 967
- - infecção
- - - assintomática, 974
- - - primária, 974
- - - sintomática, 975
- - linfomas de células B, 977
- - manejo
- - - clínico, 979
- - - enfermagem, 979
- - manifestações clínicas, 975
- - - cutâneas, 978
- - - depressivas, 978
- - - gastrintestinais, 976
- - - ginecológicas, 978
- - - imunológicas, 978
- - - neurológicas, 977
- - - oncológicas, 976
- - - orientação, 968
- - - reprodutiva, 969
- - período de janela imunológica, 968
- - pneumonia por *Pneumocystis*, 975, 983
- - prevenção, 968
- - processo de enfermagem, 985
- - profilaxia pós-exposição, 969
- - promoção da saúde, 968
- - quimioterapia, 984
- - resistência aos fármacos, 982

- - retinite causada por citomegalovírus, 983
- - sarcoma de Kaposi, 976
- - síndrome consuptiva, 976
- - suporte nutricional, 984
- - testes
- - - anticorpos anti-HIV, 973
- - - carga viral, 974
- - transmissão, 967
- - tratamento, 979
- - - adesão, 979
- - - alternativos e complementares, 984
- - - antidepressivo, 984
- - - antidiarreico, 983
- - - antirretrovirais, 980
- - - avaliação, 981
- - - fármacos, 979
- - - infecções oportunistas, 983
- - - linfoma, 984
- - - sarcoma de Kaposi, 984
- - tuberculose, 975
- - vacinas, 982
Visão, 1225
Vitaminas
- B12
- - deficiência, 514
- - metabolismo, 497
- D, síntese, 703
- deficiência, 670
Vitiligo, 1286
Volumes pulmonares, 213
- corrente, 214
- reserva
- - expiratória, 214
- - inspiratória, 214
- residual, 214
Vômitos, tumores cerebrais, 1133

## W

Weber, teste, 1234

## X

Xerostomia, 586
- câncer, 153

## Z

Ziagen, 980
Zidovudina, 980
Zonisamida, efeitos, 1171
Zumbido, 1266, 1276

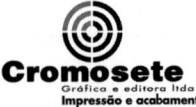

**Cromosete**
Gráfica e editora ltda.
**Impressão e acabamento**
Rua Uhland, 307
Vila Ema-Cep 03283-000
São Paulo - SP
Tel/Fax: 011 2154-1176
adm@cromosete.com.br

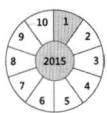